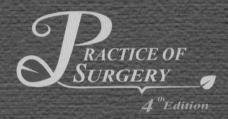

RACTICE OF
SURGERY
4th Edition

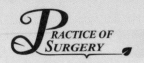

《实用外科学》各版次出版情况

版次	作者	出版时间	获奖情况
第1版	石美鑫 熊汝成 李鸿儒 吴肇光	1992.4	1995年第1版获"第七届全国优秀科技图书二等奖"
第2版	石美鑫	2002.10	2003年第2版获"第十一届全国优秀科技图书一等奖"和"第六届国家图书奖"
第3版	张延龄 吴肇汉	2012.5	
第4版	吴肇汉 秦新裕 丁强	2017.8	

注：出版25年来，《实用外科学》累计印刷21次，共计发行8.4万套

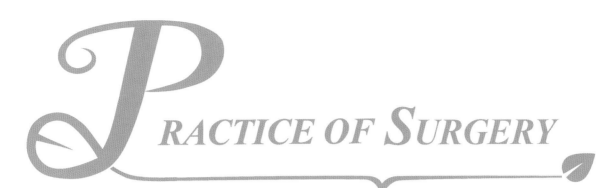

PRACTICE OF SURGERY

"十三五"国家重点图书出版规划项目

实用外科学 上册

第4版
4th Edition

■ 复旦大学上海医学院

■ 《实用外科学》编委会

■ 名誉主编　张延龄

■ 主编　吴肇汉　秦新裕　丁强

人民卫生出版社

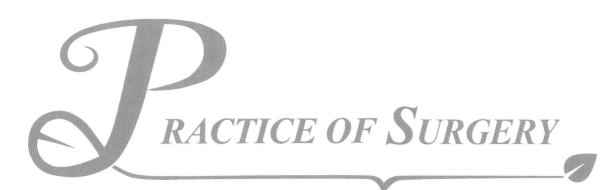

PRACTICE OF SURGERY

"十三五"国家重点图书出版规划项目

实用外科学 上册

第4版
4th Edition

■ **名誉主编** 张延龄

■ **主　编** 吴肇汉 秦新裕 丁 强

■ **副主编** 樊 嘉 吴国豪 钦伦秀 王春生 毛 颖 徐文东

■ **分科主编**

　　总　　论 吴国豪 樊 嘉 吴肇汉 陈宗佑

　　普通外科 孙益红 秦新裕 钦伦秀 邵志敏

　　血管外科 符伟国 余 波

　　神经外科 毛 颖 赵 曜 张晓彪

　　泌尿外科 姜昊文 丁 强 郭剑明

　　胸心外科 王春生 王 群 王宜青

　　骨　　科 姜建元 徐文东 阎作勤 董 健

　　小儿外科 郑 珊

　　麻　　醉 薛张纲

■ **学术秘书（兼）** 吴国豪

人民卫生出版社

图书在版编目（CIP）数据

实用外科学（全2册）/吴肇汉，秦新裕，丁强主编.
—4版. —北京：人民卫生出版社，2017
ISBN 978-7-117-23988-2

Ⅰ.①实… Ⅱ.①吴…②秦…③丁… Ⅲ.①外科学
Ⅳ.①R6

中国版本图书馆 CIP 数据核字（2017）第 012223 号

| 人卫智网 | www.ipmph.com | 医学教育、学术、考试、健康，
购书智慧智能综合服务平台 |
| 人卫官网 | www.pmph.com | 人卫官方资讯发布平台 |

ISBN 978-7-117-23988-2

实 用 外 科 学
上、下册
第 4 版

主　　编：吴肇汉　秦新裕　丁　强
出版发行：人民卫生出版社（中继线 010-59780011）
地　　址：北京市朝阳区潘家园南里 19 号
邮　　编：100021
E - mail：pmph @ pmph.com
购书热线：010-59787592　010-59787584　010-65264830
印　　刷：人卫印务（北京）有限公司
经　　销：新华书店
开　　本：889×1194　1/16　　总印张：168　　总插页：18
总 字 数：5688 千字
版　　次：1992 年 4 月第 1 版　　2017 年 8 月第 4 版
　　　　　2024 年 3 月第 4 版第 9 次印刷（总第 29 次印刷）
标准书号：ISBN 978-7-117-23988-2/R·23989
定价（上、下册）：398.00 元

打击盗版举报电话：010-59787491　　E-mail：WQ @ pmph.com
（凡属印装质量问题请与本社市场营销中心联系退换）

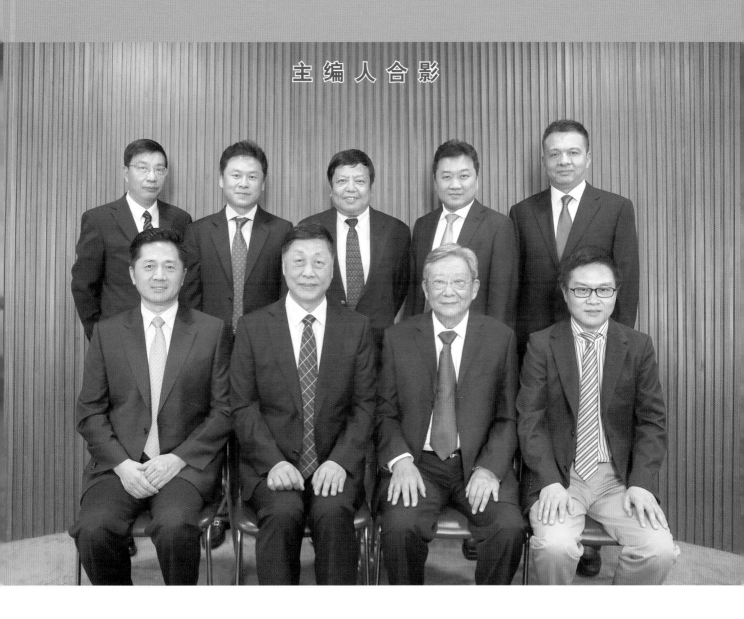

主 编 人 合 影

■ **前排左起**：樊　嘉　秦新裕　吴肇汉　丁　强
■ **后排左起**：吴国豪　徐文东　王春生　毛　颖　钦伦秀

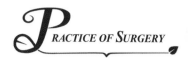

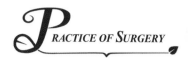

《实用外科学》(第4版) 网络增值服务

本书附赠网络增值服务，激活方法：

1. 扫描下册封底圆形二维码或打开人卫图书增值服务激活平台（http://jh.ipmph.com），注册并登录；
2. 输入图书封底激活码，享受增值服务。

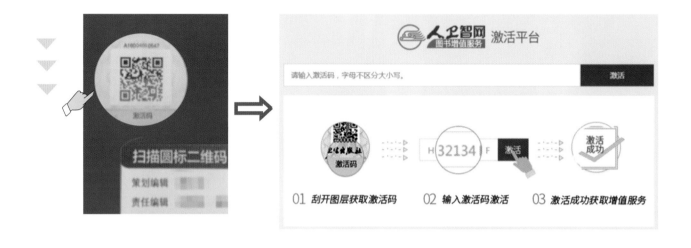

一、图书
- 普外科急重症与疑难病例诊治评述
- 腹部外科肿瘤治疗病例讨论精选
- 中国临床肿瘤学年度研究进展
- 中国泌尿外科疾病诊断治疗指南
- 中国男科疾病诊断治疗指南

二、人卫临床助手——中国临床决策辅助系统
扫描二维码，免费下载

随着知识的不断更新与发展，书中附赠的增值服务内容可能发生更新和变动

编者名单（各专科编者名单按姓氏拼音排序）

总 论

陈宗佑	樊 嘉	冯自豪	傅德良	顾建英	顾玉东	黄广建	金 忱	劳 杰	刘天舒	罗 奋	罗心平
亓发芝	沈 淳	施海明	施越冬	时 强	宋洁琼	孙 健	孙益红	汪学非	王 翔	王春生	王英伟
吴国豪	吴肇汉	许小平	薛张纲	颜志平	杨 震	杨燕文	姚礼庆	张 军	张 勇	张斯为	张晓光
张学军	张延龄	张元芳	郑 珊	周 波	周平红	朱同玉	诸杜明				

普 通 外 科

艾志龙	常薪霞	陈 浩	陈 勇	陈进宏	陈宗佑	丁 锐	杜建军	樊 嘉	方 勇	傅德良	高 鑫
高卫东	郭大乔	蒿汉坤	何 凯	胡国华	花 荣	华鲁纯	黄广建	嵇庆海	焦 姮	靳大勇	李俊杰
李孟军	刘凤林	刘厚宝	楼文晖	陆维琪	罗 奋	马保金	倪晓凌	牛伟新	钦伦秀	秦 净	秦新裕
任 黎	邵志敏	沈 淳	沈坤堂	沈振斌	束 平	孙 健	孙益红	锁 涛	唐健雄	唐一帆	童汉兴
童赛雄	汪学非	汪志明	王 巍	王炳生	王单松	王红鹰	王亚农	王玉龙	韦 烨	吴国豪	吴海福
吴文川	项建斌	许剑民	许雪峰	杨子昂	姚琪远	叶红英	易 拓	殷保兵	袁祖荣	张 波	张宏伟
郑 珊	邹 强										

血 管 外 科

陈 斌	董智慧	范隆华	符伟国	郭大乔	郭文城	何 勍	纪宗斐	姜林娣	蒋俊豪	罗剑钧	亓发芝
施越冬	石 赟	史伟浩	史振宇	谭晋韵	王利新	王玉琦	王正昕	徐 欣	颜志平	杨 珏	余 波
岳嘉宁	朱 磊	竺 挺									

神 经 外 科

车晓明	陈 功	陈 亮	陈 澍	陈波斌	杜固宏	杜卓婴	高 超	宫 晔	顾士欣	顾文韬	顾宇翔
胡 凡	胡 杰	胡 锦	江汉强	雷 宇	冷 冰	刘晓东	刘正言	路俊锋	毛 颖	倪 伟	潘 力
秦智勇	全 凯	盛晓芳	史玉泉	寿佳俊	寿雪飞	孙 安	孙 兵	孙一睿	田彦龙	王 晨	王恩敏
王镛斐	王知秋	吴 惺	吴劲松	吴雪海	谢 清	谢 嵘	徐 锋	徐 健	徐宏治	杨伯捷	姚 瑜
姚振威	于 佶	虞 剑	张 荣	张明广	张晓彪	赵 曜	钟 平	朱 巍	庄冬晓		

胸 心 外 科

陈 刚	陈 纲	陈 功	陈 昊	陈晓峰	陈张根	陈志明	丁建勇	丁文军	范 虹	冯明祥	葛 棣
过常发	胡克俭	贾 兵	蒋 伟	金 航	赖 颢	李 化	林靖宇	刘 琛	刘 愉	罗海燕	马勤运
钱 成	钱菊英	仇万山	石洪成	舒先红	孙晓宁	孙笑天	谈卫强	谭黎杰	陶麒麟	王 群	王春生
王宜青	魏 来	奚俊杰	夏利民	宿燕刚	徐松涛	闫宪刚	杨 成	杨守国	叶 明	张 新	张 毅
张惠锋	张文波	赵 东	赵 赟	郑 珊	朱 蕾	曾蒙苏					

泌 尿 外 科

毕允力	陈 伟	丁 强	方 杰	方祖军	冯陈陈	高 鹏	郭剑明	胡梦博	胡骁轶	姜 帅	姜昊文
林宗明	刘晟骅	刘宇军	茅善华	那 溶	钱伟庆	瞿连喜	沈益君	盛 璐	孙剑良	孙立安	孙忠全
汪东亚	王 杭	王 翔(儿科)	王 翔(华山)	王国民	温 晖	吴 忠	吴亦硕	武睿毅	夏国伟		
熊祖泉	徐 骏	徐 可	徐剑锋	徐志兵	许 华	杨念钦	叶定伟	张海梁	张豪杰	张立旻	张元芳

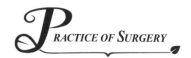

张正望　张忠云　郑　捷　周　俊　朱　耀　朱一平　邹鲁佳

骨　科

陈文钧　陈增淦　董　健　费琴明　冯振洲　郭常安　姜建元　姜晓幸　蒋　淳　李煦雷　林　红　林建平
吕飞舟　马　昕　马瑞雪　马晓生　邵云潮　施德源　王　旭　王思群　王毅超　魏亦兵　夏　军　夏　庆
夏新雷　徐建光　徐文东　阎作勤　姚振均　张　弛　张　键　张　权　周建平　周晓岗

序

　　《实用外科学》是一部大型、综合性的外科学高级参考书，是我校"实用"医学丛书中的重要专著，是复旦大学上海医学院的一张名片。该书自第1版起所有参编作者均来自于我校医学院的各附属医院，前辈们的严谨学风和高超医术为本书奠定了坚实的基础，作出了巨大的贡献。《实用外科学》的前身是沈克非教授编写的《外科学》，也是我国第一部大型外科参考书。"文化大革命"结束后百废待兴，当时由石美鑫、熊汝成、李鸿儒、吴肇光等专家教授们传承前人基业，主持编写出版了此书，以后又由石美鑫、张延龄、张元芳、张光健等专家教授完成了第2版的再版工作。十年前，在张延龄、吴肇汉教授的精心组织下编撰了第3版。近年来，外科学的发展日新月异，新知识、新技术、新理念不断涌现，专科化、精细化、多学科协作已成为时代的主流。因此，再版实属必要。

　　此版作者均为临床第一线各领域专家、教授，他们根据自己丰富的临床经验，各展所长，通力合作，使这本《实用外科学》（第4版）巨著，不仅对各自临床经验和科研成果进行了全面总结，还对当今外科学先进理念进行了系统阐述，因而具有较强的先进性和实用性。此书的编写过程充分体现了学术的传承、学校精神和文化的传承。我十分高兴向广大读者推荐此书，相信此书的出版必将为我国外科事业的发展作出不可磨灭的贡献。

复旦大学副校长
上海医学院院长

桂永浩

2016年6月

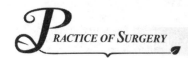

前　言

　　社会的发展推动了各学科的进步，信息化的环境又让国内、外学术交流极为快捷。在这种良好的氛围下，临床外科领域近年来得到了非常迅速的发展，可谓日新月异。《实用外科学》（第3版）出版至今虽仅4年余，但其中不少稿件的撰写始于2007年，以此计算，距今已接近10年。在此期间，某些外科理念已经发生了变化，更有不少新技术已成功地应用于临床。相比之下，第3版的不少内容已显得比较滞后，再版实属必要。

　　《实用外科学》是一部综合性的外科高级参考书，涵盖总论、麻醉、普通外科、神经外科、胸心外科、骨科、泌尿外科、儿外科及整形外科等多学科。本书的读者覆盖面很广，包括各级医院的外科住院医师、主治医师、研究生及进修医师等。本书的撰写宗旨是注重临床实践、注重实际需要和注重工作实用，以及严谨治学、严厉要求和严格编写。本书所述及的疾病种类很丰富，超过了各类教材的范围，可以满足更广泛读者的查阅。本书所述的理念及观点反映了近2～3年内国内、外学者的共识，具有很强的时代信息。本书在介绍诊断和治疗方面，汇集了当前国内各主要教学医院所普遍采用的方法及手段，充分体现了内容的实用性。不少作者还总结了他们在长期临床工作中已得到验证的成熟经验，足以让读者借鉴。凡尚不成熟的新进展，本书均不予列入。

　　自第1版始，本书的作者均选自复旦大学各附属医院。前辈们的严谨风范及高超医术为本书作出了巨大贡献，奠定了坚实的基础。为体现承前启后的精神，第4版各分科主编均由至今仍然活跃在临床第一线的教授们担任。他们长期在教学医院工作，有扎实的理论基础和丰富的实践经验，目前还承担着许多国家级研究课题，仍是国内外学术交流活动的活跃参与者。不少教授还是国内相关领域的顶尖专家，参与了各项指南的制订工作。可以深信，由这个团队参与撰写的《实用外科学》（第4版）必定能确保全书的科学性、先进性和实用性。

　　本书的编写格式基本不变，但章节内容做了一些改动。考虑到"颌面外科"实际上属于口腔学科领域，第4版将该内容予以删除。近年来，"代谢病的外科治疗"有了很大的发展，治疗效果已被基本认定，本书特增加此内容。此外，还有不少章节的题目做了微调。在此不再赘述。

　　本书的出版周期较短，时间紧而任务重。受我们的水平所限，必定会有许多不足之处，望读者谅解、指正。

吴肇汉　秦新裕　丁　强

2016年7月

目 录

上 册

第一篇 总 论

第二篇 普 通 外 科

第三篇　血 管 外 科

第四篇 神 经 外 科

下　　册

第五篇　胸 心 外 科

第六篇　泌尿外科

第七篇　骨　　科

第 一 篇

总　论

第 一 章

外科发展的现代理念及外科医师的成长要素

外科学的发展经历数千年,在各相关学科不断进步的基础上,才逐步发展为相当成熟的现状。基础学科所涉及的范围非常广,包括解剖学、生理学、病理学、麻醉学、抗菌术、无菌法等多个领域。文明古国埃及、印度及中国等的古代医学中都有涉及外科的记载。但受当时社会环境及科学认知水平的限制,当时外科学的内容及处理方法都很原始,发展也非常缓慢。直至19世纪由于麻醉法及无菌术两项关键研究的创立,划时代地推动了外科的发展,才奠定了现代外科的基础。

真正意义上的现代外科的发展史至今仅有百年。在此阶段内,对机体全身性病理生理变化有了全面而深入的认识。逐步建立了各种诊断技术,例如生化、病理、影像、内镜等。制药业又为临床提供了大量有效的药物。许多高质量的医疗器械和设备材料相继研制成功。基于上述多学科、多领域的进步,终于使现代外科得到了蓬勃的发展。

临床外科的持续、健康发展,需要每个临床外科工作者的积极参与和担当。为传承先辈们所创造的业绩,我们要了解外科学的发展轨迹,特别是几个重要的里程碑式的发现和发明。同时,为让外科继续取得更大发展,我们要以几个关键的现代理念作为标尺,指导各项临床工作。为能承担"承前启后"的重任,我们要注重个人在精神及技能方面基本要素的培养。

一、外科学发展的简史

现代外科学的主要发展阶段始于16世纪,至19世纪基本完善。20世纪则是其飞速发展的阶段。

解剖学是临床外科的基础,重要性不言而喻。早期受宗教及社会认知的约束,很难获得详细的解剖学资料。直至16世纪,比利时的A. Vesalius教授等专心从事解剖学研究,才对人体结构有了完整的描述。1859年H. Gray的著作《外科解剖学》至今仍然是医学生学习解剖知识的主要参考书。

生理学所揭示的人体各组织器官的生理功能,是维持生命活动的基础。病理学则是提示疾病的病因、病情变化程度及转归。18世纪,英国学者J. Hunter及瑞士外科学家A. von Haller等在该领域做出了重大贡献,把解剖学、生理学及病理学三者有机地结合起来,构成了对疾病较全面的认识。

麻醉药物的开发及麻醉技术的建立,能让各类手术在无痛状态下进行,显著地推动了外科手术的发展。1842年WTG. Morton首次把乙醚麻醉应用于牙科治疗,1847年JY. Simpson介绍了三氯甲烷(氯仿)的麻醉效果。随后又相继研究成功了各种麻醉方法,从此开创了外科的新纪元。

手术出血曾是阻碍外科发展的一个重要因素。1872年Wells首先采用了止血钳。1873年Esmarch在截肢时倡用止血带,成为止血术的最初方法。这些措施具有确切的止血效果,至今仍然在临床应用。输血是救治急性大出血的必备措施。1901年Land-steiner发现了血型,随后又研制成功了血液保存液,以及血库的建立,从此确保了临床输血的安全性和有效性。

预防及治疗手术相关的感染,源于对病原体的认识及无菌技术的建立。1878年细菌学家R. Koch发现了伤口感染的病原菌,随后F. von Bergmann成功采用了蒸汽灭菌法。在此基础上,临床逐步建立了严格的无菌术,包括原则及各项技术措施。此外,抗生素的开发和应用为临床处理各种感染提供了有效方法。从1929年Fleming发现了青霉素效用之后,相继研制成功了品种繁多的抗菌药物,在外科学的发展中发挥了重要作用。

20世纪50年代以来,外科学进入了迅速发展的阶段,涉及范围广泛而深入。病因研究已进入基因学水平。诊断学开发了诸如超声、核素扫描、CT、MRI、DSA及PET等。低温麻醉和体外循环下的心脏直视手术、显微外科技术用于断指(肢)再植、器官移植术,以及各种微创技术（内镜、腔镜及机器人辅助手术）的成功实施，代表了外科技术的成熟与进步。

二、现代外科的发展趋向

进入21世纪，现代外科显现诸多特点：一些理念被更新、强化；新技术层出不穷；专业分工程度进一步细化；临床"指南"发挥标杆作用，以及合作团队发挥治疗优势等。

（一）微创理念及技术已经渗透到外科各领域

早在20世纪初，基于对创伤与机体代谢的深入认识，外科界早就意识到减轻手术创伤对患者康复的重要意义。但受条件所限，当时只能着手于对外科手术技巧的改进，例如强调操作轻柔、细致，保护周围组织和尽量减少手术区出血等，以减轻机体的应激反应，利于患者术后康复。后来提倡的损伤控制性外科，其原则也是强调尽量避免过多的手术创伤程度。对于复杂的危重病例，应意识到患者的最终结局是取决于机体生理功能的极限，而不是手术的完整性。应该针对患者的主要病症做尽量简单的手术处理，避免机体遭受过度损伤而引起器官功能衰竭。

微创理念在外科得到真正意义上的体现与拓展，应归功于各种腔镜技术（腹腔镜、胸腔镜、关节镜以及肾镜等）的开展及其随后的设备创新。历经20余年，腹腔镜手术的临床应用逐步熟练，相关并发症的发生率逐年减少，安全性、有效性随之得到了全面的认可。腹腔镜手术最具优势的微创效应日益显现。实践证明，采用腹腔镜实施胃肠肿瘤手术能达到创伤小、患者疼痛轻、术后恢复快、住院时间短等显著效果。在我国，微创理念和腹腔镜技术通过培训班、手术演示和学术交流，迅速从大城市向中小城市推进，已进入了高速发展的黄金时代。微创技术在胃肠病的应用范围上已在逐步扩大，从良性病变的切除到恶性肿瘤的切除，腹腔镜辅助胃癌D2根治术已普遍开展。现在，我国腹腔镜胃肠道肿瘤手术已达到国际先进水平。此外，腹腔镜的操作技术还在不断创新，从多孔腹腔镜到单孔腹腔镜及自然腔道内镜，再发展到机器人辅助手术，现在胃肠手术采用机器人操作系统已在国内逐步应用。最近，在图像传输方面又做到了三维视觉效果，进一步提高了操作的准确度。

同样，微创理念及技术也体现在外科的其他领域。血管的腔内治疗使原本复杂的血管外科技术走向了微创化，以支架术成功地解决了胸腹主动脉瘤及主动脉夹层等严重病症，显著地降低了手术死亡率、减少了术后并发症，手术效果好，而且缩短了住院天数和康复时间。一些先天性心脏畸形，能通过腔内封堵器的置入成功封闭病理性缺损，避免了开胸手术。

胸部外科治疗中已逐步确立了经胸腔镜、纵隔镜及硬质气管镜的微创技术，成为胸外科的常规手术和核心业务。神经内镜的微创特性也受到业界的重视，初期以处理囊性病变，随后已逐步应用于垂体瘤、颅底脊索瘤等病变的切除。肾镜、腹腔镜及新型输尿管镜也已广泛应用于泌尿外科的各领域。总之，微创理念及其技术已经覆盖渗透到外科领域的几乎每个角落。

显然，微创化技术至今尚不可能替代所有的外科手术，还有相当多的仍然需要采用原来的术式。但随着许多优质的手术器械的成功开发和应用，这些复杂大手术的创伤程度也得到了明显的减轻。例如，采用超声刀进行组织解剖，在许多场合下能达到无血分离的效果，结扎止血步骤的显著减少，使手术时间大为缩短。利用新型的手术器械能使原来难度很高的手术过程变得简单而快捷，安全可靠。例如在需要做胃肠道高位或低位吻合时采用胃肠吻合器等。

（二）加速康复外科的理念贯穿在整个围术期

加速康复外科（enhanced recovery after surgery，ERAS）是21世纪以来各国外科学者的研究热点之一，是针对择期手术患者所采取的围术期综合措施。其内容是多方面的，包括对患者及家属的心理沟通、麻醉方式、微创技术、术中保温、术后镇痛、饮食管理、导管管理，以及积极的术后康复治疗等，措施多达10余项。这些措施是从不同角度尽量减轻患者的应激反应，有效地保护器官功能，减少并发症、减少医疗费用，显著缩短患者的康复时间。资料主要来源于各种择期手术，包括疝修补术、开放性或腹腔镜胆囊切除术、结直肠切除术、肺切除术、颈动脉内膜切除术、前列腺切除术、乳房切除术、下肢动脉旁路术、骨关节手术及子宫手术等。病种和术式还在不断增加。

ERAS在对传统做法进行重新评价之后，所提出的一系列新措施具有很强的说服力，实践证明也确实有效。例如ERAS主张更多采用区域性麻醉（硬膜外麻醉、区域阻滞麻醉），可阻断手术区域刺激信号的传入，阻止激活下丘脑-垂体-肾上腺轴，从而减轻患者的应激反应。区域性麻醉与全身麻醉比较，术后并发症发生率可有大幅度的减少。腹部术后不需常规放置鼻胃管，可以减轻患者的应激反应。结直肠手术前不主张常规采用机械性肠道准备。术前晚及术前2小时主张分别口服2.5%糖水（或果汁）800ml及400ml，并不会发生麻醉时的误吸，而能降低术后胰岛素抵抗的程度。尽量减少手术区的导管放置，或缩短留置时间。术前充分的医患沟通，使术后早期下床活动成为可能。各种外科手术的微创化，包括内镜、介入等技术在临床上的广泛采用，显然更是ERAS强调的措施。

ERAS理念及措施应该贯穿在日常临床工作

之中。

（三）亚专科的形成已逐步得到共识

21 世纪以来，科技的高速发展使得知识量的倍增周期明显缩短。早先需 100 多年，如今仅需数十天，知识量就会增加一倍。现在，每天都会有许多新信息涌现，人们可以通过网络等传媒系统迅速获得世界各地的研究发现及应用成果。面对知识猛增的时代，外科医师受精力和时间所限，已很难及时、全面地掌握各种疾病的新概念和新技术。另外，患者的需求也发生了改变，他们希望能找到专长于特定领域的专家，而不是泛指的某专科的外科医师。由此，外科专业化的形成，即亚专科的设立已是必然趋势。例如，普通外科已逐步分解为乳房甲状腺外科、肝胆外科、胰腺外科、血管外科、胃肠外科及结直肠外科等小专科。骨科医师逐步分解为专长于脊柱外科、关节外科、手外科或骨肿瘤等亚专科。神经外科又分为专长于肿瘤性、血管性或功能性疾病等亚专科。这些专科医师不仅对专病的处理能力更高，而且各项诊治手段更为规范。事实证明，这种专科化的逐步形成能显著提高各种专病的临床疗效。他们在积累经验之后，又能在该领域内发展新的专业特色，把医疗质量进一步提高。随着专业化的形成，所在专业的医师很容易有知识、视野和思维的局限性，以致对复杂问题的判断、处理能力下降。为此，应该加强年轻医师的轮转培训。

（四）日趋完善的 ICU 是救治重症的核心力量

现代外科的进步和成绩，离不开 ICU 所给予的支持和保证。我国已进入老年社会时代，年龄超过 60 岁的患者很多。这些患者常伴有器官功能不良，在实施外科处理时容易发生各种并发症，因此围术期的恰当处理至关重要。ICU 学科的发展，在推动外科进步中发挥了重要作用。原来由外科医师兼任 ICU 的时代已经过去，取而代之的是独立的 ICU 专科。专职的 ICU 医师具备娴熟的复苏知识和处理各种疑难杂症的能力，对高危患者的围术期处理已积累了丰富的经验。在严密的心肺功能监测下，可及时发现病情变化，针对性地采取机械通气支持及抗休克容量治疗等措施。纠正内环境紊乱是他们的特长，又能酌情选用最佳的营养支持治疗方式及手段。ICU 内诸多的设备能解决许多临床难题，例如床旁支气管镜用于吸痰及肺不张的治疗，床旁胃镜用于术后胃出血的诊断及处理，质量较高的床旁超声仪可随时检查发现胸腹部异常积液、积脓并指导穿刺引流，床旁体外膜肺氧合仪（ECMO）能对可逆性心肺功能衰竭发挥积极的治疗效果，床旁超滤设备用于肾衰竭的治疗等。ICU 内日趋完善的设备及专职医师成为救治各外科专科重症、复杂病例的最佳场所，发挥了非常重要的作用。

必须强调，外科医师应直接参与患者在 ICU 期间的整个治疗过程。术后，应在第一时间向 ICU 医师提供术中情况。患者在 ICU 的观察期间，一旦发生病情变化，由于外科医师熟悉其治疗全过程，容易识别并提出相应的对策。因此，只有外科医师与 ICU 医师密切合作，才可能使治疗方案达到最优程度。

（五）"指南"体现了学术水平，也是规范化的标尺

近几年来，各全国性学术机构根据国际公认的准则，陆续制订、修改了符合国情的诊治指南。各专业"指南"的建立都非常慎重，由全国最优秀的专家参与，经过较长时间的酝酿，汇集国内外已成熟的经验及结论，经过反复讨论，最后以最简洁而确切的叙述方式，表明对各种病情的分析判断，并提出诊治对策。由于所涉及的内容很具体、很细，因此"指南"大都是针对亚专科。以普通外科为例，有专门针对胃癌、结直肠癌诊治的"指南"，它系统地叙述了疾病的诊治流程、诊断方法、临床 TNM 分期、手术治疗原则与方法、术后并发症防治，以及放化疗原则与方法等内容。术前可用超声内镜、腹部 CT 增强扫描判断病变的临床分期，作为选择术式的依据。胃肠道癌症的治疗至今仍然以手术切除作为首选措施。根据癌症极易经淋巴系统扩散转移的特性，在手术切除病灶的同时应扫除相应站别的淋巴组织。国内外学者经过多年的研究，确定了恰当的淋巴结清除范围，既达到根治目的，又避免过度的手术创伤。我国制定的指南为癌症手术的规范化提出了科学、权威的观点，成为临床医师为患者实施诊疗的准则，例如强调胃癌的 D2 根治性切除原则，直肠癌的全系膜切除术原则等。指南对上述根治术的操作要点均有具体的规定。以胃癌为例，早期病例可行 D1 或 D1+术式；临床常见的进展期病例，则应采用 D2 式，即在切除病灶的同时，必须清除第二站淋巴结。规范的 D2 术式可使胃癌术后 5 年生存率达到 50% 左右。关于对 D3 术式的评价，也已有明确结论：由于前瞻性研究提示扩大手术并不能进一步提高疗效，反而会增加术后并发症，因此并不提倡。这种"指南"成为临床处理胃肠肿瘤患者的规范。

在外科的其他领域，神经外科、胸心外科、骨科、泌尿外科等，都同样制订了相关学科（主要是其下属的分支专业）的临床指南。

所有临床工作都应遵循"指南"，已成为医务人员的一致共识。"指南"是临床工作规范化的标尺。

（六）转化医学使基础研究成果应用于临床

转化医学是 20 世纪末提出的一个新概念，目的是促进基础研究成果向临床应用的转化。实际上这是个双向过程，是连接基础与临床的循环式的研究体

系。它强调多学科参与和合作,建立标准化的样本库,构建现代化的科研平台。

迄今,利用转化医学研究成果在提高肿瘤治疗效果中最成功的范例当属胃肠道间质瘤(gastrointestinal stromal tumors,GIST)的靶向治疗。基础研究发现,c-kit基因突变是导致GIST发生的主要分子病因。实验研究又发现,分子靶向药物伊马替尼能选择性地阻断c-kit介导的下游信号转导,从而达到抑制肿瘤生长的效果。现在,原发局限性GIST采用外科手术结合围术期伊马替尼靶向治疗的模式已基本确立。通常,靶向药物主要是用于不能手术切除或术后复发转移者。进一步的研究提示:并非所有间质瘤都适用,只有肿瘤组织的基因检测有c-kit外显子11突变、PDGFRA非D842V突变的患者才对伊马替尼敏感。此外,基于针对人表皮生长因子-2(HER-2)的曲妥珠单抗、针对人源性血管内皮生长因子(VEGF)的贝伐单抗,都已选择性应用于胃肠道肿瘤患者。这也是转化医学的成功范例。

(七)多学科综合治疗成为处理恶性肿瘤的新模式

为提高各种恶性肿瘤的生存率及其生活质量,并进一步提高治愈率,近年来提出了多学科综合治疗(multi-disciplinary treatment,MDT)的理念及措施。该理念主张肿瘤的治疗模式应该从单纯的手术切除转变成以手术治疗为主,以放疗、化疗和靶向治疗为辅的多学科综合治疗模式。MDT由肿瘤内外科、内镜科、影像科、介入科、病理科和化疗科等专科医师参与。通常是针对某一器官疾病而设立MDT团队,由相对稳定的专业和专家组成,有固定的会诊时间和地点。临床外科医师虽有手术处理的专长,但对于晚期或转移复发患者,究竟采用哪一种方案最为合适,常缺乏足够的知识和能力。只有发挥多学科的优势,才能制定恰当的治疗方案。化疗专家熟悉各种方案,会选择最佳药物及应用时机。什么时候使用靶向药物也需要专家认定。面对复杂的病情,MDT专家都会酌情做出个体化的方案。目前,各大医院都相继构建了MDT,参与门诊、住院患者的治疗方案的制订。

(八)交叉学科的新技术参与外科疾病的诊断和治疗

近半个世纪以来,临床其他许多学科的发展为外科的进步创造了良好条件。诊断方面,CT、MRI及彩超等设备的不断更新,使其对各种组织器官病变的识别能力显著提高,为外科提供了更为准确的诊断信息。

各种内镜的设备更新推动了临床应用的迅速发展。从软镜的不断改进开发,到电子影像显示;从有效的止血设备(超声刀)到各种辅助器具的创新,内镜技术已达到操作方便、手段安全的高水平。从初期仅作为简单的观察病变的阶段,到当今已能施行各种手术的新阶段。其功能已有了极大的拓展。以消化道内镜为例,内镜检查首先是完全替代了早先的胃肠道钡剂检查,成为早期胃肠癌最有效的诊断方法。其优势在于其不仅能发现微小的病变,还可以准确判断病变的范围、性质和深度。直接获得病理学证据更是其独特优势。现在,一些大医院还具有放大内镜、色素内镜和超声内镜等设备,使诊断准确度更为提高。消化道内镜除了应用于诊断,现在已经成为癌前病灶及早期胃肠道癌的一种微创治疗手段。许多大医院已成功实行了如内镜黏膜切除术及内镜黏膜下剥离术等手术。切除的完整组织标本做细致的病理学观察,判断其立体方位上的各切缘是否有肿瘤累及,作为进一步处理的依据。内镜切除的最大优势是创伤小、患者术后康复快,深受医生和患者的欢迎。但作为肿瘤治疗的新手段,同样应遵循"根治"的原则,必须术前对病情做全面分析,准确掌握手术适应证,只有早期、局限的病灶才是内镜手术切除的指征。术中要精细操作,术后要注重并发症的防治,并应定期随访。上述每一步骤都非常重要,否则就不能达到理想效果。实践证明,普通外科医师直接参与内镜诊治过程是提高质量的重要因素。他们对术后并发症的发生有独特的敏感性,不仅容易及时发现,而且不必再通过耗时的会诊过程,就能及时、直接地做相应处理(例如应急的开腹手术),从而为扭转病情赢得宝贵的时机。

心内科导管技术的拓展,现在能采用支架、填塞等方法解决某些心血管的狭窄或缺损,避免了原先的外科手术。介入学科的发展,为肿瘤治疗创造了另一新途径,具有很强的针对性,免除了某些手术引流及手术过程。放疗的设备已今非昔比,螺旋断层放射治疗系统(TOMO)具有高精度、同步多靶点和不良反应少等特点,成为晚期复发患者的治疗选择。

三、青年医师的成长要素

(一)素质培养

年轻外科医师的首要成长要素就是素质培养。敬业精神、严谨学风和自律态度是必备的三大基本素质。救死扶伤是医护人员的神圣天职,既然已经选择了这个专业,就应该全身心地投入,尽最大努力认真做好一切工作。无论临床或实验研究,无论对人或对事,都应严谨求实,一丝不苟。对于各种医疗行为,都应自律遵守。凡是"指南"涉及的内容,都是已经被业界所公认,是临床工作的标尺,不应违反。要专心地比照各项规范的执行度。

(二)重视实践

只有直接参与无数次的临床实践,才可能获得各种外科技能。在执行各项日常工作时要耐心,同时还要不断修正自我。重复的实践将会得到理性认识的提高,逐步走向成熟。

(三) 思维能力

临床现象往往凌乱而多变,靠书本知识常难以解释。要注意自身独立思考的能力的培养,良好的思维能力可以在繁杂的病情表象中准确识别疾病的本质,从而做出正确的判断及处理。

(四) 静心阅读

科学的发展日益加快,知识在不断更新。单靠个人的经验积累显然是不能适应临床工作的要求。应该在繁忙的工作中挤出时间,静心地阅读经典著作及国内外学者的研究成果和临床经验。及时了解国内外的进展,不断丰富自我。结合个人的临床实践,进行反复比对及思考,就能获取知识的真谛。

(五) 参与研究

无论基础或临床,无论初级或高级,研究工作都能提高个人的学术水平,应该积极参与。多写几篇实验性 SCI 文章并不能提高我们的实际临床能力,针对性的临床研究才是高学术水平的体现。尽管临床前瞻性研究的难度很大,但我们仍需努力去做,它会带来很高的临床价值。

(六) 回顾总结

及时整理个人的临床经验及体会,作为进一步提高的阶梯。积极参与学术交流活动,让知识不断更新,让成果得到共享,从而提高我们的整体水平。

我国现代外科的发展非常迅速,成绩喜人。但我们不能满足,还要不断努力,把各项工作做得更深、更细、更好。我们要继承先辈们的优良传统,严谨求实、不断创新。"微创化"和"规范化"是未来临床外科发展的两条主线,"专科化"和"MDT"是提高专业水平的两个重要手段。"静心"、"专心"与"耐心"是我们年轻外科医师取得不断成长的必备精神素养。深信,在广大外科同道们的共同努力下,我国现代外科必将有更加显著的进步。

(吴肇汉)

7

第 二 章

抗菌术和灭菌术

医院既是病原微生物集中的地方，又是抵抗力低的人群聚集的场所，相互接触和污染的机会多，故医院内感染的发生率是比较高的。在外科领域，微生物可通过直接接触、飞沫和空气进入伤口，引起感染。针对这些感染来源所采取的一系列措施即称无菌术，由抗菌术、灭菌术和一定的操作规则及管理制度所组成。无菌原则除了作为预防医院内获得性感染的必要措施外，目前已渗透到医院管理工作中，因此要求医务工作人员树立无菌概念，在诊疗工作中贯彻无菌原则，尽量避免和减少外科感染的发生。

抗菌术又称消毒法，多数是指应用化学方法清除或杀灭外科用品、体表皮肤黏膜及表浅体腔的有害微生物。抗菌术只是针对病原微生物和其他有害微生物，并不要求清除或杀灭所有微生物（如芽胞等）。抗菌术只要求将有害微生物的数量减少到无害的程度，而并不要求把所有的有害微生物全部杀灭。用于抗菌术的化学药物，称为消毒剂。用物理或化学的方法清除或杀灭一切活的微生物，包括致病性和非致病性的，称为灭菌术。从理论上讲，灭菌的概念是绝对的而不是相对的；但从实际上看来，一些微生物总是以有限的机会得以保留，灭菌术仅要求把微生物存活的概率减少到最低限度。灭菌术本身对各种接受灭菌的物品也有不良的损害作用，如灭菌可以改变药品的成分，故其应用受到一定的限制，且实际上要做到完全无菌是困难的。灭菌术常用的物理方法有热力灭菌、电离辐射灭菌、紫外线灭菌和过滤除菌等，常用的化学药品则有环氧乙烷、甲醛、戊二醛、乙型丙内酯和过氧乙酸等。凡能杀灭繁殖体型微生物及其芽胞的物理因子或药物，均称灭菌剂，所有的灭菌剂应当是优良的消毒剂。

病原微生物广泛存在于空气、地面、墙壁和物品的表面（包括医疗器械）及病员或工作人员的体表，可以通过呼吸道、胃肠道、皮肤黏膜，或经过输血、输液、注射和手术等途径进入人体而引起感染。随着抗生素的普遍应用，使致病菌的耐药性、分布及其流行均有所改动；同时检查技术的改进，也使辨认的菌种增多。金黄色葡萄球菌、表皮葡萄球菌和多种肠道细菌（包括大肠埃希菌、类杆菌、克雷伯杆菌、铜绿假单胞菌、链球菌、肠球菌、厌氧球菌和组织毒素梭状芽胞杆菌）都成为切口感染的致病菌，耐药菌株也增多。因此，实施无菌术防止手术切口感染，是降低手术感染率的基本措施，抗生素的使用并不能代替这一原则。

抗菌技术的产生和采用大大促进了外科学的发展，而抗生素的确是防治感染的一种有力措施。但在抗生素时代的今天，尚有不少外科医生不重视手术无菌技术，过分依赖抗生素的作用，甚至滥用抗生素，常常导致产生多种抗药性菌株，其结果是医源性伤口感染率、肺炎及败血症发生率等显著上升。同时部分医生夸大抗生素的治疗效果，并作为弥补无菌术或手术上缺陷的一种手段。因此，这种错误观念如不彻底纠正，必将阻碍外科学的进一步发展。

用于无菌术中的一切操作规则和管理制度不容忽视，它们与抗菌术和灭菌术具有同等重要的地位，是无菌术中不可缺少的组成部分。

第一节　外科灭菌和消毒法

一、热力灭菌和消毒法

（一）热力杀灭微生物的机制

热力是最古老、也是最有效的消毒灭菌法，可以杀灭各种微生物，但不同种类的微生物对热的耐受力不尽相同。如细菌繁殖体、真菌和酵母菌在湿热80℃历时5～10分钟可被杀死，而真菌孢子比其菌丝体耐热力强，于100℃历时30分钟才能杀灭。细菌芽胞的抗热力要比繁殖体强得多，如炭疽杆菌的繁殖体在80℃只能耐受2～3分钟，而其芽胞在湿热120℃历时10分钟才能杀灭。为了达到热力灭菌的目的，必须对不同抵抗力微生物的热力致死温度和时间有所了解。

热力杀灭微生物的基本原理是破坏微生物的蛋白质、核酸、细胞壁和细胞膜，从而导致其死亡。其中干热和湿热破坏蛋白质的机制是不同的，干热主要是通过氧化作用灭活微生物，而湿热使微生物的蛋白质凝固以致其死亡。在干热灭菌时，干燥的细胞不具备生命的功能，缺水更使酶无活力和内源性分解代谢停止，微生物死亡时仍无蛋白凝固的发生，死亡是由于氧化作用所致。湿热使蛋白质分子运动加速，互相撞击，肽链断裂，暴露于分子表面的疏水基结合成为较大的聚合体而发生凝固和沉淀。蛋白质凝固变性所需的温度随其含水量而异，含水量越多，凝固所需的温度越低。

影响热力灭活微生物的外界因素很多。研究证明，溶液的类型、pH、缓冲成分、氯化钠和阳离子等对热力消毒均有一定的影响。如 pH<6.0 或>8.0 时，某些微生物对热的抵抗力降低；磷酸盐缓冲能降低芽胞对湿热的抵抗力；微生物在高浓度的氯化钠内加热，其抗热力降低；灭菌环境的相对湿度可决定微生物的含水量，相对湿度越高，微生物的灭活率越大。此外，气压直接影响着水及蒸汽的温度，气压越高，水的沸点越高，当然微生物的灭活率越大。表 2-1 提示不同温度下干、湿热灭菌所需的时间。

表 2-1　不同温度下干、湿热灭菌所需的时间

灭菌方法	温度（℃）	所需时间（分）
干热	160	60
	170	40
	180	20
湿热（饱和蒸汽）	121	15
	126	10
	134	3

（二）干热消毒和灭菌

1. 火焰烧灼　可以直接灭菌，其温度很高，效果可靠，外科手术器械急用时可予烧灼灭菌，但器械易遭破坏。

2. 干烤　干烤灭菌是在烤箱内进行的，适用于玻璃制品、金属制品、陶瓷制品以及不能用高压蒸汽灭菌的吸收性明胶海绵和油剂等物品，因为这些物品在高温下不会损坏、变质和蒸发，但不适用于纤维织物和塑料制品等灭菌。表 2-2 提示一些物品采用干热灭菌所需的温度和时间。对导热性差的物品，适当延长高温的维持时间；对有机物品，温度不宜过高，因为超过 170℃ 就会炭化。

表 2-2　部分物品干热灭菌所需的温度和时间

物　　品	温度（℃）	所需时间（分钟）
眼科器械、锋利的刀剪	150	60
注射油剂	150	120
甘油、液状石蜡	150	120
	160	60
凡士林、粉剂	160	60
试管、吸管、注射器	160	60
	180	30
装在金属筒内的吸管	160	120

使用烤箱灭菌时，器械应先洗净，待完全干燥后再干烤。灭菌时间应从烤箱内达到所要求的温度时算起。物品包装不宜过大，粉剂和油剂不宜太厚，以利热力穿透；物品之间留有空隙，以利于热空气对流。打开烤箱前待温度降至 40℃ 以下，以防炸裂。

3. 红外线辐射灭菌　红外线有较好的热效应，以 $1 \sim 10\mu m$ 波长者最强，其灭菌所需温度和时间与用干热烤箱相同，可用于医疗器械的灭菌，但目前更多应用于注射器和安瓿的灭菌。

（三）湿热消毒和灭菌

1. 煮沸　消毒实用、简便而经济。适用于金属器械、玻璃、搪瓷以及橡胶类等物品的消毒。橡皮、丝线及电木类物品可待水沸后放入，煮沸 10 分钟；金属及搪瓷类物品在水沸后放入，煮沸 15 分钟；玻璃类物品可先放入冷水或温水，待水沸后煮沸 20 分钟。上述物品在水中煮沸至 100℃，维持 10 ~ 20 分钟，一般的细菌可被杀灭，但其芽胞至少需煮沸 1 小时，而有的甚至需数小时才能将其杀灭。煮沸消毒时，在水中加入增效剂可以提高煮沸消毒的效果。如在煮沸金属器械时加入碳酸氢钠，使成 1% 碱性溶液，可提高沸点至 105℃，消毒时间缩短至 10 分钟，还可防止器械生锈。同样，0.2% 甲醛、0.01% 氯化汞和 0.5% 肥皂水（指加入后的浓度）均可作为煮沸消毒的增效剂，选用时应注意其对物品的腐蚀性。

锐利刀剪煮沸后，其锋利性易受损害，最好采用干热烤箱灭菌。疑有芽胞菌污染的器械，改用高压蒸汽灭菌。

煮沸消毒时注意事项：①先洗净物品，易损坏的物品用纱布包好，放入水中，以免沸腾时互相碰撞。水面应高于物品，加盖。自水沸腾时开始计算时间。如中途加入其他物品，重新计算时间；②消毒注射器时，应拔出内芯，针筒和内芯分别用纱布包好；③接触肝炎患者的刀剪器械,应煮沸 30 分钟;④高原地区气压低,沸点也低,一般海拔高度每增高 300m,应延长消毒时间 2 分钟。故可改用压力锅[其蒸汽压力可达 1.3kgf/cm²(1.21×10² kPa)]进行煮沸消毒,其中最高温度可达 124℃左右,10 分钟后即可达到消毒目的。

2. 低温蒸汽消毒　随着医学科学的不断发展,越来越多的医疗器械选用了不耐高温(121℃和 134℃)的材质,从而灭菌方法不能选用高温高压蒸汽灭菌法,只能选用低温灭菌法。低温灭菌方法很多,在这几年中也发生了变化,由传统的化学消毒剂浸泡、熏蒸等方法发展到环氧乙烷(EO)、低温蒸汽甲醛灭菌(LTSF)和过氧化氢等离子(plasma)等,目前已广泛用于怕高热器材的消毒,如各种内镜、塑料制品、橡胶制品、麻醉面罩和毛毡等。其原理是将蒸汽输入预先抽真空的高压锅内,温度的高低则取决于气压的大小。饱和蒸汽的温度和气压的关系见图 2-1。因此,可以通过控制高压锅内的压力来精确地控制高压锅内蒸汽的温度。

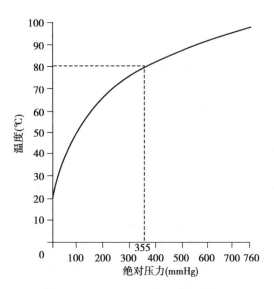

图 2-1　饱和蒸汽的温度和气压的关系
(1mmHg=0.1333kPa)

低气压和低温度的蒸汽比相同温度的水有更大的消毒作用,这是因为蒸汽在凝结时释放出潜热,加强了消毒作用,而同样温度的水则没有潜热。例如 80℃的低温蒸汽,可以迅速杀灭非芽胞微生物,但对怕热物品无明显损害。如在通入蒸汽之前加入甲醛,更可用以杀灭芽胞。

如低温蒸汽甲醛灭菌设备与预真空压力蒸汽灭菌器相似,采用预真空或脉动真空程序和甲醛气体与蒸汽输送混合程序,在 73~83℃负压蒸汽下进行灭菌,不同于甲醛熏蒸,利用专门的设备精确控制甲醛加入的剂量、温度、湿度、作用时间、作用压力与作用

状态,已作为常见的低温灭菌方法之一。它操作方便,容易掌握;周转时间快,1 个周期 4~6 小时,作用速度能满足器材周转;容易穿透包装至深处,特别是管腔,灭菌效果佳,能杀灭所有微生物,包括芽胞;对器材的包装、功能无损害;对人安全无害,无残留物质污染环境;操作简易,短期培训即可掌握;运行成本低;监测方便,灭菌的物品质量得到了保证,降低医院感染率,满足了临床对灭菌物品的要求。

3. 高压蒸汽灭菌　高压灭菌器有两大类:一种是较为先进的程控预真空压力蒸汽灭菌器,国外发达国家多已采用。灭菌器装有抽气机,用以通入蒸汽前先抽真空,便于蒸汽穿透。它具有灭菌时间短和损害物品轻微的优点,在物品安放拥挤和重叠情况下仍能达到灭菌,甚至有盖容器内的物品也可灭菌。整个灭菌过程采用程序控制,既节省人力又稳定可靠。国内最近投产 JWZK-I2A 型程控预真空压力蒸汽灭菌柜,性能良好。灭菌时最低真空度为 8.0kPa(60mmHg),最高温度为 132~136℃。

另一种是目前广泛使用的下排气式高压灭菌器,其下部设有排气孔,用以排出内部的冷空气。分有手提式、立式和卧式等类型。手提式是小型灭菌器,全重 12kg 左右。立式是老式高压锅,使用时需加水 16L 左右。至于卧式高压灭菌器可处理大量物品,最为常用。结构上有单扉式和双扉式两种。后者有前、后两个门,分别供放入和取出物品之用。灭菌室由两层壁组成,中有夹套,蒸汽进入灭菌室内,积聚而产生压力。蒸汽的压力增高,温度也随之增高。蒸汽压达 103.95~137.29kPa(1.06~1.40kgf/cm²)时,温度上升至 121~126℃,维持 30 分钟,能杀灭包括耐热的细菌芽胞在内的一切微生物,达到灭菌目的。

(1)适用范围:适用于各种布类、敷料、被服、金属器械和搪瓷用品的灭菌。对注射器及易破碎的玻璃用品,宜用干热灭菌。油脂、蜡、凡士林、软膏和滑石粉等不易被蒸汽穿透的物品灭菌效果差,以用干热灭菌为妥。一切不能耐受高温、高压和潮气的物品,如吸收性明胶海绵、塑料制品、橡胶和精密仪器等,可用环氧乙烷等消毒。

(2)使用方法:灭菌物品均须适当包装,以防取出后污染。物品包装不宜过大,每件不宜超过 30cm×30cm×50cm,各包件之间留有空隙,以利于蒸汽流通。瓶、罐、器皿应去盖后侧放。灭菌开始时,先关闭器门,使蒸汽进入夹套,在达到所需的控制压力后,旋开冷凝阀少许,使冷凝水和空气从灭菌室内排出。再开放总阀,使蒸汽进入灭菌室。在灭菌室温度表达到所需温度时开始计算灭菌时间,不同物品灭菌所需时间见表 2-3。

表 2-3　高压蒸汽灭菌所需的时间、温度和压力

物品种类	所需时间 （min）	蒸汽压力 kPa（kgf/cm²）	表压 kPa（lb/in²）	饱和蒸汽相对温度 （℃）
橡胶类	15	103.95~107.87（1.06~1.10）	103~110（15~16）	121
敷料类	30~45	103.95~136.93（1.06~1.40）	103~137（15~20）	121~126
器械类	10	103.95~136.93（1.06~1.40）	103~137（15~20）	121~126
器皿类	15	103.95~136.93（1.06~1.40）	103~137（15~20）	121~126
瓶装溶液类	20~40	103.95~136.93（1.06~1.40）	103~137（15~20）	121~126

到达灭菌所需时间后，应即熄火或关切进气阀，逐渐开放排气阀，缓缓放出蒸汽，使室内压力下降至0。灭菌物品为敷料包、器械、金属用具等，可采用快速排气法。如灭菌物品是瓶装药液，不宜减压过快，以免药液沸腾或喷出瓶外。将门打开，再等 10~15 分钟后取出已灭菌的物品，利用余热和蒸发作用来烤干物品包裹。

（3）高压蒸汽灭菌效果的测定

1）热电偶测试法：使用时将热电偶的热敏电极插入物品包内，通过电流的变化反应测出作用温度，可从温度记录仪描出的记录纸上观察整个灭菌过程中的温度曲线。新式高压蒸汽灭菌器都带有热电偶和温度记录仪的装置。

2）留点温度计测试法：留点温度计的最高温度指示为 160℃，使用时先将其水银柱甩到 50℃ 以下，放在灭菌物品内，灭菌完毕后方可取出观察温度计数，是其缺点。

3）化学指示剂测试法：将一些熔点接近于高压灭菌所需温度的化学物质晶体粉末装入小玻璃管内，在火上封闭管口，做成指示管。灭菌时将指示管放入物品内，灭菌完毕取出指示管，如其中化学物质已经熔化，说明灭菌室内的温度达到了指示管所指示的温度。常用化学物质的熔点为：安息香酸酚，110℃；安替比林，111~113℃；乙酰苯胺，113~115℃；琥珀酸酐，118~120℃；苯甲酸，121~123℃；芪（二苯乙烯），124℃；硫黄粉的熔点为 121℃，但国内多数医院所用的硫黄熔点为 114~116℃，最低者仅 111.2℃，可见硫黄熔点法判断高压灭菌的效果是不可靠的。

1982 年上海市卫生防疫站研制了一种变色管，在 2% 琼脂内加入 1% NTC（新三氮四氯），趁热吸取 1ml 左右置入耐高压小玻璃管内，封口备用。使用时将其放入物品最难达到灭菌的部位。当灭菌室内压力达到 6.8kg（15lb），温度达到（120±1）℃ 并维持 15 分钟后，指示管内无色琼脂变为紫蓝色物质。若灭菌温度和时间未达到要求，则不会变色。

4）微生物学测试法：国际通用的热力灭菌试验代表菌株为脂肪嗜热杆菌芽胞，煮沸 100℃ 致死时间为 300 分钟；高压蒸汽 121℃ 致死时间是 12 分钟，132℃ 为 2 分钟；干热 160℃ 致死时间为 30 分钟，180℃ 为 5 分钟。制成菌片，套入小封套，置入灭菌物品内部。灭菌完毕后，取出菌片，接种于溴甲酚紫蛋白胨液体培养管内，56℃ 下培养 24~48 小时，观察结果。培养后颜色不变，液体不混浊，说明芽胞已被杀灭，达到了灭菌要求。若变成黄色，液体混浊，说明芽胞未被杀灭，灭菌失败。

5）纸片测试法：现多采用 Attest™ 生物指示剂。高压蒸汽灭菌所用生物指示剂是以脂肪嗜热杆菌芽胞制备，干热灭菌和环氧乙烷灭菌所用生物指示剂则是以枯草杆菌黑色变种芽胞制备。

二、紫外线辐射消毒法

紫外线属电磁波辐射，其波长范围约为 328~210nm 之间，其最大杀菌作用为 240~280nm。现代水银蒸汽灯发射的紫外线 90% 以上的波长在 253.7nm。紫外线所释放的能量是低的，所以它的穿透能力较弱，杀菌力不及其他辐射。具有灭菌作用的紫外线主要作用于微生物的 DNA，使 1 条 DNA 链上的相邻胸腺嘧啶键结合成二聚体而成为一种特殊的连接，使微生物 DNA 失去转化能力而死亡。

临床上采用紫外线灯对空气进行消毒。在室内有人的情况下，为防止损害人的健康，灯的功率平均每 m³ 不超过 1W。一般在每 10~15m² 面积的室内安装 30W 紫外线灯管 1 支，每日照射 3~4 次，每次照射 2 小时，间隔 1 小时，并通风，以减少臭氧，经照射，空气中微生物可减少 50%~70%。在无人的室内，灯的功率可增加到每 m³ 为 2~2.5W，照射 1 小时以上。紫外线强度和杀菌效能主要有四种方法：硅锌矿石荧光法，紫外线辐射仪测定，紫外线摄谱仪法和平皿培养对比法。

紫外线用于污染表面的消毒时，灯管距污染表面不宜超过 1m，所需时间约 30 分钟左右，消毒有效区为灯管周围 1.5~2.0m 处。

三、微波灭菌法

研究表明微波灭菌与其热效应和非热效应相关，后者包括电磁场效应、量子效应和超电导作用。微波的热效应是指当微波通过介质时，使极性分子旋转摆动，离子及带电粒子也作来回运动产热，从而使细胞内分子结构发生变化而死亡。但其热效应的消毒作用必须在一定含水量条件才能显示出来。微波灭菌作用迅速、所需温度低（100℃）、物品表面受热均匀，为灭菌提供了新的途径，有着广泛的应用前景，现已用于食品、注射用水和安瓿及口腔科器械的灭菌。

四、电离辐射灭菌法

利用 γ 射线、伦琴射线或电子辐射能穿透物品，杀灭微生物的低温灭菌方法，称之为电离辐射灭菌。电离辐射灭菌的辐射源分两类：放射性核素⁶⁰钴 γ 辐射装置源和粒子加速器。电离辐射灭菌法的灭菌作用除与射线激发电子直接作用于微生物 DNA 外，尚与射线引起细胞内水解离产生的自由基 OH 间接作用于 DNA 有关。如图 2-2 所示，灭菌彻底，无残留毒性，保留时间长，破坏性小。适用于不耐热物品的灭菌，如手术缝线、器械、辅料、一次性塑料制品、人造血管和人工瓣膜及药物的灭菌。电离辐射灭菌将是 20 世纪 90 年代后工业发达国家中最为常用的灭菌方法。

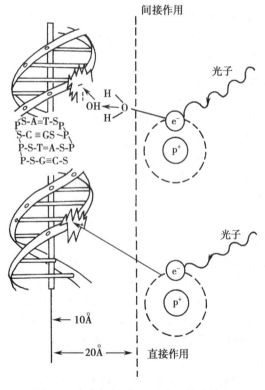

图 2-2　电离辐射对 DNA 分子的直接和间接作用（示意图）

五、化学药品消毒法

（一）醛类消毒剂

1. 甲醛　通过阻抑细菌核蛋白的合成而抑制细胞分裂，并通过竞争反应阻止甲硫氨酸的合成导致微生物的死亡，且能破坏细菌的毒素。甲醛对细菌繁殖体、芽胞、分枝杆菌、真菌和病毒等各种微生物都有高效的杀灭作用，对肉毒杆菌毒素和葡萄球菌肠毒素亦有破坏作用，用 50g/L 甲醛水溶液作用 30 分钟可将其完全破坏。含 37%～40% 甲醛水溶液（福尔马林），能杀灭细菌、病毒、真菌和芽胞。10% 甲醛溶液可用作外科器械的消毒，浸泡 1～2 小时后，用水充分冲洗。

甲醛气体熏蒸有两种用途：一是在一般性密封的情况下消毒病室，用量为甲醛溶液 18～20ml/m³，加热水 10ml/m³，用氧化剂（高锰酸钾 9～10g/m³ 或漂白粉 12～16g/m³）使其气化。甲醛溶液的用量可依室内物品多少做适当调整。密闭消毒 4～6 小时后，通风换气。二是用密闭的甲醛气体消毒间（或消毒箱）处理怕热、怕湿和易腐蚀的受污染物品。甲醛溶液的用量为 80ml/m³，加热水 40ml/m³、高锰酸钾 40g/m³ 或漂白粉 60g/m³。密封消毒 4～6 小时，如为芽胞菌，延长为 12～24 小时。

2. 戊二醛　杀菌谱广，高效，快速，刺激性和腐蚀性小，被誉为继甲醇、环氧乙烷之后的第三代消毒剂。自发现戊二醛有明显的杀芽胞活性以来，许多科学家对其理化特性、杀菌活性、杀菌机制和毒性进行了广泛而深入的研究，研究表明戊二醛具有杀菌谱广、高效、刺激性小、腐蚀性弱、低毒安全、易溶于水和稳定性好等优点。由于戊二醛类消毒剂价格低廉和独特的优点，作为一种高效消毒剂和灭菌剂已在国内医院广泛应用于内镜等不耐热易腐蚀的医疗器械灭菌；其杀菌作用主要依赖其分子结构中的两个自由丙醛作用于微生物的蛋白质及其他成分。

市售品为 25%～50% 酸性溶液，性质稳定。用时加水稀释成 2% 溶液。如加碳酸氢钠使成碱性溶液（pH 7.5～8.5），则杀菌力增强，但稳定性差，贮存不超过 3 天，宜现用现配。常用 2% 碱性戊二醛浸泡 10～30 分钟（一般病菌和真菌为 5 分钟，结核菌和病毒为 10 分钟，芽胞菌为 30 分钟），可达到消毒目的。但当其含量下降到 1.98%±0.01% 时，灭菌剂已失去有效杀菌及抑菌能力，通过对手术室使用中戊二醛 pH 监测发现，戊二醛被激活后 pH 保持在 7.30～7.60 之间，具有强大的灭菌活性。通过 2 个周期悬液定量杀菌试验，证实戊二醛对大肠埃希菌（大肠杆菌）及金黄色葡萄球菌有较好的杀灭作用，当使用至第 32 天时，戊二醛已不能有效杀灭白念珠菌，却仍可对大肠埃希菌及金黄色葡萄球菌进行有效杀灭。因此,手术室使用中戊二醛消毒时限应为 32 天。

(二) 烷基化气体消毒剂

本类消毒剂是一类主要通过对微生物的蛋白质、DNA 和 RNA 的烷基化作用而将微生物灭活的消毒剂,杀菌谱广,杀菌力强,其杀灭细菌繁殖体和芽胞所需的时间非常接近。环氧乙烷是其中一个代表,环氧乙烷穿透力强,不损坏物品,消毒后迅速挥发,不留毒性。适用于怕热、怕潮的精密器械和电子仪器,以及照相机、软片、书籍的消毒。

环氧乙烷为易挥发和易燃液体,遇明火燃烧爆炸,如与二氧化碳或氟利昂混合,则失去爆炸性。本品须装在密封容器或药瓶中。先将物品放入丁基橡胶尼龙布袋(84cm×52cm)中,挤出空气,扎紧袋口,将袋底部胶管与药瓶接通,开放通气阀,并将药瓶置于温水盆中,促其气化。待尼龙布袋鼓足气体后,关闭阀门,隔 10 分钟再加药 1 次,两次共加药 50 ~ 60ml。取下药瓶,用塑料塞塞住通气胶管口,在室温放置 8 小时,打开尼龙布袋,取出消毒物品,通风 1 小时,让环氧乙烷挥发后即可使用。

环氧乙烷用量一般为 1.5ml/L(1335mg/L),在 15℃消毒 16 ~ 24 小时,在 25 ~ 30℃消毒 2 小时。

本品应放阴凉、通风、无火电源处,轻取轻放,贮存温度不可超过 35℃。本品对皮肤、黏膜刺激性强,吸入可损害呼吸道。

(三) 含氯消毒剂

含氯消毒剂的杀菌机制包括次氯酸的氧化作用、新生氧作用和氯化作用,其中以次氯酸的氧化作用最为重要。漂白粉是此类消毒剂的杰出代表。适用于食具、便器、痰盂、粪、尿及生活污水等的消毒。通常加水配成 20% 澄清液备用。临用时再稀释成 0.2% ~ 0.5% 澄清液。加入硼酸、碳酸氢钠配制成达金溶液(Daking solution)、优索儿(EUSOL)可用于切口冲洗,尤其是已化脓切口。

(四) 过氧化物类消毒剂

本类消毒剂杀菌能力较强,易溶于水,使用方便,可分解成无毒成分。其中过氧乙酸杀菌谱广、高效、快速。市售品为 20% 或 40% 溶液,消毒皮肤及手时用 0.1% ~ 0.2% 溶液,浸泡 1 ~ 2 分钟;黏膜消毒用 0.02% 溶液;物品消毒用 0.042% ~ 0.2% 溶液,浸泡 20 ~ 30 分钟;杀芽胞菌用 1% 溶液,浸泡 30 分钟。空气消毒用 20% 溶液(0.75g/m³),在密闭室内加热蒸发 1 小时,保持室温 18℃以上、相对湿度 70% ~ 90%。污水消毒用 100mg/L,1 小时后排放。高浓度过氧乙酸(指>20%)有毒性,易燃易爆,并有腐蚀性。

(五) 醇类消毒剂

醇类消毒剂的杀菌作用机制主要为变性作用,干扰微生物代谢和溶解作用。醇类可作为增效剂,协同其他化学消毒剂杀菌。乙醇能迅速杀灭多种细菌及真菌,对芽胞菌无效,对病毒作用甚差。皮肤消毒用 70%(W/W)乙醇擦拭。本品不宜用作外科手术器械的消毒。

(六) 酚类消毒剂

酚作为原生质的毒素,能穿透和破坏细胞壁,进而凝集沉淀微生物蛋白质而致死亡,而低浓度的酚和高分子酚的衍生物则能灭活细菌的主要酶系统而致细菌死亡。

1. 苯酚(石炭酸) 由于对组织的强力腐蚀性和刺激性,苯酚已很少用作消毒剂,仅供术中破坏囊壁上皮和涂抹阑尾残端之用。

2. 煤酚 皂溶液能杀灭多种细菌,包括铜绿假单胞菌(绿脓杆菌)及结核分枝杆菌,但对芽胞菌作用弱。擦抹家具、门窗及地面用 2% ~ 5% 溶液;消毒器械用 2% ~ 3% 溶液,浸泡 15 ~ 30 分钟,用水洗净后再使用。因酚类可污染水源,已逐被其他消毒剂所替代。

酚类消毒剂被卤化后能增强杀菌作用,其中六氯酚是国外医院中用得较多的一种皮肤消毒剂。

(七) 季铵盐类消毒剂

是一类人工合成的表面活性剂或洗净剂,可改变细胞的渗透性,使菌体破裂;又具有良好的表面活性作用,聚集于菌体表面,影响其新陈代谢;还可灭活细菌体内多种酶系统。本类包括苯扎溴铵溶液(新洁尔灭)、度米芬和消毒净等品种,以前两者使用较多。能杀灭多种细菌及真菌,但对革兰阴性杆菌及肠道病毒作用弱,且对结核分枝杆菌及芽胞菌无效。性质稳定,无刺激性。

苯扎溴铵溶液和度米芬消毒创面及黏膜用 0.01% ~ 0.05% 溶液,消毒皮肤用 0.02% ~ 0.1% 溶液;消毒手用 0.1% 溶液,浸泡 5 分钟;冲洗阴道、膀胱用 1:10 000 ~ 1:20 000 的水溶液。消毒刀片、剪刀、缝针用 0.01% 溶液,如在 1000ml 苯扎溴铵溶液中加医用亚硝酸钠 5g,配成防锈苯扎溴铵溶液,更有防止金属器械生锈的作用。药液宜每周更换 1 次,注意勿与肥皂溶液混合,以免减弱消毒效果。

(八) 碘及其他含碘消毒剂

碘元素可直接卤化菌体蛋白,产生沉淀,使微生物死亡,结合碘由于其渗透性能加强了含碘消毒剂的杀菌效果。

1. 碘酊 常用为 2% ~ 2.5% 碘酊。用于消毒皮肤,待干后再用 70% 酒精擦除。会阴、阴囊和口腔黏膜处禁用。

2. 碘附(iodophor) 是碘与表面活性剂的不定型结合物,表面活性剂起载体与助溶的作用,碘附在溶液中逐渐释出碘,以保持较长时间的杀菌作用,一般可持续 4 小时。

聚维酮碘（PVP-I）是通过聚维酮与碘结合而制成，具有一般碘制剂的杀菌能力，易溶于水。含有效碘 1% 的水溶液可用于皮肤的消毒，含有效碘 0.05% ~ 0.15% 的水溶液用作黏膜的消毒。用含有效碘 0.75% 的肥皂制剂可用作术者手臂以及手术区皮肤的消毒。

近期已用固相法制成固体碘附，含有效碘 20%，加入稳定剂和增效剂，大大加强其杀菌能力，且便于储存和运输。

（九）其他制剂

1. 器械消毒溶液　由苯酚 20g、甘油 226ml、95% 酒精 26ml、碳酸氢钠 10g，加蒸馏水至 1000ml 配成，用作消毒锐利手术器械，浸泡 15 分钟。

2. 氯己定（洗必泰，双氯苯双胍己烷）　是广谱消毒剂。能迅速吸附于细胞表面，破坏细胞膜，并能抑制细菌脱氢酶的活性，杀灭革兰阳性和阴性细菌繁殖体和真菌，但对结核分枝杆菌和芽胞菌仅有抑制作用。本品为白色粉末，难溶于水，多制成盐酸盐、醋酸盐与葡萄糖酸盐使用。病房喷雾消毒用 0.1% 溶液，每日 2 ~ 3 次，每次约数分钟。外科洗手及皮肤消毒用 0.5% 氯己定乙醇擦洗，创面及黏膜冲洗用 0.05% 水溶液。金属器械的消毒用 0.1% 水溶液，浸泡 30 分钟，如加入 0.5% 亚硝酸钠也有防锈作用。

3. 诗乐氏（Swashes）　由双氯苯胍己烷（1% W/V）、戊二醛等制成的一种高效复合刷手液，具有迅速、持久的杀菌效应。可迅速杀灭甲、乙型肝炎病毒，对金黄色葡萄球菌、大肠埃希菌、铜绿假单胞菌和真菌均有极强的杀灭作用。pH 为 6.8 ~ 7.2，无刺激，无毒，可用于手术者手臂消毒，亦可用于手术器械消毒。急用时直接用原液浸泡 2 分钟，平时可稀释至 5 倍，浸泡 5 分钟，用无菌水冲净。

4. 爱护佳（Avagard）以 1%（W/W）葡萄糖酸氯己定和 61%（W/W）乙醇为主要有效成分的消毒液，可杀灭肠道致病菌、化脓性球菌和致病性酵母菌，适用于手术前医护人员手的消毒。

第二节　手术室的灭菌和消毒

手术室的灭菌和消毒是一个很重要的问题。从手术室的建筑要求、布局以及一些管理制度都要有利于灭菌的实施和巩固。如手术室内要划分无菌区和沾污区，并分别建立感染手术室、无菌手术室和五官科手术室。应采用牢固和耐洗的材料建造室顶和墙壁，以便于清洁；墙角做成弧形，以免灰尘堆积；地面有一定的倾斜度，低处留有排水孔，以便尽快排出冲洗地面的水。限制参观手术人员的数目。凡患有急性感染和上呼吸道感者，不得进入手术室。凡进入手术室的人员，必须换上手术室专用的清洁衣裤、鞋帽和口罩。定期清洁和彻底大扫除制度极为重要。

（一）空气消毒

消除空气中的微生物，可应用紫外线照射、化学药品蒸熏和过滤等方法。

1. 紫外线辐射消毒见前节有关内容。

2. 药物蒸熏消毒

（1）乳酸消毒法：在一般清洁手术后，开窗通风 1 小时，按 100m³ 空间，用 80% 乳酸 120ml 倒入锅内，加等量的水，置于三角架上，架下点一酒精灯，待蒸发完后熄火，紧闭门窗 30 分钟后再打开通风。在铜绿假单胞菌感染手术后，先用乳酸进行空气消毒，1 ~ 2 小时后进行扫除，用 1∶1000 苯扎溴铵溶液擦洗室内物品，开窗通风 1 小时。

（2）甲醛消毒法：用于破伤风、气性坏疽手术后。按每 m³ 空间用 40% 甲醛溶液 2ml 和高锰酸钾 1g 计算，将甲醛溶液倒入高锰酸钾内，即产生蒸气，12 小时后开窗通风。

3. 过滤除菌法　空气滤器通常用纤维素酯、玻璃棉、玻璃棉纤维的混合物、含树脂的氟化碳、丙烯酸粘合剂等制成。装有空气调节设备者，空调机的滤过装置要定期做细菌学检查。目前广泛运用各种净化装置，其结构包括污染空气的进入、前置过滤、高效过滤、净化空间和气流排出等程序。净化气流的方向有垂直层流式和水平层流式两种。凡达至 100 级的洁净技术，即允许含尘量为 100 颗/呎³（3.5 颗/升），粒径为 0.5μm，才符合空气消毒的要求。

（二）手术器械、用品的消毒和灭菌

见前节有关内容。

（三）感染手术后手套、敷料和器械的处理

见表 2-4 所示。

表 2-4　感染手术后手套、敷料和器械的处理

手术种类	手套、敷料的处理	器械的处理
化脓性感染手术	1∶1000 苯扎溴铵溶液浸泡 1 ~ 2 小时	1∶1000 苯扎溴铵溶液清洗后煮沸 10 分钟锐利器械可浸泡 1 ~ 2 小时
铜绿假单胞菌感染手术	1∶1000 苯扎溴铵溶液浸泡 1 ~ 3 小时	1∶1000 苯扎溴铵溶液浸泡 1 ~ 2 小时，煮沸 10 分钟。锐利器械可浸泡 2 小时

续表

手术种类	手套、敷料的处理	器械的处理
破伤风、气性坏疽手术后	1:1000 苯扎溴铵溶液浸泡 4 小时	1:1000 苯扎溴铵溶液浸泡 2 小时,煮沸 20 分钟。锐利器械可浸泡 4 小时
乙型肝炎抗原阳性患者手术后	2% 戊二醛溶液或 0.2% 过氧乙酸溶液浸泡 1 小时	2% 戊二醛溶液或 0.2% 过氧乙酸溶液浸泡 1 小时
艾滋病病毒阳性感染手术后	焚烧	高压蒸汽 121℃ 15 分钟,或 126℃ 10 分钟;干热 160℃ 2 小时;煮沸消毒 100℃ 10 ~ 30 分钟

第三节　手术人员的准备

手术人员手臂皮肤进行清洁与消毒,通常采用机械清洁法+化学消毒和单纯化学消毒法,前者主要指普通肥皂洗手并刷手后涂布新型灭菌剂或 0.5% 碘附消毒液,后者则仅以自来水清洗双手臂后再涂布灭菌剂消毒液,其后再穿无菌衣和戴无菌手套。有报道认为,以自来水清洗手臂后涂抹 0.5% 碘附组的手部皮肤细菌检出率显著高于以 0.5% 碘附刷手后再涂抹碘附组,认为刷手比洗手方法对细菌清除率要高。虽然目前沿用多年的肥皂刷手法逐渐被化学灭菌法所代替,但其基本原则仍应遵守。认真洗手是控制医院感染的一项重要措施,是对患者和医务人员双向保护的有效手段。

(一) 洗手法

1. 准备工作

(1) 先更换洗手衣、裤、鞋。要脱去套衫,内衣的衣领和衣袖要卷入洗手衣内。

(2) 戴好无菌口罩和帽子。口罩须遮住鼻孔。帽子要盖住全部头发,不使外露。

(3) 修剪指甲。

(4) 手臂皮肤有化脓性感染者,不能参加手术。

2. 刷洗手、臂

(1) 用肥皂洗去手、臂的污垢和油脂。

(2) 如用乙醇浸泡消毒者,取无菌刷蘸肥皂冻按下列顺序依次刷洗手、臂 3 遍,共约 10 分钟:先刷指尖甲缝、手指、指蹼,然后刷手掌、手背、腕、前臂直至肘上 10cm 处。刷洗时,双手稍抬高。两侧交替刷洗,一侧刷洗完毕后,取手指朝上、肘部朝下的姿势,用清水冲掉手臂上的肥皂沫。

(3) 全部刷洗完毕后,用无菌小毛巾的一面依次擦干一侧的手、腕、前臂和肘部,取其另一面擦干另一侧的手臂。擦过肘部的毛巾不能再擦手部。

3. 消毒手、臂

(1) 乙醇浸泡法:将手臂浸泡在 70%(W/W)乙醇内 5 分钟,浸泡范围至肘上 6cm 处。浸泡毕,取手指朝上、肘部朝下的姿势(如拱手姿势)沥干乙醇,也可取无菌毛巾擦干。

(2) 苯扎溴铵浸泡法:仅需刷手、臂一遍。按上述同样方法将手臂浸泡在 0.1% 苯扎溴铵溶液内 5 分钟,并取小毛巾轻轻擦洗皮肤。浸泡完毕,取出手臂,也呈拱手姿势,令其自然干燥。

(3) 碘附洗手法:用含有效碘 1% 的吡咯烷酮碘刷手、臂 3 分钟,流水冲净,再取少许刷手、臂 7 分钟,流水冲净后即可穿戴无菌手术衣和手套。

(4) 诗乐氏液洗手法:手术前用清水冲洗手臂,勿用肥皂,然后取诗乐氏洗手液 3 ~ 5ml 刷洗手臂,3 分钟后用流水冲净。取无菌毛巾擦干手臂,再取 0.5 ~ 1ml 揉搓双手、腕部和前臂,晾干 2 分钟后穿戴手术衣和手套。

(5) 爱护佳液洗手法:手术前用普通肥皂液清洗双手及前臂,擦干后,取 5 ~ 6ml 按通常洗手方法,擦洗双手及前臂 3 ~ 6 分钟,自然晾干后即可穿手术衣。

4. 接连进行手术时的洗手法

(1) 在施行无菌手术后,需接连进行另一手术时,由他人解开衣带,将手术衣向内翻转脱下。脱衣袖时,顺带将手套上部翻转于手上。戴手套的右手伸入左手套返折部(不能接触皮肤),脱下左手套;未戴手套的左手拿右手套的贴皮肤面(不能接触手套的外面),脱下手套。重刷手、臂一遍,按同法进行浸泡或取碘附、诗乐氏洗手液擦手一遍。

(2) 在施行污染手术后,需接连进行另一手术时,重新刷洗手消毒。

(二) 戴手套

1. 戴干手套　先穿手术衣,后戴手套。双手可沾滑石粉少许,按图 2-3 所示戴上手套。注意在未戴手套前,手不能接触手套的外面;已戴手套后,手不能接触皮肤。最后,用无菌盐水冲净手套上的滑石粉。

2. 戴湿手套　先戴手套,后穿手术衣。戴手套方法如图 2-4 所示。注意戴好手套后,要抬手使手套内积水顺腕部流出。

(三) 穿手术衣

穿手术衣的方法如图 2-5 所示。注意将手术衣袖

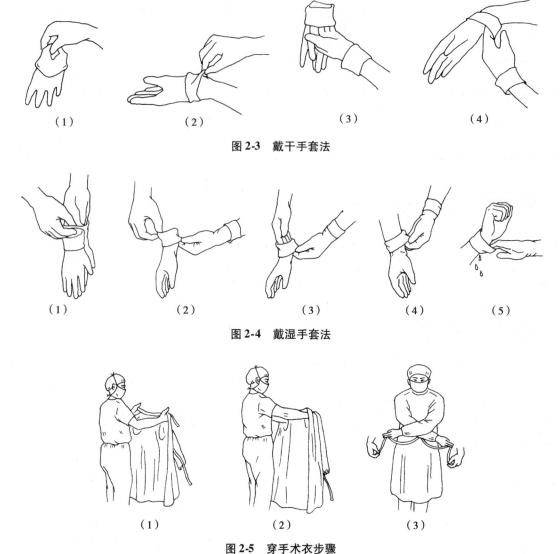

图 2-3 戴干手套法

（1）　（2）　（3）　（4）

图 2-4 戴湿手套法

（1）　（2）　（3）　（4）　（5）

图 2-5 穿手术衣步骤
（1）手提衣领两端抖开全衣；（2）两手伸入衣袖中；（3）提出腰带，由他人系带

折压于手套腕部之内。

第四节 手术区的准备

（一）手术区皮肤消毒

手术区域皮肤准备，除急症外，需于手术前完成。颅脑手术须于当日早晨或手术前一日下午剃光头发。手术区皮肤消毒的用药：均先用乙醚或汽油拭净皮肤上的油脂或胶布粘贴的残迹。

术前备皮可以降低手术切口被皮肤及毛发本身所携带的细菌污染的概率，降低术后切口感染的可能性。目前国内外常用的备皮方法有剃毛备皮法、脱毛剂备皮法、脱毛备皮法、不剃毛备皮法。常用的备皮用具有刮胡安全刀片、脱毛剂或电动剃毛器。清洁皮肤及剃毛备皮后皮肤细菌检出率可降至 20%～60%，提示清洁皮肤可以降低皮肤表皮携带细菌数量，且备

皮时间与手术时间愈近愈好；手术日早晨用刮胡刀片备皮组感染率 6.4%，电动剃毛器备皮的感染率仅为 1.8%。对于剃毛与不剃毛备皮研究发现，不剃毛备皮组术后切口感染率低于剃毛备皮组。且脱毛剂对金黄色葡萄球菌、大肠埃希菌及铜绿假单胞菌等常见致病菌有一定的抗菌作用。因此提倡用电动剃毛器或化学脱毛法备皮。但需注意的是，无论使用何种备皮用具（刮胡安全刀或电动剃毛器）都必须严格消毒。在使用化学脱毛剂前需做皮肤过敏试验。

1. 碘酊　用 2.5%～3% 碘酊涂搽皮肤，待碘酊干后，以 70% 乙醇将碘酊搽净两次。

2. 苯扎溴铵酊或氯己定酊　适用于婴儿面部皮肤、口腔黏膜、肛门和外生殖器等处的消毒。用 0.1% 苯扎溴铵酊或氯己定酊涂搽两次。

3. PVP 碘　用 0.75% 吡咯烷酮碘涂搽两次。

4. 点尔康　有多种商品名，均为碘附制剂。涂搽

手术区域皮肤两次,不用酒精。

注意事项:涂擦上述药液时,应由手术区中心部向四周涂擦。如为感染伤口或肛门等处手术时,应自手术区外周涂向感染伤口或会阴肛门处。皮肤消毒范围要包括手术切口周围15cm的区域。已接触污染部位的纱布,不得接触清洁区。皮肤消毒时应注意夹持纱布的钳头要始终朝下,以防接触污染区后的消毒液流到钳柄再反流到皮肤污染术区。

(二)铺无菌单,保护手术野

小手术仅盖一块孔巾。对较大手术,须铺盖无菌巾、单等。除手术野外,至少要铺盖两层布单。顺序是由相对不洁区如下腹部、会阴部或操作者的对面开始,最后铺自己同侧,先铺四块小单,并用巾钳固定,防止移动;如果铺巾的位置不对则只可由内向外移,而不能由外向内移。然后再铺中单,中单后铺好,最后铺大单。大单头侧应盖过麻醉架,两边及足侧应超过手术台边缘30cm。铺好大单后,术区皮肤贴无菌塑料薄膜,应注意要与皮肤贴紧密,防止气泡及皱褶,可防止皮肤上及毛孔深部残存细菌污染切口。

第五节　手术进行中的无菌规则

为了保证达到手术进行中的无菌要求,参加手术的人员应自觉遵守下列规则。任何人发现或被指出违反无菌技术时,必须立即纠正,不得强辩。

1. 严格遵守前述的无菌规则,包括戴口罩和帽子的要求。

2. 手术衣的背部、肩部和脐平面以下区域均为有菌区,故不得在术者身后或脐平面以下传递器械。

3. 虽经刷洗和消毒的手,在未戴上手套之前不得接触手术衣和器械桌上任何灭菌物品。

4. 手术台边缘以下的无菌单,也是有菌区,不得用手接触。

5. 术中发现手套破损,应及时更换。布类品一经潮湿即可以有细菌通过,必须另加无菌巾覆盖。如衣袖为汗水浸湿或污染时,应另加无菌袖套。

6. 放置在器械桌上的灭菌敷料和器械,虽未使用或无污染,不能放回无菌容器中,须重新灭菌处理后再使用。

7. 切开或缝合皮肤之前,均需再次消毒皮肤;腹部手术进腹后,先行腹膜保护再进行下一步操作;肿瘤及污染手术,要用纱布保护好切口;切开空腔脏器前,先用纱布保护好周围组织,防止污染,切开处应注意消毒。术中已污染的器械,须另放于弯盘内,不得重新用于无菌区。

8. 在手术过程中,同侧手术人员如需调换位置时,应先退一步,转过身,背对背地转到另一位置,以防污染。

9. 术中应避免强力呼气、咳嗽、喷嚏,不得已时须旋转头部,背向无菌区。更不应大声嬉谈。

10. 参观手术人员不得太靠近手术人员,不要随意走动。

第六节　手术室设计的基本要求

手术室设计的基本要求应以符合无菌原则为主,以使用方便和适合实际情况为准,不能一味求大求多。手术室应严格划分三区即无菌区、清洁区、污染区,其目的是控制无菌手术的范围及卫生程序,减少各区之间的相互干扰,使各区手术间的空气质量达到国家部手术安全净化标准,防止院内感染。因此,手术室应提供工作人员出入口,患者出入口,敷料出入口三条专线,明确非限制区,半限制区和限制区。一个合格的手术室设计应从以下几方面考虑。

(一)手术室的位置和朝向

1. 理想的手术室设在大楼的顶层,较为安静清洁。如运送患者条件较差,可设在大楼的中间,便于接送患者。位置应邻近外科病室、血库、放射科和病理科,能够迅速取血、摄片和病理切片检验等。

2. 手术室的方向以朝北为佳,因北面光线柔和,手术时可避免直接光的照射,易于手术野的对光。如不能朝北,朝南未始不可,采用茶色玻璃或窗玻璃涂上深色油漆及其他遮光措施,问题可大部分解决。

(二)手术室的数目及其面积

根据上海各大医院手术室的使用情况调查,新建手术室间数可按全院外科病床数×0.03计算。

手术室的面积有四种:①特大手术室:面积在55~70m²之间,放置体外循环设备或激光机,供心脏手术、腹腔镜或激光手术之用;②大手术室:面积为6m×6m,放置备用医疗仪器,如手术显微镜等;③中手术室:面积以25m²为宜,多供腹部手术之用。④小手术室:面积在20~22m²之间,供内镜检查、清创、下腹部手术之用。

大、中、小手术室的比例结构应是呈橄榄形的。医院若不设立心脏外科,就不建特大手术室。若医院以创伤外科(包括脑外科)为重点,大手术室则可稍多一些。

(三)设计要求

1. 要专设无菌区　有菌手术区和无菌手术区应分开,满足进行不同种类的手术,尽可能减少对手术的影响。

2. 手术室的三条流程　①工作人员流程:入口—

换鞋—更衣室(附带休息室、淋浴间)—洗手间—手术室—记录室—淋浴间—更衣室—换鞋—出口。②患者流程:患者随推床进入手术室前要经过几十米甚至上百米的距离,所黏附到的尘埃和细菌甚多,污染了手术室,这一问题必须引起注意,要加强措施,如在拖车路途中铺设湿毯等。③器械流程:器械—洗涤—处理—消毒—贮存(无菌物品贮存室)—手术室,这里需要严格遵守手术室工作制度。

手术后医疗废弃物的处理:医疗废物应与无菌物品分开放置,尤其是对回收物品回收的管理,避免与无菌物品相混淆,做到定位,定数量,定专人负责,定时清理,定时检查。使用后的一次性废物严格按照国家颁发的《医疗废物管理条例》要求,用黄色垃圾袋进行分类包装,并从污染出口运出。禁止手术垃圾、敷料、标本带至其他手术间及清洁区。

3. 手术室的入口处理　入口处理是保证清污路线的一个重要关口。处理得好,清污分明;处理不好,清污混淆。入口设计一定要解决好男女医护人员的换鞋、领取消毒衣帽、更衣、患者推床出入、干净尚未消毒敷料的收受等。

4. 手术间需有两扇门,一扇大门供患者推车出入,另一扇边门供工作人员出入。

5. 地面、墙面及屋顶用料　手术室的地面材料宜用浅绿色、浅米色或乳白色水磨石,便于冲洗,亦易寻找失落的缝针。手术间的地面应该可以导电,可避免挥发性麻醉剂的爆炸等。墙面宜用浅色瓷砖或水磨石,避免用油漆。屋顶或顶棚更不宜用石灰或油漆,以免受潮起皮而飘落在手术台上。近年用尿醛胶合板做顶棚,涂泡立水,无起皮之患。

(四) 手术室的空调

城市手术室一般有空调,设计参数是室温23 ~ 26℃,相对湿度55% ~ 60%。空调装置有下列几种形式:

1. 单位冷气机有窗台式和立柜式两种,一般不能补充新鲜空气,适用于小型医院和门诊手术室。

2. 集中式冷气装置用风道把冷风送至手术室,风管送风系统必须分为几组,使每组供应的手术室间数不至过多,须将无菌手术室和有菌手术室严格分开,以免交叉感染。风管及设备要经常消毒,一般可用福尔马林散发在风机前,吹向手术室,使整个空间都能得到消毒。

3. 净化装置使室内空气自动调节,并经初、中、高级过滤,以控制室内的湿度、温度和尘埃的含量。可选择各种气流和换气次数,使空气达到净化的一定级别。空气净化的方式可分为:

(1) 乱流式:采用一般空调系统,在送风口上设高效过滤器装置。

(2) 层流式:是指经过高度净化的空气,使形成的一种细薄的气流,以均匀的速度向同一方向输送,不形成涡流。层流又分垂直和水平层流两种,前者由顶棚过滤送风,下部两侧回风;后者由手术台前吹出经过滤净化空气,使气流呈水平型,并沿墙侧或围墙返回机组的回风口。经过高效过滤器的超净层流,洁净度可达99.98%。如利用层流空调方式洁净手术室,每小时换气500 ~ 600次,感染率可以接近零。

(傅德良)

第 三 章

外科患者的体液和酸碱平衡失调

正常体液容量、渗透压及电解质含量是维持机体正常代谢、内环境稳定和各器官功能正常进行的基本保证。疾病、禁食、创伤及手术等均可能导致体内水、电解质和酸碱平衡的失调,如何处理水、电解质及酸碱平衡失调是外科患者治疗中一个重要的内容。本章主要阐述外科疾病时水、电解质及酸碱平衡失调的病因、病理生理改变、代偿机制、临床表现、诊断及治疗措施。

第一节 概 述

保持机体正常的体液容量、渗透压及电解质含量具有重要意义,是物质代谢和各器官功能正常进行的基本保证。认识创伤、手术及许多外科疾病所导致的体液平衡及酸碱平衡失调,首先必须充分理解并掌握有关的一些基本问题。

体液的主要成分是水和电解质,其量与性别、年龄及胖瘦有关。肌肉组织含水量较多(75%~80%),而脂肪细胞则不含水分。由于男性的体脂含量少于女性,因此成年男性的体液量约为体重的60%,而成年女性的体液量约占体重的50%。两者均有±15%的变化幅度。小儿的脂肪较少,故体液量所占体重的比例较高,新生儿可达体重的80%。随着年龄增大,体内脂肪也逐渐增多,14岁之后体液所占比例已与成年人相差不多。超过60岁的男、女性的体液量均减少,约降至54%及46%。

体液可分为细胞内液和细胞外液,男性细胞内液约占体重的40%,绝大部分存在于骨骼肌中;女性的细胞内液约占体重的35%。男、女性的细胞外液均占体重的20%。细胞外液又分为血浆和组织间液两部分,血浆量约占体重的5%,组织间液量约占体重的15%。绝大部分的组织间液能迅速地与血管内液体或细胞内液进行交换并取得平衡,这在维持机体的水和电解质平衡方面具有重要作用,故又可称其为功能性

细胞外液。另有一小部分组织间液仅有缓慢地交换和取得平衡的能力,它们具有各自的功能,但在维持体液平衡方面的作用甚小,故可称其为无功能性细胞外液。结缔组织液和所谓透细胞液,例如脑脊液、关节液和消化液等,都属于无功能性细胞外液。无功能性细胞外液约占体重的1%~2%,占组织间液的10%左右。某些体液虽属无功能性细胞外液,但其变化仍会导致机体水、电解质和酸碱平衡的明显失调。最典型的就是胃肠消化液,其大量丢失可造成体液量及其成分的明显变化,这种病理变化在外科很常见。

细胞外液和细胞内液中所含的离子成分有很大不同。细胞外液中最主要的阳离子是Na^+,主要的阴离子是Cl^-、HCO_3^-和蛋白质。细胞内液中的主要阳离子是K^+和Mg^{2+},主要阴离子是HPO_4^{2-}和蛋白质。细胞外液和细胞内液的渗透压相等,为正常血浆渗透压290~310mOsm/L。保持渗透压的稳定,是维持细胞内、外液平衡的基本保证。

体液及渗透压的稳定由神经-内分泌系统调节。体液的正常渗透压通过下丘脑-垂体-抗利尿激素系统来恢复和维持,血容量的恢复和维持则是通过肾素-醛固酮系统。此两系统共同作用于肾脏,调节水及钠等电解质的吸收及排泄,从而达到维持体液平衡、保持内环境稳定之目的。当血容量下降或平均动脉压下降10%,即可刺激抗利尿激素的分泌,使水、钠的吸收增加,以恢复血容量。血容量与渗透压相比,前者对机体更为重要。所以当血容量锐减又兼有血浆渗透压降低时,前者对抗利尿激素的促进分泌作用远远强于低渗透压对抗利尿激素分泌的抑制作用,其目的是优先保持和恢复血容量,使重要器官的灌流和氧供得到保证。

在体内丧失水分时,细胞外液的渗透压则增高,可刺激下丘脑-垂体-抗利尿激素系统,产生口渴反应,机体主动增加饮水。抗利尿激素的分泌增加使远曲小管和集合管上皮细胞对水分的再吸收加强,于是尿

量减少,水分被保留在体内,使已升高的细胞外液渗透压降至正常。反之,体内水分增多时,细胞外液渗透压即降低。口渴反应被抑制,并且因抗利尿激素的分泌减少,使远曲小管和集合管上皮细胞对水分的再吸收减少,排出体内多余的水分,使已降低的细胞外液渗透压回升至正常。抗利尿激素分泌的这种反应十分敏感,只要血浆渗透压较正常有±2%的变化,该激素的分泌亦就有相应的变化,最终使机体水分能保持动态平衡。

此外,肾小球旁细胞分泌的肾素和肾上腺皮质分泌的醛固酮也参与体液平衡的调节。当血容量减少和血压下降时,可刺激肾素分泌增加,进而刺激肾上腺皮质增加醛固酮的分泌。后者可促进远曲小管对Na^+的再吸收和K^+、H^+的排泄。随着Na^+再吸收的增加,水的再吸收也增多,这样就可使已降低的细胞外液量增加至正常。

酸碱度适宜的体液环境是机体进行正常生理活动和代谢过程的需要。通常人的体液保持着一定的H^+浓度,亦即是保持着一定的pH(动脉血浆pH为7.40±0.05)。但是人体在代谢过程中,不断产生酸性物质,也产生碱性物质,这将使体液中的H^+浓度经常有所变动。为了使血中H^+浓度仅在很小的范围内变动,人体对酸碱的调节是通过体液的缓冲系统、肺的呼吸和肾的排泄而完成。

血液中的缓冲系统以HCO_3^-/H_2CO_3最为重要。HCO_3^-的正常值平均为24mmol/L,H_2CO_3平均为1.2mmol/L(HCO_3^-/H_2CO_3比值=24/1.2=20:1)。只要HCO_3^-/H_2CO_3的比值保持为20:1,即使HCO_3^-及H_2CO_3的绝对值有高低,血浆的pH仍然能保持在7.40。从调节酸碱平衡角度,肺的呼吸对酸碱平衡的调节作用主要是经肺将CO_2排出,使血中$PaCO_2$下降,即调节了血中的H_2CO_3。如果机体的呼吸功能失常,就可引起酸碱平衡紊乱,也会影响其对酸碱平衡

紊乱的代偿能力。另一方面,肾脏在酸碱平衡调节系统中的重要作用是通过改变排出固定酸及保留碱性物质的量,来维持正常的血浆HCO_3^-浓度,使血浆pH不变。如果肾功能有异常,可影响其对酸碱平衡的正常调节,而且本身也会引起酸碱平衡紊乱。肾脏调节酸碱平衡的机制为:Na^+-H^+交换,排H^+;HCO_3^-重吸收;产生NH_3并与H^+结合成NH_4^+排出;尿的酸化,排H^+。

第二节 体液代谢的失调

体液平衡失调可有三种表现:容量失调、浓度失调和成分失调。容量失调是指等渗性体液的减少或增加,只引起细胞外液量的变化,而细胞内液容量无明显改变。等渗性缺水就是典型的容量失调。浓度失调是指细胞外液中的水分有增加或减少,以致渗透微粒的浓度发生改变,也即是渗透压发生改变。由于钠离子构成细胞外液渗透微粒的90%,此时发生的浓度失调就表现为低钠血症或高钠血症。细胞外液中其他离子的浓度改变虽也能产生各自的病理生理影响,但因渗透微粒的数量小,不会造成对细胞外液渗透压的明显影响,仅造成成分失调,如低钾血症或高钾血症,低钙血症或高钙血症。广义而言,酸中毒或碱中毒也属于成分失调。

一、水和钠的代谢紊乱

在细胞外液中,水和钠的关系非常密切,故一旦发生代谢紊乱,缺水和失钠常同时存在。不同原因引起的水和钠的代谢紊乱,在缺水和失钠的程度上会有所不同,既可水和钠按比例丧失,也可缺水少于缺钠,或缺水多于缺钠。这些不同缺失的形式所引起的病理生理变化以及临床表现也就各有不同。各种类型水、钠代谢紊乱的特征见表3-1。

表3-1 不同类型缺水的特征

缺水类型	丢失成分	典型病症	临床表现	实验室检
等渗性	等比 Na、H_2O	肠瘘	舌干,不渴	血浓缩,血钠正常
低渗性	Na>H_2O	慢性肠梗阻	神志差,不渴	血钠↓
高渗性	H_2O>Na	食管癌梗阻	有口渴	血钠↑

(一)等渗性缺水

等渗性缺水(isotonic dehydration)又称急性缺水或混合性缺水。这种缺水在外科患者最易发生,此时水和钠成比例地丧失,因此血清钠仍在正常范围,细胞外液的渗透压也可保持正常。但等渗性缺水可造

成细胞外液量(包括循环血量)的迅速减少。由于丧失的液体为等渗,细胞外液的渗透压基本不变,细胞内液并不会代偿性向细胞外间隙转移。因此细胞内液的量一般不发生变化。但如果这种体液丧失持续时间较久,细胞内液也将逐渐外移,随同细胞外液一

起丧失,以致引起细胞缺水。机体对等渗性缺水的代偿机制是肾入球小动脉壁的压力感受器受到管内压力下降的刺激,以及肾小球滤过率下降所致的远曲小管液内 Na^+ 的减少。这些可引起肾素-醛固酮系统的兴奋,醛固酮的分泌增加。醛固酮促进远曲小管对钠的再吸收,随钠一同被再吸收的水量也有增加,从而代偿性地使细胞外液量回升。

【病因】

常见的病因有:①消化液的急性丧失,如肠外瘘、大量呕吐等;②体液丧失在感染区或软组织内,如腹腔内或腹膜后感染、肠梗阻、烧伤等。其丧失的体液的成分与细胞外液基本相同。

【临床表现】

临床症状有恶心、厌食、乏力、少尿等,但不口渴。体征包括:舌干燥,眼窝凹陷,皮肤干燥、松弛等。若在短期内体液丧失量达到体重的 5%,即丧失 25% 细胞外液,患者则会出现脉搏细速、肢端湿冷、血压不稳定或下降等血容量不足之症状。当体液继续丧失达体重的 6% ~7% 时(相当于丧失细胞外液的 30% ~35%),则有更严重的休克表现。休克的微循环障碍必然导致酸性代谢产物的大量产生和积聚,因此常伴发代谢性酸中毒。如果患者丧失的体液主要为胃液,因有 H^+ 的大量丧失,则可伴发代谢性碱中毒。

【诊断】

大多有消化液或其他体液的大量丧失的病史,每日的失液量越大,失液持续时间越长,症状就越明显。因此,依据病史和临床表现常可确定诊断。实验室检查可发现有血液浓缩现象,包括红细胞计数、血红蛋白量和血细胞比容均明显增高。血清 Na^+、Cl^- 等一般无明显降低,尿比重增高,动脉血血气分析可判别是否有酸(碱)中毒存在。

【治疗】

原发病的治疗十分重要,若能消除病因,则缺水将很容易纠正。对等渗性缺水的治疗,是针对性地纠正其细胞外液的减少。可静脉滴注平衡盐溶液或等渗盐水,使血容量得到尽快补充。对已有脉搏细速和血压下降等症状者,表示细胞外液的丧失量已达体重的 5%,需从静脉快速滴注上述溶液约 3000ml(按体重 60kg 计算),以恢复其血容量。注意所输注的液体应该是含钠的等渗液,如果输注不含钠的葡萄糖溶液则会导致低钠血症。另外,静脉快速输注上述液体时必须监测心脏功能,包括心率、中心静脉压或肺动脉楔压等。对血容量不足表现不明显者,可给患者上述用量的 1/2 ~2/3,即 1500 ~2000ml,以补充缺水、缺钠量。此外,还应补给日需要水量 2000ml 和氯化钠 4.5g。

平衡盐溶液的电解质含量和血浆内含量相仿,用来治疗等渗性缺水比较理想。目前常用的平衡盐溶液有乳酸钠与复方氯化钠(1.86% 乳酸钠溶液和复方氯化钠溶液之比为 1:2)的混合液,以及碳酸氢钠与等渗盐水(1.25% 碳酸氢钠溶液和等渗盐水之比为 1:2)的混合液两种。如果单用等渗盐水,因溶液中的 Cl^- 含量比血清 Cl^- 含量高 50mmol/L(Cl^- 含量分别为 154mmol/L 及 103mmol/L),大量输入后有导致血 Cl^- 过高,引起高氯性酸中毒的危险。

在纠正缺水后,排钾量会有所增加,血清 K^+ 浓度也因细胞外液量的增加而被稀释降低,故应注意预防低钾血症的发生。一般在血容量补充使尿量达 40ml/h 后,补钾即应开始。

(二)低渗性缺水

低渗性缺水(hypotonic dehydration)又称慢性缺水或继发性缺水。此时水和钠同时缺失,但失钠多于缺水,故血清钠低于正常范围,细胞外液呈低渗状态。机体的代偿机制表现为抗利尿激素的分泌减少,使水在肾小管内的再吸收减少,尿量排出增多,从而提高细胞外液的渗透压。但这样会使细胞外液总量更为减少,于是细胞间液进入血液循环,以部分地补偿血容量。为避免循环血量的再减少,机体将不再顾及渗透压的维持。肾素-醛固酮系统发生兴奋,使肾减少排钠,增加 Cl^- 和水的再吸收。血容量下降又会刺激神经垂体,使抗利尿激素分泌增多,水再吸收增加,出现少尿。如血容量继续减少,上述代偿功能无法维持血容量时,将出现休克。

【病因】

主要病因有:①胃肠道消化液持续性丢失,例如反复呕吐、长期胃肠减压引流或慢性肠梗阻,以致大量钠随消化液而排出;②大创面的慢性渗液;③应用排钠利尿剂如氯噻酮、依他尼酸(利尿酸)等时,未注意补给适量的钠盐,以致体内缺钠程度多于缺水;④等渗性缺水治疗时补充水分过多。

【临床表现】

低渗性缺水的临床表现随缺钠程度而不同。一般均无口渴感,常见症状有恶心、呕吐、头晕、视觉模糊、软弱无力、起立时容易晕倒等。当循环血量明显下降时,肾的滤过量相应减少,以致体内代谢产物潴留,可出现神志淡漠、肌痉挛性疼痛、腱反射减弱和昏迷等。

根据缺钠程度,低渗性缺水可分为三度:轻度缺钠者血钠浓度在 135mmol/L 以下,患者感觉疲乏、头晕、手足麻木。尿中 Na^+ 减少。中度缺钠者血钠浓度在 130mmol/L 以下,患者除有上述症状外,尚有恶心、呕吐、脉搏细速,血压不稳定或下降,脉压变小,浅静脉萎陷,视力模糊,站立性晕倒。尿量少,尿中几乎不含钠和氯。重度缺钠者血钠浓度在 120mmol/L 以下，患者神志不清，肌痉挛性抽痛，腱反射减弱或消失；出现木僵，甚至昏迷。常发生休克。

【诊断】

如患者有上述特点的体液丢失病史和临床表现，可初步诊断为低渗性缺水。进一步的检查包括：①尿液检查：尿比重常在 1.010 以下，尿 Na^+ 和 Cl^- 常明显减少；②血钠测定：血钠浓度低于 135mmol/L，表明有低钠血症。血钠浓度越低，病情越重；③红细胞计数、血红蛋白量、血细胞比容及血尿素氮值均有增高。

【治疗】

应积极处理致病原因。针对低渗性缺水时细胞外液缺钠多于缺水的血容量不足的情况，应静脉输注含盐溶液或高渗盐水，以纠正细胞外液的低渗状态和补充血容量。静脉输液原则是：输注速度应先快后慢，总输入量应分次完成。每 8～12 小时根据临床表现及检测资料，包括血 Na^+、Cl^- 浓度、动脉血血气分析和中心静脉压等，随时调整输液计划。低渗性缺水的补钠量可按下列公式计算：

$$需补充的钠量（mmol）= [血钠的正常值（mmol/L）$$
$$-血钠测得值（mmol/L）]$$
$$×体重（kg）$$
$$×0.6（女性为 0.5）$$

举例如下：女性患者，体重 60kg，血钠浓度为 130mmol/L。

$$补钠量 =（142-130）×60×0.5 = 360mmol$$

以 17mmol Na^+ 相当于 1g 钠盐计算，补氯化钠量约为 21g。当天先补 1/2 量，即 10.5g，加每天正常需要量 4.5g，共计 15g。以输注 5% 葡萄糖盐水 1500ml 即可基本完成。此外还应补给日需液体量 2000ml。其余的一半钠，可在第二天补给。

必须强调，临床上完全依靠任何公式决定补钠量是不可取的，公式仅作为补钠安全剂量的估计。一般总是先补充缺钠量的一部分，以解除急性症状，使血容量有所纠正。肾功能亦有望得到改善，为进一步的纠正创造条件。如果将计算的补钠总量全部快速输入，可能造成血容量过高，对心功能不全者将非常危险。所以应采取分次纠正并监测临床表现及血钠浓度的方法。

重度缺钠出现休克者，应先补足血容量，以改善微循环和组织器官的灌注。晶体液（复方乳酸氯化钠溶液、等渗盐水）和胶体溶液（羟乙基淀粉、右旋糖酐和血浆）都可应用。但晶体液的用量一般要比胶体液用量大 2～3 倍。然后可静脉滴注高渗盐水（一般为 5% 氯化钠溶液）200～300ml，尽快纠正血钠过低，以

进一步恢复细胞外液量和渗透压，使水从水肿的细胞中外移。但输注高渗盐水时应严格控制滴速，每小时不应超过 100～150ml，以后根据病情及血钠浓度再调整治疗方案。

在补充血容量和钠盐后，由于机体的代偿调节功能，合并存在的酸中毒常可同时得到纠正，所以不需在一开始就用碱性药物治疗。如经动脉血血气分析测定，酸中毒仍未完全纠正，则可静脉滴注 5% 碳酸氢钠溶液 100～200ml。以后视病情纠正程度再决定治疗方案。在尿量达到 40ml/h 后，同样要注意钾盐的补充。

（三）高渗性缺水

高渗性缺水（hypertonic dehydration）又称原发性缺水。虽有水和钠的同时丢失，但因缺水更多，故血清钠高于正常范围，细胞外液的渗透压升高。严重的缺水、可使细胞内液移向细胞外间隙，结果导致细胞内、外液量都有减少。最后，由于脑细胞缺水而导致脑功能障碍之严重后果。机体对高渗性缺水的代偿机制是：高渗状态刺激位于视丘下部的口渴中枢，患者感到口渴而饮水，使体内水分增加，以降低细胞外液渗透压。另外，细胞外液的高渗状态可引起抗利尿激素分泌增多，使肾小管对水的再吸收增加，尿量减少，也可使细胞外液的渗透压降低和恢复其容量。如缺水加重致循环血量显著减少，又会引起醛固酮分泌增加，加强对钠和水的再吸收，以维持血容量。

【病因】

主要病因为：①摄入水分不够，如食管癌致吞咽困难，重危患者的给水不足，经鼻胃管或空肠造瘘管给予高浓度肠内营养溶液等；②水分丧失过多，如高热大量出汗（汗中含氯化钠 0.25%）、大面积烧伤暴露疗法、糖尿病未控制致大量尿液排出等。

【临床表现】

缺水程度不同，症状亦不同。可将高渗性缺水分为三度：轻度缺水者除口渴外，无其他症状，缺水量为体重的 2%～4%；中度缺水者有极度口渴。有乏力、尿少和尿比重增高。唇舌干燥，皮肤失去弹性，眼窝下陷。常有烦躁不安，缺水量为体重的 4%～6%；重度缺水者除上述症状外，出现躁狂、幻觉、谵妄，甚至昏迷，缺水量超过体重的 6%。

【诊断】

病史和临床表现有助于高渗性缺水的诊断。实验室检查的异常包括：①尿比重高；②红细胞计数、血红蛋白量、血细胞比容轻度升高；③血钠浓度升高至 150mmol/L 以上。

【治疗】

解除病因同样具有治疗的重要性。无法口服的

患者,可静脉滴注 5% 葡萄糖溶液或低渗的 0.45% 氯化钠溶液,补充已丧失的液体。所需补充液体量可先根据临床表现,估计丧失水量占体重的百分比。然后按每丧失体重的 1% 补液 400~500ml 计算。为避免输入过量而致血容量的过分扩张及水中毒,计算所得的补水量一般可分在两天内补给。治疗 1 天后应监测全身情况及血钠浓度,酌情调整次日的补给量。此外,补液量中还应包括每天正常需要量 2000ml。

应该注意,高渗性缺水者实际上也有缺钠,只是因为缺水更多,才使血钠浓度升高。如果在纠正时只补给水分,可能后来又会出现低钠血症。如需纠正同时存在的缺钾,可在尿量超过 40ml/h 后补钾。经上述补液治疗后若仍存在酸中毒,可酌情补给碳酸氢钠溶液。

(四) 水中毒

水中毒(water intoxication)又称稀释性低钠血症。临床上较少发生,系指机体的摄入水总量超过了排出水量,以致水分在体内潴留,引起血浆渗透压下降和循环血量增多。病因有:①各种原因所致的抗利尿激素分泌过多;②肾功能不全,排尿能力下降;③机体摄入水分过多或接受过多的静脉输液。此时,细胞外液量明显增加,血清钠浓度降低,渗透压亦下降。

【临床表现】

急性水中毒的发病急骤。水过多所致的脑细胞肿胀可造成颅内压增高,引起一系列神经、精神症状,如头痛、嗜睡、躁动、精神紊乱、定向能力失常、谵妄,甚至昏迷。若发生脑疝则出现相应的神经定位体征。慢性水中毒的症状往往被原发疾病的症状所掩盖。可有软弱无力、恶心、呕吐、嗜睡等。体重明显增加,皮肤苍白而湿润。

实验室检查可发现:红细胞计数、血红蛋白量、血细胞比容和血浆蛋白量均降低;血浆渗透压降低,以及红细胞平均容积增加和红细胞平均血红蛋白浓度降低。提示细胞内、外液量均增加。

【治疗】

水中毒一经诊断,应立即停止水分摄入。程度较轻者,在机体排出多余的水分后,水中毒即可解除。程度严重者,除禁水外还需用利尿剂以促进水分的排出。一般可用渗透性利尿剂,如 20% 甘露醇或 25% 山梨醇 200ml 静脉内快速滴注(20 分钟内滴完),可减轻脑细胞水肿和增加水分排出。也可静脉注射袢利尿剂,如呋塞米(速尿)和依他尼酸。

对于水中毒,预防显得更重要。有许多因素容易引起抗利尿激素的分泌过多,例如疼痛、失血、休克、创伤及大手术等。对于这类患者的输液治疗,应注意避免过量。急性肾功能不全和慢性心功能不全者,更

应严格限制入水量。

二、体内钾的异常

钾是机体重要的矿物质之一,体内钾总含量的 98% 存在于细胞内,是细胞内最主要的电解质。细胞外液中的钾含量仅是总量的 2%,但却十分重要。正常血钾浓度为 3.5~5.5mmol/L。钾有许多重要的生理功能:参与、维持细胞的正常代谢,维持细胞内液的渗透压和酸碱平衡,维持神经肌肉组织的兴奋性,以及维持心肌正常功能等。钾的代谢异常有低钾血症(hypokalemia)和高钾血症(hyperkalemia),以前者为常见。

(一) 低钾血症

血钾浓度低于 3.5mmol/L 表示有低钾血症。缺钾或低钾血症的常见原因有:①长期进食不足;②应用呋塞米、依他尼酸等利尿剂,肾小管性酸中毒,急性肾衰竭的多尿期,以及盐皮质激素(醛固酮)过多使肾排出钾过多;③补液患者长期接受不含钾盐的液体,或静脉营养液中钾盐补充不足;④呕吐、持续胃肠减压、肠瘘等,钾从肾外途径丧失;⑤钾向组织内转移,见于大量输注葡萄糖和胰岛素,或代谢性、呼吸性碱中毒者。

【临床表现】

最早的临床表现是肌无力,先是四肢软弱无力,以后可延及躯干和呼吸肌,一旦呼吸肌受累,可致呼吸困难或窒息。还可有弛缓性瘫痪(软瘫)、腱反射减退或消失。患者有厌食、恶心、呕吐和腹胀、肠蠕动消失等肠麻痹表现。心脏受累主要表现为传导阻滞和节律异常。典型的心电图改变为早期出现 T 波降低、变平或倒置,随后出现 ST 段降低、QT 间期延长和 U 波。但并非每个患者都有心电图改变,故不应单凭心电图异常来诊断低钾血症。应该注意,低钾血症的临床表现有时可以很不明显,特别是当患者伴有严重的细胞外液减少时。这时的临床表现主要是缺水、缺钠所致的症状。但当缺水被纠正之后,由于钾浓度被进一步稀释,此时即会出现低钾血症之症状。此外,低钾血症可致代谢性碱中毒,这是由于一方面 K^+ 由细胞内移出,与 Na^+、H^+ 的交换增加(每移出 3 个 K^+,即有 2 个 Na^+ 和 1 个 H^+ 移入细胞内),使细胞外液的 H^+ 浓度降低;另一方面,远曲肾小管 Na^+、K^+ 交换减少,Na^+、H^+ 交换增加,使排 H^+ 增多,这两方面的作用即可使患者发生低钾性碱中毒。此时,尿却呈酸性,即反常性酸性尿。

【诊断】

根据病史和临床表现即可做低钾血症的诊断。血钾浓度低于 3.5mmol/L 有诊断意义。心电图检查

可作为辅助性诊断手段。

【治疗】

通过积极处理造成低钾血症的病因,较易纠正低钾血症。临床上判断缺钾的程度很难。虽有根据血清钾测定结果来计算补钾量的方法,但其实用价值很小。通常是采取分次补钾,边治疗边观察的方法。外科的低钾血症者常无法口服钾剂,都需经静脉补给。补钾量可参考血钾浓度降低程度,每天补钾 40 ~ 80mmol 不等。以每克氯化钾相等于 13.4mmol 钾计算,约每天补氯化钾 3 ~ 6g。少数低钾血症患者,上述补钾量往往无法纠正低钾血症,需要增加补充的钾量,每天可能高达 100 ~ 200mmol。静脉补充钾有浓度及速度的限制,每升输液中含钾量不宜超过 40mmol(相当于氯化钾 3g),溶液应缓慢滴注,输入钾量应控制在 20mmol/h 以下。因为细胞外液的钾总量仅 60mmol,如果含钾溶液输入过快,血清钾浓度可能短期内增高许多,将有致命的危险。如果患者伴有休克,应先输给晶体液及胶体液,尽快恢复其血容量。待尿量超过 40ml/h 后,再静脉补充钾。临床上常用的钾制剂是 10% 氯化钾,这种制剂除能补钾外,还有其他作用。如上所述,低钾血症常伴有细胞外液的碱中毒,在补氯化钾后,一起输入的 Cl^- 则有助于减轻碱中毒。此外,氯缺乏还会影响肾的保钾能力,所以输注氯化钾,不仅补充了 K^+,还可增强肾的保钾作用,有利于低钾血症的治疗。由于补钾量是分次给予,因此要完成纠正体内的缺钾,常需连续 3 ~ 5 天的治疗。

(二) 高钾血症

血钾浓度超过 5.5mmol/L 即为高钾血症。常见的原因为:①进入体内(或血液内)的钾量太多,如口服或静脉输入氯化钾,使用含钾药物,以及大量输入保存期较久的库血等;②肾排钾功能减退,如急性及慢性肾衰竭;应用保钾利尿剂如螺内酯(安体舒通)、氨苯蝶啶等;以及盐皮质激素不足等;③细胞内钾的移出,如溶血、组织损伤(如挤压综合征),以及酸中毒等。

【临床表现】

高钾血症的临床表现无特异性。可有神志模糊、感觉异常和肢体软弱无力等。严重高钾血症者有微循环障碍之临床表现,如皮肤苍白、发冷、青紫、低血压等。常有心动过缓或心律不齐。最危险的是高钾血症可致心搏骤停。高钾血症,特别是血钾浓度超过 7mmol/L,都会有心电图的异常变化。早期改变为 T 波高而尖,P 波波幅下降,随后出现 QRS 增宽。

【诊断】

有引起高钾血症原因的患者,当出现无法用原发病解释的临床表现时,应考虑到有高钾血症之可能。

应立即做血钾浓度测定,血钾超过 5.5mmol/L 即可确诊。心电图有辅助诊断价值。

【治疗】

高钾血症有导致患者心搏突然停止的危险,因此一经诊断,应予积极治疗。首先应立即停用一切含钾的药物或溶液。为降低血钾浓度,可采取下列几项措施:

(1) 促使 K^+ 转入细胞内:①输注碳酸氢钠溶液:先静脉注射 5% 碳酸氢钠溶液 60 ~ 100ml,再继续静脉滴注 100 ~ 200ml。这种高渗性碱性溶液输入后可使血容量增加,不仅可使血清 K^+ 得到稀释,降低血钾浓度,又能使 K^+ 移入细胞内或由尿排出。同时,还有助于酸中毒的治疗。注入的 Na^+ 可使肾远曲小管的 Na^+、K^+ 交换增加,使 K^+ 从尿中排出;②输注葡萄糖溶液及胰岛素:用 25% 葡萄糖溶液 100 ~ 200ml,每 5g 糖加入胰岛素 1U,静脉滴注。可使 K^+ 转入细胞内,从而暂时降低血钾浓度。必要时,可以每 3 ~ 4 小时重复用药;③对于肾功能不全,不能输液过多者,可用 10% 葡萄糖酸钙 100ml + 11.2% 乳酸钠溶液 50ml + 25% 葡萄糖溶液 400ml,加入胰岛素 20U,24 小时内缓慢静脉滴入。

(2) 阳离子交换树脂的应用:可口服,每次 15g,每日 4 次。可从消化道将钾离子排出。为防止便秘、粪块堵塞,可同时口服山梨醇或甘露醇以导泻。

(3) 透析疗法:有腹膜透析和血液透析两种,用于上述治疗仍无法降低血钾浓度或者严重高钾血症患者。

钙与钾有对抗作用,静脉注射 10% 葡萄糖酸钙溶液 20ml 能缓解 K^+ 对心肌的毒性作用,以对抗心律失常。此法可重复使用。

三、体内钙、镁及磷的异常

(一) 体内钙的异常

机体内钙的绝大部分(99%)贮存于骨骼中,细胞外液钙仅是总钙量的 0.1%。血钙浓度为 2.25 ~ 2.75mmol/L,相当恒定。其中的 45% 为离子化钙,它有维持神经肌肉稳定性的作用。不少外科患者可发生不同程度的钙代谢紊乱,特别是发生低钙血症。

1. 低钙血症(hypocalcemia)　可发生在急性重症胰腺炎、坏死性筋膜炎、肾衰竭、消化道瘘和甲状旁腺功能受损的患者。后者是指由于甲状腺切除手术影响了甲状旁腺的血供或甲状旁腺被一并切除,或是颈部放射治疗使甲状旁腺受累。

临床表现与血清钙浓度降低后神经肌肉兴奋性增强有关,有口周和指(趾)尖麻木及针刺感、手足抽搐、腱反射亢进以及 Chvostek 征阳性。血钙浓度低于

2mmol/L 有诊断价值。

应纠治原发疾病。为缓解症状,可用 10% 葡萄糖酸钙 10~20ml 或 5% 氯化钙 10ml 静脉注射,必要时 8~12 小时后再重复注射。长期治疗的患者,可逐渐以口服钙剂及维生素 D 替代。

2. 高钙血症(hypercalcemia)　多见于甲状旁腺功能亢进症,如甲状旁腺增生或腺瘤形成者。其次是骨转移性癌,特别是在接受雌激素治疗的乳癌骨转移。

早期症状无特异性,血钙浓度进一步增高时可出现严重头痛、背和四肢疼痛等。在甲状旁腺功能亢进症的病程后期,可致全身性骨质脱钙,发生多发性病理性骨折。

甲状旁腺功能亢进者应接受手术治疗,切除腺瘤或增生的腺组织之后,可彻底治愈。对骨转移性癌患者,可给予低钙饮食,补充水分以利于钙的排泄。静脉注射硫酸钠可能使钙经尿排出增加,但其作用不显著。

(二)　体内镁的异常

机体约半数的镁存在于骨骼内,其余几乎都在细胞内,细胞外液中仅有 1%。镁对神经活动的控制、神经肌肉兴奋性的传递、肌肉收缩及心脏激动性等方面均具有重要作用。正常血镁浓度为 0.70~1.10mmol/L。

1. 镁缺乏(magnesium deficiency)　饥饿、吸收障碍综合征、长时期的胃肠道消化液丧失(如肠瘘),以及长期静脉输液中不含镁等是导致镁缺乏的主要原因。

临床表现与钙缺乏很相似,有肌震颤、手足搐搦及 Chvostek 征阳性等。血清镁浓度与机体镁缺乏不一定相平行,即镁缺乏时血清镁浓度不一定降低,因此凡有诱因,且有症状者,就应疑有镁缺乏。镁负荷试验具有诊断价值。正常人在静脉输注氯化镁或硫酸镁 0.25mmol/kg 后,注入量的 90% 很快从尿中排出。而镁缺乏者则不同,注入量的 40%~80% 被保留在体内,尿镁很少。

治疗上,可按 0.25mmol/(kg·d)的剂量静脉补充镁盐(氯化镁或硫酸镁),60kg 者可补 25% 硫酸镁 15ml。重症者可按 1mmol/(kg·d)补充镁盐。完全纠正镁缺乏需较长时间,因此在解除症状后仍应每天补 25% 硫酸镁 5~10ml,持续 1~3 周。

2. 镁过多(magnesium excess)　体内镁过多主要发生在肾功能不全时,偶可见于应用硫酸镁治疗子痫的过程中。烧伤早期、广泛性外伤或外科应激反应、严重细胞外液量不足和严重酸中毒等也可引起血清镁增高。

临床表现有乏力、疲倦、腱反射消失和血压下降

等。血镁浓度明显增高时可发生心脏传导障碍,心电图改变与高钾血症相似,可显示 PR 间期延长,QRS 波增宽和 T 波增高。晚期可出现呼吸抑制、嗜睡和昏迷,甚至心搏骤停。

治疗上应经静脉缓慢输注 10% 葡萄糖酸钙(或氯化钙)溶液 10~20ml 以对抗镁对心脏和肌肉的抑制。同时积极纠正酸中毒和缺水。若疗效不佳,可能需用透析治疗。

(三)　体内磷的异常

机体约 85% 的磷存在于骨骼中,细胞外液中含磷仅 2g。正常血清无机磷浓度为 0.96~1.62mmol/L。磷是核酸及磷脂的基本成分、高能磷酸键的成分之一,磷还参与蛋白质的磷酸化、参与细胞膜的组成,以及参与酸碱平衡等。

1. 低磷血症(hypophosphatemia)　其病因有:甲状旁腺功能亢进症、严重烧伤或感染;大量葡萄糖及胰岛素输入使磷进入细胞内;以及长期肠外营养未补充磷制剂者。此时血清无机磷浓度<0.96mmol/L。低磷血症的发生率并不低,往往因无特异性的临床表现而常被忽略。低磷血症可有神经肌肉症状,如头晕、厌食、肌无力等。重症者可有抽搐、精神错乱、昏迷,甚至可因呼吸肌无力而危及生命。

采取预防措施很重要。长期静脉输液者应在溶液中常规添加磷 10mmol/d,可补充 10% 甘油磷酸钠 10ml。对甲状旁腺功能亢进者,针对病因的手术治疗可使低磷血症得到纠正。

2. 高磷血症(hyperphosphatemia)　临床上很少见。可发生在急性肾衰竭、甲状旁腺功能低下等。此时血清无机磷浓度>1.62mmol/L。

由于高磷血症常继发性低钙血症,患者出现的是低钙的一系列临床表现。还可因异位钙化而出现肾功能受损表现。

治疗方面,除对原发病作防治外,可针对低钙血症进行治疗。急性肾衰竭伴明显高磷血症者,必要时可做透析治疗。

第三节　酸碱平衡的失调

临床上,许多外科疾病状态下机体会出现酸碱平衡失调。原发性的酸碱平衡失调可分为代谢性酸中毒、代谢性碱中毒、呼吸性酸中毒和呼吸性碱中毒四种,有时可同时存在两种以上的原发性酸碱失调,此即为混合型酸碱平衡失调。当任何一种酸碱失调发生之后,机体都会通过代偿机制以减轻酸碱紊乱,尽量使体液的 pH 恢复至正常范围。机体的这种代偿,可根据其纠正程度分为部分代偿、代偿及过度代偿。

实际上,机体很难做到完全的代偿。

根据酸碱平衡公式(Handerson Hasselbach 方程式),正常动脉血的 pH 为:$pH = 6.1 + \log HCO_3^- / (0.03 \times PaCO_2) = 6.1 + \log 24/(0.03 \times 40) = 6.1 + \log 20/1 = 7.40$

从上述公式可见,pH、HCO_3^- 及 $PaCO_2$ 是反映机体酸碱平衡的三大基本要素。其中,HCO_3^- 反映代谢性因素,HCO_3^- 的原发性减少或增加,可引起代谢性酸中毒或代谢性碱中毒。$PaCO_2$ 反映呼吸性因素,$PaCO_2$ 的原发性增加或减少,则引起呼吸性酸中毒或呼吸性碱中毒。

一、代谢性酸中毒

代谢性酸中毒(metabolic acidosis)是临床上最常见类型的酸碱平衡失调。由于酸性物质的积聚或产生过多,或 HCO^{-3} 丢失过多,即可引起代谢性酸中毒。

【病因】

1. 碱性物质丢失过多 多见于腹泻、肠瘘、胆瘘和胰瘘等。经粪便、消化液丢失的 HCO_3^- 超过血浆中的含量。应用碳酸酐酶抑制剂(如乙酰唑胺),可使肾小管排 H^+ 及重吸收 HCO_3^- 减少,导致酸中毒。

2. 酸性物质产生过多 失血性及感染性休克致急性循环衰竭、组织缺血缺氧,可使丙酮酸及乳酸大量产生,发生乳酸性酸中毒,这在外科很常见。糖尿病或长期不能进食,体内脂肪分解过多,可形成大量酮体,引起酮体酸中毒。抽搐、心搏骤停等也能同样引起体内有机酸的过多形成。为某些治疗的需要,应用氯化铵、盐酸精氨酸或盐酸过多,以致血中 Cl^- 增多,HCO_3^- 减少,也可引起酸中毒。

3. 肾功能不全 由于肾小管功能障碍,内生性 H^+ 不能排出体外,或 HCO_3^- 吸收减少,均可致酸中毒。其中,远曲小管性酸中毒系泌 H^+ 功能障碍所致,而近曲小管性酸中毒则是 HCO_3^- 再吸收功能障碍所致。

上述任何原因所致的酸中毒均直接或间接地使 HCO_3^- 减少,血浆中 H_2CO_3 相对过多,机体则很快会出现代偿反应。H^+ 浓度的增高刺激呼吸中枢,使呼吸加深加快,加速 CO_2 的呼出,使 $PaCO_2$ 降低,HCO_3^- / H_2CO_3 的比值重新接近 20:1 而保持血 pH 在正常范围,此即为代偿性代谢性酸中毒。与此同时,肾小管上皮细胞中的碳酸酐酶和谷氨酰胺酶活性开始增高,增加 H^+ 和 NH_3 的生成。H^+ 与 NH_3 形成 NH_4^+ 后排出,使 H^+ 的排出增加。另外,$NaHCO_3$ 的再吸收亦增加。但是,机体的这些代偿机制作用有限,如果病因持续存在,超过了机体的代偿能力,则会产生失代偿性代谢性酸中毒。

【临床表现】

轻度代谢性酸中毒可无明显症状。重症患者可有疲乏、眩晕、嗜睡,可有感觉迟钝或烦躁。最明显的表现是呼吸变得又深又快,呼吸肌收缩明显。呼吸频率有时可高达每分钟 40~50 次。呼出气带有酮味。患者面颊潮红,心率加快,血压常偏低。可出现腱反射减弱或消失、神志不清或昏迷。患者常可伴有缺水的症状。代谢性酸中毒可降低心肌收缩力和周围血管对儿茶酚胺的敏感性,患者容易发生心律不齐、急性肾功能不全和休克,一旦产生则很难纠治。

【诊断】

根据患者有严重腹泻、肠瘘或休克等的病史,又有深而快的呼吸,即应怀疑有代谢性酸中毒。作血气分析可以明确诊断,并可了解代偿情况和酸中毒的严重程度。此时血液 pH 和 HCO_3^- 明显下降。代偿期的血 pH 可在正常范围,但 HCO_3^-、BE(碱剩余)和 $PaCO_2$ 均有一定程度的降低。如无条件进行此项测定,可做二氧化碳结合力测定(正常值为 25mmol/L)。在除外呼吸因素之后,二氧化碳结合力的下降也可确定酸中毒之诊断和大致判定酸中毒的程度。

【治疗】

病因治疗应放在代谢性酸中毒治疗的首位。由于机体可加快肺部通气以排出更多 CO_2,又能通过肾排出 H^+、保留 Na^+ 及 HCO_3^-,即具有一定的调节酸碱平衡的能力。因此只要能消除病因,再辅以补充液体、纠正缺水,则较轻的代谢性酸中毒(血浆 HCO_3^- 为 16~18mmol/L)常可自行纠正,不必应用碱性药物。低血容量性休克可伴有代谢性酸中毒,经补液、输血以纠正休克之后,轻度的代谢性酸中毒也随之可被纠正。对这类患者不宜过早使用碱剂,否则反而可能造成代谢性碱中毒。

对血浆 HCO_3^- 低于 10mmol/L 的重症酸中毒患者,应立即输液和用碱剂进行治疗。常用的碱性药物是碳酸氢钠溶液。该溶液进入体液后即离解为 Na^+ 和 HCO_3^-。HCO_3^- 与体液中的 H^+ 化合成 H_2CO_3,再离解为 H_2O 及 CO_2,CO_2 则自肺部排出,从而减少体内 H^+,使酸中毒得以改善。Na^+ 留于体内则可提高细胞外液渗透压和增加血容量。5% 碳酸氢钠每 100ml 含有 Na^+ 和 HCO_3^- 各 60mmol。临床上是根据酸中毒严重程度,补给 5% $NaHCO_3$ 溶液的首次剂量可 100~250ml 不等。在用后 2~4 小时复查动脉血血气分析及血浆电解质浓度,根据测定结果再决定是否需继续输给及输给用量。边治疗边观察,逐步纠正酸中毒,是治疗的原则。5% $NaHCO_3$ 溶液为高渗性,过快输入可致高钠血症,使血渗透压升高,应注意避免。在酸中毒时,离子化的 Ca^{2+} 增多,故即使患者有低钙血症,也可以不出现手足抽搐。但在酸中毒被纠正之后,离子化的 Ca^{2+} 减少,便会发生手足抽搐。应及时静脉注射葡萄糖酸钙以控制症状。过快地纠正酸中毒还能引起大量 K^+ 转移至细胞内,引起低钾血症,也要注意防治。

二、代谢性碱中毒

体内 H^+ 丢失或 HCO_3^- 增多可引起代谢性碱中毒 (metabolic alkalosis)。

【病因】

代谢性碱中毒主要病因有:

1. 胃液丧失过多　这是外科患者发生代谢性碱中毒的最常见的原因。酸性胃液大量丢失,例如严重呕吐、长期胃肠减压等,可丧失大量的 H^+ 及 Cl^-。肠液中的 HCO_3^- 未能被胃液的 H^+ 所中和,HCO_3^- 被重吸收入血,使血浆 HCO_3^- 增高。另外,胃液中 Cl^- 的丢失使肾近曲小管的 Cl^- 减少,为维持离子平衡,代偿性地重吸收 HCO_3^- 增加,导致碱中毒。大量胃液的丧失也丢失了 Na^+,在代偿过程中,K^+ 和 Na^+ 的交换、H^+ 和 Na^+ 的交换增加,即保留了 Na^+,但排出了 K^+ 及 H^+,造成低钾血症和碱中毒。

2. 碱性物质摄入过多　长期服用碱性药物,可中和胃内的盐酸,使肠液中的 HCO_3^- 没有足够的 H^+ 来中和,以致 HCO_3^- 被重吸收入血。以往常用碳酸氢钠治疗溃疡病,可致碱中毒,目前此法已基本不用。大量输注库存血,抗凝剂入血后可转化成 HCO_3^-,致碱中毒。

3. 缺钾　由于长期摄入不足或消化液大量丢失,可致低钾血症。此时 K^+ 从细胞内移至细胞外,每 3 个 K^+ 从细胞内释出,就有 2 个 Na^+ 和 1 个 H^+ 进入细胞内,引起细胞内的酸中毒和细胞外的碱中毒。同时,在血容量不足的情况下,机体为了保存 Na^+,经远曲小管排出的 H^+ 及 K^+ 则增加,HCO_3^- 的回吸收也增加,更加重了细胞外液的碱中毒及低钾血症,此时可出现反常性的酸性尿。

4. 利尿剂的作用　呋塞米、依他尼酸等能抑制近曲小管对 Na^+ 和 Cl^- 的再吸收,而并不影响远曲小管内 Na^+ 与 H^+ 的交换。因此,随尿排出的 Cl^- 比 Na^+ 多,回入血液的 Na^+ 和 HCO_3^- 增多,发生低氯性碱中毒。

机体对代谢性碱中毒的代偿过程表现为:受血浆 H^+ 浓度下降的影响,呼吸中枢抑制,呼吸变浅变慢,CO_2 排出减少,使 $PaCO_2$ 升高,HCO_3^-/H_2CO_3 的比值可望接近 20:1 而保持 pH 在正常范围内。肾的代偿是肾小管上皮细胞中的碳酸酐酶和谷氨酰胺酶活性降低,使 H^+ 排泌和 NH_3 生成减少。HCO_3^- 的再吸收减少,经尿排出增多,从而使血 HCO_3^- 减少。代谢性碱中毒时,氧合血红蛋白解离曲线左移,使氧不易从氧合血红蛋白中释出。此时尽管患者的血氧含量和氧饱和度均正常,但组织仍然存在缺氧。因此,应该认识到积极纠治碱中毒的重要性。

【临床表现】

代谢性碱中毒一般无明显症状,有时可有呼吸变浅变慢,或精神神经方面的异常,如嗜睡、精神错乱或谵妄等。可以有低钾血症和缺水的临床表现。严重时可因脑和其他器官的代谢障碍而发生昏迷。

【诊断】

根据病史可作出初步诊断。血气分析可确定诊断及其严重程度,代偿期血液 pH 可基本正常,但 HCO_3^- 和 BE(碱剩余)均有一定程度的增高。失代偿时血液 pH 和 HCO_3^- 明显增高,$PaCO_2$ 正常。可伴有低氯血症和低钾血症。

【治疗】

首先应积极治疗原发疾病。对丧失胃液所致的代谢性碱中毒,可输注等渗盐水或葡萄糖盐水,既恢复了细胞外液量,又补充了 Cl^-,经过这种治疗即可将轻症低氯性碱中毒纠正。必要时可补充盐酸精氨酸,既可补充 Cl^-,又可中和过多的 HCO_3^-。另外,碱中毒时几乎都同时存在低钾血症,故须同时补给氯化钾。补 K^+ 之后可纠正细胞内、外离子的异常交换,终止从尿中继续排 H^+,将利于加速碱中毒的纠正。但应在患者尿量超过 40ml/h 才可开始补 K^+。

治疗严重碱中毒时(血浆 HCO_3^- 45~50mmol/L,pH>7.65),为迅速中和细胞外液中过多的 HCO_3^-,可应用稀释的盐酸溶液。0.1mol/L 或 0.2mol/L 的盐酸用于治疗重症、顽固性代谢性碱中毒是很有效的,也很安全。具体方法是:将 1mol/L 盐酸 150ml 溶入生理盐水 1000ml 或 5% 葡萄糖溶液 1000ml 中(盐酸浓度成为 0.15mol/L),经中心静脉导管缓慢滴入(25~50ml/h)。切忌将该溶液经周围静脉输入,因一旦溶液渗漏会发生软组织坏死的严重后果。每 4~6 小时监测血气分析及血电解质,必要时第 2 天可重复治疗。纠正碱中毒不宜过于迅速,一般也不要求完全纠正。关键是解除病因(如完全性幽门梗阻),碱中毒就很容易彻底治愈。

三、呼吸性酸中毒

呼吸性酸中毒(respiratory acidosis)系指肺泡通气及换气功能减弱,不能充分排出体内生成的 CO_2,以致血液 $PaCO_2$ 增高,引起高碳酸血症。

【病因】

常见原因有全身麻醉过深、镇静剂过量、中枢神经系统损伤、气胸、急性肺水肿和呼吸机使用不当等。上述原因均可明显影响呼吸,通气不足,引起急性高碳酸血症。另外,肺组织广泛纤维化、重度肺气肿等慢性阻塞性肺部疾患,有换气功能障碍或肺泡通气-灌流比例失调,都可引起 CO_2 在体内潴留,导致高碳酸血症。外科患者如果合并存在这些肺部慢性疾病,在手术后更容易产生呼吸性酸中毒。术后由于痰液引流不畅、肺不张,或有胸腔积液、肺炎,加上切口疼痛、腹胀等因素,均可使换气量减少。

机体对呼吸性酸中毒的代偿可通过血液的缓冲系统,血液中的 H_2CO_3 与 Na_2HPO_4 结合,形成 $NaHCO_3$ 和 NaH_2PO_4,后者从尿中排出,使 H_2CO_3 减少、HCO_3^- 增多。但这种代偿性作用较弱。还可以通过肾代偿,肾小管上皮细胞中的碳酸酐酶和谷氨酰胺酶活性增高,使 H^+ 和 NH_3 的生成增加。H^+ 与 Na^+ 交换,H^+ 与 NH_3 形成 NH_4^+,H^+ 排出增加,$NaHCO_3$ 的再吸收增加。但这种代偿过程很慢。总之,机体对呼吸性酸中毒的代偿能力有限。

【临床表现】

患者可有胸闷、呼吸困难、躁动不安等,因换气不足致缺氧,可有头痛、发绀。随酸中毒加重,可有血压下降、谵妄、昏迷等。脑缺氧可致脑水肿、脑疝,甚至呼吸骤停。

【诊断】

患者有呼吸功能受影响的病史,又出现上述症状,即应怀疑有呼吸性酸中毒。动脉血血气分析显示 pH 明显下降,$PaCO_2$ 增高,血浆 HCO_3^- 可正常。慢性呼吸性酸中毒时,血 pH 下降不明显,$PaCO_2$ 增高,血 HCO_3^- 亦有增高。

【治疗】

机体对呼吸性酸中毒的代偿能力较差,而且常合并存在缺氧,对机体的危害性极大,因此除需尽快治疗原发病因之外,还须采取积极措施改善患者的通气功能。做气管插管或气管切开术并使用呼吸机,能有效地改善机体的通气及换气功能。应注意调整呼吸机的潮气量及呼吸频率,保证足够的有效通气量。既可将潴留体内的 CO_2 迅速排出,又可纠正缺氧状态。一般将吸入气氧浓度调节在 0.6 ~ 0.7 之间,可供给足够 O_2,且较长时间吸入也不会发生氧中毒。

引起慢性呼吸性酸中毒的疾病大多很难治愈。针对性地采取控制感染、扩张小支气管、促进排痰等措施,可改善换气功能和减轻酸中毒程度。患者耐受手术的能力很差,手术后很容易发生呼吸衰竭,此时所引发的呼吸性酸中毒很难治疗。

四、呼吸性碱中毒

呼吸性碱中毒(respiratory alkalosis)是由于肺泡通气过度,体内生成的 CO_2 排出过多,以致血 $PaCO_2$ 降低,最终引起低碳酸血症,血 pH 上升。

【病因】

引起通气过度的原因很多,例如癔症、忧虑、疼痛、发热、创伤、中枢神经系统疾病、低氧血症、肝衰竭,以及呼吸机辅助通气过度等。

$PaCO_2$ 的降低,机体的代偿可起初虽可抑制呼吸中枢,使呼吸变浅变慢,CO_2 排出减少,血中 H_2CO_3 代偿性增高。但这种代偿很难维持下去,因这样可导致机体缺氧。肾的代偿作用表现为肾小管上皮细胞分泌 H^+ 减少,以及 HCO_3^- 的再吸收减少,排出增多,使血中 HCO_3^- 降低,HCO_3^-/H_2CO_3 比值接近于正常,尽量维持 pH 在正常范围之内。

【临床表现】

多数患者有呼吸急促的表现。引起呼吸性碱中毒之后,患者可有眩晕,手、足和口周麻木和针刺感,肌震颤及手足搐搦。患者常有心率加快。危重患者发生急性呼吸性碱中毒常提示预后不良,或将发生急性呼吸窘迫综合征。

【诊断】

结合病史和临床表现,可做出诊断。此时血 pH 增高,$PaCO_2$ 和 HCO_3^- 下降。

【治疗】

治疗上同样应首先积极治疗原发疾病。用纸袋罩住口鼻,增加呼吸道无效腔,可减少 CO_2 的呼出,以提高血 $PaCO_2$。虽采用吸入含 5% CO_2 的氧气有治疗作用,但这种气源不容易获得,实用价值小。如系呼吸机使用不当所造成的通气过度,应调整呼吸频率及潮气量。危重患者或中枢神经系统病变所致的呼吸急促,可用药物阻断其自主呼吸,由呼吸机进行适当的辅助呼吸。

第四节　临床处理的基本原则

水、电解质和酸碱平衡失调是临床上很常见的病理生理改变。无论是哪一种平衡失调,都会造成机体代谢的紊乱,进一步恶化则可导致器官功能衰竭,甚至死亡。因此,如何维持患者水、电解质及酸碱平衡,如何及时纠正已产生的平衡失调,成为临床工作的首要任务。处理水、电解质及酸碱失调的基本原则是:

1. 充分掌握病史,详细检查患者体征。大多数水、电解质及酸碱失调都能从病史、症状及体征中获得有价值的信息,得出初步诊断:①了解是否存在可导致水、电解质及酸碱平衡失调之原发病。例如严重呕吐、腹泻,长期摄入不足、严重感染或败血症等。②有无水、电解质及酸碱失调的症状及体征。例如脱水、尿少、呼吸浅快、精神异常等。

2. 即刻采取实验室检查　①血、尿常规,血细胞比容,肝肾功能,血糖。②血清 K^+、Na^+、Cl^-、Ca^{2+}、Mg^{2+} 及 Pi(无机磷)。③动脉血血气分析。④必要时做血、尿渗透压测定。

3. 综合病史及上述实验室资料,确定水、电解质及酸碱失调的类型及程度。

4. 在积极治疗原发病的同时,制订纠正水、电解质及酸碱失调的治疗方案。如果存在多种失调,应分轻重缓急,依次予以调整纠正。首先要处理的应该是:①积极恢复患者的血容量,保证循环状态良好。②缺氧状态应予以积极纠正。③严重的酸中毒或碱中毒的纠正。④重度高钾血症的治疗。

纠正任何一种失调不可能一步到位,用药量也缺少理想的计算公式作为依据。临床实践时应密切观察病情变化,边治疗边调整方案。最理想的治疗结果往往是在原发病已被彻底治愈之际。

(吴国豪)

第 四 章

外科患者的代谢及营养治疗

人体在正常生命活动过程中需要不断摄取各种营养物质,通过转化和利用以维持机体的新陈代谢。临床营养支持所需的营养底物,包括碳水化合物、脂肪、蛋白质、水、电解质、微量元素和维生素,这些营养物质进入人体后,参与体内一系列代谢过程,通过氧化过程产生能量,成为机体生命活动必不可少的能源,通过合成代谢使人体结构得以生长、发育、修复及再生。这些营养物质在体内氧化过程中产生能量,成为机体生命活动必不可少的能源,所产生的代谢废物则排出体外。

临床上住院患者普遍存在蛋白质-热量缺乏性营养不良,主要是由于摄入量减少、疾病影响、手术创伤应激和术后禁食等原因所致。外科领域不少患者由于疾病或手术创伤,机体会发生明显的代谢改变,此时如果得不到及时、足够的营养补充,易导致营养不良,影响组织、器官的结构和功能以及机体的康复过程,严重者将会导致多器官功能衰竭,从而影响患者的预后。

临床营养支持治疗是 20 世纪临床医学领域重大进步之一,经过几十年的临床实践和研究,临床营养治疗从理论、技术到营养制剂都得到了很大发展,取得了显著成就。目前,营养支持已广泛应用于临床实践中,是肠功能衰竭患者必不可少的治疗措施之一,挽救了大量危重患者的生命,其疗效也得到广泛的肯定。合理的营养支持应充分了解机体各种状况下的代谢变化,正确进行营养状况评价,选择合理的营养支持途径,提供合适的营养底物,尽可能地避免或减少并发症的发生。

第一节　外科患者的代谢改变

新陈代谢是维持人体生命活动及内环境稳定最根本的需要,也是营养学最基本的问题。正常情况下,机体将食物中所含营养物质转化成生命活动所需

的能量或转化为能量的储存形式。疾病状态下,机体可发生一系列代谢改变,以适应疾病或治疗等状况。为了制订合理有效的营养支持计划,了解饥饿、感染和创伤等应激状态下机体的代谢改变是十分必要的。

一、正常情况下的物质代谢

人体能量的物质来源是食物,当人类消化、利用碳水化合物、蛋白质及脂肪时,可产生能量或以可能的能量形式储存。机体需每日不断地从所摄入食物或储存的物质中进行能量转换,产生热量和机械做功,以维持机体正常的生命活动。

(一) 碳水化合物代谢

碳水化合物的主要生理功能是提供能量,同时也是细胞结构的重要成分之一。正常情况下,维持成年人机体正常功能所需的能量中,一般 55% ~ 65% 由碳水化合物供给,人体大脑、神经组织及其他一些组织则完全依赖葡萄糖氧化供能。食物中的碳水化合物经消化道消化吸收后以葡萄糖、糖原及含糖复合物三种形式存在。碳水化合物在体内的代谢过程主要体现为葡萄糖的代谢,正常情况下,机体血糖维持在 $4.5 \sim 5.5 \text{mmol/L}$ 水平,这是进入和移出血液中的葡萄糖平衡的结果。血糖来源于食物中糖的消化和吸收、肝糖原分解或肝内糖异生作用。血糖的去路则为周围组织及肝脏的摄取利用、糖原合成、转化为非糖物质或其他含糖物质。血糖水平保持恒定是糖、脂肪、氨基酸代谢协调的结果,也是肝脏、肌肉、脂肪组织等器官组织代谢协调的结果。

(二) 蛋白质代谢

蛋白质是构成生物体的重要组成成分,在生命活动中起着极其重要的作用。蛋白质的主要生理功能是参与构成各种细胞组织,维持细胞组织生长、更新和修复,参与多种重要的生理功能及氧化供能。饮食中的蛋白质是人体蛋白质的主要来源,食物中的蛋白质经蛋白酶及肽酶的作用下水解成为寡肽及氨基酸

而被吸收。正常情况下,机体内的各种蛋白质始终处于动态更新之中,蛋白质的更新包括蛋白质的分解和合成代谢,其合成和降解的相互协调对维持机体组织、细胞功能、调节生长及控制体内各种酶的生物活性起着十分重要的作用。

(三)脂肪代谢

脂肪的主要生理功能是提供能量、构成身体组织、供给必需脂肪酸并携带脂溶性维生素等。膳食中的脂类是人体脂肪的主要来源,脂类不溶于水,在消化道中经胆汁酸盐、胰脂酶、磷脂酶 A_2 、胆固醇酯酶等的作用下,消化形成甘油一酯、脂肪酸、胆固醇、溶血磷脂等,乳化成更小的微团后被消化酶消化。短链和中链脂肪酸构成的甘油三酯,经胆汁酸盐乳化后即可被吸收。在肠黏膜细胞内脂肪酶的作用下,水解成脂肪酸及甘油,通过门静脉进入血液循环。长链脂肪酸构成的甘油三酯与磷脂、胆固醇及载脂蛋白结合形成乳糜微粒,经淋巴进入血液循环。甘油三酯是机体储存能量的形式。

二、能量代谢

糖、脂肪、蛋白质三种营养物质,经消化转变成为可吸收的小分子营养物质而被吸收入血。在细胞中,这些营养物质经过同化作用(合成代谢),构筑机体的组成成分或更新衰老的组织;同时经过异化作用(分解代谢)分解为代谢产物。合成代谢和分解代谢是物质代谢过程中互相联系的、不可分割的两个方面。生物体内碳水化合物、蛋白质和脂肪在代谢过程中所伴随的能量释放、转移和利用称为能量代谢。

在分解代谢过程中,营养物质蕴藏的化学能便释放出来。这些化学能经过转化,便成了机体各种生命活动的能源,所以说分解是代谢的放能反应。而在合成代谢过程中,需要供给能量,因此是吸能反应。可见,在物质代谢过程中,物质的变化与能量的代谢是紧密联系着的。机体所需的能量来源于食物中的糖、脂肪和蛋白质。这些能源物质分子结构中的碳氢键蕴藏着化学能,在氧化过程中碳氢键断裂,生成 CO_2 和 H_2O ,同时释放出蕴藏的能。这些能量的 50% 以上迅速转化为热能,用于维持体温,并向体外散发。其余不足 50% 则以高能磷酸键的形式贮存于体内,供机体利用。

机体能量需要量取决于机体的生理状态,能量平衡是维持人体正常生理功能的基本前提,即机体摄入的能量与消耗的能量之间的平衡。如果摄入食物的能量少于消耗的能量,则人体处于能量的负平衡状态,机体即动用储存的能源物质,造成自身组织的消耗,体重减轻。此时,机体丢失的不仅是脂肪组织,还

有蛋白质,这可导致器官和肌肉功能的丧失,当机体丢失 30% ~ 40% 的蛋白质时,会出现器官功能严重衰竭状态,就有生命危险。反之,若机体摄入的能量多于消耗的能量,多余的能量则转变为脂肪等机体组织,导致肥胖,因而体重增加,称为能量的正平衡,同样不利于人体。因此,准确地了解和测定临床上不同状态下患者的能量消耗是提供合理有效的营养支持及决定营养物质需要量与比例的前提和保证。

(一)机体能量消耗组成、测定及计算

机体每日的能量消耗包括基础能量消耗(或静息能量消耗)、食物的生热效应、兼性生热作用、活动的生热效应几个部分,其中基础能量消耗在每日总能量消耗所占比例最大(60% ~ 70%),是机体维持正常生理功能和内环境稳定等活动所消耗的能量。由于测定基础代谢率的要求十分严格,因此,临床实践中通常测定机体静息能量消耗而非基础能量消耗。

临床上最常用的机体能量消耗测定方法是间接测热法,其原理是通过测量机体气体交换而测定物质氧化率和能量消耗。机体在消耗一定量的蛋白质、脂肪及碳水化合物时,会产生一定量的热量,同时相应地消耗一定量的氧和产生一定量的二氧化碳。因此,测定机体在单位时间内所消耗的氧和产生的二氧化碳量,即可计算出机体在该时间内的产热即能量消耗。

Weir 公式是间接测热法计算机体 24 小时静息能量消耗的常用公式:

$$REE(kcal/d) = [3.9(VO_2) + 1.1(VCO_2)] \times 1440$$

式中 VO_2 为氧耗量(L/min); VCO_2 为二氧化碳产生量(L/min),可通过非侵入性的间接测热法进行测定。通过测定 VO_2 及 VCO_2 还可计算出呼吸商(RQ): $RQ = VCO_2/VO_2$,根据呼吸商值可了解各种营养物质氧化代谢情况。

由于设备或条件的限制,临床实践中并非所有单位或部门均能实际测量患者的静息能量消耗以指导临床营养的实施,因此需要一些简便、有效的能量消耗计算公式供临床使用。Harris-Benedict 公式是计算机体基础能量消耗的经典公式:

$$BEE(kcal/d) = 66 + 13.7W + 5.0H - 6.8A \cdots\cdots 男$$
$$BEE(kcal/d) = 655 + 9.6W + 1.85H - 4.7A \cdots\cdots 女$$
(W:体重,kg;H:身高,cm;A:年龄,岁)

Harris-Benedict 公式是健康机体基础能量消耗的估算公式,临床上各种疾病状态下的患者的实际静息能量消耗值与 Harris-Benedict 公式估算值之间存在一定的差异。

(二)机体能量需要量的确定

临床营养支持时机体的能量摄入量则取决于营

养支持的目标。营养支持的目的是在疾病过程中提供能量以维持和改善机体功能，避免或尽可能减少机体自身组织的消耗，并使严重衰竭的患者恢复正常身体组成和功能。此外，为维持儿童的生长，应摄入更多的能量。对于危重患者，能量摄入量应该尽可能达到使能量负平衡和机体瘦组织群的丢失减至最小。此外，还应尽可能纠正已经存在的营养不良状态。这就意味着营养支持给予的能量应满足机体的基础能量消耗、临床情况和营养目标，能量供给不足或过度喂养都会导致代谢并发症。

采用间接测热法测定机体静息能量消耗值是判断患者能量需要量理想的方法，目前已广泛应用于临床实践中，成为指导临床营养支持十分有效的方法。临床上在实施营养支持时，首先要了解所实施对象具体能量消耗或能量需要量。其次，在知道了各种不同状态下患者的能量消耗值后，还要确定到底给多少热量才能满足机体的需要。但是，间接测热法是根据氧耗量、二氧化碳产生量来计算机体能量消耗，此过程仅评估各种燃料的消耗而非储存。当患者进食、接受肠外或肠内营养支持时，应用间接测热法来决定营养物质的利用情况就变得十分复杂，因为此时还存在营养素的净储存问题。另一方面，在许多情况下，机体能量消耗值并不等于实际能量需要量。不同患者的能量消耗与能量利用效率之间的关系也不同，有些患者的能量利用率较高，较少的能量摄入就可达到与其他患者相同的代谢率。因此，临床上各种不同状态下的患者实际能量需要量的确定是一个十分复杂的问题。目前，对于机体能量需要量的共识是：①能量平衡即能量供给量=能量消耗值是理想的状态；②间接测热法是最理想的确定患者能量需要量的方法；③对于无法实际测定静息能量消耗的非肥胖（BMI<30）患者，推荐的能量摄入量为 20 ~ 25kcal/（kg·d）；肥胖（BMI≥30）患者，推荐的能量摄入量应为正常目标量的 70% ~ 80%。

三、饥饿、创伤状况下机体代谢改变

外科患者由于疾病或手术治疗等原因，常常处于饥饿或感染、创伤等应激状况，此时机体会发生一系列代谢变化，以维持机体疾病状态下组织、器官功能以及生存所需。

（一）饥饿时机体代谢改变

外源性能量底物和必需营养物质缺乏是整个饥饿反应的基础。一切生物体都需消耗能量以维持生命，在无外源性营养物质供应的情况下，机体的生存有赖于利用自身的组织供能。因此，饥饿时代谢活动的范围和途径随之发生变化，有些正常的活动和途径

可能部分或全部停止，而另一些代谢途径被激活或占重要地位。在长期饥饿时，甚至可出现一些新的代谢途径。饥饿时机体各种代谢改变的目的是尽可能地保存机体瘦组织群（lean body mass，LBM），以维持机体生存。

饥饿时机体生存有赖于利用自身储存的脂肪、糖原及细胞内的功能蛋白，正常代谢途径可能部分或全部停止，一些途径则被激活或出现新代谢途径。饥饿早期，机体首先利用肝脏及肌肉的糖原储备消耗以供能直至糖原耗尽，然后再依赖糖异生作用。此时，机体能量消耗下降，肝脏及肌肉蛋白分解以提供糖异生前体物质，蛋白质合成下降。随后，脂肪动员增加，成为主要能源物质，以减少蛋白质消耗。血浆葡萄糖及胰岛素浓度下降，血酮体及脂肪酸浓度增高，组织对脂肪酸利用增加。饥饿第 3 天，体内酮体形成及糖异生作用达到高峰，大脑及其他组织越来越多利用酮体作为能源，减少对葡萄糖利用，较少依赖糖异生作用，从而减少了骨骼肌蛋白分解程度。随着饥饿的持续，所有生命重要器官都参与适应饥饿的代谢改变，平衡有限的葡萄糖产生和增加游离脂肪酸及酮体的氧化，其目的是尽可能地保存机体的蛋白质，使生命得以延续。

在饥饿过程中，随着机体储备能量的不断消耗，内环境的不断改变，可引起机体明显的代谢及生理变化，如内分泌系统紊乱、免疫功能降低、消化能力下降等，而这一切变化的目的是调动身体的一切潜能使机体处于一种高度的应激状态，有利于机体能够更好地抵御饥饿。

（二）创伤应激状态下机体代谢变化

外科感染、手术创伤等应激情况下，机体发生一系列代谢改变，其特征为静息能量消耗增高、高血糖及蛋白质分解增强。应激状态时碳水化合物代谢改变主要表现为：一方面是内源性葡萄糖异生作用明显增加，另一方面是组织、器官葡萄糖的氧化利用下降以及外周组织对胰岛素抵抗，从而造成高血糖。创伤后蛋白质代谢变化是蛋白质分解增加、负氮平衡，其程度和持续时间与创伤应激程度、创伤前营养状况、患者年龄及应激后营养摄入有关，并在很大程度上受体内激素反应水平的制约。脂肪是应激患者的重要能源，创伤应激时机体脂肪组织的脂肪分解增强，其分解产物作为糖异生作用的前体物质，从而减少蛋白质分解，保存机体蛋白质，对创伤应激患者有利。此外，感染、创伤等应激状况还可造成水、电解质紊乱，酸碱平衡失调，降低单核-吞噬细胞的吞噬能力，增加感染性并发症的发生率以及延迟伤口愈合等，给疾病的诊治带来不少困难。

第二节　营养状态评价及营养风险筛查

营养状态评价及营养风险筛查是临床营养治疗的重要组成部分,通过合适的营养评价方法和营养风险筛查工具,了解或评判患者的营养状况,预测是否存在或潜在的与营养因素相关的可能会导致患者出现不利临床结局的风险,从而可以根据具体情况制定是否需要给予患者恰当的营养干预,最终改善患者的临床结局。

一、营养状态评价

营养评价是通过临床检查、人体测量、生化检查、人体组成测定及多项综合营养评价等手段,判定机体营养状况,确定营养不良的类型和程度,估计营养不良所致的危险性,并监测营养支持的疗效。营养状况评价是临床营养支持基本问题,理想的营养评价方法或营养风险筛查应当能够准确判定机体营养状况,预测营养相关性并发症的发生,从而提示预后。营养评价是一个严谨的过程,包括获取饮食史、病史、目前临床状况、人体测量数据、实验室数据、物理评估、机体生理功能及活动能力,以评定机体的营养状况,为制定营养干预提供依据。

(一)临床检查

临床检查是通过病史采集和体格检查来发现是否存在营养不良。病史采集包括膳食调查、病史、精神史、用药史及生理功能史等。膳食调查可记录一段时期内每日、每餐摄入食物和饮料的量,以了解有无厌食、进食量改变情况。正确采集病史、细心观察有助于发现已存在的营养不良的各种临床表现。体重下降是最重要的临床表现,疾病会通过某些机制引起体重下降,导致营养不良。

通过细致的体格检查可以及时发现肌肉萎缩、毛发脱落、皮肤损害、水肿或腹水、必需脂肪酸及维生素等缺乏的体征并判定其程度。

(二)人体测量

人体测量是应用最广泛的营养评价方法,通过无创性检查了解机体的脂肪、肌肉储备,用于判断营养不良及程度,监测营养治疗效果,提示预后。常用的人体测量指标包括体重、身高、皮褶厚度、肌围等。

1. **体重**　体重是营养评价中最简单、直接而又可靠的方法。体重是机体脂肪组织、瘦组织群、水和矿物质的总和。通常采用实际体重占理想体重的百分比来表示。计算公式是:实际体重占理想体重百分比(%)=(实际体重/理想体重)×100%。结果判定:

80%~90%=轻度营养不良;70%~79%=中度营养不良;0~69%=重度营养不良;110%~120%=超重;>120%=肥胖。

理想体重的计算方法:男性理想体重(kg)=身高(cm)-105;女性理想体重(kg)=身高(cm)-100。

由于体重的个体差异较大,临床上往往用体重改变作为营养状况评价的指标似更合理。计算公式是:体重改变(%)=[通常体重(kg)-实测体重(kg)]/通常体重(kg)×100%。将体重改变的程度和时间结合起来分析,能更好地评价患者的营养状况,一般说来,3个月体重丢失>5%,或6个月体重丢失>10%,即存在营养不良。

2. **体质指数(body mass index,BMI)**　BMI被公认为反映蛋白质热量营养不良以及肥胖症的可靠指标,计算公式如下:BMI=体重(kg)/[身高(m)]^2。BMI正常值为19~25(19~34岁),21~27(>35岁),>27.5为肥胖。其中17.0~18.5为轻度营养不良,16~17为中度营养不良,<16为重度营养不良;27.5~30为轻度肥胖,30~40为中度肥胖,>40为重度肥胖。

3. **皮褶厚度与臂围**　通过三头肌皮褶厚度、上臂中点周径及上臂肌肉周径的测定可以推算机体脂肪及肌肉总量,并间接反映热能的变化。

4. **握力测定**　握力与机体营养状况密切相关,是反映肌肉功能十分有效的指标,而肌肉力度与机体营养状况和手术后恢复程度相关。因此,握力是机体营养状况评价中一个良好的客观测量指标,可以在整个病程过程中重复测定、随访其变化情况。正常男性握力≥35kg,女性握力≥23kg。

(三)生化及实验室检查

生化及实验室检查可以测定蛋白质、脂肪、维生素及微量元素的营养状况和免疫功能。内容包括:营养成分的血液浓度测定;营养代谢产物的血液及尿液浓度测定;与营养素吸收和代谢有关的各种酶的活性测定;头发、指甲中营养素含量的测定等。

1. **血浆蛋白**　血浆蛋白水平可以反映机体蛋白质营养状况、疾病的严重程度和预测手术的风险程度,因而是临床上常用的营养评价指标之一。常用的血浆蛋白指标有白蛋白、前白蛋白、转铁蛋白和视黄醇结合蛋白等。白蛋白的半衰期为18天,营养支持对其浓度的影响需较长时间才能表现出来。血清前白蛋白、转铁蛋白和视黄醇结合蛋白半衰期短、血清含量少且全身代谢池小,是反映营养状况更好、更敏感、更有效的指标。

2. **氮平衡与净氮利用率**　氮平衡是评价机体蛋白质营养状况可靠和常用的指标。氮平衡=摄入氮-排出氮。若氮的摄入量大于排出量,为正氮平衡;若氮的摄入量小于排出量,为负氮平衡;若氮的摄入量与排出量相等,则维持氮的平衡状态。机体处于正氮平衡时,合成代谢大于分解代谢,意味着蛋白净合成。而负氮平衡时,分解代谢大于合成代谢。

3. 免疫功能　总淋巴细胞计数是评价细胞免疫功能的简易方法,测定简便、快速,适用于各年龄段,其正常值为$(2.5 \sim 3.0) \times 10^9/L$。$(1.8 \sim 1.5) \times 10^9/L$为轻度营养不良,$(1.5 \sim 0.9) \times 10^9/L$为中度营养不良,$<0.9 \times 10^9/L$为重度营养不良。

(四) 人体组成测定

人体组成测定是近年来常用的营养评价方法,人体组成的测定方法有很多,临床上常用的有生物电阻抗分析法,双能X线吸收法,放射性核素稀释法和中子活化法。

(五) 综合性营养评价指标

目前尚没有一项指标能够准确、全面评价营养状况,综合性营养评价指标是结合多项营养评价指标来评价患者的营养状况,以提高敏感性和特异性。常用的综合营养评价指标有以下几种:

1. 主观全面评定(subjective global assessment, SGA)　由病史和临床检查为基础,省略实验室检查。其内容主要包括病史和体检7个项目的评分。A级为营养良好,B级为轻到中度营养不良,C级为重度营养不良。

2. 微型营养评定(mini nutritional assessment, MNA)　这是一种评价老年人营养状况的简单快速的方法。其内容包括人体测量、整体评定、膳食问卷以及主观评定等18项内容上述评分相加即为MNA总分。分级标准如下:①若MNA≥24,表示营养状况良好;②若17≤MNA<24,表示存在发生营养不良的危险;③若MNA<17,表示有确定的营养不良。

3. 营养不良通用筛查工具(malnutritionuniversal screening tools, MUST)　该方法主要包括三方面内容:①机体体质指数测定(0~2分);②体重变化情况(0~2分);③急性疾病影响情况(如果已经存在或将会无法进食>5天者,加2分);总分为0~6分。总评分=上述三个部分评分之和,0分=低风险;1分=中等风险;2分=高风险。

尽管目前临床上有多种营养评价方法,但各种营养评价方法均有其一定局限性,采用不同评价方法其营养不良的检出率和营养不良程度往往存在差异,因此,我们提倡临床上实施营养评价时应采用综合性营养评价指标,以提高敏感性和特异性。

二、营养风险及营养风险筛查工具

营养风险是指现存或者潜在的与营养因素相关的导致患者出现不利临床结局的风险。所谓的临床结局包括生存率、病死率、感染性并发症发生率、住院时间、住院费用、成本-效果比及生活质量等。值得注意的是,所谓的营养风险并不是指发生营养不良的风险。由此可见,营养风险是一个与临床结局相关联的概念,其重要特征是营养风险与临床结局密切相关。

2002年,欧洲肠内肠外营养学会以Kondrup为首的专家组在128个随机对照研究的基础上,提出营养风险的概念,即现存或潜在营养和代谢状况所导致的疾病或手术后出现相关的临床结局的机会,并倡导采用营养风险筛查2002(nutritional risk screening, NRS-2002)作为住院患者营养风险筛查首选工具。

NRS-2002主要包括三方面:①营养状况受损评分(0~3分);②疾病的严重程度评分(0~3分);③年龄评分(年龄≥70岁者,加1分);总分为0~7分。NRS-2002评分系统基于128个随机临床研究,来评估患者是否存在营养风险,是否需要营养支持。同时将评分≥3,作为评定存在营养风险的指标,<3分表示不存在营养风险。

第三节　营养不良和营养过剩

营养不良是指能量、蛋白质和(或)其他营养素缺乏或过剩(或失衡)的营养状况,可对人体的形态(体型、体格大小和人体组成)、机体功能和临床结局产生可以观察到的不良反应。因此,营养不良是个广义的定义,不仅包括蛋白质-能量的营养不良(营养不足或营养过剩),也包括其他营养素(如维生素或微量元素)的失衡。

一、营养不足或营养缺乏症

营养不足是住院患者最常见的营养不良形式,也是传统定义中的营养不良,是指由于能量、蛋白质等营养物质摄入不足或吸收障碍,导致特异性的营养物质缺乏或失衡;或者是由于疾病、创伤、感染等应激反应,导致营养物质消耗增加,从而产生营养不足或营养素缺乏。营养不良对机体器官、组织生理功能和结构的影响相当大,容易发生疾病或对临床结局造成不良影响。

营养不足的病因可分为原发性营养不良和继发性营养不良。前者主要是由于营养物质缺乏或摄入不足引起;后者主要是营养物质吸收、利用障碍,营养物质消耗或需求增加等所致。食物摄入不足是最常见的营养不良原因,临床上,许多疾病造成无法正常进食或进食不足,也可造成营养物质的摄入不足。胃肠道、胰腺及胆道等疾病可引起消化液、消化酶的分泌不足或缺乏,会严重影响食物中的营养素的消化和吸收。如小肠大部分切除的短肠综合征患者,可存在多种营养素吸收障碍。肝脏疾病如肝硬化时维生素A、维生素 B_6、维生素 B_{12}、叶酸的储存和利用明显减少,可出现多种维生素缺乏,影响机体凝血功能。创伤、手术及大面积烧伤时,机体代谢率显著增加,组织分解代谢加剧,大量氮从尿中或创面丢失。消化道瘘、肾脏疾病、消化道出血等,蛋白质丢失大,容易发生营养素缺乏症。恶性肿瘤、糖尿病、结核病等消耗性疾病可导致机体自身组织消耗,产生营养不良。放、化疗均可造成机体营养物质消耗或蛋白质合成障碍。

(一) 营养不良的类型及临床表现

临床上传统的营养不足性营养不良可分为以下三种类型:

1. 干瘦型和单纯饥饿型营养不良(marasmus)　主要是热量摄入不足所致,常见于长期饥饿或慢性疾病的患者,临床主要特征是消瘦,严重的脂肪和肌肉消耗,体重明显低于正常。营养评定可见皮褶厚度和上臂围减少,躯体和内脏肌肉量减少,血浆白蛋白显著降低。

2. 低蛋白血症型或急性内脏蛋白消耗型(Kwashiorkor)　常见于长期蛋白质摄入不足或应激状态下,临床主要特征是全身水肿,血浆白蛋白、淋巴计数明显下降,患者脂肪储备和肌肉块可在正常范围,毛发易拔脱,水肿及伤口延迟愈合。

3. 混合型或蛋白质-热量缺乏性营养不良(protein energy malnutrition, PEM)　临床上最常见的营养不良,是由于蛋白质和热量的摄入均不足所致。常见于晚期肿瘤和消化道瘘等患者。这类患者原本能量储备就少,在应激状态下,机体蛋白急剧消耗,极易发生感染和伤口不愈等并发症,死亡率高。

(二) 营养不良对生理功能的影响

营养不良可影响机体各个器官和系统的结构与功能,对患者的临床结局造成不良影响,尤其是伴有代谢应激的患者,这些患者如果没有恰当的营养治疗,机体就会用自身的蛋白质储备来满足能量需求,这样就会延缓伤口愈合,损伤免疫功能,增加并发症发病率、死亡率、住院时间和治疗费用。

营养不良导致机体瘦组织群消耗增加,尤其是骨骼肌的丢失,肌肉力量及持久力下降,肌肉组织学改变,膈肌、肋间肌等呼吸肌的重量下降,从而影响机体的呼吸功能,最大通气量及 FEV_1 值均明显降低,营养不良的危重患者摆脱机械通气的时间延长。营养不良时机体的体脂含量明显下降,从而影响机体代谢及生理功能。营养不良时肠道黏膜细胞能量匮乏,肠黏

膜萎缩,黏膜的厚度、肠黏膜绒毛及微绒毛高度降低,肠道消化、吸收功能及肠道免疫功能降低,肠道屏障功能下降,肠道细菌易位增加,肠源性感染的机会增加。长期或严重营养不良会损伤心肌细胞,导致心输出量下降、心率减慢和低血压。严重衰竭患者可以引发外周循环衰竭,对活动反应缺乏。

营养不良会明显影响机体免疫防御系统功能,特别是损害机体细胞免疫功能,对感染的易感性增加,对创伤和疾病的防御能力下降,感染性并发症增加,创伤愈合延迟,生活质量下降。

二、营养过剩和肥胖

营养过剩是指营养素摄入量超过需要量而在体内蓄积,导致肥胖或其他不良后果。肥胖是机体能量摄入超过能量消耗导致体内脂肪积聚过多及分布异常所致的一种常见的代谢性疾病。肥胖人群的特征是体内脂肪细胞体积和数量的增加,导致体重增加和机体总的体脂含量以及占体重的百分比异常增高,并在某些局部过多沉积脂肪。

(一) 肥胖的诊断

对于肥胖人群,传统的营养评价方法价值有限,临床上需要采用其他合适的营养评价方法来判断肥胖的程度和类型。目前公认的适合肥胖患者营养评价的方法主要有标准体重法、机体体质指数和腰围测定。

1. 机体体质指数　BMI 被公认为反映蛋白质热量营养不良以及肥胖症的可靠指标,可以对不同性别、年龄人群进行比较。WHO、NIH 及 ASPEN 等制定的肥胖诊断标准为:BMI = 25.0 ~ 29.9 属超重;BMI ≥ 30.0 为肥胖。同时进一步将肥胖分为:BMI = 30.0 ~ 34.9 为轻度肥胖;BMI = 35.0 ~ 39.9 为中度肥胖;BMI ≥ 40.0 为重度肥胖。我国的诊断标准则为:BMI = 18.5 ~ 23.9 属正常体重;BMI = 24.0 ~ 27.9 属超重;BMI ≥ 28.0 为肥胖。但是,单独采用 BMI 评判肥胖及其程度不能反映年龄、性别、种族、疾病等差异造成的体脂含量及分布的不同。

2. 标准体重法　体重是临床上最常用的体格检查指标,也是营养评价中最简单、直接而又可靠的方法。由于体重的个体差异较大,因而临床上通常采用实际体重占标准体重的百分比来表示。按照标准体重:实际体重超过标准体重的 20% 属超重;实际体重超过标准体重的 20% ~ 30% 属轻度肥胖;实际体重超过标准体重的 30% ~ 50% 属中度肥胖;实际体重超过标准体重的 50% 属重度肥胖。但是,体重是机体脂肪组织、瘦组织群、水和矿物质的总和,体重的改变很难确定是脂肪组织增高所致。

3. 按照腰围计算　腰围是衡量脂肪在腹部蓄积程度最简单和实用的指标，腰围对肥胖评判的价值在某种程度上要超过 BMI，这是因为脂肪在身体内的分布，尤其是腹部脂肪堆积的程度与肥胖相关性疾病有着高度的相关性，腰围的大小是独立危险因子，腹部脂肪堆积可导致心血管疾病的风险增高。WHO 制定的诊断标准：男性>94cm；女性>80cm 为肥胖。NIH 及 ASPEN 的标准则为：男性>102cm；女性>88cm 为肥胖。我国的诊断标准则为：男性>85cm；女性>80cm 为肥胖。我国人群的肥胖主要表现为腹型肥胖（也称向心性肥胖），而西方人则是整个身体的肥胖。

（二）营养过剩及肥胖对机体的影响

营养过剩会导致机体代谢、内分泌及各器官功能改变，引发脂代谢和糖代谢紊乱，出现高甘油三酯血症、高胆固醇血症和低高密度脂蛋白胆固醇血症，糖耐量的异常甚至出现临床糖尿病。肥胖症患者并发冠心病、高血压的概率明显高于非肥胖者。肥胖患者肺活量降低且肺的顺应性下降，可导致多种肺功能异常，常有阻塞性睡眠呼吸困难，重度肥胖者可引起睡眠窒息。

（三）肥胖的治疗

肥胖症目前已成为全球流行疾病，其发病率日益增加，严重威胁着人类的健康及生活质量。因此，如何控制肥胖症的发生率以及肥胖症的防治已成为许多国家医疗机构重点关注的课题。目前，国际相关组织和学会推荐的常用的肥胖治疗方法主要有医学营养治疗、运动治疗、行为治疗、药物治疗以及手术治疗。一般说来，前面三种治疗手段的目的是为了达到能量负平衡，是肥胖症任何治疗方法的基础，其中医学营养治疗是最基本的方法，对轻、中度肥胖患者，合理的医学营养治疗可取得一定的疗效，而对于重度肥胖患者，则常需要采用药物及手术治疗。

第四节　肠外营养

肠外营养（parenteral nutrition，PN）是指通过胃肠道以外途径（即静脉途径）提供营养支持的方式。肠外营养是肠功能衰竭患者必不可少的治疗措施，挽救了大量危重患者的生命，疗效确切。凡是需要营养支持，但又不能或不宜接受肠内营养支持的患者均为肠外营养支持的适应证。此外，临床上许多患者虽然能够接受肠内营养，但由于疾病等原因，通过肠内营养无法满足机体对能量及蛋白质的目标需要量，需要补充或联合应用肠外营养。肠外营养有以下优点：①可调节补液配方，纠正体液丢失、电解质紊乱；②避免了可能出现的胃肠内营养的并发症；③是胃肠道功能缺失患者可靠的提供营养的途径；④起效快，能在较短时间纠正营养不良状况，且能较好达到机体所需的热量、蛋白量及比例。⑤相对方便，患者容易接受。

一、肠外营养制剂

肠外营养时供给的营养素应该尽可能完整，即应该尽可能给予足量的所有必需的营养物质。肠外营养由碳水化合物、脂肪乳剂、氨基酸、水、维生素、电解质及微量元素等基本营养素组成，以提供患者每日所需的能量及各种营养物质，维持机体正常代谢。

（一）碳水化合物制剂

葡萄糖是临床上肠外营养中最主要的碳水化合物，其来源丰富，价廉，无配伍禁忌，符合人体生理要求，能被所有器官利用，省氮效应肯定，是临床上应用最多的能源物质。机体大部分细胞都能利用葡萄糖，某些器官、组织（如大脑、神经组织、肾髓质、红细胞、快速增殖的细胞等）只能以其作为能源物质。肠外营养时葡萄糖的供给量一般为 $3 \sim 3.5 g/(kg \cdot d)$，供能约占总热量的 50%。严重应激状态下的患者，葡萄糖供给量降至 $2 \sim 3 g/(kg \cdot d)$，以避免摄入过量所致的代谢副作用。

（二）氨基酸制剂

氨基酸是肠外营养的氮源物质，是机体合成蛋白质所需的底物。由于各种蛋白质由特定的氨基酸组成，因此输入的氨基酸液中各种氨基酸的配比应该合理，才能提高氨基酸的利用率，有利于蛋白质的合成。肠外营养理想的氨基酸制剂是含氨基酸种类较齐全的平衡型氨基酸溶液，包括所有必需氨基酸。肠外营养时推荐的氨基酸摄入量为 $1.2 \sim 1.5 g/(kg \cdot d)$，严重分解代谢状态下需要量可增至 $2.0 \sim 2.5 g/(kg \cdot d)$。在输注氨基酸时应同时提供足量非蛋白热量，以保证氨基酸能被机体有效地利用。

（三）脂肪乳剂制剂

脂肪乳剂是肠外营养中较理想的能源物质，可提供能量、生物合成碳原子及必需脂肪酸。脂肪乳剂具有能量密度高、等渗、不从尿排泄、富含必需脂肪酸、对静脉壁无刺激、可经外周静脉输入等优点。一般情况下肠外营养中脂肪乳剂应占 30% ~ 40% 总热量，剂量为 $0.7 \sim 1.3 g$ 甘油三酯$/(kg \cdot d)$。严重应激状态下，脂肪乳剂摄入量可占 50% 非蛋白热量，其摄入量可增至 1.5g 甘油三酯$/(kg \cdot d)$。脂肪乳剂的输注速度为 $1.2 \sim 1.7 mg/(kg \cdot min)$。存在高脂血症（血甘油三酯>4.6mmol/L）患者，脂肪乳剂摄入量应减少或停用。

目前，临床上常用的脂肪乳剂有长链脂肪乳剂、中/长链脂肪乳剂、含橄榄油的脂肪乳剂以及含鱼油的脂肪乳剂，不同脂肪乳剂各有其特点。

（四）电解质制剂

电解质对维持机体水、电解质和酸碱平衡，保持人体内环境稳定，维护各种酶的活性和神经、肌肉的激应性均有重要作用。

（五）维生素及微量元素制剂

维生素及微量元素是维持人体正常代谢和生理功能所不可缺少的营养素。肠外营养时需要添加水溶性和脂溶性维生素以及微量元素制剂，以避免出现维生素及微量元素缺乏症。

二、肠外营养液的配制

为使输入的营养物质在体内获得更好的代谢、利用，减少污染等并发症的机会，肠外营养时应将各种营养制剂混合配制后输注，称为全合一（All-in-One，AIO）营养液系统。肠外营养液配制所需的环境、无菌操作技术、配制流程、配制顺序均有严格的要求。目前，我国许多医院均建立了静脉药物配制中心，充分保证了肠外营养液配制的安全性。为确保混合营养液的安全性和有效性，目前主张不在肠外营养液中添加其他药物。

近年来随着新技术、新材质塑料不断问世，出现了标准化、工业化生产的肠外营养袋。这种营养袋中有分隔腔，分装氨基酸、葡萄糖和脂肪乳剂，隔膜将各成分分开以防相互发生反应。临用前用手加压即可撕开隔膜，使各成分立即混合。标准化多腔肠外营养液节省了配制所需的设备，简化了步骤，常温下可保存较长时间，有很好的临床应用前景。

三、肠外营养途径选择

肠外营养的输注途径主要有中心静脉和周围静脉途径。中心静脉途径适用于需要长期肠外营养，需要高渗透压营养液的患者。临床上常用的中心静脉途径有：①颈内静脉途径；②锁骨下静脉途径；③经头静脉或贵要静脉插入中心静脉导管（PICC）途径。周围静脉途径是指浅表静脉，大多数是上肢末梢静脉。周围静脉途径具有应用方便、安全性高、并发症少而轻等优点，适用于预期只需短期（<2周）肠外营养支持的患者。

四、肠外营养液的输注

肠外营养的输注有持续输注法和循环输注法两种。持续输注是指一天营养液在24小时内持续均匀输入体内。由于各种营养素同时按比例输入，对机体氮源、能量及其他营养物质的供给处于持续状态，胰岛素分泌较稳定，血糖值也较平稳，对机体的代谢及内环境的影响较少。一般在肠外营养早期尤其是在探索最佳营养素量阶段都采用持续输入法，患者易适应。

循环输注法是持续输注营养液稳定的基础上缩短输注时间，使患者有一段不输液时间，此法适合于病情稳定、需长期肠外营养、而且肠外营养素量无变化的患者。实施循环输注应当有一个过渡期，逐渐进行，要监测机体对葡萄糖和液体量的耐受情况，避免血糖变化。

五、肠外营养的并发症及防治

肠外营养的并发症主要有静脉导管相关并发症，代谢性并发症、脏器功能损害及代谢性骨病等。

（一）静脉导管相关并发症

分为非感染性并发症及感染性并发症两大类，前者大多数发生在中心静脉导管放置过程中发生气胸、空气栓塞、血管、神经损伤等。也有少数是长期应用、导管护理不当或拔管操作所致，如导管脱出、导管折断、导管堵塞等。感染性并发症主要指中心静脉导管相关感染。周围静脉则可发生血栓性静脉炎。

（二）代谢性并发症

肠外营养时提供的营养物质直接进入循环中，营养底物过量容易引起或加重机体代谢紊乱和器官功能异常，产生代谢性并发症，如高血糖、低血糖、氨基酸代谢紊乱、高血脂、电解质及酸碱代谢失衡、必需脂肪酸缺乏、再喂养综合征、维生素及微量元素缺乏症等。

（三）脏器功能损害

长期肠外营养可引起肝脏损害，主要病理改变为肝脏脂肪浸润和胆汁淤积，其原因与长期禁食时肠内缺乏食物刺激、肠道激素的分泌受抑制、过高的能量供给或不恰当的营养物质摄入等有关。此外，长期禁食可导致肠黏膜上皮绒毛萎缩，肠黏膜上皮通透性增加，肠道免疫功能障碍，导致肠道细菌易位而引发肠源性感染。

（四）代谢性骨病

部分长期肠外营养患者出现骨钙丢失、骨质疏松、血碱性磷酸酶增高、高钙血症、尿钙排出增加、四肢关节疼痛，甚至出现骨折等表现，称之为代谢性骨病。

第五节　肠　内　营　养

肠内营养（enteral nutrition，EN）是指通过胃肠道途径提供营养的方式，它具有符合生理状态，能维持肠道结构和功能的完整，费用低，使用和监护简便，并发症较少等优点，因而是临床营养支持首选的方法。临床上，肠内营养的可行性取决于患者的胃肠道是否具有吸收所提供的各种营养素的能力，以及胃肠道是否能耐受肠内营养制剂。只要具备上述两个条件，在患者因原发疾病或因治疗的需要而不能或不愿经口摄食，或摄食量不足以满足机体合成代谢需要时，均可采用肠内营养。近年来，随着对胃肠道功能认识的加深，肠黏膜屏障功能损害所致的危害越来越引起广大临床医生的关注，肠内营养的作用也日益受到重视。

一、肠内营养制剂

肠内营养制剂根据其组成可分为非要素型、要素型、组件型及疾病专用型肠内营养制剂四类。

1. 非要素型制剂　也称整蛋白型制剂，该类制剂以整蛋白或蛋白质游离物为氮源，渗透压接近等渗，口感较好，口服或管饲均可，使用方便，耐受性强。适于胃肠道功能较好的患者，是应用最广泛的肠内营养制剂。

2. 要素型制剂　该制剂是氨基酸或多肽类、葡萄糖、脂肪、矿物质和维生素的混合物。具有成分明确、营养全面、无须消化即可直接或接近直接吸收、含残渣少、不含乳糖等特点，但其口感较差，适合于胃肠道消化、吸收功能部分受损的患者，如短肠综合征、胰腺炎等患者。

3. 组件型制剂　该制剂是仅以某种或某类营养素为主的肠内营养制剂，是对完全型肠内营养制剂进行补充或强化，以适合患者的特殊需要。主要有蛋白质组件、脂肪组件、糖类组件、维生素组件和矿物质组件等。

4. 疾病专用型制剂　此类制剂是根据不同疾病特征设计的针对特殊患者的专用制剂，主要有糖尿病、肝病、肿瘤、婴幼儿、肺病、肾病、创伤等专用制剂。

肠内营养制剂有粉剂及溶液两种，临床上应根据制剂的特点、患者的病情进行选择，以达到最佳的营养效果。

二、肠内营养途径选择

肠内营养的输入途径有口服、鼻胃/十二指肠置管、鼻空肠置管、胃造口、空肠造口等，具体投给途径的选择取决于疾病情况、喂养时间长短、患者精神状态及胃肠道功能。

1. 鼻胃/十二指肠、鼻空肠管置管　通过鼻胃或鼻肠置管进行肠内营养简单易行，是临床上使用最多的方法。鼻胃管喂养的优点在于胃容量大，对营养液的渗透压不敏感，适合于各种完全性营养配方，缺点是有反流与吸入气管的风险。鼻胃或鼻肠置管喂养适合于需短时间（<2 周）营养支持的患者，长期置管可出现咽部红肿、不适，呼吸系统并发症增加。

2. 胃及空肠造口　胃或空肠造口常用于需要较

长时间进行肠内喂养患者，具体可采用手术造口或经皮内镜辅助胃/空肠造口，后者具有不需剖腹与麻醉、操作简便、创伤小等优点。

三、肠内营养的输注

肠内营养的输注方式有一次性投给，间隙性重力滴注和连续性经泵输注三种。

1. 一次性投给　将配好的营养液或商品型肠内营养液藉注射器缓慢注入喂养管内，每次 200ml 左右，每日 6 ~ 8 次。该方法常用于需长期家庭肠内营养的胃造瘘患者，因为胃容量大，对容量及渗透压的耐受性较好。

2. 间隙性重力输注　将配制好的营养液经输液管与肠道喂养管连接，借重力将营养液缓慢滴入胃肠道内，每次 250 ~ 400ml 左右，每日 4 ~ 6 次。此法优点是患者有较多自由活动时间，类似正常饮食。

3. 连续经泵输注　应用输液泵 12 ~ 24 小时均匀持续输注，是临床上推荐的肠内营养输注方式，胃肠道不良反应较少，营养效果好。

肠内营养液输注时应循序渐进，开始时采用低浓度、低剂量、低速度，随后再逐渐增加营养液浓度、滴注速度以及投给剂量。一般第 1 天用 1/4 总需要量，营养液浓度可稀释 1 倍。如患者能耐受，第 2 天可增加至 1/2 总需要量，第 3、4 天增加至全量，使胃肠道有逐步适应、耐受肠内营养液过程。开始输注时速度一般为 25 ~ 50ml/h，以后每 12 ~ 24 小时增加 25ml/h，最大速率为 125 ~ 150ml/h。输入体内的营养液的温度应保持在 37 ℃ 左右，过凉易引起胃肠道并发症。

四、肠内营养并发症及防治

常见的肠内营养并发症主要有机械方面、胃肠道方面、代谢方面及感染方面的并发症。

1. 机械性并发症　主要有鼻、咽及食管损伤，喂养管堵塞，喂养管拔出困难，造口并发症等。

2. 胃肠道并发症　恶心、呕吐、腹泻、腹胀、肠痉挛等症状是临床上常见的消化道并发症，这些症状大多数能够通过合理的操作来预防和及时纠正、处理。

3. 代谢性并发症　代谢方面的并发症主要有水、电解质及酸碱代谢异常，糖代谢异常，微量元素、维生素及脂肪酸的缺乏，各脏器功能异常。

4. 感染性并发症　肠内营养感染性并发症主要与营养液的误吸和营养液污染有关。吸入性肺炎是肠内营养最严重的并发症，常见于幼儿、老年患者及意识障碍患者。防止胃内容物潴留及反流是预防吸入性肺炎的重要措施，一旦发现误吸应积极治疗。

（吴国豪）

第 五 章

感 染

第一节 外科感染的一般概念

医学科学的发展包括抗菌术和无菌术的发明、外科技术的改进及预防性抗生素的应用。随着对外科感染认识的不断深入及其治疗观念的不断更新,外科技术和抗菌药物不断取得重大进展。当今外科感染和手术后感染并发症仍然严重威胁外科患者的生命,感染所致的死亡率及后遗症发生率并未下降,伴随而来的细菌耐药发生率亦随之增高,感染的治疗越来越复杂,也越来越棘手,有时甚至束手无策,因此针对外科感染的治疗仍是一项长期艰巨的工作。

【外科感染的定义】

外科感染的一般定义是指需要用手术方法(包括切开引流、异物去除、肠道渗漏修补等)治疗感染性疾病或在创伤、烧伤、器械检查、插管、手术后发生的感染并发症,如今外科感染包括的范围较以前更为扩大,凡是外科患者在住院期间以及在诊疗过程中所发生的感染,特别是在重症监护室(ICU)中所可能发生的感染均属于外科感染研究的范畴。

外科感染往往具有以下特点:①病变多呈局灶性,容易集中在局部;②多为几种细菌的混合感染,即使在开始时是由单一细菌引起,随着病情的发展常转为混合感染,常为几种厌氧菌与需氧菌的混合感染;③局部症状较明显且突出;④以内源性感染为主,致病菌大部分来自自身皮肤、鼻咽腔、肠道、泌尿生殖道的正常菌群。一般而言,外科感染如不解除其机械性或解剖性问题,单纯应用抗菌药物往往难以根治。此外,随着病因学、微生物学的发展,有些习惯上沿用的名称已显得不够恰当:譬如从前常将外科感染分为特异性和非特异性感染两大类,非特异性感染是指常见的葡萄球菌、链球菌、大肠埃希菌等致病菌引起的疖、痈、丹毒、急性乳腺炎等化脓性感染,而结核病、破伤风和气性坏疽等感染则常被称为特异性感染。实际

上,现已明确结核病也是由结核分枝杆菌引起的急性或慢性感染,而破伤风和气性坏疽亦是由厌氧菌引起的外科感染。因此,比较合理的分类方法是分成需氧菌性外科感染和厌氧菌性外科感染两大类;又譬如气性坏疽这一名称也不够确切,应改称梭状芽孢杆菌性肌坏死更为合理,因为产气的软组织感染很多,包括梭状芽孢杆菌性蜂窝织炎以及其他厌氧菌引起的软组织感染,坏死性筋膜炎等也有组织坏死和皮下气体形成。

【外科感染的分类】

(一) 根据致病菌的来源分类

外科感染通常可分为外源性感染和内源性感染两大类。

外源性感染的致病菌系来自周围环境,而内源性感染的致病菌在多数情况下是患者自身的正常菌群,少数来自周围患者或医护人员的正常菌群或带菌者。外源性感染,例如疖、痈、丹毒、蜂窝织炎、急性乳腺炎的致病菌通常是葡萄球菌或链球菌,在致病菌群种类及其侵入的门户方式,随着时间的推移也不断有所变化。50 多年前,溶血性链球菌是引起外科病室中各种感染并发症的主要致病菌,但自从磺胺药和青霉素发明以来,金黄色葡萄球菌逐渐成为外科感染的主要致病菌。在近数十年来,革兰阴性菌感染的发病率明显上升,目前假单胞菌、克雷伯杆菌和沙雷杆菌已上升为外科感染的重要致病菌。

新的损伤性外科技术和机械设备也为这些致病菌提供了侵入的门户。此外,免疫抑制剂、化疗药物、激素的广泛应用常使外科患者的免疫功能发生抑制或缺陷,从而为各种外源性和内源性细菌感染提供合适的条件,甚至有些非致病性细菌也可在这些免疫功能抑制或缺陷的患者中引起严重的感染,在开展新诊疗技术的过程中应注意这一问题并加以防范。

不论是外源性或内源性感染,都涉及感染源、传播途径和易感部位三个环节。关于感染源,皮肤、口

1

腔、肠道和泌尿道是四个重要的贮菌库;传播途径即生态环境的改变是发生外科感染的基础;外科手术、慢性病变以及各种治疗和诊断操作都可把贮菌库内的微生物带到易感部位。在正常情况下,正常菌群是不易转移定植于病灶部位的,因为它不能适应新部位的生物物理、生物化学环境,而且由于原籍菌的生物拮抗作用使其更无立足之地,但在适当的环境及各种因素影响下,病菌仍有可能在易感部位滋生,这些因素包括抗生素过度使用、核素、激素和外科手术等,最显著的例子是在创伤和休克后发生的肠道菌丛移位,肠道内的细菌可移位至肠系膜淋巴结及肝脏,甚至全身血液中。

(二) 根据感染源的不同部位分类

外科感染可分为以下四类:

1. **口腔和上呼吸道菌群** 引起的感染如脑脓肿、硬膜外脓肿、耳鼻咽喉感染、胸部感染,包括肺脓肿、脓胸。这些感染大多由厌氧菌引起,因为这些栖息地厌氧菌与需氧菌的比例为 10:1。

2. **肠道正常菌群** 引起的感染如腹腔内感染、腹膜炎、肠间脓肿、膈下脓肿、肝脓肿、胆道感染以及腹部手术后感染,约 50% ~ 100% 由厌氧菌引起,因为肠道内厌氧菌与需氧菌的比例为 1000:1 ~ 10 000:1。

3. **泌尿生殖道正常菌群** 引起的感染如尿路感染,包括膀胱炎、肾盂肾炎、肾脓肿、肾周围炎;妇科感染包括盆腔炎、盆腔脓肿、子宫内膜炎、输卵管炎、妇科手术后感染,60% ~ 90% 与厌氧菌有关。

4. **皮肤正常菌群** 引起的感染如皮肤和软组织感染。皮肤的正常菌群主要是葡萄球菌、丙酸杆菌、消化球菌、真杆菌、棒状杆菌和双叉杆菌等,特别是表皮葡萄球菌与厌氧棒状杆菌,两者大约各占一半,它们的生态平衡具有防止皮肤感染的作用。当皮肤正常菌群发生生态失调(dysbiosis)时,口腔、肠道和泌尿道的正常菌群可随时在皮肤或软组织定植而引起感染。上半身的外科感染多半来自口腔细菌,下半身的外科感染则多半来自肠道细菌。

传统的医学教学强调感染的一元论,即一菌致一病,一药治一菌。这种单纯的一元论仅适用于一般内科感染的初期,例如球菌性肺炎、链球菌性咽炎。相反,现今外科感染的致病菌常为多菌性,涉及需氧菌和厌氧菌,通常为内源性机会菌。患者的免疫功能缺损包括表皮缺损,常是造成感染的主要原因。从前外科感染主要是由外源性细菌(葡萄球菌、溶血性链球菌、结核菌、沙门杆菌)引起,近几十年来人与致病菌之间的生态学发生了改变,需要对机体的正常菌丛有所了解,才能基本了解很多临床上常见的外科感染及菌群的变迁。当宿主与细菌的生态平衡被某些因素

(器械操作、人工脏器移植)打破时,这些平时无害的细菌就会产生致病作用而引起感染;局部环境的改变,也可使本来在原位无害的细菌产生致病性,也可使细菌从原位转移至异位繁殖而引起感染;抗菌药物的应用也可打破这种生态平衡,将有些常住的微生物消灭,却为另一些常住微生物打开感染的门户(机会菌感染)。

(三) 根据病程长短分类

按发病时间的长短分为急性、亚急性和慢性感染。病程不足 3 周者称为急性感染,超过 2 个月者称为慢性感染,而介于上述两者之间则称为亚急性感染。

(四) 按发病机制分类

按其主要发病机制可分为原发感染、二重感染、机会性感染以及医院内获得性感染等。

【常见的三种感染】

1. **腹部手术后切口感染** 仍是外科医师感到非常棘手的难题,手术后切口感染不仅延长了住院日期,增加患者的痛苦,也使患者和社会的经济负担明显增加,有些还可造成不良后遗症。

手术后切口感染除与手术时细菌污染有关外,还与其他的因素如细菌的数量和毒性、机体的免疫防御功能、切口局部的血供、存在坏死组织有关,这些因素均与切口感染有关。为了预防切口感染,除了严格的无菌操作、提高手术技能外,还必须在围术期采取一定的措施。

抗生素可以预防感染的发生,但它不是万能的,预防性应用抗生素必须严格掌握其指征,杜绝滥用,否则不仅造成浪费,更重要的易增加耐药株的产生。必须从严格掌握无菌操作入手,并注意手术前和手术中影响切口愈合的易感因素,积极预防防治(表 5-1,表 5-2)。

2. **免疫功能缺陷患者中的外科感染** 免疫功能缺陷可能是先天性,但绝大多数是获得性,是由于创伤、异物、营养不良、肿瘤、病原体感染、使用免疫抑制性药物所致。中性粒细胞、T 淋巴细胞或 B 淋巴细胞缺乏使患者容易受到各种致病菌的侵犯而发生感染。中性粒细胞缺乏的患者特别容易发生革兰阴性肠道菌和葡萄球菌感染;B 淋巴细胞缺乏和低球蛋白血症患者容易发生肺炎球菌或嗜血杆菌等包膜菌感染;而T 淋巴细胞缺乏的患者则很易发生细胞内细菌(分枝杆菌、李斯特菌、军团杆菌)、真菌(念珠菌、隐球菌和曲霉菌)、原虫(卡氏肺囊虫)和病毒(巨细胞病菌、单纯疱疹病毒)感染。

很多机会菌通常并不致病,但在免疫功能缺陷患者中却易引起感染。免疫功能缺陷患者常同时遭受多种机会菌的侵袭,普通细菌在免疫功能缺陷患者中

引起的感染常会产生非同寻常的临床表现。因此,在治疗前应设法确定患者的免疫状态,是否为免疫功能异常或缺陷者,需采取相应的预防治疗措施。

表5-1 手术前影响切口感染的因素

增加感染的因素	降低感染的因素
手术前长期住院	抗菌肥皂淋浴
皮肤或鼻咽部有致病菌	全身抗生素预防疗法
远隔部位有炎症	结肠手术前肠道准备
休克、低血容量和灌流不足	皮肤备皮剪毛、不剃毛
营养不良	组织灌洗充分
长期酗酒	严格无菌原则
老年人	白细胞<$1×10^9$/L时,
输注中性粒细胞	
皮肤类固醇疗法	
皮肤无反应性	
细胞毒药物	
放射疗法	
肥胖症	
晚期癌肿	
局部血液供应不足	
糖尿病、肝硬化	
再次手术	
邻近造瘘口	

表5-2 术中影响切口感染的因素

增加感染的因素	降低感染的因素
异物	单丝缝线
坏死组织	延迟缝合
缺血组织	围术期合理应用抗生素
局部或全身血管收缩	局部组织PO_2高
手术室工作人员有炎症	伤口包扎过紧
血肿	封闭式负压引流

(1)免疫功能缺陷患者常分为下列几类:

1)先天性细胞免疫或体液免疫缺陷,或两者都有缺陷,这类患者大多是儿童。

2)恶性肿瘤患者,或正在接受抗肿瘤药物治疗者。

3)接受免疫抑制疗法,包括皮质类固醇、免疫抑制剂或放射疗法的恶性肿瘤和脏器移植患者。

4)患者中性粒细胞计数<$0.5×10^9$/L、中性粒细胞的吞噬功能异常或吞噬后细胞内杀菌功能异常如慢性肉芽肿病。

5)绝大多数患者虽非典型的免疫功能缺陷者,其免疫功能在脾切除术后,或伴发糖尿病等慢性消耗性疾病,或外科手术操作,或静脉内高营养,或烧伤,或大剂量广谱抗生素所致损害。

6)各种后天获得性免疫功能缺陷症,最显著的例子是艾滋病(AIDS),是由于HIV病毒引起的T淋巴细胞功能严重缺陷。近年来AIDS发病率迅速上升并有蔓延的趋势,此病往往通过不洁性交、注射毒品和血液制品传播,该类患者对各种机会菌感染特别敏感,死亡率极高。

(2)在免疫功能缺陷患者中造成感染的病因有:

1)细菌:任何致病菌均可引起感染,甚至平时非侵入性条件致病菌包括假单胞菌属、沙雷杆菌属、变形杆菌属、普鲁菲登菌属和诺卡菌属等革兰阴性菌也可引起严重感染,这些细菌很多来源于医院内环境,且常对一般抗菌药具有耐药性。

2)真菌:念珠菌属、曲菌属、隐球菌属、毛霉菌属等均能在免疫功能抑制的患者体内产生感染,最常见的是念珠菌病,常在接受大剂量广谱抗生素的患者身上发生。

3)病毒:最常见的是巨细胞病毒,但带状疱疹病毒和单纯疱疹病毒也很重要,甚至牛痘病毒也可在免疫功能缺陷患者中引起严重感染。

4)原虫卡氏肺囊虫:是很多免疫功能缺陷患者发生肺炎的重要病因,鼠弓形虫也可致病,治疗效果较佳。

(3)必须全面分析,包括下列步骤:

1)仔细复习患者最近的免疫状态,既往病史及从前的抗菌药治疗和所有的培养报告。

2)送细菌、真菌、病毒等培养。

3)考虑做必要的真菌、病毒和原虫的血清学试验。

4)特殊诊断措施:包括肺活检或经支气管活检以证实卡氏肺囊虫,用免疫方法(单克隆抗体或免疫荧光)做T淋巴细胞亚群的定量计数。

5)确诊感染发生部位是浅表性抑或全身性,特别注意口腔、肺、尿路、肛周区、穿刺或留置导管处和皮肤软组织部位的感染。

(4)治疗:治疗时必须避免降低患者的免疫功能,防止病情进一步恶化,且尽量不改变患者的正常菌群。采用一般措施改进患者的免疫防御功能,纠正电解质紊乱,供应足够热量,暂时调整脏器移植患者的免疫抑制剂用量,修正癌症患者的化疗方案或停用化疗。如 B 淋巴细胞缺乏,可定期注射免疫球蛋白,中性粒细胞降低时可肌注粒细胞集落刺激因子(G-CSF),同时挑选敏感的抗菌药物。有些病例有多种感染因素存在,需联合应用多种抗菌药。免疫功能缺陷患者如发现有肺部浸润,需迅速联合应用多种抗生素,包括氨基糖苷类、头孢菌素类抗生素,甚至复方磺胺甲噁唑(复方新诺明)以治疗可能的卡氏肺囊虫病,如怀疑全身性念珠菌病,需及时开始应用两性霉素 B,不可盲目等待确诊而耽搁治疗。

3. 医院内感染(nosocomial infection) 又名医院内获得性感染,顾名思义是指患者在住院期间获得的感染,如果住院期间内获得的感染而在出院后才发病者仍作医院感染计;反之住院前获得的感染、潜伏期内在住院期间内发病者不能列为医院内感染。医院工作人员在医院内获得的感染也属医院内感染。国外资料显示在医院内获得性感染的发病率为 3% ~ 7%。通过大组和多中心调查,一个比较现实的估计:清洁伤口感染率为 5% ~ 10%,清洁-污染伤口感染率远比估计的高,约为 22% ~ 25%,重症监护室的感染发生率高达 44.8%。除了偶在医院内传播的病毒感染外,比较常见的医院内感染是患者在住院期间通过各种诊疗操作而由常见的致病菌引起的感染。

下列情况可诊断为医院内感染:有明确潜伏期的感染,入院时间超过平均潜伏期后发生的感染;对于无明确潜伏期感染,规定入院 48 小时后发生的感染;本次感染与上次住院直接相关;在原有感染的基础上出现其他部位新的感染,或在原感染已知病原体基础上又分离出新的病原体;由于诊疗操作激活的潜在感染;医务人员在医院工作期间获得的感染。

引起医院内感染的原因主要有:①很多住院患者的免疫功能缺陷,可以是先天性,但绝大多数是获得性。由于抗肿瘤药物、维持移植脏器不受排斥或抑制自身免疫过程而采用的免疫抑制剂,婴儿和老人特别容易发生医院内感染;②近年来很多疾病采用损伤性技术作为诊断、监测和治疗的方法,例如血管造影、静脉内或动脉内留置导管、静脉内高营养、泌尿道留置导管、气管内留置导管和喷雾治疗以及各种引流管和短路术;③重症监护病房内所用的各种器材本身也可构成感染的来源和媒介,例如被污染的静脉输液或其容器、辅助呼吸器和湿化装置、塑料导管等;④应用大剂量广谱抗生素后可出现耐药菌株,易引起医院内感染,这类医院内感染又称机会菌感染,治疗常十分棘手和困难。

医院内感染的好发部位是泌尿道、手术切口、呼吸道或放置减张缝线或引流管的皮肤处。腹腔感染和大面积深度烧伤感染是外科严重医院内感染的两种典型表现,细菌数量多、毒性强、倍增时间短。绝大多数的医院感染均由革兰阴性菌、葡萄球菌或真菌引起,主要为肠杆菌科细菌和假单胞菌,大肠埃希菌和脆弱类杆菌是腹腔感染中最常见的致病菌,此外不要忽视厌氧菌的作用,因其产生的短链脂肪酸在脓肿形成的酸性条件下,可以遏制吞噬细胞杀灭厌氧菌和需氧菌,在混合性感染中这种作用尤为有害。通常好发于中性粒细胞计数为 $(0.5 \sim 1) \times 10^9/L$ 的癌症患者中,易产生败血症,但细菌侵入的门户常不清楚。细胞免疫明显受抑制的患者也可在医院内发生病毒感染,例如带状疱疹病毒、巨细胞病毒和肝炎病毒等引起的感染,其他机会菌如军团杆菌、诺卡菌以及卡氏肺囊虫等也可引起感染。

降低医院内感染的发生,关键是预防,建立控制医院内感染的组织机构,包括建立医院内感染的管理体系,加强宣传教育工作,并制定严格的报告和规章制度,同时健全医院内感染的管理监测网络,定期采样抽查,尽早发现问题并提出防治措施。对高危患者应密切注意监测,并有一套完善的现代化诊疗计划。对医务人员应经常进行教育及培训,使他们注意可能的感染源。对医院内的高危地区,包括手术室、重症监护室、候诊室、血液透析室等应特别加强检查和监督。

第二节 外科感染的发病机制

感染是致病菌与宿主防御机制之间发生的复杂反应过程,并未因抗生素的不断更新而彻底解决,相反由于外科手术范围的扩大、手术难度的提高、各种新诊疗手段的应用和耐药菌株的产生反而有增加的趋势(医院内感染和医源性感染)。

【病因学】

外科感染过程涉及致病菌、环境条件以及宿主免疫防御机制的相互作用,如三者处于相对平衡状态,发生感染的机会极小。倘若失去这种平衡,例如细菌的数量或毒力增加;环境条件有利于细菌的侵入和繁殖;宿主的免疫防御功能缺陷或被抑制,则不可避免地会引起感染的发生。Altemier 曾对创口感染的危险提出下列公式:

创口感染的危险 = 污染细菌数×毒性/宿主抵抗力。显然,创口污染细菌越多,毒力越大,宿主抵抗力越弱,则创口感染的危险性越大,反之亦然。

(一)细菌因素

在外科感染的发生和发展过程中,致病菌无疑起着主导作用,其中细菌的数量和毒性尤为重要。致病菌数量越多,毒力越强,发生感染的机会则越大。一般而言,伤口细菌数超过 $10^5/g$ 组织,就有发生感染的可能;细菌的毒力指细菌侵袭组织的能力而言,不同菌种和菌株具有不同的毒力。因此,在一般情况下,有些细菌致病,有些则不致病或仅条件致病。

细菌侵袭力、毒力因子和毒素等代表它的致病性质和能力。侵袭力指侵入机体并在体内增殖和扩散的能力,包括:①黏附:依靠黏附或黏附因子,能识别宿主细胞表面特定的受体,黏附过程具有高度特异性;②侵袭:包括多种代表细菌毒力的侵袭方式、重组细胞骨架和启动细胞信号、分泌侵袭性酶类;③降解组织细胞和破坏宿主屏障。

临床资料证明,革兰阳性菌脓毒症的发生至 20 世纪 90 年代已达脓毒症的 40% 以上,其中金黄色葡萄球菌感染居首位,它常与革兰阴性菌脓毒症同时发生,产生协同作用。金黄色葡萄球菌的致病成分较革兰阴性菌更为复杂,包括细胞壁成分如肽聚糖和磷壁酸,两者为单核/巨噬细胞和淋巴细胞的强烈刺激因子,可诱导肿瘤坏死因子(TNF-α)、白介素(IL)、γ 干扰素(INF-γ)和一氧化氮等炎症介质的合成和释放,其能力为革兰阴性菌脂多糖的 100 ~ 10 000 倍。金黄色葡萄球菌的胞外酶和外毒素,如肠毒素和中毒性休克毒素均属多肽类蛋白质超抗原(SAg),具有强烈的抗原刺激能力,以淋巴细胞为主要靶细胞,与淋巴细胞的抗原受体结合,释放大量促炎症因子,如 TNF-α、IFN-γ。此外,中毒性休克毒素也可刺激单核/巨噬细胞,释放促炎症因子,直接抑制心肌功能。当肠毒素和脂多糖共同作用时,可使 TNF、TFN-α 和 IL-6 等炎症介质的水平更高,持续时间更长,而使各自的致死剂量降低 100 倍。

细菌侵袭组织的能力主要决定于细菌产生的各种毒素和酶。金黄色葡萄球菌能产生凝固酶、溶血素、坏死毒素和杀白细胞素;溶血性链球菌能产生溶血素 O 和 S、透明质酸酶、链激酶和脱氧核糖核酸酶,这几种毒素是链球菌感染迅速扩散和脓液稀薄的原因。革兰阴性杆菌所产生的内毒素,具有复杂的生物活性,是引起补体激活和感染性休克的物质基础。梭状芽孢杆菌能产生各种外毒素,包括痉挛毒素、溶血毒素、神经毒素等。厌氧性类杆菌也能产生内毒素。凡毒性较强的细菌容易产生严重的外科感染。

近来发现胃肠道是 SIRS 的枢纽器官和炎性介质扩增器。除了外源性细菌感染外,胃肠道内细菌被认为是内在感染的来源,发生感染后可出现低灌注、再灌注损伤以及外科饥饿所致肠黏膜营养匮乏,造成肠道屏障功能及黏膜免疫系统削弱,肠黏膜通透性增加而发生肠道内毒素及细菌移位,其所产生的外源性介质可经门静脉入肝,刺激肝血窦内皮细胞和库普弗细胞,促使内生性炎性介质的释放而引发 SIRS。

(二) 环境条件

外科感染的产生与局部环境条件有很大关系。局部组织缺血缺氧,灌注压低,局部伤口中存在异物、坏死组织、空腔、血肿和渗液均有利于细菌的滋生繁殖。众所周知,厌氧菌的滋生繁殖依赖于组织的氧化还原电位差(Eh)。Eh 降低有利于厌氧菌的滋生繁殖。厌氧菌菌血症较需氧者少见,仅占 20%,这可能与血液氧含量高而厌氧菌不易在血中繁殖有关。某些代谢障碍,例如糖尿病、尿毒症、皮质类固醇疗法和免疫抑制疗法等均能引起血管反应缺陷、白细胞趋化和吞噬功能降低,从而有利于感染的发生。

(三) 宿主因素

宿主的免疫防御功能对于感染的发生也有重要影响。营养不良、慢性肝肾疾病、糖尿病等均会严重影响宿主的免疫防御功能。营养不良和肝硬化能降低抗体、补体和各种免疫球蛋白及纤维连接素的合成。抗体、补体和免疫球蛋白等是调理素的组成部分。调理素缺乏直接影响细菌的吞噬,因为中性粒细胞、吞噬细胞和单核-吞噬细胞系统只有在调理素作用充分时才能发挥其吞噬功能。单核-吞噬细胞上 CD14 特异表达异常以及血清中 CD14 的浓度异常对感染的诊断及预后判断有临床价值。Saba 等证明,纤维连接素降低也会严重影响单核-吞噬细胞系统的功能。低蛋白血症和补体 C3 缺乏常能诱发外科感染。此外,转铁蛋白也十分重要,它和乳铁蛋白一样能结合铁,而铁是细菌滋生繁殖所必需。当体内摄入铁过多,或溶血反应而使血清铁升高时,铁可能被细菌利用而有利于感染的发生和扩散。

中性粒细胞是主要的吞噬细胞之一,中性粒细胞减少或功能异常使感染发生的机会大大增加。某些药物或放射疗法可引起中性粒细胞数量减少,而中性粒细胞功能异常则可因乙醇、泼尼松、阿司匹林等引起。类固醇、奎宁衍生物可抑制白细胞的脱粒,从而干扰白细胞的杀菌作用。有些先天性遗传性疾病如慢性肉芽肿病、DiGorge 综合征可使白细胞的过氧化氢、髓过氧化物酶的杀菌系统失效。因此,这类先天性疾病患者常易并发严重外科感染。

细胞因子 TNF-α、IL-1、IL-8 是重要的促炎细胞因子。TNF 能活化内皮细胞,激活中性粒细胞、促进其沿血管内皮聚集并从内皮细胞间游出,刺激单核-吞噬细胞生成细胞因子。在启动宿主应答反应、诱导急性炎症中 TNF-α 起到关键作用。IL-1 主要激活巨噬细胞和内皮细胞,而 IL-8 是中性粒细胞的趋化因子,可促进炎症反应。

花生四烯酸代谢包括前列环素、血栓素、白三烯等。前列环素由巨噬细胞、内皮细胞生成，可使血管扩张、血管壁通透性增高。血栓素使血小板聚集、微血管收缩、促使微血栓形成。花生四烯酸以脂氧化酶作用生成白三烯，可激活白细胞、收缩平滑肌，其中LTB有很强的中性粒细胞趋化作用。

血小板活化因子PAF可激活血小板，释放组胺、5-HT等，是很强的促炎介质。

组织损伤后可激活Ig、补体、吞噬细胞、凝血因子、激肽与纤溶系统。补体激活是感染后的早期改变，SIRS患者血浆中常有C3a、C5a等活化补体片段，除了促使肥大细胞释放组胺外，C3a、C5a有很强的趋化作用。凝血因子XIIa激活后可分解激肽，后者具有活化白细胞、扩张血管及增加血管通透性的作用。

炎症是机体对微生物的侵入作出的重要防御反应，但对外界刺激反应过度可对自身机体造成损害。炎症受到机体抗炎机制的调控，炎症细胞的激活有着明显的自限性，如内毒素刺激在细胞水平上有负反馈自我调节作用；炎症细胞生成的某些介质，如IL-10、IL-4具有抗炎作用。促炎效应与抗炎效应两者之间可以发挥协调、平衡或是相互拮抗的作用。在促炎反应占主导时表现为SIRS，而当抗炎反应占主导时表现为免疫抑制。SIRS也会出现在感染经治疗后情况基本稳定、又再次遭遇较轻打击之后，原发性损伤使机体处于炎症细胞易被激惹的致敏状态，而再次感染打击即使较轻微，也可以造成机体很强烈的全身应激反应。

【病理生理学】

外科感染的病理生理过程主要包括两方面：

（一）局部炎症反应

外科患者的伤口、腹腔、肺部或人体任何部位发生感染时，局部发生微生物侵入并不断繁殖，局部炎症反应的激活而形成临床感染。病菌繁殖过程中产生的多种酶及毒素，可以激活凝血、补体、激肽系统以及血小板和巨噬细胞等，导致炎症介质如补体活化成分、缓激肽、肿瘤坏死因子-α（TNF-α）、白介素-1、血小板活化因子（PAF）、血栓素（TxA）等的生成及释放，并引发相应的效应症状，出现炎症的特征性表现：红、肿、热、痛等。炎症介质可引起血管通透性增加及血管扩张，使得病变区域的血流增加；炎症反应产生的趋化因子吸引吞噬细胞进入感染部位；白细胞与血管内皮细胞以黏附分子结合而附壁，内皮细胞收缩使血管内皮间隙增大，有利于吞噬的移行，促使吞噬细胞进入感染区域以清除感染病原菌；中性粒细胞主要发挥吞噬作用，单核-吞噬细胞通过释放促炎细胞因子协助炎症及吞噬过程。局部炎症反应的作用是使入侵的病原微生物局限化并最终被清除。

总之，血管壁通透性增加是由于激肽、血管活性胺以及前列腺素（PG）等引起。炎性渗液中的前列腺素是中性粒细胞在吞噬细菌时释放的，PGE1和PGE2均可使血管通透性增加。白细胞浸润则主要由于C3a和C5a的趋化作用引起，而组织损害则是由于中性粒细胞释放的溶酶体酶和各种蛋白酶所致。

（二）全身炎症反应

感染所致的全身性炎症反应与局部感染的激发途径相似，只是炎症反应的激活更为普遍，而且缺乏局部反应中明确的定向病灶，具有瀑布效应。病菌及其产物逃脱局部防御进入循环系统，导致血管内补体及凝血因子的激活，肥大细胞激活释出的组胺、5-HT而导致血管扩张及通透性增高。局部炎症严重时，可以释放出大量TNF等促炎因子，使循环系统内的巨噬细胞、中性粒细胞被激活，而且远处的巨噬细胞，如肺泡巨噬细胞、肝内库普弗细胞亦被激活，引起全身播散性炎症细胞活化。由于全身炎症的启动，导致全身血管扩张、血流增加（高血流动力学状态）以及全身水肿。炎症反应生成的趋化因子促使白细胞/内皮细胞相互反应及移行，全身促炎细胞因子级链反应，刺激中性粒细胞释放溶酶体酶，并爆发生成氧自由基，其目的在于杀死吞噬的细菌及分解坏死组织，但同时也引起微血管内皮及血管周围部位的损伤。微循环的炎症性损伤可引起血小板聚集及血管收缩，最终导致微循环障碍及组织破坏。坏死的组织又可引发局灶性炎症反应，并扩展到全身，如此恶性循环形成全身炎症反应（SIRS）介导的组织特异性破坏是多器官功能障碍发生发展的直接机制。

所有炎症介质均处于相互调控及平衡状态中。当病原菌被控制或全身炎症反应减轻时，其释放的炎症介质将被迅速灭活或被破坏，同时限速机制也控制着炎症介质的生化反应速度，机体本身通过复杂的内在调控机制使机体处于动态平衡中。

第三节 皮肤和软组织坏死性感染

近几十年来的临床实践证明，外科感染的发病率有增长的趋势，各种感染仍是外科手术后常见的并发症，其中皮肤和软组织坏死性感染的死亡率很高，可达30%，其临床特点是组织广泛坏死，病情发展迅速，曾有不同名称，如细菌协同性坏死、链球菌坏死、气性坏疽、坏死性蜂窝织炎、坏死性筋膜炎和坏死性脓皮病等。

一、链球菌坏死

急性链球菌性皮肤坏死是由β溶血性链球菌引

起,曾被称为坏死性丹毒。自从青霉素问世以后,这种感染已极罕见。偶尔可发生于四肢的手术切口,但也可无明显外伤史。由于皮肤的供应动脉因感染而发生血栓形成,皮肤常发生大片坏死,如皮肤的感觉神经也被破坏则可出现皮肤感觉障碍。Meleney 认为,这种感染属于 Shwartzman 过敏反应。炎症部位的皮肤红肿、疼痛,伴畏寒、发热、脉搏细速和疲倦乏力。2~4 天后皮肤色泽暗红,出现水疱,内含血性浆液和细菌,接着坏死干结,外貌酷似烧伤的焦痂,但不累及肌肉和骨骼。坏死的皮肤在 2~3 周后脱落,形成溃疡,其边缘潜行。皮下组织肿胀剧烈,筋膜间隙压力遽增,必须迅速切开筋膜,解除压迫,才能避免肌肉坏死。

链球菌皮肤坏死必须与丹毒、蜂窝织炎和梭状芽孢杆菌性肌坏死鉴别。可用细针穿刺水疱抽取脓液做革兰染色,如见 β 溶血性链球菌则诊断即可明确。皮下组织中无气体或恶臭脓液。治疗方法是早期手术,将潜行皮肤彻底切开,切除坏死组织,敞开伤口,用生理盐水溶液反复冲洗,每日调换敷料。有的需多次手术,才能将坏死组织彻底清除。手术前后应注射大剂量青霉素。

二、坏死性筋膜炎

坏死性筋膜炎是一种较少见的严重软组织感染,病理变化限于皮下及筋膜,其下面的肌肉大多正常。病情进展迅速。早期常表现为病灶部位的疼痛,往往呈剧痛,伴发热,局部红肿与一般的软组织感染不同,皮肤往往发生连续性色斑变化,由紫红变为蓝灰色斑点,在发病的 3~5 天内出现出血性大疱,如不及时治疗可导致皮肤坏死。患者有明显中毒症状如寒战、高热或低血压的表现。它与链球菌坏死不同,常是多种细菌的混合感染。Rea 和 Wyrick 证实,致病菌包括革兰阳性的溶血性链球菌、金黄色葡萄球菌、革兰阴性菌和厌氧菌。以往由于厌氧菌培养技术落后,常不能发现厌氧菌,但近年来证实类杆菌、消化链球菌和肠球菌等厌氧菌常是本病的致病菌之一,但很少是单纯厌氧菌感染。Guiliano 报道 16 例坏死性筋膜炎,共培养出 75 种细菌,15 例至少培养出一种兼性链球菌、10 例类杆菌、8 例消化链球菌。不少资料均证明,坏死性筋膜炎常是需氧菌和厌氧菌的协同作用,兼性菌先消耗了感染组织中的氧气,降低了组织的氧化还原电位差(Eh),细菌产生的酶使 H_2O_2 分解,从而有利于厌氧菌的滋长和繁殖。

根据病情,坏死性筋膜炎可分为两种类型:一种是致病菌通过创伤或原发病灶扩散,使病情突然恶化,软组织迅速坏死。另一种病情发展较慢,以蜂窝织炎为主,皮肤有多发性溃疡,脓液稀薄奇臭,呈洗碗水样,溃疡周围皮肤有广泛潜行,且有捻发音,局部感觉麻木或疼痛,这些特点非一般蜂窝织炎所有。患者常有明显毒血症,出现寒战、高热和低血压。皮下组织广泛坏死时可出现低钙血症。

细菌学检查对诊断具有特别重要意义,尤其是伤口脓液的涂片检查。坏死性感染的鉴别诊断可见表 5-4。

表 5-4　皮下组织和皮肤坏死性感染的鉴别诊断

	诱因	疼痛	毒性症状	发热	捻发音	外观	病因学
细菌协同性坏死	切口感染;引流窦道	剧烈	轻微	低热或无	无	中央不规则坏死溃疡,周围皮肤暗红和红斑	微嗜气链球菌加金黄色葡萄球菌(或变形杆菌)
坏死性筋膜炎	伤口感染、会阴部感染、糖尿病、药物依赖	不等	明显	中度	常有	多个或单个皮肤坏死,皮肤沿筋膜平面广泛潜行	常为需氧菌和厌氧菌混合感染
链球菌性坏死	偶尔糖尿病或黏液水肿,腹部手术后	剧烈	明显	高热	无	皮下组织有广泛潜行,有大水疱和坏死,表面皮肤似烧伤	主要是 A 组链球菌
气性坏疽	深达软组织的局部创伤	剧烈	非常显著	中度或高热	常有	皮肤显著肿胀,黄褐色,棕色水疱,紫黑色坏死,流浆液血性脓液	产气杆菌(偶尔是其他梭状芽孢杆菌)
坏死性皮肤黏膜霉菌病	糖尿病,皮质类固醇疗法	轻度	不等	低热	无	中央皮肤黑色坏死,边缘紫黑色隆起	根霉菌 毛霉菌犁头霉菌

续表

	诱因	疼痛	毒性症状	发热	捻发音	外观	病因学
菌血症坏死性蜂窝织炎	烧伤、免疫抑制、癌肿化疗	轻度	明显	高热	无	中央黑色坏死干痂,周围红斑,与压疮相似,开始时为血性大疱	绿脓假单胞菌金黄色葡葡萄球菌
坏死性脓皮病	溃疡性结肠炎、类风湿关节炎	中度	轻微	低热	无	开始时大疱、脓疱或红色结节,以后变成多个较深溃疡,常融合,通常发生于下肢或腹部	非原发感染,继发于多种细菌

坏死性筋膜炎治疗的关键是早期彻底清创手术,充分切开潜行皮缘,切除坏死组织,包括坏死的皮下脂肪组织或浅筋膜,但皮肤通常可以保留。伤口敞开,用3%过氧化氢或1∶5000高锰酸钾溶液冲洗,用纱布疏松填塞,或插数根聚乙烯导管在术后进行灌洗。Baxter建议用含新霉素100mg/L和多黏菌素B 100mg/L的生理盐水冲洗,也有人建议用羧苄西林(羧苄青霉素)或0.5%甲硝唑溶液冲洗。术后勤换药以加速坏死组织脱落,发现有坏死组织需再次清创。换药时应重复细菌培养以早期发现继发性细菌例如绿脓假单胞菌、黏质沙雷菌或念珠菌。

坏死性筋膜炎的致病菌包括肠杆菌属、肠球菌属、厌氧性链球菌和类杆菌属,应联合全身用药,采用氨苄西林(氨苄青霉素)以控制肠球菌和厌氧性消化链球菌,氨基糖苷类抗生素以控制肠杆菌属,克林霉素(氯林可霉素)以控制脆弱类杆菌。头孢噻吩,头孢羟羧氧酰胺或头孢氨噻的抗菌谱较广,既能对付需氧菌又能控制厌氧菌。氯霉素的抗菌谱也较广,对脆弱类杆菌也有效,但它是抑菌药且有抑制骨髓的潜在毒性,脆弱类杆菌偶尔也对它产生耐药性,故在危重患者或免疫功能缺陷的患者中最好不用。甲硝唑对脆弱类杆菌高度有效,长期应用也无毒性,故常可联合应用甲硝唑和氨基糖苷类抗生素。

三、细菌协同性坏死

又称进行性协同性坏死,主要是指多种细菌协同参与的导致皮肤及皮下组织炎症及坏死,感染很少扩展至筋膜,致病菌与坏死性筋膜炎相似。在炎灶周围常可发现微嗜气非溶血性链球菌,而在中央坏死区则为金黄色葡萄球菌。此外,还有专性厌氧菌、变形杆菌、肠杆菌、绿脓假单胞菌和梭状芽孢杆菌,为一个感染病灶中两种或两种以上的细菌相互作用,致使毒力进一步增强,而参与的菌株在单独存在时并不能引发

相同的症状。

本病多发于腹部或胸部手术切口,特别是腹内脓肿或脓胸引流术后,偶尔也可发生于结肠造瘘口或回肠造瘘口附近或轻微外伤处。主要症状是伤口剧烈疼痛和压痛,常在受伤后2周出现。炎症区域的中央紫红硬结,四周潮红,逐渐向外扩展。紫红硬结区坏死后形成溃疡,周围有潜行性皮缘,常伴有散在的卫星状小溃疡或窦道,病变通常局限于皮下脂肪的上1/3。全身中毒症状有时较为严重,协调性坏死性蜂窝织炎炎症发展迅速,病情凶险,短时间内可出现休克、DIC、MOF甚至死亡。

治疗方法是广泛切除坏死组织,静脉滴注有效抗生素,局部用氧化锌油膏。

四、非梭状芽孢杆菌性肌坏死

肌坏死系由厌氧性链球菌或多种厌氧菌的协同作用引起,分别称为厌氧性链球菌性肌坏死和协同性厌氧菌性肌坏死。发病率低,即使在战时也极少见。诱因与梭状芽孢杆菌性肌坏死(气性坏疽)相同,但前者潜伏期较长,通常为3~4天,病情也较轻。受伤部位肿胀,多侵犯皮肤、皮下组织、肌肉和筋膜。疼痛并非初发症状,伤口溢出浆液性脓液,炎症组织中可有气体,但不广泛,如果没有肌肉坏疽,有时被归类为坏死性筋膜炎,但有时出现肌坏疽,则被称为协同性肌坏死性蜂窝织炎。毒血症出现较晚,大多在临终前出现。治疗方法是广泛扩创,并静脉滴注大剂量青霉素或头孢菌素。如脓液培养出脆弱类杆菌,则可联合应用氨基糖苷类抗生素和甲硝唑;如培养为MASA,静滴万古霉素1g,每12小时1次。

五、弧菌性软组织坏死性感染

Raland(1970)首先报道由海水弧菌引起的软组织感染,嗣后美国、欧洲、澳大利亚和日本等沿海城市均

陆续有病例报道,迄今文献报道已有 500 余例。

海水弧菌包括很多种,主要分为五群:副溶血性弧菌,溶藻性弧菌(V. alginolyticus),伤口弧菌(V. vulnificus),梅契尼柯夫弧菌(V. Mechnikov)(CDC 肠群 16),F 群弧菌(CDC EF-6)。副溶血性弧菌是胃肠炎的致病菌之一,但很少引起软组织感染和败血症。溶藻性弧菌偶尔引起伤口感染、中耳炎和脓毒症。梅契尼柯夫弧菌与人类疾病无关。F 群弧菌的致病作用尚不能肯定,伤口弧菌过去曾被称为乳糖阳性海水弧菌,最近发现它是人类的致病菌之一,它对氯化钠的耐受性较副溶血性弧菌差。它不能使蔗糖发酵,又不能产生乙酰甲基原醇(Proskauer 反应),故可与溶藻性弧菌区别。乳糖阳性弧菌(伤口弧菌)对乳糖的发酵作用有时可延迟 3~7 天或较微弱,故从前报道的乳糖阴性弧菌感染可能实际上是乳糖阳性弧菌引起。

上述五群嗜盐性弧菌生活于海水和海洋鱼、蟹、贝壳和甲壳类动物中,通常引起胃肠道感染,也可引起肠道外感染。最近证明,这些弧菌能直接通过皮肤破口侵入引起软组织感染或经血液循环(败血症)播散至软组织而引起坏死性感染。

【发病机制】

进食过污染了海水弧菌的生牡蛎、鱼、蟹后,弧菌可先引起胃肠炎,再穿过黏膜通过血流播散而引起软组织感染。另一途径是人在涉水和游泳时,弧菌可通过细微的伤口或皮肤溃疡侵入。海水弧菌是短小、弯曲如弧状的革兰阴性菌,菌体一端大多有单鞭毛,运动活泼,能产生内毒素,感染后即引起明显的毒血症和低血压。皮下组织中的血管常有透壁坏死性血管炎和血栓形成,以致真皮、皮下组织和脂肪常发生广泛坏死,坏死偶可累及肌肉。

【临床表现】

患者常有酗酒、肝硬化、血红蛋白沉着症、接受类固醇治疗、多发性骨髓瘤或白细胞减少症等慢性病病史。潜伏期较短,通常为数小时至数天,可表现为原发性败血症、创伤部位感染和急性胃肠炎三种临床表现,往往出现畏寒、高热,热度可高达 40℃,伴恶心、呕吐,但不一定有腹泻。四肢皮肤可出现红斑或瘀斑,继而出现大小水疱,水疱溃破后形成坏死性溃疡;皮下组织和脂肪也可发生广泛坏死。患者四肢肿痛剧烈,有明显毒血症和低血压,病情发展迅速,白细胞可升高至 $(20~40)\times10^9$/L,若白细胞降低至 $(2~3)\times10^9$/L 则预后恶劣。

【诊断】

好发于海滨和沿海城市地区,特别在夏季旅游季节。渔民或与海水及海洋生物接触较多者如发生严重软组织感染时,应怀疑本病,可抽血和取脓液或水疱内容物送弧菌培养。如有弧菌生长,则诊断即可确定。

【治疗】

关键是早期诊断和及时抢救。首先是大量静脉输液以纠正低血压;抗生素应首选头孢曲松 1~2g iv qd+多西环素,或米诺环素 100mg iv,或 po bid;次选环丙沙星 750mg po bid 或 400mg iv bid。Joseph 等报道,嗜盐性弧菌常对氨苄西林产生耐药性。伤口弧菌对青霉素敏感。副溶血性和溶藻性弧菌可产生 β 酰胺酶,故应采用氯霉素或红霉素、林可霉素。

手术清创是治疗的关键,必须彻底切除坏死组织,有时需多次反复清创,必要时甚至截肢以抢救生命。原发性败血症型的死亡率可高达 40% 以上。

六、炭 疽

炭疽是炭疽杆菌引起的人兽共患性急性外科感染,又称恶性脓疱病。多见于牛、马和羊等草食动物。人类的炭疽是由接触有病的家畜或污染的皮毛而获得,临床特征主要为皮肤坏死、溃疡、焦痂和周围组织广泛水肿及毒血症,可因败血症致死亡。本病多见于农牧民,屠宰、皮革和毛纺业的工人、兽医及被恐怖分子所引发。

【病因和发病机制】

炭疽杆菌是粗大无鞭毛的革兰阳性需氧性杆菌,细菌外表有一层荚膜,在外界环境不利于细菌生长时形成芽胞,芽胞有强大的抵抗力,可对抗干燥、热、紫外线、γ 线照射和许多消毒剂。病畜口鼻的分泌物可污染牧场,接触含有炭疽杆菌芽胞的泥土、污物、病畜或其皮毛产品即可传染。炭疽杆菌的荚膜和毒素与致病性有关,荚膜具有抗原性,并有对抗吞噬细胞的作用。炭疽杆菌的外毒素编码 P×01 有三种成分:①水肿因子;②保护性抗原;③致死因子,形成水肿毒和致死素,前者引起本病的水肿特点,后者诱发巨噬细胞分泌 TNF-α 和 IL-β,介导休克的发生。炭疽包膜编码有 P×02,可抑制免疫细胞吞噬。炭疽杆菌和毒素可从局部病灶侵入血流,引起严重的败血症和毒血症,毒素能改变毛细血管的通透性,引起水肿、出血和血栓形成,并能损伤白细胞。致病菌通常经过皮肤小裂伤侵入体内,经 2~7 日的潜伏期,局部出现小丘疹,随即增大、化脓和破溃(恶性脓疱),中心有棕黑色焦痂,其色如炭,故名炭疽。吸入炭疽芽胞或进食病畜的奶和肉也可引起肺或肠道炭疽病。

【临床表现】

潜伏期通常为 2~7 日,短的仅数小时,症状和病程与炭疽杆菌传入途径有关。临床上分为皮肤炭疽、肺炭疽和肠炭疽三种类型。常并发败血症、胸膜炎、脑膜炎、心肌炎或中毒性休克。

（一）皮肤炭疽（恶性脓疱症）

较多见，占 90%～95%，可分为炭疽痈和恶性水肿两型，常见于脸面、颈项、手臂等暴露部位，由小擦伤或割伤污染炭疽杆菌开始，炭疽杆菌在局部繁殖，先形成一个无痛性丘疹；第 2 日顶部形成水疱，周围水肿硬结；第 3～4 日水疱溃破，中心区出现坏死，水肿区扩大，坏死区的四周出现成群小水疱；第 5～7 日坏死区形成凹陷的黑色干痂，周围水肿，病灶常能自行愈合。黑痂坏死区坚实、疼痛不明显、溃疡不化脓为其特点。细菌可沿淋巴管扩散至区域淋巴结和血液引起败血症和毒血症。患者畏寒发热、头痛、脉速、呕吐、吐泡沫血痰，并有全身毒性症状，如不及时治疗易致命。

（二）肺炭疽

占 2.5%～5.0%，吸入炭疽杆菌芽胞，即被肺泡内吞噬细胞所吞噬，再通过淋巴管至纵隔淋巴结，在该处发芽滋长、繁殖，引起出血性纵隔炎。起病急，发展迅速，出现非典型性肺炎症状。患者先有感冒样症状，然后在缓解后再突然起病，畏寒、发热、胸痛、气急、吐泡沫血痰、呼吸困难、发绀，常有胸腔积液。痰中可见大量炭疽杆菌。X 线摄片显示纵隔阴影增宽，患者常在数天内因毒素抑制呼吸中枢以及肺部毛细血管栓塞而死于呼吸循环衰竭，且可并发出血性脑膜炎。

（三）肠炭疽

极少见，占 2.5%～5.0%。由于进食病畜的肉引起，潜伏期 2～5 天。患者主诉腹痛、呕吐、腹泻，粪便呈水样浆液或血性，腹胀甚至有腹水。腹部有压痛。小肠黏膜有多发脓疱，穿孔后引起腹膜炎。严重病例可在 1～3 日内死于严重毒血症和休克。

【诊断】

患者大多是农牧民或制革工人，黑色的焦痂是皮肤炭疽的特征。有关人群发生呼吸道感染时，尤其当症状与体征不相称时应提高警惕，需想到肺炭疽可能。脓疱内容物、痰、脑脊液、骨髓、受累的淋巴结、血和粪便的涂片检查或细菌培养可见典型的具有荚膜的大杆菌。白细胞计数不升高。热沉淀试验（Ascoli 试验）：滴注病畜内脏的悬浮过滤液于患者的血清上可形成一个混浊环，诊断即可明确。

【治疗】

建议首选环丙沙星 500mg po bid 或左氧氟沙星 500mg iv 或 po qd（体重<50kg 及儿童环丙沙星 30mg/（kg·d）po q12h 或左氧氟沙星 8mg/（kg·d）po q12h，治疗 7～10 天），也可选择多西环素 100mg po bid。当上述药物有禁忌时，可选择阿莫西林或青霉素，青霉素成人 1000 万 U/d 静脉滴注，小儿 10 万 U/（kg·d），儿童 50 万 U/（kg·d）。对青霉素过敏者改用红霉素或四环素。

局部病灶用 1∶2000 高锰酸钾液洗涤，敷以四环素软膏，也可以青霉素 1000U/ml 湿敷，严禁挤压，禁做手术，以防造成败血症。

【预防】

总的原则是处理好病畜和防止接触感染，具体措施包括：①消灭牲畜的炭疽病。凡与病畜接触过的牲畜须行预防接种。病畜应隔离，畜尸以及病畜粪便和垫草应焚毁。畜舍应使用 20% 漂白粉溶液消毒。②患者应隔离，分泌物、排泄物、患者居室和用具须用 20% 漂白粉溶液消毒，患者用过的敷料或食物和垃圾应焚毁。接触者应密切观察 8 日。③畜产品加工厂的工作人员应穿工作服、戴口罩，工作后要洗手，皮肤破损时应立即用 2%～5% 碘酊消毒。对兽医、饲养员、畜产品加工人员应预防接种炭疽杆菌减毒活菌苗，效果约 92%，每年需强化 1 次，可采用皮上划痕接种法。接种后一般无副作用，每年接种 1～2 次。明矾沉淀的炭疽杆菌培养滤液也可用作预防接种或肌内注射，也有效果。

第四节　厌氧菌感染

厌氧菌感染近年来已受到外科医师的重视，在外科感染中厌氧菌的检出率至少在 50% 以上。有资料显示，厌氧菌在腹部感染中的检出率为 60.67%，在阑尾脓肿、阑尾切除术后切口化脓中占 70.58%。厌氧菌不仅可引起严重的胸腹部感染和脓肿，而且很多严重的软组织坏死性感染几乎都与厌氧菌有关。

【发病机制】

厌氧菌是人体内主要的正常菌群（表 5-5）。类杆菌属在口腔、肠道、泌尿道、女性生殖道最多；梭形杆菌主要存在于上呼吸道和口腔；消化球菌和消化链球菌存在于肠道、口腔、阴道和皮肤；丙酸杆菌常存在于皮肤、上呼吸道和阴道；韦永球菌则存在于口腔、上呼吸道、阴道和肠道。由于厌氧菌是人体内的常驻菌群，因此，厌氧菌感染绝大多数属内源性，这些细菌是一种条件致病菌，必须在全身或局部抵抗力下降时才能发生侵入和感染（表 5-6）。

全身性因素包括恶性肿瘤、白血病、糖尿病、白细胞减少症、丙种球蛋白降低、应用免疫抑制剂或细胞毒药物、脾切除术后、胶原病等，手术创伤、营养不良、组织缺氧、组织破坏、异物、外周血管闭塞、需氧菌感染等使局部氧化还原电位差（Eh）降低的因素，均有利于厌氧菌的滋长和感染。

表 5-5　主要厌氧菌的分布部位

	口腔	结肠	阴道	皮肤	土壤
梭状芽孢杆菌属	±	++	±	○	+
类杆菌属	++	++	+	○	○
梭形杆菌属	++	++	±	○	○
消化链球菌属	++	++	−	±	○
放线菌属	++	±	○	○	○
丙酸杆菌属	±	+	+	++	○
韦永球菌属	++	+	+	○	○

表 5-6　诱发厌氧菌感染的情况

1. 全身情况
　糖尿病、低球蛋白血症、脾切除、皮质类固醇
　免疫抑制剂、胶原病、白细胞减少症、细胞毒药物
2. 氧化还原电位差（Eh）降低
　组织缺氧、异物、外周血供应不足
　组织坏死、钙盐、需氧菌感染、烧伤
3. 恶性肿瘤
　结肠、子宫、肺、白血病
4. 手术前肠道灭菌准备
5. 胃肠道和女性盆腔手术
6. 胃肠道创伤
7. 人和动物咬伤
8. 不适当地长期使用某些抗生素

常见外科厌氧菌感染部位如下：口腔感染、腹膜炎、腹内脓肿、阑尾炎、憩室炎、肛旁脓肿，直肠周围脓肿、脑脓肿、肺脓肿、肝脓肿和盆腔感染等；女性生殖道的厌氧菌感染常发生于难产和非法流产，因产道组织的破坏和出血有利于厌氧菌的滋长，病情凶险，往往合并附近血管的血栓性静脉炎；在皮肤和软组织感染中，有一种厌氧菌和需氧菌的协同性感染，如坏死性筋膜炎，虽不多见，但一旦发生，可引起大片筋膜和皮肤坏死，病情发展迅速。

【临床表现】

不同的厌氧菌可能具有不同的特征，许多厌氧菌在感染局部产生气体，如产气荚膜梭状芽孢杆菌感染时，极易引起气性坏疽；大肠埃希菌常伴有特殊的臭味；放线菌感染时，渗出物有硫黄颗粒；产黑色素类杆菌感染时，血性渗出物常为黑色渗液。

除了高热常伴有如下特征：

（一）内源性

除破伤风和气性坏疽为外源性感染外，无芽胞厌氧菌感染均为内源性。常见者为脆弱和其他类杆菌、梭形杆菌、梭形荚膜产气杆菌、消化链球菌和消化球

菌、真杆菌等。Moore、Cato 和 Holdeman 证明从临床感染标本分离出来的 40 种厌氧菌，除 3~4 种外均存在于正常的肠道内；当全身或局部情况改变时，它们才发生侵入和引起感染。我们所收集腹部感染 100 份标本中，厌氧菌阳性率为 60.67%；其中革兰阴性杆菌 42 株，占厌氧菌的 61.76%。在 42 株革兰阴性杆菌中类杆菌 35 株，占 83.33%，其中脆弱类杆菌 32 株，又占类杆菌的 91.42%；另有韦永球菌 8 株，革兰阳性梭状芽孢杆菌 7 株，真杆菌 6 株，革兰阳性球菌 5 株。显然绝大多数的厌氧菌感染的致病菌均为内源性。

（二）多菌性

外科感染中的厌氧菌常与其他细菌同时存在，主要厌氧菌为脆弱类杆菌、梭形芽孢杆菌、厌氧球菌；主要需氧菌以大肠埃希菌、克雷伯菌属、铜绿假单胞菌为常见。根据我们的经验，如不做厌氧菌培养，则有半数以上（60.67%）的病原菌不能被及时发现，特别是 12.36% 的病例是单独厌氧菌感染，易被误诊为无菌性脓肿。由于厌氧菌感染常为多菌性，不仅细菌协同现象值得注意，而且厌氧菌中最多见的脆弱类杆菌能产生 β 内酰胺酶，它能显著降低病灶中青霉素的浓度并将其灭活，选用抗生素治疗时必须加以考虑。

（三）脓液腐臭和产气性

厌氧菌感染的脓液具有特殊的腐臭味，以往常被认为是大肠埃希菌的特征。现已证明，大肠埃希菌产生的脓液并无臭味，恶臭的脓液实际上是厌氧菌引起。

厌氧菌中的产气荚膜杆菌所引起的气性坏疽，其特征是在肌肉和皮下组织内有气体，但产气的外科细菌性感染并不一定就是气性坏疽。实际上，类杆菌和消化链球菌感染时，组织中也常有气体产生。因此，凡是伤口的脓液腐臭或组织中有气体存在，均应首先考虑厌氧菌感染的可能性。

（四）缓发性

无芽胞厌氧菌的生长通常比较缓慢，因此出现临床症状有时较晚。厌氧菌引起的切口感染甚至在拆线后数天才发现明显的脓液。此外，厌氧菌培养往往需要 3~7 天始有细菌生长。因此，外科感染患者的脓液除送需氧菌和厌氧菌培养外，常规做革兰染色检查对于迅速确诊也有裨益。倘若革兰涂片证明有菌而需氧菌培养阴性时，就应高度怀疑为厌氧菌感染，应毫不迟疑地采取措施治疗厌氧菌，不必等待培养结果。

【治疗】

（一）扩创和通畅引流

厌氧菌感染病灶常伴有广泛的组织坏死，必须彻底切除，因坏死组织能降低局部 Eh，有利于厌氧菌的繁殖，这是治疗厌氧菌感染的先决条件，必须创造不利于厌氧菌生长繁殖的环境。产气荚膜杆菌性肌炎

（即气性坏疽）时肌肉广泛坏死，也必须切除，严重的甚至需要截肢。坏死性筋膜炎是较少见的厌氧菌感染，筋膜和皮肤常有广泛坏死，如不彻底切除，常难以控制感染的扩散而导致死亡。

（二）抗生素疗法

必须选择对厌氧菌敏感的抗生素（表5-7）。

表5-7　厌氧菌对抗生素的敏感性

	膈上感染		膈上/膈下感染			膈下感染	
	梭杆菌属	产黑类杆菌	消化球菌	消化链球菌	放线菌属	脆弱类杆菌	梭状芽孢杆菌
林可霉素	S*	S	S*	S	S	S	S-R
氯霉素	S	S	S	S	S	S	S
甲硝唑	S	S	S	S-R	R	S	S
青霉素	S	S*	S	S	S	R	S
头孢唑林	S	S*	S	S	S	R	S
头孢西丁	S	S	S	S	S	S	S-R
拉氧头孢钠	S	S	S	S	S	S	S-R
亚胺培南	S	S	S	S	S	S	S
大环内酯类	R	S	S	S	S	R	S-R

S 示 80% 以上菌株敏感；S-R 示 30% ~80% 敏感；R 示 30% 以下敏感。* 示可产生耐药

厌氧菌对氨基糖苷类抗生素常有抗药性。大多数厌氧菌，除脆弱类杆菌外，均对青霉素敏感。林可霉素的抗菌谱与青霉素相仿，在患者对青霉素过敏时可选用。氯霉素几乎对所有的厌氧菌包括脆弱类杆菌在内均有效，但缺点是有骨髓抑制的危险性。厌氧菌对四环素、红霉素和氯霉素的敏感性有差异，且在治疗过程中迅速产生抗药性，克林霉素对厌氧菌感染的疗效优于林可霉素，但它和林可霉素一样，有时会引起致命的假膜性结肠炎。在目前的抗菌药中，疗效最好的首推甲硝唑，对所有的厌氧菌包括脆弱类杆菌有效。Sharp 等（1977）发现甲硝唑的疗效优于克林霉素和林可霉素，此药价格便宜，即使长期使用也无严重并发症。甲硝唑不仅可口服（500mg，每日 3 次），还可灌肠（每次 1 ~2g），或静脉制剂 0.5% 静滴 100ml 每日 2 ~3 次。

前已述及，厌氧菌与需氧菌之间伴有协同作用，因此在治疗厌氧菌感染时须兼顾使用对需氧菌和厌氧菌敏感的药物。头孢西丁（cefoxitin）对类杆菌属有效，但疗效不如克林霉素、氯霉素或甲硝唑。头孢孟多是一种静脉用头孢菌素，抗菌谱较广，对革兰阳性和革兰阴性的需氧菌和厌氧菌均有效。

第三代头孢菌素，如头孢羟羧氧酰胺（moxalactam）、头孢哌酮（cefoperazone）和头孢噻肟（cefotaxime），对需氧菌和厌氧菌均有效，对所有的厌氧菌均有极强的杀菌力。

（三）高压氧疗法

高压氧能提高组织的氧张力，抑制厌氧菌的繁殖，这一疗法是梭形芽孢杆菌感染治疗中的一个重要方面，但对于无芽胞厌氧菌感染究竟有多少价值，不少人表示怀疑。总之，这种疗法尚需积累资料才能定论。

（四）过氧化氢局部应用

过氧化氢是治疗厌氧菌感染伤口的一种有效药物，它所释放的新生氧能杀死厌氧菌。过氧化锌糊剂则可用于治疗某些厌氧菌感染，特别是 Meleney 溃疡。

第五节　梭状芽孢杆菌感染

本节重点介绍下列在外科临床中遇到的四种梭状芽孢杆菌感染

一、破　伤　风

破伤风是一种梭状芽孢杆菌感染，以牙关紧闭、全身性肌肉痉挛和强直为其特征。在我国农村和偏僻地区仍时有发生，全世界每年可能有 30 万 ~50 万例发病，死亡率约为 45%。

【病因和发病机制】

破伤风是由侵入伤口的破伤风杆菌所产生的外毒素引起。破伤风杆菌是一种长 2 ~3μm 的革兰阳性厌氧性梭状芽孢杆菌，芽胞位于菌体的一端，形如鼓槌状。菌体易被杀灭，但芽胞的抵抗力很强，须煮沸 30 分钟、高压蒸汽 10 分钟或浸于 50% 苯酚中 10 ~12 小时始可将其消灭。

破伤风杆菌在自然界分布甚广，存于灰尘、土壤、人和动物的粪便中，但必须通过皮肤或黏膜的伤口才能侵入人体，并在缺氧的环境下生长繁殖后才能致

病。伤口内有破伤风杆菌或其芽胞并不一定发病,因为破伤风杆菌属于专性厌氧菌,它的滋长和繁殖需要无氧的环境,极少量的氧就能使破伤风芽胞不能滋长。破伤风杆菌的芽胞能在人体内生存数月至数年,后来可因轻微损伤使局部情况有利于它发芽滋长时引起疾病。破伤风多发生在损伤后,如战伤和其他各种创伤,锈钉、木刺和污秽的擦伤均可导致破伤风的发生,轻微损伤即使不引起显著的局部缺氧,也会因并发其他细菌感染而使组织的氧化还原电位差(Eh)降低而使破伤风杆菌的芽胞发芽滋长并产生外毒素。曾有报道小腿溃疡、疖、甲沟炎和打针拔牙后发生破伤风。也可发生于烧伤、冻伤以及虫、蛇咬伤等。新生儿破伤风是旧法接生后脐带残端感染以及母亲未行主动免疫所致。流产后和产褥期破伤风是因产道接触污染的器械和操作引起。择期性手术后或摘除陈旧的金属异物后偶尔也会发生破伤风。10%～20%的病例并无损伤史和明显的伤口存在,称为隐源性破伤风(cryptogenic tetanus)。

破伤风的症状和体征是由于破伤风杆菌的外毒素引起。外毒素有两种:主要是痉挛毒素。它是分子量145 000的蛋白质,以二聚体(dimer)形式存在,毒力很强,130μg的纯毒素就足以致命,对神经有特别亲和力,是引起肌肉紧张、痉挛的直接原因。其次是溶血毒素,仅引起局部组织坏死和心肌损害。对毒素传导的途径和作用的部位,取决于创伤部位、毒素量及机体免疫状态。毒素在局部厌氧环境产生后向周围组织扩散,当毒素接触到运动神经末梢时,与其神经节苷脂结合并沿着与神经电位相反的方向传递。若创伤发生在四肢及躯干,毒素易经神经前根、前角进入脊髓节段,最终进入大脑;若创伤发生于头颈部,则可直接通过运动神经进入脑神经核;若毒素量过大,部分毒素经血液循环作用于肌肉组织并同运动神经末梢接触而发生作用。外毒素作用于神经元突触前膜并与脑糖质形成复合物,复合物与神经节苷脂结合并被引导入神经细胞,最终使神经突触不能释放甘氨酸、γ-羟丁酸等抑制性介质,导致脊髓运动神经元和脑干的广泛失抑制,临床上出现肌痉挛、肌强直等征象。它对交感神经和神经内分泌系统也有影响,可引起高血压、心跳加快、大汗淋漓,外周血管收缩和心律不齐等症状,但破伤风毒素的作用似有自限性并能完全逆转,患者恢复后并无后遗损害。

【临床表现】

潜伏期:长短不一,往往与曾经是否接受过预防注射、创伤的性质和部位,以及伤口早期处理的方式等因素有关。通常是2～56天,但80%以上在14天内出现症状,偶有短仅24小时或长达几个月或数年,或仅在摘除遗留多年的子弹时才发生症状。潜伏期越短,预后越恶劣,在损伤后2～3天内发病者,死亡率接近100%。

前驱期:有乏力、头晕、头痛、兴奋和烦躁不安等非特征性症状,但最常见特征性症状是下颌紧张、张口不便、吞咽困难、咬肌和颈项部腹背部肌肉紧张或酸痛等。

发作期:通常在出现最初症状后24～72小时发生反射性肌肉痉挛,间歇的时间越短,预后越为恶劣。肌肉痉挛是由于外周的传入刺激突然增强,使肌肉强直和收缩。最初累及咬肌,以后顺序是脸面、颈项、背、腹、四肢,最后是膈肌、肋间肌。随着疾病的进展,轻微的刺激也能引起强烈的持续性痉挛。咽喉肌和呼吸肌的强直性收缩可造成呼吸困难,引起缺氧和中枢神经系统不可逆性损害和死亡。

咬肌痉挛引起牙关紧锁。肌肉群的持续收缩形成特征性苦笑面容,患者蹙眉、口角歪斜。颈部肌肉群的持续性收缩使颈项强直。咽喉部肌肉痉挛引起吞咽和呼吸困难。腹背肌肉同时收缩引起角弓反张。任何轻微的刺激,如声、光、振动、饮水、注射等均可诱发强烈的阵发性痉挛。痉挛发作时,患者满身大汗、面唇发绀、呼吸急促、表情十分痛苦,流涎或口吐白沫,牙齿有摩擦声,头频频后仰,手足搐搦不止。发作可持续数秒或数分钟不等,间歇期长短不一。病情严重时,发作频繁。在两次发作期间肌肉紧张始终存在。但患者神志始终清楚,感觉也无异常,常有低热、出汗、心跳加快和腱反射亢进。

痉挛发作通常在3天内达到高峰,在5～7天保持稳定,10天以后痉挛发作次数逐渐减少,程度减轻,间歇期延长,同时全身肌肉的持续收缩也逐渐减轻和缓解,在1～2周后消失。病程一般为3～4周,严重的可在6周以上。在破伤风痊愈后的一个较长时间内,某些肌群仍可有紧张和反射亢进现象。

破伤风绝大多数表现为全身型,但也偶有局限型者,例如肌肉抽搐、痉挛仅限于创伤或感染部位,或仅有伤肢的肌肉强直。局限型破伤风的病情往往较轻。

【并发症】

肺不张和肺炎是最常见的并发症,可由于长期卧床、吞咽困难和误吸引起。咽喉肌或呼吸肌痉挛也可引起通气不足和肺不张。有时尚可出现呼吸窒息。50%～70%患者死亡的原因是肺炎。突然和强烈的肌肉痉挛可引起肌肉撕裂、出血、骨折、脱位和舌咬伤等。交感神经兴奋可引起心血管并发症,例如高血压、心搏加速、心律不齐。心肌炎可引起肺水肿和低血压。胃肠道并发症,包括胃黏膜糜烂和麻痹性肠梗阻。

【诊断】

主要根据病史和临床症状，通过详问病史，尤其是近期的外伤且有伤口非正规处理的病史，出现典型的临床表现如牙关紧锁、颈项强直、角弓反张、阵发性全身肌肉痉挛的发作等，诊断一般无困难。早期仅有某些前驱期症状时诊断比较困难，此时应提高警惕，对患者进行密切观察，以免耽误诊断，并需与下列疾病鉴别：

1. 低钙性搐搦　主要影响上肢，血清钙较低，钙剂注射能缓解手足搐搦。

2. 狂犬病　潜伏期较长，早期有流涎、吞咽困难和吞咽肌痉挛症状，但很少出现牙关紧闭。脑脊液中淋巴细胞增高。

3. 士的宁中毒和吩噻嗪、甲氧氯普胺(灭吐灵)引起的张力障碍(dystonic)　表现症状与破伤风很相像，称为假性破伤风，在痉挛间歇期肌肉松弛，在停药后24～48小时症状消失，而破伤风的痉挛和肌紧张较持续。

4. 急性癔症和精神病　有时很难与早期或轻度破伤风鉴别，必须仔细观察。

【预防】

破伤风是一种可以预防的疾病，有效的预防措施如下。

（一）主动免疫法

是预防破伤风的有效方法。母亲主动免疫后，甚至可以预防新生儿破伤风，因为抗体可通过胎盘屏障。注射破伤风类毒素可使人体产生抗体——抗毒素，从而达到免疫的目的。在计划免疫注射中，2个月～6岁的儿童应注射白喉、破伤风类毒素和百日咳疫苗(DPT)。出生后2～3个月注射第1针，间隔4～8周注射第2、3针，1年后再注射第4针。学龄儿童和成人则应注射3针破伤风和白喉类毒素(Td)，注射第1针后4～8周注射第2针，6个月～1年后注射第3针。以后每隔10年强化注射1针，每次0.5ml。这样能使人体获得足够的免疫力。一般于首次注射后10日即可产生免疫力。凡接受过此种全程注射者，以后一旦受伤，只需再肌内注射0.5ml类毒素，即可于3～7日内产生强有力的免疫抗体，不需再注射破伤风抗毒血清。主动免疫法很少产生副作用，偶尔在强化注射时引起局部肿胀、淋巴结肿大和低热。

（二）被动免疫法

一般适用于未接受过主动免疫注射而有下列情况之一的患者：①污染明显的伤口；②严重的开放性损伤，如开放性颅脑损伤、开放性骨折、烧伤；③受伤后伤口未经及时清创，或处理不恰当者，于伤后24小时内，皮下或肌内注射破伤风抗毒血清。抗毒血清有

两种：

1. 破伤风抗毒血清(TAT)　是目前最常用的，剂量为1500国际单位(IU)，皮下或肌内注射。凡伤口大、污染重或受伤已超过24小时或有糖尿病患者，剂量须加倍。注射抗毒血清后，血液内抗体可迅速上升，但仅能维持5～7日。破伤风的潜伏期较长，对污染严重的创伤应根据情况，在1周后重复注射1次，或每周1次直至伤口基本愈合为止。儿童剂量和成人相同。破伤风抗毒血清制剂，注射前必须常规作过敏试验。试验阳性者，必须用脱敏法进行注射。

过敏试验：抽0.1ml抗毒血清加0.9ml等渗盐水稀释，然后用稀释液0.05～0.1ml于前臂屈侧皮内注射，另侧前臂注入同量等渗盐水做对照，观察15～30分钟。若注射抗毒血清处出现超过1cm的红肿硬块或伪足，则为阳性。

脱敏注射法：将所需注射的抗毒血清用等渗盐水稀释10倍后分数次作皮下注射。首次剂量为1ml，以后依次为2、3、4ml，每次间隔30分钟，直到全量注射完毕。但此法仍可能引起过敏反应，最好改用TIG。

2. 人体破伤风免疫球蛋白(TIG)　由人体血浆中免疫球蛋白提纯而成，剂量为250U，深部肌内注射。病情需要时剂量加倍，儿童与成人剂量相同。此药优点是无血清反应，故可不做过敏试验。半衰期长达30天，免疫功效比TAT大10倍以上，是一种理想的破伤风抗毒素，但目前应用不多。

伤口处理：伤口的正确处理也很重要。对战伤、污染严重及有泥土和其他异物的伤口，清创必须彻底，包括清除所有坏死和无活力的组织，去除异物，敞开死腔。如组织毁损较多，污染严重，彻底清创有困难者，应将伤口完全敞开，不予缝合，用氧化剂如3%过氧化氢或1∶5000高锰酸钾浸透的敷料覆盖并经常更换，并应注射青霉素，预防感染。

【治疗】

应采取综合措施，原则包括：①保持呼吸道通畅及预防并发症；②控制和解除肌肉痉挛；③尽快中和游离毒素；④消除毒素来源等。破伤风的预后除与治疗是否及时、正确有密切关系外，还与患者的年龄、曾否接受破伤风类毒素注射、创伤的性质和部位、潜伏期的长短、阵发性痉挛发生的早晚等有关。轻型破伤风的潜伏期多在14天以上，发作期超过6天。通常有牙关紧锁，但无吞咽困难，全身痉挛短暂而轻。中型破伤风潜伏期、发作期均较短，患者有明显牙关紧锁并有吞咽困难和全身痉挛，但痉挛时呼吸和通气尚可。重型破伤风潜伏期短，发作期在72小时以内，患者有牙关紧锁、吞咽困难、肌肉强直以及持续性全身

痉挛。凡年龄在 50 岁以上的患者均属于重型破伤风。

（一）保持呼吸道通畅

病情严重的破伤风患者早期应紧急行气管切开术，以排除气管内分泌物，维持良好的通气功能，预防或减少肺部并发症，它是抢救破伤风成功的关键措施之一。气管切开后，应经常注意吸去分泌物，清洁导管，吸入雾化气体和定期滴入抗生素溶液。

患者应置于监护室，由专人进行医疗和护理。反复的咽部痉挛和持续的肌肉收缩常造成体内严重消耗，应给予高碳水化合物、高蛋白、高热量、高营养饮食，大量维生素 B 和 C，以及足够的水分和电解质，并注意纠正酸碱平衡失调，必要时输血或血浆。如患者不能进食，可予静脉高营养或鼻饲。

加强护理十分重要。应将患者安置于单人暗室，以免光线、声音等外来刺激引起痉挛。创伤部位应予隔离，用过的敷料和换药用具均应严格灭菌。细心护理是减少和早期发现并发症、降低死亡率的重要措施之一。要严密观察病情变化，特别注意有无喉痉挛或窒息，保持呼吸道通畅。痉挛时要保护患者，以防发生损伤。保持大小便通畅。定期测量血压、脉搏和呼吸，记录体温和出入液量等。病情进入缓解期后，仍有突然发生呼吸停止的可能，故仍应密切观察，不能松懈。

（二）控制并解除肌肉痉挛

是综合治疗的中心环节，目的是使患者镇静，减少对外界刺激的敏感性而控制或减轻痉挛。在整个治疗过程中如能控制痉挛的发作，大部分患者能获得治愈。

1. 地西泮　地西泮作用于脊髓的上行性网状激活系统和杏仁核，有镇静、抗惊厥作用，且能阻断外毒素对神经系统的作用。成人每日剂量 20mg/(kg·d) CIV(40 ~ 120mg)，对治疗破伤风十分有效。其优点是作用迅速，能解除肌肉强直，并有明显的镇静作用而不抑制呼吸。在中型破伤风患者中，单用地西泮能降低氧耗量；在重型破伤风患者中，与其他药物如硫酸镁联合应用能显著降低死亡率。也可用咪达唑仑消除反射性痉挛。

2. 氯丙嗪　每日静脉滴注 200 ~ 300mg，能减轻肌肉强直和减少痉挛的发作。

3. 其他　10% 水合氯醛 10ml 口服或 30ml 灌肠，每 4 ~ 6 小时 1 次；2% ~ 5% 副醛 4 ~ 8ml 静脉注射，也可与巴比妥联合应用。苯巴比妥口服或肌内注射 0.1g，每 4 ~ 6 小时 1 次，可治疗轻型破伤风患者。痉挛严重时，可静脉注射硫苯妥钠 0.1 ~ 0.2g（加入 25% 葡萄糖溶液 20ml 内），或 0.5 ~ 1g 加入 5% 葡萄糖溶液 1000ml 中，以每分钟 20 ~ 25 滴的速度静脉滴注，但

这种方法会使患者神志不清并抑制呼吸。重型破伤风患者常需应用肌肉松弛剂，如左旋筒箭毒碱、氯化琥珀酰胆碱、溴己氨胆碱（氨酰胆碱）、戈拉碘铵（弛肌碘）、粉肌松（汉肌松）等。一般均需静脉给药，解痉效果甚好，但同时可引起呼吸肌麻痹，故这种方法只能在具备气管插管控制呼吸的设备和人员时应用。

（三）中和游离毒素

TAT 应用原则上是小剂量，大量资料证明大剂量并不能明显降低死亡率，还可能产生毒副作用，在清创和注射大剂量青霉素后，分别按重型、中型和轻型患者给静脉注射精制破伤风抗毒血清 10 万、7 万和 5 万 IU，肌内注射法血中浓度在 6 小时后才逐渐上升，故应以静脉滴注为主。但静脉使用药物不能有效地透过血-脑屏障，故应配合鞘内注射。抗毒血清只能中和游离的毒素，不能中和已与中枢神经结合的毒素，故不能减轻已经发生的症状。使用前必须做血清皮内试验，并应尽早应用。通常可用 TAT 1 万 ~ 2 万 IU，加入 5% 葡萄糖液 500ml 缓慢静滴，每日 1 次，以不超过 6 日为宜。

关于破伤风抗毒血清的鞘内注射，优点是剂量小而有效，且能缩短疗程。Sanders 统计鞘内注射病死率为 8%，对照组为 20%。鞘内注射破伤风抗毒血清 5000 ~ 10 000IU，如同时注射泼尼松龙 12.5mg，可减少这种注射所引起的炎症和水肿反应。

人体破伤风免疫球蛋白（TIG）的疗效远远超过破伤风抗毒血清，且无过敏反应的危险，其半衰期为 25 天，故只需一次肌注 3000 ~ 6000U。因其可引起高血压，不可静脉注射，如症状持续 2 周以上可再肌注 3000U。TIG 和泼尼松龙的混合液可鞘内注射，成人剂量 TIG 500 ~ 1000U，加泼尼松龙 12.5mg。在无抗毒血清或 TAT 过敏又无 TIG 时，可抽取已获主动免疫且血型相同者的血液 200 ~ 400ml（血浆较好）输给患者，也有一定疗效。

（四）消除毒素来源

伤口处理的目的是改变局部环境，使它不适于破伤风杆菌的生长繁殖，以杜绝毒素来源。在伤口周围浸润注射 TIG 1000U 或 1000 ~ 3000IU 抗毒血清以中和伤口周围的游离毒素，以免清创时释放入血，应在免疫治疗后 1 小时进行，以便清创时可能释出的大量外毒素及时得到中和。清除坏死组织和异物，用大量氧化剂，如 3% 过氧化氢或 0.1% 过锰酸钾溶液冲洗和湿敷伤口。伤口有积脓或引流不畅者，应敞开伤口，用氧化剂湿敷。注射青霉素 300 万 U iv q4h 或多西环素 100mg iv q12h 或甲硝唑 1g iv q12h，以杀灭破伤风杆菌，并能预防肺炎等并发症。如伤口已经愈合，一般不需进行清创。

二、梭状芽孢杆菌性肌坏死

又称气性坏疽，是一种迅速发展的严重急性感染。肌肉广泛坏死，可有气体或无气体产生，伴严重的毒血症，通常发生于开放性骨折、臀部或大腿部肌肉广泛性挫裂伤、存有死腔和异物或伴有血管损伤的血供不良的伤口，偶尔也可发生于择期性手术，尤其是截肢、结肠和胆囊手术及髋关节再建手术后。肌注肾上腺素后局部偶尔也会引起此种感染。

【病因】

主要由产气荚膜杆菌引起，包括魏氏杆菌（70%～80%）、恶性水肿杆菌（40%）、败血杆菌（20%）和溶组织杆菌以及产气芽孢杆菌等。也可与其他化脓性细菌混合，引起混合性感染。

泥土或肠道中的产气荚膜杆菌污染伤口后，并不一定致病。如全身或局部条件适合，细菌就在局部生长繁殖并分泌多种外毒素和酶。外毒素共有 α、β、γ……等12种，主要是 α 毒素，这是一种致命的坏死性溶血毒素，属于一种卵磷脂酶，能裂解卵磷脂与神经磷脂或脂蛋白复合物，破坏多种细胞的细胞膜，引起病理改变，如破坏红细胞膜引起溶血，破坏血管内皮细胞，引起血管通透性改变和组织水肿，破坏其他组织细胞引起坏死。某些菌株也可产生胶原酶、透明质酸酶、溶纤维酶和脱氧核糖核酸酶等，造成局部组织广泛坏死和严重毒血症，但细菌一般不侵入血流，这些酶有强大的分解糖和蛋白质的作用。糖类分解后可产生大量气体，蛋白质分解和明胶液化后则产生气味恶臭的硫化氢。各种毒素和大量气体的积聚可引起血栓形成、溶血、血液循环障碍。由于局部缺血，吞噬细胞和抗体不能到达坏死组织，加上各种毒素的作用，伤口内的组织，尤其是肌肉，进一步坏死和腐化，更利于细菌的繁殖，使病变更为恶化。大量的组织坏死和外毒素的吸收可引起严重的毒血症。有些毒素可直接侵犯心、肝和肾，造成局灶性坏死和多脏器功能衰竭。

【临床表现】

潜伏期一般为1～4天，但也可短至6小时，长至3～6周，多数在伤后3天内发病。

局部表现：伤部剧痛为最早出现的症状，由于气体和液体迅速浸润组织而致压力增高所引起，呈胀裂样剧痛，一般止痛药不能控制。伤口周围水肿，皮肤苍白、紧张和发亮，随后很快转为紫红色，最后变成灰黑色，并出现大、小水疱，内有暗红色液体，伤口内可流出带有恶臭的浆液性或血性液体。由于气体积聚在组织间隙内，轻压伤口周围皮肤可闻捻发音。压迫伤口边缘，可见气泡和血性液体从伤口溢出。伤口内

肌肉肿胀，色暗红，失去弹性，刀割时不收缩，也不出血。由于血管内血栓形成和淋巴回流障碍，有时整个肢体发生水肿、变色、厥冷和坏死。全身表现：主要是由外毒素引起的严重毒血症。在伤部剧痛和肿胀后不久，患者就出现极度软弱、表情淡漠、烦躁不安，并有恐惧感，但神志清醒，也可发生谵妄。面色苍白，出冷汗，脉搏100～120次/分。体温通常不超过38.3℃，甚至正常，偶尔高热可达40℃以上。呼吸急促，贫血明显。晚期出现黄疸和血压下降，严重病例可发生多脏器功能衰竭。实验室检查：由于溶血毒素的作用，红细胞计数可迅速降至$(1～2)\times10^{12}$/L，血红蛋白下降30%～40%，白细胞计数一般不超过$(12～15)\times10^9$/L。伤口渗液涂片检查可见大量革兰阳性粗大杆菌，但白细胞很少。

【诊断】

早期诊断和及时治疗非常重要，是保存伤肢和挽救生命的关键。由于病变进展非常迅速，耽误诊断24小时就足以致命。凡创伤或手术后或骨折上石膏绷带后，伤口突然有剧烈的胀裂样疼痛，局部迅速肿胀，且有明显的中毒症状时，就应高度怀疑梭状芽孢杆菌性感染。

伤口周围触诊有捻发音，渗液细菌涂片检查可见革兰阳性粗大杆菌，X线检查发现肌群内有积气阴影，是早期诊断的三项主要依据。伤口渗液细菌培养可肯定诊断，但需时较久，故不宜等待培养结果而耽误及时治疗。

厌氧性链球菌和脆弱类杆菌在感染组织内也可产生气体，故应与梭状芽孢杆菌感染鉴别，前两者虽可出现气肿和捻发音，甚至筋膜坏死，但发病较慢，疼痛和全身中毒症状较轻，伤口渗液涂片检查可分别发现链球菌和革兰阴性杆菌。

【治疗】

对已缝合的伤口和石膏绷带包扎的伤口，如疑有梭状芽孢杆菌性肌坏死，应立即拆除缝线和石膏，将伤口完全敞开，并以大量氧化剂冲洗，同时严密观察病情变化。

诊断一经确定，即应紧急手术。手术前准备主要包括静脉滴注青霉素或注射头孢菌素或克林霉素，补液和输血，输血量一般为400～800ml。一般采用全身麻醉，不宜用局部麻醉。

手术方法是在病变区域做广泛、多处纵行切开，包括伤口及其周围水肿或皮下气肿区，直达颜色正常、能够出血的健康组织为止。彻底清除已坏死的变色肌肉、异物、碎骨片等。如感染局限于某一筋膜腔，可将受累肌束或肌群从起点到止点全部切除。伤口要敞开，并用大量3%过氧化氢或1:5000过锰酸钾溶

液冲洗或湿敷。如整个肢体肌肉都已受累，或伤肢毁损严重，伴粉碎性骨折和大血管损伤，动脉搏动消失，并有严重毒血症时，为了抢救生命，考虑做高位截肢术，残端开放，不予缝合。

术前起就静脉滴注抗生素，首选大剂量青霉素24 000万 U/d iv 分次 q4~6h+克林霉素 90mg iv q8h，至毒血症和局部情况好转后减量应用。次选头孢曲松 2g iv q12h；如患者对青霉素过敏，可静脉滴注红霉素每日 1g iv q6h（勿推注）。

高压氧疗法可作为手术的辅助疗法，疗效尚有争议，在不能清创或清创不彻底时可考虑。患者在高压氧舱内吸入相当于 3 个大气压的纯氧，能使血液和组织内含氧量较正常大 15 倍，起到抑制厌氧菌生长、繁殖和产生毒素的作用，甚至可能有杀菌作用。治疗方案是：第 1 日 3 次，第 2 和第 3 日各 2 次。3 日内共行 7 次治疗，每次 2 小时，间隔 6~8 小时。清创手术在第 1 次高压氧舱治疗后进行，切除明显坏死的组织，但不做广泛的清创，以后可根据病情，在每次高压氧治疗后，重复进行。通过这种治疗方法，一般可以避免截肢，根据报道凡能完成最初 48 小时的 5 次高压氧治疗的患者，几乎都能存活。

气性坏疽抗毒血清的防治效果不佳，它只能起到暂时缓解毒血症的作用，而且还有发生过敏反应的危险，现已摒弃不用。

为了防止气性坏疽传播，应将患者隔离，患者用过的一切衣物、敷料、器材应单独收集，进行消毒。煮沸消毒时间应超过 1 小时，最好用高压蒸汽灭菌，以防交叉感染。

三、梭状芽孢杆菌性蜂窝织炎

这是梭状芽孢杆菌和诺氏水肿杆菌引起的急性感染，偶尔也可由产气荚膜杆菌引起。感染主要局限于皮下蜂窝组织，沿筋膜间隙迅速扩散，很少侵犯肌肉。由于邻近血管的血栓形成，可引起大片皮肤、皮下组织和筋膜坏死。

【临床表现】

通常发病缓慢，潜伏期 3~5 日，患者主诉伤口疼痛，伤口周围肿胀，有捻发音，皮肤很少变色。全身症状较轻，有低热和心搏加快，无严重毒血症。病变可沿浅筋膜表面迅速扩展，但不侵及深部肌肉。

【诊断】

皮下组织常有广泛坏死，病变区域常有气体和浆液性渗液，肌肉通常无坏死。渗液涂片检查如见革兰阳性粗大杆菌，诊断即可明确。梭状芽孢杆菌性肌坏死引起的毒血症较重，以深部肌肉感染和坏死为其特征，故易于鉴别。此外，本病应与坏死性筋膜炎鉴别，

后者常为多菌性，通常为链球菌和厌氧性革兰阴性杆菌引起，脓液细菌培养可予以鉴别。

【治疗】

一旦确诊，伤口应即彻底切开引流，切除坏死组织以达到引流通畅和充分减压的目的，伤口敞开，用大量 3% 过氧化氢溶液冲洗或湿敷。静脉滴注青霉素，也可注射克林霉素或头孢菌素、氯霉素。全身支持疗法与梭状芽孢杆菌性肌坏死的治疗相同。

四、伤口肉毒症

伤口肉毒症是伤口被肉毒梭状芽孢杆菌（clostridium botulinum）污染后所引起的毒血症，它与食物中毒不同，因为后者是由于吞食消毒不严格的被肉毒杆菌污染的罐头食物引起。

【病因和发病机制】

肉毒杆菌是一种粗大的厌氧性革兰阳性杆菌，能产生芽胞，但无荚膜。根据所分泌的外毒素抗原性，可分成 A、B、C、D、E、F、G 七种类型。人类的致病菌主要是 A、B 和 E 型。

伤口肉毒症是近年来报道的一种梭状芽孢杆菌感染，伤口污染肉毒杆菌芽胞后，是否产生临床症状，主要取决于伤口的条件，如局部炎症和坏死降低伤口的氧化还原电位差（Eh），肉毒杆菌就在伤口内滋长繁殖，合成和分泌大量外毒素，引起严重毒血症。肉毒杆菌分泌的外毒素，是一种分子量为 900 000 的蛋白质，含两种成分，一种能引起血细胞凝集，另一种则是有神经毒作用的多肽，蛋白酶能增大其毒性。肉毒杆菌的外毒素通过血流与外周神经的神经肌肉交接处结合，使外周神经末梢不能释放乙酰胆碱，以致使骨骼肌发生瘫痪，但并不影响神经的传导和肌膜对乙酰胆碱的敏感性。中枢神经系统的胆碱能通道也不受显著影响。

【临床表现】

潜伏期为 4~14 日，一般为 7 日。症状与食物中毒相似。除出现胃肠道症状例如呕吐、腹泻、腹痛以外，初起还有复视、畏光、视力模糊和吞咽及发声困难、眼肌麻痹、上睑下垂，接着发生下行性运动神经麻痹，常呈对称性，波及其他脑神经和外周运动神经。严重病例有全身肌无力和呼吸困难。但患者并无感觉障碍，脑脊液也正常。

【诊断】

诊断主要依据病史和临床症状，外伤患者如有下行性运动神经麻痹而又无食物中毒史，应怀疑本病。伤口渗液应送细菌培养，伤口渗液和血清做肉毒杆菌外毒素检测。肌电图单次超大剂量神经刺激后，如肌肉的动作电位振幅降低，有诊断价值。

【治疗】

清除伤口中的异物和坏死组织,使细菌不能滋长繁殖,是治疗伤口肉毒症的根本措施。

诊断明确后,应立即静脉注射三价 A-B-E 抗毒血清(含 A 型抗毒素 7500U,B 型抗毒素 5500U 和 E 型抗毒素 8500U)或多价 A-B-E-F 抗毒血清,以中和血液循环中的外毒素。注射前常规做皮肤过敏试验。三价 A-B-E 抗毒血清能降低各型肉毒杆菌症的死亡率和罹病率,副作用的发生率约为 26%,急性反应包括荨麻疹、皮疹和过敏反应。

伤口肉毒症的最大危害是呼吸衰竭,故应严密观察患者的呼吸,呼吸困难可迅速发生。如有呼吸困难,需立即施行呼吸支持。B 型肉毒杆菌症患者出现复视者是需行呼吸支持的可靠前驱症状。大部分患者需做气管切开术,良好的护理常能使患者恢复而不发生并发症。盐酸胍(guanidine hydrochloride)能促使神经末梢释放乙酰胆碱,每天口服 15~50mg/kg,能使 2/3 的患者症状改善,但对呼吸困难无效。

第六节　外科病毒性感染

一、概　论

病毒是一种专性细胞内寄生物,根据其所含核酸的种类,可分为 RNA 病毒和 DNA 病毒两大类。病毒能吸附在细胞的细胞膜上或穿入细胞内,然后在细胞内进行 RNA 和 DNA 的复制。病毒的 RNA 或 DNA 含有蛋白质合成必需的信息,使细胞合成信使 RNA(mRNA)。细胞溶解时,病毒又能侵入其他的宿主细胞。

【发病机制】

病毒引起疾病的机制有两种:第一种发病机制是病毒经呼吸道或胃肠道黏膜侵入人体,通过淋巴管、区域淋巴结甚至血液循环而抵达靶器官,然后在靶器官内繁殖至一定程度方始引起细胞坏死而产生疾病,即原发性疾病。其特点是细胞坏死和单核细胞和淋巴细胞浸润。

另一种机制是缓慢持久的病毒感染,并不立即引起细胞坏死,但病毒引起的宿主免疫反应却可导致靶器官的病理改变和临床疾病,称为免疫复合病。

病毒感染的特征之一是一种病毒可引起多种疾病,例如病毒感染可使细胞 DNA 和 RNA 合成停止或改变。病毒感染还可改变机体的免疫功能,抑制中性粒细胞和巨噬细胞的吞噬功能;产生病毒抗原抗体复合物,引起各种疾病;促使细胞或淋巴细胞增生和肿大,导致各种肿瘤、阑尾炎、肠系膜淋巴结炎、回盲部

肠套叠等外科疾病。此外,病毒感染还可引起典型的狂犬病、流行性腮腺炎、区域性小肠炎、胰腺炎、溃疡性结肠炎等疾病(表 5-8)。因此,根据发病的形式,病毒感染可分为急性、慢性和隐性等形式,根据病毒产生的疾病又可分为影响多脏器的全身性疾病和主要影响某些特殊脏器的疾病两大类。

表 5-8　几种与病毒有关的外科疾病

疾病	病毒
阑尾炎	肠病毒、腺病毒、柯萨奇 B 病毒、肝炎病毒
肠系膜淋巴结炎	腺病毒、麻疹病毒
回盲部肠套叠	腺病毒、其他
胰腺炎	腮腺炎病毒、肝炎病毒、巨细胞病毒、其他
胃肠道溃疡	巨细胞病毒
区域性小肠炎	RNA 病毒
溃疡性结肠炎	巨细胞病毒

【外科患者中的病毒感染】

病毒感染可分为原发性感染和继发性感染两种:原发性病毒感染是指病毒感染发生于以往未曾接触此种病毒及无获得性特异免疫的患者中;继发性感染是指以往病毒感染的重新活动,通常由于宿主抵抗力受到抑制,而且以往的病毒感染可能并无明显临床表现。外科患者在治疗过程中可并发各种病毒感染,例如大量输新鲜血或心脏直视手术后可发生一种病毒感染称为灌流后综合征。临床表现的特点是在手术后 3~5 周出现发热、肝脾大、皮肤斑疹、全身淋巴结肿大、外周血液中嗜伊红细胞增多并有不典型的淋巴细胞出现,肝功能正常。本病系由巨细胞病毒或 Epstein Barr 病毒引起。诊断是依靠典型的病史和体征,血和尿的病毒培养以及血中抗病毒抗体的浓度升高而确立。

另外,免疫功能抑制的患者在手术后常可发生各种病毒感染(表 5-9)。例如白血病、霍奇金病和淋巴瘤等血液系统恶性肿瘤患者易患疱疹病毒和巨细胞病毒感染。霍奇金病、淋巴瘤患者在脾切除术、放射疗法或化学疗法后疱疹的并发率显著增高,有时是疾病复发的前驱症状。

脏器移植后应用免疫抑制剂能使患者对病毒的敏感性增加。肾移植患者中最多见的是疱疹病毒感染,特别是巨细胞病毒,发病率约为 70%~90%,主要是隐性病毒感染的重新活动(继发性感染),因为在免疫功能正常的患者中,巨细胞病毒感染仅在一小部分

表 5-9　宿主免疫功能异常与病毒感染

宿主防御缺陷	病毒感染
原发性免疫缺陷	肠病毒
（1）B 淋巴细胞缺陷	单纯疱疹病毒（HSV）、腺病毒
（2）T 淋巴细胞缺陷	单纯疱疹病毒（HSV）、巨细胞病毒（CMV）、麻疹、牛痘
继发性免疫缺陷	
（1）脏器移	CMV、HSV、V-Z 病毒、BK 病毒
（2）细胞毒	CMV、HSV、V-Z 病毒
免疫抑制剂	腺病毒
（1）淋巴增殖性肿瘤(霍奇金病、白血病、淋巴瘤)EB 病毒	CMV、HSV、V-Z 病毒、JC 病毒
（2）其他疾病(例如麻风)	B 型肝炎病毒
脏器功能缺陷	
（1）心肺疾病	流感、流感肺炎和继发细菌感染
（2）烧伤和皮肤破损	HSV

患者中产生疾病。诚然，手术时大量输新鲜血以及移植的肾脏都可能是病毒的来源，尤其在供者血液中含有巨细胞病毒的抗体时。

肾移植患者常发生口腔黏膜、咽喉或生殖器的单纯疱疹，还可发生疱疹性肝炎、脑炎或食管炎。最近报道 Epstein Barr 病毒可使脏器移植患者发生恶性淋巴瘤。同种肝移植后巨细胞病毒感染可使胆囊管梗阻，引起梗阻性黄疸。

此外，病毒感染还可使脏器移植患者在术后发生各种并发症，包括慢性活动性肝炎、视网膜炎和小肠溃疡等。

巨细胞病毒尚可加重患者免疫功能抑制，为其他机会菌如卡氏肺囊虫等提供繁殖和扩散的适宜环境，引起严重的机会菌肺炎。

【诊断】

外科病毒性感染的诊断非常困难，因为病毒引起的各种外科疾病例如阑尾炎、肠系膜淋巴结炎等的临床表现与普通细菌性感染引起者大致相同。诊断病毒感染不仅需根据病史，还需进行病毒的分离、鉴定、组织培养、病毒抗原免疫荧光检测和电镜检查等复杂方法，一般医院常难做到。流行病学的调查研究对诊断也有帮助。

【病毒感染的预防和治疗】

（一）预防

1. 病毒疫苗接种活体病毒疫苗可经口服或鼻内滴注法，使患者产生保护性免疫反应，但死体病毒疫苗必须静脉注射才有功效。

2. 被动免疫静脉滴注含有病毒抗体或免疫球蛋白的血浆虽能预防肝炎和水痘，但维持时间较短。

（二）治疗

目前尚无特效的抗病毒抗生素。腺病毒感染者，除了严重肺炎及移植者，可尝试使用西多福韦 1mg/kg，3 次/周，疱疹病毒感染者，除了移植及影响重要脏器功能者，缬更昔洛韦 900mg po q12h×14～21 天。干扰素和转移因子尚在实验阶段，目前尚缺乏大量的临床报道。通常采用对症治疗控制发热和疼痛等症状。

二、狂　犬　病

狂犬病又名恐水症，是狂犬病毒引起的一种人兽共患性急性病毒性脑脊髓炎，多具有恐水怕风、咽肌痉挛、进行性瘫痪等特征。常见于狗、猫、蝙蝠等动物，通过病兽的咬伤、搔伤或接触病兽的唾液而致人发病。

【病因和发病机制】

狂犬病毒是一种子弹状 RNA 病毒，通过唾液传染引起。病毒可在鸡胚、鸭胚、乳鼠脑以及多种组织培养中生长，从感染的人和动物分离出来的病毒称自然病毒，能在唾液腺中繁殖，各种接触途径均可致病。病犬唾液中含病毒较多，病犬于发病前 3～4 天唾液就具有传染性。人被狂犬咬后，发病率为 25%（10%～70%），但也可通过抓伤、擦伤等使人受染。

病毒对神经有强大的亲和力，沿末梢神经和神经周围的体液，向心进入与咬伤部位相当的背根神经节和脊髓段，然后沿脊髓上行至脑，并在脑组织中繁殖，继而沿传出神经进入唾液腺，使唾液具有传染性。

【临床表现】

潜伏期 10 天～2 年，一般为 3～7 周。临床可分为兴奋型和瘫痪型。

兴奋型的前驱期(2~4天):患者有发热、头痛、面部感觉异常、麻木、痒或疼痛、恶心、呕吐、吞咽困难和声音嘶哑。继而出现兴奋和恐惧感。患者对声、光、风的刺激特别过敏,喉部有紧缩感觉。较有诊断意义的早期症状是伤口及其周围感觉异常,有麻痒痛及蚁走感,约占80%。

激动期:患者躁动不安,恐惧感加重,大声、吹风等刺激可激发躁动和惊厥。出汗和流涎增多,体温38~40℃,并有吞咽和呼吸困难。最突出的症状为恐水症,一般在发病后不久即行出现。患者口渴欲饮,但因咽喉痉挛、疼痛而无法下咽,甚至闻水声或见水即出现咽喉或全身痉挛,这是恐水病命名的来源。疾病继续发展时,激动加重,出现幻听、幻视,患者冲撞叫跳,直到衰竭,但神志始终清楚。

瘫痪期:患者肌肉松弛,下颌坠落流涎,反射消失、瞳孔散大,呼吸微弱不规则,常在数小时内死于呼吸衰竭或心力衰竭。

【诊断】

早期容易误诊,发作期有被狗或猫咬伤史,突出的临床表现为咬伤部位感觉异常、兴奋躁动、恐水怕风、咽喉痉挛、流涎多汗、各种瘫痪等,即可做出初步诊断。确诊有赖于以下检查:

(一)病毒包涵体检查

对咬人的动物应观察5~10天,如有症状出现,可杀死后取其脑组织在清洁玻璃片上涂片,未干时用Seller染色法检查细胞浆内病毒包涵体,或做免疫荧光检查病毒抗原,在数小时内可得阳性结果。

(二)动物接种

将动物脑组织制成10%匀浆,接种于小白鼠脑内。接种后6~8天动物出现震颤、尾强直、麻痹等现象,12~15天死亡,脑组织内可查见内基小体。阳性结果可在15天内报告,而阴性结果需等1个月后方可出报告。

本病应与破伤风、癔症、脑炎、神经症等鉴别。

【预防】

本病的死亡率极高,故预防极为重要。

(一)伤口的处理

迅速行清创术,以20%肥皂水或0.1%苯扎溴铵溶液(新洁尔灭)彻底清洗,伤口较深者尚需插入导管,以肥皂水持续冲洗以去除动物涎液。清洗后涂以75%酒精、0.3%碘附,局部应用抗狂犬病免疫血清。并注射破伤风抗毒血清和抗生素以控制感染。伤口应予敞开,不宜缝合或包扎。

(二)预防注射

适应证:①被野兽咬伤;②被来历和下落不明的犬或动物咬伤;③被犬咬伤后,病犬不久发病死亡,或经捕获后证明为病犬;④兽医工作者;⑤皮肤伤口被狂犬唾液沾污者;⑥伤口在头、颈处或伤口较大且深者;⑦医务人员的皮肤破损处为狂犬病患者的伤口渗液或唾液沾污者。

具体方法是接种狂犬病疫苗。疫苗有四种:脑组织灭活疫苗(Semple疫苗)、鸭胚疫苗、哺乳动物脑组织灭活疫苗及组织培养疫苗。前三者应用较久,均为粗糙的生物制品,含有大量非病毒抗原物质,均能导致严重并发症,同时由于其免疫源性低,故需注射较长时间,如Semple疫苗需每日皮下注射2ml,连续14~21天。鸭胚疫苗,每次2ml,按日分4处交替在腹壁、背部等处皮下注射,14~21次为一疗程,为了保证产生和维持高效价抗体水平,在完成最后1次注射后20~50天内再给予1~2次激发剂量的疫菌。注射鸭胚疫苗常有局部反应,但全身反应很少,疗效也较差,故必须同时注射抗狂犬病免疫血清。双倍体细胞疫苗,效价较高,无神经性反应,如患者对鸭胚疫苗有反应可予采用。肌内注射5针,于咬伤后0、3、7、14、28日各注射1针。兽医和动物饲养员可肌内注射3针作为伤前的预防。国内目前生产地鼠肾疫苗与之相类似,值得广泛应用。如被咬伤处在头面部且受染严重者,或儿童患者,应立即接种,每日注射两次,争取在5~7天内完成。最好是联合应用抗狂犬病免疫血清和疫苗,免疫马血清的剂量是40IU/kg,注射前先做血清皮肤试验。一半注射于伤口局部,另一半做肌内注射。人狂犬病免疫球蛋白20IU/kg疗效较高,且无副作用。

【治疗】

一旦发病,患者几乎都在2~6天内死于心脏或肺部并发症,经积极治疗,可延长存活期,个别有治愈者。

患者应予隔离,安置在清静的单人病房内,由专人重点护理,避免各种外界刺激。医务人员应戴胶皮手套,以免唾液中病毒污染皮肤破损处。

抗狂犬病免疫血清:肌内注射免疫血清10~20ml,或按40IU/kg计算,每日或隔日注射1次。同时进行疫苗接种。

人狂犬病免疫球蛋白20IU/kg,半量注射于伤口,另半量肌内注射。

镇静剂的应用:为了减轻患者的兴奋性,可给予巴比妥或水合氯醛,也可注射较大剂量的地西泮或氯丙嗪。具体方法可参阅破伤风的治疗。

呼吸支持疗法:为了预防呼吸肌痉挛引起的窒息,可做气管切开术,并采用人工呼吸器做辅助呼吸。给予氧气吸入,并保持呼吸道通畅。

全身支持疗法:补液、输血,纠正水电解质紊乱和维持酸碱平衡。

可用肾上腺皮质激素及脱水剂等治疗颅压增高，必要时侧脑室置插管减压。

应预防和治疗心脏并发症和肺部并发症。

三、艾滋病

艾滋病（acquired immune deficiency syndrome，AIDS）又称获得性免疫缺陷综合征。是1981年才被人们认识的新的性传播疾病，其病原为人类免疫缺陷病毒（HIV），属反转录病毒，攻击的靶细胞均为T淋巴细胞，尤其是$CD4^+$细胞。HIV易被70%乙醇、0.1%次氯酸钠、0.02%戊二醛及加热100℃等灭活。除全身乏力、消瘦和免疫低下等症状外，外周血$CD4^-$淋巴细胞计数低于$0.2×10^9/L$。有关艾滋病的发病机制和诊断依据在很多内科书籍中均有详细的记载，这里只讨论外科医师在处理艾滋病患者手术中的问题。艾滋病在外科领域中有两重意义：一是艾滋病患者的免疫功能低下，易患各种感染和需要手术治疗的疾病，要求能及时识辨和适当处理；二是外科医师在处理过程中如何加强自身防护的问题。

（一）易感性疾病

人体感染HIV后，一般经0.5～8年的潜伏期（大多为2～4.5年），发展成典型的艾滋病，届时易发生条件病原体感染及Kaposi肉瘤。前者以卡氏肺孢子虫病为多见，占51%；Kaposi肉瘤占26%；发生其他感染者15%。条件性感染的治疗十分困难，因其免疫功能受损，药物治疗效果甚差。

感染HIV患者也易发生外科脓毒症，脓性感染见于女性生殖道、胸腔、大关节和肛门直肠，尚有多发部位的脓肿甚或少见部位如甲状腺处的感染等。有的还会发生需要手术治疗的疾病，如阑尾炎、胆囊炎、腹膜炎等，仍应按原有的手术指征进行处理。关键问题在于如何早期确诊，因为其临床表现不如寻常患者那么典型和确切，要提高警惕。

HIV患者外科手术后脓毒症的发生率增高，伤口不易愈合，伴发结核病增多。外科医生在处理HIV感染和AIDS患者时要注意该类患者需要加强内科支持疗法，建立静脉径路以长期供应抗微生物药物、化疗药物或胃肠外营养。该类患者并发症率高，小至皮肤脓肿，大至致命性胃肠穿孔。由于这些患者的大部分感染和肿瘤的临床表现常不典型，故外科医师熟悉HIV感染和AIDS的临床表现，以便能对其诊断做出正确判断，对治疗和支持措施做出合理安排，可请专业医师会诊，采用诸如抗HIV鸡尾酒药物疗法。

易罹患的感染和肿瘤：AIDS患者会发生平时遇见的外科疾病，如溃疡病、胆囊炎和阑尾炎等，其症状常不典型而易误诊。此外，AIDS患者还易罹患一些其他严重感染和肿瘤。

（1）巨细胞病毒（CMV）：常是AIDS患者中多见的机会致病菌，引起口炎、食管炎、小肠结肠炎、胆囊炎和肝炎，免疫过氧化物酶染色法找到CMV内涵体就可确诊。肠穿孔是一个常见并发症，由于肠壁黏膜和黏膜下层毛细血管炎导致坏死的结果。

（2）细胞内鸟型分枝杆菌（MAI）：常侵犯淋巴结、回盲部、肝脏和腹膜，临床表现为严重腹痛、发热、体重下降和肝脾大。肠炎的表现类似Crohn病，与肠结核也难鉴别。近期应用PCR技术可鉴定该抗酸杆菌。MAI感染需联合应用乙胺丁醇和clarithromycin。与CMV感染一样，MAI小肠结肠炎可发生穿孔，需要做病变肠段切除和粪便转流。罕见的孢子菌感染和卡氏肺囊虫病也可发生于AIDS患者，给予支持疗法为主要措施，除非伴发致死性并发症时才考虑手术治疗。

（3）Kaposi肉瘤：常发生于AIDS患者，但其类型与非HIV感染者不同，一般有三种类型：①发生于老年男性的标准型，多属良性过程，常位于皮肤，呈单发病灶；②见于非洲人和移植体受者以及接受免疫抑制剂者也属单一病灶，但侵袭性强；③发生于AIDS患者的病灶弥散多发，可侵犯任何器官，尤以皮肤、淋巴结、肺或胃肠道最易受累。患者表现有吞咽困难、蛋白丢失性肠病、腹痛、腹泻、严重出血、肠梗阻或穿孔。由于AIDS患者的Kaposi肉瘤多属弥散型，仅发生严重外科并发症时才考虑手术。

（4）淋巴瘤：一般侵犯中枢神经系统、胃肠道和骨髓。AIDS患者的胃肠道淋巴瘤具侵袭性，半数以上病例可经多方案化疗缓解，但复发率高，生存期短。局限性小肠淋巴瘤有时需做切除，但切除后要做回肠或结肠造口，是其缺点。

（二）各种器官受侵的表现

1. 口咽　口腔白念珠菌和黏膜白斑是口腔中常见的机会性感染。CMV和单纯疱疹也常见。Kaposi肉瘤可发生在口、腭、舌、唇或扁桃体窝。口咽病灶偶可产生咽喉梗阻、溃疡和大出血等，多数用局部治疗，如激光、手术切除、病灶内烷化剂注射或全身性多种化疗。

2. 腮腺　HIV感染腮腺以腮腺肿大（75%为双侧）和口干症状为其特征，少数伴有恶变，细针穿刺细胞学检查为诊断方法。治疗有放疗、抗病毒药（齐多夫定）、囊肿抽吸和手术切除，在后者有局部切除、浅表或全腮腺切除等方法。

3. 食管　白念珠菌感染食管有吞咽困难和疼痛，CMV和疱疹感染并发溃疡也可引起吞咽困难，食管溃疡穿孔时有手术指征，颈、胸或腹腔段食管穿孔有不同的后果，及时手术与预后密切有关，如延迟手术24

1

小时增加死亡率。初步处理包括禁食、鼻胃管吸引和抗微生物药物治疗，如无效即做食管切除、末段食管造口和胃造口喂饲，不宜做一期吻合。鉴于AIDS患者的全身情况及其生存期，不宜做广泛手术，应采取比较保守的操作。Kaposi肉瘤可以引起食管梗阻、穿孔或大出血，届时需手术处理。在一般情况，仅用化疗以缩小肿瘤和改善症状。

4. 胃和小肠 CMV可引起严重胃炎，出现腹痛和胃窦部梗阻。所引起的十二指肠炎可并发大出血，胃或小肠CMV感染可并发穿孔。以上情况均需手术处理。孢子菌属感染可累及整个胃肠道，病变弥散，一般不需手术。Kaposi肉瘤和淋巴瘤需积极应用多种化疗药物并注意穿孔的发生。

5. 阑尾 AIDS患者并发阑尾炎的早期诊断比较困难，血白细胞值的诊断价值不大，近期已采用超声扫描和腹腔镜检查，后者还可同时进行阑尾切除。

6. 结肠 在AIDS患者的结肠病变中，CMV、MAI和孢子菌属感染及Kaposi肉瘤较为常见。结肠炎的表现有顽固性腹泻、消瘦和发热，偶有便血或黑粪。如出血不止，需手术探查，病灶局限者做肠段切除；如全结肠弥漫出血则需做结肠直肠切除，但手术风险很大。溃疡穿孔做病段肠切除，一期吻合常不愈合，宜做回肠或结肠造口术。

7. 肛管直肠 同性恋AIDS患者常有肛管直肠HIV感染，肛瘘常见。做传统的肛瘘切开术，避免做过大的敞开伤口，尽可能保护肛门括约肌，因这类患者已有腹泻和肛门失禁。在HIV阳性人群中，肛管尖锐湿疣发生率达57%。已有鳞状细胞癌恶变的报告，局部用鬼臼树脂(podophyllum resin)、电凝或局部切除，后者更可做活检以排除腺癌的可能。

在同性恋的AIDS男性患者中，肛管直肠溃疡多见，疼痛剧烈，难以愈合，需做活检以排除肿瘤的可能，可做局部切除。近期肛管直肠非霍奇金淋巴瘤和Kaposi肉瘤的发生增加，淋巴瘤表现为腔外肿块，位置深在和弥漫，常主诉发热、里急后重和直肠疼痛，易误诊为肛旁脓肿。治疗以化疗为主，很少需局部切除。

8. 肝脏和胆道 腹腔机会致病菌可累及肝脏和胆道。AIDS患者主诉右上腹痛、发热和黄疸时，需警惕原有结石性胆囊炎的可能。在HIV感染患者，CMV、MAI或卡氏肺囊虫可引起肝炎，诊断主要依靠经皮肝穿刺活检。肝脓肿不常见。治疗以经皮穿刺引流和抗微生物药物为主。CMV和孢子菌感染还可引起硬化性胆管炎样综合征。淋巴瘤和Kaposi肉瘤引起胆囊管或胆总管狭窄而分别发生胆囊管或胆总管狭窄以及胆囊炎或胆管炎，ERCP是首选的诊断方法，治疗方法有经内镜括约肌切开术、气囊扩张或放置内支撑管等，很少需要剖腹手术。

9. 胰腺 HIV患者很少有胰腺累及，CMV、孢子菌、弓形虫、结核分枝杆菌和白念珠菌偶可引起胰腺机会性感染。二脱氧核糖核苷类药物也可引起胰腺炎。保守治疗无效，需用手术治疗，其指征与非AIDS患者相同。

（三）AIDS患者中的急腹症问题

在AIDS患者中，机会致病菌和肿瘤均可伴腹痛，急腹症的发生率占2%~5%，其中有非结石性胆囊炎、胰腺炎、肠套叠和肠道溃疡穿孔等。必须注意，AIDS患者同样可以发生常见的外科疾病，如阑尾炎和结石性胆囊炎等。有无发热在AIDS患者急腹症的诊断中意义不大，因为AIDS患者平时本身有低热表现。诊断步骤有血白细胞数检查和腹部X线片。AIDS患者使用免疫抑制剂时，白细胞值常低下。在腹部X线片中，显示肺部感染、肿瘤阴影或腹部游离气体有助于诊断。如患者无肯定的腹膜炎征象、出血或穿孔表现，剖腹探查前应做超声或CT扫描，尽量排除不需手术的病灶，有疑问时做诊断性腹腔镜检查，后者已普遍采用。

（四）外科医师的自身防护

手术期间，常常发生外科医师与患者血液的职业性暴露接触，因此有的医师对艾滋病患者的手术持有恐惧心理，少数曾拒绝采用手术治疗。

美国一家医院最近对6个月内1828次手术调查，发生5次血液接触，与其相关的因素有创伤、烧伤、急诊矫形、失血250ml以上、手术时间超过1小时以及涉及大血管或其他大手术等。有建议采用术中戴两副手套的防护措施，但不完全可靠。一项144例手术的前瞻性评估显示双层手套外层穿破率为11%，内层为2%。另一项研究表明单层、双层手套的外层穿破率分别为17.5%和17.4%，3倍于双层手套的内层穿破率(5.5%)，外层手套可减少内层穿破率60%。应用氚标记的全血注入猪皮的实验提示仅单层手套就可减少空心针头传播血量的63%、缝合针传播血量的86%。双层手套有一定的保护作用，但有的外科医师因感不适或因敏感性降低而妨碍手术操作，常常脱去外层手套。其他辅助装置如面罩和防水围裙等能减少经皮暴露，其中面罩尤能防止血液溅入眼球。

公共卫生组织(PHS)建议健康卫生工作者皮肤损伤与高危患者血液接触后应采用化学药物预防，如zidovudine(ZDV)、lamivudine(3TC)和indinavir(IDV)，其中ZDV的作用机制是终止反转录酶，导致无作用的前HIV病毒的DNA合成。ZDV剂量为200mg，每日3次；3TC 150mg，每日2次；IDV 800mg，每日3次。但这些药物均有一定的副作用，如恶心、头痛、皮疹和轻度高胆红素血症。如手部有皮肤损伤者,不宜参加手术。操作要轻巧,防止刀刃或针尖切割或刺伤皮肤,这实际上是最好的防护措施。

第七节 外科患者中的真菌感染

在以往30多年间,在外科患者中各种真菌如念珠菌和曲霉菌等感染的发病率不断增加,特别是白念珠菌引起的全身性感染已从罕见的感染逐渐变成重要的医院内感染。据有些医院统计,白念珠菌败血症已跃居医院内感染败血症的第五位,约占整个败血症的5%,尸体解剖中约占1%。外科患者术后各种真菌感染发病率的增高与入住ICU病房时间过长、广谱抗生素、化疗及放疗的应用、静脉高营养等疗法、恶性肿瘤、器官移植、各种大手术后危重患者的增加密切相关,应引起重视。

真菌是一种机会致病菌,当患者免疫功能缺陷或抑制时,才能侵入机体,引起局部或全身性感染。真正能引起深部感染性致病真菌有组织胞浆菌、球孢子菌、副球孢子菌和芽生菌;引起深部感染的条件致病性真菌有念珠菌(白念珠菌致病性最强)、隐球菌、曲霉菌和毛霉菌。导致真菌感染的条件有:

(1)肝硬化、肝炎、胰腺炎、腹腔脓肿、全身性红斑性狼疮、炎症性肠病、再生障碍性贫血、严重创伤、Ⅱ及Ⅲ度烧伤、白细胞减少症、低γ球蛋白血症等严重影响机体的免疫防御功能。

(2)乳房癌、子宫颈癌和胃肠道癌、恶性淋巴瘤、白血病等恶性肿瘤常降低患者的抵抗力。

(3)老年人、营养不良、糖尿病、慢性肾炎、尿毒症等代谢性疾病。

(4)长期应用大剂量广谱抗生素造成菌群失调,使真菌成为机会致病菌。应用抗生素超过7天同时应用三种以上抗生素易罹患。

(5)免疫抑制剂的使用,抗癌药物或放射疗法常使患者的免疫防御功能发生缺陷。

(6)脏器移植、心脏人工瓣膜或胃肠道大手术后。

(7)侵入性操作,如穿刺、插管、呼吸机辅助呼吸、进行静脉高营养疗法或心肺功能监测的静脉导管留置术。

一、念珠菌感染

念珠菌是最常见的致病真菌,能引起人和动物感染的约十余种,其中白念珠菌是胃肠道、上呼吸道、女性生殖道中最多见的腐物寄生菌,也是毒性最强的念珠菌,在免疫机制缺陷或抑制的患者中,白念珠菌数目增多并形成菌落,引起浅部念珠菌病。浅部念珠菌病指感染仅累及皮肤、黏膜和指(趾)甲,深部念珠菌病指组织器官或系统性的念珠菌感染。累及多个系统或脏器称播散性念珠菌病,包括念珠菌性败血症。念珠菌也可通过口咽部或胃肠道黏膜破损直接侵入血流和肺、肾、中枢神经等脏器,引起全身播散性念珠菌病。

【临床表现】

浅部念珠菌病常表现为黏膜皮肤损害,最常见的是鹅口疮、口角炎和阴道炎。在黏膜表面有乳白色薄膜,剥离后下面有潮红的基底。皮肤损害好发于皮肤皱褶,如腋窝、腹股沟、乳房下、肛周、指间及甲沟等处,为界限清楚、表面糜烂的炎性斑片,外周有散在的米粒大小红色丘疹,上附细圈鳞屑。有时在皮肤上可出现直径0.5~1cm粉红色丘疹结节。

深部播散性念珠菌病分为三种类型:①播散性感染;②真菌血症;③内脏感染,常侵犯肾、脾、肺、肝和心脏等。感染源常是上胃肠道的念珠菌,常在慢性或恶性疾病患者应用大剂量抗生素或化疗药物后引起播散,偶尔也可因念珠菌直接经静脉留置导管侵入血液引起。肾脏有念珠菌感染时产生真菌尿。念珠菌性眼内炎时,检眼镜检查可见视网膜白色棉球状病变,肺念珠菌病表现为支气管炎和肺炎;胃肠道念珠菌病则有腹痛腹泻等肠炎或食管炎等表现;中枢神经念珠菌病表现为脑炎或脑膜炎,脑脊液中淋巴细胞和蛋白质增高。

患者持续高热,对广谱抗生素治疗不起反应,高热常有一或两个高峰。一个高峰出现在傍晚,另一个在清晨,伴寒战、低血压、神志不清、脾大、全身或四肢皮肤有出血斑点。

【诊断】

主要根据临床表现和真菌检查,最可靠的诊断方法是组织病理检查,在全身性感染时,血念珠菌培养阳性仅50%左右,尿培养38%~80%阳性。全身性念珠菌感染必须与念珠菌污染相鉴别。当尿或痰单独培养出念珠菌而患者无明显临床征象时,可能是污染的结果,但多部位培养阳性或腹水、脑脊液培养阳性通常表示有念珠菌感染。怀疑全身性念珠菌感染时应常规作检眼镜检查,如发现视网膜上有多发性白色棉球样病变,则诊断基本上可明确。血清学试验,如有条件可作双重免疫扩散法(DID)和交叉免疫电泳法(XIE)测定沉淀抗体可确诊全身性念珠菌病,但目前一般医院尚无条件进行这种试验。

【治疗】

(一)局部念珠菌病的治疗

以外用抗真菌药物为主,口腔黏膜霉菌病可用制霉菌素混悬液 10 万 U/ml；阴道念珠菌病使用克霉唑、益康唑、咪康唑（miconazole）阴道栓剂或制霉菌素阴道栓剂；皮肤损害外用制霉菌素、咪唑类（咪康唑、克霉唑、酮康唑等）或丙烯胺类。局部宜保持干燥清洁。

也可口服抗真菌药，用于严重感染伴免疫功能低下或预防复发，可口服氟康唑、酮康唑或伊曲康唑，难治性口腔念珠菌感染应疑及病原菌耐药，可加大氟康唑剂量或使用两性霉素 B。

（二）全身性念珠菌病的治疗

首选卡泊芬净负荷剂量 70mg，然后 50mg/d iv，或米卡芬净 100mg/d iv，或阿尼芬净；次选氟康唑负荷剂量 800mg（12mg/kg），然后 400mg/d，或脂质两性霉素 B 3～5mg/（kg·d）iv，或两性霉素 B 0.7mg/（kg·d）iv，或伏立康唑 400mg［6mg/（kg·d）］，然后 200mg q12h。

此外对严重的全身性念珠菌病，可采用转移因子来加强患者的免疫防御功能，改善临床症状，延长缓解期；左旋咪唑和胸腺素，能提高患者的免疫能力，增强对念珠菌抗原的反应性，使患者的全身情况改善。

必须强调，临床症状考虑为全身性念珠菌感染时，即应开始治疗，不必等待血培养阳性结果，因念珠菌培养常为阴性，以免延误治疗。

【预防】

注意检查口腔或阴道黏膜，局部可用制霉菌素或甲紫涂擦，口服制霉菌素可预防念珠菌败血症的发生。

消除各种诱因，如使用广谱抗生素、肾上腺皮质激素等。放置静脉导管或行静脉高营养的患者，如有原因不明的发热和白细胞计数增高，应拔除导管，导管尖端应做念珠菌培养。如培养阳性，可用小剂量两性霉素 B 治疗，输注两性霉素 B 10～35mg，逐日加量到 0.5mg/（kg·d）维持 4～18 日。

二、放线菌病

放线菌病是衣氏放线菌或中型放线菌引起的慢性肉芽肿性疾病，特点是纤维化炎症、脓肿形成和经久不愈的脓性窦道。

致病菌通常是衣氏放线菌和中型放线菌。主要是衣氏放线菌。放线菌是革兰阳性厌氧性丝状杆菌，外形酷似类白喉杆菌，常见于正常人的齿垢、齿龈周围及扁桃体等部位。当人体抵抗力降低或在拔牙、化脓性细菌感染时就可能侵入组织，引起放线菌病，因此放线菌病绝大多数是内源性感染，免疫抑制剂的大量应用常是一个重要的诱发因素。

典型的放线菌病是慢性肉芽肿性炎症，脓肿中央有坏死，四周是肉芽组织和纤维组织，组织内有单核细胞和多形核白细胞浸润，形成类上皮细胞和肉芽肿。临床上一开始出现红色坚硬肿块，逐渐形成脓肿，溃破后形成多发性脓窦。脓液内含有硫黄颗粒。好发于面颈部，包括颜面、颈、舌和下颌等区域。少数可经呼吸道传入，引起肺部病变和脓胸；或经胃肠道传入，引起回盲部放线菌病。放线菌偶尔可侵入血流，引起放线菌败血症和其他脏器疾病。

根据各型放线菌病的临床表现和脓液中典型的硫黄颗粒，应考虑放线菌病的可能性。将硫黄颗粒置于玻片上，加滴氢氧化钾或水，做直接涂片，革兰染色可见革兰阳性放线状菌丝，诊断即可确立。

最有效的治疗方法是手术加抗生素的综合治疗。外科手术主要是切除范围广泛的病变，由于病变组织血供较丰富，手术时可能出血较多，需准备充足的血液。首选氨苄西林 50mg/（kg·d）iv 分 3～4 次×4～6 周，然后青霉素 V 钾 2～4g/d×3～6 周，也可用青霉素 1000 万～2000 万 U/d iv×4～6 周替代；次选多西环素、头孢曲松、克林霉素或红霉素。

第八节　外科感染的演变和转归

外科感染的发展和演变过程取决于致病菌的数量和毒力、病灶所在处的局部环境以及患者的全身情况和免疫功能等多方面综合作用的结果，其中及时和适当的外科治疗是不容忽视的因素。因为在严重创伤和感染时，局部炎症反应是一种生理性保护反应，失却这一局部反应或形成过度的应激反应，则可发生全身性炎性反应综合征（systemic inflammatory response syndrome，SIRS），届时机体出现代偿性抗炎症反应综合征（compensatory anti-inflammatory response syndrome，CARS）的防御反应与 SIRS 相对抗，以求重建平衡，否则 SIRS 的过度激活必然导致多器官功能不全综合征（multiple organ dysfunction syndrome，MODS）和多系统器官功能衰竭（multiple systemic organ failure，MSOF）的发生，增加患者的死亡危机。故及时控制感染极为重要：如脓肿的引流和坏死组织的清除能很好地控制感染的发展；如产气荚膜梭菌容易在厌氧条件下滋生和繁殖，在污秽、缺血的深部伤口易引起气性坏疽，此时伤口的局部环境因素就显得尤为重要；又如在大面积烧伤者，蛋白质和营养水平低下，免疫功能缺陷，容易发生败血症，此时患者的全身因素就处于重要地位。

总之，外科感染的演变与转归依据机体内环境恒定的程度，一般有以下几种结局。

1. 感染的局限或消散　当人体的抵抗力占优势，或致病菌的数量少和毒力低，感染容易被局限，甚或消散。小的脓肿经吞噬细胞等的作用也可吸收；组织破坏较多所形成大的脓肿可自行溃破或经手术引流而得到控制。

2. 转为慢性感染 当人体抵抗力和细菌毒力的损害作用呈相持状态时,感染虽局限但不完全消散,转为慢性感染,有的形成硬结、溃疡或窦道,有的待人体抵抗力低下时又可转为急性感染发作。

3. 感染扩散 如致病菌毒力大,炎症局部组织缺血、缺氧,或患者全身情况不良,加上治疗不及时或不适当,病灶扩散,组织损害和破坏严重,可沿淋巴和血液循环发展。在中性粒细胞和吞噬细胞的过度激活、细胞因子的大量释放、补体的消耗或缺少等作用下,出现严重的全身性反应,诸如菌血症、脓毒血症或败血症等,如不予适当处理,患者多因脓毒性休克和多器官衰竭而死亡。

4. 全身化脓性感染 主要是指败血症和脓血症,菌血症和毒血症并不是全身化脓性感染。菌血症是指致病菌在血液循环中短暂出现,迅即被人体防御系统所清除;毒血症是指致病菌内毒素、外毒素或体内组织破坏的分解产物所引起的全身性反应;而败血症是指致病菌侵入血液循环,并在其中迅速生长繁殖所引起的全身性感染;脓血症是专指局部化脓性病灶的细菌栓子或脱落的感染血栓进入血液循环,并在其他部位形成转移性脓肿。

菌血症、毒血症和败血症所引起的全身性反应有时不易区分,单靠细菌培养有时也不易区分菌血症和败血症,有时败血症可与毒血症并存,至于脓血症多是在发现远处器官转移性脓肿时才获得确诊。鉴于上述种种原因,临床上常将严重的菌血症和毒血症与上述全身性化脓性感染通称为脓毒血症和败血症。

1991年,美国胸科医生学会和危重医学学会共同商定,建议停用败血症这一名词,并对炎症发展后所出现的全身性反应制定了如下的定义依据,以便于统一临床资料标准,建立不同组别的可比性(注:本书仍按习惯使用败血症名词)。

(1)菌血症(不同于原来菌血症的范畴):是指循环血液中存有活菌,其诊断依据为血培养至少要获得一次阳性结果,如属表皮葡萄球菌引起的至少需两次血培养阳性结果。一旦确诊,早期投入合适的抗生素可以降低死亡率和感染性休克的发生率。根据其他的致病微生物,又可分别称为病毒血症、真菌血症和寄生虫血症。

(2)全身性炎症反应综合征:凡由感染或非感染性因子引起下列两项或两项以上的体征者即可称之,其中感染性因子引起的又称为脓毒血症:①体温 T>38℃,或<36℃;②心率>90 次/分;③呼吸>20 次/分,或二氧化碳分压(PaCO$_2$)<4.3kPa;④白细胞数>12×

10^9/L,或<4×10^9/L,或幼稚细胞比例超过 0.1%。

(3)严重脓毒血症:指脓毒血症同时伴有器官功能不全、低灌注或低血压。低灌注状态有乳酸酸中毒、少尿或急性意识状态改变;低血压是指患者的收缩压<90mmHg(12kPa),或收缩压下降幅度超过39.8mmHg(5.3kPa)。如经充分复苏后低血压难以纠正,且出现低灌注或器官功能不全,称脓毒性休克,属于感染性休克的范畴。

第九节 外科感染中抗菌药物的选择

在外科领域中,抗菌药物的应用分治疗性和预防性两类。不论治疗性或预防性应用,必须有明确的适应证,尽量避免滥用或随便应用抗生素的不良现象,滥用抗生素不仅造成浪费,而且导致耐药菌株的产生以及菌群失调,引起不良后果。预防性应用抗生素的适应证为:①污染切口,以防止切口感染;②防止重要组织器官的感染,如感染性心内膜炎、骨关节手术;③修复性手术;④外源性人工植入物进入体内;⑤合并糖尿病、营养不良、长期应用皮质醇类激素;⑥术中组织损伤严重、出现严重体液污染或出血量大于1500ml者。预防性抗生素选择药物品种,根据经验性选择用药固然重要,而及时分析伤口或感染灶、分离致病菌株,了解内源性或外源性细菌敏感性试验结果,综合考虑药物的安全性、对医院微生物环境及成本更为重要,并应严格掌握预防性应用抗生素的指征。

围术期抗菌药物的预防性应用,目的是预防手术部位感染,包括浅表切口感染、深部切口感染和手术所涉及的器官/腔隙感染,但不包括手术并发症所致的感染及其他部位感染。

(一)预防用药原则

术中抗菌药物的预防性应用并不能代替严格的消毒、无菌技术和精细的手术操作,围术期抗菌药物预防用药,应根据手术切口类型、手术创伤程度、可能的污染细菌种类、手术持续时间、感染发生机会和后果严重程度、抗菌药物预防效果的循证医学证据,对细菌耐药性的影响和经济学评估等因素,综合考虑决定是否预防用抗菌药物。

1. 清洁手术(Ⅰ类切口) 手术野为人体无菌部位,手术部位无污染,局部无炎症、无损伤,也不涉及呼吸道、消化道、泌尿生殖道等人体与外界相通的器官。故通常不需预防应用抗菌药物。但在下列情况时可考虑预防用药:①手术范围大、手术时间长、污染机会增加;②手术涉及重要脏器,一旦发生感染将造成严重后果者,如头颅手术、心脏手术等;③异物植入手术,如人工心瓣膜植入、永久性心脏起搏器放置、人工关节置换等;④有感染高危因素,如高龄、糖尿病、免疫功能低下(尤其是接受器官移植者)、营养不良等患者。

2. 可能污染手术(Ⅱ类切口)　手术部位存在大量人体寄殖菌群,手术时可能污染手术部位导致感染,故此类手术通常需预防用抗菌药物。如上下呼吸道、上下消化道、泌尿生殖道手术,或经以上器官的手术以及口咽部手术、胆道手术、子宫全切除术,经直肠前列腺手术和开放性骨折或创伤手术等。

3. 污染手术(Ⅱ类切口)　已造成手术部位严重污染的手术。此类手术需预防用抗菌药物。如手术涉及急性炎症但未化脓区域,如急性化脓性阑尾炎切除术;胃肠道内容物有明显溢出污染;新鲜开放性创伤但未经及时扩创;无菌技术有明显缺陷,如开胸、心脏按压者。

4. 感染手术(Ⅲ类切口)　在手术前即已开始治疗性应用抗菌药物,术中、术后继续应用,此不属预防应用范畴。如有失活组织的陈旧创伤手术;已有临床感染或脏器穿孔感染的手术。

(二)抗菌药物品种选择

1. 根据手术切口类别、可能的污染菌种类及其对抗菌药物敏感性、药物能否在手术部位达到有效浓度等综合考虑,对可能的污染菌选用针对性强、有充分循证医学证据、安全方便的抗菌药物。

2. 应尽量选择单一抗菌药物预防用药,避免不必要的联合使用。预防用药应针对手术路径中可能存在的污染菌。如心血管、头颈、胸腹壁、四肢软组织手术和骨科手术等经皮肤的手术,通常选择针对金黄色葡萄球菌的抗菌药物,如第一代头孢菌素;结肠、直肠和盆腔手术,应选用针对肠道革兰阴性菌和脆弱拟杆菌等厌氧菌的抗菌药物,如第一、二代头孢菌素。

3. 头孢菌素过敏者,针对革兰阳性菌可用万古霉素、去甲万古霉素、克林霉素;针对革兰阴性杆菌可用氨曲南、磷霉素或氨基糖苷类。

4. 对某些重要部位手术,一旦发生感染会引起严重后果者,如心脏人工瓣膜置换术、人工关节置换术等,若术前发现有耐甲氧西林金黄色葡萄球菌(MRSA)定植的可能或者该机构 MRSA 发生率高,可选用万古霉素、去甲万古霉素预防感染,但应严格控制用药持续时间。

5. 不应随意选用广谱抗菌药物作为围术期预防用药。鉴于国内大肠埃希菌对喹诺酮类药物耐药率高,应严格控制喹诺酮类药物作为外科围术期预防用药。

(三)具体给药方案

1. 大部分为静脉输注,仅有少数为口服给药。静脉输注应在皮肤、黏膜切开前 0.5～1 小时内或麻醉开始时给药,在输注完毕后开始手术,保证暴露手术野的局部组织抗菌药物浓度已达到足够杀灭沾染细菌的有效浓度。万古霉素等由于需输注较长时间,应在手术前 1～2 小时开始给药。

2. 预防用药维持时间　抗菌药物的有效覆盖时间应包括整个手术过程。手术时间较短(<2 小时)的Ⅱ类手术,术前给药 1 次即可。如手术时间超过 3 小时或超过所用药物半衰期两倍以上,或成人出血量超过 1500ml,术中应追加 1 次。清洁手术的预防用药时间不超过 24 小时,心脏手术可视情况延长至 48 小时。可能污染手术和污染手术的预防用药时间亦为 24 小时,污染手术必要时延长至 48 小时。过度延长用药时间并不能进一步提高预防效果,且预防用药时间超过 48 小时,耐药菌感染机会增加。

在外科严重感染,尤其是腹腔内感染时,应用抗感染药物应注意如下几点:①肠球菌在腹腔感染中的作用。肠球菌是腹腔感染中常见的革兰阳性菌,单独或合并大肠埃希菌时不易引起脓毒症,但与脆弱类杆菌合并感染时具有协同作用,应用有效抗球杆菌药物如氨苄西林和庆大霉素等可以明显减少残留细菌数量;②治疗需氧菌和厌氧菌混合感染;③重视全身性支持疗法。现已认识到感染的发生涉及细菌和宿主之间的内环境恒定及其平衡,患者的营养支持和免疫状态不容忽视;④保护肠道黏膜屏障,防止低血压和肠壁血流灌注不足,补充谷氨酰胺,应用针对肠道菌的选择性去污染法,开展早期肠道营养、尽早恢复进食,防止细菌移位。⑤继发性念珠菌属移生后的感染,常在外科严重感染、抵抗力下降,易出现菌丛反复变更而常导致念珠菌属移位,尤其在长时间使用多种抗生素以及入院时 APACH Ⅱ评分较高的患者。

熟悉抗生素的抗菌谱及其药代动力学特征,这涉及应用抗生素指征的问题,不要一遇到患者体温升高就应用抗生素,一定要确定感染的存在,再进一步查明感染的致病原是细菌抑或病毒、真菌,要有针对性用药。即使是细菌引起的,也要查明是需氧菌或厌氧菌、革兰阳性菌或革兰阴性菌。要熟悉各类抗生素的抗菌谱及其特性,以头孢菌素为例,对革兰阴性菌以选用第三代头孢菌素为优,第二代和第一代头孢菌素次之。对革兰阳性菌则以选用第一代、第二代头孢菌素为优,并非第三代或更新一代的头孢菌素对所有细菌会更敏感。由于滥用第三代头孢菌素,日本曾发生耐甲氧西林金黄色葡萄球菌(methicillin resistant staphylococcus aureus,MRSA)感染,导致多器官功能衰竭的惨剧,值得注意。要熟悉各种细菌感染的常用抗生素方案,如一般葡萄球菌感染可用苯唑西林、氯唑西林、氨基糖苷类或头孢唑林;肠球菌感染可用美洛西林、舒安西林、阿米卡星(丁胺卡那霉素);大肠埃希菌、变形杆菌、克雷伯菌属感染可用氨基糖苷类、舒安西林、哌拉西林或第二、三代头孢菌素;对产气荚膜梭菌、阴沟杆菌、沙雷菌和不动杆菌感染可用第三代头孢菌素、阿米卡星、喹诺酮类;铜绿假单胞菌感染可用哌拉西林、氨曲南、阿米卡星、环丙沙星、头孢哌酮、头孢羧肟或亚胺配能;对 MRSA 感染可用万古霉素或阿米卡星。当然这些用药方案最后应根据当时的细菌培养和药敏的结果而定。厌氧菌感染当以甲硝唑疗效最好,笔者医院抗生素研究所近年测定未见甲硝唑耐药率的明显升高,故目前尚不需用替硝唑替代。其他能同时抑制或杀灭需氧菌和厌氧菌的抗生素有林可霉素、克林霉素、氯霉素、头孢西丁、头孢哌酮、亚胺配能等。

对第一次选用的抗生素毒性及副作用更要了解其特性,如亚胺培南对细菌产的 β 内酰胺酶极为稳定,其抗菌谱很广,但其具中枢毒性反应,尤当大剂量或快速滴注的老年患者或肾功能不全者。当出现严重感染时,常需选用两种或两种以上抗生素的联合应用,但不是品种越多越好,注意繁殖期杀菌剂(β-内酰胺类、万古霉素)与静止期杀菌剂(氨基糖苷类、喹诺酮)有协同作用,静止期杀菌剂与快速抑菌剂(氯霉素、林可霉素、大环内酯类)有累加作用。

合理应用抗生素,需要经验用药和针对性用药相结合,前者是紧急情况下根据历年来细菌耐药株的调查资料选择用药。外科部门要制订出常规,对引流

液、伤口积液或脓液、T 管胆汁、静脉插管尖端以及危重患者的痰液做细菌培养和药敏试验,以便积累本部门在不同时期内耐药菌株的流行病学信息,供经验用药时参考之用;随后再根据患者的药敏结果调整用药方案,做到有的放矢,针对性强而又合理。当病原菌不明时,要针对该部位感染的最常见细菌,结合平时掌握的细菌耐药信息选择用药。用药剂量和使用方法也要合理,以能保证血和组织中的抗生素达到有效浓度。氨基糖苷类、喹诺酮类的杀菌活性与其浓度呈正相关,加大剂量能够提高疗效,但要注意其毒副作用;而 β 内酰胺类抗生素与之相反,超高浓度不能提高其疗效,但长期维持其有效浓度则收效良好。可见合理用药离不开对各种抗生素药代动力学知识的掌握。

明确致病菌并根据药敏试验的结果,选用合适的药物。血、尿和体液的细菌学检查对于诊断细菌性感染有极大帮助,细菌培养必须包括需氧菌和厌氧菌。在获得细菌培养的结果之前,可先根据感染的部位、临床表现的特点、脓液涂片革兰染色的结果,估计可能的致病菌而选用某种抗生素,以后再应根据培养和药物敏感试验结果调整抗生素的种类和剂量(表 5-10)。值得注意的是,严重外科感染常是多种细菌的混合感染,特别是胸、腹部和女性生殖道的感染常是需氧菌和厌氧菌的混合感染,在进行抗菌药物治疗时应选择对需氧菌和厌氧菌有效的药物联合应用,虽然某些第三代头孢菌素能同时控制需氧菌和厌氧菌。外科感染时联合应用抗生素的适应证有:

表 5-10　不同病原体抗感染药物的选择

致 病 菌	首 选 药 物	可 选 药 物
金黄色葡萄球菌		
甲氧西林敏感的金黄色葡萄球菌 MSSA	苯唑西林+庆大霉素等氨基糖苷类、氯唑西林	头孢唑林、头孢克洛、氨苄西林/舒巴坦、克林霉素
耐甲氧西林金黄色葡萄球菌 MASA	万古霉素、去甲万古霉素	替考拉宁、磷霉素、利福平、SMZ/TMP
凝固酶阴性葡萄球菌	万古霉素、去甲万古霉素	替考拉宁、磷霉素、利福平、SMZ/TMP
肺炎球菌		
青霉素敏感	青霉素	氨苄西林、阿莫西林
青霉素耐药	头孢曲松、头孢噻肟、左氧氟沙星	万古霉素、美罗培南
化脓性链球菌(A、B、C、G、F 组)	青霉素(青霉素 V)	β-内酰胺类、红霉素、阿奇霉素、克拉霉素
粪肠球菌	青霉素或氨苄西林+庆大霉素(心内膜炎或脑膜炎)	万古霉素+庆大霉素,尿路感染(膀胱炎)用呋喃妥因
屎肠球菌	氨苄西林+庆大霉素或万古(去甲万古)霉素	尿路感染(膀胱炎)用呋喃妥因,严重感染用奎奴普丁/达福普汀、利奈唑胺

续表

致 病 菌	首 选 药 物	可 选 药 物
棒状杆菌JK	万古(去甲万古)霉素	青霉素+庆大霉素(或阿米卡星)
白喉棒状杆菌	红霉素	克林霉素
产单核细胞李斯特菌	氨苄西林	SMZ/TMP
淋病奈瑟球菌	头孢曲松、大观霉素	喹诺酮类
脑膜炎奈瑟球菌	青霉素	头孢噻肟、头孢曲松、头孢呋辛
卡他莫拉菌	阿莫西林/克拉维酸、氨苄西林/舒巴坦、头孢克洛、头孢丙烯、头孢氨苄、头孢拉定	SMZ/TMP、阿奇霉素、克拉霉素
百日咳博德特菌	红霉素	SMZ/TMP
布鲁菌属	链霉素(或庆大霉素)+多西环素	多西环素+利福平
鼠疫杆菌	链霉素、庆大霉素、妥布霉素	氯霉素或多西环素
念珠状链杆菌	青霉素或多西环素	红霉素、克林霉素
多杀巴斯德菌	青霉素、氨苄(或阿莫)西林	多西环素、阿莫西林/克拉维酸、头孢呋辛、SMZ/TMP
类志贺邻单胞菌	环丙沙星	SMZ/TMP
嗜水气单胞菌	喹诺酮类	SMZ/TMP、头孢噻肟、头孢曲松
土拉热弗朗西丝菌	庆大霉素、妥布霉素、链霉素	环丙沙星或多西环素
阴道加德纳菌	甲硝唑	克林霉素
流感嗜血杆菌	一般感染:阿莫西林/克拉维酸、氨苄西林/舒巴坦、头孢呋辛 严重感染:头孢噻肟、头孢曲松	SMZ/TMP、喹诺酮类
杜克雷嗜血杆菌	头孢噻肟或阿奇霉素	红霉素、环丙沙星
小肠结肠耶尔森菌	SMZ/TMP、喹诺酮类	头孢噻肟、头孢曲松、庆大霉素、阿米卡星 根据不同感染部位选用:β内酰胺类+β-内酰胺酶抑制剂、头孢菌素类、喹诺酮类、SMZ/TMP、氨基糖苷类、呋喃妥因等
克雷伯菌属	头孢噻肟、头孢曲松、氟喹诺酮类	氨苄西林/舒巴坦、头孢哌酮/舒巴坦、头孢吡肟、氨基糖苷类
枸橼酸菌属	头孢吡肟、喹诺酮类	亚胺培南、美罗培南、氨基糖苷类
变形杆菌属	氨苄西林、哌拉西林、头孢噻肟、头孢曲松,喹诺酮类	庆大霉素、阿米卡星、SMZ/TMP
肠杆菌属、哈夫尼亚菌	头孢吡肟±氨基糖苷类或环丙沙星±氨基糖苷类	头孢哌酮/舒巴坦、哌拉西林/三唑巴坦、亚胺培南、美罗培南
摩根菌属	头孢噻肟、头孢曲松、头孢吡肟、阿米卡星	头孢哌酮/舒巴坦、哌拉西林/三唑巴坦
普鲁威登菌	阿米卡星、喹诺酮类	亚胺培南、美罗培南
伤寒沙门菌	喹诺酮类、头孢曲松	氯霉素、阿莫西林、SMZ/TMP
志贺菌属	喹诺酮类	头孢克洛、头孢丙烯
沙雷菌属	头孢噻肟、头孢曲松、头孢吡肟、亚胺培南、美罗培南	氨曲南、阿米卡星

致 病 菌	首 选 药 物	可 选 药 物
不动杆菌属	氨苄西林/舒巴坦、头孢哌酮/舒巴坦、喹诺酮类+阿米卡星、美罗培南、亚胺培南	替吉环素、哌拉西林/他唑巴旦、头孢他啶、氨苄西林/舒巴坦、喹诺酮、氨基糖苷类、多黏菌素
铜绿假单胞菌	哌拉西林、头孢他啶、头孢哌酮、环丙沙星	尿路感染可用单药,其他部位需联合用氨曲南、氨基糖苷类、头孢吡肟、亚胺培南、美罗培南
嗜麦芽窄食单胞菌	SMZ/TMP,头孢哌酮/舒巴坦、喹诺酮类	替卡西林/克拉维酸、哌拉西林/三唑巴坦
洋葱伯克霍德尔菌	哌拉西林/三唑巴坦、头孢哌酮/舒巴坦、头孢他啶	环丙沙星、SMZ/TMP、哌拉西林
产碱杆菌属	哌拉西林/三唑巴坦、头孢哌酮/舒巴坦	亚胺培南、美罗培南、氨苄西林/舒巴坦、阿米卡星
黄杆菌属	哌拉西林/三唑巴坦、头孢哌酮/舒巴坦	环丙沙星、哌拉西林
空肠弯曲菌	红霉素	喹诺酮类
幽门螺杆菌	奥美拉唑+阿莫西林+克拉霉素	铋剂+四环素+甲硝唑+奥美拉唑
炭疽芽孢杆菌	环丙沙星、多西环素、克林霉素	青霉素、阿莫西林
产气荚膜梭菌	青霉素±克林霉素	多西环素
破伤风芽孢杆菌	青霉素或甲硝唑	多西环素
难辨梭菌	甲硝唑(口服)	万古(去甲万古)霉素口服(用于甲硝唑无效时)
拟杆菌属	甲硝唑、克林霉素	替卡西林/克拉维酸、哌拉西/三唑巴坦、氨苄西林/舒巴坦、阿莫西林/克拉维酸
厌氧链球菌属	青霉素	克林霉素、多西环素
军团菌属	红霉素等大环内酯类、喹诺酮类	克拉霉素
立克次体属	多西环素	氯霉素、喹诺酮类
肺炎支原体	红霉素、阿奇霉素、克拉霉素、喹诺酮类	多西环素
肺炎衣原体	红霉素等大环内酯类	多西环素、喹诺酮类
沙眼衣原体	多西环素、阿奇霉素	红霉素、喹诺酮类
以色列放线菌	氨苄西林、青霉素	多西环素、头孢曲松、克林霉素、红霉素
霍乱弧菌	多西环素、喹诺酮类	SMZ/TMP
星形诺卡菌	SMZ/TMP	米诺环素
伯道疏螺旋体及其他螺旋体	头孢曲松、头孢呋辛、多西环素、阿莫西林	青霉素(大剂量)、头孢噻肟
回归热螺旋体	多西环素	红霉素
钩端螺旋体	青霉素	多西环素
梅毒螺旋体	青霉素	红霉素、多西环素、四环素
抗万古霉素肠道链球菌	利奈唑胺	达托霉素、替吉环素
万古霉素中毒耐药或万古霉素耐药	立即申报控制感染源,对传染源进行监控	

续表

致 病 菌	首 选 药 物	可 选 药 物
曲霉素	伏立康唑	两性霉素产物、伊曲康唑
芽生菌属	两性霉素产物、伊曲康唑	伏立康唑、氟康唑
念珠菌疑似	氟康唑(稳定患者)、棘球白素(危及生命的患者)	伏立康唑、两性霉素产物、伊曲康唑
白念珠菌、近平滑念珠菌或热带假丝酵母	氟康唑、棘球白素(危及生命的患者)	伊曲康唑、伏立康唑
隐球菌属	氟康唑、两性霉素产物(常与氟胞嘧啶合用作为诱导疗法治疗中枢神经系统感染)	伊曲康唑、伏立康唑
球孢子菌属	氟康唑、伊曲康唑、两性霉素产物	伏立康唑
真菌属	伏立康唑、两性霉素产物	泊沙康唑
巨细胞病毒	更昔洛韦、缬更昔洛韦	膦甲酸、西多福韦
单纯疱疹病毒	阿昔洛韦、泛昔洛韦、伐昔洛韦	膦甲酸、更昔洛韦、缬更昔洛韦
乙型肝炎病毒	聚乙二醇干扰素、恩替卡韦、拉米夫定、阿德福韦	

(1) 两种或多种细菌引起的混合感染;

(2) 严重外科感染的致病菌及其敏感试验尚不明确时;

(3) 为了延迟耐药菌株的出现;

(4) 为了降低可能出现的毒性,可小剂量联合应用几种毒性不同的抗生素;

(5) 为了获得协同作用和提高疗效。

联合应用抗生素时可能产生协同、拮抗或相加作用。协同作用是指多种抗生素联合应用时疗效超过每种抗生素疗效的总和;拮抗作用则指多种抗生素联合应用时的疗效小于单独一种抗生素的最大疗效;倘若多种抗生素联合应用时的疗效等于每种抗生素疗效的总和,就称为相加作用,因此为了获得最佳疗效,必须了解联合应用抗生素对致病菌的作用,遗憾的是目前尚无一种能预测这种作用的简易方法。一般而言,在大多数情况下联合应用杀菌类抗生素(例如青霉素加氨基糖苷类抗生素)能产生协同或相加作用而不会引起拮抗。联合应用两种抑菌类抗生素例如红霉素和氯霉素,通常会产生相加作用而不是协同或拮抗。联合应用抑菌类和杀菌类抗生素时,则可能产生拮抗作用(例如氯霉素加氨基糖苷类抗生素)。因此联合用药时必须避免其拮抗作用,特别在患者免疫机制削弱、免疫球蛋白降低或颗粒白细胞减少或功能异常时,这种拮抗作用可能会产生严重后果。

联合应用有协同作用的抗生素对治疗耐药菌感染以及局部或全身免疫防御机制异常患者中的严重感染特别有益,例如肠球菌常对青霉素耐药,因此常需联合应用青霉素/氨苄西林和氨基糖苷类抗生素。严重铜绿假单胞菌感染时,联合应用羧苄西林(或替卡西林)和氨基糖苷类抗生素(庆大霉素、妥布霉素或阿米卡星)常可获得满意的协同作用。磺胺药,如复方磺胺甲噁唑能抑制细菌的叶酸代谢,因此联合应用能产生协同或相加作用,对单独一种磺胺药耐药的细菌有效,特别对泌尿系耐磺胺药的细菌感染非常有效。

(黄广建 张延龄)

第 六 章

损 伤

第一节 创 伤

创伤是指机体受到暴力或刺激等因素后发生的组织破坏和功能障碍,有广义和狭义两种范畴。广义的创伤由机械、物理、化学或生物因素等引起,甚至精神因素所引起的精神创伤也包括在内,狭义的是指由机械因素如外界暴力所引起的。创伤在平日和战时都有很高的发生率,创伤的救治仍是外科学的重要组成部分。

一、创 伤 分 类

1. 按受伤部位分,如颅脑伤、肢体伤、胸部伤等。
2. 按体表有无伤口分为闭合性和开放性两大类。
3. 按受伤组织或器官的多寡分为单个伤和多发伤。多发伤指两个或两个脏器以上的创伤。若由两种或两种以上不同因素引起的创伤,则称为复合伤,如重物打击(机械因素)引起的骨折同时伴有火焰伤(物理因素)。

二、创伤的生物力学

创伤是外界机械性物体接触或侵袭机体所造成。有的创伤是体内结构之间牵张力失衡所造成,如肌肉强烈收缩可造成韧带或肌肉本身的损伤。创伤的发生机制应从致伤动力和机体条件两方面考察。决定致伤动力的主要因素包括外来致伤物的质量,以及其运动速度,正如力学定律 $F(力) = MV^2$(质量与速度平方之积)所提示。致伤物的质量巨大或速度极高都可引起严重损伤。外力的致伤作用与致伤物和(或)受伤部位的运动方向、接触的面积、接触的时间和次数有关。创伤的形成和严重程度与机体组织的张力强度、可塑性、顺应性、传导动力的性能、所含介质(水、气等)的不同而不同。任何机体组织的疾病均可致结构张力下降,均可使患者在一般无损害性的应力作用下,发生骨折、出血或器官破裂。

三、创伤的病理生理

创伤后反应包括局部和全身两方面。如果不发生感染,轻度创伤主要引起局部反应;较重的创伤同时有局部和全身反应。创伤越严重,其全身反应越显著。

【创伤后局部反应】

无论创伤轻重,伤后局部即起炎症反应。细菌污染、异物存留、细胞失活等,可以加重炎症。局部的小血管经过短时间的收缩,转变成扩张,毛细血管壁的通透性增高,血浆可渗出至组织间质内。同时,白细胞停滞在微静脉内皮,迅速从内皮细胞间逸出血管(游走),进入渗出液内。于是,伤处的裂隙和组织间质内,充满含有内皮细胞、红细胞、纤维蛋白、细胞碎片等的渗液。起初,游走的白细胞以中性粒细胞为主,然后由单核细胞代替,后者在血管外成为巨噬细胞。中性粒细胞和巨噬细胞在创伤过程中均起重要作用。

伤处的炎症起源于组织断裂、胶原暴露和细胞(包括血细胞)破坏,有多种介质和因子释放。如伤后数分钟起,肥大细胞等释出组胺,可使微血管舒张和通透性增高。继而有激肽系统的变化,可引起更显著的组织细胞效应。如缓激肽,既能使微血管反应,更能引起疼痛和刺激骨髓生成白细胞。补体系统发生变化,对中性粒细胞、单核-吞噬细胞、浆细胞等的功能起调理作用,还可影响激肽、前列腺素等。多种细胞参与局部反应时可产生白介素、肿瘤坏死因子、干扰素、血小板活化因子等。以上多种炎症介质和细胞因子,对血管内皮和微循环有明显的作用;而且它们之间互相起诱发作用,能使反应逐级放大,引起所谓瀑布样级联反应,产生过多时反而是有害的。

较广泛或剧烈的创伤性炎症,对机体可致下列不利影响:①大量血浆渗出后血容量缩减。②闭合性创伤的严重炎症,可使组织内压过高,以致阻碍局部血液循环。③大量组织细胞的裂解产物,可通过血液循环损害其他器官。在合并感染时,由于细菌毒素作用,全身中毒症状更重。

创伤性炎症对组织修复能起下列有利的作用:①血浆的纤维蛋白原变为纤维蛋白,能在组织裂隙内暂时起填充和支架作用。②中性粒细胞在补体和抗体(免疫球蛋白)等的调理下,能吞噬杀灭细菌。③巨噬细胞能清除局部的组织碎片、细菌、异物颗粒,并且与补体、T淋巴细胞等有密切关系,为免疫功能的重要因素。④局部血液灌流增加,提供营养成分和细胞增生的需要。

【创伤后全身反应】

创伤后,人体产生一系列全身性应激反应,用以调节主要器官的功能,恢复内环境稳定,加速创伤的修复。这些反应相互紧密联系,相互影响和制约,并互为因果。

(一)神经内分泌系统的反应

创伤刺激、失血、失液、精神紧张等都可引起神经-内分泌方面的变化。特别是交感神经-肾上腺髓质、下丘脑-垂体-肾上腺皮质以及肾素-醛固酮的变化,密切关系到器官功能和代谢变化。

1. 交感神经-肾上腺髓质　伤后交感神经兴奋,其广泛的神经突触产生大量肾上腺素,同时交感神经又促使肾上腺髓质释出大量肾上腺素。肾上腺素大量释放对伤后机体的重要作用有:①调节心血管功能:增加心率和促使心肌收缩,使皮肤、骨骼肌、肾、胃肠等的血管收缩,以保障心、脑等生命器官的血液供给。②动员体内能量代谢:促进糖原分解,抑制胰岛素和增加胰高糖素分泌,使血糖增高。同时,促使肌组织分解出氨基酸,又促进脂肪水解。③去甲肾上腺素可降低细胞的环单磷酸腺苷(cAMP),而肾上腺素可增高细胞的cAMP,因此两者分泌的变化对许多器官均有影响。

2. 下丘脑-垂体-肾上腺皮质　调节多种内分泌功能的重要器官。创伤刺激通过各种感受器和神经通路,促使这个通路的改变,如疼痛可促使促肾上腺皮质激素(ACTH)、抗利尿激素(ADH)和生长激素(GH)释出增多。

伤后ACTH促使肾上腺皮质分泌皮质激素增多,皮质醇分泌增多对受伤机体的重要意义在于:①参与机体能量代谢:促进葡萄糖异生,与肾上腺素、胰高糖素和GH等,可共同促使血糖增高。皮质激素还能与GH共同促进脂肪分解,产生能量。②参与儿茶酚胺对血管功能的调节:帮助维持血压。③能抑制炎症反应:减少血管渗出,抑制白细胞活动,并稳定其溶酶体

膜,从而减轻炎症的损害作用。

ADH可增强肾小管对水分的再吸收。GH可促进全身蛋白质合成,有助于纠正创伤后的负氮平衡状态,纠正低蛋白血症。也可以刺激免疫球蛋白合成,促进巨噬细胞和淋巴细胞的增殖,增强抗感染能力,还可以刺激烧伤创面及手术切口胶原体细胞合成纤维细胞,加速伤口愈合等。

3. 肾素-醛固酮　创伤后肾血液灌注减少,促使球旁器分泌肾素;肾素促使血管加压素原变成血管加压素,后者刺激皮质分泌醛固酮,醛固酮能增强肾小管对钠离子的再吸收,与ADH保留水的作用协同保持细胞外液。

(二)重要器官的功能变化

1. 心血管　伤后心血管系统在儿茶酚胺增多的影响下发生功能变化。这些变化能适应血容量轻度减少(如失血量500ml以内),维持血压,保障生命器官的血液灌注。如果血容量显著减少(如失血量达1000ml以上),周围血管高度收缩,心肌虽加强工作,因静脉回心血量不足和周围阻力过高,心搏出量明显减少,因此血压降低。创伤后的碱中毒和二磷酸甘油酯(DPG)缺乏,使血红蛋白氧离合曲线左移(血红蛋白半饱和所需的氧分压P50降低),还可促使心搏出量增加。

2. 肺　伤后机体的能量需要和代谢率增高,或加以失血、感染等原因,呼吸常增强以适应氧的需要和二氧化碳的排出。胸部伤可直接造成肺功能障碍。其他部位的创伤也可能影响呼吸。如腹部伤可妨碍腹式呼吸运动和咳嗽咳痰,甚至引起肺不张。肺血管内皮受损和间质发生水肿,可导致成人呼吸窘迫综合征ARDS。ARDS在胸部以外的严重创伤后也可发生。换气障碍导致低氧血症和高碳酸血症,过度换气导致低碳酸血症,分别为呼吸性酸中毒和碱中毒。

3. 肾　失血、失液等促使肾血流量减少,肾小球滤出率随着肾皮质血流灌注减少而降低。肾素、血管加压素-醛固酮的释放,以及垂体释出的ADH,促使肾小管功能改变。临床上常出现尿量减少,尿中Na^+、HCO_3^-减少,而K^+、H^+、HPO_3^-、Cl^-增多,尿比重增高,pH降低。在一定的程度内此种肾功能改变能帮助体液保留。如果肾血管在儿茶酚胺和血管加压素作用下持续收缩,再加以伤后血红蛋白、肌红蛋白分解产生卟啉类和其他组织损伤崩解产物的作用,可使肾小管严重受损,发生急性肾衰竭。

4. 肝　伤后肝脏的血液灌注减少,而肝细胞和Kupffer细胞的功能负荷均增加,以适应能量产生、蛋白质分解和合成、凝血-纤溶系统活化、解毒等各方面的需要。但肝脏功能的变化一般不呈现明显的临床症状。

严重创伤后可出现血清胆红素和转氨酶的增高。

5. 胃肠道 较重的创伤可影响消化功能,伤者有食欲减退、饮食后饱胀、便秘等表现。颅脑伤(包括手术)或腹部手术后可能发生应激性溃疡(黏膜水肿、糜烂、出血、溃疡)。

6. 脑 创伤、出血、疼痛、惊恐等均可引起中枢神经系统的反应,通常会发生前述的交感神经和下丘脑的系列功能变化(应激反应)。炎症较重时产生较多的致热因子,或体温中枢直接受损,体温增高或过低。脑血流不足或有其他原因造成低氧血症,脑组织容易发生水肿,可导致意识障碍等中枢神经系统症状。创伤或手术的刺激可致患者创伤性精神病。

(三)代谢变化

1. 体液 体液变化直接影响血容量和血液成分。体液成分变化既是肾、肺、肝等器官功能改变的后果,又反过来影响器官的功能。

(1) 细胞外液的保持:创伤常造成体液的额外丢失,如出血、血浆渗出等;伤后还可能禁食或减少饮食。机体会尽量保留细胞外液,以维持有效循环血量。由于细胞外液的渗透压与其 Na^+ 浓度密切相关,要保持细胞外液容量,必须保留其中的 Na^+。肾的球旁器对肾动脉低压甚为敏感,可调节醛固酮释出;肾小管致密斑对尿 Na^+ 也很敏感,再加以 ADH 的作用,促使肾脏保 Na^+ 和保水。参与细胞外液保留的组织还有消化腺、汗腺等,唾液、胰液、肠液、汗液等分泌液中钠浓度均降低。

(2) 体液的 pH:伤后早期如未发生明显的组织低灌流,体液的 pH 倾向增高。可能有四种原因:①醛固酮促使肾小管回收 Na^+ 和 HCO_3^-,K^+、H^+ 与 Na^+ 交换而从尿中排出。②输血带入的枸橼酸钠,转化为碳酸氢钠。③胃减压使 H^+ 随胃液排出。④换气增强使 CO_2 从呼气中排出增多。所谓伤后碱中毒,常为代谢性和呼吸性两者混合,pH 为 7.5~7.6,持续时间不长。但如果 pH 高于 7.6,则可引起不良后果。

如果有较长时间的组织低灌流,或并发休克,上述的伤后碱中毒就会迅速被酸中毒代替。其主要原因之一是组织内尤其是骨骼肌组织内的乳酸积存。在组织低灌流的条件下,葡萄糖无氧酵解只能提供有限的能量,而产生三碳化合物乳酸。首先是细胞内液 pH 降低,H^+ 通过细胞膜至细胞外液中,后者的 pH 随之降低。创伤以后的禁食或饮食过少、肾或肝的功能衰竭、失钠等,也可引起或加重代谢性酸中毒。此外,肺功能不全可引起呼吸性酸中毒。对于严重创伤的患者,酸中毒严重常成为复苏的一个不利因素。

2. 能量代谢 伤后机体的能量消耗增加,在饮食不足或禁食的情况下,势必动用体内的能量储备。然而体内能量动员不仅是"饥饿"所致,更因为创伤后出现应激反应和其他变化。

血糖在伤后可高于正常值,即所谓伤后糖尿病,其原因为:①儿茶酚胺抑制胰岛素释放而促使胰高糖素释出,原有的血糖与胰岛素分泌相互调节关系失常,血糖/胰岛素之比增高。②肝对碳水化合物和蛋白质的代谢加速,促使糖原和葡萄糖进入血液,又将氨基酸转化为葡萄糖(葡萄糖异生)同时进入血液。体内葡萄糖是产能的基本物质。然而,在无氧酵解时,它仅能释出有限的能量(1mol 葡萄糖产生 2mol ATP);至有氧酵解时始能充分供能(产生 36mol ATP)。所以,伤后如有组织低灌流,葡萄糖的利用就很不充分。血糖虽高或加以葡萄糖输入,仍不能满足机体所需的能量消耗。

蛋白质或氨基酸的分解也是产能的方式之一,但其能量供应并不多。蛋白质分解会受酮体形成的抑制,高酮血症时尿氮排出量减少。就产能而言,机体更多依靠的是脂肪分解。

伤后,在 ACTH、儿茶酚胺、GH、胰高糖素等激素释放的影响下,体内脂肪分解加速。主要是甘油三酯酶促使甘油三酯分解,故伤后血中脂肪酸增多。脂肪酸可在骨骼肌、心肌等组织内经过充分氧化而成水和二氧化碳,同时产能;氧化不全的部分在肝内形成其中间产物酮体。酮体可在肝外组织(肾、心等)经过酶的作用,生成乙酰辅酶 A,参与三羧酸循环氧化。显然,发生组织低灌流时,脂肪酸和酮体都不能充分利用,脂肪分解产能也受限。

3. 蛋白质 创伤后的蛋白质代谢,除了参与葡萄糖异生,还关系到伤处组织修复、器官功能、免疫功能等,其变化十分复杂。蛋白质的更新和转变成特种生物活性前体,远比其异生糖供能重要。

(1) 蛋白质丢失:创伤后人体细胞群缩减,与蛋白质丢失相一致。蛋白质丢失以肌蛋白为主。70kg的成人在较重的创伤后,每日丢失肌细胞相当于蛋白质220g或肌组织1kg左右。丢失是蛋白质合成少于分解造成,根据具体的创伤情况而发生。例如:肢体伤在局部制动后发生肌肉萎缩,以蛋白质合成率低为主,因为肌组织的蛋白质合成与肌细胞收缩运动密切相关。较重的创伤以后,蛋白质的合成率和分解率均见增高,但分解率增高更显著。禁食后趋向瘦削,则因为蛋白质合成减少(蛋白质分解率并未增高),补充氨基酸或蛋白质后即可恢复。

(2) 血浆蛋白质的变化:伤后虽有体蛋白的丢失,但机体仍能通过自身调控(酶、介质、细胞因子等的作用),使一部分蛋白质分解为氨基酸等物质,重新组合成为修复组织所需的物质。伤后血浆蛋白质的变化,可反映机体在这方面的能力。血浆成分中的白蛋白、纤维蛋白原、纤维结合素(Fn)对创伤修复具有重要意义。

血浆的其他蛋白也与创伤相关,例如:①α_2-巨球蛋白:可与血中锌结合(约40%),在蛋白酶作用下分解出Zn^{2+},而Zn^{2+}与多种酶的活性有密切关系。②血浆铜蓝蛋白:80%~95%与血中Cu^{2+}结合。Cu^{2+}与胶原形成、有氧的糖酵解相关。③结合珠蛋白:能与游离血红蛋白结合,结合后可经过单核-吞噬细胞系统产生Fe^{2+}。Fe^{2+}与胶原形成相关,递铁蛋白和乳铁蛋白也有相似的作用。④C-反应性蛋白:能抑制细胞介导免疫,促进免疫球蛋白生成,并能调节凝血功能。

4. 血清钾、钙、锌、铜 伤后钾交换总量常可缩减,血清K^+浓度,因受多方面因素的影响,伤后高低不一。血清钙受甲状旁腺激素和甲状腺间质细胞释出的降血钙素调节,与血清磷浓度有互相消长的关系。伤后钙的代谢加速。锌是多种酶的成分,又是某些酶的激活因子,故能影响糖类、蛋白质、脂质等的代谢。创伤后机体内锌重新分布,除了在伤处渗出液中出现,肝脏对锌的摄取和释出均加速,血清Zn浓度降低,尿锌排出增多。血清铜主要在铜蓝蛋白内,故随后者代谢而变化。伤后血浆铜蓝蛋白一时性减少,继而可增多,中性粒细胞释出的白细胞内源性递质,能促进肝脏对铜蓝蛋白的代谢,故可影响血清铜浓度,铜又是氧化酶的成分之一,参与胶原、弹力蛋白等合成过程。

(四)免疫功能变化

创伤可引起中性粒细胞和单核-吞噬细胞的变化,并有感染因素时变化更显著。两者均参与炎症反应,它们的活动变化,既是某些介质和因子所引起,又能释放多种酶和细胞因子等,因此对机体有广泛的影响,包括免疫功能在内。

一般的创伤或并有感染时,中性粒细胞可增多,能保持抗菌能力,重度创伤尤其是合并有长时间休克或重度感染时,中性粒细胞未必增多,即使数量增多,但抗菌能力降低。

单核-吞噬细胞不仅具有吞噬能力,而且产生细胞因子如白介素1α、6、8(IL-1α、IL-6、IL-8)和肿瘤坏死因子-α(TNF-α)、干扰素-α(IFN-α)和血小板活化因子(PAF)等,并与T淋巴细胞互相作用,促使B淋巴细胞分泌免疫球蛋白,其活动又与补体、Fn等相关,据研究,创伤后短时间内单核-吞噬细胞的功能可降低,继而可恢复功能或有所增强,以适应抗感染和修复组织的需要。若创伤严重或并有严重感染,单核-吞噬细胞的吞噬、杀菌和产生细胞因子的能力可降低,细胞免疫和体液免疫也降低(或者为单核-吞噬细胞转为抑制型与T抑制细胞增加)。

四、创伤组织的修复

各种致伤因素作用于不同的组织所造成的创伤,其修复过程不一。然而,各种创伤的修复又有一定的共同性规律。

创伤的组织修复主要有增生和塑形两个阶段。组织细胞增生起始于急性期炎症,至炎症反应趋向消退时细胞增生加速,使组织的缺损得到填充并恢复其连续性。然而,增生的组织细胞未必全部适宜于生理功能。所以需要经过组织塑形的变化,使愈合的组织接近于正常。临床上,伤口愈合初期的瘢痕较多较硬,以后逐渐变少变软;骨折愈合初期的骨痂较粗大,以后逐渐按力学作用塑形接近于正常。这些众所熟悉的现象,反映创伤后组织修复的过程。

(一)生物化学变化

创伤修复过程中的生物化学变化是复杂的。在此介绍已经研究较多的生长因子(GF)、胶原和纤维结合素在修复过程中的变化。

1. 生长因子 种类较多,与创伤修复密切相关的有转化生长因子(TGF)、表皮生长因子(EGF)、成纤维细胞生长因子(FGF)、血小板衍生生长因子(PDGF)和胰岛素样生长因子(IGF)等,从伤后发生炎症起,就由血小板脱颗粒产生,继而由巨噬细胞、成纤维细胞、内皮细胞等产生。生长因子能起三方面作用:①能有选择地促使各种细胞进入伤区(趋化作用);②刺激细胞的有丝分裂(增殖作用),如bFGF、PDGF、IGF-1能使成纤维细胞和内皮细胞增生,EGF、TGF-α能使上皮细胞增生;③促使细胞合成胶原、骨质、纤维结合素(Fn)等。

2. 胶原 新的纤维组织在伤处起充填、支架和连接的作用,其组织内胶原纤维是决定张力强度或抗裂强度的主要结构。胶原分别由成纤维细胞、成肌纤维细胞等合成。一般从伤后1周起胶原合成速度就明显加速,可能持续达数月。除了成纤维细胞,其他细胞如骨细胞、软骨细胞、平滑肌细胞、上皮细脑、内皮细胞等,增殖时均能产生胶原。

另一方面,伤后的中性粒细胞、巨噬细胞可产生胶原酶(或还有其他蛋白酶),促使胶原分解(截断胶原分子的肽链)。伤后沾染的某些细菌也能产生胶原酶。这样,局部的胶原处于动态变化之中。伤后局部的胶原更换率增高,可持续数月至1年以上。

3. 纤维结合素(Fn) 是一种糖蛋白,在机体内分布广泛,多种细胞表面有Fn受体。当Fn-Fn受体-细胞骨架连接时,可影响细胞的黏附、运动、增殖或分化,因此Fn与创伤修复、抗感染均有关联。在创伤后,

Fn可诱导单核细胞、成纤维细胞、上皮细胞等趋向伤口,与胶原、纤维蛋白、细菌和其他颗粒物质相结合,并对细胞间基质起组装作用。待局部组织修复后,Fn减退。如果Fn不足,可使伤口愈合延迟。

除了胶原和Fn,氨基多糖类如透明质酸、硫酸软骨素、硫酸皮肤素等,在伤后组织修复中也占重要地位。这类物质起初出现在炎症渗出物中,随后由局部细胞产生,成为修复组织的基质。氨基多糖能与水分结合,限制分子较大的蛋白质在组织间质内溶解,并起调节蛋白质转运的作用。伤后形成肉芽组织时,先有氨基多糖增多,可促进纤维的形成。另一方面,伤处的氨基多糖又可被透明质酸酶、糖酶等分解,因此实际也是处于动态变化之中。

(二)伤口愈合

伤后24~48小时,在炎症反应的基础上开始有细胞增生。伤缘上皮增生,一部分基底细胞可与真皮脱离,向缺损区移行,发生有丝分裂。伤处出现梭形、星形和其他形状的成纤维细胞。成纤维细胞增生时可出现成肌纤维细胞,后者与前者相似,但含有微丝束与细胞长轴平行,并附着于胞膜(使细胞有较大的收缩性)。同时,从血管损伤处有内皮细胞增生。新的内皮细胞能脱离基膜向前推进,逐渐形成新生的毛细血管。

新的上皮细胞、成纤维细胞等能在伤口内移位。这是一种不对称的运动,会受纤维蛋白束、失活组织等的限制。由于新的血管内皮细胞有纤维蛋白溶酶激活因子,能促使纤维蛋白溶解,所以成纤维细胞等常能随新生的毛细血管而分布活动。这样,细胞增生所形成的新组织,能逐步填补创伤造成的缺损。然而其结构很不规则。新的上皮细胞不仅分布于伤处表面,又可深入间质中;新生血管很丰富,但呈不规则网状;纤维蛋白束、成纤维细胞、胶原纤维等只是随机排列分布,其抗裂强度较小。在早期的肉芽-瘢痕组织中,成肌纤维细胞较多,产生M型胶原,并可促使组织收缩。开放的伤口一般在1~2周内收缩较明显,持续一段时间,以后不再收缩。

伤处缺损初步修复以后,其内部结构需继续调整,塑形和重建以恢复或接近生理状态。伤处表面的新上皮趋向成熟,进入深处的上皮细胞则被溶解。新生的血管网逐渐减少,变成有规则的微血管系统。成纤维细胞也逐渐减少,为纤维细胞所代替。胶原纤维从细短变为较粗长,从随机排列变为有一定的方向,可使修复的组织逐渐恢复其抗裂强度。伤后组织的塑形变化,一般比细胞增生需更长的时间。细胞增生的高峰在伤后1~2周,而塑形变化可延续数周至数月,甚至更长的时间。

伤口愈合有两种基本方式,即临床所称的一期愈合与二期愈合。前者是指缝合后顺利愈合的伤口,其组织层次对合良好,其中瘢痕组织很少。二期愈合是指开放的伤口经过伤口收缩和肉芽组织增生,然后达到愈合,其中瘢痕组织较多,故又称瘢痕愈合。二期愈合所需的时间较长,且常影响生理功能。

伤口愈合以后,瘢痕组织继续发生变化,胶原代谢保持较高的更换率,可达数月至年余之久。一般进入塑形阶段后,瘢痕趋向缩小,其胶原含量降低。但有的愈合伤口迟迟不进入塑形阶段,瘢痕可增大,胶原含量增加,而且胶原纤维排列分布过于致密,成为增生性瘢痕。有的伤口内成肌纤维细胞继续活动,则发生瘢痕挛缩。

瘢痕组织修复伤口的主要缺点是妨碍功能。以这种方式修复,基本上不分组织层次。而是几层组织都黏集在瘢痕组织上,再加以挛缩,于是造成各种畸形。

(三)不利于创伤修复的因素

创伤修复必须经过炎症反应和细胞增生的一系列变化,其中任何一个环节受到干扰,创伤就不能顺利修复。具体的障碍原因如下:

1. 感染　是创伤修复中最常见的障碍因素,致病菌不仅直接损害局部组织细胞,而且可能引起休克、严重的蛋白质丢失等,影响创伤修复。

2. 异物存留或血肿　伤口内有异物或较大的血肿时易继发感染。这些物质成为机械性障碍,增加死腔,干扰吞噬细胞和成纤维细胞等的活动,阻碍毛细血管新生,即使未并发感染,仍将延迟治愈时间。

3. 组织低灌流　局部主要的血管损伤或受压,或全身有休克等,可引起创伤组织血液灌流不足,细胞缺氧和发生代谢障碍,炎症反应和细胞增生均受抑制。待恢复组织灌流以后,还需清除缺血缺氧所产生的组织产物,因此创伤修复时间延长。此外,较重的休克还可能使体内产生抑制白细胞功能的物质,伤口容易发生感染和哆开。

4. 药物　如肾上腺皮质激素对创伤修复起多方面不利作用,如炎症反应、吞噬细胞功能、蛋白合成、细胞增生、伤口收缩等均受抑制。所以,长期或大量使用皮质激素的患者,受伤或手术后应特别注意伤口愈合缓慢和并发感染。

5. 全身性疾病　受伤或手术之前原有某些疾病可使创伤愈合延迟,且容易并发感染等。如低蛋白血症、糖尿病患者血糖控制不佳、恶性肿瘤、年老体弱、维生素缺乏等,都可致患者的应激反应能力降低,代谢变化迟缓,组织修复较慢。

6. 局部制动不良　伤处新生的微血管组织等可再次受损伤,复位的骨折端又移位受破坏,故修复时

1

间延迟。

对上述不利于创伤修复的因素,临床上必须严密观测,尽可能预防和及时予以治疗。

五、创伤反应的演变过程

创伤反应的演变过程,可从局部病理或代谢变化等方面分为若干阶段(期);在临床上又可分为急性期、转折期和恢复期:①急性期患者有出血、休克、呼吸障碍、骨折或内脏破裂等,需要急救或紧急处理(包括手术),处理上以维护患者生命、纠正休克、初步整复受伤组织、防治感染、纠正水电解质失衡等为主。②转折期患者已脱离生命危险状态,但创伤尚未愈合,生理功能尚未完全正常,仍容易受不利因素干扰。故需继续治疗和护理,保障创伤顺利修复。继续防治各种并发症。③恢复期是指创伤已初步愈合,患者全身状态较稳定。但初步愈合的伤处尚未能完全适应生理需要,伤后机体蛋白质和脂肪的丢失尚未完全补偿。在此期间应重视营养和功能练习,需防治伤后的畸形和功能障碍。

六、创伤的处理原则

治疗创伤的总目标是恢复机体结构和功能的完整性。首要的是维护患者的生命。在保障生命安全的前提下,方可能施行其他治疗措施。人体的组织结构与生理功能是统一的。治疗创伤时,应从生理功能方面考虑修复组织结构的方法,事实上,严重的创伤会造成难以恢复的组织缺损。在这种情况下,只能采取某种措施,以补偿生理缺陷为主,减轻伤后残疾程度。当前的外科进展,已能应用各种移植术和人工组织器官,降低创伤致残率。但是,优先抢救生命和以恢复生理功能为主,仍为处理创伤的基本原则。

在处理创伤时,应始终关心患者的心理状态。医务人员要善于用语言、行为和其他方式,使患者消除恐惧和疑虑。创伤患者常有精神负担,可能因此失眠、食欲缺乏,甚至不配合治疗,影响创伤治愈,所以心理治疗具有重要意义。

七、创伤的检查和诊断

准确掌握伤情,方能采取适宜的治疗措施,达到预期的效果。为此,必须认真检查患者,包括受伤部位和全身状态。如果伤情复杂,难以在短时间内完全掌握,则应根据初步了解的伤情开始治疗。宁可一边抢救一边继续检查,不可为了检查而耽误治疗时机。

检查创伤的方法,与检查其他外科急症相似,首先观察患者的生命体征,其次检查受伤部位和其他方面的变化。应抓紧时间作出诊断,以便立即着手救治。检查重症创伤时,常遇到一定的困难。如患者意识障碍,不能对检查作出相应的反应;或伤情不容许搬动,限制较全面的理学检查;或某处损伤表现突出,掩盖了其他部位损伤的表现。

(一)全身状态

伤后全身状态的改变反映创伤的严重程度。

首要的是生命体征的监测,应包括呼吸频率、有无呼吸困难、发绀或过浅;心率、脉搏是否有力;血压、毛细血管充盈时间;有无意识障碍、语言对答情况、疼痛刺激反应等。临床上患者出现呼吸、脉搏、血压、意识、体温等方面的失常,各有一定的病理生理基础,需进一步检查以明确诊断,以便及时施行复苏和治疗。例如:发现脉率增快和血压降低,应即检查有无活动性出血,监测中心静脉压、每小时尿量等,以了解血容量不足和(或)心功能不全,并立即防治休克。

一部分伤后全身性改变,如水电解质平衡失调和感染等,未必都呈现显著的临床症状,需经过实验室检查方能辨认确定。因此,应根据具体的致伤原因、受伤部位及其损伤程度、伤后时间和年龄、平素体质等,选择和确定进一步检查的项目。例如:挤压伤后应着重监测肾功能变化。尽量做到不缺失重要和必要的检查,同时避免非必要的检查,节省时间和费用。

(二)闭合性创伤的检查

诊断闭合性创伤,一般比开放性创伤困难。找出带有特征性的症状、体征、针对性的实验室检查等,有助于确定诊断。复杂的或多处的创伤、特别是临床表现缺乏特征性或表现隐蔽的创伤,为了确定诊断和鉴别诊断,常需选用下列检查法。

1. 试验性穿刺检查　主要为了观察体腔内改变,如血胸、气胸、血腹、腹水等,判断内脏器官有无损伤。穿刺抽出血液、气体等,一般表示内脏器官发生破裂。试验性穿刺简捷可行,不需要特殊设备,常用于闭合性创伤。但可能有技术失误或判断差错。例如腹腔穿刺,可能刺入胀气的肠管吸出肠内存物,被误认为肠破裂;抽出血液者可能为腹膜后出血,但被认为腹腔内脏器破裂。有时,穿刺抽吸阴性并不能完全排除脏器损伤,可能是脏器损伤早期出血不多,或因为凝血块堵塞针头。为减少误差,除了注意操作,还可借助超声波检查的引导,或改变穿刺点,或定时再次穿刺,或穿刺后置入导管,以提高诊断准确性。近年来随着影像学技术水平和设备的快速发展,多种无创的影像学诊断技术被广泛运用于创伤的诊断,其重要性已超过试验性穿刺检查。

2. 影像学检查　对创伤有重要的诊断价值,常用的有 X 线摄片或透视以及超声波检查,两者都有可移动式装置便于重症患者和无法移动患者的床旁检查。

X线片最常用于骨折、脱位、金属异物存留和胸、腹腔的游离气体的检查,B型超声适用于检查肝、脾、肾等实质器官有无损伤和局部积液等,并可指引穿刺点。近年来计算机体层扫描(CT)逐渐普及,CT能显示体内多种组织器官的断层影像,在胸部、腹部和头颅创伤的诊断中已被广泛使用。

3. 探查手术　随着现代影像技术的发展,单纯为明确创伤诊断的探查手术已大为减少,但手术探查仍是闭合性创伤的一种重要诊断方法。更多的探查手术不是单纯为了明确诊断,而是为了进一步治疗。因此,其适应证应具备下述条件:①尽量了解受伤史、临床表现,进行了可能做到的实验室和影像学检查,至少已有初步诊断或了解主要的受伤部位;②患者出现某些生命体征的改变,怀疑有大出血或内脏破裂,施行手术可能改善患者的状态或挽救生命;③同时采取各种非手术的治疗措施,以保障患者安全。阴性的探查是要尽量避免的。

(三)伤口检查

对开放性创伤须检查伤口。但有的伤口应先作临时性处理,如压迫止血、堵塞开放性气胸的伤口、覆盖保护腹部伤口脱出的肠管等,待手术时详细检查。检查伤口的要点如下:

1. 伤口的形状、大小、边缘、深度等,常能提示创伤的原因和类型。如利器切割的伤口呈线形,边缘平整;锯伤的伤口也呈线形,但边缘带有纤维组织。又如刺刀和子弹所造成的伤口小,往往伤及深部组织器官,应视同闭合性创伤着重检查内部损伤。

2. 伤口的沾污情况,直接关系到感染发生率,是选择伤口处理方法的重要根据之一。比较清洁的伤口,清创后可做一期缝合;污染较多者则不适宜缝合。由于细菌非肉眼所能看到,有的伤口外观上不见污秽,但实际污染细菌数量甚多或毒性甚强,值得注意。

3. 伤口的出血性状、外露组织等,与处理方法相关。有的深部创伤不能直接看到,如颅脑伤后耳道、鼻腔流出脑脊液,实际为颅底骨折和鼓室、鼻窦等的开放性损伤。

4. 伤口内异物存在,部位表浅者可直接看到,部位较深者或伤口已被血块等堵塞时不能看到,需用X线片、超声和CT等方法确定。

检查伤口时,不可增加患者痛苦,避免增加沾染或使伤口重新出血。

八、创伤的定量估计

客观定量估计创伤严重程度的评分方法很多,这些方法不但有助于估计患者的伤情,指导治疗和判断预后,也可为开展流行病学研究和比较不同治疗方法

的疗效提供了统一的标准。近期计算机技术的运用使评估更趋数理化和计量化,评分的精确度也在不断提高。简要介绍如下:

(一)简明损伤定级法和损伤严重度计分法

简明损伤定级法(abbreviated injury scale,AIS)于1971年由美国医学会发表,之后几经修改和补充,目前得到世界各国从事创伤临床和研究单位的公认和广泛应用。AIS有几个基本原则:①以解剖学损伤为依据,每一处损伤有一个AIS评分;②AIS是对损失本身给予严重度分级,不涉及其后果;③AIS不是单纯预计损伤死亡率的分级法;④AIS要求损伤资料确切具体,否则无法进行编码和确定AIS值。AIS是根据损伤的解剖部位、组织器官类型和损伤严重程度等用数字编码来表达,这是为了便于计算机管理。

AIS将人体分为9个区域并按顺序作为编码的第一位数字(表6-1)。

表6-1　AIS评分人体分区编码

AIS编码	身体部位
1	头
2	面
3	颈
4	胸
5	腹部及盆腔内脏器
6	脊柱
7	上肢
8	下肢
9	无特定部位的体表

然后将每一处损伤根据其严重程度分为6级评定,作为AIS分值。1为轻度,2为中度,3为较重,4为严重,5为危重,6为最危重,存活可能性极小。

AIS是一个七位数的编码,第一位数字代表身体区域,第二位数字为解剖结构或类型,第三、四位数字是特指的损伤或解剖结构,依据各自的英文名词第一个字母排列,第五、六位是按损伤程度由轻到重的编号。小数点后面是损伤严重度的AIS分值,如肝脏重度撕裂伤编码是541826.4,5代表腹部区域,4为器官,肝脏代码是18,26是损伤程度,4为AIS分级。

AIS值与各系统损伤严重计分之间并非线性关系,不能简单相加或平均,对两个以上部位的损伤也难以比较。Baker发现损伤严重度和死亡率与AIS值之平方和呈线性关系,且在多部位损伤中这一关系仍然存在,因而发明了损伤严重度计分法(injury severity score,ISS)。ISS将人体分为六个部分(表6-2)。

表 6-2　ISS 评分人体分区编码

ISS 编码	身体部位
1	头颈部（包括颅骨和颈椎）
2	面部（包括口腔、眼、耳、鼻和面骨）
3	胸部（包括膈肌、肋骨和胸椎）
4	腹部和盆腔（包括腰椎）
5	四肢及骨盆
6	体表（包括任何部位的皮肤损伤）

计算时将这六个分区中损伤最严重的 3 个分区中各取一最高 AIS（MAIS）值，求其各自平方和予以相加即为 ISS 值。例如肺部伤评分为 3，脑部伤评分为 4，主动脉伤评分为 5，则该病例的 ISS 评分总和为 50（$3^2+4^2+5^2$）。ISS 分值范围为 1~75。16 分以下为轻伤，大于 16 分为重伤，25 分以上为严重伤，50 分以上存活者少。当伤者存在一处或多处 AIS6 分时自动评定为 ISS 最高分 75 分。

（二）Glasgow 昏迷评分法

最高分为 15 分，表示意识清楚；12~14 分为轻度意识障碍；9~11 分为中度意识障碍；8 分以下为昏迷；分数越低则意识障碍越重。选评判时的最好反应计分。注意运动评分左侧右侧可能不同，用较高的分数进行评分。记录方式如下：GCS 评分 15 分（4+5+6）（表 6-3）。

表 6-3　Glasgow 昏迷分级（GCS）

检查项目	结果	计分
睁眼反应	自然睁眼	4
	呼唤后睁眼	3
	刺痛后睁眼	2
	无反应	1
语言反应	回答切题	5
	回答不切题	4
	单音语言	3
	呻吟	2
	不能言语	1
肢体活动反应	按指令动作	6
	刺激后有目的动作	5
	刺激后无目的动作	4
	肢体屈曲	3
	肢体伸直	2
	不能运动	1

九、创伤的急救

创伤的治疗从现场的一般急救开始。如发生窒息、大出血、呼吸困难等情况，必须立即着手抢救。否则患者会在短时间内死亡。对各种类型的创伤，妥善的急救处理能为后继的治疗奠定良好的基础，预防或减轻并发症，使患者能顺利治愈。

（一）现场管理

当各种事故或灾害造成人员损伤时，现场的管理工作至关重要。应由公安人员、医务人员及有关的其他人员协同办理。主要工作应包括：

1. 控制现场环境，保证致伤因素不再继续伤害人身。例如：交通道上除了肇事车辆必须扣留外，其余一般车辆应迅速疏散；火险或带电的电缆必须立即设法熄灭或断电流；不安全的建筑物周围应疏散人员。

2. 维持秩序和交通。现场只留有工作人员和伤员（尚未检查处理前），围观者必须退出。保证现场与外界的交通通畅，使救援车辆和伤员的运送不受阻挡。保管好伤员的财物。

3. 清点伤员人数，初步估计每个伤员的伤情，组织急救人员的力量。伤员人数较多时，重伤者应由有经验的医务人员负责处理，轻伤者可请有一般急救常识的人员协助，至少能起安抚作用。

4. 保持与急救中心、公安部门等的通信联系，及时报告现场情况，以取得支持和配合。

（二）现场检伤

重点是区分伤情轻重，使危及伤员生命的损伤能及早得到处理。限于现场的具体条件，所用的方法应比较简捷，主要如下：

（1）神志清醒，能对语言准确反应，表示中枢神经功能尚好；否则，表示功能障碍。

（2）呼吸平稳，每分钟 20 次左右，发声清楚，表示气管和肺的换气良好；否则表示气道不通畅或肺功能障碍。

（3）桡动脉上触及脉搏清楚有力，一般反映收缩压>90mmHg；桡动脉搏动不够清楚，但颈动脉搏动尚可触清，一般反映收缩压可达 50mmHg。

（4）面色苍白且手足发凉，表示失血较多或有休克。

（5）受伤部位表现明显，如伤口、外出血、剧烈疼痛、局部肿胀、畸形或不能运动等。

（三）一般急救

迅速施行伤口止血、包扎、固定（制动）等，并将患者搬运到医院。这阶段的工作主要是保护性措施，即减轻创伤刺激，防止再损伤和避免增加细菌污染，要注意下列事项。

1. 伤口止血有多种方法,根据出血性质和伤口形状选择。最常用的是填塞压迫止血法。对四肢伤口出血,用止血带是最有效的临时止血法。但是止血带远侧的组织缺氧,可使细胞受损破坏,严重者可导致肢体坏死和急性肾衰竭。止血带使用不当还可损伤神经、血管等。所以,用它阻断血流的持续时间愈短愈好(勿超过1小时),注意阻断部位和松紧度。

2. 伤口包扎首选无菌敷料,缺少敷料时可选用清洁的织物。包扎要松紧适宜和稳固,以免移位、脱落或阻碍血液循环。从伤口脱出的肠管等,原则上不应在现场还纳,覆盖保护物品和包扎,待清创时处理。

3. 创伤部位的制动不仅骨折时需要,其他的创伤也需要,可减轻疼痛刺激、防止再出血或损伤。肢体制动可用夹板、副木之类,躯干的制动可借助于担架和束带。应注意搬动患者时勿使伤处移位。

4. 重伤的急救若伤后出现呼吸和(或)循环的功能障碍,应当即施行气道(A)、呼吸(B)、循环(C)的急救。在现场先采取人力所能做到的措施,例如:清除伤员口鼻腔内的异物、血块等,托起下颌骨以免声门被软腭阻塞(但注意勿使颈椎等损伤加重),施行徒手的心肺复苏术等。继而将伤员搬上急救车,乃至送入医院,继续急救和治疗。

(1)心搏呼吸骤停时,从现场开始体外心胸按压及口对口呼吸;接着用气管内插管支持呼吸,在心电图监测下用电除颤和肾上腺素等药物,并兼顾脑复苏。

(2)呼吸障碍的原因较多。伤后迅速发生者常因上呼吸道梗阻和胸部伤,所以首先检查这两方面的改变,并予以处理。腹部伤造成膈疝、高位脊髓损伤等也可引起呼吸困难。

1)上呼吸道梗阻:见于颌面伤、颈部伤、颅脑伤等情况下,其他部位受伤者也可能因有呕吐物、异物等阻塞上呼吸道,发生呼吸困难。急救措施包括清理鼻、口腔异物、吸除血和分泌物、置入牙垫和通气管或气管内插管、切开环甲部气管并置管通气(情况紧急时先用粗针穿入气管)和给氧。

2)胸部伤:开放性气胸应临时闭住伤口,及早清创。张力性气胸应临时穿刺降低胸内压;有的张力性气胸有伤口通向外界,应予封闭;继而用闭式引流。连枷型肋骨骨折有胸壁扇动,临时先予包扎以纠正反常呼吸,继而设法固定骨折处。血胸也可能影响呼吸;血气胸影响大,要注意支气管和肺的破裂。临时做穿刺排气血;继而插入闭式引流管。

3)其他:外伤性膈疝引起呼吸困难时,先用面罩或气管内插管的正压通气法,准备手术处理。高位脊髓伤使呼吸肌瘫痪,也需用正压通气法。

(3)循环障碍在伤后迅速发生者,大多由于失血

过多,引起血压低下和低血容量性休克,见于血管破裂、肝脾或多处的损伤出血。肢体的出血易发现和制止,但闭合性创伤有体腔内出血常难以判断,可先做穿刺和留置导管引流,以估计出血量和出血速度,必要时立即开胸或开腹以制止出血。开放的体腔内出血也应立即手术。有时伤处出血速度甚快,手术势必争分夺秒,最好在急救车内或将伤员直接送入手术室进行处理。务必建立可靠的静脉通路,其中一条达中心静脉(右心房邻近),既可快速补充血容量,又可监测中心静脉压。

胸部伤有心包内出血填塞时,可引起心压缩性休克。应从剑突左下作心包穿刺抽血;若颈静脉仍怒张、心音未复原,则应及时手术处理。胸部伤的其他改变也可引起休克。

抗休克裤(服)可用以控制内脏或骨盆大出血,保持上半身血容量和心脑的灌流,兼有固定下肢骨折的作用;但头颈和胸部有创伤时避免用抗休克裤,以免加重局部出血;取下前必须扩充血容量和准备确定性止血,且必须缓慢地排出囊内气体,防止血压骤降。

(4)意识障碍在伤后直接出现,多为颅脑伤所致。心搏呼吸骤停复苏后、深度休克、重度缺氧等也引起意识障碍。颅脑伤经过CT等检查,选择进一步治疗的方法(包括手术)。

十、创伤的治疗

创伤后的病情变化,取决于创伤的部位和性质、患者的原有机体条件以及急救的时间和方法等多方面因素。一般而言,轻度创伤未累及重要器官者,以治疗局部为主。创伤损及重要器官者既需要局部的治疗,同时必须施行全身性支持疗法。以下为经过急救处理的后继治疗或者直接处理轻度创伤的常用方法。

(一)伤口处理

灾害性创伤未经事先准备,伤口难免有细菌污染,是否发生感染取决于能否及时清除伤口的细菌、异物、失活组织等不利因素。以及能否充分发挥机体的防御功能。伤后已经发生感染的伤口是否能较顺利地愈合,同样取决于上述因素。

对污染伤口的一般处理方法称为清创术(曾称扩创术)。对常见的软组织伤口,清创术的步骤包括:反复冲洗伤口,消毒周围皮肤,彻底止血,清除异物和失活组织,切除伤口边缘组织,然后缝合伤口。这种手术的目的,就是使污染伤口转变成清洁伤口,缝合后能一期愈合。由于创伤情况和处理时间不一,清创术的具体实施方法需适应具体伤情。

(1)清创时间:受伤至处理伤口的时间,是选择

清创术的一个指标,曾定为 6 小时,后来延长至 8 小时、12 小时或更长时间。事实上,有的清创术在伤后 24 小时实施,伤口愈合仍较顺利。伤口内细菌随时间而增多,并产生更多的毒性物质。因此,愈早处理伤口,效果愈好。然而,伤口愈合还受其他方面因素的影响。如果受伤环境比较清洁、伤口接触污物很少、局部血液循环良好且伤口组织新鲜,虽然处理时较迟,仍可清创缝合,常能顺利愈合。

(2) 清创范围:清创术顾名思义应清除伤口的细菌、异物和失活组织。细菌与异物等并存时,感染发生率显著增高。因此,遇见伤口污秽、异物较多、组织形状破碎,或是子弹伤(弹道周围组织伤重),应特别重视伤口清理。然而,又应了解,清理伤口也是一种机械性刺激,特别是伤及一部分正常组织时。所以,遇见某些利器造成的伤口、创面清洁、边缘平整、组织新鲜,就可减少冲洗,不必切除创缘组织,那样可有利于愈合。

(3) 伤口止血:应彻底,以免术后继续出血,又形成血肿而影响愈合。现在血管外科技术已进步、可用多种方法修复血管,故清创术中尽量不结扎主要血管。

(4) 伤口修复:各种组织器官的修复方法不一,总要求是:①分清组织层次,使相同的组织层对合。②所缝合的组织应具有相当的张力强度。③组织缝合(吻合)部分不应有过大的牵张力。④缝合后的伤口不宜残留死腔。⑤修复的组织有良好的血供。

(5) 伤口引流:一部分清创术完成时,为避免伤口内渗液渗血积存,伤口缝合可加引流或者延期缝合。伤口已有感染时应引流和更换敷料(换药)。一般可以经过肉芽组织生长、伤口收缩及创缘上皮新生,达到瘢痕愈合。

(二) 抗生素的应用

抗生素不能代替清创处理。单纯依赖抗生素而忽视伤口处理,不能防止感染发生。伤后是否需要抗生素防治感染,主要根据伤处的沾染程度和机体的抗感染能力:闭合性损伤未受细菌沾染时一般不需要用抗生素;开放性损伤和闭合性损伤累及空腔器官时,均需用抗生素。创伤重,尤其并发休克者的抗感染能力降低,或患者原有慢性病症(如糖尿病、低蛋白血症等),或用免疫抑制剂(如皮质激素、抗癌药等),伤后易并发感染,故应使用抗生素。

根据沾染或感染的致病菌种类,选择敏感的抗生素。然而细菌培养和药敏试验需要一定时间,临床上抗生素的选择多为经验用药,之后可以根据细菌培养和药敏结果调整。

(三) 液体复苏

伤后出现的体液丧失和电解质紊乱可能由于几方面因素:①不能正常进饮食;②有各种体液额外丢失,如消化液的吐出或漏出、血浆渗出、过度换气或体温增高使水分蒸发增加;③伤后神经内分泌系统反应可使肾保留水、钠和排出钾、氢离子;④组织低灌流或肾、肺的功能失常,可引起体液 pH 变化。

伤后的脱水一般为等渗性,可给予等渗盐水或平衡盐液等。可能发生或已发生休克时,输液需要增加剂量和速度。或加以胶体液。抗休克治疗、电解质和酸碱平衡失调的治疗见相关章节。

(四) 营养支持治疗

患者的营养状态与创伤组织修复、免疫功能和其他生理功能复原均密切相关。轻度创伤的患者能较早恢复饮食,补偿营养物质的消耗。严重的创伤后,分解代谢加速,且胃肠功能降低或不能进饮食,易出现体内细胞群缩减和负氮平衡,需要营养治疗。

伤后营养状态的估计或监测有多种方法。常用的是测三头肌皮褶厚度以反映脂肪贮存量,测上臂中点周长减三头肌皮褶厚度以反映肌肉厚度,测 24 小时尿肌酐量,计算肌酐/身高指数也可反映肌肉量,检测转铁蛋白水平等。测定尿中尿素氮数量可以评价负氮平衡,测定淋巴细胞数和血浆白蛋白、前白蛋白水平,均有助于评估伤者营养状况。

供给营养时主要是满足热量消耗和纠正负氮平衡,当然也需有维生素和微量元素。

供给营养最安全、有效的途径是胃肠道,但胃肠营养受创伤后胃肠反应或消化器官损伤的限制。头面部或其他部位的严重创伤后,胃肠功能基本正常者可用鼻饲或空肠造口法,给予流质食物或营养要素。无法实施胃肠道营养者才选择静脉内营养,需要用静脉内营养者,需留置中心静脉导管。

(五) 多器官衰竭的预防

伤后 24 小时起可出现肺、肾、脑或胃肠等器官的功能障碍,两个或更多的器官发生功能障碍即为多器官功能不全,为创伤后期的严重并发症和重要的死因。所以,处理创伤,包括从现场急救开始,必须尽力防治休克以缩短组织缺血缺氧的时间,防治感染以减轻致病菌的损害作用。还应根据创伤的特点,有重点地预防某些器官衰竭发生,例如颅脑伤并发应激性溃疡、挤压伤并发急性肾衰竭、高浓度氧正压通气支持呼吸并发氧中毒(类似 ARDS)等。

(六) 心理治疗

创伤可引起患者的心理反应。当创伤较重而患者意识清楚时,可发生惊恐、焦虑、抑郁或愤恨等思想情绪变化。强烈的心理反应不但影响患者的食欲、睡眠、功能练习等,而且可能患者不配合治疗,结果会延误创伤治愈和机体康复。

心理治疗的要点如下:

(1) 耐心倾听患者的叙述,询问患者的亲友(包括他们对患者个性的理解和认识)。然后用交谈的方式解除患者思想上的疑虑。

(2) 以实际行动增强患者对治疗的信心。例如:患者感觉疼痛,应选用镇痛法;同时用制动、抗感染药、营养供给等方法,逐渐使创伤修复,改善患者的自我感觉。

(3) 一部分患者的焦虑属于经济、家庭、日后工作等方面的问题,需要其家庭成员工作单位负责人做安抚工作。

(4) 度过急性期后,指导患者循序渐进地增加饮食、练习肌肉运动、参加文娱活动等,能使身心两方面受益,及早恢复正常生活。

(5) 轻度的焦虑有失眠、食欲减退等,可用地西泮等药物。如焦虑、抑郁或烦躁较重,甚至与外科医护人员完全不合作,则应请心理、精神科医师会诊处理。

十一、损伤控制技术在严重创伤中的应用

损伤控制(damage control,DC)技术是近年来倡导的外科技术,指对脏器严重损伤、多器官损伤和大出血等严重创伤以及全身情况差不能耐受较大手术者可先采用暂时性止血及控制污染等措施,待患者一般情况改善后再施行确定性手术。损伤控制技术的原则是控制出血、预防污染、积极复苏后再进行确定性手术。临床上严重创伤患者往往合并血流动力学紊乱、凝血异常、低温和酸中毒等内环境紊乱,往往不能耐受较大手术,手术易形成二次打击,不利于患者安全度过急性反应期。根据其生理耐受程度,采用分期治疗的方式,完成救命性手术,以最大限度地减少内环境紊乱对患者的损害,降低死亡率是创伤控制的核心内容。

损伤控制理论认为应实施四阶段治疗,即:创伤起始阶段、初始简化手术、复苏、确定性手术。损伤控制技术把手术看作是复苏过程中的一个部分,而不是一个终结,并认为严重创伤的预后是由患者生理极限决定的,而不是靠外科医师进行解剖关系的恢复达到的(图6-1示损伤控制的操作流程)。

(一) 是否需要损伤控制处理

正确判断哪些患者需要实施损伤控制虽然困难,但却至关重要。决定越早越有利于患者渡过难关,一般认为应该在手术开始15分钟内作出决定。决定是否实施损伤控制应该综合考虑创伤类型、创伤部位,尤其是创伤引起的病理生理变化。

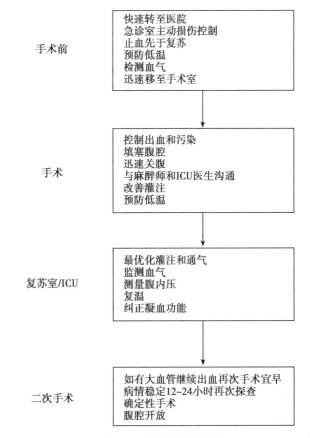

图6-1　损伤控制的步骤

损伤控制的适应证具体如下:①创伤类型:高动能闭合性创伤、多发性腹部贯通伤、高速的枪伤或腹部爆炸伤。②创伤部位:严重肝脏创伤、胰十二指肠损伤需要很长手术时间者、腹部大血管损伤、肝后腔静脉损伤而常规方法难以止血者、骨盆骨折伴腹部创伤的复合伤、以腹部创伤为主的多系统创伤、伴腹外重要器官损伤且危及生命需紧急处置者。③病理生理变化:代谢性酸中毒、低温、凝血功能障碍、复苏过程中血流动力学状态不稳、生命体征不稳者、严重创伤性出血需要大量输血、内脏水肿腹腔不能无张力关闭。

除上述因素外,医院的设备和技术力量也是一个需要考虑的重要因素(表6-4)。

表6-4　决定实施损伤控制的因素

1. 收缩压低于 90mmHg

2. 体温低于 35℃

3. KPTT>60 秒,PT>16 秒或大于正常值的 50%

4. pH<7.3

5. BE>8

6. 腹腔内大血管破裂、严重肝脏损伤、胰十二指肠损伤等严重损伤

7. 血流动力学不稳定

8. 内脏水肿不能无张力关闭

（二）损伤控制手术

术前要做好充分的准备,损伤控制手术操作需注意:手术室温度>27℃;建议护士术中估计出血量;准备足够血制品;准备好手术可能需要的各种器械和止血药物;探查切口采用正中切口;避免手术出血控制前过度扩容。

1. 止血　控制出血是损伤控制的首要任务。腹腔填塞(abdominal packing,AP)节省时间且止血效果确凿。AP应该主动实施,而不应等到其他方法都试用完毕后才想起AP。多数人主张进腹后立即开始填塞,并推荐填塞腹腔四个象限。先右上腹、再左上腹、然后左右下腹。AP最早也最多用于肝脏创伤,而且早期主要用于创面渗血的止血。但是,目前临床工作中AP实际上几乎已经用于所有的腹腔内脏及腹膜后组织损伤,如肝脏、胰腺、肾脏、脾、胃肠道(胃、十二指肠、小肠、结肠、直肠)、胆管系统、膀胱及输尿管、骨盆、腹膜后、血管等器官、组织创伤引起的各种出血,包括动脉、静脉出血及创面渗血。实施AP时不能过度填塞、填塞不够或填塞不当。前者增加腹腔内压,可能导致腹腔间隔室综合征;填塞不够和填塞不当均不能取得止血效果。手术巾、单及敷料是最常用的填塞材料。现代外科多使用可吸收材料进行填塞,如采用生物工程技术制造的敷料、粉剂、泡沫剂、海绵,不需要再次手术拔除。

如何处理血管损伤是有争议。目前多数人认为应该尽可能避免复杂的血管重建如血管端-端吻合、血管移植。建议采用简单且安全有效措施如侧面修补、结扎、暂时性腔内插管分流等,如门静脉切断可置T形管暂时维持血流通畅。大血管非离断伤、且血管壁未坏死时,可暂时行侧面修补。静脉损伤除髂静脉外,不是分流的适应证。血管结扎是最简单的措施,下腔静脉和髂静脉均可结扎。但是,此举可引起大量液体向第三间隙转移,因此需要大量补液。髂动脉、股动脉结扎可引起严重肢体缺血,应该谨慎。相反,肠系膜上动脉的胰腺上近端可以安全结扎,因为腹腔干动脉及肠系膜下动脉的侧支循环可以提供足够血流。

2. 控制污染　控制污染是损伤控制的第2个主要目的。肠管单个穿孔可单层连续缝合修补。复杂肠管损伤应以纱布条结扎,或吻合器关闭远、近端,避免常规切除吻合。结肠穿孔时,应按复杂肠管损伤处理。由于此时腹壁严重水肿,结肠外置造口应予避免。十二指肠、胆管、胰腺损伤可置管外引流,并加填塞。幽门、胰腺颈、近端空肠可用吻合器缝合,胆总管可以结扎,胆管可经胆囊造口引流。乳头部创伤并严重出血、损伤控制不能止血时,可行胰十二指肠切除,但不重建。即使在再次手术时,消化道重建仍然不包括胰腺空肠吻合。因为此时手术,吻合口漏的概率太大。

3. 暂时关闭腹腔(temporary abdominal closure,TAC)　损伤控制需要早期再次手术,因而常规关腹既无必要,又浪费时间。但是为了防止体液、体热丢失,腹腔应该关闭。TAC应运而生。TAC方法有如下几种:①塑料单覆盖、负压吸引法;②敷料填塞覆盖法;③单纯皮肤缝合法;④修复材料缝合法;⑤单纯筋膜缝合法。前两种方法不能防止体液、体热丢失。后一方法可能造成筋膜坏死。因而,以单纯皮肤缝合及修复材料缝合常用。如无明显张力时,皮肤可以巾钳钳夹、或单层连续缝合;组织严重水肿、张力明显时,应以修复材料填补切口缺损。TAC除了遵循无张力缝合原则外,还应该保护内脏免受侵蚀。TAC前应该尽可能以网膜或以对肠管无侵蚀作用的薄膜覆盖肠管表面,防止修复材料侵蚀肠管引起的肠瘘。

4. 复苏　上述简化手术完成后,患者送回ICU,并立即开始继续复苏。复苏的重点应该着眼于迅速恢复体温,纠正凝血障碍和酸中毒,通气支持。并争取在72小时内进行再次手术。

（1）复温:核心体温小于35℃可影响所有的器官系统,特别是血小板功能。体温小于34℃时,尽管补充凝血因子也不能恢复凝血功能。腹部手术可丢失体温达4.6℃/h。缩短手术时间,关闭胸、腹腔可防止体热丢失。其他复温措施包括电热设备如电热毯、空调的应用,如提高病床及室内温度;防止不必要的暴露;血液制品及各种液体输入前应加温。必要时采用胸导管连续灌洗及动、静脉复温法。

（2）纠正凝血障碍:大量输液引起的血小板减少及凝血因子稀释是创伤后凝血功能障碍的重要原因,其他原因包括低温、创伤性肝功能障碍、严重颅脑损伤、组织坏死。迅速复温、维护器官组织功能是纠正凝血功能障碍的重要措施。快速补充凝血因子,使PT、KPTT恢复至正常上限的1.25倍,血小板大于10万/mm^3,纤维蛋白原>1g/L是确定性手术的基本要求。

（3）纠正酸中毒:持续酸中毒是低血容量的表现,提示需要容量复苏。复苏的目标是增加心输出量、提高携氧能力,保证组织氧供给。红细胞、血小板、新鲜血浆与晶体液应该成比例输入,必要时给予碳酸氢钠。

（4）通气支持:从手术室回监护病房后应尽快建立通气支持,保证其血氧饱和度>92%,FiO$_2$<60%。肺动脉插管可以观察治疗反应,理想的治疗效果应该是肺动脉楔压>15mmHg。通过调整通气模式使动脉血气维持在 pH 7.35 ~ 7.45、HCO_3^- 22 ~ 27mmol/L。

5. 确定性手术　损伤控制初次探查手术后应该在手术室观察 2 ~ 3 小时以防早期再次手术,如血管大出血仍继续出血。确定性手术时机不是取决时间多长,而是依据患者的病情,低温、酸中毒和凝血异常是否得以控制。确定性手术的必备条件为低温状态纠正、凝血功能恢复正常,一般在术后 36 ~ 72 小时内实施。最佳条件为:氧运输正常;血流动力学状态稳定;酸中毒纠正;出血已经控制;无威胁生命的其他因素存在。

手术术式主要由患者能否耐受而决定,一些难度较高的操作如胰肠吻合口尽量以后再做,因为吻合口漏发生率太高。术中尽量做必要的造瘘,如空肠造瘘解决营养,合并结肠损伤要行结肠造瘘。手术步骤:①去除填塞:去除填塞物的决定及操作应该由实施填塞的同一个医师进行,因其熟悉患者的情况。去除填塞物可能引起出血或再次填塞,因而操作应该十分小心。②探查与重建:初始简化手术时常常忽略较次要创伤,因此,去除填塞物后应该仔细探查。初始简化手术时遗留的很多问题多需要重新处理。重建的先后次序应该是:先血管、再泌尿系统、后胃肠道。原则上应该避免高危重建。③关闭胸、腹腔:胸、腹腔关闭应该遵循两条原则:无张力和保护内脏免受侵蚀。

第二节　挤压综合征

挤压综合征也称创伤性横纹肌溶解症(rhabdomyolysis),是一种再灌注损害,见于肢体长时间受挤压的伤员,出现肌组织崩解、低血容量性休克和急性肾衰竭,并发症和死亡率很高。

【病因和发病机制】

(一) 缺血性损害

1975 年 Mubarek 等提出筋膜室间隔综合征和挤压综合征属于同一疾病范畴的概念。前者是指肢体筋膜室间隔内压力增高所引起的局部受累处神经肌肉的缺血表现,而后者是指因前述病变所致肌肉坏死而出现的全身表现,包括酸中毒、高钾血症、肌红蛋白尿、休克和急性肾衰竭。挤压综合征发生在长时间的严重筋膜室间隔综合征的基础上,筋膜室间隔压力增高就足以造成缺血性损害,其中静脉首先受阻,动脉血仍继续流入,导致肢体水肿,使压力进一步增高,动静脉压力差梯度降低,造成组织灌注量减少。随着挤压时间的延长,有小血管微血栓形成,造成细胞缺血、死亡,继之发生组织坏疽而需要截肢。肌肉坏死对全身影响极为明显:横纹肌分解造成酸中毒和高钾血症,从而导致心律失常;组织进一步破坏使第三间隙

液体丢失,从而导致低血压;横纹肌分解释出肌红蛋白进入血流,经肾排泄,但在酸性尿中沉淀为酸性正铁血红素,引起急性肾衰竭。受损的肌肉可释放大量嘌呤,经肝代谢为尿酸,后者对肾也具毒性。

(二) 再灌注损害

组织缺血后再灌注会加重损伤程度,且大多数血管和骨骼肌纤维的损伤发生在再灌注期,其中氧自由基的生成、细胞内高钙和白细胞激活起了重要作用。

1. 氧自由基的生成　缺血后再灌注时产生的活性氧代谢产物可损害组织,其中氧自由基作用于细胞膜磷脂的游离脂肪酸不饱和键,发生脂质的过氧化反应,引起细胞膜破碎、细胞肿胀和间质水肿,终致细胞死亡。肌球蛋白中的铁也参与肾的损害,因能刺激生成羟基,使脂质过氧化,损害近端肾小管细胞膜。

2. 细胞内高钙　再灌注时,细胞内钙大量蓄积,导致细胞功能降低,并加重缺血的肌肉崩解。通过钠钙交换,钙进入细胞内,胞液内的高钙损害线粒体功能,影响细胞呼吸和 ATP 生成,增加磷脂酶 A2 活性,后者可形成损害细胞的溶血磷脂,并刺激氧自由基的生成。

3. 白细胞激活　再灌注时,血管内有中性粒细胞浸润。激活的白细胞能损害血管内皮细胞,使之肿胀,并增强其通透性,导致血管腔变窄。横纹肌微血管内存有成簇的白细胞,从而影响再灌注时血流的再通。

【临床表现和诊断】

挤压综合征的临床表现典型,诊断不难。追问病史,伤员多有肢体被重物挤压史。这一综合征或偶发生在神志不清而自体压迫肢体的情况,如头部压迫前臂、躯体压迫上肢或一腿压迫另一腿。如近期有使用充气抗休克裤的病史,要注意此症的发生。受压肢体肿胀,局部有水疱、红斑、暗褐色区,甚或皮肤脱落。受累肢体感觉减退或麻木,被动伸展动作可引起疼痛,但周围脉搏仍可扪及。全身表现有低血压、高钾血症、酸中毒、肌红蛋白尿等。尤当伤员从掩埋现场抢救出来,肢体受压解除,血液循环恢复,大量毒素快速吸收以及再灌注损害,使全身情况更趋恶化。发生急性肾衰竭时,则出现氮质血症、少尿或无尿。

【治疗】

一旦诊断明确,尽快做筋膜切开减压术。如在发病后 12 小时以上再行手术者康复机会小。做皮肤长切口,在下肢做小腿部筋膜切开,偶需切开大腿筋膜,在上肢仅做前臂筋膜切开。筋膜切开处伤口用生理盐水敷料覆盖,每日更换 2 ~ 3 次。如有坏死组织,应予清除,待伤口肉芽组织健康清洁,再择期缝合。早期施行高压氧疗法,很有帮助。如肢体已明显坏死,

1

才考虑截肢。

急性肾衰竭的防治是另一个重要措施。横纹肌溶解后,甘露醇对肾的保护作用在于利尿、稀释肾毒性物质、冲刷堵塞的肾小管。此外,甘露醇作为氧自由基净化剂可以保护肾脏的功能。故发现肌红蛋白尿时,及时给予碳酸氢钠、呋塞米和甘露醇静脉滴注以碱化尿液和利尿,使尿中酸性正铁血红素的溶解度增加而有助于排出。

伤员脱水也是急性肾衰竭的重要致病因素,如一位50kg成人发生严重挤压综合征时,在48小时内约有8L的体液被隔离在肌肉内,故必须补充足够的液体,宜给予等渗晶体液,以纠正低血容量。氧自由剂清除剂可减轻再灌注损害,但必须在减压之前应用。通过抑制钠钙交换可改善细胞内钙超负荷。应用保钾利尿剂可降低细胞内钠浓度以抑制钠-氢、钠-钙交换。利尿也使尿钙排出增多。低血容量性休克可减弱肝脏滤过作用和肠黏膜屏障功能,这些都是导致多器官功能衰竭的关键因素,故支持疗法极为重要。一旦发生无尿和高钾血症,应做透析治疗,肾衰竭多为可逆性,透析后多可恢复。

第三节 腹腔间隔室综合征

腹腔间隔室综合征(abdominal compartment syndrome,ACS)是腹腔压力(intra-abdominal pressure,IAP)出现持续增高引起的脏器灌注不足和缺血。严重腹部创伤为ACS最常见的原因。ACS并非一种疾病,而是多种原因造成的症候群。腹压增高和ACS在重症患者的发病率很高,死亡率接近70%。

【病因和病理生理】

Kron在1984年首次提出ACS这个名词。2006年腹腔间隔室综合征世界联合会(World Society of the Abdominal Compartment Syndrome,WSACS)第二次会议中将腹腔间隔室综合征的定义统一下来。ACS是指IAP持续高于20mmHg并伴有新出现的某个脏器功能异常和(或)衰竭。

ACS常因多种腹压上升因素综合作用而发生,多见于急性腹膜炎、急性胰腺炎、急性肠梗阻等严重腹腔内感染、严重腹部外伤、腹主动脉瘤破裂、腹腔内急性出血或腹膜后血肿、腹腔填塞止血、术后出血等,也见于足量液体复苏后急性进行性内脏水肿,气腹下腹腔镜手术、复杂的腹部血管手术和术后正压机械通气等。ACS可损害腹内及全身器官生理功能,导致器官功能不全和循环衰竭

1. **腹壁张力增加** 腹内压升高时,腹壁张力增加,可致腹膨胀、腹壁紧张。至一定限度后腹腔内容

量即使有较小的增加就足以使腹压大幅度升高;相反,部分减压就可明显降低腹腔高压。

2. **心动过速和心搏出量减少** 腹压升高后,明显降低每搏输出量,心搏出量也随之下降。心搏出量(及每搏输出量)下降原因有静脉回流减少、胸腔压力升高所致的左室充盈压增加和心肌顺应性下降,以及全身血管阻力增加。心动过速是腹腔内压升高最先出现的心血管反应,以代偿每搏输出量的降低而维持心搏出量。心动过速如不足以代偿降低的每搏输出量则心搏出量急剧下降,循环衰竭将随之发生。

3. **胸腔压力升高和肺顺应性下降** 腹腔高压使双侧膈肌抬高及运动幅度降低,胸腔容量和顺应性下降,胸腔压力升高。胸腔压力升高一方面限制肺膨胀,使肺顺应性下降,结果表现为机械通气时气道压峰值增加,肺泡通气量和功能残气量减少。另一方面,使肺血管阻力增加引起通气/血流比值异常,出现低氧血症、高碳酸血症和酸中毒。

4. **腹内脏器血流灌注减少** 腹内压升高最常见的表现是少尿。原因包括肾皮质灌注减少、肾血流减少、肾静脉受压致肾血管流出部分受阻、肾血管阻力增加、肾小球滤过率下降,肾素活性及醛固酮水平上升。腹内压升高时,肝动脉、门静脉血流进行性减少,肝动脉血流变化较门静脉血流变化更早更严重;肠系膜动脉血流和肠黏膜血流以及胃十二指肠、胰和脾动脉灌注均减少,所支配的组织和器官出现相应的灌注不足和功能障碍。

【临床表现和诊断】

ACS的主要临床表现是腹胀和腹壁紧张,腹壁缺血、水肿,引起腹部高度膨隆,腹壁前后径增大,出现圆腹征,腹部创口愈合不良甚至裂开。如行开腹手术可见肠管高度水肿,涌出切口之外,术毕肠管不能还纳,无法关腹。ACS另一个重要特征是脏器功能障碍。肠道是最先累及的脏器,胃肠道黏膜屏障损害,肠道菌群易位诱发感染的发生。呼吸功能障碍表现为呼吸道阻力增加和高碳酸血症。因肾动脉血流减少和肾小球滤过率降低,出现少尿、无尿和氮质血症等肾功能障碍的表现。下腔静脉、门静脉的直接受压导致静脉回流减少,毛细血管床受压、微动脉收缩导致外周血管阻力增加,导致心搏出量下降,乃至循环衰竭。胸内压和中心静脉压升高所致颅内静脉血流淤滞引起颅压持续升高,以及脑灌注压的降低导致脑损害,出现头痛、呕吐、视物模糊等颅内高压的表现。

如临床上存在引起腹内压升高的危险因素,出现腹胀和MODS的临床表现,需进行腹压测定,每4～6小时测量1次IAP,连续3次IAP≥20mmHg,且出现新发的单一或多脏器功能障碍即可诊断ACS。IAP测定

是诊断 ACS 的重要依据,其测定方法有直接与间接之分。直接测定可通过腹壁行腹腔内插管并连接一压力计或传感器进行测定,但由于该方法属有创性操作而限制了它的应用。临床上最常用的还是间接测定方法,包括直肠、胃、下腔静脉、膀胱等压力的测定来间接反映腹压的情况。

【治疗】

ACS 的治疗包括多个方面,主要取决于患者病情的严重程度和基础病因。基于以下原则:IAP 的监测,保持良好的体循环灌流和脏器功能的支持,持续性腹内高压需要即刻的外科手术减压。非手术方法降低IAP 包括镇静、镇痛,使用神经肌肉阻滞剂,舒适的体位,清空空腔脏器内容物,如胃肠减压、直肠减压,使用促进胃肠动力的药物等。通过腹腔穿刺和置管引流来清除腹腔内积液。避免过度液体复苏、利尿,使用高渗液、胶体液,血液透析或超滤以排出过多液体。对各脏器功能给予支持。如以上治疗无效或初始为严重的 ACS 患者应及时开腹减压,应采用腹腔开放和暂时性腹腔关闭技术。

第四节 烧 伤

烧伤是由物理或化学因素造成的一种损伤,在平时和战时均可发生,其致伤因素主要包括热、电、放射线、化学物质等。

【病理生理】

小面积烧伤仅产生局部病变;当发生中度以上烧伤时,除局部产生充血、水肿或细胞坏死及血管闭塞等病理改变以外,全身尚可产生不同程度的病理生理变化。

（一）皮肤变化

体表接触热源后,由于热力的强度和接触时间以及人体各部位皮肤厚度的不同,产生Ⅰ度、Ⅱ度和Ⅲ度烧伤。正常皮肤具有屏障作用,可防止电解质、蛋白质丢失和大量水分蒸发以及细菌侵袭。皮肤烧伤后,立即出现三个同心圆带,内为凝固带,中间为淤滞带,外层为充血带,不显性失水大量增加,可达正常皮肤的 15～20 倍,坏死的细胞常成为细菌的良好培养基,创面易于继发感染。

（二）循环系统变化

皮肤烧伤时微循环变化包括两方面:一方面微循环中微血栓形成使血流停止,皮肤坏死范围和深度扩大;另一方面血管通透性增高,血浆渗出,局部肿胀,促使患者发生休克。有时因微循环内弥漫性微血栓形成,消耗凝血因子而引起出血倾向即弥散性血管内凝血（DIC）。

1. 局部血流中断　烧伤后,局部动脉和静脉血流立即中断,Ⅲ度烧伤部位血管不可逆栓塞;但Ⅱ度烧伤如创面保护良好,动静脉循环可在 24～48 小时内恢复,若任其干燥、受压或继发感染,血管亦发生栓塞,可使创面加深。

2. 毛细血管通透性增加　烧伤面积大于 30% 者,除局部外,全身血管通透性增加,使血管内血浆样液体从创面渗出或进入组织间隙形成水肿。渗至创面的液体如果表皮未破即形成水疱。渗出液中含有蛋白质和电解质,其蛋白质的浓度约为血浆中的一半,而电解质含量与血浆相仿。烧伤的渗出量与烧伤面积有关,面积越大,渗出液越多,渗出的速度在伤后 6～8 小时内最快,以后逐渐减慢,至伤后 48 小时渗出量达最高峰。在渗出速度逐渐减慢的同时,毛细血管通透性逐渐恢复正常,渗出至组织间隙的液体和电解质等也开始经淋巴系统回吸收,临床表现为水肿渐退、尿量增多、创面干燥。

3. 血液浓缩　烧伤后大量血浆样液体从血管内丢失,使血液浓缩,血黏稠度增加,与血细胞比容成正比,导致血液淤滞。

4. 血流动力学变化　主要是心输出量减少和周围循环阻力增加,大面积烧伤后,心输出量可急剧下降至正常值的 20%～40%,治疗后在 24～36 小时内缓慢恢复。周围循环阻力增加可能与伤后去甲肾上腺素分泌增加以及周围血管对去甲肾上腺素敏感度增加有关。

上述循环系统变化和不显性失水大量增加是烧伤后早期产生低血容量性休克的基本病理生理基础。

（三）水与电解质平衡改变

由于大量血浆样液体渗出和创面水分的蒸发,伤员多呈脱水现象。在烧伤早期,水、钠从创面丧失,其中钠离子向细胞内转移,钠较水分丧失尤多,故多表现为低渗性脱水;在烧伤后期,水分主要由创面蒸发丧失较多,电解质丢失较少,因而多表现为高渗性脱水。

烧伤后电解质变化主要表现为低钠血症和暂时性高钾血症。烧伤后钠离子从创面渗出丧失,并从细胞外液进入受损的细胞内,醛固酮分泌的增加仍不能纠正钠离子的丢失,故伤员多呈低钠血症。在烧伤后期或并发严重感染和败血症时,也可出现高钠血症。烧伤早期可出现暂时性高钾血症,是由于大量钾离子从细胞内逸出以及从烧伤组织和红细胞内释出所致。但在临床上常见的是低钾血症,因为在充分补液的情况下尿钾排出增多,大量钾离子从创面及消化道（如呕吐、腹泻）丢失。

由于上述循环与水电解质平衡的变化,烧伤早期多出现代谢性酸中毒,并常继发呼吸性酸中毒,这是因为呼吸道梗阻、肺水肿、肺部感染及中枢性呼吸抑制等所致。

（四）免疫功能改变

伤后低蛋白血症、氧自由基增多、多种因子（如 PGI2、IL-6、TNF 等）释出，均可使免疫功能紊乱。中性粒细胞的趋化、吞噬和杀伤作用也削弱，所以烧伤后容易并发感染。

（五）代谢改变

烧伤高代谢反应以心输出量、每分钟换气量、体温增加及负氮平衡为特征。反应程度直接与烧伤面积成正比。当患者烧伤面积大于 50% 全身体表面积时，其代谢达到静息状态能量代谢的 1.5～2 倍。超高代谢与肾上腺素和去甲肾上腺素的释放、产热、创面蒸发、热丢失的增加，以及 IL-1、IL-6 和 TNF 的释放等有关。烧伤后的其他代谢改变与一般的创伤相仿。

【烧伤的发展过程】

（一）休克期

主要由于大量血浆样液体渗出引起的低血容量。与其他低血容量性休克不同，烧伤休克一般需要 6～8 小时达到高潮，因为这一阶段渗出速度最快。休克大致经历 48～72 小时。在此期间，如休克过程不平稳或补液不当，可出现肺水肿、脑水肿和急性肾功能不全等并发症。

（二）感染期

指休克期过后到创面基本愈合之前的整个过程，但也有休克期暴发败血症的病例，这常与休克期处理不当或特重烧伤或病员体质差、抗病能力低有关，故休克期和感染期无截然界限，因为创面的坏死组织和含有蛋白质的渗出液是细菌生长的极好培养基，加上患者一般情况不良和免疫功能抑制，感染发生率极高。

1. 感染的机制　烧伤后 3～4 天起，组织水肿液开始回收，伴随回收的大量毒素进入血液出现全身感染性中毒症状，称之为创面脓毒症，焦痂下可聚集大量细菌。

烧伤后 2～3 周随着焦痂的自溶，细菌感染再次出现高潮，如不及时控制容易发生败血症、全身炎症反应综合征和多器官功能障碍综合征。

创面和血中可检出各种细菌，铜绿假单胞菌是烧伤感染主要的致病菌，不仅检出率越来越高，而且其抗药性也越来越强，成为防止烧伤感染中一个棘手问题。

2. 烧伤后脓毒症、菌血症　烧伤后由皮肤组织释出的毒素或细菌等进入血液所致的全身反应，与脓毒症相似，但其持续时间短些，发展趋势走向缓解，其临床特点是尿量增加、水肿消退、创面干燥、创缘无炎性浸润。烧伤导致菌血症的细菌可来自创面、肠道、呼吸道、坏死肌肉、感染静脉和医源性感染等，以铜绿假单胞菌、金黄色葡萄球菌、产气杆菌和大肠埃希菌等

最为常见，少数可以是混合感染，在免疫功能严重受抑制的患者中，一些条件性致病菌也可致病。当菌血症由金黄色葡萄球菌或其他化脓性细菌引起时，最易诱发实质性脏器的转移性脓肿。

（三）修复期

为创面开始修复到完全修复阶段，全身情况基本稳定。此期的主要任务是加强营养、控制感染、封闭创面。

（四）康复期

烧伤康复于受伤之日起即已开始，是创伤康复中最复杂最困难的部分。康复治疗不仅贯穿于烧伤早期住院治疗的全过程，而且一直延续至出院后及各次整复手术的术前和术后。

【烧伤伤情评估】

了解烧伤的病理生理及其发展过程，才能估计烧伤的严重程度，因为不同面积和深度的烧伤严重度不全相同。计算烧伤面积并估计其深度，全面检查有无合并其他损伤，才能决定烧伤的严重程度。

（一）烧伤面积的估计

以烧伤区占体表面积百分比表示。国内常用中国新九分法和手掌法，后者用于小面积烧伤，即以伤者本人的一个手掌（指并拢）占体表面积 1% 估计。

新九分法是将人体各部位分别定为若干个 9%，主要适用于成人；对儿童因头部较大而下肢较小，应稍加修正，具体计算见表 6-5 和图 6-2。

表 6-5　烧伤面积新九分法

部位	占体表面积百分比（%）	
头颈	发部 3	
	面部 3	9
	颈部 3	
双上肢	双上臂 7	
	双前臂 6	9×2
	双手 5	
躯干	躯干前 13	
	躯干后 13	9×3
	会阴 1	
双下肢	双臀*5	
	双大腿 21	
	双小腿 13	9×5+1
	双足*7	

* 成年女性的臀部及双足各占 6%
儿童头颈部面积＝成人头颈部面积+（12-年龄）
儿童双下肢面积＝成人双下肢面积-（12-年龄）

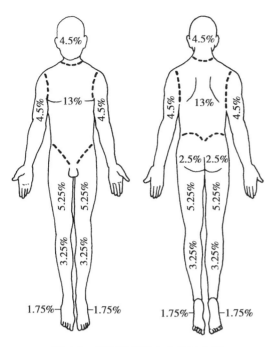

图6-2　烧伤面积新九分法示意图

诊断烧伤面积,目前也在应用计算机技术,多采用图像自动扫描法。根据烧伤部位面积与总体表面积的相对关系,计算出烧伤总面积,自动显示在屏幕上并自动记录。采用计算机技术将使烧伤面积的诊断更为准确。

(二)烧伤深度分类

仅列出国际通用的三度四分法。

Ⅰ度(红斑型):损伤表皮浅层,生发层健在。表现为红斑、灼痛、感觉过敏。经3~5天脱屑愈合,不遗留瘢痕。

Ⅱ度(水疱型):皮肤断层损伤,完整性已破坏,特征为水疱性损害。分为:

浅Ⅱ度:损及真皮浅层及真皮乳头。表现为剧痛,感觉过敏,水疱形成,壁薄,基底潮红或红白相间,明显水肿。1~2周愈合,可有色素沉着,不留瘢痕。

深Ⅱ度:损伤达真皮深层,可有或无水疱,撕去表皮见基底较湿、苍白,水肿明显,痛觉迟钝。3~4周靠残存附件上皮细胞增殖修复,有色素变化和瘢痕形成。

Ⅲ度(焦痂型):损伤皮肤全层,附件全部受累,深达皮下脂肪,甚至伤及筋膜、肌肉、骨骼和内脏等。外观皮革样、蜡白、焦炭化,感觉消失、干燥,可出现树枝状静脉栓塞。遗留瘢痕甚至毁容和功能障碍。

(三)烧伤严重程度分类

1. 轻度　Ⅱ度烧伤面积10%以下。

2. 中度　Ⅱ、Ⅲ度烧伤面积11%~30%,Ⅲ度<10%。

3. 重度　总面积30%~49%;或Ⅲ度烧伤面积10%~19%;或Ⅱ度、Ⅲ度烧伤面积虽不达上述百分比,但已发生休克或呼吸道烧伤或有较重的复合伤及化学物品中毒等。

4. 特重　总面积50%以上(不计Ⅰ度烧伤);或Ⅲ度烧伤20%以上。

【烧伤救治】

(一)现场急救和转送

烧伤的严重程度与致伤因素的强度和接触范围直接有关,故现场抢救、复苏、保护创面和做好转送前准备工作极为重要。

1. 解除致伤原因　热液或蒸汽致伤时,应立即脱去湿透的衣服;火焰烧伤时,应立即卧倒,就地打滚,或用水浇灭火焰;油类物质引起的烧伤,用衣被扑盖灭火。创面可用冷水持续冲洗或冷毛巾湿敷。烧伤创面经冷水冷却后,可防止创面加深,真皮充血程度改善,冷却时间越早,真皮血流灌注越好,还可清洁创面和止痛。

2. 复苏　烧伤常与其他物理化学损伤同时存在。电击伤时,要注意电击引起的心搏和呼吸骤停,并立即进行心肺复苏;一氧化碳中毒和吸入性损伤引起呼吸困难,要尽快进行气管插管或气管切开;外伤合并大出血要进行止血及静脉输液;骨折者要予以固定制动。

3. 转送前准备工作　对必须转送者,要保护好创面不使污染加重,创面不涂任何物质,用清洁的被单或敷料包裹好。随即开始静脉输注平衡盐溶液以防休克的发生。

(二)烧伤性休克的防治

严重烧伤后,可发生低血容量性休克以及代谢性酸中毒,因此必须及时采取有效的措施,立即建立静脉通道,保证能快速输液,以防休克的发生,维持电解质和酸碱平衡。强调综合复苏,静脉补液仍为核心。根据输液的内容计算输液量的公式大致分为晶胶型、胶体型和晶体型三种。

1. 胶体、电解质液疗法　以Evans公式为代表,认为烧伤后即有血浆损失和红细胞破坏,需要同时补充全血和电解质,均不计算Ⅰ度烧伤面积(烧伤总面积超过50%仍按50%计算)。伤后第1个24小时补液量为:烧伤面积(%)×体重(kg)×1=胶体液量(ml);烧伤面积(%)×体重(kg)×1=电解质液量(ml);维持基础代谢=5%葡萄糖水2000ml。

Brooke在Evans公式的基础上进行了改良:认为胶体与电解质之比可以从1:1改为0.5:1.5;烧伤面积超过50%者,按实际面积计算。

补液的速度均以胶体和电解质液总量的1/2在伤后8小时内输入,余1/2在以后的16小时内平均输入,葡萄糖液则在 24 小时内平均输入。输注时,三种溶液交替给予,切忌在短期内输入大量无钠溶液,否则可导致脑水肿。伤后第 2 个 24 小时的补液量为第 1 个 24 小时实际输入胶体、电解质液的 1/2,葡萄糖溶液与第一个 24 小时相同。

2. 电解质溶液疗法　以 Baxter 公式为代表,第 1 个 24 小时补液公式为:林格乳酸钠溶液(平衡液)(ml)= 每 1% 烧伤面积×每千克体重×4,在此期间不输入胶体液和葡萄糖溶液,输入量以维持尿量 50ml/h 为准。待第 2 个 24 小时血管通透性恢复后,再补充胶体液,有利于维持血容量和促进组织水肿消退。这一方法虽可节约大量胶体液,但输入的电解质溶液是低渗的,输液量大,易并发肺水肿、脑水肿和心脏超负荷,一般仅适用于中度烧伤面积患者。

3. 高张盐溶液疗法　烧伤休克复苏的成功关键在于补充钠离子和水,以纠正急性间质性钠缺乏和功能性外液不足,而不是补充胶体。为了达到烧伤后正钠负荷,复苏所需的钠离子量常超过人体内可交换性钠离子总量的一半,高张盐溶液疗法就是针对这一要求的,且同样可以直接扩充有效循环量和改善微循环灌注。此外,高钠还可引起内源性输液效应,由于细胞外液中钠离子浓度升高引起细胞内水分子向细胞外区域转移的结果。高张盐溶液还可改善肾血流量和肾小球滤过率,发挥利尿和减轻水肿作用。

所用溶液由高张氯化钠(200 ~ 250mmol/L)和林格乳酸钠溶液组成。高张盐溶液输入量公式:烧伤后 48 小时内,每 1% 烧伤面积每千克体重补充含钠 250mmol/L 溶液 3ml。第 1 个 24 小时输入总量的 2/3,另 1/3 量在第 2 个 24 小时内输入。作为指导依据,以维持尿量 30ml/h 为准则,保持血清钠在 166mmol/L 以下,超过这一限度时可减慢输液速度,并适当输注 5% 葡萄糖溶液。优点是补液量少,对老年、幼儿和心脏病患者可减轻输液负荷,创面渗出和水肿形成也见减少。其缺点是易发生高钠血症、细胞内脱水和代谢性碱中毒,表现为癫痫样发作、高渗性昏迷和尿闭等。

4. 调节　计算输液量的公式对烧伤休克的治疗起了积极作用。但临床上应视患者病情和补液反应不断调整,根据脉搏、尿量、精神状态、口渴程度、末梢循环、实验室检查等指标和医师的经验调节补液量和补液速度,尿量一般要求 30 ~ 50ml/h,但有血红蛋白尿和肌红蛋白尿时,要求尿量达 50 ~ 100ml/h,并输入适量碳酸氢钠以碱化尿液。当输入一定量的液体后,循环状况好转但仍少尿时,可以使用利尿剂。

老年烧伤患者,伴有心血管疾病和肺功能损害的发生率高,在抗休克阶段,液体过量比复苏不足的害处更大,因此补液时应避免超负荷。

小儿机体的调节功能及对体液丧失的耐受性均较成人为差。当烧伤面积大于 10% 时,就有休克发生的可能,应及时补液,补液量:2 岁以下,应按% 烧伤面积/kg×2 单位计算;2 岁以上则按% 烧伤面积/kg×1.8 单位计算。5% 葡萄糖溶液量每日按 70 ~ 100ml/kg 计算。输液过程中保持尿量每小时 1ml/kg,并根据尿量和全身情况调节输液速度。

【创面处理】

主要原则是减轻疼痛,防止创面感染和加深,及早去除坏死组织和植皮以闭合创面。

(一) 早期处理

在全身情况稳定后进行清创术,创面清洁后用 1:1000 苯扎溴铵液和生理盐水冲洗。大水疱可在低位剪一小口引流,只要水疱表皮完整,不要剪除,对基底有保护作用。

(二) 暴露疗法

适用于头、面、会阴等部位,创面暴露于相对清洁的环境中,不盖敷料,保持创面干燥,可用烧伤治疗仪外照烘干,使形成一层干痂用以保护创面。

(三) 半暴露疗法

创面上敷贴一薄层凡士林油布或含抗菌药物的纱布,然后暴露在清洁的环境中,如无感染,不更换纱布,如有积液、积脓,随时更换纱布或改用其他方法。

(四) 包扎疗法

适用于肢体和手部烧伤,用生物敷料、凡士林油纱布或 1% 磺胺嘧啶银霜,外层裹以较厚的灭菌敷料,以不使渗液湿透最外层敷料为准则。包扎自肢体远端向近端环绕,压力均匀,随时观察,外层敷料湿透或有异味,则更换敷料,继续包扎。

(五) 削痂手术

适用于深Ⅱ度或Ⅲ度偏浅的创面。用滚轴刀削除烧伤坏死组织,而保留皮肤深层尚有活力的上皮或皮下组织。若削痂手术的创面残留上皮组织较多,可采用油纱布或异种皮覆盖;如残留上皮少,可用自体薄层皮、网状皮或小邮票皮移植。如自体皮供应不足,可用大张异体皮或异种皮覆盖创面,手术当天或 3 天后进行开窗嵌植小块自体皮。在功能部位需移植大张自体皮,以利功能和外观的恢复。

削痂手术失败的原因为:未彻底削除烧伤坏死组织而继发感染,术时止血不彻底致皮片下积血,皮片固定不良或患者一般情况不佳等。

(六) 切痂手术

适用于Ⅲ度创面和手、关节部位的深Ⅱ度创面。除手背及颜面部外,切痂平面应切至深筋膜,如肌肉已有坏死,一并切除。小面积的功能部位切痂创面,立即用大张中厚层自体皮移植,非功能部位创面则用网状皮移植。环形焦痂应行焦痂切开减张术。

（七）自然脱痂

适用于早期不宜手术切痂的深度烧伤，如躯干、大腿根部等处散在性深度创面。待焦痂自溶与肉芽形成时逐步剪除，湿敷后待肉芽清洁及早手术植皮。

（八）创面用药

常用10%磺胺米隆冷霜和1%磺胺嘧啶银冷霜，前者对革兰阴性杆菌杀伤力大，对革兰阳性球菌亦有作用，能渗透入焦痂，但可引起局部短期疼痛、过敏和代谢性酸中毒，不宜大面积使用；后者适用于烧伤后不久的创面，偶有皮肤过敏、白细胞值降低等不良反应，用药后局部疼痛明显，尤其是浅Ⅱ度创面。中草药可用于结痂和促进脱痂。各地根据临床经验和传统经方配制的烧伤局部药膏往往有不错的疗效。

（九）植皮手术

自体皮片游离植皮在烧伤临床应用最为广泛。自体供皮不足时可辅助应用异体（种）皮肤，能起暂时性覆盖作用。皮瓣移植多用于康复期整形手术整复畸形和功能障碍，早期应用整形技术治疗烧伤的趋势正在发展。

人工皮肤已应用于临床，但价格昂贵。复合皮以玻璃质酸为原料，制成表皮细胞培养载体和与成纤维细胞共同形成的代真皮支架，移植中相互配合，并需移植自体刃厚皮片。

【烧伤感染的防治】

1. 及时正确处理创面　烧伤创面是烧伤感染的主要部位和致病菌入侵的主要途径，防治烧伤感染应从创面处理入手或以局部治疗为基础。当前全身性感染仍然是严重烧伤的常见致死原因，妥善处理和早日闭合创面，将可大大减少菌血症、创面脓毒症和其他全身性感染的发生。

2. 全身支持疗法　维持和调整水、电解质和酸碱平衡，以保持机体内环境稳定。增强营养，输血和血浆，静脉滴注入体白蛋白、氨基酸或脂肪乳剂，同时补充必要的维生素和微量元素，以增强代谢和免疫功能以及修复能力。免疫血清、康复血清、免疫球蛋白及一些免疫调节剂也在临床得到应用。

3. 合理使用抗生素　烧伤患者使用抗生素分为预防性使用及治疗性使用两种，要明确用药目的，按指征用药。治疗指征是已明确烧伤感染或感染性并发症，预防指征是确认明显污染或有致病菌入侵的可能。烧伤感染的常见菌种的倾向：革兰阴性杆菌仍多于革兰阳性球菌。致病菌有需氧菌、真菌和厌氧菌，但以需氧菌最为常见。倡导因地制宜有针对性地使用敏感的窄谱抗生素。

全身抗生素的应用要及时，当患者临床上出现脓毒症表现时，即及时应用敏感抗生素大剂量静脉滴入，要保持有效的药物浓度。因为血中检出的菌种与创面的细菌大致是相同的，在未获得血培养结果之前可参照创面的菌种及其药敏结果选用敏感的抗生素。

【特殊原因烧伤】

（一）化学烧伤

1. 强酸烧伤　损伤机制为蛋白凝固和组织脱水。各种不同的酸烧伤，皮肤所产生的颜色变化不尽相同。硫酸烧伤的创面呈棕黑色；硝酸烧伤使皮肤先呈黄色，以后转为黄褐色；盐酸烧伤呈灰黄色；苯酚使皮肤先呈白色坏死，后转为墨绿或青铜色，苯酚经皮肤吸收后可致尿闭和尿毒症。氢氟酸烧伤当时不引起疼痛而易被忽视，但可渗至皮下，氟离子和组织中的钙离子结合导致细胞膜对钾离子的通透性增强，影响神经，引起剧痛，发生脂肪坏死以及难以愈合的溃疡。

急救时用大量流动清水冲洗约半小时，残留的酸性物质再用2%碳酸氢钠溶液中和。苯酚不溶于水，可先用50%～70%乙醇中和（不可用于眼部），再用清水冲洗。复苏用液量宜加大，并可使用利尿剂，肾功能明显损坏时，可用透析疗法。氢氟酸是一种强烈的腐蚀剂，有脱钙和溶解脂肪作用，宜早期切痂，局部注射葡萄糖酸钙溶液 $0.5ml/cm^2$。氯磺酸遇水分解为硫酸和盐酸，比一般酸烧伤更为严重。

2. 强碱烧伤　常为苛性碱（氢氧化钠、氢氧化钾）、石灰、氨水和电石等。损伤机制为组织脱水、形成碱性蛋白和皂化脂肪。由于能持续向深层穿透，容易形成深度烧伤，创面呈黏滑的焦痂。生石灰遇水产生氢氧化钙并释出大量热能，成为热力和化学的复合伤，创面较干燥，呈褐色。氨水接触皮肤后与一般的碱烧伤相似；氨蒸气烧伤的创面呈黑色皮革状焦痂，浅度烧伤有水疱，吸入氨气体可导致咽喉水肿和肺水肿。工业用的电石（CaC_2）遇水后产生乙炔和生石灰（CaO），并释出大量热能，其烧伤同石灰烧伤；电石颗粒嵌入组织内可继续加深创面损害；乙炔生成时产生的磷化氢可引起全身磷中毒。

急救处理用大量清水冲洗，至少半小时，一般不用中和剂。口鼻腔碱烧伤时可用1%醋酸、2%硼酸或5%氯化铵溶液清洗或漱口。石灰颗粒以及嵌入组织内电石颗粒应先去净，再用水冲洗。

3. 磷烧伤　平时见于火药、火柴、染料和农药杀虫剂的烧伤，战时见于含磷的凝固汽油弹和炮弹等杀伤中。磷燃烧后直接引起烧伤，并氧化为五氧化二磷，遇水成为磷酸，对皮肤有腐蚀作用。无机磷经创面吸收后可损害肝、肾功能。现场急救时，先以大量清水冲洗，然后清除磷颗粒。用1%硫酸铜液涂在皮肤上，磷遇硫酸铜变成黑色的磷化铜，在暗室内用镊子去除发光的磷颗粒,再用大量清水冲洗,后用5%碳酸氢钠溶液以中和磷酸。硫酸铜本身可经创面吸收而引起中毒,故不宜大量应用。创面切忌用油质敷料,因可溶解磷而加速吸收,也不可直接暴露空气中,以免残留的磷氧化释出热能。

4. 镁烧伤　镁在空气中能自燃,与皮肤接触可引起烧伤,形成的溃疡可向深部发展,须切除全部受伤组织,然后植皮或延期缝合。有全身中毒症状时,用10%葡萄糖酸钙20~40ml静脉注射,每日3~4次。

(二) 瓦斯爆炸烧伤

矿井内瓦斯爆炸后产生高温和多种有毒气体,并形成强烈的冲击波,除导致爆震伤外,还可引起挤压伤、骨折等合并伤,既是烧冲复合伤,又是烧伤复合中毒。抢救治疗中必须全身系统详细检查,注意有无CO、CO_2和NO_2中毒表现,立即吸氧,密切注意病情变化。有精神症状时,可用氯丙嗪。输液扩容的同时,可予适量溶质性利尿剂或高张盐溶液,以避免或减缓脑水肿、肺水肿的发生。

(三) 放射性烧伤

主要指皮肤受到大剂量电离辐射而引起的损伤,急性损伤可发生皮肤组织坏死,慢性损伤可引起淋巴水肿甚至皮肤癌变。临床表现为四期:早期反应期、潜伏期、症状明显期和恢复期。按其损伤程度可区分为脱毛反应、红斑反应、水疱反应和溃疡反应。急救应尽快脱离放射源,消除放射性沾染,保护损伤部位,综合采取止痛、抗感染和必要的外科处理,局部治疗和全身治疗结合进行。

【特殊部位烧伤】

(一) 面颈部烧伤

面颈部烧伤常伴吸入性损伤,检查时注意有无吸入性损伤和眼烧伤。头颈部虽占体表面积的9%,由于其组织松弛,血供丰富,渗液从创面丢失和渗入组织间隙均较多,水肿严重,使面部变形,张口和鼻呼吸困难。深度烧伤形成的焦痂缺乏弹性,外观肿胀不明显,但渗液转向深层,易使颈部软组织和后咽部水肿,加重呼吸道梗阻,处理时尤应注意。面颈部烧伤的全身反应特别强烈。除休克外,还常发生高热、急性胃扩张和脑水肿等并发症,在小儿尤为多见。面颈部深度烧伤患者应予住院观察,随时做好气管切开的准备。

输液量要增加,第1个24小时每1%烧伤面积所需补给的晶体液和胶体液量为2ml/kg。为了防止发生脑水肿,减少5%葡萄糖溶液补给量,短期内不要口服或输注无钠溶液。已有脑水肿者先输注胶体液,然后按血钠浓度选用高渗盐水或利尿剂。反应性高热作物理或药物降温,严重者给地塞米松5mg静脉输注。

创面采用暴露疗法。床头抬高,有利呼吸交换和水肿消退。注意眼、鼻和口腔周围的清洁。Ⅲ度烧伤一般不采取早期切痂植皮,因当时深度不易分辨,切痂时出血又多,可在烧伤后1~2周焦痂开始分离时延期切痂植皮。植皮尽量采用大张自体皮移植,以减轻面部毁容和功能障碍。遗留的畸形,一般在6~12个月后再进行整形手术。

(二) 眼部烧伤

眼睑深度烧伤可使睑结膜水肿而外翻。由于其血供差,不予保护可发生糜烂或溃疡。早期暂时缝合上下眼睑或切开焦痂减压,并回纳外翻的睑结膜。患者睡翻身床时,俯卧位置可加重眼睑外翻,在眼部稍加压包扎。

眼球烧伤是一严重情况,其中角膜烧伤更易并发感染,使前房积脓,如治疗不及时,角膜溃破,眼内容物脱出,严重的可引起全眼球甚或颅内感染。急救时用大量清洁水冲洗,化学烧伤者,可用中和溶液,如酸烧伤用2%碳酸氢钠溶液,碱烧伤用1%~2%醋酸液或2%枸橼酸液冲洗,必须在组织损害前使用才有效。在1%邦妥卡因麻醉下清除异物。及早用抗生素眼药水滴眼,常用的有0.5%氯霉素液、1%多黏菌素液和1%庆大霉素液,一般每1~2小时滴1次,其间涂以金霉素等眼药膏。为防止虹膜睫状体粘连,用1%阿托品溶液或眼药膏扩瞳,每天1次。

(三) 手部烧伤

手在生活劳动中接触致伤因素的机会较多,易被烧伤。手掌皮肤厚,容易保护;手背皮肤薄,易被烧伤,严重者可致爪形手畸形。手部烧伤后毛细血管通透性迅速增加,组织间隙内大量水肿液聚积,又因制动而丧失推动力,致使淋巴回流受阻,肌腱、韧带及关节囊等结构浸于含丰富蛋白的水肿液中,外加焦痂压迫造成淤血。新的胶原纤维析出而构成坚固的粘连,正常弹性丧失,这是造成手部烧伤功能障碍的主要原因。预防挛缩所致功能障碍的主要方法是早期封闭创面。处理原则应改善局部循环,防止继发感染,尽早封闭创面,保持功能位,早期功能锻炼,从而使手的功能得到最大限度恢复。

浅度烧伤应抬高患肢,使其高于心脏平面以利于水肿消退,并尽早开始功能锻炼。腕部有环形焦痂者,血液和淋巴循环均受影响,组织张力高,易致远端坏死,故应早期(24小时内)行切开减压,有利于改善血液循环。包扎固定应将手置于功能位,包扎不可过紧,以利于静脉和淋巴回流。手背切削痂手术后,应置于抗爪形手位,抗瘢痕挛缩位。手掌严重烧伤可置于伸直位。早期切削痂创面或晚期肉芽创面,以移植大张自体游离皮片为宜。

（四）会阴部烧伤

会阴部位置隐蔽,多发生于小儿,常伴外生殖器烧伤。由于该部血液循环丰富,烧伤后水肿明显,渗出多,且会阴为大小便通道所在,故极易被污染,感染的细菌常为肠道菌属和(或)厌氧菌。

会阴部烧伤初期处理应剃除阴毛,仔细清创,去除创面皱褶和凹陷处污物,将双下肢分开 45°～66°,使创面充分暴露,外用 SD-Ag 与氯己定糊剂或 SD-Ag 霜,力求保痂完整,大小便护理极为重要,女患者一般应留置尿管,定时排尿,大便后用 0.02% 呋喃西林或 0.05% 氯己定或 2%～3% 过氧化氢溶液冲洗,会阴烧伤极易裂开,感染或溶痂一旦发生感染应加强局部处理,以抗生素纱布半暴露,每日 1～2 次,直至纱布与创面黏附感染控制。会阴Ⅲ度伤多主张在伤后 2～3 周削痂,立即移植大块或网状中厚自体皮。

（五）吸入性损伤

吸入性损伤(inhalation injury)是热力和(或)烟雾引起的呼吸道以至肺实质的损害,是一种热力和化学导致的复合伤。热力烧伤常限于上呼吸道,声带反射性关闭减少了下呼吸道烧伤的机会。吸入高温蒸气可引起声门下损伤。烟雾中的主要气体为 O_2、CO_2、CO 和 HCN,燃烧消耗大量 O_2 而使伤员周围气体的氧分压降至 10kPa,故烟雾吸入即刻的严重后果是缺氧,也是火灾现场中死亡的主要原因。

吸入 CO_2 会刺激呼吸,使更多的烟雾吸入,接触烟雾过久会引起 CO_2 潴留,可加重代谢性酸中毒。含碳物质燃烧不完全则可产生 CO,穿过肺泡上皮和内皮细胞膜,与血红蛋白结合,碳氧血红蛋白不能运输 O_2。含氮物质如羊毛、丝绸和含氮多聚物制品不完全燃烧均可产生 HCN,其中氰化物可影响细胞代谢,加重缺氧时的代谢性酸中毒。高温空气主要损伤上呼吸道,引起局部充血和水肿。高温蒸气由于传热快、热容量大和散热慢的特点,还可引起支气管和肺实质的严重损伤。呼吸道黏膜受损后可出现出血、溃疡和坏死,纤毛活动消失,渗液渗出至肺间质和肺泡腔,引起肺水肿、透明膜形成和支气管内膜坏死脱落。吸入烟雾时有毒气体和小颗粒到达下呼吸道和肺实质,引起化学性损害,产生类似 ARDS 的病理生理变化。

上呼吸道烧伤时出现声音嘶哑、吸气性喘鸣和呼吸困难等,鼻毛烧焦、吐含炭末的痰和口腔黏膜烧伤可辅助诊断。下呼吸道损伤时很快出现呼吸困难、呼气性哮喘和发绀等。肺实质损伤时则出现支气管痉挛,常并发 ARDS。治疗原则主要是高流量给氧、吸引等对症治疗和对可能发生的并发症进行预防。吸入性损伤伴有呼吸道梗阻症状者,应即做经鼻腔气管内插管或气管切开术。

第五节　冷　伤

凡低温作用于机体所引起的损伤,统称为冷伤,分为全身性和局部性两大类。全身性冷伤是指体温过低,局部性冷伤又分冻结性和非冻结性两种。冻结性冷伤就是临床所称的冻伤,是指机体短时间暴露于极低温或较长时间暴露于冰点以下的低温所引起的局部性损伤;而非冻结性冷伤是指发生在冰点以上的低温环境中的局部性损伤

一、非冻结性冷伤

【病因】

由 10℃ 以下至冰点以上的低温,兼有潮湿等因素所致的冷伤,包括冻疮、战壕足、浸渍足等。

【病理生理变化】

最常见是冻疮,在我国长江流域反而比北方多见,原因是空气湿度较高。好发部位是肢体末端和暴露部位,如耳郭、鼻、面部、手背、足趾、足跟等处。主要成因是冷刺激引起血管长时间的收缩或痉挛,导致血管功能障碍,或持续扩张,血流淤滞,体液渗出,重者形成水疱,皮肤坏死。战壕足是因长时间在低温(0～10℃)兼有潮湿的壕沟内站立,少动以及鞋靴缩窄所致,多见于战时。浸渍足则因长时间足部浸泡于低温水中,多见于船员。

【临床表现】

冻疮初起时,皮肤红斑、发绀、变凉、肿胀,可出现结节。局部有灼热、灼痒感,温暖环境中反而明显。可出现水疱,水疱溃破可形成浅表溃疡,如无继发感染可自愈,但易复发。战壕足早期是血管充血,随后血管内红细胞聚集和血栓形成,重者可致肌肉变性、坏死。浸渍足有缺血期、充血期。缺血期足背发凉、肿胀,有沉重和麻木感;充血期可出现水疱,严重者可有肢体坏死。

【预防和治疗】

冬季注意防寒、防潮、防湿,改善肢体末端和暴露部的局部循环。冻疮可涂冻疮膏。皮肤糜烂或溃疡形成者,注意局部创面保护,防止感染。

二、冻结性冷伤

【病因】

就是临床所称冻伤,直接致病因素是冰点以下的低温,其损伤程度与作用时间呈正相关,还受下列一些因素的影响。

（一）外界因素

1. 风速　气流能加速热能的对流和丢失,在寒冷

加大风的环境下,冻伤的损害程度就会明显加强。例如暴露在-6℃气温和200m/s风速环境下所造成的损伤程度与暴露在-40℃气温和9m/s风速的环境者完全相当。

2. 潮湿　在战壕足和浸足等非冻结性冷伤中,潮湿是重要的诱因;而对于冻伤来说,潮湿不是一个必要的条件。但由于水是一个良好的导热体,潮湿空气可加快热的传导,汗足或手脚皮肤浸渍区表面散热加快,因而在遭受相同低温的条件下,这些部位比干燥皮肤区更容易受损害。

(二)机体因素

1. 全身性因素　凡当人体全身抵抗力低下时,如患病、外伤、休克、失血、营养不良、饥饿、过度疲劳和酗酒等,人体对外界温度变化的适应和调节能力降低,耐寒力明显下降,容易受冻损害。

2. 局部性因素　肢体受压造成局部血液循环障碍,容易加重冻伤。又如靴鞋太小太紧,或长期站立而致下肢血液回流减少,或长期不活动而处于静止状态,骨骼肌产热减少,肢体的血液循环较差,以上情况均有利于冻伤的发生。

【病理生理变化】

重度局部冻伤的全过程可分为四个阶段,即冻结前反应期、冻结期、融化后反应期和冻区组织坏死期。如冻结时间较短或程度不严重,不发生组织坏死,经历上述前三个阶段后,又不并发创伤或感染,微血管通透性逐步改善,充血水肿消退,细胞内外的电解质平衡逐渐恢复,进入修复期,如病情继续恶化,病理变化加重则进入第四期以组织坏死而告终。

(一)冻结前反应期

也是生理调节阶段,是指遭受严寒袭击到组织冻结的一段时间,全身与局部所发生的一系列生理性反应。

1. 局部微循环反应　肢体或组织受低温作用时,迅速出现局部血管反应,首先是微动脉和小动脉收缩,以后毛细血管和微静脉也收缩,动脉收缩使表层血流减少,因而皮肤颜色转为苍白,皮肤温度随血流减少而下降,局部有冷感。这一血管收缩实质上是一种保温反应,它能限制体表散热,防止过多热量丧失。但在微血管收缩的同时,动静脉吻合支开放也较多,更多的血流直接由此吻合支分流,使局部组织的灌注减少,最终使局部组织的温度明显下降。

2. 代谢反应　在未发生组织冻结之前,就有热能代谢反应,表现为产热增多和散热减少,它是恒温动物维持温度恒定和机体内环境相对稳定的一种自主调节。

散热减少是上述微血管收缩的结果,而产热增多

主要由于下列两个原因:①遇冷后骨骼肌有随意和不随意收缩,其中具周期性不随意收缩,即寒战更是急性受冷后增加产热的重要反应,其冲动通过脊髓侧索内的网状脊髓束或红核脊髓束而起反应。②急性受冷后,先有糖的利用增多和肝糖原的浓度下降。产热增多是动员和氧化体内储备的结果。

(二)冻结期

组织冻结是冻结性冷伤的主要特点,是指机体组织内的水分形成冰结晶,按其过程有缓慢和快速之分;经10分钟以上由0℃降至-79℃,称为缓慢冻结;而在2秒钟~5分钟以内由0℃降至-79℃,称为快速冻结。临床上所见的冻伤多数属缓慢冻结,冰结晶只形成于细胞外间隙,而在细胞内则不出现冰结晶,这可能与细胞外液冰结晶的迅速扩展有关。在其扩展时,就要从组织间隙和细胞内析出可以利用的水分,继而使细胞内脱水和溶质浓度增高,融点和自然冻结的温度点下降,就防止了细胞内冰结晶的形成。在快速冻结中,细胞内外都有冰结晶形成。由于细胞的代谢过程,包括营养物质的吸收、代谢产物的排出、细胞内外离子的交换以及酶等生物化学反应都要在水溶液中进行,一旦水形成冰结晶,细胞代谢必然遭到严重损害。细胞脱水引起蛋白质变性和细胞膜结构损伤。

(三)融化后反应期

当冻结的肢体一旦转入冰点以上的环境或接受人工加温,就出现融化现象。同样,融化也引起组织和细胞的损害。实验证实,快速融化可以缩短冻结时间,细胞内环境恢复等渗的过程加快,因渗透压增高引起的细胞损伤减少,融化时大量溶质进入细胞和过多水分内渗引起的细胞肿胀而破裂也见减轻;相反,缓慢融化则使细胞遭受上述损伤的作用时间延长,可加重冻区组织的损害。冻结融化后,皮肤耗氧量和糖酵解率下降,肌纤维中ATP含量明显降低,线粒体的呼吸率明显降低。局部出现反应性充血,血流有所恢复,但短时间内就出现微血管过度舒张,血流反而减慢。微血管内皮遭受损伤,有血小板凝集黏附和血细胞聚集,最终发展为血管内血栓形成,促使组织坏死。由于微血管壁通透性损害和渗出增加所致。渗出与水肿的范围不仅局限于受冻区,还可扩展到非冻区,有的还可形成水疱。由于血管内大量液体外渗,可以引起血浆容量减少、蛋白质丢失甚或低血容量性休克,继之发生血液黏滞度增高、血流减慢和血栓形成等。冻区的皮肤有水疱、出血和出血性坏死。疏松的皮下组织中有纤维蛋白样物质沉着,继之发生脂肪坏死、肌纤维变性,神经髓鞘崩解、轴突断裂、微血管内皮细胞进行性剥脱、内弹力层不规则断裂以及静脉节

段性坏死等变化。

上述变化均见于重度冻伤。轻度冻伤的融化后反应以充血和水肿为主,不发生坏死。

(四)冻区组织坏死期

如冻伤程度严重和持续时间长,或伴发感染,组织损伤呈不可逆性,最终发生坏死。如不合并感染,坏死组织逐渐干化,或自动分离脱落。关于重度冻伤组织发生坏死的机制有许多假说,如电解质失衡、重结晶、细胞代谢障碍、缺血性损伤、代谢性损伤、细胞和血管内膜损伤等。

【临床表现】

(一)全身冷伤

全身冷伤的主要变化是血液循环障碍和细胞代谢损害,继而出现各种器官功能不全或衰竭。初起时,周围血管剧烈收缩,肌肉强烈痉挛,发生寒战,如持续处于低温状态,则四肢发凉、苍白或呈发绀。体温逐渐下降,待血液温度降至27℃以下时,患者感觉

迟钝,四肢无力,嗜睡。最后,患者神志不清,出现呼吸抑制和循环衰竭,如不及时抢救,往往引起死亡。一般认为18~20℃是致死体温界限。复温后,仍可发生广泛组织缺氧和细胞代谢障碍后的损害,如血管通透性改变、心肌和肾功能降低等,故患者仍有遭受低血容量性休克和急性肾衰竭的危险,抢救时务必加以注意。此外,全身冷伤也可伴有局部冷伤的表现。

(二)局部冻伤

冻伤局部先有寒冷感和针刺样疼痛,皮肤苍白,继之出现麻木或知觉丧失。其突出的临床表现要到复温后才显露出来。可分为三期。

1. 反应前期 指复温融化前的阶段,此时不易判断冻伤的范围和程度,受冻部位均呈冰凉、苍白、坚硬、感觉麻木或消失。

2. 反应期 包括复温融化和复温融化后的阶段。此时冻伤的范围和程度逐渐明显,按冻伤的严重程度分为四度(表6-6)。

表6-6 冻伤的严重程度分类

冻伤分类	损伤深度	临床表现
Ⅰ度	表皮	主要特点是充血和水肿,皮肤紫红色。复温后出现红肿、刺痛和灼热,一般在1周左右痊愈
Ⅱ度	真皮	主要特点是水疱形成,局部疼痛较剧,红肿明显。水疱液澄清,也可呈血性。水疱约在2周后完全吸收,形成痂皮,脱落后露出红色柔嫩的表皮,遇冷有刺痛,并有多汗症
Ⅲ度	皮肤全层	皮肤全层坏死,呈紫红色,感觉消失,有或无水疱,水疱液呈血性。冻伤区周围剧痛,形成干性坏疽,痂皮脱落露出肉芽组织,不易愈合。如伴发感染,则形成湿性坏疽。愈合后留有瘢痕
Ⅳ度	皮肤、肌层甚至骨骼	皮肤呈紫蓝色或青灰色,触觉和痛觉消失,冻伤区和健康组织交界处出现水疱。2周后出现坏死的分界线,一般为干性坏疽,如伴发感染或静脉血栓形成则为湿性坏疽

3. 反应后期 又称恢复期,Ⅰ、Ⅱ度冻伤创面愈合,Ⅲ、Ⅳ度冻伤则有坏死组织脱落后形成肉芽创面,周围皮肤发冷,感觉减退,对寒冷敏感,呈现苍白或青紫色,这是由于交感神经或周围神经功能紊乱所致。

【防治原则】

(一)预防

一方面要注意防冻,做好防寒措施,改进御寒装备。服装和鞋袜大小要适合,防止过紧。皮肤暴露部位要适当加以保护,如使用口罩、手套和防风耳罩等。皮肤涂上凡士林油剂可减少皮肤散热。注意避风,因为风速与冻伤的发生及其严重程度有关。在户外值勤时,避免肢体长期静止不动,适当活动,以增加血液循环。要保持衣服和鞋袜的干燥,受湿后及时更换,因为潮湿加速体表热量的散发,容易促发冻伤。

另一方面要增强机体对寒冷的适应能力,耐寒锻

炼可以提高人体对严寒引起体温过低和冻伤的抵抗力,其方法有采用冷水浴、冷水洗脸等冷水刺激,耐寒锻炼也可与体育锻炼结合起来。寒冷适应中一个重要机制,就是动员和产生大量热能,保证充分的能量供给极为重要。至于习惯上采用饮酒的方法来防冻是不合理的,饮酒虽可使人感觉温暖,但酒后人体散热增加,不利于防冻。此外,酒醉后意识行动失去控制,反而容易受冻。酗酒后倒卧雪地以至冻僵也常有报道。

(二)治疗

1. 复温 将冻伤者迅速脱离寒冷环境,防止继续受冻。一面抓紧时间尽早快速复温,一面做好抗休克、抗感染和保暖措施。受冻部位保暖,切忌用火烤、冷敷或用雪摩擦。根据前述的冻伤病理生理学,主张快速融化复温,除过于严重的冻伤或冻结时间太长者外,一般都可取得明显的疗效。缓慢融化加重组织损

伤,延迟复温可影响疗效。故在特殊情况下未能及时取得足够的温水进行复温,可把冻肢放在腋下或腹部等身体最温暖的部位,总比任其在空气中自然融化为快。

复温的方法是将受冻的肢体浸泡在 38 ~ 42℃ 的温水中,如温度过高,反而有害。浸泡的时间根据冻结的程度而定,一般主张持续到冻结组织软化并皮肤和指(趾)甲床出现潮红为主,使能在 5 ~ 7 分钟内复温最好,不宜超过 20 分钟。全身冷伤(冻僵)者,可采取全身保暖措施,如盖棉被、毛毯,并用热水袋等。有条件可用电热毯包裹躯干,使用红外线和短波透热等。也可将患者浸入 40 ~ 42℃ 浴盆中,水温自 34 ~ 35℃ 开始,5 ~ 10 分钟后提高水温至 42℃,待肛温升至 34℃ 并出现规则的呼吸和心搏时,停止加温,待患者的体温自行回升。对严重全身冷伤患者,可采用体外循环血液加温和腹膜透析法。静脉滴入加温至 37℃ 的 10% 葡萄糖溶液,也有助于改善循环。

2. 全身疗法

(1) 支持疗法:神志清醒者给予高热量的热饮料和流质饮食,必要时给予静脉营养和能量合剂,补充维生素 C 和维生素 B_1。使用芦丁和维生素 E 以保护血管壁。注意心肌功能,防治循环衰竭、休克和急性肾衰竭。

(2) 舒血管疗法:给舒血管药物以增加血流灌注:烟酸,冻伤后 1 ~ 2 小时开始给予,每次 100 ~ 200mg,每日 3 次;罂粟碱,每次口服 30mg,每日 3 次;妥拉唑林,每次口服 25mg,每日 3 次。

(3) 抗血流淤滞疗法:为了防止红细胞聚集、血小板凝集和血栓形成,可每日静脉滴注低分子右旋糖酐 500 ~ 1000ml,在 8 小时内滴完,连续 1 ~ 2 周。

(4) 常规注射破伤风抗毒血清。

(5) 患者禁忌吸烟,以免引起微血管收缩。

(6) 室温要求在 20 ~ 25℃ 左右,室温过高可增加疼痛和提高细胞代谢率。

3. 局部处理原则上与烧伤创面处理大致相同。

(1) Ⅰ、Ⅱ度冻伤用 0.1% 苯扎溴铵溶液涂抹冻伤区及其周围皮肤,再取软质的吸收性干敷料作保暖包扎。对较大水疱,用注射器抽除其中水疱液。

(2) Ⅲ、Ⅳ度冻伤按清创步骤用肥皂水轻擦冻伤部位,然后用无菌盐水冲洗干净,取无菌纱布和棉垫保暖包扎。冻肢适当提高,以利静脉和淋巴回流。深部组织冻伤,局部用药不易到达深部发挥效能,仅要求保持创面清洁。

坏死组织如不合并感染,保持干燥,待坏死分界明显才进行外科处理,早期切痂术不适用于冻伤。如合并感染和痂下积脓时,需作引流。

第六节 电 击 伤

电击伤是指电流通过人体产生的机体损伤和功能障碍,局部损伤有电灼伤,严重的可发生呼吸和心搏停止。

【病因和发病机制】

电击伤的发生多由不安全用电所致。电击伤的严重程度取决于电源的种类、电压和电流量、触电部位的电阻、电流通过人体的途径、不同条件的导体以及触电时间的长短等因素,了解这些因素有助于抢救时参考。

(一) 电源的种类

交流电所引起的损伤比直流电严重,交流电引起的肌肉强直性收缩更使人体触电后不易解脱。雷击是一种直流电损伤,但其放电强度可达 12 000 ~ 20 000A。高频交流电的电击危险性小,因为肌肉和神经对之所起的反应低,而 50 ~ 60Hz 的交流电可引起致命的室颤,危险最大。

(二) 电流强度

电流 = 电压/电阻,放在相同的皮肤电阻下,电源的电压越高,通过人体的电流越大,所造成的损伤的范围和深度也越严重。一般而言,低于 24V 电压的电源是安全的。在多数情况下,电击的电压是固定的,如民用电的电压为 220V,故其电击损伤的严重程度主要随电流的强度而定。15mA 以上的电流就足以刺激神经和肌肉,使肌肉产生强直性收缩。60mA 的电流从一上肢流向另一上肢时,心脏内的电流强度就足以引起心室纤维性颤动。100mA 以上的电流通过脑部可立即使人失去知觉。

(三) 电阻

进入身体的电流与触电部位的电阻成反比,不同组织的电阻不尽相同。骨骼的电阻最大,肌肉和肌腱次之,而神经、血液、淋巴液和脑脊液的电阻最小。此外,各组织的导电性能与其含水量略成正比。皮肤潮湿时,造成的损伤就较严重。干燥皮肤的电阻一般为 5000Ω/cm²。而潮湿后可降至 800Ω/cm²,手掌和足底的角质层电阻最大,可达 100 000Ω/cm²。当电流接触皮肤时,部分电流转为热能,使皮肤局部凝固炭化,皮肤电阻变大,电流在进口处转化的热能越多,组织损伤严重,而进入人体的电流量就减弱。反之,皮肤电阻越小,接触电源处皮肤的损伤轻,而进入人体的电流量就越大。电流进入人体后,即沿体内电阻最小的组织,即血液和神经行走,造成血管内血栓形成和神经组织变性坏死。

(四) 与电源接触的面积

与电源接触面大小不同,所造成的损伤也不同。

电流通过肢体时,由于其横断面小,电流密度高,所产生的热量大,组织受到的破坏就严重。同样的电流量通过躯干时,由于其横断面大,电流密度就小,所产生的热量对组织的损伤就相对轻些。

（五）电流通过的途径是一重要因素

凡电流通过心、脑等重要脏器,就有生命危险。一般而言,脚部触电造成的损害小。头与脚部之间的电击,因心脏位于该电路中而危险增大。电流的入口和出口不在同一的肢体上,损伤就特别严重,可产生心脏和中枢神经系统的损害。如果脑干部直接受到电击,可损害循环和呼吸中枢,立即导致呼吸和心搏停止。

（六）触电时间

接触电流的时间越长,所造成的损害当然也越严重。

【病理生理变化】

由于电击而发生室颤或呼吸麻痹致死者,可以无明显灼伤病灶。高压电击伤的体表有一个或多个进口和出口创面,这些创面的大小和深度决定于局部组织的电阻大小。深部组织的损害远较体表为重,由于电流进入组织产生高热所致。严重的可造成肌肉坏死和骨毁损。血管发生进行性病变,如血管痉挛,栓塞和血管壁坏死可向受损区近端延伸,组织由于缺血而呈进行性坏死。若无血栓形成,血管壁坏死破裂后可引起大出血。

电流可引起心血管系统的功能紊乱,如室颤、心律失常和传导阻滞,也可引起呼吸麻痹和暂时性中枢神经功能失调。胸部电击伤可造成气胸,腹部电击伤可造成肠坏死、穿孔以及其他空腔脏器的坏死。由于缺血和缺氧,全身组织有广泛出血点、水肿、变性和局灶性坏死等病理变化。在广泛的组织破坏的基础上,可发生肾小管坏死和急性肾衰竭。

【临床表现】

（一）全身表现

电流弱、电压低、接触时间短暂的,仅有头晕、心悸、恶心、精神紧张、短暂脸色苍白、呆滞,但很快恢复,多不留后遗症状。严重的电击即刻使患者呈昏迷状态,早期死亡多因室颤导致心搏骤停,而后呼吸停止。电击后也可因持续抽搐导致心肌缺氧或呼吸肌麻痹而发生心搏骤停。如在短暂的心脏停搏后仍能存活者,常有抽搐发作,历时数小时或更久,也可呈间歇性发作。强烈的肌肉收缩,可引起软组织损伤、关节脱位,甚至骨折。当意识清醒后,可有一段时间的耳鸣、眼花。听觉或视觉障碍,并有头晕、心悸、多汗和精神不安。电击伤也可引起内脏损伤、脊髓损伤、广泛深部肌肉坏死、肌红蛋白尿和急性肾衰竭。

（二）局部表现

电击伤引起的局部损伤可分下列两类:

1. **电接触灼伤** 也称真性电灼伤,由于电流通过皮肤直接引起,有入口和出口,一般入口处灼伤比出口处严重。入口处呈边界明显的圆形或卵圆形灰黄色区域,其大小与接触导体的面积相符,伴有炎性反应。灼伤深度有时可达肌肉、骨骼或内脏。触电后1周左右有广泛组织坏死,易并发感染。与一般烧伤不同,坏死组织与正常组织的分界线显现缓慢,有时不清晰,创面愈合缓慢。

2. **电弧或火花灼伤** 由高压电击在导体和皮肤之间所产生的电弧所致,无特征性的入口和出口。接触时间虽极短暂,但可产生2500℃以上的高热,致使皮肤炭化和深部组织灼伤。有时肢体触电时,肌肉强烈收缩,在关节的屈面形成短路,发生火花而引起多处深度灼伤。电弧可使衣服燃烧而引起一般的烧伤,深浅不一,并非由触电直接所致。

【治疗】

（一）现场抢救

立即解脱电源,如总电源在现场邻近,切断电源,否则迅速利用就近的一切绝缘物挑开或分离电器或电线,切不可用手拖拉带电的触电者,以防抢救人员也触电。解脱电源后,使触电者平卧。有心搏骤停和呼吸停止者,迅速进行心肺复苏,并积极联系转送就近医院进行治疗。

（二）全身治疗

1. **心肺复苏** 继续进行有效的心肺复苏,尽早做气管插管,加压辅助呼吸。心搏仍未恢复者,如电流的出入口在两上肢,心脏多呈松弛状态,可心内或静脉注射肾上腺素1mg。如电流入口分别在上、下肢,心脏多呈紧缩状态,以注射阿托品0.5～1mg为好。在抢救过程中,如发现心脏搏动微弱但非室颤者,应忌用肾上腺素和异丙肾上腺素。此时应在心电监护下用药,有助于各种心律失常的及时控制,并可进行直流电除颤、复律等措施。心搏骤停时间较久者,可参照血气分析应用5%碳酸氢钠以纠正代谢性酸中毒。自主心搏恢复后,如收缩压仍低于60mmHg(8.0kPa),则仍应坚持同步胸外心脏按压,并酌用多巴胺、去甲肾上腺素等升压药。为促进自主呼吸的恢复,早期应用呼吸中枢兴奋剂,如尼可刹米每次1～1.5g,洛贝林3～6mg或二甲弗林8～16mg静脉注射,每隔10～15分钟重复注射1次。

2. **防治脑缺氧和脑水肿** 同时进行物理降温、头部放置冰帽等。给予甘露醇和高渗葡萄糖脱水,加用地塞米松、镇静剂和能量合剂以改善脑细胞代谢和防止抽搐。

3. 保护肾功能　给碳酸氢钠溶液静脉注射以碱化尿液,给林格平衡盐溶液输注以利肌红蛋白和血红蛋白迅速自肾小管排出。采用多次少量呋塞米等利尿剂以减轻肾间质水肿,尿量宜维持于每小时30～50ml。

(三) 局部治疗

电灼伤创面的治疗原则基本上与一般烧伤者相同,但因其坏死组织的分界线出现较慢,体表损害轻而深部组织的损害可能很重,过去多采用观察,留待肉芽创面形成后植皮的方法。近年来,多采用早期清创,选用血运丰富的组织瓣,如皮瓣、肌皮瓣或其他复合组织瓣修复创面,可以减少组织进行性坏死和感染的发生,还能较好的保存功能。此外电灼伤易并发感染,给予有效的抗生素,常规给破伤风抗毒血清注射。

第七节　毒蛇咬伤

我国蛇类分布较广,毒蛇咬伤常见于南方农村、山区和沿海一带,尤以夏秋季节发病较多。

【病因和蛇毒的毒性】

目前已知我国有蛇类 173 种,其中毒蛇占 48 种,分别隶属于 4 科 23 属,了解毒蛇的主要分布情况及其类别对毒蛇咬伤的诊治有参考价值。

(一) 毒蛇的鉴别

毒器是毒蛇区别于无毒蛇的主要特征,它由毒腺、毒腺导管和毒牙三个部分所组成。各种毒蛇均有毒腺一对,位于头部上颌的外侧但是根据毒牙的有无及其形态来鉴别毒蛇,缺乏实际应用价值,一个简便方法可以从蛇的主要形态特征来鉴别毒蛇的类属(表6-7)。

表6-7　根据主要形态特征鉴别毒蛇类群

主要形态特征	毒 蛇 类 群
1. 头大,明显呈三角形、有颊窝	蝰亚科
头背具对称大鳞片	蝰属 4 种
头背都是小鳞片	烙铁头属 7 种
2. 头较大,略呈三角形,没有颊窝	蝰亚科
头背具对称大鳞片	白头蝰属 1 种
头背部分为大鳞片,部分为小鳞片	蝰属极北蝰及草原蝰
3. 头较长,吻宽圆,头背都是起棱小鳞片	蝰属蝰蛇 1 种
4. 第三枚上唇鳞较大,其前与鼻鳞相切,其后参与构成眼眶前缘	眼镜蛇科(眼镜蛇、眼镜王蛇及丽纹蛇属)5 种
5. 背鳞通身 15 行,背鳞扩大呈六角形,尾下鳞单行	环蛇属 3 种
6. 尾侧扁,生活于海水中	海蛇科 15 种

(二) 蛇毒的毒性成分

蛇毒主要由蛋白质、多肽类和多种酶组成,其毒性成分主要有:

1. 神经毒素　神经毒素主要存在于眼镜蛇科和海蛇科蛇毒中,在某些蝰科蛇毒中也有发现。神经毒素是一组分子量为 6600～30 000 而不具酶活性的碱性多肽,其毒性与所存在的双硫键有关。神经毒素主要阻断运动神经-肌肉接头的传导,引起全身横纹肌松弛性瘫痪,致死原因是肋间肌和膈肌瘫痪所引起的外周性呼吸麻痹。神经毒素对其他神经和内脏器官无明显的毒性作用。神经毒素阻断运动神经-肌肉接头的传导有两种作用方式:一是通过突触后的阻断作用,即神经毒素与突触后膜(即横纹肌膜上)的胆碱受体结合,使乙酰胆碱不能与受体结合,从而抑制了乙酰胆碱对横纹肌细胞膜的除极化作用,引起横纹肌松弛,这一作用与筒箭毒素基本相似,故又称之为箭毒样作用。突触后阻断作用发生较慢,维持时间较久,不易恢复。另一是通过突触前的作用,主要作用于运动神经末梢,使神经冲动引起的递质释放停止,产生横纹肌松弛作用。其作用发生的潜伏期长,对乙酰胆碱受体的功能和微终板电位的振幅均无影响。其他神经毒素还有作用于神经中枢的破伤风样神经毒,引起张口困难和颈项强直等;作用于延髓的神经毒,抑制呼吸中枢而致呼吸衰竭,或抑制血管运动中枢而致外周血管扩张以致休克;其他还有引起惊厥的惊厥毒素等。

2. 血循毒素　血循毒素的种类很多,主要有凝血、抗凝、血管损害和心脏损害等作用,已阐明的有下列几种:血循毒素可引起典型的播散性(弥散性)血管内凝血过程(DIC),继发消耗性凝血障碍、纤维蛋白溶解及溶血。出血是主要症状,出血性休克和凝血机制紊乱是致死的主要原因。

3. 细胞毒素 是一种碱性多肽,见于眼镜蛇科蛇毒中,其主要作用点在细胞膜上,故又称之为膜活性多肽。细胞毒素可损害结合在细胞膜上的许多酶,不仅改变了细胞膜的通透性,还能抑制细胞膜上的主动转运机制,影响细胞内外代谢物的交换,最终引起细胞死亡。它对心肌、横纹肌和平滑肌均呈先兴奋而后抑制的作用,引起休克、心肌损害和心力衰竭。细胞毒素还可阻断局部的神经干以及神经肌肉接头传导,引起肌肉瘫痪。

4. 横纹肌毒素 某些海蛇毒含横纹肌毒素,能选择性作用于横纹肌,使之溶解、破坏,释放出肌红蛋白和钾离子。临床表现为肌肉疼痛,震颤抽搐,最终瘫痪。

此外,蛇毒进入人体可激发组织释放组胺、5-羟色胺和缓激肽等,引起血管扩张、血管壁通透性增加和血浆外渗,最终使血容量减少而血液浓缩而导致休克的发生。蛇毒中还含有多种酶,如与溶血有关的磷脂酶,能破坏组织和损害血管壁的蛋白水解酶,能水解结缔组织间隙透明质酸的透明质酸酶等。

(三) 蛇毒的代谢

毒蛇咬伤时,毒液通过毒牙注入皮下组织,主要由淋巴吸收再进入血液循环分布至全身,分子较小的神经毒也可直接进入血液循环吸收。蛇毒在早期吸收较快,因蛇毒中含有透明质酸酶,能溶解细胞与纤维间的透明质酸凝胶,破坏透明质酸屏障,有利于蛇毒扩散及渗透。以后由于蛇毒扩散至周围组织与组织蛋白结合,故在局部以较缓慢的速度吸收,故在急救时结扎伤肢可使蛇毒停留在局部的时间更长。蛇毒吸收后分布至全身各组织,但按其毒性不同成分与靶细胞结合而有不全相同的分布。肝脏是蛇毒的主要解毒器官,单核-吞噬细胞系统具有摄取异体蛋白的能力,也是一个重要解毒途径,分解后的毒素经肾排泄,一般在咬伤后72小时蛇毒在体内含量已极少。

【临床表现】

一般而言,毒蛇咬伤的局部伤口常有不同程度的疼痛或麻木感,有肿胀、出血或水疱形成。但有的没有明显的局部症状,咬伤后不久即出现全身症状。全身症状按不同蛇毒而定。

(一) 神经毒类

金环蛇、银环蛇和海蛇等的蛇毒属于此类。一般无局部特殊表现,咬伤后经1~3小时的潜伏期才出现全身中毒症状,一旦发作,就急骤进展,较难控制。在早期阶段,脑神经特别是舌咽神经受损的症状比较突出,可作为早期诊断的参考。全身症状表现有头晕、眼花、畏光、头痛、胸闷、气促、恶心、呕吐、四肢乏力、全身肌肉疼痛、眼睑下垂、舌活动不灵以及张口困难等症状。重者视力模糊、吞咽困难、言语不清、声音嘶哑、呼吸困难、发绀、全身瘫痪,以及昏迷、血压下降、呼吸麻痹和心力衰竭等。如抢救不及时,可迅速死亡。患者经抢救脱险后,短期内仍有视力模糊、眼睑下垂、肌肉跳动和全身无力等症状,但一般不留有后遗症。

(二) 血循毒类

尖吻蝮蛇、竹叶青、蝰蛇等蛇毒属于此类。被咬伤后数分钟即有伤口剧烈灼痛,呈持续性。伤口出血较多,局部肿胀显著,并逐渐加重而向外蔓延,这是由于蛇毒中的磷脂酶 A_2 以及人体组织释出的组胺、5-羟色胺和缓激肽引起的血管壁通透性增加和血浆外渗的结果。蝰蛇科的蛇毒含有细胞毒,使多种细胞发生变性和溶解,出血素还引起局部血泡、瘀斑和渗血不止,伴有淋巴结肿大和疼痛,治疗不当,可出现局部组织溃烂和坏死。全身症状很快出现,初见全身不适、畏寒、发热、头晕、眼花、嗜睡、胸闷和气促,严重的可出现烦躁不安、谵妄和呼吸困难。从伤肢直至全身的皮下有散在性出血性紫癜,并有牙龈、鼻、眼出血,以及吐血、咯血、便血和血尿等现象。最后出现心律失常、休克、昏迷及播散性血管内凝血。如不及时抢救,患者死于急性循环衰竭和急性肾衰竭。经抢救治愈后,部分患者可有伤肢肌肉萎缩、挛缩或伤口长期不愈合等后遗症。

(三) 混合毒类

蝮蛇、眼镜蛇和眼镜王蛇等蛇毒属于此类。由于蛇毒中同时含有神经毒和血循毒,故其全身中毒表现兼有神经系统和血液、循环系统的损害,但眼镜蛇毒素以神经毒为主,蝮蛇毒素以血循毒素为主,其临床表现各有侧重。在临床上,无论是局部和全身的中毒症状都比较明显,病情发展亦快。患者主要死于呼吸麻痹和循环衰竭。

【诊断】

首先要确定是无毒蛇或为有毒蛇咬伤。无毒蛇没有毒牙,上颌有4行细小的牙齿,咬伤后局部留有4行均匀而细小的牙痕,而毒蛇有毒牙,咬伤后局部多数留有两个大而深的毒牙痕。但由于毒蛇的种类不同,咬人时的状态不同,表现出的牙痕各不相同。伤口局部发生感染,可使毒牙咬痕模糊不清,根据牙痕判断是否为毒蛇咬伤并不可靠。不要随意否定毒蛇咬伤的可能。若伤口内发现残留的毒牙,可以帮助确定诊断。此外,无毒蛇咬伤的局部疼痛轻微,一般在十数分钟后消失。肢体没有麻木感,伤口出血不多,周围没有肿胀,或仅有轻微红肿。无毒蛇咬伤一般无全身症状。临床上毒蛇咬伤往往需要与蜈蚣、毒蜘蛛、毒蜂和蝎子等毒虫咬伤相鉴别。

【治疗】

（一）局部处理

总的目的是尽快排除毒液和阻止蛇毒的吸收。

1. 早期绑扎　由于蛇毒多数在3~5分钟内即被吸收，绑扎应及早进行。用止血带或就便取得的布带等材料，在伤口上方超过一个关节处绑扎，松紧度以能阻断淋巴和静脉的回流，而以不妨碍动脉血流为宜。此后每隔15~20分钟，放松1~2分钟，以免血液循环长期受阻而发生组织坏死，争得时间立即进行抗蛇毒血清治疗。不能依赖长期绑扎来阻止蛇毒的吸收。在应用有效蛇药的30分钟后，或注射抗蛇毒血清后，可去掉绑扎。

2. 伤口处理与排毒　完成绑扎操作后，即用肥皂水和清水清洗伤口周围皮肤，再用生理盐水或1:5000高锰酸钾溶液反复冲洗创口，洗去黏附的毒液以减少吸收。可取消毒的尖头刀划开两个毒牙痕间的皮肤，以利于毒液的流出。但切口不宜过深，以免伤及血管。从上而下地向伤口不断按摩20分钟左右，以排出毒液，也可用吸奶器对准伤口抽吸毒液。可用嘴吮吸，每吮吸1次用清水或1:5000高锰酸钾溶液漱口。吮吸者口腔内有黏膜破溃或有龋齿时不宜用此法，以防蛇毒从破损处入血。被蝰蛇或尖吻蝮蛇咬伤，一般不做刀刺排毒，以防出血不止。经排毒后，用0.1%高锰酸钾溶液湿敷伤口，以防伤口闭合，影响毒液外流。

3. 局部降温　局部降温有利于减轻疼痛，降低蛇毒毒力和局部代谢。方法是将伤处浸泡于冰水（一般不低于4℃，以防冻伤）内，或使用冰袋降温。同时注意全身保暖。

4. 减少活动　被毒蛇咬伤后要行走缓慢，切忌剧烈活动，可以减少毒素吸收。

5. 破坏伤口内蛇毒　胰蛋白酶对眼镜蛇、眼镜王蛇、竹叶青和蝰蛇咬伤具有很好的抗组织坏死作用，并能破坏伤口内残存的蛇毒。在咬伤后1~4小时内，取胰蛋白酶2000U，加入0.5%普鲁卡因10~20ml中，做伤口周围注射，深达肌肉层。必要时可在12小时后重复注射。如伤口已发生坏死，可用0.1%蛋白酶溶液湿敷。注意胰蛋白酶可能引起过敏反应，用氯苯那敏或异丙嗪以防其发生。

（二）解毒措施

抗蛇毒血清可中和蛇毒，是毒蛇咬伤的特效解毒药。血清分单价和多价两类，如能确定毒蛇的类别和蛇毒的性质，选用相应的单价抗毒血清效果最好，一般用一次剂量即可，置入5%葡萄糖溶液200ml中静脉滴注。使用前必须先做皮试。抽取0.1ml蛇毒血清，用生理盐水稀释至2ml，在前臂内侧皮内注射0.1ml，观察20分钟，如皮丘不超过2cm，即为阴性，方可使用。如皮试为阳性，则取抗毒血清1ml稀释于10%葡萄糖溶液500ml内，并加地塞米松10mg，作缓慢静脉滴注，半小时后未见不良反应，再将所需抗毒血清的剂量加入上述输液内，继续滴注，同时严密观察。遇有血清过敏反应，可使用抗过敏药物。

（三）中草药和蛇药

我国民间应用草药治疗毒蛇咬伤，已积累了不少丰富经验。上海蛇药适用于蝮蛇、竹叶青、尖吻蝮、烙铁头和眼镜蛇咬伤；广东蛇药的适用范围同上，对海蛇咬伤也可应用；云南蛇药和南通蛇药适用于各种毒蛇咬伤；群生蛇药以蝮蛇咬伤为主；群用蛇药则可治疗混合毒中毒。上述蛇药可口服和外敷。

（四）支持疗法

毒蛇咬伤后全身症状严重，支持疗法尤为重要。注意营养的补充以及水、电解质紊乱的纠正，要控制输液量和钠盐的补充，不宜采用大量输液的方法来排除毒素，以免发生肺水肿和心力衰竭等并发症。烦躁不安或局部疼痛不能忍受者，可用普鲁卡因0.5g溶于5%葡萄糖溶液500ml做静脉滴注。慎用中枢抑制类止痛药，如吗啡。并发感染时，及时选用合适的抗生素。伤口有泥土等污染时，按常规给予破伤风抗毒血清注射。注意肺功能衰竭、循环衰竭和急性肾衰竭的防治，可用呋塞米、甘露醇等以加速蛇毒的排泄，一旦发生器官功能衰竭，可参阅有关章节内容进行救治。

第八节　兽　咬　伤

兽咬伤是一种常见的外伤，原多见于农村和牧区，如狗、猪、马、猫等，鼠咬伤也不少见。野外活动时可见野猪、狼、虎、豹、熊等凶猛动物咬伤。近年来，随着城市豢养宠物的兴起，猫狗咬伤频发。

（一）临床表现和诊断

哺乳动物咬伤以四肢多见，时常伴有撕裂伤，特别是大型凶猛动物的咬伤可以有较为广泛的肌肉和软组织损伤。由利牙所造成的伤口细而深，周围组织血管有不同程度的损伤，表现为组织水肿、皮下血肿、体腔内血肿甚至大出血。动物口腔内细菌数量大，菌种复杂，可有破伤风杆菌、产气荚膜杆菌和多种厌氧细菌，如伤口深、组织破坏多，更是有利于细菌生长繁殖，尤其是厌氧菌。故兽咬伤后的伤口均为污染伤口，感染是主要表现。

狗咬伤的诊断关键在于判断是否为狂犬咬伤。对咬人的狗，均应及时捕捉，隔离2周进行观察，看是否发病。疯狗一般表现为颈软、低头、耳垂、斜视、张嘴、流涎及吞咽困难。走路时身体摇晃，毛竖起，乱叫，乱吐，叫声嘶哑，尾向下拖行。直向前行，不能回顾。进而发生瘫痪，病发后5~7天死亡。如咬人的狗已隔离观察5~10天未出现狂犬病症状，可除外狂犬病。对死狗应进行病理和实验室检查。脑组织切片有无特异性的包涵体，做免疫试验等。值得注意的是，除狗以外，其他动物如猫、狼、狐等也可以感染狂犬病，也可以传染狂犬病，因而对这些动物的咬伤也要提高警惕。

（二）治疗

1. 清创　咬伤伤口均应彻底清创，用大量生理盐水冲洗，再用过氧化氢溶液（双氧水）冲洗，以碘酊或酒精消毒。如就诊及时，伤势较轻，清创彻底，可一期缝合，尤其对于脸、手部、关节、肌腱、神经、血管等。就诊较晚，且伤势较重，污染严重，或已有炎症反应者，可进行对位缝合，或不缝合，皮下引流，待感染控制后，二期缝合。

2. 抗生素　清创开始前就应使用抗生素，青霉素类药物仍是首选。

3. 破伤风防治　均应预防性注射破伤风抗毒素。

4. 狂犬病防治　如咬伤人的狗，已确认或疑为感染狂犬病，或已经跑掉而未做隔离观察，应立即进行狂犬病疫苗注射。狗在隔离观察期间看来尚属正常健康，患者可暂时不做疫苗注射，以免不必要的注射增加患者痛苦和并发症。

第九节　虫蜇伤

虫蜇伤的种类很多，轻的仅有局部症状，很快消退；重的则出现全身症状，有的甚至引起死亡，故要慎重对待，切勿疏忽轻视。

【蜂蜇伤】

（一）毒理

蜂毒与蛇毒相似，包含具有抗原性质的蛋白质混合物、激肽、组胺和血清素，但毒性较轻。蜜蜂毒素能促使组胺释放，引起局部和全身反应。黄蜂及胡蜂毒素含较多的缓激肽而加剧局部反应。由于注入的毒素比较少，大多数死亡是由于严重的变态反应而不是毒液的直接作用所致。临床表现的轻重与所接受的毒液量、是否存在变态反应以及蜇伤部位有关。

（二）临床表现

局部灼痛红肿，一般于24小时消退。蜂刺留在伤口内，易引起化脓性感染，严重者可引起坏疽性改变。全身反应有呕吐、心悸、呼吸窘迫；过敏者有鼻炎、荨麻疹、黏膜水肿、气喘和过敏性休克。同时受刺数百处以上者，往往危及生命；刺伤眼结膜者，情况比较严重。黄蜂和胡蜂既能尾刺，又能口咬，局部出现组织坏死，严重的出现全身反应，肌软弱、痉挛、抽搐或瘫痪等，并发肾小管细胞变性坏死、心律失常或过敏性休克。一般来说症状出现越早，其反应可能越严重。蜇伤后10~14天甚至有发生类似血清病的迟发性过敏性反应的可能。

（三）急救措施

立即拔出蜂刺，蜜蜂蜇伤的伤口敷以5%碳酸氢钠溶液、肥皂水或3%氨水；若是黄蜂蜇伤，则用醋酸外敷，伤口周围也可涂敷南通蛇药。有过敏者给予抗组胺药物及氢化可的松100mg静脉滴注，严重者可给1:1000肾上腺素0.5ml肌注。

【蜈蚣咬伤】

（一）毒理

毒液内有组胺样物质及溶血蛋白质，个别可发生过敏反应。

（二）临床表现

咬伤局部红肿和灼痛，严重者可引起坏死；被咬的肢体出现淋巴管和淋巴结炎。一般仅有局部症状，但蜈蚣越大，注入毒素越多，则可引起全身症状，有头痛、眩晕、恶心、呕吐和发热等；严重者可出现过敏性休克。

（三）急救措施

立即用肥皂水或5%~10%碳酸氢钠溶液清洗伤口，周围也可涂敷南通蛇药。疼痛明显者用冷敷或普鲁卡因局部封闭，必要时注射哌替啶止痛；有过敏者给抗组胺药物或肾上腺皮质激素。

【蚂蟥咬伤】

（一）毒理

水蛭又称蚂蟥，水蛭素是水蛭及其唾液腺中活性最强的成分，是由65~66个氨基酸组成的小分子多肽，对凝血酶有很强的抑制作用，并可引起局部乃至全身的变态反应。

（二）临床表现

一般少有全身表现，局部发生水肿性丘疹，中心有瘀点，不痛，因水蛭素有抗凝血作用，故伤口流血较多，特别是多个蚂蟥咬伤时。当蚂蟥退出皮肤后，局部出血与丘疹较快消失，少有不良后果。

（三）急救措施

蚂蟥吸附在皮肤上，可在吸附点周围用手轻拍，或用醋、酒、盐水、清凉油等刺激性药品涂抹，蚂蟥自行脱出。切忌强行拉扯，否则蚂蟥吸盘断在皮内，可引起感染。蚂蟥退出的伤口需消毒以防感染。大量蚂蟥咬伤需行破伤风抗毒素预防注射，并警惕严重变态反应的出现。蚂蟥可钻入鼻腔、阴道和尿道等狭小腔隙，可在局麻下，用浓盐水冲洗，小心取出。

1

【蝎子刺伤】

（一）毒理

蝎子约有300多种，毒性大小不一，我国东北毒蝎毒力相当于眼镜蛇毒，可以致命。蝎子有一弯曲而尖锐的尾刺，与毒腺相通，刺入时毒液经此注入，蝎毒为无色毒蛋白，主要成分为神经毒素、溶血毒素和出血毒素，尚含有使心血管收缩及导致急性胰腺炎和高血糖症的毒素。南美洲的一种毒蝎还可引起播散性血管内凝血。

（二）临床表现

刺后局部疼痛，但无红肿，数小时后好转，最长延续1~2天，多数并不威胁生命。儿童被大蝎子蜇伤，症状较严重，病情发展迅速。临床表现为呼吸加快、流涎出汗，全身疼痛，口及舌肌强直，累及心肌则发生低血压和肺水肿。有的发生内脏出血。严重的可因呼吸和循环衰竭死亡。

（三）急救措施

自伤口处取出尾刺，局部用1:5000高锰酸钾溶液清洗。给10%葡萄糖酸钙注射。出现变态反应时，成人给皮下注射0.1%肾上腺素0.3~0.5ml，并给抗组胺药物，注意低血压和肺水肿的防治。虫蜇伤后的全身支持疗法尤为重要，目前尚无特异的抗毒血清，主要是给予镇静剂、静脉补液、葡萄糖酸钙和抗生素等，同时注意防止休克、急性肾衰竭和呼吸衰竭等严重并发症的出现。

（金　忱）

第 七 章

休 克

休克是英语 shock 的音译,该词来源于希腊文,原意是打击、震荡。200 多年来随着科学的进步,人们对休克的认识越来越深入。目前认为,休克是多病因、多发病环节、多种体液因子参与,以机体有效循环血容量减少,组织、器官灌注不足,细胞代谢紊乱和功能受损为主要特征,并可能导致多器官功能障碍甚至衰竭的病理过程。氧供给不足和需求增加是休克的本质,产生炎症介质是休克的特征,因此恢复对组织细胞的供氧、促进其有效的利用,重新建立氧的供需平衡和保持正常的细胞功能是治疗休克的关键环节。

现代的观点将休克视为一个序贯性事件,是一个从亚临床阶段的组织灌注不足向多器官功能障碍综合征(multiple organ dysfunction syndrome,MODS)或多器官衰竭(multiple organ failure,MOF)发展的连续过程。因此,应根据休克不同阶段的病理生理特点采取相应的防治措施。

第一节 休克的病因和分类

【病因】

导致休克发生的病因很多,临床上常见有以下几类:

(一) 失血和失液

1. 失血 大量失血可引起失血性休克,常见于外伤失血、食管静脉曲张出血、消化性溃疡或胃恶性肿瘤出血、产后大出血等。失血性出血是否发生休克取决于失血量和失血速度,一般 15～20 分钟内失血量少于全身总血量的 10%～15% 时,机体可通过代偿使血压和组织灌注量保持基本正常。如果短时间内失血量超过总血量的 25%～30%,超出了机体代偿能力,导致心排出量和平均动脉压下降,引起休克。

2. 失液 剧烈呕吐、大量腹泻、出汗或利尿,急性肠梗阻等均可引起大量体液丢失,导致血容量和有效循环血量锐减而引起休克。

(二) 创伤、烧伤

严重创伤可导致创伤性休克,常见于地震等自然灾害、战争、意外事故等,除创伤所致的出血之外,还和剧烈的疼痛刺激有关。大面积烧伤可伴有大量血浆渗出,有效循环血量减少,可引起烧伤性休克。烧伤性休克早期主要与低血容量和剧烈疼痛有关,后期常因继发感染发展成为感染性休克。

(三) 感染

严重感染可引起感染性休克。在革兰阴性细菌引起的休克中,细菌内毒素起着重要的作用。

(四) 过敏

过敏体质者注射某些某些药物、血清制品或疫苗,甚至进食某些食物时,可产生过敏性休克。这种休克属 I 型变态反应,发病与 IgE 和抗原在肥大细胞表面结合,引起组胺和缓激肽大量释放入血,导致血管平滑肌舒张、血管床容积增大,毛细血管通透性增加所致。

(五) 神经刺激

强烈的神经刺激可导致神经源性休克,常见于剧烈疼痛,高位脊髓麻醉、中枢镇静药物过量或损伤引起血管运动中枢抑制,此时,患者血管平滑肌舒张、血管床容积增大,外周阻力降低,回心血量减少,血压下降,导致休克。

(六) 心脏及大血管病变

大面积急性心肌梗死、急性心肌炎、室壁动脉瘤破裂、严重心律失常(房颤和室颤)等心脏病变,以及心脏压塞、张力性气胸、大面积肺梗死等妨碍血液回流和心脏射血的心外阻塞性病变均可引起心输出量急剧减少,有效循环血量和灌注量显著下降,可导致心源性休克和心外阻塞性休克。

【分类】

休克的分类方法很多,目前尚无统一的分类标准。本章将按病因、休克始动的发病学环节及血流动力学特点进行分类。

（一）按病因分类

按照休克的病因将休克分为低血容量性休克、失液性休克、感染性休克、创伤性或烧伤性休克、神经源性休克、过敏性休克、心源性休克和心外阻塞性休克等。其中低血容量性和感染性休克是外科最常见的休克，创伤和烧伤、失血和失液引起的休克均属于低血容量性休克范围。

（二）按休克的始动发病环节分类

休克的病因有很多，但休克发生的共同病理生理基础是血容量下降、血管床容积增大和心排出量降低这三个始动发病学环节，从而导致有效循环血量下降及组织灌注减少。因此，按照休克的始动发病环节可将休克分为以下三类：

1. **低血容量性休克**　是指由于血容量减少引起的休克。常见于失血、失液、烧伤等，大量体液丧失引起血容量急剧下降，静脉回流不足，心排出量减少，血压下降，压力感受器负反馈调节引起交感神经兴奋，外周血管收缩，组织灌注量减少。低血容量性休克患者典型的临床表现为动脉血压、中心静脉压及心排出量低，而外周阻力增高。

2. **心源性休克**　是指由于心脏泵血功能衰竭，心输出量急剧减少，有效循环血量下降引起的休克。此类休克的发生可以是由于心脏病变如急性心肌梗死、急性心肌炎、室壁动脉瘤破裂、严重心律失常（房颤和室颤）等所致，也可以是由于心脏压塞、张力性气胸、大面积肺梗死等心外阻塞性病变引起。

3. **分布异常性休克**　感染性、过敏性及神经源性休克患者血容量并不减少，但由于血管床容积增大，有效循环血量相对不足，循环血量分布异常，导致组织灌注及回心血量减少。

（三）按血流动力学特征分类

1. **高排-低阻型休克**　血流动力学特点是外周阻力降低，心排出量增高，血压稍降低，脉压可增大，皮肤血管扩张或动-静脉吻合支开放，血流增多使皮肤温度升高，又称为暖休克，多见于感染性休克的早期。

2. **低排-高阻型休克**　血流动力学特点是心排出量降低，外周阻力增高，平均动脉压降低可不明显，但脉压明显缩小，皮肤血管收缩，血流减少使皮肤温度降低，又称冷休克，常见于低血容量性休克和心源性休克。

3. **低排-低阻型休克**　血流动力学特点是心排出量降低，外周阻力降低，收缩压、舒张压和平均动脉压均明显降低，是休克失代偿的表现，常见于各种类型休克的晚期阶段。

第二节　休克的病理生理

有效循环血容量锐减及组织灌注不足，炎症介质及各种体液因子相互作用，组成复杂的多因素调控网络，参与了休克发展的多个环节，共同导致组织细胞损伤和器官功能障碍，是各类休克共同的病理生理基础。

（一）微循环学说

休克有一个共同发病环节，即有效循环血量减少，组织器官灌注不足，导致细胞损害，组织器官功能障碍，即休克的微循环障碍学说。在休克发展过程中的不同阶段，微循环发生相应的变化。

1. **休克代偿期或微循环收缩期**　休克早期，各种原因引起的有效循环血容量减少导致交感-肾上腺髓质系统强烈兴奋，儿茶酚胺大量释放入血。皮肤、腹腔内脏和肾脏的小血管有丰富的交感缩血管纤维支配，α-肾上腺素受体的分布占优势。在交感神经兴奋、儿茶酚胺增多时，这些器官的小血管收缩或痉挛，尤其是微动脉、后微动脉和毛细血管前括约肌收缩，使毛细血管前阻力增加、真毛细血管关闭、毛细血管网血流量减少，血流速度减慢。而β-肾上腺素受体受刺激则使动-静脉吻合支开放，血液通过直捷通路和开放的动-静脉吻合支回流，使得微循环营养性血流减少，组织发生严重的缺氧，此期为微循环缺血性缺氧期。

除儿茶酚胺外，血管紧张素Ⅱ、血管加压素等体液因子也具有促使血管收缩作用。休克早期上述微循环的变化具有一定代偿意义，通过选择性收缩外周（皮肤、骨骼肌）和内脏（如肝、脾、胃肠）的小血管使循环血量重新分布，保证心、脑等重要器官的有效灌注。由于内脏小动、静脉血管平滑肌及毛细血管前括约肌受儿茶酚胺等激素的影响发生强烈收缩，动静脉间短路开放，结果外周血管阻力和回心血量均有所增加，毛细血管前括约肌收缩和后括约肌相对开放有助于组织液回吸收和血容量得到部分补偿。此外，交感-肾上腺髓质系统兴奋，增强了心肌收缩力，加大外周血管阻力，可减轻血压，尤其是平均动脉压下降的程度。

2. **休克进展期或微循环扩张期**　若休克继续进展，终末血管床对儿茶酚胺的反应性降低，微动脉和后微动脉痉挛较前减轻，血液不再局限于通过直捷通路，而是由弛张的毛细血管前括约肌大量进入真毛细血管网，微循环灌多流少，毛细血管血液淤滞，处于低灌流状态，组织细胞严重淤血性缺氧。微循环障碍学说称此期为微循环淤血性缺氧期，其发生机制与长时间微血管收缩和缺血、缺氧、酸中毒及多种体液因子的作用有关。首先，缺血、缺氧刺激肥大细胞释放组胺，ATP的分解产物腺苷堆积，激肽类物质生成增多，可引起血管平滑肌舒张和毛细血管扩张，酸中毒导致血管平滑肌对儿茶酚胺的反应性降低，反应性降低使微血管舒张。此外，内毒素及多种体液因子参与了微循环紊乱的发生。

休克进展期血液流速降低,血流缓慢的微静脉中红细胞易聚集,加上组胺的作为使得毛细血管通透性增加,血浆外渗,血液黏滞度增高,灌注压下降,导致白细胞滚动、贴壁、黏附于毛细血管及微静脉壁,使血流受阻,毛细血管后阻力增加。黏附并激活的白细胞通过释放氧自由基和溶酶体酶导致血管内皮细胞和其他组织细胞损伤,进一步引起微循环障碍及组织损伤。

由于微循环血管床大量开放,血液滞留在肠道、肝脏、肺等器官,毛细血管内流体静压升高,由于组胺、激肽、前列腺素等的作用引起毛细血管通透性增高,大量血浆渗出到组织间隙,导致有效循环血量锐减,回心血量减少,心排出量和血压进行性下降,使得交感-肾上腺髓质系统更兴奋,血液灌流量进一步下降,组织缺氧更趋严重,形成恶性循环。

休克进展期机体由代偿向失代偿发展,失代偿初期积极救治仍属可逆,若此阶段持续时间较长,则进入休克难治期。

3. 休克难治期或微循环衰竭期 休克晚期微循环淤滞更加严重,微血管平滑肌麻痹,对血管活性物质失去反应,微血管舒张,微循环血流停止,不灌不流,组织得不到足够的氧及营养物质供应,微循环障碍学说称此期为微循环衰竭期。

由于血液进一步浓缩,血细胞比容增大和纤维蛋白原浓度增加、血细胞聚集、血液黏滞度增高,血液处于高凝状态,加上血流速度显著减慢,酸中毒越来越严重,可诱发弥散性血管内凝血(disseminated intravascular coagulation,DIC)。

(二) 休克时组织细胞及器官功能变化

随着对休克发生机制研究的不断深入,目前发现,休克时组织细胞损伤除继发于微循环障碍外,也可以由休克的原始动因直接作用于组织、细胞,引起细胞代谢及功能障碍,甚至结构破坏,提出了休克发生的细胞机制和休克细胞的概念,认为细胞损伤是器官功能障碍的基础,使休克的认识逐渐深入到细胞、分子水平。

1. 细胞代谢障碍及结构损伤

(1) 细胞代谢障碍:休克时细胞代谢变化是从优先利用脂肪酸供能转向优先利用葡萄糖供能,使得氧耗减少、糖酵解加强、脂肪和蛋白质分解增加、合成减少,出现高血糖、糖尿,血游离脂肪酸及酮体增高,尿氮排泄增多,出现高代谢状态及负氮平衡。

休克时由于 ATP 供应不足,细胞膜上钠泵运转失常,因而细胞内 Na^+ 增多,细胞外 K^+ 增多,导致细胞水肿和高钾血症。细胞无氧酵解增强使乳酸生成增加,

发生高乳酸血症而导致局部酸中毒,加之灌流障碍 CO_2 无法及时清除和肾功能受损,代谢产物不能顺利排出,加重了酸中毒。

(2) 细胞损伤:缺氧、ATP 减少、高钾、酸中毒及溶酶体酶释放、自由基引起细胞膜的脂质过氧化、炎性介质及细胞因子作用等均可导致细胞损伤,出现离子泵功能障碍,水、Na^+ 和 Ca^{2+} 内流,细胞水肿,跨膜电位明显下降。细胞膜是休克时最早发生损害的部位。

休克初期线粒体 ATP 合成减少,细胞能量生成严重不足以至功能障碍。线粒体膜发生损伤后,引起膜脂降解产生血栓素、白三烯等毒性产物,呈现线粒体肿胀、线粒体嵴消失。线粒体损伤导致氧化磷酸化障碍,能量物质进一步减少,导致细胞死亡。随着休克进展,线粒体肿胀、致密结构和嵴消失,钙盐沉积,最后崩解破坏。

休克时缺血、缺氧和酸中毒等可引起溶酶体肿胀、空泡形成并释放溶酶体酶,引起细胞自溶,消化基底膜,激活激肽系统,形成心肌抑制因子、缓激肽等毒性物质。此外,溶酶体中非酶性成分可引起肥大细胞脱颗粒、释放组胺,增加毛细血管通透性和白细胞黏附。

休克时细胞损伤最终会导致细胞死亡,主要是细胞坏死。休克过程中白细胞、单核-吞噬细胞、血小板和血管内皮细胞活化后产生的细胞因子、炎性介质、氧自由基,可造成血管内皮细胞、中性粒细胞、单核-吞噬细胞、淋巴细胞和各脏器实质细胞的凋亡、变性和坏死。

2. 器官系统功能变化 休克时由于细胞损伤和血流灌注减少,可出现器官功能障碍甚至衰竭而死亡。如急性肾衰竭、急性肺功能衰竭均是休克患者主要的死亡原因。

(1) 肾功能变化:肾脏是休克最容易受损伤的器官之一。休克时血压下降、机体血液重分布、肾灌注不足、儿茶酚胺分泌增加,肾的入球血管痉挛和有效循环容量减少,使肾滤过率明显下降而发生少尿。休克时,肾内血流重分布,并转向髓质,因而不但滤过尿量减少,还可导致皮质区的肾小管缺血坏死,可发生急性肾衰竭。如果及时恢复有效循环血量,肾灌注得以恢复,肾功能即刻恢复,称为功能性肾衰竭。如果休克持续时间长,或不恰当地长时间大剂量使用缩血管药物,病情继续进展,出现急性肾小管坏死,此时即使恢复了有效循环血量和正常肾血流量,也难以使肾功能在短时间内恢复正常,只有在肾小管上皮修复再生后肾功能才能恢复,即发生器质性肾衰竭。

(2) 肺功能变化:休克时肺主要病理变化是急性炎症导致的呼吸膜损伤,其原因有:①小血管内中性

粒细胞聚集、黏附，内皮细胞损伤，非毛细血管内微血栓形成；②活化的中性粒细胞释放氧自由基、弹力蛋白酶和胶原酶，进一步损伤内皮细胞，毛细血管通透性增加，造成肺间质水肿。当损伤进一步累及肺泡，肺泡上皮屏障功能降低，肺顺应性降低，引起肺泡水肿；③Ⅱ型肺泡上皮板层体数目减少，肺泡表面活性物质合成减少，肺泡萎陷和不张，引起肺分流和无效腔通气增加；④血浆蛋白透过毛细血管沉着在肺泡腔，形成透明膜。休克时如果肺功能损伤较轻，可称为急性肺损伤(acute lung injury，ALI)，严重时可进一步恶化导致急性呼吸窘迫综合征(acute respiratory distress syndrome，ARDS)。

(3) 心功能变化：非心源性休克早期，由于机体的代偿，能够维持冠状动脉血流量，心功能一般不会受到影响。随着休克的发展，血压持续、进行性下降，冠状动脉血流量减少，心肌缺血、缺氧，加上酸中毒等其他因素的影响，导致心脏功能障碍。如果病情进展，血压下降、心率加快可引起心室舒张期缩短，冠脉灌注量减少和心肌供血不足，而交感-肾上腺髓质系统兴奋引起心率加快和心肌收缩加强，使得心肌耗氧量增加，加重心肌缺氧。休克时多伴有水、电解质代谢和酸碱平衡紊乱，常可影响心率和心肌收缩力。此外，心肌抑制因子、细菌毒素、心肌内 DIC 等均可以引起心脏功能抑制。一般说来，休克持续时间越长，心功能障碍也越严重。

(4) 脑功能变化：休克早期，由于血液重分布和脑循环的自身调节，可保证脑的血液供应，通常没有脑功能障碍的表现。随着休克的发展，血压进行性下降，必然引起脑灌注压和血流量下降，脑组织缺血、缺氧，能量耗竭，CO_2 潴留、乳酸等有害物质积聚和酸中毒均会引起脑细胞肿胀、血管通透性增高而导致脑水肿和颅内压增高。患者可出现意识障碍，严重者可发生脑疝，昏迷。

(5) 胃肠道功能变化：休克时胃肠道的变化主要有胃黏膜损害，肠道缺血和应激性溃疡。由于肠系膜血管的血管紧张素Ⅱ受体的密度比其他部位高，故对血管加压物质的敏感性高，休克时肠系膜上动脉血流量锐减，肠黏膜因灌注不足而遭受缺氧性损伤。另外，肠黏膜细胞也富含黄嘌呤氧化酶系统，并产生缺血-再灌注损伤，可引起应激性溃疡和肠源性感染。因正常黏膜上皮细胞屏障功能受损，导致肠道内的细菌或其毒素经淋巴或门静脉途径侵害机体，称为肠道细菌易位和内毒素移位，形成肠源性感染，这是导致休克继续发展和形成多器官功能障碍综合征的重要原因。

(6) 肝功能变化：休克可引起肝缺血、缺氧性损伤，可破坏肝的合成与代谢功能。另外，来自胃肠道的有害物质可激活肝 Kupffer 细胞，从而释放炎症介质。组织学方面可见肝小叶中央出血、肝细胞坏死等。生化检测有 ALT、血氨升高等代谢异常。受损肝的解毒和代谢能力均下降，可引起内毒素血症，并加重已有的代谢紊乱和酸中毒。

(7) 凝血-纤溶系统功能异常：休克时常出现凝血-抗凝血失衡。休克早期血液常呈高凝状态，随着凝血因子的大量消耗，发生继发性纤溶亢进，患者可出现较明显和难以纠正的出血或出血倾向，部分患者出现 DIC。血液检查可见血小板计数进行性下降，凝血时间、凝血酶原时间和部分凝血活酶时间均延长，纤维蛋白原减少，并有纤维蛋白(原)降解产物出现。

第三节 休克的临床表现及诊断

【临床表现】

按照休克的病程演变，其临床表现可分为两个阶段：休克代偿期和休克抑制期，或称休克早期和休克期，每个阶段的临床表现各有其特点。

1. 休克代偿期 在此阶段内，有效循环血量的减少使机体启动代偿机制，中枢神经系统兴奋性提高，交感-肾上腺轴兴奋。临床表现为精神紧张、兴奋或烦躁不安，心率加快、呼吸加快、尿量减少。由于周围血管收缩使皮肤苍白、四肢厥冷。此阶段一般血压正常或稍高，但因小动脉收缩使舒张压升高，脉压缩小。此时若能及时作出诊断并予以积极治疗，休克常能被较快纠正，病情转危为安。否则病情继续发展，则进入休克抑制期。

2. 休克抑制期 此期患者的意识改变十分明显，表现为神情淡漠、反应迟钝，甚至可出现意识模糊或昏迷。出冷汗、口唇肢端发绀；脉搏细速、血压进行性下降。严重时，全身皮肤、黏膜明显发绀，四肢厥冷，脉搏摸不清，血压测不出，尿少甚至无尿。若皮肤、黏膜出现瘀斑或消化道出血，提示病情已发展至 DIC 阶段。若出现进行性呼吸困难、脉速、烦躁、发绀，一般吸氧而不能改善呼吸状态，应考虑并发 ARDS。

【诊断和监测】

(一) 休克的诊断

休克的早期诊断十分重要，凡遇到严重损伤、大量出血、重度感染以及过敏患者或有心脏病病史者，应想到有并发休克的可能。临床观察中，对于有出汗、兴奋、心率加快、脉压小或尿少等症状者，应警惕休克的发生。若患者出现神志淡漠、反应迟钝、皮肤苍白、呼吸浅快、收缩压降至 90mmHg 以下及尿少者，则标志患者已进入休克抑制期。早期诊断对于改善预后至关重要,一旦出现明显的低血压和低灌注,病死率将显著增加。

2014 年欧洲危重病医学会(ESICM)发布的休克诊疗指南中,对于休克诊断的推荐意见:休克一般伴有组织灌注不足的临床体征,推荐对高危患者进行常规筛查,以早期确定即将发生的休克并开展治疗。目前对于以下三个器官能够较为容易地进行组织灌注的临床评价:皮肤(表皮灌注程度);肾脏(尿量);脑(意识状态),推荐对具有相关疾病并有休克临床表现的患者,针对心率、血压、体温以及其他体格检查参数(包括低灌注体征、尿量和意识状态)进行频繁检测。对于低血压,ESICM 指南认为其并非诊断休克的必备条件,机体的生理代偿机制可以通过血管收缩维持血压在正常范围,但组织灌注和氧合情况可能已经出现显著降低,此时可表现为中心静脉血氧饱和度下降和乳酸水平升高。

(二)休克的监测

相关指标的监测对于休克的诊断和治疗十分重要,通过监测不但可了解患者病情变化和治疗反应,也为调整治疗方案提供客观依据。

1. 休克的基本监测 休克的基本监测包括临床征象,生命体征(体温、呼吸、脉搏、血压),尿量,血液常规及生化检查等。

(1)意识和精神状态:患者的意识情况是反映休克的一项敏感指标,反映大脑血液灌注状况。休克初期表现为精神紧张、兴奋或烦躁不安。病情进展时出现表情淡漠、不安、谵妄或嗜睡甚至昏迷。因此,在休克的进程中,若患者神志清楚,对外界的刺激能正常反应,提示患者循环血量已基本足够。相反,若患者表情淡漠、不安、谵妄或嗜睡、昏迷,则提示脑组织血液循环不足,提示休克进入抑制期。

(2)皮肤温度、色泽:外周血液灌注情况可反映在皮肤温度及色泽上。如患者四肢温暖,皮肤干燥,轻压指甲或口唇后,缺血苍白色泽能迅速转为正常,表明末梢循环良好。微循环灌注不足时,皮肤苍白或发绀,肢端皮肤湿冷苍白。出现皮肤瘀点或瘀斑,提示有 DIC 可能。有些感染性休克或脓毒血症休克患者,有时四肢温暖,体表无潮湿,称之为"暖休克"。

(3)脉搏:脉搏增快多出现在血压下降之前,是休克的早期诊断指标。休克患者经过治疗,如果脉搏下降接近正常,即使此时血压仍然偏低,常提示休克已趋向好转。临床上,常用脉搏/收缩压计算休克指数,指数 0.5 多表示无休克,1.0~1.5 有休克,>2.0 为严重休克。但也要注意心率变化的个体差异,有时心率变化与病情并不平行。

(4)血压:血压是机体维持循环稳定的重要因素,临床上血压容易监测,因而是休克治疗中最常用的监测指标。通常认为,收缩压<90mmHg、脉压<20mmHg 是休克存在的表现;血压回升、脉压增大则是休克好转的征象。但是,休克时血压的变化并不十分敏感,这是由于机体的代偿机制在起作用。此外,高血压病患者发生休克,有时其血压可仍在正常范围。因此在判断病情时,还应兼顾其他的参数进行综合分析,动态观测血压变化要比单个测定值更有临床意义。2014 年欧洲危重病医学会(ESICM)推荐休克诊断标准为:收缩压<90mmHg,或平均动脉压<65mmHg,或较基线下降≥40mmHg。另一方面,用袖带血压计测量血压在休克时可出现一定偏差,这与休克时外周血管收缩有关。在严重休克或循环不稳定时,使用有创血压监测更有效、准确。

(5)呼吸:休克早期,由于有效循环血量减少或创伤、疼痛刺激,细菌毒素对呼吸中枢的刺激,常表现为呼吸浅快,过度通气。随着休克的发展和代谢性酸中毒的出现,呼吸幅度深而大。休克晚期可出现呼吸窘迫或呼吸困难。

(6)尿量:尿量是反映肾脏血流灌注情况很有价值的指标,也能较好地反映生命器官血流灌注情况,尿量减少通常是早期休克和休克复苏不全的表现。尿量<25ml/h、比重增加者表明存在肾血管收缩和血容量不足;血压正常但尿量仍少且比重偏低者,提示有急性肾衰竭的可能;若尿量稳定维持在 30ml/h 以上,则提示休克已被纠正。

2. 休克的特殊监测 除上述这些基础监测指标外,临床上还有许多血流动力学、微循环灌注及脏器功能评价指标用于休克的监测及治疗效果的指导。

(1)中心静脉压(CVP):中心静脉压代表右心房或胸段腔静脉内的压力变化,在反映全身血容量及心功能状态方面早于动脉压。CVP 的正常值为 5~10cmH$_2$O。若 CVP<5cmH$_2$O 表示血容量不足;>15cmH$_2$O 提示心功能不全、静脉血管床过度收缩或肺循环阻力增加。若 CVP 超过 20cmH$_2$O 则表示存在充血性心力衰竭。临床上强调对 CVP 进行连续测定,动态观察其变化趋势,较单次测定的价值大。另外,无心脏器质性病史者的 CVP 宜控制在偏高水平(12~15cmH$_2$O),将有利于提高心排出量。

(2)肺毛细血管楔压(PCWP):经上臂静脉将 Swan-Ganz 漂浮导管置入至肺动脉及其分支,可分别测得肺动脉压(PAP)和肺毛细血管楔压(PCWP)。与 CVP 相比,PCWP 所反映的左心房压更为确切。PAP 的正常值为 10~22mmHg;PCWP 的正常值为 6~15mmHg。若 PCWP 低于正常值,则提示有血容量不足(较 CVP 敏感)。PCWP 增高则常见于肺循环阻力增高时,例如肺水肿。从临床角度,若发现有 PCWP 增高,即使此时 CVP 尚属正常,也应限制输液量,以免发生肺水肿。虽然 PCWP 的临床价值很大,但由于肺动脉导管技术属于有创性,且有发生严重并发症的可能(3%～5%),应严格掌握适应证,常用于重症患者。

(3)心排出量和心脏指数:心排出量(CO)是每搏输出量与心率的乘积,用 Swan-Ganz 导管由热稀释法测出,成人 CO 正常值为 4～6L/min。单位体表面积的心排出量称为心脏指数(CI),正常值为 2.5～3.5L/(min·m²)。休克时,CO 值均有不同程度的降低,但有些感染性休克者 CO 值却可能正常或增加。

(4)动脉血气分析:动脉血气分析是休克时不可缺少的监测项目。动脉血氧分压(PaO_2)正常值为 80～100mmHg,反映血液携氧状态。在急性呼吸窘迫综合征时,PaO_2 降至 60mmHg 以下,而且靠鼻导管吸氧不能得到改善。二氧化碳分压($PaCO_2$)正常值为 36～44mmHg,是通气和换气功能的指标,可作为呼吸性酸中毒或呼吸性碱中毒的诊断依据。过度通气可使 $PaCO_2$ 降低,也可能是代谢性酸中毒代偿的结果。碱剩余(BE)正常值为±3mmol/L,可反映代谢性酸中毒或代谢性碱中毒。BE 过低和过高,则提示存在代谢性酸中毒和代谢性碱中毒。血酸碱度(pH)则是反映总体的酸碱平衡状态,正常值为 7.35～7.45。在酸中毒或碱中毒的早期,通过代偿机制,pH 可在正常范围之内。通过动脉血气分析的动态变化监测,有助于了解休克时血液携氧状况、通气和换气功能以及酸碱平衡的情况,可较准确地反映休克的严重程度和复苏状况。

(5)混合静脉血氧饱和度(SvO_2)、中心静脉血氧饱和度($ScvO_2$):通过肺动脉导管所测得的混合静脉血氧饱和度(SvO_2)是一项能动态并准确反映全身各部组织氧供应与消耗之间平衡的指标,对指导休克患者的治疗及判定预后有重要意义。SvO_2 正常范围是 65%～75%,若 SvO_2 值低于75%提示氧供应不足,可能是心输出量本身降低、血红蛋白浓度或动脉氧饱和度降低所致。由于 SvO_2 的测定需要通过肺动脉导管进行,具有一定的复杂性和风险,目前临床上多用中心静脉血氧饱和度($ScvO_2$)以代之。$ScvO_2$ 测得的是上腔静脉的血氧饱和度,反映的则是包括大脑等机体上半部器官的组织的氧供应与消耗之间平衡情况,$ScvO_2$ 的正常范围通常略低于 SvO_2,目前将 70% 作为正常值。尽管 SvO_2 和 $ScvO_2$ 两者在意义和数值上并不一致,但两者具有很高的相关性,两者的变化方向是一致的。

(6)动脉血乳酸盐测定:无氧代谢是休克患者的特点,无氧代谢必然导致高乳酸血症的发生,监测动脉血乳酸值的变化有助于估计休克程度及复苏趋势。

正常动脉血乳酸值为 1～1.5mmol/L,严重休克患者可能增至 2mmol/L 或更高。一般说来,乳酸盐值越高,预后越差。

(7)胃肠黏膜内 pH(intramucosal pH,pHi)值:休克时组织灌注不足,首先受累的是胃肠道黏膜,测量胃黏膜 pHi,可反映组织低灌注和供氧情况,其异常能提示休克的存在及其预后。pHi 的正常范围为 7.35～7.45,<7.35 提示预后不良。由于其测定方法比较复杂,临床应用受限。

(8)弥散性血管内凝血的监测:对疑有弥散性血管内凝血(DIC)的患者,应测定血小板的数量和质量、凝血因子的消耗程度及反映纤溶活性的多项指标,在下列五项检查中若有三项以上出现异常,临床上又有休克及微血管栓塞症状和出血倾向时,即可诊断 DIC。包括:①血小板计数低于 $80×10^9/L$;②凝血酶原时间比对照组延长 3 秒以上;③血浆纤维蛋白原低于 1.5g/L 或呈进行性降低;④3P(血浆鱼精蛋白副凝)试验阳性;⑤血涂片中破碎红细胞超过 2%。

第四节　休克的治疗

虽然引起休克的原因有多种,但其病理生理改变及临床表现基本相同,因此对于各类休克也有共同的治疗原则。另一方面,休克的病因各异,尽快诊断引起休克的疾病并及时予以治疗,是防止休克发生、恶化的最有效的措施。休克治疗的目标是改善全身组织的血液灌注,恢复和维护机体各器官的代谢及功能,减少细胞因缺氧所造成的损害。因此,休克的治疗越早开始越好,力求避免休克发展到难治期或微循环衰竭期。对于不同类型的休克,在紧急处理休克的同时,积极治疗原发病,并在不同阶段针对其病理生理变化给予特殊处理。对确诊和怀疑休克的患者应当进行重症监护,对于原因不明、单纯依靠输液治疗不能纠正的血流动力学不稳定,以及出现并发症的患者,需要进行有创血流动力学监测。

(一)紧急处置及病因治疗

1. 一般紧急处理休克　患者初期紧急处置包括对创伤的制动、控制活动性大出血、保证呼吸道通畅等。采取头和躯干抬高 20°～30°、同时下肢抬高 15°～20° 的休克体位,以增加回心血量。及早建立静脉通路,并用血管活性药物维持或提高血压。保持呼吸道通畅,早期予以鼻导管或面罩吸氧。注意保温,酌情给予镇痛剂等。

2. 病因学紧急处理休克　是多种原因导致的临床综合征,尽管支持性治疗对于维持患者的生命至关重要,但病因治疗才是彻底逆转休克的关键所在。外科疾病引起的休克,多存在需手术处理的原发病变,如内脏大出血的控制、坏死肠襻切除、消化道穿孔修补和脓液引流等。应在尽快恢复有效循环血量后,及时施行手术处理原发病变,才能有效地治疗休克。有的情况下,应在积极抗休克的同时进行手术,以免延误抢救时机。

病因治疗根据休克的种类和原因有所不同。低血容量性休克应根据失血、失液的情况,尽快补充相应的液体,同时尽快找到失血、失液原因并加以控制。感染性休克时需要积极寻找感染灶并进行适当的处理或引流,辅以正确的抗生素治疗;急性心肌梗死需要尽可能进行血管重建,恢复对心肌的供血;大面积肺栓塞合并梗阻性休克时应当进行溶栓治疗;心脏压塞时必须进行心包穿刺引流。过敏性休克患者应立即皮下注射 0.1% 肾上腺素 0.3~0.5ml,静脉注射琥珀氢化可的松 200~300mg,可同时肌内注射抗组胺药物。对于因剧痛引起的神经源性休克,可给予吗啡或哌替啶等止痛。对于血管扩张引起的休克,可以应用去甲肾上腺素、间羟胺、去氧肾上腺素等收缩血管药物。

(二)血流动力学支持治疗

休克治疗的基本目标是在发生细胞损伤前恢复重要脏器的有效灌注。组织灌注受到灌注压及血流的影响,因而治疗休克时应当维持适当的心输出量与平均动脉压。因此,休克复苏治疗的首要目标是维持适宜的血压,其次才是维持足够的心输出量。一旦确定存在组织低灌注,应当进行积极的处理尽快纠正。第一,需要对循环容量作出判断,纠正可能存在的低血容量;第二,应当维持足够的血压即灌注压力,在容量充足而低血压无法纠正时,通常需要应用血管活性药物以保证组织的灌注压;第三,在确保满意的前负荷以及平均动脉压的前提下,如果患者仍有组织灌注不足的表现,则需应用强心类药物,以期改善组织血流。

1. 维持适当的血容量 各种原因和类型的休克均伴有绝对性和(或)相对性循环容量不足。因此,在应用血管活性药物之前,需进行积极的输液治疗,以纠正可能存在的低血容量。液体复苏是治疗休克的重要手段,近年来随着对休克病理生理过程的深入研究,人们对液体复苏策略的观点从大量液体复苏逐渐转变为早期限制性液体复苏。该复苏策略是通过控制液体输注速度,使机体血压维持在一个较低水平范围内,其目的是寻求一个复苏平衡点,既保证通过液体复苏适当恢复组织器官的血流灌注,又不至于过多地扰乱机体的代偿机制和内环境,维持机体血流动力学稳定,改善微循环状态,维持组织细胞充足的氧供,

促进组织愈合和器官功能恢复,降低并发症发生率和病死率。

目标导向液体治疗(goal-directed fluid therapy,GDFT)是近年来提出的基于目标导向的体液治疗措施,其目标是最优化的心脏前负荷,维持有效血容量,保证微循环灌注和组织氧供,避免组织水肿,降低并发症发生率和病死率。临床上,实现 GDFT 基本治疗方案是在短时间内输入一定量的液体,然后测定达标指标,如果未达到标准,则继续液体治疗和(或)应用血管活性药,直至达到所设定的目标为止。如脓毒症休克患者早期(6 小时)液体复苏目标为:①中心静脉压(CVP)8~12cmH$_2$O;②平均动脉压(MAP)≥65mmHg;③尿量≥0.5mL/(kg·h);④ScvO$_2$≥70%,或混合静脉血氧饱和度(SvO$_2$)≥65%。

进行快速输液或容量负荷试验的目的在于确定患者的循环容量状态,并指导此后的输液治疗及液体平衡。即使对于低血容量以外的其他类型休克,虽然单纯依靠容量调整不能保证足够的组织灌注压,但也强调维持适当容量的重要性。如果在低血容量时应用血管活性药物,虽然能够维持灌注压,但仍可能影响组织灌注,导致器官功能障碍。

有关休克时液体选择的争论由来已久,目前尚无定论,一般认为应当晶体液、胶体液并重。事实上,晶体与胶体液在液体治疗过程中各有其作用,晶体液主要用于补充机体水分的丢失及维持电解质平衡,胶体液主要用于扩充血容量以维持有效的循环血量。临床上通常可先采用晶体液,晶体液价格便宜,对凝血、肝肾功能基本没有影响,输入后迅速进入细胞外液,能快速补充血容量和组织间质容量的缺失,其缺点是半衰期短,往往须补充失液量的 4~6 倍且重复使用才能维持血容量。大量的晶体液可稀释血浆白蛋白,降低血浆胶体渗透压。此外,晶体液输入后很快扩散至组织间,加重组织水肿,氧弥散距离增大,进一步加重组织缺氧。

人工胶体液用于容量治疗时具有扩容速度快、维持作用持久、液体用量少的优势,其在失血性或创伤休克患者的安全性和有效性已得到充分论证,有很好的获益/风险比。但近年来国际上的几项研究发现,对于严重感染及感染性休克患者、有肾脏基础疾病或肾功能不全的患者,人工胶体可增加肾功能损害程度、肾脏替代治疗使用率及病死率。因此,2012 年 ESICM 胶体液复苏共识提出:严重感染患者不推荐使用高分子质量和(或)取代基超过 0.4 的 HES 制剂,对于具有发生急性肾损伤风险的患者不推荐使用 HES 制剂。2013 年,国际感染性休克指南也明确指出:严重感染及感染性休克患者液体复苏中不适用 HES。

白蛋白在液体治疗中的作用重新得到较多学者的推崇,多个临床研究及荟萃分析显示白蛋白是安全的胶体,严重感染及感染性休克患者应用白蛋白进行液体复苏显示出较低的病死率。因此,严重脓毒症及感染性休克治疗指南(2012 年)及欧洲重症医学学会(ESICM)胶体液复苏共识均建议,对于严重脓毒症患者,推荐用白蛋白进行液体复苏。对于严重脓毒症患者,白蛋白的作用除维持胶体渗透压外,还可与血管内皮细胞上的多糖相互作用,形成多糖-蛋白复合物,维持血管内皮完整性及通透性,减少毛细血管渗漏。

2. 保证足够的灌注压力休克 治疗的首要目标是维持适宜的血压,但灌注压力与血流量其实密切相关、不可分割。由于健康机体存在自身调节机制,即使血压在相当大的范围内波动时,其组织血流量不受影响。但休克状态的重症患者缺乏自身调节能力,其组织血流灌注在很大程度上依赖于血压水平。因此,在对组织灌注指标进行评估之前,首先要求维持充分的灌注压力。所谓适宜的血压目标根据休克的病因以及患者既往血压水平有所不同。对于创伤导致的活动性出血,强调将动脉收缩压维持在适宜水平。此时,动脉收缩压过高可能加重出血;反之,动脉血压过低可能影响其他组织的灌注。通常以动脉收缩压不超过 90mmHg 为宜,当出血已经得到有效控制,血压的维持水平应当以保证器官功能为目标。对血压进行评估时还需要考虑患者平时的血压水平。如果高血压患者的既往血压控制不良,"正常水平"的血压实际上意味着存在低灌注。因此,动脉血压的目标值应当以患者平时血压为准,而不应简单地设定某一个经验数值。

通过积极调整循环容量若无法维持适宜的血压,则需要使用血管活性药物,以维持脏器灌注压。随着对休克发病机制和病理生理变化的深入研究,对血管活性药物的应用和疗效也不断进行重新评价。血管活性药物辅助扩容治疗,可迅速改善循环和升高血压,尤其是感染性休克患者,提高血压是应用血管活性药物的首要目标。理想的血管活性药物应能迅速提高血压,改善心脏和脑血流灌注,又能改善肾和肠道等内脏器官血流灌注。去甲肾上腺素是以兴奋 α-受体为主、轻度兴奋 β-受体的血管收缩剂,能兴奋心肌,收缩血管,升高血压及增加冠状动脉血流量,作用时间短,是当今治疗脓毒症和感染性休克推荐的一线药物。多巴胺兼具兴奋 α、β₁ 和多巴胺受体作用,其药理作用与剂量有关。小剂量[<10μg/(min·kg)]时,主要是 β₁ 和多巴胺受体作用,可增强心肌收缩力和增加 CO,并扩张肾和胃肠道等内脏器官血管,对于心动过缓的休克患者,可应用小剂量多巴胺,主要取其强

心和扩张内脏血管的作用。另外,也可在去甲肾上腺素中添加血管加压素以减少去甲肾上腺素的用量。当应用去甲肾上腺素引起心率过快、心输出量过高时,也可以去氧肾上腺素代替。

休克时血管活性药物的选择应结合当时的主要病情,如休克早期主要病情与毛细血管前微血管痉挛有关;后期则与微静脉和小静脉痉挛有关。因此,应采用血管扩张剂配合扩容治疗。在扩容尚未完成时,如果有必要,也可适量使用血管收缩剂,但剂量不宜太大、时间不能太长,应抓紧时间扩容。

(三)纠正酸碱平衡失调

患者在休克状态下,由于组织灌注不足和细胞缺氧而存在不同程度的代谢性酸中毒。这种酸性环境对心肌、血管平滑肌和肾功能都有抑制作用,应予纠正。但在机体代偿机制的作用下,患者产生过度通气,呼出大量二氧化碳,可使患者的动脉血 pH 仍然在正常范围内。对休克患者盲目地输注碱性药物有不妥之处,因为按照血红蛋白氧离曲线的规律,碱中毒环境不利于氧从血红蛋白释出,会使组织缺氧加重。另外,不很严重的酸性环境对氧从血红蛋白释放是有利的,并不需要去积极纠正。而且,机体在获得充足血容量和微循环得到改善之后,轻度酸中毒常可缓解而不需要用碱性药物。但重度休克经扩容治疗后仍有严重的代谢性酸中毒时,仍需使用碱性药物,常用药物是 5% 碳酸氢钠。用药后 30~60 分钟应复查动脉血气分析,了解治疗效果并据此决定下一步治疗措施。

(四)弥散性血管内凝血的治疗

弥散性血管内凝血是休克终末期的表现。一旦发生,可用肝素抗凝治疗,有时还使用抗纤溶药,如氨甲苯酸、氨基己酸,以及抗血小板黏附和聚集的药物如阿司匹林、双嘧达莫和低分子右旋糖酐等。

(五)其他

抗胆碱能药物包括阿托品、山莨菪碱和东莨菪碱可对抗乙酰胆碱所致平滑肌痉挛使血管舒张,从而改善微循环。此外,该类药物还可通过抑制花生四烯酸代谢,降低白三烯、前列腺素的释放而保护细胞,是良好的细胞膜稳定剂,尤其是在外周血管痉挛时,对提高血压、改善微循环、稳定病情方面,效果较明显。临床上较多用于休克治疗的是山莨菪碱,用法是每次 10mg,每 15 分钟 1 次,静脉注射,或者 40~80mg/h 持续泵入,直到临床症状改善。

如果由于心脏泵血功能原因造成心输出量减少、有效循环血量下降,或者是感染性休克造成心功能常受损害时,可以应用强心苷如毛花苷丙(西地兰),可增强心肌收缩力,减慢心率。临床上,当体液复苏已

充分但动脉压仍低,中心静脉压>15cmH₂O 时,可经静脉注射毛花苷丙行快速洋地黄化(0.8mg/d),首次剂量 0.4mg 缓慢静脉注射,有效时可再给维持量。

皮质类固醇可用于感染性休克和其他较严重的休克。其作用主要有:①阻断 α-受体兴奋作用,使血管扩张,降低外周血管阻力,改善微循环;②保护细胞内溶酶体,防止溶酶体破裂;③增强心肌收缩力,增加心输出量;④增进线粒体功能和防止白细胞凝集;⑤促进糖异生,使乳酸转化为葡萄糖,减轻酸中毒。一般主张应用大剂量,静脉滴注,一次滴完,用 1~2 次,以避免长期、多次应用可能产生的副作用。

其他用于休克治疗的药物还有:①钙通道阻断剂如维拉帕米、硝苯地平和地尔硫䓬等,具有防止钙离子内流、保护细胞结构与功能的作用;②吗啡类拮抗剂纳洛酮,可改善组织血液灌流和防止细胞功能失常;③氧自由基清除剂如超氧化物歧化酶(SOD),能减轻缺血再灌注损伤中氧自由基对组织的破坏作用;④调节体内前列腺素(PGS),如输注前列环素(PGI₂)以改善微循环;⑤应用三磷腺苷-氯化镁(ATP-MgCl₂)疗法,具有增加细胞内能量、恢复细胞膜钠-钾泵的作用

及防治细胞肿胀和恢复细胞功能的效果。

近年来,随着对休克的临床、病理生理、代谢和免疫关系的进一步了解以及生物化学,细胞生物学等技术的发展,休克治疗的策略也在不断演变,包括:①提高氧供量(DO₂)以改善组织缺氧;②维护重要器官功能,防止 ARDS、急性肾衰竭的发生,对急性肾衰竭伴血流动力学不稳定的休克患者,应用连续性血液滤过进行体液管理。③抗细胞因子、炎性介质及酶抑制剂治疗:通过阻断炎性介质、各种促炎的细胞因子,防止炎性反应过度,改善以后。应用抑肽酶保护线粒体结构和功能完整性,以维护脏器功能。④营养支持、维护胃肠道功能:营养支持已经成为危重患者综合治疗中的一项必要的组成部分和重要措施之一,尽管营养支持并不能完全阻止和逆转严重应激状态下的分解代谢和机体自身组织的消耗,但合理、有效地提供合适的营养底物、选择正确的喂养途径和时机,可降低应激状况下机体的分解代谢反应,改善机体重要脏器和免疫功能,降低并发症发生率,缩短 ICU 和住院时间,提高危重患者救治成功率。

(吴国豪)

第 八 章

多系统器官功能衰竭

第一节 概　述

在严重创伤和感染时，局部炎症反应是一种生理性保护反应，失却这一局部反应或形成过度的激发反应，则可发生全身炎症反应综合征(systemic inflammatory response syndrome,SIRS)。届时机体出现代偿性抗炎症反应综合征(compensatory anti-inflammatory response syndrome,CARS)的防御反应与 SIRS 相对抗以求重建平衡，否则 SIRS 的过度激活必然导致多器官功能不全综合征(multiple organ dysfunction syndrome,MODS)和多系统器官功能衰竭(multiple systemic organ failure,MSOF)的发生，增加患者的死亡危险。由此可见，严重创伤、感染、休克与 SIRS、MODS 和 MSOF 之间密切相关。

MSOF 是外科危重患者死亡中一个主要原因，也是外科临床工作中一个值得重视的问题，有的作者也称之为多器官功能衰竭(MOF)。

有关 MSOF 的定义，是指严重创伤、感染、休克或大手术等24 小时之后顺序出现两个或两个以上的系统/器官功能障碍，随之相继或同时发生功能衰竭。至于在发病24 小时以内死亡者，属于复苏失败之例，应不包括在内。MSOF 不包括慢性器官功能衰竭，但对原有慢性器官功能不全由于外伤或感染等导致恶化而发生两个或两个以上的系统/器官功能衰竭者仍列入 MSOF 范畴。

【诊断标准】

临床诊断标准很多，其中以 Borzotta 提出的较为实用(表8-1)，其他均以此为基础进行修改或补充。

表8-1　Borzotta 诊断标准

脏器	提示功能衰竭的指标
肺	应用辅助呼吸5 天以上,$FiO_2 = 0.5$,PEEP>0.784kPa
心血管	血压下降,CI<1.5L/m^2
肝	TB>34μmol/L,SGPT 和 SGOT>正常值两倍,难以控制的高血糖
胃肠道	内镜检查见黏膜溃疡,输血>800ml,非结石性胆囊炎
肾	血清 Cr>176.8μmol/L,尿量<500ml/d
神经系统	仅对疼痛刺激起反应
凝血系统	血小板数减少,PT 和 PTT 延长,纤维蛋白原下降,FDP↑(>10mg/L)

注:CI:心脏指数;TB:总胆红素;PT:凝血酶原时间;PTT:部分凝血酶时间;FDP:纤维蛋白原降解产物

Fry 还将器官功能衰竭的程度分成功能不全(早期)和进行性衰竭(后期)两类(表8-2)，更有利于早期认识和及时防治。

1985 年美国外科感染学会在专题讨论会上通过了 MSOF 四期分类法：在初期，临床表现不明显，仅见轻度呼吸性碱中毒和早期肾功能改变，此时不易做出诊断。第二期，出现病态，内环境多欠稳定，有气急、

缺氧、低碳酸血症，轻度氮质血症，代谢以分解为主，此时应提高警惕。第三期，临床表现明显，内环境不稳定，出现休克、心输出量减少、严重缺氧、氮质血症、代谢性酸中毒、高血糖、黄疸及凝血机制障碍，此时是抢救的关键时机。第四期，如任病情继续发展，出现濒死状态，心肌收缩无力、血容量超负荷、高碳酸血症、呼吸困难、少尿、重度酸中毒、肝性脑病和昏迷，终致死亡。

1987 年中华医学会专题讨论中提出 MSOF 轻、中度和重度两级分类,分别相当于 Fry 分类中的器官功能不全和进行性器官衰竭两期,对临床诊治更有参考价值(表 8-3)。

表 8-2　器官功能衰竭的分期

脏器	器官功能不全	进行性器官功能衰竭
肺	缺氧,需辅助呼吸 3 天以上	进行性 ARDS
心血管	心射血部分减少,出现毛细血管渗漏综合征	低动力性反应,对增强收缩力治疗无效
肝	TB>34μmol/L,肝功能测定>两倍正常值	黄疸明显,TB>136μmol/L
胃肠道	肠麻痹,不能忍受肠饲 5 天以上	应激性溃疡出血,需输血
肾	血清 Cr>176.8μmol/L,尿量<479ml/d	需行透析
神经系统	精神错乱	进行性昏迷
凝血系统	血小板<80×10⁹/L,PT 和 PTT>正常值25%	DIC

表 8-3　中华医学会 MSOF 分级

脏器	轻、中度	重　　　度
肺	PaO_2<7.33kPa,PEEP<0.78kPa	肺水肿,PEEP>0.78kPa
心血管	收缩压<80mmHg(10.7kPa)1 小时以上	CI<2.2L/m²,多巴胺用量≥10mg/(kg·min)
肝	TB>34μmol/L,SGPT>正常值两倍	肝性脑病
胃肠道	应激性溃疡,非结石性胆囊炎	胃出血或穿孔,急性胰腺炎
肾	血清 Cr>176.8μmol/L,尿量<20ml/h	需要透析治疗
神经系统	Glasgow 评分<7	脑死亡
凝血系统	血小板<50×10⁹/L,WBC<4×10⁹/L,PT 和 PTT 延长	DIC

从表 8-3 可以看出,轻、中度和重度 MSOF 分期分别相当于 Fry 分期中的器官功能不全和进行性器官功能衰竭,但我国的分类法更为具体,适合国内实际情况。

【病因和发病机制】

已如前述,严重创伤、感染和休克与 SIRS、MODS 和 MSOF 的发生密切相关。MODS 首由 Tilney 于 1973 年命名,次年又提出多器官功能衰竭(MOF)和 MSOF 的名称,后两者多数是由脓毒症引起,MODS 是生理紊乱的一个连续过程,而 MOF 或 MSOF 则是 MODS 继续发展的最终结果,鉴于这一结局不一定都是严重感染或脓毒症所引起,其中也可有非感染因素。于是在 1992 年,美国胸外科医师学院/重症监护医学学会(ACCP/SCCM)联席会议提出 SIRS 的概念。任何创伤、感染、自身免疫性反应、肝硬化和胰腺炎等可以引起局限性炎症反应,一旦丧失局部控制而激发全身反应,即称之为 SIRS。其发展过程分为三期,第 1 期是对损害的反应,局部环境生成细胞因子,从而激发炎症反应。第 2 期是少量细胞因子释放入血液循环而增强局部反应,募集巨噬细胞和血小板,生成生长因子,激起急性相反应,减少前炎症介质以及释放内源性拮抗剂。如这些调控功能丧失和内环境失衡,即进入第 3 期。此时出现大量全身性反应,细胞因子大量释出,此时其主要作用是破坏而不是保护,大量炎症介质激起许多体液连锁反应,激活单核-吞噬细胞系统,微循环的完整因之丧失而致各种远处器官受到损害,继之发生 MODS 甚或 MSOF。

在 SIRS 早期,大量白细胞黏附在激活的血管内皮细胞上,影响甚至阻断微循环血流。白细胞黏附部分地与内皮细胞黏附分子增多有关。肿瘤坏死因子(TNF-α)、白介素-1(IL-1)和许多其他炎症介质激发内皮细胞表达新的或更多的黏附分子。激活的白细胞可损害邻近的内皮细胞和血管外组织。TNF-α 和 IL-1 既是原发性前炎症介质,又是激活继发性前炎症介质的趋化因子。激活的内皮细胞可表达组织因子、血小板-内皮细胞黏附分子和血栓素 A2(TXA2)等许多因子。TNF-α 经外在途径激活凝血级联反应,内毒素激发凝血和纤溶级联反应,因子Ⅻ对脓毒性休克的发生起重要作用,因子ⅩⅡa 经内在途径激活因子Ⅺ,激发内皮细胞和巨噬细胞生成组织因子。这些前凝血环境的改变以及内皮细胞的损害可诱发大量微血栓,进一步阻塞局部血流和加重器官功能不良。局部反应中的周围血管扩张和血管渗透性增加,以及全身反应中的白细胞-内皮细胞激活和微血栓形成,使得惯用的容量补充难以复苏这些已处于低血压的患者。

在 SIRS 的过程中,有内脏器官的损害。有关心肌、肺脏和肾脏功能衰竭将分别在休克章和本章下一节详细讨论,这里重点介绍肠道在 MSOF 发生中的作用。

(1)肠道与 MSOF:过去由于缺乏连续监测肠功能的手段,肠道在 MSOF 中的作用一直未被重视,也不常提"肠功能衰竭"这一名称。近年有关肠道代谢和营养的研究提示,肠道在饥饿和应激情况下可以发挥重要的代谢作用,肠源性感染更与创伤性休克休戚相关,并是导致创伤性休克的不可逆性和 MSOF 的主要原因。已知除消化吸收功能外,肠道对腔内菌丛有屏障作用,可防止细菌入侵及其毒素的吸收。在不进食的危重患者,这种屏障功能不健全,细菌不断进入体内,导致 MSOF 的发生,Wilmore 称肠道为外科应激中一个中心器官,而 Carrico 声称胃肠道是导致 MSOF 的动力部位,也是 MSOF 的靶器官。这种肠道内生菌进入肠外组织,如肠系膜淋巴结、肝、脾和血液等过程称之为细菌移位。

细菌的存活性不是细菌移位的必要条件,因为输入死亡细菌后的移位结果与存活细菌者相同。此外,细菌固有的毒素或其他的毒性因子也不是透过肠壁移位必需的因素。近期研究证明肠道细菌的过度生长为细菌移位提供了前提,肠道屏障的破坏则为细菌移位提供了可能。如在缺血的肠黏膜区,细菌可在缺血 15 小时内透壁移动,先见金黄色葡萄球菌,接着是梭状芽孢杆菌,而后是肠杆菌科。在创伤或休克时,巨噬细胞分泌 PGE2 增多,从而抑制 T 细胞的干扰素和 IL-2 的生成,并也抑制了 T 细胞和 B 细胞的繁殖,这一免疫功能抑制则为细菌移位的完成提供了条件。肠道巨噬细胞在肠道内吞食过度生长和黏附在肠黏膜上的细菌,然后移行至肠外组织再释放出来,在全身性潜能低下、免疫抑制、感染和创伤等应激情况下细菌移位可转化成肠源性感染,甚至导致 MSOF 的发生。

(2)MSOF 中各脏器间的相互影响:从临床表现看来,MSOF 时各个器官衰竭发生的先后常依循下列同一的顺序,即肺首先受累,肾次之,到较晚期才出现肝脏衰竭,而血流动力学和心脏衰竭常是 MSOF 的后期表现。中枢神经系统累及的时间早晚不一。器官发生衰竭的顺序当与某一器官原发病灶有关,如肾病患者的肾衰竭可先于肺功能衰竭之前出现。一个器官的功能损害可促发或加重另一个器官的功能损害,各脏器间存在相互影响。如肺功能不全时,血氧张力降低,脏器组织缺氧,发生乏氧代谢和 ATP 缺乏,细胞膜电位差因之降低,氢离子进入细胞内,钾离子外溢,引起细胞水肿。肺功能不全时,很多血管活性物质不能被灭活,必然会引起其他脏器功能的改变。急性肺衰竭可导致右心后负荷增加和右心衰竭。又如肾功能不全时,血内含氮代谢产物增多,引起种种精神神经症状。由于水和电解质代谢紊乱,高钾血症可引起心肌功能障碍。体内尿素氮和水分过多又会引起肺水肿。

【防治措施】

严重创伤、休克、感染和大手术患者容易发生 MSOF,故对这些病因必须及时防治和控制。首先要保持充分的循环血容量,注意尿量和肾功能的保护。保持充分的心输出量。血气分析对监测危重患者的肺功能非常必要,使 PaO_2 保持于 12kPa。组织有广泛损伤时,抗生素的应用对感染的防治很有价值。在临床上刚出现一个器官功能衰竭的症状时,必须及时针对处理,否则就有可能序贯地引起第 2 个或第 3 个脏器的衰竭。

(一)循环系统及心脏的支持

静脉液体复苏是 MSOF 患者救治的重要组成部分,及时有效的液体复苏对于最终治疗结果有决定性作用,其治疗目标是纠正有效血容量不足。对严重脓毒症引起的组织低灌注综合征,一经诊断应立即开始液体复苏。出现器官功能衰竭后,器官微循环已处于一种麻痹的无反应状态,治疗往往是失败的。1999 年美国危重病医学会提出了早期目标导向治疗(early goal directedtherapy,EGDT),其液体复苏指标包括:①中心静脉压在 8～12mmHg;②平均动脉压≥65mmHg;③尿量≥0.5ml/(kg·h);④中心静脉或混合静脉血氧饱和度≥70%。但这种方法作为早期治疗似乎更为有益。大容量液体复苏在最初 6 小时内常导致失血性贫血的恶化,因此常需要输血治疗,恢复其携氧能力。要监测血压、心率、中心静脉压、心输出量、肺动脉楔压(PAWP)和混合静脉血氧等,通过氧利用系数的计算以评估氧供满足组织氧耗的程度。有效地抗休克是防治 MSOF 的基础,及时恢复充分的循环容量以保证器官的灌注,同时纠正代谢性酸中毒。遇有血压不升可按不同情况选用合适的血管活性药物。保护心肌,应用大量维生素 C 及细胞代谢药物。如有心功能不全,可给正性肌力药。

(二)呼吸系统的支持

应用呼吸机支持呼吸功能是治疗 MSOF 的关键。

反复测定血液气体分析,监测氧运输(心输出量与动脉血氧含量的乘积)和肺泡-动脉血氧分压差($PA\text{-}aO_2$)。当 MSOF 患者循环不稳定时,往往出现低氧血症,呼吸急促,使用呼吸机可纠正低氧血症,减少呼吸作功和降低氧耗,有助于改善循环功能,防止 ARDS 的发生。如患者呼吸浅而快或自发呼吸消失,或患者呼吸与呼吸机对抗,给适量镇静药,选择间歇正压通气(IPPV)以维持正常呼吸。已发生 ARDS 时,选用呼气终末正压通气(PEEP),可以增加呼气末肺容量和功能残气量(FRC),膨胀原已萎陷的肺泡,肺顺应性也可因之增加。为防止气道内压增高,有利于分泌物的排出,防止误吸和减轻对心搏出量的干扰,可采用高频正压通气(HFPPV),对肺组织损伤小,能产生有效气体分布,也不影响自主呼吸。如呼吸衰竭仍不能改善者,可选用体外循环模式氧合通气(ECMO)。MSOF 患者准备停用呼吸机前,可改用持续气道正压通气(CPAP)或气道减压通气(APRV)作为过渡,后者可增加 CO_2 排出,升高潮气量和 FRC,PaO_2 也可上升。

总之,当 PaO_2 继续下降至<8.0kPa 时,应行气管切开和呼吸机正压给氧。气道的充分湿化,对气管和支气管黏膜有保护作用。在雾化器中加入抗生素、糜蛋白酶等,有助于控制感染和排出分泌物。

(三) 肾功能的支持

监测尿常规、血清肌酐、尿素氮、渗透压及电解质检查,用血管扩张药以增加肾血流量。对尿少者应用利尿剂。

(四) 胃肠功能的支持

临床上常以畏食、淤胆、肠麻痹、腹泻和消化道大量出血为监测胃肠功能的指标。使用完全胃肠外营养(TPN)因缺乏对肠道刺激而易发生淤胆,如取总热量 10% 由口服或肠饲补充,则可降低淤胆的发生率,补充谷氨酰胺及早期进食对肠道的屏障机制具有保护作用。一旦出现胃肠道溃疡出血,可用胃肠减压、制酸剂以及 H_2 受体拮抗剂等治疗。

(五) 代谢和营养的支持

代谢支持的新概念指明了从代谢水平处理 MSOF 的方向。归纳 MSOF 时的代谢改变主要表现为高代谢甚或超高代谢状态;其中有高血糖症,糖原异生,胰岛素作用降低,乳酸盐及丙酮酸盐值增加;血浆甘油三酸酯及脂肪酸值上升;脯氨酸、蛋氨酸、谷氨酸、鸟氨酸、苯丙氨酸、酪氨酸、色氨酸和丙氨酸值上升,BCAA(亮氨酸、异亮氨酸、缬氨酸)初期降低而后期上升,蛋白合成降低,蛋白分解增加;能量消耗增加,在器官衰竭时由葡萄糖和脂肪产生的能耗进一步减少,在晚期氧化燃料主要为氨基酸。根据上述改变的特点,代谢支持的重点在于支持器官的结构和功能,推进各种代

谢通路,减少葡萄糖的负荷,增加脂肪和氨基酸的供应。营养支持不能采取惯用的 TPN 方案,否则 MSOF 反见恶化,CO_2 生成增加,呼吸通气负担加重,使得呼吸衰竭更加明显,过多的葡萄糖输入可损害肝功能,甚至出现高渗性非酮症性昏迷。每日给总热量 167～188J/kg(40～45cal/kg)为宜,其中非蛋白热量的供应控制在 125～146J/(kg·35cal/kg)),与氮的比例为 418J:1g。葡萄糖的输入速度不宜超过 5mg/(kg·min)。应用脂肪作为非蛋白热量的来源,可以减低呼吸商,减少 CO_2 的生成,减轻呼吸负担,目前认为以脂肪提供 40%～50% 的非蛋白热量是相当安全的,其中以中链脂肪酸的脂肪乳剂最为理想。在中、重度应激状态时,每日供应氨基酸 2～3g/kg 才能获得氮平衡。注意所使用的氨基酸液配方,因为在 MSOF 时芳香族氨基酸(AAA)不能被肝脏利用以合成蛋白质,因之其血中浓度升高;而支链氨基酸(BCCA)可被利用和消耗,BCCA/AAA 比率下降,故应增加 BCCA 和减少 AAA 的供应,输入含45% BCCA 的氨基酸液可以取得改善营养的良好效果。

(六) 清除炎性介质或阻断其生成

炎症反应原来是机体防御机制中的主要内容,如过度激活而致炎症失控时就会起有害的作用。近年来已注意到体液介质-细胞因子和氧自由基在 MSOF 发生中的作用,由此派生出一些新的治疗方法,有的已开始用于临床,有的尚需进一步总结。

1. 抗内毒素治疗　半乳糖有直接抗内毒素作用,脂多糖抗体可迅速降低血浆内毒素浓度,新近问世的 HA-IA(centoxin)是一种人体 IgM 单克隆抗体,可以选择地结合内毒素的脂质-A 部分,临床报道可明显降低脓毒症患者的死亡率。

2. 抗氧化剂和氧自由基清除剂　目前正在广泛寻找各种抗氧化剂和氧自由基清除剂,为抗休克、缺血性损害和 MSOF 的治疗开创了广阔的前景。二甲亚砜、过氧化氢酶、谷胱甘肽、β-胡萝卜素、维生素 C、维生素 E、过氢化物歧化酶(SOD)和别嘌醇(allopurinol)均能防止或减轻组织缺血后再灌注损害,其中尤以对后两者的研究最多,并已应用于临床。

3. 介质抑制剂　目前最感兴趣的是黄嘌呤氧化酶抑制剂、TNF 单克隆抗体以及吲哚美辛和布洛芬等非甾类抗炎药,可以减少前列腺素的合成,已酮可可碱能拮抗包括 TNF 在内的一些介质,抗脂多糖单克隆抗体也能抑制感染早期血液循环中 TNF 的活性。

4. 免疫球蛋白　可以提供针对广泛微生物的抗体,加强对细菌的调理作用以利吞噬和杀灭细菌。给脓毒症患者静脉注射 IgG 60g,连续 2 天,可明显改善

1

MSOF,也有人认为 IgM 的作用可能更优于 IgG。

【预后】

MSOF 是一危重病症,预后差,其病死率随衰竭器官数的增多而上升,如 2 个器官衰竭的病死率为 10% ~ 17%,3 个器官衰竭的病死率则增至 83%,4 个或 4 个以上器官衰竭者几乎全部死亡。当出现一个器官衰竭的征象时,要及时予以控制。一旦出现 MSOF 时,不能简单地将各单一脏器的治疗原则相加,而特别要注意各衰竭器官间的相互影响,处理好治疗矛盾,避免医源性器官功能衰竭的发生。

(陈宗祐 张延龄)

第二节 急性呼吸衰竭

临床上许多重症疾病均可发生呼吸衰竭,呼吸衰竭是一个综合征,而不是一种疾病。急性呼吸衰竭是呼吸系统本身或其他系统器官的疾患所引起肺的通气和(或)换气功能严重障碍,以致不能进行有效的气体交换,导致机体缺氧伴(或不伴)二氧化碳潴留,从而引起一系列生理功能和代谢紊乱的临床综合征。临床表现为 PaO_2<60mmHg 和(或)$PaCO_2$>50mmHg 及 pH<7.35。所谓急性呼吸衰竭是数分钟或数小时及数日内发生,不论其原发病的性质如何,一旦演变至急性呼吸衰竭,应立刻实施呼吸抢救,否则将危及患者生命。急性呼吸衰竭是外科常见并发症,也是手术后死亡的主要原因之一。由于创伤、感染、补液量或补液速度等突发因素,导致急性呼吸功能障碍。急性呼吸衰竭由于发病突然及医师不能及时认识,使治疗措手不及,后果严重。外科急性呼吸衰竭以急性呼吸窘迫综合征(ARDS)最为多见。根据国外资料,外科急性病例中的 ARDS 发病率为 6% ~ 11%,术后有腹腔感染者为 30% ~ 40%,伴膈下脓肿时高达 50% ~ 90%。ARDS 的病死率较高,近年皆有所下降,但仍为 30% ~40%。国内缺乏大样本的资料统计,但文献报道的结果与国外相似。

【发病机制和分类】

根据动脉血气可将急性呼吸衰竭分为:①Ⅰ型呼吸衰竭:表现为低氧血症和低碳酸血症或正常碳酸血症;②Ⅱ型呼吸衰竭:表现为低氧血症合并高碳酸血症。根据病因和病变部位不同,又可将呼吸衰竭分为:①换气性呼吸衰竭:因肺组织和肺血管病变所致,主要引起氧合功能衰竭;②通气性呼吸衰竭:因呼吸驱动力不足、呼吸运动受限或呼吸道阻塞等所致,主要引起通气功能衰竭。Ⅰ型呼吸衰竭相当于换气性呼吸衰竭所致的氧合衰竭,Ⅱ型呼吸衰竭相当于通气性呼吸衰竭合并氧合衰竭。

【病因】

诱发急性呼吸衰竭的病因很多,可以是外科本身情况,如各种组织创伤、手术创伤,也可以是麻醉药物对呼吸中枢的抑制作用,或术后并发症等,也可数项因素同时发挥作用。兹分别说明如下。

(一)直接外伤

1. **胸部创伤** 如多发性肋骨骨折或胸廓成形手术后可破坏胸廓稳定性,出现反常呼吸运动,影响吸气和呼气潮气量,并可导致吸气或呼气在肺内分布的不均匀。加上疼痛,呼吸浅弱,咳嗽无力,痰液滞留,或并发血气胸,压迫肺脏等综合作用诱发呼吸衰竭。

2. **手术创伤** 胸廓、肺脏手术对肺功能的影响可以理解。根据临床观察,剖胸手术开胸后即予关闭,术后肺活量、最大通气量均有明显减少,6 周后才逐渐恢复,但多不能恢复至术前水平。术后伤口疼痛,及术后胸膜粘连增厚都是肺功能减损。

腹部手术影响膈肌活动,手术创伤、麻醉又可限制横膈升降幅度,降低潮气量;抑制咳嗽,导致呼吸道分泌物滞留等。按成人横膈面积 $270cm^2$ 计算,升降 1cm 的潮气量为 270ml。腹部手术后,伤口疼痛影响腹式呼吸,直接减少通气量。上腹部手术的影响较之中下腹更为明显。Churchill 等报道腹部手术后肺活量(VC)平均下降 25% ~ 50%;上腹部手术一般下降在 55%;手术第 1、2 天下降最多,1 ~ 2 周后可恢复至术前水平。腹部手术后,由于深吸气受限制,肺泡萎缩不张,残气量(RV)减少约 13%、功能残气量(FRC)下降 20%。呼吸多呈浅速,一般在术后 24 小时潮气量减少 20%,呼吸频率增加 26%,每分通气量虽不变,但肺泡通气量减少,2 周后才恢复正常,所以手术后无论通气和换气功能都受到削弱。RV 和 FRC 在术后第 4 天达最低水平,然后逐渐恢复。术后补呼气量平均减少 35%(下腹手术 25%、上腹部达 60%)也说明肺泡不张的存在。

(二)手术前、中、后药物的使用

术前镇静剂、术中麻醉药、肌松剂等都可能抑制通气,麻醉药物除有呼吸抑制作用外,对肺组织顺应性(C)、FRC 等均有消极影响,使 V/Q 失调加重,静动脉分流量(Qs/Qt)增加。麻醉药还降低心输出量(CO),降低静脉血 PO_2,间接降低 PaO_2。术前和术中药物对呼吸的抑制作用,可被手术中使用通气支持和高浓度吸氧所掩盖,当这些措施在手术后终止时,就可能出现呼吸抑制的累积现象。加上术后镇痛、镇静药物使用不当,就会诱发呼吸衰竭。

(三)手术后并发症

感染和 ARDS 最常见,其中后者发病急骤,预后差。

1. 肺部感染 手术后由于麻醉、镇痛药物或伤口疼痛等原因抑制咳嗽反射或其他呼吸道的自然防御机制,常诱发肺部感染。肺组织炎症浸润、小气道和肺泡内渗出物阻塞等都可能引起通气和换气功能障碍;严重感染可导致 Qs/Qt 显著增加;加上伴随而来的毒血症、败血症增加机体代谢率,加重呼吸生理负担。此外,手术创伤或并发症等所致低血压、失血性休克、贫血等可降低血氧运输量。在呼吸功能损害的基础上,加重组织缺氧和 CO_2 潴留。

2. 急性肺损伤/急性呼吸窘迫综合征(ALI/ARDS) ALI/ARDS 是指急性非心源性肺水肿。是一种以进行性呼吸困难和顽固性低氧血症为主要特征,发病前心肺功能多属正常,ARDS 的发病机制错综复杂,至今尚未完全阐明。1985 年 Deitch 提出二次打击学说,认为严重创伤、感染、大手术、脓毒性休克、肠道细菌移位、失血后再灌注、大量输血等均可构成第一次打击,使机体免疫细胞处于被激活状态;如再出现第二次打击,即使程度并不严重,也可引起失控的炎症反应。首先由巨噬细胞释放大量的前炎症细胞因子,再激活中性粒细胞等效应细胞,引发瀑布效应,使全身炎症反应不断放大,并可能导致单个或多个器官功能不全或衰竭的发生,由 SIRS 发展为 MODS。ARDS 实际上就是 MODS 在肺部的表现。在此过程中,过度炎症反应激活大量效应细胞,并释放炎性介质参与了肺损伤。肺脏是唯一接受全部心输出量的器官,除了受到原位产生的炎症介质损伤外,还受到循环中由全身各组织产生的炎性细胞和介质的损伤。肺泡巨噬细胞不但释放一系列炎性介质,还产生大量局部趋化因子,引起中性粒细胞等在肺内聚集,造成损伤。此外肺有丰富的毛细血管网,血管内皮细胞在局部炎症反应中起着积极作用。因此在 SIRS 中,肺脏受损的时间早,程度重,发生快。在临床上有时 ARDS 成为 MODS 中最早或唯一出现的器官功能障碍。CT 检查发现 ARDS 的病变分布有一定的重力依赖性,即下肺区和背侧肺区病变重,上肺区和前侧肺区病变轻微,中间部分介于两者之间。从肺前部到背部分为正常、陷闭和实变三部分,陷闭是指肺泡吸气期开放,呼气期闭合的状态,三者比例大体为 30% ~ 40%、20% ~ 30% 和 40% ~ 50%。其主要病理生理改变为肺内 Qs/Qt 增加、伴有 V/Q 失调和弥散功能减退,临床表现为进行性呼吸窘迫和顽固性低氧血症。对其发病原因和机制,可归纳为以下几个致病途径。

(1)肺血氧屏障直接损伤

1)吸入性损伤和吸入性肺炎:外科重症患者胃内容物误吸或反流入呼吸道、刺激性气体或烟雾吸入等都可直接损伤肺泡及肺泡血管壁,使血管壁通透性增加,血浆渗漏入间质或肺泡腔。吸入胃液的 pH 仅 2.5,可使肺泡 I 型细胞立即坏死、脱落,并延及肺毛细血管内皮细胞(pulmonary capillary endothelial cells,PCEC)。理化物质及渗漏肺泡的血浆成分等也可直接灭活肺泡表面活性物质(PS),增加肺泡表面张力,导致肺不张,加重水肿。

2)氧中毒:长期吸用高浓度氧可诱发 ARDS。氧损伤组织主要是通过氧自由基(oxygen radicals,OR)介导,OR 是氧的代谢产物,PO_2 愈高,其含量也愈多,一般氧浓度吸入,机体可借过氧化歧化酶等物质使 OR 代谢,但吸氧浓度(FiO_2)>50%,时间超过 14 小时,肺超微结构即显示改变,2 ~ 6 天后出现肺水肿,伴 I 型肺泡上皮细胞脱落和肺泡透明膜形成,超过 10 天可见间质纤维化。

(2)肺血氧屏障间接损伤:这是多数 ARDS 的发病机制,也是难以治愈的原因之一。主要涉及:

1)参与反应的细胞多形核白细胞(PMN):正常情况下,PMN 在肺内仅占 1.6%。内毒素(LPS)、肿瘤坏死因子(TNF-α)、活化的补体 C5a 等均能激活 PMN,并导致 PMN 在肺毛细血管内被扣押、聚集。PMN 被激活后,可直接产生损伤作用。PMN 还可通过诱导释放炎症介质激活补体、凝血和纤溶系统,诱发其他炎症介质的释放,产生瀑布级联(cascade)反应,出现恶性循环。在 ARDS 发生和发展的过程中,PMN 发挥着中心作用。而当创伤或感染等产生的有害物质进入血液循环后,首先损伤 PCEC。有人认为 PCEC 自身产生较多 OR,对早期肺损伤的意义较大,PMN 产生的 OR 则在较晚的阶段才起主要作用。PCEC 损伤 2 小时后可出现肺间质水肿,严重肺损伤 12 ~ 24 小时后可出现肺泡水肿。肺巨噬细胞(PM):包括肺泡巨噬细胞(AM)、肺间质和肺血管内巨噬细胞(PIM)。各部位的巨噬细胞被激活后,也和 PMN 一样,产生多种炎症介质,直接参与 ARDS 的发病过程;但更主要是释放白介素(ILs)、TNF-α 等炎症细胞因子,强烈趋化 PMN 在肺内聚集,刺激 PMN 和 PCEC 产生炎症介质。在 ARDS 的后期,巨噬细胞参与损伤肺组织的修复。

2)参与反应的介质氧自由基:氧自由基(OR)是一种具有氧合性质的氧不稳定代谢产物,可参与 ARDS 时的肺损伤。OR 的损伤作用广泛,损伤的机制亦较复杂,除直接损伤外,还与 AAM、PE 等起协同作用,造成 DNA 等物质的间接损伤,从而影响细胞代谢的各个方面。

3)肺表面活性物质:PS 是由肺泡 II 型上皮细胞合成的脂质-蛋白质复合物,对降低肺泡气液界面的表面张力,防止肺泡萎陷;保持适当的肺顺应性;防止肺水肿的发生具有重要作用。ARDS 患者因 II 型肺泡上皮细胞损伤和缺氧,PS 合成减少;或炎症细胞和介质的存在使 PS 消耗过多、活性降低、灭活增快等发生质变,使 PS 失去正常功能。PS 的缺乏和功能异常,可导致大量肺泡陷闭,加快血浆渗入肺间质和肺泡的速度,出现肺泡水肿和透明膜形成。PS 的异常是 ARDS 不断发展的主要因素之一。

4)神经因素:创伤、休克都可能通过兴奋自主神经而收缩肺静脉,导致肺毛细血管充血、高压和血管壁通透性增加。颅外伤伴发神经性肺水肿,在临床上亦不少见。颅内压增高常伴随周围性高血压,使肺脏血容量骤增,也是诱发肺水肿的原因。

【临床表现】

急性呼吸衰竭早期多表现为原发病和非特异性症状,如外伤、手术创伤、肺感染,干咳、呼吸频率稍快,心率增快,需强调干咳常常是肺间质水肿的最早症状。随后多在发病后 24~48 小时出现呼吸加快,伴有发绀。胸部可闻支气管呼吸音及细湿啰音。最终出现典型 ARDS 的症状,表现为进行性呼吸困难或窘迫,单纯高浓度吸氧也难以纠正的顽固性发绀。PaO$_2$进行性下降,胸片示两肺小片散在浸润并逐渐发展为大片实变。晚期表现为呼吸窘迫,患者疲劳不堪,发绀加重,神志淡漠或不清,X 线胸片呈广泛毛玻璃样融合。若患者有慢性肺疾病,也可出现呼吸困难逐渐加重和高碳酸血症的表现。而在慢性肺部疾病的基础上合并 ARDS,表现更复杂,应注意鉴别。

【诊断】

由于对 ARDS 的发病机制尚未完全阐明,目前 ARDS 的临床诊断主要依据病史、呼吸系统临床表现及动脉血气分析等进行综合判断。1988 年我国在广州召开第二次 ARDS 专题讨论会,修订 ARDS 诊断标准(草案)。ARDS 定义为:ARDS 系多种原发疾病,如休克、创伤、严重感染、误吸等疾病过程中发生的急性进行性缺氧性呼吸衰竭。其病理生理的主要改变为弥漫性肺损伤,肺微血管壁通透性增加和肺泡群萎陷,导致肺内血液分流增加和通气/血流比例失调。临床表现为严重的不易缓解的低氧血症和呼吸频数、呼吸窘迫。1994 年欧美 ARDS 共识会议认为 ARDS 的诊断应符合以下要求:①PaO$_2$/FiO$_2$<200mmHg(不论是否使用 PEEP);②胸部 X 线片示双肺浸润影,可与肺水肿共存在;③肺动脉楔压<18mmHg,或无左心房压升高的临床证据;如果患者居住在海拔较高地区,根据 PaO$_2$/FiO$_2$可能无法评价患者的病情,可采用 PaO$_2$/PAO$_2$ 比值,其较少受海拔高度的影响,PaO$_2$/PAO$_2$<0.2 可代替 PaO$_2$/FiO$_2$<200mmHg 作为第一项标准。但由于很多达到这一诊断标准的急性肺损伤仅代表最严重的临床表现,无法将较轻的肺损伤包括在

内,不利于对这一综合征的早期治疗。为此,在这次会议上也就这一问题进行讨论,称之急性肺损伤(acute lung injury,ALI)。在 ALI 定义中除氧和损害较轻外 PaO$_2$/FiO$_2$<300mmHg,但>200mmHg,其余要求同 ARDS。这一标准具有较高的敏感性和特异性,一方面它阐明了 ALI 到 ARDS 为一连续的病理过程,其早期阶段为 ALI,重度 ALI 即为 ARDS,有利于患者的早期诊断和治疗。其次,这一标准易于为临床所接受。它排除了 PEEP 作为诊断依据,同时也不强调 PCWP 的测定,相应的临床证据即可作为诊断依据。

【ARDS 的常规治疗方法】

由于 ARDS 病因多样,发病机制尚未完全阐明,病理生理变化广泛而复杂,因此至今尚无特效的治疗方法,只是根据其病理生理改变和临床症状进行针对性或支持性的治疗。我们已经认识到 ARDS 并非只是一个独立的疾病,而是 MODS 在肺部的表现。因此,对于这样一种广泛的、全身性的疾病单单着眼于肺部症状的改善和支持是难以取得突破性进展的。目前治疗的主要原则是消除病因、积极治疗原发病、控制感染、改善通气和组织供氧,防止进一步的肺损伤。需强调 ARDS 发病骤急,病情发展迅速,待血气结果符合呼吸衰竭时,病情常恶化至难以控制。因此,1994 年美国胸科学会和欧洲急救医学会共同提出 ALI 和 ARDS 的概念,并把 ALI 作为 ARDS 的早期阶段,1999 年中华呼吸学会参考上述标准提出了新的诊断标准:①有发病的高危因素;②急性起病,呼吸频数和(或)呼吸窘迫;③氧合指数(PaO$_2$/FiO$_2$)≤39.9kPa(300mmHg);④胸部 X 线检查双肺浸润阴影;⑤肺毛细血管楔压(PCWP)≤2.4kPa(18mmHg)或临床上能排除心源性肺水肿。符合上述标准为 ALI。若氧合指数≤26.6kPa(200mmHg)则为 ARDS。可以看出,一旦符合 ALI 的诊断标准[相当于吸空气时,PaO$_2$<8.4kPa(63mmHg)],血气分析也就接近达到呼吸衰竭的诊断标准,临床表现已经十分典型,所以也不能说是早期诊断了。因此,早期诊断的关键还在于思想上的高度警惕,应密切观察临床和动脉血气的变化规律。肺泡动脉血氧分压差(DA-PaO$_2$)较之 PaO$_2$ 更能说明 Qs/Qt 大小。当高危患者一旦出现 PaO$_2$ 进行性下降,伴 PaCO$_2$ 降低、DA-PaO$_2$ 增大和 Qs/Qt 增加,即提示 ARDS 的发生,应给予适当治疗。即使血气改善,病情得到控制,还是不能放松临床和血气监护。ARDS 的诱发因素没有消除,它就可能反复发生。最后,要提出术前肺功能检查的重要意义。术前肺功能检查,能够为确定手术指征、术中和术后心肺功能的维护提供参考依据。

【预防】

(一)术前肺功能检查

外科医师应根据肺功能测定数据,在术前改善肺

功能,术中最大限度减少手术对呼吸功能的消极影响,术后维护肺功能。

(二) 预防呼吸道和肺部感染

保护、改善呼吸道的防御功能。

1. 呼吸道的充分湿化、温化　除了给予适当的补液维持每日出入液量的平衡外,每天应定期作雾化吸入。在做气管切开或气管插管的病例,温化、湿化更为重要。在10℃室温环境中,成人呼吸道每日蒸发水量达500ml;气管切开或插管后,湿化和温化功能丧失,下呼吸道大量失水,分泌物干结,纤毛活动受抑制,咳嗽无效,引流受阻,即可诱发感染。湿化法如蒸气、雾化、间断吸入等能补充部分失水量,但往往不能满足保护呼吸道防御功能的需要。气管内间断滴注生理盐水简单实用,24小时持续滴注效果更佳,一般成人每日需湿化液在250ml之上。如分泌物稠厚,有痂块时,滴液量更要相应增加。但总体上讲,现代呼吸机的湿化、温化功能良好,能满足大部分机械通气需要。

2. 鼓励深呼吸和咳嗽排痰　在湿化的基础上辅以深呼吸、有效咳嗽,既可改善分泌物引流,也能防止肺泡不张。每次吸气后宜屏气数秒钟,争取更多肺泡扩张。胸腹部束带不应太紧,以免限制呼吸幅度。如伤口疼痛不能有效锻炼者,可酌情使用镇痛药物。深呼吸可间隔2~3小时进行1次,每次8~10次为满意。体力衰弱、无力做深呼吸或疼痛难以忍受者,可借助简易呼吸囊加压吸气,进行被动深"吸"气,可取得相同,甚至更可靠的效果。加压吸气要与自主呼吸相配合,潮气量应接近术前深吸气量。深呼吸锻炼还要穿插主动咳嗽,提高引流和排痰效率。为取得病员的最大合作和配合,在手术前即应说明这项措施的意义和重要性,并开始示范训练。

(三) 控制补液的量和速度

输液必须结合病情,合理谨慎,输液量要足够,但不能太多,更不要太快。中心静脉压(CVP)在心肺功能正常的患者中对判断有效循环血量有重要的参考意义。CVP一般为6~12cmH₂O,如大于12cmH₂O提示右心功能可能已不正常。应用漂浮导管监测PCWP对调节输液量更具价值。但应注意机械通气正压对CVP和PCWP的影响,为准确判断两者的数值,测定前应短暂停用呼吸机数分钟至20分钟,或停用PEEP后于呼气末观察。

(四) 合理氧疗

氧疗与药物治疗一样,也有其特定的指征、剂量和疗程,高氧吸入除通过OR对肺气血屏障直接损伤外,还可以引起吸收性的肺微不张,产生肺内散在肺泡不张。在体力衰弱、咳嗽反射无力、痰液滞留、气道

黏膜肿胀的病例中,更是加重静动脉分流和低氧血症的最常见原因。合理氧疗的指导原则是争取 $FiO_2 < 40\%$,保持 $PaO_2 \geqslant 8.0kPa(60mmHg)$。

【治疗】

急性呼吸衰竭多继发于基础疾患,所以治疗原则应针对基础疾患或诱发因素。但是急性呼吸衰竭本身直接威胁患者生存,因此,必须及时采取积极措施,缓解缺氧和 CO_2 潴留,为基础疾病和诱因的治疗争取时间。氧疗是纠正缺氧的重要措施,如发现氧疗中 CO_2 潴留加剧,则应考虑通气支持。若积极氧疗不能有效缓解缺氧,又没有通气不足的佐证,则要考虑急性呼吸窘迫症ARDS,治疗的关键在于原发病及其病因,如处理好创伤,尽早找到感染灶,制止炎症反应进一步对肺的损伤;更紧迫的是要及时纠正患者严重缺氧,赢得治疗基础疾病的宝贵时间。在呼吸支持治疗中,要防止挤压伤,呼吸道继发感染和氧中毒等并发症的发生。

(一) 呼吸支持治疗

1. 氧疗　纠正缺氧刻不容缓,可采用经面罩持续气道正压(CPAP)吸氧,但大多需要借助机械通气吸入氧气。一般认为 $FiO_2 > 0.6$,PaO_2 仍 $< 8kPa(60mmHg)$,$SaO_2 < 90\%$ 时,应对患者采用呼气末正压通气PEEP为主的综合治疗。

2. 机械通气

(1) 呼气末正压通气(PEEP):1969年Ashbaugh首先报道使用PEEP治疗5例ARDS患者,3例存活。经多年的临床实践,已将PEEP作为抢救ARDS的重要措施。PEEP改善ARDS的呼吸功能,主要通过其吸气末正压使陷闭的支气管和闭合的肺泡张开,提高功能残气(FRC)。PEEP为 $0.49kPa(5cmH_2O)$ 时,FRC可增加500ml。随着陷闭的肺泡复张,肺内静动血分流降低,通气/血流比例和弥散功能亦得到改善,并对肺血管外水肿减少产生有利影响,提高肺顺应性,降低呼吸功。PaO_2 和 SaO_2 随PEEP的增加不断提高,在心输出量不受影响下,则全身氧运输量增加。经动物实验证明,PEEP从零增至 $0.98kPa(10cmH_2O)$,肺泡直径成正比例增加,而胸腔压力变化不大,当PEEP $> 0.98kPa$,肺泡直径变化趋小,PEEP $> 1.47kPa$($15cmH_2O$),肺泡容量很少增加,反使胸腔压力随肺泡压增加而增加,影响静脉血回流,尤其在血容量不足,血管收缩调节功能差的情况下,将会减少心输出量,所以过高的PEEP虽能提高 PaO_2 和 SaO_2,往往因心输出量减少,反而影响组织供氧。过高PEEP亦会增加气胸和纵隔气肿的发生率。最佳PEEP应是 SaO_2 达90%以上,而 FiO_2 降到安全限度的PEEP水平[一般为 $1.47kPa(15cmH_2O)$]。患者在维持有效血容量、

保证组织灌注条件下，PEEP 宜从低水平 0.29 ~ 0.49kPa（3 ~ 5cmH2O）开始，逐渐增加至最适 PEEP，如 PEEP>1.47kPa（15cmH2O）、SaO2 <90% 时，可在短期内（不超过 6 小时为宜）增加 FiO2，使 SaO2 达 90% 以上。切记应当进一步尽快寻找低氧血症难以纠正的原因加以克服。当病情稳定后，逐步降低 FiO2 至 50% 以下，然后再降 PEEP 至 ≤0.49kPa（5cmH2O），以巩固疗效。

（2）反比通气（IRV）：即机械通气吸与呼（I∶E）的时间比 ≥1∶1（正常吸气与呼气的时间比为 1∶2）。延长正压吸气时间，有利气体进入阻塞所致时间常数较长的肺泡使之复张，恢复换气，并使快速充气的肺泡发生通气再分布，进入通气较慢的肺泡，改善气体分布、通气与血流之比，增加弥散面积；缩短呼气时间，使肺泡容积保持在小气道闭合的肺泡容积之上，具有类似 PEEP 的作用；IRV 可降低气道峰压的 PEEP，升高气道平均压（MAP），并使 PaO2/FiO2 随 MAP 的增加而增加。同样延长吸气末的停顿时间有利于血红蛋白的氧合。所以当 ARDS 患者在 PEEP 疗效差时，可加试 IRV。要注意 MAP 过高仍有发生气压伤和影响循环功能、减少心输出量的副作用，故 MAP 以上不超过 1.37kPa（14cmH2O）为宜。应用 IRV，时，患者感觉不适难受，可加用镇静或麻醉药。

（3）机械通气并发症的防治：机械通气本身最常见和致命性的并发症为气压伤。由于 ARDS 广泛炎症、充血水肿、肺泡萎陷，机械通气往往需要较高吸气峰压，加上高水平 PEEP，增加 MAP 将会使病变较轻、顺应性较高的肺单位过度膨胀，肺泡破裂。据报道当 PEEP>2.45kPa（25cmH2O），并发气胸和纵隔气肿的发生率达 14%，病死率几乎为 100%。现在一些学者主张低潮气量、低通气量，甚至允许有一定通气不足和轻度的二氧化碳潴留，使吸气峰压（PIP）<3.92kPa（40cmH2O），必要时用压力调节容积控制（PRVCV）或压力控制反比通气压力调节容积控制［PIP<2.94 ~ 3.43kPa（30 ~ 35cmH2O）］。另外也有采用吸入一氧化氮（NO）、R 氧合膜肺或高频通气，可减少或防止机械通气的气压伤。

（二）维持适宜的血容量

创伤出血过多，必须输血。输血切忌过量，滴速不宜过快，最好输入新鲜血。库存 1 周以上血液含微型颗粒，可引起微栓塞，损害肺毛细血管内皮细胞，必须加用微过滤器。在保证血容量、稳定血压前提下，要求出入液量轻度负平衡（-500 ~ -1000ml/d）。为促进水肿液的消退可使用呋塞米（速尿），每日 40 ~ 60mg。在内皮细胞通透性增加时，胶体可渗至间质内，加重肺水肿，故在 ARDS 的早期不宜给胶体液。若有血清蛋白浓度低则另当别论。

（三）肾上腺皮质激素的应用

它有保护毛细血管内皮细胞、防止白细胞、血小板聚集和黏附管壁形成微血栓；稳定溶酶体膜，降低补体活性，抑制细胞膜上磷脂代谢，减少花生四烯酸的合成，阻止前列腺素及血栓素 A2 的生命；保护肺 II 型细胞分泌表面活性物质；具抗炎和促使肺间质液吸收；缓解支气管痉挛；抑制后期肺纤维化作用。目前认为对刺激性气体吸入、外伤骨折所致的脂肪栓塞等非感染性引起的 ARDS，早期可以应用激素。地塞米松 60 ~ 80mg/d，或氢化可的松 1000 ~ 2000mg/d，每 6 小时 1 次，连续用 2 天，有效者继续使用 1 ~ 2 天停药，无效者尽早停用。ARDS 伴有败血症或严重呼吸道感染忌用激素。

（四）纠正酸碱和电解质紊乱

与呼吸衰竭时的一般原则相同，重在预防。

（五）营养支持

ARDS 患者处于高代谢状态，应及时补充热量和高蛋白、高脂肪营养物质。应尽早给予强有力的营养支持，鼻饲或静脉补给，保持总热量摄取 83.7 ~ 167.4kJ（20 ~ 40kcal/kg）。

（六）其他治疗探索

1. 肺表面活性物质替代疗法　目前国内外有自然提取和人工制剂的表面活性物质，治疗婴儿呼吸窘迫综合征有较好效果，外源性表面活性物质在 ARDS 仅暂时使 PaO2 升高。

2. 吸 NO　NO 即血管内皮细胞衍生舒张因子，具有广泛生理学活性，参与许多疾病的病理生理过程。在 ARDS 中的生理学作用和可能的临床应用前景已有广泛研究。一般认为 NO 进入通气较好的肺组织，扩张该区肺血管，使通气与血流比例低的血流向扩张的血管，改善通气与血流之比，降低肺内分流，以降低吸氧浓度。另外 NO 能降低肺动脉压和肺血管阻力，而不影响体循环血管扩张和心输出量。有学者报道，将吸入 NO 与静脉应用阿米脱林甲酰酸（almitrine bismyslate）联合应用，对改善气体交换和降低平均肺动脉压升高有协同作用。后者能使通气不良的肺区血管收缩，血流向通气较好的肺区；并能刺激周围化学感受器，增强呼吸驱动，增加通气；其可能产生的肺动脉压升高可被 NO 所抵消。目前 NO 应用于临床尚待深入研究，并有许多具体操作问题需要解决。

3. 氧自由基清除剂、抗氧化剂以及免疫治疗　根据 ARDS 发病机制，针对发病主要环节，研究相应的药物给予干预，减轻肺和其他脏器损害，是目前研究热点之一。过氧化物歧化酶（SOD）、过氧化氢酶（CAT），可防止·O2 和 H2O2 氧化作用所引起的急性肺损伤；尿酸可抑制 O2⁻、OH⁻的产生和 PMNs 呼吸爆发；维生素 E 具有一定抗氧化剂效能,但会增加医院内感染的危险。其他治疗如应用前列腺素 E_1、E_2 改善微循环;肾上腺素能激动剂,如特布他林和多巴酚丁胺,促进肺泡水肿液吸收;上皮生长因子(EGF)、转化生长因子(TGF)促进肺泡上皮修复等方法,但多处于试验阶段。

(张斯为)

第三节　急性肾衰竭

肾脏有着一系列重要的生理和内分泌功能,在保持酸碱、水和电解质平衡以及调节细胞外液容量和血压中起着核心的作用,并能够产生多种激素,比如肾素、前列腺素、血管紧张素、维生素 D 以及促红细胞生成素等,同时也是排泄氮和其他中间代谢废物的主要途径。

急性肾衰竭(ARF)是肾脏功能的急性减退,伴有或不伴有少尿,这种肾功能的急剧下降发生在数小时至几天内,从而导致血浆内含氮废物的升高和(或)肾脏无法调节细胞外液容量或成分。大多数急性肾衰竭均伴有尿量减少。尿液的最大渗透压大约为1000mOsm/L,对于一个70kg的男性来说,溶质的必须排泄需求大约为 500mOsm/d。当尿流率下降到500ml/d 以下,即使尿液渗透压能够达到1000mOsm/L,也不足以保持溶质的平衡,则氮质血症的出现将不可避免。在这种情形下,尿流率低于这个量被称为少尿。若尿流中止,则称为无尿。尽管少尿和无尿肯定是严重的情况,但是它们的缺如并不能够排除 ARF 的存在。当尿量超过500ml/d 而血液中的含氮溶质仍有急性积聚,则这种情况被称为非少尿型 ARF。

ARF 仍然较为常见,特别是在住院患者中。ARF 的最常见原因是肾前性氮质血症,不过急性肾小管坏死(ATN)和尿路梗阻(肾后性氮质血症)也经常发生。由于 ARF 伴随着发病率和死亡率的显著升高,因此避免发生 ARF 以及对其的合理治疗是极其重要的。

【分类】

在临床上,根据不同原因将 ARF 分为肾前性、肾性和肾后性。要明确是哪一类型,通常需要根据临床和实验室的一系列指标的综合评价,有时还需要影像学检查和(或)侵入性的检查手段(如中心血流动力学监测等)。由于针对肾前性、肾性和肾后性等不同原因的 ARF 的治疗措施有很大区别,因此明确 ARF 的主要病因非常重要。

【病因】

(一)肾前性 ARF

肾前性 ARF 是由于肾脏血流灌注压不足,导致肾小球滤过率(GFR)下降。若经过补液后,肾功能在24~48 小时内恢复到原先基线水平,此时可考虑为肾

前性疾病所致。在正常情况下,肾脏在灌注压最低达60mmHg 时仍能保持正常的肾脏血流量和GFR。这是一种自身调节现象,它需要一系列生理因素复杂的交互作用来维持。一些自身调节紊乱的患者在轻度甚至没有明显的血压降低时也会产生肾脏血流和GFR的降低。决定 GFR 的 3 个主要因素是肾血流量、肾小球静脉压和肾小球通透性。

在肾脏灌注压下降的情况下,对出球小动脉的收缩作用明显强于对入球小动脉的收缩作用的血管收缩物质血管紧张素 Ⅱ 和使入球动脉舒张的前列腺素共同在保持肾小球静脉压和 GFR 上起着重要的作用。选择性阻断血管紧张素 Ⅱ 合成或抑制前列腺素合成的药物都可能导致肾衰,更容易发生在 GFR 已经有下降趋势的患者。

引起肾前性 ARF 的常见原因列在表8-4。其中最常见的可能就是血容量不足。在应激状态下,细胞外液容量的大量膨胀(可在肝衰竭、肾病综合征以及心力衰竭中见到)同样可能因为动脉充盈不足而引发肾前性 ARF。肾前性 ARF 也可能发生在双侧肾动脉严重狭窄的患者,或因为败血症等引起周围血管扩张,细胞外液重新分布所致的肾脏血流灌注不足状态。由于血容量不足引起的肾前性 ARF 可以通过简单的扩容来治疗。在有水肿改变的氮质血症患者,应努力治疗其原发疾病,并使机体血流动力学和肾脏灌注达到最佳状态,与心衰有关的肾前性 ARF 需要注意利尿剂的用量、心脏后负荷的降低以及注射血管收缩药物从而提升肾脏灌注压。与肝衰竭相关的肾前性 ARF 则特别难以治疗,这些患者在过分积极使用利尿剂的时候非常容易产生 ATN 或肝肾综合征(HRS)。

表8-4　肾前性 ARF 的主要诱因

1. 血容量不足
   (1)胃肠道丢失,如呕吐、腹泻、瘘管丢失等
   (2)手术丢失:出血、休克等
   (3)肾性多尿:如过度利尿、糖尿病、失盐肾病等
2. 心输出量减少
   (1)急症:心肌梗死、严重快速型心律失常、心脏压塞、心内膜炎
   (2)慢性疾病:心瓣膜病、慢性心肌病(缺血性心脏病、高血压性心脏病)
3. 细胞外液重新分布
   (1)白蛋白减少状态:如肾病综合征、进展期肝病、营养不良等
   (2)外周血管扩张:如败血症、抗高血压药物
   (3)其他:如腹膜炎、胰腺炎、烧伤、挤压伤等
4. 肾血管阻力增加
   (1)双侧肾动脉狭窄
   (2)前列腺素抑制剂、血管收缩药物

HRS 是肾前性氮质血症中一种特别严重的情况，是指进展期肝病的患者发生的急性肾衰，通常见于肝硬化，也可见于转移性肿瘤或酒精性肝病。肾灌注量的减少可能与通过一氧化氮介导的内脏血管扩张有关。肝肾综合征具有少尿、尿液检验正常、钠潴留和血肌酐进行性上升等特点。肾脏在组织学上是正常的，并且 HRS 患者的肾脏可以成功移植给一个肝功能良好的患者，HRS 也可以通过肝移植而得到逆转。

（二）器质性因素 ARF

ARF 可能会因多种器质性因素而引起。其中最重要的一些列在表8-5上，临床上将这些原因划分为继发于全身性疾病、原发性肾小球肾病和原发性肾小管间质性肾病是很有用的。

表 8-5　急性肾衰竭的器质性因素

1. 原发性肾脏疾病
　（1）肾小球
　　　原发性急性肾小球肾炎
　（2）小管间质性
　　　急性间质性肾炎
　　　急性肾小管坏死
　　　肾盂肾炎
　　　移植排斥
　　　肾结石
　　　放射性肾炎
　（3）血管
　　　肾动脉闭塞
　　　肾静脉栓塞
2. 系统性疾病
　（1）肾小球
　　　脉管炎
　　　Goodpasture 综合征
　　　继发性急性肾小球肾炎（如细菌性心内膜炎）
　（2）小管间质性
　　　溶瘤综合征
　　　高钙血症
　　　感染
　　　渗透（如肉瘤、淋巴瘤）
　（3）血管
　　　脉管炎
　　　恶性高血压
　　　硬皮病

1. 继发于全身性疾病　尽管多种全身性疾病均会有肾脏表现，但其中相对很少的一部分才会较常引起 ARF。如，ARF 能够继发于全身性脉管炎，特别是在结节性多动脉炎、原发性冷球蛋白血症、系统性红斑狼疮和多发性骨髓瘤中。糖尿病本身虽然不是 ARF 的典型病因，但它却是其他原因引起 ARF 的一个

强有力的易感因素，特别是造影剂所引起的 ARF。ARF 可能同时伴有溶血性尿毒症或血栓性血小板减少性紫癜。要在妊娠相关的 ARF 中将这些综合征和先兆子痫或肾皮质坏死区分开来是很困难的。在妊娠的情况下，ARF 的肾脏恢复预后较差，可能因它会引起肾皮质坏死。

2. 原发性肾小球肾病　尽管其他形式的原发性肾小球疾病如膜性肾小球病或膜增生性肾小球肾炎可能会出现加速性病程，但是和 ARF 有关的最常见的原发性肾小球疾病是那些由抗肾小球基底膜（anti-GBM）抗体所引起的，可不伴或伴有肺出血（Goodpasture 综合征）。

3. 原发性肾小管间质性肾病　在所有引起 ARF 的肾小管间质性疾病中，最重要的是急性肾小管坏死（ATN）。ATN 可能由多种损害引起。一般来说，ATN 不能被归因于任何一种单一损害，但却有多种潜在的病因。非少尿型 ATN 的几率和少尿型 ATN 大约是一样的，而且两种 ATN 都可能有多种不同病程。与少尿型 ATN 相关的死亡率为60% ~80%，而非少尿型 ATN 为20%。

肾缺血是 ATN 最常见的一个原因。它实际上可以是任何一种引起肾前性氮质血症的因素所导致的结果，虽然其中的一些比如充血性心力衰竭很少直接引起 ATN。导致 ATN 的肾缺血大多和长时间的低血压或手术阻断肾血流有关，比如在主动脉瘤切除手术中或肾移植过程中。有些药物如非甾体抗炎药、血管紧张素转换酶抑制剂可能会通过血流动力学方面的影响而引起 ARF，特别是在肾灌注压降低的情况下。在大多数情况下，这些药物仅仅引起肾前性氮质血症，但在有些情况下，它们可能会引起明显的 ATN。

有肾毒性的抗生素，尤其是氨基糖苷类和两性霉素，是引起 ATN 的常见及重要原因。氨基糖苷类所引起的典型 ATN 是非少尿型的，通常在用药的5~7天后出现，最多见于那些有潜在慢性肾功能不全、近期加用氨基糖苷类抗生素以及有其他肾损害特别是肾缺血的患者。

造影剂引起的 ATN 也不少见，较倾向于影响到那些有慢性肾功能不全特别是由糖尿病或多发性骨髓瘤所引起的患者，但和氨基糖苷类的肾毒性相反，它的性质通常是少尿型的。虽然是少尿型的，但造影剂所引起的肾病病程却往往是一个短期和良性的过程。造影剂引起的肾毒性在大多数病例中是可逆的，而导致必需透析治疗的严重肾衰竭则很罕见。

其他可能引起 ATN 的药物包括顺铂、阿昔洛韦、蛋白酶抑制剂、重组白介素-2、干扰素等。药物中毒，尤其是对乙酰氨基酚或乙烯乙二醇均有可能引发

ATN。在住院患者中最常见的肾毒物包括造影剂、抗生素(尤其是氨基糖苷类和两性霉素)、化疗药(顺铂等)、非甾体抗炎药、血管紧张素转换酶抑制剂。

对于那些只有一个孤立肾或移植肾的患者来说,急性肾盂肾炎是 ARF 的一个潜在诱因。尽管对于肾移植的患者来说,ARF 的各种主要诊断包括环孢素的肾毒性、移植排斥和缺血性 ARF,但急性肾盂肾炎偶尔也会引起 ARF,而表现则和移植排斥十分相似。

急性间质性肾炎(AIN)是一种较少见但非常重要的 ARF 诱因。它可以由多种药物引起,其中最重要的一些列在表8-6,其他原因还包括链球菌感染、军团菌感染、病毒感染等。主要的组织学改变包括间质水肿、明显的 T 淋巴细胞和单核细胞间质浸润,也可能发现嗜酸性粒细胞和多形核细胞。临床表现通常包括异常的尿检异常(无菌性脓尿、白细胞管型、嗜酸性粒细胞)、发热、皮疹以及与服药有关的血肌酐升高。有报道在许多病例中,这些特征中的一部分甚至全都缺乏,而在有些病例中只有活检是唯一确诊的途径。

对于孤立肾或移植肾的患者来说,急性肾盂肾炎是 ARF 的一个潜在诱因。尽管对于肾移植的患者来说,ARF 的各种主要诊断包括环孢素的肾毒性、移植排斥和缺血性 ARF,但急性肾盂肾炎偶尔也会引起 ARF,而表现则和移植排斥十分相似。

表8-6 常见和间质性肾炎有关的药物

1. 抗生素
   青霉素类和头孢菌素类、环丙沙星、甲氧苄啶、磺胺类、利福平、阿昔洛韦
2. 利尿剂
   呋塞米、噻嗪类、氨苯蝶啶
3. 抗高血压药
   卡托普利、甲基多巴
4. 抗惊厥药物
   苯妥英、卡马西平、苯巴比妥、丙戊酸
5. 非甾体抗炎药
6. 其他
   西咪替丁、别嘌醇、硫唑嘌呤、青霉胺

(三) 肾后性急性肾衰竭

梗阻所致急性肾衰竭大都为双侧性的。如双侧输尿管结石、前列腺增生或肿瘤所致的膀胱颈部梗阻、神经源性膀胱、盆腔晚期肿瘤等。不过要强调的是,对所有有 ARF 表现的患者都应想到梗阻的可能,特别是那些尿液在镜下没有异常的患者。

【发病机制】

急性肾小管坏死的发病机制中,ATN 是 ARF 的一种主要形式。认识到它的产生、维持和恢复的各种发病因素对于其预防和治疗是十分重要的。

对于 ATN 研究和讨论最多的是其缺血形式。在 ATN 过程中 GFR 的减少与血管及肾小管的因素有关。血管性因素包括肾小球灌注压的降低和肾小球超滤系数的减少。肾小球灌注压的降低可能是由肾血流的减少所致,或者在肾血流已有减少的情况下由于出球小动脉的扩张所致,后一种情况可能出现在使用血管紧张素抑制剂 II 对于出球动脉的收缩效应时。在大多数缺血性 ATN 中,肾血流减少引起的肾脏灌注压下降是 ARF 的一个始动而非维持因素。无论在实验模型还是在患者身上,肾脏血流在缺血性损害出现后 24~48 小时上升到正常,但并没有伴随功能的恢复,而且在缺血后的一段时期用血管舒张药物以提升肾脏血流也不能改善 ARF 的病程。因此,缺血性 ATN 的维持因素则主要由肾小管引起。

缺血再灌注引起的损伤将导致器官功能障碍,其中部分是直接引起实质细胞的损伤。然而有足够的证据指出再灌注早期血管内中性粒细胞的增加及同时释放的氧化剂及其他损伤因子起了主要的作用。因此,血管功能障碍及随后出现的血流及其调节损害作为缺血再灌注损伤中一个早期而显著的表现是不足为奇的。血管的基础张力对于各种复杂及特殊血管床的灌注至关重要。已经肯定的是血流的透壁压和切应力都对基础动脉血管张力产生影响。管壁压力的主要作用是增加血管张力,而血流的作用则相反。到底是什么机制在调节这些物理作用力相对应的张力反应,我们对此并没完全了解。Ca^{2+} 的内流,部分通过特定的受牵张反射操控的通道而内流的 Ca^{2+} 在压力引发的血管收缩中起重要的作用。跨膜 Na^+ 浓度是与血流相关的血管舒张中的一个因素。此外,内皮因子(NO,前列腺素)也与血流相关的血管舒张有关系。内皮产生的 NO 除了在调节切应力引起的血管舒张中起作用以外,有证据表明它还直接对维持正常血管张力起一定的作用。其他受代谢需求支配、有助于改变动脉张力的神经体液因子是腺苷、O_2 和 CO_2。

缺血再灌注的过程对动脉微血管系统也有影响。缺血对脉管系统的早期影响涉及血小板、内皮细胞和平滑肌细胞。血小板会发生聚集、黏附并释放收缩及促凝血介质,从而导致血管收缩及血栓形成。在内皮细胞及平滑肌细胞中,三磷腺苷(ATP)会逐渐耗竭。细胞内的乳酸和 Ca^{2+} 会增多,而 Na^+-K^+-ATP 酶的活性则降低。当氧合血重新流回血管时,膜和胞内的磷脂酶 A2(PLA)活性会增高,缺血性损害随之终止。

然而一系列继发性毒性作用在再灌注之后发生。经历了缺血再灌注的内皮细胞和激活的中性粒细胞(PMNs)在呼吸爆发时会释放出氧自由基 O_2^- 和 OH^-。在内皮细胞中,Ca^{2+} 超载会使黄嘌呤脱氢酶转化为黄嘌

嘌呤氧化酶,并由次黄嘌呤和氧共同产生 O_2^- 和 H_2O_2 。氧自由基会攻击脂质膜、核酸、蛋白质和糖类。

再灌注以后,黏附在血管壁上的中性粒细胞和内皮细胞也会释放其他一些蛋白酶、作用于血管的收缩因子、炎症细胞因子等。由于其所处的重要解剖位置,使血管内皮特别容易受到毒素和缺血再灌注的损伤。在缺血再灌注之后,内皮本身会产生炎症介质,包括内皮素 1(ET-1)、血小板活化因子(PAF)、白三烯 B4 和氧化代谢产物,同时却下调了保护性物质的产生,包括腺苷、NO 和前列腺素 I2(PGI2)。黏附分子系统中的白细胞内成分[CD11/CD18、白细胞黏附分子(LAM)-1、L-选择蛋白凝素]和内皮细胞内的成分[细胞内黏附分子(ICAM)-1、P-选择蛋白凝素]在早期就分泌增多,导致白细胞(主要为中性粒细胞)黏附,然后内皮细胞和白细胞释放出更多的炎症介质,包括肿瘤坏死因子、蛋白酶、O_2 代谢物、PAF 和其他细胞因子。这些介质会引起内皮脱落、基层断裂以及 PMNs 从内皮中渗出并对那里的下层血管壁细胞造成损伤。在缺血及缺血再灌注之后,内皮细胞将出现形态上的改变。

血管功能障碍也是缺血再灌注的损伤之一。比较重要的血管因素是循环中小动脉的阻力成分。在缺血再灌注的肾脏模型中出现了缺血性的 ARF。在大鼠身上进行了一项深入的研究,其中夹闭肾动脉 40~70 分钟后立刻恢复血流以制造一种重度的功能紊乱;在肾动脉中注射 90 分钟的去甲肾上腺素(NE)同时让血液缓慢地自动恢复以制造较轻程度的功能紊乱。在前一个模型中,出现了一个短暂的再通后充血过程,随即是一段持久的肾脏血流小幅减少以及对内皮依赖性舒张物质的反应减弱。在后一个模型恢复血流后的最初几个小时中,肾脏血流相对于前面的缺血水平有轻度的下降而且没有充血现象,对内皮依赖性血管舒张物质反应有所减弱,而且对 NO 合酶抑制剂 L-NAME 的收缩反应也有虽然较小但明显的减弱。

在肾脏动脉夹闭(RAC)及 NE 所致 ARF 模型中,6 个小时后有部分内皮细胞脱落,但细胞超微结果并没有出现改变。在再灌注的 48 小时内,RAC-ARF 模型的基础肾脏血流一直有 20% 的减少,而且对肾灌注压、收缩物质以及内皮依赖或非依赖性舒张物质的血管反应能力有所下降。此期间在阻力动脉和小动脉中的主要组织学发现是大约 55%~60% 的血管平滑肌细胞出现了坏死。可能是相对严重的缺血及迅速再灌注引起的广泛平滑肌细胞损伤导致了血管对活性刺激的反应缺乏。

NE-ARF 模型在 48 小时的时候,基础肾血流也比正常减少了约 20%。然而血管反应性却和 RAC-ARF 模型有着显著的不同。可能是由于较轻程度的缺血和较慢的再灌注速度导致了这种差异。在活体内以及在从这种肾脏中分离出的小动脉中均出现了对血管紧张素 Ⅱ 和 ET-1 的强大血管收缩效应,对内皮依赖性血管收缩物质的反应有所减弱,但对 L-NAME 的收缩反应竟然有所上升。在阻力动脉中借助 cNOS 单克隆抗体发现对 cNOS 的反应强度至少达到甚至超过正常水平。尽管肾脏血管在缺血后 48 小时对环腺苷酸(cAMP)依赖性 PGI2 有舒张反应,但对 NO 的供体硝普钠却没有出现肾脏血流增多的现象。综合以上这些资料表明,在大鼠 NE-ARF 肾脏缺血后 48 小时,血管的 cNOS 活性不仅没有消失相反却达到最高峰,所以它无法进一步被内皮依赖性血管舒张物质所刺激。由于在基础状态下的 NO 完全激活了平滑肌细胞的环鸟苷酸(cGMP),所以平滑肌对外源性的 NO 供体不会产生更多的反应。

【临床表现】

目前急性肾衰竭在临床上仍分为少尿或无尿期、多尿期和恢复期三个不同时期。

（一）少尿或无尿期

一般 7~14 天,短者 5~6 天,最长 1 个月以上。尿比重相对低而固定,为 1.010~1.014。尿中有蛋白、红细胞和管型。

1. 水、电解质和酸碱平衡的失调

（1）水中毒:肾脏丧失了排水功能,再加上不注意控制液体入量及补液时忽略计算内生水,极易造成体内水分过多,严重者引起水中毒,可表现为稀释性低钠血症、软组织水肿、体重增加、急性心力衰竭和脑水肿等。

（2）高钾血症:高钾血症患者可无特征性临床表现,或出现恶心、呕吐、心率减慢、四肢感觉异常,甚至烦躁、淡漠等神经系统症状。当血钾大于 6mmol/L 时,心电图表现为左轴偏向,T 波高尖,QRS 间期延长,PR 间期增宽,ST 段不能辨认,最后与 T 波融合,随血钾增高 P 波降低直至消失,继之出现严重心律失常甚至室颤。高钾血症的心电图表现可先于其临床表现。高钾血症如不及时纠正,常因心律失常、心搏骤停而死亡。

（3）高镁血症:镁离子对中枢神经系统有抑制作用,当血镁升至 3mmol/L 时,出现神经症状,如肌力减退、昏迷。严重高镁血症可有呼吸抑制和心脏抑制。心电图可表现为 P-R 间期延长和 Q-T 间期延长。

（4）高磷血症和低钙血症:肾脏排磷量明显减少,血磷升高,影响钙吸收,出现低钙血症,有肌抽搐,并加重高钾血症对心肌的毒性。

（5）低钠血症和低氯血症：两者多同时存在。出现原因：①钠丢失过多，如呕吐；②补液中钠少；③钠泵效应下降；④肾小管钠再吸收减少；⑤水过多所致稀释性低钠血症。可表现为疲乏、嗜睡等症状。低氯血症常由于呕吐、腹泻或大剂量运用髓袢利尿剂引起。

（6）代谢性酸中毒：缺氧使无氧代谢增加、酸性代谢产物排出减少、肾小管泌酸能力和保存碳酸氢根能力下降等原因导致代谢性酸中毒。有嗜睡、疲乏、呼吸急促等症状，严重者可出现昏迷。

2. 代谢产物积聚　蛋白质的代谢产物不能从肾脏排出，含氮物质积聚于血中称氮质血症。同时血内酚、胍等物质也增加，形成尿毒症。常出现恶心、呕吐等消化系统症状，头痛、烦躁、倦怠无力、意识模糊、昏迷等神经系统症状，心包炎、尿毒症性心肌病等心血管系统改变以及粒细胞功能受损、淋巴细胞功能受损等免疫系统损害。

3. 血液系统表现　出血倾向与血小板减少及血小板因子Ⅲ的缺陷有关，常出现皮下、口腔黏膜、齿龈及胃肠道出血、DIC 等症状。凝血因子消耗增多，纤维蛋白溶酶活性增加，引起消化道出血，加速血钾及尿素氮的升高。同时血液稀释、胃肠道出血、药物或感染所致的骨髓抑制等还可引起正细胞正色素贫血。

（二）多尿期

进行性尿量增多是肾功能开始恢复的标志，当24 小时尿量增多至 1500ml 进入多尿期，尿量可达 3000ml，甚至超过 10 000ml，历时 2～3 周或更久。在进入多尿期的开始阶段，尿毒症症状并不改善，但当血尿素氮和血肌酐开始下降时，病情才逐渐好转。在多尿期钾、钠、水从体内大量排出，可出现脱水、低钾血症及低钠血症。症状主要表现为乏力、心悸、气急、消瘦、贫血等。由于肾功能未完全恢复。患者仍处于氮质血症状态，抵抗力低，容易发生感染、消化道出血和心血管并发症等。约25%患者死于此期。

（三）恢复期

指多尿期后，患者进入恢复阶段，血尿素氮和血肌酐明显下降，尿量逐步恢复正常，尿比重在 1.020 以下，肾功能需经数月或更长时间恢复。可有虚弱、乏力、消瘦等表现。部分患者肾功能持久不能恢复正常，提示肾脏可能存在永久性损害。

【诊断及鉴别诊断】

了解 ARF 的各种诱因之间的差异是临床治疗上的关键。这主要通过详细的病史、体检、尿液检验等实验室检查、近期用药史等，有些情况下还需要影像学的检查、侵入性血流动力学检测或肾活检等。

（一）病史和体检

ARF 患者的病史要通过医院的病历以及和患者之间的直接交流获得。一份详细的病史必须特别关注包括可能发生的少尿或无尿、低血压现象、输血（特别是有输血反应的）、在放射检查时静脉注射造影剂以及所有接受过的其他药物治疗等各种情况。仔细地将用过的药物列出是很重要的，不仅仅是为了发现可能有直接肾毒性的药物比如顺铂或可能引起 AIN 的药物如青霉素类抗生素，更是为了了解哪些通过肾脏排泄的药物使用了不适合当前肾功能状况的剂量，如含镁抗酸剂，它能够引起镁中毒；西咪替丁或其他使用饱和剂量的 H2 拮抗剂，可能会引起中枢神经系统抑制；或者肾毒性抗生素比如氨基糖苷类，但没有进行适当的减量。

病史中还需要了解患者在住院或院外期间体重增减了多少。迅速的体重减少往往和脱水有直接联系，而迅速的增加则常见于器质性 ARF 及尿路梗阻、心力衰竭、肝衰竭和肝硬化。

体格检查对于评估患者的容量状况非常有用。对颈静脉的检查可以非侵入性地估计中心静脉压力，进行肺部和心脏的听诊可以评估心力衰竭的征象，对末梢和骶部的检查可以了解水肿的情况，这一切都有助于医师对 ARF 诱因的判断。脉管炎的皮肤表现或其他皮疹也能够提供重要的线索。肾后性的急性肾衰竭可能会出现肾区叩击痛。排尿后对耻骨上区进行叩诊以评估膀胱的容量同样可以对 ARF 的诱因提供重要的信息。

（二）实验室检查

尿液的 pH 以及显微镜检查对于 ARF 的鉴别诊断有着极其重要的意义。肾前性氮质血症往往会出现尿浓缩，其比重较高。尽管可能会出现一些透明管型，但很少会发现细胞成分。尿路梗阻可能会有尿液的稀释或等渗尿，在镜检时要么没有阳性发现，要么如果伴有感染或结石则会出现一些白细胞和（或）红细胞。

ATN 通常伴随等渗尿。在显微镜下会出现小管上皮细胞同时伴有粗糙的颗粒管型（肾衰管型）和可能出现的小管上皮细胞管型。AIN 往往伴随脓尿和白细胞管型。白细胞管型也可能提示急性肾盂肾炎或急性肾小球肾炎。急性肾小球肾炎常有高浓度的尿蛋白以及红细胞管型。但在少尿的情况下，较高的尿蛋白浓度往往没有什么特异性，而且也可在其他类型的 ARF 中出现。

血液检查对 ARF 的鉴别诊断也可能有些帮助。血尿素氮和血清肌酐进行性增加是诊断的依据。嗜酸性粒细胞的增多提示 AIN 的可能性，但也可能存在于胆固醇栓塞综合征中。其他类型的白细胞则提示感染、肾盂肾炎的可能，但特异性较低。血尿素氮

（BUN）的增加超过了和血清肌酐（S_{Cr}）增加之间的比例，也就是 BUN 和 S_{Cr} 的比例>20，则提示肾前性氮质血症、尿路梗阻或代谢率的增加，见于脓毒血症、烧伤以及大剂量使用皮质类固醇的患者中。通过尿液生化检查来评估肾脏对钠的处理也可能有特别的帮助。

（三）影像学检查

在某些情况下，通过病史、体检和实验室检查对患者的容量状况进行临床评估还不足以区别左心室充盈压是否足够。在这些情况下，患者通常有严重的肝、肺或心脏疾病，那么为了选择最佳的治疗手段，就必须使用一些侵入性的检测手段来了解心脏输出以及左心室舒张末压的情况。

在 ARF 的鉴别诊断中，可能还需要影像学检查。对于肾移植的患者，通过对肾脏的扫描以了解肾脏的灌注情况来区分排异还是 ATN 或环孢素的毒性作用有一定的帮助，前者通常在早期就出现肾灌注的降低，而后两者引起的肾血流减少则没有那么严重。HRS 伴有明显的肾血管收缩，往往要和肾血流的显著减少联系在一起。这些对灌注的研究在确定肾动脉栓塞或解剖方面有着很大的帮助。借助放射性核素对肾小管分泌功能和 GFR 进行研究发现，不同原因的 ARF 对这些放射性物质的排泄均有所延迟。然而，尿路梗阻会出现典型的肾脏内放射物质活性持久增高，这反映了集合系统在转运方面出现了明显的延迟。镓扫描可能检测到 AIN 的炎症存在或者异体移植排斥，但这些改变的特异性较低。

肾脏超声检查在 ARF 的评估中显得越来越重要。集合系统的扩张对于尿路梗阻是一个敏感的指标。由于肾外肾盂的存在所以报道有 20% 的假阳性率。由于双侧肾脏较小、肾脏萎缩或者鹿角形结石的存在，也可能出现假阴性结果。借助多普勒技术，超声还能够检测肾脏内不同血管的血流情况。因为这项检测手段是非侵入性的，所以把它作为尿路梗阻的筛查手段是非常合理的。

磁共振成像能够提供和超声一样多的信息，但对解剖结构的分辨程度更高。有实验数据提示，用 ^{31}P 核素的磁共振波谱分析可能有一天在 ARF 的鉴别诊断中变得非常有用。

放射显影研究（静脉肾盂造影、CT、血管造影等）在 ARF 中的作用有限，而且可能因为造影剂的毒性进一步使患者的状况复杂化。由于不能充分分泌造影剂，氮质血症患者的 IVP 等检查效果较差。要在尿路内进行梗阻部位的定位，可能需要行逆行肾盂造影或者经皮肾穿刺肾盂造影。CT 扫描对发现盆腔或后腹膜肿块、肾结石、肾脏体积大小和肾积水有意义。血管造影被用来确定肾动脉栓塞、狭窄。

（四）肾脏处理钠能力的检测

我们对 ARF 不同诱因的生理学知识使得我们也相应发展了一些针对 ARF 中肾脏钠处理能力的检测手段。由于灌注压的下降，肾脏的基本反应是尽可能的重吸收钠和水，以保持血管内容量。对钠大量重吸收的结果是尿钠浓度的降低。对水大量重吸收的结果是尿渗透压和尿肌酐浓度的上升。相反，在 ATN 时，肾小管对钠和水的重吸收都被削弱了。相对钠清除率比肌酐清除率——即钠的排泄分数（FE_{Na}）——用以下的公式计算：

$$FE_{Na} = (U_{Na}/P_{Na}) \times (P_{Cr}/U_{Cr}) \times 100（以\%表示），其$$

中 U_{Na}=尿钠，P_{Na}=血钠，P_{Cr}=血肌酐，U_{Cr}=尿肌酐。

早些时候就提出来的肾衰指数（RFI）也是以相似的公式计算，只不过 PNa 被略去了，而且也没有乘以 100。也就是说，$RFI = U_{Na} \times P_{Cr}/U_{Cr}$（Handa 和 Madin，1967）。$FE_{Na}$ 和 RFI 无论是在概念上还是在数量上均十分相似。

Miller 和他的同事（1978）观察到在 ARF 的患者中，低 FENa 或 RFI（<1）能够较准确地预示着肾前性氮质血症，特别是对于少尿型的患者；而其他原因的 ARF，尤其是 ATN，则 FENa 或 RFI 较高（>2）。这些检查在非少尿的情况下用处较小；不过即使尿量>500ml/d，FENa 或 RFI>2 仍然提示 ATN。

造影剂或脓毒血症引起的 ATN 通常伴有较低的 FENa 和 RFI，这提示在其发病机制中血管因素起了很重要的作用。此外，色素型肾病——即肌肉溶解或溶血引起的 ATN——也可能伴有较低的 FENa 和 RFI。有早期急性尿路梗阻、急性肾小球肾炎、或移植排斥反应的患者也可能有较低的 FENa 和 RFI。相反，血碳酸氢盐显著升高并引起碳酸氢尿的患者可能在肾前性氮质血症时有较高的 FENa 和 RFI，因为钠离子必须作为伴随阳离子和碳酸氢根一同出现在尿中。在这种情况下氯化物的排泄分数小于 1 提示肾前性氮质血症。

【治疗】

（一）预防和并发症的治疗

处理 ARF 的第一步是诊断它的原因，治疗当然也是直接针对其病因。考虑到 ATN 疾病本身，预防是最好的治疗。如前所述，这可以通过避免或尽量减少那些引起 ATN 的损伤来达到。尽管在该领域还需要更多的临床工作，但已经有资料支持在某些情况下预防性地使用渗透性利尿剂和钙通道阻滞剂来避免 ARF，这些情况包括一些高危险性手术、对高危患者使用造影剂和尸体供肾移植等。

对于已经存在的 ATN 的治疗，除了先前提到的用于少尿型 ARF 研究的 ANP 之外，没有任何治疗手段被证明能够改善肾功能和(或)缩短 ARF 病程。所以,针对 ATN 的治疗还是直接放在预防和对 ARF 并发症的治疗上,这些并发症将列在表 8-7 中。

表 8-7 急性肾衰竭的并发症

1. 体液超负荷
   高血压、全身水肿、急性肺水肿
2. 电解质紊乱
   低钠血症、高钾血症、高镁血症、高磷酸盐血症、低钙血症、高钙血症(肌肉溶解之后)、高尿酸血症
3. 代谢性酸中毒
4. 尿毒症的征象及导致的并发症
   (1) 消化系统:恶心、呕吐、上消化道出血
   (2) 神经系统:精神改变、脑病、昏迷、癫痫、周围神经病变
   (3) 心血管系统:心包炎、尿毒症性心肌病
   (4) 呼吸系统:胸膜炎、尿毒症肺炎
   (5) 血液系统:出血、贫血
   (6) 免疫系统:粒细胞功能降低、淋巴细胞功能降低

(二) 体液紊乱的治疗

ATN 的患者可能是少尿的。这些患者如果接受了大量的静脉补液(这在胃肠外营养治疗中很普遍)或者不限制口服补液,那么很有可能发生体液超负荷。当前有试验将利尿剂、多巴胺、心房利钠肽(ANP)、钙通道阻滞剂等药物以求在部分患者中将少尿型 ATN 转变为非少尿型,但能否降低死亡率仍有待研究。

在 ICU 中,多巴胺常被用来增加肾血流。当剂量为 $0.5 \sim 2\mu g/(kg \cdot min)$ 时,多巴胺通过对多巴胺-1 受体的作用产生血管扩张作用,增加肾血流量。当剂量为 $3 \sim 5\mu g/(kg \cdot min)$ 时,多巴胺能够增加心输出量。已经知道在运用多巴胺治疗后出现的利尿和利钠现象是由于直接作用于肾小管的钠和水的分泌上。大剂量 $>5\mu g/(kg \cdot min)$ 则引起血管收缩。当给予肾功能稳定的患者多巴胺时,其 GFR 和肾血流会增加。然而针对危重患者的一项研究发现,低剂量的多巴胺能够增加尿液的排出但对肌酐的清除则无效。相反,多巴酚丁胺对尿液的排出没有什么作用但却增加了肌酐的清除,可能是因为心输出量和平均动脉压的增加所引起。目前已经明确的是,多巴胺能够增加尿液的排出。由于尿液排出理想的患者有更少的机会出现高钾血症和容量超负荷,这样需要透析治疗的可能也较少,因此那些已经恢复循环血容量之后仍然少尿以及已经排除尿路梗阻因素的患者身上使用多巴胺可能是有益处的。目前还没有肯定将 ARF 患者从少尿型转变为非少尿型能够降低死亡率或者加速肾脏的恢复。接受了上述治疗后仍然少尿的患者要么应该

将入液量限制在等于不显汗损失量和(或)调整到维持合适的左心室充盈压,要么必须尽早接受非保守型治疗。

如果出现了急性体液超负荷,必须要牢记非保守型的治疗比如透析需要一定的时间来准备。需要强调的是,通过使用吸氧、血管舒张药物如硝酸甘油以及动脉扩张药物来控制高血压能够赢得宝贵的时间。当这些非保守型治疗在进行时,使用血液循环利尿剂能够通过扩张静脉并降低心脏前负荷和肺充血以获得暂时的益处。

ARF 患者,无论是少尿型还是非少尿型,都必须小心控制入液量。必须设法将总入液量限制在相当于尿液排出量加上不显汗损失量,以保持体液的平衡。如果已使用了侵入性监测手段,那么肺毛细血管楔入压是容量状况最好的指标;但是在非心源性水肿的情况下,它可能表现为正常。使用髓祥利尿剂可能会增加尿量,但是这些药物对提高 ARF 生存率的影响仍有待证实。支持使用小剂量多巴胺的研究并不充分,不支持在 ATN 患者中广泛使用多巴胺。如果考虑多巴胺治疗试验,输注时间应该限制在 24～48 小时内。其他的使用 ANP、ANP+多巴胺、钙通道阻滞剂、生长因子来研究它们对缺血性或肾毒性 ATN 过程的影响的试验仍在进行中。

(三) 电解质紊乱的治疗

ARF 的患者,特别是继发于 ATN 者,倾向于出现电解质的紊乱,比如酸中毒、高钾血症、高镁血症、高磷酸血症以及低钙血症。在某种程度上,可以通过预防性进食低钾、低蛋白的饮食同时限制液体的摄入以及口服磷酸结合物以尽量减少这些问题。尽管有这些预防措施,但电解质紊乱特别是在少尿型 ARF 患者中还是很可能发生。这些异常现象将在后面有详细的讨论。不过,尽管顽固性的电解质紊乱和顽固性的体液超负荷一样,是进行非保守性治疗的指征,但是千万不能忽视保守性治疗的作用。即使已经决定要进行非保守性治疗,这些保守性治疗方法也能提供宝贵的时间,而且实际上当非保守性治疗还没能纠正这些紊乱的时候,保守性治疗能够起到**挽救生命**的作用。

高钾血症可能是 ARF 中最常见也是最危险的电解质异常。血清钾超过 $6.0mmol/L$ 就必须进行心电图(ECG)的检测,而且接下来的治疗必须根据 ECG 的变化来制订。高钾血症的时候,ECG 上最早的变化是 T 波的高尖。随后是 P 波振幅的减弱,各种传导异常和最后 QRS 综合波的增宽。在严重的高钾血症时,ECG 的轨迹会呈现一个标志性的波形。

我们认为高钾血症时 ECG 上出现任何一个这种

1

改变都应该需要进行某种形式的经静脉内治疗,氯化钙或葡萄糖酸钙,可以拮抗高钾血症对心脏电压的影响,并在实施降钾治疗比如透析之前提供宝贵的时间。通常在这种情况下,使用一个安瓿的氯化钙或两个安瓿的葡萄糖酸钙(4.9mmol 的钙)就能够立即见效。这种治疗不能改变血钾浓度,而且效力只能维持 20 ~ 30 分钟。

静脉用胰岛素,同时使用葡萄糖以防止低血糖,可以使钾从细胞外转移到细胞内。用碳酸氢盐进行碱化也能够产生这种效应。这些方法起效很快,但是效力只能维持较短的时间。反复使用碳酸氢盐,无论是口服还是静脉用,都会伴随容量的增加,这可能导致体液超负荷。同样,因为碱中毒而引起的呼吸代偿也会限制碳酸氢盐的治疗效果。因此,碳酸氢盐只能是为了赢得时间而做的一种急救措施。相反,胰岛素可以持续使钾进入细胞内,因而可以将效力维持较长一段时间。

使用钾结合树脂如聚磺苯乙烯可以将钾从体内转移出去。这种方法可以消除大量的钾,但它需要几个小时的时间来完成。因此,将其单独用于治疗伴随 ECG 改变的急性高钾血症是不够的。在这种情况下,那些急救措施比如静脉内注射钙和(或)胰岛素以及碳酸氢盐就比较合适。高钾血症是一种医疗上的急症,尽管高钾血症最终需要非保守性的治疗方法,但每个临床医师在考虑这种方法的时候都必须知道如何诊断和处理这种急症。

高磷酸盐血症几乎总是伴随着 ARF。虽然有些试验数据提示它可能使 ARF 的病程恶化,但这仍然有待争议。高磷酸盐血症通常是通过口服磷酸盐结合物来治疗的,特别是当血液透析和腹膜透析对磷酸盐的清除受到限制时。极重度的高磷酸盐血症可能在极少的情况下伴有症状性的低钙血症,那么必须考虑行血液透析。较轻度的低钙血症通常最好通过口服磷酸盐结合剂治疗,这能够控制血磷酸盐。在 ARF 时,应该避免使用含镁的抗酸剂或者泻药,以防止产生高镁血症的危险。

ARF 中的酸中毒通常不属于急症,因为它一般发展较慢而且伴有呼吸性代偿。不过酸中毒也有可能因其他原因引起,如继发于循环不足而引起的乳酸性酸中毒,在 ARF 的情况下可能很快就变得很严重。这种情况很难治疗。在乳酸酸中毒的情况下紧急注射碳酸氢钠可能会损害血流动力学的稳定性,因而目前这种做法还极富争议性。即使决定要使用碳酸氢盐,也很难在不引起容量超负荷的情况下运用足够的碳酸氢盐来纠正酸中毒。更麻烦的是,由于循环的不稳定,非保守性治疗如血液透析也难以实施。连续性肾脏替代疗法,如动脉-静脉血液滤过(CAVH)和静脉-静脉血液滤过(CVVH)可能是对这种状况的最好治疗。当酸中毒以较慢的速度发展时,可以通过口服或慢速静注碳酸氢钠来治疗。

(四)营养支持治疗

对 ARF 患者进行合理的营养治疗可能会促进恢复。必须保持热量摄入并且碳水化合物的摄取必须至少为 100g/d 以将酮症和内源性蛋白质分解降至最小。每日需要摄入大约 1.0 ~ 1.8g/kg 的蛋白质来保持正氮平衡。持续透析中的重 ARF 患者需要高达 2.5g/(kg·d)的更高的蛋白摄入来促进正氮平衡。推荐通过饮食或溶液等各种形式利用标准比例的必需氨基酸和非必需氨基酸。要限制饮食中的磷、钾、氯化钠。在危重患者,可以考虑通过全胃肠外营养或肠道内营养进行营养支持。研究表明,对 ARF 患者给予足够的营养可能会提高生存率。

(五)透析治疗

1. 指征　前述方法对于 ATN 引起的 ARF 常显得不够,对保守性治疗呈顽固性的体液和电解质紊乱以及尿毒症征象的出现是透析治疗的指征。恶心和呕吐、精神状况改变、出血倾向以及抗感染能力的下降都是 ARF 的特征。较少见的胸腔积液、尿毒症肺炎、心包炎(心包炎的症状、心包积液的出现或心包摩擦音)和尿毒症性癫痫都是 ARF 的并发症。有关尿毒症将在慢性肾衰竭一章中详细讨论。

以前的一些研究表明早期的、密集的透析使 BUN 低于 80 ~ 100mg/dl 和(或)SCr 保持在 884μmol/L(10mg/dl)以下,能改善患者的发病率和死亡率,但近期研究则没有证明有明显好处。因此,ARF 患者开始透析时应监测到严重的水电解质紊乱或尿毒症综合征,而不是特定的 BUN 或 SCr 阈值。理论上还担心透析治疗本身可能对 ATN 引起的 ARF 的过程有有害的影响。选用何种非保守性治疗方法将由临床医师和医疗中心的经验以及该方法的相对长处和短处所决定。在对尿毒症实施非保守性治疗的时候必须将这些方面考虑在内。

基本上,对 ARF 的渗透治疗局限于血液透析、腹膜透析及连续肾脏替代治疗技术。连续肾脏替代治疗包括较慢的连续性超滤、CAVH、CVVH、连续性动脉-静脉血液透析、连续性静脉-静脉血液透析、连续性动脉-静脉血液透析滤过和连续性静脉-静脉血液透析滤过。我们将在下面一节讨论这些技术的优缺点(表8-8)。

2. 透析治疗的种类

(1)血液透析:治疗 ARF 最常用的方法是血液透析。通过此种技术,用一个血液泵将血液从患者身上

表8-8 ARF的非保守性治疗手段

方　式	优　点	缺　点
间歇性血液透	迅速纠正体液和电解质紊乱	昂贵而且影响血流动力学 需要抗凝 需要血管通路
连续性腹膜透析	较廉价而且对血流动力学的耐受性较好，不需要抗凝或血管通路	纠正体液和电解质紊乱的速度较慢，可能产生渗透和感染
CAVH/CAVHD/CVVH/CVVHD	中等程度的费用 持续进行的体液移除而对血流动力学影响很小 由于出色的体液移除而不需要限制营养	连续性抗凝 纠正体液和电解质紊乱的速度不够快 限制了患者的活动 需要重症监护环境
需要重症监护环境 CAVH/CAVHD	不需血液泵	需要动脉血管通路

注:CAVH 连续性动脉-静脉血液滤过;CAVHD 连续性动脉-静脉血液滤过和透析;CVVH 连续性静脉-静脉血液滤过;CVVHD 连续性静脉-静脉血液滤过和透析

转移到透析器(即人工肾)中,在这里它将来到透析液旁边,它们之间仅隔着一层半透膜。通过它,血液借助弥散作用将溶质顺着浓度梯度转移到透析液中。液体和一些溶质也可能因压力梯度的缘故通过超滤作用穿过滤过器。然后透析后的血液再回输到患者体内。

要实施这个过程,最常见的方法是将一根静脉导管经皮穿刺入锁骨下静脉或者颈静脉,有时也用股静脉导管,还有更少见的斯克利勃纳分流术(Scribncr blunt)有时也会采用。血液透析比腹膜透析或 CAVH 能更快地将液体和溶质转移出去。

血液透析治疗对血流动力学的影响较明显,而且可能合并低血压、缺氧以及因使用抗凝措施(通常是肝素)而引起的出血,而且透析的不稳定性还表现在从痉挛、头痛到癫痫和昏迷等各种情况。尽管还存在争议,但是对 ARF 使用透析治疗而导致的反复低血压很可能导致病程的迁延。有许多临床试验正在进行之中以验证这种假说。血液透析的另一个缺点是其费用高,这和治疗需要的特殊设备以及操作人员的专门培训有关。

通常,血液透析在先前讨论过的指征下使用,并持续到肾脏恢复的证据很明显的时候。在一项小型的前瞻性试验中发现,每天1次的加强透析治疗并不优于更保守性的隔天1次疗法。透析的目的是将BUN 保持在 100mg/dl 以下,控制患者的电解质、酸碱和容量状况,并且防止尿毒症的症状和征象。

(2)腹膜透析:腹膜透析将腹膜作为透析器来进行溶质的转移。它不需要进入循环,而且通常对血流动力学方面的影响小于血液透析。使用这种方法,则需要通过1根经皮导管将透析液注入腹腔中,放置一段时间之后连同经腹膜滤过的尿毒症溶质一起取出。

体液超滤是通过向透析液中加入较高浓度的葡萄糖,借助渗透压梯度实现。对于无分解代谢的患者,腹膜透析能够帮助医师保持其体液和电解质的动态平衡,同时预防尿毒症的症状和征象。

腹膜透析的方法在纠正电解质失衡和体液超负荷的速度上比血液透析慢。因此,它最好被运用在透析指征还不紧急的情况下。尽管其更安全而且普遍耐受性好,但它还是会合并如腹膜炎、透析液渗漏以及少见的水胸。腹膜透析的主要优点是其较低廉的费用,不需要抗凝以及对血流动力学没有影响。该方法的缺点是对体液和电解质紊乱的纠正较慢。

(3)连续性肾脏替代方法:由 Kramer 和其合作者在 1977 年首次报道,这种技术利用患者自身的血压(动脉或静脉)将血液送到血液滤过器中,通过超滤作用移去液体和溶质,然后血液回输到患者体内。该技术可以达到 10~12ml/min 的超滤速度。这就被称作连续性血液透析和连续性血液透析滤过。如果没有合适的动脉通路,那么标准血液透析器所用的血液泵可以提供推动力,通过静脉-静脉通路将血液送到滤过器中。

连续性肾脏替代疗法比血液透析有一定的潜在优势,血流动力学的稳定性很好,在超出 24~48 小时后,在清除溶质上与常规血透同样有效,而且不需要昂贵的设备和专门的血液透析技师。对于容量超负荷的患者,它比腹膜透析能更快地移除液体。这种技术的主要缺点是需要动脉通路,而且必须持续性地抗凝。

血流动力不稳定的患者,比如那些患有脓毒血症者,特别容易出现一过性低血压。对于这种患者,血液透析并不是一种合适的肾脏替代形式。肾病科医师在治疗血流动力不稳定的 ARF 患者比如那些伴有脓毒血症以及多器官衰竭的患者时,多选用连续性肾脏替代疗法。至于选用何种类型的连续性肾脏替代疗法则与多种因素有关,包括临床状况、实用性、临床医师的专业技术以及对体液和电解质异常纠正速度的期望。我们希望连续性肾脏替代疗法能够对患者提供更好的预后。已经有一些间接的证据提示了这种可能性:比如,一些研究发现,需要机械通气的 ARF 危重患者的死亡率接近100%;相比较而言,初步发现使用连续性肾脏替代疗法的相似危重患者其生存率更佳。然而,还需要更大型的前瞻性临床研究来回答连续性肾脏替代疗法是否能够对 ARF 患者的预后产生积极的影响。

(4)透析治疗的并发症:尽管针对 ARF 的透析治疗手段在不断地改良,但是死亡率仍然很高。由于透析及其替代疗法的应用以及对电解质、体液紊乱和尿毒症症状的重视,使得患者通常并非直接死于 ARF 本身。ARF 中继发于凝血功能紊乱的出血现象可能和含氮废物如苯酚及胍基乙酸的积聚有关,但这和 von Willebrand 因子多聚体的不足关系最大。当透析不足以纠正异常出血时间的时候,可以使用一种能够引起 von Willebrand 因子多聚体从内皮细胞中释放出来的物质,1-脱氨基-8-D-精氨酸(DDAVP);注入含有这些多聚体的冷沉淀物能够立即纠正出血时间。如果还需要其他针对出血倾向的更长时间治疗,那么结合雌激素能够增加这些多聚体的合成和释放。肾衰竭多伴有免疫反应和粒细胞功能的损害;这些因素会增加 ARF 患者发生感染的概率。ARF 患者的主要死因就是感染。尽管可以利用透析治疗,但 ARF 仍然是一种非常不利的情况,因此要尽一切努力来避免 ARF 的发生。

(王翔 张元芳)

第四节 弥散性血管内凝血

弥散性血管内凝血(disseminated intravascular coagulation,DIC)是在某些严重疾病基础上,致病因素损伤微血管体系,导致凝血活化,全身微血管血栓形成,凝血因子大量消耗并继发纤溶系统功能亢进,引起以出血及微循环衰竭为特征的临床综合征。DIC 不是一个独立的疾病,而是可由众多疾病继发的一种病理生理过程及终末损害为多脏器功能衰竭的严重并发症。DIC 大多数起病急骤、病情复杂、进展迅速、预后凶险,若不及时诊断抢救,常可危及生命。DIC 有急性和慢性两型,以急性型为常见,占80%以上。慢性型并非由急性型演化而来,基础疾病多为恶性肿瘤、免疫性疾病及妊娠过程中的抗原-抗体反应等,临床表现以

轻、中度出血为主,循环衰竭或脏器衰竭表现较轻或不明显,实验室检查血小板、凝血因子水平正常或接近正常,临床不易发现。DIC 曾有不同的命名,如继发性纤溶、去纤维蛋白综合征、血管内溶血纤溶综合征等。

【病因】

综合国内外资料,DIC 病因以感染性疾病最为常见,其次为恶性肿瘤、严重创伤、重症肝病、病理产科,这5类疾病约占 DIC 发病总数的80%以上。

(一)感染性疾病

占 DIC 的30%~36%。

1. 细菌感染 含内毒素的革兰阴性菌败血症引起的 DIC 最多见,如脑膜炎球菌、大肠埃希菌、铜绿假单胞菌、阴沟杆菌、克雷伯杆菌、痢疾杆菌、肺炎杆菌等。其次革兰阳性菌如金黄色葡萄球菌、表皮葡萄球菌、溶血性链球菌、肺炎球菌、产气荚膜杆菌等。

2. 病毒感染 常见的病毒性疾病有病毒性肝炎、流行性出血热、水痘、麻疹、风疹、单纯疱疹、病毒性心肌炎、传染性单核细胞增多症等。

3. 其他 斑疹伤寒、羌虫病、粟粒性结核、疟疾、黑热病、钩端螺旋体病、组织胞浆菌病、阿米巴病、急性血吸虫病等。

(二)恶性肿瘤

约占 DIC 病因的25%。如急性白血病、淋巴瘤等血液肿瘤,其他实体瘤最多见于肺癌、胰腺癌、前列腺癌、卵巢癌及肝癌等。

(三)病理产科

文献报道差异较大,在4%~21%之间。产科 DIC 的发生率约占分娩总数的0.1%,是产科大出血及产妇死亡的主要原因之一。见于羊水栓塞、感染性流产、死胎滞留、妊娠期高血压症、子宫破裂、胎盘早剥、前置胎盘等。

(四)手术及创伤

占 DIC 的1%~15%。富含组织因子(TF)的器官如脑、肺、前列腺、胰腺、子宫及胎盘等因手术及创伤释放 TF,诱发 DIC。大面积烧伤、严重挤压伤、骨折及毒蛇咬伤也易致 DIC。近年广泛开展的器官移植更是其常见并发症。

(五)医源性疾病

占 DIC 的4%~8%。主要与某些药物、大型手术、肿瘤放化疗以及医疗过程中的意外有关。

(六)全身各系统疾病

如:感染性休克、恶性高血压、巨大血管瘤、肺源性心脏病、心肌梗死、感染性或非感染性血栓性心内膜炎、肺栓塞、急性呼吸窘迫综合征、急性坏死性胰腺炎、急性出血性坏死性肠炎、重症肝炎、急性肾小管坏死与肾皮质坏死、急性肾炎、溶血性贫血、血型不合输

血、糖尿病酮症酸中毒、重症甲状腺功能亢进、系统性红斑狼疮、多动脉炎、急性血管炎、中暑、一氧化碳中毒等。

【病理及病理生理】

（一）微血栓形成

微血栓形成是 DIC 的特征性病理变化，主要存在于肺、肾、心、脑等重要脏器，也可见于肝、脾、胃肠道、皮肤黏膜等部位。在有微血栓形成的脏器，可出现一过性功能损害甚至不可逆的功能衰竭。

（二）凝血功能异常

为 DIC 最常见的病理生理变化，实验室检查阳性率达 90% ~ 100%。其发展过程大致可分为三个阶段：

1. 初发高凝期 以血小板活化、黏附、聚集并释放大量血小板因子、凝血酶及纤维蛋白形成为主要特征。该期一般持续时间较短，血小板与凝血因子尚未大量消耗，纤溶亢进也不明显，故血浆纤维蛋白（原）降解产物（FDP）不会显著增多。但患者凝血时间常明显缩短，采血容易凝固。

2. 消耗性低凝期 由于高凝期血管内微血栓广泛形成，纤维蛋白原、血小板、凝血酶原、凝血因子的大量消耗以及纤溶酶对凝血因子的降解，血栓形成过程逐渐减弱，血液凝固性降低，患者表现为广泛而严重的出血倾向，并进一步加重微循环衰竭。该期持续时间较长。

3. 继发性纤溶亢进期 多见于 DIC 后期，也可与低凝期同时存在。该阶段随着血管内血栓形成、大量血小板和凝血因子消耗以及抗凝机制代偿性增强，纤溶亢进成为 DIC 病理生理过程中的主要特征。患者常表现为广泛而严重的出血倾向，出现不可逆性器官功能衰竭。血液呈明显低凝状态，凝血时间显著延长甚至完全不能凝固，血小板、凝血因子水平低下，FDP 显著增高，多种纤溶试验提示纤溶功能亢进。

（三）微循环障碍

微循环衰竭或休克是 DIC 的重要发病诱因，也是 DIC 最常见的病理生理变化之一。发生机制主要为①基础疾病的作用，如感染、创伤等；②广泛出血导致循环血容量减少；③肺、肝、肠系膜等多部位血栓导致肺静脉、门、腔静脉压力升高，回心血量和心输出量减少；④缓激酶激活引起全身血管扩张，血压下降；⑤FDP 引起血管通透性增加，血浆外渗，有效血容量进一步下降；⑥纤维蛋白降解的肽 A、肽 B 可使小血管收缩，进一步减低组织灌流量；⑦心肌毛细血管内微血栓形成，伴心肌细胞肿胀、变性甚至断裂，心脏功能受损，心输出量减少。

（四）微血管病性溶血

DIC 发生微血管病性溶血的机制为：①红细胞难

以通过因微血栓形成而发生堵塞的血管管腔；②反射性毛细血管痉挛，加重毛细血管痉挛程度；③缺血、缺氧、酸中毒及各种毒素的影响损伤红细胞或其脆性增加，使受损红细胞在通过狭窄的毛细血管时遭受机械性损伤而破坏，产生大量红细胞碎片和畸形红细胞。红细胞的破坏增多引起骨髓造血代偿性增加，故外周血可出现幼稚红细胞。如溶血严重，骨髓造血代偿不足，可发生与出血程度不相一致的贫血。

【临床表现】

由于 DIC 常发生在一些诊断已经明确的较为严重的原发病基础上，早期症状极易被忽视。又因 DIC 进展大多迅速，患者在较短时期内经历高凝状态、消耗性低凝、弥散性血管内纤维蛋白血栓形成以及继发性纤溶亢进等一系列相互交叠的病理生理过程，临床表现往往显得错综复杂，有时难与原发病症状明确区分。

（一）出血

出血是 DIC 最常见的临床表现，发生率高达 85% 以上。但高凝期可无出血；慢性型出血可不严重甚至无出血症状。DIC 出血的特点为自发性、多发性，出血部位可遍及全身。如牙龈及鼻黏膜出血、大片皮肤瘀斑可伴坏死、伤口及穿刺部位渗血不止或血不凝固；内脏出血，如咯血、呕血、尿血、便血、阴道出血等，严重者可发生颅内出血。

（二）休克及微循环衰竭

休克及微循环衰竭是 DIC 的主要临床表现之一，发生率约为 30% ~ 80%。有时候可出现在出血症状之前。以革兰阴性杆菌败血症最常见。表现为一过性或持续性血压下降，与出血量不成比例。早期即出现肾、肺、大脑等器官功能不全，表现为肢体湿冷、少尿、呼吸困难、发绀及神志改变等。休克一旦发生后，会加重 DIC，形成恶性循环。

（三）微血管栓塞

微血管栓塞发生率为 40% ~ 70%，分布广泛。浅层皮肤栓塞，多见于眼睑、四肢、胸背及会阴部。表现为皮肤发绀，出血性大疱，栓塞部位斑块状坏死或溃疡形成。肢体血管内栓塞可引起坏死或坏疽。黏膜损伤易发生于口腔、消化道、肛门等部位。器官栓塞、缺血，可导致器官功能障碍甚至衰竭。肾微血管栓塞表现为腰痛、血尿、蛋白尿、少尿甚至发生急性肾衰竭。肺微血管栓塞时可引起呼吸困难、发绀、呼吸窘迫综合征和呼吸衰竭。脑微血管栓塞可有颅内高压综合征、意识障碍及昏迷等。

（四）微血管病性溶血

DIC 的溶血较为轻微，发生率较低，国内报告为 7.0% ~ 15.2%。早期不易觉察。因红细胞强行通过血管内纤维蛋白血栓的网状蛋白结构,受到机械损伤,周围血象中可见碎裂红细胞,红细胞可呈球形及其他各种畸形。少数急性发作时,出现溶血症状。可有高热、寒战、黄疸、腰背酸痛以及进行性贫血、网织红细胞增高、血红蛋白尿等表现。

【实验室检查】

实验室检查结果是诊断 DIC 的重要依据。常规选择的检查项目主要包括:血小板计数,血浆凝血酶原时间(PT)测定,活化部分凝血活酶时间(APTT)测定,凝血酶时间(TT)测定,血浆纤维蛋白原含量测定,纤维蛋白(原)降解产物(FDP)及血浆 D-二聚体等。在急性型 DIC,几乎所有病例都有血小板减少。如果在怀疑为急性 DIC 的病例中,血小板的计数持续保持在正常范围,则 DIC 的可能性不大。革兰阴性细菌引起的急性 DIC,血小板减少常发生于凝血异常出现之后。在急性 DIC 早期或在一些慢性 DIC 中 PT,APTT 可正常,甚至缩短,这可能是由于凝血因子被激活后产生的促凝作用。通常在急性 DIC 发生后凝血因子迅速被消耗,同时受到 FDP 的影响,APTT、PT 及 TT 均会延长。血浆中纤维蛋白原,因子 V 及因子Ⅷ等都有迅速明显的下降,但凝血酶时间延长与纤维蛋白原含量减少可不成比例。纤维蛋白溶解时间测定,临床上常采用的是优球蛋白溶解时间测定,由于在这项检验中血浆中除去了纤维蛋白抑制物,增加了纤维蛋白溶解的敏感性。正常值应超过 2 小时。如在 2 小时内溶解,表示纤维蛋白溶解亢进。FDP 的检查以往采用的是乳胶颗粒凝集法不敏感,在有些十分典型的病例中,检查结果也可正常。因此临床上用纤维蛋白裂片如 D-二聚体及 E 复合体等来替代,具有较高敏感性和特异性。血浆鱼精蛋白副凝固试验(简称 3P 试验)及乙醇胶试验是反映 DIC 血浆内可溶性复合体的一种试验,在 DIC 中 FDP 与纤维蛋白单体可结合成可溶性复合物,而加入鱼精蛋白或乙醇胶则可使复合物分离,析出纤维蛋白单体及 FDP 后自我聚合,形成沉淀。在这两种试验中,3P 试验的特异性差,假阳性多;乙醇胶试验较可靠,但阴性多。其他用于 DIC 诊断的实验室检查有 α_2-抗纤溶酶、纤维蛋白肽 A(FPA)、血浆凝血酶-抗凝血酶复合物(TAT)、血浆纤溶酶-抗纤溶酶复合物(PAP)以及凝血酶原片段 1+2(F1+2)等。但 FPA、TAT、PAP、F1+2 这 4 项指标对凝血酶纤溶酶产生的敏感性过高,其阳性结果与 DIC 符合率较差,目前主要用于 DIC 前期的实验诊断。部分患者外周血涂片可出现畸形红细胞和红细胞碎片,表示红细胞在通过有纤维蛋白网堵塞的微血管时遭到破坏,即发生微血管病性溶血。偶尔在有些病例中,可出现血浆游离血红蛋白升高及血红蛋白尿。

【诊断与鉴别诊断】

(一) 国内诊断标准

第 8 届全国血栓与止血学术会议(2001 年),国内专家对 1999 年的国内 DIC 标准进行了修订。具体如下:

1. DIC 诊断一般标准

(1) 存在易于引起 DIC 的基础疾病。如感染、恶性肿瘤、病理产科、大型手术和创伤等。

(2) 有下列两项以上的临床表现:①严重和多发性出血倾向;②不能用原发病解释的微循环障碍或休克;③广泛性皮肤、黏膜栓塞,灶性缺血性坏死、脱落及溃疡形成,或不明原因的肺、肾、脑等脏器功能衰竭;④抗凝治疗有效。

(3) 实验室检查符合下列标准(上述指标存在的基础上,同时有以下三项异常):①PLT<100×10⁹/L 或呈进行性下降;②纤维蛋白原含量<1.5g/L,或>4.0g/L,或呈进行性下降。③3P 试验阳性,或 FDP>20mg/L 或血浆 D-二聚体水平升高(阳性);④PT 缩短或延长 3 秒以上,APTT 延长 10 秒以上;⑤对疑难或其他特殊患者,可考虑新 AT、FⅧ:C 和凝血、纤溶及血小板活化分子标记测定。

2. 肝病合并 DIC 的实验室诊断标准

(1) PLT<50×10⁹/L 或呈进行性下降,或血小板活化代谢产物增高。

(2) 纤维蛋白原含量<1.0g/L。

(3) 血浆 FⅧ:C<50%(必备)。

(4) PT 较正常对照值延长>5 秒。

(5) 3P 试验阳性或血浆 FDP>60mg/L 或 D-二聚体水平升高(阳性)。

3. 白血病合并 DIC 的实验室诊断标准

(1) PLT<50×10⁹/L 或呈进行性下降,或血小板活化代谢产物增高。

(2) 纤维蛋白原含量<1.8g/L。

(3) PT 较正常对照值延长>5 秒或进行性延长。

(4) 3P 试验阳性或血浆 FDP>60mg/L 或 D-二聚体水平升高(阳性)。

4. 基层医疗单位 DIC 实验诊断参考标准(具备以下三项以上指标异常)

(1) PLT<100×10⁹/L 或呈进行性下降。

(2) 纤维蛋白原含量<1.5g/L 或进行性下降。

(3) 3P 试验阳性或血浆 FDP>20mg/L。

(4) PT 较正常对照值延长>3 秒或呈动态性变化。

(5) 外周破碎红细胞>10%。

(6) 红细胞沉降率<10mm/h。

2012 年中华医学会血液学分会血栓与止血学组

又制订了一个《弥散性血管内凝血诊断与治疗中国专家共识》，其中提出 DIC 的一般诊断标准包括：

1. 临床表现

（1）存在易引起 DIC 的基础疾病。

（2）有下列一项临床表现：①多发性出血倾向。②不易用原发病解释的微循环衰竭和休克。③多发性微血管栓塞的症状、体征。

2. 实验室检查指标　同时有下列三项以上异常：①PLT<$100×10^9$/L 或进行性下降。②血纤维蛋白原含量<1.5g/L 或进行性下降，或>4.0g/L。③血浆 PDF >20mg/L，或 D-二聚体水平升高或阳性，或 3P 试验阳性。④PT 缩短或延长 3 秒以上，或 APTT 缩短或延长 10 秒以上。

（二）国外标准

1. 国际血栓止血学会/科学标准化委员会（The International Society of Thrombosis and Haemostasis/Scientific and Standardization Committee，ISTH/SSC）（2001）推荐的显性 DIC 的积分诊断法。

风险评估：当存在下列八种情况中的任何一种时，被认为存在 DIC 的风险，可进入下述方法进行积分评估；如果不存在，则不进入积分评估。

（1）败血症/严重感染（任何微生物）。

（2）创伤（多发性创伤、神经损伤、脂肪栓塞）。

（3）器官毁损（如严重胰腺炎）。

（4）恶性肿瘤（实体瘤、骨髓增殖/淋巴增殖性肿瘤）。

（5）病理产科（羊水栓塞、胎盘早剥）。

（6）血管异常（Kasabach-Merritt 综合征、大血管动脉瘤）。

（7）严重肝衰竭。

（8）严重中毒或免疫反应（蛇咬伤、毒品、输血反应、移植排斥）。

ISTH/SSC 推荐的积分评估方法如下：

（1）PLT≥$100×10^9$/L=0 分，(50 ~ <100)×10^9/L =1 分，<$50×10^9$/L=2 分。

（2）纤维蛋白原相关产物标记升高（如可溶性纤维蛋白单体、sFb、FDP）

无升高=0 分，中度增加=2 分，明显增加=3 分（sFb/FDP 具体项目、方法、异常值标准可根据当地实验室具体情况拟定）。

（3）PT 延长<3 秒=0 分，3 ~ 6 秒=1 分，>6 秒=2 分。

（4）纤维蛋白原水平≥1.0g/L=0 分，<1.0g/L=1 分。

积分诊断：总积分≥5 分符合显性 DIC 诊断，需每日重复积分 1 次；积分 2 ~ 4 分，可能为非显性 DIC，应

每 1 ~ 2 日重复积分进行动态观察。

2. ISTH/SSC 推荐的非显性 DIC 诊断标准亦为积分评估诊断法，其中包含了前 DIC 的诊断，但由于非显性 DIC 的概念不够确切，临床实用价值不高，经 10 余年的实践，目前基本上已被否定。

（三）鉴别诊断

1. 原发性纤维蛋白溶解综合征　原发性纤维蛋白溶解综合征是一种没有凝血酶形成的纤维蛋白（原）溶解亢进症，不存在血小板的活化，故血小板计数正常或仅有轻度减少；各种反映凝血酶生成和凝血因子消耗的试验也应基本正常，如 3P 试验阴性，D-二聚体正常或轻度升高，但纤维蛋白原含量明显减少。临床血栓形成和休克少见，也不发生微血管病性溶血。

2. 严重肝病　由于凝血因子大多在肝脏合成，故严重肝病引起的出血可见血纤维蛋白原及其他多个凝血因子的减少。但患者多有明确的肝脏疾病史，一般无血栓形成表现，FDP、3P 试验及 D-二聚体检测正常，外周血涂片不出现畸形红细胞和破碎红细胞增多。

3. 血栓性血小板减少性紫癜　以血小板减少和微血管病性溶血为突出表现，可伴有发热、神经系统症状、肾脏损害，但缺乏凝血因子消耗及纤溶亢进等证据。ADAMTS13 活性以及抗体检测是诊断本病的重要手段，但应注意肝病、DIC、急性感染及肿瘤播散患者 ADAMTS13 活性也可降低。

4. 原发性抗磷脂综合征　原发性抗磷脂综合征（APS）以下临床特点可与 DIC 鉴别：①临床表现有血栓形成、习惯性流产、神经症状（脑卒中、癫痫、偏头痛、舞蹈症）、皮肤症状（网状皮斑、下肢溃疡、皮肤坏死、肢端坏疽）以及肺高压症等；②实验室检查为抗心磷脂抗体（ACA）阳性、狼疮抗凝物质（LA）阳性、抗 β_2-GPI 抗体阳性等。

5. HELLP 综合征　该综合征为子痫的一种类型，症状包括妊娠期溶血（hemolysis）、肝转氨酶升高（elevated liver enzymes）和血小板计数下降（low platelet）。其病理特点是肝脏内皮细胞的严重损伤，发生机制可能由于胎盘介导的针对肝脏的急性炎症反应所致，多发生在妊娠最后 3 个月，呈亚急性过程。凝血参数大多正常，出血和血栓症状不明显，分娩后可缓解。但也有向 DIC 转化的病例。

【治疗】

（一）治疗原发疾病

如原发病得到控制，DIC 治疗易获得疗效。如原发病不能控制，往往是治疗失败的主要原因。

（二）抗凝治疗

抗凝治疗是终止 DIC 病理性凝血过程、减轻器官

功能损害的关键措施之一。

1. 肝素是治疗 DIC 最主要的抗凝药物。目前临床使用的肝素分为普通肝素（标准肝素）和低分子肝素（LMWH）两种。

（1）普通肝素作用机制：与 AT-Ⅲ 分子中的赖氨酸残基结合成复合物，抑制 FXa、FⅡa 活性，同时还抑制 FⅧa、FⅪa、FⅨa 活性，抑制凝血酶对纤维蛋白原的水解作用等。还可刺激血管内皮细胞释放 t-PA，促进纤溶，抗血小板聚集，使其凝血活性受到抑制。适应证：①DIC 早期：血液处于高凝状态，患者 CT、PT、APTT 缩短，采血时极易凝固；②血小板和血浆凝血因子进行性下降，迅速出现紫癜、瘀斑或其他出血体征；③明显多发性栓塞现象，如肾衰竭或呼吸功能衰竭等；④顽固性休克：常规抗休克治疗效果不明显。禁忌证：①有活动性出血：如结核、消化性溃疡或脑出血，或原有严重出血性疾病；②手术或创伤未经良好止血；③DIC 晚期有多种凝血因子缺乏及明显纤溶亢进；④肝功能衰竭导致凝血因子合成障碍及肝素灭活能力下降；⑤蛇毒所致 DIC。用法：应根据具体情况而定，尽可能个体化。①预防：一般推荐成人剂量为 1000U/d，或 0.25～0.5mg/kg，皮下注射，12 小时 1 次。②治疗：一般推荐成人剂量为 6000～12 000U/d，或 300～600U/h，连续静脉滴注，或 62.5～125U/kg 在 30～60 分钟内滴完，以后每 4～6 小时静脉滴注 1 次，或每 6 小时皮下注射 1 次。监测：肝素治疗过程中，若试管法凝血时间（CT）≥30 分钟或 APTT>100 秒提示肝素过量，应立即停药，并用鱼精蛋白对抗，鱼精蛋白 1mg 约可中和肝素 1mg（肝素 1mg＝125U）。CT20～30 分钟适宜，<12 分钟无效，>30 分钟过量，TT、APTT 维持正常对照 1.5～2 倍。如有条件作血浆肝素浓度测定，一般维持在 0.2～0.5U/ml 较为安全。肝素治疗有效指标：①出血症状停止或减少；②休克纠正或改善，尿量增加；③血小板计数或纤维蛋白原含量未继续下降；④DIC 实验室检查指标趋于正常。肝素治疗无效可能原因：①DIC 病因未能有效去除；②因血小板大量破坏导致血小板第 4 因子（PF4）大量释放于血液中，后者有拮抗肝素的作用；③DIC 过程中大量消耗 AT-Ⅲ，使肝素抗凝作用下降；④严重酸中毒，肝素灭活速度加快；⑤DIC 晚期以继发性纤溶亢进为主。

（2）低分子肝素（LMWH）：为一组由普通肝素裂解或分离出的低分子碎片。与普通肝素比较，低分子肝素有以下主要特点：①抗 FXa 作用更强，其抗 FXa 与抗凝血酶活性比例为 4∶1，而普通肝素为 1∶1；②低分子肝素去除了部分与血小板结核的部位，用药后诱发血小板减少及功能障碍者相对少见。③用量较小，对抗凝血酶（AT）的依赖性较低，而且不诱发 AT 水平

下降。④皮下注射吸收率高达 90%（普通肝素 ≤50%），抗 FXa 作用可持续 24 小时（普通肝素 0.68 小时）。⑤促进内皮细胞释放 t-PA 作用强，对早、中期 DIC 治疗有利。⑥与鱼精蛋白结合速度快，而且结合后仍保持其抗 FXa 活性。用法：①预防：每日 50～100IU/kg，分 1 次或 2 次皮下注射，疗程 5～10 天或更长。②治疗：75～150IUAXa（抗 FXa 国际单位）/（kg·d），分 2 次皮下注射。疗程 3～5 天。监护：常规剂量下一般不需要监护，如用量过大或怀疑用药相关性出血，可采用抗 FXa 试验进行监测，0.4～0.7IU 为最佳治疗剂量。

2. 其他抗凝及抗血小板药物

（1）复方丹参注射液：20～40ml，加入 100～200ml 葡萄糖溶液中静脉滴注，每日 2～3 次，连续用 3～5 天。

（2）抗凝血酶（AT）：AT 是一种重要的凝血抑制物。由于 AT 消耗性降低见于 80% 的急性 DIC 患者，普通肝素又可以加剧 AT 的减少，故有人提出 AT 可与肝素合用治疗 DIC，但疗效不确切。

（3）噻氯匹定（ticlopidine）：通过稳定血小板膜抑制 ADP 诱导的血小板聚集。250mg，口服，每日 2 次，连续 5～7 天。

（4）重组人活化蛋白 C（APC）：国外曾有报道小剂量 APC 可降低重症败血症患者死亡率。但新的临床试验未能证实其疗效。严重血小板减少（<30×10⁹/L）患者慎用。

（三）替代治疗

替代治疗以控制出血风险和临床活动性出血为目的。适用于有明显血小板或凝血因子减少证据而且已进行病因及抗凝治疗，DIC 仍然未能得到良好控制并有明显出血表现者。

1. 新鲜冷冻血浆等血液制品　每次 10～15ml/kg，也可使用冷沉淀。纤维蛋白原水平较低时，可输入纤维蛋白原；首次剂量 2.0～4.0g，静脉滴注。24 小时内给予 8.0～12.0g，可使血浆纤维蛋白原升至 1.0g/L。

2. 血小板悬液　未出血的患者 PLT<20×10⁹/L，或者存在活动性出血且 PLT<50×10⁹/L 的 DIC 患者，需紧急输注血小板悬液。

3. FⅧ及凝血酶原复合物　偶在严重肝病合并 DIC 时考虑应用。

（四）支持及对症治疗

抗休克治疗，纠正缺氧和酸中毒，维持水及电解质平衡是 DIC 治疗过程中不可忽视的环节，有时候对抢救成功与否起着举足轻重的作用，必须严密监测，及时处理。

（五）纤溶抑制药物

仅适用 DIC 的基础病因已控制，继发性纤溶亢进

已成为迟发性出血主要原因的患者。为避免这类药物诱导微血栓发展,宜与肝素同时应用,少尿或肾功能不全时不用或慎用。常用制剂有:氨基己酸(EACA)、氨甲苯酸(对羧基苄胺、PAMBA)以及氨甲环酸(止血环酸)。

(六)溶栓疗法

主要用于 DIC 后期、脏器功能衰竭明显及经上述治疗无效者。尚属试验探索阶段,可试用尿激酶或 t-PA。

(七)糖皮质激素

不作为常规应用,但下列情况可予以考虑:①基础疾病需要糖皮质激素治疗者。②感染中毒性休克合并 DIC 已经有效抗感染治疗者。③并发肾上腺皮质功能不全者。

(许小平)

第五节　肝　衰　竭

肝衰竭是临床常见的严重肝病综合征,病死率极高。目前对肝衰竭的定义、分类、诊断和治疗等问题尚无一致意见。根据中华医学会感染学分会和中华医学会肝病学分会制订的《肝衰竭诊疗指南》2012 年版,肝衰竭的定义为多种因素引起的严重肝脏损害,导致其合成、解毒、排泄和生物转化等功能发生严重障碍或失代偿,出现以凝血机制障碍、黄疸、肝性脑病、腹水等为主要表现的一组临床症候群。肝脏本身疾病如肝硬化、肝炎、毒素等原因引起的肝衰竭和昏迷已被广泛研究,然而,人们对严重创伤、感染和休克后产生的急性肝衰竭的认识以及肝衰竭在 MSOF 进展中的地位认识不足。本节将重点讨论严重创伤、感染和休克后的急性肝衰竭。

【分类】

根据病理组织学特征和病情发展速度,肝衰竭可分为四类:急性肝衰竭(acute liver failure, ALF)、亚急性肝衰竭(subacute liver failure, SALF)、慢加急性肝衰竭(acute-on-chronic liver failure, ACLF)和慢性肝衰竭(chronic liver failure, CLF)。急性肝衰竭的特征是起病急,发病 2 周内出现以 Ⅱ 度及以上肝性脑病(按Ⅳ度分类法划分)为特征的肝衰竭综合征;亚急性肝衰竭起病较急,发病 15 天~26 周内出现肝衰竭综合征;慢加急性肝衰竭是在慢性肝病基础上出现的急性肝功能失代偿;慢性肝衰竭是在肝硬化基础上,肝功能进行性减退导致的以腹水或门静脉高压、凝血功能衰竭和肝性脑病等为主要表现的慢性肝功能失代偿。严重创伤、感染和休克导致的肝衰竭主要是指急性肝衰竭。

【病因】

在我国引起肝衰竭的主要病因是肝炎病毒(主要是乙型肝炎病毒),其次是药物及肝毒性物质(如乙醇、化学制剂等),包括严重感染、创伤和休克。在欧美国家,药物是引起急性、亚急性肝衰竭的主要原因;酒精性肝损害常导致慢性肝衰竭。儿童肝衰竭还可见于遗传代谢性疾病。

创伤后急性肝衰竭的致病因素较多,包括肝脏缺血、缺氧、内毒素、胆红素、心衰及细菌感染等。

【发病机制】

1. 肝脏缺血、缺氧　肝脏的血液循环由门静脉和肝动脉双重供应,其中 75% 的血液来自富含营养的门静脉,25% 来自富含氧的肝动脉。休克时,门静脉系统的血流量比肝动脉减少得早且显著,此时肝脏更多地依靠肝动脉供氧。肝脏的上述病理特点造成了该脏器对缺氧的高敏感性。

2. 缺血、缺氧后,肝细胞内 ATP 生成减少,钠泵功能降低,造成细胞内钠离子和水增加,导致细胞水肿和细胞器改变。尤其是溶酶体破裂,释放出水解酶加重组织细胞的破坏。休克中、晚期,由于血管抑制物质的释放和(或)其被降解作用的减低等因素,造成肝静脉、门静脉阻力增加,导致肝淤血,加重了缺血、缺氧性损害。因此,在休克和缺血、缺氧情况下,肝脏对蛋白、尿素合成,胆红素结合,乳酸的代谢,血糖的维持以及单核-吞噬细胞系统的吞噬和解毒功能均受到不同程度的损害。

3. 氧自由基在肝细胞损伤中起着重要的作用。在生理状态下,氧自由基的生成与清除处于动态平衡。在病理情况下,尤其是在肝脏缺血再灌注后氧自由基生成明显增加,从而进一步加重了肝细胞的损伤。

4. 内毒素对肝脏的损害　创伤合并的低灌流状态可导致胃肠道黏膜屏障功能损伤,使胃肠腔内的细菌和毒素移位,同时单核-吞噬细胞系统功能的下降则是形成内源性内毒素血症的原因。毒血症时肝脏损伤机制还不完全清楚,可能的机制包括直接损伤肝细胞,细胞因子或炎症介质介导肝损害以及肝脏血流动力学改变,肝血流量减少,导致肝细胞缺血等。

5. 胆红素负荷增多　创伤、感染、休克引起的持续低血压,使肝脏的血流灌注降低,肝脏缺血、缺氧,导致肝细胞受损,可以产生黄疸。抗休克治疗时输入的大量库血以及服用某些可以引起溶血的药物也是引起黄疸的原因之一。

6. 心、肺功能不全　ARDS 并发的右心衰竭,以及血、气胸、人工辅助通气,尤其是呼气末正压(PEEP)

等,均可增高肝静脉系统压力,极易导致肝组织细胞水肿,造成肝细胞损伤。

7. 感染　严重感染,除革兰阴性细菌产生的内毒素可引起肝细胞损伤外,革兰阳性细菌可以产生溶血性毒素,引起溶血。

8. 肝脏 Kupffer 细胞是全身单核-吞噬细胞系统最大和最主要的部分,约占 70%。严重休克时,不但肝细胞受到损伤,单核-吞噬细胞系统的功能也下降,尤其在内毒素作用下,Kupffer 细胞可产生大量的 IL-1、TNF、PGE2 等介质,造成组织损伤或灌流障碍,影响蛋白质合成与能量代谢,最后导致 MSOF。

【临床表现】

1. 肝酶升高　肝衰竭早期临床症状多不明显。丙氨酸氨基转移酶(alamine aminotransferase, ALT)和乳酸脱氢酶(lactate dehydrogenase, LDH)在正常值上限的 2 倍以上。

2. 凝血功能异常　肝功能衰竭均有不同程度的凝血功能异常。早期凝血酶原活动度(prothrombin activity, PTA)≤40%,中、晚期 PTA≤20%,凝血酶原时间延长 4~6 秒或更长(INR≥1.5),全身出现出血点或瘀斑。

3. 黄疸　血清胆红素从开始的正常值逐渐升高,血清总胆红素超过 34.2μmol/L(2mg/dl),严重的超过 171μmol/L 或每日上升 17.1μmol/L。胆红素快速和进行性升高者预后不良。临床上有厌油、食欲缺乏、腹胀等症状。

4. 神经系统障碍　最早出现的多为性格的改变,如情绪激动、精神错乱、躁狂、嗜睡等,以后可有扑翼样震颤、阵发性抽搐和踝阵挛等,逐渐进入昏迷。晚期各种反射迟钝或消失、肌张力降低。

5. 低蛋白血症　肝衰竭时,进食减少以及肝细胞合成蛋白功能低下;同时内分泌失衡,蛋白分解加速,迅速形成程度不等的低蛋白血症。

6. 感染　肝细胞损害的同时,单核-吞噬细胞系统也遭受损害,其吞噬、杀菌解毒功能均受到抑制,加上肝细胞合成蛋白功能低下,各类免疫球蛋白功能减退,患者极易感染。严重而难以控制的感染又会加重肝细胞损害,加剧肝衰竭,甚至死亡。

【诊断】

急性肝衰竭的诊断标准尚无统一标准。美国肝病联合会(American Association for the Study of Liver disease, AASLD)推荐的诊断标准是起病 26 周内,以前无肝硬化病史,出现凝血功能异常(通常 INR≥1.5)和任何程度的神经系统的改变。而我国于 2006 年 10 月出台第一部有关肝衰竭的指南,并于 2012 年进行了更新。指南指出肝衰竭的临床诊断需要根据病史、临床

表现和辅助检查等综合分析而确定。急性肝衰竭是指急性起病,2 周内出现 Ⅱ 度及以上肝性脑病(按 Ⅳ 度分类法划分)并有以下表现者:①极度乏力,并有明显畏食、腹胀、恶心、呕吐等严重消化道症状;②短期内黄疸进行性加深;③出血倾向明显,PTA≤40%[或国际标准化比值(INR)≥1.5],且排除其他原因;④肝脏进行性缩小。

【鉴别诊断】

黄疸是严重创伤、感染和休克后肝衰竭容易发现的症状,在诊断方面应与以下情况相鉴别:

1. 麻醉药和某些药物的不良反应　麻醉药在手术后可导致轻度的肝功能异常及短暂的轻度胆红素升高,可能与机体对麻醉和手术的应激反应有关。需要指出的是氟烷的过敏反应可导致严重的肝坏死。此外,磷中毒及某些抗生素、氯丙嗪等也可造成肝细胞损害,引起急性肝功能不全。

2. 肝外胆管阻塞　创伤或手术后并发的胆管周围感染、脓肿、肿大的淋巴结、血肿等对胆管的压迫,以及肝外胆管的狭窄、粘连等均可发生黄疸,这种黄疸是梗阻性的,一般肝细胞功能多属正常。此外,尚有相应的腹部症状可资鉴别。

3. 潜在的肝病和肝炎　创伤后由于休克、低灌流等,肝细胞遭受缺氧打击,使患者原有潜在的肝病恶化,或者以前感染的病毒性肝炎复燃。这两种情况较为少见,较多见的是由于输血和血浆制品所致的乙型肝炎或丙型肝炎,血清病原学标志检测阳性。

4. 胆红素负荷增多　主要是输注大量库血引起。由于库血中含有大量的胆红素,再加上创伤、休克、感染时肝功能已有一定抑制和损害,容易引起黄疸。此类患者血清酶少有变化,可以鉴别。

【治疗】

治疗肝衰竭的方法很多,但目前尚无特异性对肝脏有效的措施。原则上强调早期诊断、早期治疗,针对不同病因采取相应的病因治疗措施和综合治疗措施,并积极防治各种并发症。

(一) 内科综合治疗

1. 补充有效循环血量,防治再灌注损伤　休克引起的组织低灌注状态可以导致肝脏缺血、缺氧,是创伤、休克后发生肝衰竭的最重要的原因。因此,积极防治休克,及早恢复门静脉系统的有效循环血量,以减少因胃肠道黏膜损伤引起的肠道细菌和内毒素移位造成肝脏的损害。复苏补液前或复苏的同时给予自由基清除剂或抗氧化剂,如大剂量维生素 E 和维生素 C 是有效的。

2. 保持正常的心、肺功能　创伤后并发的 ARDS 或右心衰竭均可增加肝静脉压力,引起肝细胞损伤。

因此,积极防治心、肺功能不全十分重要。同时,应尽可能避免或去除一切可能增加中心静脉压、导致肝淤血的因素,如 PEEP 的使用等。

3. 控制感染 防治全身感染,减少对肝细胞有害毒素的产生是保护肝脏的重要措施。预防性使用抗生素,对严重创伤,特别是开放性或合并空腔器官损伤时,在获得细菌学培养结果前,体表损伤用对革兰阳性菌作用较强的抗生素,合并内脏损伤的则可加强抗革兰阴性杆菌的抗生素,除非有明确指征,一般不宜常规使用抗厌氧菌的药物。

4. 积极纠正低蛋白血症,补充白蛋白或新鲜血浆,并酌情补充凝血因子。

5. 加强全身营养支持,注意纠正水电解质和酸碱平衡 推荐肠道内营养,包括高碳水化合物、低脂、适量蛋白质饮食;进食不足者,每日静脉补给足够的液体和维生素,保证每日 6272kJ(1500kcal)以上总热量。尽可能早期胃肠内营养支持,一方面可保护肠黏膜屏障功能,减少细菌和内毒素移位对肝脏的影响;另一方面还可提供某些不能合成的必需氨基酸。

6. 避免应用肝毒性药物 尽量避免应用对肝脏有损害的抗生素或镇静麻醉药物。

（二）人工肝支持治疗

人工肝是通过体外的机械、物理化学或生物装置,清除各种有害物质,补充必须物质,改善内环境,暂时替代衰竭肝脏部分功能的治疗方法,能为肝细胞再生及肝功能恢复创造条件或等待机会进行肝移植。人工肝支持系统分为非生物型、生物型和组合型三种。

1. 非生物型人工肝 目前已在临床广泛应用并被证明确有一定疗效,包括血浆置换(plasma exchange,PE)、血液灌流(hemoperfusion,HP)、血浆胆红素吸附(plasma bilirubin absorption,PBA)、血液滤过(hemofiltration,PDF)、血液透析(hemodialysis,HD)、白蛋白透析(albumin dialysis,AD)、血浆滤过透析(plasmadiafiltration,PDF)和持续性血液净化疗法(continu-ous blood purification,CBP)等。由于各种人工肝的原理不同,应根据患者的具体情况选择不同方法单独或联合使用:伴有脑水肿或肾衰竭时,可选用 PE 联合 CBP、HF 或 PDF;伴有高胆红素血症时,可选用 PBA 或 PE;伴有电解质紊乱时,可选用 HD 或 AD。

2. 生物型和组合型人工肝 不仅具有解毒功能,而且还具备部分合成和代谢功能,是人工肝发展的方向,现在处于临床研究阶段。

干细胞治疗肝衰竭是具有应用前景的研究方向,虽然在动物实验中获得了较好疗效,但在临床应用中尚缺乏足够的经验及证据。

（罗 奋）

第六节 肠功能衰竭

严重感染、应激、休克以及大手术后胃肠道功能容易衰竭。在 MSOF 中,胃肠道也是易受损伤的靶器官之一,胃肠功能衰竭是 MSOF 的一个组成部分。据报道,严重创伤、危重患者发生应激性胃出血者约占 3%,死亡率约为 54%。

【定义】

胃肠道功能衰竭是指肠道功能丧失,不能吸收营养物质;急性或应激性溃疡出血;胃肠道黏膜屏障受损,细菌移位或免疫功能改变。

【发病机制】

1. 休克或严重感染时全身微循环血流量下降,胃肠道黏膜下微循环血流锐减,造成缺血、变性、黏膜坏死或通透性增高。

2. 长期静脉高营养,没有食物进入消化道消化、吸收,直接导致胃肠道黏膜萎缩,屏障功能减弱,造成大量细菌和内毒素移位。

3. 细菌经肠道进入门静脉系统,引起 Kupffer 细胞分泌细胞因子(如 TNF、IL-1 等)增加,加重休克和微循环障碍,反过来加重胃肠道黏膜的缺血。

4. 大量使用抗生素,使肠内菌群失调。肠内益生菌受到抑制,耐药性外源性致病菌大量繁殖。

5. 胃肠道黏膜含有丰富的黄嘌呤氧化酶系统,机体复苏时再灌注时产生的毒性反应性氧代谢产物(reactive oxygen metabolites,ROMs),超氧阴离子自由基,过氧化氢和氢氧自由基,对胃肠道细胞膜脂质、核酸、酶和受体造成损害,导致细胞功能受损,最终导致细胞死亡。

6. 重症患者机械性辅助通气超过 48 小时是胃肠道出血的高危因素。

【临床表现】

胃肠道功能衰竭主要表现为中毒性肠麻痹、应激性溃疡、消化道出血、肠道营养耐受不良(吸收不良、腹泻),急性无结石性胆囊炎。

【诊断】

临床诊断需结合病史,经内镜证明胃肠道出血,或是由于穿孔或手术及外伤后 5~7 天不能进食。

【治疗和预防】

1. 危重患者预防性使用 H_2 受体拮抗剂(如雷尼替丁,西咪替丁等)或质子泵抑制剂(proton pump inhibitors,PPIs)如奥美拉唑能有效预防应激性溃疡出血。

2. 胃黏膜保护剂硫糖铝能有效预防应激性溃疡出血,同时能降低院内肺炎的发生。

3. 如果患者胃肠道功能存在,应考虑通过各种途径尽早给予肠内营养,促进肠道运动,维持肠道黏膜正常的屏障作用,预防胃肠功能的衰竭。

4. 补充外源性双歧杆菌、乳酸杆菌,阻止有害细菌在肠道内繁殖,促进受损肠黏膜屏障及生物屏障的修复,有效防治肠道细菌和内毒素移位。

(罗 奋)

第七节 心功能衰竭

作为围术期多器官功能衰竭的常见并发症,心力衰竭可发生在各年龄阶段。主要表现形式有两种:新发急性心衰及在原有心功能不全的基础上发生心功能急剧恶化,均称为急性心力衰竭(acute heart failure, AHF),临床上以急性左心衰竭最为常见,急性右心衰竭则极少见。急性左心衰竭指急性发作或加重的左心功能异常所致的心肌收缩力明显降低、心脏负荷加重,造成急性心排出量骤降、肺循环压力突然升高、周围循环阻力增加,引起肺循环充血而出现急性肺淤血、肺水肿并可伴组织器官灌注不足和心源性休克的临床综合征。急性右心衰竭是指某些原因使右心室心肌收缩力急剧下降或右心室的前后负荷突然加重,从而引起右心排出量急剧减低的临床综合征。急性心衰大多数表现为收缩性心衰,也可以表现为舒张性心衰;发病前患者多数合并有器质性心血管疾病。围术期急性心衰可能与心脏收缩或舒张功能异常有关,也可能由心律失常或心脏前、后负荷异常引起,可发生在既往无任何器质性心脏病的患者中,并不一定存在基础心脏疾病。AHF 常可危及生命,需要迅速处理。

【发病机制和分类】

从病理生理角度分析,心力衰竭的发生主要是心肌收缩力减退、心脏前后负荷异常所致,围术期心力衰竭也不例外。心肌收缩力异常的常见原因为心肌缺血或心肌炎症,前者多发生在围术期心肌梗死或心绞痛的患者,而心肌炎症多继发于全身感染、败血症、休克、DIC、胰腺炎等基础上,由于病原微生物的损害、全身非特异性炎症反应、心肌抑制因子的作用、心肌供血不足等综合因素,导致心肌收缩力减退,发生心力衰竭。

心脏负荷包括前、后负荷两个方面。心脏后负荷的增加主要原因是围术期高血压。围术期的患者可能术前存在高血压,也有部分患者在术后发生。虽然术后高血压的定义不同,但通常收缩压≥140mmHg、舒张压≥90mmHg 即可诊断。术后高血压的机制因人而异,术前应用 β 受体阻滞剂者停药反跳、围术期交感神经兴奋性升高、术后容量负荷过多是常见的原因。心脏前负荷的增加主要是补液过多、过快,血容量过多。

导致心衰的原因还包括围术期不适当使用药物对心功能的负性影响、心律失常等因素。围术期使用负性肌力药物均有可能影响心功能。常见的负性肌力药物有:非二氢吡啶类钙拮抗剂、β 受体阻滞剂及 IC 类抗心律失常药物(如普罗帕酮)。对于术前存在冠心病及高血压的患者,可能需要使用钙拮抗剂及 β 受体阻滞剂治疗,这些药物过量可导致术后低排及心动过缓。快速性或过缓性心律失常也可导致心脏排血量的急剧减少、诱发心衰。其中,快速性心律失常的常见类型为快速心房颤动、阵发性室上性心动过速、室性心动过速等。电解质紊乱是这些心律失常的常见诱因。低钾血症常导致围术期室性心律失常,对于出现室性期前收缩者均应该检测电解质。术后低镁血症可发生各种心律失常,其中以房性心律失常多见。围术期使血镁维持在>1.0mmol/L 水平可降低心律失常的风险。

【病因】

围术期急性心衰的常见病因有多种(表8-9),各种因素可直接导致心力衰竭的发作。①心肌缺血。既往冠心病加重、或者手术诱发冠状动脉斑块不稳定,新发心肌梗死,心肌收缩力丧失。②心脏负荷急剧增加。手术后-补液过多、速度太快、容量负荷增加;同时围术期高血压导致心脏后负荷增加。③心律失常。手术后出现的心律失常通常由于可治疗的非心脏问题,包括电解质紊乱、感染、低血压、代谢紊乱、低氧状态所引起,心律失常诱发心力衰竭。④术后肾衰竭、透析治疗或呼吸衰竭、使用人工呼吸机,加重心脏负荷,发生心力衰竭。AHF 的常见的诱因为:①各种感染,最常见的是肺部感染和肠道感染。②过度体力活动或情绪激动。③用药不当。④围术期原有心脏病变加重(如心脏瓣膜疾病等)。

【临床表现】

急性左心衰在临床上主要表现为急性肺水肿。由于肺毛细血管楔压急剧升高,症状发展常迅速而严重。患者突发呼吸困难,每分钟呼吸达 30~40 次,鼻孔扩张,吸气时出现锁骨上窝及肋间隙凹陷。患者常取坐位,不能平卧;双腿下垂、面色灰白、大汗淋漓、烦躁不安、皮肤湿冷、有时出现发绀。可出现频繁咳嗽、哮喘、咯粉红色泡沫痰液。

体格检查:两肺野遍布湿啰音及哮鸣音,心率快、出现奔马律,肺动脉瓣区第二音增强、第一心音低钝。由于交感神经兴奋性升高,早期患者常常血压升高,随着病情的进一步发展,血压逐步下降,严重时出现心源性休克。有时患者的症状以左心衰竭为主，心排量降低、肺淤血。表现为劳力性呼吸困难、端坐呼吸、夜间阵发性呼吸困难，有时咳嗽、咳痰、咯血，伴有乏力、心悸、少尿，肺部湿啰音、心脏扩大、舒张期奔马律等。有时以右心衰竭为主，患者体静脉淤血。表现为消化道症状，腹胀、食欲缺乏、恶心；体检身体低垂部位水肿，颈静脉充盈或怒张，肝大淤血。如果患者出现全心衰竭，多为继发于左心衰竭后的右心衰竭，呼吸困难等肺淤血症状反而有所减轻。

表 8-9　围术期急性心力衰竭的常见病因

1. 慢性心衰失代偿（冠心病、扩张型心肌病）
2. 急性冠脉综合征
   （1）急性心肌梗死、不稳定型心绞痛导致心肌功能障碍
   （2）心肌缺血后乳头肌功能不全或者断裂、室间隔穿孔、室壁瘤
   （3）右心室梗死
3. 高血压危象
4. 急性心律失常快速性心房颤动、房扑、室性心动过速、心室颤动等
5. 心脏瓣膜反流或严重的主动脉瓣狭窄
6. 急性重症心肌炎
7. 主动脉夹层及急性心脏压塞
8. 高排综合征
   （1）败血症
   （2）甲状腺危象
   （3）贫血
   （4）分流综合征
9. 其他非心源性因素
   （1）对治疗依从性差、停药
   （2）容量负荷过重
   （3）感染、肺炎或败血症
   （4）哮喘
   （5）严重的颅脑损伤或其他部位的大手术
   （6）药物滥用或酗酒

AHF 常见的六种临床类型为：①慢性心力衰竭的急性失代偿，慢性心力衰竭症状加重，患者通常症状体征较轻。②急性肺水肿，严重的呼吸急促、两肺湿啰音，此型临床常见。③心源性休克、心脏低排综合征。血压下降、少尿、组织低灌注，严重心源性休克低血压、器官低灌注、无尿。④伴高血压的 AHF。出现急性心力衰竭的症状、体征，同时伴有血压升高，LVEF 通常降低不明显。⑤高排心力衰竭心排量增加、HR 快、四肢温暖。⑥右心衰竭低排综合征、颈静脉怒张、肝脾肿大、低血压。

【诊断及鉴别诊断】

见表 8-10 和表 8-11。

表 8-10　AHF 常用的实验室检查

血常规	必需检查
血肌酐/尿素氮	必需
电解质	必需
血糖	必需
心肌标志物	必需
血气	必需
D-二聚体	必需
CRP	可考虑
GPT/GOT	可考虑
尿常规	可考虑
BNP/NT proBNP	必需
INR	严重心力衰竭、抗凝前

表 8-11　心源性哮喘与支气管哮喘的鉴别诊断

	心源性哮喘	支气管哮喘
年龄	老年	青少年
既往病史	有高血压、冠心或瓣膜病	有哮喘或过敏史
症状	端坐呼吸	与体位关系不大
痰	有粉红色泡沫痰	白色黏痰
肺部听诊	两肺干、湿啰音	以哮鸣音为主

根据典型的症状、体征，一般不难作出诊断。有时需要和支气管哮喘鉴别。合并心源性休克时，要与其他原因导致的休克鉴别。按照美国 2005 年 AHF 指南，AHF 的诊断步骤包括：询问病史、临床体检等评估；胸部 X 线片、心电图检查；血氧饱和度测量；实验室检查包括 C 反应蛋白（CRP）、电解质、肌酐、B 型利钠肽（B-type natriuretic peptide，BNP）或氨基端 B 型利钠肽（NT-Pro-BNP），以及心肌标志物检测。所有患者尽可能做超声心动图检查。

BNP 水平及床旁超声心动图检查是鉴别围术期患者心源性哮喘和支气管哮喘十分有用的手段。床旁超声心动图测定左室功能、可迅速了解心脏收缩情况。BNP 是在心室容积扩张和压力负荷增加时，由心室释放的心脏神经激素。心力衰竭引起心房内压增加，导致 BNP 从心室的储藏颗粒中释放，主要反映心室功能。因此，左心室功能不全患者血浆 BNP 水平增高，且增高的程度与心功能不全的程度相关。以往的研究提示，在左室扩大早期、心脏收缩功能不全出现之前，患者血浆 BNP 水平就已经开始升高。BNP 水平升高可直接反映患者左室的张力及心室腔的扩大，经过有效治疗后，BNP 水平可明显下降，提示心功能的改善，有助于判断预后。

急性肺栓塞是 AHF 需要鉴别的另一疾病,它是指栓子进入肺动脉及其分支,阻断组织血液供应所引起的病理和临床综合征。患者常有创伤、骨折、长期卧床、血栓性静脉炎以及妊娠和分娩等病史。有远端静脉发生血栓、脂肪栓、羊水栓、菌栓、瘤栓、空气栓的可能性,常有久病卧床后突然离床活动或胸腹腔用力过度等诱因。临床表现为发病急骤,重者突然出现心悸、呼吸困难、恐惧不安、剧烈胸痛、干咳、咯血,也可出现哮喘、恶心、呕吐、头晕、晕厥,甚至休克与猝死。体检可发现低热、发绀、呼吸次数增加、窦性心动过速、P2 亢进、胸骨左缘第 2 肋间收缩期杂音、三尖瓣反流性杂音、胸膜摩擦音等。重者可有发绀、休克和急性右心衰竭征象。胸部 X 线检查常见征象为栓塞区域的肺纹理减少及局限性透过度增加,可见楔形、带状、球状、半球状肺梗死阴影,也可呈肺不张影;而 AHF 的患者肺纹理增加,有肺水肿表现可鉴别。肺梗死时可伴发肺动脉高压,出现急性肺心病,可见右心增大征。最为常见的心电图表现为 SI 加深,Q III 出现及 T III 倒置,心前区导联 $V_1 \sim V_4$ T 波倒置,或完全性/不完全性右束支传导阻滞。血气分析:可出现低氧血症和低碳酸血症。测定 D-二聚体(D-dimer)有鉴别诊断价值,对肺栓塞敏感性高。对怀疑肺栓塞的患者,应该早期进行床旁超声心动图检查,以确定心功能状态;对于 Doppler 显示右室负荷过重,右房压升高者,尤其要警惕肺栓塞。必要时进行核素通气-灌注肺扫描(V/Q),可作为肺栓塞的主要诊断方法。肺栓塞肺灌注显像表现为肺叶、肺段或多发亚肺段放射性分布稀疏或缺损,有助于鉴别诊断。肺动脉造影可作为鉴别诊断的金标准。

【围术期心衰的预防】

外科手术前正确评估心功能、筛选高危人群有助于降低围术期心力衰竭的发生率。术前评估的内容包括:

1. 心理评估　了解患者及家属对手术相关并发症的认识情况,克服恐惧、焦虑、紧张心理。

2. 心衰相关病史的采集

(1)是否有过心脏受损的病史,如心肌梗死、心肌病、心衰病史。

(2)是否有瓣膜功能异常、心脏手术病史。

(3)是否存在心肌缺血、心功能不全的症状:目前是否有心慌、气促、心绞痛、水肿等症状。

(4)是否存在感染、贫血、电解质紊乱、出血等心衰的可能诱发因素。

3. 体检　重点观察颈静脉是否怒张、两肺底是否存在湿啰音、有无心界扩大及心脏杂音、有无心律失常、肝脾是否肿大、腹主动脉有无杂音、双下肢有无水肿。

4. 目前心功能状况的评估　6 分钟步行的距离,夜间有无呼吸困难及不能平卧,可否不休息步行上三楼。超声心动图检查心脏有无增大,左室射血分数(LVEF)测定。

5. 心电图、X 线胸片、肝肾功能检查、出凝血时间等常规检查。

围术期心血管高危人群包括:急诊手术,肝肾功能异常、特别是血肌酐>2mg/dl 显著心脏扩大、二尖瓣反流,有左心功能不全病史,高龄(>75 岁),贫血,糖尿病及卒中病史,低体重、慢性阻塞型肺气肿。

围术期需要强化处理、推迟或取消手术(急诊手术除外)的常见情况有:急性心肌梗死(7 天内),或近期(7~30 天)心肌梗死,临床症状或无创性检查有重要的心肌缺血危险的证据;不稳定性或重度心绞痛(加拿大分级 III 或 IV 级);失代偿性心力衰竭;明显的心律失常:高度房室传导阻滞;有基础心脏病者,伴有症状性室性心律失常。室上性心律失常,心室率未控制;严重的心瓣膜病。

围术期存在中危险因素的患者,出现心脏并发症危险增加,须对患者状况仔细评定,根据具体情况决定是否手术。这些情况包括:轻度心绞痛(加拿大分级 I 或 II 级);有既往心肌梗死史或存在病理性 Q 波;心衰代偿期,或既有有心衰史;糖尿病(特别是胰岛素依赖型);肾功能减退(血肌酐>2mg/dl)。具有轻度危险因素:高龄,异常心电图(LVH,LBBB,ST-T 异常);异位心律(如房颤);心功能状态减退(如不能提一袋杂物上一段楼梯);卒中史;未控制的高血压;患者于术前应作无创性评估,静息左心室功能测定(心脏超声、核素),LVEF<35% 者出现并发症的危险大。对于冠心病的患者,无随机临床试验证实术前预防性经皮穿刺冠状动脉支架术(PCI)能减少围术期心脏事件发生率,亦无前瞻性研究明确延缓手术时间多长最佳。

围术期电解质、水及酸碱平衡对于维持正常心功能也十分重要。围术期过快、过多地补充血容量可导致心脏容量负荷过重,诱发心力衰竭。通常存在心力衰竭高危因素的患者,术后 48 小时内每天补液的净水量<1500ml,应检测血钠、血钾、血镁水平,血钾保持在(4.5±0.5)mmol/L、血镁宜≥1.0mmol/L。糖尿病患者要注意使用胰岛素,补液中可以生理盐水为主,术后 24 小时内,出现轻度的代谢性酸中毒或碱中毒,只要肾功能正常,通常可自行缓解,不必特殊处理。

【治疗】

围术期心力衰竭的治疗首先要纠正诱发因素,包括:心律失常、感染、甲亢、高血压、补液过多。治疗目标是缓解临床症状及改善预后。AHF 的常用的抢救准备有:心肺复苏设备及辅助通气设备、心电图、氧饱和度监测、建立静脉通路、监测动脉压、备用主动脉内球囊反搏治疗设备(IABP)。

AHF 的治疗流程:

面罩吸氧或 CPAP(目标 SpO₂>95%);

吗啡 2.5~5mg iv p.r.n

袢利尿剂静脉推注(呋塞米 40~60mg);

血管扩张剂:硝酸甘油、硝酸异山梨醇酯或硝普钠;

正性肌力药物:毛花苷丙、多巴酚丁胺、米力农等;

静脉充盈压低:给予液体扩容;

根据实验室检查结果维持电解质及酸碱平衡。

特殊情况的起始治疗:心衰由急性心肌梗死引起应进行急诊 PCI 等再灌注治疗,严重的心脏机械问题进行急诊外科手术矫正。

急性肺水肿的紧急处置如下:

1. 四肢轮扎 患者取坐位,双腿下垂;采用橡皮条或者血压计袖带,轮流结扎四肢,减少静脉回流,每隔 15~20 分钟放松一肢体,轮流加压。

2. 高流量吸氧(10~20ml/min)50% 乙醇湿化或者有机硅消泡剂湿化,以降低肺泡表面张力,利于肺泡通气。如果氧分压不能维持,血氧饱和度在 90% 以下,应该采用正压呼吸,面罩给氧,呼吸机呼气末正压辅助呼吸,以提高血氧饱和度水平。

3. 吗啡 为治疗急性肺水肿有效的药物,应及早使用,除非存在禁忌证(呼吸衰竭、颅内出血、神志不清、COPD 等)。它通过减弱中枢交感神经激动、扩张外周动静脉、同时镇静、减轻患者烦躁不安、降低心肌氧耗量而发挥作用。通常 10mg 吗啡溶于 10ml 生理盐水中,3~5mg 静脉推注,3 分钟内推完;必要时间隔 15 分钟重复推注,共 2~3 次。

4. 快速利尿 呋塞米 20~40mg,于 2 分钟内推完。利尿剂 5 分钟内发挥作用,30 分钟达高峰,持续作用 2 小时。它同时有扩张静脉作用,用药后患者出现利尿作用时,常常提示病情好转。心力衰竭患者对

利尿剂不敏感的处理:限制水、钠摄入,补充血容量(容量不足时),增加利尿剂的剂量或使用次数,进行弹丸注射和直接静脉推注,联合使用利尿剂(加氢氯噻嗪、氨体舒通等),联合使用利尿剂及小剂量多巴胺/多巴酚丁胺,减少 ACEI 和 ARB 的剂量;必要时考虑超滤透析治疗。

5. 血管扩张剂 急性肺水肿时外周动脉收缩而抑制左心排血,同时左心衰时交感神经兴奋性增加、也可升高血压,增加心脏后负荷,此时应使用血管扩张剂,降低动脉血压,减轻后负荷;扩张静脉血管,减少回心血量,降低心脏前负荷,发挥治疗心衰的作用。常用的药物有:硝普钠、硝酸甘油或硝酸异山梨酯针剂。硝普钠初始剂量为 20~40μg/min,每 5 分钟增加 5μg,维持量 300μg/min;硝酸甘油初始剂量为 5~10μg/min,每 3 分钟增量 5μg/min,维持量 50~100μg/min。硝酸异山梨酯针剂可 10mg 直接静脉推注,30~50mg 加入葡萄糖 250ml 中,30~60ml/h 静脉维持。用药至肺水肿缓解,或者动脉压降低至 100mmHg 以下。如果患者存在低血压(收缩压 90mmHg 以下),可同时使用多巴胺或者多巴酚丁胺滴注,以避免血压过低。

6. 正性肌力药物 强心苷适用于心房颤动伴有快速心室率者,通常毛花苷丙 0.4mg 加入液体 20~40ml,缓慢推注。必要时 30 分钟后可以重复使用,剂量 0.2~0.4mg。洋地黄的绝对禁忌证是洋地黄中毒,相对禁忌证有:重度二尖瓣狭窄伴窦性心律者、高度房室传导阻滞、心动过缓或病窦综合征(无起搏器保护)、显著的低钾血症、W-P-W 综合征伴房颤。中毒表现为各种心律失常:室性期前收缩二联律、非阵发性交界性心动过速、房颤合并房室传导阻滞(快速心律失常合并传导阻滞是特征表现);消化道症状:恶心、呕吐;中枢神经症状:黄视等。中毒处理:停药、纠正电解质紊乱、药物提高心率、一般不宜电复律。非洋地黄类正性肌力药物的种类及用法见表 8-12。

表 8-12 常用非洋地黄类正性肌力药物的用量

药 物	静脉推注剂量(Bolus)	静脉滴注剂量
多巴酚丁胺	无	2~20μg/(kg·min)
多巴胺	20mg iv	<3μg/(kg·min)扩张肾动脉、利尿 3~5μg/(kg·min)正性肌力作用 >5μg/(kg·min)收缩血管、升高血压
米力农	25~75μg/kg 10~20 分钟	0.375~0.75μg/(kg·min)
氨力农	0.25~0.75mg/kg	1.25~7.5μg/(kg·min)
左西孟坦	12~24μg/(kg·min)	0.1μg/(kg·min),可在 0.05~0.2μg/(kg·min)之间调整
异丙基肾上腺素	无	0.2~1.0μg/(kg·min)
肾上腺素	1mg iv,3~5mg 后可重复	0.05~0.5μg/(kg·min)

1

氨茶碱对解除支气管痉挛有效。除了舒张支气管平滑肌外,还有正性肌力作用,可扩张外周血管,并有利尿作用。对于心源性及支气管哮喘难以鉴别时可以使用。常用量:0.25g 以葡萄糖 20～40ml 稀释后 10 分钟静脉推注,必要时 0.5mg/(kg·h)维持,12 小时后减量至 0.1mg/(kg·h)。

创伤血流动力学监测对严重心衰的患者决定容量负荷、使用利尿剂、使用血管活性药物有帮助(表 8-13),可根据心导管检测心脏排量(CI)、肺毛细血管楔嵌压(PCWP)、收缩压(SBP)的高低指导药物应用。

表 8-13 根据创伤性心导管血流动力学检测指标指导心衰治疗

CI	降低	降低	降低	降低	正常
PCWP	低	高或正常	升高	升高	升高
SBP(mmHg)	>85	<85	>85		
治疗原则	补充血容量	血管扩张剂(硝酸甘油或硝普钠),同时要补充血容量	给予正性肌力药物(多巴酚丁胺/多巴胺)及利尿剂	血管扩张剂(硝酸甘油或硝普钠)、利尿剂、正性肌力药物如米力农、左西孟坦(levosimendan)	正性肌力药物、利尿剂 如果血压低,使用收缩血管药物

左西孟坦为一种新型的钙增敏剂,是目前治疗 AHF 的有效药物。除此之外,AHF 的其他治疗还包括重组人脑利钠肽(rBNP)静脉注射及主动脉内气囊反搏(IABP)治疗。rBNP 静脉注射的适应证:急、慢性失代偿性心力衰竭,急性冠脉综合征(ACS)。禁忌证:心源性休克、收缩压<90mmHg、对本品任何一种成分过敏者。给药方案:急性期治疗负荷剂量:1.5～2.0μg/kg,静脉滴注:0.0075～0.01μg/(kg·min)维持 24～48 小时。长期治疗推荐剂量和滴速:0.0075μg/(kg·min),1～2 次/周,疗程 12 周。大部分患者静脉滴注期间不需要调整剂量。

IABP 治疗通过舒张期在主动脉内扩张充气球囊,可增加冠脉血流灌注、增加舒张压、提高外周组织血流灌注。主要应用于心源性休克,可增加每搏量(SV)及心输出量(CO),升高血压。要根据患者身高选择球囊,身高<162cm 者选择 30ml 球囊,162～182cm 者选择 40ml 球囊,>182cm 选择 50ml 球囊。IABP 使用的禁忌证为主动脉瓣关闭不全、主动脉瘤或主动脉血管型的疾病、动脉粥样硬化与严重的周围血管疾病、脑死亡患者、疾病末期如癌症转移、室上性心律失常(窦性心动过速或室上性心动过速)的患者。对于心肌梗死后心源性休克的患者,IABP 治疗可明显降低病死率。

(罗心平 施海明)

第 九 章

围术期处理

围术期的处理在外科治疗中占据非常重要的地位。其处理是否及时、恰当，将直接关系到外科治疗的最终结果。合理的围术期处理可能使术后并发症发生率及手术死亡率降到最低程度。未作必要的术前准备而匆忙手术，很容易导致术后各种并发症的发生，甚至使手术失败。同样，术后的密切观察也至关重要，对病情突然变化的及时针对性处理可避免一些严重后果的发生。外科治疗的终点是患者彻底康复，只有做好围术期的处理，才可能达到这个目标。因此，临床外科医师都应该十分重视这项工作。

第一节　手术前准备

术前准备最基本的内容是全面了解病情，包括病史、重要器官功能和危险因素的评估，以及完成针对性检查以确立疾病的诊断。无论手术大小，术前都应该认真完成术前小结书写、高年资医师手术审批等规范性步骤。针对手术的特殊准备也应包括在内。此外，术前还应把病情及治疗计划与患者及其家属充分沟通。

（一）术前准备

1. 输血和补液　施行大中手术者，术前应作好血型和交叉配合试验，备好一定数量的血制品。对有水、电解质及酸碱平衡失调和贫血的患者应在术前予以纠正。发热、频繁呕吐、消化道瘘等常有脱水、低钾血症及酸碱失衡，都应检测动脉血气及血电解质浓度，针对性给予补充治疗，待其基本纠正之后再做手术。对于急症患者，也需在患者内环境基本稳定后再行手术。如果一味追求尽早手术，而忽视了内环境的失衡，患者常难以耐受手术创伤，术后很可能会出现器官功能障碍甚至衰竭，导致治疗失败。当存在大动脉出血、开放性气胸等危急病情时，则必须紧急手术。

术前判断患者的血容量状态很重要，可从体征（如皮肤弹性及舌部湿润度等）获得最基本的迹象，每小时尿量也是有价值的指标。重症、复杂患者则需根据中心静脉压（CVP）测定值来判断。急性失血的患者，可先给予血浆代用品以快速纠正其低血容量状态。然后，再根据血象检测结果决定是否需要补充血制品。若血红蛋白<70g/L，血细胞比容（Hct）<30%，应给予浓缩红细胞。老年、心肺功能不良者，补充血制品的指征可放宽，血红蛋白浓度以达到100g/L水平为宜。慢性贫血患者由于其对低血红蛋白水平已有耐受性，且其循环血容量已处于相对平衡状态，因此只需小量补充浓缩红细胞以改善贫血状态，若过量补充则反而会有诱发心力衰竭的危险。

2. 营养支持　慢性疾病及恶性肿瘤患者的营养不良发生率较高。营养不良者的免疫功能及组织愈合能力均很差，术后并发症的发生率明显增加。但为改善其营养状态并非易事。存在的病因（如恶性肿瘤、消化道梗阻或瘘）使患者不可能在短期内口服摄入更多的食物。因此，一经诊断有不同程度的营养不良（根据体重变化、血浆白蛋白、前白蛋白水平等），就应实施2周左右的肠外营养（parenteral nutrition，PN）或肠内营养（enteral nutrition，EN）。关于营养支持的详细内容，可见第四章。

3. 预防感染　手术前应采取多种措施提高患者的体质，预防感染，如及时处理龋齿或已发现的感染灶、患者在手术前不与罹患感染者接触等。术中严格遵循无菌技术原则，手术操作轻柔，减少组织损伤等都是防止手术野感染的重要环节。下列情况需要应用预防性抗生素：①涉及感染病灶或切口接近感染区域的手术；②肠道手术；③操作时间长、创伤大的手术；④开放性创伤，创面已污染或有广泛软组织损伤，创伤至实施清创的间隔时间较长，或清创所需时间较长以及难以彻底清创者；⑤癌肿手术；⑥涉及大血管的手术；⑦需要植入人工制品的手术；⑧器官移植术。

4. 胃肠道准备　胃肠道手术患者在术前1天开始改食流质饮食；各类手术前12小时禁食；术前4小

时停止饮水。这些常规措施可使胃保持空虚,防止麻醉或手术过程中因呕吐而发生呼吸道吸入。有幽门梗阻的患者在术前应行洗胃。施行结直肠手术的患者在术前一天口服泻剂或行清洁灌肠,并从术前 2～3 天开始口服肠道制菌药物(如卡那霉素、甲硝唑等),以减少肠道菌对手术野的污染。

5. 其他准备　手术前夜可酌情给予镇静剂,以保证良好的睡眠。如发现患者有与疾病无关的体温升高,或妇女月经来潮等情况,应延迟手术日期。患者在进手术室前应排尽尿液。估计手术时间长或是盆腔手术,应留置导尿管。由于疾病原因或手术需要,可在术前放置胃管。术前应取下患者的可活动义齿,以免麻醉或手术过程中脱落或造成误咽、误吸。手术区域的皮肤毛发一般不作常规剃除,位于头皮、腋部、会阴部的备皮范围以不影响手术操作为度。备皮宜在送手术室之前进行,避免因过早剃毛所致的皮肤微小破损而留存潜在的感染灶,可减少术后感染的发生。

(二) 患者的心理及生理准备

患者及其家属对手术的认识不一。有些患者认为手术很简单,以往健康状态又很好,因此对可能发生的并发症或意外毫无思想准备。更多的患者及家属则是对手术有明显的恐惧、焦虑情绪。这两种思想状态都应在术前予以纠正,既不能太乐观,也不要过分紧张。医务人员应从关怀、鼓励出发,就病情、施行手术的必要性及可能取得的效果,手术的危险性及可能发生的并发症,术后恢复过程和预后,以及清醒状态下施行手术因体位造成的不适等,以恰当的言语和安慰的口气对患者做适度的解释,使患者能以正确的心态配合手术和术后治疗。同时,也应就疾病的诊断、手术的必要性及手术方式,术中和术后可能出现的不良反应、并发症及意外情况,术后治疗及预后估计等方面,向患者家属和(或)单位负责人做详细介绍和解释,取得他们的信任和同意,协助做好患者的心理准备工作,配合整个治疗过程顺利进行。应履行书面知情同意手续,包括手术知情同意书、麻醉知情同意书、输血治疗同意书等,由患者本人或法律上有责任的亲属(或监护人)签署。遇到为挽救生命的紧急手术而家属来不及赶到时,必须在病历中有病情、紧急手术指征、上级医师的决定等的详细记录。特殊情况下,需在术前向科室主任、医院相关部门汇报、备案。

术前与患者充分沟通的内容还包括:正确对待术后创口疼痛,理解术后早期下床活动的可能性及重要性;强调术后咳痰的重要性,并训练正确的咳痰方法等。术前两周起应停止吸烟。让患者术前做好在病床上解大小便的训练。

第二节　手术后的常规处理

手术后处理是围术期的一个重要阶段,是连接手术与术后康复之间的桥梁。术后处理得当,能减轻手术应激、减少并发症的发生。及时发现异常情况,并作积极处理,可使病情转危为安。

(一) 术后医嘱及术后病程记录

术后应立即完成术后医嘱及术后病程记录这两项医疗文件,特别是术后病程记录不能忽略。病情变化存在不可预见性,一旦术后发生病情突变,在场的急救医师唯有从术后病程记录中得知手术名称、术中发现及手术过程等信息,作为实施急救的重要参考资料。术后医嘱应很完整,包括生命体征监测、吸氧、静脉输液、抗生素及其他药物的应用,以及伤口护理,各种管道、插管、引流物的处理等。

(二) 卧位

术后卧式的选择是根据麻醉方式、患者状态、原发病的性质、术式等因素而定。除非有禁忌,全身麻醉尚未清醒的患者应平卧,头转向一侧,使口腔内分泌物或呕吐物易于流出,避免吸入气管。蛛网膜下腔阻滞的患者应平卧或头低卧位 12 小时,以防止因脑脊液外渗而致头痛。

颅脑手术后,如无休克或昏迷,可取 15°～30° 头高脚低斜坡卧位。施行颈、胸手术后,多采用高半坐位卧式,以便于呼吸及有效引流。腹部手术后,多取低半坐位卧式或斜坡卧位,以减少腹壁张力。脊柱或臀部手术后,可采用俯卧或仰卧位。腹腔内有污染的患者,在病情许可情况下,尽早改为半坐位或头高脚低位。休克患者,应取下肢抬高 15°～20°、头部和躯干抬高 20°～30° 的特殊体位。肥胖患者可取侧卧位,有利于呼吸和静脉回流。

(三) 监测

手术后多数患者可返回原病房,需要监护的重症患者可以送进外科重症监测治疗室(intensive care unit,ICU)。常规监测生命体征,包括体温、脉搏、血压、呼吸频率、每小时(或数小时)尿量,记录出入水量。有心、肺疾患或有心肌梗死危险的患者应予无创或有创监测中心静脉压(central venous pressure,CVP)、肺动脉楔压(经 Swan-Ganz 导管)及心电监护,采用经皮氧饱和度监测仪动态观察动脉血氧饱和度。

(四) 静脉输液

术后患者应酌情给予一定量的静脉输液。术中经手术野有不少不显性液体丢失,手术创伤又会使组织水肿,大量液体重新分布到第三间隙,可能使有效循环血量减少。患者术后又往往不能立即恢复摄食,因此静脉输液很有必要。术后输液的用量、成分和输注速度，取决于手术的大小、患者器官功能状态和疾病严重程度。肠梗阻、肠穿孔及弥漫性腹膜炎等患者，术后 24 小时内需补给较多的晶体液。休克和脓毒症患者存在毛细血管渗漏现象，血管内水分渗漏至组织间隙后可使血容量不足，而全身则出现组织水肿。此时应在限制晶体液的同时给予适量的胶体液。

（五）预防性抗生素的应用

凡清洁类手术，如甲状腺手术、疝修补术等一般不用抗生素。对于可能有污染的手术，可在手术开始前 1 小时静脉给予一个剂量的广谱抗生素，如胆囊切除术等。胃肠道手术则可在术后第 1 天再加 1 次剂量。只有如器官移植、人工替代物植入等特殊手术，预防性抗生素的使用时限才需延长。至于已有严重污染或已存在感染的病例，抗生素是作为治疗措施，不属预防性使用之列。

（六）引流物的处理

根据治疗的需要，术后患者常需放置引流物。除伤口内放置的引流物外，还有放在体腔内和空腔器官内的引流物（或管）。各种引流物的安放均有一定的适应证和作用。手术后对引流物要予以妥善固定，防止滑脱至体外或滑入伤口、体腔或空腔器官内。连接吸引装置要正确无误，并保持管道畅通。负压吸引装置的吸力要恰当，处理引流物时要严格执行无菌技术。每日需观察引流液的量和性质，并予以记录，以便比较和判断病情的变化。当今，由于手术技巧的熟练、麻醉的进步，手术器械也在不断改进和完善，手术的安全性已大为提高。许多手术已不再常规放置引流物。腹部手术对胃肠道的影响也更小，术后放置胃管也不再作为常规。

（七）饮食

非腹部手术在麻醉作用消退之后，若无腹胀、恶心呕吐，从术后 6 小时就可开始少量饮水，然后较快地改为半流质或普通饮食。腹部手术对胃肠道的影响较大，其中主要是胃及结肠动力的恢复较慢。通常是在术后 2～3 天，待消化道动力恢复之后开始口服摄食。也先从流质饮食开始，逐步改为半流质和普通饮食。一些复杂患者，或存在严重腹膜炎者，肠功能处于障碍甚至衰竭状态，患者的自然摄食需在病情被控制平稳之后。若患者不能正常摄食超过 7 天，则需经静脉给予营养物质的补充。

（八）活动

应鼓励术后早期下床活动，这将有利于增加肺活量，减少肺部并发症，改善全身血液循环，促进切口愈合，减少因静脉血流缓慢并发深静脉血栓形成的发生率。在有良好的镇痛措施、更少导管及引流管的情况

下，早期下床活动是完全可能的。早期活动还有利于肠道蠕动和膀胱收缩功能的恢复，减少腹胀和尿潴留的发生。有休克、心力衰竭、严重感染、出血、极度衰弱等情况，以及施行过有特殊固定、制动要求的手术患者，则不宜早期活动。

（九）各种不适的处理

1. 疼痛　在麻醉作用消失后，会出现不同程度的切口疼痛。术后疼痛可使呼吸、循环、胃肠道和骨骼肌功能发生变化，甚至引起并发症。胸部和上腹部的术后疼痛，患者会自觉或不自觉地固定胸肌、腹肌和膈肌，不愿深呼吸，以致容易发生术后肺不张。由于活动减少，可引起静脉淤滞、血栓形成和栓塞。术后疼痛还会致儿茶酚胺和其他应激激素释放，引起血管痉挛、高血压，严重时甚至发生脑卒中或心肌梗死。对术后止痛采取有效的措施，不仅可避免上述各种问题，而且也能让患者早期下床活动。目前常用的措施是经硬膜外导管的镇痛泵药物（芬太尼等）阻滞，药物剂量很小，维持术后 1～2 天已足够。

2. 呃逆　术后呃逆者并不少见，持续不断的呃逆使患者极为烦恼，影响休息和睡眠。术后 8～12 小时内发生的呃逆多由于神经刺激反射所致，常可自行停止。术后持续较久的呃逆，要考虑有无胃潴留、胃扩张等。施行上腹部手术后，如果出现顽固性呃逆，要警惕是否有吻合口或十二指肠残端漏，导致膈下感染之可能。此时，应做 CT 或超声检查以助诊断。一旦明确有膈下积液或感染，需及时做针对性处理。对于一般的术后呃逆者，可采用压迫眶上缘、短时间吸入二氧化碳、抽吸胃内积气、积液，以及给予镇静或解痉药物等措施。不明原因而症状顽固者，可考虑在颈部用 0.25% 普鲁卡因做膈神经阻滞。

3. 腹胀　腹胀多见于腹部手术后。腹膜后的脊柱手术、肾切除术等也可引起术后腹胀。此时胃肠道功能受抑制，肠腔内积气过多。一般情况下，腹胀在术后 2～3 天即自行消退，不需特殊处理。如腹胀严重，可给患者放置胃管做持续性胃肠减压，或放置肛管排气减压。芒硝外敷脐部，针刺足三里、气海、大肠俞等穴位，也有减轻腹胀的作用。严重腹胀可因膈肌升高而影响呼吸功能，也可压迫下腔静脉而影响血液回流，会影响胃肠吻合口和腹壁切口的愈合。若术后数日仍有明显腹胀，且无肠鸣音闻及，要怀疑腹膜炎或其他原因所致的肠麻痹。如腹胀伴有阵发性绞痛，又有肠鸣音亢进，甚至有气过水声或金属音，则提示可能存在术后早期粘连性肠梗阻。虽不需要急症手术，但应做针对性的处理。

4. 术后发热　术后 1～3 天内的发热属机体对手术创伤的应激反应，不需做特殊处理，更不应随意使

用抗生素。对热度较高者（39℃），可采取降温措施，如乙醇擦浴、冰袋置于体侧和头部等，以减轻患者的不适。药物降温的常用药是水杨酸盐类或吩噻嗪类药物，前者可使患者大量出汗而降低体温，后者直接作用于下丘脑，使周围血管舒张散热而降低热度。在小儿高热时不宜应用水杨酸盐类退热，以免出汗过多引起虚脱。若患者术后3~4天仍发热不退，则应考虑有感染性并发症的可能。首先应查手术切口有无感染征象；其次应检查有无肺不张或肺炎，或肾盂肾炎、膀胱炎等。必要时需做血、尿检查，超声或CT等可能获得感染灶的证据。应及时作针对性处理。对排除了各种感染可能性之后的高热者，若留有中心静脉营养导管，应怀疑导管性脓毒症之可能，应予立即拔除。

（十）缝线拆除

缝线的拆除时间根据切口部位、局部血液供应情况、患者年龄来决定。一般头、面、颈部在术后3~5天拆线，下腹部、会阴部在术后6~7天拆线，胸部、上腹部、背部、臀部手术7~9天拆线，四肢手术10~12天拆线（近关节处可再适当延长），减张缝线14天拆线。青少年患者可适当缩短拆线时间，年老、营养不良患者则应延迟拆线时间，还可根据患者的实际情况采用间隔拆线。

拆线时应记录切口及愈合情况，各分为三类。切口分为：①清洁切口（Ⅰ类切口）：即指无菌切口，如甲状腺腺叶切除术等；②可能污染切口（Ⅱ类切口）：指手术时可能带有污染的切口，如胃大部切除术等；③污染切口（Ⅲ类切口）：指邻近感染区或组织直接暴露于污染或感染物的切口，如阑尾穿孔的阑尾切除术、肠梗阻的坏死肠段切除术等。切口的三级愈合分别为：①甲级愈合：用"甲"字表示，指愈合优良；②乙级愈合：用"乙"字表示，指愈合处有炎症反应，如红肿、硬结、血肿、积液等，但未化脓；③丙级愈合：用"丙"字表示，指切口化脓，经引流等处理后愈合。应用上述分类分级方法，观察切口愈合情况并做出记录。如甲状腺大部切除术后愈合优良，则记以"Ⅰ/甲"；胃大部切除术切口血肿，则记以"Ⅱ/乙"，余类推。

第三节　加速康复外科与围术期处理

加速康复外科（fast track surgery，FT）是21世纪以来各国外科学者的研究热点之一。FT又称加速术后康复（enhanced recovery after surgery，ERAS），是针对择期手术患者所采取的围术期综合措施。其包含的内容是多方面的，包括麻醉方式、微创技术、镇痛，以及积极的术后康复治疗（早期口服摄食及下床活动）。

这些综合措施减轻了应激反应，能有效地保护器官功能，减少并发症、减少医疗费用，显著缩短患者的康复时间。FT的效果非常显著，2005年Nygron报道了北欧五国采用FT的随机对照临床研究。入选的是择期肠切除451例，分为对照组及FT组。结果显示：两组的30天死亡率无差别；平均住院天数分别为7~9天及2天。显示FT组有明显的优势，达到了使患者更早康复的效果。FT在节约资源、加快康复方面所显示的优势具有积极的意义。FT的新观念及措施对我们长期以来的围术期传统做法提出了挑战。显然，现在就立即改变我们原来的一系列常规尚为时太早，但这些概念及做法的提出很值得我们反思。学科总是在不断发展和进步，如何借鉴这些新概念，在我们今后的围术期处理中进一步验证其科学性及可行性，这就是本节介绍FT的目的。

FT概念首先是从代谢角度来认识的。应激反应在整个疾病及其治疗过程中的影响非常大，严重应激所伴随的往往是高并发症发生率及康复时间的延长。应激是外界刺激引起机体的一系列神经内分泌反应，通过下丘脑-垂体-肾上腺轴（HPA axis）系统传达信号，导致心血管、呼吸及代谢发生一系列变化，也包括对胃肠功能和免疫功能的影响。已经得到共识的是：努力减轻患者的应激程度是改善患者预后的关键。对疾病本身所引起的应激虽很难控制，但在围术期阶段，已经发现有许多措施能减轻患者的应激程度。例如改变麻醉方式及麻醉药物、预防术中的低体温、烧伤或高危者应用β-受体阻滞剂等，都可能减轻患者的应激反应。提倡FT，实际上就是围绕这一主题的具体体现。

目前关于FT的资料，主要是来源于多种择期手术。已报道的FT术式有疝修补术、开放性或腹腔镜胆囊或结直肠切除、肺切除术、颈动脉内膜切除术、前列腺切除术、乳房切除术、下肢动脉旁路术、骨关节手术及子宫手术等。病种和术式还在不断增加。我们所收集到的资料几乎都是发表在2000年之后，而且包括大量的RCT、meta分析资料。多数著作是发表在权威性外科杂志上，可见人们对FT的重视程度。

为让读者对FT有所了解，将其主要内容予以摘要介绍。

（一）术前准备

FT观念与传统做法相比，更强调对患者的术前教育，必须全面而详细。除病情、术式、麻醉等常规告知之外，要让患者及其家属充分理解及认知FT对其带来的好处，让患者了解术后镇痛与康复的辩证关系，认识到术后主动早期下床活动带来的诸多好处。这种术前充分的思想工作非常重要，可以让患者在术后对各项措施能很好地配合,提高其可行性。

在预防性抗生素方面,FT 学者主张在做切口前 30 分钟给予广谱抗生素的单次静脉注射已足够,应避免滥用。

(二) 麻醉及术后镇痛

麻醉及术后镇痛是 FT 的关键环节。恰当的麻醉及镇痛方式不仅可以减轻应激反应,还能使器官功能更早恢复,做到术后早期摄食并下床活动等。手术创伤对机体的刺激是广泛的,可使多种激素分泌增加,包括皮质激素、儿茶酚胺、胰高糖素等,导致高血糖、胰岛素抵抗及负氮平衡等。FT 提倡采用区域性麻醉(硬膜外麻醉、区域阻滞麻醉),全身麻醉仅作为辅助,以保证充分氧供为主要任务。区域性麻醉可阻断手术区域刺激信号的传入,阻止激活下丘脑-垂体-肾上腺轴,从而减轻患者的应激反应。已有报道区域性麻醉与全身麻醉比较,术后并发症发生率可有大幅度的减少(肺炎 30%、呼吸窘迫 40%、肺栓塞 50%、肾衰竭 20%、心肌梗死 30%)。硬膜外麻醉后的肠麻痹时间也比单纯全麻缩短 2 天。区域性麻醉可使术中出血倾向减轻,输血需求也可减少 20%~30%。在 FT 的研究报道中,介绍了许多关于麻醉用药的选择及其剂量,与传统做法有所不同。

在术后镇痛方面,FT 也主张采用硬膜外(布比卡因)持续镇痛 2 天,而不用其他药物的静脉镇痛泵。如果镇痛效果欠佳,可追加剂量,或加口服布洛芬(ibuprofen)、对乙酰氨基酚(acetaminophen,缓释)等,吗啡仅作为最后的用药选择。采用上述镇痛方法之后,加上术前已做了充分的思想工作,患者在术后均能早期(术后 1 天)下床活动。这将减少心血管并发症,术后腹胀可从 3~5 天缩短至 1~2 天。

(三) 纠正术后低氧血症

应意识到患者在术后可能存在低氧血症,对其潜在的危险性应保持足够的警惕。严重的低氧血症可能导致心肌缺血、梗死,这种并发症常发生在术后第 2~4 天的晚上。低氧血症还会使伤口的感染机会增加。为此,应该采取积极措施防止术后的低氧血症。主张术后常规给氧 2~4 天(经鼻导管),并非仅是重症患者,凡中等以上手术患者术后都应该如此。

(四) 术中保温

手术室内的温度并不适合患者正常体温的维持,患者的体温在术中会逐渐下降。手术结束时患者出现畏寒、发抖的现象在临床上是很常见的。研究已表明患者的低体温可使应激反应增加。2 小时的手术可使患者的中心体温下降 2~4℃。为此,采用暖气床垫以保持患者术中的体温正常,所有静脉用溶液及胸腹腔冲洗液都应接近正常体温,这对复杂大手术者显得

尤为重要。有报道:避免患者的低体温可使伤口感染减少 30%。可减少术中出血量,减轻心动过速,还可使氮排出减少(减轻分解代谢)。

(五) 胃肠减压

从 FT 角度,尽量减少术后放置鼻胃管也是减轻应激的措施之一。传统的做法是在腹部手术,特别是胃手术后常规放置鼻胃管,实际上许多的鼻胃管放置是多余的。一个 Meta 分析归纳了 26 篇报道共 3964 例腹部手术,其中确需放置胃管的患者仅占 1/20。许多作者认为腹部术后常规放置胃管并无益处,只能作为一种治疗手段。另一份 meta 分析总结了 1990 年以来的多篇文章,分别探讨了术后放置鼻胃管的问题,其病例包括胃肠肿瘤切除术、腹腔镜手术、其他腹部大手术,以及外伤性剖腹术等,总数达数千例。资料分析的结论是:腹部术后不需常规放置鼻胃管,以针对性采用为宜。

(六) 结直肠术前机械性肠道准备

结直肠手术前的机械性肠道准备(mechanical bowel preparation,MBP)至今仍然是临床处理的常规。然而 FT 对此提出了挑战,认为 MBP 仅在特殊情况下有必要,大多数患者不必实行术前的 MBP。不主张采用灌肠的理由是可以减少患者的应激反应。有一份 Meta 分析总结 7 个 RCT 研究,结直肠择期手术共 1297 例。比较了 MBP 组及非 MBP 组的结果,两组的伤口感染率、腹内感染率、吻合口漏及再手术率均无显著差别,认为术前肠道准备无益。另有报道结直肠手术 380 例,分为 MBP 组及对照组两组。MBP 组术前口服泻剂,对照组不服泻剂。两组术前都口服抗生素。直肠手术者术日给予小量生理盐水灌肠,以便于吻合器的应用。比较两组感染并发症、所有并发症及死亡率均无显著差别。MBP 组患者可能有恶心、呕吐,水电解质失衡及脱水,增加了麻醉的复杂性。更有报道 MBP 组由于术前禁食及肠道准备,可使组织脱水,低血容量状态可能会增加麻醉中发生低血压的危险性。多数作者主张凡吻合口距肛门>12cm 的结直肠择期手术患者,手术前 1 天均可予正常饮食,不必做 MBP。例外的情况是病变距肛门<12cm,以及术中拟行结肠镜检查者。

(七) 围术期的饮食管理

由于对术后糖代谢紊乱的逐步认识,对围术期的饮食管理也随之受到关注。研究已发现,手术应激可导致术后发生胰岛素抵抗,高糖血症的发生率很高。这种变化类似于 2 型糖尿病,患者的胰岛素敏感性随手术的增大而下降。术后高糖血症危害性的研究报道已引起临床普遍的关注,持续的术后高糖血症可使感染性并发症明显增加,以及炎症反应增强等。进一

步的研究发现术前的饥饿状态会加重术后的胰岛素抵抗。如果术前给予适当的食物，则可减轻术后的胰岛素抵抗。以往一直认为术前摄食会增加麻醉、手术时反流误吸的危险性，现研究已证实：术前 2 小时口服糖溶液并不会增加麻醉时的胃容量，流质饮食均能及时从胃排空，因此不会发生麻醉时的误吸。现在提倡在术前晚给予口服 2.5% 糖水（或果汁）800ml，手术前 2~3 小时再口服 400ml（急诊手术及有上消化道症状或胃肠道排空慢者除外），此项措施能降低术后胰岛素抵抗的程度。最近国内少数单位已有类似临床报道。

术后的早期摄食有利于减轻分解代谢及肌萎缩，对预防肠黏膜萎缩有积极意义。自 20 世纪 90 年代以来，对肠黏膜的屏障功能极为重视。肠黏膜的屏障功能障碍并不仅出现在严重病症时，在腹部的常规手术后也可能出现。肠黏膜屏障受损后，肠道内细菌、内毒素移位（bacterial translocation），将导致代谢率增高，引发 SIRS 甚至 MODS。早期摄食是保护肠黏膜屏障的简单而有效的措施。但这需要有麻醉、镇痛措施的保证，以及必要的抗恶心、呕吐药物的应用。患者就可能在术后 6~8 小时开始饮水，术后 1~2 天开始进食。

（八）缩短导管留置时间

按照 FT 的观念，要严格掌握各种导管的适应证，留置时间要尽量缩短，不只是为了减少局部刺激，重要的是为患者早期下床活动创造条件。FT 主张不常规放置鼻胃管，以减少肺部并发症。在麻醉、镇痛方法改进后，对排尿功能的影响也可减小到最低程度，能将导尿管更早拔除（低位直肠术后 3 天，一般结肠术后 1 天）。腹部引流管放置的指征也要严格，尽少放置。已经放置的引流管也要尽早（术后 1 天）拔除，可让患者方便地早期下床活动。腹部手术后放置卷烟引流条的做法虽能发挥良好的引流作用，但研究发现凡留置超过 2 天的引流条都会被污染而带菌，成为腹内感染的来源之一。

（九）围术期的容量治疗

围术期的容量治疗应该考虑多方面的情况：因肠道准备后的腹泻，可能导致低血容量；而术中及术后则容易发生输液过多。水、钠超负荷会使胃肠道动力减弱，有报道限制输液的患者术后排气时间可以比对照组提早 2 天，排便时间提早 3 天。输液越多，术后并发症发生率越高。FT 主张限制输液：术前给予平衡盐溶液 1000ml；术后输液 500~1000ml，口服 800ml。术后第 1 天即基本停止静脉输液，开始口服液体和食物。

（十）微创技术

各种外科手术的微创化，包括内镜、介入等技术

在临床上已广泛采用，取得良好效果。显然这也是 FT 的重要措施。这方面的内容不再详细叙述。

概括而言，FT 是一个综合工程，需在观念一致的基础上，有麻醉师、外科医师、ICU 医师及护士等多方面的参与和合作，还要有患者及其家属的理解及配合，才可能做到。应该意识到，此举必将会提高外科治疗的整体水平。

第四节　术后并发症的防治

术后并发症的种类很多，有些是各种手术后都可能发生的并发症，如术后出血、切口感染、切口裂开、肺炎、尿路感染等。另一些则是在某些特定手术之后发生的并发症，例如甲状腺切除术后的甲状旁腺功能减退、肠吻合术后的肠瘘等。本节重点介绍前一类的并发症，后一类并发症则会在相关章节内叙述。

（一）术后出血

术中止血不完善、创面渗血未完全控制、原痉挛的小动脉断端舒张、结扎线脱落、凝血障碍等，都是造成术后出血的原因。术后出血可以发生在手术切口、空腔器官或体腔内。腹腔手术后 24 小时之内出现休克，应考虑到有内出血。表现为心搏过速、血压下降、尿排出量减少及外周血管收缩。如果腹内持续大量出血，可致腹围增加。超声检查及腹腔穿刺有助于明确诊断，但穿刺阴性并不能完全排除其可能性。胸腔手术后，胸腔引流管的出血量若超过 100ml/h，就提示有内出血。胸部 X 线片可显示胸腔积液。术后一旦出现循环衰竭，应首先考虑有内出血，但也要作必要的鉴别诊断，例如肺栓塞、心律失常、气胸、心肌梗死和严重的过敏反应等也都可能是循环衰竭的原因。当排除上述因素，又在输给足够晶胶体液后休克征象和监测指标均无好转，或继续加重，或一度好转后又恶化等，则提示确有术后出血，应当迅速再手术止血。

（二）切口并发症

1. 切口血肿　是最常见的并发症，几乎都应归咎于止血技术的缺陷。促成因素包括：药物（阿司匹林或小剂量肝素）、凝血功能障碍、术后剧烈咳嗽，以及血压升高等。表现为切口部位不适、肿胀和边缘隆起、变色，有时经皮肤缝线渗出血液。甲状腺、甲状旁腺或颈动脉术后引起的颈部血肿特别危险，迅速扩展的血肿可压迫呼吸道而致患者窒息。切口的小血肿能被吸收，但伤口感染机会较多。对于已有血液溢出的切口大血肿需在无菌条件下清除凝血块，结扎出血点，再次缝合伤口。

2. 切口血清肿　切口血清肿（seroma）是伤口内的液体积聚，而不是积血或积脓，与手术切断较多的

淋巴管（如乳房切除术、腹股沟区域手术等）有关。血清肿使伤口愈合延迟，发生感染的机会也增多。对较大的血清肿可用穿刺抽吸法，再以敷料加压包扎。腹股沟区域血管手术之后的血清肿，抽吸有损伤血管之虞，常让其自行吸收。

3. 切口感染 发生切口感染的原因很多，老龄、应用糖皮质激素、肥胖、营养不良等因素可使切口感染率明显升高。手术时间越长，切口感染的机会也就越多。放置引流物的伤口容易引发感染，目前提倡尽量少放引流物，已置的引流物也宜尽早拔除。切口感染还可能是院内感染的结果，住 ICU 较久的患者感染率增高。切口感染与局部情况密切相关，如局部组织缺血、坏死、血肿、异物等都易发生感染。若是在术后 3～4 天切口疼痛加重，伴有脉率加快和间歇性低热，伤口有红肿，且压痛加剧，则切口感染的诊断已可确立，但不一定形成脓肿。可取切口分泌物做革兰染色检查和细菌培养，必要时拆除部分缝线、撑开切口取积液做涂片和培养。一旦确定伤口已感染化脓，则应拆开伤口缝线，冲洗并予引流。感染伤口在敞开引流后一般不需要再用全身性抗菌药物。但对于面部切口感染、疑伴有脓毒症或扩展性蜂窝织炎者，应加用抗生素，以防感染扩展至颅内或全身。

4. 切口裂开 切口裂开大都发生于腹部正中线或腹直肌分离切口。患者营养不良、切口缝合技术缺陷、切口内积血或积液感染者容易发生伤口裂开。此外还有多量腹水、癌症、肥胖、低蛋白血症等因素。手术后咳嗽、呃逆、呕吐、喷嚏等使腹内压力突然增加，也是切口裂开的原因。腹部切口裂开一般发生在手术后的 1 周内。腹部切口裂开有完全裂开及部分裂开两种：完全裂开是指腹壁缝线已断裂，网膜或肠袢从伤口内脱出，伴有较多的血性渗液流出。切口部分裂开则是深层组织已裂开而皮肤缝线尚完整，网膜或肠袢已达皮下。预防措施包括手术时加用全层腹壁减张缝线，术后 2 周再予拆除；告知患者咳嗽时要合理用力，避免突然增加腹压；及时处理腹胀，腹部用腹带包扎等。对于腹部切口完全裂开者，应立即送手术室作再缝合。继发于切口感染的切口裂开，肠袢或网膜已暴露于伤口底部，由于肠袢已与伤口粘连固定，若不发生肠梗阻，则暂不予以再手术。待感染控制后，切口底部形成肉芽组织，两侧皮缘可相向爬行而使切口愈合。对于腹部切口部分裂开者，一般不立即重做缝合，待以后再择期做切口疝修补术。

（三）术后感染

1. 腹腔脓肿和腹膜炎 表现为发热、腹痛、腹部触痛及血白细胞增加。如为弥漫性腹膜炎，应急症剖腹探查。如感染局限，行腹部和盆腔超声或 CT 扫描

常能明确诊断。腹腔脓肿定位后可在超声引导下做穿刺置管引流，必要时需开腹引流。选用抗生素应针对肠道菌丛和厌氧菌丛，或根据药敏试验结果。

2. 真菌感染 临床上多为假丝酵母菌（念珠菌）所致，常发生在长期应用广谱抗生素的患者。若有持续发热，又未找出确凿的病原菌，此时应想到真菌感染的可能性。应行一系列的真菌检查，包括口腔分泌液、尿液的涂片检查及血培养等。拔除全部静脉插管，检查视网膜是否有假丝酵母菌眼内炎。治疗可选用两性霉素 B 或氟康唑等。

（四）呼吸系统并发症

术后发生呼吸系统并发症的机会很多。在术后死因分析中，呼吸系统并发症占第二位。年龄超过 60 岁、有慢性阻塞性肺疾患（慢性支气管炎、肺气肿、哮喘、肺纤维化）者易发生呼吸系统并发症。

1. 肺膨胀不全 上腹部手术的患者，肺膨胀不全（肺不张）发生率为 25%。老年、肥胖、长期吸烟和有呼吸系统疾病的患者更常见，最常发生在术后 48 小时之内。此时由于肋间肌和膈肌运动减弱，加上体位和活动受限，以致肺组织的回缩弹性减弱。此时肺泡和支气管内又积聚较多分泌液，可堵塞支气管。肺泡内原有的气体被肺间质吸收后，肺随之萎瘪，导致肺不张的发生。如果持续超过 72 小时时，肺炎则不可避免。患者的临床表现为突然发热和心搏加速，而呼吸道症状常很轻微，易被忽略。仔细的肺部检查可以发现肺底部呼吸音减低，出现支气管呼吸音。大块肺不张时，可出现呼吸困难、发绀和血压下降等，体检可发现气管向患侧移位。胸部 X 线检查可见到肺不张阴影。

预防措施包括术前深呼吸训练、术前戒烟，有急性上呼吸道感染者应推迟手术；术后叩击胸、背部，鼓励咳嗽和深呼吸；以及经鼻吸引气管内分泌物等。治疗方法有雾化吸入支气管扩张剂、溶黏蛋白药物的应用等。经支气管镜吸引气道内阻塞的分泌物，对肺不张有肯定的治疗效果。

2. 术后肺炎 肺膨胀不全、异物吸入和支气管内积聚大量的分泌物是发生术后肺炎的主要原因。严重腹腔感染需要长期辅助呼吸者，发生术后肺炎的危险性最高。气管插管损害黏膜纤毛转运功能，肺水肿、吸入异物和应用皮质激素等都会影响肺泡巨噬细胞的活性，容易发生肺炎。在手术死因分析中，约半数直接或间接与术后肺炎有关。50% 以上的术后肺炎系革兰阴性杆菌引起。

3. 肺栓塞 包括肺动脉的脂肪栓塞和栓子脱落所致的血栓性栓塞。90% 的长骨骨折和关节置换术，在肺血管床内均可发现脂肪颗粒。肺脂肪栓塞常见，

但很少引起症状。脂肪栓塞综合征多发生在创伤或术后12～72小时，临床表现有神经系统功能异常、呼吸功能不全；腋窝、胸部和上臂出现瘀斑；痰和尿中可见脂肪微滴；有血细胞比容下降、血小板减少、凝血参数改变等。一旦出现综合征之表现，应立即行呼吸机呼气末正压通气和利尿治疗。该综合征的预后与其呼吸功能不全的严重程度相关。而血栓性肺动脉栓塞的后果则极为严重，一旦发生，常导致猝死。患者常有动脉粥样硬化和心律失常病史。

（五）泌尿系统并发症

1. 尿潴留 手术后尿潴留多见于老年、盆腔手术、会阴部手术者。切口疼痛引起膀胱和后尿道括约肌反射性痉挛，以及患者不习惯床上排尿等，也是常见原因。蛛网膜下腔或硬膜外麻醉药量过大可抑制术后排尿反射。若术后6～8小时尚未排尿，或者排尿量少而频繁，都应做下腹部检查。耻骨上区叩诊呈浊音即表明有尿潴留，应及时处理。先可协助患者坐于床沿或立起排尿。如无效则需行导尿术。导尿管一般应留置1～2天，有利于膀胱壁逼尿肌收缩力的恢复。有器质性病变，如骶前神经损伤、前列腺肥大等，则留置时间酌情延长。

2. 泌尿道感染 下泌尿道感染是最常见的获得性医院内感染。泌尿道已有的感染、尿潴留和各种泌尿道的操作是泌尿道感染的主要原因。急性膀胱炎表现为尿频、尿急、尿痛和排尿困难，伴轻度发热。急性肾盂肾炎则有高热、腰部疼痛与触痛。尿液检查有大量白细胞和脓细胞，细菌培养有确诊价值。

预防措施包括术前处理泌尿系统感染、预防和迅速处理尿潴留，以及在无菌条件下进行泌尿系统的操作。治疗措施包括给足量的液体、膀胱彻底引流和抗生素的应用。

（六）下肢深静脉血栓形成

与欧美人种不同，国人术后下肢深静脉血栓形成的发生率并不高。涉及盆腔和髋关节的手术，患者制动和卧床较久，可使下肢血流变慢。此时若患者存在血管壁损害和血液高凝状态，则就成为下肢深静脉血栓形成的主要因素。大多数的发病时间是在手术开始后的48小时之内，以左下肢居多。可分为周围型和中央型两类，前者位于小腿腓肠肌静脉丛，后者位于髂、股静脉。临床上最多见的是混合型。周围型的症状轻微，容易被忽视。若血栓蔓延到肢体主干静脉，则症状明显。可有脉搏持续增速，体温轻度升高。中央型出现患肢疼痛、肿胀、局部压痛和浅静脉扩张。下肢血管多普勒超声检查常能找到诊断证据。

下肢深静脉血栓形成若未能及时发现和治疗，将严重影响今后患者下肢的静脉回流，留下后遗症。血栓脱落则可导致致命的肺栓塞。因此要重视下肢深静脉血栓形成的预防。常用的方法有术后加强踝关节的伸屈活动，以加速血液回流，防止静脉内血液淤滞。注射小剂量肝素抗凝和低分子右旋糖酐减轻血液的黏滞度，以消除血液的高凝状态。对于早期血栓形成病程不超过3天的患者，可用尿激酶溶栓疗法。中央型病程在48小时以内者，可以施行切开取栓术。72小时以内者，可用溶栓疗法。对病期超过3天的混合型病变，仅能采用抗凝疗法（肝素和香豆素类衍化物），以防止血栓蔓延。

第五节 特殊患者的处理

随着社会的进步，我国的平均期望寿命已达到80岁。80～90岁的外科患者已不罕见。对于老年患者，或伴有并发症如心脏病、高血压或糖尿病等的患者，其术前准备和术后处理有一定的特殊性。作为外科医师，应该掌握其中的一些相关专科的基本理论知识和治疗原则。

（一）心脏病患者的处理

心脏病者由于其他疾病而需手术的情况并不少见。这类患者的手术危险性比无心脏病者高很多，手术死亡率可高出2～3倍。尤其是来不及做准备的急症手术，死亡率更高。术前4～6个月内有过心肌梗死者，手术危险性明显增加。3个月内有心肌梗死者，手术后的梗死再发率可高达30%。心电图能检出心肌缺血及心肌梗死等迹象，凡已证实有心肌缺血或心肌梗死者，择期手术均以延期为宜。需行急诊手术者则应予积极的抗心肌缺血治疗，有多种药物可采用，包括钙通道阻滞剂（维拉帕米、硝苯地平、硫氮芬酮等）、β-受体阻滞剂及硝酸甘油等。由于病情变化不一，选用的药物及其剂量必须采取个体化方案。通常均应在心内科医师的指导或直接参与下用药。

有心功能不全者，术前应积极纠正各项不利于心功能的因素，如高热、贫血、电解质和酸碱平衡紊乱、低氧血症、高碳酸血症、低血容量或高血压等。出现心力衰竭者必须在控制之后才能手术，治疗包括利尿剂、洋地黄及扩血管药物的应用等。

术后的48小时之内是发生充血性心力衰竭和肺水肿的高峰期。往往与术中及术后输液过量有关，其他因素还有心律失常、缺氧、感染、心肌缺血或梗死等。临床表现为呼吸困难、气促、心动过速和肺部闻及啰音等。需根据出入水量以判断是否有输液超负荷的可能，Swan-Ganz导管监测具有鉴别价值。轻度心力衰竭经过头高卧位、吸氧、利尿即可缓解。中、重度者则需加用血管扩张药及强心剂。若有明显的低氧血症,需给予机械通气支持。

术中心律失常较常见,往往与麻醉波动、通气异常及手术操作等有关,经调整后多能在短时间内恢复正常,一般不需要特殊处理。但若术后发生房颤、房扑或室上性心动过速则是非心脏手术后的常见死因,应给予高度重视。一旦发生,应紧急请心内科医师直接参与急救。

(二) 高血压患者的处理

凡成人收缩压>160mmHg 或舒张压>95mmHg,高血压的诊断即可成立。术前有高血压的患者相当多,其围术期危险性主要取决于高血压的病情,包括重要器官如肾、心、脑的继发性损害程度以及围术期高血压的控制情况。当然与手术大小和类型、麻醉方式也有关。此时,手术医师、麻醉师与内科医师应密切合作,以减少围术期的危险。

术前应选用降压药物控制其血压至少在 180/100mmHg 以下,手术危险性就较小。舒张压升高的危险性更大,舒张压达 110mmHg 的患者发生脑卒中的危险概率是舒张压为 85mmHg 时的 10 倍。故术前应非常重视血压的有效控制。患者的抗高血压药物最好持续用到手术当天早晨,并尽早在术后继续使用。

对重症高血压患者,非急症手术均应暂缓,待血压控制之后再行手术。若属急症手术,则应该在心内科医师的指导下,选用降压药物(如硝普钠、樟磺咪芬、二氮嗪等),同时密切监测血压变化及血容量变化。

原来血压正常的患者,在术后约有 3% ~8%者会出现高血压。原因很多,如麻醉、缺氧、呼吸抑制、焦虑、术中输液过多、伤口疼痛等。可给予镇静止痛、给氧。输液过多者给予利尿。

(三) 呼吸功能不全患者的处理

老年患者及有慢性阻塞性肺疾病者,均存在不同程度的呼吸功能不良。在术前应作肺功能检查,若有中、重度通气或换气功能障碍,术后发生呼吸衰竭的机会很高。重症者不能耐受复杂的大手术。

胸部或上腹部手术后经常发生肺部并发症,原有呼吸功能不全的患者则其几率更高。术前应训练患者做好深呼吸、咳嗽和咳痰等动作,使术后能保持较好的呼吸状态。术前有咳痰不畅者,可给予支气管扩张剂、雾化吸入及痰液稀释剂。有脓痰者应给予抗生素治疗。

术后常发生的问题是通气不足及换气功能障碍,表现为呼吸浅快及低氧血症。虽然术中某些麻醉药(氟烷、恩氟烷、箭毒等)的残余作用对肺功能会有一定影响,但主要还是患者原有的呼吸功能不良。

以往,临床上是用动脉血氧分压值(PaO₂)来判断呼吸功能不良的程度。若 PaO₂ 低于 60mmHg 则认为有呼吸功能不良。实际上这是很片面的。因为 PaO₂ 值还与吸入气氧浓度(FiO₂)有密切关系,只有当提高 FiO₂ 之后 PaO₂ 值仍不正常,才能认为有呼吸功能不良或呼吸衰竭。目前国际上已统一把 PaO₂/FiO₂ 比值作为呼吸功能不良及呼吸衰竭诊断的指标。呼吸功能不良可分为两种:若 PaO₂/FiO₂ 比值≤300mmHg,提示存在急性肺损伤(acute lung injury,ALI)。若 PaO₂/FiO₂ 比值≤200mmHg,则提示患者存在急性呼吸窘迫综合征(acute respiratory distress syndrome,ARDS)。

在自然环境下,空气中的 FiO₂ 为 21%。经鼻导管给氧(氧流量 4L/min)可使 FiO₂ 升高至 36%。采用面罩给氧(氧流量 6 ~7L/min),其 FiO₂ 最多也只能提高到 50%。只有采用呼吸机行机械通气时,FiO₂ 才可能提高到 60% ~80%,甚至 100%。如果在提高 FiO₂ 之后,动脉血氧分压值就达到甚至超过正常范围,就不能认为患者有呼吸问题。若在面罩给氧(6 ~7L/min,FiO₂ 为 50%)的情况下,PaO₂ 仍是 60mmHg,按 PaO₂/FiO₂ 比值计算,仅为 120mmHg,则呼吸衰竭可确定诊断。

(四) 肝功能不全患者的处理

肝是体内重要的代谢器官,肝衰竭本身就是致命的。外科患者的肝功能状态是判断能否接受手术的重要指标之一。传统的 Child-Pugh 肝功能分级标准至今仍是目前临床上的常用指标。C 级患者(血胆红素>51.3μmol/L,白蛋白<30g/L,中等以上腹水等)的手术死亡率可超过 40%,并发症则不可避免。合并存在肝肾综合征或有肝性脑病者,属手术禁忌。

我国是肝炎大国,肝炎后肝硬化的病例不少。而且在肝硬化的基础上,原发性肝癌的病例也很多。但肝硬化的并发症——上消化道出血需要手术治疗,原发性肝癌也是以手术治疗作为首选。准确地评价这些患者肝功能状态是经常遇到的临床问题。对于 Child C 级患者,均需经积极的护肝治疗之后,再选择创伤较小的手术或介入等其他治疗措施。

因肝外胆管梗阻所致的肝功能损害,由于病程均较短,因此肝硬化程度较轻。虽然患者的胆红素及肝酶谱值均非常高,但其肝细胞的破坏程度并不严重。这类患者的手术指征很强,可酌情行一期或分期手术。

长期以来,临床上对肝功能不良患者的血浆白蛋白水平的认识一直存在一些误区。低白蛋白血症确实是肝功能不良和营养不良的可靠指标,低白蛋白血症者的手术并发症多,手术死亡率高,这是完全正确的。但若认为补充了白蛋白,纠正了低白蛋白血症就能改善患者的预后,那就错了。实际上补充白蛋白并不能改善肝功能,也不能纠正营养不良。若要纠正患者的营养不良,有效的措施是采用正规的肠内营养或肠外营养支持。当然,并不是一概否定白蛋白的使用,对于重度低白蛋白血症者,以及某些特殊患者(例如肝移植患者)仍有使用白蛋白的指征。

(五) 肾功能不全患者的处理

肾功能检查是外科住院患者的常规检查项目。患有慢性肾疾病(慢性肾炎、高血压或糖尿病性肾病、肝肾综合征等)者对手术的耐受性很差,并发症发生率高,手术死亡率也高。肾功能的主要测定指标是肌酐清除率(C_{Cr})及血肌酐值(S_{Cr})。$C_{Cr} > 50\%$、$S_{Cr} < 133 \mu mol/L$ 者属于肾功能不全代偿期;C_{Cr} 25% ~ 50%、S_{Cr} 133 ~ 221 $\mu mol/L$ 者属于肾功能不全失代偿期。若 C_{Cr} 10% ~ 25%、S_{Cr} 221 ~ 442 $\mu mol/L$,则已进入尿毒症早期;$C_{Cr} < 10\%$、$S_{Cr} > 442 \mu mol/L$ 者则属尿毒症晚期。

若肾功能不全是由于肾前或肾后因素所致,应先做针对性处理(如补充血容量、解除尿路梗阻等),待肾功能恢复之后再行所拟的手术。而肾性的肾功能不全是某些疾病的慢性后果,很难采取措施使其改善,唯一必须做到的是在围术期内忌用肾毒性药物,维持良好的体液和酸碱平衡,使肾功能不再加重、恶化。

患尿毒症而需行外科手术的患者,可在肾内科医师的合作下进行。通常是在术前 8 ~ 12 小时完成 1 次血液透析,既可完成尿毒症的原来治疗计划,又对外科手术凝血功能的影响最小。术后 2 ~ 4 天可再行计划中的血液透析。

(六) 糖尿病患者的处理

术后出现高糖血症的现象非常普遍,这不仅是糖尿病发病率急剧升高的缘故,手术创伤本身就会导致术后高血糖的发生。此时应激使机体出现胰岛素抵抗,胰岛素的敏感性下降,使机体代谢、利用葡萄糖的能力下降,以致出现高血糖表现。这种由胰岛素抵抗所致的高糖血症基本上与 2 型糖尿病相同。外科的血糖控制应予重视,高糖血症患者的术后并发症,特别是感染性并发症的发生率明显升高。伤口感染率显著高于非糖尿病患者。21 世纪初,Van den Berghe 的著名研究报道曾受到临床医学界的普遍关注。在其分析的 ICU 患者中,如果患者的血糖超过 10.0mmol/L,并发症(包括血行感染、肾功能不全)发生率及死亡风险均增高。因此主张强化胰岛素治疗,使患者的血糖控制在 4.4 ~ 6.1mmol/L 范围之内。随后,许多其他学者发表了不同看法,认为控制血糖处于低水平有导致严重低血糖反应的风险,不应作为规范。临床上只要控制血糖水平不超过 10mmol/L 即可,关键是要避免持续状态的高糖血症。要积极治疗原发病,高血

糖状态就容易控制。术中应尽量避免输注葡萄糖液,或同时以每 2 ~ 8g 糖:1U 的比例加入胰岛素。再每 4 ~ 6 小时监测血糖浓度,以调整胰岛素的用量。

糖尿病性酮症酸中毒的患者可表现为低血压、低温、Kussmaul 呼吸、酮味和神志改变。若血糖 > 19.2mmol/L,且动脉血 pH<7.3,$HCO_3^- $<15mmol/L,血浆渗透压>300mmol/L,手术应推迟 3 ~ 4 小时,以便纠正低血容量、电解质紊乱及酸中毒。为控制高糖血症,可先推注胰岛素 4 ~ 10U,然后将 50U 胰岛素加入 500ml 生理盐水中以 40 ~ 100ml/h 速度输注。患者存在的低血容量应通过足够的晶胶体液补充予以纠正。若存在低钾血症,应在尿量超过 40ml/h 之后再补钾。为纠正酸中毒,可先输给 5% $NaHCO_3$ 200ml,再根据血气分析的随访结果决定是否调整或追加用量。

手术应激、感染等因素可能导致糖尿病患者发生高渗性非酮性昏迷,表现为严重高血糖、明显脱水、低血压及意识障碍。此时血糖>33.3mmol/L,血浆酮体正常,血浆渗透压>330mmol/L,尿素氮及肌酐值增高。这种病症常见于老年患者。为纠正其高渗状态,可予输注低渗溶液 0.45% 氯化钠 100 ~ 200ml。在治疗过程中,降低血糖的速度不要太快,否则可能导致脑水肿的发生。

(七) 肾上腺皮质功能不全患者的处理

正常人肾上腺皮质每日分泌氢化可的松 15 ~ 20mg,在手术创伤等应激情况下分泌量常显著增加,每日可高达 100 ~ 300mg。但肾上腺皮质功能减退(原发或继发)的患者则无此代偿功能,下列情况均需在术前作替代治疗:①正在应用皮质激素治疗,或曾在近期 6 ~ 12 个月内应用皮质激素治疗 1 ~ 2 周以上者;②原有肾上腺功能不足(Addison 病等),或曾做肾上腺切除术者;③拟行肾上腺切除的患者。替代治疗常选用氢化可的松,应在术前 12 小时、6 小时及 2 小时分别(肌肉或静脉)给予氢化可的松 100mg,术中再静脉给予 100mg。术后第 1 天的用量为 100mg,每 6 小时 1 次。第 2 天每次用量减为 50mg,第 3 天减为 25mg,每天给予的次数不变。从第 4 天起逐日递减至原来的维持用量。如为急症手术,可根据病情术前用量增至 200mg,术中氢化可的松 100 ~ 200mg 加入 5% 葡萄糖溶液中静脉滴注。手术结束时再肌注 100mg。大剂量皮质激素可能使血糖升高,应注意监测。

肾上腺皮质功能衰竭时可出现肾上腺危象,表现为恶心呕吐、腹泻、脱水,出现意识障碍甚至昏迷。出现这些征象则需紧急救治,否则死亡率极高。除积极的抗休克治疗、纠正脱水及电解质紊乱之外,应即刻静脉注射氢化可的松 100mg,再将 100mg 加入葡萄糖液中在 3 ~ 4 小时内静脉滴入。以后每 6 ~ 8 小时滴注

100mg。待病情好转后再逐渐减量。

（八）凝血功能紊乱患者的处理

有出血倾向或血液病患者常伴有血细胞减少和凝血因子缺乏,术后容易引起出血和感染。凡怀疑有凝血障碍者,均应请血液专科医师会诊。筛检性的化验检查有助于各种凝血功能障碍的正确诊断。

先天性凝血因子障碍包括遗传性血浆凝血因子缺陷,如甲型或乙型血友病、凝血因子Ⅸ或Ⅻ缺乏症、von Willebrand 病等。后天性疾病常见于肝脏病变、维生素 C 缺乏、弥散性血管内凝血(DIC)等。心人工瓣膜植入后长期服用抗凝药(华法林)的患者也有凝血功能缺陷。对于前两类患者,在围术期应在血液科医师的指导下作必要的药物准备。服用华法林者应在术前 3~4 天停用,手术后 2~3 天再恢复使用。如果必须立即手术,应给予维生素 K 和 FFP。大剂量维生素 K 可以在几小时内纠正凝血时间,但患者在此后 1 周内难以恢复原来状态,若有发生血管栓塞的危险,可以使用肝素。

血小板减少症可以因血小板破坏增加或生成减少所致,前者见于原发性血小板减少性紫癜、免疫性血小板减少症、血栓形成性血小板减少性紫癜等。后者则见于再生障碍性贫血、白血病、其他骨髓造血功能衰竭病变等。若血小板计数不低于 $60×10^9$/L,术中或术后发生大出血的可能性不大。如血小板计数低于 $(20~30)×10^9$/L,即易出现严重的出血。若是由于血小板生成减少,中、重度者应在择期手术前 6~12 小时输注血小板。一般在输注血小板 2 小时后血液循环中的血小板数即可达高峰,止血效果可维持 24~72 小时。但对于患原发性血小板减少性紫癜和其他因血小板破坏增加而造成的血小板减少症的患者,不主张在手术前预防性地给予血小板,除非有危及生命的出血存在。通常需在血液科医师的治疗下改善病情,创造手术条件。

甲型血友病一经诊断,应尽可能不做手术,否则有出血不凝的危险。救命的紧急手术则需备有采集后 6 小时内的新鲜血、新鲜血浆或凝血因子Ⅷ制剂以备用。

（吴肇汉）

第 十 章

麻醉学总论

第一节 概 述

（一）麻醉的概念和任务

麻醉（anesthesia，narcosis）的原意是指用药物或非药物手段使患者整个机体或机体的一部分暂时失去知觉，以达到无痛的目的。它来源于人们对减少手术疼痛的追求，也是人们对麻醉的最初理解。

自古以来，人们就在寻找减除疼痛的药物和方法。我国在春秋战国时期，《黄帝内经》中就已有针刺镇痛治病的记载；公元 2 世纪，后汉名医华佗用酒冲服麻沸散，使用全身麻醉进行剖腹手术；《神农本草经》中收载的 365 种药物其中大麻、乌头、附子、莨菪子、椒等就具有镇痛或麻醉作用。1846 年 Morton 首次在公开场合施行乙醚麻醉获得成功，这被视为近代麻醉学的开端。1847 年 Simpson 首先采用三氯甲烷（氯仿）做无痛分娩。1868 年 Andrews 于吸入氧化亚氮时加入 20% 的氧气，使氧化亚氮麻醉的安全性显著提高。1884 年可卡因首次用于局部麻醉。此后，普鲁卡因的合成又奠定了局部麻醉的基础。神经阻滞、椎管内麻醉、骶管阻滞的相继开展为局部麻醉的临床应用创造了条件。在以后的半个多世纪中麻醉的许多基本概念和理论得到了进一步的发展和充实，如乙醚麻醉分期的确立、各种不同类型麻醉回路的应用等。20 世纪 50 年代以来，随着各相关学科的发展，麻醉的内容得到了迅速的充实，麻醉的技能也得到了显著的提高，并逐步形成了医学领域中的一门新兴学科——麻醉学。所谓麻醉学（anesthesiology）就是研究消除患者手术疼痛，保障患者安全，为手术创造良好条件的一门学科。

随着外科手术及麻醉学的发展，麻醉已远远超过单纯解决手术止痛的目的，工作范围也不局限于手术室，因而麻醉和麻醉学的概念有了更广的含义。现代麻醉学的含义不仅包括麻醉镇痛，而且涉及麻醉前后整个围术期的准备与治疗，其主要任务包括：开展各种临床麻醉工作，为外科提供良好而安全的手术条件；参加各科危重患者的复苏抢救，包括心、肺、脑复苏等；管理重症监护室（intensive care unit，ICU），开展呼吸、循环功能监护和治疗工作；治疗临床上各种急慢性疼痛。工作范围从手术室扩展到病房、日间、急诊室等场所，从临床医疗到教学、科学研究。现代麻醉学分为临床麻醉学、复苏与重症监测治疗学及疼痛诊疗学等，成为一门研究麻醉镇痛、急救复苏及重症医学的综合性学科。

（二）麻醉方法的分类

目前临床常用的麻醉方法包括：

1. 全身麻醉 将麻醉药通过吸入、静脉、肌肉或直肠灌注进入体内，使中枢神经系统抑制者称全身麻醉。其方法包括：①吸入麻醉；②静脉麻醉；③基础麻醉：直肠灌注，肌内注射。

2. 局部麻醉应用 局部麻醉药暂时阻滞身体某一区域的脊神经、神经丛、神经干或更细的周围神经末梢的神经传导的方法称局部麻醉。将局麻药注入椎管内的不同腔隙，使脊神经所支配的相应区域产生麻醉作用则称为椎管内麻醉，它包括蛛网膜下隙阻滞和硬膜外间隙阻滞两种方法，后者还包括骶管阻滞；由于其特殊性，习惯上所称的局部麻醉多不包括椎管内麻醉。通常所说的局部麻醉包括：①表面麻醉；②局部浸润麻醉；③神经及神经丛阻滞：颈丛阻滞，臂丛阻滞及上肢神经阻滞，腰骶丛神经阻滞及下肢神经阻滞，躯干神经阻滞（肋间神经阻滞、椎旁神经阻滞），会阴神经阻滞，交感神经阻滞（星状神经节阻滞、胸腰交感神经阻滞）及脑神经阻滞（三叉神经阻滞、舌咽神经阻滞）；④局部静脉麻醉。

3. 复合麻醉 不同麻醉药物或麻醉方法的复合应用称复合麻醉如静吸复合麻醉、硬膜外复合全麻、全麻复合控制性降压及神经安定镇痛麻醉等。

4. 针刺麻醉与镇痛。

第二节 局部麻醉药

局部麻醉药(local anesthetics)是指能够可逆地阻滞神经冲动传导的药物,它通过阻断外周神经、脊神经根或神经末梢的冲动而产生作用。这类药物使被阻滞神经支配部位的感觉传导阻滞、肌张力下降,而身体其他部位的感觉和运动仍正常。

(一)局麻药的化学结构和分类

局麻药为弱碱基,化学结构一般由芳香环基(亲脂基)、氨基(亲水基)和将二者连接起来的中间链三个基本部分组成。中间链为羰基,可为酯链或酰胺链,由此可将局麻药分为酯类和酰胺类。酯类局麻药包括普鲁卡因(procaine)、丁卡因(tetracaine)、氯普鲁卡因(chloroprocaine)等,在体内主要被血浆假性胆碱酯酶水解。酰胺类局麻药有利多卡因(lidocaine)、布比卡因(bupivacaine)和罗哌卡因(ropivacaine)等,在体内主要被肝微粒体酶系水解。目前临床常用局麻药多为酰胺类。若依据临床上局麻药作用时效的长短进行分类,一般把普鲁卡因列为短效局麻药,利多卡因属于中效局麻药,布比卡因、罗哌卡因和丁卡因则属长效局麻药。局麻药的化学结构与局麻药的作用关系密切。

(二)作用机制

在化学、机械和电刺激后,神经冲动可沿着神经轴索传导。神经冲动的传播常伴随着神经膜的去极化。局麻药阻滞神经冲动是通过降低或防止由膜去极化引起的细胞膜对 Na^+ 短暂而大幅度的通透性增加,阻止神经细胞动作电位的产生而抑制冲动传导。局麻药主要是封闭钠通道的内口,而非膜表面的外口,因此在神经外使用的局麻药必须通过神经细胞膜才会有阻滞作用。虽然解释局麻药作用机制的生化模式有许多,目前公认的局麻药的主要作用机制是作用于钠通道上一个或更多的特殊结合点。

(三)局麻药的理化性质和临床麻醉性能

局麻药的脂溶性、解离常数(pKa)和蛋白结合率等理化性质决定了局麻药的临床麻醉性能。脂溶性愈大,局麻药就容易穿透神经细胞膜发挥阻滞作用,其麻醉效能愈强。pKa 是局麻药起效快慢的决定因素。局麻药在水溶液中由自由碱基(B)和阳离子(BH^+)两部分组成。当溶液中 B 和 BH^+ 浓度完全相等时,pKa = pH,此时溶液的 pH 即为该局麻药的 pKa 值。由于局麻药分子需解离成具有生物活性的 B 才能穿透各层组织屏障和生物膜,因此在 pH 为 7.4 的生理状态下,pKa 值越大,与 pH 差值增加,B 比例减少,则其显效时间延长而弥散性能愈差。局麻药注入体内,一部分呈游离状态的起麻醉作用,另一部分与局部组织蛋白结合或吸收入血与血浆蛋白结合,结合状态的药物暂时失去药理活性。一般而言,局麻药蛋白结合率愈高,其作用持续时间愈长。

选择局麻药必须考虑手术时间的长短、手术的需要、所选择的麻醉方法、局麻药发生全身毒性反应的可能性和禁忌证等因素。常用局麻药的特性及临床应用见表 10-1。

表 10-1 常用局麻药的特性及临床应用

		普鲁卡因	丁卡因	利多卡因	布比卡因	罗哌卡因
理化性质	pKa	8.9	8.4	7.8	8.1	8.1
	脂溶性	低	高	中等	高	高
	蛋白结合率	5.8%	76%	64%	95%	94%
麻醉性能	效能	弱	强	中等	强	强
	弥散性能	弱	弱	强	中等	中等
	起效时间	快(局部浸润)慢(神经阻滞)	慢 中等(神经阻滞)	快	快(局部浸润)中等(神经阻滞)	快(局部浸润)中等(神经阻滞)
	作用时间(h)	0.75~1	2~3	1~2	5~6	4~6
使用浓度	表面麻醉	-	0.5%~2%	2%~4%	-	-
	局部浸润	0.5%	-	0.25%~0.5%	0.2%~0.25%	0.2%
	神经阻滞	1%~2%	0.15%~0.3%	1%~2%	0.25%~0.5%	0.25%~0.5%
毒性		弱	强	中等	中等	中等
一次限量(mg)		1000	40(表面麻醉)80(神经阻滞)	100(表面麻醉)400(局部浸润和神经阻滞)	200	200

（四）局麻药的不良反应及防治

局麻药的不良反应主要包括中毒反应和过敏反应。

1. 中毒反应　局麻药吸收入血,当血药浓度超过一定阈值,可发生药物毒性反应,严重者可致死。引起局麻药中毒反应的原因是一次用量超过患者的耐量或误注入血管内,引起局麻药血药浓度骤然超限;此外,在患者机体状态欠佳时其对局麻药的耐受力会降低。局麻药中毒反应的主要表现以中枢神经系统和心血管系统最为重要,且中枢神经系统对局麻药作用更为敏感。轻度毒性反应时,患者常有眩晕、多语、寒战及血压升高等表现;如继续发展,则患者出现烦躁不安甚至神志丧失,可出现面部、四肢肌震颤,进一步发展为抽搐或惊厥。如不处理,可导致死亡。一般认为中枢神经系统症状出现早于心血管系统表现。局麻药对心血管系统的毒性表现为心脏传导系统、血管平滑肌及心肌抑制,可出现心律失常、心肌收缩力减弱、心排出量减少、血压下降甚至心搏骤停。亦有报道患者无明显中枢神经系统表现而直接出现循环功能衰竭,原因可能是大量局麻药误入血管中直接抑制循环系统。布比卡因的心脏毒性作用最强,可能和布比卡因在心脏舒张期从钠通道上分离所需的时间过长而产生持续的钠通道阻滞有关。中毒反应的治疗原则包括:①立即停止给药,面罩给氧以维持良好的通气;②轻度毒性反应的可静注地西泮 0.1 ~ 0.3mg/kg;③抽搐、惊厥发作时,在面罩加压给氧的基础上,可予以硫喷妥钠 1 ~ 2mg/kg 静注,必要时予以琥珀胆碱 0.5 ~ 1mg/kg 行气管插管维持呼吸道通畅;④保持循环稳定,如有低血压应及时给予输液和适当应用血管收缩药。局麻药毒性反应的预防措施包括:①一次用药量不超过限量;②注药前应回抽有无血液,避免误入血管;③根据患者具体情况或用药部位酌减剂量,如小儿、妊娠妇女、肝肾功能不全等患者应适当减量;④如无禁忌,局麻药液中加入适量肾上腺素,以减慢吸收;⑤予以适量麻醉前用药如苯二氮䓬类药物,以提高其毒性阈值。用小量局麻药即出现毒性反应症状的称高敏反应。

2. 过敏反应(变态反应)　罕见。酯类局麻药引起的过敏反应远较酰胺类为多见。主要表现为注入少量局麻药后出现荨麻疹、喉头水肿、支气管痉挛、低血压、心动过速和心律失常等症状。过敏反应的防治措施包括:①询问变态反应史和家族史,麻醉前过敏反应试验目前仍无可以信赖的预测方法;②局麻药过敏反应的严重程度与药物刺激引起组胺及其他自溶性物质释放的量直接相关,故用药时应先小剂量给予。开始给药时必须等患者无特殊的主诉和异常才

能继续给药;③一旦发生过敏反应,应立即停药,并给予吸氧、补液,严重的应注射肾上腺素,并予以糖皮质激素或抗组胺药物。

第三节　椎管内麻醉

将局麻药注入椎管内蛛网膜下隙或硬膜外隙,使脊神经根被阻滞而该脊神经支配的相应区域产生麻醉作用,称为椎管内麻醉(intrathecal anesthesia)。根据局麻药注入的腔隙不同,分为蛛网膜下隙阻滞(subarachnoid block)[简称脊麻(spinal anesthesia)或腰麻)]、硬膜外间隙阻滞(epidural block)。后者还包括骶管阻滞(caudal block)。将腰麻和硬膜外两种技术联合应用称腰麻-硬膜外联合阻滞(combined spinal-epidural,CSE),该方法则取两者的优点,在临床上的应用日趋增多。

（一）蛛网膜下隙阻滞

1. 蛛网膜下隙的解剖　脊髓被膜自外而内为硬脊膜、蛛网膜和软膜。软膜和蛛网膜之间的腔隙称蛛网膜下隙,其上至脑室,下端止于 S_2 水平。此腔内含有脊髓、神经、脑脊液和供应脊髓的血管。成人脊髓一般止于 L_1 下缘或 L_2 上缘,新生儿在 L_3 下缘,随年龄增长而逐渐上移。从 L_1 或 L_2 至 S_2 之间的腔隙称为终池,内无脊髓,且蛛网膜下隙前后径亦增宽,穿刺较易成功并较安全,故脊麻穿刺间隙一般选择 L_3 ~ L_4 或 L_2 ~ L_3。

2. 生理影响　成人脑脊液总量为 120 ~ 150ml,脊蛛网膜下腔仅占 25 ~ 30ml。脑脊液透明澄清,pH 7.35,比重 1.003 ~ 1.009。脑脊液在腰麻时起稀释和扩散局麻药的作用。局麻药在蛛网膜下隙直接作用于脊神经根及脊髓,产生阻滞作用。麻醉阻滞平面是指觉神经被阻滞后,用针刺法测定皮肤痛觉消失的范围。通常,交感神经最先被阻滞,其阻滞平面比感觉神经高 2 ~ 4 个节段,运动神经最晚被阻滞,其阻滞平面较感觉神经低 1 ~ 4 个节段。蛛网膜下隙阻滞对机体生理影响主要取决于麻醉阻滞平面的高低,如果阻滞平面达 T_4 水平以上,交感神经系统可被完全阻滞。

（1）循环系统:交感神经被阻滞可引起小动脉和静脉容量血管的扩张,使体循环阻力降低和静脉回心血量减少,心输出量下降而导致低血压。低血压的发生率及血压下降幅度与交感神经节被阻滞的平面相关。感觉阻滞平面在 T_{12} 以下者,血压下降发生率很低。脊麻平面在 T_4 以上者,血压下降明显。中位(脊麻平面 T_5 ~ T_9)和低位(T_{10} 以下)脊麻由于静脉压下降,右心房压下降,通过静脉心脏反射致心率减慢。高位脊麻(T_4 以上)时由于心加速神经被麻痹而引起

心动过缓。脊麻时平均动脉压下降程度与冠状动脉血流灌注量下降成正比,但由于左心室后负荷降低,心率减慢,心肌氧耗也相应减少,故冠状血管血流灌注量在一定范围内的减少尚不至发生心肌缺血。

(2)呼吸系统:脊麻对呼吸的影响取决于阻滞平面的高低。当胸脊神经被阻滞,可致肋间肌麻痹,胸式呼吸减弱或消失,但只要膈神经($C_3 \sim C_5$)未被阻滞,仍能保持基本肺通气。当膈肌被麻痹,腹式呼吸受影响,则可导致呼吸抑制。低位脊麻对通气影响不大,随着阻滞平面上移,肋间肌麻痹,可引起通气量不足。当阻滞平面上达颈部时,由于膈神经被阻滞,可因膈肌麻痹而发生呼吸停止。另外,高位脊麻时由于支配支气管平滑肌的交感神经被阻滞,有可能诱发支气管痉挛。

(3)消化系统:脊麻对胃肠道的影响多系交感神经节前纤维被阻滞的结果。交感神经被阻滞,迷走神经兴奋,胃肠蠕动增强,易诱发恶心呕吐。高位脊麻时胃交感神经被阻滞后胃蠕动增强,胃液分泌增多,幽门括约肌及奥狄括约肌均松弛,胆汁反流入胃。肠交感神经被阻滞后,肠曲收缩力增强,呈节段性收缩及慢蠕动,故高位脊麻时,饱胃患者可发生反流及胃肠逆蠕动。

(4)泌尿生殖系统:脊麻对肾的影响是间接的。当血压低至 80mmHg 时,肾血流量及肾小球滤过率均下降,当平均动脉压低于 35mmHg 时,肾小球滤过停止。但低血压对肾功能的影响是暂时的,血压回升后,肾功能即可恢复正常。膀胱壁受副交感神经控制,脊麻时副交感神经被阻滞,膀胱平滑肌松弛,但括约肌不受影响。来自 $S_2 \sim S_4$ 的副交感神经纤维被阻滞可导致尿潴留。

3. 适应证和禁忌证 蛛网膜下隙阻滞适用于手术时间<3 小时的会阴、直肠肛门、下肢、下腹部及盆腔手术。其禁忌证包括:①中枢神经系统疾患,如脑脊膜炎、颅内压增高等;②脊柱外伤、结核、肿瘤或严重畸形等;③穿刺部位有感染;④严重低血容量;⑤脓毒血症等全身性严重感染;⑥出凝血功能障碍;⑦患者拒绝或不合作。

4. 蛛网膜下隙阻滞分类 按所用药液的比重高于、相近或低于脑脊液比重分为重比重液、等比重液和轻比重液腰麻,目前一般多用重比重或等比重液;根据脊神经阻滞平面的高低分为低平面(T_{10} 以下)、中平面($T_4 \sim T_{10}$)、高平面(高于 T_4)脊麻;根据不同的给药方式分为单次和连续法,连续法是用导管置入蛛网膜下隙,分次给药,可使麻醉状态维持较长时间。

5. 穿刺术 临床多用单次法。穿刺时患者多取侧卧位,鞍区麻醉常取坐位,穿刺间隙一般选择 $L_3 \sim L_4$ 或 $L_2 \sim L_3$。穿刺时常用旁正中法,于棘突间隙中点向尾端移 1cm 并离中线 $1 \sim 1.5$cm 用 1.0% 利多卡因作局麻,然后用 9 号导针向中线和头端进入达到黄韧带使之固定。取 5 号(相当于 25G)腰麻穿刺针,采用不接触针干技术,经导引针针尾插入直达黄韧带,轻轻推入约 1cm,常有黄韧带和硬脊膜两次突破感,之后有脑脊液缓缓滴出,表示穿刺成功;若有困难,可试正中直入法进针。目前脊麻最常用局麻药为布比卡因,常用剂量为 $7.5 \sim 15$mg,可用脑脊液稀释至 $3 \sim 5$ml 注入。常用局麻药见表 10-2。

表 10-2 腰麻常用局麻药

局麻药	常用浓度(%)	常用剂量(mg)	一次限量(mg)	起效时间(min)	作用时间(min)
利多卡因	2	$60 \sim 100$	120	$1 \sim 3$	$75 \sim 100$
丁卡因	0.33	10	15	$5 \sim 20$	$120 \sim 180$
布比卡因	$0.5 \sim 0.75$	$8 \sim 12$	20	$10 \sim 15$	$120 \sim 150$

6. 麻醉平面的调节 局麻药注入蛛网膜下隙后,应设法在短时间内调节麻醉平面,使其控制在手术所需的范围内。影响麻醉平面的因素很多,其中药物剂量、比重、穿刺部位、患者体位较为重要,而注药速度、针尖斜口方向及患者情况如老人、产妇、肥胖者及腹压增高等亦影响麻醉平面的高低。

7. 麻醉管理 蛛网膜下隙阻滞可引起一系列生理扰乱,其程度与阻滞平面密切相关。平面愈高,扰乱愈明显。故应切实注意平面的调节,准确记录上界阻滞平面,注意平面"固定"后再扩散,如鞍麻采用重比重液,手术取头低位,平面会逐步扩散为中、高阻滞平面。阻滞平面低于 T_{10} 可称安全,即使心肺功能不全患者亦可用;平面超过 T_4 易出现低血压和心动过缓,此时可快速输注晶体液并静注麻黄碱 $5 \sim 6$mg,心动过缓者可静注阿托品 $0.2 \sim 0.3$mg;呼吸抑制多发生在高平面阻滞,一旦发生应立即面罩给氧,必要时静脉注射镇静药物后做辅助呼吸或控制呼吸;术中恶心呕吐常见原因有麻醉平面过高造成低血压、迷走神经亢进或手术操作牵拉腹腔内脏等,应针对原因采取相应的治疗措施。手术结束后,应测阻滞平面是否开始消

1

退,送患者回病房时注意血压,防止体位性低血压,并及时随访感觉与运动阻滞完全消退的时间。

8. 术后并发症

（1）术后头痛:一般发生于脊麻后1~3天,以女性、年轻人更为多见。疼痛多位于枕部或顶部,也可发生于颈项部;可受体位改变的影响,于抬头或坐起时加重,平卧时减轻或消失。其原因可能是脑脊液自穿刺孔漏出致颅内压降低所致,与穿刺针粗细和穿刺技术密切有关。术后头痛一旦发生可口服咖啡因制剂治疗。

（2）背痛:脊麻后背痛的发生率在2%~5%。穿刺时骨膜损伤、肌肉血肿、韧带损伤及反射性肌肉痉挛均可导致背痛。脊麻后发生背痛须排除神经损伤的可能性。处理办法包括休息、局部理疗及口服止痛药,如背痛由肌肉痉挛所致,可在痛点行局麻药注射封闭治疗。

（3）尿潴留:主要是支配膀胱的骶神经被阻滞后恢复较晚引起。术后应经常检查膀胱,发现尿潴留应及时放置导尿管。

（4）神经系统并发症:为脊麻后严重的并发症,包括脑神经麻痹、粘连性蛛网膜炎、化脓性脑脊膜炎和马尾综合征等。随着目前脊麻一次性穿刺用具的应用,局麻药的谨慎使用,此类并发症愈来愈罕见。重在预防,谨慎操作。

（二）硬膜外间隙阻滞

1. 硬膜外间隙的解剖　硬膜外间隙是介于硬脊膜与椎管壁之间的一潜在腔隙,内有脂肪、疏松结缔组织、血管与淋巴管。硬膜外隙在枕骨大孔处闭合,其尾端止于骶裂孔。骶管是硬膜外隙的一部分,长度成人约47mm,始于S_2止于骶裂孔。硬脊膜与蛛网膜之间也存在一潜在腔隙称为硬膜下隙,进行硬膜外间隙阻滞时若穿刺针或导管误入此间隙,注入硬膜外间隙阻滞的常用药量即可引起广泛的脊神经阻滞,但此意外极罕见。

2. 硬膜外间隙阻滞的作用机制　硬膜外间隙阻滞的作用机制迄今尚不十分清楚。目前认为,硬膜外间隙阻滞时,局麻药可经多种途径发生作用,其中以椎旁阻滞、经根蛛网膜绒毛阻滞脊神经根以及局麻药直接透过硬脊膜和蛛网膜,进入脑脊液为主要作用方式。局麻药注入硬膜外间隙后,其散布途径大致有四条(图10-1)。

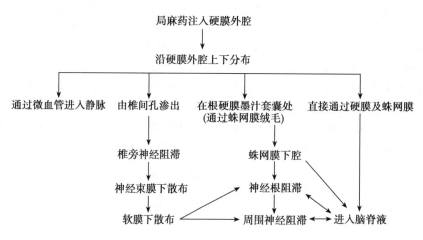

图10-1 硬膜外间隙阻滞局麻药的散布途径

3. 生理影响　硬膜外间隙阻滞对全身系统的影响,主要取决于阻滞的范围及阻滞的程度。

（1）循环系统:硬膜外间隙阻滞时由于节段性地阻滞交感神经传出纤维,引起阻力血管及容量血管扩张。当阻滞平面高至T_4以上时,可阻滞心交感神经,导致心动过缓、心输出量减少并进一步降低血压。此外,注入的大剂量局麻药可被吸收进入体循环,导致心肌抑制。局麻药中加入的肾上腺素也可被吸收而产生全身作用,如心动过速和高血压。

（2）呼吸系统:硬膜外间隙阻滞对呼吸功能的影响主要取决于阻滞平面的高低,尤以运动神经被阻滞的范围更为重要,平面越高,影响越大。当感觉阻滞平面在T_8以下时,呼吸功能基本无影响,感觉阻滞高至上胸段(T_2~T_4),因膈神经受累而引起肺活量降低。

（3）肝脏和肾脏:硬膜外间隙阻滞对肝、肾无直接影响。阻滞期间因血压降低可致肝、肾血流减少;由低血压引起的肝肾功能减退是暂时的,在血压回升后,其功能亦可恢复正常。

4. 适应证和禁忌证　硬膜外间隙阻滞主要用于腹部、下肢及会阴部手术。也可与全麻联合用于胸内及腹部大手术。禁忌证与腰麻相似。

5. 穿刺术　临床多用连续法,即通过硬膜外穿刺针将一导管置入硬膜外腔,根据病情可连续分次给药。穿刺时患者多取侧卧位,穿刺点一般选择手术区域中央的相应间隙。常见手术穿刺点的选择见表10-3。硬膜外间隙阻滞一般采用旁正中穿刺法。必须强调无菌操作和不接触技术,即穿刺针尖端和导管前端均不要与手套接触。在下一个棘突的上缘,离正中纵线1~1.5cm处,用1%利多卡因做皮丘,并逐层浸润皮下、肌肉组织直至椎板骨膜,然后探寻椎间隙,了解穿刺针进针方向和皮肤至椎板的距离;用粗针在皮肤上戳孔,经此孔将17G穿刺针插入,直达椎板。按原试探的方向进针到黄韧带(用2ml带生理盐水的针筒测试有明显的黄韧带阻力感),继续缓慢进针可有阻力消失的突破感,提示已进入硬膜外间隙,取出针芯,用2ml空针盛生理盐水并留小气泡测试,若阻力已经消失,证实穿刺成功。

6. 常用局麻药 用于硬膜外间隙阻滞的局麻药应该具备弥散性强、穿透性强、毒性小,且起效时间短,维持时间长等特点。目前常用的局麻药有利多卡因、丁卡因、布比卡因和罗哌卡因(表10-4)。药液内加肾上腺素1:200 000浓度。

表10-3 常见手术穿刺点的选择

部位	手术	穿刺间隙(向上置管)
胸壁	乳房手术	$T_2 \sim T_3$
胸内	食管、肺	$T_7 \sim T_8$(加全麻)
上腹部	胆管、胃、肝、脾、胰腺	$T_8 \sim T_9$ 或 $T_9 \sim T_{10}$
中腹部	小肠、结肠、乙状结肠	$T_{10} \sim T_{11}$
下腹部	阑尾切除	$T_{10} \sim T_{11}$
腰部	肾、肾上腺、输尿管上段	$T_{10} \sim T_{11}$
经腹会阴	直肠癌	$T_{10} \sim T_{11}$ 加 $L_3 \sim L_4$
盆腔	全子宫	$L_2 \sim L_3$ 或 $L_3 \sim L_4$
下肢		$L_2 \sim L_3$ 或 $L_3 \sim L_4$
会阴	肛门会阴部手术	$L_4 \sim L_5$ 或骶管

表10-4 硬膜外阻滞常用局麻药

药物	常用浓度(%)	起效时间(min)	作用时间(h)	一次限量(mg)
利多卡因	1.5 ~ 2	5 ~ 8	1 ~ 1.5	400
丁卡因	0.25 ~ 0.33	10 ~ 20	1.5 ~ 2	60
布比卡因	0.5 ~ 0.75	7 ~ 10	2 ~ 4	150
罗哌卡因	0.5 ~ 1.0	7 ~ 10	2 ~ 4	200

(1) 利多卡因:常用1%~2%浓度,作用快,5~12分钟即可发挥作用,在组织内浸透扩散能力强,所以阻滞完善,效果好,作用持续时间为1.5小时。成年人一次最大用量为400mg。

(2) 丁卡因:常用浓度为0.25%~0.33%,10~15分钟起效,维持时间达3~4小时,一次最大用量为60mg。

(3) 布比卡因:常用浓度为0.5%~0.75%,7~10分钟起效,可维持2~4小时,但肌肉松弛效果只有0.75%溶液才满意。在硬膜外复合全麻时,其应用浓度可降低为0.25%~0.375%。一次最大用量为150mg。

(4) 罗哌卡因:常用浓度为0.5%~1.0%,7~10分钟起效,可维持2~4小时。一次最大限量为200mg。其麻醉效能和作用时效与布比卡因相似,但心脏毒性较小,产生运动神经和感觉神经阻滞分离的程度较布比卡因更明显。鉴于上述特点,临床上常用罗哌卡因硬膜外间隙阻滞作术后镇痛及无痛分娩。

7. 麻醉管理

(1) 给药方法:硬膜外间隙阻滞用药剂量与腰麻

1

相比约大 3～5 倍,在开放静脉通路的前提下,应先予以试验剂量 3～5ml,观察 5～10 分钟,若患者无明显下肢运动障碍和血压下降的,则可注入追加剂量,每间隔 5 分钟注药 3～5ml。试验量和追加量之和称为初始剂量,一般不超过局麻药使用的最大限量,在初始剂量作用将消失时,一般 1～1.5 小时再次追加局麻药,再注入初量的 1/3～1/2 以维持麻醉。

(2) 测试麻醉平面:注试验剂量后若无蛛网膜下隙阻滞症状,多数仅有轻度感觉减退,而无完全的阻滞平面,因此不必过多地对患者进行测试。随着用药量增加,一般 10～15 分钟才会出现较完全的平面,依此调节用药初量。若平面出现早而完全,常提示药液散布广,应酌减用药量。测试阻滞平面时不应暗示患者。麻醉阻滞完全,预计效果良好才能开始消毒、手术。硬膜外阻滞的麻醉平面与腰麻不同,是节段性的。

(3) 影响阻滞范围的因素:局麻药的容积大,浓度高则阻滞范围广;穿刺间隙,胸段比腰段扩散广;导管的位置和方向,导管向头侧时,药物易向头侧扩散;向尾侧时,则可向尾侧扩散 1～2 个节段,但仍以向头侧扩散为主;注药的方式,一次集中注入则麻醉范围较广,分次小量注入则范围小;注药速度和患者体位;老年、动脉硬化、产妇、失水、体质差的患者较健康者阻滞范围广。

(4) 辅助用药:中上腹手术中探查、牵拉内脏时,患者常有不同程度的不适、内脏牵拉痛、恶心、呕吐等。切皮前可给哌替啶 50mg+氟哌利多 5mg 肌注或分次静脉注射,咪达唑仑 1～2mg 或硫喷妥钠 50～75mg 静脉注射。内脏探查时可按需追加芬太尼 0.05mg,必要时氯胺酮 10～20mg 静注。原则上应保持患者安静、浅睡眠状态。

8. 并发症

(1) 术中并发症:①全脊椎麻醉:硬膜外间隙阻滞所用局麻药全部或大部分误注入蛛网膜下隙,使全部脊神经被阻滞。患者可在注药后数分钟内发生呼吸困难、血压下降、意识模糊甚至呼吸停止、心搏骤停。一旦发生应立即抢救,有效进行人工通气和维持循环功能。②局麻药毒性反应:硬膜外导管误入血管未及时发现而将局麻药注入血管内引起;此外,一次用量超过限量,也可引起局麻药毒性反应。③血压下降、呼吸抑制和恶心呕吐:前两者与硬膜外间隙阻滞平面过广或过高有关,恶心呕吐的发生机制与腰麻相同。

(2) 术后并发症:较腰麻为少。有些患者可出现腰背痛或暂时性尿潴留,一般多不严重,但也可发生严重的神经并发症,甚至截瘫。其原因有:①神经损伤:多为脊神经根损伤,术后出现该神经根分布区疼痛或感觉障碍,一般预后较好;②硬膜外血肿:应及早做出诊断,尽快(8 小时内)清除血肿;③感染:罕见,多为全身感染的一部分,预后取决于及早诊断和治疗;④脊髓血管病变等,此类并发症应以预防为主。此外,还发生过导管折断体内的情况,一般不必急于外科手术取出。

(三) 骶管阻滞

骶管是硬膜外腔的一部分,长度成人约 47mm,始于 S_2(髂后上棘连线为 S_2 平面)止于骶裂孔。经骶裂孔将局麻药注入骶管腔内阻滞骶脊神经,称骶管阻滞,是硬膜外间隙阻滞的一种。适用于直肠、肛门和会阴部手术,也可用于婴幼儿及学龄前儿童的腹部手术。

1. 穿刺方法 患者取俯卧位,髋部垫高。先摸清尾骨尖,沿中线向头端方向触摸,约 4cm 处可触及一个有弹性的凹陷,即为骶裂孔,在孔的两旁可触到蚕豆大的骨质隆起为骶角,两骶角连线的中点即为穿刺点。用 0.5%～1% 利多卡因局麻药先做皮丘,穿刺针垂直刺过皮肤边进针边注药,针尖略指向头端,当针刺过骶尾韧带有突然阻力消失的落空感,即已进入骶管腔。接上注射器,抽吸无脑脊液,注射生理盐水和空气全无阻力,也无皮肤隆起,证实针尖确在骶管腔内,即可注入试验剂量,观察无蛛网膜下隙阻滞现象后,可分次注入其余药液。

2. 常用局麻药 1.5% 利多卡因、0.375%～0.5% 布比卡因或 1% 利多卡因+0.15% 丁卡因(均加入肾上腺素 1∶200 000)等。成人用量一般为 20～25ml。

3. 并发症 骶管腔内有丰富的静脉丛,穿刺易损伤血管且局麻药吸收快,易发生局麻药毒性反应。故在注药时应采用分次给药的方法,即每间隔 5 分钟注 5ml 药液,密切观察患者的反应。

(四) 腰麻-硬膜外联合阻滞

腰麻-硬膜外联合阻滞(CSE)既保留了腰麻起效快、镇痛和运动神经阻滞完善的优点,同时又具有硬膜外间隙阻滞可连续给药满足长时间手术需要的长处。目前临床多采用一点法,即经 L_2～L_3 间隙用特制的联合穿刺针进行穿刺。当硬膜外穿刺针进入硬膜外间隙后,取脊麻针经硬膜外穿刺针内向前推进,当出现穿破硬脊膜的落空感,拔出脊麻针的针芯,回抽见有脑脊液通畅流出,即可证实;此时将局麻药注入蛛网膜下隙,然后拔除脊麻针,再按标准方法经硬膜外穿刺针置入导管。近年来,CSE 在临床上已广泛应用于下腹部及下肢手术。

第四节　神经阻滞

在神经干、丛、节的周围注射局麻药,暂时阻滞其冲动传导,使神经支配的区域达到手术无痛的方法,称周围神经阻滞(peripheral nerve blocks)。周围神经阻滞可单独或者联合全身麻醉完成手术,使用长效局部麻醉药可提供术后早期的良好镇痛,也可通过神经周围置管进行连续神经阻滞,可减少全身麻醉药和阿片类药物的用量,改善术后镇痛的效果。

（一）神经阻滞的一般原则

1. 术前应做好访视工作,明确麻醉的指征。一旦麻醉方式确定后应与患者详细说明麻醉操作过程及需要患者配合的主要步骤。术前给予镇静药以解除患者的紧张、焦虑。

2. 穿刺部位周围感染者禁忌行周围神经阻滞。使用抗凝药物者尽量避免深部神经阻滞,例如腰丛阻滞和高位坐骨神经阻滞。术前已存在周围神经病变者术后神经损伤的发生率增加,也应尽可能避免周围神经阻滞。

3. 麻醉实施前应做好必要的急救准备,包括吸氧面罩、通气道、丙泊酚、肾上腺素、阿托品、琥珀胆碱等。开放静脉通路,连接常规监测。

4. 注意观察是否出现局麻药毒性症状。为使阻滞效果良好的患者术中更舒适,可静脉注射麻醉性镇痛药和镇静药以增强局麻效果。常用的药物包括按需静脉注射咪达唑仑 $1 \sim 2mg$,也可连续静脉注射右美托咪定(负荷剂量 $1\mu g/kg$,15 分钟内输入后改为 $0.3 \sim 0.7\mu g/(kg \cdot h)$ 维持或丙泊酚(异丙酚) $2 \sim 4mg/(kg \cdot h)$。

5. 如果局麻效果不佳,应视实际情况追加局麻药或直接更改麻醉方式,切忌盲目反复静脉注射大量麻醉性镇痛药、镇静药或静脉全麻药而又不采取措施保持呼吸道通畅,造成麻醉意外。

6. 异感技术是既往定位周围神经的主要方法,随着神经刺激器和超声的引入,该技术已较少使用。神经刺激器和超声的应用可缩短阻滞起效时间、减少神经损伤的发生。

（二）神经阻滞技术

1. 神经刺激器技术　神经刺激器发放电流(0 ~ 5mA,1 或 2Hz),连通前端针体绝缘的神经刺激针并通过置于患者体表的地线电极形成环路。当针尖接近运动神经时可引发相应支配肌肉的运动。通常电流减小至 0.5mA 时仍存在肌肉运动说明针尖位置良好,可以注入局部麻醉药。电流<0.2mA 时仍有肌肉运动提示针尖可能位于神经束内,应避免注药。

2. 超声引导神经阻滞技术　超声定位周围神经并引导穿刺的技术近年来得到快速发展。医用超声的频率范围为 1 ~ 20MHz。高频探头分辨力强,但是穿透力弱,适合于浅表周围神经例如臂丛神经、股神经等的阻滞,低频探头的穿透力强,相应分辨力减弱,适合深部神经阻滞引导,例如腰丛、臀下入路坐骨神经阻滞等。线阵探头产生的图像清晰无变形,是进行神经阻滞引导的首选。对于深部神经,选择凸阵探头更有利于获得清晰的针体图像。超声获得神经图像可采用短轴和长轴技术,根据针体和超声探头的相对位置分为"平面内"和"平面外"技术。超声引导神经阻滞的最大优势是在超声下药液的扩散直接可见,因此可降低局麻药的使用量,同时在正确应用的前提下可减少神经损伤的发生率。

3. 神经周围置管　通过超声或神经刺激器或二者联合将微孔导管置入神经周围,输注局部麻醉药可提供术中麻醉和术后镇痛。可采用分次注射、持续注射或使用患者自控镇痛模式输注药物。神经周围置管的严重并发症少见,包括感染、局麻药中毒、神经损伤等。尽管少见,仍应权衡利弊,该措施适用于创伤剧烈、疼痛持续时间长于单次神经阻滞的作用时间的手术。

（三）颈神经丛阻滞

1. 颈神经丛的解剖　颈神经丛由 $C_1 \sim C_4$ 脊神经的前支组成。颈神经丛分成深、浅两丛,还形成颈袢,与 C_5 部分神经纤维形成膈神经。颈浅丛于胸锁乳突肌后缘中点穿出筋膜,支配颈项部浅表结构和皮肤感觉,深丛主要支配颈前及颈侧面的深层组织。颈丛神经阻滞形成的麻醉范围如披肩状。

2. 适应证　①颈部手术,如甲状腺腺叶切除、颈淋巴清扫术和颈动脉内膜剥脱术等;②辅助肩关节手术;③膈神经阻滞。

3. 操作步骤　①体位:去枕仰卧位,也可在患者背部垫一薄枕,头转向对侧。②标志:C_4 横突位于胸锁乳突肌中点后缘与颈外静脉交叉点之上 1.5cm 处,相当于甲状软骨的上缘。C_2 横突位于乳突下 1.5cm 与下颌角水平交点。第 3 颈椎横突位于 C_2 和 C_4 横突连线的中点。③操作方法:皮肤常规消毒。用连接注射器的 22G 注射针,分别在 C_2、C_3、C_4 横突的体表定位点与皮肤垂直进针,约 2 ~ 3cm 深针尖可触及横突,回抽无血液或脑脊液后缓慢注射 3 ~ 4ml 局麻药做深丛神经阻滞。浅丛神经阻滞时穿刺针于 C_4 横突体表定位点进针,于皮下和颈阔肌之间沿胸锁乳突肌后缘向上、向内和向下各注射 3ml 局麻药。④局麻药:0.25% ~ 0.375% 的布比卡因或 0.375% ~ 0.5% 的罗哌卡因。

4. 并发症　①膈神经阻滞；②药液误注入蛛网膜下隙、硬膜外间隙引起全脊麻或高平面硬膜外间隙阻滞；③局麻药误注入颈部血管或椎动脉，前者造成局麻药毒性反应，后者仅需要极少量局麻药即可引起中枢神经毒性反应；④喉返神经阻滞：可造成声音嘶哑甚至呼吸困难等症状；⑤颈交感神经节阻滞导致Horner综合征；⑥椎动脉损伤引起血肿。

（四）臂丛神经阻滞

1. 臂丛神经的解剖　臂丛神经由 $C_5 \sim C_8$ 及 T_1 脊神经的前支组成，有时 C_4 和 T_2 脊神经的分支也加入臂丛神经。组成臂丛的脊神经出椎间孔后在锁骨上部，前、中斜角肌的肌间沟分为上、中、下干，其中 $C_5 \sim C_6$ 前支组成上干，C_7 前支组成中干，C_8、T_1 前支组成下干。三神经干与锁骨下动脉一起穿过前、中斜角肌肌间沟，从下缘穿出，向前、下、外伸展，到第1肋骨外缘又分成前后两股，通过第1肋骨和锁骨中点，再经腋窝顶部进入腋窝，在腋动脉第二部分处又重新组合成为外、内、后三股神经束，继而又组成桡神经（后束）、正中神经（外侧束和内侧束）和尺神经（内侧束），分别支配肩关节、上臂的外侧面、前臂及手。肌皮神经和内侧皮神经分别由外侧束和内侧束发出。

2. 操作步骤

（1）肌间沟法

1）适应证及禁忌证：适用于肩部手术。上臂、肩部及桡侧阻滞效果好，对前臂和尺侧阻滞效果稍差。若达到肩部区域的完全阻滞，还应辅以颈浅丛阻滞。禁忌证包括：穿刺部位感染、严重凝血功能障碍、患者拒绝。肌间沟法阻滞不可避免会造成同侧膈神经阻滞（异感法、神经刺激器法的发生率为100%，超声引导法目前不明确），因此术前严重呼吸功能异常或者对侧膈神经麻痹者避免行肌间沟臂丛神经阻滞。

2）神经刺激器引导法：①体位：患者仰卧，头转向对侧，肩下垂，肩背部可以垫一小枕，患肢紧贴躯体。②定位标志：在前、中斜角肌之间可扪及一上小下大呈三角形的肌间隙即为斜角肌肌间沟。环状软骨水平线与肌间沟的交点即为肌间沟阻滞法的进针点。神经刺激器初始电流设置 1Hz，1mA 为进针方向朝向患者的足侧并向内、向下，观察到目标肌肉运动后将电流降低为 0.5mA，若肌肉运动仍存在回抽无液体后注药 1ml，观察肌肉收缩消失后将剩余药液分次注入。③常用局麻药：0.25% ~ 0.375% 布比卡因或 0.375% 罗哌卡因 20 ~ 30ml。

3）超声引导法：使用高频线阵探头置于上述定位标志处，使探头与神经走行方向垂直，臂丛神经在此部位超声下显示为在前、中斜角肌间隙中 3 ~ 5 个圆形低回声区。

4）并发症：①膈神经阻滞；②血压降低，心动过缓（Bezold-Jarisch reflex），易发于清醒坐位的肩关节手术患者；③血管内误注；④Horner 综合征和声音嘶哑；⑤神经损伤：应注意外科手术也容易损伤臂丛神经。

（2）锁骨上法

1）适应证及禁忌证：由于臂丛神经在此处较为集中，可以获得完善的阻滞效果，被称为上肢的腰麻，适用于上臂、前臂和手部手术。应注意锁骨上法不能阻滞腋神经和肩胛上神经，因此不适用于肩部手术。传统的异感法并发症发病率较高，包括损伤锁骨下动脉和气胸，随着超声的普及，降低了上述两个并发症的发生率，提高了锁骨上法的安全性以及麻醉医师对此方法的接受度。禁忌证同肌间沟法。

2）神经刺激器法：①体位：患者仰卧，头转向对侧，肩下垂，肩背部可以垫一小枕，患肢紧贴躯体。②定位标志：锁骨中点，锁骨上缘 1 ~ 1.5cm，在前斜角肌外侧缘摸清锁骨下动脉搏动最明显处的外侧为穿刺点。③操作方法：常规消毒穿刺点处皮肤。在上述穿刺点以 2% 利多卡因注皮丘后用 22G 穿刺针进针，向内、向下及向后方刺入。神经刺激器电流 <0.5mA 时获得尺神经、桡神经、肌皮神经或正中神经支配的肌肉运动均为理想的肌肉运动。④常用局麻药：常用局麻药：0.25% ~ 0.375% 布比卡因或 0.375% 罗哌卡因 20 ~ 30ml。

3）超声引导法：可将床头抬高或使患者向对侧侧卧以利于平面内进针的操作。高频线阵探头置于锁骨上窝，并适当压低探头使声束朝向胸廓方向。寻找锁骨下动脉，臂丛神经显示为锁骨下动脉外侧浅部的多个低回声结构。还可同时显示第1肋和胸膜，胸膜线为高回声，与第1肋的区别是可随呼吸滑动。

4）并发症：①气胸；②膈神经麻痹；③Horner 综合征；④损伤血管，如锁骨下动脉；⑤喉返神经麻痹。

（3）锁骨下法

1）适应证和禁忌证：适用于肘关节以下的前臂手术。是臂丛神经周围置管的理想位置。同侧锁骨下静脉置管和装有起搏器的患者尽量避免行锁骨下臂丛神经阻滞。

2）神经刺激器法：①体位：患者仰卧，头转向对侧。②定位标志：喙突向足侧2cm，内侧2cm处为穿刺点。③操作方法：常规消毒穿刺点处皮肤。在上述穿刺点以 2% 利多卡因注皮丘后用 22G 穿刺针进针，垂直于皮肤进针。神经刺激器电流 <0.5mA 时获得手指的屈曲或伸直为理想的肌肉运动。④常用局麻药：0.25% ~ 0.375% 布比卡因或 0.375% 罗哌卡因 20 ~ 30ml。

3）超声引导法：将上肢外展 90° 有利于腋动脉的

显露。臂丛神经在此部位按照和腋动脉的相对位置分为外侧束、内侧束和后束,短轴成像时超声下表现为腋动脉周围三个圆形高回声区。有证据表面在后束周围一次性注入30ml药液的阻滞效果与三个束分别阻滞的效果相同。

4)并发症:①血管损伤;②气胸(发生率低于锁骨上法)。

(4)腋路法

1)适应证和禁忌证:适用于前臂的手术。臂丛神经在腋窝胸小肌外侧形成终末神经分支。腋神经、肌皮神经、臂内侧皮神经已经离开臂丛神经,因此腋路法不能阻滞上述神经支配区域。除患者拒绝或不能配合以外无其他明确的禁忌证。

2)神经刺激器法:①体位:患者仰卧,上肢外展、前臂外旋。②定位标志:扪及腋窝腋动脉搏动点,以腋动脉为中心,通常正中神经位于腋动脉的前外侧,尺神经位于内侧,桡神经位于内后侧,肌皮神经位于腋鞘外,在后外侧穿喙肱肌。③操作方法:常规消毒穿刺点处皮肤,在腋动脉搏动点近端进针,根据神经分支与腋动脉的相对位置关系调整进针角度,分别获得目标肌肉运动。由于腋鞘内各个分支又各自被结缔组织包绕,分别阻滞的效果好于一次性注药。④常用局麻药:常用局麻药:0.25% ~ 0.375%布比卡因或0.375%罗哌卡因20 ~ 30ml。

3)超声引导法:使用短轴成像,探头置于腋窝顶腋动脉搏动最强处,寻找腋动脉搏动,正中神经、尺神经和桡神经包绕在腋动脉周围,肌皮神经在腋动脉后外侧,走行于肱二头肌和喙肱肌之间。

4)并发症:①血管损伤;②局部感染;③神经损伤。

(五)下肢的神经阻滞

1. 下肢的神经解剖腰骶神经丛形成的神经支配下肢的感觉和运动。腰神经丛由 L_1 ~ L_4 脊神经的腹侧支组成,少数患者有 T_{12} 骶神经腹侧支汇入。腰神经丛发出的神经中支配下肢的有股神经(L_2 ~ L_4),股外侧皮神经(L_1 ~ L_3)和闭孔神经(L_2 ~ L_4)。支配大腿前、内侧的感觉和运动以及小腿内侧的感觉。骶丛由 L_4 ~ L_5 和 S_1 ~ S_4 脊神经形成。支配大腿后侧、除内侧以外的小腿和足的感觉运动。

2. 下肢的神经阻滞

(1)后路腰神经丛(腰大肌间隙)阻滞

1)适应证和禁忌证:髋、膝和大腿前面的手术。联合坐骨神经阻滞可以提供完善的膝关节部位的镇痛。禁忌证:①注射部位感染;②注射部位血肿;③抗凝治疗中;④注药远端的神经有病变。

2)神经刺激器法:①体位:患者侧卧,患肢在上。

②定位标志:两侧髂嵴最高点连线与脊柱的交点约对应 L_4 棘突,扪及髂后上棘,通过髂后上棘向头侧做一中线的平行线,通过 L_4 棘突向该平行线做垂线,该垂线中、外1/3的交点处为穿刺点。③操作方法:常规消毒穿刺点处皮肤周围,垂直进针,直达横突后退针至皮下,向头侧或尾侧5°,避开横突,直至获得股四头肌收缩,将电流减至0.3 ~ 0.5mA,如肌肉颤搐仍存在则注药。④常用局麻药:0.25% ~ 0.375%布比卡因或0.375%罗哌卡因30 ~ 40ml。

3)超声引导法:使用低频凸阵探头,置于旁矢状面,显示腰大肌,将局麻药注入腰大肌与横突之间的间隙。可利用超声定位肾下级以提高穿刺安全性,也可利用超声的测量功能测定腰大肌间隙的深度以协助使用神经刺激器定位。

4)并发症:①误注入硬膜外腔;②误入蛛网膜下腔;③后腹膜血肿;④肾包膜下血肿。

(2)股神经阻滞

1)适应证和禁忌证:主要用于联合其他下肢神经阻滞方法为髋部、大腿膝和踝关节手术的术后镇痛。禁忌证包括穿刺部位感染、腹股沟区人工血管移植术后和神经病变。

2)神经刺激器法:①体位:患者仰卧,患肢略外展外旋。②定位方法:髂前上棘和耻骨联合外侧的连线于腹股沟皮肤皱褶之间的区域扪及股动脉,股动脉搏动点外侧为穿刺点。③穿刺方法:穿刺针与皮肤成45°,向头侧进针,引出股四头肌收缩(伴髌骨上抬),电流减小至0.5mA时仍有肌肉运动可以注药。④常用局麻药:0.25%布比卡因或0.375%罗哌卡因20ml。

3)超声引导法:建议采用短轴平面内穿刺,高频线阵探头置于上述定位穿刺点,股神经为位于股动脉搏动外侧、髂筋膜深面的梭形高回声结构。

4)并发症:股神经阻滞并发症发生率很低,可能发生血管和神经损伤。

(3)闭孔神经阻滞

1)适应证和禁忌证:通常联合股神经阻滞适用于膝关节和大腿内侧的手术以及预防膀胱肿瘤电切术时的闭孔反射。禁忌证为穿刺部位感染。

2)神经刺激器法:①体位:患者仰卧,患肢略外展、外旋。②定位和穿刺方法:高位阻滞方法定位为耻骨结节外、下方各1.5cm,进针后触及耻骨下支的上部,然后退针至皮下后改变进针方向,使其向外侧并略偏向下方,直至诱发出大腿的内收运动。低位阻滞方法需分别阻滞闭孔神经前支和后支,定位为腹股沟皮肤皱褶下1.0cm,长收肌肌腱外侧1.0cm垂直进针获得大腿内收运动后减小电流至理想位置注射局麻药10ml然后退出穿刺针至皮下,略偏向内侧再次获得大腿内收运动,减小电流至理想位置后注射局麻药10ml。③常用局麻药:预防闭孔反射使用高浓度局麻药,例如2%利多卡因、0.375%布比卡因或0.5%罗哌卡因。髋、膝关节术后镇痛则使用低浓度局麻药,例如0.25%布比卡因或0.25~0.375%罗哌卡因。

3)超声引导法:高位阻滞法将探头置于腹股沟皮肤皱褶上显示股血管然后向内侧移动显示耻骨肌,闭孔神经位于耻骨肌深面。低位阻滞法将探头置于腹股沟皮肤皱褶以下长收肌表面,闭孔神经前支和后支分别位于短收肌的浅面和深面。

4)并发症:并发症发生率很低,可能发生血管和神经损伤。

(4)坐骨神经阻滞(骶骨旁入路、Labat入路)

1)适应证和禁忌证:适应证:①膝以下小腿(除隐神经支配的内侧条带状皮肤区外)的手术。②与腰丛阻滞联合适合于除髋关节外整个下肢手术。无特别禁忌证。

2)神经刺激器法:①体位:患者侧卧,患肢在上并屈髋屈膝。②定位方法:髂后上棘向坐骨结节的连线,距离髂后上棘6cm处为骶骨旁入路的穿刺点;髂后上棘至股骨大转子的连线的中垂线与骶裂孔和股骨大转子连线的交点为Labat入路的穿刺点。垂直皮肤进针,引出胫神经(足跖曲和内翻)或腓总神经(足背屈或外翻)支配的肌肉运动后减低电流至0.5mA,如仍有运动反应,回抽无血后注药。③常用局麻药:0.25%布比卡因或0.375%罗哌卡因25ml。

3)超声引导法:采用短轴成像,低频凸阵探头置于股骨大转子和坐骨结节之间,两个骨性结构之间可见臀大肌,坐骨神经位于臀大肌深面,为椭圆形高回声结构。也可采用腘窝上入路,探头置于腘窝处,寻找腘动脉,腘动脉前面靠近内侧可见胫神经,为圆形

或椭圆形高回声结构,外侧可见腓总神经,探头向头侧滑动至坐骨神经分为胫神经和腓总神经处注药。通常采用平面内注射。

4)并发症:误穿血管。

第五节　全身麻醉药

(一)吸入麻醉药

吸入麻醉药(inhaled anesthetics)是一类主要依靠肺泡通气来摄取和排除的全身麻醉药,由于具有全麻效能强和易于控制的优点,其在临床麻醉中占有重要的地位。

1. 吸入麻醉药的分类和理化性质　吸入麻醉药可分为挥发性吸入麻醉药和气体吸入麻醉药;其中挥发性吸入麻醉药又可分为烃基醚(包括乙醚、双乙烯醚、乙基乙烯醚等)、卤代烃基醚(包括甲氧氟烷、恩氟烷、异氟烷、七氟烷及地氟烷等)及卤烃类(包括氟烷、三氯乙烯、三氯甲烷等),气体吸入麻醉药包括氧化亚氮、乙烯和环丙烷。由于存在自身缺陷,一些吸入麻醉药,如乙醚、环丙烷、三氯乙烯、三氯甲烷(氯仿)、甲氧氟烷等已被弃用。目前临床上常用的有氧化亚氮、恩氟烷、异氟烷、七氟烷和地氟烷。

常用吸入麻醉药的理化性质见表10-5。肺泡最低有效浓度(minimum alveolar concentration,MAC)是指能使50%的患者对手术刺激不发生体动反应的肺内吸入麻醉药的浓度,是判断各种麻醉药等效浓度的指标,MAC越小麻醉效能越强。油/气分配系数与吸入麻醉药的强度有关,油/气分配系数越大,麻醉强度也越大;血/气分配系数则决定了吸入麻醉药诱导和苏醒的速度,血/气分配系数越小,其可控性越好;沸点和蒸气压决定了吸入麻醉药的保存和使用方法。

表10-5　吸入麻醉药的理化性质

	乙醚	氟烷	恩氟烷	异氟烷	七氟烷	地氟烷	氧化亚氮
MAC	1.92	0.74	1.68	1.15	2.0	6.0	104.0
沸点(℃)	35	50.2	56.5	48.5	58.6	23.5	-89
蒸气压(mmHg)	535	290	218	295	197	700	44 840
血/气分配系数	12.1	2.5	1.8	1.4	0.65	0.45	0.47
油/气分配系数	65	224	98	98	55	18.7	1.4

2. 吸入麻醉药的药代动力学　吸入麻醉药根据其分压梯度从麻醉装置进入肺,经肺泡毛细血管壁弥散入血,再随血液循环至全身器官组织,并到达脑组织。麻醉的诱导只有当大脑中的吸入麻醉药分压出现时才开始。当持续吸入一段时间后,脑、血液和肺

泡内吸入麻醉药的浓度将达到平衡,此时肺泡内吸入麻醉药的浓度可以反映脑内吸入麻醉药的浓度。影响肺泡气内吸入麻醉药浓度的因素包括:①吸入气中麻醉药的浓度:吸入浓度越高,肺泡气内浓度上升越快;②肺泡通气量:肺泡通气量越大,肺泡内药物浓度

的升高速率越快,称为浓度效应。当患者的功能残气量增加时,吸入气中药物稀释的程度也增加,故肺泡内药物浓度的上升减慢;③药物由肺泡转移至血液和组织的速率。

吸入麻醉药的摄取取决于:①药物在血液中的溶解度:溶解度由药物的理化性质所决定。溶解度越大,摄取量越多;②心排出量:心排出量越大,摄取量越大,肺泡浓度上升越慢;③肺泡与静脉血麻醉药分压差:差值越大,摄取量越多。吸入麻醉药从体内排出,其气体流动的方向与麻醉诱导正好相反,当心排量增加或肺泡通气量增加时,麻醉药从肺泡内排出增加。但过度通气会引起二氧化碳分压降低,使脑血管收缩,脑血流量下降而影响药物的排出。此外,溶解度对药物的排泄也有影响,溶解度越低的麻醉药其排泄的速度越快。

3. 常用的吸入麻醉药

(1) 氧化亚氮(nitrous oxide):俗称氧化亚氮,为无色、无味、无刺激的气体,1844 年 Wells 开始用于拔牙麻醉,至今仍是常用的吸入麻醉药之一。氧化亚氮的麻醉作用极弱,MAC 为 104,吸入 30% ~50% 氧化亚氮有镇痛作用,80% 以上时有麻醉作用但是会导致缺氧,因此临床麻醉中只能作为麻醉辅助药。其本身对循环和呼吸系统无抑制作用,当与其他药物合用时,可增强其他药物的抑制作用。在氧化亚氮的使用过程中应注意避免缺氧,应进行吸入氧浓度和脉搏氧

饱和度监测。另外,氧化亚氮在体内弥散率高,可使体内含气腔隙容积增大,故体内存在闭合空腔时,如肠梗阻、气胸、空气栓塞等,应禁用。

(2) 卤化类吸入麻醉药:包括氟烷(halothane)、恩氟烷(enflurane)、异氟烷(isoflurane)、七氟烷(sevoflurane)及地氟烷(desflurane),此类药物分子结构脂肪链上的氟化不仅降低了分子的易燃性,而且也提高了麻醉强度。由于此类药物均为挥发性液体,遇阳光或紫外线会发生破坏,故应储存于褐色瓶中;其中地氟烷因沸点低(23.5℃),室温下蒸气压高,需用特殊的电子装置控制温度的蒸发器。

氟烷、恩氟烷、异氟烷、七氟烷及地氟烷的 MAC 分别为 0.74、1.68、1.15、2.0 和 6.0,其中氟烷的麻醉效能最强。氟烷对循环有较强的抑制作用,可直接抑制心肌,使心输出量下降;有轻度的神经节阻滞作用,使周围血管扩张;可增加心肌对肾上腺素的敏感性;可造成氟烷相关性肝炎(罕见),在 3 个月内反复使用、中年肥胖女性以及有家族遗传相关病史者风险增加。恩氟烷对心肌的抑制作用较氟烷轻,在吸入高浓度时,可诱发脑电图惊厥波。异氟烷的心肌抑制作用最弱,可扩张血管,使血压下降。七氟烷和地氟烷的血/气分配系数分别为 0.63 和 0.42,故具有麻醉诱导和苏醒快、可控性好的特点,并且对机体循环功能影响小。此类麻醉药对呼吸、中枢神经系统及肝肾功能的影响见表 10-6。

表 10-6　吸入麻醉药对呼吸、中枢神经系统及肝肾功能的影响

	氟烷	恩氟烷	异氟烷	七氟烷	地氟烷
呼吸抑制	++	++++	+++	+++	++
呼吸道刺激	+	++	+++	+	++++
支气管扩张	+	－	－	+	－
肌松作用	+	+++	++	+++	+++
脑电图	－	惊厥波(3%)	抑制波	高振幅波(3MAC)	抑制波
脑血流增加	+	+	－(<1.1MAC)	+	+
肝损可能	++	+		+	
肾损可能	－	+	－	+	－

(二) 静脉麻醉药

静脉麻醉药(intravenous anesthetics)是指经静脉进入血液循环而产生全麻作用的一类药物,具有使用方便、容易为患者接受且无需特殊设备的特点。主要用于全麻诱导、复合麻醉、全凭静脉麻醉及 ICU 患者的镇静。目前,常用的静脉麻醉药包括硫喷妥钠、氯胺酮、苯二氮䓬类、依托咪酯和丙泊酚等。

1. 硫喷妥钠(thiopental sodium)　属于巴比妥类药物。通过抑制中枢神经系统突触传递、抑制网状结构上行激动系统的活性而产生全麻效应。临床常用浓度为 2.5% ,一般采用单次注入法,常用的诱导剂量为 4 ~6mg/kg。

硫喷妥钠可收缩脑血管、降低颅内压、降低脑代谢,减少脑组织耗氧,具有一定的脑保护作用;对呼

1

中枢有明显抑制作用,导致潮气量减少,呼吸频率降低,抑制低氧和二氧化碳潴留导致的通气反应;硫喷妥钠麻醉时对交感神经的抑制比较明显,使副交感神经的作用占优势,喉头和支气管平滑肌处于敏感状态,有发生痉挛的倾向;硫喷妥钠对循环功能也有抑制作用,静脉注入后可引起外周血管扩张和静脉回流减少,并伴有心肌收缩力的减弱,这对有严重冠心病或循环血容量不足的患者影响更大,故应慎用或不用。

硫喷妥钠主要在肝脏内通过脱硫和氧化降解代谢,但其生物代谢作用也发生在其他器官,其代谢产物经肾脏和消化道排泄。

2. 氯胺酮(ketamine) 此药为苯环利定类衍生物。它通过阻滞脊髓网状结构束对痛觉的传入信号产生很强的镇痛作用,是目前临床所用静脉麻醉药中唯一可以产生镇痛作用的药物。氯胺酮具有诱导迅速、苏醒期短、镇痛作用确切、对呼吸和循环影响小的特点,主要适用于各种短小浅表手术,特别适用于小儿麻醉。

氯胺酮麻醉可减慢网状激活系统向丘脑的感觉信号传递,导致丘脑和边缘系统分离,患者产生意识和感觉分离现象,称为分离麻醉(dissociative anesthesia),主要表现为表情淡漠、意识消失、眼睛睁开、深度镇痛和肌张力增强。它可增加脑血流量,增高颅内压,使脑代谢和耗氧量增加。氯胺酮麻醉时患者常有眼压增高和眼球震颤。由于兴奋了交感神经,可出现血压升高、心率增快,故氯胺酮适用于循环不稳患者的麻醉诱导,但是对休克晚期的患者可产生严重的心肌抑制。其对呼吸的影响轻微,临床麻醉剂量时偶有短暂的呼吸抑制,若呼吸道能保持通畅,一般不需做辅助呼吸,多能自行恢复;氯胺酮还具有支气管平滑肌松弛作用,可用于支气管哮喘患者的麻醉。但氯胺酮用药后易出现幻觉、噩梦或谵妄,使患者产生不愉快体验,在使用氯胺酮前适量给予地西泮类镇静药可预防和消除幻觉。

氯胺酮起效较硫喷妥钠慢,1~2mg/kg 静脉注射后,30 秒~2 分钟发挥作用,持续 5~15 分钟,随后根据需要可追加用药。此药亦可肌注,常用于小儿基础麻醉,用量为 5~8mg/kg。由于用药后分泌物会明显增多,用药前需使用阿托品。

3. 苯二氮䓬类(benzodiazepines) 主要是指地西泮(diazepam)和咪达唑仑(midazolam),通过作用于中枢神经系统产生抗焦虑、镇静、安神和抗惊厥作用,用药后还会出现短暂的记忆丧失或遗忘作用,临床上可用苯二氮䓬类受体拮抗药氟马泽尼(flumazenil)来拮抗其中枢神经系统作用。两药对循环功能的抑制比较轻微,但有呼吸抑制作用,抑制的程度与所用剂量、注药速度及注射途径有关,大剂量、快速给药时可引起一过性呼吸暂停。此外,此药还有轻度的中枢性肌肉松弛作用。

地西泮和咪达唑仑在临床上可用于麻醉前用药(地西泮 5~10mg 口服,咪达唑仑 1~5mg 肌注)、局部麻醉的辅助用药(地西泮 2~5mg 静注或咪达唑仑 1~3mg 静注),两药还可以用作静脉全麻的诱导药物(地西泮 0.3~0.4mg/kg,咪达唑仑 0.2~0.3mg/kg)。地西泮用于静脉或口服给药,不适合肌内注射,咪达唑仑可口服、肌注和静脉注射。值得注意的是,老年与危重患者应用地西泮或咪达唑仑时,由于药物代谢、排泄缓慢,一般用量也会引起清醒时间显著延长,故应相应地减少用量。

4. 依托咪酯(etomidate) 该药为强效非巴比妥类静脉麻醉药。是咪唑类衍生物,安全范围大,起效快,患者在一次臂-脑循环时间内迅速入睡,其药效比硫喷妥钠强约 12 倍。该药主要用于麻醉诱导,其诱导平稳且有遗忘作用。麻醉诱导常用剂量为 0.15~0.3mg/kg,用药后 10 分钟左右自然苏醒。但用药后患者恶心、呕吐的发生率较高。

诱导剂量的依托咪酯一般对心血管系统无明显影响,仅外周阻力稍下降,心输出量稍增加或不变;此外,有轻度的扩血管作用,可能有弱硝酸甘油样效应。对呼吸系统无明显抑制作用,较大剂量或推注速度较快时,可引起呼吸暂停。此药会减少皮质醇的生成,尤其在用药量大、持续时间长的情况下。依托咪酯无镇痛作用。常见的副作用为注射局部疼痛,注药速度快时可引起肌肉阵挛,减慢注药速度可减轻。

该药代谢主要在肝脏进行,所以肝功能严重受损者反复用药可使患者苏醒延迟。

5. 丙泊酚(propofol) 又名异丙酚。是一种新型快速短效静脉麻醉药,其结构与其他静脉麻醉药均不相同,具有起效快、诱导平稳、可控性强、持续时间短、苏醒快而完全、苏醒后无兴奋现象的特点,且用药后较少引起恶心呕吐。常用的诱导剂量为 1.5~2.5mg/kg。

静脉注射诱导剂量后,患者有明显的收缩压和舒张压的下降,其下降幅度类似于硫喷妥钠,且该药对呼吸抑制明显,表现为呼吸减慢、变浅,亦可发生呼吸暂停,其对循环和呼吸影响的程度与用药的剂量和推注的速度有关。此药亦无明显镇痛作用,持续用药也未发现明显蓄积。

目前该药普遍用于麻醉诱导、麻醉维持,也常用于麻醉中、手术后与 ICU 病房的镇静。另外,丙泊酚还可有效地降低颅内压,降低脑代谢率和脑血流,尤其适用于颅脑手术的患者。

（三）麻醉性镇痛药

麻醉性镇痛药（narcotic analgesics）是一类作用于中枢神经系统能解除或减轻疼痛并改变对疼痛的情绪反应的药物。临床麻醉中，此类药物可用作术前用药、麻醉辅助用药或主要用药，也可用于术后镇痛。除个别药物外，该类药物反复使用可产生成瘾性。临床常用的麻醉性镇痛药有吗啡（morphine）、哌替啶（pethidine，meperidine）、芬太尼（fentanyl）、舒芬太尼（sufentanil）、阿芬太尼（alfentanil）和瑞芬太尼（remifentanil）。

1. 作用机制麻醉性镇痛药进入体内后与脑和脊髓中的阿片受体结合，发挥镇痛作用。目前已知阿片受体有 μ、κ、σ、δ、ε 共五种亚型，激动不同的阿片受体可产生不同的药理作用。麻醉性镇痛药主要通过激动 μ、δ 和 κ 三类受体发挥镇痛作用（表10-7）。

表 10-7　阿片受体的分布及效应

μ	κ	σ	δ	ε
主要分布在脑干	大脑皮质			
中枢性镇痛作用	中枢性镇痛作用	烦躁、焦虑	中枢性镇痛作用	激素释放
呼吸抑制	呼吸抑制	幻觉	呼吸抑制	呼吸抑制（?）
欣快感	镇静作用	血管运动神经元刺激作用	调控 μ 受体的活性	
成瘾性				

2. 药理作用

（1）中枢神经系统：麻醉性镇痛药有剂量依赖性的中枢性镇痛、镇静和催眠作用，可产生欣快感。无疼痛的患者使用麻醉性镇痛药后可出现烦躁和焦虑。单独使用麻醉性镇痛药一般不会使患者意识丧失，常需要联合静脉或吸入全麻药。使用麻醉性镇痛药后部分患者有恶心、呕吐。大剂量哌替啶可引起肌肉震颤。

（2）心血管系统：多数麻醉性镇痛药对循环系统干扰轻微，能够保持循环功能稳定。窦性心动过缓、动静脉扩张是麻醉性镇痛药常见的循环效应，此外吗啡可引起组胺释放，造成血压下降。哌替啶对心血管功能有一定的抑制，并且可以增快心率。

（3）呼吸系统：有剂量依赖性的呼吸抑制，以降低呼吸频率为主，呼吸中枢对 CO_2 刺激的敏感性降低，因而造成 CO_2 潴留，疼痛可拮抗此种作用。麻醉性镇痛药还能抑制中枢性咳嗽反射。

（4）其他作用：如抑制胃肠道蠕动，增加胃肠液分泌，增加胆管压力，引起恶心、呕吐、瞳孔缩小；尿潴留；吗啡的应用可造成组胺释放，引起血压下降、支气管痉挛等；快速静注芬太尼可引起咳嗽和胸壁强直；麻醉性镇痛药可增强其他麻醉药物的中枢和循环系统作用；单胺氧化酶抑制剂、三环类抗抑郁药可增强麻醉性镇痛药的抑制作用，与哌替啶合同时可产生谵妄和高热。

3. 常用麻醉性镇痛药的临床应用

（1）吗啡（morphine）：是典型的阿片受体激动剂，临床可用于静脉镇痛（1.5～2.5mg/次，按需追加）和硬膜外镇痛（吗啡 2～4mg+局麻药）、治疗急性左心力衰竭（5～10mg/次静注，按需追加）；吗啡禁用于支气管哮喘、上呼吸道梗阻、颅脑外伤和 1 岁以下的婴儿。剖宫产产妇在新生儿娩出前禁止使用吗啡。吗啡的代谢产物 3-葡糖苷酸吗啡（M3G）和 6-葡糖苷酸吗啡（M6G）通过肾脏排泄，肾功能不全的患者容易发生蓄积，其中 M6G 具有镇痛和呼吸抑制作用。

（2）哌替啶（pethidine，meperidine）：除镇痛、镇静作用外，还有比较明显的呼吸抑制和心肌抑制作用，大剂量应用还可引起中枢神经系统兴奋现象，如谵妄、抽搐、瞳孔散大等。临床可用于与氟哌利多合用作为局部麻醉或区域阻滞的辅助用药（常用剂量为 50mg 哌替啶+5mg 氟哌利多，分次静注或 1 次肌注）、术后镇痛（常用量 50mg/次），与氟哌利多、异丙嗪等组成冬眠合剂（哌替啶 100mg、氟哌利多 10mg 和异丙嗪 50mg）。哌替啶 10～25mg 静注治疗术后寒战效果良好。哌替啶的代谢产物去甲哌替啶具有致惊厥的作用，肾功能不全的患者易发生蓄积。

（3）芬太尼（fentanyl）及其衍生物：芬太尼的衍生物包括舒芬太尼（sufentanil）、阿芬太尼（alfentanil）和瑞芬太尼（remifentanil）。其中芬太尼的镇痛强度为吗啡的 100～180 倍，作用时间为 30 分钟左右；舒芬太尼约为芬太尼的 5～10 倍，持续时间为其两倍；阿芬太尼为芬太尼 1/4，作用持续时间为其 1/3，无蓄积；瑞芬太尼效价为阿芬太尼的 20～30 倍，起效快，作用时间短。

芬太尼临床可用于心内直视手术（一般剂量 20～30μg/kg 静脉注射，大剂量可达 50～150μg/kg）、全麻

1

的诱导和维持(常用量 2 ~ 10μg/kg,控制气管插管应激反应用量需>6μg/kg),亦可作为局部麻醉的增效药物(0.05 ~ 0.1mg)或用于术后镇痛;与氟哌利多组成氟芬合剂,常用于神经安定镇痛术。芬太尼的使用禁忌证与吗啡相似。但芬太尼一般不引起组胺释放,因此可用于哮喘患者的麻醉。

舒芬太尼和阿芬太尼在临床麻醉中也主要用作复合全麻的组成部分。舒芬太尼的镇痛作用最强,心血管状态更稳定,更适用于心血管手术麻醉。阿芬太尼可用于持续静脉输注,但长时间输注后其作用时间可延长。瑞芬太尼更适用于静脉输注[0.25 ~ 2.0μg/(kg·min)],其作用时间短(消除半衰期为 9.5 分钟),无蓄积,血浆浓度主要取决于输注速率,而与输注时间长短无关,临床上主要用于复合麻醉或全凭静脉麻醉;缺点是具有致痛觉过敏作用,停止输注后没有镇痛效应,应及时给予长效镇痛药。

芬太尼、舒芬太尼和阿芬太尼在肝内生物转化,瑞芬太尼则由血液及其他组织中的非特异性酯酶水解代谢,不依赖肝、肾功能。芬太尼及其衍生物的剂量和起效时间见表 10-8。

表 10-8　芬太尼及其衍生物的剂量和起效时间

药名	剂量(mg)	维持输注速率(μg/(kg·h))	峰效应时间(min)	时程(h)	清除率(ml/(kg·min))	消除半衰期(h)
芬太尼	0.1	2 ~ 10	3 ~ 5	0.5 ~ 1	10 ~ 20	2 ~ 4
舒芬太尼	0.01	0.5 ~ 1.5	3 ~ 5	0.5 ~ 1	10 ~ 15	2 ~ 3
阿芬太尼	0.75	0.5 ~ 2μg/(kg·min)	1.5 ~ 2	0.2 ~ 0.3	4 ~ 9	1 ~ 2
瑞芬太尼	0.1	0.1 ~ 1.0μg/(kg·min)	1.5 ~ 2	0.1 ~ 0.2	30 ~ 40	3 ~ 10 分钟

第六节　肌肉松弛药

肌肉松弛药(muscular relaxant,简称肌松药)即骨骼肌松弛药。其应用于临床麻醉始于 1942 年,Griffith 和 Johnson 将箭毒用于全身麻醉从而大大地方便了麻醉的管理。

(一)肌松药的作用原理

肌松药主要作用于神经肌肉接头,使神经肌肉的兴奋传导发生阻滞,从而使骨骼肌失去张力。乙酰胆碱-乙酰胆碱水解酶系统是胆碱能神经传递的重要组成部分。神经肌肉接头的突触前膜是乙酰胆碱的合成和储存部位。当神经冲动到达突触前膜,去极化波使轴突膜上的特殊钙离子通道开放,钙离子的内流引起乙酰胆碱囊泡和轴突膜的接近和融合,导致囊泡内容物乙酰胆碱释放入突触间隙,经弥散后和突触后膜上的胆碱能受体结合,终板膜的通透性改变,导致钾离子交换,引起终板膜去极化,产生终板电位。当终板电位达到一定阈值后,便产生动作电位,引起肌纤维收缩。乙酰胆碱很快被乙酰胆碱酯酶水解,终板电位呈现复极化,准备接受下一次神经冲动。而肌松药与突触后膜上的乙酰胆碱能受体有较强的亲和力,能与乙酰胆碱竞争受体,并暂时与这些受体结合,从而影响了神经冲动的传导。

(二)肌松药的分类和临床应用

由于作用机制不同,可将肌松药分为去极化肌松药和非去极化肌松药(表 10-9)。

表 10-9　肌肉松弛药的分类

分类	药　　物
去极化肌松药	琥珀胆碱
非去极化肌松药	
苄异喹啉类	筒箭毒、氯二甲箭毒、阿曲库铵、杜什库铵、米库氯铵、阿库氯铵
甾类	泮库溴铵、维库溴铵、哌库溴铵、罗库溴铵

1. 去极化肌松药　此类肌松药能与乙酰胆碱受体结合引起突触后膜去极化,但由于其亲和力较强且不易被胆碱酯酶分解,使突触后膜保持持续去极化状态,从而产生肌松作用。去极化阻滞具有以下特点:①注药后首先产生肌纤维不规则收缩及其后的肌松作用;②无强直刺激或四个成串刺激(TOF)衰减现象;③无强直刺激后易化现象;④抗胆碱酯酶药增强其作用;⑤非去极化肌松药可拮抗其作用。

去极化肌松药的代表药物为琥珀胆碱(氯琥珀胆碱,scoline,succinylcholine),其作用迅速、完全且短暂,因此适用于快速诱导气管插管时的肌肉松弛。注药后患者先出现肌肉束状收缩,持续 10 秒后肌肉松弛,数分钟后患者肌张力逐步恢复正常。琥珀胆碱对中枢神经系统无影响,对心血管系统影响甚微。

但也有一定的副作用:①肌颤引起的肌肉疼痛:可在静注琥珀胆碱前预注少量非去极化肌松药来预防或减轻此反应;②神经节刺激:成人首次静脉注射琥珀胆碱时可发生心动过速,儿童首次或成人二次用药可发生心动过缓;③高钾血症:在广泛烧伤、挫伤患者、长期卧床患者容易发生。特别是截瘫患者在伤后 2 周至 3 个月内,静脉注射琥珀胆碱后更容易出现致命性高钾血症;④增高眼压、胃内压和颅内压;⑤诱发恶性高热。

2. 非去极化肌松药 此类肌松药能竞争性与突触后膜的乙酰胆碱受体结合,但不引起突触后膜去极化,从而阻断神经肌肉的传导,产生肌松作用。非去极化肌松药有以下特点:①肌松作用出现之前无肌纤维不规则成束收缩;②强直刺激或 TOF 刺激出现衰减现象;③强直刺激后有易化现象;④抗胆碱酯酶药拮抗其作用;⑤去极化肌松药可拮抗其作用。

非去极化肌松药可分成两大类,即甾类和苄异喹啉类,前者有泮库溴铵、维库溴铵、哌库溴铵和罗库溴铵等,后者有筒箭毒、氯二甲箭毒、阿库氯铵、阿曲库铵、杜什库铵和米库氯铵(美维松)等。两类不同的非去极化肌松药联合应用可产生协同作用,如哌库溴铵+筒箭毒或阿曲库铵+维库溴铵等,而同类肌松药联合应用无明显的协同作用。哌库溴铵和杜什库铵为长效肌松药,因其对循环功能没有明显作用,常用于需要维持循环稳定的患者;罗库溴铵则是至今临床上广泛使用的非去极化肌松药中起效最快的,注药 90 秒后可作气管插管,尤其适用于琥珀胆碱禁用时,其临床肌松作用维持约 45 分钟。新型苄异喹啉类肌松药米库氯铵进入体内后,被血浆胆碱酯酶分解,因而很少蓄积;当美维松的用量大于 2 倍 ED_{95}(即>0.15mg/kg)时,可出现心血管副作用和组胺释放作用;米库氯铵可以连续静脉滴注给药,停药后不需要静注抗胆碱酯酶药逆转其作用。

常用肌松药的主要副作用见表 10-10。

表 10-10 常用肌松药的副作用

药名	组胺释放*	神经节作用	迷走神经作用	交感兴奋
琥珀胆碱	罕见	兴奋	兴奋	−
泮库溴铵	−	−	阻断+	+
维库溴铵	−	−	−	−
哌库溴铵	−	−	−	−
罗库溴铵	−	−	阻滞+	−
d-筒箭毒	+++	阻滞	−	−
氯二甲箭毒	++	轻度阻滞	−	−
阿曲库铵	+**	−	−	−
杜什库铵	−	−	−	−
米库氯铵	+	−	−	−

*组胺释放作用与剂量和注药速率有关,若注药缓慢,则组胺释放作用可不表现

**当剂量>0.5mg/kg 时

肌松药的选择应依据患者的需要和药物的特性及副作用所决定,如气管插管或其他短时间的操作常选用琥珀胆碱或罗库溴铵;大量静注芬太尼时可合用泮库溴铵;肝、肾功能不全时可选用阿曲库铵、米库氯铵等;哮喘患者严禁使用释放组胺的肌松药;需要保持循环系统稳定的患者最好选择维库溴铵、哌库溴铵、杜什库铵等。临床上常用抗胆碱酯酶药拮抗非去极化肌松药的作用。抗胆碱酯酶药抑制胆碱酯酶活性,使乙酰胆碱在运动终板堆积,与肌松药竞争终板后膜的受体,使肌松作用消失。常用的抗胆碱酯酶药有新斯的明、溴吡斯的明和依酚氯铵(依酚氯铵),其中以新斯的明最为常用。因抗胆碱酯酶药可引起心动过缓,故常与阿托品合用;一般新斯的明的用量为 0.06mg/kg,最多不超过 5mg,首次用量 1~2mg,阿托品用量为 0.01~0.02mg/kg。

(三) 神经肌肉阻滞的监测

1. 监测的目的 ①掌握气管插管、注射拮抗药和拔管的最佳时机;②掌握术中追加肌松药的时机和维持适宜的肌松程度;③评定术后肌张力的恢复,区别

术后呼吸抑制的原因;④用药剂量个体化,如肥胖、老年患者用药量宜酌减,对一些特殊疾病患者如肾功能不全可指导用药。

2. 常用监测方法

(1) 单次颤搐刺激:刺激频率为 0.1Hz 和 1.0Hz、刺激时间 0.2ms 的电流刺激运动神经,观察刺激后肌肉的颤搐情况。该方法简单,可反复使用,并可用于清醒患者。其缺点为灵敏度低,需受体阻滞率达 75% 方出现颤搐抑制(表 10-11)。

表 10-11 单次颤搐高度与肌松程度的关系

与对照值比较	肌松程度
100%	无肌松
50%	轻度肌松,可施行不需要肌松的手术
25%	中度肌松,腹肌松弛,可施行腹部手术
5%	极度肌松,可进行气管插管

(2) 四个成串刺激(train-of-four stimulation,TOF):由 4 个频率为 2Hz,波宽为 0.2~0.3ms 的矩形波组成的成串刺激,连续刺激时其串间距为 10~12 秒。4 个成串刺激引起 4 个肌颤搐,分别为 T_1、T_2、T_3 和 T_4。TOF 可以观察肌颤搐的收缩强度和各次肌颤搐之间是否依次出现衰减,由此可以确定肌松药阻滞特性及评定肌松作用。观察指标为第四次颤搐高度(T_4)与第一次颤搐高度(T_1)的比值,即 T_4/T_1(表 10-12)。

表 10-12 TOF 比值恢复与临床征象的关系

TOF 比值(T_4/T_1)	临床征象
0%	气管插管时机
25%	肌松作用开始消失,需追加药物或拮抗肌松
50%	能睁眼
75%	完全睁眼,抬头达 5 秒,潮气量 10ml/kg 以上
90%	可拔管

(3) 强直刺激后计数(post tetanic count,PTC):PTC 的组成是先为 50Hz 的强直刺激,持续刺激 5 秒钟,其后间隔 3 秒钟接续为 1Hz 的单次刺激,观察单次刺激时出现的肌颤搐次数。如使用了足量的肌松药后,在肌松药作用使神经肌肉对 TOF 和单次颤搐刺激均无反应时,可用 PTC 来以判断肌松情况,一般用于需要高度肌松的手术麻醉期间肌松监测,如精细的脑

血管显微手术等。

(4) 双短强直刺激(double-burst stimulation,DBS):DBS 是由两串间距 750ms 的短程 50Hz 强直刺激所组成,而每串强直刺激只有 3 或 4 个波宽为 0.2ms 的矩形波。DBS 的主要用途是在没有监测肌颤搐效应设备的情况下,要靠手感或目测来监测肌张力的恢复,能分辨出 T_4/T_1 为 0.6 的水平。DBS 与 TOF 之间有较好的相关性。

第七节 麻醉机和麻醉通气系统

麻醉医生在手术室内承担着保护患者安全的重要责任,维持麻醉机工作状态正常,医用气体安全使用是麻醉医生的责任。因此每一个麻醉医生都应该了解和掌握麻醉机的结构和工作原理。

(一) 麻醉机

麻醉机是用来准确提供混合性麻醉气体、保证氧供并可进行辅助或控制呼吸的麻醉装置。目前,临床上使用的麻醉机类型很多,但其主要组成包括:供气系统、呼吸环路、麻醉呼吸机、安全装置和废气排放系统。

1. 供气系统 ①气源及其减压设备:麻醉中常用的气体包括氧气和氧化亚氮,可通过中央供气系统提供,也可贮存在高压钢瓶中;现代化医院以中心管道供气为主要方式。②氧和气体麻醉药的流量表及其调节开关:用来控制和测量气体的流量。③挥发性液体麻醉药的蒸发器及其调节装置:通常每台麻醉机都配备有一个或数个带有温度补偿、流量驱动、经过校对的蒸发器来提供一定浓度的挥发性吸入麻醉药。蒸发器提供的麻醉药浓度与由蒸发器的调节旋钮刻度控制的通过蒸发器的气流量成比例。蒸发器只对专一的麻醉药定标并有专门的加药器以防发生加药种类的失误。④氧快速开关:其流量可达 40~60L/min。

2. 呼吸环路 常用的是环形系统,婴幼儿使用 T 形管系统(该系统阻力小且无效腔小)。环形系统由二氧化碳吸收器(内装钠石灰或钡石灰)、吸入和呼出活瓣、Y 形接头、贮气囊和限压排气阀组成。

3. 麻醉呼吸机 大部分现代麻醉机均配有壳内风箱式麻醉呼吸机,该机是定时型、流量触发、机械和电子双重控制气动式呼吸机。流量触发式的特点是无论患者顺应性发生什么变化,均可保证提供预定的潮气量,但可产生压力过高导致患者气压伤。

4. 安全装置 包括高压供氧系统报警器、气动氧安全阀、氧比例控制器(通常是利用氧和氧化亚

氮旋钮间机械连锁装置以保证吸入氧浓度不低于25%)和压力报警器(低压报警、高压报警和持续压力报警)。

5. 废气排放系统 是将麻醉废气从手术室排放至安全释放处。此系统包括废气收集系统、转运系统、接收系统和排放系统。

(二) 麻醉通气系统

麻醉通气系统或称患者系统和麻醉呼吸回路,是与患者相连接的联合气路装置。麻醉由此系统可提供氧气和麻醉气体传送给患者,同时患者通过此系统进行呼吸排出二氧化碳。二氧化碳可通过新鲜气流量或二氧化碳吸收装置来清除。麻醉通气系统一般可分为开放式或无重复吸入系统、半开放式、半紧闭式和紧闭法四类。下面主要介绍麦氏(Mapleson)通气系统和循环回路系统。

1. 麦氏通气系统 1954 年 Mapleson 根据新鲜气流入口、螺纹管、贮气囊及呼出活瓣的位置不同描述了五种不同类型的半紧闭式麻醉通气系统,定名为 Mapleson A、B、C、D、E 型,1975 年 Willis 又增编一型,列为 Mapleson F 型。二氧化碳的重吸入程度主要取决于新鲜气流量、自主呼吸还是控制吸收、环路结构及患者通气量。Bain 系统则为麦氏 D 系统的改良型,是同轴环路装置,它有 1 根长 1.8m 直径22mm 的透明呼气波纹管,作为呼气管用,在其中央有 1 根内径约 7mm 的内管用于输送新鲜气体和挥发性麻醉药,两管形成一个同轴系统,分别运行吸气和呼气;当新鲜气流量为分钟通气量的 2.5 倍时可避免重复吸入。

2. 循环回路系统 循环回路系统是临床上最为常用的麻醉通气系统,具有贮气囊和呼出气的部分复吸入。根据新鲜气流量的高低,该系统可用于半开放、半紧闭,也可用于紧闭系统。半开放式需要高流量的新鲜气流,重复吸收少;而在自主呼吸情况下,将循环紧闭麻醉机上的逸气活瓣打开,增加流量或控制呼吸时,将氧流量调节至大于 2L/min 即为半紧闭式;紧闭式是逸气活瓣关闭,呼出气全部重复吸入,二氧化碳经吸收装置完全被吸收,它是成人吸入全麻常用的方式之一,此方式对麻醉机的要求较高,需要配备氧和呼气末二氧化碳浓度等气体监测,以防缺氧和二氧化碳潴留。

循环回路系统一般由七个部分组成:①新鲜气流源;②呼气和吸气导向活瓣;③吸气和呼气螺纹管;④Y 形接管;⑤逸气活瓣;⑥贮气囊;⑦CO_2 吸收器。为了防止回路内呼出 CO_2 的重复呼吸,各部件的排列顺序要遵循三条原则:①单向活瓣要安装在患者与贮气囊之间,吸气管和呼气管上各放置一个;②新鲜气流不能在呼气活瓣与患者之间进入回路;③呼气活瓣不能置于患者与吸气活瓣之间。

循环回路的主要特点是:允许呼出气重复呼吸,这样能减少呼吸道水和热丢失,吸入全麻药的浓度较稳定,同时能减轻手术室污染,氧和吸入全麻药消耗少;不足之处为:除非加大新鲜气流量,否则吸入气中麻药浓度变化缓慢;这种回路可增加呼吸阻力,不便于清洗、消毒,相对笨重;呼出气中水分易凝集在活瓣叶片上,一旦瓣膜启闭不灵,不仅影响整个回路的顺应性,也可使呼吸阻力增加,甚至回路内气体不能单向循环,引起 CO_2 复吸入。

第八节 气管内插管术

气管内插管术是建立通畅呼吸道简洁而有效的方法,不仅广泛应用于临床麻醉,而且在危重患者呼吸循环的抢救及治疗中也发挥重要作用。因此,每个麻醉工作者都必须熟练掌握此项技术。

(一) 插管前准备

1. 术前检查和评估 术前应检查并判断气管插管有无困难,根据检查和评估结果选择适当的导管和插管方法。评估内容包括:①口、齿情况:正常张口,上下门齿间距介于 3.5~5.6cm,平均 4.5cm(相当于 3 指宽),如小于 2.5cm(约 2 指宽),喉镜置入有困难。上切牙前突、面部瘢痕挛缩及巨舌症等常妨碍喉镜置入或影响声门显露。缺齿,尤其是上门齿缺如,虽不影响喉镜放置,却遮挡了气管导管的进路,也会造成插管困难。②鼻腔、咽喉情况:拟行鼻腔插管者,应检查双侧鼻道通畅情况,有无鼻中隔偏斜等。咽喉部的新生物或炎性肿物,喉的病变如声带息肉、喉外伤、喉水肿、会厌囊肿等或先天畸形等均可影响气管插管时的声门显露。嘱患者张口伸舌,通过所能看到的结构,可判断插管有无困难,即 Mallampati 分级(表 10-13)。Ⅰ、Ⅱ类患者一般不存在插管困难,Ⅲ、Ⅳ类患者需警惕发生插管困难。③头颈活动度:颈部正常伸屈活动范围为 160°~90°,头颈充分后伸时,下颌骨下缘的中点与甲状软骨切迹间的距离一般大于 6.5cm。如颈部后伸小于 80°,或下颌骨与甲状软骨切迹间的距离<4cm,常提示气管插管有困难,多见于强直性脊柱炎、颈椎结核或其他疾病(如颈椎骨折、脱位等)致使头颈活动受限。④气管:重点了解有无因颈部肿块(如甲状腺肿瘤、主动脉瘤)压迫致气管软化、变窄等情况。如是气管内肿瘤,更应重点了解肿瘤的范围、气管狭窄的程度等。⑤体重:病态肥胖患者气管插管常会遇到困难。

表 10-13 Mallampati 分级

分级	能见到咽部结构	实际能显露声门的程度
I 级	软腭、咽峡弓、腭垂、扁桃体窝、咽后壁	声门可完全显露
II 级	软腭、咽峡弓、腭垂	仅能见到声门后联合
III 级	软腭、腭垂根部	仅能见到会厌顶缘
IV 级	软腭	看不到喉头任何结构

2. 插管用具及准备 ①气管导管:通常以导管内径(ID)表示,每号相差 0.5mm。经口气管导管成年男性一般选择 ID 7.5~8.5 的导管,女性成人选用 ID 6.5~7.5 的导管;经鼻气管导管的内径则需分别减少 0.5~1mm。小儿导管可用下列公式:导管内径(ID)= 4.0+年龄/4,导管长度(cm)= 12+年龄/2。小儿应避免选用过粗的气管导管,也应避免选用口径更细的弯衔接管,以免增加通气阻力及妨碍吸痰管插入。②套囊:目前已常规采用高容低压套囊,套囊半径大于气管导管内径,用较低压力充气即可使正压通气不漏气。③喉镜:由镜柄及不同类型的镜片组成。目前成年人及婴幼儿一般用弯喉镜片(Macintosh 镜片),新生儿一般用直喉镜片(Miller 镜片)。④其他用具包括:面罩、插管芯、插管钳(经鼻腔插管用)、口咽或鼻咽通气道和牙垫等。

(二)气管内插管术

1. 经口明视插管法 是临床最常用的插管方法。一般在浅全麻并用肌肉松弛药后进行,即快速诱导插管。具体操作步骤如下:①插管前安置一定的头位,可去枕或枕部垫高 10cm。具体有经典式喉镜头位和修正式喉镜头位,无论何种头位,在插管时应使上呼吸道的三轴线(口轴线 OA、咽轴线 PA 及喉轴线 LA)重叠成一条轴线;②使用喉镜前应常规应用面罩施行纯氧吸入去氮操作,以提高体内氧的储备量和肺内氧浓度;③使用喉镜显露声门,应依次看到以下三个解剖标志:腭垂、会厌的边缘和双侧杓状软骨突的间隙;看到第三标志后,上提喉镜,即可看到声门裂隙;④将导管斜口端对准声门裂,在直视下缓缓推入导管,明视下见套囊全部进入声门后,退出喉镜,套囊充气后,证实导管确在气管内,将导管妥加固定。⑤确诊导管的位置:可通过胸、腹部听诊或利用呼气末 CO_2 浓度监测来协助判断导管的位置。

插管时应注意动作轻柔,避免损伤唇、舌等软组织及牙齿。

2. 经鼻气管内插管 经鼻气管内插管主要适用于颈椎不稳定、下颌骨折、颈部异常、颞下颌关节病变或需要放置导管时间长的患者。本法比经口插管创伤大,易引起鼻出血。对于颅底骨折、鼻骨骨折、出凝血功能异常、有菌血症倾向(如心脏瓣膜置换)的患者应禁用。本法可在喉镜或纤维支气管镜明视下插管。在不具备纤维支气管镜且患者张口困难无法置入喉镜时可考虑保持自主呼吸,利用呼吸气流的强弱引导插管。插管前应作好鼻腔、咽部、声门和气管的表面麻醉,并适当使用镇静药和镇痛药。具体操作步骤如下:①选择通畅侧的鼻孔,滴入 2% 利多卡因 3ml,做鼻腔黏膜表面麻醉,1% 麻黄碱收缩鼻黏膜血管。口咽和声门用 1% 丁卡因喷雾或经环甲膜注入 2% 利多卡因 3ml 做气管内表面麻醉;②选择比经口插管小一号的气管导管,导管前 1/3 应涂润滑剂;③导管沿下鼻道推进时,必须将导管与面部做垂直的方向插入鼻孔,沿鼻底部出鼻后孔至咽腔,可托住患者的头部并调整位置,手持气管导管左右捻转,保持自主呼吸的可同时倾听导管口呼吸气流声,在吸气最响亮时,迅速探插;④鼻翼至耳垂的距离相当于鼻孔至咽后壁的距离,导管推至上述距离后,如可用喉镜显露声门的,明视下可借助插管钳将导管送入声门;⑤一般经右鼻孔插管可使患者头部略向左偏斜,经左鼻孔插管应使患者的头部向右偏斜。

3. 清醒插管 适用于预计插管有困难的患者以及有反流、误吸危险的饱胃患者等。施行经口或经鼻清醒插管,应对患者做好适当的解释工作,重点说明配合的事项,争取患者的全面合作;并可予以麻醉前用药,使患者充分镇静。具体操作步骤如下:①口腔和喉头用 1% 丁卡因喷雾 3~4 次,也可以同时加用喉上神经阻滞;②做环甲膜穿刺:注入 2% 利多卡因 3ml 麻痹气管和声带;③做经口明视气管插管;④插管完成后立即注入静脉全麻药。

4. 纤维支气管镜引导气管内插管 本法始用于 1967 年,尤其适用于困难气道的患者。操作方法如下:①施行口鼻咽喉气管黏膜表面麻醉,取自然头位;②拟经鼻插管者,先将气管导管经鼻插入口咽腔,然后将纤维内镜插入;③拟经口插管者,应将气管导管套在纤维内镜上,将纤维内镜从舌面正中导入咽部;④明视下寻找会厌和声门,窥见声门后将纤维内镜插入气管直至看见隆突,再引导气管导管进入气管,确定导管深度后,退出纤维内镜。

5. 逆行引导气管内插管 当经喉气管内插管失败,而声门未完全阻塞的情况下,有指征施行逆行插管术。由于操作费时、创伤较大,此法多作为其他插管方法失败后的选择。操作步骤如下:①用粗针穿刺环甲膜(为减少损伤,也可经环气管膜穿刺,即环状软骨与第二气管环之间的间隙),注入 2% 利多卡因 3ml 做气管内表面麻醉;②经穿刺针向喉的方向置入细的引导导管(可使用硬膜外导管),引导导管逆行经声门抵达口咽处,引出口外,或经鼻先插入吸痰管至口咽部,再将硬膜外导管插入吸痰管,一起拉出鼻孔外;③在气管导管尖端,用 18 号穿刺针由内向外穿孔,经此孔将硬膜外导管由气管导管外壁穿入内壁,并在气管导管内侧打结,然后将硬膜外导管经气管导管腔,由上端引出;④操作者右手牵引颈部的硬膜外导管,左手轻推气管导管经鼻(或口)咽部入声门,拉推力量并举;⑤贴近颈部皮肤处剪断硬膜外导管,由另一端拔除气管内硬膜外导管,推进气管导管至适当深度,并妥善固定。本法可引起出血、血肿、声音嘶哑、皮下气肿、纵隔血气肿等并发症。

6. 气管造口术插管法　当经口或经鼻气管内插管存在禁忌证或插管失败,需建立紧急气道解除上呼吸道梗阻以控制呼吸道时选用。紧急气管造口术要求喉损伤的程度最低,原则上由专科医生进行操作。

随着气管内插管特殊器械如光芯(light stylets)、气管导管引导器、硬质纤维光束喉镜及可视喉镜的应用,气管内插管技术也更加多样。无论使用何种插管器械和技术,实施者的熟练程度和技能起着决定性的作用,经口气管插管施行呼吸管理仍然是最为常用和有效的气道保护技术。

(三) 气管插管的常见并发症

1. 损伤　包括插管时伤及牙齿、嘴唇、咽喉、声门等,注意使用适当大小的气管导管,避免粗暴的声门显露和插管动作,常可预防插管的机械损伤。

2. 反流误吸　容易发生于饱胃急诊患者。可采用清醒插管或快速序贯诱导同时压迫环状软骨(Sellick 手法)。

3. 导管误入食管或一侧支气管　插管后应仔细听诊胸部,利用呼气末 CO_2 浓度监测确定气管导管的位置。

4. 喉痉挛、支气管痉挛　麻醉期间的疼痛刺激,浅麻醉下或不用肌松药的情况下试图气管插管或拔管后气道内仍存留血液、分泌物等因素,都容易诱发喉痉挛和支气管痉挛。处理应予以面罩吸氧或加深麻醉,必要时静注肾上腺皮质激素、雾化吸入 β_2 受体兴奋剂等。

5. 喉或声门下水肿　主要因导管过粗或插管动作粗暴引起;也可因头颈部手术中不断变换头位,使导管与气管及喉头不断摩擦而产生。成人为喉水肿,一般仅表现声嘶、喉痛,可以自愈。婴幼儿的一旦发生喉水肿或声门下水肿,往往足以引起窒息致命。处理上可予以吸氧、静注或雾化吸入肾上腺皮质激素。注意插管操作轻巧、术中避免长时间呛咳和吞咽,小儿避免导管过粗等可预防喉水肿发生。

6. 声带麻痹　大多数的声带麻痹原因不清楚,通常都是暂时性麻痹。套囊充气过多可能导致喉返神经分支受压,被视作为一个诱因。

7. 杓状软骨脱臼喉镜置入过深并上提时可引起,患者表现为不能发声。术后早期复位可治愈。

第九节　临床麻醉的实施

(一) 麻醉前的评估和准备

麻醉和手术创伤对患者生理状态的稳定性均有一定影响,特别对于存在内科并发症的患者,其影响更大。因此,通过麻醉前访视患者来正确评估患者的全身情况和重要器官的功能,并尽可能加以维护和纠正,对保证患者麻醉中的安全、减少围术期并发症的发生率和病死率具有重要作用。

麻醉前的评估和准备应包括以下几个方面:全面了解患者的全身健康状况和特殊病情;明确全身状况和器官功能存在的不足,并给予适当的处理;估计术中可能发生的并发症,并制定防范措施;评估患者对麻醉和手术的耐受性并制定适当的麻醉方案。

1. 术前访视

(1) 术前访视的目的:在于了解患者的外科情况和伴随的内科疾病;建立麻醉医生和患者之间的相互信任关系,解除患者的紧张和焦虑;完善术前准备。

(2) 术前方式的内容:通过病史、体检、实验室和各项辅助检查重点了解外科疾病的情况,伴随的内科疾病及治疗的情况,特殊的治疗药物等。

(3) 患者全身状况评估:目前普遍采用美国麻醉医师协会(American Society of Anesthesiologist, ASA)制订的健康分级标准(表 10-14)。1~2 级患者,其麻醉耐受力一般均良好;3 级患者对接受麻醉存在一定危险,麻醉前需尽可能做好准备,积极预防可能发生的并发症;4~5 级患者的麻醉危险性极大,术前要做好充分准备。

表 10-14　ASA 患者健康状况分级

分级	标　准
1 级	健康患者
2 级	有轻度系统性疾病
3 级	有严重系统性疾病,日常活动受限,但尚未完全丧失工作能力
4 级	有严重系统性疾病,已丧失工作能力,且经常面临生命威胁
5 级	不论手术与否,生命难以维持 24 小时的濒死患者

注:急诊患者应在分级前加注"急"或"E"

1

2. 患者体格和精神准备 为了增强患者对麻醉和手术的耐受力,麻醉前应尽量改善患者的营养状况,纠正紊乱的生理功能,治疗合并的内科疾病,使患者的各器官功能处于最佳状态。存在水、电解质和酸碱失衡者,术前应常规输液,尽可能做补充和纠正;休克患者应尽快消除病因,采取各种措施改善微循环;支气管哮喘和肺气肿患者应给支气管解痉药和抗过敏药或加用抗生素,使病情缓解。高血压病患者术前应用药使血压控制在一定范围内,但并不一定要求术前将血压降至正常。严重贫血者,术前应输血以改善贫血状况。另外,为防止麻醉及术中反流误吸的发生,ASA 的指南中规定择期手术的成年人术前 8 小时禁食高脂类食物,术前 6 小时禁食低脂类饮食,禁饮 2 小时。对存在胃排空延迟(如糖尿病等)以及困难气道的患者宜适当延长禁食水的时间。

患者精神方面的准备着重于消除患者对外科手术和麻醉的恐惧。术前访视患者时可简单地介绍麻醉方案及安全措施,征求并尊重患者对麻醉方法的选择,坦率地和患者谈及术后的疼痛,并告诉患者术后缓解疼痛的方法或术后准备采取的镇痛措施。

(二)麻醉前用药

1. 麻醉前用药的目的 在于解除患者紧张、焦虑和恐惧的情绪;提高患者痛阈、缓解或解除原发病或麻醉前有创操作引起的疼痛;减少呼吸道的分泌物;消除不良反射,尤其是迷走神经反射;减少胃液容量和酸度;镇吐作用;减少麻醉药的用量及副作用;有利于麻醉诱导的平稳。

2. 常用的术前用药 包括①镇静安定药:地西泮、咪达唑仑、苯巴比妥、氟哌利多等;②麻醉性镇痛药:吗啡、芬太尼、哌替啶等;③抗胆碱药:阿托品、东莨菪碱、格隆溴铵(格隆溴铵)等;④抗组胺药和制酸药:雷尼替丁、西咪替丁、奥美拉唑等;⑤止吐药:昂丹司琼等 5-HT$_3$ 受体拮抗剂;⑥其他:β 受体阻滞剂、抗高血压药等(表 10-15)。

表 10-15 常用术前用药

药 物	剂 量	用 药 途 径
地西泮(diazepam)	5~10mg	po,术前 1 天晚或术前 60~120 分钟
劳拉西泮(lorazepam)	1~4mg	im 或 po,术前 60~120 分钟
氟硝西泮(flunitrazepam)	1~2mg	po 或 im
咪达唑仑(midazolam)	1~5mg	im 或 iv
苯巴比妥(phentobarbital)	50~100mg	im,术前 60~120 分钟
氟哌利多(droperidol)	0.03~0.14mg/kg	im,术前 60~120 分钟
吗啡(morphine)	5~10mg	im,术前 60~90 分钟
哌替啶(meperidine)	1mg/kg	im 术前 60 分钟
阿托品(atropine)	0.3~0.5mg	im,术前 60 分钟,或术中 iv
格隆溴铵(glycopyrrolate)	0.2~0.4mg	iv 或 im,麻醉前
东莨菪碱(scopolamine)	0.3mg	im,术前 60 分钟
西咪替丁(cimetidine)	200~400mg	iv,术前 60 分钟,或 po、im
雷尼替丁(ranitidine)	50~200mg	po,术前 60 分钟

3. 术前用药的选择原则

(1)大多数无痛患者仅需应用苯二氮䓬类等镇静安定药。

(2)对术前有疼痛症状的患者可考虑应用麻醉性镇痛药。

(3)抗胆碱药物可在需要时应用,可以在麻醉诱导前经静脉给予。

(4)根据患者病史、生理状况、手术方式及手术时间确定其他药物的选用。如老年体弱患者、上呼吸道梗阻、创伤、中枢性窒息、严重心肺疾病的患者术前用药量应酌减甚至不用术前用药;对麻醉性镇痛药或巴比妥类成瘾者术前用药宜增加,以免术中出现戒断症状。

(三)麻醉方法的选择

麻醉的选择取决于病情特点、手术的性质和要求、麻醉方法本身的优缺点、麻醉者的理论水平和技术经验,以及设备条件等几方面因素,另外还要考虑患者的意愿。

1. 病情　凡体格健康、重要器官无明显疾病、外科疾病对全身尚未引起明显影响者，几乎所有的麻醉方法都可用，因此可选用既符合手术要求又照顾患者意愿的麻醉方法。对合并有较重的全身或器官病变，应在术前尽可能改善全身情况，在强调安全的基础上选择对患者各器官功能影响最轻、麻醉者最熟悉且符合患者意愿的麻醉方法。病情严重但又必须手术者可选用浅全麻。

2. 手术要求　可根据手术的部位、需要肌松的程度、手术创伤和刺激性大小、手术时间长短、手术体位及术中可能发生的意外等因素综合考虑，选择最适当的麻醉方法。

3. 麻醉医师的技术能力　原则上应选用安全性最大和操作比较熟练的方法。

（四）麻醉期间呼吸管理

麻醉过程中患者的呼吸常受到多种因素的干扰，而且呼吸功能的变化又影响着循环及其他功能。因此，麻醉期间维持正常的呼吸功能极为重要。

1. 麻醉期间常见的呼吸紊乱　麻醉期间可发生呼吸紊乱，常见的包括呼吸道的梗阻、通气量的不足和换气功能障碍等。

（1）呼吸道梗阻：按梗阻的部位可分为上呼吸道梗阻和下呼吸道梗阻。上呼吸道梗阻最常见的原因是舌后坠，另外分泌物潴留、喉痉挛也可引起上呼吸道梗阻。下呼吸道梗阻常见的原因是反流误吸、分泌物痰液和支气管痉挛。支气管痉挛往往是由于支气管平滑肌过度敏感，同时气管内局部受到刺激引起的；临床麻醉常用的一些药物，如硫喷妥钠、箭毒、吗啡也可诱发患者的哮喘发作。此外，气管导管的扭曲或麻醉机呼吸活瓣的失灵均可造成呼吸道梗阻。

（2）通气量的不足和换气功能障碍：麻醉期间通气不足和交换障碍并不少见，特别是合并有呼吸系统疾病的患者更为常见。通气不足可导致低氧和二氧化碳的蓄积，而换气功能障碍主要是急性肺水肿和急性呼吸功能障碍。常见的原因包括各种麻醉药、神经系统疾病、手术创伤、广泛的脊神经阻滞、膈肌麻痹及各种心肺疾病引起的心肺功能障碍。

2. 麻醉期间呼吸紊乱的原因　应从患者、麻醉及手术三方面来分析呼吸紊乱的原因。患者方面常见的原因为呼吸系统原发病及并发症、口鼻咽喉及其邻近组织器官肿瘤、炎症等病变；麻醉方面包括麻醉药物的影响、麻醉方法如神经阻滞范围过广或全麻时气管导管位置不当及麻醉机发生故障等；另外，手术时的体位、手术中的刺激及手术后的并发症，如伤口出血、肿胀等压迫呼吸道以及血气胸、肺不张都可引起呼吸功能紊乱。

3. 呼吸管理的原则

（1）术中密切观察患者的呼吸运动状态，充分供氧，必要时可给予呼吸功能及血气的监测。

（2）保持呼吸道的畅通是确保患者呼吸功能正常的首要条件。常用的手法有抬颈法、托下颌法或直接放置口咽、鼻咽通气道，对于气管插管的患者应避免气管导管的扭曲或阻塞。

（3）维持有效的通气量：可根据患者的呼吸功能情况施行辅助或控制通气，并加强麻醉呼吸机的管理。

（4）仔细分析出现呼吸紊乱的原因并给予相应的处理。

（五）麻醉期间循环系统管理

麻醉期间循环的管理极其重要。在麻醉和手术过程中，循环的变化不仅最为常见，而且往往直接影响到患者的生命安全。麻醉期间引起循环紊乱的原因是多方面的，如术前已存在的病理状态、麻醉方法和药物的影响、手术创伤、出血、缺氧和二氧化碳蓄积等。因此，每个麻醉工作者必须仔细观察术中患者循环的变化，分析原因并给予正确而及时的处理。

1. 麻醉期间常见的循环紊乱　主要有低血压、高血压、心律失常、心力衰竭、休克及心搏骤停等。

（1）低血压：血容量不足、周围血管张力降低和心输出量减少是麻醉期间发生低血压的基本原因。患者术前已存在的一些病理改变如水、电解质和酸碱平衡失调，心血管疾病，休克都可引起以上三方面的变化而导致低血压。所有的全麻药均能抑制循环，因而都可引起血压的下降。椎管内麻醉时，由于交感神经节前纤维被阻滞，血管扩张，有效循环血量相对减少，可引起血压降低。另外，手术操作、术中体位、术中创伤失血、过敏反应和输血反应也都是引起术中低血压的常见原因。

（2）高血压：由于血压升高可导致心肌做功和耗氧增加，对患有心血管疾病的患者极为不利，故应尽量避免。麻醉期间引起高血压常见的原因有麻醉过浅、麻醉操作的影响、局麻药的心血管反应、二氧化碳蓄积和缺氧、嗜铬细胞瘤手术中挤压肿瘤引起大量儿茶酚胺分泌及患者本身存在高血压基础疾病等。

（3）心律失常：麻醉期间心律失常的原因包括麻醉用药、电解质紊乱（尤其是低钾血症）、低氧血症和高碳酸血症、酸碱平衡失调（如代谢性酸中毒或碱中毒）、低温、手术操作及患者原有心脏疾病（术前已存在心律失常）等。常见的心律失常有窦性心动过速、窦性心动过缓、室性期前收缩、室上性心动过速、房颤及房室传导阻滞等。

2. 麻醉期间的循环管理　麻醉期间循环管理的关键在于维护循环的稳定，避免血压的急剧波动。由于引起麻醉期间循环紊乱的原因很多,因此必须在每个环节上加以预防。

（1）麻醉前应对患者的循环状况作出正确的评估,对有水、电解质、酸碱平衡失调的患者尽可能加以纠正。

（2）术中密切观察患者循环的变化,进行必要的循环监测如血压、心电图、尿量、中心静脉压等。

（3）维持有效循环血容量:容量负荷过多可增加心脏负担,甚至诱发心力衰竭、急性肺水肿,而血容量不足又可导致回心血量和心输出量减少,引起血压下降,甚至休克。临床上可通过观察血压、尿量及中心静脉压等指标来判断患者血容量情况。

（4）掌握麻醉深度:既要避免麻醉过深(或椎管内麻醉平面过广)对循环的抑制,又要防止麻醉过浅、镇痛不全时体内应激反应对循环功能的扰乱,必要时可适当给予血管活性药物以维持循环的稳定。

（5）加强呼吸管理:加强呼吸管理对维持循环稳定至关重要。首先,缺氧和二氧化碳潴留本身可直接对循环产生影响;另外,正常的呼吸功能又是心脏和中枢调节功能的重要支持。临床上除了要预防各种因素所造成的呼吸抑制外,还要注意保持呼吸道畅通,保持足够的肺泡通气量。

（6）合理使用心血管药物:麻醉期间使用的心血管药物包括作用于肾上腺素能受体的药物、血管扩张药、强心药、抗心律失常药及钙通道阻滞剂等。应熟悉和掌握常用药物的药理作用、常用剂量、给药途径及药物间的相互作用,根据病情合理应用。

（六）全麻的实施及常见并发症

1. 全身麻醉的实施 全身麻醉的主要目标是保持患者术中无意识、无疼痛、调控应激反应、提供最佳手术状态,并保证患者在手术中的安全和减少意外发生。全麻的实施过程包括诱导、维持和苏醒。

（1）术前准备:术前麻醉医生必须访视患者,认真复习病史,作好体格检查。除了解患者的一般情况外,还要着重了解系统疾病及药物使用、手术方式、手术体位并对患者的气道做正确的评估,判断插管的难易程度。应根据患者的情况及手术的需要制定麻醉方案。麻醉前,应向患者说明麻醉经过,解除患者的焦虑并争取患者的合作。

（2）麻醉诱导:临床上最常用的诱导方法是静脉快速诱导法。在麻醉诱导前应建立畅通的静脉通路。诱导时患者仰卧,将面罩轻放在患者的脸上,让患者吸氧并做深呼吸,经静脉注入静脉麻醉药(如硫喷妥钠 2 ~ 5mg/kg 或丙泊酚 1 ~ 2.5mg/kg)使患者意识消失,此时患者可能持续自主呼吸或需辅助通气;静注肌松药后使患者呼吸停止,做控制呼吸并插入气管导

管。诱导时,如保持气道畅通有困难,可用口咽通气道或鼻咽通气道维持气道的畅通。当患者存在某些病理状况,如颈胸粘连、颈椎强直或下颌关节僵硬时,应采用清醒插管,保留自主呼吸。对于不合作的小儿,可肌内注射氯胺酮或采用吸入诱导法(如吸入氟烷、七氟烷等),让其保持自主呼吸,达到诱导的目的。吸入诱导也可用于成人短小手术。

（3）麻醉维持:是指麻醉达到一定深度,从手术开始直至手术结束这段时间。在这段时间内,除要维持人体内环境的稳定(包括血流动力学、酸碱平衡和体温等)外,还要判断及调整麻醉的深度。维持阶段的麻醉深度主要是根据患者的生理征象和对手术刺激的反应来判断,如麻醉过浅,患者可能会出现咳嗽、屏气、手脚徐动、心搏加快、血压升高、出汗、流泪等。全麻维持的方法有:①单纯吸入:使用吸入麻醉药和少量阿片类药物,患者通常保持自主呼吸;②平衡麻醉:常用 N_2O-O_2-阿片类药物-肌松药的配伍;③全凭静脉麻醉:术中麻醉的维持全部采用静脉全麻药-麻醉性镇痛药-肌松药;④静吸复合麻醉:在全凭静脉麻醉的基础上加吸入麻醉药;⑤联合麻醉:主要是硬膜外复合全身麻醉,通过椎管内给药使手术区域达到良好的镇痛,从而减少全麻药的用量,使患者快速苏醒。

全麻过程中应持续观察患者的呼吸状况,如采用气管内插管和机械通气,还要注意观察呼吸机参数包括潮气量、气道压力、吸入氧浓度等变化,必要时可监测动脉血气,根据动脉血气调节呼吸机参数。

（4）麻醉苏醒:在这一阶段患者从无意识状态转变成清醒状态并恢复完整的保护性反射。当手术接近完成时,随着手术刺激的减小,麻醉深度也应减浅以便迅速苏醒。残存的肌松药被拮抗后,患者可恢复自主呼吸。苏醒前患者应恢复仰卧位并做好术后镇痛的准备。

全麻苏醒期间,有条件的情况下应将患者放入麻醉恢复室,进行严格的监测和治疗。全麻气管内插管的患者在拔管前应完全清醒,能领会麻醉医师的语言指令,肌张力完全恢复,自主呼吸平稳,能保证足够的通气量,血流动力学稳定。

全麻结束后,患者应在麻醉人员的护送下回病房。护送时应注意观察患者呼吸及循环情况。患者到达病房后,应向病房值班人员交代病情。如危重患者,应转送至重症监护病房。

（5）随访:麻醉人员应在术后 24 ~ 48 小时内随访患者,内容包括患者恢复情况、术后用药、患者对麻醉过程的体会及术后并发症。

2. 全身麻醉的并发症 全身麻醉的并发症主要发生在呼吸系统、循环系统和中枢神经系统,应以预

防为主,并加强围术期的监测和管理,及时发现和处理。常见并发症包括呕吐、反流和误吸、喉痉挛和支气管痉挛、气胸、肺栓塞、低氧和二氧化碳潴留、低血压和高血压、心肌缺血、心律失常、脑血管意外等。发生的原因和处理见本节中的麻醉期间的呼吸和循环管理以及第十二节麻醉恢复室。

第十节　控制性降压和低温

(一) 控制性降压

利用药物和(或)麻醉方法使动脉血压下降并控制于一定水平以利于手术操作、减少失血或改善血流动力学的方法称为控制性降压(controlled hypotension)。

1. 适应证　预计术中出血量较多,利用控制性降压能有效地减少出血量的手术,如全髋置换术、半骨盆切除术、骶尾部肿瘤切除术和脊柱手术等;预计应用控制性降压可避免术中剧烈的血流动力学波动,确保手术安全进行,如嗜铬细胞瘤切除术、胸腹主动脉瘤切除重建术等;应用控制性降压有利于外科手术操作,如动脉导管未闭结扎术、动脉瘤手术、内耳显微外科手术等。

2. 禁忌证　有严重高血压、冠状动脉粥样硬化、脑血管病变和肝肾功能损害的患者;显著贫血、休克、低血容量或呼吸功能不全的患者;麻醉医生不熟悉控制性降压的理论和技术。

3. 生理影响

(1) 脑:神经细胞对缺氧的敏感性极高,故控制性降压最大的顾虑之一是脑供血不足和缺氧所造成的危害。正常情况下,当血压变化时,脑血管可通过自身调节来维持脑组织血液灌流量的恒定不变。因此,只要动脉血氧或二氧化碳分压、氢离子浓度和温度等恒定,即使平均动脉压波动在 60～150mmHg 之间,脑血流灌注量仍可无明显变化。当收缩压低于 60mmHg 时,脑血管的这种自身调节能力才减弱或消失。降压时脑血流灌注是否适当,临床上可根据患者的意识情况、颈内静脉血氧分压、脑电图及术后脑功能等方面的变化来判断。

(2) 心:控制性降压对心脏的影响不及脑显著。控制性降压时,因动脉血压降低,心排量减少,可影响冠状动脉血液灌流量,但冠状动脉有自动调节能力,在灌注压下降的情况下,心肌可按代谢需要改变血管阻力;另外,周围血管扩张,血压降低,可减轻心脏负荷,减少心肌氧耗。因此,在控制性降压时仍能保持心肌氧供需平衡和心肌功能良好。值得注意的是动脉压的下降会引起反射性的心率增快,使心室舒张时间缩短,冠状动脉血流进一步减少,这对有冠状动脉病变的患者不利。

(3) 肺:降压过程中因肺血管扩张,肺动脉压降低,引起肺内的血液重新分布,可出现肺泡通气血流比例失调。因此,降压过程中适当增加患者的潮气量和吸入氧浓度可对之有所改善。

(4) 肝:肝功能基本正常的患者,只要压力控制得当,一般不会引起明显的肝缺血和肝细胞损害。

(5) 肾:肾血流具有良好的自身调节能力,肾功能正常的患者,只要在降压过程中保持充分供氧和肾血管充分扩张,一般不会引起肾功能的改变;肾功能异常的患者如果血压控制不当,术后可并发少尿或无尿。

4. 实施原则

(1) 提倡采用多种药物和多种方法的复合控制性降压,药物复合使用时必须做到不良反应相互拮抗、有效作用相互协同。目前常用的降压方法有 β 受体阻断药+血管扩张药、全麻时吸入全麻药+β 受体阻断药+血管扩张药等。控制性降压时应充分利用体位的调节作用,尽量使手术野置于最高位置。

(2) 降压过程力求平衡,切忌血压骤降,术毕升压时亦应注意避免血压骤然升高。

(3) 应根据患者的年龄、手术类型、病情及身体状况,选择恰当的麻醉和降压方法。

(4) 降压限度注意个体化,健康患者一般将平均动脉压降至 55～60mmHg,高血压病患者一般不超过基础血压的 40%。

(5) 降压过程中应注意控制心率,低血压时的理想心率应在 80 次/分左右,既有利于低血压的维持,又可减少心肌耗氧量。

(6) 外科基本操作完成后,应及时提升血压,有利于彻底止血。

(7) 控制性降压时应监测:直接动脉穿刺测压、心电图和脉搏氧饱和度、中心静脉压、尿量、体温、动脉血气分析、肺动脉压和心输出量。其中前两项为必须监测项目,其余则视病情、手术类型等按需选用。

(8) 降压期间应注意监测失血量并及时补充,避免低血容量。出血多的患者还应监测血红蛋白及血细胞比容。

5. 常用降压药物

(1) 硝普钠:0.01% 或 0.005% 浓度的溶液,开始 0.5μg/(kg·min)静脉滴注,根据血压调节滴速,硝普钠溶液静脉滴注时应该避光。

(2) 硝酸甘油:用 NS 配制成 0.1～0.2mg/ml 的溶液,按需静注 0.1～0.2mg,或配制成 0.01% 的溶液静脉滴注,开始滴速为 0.5μg/(kg·min),并根据血压进行调节。

（3）艾司洛尔：配制成 0.02% 的溶液（100mg 加入 500ml 5% GW 液中），静脉滴注剂量为 50～300μg/（kg·min）。

（4）拉贝洛尔：0.1mg/kg 静脉注射，按需追加 0.2～0.4mg/kg。

（5）酚妥拉明：配制成 1mg/ml 溶液，按需静脉注射。

（二）低温

低温（hypothermia）是在全身麻醉下，应用物理方法将机体体温降低到一定程度，以求达到降低机体代谢，提高机体对缺氧的耐受力以适应治疗和手术的需要。

1. 低温时的生理变化 ①代谢：氧耗量与体温的高低直接有关，温度每降低 10℃，氧耗量降低一半，32℃ 时氧耗量仅为正常体温的 75%～80%。但在降温过程中如发生寒战则氧耗量不但不降，反而上升，最高可达 300%。因此，低温过程中应防止寒战的发生。低温时，氧离曲线左移，氧与血红蛋白的亲和力增高，细胞和组织利用氧的能力降低。②中枢神经系统：低温可阻断感觉神经纤维的传导功能；减少脑血流、降低脑代谢，脑组织温度每降低 1℃，脑血流便下降 7%，降温至 32℃ 时，脑细胞的耗氧量仅为 37℃ 时的 33%；低温对大脑皮质的功能也有影响，体温降至 32℃ 时开始嗜睡，18～20℃ 时意识完全消失。③呼吸系统：随着温度的降低，呼吸频率逐渐减慢，同时变深，当体温降至 27℃ 时，呼吸频率减至 6～8 次/分，但弥散功能不受影响。④循环系统：体温降至 25℃ 时，心率、冠状血管血流量和心肌耗氧量均减少为正常值的 50%。低温时，由于心输出量下降，血压也随之下降。低温时心电图的特征是：QRS 波增宽，P-R 间期延长，ST 段抬高，成人发生室颤的临界温度为 26℃。⑤肝、肾功能：低温可提高肝脏和肾脏对缺氧的耐受力。低温时，肝、肾功能相应减退，复温后可恢复正常。

2. 低温的适应证 ①低温在心血管手术中应用最为广泛；②大血管手术如降主动脉瘤，可防止脊髓和内脏缺血；③神经外科手术如脑动脉瘤切除术、脑膜瘤切除术等；④高热及心搏骤停时脑复苏的治疗。

3. 降温的方法 ①体表降温法：可分为冰水浸浴法，适用于大血管手术；冰袋、冰帽法，将冰袋置于大动脉处或脑复苏患者戴以冰帽，适用于高热和脑复苏；体腔降温法，将冰水注入胸腔或腹腔，以达到降温的目的；冷却毯和冷却室，需特殊设备。②血液降温法：采用人工心肺机和变温器行体外循环进行全身降温，适用于心内直视手术和大血管手术。此种降温法具有降温、复温快和可控性好的优点。③局部脏器降温法：主要用于心脏局部降温，可在心脏表面放冰泥，也可经主动脉根部或冠状动脉注入冷停跳液。

4. 降温原则 ①低温应选用全身麻醉，降温前可适当加深麻醉，尽量避免降温过程中出现寒战；②降温时应做好心、肺功能及体温的监测；③根据不同的手术部位及手术方式选用降温的方法和降温的幅度。临床上按降温程度不同可分为四级：32～34℃ 为浅低温，28～32℃ 为中等度低温，20～28℃ 为深低温，20℃ 以下为超深度低温；④降温过程中最大的危险是发生室颤，故应监测心电图，并准备好除颤器等抢救措施；⑤及时复温，待体温达 32℃ 以上才可送回病房。复温过程中应继续监测体温、血压和心电图，维持循环稳定，充分供氧，防止二氧化碳潴留。

第十一节 术中监测

术中监测（monitoring）的主要目的是保证患者麻醉和手术期间的安全，提供调整患者内稳态于生理代偿范围的依据。临床实践证明，通过严密观察患者全身一般情况、注意患者呼吸频率和幅度、触摸脉搏、测量血压、观察皮肤黏膜色泽和创面颜色以及非全麻患者随时注意患者意识状态和睡眠深度等，也可对病情做出迅速正确的判断和处理。

当今发达国家对麻醉期间监测内容已经订有标准，如全麻期间应进行心电图、血压、呼吸频率、氧饱和度、呼气末二氧化碳分压和吸入氧浓度（FiO_2）等项目的监测；非全身麻醉应有心电图、血压、呼吸频率和氧饱和度监测。国内迄今尚无统一标准，可根据各医院装备条件选用，但血压、脉搏和呼吸仍是最基本的内容。必须指出任何监测和报警只是增加而不能替代麻醉工作者对病情的全面了解、判断和处理。

（一）非创伤性监测

非创伤性监测对患者不引起创伤、使用方便，尤其是常规监测项目如听诊、心电图、血压、脉搏氧饱和度等，这些项目对一般患者已足够。

1. 无创动脉压监测 是麻醉和手术期间最基本、最主要的循环监测项目，是衡量循环功能的重要指标。可分成手法测压和自动测压（NIBP）。自动测压多采用振荡技术（oscillometry），可定时自动测压，显示收缩压、舒张压、均压和脉搏。目前已有无创性自动化连续测压装置供临床使用。在测量血压时应注意以下几点：①选用合适的袖套，有成人、小儿和婴幼儿之分；②袖套包裹适宜，松紧恰当，防止充气时形成疝样突出；③避免肢体活动或手术者身体触动袖套；④测压部位应保持与心脏水平一致；⑤袖套减压排气速度为 3mm/s；⑥自动测压计袖套与静脉输液通路最好不在同一上肢,以免测压时静脉血反流;⑦血压计应定时校验,预防误差。

2. 心电图监测 手术患者有条件均应进行心电图监测,有利于及早发现心律失常、心肌缺血、电解质失衡和起搏器工作是否正常。

麻醉和手术期间常用改良胸前双极导联(CM 导联),采用 3 只电极即两个敏感电极和一个参考电极或三个标准肢导连线;对疑有心肌缺血、电解质失衡和严重心律失常仍应记录肢导联和心前区导联。

3. 脉氧饱和度(SpO_2)监测 脉搏氧饱和度是利用分光光度测定原理并结合容积记录测定法,直接确定血液的氧合程度即氧合血红蛋白所占的比例。正常成人吸空气时为 95%~98%,新生儿 91%~94%。$SpO_2 \leqslant 92\%$ 持续 20 秒以上为低氧血症,SpO_2 90%~92% 为轻度低氧血症,85%~89% 为中度低氧血症,<85% 为重度低氧血症。值得注意的是一些因素常影响脉搏氧饱和度的测量,如低温或局部温度过低、低血压、血管阻力改变、寒战、肢体移动、周围光线过强、静脉注射亚甲蓝和碳氧或正铁血红蛋白异常增多等均可使 SpO_2 测量值不准。另外,由于脉搏氧饱和度监测并不能提供组织氧输送与利用的依据,所以不能替代血气分析。

4. 呼气末二氧化碳分压($PetCO_2$)监测 是临床常用监测内容之一。可反映机体代谢、肺泡通气量和肺血流灌注量的变化。由于 CO_2 的弥散能力很强,极易从肺毛细血管进入肺泡,且很快完成平衡。依据最后呼出的气体是肺泡气,因此正常情况时 $PetCO_2 \cong P_ACO_2 \cong PaCO_2$,临床上通过测定 $PetCO_2$ 来反映 $PaCO_2$,具有无创、简便、反应快和可连续测量等特点,常用作判断通气功能,以避免过度通气或通气不足。$PetCO_2$ 正常值为 38mmHg 左右;$PetCO_2$ 增高见于高体温、脓毒血症、寒战、通气不足、重复呼吸;$PetCO_2$ 降低多见于低温、代谢降低、过度通气、灌注不足和肺栓塞。$PetCO_2$ 突然下降甚至到零,可见于气管导管移位于咽喉或食管、麻醉机或呼吸机回路障碍(导管接头脱落、扭曲受阻)、采样管破裂漏气、肺栓塞、低心排和心搏骤停等。

(二)创伤性监测

创伤性监测是指经体表插入各种导管或监测探头到心腔或血管腔内,利用各种监测仪或监测装置直接测定各项生理学参数。常用有周围动脉压、中心静脉压和肺动脉压测定等。

1. 动脉穿刺置管和测压

(1)适应证:适用于各种大手术如体外循环下心内直视手术、大血管手术或术中拟施行控制性降压、麻醉期间低温等;各危重患者、循环功能不全、严重创伤、休克需要反复测量血压或者用间接法测压有困

难的患者;需反复采取动脉血进行血气分析;患者需持续用血管活性药物或正性肌力药物治疗时。

(2)穿刺置管途径:最常选用的是桡动脉,其他部位包括尺动脉、肱动脉、腋动脉、股动脉和足背动脉。随着与心脏距离的增加,收缩压增高,平均动脉压一般降低。

(3)测压方法:穿刺成功后可接弹簧血压计或压力传感器测压。压力传感器不仅能测量血压数值,还能显示压力波形,各种心血管疾病和病理状态可出现不同的桡动脉压力波形,如钝圆波、低平波、高尖波、不规则波和矛盾波等。应注意:压力传感器应放置于右心房水平,连接好管道后应进行零点校正。

(4)桡动脉穿刺的并发症:桡动脉穿刺的并发症少见,可有动脉血栓形成、肢体远端缺血、感染、动静脉瘘和动脉瘤形成等。一旦末梢或肢体远端出现缺血症状,应立即拔除穿刺针,若必须直接测压,应另选其他途径。

2. 中心静脉穿刺置管和测压

(1)适应证:常用于严重创伤、休克和急性循环功能衰竭等危重患者需要监测中心静脉压;各种心脏、大血管手术以及其他大手术;需要长期输液或静脉抗生素、化疗治疗的患者;需要长期胃肠外营养支持的患者;外周静脉穿刺有困难的患者;需要紧急安装临时心脏起搏器的患者。

(2)穿刺置管途径:常用有颈内静脉、锁骨下静脉、颈外静脉,偶尔也可选用头静脉、腋静脉和股静脉;其中尤以颈内静脉和锁骨下静脉较常选用。

(3)中心静脉压(CVP)测定:中心静脉压是测定邻近右心房的上下腔静脉或右心房的压力,主要反映右心室前负荷,是衡量右心功能和血容量的重要指标。正常中心静脉压应为 6~12cmH$_2$O,影响中心静脉压的因素有心功能、血容量、静脉血管张力、胸内压、静脉回心血量和肺循环阻力等,其中最重要的是静脉回心血量和右心排出量之间的关系。中心静脉压变化的原因及处理原则见表 10-16。值得注意的是在实际工作中不应单纯强调中心静脉压的绝对数值,更应该观察中心静脉压的动态变化过程。

(4)中心静脉穿刺置管并发症:常见并发症包括血肿、气胸、血气胸、心脏压塞、空气栓塞和感染等。

3. 肺动脉导管((Swan-Ganz 导管)置管和监测

(1)适应证:适用于心脏疾病,如急性心肌梗死、心源性休克和充血性心衰时的心功能评估,记录心室内心电图或心脏紧急起搏;肺部原因,如急性心源性肺水肿或 ARDS 的鉴别诊断,在急性呼吸衰竭时指导建立最佳呼气末正压(best PEEP)或优选 PEEP(optimal PEEP);感染中毒性休克、低血容量性休克时

循环功能评估和血容量评估;各种重大手术如大血管手术、移植手术、心脏手术及心脏患者进行非心脏手术;围术期使用血管活性药物时评定治疗效果。

（2）穿刺置管途径:右颈内静脉最常用。

表10-16 中心静脉压变化原因及处理

CVP	BP	原　因	处　理
低	低	血容量不足	补充血容量
低	正常	心功能良好,血容量轻度不足	适当补充血容量
高	低	心功能差,心排出量不足	强心、利尿、纠正酸中毒、适当控制补液量并谨慎使用扩血管药物
高	正常	容量血管过度收缩,肺循环阻力增加	控制补液量,使用血管扩张药扩张容量血管和肺血管
正常	低	心排血功能降低,容量血管过度收缩,容量不足或已足	强心、补液试验,血容量不足时适当补液

（3）肺动脉导管监测的意义:监测左、右心室的充盈压(CVP、PCWP);监测肺动脉压力(PASP、PADP、MPAP);测定心输出量(CO)和心脏指数(CI);获得混合静脉血标本,计算人体氧供(DO_2)和氧耗(VO_2),获得肺毛细血管血标本,计算肺内分流;根据动脉平均压(MAP)、中心静脉压(CVP)、肺动脉楔压(PCWP)、心率(HR)、心脏指数(CI)及混合静脉血、肺毛细血管血标本血气分析,可计算出以下重要参数,其正常值见表10-17。

表10-17 常用血流动力学参数

参　数	缩写	正常值	单　位
心率	HR	60～100	次/分
中心静脉压	CVP	6～12	cmH_2O
右房压	RAP	-1.0～8(4)	mmHg
右室压	RVP	15～28(24)/0～8(4)	mmHg
肺动脉压	PAP	12～28(24)/5～16(10)	mmHg
肺毛细血管楔压	PCWP	5～12(9)	mmHg
左房压	LAP	4～12(7)	mmHg
左室压	LVP	90～140(130)/4～12(7)	mmHg
平均动脉压	MAP	85～95	mmHg
心排出量	CO	4～8	L/min
心脏指数	CI	2.5～4.2	$L/(m^2 \cdot min)$
每搏量	SV	60～90	ml
每搏指数	SVI	30～65	$ml/(m^2 \cdot beat)$
体循环阻力	SVR	900～1400	$dyn \cdot s/m^5$
肺循环阻力	PVR	150～250	$dyn \cdot s/m^5$
射血分数	EF	>0.50	
左室每搏功指数	LVSWI	43～61	$g/(m^2 \cdot m)$
右室每搏功指数	RVSWI	7～12	$g/(m^2 \cdot m)$

每搏指数(SVI)= CI/HR
体循环阻力(SVR)=(MAP-CVP)×79.9/CO
肺循环阻力(PVR)=(MPAP-PCWP)×79.9/CO
左室每搏功指数(LVSWI)= SI×(MAP-PCWP)×0.0136
右室每搏功指数(RVSWI)= SI×(MPAP-PCWP)×0.0136
动脉血氧含量(CaO_2)=[HB]×SaO_2×1.34+(PaO_2×0.003)
混合静脉血氧含量(CvO_2)=[HB]×SvO_2×1.34+(PvO_2×0.003)
动静脉血氧含量差($avDO_2$)= CaO_2-CvO_2 正常值:3～5ml/dl
氧供(DO_2)= CO×CaO_2×10
氧耗(VO_2)= CO×$avDO_2$×10
氧摄取率=VO_2/DO_2= $avDO_2/CaO_2$ 正常值:0.22～0.30

（三）其他监测

除呼吸和循环功能监测外,在麻醉期间还可进行肾功能、体温、神经肌肉阻滞及神经系统等方面的监测。

1. 肾功能监测 术中置入导尿管测定患者的尿量及尿比重,不仅可监测术中肾功能的变化,还可间接作为体内血容量是否欠缺的指标。血流动力学不稳定时,尿量往往减少。正常成人尿量应维持在1ml/（kg·h）以上,若尿量少于0.5ml/（kg·h）应立即寻找原因。

2. 体温监测 麻醉过程中,患者由于受到环境温度、药物作用、体腔暴露时间、输液总量和输入液体温度等因素的影响,体温往往会有波动,尤以婴幼儿更为严重。麻醉中患者的体温往往较正常低。体温过低可降低氧的利用率、降低药物的活性;当体温低于30℃时,可引起室性心律失常。麻醉中体温监测的部位通常是鼻咽部、食管或直肠。在低温麻醉和体外循环下手术,体温监测必不可少。

3. 神经肌肉阻滞监测 见第六节肌肉松弛药。

4. 中枢神经系统监测 包括脑电图、双频指数（BIS）、诱发电位（如听觉诱发电位,AEP）和颅内压的监测。麻醉过程中监测中枢神经系统可用来判断全身麻醉的深度。

第十二节 麻醉恢复室

大多数患者在麻醉苏醒期经过平稳,但术后即刻的并发症可能是突发的和危及生命的,麻醉恢复室又称为麻醉后监测治疗室（postanesthesia care unit,PACU）,是为所有麻醉和镇静患者苏醒提供良好的密切监测和处理的场所。在手术结束后数小时内,麻醉和手术对患者生理的影响仍然存在,而且由于麻醉药、肌松药和神经阻滞药的作用尚未消失,保护性反射尚未恢复,患者易发生呼吸和循环系统的并发症。因此,将手术刚结束的患者在送回普通病房前集中至PACU进行观察、监测及治疗,直至神志清醒、生命体征平稳,是保证术后患者安全恢复,减少术后并发症和死亡率的重要措施。

（一）任务和建制

1. 任务主要包括:①严密观察术后患者的意识、呼吸、血压、脉搏、心率、尿量和体温等变化,并记录;②预防和处理术后早期并发症;③对术后患者进行分流,决定是否回病房或重症监护室（ICU）。

2. 设计和人员、设备的配备 PACU应紧邻手术室,既便于麻醉医师或外科医师观察和处理患者,又便于患者的转送。在结构上应为敞开式房间,以便于对患者的观察。PACU的规模应根据医院的手术数量和种类决定,一般其床位数与手术例数之比为1:2。

麻醉恢复室是在麻醉主任领导下,由一名高年资麻醉医师和一名有经验的外科护士长共同管理。对于一般的病例,护士与患者的比例为1:2或1:3,高危及术中出现严重并发症的患者,护士与患者的比例应为1:1。

麻醉恢复室的最低装备应包括可调整体位并可移动推行的床、氧气和供氧装置、吸引系统、复苏的设备和药物、手动或自动血压测定仪、ECG、SpO$_2$监护仪及与术中监护相配套的监护装置。

（二）常规工作

手术结束将患者转往恢复室之前,应保持患者的呼吸道通畅、呼吸和循环功能稳定。在转送过程中,应准备好口咽通气道及简易呼吸器等急救装备。患者入恢复室后,麻醉医师应向值班医师和护士详细交班,具体内容包括:①一般资料如患者姓名、年龄、麻醉方法及手术名称;②有关的病史及其他并发症、药物过敏史;③术中所用麻醉药物及其他药物的使用情况及术中失血量、输液输血量和尿量;④术中异常情况及处理经过、生命指征变化趋势和实验室检查结果;⑤目前存在的问题和治疗措施、可能发生的心肺问题和必要的检查如动脉血气分析及电解质、转出计划等。

麻醉恢复室的值班医师和护士应密切观察患者的意识、呼吸、血压、脉搏、体温、四肢皮肤和指甲色泽、尿量等,并作详细记录。患者初步苏醒后应鼓励患者深呼吸、咳嗽及翻身等。对于苏醒延迟、呼吸功能尚未完全恢复而需呼吸器辅助通气的患者,应定期测定潮气量和自主呼吸频率,必要时进行动脉血气监测。当患者意识清醒、血流动力学稳定、呼吸能维持足够的通气量、疼痛和恶心呕吐得到控制后,经麻醉医师同意,可送回病房。危重患者则转送至ICU。

（三）常见并发症

1. 全麻后苏醒延迟常见的原因为:①术前用药或麻醉药物过量;②低温;③代谢和内分泌因素包括缺氧、二氧化碳潴留、酸中毒、电解质紊乱、高血糖、低血糖、肝性脑病和肾性脑病等;④脑水肿、颅内高压、脑血管意外、缺氧性脑病等神经系统原因。在明确苏醒延迟的原因前应加强通气和给氧,并根据病史、症状、体征及实验室检查判断可能的原因,给予相应的处理。

2. 通气不足肺泡 通气不足可导致高碳酸血症、伴急性呼吸性酸中毒,严重时可导致低氧血症、二氧化碳麻醉甚至呼吸停止。其主要表现为潮气量不足,呼吸频率减慢,PaCO$_2$>45mmHg。引起肺泡通气不足常见的原因包括:①全麻药物引起中枢性的呼吸抑制;②肌松药残余作用导致的呼吸肌肌力不足;③胸腹部大手术后因胸壁创伤、手术刺激、腹胀、术后疼痛、腹带过紧或过度肥胖等因素引起的术后肺容量降低。中枢性的呼吸抑制和肌力不足的患者应给予辅助或控制呼吸直至完全清醒及肌力恢复,必要时可静注拮抗剂。另外,术后应加强镇痛,让患者取头高位或半卧位,并鼓励和帮助患者深呼吸和咳嗽。

3. 呼吸道梗阻为麻醉后即刻常见的并发症。常见的原因有:①喉痉挛可由麻醉变浅和咽喉部分泌物的刺激诱发;②喉头水肿:咽喉部外科手术后及气管导管的刺激;③气道受压迫:如颈部血肿、肿瘤等;④声带麻痹:喉返神经损伤;⑤气道内异物、液体或血液造成气道部分梗阻;⑥全麻清醒不完全,全麻药和肌松药的残留作用可引起舌后坠及气道梗阻。处理的方法包括:①面罩吸入纯氧,并采用常规手法如将患者头尽量后仰、托起下颌维持气道的通畅;②放置口咽或鼻咽通气道;③咽喉部吸引,去除分泌物;④颈部血肿压迫应拆除伤口缝线,清除伤口内血块;⑤喉头水肿者如症状较轻、无低氧血症可用肾上腺素生理盐水局部喷雾,同时静注地塞米松 4 ~ 8mg(每 6 小时1 次,用 24 小时) 、呋塞米 10 ~ 20mg,静脉滴注甘露醇。对呼吸困难严重,伴有低氧血症的患者,应准备口径较细的气管导管重新插管,若不能成功,应立即气管切开。

4. 低氧血症 引起术后低氧血症的主要原因有:①肺泡通气不足;②由肺不张、支气管内插管、气胸、小气道病变、肺水肿以及术后肺容量降低等原因引起的肺内分流增加。判断低氧血症的方法是测定 SpO_2 和 PaO_2。低氧血症的治疗主要是纠正各种病因,同时给予鼻导管或面罩吸氧。若吸纯氧仍不能改善者,应立即作气管插管,选择持续气道内正压(CPAP)或呼气末正压(PEEP)通气,增加功能残气量,改善 PaO_2。

5. 低血压 术后低血压的发生多是在血容量不足的情况下由多种因素引起,通常与心肌收缩力下降、外周血管阻力或静脉回心血量降低有关。低血容量是 PACU 中最常见的低血压原因,尤其是在体位发生变动时血压下降更为显著。一般通过补充血容量、适当应用血管活性药、维持机体内环境稳定(排除低氧血症和二氧化碳蓄积的存在,纠正酸碱失衡)等多能纠正,对扩容治疗反应不良者应除外手术部位存在活动性出血的可能。对突然发生的低血压,应考虑气胸、心脏压塞、急性肺栓塞、心肌梗死的可能,应进一步检查确诊并作相应处理。

6. 高血压 在全麻恢复期间,随着麻醉药物的作用消退,痛觉和意识的恢复,患者清醒后血压稍有升高较为常见,如患者原有高血压病史则表现更为明显,通常发生于手术结束后 30 分钟内。术后疼痛、气管导管刺激、膀胱扩张等均可刺激交感神经引起血压增高;另外,相对的容量超负荷、低温、寒战引起的外周血管收缩、轻度的低氧血症与高二氧化碳血症也可导致血压升高。术后高血压的处理应根据病因,有疼痛者应予镇痛,高碳酸血症和低氧血症者应改善通

气,血容量过高者可予利尿,必要时给予药物降压。

7. 心律失常 引起术后心律失常的原因有:①电解质紊乱,尤其是低钾血症;②低氧血症和高碳酸血症;③酸碱平衡失调(如代谢性酸中毒或碱中毒) ;④患者原有心脏疾病;⑤术后疼痛等。常见的心律失常有窦性心动过速、阵发性室上性心动过速、窦性心动过缓或室性期前收缩。

8. 肾衰竭 术后肾衰竭是手术患者术后常见的死亡原因之一,故在 PACU 中采取措施预防肾衰竭极为重要。对危重患者、大手术和估计手术时间长的患者放置导尿管可及时发现少尿。治疗上可按肾前、肾后原因或肾脏本身的发病原因进行处理。

第十三节 　 日间手术及手术室外操作的麻醉

日间手术是指选择有适应证的择期手术患者有计划地入院、当日手术、住院 24 小时内出院的一种手术模式,通常患者不需要在医院内过夜。随着麻醉和外科技术的进步及新型麻醉药物的应用,日间手术的种类和数量较以往有了很大的提高。

（一）患者的选择

日间手术麻醉强调安全,苏醒迅速、完全,这除对麻醉工作的质量提出了更高的要求外,还对患者的选择提出一定的要求。选择的因素包括患者的健康状况、患者的心理承受能力、手术种类及术后并发症的发生率、手术时间及外科医生的配合。手术方面原则上手术必须简短、出血量少、术后可早期离床活动,一般以小手术为主;患者全身健康状况属 ASA Ⅰ ~ Ⅱ 级或内科疾病控制良好的 ASA Ⅲ 级。

（二）术前准备

术前应了解完整的病史、做常规体格检查。依据患者的身体状况和手术类型选择必要的实验室检查项目。除外科疾病外无其他合并疾病的患者不需要做详细的实验室检查。如伴有慢性疾病可做相应的检查以判断疾病控制的情况。术前应向患者说明麻醉的过程及麻醉前后的注意事项,减少患者的焦虑;必要时可予以麻醉前用药。

（三）麻醉方法

日间手术患者麻醉原则是:麻醉方法简便有效,对心血管和呼吸系统影响小;麻醉诱导和苏醒迅速平稳、可控性好;术后恶心呕吐发生率低、并发症少;麻醉恢复快,医院留观时间短。

日间手术最常用的麻醉方法为部位麻醉,包括黏膜表面麻醉、局部浸润、区域阻滞和周围神经阻滞。采用部位麻醉时应注意预防局麻药的毒性反应;如选择神经阻滞或椎管内麻醉,手术后必须等肢体的感觉和运动功能基本恢复正常方可离院。

除部位麻醉外,近年来随着麻醉技术及药物的发展,全身麻醉已越来越多地应用于日间手术。日间手术全麻的方法应以简单有效、苏醒迅速和副作用少为原则,所用麻醉药应具有诱导苏醒快、可控性强、代谢快且代谢产物无毒性、治疗安全指数高、麻醉后副作用(如恶心、呕吐)发生率低的特点。丙泊酚是日间全麻最常使用的药物,它既可用作全麻诱导,又可持续给药以维持麻醉,停药后苏醒快且少有恶心呕吐的发生。吸入麻醉药(如七氟烷、地氟烷)由于具有诱导苏醒快、可控性强的优点,也较广泛地应用于日间手术的麻醉。喉罩在日间手术麻醉中应用越来越多,其并发症要少于气管内插管,并且不需要维持较深麻醉,可不使用肌肉松弛药,保留患者的自主呼吸。

此外,一些日间手术在局部麻醉下进行时,通常请麻醉医生进行监测,此时可应用一些镇静药和麻醉性镇痛药以弥补局麻的不足,这称之为监测麻醉处理(monitored anesthesia care,MAC)。目前,MAC在日间手术患者中的应用也越来越多。

(四)麻醉后恢复和离院标准

日间手术患者麻醉后恢复分三期:Ⅰ期即患者从麻醉中清醒,恢复自主反射并按指令行动,此期应加强护理监测;Ⅱ期即患者达离院标准;Ⅲ期即患者完全恢复生理和心理状态。前两期在医院完成,应在恢复室留观,达离院标准方可回家。

离院标准为:①生命体征平稳;②保护性反射恢复;③通气和呼吸完全正常;④完全清醒,有自己行走的能力,可以活动而不感到头晕、疼痛;⑤恶心和呕吐轻微;⑥手术部位出血很少。

推迟离院的原因最常见为恶心呕吐、疼痛、手术部位的出血。如在恢复室观察一段时间后仍不能离院的应继续留观或入院治疗。

(五)手术室外操作的麻醉

近年来,越来越多的手术室外操作需要麻醉医生参与实施镇静或麻醉,包括例如气管镜、消化内镜、心脏疾病、肿瘤、脑血管病的介入治疗以及小儿影像学检查等。手术室外操作麻醉的特殊问题包括:①不同于日间手术的患者,手术室外操作所针对的成年患者身体状况变化多样,从健康人到ASA Ⅲ~Ⅳ级的患者都可能遇到;②麻醉设施不齐备;③各种不同的操作过程和操作环境对麻醉要求不同;④麻醉医生常常需要远离患者;⑤麻醉医生以外的医护人员对紧急情况下的抢救处理流程不熟悉,无法配合麻醉医生处理危急情况等。

各种不同的操作对麻醉管理有不同的需求,总体而言手术室外操作的麻醉管理的注意事项包括:①患者因素:考虑患者的ASA分级、合并疾病、气道评估情况、过敏史(造影剂)、选择镇静或是麻醉以及所需要的监测手段;②环境因素:注意麻醉机、监护仪、吸引装置、复苏设备及药品、人员配备、放射危险、磁场、环境温度对体温的影响等;③与操作相关的因素:诊断或是治疗操作、操作导致不适及疼痛的程度、操作所需时间、患者的体位、是否需特殊监测、气道保护、血流动力学管理目标,以及操作可能导致的并发症等。

第十四节　疼痛的治疗

疼痛是一种与组织损伤或潜在的损伤相关的不愉快的主观感觉和情感体验,是许多疾病具有的共同症状。长期以来,人们对疼痛的机制和疼痛的治疗进行了大量的研究,迄今疼痛治疗已成为麻醉学中又一个重要分支。尽管疼痛的机制尚未完全阐明,现有的疼痛治疗措施大多还是对症治疗,但经过麻醉工作者的努力,疼痛治疗一定会有新的突破。

(一)疼痛的传导途径

疼痛的传导甚为复杂,简单地说可分为四个过程:传感、传递、整合和调控。

1. **伤害感受器**　潜在性的组织损伤感觉信息经由位于皮肤和非皮肤组织(内脏和躯体组织)的游离神经末梢传至中枢神经系统,这些游离神经末梢称为伤害感受器。有髓Aδ纤维和无髓C纤维的游离末梢被认为是疼痛的特定感受器,可感受机械、物理或化学性的伤害刺激。伤害感受器按其分布可分为:①表层伤害感受器:主要分布在皮肤和体表黏膜黏膜的游离神经末梢,浅在于皮肤的表皮、真皮和毛囊、黏膜黏膜和角膜,口腔的复层鳞状上皮细胞间。②深层伤害感受器:分布于肌膜、关节囊、韧带、肌腱、肌肉、脉管壁等处,其分布密度比表层稀疏,肌肉更少。③内脏伤害感受器:为内脏感觉神经的游离裸露末梢,分布于内脏器官的被膜、腔壁、组织间以及进入内脏器官组织的脉管壁上,其分布密度较稀疏。

2. **疼痛传导的周围神经**　疼痛感觉的传导纤维为快传导的Aδ和慢传导的C纤维,其周围的行径又分为躯体传导与内脏传导。①躯体疼痛的周围神经:躯体、四肢和头面部的疼痛神经属躯体感觉神经。躯体和四肢部分是由脊神经通过相应的后根进入脊髓后角,头面部及其器官的疼痛随三叉神经、迷走神经和舌咽神经分别传入三叉神经感觉核和孤束核。②内脏痛觉的周围神经:交感神经中的感受纤维由内脏的感受器传出沿交感神经纤维椎旁交感神经节行于白交通支从后根进入T_1~T_3的脊髓后角,副交感神经则在内脏器官的腔壁层神经节换元。

3. **疼痛的传导束**　疼痛信号经后根神经节传入脊髓后角,在此交换神经元,然后在脊髓内经多条传导束向高级中枢传递。这些上行传导束并非疼痛的特异传导束,包括:①脊髓丘脑束,是传导疼痛觉的主要通道;②脊髓网状束;③脊颈束;④背柱突触后纤维束;⑤脊髓下丘脑束等。

4. 疼痛的皮质下中枢　与疼痛有关的皮质下中枢主要包括丘脑、下丘脑以及脑干的部分核团和神经元,主要参与疼痛的调控。

5. 疼痛的高级中枢　大脑皮质是疼痛的感觉分辨和反应发动的高级中枢,第一感觉区对体表的疼痛分辨更为明确;第二感觉区主要感受内脏的疼痛;第三感觉区参与深感觉的分辨和疼痛反应活动;边缘系统则与内脏疼痛和心理疼痛有关。

6. 下行控制系统　在中枢神经系统内有一个以脑干中线结构为中心,由许多脑区组成的调制痛觉的下行控制系统。它主要由中脑导水管周围灰质、延髓头端腹内侧核群(中缝大核及邻近的网状结构)和一部分脑桥背侧部网状结构(蓝斑核群)的神经元组成,它们的轴突主要经脊髓背外侧束下行,对脊髓背角痛觉信息传递产生抑制性调制。

7. 痛觉信息传递的递质　许多神经递质参与痛觉传导。基本分为快速作用的兴奋性胺类(天门冬氨酸)和抑制性胺类(γ氨基丁酸)、作用缓慢的兴奋性调质(P物质)和抑制性调质(脑啡肽)。

(二)术后急性疼痛的治疗

术后急性疼痛是指机体对疾病本身和手术造成的组织损伤的一种复杂的生理反应,常伴有自主神经过度反应的体征,一般随伤口的愈合而消失。以往外科医师和麻醉医师对术后急性疼痛引起的病理生理改变未有足够的认识,而患者也将其作为术后一种不可避免的经历,因此对术后镇痛未引起足够的认识。迄今,随着对术后疼痛病理生理改变认识的不断加深,人们已将术后镇痛视为提高患者的安全、促进术后早日康复的重要环节。

目前,许多患者的术后疼痛并未得到令人满意的控制,导致这种状况的原因在很多情况下与医护人员及患者对于使用阿片类药物心存恐惧有关。现有的研究已证实,术后疼痛会对患者产生十分不利的影响,而完善的术后镇痛能使患者早期活动,减少下肢血栓形成及肺栓塞的发生,也可促进胃肠功能的早期恢复,从而减少了手术的并发症和死亡率。

1. 术后急性疼痛引起的病理生理改变　术后急性疼痛对患者病理生理的影响是多方面的:①可引起内源性儿茶酚胺和血管紧张素Ⅱ的释放。内源性儿茶酚胺可使心率增快、心肌耗氧量及外周阻力增加。血管紧张素Ⅱ可引起全身血管收缩,导致术后患者血压升高、心动过速和心律失常,在某些患者甚至引起心肌缺血;②胸腹部手术后的疼痛可使患者肌肉张力增加,肺顺应性下降及通气量减少,导致缺氧、二氧化碳潴留、肺通气血流比失调及肺不张;③术后疼痛还可引起体内多种激素的释放,除内源性儿茶酚胺和血管紧张素Ⅱ外,促肾上腺皮质激素、生长激素和胰高

血糖素的分泌也增加,最终导致血糖增高、蛋白质和脂肪分解增加,引起负氮平衡及体内水钠潴留;④疼痛引起的交感神经系统兴奋反射性地抑制胃肠道功能,使平滑肌张力增高,临床上患者表现为腹胀、恶心、呕吐等;⑤疼痛引起的应激反应可以导致机体淋巴细胞减少,白细胞增多和单核-吞噬细胞系统处于抑制状态,因而使得术后患者机体的抵抗力降低,术后感染和其他并发症的发生率增加;⑥术后疼痛刺激还可使患者出现失眠、焦虑等情绪反应,并影响术后早期下床活动,进而影响恢复过程。

2. 术后镇痛常用药物　①外周性镇痛药:主要是指非甾类抗炎药(nonsteroidal antiinflammatory drugs,NSAIDs)。常用的药物有阿司匹林、吲哚美辛(吲哚美辛)、双氯芬酸(双氯芬酸)、布洛芬、布洛芬缓释胶囊等,多为口服药,可用于日间及小手术的术后镇痛;而环氧化酶-2(COX-2)抑制剂(塞来昔布和罗非昔布)的研发应用,则明显减少了胃肠道的副作用。②中枢性镇痛药:可分为非阿片类和阿片类镇痛药。阿片类药物常用的有吗啡、哌替啶、芬太尼、舒芬太尼和阿芬太尼等,都是强效镇痛药。临床上最常用阿片类镇痛药是吗啡,其镇痛效果最佳,可口服、静脉给药,也可用于椎管内镇痛;而芬太尼为脂溶性,经皮给药易于吸收,芬太尼帖片应用也非常方便,可获得稳定的血药浓度。非阿片类药物有曲马多和氯胺酮等;前者也可与阿片受体结合,但亲和力很弱,此外,还可抑制神经元突触前膜对5-HT及去甲肾上腺素的重摄取而发挥镇痛作用;曲马多可口服,亦可用于静脉和椎管内镇痛;氯胺酮可抑制脊髓背角的自发活动,抑制神经元对5-HT的再摄取,也可用于肌肉、静脉或椎管内镇痛,但目前临床应用尚存在争议。③局麻药:低浓度的利多卡因或布比卡因等局麻药可与阿片类药物联合应用于椎管内镇痛。

3. 术后镇痛的给药途径　临床常用的给药途径有:①口服:口服给药方便、患者易于接受,比较适合小手术引起的轻度疼痛。但口服药起效慢,达到镇痛所需血药浓度的时间较长,且药效受胃肠道功能的影响较大,故不适合用于术后中、重度急性疼痛;用于口服的镇痛药有NSAIDs、吗啡和曲马多等。②肌内注射:与口服药相比,肌内注射镇痛药起效快、易于迅速产生峰效应。其缺点在于注射部位疼痛、可发生呼吸抑制、血药浓度的波动而影响镇痛效果。③静脉注射:可分为单次静脉注射和持续静脉给药。单次静脉给药起效快,但药效维持时间短,需反复给药。持续静脉给药具有节省人力、药物的血药浓度较恒定的优点。静脉注射镇痛药物必须注意防止发生呼吸抑制,特别是持续静脉给药的患者。④椎管内镇痛:临床上常将阿片类药物和(或)局麻药注入硬膜外腔或蛛网膜下腔,使药物直接作用于脊髓和神经根,从而产生

镇痛效果。此种方式镇痛效果确切,且持续时间较长,可单次给药,亦可持续给药,是术后常用的镇痛方法;常见的并发症有皮肤瘙痒(严重时可用纳洛酮0.1~0.2mg拮抗,另外有研究表明静注丙泊酚10mg也可有效防治瘙痒)、恶心呕吐(多见于女性,氟哌利多对其有较好的疗效)、尿潴留及呼吸抑制(可用纳洛酮拮抗)等。⑤患者自控镇痛(patient controlled analgesia,PCA):此种方法的原理是根据患者的具体需要设置药物剂量,而用药的时机完全由患者自己掌握,使患者在疼痛时能最迅速地得到适当的药量,获得最佳镇痛效果,并能最大限度地减少用药过量的意外;此方法需要特殊的仪器——PCA泵。PCA泵一般包括以下几个部分:注药泵、自动控制装置和输注管道及单向活瓣(防止药液反流)。需设置的参数包括药物总量(maximal dose)、负荷剂量(loading dose)、连续背景给药量(background infusion)、单次给药量(bolus)、锁定时间(lockout time)等;PCA镇痛可经静脉给药,也可经椎管内给药;静脉常用的药物是阿片类镇痛药,椎管内常将阿片类镇痛药与局麻药合用以提高镇痛效果。由于用药合理、镇痛效果好且患者自己可参与,因此,PCA已越来越多地被广大患者所接受。

PCA镇痛效果评定的方法有多种,目前最常用的是视觉模拟评分法(visual analogue scale,VAS):采用10cm长的直线,两端分别标有安全无痛(0)和极度难忍的疼痛(10),患者根据自己所感受的疼痛程度,在直线上某一点做记号来表示疼痛的强度并以此作为评分,镇痛人员则根据患者的评分调整药物的用量。

(三)慢性疼痛的治疗

一种急性疾病过程或一次损伤的疼痛持续超过正常所需的治愈时间,或间隔几个月至几年复发,持续达1个月者称作慢性疼痛。因此,急性疾病或损伤在治愈后1个月仍存在疼痛,就考虑是慢性痛。由于慢性疼痛对人的正常生理和心理都有着严重的影响,因此,慢性疼痛应采用综合措施治疗,既要消除或减轻疼痛,又要强调正常生理和心理功能的恢复。

1. 慢性疼痛的分类 常见的慢性疼痛包括:①骨关节软组织疾病及损伤性疼痛,如颈椎病、肩周炎、椎间盘突出症、关节炎、腱鞘炎、骨折、残肢痛、手术后瘢痕等;②神经痛,如偏头痛、周围神经炎、带状疱疹、三叉神经痛等;③神经血管性血行障碍性疼痛,如血栓闭塞性脉管炎、肌肉痉挛性痛、雷诺病等;④与自主神经系统有关的疾病,如周围血管疾病、灼性神经痛、交感和副交感神经功能失调等;⑤癌性疼痛。

2. 慢性疼痛的治疗方法 慢性疼痛的治疗原则是综合治疗、安全有效。常见的治疗方法有:①药物治疗:慢性疼痛的治疗通常以药物治疗为首选。常用的药物有镇静药、催眠药、安定药、非中枢性镇痛药和麻醉性镇痛药等。药物的选择应根据病情从作用柔和者开始,除癌性疼痛外不宜首选阿片类镇痛药。另外,可采用几种药物搭配,如患者精神紧张影响睡眠可同时给予镇痛药和催眠药;情绪低落者可适当加用抗抑郁药。临床上常用药物有苯二氮䓬类如地西泮(安定)、非甾类抗炎药如阿司匹林、吲哚美辛(吲哚美辛)、双氯芬酸(双氯芬酸)、布洛芬缓释胶囊、保泰松、吡罗昔康(炎痛喜康)等,也可用曲马多等中枢性镇痛药。癌性疼痛可采用三阶梯疗法,轻至中度癌痛患者应采用非阿片类镇痛药(非甾类抗炎药);当非阿片类药物不能满意止痛时,应用弱阿片类止痛药(如可待因),称第二阶梯;中度和重度癌痛选用强阿片类止痛药(如吗啡缓释剂),称为第三阶梯。②痛点阻滞:用局麻药加适量激素如曲安奈德(曲安奈德)、地塞米松(地塞米松)等施行局部压痛点阻滞。适用于肩周炎、腱鞘炎、肱骨外上髁炎及肋软骨炎等引起的疼痛。③神经阻滞:是指直接在末梢的神经干、丛,以及脑神经根、交感神经节等神经组织内或附近注入药物或给予物理刺激而暂时或永久阻断神经功能传导。可分为化学性神经阻滞和物理性神经阻滞。化学性神经阻滞又称封闭疗法,所用药物为局麻药或神经破坏药如高渗氯化钠、无水酒精和酚甘油等;物理性神经阻滞是指用加热、加压、冷却等物理手段阻断神经传导功能。神经阻滞的适应证非常广泛,人体各部位各种性质的疼痛几乎都可以采用神经阻滞,如三叉神经阻滞可治疗三叉神经痛;肋间神经阻滞可治疗胸壁和上腹壁痛;星状神经节阻滞可治疗偏头痛和紧张性头痛;椎旁神经节阻滞常用于治疗腰腿痛;腹腔神经丛阻滞可用于治疗腹腔内恶性肿瘤所引起的顽固性腹痛等。④椎管内阻滞:包括蛛网膜下腔阻滞和硬膜外阻滞。蛛网膜下腔阻滞主要适用于癌性疼痛治疗,将比重不同的神经破坏药注入蛛网膜下隙,利用体位调节,阻断脊神经后根,从而达到镇痛的目的。硬膜外阻滞适用于治疗腰背痛、下肢慢性疼痛、癌性疼痛及术后镇痛。硬膜外隙可以单次给药,也可置管后分次或持续给药,常用的药物为局麻药和麻醉性镇痛药。⑤手术治疗:包括周围神经切断术、脊神经根切断术、脊髓前侧柱切断术、脑白质切断术、丘脑切开术及交感神经部分切断术等,彻底阻断痛觉传导通路,从而达到镇痛目的。⑥其他:常用的慢性疼痛治疗方法还有针灸和推拿疗法,电疗、光疗、声疗和磁疗等物理疗法以及生物反馈疗法。此外,精神和心理治疗对慢性疼痛的治疗也有一定的帮助。

(薛张纲 王英伟 张晓光 张军)

第 十 一 章

输液和输血

由于疾病原因,外科患者在住院期间常需要输液和输血等治疗。为正确处理好输液及输血,首先要熟悉机体的生理、病理生理的基本规律,认识围术期的水电解质及酸碱平衡可能发生的异常变化。同时,还要熟悉临床常用相关制剂的特点,以便正确处理好围术期的输液及输血问题。

第一节　液体治疗的病理生理基础

正确的液体治疗必须符合人体体液的组成、分布特点和生理功能。在创伤应激情况下,受神经内分泌的影响,体液又会发生一系列变化,如体液的重新分布及功能异常等。围术期的输液及输血则应针对这些病理生理改变,使机体的内环境维持在基本正常的状态。

（一）体液的成分及分布

已知正常成人的体液总量约占体重的60%。体液分为细胞内液和细胞外液两大部分。细胞内液约占体重的40%,是细胞进行各种代谢过程的介质。细胞外液约占体重的20%,其中血浆占5%,组织间液占15%。血浆承担着体内各种物质的输送,正常情况下大部分都在血管内。组织间液位于细胞与血管之间,为向细胞提供营养物质,或带走细胞的分泌物质或代谢废物,需经过组织间液进行交换。病理性组织间液容量扩大(即组织水肿)时这种交换功能将受到损害。

体液中除水分之外,还有各种溶质。主要的溶质是电解质和葡萄糖,以及尿素等非电解质物质。水分可在各间隙自由进出;电解质可以在细胞外液各部分之间自由移动,但不能在细胞内、外自由交流。细胞外液中的阳离子主要是 Na^+,阴离子主要是 Cl^- 和 HCO_3^-。细胞内液的阳离子主要是 K^+,阴离子主要是磷酸根和蛋白质。体液中的渗透压主要是由 NaCl 等电解质所产生,正常值为 $280 \sim 300mmol/L$。体液的正常渗透浓度是维持生命活动的基本条件。

人体毛细血管壁具有特殊的半透膜功能,与细胞膜不同,对于直径大于 3.5nm 的蛋白质等高分子物质不具有通透性。留在血管内的这些高分子物质就形成胶体渗透压。这种胶体渗透压在维持血管内容量方面,以及水分在毛细血管壁内外的移动和平衡方面,都发挥着重要的生理作用。

（二）微循环功能及其维持

维持机体微循环处于良好的状态,是临床液体治疗的主要目的。人体的代谢过程都是在器官组织的微循环内完成,微循环的血管网内含多达100亿条毛细血管(直径 $5 \sim 9\mu m$),承担着输送氧气、营养素和带走细胞分泌物(激素等)及代谢废物的重要作用。在病理状态下,微循环功能发生障碍,表现为毛细血管灌注量减少、毛细血管通透性增加,致组织水肿。应该意识到:手术创伤之后这种微循环功能受损是普遍存在的,只是程度不同而已。有报道采用激光-多普勒流量仪测定局部组织微循环的灌注量:肠癌切除后直肠残留部分黏膜的微循环灌注量较正常值减少了16%,这种微循环血流量的下降显然是导致吻合口漏的一个直接原因。为此,应该充分认识到围术期的这种变化,并采取针对性的液体治疗以维持微循环的良好状态。

（三）氧输送及氧消耗

输血的目的就是为了提高血液循环的携氧能力,以满足机体组织的需要。前者即氧输送(DO_2),后者则是氧消耗(VO_2)。认识氧输送与氧消耗的关系将有助于输血指征的正确掌握。DO_2 正常值为 $520 \sim 600ml/(min \cdot m^2)$,$VO_2$ 正常值为 $110 \sim 140ml/(min \cdot m^2)$。氧输送的关键是心搏出量,而不是血红蛋白(Hb)浓度。正常情况下血液循环的氧输送量可以达到组织的氧需要量的数倍,因此一般不容易发生组织缺氧。对于心肺功能正常者,即使存在一定程度的贫血(Hb $70 \sim 80g/L$ 或 Hct $24\% \sim 30\%$),由于仍能保证组织氧供,此时进行手术是安全的。

第二节　输　　液

外科患者围术期的输液是治疗措施中的一个重要环节。疾病或手术创伤可能引起水电解质或酸碱失衡,需要输注不同的液体予以纠正。为能正确处理各种异常病症,必须对常用输液的成分和特性,针对性地应用于外科患者。

(一) 输液的选择和应用

1. 晶体液　最常用的是平衡盐溶液(乳酸林格液),其电解质成分与细胞外液很相似,可称其为生理性溶液。溶液中含 Na^+ 130mmol/L、K^+ 4mmol/L、Ca^{2+} 3mmol/L、Cl^- 109mmol/L、乳酸根 28mmol/L。肝有快速代谢乳酸的能力,溶液输入后其乳酸盐很快被转化为碳酸盐,不会出现高乳酸血症。在危重患者抢救中使用较大剂量平衡盐溶液一般不会对体液组成及其 pH 产生影响。

临床常用的 0.9% 氯化钠溶液中含 Na^+ 和 Cl^- 均为 154mmol/L,其 Cl^- 浓度显著高于血浆 Cl^- 浓度 (103mmol/L)。大量输注后可能导致高氯性酸中毒。该溶液对存在低钠、低氯和代谢性碱中毒者则很合适。

5% 葡萄糖氯化钠溶液中含 0.45% 的氯化钠,内含水、电解质及少量能量。在临床上常作为轻症患者的短期静脉输液之用。

2. 胶体液　胶体液是由高分子物质(直径 > 3.5nm)组成,不易透过毛细血管壁,从而在壁的两侧形成胶体渗透压差。血管内维持较高的胶体渗透压,可使组织间液向血管内转移,增加血管内的循环容量。临床上对于有循环血量不足的患者,常给予胶体液以扩容。天然的胶体液包括人体白蛋白、血浆等,人工胶体包括羟乙基淀粉、明胶及右旋糖酐等。关于人工胶体的现代评价详见本章第六节。

(二) 术前输液

相当多的外科疾病对机体的代谢和内环境的影响不大,这类患者在术前一般不需要输液治疗。但有些疾病有脱水、水电解质及酸碱失衡等表现,在术前就应予输液治疗。包括大量消化液丢失(如幽门梗阻、消化道瘘、肠梗阻等)、大面积烧伤或严重创伤,以及各种急性炎症性疾病致高热等。

大面积烧伤的输液方案已有具体的公式,是根据烧伤面积百分数计算出伤后 24 ~ 48 小时内的输液量及输液速度(见烧伤的相关内容)。其他患者的水分丢失估算则有一定难度,最主要的依据是病史资料。当全面了解病情过程之后,患者的失水程度就会有所掌握。检测的客观指标包括患者的皮肤弹性和舌唇湿润度、生命体征(心率、血压),以及每小时尿量。重症患者采用中心静脉压或肺动脉楔压(PAWP)监测,有助于判断血容量不足的程度。

除缺水之外,患者有可能同时存在电解质及酸碱的失衡。检测血电解质浓度及动脉血气具有诊断价值,连续检测更是评价治疗效果及进一步治疗的依据。受患者的基础情况、疾病严重程度的影响,术前患者水电解质及酸碱平衡异常的程度有明显的个体差异,在处理时应该遵循边治疗边观察的原则。轻者可能在数小时内得到纠正,重症者则可能需要数天。关键在于其原发病是否已得到控制。

在静脉输液的制剂选择方面,最常用的是平衡盐溶液(乳酸林格溶液),可酌加 10% 氯化钠及 10% 氯化钾溶液。为纠正血电解质的紊乱,虽有公式以计算电解质溶液的补充量,但并不实用。现在临床上基本上都是先根据病情对水电解质紊乱的程度做出粗略估计,给予基本的水及电解质补充,然后再根据监测结果再决定补充的追加量。例如:临床判断为中度缺水、低钾低氯血症,合并中度代谢性酸中毒的患者,可先经静脉 1 小时内输注平衡盐溶液 1000ml 及 5% 碳酸氢钠 200ml。补钾应待尿量达到 40ml/h 之后,可将 10% 氯化钾 20 ~ 30ml 加入平衡盐溶液 1000ml 内经静脉在 3 小时内较缓慢滴入(补钾速度应 <1g KCl/h)。结束该疗程后,再根据随访资料做出下一步的治疗计划。

术前存在低血容量的患者,应在输注晶体液的同时给予一定量的胶体液。对于心肺功能正常、无严重贫血的患者,可给予人工胶体以纠正其血容量的不足,不必给予血制品。

(三) 术中输液

凡中等以上的手术,术中几乎都需要输液,原因是:①预置输液通路,便于术中用药或输血;②术前有数小时的禁食禁饮,术中需补充机体的基本需要量;③术前因病所致的脱水或低血容量尚未完全纠正,术中需继续治疗;④麻醉药使血管床扩张,血容量相对降低,需予以扩容治疗;⑤手术野创面的水分丢失、手术使组织水肿、水分在肠腔内积聚等可使有效血容量减少,需予补充。

术中输液基本上是选用平衡盐溶液。若为纠正电解质或酸碱失衡,则需酌情加用电解质溶液及碳酸氢钠等制剂。术中不主张使用葡萄糖液,主要的原因是在手术创伤时机体利用葡萄糖的能力下降,容易因此而引发高糖血症的发生。有血容量不足时,在给予平衡盐溶液的同时需加用胶体液,常用的是人工胶体。术中的输液量因人而异。多数择期手术患者在术中丢失的水分并不多,输液过多则可能导致组织水肿,增加术后并发症的发生率。现多数学者主张限制术中的入水量。已有研究比较了术中不同晶体液输注量的结果:把择期腹部手术患者分为常规输液组[12ml/(kg·h)]及限制输液组[4ml/(kg·h)]。结果发现限制组患者术后伤口感染率及并发症发生率都低于常规输液组。

(四) 术后输液

中等以上手术患者术后仍需输液,用量及持续时间因人而异。由于暂时不能摄食饮水,需输液以补充机体基本的水电解质需要。同时,应该警惕术后可能出现低血容量状态,特别是在术后的 1~3 天之内。术后可能出现血容量不足的常见原因有:①术后可有多达数升的细胞外液积聚至手术区域或体腔内;②术中用过的容量扩张剂(人工胶体)逐渐被代谢、排出;③胃肠减压或引流管的体液排出;④可能存在术后的毛细血管渗漏,大量水分甚至白蛋白等物质渗漏至组织间隙;⑤术后出汗、发热使体液丢失增加;⑥镇痛泵的作用:经硬膜外途径持续给予小剂量的麻醉镇痛药能达到良好的镇痛效果,也不可避免地会轻度扩张血管床,使有效循环血容量减小。由此可见,术后 1~3 天内仍应非常关注患者的体液平衡状态,包括生命体征、出入水量(胃肠减压量、引流量、伤口渗出量、尿量等)的监测。对循环不稳定的患者还应动态监测中心静脉压。同样,也要防止输液过多,以免加重心肺功能负担。原有心肺功能不全的患者,容易因此诱发心力衰竭及肺水肿。对于术后因病情变化而出现的各种类型的体液失调,则需予针对性处理。

第三节　输　血

约有 60% 的输血是用于围术期,外科医师在合理用血方面责无旁贷。手术出血在所难免,我们应该努力提高手术技巧,娴熟而细致的操作就能减少出血量。当今不需输血的手术占多数,肝移植、Whipple 术等很复杂的手术也可能不必输血。即使出血较多,也应以各项监测指标作为输血的依据。

(一) 输血的适应证

手术、创伤后的低血容量,并不是输血的指征及唯一治疗措施。是否需要输血,主要的依据应该是患者的血红蛋白(Hb)浓度。只要患者的 Hb 水平仍维持在生理需要值的范围之内,完全可以用人工胶体来纠正低血容量,不必输血。节约用血、合理用血应贯穿在围术期治疗之中。

输血的指征早有规定,国家卫生计生委颁布的输血指南明确指出:Hb>100g/L 者不必输血;Hb<70g/L 时可考虑输入浓缩红细胞;Hb 浓度为 70~100g/L 伴有代偿能力差或有脏器器质性病变的患者,可酌情放宽输血指征,将 Hb 浓度提高到 100g/L。第 17 版的《克氏外科学》(2004)也推荐了类似的输血指征。提出健康者急性大出血后出现下列两项以上异常时可考虑输血:①急性出血量 ≥750ml;②舒张压 ≤60mmHg;③收缩压降低 ≥30mmHg;④心动过速(>100/min);⑤少尿或无尿;⑥出现精神症状。认为有几种输血是属于不恰当指征,包括输血为促进伤口愈合,输血为增进患者健康,以及 Hb 在 70~80g/L 之间而无临床症状者等。根据上述指征限制输血,并不会影响患者的预后。

(二) 输血前准备

临床所使用的血液制品都是供者血液加入抗凝剂后在(4±2)℃下的冷藏品。保存液有 ACD、CPD 及 CPDA-1 等数种,其主要成分是枸橼酸盐、磷酸盐、葡萄糖、腺嘌呤等。保存液不同,血液的保存期也不同(21~28 天)。随着保存时间的延长,库血会发生一系列变化,如红细胞存活率降低、氧离曲线左移、凝血因子减少或失活,以及血浆中游离血红蛋白和钾离子增多等。

输血前最重要的是血型鉴定及交叉配血试验。人类血型系统与输血免疫反应有重要关联的主要是红细胞表面的 ABO 血型,其次是 Rh 血型。输血必须是在供、受体 ABO 血型一致的情况下进行。交叉配血试验是输血前不可缺少的步骤,分别检测供体及受体血浆中是否存在抗红细胞抗体。只有交叉配血试验为阴性的血才能使用。

(三) 成分输血

所谓成分输血,是将供者血液用现代技术分离制备成各种有效成分,如各种细胞成分和血浆蛋白制品等。临床上则根据患者的需要,选用某种成分输注。此举既能充分利用宝贵的血液资源,提高临床疗效,同时也可因此减少不必要的不良反应。

1. 红细胞输注　红细胞的输注是为了提高患者血红蛋白浓度,从而改善血液的携氧能力。

(1) 浓缩红细胞:将采集的全血离心后移去大部分血浆,用 ACD、CPDA-1 等保存液,在 4℃ 下保存。血袋中留下的部分即为浓缩红细胞,其血细胞比容为 70%~80%。该制品可显著提高患者血红蛋白水平,降低血浆引起的输血不良反应的发生率,并可减轻受血者的循环超负荷。缺点是输注不畅。在保存期内其中的血小板及各种凝血因子在 24 小时后已失去功能。

(2) 悬浮红细胞:去除了全血中 90% 以上的血浆,加入红细胞保存液,使红细胞与保存液充分混匀即为悬浮红细胞。血细胞比容 50%。该制品可降低血浆引起的输血不良反应的发生,并可减轻受血者的循环超负荷。输注过程较为流畅。这是临床常规使用的红细胞制剂。

(3) 洗涤红细胞:是把新鲜全血除去血浆之后,用生理盐水反复洗涤 3~6 次后制成。仅含少量血浆、无功能白细胞及血小板,去除了抗 A、B 抗体。该制品适用于对白细胞凝集素有发热反应者,以及不能耐受含钾较多的库血的肾功能不全患者。

(4) 冰冻红细胞:红细胞加入适量甘油,不含血浆。可在-65℃的低温下保存 3 年。常用于稀有红细胞的保存、自体输血的长期保存,以及作为战时的血储备。这种制品的制备价格较昂贵,使用范围有限。

(5) 去白细胞的红细胞:去除了全血中 99.9% 的白细胞,可有效减少非溶血性发热性输血反应及同种免疫的发生。适用于多次输血、器官移植等患者。

(6) 辐射红细胞:将血液中的淋巴细胞灭活后制成。该制品可避免输血相关的移植物抗宿主病(TA-GVHD)的发生,适用于免疫缺陷、免疫抑制的患者。

2. 血浆输注　临床使用的血浆制品主要有新鲜冰冻血浆(fresh frozen plasma,FFP)、冰冻血浆(frozen plasma,FP)及冷沉淀(cryoprecipitate,Cryo)三种。

(1) FFP 和 FP:这两种血浆都含有较多的凝血因子。FFP 是全血采集后 6 小时内分离并立即置于 -20~-30℃下保存的血浆,含有几乎全部的凝血因子及血浆蛋白。FP 与 FFP 相比,缺少不稳定凝血因子、纤维蛋白原、血管性血友病因子、纤维结合蛋白及第Ⅷ因子。这两种血浆适用于各种原因引起的凝血因子缺乏者,特别是多种凝血因子缺乏症伴有严重出血者。也用于严重肝胆疾病、大量输血有出血倾向或并发凝血功能障碍者。FFP、FP 内含血型中的 A、B 和 Rh 抗体,使用前必须检查血型。

(2) 病毒灭活血浆:将血浆进行灭活处理,以提高血浆使用的安全性。可降低输血传播疾病的风险。适应证与 FP 相同。

(3) 冷沉淀:冷沉淀物是从血浆中采集的不溶解物质,因而得名。该制品所含的是几种凝血成分,每袋(20~30ml)内含有纤维蛋白原(至少 150mg)和Ⅷ因子(80~120U)及血管性假血友病因子(von Willebrand 因子)。输注冷沉淀的适应证是先天性或获得性凝血因子缺乏者。

3. 血小板输注

(1) 浓缩血小板:从全血中分离采集的血小板,其中有部分红细胞混入。由于从不同个体采集,其血小板计数并不相同,因此每单位制品内的血小板数量并不相同。该制品保存时间仅为 24 小时。输注血小板的指征是血小板计数<50×10^9/L、大量输注库血,或

体外循环手术后血小板计数锐减等患者。通常成人和年龄较大的儿童每次输注 1 个治疗量。体重低于 20kg 的儿童,可按 10~15ml/kg 补充。成人输注 2 单位血小板 1 小时后可能使患者血小板增加 5×10^9/L。为达到治疗效果,需根据病情决定输注血小板的数量,只有足够数量的输注才能显效。输注血小板时可以用常规输血器,或血小板过滤器。

(2) 单采血小板:是使用机器采集的单人份血小板,等于浓缩血小板 10 单位。该制品浓度及纯度较高,每袋单采血小板(1 个治疗量)含>2.5×10^{11}/L。保存时间为 5 天。

4. 粒细胞输注　浓缩粒细胞可用于严重粒细胞缺乏(0.5×10^9/L)、抗生素治疗无效的严重感染者。但由于其采集量少,输注后毒副作用大,以及组织相容性仍未完全解决,因此现在临床上尚难广泛采用。

5. 血浆蛋白组分输注　血浆蛋白制品的种类很多,包括白蛋白、免疫球蛋白和浓缩凝血因子等,临床上应用很多。

(1) 白蛋白:人体白蛋白制剂是从血浆中采用理化方法提取而成,有 10% 及 25% 两种规格。白蛋白在体内具有多种生理功能,包括恢复和维持血浆胶体渗透压、改善血流动力学和循环灌注、结合和解毒作用(如清除多余的胆红素),以及作为药物(环孢素等)的载体。从补充血容量角度,给予 25% 白蛋白 100ml 可以使血浆容量增加约 500ml。尽管如此,但最近国际上不少学者不主张以白蛋白作为容量扩张剂。不仅是由于价格昂贵、来源紧张,更主要的理由是重症患者使用白蛋白反而可能会使死亡率升高。在这方面已有不少随机、前瞻性研究报道。当然也还存在争议,有待于今后进一步的研究。

(2) 免疫球蛋白:免疫球蛋白是一组含有各种抗体活性的蛋白质。免疫球蛋白有多种制剂,肌内注射的制剂主要用于预防肝炎、麻疹、脊髓灰质炎等传染性疾病;静脉注射丙种球蛋白用于低球蛋白血症引起的重症感染。特异的免疫球蛋白是针对各种特殊疾病(如破伤风、狂犬病等)的制剂。

(3) 凝血制品:除新鲜血浆含有凝血因子和冷沉淀物之外,浓缩凝血因子还有抗血友病因子、凝血酶原复合物、浓缩Ⅷ、Ⅺ及Ⅷ因子复合物、抗凝血酶Ⅲ和纤维蛋白原等制剂。临床上可用于治疗血友病及其他各种凝血因子缺乏症。

第四节　自体输血和大量输血

(一) 自体输血

对不愿意或不适合接受异体输血者,可采用自体

1

输血(autologous blood transfusion)的方法。由于血源来于自体,不存在交叉配血试验问题,同时也逃避了异体血所致疾病传播的风险。

1. 术前自体血预储法 在择期手术前4~5周开始采血,每次采血量约为300~400ml,可随即输注等量或2倍于采血量的晶体液,以求安全。所采全血在4℃下保存。4~7天后,回输200ml全血给患者,同时再采血400ml。再隔4~7天,将第一次采的另200ml全血回输给患者,同时再采血400ml全血。如此类推,3周左右可采得约1000ml自体血以备手术之用。自体输血适用于健康状态良好、血红蛋白高于110g/L、无心肺等器官功能不良的非恶性肿瘤患者。

2. 术中血液收集法 是采用血液回收机收集创伤后体腔内积血或手术过程中的失血,经去除血浆和有害物质并抗凝等自动处理后,可得到Hct达50%~65%的浓缩红细胞,再回输给患者。此法适用于6小时内体腔积血、无污染的手术,如外伤性脾破裂、异位妊娠破裂,以及心脏、大血管手术。凡有消化液、细菌污染,或恶性肿瘤细胞污染,都不宜采用此法。

3. 血液稀释法 适量的血液稀释不会损害对组织的氧供,也不会影响凝血机制。对于血红蛋白高于100g/L、血细胞比容超过36%、凝血功能和肝肾功能正常的患者可考虑采用血液稀释法。就是在手术开始时采集患者数百毫升的新鲜血,同时输注胶体液或晶体液给予替代。在术中失血时再将自体血回输。采血量根据术中可能的失血量,只要采血后患者的血细胞比容不低于25%,采集800~1000ml都是安全的。采集后随即输注2~3倍的电解质溶液或等量的人工胶体液以维持其血容量。回输时,一般是先输最后采的血,最先采的血则待手术的最后阶段输回,因其中所含的红细胞及凝血因子最丰富。血液稀释法特别适用于体外循环手术,由于转流会对血小板功能有一定的影响,而预先采集的血液仍保留着有效成分,回输后其中的血小板能发挥作用而改善凝血功能。

(二) 大量输血

大量输血是指在1小时内输血量超过2500ml,或在24小时内输血总量达到或超过5000ml。大量输血后会发生除一般输血并发症之外的严重的代谢变化,包括低体温、电解质、酸碱平衡失调、枸橼酸中毒、凝血功能障碍及微聚合物和肺动脉微栓形成等。

第五节 输血反应和并发症

输血在发挥其重要的治疗作用的同时,也会有一些不良反应,有些甚至可导致严重后果,危及生命。

(一) 溶血反应

溶血反应绝大多数是由于输入ABO血型不合的红细胞所致,是输血后最严重的并发症。虽很少发生,但一旦发生则死亡率很高。在A血型的亚型不合或Rh及其他血型不合时也可发生溶血反应。在少数情况下,由于血液储存、运输不当,输入前预热过度,血液中加入对红细胞有损害作用的药物等,也可引起溶血反应。

溶血反应发生在输入红细胞的即刻,典型症状是在输入仅几十毫升血液之后就立即出现寒战、高热、呼吸困难、头痛、心率加快,甚至血压下降而导致休克。随后则出现血红蛋白尿和溶血性黄疸。严重者可因免疫复合物在肾小球沉积,或发生弥散性血管内凝血(DIC)或低血压使肾血流减少而继发少尿、无尿及急性肾衰竭。

一旦发现有溶血反应,应采取急救措施:①立即停止输血,并将剩余血和患者的血标本送血库重做交叉配血试验。②抗休克治疗:使用晶、胶体扩容以纠正低血容量性休克。③输入同型新鲜血、浓缩血小板、凝血因子和糖皮质激素,以控制溶血性贫血。④保护肾功能:给予5%碳酸氢钠250ml静脉滴注使尿液碱化,促使血红蛋白结晶溶解,防止肾小管阻塞。同时采用利尿措施以加快游离血红蛋白排出。若发生肾衰竭,应予血液透析治疗。⑤如果DIC明显,须考虑肝素治疗。⑥血浆交换:以彻底清除患者体内的异形红细胞及有害的抗原抗体复合物。迟发性溶血反应发生在以前输过血和妊娠后致敏的受体。症状多发生在输血后4~7天,出现发热、贫血、黄疸和血红蛋白尿等。这类患者大多数症状较轻,积极治疗后症状能得到缓解。

(二) 发热反应

非溶血性发热是很常见的输血反应,发生率可达2%~10%。常见原因有:①免疫反应:常见于经产妇或多次受血者,体内已有白细胞、血小板抗体,再输血后则出现抗原抗体反应;②输入的血液中存在某些致热原(输血器处理不当,被致热原污染)。患者在接受输血后约15分钟~2小时内出现寒战、高热,伴有头痛、出汗、恶心、呕吐。症状持续约1小时逐渐缓解。少数患者的症状可比较严重。

除症状较轻者可予减慢输血速度并密切观察之外,多数患者在发生发热反应后均应立即停止输血,改用平衡盐溶液输注。有高热者可给予解热镇痛药及适量镇静剂。

(三) 过敏反应

由于患者的过敏性体质、多次输血后产生的多种抗免疫球蛋白抗体等原因,在输血后可引发过敏反应。症状可发生在输血开始后的数分钟,也可在输血结束后。临床表现为皮肤局限性或全身性荨麻疹。

严重者可有支气管痉挛、血管神经性水肿、会厌水肿，表现为喘鸣、呼吸困难，甚至过敏性休克。

对于症状较轻者，可不必停止输血，给予抗组胺药物，如苯海拉明 25mg。若反应较重，则须停止输血，可予皮下注射肾上腺素(1:1000,0.5~1ml)和(或)静脉滴注糖皮质激素(氢化可的松 100mg 加入 500ml 葡萄糖溶液)。若有会厌水肿致呼吸困难，则应酌情做气管插管或切开，以防窒息的发生。

(四) 输血的传播性疾病

尽管现在科技水平已高度发达，但至今仍做不到完全逃避血制品传播疾病的危险。在全球范围，以艾滋病的传播最为突出。在国内，则是以肝炎的传播最为严重。其他可传播的病毒有巨细胞病毒、EB 病毒、成人 T 淋巴细胞白血病病毒等。布鲁杆菌病、梅毒、疟疾等也可经血液传播。

对待输血的传播性疾病，关键是做好预防工作。除应在血制品制备过程中强化灭活病毒及细菌的措施之外，临床上应严格输血指征，避免不必要的输血。多采用自体输血，以及多用人工胶体以扩容等，是最佳的预防措施。

第六节　外科液体治疗的进展

临床医学的发展日新月异，医疗设备在不断更新，新技术的创立也层出不穷。这些新进展大幅度地提高了临床外科的诊治水平。实际上，在外科基础方面也有许多概念和措施的更新及进步，但临床医师对此往往甚少关注，知识没有及时更新。其中，最具代表性的就是关于外科患者围术期的液体治疗，临床上至今仍基本沿用着过去的传统做法，对该领域的新观念的认识相当滞后。具体反映在多方面，如术后过多关注水、电解质的补充，常存在输入水分的超负荷；对创伤后组织微循环的变化普遍认识不足；补充血容量时随意性很大；输血指征及晶、胶体的合理应用缺乏理论指导等。近年来的研究已明确显示：不恰当的液体治疗可增加术后并发症的发生率，直接影响患者的预后。为此，强调外科患者液体治疗的现代概念具有现实意义。

临床上判断患者的血容量状态不能凭感觉及经验，必须依据各项监测结果做出客观评价。最基本的项目是患者舌部的湿润程度、皮肤弹性及尿量等，其他项目还有血糖水平、CVP、Hb 及 Hct 和血气分析等。危重患者还需测定 PAWP 值。不仅术前、术中要测，

术后也不能忽视。术后患者仍可能存在低血容量现象，其因素包括术中丢失的血成分需待一定时间之后才能自身恢复；术中补充的胶体逐步被代谢、水解；术后的渗出和引流；以及可能存在的毛细血管渗漏等。这些因素在术后 3 天内表现得最明显，也是内环境最不稳定的阶段。因此，为维持正常的微循环状态，中等以上手术的患者在术后早期仍应酌情给予容量治疗。

围术期的液体治疗应首先关注的是晶体液的合理应用，传统观念往往在术中及术后补给大量晶体液，输注总量可高达 4000ml 以上。如此大量的晶体液输入不仅会使组织水肿，影响伤口愈合，而且还会增加心肺功能的负担。现在的理念是提倡在围术期要限制晶体液的输注。

在容量治疗方面，传统做法主要是依赖血制品的输注，实际上不确当的输血对微循环反而不利。目前认为，从维持有效循环血量角度考虑，把血黏度降至低水平状态，将会减小血管阻力，有利于微循环的畅通。只要患者的心功能基本正常，维持 Hct 在 25% 左右，组织就不会产生缺氧。

人工胶体是天然物质经加工、合成高分子物质制成的胶体溶液，具有替代血浆补充血容量、维持血管内胶体渗透压的作用。其中，羟乙基淀粉及明胶制品在生物相容性和扩容效果方面做了很大改进，已在临床广泛采用。但 2012 年发表的两篇 RCT 研究报告，认为羟乙基淀粉产品用于治疗脓毒症者的 90 天死亡率及肾替代治疗的发生率均高于晶体液治疗组，由此得出负性结论。进而又发现多篇羟乙基淀粉研究的造假现象，从而动摇了对其的信心。但是否据此就摒弃羟乙基淀粉，至今尚存在争议。不少学者认为，上述 RCT 研究存在诸多设计缺陷，其研究结果并不能全盘否定羟乙基淀粉的作用。建议不用于脓毒症者；对有肾损伤风险者慎用。

白蛋白作为容量扩张剂的历史已久，补充白蛋白确能起到补充血容量和减轻组织水肿的作用。输注 20%~25% 白蛋白可达到 4~5 倍输注体积的显著扩容效果。随着最近关于羟乙基淀粉的负面报道，白蛋白的应用更受关注。但白蛋白的应用仍应严格掌握指征。可用于复苏，或血浆白蛋白浓度<30g/L 时，但不能滥用，不能被作为营养制剂而大量使用。大、中手术患者术后一概给予白蛋白数天的做法显然很不恰当。

(吴肇汉)

第 十 二 章

外科重症监测、治疗与复苏

第一节 概 述

一、外科监护病房的组织结构

随着社会对医疗的要求不断提高,既往限于技术难以开展的手术逐步开展;老龄人口的急剧增加,受原有基础疾病的影响其术后恢复缓慢且容易出现并发症;工业化和交通事故的增加,各种意外创伤等发生的机会较前显著增加。在上述患者的治疗过程中,手术仅是一部分,术后处理则成了患者能否最终恢复的关键,因此,临床上迫切需要一个专门场所,由受过专业培训的医护人员负责患者的救治工作,使他们能够顺利度过围术期。

在危重医学的发展史上,一个里程碑的事件发生在 19 世纪中叶,先驱南丁格尔在手术室边设立了术后患者恢复病房,将术后患者集中管理,当时她撰文写道:"在小的乡村医院里,把患者安置在一间与手术室相通的小房间内,直至患者恢复或至少缓解手术的即时影响已不鲜见"。以后,这种小房间除了收住术后患者外,又进一步扩大到收住失血、休克等危重外科患者,这便是术后恢复室和早期监护病房的雏形。

随着医院规模的扩大以及病房功能的增加,出现了专科病房,用以收住专科患者。外科监护室(SICU)或外科监护病房则是专门收住严重创伤、重大手术后生命体征不稳定或出现外科相关严重并发症的患者的专门科室,其主要工作包括持续监测和相关治疗。

外科监护病房的床位,通常占医院外科总床位的2% ~8% 不等,但应视医院具体情况决定。比如,以心胸外科、神经外科等术后需严密监测生命体征的专业为特色的医院,应有较多监护床位。外科监护病房通常位于手术室附近,并有血库支持。环境整洁、隔音良好,其附近有宽敞通道和电梯方便患者转运。SICU的空间要相对足够大,床间距应大于 1.5m,以便于各种设备的摆放和救治的展开,以及减少患者之间的交叉感染与相互干扰。拥有良好的通风条件和消毒条件,以保证 SICU 可以定期通风和消毒,有条件的医院可以安装层流装置,增加独立房间。原则上,应保证所有的患者均在医务人员的严密监护之下,同时防止病员之间的交叉感染。目前较为流行的设置,其一是将医务人员工作处安置在室内的中央,工作区的两侧安排多张床位。在大病室内安排有一定数量的单间病房,以安置需要隔离的患者。其二则是将大多数床单位放置于小房间内,且每间小房间内都有洗手装置,以求最大限度减少病员之间的交叉感染和情绪影响。

外科监护病房病床与护士比例为 1:3,发达国家则高达 1:4,病床与医师之比为 1:0.8,并配备一定工勤人员。在一些发达国家和地区,尚有大量医技人员如呼吸治疗师、药剂师、康复师、营养师等在其中协助治疗患者。因为大量仪器设备需要维护保养,一些日常检查如血液气体分析、电解质测定等须在监护室中直接完成,配备一名专职技术人员也是必要的。

为达严密监测和有效治疗患者的目的,监护病房必然配备大量医疗仪器。一般而言,监护室须配备心电监护系统、人工呼吸机、各种液体滴注泵或药物输注泵、电击除颤仪等。此外尚需配备血液气体分析仪、电解质测定仪、支气管镜、超声诊断仪、体温调节装置、血液净化装置以及运送患者用简易呼吸机等。对一些专科监护室,则须配置相应的监护装置,例如,收住神经外科患者为主的 ICU,可以配置颅压监测装置、脑氧饱和度监测装置等;心脏外科监护室,可以配置心脏超声仪、心功能测定仪等。

近年来,由监护系统演化出了医院内临床数据和图像传输系统,使患者的检验检查所得数据和图像得以在科室间高效传输,大大提高了临床工作效率。几乎所有的患者资料包括病史、检验检查结果等,均可以电子病历的形式整合。而远程网络切入功能使得相关医师即使远离患者,也可即时获得患者的临床治疗信息,调整治疗方案。可以预计,不远的将来,信息化将覆盖医院的几乎所有部门,而从事收住危重患者的监护室则必然走在医院信息化的前沿。

二、外科监护病房的收住指征

外科监护室主要收治下列患者:

1. 各种类型休克。
2. 与手术相关的呼吸功能衰竭需机械通气治疗。
3. 急性肾衰竭。
4. 严重多发性损伤、复合创伤有伴循环、呼吸功能不稳定需严密观察。
5. 重症胰腺炎,消化道瘘。
6. 复杂大手术或术中发生意外情况、手术后须密切观察心、肺、脑、肾功能变化者。
7. 老年患者,手术后早期需密切观察心、肺功能变化者。
8. 有心脑血管、呼吸系统疾病,手术后早期需密切观察心、肺功能变化者。
9. 颅内手术后,生命体征不稳定者。
10. 严重水、电解质、糖代谢紊乱、酸碱失衡、营养不良。

但下列情况则不应收入监护室治疗:

1. 脑死亡患者,植物人状态但生命体征稳定。
2. 患有烈性传染病。
3. 晚期肿瘤患者病情无逆转可能。
4. 精神病患者病情处于不稳定期。

三、危重患者的评分系统

20 世纪 70 年代起,一些学者为客观评价患者病情严重程度和治疗效果,对 ICU 的人力资源需求进行评估,推出了一些评估系统。其中,对病情严重程度进行评估的急性生理和慢性健康评估系统(acute physiology and chronic health evaluation,APACHE) 在临床上广泛使用,到了 1985 年,将其修改后成为 APACHE Ⅱ 评分,现作简单介绍。

APACHE Ⅱ 分为三项:①急性生理评分项(APS),根据患者生命体征变化范围、血液气体分析、血清电解质和血常规共 12 个项目的变化范围,给予不同的分值 1 ～ 4 分,正常为 0 分,此外,Glasgow 昏迷评分(GCS)也被列入该项计分。APS 评分应选择入科后第 1 个 24 小时内最差的数值。②年龄评分项,从 44 岁以下到 75 岁以上共分 5 个年龄段,随年龄上升分值增加,最高为 6 分。③慢性健康评分项,对五种器官慢性功能不全按照标准给予不同评分,对不能承受手术或行急诊手术给 5 分,行选择性手术时加 2 分。将上述

三项相加,即得该患者的 APACHE Ⅱ 评分。

APACHE Ⅱ 评分系统能较可靠地预测病情严重性和群体病员死亡风险率,APACHE Ⅱ 分值越高,病情越重,死亡风险越高。

另一评分系统即治疗干预评分系统(therapeutic intervention scoring system,TISS) 也常被提及,该系统原来是用来评估患者所需治疗手段,从而间接评估患者病情严重程度的评分系统,但现在已经演化为一种衡量工作人员工作负荷及指导人力资源配备的评估方法。其主要内容是将监护室内的 76 项工作根据其操作的复杂性和劳动负荷强度,分别记录为 1 ～ 4 点,计算出每个患者的点数后,即可算出整个病房内的总点数。而根据测算,一个训练有素的护士在 8 小时班次内的满负荷工作量为 50 点,由此可计算出一个班次该危重病房内需要多少护理人员,并进而推算出该危重病房需要配备多少护理人员。

此外,一些特殊的疾病,有针对该疾病的评分系统,如帮助判断急性重症胰腺炎严重程度的 Ranson 评分、评价肝硬化的 Child 分类法等,在此不一一赘述。

第二节　常用监测方法

对患者实施有效、全面的监测,并根据监测结果实施有效治疗和调整治疗方案,是监护室工作的主要内容。对不同的疾病和不同的器官功能障碍,有不同的监测内容。对同一器官或系统的监测,亦应根据其病变的严重程度选择由简而繁的监测方法,另外,并非所有监测工作的完成都须由监护室承担,相关的医技科室如检验科、放射科、超声诊断科等也在其中承担了相当的工作。下面简单介绍危重患者的监测方法。

一、循环功能监测

循环功能监测常用的项目主要包括心率(心律)、血压、心电图、中心静脉压和心功能监测等。

1. 对心率和心律的监测　是对循环系统最基本的监测,心率的快慢受多种因素影响,除了心脏本身病变外,心率加快通常表明患者存在血容量不够或过多、体温增高、疼痛不适、电解质紊乱等。而心率减慢可以是体温降低、颅压增高、内分泌功能下降如甲状腺功能下降所致。无论心率加快或减慢,其诊断疾病的特异性均较差,需结合患者其他情况综合考虑。心律的变化则常需通过连续监测 EKG 加以确定,目前常用的监护系统都是以模拟心电图 Ⅱ 导联为主,故对一般心律失常较为敏感,而对心肌缺血性改变则相对不敏感。

2. 血压的监测　也是常规监测内容之一。由于危重患者和术后早期患者的血压波动较大,所以应定期对血压加以监测,其监测间隔视患者具体情况而定。比如,术后早期、患者血压可以因为手术区域的出血、术后镇痛泵设置不当等因素而出现血压下降;嗜铬细胞瘤术后早期血压变化剧烈;有些大血管手术后要求血压被严格控制等,均需在较短周期内监测血压,指导治疗。血压的监测分为无创和有创血压监测,前者可以通过袖套测压法和自动化间断测压法实现,是目前临床采用最多的方法,而有创血压测量则是将导管放置于动脉中(通常是桡动脉、也可用足背动脉、股动脉或者肱动脉),导管尾部连接冲洗装置和压力换能器,前者是以含肝素生理盐水间断冲洗导管从而保持导管通畅,压力换能器则将动脉血流冲击导管产生的压力转化为势能并以图像和数值的形式显示于监护仪器上,从而使医护人员可以连续观察其动态变化。对血压监测的数值进行判读时应该注意:①应该结合患者的其他生命体征如心率、中心静脉压等加以判读;②应了解并结合其基础血压加以判读;③正常四肢血压有所差别,一般而言,两上肢血压差别可以在 20mmHg 以内,而上下肢血压的差别也有 20mmHg 左右,如四肢血压差别过大,则应注意患者有无大动脉方面的疾病。

3. 心电图动态监测　可以及时发现患者心率和心律的变化,帮助判断患者的心律失常对药物治疗的反应,使治疗心律失常更安全。目前临床使用的心电监护系统大多可以对心律失常进行分析,对一定时间段内的心电监护资料保存储藏,必要时可取出回顾,如前所述,目前常用的监护系统都是以模拟心电图Ⅱ导联为主,对一般心律失常较为敏感,而对心肌缺血性改变则相对不敏感。因此对有其他心脏异常情况者,如心肌缺血、心肌梗死、心房和心室肥厚、洋地黄药物毒性等的诊断,则需加用完全导联的心电图检查或监测。

4. 中心静脉压监测　中心静脉压(CVP)是测定位于胸腔内的上、下腔静脉或右心房内的压力,可用于衡量右心对回心血量排出的能力,也可用于粗略评估血容量、右心前负荷及右心功能,但它不能反映左心功能和整个循环功能状态。临床主要用于指导休克、脱水、失血、血容量不足等危重患者的液体复苏抢救。其正常值通常认为在 6～12mmHg,必须注意,中心静脉压的测定受多种因素的影响,如机械通气、疾病引起胸腹腔压力增高、患者既往有三尖瓣反流性疾病等均可对测得值产生影响。因此,临床上认为,CVP对治疗的反应性,亦即其变化值较之其绝对值更有意义。所谓输液试验,就是在较短时间内,向患者体内快速输入一定量液体,了解输液前后其中心静脉压的变化值,若中心静脉压快速上升,则可以判断患者容量负荷已经过多或心功能不佳;若中心静脉压上升不明显,且心率有下降趋势,则说明患者存在容量不够,可以继续输液。

中心静脉压的监测:通常选择左右颈内静脉或者锁骨下静脉做穿刺置管,而以锁骨下静脉穿刺最常使用,因该部位穿刺置管导管相关血液感染的比例较低。而股静脉测压受腹腔压力影响大,所以一般不用于监测中心静脉压。待患者生命体征稳定后,应及时撤除中心静脉压监测。如导管留置时间较长或在导管中输注其他药物,如静脉营养制剂、血制品、各种抗生素等,容易发生导管相关血液感染,应予高度关注。

5. 漂浮导管(Swan-Ganz catheter)监测　心功能漂浮导管是一种特殊结构的导管,其内含多个管腔,头端有小气囊及温度感受器,不同的管腔可以抽取不同部位的血液和测定导管头端的压力,小气囊充气后有利于导管头端随血流漂入肺动脉,温度感受器则在以热稀释法做心输出量测定时感受导管远端的温度变化。漂浮导管测定心输出量的工作原理,就是当导管头端放入肺动脉后,气囊充气,向导管内注入已知容积、已知温度的冰冷生理盐水,随血液稀释而使血液温度轻微降低,并由温度感受器探得,并据此由仪器算出该次右心室心输出量亦即心输出量。此外漂浮导管还可测定肺毛细血管楔压从而间接了解患者左心功能。此外,漂浮导管还可抽取右心房血液,测定混合静脉血氧饱和度,了解患者的组织氧耗,对病情的判断有着重要的指导意义。

漂浮导管监测虽然可测定很多指标用于指导临床工作,但漂浮导管的放置是有创操作,具有穿刺损伤、心律失常、容易出现血源性感染等并发症,因此临床使用应严格掌握适应证。

6. PiCCO 监测仪　是德国 PULSION 公司推出的容量监测仪。其所采用的方法结合了经肺温度稀释技术和动脉脉搏波形曲线下面积分析技术。该监测仪采用热稀释方法测量单次的心输出量(CO),并通过分析动脉压力波型曲线下面积来获得连续的心输出量(PCCO)。同时可计算胸内血容量(ITBV)和血管外肺水(EVLW),ITBV 已被许多学者证明是一项可重复、敏感、且比肺动脉阻塞压(PAOP)、右心室舒张末期压(RVEDV)、中心静脉压(CVP)更能准确反映心脏前负荷的指标。它具有以下一些优点:损伤更小,只需利用 1 根中心静脉导管和 1 条动脉通路,不需要使用右心导管,更适合危重患者;各类参数结果可直观应用于临床,不需要加以解释;监测每次心搏出量,治疗更及时;导管放置过程更简便,不需要做胸部 X 线定位,不再难以确定血管容积基线,不需要仅凭 X 线胸片争论是否存在肺水肿。

二、呼吸功能监测

1. 最简单实用的监测　是胸部的望、触、叩、听监测,一个有经验的医师可以通过上述检查发现各种病情变化。①通过望诊,可以了解患者的呼吸频率、呼吸形态、有无呼吸辅助肌动员、患者有无大汗淋漓等呼吸疲劳、有无口唇发绀等情况。②触诊可以协助了解患者气管是否居中、双侧触觉语颤是否对称、有无皮下捻发音等。③叩诊有助于了解患者有无气胸、胸腔积液等。④对肺部的听诊是医师的基本功,可以了解患者肺部各种呼吸音和各种干、湿啰音情况。

2. 肺容量和动态肺容量监测　肺容量监测包括:①潮气量(Vt):平静呼吸时每次吸入或呼出的气量,成人约 500ml;②功能残气量(FRC):男性 2300ml,女性 1600ml。③肺活量(VC)。动态肺活量主要监测下列参数:①分钟通气量(MV):是潮气量与呼吸频率的乘积。正常值 6~8L/min,过大和过低,是为通气过度和通气不足,前者以 $PaCO_2$ 降低为标记,后者以 $PaCO_2$ 升高为标志。②用力肺活量(FVC):指以最快的速度所作的呼气肺活量。在正常人与肺活量相接近,男性 3900ml,女性 2700ml。阻塞性病变时,该值减小。③用力肺活量占预计值的百分比(FVC%)以及第 1 秒时间肺活量(FEV1.0),FEV1.0 在男性为 3200ml,女性为 2300ml,FEV1.0 至少要大于 1200ml,否则说明有阻塞性病变。④第 1 秒最大呼出率(FEV1.0%)在用力肺活量曲线上可计算出 1 秒、2 秒、3 秒时所呼出的气量及其占 FVC 的百分比,正常值分别为 83%、96%、99%,该值减小说明小气道阻塞或者有阻塞性病变。⑤最大通气量(MVV),在限定时间内(如 15 秒)做最大最快的呼吸,换算出 1 分钟内的呼吸气量,MVV 受心肺功能、年龄、体力等综合因素影响,男性(104±2.7)L/min,女性(82.5±2.2)L/min。⑤通气储备(%):其计算公式为:通气储量%=(最大通气量-静息通气量)/100。正常值≥93%,低于 86% 提示通气储备不佳,胸部手术须慎重考虑,当在 70%~60% 或以下时为手术禁忌。

3. 弥散功能监测　肺泡气与肺泡毛细血管中血液之间进行气体交换是一种物理弥散过程。气体弥散的速度取决于肺泡毛细血管膜两侧的气体分压差、肺泡膜面积与厚度以及气体的弥散能力。弥散能力又与气体的分子量和溶解度相关。此外,气体弥散量还取决于血液与肺泡接触的时间。肺的弥散能力系指气体在单位时间与单位压力差条件下所能转移的量。临床上多应用一氧化碳(CO)进行 DL_{CO} 测定。

4. VD/VT 监测　VD/VT 是生理无效腔和潮气量之比,主要反映肺泡有效通气量,正常值为 20%~40%。可用 Bohr 公式计算:VD/VT=($PaCO_2$-$PECO_2$)/$PaCO_2$,$PECO_2$ 为混合呼出气的二氧化碳分压,VD/VT 增大见于各种原因引起的肺血管床减少、肺血流减少或肺血管栓塞。

三、血液气体分析

血液气体分析包括常规动脉血气分析、组织氧合功能监测、气体交换效率的监测、经皮氧饱和度监测等,近年来,对呼出气二氧化碳分压的监测也在临床上越来越普遍开展。

常规动脉血气分析自 20 世纪 70 年代始逐步于我国开展,对临床上判断危重病患者的呼吸功能和酸碱失衡类型以及指导治疗、判断预后起了非常积极的作用。常规动脉血气分析的主要参数如 pH、PaO_2、$PaCO_2$、HCO_3^-、BE 等在判断病情中均有相当重要的意义,下面分别介绍。

动脉血氧分压(oxygen partial pressure,PO_2),是指物理溶解状态的氧所产生的压力,正常青壮年的 PaO_2 正常值为 90~100mmHg,随着年龄的增加而氧分压逐渐下降,老年人的 PaO_2>70mmHg 仍属正常。推算正常值的公式如下:卧位 PaO_2=103.5-0.42×年龄;坐位 PaO_2=104.2-0.27×年龄。氧气从肺泡弥散到肺泡毛细血管,并由血流携带到左心和动脉系统。其弥散依靠浓度梯度差,故肺泡毛细血管内 PaO_2 比肺泡内低。其差值(A-a)DO_2 反映了弥散、通气/血流比例、静脉动脉分流的综合影响,正常人呼吸空气时 P(A-a)DO_2 为 5~15mmHg,当呼吸肌疲劳肺泡通气减少、肺部病变广泛换气功能变差时其值可明显增加。

二氧化碳分压(carbon dioxide partial pressure,PCO_2)是血液中溶解状态的 CO_2 所占的压力。组织代谢产生的 CO_2 由静脉血携带到右心,然后通过肺血管进入肺泡,随呼气排出体外。鉴于 CO_2 的高脂溶性,肺泡气和动脉血中 CO_2 的差值可以忽略不计,因此 $PaCO_2$ 即可直接反映肺泡中的二氧化碳浓度,正常人平静呼吸时 $PaCO_2$ 在 35~45mmHg 之间,过低为过度通气、过高则为通气不足。

综合动脉血 PaO_2 和 $PaCO_2$,可以协助临床判断患者呼吸衰竭及类型:Ⅰ型呼吸衰竭:位于海平面水平平静呼吸空气的条件下 $PaCO_2$ 正常或下降,PaO_2<60mmHg。Ⅱ型呼吸衰竭位于海平面水平平静呼吸空气的条件下 $PaCO_2$>50mmHg,PaO_2<60mmHg。

血氧饱和度(oxygen saturation,SO_2)是指血红蛋白(Hb)与氧结合的程度,即氧合血红蛋白占总血红蛋白的百分比,SaO_2=HbO_2/(HbO_2+Hb)×100%。正常值为 95%~98%，SaO_2 和 PaO_2 存在一定的关联，在一定范围内，当 PaO_2 增高时，SaO_2 也随之增高，但是当 PaO_2 达到 150mmHg 时，SaO_2 达 100%，亦即达到饱和。SaO_2 和 PaO_2 的关系可用曲线表达，该曲线称为氧离曲线（图 12-1），呈 S 形，起始部位较陡直，表示 PO_2 稍有变化，血氧饱和度就有显著变化；中间平坦部分斜行接近线性，表示 PO_2 的变化和 SaO_2 的变化相一致，再往上为接近水平上行。表明 PO_2 在这个范围内变化对血氧饱和度的影响不大。

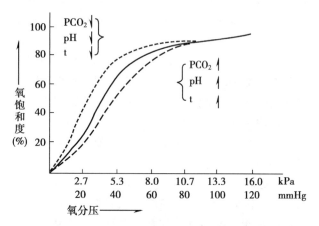

图 12-1　氧离曲线及影响氧离曲线位移的因素

氧离曲线会受到一些因素的干扰而发生位移，比如，当 PCO_2、pH 升高或体温上升时，氧离曲线发生右移，表明上述因素可以使机体在同样的氧分压下氧饱和度降低，其意义在于血液在组织中释放更多的氧；同样，当 PCO_2、pH、体温降低时，氧离曲线左移，红细胞可以在肺循环内结合更多的氧。

实际碳酸氢盐（actual bicarbonate，AB），是指在实际 PCO_2 和 SaO_2 下人体血浆中所含的 HCO_3^- 的量。正常值为 22~27mmol/L，AB 受呼吸和代谢双重影响，代谢性因素可导致血液中 AB 变化，呼吸因素同样也会影响 AB 值，因为当患者出现 CO_2 蓄积时，CO_2 可迅速进入红细胞，在碳酸酐酶的作用下与水结合形成 H_2CO_3，后者再解离出 H^+ 和 HCO_3^-，HCO_3^- 由红细胞内转移到血浆内，从而影响到血浆中的碳酸氢盐。

标准碳酸氢盐（standard bicarbonate，SB）是指在标准条件下（37℃、Hb 充分氧合、PCO_2 为 40mmHg）测定血浆中 HCO_3^- 的含量，由于排除了呼吸的因素，它是一个纯粹代谢性酸碱平衡的指标。其正常值与 AB 相同。

HCO_3^- 是人体内最重要的缓冲碱，当体内固定酸过多时，可通过 HCO_3^- 缓冲而使 pH 保持正常范围，而 HCO_3^- 含量因此减少，所以 HCO_3^- 又是代谢性酸碱平衡的一个重要指标。另外血浆中 HCO_3^- 的含量受肾脏调节。

标准碱剩余（standard bases excess，SBE，BE）是指在 37℃、Hb 充分氧合、PCO_2 为 40mmHg 的条件下，将 1L 全血的 pH 滴定到 7.40 所需的酸或碱的量。用酸滴定表示碱剩余，用正值表示；用碱滴定表示酸剩余，用负值表示。由于除外了呼吸的影响，BE 被认为是反映代谢性酸碱平衡的指标，而且比 SB 更确切。其正常值为 ±3mmol/L。临床上可用于指导补充碱的量，$NaHCO_3$（mmol）= 体重（kg）×剩余碱（mmol）×0.2。

实际碱剩余（actual bases excess，ABE），将 1L 全血的 pH 滴定到 7.40 所需的酸或碱的量，反映血液中酸碱物质总的缓冲能力。

pH，正常值为 7.35~7.45。pH<7.35 为酸中毒，pH>7.45 为碱中毒。其受到呼吸和代谢双重因素的影响，且呼吸因素（PCO_2）和代谢因素（HCO_3^-）相互影响，以维持 pH 在正常范围。

阴离子间隙（anion gap，AG），在人体内除了 HCO_3^- 外，还有诸多其他阴离子如乳酸根、丙酮酸根、磷酸根及硫酸根等，这些阴离子多不是临床常规测定的内容，但当其在体内堆积时，必定要取代 HCO_3^-，使其浓度下降，由这些阴离子所引起的酸中毒称之为高 AG 酸中毒。

阴离子间隙可用公式 $AG = Na^+ - (HCO_3^- + Cl^-)$ 计算，正常值为 10~14mmol

四、肝肾功能监测

（一）肝脏功能测定

肝脏功能复杂且具有很强的代偿能力。但对于有严重肝脏疾病的患者，手术后的并发症和死亡率均远高于肝功能正常实施同类手术的患者，行肝脏手术时，情况则更严重。围术期监测肝脏患者的肝脏功能对术前准备，肝脏保护和麻醉选择都有重要价值。肝脏功能检查的内容和指标很多，但多数指标的特异性和敏感性不强，一般不宜以单一检查项目来评估肝功能。肝功能监测通常包括：

1. 蛋白质代谢试验主要测定　血清白蛋白和各种球蛋白含量，以及前白蛋白、转铁蛋白等，后者由于半衰期短，可以有效即时反映肝脏的合成功能，故临床意义较大。

2. 蛋白质代谢产物的测定　包括血氨和血浆游离氨基酸，前者可用于估计肝损害程度和评价预后。

3. 凝血因子测定和有关凝血试验参与血液凝固和纤溶过程的多数因子均由肝合成。对这些因子的测定和相关的凝血试验，对于判断肝合成功能具有重要意义，且有利于判断肝细胞损害的程度。凝血因子的测定包括：①维生素 K 依赖性因子（Ⅱ、Ⅶ、Ⅸ、Ⅹ）；②接触激活系统因子；③纤维蛋白原、纤溶酶原。凝血试验则包括凝血酶原时间（prothrombin time,PT）、部分凝血活酶时间（partial thromboplastin time,APTT）和凝血酶时间（thrombin time,TT）等。

4. 肝实质损害的标记试验 转氨酶及其同工酶如：ALT 和 AST；乳酸脱氢酶。

5. 胆红素代谢试验 ①血清总胆红素测定：正常值为 3.4 ~ 18.8μmol/L。其测定意义：了解临床上有无黄疸、黄疸的深度及演变过程；反映肝细胞损害的程度和判断预后；判断疗效和指导治疗。②通常 ≤ 3.4μmol/L。胆红素在体内的每日生成量低于 50mg；而肝脏处理胆红素的储备能力强大，正常情况下每日可处理 1500mg，因此血清胆红素不是肝功能的敏感试验。

（二）肾功能监测

1. 肾小球滤过功能测定 ①肾小球滤过率（GFR）测定：单位时间内从肾小球滤过的血浆量为 GFR。GFR 是通过肾清除率试验测定的。清除率是指肾脏在单位时间内清除血浆中某一物质的能力，临床上常用内生肌酐清除率。正常值为 80 ~ 120ml/min，女性较男性略低。②血尿素氮（BUN）测定：血中 BUN 的测定虽可反映肾小球的滤过功能，但肾小球的滤过功能必须下降到正常的 1/2 以上时 BUN 才会升高。故 BUN 的测定并非敏感的反映肾小球滤过功能的指标。BUN 的正常值为 29 ~ 75mmol/L。③血肌酐（Cr）测定：血肌酐的测定是临床监测肾功能的有效方法。当肾小球滤过功能下降时，血肌酐即可上升，但只有当 GFR 下降到正常人的 1/3 时，血肌酐才明显上升。血肌酐正常值小于 133μmol/L。

2. 肾血流量测定 是指单位时间内流经肾脏的血浆量。测定肾血流量的方法很多，但在临床上很少应用。

3. 肾小管功能测定 肾小管功能包括近端肾小管功能和远端肾小管功能。测定的方法很多，其中最简单的是通过测定尿比重方法反映远端肾小管浓缩尿的能力。目前常用一昼夜每 3 小时 1 次比重测定法，若一次尿比重达 1.020 以上，最低与最高比重之差大于 0.008 ~ 0.009，则表示肾小管功能基本正常。本法虽然简单，但受很多因素影响，包括饮食、营养、肾血流量（尤其髓质血流量）及内分泌因素等。尿的稀释试验需短时间内大量饮水，可引起不良反应，且又受肾外因素影响，故反映远端肾小管功能不敏感，临床上极少采用。

五、脑功能监测

利用一系列脑功能监测仪器监测脑功能是现代神经外科不可缺少的组成部分，对确定诊断、决策处理、判断预后都至关重要。临床常用的脑功能监测方法主要包括：脑电图、诱发电位、经颅多普勒超声和颅内压测定等。

（一）颅内压监测

正常的颅内压值为 5 ~ 15mmHg。

1. 适应证 ①重症头部创伤监测颅内压以判断脑受压、出血或水肿；②大的颅内肿瘤手术；③大的颅脑手术后监测脑水肿；④重症颅脑损伤行机械通气患者尤其是使用 PEEP 者。

2. 监测方法

（1）脑室内测压：经颅骨钻孔，将硅胶导管插入侧脑室，然后连接换能器，再接上监护仪，零点放在颅底或外耳道平面。

（2）硬膜外或硬膜下测压：将导管放入硬膜外或硬膜下，外接换能器测压，硬膜下监测颅压长期应用易出现感染。

（3）腰部蛛网膜下腔测压：即腰穿测压，此法操作简单，但有一定危险性，颅内高压时不能应用，且易受体位影响。

（4）纤维光导颅压监测：颅骨钻孔后，将传感器探头以水平位插入 2cm，放入硬脑膜外。此法操作简单，读数可靠，又可连续监测，且不易感染。

3. 影响颅内压的因素

（1）$PaCO_2$：$PaCO_2$通过对脑血流的变化影响颅内压，而 $PaCO_2$ 对脑血流的影响取决于脑组织细胞外液 pH 的改变。当 $PaCO_2$ 在 20 ~ 60mmHg 之间急骤变化时，脑血流的改变十分敏感，与之呈线性关系，同时伴随着脑血容量和颅内压的变化。当 $PaCO_2$ 超过 60mmHg，脑血管不再扩张，因为已达最大限度；低于 20mmHg 脑组织缺血和代谢产物蓄积将限制这一反应。

（2）PaO_2：PaO_2 在 60 ~ 135mmHg 范围内变动时，脑血流和颅内压不变。PaO_2 低于 50mmHg 时，颅内压的升高与脑血流量的增加相平行，PaO_2 增高时，脑血流及脑血流均下降。如缺氧合并 $PaCO_2$ 升高，则直接损伤血-脑屏障，导致脑水肿，颅内压往往持续增高。

（3）动脉血压：正常人平均动脉压在 60 ~ 150mmHg 范围内波动，脑血流依靠自身调节机制而保持不变。超出这一限度，颅内压将随血压的升高或降低而呈平行性改变。

（4）中心静脉压：中心静脉和颅内压通过颈静脉、椎静脉和胸椎硬膜外静脉逆行传递压力，提高脑静脉压，从而升高颅内压。

（二）脑电监测

脑电图的波形很不规则，表现为频率、振幅和时间变化。正常人的脑电图，包括 α 波、β 波和少量 θ

波。α 波主要见于枕部，β 波主要见于额、中央部。少量的 θ 波可见于枕、颞或正中线的中央部，低电位的 δ 波偶见于额部。脑电图的高灵敏性极易受外界因素干扰，故很难在临床上普遍应用。机体的氧供情况、个体差异、血 CO_2 水平、脑血流改变、血糖变化、基础代谢、电解质、体温及麻醉深度均是影响脑电图的因素。

1. 适应证　①颅脑疾病：颅脑肿瘤、脑血管疾病、颅脑损伤、中毒性脑病、缺氧性脑病及意识障碍的患者；②术中拟阻断脑循环：颈动脉体瘤手术、主动脉弓替换手术及深低温学需停循环的心内手术等；③心肺脑复苏后判断脑缺氧及预后；④定量化麻醉术中用以判断麻醉深度。

2. 监测方法

（1）常用的常规脑电图（EEG）描记监测。

（2）自动处理的脑电活动监测：脑功能监测（CFM），综合 EEG 的频率和振幅为一个成分，即通过脑电活动强度监测脑功能，以判断脑缺血及麻醉深度；脑功能分析（CFAM），用单极导联，不经过滤波装置，记录出脑电活动和频率的波，在总电活动中所占比例；EEG 周期分析，以观察 EEG 频率为主的分析方法。

（3）定量脑电图（qEEG）监测：利用计算机进行脑电图的定量化分析，因计算机能高速采集和处理大量信息，使 EEG 的监测在信息、数量及精度上有了突飞猛进的发展，qEEG 监测技术包括压缩谱阵（CSA）、致密谱阵（DSA）、边缘频率（SEF）、双频指数（BIS）等。

（三）脑诱发电位

脑诱发电位是感觉神经末梢受刺激后沿神经径路至大脑皮质产生的一系列不断组合、传递的电位变化，采用叠加方法从自发脑电和肌电背景中提取放大而描记成的。

1. 分类按不同的标准，可将 EP 分为不同类型。按感觉刺激模式和传导径路，临床常用的 EP 有：①躯体感觉诱发电位（SEP）；②听觉诱发电位（AEP）；③视觉诱发电位（VEP）。

2. 适应证

（1）监测脑损伤：如听神经瘤切除会损伤听神经，EP 监测可及时发现这些损伤。

（2）监测脑缺氧发生：如在颈动脉剥脱术中，皮质起源的 EP 不但能发现脑灌注不足，而且能及时发现继发低血压的脑缺氧。

（3）脊髓功能监测：EP 监测脊髓功能应用最广泛，常用于脊髓或脊柱侧弯矫正手术，以防止发生神经损伤。

（四）脑血流监测

脑是对缺血缺氧最敏感的器官，正常情况下，机体通过脑血流向脑组织输送氧和养料，以满足脑组织的高代谢，任何原因使动脉血氧含量和脑血流量减少，均可导致脑缺氧的发生。因此，监测脑血流有重要的临床意义。

1. 适应证　①颅内手术及控制性降压；②需暂时阻断颈内动脉血流的手术；③体外循环转流期间；④脑栓塞或可能发生脑栓塞患者的手术；⑤脑血管疾病和手术后监测。

2. 监测方法　①经颅多普勒超声（transcranial Doppler ultrasound，TCD）技术；②放射性核素清除法；③阻抗法：利用阻抗血流图监测；④近红外线光谱法；⑤动静脉氧差法；⑥N_2O 法及激光多普勒法。

（五）脑氧饱和度监测

颅内压、脑电图、脑血流的监测可间接反映脑的情况，但更为直接反映脑氧供需平衡的是脑氧饱和度测定。

1. 适应证　①脑缺血缺氧监测；②血管手术及深低温停循环时的监测；③全身麻醉期间监测；④监测脑保护和脑损伤的治疗。

2. 监测方法

（1）颈静脉血氧饱和度监测：反映全脑氧饱和度监测。

（2）脑血氧饱和度：利用血红蛋白对可见近红外光有特殊吸收光谱的特性进行血氧饱和度监测，它反映局部脑组织的氧供需平衡。

第三节　外科重症常用治疗方法

一些治疗方法如机械通气、镇静镇痛、营养支持、抗感染等经常使用于危重患者，且为多种外科危重症治疗过程中所共用，在此作一介绍。

一、机械通气在外科危重患者中的使用

随着老年患者的增加，伴有各种基础疾病的手术患者也相应增加；而医疗技术的进步，各种高难度手术也越来越多的在临床开展，因此，术后需要机械通气支持的患者不断增加。

机械通气在外科领域通常使用于下列患者中。

（一）围术期的呼吸支持

较大手术后，患者机体处于应急状态，其自主呼吸常不足以维持生理需要，需要机械通气的辅助支持。

1. 手术创伤　手术创伤本身可导致患者呼吸功能受损，比如：剖胸手术后胸廓的稳定性受到破坏，伤口疼痛；腹部手术后膈肌顺应性受到影响，一些手术时间长，创伤大，出血多，伴有较长时间低血压；全身

麻醉药使用量大,其影响短时间内难以消除;术中大量输液和通气管理不当导致肺间质水肿产生低氧血症等。一些特殊的手术,如嗜铬细胞瘤术后,患者循环不稳定、血压较低而需要较大剂量血管活性药物维持;高位脊柱手术,顾虑术后早期脊髓水肿或椎管内出血压迫脊髓产生呼吸抑制;特殊部位的颅脑手术后容易产生各种功能紊乱而影响生命体征;均可在术后早期使用机械通气,帮助患者度过术后早期。

2. 术前存在较严重呼吸功能不全 术后早期行呼吸支持的意义在于:合理的机械通气可以减少患者自身的呼吸做功,保持肺泡开放,有效湿化气道、利于排痰,争取时间,积极纠正患者因手术而引起的各种机体内环境紊乱,如严重贫血、低蛋白血症、肠胀气、电解质紊乱等。从而避免患者已存在的慢性呼吸功能障碍加重成急性呼吸功能不全。

3. 心脏手术 心脏手术后,不少患者需要机械通气辅助支持一段时间,其原因是心脏手术常在低温和体外循环下进行,对患者生理干扰较大;体外循环破坏红细胞并产生碎片阻塞于肺循环,导致术后出现低氧血症;一些患者术前已经存在较严重肺动脉高压,若遇缺氧会使肺动脉压力进一步增高;以及心脏手术术中大量使用麻醉性镇痛药以追求术中循环稳定,对患者术后自主呼吸有抑制作用,因此心脏手术后早期对患者使用机械通气较为普遍。

（二）择期手术后的呼吸支持

指患者在恢复期对肺功能保护不力或者在手术恢复期产生各种相关并发症累及呼吸功能,需要呼吸支持。大手术后患者因体质虚弱,卧床不能有效咳嗽咳痰、顾虑伤口疼痛不敢咳嗽咳痰和深呼吸,早期不能进食或肠道功能不能恢复导致腹部胀气甚至反流误吸、术后谵妄以及治疗谵妄用药的抑制作用,均可使术后肺泡通气障碍和肺部感染,使肺功能受损,自主呼吸难以维持气体交换需要,而需用呼吸机作辅助通气。

此外,外科手术后产生的一些严重并发症,如各种消化道瘘,既妨碍患者正常进食,体力恢复延迟,又有大量消化液丢失,导致水、电解质失衡和严重营养不良,更可产生严重胸、腹腔感染进而导致呼吸循环功能障碍,而一些外科疾病如急性重症胰腺炎,起病凶险,早期并发急性呼吸窘迫综合征。合适的机械通气治疗为治疗该类疾病的主要手段之一。

（三）急诊外科术后的呼吸支持

外科急诊患者存在以下特点:术前允许准备的时间短、术前检查资料缺乏不能提供医生较多信息;有效循环容量不足,水、电解质失衡,循环不稳定、心功能不全、呼吸功能减退未得到正确评估和有效治疗,

且上述情况常可出现于同一患者,在不能全面掌握和无法有效控制患者病情的情况下,麻醉的选择多采用全身麻醉以策术中安全,术毕则放置于监护室进行通气治疗并等待呼吸功能恢复。

复合创伤的患者,常合并有颅脑损伤导致意识障碍,从而对自身气道的保护能力减退甚至消失,而胸部创伤的患者则常合并有多处肋骨骨折、血气胸、肺挫伤甚至高位截瘫,这些创伤均可对呼吸功能产生重大影响,早期需要呼吸支持以助患者度过危重期。

机械通气在外科疾病患者中的实施包括建立有效、可靠的通气途径、选择合适的呼吸模式和呼吸参数。通气途径包括:气管插管途径、气管切开途径和无创机械通气途径,其中经口腔气管插管因操作简单和损伤小而使用最多,由手术室转至监护室的患者多采用此途径,对大多数择期手术患者和急症手术后患者而言,预计机械通气时间较短均可加以沿用而不需要更改。但经口气管插管对清醒患者难以耐受、口腔不能闭合容易导致口腔干燥和口腔护理困难,痰液吸引相对困难、导管容易被痰痂堵住等是其缺点。对一些病程长,机械通气时间长的患者,可选择气管切开。气管切开有下列优点:气道分泌物吸除相对容易,若出现痰痂堵塞气道,更换导管相对安全;患者口腔可以自由闭合,利于口腔护理,训练得当者可以自由进食;脱机过程相对平顺。但气管切开也存在一些操作并发症如:局部出血、导管滑脱、气胸、气管食管瘘等。无创通气途径建立相对简单,但其管理并不比有创机械通气简单。

相对而言,大多数患者的呼吸机在短时间内可以撤除,故使用的模式早期以含呼吸节律和潮气量等参数控制成分较多的同步间歇指令通气模式(SIMV)为主,此后则以辅助成分较多的持续正压通气模式(CPAP)使用直至脱机拔管。对一些术后出现各种呼吸系统并发症的患者,则根据其肺部并发症的种类选用相应的模式和参数加以治疗。

如患者术后生命体征渐趋稳定、出血、引流量明显减少、血管活性药物使用量减少到一定程度、患者肌力恢复、意识恢复、自主呼吸恢复、停止机械通气后复测血气分析指标在可接收范围,即可拔除气管导管,并继续给予氧疗。

（四）外科领域使用机械通气的一些相关问题

机械通气是治疗呼吸功能不全的重要手段,也是改善患者全身状况的重要组成部分,因此,机械通气不是孤立的,机械通气治疗的成功与否,在很大程度上取决于其他相关疾病的治疗,因此,在施行机械通气同时,积极治疗原发疾病,方可缩短机械通气时间,有效脱机。

1

在机械通气的同时，应注意积极调整机体内环境、纠正水、电解质紊乱和酸碱失平衡，纠正低血容量和低蛋白血症、维持血压在正常范围，注意改善肝、肾功能等，为成功脱机积极创造条件。

对长期机械通气患者，应密切关注患者的营养问题，行各种检测以了解患者的营养状况，建立营养途径尤其是肠内营养途径，尽早开始肠内营养并视情况逐渐增加喂养量。

二、镇静、镇痛在危重患者中的使用

监护室中的患者多病情危重、或目睹其他患者的被抢救过程，心情常处于焦虑不安状态，或情绪低落、或精神亢奋，严重者可影响治疗措施的实施；客观上，患者常因治疗需要被放置于各种被动体位，身上插着各种导管的不适和术后创口的疼痛，均需要使用适当的镇静药和镇痛药予以缓解。

（一）镇静药在监护室中的使用

镇静药在监护室中的使用极其普遍，ICU 中患者多有肝肾功能减退或组织水肿，老年患者可有神经功能减退。因此 ICU 医师应熟练掌握各种镇静药物的药理特点，熟悉药物的分布和代谢情况，使用时，应注意下述原则。

1. 用药前提　只有在患者完善止痛的基础上方可使用镇静药，因此，在使用镇静药之前，应充分了解引起患者不适的原因，如为疼痛所致，必须先解除疼痛，否则，镇静药非但达不到镇静的目的，反而会进一步导致患者烦躁、不合作。

2. 药物对循环系统的抑制作用　一些镇静药本身对循环系统有抑制作用，另一些镇静药对循环系统的影响轻微，但是当患者烦躁不适时，患者的循环系统可处于应激状态，使用镇静药可消除这种循环系统的应激，导致血压下降，特别是当患者存在有效循环容量不足时，这种现象更明显。因此使用镇静药后血压下降，应首先想到患者的血容量不足而非仅考虑镇静药的循环抑制作用。

3. 药物的个体差异　镇静药的个体差异较大，年老体弱患者、循环不稳定患者、呼吸道不通畅而未建立有效人工通气道的患者、合并使用麻醉性镇痛药如吗啡的患者均对镇静药较敏感，剂量应适当减少或从小剂量开始使用，必要时追加剂量以达所需镇静强度。

常用的镇静药中，地西泮使用最为广泛，由于其肌内注射吸收不好，且半衰期较长，不适合肌内注射和持续静脉维持而以单次静脉注射最为合适，注射时最好选用较粗静脉以免注射部位疼痛和发生静脉炎。常用剂量为 0.1～0.2mg/kg。

咪达唑仑的使用越来越普遍，该药既可肌内注射、也可静脉注射，但监护室中仍以静脉内单次注射和持续静脉维持为主。单次注射剂量通常为 0.1mg/kg，视情况可再追加。持续静脉维持多在单次静脉注射基础上以每小时 1～2μg/kg 的速度以静脉输注泵控制注入，由于停止注射后咪达唑仑的脑电图的恢复需 1 小时以上，在一些使用时间较长的患者，其药物蓄积作用比较明显，因此如需要在特定时间内让患者恢复清醒，应在较早时间就停止静脉输注。

丙泊酚（异丙酚）起效极快，静脉注射 0.5～1.0mg/kg 后，几乎立即起效。视剂量不同而表现为安静、嗜睡、睡眠，但因该药作用消失极快，若要继续维持其药理作用，应以每分钟 1.0～2.0μg/kg 持续静脉注射。与咪达唑仑比较，该药有如下优点：起效快、过程平稳、镇静水平易于调节、停药后迅速清醒，而使用相同时间的咪达唑仑的患者，清醒所需时间明显延长，清醒质量也较差。

（二）麻醉性镇痛药在监护室中的使用

麻醉性镇痛药在以收治外科患者为主的监护室中使用非常频繁，但应掌握以下原则。

1. 用药前提　虽大多数患者疼痛为手术后伤口疼痛，但对那些内脏疼痛性质不明的患者，在诊断明确之前不宜盲目使用止痛药，以免耽误对病情做出正确判断。

2. 用药剂量　麻醉性镇痛药都有呼吸抑制作用，特别是单次静脉推注时更易发生，在未建立人工气道前，建议从小剂量开始使用，视情况追加剂量，使用时应给患者供氧，一般推荐：吗啡单次静脉注射为 3～5mg，芬太尼为 0.05mg。

3. 不宜用药者　颅脑外伤或颅脑手术后患者，大量使用麻醉性镇痛药后可使瞳孔发生改变而影响对病情演变的观察，因此不宜使用这类药物。

4. 纳洛酮的使用注意事项　一旦麻醉性镇痛药使用过量，可以用纳洛酮拮抗，但应注意纳洛酮的半衰期短，必要时需静脉维持，快速大量注射可有循环系统激动等不良反应。

对手术后伤口疼痛，如患者意识清醒，有自控能力，现多以患者自控镇痛泵控制给药来实现止痛，该泵以微电脑控制，设定负荷剂量（首次剂量）、背景剂量（持续注射剂量）和单次剂量，锁定单次剂量时间间隔和某一时段最大剂量，先给予负荷剂量，继以背景剂量持续给药，当患者仍感到疼痛时，可自行注射以单次剂量，再次给予单次剂量需要一定时间间隔，为保证安全，某一时段只允许给予所设定的最大剂量。以吗啡静脉止痛为例，负荷剂量给 3mg，背景剂量为 0.6mg，单次剂量为 2mg，锁定单次剂量时间为 8 分钟，4 小时允许最大剂量为 10mg 等，视患者情况将上述剂量予以增减。

三、危重患者的营养支持

危重患者往往存在严重的代谢紊乱和营养障碍，无论在疾病危重期或者在稳定期，患者均需要营养支持以减少自身组织消耗、维持机体代谢和组织修复，因此，危重患者的营养支持是危重医学研究的重点。

危重患者在疾病早期常存在糖皮质激素、儿茶酚胺类激素、甲状腺素和胰高血糖素分泌增加，机体处于高分解状态。胰岛素分泌的抑制和组织对胰岛素的拮抗导致血糖异常升高，大量的组织液如消化液、胸腹腔内体液的丢失、血液中白蛋白因毛细血管渗漏而进入第三间隙，在疾病早期，患者处于营养状况失衡状态，尿液中丢失的尿素氮急剧增加，即使提供大量的外源性氨基酸也无济于事，是为负氮平衡，此时给予患者营养的量不宜过多以免加重肝肾负担和升高血糖。当感染得到控制或病情渐趋稳定，此时应给予超过患者日常所需的营养量，形成正氮平衡，以提供机体修复组织所需底物。

计算给予热量和氨基酸的量的方法通常使用：经验计算法即按体重和病情状态计算。以 Harris-Benedict 公式推算基础能量消耗，进而计算出静息能量消耗，乘以应急指数，得出患者的能量消耗。以代谢车收集患者呼出气并分析患者的每分钟氧耗量和二氧化碳产生量，推算出患者每日能量消耗。此外，还可通过测定患者 24 小时尿液中所有尿素氮的量来估计患者蛋白（氨基酸）需要量和氮平衡状况。

营养成分应包括水、糖、氨基酸、脂肪、电解质、维生素、微量元素等。对不同的疾病阶段、不同的疾病患者乃至不同的基础疾病患者，都需要做相应的调整。比如，肝功能不良的患者，可以中长链脂肪乳剂提供能量；对血糖高的患者，可以适当增加脂肪乳剂给予量、减少葡萄糖的给予量，对怀疑血氨升高者，可提供支链氨基酸，借以调整芳香族氨基酸的比例。此外，在疾病的危重阶段，可以给予谷氨酰胺、ω-3 鱼油等，研究证实，这些物质对维护肠道屏障功能和提高机体免疫力有一定作用，防止肠道菌群易位和改善机体免疫力。此外，对不能进食的患者，务必给予各种维生素和微量元素，避免维生素和微量元素缺乏性疾病的发生。

营养途径包括肠外营养途径和肠内营养途径，或两者同时使用。通常认为，肠内营养途径应在病情允许的第一时间建立并且使用，肠内营养具有下列优点：营养途径建立风险较低，营养制剂价格便宜营养组成相对完善，营养肠道黏膜防止菌群易位，吸收代谢比较符合人体生理状况而较少依赖肝肾功能，相对

应的，肠外营养主要适合于那些术后早期胃肠功能未能恢复的患者行短期支持，或者胃肠道完整性遭到破坏、产生瘘的患者，且存在一些缺点如：大多需要放置中心静脉导管，放置过程存在一定风险，使用过程中容易出现导管相关并发症如导管感染、血栓形成。制剂需要专门场所配置、各种制剂价格昂贵，长期使用容易出现胃肠道屏障功能减退以及出现代谢方面的并发症等。

肠内营养途径通常选用经鼻胃管、经鼻肠管途径或者行胃造瘘、空肠造瘘等，后者也可在胃镜辅助下进行。

谷氨酰胺并非营养必需氨基酸，但在严重疾病状态时机体却大量需要，用以合成其他必需氨基酸，此外谷氨酰胺能够特异性地营养肠道黏膜上皮细胞，使其不致萎缩，从而保持肠道黏膜的完整性，对阻止肠道源性感染起着积极的作用，因此，在严重疾病状态时适当补充谷氨酰胺，有助于疾病的治疗和改善预后。目前临床常用的制剂有口服和静脉使用两种，研究证实两者同样有效。

四、危重患者的各种感染

危重患者往往存在各种感染，或者病情的发生发展本身是由感染所致，或者在治疗其他疾病过程中出现新的院内感染，因此控制和治疗感染是危重医学工作者面临的重大任务。

首先要积极寻找感染源，外科系统的感染通常包括：与外科疾病或手术相关的感染，如消化道穿孔、胆道系统感染、腹腔脓肿、创口感染等。肺部感染也多见，因为患者通常卧床休息，咳嗽咳痰能力削弱，一些患者存在消化液的反流误吸，一些患者使用呼吸机做机械通气，时间稍久出现呼吸机相关感染。深静脉导管感染并不少见，如未有效处置，可以产生严重全身性感染并产生严重后果。

治疗外科系统感染的有效方法之一便是去处感染源，对各种外科问题做相应的外科处理如手术治疗、有效冲洗或引流。鼓励患者咳嗽咳痰，尽早停止机械通气。对可疑感染的深静脉导管应积极去除或更换。其次是使用各种药物控制感染，其中抗生素的治疗是必不可少的。

在抗生素抗感染治疗中，应该注意以下事项：

1. 严格掌握抗生素使用指征，深入了解各种抗生素的药理作用和副作用，最大限度地避免其副作用。

2. 了解掌握本地区、本部门当前最常见感染的病原菌，用以指导在得到病原菌培养结果前选用合适抗生素，对严重、致命性感染，应该早期选用广谱抗生素，并足量使用，同时采集标本行病原菌培养，待培养

结果和药敏试验结果出来后,再根据结果选用相应窄谱抗生素,避免两重感染出现。

3. 对特殊人群,如老年患者、肝肾功能不良者、孕产妇、婴幼儿等,选用抗生素品种和剂量都应谨慎,必要时需监测相关抗生素浓度来指导剂量调整。

4. 为求有效控制严重感染,最大可能有效覆盖可能致病菌,避免大剂量单一抗生素使用时的副作用,同一患者可同时使用两种或两种以上抗生素,但仍应积极寻找感染灶和可能致病菌,使用针对性强的抗生素,并在感染有效控制后及时停药。

5. 对免疫功能低下的患者,如常规抗感染治疗效果不显著,应警惕一些特异性感染,如军团菌、病毒感染,支原体衣原体感染,曲霉菌感染等,近年来,耐药的结核菌感染有增多趋势。

临床常用的治疗细菌感染的抗生素包括:青霉素类、头孢类、大环内酯类、喹诺酮类、碳青霉烯类、糖肽类等,以及近年来使用日益普及的加酶抑制剂的抗生素。

五、连续血液净化技术

在危重患者救治中的使用连续血液净化技术(continuous blood purification,CBP)由连续肾脏替代治疗(continuous renal replacement therapy,CRRT)技术演化而来,前者比后者适用范围更广,其原理是借助血流在体外机械循环过程中物理运动方式,清除体内多余的水分和各种溶质。其主要清除方式有三种:对流:借助动-静脉压力差或者体外泵的动力,驱使血液通过由高通透性膜制成的滤器,在跨膜压差作用下,滤除水分和溶质,对中大分子物质的清除效果较好;弥散:利用溶质从高浓度向低浓度弥散的原理,以达到膜两侧溶质浓度的平衡。水分、电解质和其他中小分子物质如尿素、肌酐等通过滤膜进入透析液,而透析液中碳酸根等也可借助浓度差进入血液中,从而达到清除有害物质,补充需要物质的目的;吸附:使血液中有毒物质经体外循环后,被吸附到具有丰富表面积的物质上,达到清除的目的。

危重患者通常伴随着严重的炎症反应并伴随着炎性介质的大量释放,同时,因为炎症反应,其多个器官功能也受到严重损害,出现器官功能不全。已知:炎症介质在SIRS/MODS的发病过程中起着重要作用,其中对TNF-α、IL-6、IL-8研究较多,它们参与SIRS的最初启动。TNF-α作为诱导SIRS/MODS的起始物质,其血浆含量与MODS的发生与否及严重度呈正相关。IL-6可由TNF-α诱导产生并增强TNF的作用,其水平反映了疾病的严重程度,对SIRS向MODS过渡的早期诊断有重要价值。IL-8由内皮细胞产生,其表达及激活与IL-6相关,可诱导中性多形核白细胞和淋巴细胞趋化,是MODS的危险性指标之一。

以上炎症介质中,并没有哪一种起着唯一决定性作用,因此早期针对单一介质的治疗方法(如抗TNF-α、抗IL-1抗体等)效果常常欠佳。而CBP可有效清除各种中大分子物质(包括相当数量的炎症介质),阻断炎症级联反应,对转归产生有益的影响。

正因为CBP能够清除机体多余的水分,纠正电解质紊乱、严重的酸碱失衡、清除血中肌酐以及清除炎症介质从而维护机体内环境、减轻炎症反应,所以临床上常用于危重患者的救治,目前,临床上较多用于在伴有急性肾损害的危重患者救治,而对一些其他重症和疾病,使用CBP治疗也有较理想的疗效,如严重的脓毒血症、重症急性胰腺炎、急性呼吸窘迫综合征、挤压综合征、各种急性中毒等。

CBP的实施,通常选择合适的血管如股静脉、锁骨下静脉、颈内静脉行穿刺,置入四氟聚烯或聚氨酯材质的双腔导管,通过管路与血液滤器相连,由血液净化仪器驱动血液流动,并视情况以肝素或低分子肝素抗凝,对凝血机制有障碍者可使用枸橼酸体外抗凝。流动的血液与置换液发生溶质和水分的交换。在实施过程中,应注意血流动力学的稳定、手术部位或穿刺部位的出血、因热量丢失出现的低体温和水电解质紊乱等。

六、体外循环膜肺支持疗法

体外循环膜肺支持疗法(extracorporeal membrane oxygenator,ECMO)是由心内直视手术时采用的技术体外循环发展而来的,用以终末期呼吸循环功能衰竭的替代治疗的一门技术。其基本原理是:将患者血液从体内引流到体外,经膜式氧合器(膜肺)氧合和二氧化碳排出后,再用泵将血液灌入体内,与普通体外循环不同的是,其可进行长时间心肺支持,治疗期间,全身氧供和血流动力学处于相对稳定状态,患者自身心、肺得到充分休息,并为后续治疗赢得宝贵时间。

由体外循环技术发展到作为危重患者救治的终极手段,ECOM的出现得益于各种仪器、材料的改进,如:驱动泵的小型化、具有表面涂抹肝素工艺的密闭式膜肺的诞生、用以建立循环回路的导管的改进及插管技术的提高等。然而,其临床使用过程中,依然受困于使用技术的复杂性和费用的昂贵以及成活率偏低等因素。ECOM的实施,往往需要一组医护人员,其中包括ICU医师,体外循环灌注师,心脏外科医师等夜以继日的努力,而目前不同原发疾病所导致的终末期心肺功能衰竭其治疗成功率普遍较低,故难以在临床得到大范围推广。

目前,ECMO 技术较多的用以新生儿、婴幼儿危重症抢救和成人各种重症呼吸、循环功能衰竭的抢救。其中,需要施行 ECMO 的婴幼儿疾病有:严重的肺部感染、吸入性肺炎、ARDS、暴发性心肌炎、心脏手术后出现重症心衰等。成人行 ECMO 的疾病除上述情形以外,尚有大面积心肌梗死导致急性心功能衰竭、终末期心脏病等待心脏移植期间的循环支持等。

ECMO 往往使用于极危重患者,且操作复杂,故并发症也较多。患者方面的并发症主要包括:出血,因全身肝素化、血小板减少、凝血因子缺乏所致,出血部位主要包括:手术部位、插管部位、消化道、颅内等。溶血,可以由长时间高流量、静脉引流负压过大、滚压泵泵头调节不当以及管路内血栓形成等引起。此外感染、肾功能损害、电解质紊乱和心脏压塞、血气胸等亦可发生。机械并发症,包括血栓形成、插管时血管受损、接头脱落、气栓、驱动泵失灵、变温器异常等。

第四节　外科常见危重症

严重脓毒症常以一系列的瀑布样炎症反应作为其特征,这种炎症反应往往伴有严重的循环系统紊乱,其中最主要的就是因血管"瘫痪"、相对性血容量不足和广泛的微循环系统功能失调所导致的低血压。同时还常伴有凝血系统的亢进、微血栓形成,最终导致组织损伤及多器官功能不全。

长期以来,人们把处理脓毒症和败血症休克的过程归纳为下列九大步骤,便于记忆和在临床上使用:

步骤 A = Airway:保护气道,特别是对未施行气管插管的患者。

步骤 B = Breathing:记录患者的氧合和机械通气参数,给予氧气,对气管插管患者实行机械通气。

步骤 C = Circulation:扩容以恢复有效循环容量,如果必要可给予血管活性药物并进行有创循环监测。

步骤 D = Diagnosis/Detective work:获取病史检查患者,给出最适合的诊断。

步骤 E = Empiric therapy:经验性使用抗生素治疗。

步骤 F = Find:找出并控制感染灶。

步骤 G = Gut:给予肠道营养,防止肠道黏膜萎缩和肠道菌群易位。

步骤 H = Homodynamic:充分评估循环复苏效果防止器官衰竭。

步骤 I = Introgenic:避免医源性损伤如深静脉血栓形成、压疮产生等,以及记录镇痛药、镇静药的使用情况以及血糖测定情况。

步骤 J = Justify your therapeutic plan and reassess:对诊疗计划再次作出评估。

步骤 KL = Keep Looking:是不是将感染病灶完全控制,是否在治疗过程中出现了继发感染或新病灶。

步骤 MN = Metabolic and Neuroendocrine control:严密监控血糖,记录神经内分泌方面的情况,注意肾功能情况。

使用这样的方法可大大减少对该种疾病的诊治遗漏,这种方法学已经广泛应用于临床。

必须指出,脓毒症的临床表现常常是不典型的,可以是发热、寒战、疲劳、厌食或精神异常,这些症状并非是炎症的特异性表现,在许多其他非炎症性疾病中也常见到,特别要注意的是,一些老年患者常缺乏典型的临床表现。

下面将分几个方面对脓毒症和多器官功能不全综合征时血流动力学异常的处理加以阐述,其中包括脓毒症和多器官功能不全的诊断和治疗。

【脓毒症和多器官功能不全的临床表现】

脓毒症和多器官功能不全的临床表现是多样的,除了全身性炎症反应综合征的临床表现外,视累及的脏器不同而有所侧重,比如:脓毒症性休克、低氧血症、急性肾功能不全、应激性溃疡等。作为机体对应于炎症所做出的过度且有害的反应,视严重程度又可分为:脓毒症(sepsis)、脓毒症性休克(septic shock)、累及器官功能的严重脓毒症(severe sepsis)和多器官功能不全综合征(MODS)。

1. 症状

(1) 发热:作为丘脑体温调节中枢的正常反应,在脓毒症时,机体的产热增加,相应的机体散热也增加,以保持产热和散热的平衡,在一些老年患者或免疫抑制患者,发热可以缺如。

(2) 寒战:寒战,其后常伴随发热,肌肉的过度颤抖收缩使产热增加,从而加重发热。

(3) 出汗:当丘脑体温调节中枢将体温下调而感知到较高的体温时,常会以出汗的方式带走过多的热量。

(4) 精神状态改变:轻微的认知障碍、忧虑、激动常出现于老年人,甚至在一些严重病例出现昏迷表现,尚未找到具体的代谢性脑病依据,可能和某些氨基酸代谢异常有关。

(5) 过度通气:延髓呼吸中枢受内毒素或其他炎性介质刺激,机体出现过度通气并常伴呼吸性碱中毒。

此外,一些局部的临床表现常可作为寻找脓毒症病因的依据,比如:

头和颈部的感染——耳朵痛、咽喉痛、扁桃体痛。

肺、胸部位的感染——咳嗽、胸膜痛和呼吸困难。

消化系统和腹部感染——腹痛、恶心、呕吐、厌食。

泌尿生殖系统和盆腔感染——盆腔或双侧腰痛。阴道或尿路分泌物增加,尿频尿急。

骨和软组织感染——回流淋巴结肿痛、局部红肿热痛和关节制动。

2. 体检　全面的体格检查有助于对患者的全身情况做出评估,除了注意急性病容,毒血症状这些广泛多见的临床表现外必须注意:生命体征,找出组织低灌注的证据,仔细检查局部的感染证据。

在一些特定的患者,体温升高可以不明显,但常伴有呼吸急促和心动过速。

尽管在疾病早期可以发现患者组织灌注不充分的证据,但是患者的心输出量依然保持正常甚至更高,周围血管的扩张使四肢温暖、毛细血管再充盈时间正常(暖休克),当病情进一步发展,心输出量下降,患者出现周围循环灌注不良,皮肤变冷,毛细血管再充盈延迟(冷休克)。

下列体检阳性结果有助于感染病灶的明确:

中枢神经系统感染——精神状态抑制、颈项强直;

头颈部感染——咽喉部位肿胀、分泌物增加、头颈部淋巴结肿大;

肺胸部感染——叩诊声音变实、支气管呼吸音和局部胸膜摩擦音;

心内膜炎——新出现的舒张期杂音;

消化系统和腹部感染——腹胀,局部压痛、肌卫或反跳痛、直肠指诊饱满或压痛;

生殖系统或盆腔感染——直肠脊柱侧压痛、盆腔压痛、宫颈举痛、附件压痛;

骨和软组织感染——局部红肿压痛,液体渗出;

皮肤感染——瘀斑、溃疡、大疱形成。

3. 诱因　大多数发展为严重脓毒症的患者往往存在各种产生并加重疾病的诱因,如恶性肿瘤、糖尿病、慢性肝肾疾病或使用免疫抑制剂。此外,严重的打击,如手术后严重并发症、创伤、大面积烧伤等。

4. 初始感染部位　除了因中性粒细胞减少而导致的免疫抑制其感染源难于发现外,大多数脓毒症的患者可以找到感染源。呼吸系统和泌尿系统是最容易发生感染的部位,其次为腹部和软组织感染。深静脉导管感染常常是院内获得性脓毒症的主要原因,有6%～15%患者可以有多个部位的感染。

5. 病原菌　既往认为由抗生素诱导的革兰阳性菌是导致脓毒症的主要细菌,近来革兰阴性菌已成为导致严重脓毒症和脓毒症败血症的主要病原菌。

下呼吸道感染导致的脓毒症休克占25%左右,主要的病原菌为:肺炎球菌、肺炎克雷伯菌、金黄色葡萄球菌、大肠埃希菌、厌氧菌及真菌等。泌尿系统感染导致的脓毒症休克也占25%左右,常见致病菌为:大

肠埃希菌、变形杆菌、铜绿假单胞菌、克雷伯菌、黏质沙雷菌等。

软组织感染和消化道感染导致的脓毒症休克各占15%左右,前者常见致病菌有:表葡菌、金黄色葡萄球菌和厌氧菌等。后者常见的致病菌有:大肠埃希菌、表皮葡萄球菌、脆弱拟杆菌、假单胞菌属和沙门菌属等。

其他部位如生殖系统、体表感染亦可导致脓毒症休克。另外,厌氧菌导致的脓毒症休克正在逐年下降,但是真菌导致的脓毒症休克却在逐年上升。

任何原因的脓毒症发展到一定程度,都可导致休克,除了积极治疗休克外,尚需对休克做出进一步判断。由于心输出量下降和血管张力不足,大多数患者的休克表现为血压过低和组织灌注不足。

6. 实验室检查

(1) 血常规:血常规检查的结果各异,但是为保证良好的氧输送,血红蛋白应保证在 8g/dl 以上。在脓毒症早期,血小板可以上升,随后下降,严重者出现DIC。白细胞计数上升,大多超过 $15×10^9/L$,如大于 $50×10^9/L$ 或小于 $3×10^9/L$,则提示预后不良。

(2) 定期复查血电解质如钾、镁、钙、磷和血糖。

(3) 复查下列指标以评估肝肾功能:胆红素、碱性磷酸酶、ALT、AST、血浆白蛋白、血肌酐、尿素氮。

(4) 血气分析和血乳酸浓度测定:血乳酸浓度升高提示有组织灌注不足使无氧代谢增加,乳酸浓度越高,提示休克越严重,死亡率越高,血乳酸水平持续在 4mmol/L 以上,脓毒症死亡率高达 80%。

(5) 通过测定凝血酶原时间(PT)和部分凝血活酶时间(APTT)以及血栓弹力图,评价患者的凝血系统,对凝血异常者加测 DIC 有关指标。

(6) 血培养:对血源性感染如细菌性心内膜炎和静脉导管源性感染,血培养是明确诊断的基本手段。发热患者、中性粒细胞升高或明显减少的患者均有血培养指征。

(7) 尿培养:对疑有脓毒症患者特别是老年患者应常规行尿培养,发热患者如无其他部位的症状和体征,有 10%～15% 为尿路感染所致。

(8) 分泌物的革兰染色检查:常常是早期诊断感染的有效手段,有助于抗生素的早期选用。

7. 影像学检查　由于简单的临床检查常不能明确肺部感染,对有怀疑的患者应常规进行胸部摄片检查,对早期的 ARDS 胸部 X 线摄片可能无阳性发现,必要时可行 CT 扫描。同样,对怀疑腹腔内感染的患者,CT 扫描亦有助于发现病灶,早期处理。

【治疗】

该类患者的治疗目标包括:①使用各种支持手

段,纠正低血压、低氧血症,改善组织氧合。②寻找感染源,使用抗生素或外科手段清除感染源。③通过监测治疗,充分保持重要脏器功能,阻断炎症的病理反应。最初的治疗措施包括常规支持即呼吸和循环功能支持,如氧疗、机械通气、容量复苏。此外还有针对可能病原菌的抗生素治疗,对感染病灶的清除和引流以及并发症的治疗,阻断机体对炎症的有害反应等。

1. 呼吸系统支持　对呼吸窘迫和低氧血症者提供氧气,对下列患者实施气管插管:气道保护能力差、气体交换受损、严重酸碱失衡、明显呼吸肌疲劳。对有感染性休克者通常需要气管插管和机械通气,因为这种患者常伴有低氧血症或者在疾病变化过程中出现低氧血症。

2. 循环系统支持　对于感染性休克的患者有效的措施包括恢复有效的血管内容量、血流动力学的支持和经验性的抗生素的使用,其他治疗措施似乎很有吸引力但并不能降低发病率和死亡率。休克状态下,组织出现低灌注和氧合能力下降,并最终导致细胞和脏器功能失衡。因此,循环支持目标就是要纠正和保持良好的组织灌注以避免最终发展到多器官功能不全。

临床上,可使用无创或有创的方法对患者的循环功能状态做出评估,如果平均动脉压低于 60mmHg 或者较患者的基础值下降了 40mmHg,可以认为出现了休克。测定血乳酸值有助于了解组织灌注情况。

混合静脉血氧饱和度是氧供和氧耗之间平衡的指标。在心输出量减少的情况下,可能导致混合静脉血氧饱和度(MVO_2)的降低。感染性休克的患者血流分布的异常可能引起 MVO_2 假性升高,MVO_2 低于 65% 通常表明组织的低灌注。

局部的灌注主要通过器官的功能体现,评估包括心肌缺血的证据以及由于肾功能不全导致的尿量减少和血肌酐的升高,中枢神经系统主要表现为清醒状态下降,肝功能损害主要表现为转氨酶升高,内脏的低灌注主要表现为应激性溃疡、肠麻痹和吸收不良。

感染性休克患者的血流动力学支持主要是恢复足够的循环血容量,在需要的时候通过血管活性药物和正性肌力药物达到满意的灌注压和心功能,提高组织的氧合状态。

(1) 容量复苏:休克和组织缺氧很重要的因素之一就是低血容量,因此所有全身炎症反应的患者均需要液体治疗,液体输注的量和速度要根据患者的容量评估和心血管状况而定。检查患者容量过负荷的体征如呼吸费力、中心静脉压升高、胸片显示肺水渗出明显和听诊有啰音。而患者的精神状况改善,心率、平均动脉压、毛细血管充盈时间和尿量的恢复提示足够的容量复苏。

感染性休克的患者开始治疗时需要大量液体,现多以 EGDT(早期目标导向治疗)为早期液体复苏原则,即 6 小时治疗目标设定为:CVP 达到 12mmHg,MBP 60mmHg 以上,SvO_2 为 70% ~ 75% 以及尿量达 0.5ml/(kg·h),为达到上述治疗目标,预设的复苏液体量为 30ml/kg,容量复苏可以使用晶体液或者胶体液。晶体液以林格液为佳,胶体液可使用白蛋白,近来羟乙基淀粉因可导致脓毒症患者出现急性肾损害和凝血功能障碍而退出临床。

(2) 血管活性药物和正性肌力药物:血管活性药物在维持血压方面有很好的效率,在液体复苏后短期内血压维持不满意者可考虑使用。在心血管功能紊乱的情况下利用这些药物的 α_1 和 β_1 的活性作用,对急性心力衰竭和休克的患者提供血流动力学的支持。

下面就常用的心血管活性药在脓毒性休克中的运用做一重点介绍:

1) 去甲肾上腺素(norepinephrine):使用去甲肾上腺素以提高血流动力学水平,结果表现为 MAP 升高,而 HR 和 CI 有或无变化,肺毛细血管楔压(PCWP)不变。由于其强烈的血管收缩作用有可能导致内脏血供不足,从而造成包括肾脏等器官的进一步损伤。但已有多篇文献研究其对尿量的影响是增加或无变化,认为可将此药作为脓毒症休克治疗的一线药物,低剂量的该药有助于增加全身各脏器灌注压,维持或提高心功能。推荐的使用剂量:开始 1μg/min,继以调节速度至所期望的效果,一般用药范围为 2 ~ 4μg/min,最大剂量 12μg/min。

2) 多巴胺(dopamine):小剂量的多巴胺(2 ~ 5μg/(kg·min))作为起始用药不仅能够提高灌注压,通过 α 和 β 受体的作用增强心肌收缩力,提高外周血管阻力,还可通过多巴胺受体维持内脏的循环。主要的副作用是增加心率引起心动过速,肺动脉收缩造成 PCWP 升高。常用剂量:1 ~ 3μg/(kg·min)(多巴胺受体作用),3 ~ 10μg/(kg·min)(β 受体作用),>10μg/(kg·min)(α 受体作用)。与去甲肾上腺素相比,两者在预后上差别不大,但前者更适合使用在有心功能障碍患者,发生心律失常的机会也较后者大。

3) 多巴酚丁胺(dobutamine):Ruffolo 等发现,多巴酚丁胺的(+)异构体具有 β_1 和 β_2 作用,而(-)异构体直接作用于心脏的 α_1 受体。多巴酚丁胺的 α_1 和 β_1 的正性肌力作用相加,在临床应用中可以明显提高心输出量,而相对于多巴胺其变时作用较弱,较少发生心动过速。同时,其 β_2 作用可能造成血管扩张,而需要另外的 α_1 和 β_1 作用更强的儿茶酚胺类药物作为辅助。在充血性心力衰竭患者,使用 72 小时之后,对其

1

正性肌力作用将产生耐受。

有人比较了多巴胺和多巴酚丁胺对内毒素介导的脓毒性休克狗的治疗效果，发现给予同样量的生理盐水输注后，多巴胺可以明显提高心脏的灌注压，而多巴酚丁胺则主要提高心输出量。如需维持同样的PCWP，多巴酚丁胺组需要更多的液体输入，且多巴酚丁胺组具有更高的心搏出量和氧耗量。其他实验也发现，在心源性休克、严重充血性心力衰竭和呼吸衰竭中也有相似的结果。

4）去氧肾上腺素（phenylephrine）：属于纯α_1受体激动剂，可提高外周血管阻力和血压，对心肌收缩力和心输出量也有一定作用。应用$70\mu g/min$的去氧肾上腺素，在高动力低血压的脓毒性休克患者中不仅升高收缩压，还可提高心搏指数，这在心脏病患者中则相反。在氧供和氧耗关系研究中，去氧肾上腺素提高DO_2达15%，而VO_2少有下降。去氧肾上腺素单独或与多巴胺或多巴酚丁胺合用，可升高CI、MAP、SVI、DO_2和VO_2，而乳酸下降。

5）肾上腺素（epinephrine）：经常在多巴胺或多巴酚丁胺使用无效时应用。Miran等在18名平均年龄64岁的脓毒症休克患者中使用$3\sim18\mu g/min$剂量，发现其可增加HR、MAP、CI、LVSWI、SVI、VO_2和DO_2，而PCWP、MPAP和SVRI不变。在14名对输液、多巴胺和多巴酚丁胺缺乏反应的患者中，用肺动脉导管证实存在右室功能障碍，给予肾上腺素$0.1\sim1\mu g/(kg \cdot min)$，可以改善右室收缩，MAP、CI、SVI增加，PCWP、SVR和HR不变，总死亡率64%。Levy等用$5\mu g/(kg \cdot min)$多巴酚丁胺辅助肾上腺素滴注，发现虽然其对HR、MAP、CI、SVR、DO_2和VO_2没有明显影响，但黏膜胃黏膜内pCO_2和pH的变化证明黏膜胃黏膜灌注有所改善。另一项对8名脓毒症休克所做的肾上腺素与去甲肾上腺素/多巴酚丁胺交叉试验发现，在应用羟乙基淀粉维持体温和稳定的PCWP的情况下，内脏血流在肾上腺素组低43%，内脏VO_2低27%，其他血流动力学和输氧指标比如HR、MAP、Pcwp、CI、SVR和全身DO_2、VO_2相似。

6）血管加压素：在顽固性休克的患者可能有用，可是目前尚未有很多关于感染性休克治疗的研究支持该论点。输注速度为$0.04U/(kg \cdot min)$，可能由于血管收缩导致MAP升高。

7）磷酸二酯酶抑制剂：如氨力农（amrinone）和米力农（milrinone），增加细胞内的cAMP水平。在充血性心力衰竭或扩张型心肌病，可增强左室收缩力，但是在脓毒症休克患者中，其扩张血管作用，降低后负荷，有可能使原本就难以处理的高动力循环问题加剧。在脓毒症休克患者中应用，仅是用其加快左室舒

张速度从而影响舒张期充盈的作用。

8）重组人活化蛋白C（rhAPC）：是一种重组人凝血抑制剂，实验发现该药有抗血栓形成、抗炎和促进纤维蛋白溶解特性。在早期的研究中发现，该药使严重脓毒症患者的炎症和凝血标记物水平产生剂量依赖性降低，可明显降低脓毒症患者的死亡率。但该药现已停止使用，原因是使用该药后术后出血的风险和颅内出血的风险明显增加。

9）炎症因子的拮抗剂：如TNF和IL-1抗体的治疗效果同样也有待证实。实验发现缓激肽拮抗剂、血小板活化因子（PAF）拮抗剂、TNF单克隆抗体、可溶性TNF受体、前列腺素拮抗剂与IL-lra等对脓毒症休克有一定的临床治疗效果，总死亡率为36%（1440/4004），而对照组为39%（940/2425），可见此项疗法的效果还远不理想，尚待继续探讨。最近发现新的内毒素受体抗体（抗CD14抗体）和阻断细胞内炎症反应信号通路（蛋白激肽抑制剂）似有新的应用前景。

10）糖皮质激素：脓毒症和脓毒性休克是否应用糖皮质激素一直是临床长期争论的话题。越来越多的证据表明大剂量氢化可的松（>300mg/d）短时间的冲击疗法有害而无益，Zeni等综合9个报告结果表明，采用大剂量激素不仅不降低脓毒症和脓毒症休克的死亡率，而且还高于对照组。目前较为一致的看法是，激素替代治疗仅限于严重脓毒症或脓毒症休克出现儿茶酚胺依赖的相对肾上腺功能不全（relative adrenal insufficiency）的情况下。对这些儿茶酚胺依赖患者采用200~300mg/d持续1周的氢化可的松替代治疗，可以明显减轻这些对肾上腺素敏感性差的患者的全身炎症反应，缩短休克病程，提高生存率。还有研究表明对于脓毒症的患者没有必要使用肾上腺皮质激素，除非患者出现明显的脓毒症休克。

（3）CRRT治疗：CRRT在这类患者使用，可以有效滤除炎性介质，维持机体内环境稳定，纠正水电解质紊乱，酸碱失衡等，因此是有效的治疗方法，但CRRT治疗时，应对液体清除速度加以斟酌，清除速度过快，不利于血流动力学稳定，当前多提倡低效率长时间的CRRT技术，这样也有利于炎性介质的持续清除。

（4）其他各种治疗：临床上正在进行其他各种干预，治疗全身炎症反应，尽管已经有些结果支持这些药物和干预措施，但还没有确切的证据表明有效性。这些方法和药物包括：静脉输注免疫球蛋白、干扰素、抗血栓因子-3、纳洛酮、生长激素、G-CSF、己酮可可碱。

3. 抗生素的经验治疗抗生素的早期经验性用药是有效的医疗措施之一，感染性休克的患者抗感染治疗应

尽早开始。广谱抗生素和多种抗生素的联合使用可以提供必需的抗菌谱。抗生素的选择主要依据患者的防御机制、可能的感染源和可能的感染微生物。所有的抗生素应该静脉给药,其剂量一定要达到抗菌水平。早期足量的抗生素使用有助于改善患者的预后。

如果患者用过抗生素,建议联合使用氨基糖苷类治疗革兰阴性杆菌感染。了解医院内感染和各种病房的感染耐药情况是非常重要的,抗生素最好能够覆盖革兰阴性杆菌、革兰阳性杆菌和厌氧菌感染,因为不同种类的病原菌感染导致的休克可有相似的临床症状。

在患者有腹腔内感染和会阴部感染的时候使用抗厌氧菌药物是必要的。在烧伤、白细胞减少和院内感染引起全身炎症反应的患者可有假膜形成。患者如果免疫力正常可以使用一种三代头孢菌素,如果患者的免疫抑制明显,常需要使用两种以上的广谱抗生素以使抗菌谱之间相互弥补。

4. 外科治疗患者有感染病灶的时候,除了要尽快进行液体复苏和输注抗生素外,还要采取起决定性作用的外科措施。如果病灶始终不能明确,那么患者数小时的稳定状况就会付之东流。

如果患者对上述治疗没有反应或者仍然处于感染性休克状态,那么就应转入监护室进行持续监护和观察。如果怀疑患者存在潜在的感染灶或已知的感染病灶尚未清除,那么和外科医生进行交流是必要的,特别是怀疑有腹腔内感染的患者。这些通常的感染情况包括腹腔内感染(穿孔和脓肿等)、脓胸、纵隔炎、胆管炎、胰腺脓肿、肾盂肾炎和输尿管阻塞引起的肾脓肿、感染性心内膜炎、关节炎、软组织感染和假体的感染等。

5. 其他支持治疗

(1) 体温:通常情况下,发热不需要治疗,除非患者的心血管代偿有限而代谢需求提高。可以使用解热药物和物理降温措施如冰袋。

(2) 代谢支持:患者有感染性休克可能会出现高血糖和电解质紊乱,通过输注胰岛素使血糖维持于10mmol/L 以下水平。此外,尚需注意纠正低钾、低磷和低镁血症。

(3) 贫血和凝血机制障碍:通常认为血红蛋白低到 8g/dl 是可以耐受的,不需要输血,除非患者的心功能不好,或者有明确的心肌缺血。血小板减少和凝血机制障碍在全身炎症反应的患者是很正常的,不需要输注血小板和新鲜冰冻血浆,除非患者有明确的临床出血症状。

总之,对于感染性休克患者的主要治疗措施除循环和呼吸的支持外,还有这期间对其他系统的支持。

【急性呼吸窘迫综合征】

早期的呼吸窘迫综合征又被称为肺挫伤、湿肺、休克肺等。直到 1967 年由 Ashbough 正式提出成人呼吸窘迫综合征的概念,并于 1994 年更名为急性呼吸窘迫综合征。

导致急性呼吸窘迫综合征的病因繁多,临床上通常将其分为直接作用于肺部因素所致和作用于机体其他部位的因素所致。

直接因素:吸入胃内容物、肺挫伤、有毒气体吸入、溺水、肺部弥漫性感染等。

间接因素:严重脓毒血症、严重创伤、低灌注、急性胰腺炎、药物过量、缺血再灌注损伤、心肺旁路手术后等。

其中,严重脓毒血症所导致的 ARDS 约占 35% ~ 45%,胃内容物吸入占 22% ~ 36%。其他原因如组织低灌注、多部位骨折也占相当的比例。

ARDS 的病理形态学改变可以分为三期:①水肿和出血期:在病程的早期,肺部体积增大,其内部充满血性液体,组织学变化为肺泡毛细血管扩张、肺泡淤血、肺间质水肿。②机化和修复期:在病程的 1 周后,首先出现肺泡Ⅱ型细胞增生,其次为肺间质增生和肺泡内肉芽组织形成和纤维化,大体标本病理检查为肺实质切面呈土红色并稍有光泽。③纤维化期:发病 10 天后肺泡内出现胶原纤维迅速增加,细胞数量减少,从而进入纤维化期。

从病理生理学角度而言,ARDS 的肺部存在下列变化:大量中性粒细胞积聚;其本意是机体对感染或其他损伤的有效防御,但过度激活后,则出现肺内炎症反应失控并加重急性肺损伤(ALI)和 ARDS。肺毛细血管内微血栓形成。肺泡内大量液体渗出并呈重力性积聚。Ⅱ型肺泡破坏、其合成肺表面活性物质减少。

ARDS 临床表现:主要为呼吸系统表现,包括气促、低氧血症等,以一般氧疗难以缓解。其诊断有赖于临床表现、血气分析、胸部 X 线摄片、CT 胸部扫描等。1994 年北美呼吸病-欧洲危重病学会专家联席评审会议就 ARDS 诊断达成共识,其标准为:①氧合指数(PaO_2/FiO_2)≤200mmHg。②X 线胸片示双肺浸润影。③肺动脉楔压<18mmHg,没有左心房高压的临床表现。急性肺损伤(ALI)的诊断标准与 ARDS 相似,但氧合指数介于 200 ~ 300mmHg 之间。此后,中华医学会呼吸病分会于 2000 年将上述标准接受并追加两条诊断标准而产生了中国的 ARDS 和 ALI 诊断标准,追加的两条诊断标准为:①有发病的高危因素。②急性起病,呼吸频数增加和(或)呼吸窘迫。

上述诊断标准自诞生以后,即处于争论和完善之中,有人认为,ARDS 患者的氧合改善,除提高吸入氧浓度外,合理的呼气末正压(PEEP),也是重要措施,且 ARDS 患者对后者的反应更佳,而氧合指数并未反映 PEEP。随着 CT 扫描技术的普及,其对 ARDS 的诊断敏感性要优于胸部 X 线摄片。更有作者认为,ARDS 往往是多器官脏器功能不全在肺部的表现,患者常有心功能不全,所以肺动脉楔压往往会增高,而并不能就此除外 ARDS。

ARDS 的治疗,除了积极治疗导致 ARDS 的原发疾病以外,目前公认最有效最简便易行的治疗方法就是机械通气。此外,目前认为有效或者可能有效的治疗方法尚包括:糖皮质激素治疗、俯卧位通气治疗、NO(一氧化氮)吸入治疗、前列腺素 E 治疗、肺泡表面活性物质吸入以及液体通气治疗等。近年来,对那些并发致命性低氧血症且短时间内无法纠正的患者,有医疗单位使用体外膜氧合(extracorporeal membrane oxygenation,ECMO)技术,用于短暂替代病变肺,有利于病变肺的愈合,也取得了较好的治疗效果。

需要强调的是,ARDS 的机械通气治疗原则:以改善患者低氧血症、减少各种机械通气并发症,而非以追求血气分析正常为目标。机械通气模式的选择,目前多采用保留患者自主呼吸模式,如 BiPAP(双水平气道正压通气)模式、PCV(压力控制)模式等,有利于发挥患者自身的通气代偿能力,维持较好的血流动力学和血氧饱和度。

在机械通气参数的设置方面,对 PEEP(呼气末正压)的关注远高于对其他参数的设置,合理的 PEEP 设置是打开并且维持陷闭肺泡的有效方式,可以显著改善低氧血症。PEEP 的具体作用表现为:①打开陷闭的肺泡,并且维持肺泡处于打开状态,降低因萎陷肺泡和张开肺泡之间因剪切力而产生的气压伤。②减少肺泡内肺水和肺间质水肿,改善氧的弥散。③维持功能残气量,降低通气阻力和相应的对循环系统干扰。总之,正确的 PEEP 设置,既有利于氧合改善,也有利于降低通气所致肺和其他系统的并发症。

鉴于对 ARDS 病理生理的研究,有作者提出了允许性高碳酸血症(PHC)的理论,其依据为:①ARDS 患者存在以重力为梯度的肺泡萎陷,其最靠近胸背部肺组织几层实变,而最靠近前胸部肺组织呈过度膨胀状,较大的潮气量徒然增加这种过度膨胀而不能使实变肺组织开放。②就 ARDS 患者的氧合改善而言,PEEP 的作用要大于提高吸入氧浓度,其主要原因上面已有阐述。③一定程度的 CO_2 蓄积对大多数患者而言,能够耐受且不产生严重并发症。故而一段时间以来,小潮气量(低至 6ml/kg)、高 PEEP、允许性高碳酸血症(高达 60~80mmHg)的概念得到了很大推广。而

近年来,其缺陷也逐渐显现,因此临床上又出现了肺开放策略。肺开放策略主张以足够高的 PEEP,打开陷闭的肺泡并且维持其开放,主要包括两个步骤:打开萎陷的肺泡和维持肺泡不再陷闭。

ARDS 患者行机械通气,其病程长,且往往存在肺部感染,其治疗也较困难;且不同病因的 ARDS,对治疗的反应及预后也不相同。机械通气的主要并发症包括:呼吸机相关肺炎、气压伤、容积伤、生物伤以及因使用高 PEEP 而产生的循环功能抑制等。

ECMO 技术是由行心脏外科手术时作体外循环维持患者组织灌注延伸过来的一门技术,其原理是将患者的血液引出体外,经过氧合和排除二氧化碳后重新回到体内,这时肺本身的功能就淡化了,机械通气也只是保持肺不再进一步陷闭,或者维持肺泡开放,等到原发疾病得到有效控制以后再逐渐撤除 ECMO。

ARDS 病情凶险,死亡率极高,根据 2000 年上海市统计资料显示,其死亡率高达 70% 以上。即使欧美等医疗发达国家,其死亡率也高达 30% ~ 50%,故 ARDS 是目前基础和临床相关专业的研究热点。目前,研究重点主要集中在其肺水清除机制、机械通气的有效性和并发症以及探讨新的治疗方法等方面。

多器官(系统)功能障碍综合征

多器官脏器功能不全综合征(multiple organ dysfunction syndrome,MODS)是指急性疾病过程中两个或两个以上的器官或者系统同时或序贯发生功能障碍,其病情凶险,死亡率高,是危重医学工作者面临的重要挑战。

【病因与发病机制】

导致 MODS 的病因众多,外科系统患者多以各种原因的休克、严重感染和严重创伤为多见,其他如心跳呼吸骤停、严重低氧血症等,最终均可引起 MODS。

早期的病因打击可以并不严重,如及时纠正休克,控制感染,机体的反应可以停留在脓毒症(sepsis)阶段,而严重脓毒症(severe sepsis)和脓毒症休克(septic shock)的出现,往往表示病因打击严重且不能有效控制,机体可以出现 MODS,故 MODS 可以理解成脓毒症的加重或后期。

早期打击演变成 MODS 的机制并非十分明确,公认的发病机制包括:①缺血再灌注损伤学说:各种原因引起的休克导致组织出现缺血缺氧并造成损害,而当缺血缺氧纠正后,大量氧自由基释放并破坏靶细胞,造成组织细胞死亡。②胃肠道动力学说:认为胃肠道内存在大量的细菌,在正常状态下,这些细菌之间、细菌与人体之间处于平衡,而当机体遭受打击、全身处于炎症反应状态时,肠道黏膜屏障作用减弱,细

菌发生易位,导致肠源性感染的出现。③炎症失控学说:认为机体对创伤或感染等因素出现过度的反应,从而损伤自身细胞。④细菌-内毒素学说:通过内毒素刺激机体产生大量细胞因子,出现炎症反应,同时凝血过程被启动,凝血物质被消耗。

【临床表现和诊断】

多器官脏器功能不全常出现在机体遭受打击后的片刻和数天内,累及的器官不断增加,不同的器官受累可有不同的临床表现,且不同的器官在病程的同一时期其病变轻重不一。其诊断依赖于病因的寻找、临床表现、实验室检查。

临床表现和诊断标准见表12-1

表 12-1　多器官功能不全综合征的诊断

器官系统	轻度标准	重度标准
呼吸系统	低氧/高碳酸血症需要辅助通气 3~5 天	ARDS 需要 PEEP>10cm H_2O $FiO_2>0.5$
肝	胆红素 2~3mg/dl 或其他肝功能指标大于正常至两倍以上,PT 延长大于正常两倍	黄疸伴胆红素 8~10mg/dl
肾	少尿<500ml/d 或肌酐 2~3mg/dl	需要透析
胃肠道	不能耐受胃肠道营养>5 天	应激性溃疡需要输液治疗 发生无结石性胆囊炎
血液	aPTT>正常的 125% 血小板<50~80×10^9/L	DIC
心血管	射血分数下降伴持续毛细血管渗漏	高动力状态对升压药无反应
中枢神经系统	意识错乱	昏迷
外周神经系统	轻度感觉神经障碍	运动和感觉缺陷

【实验室检查】

1. 全细胞计数　包括计数和分类,脓毒症期间可见非成熟血细胞的增多。血小板在急性发作期通常可见升高,当其发生下降时,必须考虑 DIC 的可能。白细胞计数在细菌感染时可达 15×10^9/L 以上,中性粒细胞大于 1.5×10^9/L。

2. 代谢评价　电解质,包括镁、钙、磷酸盐等,还有血糖都作为常规。

3. 肝肾功能　血清肌酐、尿素氮、胆红素、碱性磷酸酶和转氨酶等。

4. 动脉血气　了解氧供和代谢、酸碱平衡等情况。

5. 血清乳酸　虽然乳酸作为单一的监测指标的作用有所疑问,但作为一项辅助指标,对判断器官的低灌注,指导治疗和估计死亡率还是很有帮助的。理论上讲,乳酸反映了氧的供需平衡状况,组织低灌注造成的乳酸酸中毒和死亡率的关系密切,然而乳酸升高的原因却很复杂。在危重患者,尽管有良好的氧输入,但肠道和肺仍可以产生大量的乳酸,同时肝脏对乳酸的处理能力也会降低,两者均可导致血乳酸升高。

6. 凝血功能　FDP、纤维蛋白原、红细胞碎片、凝血酶原时间(prothrombin time,PT) 和活化部分凝血活酶时间(activated partial thromboplastin time,aPTT) 可作为常规筛选试验。当患者出现 DIC 嫌疑时,DIC 的一系列试验必须及时测定,包括纤维蛋白溶解产物、血小板、纤维蛋白和凝血因子等。用肝素治疗的患者,监测常采用 aPTT 或活化的凝血时间(ACT),其中 ACT 的测定可帮助及时调整肝素剂量。虽然在低抗凝水平,ACT 与 APTT 或肝素浓度的相关性较差,但在 ACT 的治疗水平(300~400 秒),ACT 与 APTT 有线性关系。由于肝素影响血小板的功能和数量,还应常规做血小板计数。连续静脉滴注肝素的患者,应常规定期查血红蛋白浓度和血细胞比容(不少于每日 1 次),以监测可能的出血情况。

7. 血培养　虽然可能只有不到一半的病例具有阳性的血培养结果,但如果成功,细菌培养可以为诊断和抗生素的运用提供重要的参考依据,临床医师应尽早采集有关样品进行培养,尤其应在经验性抗生素治疗之前。全血培养最好在两个部位以上采样。

8. 尿液分析和尿培养　在没有明显感染病灶及其症状的患者中,约有 10%~15% 可能存在隐匿性尿路感染,尤其在老年患者中,尿液分析和尿培养可为此提供依据。

9. 组织染色和培养　包括各种体液、分泌物和活检组织等,革兰染色可以从中鉴别细菌感染及其种类,为开始的治疗提供参考。

10. X 线胸片 在临床不能肯定的肺部感染患者,X 线胸片可以发现潜在的浸润灶。因此,可作为发热而无明显感染灶患者和中性粒细胞缺乏症者的常规检查之一。

11. 腹部 X 线摄片 仰卧位、直立、侧卧位的腹部 X 线片对腹腔内病灶的检查有所帮助。当存在深部的软组织感染时,平片往往可以发现感染位置和扩散情况,为外科探查提供参考。

12. B 型超声 是腹腔脏器尤其是胆道系统感染检查的主要方式。

13. CT 对胸腹腔、腹膜后的脓肿很有价值。有神经系统症状的患者,头部的扫描有助于颅内感染的检出,如有新近颅内手术或腰穿者怀疑脑膜炎者的检查。

监测,常规监测指标包括:无创血压、呼吸、脉搏、尿量(UOP)、中心静脉压(CVP)和精神状态。血流动力学不稳定患者必须有动脉压监测,休克患者最好行肺动脉导管(PAC)置管。

需要鉴别的诊断主要在于区分由原发疾病造成的器官功能障碍,以及其他单一的感染,例如急性肾衰竭、急性呼吸窘迫综合征(ARDS)、心源性休克、感染性心内膜炎、肺炎球菌感染、细菌性肺炎、出血性休克、链球菌 A 感染、中毒性休克综合征、尿路感染等。在某些患者,尤其是老年人,往往存在其他的合并症,诊断和治疗也应作相应的针对性处理。

第五节 心肺脑复苏

心肺复苏(cardiopulmonary resuscitation, CPR)是一个广泛的临床概念,泛指呼吸循环衰竭时用各种治疗手段挽救患者的生命。多数需要心肺复苏的患者是由于心脏突然停止搏动或发生心室纤维性颤动,以致不能维持血液循环。此时应立即进行正确、积极的复苏抢救,否则患者将在短期内因全身缺氧而发生死亡。

早在 20 世纪 40～60 年代,人们就先后发明了电击除颤、口对口人工呼吸,以及胸外心脏按压对呼吸循环衰竭的患者进行抢救,构成了现代复苏的三大主要手段:即用人工呼吸代替患者的自主呼吸,以心脏按压配合其他方法(电击除颤)形成暂时的有效血液循环,以保证重要脏器的供血供氧。

长期临床实践中,人们发现相当比例的初期复苏成功的患者最终死于脑功能障碍。全身所有器官中,脑组织对缺血缺氧最为敏感。在以空气供氧时,心搏呼吸停止超过 4～5 分钟,即将造成不可逆中枢神经

损伤。1985 年召开的第四届全美复苏会议上,提出了心肺脑复苏(cardiopulmonary cerebral resuscitation, CPCR)的概念。

现代心肺脑复苏,不仅要求恢复心搏呼吸停止患者的心搏和自主呼吸,重建重要生命器官的供血供氧,还强调阻止缺血缺氧对中枢神经系统以及其他靶器官的损伤。心肺脑复苏除了初期复苏(人工呼吸和心脏按压等抢救措施)以外,更包括复苏后期对促进脑功能恢复和其他并发症的积极的治疗和处理。在复苏过程当中忽视了任何一方面,都将造成严重的后果。

1992 年,美国心脏病协会(American Hear Association, AHA)召开了心肺复苏和心血管急救指南研讨会,并制定了心肺复苏和心血管急救指南(Guidelines for cardiopulmonary resuscitation an emergency cardiovascular care)。2005 年,AHA 广泛邀请世界其他医疗组织的许多专家,召开了国际复苏指南 2005 会议并在 *Circulation* 杂志上发布了新的《心肺复苏与心血管急救指南 2005》(Gudelines 2005 for CPR and ECC,以下简称《指南 2005》),此后每隔 5 年该指南再版一次。

【病因】

临床上,导致心搏呼吸停止而需要心肺脑复苏的疾病以心源性多见。主要的有:冠脉病变(约占 80%),心肌病,传导系统病变,药物毒性作用以及水、电解质、酸碱平衡紊乱引起的心律失常、心肺颅脑损伤等。

1. 心源性各种心脏疾病进展,均可能出现室颤/无脉室速或者心脏停搏而处于危急状态。具体常见的原发疾病如下:

(1) 冠状动脉病变:冠脉粥样硬化性心脏病、冠脉栓塞、冠脉痉挛、先天畸形、冠状动脉结节性多动脉炎、风湿性冠状动脉炎、冠脉搭桥术后梗阻等。

(2) 瓣膜病变:左/右流出道梗阻、主动脉瓣关闭不全、二尖瓣狭窄或关闭不全、主动脉夹层动脉瘤、主动脉或肺动脉先天性狭窄、人工瓣膜老化等。

(3) 心肌病变:肥厚性梗阻型心肌病、扩张型心肌病、病毒性心肌炎、风湿性心肌炎、心肌淀粉样变、肉瘤样变、结节病等。

(4) 心脏肿瘤:心房黏液瘤、心脏间皮瘤、转移性肿瘤等。

(5) 心脏传导系统病变:长 Q-T 综合征、希氏束-普肯耶系统纤维化、旁路形成等。

(6) 其他:心包病变、心脏压塞、法洛四联症,Eisenmenger 综合征、动脉导管未闭、高血压性心脏病、肺心病等。

2. 非心源性

（1）电解质、酸碱平衡紊乱：高钾血症、低钾血症、酸中毒等。

（2）药物或毒物反应：洋地黄、奎尼丁、普鲁卡因胺、氨茶碱、维拉帕米（异搏定）等药物引起的心律失常、CO 中毒、工业毒物中毒等。

（3）意外创伤：车祸、坠落伤、溺水电击伤等。

（4）其他：脑血管意外、急性哮喘发作、各种原因所致的严重休克、恶性肥胖等。

【复苏】

早期复苏又称基本生命支持（basic life support，BLS）。人工呼吸和心脏按压是最基本的早期复苏手段。早期复苏强调必须争分夺秒。心搏呼吸一旦停止，应立即进行有效的复苏操作，无须反复检查有无脉搏，力求尽量简化操作步骤，缩短呼吸心搏停止的时间，恢复重要生命器官（尤其是脑）的有效灌注。

初期复苏时，既往强调 ABCD 原则，现在认为，在做人工呼吸时，会有一些气体进入呼吸道，因此如果只有一名医务人员在场，可遵循 CAB 原则，即首先开始心脏按压，然后考虑建立人工气道和人工呼吸。

气道（airway，A）：复苏的首要步骤是建立通畅的气道，如无颈部创伤，可以采用仰头抬颏法或托颌法开放气道，防止舌后坠，并清除患者口中的异物和呕吐物。必要时行气管插管或气管切开。插管宜早不宜晚。

呼吸（breathing，B）：若患者已行气管插管或气管切开，应立即予以呼吸机辅助正压通气，早期可予高浓度氧。若患者未行气管插管或气管切开，可紧急给予球囊-面罩或口对口呼吸。

循环（circulation，C）：观察患者生命体征（呼吸、反射、刺激反应），而无须检查是否有脉搏。立即进行心脏复苏，主要为胸外心脏按压。

除颤（defibrillation，D）：大多成人患者突发非创伤性心搏骤停的原因是心室颤动。对这些患者除颤时间的早晚是决定能否存活的关键，应在心搏骤停后的 (3±1) 分钟内给予除颤。

（一）心脏复苏

1. 胸外心脏按压　CPCR 时胸外心脏按压是人工形成暂时血液循环的方法。即在胸骨中下 1/3 交界处提供节律性压力，通过增加胸内压或直接挤压心脏产生血液流动，并辅以适当的呼吸，从而为脑和其他重要生命器官提供必需的氧，以便争取时机行电击除颤。另一方面，挤压的机械刺激也有诱发心搏的作用。《指南 2015》建议按压频率为 100 ~ 120 次/分，按压/通气都要求为 30∶2；按压深度不少于 5cm，为保证每次按压后使胸廓充分回弹，施救者在按压间隙，双手应离开患者胸壁，气管插管以后，按压与通气可能

不同步，此时可用 5∶1 的比率。

心脏按压的有效性可以通过下列情形获得判断：①大动脉处可触及搏动；②皮肤转为红润③可测得血压；④散大的瞳孔开始缩小；⑤有的患者出现自主呼吸。

监测呼气末二氧化碳分压（end-tidal pressure of carbon dioxide，$P_{ET}CO_2$）用于判断 CPCR 的效果较为可靠，$P_{ET}CO_2$ 升高表明心排出量增加，肺和组织的灌注改善。

2. 体外除颤　即以适量的电流冲击心脏使室颤终止。强调早期除颤，对心搏骤停或心室颤动的患者，除颤早晚是决定是否成活的关键。室颤后每延迟电除颤 1 分钟，其死亡率会增加 7% ~ 10%。若延迟 10 ~ 12 分钟才行除颤，患者的生存率几乎为零。但也有研究表明，室颤至心搏骤停 8 分钟后，先行胸外按压 90 秒钟与先除颤后按压相比，自主循环恢复率和 24 小时生存率均较高。除颤电能选择以能终止 VF 的最小有效电能为宜。除颤仪有两种，双向除颤仪和单向除颤仪，目前多用前者，其优点为需要能量较小，心肌损伤作用也弱，一般首次除颤电能为 100J，第 2 次及以后可加至 200J。

3. 开胸心脏按压　开胸心脏按压能够更有效地维持血液循环，但不常规进行，仅在胸外按压效果不佳或者不适宜进行胸外按压时采用。必要时还可加用胸内直流电除颤。

4. 其他　目前报道较多的初期心脏复苏方法还有人工心肺按压机的使用，该机器放置于胸部相应位置，设定好工作频率和按压深度后即可开始工作，大大减轻了医务人员的工作量，增加了按压的有效性，在急救场所、部分病房已经推广使用。

对室颤或无脉室速患者，强调除颤的价值远大于药物。肾上腺素（epinephrine）是典型的 CPCR 用药，虽然争议较多，但目前仍为 CPCR 时的首选复苏用药。推荐剂量为 1mg 静推，每 3 ~ 5 分钟重复 1 次。其通过兴奋 α 受体，提高心脏和脑的灌注。但该药同时也兴奋 β 受体，产生正性肌力作用，使心肌耗氧量增加，易导致缺氧和诱发异位节律。Wangchun Tang 等在其研究中发现，与安慰剂相比，肾上腺素增加持续室颤实验动物电除颤所需的总能量，并且增加复苏后的死亡率。由于潜在的危险性，不建议使用大剂量肾上腺素。

血管加压素（vasopressin）与肾上腺素相比，更能有效地促进心搏骤停患者的自主循环恢复。可提高冠脉灌注压、增加重要器官血流量、扩张脑血管，改善大脑氧供，并且不增加心肌耗氧量，不会导致复苏后心动过缓。已证实对初始电除颤无反应的室颤或无脉室速患者有效；而对无脉电生理活动以及心搏骤停

患者,可能有效(尚无足够证据支持)。由于副作用小,有人提议 CPCR 时用血管加压素代替常规肾上腺素,推荐剂量为静注 0.4U/kg。

5. 抗心律失常药物胺碘酮(amiodarone)是一种多通道阻滞剂,作用于钠、钾、钙通道,并且对 α 和 β 受体有阻滞作用。可表现出 Ⅰ ~ Ⅳ 类所有抗心律失常药物的电生理作用,而且无 Ⅰ 类抗心律失常药物的促心律失常作用。作为在病房、监护室常用且有效的药物,胺碘酮被推荐为抢救室颤和无脉性室速的规范程序中的首选用药。

室颤或无脉室速抢救时胺碘酮的推荐用法:①第 4 次除颤未能成功者,即刻用 300mg,5% 葡萄糖稀释后静脉注射,10 分钟内推注完毕(切忌快速静推),然后再次除颤。②若仍无效可于 10 ~ 15 分钟后追加 150mg,用法同前。③室颤转复后,可予以静滴维持:初始 6 小时内以 1mg/min 剂量给药,随后 18 小时内以 0.5mg/min 剂量给药,第 1 个 24 小时内总量不大于 2000mg(包括首剂静注,追加剂量以及维持剂量总和)。④第 2 个 24 小时及以后的维持剂量一般推荐为 0.5mg/min,即 720mg/24h,并按患者情况予以调整剂量。

(二)呼吸复苏

1. 开放气道 是 CPCR 时的首要措施,昏迷患者常见舌根、会厌后坠而致上呼吸道梗阻。此时可采用仰头抬颏法或托颌法开放气道,必要时还可加用口咽或鼻咽通气管。若患者有足够的自主呼吸,上述处理即可维持气道通畅。如果具备气管插管的条件,对于呼吸道难以保持通畅的病例,应及时行气管插管,甚至气管切开术以保持气道通畅。以下情况下需考虑予以气管插管:无自主呼吸的昏迷患者;心搏停止后保持气道通畅能力丧失者;无法用常规无创方法进行通气的清醒患者。

2. 有效通气 气道开放后,有自主呼吸的患者可予以鼻导管或面罩给氧,帮助维持足够的氧分压及氧饱和度。无自主呼吸或通气不良的患者应给予辅助通气。常用方法有:口对口人工呼吸、口罩-球囊人工呼吸器、机械通气等。机械通气的指征包括:肺泡低通气、低氧血症、MODS 伴肺炎或 ARDS、呼吸肌乏力、连枷胸等。

3. 终止心肺复苏的指征 心搏骤停,呼吸停止行心肺复苏已历时 30 分钟者,出现下列情形是终止心肺复苏的指征:①瞳孔散大或固定;②对光反射消失;③呼吸仍未恢复;④深反射活动消失;⑤心电图成直线。

(三)脑复苏

呼吸循环停止 10 秒钟,可因大脑严重缺氧而出现神志不清。2 ~ 4 分钟后大脑储备的葡萄糖和糖原将被耗尽,4 ~ 5 分钟后 ATP 耗竭,10 ~ 15 分钟脑组织乳酸含量持续升高。随着低氧血症和高碳酸血症的发展,大脑血流的自动调节功能将消失。此时,脑血流的多少由脑灌注压(= 平均动脉压 - 颅压)决定。任何导致颅压增高和平均动脉压降低的因素,均可减少脑灌注压,从而进一步减少脑血流。

脑复苏目前在临床上仍没有十分有效的手段。目前有研究表明,采取以下措施可能有助于改善 CPRP 后中枢神经系统的预后,如降低脑代谢率、阻断钙例子通道、提高自由基的清除能力和应用神经营养因子等。

1. 降温 低温是目前研究最多并且比较公认的能改善自主循环恢复(return of spontaneous circulation, ROSC)后患者预后的一项干预措施。其对复苏后脑损伤的保护作用可能与下述机制有关:①减慢 ATP 耗竭,降低氧耗;②保护血-脑屏障,稳定细胞膜,减轻脑水肿;③抑制兴奋性神经递质施放及其介导的兴奋性毒性作用;④减轻再灌注后氧自由基介导的脂质过氧化反应造成的损伤;⑤缓解脑细胞钙内流,减轻细胞内钙超载,减少神经细胞凋亡等。目前已报道的降温方法有:冰帽、冰毯、冰袋、血管内降温装置、心肺体外循环等。亦可应用冬眠药物。此外,冬眠药物亦被认为可控制缺氧性脑损害所引起的抽搐。

以往认为在开始抢救时,即应及早将体温降至 30 ~ 33℃,头部温度降至 28℃。但也有研究表明过度低温对心搏骤停复苏后的患者可能产生明显副作用,如循环功能抑制、凝血功能抑制、增加感染的发生机会。尤其在体温降至 32℃ 以下并持续超过 36 小时时更为明显。故目前大多数学者主张 CPCR 后给予头部亚低温,又称浅低温(mild hypothermia),即将体温控制在 33 ~ 35℃。降温宜及早,持续至少 1 天,如果降温效果良好,可持续 2 ~ 3 天,至中枢神经系统皮质功能开始恢复,听觉恢复并稳定后,在 3 ~ 5 天内逐步停止降温。

2. 渗透疗法(osmotherapy) 即脱水治疗。目前普遍认为血管外(包括细胞内)脱水可降低颅压,有助于防止脑水肿,促进脑功能恢复。襻利尿剂和渗透性利尿剂均为有效的脱水药物。由于襻利尿剂对水电解质平衡的影响,限制了其在脑复苏中的应用,目前大都用于脱水治疗的早期。渗透性利尿剂对电解质影响较小,作用缓和持久,其中最常用的是 20% 甘露醇。

目前大多数学者认为,甘露醇可有效减轻细胞外水肿,降低颅压,改善脑血流代谢耦联,同时还有减低血液黏稠度和自由基清除作用,可作为 CPCR 后首选的脱水用药。推荐用法为:0.25 ~ 0.5g/kg,快速静滴,q6h ~ q12h。但对于颅压低于 20mmHg 的患者,应用甘露醇是否有益,目前尚存在争议。也有少数研究者认为,甘露醇脱水治疗对于改善患者的预后并无统计学意义。另需注意,对于肾功能不全的患者,甘露醇可加重肾功能损害,甚至导致急性肾衰竭,故不宜应用。可改用甘油果糖代替。白蛋白并非治疗急性脑水肿的一线用药,使用后通过多条途径改善脑部预后,比如,通过提高胶体渗透压减少神经细胞水肿,也通过扩容作用改善脑血管缺血痉挛,还通过其对氧自由基的作用以及与各种内外源性毒性产物的结合转运作用达到治疗作用。

3. 钙离子拮抗剂　一般认为钙通道阻滞剂有强的脑血管扩张作用,可防止脑血管痉挛,改善脑缺血后的低灌流状态;同时选择性阻断细胞膜上的钙例子通道,防止钙离子慢相跨膜内流,降低细胞内钙离子浓度,而抑制 Ca^{2+} 超载而导致的脑细胞损害。对各种原因引起的脑损伤均有保护作用。用于脑复苏的钙拮抗剂有硝基吡啶、尼莫地平、维拉帕米、利多氟嗪、氟桂利嗪等。目前研究和应用最多的是尼莫地平(nimodipine)。实验证明,尼莫地平能较安慰剂明显改善 ROSC 后患者的预后。参考用法:初始 2 小时 0.5mg/h 静滴,其后改为 1mg/h 静滴。但也有学者认为,脑缺血前给尼莫地平,缺血后维持治疗能够增加缺血后低灌流期间的脑皮质血流,但若仅在缺血后给予,则临床效果不佳。

4. 其他

(1) 神经营养:ATP、辅酶 A、辅酶 Q_{10}、维生素 B 族、细胞色素 C、胞磷胆碱、1,6-二磷酸果糖、铜蓝蛋白、叶黄素、β 胡萝卜素等。均有报道可能促进中枢神经功能恢复,但目前尚在研究当中,其作用并不肯定。

(2) 高压氧(hyperbaric oxygen,HBO)治疗:即在 3 个大气压环境下吸氧,可增加血氧张力 17 ~ 20 倍,从而有效纠正脑组织的缺氧状态,增加组织氧储备;同时脑血管收缩,增加血管阻力,降低血管通透性,降低颅压,减轻脑水肿,从而促使脑功能恢复。但应注意避免氧中毒。

(3) 控制抽搐:脑缺氧将引起功能障碍,出现昏迷、抽搐。而抽搐可增加身体耗氧,增加缺氧,加重

心、脑的功能障碍,应积极控制。出现抽搐时可予静脉或肌内注射地西泮 5 ~ 10mg 或苯巴比妥钠 0.1 ~ 0.2g,或者丙戊酸钠静脉使用 400 ~ 800mg/d,必要时可使用非去极化肌松药控制抽搐。

(4) 自由基清除剂:α-苯基-N-三丁基硝酸(α-phenyl-N-tert-butyl-nitrone,PBN)、维生素 C、维生素 E、硒酸盐、过氧化物歧化酶(SOD)、一氧化氮、L-蛋氨酸、氯丙嗪、异丙嗪、三氢甲基氨基甲烷(THAM)及某些中草药(丹参、黄芪等)均有清除自由基作用,可作为综合治疗中的辅助用药,但无肯定效果。

尽管目前有报道用于 ROSC 后脑保护及改善脑功能的药物及方法众多,但有确切疗效的仍较少。学者们仍在尝试寻找具有突破性效果的药物及治疗手段。

(四) 并发症防治

1. 胃肠道并发症　CPCR 时,机体处在严重的应急状态下,致交感神经兴奋,肠黏膜屏障功能减退,易发生消化道糜烂、溃疡、穿孔等,均应使用药物(H_2受体阻滞剂、硫糖铝或质子泵抑制剂)预防胃肠道并发症,直至胃肠道可以进食后方停使用。

2. 呼吸功能不全　除原有肺疾患外,在 ROSC 后几小时内也常因胸壁损伤、肺损伤、脑损伤等原因使呼吸功能不能立即恢复,出现各种呼吸系统并发症。

3. 肾功能不全　复苏后的低血压(如平均动脉压低于 60mmHg)可使肾血流急剧下降,引起肾皮质缺血、缺氧,从而导致肾衰竭。预防肾衰竭,关键在于迅速建立有效循环。而另一方面,只有肾功能完好,才能有效地利尿脱水,减轻脑水肿,改善体内酸中毒及高钾血症等症状。一旦发生肾功能障碍,应立即积极综合治疗,并停用有肾损伤作用的药物。

4. 其他　控制原发疾病以及其他伴发疾病,防治继发感染,积极处理缺氧引起的电解质酸碱平衡紊乱,纠正应急性高血糖等。

总之,心肺脑复苏不仅要求尽快恢复患者的呼吸循环,其重中之重更在于后期处理,即挽救患者的脑功能,积极防治各种并发症,要求医务人员对患者综合救治,最大限度地改善其预后,恢复正常生活工作能力。

(诸杜明　宋洁琼)

第十三章

肿瘤概论

第一节 概　　述

肿瘤（tumor，neoplasm）是指机体内易感细胞在内外因素的长期协同作用下，引起的遗传物质改变，导致基因水平突变和功能调控异常，从而促使细胞异常增殖发生转化而形成的新生物。肿瘤细胞失去正常生长调节功能，具有自主或相对自主生长能力，当致瘤因子停止后仍能继续生长。

肿瘤的分类通常根据其组织发生作为依据，即来源于何种组织，如上皮组织来源、间叶组织来源、淋巴造血组织来源等。同时，根据肿瘤的生物学行为可将肿瘤分为良性肿瘤、恶性肿瘤以及介于良、恶性肿瘤之间的交界性肿瘤三种类型。良性肿瘤是指无浸润和转移能力的肿瘤。交界性肿瘤是组织学形态和生物学行为介于良性和恶性肿瘤之间的肿瘤，可分为局部侵袭型（locally aggressive）和偶有转移型（rarely metastasizing）两种亚型。恶性肿瘤是指具有浸润和转移能力的肿瘤。

恶性肿瘤可根据分化程度的高低、异质性的大小及核分裂象来确定恶性程度的级别，为临床治疗及预后提供依据。Broders（1922）将鳞状细胞癌分成四级，代表由低到高逐步递增的恶性程度。Ⅰ级：未分化间变细胞在25%以下。Ⅱ级：未分化间变细胞在25%～50%。Ⅲ级：未分化间变细胞在50%～75%。Ⅵ级：未分化间变细胞在75%以上。分级可以用数字表示，GX：无法评价分化程度；G1：高分化；G2：中分化；G3：低分化；G4：未分化。这种分级法曾被普遍应用于其他肿瘤，但由于四级法较繁琐，现已普遍采用三级法。Ⅰ级：为分化良好，属于低度恶性；Ⅱ级：为分化中等，属于中度恶性；Ⅲ级：为低分化，属于高度恶性。神经胶质瘤（星形细胞瘤、少突胶质瘤、室管膜瘤）分为四级，Ⅰ级为良性，Ⅱ、Ⅲ、Ⅳ级分别为低度、中度和高度恶性。法国癌症中心联合会（French Fédération Nationale des Centres de LutteContre le Cancer，FNCLCC）根据软组织肉瘤的分化、有无肿瘤性坏死及其在肿瘤内所占的比例以及核分裂象的计数将其分为三级。

国际抗癌联盟（Union InternationaleContre le Cancer，UICC）建立了一套国际上能普遍接受的分期标准，即TNM（Tumor-Node-Metastasis）分期，其目的是：①帮助临床医师制订治疗计划；②在一定程度上提供预后指标；③协助评价治疗效果；④便于肿瘤学家之间相互交流。美国癌症联合会（American Joint Committee on Cancer，AJCC）与UICC在软组织肿瘤的分期上意见基本一致。分期系统必须对所有不同部位的肿瘤都适用，且在手术后获得病理报告予以补充。为此，设立了两种分期方法：临床分期（治疗前临床分期），又称cTNM分期；病理分期（手术后病理分期），又称pTNM分期。pTNM分期是在治疗前获得的证据再加上手术和病理学检查获得新的证据予以补充和更正而成的分期。复发分类以rTNM表示，表示对经过无病生存期后复发或转移的恶性肿瘤进行进一步治疗时所进行的重新分类。

（一）肿瘤的病因

恶性肿瘤是一种体细胞遗传病，其发生是一个复杂的多步骤过程，可由多种因素综合治疗所致。不同的肿瘤，环境因素和遗传因素所起的作用大小各异。

1. 化学因素　化学致癌物通过引起基因的点突变、染色体易位、DNA重排、DNA缺失和DNA甲基化能力缺失，从而激活癌基因，并使抑癌基因失活，它具有明显的器官特异性。在动物和人类中已知有上百种化学致癌物。通过降低某些致癌物如己烯雌酚的摄入和特异性致癌物，例如氯乙烯、苯和芳香胺的接触，使肿瘤的发病率下降；并可通过给予某些肿瘤干预剂，如维A酸、抗雌激素药、花生四烯酸降低高危人群的肿瘤发病率。

化学致癌物种类繁多，结果各异。目前认为，对人类总的癌症风险而言,最重要的化学致癌物是香烟中的多种致癌因素。香烟与多种肿瘤的发病相关,如肺癌、喉癌、膀胱癌、食管癌、肾癌、口腔癌、胰腺癌和胃癌,且可能和白血病、宫颈癌、大肠癌、肝癌、前列腺癌、肾上腺癌、胆囊癌及甲状腺癌有关。吸烟者的肿瘤发生率较非吸烟者高 3~10 倍,在肺癌中甚至可高达 20 倍,且和吸烟的剂量和烟龄呈正相关,二手烟也可提高非吸烟人群肺癌的发病率。戒烟可降低肿瘤发生的危险性,在戒烟后的 2 年起患癌的危险度即开始下降,随着戒烟时间的延长其患癌的危险度逐渐下降。

除香烟外其他的化学致癌物主要是燃烧和有机合成物、某些食品成分等。此外,人体本身的某些生理和病理过程如炎症、氧化应激反应及反复组织损伤等,也可以产生致癌的化学物质氧自由基。

2. 物理因素　目前为止已经肯定的物理致癌因素主要包括电离辐射、紫外线辐射和一些矿物纤维。

电离辐射的重要特征是可在局部释放出大量能量,导致具有重要生物学作用的化学键断裂。电离辐射可分为电磁辐射和粒子辐射。尽管理论上电离辐射可诱导各种类型的肿瘤,但某些器官、组织和细胞类型对电离辐射较敏感,最常见的为白血病、甲状腺癌、乳腺癌和肺癌,其次为唾液腺肿瘤、食管癌、胃癌、结肠癌、肝癌、卵巢癌、膀胱癌、皮肤癌和中枢神经系统肿瘤。

紫外线(ultraviolet,UV)根据波长可分为 UVC(240~290nm)、UVB(290~320nm)和 UVA(320~400nm)。太阳产生的 UVC 在大气层中已被吸收,并没有到达地球,而导致皮肤癌的是太阳光中的 UVB 和 UVA。UVB 和 DNA 相互作用可引起一系列的分子学改变,最常见的是相邻的嘧啶形成二聚体,其中环丁烷二聚体和 6-4 光产物具有强烈的致癌性和致突变性。UVA 很少被大气层吸收,可作用于皮肤,但 DNA 和蛋白质很少吸收 UVA,主要是通过和生色团相互作用后间接导致 DNA 损伤,但是已证明它有致癌性。因而皮肤癌常见于暴露于日光的部位,如头颈和手臂。皮肤中的黑色素对紫外线辐射具有屏障作用,因此,不同肤色的人种对紫外线辐射诱发的皮肤癌敏感性不同。白色人种的皮肤癌发病率较其他人种更高。

虽然石棉纤维是一种化学物质,由于其致癌作用主要是由于它和细胞间的物理作用,而不是化学作用,所以现在将其归入物理致癌物。石棉是纤维结晶后形成的硅酮,可致间皮瘤。有石棉接触史者间皮瘤的发病率可高达 2%,且肺癌、咽部肿瘤、喉癌、肾癌、食管癌和膀胱癌的发病率亦有所上升。石棉纤维通过引起双链断裂、突变和染色体损伤导致 DNA 损伤,同时还可影响有丝分裂和染色体分离,从而形成异倍体;同时石棉还可诱导炎性反应,导致细胞因子的释放,从而促进细胞的生长和克隆的选择。

3. 生物因素　生物因素(感染源)是人类肿瘤的主要病因之一,包括病毒、细菌、寄生虫等。

病毒按其所含核酸不同分为两大类:DNA 病毒和 RNA 病毒。DNA 病毒一般为水平传播,病毒感染机体进入细胞后可有两种反应。一种为 DNA 病毒大量复制,同时细胞发生溶解死亡;另一种为 DNA 病毒整合于细胞内,通过编码转化蛋白,使细胞转化恶变。嗜肝 DNA 病毒科的乙型肝炎病毒(hepatitis B virus,HBV)感染和肝癌的发病有关;疱疹病毒科的 EB 病毒(Epstein-Barr virus,EBV)感染和 Burkitt 淋巴瘤、免疫母细胞性淋巴瘤、鼻咽癌、霍奇金淋巴瘤,平滑肌肉瘤及胃癌的发病有关,人疱疹病毒(human herpesvirus,HHV)-8 感染和 Kaposi 肉瘤(Kaposi's sarcoma,KS)、Castleman 病发病有关;乳头状病毒科的人乳头状病毒(human papillomavirus,HPV)-16、HPV-18、HPV-33、HPV-39 感染和肛门生殖器肿瘤、上呼吸道肿瘤的发病有关。人类只有两类 RNA 病毒家族(反转录病毒科和黄病毒科)和肿瘤的发生有关,前者包括人 T 细胞白血病病毒(human T-lymphotropicvirus,HTLV)和 HIV,后者包括丙型肝炎病毒(hepatitis C virus,HCV)。

幽门螺杆菌(HP)已被国际癌症研究中心(IARC)列为有充分证据的人类致癌物,主要引起人的胃癌。

4. 遗传易感因素　目前认为,绝大多数肿瘤由以上环境致癌物引起。然而,同样是暴露于特定致癌物,有些人发生肿瘤,而另一些人则不发生肿瘤。其中,个人的遗传特征在肿瘤的发生发展过程中起重要作用,因此是决定肿瘤易感性(susceptibility)的重要因素。

目前认为至少三种机制导致某些个体对肿瘤易感:一是通过遗传获得突变基因,而这种突变基因是癌变通路的关键基因(肿瘤抑制基因和癌基因);二是通过遗传获得突变基因使携带者对环境因素作用的敏感性增高,从而导致和加速癌变通路事件的发生和累积;三是通过遗传获得突变基因有利于癌变克隆的选择和生长。这三种机制都能促使遗传易感的组织更快发生癌变,使易感个体发生肿瘤的风险高和发病早。

(二) 肿瘤的流行病学

1. 肿瘤流行病学定义　肿瘤流行病学是研究恶性肿瘤在人群中发生、发展和分布的规律,以及探讨恶性肿瘤在人群中流行的原因及条件,从而制定预防、控制和消灭恶性肿瘤的对策和措施的科学。

2. 肿瘤流行特征及趋势　截至 2015 年,尽管美国总体肿瘤死亡率较 1990 年有所降低,但就全球而言,恶性肿瘤的总体发病及死亡情况在世界各国多呈上升趋势。

根据国际癌症研究机构(IARC)发布的 GLOBOCAN 2012,2012 年新发肿瘤病例数为 1406 万,男、女性肿瘤发病率分别为 204.9/10 万和 165.2/10 万,发病居前五位瘤种分别为肺癌、乳腺癌、大肠癌、前列腺癌及胃癌;死亡人数为 820 万人,男、女肿瘤死亡率分别为 126.3/10 万和 82.9/10 万,位居死因统计第 1 位;死亡居前五位的分别为肺癌、肝癌、胃癌、大肠癌、乳腺癌。

中国的肿瘤发病率和死亡率一直在上升,从 2010 年开始已经成为主要的致死原因,成为了中国的一个主要公共卫生问题。这个逐渐增加的压力有相当大的一部分可以归于人口的增长和老龄化以及社会人口统计的变化。全球大约 22% 的新增肿瘤病例和 27% 的肿瘤死亡发生在中国。更重要的是,中国的肿瘤谱与发达国家明显不同。中国最普遍的 4 个肿瘤是肺癌、胃癌、肝癌、食管癌。这几种肿瘤占到了中国肿瘤诊断的 57%,而在美国只有 18%。同样,中国的这几种肿瘤占到了全世界发病负担的 1/3 到 1/2。与此相对,美国最普遍的肿瘤是肺癌、乳腺癌、前列腺癌和结直肠癌。中国最普遍的肿瘤生存率很低;而美国的几种除了肺癌之外,预后都非常良好,对于前列腺癌和乳腺癌,有相当的比例是在早期诊断扫描的时候发现的,因而发病率相应升高。肿瘤发现的早晚对于死亡率有着重要的影响。

中国男性中最普遍的 5 种肿瘤依次为:肺和支气管肿瘤,胃癌,食管癌,肝癌,结直肠癌,这些占到所有肿瘤病例的 2/3。女性中最普遍的 5 种肿瘤依次为:乳腺癌,肺和支气管癌,胃癌,结直肠癌,食管癌,这些占到了所有肿瘤病例的 60%。单是乳腺癌就占到了所有女性肿瘤的 15%。对于所有的肿瘤,年龄标准化发病率男性要高于女性(234.9/10 万 vs. 168.7/10 万),农村高于城镇(213.6/10 万 vs. 191.5/10 万)。西南部有最高的肿瘤发病率,其次为北部和东北;中部的发病率最低。男性和女性死亡率最高的肿瘤均为:肺和支气管癌、胃癌、肝癌、食管癌、结直肠癌,占到了所有肿瘤死亡的 3/4。与发病率类似,年龄标准化死亡率男性高于女性(165.9/10 万 vs. 88.8/10 万),农村高于城市(149.0/10 万 vs. 109.5/10 万)。最高的死亡率仍是西南、北部和东北,中部最低。

对于男性,在 10 种最普遍的肿瘤中,以时间趋势分析,从 2000 年到 2011 年发病率增加的有 6 种,(胰腺癌,结直肠癌,脑和中枢神经系统肿瘤,前列腺癌,膀胱癌,白血病),而胃癌、食管癌、肝癌则有下降($P <$ 0.05)。肺癌的趋势则比较稳定。对于女性,10 种最普遍的肿瘤中有 6 种年龄标准化发病率显著上升(结直肠癌,肺癌,乳腺癌,宫颈癌,子宫体癌,甲状腺癌,$P < 0.05$)。与男性相同,胃癌、食管癌、肝癌可见下降趋势。

与肿瘤发病率相似,胃癌、食管癌、肝癌的死亡率在两性中都有下降。肺癌的趋势男女都较为稳定,这是两性最主要的肿瘤死亡原因。

3. 肿瘤的流行病学应用 对中国肿瘤预防的提示:根据估计,大约 60% 的肿瘤可以通过减少风险因素的暴露来避免。中国可避免肿瘤死亡的最大贡献因素是慢性感染,这大约占到肿瘤死亡的 29%,主要是胃癌、肝癌和宫颈癌。

吸烟导致了中国 23% ~ 25% 的肿瘤死亡;2010 年超过半数的中国成年男性是吸烟者,青少年和青年的吸烟率仍在上升。即使现在的吸烟比率保持稳定,预计本世纪前 10 年每年吸烟相关的 100 万死亡人数到 2030 年将会加倍。吸烟相关疾病在开始吸烟 20 ~ 30 年之后才会开始显著,不论控烟项目如何,中国未来几十年的肿瘤负担将持续加重。

经济增长、城市化和生活方式的西化导致了环境污染的加重。中国正在为减少环境污染做出努力;然而立法和实施之间的差距仍然非常大。环境污染对健康的影响仍将持续好几十年,尤其是面对着非常原始的生存环境的农村地区。

对于中国早期诊断和管理的提示:尽管预防措施对于减少长期肿瘤负担有着重要的作用,但这些措施无法在近期内见效。因此,加强早期诊断和提升医疗服务将是快速缓解中国肿瘤负担的重要措施。

解决这个问题的一个巨大困难就是中国巨大的人口基数、地理的多样性及医疗资源分布不均。即便是按照目前的乳腺癌监测扩张速率,仍需要 40 年来为目标年龄组的每一个女性进行一次检测。30% 的城市人口拥有 70% 的医疗资源,农村人口和弱势群体不仅短缺医生,得到医疗服务的距离也更远。由于 I 期肺癌的手术治疗已被证实可以显著提升存活率,使用低剂量的 CT 更早地探测肺癌不仅可以降低现有的死亡率,也可以间接提升公共健康预防的有效性,因此被推荐用于肺癌的筛查手段,希望能取代传统的胸部 X 线检查。

在人类过去 50 多年与肿瘤的较量中,科学家们对肿瘤有了更深刻的认识。无论是肿瘤的发病机制还是诊断治疗都有了长足进步。更可喜的是,人类把肿瘤的预防及筛查提到了重要地位。大量研究显示,20% 的肿瘤由慢性感染造成,可通过预防性疫苗有效阻断肿瘤的发生。另外,控制烟草使用是全世界单一最大可预防的肿瘤原因。肿瘤筛查及早诊早治应根据不同瘤种及不同社会经济发展水平因地制宜、逐步开展。

第二节　肿瘤的诊断

（一）血液学诊断

肿瘤的血液学诊断主要用于肿瘤辅助诊断、预后判断、疗效观察、检测复发等方面，其优点在于采样方便、可动态检查，缺点是受限于血液中肿瘤标志物浓度值以及浓度的变化，例如：产生标志物的肿瘤细胞的总数量、肿瘤的质量、肿瘤的扩散以及肿瘤的分级；肿瘤标志物的合成和释放速度；肿瘤的血液供应；肿瘤组织坏死的程度；肿瘤标志物的代谢速度等因素都会影响肿瘤标志物，因此存在的假阳性和假阴性使得肿瘤标志物在诊断恶性肿瘤时特异性和敏感性均一般，只能作为辅助诊断的方法之一。

1. 肿瘤标志物　是指在肿瘤发生发展过程中由肿瘤细胞合成、释放，或是人体对肿瘤反应性释放的一类物质，既可能是人体存在肿瘤细胞时独特的产物，也可能是正常细胞所释放的产物。但是肿瘤细胞往往能够特殊表达，或者对细胞应激或者环境信号反应的功能异常。

由于来源和性质复杂，肿瘤标志物目前还没有统一的分类方法。根据肿瘤标志物的生物化学特征进行分类：胚胎性抗原标记、糖类抗原标记、酶类抗原标记、激素类标记、蛋白类标记、基因与遗传标记。根据肿瘤标志物的来源和特异性分类分为：肿瘤特异性标志物，即仅由某一种肿瘤产生的特异性物质，例如前列腺特异性抗原；肿瘤辅助性标记，即在组织类型相似而性质不同的肿瘤中水平不同，这类标记在良性肿瘤和正常组织中也可以出现，但恶性肿瘤发生时水平明显升高。

肿瘤标志物的临床价值包括人群筛查和早期检测肿瘤的发生、预测已经发生肿瘤患者的预后、监测抗肿瘤治疗疗效以及早期发现肿瘤复发等方面。肿瘤的筛查目的是在人群里早期发现肿瘤，在肿瘤较早的阶段、局部病灶未发生转移时进行干预治疗，常用的筛查手段包括风险评估、自我体检、影像学检查和肿瘤标志物的检测。一般来说，在开始治疗前寻找明确升高的肿瘤标志物作为判断疾病预后和监测抗肿瘤治疗疗效的指标，而在抗肿瘤治疗结束后，对治疗前升高的肿瘤标志物做定期随访监测。为提高肿瘤标志物的辅助诊断和随访监测的价值，可合理选择几项灵敏度高和特异性较好的肿瘤标志物进行联合检测。

必须指出，对于各种肿瘤标志物，每例患者都有各自的基础水平。在治疗监测时，应注意将患者特定的"个体参考值"作为进一步治疗时的基础水平。每例患者肿瘤标志物水平相对于其个体参考值的动态变化才是至关重要的。将标志物在治疗前后的变化作为诊断标准，比采用已建立的参考范围上限值作为诊断标准可能更敏感。

2. 液态活检（liquid biopsy）　是指通过血液或者尿液等对肿瘤进行诊断，是一种不同于传统的有创性的肿瘤组织病理学的新的诊断方法，有迅速、便捷、非侵入性、损伤性小等优点。目前液体活检的主要检测物，包括检测血液中游离的循环肿瘤细胞（circulating tumor cells，CTCs），循环肿瘤 DNA（circulating tumor DNA，ctDNA）和肿瘤外泌体（exosome）。

循环肿瘤细胞是指从实体瘤中脱离出来并进入外周血液循环的肿瘤细胞。1896 年，澳大利亚学者 Ashworth 在转移性肿瘤患者血液中首次观察到从实体肿瘤中脱离并进入血液循环的肿瘤细胞，并率先提出了 CTC 的概念。进入 21 世纪 CTC 检测技术得到了不断的改进，随之带来的是 CTC 检测在临床的应用。CTC 的捕获（富集）技术根据形态学原理有滤过法、梯度离心法，根据抗原抗体原理有阳性捕获的免疫磁性分离、和阴性捕获的磁珠抗体分离。基于形态学原理的方法具有细胞完整性好，不受细胞表面标志物表达，甚至可以分离 CK 阳性和阴性细胞的特点，而基于抗原抗体原理的方法特点在于适用于细胞上皮黏附分子（EpCAM）或者 CK 表达阳性的细胞。目前美国 FDA 认证的 CTC 应用，主要是指通过 CellSearch 平台的 CTC 计数来辅助评估转移性乳腺癌、转移性前列腺癌和转移性结直肠癌的疾病进展，主要包括：接受化疗的癌症患者基线的 CTC 数量，可预测治疗后无进展生存时间和总生存时间，以此作为患者是否需要接受辅助化疗的参考或者以此作为肿瘤进展、转移复发风险评估的参考；接受化疗的癌症患者 CTC 数量，可用于实时反映肿瘤负荷，以此作为肿瘤药物耐药性的监测。有研究表明，在极少数肿瘤高危人群中的确能够检测出 CTC，能够很准确地提示肿瘤的发生，并且远早于影像学证据。

循环肿瘤 DNA，主要是坏死或者凋亡的肿瘤细胞破裂后所释放出来的、片段化的基因组 DNA。ctDNA 中能够检测到的遗传变异信息非常丰富，从简单的点突变到复杂的结构变异，甚至染色体拷贝数变异都能够检测到。ctDNA 的检出率是高度依赖于肿瘤发展阶段、肿瘤类型和检测手段这三个重要因素。ctDNA 含量通常在晚期或转移性肿瘤中较高，而在早期或局限性肿瘤中含量较低。在不同类型肿瘤中，ctDNA 水平也存在差异。目前,ctDNA 的检测方法主要是高灵敏、高通量的二代测序技术。

肿瘤外泌体(exosome)是肿瘤细胞分泌或者脱落的囊泡状小体,直径几十纳米,其中携带着肿瘤细胞的 DNA、RNA 和蛋白质等信息,通过分析外泌体可以直接获得肿瘤细胞的基本信息。最近的研究发现,转移的肿瘤细胞在出发前会先行释放出外泌体,外泌体会到达预期转移的器官,被相应的细胞所摄取,改变这些靶细胞的状态,营造一个适宜转移来的肿瘤生长的微环境。在这其中,外泌体表面的整合素种类可能决定着靶器官的特异性。此外,研究者通过胰腺癌患者血清样本分析发现,相较正常人而言,胰腺癌患者血清中 GPC1 阳性的外泌体在早期胰腺癌患者的血清中丰度就显著高于正常人群。另外,基础研究发现正常表达 PTEN 的肿瘤细胞在脑部定植时,其 PTEN 的表达会降低,当从脑部重新分离出来后,其 PTEN 表达水平会恢复到之前水平。进一步研究发现肿瘤细胞转移到脑部后可以被神经胶质细胞分泌的外泌体所改造,其外泌体内部携带的大量的 miRNA-19a 可以靶向肿瘤细胞内的 PTEN mRNA,从而影响肿瘤细胞内 PTEN 的蛋白水平,通过这一途径进而影响 CCL2 和 NF-kB 等通路促进肿瘤细胞的增殖,提升肿瘤细胞的抗凋亡能力。这些研究,印证了百年前 Paget 的假说,器官特异微环境正是适宜肿瘤"种子"生长的"沃土"。这些基础研究是外泌体能够成为肿瘤诊断及治疗的新的工具。

(二)病理学诊断

1. 肿瘤的细胞学诊断　包括脱落细胞学检查和穿刺细胞学检查两方面。

(1)脱落细胞学检查:是指对于体表、体腔相通的管腔内肿瘤,利用肿瘤细胞易于脱落的特性,取得其自然脱落或分泌排出物,或者用特殊器具吸取、刮取、刷取表面细胞进行涂片检查,也可以在冲洗后取冲洗液或抽取胸、腹腔积液离心沉淀物进行涂片检查。适用于脱落细胞学检查的标本有阴道脱落细胞、痰涂片和支气管刷片细胞、胸腔积液和腹腔积液脱落细胞、尿液脱落细胞、乳房乳头溢液细胞、食管拉网细胞、胃灌洗液脱落细胞、脑脊液和心包积液沉淀细胞。

(2)穿刺细胞学检查:是指用直径小于 1mm 的细针穿刺进入实体瘤吸取细胞进行涂片检查。对于浅表肿瘤可以用手固定肿块后直接进行穿刺,例如淋巴结、乳腺、甲状腺、唾液腺、前列腺和体表软组织等处的肿块。对于人体深部肿瘤可以在超声、X 线、CT 引导下进行穿刺,包括乳腺、肝脏、肺脏、肾脏、胰腺、卵巢和纵隔等。

近年来应用的在取材、涂片和固定多个环节上均

有革新的细胞学技术,即液基细胞学,是指利用细胞保存液将各类标本及时固定,并转化为液态标本,然后用密度梯度离心或者滤膜技术,去除标本中混杂的红细胞、炎症细胞、黏液或坏死内容物,利用自动机械装置涂片,使细胞均匀薄层分布于较小的区域内进行阅片。该技术的优点在于能够获得高清晰背景的涂片,细胞保存液能够延长标本保存时间,便于运输和重复制片,能保护细胞中的 DNA、RNA 和蛋白质免于降解,有利于分子生物学和遗传学的研究。

2. 肿瘤的组织病理诊断　是确定疾病是否是肿瘤、肿瘤的良恶性、恶性程度以及肿瘤的组织学分型的主要的方法。病理学诊断是公认的最后诊断标准,是唯一的"金标准"。组织病理学诊断可靠性最高,恶性肿瘤实施治疗前,一般均应明确组织病理学诊断,对于外院确诊的肿瘤患者,应复查全部病理切片,保证病史资料的完整性并纠正可能产生的诊断失误。

肿瘤的组织病理学诊断中标本的获取方式有针芯穿刺活检、咬取活检、切取活检、切除活检。针芯片穿刺活检所取组织比细针穿刺大,制成的组织切片具有较完整的组织结构供诊断,如乳腺肿瘤的针芯穿刺活检;咬取活检是通过活检钳通过内镜或其他器械咬取钳取病变组织,如鼻咽、宫颈、胃等处活检;切取活检是切取小块病变组织,常用于病变太大手术无法完全切除或手术切除可引起功能障碍或者毁容时的情况;切除活检是将整个病变全部切除供组织病理诊断,此法本身能够达到对良性肿瘤或某些体积较大的早期恶性肿瘤外科治疗目的。

大体标本在送达病理科前通常已经固定在 4% 的甲醛液中,不宜做特殊实验研究,病理科医生或外科医生应在术前决定是否留取新鲜标本供研究。大体标本尤其是根治性切除标本,应该详细描述肿瘤的外形、大小、切面、质地、病变距离切缘的距离、所有淋巴结分组。恶性肿瘤标本表面应用专用墨水进行涂色,以便在光镜下正确判断肿瘤离最近切缘的距离以及是否累及切缘,所有病变以及可疑处、切缘和淋巴结均应取材。

组织病理诊断制片的类型,包括常规石蜡切片、快速石蜡切片、冷冻切片。其中,常规石蜡切片是最常用的方法,各种病理标本经过固定、取材、脱水、浸蜡、包埋、切片、染色和封片后光镜下观察,全部制片过程在 1 天左右完成,3 天左右做出病理诊断报告。快速石蜡切片,是将常规石蜡切片步骤简化,整个制片过程 20 分钟左右,30 分钟可以做出报告,但缺点是耗费人力和试剂,取材量少,现已被冷冻切片所取代。冷冻切片,使用恒温冷冻切片机恒温冰箱内进行,制片质量良好且稳定,接近石蜡切片,出片速度快,从制

作到出诊断报告大约在 15 分钟左右,常用于手术中快速组织病理学检查。

免疫组织化学技术,是用已知抗体或抗原在组织切片上检测组织和细胞中相应未知抗原的一种特殊组织化学技术,具有特异性强、敏感性高、将形态、功能和物质代谢密切结合在一起的特点。目前应用最多的检测方法有过氧化物酶-抗过氧化物酶法、亲和素-生物素复合物法、生物素-链霉素亲和法、碱性磷酸酶-抗碱性磷酸酶法、多聚体标记二步法。常用的标记有上皮性标记、间叶组织标记、肌肉、细胞外间质标记、淋巴造血组织标记、神经组织标记、内分泌和神经内分泌系统标记、器官或组织特异性标记。免疫组织化学技术的应用有分化差的恶性肿瘤诊断和鉴别诊断、确定转移性肿瘤的原发部位、恶性淋巴瘤和白血病的诊断和分型、确定多种成分组织肿瘤的各种成分、研究起源不明的肿瘤、确定肿瘤良恶性或估计恶性肿瘤生物学行为、指导临床治疗方案的制订等。

组织病理诊断的内容应该包括标本类型、大体表现、组织学类型、病理分级、浸润深度、脉管和神经侵犯、淋巴结转移、切缘情况、免疫组织化学、分子遗传学等特殊检查。

3. 肿瘤的分子诊断及技术平台 分子诊断是基于细胞分子生物学理论和技术迅速发展而产生的一种新型诊断技术,指运用分子技术对肿瘤进行描述、诊断、检测的过程。分子诊断具有灵敏度高、特异性强、适用范围广、取材不受组织或时间限制的特点。狭义的肿瘤分子诊断特指采用核酸技术进行 DNA、RNA 诊断,而广义的分子诊断包括应用单克隆抗体和酶联免疫吸附等技术所作的免疫诊断范畴。

恶性肿瘤通常以多种分子的异常为特征,这些分子的异常决定不同的肿瘤特异的生物学行为。开发新的分子技术旨在探索肿瘤分子异质性的机制,最终能够确认敏感且特异的生物标志物,用于肿瘤的早期诊断、风险评估、个体化治疗方案的制订和抗肿瘤治疗疗效的监测。肿瘤分子诊断的方法可以分为检测肿瘤易感基因、检测肿瘤相关基因的蛋白水平、检测肿瘤相关基因扩增/过表达、突变/缺失、检测表观遗传学修饰、染色体微卫星异常分析、检测端粒酶活性等方面。在技术手段上,与传统的中等通量技术方法相比,新型的高通量分子技术平台能够全面分析肿瘤的基因组、蛋白组特征,提高了高效地发现大量新型生物标志物的可能性。目前,新型高通量的技术有基因甲基化分析、基因测序、基因微阵列、比较基因组杂交、质谱测定法、碱基分析法等。这些基因和蛋白分析平台用于全面地探究基因组和蛋白组变化,找到大量可能的生物标志物,获得的数据进一步采用生物

信息学分析方法进行分析和整合,确认基因组染色体 DNA 异常、RNA 异常、蛋白质异常、基因与蛋白质表达谱异常,为下一步的验证确定研究对象。

(三) 放射与超声诊断

肿瘤的影像学诊断对肿瘤的早期发现、定位、分期、术前手术切除的估计、治疗计划的制订以及治疗后的随访都有十分重要的意义。随着计算机技术的飞速发展,医学影像学设备全面走向数字化,图像的时间分辨率和空间分辨率也明显提高,检查技术不断完善,从二维成像到三维成像,并向功能成像发展,影像诊断和分期的准确率明显提高。

1. 肿瘤的 X 线诊断 包括透视、摄片、体层摄影和造影等检查。①X 线透视、摄片、体层摄片等用于检查肺、纵隔肿瘤、骨肿瘤、头颈部肿瘤和某些软组织肿瘤。常规 X 线检查有其方便、经济、实用的优点,仍然是肺、骨等肿瘤最基本的检查方法。②乳腺钼靶摄片:可清晰显示乳腺肿块或结节病变、钙化影和导管影等改变,特别是钙化在早期乳腺癌诊断中有重要意义,用于高危人群普查,有助于发现早期乳腺癌。③消化道造影:分钡餐造影和钡灌肠造影,能整体显示消化道的轮廓和黏膜,清楚显示肿瘤的部位、大小、良恶性特征。④泌尿道造影:分静脉肾尿路造影和逆行肾盂、输尿管、膀胱造影,是检出泌尿道肿瘤的常用方法。⑤血管造影:选择性血管造影通过向插入靶血管的导管内,注入造影剂显示肿瘤区血管图像的方法显示较小的肿瘤,能准确定位,了解肿瘤的动、静脉引流以及血管侵犯和癌栓情况。⑥淋巴管造影:从肢体浅表淋巴管注入造影剂可使淋巴系统显影。对淋巴系统肿瘤、生殖系统肿瘤的淋巴结转移入盆腔、腹主动脉旁、腹膜后淋巴结转移有一定的诊断价值。

近几年常规 X 线已逐步从模拟模式发展为数字模式,数字图像具有较高分辨率,图像锐利度好,细节显示清楚;曝光宽容度大,并可根据临床需要进行各种图像后处理等优点,通过 PACS 和 HIS 科室之间、医院之间数字化快捷实时调阅,提高了准确性,便于会诊与教学。

2. 肿瘤的 CT 诊断 CT 检查经过数代改进,特别是螺旋 CT 的出现,标志着 CT 领域的重大革新。它可显示 0.5cm 的肿瘤,不但能准确地测出肿瘤的大小、部位及其与周围组织器官的关系,而且对肿块的定性、定位、肿瘤分期的准确性都有进一步提高。对肝、胰腺、胸部肿瘤等术前评估、判断手术切除的可能性也有很大的帮助。

仿真内镜技术可显示空腔器官的腔内情况,同时也可以结合横断面扫描图像观察腔外的改变,具有非侵袭性的特点,能从不同角度和从狭窄或阻塞远端观

察病变,且能提供与病变相关的定位信息及周围解剖结构信息,从而帮助纤维内镜正确的活检及治疗。

CT血管造影(CT angiography, CTA)是 MIP、SSD和 VR 技术在血管方面的综合运用。CT 灌注成像为功能性的 CT 检查方法,经静脉快速团注对比剂,对选定层面行同层动态扫描,获得相应灌注值的灌注图,对脏器或病变的供血状况进行评估,可应用于良恶性肿瘤的鉴别,肿瘤疗效观察及评价有无肿瘤的残存。

3. 肿瘤的磁共振(MRI)诊断　是 20 世纪 80 年代后应用于影像诊断的重大进展。MRI 依赖于质子密度、弛豫时间和流空效应,应用不同的磁共振射频脉冲程序,得到各种不同的 MRI 图像。与 CT 相比,MRI 具较高的对比度,特别是软组织的对比度明显高于CT,MRI 多平面直接成像可直观地显示肿瘤病变范围,应用造影剂可做肿瘤与非肿瘤组织的鉴别,肿瘤内部结构的观察,显示肿瘤供血动脉、引流静脉和肿瘤邻近血管的图像,对肿瘤的定性、定位、手术方案的制订、预后的估计和术后随访观察等都有重要意义。在高场强或超高场强 MR 成像仪上,空间分辨率和时间分辨率的大大提高。MRI 的缺点是对钙化不敏感,体内有金属物品及装心脏起搏器者禁忌。

MRA 的应用不仅能观察到肿瘤是否侵及重要的血管,亦可了解和确定肿瘤是否血供丰富或为血管来源的肿瘤;在胆道系统及胰腺肿瘤的诊断方面,MRI胰胆管成像(MRCP)的应用能较 CT 和超声更直观地反映肿瘤所引起梗阻的准确部位,且为无创伤性检查,安全性高;MR 尿路造影则对于有扩张的输尿管,不仅能了解其梗阻的部位,而且能对梗阻性质做出诊断。

4. 超声诊断　超声检查是一种无创、方便简捷、可反复检查的诊断方法。由于采用电子计算机技术、实时灰阶成像和彩色多普勒技术以及超声探头的改进,介入性超声、腔内超声、术中超声等的应用为肿瘤的诊断提供更为可靠的诊断技术,并广泛应用于临床。超声对浅表器官肿瘤,如甲状腺、唾液腺、乳腺、睾丸、软组织、眼和眶内等肿瘤的诊断具有独特的作用,特别是利用超声的声影衰减特征正确区分肿块为囊性或实质性。对胸腔积液、胸膜增厚、胸膜肿瘤的诊断和定位;对肝、肾上腺、盆腔、子宫、卵巢、腹膜后肿瘤的诊断都能得到较为满意的效果。腔内超声应用于食管、胃、直肠、膀胱、阴道内等腔内肿瘤的检查,可早期诊断相应部位的肿瘤,了解肿瘤浸润的深度、范围和术前分期;术中超声对肿瘤的显示率和定位准确率显著提高,已广泛应用于肝、胆囊、胰、肾、腹膜后和妇科肿瘤的术中探测。超声声学造影增强扫描已成为临床影像检查的常规检查手段,有效提高了超声

检查的诊断能力;超声血管增强造影剂无毒性,可经周围静脉注射,能通过肺循环及其他毛细血管床,且其稳定性足够持续多次血管内循环。

(四)核素技术在肿瘤中的应用

放射性核素显像将放射性药物引入人体后,利用脏器和病变组织对放射性药物亲和性的差别,并通过显像仪器成像,以展示相关脏器的二维平面静态和(或)动态影像,甚至重建三维图像或任选的断层图像,来对病变进行分析。其对各种肿瘤和转移灶的探测、定位、性质鉴别、疾病分期、治疗方案制定及对后续的疗效评价有重要的临床价值。

1. SPECT、SPEC/CT 的原理和应用　20 世纪 60年代,单光子发射型计算机断层成像(single photon emission computed tomography, SPECT)面世,使核医学步入断层影像时代,实现了在平面显像的基础上,有选择性地进行局部 SPECT 图像采集,进而获得相应部位的三维图像信息。与平面显像相比,SPECT 图像明显地提升了核医学影像诊断的敏感度,能够发现毗邻组织间对比差异并不十分明显地放射性聚集灶,同时,SPECT 图像还在一定程度上提高了图像的空间分辨率和空间定位能力。随着技术的进步,SPECT/CT一体机的面世,实现了通过一次检查同时获得局部组织的 SPECT 与 CT 图像,以及二者的同机融合图像。借助于 SPECT/CT 中的诊断 CT 与 SPECT 图像间的相互佐证,可以辨认出诊断 CT 与 SPECT 图像各自均无法识别、定位和诊断的病灶。

临床肿瘤学推荐适应证:①肿瘤消化道出血显像:提供解剖定位。②^{125}I 粒子显像:提供精确的解剖定位,尤其对于发生游走的粒子。③骨显像:比如鼻咽癌疑似颅底受累者,薄层诊断 CT 图像,了解颅底骨质状态 SPECT 检查可以发现放射性异常分布,通过CT 图像和 SPECT 图像的融合,提高诊断的灵敏度和准确性;骨肿瘤术后复发诊断。④骨显像动态评价骨转移灶的变化。⑤用于制定肿瘤骨转移灶的放疗计划。⑥胸骨、脊柱、肋骨、骨关节和骨盆等解剖结构复杂部位的疑似病灶。

临床肿瘤学推荐选择性地进行 SPECT/CT 的检查项目:①^{131}I 治疗分化型甲状腺癌,疑似有转移灶,有助于发现颈部淋巴结转移。②甲状腺显像,疑似高功能腺瘤或异位甲状腺。③部分神经内分泌肿瘤(neuroendocrine tumors, NETs),尤其是嗜铬细胞瘤、副神经节细胞瘤、神经母细胞瘤等分泌儿茶酚胺类 NETs,可摄取间位碘代苄胍(MIBG)储存囊泡而显像。④生长抑素受体显像诊断 GEP-NETs、嗜铬细胞瘤、副神经节细胞瘤及甲状腺髓样癌等 NETs 的敏感度较高,且可以发现远处转移灶,并能筛选生长抑素受体显像阳性

的患者进行生长抑素介导放射性核素治疗,评估治疗疗效及检测病情。

2. PET/CT 的原理和应用　20 世纪 70 年代,PET 仪被研制成功并逐渐投入到临床,实现了活体分子功能代谢显像,为肿瘤等疾病的诊断提供了非常有效的手段。PET 即正电子发射断层显像(positron emission-tomography,PET),是采用正电子放射性药物测定活体组织细胞各种代谢的变化、受体分布、体内抗原抗体的结合、乏氧、血流灌注及基因表达等状况,PET 显像又被称为活体生化代谢图像。目前临床 PET 及 PET/CT 显像 90% 以上使用的正电子药物是[18]F-FDG。FDG 是葡萄糖的类似物,在体内的分布与组织的葡萄糖代谢相关。肿瘤细胞的胞膜上糖转运体蛋白比正常细胞多,所以肿瘤细胞对葡萄糖的摄取高于正常细胞。同时,肿瘤细胞的糖代谢尤其是无氧酵解的速度比正常细胞快,导致[18]F-FDG 在肿瘤细胞比正常细胞增多而显影。

PET/CT 将 PET 和 X 线 CT 安装在同一机架及同一处理工作站,一次检查同时获得功能代谢图像和解剖图像,对病灶的定位更准确。一些良性肿瘤、感染、炎症、结核也可出现很强的 FDG 摄取,对 PET 疑诊的病灶,PET/CT 可提供解剖形态学信息,相互补充,增强了图像的易懂性。

临床肿瘤学使用适应证:①肿瘤的诊断、分期及再分期:治疗前对肿瘤病灶进行准确的定位及了解病变浸润范围对治疗方案的制订很重要,PET/CT 检查提供了精确的解剖定位,对局部淋巴结及远处转移的诊断有其优势。②更准确地制定肿瘤放疗计划:CT 检出的肿物可包含有各种组织,如:炎症、坏死、瘢痕和存活的肿瘤组织,PET/CT 可显示在整个肿瘤中的活的肿瘤细胞,为放疗计划的制订提供了一种生物靶区的概念,应用于放疗计划的制订过程。③用于早期疗效评估:主要是根据肿瘤组织在治疗后的一些代谢、受体、乏氧状态等变化,在临床水平早期预测疗效,对下一步治疗方案的选择十分重要。④准确定位肿瘤代谢最活跃的部位:指导活检定位,避免穿刺时样本取自坏死、液化、纤维化的组织。

其他显像剂:FDG 是临床应用最多的一种 PET 及 PET/CT 显像剂,但 FDG 是一个非特异的肿瘤显像剂,在一些炎症、感染、良性肿瘤、正常的组织中也有浓聚。同时,一些肿瘤 FDG 显像为假阴性,如部分肝细胞癌、肾透明细胞癌、前列腺癌、类癌、肺泡癌等。所以,需要寻找一些特异性更高、非靶部位本底更低的显像剂,来弥补[18]F-FDG 显像的不足。氨基酸类显像剂在 FDG 显像不足的方面如脑部病变显像或鉴别肿瘤与炎症病灶方面的临床应用价值得到广泛的认可;

胆碱显像目前临床主要用于前列腺癌和神经系统肿瘤的显像;[11]C 标记的醋酸盐用于原发性肝细胞癌的诊断;[18]F-氟胸腺嘧啶(^{18}F-FLT)可反映肿瘤细胞分裂增殖状况;[18]F-FMIS 乏氧显像对于研究肿瘤组织氧水平,预测肿瘤疗效具有重要的价值;受体显像可显示肿瘤组织内受体分布、密度和亲和力的大小,[18]F-雌激素受体显像剂可用于乳腺癌的诊断和疗效观察;利用正电子放射性核素标记相关抗原的特异性抗体,和肿瘤相应抗原特异结合,可以进行放免显像。

第三节　肿瘤的内科治疗

(一)肿瘤的内科治疗原则

内科肿瘤学(medical oncology)是运用药物和生物技术等手段预防和治疗恶性肿瘤的学科。内科肿瘤学所涉及的领域广泛,包括应用细胞毒药物、内分泌药物、分子靶向药物、生物和免疫药物等进行抗肿瘤治疗以及抗肿瘤药物不良反应的预防和治疗、肿瘤的姑息治疗和药物预防等。近几十年来,随着肿瘤分子生物学、分子遗传学、免疫学研究的不断深入,肿瘤转化性研究的兴起和临床研究的进展,有效的抗肿瘤新药和新的治疗理念不断应用于临床实践,显著提高了抗肿瘤治疗的效果,提升了内科治疗在抗肿瘤综合治疗中的地位,成为不可或缺的重要手段。

肿瘤应遵循综合治疗的原则,内科治疗是全身性治疗手段,而手术和放疗则为局部治疗手段。综合考虑肿瘤的病理类型、遗传和细胞分子生物学特征、临床分期、病变范围、发展趋势和患者机体状况等因素,有计划、合理地制定全面的综合治疗计划,在综合治疗的特定阶段,适时采取内科治疗,以达到最好的治疗效果。肿瘤的内科治疗包括化学治疗(chemothera-py)、靶向治疗(targeted therapy)、免疫治疗(immuno-therapy)、内分泌治疗(endocrinotherapy)和支持治疗等。

肿瘤的内科治疗必须强调基于循证医学的规范化治疗。治疗原则和指南是既往知识和经验的总结,是基于循证医学证据制定的。只有按照治疗原则和指南进行规范化治疗,才能达到最佳的治疗效果。当然,循证医学并不是简单的按图索骥,规范化治疗也不是僵化的体系,而是应该结合每一位患者的具体情况,选择最合适的治疗方案,这就是基于循证医学的个体化治疗。个体化治疗需要对肿瘤、患者和治疗三方面有更精确的把握和预测,根据患者药物遗传学和药物基因组学特点,采用特异和最佳的化疗方案;检测患者是否存在相应的靶点,才能确保靶向治疗有的放矢,提高疗效。

（二）肿瘤的化学治疗

化学治疗在恶性肿瘤治疗中占有重要的地位,随着肿瘤多学科综合治疗的开展,化学治疗的适应证也在不断拓宽,大致可以归纳为以下几个方面:

1. 根治性化疗(radical chemotherapy)　是指以治愈为目的的化疗,治疗必须达到杀灭体内全部恶性肿瘤细胞,即"完全杀灭"的概念。根治性化疗可分为两个阶段:诱导缓解和巩固强化。有些对化疗药物敏感的恶性肿瘤如白血病、淋巴瘤、绒毛膜上皮癌和恶性生殖细胞肿瘤等,通过单纯化疗就有可能获得治愈。

2. 姑息性化疗(palliative chemotherapy)　大部分晚期癌症,癌细胞已经广泛转移的情况下,通过化疗已经不可能治愈,化疗的目的主要是控制癌症的发展以延长患者的生命,或者通过化疗改善症状、提高患者的生活质量,这种化疗就称为姑息性化疗。

3. 辅助化疗(adjuvant chemotherapy)　是指恶性肿瘤根治性手术后的化疗。虽然恶性肿瘤已经手术切除,但在手术前就有可能发生临床检测不到的潜在转移,或者有少量癌细胞脱落在手术伤口周围,通过化疗杀灭这些残余的肿瘤细胞,以达到预防和延缓肿瘤复发和转移的目的。

4. 新辅助化疗(neoadjuvant chemotherapy)　是指恶性肿瘤局部实施根治性手术前应用的全身化疗,主要用于某些局部晚期肿瘤患者,通过术前化疗使病灶缩小,降低临床分期,方便手术切除并且尽可能保留局部脏器功能,同时还可以杀灭潜在的转移病灶,降低复发、转移的可能,患者的生存率也有改善。为骨肉瘤患者的保肢手术以及乳腺癌患者的保乳手术等提供了机会。新辅助化疗还为化疗药物敏感性与某些相关生物学因子关系的研究提供了良好的试验模型,对实现个体化治疗具有重要意义。

5. 转化性化疗(conversional chemotherapy)　对于部分肿瘤患者,初始评估不能手术根治性切除,可以通过化疗使之降期,重新获得根治性切除的机会。转化性化疗在部分结直肠癌肝转移患者中获得了较好的疗效,与靶向药物联合效果更佳,使很多患者重新获得了R0手术的机会,生存期明显延长。转化性化疗联合靶向治疗已逐渐成为一些局部晚期实体肿瘤主要的研究方向。

6. 同步放化疗(concurrent chemoradiotherapy)　是指同时进行放疗和化疗,一方面可以通过化疗药物的增敏作用提高放疗对肿瘤的局部控制效果,另一方面可以发挥化疗的全身治疗作用,减少远处转移的发生率。同步化放疗为低位直肠癌创造保肛手术治疗机会。

7. 高剂量化疗(high-dose chemotherapy)　联合自体造血干细胞移植从20世纪80年代开始,高剂量化疗联合自体骨髓或外周血干细胞移植在恶性淋巴瘤、睾丸生殖细胞肿瘤、多发性骨髓瘤、神经母细胞瘤等肿瘤的治疗中进行了有益的探索,在某些肿瘤的治疗中取得了优于常规化疗的疗效,因此受到了人们的重视,已经发展成为一种成熟的治疗方法。

（三）肿瘤的靶向治疗

进入21世纪以来,肿瘤的靶向治疗已取得了长足的进步,研究人员在不断探索肿瘤的分子生物学发病机制时,就意识到如果能够针对肿瘤的特异性分子变化给予有力的打击,将会大大改善治疗效果,引发抗肿瘤治疗理念的变革。迄今为止,很多靶向药物已经在临床实践中起到了极其重要的作用。有些已经按照循证医学的原则进入了国际肿瘤学界公认的标准治疗方案和规范。更多、更有希望的药物也在研制和临床试验中,肿瘤的药物治疗正处于从单纯细胞毒性药物到分子靶向药物的过渡时期。实践表明,分子靶向治疗理论的正确性和可行性,随着对人类基因组学中功能性基因组和支配肿瘤的基因组的深入了解并结合高新技术手段的有效运用,肿瘤的治疗必将跨入一个全新的时代。

靶向药物可以通过多种机制干扰肿瘤细胞的增殖和播散。主要的作用机制在于:干扰或阻断与细胞分裂、迁徙和细胞外信号转导等参与细胞基本功能调控的信号转导分子,抑制细胞增殖或诱导凋亡;直接作用于与凋亡相关的分子,诱导肿瘤细胞的凋亡;通过刺激或激活免疫系统,直接识别和杀伤肿瘤细胞或通过携带毒性物质杀伤肿瘤细胞。

肿瘤的分子靶向药物种类繁多,随着有效治疗靶点的不断发现,新结构、新机制的药物正在不断涌现。下面仅列举部分临床常用的靶向药物的作用机制、主要适应证和常见的毒副作用(表13-1)。

（四）肿瘤的免疫治疗(immunotherapy)

免疫系统是人体的重要防线,具有高度敏感性和特异性,能区分正常细胞和不正常细胞。理论上,免疫系统可以及时发现并清除不正常的肿瘤细胞,从而将肿瘤消灭于萌芽状态。肿瘤的发生,是免疫逃逸的结果。肿瘤免疫治疗就是要克服肿瘤免疫逃逸,重新唤醒免疫系统,从而清除肿瘤细胞。肿瘤免疫治疗可以广义地分为非特异性和肿瘤抗原特异性两大类。非特异性的手段,包括免疫调节剂、免疫检验点阻断剂等;而肿瘤抗原特异性的治疗主要是各种肿瘤疫苗和过继免疫细胞治疗。

1. 免疫调节剂　免疫调节剂可以非特异性地增强机体的免疫功能,激活机体的抗肿瘤免疫应答,以达到治疗肿瘤的目的。免疫调节剂在临床应用时间很长,但疗效并不理想。卡介苗、胸腺肽α_1、香菇多糖,以及一些细胞因子如IL-2等均属于此类。

表 13-1　临床常用的靶向药物作用靶点、适应证和毒副作用

中文名	英文名	作用靶点	适应证	毒副作用
阿法替尼 厄洛替尼 吉非替尼 埃克替尼	afatinib erlotinib gefitinib icotinib	EGFR、HER-2 EGFR	EGFR 敏感突变的局部晚期或转移性非小细胞肺癌	皮疹、腹泻、肝毒性、间质性肺病
克唑替尼	crizotinib	ALK、c-Met 和 ROS1	ALK 阳性的局部晚期或转移性非小细胞肺癌	视觉异常、腹泻、肝毒性
伊马替尼	imatinib	Bcr-Abl、c-kit	慢性髓白血病,胃肠间质瘤	皮疹、腹泻、水肿
索拉非尼	sorafenib	RAF、VEGFR、PDGFR 等	肝细胞癌、肾癌、甲状腺癌	皮疹、腹泻、高血压、手足皮肤反应
舒尼替尼	sunitinib	VEGFR、PDGFR、FLT3、kit 等	胃肠间质瘤、肾癌、胰腺神经内分泌肿瘤	腹泻、乏力、皮疹、味觉改变、甲状腺功能低下
维罗非尼	vemurafenib	BRAF	BRAFV600E 突变的恶性黑色素瘤	关节痛、皮疹、脱发、疲乏、光敏反应
瑞格菲尼	regorafenib	VEGFR、PDGFR、KIT、RET、TIE2 等	转移性结直肠癌、胃肠间质瘤	乏力、手足皮肤反应、口腔黏膜炎、腹泻、高血压、发声异常
硼替佐米	bortezomib	泛素-蛋白酶体	多发性骨髓瘤	乏力、腹泻、骨髓抑制、周围神经病
依维莫司	everolimus	mTOR	肾癌、神经内分泌肿瘤	口腔溃疡、感染、乏力、腹泻
拉帕替尼	lapatinib	HER-2	HER-2 过表达的转移性乳腺癌	胃肠道反应、皮疹
曲妥珠单抗	trastuzumab	HER-2	HER-2 过表达的乳腺癌、晚期胃癌	过敏反应、心脏毒性
西妥昔单抗	cetuximab	EGFR	RAS 野生型转移性结直肠癌、头颈部鳞癌	皮疹、过敏反应
贝伐珠单抗	bevacizumab	VEGF	转移性结直肠癌、晚期非鳞非小细胞肺癌	出血、高血压、蛋白尿、胃肠道穿孔、伤口愈合延迟
利妥昔单抗	rituximab	CD20	B 细胞淋巴瘤	输注相关反应、体液免疫功能下降
雷莫芦单抗	ramucirumab	VEGFR2	晚期非小细胞肺癌和胃癌	输注相关反应、高血压、蛋白尿、伤口延迟愈合

2. 免疫检查点阻断剂　免疫检查点是一类免疫抑制性的分子,能调节免疫反应,避免正常组织被损伤和破坏。肿瘤细胞往往利用免疫检查点的特性来逃避免疫细胞的攻击。第一个靶向免疫检查点 CTLA-4 的药物伊匹单抗(ipilimumab)在 2011 年被美国 FDA 批准。部分转移性黑色素瘤患者用药后可以存活超过 5 年,甚至被治愈。这在转移性黑色素瘤的治疗上是里程碑式的突破。另一个免疫检查点抑制剂是程序性死亡蛋白-1(programmed death protein-1 , PD-1)及其配体的抗体。一系列抗 PD-1/PD-L1 药物,如纳武

单抗(nivolumab , Opdivo)、派姆单抗(pembrolizumab , Keytruda)等,在晚期非小细胞肺癌、恶性黑色素瘤、肾癌中表现令人瞩目。

3. 肿瘤疫苗　治疗性的肿瘤疫苗利用肿瘤细胞或肿瘤抗原物质来激活人体的免疫系统,从而特异性地攻击带有特定抗原的癌细胞。目前已经开发了多种肿瘤疫苗,包括树突细胞疫苗、灭活肿瘤细胞疫苗、DNA 疫苗及各类佐剂。

4. 过继免疫细胞疗法　早期的过继免疫细胞疗法主要是把经过分离和体外激活的免疫细胞重新输

入患者体内来达到治疗肿瘤的效果,如细胞因子诱导的杀伤细胞(cytotoxic induced killer cell,CIK)、DC-CIK,肿瘤浸润性淋巴细胞(tumor infiltrating lymphocyte,TIL)等。目前最新的过继免疫细胞治疗技术是嵌合抗原受体T细胞(chimeric antigen receptor modified T cells,CAR-T)。CAR-T包含三部分:胞外肿瘤抗原特异结合蛋白、跨膜区和胞内信号通路激活区。临床试验证明这一精巧的设计可以完全清除某些淋巴瘤患者中的癌变细胞。过继免疫细胞疗法具有高度的肿瘤抗原特异性,但这类疗法也面临着一系列挑战,诸如肿瘤细胞特异的抗原往往非常少,活化的T细胞很难进入肿瘤组织,和免疫风暴引起的致死性不良反应等。

(五) 内分泌治疗

内分泌治疗(endocrine therapy)又称激素治疗(hormonal therapy)。激素是由机体内分泌细胞产生的一类化学物质,其随血液循环到全身,可对特定的组织或细胞(称为靶组织或靶细胞)发挥特有的效用。目前,认识到一些肿瘤的发生、发展与激素水平失调有关,治疗中可应用一些激素或抗激素类药物以使肿瘤生长所依赖的激素水平发生变化,从而抑制肿瘤的生长。由于激素可选择性地作用于相应的肿瘤组织,对正常组织不会产生抑制作用,因而不会引起骨髓抑制。

内分泌治疗适用于乳腺癌、前列腺癌、子宫内膜癌、卵巢癌、睾丸癌、甲状腺癌、淋巴造血系统肿瘤等。

临床上应用较多的内分泌治疗方案是:甲状腺素抑制促甲状腺素的分泌以治疗甲状腺癌;抗雌激素药物治疗雌激素受体(ER)和(或)孕激素受体(PR)阳性的乳腺癌;最大限度雄激素阻断和间歇内分泌治疗激素依赖性前列腺癌;肾上腺皮质激素与化疗联合治疗淋巴瘤。

常用的内分泌治疗的药物主要有以下几种:

1. 雌激素受体拮抗剂　他莫昔芬(tamoxifen)、托瑞米芬(toremifene)是雌激素的衍生物,可以竞争性结合雌激素受体,阻断雌激素相关基因的表达,使癌细胞停留在G1期,从而影响癌细胞的分裂和生长。适用于治疗绝经前或绝经后的激素受体阳性乳腺癌。

2. 芳香化酶抑制剂　来曲唑(letrozole)、阿那曲唑(anastrozole)、依西美坦(exemestane)等通过抑制芳香化酶,使雌激素水平下降,从而消除雌激素对肿瘤生长的刺激作用。适用于治疗绝经后的激素受体阳性乳腺癌。

3. 促黄体生成素　释放激素类似物(LHRHa)戈舍瑞林(goserelin)、亮丙瑞林(leuprorelin)和曲普瑞林(triptorelin)是天然促性腺激素释放激素的一种合成类似物,长期使用本品抑制垂体促性腺激素的分泌,从而引起男性血清睾酮和女性血清雌二醇的下降,停药后这一作用可逆。适用于治疗激素依赖性前列腺癌和绝经前期及围绝经期激素受体阳性的乳腺癌。

4. 选择性雌激素受体调节剂　氟维司群(fulvestrant)的主要功能是破坏雌激素受体和阻断雌激素和雌激素受体之间的相互作用,因而起到内分泌治疗的作用。适用于治疗绝经后的激素受体阳性转移性乳腺癌。

5. 非甾类抗雄激素药物　氟他胺(flutamide)、比卡鲁胺(bicalutamide)、尼鲁米特(nilutamide)等可与前列腺癌细胞核内的雄激素受体结合,从而降低雄激素对癌细胞生长促进作用。适用于治疗激素依赖性前列腺癌。

(六) 疗效评价标准及时间

评价肿瘤的治疗效果是药物临床试验和日常临床工作的必要组成部分。统一、客观、可重复的评价标准能帮助医师制定治疗决策、方便经验交流、设计研究项目。随着人们对肿瘤本身的认识和医学模式的转变,评价肿瘤疗效的标准也不断被修订,从单纯追求治疗后肿瘤的缩小,逐渐过渡到更加注重治疗给患者带来的综合获益,评价标准更加人性化。

1. 实体瘤的疗效评价标准　1979年,世界卫生组织(WHO)确定了实体瘤的疗效评价标准,并作为通用标准在世界范围内沿用多年。该评价方法对推进疗效评价的规范化有巨大而深远的影响。然而,它也有一定的局限性,故目前临床上对于实体瘤的评价更多使用RECIST标准。

1998年,欧洲癌症研究和治疗组织(EORTC)、美国国立癌症研究所(NCI)和加拿大国立癌症研究所共同制定了新的实体瘤评价标准(RECIST)。目前,最新的RECIST版本为Version 1.1,具体可见 http://www.irrecist.com/recist/。RECIST标准以单径方法测量病灶,治疗时一般每6~8周重新评估一次,评价最佳疗效为部分缓解(PR)或完全缓解(CR)时需要进行疗效确认。在测量精度上,RECIST标准对疾病进展(PD)的判定更为严格。1.1版本相较1.0版本而言,在病灶数量的评估、病理性淋巴结的定义、新病灶的定义等方面进行了深入的细化。但是,单径测量不适合于某些非外生型肿瘤(如恶性胸膜间皮瘤);肿瘤大小的变化并不能直接反映肿瘤生物学性质的变化;空腔脏器(如食管等)难以评价疗效等。

在RECIST标准的实践应用中,人们发现,有些抗肿瘤药物可以杀灭肿瘤细胞,但肿瘤体积没有明显缩小。单独用RECIST标准评价这些药物并无抗癌活性,但却在无疾病生存期和总生存上显示获益。而且

RECIST 标准在不同病种中也存在一定特殊性。因此，在 RECIST 标准的基础上，又出现了数个改良版的评价标准，如原发性肝癌 mRECIST 标准、胃肠道间质瘤 Choi 标准等。这些标准的目的都是为了更准确预测疾病的预后。

过去，医师通常认为只有治疗后获得缓解的患者，总生存期才能延长。疾病稳定通常被认为其临床价值不确定。但是，在许多临床病例中发现，有些被评价为 SD 的病灶也能使患者获得生存期的延长。因此，提出疾病控制率（DCR，CR+PR+SD）的概念。DCR 可取代缓解率作为临床研究的主要终点，更好的监测治疗反应。

随着靶向药物临床研究的不断开展，我们发现，虽然 RECIST 标准是实体肿瘤评价的基础，但单纯的尺寸大小变化并不能客观反应治疗效果。患者是否能快速达到一定疾病缓解率，也与预后呈现相关性。因此，早期肿瘤退缩（ETS）和肿瘤缓解深度（DpR）的新概念可以弥补这方面的不足。但是这两者的实际价值还有待进一步被验证。相信还有比传统更好的新指标会被不断发现。

2. 非实体瘤疗效评价标准 1999 年，一个由专门从事非霍奇金淋巴瘤患者评估和治疗的临床医生、放射学家和病理学家组成的国际工作组（IWG）制定了淋巴瘤疗效评价和预后评估指南，得到广泛认可。后来，在各种不同类型的淋巴瘤中形成了若干不同的评价标准。在这些评价标准中，引入了淋巴结、肝脾、PET/CT 及骨髓检查等作为评价重要参数，更客观全面地评价非实体肿瘤的治疗特点。

总之，随着治疗手段的飞速发展，肿瘤得到进一步控制。影像学技术的发展使更小的肿瘤都能被检测到，不仅肿瘤的大小，肿瘤的功能改变也能被检测。因此，肿瘤的疗效评价标准也是与时俱进的。除了现有的标准外，还需结合最新检测技术，并综合考虑治疗方案的差异，这样才能使患者在临床治疗中获得最大益处，得到最长的生存期。

（七）毒副作用评价体系

所有抗肿瘤药物都可能引起毒副作用。因此，完善的反应评价体系有助于临床医师合理使用药物，同时也是评价治疗效果的重要参数之一。美国卫生及公共服务部和国立卫生研究院（NCI）对各系统的毒副作用程度均有详细而明确的规定，目前最新版本为 2010 年 6 月出版的 CTCAE v.4.03 版。各反应根据严重情况分为 1~5 级。在治疗过程中，1~2 级是允许的，3 级是应当避免的，需调整剂量，4 级需要立即停药并进行处理，5 级提示引起死亡。

抗肿瘤药物的毒性反应，可分为近期毒性反应和远期毒性反应。近期反应一般发生于给药后 4 周内，远期反应常发生在停药后甚至停药多年后。

1. 近期毒性反应

（1）局部反应：刺激性的抗肿瘤药物漏入或浸润到皮下组织可引起组织反应、坏死或栓塞性静脉炎，其预防比治疗更为重要。药物应稀释到一定浓度，滴注时调节滴速，使用 PICC、PORT 等新型静脉输液装置可有效防止药物外渗。

（2）全身反应：

过敏反应与发热：局部过敏反应表现为沿静脉出现的风团、荨麻疹或红斑。如用药开始 15 分钟内出现颜面发红、荨麻疹、低血压、胸闷、发绀、瘙痒等全身过敏反应，则应立即停止输液并做相应处理。某些较易发生过敏反应的药物，可给予地塞米松、异丙嗪、吲哚美辛等预处理。部分药物可引起发热反应，大多无需特殊处理，也可适当使用退热剂及激素缓解症状。

胃肠道反应：胃肠道反应是抗肿瘤治疗最常见的不良反应。食欲不振一般无需特殊处理。口腔黏膜炎与给药方案及方式有关，需持续而彻底的进行口腔护理，合理调整进食，必要时加用表面麻醉剂，静脉营养支持。化疗所致呕吐分为急性、延迟性及先期性三种。随着对呕吐机制的深入研究及新型止吐药物的不断研发，目前化疗引起的剧烈呕吐已明显减少。抗代谢药物易引起腹泻。

造血系统反应：抗肿瘤药物引起骨髓抑制的程度和患者个体骨髓储备能力关系密切。用药前有肝病、脾亢、接受过核素内照射或曾行化放疗者更易引起明显的骨髓抑制。因此需在用药前后密切随访血象，并使用相应的刺激因子进行治疗。

皮肤及附属器：部分药物可引起光敏感性、色素过度沉着、回忆反应、指甲变形、甲沟炎、手足综合征、皮疹及脱发。轻、中度反应可通过暂停药物或减量、使用润肤露、避免阳光照射等方法来控制，严重的症状则需咨询皮肤科医师。

器官特异性反应：临床上，许多药物可引起典型的器官特异性毒副作用，需特别注意患者的病史、用药史，鉴别高危因素，随访相应脏器功能。蒽环类药物引起的心脏毒性发生率与累积剂量有关，且往往不可逆。曲妥珠单抗的引起的心脏毒性大多为无症状性的左心室射血分数降低，与剂量无关，且往往为可逆性，但在联用蒽环类药物化疗时会更为严重。博来霉素易引起肺毒性，表现为肺活量及弥散功能减退，甚至肺内间质性改变。抗肿瘤药物引起肝毒性也较常见。主要有以下三种类型：肝细胞功能不全和化学性肝炎；静脉闭塞性疾病；慢性肝纤维化。顺铂、甲氨蝶呤、环磷酰胺、异环磷酰胺等易引起肾损害和出血性膀胱炎。贝伐珠单抗可引起蛋白尿、肾病综合征。

其他特殊毒性反应：神经毒性的反应呈多样性。作用于微管的药物主要引起外周神经毒性。顺铂可引起耳鸣和听力减退，奥沙利铂可引起外周感觉神经异常，硼替佐米可引起周围神经病。部分药物可引起出凝血功能障碍，如左旋门冬酰胺酶最为常见；贝伐珠单抗可引起出血和伤口愈合延迟；吉非替尼、厄洛替尼可引起鼻出血；伊马替尼可引起肿瘤瘤体出血。

免疫抑制：很多抗肿瘤药物，包括肾上腺皮质激素，都属于免疫抑制剂。免疫抑制的患者易合并感染，引起严重并发症。用药期间可适当加用胸腺肽、扶正理气的中成药等。

2. 远期毒性反应　较为常见的远期毒性反应包括如性腺抑制、神经损害、肝纤维化、骨代谢异常和第二原发恶性肿瘤等。化疗药物对性腺的影响可能是长时间的，在不少情况下对生殖能力可产生完全破坏。即使治疗期间生育也可能增加胎儿畸形的危险性。某些特殊药物可引起与肿瘤无关的骨折、骨质疏松和疼痛。第二原发恶性肿瘤的发生率也相当高，多发生于治疗后 1~20 年。

第四节　肿瘤的放射治疗

自 1895 年伦琴发现 X 线和 1898 年居里夫妇发现放射线核素镭以来，放射治疗肿瘤已走过了 100 多年的历史。20 世纪 20~30 年代有了可靠的 X 线设备，并使用放射线量的测量方法定出了剂量单位即伦琴，射线疗法开始更普遍地应用于肿瘤的临床治疗，成为恶性肿瘤的三大治疗手段之一。有研究报道，肿瘤患者在整个治疗过程中需要采用放射治疗的比例高达 70%，而放疗对肿瘤治愈的贡献与手术相当约占 40%。近 20 年来，随着计算机技术广泛应用，影像学及仪器设备的进步，放射治疗得到了迅速发展，许多新技术开始应用于日常的临床治疗实践中，如三维适形放疗（3-dimentional conformal radiotherapy，3D-CRT）、调强放疗（intensity modulated radiotherapy，IMRT）、图像引导放疗（image-guided radiotherapy，IGRT）和立体定向放疗（stereotactic radiotherapy，SRT）等，进一步提高了放疗的精准性和疗效。然而，肿瘤的治疗目前已经进入了综合治疗的时代，除一些早期肿瘤和个别特殊类型的肿瘤以外，绝大多数肿瘤需要手术、放疗和化疗等多学科有效地协作才能取得最佳的疗效。因此，为了在综合治疗模式中更默契地配合，外科医生也有必要对放疗的基本知识有所了解。

（一）放射治疗学原理

1. 放射治疗的定义　放射治疗是指利用放射性核素发出的 γ 射线，X 线治疗机和直线加速器产生的不同能量的 X 线，还有各种加速器所产生的电子束（β 线）、质子、快中子、负 π 介子以及其他重粒子等对肿瘤进行局部照射，以抑制和杀灭癌细胞的一种治疗肿瘤的方法。因此放射治疗学是一门运用物理手段产生生物效应进而转化为临床疗效的学科，其基础理论涉及放射生物学、放射物理学和临床肿瘤学三方面。

2. 临床放射生物学基础

（1）分子水平的放射生物效应：大量证据表明辐射引发细胞死亡的主要敏感位点定位于细胞核，染色体 DNA 是辐射生物效应的主要靶标。放射线引起的电离辐射对 DNA 分子的损伤，有直接和间接两种作用。直接作用是指射线直接损伤靶分子，引起碱基破坏、单链或双链断裂、分子交联等；间接作用是指射线首先电离水分子，产生自由基，高度活泼的自由基再和靶分子作用产生损伤。X 射线造成的生物损伤中大约 2/3 是后者引起的。DNA 双链断裂是辐射产生的最致命的损伤，可在 G1 期通过非同源重组（有错误修复倾向）或在 G2/S 期通过同源重组（无错误的修复过程，为修复的主要形式）进行修复。一般而言，对辐射最敏感的是 M 期和 G2 期，G1 期相对敏感，G0 和 S 期相对不敏感。

（2）细胞水平的放射生物效应：辐射导致细胞死亡的形式有：①有丝分裂死亡：由于染色体损伤，细胞在尝试分裂时死亡，死亡可能发生在辐射后的第 1 次或之后的多次细胞分裂当中。因此，放疗的疗效通常并非立竿见影；②程序性死亡（细胞凋亡）：高度依赖于细胞类型，造血细胞和淋巴细胞受到照射后易于通过细胞凋亡途径快速死亡。受照细胞凋亡的比例与辐射敏感性之间存在正相关；③自噬性细胞死亡：机制尚不明确，与凋亡可能存在关联，因为具有凋亡缺陷的细胞展现出更高的自噬率，但这究竟是细胞为了生存而消化其部分自身的一种自保方式或是真的一种细胞死亡过程仍不清楚；④旁效应诱导细胞死亡：又称为远位伴随效应（abscopal effect），即死亡的细胞并非带电粒子直接贯穿的细胞，而是周围辐射范围之外的细胞。大多数情况下表现为免疫反应。

（3）分次照射的理论基础——4 个 R：①放射损伤的修复（repair）：受到致死损伤的细胞将发生死亡，而射线引起的所谓亚致死损伤及潜在致死损伤的细胞，在给予足够时间间隔、能量及营养的情况下，可以得到修复生存下来。通常增殖慢的正常组织修复能力较强，而相对增殖快的肿瘤组织修复能力较弱，这个时间差保护了分次照射中同样受打击的正常组织。②增殖（repopulation）：放疗后会促使正常组织和肿瘤组织细胞分裂加快，然而由于肿瘤组织开始细胞再增殖的潜伏期较长,因而与正常组织相比其再增殖在影响放射治疗疗效中的作用低于正常组织。③细胞周期的再分布(redistribution):在两次照射之间,对放疗敏感的细胞被清除,引起癌细胞群中细胞周期再分布,不敏感的存活细胞群可以进入到对射线敏感的时相,此时,再次照射会有助于更多地杀灭细胞。④再氧合(reoxygenation):氧在辐射产生自由基的过程中有重要作用,乏氧细胞对射线较抗拒,由于肿瘤生长常快于新生血管的生长,使肿瘤内远离血管的部位成为乏氧区。分次放疗中,富氧细胞被杀灭,使原来乏氧细胞较易得到营养和氧的供应而成为富氧细胞,从而增加对放疗的敏感性。

(4)整体水平的放射生物效应:肿瘤组织的放射敏感性与肿瘤的增殖能力成正比,与细胞的分化程度成反比。此外,还受周围血供和宿主因素(如严重的心肺疾病或贫血等导致局部缺氧)的影响。高度敏感的肿瘤包括精原细胞瘤、白血病、恶性淋巴瘤、小细胞肺癌等;中度敏感的有基底细胞癌、鳞状细胞癌、非小细胞肺癌等;低度敏感是大部分脑瘤、消化道黏液腺癌、多数软组织和骨肉瘤及黑色素瘤等。

根据组织对射线的反应快慢分为早反应组织和晚反应组织。早反应组织通常细胞更新很快,照射以后损伤很快便会表现出来,如皮肤黏膜、骨髓、小肠和睾丸等。这类组织的α/β比值通常较高,一般在10Gy左右。大部分肿瘤组织的修复速度和能力相似于早反应组织。缩短总治疗时间,早反应组织损伤加重,但也增加了对肿瘤的杀灭。晚反应组织是指细胞更新速度慢的,在照射结束后过一段时间才出现反应,如脊髓、肾脏、膀胱、肺和心脏等组织。此类组织的α/β值一般在2~3Gy。加大分次剂量,晚反应组织损伤加重。因此对于少部分增殖慢、α/β值小的类似晚反应组织的肿瘤,如乳腺癌、前列腺癌、黑色素瘤,大分割放疗更有优势。

3. 临床放射物理学基础

(1)临床剂量学原则:根据长期的放疗临床实践,一个较好的治疗计划应该满足下列临床剂量学四项原则:①准确的肿瘤剂量:照射野应对准所要治疗的肿瘤区即靶区。②靶区照射剂量:分布均匀,照射剂量变化不能超过±5%,即95%的等剂量曲线要包括整个靶区。③照射野的设计:应尽量提高治疗区域内的剂量,同时降低照射区内正常组织所受的照射剂量。④保护肿瘤周围重要器官免受照射,至少不能使其接受超过允许照射剂量范围的照射。

(2)外照射靶区定义(根据ICRU83号报告):①大体肿瘤区(gross tumor volume,GTV)是指通过影像或临床检查可见的肿瘤或术后瘤床;②临床靶区(clinical target volume,CTV)是指GTV+潜在的肿瘤浸润组织或亚临床灶,可包含区域淋巴引流区;③计划靶区(planning target volume,PTV)是指CTV+由摆位误差和GTV/CTV生理运动所增加的外放边界;④内靶区(internal target volume,ITV)是指CTV+考虑器官运动引起的CTV内边界位置变化。

(3)线性能量传递(linear energy transfer,LET):①是指在单位长度的能量转递,是评价射线质的一个参数。在单位长度上电离密度大的LET高,称为高LET射线,反之则称低LET射线。②高LET射线:如质子、快中子、负π介子和重粒子等。以直接作用为主,射线直接作用于组织和细胞中的生物大分子,使之发生损伤且不易修复。其物理特点是具有Bragg峰(粒子射程末端能量沉积急剧增加,达到峰值后又很快减弱到零),生物特点是相对生物效应高,氧增强比低。其生物学效应大小对细胞的氧状态和生长周期依赖性小,因此对乏氧细胞和G0/S期细胞杀灭能力优于低LET射线。③低LET射线:如X射线、γ射线。以间接作用为主,射线与生物组织内水分子作用产生自由基,这些自由基再与生物大分子作用使其损伤。

(二)放射治疗原则

1. 肿瘤放疗一般原则

(1)诊断清晰原则:尽量明确病理、肿瘤累及范围、立体位置及期别,做到有的放矢。鉴于放射有害性,诊断性治疗或者对良性病放疗要慎重。

(2)全面评估原则:放疗前应对患者的体力状况进行评分,掌握重要生命器官、所照射肿瘤部位周围组织功能状况及其他合并症,排除一切不利因素如感染等。必须问清既往放疗史。

(3)最优计划原则:正确选用适当的放疗技术,反复计算,以提高肿瘤剂量、尽量减少正常组织受量为目的,选择相对最优化的治疗计划。

(4)个体化原则:因肿瘤情况、正常组织耐受性、机体状况乃至社会心理学在临床上个别差异较大,计划须区别对待,还应密切观察,不断调整。

2. 放射治疗临床应用原则

(1)根治性放疗:是指以根治肿瘤为目的的放疗。一般用于较早期的肿瘤,或者还没有发现远处转移的局部晚期肿瘤。包括了单纯放疗、术前新辅助放疗和术后辅助放疗。其常见适应证见表(表13-2)。

(2)姑息性放疗:是以解除症状、改善生活质量为目的的放疗。放射治疗可解除肿瘤压迫、止痛、止血等,具有较好的姑息作用。由于患者为晚期,治疗目的不是消灭肿瘤,因而常在较短时间内给数次放射,总剂量不一定要求达到肿瘤完全控制水平。针对骨转移,尤其是溶骨性病灶,放射止痛效果较好,能使

表 13-2　根治性放疗的常见适应证

肿瘤类型	放疗作用	具体指征	备注	疗　效
乳腺癌	术后辅助	早期保乳术后		与不放疗相比,10 年首次复发的概率从 35% 减至 19.3%;15 年的绝对死亡风险下降 3.8%(25.2% to 21.4%)
		高危改良根治术后		与不放疗相比,5 年局部复发率从 23% 减至 6%;15 年的绝对死亡风险下降 5.4%(60.1% to 54.7%)
前列腺癌	放疗为主	早期	选择单纯放疗(一些病例采用粒子植入)优于观察和手术	与手术疗效相当。采用粒子植入近距离放疗的低危患者 7 年 PSA 控制率可达 93%
		局部晚期	外放疗通常与内分泌治疗联合应用	10 年 PSA 控制率和总生存率分别可达 74.1% 和 71.4%
肺癌	放疗为主	局部晚期	首选同步放化疗或加速超分割	同步放化疗较单纯放疗改善 8% 的 2 年生存率;加速超分割放疗较常规分割放疗 2 年生存率从 20% 增至 29%
	立体定向放疗(SABR)	早期因医学原因不能手术		尽管越来越多的数据支持可手术切除的早期肺癌患者接受 SABR 治疗可获得与外科手术切除相似的疗效,但依然存在不少争议
头颈部癌	放疗为主或术后辅助	可用于大多数头颈部肿瘤有利于器官功能的保留	通常同步顺铂化疗增敏	5 年生存率:Ⅰ、Ⅱ期 80%~90%,Ⅲ、Ⅳ期 60%~70%
直肠癌	术前新辅助	术前超声内镜或 MRI 评估 T3、T4 或有淋巴结转移	通常同步氟尿嘧啶类化疗增敏	均可降低局部复发率,但提高总生存率的作用小。相比之下,术前放化疗较术后放化疗的局部复发率(6% vs.13%)和治疗相关毒性(27% vs.40%)更小
	术后辅助	术前未行放疗,术后病理 pT3~4 或 N1~2		
妇科肿瘤	放疗为主或术后辅助	宫颈癌	除Ⅰ期宫颈癌首选手术,其他期别均可以同步放化疗为主	基于顺铂的同步放化疗较之单纯放疗的死亡风险降低 30%~50%,可将 5 年生存率提高 6%(由 60% 提高到 66%)
		子宫内膜癌		术后辅助外放疗与单纯手术相比可使局部区域复发率从 8.5% 降至 2.5%
颅内肿瘤	术后补充或辅助	手术大部切除后	同步替莫唑胺可改善生存	与单纯手术相比,剂量大于 60Gy 的放疗可延长中位生存时间从 18~42 周
食管癌	放疗为主	颈段上胸段	同步含铂方案化疗增敏	早期颈段食管癌初始手术治疗或初始放疗疗效相似,对于有咽喉保留意愿的患者,初始宜选择放疗
	术前新辅助	局部晚期可切除		CROSS 研究报道 $T_{2-3}N_{0-1}M_0$ 期食管癌和贲门癌术前放化疗与单纯手术相比显著改善生存(49 个月 vs.24 个月)
结外鼻型 NK/T 淋巴瘤	放疗为主	Ⅰ~Ⅱ期	根治剂量≥50Gy	单纯放疗或放疗为主治疗的 5 年总生存率为 50%~83%,而以单纯化疗或化疗为主治疗 5 年总生存率仅为 12%~32%

一半以上患者的疼痛缓解。对椎体和肢体长骨病灶的放射治疗还可防止病理性骨折的发生。对于预期寿命较长的脑转移患者,孤立或3个以下的寡转移灶可针对局部予立体定向放疗,可减少认知功能障碍的发生。多发性病灶则宜用全颅放疗,剂量多为3Gy×10次或2Gy×20次,均能取得很好的姑息性疗效。

(三) 放射治疗的基本方式和技术进展

1. 放射治疗基本方式

(1) 体外远距离照射(简称外照射):是最常用的方式,治疗时将高能射线或粒子自体外远距离集中照射人体某一部位。用于体外照射的放射治疗设备有深部X线治疗机、^{60}Co治疗机和直线加速器等,前两者目前已基本被直线加速器替代。

(2) 近距离照射:将放射源密封通过后装治疗机直接放入被治疗的组织内或放入人体的天然腔内,如舌、鼻、食管、宫颈、直肠等部位进行照射,又称为组织间放疗和腔内放疗。

2. 放射治疗新技术

(1) 三维适形放射治疗(3D-CRT):适形放疗技术使照射野形状与在该方向上靶区的几何投影形状相同,用一组固定角度照射野或旋转照射野时,其照射野中射束强度分布均匀,或用一些简单的楔形板和补偿块来修改射束内的射束强度分布。为目前国内大部分基层放疗单位所采用。

(2) 调强放射治疗(IMRT):是根据靶区的情况,设计好强度不均匀的射线(通常为X线),在靶区产生所需的高剂量区,并使射线在靶区外正常组织只有较小的剂量分布,实现剂量分布与靶区形状保持一致。因此它能保护放射敏感的重要组织器官;能够治疗形状很不规则的肿瘤;可以治疗多靶区肿瘤;可用于局部剂量加强治疗;可以对放疗复发的肿瘤进行再照射等,已成为目前主流的放疗技术。

(3) 图像引导下的放射治疗(IGRT):是继IMRT之后发展起来的新技术,在治疗前、治疗中利用成像设备提供的图像或信号纠正靶区位置的变化,以此提高放射治疗精准度和安全性。目前,国内大多数的动态调强设备都具有IGRT的功能,如螺旋断层放疗系统(TOMO)、射波刀(cyberknife)、TrueBeam系统(速光刀)、Edge系统(速锋刀)和Vero系统等。

(4) 立体定向放射治疗(SRT):是利用影像设备采集肿瘤及周围正常组织的图像,在治疗计划系统的配合下,利用立体定向原理和技术,对人体内肿瘤施行精确定位,将窄束放射线聚集于靶点,给予较大剂量较少分次照射,使肿瘤产生局灶性毁损,而将正常组织受到的损伤降到最低程度。早期仅应用于头部肿瘤且为单次放疗被称为立体定向放射外科(SRS),

渐发展为分次照射,并应用于体部肿瘤,遂命名为体部立体定向放射治疗(SBRT),又称立体定向消融放疗(stereotactic ablative radiotherapy,SABR)。常用设备有γ刀、X刀、射波刀、TOMO等,速光刀、速锋刀、Vero等也可实施SBRT。

(5) 质子放射治疗:一定能量的质子束进入人体组织时,在一定深度会产生一个急剧上升的剂量高峰,即Bragg峰;在形成Bragg峰之前,是一个低平坦段;在Bragg峰后面,其能量则骤降为零。Bragg峰的深度是能量依赖的,因此通过调节质子射束能量,并且按不同肿瘤大小恰当地扩展峰的宽度,可使高剂量区集中在不同深度和大小的肿瘤部位。因此理论上当肿瘤与危及器官靠得很近的时候质子较光子更有优势,如治疗颅底脊索瘤、软骨肉瘤和脑膜瘤、垂体瘤、听神经鞘瘤、鼻窦癌、头颈部腺癌、前列腺癌、脉络膜黑色素瘤靠近视神经或黄斑等。

(四) 放射治疗毒副作用的评价及处理原则

1. 放射治疗毒副作用　评价放疗过程中,肿瘤周围邻近的一部分正常组织不可避免地要受到辐射而产生相应的急性或晚期放射反应和损伤。急性反应是指从第1天治疗开始到第90天内出现的放射治疗反应,经过对症处理或休养通常是可恢复的;90天以后出现的则归为晚期放射反应,常常是晚反应组织实质细胞耗竭后无力再生而最终导致的纤维化,多不可逆,从而限制了同部位的再程放疗。近年来放疗毒副作用均以美国国立癌症研究所(NCI)发布的通用不良事件术语标准(common terminology criteria for adverse events,CTCAE)来评估和分级,目前已更新到4.0版。

2. 放疗常见的毒副作用

(1) 全身反应:与治疗部位照射野大小及每次照射剂量有关,放疗期间人体耗费大量能量来进行自我康复。主要表现为乏力、疲劳、厌食、消化不良、贫血、反应迟钝、失眠等。

(2) 血象反应:由于骨髓和淋巴组织对放射线高度敏感,故放疗可导致白细胞和血小板降低。其降低的程度与照射范围及放疗前和放疗中是否应用了化疗药物有关。

(3) 局部反应:根据照射部位的不同而发生相应部位和器官的反应。身体各部位组织对放射线的耐受量不同,随着放射剂量的增加,受照正常组织或器官既可产生急性放射损伤,亦可在3个月甚至多年后出现晚期放射损伤。

3. 放疗反应处理原则

(1) 急性反应:以对症支持治疗为主,早期发现及时干预,避免放疗中断。

1

（2）晚期反应：通常与高剂量相关，应以预防为主，尽量避免发生。

（3）基本用药：激素可减少渗出，防止放射性炎症进一步扩展，如用于放射性口腔炎、肺炎、脑水肿等；对于开放部位（如食管、肺、口腔咽喉等）的放疗不良反应多伴有细菌感染，抗生素的使用有助于控制急性反应；大量维生素可促进代谢和修复。

第五节 肿瘤的外科治疗

（一）原则

外科手术是治疗肿瘤有效的方法之一。肿瘤外科医师除了应掌握肿瘤的生物学特性及病理类型，还应充分了解该类型肿瘤的其他治疗方法，如放疗、化疗、内分泌治疗及基因治疗等，以便在患者初诊时即为患者设计综合的、个体化的治疗方案，争取达到最佳的治疗效果。

1. 外科的术前准备

（1）正确的分期：外科治疗前必须对肿瘤作出正确的分期，以便制定有针对性的治疗方案，客观评价疗效，同时也是判断预后的依据。目前常用的分期方法是国际抗癌联盟制定的 TNM 分期法，以 T 代表原发肿瘤，N 代表区域淋巴结，M 代表远处转移。有些肿瘤还有特殊的分期方法，如妇科肿瘤的 FIGO 分期，软组织肿瘤的 Ennecking 分期等。国际分期中有手术前根据体格检查和影像学检查作出的临床分期（cTNM）和手术后根据病理证实的浸润深度和淋巴结转移作出的病理分期（pTNM）等。

（2）评估患者的体力状况：肿瘤患者的发病年龄通常较高，故术前需全面了解患者的基础疾病，如高血压、糖尿病等，确保围手术期基础疾病能够得到良好的控制，不会影响手术效果或增加并发症。评估患者心、肺、肝、肾功能是否能够耐受手术。纠正贫血、营养不良、脱水等情况。

（3）评估手术对患者生活质量的影响：手术切除肿瘤的同时常常会对肢体或脏器的功能造成影响，如四肢骨肿瘤手术后对运动功能的影响，直肠肿瘤手术后对排便功能的影响，还有生长于肝、肾等脏器的肿瘤在切除后对相应脏器功能的影响。手术前需全面权衡手术获益和手术对患者生活质量的影响，力争在根治的同时最大限度地保护生活质量，使患者术后的生活能够接近于术前。

（4）评估手术的风险：手术前需根据肿瘤位置、手术范围和患者的一般情况综合评估手术风险，如手术创伤较大、肿瘤靠近大血管、患者一般情况较差等情况均会增加手术风险。因此，除了充分的术前准备

以尽可能降低风险外，还需与患者及家属充分沟通，达成共识。

2. 肿瘤外科的术中处理 肿瘤外科的手术除了需遵循一般外科手术的技巧及无菌原则外，还必须掌握无瘤原则，预防肿瘤的医源性播散。术中应尽量避免挤压肿瘤，探查时先探查远处部位，最后探查肿瘤所在部位。手术操作应从肿瘤的外围开始，如肿瘤表面已有溃疡或胃肠道肿瘤已侵犯浆膜面，应用纱布将肿瘤包裹隔离。消化道肿瘤以及肺、肾等部位的手术时应先将供应肿瘤的血管结扎，以防止术中肿瘤细胞脱落进入血液循环。术中注意保护切口边缘，避免受肿瘤污染，术后应彻底冲洗创面。术中手术器械和手套的及时更换亦有助于防止肿瘤细胞的医源性播散。

3. 肿瘤外科的术后处理

（1）监测生命体征和出入水量，禁食的患者需保持水、电解质和酸碱平衡。

（2）注意引流管是否通畅，注意引流液的量和颜色。

（3）术后鼓励患者及早开始活动，以增加肺活量，促进痰液排出，预防下肢血栓，减少肠粘连和尿潴留的发生。

（4）伤口定期换药，及时处理各种术后并发症。

（二）肿瘤外科手术种类及适用范围

1. 肿瘤的预防性 手术有些先天性或遗传性疾病发生癌变的几率较大，早期预防性手术可防止癌变的发生（表 13-3）。如乳腺癌患者的一级亲属中有 BRCA 1/2 突变者在中年时罹患乳腺癌的几率为 70%，这类患者可考虑预防性乳腺切除；频繁摩擦部位的黑痣易恶变为黑色素瘤，故建议及时切除。肿瘤外科医师有责任告知患者可能出现的癌变并提供有效的预防措施。

表 13-3 预防性手术

临床疾病	易患肿瘤	预防手术
先天性或家族性结肠息肉病	结肠癌	结肠切除
先天性睾丸未降或下降不全	睾丸癌	睾丸复位
溃疡性结肠炎	结肠癌	结肠切除
多发性内分泌增生症 Ⅱ 型及 Ⅲ 型	甲状腺髓样癌	甲状腺切除
白斑病	鳞状细胞癌	局部切除
黑痣（易摩擦部位）	黑色素瘤	局部切除
家族性乳腺癌（BRCA 1/2 突变）	乳腺癌	乳腺切除

2. 肿瘤的诊断性　手术为了在术前获得明确的病理组织学诊断，常需借助外科手段来获得一定体积的肿瘤组织。常用的方法包括细针吸取、细针穿刺活检、咬取活检、切取活检和切除活检。活检时同样需遵循无瘤原则，避免肿瘤污染周围正常组织。同时，活检的针孔或腔道需选择今后的手术中能一并切除的部位，故活检前即应充分考虑可能的病理类型和手术方式。切除活检后应明确标记标本的边缘，如边缘有肿瘤累及或肿瘤距切缘很近，应在再次手术时做足够的切除。

3. 肿瘤的根治性　切除手术以彻底切除肿瘤为目的，也是实体肿瘤治疗的关键。凡肿瘤局限于原发部位和邻近区域淋巴结，或肿瘤虽已侵犯邻近脏器但尚能与原发灶整块切除者，均可施行根治性手术。原发灶的手术治疗原则是切除原发灶及周围可能累及的组织，尽可能地防止局部复发。对于临床已明确转移的区域淋巴结，在原发灶切除的同时将区域淋巴结一并作整块的切除。对于临床未证实有淋巴结转移时，是否要做区域淋巴结清扫尚存在争议，需根据肿瘤的生物学特性、生长部位和扩散程度综合判定，前哨淋巴结活检的结果亦可作为是否清扫区域淋巴结的重要参考依据。

4. 肿瘤的姑息性　切除手术指手术已不能达到根治的目的，而是为了减轻症状，防止或解除可能发生的并发症，从而提高患者的生活质量，或是为其他治疗创造条件。如消化道肿瘤无法根治性切除时，可以做改道手术，以解除或预防消化道梗阻。肠癌患者的原发灶切除术可为日后应用贝伐珠单抗创造条件，避免用药过程中发生出血或穿孔。有些肿瘤无法完整、彻底切除，但尽可能切除原发灶，以便于残留的肿瘤细胞在术后能用其他手段达到有效控制者，成为减瘤手术(debulking operation)，适用于卵巢癌和一些软组织肿瘤。

5. 转移性和复发性　肿瘤的手术治疗肿瘤一旦发生远处转移，已属晚期，难以手术治愈，但临床上确有部分患者在接受转移性肿瘤切除术后获得长期生存，故转移性肿瘤是否应手术治疗取决于原发肿瘤的生物学特性以及原发肿瘤首次治疗的疗效。孤立性肺、肝、脑、骨转移，无其他部位转移，转移灶除手术外无其他更好的治疗方法，而患者一般情况良好，无手术禁忌证者，可考虑行转移灶切除术。肺转移性肿瘤术后5年生存率15%～44%，肝转移性肿瘤术后5年生存率20%～30%，肺癌脑转移术后5年生存率13%。有时转移灶达3个，但局限于一个肺叶或一叶肝脏，仍可行转移灶切除术。

局部复发的肿瘤再次手术仍可获得一定疗效。如软组织肿瘤反复复发，但反复手术切除，仍可延长生存期。直肠癌保肛手术后局部复发可再次行Miles手术。

6. 肿瘤的急诊手术　肿瘤导致的临床急症，如出血、空腔脏器穿孔、消化道或气道梗阻、带蒂肿瘤扭转等情况，经内科治疗无效时，需要应用手术的方法解除。气道梗阻需行气管切开，肿瘤引起出血时需急诊手术切除，如无法切除时可结扎肿瘤的供血血管或行动脉栓塞术。空腔脏器穿孔需急诊手术切除或修补，消化道梗阻时需手术切除或改道。肿瘤累及中枢神经系统导致患者瘫痪或昏迷时有时需行颅内减压或锥板减压，以改善症状。

7. 内分泌腺体切除　有些肿瘤的发展与机体的内分泌激素水平密切相关，因此切除分泌该激素的器官也可达到控制肿瘤的效果。如卵巢切除治疗绝经前晚期乳腺癌，睾丸切除术治疗晚期前列腺癌。目前已有一些药物可达到与手术去势相同的效果，即药物去势，因此可先应用该类药物，在药物治疗效果不理想时再行去势手术。

8. 肿瘤切除后的器官重建　手术肿瘤外科医师不仅要争取根治性切除肿瘤，还要注重术后患者的生活质量，设法为患者进行外形及功能重建。例如乳腺癌根治术后缺损乳腺的修复，喉癌根治术后的喉重建，全舌切除术后的舌再造，上颌窦切除术后的面部整形，腹壁和胸壁巨大肿瘤切除术后的修补等。肢体部位的肿瘤手术及放疗后的功能障碍可通过骨或肌肉的移位获得功能改善。

第六节　肿瘤的介入治疗

（一）介入治疗的定义

介入治疗是在20世纪80年代发展起来的介于内、外科之间的新兴治疗方法，它与传统药物、手术并列成为临床肿瘤三大诊疗技术之一，具有微创、安全、有效、并发症少及住院时间短等优点，是目前肿瘤治疗的重要方法之一。介入诊疗技术是指在影像设备引导下，利用简单器材对人体器官组织进行微创性诊断和微创性治疗的一系列实用技术。介入诊疗技术则通常按进入途径进行分类，大致分为血管性和非血管性两大类介入技术，个别较为复杂的介入诊疗技术可以同时涉及血管性和非血管性两类进入途径，称为复合性介入技术。

利用影像设备的引导是介入放射学的鲜明特征，因此医学影像设备在介入放射学领域不可或缺。目前最常用的介入引导设备是有DSA功能和电视透视功能的X线机，在血管性介入诊疗操作时是必需的。

在非血管介入诊疗操作中超声因其实时多方位显像、使用方便、无放射性损伤等优点，越来越多地作为引导设备应用。部分介入诊疗操作，如穿刺活检、穿刺引流和消融术等，也可采用 CT 或开放式 MR 作为引导设备。

（二）介入治疗的方法

目前临床常规使用的肿瘤介入治疗方法超过 10 种，其中血管性介入包括：经动脉插管化疗栓塞（TACE）、经动脉栓塞（TAE）、门静脉栓塞（PVE）、经动脉灌注化疗（TAC）、子宫动脉栓塞（UAE）；非血管性介入包括：射频消融（RFA）、经皮乙醇注射（PEI）、冷冻消融（cryoablation）、选择性体内放射疗法（SIRT）、高强度聚焦超声（HIFU）、微波消融（MWA）、经皮微波凝固治疗（PMCT）和激光引导治疗（LITT）等。临床肿瘤治疗涉及的介入技术以 TACE 居多，其他依次为 RFA、TAE、UAE、PEI、冷冻消融等。

动脉灌注化疗（TAC）可使肿瘤细胞局部药物浓度提高、延长药物与病变接触时间，并且减少全身药物总剂量，达到提高疗效和减少副作用的目的。肿瘤所在部位的药物浓度越高，药物与肿瘤接触的时间越长，化疗药物的疗效越好。肿瘤往往具有丰富的动脉血供，动脉栓塞（TAE）针对肿瘤供血动脉治疗可以提高富血供实体肿瘤如肝癌等的疗效，但对于空腔脏器，如肠癌、膀胱癌等原则上不宜进行栓塞治疗，以免引起组织坏死、空腔脏器穿孔等并发症。栓塞治疗目前存在的最大问题是栓塞后肿瘤血管的再通和再生。经动脉插管化疗栓塞（TACE）是肿瘤介入治疗中使用最频繁，最成熟的介入技术之一。TACE 治疗优势瘤种主要是肝癌，尤其是中晚期肝细胞癌（HCC）。肝细胞癌的血供 90% 以上来自肝动脉，因此，经动脉插管化疗栓塞是向肿瘤供血动脉直接给药，增加了肿瘤内药物浓度，同时，使肝癌血供减少 90%，导致肿瘤坏死。化疗栓塞不但适用于晚期肝癌，亦可用于肝硬化显著及其他原因不能肝切除者，对转移性肝癌、肝癌术后复发、门脉癌栓等也有一定疗效。目前研究证据显示，肝切除术或肝移植术前行 TACE 不能提高肝癌患者的生存率，降低复发率，但术后行 TACE 可提高生存率，降低复发率。

超声介入是现代超声医学的一个分支，其特点是在微创的条件下，将用于诊断或治疗的穿刺针在实时超声引导下准确定位，找到并进入靶目标，继而完成穿刺活检、抽吸、引流、注药、灭活肿瘤、放置血管支架及导入封堵装置等操作，以达到诊断和治疗的目的，可以避免某些手术，达到与外科手术相当的治疗效果。超声引导下的肿瘤消融技术被越来越多的学者应用于恶性肿瘤的治疗，尤其是在小肝癌治疗上取得

了与手术切除相媲美的疗效。

化学消融的原理是化学物质渗透入肿瘤组织并产生细胞毒性，使细胞质脱水、细胞蛋白变性以及血小板聚集，从而引起肿瘤细胞的坏死。目前，临床上使用的化学物质有无水酒精、醋酸、放射性核素、化疗药物和生物制剂等，其中无水酒精应用最为普遍。目前，热消融技术主要包括射频消融、微波消融、高强度聚焦超声、激光消融和冷冻消融，其中射频消融被认为是最理想的微创疗法之一。射频消融治疗是在超声引导下将射频电极针插入肿瘤内，通过射频电场能量使肿瘤组织产生高温热凝固，从而达到灭活肿瘤的目的。肝癌指南推荐 RFA 和 PEI 用于治疗不可手术切除的肝癌。当肿瘤直径<2cm，RFA 与 PEI 等效；当肿瘤直径<5cm 时，RFA 的疗效优于 PEI。

超声引导经皮穿刺途径是目前临床最常应用的方法，主要优势为引导准确，可实时监护治疗过程，易于发现并避开血管，创伤小、患者恢复快，可反复应用治疗复发性肝癌。由于不需要全身麻醉，无严重并发症，故多可在门诊进行。

总之，肿瘤介入治疗是一种可供肿瘤患者选择的治疗方式，介入治疗技术日益增多，各介入方法均有相应的适应证或禁忌证，疗效和并发症等方面也不尽相同。临床使用时需全方位考虑当前可得的最佳临床证据，依据不同个体选择最适宜的一种规范化的介入治疗技术，或如何采用多种介入治疗技术联合的规范性治疗，以使患者获得最佳的疗效。目前，放射介入和超声介入科医师逐步成为肿瘤治疗多学科团队中的关键成员，必将有力推动肿瘤介入治疗科学、合理、规范地应用于临床。

第七节　肿瘤的急症及处理

肿瘤本身及其治疗均可出现紧急情况。作为治疗肿瘤的医师，应熟练掌握相关知识，迅速鉴别并恰当处理，以避免发生死亡或严重的永久性损害。处理急症时，需要综合考虑肿瘤患者的分期、治疗疗效、总体预后、患者及家属的治疗期望等，以便选择合适的治疗计划。

（一）肿瘤所致急症

1. 上腔静脉综合征（superior vena cava syndrome，SVCS）　目前，恶性肿瘤在上腔静脉综合征的病因中约占 90%。当上腔静脉受压、血管壁受侵犯或血管内血栓形成而造成阻塞时，可出现典型的症状和体征。最常见的症状为呼吸困难、头面部肿胀、咳嗽胸痛、吞咽困难等。常见的体征有颈胸部静脉扩张、面部水肿、呼吸急促、上肢发绀水肿、声音嘶哑、Horner 综合征

等。一般而言,使患者保持卧床、头高位、吸氧、利尿和限制钠盐摄入可一定程度缓解压迫症状。类固醇激素可减轻炎症反应,改善阻塞情况,减轻脑水肿。SVCS症状明显时,需避免从上腔静脉引流区域补液,可从下肢静脉置管输液。小细胞肺癌、生殖细胞肿瘤、淋巴瘤等化疗敏感的肿瘤可采取全身化疗;其他恶性肿瘤引起者可以放疗为首选。部分患者可用气囊或可扩张的金属支架进行阻塞血管扩张治疗。

2. 肿瘤合并感染　指癌症患者在整个病程中受到包括细菌、真菌、病毒、寄生虫及其他少见类型病原体的感染。据统计,95%以上感染的病原体是细菌,其中大多数为革兰阴性菌。但随着感染谱的不断变化,临床上复杂感染、难治性感染患者也越来越多。肿瘤合并感染的高危因素为:粒细胞缺乏、免疫功能低下、局部正常组织防御屏障破坏、肿瘤阻塞正常器官腔道、肿瘤坏死、放置导管、糖尿病、营养不良及长期卧床。当一日口温达38℃ 3 次或超过38.3℃持续1小时2次,或超过38.5℃一次均考虑为发热(但要除外肿瘤坏死、输血或生物制剂等其他原因)。粒细胞缺乏的持续时间、严重程度和发生频率都与感染发生相关。粒细胞减少性发热是指中性粒细胞绝对值少于$0.5×10^9/L$(或者预计将要降至$0.5×10^9/L$以下)。患者起病急骤,病情重、预后差,需及时积极处理。

根据不同受感染器官组织相应的表现,应仔细体格检查,尽可能通过血生化、影像学、组织分泌物培养等检查明确感染病灶,获取病原学依据。通过对肿瘤合并感染的风险评估,医师需酌情使用集落刺激因子以避免严重后果。无论肿瘤患者合并何种类型的感染,均需做好保护性隔离,加强皮肤黏膜、口腔、会阴部护理。在未确定病原体时,可经验性使用广谱抗感染治疗。当病原体明确后,可根据药敏结果针对性使用抗生素。

3. 急腹症肿瘤组织　在生长过程中不断膨胀、坏死、液化,会在张力作用下发生破裂。如巨块型肝癌突破包膜,肿瘤组织破入腹腔引起弥漫性腹膜炎,失血性休克甚至死亡。一般而言,其临床表现与肿瘤破裂口的大小及出血速度和量有关。

上消化道出血也是肿瘤患者最常见的消化道急症之一。其诱因多为消化道病灶自身恶变导致组织坏死、黏膜糜烂、血管破溃、门脉高压导致食管胃底静脉曲张破裂出血,或使用非甾体抗炎药物、糖皮质激素、抗凝药物等。隐性出血往往表现为呕血、黑便,继发贫血,也有5%左右患者以突发大出血为表现,继而发生循环障碍,低血压或休克。

肿瘤相关性急腹症的处理原则是积极止血、维持血容量,必要时手术治疗。

4. 脊髓压迫症　是晚期肿瘤常见的中枢神经系统急症。肿瘤通过血行、淋巴引流或直接侵犯转移至脊柱,突入椎管,引起脊髓血供障碍,最终导致脊髓麻痹,极易造成永久性损害,应当快速急救,逆转已存在的神经损害,保护脊髓功能。

脊髓压迫症的临床表现取决于受压迫脊髓的解剖部位。病变部位疼痛是常见的症状。根据病变程度不同,可伴有感觉障碍、肌力下降、肌肉萎缩、运动障碍。当脊髓完全受压后,可出现自主功能障碍,甚至截瘫。

临床上,高剂量的激素冲击、放射治疗可以减轻脊髓水肿,缓解疼痛,减轻压迫症状。部分病灶局限的患者可行手术治疗。对于化疗敏感的肿瘤,化疗也可取得很好疗效。

5. 高钙血症　是常见且危及生命的肿瘤代谢急症,其发生率与病种相关。在骨髓瘤、乳腺癌、非小细胞肺癌、前列腺癌中发生率较高。当骨骼中动员出的钙水平超出了肾脏排泄的阈值,会引起神经肌肉、胃肠道、肾脏、心脏等多脏器病理生理改变,需早期诊断及紧急治疗。

临床通用的治疗方法是通过增加尿钙排泄,减少骨的重吸收从而使血清钙减少。糖皮质激素可阻止骨重吸收,抑制维生素D的代谢,发挥降钙作用。双磷酸盐类药物可预防骨不良事件的发生。

6. 颅压升高　肿瘤患者的颅内压升高多由于脑转移所致。临床表现有头痛、恶心、呕吐,有突然发作的特点,可伴有行为改变和局灶性神经系统症状和体征。肿块突然增大可发生脑疝,与颅内病灶的位置有关。

对疑有脑疝的患者应迅速临床评估,首选CT脑影像学检查。甘露醇和糖皮质激素可快速控制脑水肿。明确颅内病灶大小、位置、数量后,可考虑放疗、γ刀或手术治疗。

7. 恶性体腔积液　胸腔、腹腔、心包等体腔的恶性积液多发生于恶性肿瘤晚期,临床上可为癌症的首发症状。少量积液对生活质量影响不大,大量积液可影响正常脏器功能,严重者导致功能丧失甚至死亡。对化疗敏感的肿瘤,首选全身化疗以控制原发肿瘤及体腔积液。对于放疗敏感的肿瘤可行局部放疗。对于化放疗不敏感的肿瘤,或既往多线治疗后失败的患者,可局部穿刺引流放液或腔内用药以缓解症状。治疗时可辅以白蛋白静脉营养支持,利尿剂促进积液排出。

8. 栓塞　恶性肿瘤患者普遍存在血液高凝,一方面由于肿瘤本身释放大量凝血因子,另一方面肿瘤细胞产生的血管生成因子,形成肿瘤本身的血管。和正常血管相比,肿瘤血管管腔扭曲,内皮细胞不完整,管壁薄,血液容易形成涡流。再加上肿瘤患者活动少,卧床时间多,因此容易形成血栓。肺癌、胰腺癌、宫颈癌是最多报道的容易发生高凝状态的肿瘤。肿瘤患者在肿瘤负荷比较大的情况下,若出现肢体肿胀疼痛,皮肤色素变化,胸闷气促加重,要警惕大血管中栓塞的形成。可以随访 D-二聚体等指标,并行相应的血管彩超或 CT 检查,特别要重视肺动脉栓塞等致死性情况的发生。一旦评估为高凝状态,并有发生栓塞的风险,需积极给予抗凝治疗。

(二)肿瘤治疗相关急症

1. 抗肿瘤药物过敏反应 抗肿瘤药物引起的血管性水肿和荨麻疹最为常见,其他临床表现有腹痛、胸闷、上呼吸道阻塞、支气管痉挛和低血压。喉头水肿伴低血压常引起死亡。有些过敏反应仅发生于输液速度较快时,减慢滴速或抗过敏治疗后可缓解。严重的过敏反应应及早发现并立即停药,应用糖皮质激素、抗组胺药及静脉输液。

2. 肿瘤溶解综合征(tumor lysis syndrome, TLS) 大量肿瘤细胞迅速死亡、细胞内成分释放入循环,导致包括高尿酸血症、高钾血症、高磷血症和低钙血症等代谢紊乱,最终发生急性少尿性肾衰竭。TLS 常见于高增殖活性的淋巴瘤、白血病、生殖系统肿瘤、软组织肉瘤等肿瘤的治疗过程中。肿瘤对化疗敏感、体积较大、治疗前白细胞偏高、LDH 升高、高尿酸、低血容量、肾功能不全是 TLS 的高危因素。抗肿瘤治疗时需及时预测 TLS 发生风险,给予预防性处理,包括静脉水化、碱化尿液、促进利尿、纠正电解质失衡、随访肾功能及电解质等。

3. 抗肿瘤药物导致出血或胃肠道穿孔 抗血管生成类药物是治疗肿瘤的常用靶向药物,这类药物的严重不良反应是导致伤口愈合不良,或胃肠道等空腔脏器破裂出血。因此,在使用这些药物前,需要评估可能出现这些严重不良反应的可能性大小,避免在手术前后 4 周内使用这类药物。一旦发生,在内科保守治疗无效的情况下,需要外科手术探查出血或抗肿瘤药物导致出血或胃肠道穿孔穿孔部位,给予外科干预。

第八节 肿瘤患者的生活质量评估及姑息治疗

(一)肿瘤患者的生活质量评估

生活质量(quality of life, QOL)是一个多维的概念,是主观的评价标准。WHO 对于 QOL 的定义为不同文化和价值体系中的个体与它们的目标、期望、标准以及关心的事情有关的生存状态体验,包括身体功能、心理状况、独立能力、社会关系、生活环境、宗教信仰与精神寄托等六方面。常用的量表有肿瘤患者生活功能指标(the functional living index-cancer, FLIC)量表、由欧洲癌症研究与治疗组织(European Organization for Research and Treatment)制定的用于生存治疗测定的 EORTC QLQ-C30 系列量表等。以后者为例,它包括具体、角色、任职、情感、社会等 5 个功能子量表;疲劳、疼痛、恶心呕吐等 3 个症状子量表;以及 6 个单项测量项目和一个总体健康子量表。我国于 1990 年参考国外的指标也制订了一个肿瘤患者的生活质量评分,评分项目涵盖了患者一般生活能力、症状、家庭、社会关系以及心理精神状态。然而这些量表要求患者有一定的文化程度以及理解能力,填写相对复杂限制了其在临床实践中的普遍应用。较为简化的肿瘤患者体能评分表如卡氏评分(Karnofsky)(表 13-4)和美国东部肿瘤协作组(Eastern Cooperative Oncology Group, ECOG)制定的活动状态评分表(Performance Status, ECOG PS)(表 13-5)在临床实践中被广泛应用。通过这两个评估标准可以对患者的一般健康状况和对治疗耐受能力进行评估。一般认为卡氏评分<60 分或 ECOG PS 评分≥3 分者,化疗反应不佳且耐受性差。

表 13-4 卡氏功能状态评分标准

体 力 状 况	评分
正常,无症状和体征	100
能进行正常活动,有轻微症状和体征	90
勉强可进行正常活动,有一些症状或体征	80
生活可自理,但不能维持正常生活工作	70
生活能大部分自理,但偶尔需要别人帮助	60
常需人照料	50
生活不能自理,需要特别照顾和帮助	40
生活严重不能自理	30
病重,需要住院和积极的支持治疗	20
重危,临近死亡	10
死亡	0

表 13-5 体力状况评分

体 力 状 况	分级
正常活动	0
症状轻,生活自在,能从事轻体力活动	1
能耐受肿瘤症状,生活自理,白天卧床时间不超过 50%	2
症状严重,白天卧床时间>50%,还能起床站立,部分生活自理	3
病重卧床不起	4
死亡	5

（二）癌痛评估及管理

1. 癌痛的评估　癌痛是癌症晚期患者的常见症状，也是影响患者生活质量的最主要症状之一。癌痛评估是合理、有效进行止痛治疗的前提。癌痛的评估必须由患者直接参与，遵循常规、量化、全面、动态评估的原则。

常规：指医护人员主动询问癌症患者有无疼痛，并进行相应的病历记录。对于有疼痛症状的患者，应将疼痛评估列入护理常规监测和记录的内容。评估同时鉴别疼痛原因，排除需特殊处理的病理性骨折、脑转移、感染、肠梗阻等急症。

量化：指量化患者疼痛主观感受的程度，重点评估最近24小时内患者最严重、最轻以及通常情况的疼痛程度。目前临床常用的癌痛量化评估方式包括数

字分级法（numerical rating scales，NRS）：即将疼痛程度用0～10个数字依次表示，1～3分为轻度疼痛4～6分为中度疼痛，7～10分为重度疼痛（图13-1）。主诉疼痛分级法（verbal rating scale，VRS）：VRS 0 即无痛；VRS 1 为轻度疼痛，能正常生活，睡眠不受影响；VAS 2 为中度疼痛，要求使用止痛药物，睡眠受到干扰；NRS 3 为重度疼痛，疼痛剧烈，可伴有自主神经紊乱或被动体位。如患者为儿童或存在交流障碍，则可适用面部表情评分法（图13-2）。

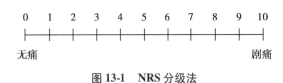

图 13-1　NRS 分级法

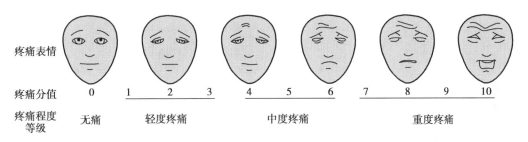

图 13-2　面部表情评分法

全面评估：包括患者疼痛原因、类型、疼痛发作及止痛治疗情况，重要器官功能，心理精神状态，家庭及社会支持情况，以及既往史等。应当重视和鼓励患者描述对止痛治疗的需求及顾虑，给予个体化治疗。

动态评估：指持续、动态评估癌痛患者的疼痛变化情况，并记录药物不良反应，这对于药物止痛治疗剂量滴定尤为重要。

2. 癌痛的治疗　绝大多数的癌痛患者需要药物治疗。药物治疗的不充分是癌痛控制不佳的重要原因。癌痛治疗提倡综合治疗的原则，利用各种止痛治疗手段，持续、有效消除疼痛，防治不良反应，降低疼痛及治疗带来的心理负担，最大限度地提高患者生活质量。

（1）药物性治疗：癌痛的药物治疗遵循世界卫生组织（WHO）确立的五项基本原则：

1）口服给药：尽量选择无创伤和低危险的给药方式。

2）定时：规定时间间隔规律性给予药。

3）个体化给药：按照患者病情制订个体化用药方案，使用足够剂量药物，使疼痛得到缓解。同时，还应考虑是否有联合用药需要。

4）注意具体细节：密切监护患者疼痛缓解程度和机体反应，注意药物联合应用的相互作用，及时采取必要措施尽可能减少药物的不良反应。

5）按阶梯给药：建议患者以非甾体抗炎药物作为止痛的起始治疗（即第一阶梯），如果疗效不足，逐渐升级为弱吗啡类药物（第二阶梯）乃至强吗啡类药物（第三阶梯）。

第一阶梯药物有封顶效应。不良反应包括溃疡、出血、血小板功能障碍、肝肾损伤等，其发生与药物剂量、用药时间相关。

第二阶梯代表药物为曲马多、可待因等。近年来的指南已弱化二阶梯治疗，如无禁忌，可提前使用强吗啡类药物以获得较好的止痛效果。

第三阶梯代表药物包括吗啡即释或缓释片、羟考酮缓释片、芬太尼透皮贴剂等，各药物的换算剂量见表13-6。此类药物止痛效果强、无封顶效应，疗效及安全性个体差异大，需通过即释吗啡滴定以获得最佳剂量。以吗啡即释片为例，初始滴定一般5～15mg每4小时口服，爆发痛时临时给予即释吗啡。计算前24小时的总量作为第2天的吗啡剂量，第2天解救的剂量为前24小时总固定量的10%～20%。依法逐日调整剂量，直到疼痛评分稳定在0～3分。若患者在滴定前已持续使用阿片类药物，且病情控制相对稳定，可考虑使用吗啡类缓释剂作为背景给药，同时予以短效吗啡类药物用于滴定和治疗爆发痛。

吗啡类药物的不良反应包括便秘、恶心、呕吐、嗜

睡、瘙痒、头晕、尿潴留、谵妄、认知障碍、呼吸抑制等。可给予甲氧氯普胺、缓泻剂、适当减量等对症治疗改善毒副作用。除便秘外,其他不良反应多数会在给药1~2周后逐渐缓解和消失。

某些特定类型的疼痛如神经性疼痛、炎症相关性疼痛、内脏疼痛等需联合辅助药物来镇痛。这些药物包括抗惊厥类药物、抗抑郁类药物、皮质激素、N-甲基-D-天冬氨酸受体拮抗剂和局部麻醉药。抗惊厥类药物一般用于神经损伤所致的撕裂痛、放电样疼痛及烧灼痛;三环类抗抑郁药可用于中枢性或外周神经损伤所致的麻木样痛、灼痛,该类药物也可以改善心情、改善睡眠。这些辅助用药的种类选择及剂量调整,需要

个体化对待,以获得最优疗效。

(2)其他癌痛治疗手段:尽管给予积极地全身性药物治疗,仍有2%~5%的患者不能有效控制癌痛。介入治疗可适用于全身用药疗效不佳或不能耐受口服药物的患者。椎管内镇痛是常用的介入镇痛手段,由于药物直接进入硬膜外或蛛网膜下腔后脑脊液中吗啡类药物的浓度显著提高,故能获得更好的镇痛效果,且全身不良反应轻微。介入治疗前应当综合评估患者的预期生存时间及体能状况、是否存在抗肿瘤治疗指征、介入治疗的潜在获益和风险等。此外,针灸治疗、心理疏导、经皮神经电刺激也被证实有一定镇痛效果。

表 13-6 常用吗啡类药物剂量换算表

药物	非胃肠给药	口服	等效剂量
吗啡	10mg	30mg	非胃肠道:口服=1:3
可待因	130mg	200mg	非胃肠道:口服=1:1.2 吗啡(口服):可待因(口服)=1:6.5
羟考酮	10mg		吗啡(口服):羟考酮(口服)=(1.5~2):1
芬太尼透皮贴剂	25μg/h(透皮吸收)		芬太尼透皮贴剂 μg/h,q72h 剂量=1/2×口服吗啡 mg/d 剂量

(三)肿瘤的姑息治疗

1. 姑息治疗的定义 癌症姑息治疗的定义是以患者及家庭为中心的特殊健康关怀,关注疼痛和其他症状的有效控制,并按照患者和(或)家属的需求提供社会心理与精神帮助。姑息治疗的目标是预防及减轻痛苦,提供所能达到的最佳生存质量,而不受疾病分期或其他治疗的限制。姑息治疗应在疾病诊断时开始,与控制疾病及延长生命的治疗同时进行。当控制疾病及延长生命的治疗无效或不能达到预期目标时,姑息治疗应成为主要治疗。

2. 姑息治疗的对象与内容 所有癌症患者在初诊时均应接受姑息治疗的筛查。医疗人员应告知患者及家属姑息治疗是常规肿瘤治疗的一部分。美国NCCN(National Comprehensive Cancer Network)姑息治疗指南建议以下患者可考虑给予姑息治疗:未控制症状、严重并发症、中至重度与癌症诊断和治疗相关的不适、预期寿命≤6个月。

姑息治疗注重患者及家属对抗癌治疗和生活质量的期望,通过多种方式帮助患者维持生活的最佳状态,使患者及家属得到心理关怀,从而提高生活治疗。

(1)心理干预:对初诊肿瘤患者的心理痛苦状况进行筛查,并在疾病发生改变的时候再次评估,然后给予心理干预。心理干预主要包括倾听、鼓励、安慰

以及专业的认知行为治疗、家庭治疗等。其目的是让患者接受疾病、感受到爱、支持、理解等正面情绪,建立积极平和的心态。

(2)癌痛的治疗:是姑息治疗的重点,详见前一章节。

(3)躯体征状的处理:恶心、呕吐、厌食、便秘、呼吸困难等都是肿瘤患者常见的症状。治疗时需要分辨症状是肿瘤本身引起的还是治疗相关的不良反应;判断新发的症状(如腹痛、腹胀)是否是某个症状的加重或持续存在(比如严重便秘)所致。经综合评估,仔细分析病因并结合患者的预期寿命制定减症治疗方案,判断是否需要给予侵袭性的干预(如胸穿引流)、或为了缓解症状而选择丧失一定躯体功能的治疗措施(如留置胃管、神经阻断)、或给予适当药物防治治疗引起的不良反应等。

(4)营养疗法:肿瘤患者是营养不良的高危人群。营养不良严重影响肿瘤患者的预后及治疗耐受性,降低肿瘤患者的生活质量。营养干预的实施一般遵循阶梯原则,首先选择饮食联合营养教育,然后依次向上选择口服营养补充、肠内营养,部分肠外营养、全肠外营养,当下一阶梯不能满足60%目标能量需求时,应该选择上一阶梯。即患者胃肠有功能时首选肠内营养,胃肠道功能不全或障碍时使用肠外营养。推

荐肠内与肠外营养联合使用,以获得肠内营养维护肠黏膜屏障与免疫调控功能,肠外营养来提供能量与营养底物的需要。此外,我国的专家共识建议医生根据患者是否处于终末期、有无并发症、是否接受手术、化疗、是否存在营养不良以及患者的营养风险制定营养治疗方式。目前不认为通过营养疗法能够起到抗肿瘤、杀灭肿瘤的疗效,然而通过营养支持可以改善患者的营养状态、增加体重、纠正器官功能不全、增强免疫功能,具有抗氧化应激等多种作用。

(5)临终关怀:是向临终患者及家属提供一种全面的照顾与支持,使患者的生命得到尊重,症状得到缓解,家属的身心健康得到改善。使患者能安宁、舒适、尊严地走完人生最后旅程。

(6)死亡后干预:主要针对患者家属,包括告知患者的死亡、提供孤独帮助,帮助家属接受对癌症风险的评估及提出改变风险的适当建议等。

第九节　肿瘤的临床试验

(一)肿瘤临床试验的意义

1. 肿瘤临床试验的定义　任何在人体(患者或健康志愿者)进行药物的系统性研究,以证实或揭示试验药物的作用、不良反应和(或)试验药物的吸收、分布、代谢和排泄,目的是确定试验药物的疗效与安全性。

医疗器械临床试验则是指获得医疗器械临床试验资格的医疗机构对申请注册的医疗器械在正常使用条件下的安全性和有效性按照规定进行试用或验证的过程。因此,医疗器械临床试验的目的,就是评价受试产品是否具有预期的安全性和有效性。

2. 肿瘤的临床试验的意义

(1)给肿瘤临床实践提供循证依据:由于肿瘤目前还是一种致死性疾病,因此需要不断寻找有效的诊断和治疗办法。评价治疗的有效性必须是建立在循证医学的基础上的。循证医学是指临床医生对患者的诊治都应该有充分的科学依据,任何决策都应建立在科学证据的基础上,而这种科学依据也应是当前最佳证据。临床试验是循证医学中证据来源的重要组成部分,广泛适用于包括药物、手术治疗、放射治疗、介入治疗、预防和预后手段、诊断方法等。大样本随机对照临床试验是评价某些肿瘤治疗措施的最佳手段,循证医学的良好实践。在新药和器械的临床试验过程中,密切观察不良反应,为此全面系统地搜集有关的不良反应证据是十分重要的。在之后的临床治疗过程中也必然会发生不良反应(事件)。临床试验对不良反应的判定方法为今后临床治疗中发生不良

反应的判定提供了参考标准。临床试验获得的研究数据是肿瘤各大指南、操作规范、专家共识的依据,肿瘤的治疗手段治疗理念的日新月异,与临床试验的大范围开展密不可分。

(2)促进肿瘤的合理规范治疗:提高医疗水平肿瘤的发病率及死亡率居高不下,治疗手段层出不穷,各区域医疗发展的不均衡,在肿瘤患者中不合理不规范的治疗普遍存在,每年因不合理治疗引起的不良反应、药源性疾病的出现还较为严重。医务人员在参加一项临床试验过程中,对该治疗手段的疗效、安全性、适应证、禁忌证等有较全面的了解,才能降低不合理不规范的治疗,提高医疗水平。

(3)提升临床科研的学术水平:无论是药物还是器械的临床研究均包括临床试验和生物等效性实验,因此临床试验本身就是一项科学研究。开展临床试验搭建了一个很好的科研平台,提高科研能力。同时,研究人员为了高效高质量完成临床试验,从试验设计、实施和总结方面会集思广益,并且大多临床试验采取多中心试验,避免单一机构可能存在的局限性,结论更具可靠性。多中心的临床试验,甚至部分是国际多中心的试验,有利于加强医疗机构与国内外同行的合作,增加学术交流的机会,取人之长,补己之短。

(4)培养医务人员严谨的工作作风:临床试验管理规范(good clinical practice,GCP)是设计、实施、记录和报告设计人类对象参加的试验国际性伦理和科学质量标准。遵循这一标准为保护对象的权利、安全性和健康,为与源于赫尔辛基宣言的原则保持一致以及临床试验数据的可信性提供了公众保证。为保证临床试验过程的科学规范、数据准确可靠,并保证受试者的安全和权益,研究者必须遵循 GCP 的要求,并及时记录所做的事情。没有书面记录,就没有发生。因此,临床试验培养了医务人员严谨的工作作风,科学的工作态度,认真负责的工作精神。

(二)伦理要求

伦理委员会对临床试验项目的科学性、伦理合理性进行审查,旨在保证受试者尊严、安全和权益,促进药物临床试验科学、健康地发展,增强公众对药物临床试验的信任和支持。伦理审查的主要内容有以下八项:

1. 试验方案的设计与实施　试验符合公认的科学原理,基于文献以及充分的实验室研究和动物实验;与试验目的有关的试验设计和对照组设置的合理性;受试者提前退出试验的标准,暂停或终止试验的标准;试验实施过程中的监察和稽查计划,包括必要时成立独立的数据与安全监察委员会;研究者的资格

与经验、并有充分的时间开展临床试验,人员配备及设备条件等符合试验要求;临床试验结果报告和发表的方式。

2. 试验的风险与受益　试验风险的性质、程度与发生概率的评估;风险在可能的范围内最小化;受试者的受益和社会的受益;试验风险与受益的合理性。

3. 受试者的招募　受试者的人群特征(包括性别、年龄、种族等);试验的受益和风险在目标疾病人群中公平和公正分配;拟采取的招募方式和方法;向受试者或其代表告知有关试验信息的方式;受试者的纳入与排除标准。

4. 知情同意书　告知的信息试验目的、应遵循的试验步骤(包括所有侵入性操作)、试验期限;预期的受试者的风险和不便;预期的受益;受试者可获得的备选治疗,以及备选治疗重要的潜在风险和受益;受试者参加试验是否获得风险补偿;受试者参加试验是否需要承担费用;能识别受试者身份的有关记录的保密程度;如发生与试验相关的损害时,受试者可以获得的治疗和相应的补偿;说明参加试验是自愿的,可以拒绝参加或有权在试验的任何阶段随时退出试验而不会遭到歧视或报复,其医疗待遇与权益不会受到影响;当存在有关试验和受试者权利的问题,以及发生试验相关伤害时,能够及时联系相应的研究人员。

5. 知情同意的过程　知情同意应符合完全告知、充分理解、自主选择的原则;知情同意的表述应通俗易懂,适合该受试者群体理解的水平;对如何获得知情同意有详细的描述,包括明确由谁负责获取知情同意,以及签署知情同意书的规定;在研究过程中听取并答复受试者或其代表的疑问和意见的规定。

6. 受试者的医疗和保护　研究人员资格和经验与试验的要求相适应;因试验目的而不给予标准治疗,需提供充足的理由;在试验过程中和试验结束后,研究者应为受试者提供相应的医疗保障;为受试者提供适当的医疗监测、心理与社会支持;受试者可随时自愿退出试验,并有相应的保护措施;延长使用、紧急使用或出于同情而提供试验治疗的标准;受试者需要支付的费用说明;提供受试者的补偿;由于参加试验造成受试者的损害/残疾/死亡时提供的补偿或治疗;保险和损害赔偿。

7. 隐私和保密　可以查阅受试者个人信息人员的规定;确保受试者个人信息保密和安全的措施。

8. 涉及弱势群体的试验　当试验对弱势群体受试者不提供直接受益可能,试验风险一般不得大于最小风险,除非伦理委员会同意风险程度可略有增加;当受试者不能给予充分知情同意时,要获得其法定代理人的知情同意,如有可能还应同时获得受试者本人的同意。

(三) 试验设计简介

1. 药物临床试验

(1) Ⅰ期临床试验:初步的临床药理学及人体安全性评价试验。观察人体对于新药的耐受程度和药代动力学,为制定给药方案提供依据。该期需要病例数较少。

(2) Ⅱ期临床试验:治疗作用初步评价阶段。其目的是初步评价药物对目标适应证患者的治疗作用和安全性,也包括为Ⅲ期临床试验研究设计和给药剂量方案的确定提供依据。此阶段的研究设计可以根据具体的研究目的,采用多种形式,包括随机盲法对照临床试验。

(3) Ⅲ期临床试验:治疗作用确证阶段。其目的是进一步验证药物对目标适应证患者的治疗作用和安全性,评价利益与风险关系,最终为药物注册申请获得批准提供充分的依据。试验一般应为具有足够样本量的随机盲法对照试验。

(4) Ⅳ期临床试验:新药上市后由申请人自主进行的应用研究阶段。其目的是考察在广泛使用条件下的药物的疗效和不良反应;评价在普通或者特殊人群中使用的利益与风险关系;改进给药剂量等。

2. 医疗器械临床试验　目前医疗器械临床试验难以以药物临床试验随机双盲等方法开展,但仍将遵守相关伦理准则以及 GCP 的相关法规条文。

医疗器械临床试验分为医疗器械临床试用和医疗器械临床验证。

(1) 医疗器械临床试用:是指通过临床使用来验证该医疗器械理论原理、基本结构、性能等要素能否保证安全性有效性。医疗器械临床试用的范围:市场上尚未出现过,安全性、有效性有待确认的医疗器械,即医疗器械新产品。

(2) 医疗器械临床验证:是指通过临床使用来验证该医疗器械与已上市产品的主要结构、性能等要素是否实质性等同,是否具有同样的安全性、有效性。医疗器械临床验证的范围:同类产品已上市,其安全性、有效性需要进一步确认的医疗器械。

第十节　肿瘤的随访

根据国际抗癌联盟(UICC)提出的要求,随访率只有达到90%以上才有实用价值,我国目前肿瘤的随访率和回访率偏低,因此需要进行规范、高效的随访。很多肿瘤患者的治疗需要多个周期,而患者治疗间歇期或治疗结束后的心理状态、用药、饮食、定期复查情况、治疗效果、复发转移情况、生存状况等必须依靠随访来实现。随访的原则在于确保随访信息资料的连续性和完整性,保障信息安全,遵从国家法律、知识产权和伦理学准则,保证患者隐私,为肿瘤基础及临床研究提供科学、有效的依据,也对促进医院管理、患者治疗和康复起到积极的作用。因此,肿瘤随访已成为各医院医疗、科研、管理中的一项基础工作,是反映一个医院特别是肿瘤专科医院整体实力的重要组成部分。

（一）随访的意义

1. 随访有利于患者的身体和心理康复　通过随访与患者建立良好的理解和沟通平台,引导患者以积极的心态和良好的情绪对待疾病,有利于疾病的早日康复。通过随访不仅能及时反馈患者经过治疗后的结局信息和恢复效果,还能在随访的同时实现医者给予的人文关怀,增加患者及家属对肿瘤知识的了解,提高认知能力,增强战胜疾病的信心。定期随访还能与患者建立长期的医疗、护理、保健关系,通知患者定期参加疾病相关主题演讲,聆听成功病例分享,有目的、有针对性地追踪观察,为患者饮食营养、功能恢复锻炼、心理、护理等方面进行指导,有助于提高患者的生活质量。

2. 随访对提高医院管理水平和长远发展　具有重要意义肿瘤患者随访适应了现代管理理念和护理观,不仅可以融洽医、护、患之间的关系,还可以弥补社区健康教育的不足,丰富肿瘤随访新外延、新理念、新方法。通过对患者跟踪随访,可以获得不同肿瘤的发病或死亡的构成比以及诊治指标的分布信息,不断总结肿瘤发生、发展及预后演变等规律,积累经验,从而达到提高医疗、护理质量和肿瘤诊治水平的目的。结合医院管理,随访还可以将患者对就医环境、医院设施等方面提出的意见和建议进行分类、汇总,及时制订整改措施并实施,在提高医院诊疗水平和护理质量的同时,进一步提升医院的管理水平。

3. 随访的临床意义　对患者出院后的随访工作是对医疗实践结果的检验,可以满足出院后患者心理疏导和康复指导等方面的需求。肿瘤随访有利于开展早发现、早诊断、早治疗的一级预防工作。例如美国国家息肉病研究协会(National Polyp Study,NPS)对 2602 例接受过结肠镜下息肉(包括腺瘤或非腺瘤性的)切除的患者中位随访 15.8 年,发现接受过镜下息肉切除的人群中有 12 例死于结直肠癌,而对应的普通人群则为 25.4 例,也就是说通过筛查后结肠镜下息肉切除后使结肠癌的死亡率降低了 53%。该结果 2012 年发表于《新英格兰杂志》。随访也是病案管理工作的重要组成部分,通过发放调查问卷形式,了解影响随访工作开展的因素,可改进工作方法,提高随访质量。

（二）随访的方法、内容及时间间隔

1. 随访的方法　包括主动随访和被动随访。主动随访是指登记机构主动收集随访资料;被动随访是由指定的机构定期或不定期报告覆盖范围内病例的治疗结局或生存结局,如公安户籍核对,全国死因登记报告等。

2. 随访的内容

（1）基本信息的核对随访:包括患者姓名、性别、年龄、民族、出生日期、身份证号码、家庭住址、联系人及联系电话等。

（2）健康环境信息的随访:包括心理状态、饮食生活习惯、个人嗜好、家庭经济状况及家属对疾病的理解和支持程度。

（3）治疗相关信息的随访:患者在接受手术、介入、放化疗等治疗后的康复情况,在随访过程中如果患者病情发生变化,及时联系经治医生,指导患者正确用药,提醒返院复诊的时间,帮助患者预约复查。

（4）影响因素的随访:患者及家属对治疗方式和药物作用的自我评价,生活质量的影响因素。

（5）最终结局的随访:如疗效和生存时间的随访。

3. 随访的时间间隔　肿瘤专科医生指导患者门诊随访的间隔时间为:术后辅助治疗的患者术后 2 年内每 3 个月随访 1 次,2～5 年每半年随访 1 次,5 年后每年随访 1 次;晚期肿瘤患者需要 2～3 个月即随访评估 1 次。综合性医院和肿瘤专科医院通常实施门诊随访、信函随访和电话随访,社区医院也进行社区随访,如家访。门诊随访是获取有效医学信息的重要方式,但往往会受制于距离太远和医生工作负荷过大;信函随访是经典而重要的方法,但因地址变更、患者病故等因素导致随访失败或随访率降低;电话随访是直接交流的随访方式,可快速获取资料,但会受制于信息形式单一和资费增加;家访也是提高随访质量的重要环节,但成本高,在搬迁普遍的城市乡镇难以广泛使用。因此,随着社会的发展进步,电子化、网络化将在肿瘤的随访工作中占据重要地位。有学者进行试验(实验组实施基于网络的合作型随访,对照组实施综合医院的电话随访和社区医院的社区随访)发现,基于网络的综合医院-社区医院合作型肿瘤随访可以更好地进行症状控制、进行信息和社会心理支持,并提高患者的生活质量,从而获得了更高的患者满意度。网络化的随访有如下形式:①视频随访:可以由专科护士负责,术后第 1 年 2 个月 1 次,术后第 2 年 4 个月 1 次,术后第 3 年 6 个月 1 次,依此类推至术后 5 年。通过网络视频与患者及家属进行面对面沟通,初步评估病情,给出建议,进行信息和社会心理支持;②网络联谊会:通过 QQ 群,每 3 个月 1 次,邀请专家进行主题讲座,在线咨询,患者之间经验分享;③随时联系:电话联系为最快的联系方式,也可以将诉求发至 QQ 群、微信群、微博或者电子邮箱,由专科医生或专科护士定期进行解答。

第十一节 肿瘤的预防及筛查

对于肿瘤来说,预防胜于治疗,对人类肿瘤进行预防已不仅仅是一种愿望,而且是建立在真实的科学基础之上的一门学科。肿瘤预防是以人群为对象、以降低肿瘤发病率和死亡率为目的的肿瘤学分支,是人类抗癌活动的重要组成部分。肿瘤预防涵盖的范围很广泛,包括某种肿瘤有针对性的人群预防、某种肿瘤的人群筛查、全民范围的健康教育、肿瘤患者的康复治疗和姑息治疗等。此外,为了控制可能引起肿瘤的不利因素,肿瘤预防范畴还应该包括危险因素评估、肿瘤发病登记、人群监测、相关法律法规的制订,以及由政府主导的国民健康工程和涉及社会、生产、生活、教育导向、卫生资源等众多肿瘤控制相关的方方面面。

(一)肿瘤的三级预防

1. 肿瘤的一级预防 也称肿瘤的病因学预防,其目标是防止癌症的发生。主要指针对一般人群消除或降低致癌因素,促进健康,防患于未然的预防措施。其任务包括研究各种癌症病因和危险因素,针对化学、物理、生物等具体致癌、促癌因素和体内外致病条件,采取预防措施,并针对健康机体,采取加强环境保护、适宜饮食、适宜体育运动等,以增进身心健康。例如美国通过提高烟草税,并在公共场所禁烟,使美国成年男性中吸烟人群的比例由 60% 降至 30%,其结果肺癌发病率自 90 年代中期起开始下降,到 1998 年下降了 1.6%,虽然下降的比例并不高,但在数学函数模型上却是标志着控制上升趋势的拐点,这一趋势带动了 20 世纪 90 年代美国肿瘤的总发病及死亡的下降,归功于大规模地戒烟。

2. 肿瘤的二级预防 也称为发病学预防,主要针对特定高风险人群筛检癌前病变或早期肿瘤病例,抓住肿瘤治疗的最佳时期,使肿瘤患者得到及时治疗而康复痊愈。二级预防的重要意义在于对肿瘤患者进行早期发现、早期诊断、早期治疗而降低肿瘤的病死率。其主要措施包括筛查和干预。

3. 肿瘤的三级预防 是指针对现患肿瘤患者防止复发,减少其并发症,防止致残,提高生存率和康复率,以及减轻由肿瘤引起的疼痛,提高生活质量,促进康复等措施,如三阶梯镇痛、临终关怀等。三级预防

的意义在于对晚期患者要进行综合治疗,正确有效地实行姑息治疗和康复治疗,延长患者的生存期和提高患者的生活质量,防止恶性肿瘤的复发和转移。

(二)肿瘤的化学干预

肿瘤的化学干预首先由 Sporn 在 1976 年提出的,化学预防是指利用天然或合成的化学物质预防肿瘤发生,或使肿瘤分化逆转,从而达到预防恶性肿瘤发生的目的。用于肿瘤化学预防的药物要求:无毒或毒副作用很小、高效、可口服、作用机制明确,并且价格合理。某些高危人群或者癌前病变的患者可维持相当长的时间而不发生癌或者不进展到早期癌或浸润癌。这一生物学特征给予人们对肿瘤加以预防的机会,通过适当手段可阻滞和延缓肿瘤的发生。天然的化学预防药物,包括白藜芦醇、吲哚类、姜黄素等;合成的化学预防药物包括:塞来昔布、硫化舒林酸、阿司匹林、阿伐他汀、二甲双胍等。近年来大量的研究表明,化学预防药物不仅可用于肿瘤预防,也可在肿瘤的治疗中发挥作用,而其防治肿瘤的重要作用机制之一是影响微小 RNA(miRNA)及其靶基因表达。一方面,化学预防药物影响 miRNA 及其靶基因表达抑制肿瘤细胞的增殖、诱导凋亡、转移和增加化疗药物敏感性发挥治疗肿瘤的作用;另一方面,化学预防药物影响 miRNA 及其靶基因的表达阻断致癌物活性、减轻炎性反应及干预癌前疾病预防肿瘤发生。

(三)肿瘤的筛查策略

WHO 早在 1968 年就提出了制定筛查计划的一些原则和条件:筛查的疾病应该是当地重要的健康问题,疾病后果严重;筛查的疾病自然史清楚,具有可识别的临床前期;具有合乎伦理、顺应性好、安全有效的筛查方法,可发现病变于足够早的阶段,以便于干预;对早期病变有行之有效的治疗手段;具有行政主管部门强有力的支持,能获得足够资源进行以人群为基础的筛查、诊断及治疗;开展筛查、诊断及治疗应促进卫生系统及整个社会的发展,应与初级卫生保健的原则相一致;筛查、诊断及治疗的成本应符合成本效益原则;疾病的筛查应该是一个持续性的过程。实践证明,对于肿瘤等病因复杂的慢性非传染性疾病,筛查不仅可以通过早期发现、早期治疗提高生存率,而且可以有效地降低某些肿瘤的死亡率。

1. 普通人群的筛查 目前人们普遍重视常规体检,包括定期健康体检、个人经常性的自我体检。国内、外早已提出一些预示肿瘤发生的危险信号,如无原因的无痛性出血、持续性咳嗽或长期感染不愈等,重视这些危险症状和经常性地自我检查有助于肿瘤的早期发现。

2. 高危人群筛查 通常是在高危人群或肿瘤高

发区中有针对性地进行某种肿瘤筛查,例如在有慢性乙型肝炎病史或乙肝表面抗原阳性人群中进行肝癌筛查,检出率较一般人群高34.5倍;胃溃疡、慢性萎缩性胃炎、恶性贫血和胃大部切除者都应视为胃癌的高危对象;家族性结肠息肉病的家族成员和有乳腺癌家族病史的中年妇女都属于高危人群。

（四）筛查工具

1. 肿瘤标志物检测 因肿瘤标志物检测采样便捷、方便复查,在肿瘤筛查中具有独到价值。虽然肿瘤标志物种类繁多,新兴标志物不断涌现,但在大规模、长期随访的临床研究中,许多标志物在肿瘤筛查中的价值受到质疑,例如著名的前列腺癌、肺癌、结直肠癌、卵巢癌筛查研究（The prostate, lung, colorectal and ovarian screening trial, PLCO）显示,对78 000名女性采用超声检查联合肿瘤标志物CA125行卵巢癌筛查,发现早期筛查并不能降低卵巢癌死亡率。因此除了少数标志物适合在无症状、一般风险的表观健康人群进行筛查外,绝大多数肿瘤标志物主要针对有罹患特定肿瘤的高危人群进行筛查。

2. 相关基因筛查 易感基因BRCA1/2突变可将乳腺癌的发病风险提高至45%,将卵巢癌的发病风险提高至39%,对于有乳腺癌或卵巢癌家族史的无症状女性,检测BRCA基因突变将有助于发现乳腺癌和卵巢癌的高危女性,予其提供后续的基因遗传咨询和干预措施,这些女性将显著受益于BRCA基因突变的检测。另外新型分子标志物逐渐应用于临床,如miRNA由于其在体液标本中稳定存在,不易受标本处理和储存的影响,可能成为较理想的新型标志物,实现肿瘤早期的液态活检。

第十二节 肿瘤的多学科诊疗模式

（一）定义

多学科诊疗团队（multi-disciplinary team, MDT）通常指由来自两个以上相关学科、相对固定的专家组成工作组,针对某一器官或系统疾病,通过定时、定址的会议,提出科学、合理意见的临床治疗模式。

（二）MDT的理念

MDT模式不同于传统的多学科会诊或全院查房,后者更多强调的是诊疗过程和方法,而MDT强调的是诊疗中的工作模式和制度。多学科综合治疗已成为临床治疗的模式和发展方向,疾病的综合治疗需要多学科的参与,更需要多个学科的团结协作。最初的MDT多是基于对肿瘤患者治疗策略制定的过程中建立的。目前,MDT模式不仅在肿瘤领域中广泛运用,而且已经深入到良性疾病,诸如神经内科、皮肤科、肾

病科等各个学科治疗中,甚至涉及关怀治疗、妇儿保健等多个领域。MDT诊疗模式的理念可以追溯到20世纪六七十年代,1965年加利福尼亚北部儿童发展中心提出了发展智障儿童多学科诊断咨询门诊的计划,并强调了该门诊多个学科合作的重要性。1993年英国将多学科合作模式应用于社区卫生保健工作,并提出医疗工作需由原来单个医生向患者提供单向服务的模式,转变为以患者为中心的多学科合作的医疗模式。1997年国际结直肠癌工作组（IWGCRC）对整个欧美医院结直肠癌患者的诊疗推荐MDT诊疗模式,并严格规定了MDT的成员组成。此后,MDT模式逐渐在德国、法国、意大利、美国等医疗中心相对集众的国家得到推广和完善。2000年,英联邦政府在"国家癌症计划"中着重强调了癌症患者诊治过程中MDT的重要性,指出MDT各成员密切配合可增加患者的生存率。目前,欧美多个癌症诊治指南均规定:所有确诊肿瘤的患者在接受治疗前必须经过相关MDT会诊。MDT模式已不只局限于对患者进行多学科会诊,而是对整个医疗过程全程指导,还包括设计和实施临床、基础研究、将基础研究成果向临床应用转化等内容,目前MDT已经成为一套宏观的医学诊治和管理模式。

（三）肿瘤MDT的实施

1. 组织和实施 有效MDT所需具备的特点患者能从MDT诊疗过程中获得个体化的诊疗信息和帮助;患者能获得诊治的连续性,即使曾在不同的MDT团队或医院曾接受诊治;MDT诊疗决策通常需遵循行业临床指南;MDT团队需要定期对诊疗决策和实践进行总结,提高诊疗水平;MDT诊疗过程能促进成员间的交流与合作;MDT团队成员有机会获得专业继续教育;MDT能让患者有机会被纳入高质量的临床试验;MDT团队需要有良好的数据管理机制,既能为患者保存就诊资料,也可用于管理和研究。

2. 肿瘤MDT成员的组成 按学科分:通常可分为核心成员（core members）和扩展成员（extended members）,前者包括:诊断类（医学影像学、病理学等）和治疗类（外科、内科、肿瘤学、放疗学等）,后者包括:护理学、心理学、基础医学等。按职能分:领导者（牵头人、会议主席）、讨论专家和协调员。

3. MDT的场所和设施 MDT会议室或诊疗室应在安静的场所并具有隔音效果,必要时能确保会议内容的保密性;房间大小和布局适宜。同时开展的场所应具备投影设备或放射影像播放设备,包括能回顾性播放历史影像资料,具备一定设备可以浏览活检或手术标本的病例照片,包括能回顾浏览历史病例报告,可连接至医院相关的诊疗系统,能够访问相关数据库和报表系统,以便能实时做出诊疗决策。

4. MDT 的组织和安排

（1）MDT 前准备：制订合理的流程，确保所有原发肿瘤患者能够被 MDT 讨论，而且要明确何时患者需要再讨论，对于一些复杂疾病应安排足够的时间；另外日程上应考虑到成员的工作情况，MDT 议程应于之前与 MDT 成员沟通并征得成员确认；MDT 前需要准备的临床资料应至少包括必要的诊断信息（如病理和影像等）、临床信息（包括并发症、心理状态和姑息治疗情况等）、患者既往史和患者或家属对诊疗的观点等；MDT 成员（或委托其他成员）可在讨论前查阅即将讨论患者的临床资料，以便为讨论做准备。

（2）MDT 中的组织：MDT 上应明确病例讨论的原因和目的；讨论期间可借助影像和病历查询系统等查阅相关信息；MDT 中可应用电子数据库记录会议意见（包括诊疗决策过程以及不明确或存在分歧的问题），若没有电子数据库，可用标准化的可备份文本替代；MDT 期间收集的主要数据应及时录入数据库，记录人员应该进行培训以确保信息及时准确的记录，减少对 MDT 的影响。

（3）MDT 后的工作和协调：MDT 后应及时与患者和其医疗组传达和沟通 MDT 诊疗建议；确保患者的诉求信息得到评估和满足；确保 MDT 商定的诊疗决策能付诸临床实施；确保 MDT 团队能及时了解临床实践中 MDT 诊疗建议的贯彻情况；基于 MDT 团队共识的转诊制度，管理 MDT 团队之间的病例转诊工作；追踪随访患者治疗情况，确保检查和治疗能及时落实。

（四）肿瘤 MDT 的核心

1. 以患者为中心的临床决策　设立相应的 MDT 讨论的纳入标准，从而明确何时应提交病例进行 MDT 讨论，需要讨论哪些临床问题，至少需要哪些临床信息，何时需要将病例提交至其他 MDT（例如：从院内 MDT 到院际 MDT），具有关于是否或何时将进展期或复发患者提交到 MDT 讨论的机制。

2. 以患者为中心的诊疗服务　主管医生应在一定的时限内告知患者或家属 MDT 讨论目的、与会成员和讨论结果；医护人员应了解患者的意见、倾向和需求，并尽量满足；MDT 负责人有责任为患者或家属安排一个主要的医务人员与其沟通；MDT 负责人有责任确保患者的诉求已经（或即将）得到处理；MDT 会议后，患者应该得到相应的诊疗信息，包括疾病的诊断、治疗方案的选择，以及转诊至其他 MDT 团队的可能性。患者获得信息量要足够，以便患者或家属在良好的知情同意下，对自己的诊疗做出决定。

3. 有依据的临床决策　制定 MDT 上至少需要提供本团队公认的必不可少的临床数据，以便制定诊疗决策；MDT 团队应了解所有当前进行的疾病相关的临床试验（包括入选标准），评估患者能否参与临床试验应作为临床决策的一部分，必要时可请相关临床试验的协作者或研究护士参加 MDT 会议；MDT 成员应知晓标准化的诊疗方案，并能在合适的情况应用。MDT 决策应考虑患者的个人情况、合并症、心理状况和姑息治疗情况；MDT 决策需要了解患者或家属对诊疗的观点和倾向性；MDT 成员在决策讨论过程中形成一个明确的诊疗建议。且该 MDT 诊疗建议应满足以下标准：具有循证医学依据（如参考肿瘤诊疗指南）；以患者为中心的诊治（考虑患者的需求和合并症）；符合标准诊治方案，除非有足够理由选择其他方案，并应记录在案。如因资料不完整或结果未归而无法得出建议时，可以择期组织二次 MDT，但应该尽量避免此类情况；应明确将 MDT 建议传达给患者和其医疗组的责任人，并记录传达信息的方式和时间。

4. 有效的 MDT 临床监管　MDT 讨论的目的和预期结果应明确；MDT 团队应制定针对 MDT 的运作、成员组成、成员合作、决策的贯彻实施、成员及患者间的沟通交流原则、运作后的再审查以及反馈制度方面取得共识的政策、指南或条例。MDT 应至少每年对实施的有效性和表现进行自我评估，评估结果可供 MDT 团队本身和管理部门借鉴。

（刘天舒）

第十四章

器 官 移 植

第一节 概 述

（一）器官移植简史

器官移植（organ transplantation）是 20 世纪医学史上一颗璀璨的明珠，其发展历经漫长而艰辛的过程。

早在纪元前，就有扁鹊为两人互换心脏以治病的传说。自 18 世纪始，陆续有器官移植的报道：Jo-Imtluute 进行了鸡睾丸的自体移植。Bigger 给两只小羚羊行同种异体角膜移植成功。1936 年，俄国的 Yoronov 对外科技术进行了改进，首次用血管吻合法施行了同种尸体肾移植术。但因当时对器官移植后的免疫排斥反应一无所知而未使用任何免疫抑制措施，受者于术后 48 小时死亡。

1954 年 Murray 等在同卵双生兄弟间的肾移植成功。随后，1959 年 Murray 和 Hamburger 各自为异卵双生兄弟施行了肾移植，术后受者均接受全身放射线照射以控制免疫排斥反应，并获长期存活。1962 年 Murray 施行同种尸肾移植，加用硫唑嘌呤作为免疫抑制药物，终获长期存活。这 3 次不同类型的肾移植相继获得成功，是器官移植临床应用史上一个里程碑式事件。Murray 借此获得了 1990 年诺贝尔生理学或医学奖。至此现代器官移植所需的三大基石：①血管吻合技术；②短期低温器官保存技术；③应用免疫抑制药物控制排斥反应，获得确立，器官移植得以稳步发展。

此后，相继开展了原位肝移植（Starzl，1963）、肺移植（Hardy，1963）、胰肾联合移植（Kelly 等，1966）、原位心脏移植（Barnard，1967）、心肺联合移植（Cooley，1968）和小肠移植（Detterling，1968）。1968 年，美国通过脑死亡的哈佛标准，在法律上保证，存在心搏的尸体上获取器官，促进了器官移植的发展。

1978 年，免疫抑制剂环孢素的问世，特别是相关学科，如免疫学、药理学、分子生物学的进展，使移植物的存活率和器官移植的临床疗效大为提高，推动了学科的全面发展。进入 90 年代，多数实体器官移植和多器官移植已被公认为是一种治疗终末期器官病变的有效手段。

我国器官移植始于 20 世纪 60 年代，至 80 年代已形成了一定规模，90 年代已能开展各种类型的器官移植手术。目前，在少数大的移植中心，疗效已经达到或接近国际先进水平。

器官移植虽然已经获得较快发展，围绕三大基石，仍然有很大改进余地。如如何提高技术，减少并发症；进一步开发安全长效、能常温使用的器官保存液；研制廉价低毒的新型免疫抑制剂。扩展器官供体来源，如异种器官；进一步提高活体供体手术安全性；探索免疫耐受临床应用的可能性等。2011 年 Alexander Seiflian 等利用实验室培养的气管，成功施行了世界首例人造气管移植手术，标志着人工培育的器官有可能在未来成为器官供体的来源，彻底摆脱了免疫排斥反应的禁锢。

（二）器官移植概念

将某一个体有活力的部分（如细胞、组织或器官），通过手术或其他方法移植到自体或另一个体的某一部位，使其继续存活的方法，称为移植术（transplantation）。其具有如下特点：①移植物在移植过程中始终保持活力。②移植术中需要吻合动静脉，建立移植物和受者间的血液循环。③如为同种异体移植，术后不可避免会出现排斥反应。

被移植的部分称为移植物（graft），提供移植物的个体称作供者（donor），接受移植物的个体称作受者（recipient）。移植物的供者与受者不属于同一个体，称作异体移植（allotransplantation）。供者与受者属同一个体称作自体移植（autotransplantation），若移植物重新移植到原来的解剖部位，称作再植术（replantation），如断肢再植术。

根据供、受者遗传基因的差异程度，异种移植分为以下3类：①供者和受者虽非同一个体，但有着完全相同的遗传基因，如同卵双生子之间的移植，称为同质移植（syngeneic transplantation）。受者接受来自同基因供者移植物后不发生排斥反应。②如供者和受者属于同一种属但遗传基因不同的个体间的移植，如不同个体的人与人之间的移植，叫同种移植（allotransplantation）。同种移植是临床最常见的类型，如术后不采用免疫抑制措施，受者对同种移植物将不可避免地发生排斥反应（rejection）。③不同种属（如人与猪）之间的移植，叫异种移植（xenotransplantation）。如术后不采用合适的免疫抑制措施，受者对异种移植物将不可避免地发生强烈的排斥反应。

移植时，将移植物移到受者该器官原来的解剖位置，叫原位移植（orthotopic transplantation）；移植到另一解剖位置，叫异位移植（heterotopic transplantation）或辅助移植（auxiliary transplantation）。因此，原位移植时必须将受者原来的器官切除。

按移植技术不同，可分为游离移植、带蒂移植、吻合移植和输注移植。①游离移植是指移植时移植物完全脱离供体，其血管、淋巴管已全部切断，且移植时不进行吻合的一种移植方法。移植后，移植物周缘的受体组织产生新生血管，逐渐长入移植物内，才重新建立血液供应，如各种游离的皮片移植。②带蒂移植是指移植物与供体在解剖上大部分已切断，但始终有一带有主要血管以及神经的蒂相连，使移植过程始终保持有效血供、移植物在移植部位建立新的血液循环后，再切断该蒂的一种移植方法。这种移植都是自体移植，如各种皮瓣移植。③吻合移植是指移植物已完全脱离供体，所有血管已完全离断，但在移植术中将移植物的主要血管和受体的血管予以吻合，建立有效血液循环。移植完毕时，移植物的血液供应即刻恢复的一种移植方法。④若一次同时移植2个器官，如胰肾、心肺，称联合移植；如一次同时移植3个或更多器官，称多器官移植。⑤输注移植是将有活力的细胞群悬液，输入到受者的血液、体腔、组织、脏器内或包膜下的一种移植方法。如输血、骨髓移植、胰岛细胞移植等。

根据移植物不同，分为三类，即细胞移植、组织移植和器官移植。将有活力的细胞群团，制成悬液，从一个个体输入到另一个个体内，称细胞移植。细胞移植归入器官移植范畴，因为它具有两个明显的特征，一是同种移植后必然发生不同程度的排斥反应；二是被移植的细胞在移植全过程中保持活力。组织移植包括皮肤、黏膜、脂肪、筋膜、肌腱、肌肉、角膜、血管、淋巴管、软骨、骨、神经等的移植。除皮肤外，这些组织在移植前的处理或移植过程中，组织内细胞的活力完

全丧失，因此都属于结构移植，移植后移植物的功能完全依赖其机械结构。

（三）器官移植展望

20世纪以来，由于器官移植技术改进、移植免疫基础研究以及新型免疫抑制剂的推广，使移植物存活率逐年稳步提高，器官移植已成为临床治疗终末期器官病变的有效治疗手段。

当前存在的问题有：

1. 移植物慢性失功　是影响长期生存的主要问题。一般认为与免疫性因素有关：①供受体HLA相符程度；②反复发生急性排斥反应，与慢性排斥反应；③免疫抑制方案不合理；④受体免疫调节功能失衡。越来越多的研究表明非免疫学因素亦参与其中：①边缘供体与细胞衰老；②供体存在长时间的血流动力学扰动，脑死亡供者常见；③原发病复发，如自身免疫性疾病、恶性肿瘤患者、肝炎及CMV感染者；④药物性损伤，特别是免疫抑制剂。移植后实施个体化治疗（包括免疫抑制剂用药方案以及针对非免疫因素的预防治疗）的相关研究始终是研究热点之一。

2. 组织配型的研究　按照组织配型原则选择移植供受体是目前提高移植物长期生存率的有效措施。免疫学组织配型包括：HLA抗原配型、交叉配型与抗体筛选。淋巴细胞毒交叉试验作为最早开展的交叉配型方法，受诸多影响因素干扰，单组试验并不能完全预防超急性排斥反应的发生。群体反应性抗体检测，其根据受体可溶性HLA抗体水平高低，可较准确预测术后超急性排斥反应。获得广泛应用，但检测水平包括非特异性HLA抗体，影响准确性。采用ELISA法检测可溶性特异性抗HLA I类分子IgG型抗体的方案，具有简便可靠，重复性好，不受其他抗体干扰的优点，得到越来越多的应用。近年来免疫磁珠流式细胞检测抗体水平，提高了敏感性，值得关注。

继单克隆抗体HLA抗原分型技术应用于临床后，HLA II类抗原DNA分型技术得到广泛应用。与血清学方法相比能减少误差并简化操作，欧美各国已逐步取代血清学方法。I类抗原DNA分型由于方法较复杂，多用于血清学分型结果不肯定、出现空白位点和交叉反应组之间的亚型无法确定等情况下。随着基因芯片分型技术发展，配型原则已由传统的HLA六抗原配型标准进展到HLA氨基酸残基配型。将相配率由3%～8%提高到40%～50%，移植物存活率显著改善。

3. 移植受体免疫状态评估　目前移植受体长期免疫抑制治疗主要根据临床经验，缺乏精确的量化指标。部分受体出现免疫抑制过度，感染和恶性肿瘤发生率增加；另一部分则因免疫抑制不足，出现排斥反

应。均严重影响移植物长期存活。

根据移植受体细胞因子基因多态性显示存在高、中、低分泌型三种组合。检测细胞因子基因多态性类型或单个核细胞产生细胞因子的绝对值,有助于评估移植受体的免疫状态。

4. 诱导免疫耐受　排斥反应是移植物失功的主要原因之一。目前使用的免疫抑制药物属于非特异性,不仅抑制受体对移植物的排斥反应,而且损害了受体的防御和监视功能,增加了感染和肿瘤发生率。

免疫耐受是机体对某种抗原刺激无反应,而对其他抗原刺激仍有免疫应答能力。既保持机体的正常防御功能,亦能避免排斥,是解决器官移植的最佳途径。诱导免疫耐受的机制与对自身抗原维持耐受的机制基本一致:消除、无能、调节、抑制和忽略。已开展的两种获得免疫耐受的途径;造血干细胞移植(HCT)途径和非 HCT 途径。

HCT 途径可持续供应受体胸腺,供体来源的抗原,使新产生的供体反应性胸腺细胞对供体抗原具有长期的负选择,是 T 细胞耐受最稳定的形式。非 HCT 途径是通过全身淋巴组织照射及多克隆或单克隆抗体加强 T 细胞消除。现有的研究均属实验性质,结果为啮齿类和非灵长类实验获得,有待进一步研究。

5. 人造器官组织工程学技术的突破是最终解决供体短缺的有效途径,并能完全克服排斥反应,前景值得期待。

（樊嘉　孙健）

第二节　移植免疫的理论基础

导致同种异体间器官移植失败的原因,在于受者的免疫系统破坏了移植物(免疫排斥反应),而免疫排斥反应的本质是针对供者的特异性免疫应答。

（一）免疫应答基础

人类的免疫应答分为天然性免疫应答与获得性免疫应答。前者是人类先天遗传获得的,属于非特异性,包括抗体、补体、自然杀伤细胞、中性粒细胞及巨噬细胞。后者是后天受刺激并记忆下来的特异性应答,由 T 淋巴细胞介导的特异性细胞免疫与 B 淋巴细胞介导的特异性体液免疫组成。

（二）移植抗原

引起免疫应答的供体移植物抗原称为移植抗原,包括:①主要组织相容性复合物(major histocompatibility complex,MHC);②次要组织相容性抗原(minor histocompatibility antigen,mH);③内皮糖蛋白(endothelial glycoproteins),如 ABO 血型抗原。

1. MHC 分子　导致同种异体免疫排斥反应的主

要原因是供者、受者之间 1 类和 2 类主要组织相容性复合物,在人称 HLA(human leukocyte antigens),在小鼠称 H2。MHC 编码该抗原的基因是一组彼此独立又紧密连锁的基因群。人 HLA 基因位于 6 号染色体短臂上,由大约 3673800 对碱基组成。1 类 HLA 基因主要由 HLA-A,HLA-B 和 HLA-C 三个位点组成。HLA Ⅰ类抗原是插入细胞膜分子,它的 α 链(重链)的分子量为 43～44kD,含 330～360 个氨基酸,β 链(轻链)的分子量为 12kD,由 99 个氨基酸组成。β 链又称 $β_2$ 微球蛋白($β_2$ microglobulin,$β_2$M),由第 15 对染色体的基因编码。它不插入细胞膜而游离于细胞外,通过非共价键与 α 链连接而形成完整的抗原分子。β2M 的功能主要是维持 Ⅰ 类 HLA 抗原结构的稳定,维持其表达,β2M 缺失时细胞膜上不能检出 HLA Ⅰ 类抗原。2 类 HLA 是由一个 α 链和一个 β 链组成的膜分子。两类 HLA 基因主要由 HLA-DR,HLA-DQ 和 HLA-DP 组成。HLA Ⅱ 类抗原(DP、DQ、DR)的结构大致相似,均由 33kD 的 α 链和 28kD 的 β 链通过非共价键连接而成。同 Ⅰ 类抗原比较,其结构上的主要差别是 Ⅱ 类抗原不含 β2M,它的 α 与 β 链均跨越细胞膜而插入细胞内。因所有 Ⅱ 类抗原分子的 α 链结构极为相似,推测 Ⅱ 类抗原分子的特异性抗原决定簇可能在 β 链上。HLA 是已知的基因中最具遗传多态性(polymorphic)的。根据 DNA 序列测定,HLA-A 有 309 种等位基因,HLA-B 有 563 种等位基因,HLA-C 有 167 种等位基因,HLA-DR 有 3 种 α 和 439 种 β 等位基因,HLA-DQ 有 25 种 α 和 56 种 β 等位基因,HLA-DP 有 20 种 α 和 107 种 β 等位基因。有些不同的等位基因编码相同的多肽,或编码的多肽抗原性不强,这对移植物威胁不大。有些等位基因编码的多肽诱导强烈的免疫反应。

HLA Ⅰ 类和 Ⅱ 类抗原的分布是不同的。HLA Ⅰ 类抗原在人体内分布广泛,存在于几乎所有有核细胞膜上,以淋巴细胞上的密度最高。Ⅰ 类抗原可使宿主体内产生相应的抗体,由于输血、妊娠或曾接受过 HLA Ⅰ 类抗原不合的移植,可使体内产生相应的抗体,若再次移植时即可产生对移植物的超急排斥反应。HLA Ⅱ 类抗原没有像 Ⅰ 类 HLA 那样广泛表达,主要分布在 B 淋巴细胞、巨噬细胞、抗原呈递细胞、皮肤的郎罕细胞表面;T 淋巴细胞的某些亚群及精子细胞上也可检测出 Ⅱ 类抗原。炎症部位的细胞 Ⅱ 类 HLA 表达也会增强。Ⅱ 类抗原直接参与机体免疫应答和免疫调节的过程。T 细胞对外来抗原刺激的应答,必须先通过受体来识别抗原呈递细胞上的 Ⅱ 类抗原成分后发生反应;在淋巴细胞相互作用的过程中,需要 Ⅱ 类基因产物进行调节,控制着免疫反应的程度与特性;Ⅱ 类抗原在免疫细胞上表达的抗原量决定免疫反应程度。

2. mH 抗原　被降解后形成的肽段具有同种异型决定簇，以 MHC 限制性方式被 T 细胞识别，可引起较弱的排斥反应。如与性别相关的抗原 H-Y 抗原。

3. ABO 血型抗原　ABO 抗原可表达于血管内皮，违反血型配伍原则时，可与受体血液中原存的血型抗体结合，通过激活补体引起血管内皮细胞损伤和血管内凝血，导致超急性排斥反应。因此，器官移植要求符合交叉血型配伍原则。在临床实践中，有三种情况例外：①并非所有植入的器官都对血型抗体介导的排斥反应敏感，如肝移植有时在交叉血型不符时也可进行；②A 型血有两个亚型：A1 和 A2，O 型和 B 型血的个体可能不形成对 A2 遗传因子起反应的抗体，因此即使交叉血型不符偶尔也可进行移植；③移植前通过血浆置换法（plasmapheresis）清除受体的血型抗体，有时能使交叉血型不符者移植成功。

（三）移植抗原的识别与免疫应答

1. 同种移植　移植物排斥是特异性细胞免疫、体液免疫和非特异性免疫反应的综合结果，其中起关键作用的是 T 淋巴细胞，因为同种异体的脏器，移植在无 T 细胞功能的裸鼠，不会被排斥。器官移植后移植物上的抗原由抗原呈递细胞（antigen presenting cell，APC）呈递给抗原特异的 T 细胞，它们受刺激后迅速增殖，并分化成抗原特异的杀伤性 T 细胞，通过分泌细胞介素 IL-2、IFN-γ，表达细胞毒分子，如穿孔素（perforin）和颗粒酶（granzymes）杀伤移植脏器。

T 细胞反应：由抗原识别和激活、增生和分化与细胞杀伤效应三部分组成。

（1）抗原识别和激活：是由 T 细胞和抗原呈递细胞在引流淋巴结内密切接触实现的。T 细胞的激活需要两种信号系统的作用。第一信号是通过 T 细胞受体的抗原识别；第二信号是通过 T 细胞表面分子和抗原呈递细胞上的共同刺激分子的触接所产生的不依赖抗原的信号转导作用。两种信号系统缺一不可。同种移植中，抗原的呈递识别方式有两种：直接识别和间接识别。直接识别是由移植物中的抗原呈递细胞介导的，它们自身就表达抗原和共同刺激分子（costimulatory molecules），包括 CD40、CD80、CD86、ICAM-1、LFA-1 等，直接把抗原呈递给 T 细胞。直接识别快，有效，刺激强烈的 T 细胞反应。间接识别是指表达在其他细胞，或细胞碎片及坏死组织的抗原无法给 T 细胞直接识别，它们必须先经宿主的抗原呈递细胞处理，摄入抗原后将其分裂成断片，处理后转运到抗原呈递细胞表面，才能把抗原呈递给 T 细胞。间接识别较慢，一般认为，刺激的反应较弱，随着时间的推移逐步增强。抗原识别时，抗原呈递细胞和 T 细胞形成突触密切接触，在突触内，抗原呈递细胞通过 MHC 将直接把抗原呈递给特异的 T 细胞受体，抗原呈递细胞的共同刺激分子和 T 细胞上相应的分子接触，激活了 T 细胞内蛋白-铬氨酸激酶（protein-tyrosine kinase，PTK），发生一系列细胞内蛋白铬氨酸基团磷酸化，进而启动细胞内信号传递，结果将钙离子（Ca^{2+}）从库存处游离出来。细胞内游离 Ca^{2+} 的增高和 PTK 的激活，刺激了细胞核内调节蛋白 NF-AT、NF-κB 形成，刺激分泌 IL-2、IL-15 等 T 细胞增生因子。Calcineurin 是一种钙依赖的丝氨酸磷酸酶，在 Ca^{2+} 诱导的 T 细胞激活的信号传递起关键作用。临床上用的免疫抑制剂环孢素（cyclosporin）和他克莫司（tacrolimus）（FK-506）主要是通过抑制钙调磷酸酶（calcineurin）的磷酸酶活性，来抑制 T 细胞的激活。

（2）增生和分化：T 细胞被抗原激活之后，胞内 RNA 增加，糖合成增加，核内 DNA 合成倍增，然后迅速分裂增殖，数目递增的 T 细胞经细胞因子的作用进一步分化为 T 辅助细胞（TH）、T 调节细胞（Treg）、迟发过敏反应性 T 细胞（TD）、细胞毒性 T 细胞（TC），其中 TH、TD、Treg 为 CD4$^+$，TC 为 CD8$^+$。TH 分泌 IL-2、IFN-γ，IL-4、IL-10 调节 TC 细胞，单核，巨噬细胞分泌 IL-1，IL-1 促进 TH 产生 IL-2，促进 TC 表达 IL-2 受体，IL-6 也有类似作用。TD 分泌 IFN-γ，后者活化 T 细胞、NK 细胞和巨噬细胞，起着非特异性杀伤作用。Treg 细胞的功能与 TH 相反，抑制 TC 细胞分化，增殖和激活，对排斥反应起抑制作用。

（3）细胞杀伤效应：直接导致移植物排斥，是特异性细胞免疫、体液免疫和非特异性免疫反应的综合结果。特异性细胞免疫包括：TC 分泌穿孔素、颗粒酶（granzymes）直接杀伤靶细胞。TC 杀伤作用受 MHC-I 类分子的限制。TC 可连续杀伤靶细胞，杀伤效率高。TD 分泌可溶性淋巴因子，引起局部以单核细胞浸润为主的炎症。浆细胞分泌的抗体是介导体液免疫的重要分子。通过补体依赖性细胞毒作用（CDC）、抗体依赖细胞介导的细胞毒作用（ADCC）而使移植物遭到破坏。此外，抗体还通过调理黏附、免疫黏附参与移植物的损伤。非特异性免疫作用中，NK 细胞、巨噬细胞的细胞毒作用和中性粒细胞的炎症反应，参与对移植物的排斥。

2. 异种移植　异种移植的排斥反应极为强烈，其机制不同于同种移植。主要原因是受体血液中存在高浓度抗供体的天然抗体，类似抗 ABO 血型的抗体。异种移植的超急性排斥反应与违反 ABO 血型交叉配型原则的超急性排斥反应有许多相似之处，即激活补体以及相关的凝血途径。与同种移植不同，异种移植物缺乏相应的补体调节分子，故异种移植没有限制和控制补体级联的能力。异种移植还存在另一问题-延迟异种移植排斥反应。参与这类排斥反应的有 NK 细胞和巨噬细胞,激活的 NK 细胞分泌细胞因子可趋化并激活巨噬细胞而产生排斥反应。

3. 移植耐受(transplantation tolerance) 在不使用任何免疫抑制剂的情况下,对移植物不产生排斥反应,且保持对其他抗原的免疫应答反应,使移植物长期存活的免疫状态被称为移植耐受。其特点是:①对供体特异性抗原长期维持免疫无损伤;②对其他抗原可发生正常的免疫反应;③无需使用免疫抑制药物。根据耐受机制分为中枢性免疫耐受和外周性免疫耐受。

目前,所有成功诱导耐受的实验都是针对 T 细胞的。方法包括胸腺内抗原注射、阻断共刺激分子、T 淋巴细胞清除、诱导混合嵌合体等。有四种机制可以解释 T 细胞在移植免疫耐受中的作用:①清除:通过凋亡去除特异性的 T 细胞或 T 细胞克隆;②无能:T 细胞的功能性无反应或失活而不伴有细胞死亡;③调节或抑制:抗原特异性 T 细胞仍然保留在外周血液循环中,但其免疫反应性被其他细胞抑制或改变了,这种调节是抗原特异性模式;④忽略:T 细胞忽略一种抗原,尽管这一抗原在体内表达,但 T 细胞却保持无反应性。移植耐受在动物实验中产生了一定效果,但在临床上仍然很难可靠的诱导免疫耐受。

(四) 排斥反应

排斥反应是一种典型的免疫反应,根据不同的免疫攻击方向,可分为两种不同类型:①宿主抗移植物反应(host versus graft reaction, HVGR),是受者体内对移植物抗原的出现而发生的细胞和体液的免疫反应。②移植物抗宿主反应(graft versus host reaction, GVHR)。

临床常提到的排斥反应,即 HVG,是导致移植物失功的主要原因。其中,体液免疫反应表现为小血管病变为主,而细胞免疫反应则表现为移植物间质内有免疫活性细胞浸润和间质水肿等。移植物排斥反应的病理改变不同,临床类型亦有所异。在超急性排斥反应时,体液免疫占主导地位;急性排斥反应则多为细胞免疫;而慢性排斥反应可兼有体液免疫和细胞免疫反应,有时以其中一种免疫反应为主。

临床上排斥反应分为四种类型,即超急性排斥反应、急性排斥反应、慢性排斥反应和移植物抗宿主反应。

1. 超急性排斥反应(hyperacute rejection, HAR)发生在移植物再灌注后数分钟或数小时内,少数甚至 24~28 小时内。这是一种不可逆性的体液性排斥反应。其主要原因是由于受体预先存在抗供体 HLA 抗原相应的抗体。这些抗体可能因 ABO 血型不符、反复

输血、妊娠、曾有器官移植或异种移植的结果。预存抗体可迅速与移植物抗原结合,激活补体系统,导致溶解反应的发生,引起移植物出血、液体外渗以及微血管内血栓形成。术中可见植入的移植物肿胀、色泽变暗、血流量减少而器官功能迅速衰竭。一旦发生只能切除移植物,重新移植。病理形态主要表现为移植器官小血管纤维素样坏死,尤其是中性粒细胞浸润和血栓形成,最终导致功能丧失。而接受血型不相容的移植器官,也可在血液循环恢复后几小时到几天内发生移植器官动脉主干血栓形成和广泛出血性坏死等类似超急性排斥反应的病理改变。肾、心、肺和胰腺的同种异体移植都可能发生超急性排斥反应,而肝对超急性排斥具有良好的耐受性,即使受体、供体血型不合也可能不发生超急性排斥反应。

加速性急性排斥反应(accelerated acute rejection)又称血管排斥反应(vascular rejection),通常是由于受者体内预存抗供者低浓度抗体所致,与超急性排斥反应类似,是不可逆性急性体液性排斥反应。多在移植术后 2~5 天发生。移植器官活检显示血管内及间质内中性及嗜酸性细胞增加,小动脉坏死。加速排斥发生愈早,其程度愈严重,全身症状也较显著。临床罕见,一旦发生可经激素冲击治疗加血浆置换,去除血中的抗体,有可能逆转。若治疗无效者,应及时摘除移植器官,以免盲目治疗而死于免疫抑制剂并发症。

2. 急性排斥反应(acute rejection, AR) 是临床最常见的一种排斥反应。以往认为急性排斥反应主要发生在移植术后 2 个月内,但由于目前强效免疫移植剂的应用,其已无明显的时间概念,可见于移植术后的任何时间段。属迟发型超敏细胞免疫反应。其病理改变以间质水肿和不同程度炎症和免疫活性细胞浸润。临床上,根据发病时间早晚和病理损害程度的轻重等因素而表现不一。排斥反应发生愈早,起病愈急骤,病理改变程度愈重,临床表现也愈危急,如体温突然升高,或伴有不同程度的乏力、腹胀、头痛、心动过速、关节酸痛、食欲减退、情绪不稳定、浑身不适或烦躁不安,局部移植区胀痛。治疗上及时使用皮质类固醇冲击法,常可逆转排斥反应,故又称为急性可逆性排斥反应。一旦确诊应尽早治疗,大剂量激素冲击通常有效。不宜过早停止治疗,因为临床症状缓解时,组织学病变可能还未完全终止或消失,一旦停止治疗几天又出现排斥反应,将更增加治疗难度。

3. 慢性排斥反应(chronic rejection, CR) 大多发生在术后 6~12 个月,是移植物失功的常见原因。病理特征主要是轻重不等的闭塞性血管炎、间质纤维化、间质性炎症等。体液免疫和细胞免疫均参与这一过程。临床上主要表现为移植器官功能逐渐减退。

目前免疫抑制剂对慢性排斥反应无效,是目前器官移植的最大障碍之一。

4. 移植物抗宿主反应(graft versus host reaction, GVHR) 多见于用骨髓移植治疗再生障碍性贫血、造血系统恶性肿瘤,特别是经细胞毒性药物或放射治疗后正常造血细胞和白血病细胞均被消灭的病例。移植骨髓的部分干细胞分化成 T 细胞或 B 细胞,当其与宿主组织 HLA 相接触时可诱发:①CTL 和淋巴因子形成,导致细胞介导免疫反应;②抗宿主 HLA 抗体形成,导致体液免疫反应。临床上,患者表现发热、体重减轻、剥脱性皮炎、肠吸收不良、肺炎及肝脾肿大等。GVH 的程度与供体和受体的 HLA 差别程度有关。

(五)排斥反应的防治

1. 组织配型

(1) ABO 血型配合:同种异体间的移植必须血型相同或符合输血原则。虽有 ABO 血型不符合输血原则的肝移植取得成功的病例报道,但血型不合仍是移植物被排斥的重要原因。

(2) HLA 配型:在强有力的免疫抑制剂环孢素(cyclosporin)诞生以前,人们致力于检测 HLA 的遗传多态性,调查 HLA 在人群中的分布,寄希望于组织配型寻找匹配的供体来减少器官移植中的排斥反应,并发展了一套检测 HLA 抗原特异性的方法,称为 HLA 分型。常规检测 HLA-A、HLA-B 和 HLA-DR,3 个位点,6 个抗原(因为 HLA 基因编码的抗原是共显性的,故一对等位基因编码两个抗原)。如果某 1 个位点只检测出 1 个抗原,则有两种可能,一是该位点是纯合子,或者是一个抗原还没有能检测的抗体。最常用的是血清学方法。由于血清学技术是发现 HLA 的基础,HLA-A 和 HLA-B 操作简便、成本低、准确性较高而使用至今。近年来随着单克隆抗体的运用,赋予血清学方法新的生命力。检测 HLA-DR 由于抗血清质量和技术等原因,正在逐步地被 DNA 配型所取代。HLA Ⅰ类抗原有时也会由于某些疾病原因而错检,某些抗原因为缺少抗血清而发生分型困难,也需要用 DNA 手段来纠正或补充。常规使用的血清学方法是微量补体依赖细胞毒方法(complement dependent cytotoxicity, CDC)。主要原理是:标准血清中含有已知的抗原特异性的细胞毒抗体,它与待检者细胞表面相应的 HLA 抗原结合,激活后加入补体,使细胞损伤或裂解。2 型 HLA-D 抗原测定方法基本与 1 型相似,也采用 CDC 方法,但试验用的靶细胞是 B 细胞,两步培育时间延长,对补体的要求较严格,要求补体的天然细胞毒越低越好。因为 HLA1 和 2 型抗原表达 T 或淋巴细胞上,因此常常直接用淋巴细胞检测这些抗原。在分离细胞方面,现在有了单克隆抗体免疫磁珠法能高纯度和快速地分离 T、B 淋巴细胞。染色和固定方法也作了改进,配型一般可在 2 小时左右完成。

用 HLA 分型法测知的某一个体的 HLA 抗原的表达,称为 HLA 表现型,由两条染色体上的基因决定的。每个 HLA 基因位点的两个单倍体都编码相应的抗原,按照孟德尔共显性原理遗传给子女,父亲和母亲的 HLA 单倍体各作为一个单位遗传给子女。子代的 HLA 一个单倍体来自父亲,另一个来自母亲。因此在兄弟姐妹之间,有 50% 的机会一个单体型匹配;两个单体型都匹配或都不匹配机会均为 25%,亲代与子代之间总有 50% 的机会一个单体型匹配。因此以家庭内寻找供、受者间 HLA 一个单体型匹配的概率要比在无血缘关系的高得多。兄弟姐妹之间有 25% 概率 HLA 两个单体型都匹配。但是注意,两条 DNA 之间可以发生基因重组(genetic recombination),问题会更复杂。在临床上选择相同单体型者比抗原表现型相同而单体型不同者的移植效果好,这可能是因为单体型相同时在同一染色体上其他基因编码的抗原很可能也是相同的。

HLA 配型的临床意义:从上面的分析可见,移植应该尽可能用自体组织(像皮肤、骨髓、血管等)。同卵双胞胎的组织也不会被排斥。有亲缘关系个体,特别是兄弟姐妹之间的移植,排斥反应有可能弱些。但是,临床上的器官移植大多在无亲缘关系之间进行。HLA 具有如此遗传多态性,如果只计算 HLA-A、HLA-B 和 HLA-DR 三个位点上的抗原,理论上,这些遗传多态可以组成 17 万种 HLA 单体型,相应的基因型可达 150 亿种,HLA 表型可能有 15 亿种,HLA 的多态性由此可见一斑。实际上,在无血缘关系的人群中,找到两个 HLA 相同个体的机会,只有几万分之一至几十万分之一。因此,用组织配型的方法寻找匹配的供体实用价值是有限的。所幸的是,在有了强有力的免疫抑制剂的今天,器官移植可以不那么依赖于组织配型了。多篇研究表明,无论来自脑死亡或活供体(living-related),肝移植物的存活率和 HLA 配型好坏关系不大。随访大宗肾移植病例报道,移植物 5 年存活率在匹配 6、5、4、3、2、1、0 HLA 抗原的分别是 68%、61%、61%、58%、58%、57%、56%。虽然 6 个位点完全匹配组的存活率高于不匹配。但是不匹配 HLA 抗原的数量对存活率影响不是太大。因此,在用免疫抑制剂情况下,过分强调 HLA 匹配是不合适的,尤其不必为了追求较好的 HLA 匹配而远距离运输脏器,冷缺血时间延长对脏器的损害,往往超过 HLA 不匹配引起的损害。

(3) 群体反应性抗体(panel reactive antibody, PRA):用于检测受者体内预存的 HLA 抗体,超过 10% 即为致敏。输血、妊娠、移植等均可能使受者致敏。

高致敏患者,很难找到配合的交叉配合阴性供者,成功率很低。虽然有些致敏患者可能有 HLA-Ⅱ类抗体,但主要为 HLA-Ⅰ类抗体,它们将成为体液免疫的靶子。这些抗体的检测采用补体依赖的淋巴细胞试验方法,即将患者的血清用配组细胞分析 PRA 的百分率,来显示患者体液致敏的程度。主要用于二次移植和高致敏患者。

PRA 对肝移植的损伤较小,可能的原因是:①肝可释放可溶性Ⅰ类抗原;②肝血流量大,血供充分,可避免局部贫血损伤;③Kupffer 细胞有吸收和灭活免疫复合物的能力。

PRA 大于 10% 时,发现肾、心移植存活率下降。临床移植一般以 PRA 值30% ~ 40% 作为一个可否移植的界域。PRA 值高的移植易产生超急性排斥,可先对患者进行血浆置换、免疫吸附和诱导耐受等来降低体液中 HLA 抗体,提高移植成活率;选择供受者 HLA 配合的移植,也可进一步增加移植成功率。

(4) 淋巴细胞毒交叉配合试验:指受体的血清与供体淋巴细胞之间的配合试验,是临床移植前必须检查的项目。淋巴细胞毒交叉配合试验<10% 或为阴性才能施行肾移植。如果受体以前曾经接受过输血、有过妊娠或接受过同种异体移植,很可能在其血清内已产生抗淋巴细胞的抗体,对人类白细胞抗原(HLA)敏感。此时淋巴细胞毒交叉配型试验可呈阳性,器官移植术后将可能发生超急性排斥反应。以流式细胞技术用于交叉配型的方法仍存在争议,因该方法固然更敏感,但有可能会把原本可以移植成功的供体排除在外。

2. 免疫抑制药物 对于预防移植物的排斥极为重要,它可以是化学的,也可以是生物的免疫抑制剂。随着新药物的广泛使用并被证实安全有效,过去的经典药物,如硫唑嘌呤、环磷酰胺,不再作为一线用药。

(1) 类固醇类药物:1962 年由 Starzl、Hume 和 Woodruff、Goodwin 等报告泼尼松(prednisone)和硫唑嘌呤联合治疗,延长了人异体肾移植的生命。说明了当给予超生理剂量的糖皮质激素时可起免疫抑制作用。

因此,这类药物常作为重要的免疫抑制剂应用。除了泼尼松外,其中应用最广泛的还有甲泼尼龙(methylprednisolone)和琥珀酰氢化可的松。Borum 和 Bergland 研究了用泼尼松治疗的啮类动物的免疫反应,发现在抗原导入前 8 ~ 14 小时给泼尼松,能获得最大的免疫抑制效果。为此,大多数移植中心在术前 1 天分两个剂量给受者应用泼尼松。

当决定移植到手术开始还不足 8 小时,大多采用琥珀酰氢化可的松 2000mg,由麻醉科医师在术中静脉滴注,其中一半在移植手术开始时用,另一半在开放血管

钳夹时应用。或甲泼尼龙 1000mg 在术中分两次给予。大多数移植中心主张术后给予口服泼尼松,有些中心在移植术后第 1 个 10 ~ 14 天采用小剂量静脉滴注甲泼尼龙。移植手术 3 个月后,患者应接受口服泼尼松维持剂量 20mg/d,然后剂量逐渐降低为 15mg/d 到 1 年。

泼尼松治疗的并发症可分为两大类,一类是所有免疫抑制剂普遍存在的并发症,如增加了感染的可能性,包括细菌性的,特别是结核分枝杆菌;病毒性的,特别是巨细胞病毒;真菌、曲霉菌、隐球菌;原虫、肺孢子虫等;还包括增加恶性肿瘤发生的危险。第二类并发症是糖皮质激素所特有的,如胃肠道溃疡、肠穿孔、胃肠出血、胰腺炎等;皮质激素治疗在眼科的并发症也可见到,如后囊下白内障、视网膜炎、青光眼等。因此,要求在移植术后定期(6 个月)检眼镜和眼压测量随访。其他对骨骼肌肉系统的损害如萎缩性关节炎、骨无菌性坏死、骨质疏松和肌病等,也有一定的发生率。预防骨质疏松,可通过高蛋白饮食、口服补充钙剂、适当加强肢体锻炼、适当服用氟化钠等措施。皮质类固醇在神经系统方面的作用,包括皮质类固醇精神病、锥体外束综合征、失眠、忧郁或欣快。皮质类固醇治疗的血管影响,包括高血压、血管炎、毛细血管脆性增加、血栓性静脉炎和血液高凝状态等;它在代谢和其他方面的并发症为高脂血症、糖尿病、钠、水潴留、多毛症、库欣综合征表现等。

(2) 环孢素(cyclosporin):是迄今用于器官移植中强有力的免疫抑制剂。自从 1976 年 Borel 报告它具有强大的免疫抑制作用以后,在一系列动物器官移植中,证实其确实能使移植物存活时间延长。目前,在人类肾移植、肝移植和胰腺移植中,已单独应用或合并其他免疫抑制剂来预防排斥反应的发生,并逐渐在移植早期替代硫唑嘌呤。

环孢素在体外实验中显示对 T 细胞有选择性抑制作用。1978 年,Calne 首先报告在人类 HLA 错配(2 ~ 4 个位点抗原不配)的 7 例尸体肾移植中单独应用环孢素预防排斥反应,取得成功;1979 年报告了 36 个器官(32 个尸体肾、2 个尸体肝、2 个尸体胰)移植中应用环孢素预防排斥反应,其结果十分令人鼓舞。同年,Starzl 报告 57 例尸体肾 1 年存活率79%,2 年存活率75.4%。上海中山医院自 1985 年起至 1988 年 4 月,对 80 例尸体肾移植应用以环孢素为主的免疫抑制治疗,并按照环孢素血浓度监测指导临床用药,以控制排斥反应,取得较满意的临床效果。其中 1 年有功能移植肾存活率为93%。目前的治疗方案为手术前 2 小时开始口服环孢素剂量为 12.5mg/kg,手术后每日 12.5mg/kg,每 2 周减少剂量 2mg/(kg·d),移植术后 4 ~ 6 个月为每日 5mg/kg,7 ~ 9 个月每日 4mg/kg,10 ~ 12 个月每日 3mg/kg。为达到

用药剂量个体化,有效控制排斥反应,术后 1~6 个月环孢素血浓度控制在 100~700ng/ml,6~12 个月以上则维持在 40~100ng/ml。80 例中有 3 例超急排斥取除肾,2 例急性排斥取除肾。

从 1980 年至今,环孢素的使用极大地促进了各种尸体器官移植方面的发展,这不仅因为环孢素的效果优于其他免疫抑制剂,而且也由于环孢素治疗减少感染和恶性肿瘤的并发症,它确能使移植患者生存质量得到明显改善。此外,尸体肝脏移植患者生存率也提高 1 倍多,心脏移植效果也有明显改善。以前认为不可能施行的心肺联合移植及单纯肺移植也已成为现实。

然而,环孢素的肾毒性,是这种新的免疫抑制剂最麻烦的问题。肾毒性特征性表现是肌酐清除率降低,血清肌酐升高,并出现高钾血症和高尿酸血症。以往认为环孢素的肾毒性作用可随剂量减少而迅速消退。但目前已观察到,由于长期用药可引起肾脏发生与药物剂量明显相关的永久性损害。其次,在服环孢素近期以内,对肝脏的毒性作用也较为常见,并经常发生在正常血浓度情况下,特别对于 HBsAg 阳性受者应慎重使用,因为肝功能异常时立即停用环孢素,肝脏病变仍然进行。肝毒性的主要表现为血胆红素升高,碱性磷酸酶和转氨酶升高。因此,对于 HBsAg 阳性受者,移植术后宜减少环孢素剂量,以每日 6~8mg/kg 为安全;当患者 HBsAg 阳性,同时 S-GPT 和胆红素升高时,则要考虑换用其他免疫抑制剂如环磷酰胺。

(3) 普乐可复(prograf):又称 FK506(他克莫司,tacrolimus)是从链霉菌中分离出来的大环内酯类抗生素,与环孢素有许多相同的特征。FK506 抑制 IL-2、R-干扰因子、IL-3 的产生,抑制转移因子和 IL-2 受体的表达,以及抑制多种淋巴细胞反应和 T 细胞的产生等。在人的肾、肝、心同种移植中,FK506 的应用效果良好,在同种移植患者用传统疗法失败时,FK506 成功地用作补救的免疫抑制治疗。

FK506 的口服初始剂量是 0.15mg/kg,每 12 小时 1 次,口服维持量是每次 0.03~0.2mg/kg,静脉剂量是 0.01~0.05mg/kg,采用偏振免疫荧光测定药物的全血浓度,合适的 FK506 浓度为 5~15ng/ml,可以避免副作用的发生但又有确切疗效。

FK506 的药物副作用与环孢素相似,包括肾毒性、神经毒性以及高血糖。肾毒性的发生率和严重性与环孢素相同,而且撤药后是不可逆的。最常见的副作用是头痛、恶心、呕吐、腹泻、瘙痒、震颤、腹痛和肾功能不全。其他的副作用包括高钙血症、高血脂、高胆固醇及秃发等。FK506 与环孢素两种药物属于配伍禁忌。

(4) 吗替麦考酚酯(mycophenolatemofetil,MMF):又称霉酚酸酯,商品名骁悉(Cellcept)。是麦考酚酸(MPA)的 2-乙基酸类衍生物,是一种新型的免疫抑制剂。由美国 Syntex 公司发现,英国 Roche 公司研制。自 1995 年该药经 FDA 批准开始应用于肾移植以来,临床试验显示 MMF 能够有效预防和治疗心、肝、肾等移植物的排斥反应,有助于减轻移植物慢性排斥的动脉病变。MMF 较传统的硫唑嘌呤治疗具有更优越的免疫抑制作用,现已取代硫唑嘌呤用于临床移植患者。

MMF 口服后在体内迅速水解为具有免疫抑制作用的活性代谢产物 MPA,后者可逆性地抑制鸟嘌呤核苷酸经典合成途径中的一种限速酶,即次黄嘌呤单磷酸脱氢酶(IMPDH),导致鸟嘌呤核苷酸的减少,进而阻断 DNA 和 RNA 的合成,抑制淋巴细胞的增殖。此外,MPA 还可抑制培养的人动脉平滑肌细胞的增生,改善与慢性排斥有关的动脉病变;抑制多种细胞因子,抑制白细胞内糖蛋白的合成,如黏附分子发生改变。

与硫唑嘌呤相比,MMF 最大的优点是没有肝肾毒性。其常见副作用是胃肠道症状、血液系统损伤、机会感染和有可能诱发肿瘤,包括恶心、腹泻、腹痛、贫血、白细胞减少,但多为轻度,减量或停药后可逆。

麦考酚酸钠肠溶片,商品名米芙(Myfortic),在胃中酸性条件下不溶解,到达小肠后释放 MPA,是 SFDA 目前批准的唯一麦考酚酸钠肠溶剂型。米芙与吗替麦考酚酯相比:①有更好的抗急性排斥效果;②显著改善了消化道反应;③独特的药代动力学特征是合用质子泵抑制剂移植患者的首选方案。

(5) 西罗莫司(sirolimus,雷帕霉素,rapamycin)和依维莫司(everolimus,商品名 Certican)能抑制由抗原和细胞因子激发的 T 淋巴细胞活化和增殖,亦抑制抗体产生。通过与西罗莫司靶点(target of rapamycin,TOR,一种关键的调节激酶)结合,抑制其活性,作用于 IL-2R 下游的信号转导系统,抑制细胞周期中 G1 期向 S 期的发展,获得免疫抑制效应。可出现高胆固醇血症、高脂血症、高血压、皮疹、贫血、关节痛、腹泻、低钾血症、血小板减少等不良反应。依维莫司是西罗莫司的衍生物,药物代谢动力学更加优越。

3. 其他制剂

(1) 抗淋巴细胞球蛋白(antilymphocytic globulin,ALG):是将人的淋巴细胞注射给动物,随后收集其血清进一步分离提取其中免疫球蛋白部分制成。常用于免疫抑制的诱导和移植后难以控制的急性排斥反应。在实验动物中表明其有能力消除已有的敏感情况。1966 年 Starzl 首先报告临床应用 ALG 联合使用硫唑嘌呤和泼尼松,明显延长移植肾存活的效果。Sheil 通过对照研究,表明 ALG 组的效果有显著意义。

以后 Stevens 等发现 ALG 不仅延长肾移植患者存活期,且能减轻排斥反应。而遇到的主要缺点是肌内注射引起局部疼痛。Turcte 报告 ALG 在组织配型不理想的亲属肾移植中,1 年移植肾存活率为 93%,移植肾 2 年存活率为 85.7%,而对照组移植肾 2 年存活率为 58.4%。这些结果表明 ALG 在开始应用几个月会减少排斥危险的发生率和强度。但还不能确定 ALG 能全面提高移植器官存活的各种指标。ALG 必须在移植前或排斥时给予。Brendel 主张每天静脉滴注 ALG 7~30mg/kg。目前倾向于大剂量,短程疗法。Najarian 报告用 ALG 的尸体肾组剂量大于 25mg/(kg·d)者,移植肾 1 年存活率为 66%,而剂量小于 10mg/kg 者,移植肾 1 年存活率为 33%,大剂量的 ALG 对组织配型好坏与否均能延长移植器官的存活期。临床常用的 ALG 多从马、家兔和羊等血清中制成,因此 ALG 品种很多,免疫抑制的效价标准也不统一。资料表明,用马抗人淋巴细胞球蛋白(HAHLG)则必须大剂量,而用兔抗人淋巴细胞球蛋白(RAHLG)则剂量比较小。ALG 是异种蛋白,使用前受者必须做过敏试验。常规用 0.9% 氯化钠溶液稀释,ALG 以静脉给药为宜,畏寒、发热及注射部位疼痛,多发生在注射后 6~12 小时。过敏反应表现为荨麻疹,严重者可见喉头水肿、呼吸困难和休克等。提纯后的 ALG 会消除部分不良反应。

(2) 抗胸腺细胞球蛋白(antithymocyteglobulin,ATG):系将人胸腺细胞免疫合适动物,收集其血清分离提纯而得。其制备及作用均与抗淋巴细胞球蛋白 ALG 相同,且更有效。常用于免疫抑制的诱导和移植后难以控制的急性排斥反应。研究证明,ATG 对胸腺及 T 细胞有明显的选择性抑制作用,能引起 T 细胞快速、明显、持久地下降,而用硫唑嘌呤及泼尼松仅有轻度下降。ATG 能明显抑制 K 细胞,其作用较硫唑嘌呤及泼尼松要强,还能引起循环 B 细胞的上升,它能使受体加强防御,免于感染。1977 年 Kountz 报道在 73 例肾移植中,未成年人用 ATG 21 例,成年人小剂量 ATG 肌内注射 15 例,小剂量 ATG 静脉注射 15 例,大剂量 ATG 静脉注射 22 例。结果:静脉注射大剂量 ATG 可明显改善移植肾存活率至 12 个月;明显延缓术后第一次排斥反应;不论肾脏来自尸体还是活体,不论 HLA 配型情况,均有明显改善作用。而小剂量 ATG 无明显改善作用。为此,主张 ATG 合并应用硫唑嘌呤和泼尼松。一般在移植后第一个两周内应用 ATG,可有效地预防排斥反应。常用剂量为 10~30mg/(kg·d),多数每天用 15mg/kg,连续两周,以后隔日 1 次,连续两周。由于 ATG 是异种蛋白,大量应用后有发生血清病的危险,加之制备的标准化十分困

难,目前临床尚难推广应用。

(3) 抗 CD3 单克隆抗体:单克隆抗体 OKT3 是一种 IgG2a 类的鼠系单抗,可与 CD3 复合物中的一个 20kDa 亚单位结合,通过对 CD3 受体的覆盖而封闭细胞,以防止淋巴细胞接受或传递抗原刺激;OKT3 不仅阻碍了 T 细胞的功能,也可破坏已建立的 T 杀伤细胞系的功能,阻断细胞介导的细胞素作用。因 OKT3 可针对单一抗原,所以特异性高,灵敏度强。OKT3 可用于:①预防排斥反应:一般作为二线药物;②治疗排斥反应:对于耐激素、难治性排斥有较好疗效,但因价格高昂,一般作为二线药物。OKT3 的主要副作用为细胞因子释放综合征,或称全身性感染样综合征。发生机制主要为 OKT3 导致 T 细胞活化裂解破坏,释放出大量细胞因子,如 IL-2、IL-3、TNF、γ-INF 等入血液循环所致。这些活性反应物质可引起血管扩张、毛细血管通透性增加、平滑肌收缩等,从而引起寒战、发热、腹泻、胸闷、哮喘,偶有急性肾小管坏死、血栓形成。有报道大剂量皮质激素、吲哚美辛及抗 TNF 抗体治疗有效。

抗白介素-2 受体单抗,如巴利昔单抗(simulect,basiliximab,商品名舒莱)、抗 Tac 单抗(zenapax,赛尼哌)、达克珠单抗(daclizumab),能针对激活的 T 细胞表面白介素-2 受体上的 Tac 位点,具有一定的选择性。目前主要用于免疫抑制的诱导阶段。

4. 其他免疫抑制方法

(1) 手术:包括胸导管引流、胸腺切除和脾切除。对异体移植物反应中,宿主的淋巴细胞起重要的决定性作用。Woodruff 和 Anderson 发现在胸导管瘘的鼠中能延长皮肤移植物的存活时间;Tunner 等描述了 9 个患者胸导管引流后淋巴细胞和免疫球蛋白水平受到抑制,皮肤移植物的存活时间显著延长。Tilney 等观察 22 例胸导管引流的亲属肾移植,随访 23~53 个月,表明胸导管引流在抑制受者的免疫反应方面是有效的。但是在大多数情况下作为一种辅助措施,常和化学免疫抑制剂联合应用。由于胸导管引流增加了局部和全身感染的机会,妨碍患者的活动,加上引流容易阻塞、插管容易滑脱,可能需要再次手术,因此这一方法受到了一定的限制。为了降低受者对移植物的识别能力,减轻对移植物的排斥反应,并防止粒性白细胞的减少以利免疫抑制药物的应用。Starzl 等于 1963 年首先提出切除免疫器官的淋巴样组织脾脏和胸腺。但是在临床上尽管有些中心曾把脾切除作为常规手术,然而价值未获证实,已逐渐被废弃。

(2) 放射治疗:放射线具有免疫抑制作用。早在 20 世纪 50 年代就有人将放射治疗应用于异体器官移植,并作为免疫抑制的一种辅助方法。它包括全身照

射、体外照射、局部照射和全身淋巴组织照射等。Cobalt 报道了各种移植体的局部照射，当作为其他免疫抑制药物治疗的辅助手段时，有助于延长尸体移植的存活。有些移植中心则应用于治疗急性排斥。照射通常在术后 5~7 天开始，剂量为 150cGy，隔日 1 次，总剂量达 600cGy。而全身淋巴组织照射原来是治疗霍奇金病的一种传统方法。1976 年 Slavin 等发现全身淋巴照射能使小鼠的皮肤移植存活时间延长 5 倍，而无全身照射的严重副作用。1979 年 Strober 等将此法用于器官移植的抗排斥治疗。其方法是用铅板保护头颅、肺、肾、骨盆、长骨和其他生命器官，分次照射全身的淋巴组织，包括颈、腋下、纵隔、腹主动脉旁、脾脏、髂和腹股沟等部位的淋巴结，每周照射 4 个部位，每部位剂量为 150~250cGy，总剂量为 4400cGy。现用于肾和心移植。1986 年 Albertus 报告了肾移植的全淋巴照射，表明全身淋巴照射具有全身照射所不能比拟的细胞免疫作用。预计全身淋巴照射在人类器官移植方面将有广阔前景。

（樊嘉　孙健）

第三节　器官的获取和保存

供移植用的器官，一旦没有血供，在常温下短期内即会发生损害并死亡。为了延长器官的存活时间，使它有充分的时间供移植时重新建立血供，必须通过灌洗迅速降温，尽量缩短在常温下的时间（即热缺血时间），使之变为冷缺血状态，并在低温下（0~4℃）保存。到目前为止，器官的长期保存未获成功。如肾脏的保存，通常不能超过 72 小时，而心脏、肝脏的保存时间则更短，原则上在器官切取后应立即移植。

（一）供体的选择

1. 器官捐献　移植器官的来源可分为心脏死亡供者（donation from cardiac death，DCD）、脑死亡供者（donation from brain death，DBD）及活体亲属供者（living related donor）三种。大多数脑死亡个体可以作为候选供体。在无相关立法的国家，或虽有立法但受宗教和文化影响的国家，亲属供体是唯一的器官来源。由于移植器官的短缺，活体亲属供肾、供肝已被广泛接受。

为保证移植器官的质量，凡确定机体死亡应立即肌内注射肝素 2 万 U，以防止血管内凝血和血小板凝聚，有利于对被摘取器官进行彻底灌注。在免疫学测定方面，活体移植器官可进行 ABO 血型配合、淋巴细胞毒交叉配合试验、混合淋巴细胞培养和 HLA 配型试验等；而移植器官来自尸体者，由于时间不允许，故一般可不作混合淋巴细胞培养，但需进行 ABO 血型配型

和淋巴细胞毒交叉试验、HLA 配型。

2. 器官选择　最好选择年龄较轻捐献者。随着经验的积累，不断放宽供体年龄的界限。供肺、胰腺者不超过 55 岁，供心脏、肾、肝者分别不超过 60、65、70 岁。极少采用年龄大于 70 岁供体的器官用于移植。原则上供移植用的器官（特别是肝）体积应和受体切除的器官匹配。

下列情况禁忌作为器官移植的供体：已知有全身性感染伴血培养阳性或尚未彻底治愈，人类免疫缺陷病毒（human immunodeficiency virus，HIV）感染，或恶性肿瘤（脑原发性恶性肿瘤除外）。采用乙型、丙型肝炎病毒感染者、吸毒者、有糖尿病和胰腺炎病史者的器官也应慎重。有丙型肝炎病史供体的肾可用于曾患丙型肝炎的受体。

（二）器官的切取与保存

1. 器官的切取　供移植用的器官切取原则：①无菌原则；②尽量缩短热缺血时间，最好 10 分钟内；③原位灌注、整块切取；④迅速降低移植物温度；⑤选择合适器官保存液。

2. 灌注

（1）常用方法

1）悬吊式灌注法：以水柱压力计算，常以 9.8kPa（100cmH$_2$O）的恒定压力进行灌注。此法操作简便，压力较稳定，不需要附加设备。

2）气压式灌注器灌注法：灌注压维持在 10.6~13.3kPa（80~100mmHg），灌注 5~6 分钟后移植物呈均匀的灰白色，可以缩短整个灌注时间。

（2）灌注的目的：①是将器官内供者的血液尽可能洗出；②使器官的中心温度迅速且均匀地降至 0~4℃。

（3）灌注液：Collins（欧洲 Collins 配方，表 14-1）：此方配制简单、价廉，可以高压蒸汽灭菌消毒，长期存放，使用时不需要临时添加药物，是临床肾移植中常采用的一种灌注液。

表 14-1　欧洲 Collins 液配方

成分	g/L	成分	mmol/L
KH$_2$PO$_4$	2.05	K$^+$	115
K$_2$HPO$_4$	7.40	Na$^+$	10
KCl	1.12	Cl$^-$	15
NaHCO$_3$	0.84	HCO$_3^-$	10
葡萄糖	35.00	HPO$_4^{2-}$	42.5
		H$_2$PO$_4^-$	15

注：渗透压 355mOsm/L

3. 器官保存

（1）原则：①低温（0~4℃）；②维持合适渗透压；③降低缺血再灌注损伤程度。

（2）方法

1）单纯低温保存法：离体的脏器经灌注后，浸泡在含电解质的低温溶液中直至移植。通常将该脏器放置在一消毒的塑料囊袋内，绑扎、密封，并整个置入伴有冰块的容器内转运。容器内温度保持在0~4℃，直到移植。这种方法操作简单，费用低。但其最主要的缺点是保存时间不能太长。

2）持续低温机械灌流法：在转运过程中，供者器官血管内冷灌注液持续灌流，保持低温并提供基本的营养物质和氧气、清除代谢废物，以达到延长器官保存时间的目的。如肺脏的保存。

自从1967年Belzer等报道了用冷沉淀血浆和Belzer机器成功地保存狗肾脏达72小时以来，低温灌注法保存器官已受到各国学者的重视。临床上所用的灌注器有不同的类型，比较理想的机器是Belzer、Gambro、Travenol以及Aters（Mox100）这些灌注器能监护和控制温度、血压和灌注流量，也能控制氧化和pH。

4. 常用器官保存液

（1）仿细胞内液型：保存液中的阳离子浓度与细胞内液相似，能减少细胞内外离子梯度，降低细胞能量消耗。1988年Belzer等在美国威斯康星大学研制出的新型器官保存液，即UW（University of Wisconsin）液，其成分见表14-2。应用最为广泛，理论上肝脏可以保存30小时以上，肾脏和胰腺达72小时。Collins保存液，也属细胞内液型，用葡萄糖维持渗透压，但葡萄糖代谢产物的堆积会加重再灌注损伤。

表14-2 UW液配方

成分	含量
乳糖钾	100mmol/L
$MgSO_4$	5mmol/L
腺苷	5mmol/L
胰岛素	100U/L
地塞米松	8mg/L
羟乙基淀粉	50g/L
KH_2PO_4	25mmol/L
棉子糖	30mmol/L
谷胱甘肽	3mmol/L
青霉素	40U/L
别嘌醇	1mmol/L

UW液的成功之处在于：①不含葡萄糖，而用一种大分子量的乳糖盐作为非渗透阴离子代替葡萄糖，同时用一种相当大分子量的棉子糖作为附加的渗透支持；②含一种稳定的非毒性胶体，即羟乙基淀粉。作为一种有效胶体，可中和液体静力压，阻止细胞间隙的扩大；③含有磷酸盐，可预防酸中毒；④含有腺苷，为再灌注时生成高能磷酸化合物提供原料；⑤含有谷胱甘肽和别嘌醇，可预防氧自由基对肝的损害。

UW液既可作为供体器官初期的灌洗液，又可用于随后的冷保存，适用于腹腔内所有器官，是一种优良的长效保存液。但用于保存胸腔内器官（心、肺）的效果逊于腹腔内器官。

（2）细胞外液型多用于供体器官初期的灌洗。Celsior液一般用于心脏的保存。

（3）非细胞内液非细胞外液型如HTK（histidine-tryptophan-ketoglutarate）保存液，其采用了由组氨酸和另外两种代谢物构成的缓冲体系，且黏稠度低。对肝脏和胰腺24小时内的保存，与UW液相仿。

（樊嘉 孙健）

第四节 肾脏移植

近年来，尿毒症患者数量日趋增加，肾脏移植技术逐步成熟。血液透析和肾脏移植已成为公认的治疗尿毒症的最有效的方法。

（一）适应证

各种疾病导致的终末期肾脏疾病（ESRD）都可以考虑进行肾脏移植。在我国最常见的病因是慢性肾小球肾炎，而美国高血压和糖尿病所导致的肾病占前两位的病因，在我国这两种原因所导致的尿毒症也在逐步增加。其他的原因还包括慢性肾盂肾炎、慢性间质性肾炎、囊性肾病、梗阻性肾病、肾硬化症、狼疮性肾炎、先天性疾病、肿瘤、药物或其他有害物中毒性肾炎等。

（二）禁忌证

随着移植技术的进步，目前肾移植的绝对禁忌证已很少见。绝对禁忌证主要包括：尚未治愈的恶性肿瘤；尚未控制的严重感染；活动期结核病；活动期肝炎（尤其是伴有肝功能损害）；活动期艾滋病；各种进展期代谢性疾病（如高草酸尿症等）；近期曾经发生过心肌梗死；持久性凝血功能障碍、预期寿命小于5年，伴发其他重要脏器终末期疾病（心、肺、肝功能衰竭等）。相对禁忌证包括：活动性肾炎，一般应等待体内的循环抗体完全消失后再做移植；下尿路梗阻，因易导致顽固性尿路感染，应首先解除梗阻；过度肥胖或恶病质；难以控制的糖尿病；酗酒、药物依赖；精神心理状态不稳定或精神发育迟缓等;肿瘤患者应在肿瘤根治两年以上并没有复发或转移时再考虑肾脏移植。

(三)组织配型

良好的组织配型可以减轻排斥反应的发生率、提高移植肾和患者的长期存活率,并可减轻免疫抑制剂的剂量及不良反应。

1. ABO 血型配型 ABO 血型与受者相同或相容,符合输血原则。近年来,不同 ABO 血型之间肾移植也逐步开展并取得良好效果。

2. 补体依赖性淋巴细胞毒交叉配合试验 淋巴细胞毒交叉配型试验的正常值为小于 10%,如大于 10% 则为阳性。一般条件下,尽量选择数值最低的受肾者接受移植。

3. 人类白细胞抗原系统(HLA) 主要进行 HLA-A、HLA-B 和 HLA-DR 三对位点的配型,目前认为,HLA-DR 抗原对移植物长期存活最为重要,HLA-A 和 HLA-B 抗原次之。

4. 群体反应性抗体 一般根据致敏程度分为:无致敏 PRA<10%;中度致敏 PRA 11% ~ 40%;高致敏 PRA>40%。致敏程度越高,越容易发生排斥反应。

5. 群体反应性 T 淋巴细胞测定 如果 PRT>75%,则为阳性结果。目前认为 PRA 并不能完全反映患者的免疫状态,PRA 阴性的患者,约有 30% PRT 阳性。PRT 阳性受者的急性排斥发生率明显增加。目前 PRT 检测尚未被广泛应用。

(四)移植前准备

1. 术前检查 移植前常规进行外科手术的一般项目外,还应检查腹膜透析管或动脉-静脉内瘘或用于血液透析的静脉插管状况。成年型多囊肾患者应仔细了解双侧肾脏的大小。注意病毒性肝炎是否处于活动状态,活动性肝炎者不适合做肾移植。非活动期肝炎者应做肝穿刺活检,排除肝硬化和纤维化后再做肾移植。有消化系病史及症状者可选用纤维胃镜、胃肠钡餐检查或者纤维结肠镜检查以明确诊断。有结核病史或怀疑患有结核病者,可行结核分枝杆菌纯化蛋白衍生物(PPD)皮试、结核分枝杆菌分离染色和结核分枝杆菌培养以除外活动性结核。

2. 肾移植术前治疗 越来越多的资料证实,移植前透析的时间越短,受者的长期存活率越高,术前未透析者的移植效果优于术前透析者。术前健康状况很差的受者应首先经过透析治疗,改善全身情况之后再进行肾脏移植。一般在术前 24 小时内应进行一次透析治疗,以纠正水钠潴留、高钾血症等。改善全身情况之后再进行移植,将提高安全性。关于原病肾手术切除的指征:目前一般术前不切除原病肾,但如果出现难以控制的慢性肾实质感染;顽固性高血压;多

囊肾体积巨大、反复感染或出血的;合并感染的梗阻性肾病;或者怀疑有恶性变的获得性肾脏囊性病变等,可考虑行病肾切除。

(五)活体供肾的选择

对于活体供肾,我国规定供者必须是三代以内的血缘亲属或夫妻,年龄必须为 18 岁以上。供者精神状态正常,必须完全知情,应清楚知道可能遇到的风险并无保留地同意。完全自愿是基本原则,供者应有强烈和明确的捐献愿望,且不受到任何压力、强迫或利诱,不能有获利意图和动机。

首先排除有供肾禁忌证的候选者。供者的绝对禁忌证包括:严重认知障碍,无能力表达是否同意其意愿;有被胁迫的证据;有明显精神疾患;高血压导致器官损害;体质指数(BMI)>35;恶性肿瘤;妊娠;吸毒或酗酒;HIV 或人类 T 细胞白血病病毒(HTLV)感染;严重呼吸系统或心血管系统疾病;高凝血栓形成倾向,需要抗凝治疗的疾病;糖尿病;肾脏疾病以及其他严重全身疾病影响肾脏等。相对禁忌证包括:年龄>65 岁;HBV 感染;轻度或中度高血压;肥胖,体质指数>30;轻度尿路畸形。

活体供肾的选择:如两个肾脏的功能有差异时,应将较好的肾脏留给供者;如果肾脏有多根动脉,应选用肾动脉数目较少的肾脏。活体供肾的手术可采用开放供肾切取术、手辅助腹腔镜和腹腔镜供肾切取术等多种手术方式。手术方式的选择应根据术者的经验,确保供肾者的安全为最重要的原则。近年来,腹腔镜和手助腹腔镜供肾切取的方法越来越广泛,主要优点在于视野清晰、创口较小,患者易于接受。缺点为费用较高,术者必须具有丰富的腹腔镜经验。小切口开放取肾法的切口一般为 7 ~ 10cm,采用经腰切口,技术要求较为简单,安全可靠,且没有气腹对腹腔内脏的干扰,费用较低,易于推广。缺点为术后切口疼痛腹腔镜取肾为多。

(六)肾脏移植手术

肾脏移植手术的麻醉方式一般可采用硬膜外麻醉或气管内插管全麻。根据供肾和受者血管状况,首选供肾动脉与受者髂内动脉端-端吻合。如受者髂内动脉硬化严重,也可行供肾动脉与受者髂外动脉端-侧吻合,必要时也可考虑选用供肾动脉与髂总动脉端-侧吻合。供肾静脉与受者髂外静脉端-侧吻合。开放血管前,血压一般应维持较高水平以保证移植肾的血供,如 140 ~ 150/90mmHg。如果血压偏低,移植肾血流灌注不良,易发生移植肾功能延迟恢复(DGF)。输尿管一般直接吻合至膀胱,但如出现供者输尿管过短、长期透析可能导致的膀胱挛缩纤维化、神经源性膀胱等特殊情况,可使用供者输尿管与受者输尿管直

接吻合或供者肾盂与受者输尿管吻合，或移植肾输尿管皮肤造口术。再次肾移植时可选择对侧髂窝部位，如果第2次手术时间是在首次移植失败1周内进行时，可在切除原移植肾的同时，利用原切口及原动、静脉吻合口，经修整后再次吻合。多次肾移植应根据具体情况选择在腹膜外或腹腔内，供肾血管与下腔静脉和腹主动脉直接吻合，输尿管与受者输尿管对端吻合。首次移植的肾脏通常不必切除原移植肾，如出现移植肾积水、感染、局部胀痛、严重血尿、反复出现排斥症状和肾炎复发者等，可先行移植肾切除术。

（七）肾移植的外科并发症

1. 出血　伤口内大出血多为血管漏扎或结扎线脱落、血管吻合口漏血、移植肾破裂和凝血机制障碍等。当有较多渗血或有活动性出血存在时，患者可出现全身冷汗、脸色苍白、脉搏细速、血压下降甚至出现休克。低血压可导致尿量减少，甚至无尿。体检发现局部隆起、明显触痛，包块可进行性增大，有时还可伴有腹膜刺激征。超声、CT检查可了解血肿情况及鉴别有无上尿路梗阻情况。肾移植术前注意纠正贫血和凝血功能障碍，一旦确诊有急性出血，应快速输血、输液和止血等积极保守治疗。危及生命时，进行紧急手术探查，结扎出血点、控制渗血、修补血管吻合口漏、清除凝血块。如果移植肾破裂修补失败，则行移植肾切除。

2. 尿漏　为移植后常见的并发症，一般发生在术后1周之内。常常由于输尿管膀胱吻合处缝合不够严密，少数情况下也可能由于排斥或血供不良导致的肾盂或输尿管坏死。长期透析的患者可能有膀胱萎缩和纤维化，此时可行供肾输尿管与受者输尿管端-端吻合。轻度漏尿一般两周左右可以自愈，不能自愈者则需考虑手术修补。肾移植时放置输尿管支架管可以有效防止尿漏的发生。

3. 尿路梗阻　术后早期发生的尿路梗阻常见于输尿管膀胱吻合口狭窄、输尿管扭曲、精索或子宫圆韧带压迫、血肿压迫等，晚期尿路梗阻可能由于手术瘢痕、纤维束带压迫、膀胱吻合口瘢痕形成、结石、多瘤病毒感染所导致的输尿管炎等所致。超声检查可见移植肾积水。MRU有助于明确梗阻部位，必要时可采用移植肾穿刺插管引流造影。治疗方式取决于梗阻的程度和进展速度以及有无并发症。对于较轻的梗阻而肾功能良好且无并发症者，可密切观察而暂不予处理。对于进行性加重的梗阻则需积极治疗，首先应试行内镜处理，放置内支架管。内镜治疗失败以及有明确手术指征的患者，可行开放探查手术，解除扭转、压迫、结石等。

4. 淋巴漏　肾移植后淋巴漏是较为常见的并发症，一般是因跨越髂血管的淋巴管在术中被离断而未予结扎或结扎线脱落所致。一般发生在术后1周至数周内。表现为术后在正常的尿量情况下，从伤口引流管内溢流出大量液体，或移植肾区出现进行性逐渐增大的囊性包块。根据临床表现和超声等影像学检查可进行鉴别诊断。囊肿局部穿刺液体蛋白质含量高，乳糜试验阳性，而肌酐浓度明显低于尿液，与血浆水平相当，可与漏尿鉴别。一般情况下，被离断的少数淋巴管漏扎，其淋巴漏出量不会很多，只要引流通畅，不至于发生感染，随着创面的愈合淋巴漏会自行消失。对有症状的囊肿一般不主张经皮引流，因为囊肿难以消除且常引起感染。在反复穿刺无效的情况下，可予腹膜"开窗"行内引流术。

5. 血管并发症　移植肾动脉或静脉破裂，大多与感染、排斥、低蛋白血症等有关，也可由排便时腹压增高引起，部分与外科血管缝合技术有关。肾动脉或静脉血栓形成的发生率约为1%，多为动脉血栓形成，静脉血栓较少见。儿童肾移植动脉血栓形成的发生率较高。动脉血栓形成常见于血管扭曲或动脉内膜损伤与动脉硬化斑块脱落等情况，也可能与血液凝血机制障碍、外科血管缝合技术等有关，静脉血栓形成则多与外科缝合技术有关。动脉血栓形成表现为突然少尿或无尿，尤其是移植肾恢复泌尿后突然出现无尿，移植肾缩小，质地变软。静脉血栓形成可表现为移植肾肿大，胀痛，触诊发现移植肾饱满、质地较韧，轻度压痛。可出现移植肾区疼痛、压痛、发热、血尿素氮和血肌酐上升以及高钾血症等临床症状。超声可分别显示肾动脉血流减弱或消失；静脉血栓形成的早期可见到动脉内的反向血流。放射性核素肾图显示移植肾区充盈缺损。肾动脉造影显示肾动脉阻塞。一旦发生血栓形成，移植肾功能基本无可挽回，除非在极早期就能发现并及时治疗。怀疑有移植肾动脉主干栓塞即应尽快手术探查。肾动脉血栓形成早期，可切开血管取出血栓，必要时可切除原吻合口、重新做血管吻合。及时的紧急处理，有可能挽救移植肾。肾动脉栓塞晚期，移植肾多已呈紫褐色，肾功能已无挽回的可能，应予切除。

移植肾动脉狭窄常见于血管内膜损伤、受者髂内动脉有斑块者，动脉吻合技术不佳可导致吻合口狭窄。表现为术后高血压，严重者可出现肾功能受损。超声或DSA检查可以明确诊断。移植肾动脉狭窄一般可通过血管导管介入支架治疗，也可手术矫正。如果肾动脉狭窄引起严重的高血压，降压治疗不理想，以及介入治疗无效者应行移植肾切除。

6. 睾丸鞘膜积液　睾丸鞘膜积液也是男性较为常见的并发症，发生率可达4%左右。主要由于同侧移植肾压迫或者移植手术时精索结扎导致淋巴回流障碍。如果积液较少，不影响患者生活，可观察随访。积液量多时，可采用穿刺或鞘膜翻转术等方式治疗。

7. 肾移植功能延迟恢复　肾移植术后肾功能延迟恢复（delayed graft function，DGF）是肾移植后常见的并发症，发生率高达 5%～70%。一般定义为移植术后 1 周内需要透析的患者。急性肾小管坏死约占 DGF 发生原因的 80% 以上。尸体供肾比活体供肾发生急性肾小管坏死的几率高。其主要原因与供肾的缺血性损害（供肾的冷、热缺血时间）有关。其他原因有肾脏在灌洗时血管痉挛；病员自身因素，如动脉血管过细或存在粥样硬化而致移植肾供血不足、术中术后发生低血压等；移植手术并发症，如输尿管梗阻、严重渗血致血肿压迫或致休克等。DGF 的表现为移植早期少尿或无尿，血清肌酐值持续增高。此时患者无特殊主诉症状，相对平稳。但彩超可显示移植肾血流阻力指数（RI）升高，移植肾穿刺活检示肾小管上皮细胞有不同程度的水肿、空泡变性或刷状缘脱落等，无明显淋巴细胞浸润。预防措施是应尽量避免发生 DGF 的上述各种因素。应合理使用免疫抑制药物，尽量减少其毒性反应。可选用活血药物，改善移植肾微循环。必要时应及时采取血透过渡治疗。此外，注意防治感染、心衰和肝功能异常等其他并发症。

（八）免疫抑制剂的使用

肾移植受者需要终身服用免疫抑制剂以预防排斥反应的发生。免疫抑制剂的使用原则包括：

1. 联合用药原则　通过药物的联合应用，作用于淋巴细胞活化的不同阶段，达到增强免疫抑制效果，减少不良反应的目的。

2. 个体化用药原则　即根据不同的个体，同一个体不同的移植后时段以及个体对药物的敏感性和毒副作用调整用药的种类和剂量。

（1）常用免疫方案的选择：以钙调神经蛋白抑制剂为主，联合吗替麦考酚酯（霉酚酸酯）等抗增殖类药物和激素的方案仍然是临床主要的免疫抑制方案。目前国内外常用的三联免疫抑制方案一般以环孢素或 FK506 为基础，加用抗增殖类药物 MMF 或者 AZA，同时辅助糖皮质激素，三者联合应用。由于环孢素和 FK506 有着相同的作用机制，两者不宜合用，同样 MMF 和 AZA 也不宜同时使用，只能选择其中的一种药物，以免增加药物的毒性作用。

个体化的免疫抑制的治疗方案应根据供受者的配型、受者的免疫功能、年龄、种族、致敏状态、手术后时间、受者对药物的顺应性或耐受性等因素，调整联合用药种类和方法。儿童受者环孢素或 FK506 的剂量应增加，同时尽量减少糖皮质激素的用量，以减少对生长发育的影响。老年受者适当减少药物剂量。另外还应该注意的是国人与西方人在用药方案特别是使用剂量上也有差别，一般比国外推荐剂量要小，所以不能照搬国外方案，应该摸索适合我们自己的用药经验。

免疫抑制剂均有各自的毒副作用见表 14-3，并影响移植物的存活和患者生活质量，需要监测和预防。这些毒副作用可导致肝、肾、骨髓的中毒损伤以及导致新生肿瘤、机会感染、肝炎病毒复发等，也可引起受者高血压、高血脂、高血糖、骨质疏松、感染、心脑血管并发症和移植肾慢性失功，甚至危及生命。FK506 与皮质激素方案可能会加重移植后糖尿病的发生，如果使用 FK506，应尽量减少激素的用量。如果出现钙调素抑制剂的肾毒性，可以选用以 SIR 为基础的免疫方案。如果改变免疫抑制方案，应密切检测移植肾功能的变化。

表 14-3　免疫抑制剂的毒副作用

	环孢素	他克莫司	西罗莫司	激素	吗替麦考酚酯
肾毒性	++	++	+	−	−
高血压	++	+	−	++	−
高血糖	+	+++	−	++	−
高血脂	++	+	+++	++	−

（2）抗体诱导治疗：近年来临床研究发现，移植早期联合使用多克隆或者单克隆的抗体诱导治疗是影响移植肾长期存活的重要因素。对于高危和高致敏因素的患者，如高 PRA 水平、再次移植、移植物功能延迟恢复以及黑人患者等，排斥反应发生的概率就高。建议应用抗体诱导治疗，以降低排斥反应的发生率，改善患者的预后。对于未致敏的患者，诱导治疗同样可以明显降低肾移植急性排斥反应的发生，同时对诱导免疫耐受的形成可能也有一定的促进作用。根据美国联合器官分配网络（UNOS）肾移植登记处统计的 62 912 例临床资料，1996 年美国 20% 的活体肾移植采用诱导治疗。至 2000 年，采用抗体诱导治疗的比例在活体肾移植达到 38%，尸体肾移植为 50%，抗体诱导治疗在肾移植中呈逐渐上升的趋势。

目前常用的淋巴细胞抑制性抗体主要为 IL-2 受体(IL-2R)特异性的阻断剂,它们可以特异性地抑制活化 T 淋巴细胞表面的 IL-2 受体,从而阻断 T 淋巴细胞的活化过程。由于此类抗体只是抑制了 T 淋巴细胞的活化过程,并不破坏淋巴细胞,因此称为抑制性抗体。目前应用于临床的包括人鼠嵌合性巴利西单抗(basiliximab)和全人源化抗体的达利珠单抗(健尼哌)。这类抗体很少具有异种蛋白反应和细胞因子释放综合征,目前在临床的应用也越来越广泛。巴利西单抗 20mg 术前 2 小时内和术后第 4 天分别静注,而达利珠单抗 1mg/kg 术前 2 小时内和术后第 14 天分别静注。

多克隆抗体可与淋巴细胞表面的多种抗原成分相结合,封闭"包裹"淋巴细胞,并通过抗体依赖的细胞毒性或在补体的协同作用下,导致淋巴细胞的溶解破坏。此外,多克隆抗体对淋巴细胞无关的抗原(包括血小板、红细胞)可发生交叉反应而导致全血象的降低。使用多克隆抗体后,血中淋巴细胞数量明显减少并持续约 2 周左右,而 CD4 亚群可以被抑制达数年之久。由于这些制剂为动物源性的异种蛋白,注射后可诱发患者寒战、发热、恶心、呕吐、腹泻等细胞因子释放综合征,并可导致白细胞和血小板减少。少数患者可发生血清病、急性肺水肿和过敏性休克等严重并发症。此类抗体具有强烈的非特异性免疫抑制作用,可能会造成过度免疫抑制状态,使 CMV 感染、机会性感染以及肿瘤等的发生率增加,严重影响了抗体诱导治疗的临床应用。即复宁的标准用法为 1.5mg/kg,加入 500ml 生理盐水稀释后通过中心静脉或动静脉内瘘注射,由于易引发外周静脉炎,一般不用外周静脉注射。为避免过敏反应,可以使用皮质类固醇预先治疗。在用药后的 2 小时内,应密切观察生命体征的变化,每 15 分钟测定血压、呼吸、脉搏等生命体征 1 次。持续 4~10 天。有文献报道,在肾移植术中静脉滴注使用可以显著减少移植肾功能延迟恢复的发生率,效果优于移植术后使用。使用 ATG 时,建议停用硫唑嘌呤(Aza)或吗替麦考酚酯(MMF),以避免血液方面的并发症,环孢素(CsA)或他克莫司(Tac)建议减量使用。

(九)排斥反应的诊断和治疗

超急性排斥反应是反应最急剧、后果最严重的排斥反应,发生率约为 1%~5%。当供肾重新恢复血流时,移植肾充盈饱满,数分钟后,移植肾体积增大,肾色泽由鲜红出现紫纹,变为花斑状,进而呈暗红,甚至呈紫褐色,泌尿停止,少数出现寒战、高热。超急性排斥反应为不可逆的,尚无有效的治疗方法,只能行移植肾切除。超急性排斥反应关键在于预防。移植术前要有良好的配型,除 ABO 血型和 HLA 配型外,淋巴细胞毒性试验可检测出受者体内预存的供体特异性抗体,从而使绝大多数患者避免发生 HAR。通过行 PRA 检测和随机淋巴细胞毒性试验(CDC),可预测肾移植受者体内 HLA 抗体水平及致敏状态。

加速性排斥反应多发生在肾移植术后的 2~5 天内,排斥反应程度剧烈,病程进展快,移植肾功能常迅速丧失,严重时移植肾破裂出血。其机制可能为体内预存低水平的特异性抗体导致的体液性排斥同时合并细胞性排斥。临床表现主要是术后移植肾功能在恢复的过程中,尿量的减少或无尿,体温上升,高血压,伴有乏力、恶心、腹胀、移植肾肿胀、压痛,肾功能很快减退至丧失,原已下降的血肌酐水平又迅速升高,病情严重,进展迅速。影像学检查提示移植肾血供不良,阻力指数明显升高。加速性排斥治疗困难,可使用大剂量 MP,0.5g 冲击治疗 3 天。如果疗效不佳,应尽早使用 ATG 或 OKT3 进行治疗,治疗持续时间 7~21 天。经过上述治疗仍不满意可采用局部浅表 X 线照射移植肾。近年来还有采用血浆置换或免疫吸附治疗,也可取得一定的疗效。但总的疗效不满意,治疗逆转率约为 30% 左右。大剂量免疫抑制剂易引起感染、充血性心力衰竭以及消化道出血等并发症而危及患者生命。若处理无效,应尽早停用免疫抑制剂,切除移植肾。

急性排斥反应是最常见的排斥反应类型,可发生在移植后术后的任何时间,但多发生在移植后的 3 个月内,其中第 1 个月内最常见。随着时间的延长,其发生的概率越来越低。但值得注意的是,急性排斥反应发生的时间越晚,对移植肾的长期影响越严重,治疗越困难,预后就越差。典型的急性排斥反应表现为发热,可伴有乏力、关节酸痛,体重增加、血压升高、尿量减少、移植肾胀痛、肿大。但随着 CsA、MMF 等强效免疫抑制剂的使用,急性排斥反应的典型临床表现已较少出现,症状表现比较平缓、隐蔽,可能只表现为肾功能的减退。实验室检查可发现血肌酐、尿素氮升高,出现蛋白尿、尿量减少、尿比重下降、尿中有红细胞等。移植肾彩超显示移植肾体积增大、血流减少、血管阻力增加。免疫学指标可见 $CD4^+/CD8^+$ 升高及其他相关指标异常。肾穿刺活检是目前诊断急性排斥反应的金标准。大剂量皮质类固醇冲击是最常用的治疗方法,皮质类固醇可通过干扰 IL-1 mRNA 的产生、减少 HLA Ⅱ类抗原表达、调节淋巴细胞再分布而中断排斥过程。常用方法为 MP 0.2~0.5g,静脉滴注连续用 3 天,可根据排斥反应的程度适当增减剂量,可一次或分次静脉注射。也有些单位使用较小剂量的皮质类固醇进行治疗,比如 120~250mg,连续用 3~5

天。大剂量与小剂量皮质类固醇冲击治疗的效果无明显差别,也没有证据证明较大剂量比小剂量更优越。激素冲击治疗急排的逆转率为75%。在应用MP治疗期间,患者的血清肌酐(S_{Cr})可能会有所升高。如果在冲击治疗的第2、3天S_{Cr}升高的幅度小于基础值的10%,则说明急性排斥反应得到控制。如大于10%,急性排斥反应多数不能逆转。对于一次发作而言,MP的总剂量不宜超过3g,否则容易造成严重的感染,威胁患者的生命。应注意的是,临床症状完全缓解时,可能组织学病变尚未终止和消失,故对明确和严重的排斥反应不要过早停止治疗,以免反弹而加重治疗的难度。

对皮质类固醇冲击治疗无效的急性排斥反应称为耐激素的急性排斥反应(steroid resistance acute rejection),约占急性排斥反应的30%~40%。清除性抗体是治疗耐皮质类固醇排斥反应的有效方法。对急性排斥反应也可以首选抗体治疗。目前常用的抗体主要是即复宁、ATGs和单克隆抗体OKT3三种。抗体治疗可以使75%~90%的耐激素的急性排斥反应逆转,根据排斥反应的程度,使用疗程为5~12天。使用即复宁治疗急性排斥反应的剂量为1.5mg/(kg·d),疗程3~14天。对耐激素的排斥反应,起始剂量可为2~4mg/kg,累计总剂量为4.5~21mg/kg。即复宁加入等渗的0.9%氯化钠或0.5%葡萄糖溶液稀释后静滴,选择大静脉缓慢滴注,时间不少于4小时。使用前应给予日需要量的皮质类固醇和静脉抗组胺类药物。ATG治疗急性排斥的剂量为3~5mg/(kg·d),加入250~500ml 0.9%的氯化钠溶液中静滴,静滴时间不少于4小时,连续用7~14天。使用前应给予日需要量的皮质类固醇和静脉抗组胺类药物。OKT3的剂量为5mg/d,加入0.9%的氯化钠溶液中静脉注射,连续用10天。短疗程为5~7天,也有根据情况长至14天。通常在前3次注射前适量应用皮质类固醇。对存在水钠潴留的患者,体重控制在干体重的3%以内,用药前应予透析或利尿剂脱水治疗,以避免发生肺水肿。在使用OKT3前15分钟,使用MP 5~8mg/kg,苯海拉明50mg静注,对乙酰氨基酚50mg口服。在第1和第2剂之间,要每15分钟测定生命体征1次,共2小时,以后不需要继续使用辅助药物。如果出现高热,可以使用对乙酰氨基酚。如果停用OKT3 1次以上再重复使用,仍然要重复以前的辅助用药过程。同时,在抗体诱导治疗期间,为避免过度免疫抑制,应将钙调神经蛋白抑制剂减量1/3~1/2,或停止使用,同时注意检测血液中的CD3细胞数量。

对于反复发作的急性排斥反应,应根据情况决定是否再次使用皮质类固醇冲击治疗。如果排斥程度较轻,或者是首次急性排斥反应发生数周后再次发生的急性排斥反应,可以考虑再次皮质类固醇冲击治疗。如果发生耐皮质类固醇的排斥反应,或在使用皮质类固醇治疗的同时肾功能急剧恶化,则建议尽早改用抗体治疗。约90%耐激素的排斥反应对抗体治疗有效。

难治性排斥反应通常指皮质类固醇和抗体治疗均无效的排斥反应。难治性排斥反应多由于细胞介导和抗体介导的共同作用结果。体液性排斥越来越受到重视,目前比较关注C4d在肾小管周围的沉积。补体经典途径中C4的降解产物C4d是一个特殊而且可靠的反映体液性免疫的指标。现在大多数文献把移植肾管周毛细血管C4d的沉积作为确定排斥中存在体液性成分的一个重要诊断指标。难治性排斥时主要的治疗方法有静脉输注大剂量的免疫球蛋白(IVIG),或结合应用血浆置换。大剂量静脉免疫球蛋白的剂量为2g/kg,而血浆置换建议隔天1次。对于严重的高滴度抗体致敏的患者,可以使用利妥昔单抗或急诊脾切除减少抗体产量,减轻对移植物的损伤。也可采用对移植肾的小剂量放射治疗。如果患者体内未出现对抗OKT3或ATG的抗体,也可考虑再次使用抗体治疗。但再次抗体治疗将会大大增加患者感染的发生率,造成致命的感染。对于长期存活的患者,也会显著增加恶性肿瘤的发生率。因此是否再次使用抗体治疗要根据患者的具体情况,估计逆转的可能性以及移植肾功能可能恢复的程度,权衡利弊。对于难治性排斥反应,也可以考虑加大CsA的用量,或者改用Tac、SRL,或者增加MMF的剂量等方法,有时可以取得一定的疗效。难治性排斥反应的逆转率约30%~40%左右。

后期急性排斥反应目前还没有统一的定义,最早可以发生在移植后3~4个月,可以是初次的排斥反应,也可以是反复发作的排斥反应。后期发生的排斥反应不但是时间上的概念,其重要特点是与早期发生的排斥反应在治疗效果和预后上都有很显著的差异。后期排斥反应通常预后不良,移植物丢失率高。后期排斥反应可能是由于免疫抑制剂的用量不足所引起,也可以发生在免疫抑制较强的患者。

后期排斥反应的治疗一般首选增加皮质类固醇用量的方法。对于3~4个月后的排斥反应,OKT3的有效率大约为40%~50%,如果是1年后发生的排斥反应,其有效率则降低至20%,因此多数人认为并不值得冒险使用。ATG是否可以用于后期排斥反应的治疗,目前的资料还很少,一般不主张使用。

后期排斥反应预后不良,常常导致慢性排斥反应。同时,使用大剂量免疫抑制剂治疗也不一定能够取得满意的疗效,往往还会导致致命性感染等并发症的发生。因此必须权衡考虑治疗效果与不良反应之间的利害关系,保存患者的生命比挽救移植肾更为重要。我们必须有所取舍,必要时要及时切除移植肾,以保全患者的生命。

慢性排斥反应,一般发生在肾移植3~6个月后,肾功能呈缓慢减退,血肌酐(S_{cr})进行性升高,是影响患者长期存活的主要因素之一。慢性排斥反应与急性排斥反应次数和严重程度成正比。在慢性排斥反应中既有体液因素的参与也有细胞免疫的参与,是移植肾失去功能的主要原因。慢性排斥反应目前尚无明确有效的治疗方法,对慢性排斥反应的预防更加重要。要尽可能减少慢性排斥反应相关的危险因素。如在肾移植过程中改善保存和灌注条件,尽可能避免和减少供肾损伤;避免使用缺血时间过长、长期高血压、糖尿病供者的肾脏;肾脏大小尽量与受体相匹配。在肾移植前或肾移植1小时内肾活检,用于鉴别药物性肾中毒和慢性排斥反应,并有助于评估供肾移植前损伤的程度。移植肾程序性活检可以及时发现移植肾的药物性损伤以及亚临床排斥反应,对提高长期存活具有重要意义。患者教育可以最大限度地提高患者的顺应性,也将明显改善患者的临床效果。对于急性排斥反应必须强调彻底、及时地治疗,特别是有效地控制首次急性排斥反应极为重要。

(朱同玉)

第五节 肝脏移植

自1963年Starzl首例肝移植成功以来,肝移植已成为终末期肝病的有效治疗手段。新型免疫抑制药物环孢素(CsA)、他克莫司(FK506)、西罗莫司等的应用,手术技巧的改进,并发症诊断处理水平的提高以及肝炎病毒的有效控制等进一步提高了肝移植术后的长期生存率及生活质量。之后发展的活体肝移植、劈离式肝移植、废弃肝肝移植等多种方法又扩大供肝来源。

在一些大的移植中心,肝移植术后1年生存率已超过90%,3年生存率已超过80%,由此使得全世界范围内等待移植的患者数量剧增而供肝数量严重不足。自1994年至1998年,等待移植的患者数量增加了168%,而供肝的数量只增加了18%。供肝的来源困难使许多重症患者在等待供肝的过程中死亡。为更合理分配供肝,必须对受体进行严格的筛选及术前的评估,以获得最好的治疗效果。

(一) 适应证及禁忌证

近四十余年肝移植技术的发展使其成为终末期、不可逆转肝病的有效治疗手段。理论上各种原因引起的急、慢性肝功能衰竭都是肝脏移植的适应证。

1. 肝脏移植的适应证

(1) 肝脏实质病变:慢性肝炎引起的肝功能衰竭,如乙型肝炎、丙型肝炎及自身免疫性肝炎、酒精性肝病、急性肝衰竭,如各种原因引起的急性重型肝炎、Budd-Chiari综合征和多囊肝引起肝功能不全等。

(2) 胆汁淤滞性病变:如原发性胆汁性肝硬化、硬化性胆管炎、进展性家族性肝内胆汁淤积症(Byler病)及肝外胆道闭锁等。

(3) 代谢性肝病:如Wilson病、遗传性酪氨酸血症I型、遗传性血色病、α_1抗胰蛋白酶缺乏病、原卟啉病、糖原累积症、遗传性草酸盐沉积症、Crigler-Najjar综合征(家族性非溶血性黄疸)、家族性淀粉样变性和高氨血症等。

(4) 肝脏肿瘤:包括良性及恶性肝脏原发肿瘤。对肝移植治疗肝癌一直有争议。理论上讲,全肝切除及肝移植不仅切除潜在多灶肿瘤,而且处理了相关的终末期肝病,具有相当的优势。但最初的效果令人很失望。随着研究进展和经验积累,愈来愈多的文献报道了基于严格病例选择基础上肝移植治疗肝癌的良好结果。一致肯定了肝移植治疗早期肝癌的良好疗效。

目前常用的肝癌肝移植标准为:①"米兰"(Milan)标准;②美国加州旧金山大学(UCSF)标准;③上海复旦标准。

Milan:单发结节肿瘤直径小于5cm或多发结节肿瘤数目小于3个且肿瘤直径小于3cm。

UCSF:单发结节肿瘤直径小于6.5cm或多发结节肿瘤数目小于3个且肿瘤直径小于4.5cm,总的肿瘤直径小于8cm,不伴有血管及淋巴结的侵犯。

上海复旦标准:单个肿瘤直径≤9cm或多发肿瘤≤3个且最大肿瘤直径≤5cm,总的肿瘤直径总和≤9cm,无大血管侵犯、淋巴结转移及肝外转移。

2. 肝脏移植的禁忌证 随着肝脏移植技术及相关药物治疗学的发展,肝脏移植的禁忌证也有相应变化。以前所认为的如慢性乙型、丙型肝炎和原发性肝细胞癌等,已不再是绝对禁忌。

(1) 绝对禁忌证:患者存在以下几种情况属不应实施肝脏移植:①存在严重的、难以控制的全身感染;②严重的心肺等重要脏器功能障碍或多器官功能衰竭;③肝外有难以根治的恶性肿瘤;④难以戒除的酗酒及吸毒;⑤严重的神经、精神功能障碍;⑥艾滋病病毒(HIV)感染者。

(2) 相对禁忌证:需要慎重考虑的情况:①受体年龄大于65岁;②存在病毒复制的慢性乙型肝炎或丙

型肝炎;③门静脉主干栓塞;④有多次或复杂的上腹部手术史;⑤有精神病既往史。

3. 肝脏移植的时机选择与术前风险评估

（1）时机选择:通常公认的最理想的肝脏移植时机是患者 1～2 年的预期生存率低于 50%，但没有发展为多器官功能衰竭时。对慢性肝病、没有主要并发症的代偿期肝硬化患者（child-turcotte-pugh,CTP 评分 5～6 分）5～10 年生存率可达 90%，此时移植将使短缺的供肝得不到最合理的使用。如果患者病期太晚，围术期死亡率及并发症的发生率太高。

平衡这两个极端，当慢性肝病患者生活质量明显下降，开始出现肝脏合成功能障碍、营养不良或开始出现肝硬化的第一个并发症时即可考虑行肝脏移植:①严重的瘙痒、嗜睡、严重的代谢性骨病、水肿等生活质量的下降;②凝血功能的下降、低蛋白血症、难治性腹水、自发性细菌性腹膜炎等肝硬化并发症;③肝肾综合征或肝肺综合征的出现。在这个时期，大多患者预期生存时间为 1～2 年，是肝脏移植比较合理的时机。

而急性重型肝炎患者病情进展迅速，凝血酶原时间持续延长，开始出现精神状态的改变时即要考虑行肝脏移植，早期移植是提高移植受者存活率的关键。

（2）术前风险评估模型:很多研究一直在寻找一个合适的能预测肝移植术后风险及预后的预测模型，来合理分配供肝。以往主要依据 CTP 评分、ABO 血型相容性和总的等待时间来进行。然而，近期的研究显示，患者移植等待时间的延长并不与死亡风险的增加相关。而且 CTP 评分过于简单，分类不够细。近来，终末期肝病模型（model of end-stage liver disease,MELD）评分被广泛用来评价各种中晚期肝脏疾病的严重程度和肝病患者等待肝移植期间死亡危险度。它以血清胆红素、肌酐和凝血酶原时间国际标准化比值（INR）等 3 个生化变量为依据，具有简便可行、重复性好、客观性强等特点。可以替代 CTP 评分，准确预测慢性肝病患者 3 个月病死率，为器官移植的分配及时机掌握提供参考。

MELD 公式:risk score = 9.6×loge（肌酐 mg/dl）+ 3.8×loge（总胆红素 mg/dl）+11.2×loge（INR）+6.4×（病因:胆汁性或酒精性 0,其他 1）

Wiesneret 等前瞻性分析 3437 例等待肝移植的终末期肝病患者，发现 MELD 分值<6 的患者病死率为 1.9%，而>40 的患者病死率为 71.3%。根据评分可预测患者病情轻重并决定肝移植的顺序，可减少等待患者的死亡率。Freeman 等研究表明，随着 MELD 器官分配评分系统的实施，在等待肝移植受者的死亡率下降了 3.5%，而移植率增加了 10.2%。

然而，MELD 评分尚需改进。首先，血清肌酐受很多因素，特别是血容量的影响。在使用利尿剂时，尽管肝病并没有进展，但 MELD 分值会增加很多。其次，血清胆红素也会受到如全身感染等情况的影响，从而影响 MELD 分值。另外，MELD 分级不适合肝功能代偿良好的早期原发性肝癌和代谢性疾病患者。最后，由于强调病重原则，重症受者经肝移植后能显著降低移植前病死率，但移植后病死率相应增高。而轻症受者移植后生存率更高，能提高供者利用率。如何在受者病情和预后之间寻找合适的平衡点，仍需继续研究。

（二）供体准备

供体选择和评估:移植用的肝脏主要来自尸体或活体，少部分可使用胎肝。胎龄 7 个月以上的胎肝功能基本成熟，可作为婴幼儿原位或成人异位肝移植的供肝。对于尸体供肝，一般认为需要满足这些条件:年龄<50 岁、血型相符、脂肪肝<30%、没有传染病、热缺血时间<5 分钟。

活体供者的评估，包括两个层面要求:①确保供体手术安全;②供肝适合受体需要。

（1）确定供肝体积:理论上讲，最理想的情况是切除最小量的肝脏而能满足受体代谢的需要。但目前还缺乏一种有效的手段来评估肝脏的储备功能。临床实践表明供肝重量-受体体重比在 0.8%～1.0%、供肝体积-理想体积比在 30%～40% 是最低要求，否则就有发生小肝综合征（small-for-size syndrome）的可能。术前可通过 CT 三维重建技术来评估预期供肝的体积及确定切除的类型。在成人-儿童活体肝移植中，由于受体相对体积较小，左叶供肝或左外叶供肝已经足够。但供肝太大也有可能发生大肝综合征（large-for-size syndrome），而影响腹腔其他脏器功能及切口的缝合。而成人-成人活体肝移植中，发生小肝综合征的可能较大。左叶供肝联合尾状叶的切取;右叶供肝、包括肝中静脉及部分左内叶在内的扩大右叶供肝等是解决小肝综合征的可行策略。

（2）绝对禁忌证:供者存在以下几种情况属不应实施肝脏捐赠:①任何恶性肿瘤;②高血压、高血脂、高胆固醇血症、糖尿病;③冠心病、哮喘;④肾脏疾病;⑤乙型肝炎表面抗原阳性或丙型肝炎抗体阳性;⑥脂肪肝>10%;⑦心理或精神失常;⑧全身性感染。

（3）相对禁忌证:需要慎重考虑的情况:①供体年龄大于 55 岁;②既往滥用药物和酗酒;③重度嗜烟;④消化性溃疡活动期;⑤已治愈的肺结核患者;⑥乙型肝炎核心抗体阳性者。

（三）受体准备

确定肝脏移植的患者，一般需以下三方面的准备工作。

1. 术前检查　包括:①血、尿、粪及电解质等常规检查;②肝功能包括凝血功能等的检查;③血液乙肝、丙肝、HIV 等病毒学方面的检查;④细菌学的检查;⑤血管造影,了解肝动脉、门静脉、肝静脉等走行及可能存在的变异;⑥腹部超声及 CT/MRI 检查,了解肝脏病变及邻近器官情况。多排螺旋 CT 血管成像或 MRI 血管成像已经可以替代有创的血管造影;⑦心肺功能的评估;⑧如为恶性肿瘤的肝移植,还需头颅、肺部脏器的检查及全身骨扫描等排除肝外的转移灶。

2. 心理准备　包括:由于肝脏移植手术及术后治疗的复杂性,受体术前的心理准备也很重要,有助于缓解其紧张的情绪。应告知患者手术的基本情况,术后注意事项,包括长期免疫抑制药物的服用。由于移植后在监护病房的时间较长,术前带领患者熟悉监护室环境也有利于患者术后的康复。

3. 术前准备　包括:①交叉配血;②手术区皮肤的准备,包括腹部、耻骨部、两侧股上部皮肤及双侧腋窝;③术前肠道准备;④其他准备同肝脏一般手术。

(四) 供肝的准备

供肝的准备包括供肝切取、修整和运输及保存。

1. 供肝的切取　供肝的质量是决定肝脏移植手术成败的关键因素之一。

(1) 准备和评估:由于脑死亡供体的一般情况多较差,所以供肝获取前应尽可能纠正低血压、低氧血症等,给予足量的晶体及胶体液,给予适量利尿剂以保持尿量。静脉给予广谱抗生素。在切开腹壁时会引起腹肌反射性的收缩,可预先给予少量肌松剂。

进腹后仔细探查腹腔,正常的肝脏表面光滑,边缘锐利,红褐色。有明显的病变或肝脏损害表现应该弃用。肉眼不能明确的肝脂肪变性程度,肝纤维化程度等可行术中冷冻切片。

(2) 供肝切取:有两种方法:标准供肝切取术是针对于脑死亡供体的多脏器联合切取技术。快速供肝切取技术用于心搏已经停止的尸体供肝,可缩短热缺血时间。

1) 标准供肝切取术:一般采用正中胸腹联合切口,从胸骨切迹至耻骨联合,劈开胸骨,剪开心包,向后剪开部分膈肌,必要时可加做中腹部横切口。如果不获取心脏和肺脏,也可以选择腹部大十字形切口。

紧贴十二指肠分离胆总管,尽可能保留其长度,向肝门方向不要剥离太多,以免影响胆管血供。紧贴十二指肠切断胆总管,剪开胆囊底部,经胆囊切口用冷林格液反复冲洗胆道,以免残留在胆道内的胆汁对胆道黏膜的损害。由于肝动脉常有变异,这一步是最费时也是最困难的步骤。常见的动脉变异左侧可能有辅助肝左动脉发自胃左动脉,右侧胆总管后方有发自肠系膜上动脉的辅助肝右动脉,分离时要注意辨别

并保留。向腹腔动脉方向解剖肝总动脉至根部,周围所有不走向肝脏的动脉分支均予以分离结扎,在腹腔动脉周围分离应注意可能有几支膈动脉发自腹腔动脉而不是直接发自腹主动脉,处理不当可能引起出血。提起动脉,显露其后之门静脉,将其从周围淋巴组织中分离出来,在胰颈部切开,分离并结扎胃左静脉及来自胰腺的第 1 条静脉,并尽可能长地将门静脉全部游离出来,并将脾静脉充分游离。分离肝周切带,从小网膜囊开始,左三角韧带,镰状韧带,暴露肝上下腔静脉。右侧游离肝裸区,分离肝下下腔静脉并明确与肾静脉关系,右侧肾上腺静脉分离结扎。这样整个肝脏基本游离。

在肾动脉以下分离出腹主动脉,插入灌注管,可以将远端腹主动脉结扎。这样,可以确保腹腔动脉、肠系膜上动脉和肾动脉的血供。从肾静脉下方下腔静脉或髂静脉向近心端插管备灌注液引流用。然后游离出肠系膜上静脉,也置入灌注管。为了确保门静脉血流的灌注,在开始灌注前,不能结扎肠系膜下静脉和脾静脉。如果采用腹部大十字形切口,应行左侧开胸,于膈上胸主动脉预置辛氏钳备用。在血液循环稳定的情况下,可以开始切取供肝。

在肝脏及管道系统游离好后,即可开始行冷灌注。在灌注开始前 5 分钟,应全身肝素化(3mg/kg)。腹主动脉和门静脉应同时开始灌注 4℃ UW 液,灌注开始同时,立即用辛氏钳夹住膈上胸主动脉。如果未行下腔静脉插管引流,必须在静脉压升高之前快速在胸腔切开腔静脉,作为灌注液的流出道。切开处需用粗吸引管吸引流出的液体。灌注的同时,应在腹腔内放置生理盐水或林格液冰屑,以达到对肝脏表面的冷却。有效的灌注可见肝脏迅速发白,灌注至腔静脉流出液无血液为止。肝动脉需灌注 UW 液 2000～3000ml,门静脉需灌注 UW 液 1000ml 左右。灌注压力100mmHg 左右。灌注完成后,按顺序分别切取肺、肝脏、胰腺及双侧肾脏。

2) 快速供肝切取术:大十字形切口剖腹,将小肠翻向左侧,靠近腹主动脉分叉处游离,结扎远端,剪开前壁,插入气囊导管至腹腔动脉开口上方(气囊导管法较传统开胸主动脉阻断法省时,操作也简单)。充气囊后立即以 4℃ UW 液 2000～3000ml 行腹主动脉灌注,速度为 80ml/min,水柱高 0.8～1m。尽量缩短热缺血时间在 5 分钟之内。

游离肾静脉下方下腔静脉,结扎远端,剪开前壁,插入引流管引流灌注液,此法较常规开胸下腔静脉剪开引流法腹腔积液少,术野清晰。

剪开胃结肠韧带,在胰腺下缘将胰腺向上翻起,在胰腺后方找到脾静脉,分离脾静脉,远端结扎,其近

端插入灌注管。立即开始灌注4℃ UW液1000ml。在肝周放置碎冰屑,进一步降低肝脏温度。

游离胆总管,靠近远端切断。切开胆囊底部,清理其内胆汁,再以UW液或冷林格液低压灌注胆总管。

灌注完成后,剪开膈肌,游离肝周韧带,靠近心脏剪断肝上下腔静脉,剪断胸主动脉,紧贴脊柱游离后腹壁粘连,切取肝脏,肝动脉根部须带有主动脉后袖片。如联合脏器获取,则切开将十二指肠和胰掀起,显露双肾,在肾血管平面以下,切断腹主动脉和肝下下腔静脉,同时切取双肾与肝脏。

2. 供肝的运输及保存　目前多采用低温(1~4℃)+UW液保存法,一般认为可以安全保存24小时。

3. 供肝的修整　供肝置于4℃ UW液中,持续保持低温。修剪下腔静脉,剪去周围的膈肌组织。分离肝动脉,了解有无异位肝动脉或副肝动脉。当肝动脉有解剖变异时,需行肝动脉整形。分离门静脉,内置一硅胶管,备供肝植入时冲洗用。稍加分离胆总管,切除胆囊。验证血管完整性。置4℃ UW液备供肝植入。

(五)移植手术

1. 病肝切除术　病肝切除是肝脏移植手术中很重要的部分。严重的肝硬化、门静脉高压甚至门静脉血栓形成、多次肝脏手术或上腹部手术等情况,病肝切除会有困难。病肝切除术中的出血量、手术时间等也与移植后恢复直接相关。

双侧肋缘下切口进腹,中间垂直向上延伸至剑突。右侧切口略长,左侧切口可以稍短。切断肝圆韧带,分离镰状韧带。

游离胆管,注意保护胆管血供。分离肝固有动脉,并向下追踪至肝总动脉根部,向肝门部也只需分离至左右肝动脉分叉处。牵开肝动脉,游离2~3cm门静脉主干备吻合。

游离肝左叶,左三角韧带处结扎,剥离静脉韧带和腔静脉后方。游离肝右叶,剥离肝裸区,缝扎右肾上腺静脉。分离下腔静脉后方,可与左侧贯通。如行背驮式(piggy-back)肝移植,则逐支分离肝短静脉,下腔静脉后方则不需游离。

由于移植及麻醉技术的提高,许多移植中心已不再采用静脉-静脉转流技术,无肝期也较平稳,术后的恢复亦无明显影响。但一般要求阻断门静脉及腔静脉的时间在1小时左右。无肝期血压保持在80/50mmHg以上以维持心、脑、肾及腹腔脏器血供。吻合完成后开放血流时可以经门静脉及肝下下腔静脉吻合口放出适量高钾、高酸的血液,防止其对心脏的毒性作用。分别钳夹切断肝动脉、门静脉及肝上下腔静脉/肝静脉(piggy-back术式),移除病肝。确保肝床止

血彻底,血管断面稍加修整,备吻合。

2. 供肝植入术　肝上下腔静脉吻合除了保证有足够长度吻合,同时供肝肝上下腔静脉不应过长,以免扭曲影响回流。可将肝右或肝左静脉整形,以形成一宽大的吻合口。在吻合的同时经供肝门静脉持续灌注4℃的5%白蛋白林格液,以排出肝内残留的UW液防止高钾血症的发生。吻合方法多采用4-0的prolene连续外翻缝合,先在腔内连续缝合后壁,再转向前壁连续缝合。肝下下腔静脉吻合方法与吻合肝上下腔静脉时相同。

拔出门静脉插管,修整供受体门静脉至合适长度,尤其要防止门静脉过长、扭曲,避免门静脉血栓形成。用5-0的prolene后前壁连续缝合,最后留置growth factor(相当于1/3门静脉周径或门静脉直径),防止吻合口的狭窄。在受体有少见的门静脉血栓形成或门静脉海绵样变时,还需做静脉搭桥。

肝动脉吻合的质量与移植肝功能密切相关,肝动脉的重建方式很多种,最常见的是用供肝的带主动脉的肝总动脉喇叭口同受体肝总动脉或胃十二指肠动脉与肝固有动脉汇合处做端-端吻合。吻合方法用6-0或7-0的prolene做连续或间断缝合。

满意的动脉血供是胆道重建成功的关键,动脉血供有障碍时,即使胆道吻合很满意,术后的胆道狭窄,胆漏等并发症很多。供体及受体胆道口径相仿时,多常用端-端吻合,用6-0的prolene连续缝合,边距及针距要适中,术后并发症较少。口径不一致时,可以缝闭宽余的部分胆管。供肝胆管过细或长度无法行端-端吻合时,需行胆总管空肠Roux-en-Y式吻合。目前一些移植中心已不再常规放置T形管,胆总管端-端吻合放置T形管后的并发症多,最常见是胆管炎,而且从经济-效益比上分析,不放T形管费用也较低。

3. 原位肝移植的其他术式

(1)背驮式肝移植:保留了受体肝后下腔静脉,将分离出的肝静脉共干与供肝的肝上下腔静脉吻合,供肝的肝下下腔静脉予以结扎或缝闭。背驮式肝移植不需阻断受体下腔静脉,也不需静脉转流,在无肝期血流动力学较稳定,受体双下肢及肾脏不淤血,有利于术后的恢复。但背驮式有时较费时,术后的血管流出道并发症较多,而且不适用于肝脏恶性肿瘤患者。由于经典肝移植中不行静脉-静脉转流术后也能平稳恢复,背驮式肝移植的优势已不那么明显。

(2)减体积肝移植:根据Couinaund肝脏分叶分段的方法,将成人供肝切除部分,利用部分肝脏做移植。减体积肝移植仍要保留主要的肝脏管道系统以利于吻合。但减体积肝移植主要只是解决了儿童肝移植中体积不匹配的问题,多余的肝脏没有得到利

用,并没有真正解决供肝短缺的问题。

（3）活体肝移植:属减体积肝移植中的一种特殊类型,是将受体亲属的部分肝脏移植给受体。很大程度上缓解了供肝的短缺,近年来发展迅速,全球已有约3000例左右的报道。目前活体肝移植术后的5年生存率在75%以上,与尸肝移植相当。

（4）劈裂式肝移植:劈裂式肝移植是在减体积肝移植及活体肝移植基础上发展起来的。将一个供肝按解剖学分割成两部分,分别移植给两个不同的受体,扩大了供肝来源。

按照灌注的时间,有两种肝脏分离方法。体外分离及原位分离。体外分离跟传统移植一样,最大的缺点是冷缺血时间长,而且在苍白缺血的肝脏中一些重要的管道结构难以辨认,容易造成解剖损伤,切面的止血也很难保证。修肝时胆道及动脉造影可以引导肝门及肝实质的分离。原位分离可以对重要结构更精确的分离,切面止血更确凿,明显缩短冷缺血时间。但需要血流动力学稳定的脑死亡供体。最大的缺点是供肝获取的时间长,需要多脏器获取时不很方便。联合两种方法可以利用各自的优点,尽可能缩短手术时间。先在原位分离肝门,肝实质部分切开,在术后胆道造影后分离胆管,然后进行灌注,在体外完成余下的分离。对供肝获取过程中血流动力学不稳定的供体也适用此方法。由于供肝的肝段下腔静脉、门静脉主干等多保留在右肝上,所以利用左肝或左外叶的受体肝切除时要保留下腔静脉。肝动脉或门静脉不够长时要做血管架桥,胆管做胆管空肠 Roux-en-Y 式吻合。

早期劈裂式肝移植效果欠佳,术后胆道并发症尤其高,随着原位分离技术及移植技术的提高,近年来疗效有明显提高。在供肝严重短缺的情况下,这项技术很受关注。

（六）术后并发症及处理

肝移植术后并发症的发生率约为14%～55%。

1. 排斥反应　肝脏常被认为是免疫特惠器官,随着新的免疫抑制剂的开发和应用,移植术后排斥反应发生率大大下降。即使如此,排斥反应仍占肝移植患者死亡原因的10%～20%。根据发生时间与病理组织学改变,分为超急性排斥反应,急性排斥反应和慢性排斥反应。

（1）超急性排斥反应:罕见。一般在肝脏血管吻合后数分钟或数小时,也可在术后24～48小时内发生,属于不可逆的体液排斥反应。移植肝微血栓广泛形成失去功能。再次肝脏移植是唯一治疗手段。

（2）急性排斥反应:一般在术后6～7天到6周出现,是最常见最重要的一种排斥反应,由细胞免疫

介导。轻症时多无临床表现,重症时有发热、嗜睡、肝区胀痛、食欲下降、胆汁分泌减少等。

肝穿刺活检病理学诊断可确诊。病理表现为:①汇管区炎细胞浸润;②门静脉或中央静脉内皮下炎症;③胆管的损伤和炎症。

一般采用逐渐减量的大剂量或间隙性大剂量激素冲击疗法。目前首选大剂量甲泼尼龙冲击,首次1000mg,以后每天500mg,连续用3天;也可以首次1000mg,以后每6小时1次,每次500mg递减至每12小时1次,每次10mg,连续用7天。如果治疗无效,可使用单克隆抗体OKT3,5～10mg/d,维持12～14天;或抗淋巴细胞免疫球蛋白(ALG)或抗胸腺细胞免疫球蛋白(ATG),10～20mg/kg,维持2～3周。若仍无效,可考虑再次肝移植。

（3）慢性排斥反应:一般发生在术后2个月后,但是也有发生在术后2～3周者。比较隐匿,通常先是无症状的 AKP、GGT 升高,然后逐渐出现黄疸及肝功能障碍。病理学特征为:①动脉闭塞性改变:常见于近肝门的动脉分支,内膜下泡沫样细胞积聚,内膜增厚,管腔闭塞;②胆管消失;③其他:肝小叶可见库普弗细胞增生和轻度嗜酸性坏死,中央胆管胆汁淤积,汇管区胶原纤维化。用免疫抑制剂很难控制,大部分需行再次肝移植。

2. 感染　发生率60%～80%,是肝移植患者死亡的主要原因。常见的病原菌有细菌、真菌、病毒、寄生虫等。

细菌感染发生率约30%～50%,术后1个月内常见。感染部位主要是腹腔、肺部、尿路、切口等。可表现为寒战发热、精神不佳、皮疹等。当怀疑有细菌感染时,必须做各种体液如血、尿、痰、引流液、胆汁、大便等的细菌及真菌培养及药敏试验。同时行肺部胸片、腹腔超声、CT 等检查,及时发现感染部位,针对感染病灶及时处理。先经验性应用抗生素,待药敏试验结果出来再调整抗生素。同时加强支持治疗,可减少免疫抑制剂的用量甚至停用。

真菌感染是较危险的并发症,发生率4%～48%,死亡率50%～80%,80%发生在术后1个月。可表现为局部感染,也可弥漫性多处感染或菌血症。主要致病菌为念珠菌和曲霉菌。较长时间应用抗生素后出现寒战、高热,甚至休克,即应考虑真菌感染。氟康唑、两性霉素 B 是常用药物,脂性两性霉素 B 肾毒性小,用药剂量限制少。

肝移植患者免疫功能低下,易导致各种病毒感染,常见的有巨细胞病毒、单纯疱疹病毒、EB 病毒、肝炎病毒等。

巨细胞病毒(CMV):常在术后3～8周时出现,是

导致死亡的最主要类型。病毒主要来自 CMV 阳性供体或受体 CMV 隐性感染后激活。受者感染率 30% ~ 65%，18% ~ 40% 出现症状。临床表现多样，有发热、肌痛、乏力等，有些表现为肝炎或肺炎样症状。血象检查可有白细胞减少，淋巴细胞升高，单核细胞增多，血小板减少等。CMV 肝炎难与急性排斥反应鉴别，肝穿刺活检病理特征：肝小叶改变，观察到巨细胞鹰眼样改变，肝细胞坏死区周围中性粒细胞和单核细胞浸润。目前主要应用更昔洛韦和免疫球蛋白治疗。

3. 肝炎复发 在我国，肝移植患者术前大多都是 HBV 或 HCV 感染者或病毒携带者，移植后肝炎病毒复发，成为影响疗效的关键因素之一。在没有任何预防措施的情况下，HBsAg 阳性患者肝移植后 HBV 再感染率达 80%，HBV DNA 阳性患者术后 HBV 再感染率达 95% 以上，而术前 HBV DNA 阴性患者术后 HBV 再感染率仅 29%。HBV 再感染后病情发展快，3 ~ 6 个月可出现慢性肝炎，1 ~ 2 年可发展成肝硬化肝癌。

预防肝移植术后肝炎复发是研究热点。目前 HBeAg 阳性或 HBV DNA 阳性的高危患者术后主要应用大剂量高效价免疫球蛋白（HBIG）和核苷拟似物，长期应用可减少 HBV 再感染率，延长生存期。对 HCV 再次感染的预防主要是术前病毒清除治疗。有报道 IFN+利巴韦林联合应用效果较佳。近年来发展起来的小分子药物哈维尼（harvoni），为根治 HCV 带来了曙光。国外报道术前应用小分子药物能完全清除患者体内病毒，辅以术后短期应用，大部分 HCV 受体病毒无复发，取得了良好的疗效，值得关注。

4. 血管并发症 最严重的并发症之一，死亡率高。包括：动脉并发症（肝动脉血栓形成、肝动脉狭窄、血管瘤形成及动静脉瘘）；静脉并发症（血栓形成、下腔静脉狭窄、肝静脉狭窄或梗阻及门静脉血栓形成或狭窄）。

（1）肝动脉血栓形成：最常见的并发症。成人受体中发生率约为 4% ~ 12%，儿童受体中高达 40%，死亡率为 50% ~ 58%，大多需再移植。即使再移植，死亡率也高达 30%。

形成的原因及相关因素有：①吻合技术相关：肝动脉扭曲、外膜内翻、血管内膜损伤等；②肝动脉口径过小、严重不一致、存在供体动脉粥样硬化及狭窄；③冷缺血时间过长；④ABO 血型不合；⑤排斥等。

可表现为严重的肝功能损害，脓毒症，肝坏死等；或表现为胆道并发症，胆漏及胆道狭窄；或反复发作的菌血症；极少数无明显症状。彩色多普勒超声使用方便，价格低廉，是最常用的检查手段。但敏感性较低，只有 60% ~ 70% 左右。

一经诊断明确，应先尝试介入肝动脉溶栓术，必

要时肝动脉重建。手术失败时只能行再移植。

（2）肝动脉狭窄：占第二位，发生率约为 5%。多发生在移植术后 3 个月内。如不处理，可能由于动脉血流缓慢而导致血栓形成。引起肝功能不全、胆管狭窄、脓毒血症及移植肝功能丧失。病因与危险因素与肝动脉血栓形成类似。早期发现可行手术重建或介入治疗，通常血管造影后行球囊扩张、血管成形术。

（3）门静脉血栓形成或狭窄：相对少见，发生率约 1% ~ 3%。多与手术技术有关：门静脉扭曲、口径不匹配等，导致门静脉血涡流，易形成血栓。高凝状态、既往门静脉手术史及受体门静脉系统血栓史，也是术后血栓及狭窄形成的高危因素。临床表现为门静脉高压症状、大量腹水、肝衰竭等。辅以彩超、CT 等检查诊断不难，但要排除因吻合口径不一致在影像学上类似狭窄的表现。

治疗方法包括经皮腔内血管成形术，必要时可放置支架、手术取栓或门腔分流等，晚期移植肝功能丧失需再移植。广泛的门静脉血栓形成不可能再建正常的门脉血流，门静脉动脉化（供肝门静脉与受体动脉血管吻合）也有成功的报道。

5. 胆道并发症 发生率约 5.8% ~ 15%，导致移植肝功能丧失约 1% ~ 3%。最严重的胆道并发症是吻合口处的胆漏、狭窄及肝内外胆管弥漫性狭窄。

明确的相关因素有：①胆管的血供：有 2/3 的血供来源于胆管远端，所以供肝的胆管应尽可能缩短并减少胆管与周围组织的游离，以免破坏脆弱的滋养血管。移植术后的肝动脉通畅程度与肝内胆管的血供密切相关，虽然动脉血栓形成将导致整个移植肝的缺血及肝功能的损害，但有时唯一的表现为胆漏或狭窄。如果存在近端胆管及肝内胆管的问题，首先必须明确肝动脉是否通畅；②胆道的重建方式：标准的胆道重建方式有胆管-胆管端-端吻合及胆管空肠 Roux-en-Y 式吻合。如果受体及供肝的胆管长度足够，口径一致，端-端吻合较方便。如果胆管口径太小或不一致，长度不够则考虑行胆-肠吻合。不管采用何种方式，充足的血供及无张力的吻合是保证吻合口顺利愈合的关键。对端-端吻合放置 T 形管与胆道并发症的相关性也有争议，近来前瞻的随机对照研究提示 T 形管的放置增加了术后的并发症及术后费用，所以一些移植中心一般已不再常规留置 T 形管；③移植术式：在活体肝移植及减体积肝移植时，由于涉及肝门管道的分离，术后的胆道并发症较多。分离术中对胆管血供的保护、对胆道变异的了解、肝断面的精细处理能减少并发症的发生。

胆漏可以发生在吻合口、活体肝移植或减体积肝移植供肝断面、供肝或受体胆囊管的末端，T 形管周围

等。吻合口漏主要是由于胆管末端的缺血性坏死或吻合技术的问题,比其他地方发生的胆漏难以处理,后果也较严重。小的胆漏用非手术治疗效果较好,经皮穿刺引流一般都能治愈,必要时可行内镜下胆道引流。大的吻合口漏非手术治疗效果差,再次手术是最好的处理方法。单纯修补术只适用于小的漏口且局部血供好、胆管无张力的情况下。多数情况下要用血供好的胆管端再吻合,不能行端-端吻合的要改行Roux-en-Y式吻合术。肝内的胆漏形成的胆汁瘤多意味着肝动脉血供的问题,经皮肝穿刺外引流可以缓解,合并感染时使用抗生素。

胆道狭窄或梗阻,可分为吻合口、肝门及肝内狭窄。吻合口的狭窄继发于局部过度瘢痕形成,是由于吻合不满意或胆道末端血供欠佳,狭窄多较局限。复杂的肝门及肝内胆道狭窄有多种原因:①继发于动脉阻塞或长时间的冷缺血损伤可以引起多发及节段性的胆管狭窄。冷缺血时间超过12小时即明显增加了发生肝内胆管狭窄的风险;②排斥对胆管上皮细胞的损伤及慢性排斥引起的血管病变;③巨细胞病毒感染增加同种抗原的表达,在伴有排斥时,胆管易于损伤;④如原发性硬化性胆管炎等基础疾病的复发。

吻合口的狭窄仍首先考虑非手术治疗。球囊扩张后放置支架,支架至少放置3个月以上,并可以更换。对内镜治疗效果不好的患者,胆管端-端吻合的可改行胆管空肠Roux-en-Y式吻合,效果不错。非吻合口的狭窄处理困难,非手术的介入治疗效果不明显,即使暂时缓解复发率也高。一项研究表明对肝门及肝内的狭窄扩张及支架术成功率只有28.6%,而对吻合口狭窄有75%。对多发或弥漫的肝内狭窄介入治疗可以改善患者的一般情况,为再移植赢得时间。

在有胆道损伤时易于形成胆结石或胆泥,也是引起胆道梗阻的原因,内镜取石有效但无法阻止其复发。有弥漫的结石形成疗效很差,最终多需行再移植。移植后Oddi括约肌功能的紊乱也会引起胆道梗阻样表现,但对该疾病的认识尚不完全。胆道无器质性病变时,Oddi括约肌测压增高有助于诊断。内镜下括约肌切口或改行胆-肠吻合术的效果较好。

移植后早期继发于肝动脉血栓形成或供受体血型不合引起的弥漫性胆管坏死很少见,表现为严重的感染、淤胆、胆漏等,治疗效果很差,需要行急诊再移植。

6. 神经精神并发症　发生率约为13%~47%,大多发生在术后1个月之内。

手术相关的并发症主要影响中枢神经系统,可表现为由于失血、低血压、空气栓塞导致的缺血-缺氧性脑病;与高血压及凝血功能异常相关的脑梗死及脑出血等。发生在周围神经系统的并发症主要是由于术中体位及压迫。最常见的是周围神经损伤,例如行股-腋旁路时腋窝解剖引起的臂丛神经损伤、肩膀过度外展引起的神经牵拉伤;体位压迫引起的腓神经的麻痹或肝切除时膈神经的直接损伤等。

早期的神经系统并发症主要与免疫抑制药物的毒性有关。大多数情况下,停药或减少药物的剂量症状自行缓解,不加处理可能会导致永久性的神经系统损害。严重的并发症主要影响中枢神经系统,周围神经系统有时也会受累。弥漫性脑病可表现为典型的精神错乱,伴有幻觉、睡眠紊乱,自主神经功能紊乱表现如高血压、心动过缓、出汗等。其他可有冷漠、定向力障碍及思维紊乱,进一步发展为木僵及昏迷。癫痫可有全身或局部发作。这时需要用精神病的药物来控制症状。

代谢紊乱引起的精神神经并发症表现大多相类似,例如精神状态的变化及癫痫等。引起代谢紊乱的原因有移植物原发性无功能,排斥及多器官功能衰竭。电解质平衡紊乱也是严重原因之一。血钠平衡的紊乱后果有时很严重,过快的纠正低钠血症患者的血钠水平会引起严重的并发症,尤其是脑桥中央髓核溶解症(CPM)。

颅内新生肿瘤的发生与免疫抑制有关。器官抑制患者的恶性肿瘤的发生率较普通人群高3~4倍。淋巴瘤和淋巴细胞增殖症是主要的颅内肿瘤,临床表现多样,需要神经放射学,脑脊液甚至穿刺活检来明确诊断。治疗方法有局部放射治疗、化疗等。

(七)展望

近一个多世纪以来,肝脏移植有了很大的发展,在远期生存率提高的同时移植受体的生活质量也有很大的改善。已成为急性重型肝炎、慢性终末期肝病及一些代谢性肝病的有效治疗手段。尽管如此,仍面临很多挑战。如何解决供肝来源,克服免疫排斥的障碍也许是肝脏移植最终的发展方向。

为解决供肝的短缺,原本那些高龄供体(>55岁)、脂肪浸润供肝、糖尿病供体、HCV或HBV阳性供体是供肝的禁忌,目前已有选择的使用,叫边缘供体。近年来,如果冷缺血时间很短,高龄供肝及有轻、中度脂肪浸润的供肝移植后效果仍很好。HBV或HCV阳性的供肝可以分别给有HBV或HCV感染的受体使用。技术上的进步使得劈裂式肝移植成为可能,而且原位分离较体外分离冷缺血时间短,术后胆道并发症等少。劈裂式肝移植对儿童受体尤为有利并缩短了儿童及成人受体的等待时间。另一个增加供肝的办法是多米诺肝移植,可以对代谢性肝病患者的肝脏加以利用。比如有家族性淀粉样变的患者接受尸肝移

261

植,而其自身的肝脏转而移植给一年龄较大的受体。由于家族性淀粉样变的症状要在20~30年后出现,所以接受其供肝的受体短期并没有什么不良后果,这对于紧急等待供肝的受体也提供了一条获救的途径。活体肝移植的出现真正明显增加了供肝的数量,而成人-成人活体肝移植的成功更有意义,虽然活体肝移植对供体可能存在一定程度的伤害,但随着技术的成熟,供体并发症已降至可以接受的范围,目前活体肝移植发展迅速。体外肝脏支持系统的发展是急性重型肝炎患者等待移植过程中的桥梁。虽然使用非生物型还是生物型支持系统,选择体外异种肝脏灌注还是用生物型人工肝尚有争议,但随着移植免疫学研究的进步,基因工程、肝脏再生及组织工程的发展,体外生物人工肝支持系统将会成为一种良好的过渡手段及辅助疗法。器官移植的出路也许在于免疫耐受及异种移植,但异种移植的临床应用目前还不可能,基因修饰技术可以减少超急性排斥的发生,但血管的排斥、异种移植感染等问题仍无法解决。组织工程肝脏、克隆肝脏的前景很诱人,但面临伦理学的巨大挑战。免疫耐受机制研究的深入对解决供肝问题及提高远期预后均有重要的意义,也必将促进移植事业的更大发展。

(樊嘉 孙健)

第六节 心脏移植、肺移植和心肺联合移植

一、心脏移植

心、肺及心肺联合移植又称为胸腔内脏器移植,是治疗终末期心、肺疾病的有效手段。1967年12月南非的Barnard医师在开普敦成功施行了人类第1例同种异体原位心脏移植术,术后患者存活18天。20世纪80年代后,由于环孢素的诞生、心肌保护技术的改进和外科技术的提高,患者存活率明显改善,为心脏移植心脏移植开辟了一个新时代。我国于1978年在上海进行了首例心脏移植,至今已有数十家医院开展了近800例心脏移植,最长已存活15年,而国外已有存活30余年的报道。

1. 受体的选择和处理
（1）手术适应证:
1）内外科均无法治愈的终末期心脏病。
2）肺动脉平均压≤60mmHg,或肺血管阻力≤6WU。
3）其他重要器官功能正常或可逆。
4）精神状态稳定。

5）家属及本人同意并配合。
（2）受体的处理:受体均为终末期心脏病患者,病情较重,故需加强护理,做好心理治疗。如有肺动脉高压,需行右心导管检查。药物治疗包括强心、利尿、扩血管治疗,强心药可考虑静脉用小剂量多巴酚丁胺、米力农、氨力农等药。特别要重视利尿治疗,同时注意电解质的稳定。对严重心力衰竭难以治疗者,要考虑IABP,甚至左心辅助装置。

2. 供心的选择和处理供心 由受了外伤性或医源性脑损伤并由神经科专家根据有关标准判定为脑死亡者所提供。在应用供心前应了解详细的病史并进行体格检查,同时考虑有关药物治疗、心律失常及心血管系统的病史。
（1）供心的选择标准
1）男性≤40岁,女性≤45岁(由于供体紧缺,只要无严重的冠状动脉病变,供体年龄可放宽至60岁),无心脏病病史,无活动性感染,无恶性肿瘤。
2）ABO血型相配,HLA配型是有意义的,有条件尽可能多配几个位点,但并非绝对要求,因为影响患者长期生存的因素很多。
3）和受体血清作淋巴素试验<10%。
4）体重与受体相差20%~30%以内。
5）预计供心总缺血时间不超过6小时。
（2）供心的获取和保存:心脏是最不易耐受缺血的器官之一,所以供心的获取要体现一个"快"字,同时各环节要紧密配合,尽量缩短时间。具体步骤:给供体气管插管,呼吸机辅助通气,取前胸正中切口,打开心包及两侧胸膜,游离上腔静脉和主动脉,于上腔静脉或主动脉内注射肝素3mg/kg。阻断上、下腔静脉,10秒钟后紧靠无名动脉处阻断升主动脉,同时在阻断钳近端灌注晶体心脏停搏液1000ml(灌注压80mmHg),立即切断下腔静脉和右上肺静脉,使血液流向胸腔。与此同时,将大量冰盐水倒入心包腔,使心脏局部降温。在主动脉阻断远端切断主动脉,在左右肺动脉处切断肺动脉,结扎上腔静脉,远端切断,将心脏牵向右侧,在靠近心包返折处切断左上及左下肺静脉。在切断左上肺静脉时先做一标记,然后全部切断右肺静脉,将心脏取出后立即置于4℃冰盐水中冲洗,再用供心保存液灌注1次,最后将心脏包裹后装入容器中运送。一般认为,供心在缺血的情况下保存4~6小时是安全的,当然时间越短越好。如果供心需长途运输,最好用供心保存液,国外以往多用Stanford液,近年来已证实UW液对长期保存疗效更好,有6~10小时缺血而成功的报道。

3. 手术技术 心脏移植可分为原位心脏移植和异位心脏移植。前者是把患心先切除,在原位移植一

颗心脏;后者是患心不切除,在身体的其他部位(多为右侧胸腔)再移植一颗心脏。由于后者已很少应用,因此本章不作介绍。目前常用的原位心脏移植技术有经典的 Stanford 方法(双心房吻合法)和双腔静脉吻合法。前者较容易掌握,但近年来经过长期随访,认为双腔静脉吻合法远期疗效更好,因其对窦房结功能和三尖瓣反流的影响较小。

(1) 受体心脏的切除:患者按常规作术前准备和消毒铺巾,取前胸正中切口,锯开胸骨,在建立体外循环前,先充分游离上腔静脉和主、肺动脉。体外循环建立后阻断上、下腔静脉和主动脉,按主动脉、肺动脉、右房、左房顺序切除患心,在主、肺动脉分离处仔细止血,同时于右上肺静脉根部置入左房引流管,于吻合时灌注冰盐水。

(2) 供体心脏的修整:供心到达后,要仔细检查瓣膜和心脏表面情况,特别是房间隔,不少供心有卵圆孔未闭,应予修补,全过程需在冰盐水中进行。按左上肺静脉标志处先修整左房吻合口,将四个肺静脉入口处相互贯通,边缘剪平以利吻合。对于选择标准法者,右房吻合口是沿下腔静脉开口,平行于房间隔剪开,使吻合口径和受体的右房口径相等;如选用双腔静脉吻合法,则右房不用处理,主动脉和肺动脉吻合口修整可待吻合好心房后再修整。

(3) 供体心脏的植入:心包腔内先放置冰屑,供心放入后,按左房、右房、肺动脉和主动脉之顺序,用3-0 或 4-0 Prolene 线连续一次吻合完成。完成左房吻合后,通过左房引流管灌注冰盐水,一方面可排气,另一方面可降温。右房吻合口是从房间隔上方开始,一头向下,一头向上,连续缝合,至近下腔静脉插管处时要注意减少张力。心房吻合完成后,修剪主动脉和肺动脉于合适的长度。先吻合肺动脉,只需完成后壁即可,待开放主动脉钳,右心排气后再完成全部吻合。主动脉吻合一定要严密,更关键的是不能使血管扭曲,当缝最后 1 针时即可排气开放主动脉阻断钳。由麻醉师静脉注射甲泼尼龙 500mg。待心搏有力后,即可停止体外循环,拆除插管。由于心包腔一般较大,故必须部分切除,并间断缝合。止血后逐层关胸,常规安置心外膜起搏导线。如选用双腔静脉吻合法,则在左房吻合完成后,用 4-0 Prolene 线行下腔静脉吻合,再行肺动脉、主动脉吻合,主动脉钳开放后,再吻合上腔静脉。

4. 术后处理　心脏移植术后的处理基本与体外循环心脏手术相同,但有以下特点:①心脏无神经支配;②供心缺血损害明显,而受体一般肺血管阻力较高,易导致右心衰竭;③免疫抑制剂的应用使机体抵抗力下降,易感染,须无菌隔离。

术后患者进入消毒隔离监护室,须建立医护人员严格的消毒隔离制度,在我国以隔离 1 个月后出院为宜。术后监测患者的生命体征,包括有创血压和中心静脉压。常规用 Swan-Ganz 导管监测肺动脉压,对于术前肺动脉压高的患者可静脉应用前列腺素 E_1 或吸入一氧化氮。床边胸片每天 1 次,连续 3 天。床边超声检查从术后第 2 天起每天 1 次,连续 7 天。同时监测肝肾功能、血电解质及血、尿、痰培养,每天 1 次至稳定,血气分析随时检查。预防性应用抗生素,连续 7 天。特别注意肾功能损害,用利尿和扩血管药物可有助于肾功能恢复。术后 3 天引流管拔除后即可下床活动。

5. 免疫抑制　治疗心脏移植后均有可能产生排斥反应,故必须终身应用免疫抑制剂。通常采用三联用药方案:环孢素+吗替麦考酚酯+皮质醇,这些药物均有副作用,故既要少用,又要达到免疫效果。环孢素的个体差异大,早期要每天查血浓度,1 个月内控制血环孢素谷浓度为 200～300ng/ml,以后可逐渐减量。环孢素的肾毒性和肝毒性明显,要平衡调节。吗替麦考酚酯是近年来广泛应用的药物,替代硫唑嘌呤的作用。其不良反应较轻,但价格较贵。用法为 0.5～1g 口服,每日 3 次。皮质醇有甲泼尼龙和泼尼松龙,前者为静脉用,后者为口服维持用药。甲泼尼龙一般术中先用静脉注射 0.5g,以后每 8 小时静脉注射 120mg。泼尼松龙口服 0.5～1mg/(kg·d),1 周后逐渐减量。

6. 排斥反应的诊断和处理

(1) 超急性排斥反应:超急性排斥反应在供心恢复血液循环时即发生,表现为供心心肌出现发紫和花斑,收缩无力,患者难以脱离体外循环。能挽救患者生命的唯一方法是移除供心,安置人工心脏,替代一段时间后再次行心脏移植。当然,由于目前配型的严格掌握,超急性排斥反应临床已非常少见。

(2) 急性排斥反应:急性排斥反应在术后 5～7天即可发生,术后 3 个月内发生率最高,1 年后发生机会减少。患者可以表现为不适、低热、乏力、畏食等,有轻微气短或劳累后呼吸困难。体征有颈静脉扩张和舒张期奔马律、房性心律失常及不明原因的低血压、心脏扩张等。

超声心动图对诊断排斥反应有重要价值,主要表现为心室舒张和收缩功能异常,心室壁增厚及心包积液增多。心内膜心肌活检是目前诊断心脏移植后排斥反应的金标准,组织学上确诊应包括炎性渗出物的程度和特点、肌细胞损伤的证据、微血管整体性的改变。国外一般从术后第 7 天开始行心内膜心肌活检,以后每周 1 次,至 2 个月后逐渐延长间隔时间。国内由于各种条件的限制,不能如此频繁的行心内膜心肌活检,仅在各种检查怀疑时才考虑进行。

急性排斥反应如能早期诊断,及时处理,患者仍可恢复。对轻微的急性排斥反应,一般不需要治疗。对中度以上急性排斥反应必须积极治疗。一般用甲泼尼龙冲击疗法,每日1000mg,静脉滴注共3天。同时增加口服剂量。如排斥反应消退,则剂量逐渐减少。

(3)慢性排斥反应:慢性排斥反应指在心脏移植后晚期发生的进行性冠状动脉弥漫性病变,其机制尚不明确。表现为冠状动脉弥漫性狭窄,甚至闭塞,产生心肌缺血和梗死,是影响患者长期生存的主要因素。因移植心脏无神经支配,故患者无典型心绞痛,临床上表现为各种非特异性症状,如乏力、心悸、气促、恶心、呕吐、咳嗽等,随病情发展可出现充血性心力衰竭。另一些患者可出现心律失常。术后进行冠状动脉造影可帮助诊断。除非发生节段性冠状动脉病变,否则本病较少利用介入治疗或冠状动脉旁路移植术,唯一有效的治疗措施是再次心脏移植。

7. 手术结果至2006年,国际心肺移植协会统计全世界已有338个医疗中心完成了超过73 000例的心脏移植。随着移植技术的提高和其他相关学科的发展,移植疗效有了很大改善。成年患者心脏移植术后围术期的生存率在90%左右,1年生存率在80%以上,3年生存率75%以上,中位存活时间为9.9年。术后30天内死亡的主要原因是移植物衰竭(40%)、多器官功能衰竭(14%)和非CMV感染(13%);术后31天至1年内的主要死亡原因是非CMV感染(33%)、移植物衰竭(18%)和急性排斥反应(12%);术后5年以上的主要死亡原因是晚期移植物衰竭和移植后冠状血管病(30%)、肿瘤(23%)和非CMV感染(10%)。

二、心肺联合移植和肺移植

1968年,Cooley进行了全世界第1例心肺联合移植心肺联合移植,但患者术后早期死亡。1969年和1971年,Lillehei和Barnard分别进行了第2例和第3例心肺联合移植,术后患者都恢复自主呼吸,并分别存活8天和23天。1981年Reitz在应用环孢素的基础上成功实施了第1例长期存活的心肺联合移植手术,这不仅为心肺联合移植也为肺移植的顺利开展开辟了道路。我国心肺联合移植工作开展得并不顺利,主要是长期生存率不理想。近年来随着各项移植工作的不断发展,已经有数家单位有长期生存的病例。

1. 受体的选择 心肺联合移植受体的选择与心脏移植相似,目前心肺移植的主要适应证有:①艾森曼格综合征并不能纠治的心内畸形;②不能纠治的先天性心脏病合并肺动脉闭锁或严重弥漫的肺动脉发育不全并伴有进行性心功能衰竭;③同时存在严重的心肺疾病伴有加重的心肺功能衰竭;④原发性肺动脉高压。

2. 供体的选择和处理

(1)供体的选择标准

1)一般年龄<55岁,无明显心肺疾病史,最好无吸烟史或每年少于20包,外伤病史可能增加肺挫伤的可能性。

2)心功能应当是在无或仅应用最小剂量的正性肌力药物也能满足机体所需。

3)肺功能是在吸入纯氧PEEP 5cmH$_2$O的通气情况下 PaO$_2$ ≥ 300mmHg,或 FiO$_2$ ≤ 35% 时 PaO$_2$ > 90mmHg;肺顺应性正常,即在通常的潮气量下气道高峰压≤30mmHg;胸片无浸润性病变,无化脓性痰。

(2)供体心肺的获取和保存:胸部正中切口,切除心包前壁。游离升主动脉至无名动脉,上下腔静脉套带。全身肝素化后上腔静脉和奇静脉双重结扎后切断,然后阻断升主动脉和下腔静脉。通过分别插入主动脉和肺动脉内的10F管道分别注入4℃心脏停搏液和肺保护液(均需加入前列腺素 E1500μg),液体通过下腔静脉和左心耳切口排出。在无名动脉水平切断升主动脉,在气管隆嵴上5个软骨环处用闭合器切断气管,创面消毒后将切取的心肺置于4℃保护液中保存。

关于心肺保护液有多种选择,目前一般心肌保护液有 UW 液、HTK 液等,而肺保护液有 LPD 液、UW 液和 Collin 液等,故为照顾两个不同器官,选择 UW 液为宜。

3. 手术技术

(1)受体心肺的切除:患者取仰卧位,可以通过胸骨正中切口或横向胸廓胸骨切口进胸。进胸后打开心包,全身肝素化。升主动脉和上下腔静脉插管,建立体外循环,全身降温至28℃,阻断主动脉,按心脏移植的方法切除受体心脏。心包外肺切除从两侧进行,心包前部切除,保留膈神经附着于较大的残留心包片上。左侧肺切除因为相对简单所以先进行。在动脉韧带区保留少量肺动脉组织,以保持喉返神经完整。显露气管时注意保护血液供应,紧贴隆突上方切断气管。

(2)供体心肺的植入:心肺被放至胸腔内,肺通过两侧的心包胸膜切口经膈神经后进入胸膜腔。植入过程中用冰垫覆盖在脏器上并用冰生理盐水冲洗。首先吻合气管,供体肺在气管隆嵴上2个气管环处修剪,用4-0 Prolene 线端-端连续缝合。吻合完成后即开始通气(40% O$_2$,PEEP 5cmH$_2$O)。然后用 3-0 Prolene 线连续吻合心房,仔细探查有无卵圆孔未闭,有则予缝闭,注意避开窦房结。供体和受体的主动脉和肺动脉适当剪短,并用 3-0 或 4-0 Prolene 线吻合。缝合完毕后给予甲泼尼龙 500~1000mg,开放上下腔静脉,排尽心脏内气体,开放主动脉,心肺复苏。检查手术部位有无出血,重新漂浮 Swan-Ganz 导管,复温,停体外循环。

4. 术后处理 术后移植肺容易出现肺水肿,因此心肺移植术后应在维持循环稳定的基础上尽可能降低灌注压。血流动力学不稳定时应用正性肌力药物而不是输入过多的液体。术后早期常规应用利尿剂增加尿量。心肺移植术后呼吸机辅助呼吸,在 FiO_2 尽可能低的情况下维持氧饱和度 ≥90% 以及气道压力 ≤30cmH$_2$O,通常使用 5cmH$_2$O PEEP。每 4~6 小时翻身拍背增加分泌物排出。如果移植物功能满意的话,早期脱机和拔管是有益的。在拔管前应进行纤维支气管镜检查,了解吻合口情况及供体黏膜有无缺血性损伤,并清除气道分泌物。拔管后患者应常规进行胸部理疗,鼓励咳嗽及深呼吸,并需要体位引流来促使痰液排出。

5. 免疫抑制 治疗诱导治疗可以减少早期急性排斥反应的发生,以及慢性排斥反应和阻塞性细支气管炎的发生,但也有中心认为诱导治疗会增加 CMV 或细菌感染的机会,并增加费用。常用的诱导免疫治疗的免疫抑制剂有兔抗胸腺球蛋白(Rabbit antithymocyte globulin,RATG)和鼠单克隆抗体 OKT3。

常用的维持免疫抑制方案是三联疗法,环孢素+硫唑嘌呤+类固醇激素。目前更多的中心使用麦考酚酯来代替硫唑嘌呤,也有用他克莫司代替环孢素,认为能减少急性肺排斥反应的发生。关于类固醇激素的使用,传统认为会影响气管吻合口的愈合,故推迟 10~14 天再使用。

6. 手术结果 心肺联合移植术开展较心脏移植术晚,手术及术后处理都较心脏移植难度大。至 2006 年,国际心肺移植协会统计全世界有 139 个中心共开展心肺联合移植超过 3000 例,并以每年 155~200 例的速度增加,患者年龄从新生儿到 59.3 岁。随着经验的积累,术后 30 天内死亡率已从 26.2% 下降至 10%~20%。国际心肺移植协会报道术后 1 年生存率提高至 73%,5 年生存率 48%,10 年生存率 29%,15 年生存率 21%。心肺移植术后 30 天内 70% 的死亡原因为技术因素、移植物衰竭和非 CMV 感染;1 年内死亡原因主要为移植物衰竭和非 CMV 感染;1 年后 40%~50% 的死亡原因为闭塞性细支气管炎和移植肺衰竭。

(王春生)

第十五章

显微外科技术

第一节 显微外科概况

显微外科学是借助手术显微镜进行精细手术的一门外科学的分支。显微外科技术最早是 1921 年瑞士耳鼻喉科医生 Nylen 和 Holmgren 为耳硬化症患者进行的内耳手术,但当时仅限于开洞、减压等操作。1950 年,Barraguer 将该技术应用于角膜缝合。然而那时并未引起临床各科医师广泛的重视与采用。直到 1960 年 Jacobson 等报告在显微镜下吻合 1.6 ~ 3.2mm 直径小血管,获得较高的通畅率,使组织再植与移植成为可能,显微外科技术开始为世界各国学者所关注。

从显微外科的形成、发展历史来看,显微外科的发展经历了孕育期、创始期、发展期和成熟期四个阶段。

1. 孕育期(1960 年以前半个世纪) 1902 年,Alexis Carrel 首次提出了 3 定点连续贯穿缝合法,成功推动了大血管端-端吻合术;1921 年,瑞典耳科专家 Nylen 使用自己设计的单目显微镜进行内耳手术,这是外科医师开展最早的真正意义上的显微外科手术。

2. 创始期(20 世纪 60 年代) 1960 年,Jacobson 和 Suarez 在手术显微镜下对 1.6 ~ 3.2mm 小血管进行吻合获得了 100% 的通畅率,开创了小血管吻合的新纪元,奠定了现代显微外科的发展基础。

3. 发展期(20 世纪 70 ~ 80 年代) 此期断肢(指)再植、皮瓣移植、骨移植、第 2 足趾移植再造拇指等显微外科手术相继开展。吻合血管的关节移植、淋巴管静脉吻合、肠段移植以及小器官移植也逐步在临床应用,使显微外科技术在外科的各个领域得到了更广泛的应用。国际上和国内相继成立了显微外科学会、创办了显微外科学术刊物、出版了显微外科学术专著、召开了显微外科学术会议、举办了各种显微外科学习班,极大地推动了显微外科学术交流和人才培养。

4. 成熟期(20 世纪 90 年代以后) 至 20 世纪 90 年代,显微外科经过 30 余年的发展,已达到了相当普及、成熟的地步,其技术甚至已达到登峰造极的程度,若想再有新的、更大的突破,实属艰难;同时随着我国改革开放、经济快速发展,社会处在了一个历史的转折期,医疗行业进入了市场经济,从而对显微外科的发展造成了一定的冲击,不同程度的制约、影响了显微外科的发展。然而,我国显微外科一些有志之士,不畏艰辛、乐于奉献,仍默默地坚守在显微外科岗位继续开拓,创造了显微外科新的辉煌,为显微外科仍然扮演着外科领域的重要角色、继续保持我国显微外科的国际前沿地位,做出了难能可贵的贡献。

现代显微外科的概念是指利用光学放大,即在放大镜或手术显微镜下,使用显微器材,对细小组织进行精细手术的学科。它是现代外科技术中的一项新进展,是外科手术治疗、组织器官移植过程中的一项新手段。从广义来说,显微外科不是某个专科所独有,而是手术学科各有专业都可采用的一门外科技术甚至可以从该专业分出专门的分支学科,如妇科显微镜外科、泌尿显微镜外科、神经显微镜外科等。其实早在光学放大设备问世之前就出现了早期显微外科的雏形,且大多被应用于皮瓣修复。最早见于记载的皮瓣是用于面部的整形,尤其是鼻再造方面。据记载,在公元前 6 ~ 7 世纪,即有印度医师 SusrataSamhita(妙闻)运用额部带蒂皮瓣行鼻再造和耳垂修复,该皮瓣也被称为印度皮瓣。公元初期,希腊医师 Celsus 使用滑行推进皮瓣修复鼻、唇、耳等部位的缺损。15 世纪中叶的欧洲文艺复兴时期,意大利西西里岛 Branca 医学世家的 Antonio 医师将前臂固定于头部,以上臂皮瓣行鼻再造术,该皮瓣后来被称为意大利皮瓣。16 世纪,意大利医师 Tagliacozzi 在用上臂皮瓣行鼻再造时,强调了移位前行皮瓣延迟术和延迟时限的重要性,首创了皮瓣延迟术;Tagliacozzi 本人曾著有外科学书籍两部共 45 章,其中重点论述了鼻、耳、唇的整形手术,被后世尊为整形外科的始祖。在 17 ~ 18 世纪,西方的许多外科医师,如 Carpue、Von Graefe、Dieffenbach、Blandin、Warren 等均在临床工作中对带蒂局部皮瓣的发展做出过不小的贡献。Stark 医师在美国南北战争期间,使用了多种局部带蒂皮瓣术进行了头面部缺损的整形修复。在第一次世界大战中,Esser 首创了岛状皮瓣移位术。

除了以上这些具体的手术外,解剖学研究尤其是血管的解剖学研究在显微外科和手外科的发展中也起到了至关重要的作用。法国解剖学专家 Carl Manchot 曾在 1889 年发表过一本解剖学经典著作《人体皮肤的动脉》,但该著作直到 20 世纪初期才开始被一些外科医师注意到并加以重视,该书为显微外科在 20 世纪的飞速发展打下了坚实的解剖学理论基础。Webster 就是在阅读了该著作之后,与 1937 年详细介绍了按照胸腹壁血管走行和供应范围设计切取的胸腹皮管带蒂皮瓣。德国 Werner Spalteholz 于 1893 年在总结了自己的研究结果并参考了前人工作成果的基础上,提出了皮肤的动脉血供来源有两种类型:一是来自其他器官组织(主要是肌肉)营养动脉的终末支,二是来自深部主干动脉的直接皮肤分支。这些血管在到达皮肤之前,均发出分支形成丰富的皮肤血管网。法国的 Michel Salmon 采用放射解剖技术,详细研究了全身的皮肤血供情况,于 1936 年在其专著《皮肤的动脉》中提出了 80 多个血管分区。但因为当时的显微外科技术和理念相对幼稚,尚未发展到对皮肤血供有如此高要求的地步,因此该研究成果并未引起外科医师的广泛关注,直到显微外科游离移植技术出现之后,人们才逐渐认识到这一专著的重要意义,在 1987 年国外将 Salmon 的这一部专著译成英文重新出版,该书也成了一部重要的显微外科血管解剖学参考书。

显微外科的真正发展是在 20 世纪 50 年代以后。60 年代,为了配合显微外科游离皮瓣移植的开展,人们加快了寻找轴型皮瓣的进程。这一期间的研究和认识奠定了显微外科尤其是皮瓣外科的理论基石。

1953 年,Conway、Stark 和 Nieto-Cano 在尸体动脉造影的基础上提出:在解剖学相邻的血管之间存在交通吻合,因此,皮瓣的动态成活范围将大于一条血管所供应的解剖学界限。1965 年,Bakamjian 首次报道了包含(无意中)胸廓内动脉肋间穿支为蒂的胸三角皮瓣修复肿瘤切除后咽-食管缺损的成功经验,不经延迟而一期将皮瓣的长宽比例安全地扩大至 2 : 1,获得了优良的效果。Milton(1970)通过系列的动物实验,证明了切取皮瓣时单纯强调长宽比例是不科学的;皮

瓣成活与否,是由其内在的血液供应特性所决定的,而与皮瓣的长宽比例没有多大关系。这一研究结果极大地改变了人们对皮瓣血液循环的传统观点,开始进行皮瓣血管的研究,寻找较大口径的轴心血管。Smith、Foley、McGregor 和 Jackson 等早期研究者,重新从血管解剖学方面研究了 Shaw 和 Payne(1946)报道的下腹部皮瓣和 Bakamjian(1965)的胸三角皮瓣,于 1972 年提出假设:如果皮瓣中能包含一条像旋髂浅动脉,或胸廓内动脉的(第 2、3 肋)肋间前穿支那样较大口径的血管束,皮瓣的成活面积将得到扩大。由此推论,在皮下组织中有较大口径的直接皮动脉的部位,均可不经"延迟"而设计切取较大较长的皮瓣。胸三角皮瓣被认为是人类认识的第一个轴型皮瓣。以后,许多轴型皮瓣的知识都是通过对胸三角皮瓣的研究而获得的。1972 年 McGregor 和 Jackson 描述了以旋髂浅动脉供血的腹股沟皮瓣(groin flap),为人们认识轴型皮瓣打开了新的天地。其他的以轴心皮肤动脉供血的轴型皮瓣也相继被发现。1973 年,Daniel 和 Williams 通过解剖研究提出,皮肤的成活有赖于皮下血管网的供养,而皮下血管网的血供主要来自三种血管,即节段性血管、穿血管和直接皮肤血管。McGregor 和 Morgan(1973)根据直接皮肤血管和肌皮血管穿支在皮肤内口径大小、走行方向和供血范围的不同,首次提出了轴型皮瓣和随意型皮瓣的概念,并指出,临床皮瓣成活的界限并不仅仅由血管的解剖界限所决定,而且受到血流动力学压力平衡规律的影响。当一条血管被切断后,邻近皮区的血管在灌流压力的作用下,通过血管网的吻合和侧支循环,能跨过其原始的供养界限,到达邻近的低压区域,代偿其营养面积,从而扩大皮瓣的切取范围。在此期间,由于胸三角皮瓣的临床应用中时常有缺血坏死而失败的报道,促使 Daniel、Cunninghan 和 Taylor 等(1975)从血管解剖和血流动力学两方面,对胸三角皮瓣进行了进一步的研究。结果发现,在三角肌胸大肌间沟以外的区域,皮肤的血液循环具有随意型的特征,由三角肌的肌皮穿支供应;而在三角肌胸大肌间沟以内的区域,皮肤的血液循环具有轴型的特征,由胸廓内动脉的肋间前穿支供应。因此,胸三角皮瓣实际上是在内侧部轴型血供的基础上,与皮瓣的远端又增加了一个随意型的成分。

20 世纪 60 年代显微外科技术的出现极大地促进了轴型皮瓣的发展。1973 年澳大利亚 Daniel 和我国杨东岳,成功进行了腹股沟(下腹部)皮瓣游离移植,开创了显微外科游离皮瓣移植的先河。1974 年日本 Harii 报道(1972 年手术)运用显微外科技术,成功地进行了带头发的头皮瓣游离移植。但直至 70 年代,人

1

们所认识的直接皮动脉轴型皮瓣，除了头面部以外，也仅有 7 处（Daniel，1973），即：旋髂浅动脉、腹壁下浅动脉、阴部外浅动脉、阴部（茎）背动脉、胸廓内动脉前穿支、胸外侧动脉和胸上动脉。

肌瓣和肌皮瓣是另一种类型的轴型组织瓣。虽然早在 1906 年，Tansini 就报道了用背阔肌皮瓣移位再造乳房的经验，但并未引起注意。利用局部的肌瓣旋转或翻转覆盖创面，再在肌瓣上植皮，1955 年之后临床开展较多。1966 年 Ger 报道将肌瓣加植皮的方法应用于治疗小腿慢性溃疡，以后分别于 1970 年报道了治疗胫骨外露、1975 年报道了治疗足跟缺损、1976 年报道了治疗足背创面的经验。但在肌肉表面形成皮瓣，只能按照随意型皮瓣的原则进行。欲在肌肉表面切取轴型皮瓣，必须连带深层的肌肉及其营养血管。Owens（1955）、Bakamjian（1963）在临床上切取胸锁乳突肌皮瓣修复面颊部缺损。在 20 世纪 70 年代，肌皮瓣的研究达到了鼎盛时期，并逐渐成熟。1972 年 Orticochea 成功切取了股薄肌皮瓣行会阴部整形。1973 年，Dibbell 首先施行了股二头肌岛状皮瓣的旋转移位术。1975 年 Fujino 报道了上部臀大肌皮瓣。1977 年 Schenk 报道了腹直肌皮瓣。1977 年，McCraw 报道了对肌皮瓣血管进行的实验和临床研究。1978 年 Maxwell 报道了背阔肌皮瓣游离移植。1981 年，Mathes 和 Nahai 通过系统的研究，提出了肌肉血管的分类及其临床意义。在肌皮瓣的发展中，McCraw、Vasconez、Mathes、Nakajima 及我国钟世镇等对肌皮血管的研究和临床应用做了许多开创性的工作。至今吻合血管的背阔肌皮瓣移植仍是开展最多的显微外科手术。

1981 年，瑞典 Ponten 首先介绍了在小腿应用带深筋膜、皮下组织和皮肤所形成的筋膜皮瓣的成功经验，23 例小腿后部筋膜皮瓣带蒂局部转移在修复小腿复杂创面，皮瓣不经延迟而平均长宽比例达 2.5:1，均完全成活，引起世界各国学者的极大兴趣，被誉为超级皮瓣。1982 年 Barclay 首次在小腿将筋膜皮瓣的长宽比例做到 3:1。Tolhurst（1982）在肩背部将筋膜皮瓣的长宽比例扩大到 4:1，均获完全成活。1982 年 Haertsch 通过解剖学研究，发现在手术掀起皮瓣时从深筋膜下间隙中分离，不仅操作简单，分离容易，而且出血少，是掀起皮瓣的外科平面。1984 年 Thatte 报道在下肢应用翻转筋膜瓣加植皮的方法，修复胫骨外露创面。1982 年以后，Cormack 和 Lamberty 对全身（主要是四肢）筋膜皮肤的血管解剖学进行了系统的研究。Hallock（1992）则在筋膜皮瓣的临床应用方面进行了大量的工作。

1982 年，我国钟世镇报道了对肌间隔穿血管的解

剖学研究，导致了不损伤主干动脉的肌间隔皮瓣的出现。肌间隔皮瓣与筋膜皮瓣有许多相似之处，两者均带有深筋膜血管网。肌间隔穿血管的口径多在 1mm 左右或 1mm 以下，因此，如不切取深层的主干动脉，肌间隔皮瓣多以远端为蒂进行局部转移，对修复手足肢端创面很有价值。穿支皮瓣或称皮支皮瓣，是指仅以细小（0.5~0.8mm）的皮肤穿支血管供血的皮瓣。穿支皮瓣的概念起于 20 世纪 80 年代后期，属轴型血供的范畴。穿支皮瓣是显微外科皮瓣移植的最新发展，符合组织移植的受区修复重建好，供区破坏损失小的原则，但对完成手术的医师要求更高。由此也提出了超级显微外科的新概念，即使用更精细的显微手术器械，发挥更高超的显微操作技能，完成更细小的显微血管吻合。

传统的皮瓣均包含动脉和静脉血管，血液按正常的途径进行微循环。但人体的动脉血管均较深在，且数目有限，难以满足临床的需要。由此提出了切取仅包含静脉的静脉皮瓣的概念。1981 年 Nakayama 首先报道在大鼠进行了动脉血供养的静脉皮瓣的实验研究。同期，顾玉东创用小隐静脉动脉化腓肠神经移植修复长段神经缺损，获良好效果。1984 年 Honda 报道了仅吻合静脉血管的指背静脉皮瓣修复手指组织缺损的经验。1985 年 Baek 首先报道在犬进行的静脉血营养的隐静脉皮瓣的实验。

1991 年 Bertelli、1992 年 Masquelet 报道了皮神经营养血管与皮肤血供的相互关系，发现围绕皮神经的伴行营养血管丛对皮肤的血供有重要作用，提出了神经皮瓣的概念。因为在这类皮瓣中往往均包含有一条皮肤浅静脉，所以又有神经静脉皮瓣之称。目前对这类皮瓣的名称，国内、国外仍存在较多的争论，如认为皮神经营养血管皮瓣仅是传统筋膜皮瓣的特殊范例。其实皮下组织中的浅静脉周围亦有营养血管丛，临床同样可用包含浅静脉营养血管的方法为皮瓣增加血供。对皮神经、浅静脉营养血管与皮肤血供的关系的新认识，丰富了人们关于皮瓣血供的知识，也为临床研究长皮瓣提供了新的方向。

中国手外科起步的时代正是共和国大跃进的时代，工农业的蓬勃发展促进了中国手外科事业的诞生。随着工农业生产机械化，手外伤与日俱增，大量伤员得不到正规、有效的治疗。时由北京医学院附属人民医院骨科调入积水潭医院的王澍寰医生受命筹建手外科。那时，我国的医疗事业还十分落后，许多人的头脑中还没有手外科概念。在这样的背景下，于 1958 年 10 月积水潭医院手外科专业组正式成立，王澍寰任组长，同时开设了手外科病房，他也因此成为中国手外科事业的开拓者和奠基人。

王澍寰教授（1924—2013）曾任北京医科大学第四临床医学院教授、北京市创伤骨科研究所副所长、北京积水潭医院院长、美国马里兰州巴尔的摩手外科中心客座教授、中华医学会骨科学会主任委员、中华医学会手外科学分会主任委员、名誉主任委员等职务。1997年当选为中国工程院院士。他是中国手外科专业的开拓者、奠基人，为中国手外科的创立和发展做出了创造性的贡献。1959年，王澍寰教授在北京积水潭医院创建了中国第一个手外科，使中国手外科从无到有，并逐渐发展为具有国际先进水平。他创造性地设计和改进了多种手术方法。

1960年，上海华山医院也南北呼应，成立了手外科。时任华山医院院长的李鸿儒教授决定在骨科中建立手外科组，由杨东岳教授筹建并负责。至1984年华山医院成立独立的手外科，由顾玉东教授任主任并兼任显微外科实验室主任。

杨东岳教授（1929—1981）是国内外享有盛誉的显微外科学家，是我国显微外科开拓者之一，曾任全国中华医学会理事，上海中华医学会理事，全国骨科学会常务理事，上海第一医学院华山医院伤骨科教授、副主任，华山医院显微外科研究室主任，首创游离足趾移植再造拇指和手指，并与美国同期成功开展"游离皮瓣移植"这一划时代的创举，使华山医院显微外科成为国内中心之一，并使我国显微外科处于世界领先地位。

几乎也在同一时期，天津骨科医院也成立了手外科专业组。孔令震教授率领一批手外科医务人员艰难创业，刻苦攻关。1963年底，孔教授与费起礼医生成功实施首例肩胛带完全性离断再植。京、津、沪三地相继建立的手外科专业，成为我国手外科事业的星火，在中华大地上不断扩展，不断壮大。

在国际显微外科和手外科领域，中国学者所做的贡献是不可磨灭的，他们的成果为世界显微外科和手外科领域增添了至关重要而又浓墨重彩的一笔，大大地推动了这两个学科的发展。归纳起来，中国对于世界显微外科和手外科的贡献可以体现在以下几个方面：

（一）断肢（指）再植方面

在我国，显微实验外科最早起步于20世纪60年代初，由上海医科大学附属中山医院崔之义与汤钊猷，在自制的10倍手术显微镜下进行小血管吻合，并探讨了影响小血管吻合通畅率的各种因素。其后上海长征医院屠开元教授报道了一组完全离断的狗腿断肢再植，获得了初步成功一。1963年末，北京积水潭医院的王澍寰教授成功开展了兔耳再植的实验研究。总之，这些早期显微实验工作的开展，均为显微

技术的临床应用打下了坚实的基础。

1963年，上海市第六人民医院陈中伟、钱允庆等，为工人王存柏接好了完全离断的右前臂，全部手术进行了7.5个小时，完成了这项在世界医学史上具有里程碑意义的断肢再植手术。在国际医学界为我国赢得了荣誉，陈中伟院士在国内外被称为"断肢再植之父"和"显微外科的国际先驱者"。此后，我国各大医院积极开展该方面的工作。1964年，中山医学院附属第一医院邝公道及黄承达等行断腿再植成功。

1964年7月北京积水潭医院王澍寰等为一示指完全性离断的6岁幼儿施行再植手术，再植指2/3成活，成为国内外首例取得断指再植大部分成活的病例。日本的Komatsu和Tamai于1965年7月进行了1例拇指完全离断的再植手术获得成功，但在1968年才予以报道。1966年1月陈中伟和上海第九人民医院的张涤生合作，在手术放大镜下行断指再植手术获得成功；半年后中山医学院附属第一医院黄承达等也接活断指。

断指再植至今已有50余年的发展历程，纵观断指再植的发展史，概括起来主要分四个时期：20世纪60年代为开创期、70年代为发展期、80年代为成果期、90年代为提高功能恢复期。1979年马鞍山钢铁医院孙峰报道了5例末节断指再植成活。1982年解放军第八十九医院王成琪攻克了0.2mm的微小血管显微缝合。1982年解放军第四〇一医院程国良在国内首先报道了小儿断指再植。1986年第四军医大学西京医院葛竞等报道了世界首例10指离断再植成功病例，随后解放军第八十九医院王成琪也为1例10指离断患者再植全部成活。1986年解放军第一〇七医院田万成采用逆行法断指再植成功地进行了指尖再植。1991年解放军第一五三中心医院裴国献报道了双手双足四肢离断的再植经验。1995年田万成等首次提出将断指再植手术治疗和后续康复治疗措施紧密结合在一起的断指再植一体化系列功能康复。主要包括：断指再植手术中的康复措施（精细手术、关节功能重建、预防肌腱粘连）、早期医疗康复、医疗体育康复、晚期医疗康复、物理医学康复等。采用断指再植一体化系列功能康复有效率可达94.7%。

我国的断指再植无论在数量和质量上，始终居世界第一。在数量上看，据不完全统计，全国性显微外科学术会议从1972—2003年，共统计8次，断肢、断指再植共4.26万次。断指再植经过1000例以上的医院至少有11个（上海市第六人民医院、解放军第八十九医院、解放军第四〇一医院、解放军第一五三医院、马鞍山钢铁医院等），共2.78万次。从质量来看，断指再植水平可至指尖部，成活率达94%左右；多平面离断

1

手指有"5 指 8 段"、"4 指 8 段"、"8 指 14 段"等,每段均成活;十指断指再植共报道 17 例成功(中国台湾长庚医院、第四军医大学西京医院、解放军第八十九医院、沈阳市中心医院、积水潭医院、解放军第一五〇医院、广东省东莞市虎门医院、浙江宁波曙光手外科医院、河南省地质医院、山东文登整骨医院、广州和平手外科医院等)。

(二)拇(手)指再造方面

断肢(指)再植的成功,进一步促成了足趾游离移植再造拇指和其他手指的新手术设计。1966 年 2 月 13 日,杨东岳、顾玉东教授,联合汤钊猷、齐登科教授,经历 22 小时,术中经历血管变异,吻合口痉挛,稳定全身内环境等多种难关,终于完成了世界首例足趾游离移植再造拇指手术。术后恢复良好,1 年后再造拇指活动自如,患者重返工作岗位。足趾游离再造拇指的成功,从此揭开了人类拇指缺损再造的新篇章。并在总结 200 余例应用第 2 足趾游离移植再造拇指经验的基础上,提出了足趾移植过程中血管变异时第二套动脉供血系统的理论,为拇手指再造的顺利开展奠定了基础。

1979 年上海第六人民医院于仲嘉用不锈钢叉代掌骨将双侧第 2 足趾游离移植于桡骨残端重建手缺损的部分功能,获得成功。1982 年上海市第一人民医院黄硕麟采用蹬甲瓣包裹异体手指骨、关节、肌腱再造拇指与手指成功。1983 年于仲嘉等设计的足趾移植与蹬甲瓣联合移植再造手,使足趾移植与蹬甲瓣巧妙地结合,创造了可以从一只足上切取 3 个足趾而又不破坏足部重要功能的新式术。由于应用多趾移植方法治疗全部手指缺失,进行了手再造成功,因此获得了 1987 年国家发明一等奖。

此后,拇指与手指再造不断得到继承和发展,使足趾移植术成为再造拇指与手指的常规与成熟的手术,现已普及到区、县级医院开展,成功率达 95% 以上,并进入到"手部缺多少,补多少,缺什么,补什么"的"自由王国"地步,使再造的拇指与手指,达到外形与功能的双满意。

(三)组织瓣移植方面

国内外在 20 世纪 60 年代就开始通过小血管吻合进行皮瓣一次游离移植的动物实验和临床应用研究。1964—1965 年,上海第九人民医院整复外科张涤生等成功地进行了兔耳移植和将小白鼠后腿移植到颈部的动物实验,并即时在狗身上进行吻合腹壁浅动、静脉的游离腹壁皮瓣原位再植和左右侧异位移植获得成功。1973 年,Daniel 和上海华山医院杨东岳几乎在同一时间报道了在临床上应用下腹壁皮瓣游离移植获得成功,从而开创并推动了游离组织移植的发展。

1973 年 3 月 21 日,杨东岳、顾玉东教授用吻合腹壁浅血管的腹股沟部皮瓣移植,修复颊部肿瘤切除后创面并获得成功,成为国内首例游离皮瓣移植术,且在互不了解的情况下,同时期日本和加拿大分别进行了游离皮瓣移植术,并首先在国际上报道。皮瓣移植是修复皮肤缺损的重要方法,移植成功实现了近百年来的梦想。

目前,国内外显微外科学者已创新设计全身可切取的皮瓣和肌皮瓣达 70 多处。陈中伟于 1973 年报道了吻合血管神经的胸大肌移植重建前臂缺血性肌挛缩的手功能。杨果凡于 1981 年在国际上首先报道了以桡动、静脉为蒂的前臂皮瓣,从而推动了动脉干网状皮瓣的研究,因此被国际上尊称为"中国皮瓣"。这也引导了之后的前臂尺动脉皮瓣(1985 年)、骨间后动脉皮瓣(1987 年)、小腿胫后动脉皮瓣(1984 年)、胫前动脉皮瓣(1986 年)和腓动脉皮瓣(1983 年)等的出现。1982 年鲁开化、王炜等首次报道桡动脉逆行岛状皮瓣修复手部缺损的经验,同样引发了逆行岛状皮瓣的动脉血供和静脉回流的研究高潮,引导尺动脉逆行岛状皮瓣、骨间后动脉逆行岛状皮瓣、胫后动脉逆行岛状皮瓣、胫前动脉逆行岛状皮瓣和腓动脉逆行岛状皮瓣的出现。钟世镇于 1982 年首先报道了对肌间隔穿血管的解剖学研究,引导了不损伤主干动脉的肌间隔皮瓣的出现,此即为后来所提出的直接穿支皮瓣。宋业光(1984)首先报道了股前外侧皮瓣,这是肌间隔皮瓣的典型代表,临床应用广泛。此外,陈中伟于 1983 年设计了腓骨皮瓣;顾玉东于 1987 年设计了小隐静脉动脉化游离皮瓣。为了发展皮瓣和肌皮瓣的临床应用,修复组织缺损,许多手外科、显微外科医生创新设计了多种新的手术方法,如串联皮瓣、预制皮瓣、岛状(包括逆行)皮瓣及静脉皮瓣等。与此同时,其他类型的组织瓣移植也得到了较广泛地开展。如 1977 年,上海第九人民医院张涤生首先在国内应用吻合血管的大网膜移植修复头皮缺损等。

(四)周围(臂丛)神经修复方面

我国在外周神经损伤修复方面,对世界显微外科的首创性贡献主要集中在对臂丛神经损伤的基础与临床研究方面。在众多学者中以华山医院手外科顾玉东教授的成就尤为突出,其首创的膈神经移位术于健侧 C_7 神经移位术为臂丛神经,尤其是全臂丛神经根性撕脱伤的治疗提供了安全有效的方法,使臂丛撕脱伤患者上肢功能的手术恢复率显著提升。健侧 C_7 移位术还曾被世界著名的臂丛及外周神经外科权威 Terzis 誉为"臂丛治疗史上的一大创新",现将该两个术式的首创过程简要介绍。

1. 世界首例 膈神经移位手术 1970 年 8 月 6 日,

顾玉东教授成功为 1 例全臂丛根性撕脱伤患者(女性,25 岁。滚筒绞伤致右全臂丛损伤半年)进行膈神经移位手术,术中 2% 普鲁卡因封闭膈神经后切断,并与肌皮神经行端-端吻合。术后半年,患侧二头肌开始出现与呼吸频率一致的非自主收缩,术后 1 年能完全恢复白天的自主屈肘运动,说明膈神经移位后再支配和自主运动恢复良好。目前,这一方法已在全世界得到认可并广泛应用,1990 年该首创术式获得国家科技进步二等奖。

2. 世界首例　健侧 C_7 神经根移位手术 1986 年 8 月 26 日,顾玉东教授为 1 例全臂丛损伤患者(男性,28 岁,车祸致左侧全臂丛损伤 2 个月)成功进行世界首例健侧 C_7 神经移位术。术中确认健侧 C_7 神经根后,以 2% 利多卡因 2ml 封闭,利刀切断后与患侧尺神经(腕部水平主干及手背支)行束膜吻合,尺动脉与颈横动脉吻合,尺静脉与颈外静脉吻合。14 个月后进行 Ⅱ 期手术,尺神经返折端吻合至正中神经近端,术后 2 年 6 个月随访显示健侧肢体功能良好无影响,患肢屈腕屈指肌力为 2 ~ 3 级。健侧 C_7 神经根移位术的发明和应用,为臂丛神经的治疗提供了大量动力神经,成为臂丛损伤治疗史中里程碑式的发明,在随后不断的实践和研究中,还发现健侧 C_7 移位对于脑瘫患者有一定治疗作用,而且健侧 C_7 移位成为脑功能研究的最佳模型。该手术 1993 年获国家发明二等奖。2005 年"同侧 C_7 移位与全长膈神经移位治疗臂丛根性撕脱伤"获国家科技进步二等奖。

最后,简要介绍一下我国显微外科、手外科领域的重要历史人物与杰出学者。

中国显微外科走过了 50 年的辉煌历史,中国显微外科的发展凝聚着显微外科前辈们艰苦创业的艰辛、开拓进取的足迹;记载着他们卓越的学术思想、重大的学术成就与杰出的历史贡献。显微外科及其相关领域先后涌现出陈中伟、张涤生、王澍寰、钟世镇、顾玉东、卢世璧等 6 位院士,这些大师们在国内、外享有崇高的声誉;显微外科造就出了一大批杰出的知名专家,他们之中有的已担任重要的领导岗位、大学校长、医院院长、学科主任及重要学术组织的负责人。

在 20 世纪 60 年代初期,我国屠开元教授、王志先教授、汤钊猷教授、陈中伟教授、王澍寰教授及陆裕朴教授等前辈们已开始了断肢再植、小血管吻合的动物实验研究。前辈们的这些开拓性研究,为 1963 年陈中伟院士的断肢再植成功及我国显微外科事业的发展奠定了坚实的基础。陈中伟教授 1963 年在国际上最早报道断肢再植成功。1966 年杨东岳教授成功开展了世界首例第 2 足趾移植再造手指。1986 年陆裕朴教授等报道了首例 10 指离断再植成功。钟世镇院士

开创了显微外科解剖学研究的先河。1979 年杨果凡教授率先报道了前臂皮瓣,被国际上誉为"中国皮瓣"。于仲嘉教授率先报道了"再造手"。顾玉东院士 1970 年首创膈神经移位术、1986 年又首创健侧 C_7 神经移位术,成为国际臂丛损伤治疗领域的领军人物之一。

第二节　显微外科的器械与缝合材料

(一)手术用显微镜的要求

1. 用显微镜　显微镜的放大倍率在 10 倍左右,最好能在 6 ~ 40 倍之间变换,以满足不同的放大需要。变倍时,应仍能保持清晰,不需重新调整焦距。

2. 具有较长的工作距离,一般为 200mm 左右,深部手术则要求更大些,多在 275mm 左右,最长可达 400mm。有的显微镜能根据手术者的需要,更换不同焦距的物镜,来改变工作距离,则更为理想。

3. 具有足够亮度的照明光源,其照明范围应满足整个手术野的需要。深部照明时,光线的投照方向应与显微镜同轴。另外,由于所用光源较强,且手术时间往往比较长,因此,在照明光线的径路上应装有能滤除红外线的聚光器或隔热玻片,采用冷光源则更为理想,这样可以避免组织的灼伤。

4. 放大后的影像　必须是正立体像,才能产生空间的位置感而便于进行手术操作。因此,必须有两个目镜从不同角度观察物体。没有立体感的双筒或单筒目镜只能作观察用,不能进行手术操作。

5. 手术　多需有助手配合,故应有两组双目显微镜以供主刀和助手之用。助手显微镜所见到的手术野应与主刀显微镜的视场合一。有的尚有第三组显微镜供第二助手或洗手护士之用。

6. 目镜　应能进行分别的视度调节和瞳孔间距调节,以适应不同的视度和瞳孔间距。

7. 显微镜　应装于合适的支架上,使能从适当角度对所需部位进行观察,且不妨碍手术操作。

8. 手术或摄影　均需有足够的光照强度,如在高倍或低倍时光强度能保持不变,则效果更好。

9. 能附有摄影装置,摄影者从目镜中所看到的图像与照相机或摄影机中所拍摄的相一致。

10. 电器部分　应可靠,体积小,能集中于一个地方,便于控制与维修。

单人双目手术显微镜是手术显微镜中最基本的型式。如 Eeiss 的 OPMI-1 型手术显微镜,光源经聚光镜和直角棱镜后通过显微镜的大物镜照明手术野。从手术野反射回来的物体影像经过变倍望远镜、望远

物镜和屋脊棱镜后被目镜放大成为正位立体像。此种光路结构也是双人双目手术显微镜的基本结构。

最早的双人双目手术显微镜系由一块大的多面棱镜将两台单人双目手术显微镜组合而成。从两台显微镜来的光源通过棱镜集于手术野，反射回去的光线被棱镜分送到两台显微镜，放大成像。

另一种双人双目手术显微镜实际上系由两台各有两个小物镜的单人双目手术显微镜所组成，如上海光学仪器厂的34X型和镇江光学仪器厂的XTS-1型及XTS-2型都属于这种类型。这种光路结构的优点为成像质量较高，立体感较强；缺点为连续变倍困难，不能变换物镜，摄影、电视或示教镜须另加接一条光路。

应用大物镜的显微镜，成像质量及立体感不如用小物镜的显微镜，但实际应用中差别并不显著，且易于加装连续变倍系统，在任何变倍位置时始终保持清晰，从而不须在变倍后重新调焦；可以调换不同工作距离的物镜；便于加装分光棱镜来加接示教镜或摄影等装置，因而近年来国外生产的手术显微镜，大多采用这种光路结构。

（二）手术放大镜手术放大镜的结构原理、种类和特点

临床较常应用的手术放大镜大致有以下几种：

1. 最简单的手术放大镜　是用一块大的聚光镜，装在支架上，通过聚光镜进行手术操作，起到简单的放大镜作用。此种放大镜所占空间较大，工作距离短，影响手术操作，使用不便，目前一般已很少使用，但在OPMI型手术显微镜上，有时在物镜旁加装一块长方形的2×放大镜，作为手术野的放大。

2. 镜片式和额带镜片式　镜片式放大镜为放大倍数相同的两长方形镜片，附装于手术者平时使用的眼镜的前方，手术结束后，即可将镜片自眼镜上取下，其放大倍数一般不超过2倍，此镜片还可改装成额带式，以便于不戴眼镜者使用。

3. 望远镜式　系由一块负透镜和一块正透镜所组成，犹如Galilio望远镜。此种放大眼镜可通过眼镜旁的横杆来调节瞳距，物镜还可以旋进或旋出进行调节，以适应不同的屈光度，同时还可改变其放大倍数。例如日本Neitz的放大眼镜，其放大倍数可自1.8×改变至2.5×，相应的工作距离为300～250mm。视场直径约为70mm。瞳距调节横杆使两放大镜同时分开或靠拢，在眼镜的左侧或右侧都可同样调节。整个眼镜的重量为80g。上海眼镜工厂的放大眼镜，其放大倍数为5×，工作距离175mm，视场直径约20mm。瞳距调节范围为50～80mm，系通过两条横杆分别调节两个放大镜。在两放大镜的中间附装有光源，集中照明于手术野。此种放大镜还可改成额带式，便于耳鼻喉科

使用。福建三明光学仪器厂生产的GSY-1型带光源手术眼镜，工作距离为240mm，放大倍数为5×，视场直径40mm，在两放大镜中间装有光源。前联邦德国的OPTON生产的F型外科手术放大镜为额带式，并可装冷光源，有不同放大率（3～8倍）供选用，双目镜筒不用时可向上掀起，额带可任意调节大小，并可供戴眼镜者使用。

望远镜式放大镜还可将两放大镜固定在眼镜的镜片上，作成固定式。此种放大眼镜可预先按使用者眼睛的屈光度和瞳距定做，使用时戴上即可，不需临时调节，较为方便。

第三节　显微外科的缝合技术

显微外科的缝合技术主要包括小血管与淋巴管的缝接。1964年，Smith等又将显微缝合技术推广应用于周围神经的缝合，包括神经束的缝合。Millesi又应用束膜缝合技术进行束间神经的自身移植，治疗正中神经与尺神经断裂，获得满意疗效。1967年，Calderon等首先在手术显微镜下将淋巴管与静脉进行缝合。虽然看不到淋巴液流入静脉，但是为以后淋巴管与静脉的直接吻合做了初步尝试，直至1969年Yamada才成功地缝通狗的淋巴管与静脉。现在淋巴管与静脉的对端缝合技术已有了改进，但长期的通畅率仍较低，有待进一步研究。显微外科的缝合技术还可应用于其他管道，如输精管、输卵管、输尿管以及胰管等的缝合。由于看得清楚、缝合精确，通畅率亦远比肉眼下缝接的高得多。

（一）显微血管缝合显微血管缝合

1. 显露与准备　在手术显微镜下缝合小血管与其他外科手术一样，必须有良好的显露。手术者宁可花一定时间，把准备缝合的一段血管与周围组织做必要的解剖，并应用自动牵引器或牵引缝线将邻近的皮缘、皮下组织、肌肉或其他挡住视线或影响操作的组织稳定地牵开，使缝合操作能顺利进行。

创面的出血点必须细致地结扎或电凝止血，务使缝接的血管损伤或没入血泊而影响操作。对于创面的渗血可用小棉球压迫止血。对于不易控制的渗血，可用生理盐水连续滴注与低压吸引器在创面底部不断吸引，保持缝合血管的清楚。

缝合血管的背衬：在缝合血管的深侧衬入一块黄色硅橡胶薄膜，或应用相同颜色的气球橡胶薄膜代替，其大小须按创面与缝接血管的粗细而定，一般12mm×10mm即可。背衬薄膜可以使缝合血管有一个反差适宜、看来清晰的背景，血管自其周围的软组织中托出，缝合线不致黏在邻近组织上，便于操作。

2. 缝合原则

（1）正常血管：缝接的血管必须是正常的血管。这包括两个因素：第一，血管壁是正常的。如在实验外科中正常动物的血管经过细心解剖后做锐性切断，这种血管的管壁均属正常，吻合后通畅率高。对于创伤所引起的血管断裂则情况完全不同，大的撕裂伤与辗轧伤，缝合前必须将损伤的那一段血管彻底切除，如内膜断裂或不光滑、血管壁血肿、中层破裂等，不然即使缝合精确亦会导致血栓形成。第二，血流是正常的。如动脉的近心端应有一定压力的血液喷出，其远侧管腔内没有血块及其他阻塞因素。静脉的近心端如注入肝素盐水应没有阻力，其远侧端应有静脉血回流。不然即使吻合口通畅，但血液还是不能流畅。

（2）口径一致：缝合血管的口径最好是相似的。然而影响血管口径的因素较多，如血管剥离受到的创伤、寒冷、缺乏充盈或断裂后血液流失都可引起血管缩小，使口径变小。一般动脉的收缩较静脉大。手术者要准确测量血管口径，不应在血管刚剥离后或血管没有良好充盈时，因为在上述情况下，血管均有不同程度的收缩，这样测得的血管口径比实际口径要小。所以，血管口径的测量应在血管缝合通血后才比较准确。如果血管两个断端的口径仅有轻度的不同，如小于其直径的 1/4~1/5，一般仍可做对端缝合，唯在缝合前将口径较小的断端做轻度扩张即可；或在缝合两针后将两根线向相反方向轻轻牵开，轻度的口径不一致多能代偿，以后再缝合其余各针。如口径的不一致，小于其直径的 1/3~1/4，宜将口径较小的血管断端沿其纵轴方向做 45° 斜向切断以增大其口径，再行对端缝合。如断端口径的不一致超过其直径的 1/2，则宜行端-侧缝合。

（3）张力适当：血管断裂后，往往向两侧回缩。缝合前应将两端试拉在一起，看缝合后血管的张力是否合适。因张力过大，容易引起吻合口漏血；而血管过长没有张力又可以影响血流。例如，回缩的动脉近心端，由于管腔亦收缩往往不出血，当手术者将血管沿纵轴方向拉出至一定张力，就可见到断口有血液喷出。此外，在缝合血管时应该注意勿使血管扭曲或扭转，尤以静脉，上述的缺点常常是影响缝合血管血流畅通的重要因素。

（4）无伤技术：在显微外科的操作中，手术医生的每一个动作必须细致轻柔。由于血管细小经不起夹轧或牵拉等创伤，在提拿血管时，不可以夹住管壁，只能用尖头镊轻轻吊住血管外膜。分离血管时，应沿血管纵轴方向插入镊尖逐一分离。正常的血管内膜是非常洁白、光滑的，其表面有内膜细胞。在操作时，应避免锐性器械进入管腔或将塑料管用力插入血管

腔进行冲洗，这样容易损伤血管内膜，任何内膜创面会导致血小板与纤维素的沉着而引起血栓形成。显微外科下缝合的小血管口径本来就比较小，一旦血栓形成，就会导致吻合口阻塞。无伤技术的另一层意义是指操作必须精确，包括每一个提吊、分离、修剪、进针、打结等应该在看准后，很稳当的一次完成，不要一下不行，再来重做，甚至重复数次，就难免增加血管的创伤而影响缝合质量。

（5）针距与边距：血管缝合时，各针的间隔距离即针距，各进针点与血管断端边缘之间的距离即边距应按血管的口径、管壁的厚薄与管腔的血压而异。一般口径大、管壁厚、管腔的血压较低，则针距可以稍大些；而口径小、管壁薄、血压较高的，则针距应稍小些。如小动脉直径为 1mm，通常缝合 8 针即可，其针距约为 0.3mm，而边距约为 0.2mm。静脉的血压低，针距可以稍大，亦不至于漏血。但由于静脉壁薄，边距可以稍大些。进针时应注意将其内膜面外翻，务使打结后静脉远近侧断端的内膜面良好对合。一般直径 1mm 的小静脉缝合 6 针即可。但缝合针距亦不宜过大，如有时缝合 4 针亦不至于有严重漏血，即使刚放去止血带时有一定渗漏，由于静脉压低，几分钟后多能停止。然而因为针距大，静脉断缘出现空隙，其中往往有血小板或纤维素的白色血栓或凝血块形成。这种静脉管壁上的小血栓或血块必然引起不同程度的管腔狭窄，影响血流畅通甚至发生管腔阻塞。

3. 小血管的缝合技术 经过切除创伤的血管，将正常的血管断端试行对合，务使达到适当的张力后，即可进行缝合。其具体操作可分对端缝合与端-侧缝合两大类，分述如下：

（1）常规的对端吻合：

1）放置止血夹与背衬：缝合前，应用止血夹阻断血流并固定在一起。止血夹放置的方向应与血管纵轴垂直。其位置最好能离开断端约 4~5mm，如安放位置与断端过近容易滑脱，还会使缝针和手术器械与止血夹相碰而影响操作。如手术区的空间允许，两止血夹宜固定在一个联合臂上，以后将止血夹轻轻推拢靠近，使打结时断缘能良好对合，没有过度张力。如手术区空间放不下联合臂，在放置止血夹时应将两断端沿其纵轴方向拉出。使血管断端尽量靠拢。以后在血管深侧衬入一片约 1cm² 的淡黄色硅橡胶薄膜作为背衬。

2）外膜旁膜的修剪：邻近血管断口的外膜旁膜需修除，以免在缝合打结时带入管腔而导致血栓形成。可以用剪刀将过长的外膜旁膜整齐地修剪去，其操作方法很像包皮环切，故也称外膜旁膜环切。环切后可用血管镊将外膜旁膜切缘勒向止血夹，这样断口

的中层与内膜就能清晰可见。

3）断口的冲洗与扩张：断端的血管腔如有血液或血块存在，可用肝素盐水（每 100ml 生理盐水内含 12.5mg 肝素）经注射器的平头针或小的硅橡胶管冲净。在整个过程中，第一助手为防止血管干燥，可经常用肝素盐水滴注其上以保持湿润。在缝合静脉时，由于其管壁很薄，如没有血液充盈，前后管壁即粘在一起，为辨认静脉管腔可用肝素盐水冲洗断口使管壁张开，管腔就容易显示。动脉的断端在没有充盈的情况下，多有不同程度的痉挛，严重者管腔几乎消失，为便于自外膜进针，可用血管镊准确插入血管腔作轻柔扩张，但其扩张的程度不宜超过原口径，不然容易损伤内膜。待缝合 2 针后，只要将缝线向反方向轻轻牵开，即可使痉挛的断口扩张。

4）进针的方法：手术者右手握持针器，左手握镊。一般用持针器的头部夹住无创伤缝针的中部或后、中 1/3 交界处，针尖向左。如针尖的方向需要调整，可以将针按靠邻近的软组织，将持针器稍微松握，使针可以转动，按需要方向调整后再将针夹牢，其调整度可达 30°～40°。这种方法比应用左手镊子调整缝针方向更加迅速方便。如需要针尖调整方向达 180°，即针尖向右的反手缝针时，可应用镊子调整。进针的方向应与针的纵轴平行，不然会引起针体弯曲甚至折断。针刺入时，除按所需部位看准针距与边距外，应尽量使缝针与血管壁垂直，最好不要小于 60°。针尖进入血管腔后应立即将缝针转向水平。缝针一般先从右侧由外向管腔进针，经断口以后自左侧管腔由内向外出针，同时用左手血管镊进行反压。由外向内缝时，可用尖头镊伸向血管腔进行反压，使缝针自镊头尖间出来。由内向外缝时，则用镊边反压或夹住外膜进行反压。每次进针必须透过半透明的血管壁看清楚针尖，勿使缝带住其深侧的血管壁。如有怀疑，可将握住的缝针在管腔内做轻微的横向移动，看缝针在血管腔内是否游离无牵连，或将缝针保留在血管壁中按血管纵轴方向将血管翻转 180°。

5）缝合的顺序：血管的对端缝合一般先缝合前壁，以后将血管夹翻转 160°～180°缝合后壁。如以直径 1mm 的小血管分别缝合 6 针与 8 针为例，缝合 6 针者，先将血管的外膜提起，如以断口按钟面计算，先缝第 12 点钟那一针，以后缝合相对的 6 点钟那一针，第 3 针缝合 2 点钟一针，第 4 针缝合 4 点钟一针，翻转血管，第 5 针缝合 8 点钟一针，最后缝合 10 点钟一针，放去血管夹通血。缝合 3 针后，第 1、2 针同上法，第 3 针缝合 3 点钟一针，第 4 针缝合 1 点半钟一针，第 5 针缝合 4 点半钟一针，以后翻转血管，第 6 针缝合 9 点钟一针，第 7 针缝合 7 点半钟一针，最后缝合 10 点半钟一

针（图 15-1）。

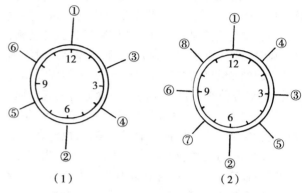

图 15-1　血管对端缝合的顺序（按钟面计）
（1）缝合 6 针的顺序；（2）缝合 8 针的顺序

6）缝线打结：缝针穿出后，手术者仍握住缝针按进针方向将缝线轻柔地拉过针道，直至看到线尾。手术者应将缝针放回视野或刺入视野的软组织中，不要随便放在视野外面，以免下 1 针缝合时找不到缝针。以后用镊子夹住穿过血管壁的那一段缝线约 3cm 在右手的持针器头部套一圈，用持针器夹住线尾打结（图 15-2）。夹线尾时，如缝线黏附在组织上，应用持针器张开小口如叉状先将缝线挑起，使之与组织分离后再夹紧打结，不然往往使缝线与组织一并夹住，影响打结。由于无创伤的显微缝线均由单丝尼龙或其他合成纤维制成，容易滑脱，故至少打 3 个单结，即一个手术平结上再加一个单结。第 1、2 针的线尾要适当地留得长一些，以备牵引或翻转血管用。以后各针凡需留作提拎者，可以剪去与缝针相连的那条缝线，而把线尾留下，如不需提拎的缝线在打结后应剪去，以免影响操作。留下的线头一般以 0.1～0.2mm 为宜，以防结头滑脱。

7）渗漏的处理：缝合完成后，对动脉应先放去远心侧的血管夹；而对于静脉则先放去近心侧的血管夹，使缝合口有回血充盈，封闭针间的血管对合处，以后再放去另一个血管夹。良好的缝合口不应有严重漏血。小量渗血用盐水棉球轻压 1～2 分钟即能停止渗漏。也可在放去血管夹前用塑料或硅橡胶薄膜包裹血管缝合处，再以另一血管夹夹住薄膜。这样血管充盈后一般维持 2～3 分钟均可止血。有时由于手术医生对针距安排不当，针距过大，漏血不止，应用血管镊暂阻血流，缝补 1 针以止漏。

8）通畅试验：是测试吻合口通畅与否最有效易行的方法。手术者用两把血管镊，在血液流经动脉吻合口的远侧或静脉吻合口的近侧，轻轻地压瘪血管，将一把镊子向远侧或近侧移动，把其中的血液勒去。以后把靠近吻合口的那把镊子放去，如血液通过吻合

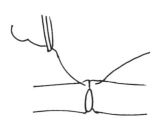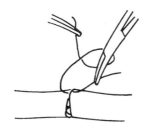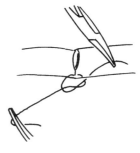

图 15-2　应用持针器与血管镊打结的方法

口后迅速在压瘪的血管中充盈,即表示吻合口畅通。如充盈缓慢则表示吻合口有部分阻塞。如勒去血液的那段血管迟迟得不到充盈,则提示吻合口已阻塞,必须切除后重新吻合。上述小血管的对端间断缝合,是血管吻合中最常用的基本方法。但这种方法必须打较多的结,费时较长,操作要求亦高,所以都想找到一种简化的、迅速的血管吻合方法。

(2)套叠吻合:1978 年 Lauritzen 和 Meyer 几乎在相同时间,应用小血管套叠吻合法对直径 1mm 以下的大白鼠股血管进行实验研究,取得良好效果。陈中伟等 1980 年,对 100 条,外径为 0.6～0.8mm 的大白鼠股动脉亦采用套叠法进行吻合的实验研究。通过实践并改进了吻合的技术。取得即刻通畅率为 100%,远期通畅率为 98%的优良效果,现将血管套叠吻合法介绍如下:

1)小血管套叠吻合法的指征及优缺点:采用套叠法应具备以下几个条件:首先,套叠吻合的血管必须有足够的长度。其次,套叠血管的两个断端,其口径的大小必须大体相同,不然不适宜做套叠吻合。此外,套叠法只能适用于血管的对端吻合,而端-侧吻合不宜采用。

套叠法的优点首先为在血管的内膜面上没有缝线暴露,操作过程中损伤内膜的机会较少,因为进针与缝线的结扎处都在血管腔外,而常规的对端间断吻合,常易损伤内膜,并且多少有缝线裸露于管腔的内膜面上,故小血栓形成较多。其次为套叠法的操作较方便,不像一般间断缝合时,容易带住血管对侧的内膜或管壁。套叠法一般仅须缝合 3 针,所以完成一个吻合只需 10 分钟左右。而同样口径的小血管采用对端间断吻合则需缝合 6～8 针,约需 15～20 分钟,所以套叠法可以大大地缩短手术时间。当然,套叠法亦存在缺点,其指征较严格,不适用于端-侧吻合,且血管长度不足及口径相差太大者也不能采用等。

2)套叠吻合的操作技术:套叠吻合法是按血流的方向,将血管的一侧断端套叠入另一侧断端的管腔中,其套入的长度应略超过该血管外径的长度,并以少数缝针固定套入的血管段,勿使滑出。如以动脉为

例,则将近心端的一段血管套叠入远心端的血管腔内。应用于静脉吻合,则按血流方向,是将远心端血管套入近心端的血管腔内。在套接前,应按一般常规对端血管间断缝合前分离解剖出血管断端,结扎止血,放置弹性止血夹,与血管背衬等准备工作。唯阻断血管的长度必须包括预计套入的长度。手术者可将血管断端轻轻提起,试行对合。务必使血管断端,在没有过大张力的情况下,可有一段血管能相互重叠,其长度略大于该血管的外径。按常规作血管断端的外膜环切后,特别注意把预期套叠入另一侧血管腔的,那一段血管的外膜进行细致的剥除,以减少套入段血管壁的厚度并勿使其外膜漂浮于血管腔中。

缝合方法:以外径 1mm 动脉为例。第 1 针,在动脉近侧距断端略大于血管外径长度,即 1.2～1.4mm处,沿血管轴方向自外向内深达外膜与部分中层,不穿过血管内膜向外缝吊,再自远侧动脉断口相对应方位由管腔自内向外,穿过全层管壁出针,其边距约为0.2～0.3mm,打结。缝合的顺序一般先缝合血管最远心端与最近心端的两针,以后依次缝合前壁中间的 1针与上述 3 针间的两针。前壁缝合完成后,可将血管翻转,用血管镊轻轻提起血管壁,通过后壁自血管腔查看上述五针缝合的情况包括对合是否平整,有否带住血管后壁等。如操作上有缺点应及时矫正。以后缝合后壁中间的 1 针,打结时线尾要留得稍长些,以便缝合最后两针时用做牵引。缝合完毕应常规行血管通畅试验。如按针面计则在 7 点钟处缝合第 2 针。其进针与出针方法与深度同第 1 针(图 15-3),打结。此时,供套叠部分的近侧血管段已与远侧血管相重叠。按上述方法,于 3 点钟处即与第 1、第 2 针相距血管断口周径各 1/3 或 120°处,缝合第 3 针,但不予打结。用微血管镊夹住远侧血管断口的边缘,轻轻拎起,以显示远侧动脉管腔,用另一血管镊将近侧血管段轻柔地塞入远侧血管腔中(图 15-3)。将已缝好的第 3 针打结。以后用微血管镊轻轻按捏血管的套叠部分,使套入的血管相互紧贴,平伏,避免折曲。缝合完毕,依次放开吻合口远、近侧的止血夹,动脉即充盈。如操作正确,一般不致有明显的渗漏。如有小量渗漏,以棉

球轻压 20~30 秒钟即可止血。偶有个别喷血,则说明套入血管有脱出可能,应重新用止血夹将血流阻断,用显微镊把脱出的血管近段塞入远侧管腔。有时因缝合的针距不平均而导致血管成角,滑脱者,则应拆除重行调整缝合,喷血即可止住。套叠缝合 1 条动脉的时间一般为 10 分钟左右。

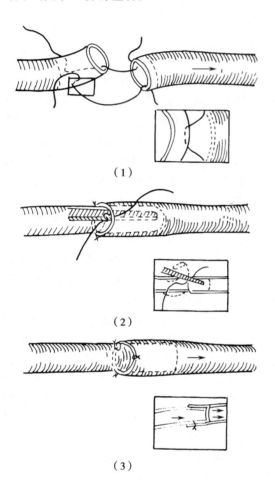

图 15-3　血管的套叠吻合法(箭头表示血流方向)
(1)近心侧套入血管外膜已细致剥除。第 1 针与第 2 针已分别缝于 11 点钟与 7 点钟处。放大图示缝线只穿过外膜与部分中层,而不穿过内膜;(2)第 3 针缝线穿过在 3 点钟处,暂不予打结,以血管镊轻柔地将近侧血管塞入远侧血管腔内,下图点线所示为塞入前后的近侧血管;(3)套入后把第 3 针缝线打结,以血管镊轻轻按捏套叠部分血管,使之紧密接触与平伏。下图示套叠后血管的切面与俯视图

3)血管套叠吻合的注意点:首先应注意各针针距及边距都要求做到基本一致,不然会引起血管壁的皱褶,致使套叠部分血管壁不能平伏地接触。边距不等会引起套叠部分的长度不等,造成血管成角、漏血,甚至引起血管套叠部分的脱出。套叠的血管应该有足够的长度,一般应该略超过血管外径的长度。不然,在通血后,由于管腔内内压的升高,可能将套入的血管推出而引起喷漏。套缝的针数,以 3 针为宜,2 针

容易脱出。此外,在套接以后,通血之前,最好用显微血管镊在套叠部分轻柔地按捏一下,以使套叠部分血管壁能平整地接触,以避免通血时血流返回夹层,形成较大的血栓。

4)对于套叠吻合法的顾虑与实践:套叠吻合法是一种新型,简化的吻合方法。显微外科或血管外科医生往往可能产生以下几方面的顾虑:①血管的断离缘暴露于血管腔内,不是内膜对内膜的紧密对合,是否会导致血栓形成阻塞管腔? ②血流由套入处流向远侧血管腔,由相对狭窄的部位流入相对扩大的部位是否会产生涡流? ③血管套叠部产生一个相对的狭窄影响血流刺激内膜是否在后期会引起内膜增厚?

实验观察认为:①微血栓只在血管壁套叠的接触部产生。在其断离缘,由于血流的冲刷以及外膜,弹力纤维致血凝性较弱,故本组实验远期通畅率较高为 98%。②根据血流动力学观察,血流自狭窄部相对的高压处流至扩张部相对低压部位,虽可能产生涡流,但不至引起血小板、类脂质或纤维素等物质的聚集沉着,故仍不至引起血栓形成。③对于重叠部分,根据光镜与扫描电镜的观察,术后 14 天内膜已完全覆盖。有 1 病例血管壁全层已愈合良好,根据苏木紫伊红染色,虽主要为结缔组织,但其远、近端已难于区别,仅用弹力纤维染色后才能区别。套叠法未见明显内膜增生而影响管腔的大小,不像常规间断缝合,由于吻合口内膜不平整,缝线裸露于管腔多引起显著的内膜增生。所以,我们认为小血管套叠缝合法也是一种通畅率高的,尤其是操作简便与省时的小血管缝合方法,并已在我们临床上逐步推广应用。

(3)端-侧缝合:两条血管的断端,口径大小不一致,接近或超过其直径 1/2 者;或两条血管的口径虽然相似,但其中一条必须保持连续,不能切断行对端缝合者,则可采用端-侧缝合。端-侧缝合的一般技术操作与对端缝合相似,其不同者为血管壁的开孔。开孔宜选择在血管缝合后与血流方向呈锐角的部位。不管静脉或动脉的端-侧缝合,一般不宜做相互垂直方向的缝合,以减少血流旋涡的形成。如果口径不一,则口径大的血管端多先行结扎或缝合,其开孔的部位应与结扎端有一定距离。

4. 小血管的移植　在断肢或断指再植中,常遇到有一段血管严重挫伤,必须切除,或在组织移植中,由于移植组织的血管蒂较短,不能与接受组织处的血管直接缝合,而遗留一段血管缺损,就需进行小血管移植。最常用的为取一段小静脉进行移植,然而亦有应用小动脉进行移植者。分述如下:

(1)静脉移植修复动脉缺损:以选取下肢或上肢的较远侧没有病变的浅静脉为宜,上述浅静脉中层有

厚的肌层,且便于切取,其口径应略小于缺损动脉的口径。移植的静脉亦可自邻近创面的浅静脉中切取,但以不影响该部位的静脉回流为原则。取下的静脉应用肝素盐水做血管腔内全长扩张,解除切取剥离时所致的痉挛,并验证其中是否存在静脉瓣。如有静脉瓣存在,则移植时必须将近心侧与远心侧倒置后再移植于动脉缺损处,不然移植后静脉瓣就会阻止动脉的血流。切取静脉的长度应略短于动脉缺损的实际长度,这是由于静脉压低,动脉压高,移植后的静脉被动脉血压扩张伸长,如移植的静脉过长过粗,缝合通血后往往出现移植血管变形、扭曲而影响血流。静脉移植的缝合方法为进行两个对端缝合。止血夹应在两个缝合一并完成后才放去。如缝合一部即放血充盈,由于血流停滞,常易发生血栓形成。

(2) 静脉移植修复静脉缺损:这是修复静脉最常用的方法。如在断指再植中,指背静脉的缺损常采用腕部的小静脉来修复。有的静脉缺损其远心侧有 2~3 个支流断口而其近心侧只有一个口径较大的断口,为保证良好的静脉回流可切取健侧相应的 Y 形或树枝状的静脉叉进行移植。

(3) 动脉移植修复动脉缺损:在断指再植中,缝合一条掌侧指动脉往往足以维持手指的动脉供血。故如双侧指动脉均不够长行对端缝合时,可切取一侧的指动脉,移植于另一侧的缺损处,以保证一侧指动脉的血供。

(4) 动脉移植修复静脉缺损:应用较少。选取的动脉以不影响该部组织血供为原则,其长度与口径应略长和粗于缺损的静脉。动脉取下后应用肝素盐水或 2% 普鲁卡因做管腔内液压扩张以消除痉挛,但由于动脉的肌层厚,静脉压较低往往不能使移植动脉足够扩张,动脉移植以代替静脉有时还可能发生血流通过少、血管长度不足等缺点。

5. 抗凝药物的应用　小血管吻合的通畅与否主要依靠精细的缝合针线与手术器械和精湛、熟练的缝合技术,这是毫无异义的。然而亦有人认为由于血管的口径小,适当地配合一些抗凝或抗痉药物的全身或局部应用,有助于提高小血管吻合的通畅率。常用的抗凝药物有:肝素、双香豆素、双香豆素乙酯、阿司匹林、低分子右旋糖酐、双嘧达莫、丹参或复方丹参、毛冬青等。常用的抗痉药物有:罂粟碱、烟酸肌醇、普鲁卡因、硫酸镁、妥拉唑林等。

(二) 显微神经缝合

手术医生应首先熟悉周围神经的内部结构,每一条周围神经(图 15-4)由为数不等的神经束组成,外有较疏松的结缔组织包围即神经外膜,神经外膜还部分伸入神经束之间,其中有神经营养血管通过于少量脂肪组织。每个神经束有数百至数千条感觉或运动神经元的轴突与无髓鞘的自主神经纤维,由一薄层较致密的结缔组织所包裹即神经束膜。神经束膜伸入神经纤维之间呈网状的结构为神经内膜。

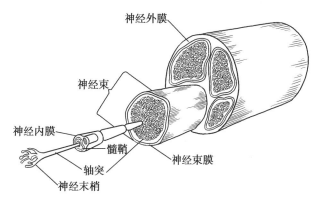

图 15-4　周围神经横断面

1. 显露　在显微镜下缝合神经应比在肉眼下更注意良好的显露。手术在空气止血带控制下进行,对于创伤性的周围神经断裂,由于神经断端往往被包埋于瘢痕组织中,在解剖时,应首先自远近侧正常神经开始,以后逐渐向断裂处行锐性剥离。不应开始就在瘢痕中寻找神经断端,以致由于分不清而将神经损伤甚至当瘢痕一起切除。与血管缝合一样,为使神经组织看得更清楚,神经深侧可背衬一片硅橡胶薄膜。

2. 神经缝合的原则

(1) 正常神经:在动物实验或复合组织移植时,切断的神经其断端往往是正常的。对于创伤性的神经断端,则必须将挫伤的神经束或创伤性神经瘤行足够切除,直至各神经束在两断端能清楚地看到或分出才能进行缝合。

(2) 避免扭转:周围神经多系混合神经,尤以接近末梢器官时,运动与感觉纤维常分别形成神经束。如果缝合时发生扭转,即有可能将运动纤维的神经束与感觉纤维的神经束交叉缝合而使功能不能恢复。所以,必须在手术显微镜下按营养血管的位置,神经束的形状与排列,准确判明方向后才进行缝合。

(3) 无张力下的缝合:神经的缝合不能在有张力的情况下进行,不然神经外膜或束膜虽已对合,但其中的神经束仍回缩而未能对接,断端间将有瘢痕组织形成,影响神经纤维的再生。

(4) 局部血供:除神经断端较大的血管应结扎外,分离显露神经时要尽可能避免损伤神经的营养血管。神经缝合处周围组织血供应要求比较正常。缺血的瘢痕组织应予切除。

3. 显微神经缝合技术　应用显微外科技术缝合周围神经,不但可以提高过去常规神经外膜缝合的质

量,并且可以进行肉眼外科不易做到的神经束膜缝合与神经的束间移植。分述如下:

(1)神经外膜缝合(图15-5):是指缝合神经外膜的对端或端-侧缝合。急诊神经修复时显露神经两断端,做适当的游离即可;陈旧性神经断裂伤修复时须用锐利刀片切除神经近、远端神经瘤,然后在神经干上做每隔1mm的连续切割,直到正常神经束的出现,再完全切断断面,神经两断端对合后要求没有张力。一般以神经表面的营养血管作为神经定点的标志,尽量减少神经束的错位缝合。根据神经缝合的原则,先在镜下按神经内部结构准确地试行对合,务使断端间没有张力与扭转。外膜缝合一般采用9-0无损伤单丝尼龙缝线做间断缝合,可先在相隔180°处缝合1针,留下线尾做牵引,以后每隔1mm左右缝合1针,只缝合较疏松的外膜。缝合一侧后,调转两牵引线缝合另一侧。对较粗大的神经为使神经束的对合良好,在外膜缝合前可先行几针束膜缝合。

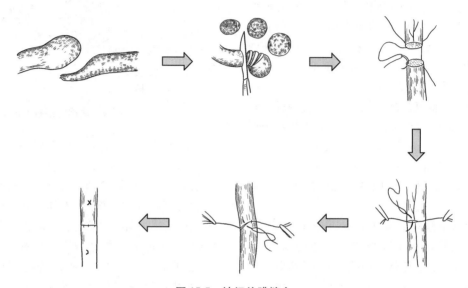

图15-5　神经外膜缝合

(2)神经束膜缝合(图15-6):是指将两断端同性质的神经束,按束分别对合、缝合其束膜。在见到正常神经束的断面后,切除断面的0.5~1cm的神经外膜,游离两端的神经束,区分运动束、感觉束,无张力下分别缝合。边距可以小些,一般成组的神经束可缝合2~3针,单独神经束缝合1~2针即可。先缝合深侧的神经束,以后再缝合浅表的。

(3)神经束间移植缝合:周围神经的缺损,可采用游离、改道、屈曲关节或缩短骨骼等方法代替。如仍有困难或部分神经束缺损,则宜采用神经的束间移植。按神经束的粗细、缺损长度与分组,将移植的神经束置于缺损处,并按缝合神经束膜的方法缝合其两端,为便于分组对合,神经束间移植的缝合宜在不同平面进行。

(三)显微淋巴管缝合

淋巴管由于口径小,管壁薄而脆,所以在没有手术显微镜的放大下要进行缝合,技术上是有困难的。随着显微外科缝合技术的发展,不少学者进行动物的

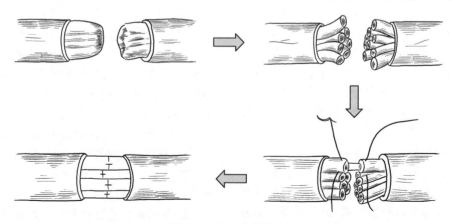

图15-6　神经束膜缝合

实验研究与临床尝试来解决淋巴的回流问题。目前虽然有人已能将淋巴管与邻近的细小静脉缝合,获得66%～74%的通畅率,并在临床上治疗阻塞性淋巴淤积的肿胀取得一定疗效,然而其远期的疗效尚不够满意,淋巴管缝合技术还有待于不断改进。现在淋巴管的缝合技术有淋巴管与静脉缝合及淋巴结与静脉缝合两种:

1. 淋巴管与静脉缝合　在趾或指蹼的皮下注入2.5%亚甲蓝1～2ml。经过数分钟,并从注入颜料处做轻手法的向心按摩。在上臂内侧或腹股沟部真皮下血管神经束的浅侧,找到染有蓝色淋巴的淋巴管。与周围组织进行轻柔的分离,于邻近处选找一条口径相似的小静脉,按预计的吻合口部位切断,结扎其远心端而留下近心端,结扎其支流,环切邻近断口的外膜旁膜备用。该静脉近心段中最好能有一对静脉瓣,以避免静脉血逆流至淋巴管。一般淋巴管中的淋巴较静脉血不易凝集,其吻合口的阻塞多由于静脉侧的血栓形成所致,如其中没有静脉瓣,静脉近心段应用小血管夹阻断血流。

以后在相应平面切断淋巴管,务使吻合时没有张力,以直径18μm的单丝尼龙行对端缝合,进针力求断口的准确对合。宜自静脉侧进针。经过管腔,以尖头镊轻轻吊起淋巴管断口,将针尖伸入淋巴管内,透过管壁见针尖进入合适时,把针尖向上刺出管壁,一般缝合4～6针即可。缝合的顺序与小血管的对端缝合相同。缝合时,淋巴管一侧不需阻断,因为有淋巴液流出,有利于管腔的辨认与进针。缝合完毕,放去止血夹,常可看到有静脉血逆流入淋巴管内,然而随着肢体的肌肉收缩或活动增加淋巴的回流或向心性按摩患肢往往可以使淋巴流过吻合口。

多数作者认为肢体运动或肌肉收缩时淋巴压高于静脉压而静止时则相反。当缝合完成后,应常规进行通畅试验。在实验研究中,为了使缝合的淋巴管的内压增高,有人主张切断并结扎其他淋巴管,亦有结扎胸导管的。在临床上治疗阻塞性淋巴肿则宜多做几个吻合口以促进淋巴回流。

2. 淋巴结与静脉缝合　在腋窝、腹股沟或部显露淋巴结,细心保留其输入淋巴管,将淋巴结包膜的输出淋巴管侧做纵行切开,将其中的淋巴组织刮除,注意不能损伤输入淋巴管。分出并用两个血管夹阻断邻近的静脉,剪一小口,以肝素盐水冲洗积血。用7-0单丝尼龙缝线将淋巴结的包膜与静脉开口做侧-侧连续缝合。近期有一定疗效,但远期效果差。

(顾玉东　劳杰)

1

第 十 六 章

现代技术在外科的应用

近代外科的迅速发展除了自身的因素之外,多学科先进技术的交叉应用为外科治疗创造了良好条件。诊断技术的进步,如彩超、CT 及 MRI 等设备的不断更新,使其对各种组织器官病变的识别能力显著提高,为外科提供了更为准确的诊断信息。这些,在各相关章节中均有针对性的介绍,在此不再赘述。

有许多先进医疗技术在外科领域被广泛采用。其中,内镜技术、腔镜技术及介入放射学的发展非常迅速。原来需要经开放途径的手术,现在不少已能通过创伤很小的微创技术完成,取得良好效果。本章将对这三方面的内容作扼要介绍。

第一节 内 镜 技 术

20 世纪 30 年代现代内镜技术开始应用于临床。50 年代有了光导纤维内镜,可进入体内直接观察病变,而且还可做活组织检查以明确诊断。80 年代电子内镜的发明使内镜图像能更清晰地显示在监视器上,具有更高的分辨率。染色内镜、放大内镜的出现又进一步提高了疾病诊断的准确性。内镜与超声检查相结合的超声内镜使超声探头能接近或到达病变部位,对疾病的诊断准确性有了更大的提高。随着内镜技术的发展和内镜器械的创新,内镜已不仅用于诊断,而且可以在内镜下微创治疗各种疾病,许多疾病已经不再需要外科手术治疗。

内镜的种类繁多,有软镜和硬镜之分。按应用的部位分为鼻咽镜、气管镜、胃镜、十二指肠镜、胆管镜、小肠镜、结肠镜、胸腔镜、纵隔镜、腹腔镜、关节镜、膀胱镜、肾盂输尿管镜、阴道镜、乳管镜、血管镜及脑室镜等。几乎各个临床科室都涉及内镜技术。本文主要介绍消化内镜在外科中的应用进展。其他内容可见相关章节。

(一) 内镜诊断新技术

消化内镜的应用为消化道疾病的诊断提供了新

的方法,随着相关科学技术的发展与内镜的结合,内镜从单一肉眼诊断向各种辅助成像方向发展。近年来随着科学技术和相关交叉学科的发展,消化内镜也得到长足发展,出现了许多新型内镜,如染色内镜、放大内镜、超声内镜、窄带成像、自发荧光显像、共聚焦激光显微内镜等技术,大大提高了对消化道病变,尤其是消化道早期癌和癌前病变的发现和诊断率。

1. 无痛内镜 无痛内镜是指应用一种或多种药物抑制患者的中枢神经系统,使患者意识暂时丧失,在无任何痛苦的情况下,保证内镜检查和治疗顺利完成。近年来,国内很多大医院相继开展无痛消化内镜检查。综合国内报道结果,本方法对血压、心率、呼吸、血氧饱和度有一定比例的一过性影响,均无严重并发症,至今未有死亡病例报道。例如,无痛胃镜的开展,可以使患者更容易接受胃镜检查,也使患者更好的配合检查,提高了患者舒适度和配合度的同时,医生也可以从容、认真、耐心地进行胃镜检查,从一定程度上也提高了早期胃癌的检查率。无痛内镜更适合肠镜检查。

2. 染色内镜(chromoendoscopy) 又称色素内镜,临床应用已有 40 多年。1965 年日本学者首先使用色素喷洒进行结肠镜检查,应用刚果红对胃酸分泌的功能进行研究,随后的研究发现喷洒色素前使用蛋白分解酶分解消化道黏液,可以大大提高色素内镜的观察效果。色素内镜作为消化道肿瘤,尤其是早期癌症的辅助诊断方法,可以发现常规肉眼观察难以发现的病变,其诊断阳性率一般在 80% 左右,最高可达 90%(见文末彩图 16-1)。在普通食管镜检查中,如发现黏膜小片状糜烂、片状颗粒样粗糙、黏膜浅剥脱、乳头状隆起或浅溃疡等病变时,均可进行食管碘染色。染色时,先用水冲洗黏膜表面,再用 Logul 液 5ml 喷洒于病灶表面,1 分钟后观察黏膜着色情况,如发现病灶染色不均、染色浅、染色区边界不清或不染色,应取多点活检,有助于提高对食管早期癌的检出率,同时还有利于食管其他疾病,如食管黏膜不典型增生、食管黏膜

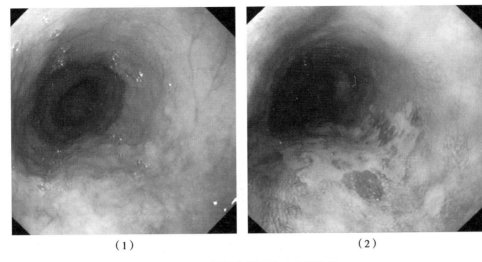

（1）　　　　　　　　　　　　　　　（2）

图 16-1　早期食管癌 Logul 液染色
（1）白光可见食管黏膜粗糙区；（2）碘染色后可见不规则不染区，部分区域粉红色

肠化生等的检出。

3. 窄带成像（narrow band imaging，NBI）　近年来的研究发现，血红蛋白吸收较短波长的光谱，消化道黏膜中的毛细血管可以很好的显现出来，由日本Olympus公司开发的一项新型内镜成像新技术——窄带成像（narrow band imaging，NBI）系统被认为能提高消化道黏膜表面结构的观察。NBI 一个重要特点是能更好观察黏膜微血管结构。蓝光的波长较短，仅能穿透黏膜浅层，易被组织吸收而在表面形成暗区，在微血管成像中有特殊的作用，故 NBI 中蓝光的部分得到增强。这种窄波的特点是穿透浅层黏膜后，易被血红蛋白吸收而显示暗色，成像后组织的黏膜表面及微血管细微结构的图像得到增强。黏膜不典型增生的起始阶段和进展期的血管密度不同，对窄波光吸收的程度也不同，故原来在白光下难以区别的图像，经 NBI 成像后对比明显增强而易于观察者辨别。

NBI 在临床上经常与放大内镜结合运用，可以更好观察病变部位黏膜表面的微细结构和微血管的密度及结构。

4. 放大内镜　为了更好地观察消化道黏膜的细微结构，如消化道黏膜腺管开口的形态和毛细血管的改变，提高对消化道病变的诊断，1967 年日本在纤维内镜的基础上生产了特殊类型的纤维内镜——放大内镜。近年来，随着电子内镜技术的发展，放大内镜已经逐步实现了电子化、数字化、可变焦、高清晰及良好的可操作性，逐步在临床上得到推广和应用。目前的电子放大内镜放大倍数可达 100 倍左右，其放大倍数介于肉眼和显微镜之间，可以清晰显示消化道黏膜腺管开口和微血管等微细结构的变化，结合染色内镜或窄带成像，能进一步提高消化道微小病变的早期诊断率（见文末彩图 16-2）。放大内镜诊断主要涉及两

个方面：①质的诊断：鉴别正常上皮、过形成上皮、组织异型程度和上皮性肿瘤（腺瘤和癌）；②量的诊断：判断癌浸润深度和范围。为内镜下黏膜切除、黏膜剥离或外科手术之间的界限，提供一个较为客观的依据。

5. 超声内镜　1980 年，Dunagnoey 及 Strohm 首先将超声内镜（endoscopic ultrasonography，EUS）用于诊断消化道疾病。经过近 20 年的发展，EUS 在消化系统疾病的诊断和治疗中发挥着越来越重要的作用。超声内镜探头的频率范围为 5～30MHz，其分辨率较体表超声高，但穿透距离小。

目前常用的超声内镜有超声胃镜、超声十二指肠镜、超声结肠镜，还有可从一般内镜活检孔道插入的超声小探头，可用于消化道壁微小病变或黏膜下病变的诊断，也可通过十二指肠乳头进行胆胰管内进行超声检查，还有专用在内镜超声引导下穿刺，进行细胞学及组织学检查的超声内镜。近年来，彩色多普勒技术也应用于超声内镜，成像更为清晰，并且可以扫描动、静脉的血流情况。随着电子技术的进步，超声扫描后实时的三维重建技术也逐渐应用于临床。可以清楚地显示消化道管壁三强两弱的回声结构，可以鉴别病变是来源于黏膜层、黏膜下层还是壁外生理性或病理性压迫，准确率可达 95% 以上。另外 EUS 与FNA 的联合应用，使鉴别肿瘤良恶性的准确率大大提高，并且使肿瘤术前 TNM 分期成为可能。

6. 荧光内镜　近年来，日本、加拿大和德国的一些学者利用彩色成像技术研制了荧光内镜，以氮-镉激光、氩激光为激发光源，有的辅以光敏剂加强肿瘤色带，用高敏摄像机摄取人体组织红和绿色谱，取得谱区荧光，利用成像颜色的差异辨别良、恶组织。荧光内镜作为诊断早期肿瘤的方法临床上最早应用于气管和泌尿系统，具有较高灵敏性和特异性。激光诱发

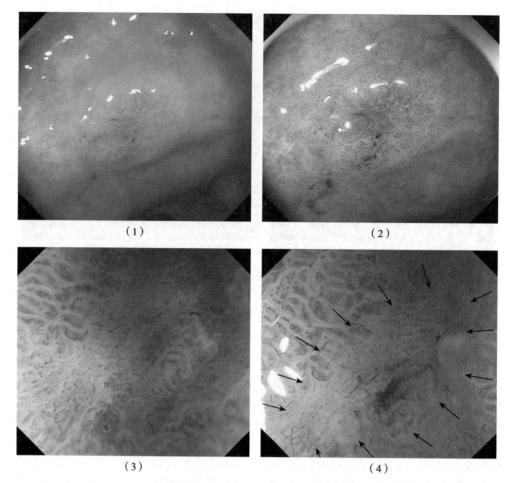

图 16-2　早期胃癌放大染色内镜诊断
(1)白光下可见一平坦隆起型病灶;(2)NBI 可见病灶界限清晰;(3)(4)NBI+放大染色,
可见清晰的分界线,病灶区域腺管结构紊乱

荧光内镜系统可用于诊断消化道肿瘤,有助于肿瘤的早期发现,目前的自发荧光内镜系统仍存在一定局限性,仍存在诸如癌组织炎症、出血、坏死阻碍特征峰出现从而造成的假阴性、对表面覆以正常黏膜的肿瘤灵敏性差、光敏剂尚不能有效提高荧光对比度等问题。目前的荧光内镜对组织产生的自发荧光仍缺乏敏感性、图像质量不高、常受到一些混杂因素的影响,特别是对溃疡或炎性病灶的过度诊断等,限制了此技术的广泛应用。

7. 共聚焦激光显微内镜(confocal laser endomicroscopy)　是在内镜的末端加上一个极小的激光共聚焦显微镜,可以在内镜检查的同时获取消化道上皮及上皮下高度放大的横截面的图像,从而在内镜下做出组织学诊断并指导靶向活检。PENTAX 公司的共聚焦系统集合了内镜成像系统、光学显微镜、激光发生器、高灵敏度探测器,高性能计算机和数字图像处理软件,其问世标志着内镜检查从宏观走向微观、从表层走向深层、从影像形态学走向功能组织学,这是内镜技术一次质的转变。总之,共聚焦内镜有两方面的作用:临床方面和科研方面。在临床方面,共聚焦内镜的作用:①对上、下消化道肿瘤的早期筛查和中晚期肿瘤边界的确认作用;②食管内病变:尤其是 Barrett 食管,胃食管反流病等;③胃内癌前病变:慢性胃炎、肠化生、HP 感染等;④结肠息肉性质判定:溃疡性结肠炎恶变情况监测,胶原性结肠炎诊断等。在科研方面,共聚焦内镜的作用:①观察活体内病变演进过程;②观察活体药物分布代谢过程。

(二)内镜切除技术

1973 年,Dehle 等发明注射生理盐水切除结肠无蒂息肉的方法。1984 年多田正弘等首次将该技术用于诊治早期胃癌,并将之命名为剥脱活检(strip biospy),又称内镜黏膜切除术(Endoscopic mucosal resection,EMR)。但 EMR 切除病变的局限性和不完整性,促使着人们思考更新的技术去剥离更大、更完整的组织。1994 年,Takeoshi 等发明了尖端带有陶瓷绝缘头的新型电刀 Insulated-tip 刀(IT),它使医生对更大的胃肠道黏膜病变进行一次性完整切除成为可能。1999 年,日本 Gotoda 等首先报道了使用 IT 刀进行病灶的完整切除,即内镜黏膜下剥离术(endoscopic submucosal dissection, ESD)。2006年7月,国内内镜医生赴日本观摩、学习消化道早期癌内镜黏膜下剥离术(ESD),复旦大学附属中山医院率先在国内开展此类手术,经历了短期的争论后,ESD及其衍生手术以其在消化道早期癌和消化道黏膜下肿瘤治疗方面安全,有效,微创的优势在国内迅速发展。

1. 内镜黏膜切除术(endoscopic mucosal resection, EMR)　无淋巴结转移、浸润深度浅,采用EMR法可以完全切除的消化道早期癌和癌前病变均为EMR的

适应证。完全切除分为整块切除(病变在内镜下一次性被整块切除)和分次逐步切除。完整切除是指病变能整块切除,且切除病灶的各边缘2mm内均未发现癌细胞。切缘发现癌细胞者为不完整切除,分次切除属于不完整切除。EMR的常规操作步骤:发现病灶后,病灶周边标记,黏膜下注射生理盐水,圈套器圈套病变后电切(见文末彩图16-3)。EMR具有操作简便、创伤小、并发症少等优点。随着内镜技术的改进与器械的发明,EMR技术得到不断发展与创新,透明帽法、套扎器法、双管道内镜法、黏膜分片切除术等内镜下手术方式相继问世。

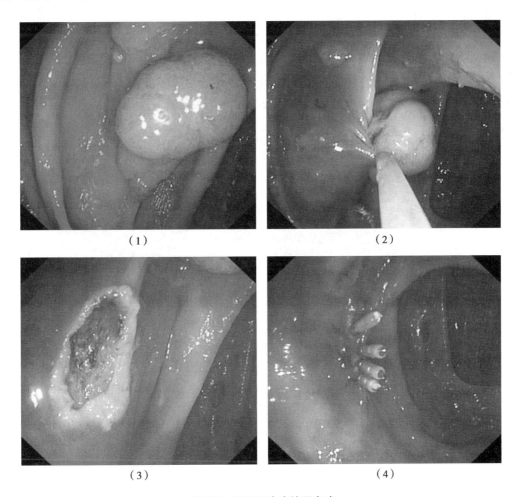

图16-3　EMR治疗结肠息肉
(1)结肠息肉;(2)黏膜下注射后,圈套电切;(3)切除后创面;(4)金属夹夹闭创面

2. 内镜黏膜下剥离术(endoscopic submucosal dissection, ESD)　ESD始于日本,最初用于治疗早期胃癌,现已经发展到治疗消化道其他部位的疾病,如结肠、直肠、食管,甚至十二指肠病变。适应证主要是淋巴结转移率极低的早期消化道癌或癌前病变。ESD的步骤(见文末彩图16-4)包括:①标记:用针刀或氩气刀在病灶周围进行电凝标记,黏膜病灶离开病灶边缘0.5~1.0cm;②黏膜下注射:将黏膜下注射液(一般

为5ml靛胭脂、1ml肾上腺素和100ml生理盐水混合配制的溶液),于病灶边缘标记点外侧进行多点黏膜下注射,可以重复注射直至病灶明显抬起。若病变侵犯到黏膜下层,注射生理盐水后病变抬举征不明显,应停止ESD术,根据术前检查和术中评估,推测病变性质,和家属沟通后,选择其他内镜术式或手术治疗;③环周切开:采用内镜电刀(包括钩刀、IT刀、海博刀等)沿病灶边缘标记点外侧缘切开病灶黏膜,这个步

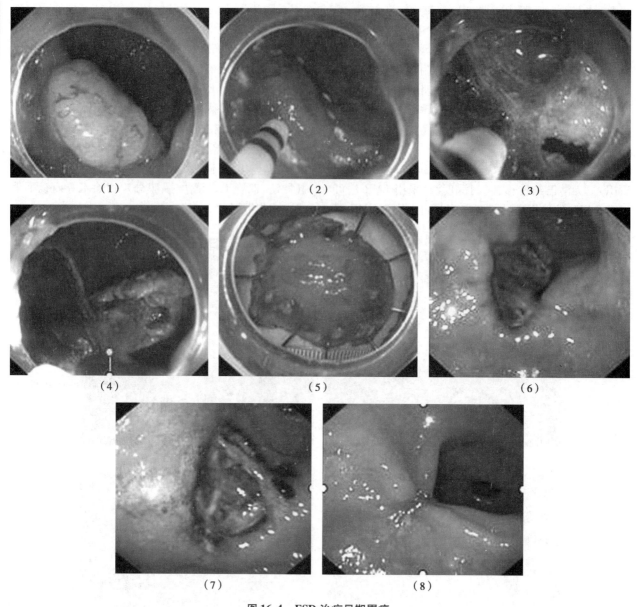

图 16-4　ESD 治疗早期胃癌
(1)早期胃癌病灶;(2)标记;(3)(4)边缘切开后逐步剥离;(5)标本;(6)~(8)创面愈合过程

骤决定被切除病灶的形态,同时保证切缘没有病灶累及;一般先切开病灶远侧黏膜;④黏膜剥离:借助透明帽,通过反复的黏膜下注射、分离,采用内镜电刀将病灶从黏膜下层进行剥离,大块、完整的切除病灶。术中随时止血是手术成功的关键;直视下操作,可有效地避免消化道穿孔;剥离中反复黏膜下注射,始终保持剥离层次在黏膜下层;剥离中通过拉镜或旋镜,使始终沿病变基底切线方向进行剥离;⑤创面处理:包括创面血管处理与边缘检查。通常采用氩离子血浆凝固术(argonplasma coagulation,APC)、热活检钳、金属夹等技术处理创面,预防迟发性出血和穿孔;⑥标本处理:切除病灶标本应用大头针固定四周,测量病灶最大长径和与之垂直的短径,4% 甲醛固定后送病理检查,确定病变性质及病灶切缘和基底有无病变累

及。组织来源难以确定时作免疫组织化学染色,来确定肿瘤的性质。

3. 内镜黏膜下挖除术(endoscopic submucosal excavation,ESE)　随着超声内镜的普遍应用,消化道黏膜下肿瘤(submucosal tumor,SMT)的发现和诊断水平有了显著提高。消化道 SMT 大多为良性肿瘤,但部分 SMT 尤其是来源于固有肌层的消化道间质瘤,具有恶变潜能。既往认为对于大于 3cm 的黏膜下肿瘤进行外科手术治疗,而对于小于 3cm 的黏膜下肿瘤,可以随访。但是既往的观点是建立在内镜切除技术不够发达的情况下,目前认为,对于一些随访过程中发现生长的,或者引起患者不适症状的,或者怀疑有潜在恶性可能的,或者患者拒绝随访要求切除的黏膜下肿瘤,均可以考虑积极的内镜黏膜下挖除术(见文末彩图 16-5)。

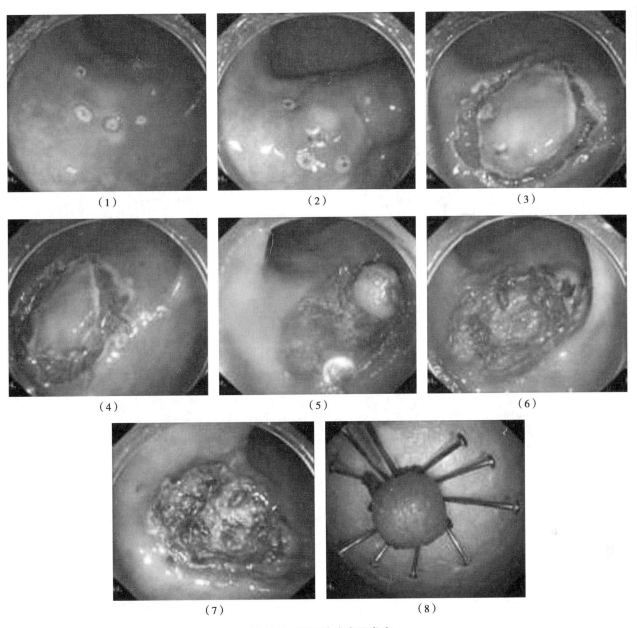

图 16-5　ESE 治疗直肠类癌
(1)病灶周围标记;(2)黏膜下注射;(3)(4)边缘切开;(5)逐步剥离;(6)(7)剥离后创面;(8)标本

如上述 ESD 的操作,用内镜电刀沿标记点环周切开黏膜,再切开黏膜下层,显露固有肌层病灶后,沿病灶边缘对其进行剥离,或剥离近结束时加用圈套器圈套病变完整电切。对于紧贴固有肌层不能完整剥离的肿瘤,亦可用圈套器尽可能圈套、电切大部分病变。仔细观察创面有无肿瘤残留,内镜下创面没有任何可见的肿瘤残留视为完整切除。在治疗消化道固有肌层肿瘤时,ESD 的目的是剥离黏膜下层后充分暴露固有肌层的瘤体,证实肿瘤源于固有肌层,同时使内镜下容易钝性分离瘤体且降低穿孔的比例,故我们也可以认为该技术是在 ESD 基础上发展起来的新技术,另外命名为内镜黏膜下挖除术(ESE)。

4. 内镜全层切除术(endoscopic full-thickness re-

section,EFR)　如前所述,内镜黏膜下剥离术(ESD)主要用于胃肠道黏膜层较大、平坦病变如早期癌和癌前病变的一次性大块、完整切除。对于突向黏膜下层生长的源于固有肌层浅层的黏膜下肿瘤(SMT),应用 ESD 的手术器械和方法可以行内镜黏膜下挖除术(ESE)而切除病变。而对于位于固有肌层深层或向腔外生长的黏膜下肿瘤,内镜全层切除术(EFR)逐步开展,也取得了较好的治疗效果。根据是否需要腹腔镜辅助治疗,可以将消化道肿瘤 EFR 分为两种:

(1)复旦大学附属中山医院内镜中心在国内首先报道了无腹腔镜辅助的内镜全层切除术治疗来源于固有肌层的消化道黏膜下肿瘤,其治疗方法如下:①病灶边缘标记:黏膜下注射,预切开肿瘤周围黏膜和黏膜下层,显露肿瘤,对于明显突向消化道腔内肿瘤,可以不进行标记而直接黏膜下注射,为方便后续切除过程,必要时应用圈套器电切肿瘤表面黏膜和黏膜下层;②沿肿瘤周围分离固有肌层:将瘤体自固有肌层剥离,直至浆膜层;③吸净消化道腔内液体:沿肿瘤边缘切开浆膜,造成主动穿孔或人工穿孔;④内镜直视下用内镜电刀沿肿瘤边缘完整切除肿瘤:如果切除过程中遇到困难,也可以换用双钳道内镜,异物钳拖拉瘤体至消化道腔内,应用圈套器圈套电切包括周围固有肌层和浆膜层在内的瘤体。注意避免切除的肿瘤落入腹腔内;⑤内镜直视下应用金属夹或金属夹联合尼龙绳将消化道缺损缝合(见文末彩图16-6)。

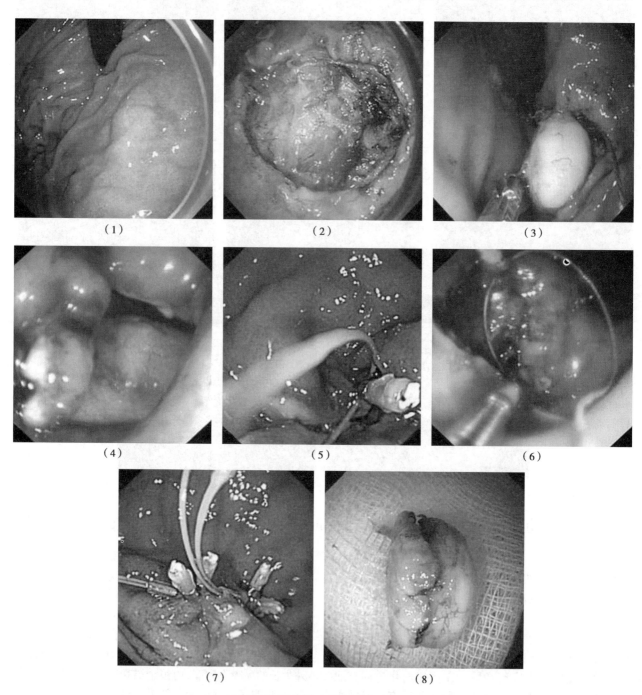

（1）　　　　　　　（2）　　　　　　　（3）
（4）　　　　　　　（5）　　　　　　　（6）
（7）　　　　　　　（8）

图 16-6　EFR 治疗胃底黏膜下肿瘤
（1）病灶;（2）剥离黏膜后显露肿瘤;（3）全层切除剥离肿瘤;（4）切除肿瘤后胃壁
缺损;（5）~（7）金属夹联合尼龙绳缝合创面;（8）标本

（2）国外关于在腹腔镜辅助下行 EFR 的报道较多,以胃部黏膜下肿瘤为例,操作步骤简述如下:①内镜下找到病变,按照 ESD 的做法,标记,黏膜下注射环周黏膜下切开;②继续按 ESD 切开 2/3 或 3/4 周的黏膜下至浆膜层;③此时胃内空气漏到腹腔,观察困难,则用腹腔镜切除剩余部分,并取出标本;④腹腔镜下缝合,腹腔冲洗并放置引流管。腹腔镜辅助治疗的优势是:可以分离浆膜侧组织和血管;监测浆膜侧情况,避免损伤重要血管和邻近脏器;可以在缺损形成,消化道充气不足造成视野不清时,辅助切除肿瘤;完成全层切除后,辅助缝合全层切除后的消化道缺损;进行冲洗,预防腹腔感染;冲洗液找肿瘤细胞,评估是否在术前或术中发生腹腔种植;放置引流管,方便观察和处理腹腔感染或修补处渗漏;可以发现肿大淋巴结,并进行前哨淋巴结的清扫或活检等。不过,严格

地说,这已经属于双镜治疗的范畴了。另外,也有人提出对于年老体衰伴有严重内科疾患及不能耐受根治性手术的胃癌患者,如病变浸润深度超出黏膜下层,可以在 EFR 切除肿瘤后,胃镜下经胃壁创面进行腹腔前哨淋巴结检测,切除可能发生转移的淋巴结,这实际上也显示了 EFR 与自然腔道手术(natural orifice transluminal endoscopic surgery, NOTES)的延续性。

5. 内镜经黏膜下隧道肿瘤切除术(submucosal tunneling endoscopic resection, STER)　本术式是复旦大学附属中山医院内镜中心首创,主要适用于食管和

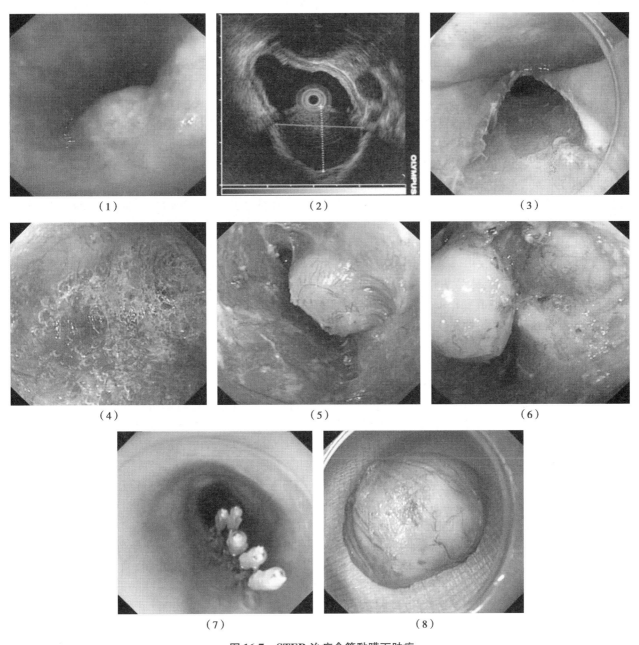

(1)　　　　　　　　(2)　　　　　　　　(3)

(4)　　　　　　　　(5)　　　　　　　　(6)

(7)　　　　　　　　(8)

图 16-7　STER 治疗食管黏膜下肿瘤
(1)食管黏膜下隆起;(2)内镜超声所见;(3)开窗;(4)建立黏膜下隧道;(5)显露肿瘤;
(6)剥离肿瘤;(7)金属夹夹闭开窗;(8)标本

胃食管交界处的黏膜下肿瘤。以食管 SMT 为例,手术操作如下:①内镜寻找到肿瘤,并准确定位,对于不易定位的贲门部 SMT,可以于黏膜下注射少量稀释的靛胭脂或亚甲蓝(美蓝)帮助定位。②建立黏膜下隧道,显露肿瘤。选择距离 SMT 近口侧直线距离 5cm 处食管或胃黏膜作为切口,将黏膜下注射液用注射针局部注射将局部黏膜层隆起,用电刀纵行切开黏膜 1.5 ~ 2cm,初步分离切开处黏膜下组织,内镜即可借助头端透明帽沿切口进入黏膜下,用电刀逐步分离黏膜下层及肌层,在黏膜下层和肌层之间形成一纵行隧道,分离直至跨过肿瘤 1 ~ 2cm,显露肿瘤。建立隧道的过程中注意避免损伤黏膜面。③内镜直视下完整切除肿瘤。应用电刀沿肿瘤周围分离固有肌层,保持瘤体包膜完整,将瘤体自固有肌层剥离,尽量避免损伤食管外膜或胃壁浆膜层。④缝合黏膜切口:肿瘤切除后,用生理盐水反复冲洗黏膜下隧道,以 APC 或热活检钳处理出血灶和可见的小血管,内镜退出黏膜下隧道,直视下应用 3 ~ 5 个金属夹完整对缝黏膜切口(见文末彩图 16-7)。

近几年,随着以 STER 为代表的黏膜下隧道技术的成熟,也逐渐开展了内镜通过黏膜下隧道纵隔肿瘤切除术或腹腔肿瘤切除术。

6. 内镜下食管肌层切开术(peroral endoscopic my-otomy,POEM) POEM 主要用于治疗贲门失迟缓症。该手术在 1980 年就有报道,但因为内镜治疗技术的限制而没有得到推广。近年来,在 ESD 发展的基础上,该技术重新得到了重视。其操作步骤如下:①食管黏膜层切开:胃镜前端附加透明帽,距离胃食管交界处(gastro esophageal junction,GEJ)上方 8 ~ 10cm 处,行食管右后壁黏膜下注射。用电刀纵行切开黏膜层约 2cm,显露黏膜下层。②分离黏膜下层,建立黏膜下隧道:用电刀沿食管黏膜下层自上而下分离,边黏膜下注射边分离,建立黏膜下隧道,直至 GEJ 下方胃底约 3cm。黏膜下层分离过程中避免黏膜层特别是胃底部位的破损和穿孔。③环形肌切开:胃镜直视下从 GEJ 上方 7 ~ 8cm,应用电刀从上而下纵行切开环形肌至 GEJ 下方 2cm。切开过程中由浅而深切断所有环状肌束。对于创面出血点随时电凝止血。④金属夹关闭黏膜层切口:完整切开环状肌后,将黏膜下隧道内和食管腔内液体吸尽,冲洗创面并电凝创面出血点和小血管,退镜至黏膜层切口,再次进镜通过贲门确定无阻力后,多枚金属夹对缝黏膜层切口,胃镜监视下放置胃肠减压管(见文末彩图 16-8)。

近几年,POEM 手术也应用于治疗近端胃大部切除术后胃的出口(幽门)肌张力增高,幽门痉挛导致胃流出道梗阻的患者,手术方式与食管 POEM 类似:先在胃的夹层内打一个长约 6cm 的隧道一直通到十二指肠,再在隧道内完全切断痉挛收缩的肌肉层,最后再用几个金属夹关闭隧道的开口。这种手术被称为 G-POEM。

7. 自然腔道手术(natural orifice transluminal endo-scopic surgery,NOTES) NOTES 是指不经皮肤切口而经人体自然腔道进入体腔内进行操作的手术方式,是一门介于硬式腹腔镜和软式内镜之间的新兴学科。NOTES 概念自提出以来,受到内镜医师和腹腔镜医师的广泛关注,成为微创技术领域研究和争论的焦点,是继腹腔镜技术出现后的又一次革命性的观念革新。NOTES 不仅能够达到微创、美观的目的,而且 NOTES 能够有效减少术后疼痛、降低切口感染和切口疝的发生率、降低麻醉要求、缩短住院时间和消费、减轻患者心理创伤和促进患者术后恢复等。然而,NOTES 研究目前正处于动物实验向临床应用过渡的阶段,要真正像腹腔镜一样广泛应用到临床仍面临许多问题:操作平台和器械的研发,切口的选择、切开和闭合,空间定位和操作习惯改变,腹腔感染的预防,操作规范化和培训,以及人们对于 NOTES 认识和接受程度等。

此概念由 WILK 于 1994 年的一项专利中首先提出。Ras 等报道了经胃成功切除阑尾的首个人体试验。后来又陆续报道了经直肠或阴道胆囊切除术。最近几年,就在 NOTES 的发展热度明显降低的时候,我国又有人提出用内镜经大肠胆囊切开取石,即所谓的 NOTES 保胆取石术,虽然已有很多成功的案例,但目前充满争议,尚未推广。

(三)内镜引流技术

1. 经内镜逆行胰胆管造影术 简称 ERCP(endo-scopic retrograde cholangiopancreatography),是通过十二指肠镜逆行插管造影诊断胆道和胰腺疾病的重要手段。内镜插入十二指肠内,将造影管从乳头插入胆管或胰管后注入造影剂,使胆道或胰管显影,用于诊断胆道和胰腺疾病。

临床上怀疑胰腺或胆道疾病者皆可行 ERCP 检查。但由于 ERCP 有一定的并发症发生率,已不作为首选检查项目。ERCP 检查的并发症主要是急性胆管炎和胰腺炎,但程度都很轻,经药物治疗多能缓解。其他少见并发症有上消化道出血、上消化道穿孔、菌血症等。目前对胰腺、胆道疾病的诊断方法很多,包括 B 超、CT、磁共振和内镜超声,以及经皮肝穿刺胆道造影(PTC)等方法。ERCP 对梗阻性黄疸的鉴别诊断优于静脉胆道造影,前者不受肝功能和胆管内压力的影响。ERCP 检查还能对十二指肠乳头肿瘤直接观察并活检。近年来迅速发展的磁共振胆胰管成像技术

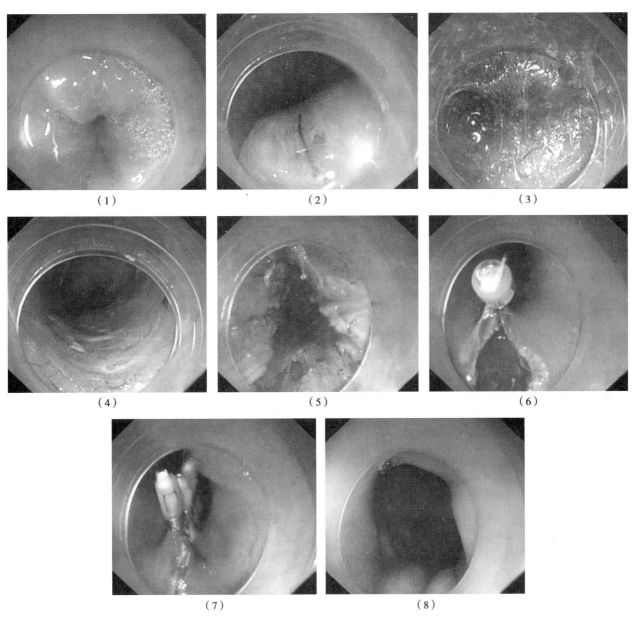

图 16-8　POEM 治疗贲门失弛缓症
(1)术前贲门口紧缩;(2)开窗;(3)(4)建立黏膜下隧道;(5)隧道内固有肌层切开;
(6)(7)金属夹夹闭开窗处;(8)术后贲门口明显松弛

(MRCP)能清楚显示胆道系统及梗阻部位,诊断准确性已接近 ERCP。因此,单从诊断角度,MRCP 已基本能取代 ERCP。ERCP 主要适用于不明原因的梗阻性黄疸;疑有胆道结石或胆道肿瘤者;先天性胆道异常者;胆囊切除术后或胆道术后再次出现黄疸者;慢性胰腺炎、胰腺囊肿、胰腺肿瘤;原因不明的上腹部绞痛、疑有胆道蛔虫症等。

2. 十二指肠乳头括约肌切开取石术　经内镜乳头括约肌切开(endoscopic sphincterotomy,EST)和取石术是由 ERCP 诊断技术发展而来。随着内镜技术的发展和各种配件的不断完善,目前 EST 技术已日臻成熟并广泛应用于临床,成为胆总管结石、急性胆管炎等

胆胰疾病的首选治疗方法。

在胆道疾病方面主要适用于:①胆总管结石:包括原发性胆总管结石、继发性胆总管结石、胆总管探查术后残留或复发结石者;②急性梗阻性化脓性胆管炎:可急诊行 EST 后取出结石,解除梗阻;③胆道蛔虫症:内镜治疗方法简单,效果满意;④乳头或胆总管下端炎性狭窄;⑤乳头括约肌功能异常;⑥胆道手术后胆漏:经 EST 后放置鼻胆管,接负压引流,能有效控制胆漏;⑦胆囊结石合并胆总管结石:EST 治疗胆总管结石联合腹腔镜下切除胆囊,达到微创目的。

在胰腺疾病方面主要适用于:①胆源性胰腺炎:行 EST 治疗能解除胆道梗阻因素,胆道得到引流,使

胰腺炎得到控制;②慢性胰腺炎、胰管狭窄:胰腺炎反复发作可引起胰管的局部狭窄,甚至呈串珠样改变。胰管括约肌切开可解除胰管开口处的狭窄,胰管其他部位的狭窄也可在 EST 后行气囊扩张或放置引流管;③胰管结石:小的结石可与胆总管结石相同,在 EST 术后行网篮取石术,而大的结石或鹿角形结石则无法取出。

EST 取石术目前在临床上已得到广泛应用。治疗胆总管结石的经验已经非常成熟,疗效满意。对于大结石可使用碎石篮在机械碎石后取出,如果有胆道子母镜系统,子镜可以进入胆道内并在直视下用激光或液电的方法直接碎石。但对于肝内胆管结石的治疗效果较差,主要是取石篮很难正确进入结石所在的胆管分支。虽然使用带导丝的取石网篮可解决这一问题,由于肝内胆管结石通常伴有结石远端胆管的炎症性狭窄,因此取石困难。即使取出结石,复发机会大,目前对这类患者仍以手术治疗为宜。

随着内镜技术的发展以及内镜配套设备的不断改进,EST 治疗胆道及胰腺疾病已越来越成熟,有经验的医师成功率可达到 95% 以上。和传统的外科手术相比,内镜治疗具有创伤小、恢复快、住院时间短、费用低等优点,对于高龄或伴有心肺功能不全而不能耐受外科手术者以及多次胆道手术后腹腔内广泛粘连的患者,内镜治疗更体现其优越性。

3. 经内镜胆道引流术　经内镜胆道引流术经内镜胆道引流术由 ERCP 诊断技术发展而来,通过十二指肠镜将引流管插入胆道,起到引流胆道的作用。可分鼻胆管引流(endoscopic nasobiliary drainage,ENBD)和胆道内支架引流(endoscopic retrograde biliary drainage,ERBD)两种,前者为外引流,后者为内引流。内支架有塑料及金属两种材质。

ENBD 主要适用于:①急性梗阻性化脓性胆管炎、EST 术后残留胆总管结石或存在其他梗阻因素而需防止急性胆管炎的发生;②急性胆源性胰腺炎解除胆道梗阻之后为控制胰腺炎的发展;③梗阻性黄疸术前减黄,为手术创造条件;④胆道术后胆漏;⑤硬化性胆管炎,在胆道引流的同时行类固醇激素等药物的灌注治疗;⑥配合胆道结石的溶石治疗、体外冲击波碎石等治疗。

急性胆管炎如不及时处理可能出现休克及神志改变,死亡率很高,治疗的原则是急症行胆道引流。传统的方法是胆总管切开取石并放置 T 形管引流,而目前 ENBD 逐渐成为治疗急性胆管炎的主要方法。待患者一般情况改善后再行 EST 取石术。如果患者一般情况较好,可急症行 EST 并取出结石。急性胆管炎的内镜治疗,与开腹手术相比,具有手术时间短、创伤小、安全以及住院时间短等优点。

胆漏患者通过 ERCP 检查可以明确诊断,更重要的是可同时放置 ENBD 引流管,降低胆道压力,减少胆汁的漏出量,有利于炎症的局限和吸收,加快漏口的愈合。

ERBD 主要适应于:①恶性肿瘤所致的胆道梗阻,可作为术前减黄措施或晚期肿瘤的姑息性治疗;②良性胆道狭窄的临时性治疗;③由于各种原因不宜手术或内镜下取石的胆管结石患者,塑料支架的植入可以有效地预防结石的嵌顿而引起的胆管炎。

金属支架和塑料支架相比较具有扩张性好、直径大、引流通畅、不易堵塞或移位等优点,引流效果更为满意。但缺点是放置后不能取出,而且价格较贵。因此主要适应于:①已不能手术切除的恶性肿瘤所致的胆道梗阻;②有手术指征而无手术条件者;③预计生存期可超过 3 个月者。对于估计生存期小于 3 个月者只需选用塑料支架。

4. 急性阑尾炎的内镜下引流　百余年来,阑尾切除术一直是治疗急性阑尾炎的主要手段。近年来,随着内镜微创诊疗技术的发展,许多疾病可以在保留器官的基础上得到有效治疗。受内镜治疗急性化脓性胆管炎的启发,创新出一种新的微创内镜诊疗技术——内镜下逆性阑尾炎治疗术(endoscopicretrograde appendicitis therapy,ERAT)治疗急性单纯性阑尾炎。

该技术目前主要适用于急性单纯性阑尾炎的患者,对于可疑有阑尾坏疽、穿孔的患者仍建议手术切除治疗。ERAT 步骤包括:①经内镜阑尾腔插管:阑尾开口常有 Gerlach 瓣覆盖,导致插管困难,采用透明帽技术和 Seldinger 技术相互配合,使阑尾插管容易、安全;②阑尾腔减压:阑尾插管成功后,迅速抽吸阑尾腔内的脓液,降低阑尾腔内的压力,防止阑尾腔压力升高导致的阑尾缺血、坏死;③内镜下逆行阑尾造影:阑尾腔减压后,经导管注入适量造影剂,显示阑尾腔内的情况,如狭窄、充盈缺损等;④阑尾支架引流:在 X 线及内镜直视下,将塑料支架植入阑尾腔内,充分引流阑尾腔内的脓液,降低阑尾腔的压力;⑤阑尾腔冲洗:支架引流后 1 周,阑尾急性炎症消退,拔除支架,采用生理盐水或抗生素充分冲洗阑尾腔,再次造影显示阑尾腔通畅。目前该技术尚存在一定的争议,需要更多的临床经验。

5. 急性结直肠梗阻的内镜下引流技术　内镜金属支架引流技术主要针对临床上常见的外科急诊——结直肠梗阻而设计。15% ~20% 的结直肠癌以急性肠梗阻为首发症状,传统的治疗方法是急诊手术,剖腹探查解除梗阻和结肠造瘘。而内镜下金属支架植入术的优势包括：①避免了结肠造瘘：对于左半结肠梗阻，尤其是低位直肠癌，内镜金属支架引流术可起到很好的缓解梗阻的作用，避免了患者急诊手术的结肠造瘘，也避免了后续的二次手术关闭造瘘。②避免了不必要的手术：大肠癌造成的急性肠梗阻，疾病大多属于晚期，急诊手术可能无法切除原发病灶，或者伴有无法切除的远处转移，手术即使切除原发灶也无法改善患者预后。此时，内镜金属支架引流术可作为一种很好的替代治疗，避免了不必要的手术，而且可使患者较快接受后续的化疗或放化疗。③为患者接受根治性手术创造条件：急性肠梗阻患者组织水肿，急诊手术无法达到理想的淋巴结清扫，手术根治性无法实现。经过内镜金属支架引流后7~10天，患者组织水肿消退，可实现与平诊手术相同的根治效果。植入金属支架后行腹腔镜治疗的患者可明显缩短住院天数，降低术后并发症发生率。研究发现金属支架引流+腹腔镜结直肠癌根治术治疗左半结肠梗阻优于传统开腹手术。

大肠癌致急性肠梗阻的内镜金属支架引流技术的主要方法如下：①导丝的置入：内镜结合X线透视，置入斑马导丝通过狭窄部并进入近段结肠。②标记：由于结肠解剖位置较为活动，采用经内镜钛夹标记肿瘤的下缘，作为放置支架的标记。③造影：判断导丝是否位于肠腔内。④选择支架：根据梗阻部位和长度，选择合适的支架。一般选择超过狭窄长度4cm的支架。⑤疗效观察：植入支架后，内镜下应观察到即时有粪便排出，患者的主观症状改善。植入支架成功后7天，重新评估患者的病情，如果符合腹腔镜手术指征，可以行腹腔镜肠癌根治手术。

另外，大肠癌致急性肠梗阻也可以采用放置肠梗阻减压导管的方法使一期切除吻合成为可能。经肠镜将导丝通过狭窄部位后进行水囊扩张，再插入肠梗阻减压导管，进行反复冲洗、引流，约1周左右可使患者的全身情况及局部肠壁条件明显改善，一期肠切除吻合术则相当安全。

6.超声内镜介入的引流 临床上肝胆胰疾病的诊断目前主要依赖于影像学检查。近年来超声内镜（endoscopic ultrasonography，EUS）技术不断改进和提高，在肝胆胰穿刺介入治疗方面得到了迅速发展，并在临床应用越来越受到重视，已成为一项重要诊疗技术。

目前常见的内镜超声介入技术包括：EUS引导下胰周积液引流术（EUS-PFCs）；超声内镜引导下胰腺坏死组织清除术；超声内镜引导下胆囊造瘘术（EUS-GD）；超声内镜引导下胆道造影和胆道引流术（EUS-BD）；超声内镜引导下胰管造影及胰管引流术（EUS-PPD）；EUS引导下腹腔神经丛阻滞术（EUS-CPN）；EUS引导下细针注射术（EUS-FNI）；EUS引导下放射性碘粒子植入术；EUS引导下射频消融术（EUS-RFA）等。

（四）消化内镜在外科中的其他应用

1.消化道出血的内镜诊治 出血是胃十二指肠溃疡的主要并发症之一，如果溃疡腐蚀至较大的血管，会发生大出血，甚至危及生命。随着内镜治疗手术的推广，内镜治疗术后的迟发型出血的病例也逐渐增多。对于急性上消化道出血，胃镜检查不但能及时明确诊断，而且还可以在胃镜下行止血治疗。溃疡病较小的出血可经药物治疗得到控制，而较大的出血往往药物治疗无效。急诊手术治疗虽然效果满意，但创伤大，如果患者存在低血容量性休克，手术风险很大。内镜治疗则为溃疡病出血提供了简单而有效的治疗方法。主要的方法有：①止血药物喷洒：用1:10 000肾上腺素冰盐水或凝血酶2万单位加生理盐水20ml，喷洒在溃疡创面上，对渗血有效，但活动性出血往往无效；②局部注射止血药物：用1:10 000肾上腺素生理盐水做出血灶及周围的注射，一般注射3~4个点，每个点1~2ml。所产生的组织水肿对出血点起压迫作用，肾上腺素则有缩血管作用。也可用1%乙氧硬化醇在出血灶上注射3~4个点，每个点1ml，或用无水乙醇注射3~4个点，每个点0.1~0.2ml；③用电凝或微波使组织凝固而止血；④用Nd:YAG激光使组织凝固而止血；⑤用血管夹直接在出血部位钳夹止血，该方法简单，止血成功率高。

食管静脉曲张破裂出血是门脉高压症最常见的表现。内科治疗有药物止血和三腔管压迫治疗等方法。外科治疗包括分流术及联合断流术，但术后再出血率仍很高，而且急诊手术的风险极大。自从采用内镜下治疗食管静脉曲张破裂出血这一新技术后，急诊患者的死亡率明显下降。目前，内镜治疗食管静脉曲张破裂出血的方法主要有两种，经胃镜食管静脉曲张结扎术（endoscopic variceal ligation，EVL）和经胃镜食管静脉曲张硬化治疗（endoscopic variceal sclerotherapy，EVS）。内镜治疗的适应证：①食管静脉曲张破裂出血经药物和三腔管压迫治疗无效者；②食管静脉曲张非出血期有严重肝功能障碍伴腹水、黄疸而暂无手术条件者；③分流或断流手术后再次出血者。EVL的原理同内痔结扎相同，采用结扎器把曲张的静脉连同食管黏膜一起结扎，使曲张的静脉消失。EVS的原理是在曲张的静脉内注入硬化剂使其血栓形成，或在曲张静脉周围注射，使周围组织炎症纤维化致曲张静脉压迫闭塞。一般来说，静脉周围注射较为安全，但显效慢，而静脉内注射显效快，但有可能引起出血。对于急性出血,多主张采用静脉内注射,效果较好。为避免注射后的穿刺点出血,可在胃镜的前端安装一个气囊,充气后可压迫注射部位,止血效果良好。临床上究竟选择 EVL 还是 EVS,可根据操作医师的习惯及经验而定。一般 EVL 较 EVS 安全,且容易掌握,治疗过程中出血的机会较少。但 EVL 用于静脉曲张不严重时容易滑脱。目前大多数医师选择联合治疗,即先行 EVL,结扎明显曲张的静脉,2 周左右再行 EVS 巩固治疗。内镜治疗食管静脉曲张并不能降低门脉压力,因此治疗后仍可能再出现新的静脉曲张。

2. 消化道异物的内镜外科治疗　消化道异物,尤其是动物骨刺,是外科医师最常遇见的急症之一。幸运的是,随着内镜技术的发展和内镜医师技能的熟练,大部分异物都可以被顺利取出,只有大约 1% 患者需要外科手术治疗。但是,一些尖锐的异物很容易嵌入管壁,甚至刺穿消化道全层,造成出血、穿孔、移位、食管漏等严重并发症,对内镜治疗造成极大的挑战。目前为止,虽然上消化道异物内镜治疗已经在多数医院开展,但是能够安全的处理嵌入性异物,特别是穿透性异物内镜治疗的医院极少。内镜治疗嵌顿性异物的难度主要在于异物边缘锋利、体积过大、邻近大血管等,操作不当易造成食管黏膜的损伤和出血,甚至发生术中穿孔,并发症发生率极高。

在内镜下取食管异物时,进镜后要观察并了解异物的位置,大小和是否嵌顿后,再开始取。不要贸然用异物钳夹持异物后硬生生的往外拉,禁止使用暴力,避免二次损伤。可以用异物钳轻柔的改变异物的方向后,再调节异物钳夹持的位置,再取出异物。另外,内镜治疗过程根据异物的性质和嵌顿位置选择附件,如鼠齿钳、鳄嘴钳、活检钳、圈套器、网篮、外套管、气囊管、导丝。对于不规则锋利异物准备透明保护帽,以避免出镜时割伤食管壁,使用时将其固定于内镜头端。异物取出后一定要再次进镜观察,注意有无异物的遗漏,有无黏膜的损伤或穿孔。必要时嘱患者禁食,甚至留院观察。即使离院的患者,要嘱其出现胸痛、高热时及时急诊外科就诊。

3. 消化道狭窄的内镜治疗　消化道狭窄的原因主要有胃肠道的原发肿瘤、邻近部位肿瘤的压迫浸润、手术后的吻合口肿瘤复发或炎症性狭窄等,可发生于消化道的任何部位。对于手术无法切除的晚期肿瘤所致的狭窄,传统的治疗方法是转流手术。但这些患者往往一般情况已很差,手术风险大,术后并发症发生率和死亡率也高。通过内镜下水囊扩张并放置金属支架治疗则可有效地解除梗阻,恢复患者的进食,而手术风险则小得多。再配合放化疗,可延长患

者的生存时间和生存质量。当然对于腹腔内广泛转移、多处狭窄的患者,放置金属支架显然不可能解决问题。对于术后吻合口的狭窄,如果活检明确是肿瘤复发,而且已不具备手术条件,也可放置金属支架。对于吻合口的炎症性狭窄,可采用水囊定期扩张来治疗,一般不主张放置金属支架。

吻合口狭窄是食管或胃食管交界处疾病行外科手术后常见的并发症之一,由于狭窄导致的进食困难及呕吐严重影响患者术后的生活质量。目前,为了扩大吻合口从而改善患者吞咽困难的症状,通常采用内镜下球囊扩张术及硬式探条扩张术治疗。内镜下放射状切开术(Endoscopic radial incision,ERI)是一种治疗此类狭窄的内镜新技术,手术方法如下:胃镜直视下将吻合口冲洗干净,然后应用钩刀或 IT 刀纵向切开吻合口狭窄环,切开深度直至与正常食管切线位一致。若术中发现吻合口残余缝合线或金属钉,则一并切除或由异物钳拔出。术毕仔细检查创面有无活动性出血及穿孔,有活动性出血则予以电灼止血,尽量做到点对点止血,避免对周围瘢痕组织及正常组织的过度灼烧。通过钩刀或 IT 刀行 ERI 治疗难治性吻合口狭窄是一种安全有效的方法,其有效性及安全性提示 ERI 可以作为胃食管手术后发生食管吻合口难治性狭窄患者的一种新型治疗手段。

4. 医源性结直肠穿孔的腹腔镜修补技术　随着人民健康意识的增强,结肠镜检查被逐渐推广,据统计中国年完成结肠镜检查量超过 150 万例,而上海市的数目也超过了 10 万例。但是,结肠镜作为一种侵入性的技术,具有一定的并发症发生率,据报道,结肠镜检查的穿孔率为 0.1% ~ 0.8%,而内镜下治疗的穿孔率则为 0.15% ~ 3%。虽然比例不高,但具有较大的基数,其数目也是客观的。而且对于一个健康人来说,结肠穿孔则是巨大的灾难。

一旦出现穿孔,需要急诊手术干预。传统的开腹手术创伤大,而且结肠造瘘以及二次回纳手术的打击,不仅给患者带来了巨大痛苦,还可能会引起纠纷,影响正常的医疗秩序。有报道,结肠镜诊疗后穿孔外科手术的并发症发生率42%,而死亡率高达 12%。影响因素包括患者的年龄、手术距离穿孔发生的时间以及手术的类型。肠镜检查过程中发生的医源性穿孔,如果可以在退镜过程中及时发现,对于小的穿孔,可以采用内镜下金属夹修补的方式进行缝合,对于较大的不规则撕裂样穿孔,可以采用腹腔镜下微创缝合,效果均满意,且可以减少医疗纠纷。随着 OTSC 金属夹,OverStich 等新的内镜缝合器械的出现,内镜下的缝合将更加安全可靠。

5. 胃镜辅助下小肠营养管的放置　通过肠内途

径提供胃肠道营养支持对危重患者的预后至关重要。临床上建立肠内营养途径的方法有多种，其中胃镜辅助下小肠营养管的置放以其直观、可靠、成功率高的优点为临床广泛应用。操作方法：首先将置入导丝的营养管经鼻腔插入至 40cm 近贲门处或吻合口处，拔出导丝约 3cm，然后插入胃镜进入胃腔。①常规法：经胃镜活检孔道伸入圈套器，圈套营养管先端部 1cm 范围，圈套器回拉至内镜前端，尽可能推进胃镜将营养管同时送至十二指肠降部或输出襻小肠远端，并于直视范围内推进圈套器至小肠更深处，保持圈套器原位后，退出胃镜至十二指肠球部或胃肠吻合口附近，张开圈套器释放营养管。助手于体外固定营养管，缓慢退出胃镜，并拔除导丝。②改良法：在前述常规法基础上，营养管置放完毕，当胃镜退至胃腔时，助手将导丝完全插入营养管内，应用异物钳钳夹胃体腔或残胃腔内营养管管身，再次推进胃镜至幽门或胃肠吻合口处，保持异物钳原位。回撤胃镜至胃腔内，张开并回拉异物钳，再次钳夹营养管．反复 2~5 次直至遇到明显阻力或体外营养管全部导入体内。置管结束后，均记录插入营养管长度，并于营养管内注入造影剂进行 X 线下透视，确定营养管先端部位置。另外，也可以从一侧鼻孔，行鼻胃镜检查至十二指，沿鼻胃镜活检孔道插入导丝，固定导丝后退镜。沿导丝放置小肠营养管，并造影确认位置。

6. 经皮内镜下胃造口术（percutaneous endoscopic gastrostomy，PEG）　经皮内镜造口术为建立长期的肠内营养提供了一种安全、有效，非手术途径。自 1980 年开始在临床使用，为建立长期的肠内营养通道提供了一种安全、有效、非手术途径，目前已得到了广泛的临床应用。操作方法如下：患者应采取仰卧位及抬高头部来减少误吸，由于该体位不容易使胃镜插入到食管，因而开始时通常采用左侧卧位，然后再恢复成仰卧位。吸引器应及时吸出口咽部的分泌物，并保证患者维持足够的氧供应量，选用静脉麻醉时整个操作过程中应有护士监测血压、脉搏和氧分压。患者摆好体位后，口服利多卡因胶浆或静脉注射镇静剂，腹部穿刺部位进行清洗和消毒。插入胃镜后降低室内亮度。当从腹壁看到胃镜的透亮点，表明胃和腹壁之间的组织已被推开，胃壁直接和腹壁相接触。胃造口穿刺点应选择在胃镜透光点最亮的地方，通常是左上腹。手指按压腹壁穿刺点时通过胃镜能看到胃壁上的指压迹。最佳穿刺点选择好之后，进行局部浸润麻醉，边进针边回抽，当抽到空气时应同时能在胃内看到针尖。在穿刺部位注射局麻药后，在局部皮肤上切开一约 1cm 的切口，然后刺入带套管的穿刺针直至胃腔内。然后从套管内向胃腔内置入 1 根长的导线，当导

线进入胃内后，在胃镜下用活检钳夹住导线，然后随着胃镜退出而引出口腔外。将 PEG 管的末端导线扣在口腔外的导线上，然后从腹壁穿刺点部位收紧导线，将 PEG 管从食管引至胃内并从穿刺部位拖出体外。此时再次插入胃镜，检查 PEG 管头部的位置，注意导管头部内垫片有无过大的张力。检查完成后退出胃镜，在腹壁外将 PEG 管根部装上卡片，从而使胃壁和腹壁保持紧密的接触，将 PEG 管固定。

7. 剖腹探查术中胃肠镜的运用　大多数胃肠疾病在术前都能得到明确诊断，然而仍有部分疾病事先难以确诊，尤其是小肠的病变。甚至在术中也难以明确，如非肿块性病变、不明原因的消化道出血等。术中内镜检查不仅可能发现病变，而且还可能明确病变的性质及部位，对外科手术有重要的指导作用。多原发大肠癌、大肠息肉与大肠癌并存在临床上并非少见。对于术前结肠肿瘤已引起梗阻而无法完成全结肠检查者，术中肠镜检查是有效的补救措施。对于术前明确诊断的较小的肿瘤或息肉，如果术中未能扪及，术中内镜检查将有助于定位。术中肠镜检查对微小病变的发现、消化道出血的诊断以及良恶性病变的鉴别均具有重要意义。小肠疾病的诊断通常较为困难，术中肠镜检查有助于小肠疾病的诊断。

8. 腹腔镜和内镜的联合应用　腹腔镜和内镜的联合应用主要用于胆囊结石合并胆总管结石的患者。LC 已经成为治疗胆囊结石的首选术式。而 EST 已经成为治疗胆总管结石的常用术式。因此腹腔镜联合内镜治疗胆囊结石合并胆总管结石是理想的治疗方法。具有创伤小、痛苦少、不需要 T 形管引流、术后恢复快及并发症少等优点。其不足之处是治疗需分 2 次完成，而且费用较高。对于 EST 和 LC 的先后顺序，有不同的看法：①先 EST，后 LC：其优点是取出胆总管结石后，病情简化为单纯胆囊结石，仅行 LC 即可。缺点是取出胆总管结石后，一旦在胆囊切除术前或术中有胆囊结石掉入至胆总管，就有再次形成胆总管结石的问题；②先 LC，后 EST：其优点是不存在胆囊结石再次掉入至胆总管形成胆总管结石的问题，而且术中可经胆囊管造影，如果明确胆总管没有结石就不必再行 ERCP。缺点是一旦胆总管取石失败，患者将面临再次开腹行胆总管切开取石术。

也有人建议在 LC 的同时行 EST，将 LC 和 EST 两项操作在全身麻醉下一次完成，可以减轻患者的不安和不适。而且，无论 LC 或 EST 失败，则可以立即中转开腹手术，使患者免受再次手术的痛苦。缺点是内镜医师与普外科医师需配合同时手术，而且要将内镜设备移至手术室，并且要求手术室内有透视设备，因此难以普及。

作者的经验是先行 EST 较好,优点有:①可以了解胆总管结石的大小、部位和数目,对无法取出的大结石,或因十二指肠乳头狭窄、壶腹部解剖变异等致取石失败者,可放弃 EST 而行开腹手术;②可避免 LC 后 EST 失败,需再行开腹手术的问题;③如 EST 成功,LC 不成功,可改行开腹胆囊切除术,仍可免去胆总管切开探查术;④EST 过程中的胆管造影有助于明确胆囊管、胆总管和肝总管三者之间的关系,减少 LC 术中损伤胆管的发生率。

另外,有关双镜治疗的报道,也包括:①胃镜联合腹腔镜治疗潜在淋巴结转移风险的胃黏膜早期癌;②结肠镜联合腹腔镜治疗肠道早期癌或癌前病变;③肠镜支架植入术联合腹腔镜治疗结肠癌急性肠梗阻;④内镜联合腹腔镜治疗消化道黏膜下肿瘤;⑤胸腔镜辅助下隧道内镜切除术等。

内镜技术的涉及面非常广,这里无法一一列举。总之,内镜技术的发展是有目共睹的,而且随着该技术的进一步完善,更多的疾病可以通过内镜得到及时的诊断和有效的治疗,更多的患者将从中受益,我们深信内镜外科将有辉煌的未来。

(周平红　时强　姚礼庆)

第二节　腔镜技术

近年来,以腔镜技术为代表的微创外科技术已取得了长足的进步,与循证医学、损伤控制外科以及快速康复外科等医学新概念一起诠释了当代外科的新特点和新的发展方向。尽管国内腔镜技术起步稍晚,但发展迅速,目前已在胸外科、腹部外科等领域被广泛应用,并且在手术数量和质量等方面均已经达到国际水平。

(一)腔镜技术发展历史

腔镜技术是在内镜技术的基础上发展起来的,腹腔镜外科的发展大致经历了诊断性腹腔镜、治疗性腹腔镜以及现代腹腔镜三个时期。

1. 诊断性腹腔镜时期(1901—1933 年)　1901年,俄国的妇产科医生 Dtt 将窥阴器通过腹前壁小切口插入腹腔,利用额镜反光观察腹腔内脏器,称该检查为腹腔镜检查。同年 9 月,在德国生理和医学会会议上,德国的外科医生 Kelling 报告了利用膀胱镜和两根套针插入狗的腹腔,并用过滤的空气建立气腹,进行腹腔内镜检查的结果,亦称该检查为腹腔镜检查。虽然 Kelling 没有机会将其检查方法用于人体,但两位医生将内镜技术用于观察腹腔内脏器的探索,开辟了腹腔镜检查的历史。

2. 治疗性腹腔镜早期(1933—1987 年)　这一时期腹腔镜系统和手术器械得到了进一步发展和完善,主要用于妇科疾病的诊断和治疗。第一个用腹腔镜施行外科手术的是普外科医生 Fervers,他于1933 年报告了在腹腔镜下进行腹腔粘连松解术。此后 Werner(1934)、Power(1941)和 Palmer(1961)等先后报道了经腹腔镜输卵管电凝绝育术。德国的 Kurt Semm 在腹腔镜的发展中起到了至关重要的作用,他设计了众多的腹腔镜器械并改进了许多技术,并于 1980 年首次成功施行了腹腔镜阑尾切除术,率先将腔镜技术引入了外科。1985 年,德国人 ErichMuhe 使用 Semm 的设备以及他自己设计的手术腹腔镜"galloscope"第一次在人身上实施了胆囊切除术。

3. 现代腹腔镜时期(1987 年至今)　计算机处理电子显像系统的问世,使得腔镜图像可以传至监视屏幕上,方便了术者和助手之间的相互配合,给腔镜技术的发展带来了真正的飞跃。1987 年,法国里昂医生 Mouret 在一位妇女身上完成了世界上第 1 例电视腹腔镜胆囊切除术。自此,腹腔镜外科进入飞速发展的时代。我国腹腔镜技术起步较晚,云南曲靖市苟祖武医生于 1991 年完成了我国第 1 例腹腔镜胆囊切除术。此后发展迅速,在手术种类和病例数量上飞速积累。

(二)腔镜技术的应用现状

与传统的开腹、开胸手术相比,腔镜手术有其自身的优势,不仅创伤小、术中出血量少、术后脏器功能恢复快和住院时间短,而且对机体的免疫、应激、代谢、呼吸和循环等方面的影响小,可最大限度维持机体内环境稳定。近 30 年来,腔镜技术已经突破了其初期发展的局限,从早期的宫腔镜发展至现代颅内镜、纵隔镜、胸腔镜和腹腔镜多个领域普及应用。本节主要以腹腔镜为例,介绍腔镜技术在普外科常见疾病诊治中的应用现状。

1. 腹腔镜良性病变切除手术　以腹腔镜胆囊切除为主的良性病变手术是现代腹腔镜时期起步时代的主要手术。目前,腹腔镜胆囊切除(LC)、腹腔镜阑尾切除(LA)已成为临床上治疗胆囊炎和阑尾炎的标准术式,国内绝大多数基层医院已经普及。腹腔镜脾切除术最早见于 1992 年报道,常用于原发性血小板减少性紫癜(ITP)和遗传性球形红细胞增多症的外科治疗,其手术指征应由血液科医生和外科医生共同把握。

2. 腹腔镜疝修补术　腹腔镜疝修补术起于 1990年,主要有三种术式:腹腔内补片置入术(intraperitoneal onlay mesh technique,IPOM)、经腹腔腹膜前疝修补(transabdominal preperitoneal technique,TAPP)和完全腹膜外疝修补(totally extraperitoneal technique,TEP)。目前,占主导地位的腹腔镜腹股沟疝修补术主要是 TAPP

和 TEP,IPOM 因术后并发症较多、复发率较高,在腹股沟疝的治疗中已逐渐被淘汰,目前主要用于切口疝的修补。TAPP 仍需进入腹腔,腹膜的完整性遭到破坏,存在术中肠道损伤、术后肠粘连并发症发生的可能。TEP 不进入腹腔,避免了上述两种手术的缺陷,是目前腹腔镜治疗腹股沟疝的最佳方法。

3. 腹腔镜结直肠癌根治术　有统计显示,截至2011 年全球已有约 3/4 的外科医生常规开展腹腔镜直肠癌根治术。随着 COST trial、COLOR trial 和COLOR II trial 等 RCT 临床研究成果的陆续报道,腹腔镜在结直肠癌根治术中的价值逐渐被认可,并在全球范围内得以应用和推广。可以肯定的是,高清腹腔镜下外科医生对组织结构的观察更加细致入微,在精准切除的同时可以保留神经等重要组织,更容易达到全直肠系膜切除术(TME)和完整结肠系膜切除术(CME)的要求。

4. 腹腔镜胃癌根治术　与腹腔镜结直肠癌手术相比,由于胃的血管和毗邻解剖层次多、吻合重建复杂,腹腔镜下胃癌根治术对手术操作技术要求高,发展相对缓慢,在相当长的时间内局限在有丰富胃癌外科诊治经验的医院开展。随着早期胃癌腹腔镜手术相关的 RCT 研究成果的发表,腹腔镜手术在早期远端胃癌中的应用已得到临床认可,成为早期远端胃癌的可选手术之一,术者可根据肿瘤大小和淋巴结转移情况选择 D1+α、D1+β 或 D2 手术。随着腹腔镜手术经验的不断积累,腹腔镜胃癌手术指征已经逐渐扩大到早期近端胃癌和进展期胃癌,但是由于缺乏安全性和长期疗效的循证医学证据支持,临床应用尚存争议。值得期待的是,多个来自中、日、韩三国正在或即将开展的 RCT 研究,将会丰富腹腔镜胃癌手术发展的循证医学证据。

5. 腹腔镜胰腺手术　胰腺解剖位置深,周围血管丰富,切除困难,术后并发症多,腹腔镜胰腺手术发展相对滞后。目前,腹腔镜远端胰腺切除术在国内外逐渐普及,一些中心已常规开展。Meta 分析显示腹腔镜胰腺手术微创优势明显,可作为胰体尾部良性或低度恶性肿瘤的选择术式。腹腔镜胰十二指肠切除术难度大、技术要求高,由于传统胰腺外科医生很少掌握高级腹腔镜技术,而腹腔镜外科医生大多缺乏足够的传统胰腺外科经验,目前仅少数医疗中心可以常规开展。

6. 腹腔镜减重手术　减重代谢外科历经数十年发展,先后出现了多种术式。目前普遍被接受的标准术式有四种:腹腔镜 Roux-en-Y 胃旁路术(laparoscopic Roux-en-Y gastric bypass,LRYGB)、腹腔镜胃袖状切除术(laparoscopic sleeve gastrectomy,LSG)、腹腔镜可调节胃绑带术(laparoscopic adjustable gastric banding,LAGB)和胆胰分流并十二指肠转位术(biliopancreatic-diversionwith duodenal switch,BPD-DS),其他改进或新术式仍缺乏循证医学证据支持。

7. 腹腔镜与急腹症外科　腹腔镜在急腹症外科中的应用包括腹腔镜辅助下的各类腹部外科急诊手术、全腹腔镜手术和双镜联合手术等。随着腹腔镜技术进步和推广应用,急诊腹腔镜手术涉及的范围日趋广泛,已从简单的腹腔镜阑尾切除术扩展至急诊腹腔镜下胆囊切除与胆管探查、消化道穿孔修补、腹腔脓肿引流、肠切除以及嵌顿疝和粘连性肠梗阻手术等。过去 20 多年,笔者单位先后开展了上述各类治疗技术,用于各种外科急腹症的治疗,取得了十分满意的效果。笔者认为,急腹症的腹腔镜诊疗绝对和相对禁忌证应等同于择期腹腔镜手术,其应用虽然不适合于所有的急腹症,但如果具备相应团队,患者无禁忌证且知情同意,应结合基本的临床评估,积极考虑和实施腹腔镜诊疗。

(三)腔镜技术发展的关键问题

虽然以腔镜技术为代表的微创外科技术得到了迅猛发展,在诸多领域有取代传统开腹手术的趋势。但不可否认,由于医疗水平和理念的差异,腔镜手术仍存在如腔镜技术相关严重并发症、不合理应用腔镜技术以及费用高等问题。要保证腔镜外科的健康发展,要重视以下几个关键问题。

1. 树立正确的微创外科理念　微创并不仅仅是技术,更是一种理念。外科治疗微创化是当代外科发展的趋势之一,在此理念引导下,各种微创治疗技术逐渐被开发和推广,不断突破传统外科的局限,引导外科治疗模式走向微创化和多元化。微创外科理念决定了腔镜技术应用的根本目的,即确保手术安全的前提下,以最小的侵袭或创伤达到最佳的外科治疗效果,同时最大限度地保存脏器功能、提高生活质量。腔镜技术在某种程度上应是微创外科实施的主要工具之一,一切违背微创理念的腔镜手术都是不可取的,如无视患者实际情况和术者的自身技术水平,盲目追求腔镜手术,致使手术难度过大、手术时间过长,对患者造成额外的创伤,已与微创理念背道而驰。此外,腔镜手术必须严格遵循与开腹手术完全一致的治疗原则,特别是在恶性肿瘤的腔镜治疗中,能否遵循肿瘤根治原则始终是肿瘤外科手术的核心问题之一,也是腔镜恶性肿瘤手术进一步发展和推广的关键。

2. 重视腔镜外科手术技能培训　外科手术是一种技术依赖性较强的操作技能,腔镜手术必然需要更高的技术和技巧,对于不同技术水平和操作经验的医生而言,其手术成功率、并发症率和预后可能截然不

1

同。美国外科学会从 2010 年开始,所有即将毕业的外科实习医师均需参加由美国胃肠和内镜医师协会发起建立的腹腔镜基本技能培训(fundamentals of laparoscopic surgery,FLS)。FLS 培训体系有针对性地形成了以计算机为基础的综合性教育模块,包括针对手法操作的技能培训和评估工具,教授人体解剖学、生理学等基本知识和腹腔镜手术所需要的技术技能。与欧美发达国家健全的培训体系相比,我国腔镜培训尚处于初级阶段,一批年轻的外科医生尚未经过传统开放手术的实际锻炼就直接从事微创手术,而大批有开放手术经验的高年资医生更是短暂参观学习就仓促开展复杂的腔镜外科手术,对外科医生进行规范化培训已是一项刻不容缓的重要任务。目前国内多借助于第三方平台进行碎片化培训,缺乏规范化的培训课程和准入制度。未来,应基于国内大型综合教学医院培训平台,建立我国自主的腹腔镜基本技能培训与考核体系。培训课程应至少包括以下内容:腹腔镜系统基本理论知识、腹腔镜基本操作技术训练、基于虚拟现实技术的腹腔镜外科基本手术模拟训练、腹腔镜外科手术动物实验。

3. 重视循证医学在腔镜手术中的地位 与腹腔镜胆囊切除术(LC)已成为良性疾病胆囊切除术的"金标准"相比,腹腔镜在恶性肿瘤外科手术中的应用则相对滞后,临床上仍存在不少争议。虽然,21 世纪已经步入肿瘤微创外科时代,但腔镜手术能否达到肿瘤手术根治原则的要求、微创优势是否足够显著、是否符合卫生经济学要求等仍然是临床医生最为关心的几个主要问题。与以往单纯强调医生的个人技能和临床经验的理念不同,循证医学更为强调临床研究证据和科学的医疗决策。自 20 世纪末开始,欧美开展了一系列腹腔镜与开腹结直肠癌手术的大宗病例前瞻性随机对照临床研究,内容涉及肿瘤根治、生命质量和成本效益分析等各个方面。越来越多的循证医学证据支持腔镜技术在结直肠恶性肿瘤中的应用。然而,在胃癌、胰腺癌等恶性肿瘤中,腹腔镜手术开展较晚,特别是国内临床研究水平较低,加之医疗水平地域差异较大,因此,一定程度上限制了腔镜技术在这些恶性肿瘤外科治疗中的应用。近年来,随着腹腔镜技术在国内的不断推广,各地肿瘤外科学科带头人循证医学意识不断提高,各中心间协作意识不断增强,已经开始开展大宗病例的前瞻性多中心随机对照临床研究,未来必将为我国腹腔镜恶性肿瘤手术的进一步推广提供高级别的循证学证据。

(四)展望

在腔镜手术为代表的微创外科技术日趋成熟的同时,微创作为一种理念已经为人们所接受。如果

"以人为本"是微创外科理念的核心,那么科技创新便是微创外科技术快速发展的动力,微创外科技术的每一次飞跃都得益于科学的进步和技术的创新。近年来,3D 腹腔镜、单孔腔镜技术、经自然腔道内镜技术以及人工智能机器人辅助手术系统等,再一次引领腔镜外科技术革新,并迅速走向临床实践,极大地推动了腔镜外科的发展。我们相信,随着互联网技术、材料科学、虚拟现实技术等为代表的现代科技不断与医学的结合,腔镜技术将会成为微创外科的常规武器,让患者获益。

(孙益红 汪学非)

第三节 介入放射学

介入放射学(interventional radiology)是在影像系统导引下,采用微创的方法将特殊的导管或器械置于病变部位,在进行诊断的同时完成各种特殊的治疗。该治疗通常是局部的,采用的方式也有别于传统的内外科治疗。

自 1953 年 Seldinger 发明了经皮穿刺动脉插管法。1964 年 Dotter 采用同轴导管及 1974 年 Gruntzig 发明球囊导管进行血管成形术后,各类经皮穿刺血管操作渐渐得到发展,为介入放射学奠定了基础。经数十年的努力,介入放射学已成为目前最具有发展前景的学科之一,介入医学与内科、外科并列为三大临床学科。目前介入放射学主要开展的项目有:①血管造影及静脉插管采血检查;②经皮穿刺血管化疗及栓塞术;③成形术及支架植入术(血管及非血管);④血管内祛栓、溶栓术;⑤门-体静脉分流术等;⑥经皮穿刺活检及定位术;⑦经皮穿刺胆管或局部囊肿、脓肿减压及引流术;⑧经皮穿刺局部治疗(注射药物或物理、化学消融及放射性粒子植入等);⑨经皮穿刺造瘘术;⑩取石及取异物等。

随着介入放射学新理念、新技术、新器械不断涌现,其在临床医疗中的作用及地位已经得到传统临床学科的认可。介入放射学在外科学中依据应用目的可分为以下三种形式。

(一)配合外科手术的辅助介入治疗

1. 术前诊断 尽管影像学及内镜检查取得了长足的进步,但介入放射的血管造影、静脉采血样及经皮穿刺活检仍是不可或缺的诊断方法,其中血管造影及穿刺活检时可结合标记定位更是方便了外科手术。

(1)血管造影:血管造影目前仍是诊断缺血性病变、血管畸形、动脉瘤及不明原因、部位出血等疾病的金标准,造影时在病变血管内放置导丝、导管、弹簧圈等能极大方便外科手术中发现病灶。DSA 检查仍是

肝脏多血供病灶如肝癌微小病灶最敏感的检查手段，当临床高度怀疑肝癌而无创性检查不能发现病灶时，DSA 是最合适的检查。

（2）静脉采样：适用于具内分泌功能的肿瘤定性及定位诊断。如岩下窦静脉采血样是诊断功能性垂体瘤的金标准；经皮门静脉置管分段采血或动脉钙剂刺激静脉采血测胰岛素可用于定位胰岛素瘤；肾上腺静脉内采集血样标本用于协助诊断肾上腺疾病（嗜铬细胞瘤、醛固酮增多症）。而对异位病灶，其定位诊断价值不亚于影像学检查，对外科手术有重要指导意义。

（3）经皮穿刺活检：多种病变（尤其是肿瘤性）病变可采用经皮穿刺活检，目前肺部结节穿刺活检已得到普及，活检同时可在结节内植入标记物以利于手术。通常在超声、CT 或透视+锥形束 CT 导引下穿刺，尽可能避免损伤血管、胆道和邻近的空腔脏器，深部病灶如胰腺选用细针穿刺比较安全。

2. 术前辅助治疗　当患者因整体状况欠佳或病灶过大、病程过晚而暂时不宜手术治疗时，或病灶血管丰富术中可能出血较多时，介入放射可以作为一种术前辅助治疗。

（1）肿瘤患者术前新辅助介入治疗：手术可切除的进展期消化道肿瘤术前载瘤动脉局部化疗和肝动脉预防性化疗能有效降低术后局部复发率和远处转移。原发性或继发性肝脏恶性肿瘤过大暂时无法切除者可先行经动脉化疗栓塞（TACE），待肿瘤缩小后再手术切除（Ⅱ期切除）。

（2）为外科手术切除创造条件：急性感染性胆道梗阻患者先行经皮穿刺胆道引流术（PTCD），待感染控制、全身状况改善后再行原发灶外科切除。富血管病变如颈动脉体瘤、椎体血管瘤、脑膜瘤等术前行介入栓塞，可以减少术中出血。术前病灶介入置入标记以利于术中寻找病灶。术前穿刺肝门静脉，栓塞病变侧门静脉分支，以使健侧肝脏门脉血流增加、肝脏体积增大后再行手术治疗。胃肠道活动性动脉性出血患者经导管灌注垂体后叶素、特立加压素之类的药物，或根据情况选择吸收性明胶海绵条或弹簧圈止血后择期手术或后续治疗。胃肠道急性机械性梗阻如能通过植入支架缓解梗阻，可给后期手术提供充裕的术前准备时间。

（3）肺栓塞的防治：下肢深静脉血栓患者为防止肺栓塞术前植入临时下腔静脉滤器，肾癌伴深静脉及下腔静脉癌栓患者术前在癌栓近心端植入临时下腔静脉滤器。

（4）输液港植入：适用于需要长期化疗或静脉营养的患者。经颈静脉或锁骨下静脉途径植入输液港。动脉系统输液港植入常采用经皮穿刺锁骨下动脉途径（也有经股动脉或肱动脉）。肺动脉系统输液港多经锁骨下静脉途径。

3. 术后支持

（1）并发症的处理：

1）血管损伤出血：随着外科微创手术如经皮肾镜等及复杂手术的增多，血管损伤明显增加。通过动脉造影可明确诊断损伤的血管，进而栓塞治疗。由于疗效确切、微创，且又避免了二次手术，已经作为首选治疗。

2）管道狭窄：肝肾移植术后出现血管吻合部狭窄、胆道狭窄等并发症时，介入治疗是最佳的选择。血透患者动静脉内瘘狭窄也是首选介入治疗。常用的介入治疗有：球囊成形术、支架术，如合并有血栓时，可采用局部留管溶栓治疗。

3）腹腔感染、吻合口漏等：通过经皮穿刺置管行局部引流，通常可以解决这类问题。在有外科引流管时，介入引流管可以直接经外科引流管进入。通过导管导丝，介入引流管可以至更深的间隙进行引流。

（2）拾遗补漏：胆道结石患者术后残留胆道结石可经 T 管窦道或经皮取石术来解决。随着血管内操作的推广普及，器械损坏或误操作造成的血管内异物的现象时有发生，如导管导丝断裂、支架移位、栓塞物移位等。此类异物用适当的取异物器械（如鹅颈抓捕器 Goose-neck Snare）经皮穿刺血管取出是最佳处理方法。

（二）传统外科疾病的替代治疗

1. 成为主要治疗方法　在脑血管病变如动脉瘤、血管闭塞性病变如巴德-吉亚利综合征（Budd-Chiari syndrome，BCS）、门脉高压等疾病的治疗中，介入治疗已经或正在取代传统外科手术治疗，成为主要的治疗方法。

（1）颅内动脉瘤及外周血管动脉瘤：介入栓塞治疗已经成为脑动脉瘤和外周血管动脉瘤的首选疗法，通常用弹簧圈或可脱球囊填塞瘤腔。

（2）支架移植物置放术：采用支架移植物行病变区域腔内隔绝治疗，用于胸腹主动脉瘤、动脉夹层、其他中小动脉瘤及血管损伤、损伤性动静脉瘘、主-髂动脉闭塞、股-腘动脉闭塞等多种疾病，并取得了良好的疗效。术前注意评估瘤颈和处理移植物覆盖区域内重要血管。

（3）球囊扩张 PTA 及支架术：已成为血管闭塞性病变的标准治疗，在心血管、肾动脉、下肢动脉闭塞疾病和下腔静脉狭窄闭塞中应用最广泛。而即便是小静脉闭塞型巴德-吉亚利综合征或 HVOD，介入性门体分流术也是除了肝移植外的首选治疗。

1

（4）门脉病变的介入治疗：介入性门体分流术（TIPS、DIPS）、经皮穿肝或穿脾曲张静脉栓塞术（PTVO）及部分性脾动脉栓塞术（PSE）已经成为肝硬化门脉高压并发症的主要治疗方法，而 PTA+门静脉支架术是门脉闭塞性病变（如门脉海绵样变）所致肝外门脉高压的最好治疗。

（5）创伤出血的急症栓塞术：急症栓塞相关动脉可治疗肝、脾、肾等内脏器官外伤所致的破裂出血。同样也适用于因手术误伤或刀枪伤所致的动脉出血，及骨盆骨折致盆腔大出血的治疗。

（6）局部血栓介入治疗：脑血管、肺动脉和外周血管急性血栓使用介入性机械碎栓、祛栓和药物溶栓可以提高溶栓药物疗效和治疗安全性。

（7）咯血介入治疗：支气管动脉栓塞术是内科治疗无效咯血患者的首选疗法，栓塞责任血管（支气管动脉及其他靶血管）后，绝大部分患者咯血可迅速停止，常用于支气管扩张、肺癌和肺结核大咯血时的急救治疗。栓塞以永久性栓塞剂如颗粒性栓塞剂及弹簧圈为主。由于解剖上的因素，极少数患者支气管动脉栓塞后可能有脊髓损伤的并发症，应予以重视。

（8）胃底食管静脉曲张破裂出血介入治疗：经皮穿肝曲张静脉栓塞术是治疗胃底食管静脉曲张的一种简单有效的方法，常用于胃底食管静脉曲张破裂大出血的急救。经皮穿刺肝门静脉，选择性插管至曲张的胃冠状静脉、胃短静脉，用无水乙醇、吸收性明胶海绵、弹簧圈、NBCA 胶等将其闭塞。介入性分流如门静脉-肝静脉分流术（TIPS）也是常用的方法之一，在肝内打通门静脉和肝静脉并植入支架可以有效降低门静脉压力。通常曲张静脉栓塞与脾动脉栓塞及 TIPS 联合使用，甚至联合胃左动脉栓塞以取得更好的疗效。在有胃肾分流的患者，可采用 BRTO 方法栓塞曲张的胃底静脉。

（9）囊肿介入治疗：适用于有破裂风险或明显症状的肝肾囊肿患者。超声或 CT 导引下穿刺引流，应尽可能避免出血和感染。充分引流后可以硬化治疗，最常用的是无水酒精，也有用泡沫硬化剂，如聚桂醇等。

2. 不适合手术或不能耐受手术患者的首选治疗 实体肿瘤治疗中，外科根治性切除一直是第一选择，但大多数患者就诊时已经无法外科根治性切除。介入治疗已经成为肿瘤尤其是肝肿瘤外科根治性切除外的首选疗法。

（1）经皮穿刺动脉化疗灌注及栓塞术（TACE）：可用于各类实体肿瘤，原发性或继发性肝脏恶性肿瘤效果显著，尤其是对类癌和胰岛细胞瘤肝转移患者。通常无绝对禁忌证，但有下列情况时应慎重：肝肾功

能严重受损（如明显肝细胞性黄疸及转氨酶升高）；肾功能不全，大量腹水，尤其伴少尿者；全身广泛转移者，以及终末期患者等。

采用 Seldinger 技术进行肿瘤靶血管的选择性动脉插管及造影，明确诊断后根据肿瘤类型选择合适的药物进行化疗灌注及栓塞。将化疗药稀释后经导管缓慢推注入靶血管，灌注完毕后实质脏器载瘤动脉可行栓塞治疗。先用末梢类栓塞剂（如碘油）栓塞，再用明胶海绵或微球加强栓塞作用。用碘油栓塞时，常将 1~2 种化疗药与之混成乳剂。新型的载药微球需要术前 1 小时左右将药物和微球混合，使微球吸附药物，栓塞后会在肿瘤内缓慢释放药物。

术后处理：①平卧、穿刺侧下肢禁屈 12 小时，定期监测生命体征、伤口及足背动脉搏动情况；②抗生素及补液 3~5 天，可加入保肝、止酸、止呕吐等药物；③对症治疗：如止痛、退热等。术后反应主要是栓塞后综合征，表现为恶心、呕吐、发热、腹痛（可因碘油栓塞反应、胆囊炎、局限性腹膜炎等因素所致）、肝功能损害（术后 1~2 周内恢复）、黄疸、腹水、麻痹性肠梗阻及非靶器官栓塞等。多为一过性改变，对症治疗即可。偶见消化道糜烂、溃疡、出血性改变，多为化疗栓塞所致，亦有应激性反应所致。

（2）经皮穿刺消融治疗肿瘤：主要用于实体肿瘤，以肝肺等实质脏器治疗比较安全，经皮穿刺射频消融法（RFA）、微波消融法、冷冻消融法以及激光消融和不可逆电穿孔技术都可用于肿瘤局部消融治疗，对于直径小于 3cm 病灶毁损较彻底，远期疗效与手术相当。但病灶贴近大血管、胆道、实质脏器边缘消融疗效欠佳。

（3）经皮穿刺注射药物或植入放射性粒子（[125]I 粒子）治疗肿瘤：在影像设备引导下，常选择直径 3cm 以下、边界清、包膜完整的病灶经皮穿刺，注射时应瘤内多点注射，常用药物是无水乙醇。或经皮穿刺肿瘤内植入[125]I 粒子行内放射治疗，还可将粒子制成粒子条植入肿瘤侵犯血管的部位联合支架开通血管效果显著，可延缓再狭窄。

（4）血管瘤、动静脉畸形及动静脉瘘介入治疗：适用于有临床症状或可预见破裂风险的患者。需有经验的介入医师根据病因和病变特点使用吸收性明胶海绵、无水酒精、医用胶水、可脱膜囊、颗粒和微球、弹簧圈等行血管栓塞治疗或支架移植物植入。

（5）消化道支架植入术：对于无法手术的食管和结直肠梗阻患者可选择支架置放术。

（6）金属内支架胆道内修复术：不能或不宜手术治疗的恶性胆道梗阻或闭塞及良性胆道狭窄性病变患者适合胆道金属支架植入。覆膜的支架还可用于

胆道瘘的患者。

（7）肾输尿管梗阻介入治疗：经皮穿刺肾盂造瘘术用于缓解急慢性尿路梗阻，主要并发症是出血和感染。输尿管内涵管或支架植入可经皮穿刺入路或经尿道逆行入路。

（8）经皮胆囊造瘘术：不适合手术的急性胆囊炎可在静脉镇静局麻，超声导引下穿刺胆囊植入带侧孔可锁襻的引流管。注意预防胆汁性腹膜炎。

（9）胃肠经皮造瘘术：先经食管放置细管至胃腔，经细管使胃腔冲气扩张，使胃壁与腹壁紧贴。以胃体中部为穿刺点，避开大小弯。局麻后用带 T 形固定器的穿刺针将胃壁固定于腹壁上。用 18G 穿刺针穿入胃腔后，根据需要导入导丝至胃腔或十二指肠、空肠。逐步扩张后，置入造瘘管并固定，经造瘘管可注入流质类食物。

3. 其他

（1）经皮穿刺腹腔神经丛阻滞术经皮穿刺腹腔神经丛阻滞术：CT 导引下经皮穿刺将无水乙醇注入腹腔动脉与肠系膜上动脉之间的腹腔神经丛部位，通过药物作用将其阻滞达到止痛目的。可有一过性体位性低血压，其他不良反应较少。

（2）经皮穿刺椎体成形术：常用于骨质疏松所致的压缩性骨折、伴疼痛的椎体转移瘤及骨髓瘤、有临床症状的椎体血管瘤。采用经皮穿刺方法将骨水泥注入椎体病变部位达到止痛及固化椎体的目的。也有用于急性椎体骨折或其他骨骼，又称为经皮穿刺骨成形术。此法操作简单，疗效确切。

（3）椎间盘突出介入治疗：常用于有症状的椎间盘突出患者，可在影像导引下穿刺硬膜外神经根处局部注射类固醇+利多卡因，也可用胶原蛋白酶或木瓜蛋白酶注入椎间盘内，选择性溶解髓核和纤维环，缓解症状。还可在透视下使用介入器械选择性将髓核绞碎吸出或激光气化，减轻椎间盘压力。

（4）股骨头无菌性坏死介入治疗：适用于髋关节疼痛患者，可经旋股内、外动脉灌注溶栓药、扩血管药及促血管生长药等治疗缓解症状。

（颜志平　周波）

第十七章

小儿外科专论

小儿外科是一门完整的综合性学科,随着近年生命科学研究的突飞猛进,小儿外科的临床诊断和治疗技术有了日新月异的发展,在小儿普外科、新生儿外科、矫形外科、泌尿外科、神经外科、肿瘤外科和心胸外科等各专科都取得了许多突破,特别是内镜微创治疗的广泛应用和器官移植的成功以及胎儿外科的开展,小儿外科疾病的诊治已跃上了一个新的台阶,人们认识到治疗一个孩子的畸形,不但要考虑其生理解剖复原,还要满足家长的要求,并使患儿能参加社交活动为社会所接受,所以,小儿外科追求远期功能与生活质量就成了现代小儿外科的目标。

一、小儿外科的特点

小儿外科负责解决从孕28周到青春发育期全部外科疾病的预防和治疗问题,并研究相关基础医学理论。小儿具有解剖、生理、病理和免疫学等多方面的特殊性,且罹患许多成人不发生和很少发生的疾病,如各种先天性畸形,在疾病的诊断、鉴别诊断、治疗原则与方法上亦有其独特之处,不能以一般成人外科的理论和实践进行推理。小儿的外科疾病,涉及范围非常广泛,但临床表现常为小儿内科疾病所共有的,容易造成诊断上的困难和延误。因此,在临诊时,必须考虑其病因和病理特点,掌握诊查方法,进行必要的辅助检查,常有助于早期正确诊断。一般将诊治对象划分为胎儿(孕28周~出生前)、新生儿(出生~28天)、婴幼儿(28天~3岁)、学龄前期(3~7岁)、学龄期(8~12岁)和青春发育期组(12~18岁),以便于护理和治疗,并可开展心理、生理、教育、康复等工作。

由于小儿处于生长发育阶段,一些症状与疾病随年龄增长有自愈倾向。如胃食管反流、膀胱输尿管反流部分可因括约肌功能成熟而自愈;血管瘤在其自然演变过程可自行消退;疝随着腹肌发育,疝孔常逐渐缩小而闭合;精索鞘膜积液也有自行消退的机会。因此,有许多情况适宜随访观察,不急于手术治疗。

骶尾部畸胎瘤随年龄增长大多恶变,而个别神经母细胞瘤可随时间推移而转化为良性。这些生物学特性显然有其不同的组织学基础。但是对大多数病例,目前的趋势是开展积极的早期治疗,一切畸形尽可能在新生儿期矫治,不仅要求存活,而且要获得正常的远期功能。为了保留组织结构,有时采用分期手术方法,进一步提高疗效。

二、小儿生理解剖、免疫和病理特点

【生理解剖特点】

(一) 神经系统

神经系统起源于外胚层,胚胎第18天左右外胚层增厚出现神经板,进而发展成神经管,头端发育为脑,尾端发育为脊髓,出生后仍有部分神经元和神经纤维继续发育。影响神经系统发育的有害因素很多,孕早期的感染、损伤、辐射、中毒和药物等均可导致神经系统畸形的发生。小儿皮质下系统兴奋性强,因神经髓鞘发育不完善,兴奋过程容易扩散而发生惊厥、抽搐,故诊疗操作宜轻柔,时间宜短,以减少不良刺激。小儿大脑皮质对上行激动系统信号具有泛化倾向,以致不同疾病具有相似的症状,给鉴别诊断带来困难。

(二) 呼吸系统

小儿呼吸道细小,缺少弹性组织,肺顺应性较差,易发生肺不张和肺气肿。在早产儿和先天性膈疝患儿,肺发育不良同时伴有肺表面活性物质的缺乏,出生后即有肺功能障碍。小儿呼吸道黏膜薄弱,纤毛运动差,对致病因子的抵御和清除能力低下而常致肺炎。婴幼儿呼吸肌不发达,以腹式呼吸为主,腹胀时腹式呼吸减弱,且因膈肌抬高使肺通气受限。新生儿呼吸为40次/分左右,缺氧时以增加频率进行代偿,因有效肺泡通气量下降易发生低氧血症。

(三) 循环系统

小儿血容量与体重的比值呈负相关,新生儿为10%,2~3岁8%,成人6%。新生儿失血30ml,约占其总血容量 10%, 相当于成人的 450ml, 故少量失血即可发生休克。不同年龄小儿的血压有差异。1 岁以上小儿收缩压低于 85mmHg（11.31kPa）, 脉压小于 30mmHg（3.99kPa）为轻度休克。收缩压 60mmHg（7.98kPa）为中度休克, 低于 7.98kPa 为重度休克。小儿心脏迷走神经张力较低而交感神经张力较高, 心率与年龄成反比: 新生儿 110～140 次/分, 2 岁 105 次/分, 4 岁 90 次/分, 6 岁 80 次/分, 10 岁 70 次/分。

（四）消化系统

新生儿食管下段括约肌功能尚不健全, 而幽门括约肌功能较成熟, 致使胃内压升高。同时, 新生儿胃呈水平位, 故可发生胃食管反流。新生儿小肠长 50～400cm, 切除 3/4 以上可因短肠综合征致严重营养障碍。小儿消化道面积较大, 肠壁薄, 通透性高, 肠腔内细菌和毒素容易透过肠壁进入血液。

（五）泌尿系统

小儿肾上界较成人高而下界较成人低。2 岁以内小儿肾脏易扪及且分叶明显, 应注意与肿瘤鉴别。婴幼儿肾盂输尿管管壁肌肉、弹性纤维发育不全, 弯曲度大, 易被扭曲压扁而致肾盂积水和感染。小儿膀胱容积较小, 充盈时常位于下腹部, 手术容易损伤。婴幼儿肾脏浓缩功能仅为成人 1/2, 以单位溶质计算, 其代谢产物排泄所需水分较成人多 2～3 倍。婴幼儿肾脏的稀释能力也差, 最低只能稀释到 100mOsm/L。小儿尿量约为 1～2ml/（kg·h）。

（六）骨骼系统

小儿骨髓基质以纤维结缔组织为主, 无机盐成分较少, 故韧性强, 不易骨折。此外, 小儿骨骼生长和可塑性能力强, 骨折愈合快, 功能恢复满意。某些畸形也能因此在一定程度上自行矫正。骨骺出现时间根据年龄不同, 应在诊断骨折和骨病时注意识别。

【免疫特点】

人类免疫系统的发生发育始于胚胎早期, 到出生时尚有一些免疫细胞和分子从无到有、从少到多, 处于逐渐完善的继续发育成熟阶段, 使小儿特别是婴幼儿表现为生理性免疫低下状态; 另一特点为富含从未与环境中抗原接触过的免疫"处女"细胞, 缺乏免疫回忆细胞, 因而对感染因子的侵袭缺乏迅速而有力的两次免疫应答。这样, 婴幼儿不但容易感染而且病情较重, 病程较长。

（一）非特异性免疫

小儿皮肤黏膜角化层及真皮薄嫩, 缺乏分泌型 IgA 和纤维连结蛋白, 细菌易侵入。血-脑屏障也不完善, 细菌通透性较强。新生儿多形核白细胞吞噬功能较弱, 血液中化学趋化物缺乏, 细菌入侵时, 白细胞趋化反应不灵敏, 且细胞膜可塑性差, 不易呈阿米巴样运动。此外, 小儿血浆纤维连结蛋白水平显著低于成人, 纤维连结蛋白作为非特异性调理素, 其较低的水平使白细胞吸附、吞噬和杀灭细菌能力减弱。新生儿补体含量少, 也使机体非特异性免疫功能下降。

（二）细胞免疫

在胎儿 12～16 周时, 其胸腺产生的 T 淋巴细胞已具识别抗原能力, 并可由抗原诱发淋巴母细胞转化, 提示这时的 T 淋巴细胞已有免疫活性。出生后 T 细胞的发育体现在细胞亚群和分泌细胞因子等方面, 研究显示新生儿期基本与成人相似, 某些亚群婴幼儿期较低, 2～5 岁逐渐达到成人水平。

（三）体液免疫

胎儿 9 个月时, IgG 含量已达到成人的 88%, 足月新生儿可高于母血的 5%～10%, 以后因细菌和病毒的消耗, 逐渐下降, 于生后 8～20 周降至最低水平, 直至 13 岁才达到成人水平。早产儿、小于胎龄儿和过期产儿的 IgG 水平则低于母体。新生儿脐血 IgA 很少超过 0.05g/L, 若含量增高提示宫内感染。血清 IgA 于少年期才达到成人水平, 出生后 2～3 周眼泪和唾液中可检出 IgA, 婴儿从母乳中摄取后在肠道发挥作用。IgM 不能通过胎盘, 出生时血清 IgM>0.2～0.3g/L 提示宫内已受过非己抗原刺激。IgD 在新生儿血中含量极微, 5 岁时才能达到成人水平的 20%, 其生物学性状目前尚不明确。IgE 是一种引起 I 型变态反应的反应素抗体, 可能通过母体获得, 7 岁左右与成人持平。

【病理特点】

先天性畸形构成小儿外科工作的重要部分。几乎各系统均可发生畸形, 如胆道闭锁、胸腹裂孔疝、膀胱外翻和先天性胫骨假关节等, 这些畸形需要有经验的专科医师治疗才能取得较好效果。

感染性疾病构成小儿外科工作的一个特殊部分。小儿因免疫特点, 感染不易局限而常发生扩散, 如新生儿皮肤受细菌侵袭可造成皮下组织广泛变质、坏死, 发生新生儿皮下坏疽。新生儿特别是早产儿出生时的窒息抢救, 肠道缺血再灌注损伤, 可发生出血性坏死性小肠结肠炎, 常合并肠坏死、穿孔和严重败血症。

小儿创伤发生率较高, 原因是小儿自我管理和约束能力弱, 对伤害物识别能力差。据目前统计, 外科病儿死亡原因以创伤最多, 其次为肿瘤。烧伤是小儿创伤的常见类型。小儿头颅占全身比例较大, 创伤机会较多, 且常发生硬膜下血肿和脑组织肿胀, 也是小儿头部创伤后脑血流量大于成人的原因。小儿骨折常见, 但因处于骨骼生长发育阶段, 预后大多较好。

小儿急腹症原因与成人有较大差异, 大多因先天性消化道畸形所致, 胆道疾病也属多见, 而消化道溃肠穿孔、胆石症较少见。小儿肠套叠多无器质性原因,而成人则可能为肿瘤等原因所致。小儿肠道炎症常发生早期穿孔,且因大网膜短小,感染不易局限,常致弥漫性腹膜炎。

小儿肿瘤即使新生儿的肿瘤发生率并不低于其他任何年龄阶段,但其病理特点与成人不同,其组织来源主要为间叶组织,以胚胎性肉瘤为主,而成人恶性肿瘤多源于上皮细胞,以癌为主。小儿肿瘤多见于软组织、腹膜后,而成人好发于肺、肝、胃、乳腺等脏器。一些小儿肿瘤是局部组织的错构或过度增生,如淋巴管瘤、血管瘤。

三、先天性畸形的病因与遗传

(一) 畸形的定义

先天性畸形是指由于各种原因引起生殖细胞(精子或卵子)、胚胎和胎儿的发育障碍,导致个体出生时机体在形态和功能上的异常状态,一般指婴儿肢体和器官解剖上的异常。自出生后,不同的新生儿个体的形态,可以与正常形态学上的描述有不同程度的偏差。这些偏差从没有任何临床症状的细微变异,但有较大的器官缺陷(畸形器官)或整个生物体极度的功能缺失。当一个不同于正常人体结构的变异需要外科手术来矫正时,其肯定存在不同程度的功能缺失,从而被认为是一个有害的变异。这表明,当在使用术语畸形时,功能上的缺失更为重要。

(二) 先天性畸形的病因学

在多数病例中,先天性畸形的病因不明确,其中大约20%的基因致畸因素可以被鉴别(基因突变和染色体变异),在环境因素中约10%可以被证明,目前仍有约70%与畸形相关的病因未被认识。

1. 环境因素　病毒感染,特别是风疹和疱疹病毒,以及放射性物质的致畸作用,都已经明确;母体的代谢异常或重要营养素的缺乏也具备致畸性,这已在维生素A缺乏和核黄素缺乏的饮食喂养后的大鼠和小鼠中观察到,这些畸形包括膈疝、食管瘘、气管食管瘘。同样,不合适的添加激素与宫内的发育不良也密切相关。工业及药物化学物如四氯乙烯二苯二噁英(TCDD)或沙利度胺的致畸作用已被证实导致。

2. 基因因素

(1) 染色体畸变:某些诱因下染色体可发生改变:①结构异常:染色体断裂若能原点修复不会致畸,若断片丢失或重组,则可发生染色体缺失、重复、倒位、易位和等臂,就可能导致胎儿畸形。②数目异常:正常细胞有46条染色体,为二倍体,若染色体整倍增加就成为三倍体、四倍体等多倍体。某些畸形就是由

于多倍体所致。如13三体可伴尿道下裂,18三倍体可伴胆道闭锁、无肛、肥厚性幽门狭窄,21三倍体可伴巨结肠,18或21三倍体可伴膈疝、气管食管瘘。多倍体的发生主要由于染色体已复制而着丝粒复制尚未完成,同时纺锤体紊乱,细胞质不分裂。也可因未减数配子和单倍体配子结合所致。③嵌合体:当某一个体的一种或多种组织内细胞染色体核形不同,即存在一个以上细胞系时称嵌合体。如某些性分化异常时出现的45,X/46,XX嵌合型。嵌合体发生主要由于受精卵早期卵裂或胚胎早期分裂过程中染色体畸形所致。

(2) 单基因突变:基因是染色体上一段决定遗传性状形成的DNA分子,若DNA的碱基排列组合发生改变,会影响遗传信息的转录和蛋白合成,造成蛋白质或酶的形成受阻,产生遗传性疾病。单基因突变是指某一致病基因作用后产生的疾病,可分为:①常染色体隐性遗传:畸形病变有小头畸形、胰腺纤维囊肿症等。②常染色体显性遗传:外科常见有家族性多发性息肉、多囊肾、多指、短指、神经纤维瘤病、先天性成骨不全、软骨发育不良等。③伴性遗传:如血友病、色盲、肌营养不良症等。④限性遗传:如尿道下裂。致病基因位于常染色体,但由于条件限制或激素影响,仅在单一性别中发生。

(3) 多基因突变:遗传疾病由数个致病基因共同作用的结果,其传递方式无规律,因而此类遗传病的预防和估计困难。多因素遗传所致外科畸形较多见,包括唇裂、腭裂、先天性心脏病、髋脱位、畸形足、脊柱裂和肥厚性幽门狭窄等。

(4) 基因、畸形与肿瘤:肿瘤与先天性畸形的关系,早为临床流行病学者注意。如肾母细胞瘤并发先天性虹膜缺如、先天性单侧肢体肥大、泌尿生殖系畸形等。部分肿瘤病例伴有染色体异常,提示致畸与致癌有共同的致病基础。正常基因多次突变可导致肿瘤发生。视网膜母细胞瘤、神经母细胞瘤、肾母细胞瘤均好发于幼儿,故认为恶变靶细胞可能为原始生殖细胞。机体对致癌因子的敏感性与遗传有关。暴露于相同致癌因子下的人群仅少数发生肿瘤,这可能取决于个体的遗传变异性,可归纳为:①肠道吸收致癌物质能力不同,系与遗传有关的酶系统的个体差异所致。②个体代谢差异,如某些药物本身无致癌性,但经代谢后,对某一个体可能具有肿瘤诱变效应。③遗传物质的差异可影响某因素的肿瘤诱变活性,如DNA聚合酶功能的干扰可使DNA复制错误而致基因突变;着色性干皮病者因DNA切割、修复缺陷可发生基底细胞癌、黑色素瘤、血管肉瘤和纤维肉瘤;先天性虹膜缺如者可伴发肾母细胞瘤。

四、产前诊断和胎儿外科

胎儿医学是涉及基础医学和临床医学多个领域的新兴学科。近年来,随着医疗技术的进展,对胎儿病理生理的了解,胎儿医学从某些遗传病的产前诊断发展到胎儿外科治疗,取得举世瞩目的突破。

(一) 产前诊断

产前诊断是一个综合多学科的、复杂的系统工程。从纵向分析,该工程开始于妊娠前,贯穿整个妊娠期,直到新生儿期才能确诊;从横向分析,涉及产科、儿科、儿外科、超声、生化、遗传、病理等多个学科。

【产前诊断的方法】

1. 超声检查　作为一种无创伤性产前常规检查技术容易被妊娠妇女接受,它及时、直观、准确,并可以反复进行。现代超声技术从常规关注胎儿发育及大体结构变化进入关注胎儿各个组织结构之间的比例关系及结构异常,是产前诊断宫内畸形的首选方法。在很多国家,超声检查已成为所有妊娠妇女在孕18~22周需要常规做的产前检查之一,尤其是近年来随着超声诊断技术的提高,越来越多的先天畸形会在较早的时间内得到诊断,但清晰显现胎儿各主要脏器及体表的畸形需在孕16周后。约有45.7%产前胎儿先天畸形是在孕28周以前得出诊断,所以孕中期是发现先天畸形的重要时期,加强这一时期的监测十分重要,对先天畸形的早期诊断、早期处理、宫内治疗都具有重要的意义。

2. 超速胎儿MRI检查　目前已成为胎儿产前评估的一项重要组成部分,可重建胎儿解剖结构,明显地提高了产前诊断的准确性,特别是对于胎儿的脑、脊髓、颈、胸、腹和泌尿系统方面的畸形,可提供详细而重要的解剖信息,帮助制定生产时的计划和外科治疗方法,至目前为止,其对发育中胎儿的安全性是公认的。

【可进行产前诊断的疾病】

孕中期超声影像检查主要表现为以下几种类型:正常结构缺如、赘生物、梗阻所致的脏器扩张、疝的形成、胎儿结构大小的异常或胎儿脏器运动的异常。如果产前超声检查有以下异常:羊水量异常(过多、过少)、胎儿宫内发育迟缓、胎儿水肿、头面部畸形、神经管畸形、消化道畸形或泌尿系畸形,患儿都应通过孕早期绒毛细胞和孕中期羊水细胞进行染色体核型检查分析;反之,染色体异常的胎儿常合并多个系统的发育畸形,有核型异常者应注意检查各器官发育情况,其结果对妊娠的处理有重要的指导意义。

1. 中枢神经系统常见的畸形　包括无脑儿、先天性脑积水、脑脊膜膨出均可由超声检出,MRI可以更

加精确地显示脑积水原因及判断是否有伴随的大脑畸形。MRI还可以显示脊髓分叉、腰骶部脊髓神经板开放、扩大和囊性损伤等。

2. 头面颈部　唇裂、腭裂是最常见的诊断,同时应注意是否伴发先天性心脏病。胎儿颈部肿块由于可影响出生时的气道通畅,往往成为重要的临床问题,肿块的性质大多为淋巴管瘤、畸胎瘤和甲状腺肿瘤。MRI可提供肿瘤的性质、与气道的关系和肿瘤主要的供应血管。

3. 胸部　先天性膈疝,先天性肺囊性腺瘤样畸形,肺隔离症,胎儿胸腔积液,先天性喉、气管闭锁/狭窄症和先天性食管闭锁均为产前可以诊断的出生缺陷。各种先天性心脏畸形特别是大血管转位和各心腔的发育障碍等严重心脏畸形多可早期发现。

4. 腹部　超声对于孕中晚期胎儿消化系统畸形的诊断准确率近年来也逐步提高,特别是腹壁缺损、先天性膈疝和上消化道闭锁的诊断准确率在有经验的产科医院可高达80%~90%。新生儿期常见的消化道畸形,如食管闭锁、幽门(梗阻)闭锁、十二指肠及小肠闭锁、胎粪性腹膜炎、肛门闭锁、腹裂或脐膨出、先天性膈疝、先天性胆总管囊肿等均有产前超声诊断的文献报道。泌尿系统畸形如肾积水等产前超声诊断率可达90%以上。

5. 四肢　多指、并指畸形,肢体缺如或环状索带压迫等,均可通过产前超声得以诊断。

6. 肿瘤除颈部巨大淋巴管瘤,最常见的为骶尾部畸胎瘤,其次为卵巢肿瘤和腹部、胸部的肿瘤。骶尾部畸胎瘤常伴随羊水过多,巨大的实质性肿瘤通常血供丰富并伴有胎儿水肿。MRI可以更好显示髓内和盆腔内肿瘤,并可区分是囊性肿瘤还是骶部脊髓脊膜膨出。随访肿瘤的生长有助于决定分娩的方式。

【产前诊断与咨询的作用】

产前诊断与咨询大大提高了妊娠妇女及家庭对可矫正的先天畸形的认识。儿外科医生参加产前咨询可以协助决定胎儿分娩方式、分娩时间,提供产前和生后处理意见,以及是否对一些严重致残、致死的先天缺陷终止妊娠提供必要的信息,避免不必要的流产,采用正确的分娩方式可以防止梗阻性难产或大出血,而适当的分娩时间可避免胎儿脏器的进一步损害,或通过宫内干预方式防止或减少,甚至逆转先天缺陷所致的脏器损伤。有些复杂性胎儿畸形的诊断及处理需要多学科、不同领域的专家团队来协助完成,共同解决因胎儿缺陷导致的棘手母体及胎儿问题。参加产前会诊的儿外科医师必须了解各类先天畸形产前和产后的不同自然病程与预后。常规超声检查发现胎儿畸形后,应将怀有畸形胎儿的妊娠妇女

同那些伴有糖尿病、高血压、遗传病、AFP升高等问题的妊娠妇女一起归类为高危产妇。高危产妇需要进一步侵入性检查，例如羊膜腔穿刺、绒毛膜绒毛活检（CVS）等。很多结构畸形只通过超声很难明确诊断，例如脑部病变，或者是合并羊水过少等，利用超速磁共振成像可以获得质量更高的图像。现在，越来越多的技术和方法运用到产前诊断中，妊娠妇女及其家庭也比以前有了更多的信息来源，同时也需要做出更多的决定。

（二）胎儿外科手术

总结目前对于产前诊断为先天性畸形胎儿的治疗大致归为三类：①在子宫内或出生后不久对胎儿有生命威胁的，应在胎儿期即进行治疗。例如，先天性膈疝、先天性肺囊性腺瘤样畸形、肺隔离症、胎儿胸胸腔积液、梗阻性尿路疾病、双胎间输血综合征、心脏畸形、胎儿心律不齐、脊髓脊膜膨出或脑积水。从理论上说这些疾病在胎儿生长发育期或影响胎儿生命，或影响胎儿某些重要脏器的功能，应该在胎内即采取积极的干预措施。②判断在子宫内没有死亡危险性的，则采取围生期管理，可在出生后进行适当的外科治疗。例如：先天性腹壁异常（脐膨出、腹裂）、先天性消化道畸形、胎粪性腹膜炎。③并不直接影响生命预后，但出生后有长期生活质量问题，则采取在今后进行纠治，如唇裂、腭裂、肢体畸形或生殖系统畸形等。

在胎儿期应用外科手段早期阻断和逆转某些重症畸形的病理生理过程，由此产生了胎儿外科。20世纪90年代随着医学伦理学和医学生物技术的不断完善，胎儿遗传的早期诊断（妊娠14周以内）和开放式宫内外科手术的发展，使威胁生命的畸形和疾患得以纠治；20世纪末随着器械和技术的精练，开展胎儿镜和微创操作，有了很广泛的指征和治疗任务，其前景广阔，引起医学界的关注。胎儿外科的路径通常有三种：超声引导下经皮穿刺、微创胎儿镜和开放性手术。胎儿外科手术在一些胎儿治疗中心已积累了许多经验，随着医疗技术的进展、对病理生理的了解和临床经验的总结，大多数的治疗已从开放式手术转为胎儿镜下操作，即减少了因开放性手术子宫切开对母体的影响，又减少了胎儿早产的发生，目前绝大多数的胎儿手术均可通过胎儿镜下完成，如梗阻性尿路疾病的引流、双胎间输血综合征的血管结扎、胎儿水肿的胸腔积液引流，甚至脊髓脊膜膨出的修补手术等，均有报道是通过胎儿镜下完成的。

（三）分娩时子宫外产时处理

分娩时子宫外产时处理（ex-utero intrapartum treatment，EXIT），即在保持胎儿胎盘循环的同时进行胎儿手术的方法。剖宫产时，在超声指导下确认胎盘位置和胎儿体位，然后打开子宫，暴露胎儿上半身；解除气道阻塞的原因，确保气道通畅，结扎脐带，将胎儿从母体分离。胎儿娩出后的管理与通常的新生儿无差异，即使是气管插管困难的病例，也可安全处置。子宫外产时处理的适应证主要有：颈部巨大肿块，在胎儿胎盘循环下，先进行气管插管或气管切开，建立气道通气，再断脐，接着处理肿块；先天性高气道阻塞综合征和其他的胸部异常。

总之，胎儿医学是涉及基础医学和临床医学多个领域的新兴学科。胎儿外科手术是个复杂过程，不仅涉及未出生患者的性命，也涉及母亲所承担的风险。事实上，母亲在胎儿外科中是一名无辜受害者，她需要在平衡自身利与弊的情况下，尽量救治自己的胎儿。从事胎儿外科的医生必须对母亲及其家庭承担重大责任。

五、小儿围术期管理

小儿手术前后管理与成人无原则性差别，但有以下特点：

（一）保暖与降温

小儿，尤其是新生儿体温中枢不完善，调节功能较差，常发生高热或体温不升（<35℃）。新生儿对寒冷耐受性差，为防止体温不升，术前宜将其置于适中温度（32~35℃）之中，即在此温度环境下，为维持正常体温所需的最少热量以减少能量消耗。新生儿在腹裂、脐膨出等体内散热面积增加时，体温往往低于35℃；合并败血症、休克时即使环境温度不低，也常常发生硬肿症。故在运送、诊检、手术时保暖措施十分重要，术前术后均需保持病室恒温或置暖箱中。

高热可使病儿惊厥、抽搐，直肠温度38.5℃以上应降温。但发热对疾病进展具有提示性，故如不是高热，特别在病因不清情况下，不宜强行退热以免掩盖病情、延误诊断和治疗。外科病儿的发热大多因体温调定点上移所致，对这类发热应选择能使调定点下降的药物，如水杨酸盐、皮质激素等；或是通过阻断内源性致热原和中间介质的产生和释放使调定点下降，从根本上来解决问题。

（二）输血与备血

小儿处于生长发育阶段，较易贫血，术前应予纠正。一般新生儿血红蛋白低于12g/dl，大儿童低于9g/dl，应予输血，输血量为每次10ml/kg。小儿血容量占全身比值较大，但绝对血容量明显低于成人，一个新生儿全身血容量仅约300ml，故对术中出血耐受性较低，应充分备血。

（三）围术期营养支持

营养不良在小儿外科患儿中经常见到，该类患儿容易发生各种术后并发症,特别是危重新生儿和早产儿,由于其本身能量储存极少,摄入受限,常常发生营养不良而使疾病进一步恶化或伤口愈合迟缓,增加抢救成功的难度。营养支持的方法,包括肠内营养和胃肠外营养。肠内营养通过胃管、鼻空肠营养管和空肠营养管注入;小儿胃肠外营养目前多采用经外周肘部浅静脉穿刺,将导管尖端置于上腔静脉的方法——经外周插入中心静脉导管(peripherally inserted center catheter,PICC)。这种置管新方法操作简单、安全,对患者损伤小,并发症少,已被广泛应用于小儿静脉营养,特别是新生儿和早产儿。

(四)抗生素应用

新生儿免疫防御系统功能低下,较大手术前宜应用抗生素,而大儿童一般不必。结肠手术者术前2天给抗生素,联合使用庆大霉素和甲硝唑口服,可直接杀灭肠腔内细菌,减少术中污染的机会;也有许多学者主张术前注射给药替代肠道吸收不良的口服药物,以减少肠道菌群失调,同样达到预防感染的发生;急诊手术一律静脉给药。

(五)术后镇痛

术后疼痛,尤其是胸部和腹部手术,常限制呼吸运动,抑制换气,婴幼儿以腹式呼吸为主,即使下腹部手术,也会导致肺活量减少;伤口疼痛和体位影响,限制了深呼吸和咳嗽,气道分泌物排不出,易发生肺部感染;婴幼儿术后的剧烈哭吵还会影响伤口愈合。因此术后镇痛对小儿不容忽视,一般的小手术可采用经口或肛门应用少量解热镇痛药;中等以上手术目前多采用静脉持续性注入少量吗啡,可达到良好的术后镇痛。

(六)切口护理

小儿自控能力差,术后切口处易沾污,须勤换敷料。小儿常不能适度控制腹压,可使腹部切口裂开,故一般均应包扎腹带,必要时腹部伤口需有减张缝线,还可适量给予镇静剂。

(七)细心临床观察

小儿语言行为表达能力差,仔细观察才能及时发现病情变化。对于新生儿或小婴儿中等以上手术术后应用监护仪观察呼吸、血压、心电图和经皮血氧饱和度较为安全。术前术后留置导尿管观察尿量对小儿外科患者非常重要,可指导输液速度和量,<1ml/(kg·h)为少尿。

(八)心理护理

小儿外科病儿的心理护理是针对学龄前期和学龄期病儿的,通过医护人员的亲切接触和交谈,以及温馨护理,可消除病儿的恐惧心理,以配合操作。心理准备的另一个重要部分是针对患儿家属,由于对疾病的不甚了解和一些不科学的道听途说,术前往往过于焦急不安,如不详细解答病情、手术方案和可能的结果,术后将产生难以解决的医患矛盾。因此,术前谈话、签字和记录是必不可少的。

六、体液疗法

小儿体液特点是调节功能不成熟,易受疾病和环境影响出现水、酸碱和电解质紊乱,液体疗法即根据紊乱情况给予相应补充,是小儿外科治疗的重要环节。

(一)小儿体液特点

1. 体液总量及其分布　小儿年龄愈小,体液总量相对愈多,主要是间质含液量高:新生儿为80%,年长儿65%,成人60%。

2. 体液组成　基本与成人相同,唯新生儿在生后数天内,血钾、氯、磷及乳酸多偏高,碳酸氢盐和钙偏低。

3. 水的摄入及排出　小儿体液代谢较旺盛,不仅每天水摄入与排出量高于成人,且体内水交换速度也比成人快,年龄越小出入量越多,故呕吐、腹泻容易脱水。

4. 水的需要量　按体重计算,年龄越小,日需水量越多:1岁以内为120～160ml/kg,1～3岁100～140ml/kg,4～6岁90～110ml/kg,7～9岁70～100ml/kg,10～15岁50～80ml/kg,而成人为30～40ml/kg。另外,小儿缓冲系统、肺、肾及神经内分泌的调节功能差,容易受多种因素影响而发生水、电解质和酸碱平衡紊乱是小儿外科最常遇到的问题之一,需要及时妥善的处理。

(二)小儿酸碱紊乱特点

以代谢性酸中毒最多见,尤其是新生儿,因无氧酵解旺盛,乳酸产生较多,肾保碱排酸能力差,而骨骼快速生长又可促使体内H^+的生成。代谢性酸中毒的临床表现与成人相同,但婴幼儿和休克病儿可无呼吸深快改变。新生儿酸中毒常出现神萎、面灰、唇色樱红等。代谢性碱中毒较少见,可见于先天性肥厚性幽门狭窄和置胃肠吸引的病儿,多伴低钠和低氯,可使氧解离曲线左移,造成组织氧利用障碍,应予重视。小儿通气和换气功能均较差,胸腹部手术可使胸膜运动受限而使呼吸功能进一步降低,故也较易发生呼吸性酸碱紊乱,应行血气分析鉴别。

(三)小儿电解质紊乱的特点

以低钾和低钠血症较常见。低钾可因禁食、厌食、偏食、静脉补液不当等摄入不足所致,也可因呕吐、腹泻、胃肠减压、肠瘘等丢失过多所致。低钠可以是严重吐泻造成的真性缺钠,也可是因血液稀释造成的假性缺钠。休克时还可因细胞膜钠泵失调和(或)通透性增加,钠向细胞内转移而致血钠降低。手术后由于抗利尿激素分泌过多也可出现血钠降低。

（四）水、电解质和酸碱紊乱的纠正

补液量由累积损失量、继续损失量和生理需要量三部分计算。累积损失量的补充根据脱水程度为:轻度50ml/kg,中度50~100ml/kg,重度100~120ml/kg。低渗脱水用2/3张含钠液,等渗用1/2张,高渗用1/3张。脱水性质不明则按等渗性脱水处理。继续损失量宜用1/3~1/2张含钠液以等量于24小时内缓慢滴入。另外,以60~80ml/(kg·d)补充生理需要量。以上补液主要针对婴幼儿,大龄儿童仅需补充2/3量。

低钾纠正可按10%氯化钾1~3ml/kg计算,浓度一般为0.3%,新生儿为0.15%~0.2%。代谢性酸中毒以碳酸氢钠为优,因乳酸钠需经肝脏代谢才能发挥作用,对肝功能不全者和新生儿可因乳酸潴留发生酸中毒。碱剂可按5%碳酸氢钠3~5ml/kg或11.2%乳酸钠2~3ml/kg给予,必要时2~4小时后重复。代谢性碱中毒轻度时给予生理盐水即可,严重时则可用2%氯化铵,1ml/kg可降低二氧化碳结合力1vol%。先给总量的1/2,加等量葡萄糖液补给。

七、呼 吸 管 理

婴幼儿上呼吸道较狭窄,黏膜易肿胀,喉软骨软而薄,易变形,容易导致气道阻塞;胸廓呈桶状,肋骨水平,呼吸运动主要为腹式呼吸。当发生腹胀、膈肌运动障碍或受阻,并影响腹式呼吸时,常出现通气不足和呼吸困难。肺脏结缔组织疏松、平滑肌和弹力纤维较少,在外力作用下易发生小气管闭塞、肺气肿或肺不张。在正压机械通气时则易出现肺泡气压伤和肺泡容积伤;除早产新生儿外,婴儿时期呼吸中枢虽已具备控制和调节自主呼吸的能力,其功能尚未完全成熟,在一些外部因素影响下,易出现呼吸控制和调节功能异常,表现为呼吸节律不规则,抽泣样呼吸和呼吸暂停等。婴幼儿肺功能的主要特点为气道阻力较高,一般约为成人的5~10倍;呼吸频率快,呼吸无效腔大、肺顺应性差、代偿能力低;呼吸频率为成人的2倍,新生儿和早产儿可达40~50次/分。在早产儿和先天性膈疝患儿,肺发育不良的同时伴有肺表明活性物质的缺乏,出生后即有肺功能障碍。

【呼吸道护理】

术后早期活动有助于改善通气功能,卧床者则应定时翻身拍背。对小儿要特别注意防止呕吐后误吸窒息。对于气管插管全麻术后患儿,特别是保留鼻胃管者,呼吸道和口鼻分泌物多而稠厚,在新生儿和小婴儿易发生阻塞,应用超声雾化吸入,并在吸入液中加入抗生素和化痰药物,吸入后定时吸痰可有效地保持呼吸道的通畅。

【氧疗法】

氧疗目的为提高肺泡氧分压,增加氧的弥散,提高PaO_2,使缺氧所致的重要器官损害得到减轻,缓解因缺氧所致的肺动脉收缩,降低心肌负荷,减少维持肺泡氧张力所需的呼吸肌作功。氧疗应争取在短时间内使PaO_2提高至8kPa、SaO_2至90%以上。给氧方法有多种:鼻导管给氧为一种低浓度给氧(30%左右)方法,流量1~3L/min,鼻吸氧导管中以双鼻导管效果较好,此法常用于病情相对稳定的患者。面罩给氧应选择外形大小与病孩相适的面罩,氧流量一般调节至6~8L/min,其吸入氧浓度可达40%~60%。头罩给氧较适宜年幼儿,其吸入氧浓度与面罩相似,氧流量调至5~10L/min。持续呼吸道正压(CPAP)输氧分鼻塞、面罩或气管插管等不同方法,给氧浓度可调范围为21%~100%,适用经一般吸氧仍不能纠正的低氧血症病儿。

【机械通气】

当吸入气氧浓度(FIO_2)为0.6时,血PaO_2<8.0kPa(60mmHg),$PaCO_2$>6.7kPa(50mmHg),即有机械通气指征。胸廓严重损伤、心肺复苏等情况时不必等动脉血气资料即应进行机械通气。应用机械通气应根据年龄选用合适导管,早产儿导管内径2.5~3mm,新生儿和婴幼儿3~4mm,2岁以后导管内径=年龄÷4+4。

（1）机械通气模式常用有控制指令通气(CMV),包括定容通气(VCV)和压力控制通气(PCV),其他有支持/控制通气(A/C)、间歇指令通气(IMV)或同步间歇指令通气(SIMV)。VCV用于年龄较大、有肺部疾病的儿童,PCV多用于新生儿;CMV用于病情较重、自主呼吸弱或消失的患儿,IMV则用于病情较轻或恢复期的患儿;A/C用于有自主呼吸较强,但频率不快的患儿。

（2）通气参数:潮气量(VT)一般为10~15ml/kg。呼吸频率根据年龄生理呼吸频率设置,一般20~40次/分。吸呼比1:1~1:2,吸气时间不宜短于0.5~0.6秒。气道峰压(PIP)1.5~2.5kPa(15~25cmH_2O),先天性膈疝患儿不超过20cmH_2O。吸入氧浓度(FiO_2)0.3~0.6。呼气末正压(PEEP)范围一般采用0.2~0.6kPa(2~6cmH_2O)。

近年发展的高频振荡通气(HFV)频率为生理呼吸频率的2倍,供给的潮气量接近或小于解剖无效腔,其原理主要通过强制扩散来完成。通气时远端气道压较低,不产生气压伤,主要治疗胎粪吸入和RDS等新生儿呼吸疾病。体外膜肺氧合(ECMO)为一种人工体外心肺循环装置,可对严重可逆性的心肺功能障碍提供支持,ECMO是目前呼吸支持的唯一最终手段和体外气体交换治疗方式。适用于一般呼吸支持无效的急性肺功能衰竭的新生儿。如先天性膈疝所致的急性肺功能衰竭,主要因持续性胎儿型循环造成,随肺发育,肺功能可望改善,但这一过程约需 1～2 周左右,这时应用 ECMO 可提供这样的机会。ECMO 设备要求高、费用昂贵、并发症多,因此应用受限。

八、代 谢 管 理

手术等应激可使病儿发生代谢紊乱,在婴幼儿尤为突出。临床上需要加强监测和处理。

(一)低血糖

婴幼儿糖原贮存缺乏,糖异生功能低下,胰岛素调节功能较差,较易发生低血糖。所以,婴幼儿术后均应补充 10% 葡萄糖溶液。低血糖常见于严重感染、体温不升的病儿,应予注意。

(二)低磷和低钙血症

小儿由于骨骼生长的需要,钙磷沉积较多而常发生负钙和负磷平衡。这在新生儿尤为严重,临床可表现为容易受惊,甚至抽搐,应予适量补充。

(三)高胆红素血症

新生儿胆红素结合酶系统不成熟常发生黄疸,在手术、创伤情况下更使肝脏处理胆红素能力下降。对新生儿黄疸一般采用光疗可使黄疸消退,严重者则可经脐静脉进行交换输血疗法。

(四)应激性代谢反应

小儿对手术、创伤和感染等应激性代谢反应与成人性质相同,但存在程度上的差异。在应激情况下,小儿比成人处于较高分解代谢水平,能量需求显著高于成人,如大手术后婴幼儿的非氮能量与氮比例要求达到 230:1,而成人一般为 150:1,提示婴幼儿在应激情况下需提供较高比例的非蛋白热卡才能减少蛋白质分解而取得正氮平衡。

九、术后并发症及其处理

(一)创口出血及继发性休克

小儿由于循环的储备能力不足,血量少,失血10% 即可引起血压下降及循环障碍。凝血机制不完善,多种凝血因子较成年人低,手术时容易发生渗血,假如伤口渗血过多、止血不慎及血管结扎线脱落有内出血或术中出血未补足可以发生休克。如患儿面色苍白、烦躁不安、反应差、脉搏加快和血压下降等均为失血性休克的临床表现。除积极输血外,应全面检查。应首先检查伤口,观察是否有肿胀隆起,切口渗血较多,应拆除缝线进行止血;如果伤口无渗血,经输血后情况好转,但不久又恶化,应考虑内出血可能,必须果断采取措施,无菌条件下重新打开伤口,结扎出

血点。

(二)术后高热、惊厥

小儿尤其是新生儿体温调节中枢发育不完善,体温调节能力弱,外界环境温度过高、感染疾病本身及毒素吸收、麻醉和手术创伤反应、脱水和酸中毒均可导致术后高热,与高温同时发生的是惊厥。术后高热应采用物理或药物进行降温,同时纠正水和电解质失衡。惊厥的处理应针对病因采取不同的措施,切忌盲目乱用镇静药,止痉首选苯巴比妥,负荷量为 20～30mg/kg,首次 10～15mg/kg 静注,如未止惊,每隔10～15 分钟加注 5mg/kg,直至惊厥停止,维持量为 3～5mg/kg。也可选择地西泮(每次 0.25～0.5mg/kg)缓慢静注或 10% 水合氯醛(每次 30～60mg/kg)保留灌肠。

(三)术后腹胀

腹胀是胃肠道手术常见的并发症,严重的腹胀可使患儿发生一系列的病理生理改变:①严重腹胀可使膈肌抬高,影响肺交换功能,致氧饱和度下降,容易发生肺部并发症;②影响心血管功能,增加心脏负担;③肠腔积存大量的液体和气体,引起肠腔内压力增高,肠壁静脉回流受阻,液体向腹腔渗透,造成水、电解质及酸碱平衡紊乱,严重者引起低血容量性休克;④持续腹胀使切口张力过大,血液循环障碍,造成吻合口破裂或腹壁创口裂开。应针对不同的原因,采取相应的措施进行预防和治疗。

(四)切口感染

切口感染是外科手术后最常见的并发症,年龄越小,切口感染率越高,腹部手术切口感染率明显较其他部位切口的感染率为高。术后切口感染时,主要表现为高热不退,检查发现切口有红、肿、热、痛,进而有波动感,若脓液多,张力大,可自行破溃。因此,凡术后出现高热,应先考虑有无切口感染,检查切口。如发现切口红肿,除加大抗生素用量外,将缝线拆除 1～2 针,排出渗液或脓液,放置引流。

(五)切口裂开

切口裂开内脏脱出是新生儿腹部手术后较严重并发症。腹部切口裂开大多发生于术后 4～5 天。患儿突然体温升高,切口处渗出淡红色血性液体,将敷料湿透,触诊时切口线上有变软或皮下空虚感,可扪及腹壁缺损。有时肠管已在皮下,在拆线或哭闹时腹压增高,创口全部裂开,肠管脱出。此时应急症处理,局部立即用无菌敷料覆盖,并立即去手术室,将脱出的脏器用温热生理盐水冲洗后,将脱出肠管、内脏还纳入腹腔,再行腹壁缝合,做全层贯穿减张缝合。术后继续应用抗感染药物,加强支持疗法,提高患儿的抵抗力,改善全身营养状况,促进切口愈合。

（六）肺部并发症

1. **吸入性肺炎** 新生儿和早产儿发生的机会较多，尤其是消化道梗阻的患儿，因分泌物和呕吐物吸入呼吸道，重者发生窒息，表现为呼吸困难、点头样呼吸、口唇发绀可突然死亡。轻者因分泌物阻塞部分支气管，引起肺叶部分肺不张，随后出现吸入性肺炎，临床诊断有时困难，一般听诊及 X 线检查多无阳性发现。临床上有呼吸困难、鼻翼扇动、口唇发绀、口吐白沫等症状者，应按肺炎积极治疗。预防在于术后加强护理、注意保温、防止呕吐误吸、经常变换体位和定时清除口腔分泌物。必要时送 ICU，使用呼吸机和正压给氧。

2. **肺不张** 新生儿支气管细小，咳痰功能差，加上腹部手术后腹胀和湿化不够，痰液黏稠很容易阻塞支气管引起肺不张。临床表现为呼吸、脉搏增快而其他症状不明显，体检时发现一侧胸部呼吸运动减弱，气管向患侧移位，叩诊实音，听诊呼吸音减弱或消失。治疗主要是将阻塞支气管的黏稠痰液排出，可用压舌板刺激咽后壁引起恶心和咳嗽反射。必要时可在支气管镜下直接吸痰。

3. **肺水肿** 主要是因为输液和输血的量过多或过快所致。临床表现为呼吸困难、发绀、咳出血性泡沫样痰、两肺散在水泡音、心率快、心音低弱、颈静脉怒张和肝大。在短期内若得不到及时处理可发生休克、心力衰竭、昏迷而死亡。因此对新生儿输血和输液，除非需要，决不能过快，切记勿过量。治疗主要是强制液体输入量，静脉输入高渗葡萄糖、正压氧气吸入、应用血管扩张药物、降血压，同时给予非渗透性利尿剂。

（郑珊 沈淳）

第十八章

整 形 外 科

第一节 概 论

整形外科（plastic and reconstructive surgery）又称整形重建外科、整复外科。是以各种组织移植为主要手段来治疗疾病、修复畸形、恢复功能以及改善外形的一门专科。整形外科是外科的一个分支，几乎与外科各专业如烧伤、骨科、泌尿、胸外、神经外科及眼科、耳鼻喉科、妇产科等均有密切联系和交叉，但主要以体表修复整形为主。整形外科包括修复重建与美容外科两个部分。美容外科是整形外科的一部分，近年来美容外科占整形外科的比重不断上升，在美国已经将整形外科的名称由 plastic and reconstructive surgery 改为 plastic surgery，以反映学科的不断变化。

（一）整形外科的治疗范围

整形外科的治疗范围主要与体表组织的修复、整形有关，不以某一解剖系统或部位为限，涉及广泛。其范围包括：

1. **先天性畸形修复** 以体表外露部位为主的先天性畸形与缺损的修复是整形重建外科的一个方面。如先天性唇腭裂、半侧颜面萎缩、斜颈、面裂、小耳畸形、尿道上下裂、阴道闭锁及手足畸形等。

2. **创伤性畸形与缺损** 由于机械、化学、高温、冷冻、放射、电击等因素所致人体组织的损害，如切割伤、挫裂伤、撕脱伤、烧伤、冻伤、爆炸伤等造成的体表组织或器官的急性损伤、缺损或瘢痕等后遗畸形，应用整形外科的原则及时修复，最大限度修复畸形、改善功能。

3. **感染引起的畸形与缺损** 如坏疽性口炎（走马牙疳）、丝虫病或链球菌感染所致下肢、阴囊象皮肿等。此类畸形随着人类抗感染水平的提高已日益减少。

4. **体表肿瘤** 体表巨大色素痣、黑色素瘤、神经纤维瘤、软组织肿瘤、皮肤癌或其他病损切除造成的

创面，常常需要用整形外科的原则进行修复，可避免因顾虑创面过大无法修复而切除不足造成的复发，或切除后勉强拉拢缝合造成的瘢痕或畸形。

5. **其他原因的疾病** 如面神经瘫痪、压疮、肢体淋巴水肿等，也需要应用整形重建外科的原则进行治疗。

6. **美容外科** 如重睑术、隆鼻术、除皱术等。严格来说美容外科的对象并无器质性病变，手术的目的在于改善人体的外形，使之更为符合人类美学的要求。近年来我国美容外科的发展十分迅速，成为整形重建外科的一个重要部分。

（二）整形外科的特殊性

整形外科与一般外科相比除治疗范围、方法有所不同外还有一些特点：

1. **病员的复杂性** 不少外伤病员系多发伤、复合伤。如大面积烧伤后畸形，其面部皮肤、眼耳鼻口诸多器官联合损伤，还可伴颈部、躯干、四肢畸形和功能障碍；有时不仅累及皮肤而且还有肌肉、肌腱、血管、神经及骨关节的损害，患者常已接受过多次手术，更增加了治疗的复杂性。应根据病情、患者年龄、职业、经济状况、供受区条件以及术者的技术能力，对每次手术的次序、时间、方法、麻醉、供区选择作通盘考虑，制定周密的治疗计划。

2. **心理因素** 整形外科患者常常有毁容性损害，并有丧失劳动力的痛苦，对患者造成巨大精神创伤，有些甚至引起精神失常及悲观失望情绪。而患者往往对于手术治疗的效果抱有不切实际的期望。还有些患者出于某些原因隐瞒自己的病情甚至真实姓名、住址等。有些患者则因为生活、工作、情场上的失意等而要求美容手术。医务人员在治疗其生理创伤时，应注意患者的心理因素，必要时延迟或拒绝患者不合理的手术要求。

整形美容外科心理学风险的相关因素包括：①求美动机不成熟，术前期望不切实际，盲目追求与某明

星相像,而不考虑本身的条件;有些则希望通过整形美容手术得到爱人(恋人)的认可、爱慕或得到某种工作,而术后却未能实现,会使求术者大失所望,甚至产生不满和对抗情绪。②审美评价的变异性与差异性。临床上可依据人体测量的指标评价人体美,但实际观察中却有相当大的变化幅度,这种幅度的变化可产生审美评价的显著差异,即在临床上医生认可的外形,而患者或周围人群却完全不能接受,例如曾经有一中年妇女要求全面部除皱达到面部年轻化,手术十分成功,至少使她年轻 10 岁,但周围人群不接受她,使她非常痛苦,也认为手术没有做好。③患者的人格偏执,表现为固执、偏激、情绪不稳定,起伏大。这种人对手术效果特别挑剔,稍不理想便会全盘否定,提出使人难以理解的看法与无法接受的要求,整形美容医师术前应对此类人慎重考虑,尽量不予手术。④求美理想与临床并发症之间的巨大落差。整形美容外科与其他医学学科一样,并发症是客观存在的,这些并发症可导致受术者的外形变丑或身体受损等不良后果,出现求美不成反变丑的落差,使患者难以接受。

3. 原则性与灵活性　可以说整形外科的每个患者其病情都不尽相同。即使同一种畸形也可有多种治疗方案可供选用。在不违反整形外科基本原则的基础上,术者掌握较大的灵活性。手术设计应兼顾患者的各种因素及术者的技术能力。在有首选方案的同时还应有备用方案,而且手术中视实际情况变更原有治疗方案。

4. 形态与功能并重　整形外科学是以积极的、建设性的手术方法来治疗疾病。在以恢复功能为重点前提下,兼顾形态的改进或设法使形态损害减到最低程度,尤其在颜面等外露部位时更为重要。因此要求术者具有一定的美学修养,了解人体各部分的结构、比例、颜色,了解各种修复方法的优缺点、各种移植组织的近远期变化,掌握无创外科技术,尽量减少瘢痕的形成。

5. 重视无创操作技术　整形外科是以组织移植为主要治疗手段,游离组织移植意味着母体血供中断,在受区重建循环。带蒂移植虽有血供,但已受到极大程度的减弱,任何粗暴的操作都会进一步破坏残存的血供和移植物的血管床,使组织移植后血液循环重建障碍。用力钳夹组织或缝线过紧切割压榨组织则易造成瘢痕影响外观,尤其在美容外科更应强调无创技术以尽可能地减少瘢痕或手术痕迹。

6. 尊重受术者的意愿　一切治疗方案、步骤和预期效果,都需和受术者反复协商,在其乐意接受的前提下方可实施,切忌主观臆断、草率从事。特别是美容求术者本身多为无病理状态的"正常"人,术者应充分尊重求术者的合理要求。对患者提出的不切实际的要求,需要在手术前予以解释,取得信任和合作,必要时推迟或拒绝手术,减少不必要的纠纷。

(三) 整形外科学的历史

整形外科学的历史悠久,源远流长,其诞生始于鼻再造与唇裂手术,植皮术的发展促使其逐步成熟,整形外科学成为独立的专科与两次世界大战密切相关,第二次世界大战后世界和平与经济的繁荣促进了美容外科的迅猛发展。

公元前 1000 年,古印度 Cyctpyta 在其著述中有用额部与颊部的皮肤进行鼻修复的史料。当时进行鼻修复再造的缘故与这些国家和地区的习俗有关。当时对待战俘,或作为刑罚,或丈夫怀疑妻子失贞,割鼻以示惩处。鼻部位于面部中央,其形态丑陋难以掩饰,故无不渴望有所修补,免遭歧视,这是远古时期鼻再造修复出现的道理。遗憾的是当时没有详细的技术资料记载。

15、16 世纪步入文艺复兴年代,意大利首先应用上臂皮瓣行鼻再造术,印度应用额部皮瓣行鼻再造术,以上两种方法分别称为意大利法和印度法。1869 年 Reverdin 首次报道植皮手术。植皮术的发展促进了整形外科向专业化方向的转化。20 世纪两次世界大战,造成了无数颌面部器官损伤、肢体残疾、大面积瘢痕、形态和功能遭受严重毁损的患者,需要大量的修复和重建整形手术进行治疗,从而促进了整形外科的腾飞和专科的建立。代表人物有 Gillies、Blair、Ivy、Brown、Bunnell、Converse、Millard 等人。随着外科学基础的发展,麻醉、抗感染、水电解质平衡以及输血、补液的进展,整形外科技术也逐渐发展成熟起来。1931 年首先在美国创建整形外科学会,专业期刊 *Plastic and Reconstructive Surgery* 创刊发行,为现代整形外科的发展奠定了基础。

我国整形外科的发展分为古代、近代和现代三个时期。远在公元前 179 年就有兔唇的记载,西晋(263—316 年)《晋书》中魏泳之传有"生而兔缺","割而补之"的描述。另外,公元前西藏有用额部皮肤进行鼻再造的历史,但缺乏史料记载。

鸦片战争后,西医逐渐向我国渗透。我国整形外科文献始见于 1896 年,初期的论文主要为外籍在华工作的医生。国人最早开展整形外科工作的是倪葆春(1899—1997),他于 1925 年获美国约翰霍普金斯大学医学博士学位。1927 年回国,先后任圣约翰大学代理校长、圣约翰大学医学院院长、上海第二医学院副校长。1929 年在上海圣约翰大学附属同仁医院(St. Luke Hospital)开设整形外科,任整形外科主任,兼任上海医学院解剖学和整形外科学的教学。其爱人王淑贞开创了上海红房子医院,即复旦大学附属妇产科医院。倪葆春是中国整形外科事业的最早开拓者,最早在中国医学院校中建立整形外科,是我国现代整形外科学之父。20 世纪 30 ~ 40 年代,在上海、北平、扬州等地陆续有医生开展整形外科手术。1948 年 9 ~ 12 月美国哥伦比亚大学著名整形外科教授 J. Webster 在上海中山医院举办了整形外科学习班,张涤生、宋儒耀、朱洪荫、汪良能、李温仁等参加了学习班,后来这些人在中国整形外科的发展历史上做出了重要贡献。宋儒耀、张涤生都先后师从整形外科学界泰斗 Robert Henry Ivy。之后宋儒耀 1948 年从美国回国在华西医科大学成为颌面外科、整形外科教授,1952 年成为北京协和医科大学教授,后创立北京整形外科医院。1949 年 9 月朱洪荫在北京医学院(北京大学第三医院)建立整形外科。1948 年陈绍周从美国回国在上海广慈医院(现瑞金医院)担任颌面整形外科主任;1951 年春进仁济医院创立整形外科,担任科主任。1948 年张涤生在上海同济大学医学院附属中美医院(今长征医院)创立整形外科;1961 年 5 月调上海广慈医院任整形外科主任;1966 年 2 月调任上海第二医学院附属第九人民医院,为我国整形外科的发展做出了卓越贡献,成为我国整形外科首位中国工程院院士。1954 年汪良能在第四军医大学创立烧伤整形外科。同期董淑芬从苏联学习回国在西安医学院成立整形外科。我国整形外科在抗美援朝战争中为救治大量伤残志愿军战士做出了应有的贡献。

"文化大革命"后整形外科出现了突飞猛进的发展。1982 年在外科学会下成立整形外科学组,1985 年正式成立中华医学会整形外科学会。显微外科的进步有力地推动了整形外科的发展,使我国整形外科在国际上开始占有一定的地位。1963 年我国陈中伟首例断肢再植成功。1981 年杨果凡发明前臂游离皮瓣(被称为中国皮瓣)。1996 年曹谊林在裸鼠背部成功培育了组织工程化耳软骨,推动了组织工程学的进步。80 年代后期开始随着经济水平的提高,我国美容外科得到了迅猛发展,美容外科在全国各地迅速普及,尤其是民营美容机构得以蓬勃发展。

(元发芝)

第二节 组织移植与创面修复

组织移植(tissue transplantation)是整形重建外科的主要治疗手段之一。有自体、同种异体和异种之分。目前临床上广泛应用的还是自体组织移植,硅橡胶、ePTFE、钛合金等金属植入物,则归属于组织的人工代用品。

(一)皮肤游离移植

皮肤游离移植(skin graft)又称皮片移植或游离植皮。皮肤组织自母体断离后移植到缺损区重新建立血液循环而存活。根据移植皮肤的厚度,分为刃厚、中厚和全厚皮片。刃厚皮片(表层皮片)包括表皮层和部分真皮乳头层。皮片最薄易成活,但移植后质地、外形、色泽欠佳,成活后皮片挛缩明显,不耐摩擦。中厚皮片包括表皮层和部分真皮层,其成活能力、质地、色泽介于表层皮片与全厚皮片之间,兼有后两者的优点,临床应用最为广泛。全厚皮片包括皮肤全层,成活后质地、色泽好,但其取皮量受限。

游离植皮的适应证极为广泛,包括各种新鲜及肉芽创面。应根据创面的性质、部位、各种皮片的性能、供受区条件以及患者全身和局部条件综合考虑,灵活应用。裸露的骨面、肌腱、韧带、重要的血管神经上不宜直接植皮。

皮片可用解剖刀片、剃须刀片、滚轴刀或取皮机切取。皮片移植后早期依靠创面渗出维持营养,最终形成血管联系建立血供。移植的皮片需要与受区创面紧密贴合才能够最终建立自己的血供成活,为了确保皮片与创面的贴合常需要打包加压包扎。

(二)皮瓣移植

皮瓣(skin flap)指包括皮肤及其附着的皮下脂肪层所组成的组织块。在其形成转移过程中有一部分与供区有蒂部保持相连,又称为皮肤的带蒂移植。移植的皮瓣通过蒂部维持血供。待 2 ~ 3 周后皮瓣与受区逐渐建立血液循环后可以将蒂离断。有些皮瓣也可以不必断蒂。蒂部包含知名血管的称为带血管蒂皮瓣或轴型皮瓣。以吻合血管的方式即时建立血供的皮瓣特称为吻合血管的游离皮瓣,简称为游离皮瓣。

1. 皮瓣移植的适应证 皮瓣包含皮下脂肪,有一定厚度和组织量且带有自身血液供应,可用于修复凹陷性缺损、覆盖保护裸露的深部重要组织如肌腱、血管、神经、骨面、关节或贴近骨面的不稳定瘢痕、溃疡或为下一步肌腱、血管、神经、骨关节修复准备软组织条件。可用于覆盖创面、改善局部血运及营养状态。血运贫瘠的部位,例如放射性溃疡、压疮及由于神经血管因素导致的溃疡等,需要使用皮瓣进行修复。皮瓣能耐受一定的压力,常用于修复足底或指端。皮瓣有一定的组织量,可包含骨、软骨等其他组织,是器官再造的基础材料。皮瓣还常作为覆盖组织修复洞穿性缺损,有时还用来制作衬里组织。

皮瓣具有厚度大、血运好、抗感染力强及色泽、质地、弹性变化小等诸多优点,但往往皮瓣移植手术次数多、时间长、技术操作复杂,发生并发症的机会亦多,应综合供受区条件、患者年龄等多方面因素加以考虑。

2. 皮瓣的分类　皮瓣的分类方法和名称众多且有重叠。按皮瓣血供类型分为任意皮瓣、轴型皮瓣及吻合血管的游离皮瓣；按转移的方法分为旋转皮瓣、推进皮瓣和移位皮瓣等；按蒂的数目分为单蒂皮瓣、双蒂皮瓣；按皮瓣供受区部位的远近分为局部皮瓣（邻近皮瓣）、邻位皮瓣、远位皮瓣；按照皮瓣携带的组织分为皮瓣、筋膜皮瓣、肌皮瓣、骨肌皮瓣等。

（1）任意皮瓣：皮瓣蒂部无知名血管，依靠肌皮血管或皮肤皮下组织的血管网维持血供。蒂部的位置多不受限制。

1）局部皮瓣（邻近皮瓣）：利用皮肤组织的弹性和松动性将皮肤皮下组织转移重新配置达到修复缺损的目的。皮瓣取自缺损的边缘或邻近部位，色泽、厚薄、质地与受区基本相同，修复效果较为理想。皮瓣的蒂应有一定的宽度方能满足皮瓣的血供。皮瓣的长宽比例有一定的要求，一般为 2∶1。有时供区创面过大不能直接缝合，还需游离植皮或再以局部皮瓣封闭。

①推进或滑行皮瓣：在缺损区某一侧方设计一皮瓣，利用皮肤软组织的弹性和松动性向缺损方向推进转移以闭合创面，无旋转和侧向移动，包括单蒂推进、双蒂推进等。临床上创口周围做广泛皮下分离、松弛切口及 V-Y 成形术等亦属滑行皮瓣的应用（图 18-1、

图 18-2）。

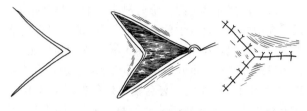

图 18-2　"V-Y"推进皮瓣

②旋转皮瓣：缺损面积较大的创面周围皮肤弹性和移动度不足，在邻近部位设计皮瓣，经顺或逆时针方向旋转若干角度以修复缺损（图 18-3）。

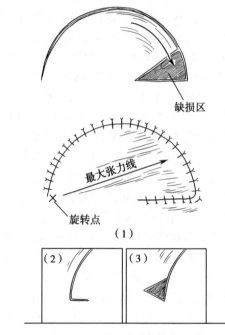

图 18-3　旋转皮瓣

③移位皮瓣：属于局部皮瓣的一种，应用创面周围的皮肤移位移植修复缺损。常用的有菱形皮瓣、Z 成形术等（图 18-4）。

2）邻位皮瓣：皮瓣的供区与缺损区不相连其间有正常皮肤相隔时又称邻位皮瓣。如额部皮瓣修复鼻缺损或鼻再造。由于供、受区之间有一段正常皮肤间隔，待皮瓣与受区建立血供后必须断蒂。

3）远位皮瓣：缺损部位邻近缺乏适当的组织以供修复缺损时必须应用距离较远的组织来修复，如交臂皮瓣、交腿皮瓣。这类皮瓣多需用石膏、绷带等做特殊的姿势固定。有时利用中间宿主如腕部、前臂等携带。手术次数多，患者痛苦大。

4）管状皮瓣：将皮瓣两侧边相对缝合呈管状，故又称为皮管。皮管可修复距离较远的大面积缺损且转移过程中无暴露创面，感染的机会大大减少，是整形重建外科的一种传统治疗方法。其缺点是皮管在

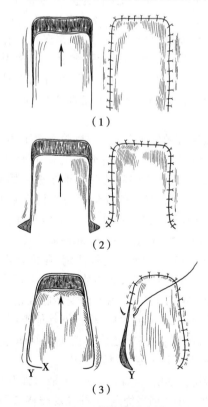

（1）

（2）

（3）

图 18-1　单蒂推进皮瓣

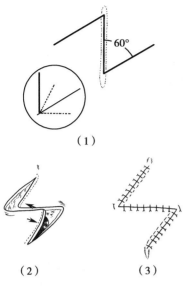

图 18-4　"Z"字成形

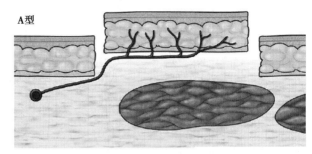
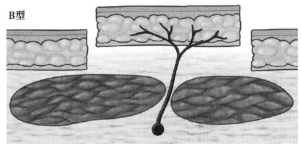
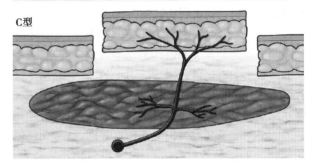

图 18-5　轴型皮瓣的几种血供类型

形成、转移和修复的过程中需要多次手术,整个疗程时间太长。随着吻合血管的游离皮瓣的广泛应用,皮管的适应证已日渐减少。

（2）轴型皮瓣:以某些知名血管(动脉及其伴行静脉)为轴形成的皮瓣称为轴型皮瓣。如仅保留供养血管作蒂时又称岛状皮瓣。因皮瓣内包含知名血管,其血液供应更为充分。不同于传统的任意皮瓣,轴型皮瓣的范围不受传统皮瓣长宽比例的限制,而且易成活,抗感染力强,转移更灵活,手术多可一次完成。与游离皮瓣相比轴型皮瓣不需吻合血管,手术操作简便、安全,成功率高。因此轴型皮瓣在临床上应用广泛(图 18-5)。

（3）穿支皮瓣:穿支皮瓣是基于起自源动脉,穿过肌肉、肌间隔或深筋膜后直接供应皮肤的穿支血管供应血供的皮瓣,其实已经包含在肌皮瓣和筋膜皮瓣的概念之中,但近几年穿支皮瓣的概念越来越受到重视,因为其血供可靠,不用损伤知名大血管,对供区的损伤小,在临床上使用越来越广泛,因此单独列出来。

在身体的任何部位,只要有至少一条皮肤穿支血管存在,就可以形成一个穿支皮瓣。相邻的穿支之间有交通,因此有时候同时切取有并联关系的相邻穿支皮瓣可以形成较大的皮瓣。皮肤穿支的确定可以通过彩色多普勒超声或者 CTA 的辅助检查,有些穿支位置比较恒定,但有的变异较大。

（4）预制皮瓣:预制皮瓣属于体内组织工程,重建目标是为一个特定缺损提供缺失的所有组织类型,在预先设计好的部位放置支撑性的衬里和覆盖组织,并使其在转移前血管化。一般多见于头颈部结构的修复。

（5）几种较为常用的皮瓣:

1）皮下蒂皮瓣:属一种任意皮瓣,它完全切开皮肤而以皮下组织为蒂。常用于修复面部、指端小缺损。

2）筋膜皮瓣:此种皮瓣包括皮肤、皮下组织和深筋膜。深筋膜上下均有血管网并与皮下血管网广泛交通,故筋膜皮瓣较一般皮瓣血供更为丰富,其长宽比例可达3:1~4:1,旋转角度可以达180°。筋膜皮瓣亦无肌皮瓣之臃肿。如颈胸部筋膜皮瓣、小腿内、外、后侧筋膜皮瓣用于修复颈部、小腿胫前区、膝部缺损。因血供丰富也适用于修复深部组织缺损、骨髓炎及慢性溃疡等。

3）肌皮瓣:包含皮肤、皮下组织、深筋膜和肌肉组织,以供应肌肉的优势动静脉血管为蒂,利用肌肉为载体,携带表面的皮肤组织,转移修复缺损。肌皮瓣是临床上经常使用的一种皮瓣,具有血供丰富、携带组织量大的特点。常用的肌皮瓣有胸大肌肌皮瓣、背阔肌肌皮瓣、腹直肌肌皮瓣、斜方肌肌皮瓣、阔筋膜张肌肌皮瓣等。

肌肉的血供模式可分为五型(图 18-6):单血管蒂型(Ⅰ型)、优势血管蒂型和次要血管蒂型(Ⅱ型)、双

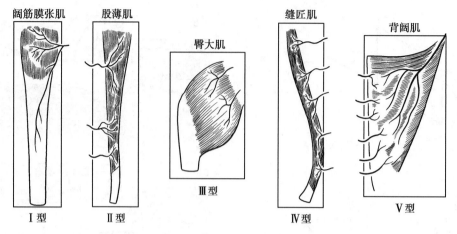

阔筋膜张肌　股薄肌　　　臀大肌　　　　缝匠肌　　　背阔肌

Ⅰ型　　　Ⅱ型　　　Ⅲ型　　　　Ⅳ型　　　Ⅴ型

图 18-6　肌肉的血供模式

优势血管蒂型（Ⅲ型）、节段性血管蒂型（Ⅳ型）、优势血管蒂加次级节段性血管蒂型（Ⅴ型）。根据不同的血供模式可以设计不同的肌瓣类型。

4）真皮下血管网薄皮瓣（超薄皮瓣）：真皮下血管网薄皮瓣是一种带蒂的任意皮瓣或轴形皮瓣，但将皮下脂肪层予以修薄，仅余 3～5mm，而保留真皮下血管网，故移植后皮瓣不臃肿，外形及功能均较传统皮瓣和皮片移植为佳。真皮下血管网薄皮瓣既有通过蒂部的早期血供又有密集丰富的血管网，易与受区基底和创缘的微小血管自然吻接，皮瓣血供建立较快，同时因减少了皮下脂肪组织的供血负担，皮瓣更易成活，断蒂时间可以提早到 5～8 天。真皮下血管网薄皮瓣的长宽比例也可打破传统任意皮瓣的限制，可超过 1∶1～2∶1。

（三）吻合血管的游离组织移植

自 20 世纪 60 年代显微外科技术开展以来，吻合血管及神经的组织移植得到很大发展。移植的组织包括皮瓣、肌皮瓣、肌瓣、筋膜瓣和骨骼等。吻合血管的组织移植其存活机制为移植组织通过与受区吻合的血管立即建立血供联系。游离皮瓣的设计原则可打破传统皮瓣设计，长宽比例可超过 1∶1～2∶1。移植组织不受蒂部长度的限制，手术可以一次完成。吻合血管的游离组织移植对整形重建外科的发展起到广泛而深远的影响。其临床适应证为：①修复组织缺损，特别是在急诊创伤或体表缺损需立即修复或组织缺损无法用传统的方法修复时；②器官再造，尤其是器官的一期再造，改变了以往整形重建外科器官再造常需多次手术才能完成的状况。

吻合血管的游离组织移植必须借助显微外科技术来完成。术前应严格掌握手术适应证及做好充分的术前准备，选择合适的供受区，仔细检查供受区的血管是否正常并制定详尽的手术方案。术后密切观察血压、脉搏、呼吸、体温等全身情况，妥善安置体位，

适当应用抗凝药物。对皮瓣或移植物的血液循环状况的判断尤为重要，仔细观察皮肤温度、色泽、毛细血管充盈反应及血管搏动等，发现问题及时处理。

常用的游离移植组织例如以旋髂浅和（或）腹壁浅血管为蒂的下腹部皮瓣，该皮瓣还可制成带有髂骨的骨皮瓣；以旋肩胛血管为蒂的肩胛皮瓣或肩胛筋膜瓣；以肩胛下血管为蒂的背阔肌肌瓣或肌皮瓣；以桡动脉为蒂的前臂皮瓣；以足背动脉为蒂的足背皮瓣；以胫后动脉、跖底动脉为蒂的足底内侧皮瓣；以旋股外侧动脉为蒂的阔筋膜张肌肌皮瓣以及游离颞浅筋膜瓣等。

穿支皮瓣兴起后，由于穿支血管一般都比较细，对吻合血管的技术要求越来越高。现在把吻合直径小于 1mm 血管的技术称为超显微外科。正是由于这些技术的突破，加上穿支皮瓣几乎遍布全身，皮瓣的转移几乎没有了限制，有人称为自由式游离皮瓣，即可以任意自由的转移皮瓣了。其实游离移植还是要掌握严格的指征，因为该技术在操作上比较复杂。

（四）其他组织移植与人工组织代用品

除皮肤外人体的其他组织如黏膜、真皮、脂肪、筋膜、肌肉、肌腱、血管、神经、软骨、骨和各种复合组织均可进行移植。有些组织如软骨、骨、筋膜等还可进行同种异体甚至异种移植。

人工组织代用品指植入体内或佩戴于体外以代替缺失组织或器官的非生物材料或制品。常用的人工组织代用品材料有金属、高分子聚合物及医用硅橡胶。医用硅橡胶是整形重建外科中常用的人工组织代用品，固态硅橡胶植入体内组织反应轻，可长期置于体内。常用于作为隆鼻、隆下颌及隆胸假体的外膜材料等。近来还有一些新型材料如 PTFE（多孔聚四氟乙烯）、MEDPOR（多孔聚乙烯）等应用日益广泛。

外用人工组织代用品又称赝复体，系用塑料、硅胶或其他材料制成的可装戴于体表的器官模型，如义

眼、义耳、义肢等。

（五）组织工程学在整形外科的应用前景

组织工程学是应用工程学和生命科学的原理和方法，研究和开发生物替代物的多学科合作的一门学科。其研究内容包括：细胞外基质及其替代物的开发、种子细胞的分离、培养与接种的研究和组织工程化组织复制或还原的研究等。目前比较成熟的仅为软骨、皮肤等单细胞组织的复制或还原，亦未能广泛应用于临床。尽管组织工程学的研究仍面临着许多难题，相信在未来将会有新的突破，必将给整形外科带来巨大的变化。

组织移植是创面修复的主要方法。在创面缺损闭合的时候，要遵守从简单到复杂的基本原则，即重建阶梯：伤口二期缝合→直接缝合→植皮→局部组织移植→远位组织移植→游离组织移植。

随着医学的发展，在创面修复的方法上，出现了诸如干细胞移植、富血小板血浆移植、组织工程皮肤覆盖等辅助新技术，可以单独或结合皮瓣皮片移植等方法使用。这些新技术虽然还面临着种种问题，但是肯定会有更大的突破出现，给整形重建外科带来巨大的变化。

（冯自豪）

第三节　整形外科基本操作和常用技术

（一）整形外科基本操作

1. 切口　切口的长短、走向、形态，直接关系到伤口的愈合效果。切口方向应顺应皮肤的静态张力线（skin rest tension line），是切口方向选择的重要依据。大多数情况下静态张力线与皮肤的朗格线走向（Langer lines）一致，朗格线反映的是皮肤本身的张力，静态张力线则是皮肤以及皮下肌肉综合作用的结果。在面部沿发际、眶缘、耳前轮廓线、皮肤黏膜交界处取切口，同样有利于伤口愈合，且瘢痕隐蔽。在手部取切口应注意，横过皮纹时做锯齿状，同时应注意保护手部感觉神经。1～4指应避免在桡侧取切口，小指应避免在尺侧取切口。虎口在拇指处于内收、外展、对掌状态时出现的皮纹方向是不一样的，为了避免术后出现虎口挛缩，须做四瓣或五瓣成形术。

在面、颈部整形中，应注意切口的左右对称性。切开皮肤时应一挥而就，不做拉锯动作，在毛发区内做切口时，应沿毛发生长方向，切口略倾斜以减少毛囊损伤（图18-7）。

2. 剥离　为了减少组织损伤，在整形手术中常应采取锐性剥离和钝性剥离相结合，以锐性剥离为主的

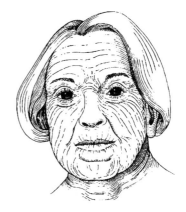

图18-7　皮肤松弛张力线

方法。剥离时应密切注意剥离平面，以免出血过多或伤及重要血管、神经和组织结构。分离中应考虑到原有创伤或手术造成血管、神经移位或组织结构的先天性变异。

3. 止血　止血是整形手术中重要步骤之一。彻底止血，防止血肿形成，是整形外科中伤口获得一期愈合和组织移植获得成功的重要条件。止血时必须注意轻巧、细致与无创技术。在局麻药中加入1∶100 000或1∶200 000的肾上腺素，可以获得减少出血和止血的效果。切除中用电凝止血或双极电凝止血，能做到精细止血，对组织损伤较小。四肢手术中，可以使用气囊止血带。一般充气量上肢为收缩压+50mmHg，下肢为收缩压+100mmHg。充气持续时间以不超过1～1.5小时为宜。

4. 引流　止血后如创面过大，宜放置引流。常用的方法有负压引流、橡皮片引流等。引流器械须放在低位并通连死腔，保持通畅。

5. 缝合　缝合是整形外科中一项重要而技巧性强的操作。缝合时应遵循组织对位准确、张力适度的原则。在缝合操作时用细三角针和细线，分层（皮下、真皮与表浅皮肤）确切地对位缝合。深层的缝合既可使死腔消灭又可减少张力。皮下组织需采用内翻缝合使创缘对位平整或略呈外翻，表浅皮肤的缝合只要使切口皮缘自然对合即可。常用的皮肤缝合方法有间断缝合法、皮内缝合法、褥式缝合法、连续缝合法等。

拆线时间过晚会造成缝线瘢痕，这在整形手术中是绝对应该避免的。一般颜面部的缝线最好在4～5天拆除，四肢的缝线可在7～14天拆除，背部或足部的缝线需10～14天拆除。

6. 包扎固定　包扎固定适当与否，可直接影响到手术的成败。皮片移植后适当的包扎固定能为皮片与创面建立血供提供有利条件。皮瓣术后的包扎固定应避免蒂部扭转、受压和张力牵拉。

一般的手术伤口，先用一层凡士林纱布覆盖再覆

1

以干纱布和棉垫加以包扎,保持适当而持久的压力和弹性。手部手术后的包扎,应在各指间用纱布隔开,用疏松的纱布和棉垫置于手掌和手背处,用绷带将手包扎成球状,大拇指置于对掌位,各指分开且暴露指端,以便观察血运情况。必要时石膏托或夹板固定于功能位。

(二) 皮肤磨削术

磨削术(dermabrasion)是指应用磨削的方法机械性地去除一定量表皮和浅层真皮的一项美容技术,通过不同的器具,如微晶体、砂轮、砂纸、钢轮、钢丝刷、金刚钻等磨去皮肤浅表部分,依靠真皮深层皮肤附件的上皮移行生长,使不平坦处变得平坦,或去除皮肤的外伤性色素、文身、点状凹陷性或丘疹样隆突性瘢痕、面部细小皱纹等疾患。

1. 适应证

(1) 痤疮瘢痕:常适用于 1~1.5mm 深的凹陷性瘢痕;如果瘢痕较深,需要 2~3 次磨削术,每次间隔 3~6 个月。

(2) 天花、水痘、湿疹、针刺外伤、局部感染愈合后遗留的散在或密集浅表性瘢痕。

(3) 含有散在正常皮肤的浅表烧伤瘢痕以及部分萎缩性瘢痕。

(4) 口周放射状皱纹或其他面部细小皱纹。

浅表文身、角化病灶(如老年斑、脂溢性皮肤角化病灶等),目前临床较少使用,一般均采用激光治疗。

有瘢痕体质、局部感染性病灶或严重全身疾患、身体抵抗力较差者应列为手术禁忌。

2. 电动磨削 一般应用电动高速旋转机或牙钻,配以各式的磨头,有圆锥形、圆柱形、轮状不锈钢或砂轮磨头,转速以 1200~1500r/min 为好。手术区消毒,局部浸润麻醉,由术者和助手把磨皮区绷紧,顺皮纹方向不断移动磨头,依次磨削。磨削过程中不断用盐水纱布清洗血迹及皮肤碎屑,注意掌握磨削的深度,一般以达到真皮乳头层,创面呈细小的点状出血为限。

3. 微晶磨削 将消毒的细小微晶体通过磨头射孔高速打击摩擦皮肤表面,造成显微擦伤,达到清除皮肤浅层的目的。常用的微晶体是三氧化二铝(Al_2O_3)和盐结晶体(salt crystal)。微晶磨削机由两部分组成:微晶体高速喷射系统和内部携带的负压吸引装置,吸除创面上微晶体和皮肤碎屑。

磨削的深度靠以下三个因素掌握:①微晶体的喷射压力。②磨头在皮肤表面的移动速度。③重复摩擦的次数。

4. 术后处理 磨削完成后,用生理盐水清洗创面,压迫止血,外用凡士林纱布或抗生素油膏覆盖后,用厚层纱布加压包扎;或创面喷洒 bFGF 等细胞生长因子,外敷生物敷料或移植培养的表皮细胞,再外敷厚层纱布加压包扎;或外用软膏后直接暴露创面。

5. 并发症及其防治

(1) 色素沉着:是皮肤磨削术后较常见且棘手的并发症,其发生与种族、肤色、紫外线照射等因素有关,黄种人肤色较易发生。一般患者持续 3~6 个月,少数达 1 年左右缓慢消失。术前应与患者充分交流,告知术后可能的并发症。预防方法为清淡饮食,避免日晒或紫外线照射,避免服用光敏药物(四环素类、某些激素类),局部涂擦防晒霜,口服维生素 C、E 等。

(2) 瘢痕增生:是由于磨削过深或创面感染所致,好发于口周、下颌缘等部位。应避免一次磨削过深,必要时宜分次磨削,术后预防感染。

(3) 创面感染:如有感染应去除创面敷料,应用湿敷换药。对于创面较大者宜口服抗生素预防感染。

(三) 电外科

电外科是指利用电能转换而来的热效应,对组织进行切割、凝固、气化达到止血或治疗某些病患的目的。国内应用最广泛的是多功能电离子治疗仪。

1. 适应证 可用于去除色素痣、寻常疣、扁平疣、尖锐湿疣、疣状增生、雀斑和老年斑;不满意眉形的修复;天花和痤疮遗留的凹陷性瘢痕的治疗以及去除皮肤细小皱纹等。

2. 操作方法 主要有两种:一是汽化、凝固为主,从表面开始逐层去除病损组织,主要用于浅表病损的治疗;二是以切割、凝固为主,沿病损周围切除病变组织,留下凹陷形创面,外涂以抗生素软膏,必要时用创可贴覆盖,遗留的创面通过伤口收缩和组织再生的方式愈合,留下很小的瘢痕,适用于直径小于 5mm 的病损。

(四) 皮肤软组织扩张术

皮肤软组织扩张术(skin soft tissue expansion)是通过皮肤扩张器对皮肤组织施加一定方向的力,造成皮肤的膨胀扩张或牵拉作用,使皮肤面积扩展并促进皮肤等组织细胞增生,以获得额外的皮肤来修补组织或器官缺损的一种方法。由于扩张获得的皮肤质地、颜色和结构与受区相似,是理想的修复材料,且供区继发畸形小,成为一种安全有效的治疗方法。

1. 皮肤扩张器的类型 可分为内扩张器和外扩张器两大类。内扩张器又可分为可控型软组织扩张器和自行膨胀型扩张器两类。前者由扩张囊、注射壶和连接导管组成的硅橡胶制品,扩张囊具有良好的弹力伸缩性、密闭性和抗压力能力,且有圆形、椭圆形、肾形、长方形等多种形状。是目前临床应用最广泛的一种。后者根据硅橡胶扩张囊内外的渗透压差,吸收组织间液,自行膨胀使表面皮肤扩张,因其不易控制扩张的速度和程度,临床较少使用。皮肤外扩张器由皮肤夹持夹和牵引装置构成,它通过牵拉扩张周围的皮肤。

2. 皮肤软组织扩张的机制 皮肤扩张后皮肤面积的增加来自三个方面,一是局部皮肤的膨胀扩展;二是周围邻近皮肤的牵拉移位;三是局部皮肤软组织细胞有丝分裂增加,组织增生。

局部皮肤受到一定的膨胀压力后,纤维组织扩张,毛细血管灌流减少,当超过一定的压力时,毛细血管血流完全被阻断,组织局部缺氧,代偿性周围毛细血管扩张、新生,轴型血管增粗,因此扩张后的皮肤血供增强,皮瓣的成活能力提高了。

3. 皮肤软组织扩张的方法 皮肤软组织扩张的基本方法有以下几个步骤:①扩张器埋置;②经注射壶注水扩张阶段;③取出扩张器,皮瓣转移,修复组织缺损。埋置扩张器时应依据组织缺损的大小,选择适当形状、大小的扩张器,同时尽量减少供区的继发畸形,扩张囊埋置应有足够大小的腔隙,防止扩张囊折叠成角,手术当时可以注射一定量的盐水,一方面可以创面压迫止血,另一方面可以起到即时扩张的作用。

一般术后5～7天开始注水,注射液多数为无菌生理盐水,还可加入庆大霉素或甲硝唑预防感染。常规间隔4～5天注水1次,也可采用快速或亚快速扩张法。组织扩张的量应大于缺损的量,即超量扩张,扩张达到要求的量后,应维持2～3周,即后扩张阶段,扩张囊放置时间越长,扩张皮肤收缩性越小。

4. 扩张术在整形科中的应用

(1) 秃发:头皮扩张术是治疗秃发的良好方法。一般选择圆形或肾形扩张囊,将扩张器埋置在帽状腱膜下,扩张到足够大小后,取出扩张器,将扩张的头皮转移到秃发区。设计皮瓣修复秃发时应注意发际区域和头皮四周注意毛发的生长方向。

(2) 创面修复:采用皮肤扩张器治疗体表瘢痕、肿瘤、文身等切除后的创面修复,可以得到颜色、质地相匹配的皮瓣。面部组织缺损修复时应避免因皮瓣牵拉造成眼、鼻、口等器官的移位。

(3) 器官再造术中的应用:皮肤扩张术为器官再造提供有效的途径。常用的方法有额部皮肤扩张后鼻再造;耳后区域扩张后全耳郭再造;胸部皮肤扩张后植入假体进行乳房再造等。

5. 并发症

(1) 血肿:多为止血不彻底,引流不畅所致,术中应仔细止血,必要时放置负压引流管。

(2) 扩张器外露:常见的原因有切口裂开;扩张囊未展平;或扩张过程中一次注水过量;伤口血肿感染或感染等。

(3) 感染:在扩张器置入或注水扩张中应注重无菌操作,注射液中适量加入抗生素,防止积血、积液。

(五) 内镜技术在整形外科中的应用

内镜技术是一种医疗仪器设备依赖性的技术,经小切口剥离出手术腔隙,插入内镜镜头和各种器械,完成一系列的手术操作,例如:切开、剥离、电凝、冲洗、缝合、修复等都在肉眼监测显示器屏幕下进行操作,代替了传统的手术野直视下手术。内镜技术在整形外科方面应用包括除皱手术、乳房整形、颅面整形、腹部整形、皮肤扩张器埋置、先天畸形、小儿外科以及一些皮瓣切取等诸多方面。

一套内镜系统一般包括内镜、光源、摄像系统、显示系统和数字化控制系统,另外需要和不同手术匹配的手术操作器械。由于整形美容外科手术中往往不像腹腔、胸腔等处存在天然的体腔,因此需要使用特殊的拉钩等支撑系统来造成人为的视腔方便操作。

内镜在整形外科手术中往往起到辅助操作的作用。使用内镜时首先需要选择恰当的手术入路,避开关键结构,并同时出于审美和功能性考虑,还要考虑到人体天然轮廓的限制。暴露形成视腔后插入内镜,调整视野,扩大光学腔进行解剖操作,合理安排不同器械,注意排烟、止血、镜头除雾、缝合打结等细节。

在整形外科中,内镜最初主要用于眉提升术,也就是上面部除皱术,可以取代冠状切口的大损伤,一般入路在发际线以上,骨膜下剥离,之后逐步发展到同时进行中面部年轻化手术,可以增加下睑缘的入路。

目前,应用最广泛的应该是腋下入路内镜辅助下隆胸术。切口隐蔽在腋下,在可视下轻松剥离乳腺后或胸大肌后腔隙,最重要的是可以切断胸大肌部分止点进行双平面隆乳,这在过去传统腋下入路的手术中是做不到的。同时还可以在直视下观察假体的位置,确保手术无误;充分止血可以减少引流。

内镜在整形外科中其他的应用还包括皮下腹壁整形术、取背阔肌等肌瓣术、下颌骨磨削术等。使用内镜可以减少手术时间、减轻手术创伤、增加手术安全性、减少住院时间,得到更好的手术效果。

现在,还有3D内镜等技术使用于临床,影像更清晰逼真。而更先进的达芬奇机器人系统在整形外科中有更广阔的使用前景。

(六) 负压封闭引流技术

1. 技术方法 负压封闭引流技术,是在传统的引流管外包裹一层海绵状多孔材料,将创面缝合或用特殊薄膜材料封闭,外加持续的负压吸引力。在额定的负压作用下减轻组织间水肿,改善组织微循环,促进毛细血管再生,减少细菌数量,从而促进肉芽组织、上皮组织的生长。封闭半透膜覆盖于填充了敷料后的创面上,为伤口愈合提供了一个密封环境,其能透过水蒸气但不能透过液态水,还能防止细菌侵入。引流管路负责将半透膜下密封环境中的渗出液引出,可根据创面大小,放置一根或多根引流管引流,将引流管有规律的包裹于填充敷料内部,末端引出接负压装置。一般管路为多孔结构,便于全方位引流,且引流管有一定的硬度,在负压下不易被吸扁、塌陷。

2. 适应证　负压封闭引流技术具有广泛的适应证,目前已应用于严重软组织挫裂伤及缺损、开放性骨折、挤压伤和挤压综合征、急慢性感染创面、撕脱伤和植皮术、烧伤创面、腹腔手术预防性引流、糖尿病足、压疮等。应注意的是,其禁用于各类活动性出血创面、正处于抗凝阶段或者凝血功能异常,以及恶性肿瘤患者。

3. 优缺点

优点:①不受体位的限制.达到全创面引流,并使被引流物经泡沫材料与引流管隔开,不易堵塞管腔,引流通畅。②生物透性膜封闭,使创面与外界隔开,构成防止细菌入侵的屏障,有效地预防常规换药和引流导致的污染与院内交叉感染,并能持续保持高负压状态。③引流区的渗出物和坏死组织被及时清除,使引流区内达到“零聚积”,创面很快获得清洁的环境,减少创面细菌的数量,防止感染扩散和毒素吸收,有效预防了毒素重吸收对人体的二次打击。④一次性封闭引流可以保持有效引流 5～15 天,不需每天换药,减轻了患者的痛苦和医务人员的劳动量,也减轻了因多次换药造成的材料的消耗。⑤与传统方法相比,疾病疗程可以缩短,减少患者的卧床时间,提高患者的生活质量,减少抗生素的使用及减轻患者的医疗费用。⑥操作简单易行,可在床旁进行。

并发症:①创面区疼痛是最为常见的一种并发症,可能与负压造成的吸引力有关,特别是持续吸引或者负压过大时,可通过经引流管滴入麻醉剂进行缓解。②出血性并发症。③发生厌氧菌感染。

(杨　震)

第四节　瘢痕与瘢痕疙瘩

瘢痕是人体创伤或炎症愈合过程的产物,临床常见。瘢痕临床表现多种多样,形态各异,可引起痛痒不适等症状,严重者影响人的容貌、功能以及身心健康。

(一)瘢痕的形成机制

目前瘢痕的形成机制尚未完全清楚。一般认为是由于机体炎症反应,胶原的合成与降解不平衡,异常黏多糖的出现以及肌成纤维细胞的增生所致。目前已知多种细胞生长因子(如 PDGF、EGF、FGF、TGF-β等)、多种细胞(如成纤维细胞、肥大细胞、中性粒细胞、巨噬细胞、血小板等),以及微循环因素、免疫因素等参与了瘢痕的形成和转归。

(二)常见的病理性瘢痕类型

1. 增生性瘢痕(hypertrophic scar)　多见于外伤、溃疡和局部炎症病变引起的深达真皮层的创面愈合之后。临床表现为局部隆起的粉红色或紫红色肿块,表面充血、质地偏硬、边缘不突向正常皮肤,伴痒痛症状。组织学上表现为肿块的边缘明确,有大量纤维组织增生,可见毛细血管扩张,炎症细胞浸润及成肌纤维细胞。瘢痕增生一般可持续 6 个月～2 年。以后逐渐变软,渐趋平坦,痒痛症状逐渐减轻,最终消失。临床上根据瘢痕增生程度,可分轻、中、重度三型。瘢痕隆起小于 5mm 为轻度,大于 10mm 为重度,介于两者之间为中度。

2. 瘢痕疙瘩(keloid)　又称蟹足肿。与创伤程度无关,可见于轻微外伤后、局部炎症等,部分患者可在无明显诱因的情况下发生。一般认为与体质、遗传等有密切关系。临床表现为肿块形态不一,呈粉红色或红褐色,质地如软骨样的硬性肿块,无弹性,表面可凹凸不平,肿块明显突出并向周围进行性扩张。皮损范围可以明显超过原病变界限,常伴有痛、痒症状。肿块搔抓后易破溃而继发感染,或形成经久不愈的溃疡。组织学上表现为肿块边缘有过度增生的纤维组织,形成旋涡状,内有大量炎性细胞浸润,皮损边缘不清。瘢痕疙瘩一般可持续数年,甚至几十年不断扩大。但至成熟期后,中央部位可部分萎缩,边缘增生部位仍充血发红。

3. 瘢痕挛缩　又称为瘢痕挛缩畸形。瘢痕常引起功能障碍和形态改变,在器官聚集的面部和四肢、颈部等部位(如睑缘、口唇缘、关节屈伸侧、颈前等)的瘢痕都易导致程度不等的挛缩畸形及伴随相应的功能障碍。

(三)诊断

根据病史和体格检查来诊断。首先明确病因:了解有无外伤史、手术史、虫咬、预防接种等皮肤损伤史;其次了解瘢痕发生的时间、发展过程、有无瘙痒和疼痛症状,既往治疗史以及疗效等。最后根据体格检查:瘢痕的形态、大小、数目、颜色、质地、厚度、发生部位以及皮损范围,有无挛缩畸形、并发症状。鉴别诊断注意区分增生性瘢痕与瘢痕疙瘩;瘢痕癌与慢性瘢痕溃疡。

(四)治疗

增生性瘢痕与瘢痕疙瘩的治疗方法甚多,包括手术治疗和非手术治疗两大类。非手术治疗包括加压减张治疗、硅胶贴片或硅凝胶外用、药物治疗(包括药物口服、外用以及瘢痕内注射三种办法)、激光治疗、等离子体(plasma)治疗等,但尚无特效疗法,目前以综合治疗为主,尤其是瘢痕疙瘩往往难以根治,但可以达到改善和控制的目的。

(1) 压迫疗法:是所有瘢痕预防与治疗的基础措施。压迫疗法的关键是尽早应用,局部维持一定压力,一般压力20~30mmHg,持续治疗3~6个月以上。

(2) 硅胶膜疗法:研究发现硅胶膜对瘢痕有抑制作用。国内外已有多种硅胶贴片及喷雾剂用于治疗瘢痕,有一定疗效,但不能消除瘢痕。应用的原则是早期和持久。

(3) 药物治疗:常用药物注射目前常用的药物为糖皮质激素,如曲安奈德、复方倍他米松等。药物必须注入瘢痕内,曲安奈德每3~4周可重复1次,以3次为一疗程。并发症有皮肤变薄、破溃、月经失调等。目前常采用激素加氟尿嘧啶混合注射,可以达到抑制纤维组织增生,从而取得较好的疗效。目前还有口服药物,如曲尼司特胶囊(商品名曲可伸),用于抑制瘢痕生长,减轻不适症状。

(4) 放射疗法:单纯采用放疗效果欠佳,对于瘢痕增生早期或瘢痕手术后立即应用小剂量射线放疗,具有较好疗效。但放疗存在致皮肤癌的潜在危险,应慎重使用。

(5) 激光治疗:目前采用激光治疗瘢痕有新进展,建议早期介入,可以预防瘢痕的生成。临床上早期常采用脉冲染料激光(pulsed dye laser,PDL)治疗瘢痕充血,也常与局部注射药物合用,抑制瘢痕的增生。对于增生性瘢痕采用超脉冲CO_2治疗或手术切除,再辅以像束激光技术治疗,可取得较好疗效。

(6) 离子束治疗(micro-plasma):是微等离子体技术,是近年来新技术,适用于痤疮后的小凹陷性瘢痕等。

(7) 手术治疗:手术切除缝合,或局部皮瓣转移减张,覆盖重要神经血管以及脏器;严重的广泛瘢痕,切除后瘢痕上皮回植,对增生性瘢痕和瘢痕疙瘩有一定作用。但是单纯手术的复发率高,因此手术后,早期结合局部药物注射、放疗以及其他治疗方法,可以减少复发。

(8) 挛缩性瘢痕治疗:其主要目的是解除挛缩,恢复功能。瘢痕组织有时可不必切除,彻底解除挛缩是治疗的关键步骤。在四肢部位有时还需行肌腱延长、关节囊松解、关节韧带切除等辅助性手术。松解时切口应与挛缩纵轴垂直,术中无法复位者,可酌情行术后牵引,或关节成形、融合术。挛缩瘢痕松解后

的创面可用皮片、皮瓣移植来修复。

(五) 瘢痕的预防

目前尚无法使皮肤创伤后无瘢痕愈合。常用来减轻瘢痕增生和挛缩的方法有:

(1) 严格按无菌、无创技术原则操作。术中切开、剥离、止血、缝合、引流、包扎固定等应尽量减少组织创伤。皮肤缺损张力过大时,不可勉强缝合,应用局部或邻位皮瓣转移或皮片移植修复创面。

(2) 开放性创伤、创面伴有皮肤软组织缺失、或创口感染不能一期愈合时,应及时清创修复创面,去除异物,缩短创面愈合时间,减少瘢痕增生。

(3) 伤口及时拆除缝线。

(4) 创面愈合后可采用加压、放疗、硅胶膜贴敷或其他药物治疗。

(5) 植皮术后肢体抗挛缩位固定和适度功能锻炼是预防瘢痕挛缩的重要措施。

(6) 早期激光治疗预防瘢痕。

(顾建英)

第五节　器官再造与其他常见疾病

(一) 外鼻再造术

鼻部遭受严重外伤、感染或因肿瘤切除造成大部或全部缺损应行全鼻再造术。鼻缺损的原因较多,局部情况不尽相同。鼻缺损若合并周围或邻近组织器官缺损时,应全面考虑,统一计划。一般应首先修复其他部位,如唇、颊、睑部畸形,然后再进行鼻再造,以确保稳定的外形。

全鼻再造方法较多,皮肤组织来源主要是皮瓣或皮管移植。最常应用的方法是额部皮瓣移植(图18-8),也可以先将额部皮瓣用扩张器扩张,增加皮瓣供区面积,减少皮瓣切取后的畸形。鼻再造包括鼻衬里、支撑组织以及皮肤的修复。衬里的修复多采用局部瘢痕瓣翻转或鼻唇沟皮瓣转移的方法,支撑组织多使用自体软骨或硅橡胶假体。鼻再造整形要考虑到鼻部美学单位的概念,做成的鼻端轮廓要清晰,鼻尖、鼻翼及鼻孔的形状、大小正常,呼吸通畅。

(二) 耳郭再造术

全耳郭缺损可因先天性或后天性引起。前者由于外耳郭发育不良,耳部仅见残存皮赘,内有软骨团块,耳垂向前上方移位,常伴有外耳道闭锁。后者可因撕脱、切割、咬伤、烧伤等外伤或感染引起。耳再造的时机在10岁左右为佳,此时患者的耳郭已达成人的85%以上,肋软骨也有足够的量可以应用。耳郭再造要考虑到三个方面的因素,即耳支架、覆盖组织和残耳的利用。合适的耳支架是耳再造成功的关键之一,

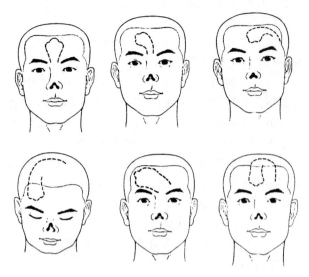

图18-8　不同方法处理的前额皮瓣外鼻再造术

自体肋软骨仍是目前最可靠的支架材料,一般取第7、8、9肋软骨。MEDPOR支架质地坚硬,支架容易外露,耐受外力的能力差,故应慎用。全耳郭再造的方法主要有分期法、颞浅筋膜瓣法和扩张器法。手术原则是制作耳区皮瓣、耳垂复位、置入耳郭软骨支架,3个月后掀起耳郭,耳后创面游离皮片移植。或切取颞浅筋膜瓣覆盖耳区皮瓣无法覆盖的支架部分,然后在筋膜瓣表面植皮覆盖。

(三)乳房再造术

乳房是女性第二性征的标志性器官,乳房切除后给患者带来严重的生理和心理障碍,有必要进行乳房再造。乳房再造的时机分为即时再造和后期再造。

即时再造与乳腺癌的切除同时进行,患者只需要一次麻醉,痛苦小。后期再造多在乳腺癌手术半年后进行,后期乳房再造需要首先排除肿瘤的复发。乳房再造的方法可以分为自体组织移植和应用乳房假体再造两大类,常用的手术方法有下腹部横形腹直肌肌皮瓣(TRAM)、扩大背阔肌肌皮瓣和局部扩张器扩张后假体植入。TRAM皮瓣有单蒂移植、双蒂移植、游离移植和穿支皮瓣(DIEP)等方式,其中以带蒂移植最为省时省力,最为常用。

(四)阴茎再造术

外伤或肿瘤等原因引起的阴茎缺损可进行阴茎再造。传统阴茎再造包括利用腹部皮管阴茎再造、腹中部皮瓣阴茎再造、大腿内侧皮管阴茎再造等,是一项很复杂的手术,需要多次手术,已很少应用。目前最常应用的方法是前臂皮瓣游离移植阴茎再造和下腹部岛状皮瓣移植阴茎再造。

1. 前臂皮瓣游离移植阴茎再造　前臂皮瓣游离移植阴茎再造,包括前臂桡侧皮瓣游离移植阴茎再造和前臂尺侧皮瓣游离移植阴茎再造两类,适用于阴茎外伤性次全或全缺损、阴茎严重发育不良而不能进行正常性交者,及变性术阴茎再造等(图18-9)。

2. 下腹部岛状皮瓣移植阴茎再造　该法适用于阴茎全缺损或次全缺损,腹壁浅及旋髂浅动、静脉没有损伤,皮瓣供区皮肤健康者(图18-10)。

(五)阴道再造术

对先天性无阴道或阴道闭锁者需要进行阴道再造手术。阴道再造的方法很多,包括腔穴的制作,衬里的修复两个步骤,衬里修复主要有皮瓣修复和肠管

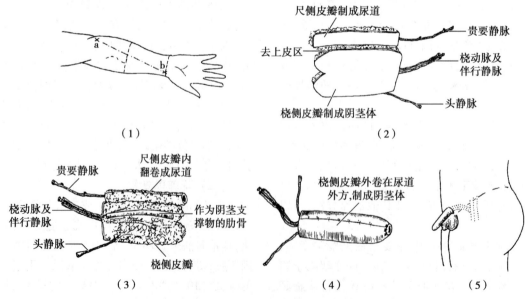

（1）

（2）

（3）

（4）

（5）

图18-9　前臂皮瓣游离移植阴茎再造
(1)前臂皮瓣设计;(2)阴茎再造皮瓣的设计;(3)阴茎体预制,尺侧皮瓣皮肤向内翻转,制成尿道,植入阴茎支撑物;(4)阴茎体预制准备移植;(5)阴茎再造完成

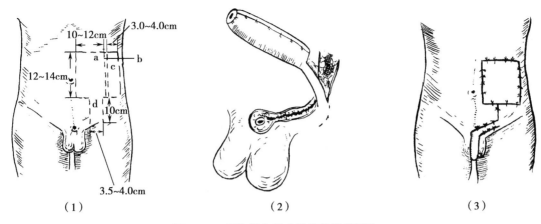

图 18-10 下腹部岛状皮瓣移植阴茎再造

（1）皮瓣设计：a. 阴茎体部：长 12～14cm、宽 10～12cm；b. 去上皮部，宽 1cm；c. 尿道部，宽 3～4cm、长 12～14cm；d. 球拍柄为蒂部，约长 10cm、宽 3.5～4cm；（2）阴茎体预制准备移植；（3）下腹部皮瓣阴茎再造完成

修复。常用的方法有阴股沟皮瓣阴道再造术（图 18-11）和回肠带蒂移植阴道再造术。

（六）头面部创伤的修复

1. 头面部创伤的特点

（1）头面部创伤的整复要求高：颌面是人体的暴露部位，器官种类多，对容貌和功能影响大，要求在救治生命的同时，进行功能重建和形态修复，减少畸形。

（2）头面部的创伤复杂：颌面部创伤种类多，有切割伤、撞击伤、咬伤等。颌面部损伤易并发颅骨骨折、脑挫伤、颅内血肿等颅脑损伤，常危及生命。与呼吸道关系密切，颌面部损伤中的出血、异物、组织肿胀等均可影响气道通畅甚至造成窒息。颌面部与颈部相邻，颌面部损伤可能会合并有颈椎损伤、脊髓损伤、气管损伤、颈部大血管损伤等颈部重要组织器官的损伤。颌面部的器官种类多，眼、耳、鼻、口等，"方尺之地"的损伤即可能累及多个器官。头面部多器官复合损伤的病例是对接诊医院和接诊医师临床综合能力及多科室协同作战能力的考验。

（3）头面部创伤的整复常需要经历多次手术方能完成：由于颌面部创伤的特点，对于一些严重、复杂的创伤，不能急于一次完成整复。应根据创伤的具体情况，做出合理的治疗计划，获得患者的理解和支持。

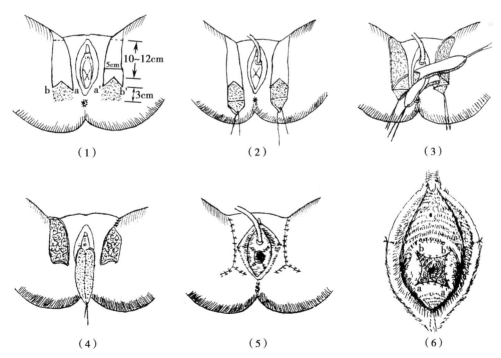

图 18-11 阴股沟岛状皮瓣阴道再造术

（1）皮瓣设计；（2）按设计线切除上皮；（3）皮瓣通过皮下隧道转移至阴道口；（4）将皮瓣翻卷缝合成袋状；（5）将袋状皮瓣内翻送入腔穴中成形阴道；（6）4 个三角瓣交叉对应缝合，形成不易挛缩的阴道口

2. 面部创伤的修复原则　头面部创伤的急诊处理要分清轻重缓急、先抢救危及生命的紧急情况，体检时应着眼全身状况，局部检查细致入微，整复手术精细操作。

（1）头面部损伤清创术的基本原则：正确清创术的前提是对伤口的正确判断。对伤口的初步判断主要包括创伤时间和创口状况。原则上清创缝合越早越好，因面部血供丰富，颌面部清创缝合的时限弹性较大，部分损伤时间大于 48 小时的创口也可以一期缝合。

对于坏死组织原则上应彻底清除。因头面部血供丰富，且解剖关系特殊，对头面部坏死组织清除与其他部位有所不同。例如眼睑部的细小损伤组织伤后已成暗紫色，只要能对位缝合，均可存活，若被清除，则会造成眼睑明显畸形。同样的，耳部、鼻部的细小游离组织亦应谨慎处理，切勿随意丢弃。

（2）头面部软组织损伤的修复缝合要点：整复时要重视解剖标志和解剖结构的复位和对正，减少畸形，这就要求缝合时先将若干解剖标致作定位缝合，如唇红缘、鼻翼、眼睑、耳郭等，并注意组织层次的辨别。对组织缺损者，根据实际情况使用组织瓣进行整复。口内外贯穿伤应先闭合口内创口及覆盖裸露界面，减少术后感染。对于无法进行一期缝合的创口，可考虑做丝线纽扣、金属丝纽扣等形式的减张定向拉拢缝合，便于二期处理。

颊部的贯穿伤处理应当谨慎。注意探查有无唾液腺和面神经的损伤。颊部大范围缺损应予皮瓣修复，如条件不允许，可直接将创缘的口腔黏膜与皮肤对缝，消灭创面。舌部损伤清创时应尽量避免对舌运动的影响。尽量不要缩短舌的长轴，所以缝合时尽可能纵向缝合而不做横行缝合；舌腹面损伤应予仔细处理创面，避免日后与口底粘连。舌结构较脆，缝合时应用较粗的缝线，缝得宽、深一些。腭部创伤的整复可以参照先天腭裂整复的手术技术。睑部缺损对手术医师的整复技术要求极高，常需要做一些精细的局部皮瓣或进行组织瓣移植。耳、鼻部的外伤常有组织离断，一般长度不超过 1cm 小块的离断组织直接缝合后即可成活。无整复条件时，可将离断的耳郭软骨组织埋于皮肤下，作为以后再造手术时的自体材料。

面神经、腮腺、泪小管的损伤应尽量予以手术修复，这类手术对显微外科器材技术要求较高。头面部外伤清除缝合手术时，对部分易积血积液的创口应放置引流。

（3）头面部创伤的二期修复：由于各种条件的限制，对于很多头面部创伤病例，无法在创伤初期通过一期手术彻底修复创面、重建头面部形态和功能。这些病例需要有步骤地进行再次或多次整形修复手术。

头面部创伤的二期修复治疗中，最为常用的手术方式是自体组织移植。通过植皮、局部皮瓣、轴型皮瓣、游离皮瓣以及神经、脂肪、毛发、骨骼等组织的移植，修复创面矫正畸形，对功能和形态进行重建。

近年来，颜面部复合组织异体移植技术有了迅猛发展，并应用于面部创伤修复。2005 年 11 月 27 日，法国医生米歇尔·迪贝尔纳为一名狗咬伤致面部严重畸形的 38 岁女性进行了颜面部部分复合组织异体移植术，被认为是世界上第 1 例换脸术。2006 年 4 月 14 日，第四军医大学西京医院郭树忠等完成了对 1 例熊咬伤致面部严重畸形的男性患者的颜面部部分复合组织异体移植术，术中移植的组织包括皮肤、皮下组织、颊部黏膜、上唇全层的组织、全鼻部组织、腮腺组织、颧骨、眶壁等骨质组织，该手术被认为是世界第 2 例、国内首例。目前对于颜面部复合组织异体移植术的适应证争论很大，有待进一步研究。

（七）腹壁缺损

腹壁由皮肤，皮下脂肪、肌肉、腹膜等组织所组成。先天性的胚胎发育障碍和后天性的创伤感染等原因，可造成腹壁全层或非全层的缺损、先天性腹壁缺损有腹壁疝、膀胱外翻等。后天性腹壁缺损可见于放射线照射，感染造成的皮肤慢性溃疡，腹壁肿瘤广泛切除的巨大创面和腹部切口愈合不良所致的切口疝等。

腹壁缺损要逐层修复（layer-to layer），包括皮肤、肌肉层和腹膜的修复。腹膜缺损不能拉拢缝合时用大网膜覆盖脏器，可以用防粘连的补片修复；肌肉等的修复大多需要人工补片或生物补片加以修复，以加强腹壁的抗张性，补片的放置有内面放置（inlay graft）和表面放置（onlay graft）两种方法，其中以内面放置更佳符合力学原理。缺损范围小皮肤缺损的可利用腹壁组织的弹性和延展性，或直接缝合，或用局部组织瓣转移修复。

缺损范围大的不能用局部组织瓣修复者，可用组织移植进行修复。腹壁完整，皮肤和肌层缺损，根据情况选用以下几种方法。

1. 腹直肌前鞘瓣法　前鞘瓣翻转替代缺损的肌层其外再加皮瓣修复。以腹直肌外侧缘为蒂切取前鞘组织瓣向外翻转修复腹直肌外侧部的缺损，蒂在中线（腹白线处）切取一侧腹直肌前鞘，翻转修复另一侧肌腱膜的缺损，前鞘瓣应相当或略大于缺损面积。

2. 阔筋膜张肌肌皮瓣法　以旋股外侧血管及其分支为蒂的岛状肌皮瓣转移可修复下腹部缺损。用小血管吻合技术，将旋股外侧动静脉与腹壁下动静脉或腹壁上动静脉吻合进行远位移植修复上腹部腹壁缺损。

3. 自体阔筋膜法　游离移植加邻近皮瓣转移修复于大腿外侧做纵切口暴露阔筋膜,切取所需大小的筋膜片,筋膜片覆盖缺损应超出边缘重叠缝合,以防再裂开形成疝孔,大腿外侧阔筋膜厚而强韧而且移植后易成活,能长期保持原形,很少收缩。

对于巨大腹壁缺损,无法利用皮瓣或肌皮瓣修复者,或年老体弱不能承受复杂手术做全层腹壁修复者,可将大网膜与缺损创缘缝合,在大网膜上植皮片修复,也可在大网膜上植以合成网状织物,待肉芽生长埋没植入物后再植皮片修复,腹壁全层缺损未做肌肉层等支撑组织修复,不能耐受腹压,术后须戴用腹部束带或其他支具加以保护。

(八) 血管瘤

血管瘤(hemangioma,HA)由胚胎期血管先天发育不良所致,具有肿瘤和畸形双重特性,可生长于身体任何部位,最常发生于头、面、颈部,其次为四肢,躯干等部位。传统上依据病变的血管类型(病理)和外观分为毛细血管性、海绵状、蔓状血管瘤或先天性动静脉瘘等基本类型。Mulliken 依据各类血管瘤内皮细胞培养中所表现的不同特性将传统的血管瘤概念划分为血管瘤和血管畸形两大类。血管瘤在增殖期以细胞增殖为主,临床特点为 40% 出生时存在,为小红斑,生后迅速增大,随之部分可以缓慢消退。血管畸形表现为细胞增殖不明显,以结构异常为主。

血管瘤的定性诊断不难,重要的是累及范围的判断,MRI 是重要的辅助检查手段,有助于判断瘤体累及的范围,以及与周围组织结构的关系。治疗方法有手术、栓塞、激光、激素、硬化剂注射、缝扎、电凝、压迫等。以手术切除多为首选,除完全切除者外,常需要综合治疗。

1. 激素治疗　通过控制血管瘤毛细血管内皮细胞异常增生,抑制幼稚的新生毛细血管的血管生成过程,从而使血管瘤提前进入稳定期、消退期,达到治疗目的。适用于 1 岁以内小儿增殖期血管瘤。泼尼松 1mg/(kg·d),隔日晨顿服,共 8 周,以后每周减量一半。

2. 栓塞治疗　对于蔓状血管瘤、部分海绵状血管瘤可以使用栓塞治疗。通过栓子的机械阻塞作用和继发血栓形成来关闭动静脉瘘。

3. 硬化剂治疗　常用无水乙醇、5% 鱼肝油酸钠等。通过硬化剂引起内膜炎症反应、内膜破坏、管腔内血栓形成继发纤维化。适于低血流量血管畸形的辅助治疗。

4. 抗肿瘤药物治疗　肿瘤药物瘤体内注射,常用药物博来霉素、甲氨蝶呤、沙培林等。

5. 电生化疗法　针留置或铜针通电栓塞治疗通过铜针引起的创伤异物反应、局部酸中毒、电栓塞等,使血管腔内大量血栓形成,血管炎性反应、坏死,导致血管结构消失,达到治疗目的。

6. 手术治疗　是一种彻底和有效的治疗手段。各种类型的血管瘤一般都适于手术治疗。手术切除血管瘤目的是在保留机体原有形状和功能前提下,尽可能去除造成结构功能破坏的血管瘤样病变。术中控制出血是手术的关键。

(施越冬　张学军)

第六节　美 容 外 科

美容外科作为整形外科的一个分支,在二战之后得到了迅速发展。尤其在进入 21 世纪之后,随着信息时代的来临以及社交网络的发展,各种新兴的美容技术及美容手术已经不再是少数人的选择。当然在光明的另一面同样存在着阴暗,由于美容市场存在巨大的商业利益,使得不少非法机构及个人为了高额的利润链而走险,给求美者带来了巨大的风险。例如 21 世纪初在我国美容市场上出现的氨鲁米特(奥美定)注射材料给应用者带来的数量巨大并发症及后期风险。尽管如此,美容外科更多的是为人们带来了追求美好容貌,达到美好外形的途径,已经成为一种时尚的潮流。常见针对亚洲人的美容外科技术包括应用激光进行的面部年轻化治疗;应用各种安全材料注射进行的微整形,如肉毒素除皱、玻尿酸充填、自体脂肪移植等技术;应用外科手术技术进行的眼部美容包括重睑术、内眦赘皮矫正术、眼袋整形术等;鼻部整形包括隆鼻术、鼻尖成形术、鼻延长术等;面部年轻化手术,包括上面部额部除皱术、中面部及下面部颈部除皱术等;面部轮廓整形包括隆颏、颧部缩小术、下颌角缩小术等;乳房整形包括假体植入或自体脂肪移植的隆乳术、解决乳房松弛的乳房悬吊术以及针对巨乳症的乳房缩小术等;体型雕塑的脂肪抽吸术包括腹壁成形术等;此外,还包括毛发移植术等。本章节主要介绍除了激光美容及注射美容以外的美容外科内容。

(一) 毛发移植术

毛发承担着重要的生理功能,是构成人体美不可或缺的重要元素。毛发缺损或丢失多由烧伤、感染、各种类型的创伤和秃发症引起,毛发游离移植术主要用于修复男女性脂溢性秃发、瘢痕性秃发以及眉毛、睫毛、上唇胡须的缺损。

毛发游离移植术是建立在毛发供区优势的理论基础上的一项手术。即移植的毛发保持供区的特征,不随受区的改变而变化,非脱毛区的毛发移植到脱毛区,移植的毛发不再脱失。

毛发移植后成活有赖于和受区建立血液循环,含毛发皮片游离移植后的成活过程经历血清营养和血管营养两个阶段,血供来自创缘和创底,血管化方式也与一般皮片移植相同。但因毛囊位置较深,毛发移植片必须含有一定的脂肪组织,比一般的全厚皮片还要厚,需要更长的时间方能重建血供,从而对毛囊的活力造成影响。大部分成活的移植皮片于术后1~3周开始生长毛发,但3~4周后大多数移植的头发会进入毛发休止期而相继脱落,2~3个月后复又萌出并保持生长的特点。如移植片很小,也可不经历上述过程。目前毛囊干细胞的基础研究工作也已广泛开展,毛发克隆移植技术可能在不久的将来应用于临床。

1. 术前准备 毛发移植术有三个基本原则:①自身没有新的头发毛囊再生,只是毛发的再分布,目前增加毛囊的方法尚处于实验室探索阶段。②脱发是一个渐进性疾病,应考虑到现在及将来累及的区域,包括移植到那些仍有头发但推测将来会失去头发的区域。③手术效果必须能接受时间的检验,随着脱发的发展,手术效果必须让大多数患者满意。

病例的选择:一个患者是否适于做头发移植受以下因素影响:①患者的期望;②头皮供区情况;③脱发的程度;④头发的质量;⑤年龄等。严重秃发的患者(Norwood V ~ Ⅶ型),一般对头发移植后广泛而稀疏的头发外貌感到满意。另一类是脱发极少的患者(Norwood Ⅰ ~ Ⅲ型),他们希望头发更密和纠正颞侧的发际后退。一般来说,患者年龄越大越适于手术治疗,20岁左右的年轻患者属高危人群。严重脱发的患者,手术仅可覆盖发际,对大多数病例手术应尽可能覆盖大部分脱发区。必须明确告诉患者不可能恢复到脱发前的正常密度。

发际是手术的关键,植发时应先设计前额的发际。设计要求外观自然,男性患者的发际设计为M形,女性患者的发际为圆弧形。发际完成后,然后进行头顶秃发区域的头发移植。根据脱发及供区的大小估计分期手术次数,每期覆盖的面积和预期达到的效果。一般同一部位需要2~3次手术。

手术前2天开始每日用洗发剂清洗头发,手术当日来医院前再次洗头。毛发移植后结果显示需要一定的时间,约10个月。

2. 手术操作 术区采用局部麻醉,必要时术前半小时给患者口服小剂量的镇静剂,术中可静脉内给予镇静药物如地西泮、芬太尼等。

供区:供区皮片可以用电动钻头钻取圆形的皮片,供区圆孔二期愈合,愈合后瘢痕不明显(FUE)。大量移植多在枕颞部区切取椭圆形的毛发皮片(FUT),或用多刃刀切取条带状毛发皮片,避免损伤枕部的神经,注意毛囊方向。用3-0缝线间断缝合创面。皮片保存于4℃冷生理盐水中以保持毛囊的活性。

移植片分割:首先木板湿润,将头皮块分成5mm厚的小块,然后分成含3~5根毛发的微小移植片和单一毛发,注意防止毛囊破坏,可以在放大镜下进行。微小移植片放到盐水中保存。微小皮片含有1~2根头发(micro-graft),小皮片含有3~7根头发(mini-graft),直径2~4mm的皮片叫做标准皮片(regular graft)。整个过程防止干燥,并争取尽早移植。

受区:受区有狭缝和钻孔两种,狭缝切口用于单根头发皮片(如发际)和保留头发补充植发的区域。狭缝切口可以用新式刀具切开、16#针头或15号刀片。打孔适用于小皮片的植入。当皮片含有头发的数量超过5根,应切取1~2mm孔便于皮片的植入。发际前方用微小皮片,较大皮片植入过渡区域用以增加头发密度。前额发际平均需供区头发4000~4500根,分为600~700束的两期植发或1250束的一期植发完成。

3. 术后处理 术后应检查供区和受区,以确保皮片固定良好和充分止血。创面外敷凡士林纱布、消毒敷料以胶布固定,并用纱布绷带和弹力绷带套行加压包扎。必要时口服止痛药、抗生素及小剂量皮质激素。48小时后去除敷料,开始淋浴。枕部供区的牵拉感随着时间慢慢消失,约为3~5天。手术结果显示的时间因人而异,约6~10个月,之后,同正常毛发周期。

4. 并发症 大面积毛发移植术最常见的并发症为供区头发被取尽;其次为发际不符合审美要求,通常为发际过低、颞部发际后退;植入大块移植物产生"塞入"的效果。感染、术后出血、移植物脱落等并发症的发生率小于1%。表皮内囊肿形成的发病率约2%~5%,表现为囊肿表面有直径1~2mm的脓疱,可采用局部热敷、去除表面痂皮等方法治疗。动静脉瘘的发生率很低,主要表现为颞部或枕部出现大小不等的搏动性青紫色半球形肿块。

(二)眼部美容

眼睛是心灵的窗户,眼部美容手术是我国整形外科最常见的美容手术之一。眼部美容手术包括重睑、眼袋、内眦赘皮等。

1. 重睑术(double eyelids plasty) 重睑俗称双眼皮,其形成原理迄今尚未完全明确。重睑术是将设计的皱褶线以下的皮肤与睑板前上部或上睑提肌腱膜粘连,使该皮肤与上睑提肌一起运动,形成重睑。

重睑一般分为平行型、开扇型和新月型。凡身体健康、精神正常、无心理障碍的单睑,要求手术者均可行重睑手术。

（1）手术设计：切口离睑缘的高度依据患者希望重睑的宽度，并参考眉毛下缘到睑缘的距离而定，一般为 6～7mm。实际操作过程中，嘱患者微闭双眼，向上轻拉上睑皮肤，可见到一隐约的自然弧线，在此弧线上中央稍偏内侧定位，除特殊要求外，能够满足大多数患者的需要。

（2）手术操作：重睑手术方法有数十种之多，主要分三类，即缝扎法、埋线法、切开法。其中缝扎法容易脱落，重睑消失，已基本不再应用。

1）埋线法：临床上埋线重睑术方法繁多，还有一针法、三针法、编织法等，可以分为间断埋线和连续埋线法，这里介绍一种连续埋线法。依法行重睑线设计。用 1%～2% 利多卡因加适量肾上腺素做眼轮匝肌下浸润麻醉。用 11 号尖头刀在重睑标记线最外侧作 1～2mm 长切口，深达皮下，用小三角针带尼龙线，先自该点进针，在真皮内潜行 1～2mm 后向深部缝挂睑板前筋膜（外眦部无睑板，缝挂眶外侧骨膜）穿出上睑皮肤，再从原针孔刺入，同样经真皮内潜行 1～2mm 后向深部缝挂睑板，依此类推，最后由内眦出针，再向外眦折回缝合，出皮肤点为原针孔之间，最后出外眦点，将缝线适度拉紧打结，线结埋于皮肤小切口内。术毕上睑涂金霉素眼膏，局部小纱布覆盖 24 小时后去除。术后不必拆线。

对于上睑臃肿者，在重睑线中外 1/3 处作 5mm 长切口，去除少许眼轮匝肌，打开眶隔，尽可能拉出眶隔脂肪后切除，断面电凝或结扎止血，然后由此切口进针连续埋线形成重睑，此切口不必缝合。

本法的优点是安全可靠、操作简便，手术时间短，痛苦小，消肿快，重睑手术成功率高。

2）切开重睑术：切开法是历史最悠久的重睑方法，它可解决眼睑存在的许多复杂问题，如上睑皮肤松弛、上睑臃肿、眶脂下垂、泪腺脱垂等。术后重睑稳固，皱襞深，富有立体感，缺点是手术较复杂，术后切口有瘢痕，上睑肿胀较重，部分受术者需 3～6 个月才能恢复自然。

手术按重睑设计线切开皮肤、皮下组织，剪除切口下方一条睑板前眼轮匝肌，显露睑板，对于上睑臃肿者，打开眶隔，将疝出的部分眶隔脂肪切除，将切缘与睑板上缘缝合固定。术后 5 天拆线。

其他如小切口重睑术、埋线加小切口等，在临床上均有应用，而所谓高分子材料重睑术即为埋线法。小切口重睑术主要适合于年轻者，上睑无皮肤松弛，可做上睑中内侧长约 1cm 小切口，切除皮下组织及部分眼轮匝肌，将切缘的真皮与睑板前上缘缝合，一般缝 3 针，该法术后肿胀轻，恢复快，瘢痕小。

2. 内眦赘皮矫正术（epicanthusplasty）　内眦赘皮是指内眦部自上而下呈顺向性或自下而上呈反向性蹼状皮肤皱褶，是东方人眼睛的特征之一。它可分先天性和后天性两类。先天性内眦赘皮常为双侧性，轻重不一，或合并小睑裂、上睑下垂等情况，多有家族遗传史；后天性内眦赘皮多由外伤、烧伤、感染等因素引起的局部瘢痕挛缩牵拉所造成，多为单侧，常伴有邻近组织的损伤。内眦赘皮靠手术矫正。

Y-V 缝合法：适用于轻度内眦赘皮患者。在内眦部设计 Y 形切口，Y 形的两臂分别于上下睑缘平行，Y 形的长轴位于内眦平面，Y 形的大小按需而定，上下的宽度一般应大于睑裂，将内眦韧带切断并固定于鼻侧骨膜，将内眦皮肤向鼻侧牵引缝合，缝合后创面呈横 V 形。

Z 成形术：适用于各种内眦赘皮患者。在内眦部作 Z 形切口，Z 形中间切口眼赘皮纵轴走行，其他两端各做一个方向相反且呈 60° 角切开线，从而形成 Z 切开，剥离切口周围的皮下组织，做成两个三角形皮瓣，将两皮瓣交换位置后，缝合各皮肤创缘。

内眦赘皮矫正存在两个问题：①内眦部尤其是近下睑遗留痕迹，有时瘢痕较明显。②术后内眦赘皮复发，矫正不足。针对以上问题，我们采用改良的 Z 成形术，取得令人满意的效果，适用于轻到中度内眦赘皮。原则是 Z 成形的纵轴位于内眦皱襞的深面并使 Z 成形下臂切口尽可能靠近内眦，此外下臂切口将内眦从正中切开，将 Z 成形的上臂修整后插入内眦缝合，以彻底开大内眦。

3. 眼袋整形术（baggy eyelids plasty）　眶内脂肪堆积过多和（或）睑支持结构变薄弱，使眶内脂肪突破下睑的限制突出于眶外，即形成下睑袋状外形。原发性眼袋往往有家族遗传史，多见于年轻人，眶内脂肪过多为其主要原因。继发性睑袋多见于中、老年，多由于上述两种原因共同作用的结果。

手术方法主要分结膜进路和皮肤进路两大类。

结膜进路睑袋成形术适用于无下睑皮肤和肌肉松弛的年轻人。手术原则是经下穹隆结膜切口，打开眶隔，切除部分内、中间和外侧脂肪组织，切口不做缝合，眼内涂金霉素眼膏。

该术式的优点为皮肤无切口，无显露性瘢痕，不需分离眼轮匝肌，组织损伤小、出血少，无睑外翻、睑球分离、溢泪、睑裂闭合不全等并发症。

皮肤入路睑袋整形术适用于中老年下睑眼袋；有脂肪松垂、疝出的年轻人以及单纯皮肤松弛或单纯眼轮匝肌肥厚型者。沿下睑缘切口标记线切开皮肤，保留睑板上缘部分眼轮匝肌，切口下约 3mm 分离眼轮匝肌，于肌肉下钝性分离，暴露打开眶隔，轻压眼球，使眶内脂肪球疝出，剪刀剪除，电凝止血，令患者双眼向上看,切除多余皮肤肌肉后,缝合切口。术后 5 天拆线。

(三)隆鼻术

鼻由外鼻、鼻腔和鼻窦组成。鼻美容外科手术主要针对外鼻。外鼻位于面部中央,为一三角形锥状体,是一骨、软骨性结构,外面覆盖皮肤、皮下组织、肌肉及筋膜。鼻的外形因种族各异。额骨鼻突至鼻尖,男性近似直线,女性微具凹弧,鼻尖微翘,曲线较柔和。

隆鼻术适用于低鼻、鞍鼻及鼻骨骨折所致的鼻梁塌陷者。首先标记出鼻背正中线,根据患者的鼻形雕刻鼻假体,经一侧鼻翼缘切口或鼻小柱正中切口,插入小剪刀,分离至鼻骨部位,剪开鼻背筋膜,紧贴骨膜用剥离子分离至黄金点,植入雕刻好的鼻假体,防止歪斜。缝合切口,包扎固定。

隆鼻手术适用的假体材料有固体硅橡胶、ePTFE、MEDPORE、自体软骨、真皮组织等,其中以硅橡胶为常用。隆鼻手术的同时还可以进行鼻尖、鼻翼的整形手术。

(四)面部年轻化

面部年轻化包括提面手术、激光和光子除皱、胶原注射以及肉毒素注射除皱等,是当今医学中发展最快的领域之一。除皱手术适用于皮肤和皮下组织松垂比较明显的患者,激光可以去除皮肤色斑,光子嫩肤可以改善面部皮肤质地,肉毒素注射可以去除细小的动态皱纹。这些措施可以单独使用也可以组合应用。除皱术已有近百年的历史,早期的除皱术局限于皮肤的切除;20 世纪 20 年代,Rames 改进为面颈部皮下分离和皮肤切除;20 世纪 70 年代,Skoog 在此基础上行颈阔肌的分离固定,开创了两层除皱技术的先河;Mitz 和 Peyronie 提出了面部表浅肌肉腱膜系统(superficial musculo aponeurotic system, SMAS)的新概念,出现了 SMAS 除皱技术;Tessier 创用骨膜下除皱术,使面部表情肌附着点整体上移;90 年代初,Hamra 提出了矫正过深鼻唇沟的深层次广泛剥离除皱术及复合除皱术的概念。

面部除皱手术可以分为额部除皱、中面部除皱以及全面部除皱等。额部除皱在发际内做冠状切口,在帽状腱膜下分离至眉部,切除部分皱眉肌、降眉肌和一部分额肌,将皮肤提紧后切除多余皮肤。小切口额部除皱是指在发际内作数个小切口,用剥离子剥离至眉部,在内镜辅助下切除部分皱眉肌、降眉肌,将皮瓣后提固定于骨膜或钛钉上。中面部除皱是在颞部、耳前做切口,必要时切口可以延长到耳后,将颧脂肪垫后上方向悬吊于颞肌腱膜,SMAS 提紧后,将多余的皮肤切除。面部除皱手术要防止面神经的损伤。

(五)面部轮廓整形

面部轮廓对人体"美"有着重要意义,是人体的"风景区",容貌美的根本标志是比例与和谐。线条柔美,面目慈祥或刚毅而不凶悍,坚定而不荒蛮已成为东方民族接受的容貌美的标准。近年来面部轮廓整形手术有增加的趋势,包括颏部充填、颧骨增大、颧骨缩小、梨状孔周围充填、下颌角截骨缩小、颏部缩小、隆颏手术等,其中以下颌角截骨缩小和隆颏手术最为常见。

1. 隆颏术　适用于咬合关系正常,轻度颏后缩畸形者。常用的充填材料有硅橡胶假体颏 medpore 假体。假体的形状有两侧短翼形和长翼形,以下颌前突要求为主者适合用短翼形,需要同时加强下颌体缘时以长翼形为宜。手术入路有口外切口和口内切口两种,后者较为常用。

手术采用局部麻醉,经下唇黏膜作 2cm 长的切口,切开黏膜和肌肉,在骨膜表面分离适当大小的腔隙,注意防止损伤两侧颏神经,植入假体,分层缝合肌肉和黏膜。下唇黏膜的缝合应对合良好,缝合严密,防止食物在伤口残留(water-tight suture)。术后用胶布固定,进食流质或半流质 2 天,餐后用清水漱洗口腔。

部分患者可以在两侧颏孔下截骨,通过截骨块前移达到下颌前突的目的。

2. 颧部缩小术　颧骨突出分为两侧突起为主的颧弓突出,前外侧突出为主的颧骨体突出和全部整体突出。颧部缩小术的手术入路有口腔黏膜-耳前切口和头皮冠状切口两种。颧部缩小一种是单纯的骨质磨削或凿除,适用于轻度突出,另一种是三维 L 形截骨,通过骨块的移动和缩小达到手术目的。

3. 下颌角缩小术　下颌角肥大常伴有咬肌肥厚,使脸呈方形。截除部分下颌角,切除部分咬肌,可以使方形脸变成卵圆形,增加美感。下颌角缩小术的手术入路有口内法和口外法两种,口内法由于不留瘢痕,应用日益广泛。

口内法采用气管内插管全身麻醉。沿下颌骨升支外缘切开黏膜及骨膜,在骨膜下剥离,显露下颌角,用电钻磨除下颌骨外板,形成截骨线,用摆动锯截骨后骨凿截除下颌角部,两侧对称,锉平截骨缘,放置负压引流,缝合黏膜切口。手术时应考虑到面部前面观和侧面观两个方面,即两侧下颌角部的宽度和下颌角的角度,必要时需要将下颌骨整体打磨,呈现女性化的特征。

(六)隆乳术

隆乳术曾经历过注射液体石蜡、蓖麻油以及近代人工海绵植入、液体硅凝胶注射和自体脂肪移植等方法,引起诸多并发症,已停止使用。1963 年 DoConin 公司研制成功充填硅凝胶的硅胶囊人工乳房假体,成为隆乳历史上的里程碑,促进了隆乳术在世界各地的普及,成为最流行的美容手术之一。接至而来对硅凝胶安全性的疑问导致了 1992 年美国食品与药品管理局

（FDA）禁止以美容为目的使用硅凝胶乳房假体，随后内部充填生理盐水的硅胶囊人工乳房假体重新受到重视并大量临床应用。2000年发表了美国整形外科协会的临床调查报告，认为硅凝胶乳房假体安全可靠，不会引起全身系统性疾病，不增加乳腺癌的发病概率，可能导致的并发症仅为感染、包膜挛缩等局部的并发症。1998年开始国内开始使用聚丙烯酰胺注射隆胸，由于并发症较多，2005年国家已明令禁止使用。目前应用最广的仍是硅凝胶乳房假体。

隆乳术最常应用的切口有乳晕周围切口、乳房下皱襞切口和腋窝切口。以腋窝切口为例将手术方法介绍如下。切开皮肤、皮下组织，显露胸大肌外侧缘后方筋膜，沿胸大肌外侧缘打开腋筋膜，用手指在胸大肌下做潜行分离，手指不能到达的部分，借助手术器械进行分离，将乳房假体由切口送入分离腔隙，放置负压引流管，缝合皮下和皮肤，包扎固定。

隆胸术最常见的并发症是纤维包膜挛缩。乳房假体植入后，在其周围形成纤维包膜，严重者发生挛缩，导致乳房发硬、疼痛或触痛、外形改变。目前纤维包膜挛缩的机制主要有瘢痕学说和感染学说。临床上纤维包膜的挛缩程度分为四级（Baker 1978）：Ⅰ级：乳房假体柔软不能触及，形态自然，接近正常的乳房组织。Ⅱ级：包膜轻度收缩，可以轻度触及假体硬化，外观形态正常。Ⅲ级：包膜中度收缩硬化，可以触到假体硬化。Ⅳ级：包膜高度收缩，乳房明显硬化，外观可以看到乳房呈球形变硬。

（七）乳房缩小术

随着我国生活水平的发展，饮食西方化，乳房缩小术已明显增多。最早可以追溯到6世纪，有趣的是乳房缩小术是从治疗男性乳房增生开始的。纵观发展历史，乳房缩小手术是以安全进行乳头乳晕转移，切除多余的腺体，改进乳房形态，减少手术瘢痕为方向发展变化而来的。

正常女性乳房的重量为250～350g，呈半球形，超出此范围称为乳房肥大。肥大的乳房由于重量大，站立位时都有程度不等的下垂。可以引起颈部和胸部疼痛，造成驼背和胸廓畸形，由于汗液不能完全蒸发，引起湿疹、糜烂等皮肤病。肥大的乳房还给患者带来严重的精神痛苦，导致患者自卑、忧虑、羞涩，影响到社交与择业等社会活动。

乳房肥大常见于两种情况，一是青春期乳房肥大，二是哺乳、肥胖后的继发性乳房肥大。

乳房缩小的方法报道很多，初学者容易混淆，对手术方式的合理选择颇感困惑。笔者认为对轻度乳房增生，下垂不明显者选用单纯抽吸法；单纯乳房悬吊，内外环周径相差不大者，可选用双环形切口巨乳缩小术；对中、重程度的巨乳，可选用减少瘢痕的垂直切口缩小术；对重度巨乳，则以下方蒂倒T形手术为首选。

（八）腹壁整形美容

腹壁多脂症是指腹壁聚集过多的脂肪组织，可以是局部脂肪堆积也可以是全身性肥胖的表现。腹壁松垂症是指腹壁皮肤、肌肉组织过度松弛致使腹壁下垂，常见于多次生育或减肥后。腹壁整形术能够矫正腹部松垂，去除多余的脂肪组织。腹部局部整形治疗应与全身肥胖的药物治疗、运动、饮食等治疗措施结合起来。腹壁去脂整形术不适合以腹膜内脂肪堆积为主的男性肥胖。近年来研究表明脂肪抽吸有助于全身肥胖性疾病的改善。

1. 腹壁整形术（abdominoplasty） 沿腹股沟、阴阜上方做切口，沿深筋膜浅层分离，至脐部，沿脐周切开皮肤，将脐茎留在腹壁，继续向上分离皮瓣至剑突和两侧肋弓。折叠缝合腹直肌前鞘，将皮瓣向下牵拉，切除多余的皮肤和脂肪，在相当于脐的部位，纵行切开皮肤，修薄周围的皮下脂肪，提出脐茎，重建肚脐。缝合切口。

除了传统的腹壁整形手术以外，近几年出现了一些新的手术方法：①迷你腹壁成形术（mini-abdominoplasty），重点纠正下腹部的缺陷，适用于下腹部多余的脂肪和皮肤，以及脐下腹直肌的松弛。其优点是创伤小，手术瘢痕较短而隐蔽，脐部不移位。②内镜辅助腹壁成形术，单纯腹直肌松弛而皮肤不松弛，是行内镜下腹部整形的主要指征。手术原理是经腹股沟和脐旁小切口，插入内镜，在内镜直视下用不吸收线连续折叠缝合腹直肌前鞘，不切除下腹部皮肤。③侧方高张力腹壁成形术（high lateral tension abdominoplasty），通过增加切口两侧的组织切除量，改善髂嵴部位畸形的同时，改善大腿上部及两侧腰部的形态。

2. 脂肪抽吸术 20世纪70年代初Schrudde首先用刮宫器借助负压进行脂肪刮吸术，曾出现过干性法、湿性法和超湿性法（super wet）等方法。1992年Klein提出的肿胀技术，使出血量和并发症降至最低水平。超量灌注和细管、钝性抽吸是脂肪抽吸术的重要进展，术后配合弹力衣裤塑形。吸脂的方法主要有：①注射器吸脂：适用于小面积吸脂如眼部、下颌部等。②吸引器吸脂：辅以粗细不等的吸管，适合于各部位吸脂。③超声吸脂：分体内超声和体外超声吸脂，适用于浅表吸脂或较小面积吸脂，临床上已较少应用。

吸引器吸脂仍是最基本的手术方法。首先大量注射肿胀麻醉液，注水与抽吸比例在1.5～2:1。用较细的抽吸管，在-0.8大气压下依次做隧道样交叉抽吸。抽吸时注意吸管开口的方向，左手覆于抽吸部位，便于了解抽吸皮肤的厚度。吸脂手术重要的是要求局部光滑平整，全身比例和谐。

（亓发芝 张勇）

第七节 激光与注射美容

（一）激光在整形美容外科的应用

激光（laser）即受激辐射的光放大（light amplification by stimulated emission of radiation），具有方向性强、亮度高、单色性好和相干性好等特性。激光对组织的作用主要是通过组织将激光转化成某种能量来发挥其生物学效应的，按能量的类型可分为：光热效应、光机械效应、光化学效应、电磁场效应、生物刺激效应和荧光效应等。其中选择性光热作用（selective photothermolysis，SPTL）是整形激光治疗的基本原理之一，是1984年由 Parrish 与 Anderson 提出的。其主要内容是：当入射激光的波长与靶色基自身固有的吸收峰匹配，且照射时间短于靶色基的热弛豫时间（thermal relaxation time，TRT）时，就可选择性地破坏靶色基，而不损伤周围正常组织或仅造成轻度损伤，从而达到无创伤治疗的效果。

传统激光器采用连续式或准连续式的低能量激光，如掺钕钇铝石榴石激光（Nd:YAG 激光）、氩激光、二氧化碳激光、铜蒸气激光等。对病变组织治疗可获得一定的疗效，但这类激光对治疗靶区的选择性不强，治疗中所产生的热弥散会导致周围正常组织的非特异性损伤，容易形成瘢痕和色素沉着。现代激光器根据选择性光热作用的理论，设计出短脉冲高功率的激光器，如调 Q 掺钕钇铝石榴石（Nd:YAG）激光、调 Q 紫翠宝石激光、调 Q 倍频 Nd:YAG 激光、脉冲染料激光等。此类激光器的能量以单脉冲方式输出，脉冲持续时间短于治疗靶组织的热弛豫时间，对靶组织产生选择性的破坏，而对周围正常组织损伤较小，开创了微创整形美容的新篇章。

1. 激光器的分类

（1）按工作物质分类分为固体、气体、液体、半导体激光器等。

（2）按激励方式分类分为光泵式激光器、电激励式激光器、化学激光器、核泵浦激光器。

（3）按运转方式分类分为连续激光器、单次脉冲激光器、重复脉冲激光器、调 Q 激光器、锁模激光器、单模和稳频激光器、可调谐激光器。

（4）按输出波段范围分类分为远红外激光器、中红外激光器、近红外激光器、可见激光器、近紫外激光器、真空紫外激光器和 X 线激光器。

一般描述激光器时，会同时描述上述特征，如脉冲掺钕钇铝石榴石（Nd:YAG）激光，波长1064nm 红外光。

2. 激光器的选择

（1）对于皮肤色素性疾病，包括太田痣、雀斑、咖啡斑、老年斑以及各色文身，可采用调 Q 掺钕钇铝石榴石激光（波长1064nm）、调 Q 紫翠宝石激光（波长755nm）、调 Q 红宝石激光（波长694nm）、调 Q 倍频 Nd:YAG激光（波长532nm）等治疗。

（2）对于血管性疾病，包括毛细血管扩张症、草莓状毛细血管瘤以及鲜红斑痣等，可选用长脉宽 Nd:YAG 激光（波长1064nm）、可变脉宽倍频 Nd:YAG 激光（波长532nm）、脉冲染料激光（波长580～595nm）治疗，或者光动力学治疗（photodynamic therapy，PDT）等，目前也有采用优化脉冲技术（OPT）治疗，取得较好疗效。

（3）激光脱毛：半导体激光（波长800nm）治疗是目前激光脱毛的标准配置，其疗效要稍好于红宝石激光（波长694nm）或紫翠宝石激光（波长755nm）脱毛，而且不良反应更轻微，更为安全。其他还有使用强脉冲光（IPL）、Nd:YAG 激光（波长1064nm）、E 光（光电协同，ELOS）技术等。

（4）激光嫩肤：主要是指对皮肤光老化的治疗。剥脱性的激光嫩肤，如 CO_2 激光、铒激光等，仍是老化皮肤再年轻化治疗的标准方法。然而由于这一治疗方式恢复期较长，并容易发生瘢痕、色素沉着、色素减退等并发症，使得其应用受到一定的限制。非剥脱性的激光嫩肤，如强脉冲光（IPL）、一些红外线激光以及射频治疗技术等，主要通过刺激新胶原的产生和改善一些皮肤老化引起的色素和血管性的问题。由于具有较短的恢复期和极少的不良反应，而深受医师和患者的欢迎。

2004年点阵式光热分解作用（fractional photothermolysis）的提出为激光嫩肤技术翻开了新的一页。基于这一原理的激光技术，又称为点阵激光。它既能很大程度上避免剥脱性嫩肤的不良反应，又能获得接近剥脱性嫩肤的疗效，从而建立起一种安全高效的嫩肤手段。常用的点阵激光包括 CO_2 激光、铒激光以及中红外线激光等。点阵激光除了可用于嫩肤外，还常常被用于痤疮、瘢痕等浅表性瘢痕的治疗。

（5）激光紧肤塑形：主要包括射频（radio frequency，RF）紧肤、超声紧肤等。一般都是通过热效应，刺激皮下胶原再生来达到紧肤除皱、雕塑体型的效果。聚焦超声波紧肤作用于皮下的深度可达3～4.5mm，要深于射频（<3mm），可作用到筋膜层，从而获得更持久和满意的效果，但同时也造成其并发症的发生率有所上升。

（6）激光溶脂：出现于20世纪90年代末，是利用套管插入将激光纤传送到皮下脂肪层，使激光的能量直接作用于肿胀麻醉后的脂肪组织，并使脂肪组织溶解的技术。具有溶脂和紧肤的双重作用，较传统吸脂手术出血少、损伤小、恢复时间短。

3. 激光治疗的常见不良反应

（1）红斑：是激光治疗后的常见反应，大多为暂时性的,有时可并发局部水肿。可予以局部冰敷。

（2）紫癜或淤血:常见于脉冲染料激光治疗,是脉冲染料激光有效能量的标志。需告知患者紫癜是一种暂时现象,通常持续1周左右。现在脉宽较大的新激光器较少出现紫癜的情况。

（3）水疱和结痂:水疱是由激光对表皮热损所致,如激光能量过大,晒后皮肤对激光的过多吸收都可能导致。如发生水疱的情况,需做好护理工作,避免感染,一般不留瘢痕。结痂常见于剥脱性嫩肤和调Q激光治疗,如去文身治疗等。需注意护理,避免色素沉着等不良反应的发生。

（4）感染:激光术后并发感染的并不常见,主要发生在剥脱性激光治疗后,或是由于激光能量过高,造成皮肤水疱等损伤后。感染后容易出现色素沉着、瘢痕等不良反应。

（5）色素沉着:在东方人中较多见。任何激光或强脉冲光治疗后均可能出现色素沉着。大部分色素沉着随时间延长可自行消退。最常见于剥脱性激光治疗,持续时间平均3~6个月。应避免在曝晒后短期内进行激光治疗,需告知患者做好日常防晒工作。

（6）色素减退:色素减退通常是暂时的,以黑色素作为靶色基的激光治疗较为常见。可能和患者的皮肤类型和治疗次数有关,皮肤越黑、治疗次数越多,发生色素减退的可能性越大。

（7）瘢痕:瘢痕是激光治疗的并发症,直接由激光热损所致或继发于感染。较常见于剥脱性激光的治疗,如二氧化碳激光选择不当,瘢痕发生的风险较大。每次治疗遍数和能量水平是影响瘢痕形成的重要因素。

4. 激光治疗的注意事项　激光治疗虽然是一种比较安全可靠的操作,但使用不当仍会引起潜在的风险和各种不良反应。因此仍需注意患者的选择、激光器和参数的选择、术中防护、术后护理等各个环节,最大限度地预防和控制不良反应的发生。

激光治疗后,可建议患者多饮水,多吃水果;禁食辛辣、人工色素性食物2~4周;保持局部清洁和干燥;可选用表皮生长因子外涂促进创面愈合;创面结痂后任其自行脱落,不可剥脱;局部需应用防晒霜,防晒3~6个月;口服维生素E、维生素C等预防色素沉着。

（二）注射在整形美容外科的应用

注射美容是指将可注射材料注射到人体内从而达到美容或整形的目的。注射美容微整形,是一种简单、安全、损伤小、痛苦小、恢复快、效果显著的美容手段。近年来注射美容的病例数不断上升,已远远超过传统整形手术的数量,成为当前主要的美容整形方式。肉毒素和软组织充填剂的注射是当前注射美容的两大主要方面,其他还有不少注射美容使用的药物和材料,如溶脂针、美白针、胚胎素、干细胞等,但均尚

未获得中国国家食品药品监督管理总局（CFDA）的批准。

1. 肉毒杆菌毒素（botulinum toxin,BTX）　简称肉毒素,也被称为肉毒毒素或肉毒杆菌素。它是由肉毒杆菌在繁殖过程中所产生的一种细菌外毒素,有8种抗原型,目前用于临床治疗的主要是A型肉毒素。肉毒素的剂量以“单位（u）”表示,临床应用单次注射量一般不超过200u。目前我国CFDA批准使用的肉毒素制剂有两个:国产的衡力和美国产的保妥适。其他还有英国的Dysport,德国的XEOMIN,日本的CsBot等。

肉毒素最早是被用于治疗眼睑痉挛,随后它的适应证不断扩大,21世纪以来肉毒素注射已成为操作量最高的一种整形美容手段。其在整形美容方面的应用主要包括:

（1）减少面颈部皱纹:如额纹、眉间纹、鱼尾纹等。注射肉毒素后可以减轻由肌肉收缩引起的动态皱纹。

（2）缩小肌肉:常用于咬肌（瘦脸）和小腿肌肉群（瘦小腿）。是通过注射肉毒素后引起局部肌肉失神经支配,产生失用性萎缩而缩小体积。

（3）减少皮脂腺分泌:临床有用来治疗痤疮。此外,在注射肉毒素的区域,皮肤往往会变得光泽细腻、毛孔缩小,不过原因未明。

（4）多汗症和腋臭:注射肉毒素后可以抑制汗腺分泌。

（5）抑制瘢痕:有实验显示肉毒素可以抑制瘢痕的形成,软化增生的瘢痕。

（6）痉挛性斜颈、眉毛下垂上抬、露龈笑、口角歪斜等,肉毒素可通过精确地注射到某些特定的肌束而达到调整肌肉动态平衡的效果。

（7）眼睑痉挛、面肌痉挛等的缓解。

虽然肉毒素的适应证仍在继续扩大,需要指出的是,肉毒素所批准的适应证是用于肌肉痉挛和眉间纹的治疗,其他应用均属“标示外用药”,事先需充分告知患者并签署知情同意书。

2. 皮肤充填剂

（1）透明质酸（hyaluronic acid,HA）:又名玻尿酸,是现在应用最多的皮肤充填剂。它具有无抗免疫原性、无需皮试、无需冷藏、非动物源性、可吸收但是疗效长、无毒等诸多优点。应用于皮肤填充的透明质酸是经过交联的,注射到组织后,其降解时间可以延长到6个月以上。针对充填的需要,各种制剂有不同的浓度或颗粒大小,以满足不同部位和不同程度皱纹的充填需要。目前常见的获CFDA批准的透明质酸制剂主要包括进口的Restylane（瑞蓝2型）、Juvéderm（乔亚登）、伊婉（YVOIRE）、Elravie（艾莉薇）,还有国产的舒颜、海薇、润百颜、逸美（EME）和宝尼达。

（2）胶原蛋白（collagen）：注射用胶原蛋白主要有人胶原和动物胶原两大类。胶原注射进入皮肤后最终形成自身正常的结缔组织，填充皮肤缺损，达到去皱、填平凹陷瘢痕的效果。不过其在组织中存留时间较短，约 3～6 个月。使用动物胶原时需注意过敏反应。胶原蛋白因进入市场较早，故型号较多，目前经过我国 CFDA 认证的产品有中国台湾的双美 I 号（猪胶原），和吉林的肤美达（牛胶原）。

（3）爱贝芙（Artecoll）：是目前唯一通过 FDA 正式批准的长效皮肤填充剂，它是 20% PMMA 微球在 80% 胶原溶液中的悬浮液。注入人体后，胶原逐渐被吸收，而 PMMA 微球逐渐被宿主的人胶原包裹。从而长期停留在要充填的部位，达到长期的充填效果。它的优点是疗效持久、注射时不痛，但是一旦出现不良反应较难处理，而且注射更需技术性，对操作者要求也更高。

（4）羟基磷灰石：是一种半永久性充填剂。主要产品是 Radiesse（亦称微晶瓷），FDA 批准使用于骨、声带等组织的充填。整形外科主要用于皮肤深部的充填，如鼻部、下颏等部位，持续时间达到 2～5 年。注射时比较疼痛。

（5）左旋聚乳酸（poly-L-lactic acid，PLLA）：即所谓的童颜针，是一种可降解的合成聚合物，在注射后可引起典型的异物反应，能刺激胶原新生，从而达到充填的效果。其效果可维持 18～24 个月，并可通过加强注射来使效果更为持久。主要产品是 Sculptra，不过尚未获 CFDA 批准。

（6）聚丙烯酰胺水凝胶（奥美定，PAAG）：曾在我国医疗整形美容界被作为长期植入人体的软组织充填材料，因其注入人体后，可能会分解成有毒的单体，产生各种损害，世界卫生组织已将这种物质列为可以致癌物之一，现世界各国都已严令禁止使用。

（7）自体脂肪：自体脂肪注射充填是指从人体自身某些部位吸取多余的皮下脂肪细胞经一系列处理后，再注射到需要进行脂肪充填部位的治疗方法，常可用于面部凹陷、颞部凹陷、胸部扁平、双侧乳房不对称、浅表微细皱纹等。近年来也常被用于面部轮廓及五官的填充塑形。

自体脂肪注射为自体组织移植，安全性较高，不会产生免疫反应和排斥反应，无毒无害，移植后手感较佳，且容易获取，来源丰富。但是移植脂肪的存活率仍偏低，通常会有 40%～60% 的吸收率，多需要采用少量多次的方法。若患者较为瘦弱，体内脂肪储量较少时，其应用会有所限制。部分患者移植量较大或注射分布不均匀时，可能出现机化，产生硬结。

脂肪干细胞（adipose-derived stem cells，ADSCs）是从脂肪组织中分离得到的一种具有多向分化潜能的干细胞。其取材容易，来源广泛，适宜自体移植，是近来的研究热点，在美容整形、抗衰老、创伤愈合等很多领域都有着广泛的应用前景和重要的科研价值。脂肪干细胞的自体移植利用其血管再生、组织分化、细胞动员等功能，来构建具有完整生物学结构和功能的脂肪组织。通过细胞辅助脂肪移植技术（cell-assisted lipotransfer，CAL）移植的自体脂肪，其存活率有明显的提高。

3. 微针疗法 是利用微针刺激皮肤，打出大量微细管道，再将药物直接注射到真皮层及皮下深层组织的方法。临床常用的药物有 EGF 冻干粉（表皮生长因子）、PRP、左旋维生素 C、谷胱甘肽、透明质酸等。

4. PRP（platelet rich plasma，富含血小板血浆）是利用自身血液制作的含高浓度血小板的血浆，主要是通过血小板释放生长因子而发挥作用。因其取材方便、制备简单、安全性高、效果肯定等优点而被广泛应用于各个领域，除整形美容外，还包括口腔颌面外科、慢性溃疡的治疗、促进骨再生等。有实验证明，它在脂肪移植和毛发移植中的应用，可提高相应的脂肪和毛发的存活率。

5. 注射溶脂 注射溶脂就是将药物成分以针剂的形式，直接注射入人体的皮下脂肪层，将脂肪溶解。因其操作简便、创伤小、恢复快，而备受关注，但其尚存有不少不良反应和安全隐患，学术上仍有很多争议，并未获得 CFDA 的批准。市面上的溶脂产品其主要成分包括磷脂酰胆碱、左旋肉碱、类胰岛素样生长因子等。2015 年美国 FDA 批准了首个"双下巴"溶脂针，Kybella，其主要成分是一种人造的脱氧胆酸。

6. 美白针 美白针的主要成分是氨甲环酸、维生素 C 和谷胱甘肽，由于这些成分具有抑制酪氨酸酶和抗氧化作用，因此对于一些原因引起的色素沉着能够起到一定的美白祛斑效果。但该项技术尚未获得 CFDA 的批准。

注射美容看似简单，其实对操作者有较高的要求，需要对整形材料和药物、注入途径、注射技巧、局部解剖和人体美学都有十分的了解，因此必须由经过专门训练的医生在正规的医疗单位使用正规的材料和药物来进行。

在注射美容前需严格掌握适应证和禁忌证，需注意以下情况不适合注射治疗：①精神心理疾病等不适合美容治疗者；②严重的全身性疾病者；③需做皮试的产品，皮试阳性者；④对产品中含有成分过敏者；⑤有瘢痕增生体质者；⑥目前正在接受糖皮质激素治疗者；⑦刚注射过其他产品，尤其是性质不明的填充剂者；⑧妊娠及哺乳期妇女、12 岁以下的儿童。

（顾建英 杨燕文）

第 二 篇

普通外科

第十九章

颈部疾病

第一节 颈部的局部应用解剖

（一）甲状腺

甲状腺分为左、右两个侧叶，中间以峡部相连，位于甲状软骨下方、气管两旁。甲状腺两侧叶上极达甲状软骨中部，下极平第 6 气管软骨环，峡部覆盖在第 2~4 气管软骨环的腹侧，少数人峡部缺如。多数人在甲状腺外侧缘有一向外后方的突起，称为 Zuckerkandl 结节。约半数以上人甲状腺有锥体叶，从峡部或两侧叶突向上方，可直接或借助纤维组织和甲状腺提肌与舌骨相连。成人甲状腺重约 25~30g。甲状腺下极有时可达胸廓上口平面以下伸入胸腔，称为胸骨后甲状腺，肿大时常可压迫气管，造成呼吸困难。

甲状腺由两层被膜包裹，内层被膜称为甲状腺固有被膜，是甲状腺真被膜，很薄，紧贴腺体，包被整个腺体并形成纤维束伸入到腺实质内，外层被膜又称为甲状腺外科被膜，是甲状腺假被膜，仅包绕甲状腺的腹侧和外侧面，与气管接触的部分没有被这层膜包被。在两层被膜间的疏松结缔组织中，有甲状旁腺、甲状腺血管、淋巴结及喉返神经等。手术分离甲状腺时，应在此两层被膜之间进行。甲状腺的韧带有甲状腺悬韧带和甲状腺外侧韧带。甲状腺悬韧带由附着在甲状软骨与甲状腺峡部和侧叶之间的假被膜在甲状软骨下缘、环状软骨外侧至甲状腺峡部上缘及两叶上极的前内侧处增厚而形成。甲状腺侧叶中部内侧面与其相对应的环状软骨侧面下缘及第 1、2 气管环面之间的假被膜增厚，形成甲状腺外侧韧带，又称为 Berry 韧带。喉返神经大多数走行于甲状腺外侧韧带后方，少数穿过此韧带。甲状腺借甲状腺悬韧带和甲状腺外侧韧带固定于气管和环状软骨上，因此，在做吞咽动作时，甲状腺亦随之而上、下移动，是临床上鉴别颈部肿块是否与甲状腺有关的依据。

甲状腺的血液供应非常丰富，主要有来自两侧的

甲状腺上动脉和甲状腺下动脉，以及少数人存在的甲状腺最下动脉。甲状腺上动脉大多发自颈外动脉起始处，伴随喉上神经外支并位于其浅面下行，到达甲状腺上极时，分成前、后、内侧 3 支，前、后支分别进入腺体侧叶的腹侧和背侧，内侧支沿腺体侧叶内缘和峡部上缘分布，与对侧同名动脉分支吻合。甲状腺下动脉大多起自锁骨下动脉的甲状颈干，向上呈弓形横过颈总动脉的后方，再向内下至甲状腺侧叶下极的深面，再分支进入甲状腺。甲状腺下动脉也有缺如者，多见于左侧。甲状腺最下动脉大多起自头臂干或主动脉弓，沿气管前上行，进入甲状腺峡部。甲状腺上、下动脉之间以及咽喉部、气管、食管的动脉分支之间，均具有广泛的吻合支相互沟通，故在手术中将甲状腺上、下动脉全部结扎，也多不会导致甲状腺残留部分缺血。甲状腺的静脉起自腺体表面的静脉网，分别汇集成上、中、下静脉。甲状腺上静脉与甲状腺上动脉伴行，注入颈内静脉，甲状腺中静脉位于腺体侧面的中、下 1/3 交界处，跨过颈总动脉前面注入颈内静脉，无伴行动脉，甲状腺下静脉起于侧叶下极，注入无名静脉，两侧甲状腺下静脉之间在气管前面有丰富的吻合支，形成甲状腺奇静脉丛（图 19-1，图 19-2）。

甲状腺的淋巴液汇合流入沿颈内静脉排列的颈深淋巴结。喉前淋巴结（Delphian 淋巴结）、气管前和气管旁淋巴结也收集来自甲状腺的淋巴回流。

（二）喉返神经

喉返神经发自迷走神经，两侧的走行略有不同。左侧喉返神经自迷走神经的胸段发出，由前向后环绕主动脉弓上行，位置较深，多在气管食管沟内走行。右侧喉返神经自迷走神经的颈段发出，由前向后环绕右锁骨下动脉后斜向上行，位置较浅，与气管食管沟的关系不如左侧密切，大多在气管食管沟外侧上行。至甲状腺背面、峡部平面以上，两侧喉返神经多行于气管食管沟内，最后上行至咽下缩肌下缘、环甲关节后方、甲状软骨下角前下方入喉。喉返神经大多数分

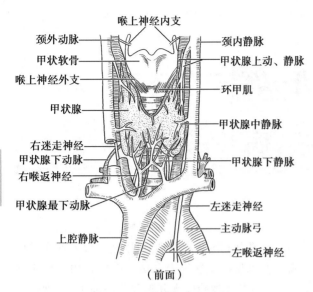

图 19-1　甲状腺解剖（正面）

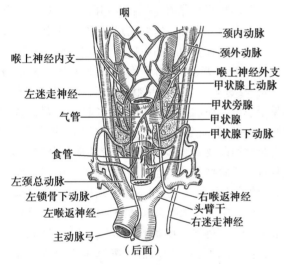

图 19-2　甲状腺解剖（背面）

为前、后两支喉支，前支支配声带内收肌，后支支配声带外展肌。多数有甲状腺下动脉小分支伴随喉返神经喉支入喉。约半数左右的喉返神经具有分别到气管、食管、甲状腺等器官的喉外分支，呈树枝状分布，喉外分支发出部位大多在甲状腺下极平面以上（图 19-1～图 19-3）。喉返神经存在一定的变异，少数喉返神经有 2 条，甚至 3 条神经干。另有少数喉返神经自迷走神经颈段发出后，不下行环绕右锁骨下动脉或主动脉弓，仅走行于颈部而直接入喉，即所谓的喉不返神经，称为非喉返下神经，多见于右侧。

喉返神经与甲状腺下动脉的关系较为密切。粗略地可将两者间的相对关系分为以下 3 种情况：喉返神经位于甲状腺下动脉前方、喉返神经位于甲状腺下动脉后方和喉返神经穿行于甲状腺下动脉分支之间。从解剖角度来看，喉返神经穿行于甲状腺下动脉分支之间时，两者间关系更密切，在甲状腺手术时喉返神

经被损伤的可能性更大。有关两者间的关系，文献报道并不完全一致，总体来看，左侧喉返神经位于甲状腺下动脉后方者居多，右侧喉返神经穿行于甲状腺下动脉分支之间者居多。

喉返神经入喉处至喉返神经与甲状腺下动脉交叉处是喉返神经损伤危险区，喉返神经的解剖变异和移位也是喉返神经损伤原因之一，手术中应予充分注意。单侧喉返神经损伤，患侧声带麻痹，发声嘶哑，若双侧喉返神经损伤，可导致完全发声障碍，严重呼吸困难甚至窒息。

（三）喉上神经

喉上神经起自迷走神经，向内下降至颈内动脉内侧，在舌骨大角处分为内、外两支。内支与喉上动脉伴行，穿甲状舌骨膜入喉，内支为感觉支，支配声门上方咽部黏膜的感觉，若损伤该神经，可表现为饮水时呛咳。外支在咽下缩肌侧面与甲状腺上动脉相伴下行，至甲状腺上极处转向内侧，经甲状腺悬韧带进入环甲肌，外支为运动支，支配环甲肌，使声带紧张，若损伤该神经，可表现为发声低沉、说话易感疲劳（图 19-3）。

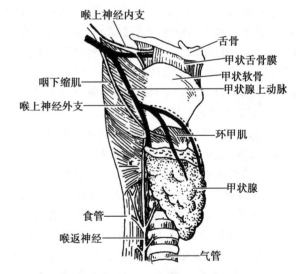

图 19-3　喉返神经及喉上神经解剖

喉上神经外支大多伴随在甲状腺上动脉的内、后方下行，几乎在到达甲状腺上极时才转向内侧与动脉分离，所以，在结扎甲状腺上极血管时，应紧贴腺体的上极进行，以免损伤该神经。

甲状腺上极一般位于甲状软骨中部，如遇甲状腺上极位置过高，或甲状腺过度肿大至甲状腺上极上移，甲状腺上极可常与喉上神经内支紧贴，在处理甲状腺上极血管时，应紧贴腺体的上极进行，以防止喉上神经内支的损伤。

（四）甲状旁腺

甲状旁腺多数为扁椭圆形小体，呈棕黄色，质地

柔软,表面覆盖薄层结缔组织被膜,大小约 0.5cm×0.3cm×0.3cm(0.2cm×0.2cm×0.1cm ~ 1.2cm×0.3cm×0.3cm),单个重约 30 ~ 50mg。一般甲状旁腺上下各 1 对,共 4 枚,但也可出现多于 4 枚或少于 4 枚的变异,甚至仅有 2 枚者。多数甲状旁腺位于甲状腺左右两叶的背面、甲状腺固有被膜与外科被膜间的疏松结缔组织中。上位甲状旁腺的位置比较恒定,多数位于甲状腺侧叶后缘上、中 1/3 交界处,相当于环状软骨下缘水平。下位甲状旁腺的位置变异较大,半数以上位于甲状腺侧叶后缘中、下 1/3 交界处以下至下极的后方,还可以异位于甲状腺实质内、胸腺内、纵隔内或甲状腺下极下方的疏松结缔组织内。根据甲状旁腺与甲状腺的位置关系及原位保留的难易程度,可将甲状旁腺分为紧密型和非紧密型。紧密型指甲状旁腺与甲状腺关系紧密,较难原位保留。非紧密型指甲状旁腺与甲状腺之间有自然间隙,比较容易原位保留。

大多数甲状旁腺都具有独立的甲状旁腺动脉供血,绝大多数甲状旁腺血供来自甲状腺下动脉,仅少数上位甲状旁腺的血供来自甲状腺上动脉后支或甲状腺上、下动脉的吻合支。为有效保留甲状旁腺的血供,应紧贴甲状腺固有被膜处理甲状腺血管,而不应该结扎甲状腺上、下动脉的主干。

甲状腺手术时若误切甲状旁腺,术后可导致甲状旁腺功能低下,出现低钙血症,肢体麻木甚至抽搐。通常情况下,只要原位保留 1 枚具有良好血供的甲状旁腺,术后几乎不会发生严重的永久性甲状旁腺功能低下。因此,每例甲状腺手术最好能原位保留至少 1 枚具有良好血供的甲状旁腺。因为不知道患者有几枚甲状旁腺,也不是每枚甲状旁腺都能原位保留,所以,对于发现的每一枚甲状旁腺都应该当做唯一的一枚甲状旁腺对待,认真加以保护。

(五) 颈部淋巴结分区

颈部淋巴结分区可分为七区:Ⅰ区　二腹肌后腹、下颌骨、舌骨体围成的颏下和颌下三角,ⅠA区　颏下淋巴结,位于舌骨、下颌骨和二腹肌前腹之间,ⅠB区　颌下淋巴结,位于舌骨下缘、下颌骨体、二腹肌前腹、茎突舌骨肌间;Ⅱ区　上颈淋巴结,位于颅底至舌骨下缘之间,胸锁乳突肌后缘之前,茎突舌骨肌(颌下腺后缘)之后,ⅡA区　副神经之前的淋巴结,ⅡB区　副神经之后的淋巴结;Ⅲ区　中颈淋巴结,位于舌骨下缘到环状软骨下缘水平,胸锁乳突肌后缘之前、胸骨舌骨肌之后;Ⅳ区　下颈淋巴结,位于环状软骨下缘水平到锁骨间,胸锁乳突肌后缘之前,胸骨舌骨肌之后;Ⅴ区　颈后三角淋巴结,位于

胸锁乳突肌和斜方肌交角到锁骨,胸锁乳突肌后缘与斜方肌前缘之间,ⅤA区　环状软骨下缘水平以上的淋巴结,ⅤB区　环状软骨下缘水平以下的淋巴结;Ⅵ区　舌骨至胸骨切迹水平,左右颈动脉鞘之间的淋巴结;Ⅶ区　胸骨上凹以下至上纵隔淋巴结(图 19-4)。

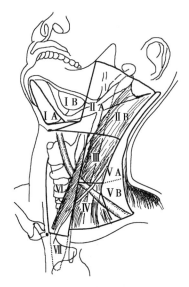

图 19-4　颈部淋巴结分区

(王红鹰)

第二节　常见颈部肿块的诊断、鉴别诊断与处理

颈部肿块是一个宽泛的概念,可以是颈部或非颈部疾病的共同表现,也是外科门诊的常见病症。

【分类】

临床上颈部肿块多按照病理学分类,按病理性质可分为:

1. 炎症　急、慢性淋巴结炎,淋巴结结核,软组织化脓性感染等。

2. 肿瘤

(1) 原发性肿瘤:良性的有甲状腺腺瘤、血管瘤、颈动脉体瘤、神经鞘瘤等;恶性的有甲状腺癌,恶性淋巴瘤等;还有介于良恶性之间的肿瘤,如侵袭性纤维瘤。

(2) 转移性癌:原发病灶多位于口腔、鼻咽部、甲状腺、肺、食管、纵隔、乳房、胃肠道、胰腺等处。

3. 先天性畸形　甲状腺舌管囊肿、胸腺咽管囊肿、囊状淋巴管瘤、颏下皮样囊肿等。

【诊断】

发现颈部肿块并不困难,但明确肿块的性质有时不易。要做出正确诊断需根据肿块的部位,结合病史

和临床检查资料进行分析。在诊断中,要注意下列几点:

1. 病史　患者的年龄、肿块发生时间、发展速度和全身症状等。先天性畸形多发生在 10 岁以下的小儿,病程长,可多年无明显变化。恶性肿瘤病程短,常仅数周或数月,病变呈进行性发展。急性炎性肿块病程很短,常仅数日,伴有发热等全身感染症状。

2. 局部体检　肿块的部位、形状、大小、硬度、活动度、表面光滑度以及触诊时有无压痛、搏动或震颤等。炎性肿块多有不同程度的压痛。囊肿质软,加压后体积可缩小。动脉瘤有膨胀性搏动,听诊时有与心脏收缩同时期的杂音。甲状腺肿块多可随吞咽上下移动。

3. 全身体检　颈部肿块有不少是全身疾病在颈部的表现。怀疑为转移性肿瘤时,要详细检查甲状腺、鼻咽部、口腔以及胸部、腹部。特别在锁骨上三角有硬的肿块时,应考虑是否为肺、胃肠道、胰腺或乳房恶性肿瘤的转移。颈部有多发性肿块时,应检查腋窝、腹股沟、右下腹(肠系膜)等处的淋巴结和肝、脾,以排除恶性淋巴瘤的可能。

4. 实验室检验和影像学检查　血象或骨髓象的检查对炎症、恶性淋巴瘤或慢性淋巴细胞白血病的诊断有帮助。甲状腺功能检查对甲状腺相关疾病的诊断很有帮助。超声检查是诊断颈部肿块的首选影像学检查。胸部透视可发现肺结核、肺癌、纵隔肿瘤等。颈部、胸部或者腹部 CT 检查,有时对诊断很有帮助。对于难以诊断的颈部肿块,PET-CT 检查必要时可以应用。

5. 内镜检查　有时一些颈部肿块为转移性病变,为寻找原发灶,往往须借助于内镜检查,如纤维鼻咽喉镜、鼻窦内镜、纤维支气管镜或胃肠镜等检查。

6. 组织病理学检查　借助于从所怀疑的原发灶区取材涂片、内镜检查时活检取材、肿块穿刺抽吸活组织甚至切取活组织进行病理检查,有时对诊断有决定意义。目前于超声引导下进行的细针或者粗针穿刺,大大提高了颈部肿块的诊断精确度。

通过病史询问、局部和全身检查,一般可作出颈部肿块的初步诊断。根据颈部分区(图 19-4)按各区的脏器、组织考虑诊断(表 19-1)。明确肿大淋巴结的性质有时有困难,因此常需依赖穿刺或切除一个或数个淋巴结作病理检查,但根据肿大淋巴结的不同部位和不同硬度,也可初步作出诊断。口腔和唇肿瘤可转移至 I~III 区淋巴结。舌肿瘤转移可出现跳跃式,转移至III、IV区,而无I、II区转移。鼻咽部肿瘤可转移至 II~V 区淋巴结。咽下部、颈段食管和甲状腺肿瘤常侵犯气管旁淋巴结,并可扩展至上纵隔(VII区)淋巴结。

表 19-1　颈部不同区域肿块的常见疾病

部位	单发性肿块	多发性肿块
下颏下区	颌下腺炎	急、慢性淋巴结炎
颈前正中区	甲状腺舌管囊肿、各种甲状腺疾病	
颈侧区	胸腺咽管囊肿、囊状淋巴管瘤、颈动脉体瘤、血管瘤	急、慢性淋巴结炎、淋巴结结核、转移性肿瘤、恶性淋巴瘤
锁骨上窝		转移性肿瘤、淋巴结结核
颈后区	纤维瘤、脂肪瘤	急、慢性淋巴结炎
腮腺区	腮腺炎、腮腺混合瘤或癌	

【常见的颈部肿块】

1. 感染性肿块　常见有单纯性颈淋巴结炎(多继发于头、面、颈、喉部及口腔的炎症病灶)、颈淋巴结结核和慢性颌下腺炎等。颈淋巴结炎急性期主要治疗原发性感染,慢性期无需特殊治疗。颈淋巴结结核多位于颈部或颌下三角区,表现为大小不一的多个包块,晚期成团和串珠状排列,表皮可有溃烂和瘘管。结核菌素试验阳性。确诊后给予抗结核治疗。慢性颌下腺炎呈圆形或椭圆形,压迫包块时可有脓性分泌物自口腔底同侧颌下腺管口溢出。可手术切除患侧颌下腺。

2. 转移性肿瘤　约占颈部恶性肿瘤的 3/4,在颈部肿块中,发病率仅次于慢性淋巴结炎和甲状腺疾病。原发癌灶绝大部分(85%)在头颈部,尤以鼻咽癌和甲状腺癌转移最为多见。锁骨上窝转移性淋巴结的原发灶,多在胸腹部(肺、纵隔、食管、乳腺、胃肠道、胰腺等);但胃肠道、胰腺癌肿多经胸导管转移至左锁骨上淋巴结。

3. 恶性淋巴瘤　包括霍奇金淋巴瘤和非霍奇金淋巴瘤,是来源于淋巴组织恶性增生的实体瘤,多见于青壮年男性。肿大的淋巴结常先出现于单侧或双侧颈侧区,以后相互粘连成团,生长迅速。需依靠淋巴结病理检查确定诊断。

4. 腮腺混合瘤(mixed tumor of parotid gland)　是一种含有腮腺组织、黏液和软骨样组织的腮腺肿瘤,故称"混合瘤"。肿瘤外层是一层很薄的包膜,由腮腺组织受压后变形而成,并非真性包膜。腮腺混合瘤虽为良性,但具有潜在的恶性生物学行为,因此临床上将其视为临界瘤。约有 5% ~ 10% 的病例可发生恶变。本病多见于青壮年,肿瘤位于耳垂下方,较大时可伸向颈部。肿瘤呈硬结状,有时部分发生囊性变而间有较软的结节。肿瘤与皮肤或基底组织无粘连,可被推动,生长缓慢,可数年或十余年不发生显著变化。如发生恶变,肿瘤可迅速生长。治疗应予早期手术切除,以防恶变。手术的关键是须将肿瘤连同包膜和肿瘤周围的腮腺组织充分地一并切除,否则易复发,复发者更易恶变。术前不宜作活组织检查,手术时尽量避免损伤神经。若需切除腮腺深叶,应显露面神经主干及各分支,并细致分离。

(艾志龙)

第三节 颈部先天性囊肿与瘘管

颈部先天性囊肿与瘘管是在胚胎时期颈部演变过程中,由覆盖有上皮细胞的残留管道所形成。正中型是由甲状舌管而来,称甲状舌管囊肿或瘘;旁侧型起自鳃裂,称鳃源性囊肿或瘘。

一、甲状舌管囊肿与瘘

甲状舌管囊肿与瘘为先天发育异常。甲状舌管退化不全可导致囊肿或瘘形成,囊肿也可因感染破溃或手术切开后形成瘘。大多数的甲状舌管囊肿在儿童期被发现,一半以上的病例发生于 5 岁以前。男女发病率基本相同。有时家族中女孩的发病率略高。约有 40% 病例并发感染。

【胚胎学与病理】

妊娠第 4 周时,在原口腔的咽底部第 1 和第 2 对咽陷凹间的正中部分,形成一个憩室状的甲状腺始基。此始基在喉部前方沿正中线向下移行至颈部,其行径构成一条细长的导管,称为甲状舌管。甲状舌管近端连接舌盲孔处,远端连接甲状腺峡部。甲状舌管也可通过发育舌骨的前方、后方或者穿过舌骨。当甲状腺始基沿正中线下降到最后部位时,甲状舌管即退化成实质的纤维条索。如果在发育过程中甲状舌管内上皮细胞未退化消失,则可在盲孔至胸骨颈切迹间正中线的任何部位形成甲状舌骨囊肿或瘘。

甲状舌骨囊肿的内壁衬以复层鳞状上皮、纤毛上皮或假复层柱状上皮,囊内有黏液的分泌腺体。囊肿与舌根部盲孔间的瘘管有时呈分叉状,近来报道发现瘘管在舌骨上方,进入舌下肌群时为树枝状分叉,手术时应注意结扎,以免瘘管复发。异位甲状腺在甲状舌管上或者靠近甲状舌管的发生率为 25% ~ 35%。很少有甲状舌管囊肿位于舌骨和舌盲孔之间。

【临床表现】

近 75% 的甲状舌管畸形表现为囊肿,25% 继发感染形成瘘管。3% 的甲状舌管位于舌部,7% 位于胸骨上窝,25% 的囊肿可偏离正中。在颈部正中相当于舌骨下的甲状软骨部位,可见 1 ~ 2cm 直径的圆形肿块,表面光滑,边缘清楚,囊性因充盈紧张而有实质感。位置较固定,不能上下或左右推动,但可随吞咽或伸舌运动而略有上下移动。小的囊肿可扪及一条索带连向舌骨。未发生感染时,不与皮肤粘连,无压痛,无自觉症状。发生感染时,出现红肿、疼痛与压痛,自行溃破或切开引流后形成甲状舌管瘘,从瘘口经常排出透明或混浊的黏液,经过一定时间后瘘口可暂时结痂闭合,但不久又溃破流液,可反复发生,经久不愈。在瘘口深处可扪及向上潜行的索带状组织通向舌骨。

【诊断】

凡位于颈部正中舌骨前下方的囊肿,随吞咽而上下活动,就能作出诊断。当囊肿位于舌骨上方时,应与该部位好发的颏下淋巴结炎和皮样囊肿相鉴别。囊肿位于胸骨至甲状腺间时,应与气管源性囊肿、皮样囊肿、甲状腺囊肿、软化的结核性淋巴结、异位的唾液腺囊肿鉴别。囊肿略偏于正中线的,应与鳃源性囊肿鉴别。特别要强调注意异位的甲状腺,70% 的异位甲状腺病例缺如正常甲状腺,文献报道其被误切后可发生甲状腺功能低下。因此,诊断时常规 B 超检查甲状腺,注意有无正常或异位甲状腺,必要时应进行甲状腺核素扫描和功能检查。

【治疗】

对于细小的囊肿是否有必要摘除的意见尚不一致,但鉴于感染后手术复杂和再发率增加,因此确诊后以早期手术为宜。手术者必须熟知下列结构的特征:①瘘管与舌骨紧密附着并贯穿其中;②舌骨后方的瘘管非常细小而脆弱,可能呈分支状;③瘘管有憩室样的突起或侧支。手术要点是完整切除囊肿以及切除舌骨中段和通向舌基底部的瘘管(Sistrunk 法),减少术后复发。复发率约 4% ~ 9%,常见于甲状舌管囊肿感染或者先前有过引流的患者,最容易复发的是没有切除舌骨的患者。有感染或先前切开引流的患者,需要控制炎症后手术,有时需要数月。未切除的甲状舌管囊肿到成人期有 10% 转变为腺瘤。儿童偶有恶变报道。

二、鳃源性囊肿与瘘

鳃源性囊肿与瘘是鳃裂发育异常的表现,是由于再吸收不全造成的。鳃裂残留物向外有开口,则形成瘘管或窦道;无外口时,则形成囊肿。瘘管较囊肿多见。窦道、瘘管、残余软骨组织常发生在婴儿期;而囊肿则出现较晚,在儿童或青年时期发生。男女发病率并无差别。

【胚胎学与病理】

胚胎第 3 周时,颈部出现 4～5 对鳃弓,鳃弓间的凹沟称为鳃裂,相对凸出处为咽囊,其间隔一薄膜称鳃板。此后,第 1 鳃弓衍变为锤骨、砧骨和颜面部,第 1 鳃裂衍变为外耳道,咽囊为咽鼓管和中耳,鳃板为鼓膜。第 2 鳃弓形成镫骨、舌骨小角和颈侧部。第 2 鳃裂在正常发育时全部消失,咽囊成为扁桃体窝。第 3 鳃弓构成舌骨大角等,第 4 和第 5 鳃弓不发达。如果发育过程中鳃裂组织未完全退化而有遗留,则形成瘘或囊肿。第一鳃裂瘘较少见,约占 20%,外口位于下颌角下方颌下腺附近。内口在外耳道。临床上以第二鳃裂形成的囊肿与瘘为多见,约占 75%。外口位于胸锁乳突肌的前缘,内口在扁桃体窝。偶尔发生第三、第四鳃裂瘘,其位置甚低,常在胸骨柄附近,仅有一短小的窦道,如有内口则在梨状窝。瘘管的行径与血管和神经的关系(表 19-2)。

表 19-2 颈侧瘘的发生和解剖途径

外瘘口部位	内瘘口部位	颈动脉关系	神经关系
第一鳃裂	耳壳前后(Ⅰ)外耳道平行,下颌角下方(Ⅱ)外耳道面		面神经交叉
第二鳃裂	胸锁乳突肌前扁桃体上窝,颈内、外动脉间舌下		舌下、舌咽神经的表层交叉
第三鳃裂	胸锁乳突肌前梨状窝,颈总动脉后方		迷走、舌下、喉上神经的表层交叉
第四鳃裂	胸骨切迹梨状窝	右:锁骨上动脉后方返回;食管入口左:主动脉弓后方返回	

囊肿与瘘管的内层为复层鳞状上皮细胞,其中可见毛囊、皮脂腺和汗腺,亦有衬以柱状上皮或纤毛上皮细胞的。囊壁与管壁为结缔组织所构成,其中混杂有淋巴组织和肌肉纤维。囊内容物为混浊水样液或黏稠乳状液,发生感染时则变为脓样液。10%～15% 的病例存在双侧的鳃裂窦道,窦道可以从皮肤开口延伸一段很短的距离。鳃裂囊肿位于胸锁乳突肌前缘,从舌骨外侧水平以下到颈内、外动脉分叉之间。小的瘘管可以与近端囊肿共同存在。

【临床表现和治疗】

(一)耳前瘘

先天性耳前瘘是第 1 鳃弓和第 2 鳃弓的遗迹,由任何两个耳结节间的沟未闭合所致,有明显家族史,以双侧多见,单侧病例中多见于左侧。有时可与颈侧部囊肿与瘘同时存在。

瘘口常在耳轮脚的前上方,偶有位于耳轮、耳甲、耳屏或外耳道口。瘘口细小呈一皮肤陷孔,可排出少量白色微臭分泌物。多数瘘管终止于耳轮脚的轮骨部,有时有细小分支并有两个外口。

通常无症状,常在感染后引起注意,局部软组织红肿、疼痛,数日后形成小脓肿并自行破溃,流出带黄色黏液性脓液,不久可自愈。但感染呈慢性反复发作,瘘口周围形成瘢痕组织。无症状者不需治疗。反复感染者在控制炎症后,切除全部管道及其细小分支,手术前后应用抗生素。

(二)颈侧部囊肿与瘘

颈侧部囊肿与瘘的发生,除认为是鳃裂的组织残留外,尚有可能是由于胸腺咽管退化不全所形成,还可能是淋巴结内的迷走腺体上皮所形成,有待进一步研究。左右侧及男女发病率大致相同,10% 为双侧,对称。

颈部一侧有一无痛性圆形肿块,直径 3～4cm,位于胸锁乳突肌中 1/3 的前缘或后方。肿块表面光滑,界限清楚,质软,稍能活动,不与皮肤粘连,发展缓慢。继发感染时出现红肿和疼痛,并突然增大,囊肿巨大时可出现气管和食管的压迫症状,少数可自行溃破形成瘘。半数以上病例出生时即有细小瘘口存在,多在胸锁乳突肌前缘下 1/3 部位,从瘘口间歇地排出黏液样透明液,继发感染时排出脓性液,同时瘘口周围皮肤发生炎性反应。在瘘口的深处多能扪及向上延伸的条索状组织。在胸骨柄附近发现的瘘口,是第 3 对腮裂残留的窦道孔,有极少量分泌物溢出,并常复发感染。窦道闭合不全可在皮肤表面出现一个浅凹,常伴有一小段的异位软骨。

诊断时应与各种颈部肿块相鉴别,如皮样囊肿、淋巴管瘤、结核性淋巴结炎、甲状腺癌、化脓性淋巴结炎,以及少见的气管源性囊肿、异位胸腺等。B 超检查可以帮助区分肿块的囊实性;水溶性造影剂造影可显示窦道延伸至咽部的径路,但临床很少应用。

无论囊肿与瘘均应在早期进行手术治疗。如果经常发生感染,将导致瘢痕产生及炎症,使手术切除更加困难。另有报道鳃源性残留组织有发生癌变的可能。手术在 1 岁以后施行较为安全。其要点是切除整个瘘管直达内口,仔细解剖以避免损伤血管和神经等重要组织,有时为完整切除瘘管到内口,需要 2～3 个切口。瘘管近端应该用可吸收线进行结扎缝合。有急性炎症时可穿刺、切开,给予抗生素等治疗,待感染控制后再行手术。在许多儿童疾病中心,再发率低于 5%。

(三)梨状窝瘘

梨状窝瘘是颈部鳃源性囊肿或瘘的一种少见类

型,约80%的患者于儿童期发病。男女均等。其发生于咽部梨状窝的鳃源性内瘘,起源第三或第四鳃囊。发生在左侧占90.3%,右侧占8%,双侧者极少。可能与右侧鳃性组织较早消失有关。瘘管自梨状窝底部,由甲状软骨下缘外侧斜行穿出,在甲状软骨下缘与环状软骨之间、喉返神经外侧沿气管旁下行,经内侧、外侧或贯穿甲状腺组织,终止于甲状腺上极,偶有贯穿甲状腺左后叶,继续下行终止于左胸锁关节后方。

梨状窝瘘形成的内瘘常引起颈部反复化脓性感染,并累及甲状腺组织,临床上表现为急性化脓性甲状腺炎,但一般甲状腺功能不受影响。症状常可发生在上呼吸道炎或扁桃体炎之后。起病急,炎性肿块常位于颈前三角,恰在甲状腺侧叶的部位,有肿胀和疼痛,伴有发热和吞咽疼痛,炎症进展后则局部皮肤发红水肿,可自行破溃排脓。应用抗生素,穿刺排脓,或切开引流,炎症易消退。很少形成外瘘。此后往往再发炎症,间隔时间短则1个月,长至40年,不发炎症时毫无症状。初发时炎症范围较广,再发时较局限。成人病例在轻度炎症时易疑为甲状腺恶性肿瘤。新生儿病例呈囊状扩张,可产生气道压迫症状。

待炎症消退后6~8周,吞钡造影最具诊断价值。如见患侧梨状窝瘘底部有2~3cm细管道,经外侧向前下方延伸,即可确诊。有时可在内镜下观察梨状窝开口,压迫甲状腺时可见脓液从开口部位排出。超声或CT检查显示甲状腺脓肿形成。甲状腺扫描左上叶有放射性稀疏区。

对于瘘管极细、不经常感染的病例可暂观察;急性炎症时应用抗生素或切开排脓,易消退;感染控制后2~3个月作瘘管切除术,必须仔细解剖,避免损伤喉返神经和喉上神经。瘘管进入或贯通甲状腺时,作部分甲状腺切除术。术后可以再发炎症。梨状窝瘘手术过程中运用胃镜辅助寻找瘘管,可明显提高瘘管切除率。

(郑珊　沈淳)

第四节　颈部囊状淋巴管瘤

淋巴管瘤并非真性肿瘤,而是一种先天性良性错构瘤,是发生在淋巴系统的多囊性畸形。在新生儿中发病率为1/12 000。约50%~65%在出生时即已存在,90%以上在2岁以内发现。男女发生率大致相仿。囊状淋巴管瘤好发于颈部,又称囊状水瘤,是临床上最多见的,约占75%,其余见于腋部(20%),5%发生在纵隔、后腹膜、盆腔或腹股沟。大网膜和肠系膜囊肿亦属囊状淋巴管瘤。

【病理】

淋巴系统由来源于静脉系统或其邻近间质的5组原始淋巴囊发育而成,其中2组颈淋巴囊,1组腹膜后淋巴囊和2组后淋巴囊。胚胎发育时如有部分淋巴囊与原始淋巴系统分隔,另行增殖就形成淋巴囊肿和淋巴管瘤组织,类似肿瘤样畸形。淋巴管瘤是由增生、扩张、结构紊乱的淋巴管所组成,可向周围呈浸润性生长,但不会发生癌变。因颈静脉淋巴囊形成最早,体积最大,所以颈部发生囊状淋巴管瘤最常见。根据淋巴管的形态和分布可分为三种类型:

(一) 单纯性淋巴管瘤

由扩张的不规则的毛细淋巴管丛所组成,间质较少,主要发生在皮肤、皮下组织和黏膜层。

(二) 海绵状淋巴管瘤

淋巴管扩大呈窦状,其内充满淋巴液,呈多房性囊腔,周围间质较多,病变侵及皮肤、黏膜、皮下组织和深部结构如肌肉、后腹膜、纵隔等。

(三) 囊状淋巴管瘤

其囊腔大,可单房或多房,互相交通,腔内有大量透明微黄色的淋巴液,囊壁甚薄,覆有内皮细胞,偶带有淋巴细胞及多少不等的纤维基质。常常紧贴在大静脉和淋巴管旁,好发于颈部、腋窝、腹部及腹股沟区域,躯干部及四肢相对少见。与海绵状淋巴管瘤不同的是有更大的囊性腔隙。

实际上临床见到的淋巴管瘤往往是混合型的。如果淋巴管瘤中混杂有血管瘤组织,则称为淋巴血管瘤。

【临床表现】

颈部巨大囊状水瘤可造成胎儿分娩困难,挤压有时造成囊内出血。一般在出生后即可在颈侧部见到质软的囊性肿块,有明显波动感,透光试验阳性。其界限常不清楚,不易被压缩,亦无疼痛。肿块与皮肤无粘连,生长缓慢;但易并发感染,且较难控制,对抗生素治疗反应缓慢。当囊状水瘤发生囊内出血时,瘤体骤然增大,张力增高,呈青紫色,可压迫周围器官产生相应症状。有的广泛侵及口底、咽喉或纵隔,压迫气管、食管引起呼吸窘迫和咽下困难,甚至危及生命。有部分淋巴管瘤在发展过程中,会自行栓塞退化,或在感染后,因囊壁内皮细胞被破坏,在感染控制后自行消退。

【诊断】

浅表的淋巴管瘤一般根据临床表现即可确定。局部穿刺的液体性状可与血管瘤鉴别。位于颈前较局限的淋巴管瘤,还应注意与甲状舌骨囊肿、鳃裂囊肿、皮样囊肿、脂肪瘤相鉴别。透光试验有助于囊状淋巴管瘤的诊断。颈部、腋部病变,应予摄胸片观察肿块与纵隔的关系。还可采用超声显像、CT等检查，判断肿瘤与血管、气管和食管的关系，有利于手术评估。

【治疗】

（一）期待治愈

囊性水瘤可以发生自发性退变，或感染后肿块消退，但相当少见。对于较小局限、不影响功能的淋巴管瘤，可先观察。急性感染期后的淋巴管瘤可先观察。随访未见消退或反而增大者，再予治疗。

（二）注射疗法

硬化剂注射治疗在单房性囊肿病例或手术肯定严重影响神经功能的情况下可考虑选择。将囊液吸尽后注入硬化剂对于治疗巨大的囊肿曾经有效，但对于多囊性或是极小的浸润性囊性水瘤，硬化剂效果不明显。硬化剂的注射治疗可使囊壁硬化，加大手术切除难度。囊内注射OK-432（picibani1）对复杂的囊性水瘤有较好疗效，OK-432是人源性A簇链球菌的冻干培养的混合物，但有发现局部注射导致严重全身过敏反应死亡的病例。国内应用经青霉素处理的β-溶血性链球菌制剂-沙培林，为OK-432的同类药物。将一个临床单位（1KE）溶解在10ml生理盐水内，穿刺抽液后等量溶液注入瘤腔内，一次注入量不超过2KE。注射后常有暂时性发热，局部红肿、灼热的炎症过程，提示其可能也是通过一个免疫反应性的无菌性炎症过程破坏淋巴管瘤内皮细胞，形成纤维沉淀物而使淋巴液分泌停止，促使消退。其他的硬化剂还有博来霉素和纯无水酒精。无水酒精经皮注射可使细胞膜溶解、蛋白质变性和血管闭塞。博来霉素存在肺纤维化风险，在儿童少见。

（三）手术治疗

手术切除是治愈囊性水瘤的最好方法。新生儿颈部巨大囊性水瘤压迫气管引起呼吸抑制者，需要在生后较短的时间内进行手术切除，有时可先采用引流方法，暂时性减轻呼吸道压迫症状，使根治切除时减少风险。对囊性水瘤增大的速度未超过身体的生长速度，建议将手术时间推迟到生后2~6个月之间。手术绝对适应证为颈部、口底淋巴管瘤影响呼吸、进食者。相对适应证为颈部淋巴管瘤有向纵隔、胸腔扩展趋势，引起呼吸困难可能者。淋巴管瘤并发感染时不宜手术，须先控制感染。囊内出血并非手术禁忌。囊状淋巴管瘤完整切除是具有挑战性的，手术时要求仔细解剖颈部的重要神经、血管等结构，防止面神经麻痹和舌神经、喉返神经、膈神经损伤而引起呼吸困难和声音嘶哑。因为是良性病变，不必要牺牲主要的神经或者其他重要结构，对残存的囊壁，可涂擦0.5%碘酊、硝酸银或电灼破坏内皮细胞以防复发。即使是在

手术满意的患儿中也有5%~10%的复发率。术后创面应置引流，防止创面积液。复发可在术后数周，甚至数月。

（郑珊 沈淳）

第五节 甲状腺功能亢进症

甲状腺功能亢进症（Hyperthyroidism，简称甲亢）指多种疾病导致甲状腺合成和分泌甲状腺激素过多，致血液循环中甲状腺激素水平升高，临床常表现为怕热多汗，多食易饥而体重下降，大便次数增多，心悸乏力等。甲状腺毒症（Thyrotoxicosis）指血液循环中甲状腺激素水平升高出现甲亢类似的症状，但除甲亢外，尚包括其他原因导致的血液循环中甲状腺激素水平升高，如外源性甲状腺激素摄入不当、各种甲状腺炎破坏使甲状腺滤泡中激素释放入血过多而甲状腺本身合成激素减少等。甲状腺毒症的病因分类表19-3。

表19-3 甲状腺毒症病因

持续激素合成过多 （甲亢）	一过性激素过多 （甲状腺毒症）
低TSH，高吸碘率	**低TSH，低吸碘率**
Graves病	甲状腺炎
毒性结节性甲状腺肿	自身免疫性
甲状腺高功能腺瘤	淋巴细胞性（产后甲状腺
绒促性素相关甲亢	炎、无痛性甲状腺炎）
妊娠甲亢：	桥本甲状腺炎急性加重
生理性	病毒性或病毒后
TSH受体突变所致家	亚急性甲状腺炎
族性妊娠甲亢	药物相关甲状腺炎
滋养细胞肿瘤	胺碘酮、锂、干扰素-α、白 介素-2、GM-CSF
	感染性甲状腺炎
低TSH，低吸碘率	**外源性甲状腺激素摄入不当**
碘甲亢	医源性替代过量
胺碘酮相关甲亢	人为甲状腺毒症
卵巢甲状腺癌	
转移性高功能甲状腺癌	
TSH正常或升高	
垂体TSH瘤	
中枢性甲状腺激素抵抗综 合征	

TSH：促甲状腺素；GM-CSF：粒-巨噬细胞集落刺激因子

其中Graves病，又称弥漫性甲状腺肿伴甲亢，约占甲亢的85%，本节予以重点讨论。另简单阐述毒性结节性甲状腺肿和甲状腺高功能腺瘤。

2

一、弥漫性甲状腺肿伴甲亢

弥漫性甲状腺肿伴甲亢又称 Graves 病（Graves disease, GD）。1835 年 Robert Graves 首先描述了该综合征，包括高代谢、弥漫性甲状腺肿、突眼和皮肤局部的黏液性水肿等。

【病因及发病机制】

该病的确切病因尚不全清楚，目前认为在一定的遗传易感性（如 HLA-DR, CTLA-4, CD25, PTPN22, TSH 受体等基因多态性）基础上，环境因素如感染、应激、性别、性腺激素、妊娠、药物和辐射等诱发人体免疫功能异常，使抑制性 T 淋巴细胞功能降低和辅助性 T 淋巴细胞不适当增敏，使 B 细胞产生针对自身甲状腺成分的抗体，主要为 TSH 受体抗体（TSH receptor antibody, TRAb），故疾病本质为甲状腺器官特异性自身免疫性疾病。TRAb 为多克隆抗体，与甲状腺滤泡上皮细胞膜上的 TSH 受体结合后，激活 Gsα 和 Gq 信号复合体，发挥不同作用。根据结合方式和作用不同，可进一步分为：①甲状腺刺激性抗体（Thyroid-stimulating antibodies, TSAb）：刺激甲状腺组织增生、合成和释放甲状腺激素过多，而血液循环升高的甲状腺激素反馈抑制垂体分泌 TSH，表现为血清 TSH 水平显著降低；②甲状腺阻断型或拮抗型抗体（Blocking TRAb, TBAb），阻断 TSH 的作用；③中性抗体（neutral antibody），生物活性呈中性，既不刺激受体，也不阻断 TSH 作用。不同患者或同一患者在不同时期占主导地位的抗体亚型可发生变化，从而导致甲状腺功能的变化（图 19-5）。多数 GD 患者 TSAb 占主导地位，故表现为甲状腺肿大伴功能亢进。小部分患者表现为甲状腺功能正常甚至甲状腺功能减退。目前认为甲状腺本身通过腺体内浸润的 β 细胞成为甲状腺自身抗体合成的场所。

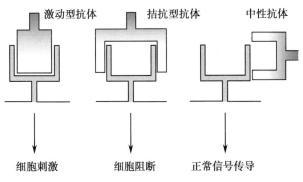

图 19-5　不同 TSH 受体抗体对甲状腺细胞作用示意图

Graves 病患者发生突眼和常见于胫前的黏液性水肿与眶后、胫前局部皮肤的成纤维母细胞和脂肪细胞高表达 TSH 受体有关。局部高表达 TSH 受体在高浓度血清 TRAb 情况下，发生免疫应答，导致局部细胞因子释放、淋巴细胞浸润和成纤维细胞释放葡糖胺聚糖增加和积聚，进一步导致水肿和细胞功能损伤。

【病理解剖与病理生理】

GD 患者的甲状腺呈弥漫性肿大，血管丰富、扩张。滤泡上皮细胞增生呈柱状，有弥漫性淋巴细胞浸润。浸润性突眼患者其球后结缔组织增加、眼外肌增粗水肿，含有较多黏多糖、透明质酸沉积和淋巴细胞及浆细胞浸润。骨骼肌和心肌也有类似表现。垂体无明显改变。少数患者下肢有胫前对称性黏液性水肿。

甲状腺激素有促进产热作用并与儿茶酚胺有相互作用，从而引起基础代谢率升高，营养物质和肌肉组织的过度消耗，加强对神经、心血管和胃肠道的兴奋。

【临床表现】

GD 在女性更为多见，患者男女之比为 1:7~10；高发年龄为 21~50 岁。该病起病缓慢，典型者高代谢症群、眼症和甲状腺肿大表现明显。

（一）甲状腺毒症的临床表现

各种病因所致的甲状腺毒症的症状体征相似，可累及全身各个系统（表 19-4）。临床表现与患者年龄、甲状腺毒症的严重性，持续时间，个体对过多甲状腺激素的易感性等相关。老年患者的症状可较隐匿，仅表现为乏力、体重下降，称淡漠型甲状腺功能亢进症（apathetic hyperthyroidism）。亚洲男性可表现为发作性低钾麻痹。其中 GD 甲亢患者往往缓慢隐匿起病，逐步加重，病程常长于 3 个月。而其他原因所致一过性甲状腺毒症患者如亚急性甲状腺炎等往往病情先重后轻，且病程较短。

表 19-4　甲状腺毒症的症状与体征
（按发生率从高到低排序）

症状	体征
多动,兴奋,焦虑	心动过速;老年患者房颤
怕热和多汗	震颤
心悸	甲状腺肿大
疲乏和无力	皮肤温暖,湿润
食欲亢进但体重下降	肌无力,近端肌病
大便次数增多	眼睑挛缩
多尿	男性乳房发育
月经稀少,性欲低下	

（二）甲状腺肿大

为 GD 的主要临床表现或就诊时的主诉。双侧对称性甲状腺呈弥漫肿大,质软,无明显结节感。少数(约10%)肿大不明显或不对称。在甲状腺上下特别是上部可扪及血管震颤并闻及血管杂音。

（三）眼症

眼睑挛缩、眼裂增大、眼球内聚不佳、下视时上眼睑不随眼球下降、上视时前额皮肤不能皱起等症状可见于所有甲状腺毒症患者,主要机制是高甲状腺激素水平时交感神经兴奋使眼外肌和上睑肌张力增高。

GD 相关眼症为浸润性突眼(图 19-6),为 GD 所特有,又称 Graves 眼病,独立于甲状腺毒症,可与甲亢同时出现,也可早于或晚于甲亢发生;可以是单侧也可以是双侧眼病。临床表现轻者为异物感、易流泪;眶周、眼睑、结膜等水肿、结膜充血、眼球突出、复试、眼球运动障碍;严重者眼睑不能闭合致角膜暴露继发溃疡、视力下降、视野缺损等。

（四）黏液性水肿（图 19-6）

为 GD 特有的病变,见于不到 5% 的 GD 患者,常合并浸润性突眼。表现局灶性的皮肤隆起呈橘皮样或结节样非凹陷性硬肿,初期为粉红色或紫色,后期为色素沉着,呈褐色。与周围皮肤有一定的边界。常见于胫前,但也可见于其他任何部位。

其他,GD 患者长期甲状腺毒症未得到控制时可表现出杵状指（图 19-6）。

【诊断与鉴别诊断】

对于有上述临床症状与体征者应作进一步甲状腺相关检查。诊断步骤分为:明确是否存在甲状腺毒症;明确是否甲亢;明确甲亢病因为 Graves 病。对表现为典型浸润性突眼和/或局部皮肤黏液性水肿的甲亢患者基本上可确诊为 GD。

（一）检测血清甲状腺激素水平

有任何临床疑似甲状腺毒症症状的患者或甲状腺肿大等患者应进行包括 TT3、TT4、FT3 和 FT4 在内的血清甲状腺激素水平检测。如果血清 TT3、TT4、FT3 和 FT4 升高,即可确认为甲状腺毒症。

（二）吸碘率测定

甲亢患者表现为甲状腺功能活跃,除碘甲亢外,吸碘率升高。但并非所有的甲状腺毒症患者均需进行该测试。建议在病程短于 3 月、病情较轻或伴有其

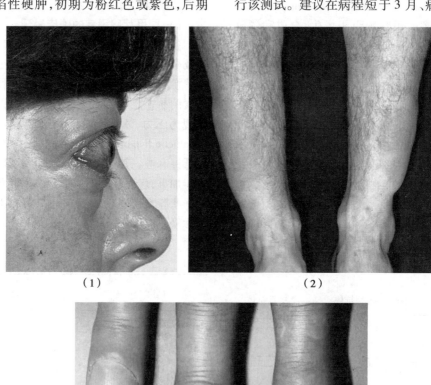

（1）

（2）

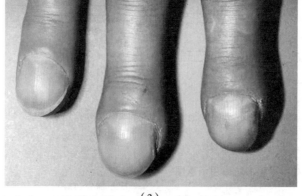

（3）

图 19-6 GD 特有临床表现
（1）浸润性突眼;（2）胫前黏液性水肿;（3）杵状指

他发热、甲状腺痛等患者进行。GD 甲亢患者吸碘率升高。借此检测可鉴别各种甲状腺炎性一过性毒血症(表20-1)。

(三) TSH 测定

GD 甲亢患者 TSH 明显降低,为最敏感的指标,其变化早于甲状腺激素水平的升高。通过 TSH 测定可鉴别 TSH 瘤、中枢性甲状腺激素抵抗综合征所致甲亢,后两者 TSH 正常或升高。

(四) 甲状腺自身抗体的检测

包括 TRAb、甲状腺过氧化物酶抗体(TPOAb)和甲状腺球蛋白抗体(TGA),阳性者提示甲状腺自身免疫性疾病,有助于诊断 GD,特别是 TRAb。而高功能腺瘤、结节性甲状腺肿伴甲亢患者常为阴性。

(五) 其他

碘甲亢患者,通过确认碘摄入病史即可鉴别。甲状腺超声可帮助判断甲状腺的结构和功能,显示甲状腺大小、是否存在结节,上动脉流速的测定可部分反映甲状腺的功能状况。GD 甲亢患者往往为弥漫性肿大伴上动脉流速增加,部分患者可合并结节;高功能腺瘤可见单一性结节;结节性甲状腺肿伴甲亢患者则甲状腺明显肿大伴多发结节。甲状腺核素显像也可有效判断甲状腺的摄碘或摄锝功能,GD 患者表现为弥漫性摄取功能亢进,而高功能腺瘤表现为孤立性热结节,结节性甲状腺肿伴甲亢患者可为多发热结节(图19-7)。而其他一过性甲状腺毒血症患者显示摄碘或锝功能低下。

【治疗】

GD 甲亢的治疗包括一般治疗和针对甲状腺激素过多合成的治疗。一般治疗包括:注意休息,适当营养,β 受体阻滞剂减慢心率改善心悸症状等。针对甲状腺素过多合成和分泌的治疗方法包括:抗甲状腺药物、^{131}I 核素治疗和手术治疗。每种治疗方法不同,各有利弊(表19-5),临床上适合不同的患者。

GD 甲亢特殊情况如甲状腺危象、合并妊娠等特殊情况、浸润性突眼和黏液性水肿的治疗不包括在本章节内。

(一) 抗甲状腺药物治疗(Antithyroid drugs,ATDs)

国内可选药物包括甲巯咪唑和丙硫氧嘧啶(PTU)。两者作用机制基本相同,通过抑制甲状腺内过氧化物酶的作用而使碘离子转化为活性碘受抑,从而妨碍甲状腺激素的合成,但无法抑制已合成激素的释放。甲巯咪唑半衰期4~6小时,长于 PTU 的1.5小时,导致前者可每天1~2次服用,而后者需每日3次

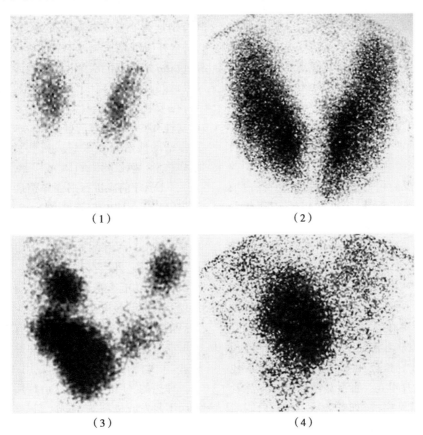

(1)   (2)

(3)   (4)

图 19-7 甲状腺同位素显像
(1)正常人;(2)GD 患者;(3)结节性甲状腺肿伴甲亢;(4)高功能腺瘤

表 19-5　不同 GD 甲亢治疗方法的利和弊

治疗方法	利	弊
ATDs	非甲状腺破坏性治疗,疗效确切;药物性甲减可逆;避免手术风险和辐射暴露	治疗时间长;治疗期间需密切监测调整剂量;可能药物不良反应而停药;停药后高复发率
^{131}I	确切控制甲亢;时间较短;避免手术风险;避免 ATDs 的可能不良反应	甲状腺破坏性治疗,不可逆性甲减风险;可能加重 GD 眼病
手术	迅速确切控制甲状腺毒症;避免辐射暴露;避免 ATDs 的可能不良反应	手术准备工作复杂;手术并发症如喉返神经损伤、甲状旁腺功能减退等;甲亢不缓解或甲减可能;甲状腺危象风险

服用。甲巯咪唑抑制作用强于 PTU,故前者 5 ~ 10mg 等效于 PTU 的 100mg。目前临床上首选甲巯咪唑治疗。PTU 有阻滞 T4 转化为 T3 的功能,故适合甲状腺危象等紧急情况。甲巯咪唑可通过胎盘,且有可能致胎儿畸形,妊娠早期禁用;而 PTU 极少通过胎盘,妊娠早期可以使用。

　　ATDs 的剂量和疗程:甲巯咪唑和丙硫氧嘧啶(PTU)治疗为中长期治疗,剂量分别从每天 20 ~ 30mg(分 2 ~ 3 次)和 300mg(分 3 次)起始,但需根据甲状腺激素水平适当调整。开始治疗后 2 ~ 4 周监测甲状腺激素水平,T3、T4、FT3、FT4 基本恢复正常(TSH 恢复滞后,不是了解疗效的敏感指标,不宜作为调整剂量的主要依据)后开始进入减量阶段,每 2 ~ 4 周将日治疗剂量减少 5mg(甲巯咪唑)或 50mg(PTU),加强甲状腺激素水平的监测,避免减量过快致激素水平反跳或减量过慢致药物性甲减,逐步减至最小有效维持剂量维持甲状腺功能正常一年以上可考虑停药。停药应结合维持剂量大小,TRAb 水平,甲状腺大小等情况综合考虑。并告知患者停药后复发可能,需随访病情,监测甲状腺功能。

　　ATDs 可能不良反应包括过敏、药物性肝炎、白细胞减少严重者粒细胞缺乏等,罕见的包括 PTU 相关 ANCA 相关血管炎、甲巯咪唑诱发的胰岛素自身免疫综合征性低血糖等。应在用药前告知患者,并在用药前检查肝功能和血常规;治疗期间观察病情变化和监测血常规肝功能。如一药发生过敏,可在停用该药过敏缓解后尝试换用另一药,但仍有过敏可能。药物性肝炎发生率较低,甲巯咪唑以淤胆多见,而 PTU 以肝酶升高多见。粒细胞缺乏常见于甲巯咪唑,尽早停药并予以集落刺激因子和抗生素治疗;并禁用其他 ATDs,宜改用核素治疗甲亢。首次用药前宜告知患者关于粒细胞缺乏的常见症状(如咽喉痛、发热、口腔溃疡)和进行白细胞计数检查排除粒细胞缺乏前停药的必要性。

　　ATDs 治疗可用于所有没有禁忌证的 GD 甲亢患者。

（二）^{131}I 治疗

　　甲状腺具有高度选择性聚 ^{131}I 能力,^{131}I 衰变时放出 γ 和 β 射线,其中占 99% 的 β 射线在组织内射程仅 2mm,破坏甲状腺滤泡上皮细胞的同时不影响周围组织,从而达到治疗目的。2013 年中华医学会核医学分会发布《^{131}I 治疗格雷夫斯甲亢指南》详细阐述了其作用机制、适应证、禁忌证指导其临床实践。

　　^{131}I 可作为成人 GD 甲亢的首选治疗方法之一,尤其适用于下述情形:对 ATDs 过敏或出现其他不良反应;ATDs 疗效差或多次复发;有手术禁忌证或手术风险高;有颈部手术或外照射史;病程较长;老年患者(特别是有心血管疾病高危因素者);合并肝功能损伤;合并白细胞或血小板减少;合并心脏病等。禁忌证包括:妊娠、哺乳;GD 患者确诊或临床怀疑甲状腺癌(此时首选手术治疗);不能遵循放射性治疗安全指导;在未来 6 个月内计划妊娠的女性也不适用。育龄期女性在 ^{131}I 治疗前应注意排除妊娠。甲亢伴中度、重度活动性 Graves 眼病或威胁视力的活动性 Graves 眼病患者,建议选用 ATDs 或手术治疗。

　　^{131}I 治疗前应进行书面知情同意;原用 ATDs 治疗者先停用 1 ~ 2 周;低碘饮食 1 ~ 2 周;无禁忌证情况下用 β 受体阻滞剂缓解治疗;存在严重基础疾病(包括心房颤动、心力衰竭或肺性高血压等心血管并发症;肾衰竭;感染;外伤;控制较差的糖尿病以及脑血管或肺病等;肝功能衰竭;粒细胞缺乏症等)应先予以积极处理。对有明显甲亢症状、血清甲状腺激素水平明显升高的患者、老年患者,以及伴有在甲状腺毒症加重时可能有更高风险的严重疾病者,且无 ATDs 治疗禁忌者,可考虑在 ^{131}I 治疗之前应用 ATD 预治疗。

　　理想的 ^{131}I 核素治疗是治疗后甲状腺功能恢复正常而不复发或进展为甲减。确定治疗 GD 甲亢 ^{131}I 核素剂量的方法有 3 种:计算剂量法或个体化剂量方案、半固定剂量法和固定剂量法。国内常用计算剂量法。根据触诊、甲状腺三维超声和静态核素显像计算甲状腺质量。根据甲状腺质量和摄碘率进行计算,再结合患者年龄、病程、原治疗情况等适当调整。

目前多用单次剂量口服法。口服前禁食2小时以上,服后适量饮水,2小时后可进食;不要揉压甲状腺,注意休息,避免劳累和精神刺激;继续服用β受体阻滞剂致症状缓解;2周内避免与婴幼儿及妊娠妇女密切接触;治疗后1~3个月复查,如病情较重或临床表现变化较大时,应根据需要密切随诊,甲状腺激素水平严重升高且无ATDs禁忌者可在¹³¹I治疗后3~7天重新开始ATDs治疗,随访甲状腺功能调整剂量逐步停用,并监测可能不良反应;育龄期女性治疗后半年内应采取避孕措施。

¹³¹I核素治疗一次性治疗缓解率约为50%~80%,总有效率达95%以上。治疗后复发率为1%~4%,无效率约2%~4%。对于治疗后随访3~6个月证实未缓解、疗效差的GD甲亢患者,根据病情需要可行再次治疗。随访期间发现甲状腺功能减退(TSH升高伴或不伴T3和T4下降,简称甲减)则予甲状腺激素替代治疗。甲减是GD甲亢治疗中可接受的最终结果。

¹³¹I核素治疗后甲状腺激素和甲状腺自身抗原会大量释放,是发生和加重浸润性突眼的危险因素。指南建议甲亢伴Graves眼病患者眼科就诊,以评价其活动性及严重程度;甲亢伴非活动性Graves眼病患者选择¹³¹I治疗时,不需要同时使用糖皮质激素,轻度活动性Graves眼病(尤其是吸烟患者)选择¹³¹I治疗时,推荐同时使用糖皮质激素;甲亢伴中度、重度活动性Graves眼病或威胁视力的活动性Graves眼病患者,建议选用ATD或手术治疗。

(三)手术治疗

甲亢手术治疗的病死率<0.1%,并发症低,复发率约3%,可迅速和持久达到甲状腺功能正常,并有避免放射性碘及抗甲状腺药物带来的长期并发症和获得病理组织学证据等独特优点,手术能快速有效地控制并治愈甲亢;但仍有一定的复发率和并发症,所以应掌握其适应证和禁忌证。

1. 手术适应证 甲状腺肿大明显或伴有压迫症状者;中至重度以上甲亢(有甲状腺危象者可考虑紧急手术);抗甲状腺药物无效、停药后复发、有不良反应而不能耐受或不能坚持长期服药者;胸骨后甲状腺肿伴甲亢;中期妊娠又不适合用抗甲状腺药物者。若甲状腺巨大、伴有结节的甲亢妊娠妇女(或近期有妊娠计划)常需大剂量抗甲状腺药物才有作用,所以宁可采用手术,但妊娠早期和后期尽量避免,而选择在妊娠中期。超声提示有恶性占位者。

2. 手术禁忌证 青少年(<20岁),轻度肿大、症状不明显者;严重突眼者手术后突眼可能加重手术应不予以考虑;年老体弱有严重心、肝和肾等并发症不能耐受手术者;术后复发因粘连而使再次手术并发症增加、切除腺体体积难以估计而不作首选。但对药物无效又不愿意接受放射治疗者有再次手术的报道,术前用超声检查了解两侧腺体残留的大小,此次手术腺叶各留2g左右。

3. 术前准备 术前除常规检查外,应进行间接喉镜检查以了解声带活动情况。颈部和胸部摄片了解气管和纵隔情况。查血钙、磷。为了减少术中出血、避免术后甲状腺危象的发生,甲亢手术前必须进行特殊的准备。手术前准备常采用以下两种准备方法即:

(1)碘剂为主的准备:在服用抗甲状腺药物一段时间后患者的症状得以控制,心率在80~90次/分,睡眠和体重有所改善,基础代谢率在20%以下,即可开始服用复方碘溶液又称卢戈(Lugol)液。该药可抑制甲状腺的释放,使滤泡细胞退化,甲状腺的血运减少,腺体因而变硬变小,使手术易于进行并减少出血量。卢戈溶液的具体服法有两种:①第一天开始每日3次,每次3~5滴,逐日每次递增1滴,直到每次15滴,然后维持此剂量继续服用;②从第一天开始即为每次10滴,每日3次。共2周左右,直至甲状腺腺体缩小、变硬、杂音和震颤消失。局部控制不满意者可延长服碘剂至4周。但因为碘剂只能抑制释放而不能抑制甲状腺的合成功能,所以超过4周后就无法再抑制其释放,会(或者反而)引起反跳。故应根据病情合理安排手术时间,特别对女性患者注意避开经期。开始服用碘剂后可停用甲状腺片。因为抗甲状腺药物会加重甲状腺充血,除病情特别严重者外,一般于术前1周停用抗甲状腺药物,单用碘剂直至手术。妊娠合并甲亢需手术时也可用碘剂准备,但碘化物能通过胎盘引起胎儿甲状腺肿和甲状腺功能减退,出生时可引起初生儿窒息。故只能短期碘剂快速准备,碘剂不超过10天。术后补充甲状腺素片以防流产。对于特殊原因需取消手术者,应该再服用抗甲状腺药物并逐步对碘剂进行减量。术后碘剂10滴每日3次续服5~7天。

(2)普萘洛尔准备:普萘洛尔除可作为碘准备的补充外,对于不能耐受抗甲状腺药物及碘剂者,甲状腺癌合并甲亢,避免碘剂预处理者或严重患者需紧急手术而抗甲状腺药物无法快速起效可单用普萘洛尔准备。普萘洛尔不仅起到抑制交感兴奋的作用,还能抑制T4向T3的转化。美托洛尔同样可以用于术前准备,但该药无抑制T4向T3转化的作用,所以T3的好转情况不及普萘洛尔。普萘洛尔剂量是每次40~60mg,6小时一次。一般在4~6天后心率即接近正常,甲亢症状得到控制,即可进行手术。由于普萘洛尔在体内的有效半衰期不满 8 小时,所以最后一次用药应于术前 1~2 小时给予。术后继续用药 5~7 天。特别应该注意手术前后都不能使用阿托品,以免引起心动过速。单用普萘洛尔准备者麻醉同样安全、术中出血并未增加。严重患者可采用大剂量普萘洛尔准备但不主张单用(术后普萘洛尔剂量也应该相应地增大),并可加用倍他米松 0.5mg 每 6 小时一次和碘番酸 0.5mg 每 6 小时一次。甲状腺功能可在 24 小时开始下降,3 天接近正常,5 天完全达到正常水平。短期加用普萘洛尔的方法对妊娠妇女及小孩均安全。但前面已提及普萘洛尔的不良反应,所以应慎用。以往认为严重甲亢患者手术会引起甲状腺素的过度释放,但通过术中分析甲状腺静脉和外周静脉血的 FT3、FT4 并无明显差异,所以认为甲亢危重病例紧急手术是可取的。

4. 手术方法　以往常采用颈丛麻醉,术中可以了解发声情况,以减少喉返神经的损伤。对于巨大甲状腺有气管压迫、移位甚至怀疑将发生气管塌陷者,胸骨后甲状腺肿者以及精神紧张者应选用气管插管全麻。随着喉返神经监测技术的普及,全麻更为常用。

5. 手术方式　切除甲状腺的范围即保留多少甲状腺体积尚无一致的看法。若行次全切除即每侧保留 6~8g 甲状腺组织,术后复发率为 23.8%;而扩大切除即保留约 4g 的复发率为 9.4%;近全切除即保留 <2g 者的复发率为 0%。各组之间复发时间无差异。但切除范围越大发生甲状腺功能减退即术后需长期服用甲状腺片替代的几率越大。如甲状腺共保留 7.3g 或若双侧甲状腺下动脉均结扎者保留 9.8g 者可不需长期替代。考虑到甲状腺手术不仅可以迅速控制其功能,还能使自身抗体水平下降,而且甲减的治疗远比甲亢复发容易处理,所以建议切除范围适当扩大即次全切除还不够,每侧应保留 5g 以下(2~3g,峡部全切除)。当然也应考虑甲亢的严重程度、甲状腺的体积和患者的年龄。巨大而严重的甲亢切除比例应该大一些,年轻患者考虑适当多保留甲状腺组织以适应发育期的需要。术中可以从所切除标本上取同保留的甲状腺相应大小体积的组织称重以估计保留腺体的重量。但仍有误差,所以有作者建议一侧行腺叶切除和另一侧行大部切除(保留 6g)。但常用于病变不对称的结节性甲状腺肿伴甲亢者,病变严重侧行腺叶切除。但该侧发生喉返神经和甲状旁腺损伤的概率较保留后包膜的高,所以也要慎重选择。对极少数或个别 Graves 病突眼显著者,选用甲状腺全切除术,其好处是可降低 TSH 受体自身抗体和其他甲状腺抗体,减轻眶后脂肪结缔组织浸润,防止眼病加剧以致牵拉视神经而导致萎缩,引起失明以及重度突眼,

以及角膜长期显露而受损导致的失明。当然也防止了甲亢复发,但需终身服用甲状腺素片。毕竟个别患者选用本手术,要详细向患者和家属说明,取得同意。术前检查血清抗甲状腺微粒体抗体,阳性者术后发生甲减的病例增多。因此,此类患者术中应适当多保留甲状腺组织。

6. 手术步骤　切口常采用颈前低位弧形切口,甲状腺肿大明显者应适当延长。颈阔肌下分离皮瓣,切开颈白线,离断颈前带状肌。先处理甲状腺中静脉,充分显露甲状腺。离断甲状腺悬韧带以利于处理上极。靠近甲状腺组织妥善处理甲状腺上动静脉。游离下极,离断峡部。将甲状腺向内侧翻起,辨认喉返神经后处理甲状腺下动静脉。按前所述保留一定的甲状腺组织,超声刀将其余部分予以切除。创面严密止血后缝闭。另一侧同样处理。术中避免喉返神经损伤以外,还应避免损伤甲状旁腺。若被误切应将其切成 1mm 小片种植于胸锁乳突肌内。缝合前放置皮片引流或负压球引流。缝合带状肌、颈阔肌及皮肤。

内镜手术治疗甲亢难度较大,费用高,但术后颈部,甚至上胸部完全没有瘢痕,美容效果明显,受年轻女性患者欢迎。与传统手术相比,内镜手术时间长,术后恢复时间也无明显优势。甲状腺体积大时不适合该方式。

术后观察与处理:严密观察患者的心率、呼吸、体温、神志以及伤口渗液和引流液。一般 2 天后可拔除引流,4 天拆线。

7. 术中意外和术后并发症的防治

(1)大出血:甲状腺血供丰富,甲亢以及抗甲状腺药物会使甲状腺充血,若术前准备不充分,术中极易渗血。特别在分离甲状腺上动脉时牵拉过度,动作不仔细会造成甲状腺上动脉的撕脱。动脉的近侧端回缩,位置又深,止血极为困难。此时应先用手指压迫或以纱布填塞出血处,然后迅速分离上极,将其提出切口,充分显露出血的血管,直视下细心钳夹和缝扎止血。甲状腺下动脉出血时,盲目的止血动作很容易损伤喉返神经,必须特别小心。必要时可在外侧结扎甲状颈干。损伤甲状腺静脉干不仅会引起大出血,还可产生危险的空气栓塞。因此,应立即用手指或湿纱布压住出血处,倒入生理盐水充满伤口,将患者之上半身放低,然后再处理损伤的静脉。对于甲状腺创面的处理,随着超声刀及其他能量平台的广泛应用,现在较以往已经更为便捷。

(2)呼吸障碍:术中发生呼吸障碍的主要原因除双侧喉返神经损伤外,多是由于较大的甲状腺肿长期压迫气管环,腺体切除后软化的气管壁塌陷所致。因此,如术前患者已感呼吸困难,或经 X 线摄片证明气

管严重受压,应在气管插管麻醉下进行手术。如术中发现气管壁已软化,可用丝线将双侧甲状腺后包膜或气管本身悬吊固定于双侧胸锁乳突肌的前缘或带状肌处。在缝合切口前试行拔去气管插管,如出现或估计术后会发生呼吸困难,应作气管造口术,放置较长的导管以支撑受损的气管环,待2~4周后气管腔复原后拔除。术后呼吸困难的原因有:血肿压迫、双侧喉返神经损伤、喉头水肿、气管迟发塌陷、严重低钙引起的喉肌或呼吸肌痉挛等,应注意鉴别及时处理。

（3）喉上神经损伤:喉上神经之外支(运动支)与甲状腺上动脉平行且十分靠近,如在距上极较远处大块结扎甲状腺上血管时,就可能将其误扎或切断,引起环甲肌麻痹,声带松弛,声调降低。在分离上极时也有可能损伤喉上神经的内支(感觉支),使患者喉黏膜的感觉丧失,咳嗽反射消失,在进流质饮食时易误吸入气管,甚至发生吸入性肺炎。由于喉上神经外支损伤的临床症状不太明显,易漏诊,其发生率远比人们想象的要多,对此应引起更大的注意。熟悉神经的解剖关系,操作细致小心,在紧靠上极处结扎甲状腺上血管,是防止喉上神经损伤的重要措施。

（4）喉返神经损伤:喉返神经损伤绝大多数为单侧性,主要症状为声音嘶哑。少数病例双侧损伤,除引起失声外,还可造成严重的呼吸困难,甚至窒息。少部分术后呛咳也与喉返神经损伤有关。术中喉返神经损伤可由切断、结扎、钳夹、热损伤或牵拉引起。前两种损伤引起声带永久性麻痹;后几种损伤常引起暂时性麻痹,可望手术后3~6个月内恢复功能。术中最易损伤喉返神经的"危险地区"是:①甲状腺腺叶的后外侧面;②甲状腺下极;③环甲区(喉返神经进入处)。喉返神经解剖位置的多变性是造成损伤的客观原因。喉返神经位于气管食管沟内,罕见病例的喉返神经行程非常特殊,为绕过甲状腺下动脉而向上返行,或在环状软骨水平直接从迷走神经分出而进入喉部(所谓"喉不返神经")。还有一定数量的喉返神经属于喉外分支型,即在未进入喉部之前即已经分支,分支的部位高低和分支数目不定,即术者在明确辨认到一支喉返神经,仍有损伤分支或主干的可能性。预防喉返神经损伤的主要措施是:①熟悉喉返神经的解剖位置及其与甲状腺下动脉和甲状软骨的关系,警惕喉外分支,随时想到有损伤喉返神经的可能;②操作轻柔、细心,在切除甲状腺腺体时,尽可能保留部分后包膜;③缺少经验的外科医师以及手术比较困难的病例,最好常规显露喉返神经以免误伤。为了帮助寻找和显露喉返神经,Simon 提出一个三角形的解剖界标。三角的前边为喉返神经,后边为颈总动脉,底线为甲状腺下动脉。在显露颈总动脉和甲状腺下动脉后,就很容易找到三角的第三个边,即喉返神经。一般可自下向上地显露喉返神经的全过程。喉返神经监测仪已经进入国内临床,对于双侧甲状腺手术者,推荐该方法,以预防喉返神经的损伤。即使损伤也能及时发现予以修复。喉返神经损伤的治疗:如术中发现患者突然声音嘶哑,或监测仪提示异常,应立即停止牵拉或挤压甲状腺体;如无好转,应立即全程探查喉返神经。如已被切断,应予缝接或将舌下神经襻与喉返神经远端对接。如被结扎,应松解线结。如手术后发现声音嘶哑,经间接喉镜检查证实声带完全麻痹,怀疑喉返神经有被切断或结扎的可能时,应考虑再次手术探查。否则可给予神经营养药、理疗、禁声以及短程皮质激素,严密观察,等待其功能恢复。如为双侧喉返神经损伤,应作气管造口术。修补喉返神经的方法可用6-0尼龙线行对端缝接法,将神经断端靠拢后,间断缝合两端神经鞘数针。如损伤神经之近侧端无法找到,可在其远端水平以下相当距离处切断部分迷走神经纤维,然后将切断部分的近端上翻与喉返神经的远侧断端作吻合。如损伤神经远侧端无法找到,可将喉返神经近侧断端埋入后环状构状肌中。如两个断端之间缺损较大无法拉拢时,可考虑作肋间神经或舌下神经襻移植术或静脉套入术。

（5）术后再出血:甲状腺血管结扎线脱落以及残留腺体切面严重渗血,是术后再出血的主要原因。一般发生于术后24~48小时内,表现为引流口的大量渗血,颈部迅速肿大,呼吸困难甚至发生窒息。术后应常规在患者床旁放置拆线器械,一旦出现上述情况,应马上拆除切口缝线,去除血块,并立即送至手术室彻底止血。术后应放置引流管,并给予大量抗生素。分别双重结扎甲状腺的主要血管分支,残留腺体切面彻底止血并作缝合,在缝合切口前要求患者用力咳嗽几声,观察有无因结扎线松脱而产生的活跃出血,是预防术后再出血的主要措施。

（6）手足抽搐:甲状旁腺功能不足(简称甲旁减)是甲状腺次全切除后的一个常见和严重并发症。无症状而血钙低于正常的亚临床甲旁减发生率为47%,有症状且需服药的为15%。但永久性甲旁减并不常见。多因素分析提示,甲亢明显、伴有甲状腺癌或胸骨后甲状腺肿等是高危因素。主要是由于术中误将甲状旁腺一并切除或使其血供受损所致。临床症状多在术后2~3天出现,轻重程度不一。轻者仅有面部或手足的针刺、麻木或强直感,重者发生面肌及手足抽搐,最严重的病例可发生喉痉挛以及膈肌和支气管痉挛,甚至窒息死亡。由于周围神经肌肉应激性增强,以手指轻叩患者面神经行经处,可引起颜面肌肉的短促痉挛 Chvostek 征。用力压迫上臂神经,可引起手的抽搐(Trousseau 征)。急查血钙、磷有助诊断,但不一定等报告才开始治疗。治疗方面包括限制肉类和蛋类食物的摄入量,多进绿叶菜、豆制品和海味等高钙、低磷食品。口服钙片和维生素 D_2,后者能促进钙在肠道内的吸收和在组织内的蓄积。目前钙剂多为含维生素 D 的复合剂,如钙尔奇 D 片等。维生素 D_2 的作用在服用后两周始能出现,且有蓄积作用,故在使用期间应经常测定血钙浓度。只要求症状缓解、血钙接近正常即可,不一定要求血钙完全达到正常,因为轻度低钙可以刺激残留的甲状旁腺代偿。在抽搐发作时可即刻给予静脉注射 10% 葡萄糖酸钙溶液10ml。对手足抽搐最有效的治疗是服用双氢速固醇(A. T. 10)。此药乃麦角固醇经紫外线照射后的产物,有升高血钙含量的特殊作用,适用于较严重的病例。最初剂量为每天 3 ~ 10ml 口服,连服 3 ~ 4 天后测定血钙浓度,一旦血钙含量正常,即应减量,以防止高钙血症所引起的严重损害。目前常用制剂是骨化三醇(罗盖全),起始剂量每天 $0.25\mu g$,若 2 ~ 4 周无改善,可增加剂量。每周监测血钙 2 次。有人应用新鲜小牛骨皮质在 5% 碳酸氢钠 250ml 内煮沸消毒 20 分钟后,埋藏于腹直肌内,以治疗甲状旁腺功能减退,取得了一定的疗效,并可反复埋藏。同种异体甲状旁腺移植尚处于实验阶段。为了保护甲状旁腺,减少术后手足抽搐的发生,术中必须注意仔细寻找并加以保留。在切除甲状腺体时,尽可能保留其背面部分,并在紧靠甲状腺处结扎甲状腺血管,以保护甲状旁腺的血供。还可仔细检查已经切下的甲状腺标本,如发现有甲状旁腺作自体移植。

(7) 甲状腺危象:甲状腺危象乃指甲亢的病理生理发生了致命性加重,大量甲状腺素进入血液循环,增强了儿茶酚胺的作用,而机体却对这种变化缺乏适应能力。近年来由于强调充分做好手术前的准备工作,术后发生的甲状腺危象已大为减少。手术引起的甲状腺危象大多发生于术后 12 ~ 48 小时内,典型的临床症状为 39 ~ 40℃ 以上的高热,心率快达 160 次/分、脉搏弱,大汗、躁动不安、谵妄以至昏迷,常伴有呕吐、水泻。如不积极治疗,患者往往迅速死亡。死亡原因多为高热虚脱、心力衰竭、肺水肿和水电解质紊乱。还有少数患者主要表现为神志淡漠、嗜睡、无力、体温低、心率慢,最后昏迷死亡,称为淡漠型甲状腺危象。此种严重并发症的发病机制迄今仍不很明确,但与术前准备不足,甲亢未能很好控制密切相关。治疗包括两个方面:①降低循环中的甲状腺素水平:可口服大剂量复方碘化钾溶液,首次 60 滴,以后每 4 ~ 6 小时30 ~ 40 滴。情况紧急时可用碘化钠 0.25g 溶于 500ml 葡萄糖溶液中静脉滴注,每 6 小时 1 次。24 小时内可

用 2 ~ 3g。碘剂的作用是抑制甲状腺素的释放,且作用迅速。为了阻断甲状腺素的合成,可同时应用丙硫氧嘧啶 200 ~ 300mg,因为该药起效相对快,并有在外周抑制 T4 向 T3 转化的作用。如患者神志不清可鼻饲给药。如治疗仍不见效还可考虑采用等量换血和腹膜透析等方法,以清除循环中过高的甲状腺素。方法是每次放血 500ml,将其迅速离心,弃去含多量甲状腺素的血浆,而将细胞置入乳酸盐复方氯化钠溶液中再输入患者体内,可以 3 ~ 5 小时重复 1 次。但现已经很少主张使用;②降低外周组织对儿茶酚胺的反应性:可口服或肌注利血平 1 ~ 2mg,每 4 ~ 6 小时一次;或普萘洛尔 10 ~ 40mg 口服每 4 ~ 6 小时一次或 0.5 ~ 1mg 加入葡萄糖溶液 100ml 中缓慢静脉滴注,必要时可重复使用。哮喘和心衰患者不宜用普萘洛尔。甲状腺危象对于患者来说是一个严重应激,而甲亢时皮质醇清除代谢增加,因此补充皮质醇是有益的。大量肾上腺皮质激素(氢化可的松 200 ~ 500mg/d)作静脉滴注的疗效良好。其他治疗包括吸氧、镇静剂与退热(可用氯丙嗪),补充水和电解质,纠正心力衰竭,大剂量维生素特别是 B 族维生素以及积极控制诱因,预防感染等。病情一般于 36 ~ 72 小时开始好转,1 周左右恢复。

(8) 恶性突眼:甲亢手术后非浸润性突眼者71% 会有改善,29% 无改善也无恶化。实际上在治疗甲亢的三种方法中,手术是引起眼病发生和加重几率最小的。但少数严重恶性突眼病例术后突眼症状加重,还可逐渐引起视神经萎缩而易导致失明。可能是因为甲亢控制过快又未合用甲状腺素片、手术时甲状腺受损抗原释放增多有关。治疗方法包括使用甲状腺制剂和泼尼松,放射线照射垂体、眼眶或在眼球后注射质酸酶,局部使用眼药水或药膏,必要时缝合眼睑。如仍无效可考虑行双侧眼眶减压术。

8. 甲亢手术的预后及随访

甲亢复发:抗甲状腺药物治疗的复发率>60%。手术复发率为 10% 左右,近全切除者则更低。甲亢复发的原因多数为当时甲状腺显露不够,切除不足残留过多,甲状腺血供仍丰富。除甲亢程度与甲状腺体积外,药物、放射或手术治疗结束后 TRAb 或TSAb 的状况也影响预后。无论何种治疗甲状腺激素水平改变比较快,TRAb 或 TSAb 改变比较慢,如果连续多次阴性说明预后好或可停用抗甲状腺药物;如再呈阳性提示 GD 复发的可能性增加,TSAb 阳性复发率为 93%,阴性则为 17%。该指标优于 TRH 兴奋试验。甲亢复发随时间延长而增多,可最迟在术后 10 年再出现。即使临床无甲亢复发,仍有部分患者 T3 升高、TRH 兴奋试验和 T3 抑制试验存在异常

的亚临床病例。因此应该严密随访。适当扩大切除甲状腺并加用小剂量甲状腺素片可减少复发,达到长期缓解的目的。

再次手术时应注意:①上次手术未解剖喉返神经者,这次再手术就要仔细解剖出喉返神经予以保护;②术前可用 B 超和核素扫描测量残留甲状腺大小,再手术时切除大的一侧,仅保留其后包膜;③如上次手术已损伤一侧喉返神经,则再次手术就选同侧,全切除残留的甲状腺,同时保留后包膜以保护甲状旁腺。当残留甲状腺周围组织广泛粘连,外层和内层的解剖间隙分离困难时,用剪刀在腺体前面的粘连组织中做锐性分离,尽可能找到内膜层表面,再沿甲状腺包膜小心分离。

甲状腺功能减退:术后甲减的发生率在 6% ~20%,显然与残留体积有关。另外与分析方法也有关。因为除临床甲减患者外,还有相当一部分亚临床甲减即尚无甲减表现,但 TSH 已有升高,需用甲状腺素片替代。如儿童甲亢术后 45% 存在亚临床甲减。永久性甲减多发生在术后 1~2 年。

(四) 血管栓塞

是近年应用于临床治疗 GD 的一种新方法。1994年 Calkin 等进行了首例报道,我国 1997 年开始也在临床应用。方法是在数字减影 X 线电视监视下,采用 Seldinger 技术,经股动脉将导管送入甲状腺上动脉,缓慢注入与造影剂相混合的栓塞剂(聚乙烯醇、白及粉或吸收性明胶海绵),直至血流基本停止,可放置螺圈以防复发;栓塞完毕后再注入造影剂,若造影剂明显受阻即表示栓塞成功。若甲状腺下动脉明显增粗,也一并栓塞。因此,该疗法的甲状腺栓塞体积可达80% ~90%,与手术切除的甲状腺量相似。综合国内外初步的应用经验,栓塞治疗后其甲亢症状明显缓解,T3、T4 逐渐恢复正常,甲状腺也逐渐缩小,部分病例甚至可缩小至不可触及。

Graves 病介入栓塞治疗的病理研究:在栓塞后近期内主要表现为腺体急性缺血坏死。然后表现为慢性炎症持续地灶性变性坏死、纤维组织增生明显、血管网减少、滤泡减少萎缩、部分滤泡增生被纤维组织包裹不能形成完整的腺小叶结构,这是微循环栓塞治疗 Graves 病中远期疗效的病理基础。

二、毒性结节性甲状腺肿

本病又称 Plummer 病,在多年非毒性结节性甲状腺肿的基础上,隐匿缓慢出现功能亢进。该病特点:随时间演变的结构和功能的异质性、功能的自主性。具体发病机制不详。碘摄入增加是可能诱因之一。

该病多见于中老年人,女性多见;有多年结节性甲状腺肿的病史;甲状腺毒症症状较轻或不明显,老年患者心血管表现可较为突出,包括房颤、心衰等。本病不伴浸润性突眼和黏液性水肿。触诊甲状腺多数肿大,伴结节感;部分患者肿大不明显,但可触及结节。血清甲状腺激素水平检测可见 TSH 水平降低,T4水平正常或略微升高,T3 的升高幅度通常超过 T4。超声可见甲状腺肿大伴多发结节。甲状腺核素显像显示甲状腺肿伴多区域的摄取值不等(升高及降低),24 小时吸碘率不一定升高。

毒性结节性甲状腺肿可选择手术治疗。手术治疗前须用 ATDs 将甲状腺激素水平控制基本正常。

三、毒性甲状腺腺瘤

毒性甲状腺腺瘤亦称高功能腺瘤,指甲状腺体内有单个(少见多发)的不受脑垂体控制的自主性高功能腺瘤,而其周围甲状腺组织则因 TSH 受反馈抑制呈相对萎缩状态。主要与 TSH 受体基因发生体细胞突变相关。发病年龄多为中年以后,甲亢症状一般较轻,某些仅有心动过速、消瘦、乏力和腹泻。不伴浸润性突眼。

实验室检查显示 TSH 降低伴或不伴 T3、T4、FT3和 FT4 升高;TRAb、TSAb 多为阴性;甲状腺超声多显示单结节;核素扫描可见热结节,周围组织仅部分显示或不显示。

可选择[131]I 治疗或手术治疗。手术治疗前须用 ATDs 将甲状腺激素水平控制基本正常,术前不需要碘准备。

(邹强　叶红英)

第六节　甲状腺炎

甲状腺炎在临床上并不是单一的疾病,而是由多种病因引起的甲状腺炎症性疾病的统称,临床上并不少见。通常把甲状腺炎分为三大类,即急性甲状腺炎、亚急性甲状腺炎和慢性甲状腺炎。它们的病因各异,并具有不同的临床特征和病理变化,应充分认识各自的特点,以防误诊、误治的发生。把甲状腺炎当做肿瘤而行不必要的甲状腺切除手术是临床上常犯的错误。

一、急性化脓性甲状腺炎

由于甲状腺血流丰富,且自身含碘量丰富,因此具有很强的抵御感染的能力,临床上急性化脓性甲状腺炎相当罕见。然而一旦发生,往往病程非常凶险,甚至危及生命。此病儿童多于成人,感染源多数是由颈部的其他感染病灶直接扩展而来,如持续存在的下咽部梨状窝瘘可使儿童甲状腺对感染的易感性增加；少数可能是细菌经由血行途径进入甲状腺而形成脓肿。致病菌一般为金黄色葡萄球菌、溶血性链球菌或肺炎球菌。感染可发生在正常甲状腺，呈现出弥漫性的特征；也可发生在甲状腺原有结节内，形成局限性炎症。炎症如未能控制而继续发展，可使组织坏死并形成脓肿。脓肿可穿破到周围组织中，一旦向后方破入纵隔或气管，可导致死亡。

本病起病急骤，全身表现为高热、寒战，局部可出现颈前区皮肤红肿、皮温升高等炎症表现，并出现颈部疼痛，头部转动或后仰时疼痛加重。如脓肿较大，可使气管受压，患者出现气急、吸气性呼吸困难。体检可扪及甲状腺肿大，触痛明显。实验室检查常见血白细胞和中性粒细胞比例升高。脓肿形成后，超声检查可显示甲状腺增大、腺内可见蜂窝状强回声区和无回声区相混合的肿块，肿块内透声差。可见弱回声点漂浮，亦可见甲状腺内无回声区，内有絮状、点状回声，边界不清，甲状腺周围可见边界不清的低密度带。CT检查可显示甲状腺肿大，其内有单发或者多发液性暗区，甲状腺外侧有广泛的低密度影。如病灶较大，可使气管明显偏向健侧。核素扫描甲状腺区可出现放射性分布稀疏的图像或"冷结节"。甲状腺功能多数正常，感染严重者降低。

因该病罕见，临床上对其认识不足，故时有误诊。做出正确诊断的关键在于提高对本病的认识。本病需与颈部其他炎症性病变鉴别，如急性咽喉炎、化脓性扁桃体炎、急性腮腺炎、颈椎前间隙脓肿等，还需与亚急性甲状腺炎作鉴别。超声引导下对甲状腺内的液性病灶进行穿刺，抽出脓液则可明确诊断。

对本病的治疗原则：一是早期、足量应用抗生素，有可能使炎症消退；二是如有脓肿形成，应及时引流。引流首选介入超声穿刺引流，有时可多点穿刺。如穿刺引流效果不佳，应及时手术切开引流。手术应在全麻下进行，多采取常规甲状腺手术切口，显露甲状腺后先穿刺抽脓，确定脓肿的位置后可用电刀切开表面的甲状腺组织，将脓液吸出。妥善止血后，置T管或乳胶管引流。如果脓肿已经穿破到周围组织中，应将组织间隙的脓液清洗干净，伤口开放引流，待感染完全控制后行Ⅱ期伤口缝合。由梨状窝瘘引起的感染应在感染控制3个月后再次手术，切除瘘管，否则感染易复发。

二、亚急性甲状腺炎

与急性化脓性甲状腺炎不同，亚急性甲状腺炎是一种非化脓性甲状腺炎性疾病，又称肉芽肿性、巨细胞性甲状腺炎。该症1904年首先由De Quervain描述，故又称为De Quervain病。多见于20～50岁女性，女性发病是男性的4倍以上。

【病因】

本病的发病原因至今尚未完全确定，因常继发于流行性感冒、扁桃体炎和病毒性腮腺炎，故一般认为其病因可能与病毒感染或变态反应有关。患者血中可检出病毒抗体，最常见的是柯萨奇病毒抗体，其次是腺病毒、流感病毒及腮腺炎病毒抗体。一些合并流行性腮腺炎的亚急性甲状腺炎患者的甲状腺组织内可以培养出流行性腮腺炎病毒，说明某些亚急性甲状腺炎是由流行性腮腺炎病毒感染所致。另外，有报道认为亚急性甲状腺炎与人白细胞抗原HLA-Bw35有关，提示对病毒的易感染性具有遗传因素。

【病理】

巨检标本可见甲状腺明显肿大，组织充血和水肿、质地较实。双叶可不对称，常以一叶肿大为主，但以后往往会累及另一侧腺叶，故本病又称为"匐行性"甲状腺炎。感染使甲状腺滤泡破坏，释放出的胶体可引起甲状腺组织内的异物样反应。切面上可见透明的胶质，其中有散在的灰色病灶。显微镜下见甲状腺实质组织退化和纤维组织增生，有大量慢性炎症细胞、组织细胞和吞有胶性颗粒的巨细胞，在退化的甲状腺滤泡周围见有肉芽组织形成。这种病变与结核结节相似，故本病又称为巨细胞性、肉芽肿性或假结核性甲状腺炎。

【临床表现】

亚急性甲状腺炎按其自然病程可分为四期，即急性期（甲亢期）、缓解早期（甲状腺功能正常期）、缓解期（甲状腺功能减退期）、恢复期（甲状腺体功能正常期）。病程一般持续2～3个月。由于患者就诊时处于疾病的不同时期，临床表现可有很大不同，有些患者可有典型症状，而有些病例症状不明显，易被误诊。常见的临床表现包括下列几方面：

1. 上呼吸道感染或流感症状　如咽痛、发热、肌肉酸痛等。

2. 甲亢症状　可出现烦躁不安、心悸、多汗、怕热等症状。是由于甲状腺滤泡破坏，甲状腺激素释放入血而致。

3. 甲状腺病变的局部表现　表现为颈前区肿痛，疼痛向颌下、耳后放射，咀嚼和吞咽时疼痛加剧。体检可发现甲状腺一侧叶或双侧叶肿大，质坚韧、压痛明显、表面高低不平，与周围组织无粘连，甲状腺可随吞咽而上下活动。周围淋巴结不肿大。

4. 有些患者可出现眼征，如眼眶疼痛，突眼，上眼睑收缩等。

5. 实验室检查可见血沉增快，基础代谢率升高，血清蛋白结合碘值升高，^{131}I摄取率降低，T3、T4值升高，TSH降低。这种血清蛋白结合碘升高和^{131}I吸收率降低的分离现象是亚急性甲状腺炎急性期的重要特征之一。

6. B超检查显示甲状腺体积增大，呈低回声改变，可无明显结节样回声，甲状腺边界模糊。血流信号可无改变；CT与MRI可发现甲状腺肿大，增强后组织呈不均匀改变。

7. 甲状腺核素影像特征为甲状腺不显影、或轻度显影，影像有时会模糊不清、形态失常、放射性分布稀疏不均匀等；也可表现为"冷结节"，这是由于局灶放射性核素不吸收所致。有研究发现，核素扫描时唾液腺部位的放射性分布相对增强，唾液腺/甲状腺吸收率比值明显增高，该比值可作为一项有用的指标，对诊断有一定的意义。

当患者出现诸如上呼吸道感染和甲亢高代谢症状，甲状腺部位疼痛并向周围放射，触有结节、血清蛋白结合碘值升高而^{131}I摄取率明显下降等典型症状和体征时，应考虑此病。少数病例临床表现不典型，可以仅表现为甲状腺肿大或结节形成，或仅有轻度甲亢症状，甲状腺不肿大或轻度肿大，也无疼痛。但如果血清蛋白结合碘值升高，^{131}I摄取率降低，T3、T4值升高，TSH降低，也可诊断为此病。该病早期应与咽喉炎、扁桃体炎、上呼吸道感染、急性化脓性甲状腺炎鉴别；病程中期应与慢性淋巴细胞性甲状腺炎鉴别，后者一般没有发热，血清甲状腺过氧化物酶（TPO）、抗甲状腺球蛋白抗体（TGA）升高，细针穿刺可见大量淋巴细胞；病程后期应与甲状腺癌相鉴别，后者无甲亢表现，细针穿刺可见到恶性肿瘤细胞。

【治疗】

本病有自限性，可自发地缓解消失，但多数仍需药物治疗，临床多采用类固醇药物和甲状腺制剂治疗。

1. 常用的类固醇药物为泼尼松　每日20～40mg，分次口服，持续2～4周，症状缓解后减量维持1～2个月。亦可先用氢化可的松，每日100～200mg，静脉滴注，1～2天后改用口服泼尼松，2周后逐渐减少药量，维持用药1～2个月。

2. 甲状腺片　每日40～120mg，或甲状腺素片每日50～100μg，症状缓解后减量，维持1～2个月。

3. 本病多不需要手术治疗　对伴有甲状腺肿瘤者，需切除病变的甲状腺。

4. 本病本身并不需要抗生素治疗　但如果合并其他细菌性感染者，可根据情况选用敏感抗生素。

三、慢性甲状腺炎

慢性甲状腺炎主要分两种，一是慢性淋巴细胞性甲状腺炎，二是硬化性甲状腺炎，予以分别叙述。

（一）慢性淋巴细胞性甲状腺炎

慢性淋巴细胞性甲状腺炎由日本人桥本（Hashimoto，1912）根据组织学特征首先报道，故又称为桥本甲状腺炎。

1. 病因　慢性淋巴细胞性甲状腺炎是一种自身免疫性疾病，发病机制可能为机体的免疫耐受遭受破坏，从而产生了针对自体甲状腺的免疫应答反应。在多数患者的血清和甲状腺组织内含有针对甲状腺抗原的抗体，如抗甲状腺球蛋白抗体（anti-TGAb）、抗甲状腺微粒体抗体（TMA-Ab）和抗甲状腺过氧化物酶抗体（TPO-Ab）等。遗传因素在本病的发病过程中也可能存在一定的作用，因为同一家族中发病的情况很多见。研究发现其遗传因子为人类白细胞抗原HLA基因复合体，位于第6号染色体短臂，编码产物为HLA Ⅰ类分子和HLA Ⅱ类分子，两者可刺激T细胞产生细胞毒作用和产生各种细胞因子。此外，该病可能与环境因素有一些关系，比如过量摄入碘可使自身免疫性甲状腺炎恶化；流行病学发现，高碘地区的居民血清中抗甲状腺球蛋白抗体的浓度较高。由于本病以女性多见，有人认为可能与雌激素也有关系。

2. 病理　巨检标本可见甲状腺多呈弥漫性肿大，表面光滑或呈细结节状。质地坚韧，包膜完整，无粘连。切面上呈灰白或灰黄色，无光泽。镜下病变主要表现为三方面：①滤泡破坏、萎缩，滤泡腔内胶质含量减少，滤泡上皮细胞胞浆呈明显的嗜酸染色反应，称为Hurthle嗜酸性细胞；②细胞间质内淋巴细胞和浆细胞浸润，进而在甲状腺内形成具有生发中心的淋巴滤泡；③间质内有纤维组织增生，并形成间隔。根据病变中淋巴细胞浸润和纤维组织增生比例的不同，可分为三种病理类型：①淋巴样型：以淋巴细胞浸润为主，纤维组织增生不明显；②纤维型：以纤维结缔组织增生为主，淋巴细胞浸润不十分明显；③纤维-淋巴样型：淋巴组织和纤维结缔组织均有增生。

3. 临床表现　本病主要见于40岁左右的中年妇女，男性少见，男女之比约为1:20。本病病变演变缓慢，起病后少数患者可无任何症状。多数患者往往有下列表现：

（1）颈部非特异症状：可有颈前区不适，局部有疼痛和压痛，严重者可有压迫症状，出现呼吸或吞咽困难。多系肿大的甲状腺压迫气管或食管所致。极少压迫喉返神经，故无声音嘶哑。

（2）大多数患者有甲状腺肿大，多呈弥漫性，但也有表现为结节样不对称性。病变常累及双侧腺体，但部分患者为单侧肿大，可能为发病的早期。甲状腺质较硬，如橡皮样，表面一般是平坦的，但也可呈结节样改变。与周围组织无粘连,可随吞咽上下移动。

（3）多数患者有甲状腺功能方面的变化,在病程早期可有轻度甲亢表现,而到病程后期则出现甲状腺功能减退的表现。约60%的患者以甲状腺功能减低为首发症状。

4. 辅助检查

（1）血清抗甲状腺球蛋白抗体（TG-Ab）的测定是诊断的主要手段:其阳性率可达60%左右。而抗甲状腺过氧化物酶抗体（TPO-Ab）的阳性率更高。两者之一升高即可基本诊断。

（2）甲状腺功能检查:在疾病的不同阶段,检查的结果可有不同,早期 T3、T4 值升高,TSH 值降低,而后期则可能相反。部分患者可伴血沉增快、抗核抗体滴度增高。

（3）影像学检查:超声多显示甲状腺弥漫性病变。CT、MRI 检查无特征性表现,无助于本病的诊断,仅可作为病变范围及疗效的评估。

（4）核素扫描:甲状腺放射性分布往往不均匀,有片状稀疏区。

（5）穿刺细胞学及病理检查见甲状腺间质内多量的淋巴细胞和浆细胞浸润。

5. 诊断和鉴别诊断　本病的诊断要结合临床表现、实验室检查和细胞病理学检查三方面的情况来决定,仅有临床症状而无实验室和细胞病理学方面的依据则不能做出诊断,其中细胞病理学检查是确诊的依据。对于临床上考虑为本病者,应行实验室检查,如果放免法测定的 TG-Ab 和 TPO-Ab 值均大于50%便有诊断意义。若临床表现不典型,两者结果≥60% 也可确诊。近来,TG-Ab 的临床意义已大大逊于 TMA-Ab 及 TPO-Ab。多数认为后两者,甚至只要 TPO-Ab 的滴度增高便有诊断意义。进一步行细针穿刺细胞学检查,若间质内见到多量淋巴细胞和浆细胞浸润则可确定诊断。细针穿刺细胞学检查是诊断慢性甲状腺炎简便、有效的方法。但必须满足以下三个条件:①标本量足够;②由经验丰富的细胞学专家读片;③穿刺到所指定的病变部位,否则常可误诊或漏诊。该病应与甲状腺癌进行鉴别。慢性淋巴细胞性甲状腺炎与甲状腺癌可以同时存在,两者之间的关系尚不明确。但在两者的病灶内发现 PI3K/Akt 高表达,提示慢性淋巴细胞性甲状腺炎与分化型甲状腺癌的发生存在某些相似的分子机制。临床上常发现,因甲状腺癌而切除的甲状腺标本癌旁组织呈慢性淋巴细胞性甲状腺炎改变。而慢性淋巴细胞性甲状腺炎患者在随访过程中有部分可以出现甲状腺癌,其发生概率是正常人的三倍。慢性淋巴细胞性甲状腺炎的甲状腺多呈双侧弥漫性增大,质地韧而不坚。而甲状腺癌的病灶多

呈孤立性,质地坚硬。穿刺细胞学检查可资鉴别。如在慢性淋巴细胞性甲状腺炎的基础上出现单发结节或出现细小钙化,应警惕发生甲状腺癌的可能。

慢性淋巴细胞性甲状腺炎常常合并存在其他自身免疫性疾病,如重症肌无力、原发性胆管硬化、红斑狼疮等,在诊断时应当引起注意,以免漏诊。

6. 治疗　本病发展缓慢,可以维持多年不变,少数病例自行缓解,多数患者最终将发展成甲状腺功能减退。如无临床症状,无甲减,TSH（或 S-TSH）也不增高可不治疗,定期随访即可。如已有甲减或 TSH 增高,提示存在亚临床型甲减,应给予治疗。原则是长期的甲状腺激素替代疗法。目前常用的口服药物有两类,一是甲状腺干燥制剂,系牛和猪的甲状腺提取物,各种制剂中甲状腺激素含量可能不同。二是合成的 T4 制剂,即左甲状腺素片,剂量恒定,半衰期长。应用时先从小剂量开始,甲状腺干燥制剂每日 20mg,左甲状腺素片 25μg,以后逐渐加量,使 TSH 值维持在正常水平的低限,使 T3 和 T4 值维持在正常范围。确定维持量后,一般每 3～6 个月复查甲状腺功能,并根据甲状腺功能情况调整药物剂量。一般不建议应用类固醇药物,当单独应用甲状腺制剂后甲状腺缩小不明显,疼痛和压迫症状未改善时可考虑合并使用。类固醇激素可使甲状腺缩小,硬度减轻,甲状腺抗体效价下降,一般用量为泼尼松 30～40mg/d,1 个月后减量到 5～10mg/d,病情稳定后即可停用。

单纯性慢性淋巴细胞性甲状腺炎不采用手术治疗,因手术切除甲状腺可使原有的甲状腺功能减退进一步加重。但有下列情况可考虑手术治疗:①口服甲状腺制剂后甲状腺不缩小,仍有压迫症状;②有可疑结节、癌变或伴随其他肿瘤;③肿块过大、影响生活和外观;④肿块短期内增大明显。术前了解有无甲减,然后决定处理方案。仅有压迫症状,以解除压迫为目的,仅需作峡部切除或部分腺叶切除。疑有甲状腺癌或其他恶性肿瘤时,应做术中活检,一旦证实为癌时,按甲状腺癌选择术式。如不能排除恶性肿瘤或肿块过大时,也可考虑做腺叶切除或腺叶大部切除术。

已有桥本甲状腺炎的基础上,肿块突然增大,此时很可能已转化为恶性淋巴瘤,建议毫不犹豫手术;理论上细针或粗针穿刺可能获得诊断,但如果因此延误,肿块发展很快会短期内致气管压迫、呼吸困难。笔者碰到 2 例患者,由于医师认识不足,仅 1 月余患者已经丧失气管切开的机会,短期内死亡。此种患者手术难度极大,建议行单侧腺叶+峡部切除,既可获得诊断、又可解除气管的压迫。

因诊断为其他甲状腺结节而手术时,如果从大体病理上怀疑为慢性淋巴细胞性甲状腺炎时,应切取峡

部作冷冻切片，并详细探查双侧甲状腺有无其他病变及可疑结节，一旦确诊为无伴随病的慢性淋巴细胞性甲状腺炎时，只作峡部切除，以免术后甲减。

（二）硬化性甲状腺炎

本病极为罕见，是以甲状腺实质组织的萎缩和广泛纤维化以及常累及邻近组织为特征的疾病。首先由 Riedel 描述，所以又称为 Riedel 甲状腺炎，还有其他的一些名称，如纤维性甲状腺炎、慢性木样甲状腺炎和侵袭性甲状腺炎等。本病原因不明确，有人提出是其他甲状腺炎的终末表现；也有人认为本病属原发性，可能是一组被称为炎性纤维性硬化疾病的一种表现形式。常合并存在其他纤维性硬化疾病，如纵隔和腹膜纤维化、硬化性胆管炎等。病变常累及甲状腺的两叶，滤泡和上皮细胞明显萎缩；滤泡结构大量破坏、被广泛玻璃样变性的纤维组织替代；在大量增生的纤维组织中仅见若干分散的、小的萎缩滤泡；血管周围有淋巴细胞和浆细胞浸润，常出现纤维组织包裹的静脉管壁炎。病变常累及周围的筋膜、肌肉、脂肪和神经组织。本病多见于中、老年女性。起病缓慢，无特殊症状。主要表现为甲状腺肿块，质地坚硬，边界不清，甲状腺因与周围组织有致密粘连而固定，局部很少有明显的疼痛或压痛。常出现压迫症状，引起吞咽困难、声音嘶哑和呼吸困难，严重时可以出现重度通气障碍。甲状腺肿大的程度和压迫症状的程度常不对称，腺体肿大不明显而其压迫症状较为突出的特点有助于诊断。附近淋巴结不肿大。甲状腺功能一般正常，严重者可有甲状腺功能减退。抗甲状腺抗体效价多数在正常范围，少数病例可出现一过性滴度升高。碘摄取率降低，核素扫描病变区可出现"冷"结节。本病应与甲状腺癌和慢性淋巴细胞性甲状腺炎相鉴别。慢性淋巴细胞性甲状腺炎虽累及整个甲状腺，但不侵犯周围组织，且甲状腺破坏程度轻，甲状腺内有多量淋巴细胞浸润和淋巴滤泡形成。根据这些特点可资鉴别。

本病治疗应给予口服甲状腺制剂。尚可考虑应用类固醇药物，有助于减轻压迫症状。有人推荐使用他莫昔芬，40mg/d，分两次口服，1~2 周后可望甲状腺变软，压迫症状随之减轻。3 个月内甲状腺缩小，1 年后虽被压迫的喉返神经麻痹不能恢复，发声却可改善。如药物不良反应明显，可减量维持使用。如气管压迫症状明显，可切除或切开甲状腺峡部以缓解症状。不能排除甲状腺癌时，应做活检。

（艾志龙）

第七节　单纯性甲状腺肿

单纯性甲状腺肿是一类仅有甲状腺肿大而无甲状腺功能改变的非炎症、非肿瘤性疾病，又称为无毒性甲状腺肿。其发病原因系体内碘含量异常或碘代谢异常所致。按其流行特点，通常可分为地方性和散发性两种。

【病因】

1. 碘缺乏　居住环境中碘缺乏是引起地方性甲状腺肿的主要原因。地方性甲状腺肿，又称缺碘性甲状腺肿，是由于居住的环境中缺碘，饮食中摄入的碘不足而使体内碘含量下降所致。根据 WHO 的标准，弥漫性或局限性甲状腺肿大的人数超过总人口数 10% 的地区称为地方性甲状腺肿流行区，流行区大多远离河海，以山区、丘陵地带为主。由于世界很多地方采用了食盐加碘的措施，目前此病发病率明显下降。

碘是合成甲状腺激素的主要原料，主要来源于饮水和膳食中。在缺碘地区，土壤、饮水和食物中碘含量很低，碘摄入量不足，使甲状腺激素合成减少，出现甲状腺功能低下。机体通过反馈机制使脑垂体促甲状腺激素(TSH)分泌增加，促使甲状腺滤泡上皮增生，甲状腺代偿性肿大，以加强其摄碘功能，甲状腺合成和分泌甲状腺激素的能力则得以提高，使血中激素的水平达到正常状态。这种代偿是由垂体-甲状腺轴系统的自身调节来实现的。此时若能供应充分的碘，甲状腺肿则会逐渐消退，甲状腺滤泡复原。如果长期缺碘，甲状腺将进一步增生，甲状腺不同部位的摄碘功能及其分泌速率出现差异，而且各滤泡的增生和复原也因不均衡而出现结节。

2. 生理因素　青春发育期、妊娠期和绝经期的妇女对甲状腺激素的需求量增加，也可发生弥漫性甲状腺肿，但程度较轻，多可自行消退。

3. 致甲状腺肿物质　流行区的食物中含有的致甲状腺肿物质，也是造成地方性甲状腺肿的原因，如萝卜、木薯、卷心菜等。如摄入过多，也可产生地方性甲状腺肿。

4. 水污染　水中的含硫物质、农药和废水污染等也可引起甲状腺肿大。饮水中锰、钙、镁、氟含量增高或钴含量缺乏时可引起甲状腺肿。钙和镁可以抑制碘的吸收。氟和碘在人体中有拮抗作用，锰可抑制碘在甲状腺中的蓄积，故上述元素均能促发甲状腺肿大。铜、铁、铝和锂也是致甲状腺肿物质，可能与抑制甲状腺激素分泌有关。

5. 药物　长期服用硫尿嘧啶、硫氰酸盐、对氨基水杨酸钠、维生素 B1、过氯酸钾等也可能是发生甲状腺肿的原因。

6. 高碘　长期饮用含碘高的水或使用含碘高的食物可引起血碘升高，也可以出现甲状腺肿，如日本的海岸性甲状腺肿和中国沿海高碘地区的甲状腺肿。

其原因一是过氧化物功能基被过多占用,影响酪氨酸氧化,使碘有机化受阻;二是甲状腺吸碘量过多,类胶质产生过多而使甲状腺滤泡增多和滤泡腔扩大。

【病理】

无论地方性或散发性甲状腺肿,其发展过程的病理变化均分为三个时相,早期为弥漫性滤泡上皮增生,中期为甲状腺滤泡内类胶质积聚,后期为滤泡间纤维化结节形成。病灶往往呈多源性,且同一甲状腺内可同时有不同时相的变化。

1. 弥漫增生性甲状腺肿　甲状腺呈弥漫性、对称性肿大,质软,饱满感,边界不清,表面光滑。镜检下见甲状腺上皮细胞由扁平变为立方形,或呈低柱形、圆形或类圆形滤泡样排列。新生的滤泡排列紧密,可见小乳头突入滤泡腔,腔内胶质少。滤泡间血管增多,纤维组织增多不明显。

2. 弥漫胶样甲状腺肿　该阶段主要是因为缺碘时间较长,代偿性增生的滤泡上皮不能持续维持增生,进而发生复旧和退化,而滤泡内胶质在上皮复退后不能吸收而潴留积聚。甲状腺弥漫性肿大更加明显,表面可有轻度隆起和粘连,切面可见腺肿区与正常甲状腺分界清晰,成棕黄色或棕褐色,甚至为半透明胶冻样,这是胶样甲状腺肿名称的由来。腺肿滤泡高度扩大,呈细小蜂房样,有些滤泡则扩大呈囊性,囊腔内充满胶质。无明显的结节形成。镜检见滤泡普遍性扩大,滤泡腔内充满类胶质,腺上皮变得扁平;细胞核变小而深染,位于基底部;囊腔壁上可见幼稚立方上皮,有时还可见乳头样生长;间质内血管明显增多,纤维组织增生明显。

3. 结节性甲状腺肿　是病变继续发展的结果。扩张的滤泡相互聚集,形成大小不一的结节。这些结节进一步压迫结节间血管,使结节血供不足而发生变性、坏死、出血囊性变。肉眼观甲状腺增大呈不对称性,表面结节样。质地软硬不一,剖面上可见大小不一的结节和囊肿。结节无完整包膜,可见灰白色纤维分割带,可有钙化和骨化。显微镜下呈大小不一的结节样结构,不同结节内滤泡密度、发育成熟度、胶质含量很不一致。而同一结节内差异不大。滤泡上皮可呈立方样、扁平样或柱状,滤泡内含类胶质潴留物,有些滤泡内有出血、泡沫细胞、含铁血黄素等。滤泡腔内还可以见到小乳头结构。滤泡之间可以看到宽窄不同纤维组织增生。除上述变化外,结节性甲状腺肿可以合并淋巴细胞性甲状腺炎,可伴有甲亢,还可伴有腺瘤形成。以前的研究认为,甲状腺肿可以癌变。近年有研究认为,结节性甲状腺肿为多克隆性质,属于瘤样增生性疾病,与癌肿的发生无关。而腺瘤为单克隆性质,与滤泡性腺癌在分子遗传谱学表型上有一致性。这种观点尚需进一步研究证实。

【临床表现】

单纯性甲状腺肿除了甲状腺肿大以及由此产生的症状外,多无甲状腺功能方面的改变。甲状腺不同程度的肿大和肿大的结节对周围器官的压迫是主要症状。国际上通常将甲状腺肿大的程度分为四度:Ⅰ度是头部正常位时可看到甲状腺肿大;Ⅱ度是颈部肿块使颈部明显变粗(脖根粗);Ⅲ度是甲状腺失去正常形态,凸起或凹陷(颈变形),并伴结节形成;Ⅳ度是甲状腺大于本人一拳头,有多个结节。早期甲状腺为弥漫性肿大,随病情发展,可变为结节性增大。此时甲状腺表面可高低不平,可触及大小不等的结节,软硬度也不一致。结节可随吞咽动作而上下活动。囊性变的结节如果囊内出血,短期内可迅速增大。有些患者的甲状腺巨大,可如儿头样大小,悬垂于颈部前方;也可向胸骨后延伸,形成胸骨后甲状腺肿。过大的甲状腺压迫周围器官组织,可出现压迫症状。气管受压,可出现呼吸困难,胸骨后甲状腺肿更易导致压迫,长期压迫可使气管弯曲、软化、狭窄、移位;食管受压可出现吞咽困难。胸骨后甲状腺肿可以压迫颈静脉和上腔静脉,使静脉回流障碍,出现头面部及上肢淤血水肿。少数患者压迫喉返神经引起声音嘶哑,压迫颈交感神经引起霍纳综合征(Horner syndrome)等。

影像学检查方面,对弥漫性甲状腺肿 B 超和 CT 检查均显示甲状腺弥漫性增大。而对有结节样改变者,B 超检查显示甲状腺两叶内有多发性结节,大小不等,数毫米至数厘米不等,结节呈实质性、囊性和混合性,可有钙化。血管阻力指数 RI 可无明显变化。CT 检查可见甲状腺外形增大变形,其内有多个大小不等的低密度结节病灶,增强扫描无强化。病灶为实质性、囊性和混合性。可有钙化或骨化。严重患者可以看到气管受压,推移、狭窄。还可看到胸骨后甲状腺肿以及异位甲状腺肿。笔者有一例胸骨后甲状腺肿,远离甲状腺下极,经 CT 检查发现,后经手术证实。

【诊断】

单纯性甲状腺肿的临床特点是早期除了甲状腺肿大以外多无其他症状,开始为弥漫性肿大,以后可以发展为结节性肿大,部分患者后期甲状腺可以变得巨大,出现邻近器官组织受压的现象。根据上述特点诊断多无困难。当患者的甲状腺肿大具有地方流行性、双侧性、结节为多发性、结节性质不均一性等特点,可以做出临床诊断,进而选择一些辅助检查以帮助确诊。对于结节性甲状腺肿,影像学检查往往提示甲状腺内多发低密度病灶,呈实性、囊性和混合性等不均一改变。甲状腺功能检查多数正常。早期可有 T4 下降,但 T3 正常或有升高,TSH 升高。后期 T3、T4

和 TSH 值都降低。核素扫描示甲状腺增大、变形,甲状腺内有多个大小不等、功能状况不一的结节。在诊断时除与其他甲状腺疾病如甲状腺腺瘤、甲状腺癌、淋巴细胞性甲状腺炎鉴别外,还要注意与上述疾病合并存在的可能。甲状腺结节细针穿刺细胞学检查对甲状腺肿的诊断价值可能不是很大,但对于排除其他疾病则有实际意义。

【防治】

流行地区的居民长期补充碘剂能预防地方性甲状腺肿的发生。一般可采取两种方法:一是补充加碘的盐,每 10~20kg 食盐中加入碘化钾或碘化钠 1g,可满足每日需求量;二是肌内注射碘油。碘油吸收缓慢,在体内形成一个碘库,可以根据身体需碘情况随时调节,一般每 3~5 年肌内注射 1ml。但对碘过敏者应列为禁忌,操作时碘油不能注射到血管内。

已经诊断为甲状腺肿的患者应根据病因采取不同的治疗方法。对于生理性的甲状腺肿大,可以多食含碘丰富的食物,如海带、紫菜等。对于青少年单纯甲状腺肿、成人的弥漫性甲状腺肿以及无并发症的结节性甲状腺肿可以口服甲状腺制剂,以抑制腺垂体 TSH 的分泌,减少其对甲状腺的刺激作用。常用药物为甲状腺干燥片,每天 40~80mg。另一常用药物为左甲状腺素片,每天口服 50~100μg。治疗期间定期复查甲状腺功能,根据 T3、T4 和 TSH 的浓度调整用药剂量。对于因摄入过多致甲状腺肿物质、药物、膳食、高碘饮食的患者应限制其摄入量。对于结节性甲状腺肿出现下列情况时应列为手术适应证:

1. 伴有气管、食管或喉返神经压迫症状。
2. 胸骨后甲状腺肿。
3. 巨大的甲状腺肿影响生活、工作和美观。
4. 继发甲状腺功能亢进。
5. 疑为恶性或已经证实为恶性病变。

手术患者要做好充分术前准备,尤其是合并甲亢者更应按要求进行准备。至于采取何种手术方式,目前并无统一模式,每种方式都有其优势和不足。根据不同情况可以选择下列手术方式:

1. **两叶大部切除术** 该术式由于保留了甲状腺背侧部分,因此喉返神经损伤和甲状旁腺功能低下的并发症较少。但对于保留多少甲状腺很难掌握,切除过多容易造成甲状腺功能低下,切除过少又容易造成结节残留。将来一旦复发,再手术致喉返神经损伤和甲状旁腺功能低下的机会大大增加。

2. **单侧腺叶切除和对侧大部切除** 由于单侧腺体切除,杜绝了本侧病灶残留的机会和复发的机会。对侧部分腺体保留,有利于保护甲状旁腺,从而减少了甲状旁腺全切的可能。手术中先行双侧叶探查,将病变较严重的一侧腺叶切除,保留对侧相对正常的甲状腺。

3. **甲状腺全切或近全切术** 本术式的优点是治疗的彻底性和不存在将来复发的可能。但喉返神经损伤,尤其是甲状旁腺功能低下的发生率较高。因此该术式仅在特定情况下采用,操作时应仔细解剖,正确辨认甲状旁腺并对其确切保护十分重要。术中如发现甲状旁腺血供不良应先将其切除,然后切成细小颗粒状,种植到同侧胸锁乳突肌内。切除的甲状腺应当被仔细检查,如有甲状旁腺被误切,也应按前述方法处理。

选择保留部分甲状腺的术式时,切除的标本应当送冷冻切片检查,以排除恶性病变。一旦证实为恶性,应切除残留的甲状腺并按甲状腺癌的治疗原则处理。

对于甲状腺全切的患者,尤其是巨大甲状腺肿,应注意是否有气管软化,必要时做预防性气管切开,以免发生术后窒息。

对于术后出现暂时性手脚和口唇麻木甚至抽搐的患者,应及时补充维生素 D 和钙剂,并监测血钙浓度和甲状旁腺激素浓度。多数患者在 1~2 周内症状缓解。不能缓解者需终身服用维生素 D 和钙制剂。甲状旁腺移植是最好的解决方法。

术后患者甲状腺功能多有不足,因此应服用甲状腺制剂,其目的一是激素替代治疗,二是抑制腺垂体 TSH 的分泌。服用剂量应根据甲状腺功能进行调节。

(艾志龙)

第八节　甲状腺腺瘤

甲状腺腺瘤是最常见的甲状腺良性肿瘤,各个年龄段都可发生,但多发生于 30~45 岁,以女性为多,男女之比为 1:2~6。多数为单发性,有时为多发性,可累及两叶。右叶稍多于左叶,下极最多。

【病理】

传统上将甲状腺腺瘤分为滤泡性腺瘤和乳头状腺瘤。2004 年 WHO 的肿瘤分类及诊断标准中已经取消了乳头状腺瘤这一类别。多数人认为,真正的乳头状腺瘤不存在,如果肿瘤滤泡中有乳头状增生形态者多称为"伴有乳头状增生的滤泡性腺瘤",这种情况主要发生在儿童,常伴出血囊性变,组织学特征为包膜完整、由滤泡组成、伴有宽大乳头状结构、细胞核深染且不具备诸如毛玻璃样核、核沟、核内假包涵体等乳头状癌的特征。

滤泡性腺瘤是甲状腺腺瘤的主要组织学类型。肉眼观肿瘤呈圆形或椭圆形,大多为实质性肿块,表面光滑、质韧、有完整包膜,大小为数毫米至数厘米不等。如发生退行性变,可变为囊性,并可有出血,囊腔内可有暗红色或咖啡色液体,完全囊性变的腺瘤仅为一纤维性囊壁。除囊性变外,肿瘤还可纤维化、钙化,甚至骨化。显微镜下观察,其组织学结构和细胞学特征与周围腺体不同,整个肿瘤的结构呈一致性。滤泡性腺瘤有一些亚型,它们分别是嗜酸细胞型、乳头状增生的滤泡型、胎儿型、印戒样细胞型、黏液细胞型、透明细胞型、毒性(高功能型)和不典型等。这些腺瘤共有的特征是:①具有完整的包膜;②肿瘤和甲状腺组织结构不同;③肿瘤组织结构相对一致;④肿瘤组织压迫包膜外的甲状腺组织。

【临床表现】

多数患者往往无意中或健康体检时发现颈前肿物,一般无明显自觉症状。肿瘤生长缓慢,可保持多年无变化。但如肿瘤内突然出血,肿块可迅速增大,并可伴局部疼痛和压痛。体积较大的肿瘤可引起气管压迫和移位,局部可有压迫或哽噎感。多数肿瘤为无功能性,不合成和分泌甲状腺激素。少数肿瘤为功能自主性,能够合成和分泌甲状腺素,并且不受垂体TSH的制约,因此又称高功能性腺瘤或甲状腺毒性腺瘤,此型患者可出现甲亢症状。体检时直径大于 1cm 的肿瘤多可扪及,多为单发性肿块,呈圆形或椭圆形,表面光滑,质韧,边界清楚,无压痛,可随吞咽而活动。如果肿瘤质变硬,活动受限或固定,出现声音嘶哑、呼吸困难等压迫症状,要考虑肿瘤发生恶变的可能。B超检查可见甲状腺内有圆形或类圆形低回声结节,有完整包膜,周围甲状腺有晕环,并可鉴别肿瘤为囊性或是实性。如肿瘤内有细小钙化,应警惕恶变的可能。颈部薄层增强 CT 检查可见甲状腺内有包膜完整的低密度圆形或类圆形占位病灶,并可观察有无颈部淋巴结肿大。^{131}I 核素扫描可见肿瘤呈温结节,囊性变者为冷结节,高功能腺瘤表现为热结节,周围甲状腺组织显影或不显影。无功能性腺瘤甲状腺功能多数正常,而高功能性腺瘤 T3、T4 水平可以升高,TSH 水平下降。

【诊断】

20～45 岁青壮年尤其是女性患者出现的颈前无症状肿块,应首先考虑甲状腺腺瘤的可能性。根据肿块的临床特点和必要的辅助检查如 B 超等,多数能做出诊断。细针穿刺细胞学检查对甲状腺腺瘤的诊断价值不大,但有助于排除恶性肿瘤。而^{131}I 扫描有助于高功能性腺瘤的诊断。该病应当注意与结节性甲状腺肿、慢性甲状腺炎和甲状腺癌鉴别。结节性甲状腺肿多为双侧性、多发性和结节性质不均一性,无包膜,可有地方流行性。而慢性甲状腺炎细针穿刺可见

到大量的淋巴细胞,且抗甲状腺球蛋白抗体和微粒体抗体多数升高。与早期的甲状腺乳头状癌术前鉴别比较困难,如果肿瘤质地坚硬、形状不规则,颈部可及肿大淋巴结、肿瘤内有细小钙化,应考虑恶性的可能。应当注意的是甲状腺腺瘤有恶变倾向,癌变率可达10% 左右。故对甲状腺"结节"的诊断应予全面分析,治疗上要采取积极态度。

【治疗】

甲状腺腺瘤虽然为良性肿瘤,但约有 10% 左右腺瘤可发生恶变,且与早期甲状腺癌术前鉴别比较困难,因此一旦诊断,即应采取积极态度,尽早行手术治疗。对局限于一叶的肿瘤最合理的手术方法是甲状腺腺叶切除术。切除的标本即刻行冷冻切片病理检查,一旦诊断为甲状腺癌,应当按照其处理原则进一步治疗。虽然术前检查多可明确肿瘤的部位和病灶数目,但术中仍应当仔细探查对侧腺体,以免遗漏。必要时还要探查同侧腺叶周围的淋巴结,发现异常时需作病理切片检查,以防遗漏转移性淋巴结。目前临床上腺瘤摘除或部分腺叶切除术,仍被广泛采用。但常常遇到两个问题,一是术中冷冻病理切片虽然是良性,而随后的石蜡切片结果可能为癌;二是残余的甲状腺存在腺瘤复发的可能。上述两种情况都需要进行再次手术,而再次手术所引起的并发症尤其是喉返神经损伤的机会大大增加。鉴于此,除非有特殊禁忌证,甲状腺腺瘤的术式原则上应考虑行患侧腺叶切除术。而对于涉及两叶的多发性腺瘤,处理意见尚不统一。有下列几种方法:①行双侧腺叶大部切除;②对主要病变侧行腺叶切除术,对侧作腺瘤摘除或大部切除;③行甲状腺全切术。凡保留部分甲状腺者,都需对切除的标本做冷冻病理切片检查,排除恶性肿瘤。对甲状腺全切术要采取谨慎态度,术中应当尽力保护甲状旁腺和喉返神经。超过一叶范围的切除术可能会造成术后甲状腺功能低下,应当给予甲状腺激素替代治疗,并根据甲状腺功能测定情况调整用药剂量。

对于伴有甲亢症状的功能自主性甲状腺腺瘤应给予适当术前准备,以防术后甲状腺危象的发生。手术方式为腺叶切除术。对于呈热结节而周围甲状腺组织不显影的功能自主性甲状腺腺瘤,有人主张放射性碘治疗,可望破坏瘤体组织,但治疗效果无手术治疗确切。

(艾志龙)

第九节　甲状腺癌

甲状腺恶性肿瘤是最常见的内分泌恶性肿瘤。按照组织学特征,起源于甲状腺滤泡细胞可以分为分

化型甲状腺癌和未分化甲状腺癌,约占所有甲状腺癌的95%以上。分化型甲状腺癌包括乳头状甲状腺癌和滤泡型甲状腺癌,这类甲状腺癌通常是可治愈的。相反,未分化甲状腺癌来势凶猛,预后很差。甲状腺癌标化年龄发病率为0.5~10 000/100 000每年,近年来,甲状腺癌发病率逐年上升。年龄是一个影响甲状腺癌的重要因素,大于45岁的患者预后较差。甲状腺癌多见于女性,但男性患者预后较差。另外的危险因素包括颈部放疗史,直径大于4cm的肿瘤,原发灶外侵,淋巴结及远处转移(表19-6)。

表19-6 甲状腺结节病患者中患有甲状腺癌的危险因素

头颈部放疗史
年龄大于45岁或小于20岁
肿瘤直径大于4cm
侧颈肿大淋巴结
男性
家族性甲状腺癌或MEN2综合征
声音嘶哑,声带固定
肿瘤固定
肿瘤外侵
甲状腺外侵犯
碘缺陷(甲状腺滤泡性癌)
正常范围内的高TSH

而起源于甲状腺滤泡旁C细胞的恶性肿瘤称为甲状腺髓样癌,约占所有甲状腺癌的3%左右,其分为散发性髓样癌,家族性髓样癌,MEN综合征。

【甲状腺癌分期】

2010年甲状腺癌UICC分期如下:

1. 分化型甲状腺癌

T分期:

Tx 无法对原发肿瘤做出估计

T0 未发现原发肿瘤

T1 原发肿瘤≤2cm,局限于甲状腺内

T2 原发肿瘤2cm<且≤4cm,局限于甲状腺内

T3 肿瘤>4cm,肿瘤局限在甲状腺内或有少量延伸到甲状腺外

T4a 肿瘤蔓延至甲状腺包膜以外,并侵犯皮下软组织、喉、气管、食管或喉返神经

T4b 肿瘤侵犯椎前筋膜、或包绕颈动脉或纵隔血管

未分化癌均为T4

T4a 未分化癌,肿瘤限于甲状腺内,尚可外科切除

T4b 未分化癌,肿瘤已侵出包膜,外科难以切除

N分期:

N0 无淋巴结转移

N1a 肿瘤转移至Ⅵ区[气管前、气管旁和喉前(Delphian)淋巴结]

N1b 肿瘤转移至单侧、双侧、对侧颈部或上纵隔淋巴结

M分期:

M0 无远处转移

M1 远处有转移

甲状腺乳头状腺癌或滤泡状腺癌分期(45岁以下)

Ⅰ期 任何T 任何N M0

Ⅱ期 任何T 任何N M1

甲状腺乳头状腺癌或滤泡状腺癌(45岁以上)

髓样癌(任何年龄)

Ⅰ期	T1	N0	M0
Ⅱ期	T2	N0	M0
Ⅲ期	T3	N0	M0
	T1~3	N1a	M0
ⅣA期	T1~3	N1b	M0
	T4a	N0,N1	M0
ⅣB期	T4b	任何N	M0
ⅣC期	任何T	任何N	M1

未分化癌(全部归Ⅳ期)

ⅣA期	T4a	任何N	M0
ⅣB期	T4b	任何N	M0
ⅣC期	任何T	任何N	M1

【甲状腺癌危险因素】

放射接触史,碘的不适当摄入,淋巴性甲状腺炎,激素原因和家族史都是可能引起甲状腺癌的危险因素。

放射接触史能够增加甲状腺乳头状癌的发生。这一现象,在广岛和长崎(1945)的原子弹爆炸,马绍尔群岛(1954)和内华达(1951—1962)的核试验失误,以及切尔诺贝利核泄漏(1986)后被观察及证实。尤其在切尔诺贝利核泄漏后,受到核辐射的儿童发生了更多的乳头状甲状腺癌,这可能与儿童甲状腺更易受放射线影响,或者儿童食用了更多受核污染的牛奶有关。

儿童时期因头颈部肿瘤接受过放射治疗,也会导致乳头状甲状腺癌发生风险的增加。

碘是合成甲状腺激素的必需原料。缺碘引起甲状腺滤泡细胞代偿性增生,导致甲状腺肿。在缺碘地区,甲状腺滤泡性肿瘤发病率升高;而在碘摄入过多的地区,乳头状甲状腺癌则更易发生。在动物实验中,碘的过量摄入,能导致甲状腺癌由滤泡型向乳头状表型转换。但是碘的不适量摄入如何导致甲状腺

癌发生依旧不明。

乳头状甲状腺癌中通常可见淋巴细胞浸润,这一现象可能提示免疫因子可能参与恶性肿瘤的发生发展。分子生物学分析提示淋巴细胞甲状腺炎可能是甲状腺恶性肿瘤的早期表现。但其确切机制依旧不明。

大多数分化型甲状腺癌发生于 20~50 岁患者,女性患者约为男性患者的 2~4 倍。这一现象可能提示女性激素可能参与甲状腺癌的发生。并且,雌激素受体在甲状腺滤泡细胞膜上表达,雌激素可导致滤泡细胞的增殖。同样并没有明确的动物模型能够复制,甲状腺癌与妊娠或外源性雌激素使用的关系。

遗传性因素对于甲状腺癌的发生也是同样重要的。若父母患有甲状腺癌,则患肿瘤风险增加 3.2 倍;若同胞兄妹患有甲状腺癌,则患肿瘤风险增加 6.2 倍。非家族性髓样癌发生率约为 3.5%~6.2%。家族性甲状腺癌可并发一些种系突变的综合征,包括家族性多方性结肠息肉(APC 基因突变),Cowden 病(PTEN 基因突变),Werner 综合征(WRN 基因突变)。其他一些染色体位点的改变可导致乳头状甲状腺癌伴发其他肿瘤,例如:伴发肾癌(1q21),透明细胞肾癌[(3;8)(p14.2;q24.1)],结节性甲状腺肿(19p13.2)等。但是这些现象的发生相对是比较少见的。

【病因学及分子生物学机制】

1. 颈部放射接触史　早期甲状腺癌分子生物学研究注重颈部放射接触史。一般而言,放射线能够导致染色体断裂,引起基因重排进而导致抑癌基因的失效。颈部放射接触史可导致甲状腺良性和恶性结节的发生,并且易引起多灶性肿瘤的发生。儿童更易受放射线接触的影响。

2. 基因组不稳定(Genomic instability)　在基因水平上,甲状腺癌有着许多变化。染色体不稳定已在滤泡性腺瘤和癌中被证实,多以非整倍体的 LOH(loss of heterozygosity)形式表现,但这在乳头状甲状腺癌中较少发生。微卫星不稳定可在甲状腺良性和恶性肿瘤中发生。这可能提示基因组不稳定是促使甲状腺肿瘤发展的一个重要原因。

3. 放射线与雌激素　也可导致基因组的不稳定发生,这在一定程度上解释它们是甲状腺癌发生的危险因素。然而,在其他散发性恶性肿瘤中,也可找到相似的分子病因。

4. 信号转导通路的变化(Genetic alterations in signaling pathways)　甲状腺滤泡细胞主要有三条主要信号转导通路:

(1) TSH/TSH-R/PKA 通路:TSH/TSH-R/PKA 通路是主要传导 TSH 激素信号的通路,其中 TSH-R 与调节编码 GSα 的 GNAS1 基因的突变,能够上调 cAMP,使得 TSH 激素信号放大。有趣的是,这导致甲状腺高功能腺瘤的发生,并没有引起甲状腺恶性肿瘤的产生。

但许多临床研究提示高 TSH 增加了甲状腺癌发生的危险,随着有关甲状腺癌 GWAS 研究的开展,TSH/TSH-R/PKA 通路下游的 FOXE1 基因单核苷酸多态性(SNP),可能导致甲状腺乳头状癌的发生。这为研究甲状腺癌提供了一个新的研究方向。

(2) RTK/RAS/RAF/MEK/MARK 通路:在动物实验中,转染突变的 HRASV12 或 BRAFV600E,可导致一系列基因水平的变化,导致甲状腺癌发生。这证实 RTK/RAS/RAF/MEK/MARK 通路的信号异常在甲状腺癌发生过程中起着重要作用。在这一通路中,涉及许多基因,其中 RET, NTRK1(neurotrophic tyrosine kinase receptor 1),BRAF 或 Ras 改变可在 70% 滤泡细胞起源的甲状腺癌患者中出现。

RET 是第一个在甲状腺癌中发现的酪氨酸激酶,这个原癌基因位于 10q11.2,编码跨膜的酪氨酸受体。RET 通常在中枢及周围神经内表达,是肾脏发育肠神经发生的必要激素受体。Glial-derived neurotrophic factor(GDNF)-family ligands 和 GDNF-family receptor-α(GFRα)激活 RET,进而刺激多条信号转导通路,包括(ERK,也被称为 MAPK kinase 1 and 3),phos-phatidyli-nositol 3-kinase(PI3K),MAPK p38 and C-JUN kinase(JNK,also known as MAPK kinase 8)。

RET 的功能性突变常见于散发性、家族性甲状腺髓样癌、MEN2A 及 MEN2B 患者中。

而 RET/PTC 在乳头状甲状腺癌发展过程中起着很重要的作用,据报道 RET/PTC 重排大概存在于 3%~85% 的乳头状甲状腺癌中,这么大的差异可能由于检测手段的不同,一般认为在乳头状癌大约 13%~43% 有 RET/PTC 重排。在散发和放射线接触相关的乳头状甲状腺癌中,约有 15 个亚型的 RET/PTC 重排。RET/PTC1 和 RET/PTC3 在散发性乳头状甲状腺癌中最常见。切尔诺贝利核泄漏后的儿童乳头状癌中 RET/PTC 重排率非常高,这提示放射线接触可能导致 RET/PTC 重排增加。

尽管 RET/PTC1 和 RET/PTC3 重排能在甲状腺癌动物模型中检测出,但仅有它们的存在并不能够促使肿瘤的高转移,这需要其他因素的参与。同样,在甲状腺乳头状微癌中能检测出高频率的 RET/PTC 重排,也提示 RET 的重排在肿瘤早期形成过程中,起到重要作用。另外,同一瘤体内,多亚型 RET 重排同时出现,提示原发肿瘤进程较晚。

一、乳头状甲状腺癌

乳头状甲状腺癌(papillary thyroid cancer,PTC)是

最常见的甲状腺癌,大约占所有甲状腺癌的70%～90%。乳头状癌有着其特征的组织学表现:"砂粒体"和"营养不良性钙化"。甲状腺乳头状癌以淋巴结转移为主,常以颈部肿大淋巴结为首发症状。

【临床表现】

患者以女性为多,男与女之比为1:2.7,年龄6～72岁,20岁以后明显增多,31～40岁组患病最多,占30%,50岁以后明显减少。乳头状癌淋巴结转移机会多,临床触不到淋巴结的患者,经选择性颈清扫术后,病理检查结果有46%～72%的病例有淋巴结转移。有些患者以颈部淋巴结肿大来就诊,甲状腺内肿物可能已经数月或数年。因甲状腺内肿物发展较慢,且无特殊体征,常被误诊为良性,肿物可以很小,仅0.5～1.0cm。晚期可以明显肿大,直径可达10cm以上。呈囊性或部分呈囊性,侵犯气管或其他周围器官时肿物固定。侵犯喉返神经出现声音嘶哑,压迫气管移位或肿瘤侵入气管内出现呼吸困难。淋巴结转移多至颈深中组及颈深下组,晚期可转移至上纵隔。血行转移较少,约4%～8%,多见于肺或骨。

【诊断】

(一) 原发病变的诊断

无淋巴结转移的情况下,对甲状腺肿物的性质难以判断,在治疗前应进行如下的检查以明确病变的范围、与周围器官的关系、甲状腺功能的损伤程度、TSH的分泌状况等。

1. 甲状腺核素扫描 大多数滤泡型腺癌和乳头状腺癌有吸碘功能,以往为术前主要手段,目前随着其他临床检查的发展已少用。

2. B超检查 可发现甲状腺内肿物是多发或单发、有否囊性变、颈部有否淋巴结转移、颈部血管受侵情况等。

3. CT检查 显示甲状腺内肿瘤的位置、内部结构情况、钙化情况,无包膜恶性可能性大。虽不能做出定性诊断但对医师手术操作很有帮助,CT能显示肿物距大血管的远近,距喉返神经、甲状旁腺、颈段食管的远近,肿瘤是否侵犯气管壁及侵入气管内、向胸骨后及上纵隔延伸情况,纵隔内淋巴转移情况。使外科医师术前心中有数,减少盲目性,能制三维成像的CT更好。

4. 磁共振成像(MRI) 在无碘过敏患者中,不推荐使用。

5. PET/CT 可判断肿瘤代谢情况,主要判断远处转移情况。

6. 针吸细胞学检查 近年来由于针吸细胞学诊断的进步,广泛应用于临床,但应用于甲状腺肿物的诊断有一定限度:①大部分甲状腺肿物无论良恶性都需手术切除,术前做针吸不如术中制冷冻切片检查诊断的准确率高;②针吸对甲状腺乳头状癌的诊断准确率高,但对分化良好的滤泡型腺癌有时不易确诊,因为滤泡型腺癌有时只能根据侵犯包膜或血管内有瘤栓才能确诊,针吸标本对此难以判断;③甲状腺肿物常有部分癌变或数个肿物其中有一个是癌变则针吸很难描准癌变区域;④各家文献报道都承认有假阳性及假阴性,因此难以根据细胞学报告下诊断及决定治疗方案。但目前有以下情况对临床有帮助:①当甲状腺肿物合并淋巴结肿大,临床高度怀疑为癌,如淋巴结针吸发现甲状腺癌细胞,可确定行联合根治手术,省去手术中取活检制冷冻切片的时间;②临床表现为典型的未分化癌,若针吸也能证实为癌,即可最后确诊;③临床检查符合典型的甲状腺淋巴细胞性甲状腺炎,如与针吸结果相符合即可确诊。临床医师一定要结合临床所见,切勿单凭细胞学下诊断。

(二) 颈淋巴结转移的诊断

1. 临床触不到淋巴结而甲状腺内肿物高度怀疑癌,此为N0病例,这类患者不一定没有淋巴结转移,应做B超或CT检查以发现手摸不到的肿大之淋巴结。因有些患者脂肪厚,肌肉发达,淋巴结虽已很大且呈串也不易触及,如B超及CT怀疑转移,且甲状腺内肿物证实为癌应按联合根治术准备。

2. 甲状腺肿物合并颈淋巴结肿大时,淋巴结位于中、下颈深较多,位于胸锁乳突肌前缘或被覆盖,活动或固定,大致可判断为甲状腺癌颈转移,以乳头状癌为多见。如针吸细胞学阳性则可确诊。

【治疗】

(一) 原发癌的处理

1. 一侧腺叶切除加峡部切除加Ⅵ区淋巴结清扫为单侧甲状腺癌治疗的最小手术方式。

2. 全甲状腺切除 当病变涉及两侧腺叶时行全甲状腺切除术。考虑到甲状腺多灶性癌的存在,应注意同侧腺叶多灶肿瘤,易出现对侧甲状腺内微小病灶的发生。

3. 高分化侵袭性甲状腺癌的处理 甲状腺肿瘤活动受限或固定,或同时伴有声音斯哑,系喉返神经受癌侵犯之故。这是甲状腺乳头状癌的一种类型,叫高分化侵袭性甲性腺癌(Well-differentiated Invading Thyroid Carcinoma, WITC),常侵犯带状肌、喉返神经、颈段气管、颈段食管、咽部、颈内静脉、颈总动脉等。因其侵犯喉、气管、食管的症状比较明显,有些作者又称其为侵犯上呼吸消化道的分化良好的甲状腺癌。分化良好的甲状腺癌侵及上呼吸消化道者占1%～10%,这些病例未经治疗则导致肿瘤出血,上呼吸道阻塞,危及生命。这种类型的病例也应积极地予以手术治疗,治疗越早,预后越好。

手术治疗原则:①所有瘤体要肉眼切除干净;②采用削下术(Shave-off),不需太宽的安全界,使重要器官尽量予以保留,如喉是重要的发声器官和呼吸器官,当其喉外肌肉受侵时仅切除肌肉甚至于软骨膜即可,甲状软骨受侵根据情况行部分喉切除,肿瘤侵入喉内,无法保留喉时才能行全喉切除。气管软骨膜受侵时仍可保留气管软骨环,将肿瘤及气管软骨膜从气管壁上削下,然后以电烧烧灼,术后加体外放射治疗或^{131}I治疗。气管软骨膜未受侵,而肿瘤是从软骨膜表面切下的,为了扩大安全界,仍可将软骨膜切除。

如肿瘤侵犯范围很广或侵入喉及气管内,则需行喉部分切除,全喉切除或气管部分切除等。喉部分切除没有一定的标准术式,根据侵犯的部位和范围来决定,气管壁切除后可分为局部剔除,和气管袖状切除法。

4. 微小癌的治疗　目前甲状腺乳头状微癌的治疗方式尚不统一,复旦大学附属肿瘤医院通过对于1066例甲状腺乳头状微癌的回顾性分析,认为对于单侧甲状腺微癌病灶,一侧腺叶切除+同侧Ⅵ区清扫术是较为合适的手术方式。同时提出,位于甲状腺上极的甲状腺微癌病灶,应该注意颈侧区淋巴结转移情况,这些患者可出现跳跃性转移(无Ⅵ区转移,而出现侧颈转移)。

5. Delphian 淋巴结清扫术　复旦大学附属肿瘤医院头颈外科通过分析 2011 年 10 月—2011 年 12 月我院收治乳头状甲状腺癌同时行 Delphian 淋巴结清扫术 355 名甲状腺乳头状癌患者。发现 Delphian 淋巴结的检出率:在所有 355 名行 Delphian 淋巴结清扫的患者中,有 89 名患者经病理证实,发现清扫区域内存在淋巴结(25.1%)。Delphian 淋巴结转移情况:在 89 名发现 Delphian 淋巴结的患者中,病理证实甲状腺乳头状腺癌转移的有 19 名(21.3%)。Delphian 淋巴结转移与乳头状甲状腺癌临床病理因素关联:在发生 Delphian 淋巴结乳头状甲状腺转移组中,可出现更多的原发肿瘤外侵,较大的原发肿瘤,较多的侧颈淋巴结转移的发生。因此,建议在行甲状腺癌根治手术时,避免遗漏 Delphian 淋巴结。

(二)淋巴结转移癌的处理

1. 颈淋巴结清扫术的适应证　甲状腺乳头状腺癌颈淋巴结转移率非常高,颈淋巴清扫手术是治疗甲状腺癌颈转移的有效手段,不是其他疗法能替代的。

颈淋巴清扫手术的适应证是:

1)临床检查能触及肿大之淋巴结者,细针穿刺证实;

2)CT 及 B 超检查高度怀疑有转移的。且肿瘤

外侵明显。

2. 手术方式　不论是传统式的颈清扫术还是保留功能的改良根治术都应将各区淋巴结不论大小彻底切除。以前有人提倡的实行肿大淋巴结多次摘除的方式越来越不被人接受,仅摘除明显转移的较大的淋巴结,必然使已有转移的小淋巴结遗留,造成以后复发,由于手术后瘢痕组织的存在造成手术一次比一次困难,且易增加重要器官损伤的机会,有的造成医源性的残疾,最后还须颈淋巴清扫术控制复发。

1)功能性颈淋巴清扫手术:甲状腺乳头状腺癌发展慢,不易穿破淋巴结被膜,不侵犯邻近的重要结构,因此经仔细解剖,切除脂肪结缔组织及淋巴组织,保留一切重要结构完全是可能的。本手术的优点是:保留副神经,术后不至于出现垂肩、肩疼、肩部肌肉萎缩、上肢活动受限等所谓的肩胛综合征。保留颈内静脉可避免术后颅内高压的并发症及减轻面部肿胀。保留胸锁乳突肌保护颈部大血管及颈部术后外形美观。

2)传统性的颈淋巴清扫术:颈部淋巴结转移已属晚期,向周围组织侵犯,颈内静脉受侵已不能保留,此时行根治性的颈淋巴清扫术,不再适合功能性的颈淋巴清扫术。如双侧转移应保留一侧颈内静脉,否则分期进行,分次切除颈内静脉,以减少颅内压增高的危险。

3)双颈淋巴结转移一侧腺叶内无结节的处理:双颈淋巴结转移的甲状腺乳头状癌,只要原发灶只限于一叶而对侧腺叶未扪及结节的,亦可考虑作一侧腺叶加峡部切除,保留对侧腺叶,

(三)异位甲状腺组织及癌

异位甲状腺是指离开人体中线,在甲状腺胚胎原基下降路线以外发现的甲状腺组织。异位甲状腺是指甲状腺胚胎原基下降不足或下降过多而形成的在中线上部位不一的甲状腺组织,而以舌根异位甲状腺最常见,下降过多深入纵隔或心包内形成胸内甲状腺。正常甲状腺因后天原因肿大,其下极伸入胸骨后,称胸骨后甲状腺,不属于异位甲状腺。所谓迷走甲状腺越来越不被人承认,临床实践证明这种颈侧的迷走甲状腺组织(在颈内静脉周围、锁骨上区,确与正常甲状腺相分离的)是分化型甲状腺癌的颈淋巴结转移,因分化较好,病理组织学上不能肯定为癌。

(四)罕见的淋巴结转移部位

甲状腺上部淋巴引流可以入咽后淋巴结。因此临床也可见到咽旁及咽后淋巴结转移,遇有这样病例应手术切除一侧甲状腺,颈淋巴清扫术及咽旁间隙肿物切除。咽后淋巴结转移的患者可以出现颅底破坏及脑神经受侵犯。咽后淋巴结转移有两种可能,一是

沿颈内静脉链逆行到咽后淋巴结,一是通过甲状腺侧叶后上淋巴链,大约有20%的人有甲状腺后上淋巴链。

(五) 术后并发症的预防和治疗

这里只提喉返神经的保存及甲状旁腺的保存,其余术后出血、伤口积液等同一般甲状腺手术。

喉返神经的保存。应强调全程显露喉返神经,这样才能避免盲目操作而损伤喉返神经。

甲状旁腺功能的保存。综合文献报道,到目前为止,还没有可靠的办法解决全甲状腺切除后甲状旁腺功能低下问题。最好的办法在于预防:下甲状旁腺的解剖位置变化很大,除本章解剖学节提供的资料外,Wang对解剖学研究发现下甲状旁腺紧贴甲状腺包膜的病例不多,42%位于甲状腺下端的外后方,41%位于胸腺内,15%在甲状腺下端外侧与甲状腺有一定距离,2%位于很远位置,因此手术时尽量沿着甲状腺包膜剥离,以防止甲状旁腺被拿走,结扎血管时靠近甲状腺,以减少甲状旁腺血供的损害,Perzik 909例全甲状腺切除术中只有7例(0.8%)发生永久性低钙血症。手术中不要故意寻找甲状旁腺,找到甲状旁腺时反而可能损伤了其血供,因其供应血管很细而脆弱。Shindo报告寻找甲状旁腺者术后暂时性低钙血症的比率反而比不寻找甲状旁腺的一组患者要高。术中做甲状旁腺自体移植的病例有一定比率术后仍有低钙血症,术后无低钙血症者又无法确定是自体移植成功的结果。

全甲状腺切除后患者应口服维生素D_2或维生素D_3制剂及钙片,应经常测血钙,必要时静脉给予钙注射剂。

有的行一侧腺叶切除患者术后出现低钙症状,绝大多数都是暂时性的,原因不详,可能是一侧甲状旁腺切除后另一侧暂时不能代偿,或患者有三个甲状旁腺,手术侧是两个正被切除,以后靠残余的一个增生代偿,有的患者仅有两个甲状旁腺正好在手术侧,则会出现永久性低钙症状。

(六) 远地转移的治疗

出现远地转移时,如病情允许,尽量手术切除,争取行全甲状腺切除,转移灶尽量手术切除,术后用[131]I治疗。远地转移灶切除后之残余病变用体外放射治疗。由于甲状腺乳头状癌及滤泡状癌发展缓慢,出现一个孤立的转移灶,到出现另一个转移灶可能需若干年后,因此可以手术切除转移灶,文献报道手术切除肺及骨转移均有长期生存的病例,特别是出现椎管内转移时手术切除是最好的办法,否则压迫脊髓造成截瘫,单纯放疗不易解除压迫症状。不适合手术的骨转移单纯放疗也可获得一定疗效。

(七) 分化型甲状腺癌术后的内分泌治疗

甲状腺分化性癌患者手术后,不但需要甲状腺激素制剂替代性治疗,更需要甲状腺激素制剂抑制性治疗。甲状腺激素替代治疗是补充甲状腺激素,使血液甲状腺激素保持在正常水平,即将血清TSH抑制到正常值范围内。甲状腺激素抑制性治疗是补充甲状腺激素,使甲状腺激素维持在一个略高于正常水平但低于甲亢水平,即将血清TSH抑制到正常值和甲亢值之间。

由于甲状腺分化性癌手术采取甲状腺大部切除和全切除,手术后多数患者发生甲状腺功能低减,需要甲状腺激素制剂替代治疗。

妊娠对甲状腺分化性癌的影响有不同看法,目前认为妊娠会促进甲状腺分化癌生长和发展。甲状腺分化性癌患者一旦发生妊娠,在妊娠期间应该坚持服甲状腺激素制剂。由于甲状腺激素剂量略高于生理剂量,但低于甲亢水平,长期服用对机体不会造成不良影响,不会影响母亲和胎儿的健康。母亲血液循环中的甲状腺激素不能通过胎盘,胎儿的甲状腺激素是胎儿自己制造、分泌的,所以母亲服用甲状腺激素制剂也不会影响胎儿的健康。甲状腺激素在乳汁中的含量很少,哺乳不会影响胎儿的健康,母亲哺乳婴儿是安全的。妊娠期甲状腺激素抑制性治疗要特别注意,避免因激素过量对胎儿造成不良影响。

(八) 手术治疗的效果及预后

本病预后较好,十年生存率达90%以上。

(九) 放射治疗

分化型甲状腺癌对放射治疗敏感性差,以手术治疗为主要手段,单纯体外放射治疗对甲状腺癌的治疗并无好处。甲状腺附近的邻近组织甲状软骨、气管软骨环及脊髓等对放射线耐受性差,大剂量照射带来严重并发症,作为常规术后放射切不可行,只能增加并发症带来的痛苦,尤其对年轻患者,给生活和工作造成不可弥补的损失。放疗并不能控制复发,而放疗后的大量纤维组织增生,各器官的相互粘连,给复发后再次手术造成困难,因此,凡手术切除干净的病例不需做术后放疗,尤其不能企图以放疗来控制颈淋巴结转移。放射治疗适用于以下情况:①肿瘤侵犯喉、气管、动脉壁,为保留器官肉眼所见切除干净,但安全界不理想,高度怀疑在微观上有残余癌的;②肿瘤侵犯邻近器官,因身体其他原因不能做广泛切除的,肉眼所见有残余癌的。

[131]I治疗:用于手术不能切除的分化型甲状腺癌或远地转移的甲状腺癌。因正常甲状腺组织吸碘功能高于甲状腺癌组织,[131]I治疗前必须行全甲状腺切除或次全切除,或用[131]I杀灭残余的正常甲状腺组织。

治疗前还应停用甲状腺素至少二周,刺激 TSH 的分泌,促进癌组织对[131]I 的吸收。美国甲状腺协会认为,术后发现淋巴结转移的患者,应常规行预防性[131]I 治疗,但其疗效在国人中的作用,尚无文献报道。

（十）随访观察

1. 甲状腺癌和其他恶性肿瘤一样,术后必须定期随诊复查,以便发现复发及时治疗。甲状腺分化型癌发展缓慢,术后一、二年内一切情况良好,患者容易麻痹,待病情严重时来诊,可能失去治疗机会,即使能手术,也常出现严重并发症。一般以超声检查为首选。全甲状腺切除术患者可行全身核素扫描随访。

2. 术后复查同时查 T3、T4 及 TSH 结果,以便调整甲状腺素的用量。全甲状腺术后患者可查血清 TG,TG 明显增高可能有肿瘤复发。

二、甲状腺滤泡型腺癌

滤泡型癌（Follicular carcinoma）较乳头状癌发病率低,占甲状腺癌的 10% ~ 15%,较乳头状癌发病年龄大,常见于中年人,平均年龄 45 ~ 50 岁,男女之比为 1:3。其恶性程度介于乳头状癌和未分化癌之间,易出现血行转移,如肺、骨、肝、脑等处。很少出现淋巴结转移。转移的组织,很像正常甲状腺,因此有人称为"异位甲状腺"。

临床表现大多数是单发的,少数也可是多发的。容易误诊为甲状腺腺瘤。预后较乳头状癌差。影响预后的决定因素是远地转移,不是甲状腺包膜的侵犯。

三、甲状腺未分化癌

甲状腺未分化癌（Anaplastic thyroid carcinoma, ATC）在甲状腺癌中比例较少,占 3% ~ 8%。

【临床表现】

本病发病年龄较高,男性发病较高。病情发展较快,出现颈部肿物后增长迅速,1 ~ 2 周内肿物固定,声音嘶哑,呼吸困难。有 1/3 患者颈部肿物多年,近几个月来迅速增大,因此有学者认为此部分病例是在原有分化型甲状腺癌或良性肿物基础上的恶变。

CT 及颈部 X 线片常见气管受压,或前后径变窄或左右径变窄,或气管受压移位,偏于一侧,椎前软组织增厚,表明肿瘤从食管后椎前包绕了气管、食管。常有颈淋巴结转移,有时颈部转移淋巴结和甲状腺的原发灶融合在一起。根据肿物形态及硬度常可确诊。

【治疗】

大多数患者来诊较晚,失去根治性治疗机会。有时手术目的是为了解决呼吸道梗阻,仅做气管切开。对少部分原发肿瘤较小的病例,尽量给予切除,然后行气管切开或气管造瘘,术后给予放疗及化疗,有的

患者有一定疗效,有 40% 的患者可获完全缓解。

【预后】

预后很差,多数在 1 年内死亡,有的甚至 2 ~ 3 周内故去。

四、甲状腺髓样癌

甲状腺髓样癌（Medullary thyroid cancer, MTC）起源于甲状腺滤泡旁细胞或称 C 细胞。癌细胞可分泌多种胺类和多肽类激素,降钙素等,此外还有 5-羟色胺、组胺、前列腺素及 ACTH 样物质,导致部分患者出现顽固性腹泻,多为水样泄,但肠吸收障碍不严重,常伴有面部潮红。当肿瘤切除后腹泻即可消失,癌复发或转移时腹泻又可出现。

甲状腺髓样癌可分为散发性及家族性两种,前者约占 80%,不伴有其他内分泌腺部位的肿瘤,没有特殊的临床表现,后者占 20%,有明显家族史,分为两种类型:一类叫多发内分泌肿瘤ⅡA 型（MENA, Multiple endocrine neoplasia ⅡA）,此型包括甲状腺髓样癌、嗜铬细胞瘤和甲状旁腺功能亢进,因是三十年前 Sipple 首先描述,被称为 Sipple 综合征。另一类叫多发内分泌肿瘤ⅡB 型（Multiple endocrine neoplasia ⅡB）,此型包括甲状腺髓样癌、嗜铬细胞瘤及伴有多发性黏膜神经瘤,并有特征性的面部表现（咀唇肥厚、宽鼻梁、脸外翻等）。

【临床表现】

甲状腺髓样癌占甲状腺恶性肿瘤的 6% ~ 8% 左右。除少数合并内分泌综合征外,大多数与其他类型的甲状腺癌相似,主要是甲状腺区肿块,有时有淋巴结肿大,可出现双侧颈转移,多数生长缓慢,病程长达 10 ~ 20 年。大多数 1 年左右。

【诊断】

血清降钙素升高伴甲状腺结节患者,首先考虑甲状腺髓样癌,若无其他内分泌综合征及肿瘤可确诊。部分甲状腺髓样癌患者可有血清 CEA 升高。

【治疗】

手术是治疗的有效手段。有淋巴结转移时行颈清扫手术,对于是否行预防性颈清扫术,目前有一定争议。目前有靶向药物针对甲状腺髓样癌,但疗效不明确。

随访:手术后血清降钙素正常,若降低后又上升,表示有肿瘤复发。术后血清降钙素一直高于正常表现有可能肿瘤未切净或其他部位转移,应密切观察,搜寻病灶。

预后:恶性程度介于分化型和未分化型之间。

五、甲状腺其他恶性肿瘤

甲状腺还有其他恶性肿瘤,如血管肉瘤、纤维肉

瘤、癌肉瘤、骨肉瘤、恶性纤维组织细胞瘤等,均少见。其中值得注意的是恶性淋巴瘤,近年来文献报道有增多趋势。

恶性淋巴瘤少见,占所有甲状腺恶性肿瘤的0.6%~5%,占所有淋巴瘤的2.2%~2.5%。文献报道甲状腺恶性淋巴瘤合并慢性淋巴细胞性甲状腺炎高达95%~100%。我院14例患者有6例合并桥本甲状腺炎。所以细针穿刺应多方、多点穿刺。可疑者应做诊断性探查手术,术中制冷冻切片检查,确诊后根据情况行峡部切除或一叶切除,以免将来病变进一步发展压迫气管造成呼吸困难。

甲状腺恶性淋巴瘤是以放疗为主的综合治疗,配合以化疗。有低度恶性及高度恶性两种。其治疗效果优于甲状腺未分癌。

（嵇庆海）

第十节 甲状旁腺功能亢进症

甲状旁腺功能亢进症(以下简称甲旁亢)可分为原发性、继发性和三发性3种。原发性甲旁亢是由于甲状旁腺本身病变引起的甲状旁腺激素(PTH)合成、分泌过多。继发性甲旁亢是由于各种原因所致的低钙血症,刺激甲状旁腺增生肥大,分泌过多的PTH。三发性甲旁亢是在继发性甲旁亢的基础上,由于腺体受到持久和强烈的刺激,部分增生组织转变为功能自主的增生或腺瘤,自主分泌过多的PTH所致。原发性甲旁亢在欧美国家多见,是一种仅次于糖尿病和甲状腺功能亢进症的常见的内分泌疾病,自20世纪70年代以来,随着血钙水平筛查的普及,约80%的患者被检出时无症状。本病在我国少见,被诊断时大多有明显的症状。随着血清钙检测和甲状腺超声检查等普查工作的逐步开展,无意中发现血清钙升高和超声检出甲状旁腺病灶而无临床症状的甲旁亢病例也逐渐增多。

（一）解剖和生理

甲状旁腺位于甲状腺左右两叶的背面,一般为上下两对4枚。少数人只有3枚,或可多于4枚甲状旁腺。上位甲状旁腺的位置比较恒定,多数位于甲状腺侧叶后缘上、中1/3交界处,相当于环状软骨下缘水平;下位甲状旁腺的位置变异较大,半数以上位于甲状腺侧叶后缘中、下1/3交界处以下至下极的后方。上位甲状旁腺与甲状腺共同起源于第4对咽囊,而下位甲状旁腺与胸腺共同起源于第3对咽囊,在下降过程中,下位甲状旁腺胚原基可中途停止或随胸腺胚原基继续下降至纵隔。即使发生位置变异,上位甲状旁腺总是位于甲状腺的邻近,下位甲状旁腺可位于甲状

腺内、胸腺内、纵隔内或甲状腺下极下方的疏松组织内。正常的甲状旁腺可呈卵圆、盘状、叶片或球形,约0.5cm×0.3cm×0.3cm(0.2cm×0.2cm×0.1cm~1.2cm×0.3cm×0.3cm),单枚重约30~50mg,呈棕黄色或棕红色,质地柔软。

绝大多数甲状旁腺血供来自甲状腺下动脉,仅少数上位甲状旁腺的血供来自甲状腺上动脉后支或甲状腺上、下动脉的吻合支,但下降至纵隔的下位甲状旁腺可由胸廓内动脉或主动脉分支供血。

甲状旁腺分泌PTH,其主要功能是调节人体钙的代谢和维持体内钙、磷的平衡:①促进近侧肾小管对钙的重吸收,减少尿钙而增加血钙;抑制近侧肾小管对磷的吸收,增加尿磷而减少血磷,使之钙、磷体内平衡;②促进破骨细胞的脱钙作用,使磷酸钙从骨质中脱出,提高血钙;③通过维生素D的羟化作用生成1,25-二羟D_3而促进肠道对钙的吸收。PTH与血钙之间呈负反馈关系,即血钙过低可刺激PTH的合成和释放,使血钙上升;血钙过高则抑制PTH的合成和释放,使血钙下降。

（二）病因

分原发性、继发性和三发性甲旁亢,以原发性最多见。

1. 原发性甲旁亢 主要由甲状旁腺腺瘤(80%~90%)和增生(10%~15%)引起,约0.5%~5%可由甲状旁腺癌引起。可自主性分泌过多的PTH,后者不受血钙的反馈作用而致血钙持续升高。部分甲状旁腺腺瘤和腺癌是由于甲状旁腺细胞中的原癌基因和(或)抑癌基因发生改变所致。

原发性甲旁亢中,有少部分是多发性内分泌肿瘤(MEN)所致,属家族性常染色体显性遗传疾病,多为单基因病变,由抑癌基因失活或原癌基因激活引起,其中MEN-I型主要累及甲状旁腺、腺垂体和胰腺内分泌系统,MEN-II型累及甲状腺C细胞、肾上腺嗜铬细胞和甲状旁腺。约90% MEN-I型病例有甲旁亢症状,且常是首发表现,患者多属20~40岁,其表现与散发的原发性甲旁亢相似。MEN-II型中甲旁亢的发病率较低,约占20%~30%,症状也轻,发病年龄较MEN-I型为晚。常累及多个甲状旁腺,其病理多为甲状旁腺增生,少数为腺瘤。

2. 继发性甲旁亢 多由于体内存在刺激甲状旁腺的因素,特别是血钙、血镁过低和血磷过高,腺体受刺激后不断增生和肥大,由此分泌过多的PTH。本症多见于慢性肾病、维生素D缺乏(包括胃肠、肝胆胰系统疾病的维生素吸收不良)、骨软化症、长期低磷血症等。慢性肾衰竭是继发性甲旁亢的主要原因,尿毒症患者肾脏排泄磷障碍导致的高磷血症,合成障碍引起

的 1,25-二羟 D_3 减少和低钙血症是引起肾性继发性甲旁亢发病的三个主要因素。目前我国慢性肾衰竭患者只有极少数人能接受肾移植手术,绝大多数患者只能依赖透析进行肾替代治疗。随着血液透析技术的不断发展及其广泛应用,这些患者的生存期明显延长,继发性甲旁亢的发病率也随之升高。

3. 三发性甲旁亢 是在继发性甲旁亢的基础上发展起来的,甲状旁腺对各种刺激因素反应过度或受到持续刺激而不断增生肥大,其中一、二个腺体可转变为功能自主的增生或腺瘤,出现自主性分泌,当刺激因素消除后,甲旁亢现象仍存在。主要见于慢性肾衰竭和肾脏移植后。

(三) 病理

正常的甲状旁腺组织含有主细胞、嗜酸细胞和透明细胞。主细胞呈圆形或多边形,直径 $6 \sim 8\mu m$,细胞质多含有脂肪,正常时仅 20% 处于活动状态。PTH 由主细胞合成分泌。嗜酸细胞存在于主细胞之间,胞体较大,细胞质中含有大量的嗜酸性颗粒,嗜酸细胞从青春期前后开始逐渐增加。透明细胞的细胞质多,不着色,由于含过量的糖原,正常时数量少,增生时增多。在主细胞发生代谢改变时出现形态变异,主细胞的细胞质内充满嗜酸颗粒时便成为嗜酸细胞,含过量糖原时即成为透明细胞。

1. 甲状旁腺腺瘤 一般为单个,仅 10% 为多个,多位于下位甲状旁腺。Hodback 分析 896 例甲状旁腺腺瘤,平均重 1.30g(0.075 ~ 18.3g),腺瘤的重量与患者的病死率呈正相关($P<0.001$)。腺瘤有完整包膜,包膜外一圈有正常的甲状旁腺组织,这是与增生的主要区别。肿瘤较大时,可见出血、囊性变、坏死、纤维化或钙化;肿瘤较小时,周围绕有一层棕黄色的正常组织,此时需与增生仔细鉴别。镜下分成主细胞型、透明细胞型和嗜酸细胞型,后者少见,多属无功能性腺瘤。Rasbach 将肿瘤直径<6mm 的定为微小腺瘤,细胞活跃,一旦漏诊,是顽固性高钙血症的原因。由于胚胎发育异常,腺瘤偶可见于纵隔、甲状腺内或食管后的异位甲状旁腺,约占全部病例的 4%。

2. 甲状旁腺增生 常累及 4 个腺体,病变弥漫,无包膜。有的腺体仅比正常略大,有时 1 个增生特别明显。外形不规则,重达 150mg ~ 20g。由于增生区周围有压缩的组织而形成假包膜,勿误为腺瘤。镜下以主细胞增生居多,透明细胞增生罕见。

3. 其他罕见病变 甲旁亢中甲状旁腺癌仅占 0.5% ~ 5%,甲状旁腺癌的病理特点为:一般体积较腺瘤大,侵犯包膜或血管,与周围组织粘连,有纤维包膜并可伸入肿瘤内形成小梁,核分裂象较多,以及玫瑰花样细胞结构的特点。甲状旁腺癌的症状一般较重,

1/3 患者有颈淋巴结或远处转移,远处转移以肺部最为常见,其次为肝脏和骨骼。甲状旁腺囊肿(伴甲旁亢时囊液呈血性)、脂肪腺瘤(又名错构瘤)更为少见。

(四) 临床表现和初步诊断

甲旁亢包括症状型及无症状型两类。

症状型甲旁亢的临床表现又可分为骨骼系统、泌尿系统症状和高血钙综合征三大类,可单独出现或合并存在。按症状可将甲旁亢分为三型:Ⅰ型以骨病为主,Ⅱ型以肾结石为主,Ⅲ型为两者兼有。

骨骼系统主要表现为骨关节的疼痛,伴明显压痛。起初为腰腿痛,逐渐发展为全身骨及关节难以忍受的疼痛,严重时活动受限,不能触碰。易发生病理性骨折和骨畸形。患者可有身高变矮。可表现为纤维囊性骨炎、囊肿形成,囊样改变的骨骼常呈局限性膨隆并有压痛,好发于颌骨、肋骨、锁骨外 1/3 端及长骨。

泌尿系统主要表现为烦渴、多饮、多尿,可反复发生尿路结石,表现为肾绞痛、尿路感染、血尿乃至肾衰竭。

高血钙综合征由血钙增高引起,可影响多个系统。常见的症状有淡漠、烦躁、消沉、疲劳、衰弱、无力、抑郁、反应迟钝、记忆丧失、性格改变、食欲丧失、腹胀、恶心、呕吐、便秘、腹痛和瘙痒,胃十二指肠溃疡、胰腺炎,心悸、心律失常、心力衰竭和高血压等。

甲旁亢临床表现呈多样性,早期常被误诊而延误治疗。对凡有高钙血症伴肾绞痛、骨痛、关节痛或溃疡病等胃肠道症状者,要考虑甲旁亢的可能,对慢性肾功能不全患者尤要注意。应作血清钙、无机磷和 PTH 测定。

血清钙正常值为 2.20 ~ 2.58mmol/L,重复 3 次均高于 2.60mmol/L 方有诊断价值。PTH 只影响游离钙,临床测定值还包括白蛋白结合钙部分,应同时测定血清白蛋白,只有后者在正常的情况下,血清钙水平升高才有诊断意义。血清白蛋白浓度低于 40g/L(4g/dl)时,会引起血钙水平降低,判断血钙水平时应使用白蛋白水平校正。计算公式:校正血钙(mg/dl)= 实测血钙(mg/dl)+ 0.8 × [4 - 实测血清白蛋白(g/dl)]。血清游离钙的测定不受白蛋白水平的影响,较血清总钙测定更可靠,但因设备尚不普及,不作为常规检查项目。

血清无机磷正常值为 0.80 ~ 1.60mmol/L,原发性甲旁亢时血清无机磷降低,在持续低于 0.80mmol/L 时才有诊断意义,当然还可看血钙水平。血清无机磷浓度还受血糖的影响,故应同时测定血糖。慢性肾病继发甲旁亢时血清无机磷值升高或在正常范围。

血清全段甲状旁腺激素(iPTH)正常参考范围为

12～65pg/ml,甲旁亢时高于正常值。

上述测定符合甲旁亢可能时再作进一步定位检查。

（五）定位诊断

术前均需作定位诊断,其方法包括超声检查、核素扫描、CT 和 MR 检查等。

1. 超声检查　超声检查是甲旁亢术前定位诊断的有效手段。定位诊断的正确性、特异性和敏感性均在 90% 以上,但是还有一定的阴性率和误诊率。超声检查能检出大多数直径在 1cm 以上的甲状旁腺病变,而经验丰富的超声医师则能检出更小的病灶。甲状旁腺有异位于甲状腺实质内的可能,另外甲状腺癌发病率有上升的趋势,术前应重视甲状腺癌的筛查,应常规行甲状腺超声检查。

超声引导细针穿刺抽吸液 PTH 测定及细针穿刺细胞学检查有助于确定病灶是否来源于甲状旁腺,可用于术前影像学定位不清及甲旁亢复发需再次明确手术病灶者的术前定位诊断。

2. 放射性核素检查　放射性核素甲状旁腺显像定位诊断的阳性率和敏感性均较高,^{99m}Tc-MIBI 检查可发现最小为 80mg 的腺瘤,对原发性甲旁亢的定位诊断准确率可达 90% 以上,尤其对异位甲状旁腺病变有良好的定位诊断价值。

超声检查和核素扫描联合应用,是甲旁亢定位诊断常规的检查方法,可提高定位诊断准确率。

3. CT 和 MRI 检查　目前 CT 和 MR 检查并不作为甲旁亢首选的影像学检查方法。主要用于判断甲状旁腺病变的具体位置,尤其是用于显示纵隔等处异位甲状旁腺病变的形态特征以及病变与周围结构之间的关系。当怀疑甲状旁腺癌或合并甲状腺癌时,也应行增强 CT 检查,它对原发灶及颈部淋巴结有无转移的诊断有很好的参考价值。

4. 术中 PTH 监测　可作为甲状旁腺切除术的辅助检查,快速的 PTH 测定方法,使整个测定时间缩短为 15 分钟,更适于术中应用,对于原发性甲旁亢,如切除了病灶,术后 10 分钟时 PTH 可下降 50% 以上。

（六）治疗

1. 原发性甲旁亢　手术是首选的治疗方法,我国 2014 年的《原发性甲状旁腺功能亢进症诊疗指南》推荐,原发性甲旁亢的手术指征为:

（1）有症状的原发性甲旁亢患者。

（2）无症状的原发性甲旁亢患者合并以下任一情况:①高钙血症,血钙高于正常上限 0.25mmol/L（1mg/dl）;②肾脏损害,肌酐清除率低于 60ml/min;③任何部位骨密度值低于峰值骨量 2.5 个标准差（T值<-2.5）,和（或）出现脆性骨折;④年龄小于 50 岁;

⑤患者不能接受常规随访。

（3）无手术禁忌证,病变定位明确者。

不论是肿瘤或增生引起的原发性甲旁亢均以手术切除为主。甲状旁腺腺瘤切除后效果良好。原发性甲旁亢中单发腺瘤约占 90%,且术前 B 超检查、核素扫描定位诊断准确率高,目前多数主张采用单侧探查术,由于少数腺瘤可以是多发的,仍有主张以双侧探查为宜,以免遗漏病变,但过多的盲目探查,可能造成甲状旁腺血供受损,加重术后甲状旁腺功能不足造成的低钙血症。甲状旁腺增生者应切除 3 个半甲状旁腺,留下半个甲状旁腺以防功能低下（甲旁减症）,留多了易致症状复发。也可将增生甲状旁腺全切除,同时取部分甲状旁腺组织切成小粒作自体移植,可移植于胸锁乳突肌或前臂肌肉内。在 MEN-Ⅱ型的嗜铬细胞瘤所致的高血压症状严重甚或出现危象者,以先行肾上腺手术为宜。

近年来随着微创外科技术的发展,微创甲状旁腺切除术已逐渐进入了临床应用。1996 年 Gagner 成功地进行了第一例内镜下甲状旁腺切除术。目前甲状旁腺微创手术可分为放射性引导小切口甲状旁腺切除术和内镜下微创甲状旁腺切除术两类。现主要适用于术前有 B 超、核素扫描准确定位的单个甲状旁腺腺瘤。手术成功率接近常规开放性手术,疗效满意。放射性引导小切口甲状旁腺切除术就是在将开始手术时静脉内注射放射性核素,术中利用一个核素探测器定位病变腺体,直接在病变所在部位作一小切口,就能切除腺瘤。有条件单位可同时应用术中快速 PTH 测定,若下降 50% 以上,可进一步保证肿瘤切除的彻底性。手术可在局麻下进行,创伤小,并发症少。随着内镜技术逐渐成熟,在不少国家内镜下微创甲状旁腺切除术占甲状旁腺单发腺瘤手术的比例在逐渐增加。甲状旁腺微创手术将逐渐成为治疗甲状旁腺单发腺瘤的主要手术方式。

甲状旁腺癌早期应做根治性切除术。切除范围应包括患侧甲状旁腺及癌肿切除、患侧甲状腺腺叶及峡部切除以及患侧中央组淋巴结清扫。对于首次手术仅单纯切除病变的甲状旁腺,而后石蜡确诊为甲状旁腺癌的患者,应尽快二次补充行根治性切除术,以降低复发率。

对于一般情况不好而无法进行手术或不接受手术者,可试用内科药物治疗以暂时缓解症状,应鼓励患者多饮水,以利于钙排出体外,避免高钙饮食,尽量避免使用锂剂和噻嗪类利尿剂。治疗药物包括双膦酸盐、雌激素和拟钙剂等。双膦酸盐为抑制骨吸收药物,可以降低血钙。雌激素可以拮抗 PTH 介导的骨吸收,尤对绝经后妇女患者更为理想。拟钙剂西那卡塞能激活甲状旁腺上的钙敏感受体,抑制 PTH 分泌,降低血钙。

2. 继发性甲旁亢 继发性甲旁亢早期以内科治疗为主,若患者能及时去除血钙、血镁过低和血磷过高等原发因素后,病情多可控制。慢性肾衰竭引起磷排泄减少,导致高磷血症和血钙浓度下降,虽经口服磷结合剂、补充活性维生素 D 及其类似物等治疗措施,仍有 5% ~ 10% 患者的甲旁亢症状持续存在,内科治疗无效,发展为难治性继发性甲旁亢,需外科手术治疗。

2013 年我国《慢性肾脏病矿物质和骨异常诊治指导》推荐,肾性继发性甲旁亢手术指征为:

(1) 慢性肾脏病(CKD)3 ~ 5D 期(CKD5D 是指 CKD5 期接受透析治疗的患者)合并药物治疗无效的严重甲状旁腺功能亢进,建议行甲状旁腺切除术。

(2) 当出现下列情况,建议择期行甲状旁腺切除术:①血 iPTH 持续大于 800pg/ml(正常值 16 ~ 62pg/ml);②药物治疗无效的持续性高钙和(或)高磷血症;③具有至少一枚甲状旁腺增大的影像学证据,如高频彩色超声显示甲状旁腺增大,直径大于 1cm,并且有丰富的血流;④以往对活性维生素 D 及其类似物治疗抵抗。

国外近几年随着拟钙剂西那卡塞的应用,手术比例有所下降,但甲状旁腺切除术与药物治疗相比具有更经济、更快速起效的优势,对具有手术指征的患者,仍应积极采取手术治疗。我国开展此类手术的单位不多,接受手术的患者病情都已很严重。

手术方式有三种:①甲状旁腺次全切除术,此方法较早被采用,但保留多少甲状旁腺组织的量合适,较难掌握,术后复发率较高,且复发后在颈部再次手术难度较大;②甲状旁腺全切除术,此方法复发率低,但术后会发生顽固性低钙血症。近来有研究发现,在甲状旁腺全切除术后的部分患者血中还能检测到微量的 PTH,而且术后需进行常规血透,通过透析液的调整,术后低钙血症可以纠正,也无代谢性骨病等严重并发症发生,故现也有学者主张选用此术式;③甲状旁腺全切除+自体移植术,此手术方法安全、有效,复发率低,若复发后在前臂作二次手术切除,手术也较简便。

任何一种甲状旁腺切除术的手术方式都可以有效的治疗难治性继发性甲旁亢,术后短期内骨痛、肌无力、瘙痒等临床症状,PTH、血钙、血磷等实验室指标及患者的生活质量都得到迅速的改善。经验丰富的外科医师手术总体成功率可达 97%。

目前没有针对三种手术方式的前瞻性随机对照研究,尚没有足够的证据显示哪一种方式更好。甲状旁腺全切除+自体移植术较为合理,是目前手术治疗难治性继发性甲旁亢常见的推荐术式。笔者单位也选择了该术式作为治疗肾性继发性甲旁亢的主要方法。手术相关的要点有:①无论采用何种术式,在第一次手术中要找到所有甲状旁腺腺体是保证手术成功的关键。超声检查和核素扫描联合应用,可提高定位诊断准确率。笔者单位的病例资料显示超声检查有较高的检出率,可达 96.2%,手术医师术前参与超声检查定位,能使术中寻找病灶更为简便、准确。核素扫描对发现异位甲状旁腺病灶有帮助。术中仔细探查也非常重要,能检出定位诊断遗漏的病灶。有条件单位可同时应用术中快速 PTH 测定,可进一步保证做到甲状旁腺全切除;②术中找到的甲状旁腺数目小于 4 枚者,切除后不需自体移植;③应选取弥漫性增生的甲状旁腺组织作为移植物,结节状增生的组织更易致功能亢进。移植物的量可选取 10 ~ 30 枚约 1mm×1mm×1mm 大小的甲状旁腺组织。移植部位选择在前臂肌肉内,术后一旦复发,再次手术较简便;④甲状腺占位性病变,应同时切除,术中冷冻病理检查,既能发现甲状腺内甲状旁腺病灶,又能检出可能存在的甲状腺癌,同时做相应的手术;⑤甲状旁腺全切除术后可发生"骨饥饿"综合征,表现为严重的低钙血症和抽搐,术后要严密监测血钙并及时补钙,以避免该综合征的发生。术后应常规静脉补钙,术后每天的补钙量根据切除的甲状旁腺组织的总重量推算,每 1g 甲状旁腺组织约补 1g 元素钙,1g 元素钙相当于补葡萄糖酸钙 11g。术后每 4 小时监测一次血钙,根据血钙水平,调整补钙用量。血钙水平稳定可延长监测间隔,并可逐渐过渡到口服补钙。

对药物治疗失败,又不能耐受甲状旁腺切除手术者,可采用超声引导下甲状旁腺内酒精或 1,25-二羟 D_3 溶液注射治疗,也能取得一定的疗效。

3. 三发性甲旁亢 三发性甲旁亢患者,在肾功能恢复或肾移植后甲状旁腺增生或腺瘤样增生的腺体基本上不可能恢复,甲旁亢依然存在,治疗应以手术为主。可考虑行甲状旁腺次全切除术或甲状旁腺全切除+自体移植术。

(王红鹰)

第十一节 涎腺肿瘤

涎腺肿瘤是发病率较低的一类肿瘤,根据美国癌症协会的统计,涎腺恶性肿瘤的发病率为 15/1 000 000,根据上海市肿瘤研究所的统计,其发病率为 14.6/1 000 000,男女性总发病率没有明显差别,但个别病理类型差别较大,如腮腺的 Warthin 瘤大都发生于男性。按照解剖部位分,涎腺分为大涎腺和小涎腺,大涎腺分为腮腺、颌下腺和舌下腺三对,而小涎腺广泛分布于上消化呼吸道的黏膜表面。涎腺肿瘤的临床表现、治疗方法和预后等因肿瘤的发生部位、病理类型和病程的长短等因素的不同而不同,由于其较低的发病率、广泛的发生部位和复杂的病理类型,使得涎腺肿瘤的诊治异常复杂,由于章节的限制,本书就发生率最高的、也是最有代表性的腮腺和颌下腺良恶性肿瘤进行阐述,发生于舌下腺和小涎腺的肿瘤需要参考口腔科和耳鼻咽喉科等相关科目的内容进行探讨。

（一）涎腺肿瘤的病理类型

涎腺的功能单位是分泌性腺泡和相关的导管及肌上皮细胞,腺泡可以分为浆液性、黏液性和混合性三种。肌上皮细胞,或称篮细胞,有收缩功能,位于基底膜和腺泡细胞的基底部胞膜之间,在 HE 切片中,它们的形态不一且不易观察。肌上皮细胞含有平滑肌肌动蛋白、肌球蛋白和中间丝包括角蛋白14。超微结构显示,肌上皮细胞的胞质含肌球蛋白微丝,其走行与细胞的外表面平行。肌上皮细胞在涎腺肿瘤的发生中的作用越来越受到重视,同时由于肌上皮细胞在形态学上的不同和多种分化潜能,使得涎腺肿瘤的病理学诊断纷繁复杂,因此在涎腺肿瘤的术中冰冻的病理报告中,经常会有"上皮-肌上皮肿瘤,具体类型待石蜡"的诊断结果,足见涎腺肿瘤的复杂性和病理诊断的难度。根据2005 年 WHO 的病理学分类,涎腺共有恶性上皮性肿瘤24 类、良性上皮性肿瘤11 类（表19-7）

地理因素在涎腺肿瘤病理类型的分布上影响较大,由于中国人,尤其是东南地区鼻咽癌和 EB 病毒感染的比例较其他地区为高,所以与 EBV 感染可能相关的淋巴上皮癌的发生率较高,同时淋巴上皮癌与转移性低分化癌在病理形态学上常常无法区分,因此在怀疑或诊断淋巴上皮癌时,一定要尽力检查是否有比较隐匿的原发肿瘤病灶,排除转移性低分化癌的可能,尤其是小的鼻咽癌可能。

复旦大学肿瘤医院曾经对1997 年到 2007 年10 年之间诊治的涎腺肿瘤进行了分析,共1202 例患者接受了手术治疗,其中恶性289 例（24.0%）、良性913 例（76.0%）。多形性腺瘤（620 例）和 Warthin 瘤（205 例）为最常见的类型。在恶性肿瘤类型中,黏液表皮样癌（占恶性肿瘤的24.6%）为最常见的病理类型,其次为腺样囊性癌（18.0%）、腺泡细胞癌（12.1%）、淋巴上皮癌（9.7%）和涎腺导管癌（9.3%）,这五个病理类型占恶性肿瘤的73.7%。不同的病理类型的肿瘤在不同的解剖部位发病率不同,如腺样囊性癌是颌下腺最常见的病理类型,黏液表皮样癌是腮腺最常见的

表 19-7　WHO 涎腺肿瘤的病理分类（2005 版）

恶性上皮性肿瘤	良性上皮性肿瘤
腺泡细胞癌	多形性腺瘤
黏液表皮样癌	肌上皮瘤
腺样囊性癌	基底细胞腺瘤
多形性低分级腺癌	Warthin 瘤
上皮肌上皮癌	大嗜酸性粒细胞瘤
透明细胞癌非特指	泪小管腺瘤
基底细胞腺癌	皮脂腺瘤
皮脂腺癌	淋巴腺瘤
皮脂腺淋巴腺癌	皮脂腺样
囊腺癌	非皮脂腺样
低分级筛状囊腺癌	导管乳头状瘤
黏液腺癌	内翻导管乳头状瘤
嗜酸细胞癌	导管内乳头状瘤
涎腺导管癌	乳头状涎腺瘤
腺癌,非特指	囊腺瘤
肌上皮癌	软组织肿瘤
癌发生在多形性腺瘤中	血液淋巴系统肿瘤
癌肉瘤	继发性肿瘤
转移性多形性腺瘤	
鳞状细胞癌	
小细胞癌	
大细胞癌	
淋巴上皮癌	
涎腺母细胞瘤	

病理类型。在1202 例患者中,有103 例患者是因为外单位初次手术,复发而来我院再次手术的,其中多形性腺瘤是最常见的复发病例,占所有复发手术患者的51.5%,一方面是由于多形性腺瘤是最常见的病理类型,另外一方面是由于多形性腺瘤虽然是良性肿瘤,但是其生物学行为有一定的复发可能,不规范的手术范围是复发的原因之一。恶性肿瘤方面,黏液表皮样癌是最常见的复发类型。

由于涎腺肿瘤的病理类型复杂,生物学行为多样,而涎腺肿瘤的治疗也是基于病理学诊断的基础上进行的,不同的肿瘤其治疗方案不同,但病理报告需要给出病理类型、病理分级等因素,许多病理科并不能出具完整的病理报告,往往需要头颈肿瘤专科的病理医师才能给出完整的报告。涎腺常见肿瘤的病理类型介绍:

1. 多形性腺瘤　腮腺多形性腺瘤大小不一,小者数毫米,大者可达小儿头大小,大多在3cm 左右。肿瘤呈圆形或椭圆形,较大者常常呈结节和分叶状,表面光滑,有厚度不等的纤维组织包膜,剖面多为实性,白色或淡黄色,少见有囊性改变。

腮腺多形性腺瘤的组织病理学特征是呈片状或

2

条索状的肿瘤性上皮细胞排列成腺管样结构并分散在黏液和软骨样基质中。因为肿瘤中含有来自外胚层的肿瘤性上皮组织和来自中胚层的黏液样组织或软骨样组织,所以曾被称为混合瘤。研究发现肿瘤组织主要包括腺上皮和肌上皮。其黏液样物质来源于肌上皮细胞,大片黏液样物质中的肌上皮细胞发生空泡性变,则呈现软骨样的表现。还可见肌上皮细胞所产生的嗜酸性玻璃样物质。其实肿瘤并无来自中胚层组织的参与,只是肌上皮细胞形态上的多样化,故称为多形性腺瘤。多形性腺瘤一名由 Willis 于 1948 年提出,现被 WHO 所采纳和广泛运用。

腮腺多形性腺瘤的病理特点:虽有纤维性包膜,但包膜厚薄不一且不完整;包膜内可见肿瘤细胞,甚至浸润到包膜外;肿瘤旁偶有卫星瘤灶。单纯肿瘤摘除容易复发,在临床上将腮腺多形性腺瘤视为临界瘤。腮腺多形性腺瘤可以发生恶性变,其恶变率为 2% ~ 14.6% 。

2. Warthin 瘤　Warthin 瘤曾经被称为乳头状淋巴囊腺瘤,腺淋巴瘤。1991 年 WHO 唾液腺肿瘤分类中正式提出用 Warthin 瘤这一名称。Warthin 瘤 95% 发生在腮腺,其发病与腮腺和颈淋巴结的胚胎发育有关,具有多中心性特点。Warthin 瘤发病仅次于多形性腺瘤,占腮腺肿瘤的 5% ~ 14% ,是腮腺第二常见的良性肿瘤。Warthin 瘤多见于老年男性,男女之比为 6:1。与其他良性肿瘤一样,Warthin 瘤生长缓慢,多发生于腮腺下极,常常呈多发性,约 12% 的患者可发生在双侧腮腺。肿块呈椭圆形,表面光滑,肿块并发感染可有疼痛及大小变化。肿块质地较多形性腺瘤软,有时因位于腮腺下极的深部,触摸不明显。肿瘤有完整的包膜,多呈囊性,剖面囊腔内可见黄绿色的黏液胶样液体。Warthin 瘤切除术后复发率为 5% ~ 12% ,复发的原因多为腮腺残留的术前未发现的小病灶发展而来。

3. 黏液表皮样癌　黏液表皮样癌由 Stewart(1945) 首先报道并被描述为黏液表皮样癌。经长期的临床观察,根据其生物学行为,认为该肿瘤应属恶性肿瘤。WHO(1991)在唾液腺肿瘤病理组织学分类中将其改称为黏液表皮样癌。黏液表皮样癌一般无包膜,剖面可见囊腔,大小不等,囊液呈棕褐色,黏稠的胶冻状黏液。镜下见肿瘤细胞成分有黏液细胞、表皮细胞和中间型细胞。近来有许多学者提出肿瘤的分化程度不能仅凭不同肿瘤细胞的比例来判断,而应综合多种病理组织学特征。WHO(2005)根据组织学特征的综合评分来进行组织学分级。低度恶性:0 ~ 4 分;中度恶性:5 ~ 6 分;高度恶性:≥7 分。黏液表皮样癌组织病理分型和肿瘤分期与预后密切相关(表 19-8)。

表 19-8　黏液表皮样癌的组织学分级(WHO,2005)

组织学特征	评分
囊性成分<20%	2
神经侵犯	2
坏死	3
核分裂>4 个/10 个高倍视野	3
细胞间变	4

4. 腺样囊性癌　腺样囊性癌呈圆形或结节状,质地较硬,包膜不完整或无包膜。剖面灰白或微黄色,镜下见肿瘤细胞排列成片状或小管状,其间呈大小不等筛孔状囊样或腺样腔腺。腺样囊性癌分为:腺样(筛孔)型、管状型和实质型。肿瘤具有局部侵袭性强和沿神经扩展的特点。Perzin 报道复发和肿瘤组织类型有关:管状型为 59% ,筛状型为 89% ,实质型为 100% 。管状型预后较实质型好。

5. 腺泡细胞癌　腺泡细胞癌曾由 Buxton(1953) 以浆液细胞癌描述,同年 Foote 和 Frazell 称之为腺泡细胞癌。由于其分化较好,病理形态类似良性,而术后只是偶有转移,一度被不少学者称之为腺泡细胞瘤。由于该肿瘤术后易复发,发生转移是患者致死的主要原因。1991 年 WHO 在唾液腺肿瘤分类中还是将其归在恶性肿瘤,命名为腺泡细胞癌,属于低度恶性肿瘤。腺泡细胞癌占唾液腺恶性肿瘤 3% ~ 16% ,其中 80% ~ 90% 发生在腮腺。肿瘤呈椭圆形或结节状,可有包膜但不完整,剖面灰白或灰黄色,可见囊变。腺泡细胞癌镜下分为实质型、微囊型、乳头状-囊型和滤泡型 4 种。实质型易复发、侵犯邻近组织和远处转移。

6. 淋巴上皮癌　淋巴上皮癌又称恶性淋巴上皮病、淋巴上皮样癌、未分化癌,在组织学上,淋巴上皮癌与鼻咽起源的未分化癌颈部淋巴结转移无法鉴别,因此需要排除鼻咽癌颈部转移后才能诊断淋巴上皮癌。淋巴上皮癌在美国发生率很低,根据 AFIP 肿瘤注册的统计,仅仅占涎腺恶性肿瘤的 0.4% ,而在中国东南部地区发生率较高,根据复旦大学肿瘤医院的统计,占涎腺恶性肿瘤的 9.7% ,这可能与该地区 EB 病毒的感染率较高有关。

7. 涎腺导管癌　最早于 1986 年由 Kleinsasser 介绍,尽管有许多起源于涎腺导管系统的肿瘤,但涎腺导管癌仅仅指那些在组织学上与乳腺导管癌相似的恶性肿瘤,涎腺导管癌在欧美人群发生率较大,占所有涎腺恶性肿瘤的 0.5% ~ 3.9% ,而根据复旦大学附属肿瘤医院的数据,涎腺导管癌占涎腺恶性肿瘤的

9.3%。涎腺导管癌可再细分为导管原位癌、高分级导管浸润癌和低分级导管浸润癌,高分级导管浸润癌是最常见的病理类型。

(二) 涎腺肿瘤的临床表现

涎腺肿瘤的临床表现因为发生部位的不同而不同,主要分为三类:①原发肿瘤引起的局部症状,如发生于耳前、耳下、颌下区的肿块,肿块引起的局部疼痛;②原发肿瘤侵犯周围结构引起的症状,如面神经侵犯引起的口角歪斜、额纹消失、闭眼不能,舌下神经侵犯引起的伸舌歪斜,舌神经侵犯引起的半舌麻木,下颌关节侵犯引起的张口受限等症状;③转移淋巴结引起的症状,如颈部肿块等。

(三) 涎腺肿瘤的诊断与鉴别诊断

涎腺肿瘤的诊断,主要分三步走:①涎腺肿块是肿瘤性病变还是非肿瘤性病变;②是良性肿瘤还是恶性肿瘤;③恶性肿瘤的分期情况。因此作为一个体表的解剖器官,多数的腮腺和颌下腺的肿瘤都是以扪及肿块为主诉而到医院就诊的,所以涎腺肿瘤的主要诊断方法就是:体格检查、穿刺、超声、CT、MRI。

1. 涎腺肿瘤的常见诊断方法　超声对正常的腮腺组织和肿瘤组织的分辨率较高,能够较好地显示肿瘤的部位、大小、质地(实性还是囊性),有无包膜。根据肿瘤的边界和内部回声判断肿瘤的良恶性有着一定的诊断价值,并且操作简便,对患者既无痛苦也无伤害,可以重复检查。目前可以作为腮腺肿瘤的首选检查。

涎腺肿瘤 CT 扫描比 B 超更直观地显示肿瘤的部位、大小、形状,以及与邻近组织的关系。尤其当肿瘤小又是发生在腮腺深叶时,临床上容易发生漏诊和误诊,而 CT 扫描则能很好地显示。对突向咽旁的腮腺深叶肿瘤 CT 扫描能清楚地显示,通过咽旁脂肪间隙所形成的低密度带与肿块的关系,可以鉴别肿块来源于腮腺深叶还是来源于咽旁的其他肿瘤。增强 CT 扫描时肿瘤实体部分可有不同程度的强化。如果增强 CT 扫描肿瘤密度不均匀并呈显著强化,结合肿瘤边界不清应考虑恶性的可能。

MRI 检查和 CT 扫描一样能很好地显示肿瘤的部位、大小和形状等,与 CT 比较,MRI 更具有以下一些优点:①MRI 的成像对人体没有放射性损害;②对比度和分辨率比 CT 高,能更好地辨别肿瘤;③能在任意剖面成像,明显扩大了三维空间视野,更直观地显示肿瘤与邻近组织结构的关系;④多序列成像,每一序列所成的 T1 加权像,T2 加权像及质子密度加权像,能反映不同的组织成分。对组织结构的形态及生理、病理状态,提供了更加丰富的影像信息;⑤MRI 平扫时一些扫描图像不清或病变难以确定的还可进行 MRI 增强扫描。MRI 增强扫描有助于肿瘤的定性、肿瘤和水肿组织的鉴别。结合脂肪抑制技术,可以显示在平扫时不能显示的微小肿瘤。

细针吸取细胞学检查在鉴别腮腺炎性肿块还是肿瘤性肿块、良性肿块还是恶性肿块,原发性还是转移性,以及是否肿瘤复发有着重要意义。细针吸取操作简单安全,不会造成在穿刺针道的肿瘤细胞种植。细针吸取细胞学检查总的诊断正确率可达 90% ~ 95%。细针吸取不足在于有时吸取不到代表性的肿瘤细胞而做出错误的诊断。

复旦大学附属肿瘤医院曾经对 997 例接受超声检查的涎腺肿瘤患者与术后病理报告进行了比对分析,超声检查在诊断涎腺恶性肿瘤方面的灵敏度和特异度分别为 58.3% 和 87.9%,对于不同的病理类型进行分析发现,对于涎腺导管癌的灵敏度最高(93.8%),而对腺样囊性癌(33.3%)和多形性低阶腺癌(25.0%)的灵敏度则相对较低。对 185 例涎腺肿瘤的细针穿刺结果进行的分析显示,细针穿刺的灵敏度和特异度分别为 87.2% 和 96.0%,对不同的病理类型分析时,涎腺导管癌的灵敏度最高(100%),多形性低阶腺癌(0/4)和癌发生在多形性腺瘤中(50%)的诊断效率最差。结合已有经验和数据分析,在涎腺肿块的良恶性诊断,细针穿刺具有明显的优势,是目前最常用和准确性最好的诊断方法,CT 和 MRI 检查对于明确疾病的部位和毗邻解剖结构的关系等方面有重要角色,为术前制定手术方案必需。

2. 腮腺肿瘤的鉴别诊断　腮腺肿块需要与非腮腺原发的肿瘤相鉴别,如:

腮腺淋巴结炎:由于胚胎发育的关系,腮腺腺体内可有淋巴结。当淋巴结发生炎症时会出现疼痛和肿大,表现为腮腺肿块。在淋巴结急性炎症时,除了肿痛外,临床上多可寻及感染来源,如颞部、面部皮肤有炎症。肿块可有大小变化,经抗感染治疗肿块可缩小,肿痛缓解。在淋巴结慢性炎症时,肿大的淋巴结多呈长条扁平状。细针穿刺细胞学检查有助于诊断。对腮腺区的肿块,在未能排除是多形性腺瘤的情况下,切忌盲目实施活检术,以免切破肿瘤造成肿瘤细胞种植的严重后果。

腮腺炎:流行性腮腺炎(epidemic parotitis mumps)简称腮腺炎或流腮是儿童和青少年中常见的呼吸道传染病,由腮腺炎病毒所引起。腮腺的非化脓性肿胀疼痛为突出的病征,病毒可侵犯各种腺组织或神经系统及肝、肾、心、关节等几乎所有的器官。过敏性腮腺炎、腮腺导管阻塞引起的腮腺炎症,均有反复发作史,且肿大突然,消肿迅速。

2

腮腺区转移性癌：由于腮腺区为头面部重要的淋巴引流区域，因此腮腺区域也是头面部肿瘤的重要转移区域，如果腮腺区的肿块，尤其是多发肿块穿刺检查报告为鳞癌、低分化癌、肉瘤、黑色素瘤等腮腺区不常见的病理类型时，一定要警惕转移性肿瘤的可能性，要对头皮、颜面部、上颌窦、鼻咽、鼻腔等区域进行仔细评估，发现隐匿性的原发病灶。笔者曾经接诊过一个腮腺低分化癌术后 3 年发现鼻泪管恶性肿瘤的患者，因此较小的原发病灶需要仔细的 CT 或 MRI 读片才能发现，有时候 PET-CT 由于分辨率的问题，并不能发现很小的原发病灶。

3. 颌下腺肿瘤的鉴别诊断　**慢性颌下腺炎**　颌下腺反复炎症后，腺体纤维化，质地变硬，单靠临床触诊有时很难与颌下腺肿瘤相鉴别，需要通过 B 超、CT 或 MRI 检查，必要时行肿块穿刺细胞学检查加以鉴别。

颌下淋巴结结核　早期的颌下淋巴结结核，较易通过检查肿块与颌下腺的关系而与颌下腺肿瘤相鉴别。颌下淋巴结结核后期与颌下腺粘连成块，单从临床触诊，很难与颌下腺恶性肿瘤鉴别，往往需要细针穿刺细胞学检查。

慢性硬化性颌下腺炎　又称 Küttner 瘤。临床上常有因颌下腺导管阻塞，颌下腺反复肿胀疼痛和炎症病史。扪诊颌下腺质地变硬，有时可触及结石。

颌下腺区域的转移癌　颌下腺区域是多种头颈部肿瘤的最常见转移部位，因此颌下腺区域的肿块，一定要辨别是来自淋巴结，还是来自颌下腺本事，来自淋巴结的肿块，如果穿刺怀疑癌，必须仔细检查原发部位。

4. 唾液腺肿瘤的 TNM 分期

原发肿瘤的分期

Tx　原发肿瘤无法评估

T0　无原发肿瘤

T1　肿瘤最大径小于 2cm，没有周围组织侵犯

T2　肿瘤最大径介于 2~4cm，没有周围组织侵犯

T3　肿瘤最大径大于 4cm，或者有周围组织侵犯

T4a　中等晚期疾病：肿瘤侵犯皮肤、下颌骨、耳道、面神经

T4b　非常晚期疾病：肿瘤侵犯颅底、翼板、包裹颈动脉

区域淋巴结分期

Nx　区域淋巴结无法评估

N0　没有区域淋巴结转移

N1　转移到单侧单个淋巴结，最大直径小于 3cm

N2a　转移到单侧单个淋巴结，最大直径介于 3~6cm

N2b　转移到单侧多个淋巴结，最大直径小于 6cm

N2c　转移到双侧或对侧淋巴结，最大直径小于 6cm

N3　转移淋巴结最大直径大于 6cm

远处转移分期

M0　无远处转移

M1　远处转移

分期

Ⅰ	T1N0M0
Ⅱ	T2N0M0
Ⅲ	T3N0M0
	T1N1M0
	T2N1M0
	T3N1M0
ⅣA	T4aN0M0
	T4aN1M0
	T1N2M0
	T2N2M0
	T3N2M0
	T4aN2M0

ⅣB	T4b	任何 N	M0
	任何 T	N3	M0
ⅣC	任何 T	任何 N	M1

（四）涎腺肿瘤的治疗

1. 涎腺肿瘤的治疗原则　由于涎腺肿瘤的发病率相对较低，因此涎腺肿瘤的治疗最好由专科医师进行治疗，另外涎腺的病理类型复杂，因此对涎腺穿刺涂片、术中病理切片和术后病理检查的判别，往往需要非常有经验的细胞学和组织学病理医师才能完成，因此涎腺肿瘤的治疗相对其他常见肿瘤的治疗要复杂得多。任何腮腺和颌下腺区域的肿块，在就诊后一定要鉴别肿块是否来源涎腺组织、肿块是否为肿瘤性病变、肿块为恶性还是良性，只有在相对明确以上内容后，才能做出治疗的决定，切勿匆匆忙忙的给予活检手术。

复旦大学肿瘤医院曾经对 1997 年到 2007 年 10 年之间诊治的涎腺肿瘤进行了分析，共 1202 例患者接受了手术治疗，其中 157 例为再次手术患者。103 例为复发患者（再次手术距离初次手术超过 3 月），54 例为初次术后残留患者（再次手术距离初次手术时间不超过 3 个月）。在复发的患者中，51.5% 为多形性腺瘤，其次为黏液表皮样癌（11.7%）、淋巴上皮癌（11.7%）和腺样囊性癌（7.8%），因此即便是良性的多形性腺瘤，也不适合局部肿瘤剜除术，有安全边界的切除是必需的。在残留再次手术的患者中，黏液表

皮样癌最常见(35.2%)，其次为腺泡细胞癌(18.5%)和腺样囊性癌(16.7%)。通过以上我们不难看出，初次治疗的不规范可能为涎腺肿瘤复发和残留的重要原因。

对于腮腺和颌下腺肿瘤的诊治，最好先进行仔细的评估，再决定治疗方法，初次治疗的方法选择对治疗效果尤为重要。对于颌下腺的占位来讲，除非术中肿瘤侵犯范围广，无法手术，不存在切取活检的手术方式，其基本手术方法为颌下三角清扫术(完整切除一侧颌下腺和表面覆盖淋巴结)，这样做既减少了由于术后病理为恶性而再次手术的可能，同时由于完整切除颌下腺，需要暴露舌下神经、舌神经，避免了盲目的缝扎造成的神经功能损伤。对于腮腺的占位来讲，手术范围正在进行改进，肿瘤的局部剜除术已经被废止，如果比较明确肿瘤为良性，在暴露面神经后的至少区域性切除是必需的；如果不能明确肿瘤性质，至少需要行腮腺浅叶切除术，这样即便术后病理为恶性，补充放疗仍然可行；如果明确肿瘤为恶性，需要全腮腺切除，同时根据性质和疾病范围决定是否需要行淋巴结清扫术。

2. 涎腺恶性肿瘤的多学科综合治疗　由外科、放疗、化疗、诊断、病理等医师组成的多学科诊疗团队是提高肿瘤治疗效果的基本方法。复旦大学肿瘤医院是国内较早开始多学科综合治疗的医院之一，在173例肿瘤医院初次治疗的患者中，80.9%的腮腺癌患者接受了全腮腺切除术，87.2%的颌下腺癌患者接受了颌下三角清扫术，48.6%的患者进行了同期的颈淋巴结清扫术，48%的患者接受了术后的辅助放疗。TNM分期分别为：Ⅰ期23.7%，Ⅱ期32.9%，Ⅲ期17.3%，Ⅳ期26.1%。综合治疗后5年总生存率为88%。对于Ⅰ、Ⅱ、Ⅲ、Ⅳ期患者，其生存率分别为：100%、97%、75%和73%。多学科治疗在比较晚期和高度恶性的肿瘤类型中的作用尤其明显，以淋巴上皮癌为例，在对2005年到2011年在复旦大学附属肿瘤医院治疗的37例患者进行随访发现，以手术+术后放疗的模式，其3年总生存率高达92.9%，疾病无进展生存率高达91.6%，而局部无复发生存率高达94.3%，然而这些患者中Ⅰ、Ⅱ、Ⅲ、Ⅳ期的患者数分别为7、10、9、11。综上来看，多学科综合治疗可以显著提高涎腺肿瘤的治疗效果。

NCCN指南同样强调多学科综合治疗在涎腺癌治疗中的地位，指南提出涎腺肿瘤术后辅助放疗的指征为腺样囊性癌、中等或高分级的肿瘤病理类型、近或阳性的手术切缘、神经侵犯、淋巴结转移、脉管侵犯。对于无法手术、拒绝手术或者术后有肉眼可见残留的患者，术后需要根治性放疗。目前质子、重离子放疗

在涎腺肿瘤的治疗中显现出了比常规放疗一定的放射生物学优势，相关的临床试验正在开展。

3. 腮腺肿瘤的手术范围和方法　20世纪40年代前，由于当时对腮腺内的面神经解剖和对多形性腺瘤的病理性质缺乏了解和认识，对腮腺多形性腺瘤大多采用单纯肿瘤剜除术，其术后复发率高达20%~45%。20世纪40年代后期，随着人们对面神经解剖的了解，特别是认识到多形性腺瘤包膜不完整、包膜外可有瘤细胞浸润这一病理特点，明确了单纯肿瘤剜除术是术后复发的原因。Martin(1952)、Patey和Thackray(1958)最先提出将解剖保留面神经的腮腺浅叶切除术作为治疗腮腺多形性腺瘤的手术方式。术后复发率明显减低至3%以下，并逐渐发展为全腮腺切除术治疗腮腺深叶多形性腺瘤。这一术式成为治疗腮腺肿瘤的标准术式。20世纪70年代，为了尽可能保存面部形态和腮腺器官功能，一些学者提出采用部分腮腺切除术治疗腮腺良性肿瘤，以减少传统腮腺浅叶切除或全腮腺切除术的并发症。这就使腮腺肿瘤切除术越来越精细。Donovan和Conley(1984)报道83例腮腺多形性腺瘤实施腮腺浅叶切除标本中，20例(24%)标本肿瘤直接位于切缘，其原因是肿瘤与面神经关系密切，为了保存面神经的完整性，不得不采取相对保守的术式。然而，术后随访发现并未因此而造成肿瘤复发。此后，部分腮腺切除术逐渐被更多的医师认可和应用。2001年，在北京召开的全国涎腺疾病学术会议上，专家们提出将部分腮腺切除术作为腮腺良性肿瘤手术基本术式之一。部分腮腺切除术指腮腺浅叶肿瘤及其周围0.5~1.0cm正常腮腺组织的切除。相对于传统的腮腺浅叶切除术，部分腮腺浅叶切除术的优点是：手术时间缩短，减少面神经损伤，预防味觉出汗综合征及保留部分腮腺的功能。但是实施部分腮腺浅叶切除术的技术要求高，不像常规腮腺浅叶切除术那样，翻开皮瓣后在腮腺前缘寻找到面神经的分支，并以此为标志，逐步切除腮腺浅叶和肿瘤。部分腮腺浅叶切除术则是要求在腺体内寻找面神经分支，受腺体内导管和血管的影响，容易损伤面神经。这就要求医师具有一定的手术经验和技术。

由于腮腺肿瘤病理的多样性和复杂性，腮腺多形性腺瘤又禁忌术前活检，实施过度扩大的手术势必损伤面神经，这给临床上在治疗腮腺肿瘤上采取什么样的合适手术方式带来了困难。术中冷冻切片病理组织细胞学检查就显得非常重要了。术中冷冻切片检查，有时即使不能做出肿瘤的病理诊断，但能回答术中需要立即解决的紧迫问题，如肿瘤是否侵犯至包膜外、是否累及面神经，淋巴结是否有转移等。其次，还可提供切缘情况。Iwai对167例冰冻的病例进行回顾

性研究,发现良性腮腺肿瘤及恶性腮腺肿瘤的正确诊断率分别为99.3%和95.8%。因此,术中应常规作冷冻切片检查。尽管如此,切记不能完全根据冷冻切片的诊断决定实施切除面神经和下颌骨等破坏性较大的手术。

腮腺多形性腺瘤无论实施浅叶切除还是全叶切除术,仍存在最高3%的复发率。术后肿瘤复发周期较长,据报道平均为9年。多次复发者约2%～4%可转变为恶性。许多学者认为术后复发往往与医师的操作有关,肿瘤包膜破裂容易造成肿瘤细胞的种植。因此,术中应保持包膜的完整性和无瘤操作,一旦破裂,应用盐水彻底冲洗手术野。与复发有关的因素还有:肿瘤外形多结节;包膜外有卫星瘤灶;免疫组织化学孕激素受体(PR)高表达;组织细胞学间质成分含量高者等。

腮腺复发多形性腺瘤的治疗相当棘手。需将全部疑有肿瘤种植的组织及瘢痕完整切除。可由于面神经与前次手术瘢痕组织紧密粘连,不易分离。即使牺牲面神经的彻底切除,也很难防止术后复发。有学者提出:单个或多个孤立而活动的复发肿瘤可单独或分别摘除;若瘢痕样多结节状相互融合的肿瘤,并与面神经粘连很紧,不要强行分离,应一并切除,面神经缺损可作神经移植修复。

腮腺癌主要采用手术治疗。早期低度恶性的腮腺癌可作保留面神经的腮腺浅叶或全腮腺切除术。位于腮腺浅叶的腺泡细胞癌作浅叶及肿瘤切除术,而位于深叶则作全腮腺及肿瘤切除术,未受累的面神经应予以保留。临床表现类似良性肿瘤的黏液表皮样癌,术中冷冻切片报告为高分化者,可采取保留面神经,全腮腺及肿瘤切除术。腺样囊性癌治疗主要是依靠手术,应切除全腮腺和肿瘤,并尽可能地作局部扩大切除。由于腺样囊性癌局部浸润性强,肿瘤与下颌骨贴近,但无粘连,应切取与肿瘤贴近的骨膜作冷冻切片检查,如有肿瘤细胞浸润则应考虑切除受累的下颌骨。如肿瘤与下颌骨粘连固定,即使X线检查无下颌骨破坏征象,也应切除受累的下颌骨。

腮腺癌已累及面神经,原则上不应保留面神经。但是,如果肿瘤是低度恶性且无面瘫,面神经与肿瘤只是轻度粘连,尚可分离,可保留面神经,术后辅以放射治疗,减少复发。如果术前有面瘫,或术中见面神经被肿瘤包裹或明显粘连者,应考虑切除受累的面神经,否则应予以保留。缺损的面神经以神经移植修复。术后补充放射治疗。在屠规益106例腮腺癌综合治疗中,3例肿瘤贴近面神经,但未直接侵犯神经,采取保留面神经术后补充放射治疗,均获得10年以上的存活。然而,由于腺样囊性癌易侵犯神经的特点,所以临床上如有面瘫症状,无论其轻重程度,均应切除受累的面神经。尽管无面瘫临床表现,但术中见邻近肿瘤的面神经有失去原有的光泽,呈暗红或暗紫色,或者有增粗等变性表现均应考虑切除。面神经缺损以神经移植修复,常用耳大神经和腓肠神经移植。

4. 颌下腺肿瘤的手术范围　颌下腺肿瘤治疗均应实施手术切除。颌下腺良性肿瘤可作颌下腺摘除术。手术较为简单,但术中应注意面神经下颌缘支、舌神经和舌下神经的保护,以及面动脉的可靠结扎,避免术后出血。如术前或术中怀疑为恶性者,应行颌下三角清扫,切除颌下腺及周围的正常组织,术中应作冷冻病理检查。

颌下腺恶性肿瘤的术式应根据肿瘤的病理类型决定,范围局限的低度恶性肿瘤作颌下三角清扫术。局部侵袭较大的腺样囊性癌手术切除范围应适当扩大,切除邻近肿瘤的二腹肌、颌舌骨肌、舌骨舌肌等。肿瘤与下颌骨粘连,但尚可活动,X线片上未见颌骨破坏,可在肿瘤与颌下腺切除后,将与肿瘤粘连的下颌骨骨膜作冷冻切片检查,如有肿瘤累及,应作下颌骨切除,否则可保留下颌骨。除腺样囊性癌外,仅作方块切除下颌骨下缘,保持下颌骨的连续性。X线片上显示骨质破坏,或肿瘤与下颌骨粘连成板块状,应一并切除下颌骨。

5. 涎腺肿瘤的颈淋巴结清扫策略　淋巴结转移的发生被认为是涎腺腺癌患者总生存率降低的危险因素。复旦大学肿瘤医院头颈外科曾经对1998年1月至2011年1月期间收治的219例初次接受手术治疗的原发涎腺癌进行了随访分析,淋巴结转移阴性的患者的5年总生存率与无病生存率分别为93.0%和77.4%,而阳性的患者5年总生存率与无病生存率分别为72.1%和38.0%,淋巴结转移明显影响患者的生存和术后的复发情况。

涎腺癌主要的淋巴结清扫术分为以下两种:肩胛舌骨上颈清扫术(又称为上颈清扫术)和全颈清扫术,具体清扫范围依据原发病灶而不同。腮腺癌肩胛舌骨上清扫包括:I、III区,全颈清扫术包括:II、III、IV、V区;颌下腺癌、舌下腺癌及口腔的小涎腺癌肩胛舌骨上清扫包括:I、II、III区,全颈清扫术包括:I、II、III、IV、V区。

对于涎腺癌患者的淋巴结治疗适应证的探讨,必然有三个步骤:是否需要治疗(选择需要治疗的患者)、何种方式治疗[手术和(或)放疗]及治疗方法的具体细节(淋巴结清扫范围及调强放疗靶体积的制定)。淋巴结清扫的指征和范围,需要根据患者的疾病范围、病理类型、病理结果综合分析。综合文献和既往的经验,对涎腺癌的淋巴结治疗方式(图 19-8)。其中高危组包括:黏液表皮样癌高分级、涎腺导管癌、淋巴上皮癌、腺癌非特指、鳞状细胞癌、嗜酸细胞癌;

中危组包括:黏液表皮样癌中分级、腺样囊性癌;低危组包括黏液表皮样癌低分级、腺泡细胞癌、癌在多形性腺瘤、多形性低阶腺癌、上皮-肌上皮癌、肌上皮癌、小细胞癌、癌肉瘤、基底细胞腺癌、囊腺癌。

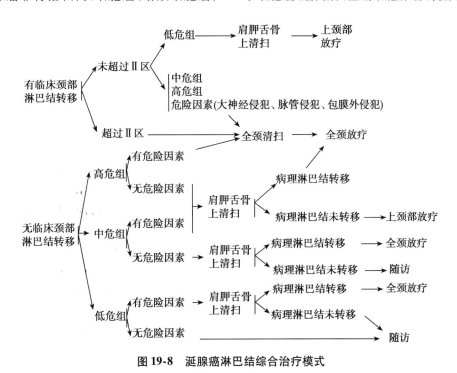

图 19-8　涎腺癌淋巴结综合治疗模式

(嵇庆海　王玉龙)

第二十章

乳腺疾病

第一节 乳腺炎症性疾病

一、急性乳腺炎

可分为哺乳期和非哺乳期急性乳腺炎。以哺乳期多发,多发生在哺乳期的早期阶段,以初产妇为多见。致病菌大多为金黄色葡萄球菌,少数为链球菌。非哺乳期乳腺炎临床并不少见,可发生于任何年龄段,但以年轻女性多见。

【病因和病理】

哺乳期急性乳腺炎的病因有两种,一是细菌入侵,二是乳汁淤积,缺一不可。此外产褥期机体免疫能力的降低也为感染创造了条件。致病菌可以直接侵入乳管,并逆行至腺小叶。如腺小叶中有乳汁潴留,致病菌便会在此生长繁殖,如未得到有效治疗,感染可进一步向乳腺实质蔓延,形成脓肿。感染也可沿乳腺纤维间隔蔓延,形成多房性脓肿。致病菌还可直接通过乳头表面的破损、皲裂处侵入,沿淋巴管蔓延到腺叶或小叶间的脂肪、纤维组织,引起蜂窝织炎。金黄色葡萄球菌常常引起深部脓肿,而链球菌感染往往引起弥漫性蜂窝织炎。

非哺乳期乳腺炎的发病部位多为乳晕部,其原因多为乳头乳管先天性凹陷,乳头皮肤可沿乳管生长深达乳管的壶腹部,此处常有分泌物潴留,排空也往往受阻,致病菌可在此生长繁殖,形成乳晕旁脓肿。

【临床症状】

哺乳期急性乳腺炎起病时常有全身中毒症状,如高热、寒战等,体温可达40℃。局部症状可根据病期和病灶部位的深浅而有不同。病灶深,局部表现多以疼痛和压痛为主,病灶浅,则可以出现典型的化脓性炎症的表现。初期主要表现为患侧乳房体积增大,有局限性肿块,压痛,如能及时有效治疗,肿块可逐渐消退。如进一步发展,可出现皮肤水肿发红,皮肤温度增高。局部肿块僵硬,压痛明显,可出现搏动性疼痛。如果继续发展,硬块会在短期内逐渐变软,说明已有脓肿形成。脓肿可自行溃破,或经乳头排出。患侧腋窝淋巴结常有肿大,压痛。

非哺乳期乳腺炎全身症状较轻,以局部症状为主,患侧乳房疼痛,表面皮肤发红,局部僵硬,进一步发展可形成脓肿,感染部位如发生在乳晕旁多有乳头凹陷。

实验室检查表现为白细胞计数增高,中性粒细胞百分比上升。超声检查有助于诊断,在早期表现为低回声杂乱区,如形成脓肿,则为无回声区,周边可看到高回声脓腔壁。可在超声引导下行脓腔穿刺,抽得脓液即可确诊。

【治疗】

哺乳期急性乳腺炎一旦发生,应暂停哺乳,可用吸奶器吸出乳汁。炎症早期,脓肿尚未形成,治疗应从两方面着手,一是要应用抗生素,多采取静脉滴注方法,由于感染细菌多为金黄色葡萄球菌或链球菌,应选用对该类细菌敏感的抗生素,如青霉素类、头孢类、喹诺酮类等;二是局部治疗,可局部采取热敷,以促炎症消散,并以吸奶器吸出乳汁。已有脓肿形成,则应及时切开引流。切开引流时应掌握以下原则,务必通畅引流:①应该在脓肿的最低位切口;②切口应该足够大,以免引流不畅;③一般应行放射状切口,避免乳管损伤而引起乳瘘;④脓腔往往为多房性,应分开脓腔间的间隔,使多个小脓腔变为一个大脓腔,以利引流;⑤如脓腔呈口袋形,应在脓腔最低位再做切口,称为对口引流;⑥对于深部脓肿和乳房后间隙脓肿应先用针头穿刺证实后再行引流,可以在乳房下皱褶处作弧形切口,在乳腺后间隙与胸肌筋膜间分离,直达脓腔。

脓肿切开引流后应停止哺乳,并做回奶处理,否则伤口内不断有乳汁排出,影响愈合。常用回奶药物包括溴隐亭2.5mg,每日2次,连服1周;或己烯雌酚片 5mg,每日 3 次,连服 5 天。中药炒麦芽煎水当茶饮,连服 1～2 周,也有较好效果。

对于乳头凹陷所致乳晕旁脓肿除了切开引流外,还应当切除相应乳管,否则会反复发作。

【预防】

在哺乳期,为预防乳腺炎的发生,应注意以下方面:①养成定时哺乳的习惯,每次哺乳时应先将一侧乳汁吸净,再吸另一侧,多余的乳汁可按摩挤出或用吸乳器吸出;②保持两侧乳头的清洁,每次哺乳前后应用清水清洗干净;③如果乳头已有破损或皲裂时,应暂停哺乳,用吸乳器吸出乳汁,待伤口愈合后再行哺乳。

二、乳房结核

【病因】

原发性乳房结核临床少见,多为继发性感染。感染途径有三个,一是继发于肺或肠系膜淋巴结结核的血源性播散,二是邻近部位如肋骨、胸骨、胸膜的结核病灶直接蔓延,三是腋淋巴结结核经淋巴管逆行感染。

【临床表现】

本病可见于 20～40 岁的妇女。起病时主要表现为乳房内单一或数枚肿块,质地中等硬度,一般无疼痛或触痛,边界不清,常有皮肤粘连,同侧腋窝淋巴结可有肿大。临床无发热。随病情进展,肿块软化,进而形成脓肿,溃破后可排出干酪样坏死物,进一步形成窦道,经久不愈。部分患者由于肿块纤维化而变硬,可使乳房外形发生畸形改变,乳头后方的硬块还能引起乳头凹陷,易与乳腺癌相混淆。

【诊断】

早期乳房结核临床表现为肿块,其诊断相对困难。超声检查无特征性改变,为单发或多发低回声肿块,光点较粗,可有钙化,边界尚清,可见部分包膜回声。如脓肿形成时,肿块内可见不规则暗区。X 线摄片表现为单发或多发致密结节影,呈圆形、卵圆形或分叶状,边缘清晰,可有钙化。部分病灶周边可形成毛刺,易误诊为乳腺癌。活检可以明确诊断。当病灶溃破形成窦道后,尤其是经久不愈,乳房形变,诊断则相对容易。但此时应与浆细胞乳腺炎的多发窦道相鉴别(后述)。如取窦道内坏死组织镜检,偶尔可发现结核分枝杆菌。

【治疗】

1. 全身治疗 加强营养,给予高蛋白、高热量饮食等。注意劳逸结合,适当参加体育锻炼,增强体质。

2. 抗结核治疗 对于确诊患者需抗结核治疗。常用药物包括异烟肼片 0.3g,1 次/天,口服;利福平片 0.6g,每天早上 1 次口服;链霉素针 0.75～1.0g,1 次/天,肌内注射。治疗周期 3～6 个月。

3. 手术治疗 根据不同的临床表现决定手术方式。仅有脓肿而无实性肿块,可反复穿刺抽吸、冲洗,并于腔内注入链霉素溶液,每次 1g,每周 2 次,至完全愈合。如病灶为肿块样、溃疡或有瘘管形成可行病灶切除术。要求病灶清除干净,创口敞开,逐日换药,直至愈合。如病灶过大,超过一个象限,乳房组织破坏严重,需行单纯乳房切除术。如果病灶是由邻近肋骨或胸骨结核蔓延引起,也要一并切除,防止复发。

三、乳房脂肪坏死

大多发生在脂肪丰富、肥大、下垂型乳房,常有局部外伤史或手术史。近年来脂肪注射隆乳后出现的脂肪坏死结节病例逐渐增多。

【症状】

外伤后乳房伤处可以出现皮下瘀斑,轻微受伤多不被重视,不久出现乳房肿块,质地偏硬,常与皮肤粘连,可有压痛,易误诊为乳腺癌。但肿块相对表浅,界限相对清楚,一般很少有继续增大。穿刺细胞学检查可见脂肪细胞。

【治疗】

对于诊断明确的,可以随访,不必处理。难以诊断,尤其高度怀疑乳腺癌,应切除活检。

四、浆细胞性乳腺炎

【病因】

该病又称为乳腺导管扩张症、粉刺型乳腺炎、化学性乳腺炎等。不是由细菌感染引起,而是由于乳晕下导管有阻塞,引起导管扩张,管壁上皮萎缩,管内积聚的类脂质及上皮细胞碎屑外溢至导管周围,引起化学性刺激和免疫性反应,引起大量浆细胞浸润,因此为无菌性炎症,病灶可向皮肤表面溃破,可反复发作,致使乳房形成多个窦道,可继发细菌感染。

【症状】

本病可发生在任何年龄,以年轻女性更为常见,初起时乳房疼痛,并扪及硬块。如继发感染,表面皮肤可出现红肿,部分患者有皮肤水肿和橘皮样变。虽经抗感染治疗可缓解症状,但病程较长,可反复发作。随病情进展,肿块可以变软,破溃,形成窦道。反复发作后可形成多个窦道,且长期不愈。应注意与乳房结核相鉴别。乳头可排出粉刺样物,或淡黄色液体。

【治疗】

本病虽非细菌性炎症,但可继发细菌感染,因此在急性炎症期,尤其是乳房出现红肿或破溃溢脓时应给予抗生素治疗。可选用较为广谱的抗生素。急性炎症消退后如仍有肿块,可以手术切除,切除肉眼可见的所有病灶,否则会再发。对瘘管形成者也需手术,应切除所有瘘管及其病变组织。部分患者病灶较广泛,切除组织较多,致使乳房外形发生明显改变。可考虑皮下乳腺切除和乳房重建。

（张宏伟）

第二节　乳腺良性病变

一、乳腺囊性增生病

是妇女中常见的乳腺疾病。本病的命名学很混乱,俗称小叶增生,亦称乳腺结构不良症、纤维性囊肿病等。本病既非炎症性也非肿瘤,其特点是乳腺组成成分的增生,在结构、数量及组织形态上出现一定程度异常。

【病因和病理】

本病常见于30~50岁的妇女,与卵巢功能失调有关。月经周期内乳腺同样亦有周期性的变化,当体内激素比例失去平衡,雌激素水平升高与黄体素比例失调,使乳腺增生后复旧不全,引起乳腺组织增生。切除标本常呈黄白色,质韧,无包膜。切面有时见有很多散在的小囊,实际上是囊状扩张的大小导管,囊壁大多平滑,内有黄绿色或棕色黏稠液体。有时有黄白色乳酪样的物质自管口溢出,成为弥漫性囊性病,称为schimmel-busch病。单个张力较大的青色囊肿称蓝顶囊肿。

【临床表现】

患者常有一侧或两侧乳房胀痛,轻者如针刺样,可累及到肩部、上肢或胸背部。一般在月经来潮前明显,月经来潮后疼痛减轻或消失。检查时在乳房内有散在的圆形结节,大小不等,质韧,有时有触痛。结节与周围乳腺组织的界限不清,不与皮肤或胸肌粘连,有时表现为边界不清的增厚区。病灶位于乳房外上方较多,也可影响到整个乳房。少数患者挤压时可有少量乳头溢液,常为无色或淡黄色液体。病程有时很长,但停经后症状常自动消失或减轻。

【治疗】

囊性增生病的接诊多以宣教为主,绝大部分无需治疗。选用松紧合适的乳罩托起乳房,睡眠时予以放松。疼痛明显时中药疏肝理气及调和冲任等方法可缓解疼痛。绝经前期疼痛明显且中药无效时,可在月经来潮前7~10天,服用以下一种药物:甲睾酮,1日3次,每次5mg;亦可口服黄体酮,每日5~10mg;他莫昔芬,1日2次,每次5mg;托瑞米芬,1日1次,每次30mg。对病灶局限于乳房一部分,且不能排除肿瘤者可穿刺活检或切除活检。

囊性增生病与乳腺癌的关系尚不明确。多数学者认为该"病"是一种临床症状,多数是生理现象。单纯性的囊性增生病很少有恶变,当上皮增生过度,直至不典型增生时,患者以后发生乳腺癌的机会才会较正常人群增多,属于癌前期病变。

乳腺癌癌前期病变,结合WHO2003版和2012版的描述,可归结以下4类:

1. 小叶性肿瘤　包含小叶不典型增生和小叶原位癌。

2. 导管增生性病变　依次为普通上皮增生(UDH)、平坦型不典型增生(DIN1A,Flat epithelial atypia,FEA)、不典型增生(DIN1B、ADH)、低级别导管原位癌(DIN1C)、中级别导管原位癌(DIN2)、高级别导管原位癌(DIN3)。其中除UDH不属于肿瘤性也非癌前期,其他随着病变程度加重,与乳腺癌的关系越密切。

3. 导管内乳头状肿瘤　从部位上可分为中央型和外周型,后者患乳腺癌的风险大于前者,若伴有不典型增生,患乳腺癌的风险是正常人群的7倍;该类还包括导管内乳头状癌、包裹性乳头状癌和实性乳头状癌,处理参照导管原位癌。

4. 微小浸润癌(Microinvasive carcinoma)　在主要为非浸润性癌的背景上,在间质内出现1个或多个明确分离的镜下浸润灶,每灶必须≤1mm。在如此严格的定义下,可参照原位癌处理。

癌前期患者局部治疗后,有化学预防的指征,可适当选用内分泌治疗。

二、乳腺导管内乳头状瘤

多见于40~45岁经产妇,主要症状是乳头溢出血性液体,而无疼痛。75%的病变在乳晕下的输乳管内(中央型),由于乳头状瘤小而软,因而临床检查时常不易触及,有时则可在乳晕下方触及小结节,无皮肤粘连。轻压乳晕区或挤压乳头时,有血性或浆液血性排液,可以帮助定位。发生于小导管的乳头状瘤,位于乳腺的边缘部位(外周型),常是多发性的,亦称为乳头状瘤病。

管内乳头状瘤的体积常很小。肉眼可见导管内壁有带蒂的米粒或绿豆大小的乳头状结节突入管腔,富于薄壁血管,极易出血。位于中、小导管的乳头状瘤常伴有小叶增生,切面呈半透明颗粒状,黄白相间,有时与癌不易区别。

输乳管的乳头状瘤很少发生恶变,中小导管的乳头状瘤有恶变的可能。乳头状瘤应做手术切除。术前超声和钼靶摄片常用于排除其他病变,导管造影有助于定位诊断,现在乳管镜的广泛应用,使得乳头溢液的诊断更为方便,已成为常规。对于所有检查均阴性的血性溢液,排除外伤所致,也应手术。对如能摸到肿块,则定位较容易。如未扪及结节,则可沿乳晕部顺时针方向按压,明确出血的乳管开口后,用细钢丝插入该乳管或平针头注入少量亚甲蓝,作乳晕旁切口,沿钢丝或兰染方向,将该导管及其周围乳腺组织切除。外周型导管乳头状瘤常是多发性,尤其是伴有不典型增生时有恶变倾向,切除范围要足够。单纯乳房切除要审慎考虑。

三、乳腺纤维腺瘤、巨纤维腺瘤

乳腺纤维腺瘤是青少年女性中常见的肿瘤,发病年龄以20~30岁最多。临床上可单发,由高频超声检出的多发病例已占多数。纤维腺瘤的发生与体内雌激素水平增高有关,肿瘤很少发生于月经来潮前及绝经后。

纤维腺瘤的大小不一,大都呈卵圆形,有时分叶状,表面光滑,实质,有弹性,与周围组织分界清楚,不与皮肤或胸肌粘连,容易推动,活动度大。腋淋巴结常无肿大。纤维腺瘤生长缓慢,可以数年没有变化,但少数在妊娠、哺乳期或绝经前期可以突然迅速增长。纤维腺瘤超过7cm以上者称为巨纤维腺瘤。纤维腺瘤很少发生癌变,但巨纤维腺瘤应与分叶状囊肉瘤相鉴别。

纤维腺瘤是良性肿瘤,小纤维腺瘤可短期观察,若有增大,还是应该手术切除,以防止其继续生长,并可明确诊断。对于扪诊不确定的肿块,可在影像学引导下手术。手术切口的选择,尽可能的隐蔽。乳腺微创旋切术,可有选择的应用于2.5cm以下纤维腺瘤的治疗。其他非手术治疗不予推荐。巨纤维腺瘤更应及时手术治疗切除。

四、乳腺分叶状肿瘤

本病与纤维腺瘤、巨纤维腺瘤同系乳腺纤维上皮型肿瘤。以往文献将其命名为分叶状囊肉瘤,近年WHO将该肿瘤命名为分叶状肿瘤,其中根据不同的恶性程度,分为低度、中度及高度恶性肿瘤。

分叶状肿瘤的发病年龄为21~70岁,病程较长,生长相对缓慢,瘤体有时很大,边界清楚,呈结节分叶状,质地韧如橡皮,部分区域可以呈囊性。表面皮肤有时由于瘤体张力大而呈菲薄,呈光滑水肿状,很少有淋巴结转移,转移率约4%~5%。病理切片中,上皮成分为良性,根据占主导地位的间质细胞不典型程度、核分裂数及包膜侵犯等将肿瘤分为高度分化、中度分化及分化差三类。治疗方法主要是手术切除。由于淋巴结转移少,手术范围首选局部广泛切除,切

缘阴性。病变广泛或局部手术后复发者可单纯乳房连同胸大肌筋膜切除,若累及胸大肌等周围组织,也应尽可能切除。如有肿大淋巴结者,则可予一并切除,预后与手术方式及肿瘤分化程度有关。仅局部切除的复发率较高,复发后再作彻底切除仍可获得较好的效果,中度及高度恶性肿瘤易有血管转移,化疗及放疗的效果尚难评价。

（邹　强）

第三节　乳腺恶性肿瘤

一、乳　腺　癌

乳腺癌是女性中常见的恶性肿瘤,最新的Globo-can 2012数据报道每年全世界有超过167万女性罹患乳腺癌。乳腺癌的发病率及死亡率有明显的地区差异,欧美国家高于亚非拉国家。52.9%的新发病例发生在发展中国家,成为严重的疾病负担。在我国乳腺癌的发病率逐年上升,每年有近20万女性被诊断出乳腺癌,尤其是东部沿海及经济发达的大城市,其乳腺癌的发病率增加尤其显著,上海市的发病率居全国之首。从死亡率的曲线也可以发现,虽然新的治疗策略和方法的普及,全球乳腺癌的死亡率逐步下降,然而在中国特别是绝大多数的农村地区,乳腺癌的死亡率并未见到明显的下降趋势。

【病因】

乳腺癌大都发生在40~60岁,绝经期前后的妇女,病因尚未完全明确,但与下列因素有关:①内分泌因素:已证实雌激素中雌酮与雌二醇对乳腺癌的发病有明显关系,黄体酮可刺激肿瘤的生长,但亦可抑制脑垂体促性腺激素,因而被认为既有致癌,又有抑癌的作用。催乳素在乳腺癌的发病过程中有促进作用。临床上月经初潮早于12岁,停经迟于55岁者的发病率较高;第一胎足月生产年龄迟于35岁者发病率明显高于初产在20岁以前者;②饮食与肥胖:影响组织内脂溶性雌激素的浓度,流行病学研究脂肪的摄取与乳腺癌的死亡率之间有明显关系,尤其在绝经后的妇女;③家族史及遗传史:有10%~15%的患者有家族史,一级亲属中有乳腺癌患者,其家属常为高危人群。患者如有BRCA基因突变,其子女发生乳腺癌的机会更高,且发病年龄较轻亦常同时伴有卵巢癌;④以往乳腺良性疾病、放射线照射等与乳腺癌发病有一定关系。

【临床表现】

乳腺癌最常见的第一个症状是乳腺内无痛性肿块,大多是患者自己在无意中发现的。10%~15%患

者的肿块可能伴有疼痛,肿块发生于乳房外上象限较多,其他象限较少,质地较硬,边界不清,肿块逐步增大,侵犯柯柏韧带(连接腺体与皮肤间的纤维束)使之收缩,常引起肿块表面皮肤出现凹陷(图20-1),即称为"酒窝症"。肿块侵犯乳头使之收缩可引起乳头凹陷。肿块继续增大,与皮肤广泛粘连,皮肤可因淋巴的滞留而引起水肿,由于皮肤毛囊与皮下组织粘连较紧密,在皮肤水肿时毛囊处即形成很多点状小孔,使皮肤呈"橘皮状"(图20-2)。癌细胞沿淋巴网广泛扩散到乳房及其周围皮肤,形成小结节,称为卫星结节(图20-3)。晚期时肿瘤可以浸润胸肌及胸壁,而呈固定,乳房亦因肿块的浸润收缩而变形。肿瘤广泛浸润皮肤后融合成暗红色,弥漫成片,甚至可蔓延到背部及对侧胸部皮肤,形成"盔甲样",可引起呼吸困难。皮肤破溃,形成溃疡,常有恶臭,容易出血,或向外生

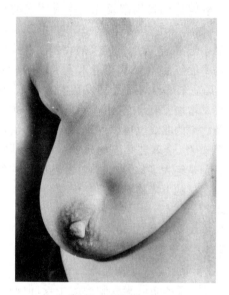

图20-1　皮肤凹陷

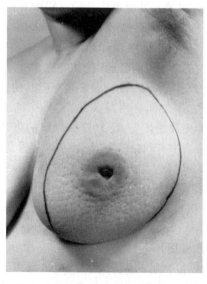

图20-2　橘皮状皮肤

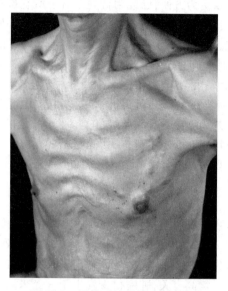

图20-3　男性乳腺癌的卫星结节

长形成菜花样肿瘤。

有5%～10%患者的第一症状是乳头溢液,乳头糜烂或乳头回缩。少数患者在发现原发灶之前已有腋淋巴结转移或其他全身性的血道转移。

癌细胞可沿淋巴管自原发灶转移到同侧腋下淋巴结,堵塞主要淋巴管后可使上臂淋巴回流障碍而引起上肢水肿。肿大淋巴结压迫腋静脉可引起上肢青紫色肿胀。臂丛神经受侵或被肿大淋巴结压迫可引起手臂及肩部酸痛。

锁骨上淋巴结转移可继发于腋淋巴结转移之后或直接自原发灶转移造成。一旦锁骨上淋巴结转移,则癌细胞有可能经胸导管或右侧颈部淋巴结进而侵入静脉,引起血道转移。癌细胞亦可以直接侵犯静脉引起远处转移,常见的有骨、肺、肝等处。骨转移中最常见部位是脊柱、骨盆及股骨,可引起疼痛或行走障碍;肺转移可引起咳嗽、咯血、胸腔积液;肝转移可引起肝大、黄疸等。

【临床分期】

目前常用的临床分期是按国际抗癌联盟建议,2010年最新的第7版TNM国际分期法如下:

T	(原发肿瘤)
Tis	原位癌、限于乳头的湿疹样癌
Tis(DCIS)	导管原位癌
Tis(LCIS)	小叶原位癌
Tis(Paget)	没有肿瘤的乳头Paget
T0	未发现原发肿瘤
Tx	原发肿瘤无法评估
T1	肿瘤最大径≤2cm
T1mic	微小浸润性癌,最大径≤0.1cm
T1a	肿瘤最大径>0.1cm,≤0.5cm

T1b	肿瘤最大径>0.5cm，≤1cm	
T1c	肿瘤最大径>1cm，≤2cm	
T2	肿瘤最大径>2cm，≤5cm	
T3	肿瘤最大径>5cm	
T4	任何大小的肿瘤直接侵犯胸壁（a）或皮肤（b）（胸壁包括肋骨、肋间肌、前锯肌，但不包括胸肌）	
T4a	侵犯胸壁	
T4b	乳房皮肤水肿（包括橘皮样改变），溃疡或限于同侧皮肤的卫星结节	
T4c	上述两者（T4a 和 T4b）同时存在	
T4d	炎性乳腺癌	
N	（区域淋巴结）	
Nx	区域淋巴结无法评估（如先前已切除）	
N0	无区域大淋巴结	
N1	同侧腋窝扪及活动的淋巴结	
N2	同侧腋淋巴结转移融合成团块或与其他组织粘连，或无明显腋窝淋巴结转移情况下同侧内乳淋巴结转移	
N2a	同侧腋淋巴结转移融合成团块或与其他组织粘连	
N2b	同侧内乳淋巴结但无腋淋巴结转移	
N3	同侧锁骨上、下淋巴结有转移或临床明显的内乳淋巴结转移	
N3a	同侧锁骨下和腋窝淋巴结转移	
N3b	同侧内乳淋巴结和腋淋巴结转移	
N3c	同侧锁骨上淋巴结转移	
M	（远处转移）	
M0	无远处转移	
M1	有远处转移（包括皮肤浸润超过同侧乳房）	

临床分期：

Stage 0	Tis	N0	M0
Stage Ⅰ	T1	N0	M0
Stage Ⅱ A	T0	N1	M0
	T1	N1	M0
	T2	N0	M0
Stage Ⅱ B	T2	N1	M0
	T3	N0	M0
Stage Ⅲ A	T0	N2	M0
	T1	N2	M0
	T2	N2	M0
	T3	N1	M0
	T3	N2	M0
Stage Ⅲ B	T4	N0	M0
	T4	N1	M0
	T4	N2	M0
Stage Ⅲ C	任何 T	N3	M0
Stage Ⅳ	任何 T	任何 N	M1

【病理分型】

国内乳腺癌的病理分型如下：

（一）非浸润性癌

1. 导管内癌　癌细胞局限于导管内，未突破管壁基底膜。

2. 小叶原位癌　发生于小叶，未突破末梢腺管或腺泡基底膜。

（二）早期浸润性癌

1. 导管癌早期浸润　导管内癌细胞突破管壁基底膜，开始生芽，向间质浸润。

2. 小叶癌早期浸润　癌细胞突破末梢腺管或腺泡壁基底膜，开始向小叶间质浸润，但仍局限于小叶内。

（三）浸润性特殊型癌

1. 乳头状癌　癌实质主要呈乳头状结构，其浸润往往出现于乳头增生的基底部。

2. 髓样癌伴大量淋巴细胞浸润　癌细胞密集成片、间质少、癌边界清楚，癌巢周围有厚层淋巴细胞浸润。

3. 小管癌　细胞呈立方或柱状，形成比较规则的单层腺管，浸润于基质中，引起纤维组织反应。

4. 腺样囊性癌　由基底细胞样细胞形成大小不一的片状或小梁，中有圆形腺腔。

5. 黏液腺癌　上皮黏液成分占半量以上，黏液大部分在细胞外，偶在细胞内，呈印戒样细胞。

6. 顶泌汗腺癌　癌细胞大，呈柱状，可形成小巢、腺泡或小乳头状。主、间质常明显分离。

7. 鳞状细胞癌　可见细胞间桥、角化。

8. 乳头湿疹样癌　起源于乳头的大导管，癌细胞呈泡状，在乳头或乳晕表皮内浸润，大多伴有导管癌。

（四）浸润性非特殊型癌

1. 浸润性小叶癌　小叶癌明显向小叶外浸润，易发生双侧癌。

2. 浸润性导管癌　导管癌明显向实质浸润。

3. 硬癌　癌细胞排列成细条索，很少形成腺样结构，纤维间质成分占2/3以上，致密。

4. 单纯癌　介于硬癌与髓样癌之间，癌实质与纤维间质的比例近似。癌细胞形状呈规则条索或小梁，有腺样结构。

5. 髓样癌　癌细胞排列呈片状或巢状，密集，纤维间质成分少于1/3，无大量淋巴细胞浸润。

6. 腺癌　癌实质中，腺管状结构占半数以上。

（五）其他罕见型癌

有分泌型（幼年性）癌、富脂质癌（分泌脂质癌）、

2

纤维腺瘤癌变、神经内分泌癌、化生性癌、乳头状瘤病癌变等。

（六）特殊型癌

炎性乳腺癌、副乳腺癌、男性乳腺癌。

【临床检查和诊断】

乳腺是浅表的器官，易于检查，检查时置患者于坐位或卧位，应脱去上衣，以便作双侧比较。

（一）视诊

应仔细检查观察：①双侧乳房是否对称、大小、形状，有无块物突出或静脉扩张；②乳头位置有无内陷或抬高。乳房肿块引起乳头抬高，常是良性肿瘤的表现；如伴乳头凹陷则恶性可能性大。此外，观察乳头有无脱屑、糜烂、湿疹样改变；③乳房皮肤的改变，有无红肿、水肿凹陷、酒窝症。嘱患者两手高举过头，凹陷部位可能更明显。

（二）触诊

由于月经来潮前乳腺组织经常肿胀，因而最好在月经来潮后进行检查。未经哺乳的乳腺质地如橡皮状，较均匀；曾哺乳过的乳腺常可能触及小结节状腺体组织；停经后乳腺组织萎缩，乳房可被脂肪组织代替，触诊时呈柔软，均质。

一般在平卧时较易检查，并与坐位时检查作比较。平卧时，肩部略抬高，检查外半侧时应将患者手上举过头，让乳腺组织平坦于胸壁；检查内半侧时手可置于身旁，用手指掌面平坦而轻柔地进行触诊，不能用手抓捏，以免将正常的乳腺组织误为肿块。应先检查健侧，再检查患侧乳房。检查时应有顺序地触诊乳腺的各个象限及向腋窝突出的乳腺尾部。再检查乳头部有无异常以及有无液体排出。检查动作要轻柔，以防挤压而引起癌细胞的播散。最后检查腋窝、锁骨下、锁骨上区有无肿大淋巴结。

检查乳房肿块时要注意：①肿块的部位与质地，50%以上的乳腺肿瘤发生在乳腺的外上方；②肿块的形状与活动度；③肿瘤与皮肤有无粘连，可用手托起乳房，有粘连时局部皮肤常随肿瘤移动，或用两手指轻轻夹住肿瘤两侧稍提起，观察皮肤与肿瘤是否有牵连；④肿瘤与胸肌筋膜或胸肌有无粘连。患者先下垂两手，使皮肤松弛，检查肿瘤的活动度。然后嘱两手用力叉腰，使胸肌收缩，作同样检查，比较肿瘤的活动度。如果胸肌收缩时活动减低，说明肿瘤与胸肌筋膜或胸肌有粘连；⑤有乳头排液时应注意排液的性质、色泽。如未明确扪及乳房内肿块时，应在乳晕旁按顺时针方向仔细检查有无结节扪及，注意有无乳头排液。有排液应做涂片细胞学检查；⑥检查腋淋巴结，检查者的右手前臂托着患者的右前臂，让其右手轻松地放在检查者的前臂上，这样可以使腋窝完全松弛。

然而检查者用左手检查患者右侧腋部，可以扪及腋窝最高位淋巴结，然后自上而下检查胸大肌缘及肩胛下区的淋巴结。同法检查对侧腋淋巴结，如果扪及肿大淋巴结时要注意其大小、数目、质地、活动度以及周围组织粘连等情况；⑦检查锁骨上淋巴结，注意胸锁乳突肌外侧缘及颈后三角有无肿大淋巴结。

（三）其他辅助检查方法

与病理检查比较，临床检查有一定的误差，即使有丰富临床经验的医师对原发灶检查的正确率约为70%～80%。临床检查腋窝淋巴结约有30%假阴性和30%～40%假阳性，故尚需其他辅助诊断方法，以提高诊断的正确率。常用的辅助诊断方法有：

1. 乳腺 X 线摄片检查　常用的钼靶摄片适用于观察软组织的结构。恶性肿瘤的图像呈形态不规则、分叶和毛刺状的阴影，其密度较一般腺体的密度为高，肿块周围常有透明晕，肿块的大小常较临床触及的为小。30%的恶性病灶表现为成堆的细砂粒样的小钙化点。此外，位于乳晕下的肿块引起乳头内陷在 X 线片上可表现为漏斗征。X 线片的表现有导管阴影增粗增多，血管影增粗、皮肤增厚等。

X 线检查也可用作乳腺癌高发人群中的普查，使能发现早期病灶。

2. 超声波检查　可以显示乳腺的各层结构、肿块的形态及其质地。恶性肿瘤的形态不规则，回声不均匀，而良性肿瘤常呈均匀实质改变。复旦大学附属肿瘤医院应用超声波诊断乳腺恶性肿瘤的正确率达87%。超声波检查对判断肿瘤是实质性还是囊性较 X 线摄片为好，但对肿块直径在 1cm 以下时的鉴别能力较差。

3. 乳腺导管镜检查　常用于有乳头排液的患者，用导管镜直接插入排液的乳腺管，可以了解该导管病变的性质是乳头状瘤还是导管扩张，并可有助于早期乳腺癌的检出。

4. 脱落细胞学检查　有乳头排液，可作涂片检查，一般用苏木-伊红或巴氏染色。有乳头糜烂或湿疹样改变时，可作印片细胞学检查。

5. 空芯针活组织检查　术前为了了解肿瘤的性质及其生物学特性，以便术前设计综合治疗的方案，特别是新辅助治疗的开展和具体方案的制订，可以应用空芯针穿刺获得肿瘤组织做检查，穿刺时应掌握正确穿刺的方法，了解病理性质及时治疗。

6. 切除活组织检查　病理检查是决定治疗的最可靠的方法，切除活检时应将肿块完整切除并送组织学检查。亦有在切取活检时立即送冷冻切片检查，如证实为恶性时及时行根治性手术或保乳手术。

【治疗】

乳腺癌的治疗目前多依据患者不同的分子分型

采用综合治疗,对早期能手术的患者应用手术治疗,同时术后应用辅助治疗。对局部晚期乳腺癌可应用术前新辅助治疗以后手术,对晚期不宜手术或复发病例以全身性药物及对症治疗。通过多基因表达谱技术可以将乳腺癌划分为不同的亚型,然而多基因检测在全球很多地方难以获得,2015版St Gallen共识采用临床病理学的方法鉴别出这些分型(表20-1)。

表 20-1 更新的乳腺癌亚型临床病理特征

临床分型	备　注
三阴性	ER,PgR 和 HER2 阴性
激素受体阴性 & HER2 阳性	ASCO/CAP 指南
激素受体阳性 & HER2 阳性	ASCO/CAP 指南
激素受体阳性 & HER2 阴性	ER 和(或)PgR≥1%[1]
● 受体阳性率高,低增殖活性,低肿瘤负荷(更倾向"luminal A")	多基因检测结果提示预后"好"。高 ER/PgR 以及低 Ki-67[2],少或无淋巴转移(N 0-3),小肿瘤(T1 T2)
● 中度	多基因检测中,仅 21 基因 RS 存在中等级别。复发风险、肿瘤对内分泌治疗及化疗的反应性均不明确。
● 受体阳性率低,高增殖活性,高肿瘤负荷(更倾向"luminal B")	多基因检测结果提示预后"差"。低 ER/PgR 以及高 Ki-67[2],多淋巴转移(N 1~3),组织学Ⅲ级,大肿瘤(T3)

[1] ER 阳性率 1%~9% 之间,还存在争议。对这部分患者单用内分泌治疗可能还不足够。
[2] Ki-67 根据各实验室界定 Ki-67 值:譬如某实验室受体阳性患者中位 Ki67 为 20%,那么 30% 可认为高,10% 则认为低。

(一)治疗原则

按照临床病期、肿瘤部位、乳腺癌治疗方法的选择大致如下原则:

1. Ⅰ、ⅡA 期　以手术治疗为主,可以采用根治性手术或保乳手术。术后根据淋巴结情况及预后指标决定是否需要辅助治疗。

2. ⅡB、ⅢA 期　以根治性手术为主,术前根据病情常应用辅助化疗,内分泌治疗或放疗,术后常需应用辅助治疗。如患者肿块较大并有意愿接受保乳手术,可行新辅助治疗后手术。

3. ⅢB、ⅢC 期　局部病灶较大或同侧锁骨上、下淋巴结有转移或内乳淋巴结有明显转移者,可用放疗、化疗、内分泌及放射治疗,手术可作为综合治疗的一个组成部分。特别是部分不可手术的局部晚期患者,通过新辅助治疗降期后可获得手术治疗的机会。

4. 第Ⅳ期　以化疗、内分泌治疗为主,手术及放疗是局部辅助治疗的方法。

其中,早期乳腺癌全身治疗策略的制定主要依据如下原则(表20-2):

(二)手术治疗

自从1894年Halsted创立了乳腺癌根治术以来,该术式一向被认为是典型的常规手术。1948年Handley在第二肋间内乳淋巴结的活检手术中,证实该淋巴结亦是乳腺癌的第一站转移途径,从而开展了各种清除内乳淋巴结的扩大根治手术。1970年以后较多采用是改良根治手术。20世纪80年代以后,对临床Ⅰ、Ⅱ期乳腺癌应用保留乳房的手术,缩小了手术范围,术后应用放射治疗。缩小手术范围的原因除了目前发现的早期病例增多,还由于患者对外形的要求,加上放射设备的改善,超高压直线加速器到达肿瘤的深部剂量增加,可减少皮肤反应。还有一些资料认为即使手术范围扩大,但疗效无明显提高,其原因主要是癌细胞的血道播散,即使临床Ⅰ期病例手术后仍有10%~15%因血道转移而失败。因而认为乳腺癌一开始就有波及全身的危险。以往在根治性手术时,需将腋淋巴结作常规的清除,术后常有上肢水肿、功能障碍等后遗症。然而各期乳腺癌的淋巴结转移率仅为40%~50%,因而常规作淋巴结清除,可能使50%~60%的患者接受了不必要的手术。因而近年来提出"前哨淋巴结活检"。根据活检结果再决定是否需要清除腋窝淋巴结。手术目的是:①控制局部及区域淋巴结,以减少局部复发;②了解原发灶的病例类型、分化程度、激素受体、淋巴结转移及其转移部位和程度等,以及肿瘤的生物学特性检测,以帮助选用手术后综合治疗的方案。

1. 手术方法　乳腺癌的手术方式很多,手术范围可自保留乳房同时应用放射治疗直到扩大根治手术,但是没有一种固定的手术方式适合各种不同情况的乳腺癌。对手术方式的选择应结合患者病情及医疗条件来全面考虑,如手术医师的习惯,放疗的条件,患

表 20-2　早期乳腺癌全身治疗策略

临床分型	治疗方案	备注
三阴性	含蒽环类和紫杉类的化疗	BRCA 突变需考虑铂类
ER 阴性 & HER2 阳性		
T1a 淋巴结阴性	无辅助治疗	
T1 b,c 淋巴结阴性	化疗+赫塞汀	考虑不含蒽环的紫杉醇联合 12 月 trastuzumab
T2 及以上或淋巴结阳性	蒽环加紫杉,同时联合共 12 月的赫塞汀	不能耐受蒽环的可选择 TCH 方案
ER 阳性 & HER2 阳性	同上,根据月经状态联合内分泌治疗	
ER 阳性 &HER2 阴性		
提示内分泌反应性高(更倾向"luminal A")	根据月经状态给予内分泌治疗	
绝经前低危	他莫昔芬 5 年	
绝经前其他	他莫昔芬 5 ~ 10 年或 OFS 联合他莫昔芬或 OFS 联合依西美坦	
绝经后低危	他莫昔芬 5 年	
绝经后其他	初始 AI 延长内分泌治疗	5 年以上 AI 的疗效和安全性缺乏数据
提示内分泌反应性低(更倾向"luminal B")	大多患者需在以上内分泌治疗基础上联合化疗	
更倾向"luminal B"患者中,不使用化疗的因素		多基因检测结果提示预后"好"

者的年龄、病期、肿瘤的部位等具体情况,以及患者对外形的要求。

(1)乳腺癌根治术及扩大根治术:是最早期应用的手术方式,一般可在全身麻醉或高位硬膜外麻醉下进行。目前多采用横切口,皮肤切除范围应在肿瘤外 4 ~ 5cm。细致剥离皮片,尽量剥除皮肤下脂肪组织,剥离范围内侧到胸骨缘,外侧达腋中线。先后切断胸大、小肌的附着点,保留胸大肌的锁骨份,可用以保护腋血管及神经,仔细解剖腋窝及锁骨下区,清除所有脂肪及淋巴组织,尽可能保留胸长、胸背神经,使术后上肢高举及向后动作不受阻碍。最后将乳房连同其周围的脂肪组织、胸大肌、胸小肌、腋下和锁骨下淋巴结及脂肪组织一并切除,皮肤不能缝合或缝合时张力较大,予以植皮。在切口下方另作小切口,置负压吸引 48 ~ 72 小时,以减少积液,使皮片紧贴于创面(图 20-4)。

Handley(1948)在根治术的同时作第二肋间内乳淋巴结的活检,国内李月云等(1955)报道根治术时内乳淋巴结活检的阳性率为 19.3%(23/119),证实内乳淋巴结与腋下淋巴结同样是乳腺癌的第一站转移淋

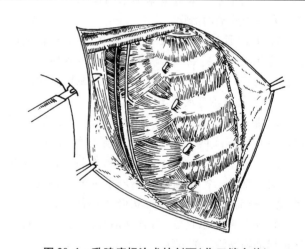

图 20-4　乳腺癌根治术的创面(伤口缝合前)

巴结。复旦大学附属肿瘤医院在 1242 例乳腺癌扩大根治术病例中,腋下淋巴结转移率为 51%,内乳淋巴结转移率为 17.7%。临床检查腋下未扪及肿大腋淋巴结的病例中,内乳淋巴结转移率为 3%;有肿大淋巴结时,内乳淋巴结转移率为 21%。肿瘤位于乳房外侧者内乳淋巴结转移率为 12.9%,位于内侧及乳房中央者为 22.5%。

上述手术同时清除内乳淋巴结称为扩大根治术。手术方式有两种:①胸膜内法(Urban)手术,是将胸膜连同内乳血管及淋巴结一并切除。胸膜缺损需用阔筋膜修补,术后并发症多,现已较少采用;②胸膜外(Margottini)手术,手术时保留胸膜。切除第2~4软骨,将内乳血管及其周围淋巴脂肪组织连同乳房、肌肉及腋窝淋巴脂肪组织整块切除。对病灶位于内侧及中央者该手术方式还是值得应用的(图20-5)。该两种术式目前已很少应用,但在适当的病例中仍有其一定的价值。

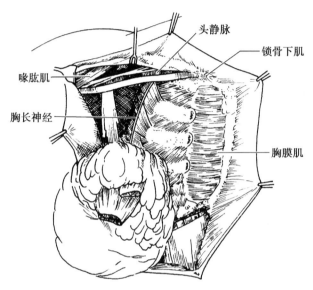

图20-5　胸膜外乳腺癌扩大根治术

(2) 乳腺癌改良根治术:本手术的特点是保留胸肌,使术后有较好外形,术时尽量剥离腋窝及胸肌淋巴结,方法有:①保留胸大、小肌的改良根治Ⅰ式(Auchincloss手术);②仅保留胸大肌的改良根治Ⅱ式(Patey手术)。大都采用横切口,皮瓣分离时保留薄层脂肪。术后可保存较好的功能及外形,便于需要时作乳房重建手术。此方式适合于微小癌及临床第一、二期乳腺癌。

(3) 单纯乳房切除:仅切除乳腺组织、乳头、部分皮肤和胸大肌筋膜。术后用放射线照射锁骨上、腋部及内乳区淋巴结,此方法适用于非浸润性癌、微小癌、湿疹样癌限于乳头者,亦可用于年老体弱不适合根治手术或因肿瘤较大或有溃破、出血时配合放射治疗。

(4) 保留乳房的局部切除,术后应用放射治疗是近年来逐步应用较多的手术方式,适合于临床一、二期,尤其肿瘤小于3~4cm,与乳头乳晕不明显粘连,可完整切除并且切缘阴性,患者有保乳意愿并且实施保乳手术后有较好外形的患者,可接受保乳手术。当前已经明确,所需要的安全切缘,并非5mm抑或1mm,只要切缘墨汁染色无肿瘤即可,也不推荐根据肿瘤亚型、年龄小、小叶癌、接受新辅助、存在弥漫性导管内癌成分等传统的局部复发高危因素予以扩大切缘,一旦切缘染色无肿瘤,其局部复发风险将等同于切缘1mm或以上,同时保证了更好的术后外形。腋淋巴结可以同时清扫或作前哨淋巴结活检,术后应用全乳及同侧锁骨区的照射,在合适病例中,其疗效与根治术相同。

(5) 前哨淋巴结活检:前哨淋巴结是指第一个接受乳腺回流的区域淋巴结,在乳腺手术时可以用核素或染料注入乳晕皮下,探查前哨淋巴结,并活检。前哨淋巴结活检的准确性95%,而假阴性率<5%。淋巴结无转移时,腋淋巴结可不作清除,以避免不必要的手术;如果该淋巴结有转移时,曾推荐作补充腋淋巴结清除,目前认为前哨1~2枚阳性,如患者预期接受辅助放疗,无需进一步接受补充腋部淋巴结清扫,特别是接受保乳的患者。同样,临床腋窝阳性在新辅助治疗后转阴的患者中也可以实施前哨淋巴结活检,但新辅助后如果前哨活检为阳性,还是需要补充腋窝清扫。

根治性手术后,手术侧上肢的功能常受到一定的障碍,同时上肢常因淋巴回流受阻而引起肿胀。术后应用负压吸引,防止腋窝积液,早期开始上肢功能锻炼,可使功能恢复,减少肿胀。

2. **手术禁忌证** 有以下情况不适合手术治疗:①乳房及其周围有广泛皮肤水肿,其范围超过乳房面积的一半以上;②肿块与胸壁固定;③腋下淋巴结显著肿大且已与深部组织紧密粘连;④患侧上肢水肿或有明显肩部酸痛;⑤乳房及其周围皮肤有卫星结节;⑥锁骨上淋巴结转移;⑦炎性乳腺癌;⑧已有远处转移。

3. **乳房重建手术**部分不能接受保乳手术但对外形有追求的患者,越来越多的接受了乳房重建手术,在保证治疗效果的基础上,提高后续的生活质量。乳房重建手术,按手术的时机主要分为即刻重建和延期重建。即刻乳房重建,指在切除乳腺肿瘤的同时进行乳房整形,其优点包括:①切除和重建一次完成,减少住院时间和费用;②患者不会存在失去乳房的心理痛苦;③再造乳房外形更好;④不推迟后续辅助治疗的时间,也不会增加局部复发的风险。通常适合于保留皮肤的乳房切除患者,留下了足够的乳房皮肤以供即时重建时使用,这些自体的皮肤具有最自然的外观和手感。延期乳房重建,指在乳腺肿瘤切除后,完成辅助治疗后再进行重建手术。目前常用的几种重建技术,包括自体组织重建(背阔肌肌皮瓣乳房重建、带蒂/游离腹直肌皮瓣乳房重建),假体重建(扩张器置换假体)以及乳头重建技术等。

2

（三）放射治疗

与手术相似，也是局部治疗的方法。

1. **术后放疗**　保留乳房手术后作全胸壁及锁骨区放疗，常规根治术或改良根治术后有腋淋巴结转移的患者，照射锁骨上及内乳区淋巴结。放射设备可以用直线加速器，照射野必须正确，一般剂量为50Gy（5000cGy）/5w。可以减少局部及区域淋巴结的复发，并改善患者的生存率。全乳切除后对于转移淋巴结大于3个、肿块超过5cm、前哨淋巴结转移未行腋窝淋巴结清扫、转移淋巴结1~3个含其他高危因素的患者，标准辅助放疗是必需的。保乳治疗后淋巴结阴性的放疗区域可仅针对于乳房，一旦淋巴结阳性，需联合区域淋巴结的放疗。大分割放疗可用于保乳患者，特别是未化疗或腋窝受累的患者。

2. **术前放疗**　主要用于第三期病例或病灶较大、有皮肤水肿、经新辅助化疗后疗效不明显的患者。照射后局部肿瘤缩小，水肿消退，可以提高手术切除率。术前放疗可降低癌细胞的活力，减少术后局部复发及血道播散，提高生存率。一般采用乳腺两侧切线野，照射剂量为40Gy（4000cGy）/4w，照射结束后2~4周手术。

炎性乳腺癌可用放射治疗配合化疗。

3. **肿瘤复发的放射治疗**　对手术野内复发结节或锁骨上淋巴结转移，放射治疗常可取得较好的效果。局限性骨转移病灶应用放射治疗的效果也较好，可以减轻疼痛。

（四）新辅助治疗

新辅助治疗起源于20世纪70年代，过去主要采用化疗的治疗方式，历史上曾采用过的名称包括术前化疗、初始化疗、诱导化疗等。通过新辅助治疗将不可手术的变为可手术、将不可保乳的变为可保乳患者。乳腺癌已进入分子亚型的个体化治疗时代，新辅助治疗的选择也有必要基于患者ER、PR、HER2以及Ki-67的状态，化疗已经不再是新辅助治疗的唯一手段。对于三阴性患者可给予含蒽环联合紫杉类的新辅助化疗；对于HER2阳性患者，有必要化疗联合抗HER2治疗；对于部分ER或PR阳性的局部晚期患者也有理由行术前内分泌治疗，尤其是在老年患者。更多针对不同靶点的靶向药物也正逐步进入临床试验，例如针对细胞周期、PI3K/AKT/mTOR通路等的新药，将进一步增加临床新辅助治疗的可选择性。

新辅助治疗越来越多地被临床所接受，其优点包括：①肿瘤机制角度，使肿瘤远处微小转移病灶获得更早和更有效的治疗；防止因血管生成抑制因子减少和耐药细胞数目增加所导致的术后肿瘤迅速发展和转移；②临床角度，使乳腺癌的原发病灶及区域淋巴结降期，使原先不能手术的肿瘤通过新辅助治疗后可以进行根治术；使原先不能保乳的患者，可以接受保留乳房手术；使原先需要腋窝清扫的患者腋窝降期后避免腋窝淋巴结清扫；监测肿瘤对治疗方案的敏感性，为术后辅助治疗的选择提供依据；③科研角度，提供一个研究平台，加速生物标志物的发现，确立预测疗效的指标、药代动力学的预测指标，以及残留肿瘤或耐药肿瘤的相关生物标志物；检测新的联合治疗的疗效，可快速地评估新药疗效，加快抗肿瘤新药的开发。目前建议将完整的系统性辅助治疗全程用于新辅助治疗，即化疗需6~8个疗程，而内分泌起效慢，通常需要4~8个月。对于HER2阳性、受体阳性患者，建议手术后继续完成既定的一年靶向治疗和常规的全程内分泌治疗。

（五）化学治疗

在实体瘤的化学治疗中，乳腺癌应用化疗的疗效较好。化疗对晚期或复发病例也有较好的效果。常用的化疗药物有环磷酰胺、氟尿嘧啶、甲氨蝶呤、多柔比星、紫杉类、卡培他滨、吉西他滨、长春瑞滨等，在应用单一药物中多柔比星及紫杉类药物的疗效较好。近年来联合应用多种化疗药物治疗晚期乳腺癌的有效率达40%~60%。

术后化疗可以杀灭术中可能散播的癌细胞以及"亚临床型"转移灶。常应用多种药物的联合化疗。近年来常用的以蒽环类及紫杉类为主的联合化疗。如CAF、CEF及TAC、AC-T、AC-P等方案（A为多柔比星、E为表柔比星、T为多西他赛、P为紫杉醇）。根据细胞动力学的理论，术后化疗宜早期开始，术后一般不超过1个月，时间为6~8个疗程。

（六）内分泌治疗

目前应用激素受体的免疫组织化学检测可以准确地判断应用内分泌治疗的效果。

1. **内分泌疗法的机制**　乳腺细胞内有一种能与雌激素相结合的蛋白质，称为雌激素受体。细胞恶变后，这种雌激素受体可以继续保留，亦可以丢失。如仍保存时，细胞的生长和分裂仍受内分泌控制，这种细胞称为激素依赖性细胞；如受体丢失，细胞就不再受内分泌控制，称为激素非依赖性细胞或自主细胞。

雌激素对细胞的作用是通过与细胞质内雌激素受体的结合，形成雌激素受体复合物，然后转向核内而作用于染色体，导致基因转录并形成新的蛋白质，其中包括孕激素受体。孕激素受体是雌激素作用的最终产物，孕激素受体的存在也说明雌激素受体确有其活力。雌激素受体测定阳性的病例应用内分泌治疗的有效率约50%～60%，如果孕激素受体亦为阳性者，可达70%～80%，雌激素受体测定阴性病例的内分泌治疗有效率仅为5%～8%。目前常用的测定乳腺癌组织内雌激素受体及孕激素受体的方法为免疫组织化学法可在冷冻切片或石蜡切片上测定，阳性细胞群占整个癌细胞数的1%以上者为阳性病例。雌激素受体及孕激素受体测定的阳性率约为50%～60%。影响雌激素受体及孕激素受体阳性率的因素很多，绝经后病例的阳性率高于绝经前病例，阳性病例的细胞分化程度常较好，预后亦较阴性病例为佳。

雌激素受体及孕激素受体的测定可用以制订治疗方案，在晚期或复发病例中如激素受体测定阳性病例可以选用内分泌治疗，而阴性病例应用内分泌治疗的效果较差，应以化疗为主。

2. 内分泌治疗的方法 有切除内分泌腺体及内分泌药物治疗两种。切除内分泌腺体中最常用的是去势方法，即卵巢切除术或用放射线照射卵巢，其目的是消除体内雌激素的来源，对雌激素受体测定阳性的绝经前妇女常有较好的疗效，对骨转移、软组织及淋巴结转移的效果也好，而对肝、脑等部位转移则基本无效。对于放射线照射卵巢目前已较少应用。近年有药物卵巢抑制剂，如戈舍瑞林为抑制脑垂体促性腺激素，用药后可抑制卵巢功能而致停经，停药后卵巢功能可以恢复。

绝经前乳腺癌患者，对于小于35岁、辅助化疗后还处于绝经前雌激素水平、复发风险高特别是淋巴结4个及以上转移的患者，辅助内分泌治疗中联合卵巢功能抑制可改善无病生存。晚期男性乳腺癌病例切除睾丸常有较好的效果，有效率可达60%～70%。

内分泌药物治疗常用的为雌激素受体调变剂。雌激素受体调变剂常用的为他莫昔芬（三苯氧胺，tamoxifen），其作用是与雌激素竞争雌激素受体，从而抑制癌细胞的增长。雌激素受体阳性患者的有效率约55%，阴性者则小于5%。对软组织、骨、淋巴结转移的效果较好。2011年早期乳腺癌临床研究协作组（EBCTCG）对全球共计10 645例患者对照术后应用他莫昔芬，对激素受体阳性患者可降低术后15年的复发风险（46.2%下降至33%）及死亡风险（33.1%下降至23.9%），对淋巴结阳性及阴性患者均有一定的疗效。他莫昔芬用法为10mg，每日2次，作为辅助治疗应用的时间通常为5年，高危患者可延长至10年，不良反应有潮热、白带增多、子宫内膜增厚、肝功能受损、视

力模糊等。极少数患者增加了子宫内膜癌的发生率。

托瑞米芬（法乐通，toremifen）的作用与他莫昔芬相似，其类雌激素作用同他莫昔芬。新的甾体类雌激素受体调变剂有氟维司群（fulvestrant）等。

绝经后妇女的雌激素来源于肾上腺分泌的雌激素前体物及胆固醇转为雄烯二酮及睾酮，经芳香化酶作用后转为雌二醇及雌酮，因此应用芳香化酶抑制剂可以阻断体内雌激素的合成，用药后可抑制体内98%～99%的雌激素合成。目前常用的第三代芳香化酶抑制剂有非甾体类的阿那曲唑及来曲唑，以及甾体类的依西美坦。在辅助治疗阶段和晚期治疗中，均提示其疗效优于他莫昔芬。而三个芳香化酶抑制剂之间没有显著差异，推荐起始应用，或转换应用（用2～3年的他莫昔芬后转换用芳香化酶抑制剂）。对高危患者，可延续应用（用5年他莫昔芬后再改用芳香化酶抑制剂），将进一步提高无病生存率。第三代芳香化酶抑制剂的不良反应有骨质疏松、骨关节病变等。

黄体类制剂有甲羟孕酮、甲地孕酮等对乳腺癌都有一定疗效，目前作为内分泌治疗二线或三线药物。

3. 靶向治疗 在乳腺癌中，约20%左右患者中有Her-2/neu基因的扩增或其蛋白质的过度表达，此类患者的预后往往较差。近年来抗Her-2/neu基因的单克隆抗体和（或）小分子酪氨酸激酶抑制剂（赫塞汀、Pu-tuzumab、Lapatinib、TDM-1等）已广泛用于临床，对各期患者均有较好效果，其中赫塞汀使用最为广泛。作为辅助治疗，Ⅱ期及以上分期的HER2阳性患者，采用蒽环序贯紫杉联合赫塞汀的靶向治疗，能显著提高患者的生存率；而HER2阳性的Ⅰ期患者，特别是T1b、T1c患者，分别每周紫杉醇联合赫塞汀也是可行的。治疗前需通过免疫组织化学或FISH明确患者为Her-2/neu基因的扩增或过度表达，目前标准的抗HER2治疗仍然是赫塞汀1年。

乳腺癌是常见的浅表肿瘤。早期发现，早期诊断并不困难。早期手术及术前后合理的综合治疗的效果较好，乳腺癌目前尚无一级预防方法，但要选择既符合计划生育要求，又能防止乳腺癌发病率增加的合理生育方案。提倡母乳喂养，绝经后减少脂肪摄入量，有助于预防乳腺癌的发生。在妇女中提倡自我检查，对高危险人群进行定期筛查，有助于乳腺癌的早期发现。

二、男性乳腺癌

约占乳腺癌病例中1%，复旦大学附属肿瘤医院

报道占乳腺癌中1.29%。发病年龄高峰在50～60岁,略大于女性乳腺癌。病因尚未完全明确,但与睾丸功能减退或发育不全、长期应用外源性雌激素以及肝功能失常等有关。

病理类型与女性病例相似,但男性乳腺无小叶腺泡发育,因而病例中无小叶癌。

男性乳腺癌的主要症状是乳房内肿块。常发生在乳晕下或乳晕周围,质硬,由于男性乳房较小,因而肿瘤容易早期侵犯皮肤及胸肌,淋巴结转移的发生亦较早。男性乳房肿块同时伴乳头排液或溢血者常为恶性的征象。

治疗应早期手术,术后生存率与女性乳腺癌相似,但有淋巴结转移者其术后5年生存率较差,约30%～40%。晚期病例采用双侧睾丸切除术及其他内分泌治疗常有一定的姑息作用。

三、湿疹样乳腺癌

是一种特殊类型的乳腺癌,又称Paget病。其组织来源可能起自乳头下方大导管的上皮细胞癌变,向上侵犯乳头,向下沿导管侵犯乳腺实质。

早期时常为一侧乳头瘙痒、变红,继而变为粗糙、增厚、糜烂、局部有痂皮、脱屑或渗出物,病变可逐步累及乳晕皮肤。初起时乳房内常无肿块,病变进展后乳房内可出现块物。组织学特点是乳头表皮内有细胞较大,胞浆丰富,核大的(Paget)细胞,乳管内可见有管内癌组织(图20-6)。

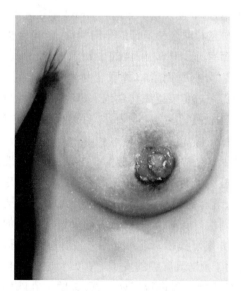

图20-6　湿疹样乳腺癌

典型的Paget病诊断并不困难,在早期时不易与乳头湿疹相鉴别。乳头湿疹病程较短,病灶边界不清,周围皮肤亦有炎症改变。必要时作乳头糜烂部涂片或活组织检查,可以明确诊断。

Paget病病变限于乳头或乳晕时是属于特殊型乳腺癌,仅限于乳头时作单纯乳房切除即可达到根治,乳晕受累时应作改良根治术。乳房内已有明确肿块时,其治疗方法及其预后与一般乳腺癌相似。

四、双侧乳腺癌

指双侧乳腺同时或先后出现的原发性乳腺癌,发病率约为乳腺癌中5%～7%。双侧同时发生的乳腺癌的诊断标准为:①双侧肿块大小相似,均无区域淋巴结的转移;②双侧均未经治疗;③双侧均能手术,无皮下淋巴管的浸润。此外,双侧病灶均在外上方,可作为诊断标准之一。双侧异时发生的乳腺癌平均间隔为5～7年,但以第一侧治疗后的3年内为多。其诊断标准为:①第一侧癌诊断肯定,并已经治疗;②第一侧术后至少2年无复发;③无其他部位远处转移。双侧的病理基本类型不一样,可作为双侧原发癌的诊断标准,但还有些临床特点可以帮助鉴别对侧是原发癌还是转移癌。

双侧乳腺癌的治疗与单侧乳腺癌相似,明确诊断后及时手术,预后较单侧乳腺癌为差。

五、妊娠及哺乳期乳腺癌

乳腺癌发生在妊娠或哺乳期的约占乳腺癌中1%～3%。妊娠及哺乳期由于体内激素水平的改变、乳腺组织增生、充血、免疫功能降低,使肿瘤发展较快,不易早期发现,因而其预后亦较差。

妊娠及哺乳期乳腺癌的处理关系到患者和胎儿的生命,是否需要终止妊娠应根据妊娠时间及肿瘤的病期而定。早期妊娠宜先终止妊娠,中期妊娠应根据肿瘤情况决定,妊娠后期应及时处理肿瘤,待其自然分娩。许多报道在妊娠后期如先处理妊娠常可因此而延误治疗,使生存率降低,哺乳期乳腺癌应先终止哺乳。

治疗根据病情选用不同的术式,术后根据病理检查决定是否需综合治疗,预防性去势能否提高生存率尚有争论。

无淋巴结转移病例的预后与一般乳腺癌相似,但有转移者则预后较差。

有报道乳腺癌手术后再妊娠时其预后反而较好。实际上能再妊娠者大多是预后较好的患者。乳腺癌无淋巴结转移病例手术后至少间隔3年才可再妊娠,有淋巴结转移者术后如再妊娠应至少间隔5年。

六、隐性乳腺癌

是指乳房内未查到原发病灶而以腋淋巴结转移

或其他部位远处转移为首发症状的乳腺癌,约占乳腺癌中0.3%~0.5%。原发病灶常很小,往往位于乳腺外上方或其尾部,临床不易察觉。术前常规钼靶摄片以及腋淋巴结的病理检查及激素受体测定有助于明确诊断。淋巴结病理切片检查提示肿瘤来自乳腺的可能时,如无远处转移,即使乳腺内未扪及肿块亦可考虑按照乳腺癌治疗。术后标本经X线摄片及病理检查可能发现原发病灶,预后与一般乳腺癌相似。

七、炎性乳腺癌

炎性乳腺癌指肿瘤伴有皮肤红肿、局部温度增高、水肿、肿块边界不清,腋淋巴结常有肿大,有时与晚期乳腺癌伴皮肤炎症难以鉴别。皮肤活检可见到皮下淋巴管内有癌栓。此类肿瘤生长迅速,发展快,恶性程度高,预后差。治疗主要用化疗及放疗,一般不做手术治疗。

八、乳腺恶性淋巴瘤

乳腺原发恶性淋巴瘤属于结外形淋巴瘤,较少见。发病年龄常较轻,表现为一侧或双侧乳房内一个或多个散在的活动性肿块,边界清楚,质韧,与皮肤无粘连,有时伴体表淋巴结或肝脾肿大。临床检查不易确诊,常需活检才能明确,治疗可用手术与放疗及化疗的综合治疗。

九、乳腺间叶组织肉瘤

较少见。性质与身体其他部位的间叶组织肉瘤相似,其中以恶性纤维组织细胞瘤较多见,此外,还有血管肉瘤、神经纤维肉瘤、恶性神经鞘瘤等。症状常为无痛性肿块,圆形或椭圆形,可呈结节分叶状,边界清,质硬,与皮肤无粘连,淋巴结转移少见(图20-7)。

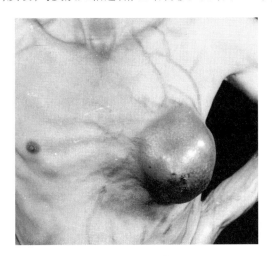

图20-7 男性乳房肉瘤

治疗应采用手术切除,失败原因常为血道转移,局部切除不彻底时可有局部复发。

(李俊杰 邵志敏)

第四节 其他乳腺病变

一、先天性发育异常

自胚胎第六周起,在腹侧两旁自腋窝到腹股沟线(乳线)上由外胚层的上皮组织发生6~8对乳头状的局部隆起,称为乳头始基。正常情况下,除胸前一对外,其他均于出生前退化,如不退化即形成多余乳头或乳房。多乳头少见,即在正常乳房上出现2个以上乳头。多乳房可在乳腺部位以外出现。有报道在后背出现异位乳房。多乳房临床上少见,可不必治疗,也可手术切除多余的病变。

多乳头或多乳房常见于胸前正常乳腺的内下方或乳房外上方近腋窝处,亦称副乳腺。临床上常见的副乳腺一般表现在腋前线上有一团乳腺组织,且常可见乳头痕迹或小乳头。副乳在男、女均可有,女性多见,常有遗传性,有时伴经前胀痛,甚至有乳汁分泌,亦可发生肿瘤。一般若体积小且无症状者,可以不必治疗。症状多,如经前疼痛明显或体积大,影响外观,甚至影响上臂内收活动或有肿块出现,则应手术切除。乳腺完全缺如(amastia)或无乳头(athelia)是很少见的。

巨乳症也是比较常见的女性乳腺异常发育。发生在青春期的称青春期乳腺肥大,发生在妊娠期的称妊娠期乳腺肥大。肥大的乳房主要为脂肪成分,腺体含量较少,可发生于一些肾上腺皮质肿瘤或卵巢肿瘤的患者。巨大乳房重量可达数千克,可下垂到脐下甚至达下腹部,一方面严重影响外观,引起患者心理障碍,另一方面由于重量过大,牵拉可引起颈肩部及胸部的沉重及疼痛感,伴行走困难,严重影响日常生活,甚至导致局部皮肤受压发生损坏或糜烂。治疗上唯一有效的方法就是手术缩乳。减肥、理疗、特殊乳罩及药物治疗不能长期有效地缓解症状。

二、男性乳腺发育症

是一侧或两侧乳腺呈女性样发育、肥大,常见于青年期或成人。患者常为一侧或两侧的乳腺肥大或乳晕下盘状块物。开始时常发生于乳晕下,肿块韧如橡胶样,边界不清,有时有压痛或疼痛,一般很少恶变。

男性乳腺发育症大多属于生理性或由于体内激素不平衡所致。单侧者与内分泌功能障碍无关,而双侧性时常与睾丸功能不全有关,如腮腺炎后睾丸萎缩、外伤性睾丸萎缩、睾丸或肾上腺皮质肿瘤等有关。肝硬化、肝炎或 B 族维生素缺乏使体内雌激素量相对增多，引起乳房发育，同样在长期服用雌激素后也可引起乳房发育。长期应用异烟肼、螺内酯、洋地黄、抗忧郁等药物后亦可导致乳房发育。

男性乳腺由于没有腺小叶，因而乳房发育在病理上仅显示乳管增生和囊状扩大，有纤维组织及脂肪组织增生，无腺泡生长。

男性乳腺发育一般不需治疗，症状明显时可以服用甲睾酮等治疗。如果经久不消，可以手术切除。术时可作环乳晕的弧形切口，保留乳头。老年患者需与恶性肿瘤相鉴别，无明显诱因发生的偏心性乳房肿块，可考虑做穿刺活检明确病理性质，及时进行治疗。

（邵志敏）

第二十一章

腹 外 疝

2

腹腔内脏器或组织,由于各种原因由其正常的解剖部位,经先天存在或后天形成的孔道或薄弱区域向腹腔外突出的状况均称为腹外疝。

第一节 概　　述

【病因】

腹壁局部抗张强度降低和腹腔内压力增高是腹外疝发生的两个基本病因。

1. 腹壁强度降低　正常腹腔由腹壁肌肉和筋膜组织包绕,且腹壁具有一定的抗张强度,即使在腹腔内压力增高的情况下亦不致发生疝。但若腹壁局部组织薄弱、强度降低,腹腔内压力的作用即可导致疝的发生。腹壁强度降低的常见因素有:①组织的发育不良如腹膜鞘状突未闭、腹白线发育不全而变薄等;②局部解剖因素,精索或子宫圆韧带穿过腹股沟管、股血管经腹股沟区股管进入股部以及脐血管穿过脐环等;腹股沟区的海氏(Hesselbach)三角(又名腹股沟区内侧三角)也系先天性腹壁薄弱部位;③腹部手术切口愈合不良、腹壁外伤后组织萎缩或缺损、过度肥胖或高龄者腹壁肌肉萎缩等后天因素亦可导致腹壁强度降低。另外,目前的研究表明,基因突变、年龄及吸烟等因素均对胶原纤维的质和量产生影响,从而导致胶原代谢异常,使得腹壁筋膜变弱、变薄。

2. 腹内压力增高　慢性咳嗽、便秘、排尿困难、重体力、腹水、妊娠、腹膜透析腹内、腹腔内较大肿瘤等是引起腹内压力增高的常见原因。

【疝的组成】

典型的腹外疝具有疝囊、疝内容物及疝外覆盖层。疝囊是壁腹膜的憩室样突出部,由疝囊颈和疝囊体组成,疝囊颈是疝环所在的部位。各种疝通常以疝环部位作为命名依据。疝内容物多为小肠和大网膜,有时腹膜间位器官如盲肠或膀胱亦可滑入疝囊构成内容物。疝外覆盖层是指疝囊以外的各层组织。

【病理类型和临床表现】

根据疝内容物的病理变化分为以下类型,各种类型均有其相应的临床表现。

1. 易复性疝　疝环比较大,疝内容物与疝囊无粘连。表现为在站立、行走、咳嗽或用力排便排尿时,疝内容物即突出,时有下坠感,平卧或按压肿物时可回纳。

2. 难复性疝　疝环较小,疝内容物与疝囊发生粘连或疝内容物为腹膜间位器官,疝内容物不易或部分回纳。

3. 嵌顿性疝　腹内压骤然升高,疝内容物大量突出并被卡在疝环处而不能回纳者,称为嵌顿性疝。疝内容物尚无血运障碍,出现肠壁水肿淤血,疝囊内可见淡黄色或淡红色渗液。临床表现为疝块肿大,有疼痛和不能回纳。如疝内容物为肠管,可有急性肠梗阻症状。

4. 特殊类型嵌顿疝　如只是肠管壁的一部分被嵌顿,肠腔并未被完全阻断,肠梗阻的临床表现可不明显,这种疝称为肠管壁疝(又名 Richter 疝);如Meckel 憩室被嵌顿则称为 Littre 疝。如有两段肠管被嵌顿,则形成 W 形的逆行性嵌顿疝,又名 Maydl 疝,这种疝的严重性在于疝囊和腹腔内均有肠管被嵌顿,术中可能漏诊腹腔内的嵌顿肠管。

5. 绞窄性疝　如疝内容物嵌顿后发生血运障碍,即转化成绞窄性疝。其病理过程是静脉回流受阻,嵌顿组织淤血水肿,最终导致动脉血运障碍,组织缺血坏死,伴有急性肠梗阻和血流感染的症状,疝囊内渗液变成淡红色或暗红色,如继发感染可出现脓性渗液。

【诊断】

腹外疝的诊断应包括以下几个方面:是否为腹外疝;位于什么部位;属何种病理类型;有无伴发腹压增加的疾病。腹外疝的特点是疝块突出于疝环外,于平卧或按压时可回纳。即使疝内容物发生嵌顿或绞窄,也常有疝块可回纳的病史。如疝块较小或尚未突出体表,用手指按住疝环,嘱患者咳嗽时感觉有冲击感。

一般腹股沟区域的疝通过体格检查即可明确诊断,但在诊断有困难时可通过 B 超检查明确。偶尔需要 CT 检查来确定诊断。但在其他腹外疝如腹壁切口疝、造口疝等则需要 B 超和 CT(在口鼻闭住做深呼吸的 Valsalva 动作时)来协助诊断。目的是确定如疝环位置和大小、疝内容物性质、腹腔与疝囊的容积壁、腹腔内情况等。

其次要确定疝环的解剖位置,明确腹外疝的部位以决定选择何种手术方式。确诊腹外疝后,再判断疝内容物有无嵌顿或绞窄,明确病理类型,以免贻误手术时机。此外,如果腹外疝患者伴有前列腺肥大、慢性支气管炎、习惯性便秘、肝硬化腹水或其他腹腔内压力增高的疾病,应适当给予治疗。利用假体材料进行疝修补以后,以上伴随病变已不再是疝修补的绝对手术禁忌证。

【治疗】

1. 非手术治疗　一岁以下的婴幼儿可暂不手术,因为随着躯体生长腹壁可逐渐加强,疝有自愈可能。另外,高龄或伴有其他严重疾病的患者,可佩戴疝带以缓解症状。

2. 手术治疗　手术修补是治愈疝的唯一方法。无症状的疝,可随诊观察(watchful waiting),也可择期手术治疗。有症状的疝,应择期手术。嵌顿性及绞窄性疝应行急诊手术。复发疝的手术治疗应避开前次手术创伤所造成的解剖困难,是需要考虑的选择(如前次手术为常规开放手术,复发后再次手术可采用后入路或腹腔镜手术修补)。另外,医师的资质和经验也是复发疝治疗选择需要考虑的又一因素。

腹外疝的治疗有以下三个原则:①识别疝囊并解剖疝囊颈部　术中识别疝囊颈十分重要,因为它定位了缺损边缘,是修补的基础;②疝内容物的回纳　对于择期手术的腹股沟疝,疝内容物通常已自行回纳,术中没有必要打开疝囊。如遇到嵌顿疝或绞窄疝则需打开疝囊,判断疝内容物的活性。另外如疝囊巨大且大量腹腔内容物突出,则需评估疝内容物回纳后,腹内压是否会急剧升高,导致腹腔间室综合征;③筋膜缺损的修复　随着材料学的发展和无张力修补概念的建立,运用合成假体材料或生物材料修复缺损可大大降低疝术后的复发率和并发症。

根据以上三个原则,我们给出以下术中建议:必须明确筋膜缺损边缘,并回纳疝内容物;关闭筋膜缺损的方法必须能够维持组织强度三个月以上;关闭缺损时首选单股不可吸收合成缝线;打结要很小心,避免器械损伤缝合材料;关闭皮下脂肪层时,建议使用组织反应小的可吸收线;可能发生血清肿或血肿的部位可以放置闭式负压引流;关闭皮肤切口时,尽量不缝合皮肤边缘,这样组织反应小,感染率低,窦道形成可能性小,以皮肤钉合或皮内缝合为好;疝修补术中使用合适的合成假体材料或生物材料。

(唐健雄)

第二节　腹股沟区疝

随着肌耻骨孔概念被大家所接受,以及腹膜前补片修补术的应用,股疝作为一特殊类型的腹股沟疝,与腹股沟斜疝和直疝可通称为腹股沟区疝。

【局部应用解剖】

我们在解剖学习和开放手术时接触最多的是由浅入深的腹股沟区解剖,近年来由于腹腔镜技术在疝修补中的应用,腹股沟区后壁的解剖即由内向外的解剖认识就显得更为重要,而对解剖的熟悉和掌握是疝修补手术成功的关键。下面,我们从两个角度,来复习一下腹股沟区的解剖。

1. 由浅入深的顺序

(1) 腹外斜肌及腱膜:在腹股沟区腹外斜肌腱膜纤维自外上向内下行走并覆盖整个腹股沟管,在耻骨结节外上方形成三角形裂隙,称为外环或皮下环,精索(或子宫圆韧带)从中穿出。此腱膜下缘在髂前上棘到耻骨结节之间增厚并略向内翻转形成腹股沟韧带,该韧带的部分内侧纤维于耻骨结节处继续向上向后扇形展开形成陷窝韧带。陷窝韧带形成腹肌沟管最内侧部分,但不直接构成股管的内侧界。

(2) 髂腹下、髂腹股沟神经及生殖股神经生殖支:起自腰神经,髂腹下神经在髂前上棘前方约 2cm 处自腹内斜肌穿出,向下走行于腹外斜肌的深面,又于外环的上方的穿出腹外斜肌腱膜,离开腹股沟管。髂腹股沟神经在其外下方,几乎与之平行,在腹股沟管中与精索伴行,出外环,分布于阴囊和大阴唇。生殖股神经的生殖支出内环在精索静脉旁伴行于精索。这三根神经在前路疝修补术中容易受损,应注意保护。如果缝合有妨碍,有作者建议将其离断,以免发生术后慢性疼痛,但绝不能作为常规。

(3) 腹内斜肌和腹横肌:两肌在腹直肌外侧缘呈腱性融合,脐水平以下腹内斜肌和腹横肌腱膜构成了腹直肌前鞘,而在腹直肌后面腱膜组织逐渐消失,形成弓状线(Douglas 线),此线下方腹直肌后面是腹横筋膜。腹横肌内侧腱膜止于耻骨梳的内侧和耻骨结节处,形成腹股沟镰,较少情况下部分腹内斜肌腱膜加入腹横肌的内侧腱膜纤维,形成真正的联合腱。腱膜纤维止点所形成的弓状体称腹横腱膜弓,腹横肌的收缩使腱膜弓移向腹股沟韧带,该收缩构成了一关闭机制以加强此薄弱区域。

（4）腹横筋膜：位于腹横肌的内侧，为半透明的结缔组织膜，弓状缘与腹股沟韧带之间由于肌纤维的缺如形成的裂隙，使得该处腹横筋膜成为唯一承受腹内压的组织，也是腹股沟区易发疝的主要原因（图21-1，图21-2）。目前有观点认为存在两层腹横筋膜，这在腹腔镜修补中显得格外重要。下面会有重点介绍。

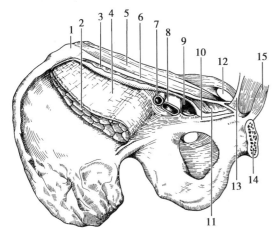

图 21-1　骨盆内观面
1. 髂前上棘　2. 髂腰肌　3. 腹横筋膜　4. 髂耻筋膜　5. 腹外斜肌腱膜　6. 腹股沟韧带　7. 股动脉　8. 股静脉　9. 股管　10. 耻骨梳韧带　11. 陷窝韧带　12. 腹股沟管皮下环　13. 腹股沟镰　14. 耻骨联合面　15. 腹直肌

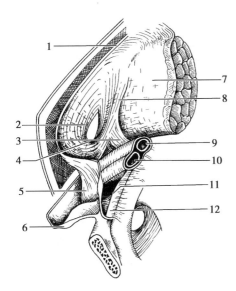

图 21-2　骨盆右内斜观面
1. 腹横筋膜　2. 内环　3. 髂耻弓　4. 凹间韧带　5. 股鞘　6. 腹股沟韧带　7. 髂耻筋膜　8. 髂耻束　9. 股动脉　10. 股静脉　11. 髂耻束　12. 耻骨梳韧带

（5）腹股沟管：为精索或子宫圆韧带穿过腹壁各层组织一潜在的通道（图21-3），起始于腹横筋膜形成

的内环，沿弓状缘与腹股沟韧带之间的裂隙向内下斜行，于外环处穿出。腹股沟管有四个壁和内外两个环，前壁为腹外斜肌腱膜，后壁为腹横筋膜，上壁为腹内斜肌和腹横肌的弓状缘，下壁为腹股沟韧带和陷窝韧带。精索在穿过内环时被腹横筋膜包绕形成精索内筋膜，其外再由来源于腹内斜肌的肌纤维形成提睾肌，穿过外环时被腹外斜肌筋膜（无名筋膜）覆盖形成精索外筋膜。在女性，子宫圆韧带位于腹股沟管内，与睾丸引带同源，圆韧带和卵巢韧带都位于子宫的侧方，在输卵管下方相连，圆韧带止于大阴唇的皮下组织。

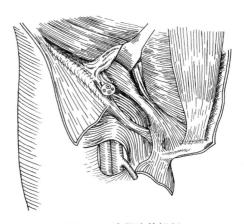

图 21-3　腹股沟管解剖
图中腹外斜肌已切除，腹股沟韧带及精索已切断，显示股鞘、腹股沟管的内口、后壁和上界

（6）股管：股管位于股静脉的内侧，长约1.25~2cm，呈锥状，股管的入口是一坚固的环，称为股环。股管内含淋巴结和脂肪组织，股管的下端以盲端终止于腹股沟韧带的下方的卵圆窝。

2. 由内向外的解剖顺序

（1）腹膜皱襞：下腹部的腹膜皱襞分成脐正中韧带、左右两侧脐内侧韧带和脐外侧韧带。脐正中韧带是由胚胎时脐尿管的遗迹所形成，从脐到膀胱；内侧韧带是由腹膜覆盖脐动脉末梢形成的皱襞；外侧韧带为腹膜皱襞包绕腹壁下血管和部分脂肪组织形成。这三条腹膜皱襞间又形成三个浅窝，外侧窝位于脐外侧韧带外侧，是腹股沟管内环的部位；内侧窝为外侧和内侧韧带之间的区域，与腹股沟直疝形成相关；膀胱上窝则位于脐内侧韧带和脐正中韧带之间。

（2）腹膜前间隙：Ritzius 间隙（又名耻骨后间隙），为耻骨联合与膀胱之间的腹膜前间隙，腹腔镜下全腹膜外腹股沟疝修补时往往需要先分离进入此间隙，找到耻骨结节这一解剖标志。Bogros 间隙（又名腹膜前间隙），与 Ritzius 间隙相通，为腹股沟管后壁腹横筋膜和腹膜之间的空间，该间隙内腹股沟区重要的解剖结构如精索血管、输精管以及支配该区域的神经血管都走行于此空间。腹腔镜下腹股沟疝修补时需要从 Ritzius 间隙在腹壁下血管下方向患侧分离进入该间隙。

在腹膜前间隙中，腹横筋膜的准确描述可以帮助理解腹膜前间隙的特征。文献中不同的人所指的腹横筋膜是不一样的。Cooper 报道腹横筋膜是由外（前）层和内（后）层组成。腹横筋膜前层在腹横肌后方，但不是腹横肌纤维的直接延续，这是一层独立的结构，看上去是一层半透明的筋膜，因此抗张强度没有腱膜大。其下方止于 Cooper 韧带，内侧止于腹直肌外侧缘，在精索穿出的地方形成内环，这层是传统意义上的腹横筋膜，即在行 Bassini 手术时切开的那层腹横筋膜。在内环口下缘该层腹横筋膜增厚形成髂耻束，并向后上方和腰大肌髂腰肌表面的筋膜相延续，向下方和股血管表面及大腿的深筋膜相延续。腹横筋膜后层同样也是一层半透明的筋膜，位于前层和腹膜之间，可以被描述成在腹膜外包绕整个腹腔囊的筋膜，其与腹膜之间由腹膜外脂肪填充，有时被称为腹膜前筋膜。在 Douglas 半环线以下腹外斜肌、腹内斜肌和腹横肌的腱膜都经过腹直肌前方，仅由腹横筋膜后层形成腹直肌后方的筋膜层，但转换并不一定完全，有时该线清楚，如果逐渐改变则界限不清，该部分被称为脐膀胱前筋膜，向下延续到膀胱前。在直疝手术时，可以直接沿着两层腹横筋膜之间将直疝疝囊及其外的腹膜外脂肪从腹横筋膜前层缺损处分离。在腹壁下血管外侧腹横筋膜后层包绕精索结构通过内环口（腹横筋膜前层）进入腹股沟管延续成精索内筋膜，这层菲薄的结构在经福尔马林固定的尸体上较难被观察到，而在新鲜尸体或 TEP 术中可以看得很清楚，在斜疝手术时必须进入此锥形的筋膜找出疝囊。腹壁下血管在两层腹横筋膜之间走行。腹直肌可以在鞘内存在轻微的活动，腹直肌与后鞘的连接非常松散，它提供了一个位于肌后的间隙，TEP 手术时沿着腹直肌后鞘的前表面一直向下即进入了所谓的腹膜前间隙，因此 TEP 所使用的"腹膜前间隙"是在两层腹横筋膜之间。

（3）肌耻骨孔：进入腹膜外间隙后，可以观察到腹股沟区腹壁有一缺乏肌纤维覆盖的区域，Fruchaud 称其为肌耻骨孔。其下界为骨盆的骨性边缘，由耻骨梳韧带和耻骨肌构成，上界为腹前外侧壁的扁阔肌，这些组织为双层排布，浅层由腹外斜肌组成，深层由腹内斜肌和腹横肌组成。在外侧，由髂腰肌、其增厚的腱膜和覆盖股神经的髂筋膜构成，而内侧界由腹直肌和 Henle 韧带一起组成。肌耻骨孔由髂耻束（和腹股沟韧带）分为两部分，上方为腹股沟三角和内环，而下方为股环，在深部，肌耻骨孔由腹横筋膜覆盖，是承受腹内压力的主要组织。

（4）腹股沟三角（Hesselbach 三角）：腹股沟三角的内侧边是腹直肌的外侧缘和腹股沟镰，外侧边是腹壁下血管，底边是腹股沟韧带，直疝从这里脱出，因此也称为直疝三角。女性的弓状缘与腹股沟韧带间的裂隙比男性狭窄，并且女性腹股沟三角的腹横筋膜非常坚固，对防止直疝的发生起着重要的作用。

（5）内环：腹横筋膜在腹壁下血管的外侧形成内环，精索从此出腹腔。内环的下缘增厚部分称为凹间韧带，因它具有悬吊精索的作用故又名横筋膜悬韧带，具有限制内环扩大的作用。

（6）股环：为股管开口，呈一坚固的环。其前界由髂耻束和腹股沟韧带构成，后方为耻骨上支、耻骨肌和筋膜及 Cooper 韧带，外侧界是股静脉，内侧界是髂耻束与耻骨结节扇形连接的内侧部分。股环较小，坚硬而没有弹性，因此易发生疝的嵌顿和绞窄。股环开口通常有腹横筋膜覆盖，内含淋巴结和脂肪组织。

（7）耻骨梳韧带（Cooper 韧带）：为非常结实有光泽的纤维结构，覆盖于耻骨上支，实质上它不是韧带组织，而是增厚的纤维性骨膜，腹横筋膜、髂耻束及陷窝韧带的弯曲纤维也参与或附着于耻骨梳韧带。

（8）髂耻束：髂耻束为连于髂前上棘与耻骨结节之间的结缔组织带，为腹横筋膜增厚形成，与腹股沟韧带平行，位于腹股沟韧带的深面，构成内环的下界，白色、厚而致密，其弓形下份纤维与腹股沟韧带后缘毗邻、相贴，向上续为股鞘前壁，向外上续于髂筋膜，内侧与腹横肌下缘筋膜相合。在腹膜前疝修补中起着重要的作用。

（9）死亡三角：最早由 Spaw 医师提出，又称 Spaw 三角，是指内侧为输精管，外侧为精索血管的三角形区域。它的重要性在于髂血管位于其底部，通常由腹膜和腹横筋膜将其覆盖，术中应避免在此处缝合固定，以避免发生严重的并发症。

（10）疼痛三角：髂耻束的下方及精索血管外侧所构成的三角区域通常有生殖股神经及股外侧皮神经穿过，手术中该区域过度的分离、电灼或补片固定均可能导致神经的损伤或卡压，从而引起术后局部区域感觉异常或顽固性疼痛。建议腹腔镜手术中补片固定时应在髂耻束以上区域进行。

（11）生殖股神经及股外侧皮神经：生殖股神经在第3或第4腰椎水平发出于腰大肌纤维内，越过输尿管后方，在髂耻束下方，分为生殖支和股支，生殖支走向内侧到达腹股沟管内环，与精索一起走行于腹股沟管内，支配提睾肌的运动和阴茎、阴囊和大阴唇的皮肤感觉。股支通常位于腰大肌的外侧缘，走行于髂耻束的下方、股动脉的外侧，支配大腿的前内上部皮肤的感觉。股外侧皮神经发出自腰大肌的外侧缘,于髂前上棘内侧穿出髂耻束下方并分为两支。前支支配大腿前外表面的上部至膝部感觉,后支支配自大转子到大腿的中部的皮肤感觉。

(12)腹股沟区的血管:腹壁下动脉构成腹股沟三角的外侧界,在手术中可作为鉴别腹股沟斜疝和直疝的标志。此动脉均在腹股沟韧带中、内 1/3 交界处起于髂外动脉,其起始段与腹股沟韧带内侧 1/3 之间的夹角为 80°(0°~90°),部分腹壁下动脉行程弯曲或高位弯曲呈 S 形,有些为低位弯曲呈 L 形。腹壁下动脉发出两分支为提睾肌动脉和耻骨吻合支,耻骨吻合支向下走行与髂内动脉发出的闭孔支常吻合形成一动脉环,由于耻骨吻合支在跨过耻骨上支处有时向上发出不固定的小分支,而在耻骨梳韧带上钉合或缝合固定补片时又极易造成损伤,一旦受损将导致严重后果,因此这一吻合环及其相应的静脉又称为"死亡冠"。

【腹股沟区疝的分类与分型】

腹内脏器或组织经内环或腹股沟三角薄弱的腹横筋膜区域或股环突出即为腹股沟区疝,分别为腹股沟斜疝、腹股沟直疝和股疝,如同时存在则为复合疝,是常见的腹外疝。股疝较为单一,腹股沟区疝近 40 年来发展了很多较复杂的分类法,以达到较精确的界定腹股沟疝。在美国和欧洲广泛使用的有 Nyhus 分类法。

1. 腹股沟疝的分类

(1)按疝发生的解剖部位分类:腹股沟区疝可分为斜疝、直疝、股疝、复合疝等。斜疝:腹腔内组织自内环突入腹股沟管形成的疝。直疝:腹腔内组织自腹股沟管后壁、直疝三角区域突出形成的疝,大的直疝外观依然可进入阴囊。股疝:经股环突入股管形成的疝。复合疝:同时存在以上两种或两种以上类型的疝。

(2)按疝内容物回纳的难易状况分类:可分为易复性疝、难复性疝、嵌顿性疝。易复性疝:疝内容物常在直立或活动时突入疝囊,平卧休息后或用手推送后可回纳腹腔。难复性疝:由于疝病程较长,疝内容物部分与疝囊壁粘连,导致平卧或手推均不能完全回纳。滑动性疝属难复性疝的一种类型,因其有部分疝囊壁是由腹腔内脏(如盲肠)所构成。嵌顿性疝:疝内容物在疝环处受压,不能还纳,伴有某些临床症状(如腹痛和消化道梗阻的表现)且已有部分血运障碍。绞窄性疝可视作嵌顿性疝病程的延续,疝内容物因血运障碍未能及时处理可发生肠坏死,穿孔、腹膜炎而危及生命。

(3)特殊类型的疝:进入疝囊的内容物相对特殊,对疾病的发展和治疗有一定的影响,包括以下几种类型。

Richter 疝:嵌顿的疝内容物仅为部分肠壁,即使出现嵌顿或发生了绞窄,但临床上可无肠梗阻的表现。

Littre 疝:嵌顿的疝内容物是小肠憩室(通常为 Meckel 憩室)。此类疝易发生绞窄。

Maydll 疝:一种逆行性嵌顿疝,两个或更多的肠袢进入疝囊,其间的肠袢仍位于腹腔,形如"W"状,位于疝囊内的肠袢血运可以正常,但腹腔内的肠袢可能有坏死,需要全面的检查。

Amyand 疝:疝内容物为阑尾,因阑尾常并发炎症、坏死和化脓而影响修补。

2. 腹股沟疝的分型

(1)腹股沟疝国内分类法:中华医学会外科学分会疝和腹壁外科学组在《成人腹股沟疝、股疝和腹部手术切口疝手术治疗方案(2003 年修订稿)》中拟订了国内的分类方法。将腹股沟疝分成Ⅰ、Ⅱ、Ⅲ、Ⅳ型。

Ⅰ型:疝环缺损≤1.5cm(约 1 个指尖),疝环周围腹横筋膜有张力,腹股沟管后壁完整。

Ⅱ型:疝环缺损最大直径 1.5~3.0cm(约 2 个指尖),疝环周围腹横筋膜存在但薄且张力降低,腹股沟管后壁不完整。

Ⅲ型:疝环缺损≥3.0cm(大于两指),疝环周围腹横筋膜或薄而无张力或已萎缩,腹股沟管后壁缺损。

Ⅳ型:复发疝。

(2)中华医学会外科学分会疝和腹壁外科学组及中国医师协会外科医师分会疝和腹壁外科医师委员会在《成人腹股沟疝诊疗指南(2014 年版)》中认为:目前国内外有 10 余种腹股沟疝的分行方法,但都缺乏临床依据,分型系统也不完善,故认为现行使用系统可作为参照。目前国际上多在使用的有 CHARTS、Nyhus、Bendavid、Stoppa、EHS 等分型系统。

腹股沟区各种疝 Nyhus 分类法

Ⅰ型:斜疝,小的Ⅱ型:斜疝,中等Ⅲ型:A. 直疝 B. 斜疝,大　C. 股疝Ⅳ型:复发疝　A. 直疝　B. 斜疝　C. 股疝　D. A、B 和 C 复合型

【病因】

鞘膜突未闭、腹股沟区因血管、神经及精索等出腹腔而形成的生理薄弱是腹股沟斜疝发生的解剖学基础,腹股沟管生理掩闭机制的缺陷及腹内压升高、胶原代谢的异常使腹横筋膜薄弱等,综合导致了腹股沟疝的发生。

【临床表现】

腹股沟区出现可复性肿物是诊断腹股沟疝的重要依据,直疝及早期的斜疝疝囊均不进入阴囊。早期一些患者的疼痛、不适症状表现明显,长时间站立或行走后出现局部疼痛、下坠感或酸胀感,平卧回纳后

症状消失。难以回纳后常有便秘、阵发性腹痛等症状。如发生嵌顿,症状加剧,并出现腹痛、高热等症状,严重者可出现感染性休克。也有少数患者仅以肠梗阻为主要表现的。

体检时,站位腹股沟区可见一肿物,用手可回纳,回纳困难时,患者取平卧位,患侧髋部屈曲,松弛腹股沟部,顺腹股沟管向外上方轻按肿物即可回纳,鉴别直疝和早期斜疝,可在腹股沟韧带中点上方 2cm 处按压内环,并嘱患者站立咳嗽,如肿物不再突出,则为斜疝。股疝在腹股沟韧带下方有一圆形肿块,较难回纳。因位置隐蔽,且发生嵌顿和绞窄的几率较高,很多患者以腹痛、腹胀等肠梗阻症状为首要的临床表现就诊。因此,对外科急腹症的患者不应遗漏腹股沟区和股部的检查。难复性疝肿物较难或只能部分被回纳。如肿物突出后不能回纳而发生嵌顿,突出的疝块有剧烈疼痛,张力高,并有压痛。如嵌顿未解除,局部出现红、肿、疼痛等症状,甚至出现发热、腹部压痛等腹膜炎体征,表明肠管缺血坏死,疝发生绞窄。

【诊断和鉴别诊断】

结合患者的病史、症状和体征,腹股沟疝的诊断并不困难。但必须与以下疾病作鉴别:

1. 睾丸鞘膜积液 肿块透光试验阳性是其特异性的临床表现。另外,肿块边界清楚,上极与外环不相连,睾丸不易扪及,肿块不能回纳,无可复性病史。如腹膜鞘状突未完全闭合,形成交通性睾丸鞘膜积液时,虽肿物亦有可复性,但发生肿物和回纳较慢,透光试验可作鉴别。

2. 子宫圆韧带囊肿 肿物位于腹股沟管,无可复性,呈圆形或椭圆形,有囊性感,边界清楚,张力高,其上端不进入腹腔。

3. 精索囊肿或睾丸下降不全 肿物位于腹股沟管或精索睾丸行径,边界清晰。精索囊肿有囊性感,张力高,阴囊内可扪到同侧睾丸。睾丸下降不全则为实质感,阴囊内同侧睾丸缺如。实际上,鉴别诊断并不困难。

4. 慢性淋巴结炎 于股三角区可扪及数个肿大的淋巴结,易推动。B超检查发现一实质性肿块可作鉴别。

5. 腰大肌冷脓肿 腰椎结核形成的冷脓肿常沿髂腰肌向下扩展出现于大腿根部内侧,具有波动感。它实际不在股疝出现的位置,仔细确定解剖标记不难作出鉴别。上述疾病共有的基本特点是:非可复性肿块,肿块上界不进入外环或内环,无"疝柄",亦无咳嗽冲击感。

6. 机械性肠梗阻 肠梗阻的患者务必明确是否有腹股沟区疝嵌顿导致的肠梗阻。

【治疗】

除了少数婴幼儿通过发育可以自愈外,绝大多数腹股沟区疝是不可自愈的,且有逐渐增大的趋势和嵌顿的危险,一般均需手术治疗。存在手术禁忌证的患者可用疝托保守治疗。

1. 手术原则

(1) 高位游离及回纳疝囊或高位结扎疝囊:对于较小的疝囊可将疝囊完全游离回纳,较大的疝囊应予横断,近端结扎,远端旷置。高位游离疝囊指游离达疝环水平,腹膜前补片修补需切开疝环口腹横筋膜到达腹膜外脂肪层。组织修补或因疝嵌顿绞窄等情况而不准备做疝修补术者,需要高位结扎疝囊。

(2) 薄弱区域加强修补:根据腹股沟疝的解剖学特点,原发性腹股沟疝修补的基本原则有两点:一是有效的关闭腹股沟区的薄弱裂隙,即改变只有薄弱腹横筋膜承受腹内压的状况;二是在关闭裂隙的同时建立一个可供精索或子宫圆韧带通过的不再扩大的内环通道。以上两点可利用自身的肌肉腱膜组织或人工材料得以实现。

2. 组织修补 不使用人工材料、利用自体组织进行缝合加强的修补方式称为组织修补。

(1) Bassini 及 Shouldice 修补术:目前被公认为经典而有效的腹股沟疝组织修补仍是 Bassini 和 Shouldice 术式。经典 Bassini 术式的关键步骤是从耻骨结节到内环口沿腹股沟管后壁切开腹横筋膜,然后将腹横筋膜、腹横肌、腹内斜肌、腹直肌的外缘于精索后方均匀的与腹股沟韧带(或是髂耻束)间断缝合,而内环由最外侧一针的固定被掩闭重建。其后有许多 Bassini 的演变术式,包括高位游离并回纳疝囊而不是高位结扎,不切除提睾肌,不切开腹横筋膜而直接缝合,以及 Shoudice 术式将间断缝合变成4层叠瓦式连续缝合等。我们认为,如腹横筋膜较强,可不切开,进行内环口的缩小缝合后,再将腹横肌及腹内斜肌形成的联合腱一起缝合到腹股沟韧带上,较为合理。当然,所有演变术式的最终效果并没有明显优于 Bassini 术式。

(2) Ferguson 修补术:在精索前方将腹内斜肌下缘、腹横腱膜弓和联合腱缝合到腹股沟韧带,可减少对精索的影响。该修补术虽然关闭了腹股沟裂隙,但在耻骨结节处仍需留有一精索出口,空隙的大小及后期的愈合情况将影响复发。此法适用于较小和腹股沟后壁健全的斜疝。

(3) Mcvay 修补术:自内环到耻骨结节将腹横筋膜切开,暴露耻骨梳韧带,腹横腱膜弓和联合腱在精索后方与耻骨梳韧带缝合,适用于巨大斜疝和直疝,也是股疝的修补方法。必须注意此术式不兼有掩闭内环的作用。内环明显扩大者,仍应修补内环,缩小内环以仅能通过精索为度。由于内侧为股静脉,如内侧的缝合过紧,将导致静脉回流受阻,发生静脉栓塞。

3. 补片修补　传统术式一直强调无张力缝合,但由于局部解剖的因素很难达到这一理想的境界。近年来的研究表明,结缔组织的病理变化对疝的发生有一定的影响,而将这些本身已经薄弱的组织在有张力的情况下缝合很难达到组织加强作用的。因此主张使用人工合成材料进行修补。人工材料的应用降低了复发率,Lichtenstein 在 1989 年提出"无张力疝修补"概念。人工材料修补与传统组织修补相比具有无缝合张力、创伤小、不适感少、恢复快、复发率低等优点,现已成为广泛使用的术式。

(1) 腹横筋膜前修补术:

Lichtenstein 修补术:是最常被应用的无张力疝修补术式,手术的入路与传统术式一样,但对提睾肌是纵行切开而非切除,疝囊高位游离后反转入腹腔但不结扎,使用单纤维的聚丙烯网片,约 8cm×16cm 大小,强调将补片与耻骨重叠 1～1.5cm 缝合,将补片下缘与腹股沟韧带连续缝合达内环外侧,如果同时存在股疝,那么应该将补片缝至 Cooper 韧带以关闭股环。补片上缘缝至腹直肌鞘和腹内斜肌腱膜上,补片外侧方的末端分成两尾,上叶宽(2/3),下叶窄(1/3),精索从之间穿过,两叶交叉,并将两叶的下缘缝至腹股沟韧带上,形成精索的出口,控制其大小仅供精索通过。修剪外侧过多的补片,超过内环至少 5cm,并铺平在腹外斜肌腱膜下面。局麻下做该手术是安全的。

(2) 腹横筋膜前及腹横筋膜后修补相结合的术式:

Rutkow 疝环充填式修补术:使用一个热成形的、锥形的填充物(plug)填补疝环,上置网片待组织长入后加强修补。基本方法是疝囊高位游离并回纳,将填充物置于缺损处,四周与疝环缝合固定。对股疝的修补有着明显的优势。同时存在斜疝和直疝时,可以切开两者之间的筋膜,然后用单个大的填充物修补复合缺损,如果是两个明显分离的缺损,也可以用两个填充物分别修补。由于该修补术式未将上置网片进行 Lichtenstein 式的缝合,因此,其对腹股沟后壁的加强是不完全的,近年来的临床研究表明填充物收缩现象较平片明显,因此不能完全防止疝囊从填充物旁再次疝出的可能,另外,填充物出现围假体硬化的现象较严重。因此,有应用减少的趋势,但其在复发疝及股疝的应用上仍有一定的优势。于此手术类似的术式还有 Millikan 疝环充填式修补术。

(3) 腹横筋膜后(腹膜前)修补术

Stoppa 修补术:为开放式后入路腹膜外补片修补术。基于肌耻骨孔概念,从下腹正中切口进入腹膜外间隙,向外侧到达腹股沟后区,于腹横筋膜后方用一较大的人工材料广泛覆盖肌耻骨孔以对肌耻骨孔提供全面的保护,可以同时修补股疝、直疝和斜疝,或同时修补双侧疝。腹腔内压对此处放置的网片起到较好地固定作用,不用缝合补片。手术切口较大、创伤较大是其缺点。腹腔镜手术开展后,其应用有所减少。适用于前入路手术后较复杂的复发疝患者或通过下腹部切口同时行其他手术的腹股沟疝患者。

Kugel 修补术:也是开放式后入路腹膜外腹股沟区疝修补术。切口选在内环口上方 2～3cm,逐层切开腹外斜肌腱膜、腹内斜肌、腹横机和腹横筋膜进入腹膜外间隙,将疝囊回纳,并与精索分离,较大的疝囊于内环口处横断,缝合腹膜缺损。用手指在腹膜外间隙内钝性分离,内侧达耻骨结节腹直肌后方,下方过耻骨梳韧带,外侧到髂腰肌表面。腹膜间隙足够容纳一 8cm×12cm 大小(或依缺损大小选择更大尺寸的补片)含记忆环的双层聚丙烯网片,以覆盖肌耻骨孔。补片的长径大致平行于腹股沟韧带,并且约 3/5 位于腹股沟韧带之上,2/5 位于之下。补片内侧缘应达到耻骨联合,补片下缘要盖住髂血管,并位于腹膜和精索之间。与 Stoppa 术式相比,该术式被认为是微创的、免缝合的、腹膜外无张力疝修补术。其后又发展了直径 10cm 的圆形及 9.5cm×13cm 圆形 Modified Kugel 补片,与 Kugel 修补术类似。该方法是通过我们熟悉的腹股沟区前入路方式进入腹膜外间隙放置补片的修补方式。

腹腔镜腹股沟疝修补术:修补原理和 Stoppa 术式一样,腹腔镜疝修补术是从后入路来加强肌耻骨孔。目前主要有三种术式:腹腔内补片置入术(intraperitoneal onlay mesh technique,IPOM),经腹腔放入补片覆盖疝缺损,并用钉合器将其固定。操作简单,但修补材料因直接放入腹腔内,必须是防粘连材料,费用较贵。目前该术式已不再是腹腔镜疝修补的主流术式。经腹腔腹膜前疝修补术(transabdominal preperitoneal technique,TAPP)先经腹于内环口上方切开腹股沟区腹膜并作分离,显露整个肌耻骨孔的腹膜前间隙,然后在此间隙置入聚丙烯网片,将补片固定,最后将腹膜关闭。完全腹膜外疝修补术(totally extraperitoneal technique,TEP)整个手术过程不进入腹腔而是在腹膜前间隙内进行分离。游离腹膜前间隙方法是在脐下做一 1.2cm 切口,切开腹直肌前鞘,向外拉开腹直肌,暴露后鞘,沿后鞘置入球囊扩张器达耻骨结节后充气扩张,建立该间隙;或进入腹腔镜直视下分离。在脐与耻骨结节中点处及耻骨结节上方各置入两个 5mm 穿刺套管,游离出的腹膜前间隙,内侧过中线,下方进

2

入耻骨后间隙暴露耻骨结节和耻骨梳韧带,将疝囊回纳后暴露髂血管,外侧接近髂前上棘,腹壁下血管应留在视野的上方,放入至少10cm×15cm的聚丙烯补片,覆盖整个肌耻骨孔区域。由于腹膜和腹内压的作用使补片固定于原位,多不需要固定。腹腔镜腹股沟疝修补术除了腹腔镜手术创伤小的优势外,还能同时处理两侧疝,对斜疝、直疝及股疝可一并修补,适合处理复发疝,可探查和发现隐匿性疝。其缺点为技术要求高,学习曲线长,费用较高,需在全麻和气腹下进行。

Stoppa、Kugel修补术和腹腔镜疝修补术等术式均属于腹膜前修补方法,近年来应用有逐渐增多的趋势。根据肌耻骨孔概念,腹股沟疝、股疝均是通过肌耻骨孔疝出,肌耻骨孔是真正的"疝环",此时以足够大的补片覆盖整个肌耻骨孔来替代或加强薄弱的腹横筋膜是最为完全的。而将补片置于肌耻骨孔后方符合压力学原理,能更好地对肌耻骨孔提供保护,且有固定补片的作用。补片的位置与Lichtenstein术式不同,该部位并非呈平面结构,而是一个凸面向前外下方的立体结构,特别是在内环口处,腹壁与髂腰肌形成约60°的交角,补片应顺势而放,使其适合该处的三维结构。补片覆盖了肌耻骨孔以后输精管和精索血管位于补片的后下方。因此也不需要剪开补片来围绕精索。腹膜前腹股沟疝修补有其优势,但在腹膜前间隙的操作和放置补片对泌尿生殖系统是否有潜在的影响,以及腹膜前间隙再次手术的难度等问题应予以重视。

另外,股疝的手术入路有腹股沟韧带下入径和腹股沟韧带上入径。腹股沟韧带下入径:在腹股沟韧带下方卵圆窝处作一直切口,游离疝囊,打开疝囊并回纳疝内容物,疝囊结扎或回纳后将腹股沟韧带、髂耻束、陷窝韧带与耻骨梳韧带、耻骨筋膜缝合以关闭股环,或用网塞法填补修补股环。此方法较简单,但无法处理绞窄的疝内容物,也无法探查是否合并有腹股沟疝,因此实际使用较少,适合于小的股疝。腹股沟韧带上入径:与常规腹股沟疝手术切口一样,切开腹股沟管,从内环口到耻骨结节打开腹横筋膜,进入Bogros间隙,从股环处将疝囊和疝内容物回纳,回纳困难时可切开髂耻束、腹股沟韧带以松开股环,回纳疝囊,可行Mcvay法修补。还有开放的Stoppa术式、Kugel术式和腹腔镜术式可用于股疝的修补,其修补方法如前所述。但须注意,由于腹股沟韧带的切断,其对该处补片的支撑作用降低,因此,应将补片缝合至耻骨梳韧带上,并选择较大的补片修补是该手术成功的要点。

腹股沟疝手术方式有多种,但到目前为止尚没有

一种理想的手术方式。尽管无张力疝修补术已被广泛的应用,组织修补依然是不可完全替代的修补方法,对一些病例还是十分有效的,也是进行补片修补术的基础。当前对疝修补手术的评价已不能单单局限于复发率的高低,我们需要更多地考虑患者术后的舒适度、对生活工作的影响以及经济学的评估。另外,术者的经验也很重要,除了掌握腹股沟区的解剖特点外,选择自己熟悉的术式进行修补是手术成功的关键。

(丁锐　姚琪远)

第三节　特殊情况下腹股沟区疝的处理

(一)腹股沟滑动性疝

腹股沟滑动性疝是指腹腔内脏器疝出并构成疝囊的一部分,是腹股沟疝的一种特殊类型。在右侧腹股沟区,滑出的脏器常见的有盲肠和阑尾,左侧有乙状结肠,膀胱也可以构成滑疝疝囊。滑疝一般于术中发现,但如为难复性疝,术前应想到滑疝的可能。滑疝在遵循腹股沟疝治疗原则的同时,也要注意其特殊性。

滑疝一般为难复性疝,缺损往往较大,腹股沟区后壁整体薄弱,因此不适合网塞法。可行Lichtenstein修补术或腹膜前补片修补术。

使用补片修补后,现多不必做疝囊颈成形术,而是将疝囊高位游离,连同滑出的脏器整体回纳入腹腔。处理疝囊时应注意滑出的脏器的浆膜层构成疝囊,安全的做法是先在较薄的疝囊处打开疝囊,探明滑出的脏器的性质和范围后,再进行游离、回纳,并按前述选择修补方法。

(二)腹股沟复发疝

腹股沟复发疝与初发疝的治疗原则一样,均需手术治疗。但由于该区域已行手术修补,解剖层次发生了变化,又因以前的修补方式的不同,复发的部位又不尽一致,使得复发疝的治疗比较棘手。因而治疗还应遵循个体化原则,采用何种修补方法通常需考虑以下几点:

1. 原手术是采用前入路法还是后入路法　由于前一次手术产生的瘢痕会影响手术层次的解剖,特别是多次手术和使用补片后影响就更加明显,因此,可考虑使用相反入路以避开这种影响。如对于组织修补、网塞修补和Lichtenstein修补等前入路手术的复发可以考虑采用后入路的TEP、TAPP或Kugel等修补术,反之亦然。如果前、后入路都曾使用过较复杂的复发疝,IPOM不失为一个较好地解决办法。组织瘢

痕虽然会对手术分离产生影响,但瘢痕实质上是已得到修补加强的区域。因此对较小的单个的缺损不必做过多的分离,而仅需在疝环体表处行相应大小的切口、高位游离疝囊,回纳疝囊后使用网塞填塞缺损并妥善缝合固定即可。

2. 是否使用补片　无论前一次手术方式如何,对于复发疝一般不建议采用组织修补。目前认为疝的复发已不单单是机械因素,还与胶原代谢有关,不使用补片的修补,再复发的几率是相当高的。另外,组织修补对解剖分离要求较高,而复发疝往往解剖层次不清,使得解剖分离困难,同时也带来较大的创伤。

3. 复发疝的位置　术前检查复发疝疝出的位置对修补的成功至关重要。常出现的位置有:

(1)耻骨结节外上方:较常见,多数与补片对耻骨结节覆盖的范围不够或缝合位置距离耻骨结节较远有关,可以采用网塞充填修补法。

(2)原内环口处:与重建的内环口过大或者遗漏斜疝疝囊有关。如前次为组织修补,疝囊会沿着腹股沟管下降,组织层次也较清楚,可以与初发疝一样处理。如前一次手术在腹股沟后壁前植入了补片,则由于腹股沟管内的粘连而分离困难,可以用网塞充填内环修补,或后入路行腹膜前修补。如前一次手术是腹膜前补片修补,可行 Lichtenstein 修补法。

(3)缺损较大,整个腹股沟后壁薄弱:行腹膜前补片修补,并将补片与耻骨结节、耻骨梳韧带、腹直肌外侧缘、弓状缘固定。

(三)急性腹股沟疝嵌顿

急性腹股沟嵌顿疝与难复性疝的疝内容物都不能回纳,它们的区别是急性腹股沟疝嵌顿病程多较短,多伴有疼痛、局部张力高或急性肠梗阻表现。疝嵌顿除非自行回纳、急性症状完全缓解,否则必须行急诊手术。

对嵌顿数小时的患者,在简单有效的术前准备后应立即手术,争取在肠管尚存有活力的情况下解除梗阻。发生急性肠梗阻已经几天而没有得到治疗的患者,水电解质紊乱较严重,此时肠管可能已经发生坏死,应积极纠正水电解质紊乱及抗感染治疗,待术前准备充分后,行剖腹手术。

考虑到术中可能遇到意想不到的情况或有切除肠管的可能,因此应采用全麻,对全身情况较差存在全麻禁忌的老年患者也可以在局麻下实施手术。有时麻醉后的肌肉松弛可以使疝回纳,除非术前有情况提示肠绞窄坏死的可能,否则不需要剖腹探查,条件允许时可以用腹腔镜探查腹腔,如无肠坏死和感染的证据,可一期行疝修补术。

可以选择经腹股沟管的疝手术切口,手术以解除

梗阻为首要目的,通常需要切开疝环松解。注意不要让肠管缩回腹腔,以免不必要的剖腹探查。应仔细探明嵌顿肠管的活力,少见绞窄肠管位于腹腔内的情况,如 Maydl 疝(逆行性嵌顿疝)等,当腹腔内有与疝囊内肠袢情况不符合的血性或污染性渗液时要考虑到这种可能。如肠管活力正常可以送回腹腔,而肠管坏死则必须行坏死肠管切除和常规吻合,如在温盐水纱布热敷后对活力仍有怀疑时当坏死处理。内容物有时为大网膜,如有坏死应予切除。

由于存在感染增加的可能,嵌顿性腹股沟疝是否进行修补仍有争论。原多主张仅行嵌顿疝松解手术,待日后再行缺损修补。也有人认为在没有明显感染和污染的情况下可以一期进行修补手术,甚至采用聚丙烯网片进行修补,同时置放引流管,术后积极支持和预防感染治疗,其发生感染的几率是很低的,也使得患者最大限度地受益。

(四)有下腹部手术史的腹股沟疝的术式选择

由于下腹部手术切口可能影响腹膜前空间的建立,因此非腹膜前修补手术均可采用,如果仍要采用腹膜前修补术式,就要是手术切口部位而定。

(1)手术切口为正中下腹部纵切口:则建议放弃 TEP 术式,可以选择 TAPP 或开放的前入路的腹膜前修补术,如:Modified Kugel、Kugel 等。

(2)手术切口为下腹经腹直肌纵切口:若疝与切口同侧,则建议选择腹横筋膜前修补术,如疝与切口位于两侧,则可选择 TAPP 及开放的腹膜前修补术。

(3)下腹部横切口(如剖宫产切口):则开放的腹膜前修补术及 TAPP 均可选择。

(4)麦氏切口:对腹膜前手术影响小,可行 TEP、TAPP 及开放的腹膜前修补术

(5)有膀胱及前列腺手术史的患者,建议放弃任何形式的腹膜前修补术。

(陈浩　姚琪远)

第四节　腹壁切口疝

腹壁切口疝是腹内脏器和(或)组织经腹壁原手术切口形成的薄弱区向外突出的病症。

【病因】
腹壁切口疝的病因可分为全身因素和局部因素。

1. 全身因素　主要因素包括长期应用类固醇激素或免疫抑制剂治疗以及炎症性肠病等情况。次要因素包括高龄、营养不良、低蛋白血症、贫血、糖尿病、术后肠梗阻、术后胸腔感染、慢性阻塞性肺病和腹水等,这些因素最终都可影响切口的正常愈合,从而导致了腹壁切口疝的发生。另外肥胖和长期吸烟也和

切口疝的发生密切相关。肥胖对于切口疝的初发或修复后再发都是重要的危险因素。吸烟使得肺组织中抗蛋白酶活性下降,血清中出现游离的、有活性的蛋白酶和弹力酶复合物,这些复合物可破坏腹直肌鞘和腹横筋膜,导致切口疝发生率上升。

2. 局部因素　腹部手术伤口的愈合遵循组织愈合的共有机制,愈合过程分为3个阶段,首先为炎症阶段,约为4~6天,此时伤口的完整性完全依靠缝线的强度和缝合力来保持。之后是纤维增生阶段,伤口通过胶原纤维的桥接其抗张强度快速增强,然后进入塑型期。一般而言,腱膜在缝合后的3周左右其抗张强度约是原组织的20%,4周后是50%,半年后可达80%,但很难恢复到原有的强度。

(1) 切口感染:切口疝发生的最重要的致病因素。术后一年内发生切口疝的患者中,60%曾有严重的切口感染。切口的炎症反应破坏了弹性蛋白、胶原纤维和其他支持组织,使组织不愈合或延迟愈合,愈合后的瘢痕组织抗张强度下降,导致疝的发生。

(2) 手术切口放置引流管:经切口放置引流是一个尤为重要的致病因素。Ponka报道所有126例经肋下缘切口行胆道手术并发切口疝的患者,在初次手术时都曾经切口放置过引流。

(3) 缝合技术:不良的缝合技术可导致伤口脂肪液化、感染或裂开,从而引发切口疝。缝合时要对合腹壁各层次,切口中不应留有空腔、血块和异物,缝线长度与切口长度比例为4:1时,切口感染和切口疝发生率最低,这样的缝线长度既可使缝合的切口保持一定的抗张力,又不会因缝合太紧造成切口组织缺血、坏死、引起感染或裂开而增加发生切口疝的危险。至于是用连续缝合还是间断缝合可减少切口疝发生,目前尚无定论。

(4) 缝线的选择:不恰当的缝合材料可以导致切口感染及切口裂开等情况的发生,从而增加切口疝发生的危险。多股编织的缝线相对于单股的缝线,易导致细菌存留,引起切口感染的机会增大,因此缝线应尽量选择单股线。由于缝线在切口愈合期间要承受对伤口的支持,因此缝线在一定时间保持其牢固度是很重要的,不可吸收线显然可以做到,降解时间超过半年的可吸收线能够达到同样效果,短时间降解的可吸收线增加了切口疝发生的危险。使用金属丝全层缝合也是一种稳妥的方法。

(5) 切口的类型:切口疝多见于直切口,腹直肌是纵行走向,其他腹部肌肉纤维、筋膜均横行或接近横行走向。纵向切口无疑切断了这些肌肉纤维和筋膜以及支配这些肌肉的神经,切口缝合后缝线的受力方向与组织纤维方向相同,当腹壁肌肉收缩时,缝线

有可能切割纤维组织而造成伤口裂开。横向切口缝合后缝线方向与肌肉组织纤维走向垂直,肌肉收缩时缝线的受力较小,对伤口的影响较小,因而产生切口疝的风险大大降低。

【临床表现】

主要表现为在原手术切口处出现突出的肿物,直立或咳嗽时肿物突出更明显,平卧后肿块常能消失或明显缩小。60%的切口疝患者没有任何症状。如果疝囊较大并有较多肠管或网膜进入其中,则会有坠胀不适及腹部疼痛感,有些患者还因此出现排便不畅。

由于切口疝的疝环一般较大,因此较少发生疝嵌顿。体检时要求患者平卧,回纳疝内容物后一般可清晰扪及疝环的边缘。

另外,切口疝的自发性破裂不太常见,但却是危及生命的并发症。

【辅助检查】

根据临床表现即能明确诊断切口疝,对于少数早期缺损小同时又较肥胖的患者,此时仅有症状,却无腹部体征,辅助检查对明确诊断就较为必要。但更多时候切口疝的辅助检查,在于了解缺损部位、大小、范围、疝内容物的性质及粘连的程度。

1. CT检查　是目前较理想的一种辅助检查方式。除可清楚地显示腹壁缺损的位置、大小、疝内容物,及疝被盖与腹腔内器官之间的关系外,还可用于计算疝囊容积和腹腔容积、评价腹壁的强度与弹性,有助于临床治疗。为真实反映切口疝的大小,在做影像学检查时应注意患者的体位(推荐使用侧卧位,和辅助以屏气等动作以帮助显示切口疝的实际状态)。相对于其他检查手段,CT具有对患者影响小、操作方便、诊断价值大的优点,推荐作为常规术前检查。

2. B超检查　其影像学表现主要是肌层的中断,并可找到与腹腔相通的疝内容物,在体位变动或咳嗽时内容物可进出腹腔。B超检查对辨别内容物是否为肠管有一定帮助。也是一种简单、无损伤的检查。

3. X线检查　相对于CT和超声检查不具优势,目前较少应用,其诊断疝的存在主要依赖于在成像时疝囊内有肠管,且肠管内最好有对比物,如钡剂等,否则诊断就比较困难。

【诊断】

通过临床表现及辅助检查,切口疝的诊断是不难的,最为重要的是需了解切口疝的部位、疝环的大小及疝内容物与疝囊壁是否有粘连等,以指导手术修补。

【治疗】

手术治疗是目前唯一能够治愈切口疝的方法,对不能耐受麻醉或手术者,可使用弹性腹带包扎以减轻疝的突出,并可改善患者症状及延缓病情的发展。对

施行手术者,术前应进行详细评估,尤其是心肺功能的评估,因为术后疝内容物的回纳,尤其是较大疝囊内容物的回纳,会造成腹腔内压力增高,致使膈肌抬高,加重心肺负担,引起心肺功能的下降,甚至衰竭。因此,术前的戒烟、吸氧、腹带加压包扎以及适当的肺功能锻炼对肺功能较差、疝囊较大的患者非常必要。也有人建议术前定期行腹腔穿刺注入气体,逐次增加注气量,使患者先行适应腹压增加的状态,减轻疝内容物与周围组织的粘连,但有损伤肠管的危险。对于肥胖患者,术前减重也是重要环节。另外,清洁肠道准备是必需的,并建议预防性应用抗生素。修补方法有:

1. 组织修补术 仅对于疝环缺损小于3cm的切口疝才可考虑直接缝合修补。通常选择原手术切口为手术入路,也有人选择疝囊旁新切口。注意避免损伤疝囊内的肠管,分离粘连,完全回纳疝内容物,明确疝环边界,分层缝合腹壁组织,如有可能可将筋膜重叠缝合以加固腹壁。这种术式由于缝合处张力较高,导致高达25%~50%的复发率,术后伤口疼痛明显。如缝合张力较高,可采用腹壁组织结构分离技术,这种方法的关键是在腹直肌外侧1cm处纵向切开腹外斜肌腱膜,使其每边能向中线移动10cm,从而达到减张的目的。

2. 补片修补术 目前临床使用的补片多为不可吸收材料,大体可分为聚酯补片、聚丙烯补片、聚丙烯膨化聚四氟乙烯复合补片等,聚丙烯补片和聚酯网片因会引起严重粘连,故不能直接放入腹腔内使用。根据补片植入腹壁层次的不同,补片修补术可分为以下几种类型:

(1) 肌筋膜前放置补片修补术(onlay placement):在打开疝囊,回纳疝内容物后,在疝环四周的肌层或肌筋膜前做皮下组织游离,超出疝环3~5cm范围,缝合腹膜后,将聚丙烯补片置于肌筋膜前,选择的补片大小超出疝环3~5cm,将补片与肌筋膜在补片边缘与疝环边缘缝合固定两圈。其优点是手术操作简单,手术时间短,较大的切口疝也可修补,缺点是手术创伤大,疼痛明显,由于补片位置表浅,对于脂肪层较薄的患者术后有修补区域僵硬感。由于补片外缺乏肌层、筋膜的帮助,仅由缝合点来抵抗腹腔内的压力,术后复发率虽较单纯缝合有所下降,但仍较高。

(2) 肌层后放置补片修补术(sublay placement):回纳疝内容物后,在疝环四周的肌层后或腹膜前做组织游离,超出疝环3~5cm距离,缝合腹膜后,于肌后置入超出疝环3~5cm的聚丙烯补片,分别将补片边缘及疝环边缘与肌层缝合固定两圈,补片前方可放置负压引流,减轻浆液肿的发生。其优点是不仅有缝合

点抵抗张力,而且补片前方有肌筋膜层协助抵抗腹内压力,术后复发率低,术区僵硬感减轻。缺点是手术创伤大,疼痛明显,腹膜前游离难度增大,手术时间长,有时分离层次较难。

(3) 疝环间补片植入修补术(inlay placement):将疝囊回纳腹腔后,选择补片与疝环大小相当,其边缘与疝环缝合固定。由于复发率较高,目前该方法已不主张应用。

(4) 腹腔内放置补片修补术(intraperitioneal onlay mesh placement):根据放置补片的方法不同又可分为开放的腹腔内补片修补术和腹腔镜下的补片修补术。开放式腹腔内补片修补术:是在回纳疝内容物后,明确疝环的位置,将复合补片置入腹腔,补片防粘连面面向腹腔内组织,补片边缘要大于疝环边缘3~5cm,在补片边缘和疝环边缘处将补片与疝环周围坚韧组织缝合固定。其优点是补片位置符合力学原理,修补效果理想,复发率较低。缺点是手术需自原切口开放进入,创伤仍较大,补片的缝合固定较困难,由于是近乎全层的缝合,因此疼痛也较明显。对于特别巨大的切口疝,可采取组织结构分离技术联合补片修补术。腹腔镜下的补片修补术:是目前较理想的切口疝修补方式,在远离疝的区域做3个0.5~1cm的小切口,置入腹腔镜及操作器械,分离粘连并回纳疝内容物,测量疝环大小后,选择大于疝环3~5cm的复合补片并置入腹腔,覆盖疝环,注意将防粘连面对向腹腔,用螺旋钉或多点全层缝合加螺旋钉固定补片,疝环边缘及补片边缘各一圈。其优点是固定补片较开放手术简单、可靠,由于不需做较大切口及疝环周围组织游离,手术创伤明显减轻,疝环周围组织强度得以保留及补片位置符合力学原理,因此术后复发率最低,螺旋钉固定补片使得术后疼痛的程度减轻,恢复快,住院时间短,术后并发症率较低。一般来说,如果一个患者是开放式疝修补术的适当人选,那么对其可以考虑使用腹腔镜技术。既往手术史的次数和类型是评估患者是否选用腹腔镜手术的主要因素。另外绞窄疝是腹腔镜修补术的禁忌证。

3. 手术方式的选择 对于较小的切口疝(疝环直径小于3cm)一些作者主张组织修补,但由于目前对切口疝发生机制的研究认为胶原代谢的异常在切口疝的发生中起着一定的作用,因此,组织修补复发率较高,建议补片修补作为切口疝的首选修补方式,而腹腔镜补片修补术又是较理想的手术方法,除非有心肺系统或其他疾病不能耐受全身麻醉和气腹的患者。切口疝患者多有腹腔内的粘连,多数的粘连可在腹腔镜下安全分离的,但如出现广泛而致密的粘连致使不能安全的置入穿刺套管及建立气腹,或不能安全的分

离,应及时中转行开放补片修补术。腹腔镜补片修补过程中如发生肠管损伤,可选择腔镜下修补肠管,待3~6个月后再行切口疝修补术,或转为开放手术,修补肠管,并视污染程度决定是否同时行切口疝补片修补术,任何来源的腹腔感染是相对禁忌证。对于腹腔粘连较重的患者,可以先开放做小切口直视下松解致密粘连,然后关闭筋膜,在腹腔镜下用钉枪钉合固定补片,这称之为杂交技术。

4. 切口疝嵌顿的处理 传统的观点主张:急诊手术解除嵌顿和梗阻即可,因担心感染的发生,不主张对缺损进行一期修补,更是反对使用补片进行修补。然而,手术技术的进步、材料学研究的深入及补片修补手术的广泛应用,营养支持和抗感染水平的提高,以及综合考虑再次手术的创伤及费用,目前认为:对于熟练开展这一手术的医师及手术条件较好的医院,在未发生肠管坏死的前提下,解除嵌顿后可行缺损的一期修补,可使用聚丙烯网片修补,并在补片与疝囊之间置放负压引流管,待引流量减少后再拔出,并加强支持和抗感染治疗,患者可得到较好的治疗结果。少数有条件的医院,可考虑使用生物补片修补切口疝,暂时关闭缺损的腹壁。其缺点是补片完全吸收后,腹壁膨出可能重新出现。

5. 术后并发症及处理 常见的并发症有以下几种:

(1) 血清肿(又称浆液肿):是补片修补术后常见的并发症,以腹腔镜修补手术后多见。国外文献报道发生率为43%,一般于术后2~3天就可能出现,疝囊大小、分离的层面不同,血清肿的程度及持续时间亦不同,积极的处理可以减轻其程度和缩短持续时间。开放补片修补主张常规于补片表面放置引流管,并待引流量少于10~20ml后拔出,血清肿的发生可明显减少。腹腔镜下修补术由于较难在补片和疝囊之间置放引流管,可在严格消毒皮肤后,穿刺抽去积液并加压包扎,平均经2~5次处理后即可治愈。也可不必处理,待其自行吸收。也有外科医师在腹腔镜下缝合缩小或关闭疝环,术后疝囊外加压包扎,可减少浆液肿的发生。

(2) 疼痛:术后修补区域腹壁疼痛较常见,多表现为锐痛,而且在体位变动时明显,疼痛主要与补片的固定有关,全层缝合固定点较仅用螺旋钉固定引起的疼痛更明显,少数患者疼痛持续时间较长,国外文献报道可超过8周,腹腔镜下单用螺旋钉固定补片的患者其疼痛一般1周后多可缓解。短期内口服非甾体类止痛药对缓解疼痛有帮助,术后3个月内使用腹带加压包扎也可在一定程度上缓解疼痛。慢性疼痛较少见,可使用理疗,热敷同时合并使用非甾体类止痛药。

(3) 呼吸功能障碍:呼吸功能障碍多发生在切口疝较大的患者,术后腹腔容积缩小,腹压明显增高影响呼吸运动。潜在的呼吸系统疾患,加之手术与麻醉创伤、术后腹壁疼痛等共同作用所引发。术前肺功能检查和评估,并对较大切口疝患者行腹带加压包扎锻炼、吸氧就显得非常必要。术后严密观察,及时发现,早期干预,可给予无创呼吸机辅助呼吸治疗,多能顺利缓解。

(4) 血肿或出血:开放修补术与腹腔镜修补术发生的部位及原因有所不同,开放修补因分离面广、创面大导致腹壁间血肿或出血的情况多见。如果血肿较大,则应积极再手术清除血肿以防感染。预防方法是创面仔细止血并置放较粗引流管。而腹腔镜修补术多为分离粘连后腹腔内创面出血,国外文献中曾报道发生率达1.74%。我们感觉辨别粘连的界面非常重要,在正确的界面中分离,血管较少,不易出血。另外,粘连分离后创面应充分止血,恰当地使用超声刀也是避免术后出血的有效办法。

(5) 肠管损伤:多为分离粘连及回纳疝内容物时所致,主张分离粘连应仔细辨清粘连界面、轻柔使用抓钳、少使用超声刀及电刀,开放手术时发现肠管损伤,应立即修补肠管,减少污染,行腹膜外或肌筋膜外补片修补。对于腹腔镜修补术,发现肠管损伤可在腔镜下修补肠管,待3~6个月后再行切口疝修补。或中转开放手术,修补破损肠管并视污染程度决定是否行缺损修补。最为危险的是隐性的肠管损伤,导致急性腹膜炎,最终不得不再次手术取出补片。故遇到粘连广泛、致密,分离应更加耐心、细致,分离过程少用电刀,可用剪刀锐性分离,分离结束仔细检查分离的肠段。如果分离粘连非常困难,应及时中转开腹手术。另外肠道准备是作为切口疝手术的常规术前准备,可减少因肠损伤引起的污染。

(6) 补片感染:发生率较低但处理却非常棘手,多为手术区消毒、操作不当或距离上次手术时间较短所致。尽管有时补片,尤其是轻质大孔径补片的感染可以通过引流、使用抗生素或适当的伤口换药得以缓解,但通常还是必须将补片取出才能完全清除感染灶。

(7) 复发:补片修补术后复发率较组织修补明显降低。开放补片修补术文献报道复发率为3%~5%,腹腔镜修补术文献报道随访23个月复发率是3.4%。复发多发生在选择补片过小、固定不牢的较大切口疝。另一现象是疝环边缘是肋骨或髂骨等特殊部位的切口疝也易复发,原因是在骨骼上固定补片较为困难,一旦钉合点脱落,而组织尚未长人,复发在所难免。此外,术中遗漏隐匿性缺损,也将导致复发。因此,选择大于疝环 3～5cm 的补片、恰当的固定、避免遗漏是非常重要的。对于较大的缺损(大于 10cm)腹壁全层缝合加螺旋钉固定是比较合适的。特殊部位的切口疝更应妥善固定。必须充分暴露所有隐匿性缺损并加以修补。腹腔镜手术还有套管部位疝等一些极少见的并发症,但同开腹切口疝修补术相比,腹腔镜切口疝修补术优势是恢复工作时间短。

(唐健雄)

第五节　白　线　疝

白线疝是指发生于腹壁正中线(白线)处的疝,绝大多数发生在脐上,又名腹上疝。白线疝较少见,脐上白线疝占腹外疝的 1%,脐下白线疝更罕见。

【解剖特点及发生原因】

白线位于腹直肌鞘于腹正中线,由腱纤维斜形交叉而成,白线在脐上较宽强度较低,而脐下较窄强度较高。故白线疝好发于脐部以上,多因腹白线发育欠佳或有孔隙所致,胶原代谢的异常及腹内压力的增加也可促进白线疝的发生。

【临床表现】

早期白线疝肿块小而无症状,不易被发现,后可因腹膜受牵拉而出现上腹部隐痛以及消化不良、恶心等症状。较大的白线疝可在腹部脐上中线位置出现可复性肿物,直立或咳嗽时更为明显,平卧后肿块可完全消失,在腹中线处可扪及缺损区及边界。白线疝较少发生嵌顿。

【辅助检查】

CT 可明确白线疝缺损的位置、范围和疝内容物的性质等,是较好的辅助检查方法。

【诊断】

绝大多数白线疝表现出腹壁正中线明显的可复性肿物,检查可发现明显的缺损(即疝环)和疝囊,根据临床表现和体征较易诊断。少数白线疝有缺损,但并无明显的疝囊,突出的肿物为腹膜外脂肪,因此可无明显的可复性。白线疝的特殊检查方法有两种:一是用拇指和示指夹住肿块并向外牵拉常诱发疼痛,认为这是白线疝特有的一种临床表现;二是用手指按在疝块处的腹壁上,嘱患者咳嗽,此时手指有捻发感(Litten 征),是由含有液体的肠袢突入疝囊所致。

【治疗】

通常认为小且无症状的白线疝可不必治疗,但症状明显则需手术治疗,手术方式有以下几种。

1. 单纯横行对合缝合　直接将疝环两边的腹白线对合缝合,适用于疝环两边腹直肌相距较近、缝合后张力较小的患者,手术操作简单,是常用的非补片

修补方法。

2. 横行重叠修补法　正中切口切开剑突至脐的腹白线全长,横行重叠缝合腹白线。适用于腹直肌分离较宽,并伴有腹白线伸长变薄,用单纯对合缝合方法修补效果较差者。

3. Berman 修补法　适用于白线有多处缺损者,先缝合腹横筋膜,然后在两侧腹直肌前鞘各做一等长的垂直切口,将两侧前鞘的内叶重叠缝合以修补薄弱或有缺损的白线。

4. 开放的腹膜前补片修补术　纵行切开皮肤,暴露疝囊,回纳疝囊及其内容物进入腹腔,于疝环四周腹直肌后鞘下分离腹膜前间隙,分离范围超出疝环 3～5cm,缝合腹膜后,于腹膜前置入聚丙烯补片并与后鞘缝合固定。此法适用于缺损较大,难以直接缝合者。

5. 腹腔镜下补片修补术　在腹壁侧方做 3 个 0.5～1cm 的切口,置入 Trocar,探查腹腔后,回纳疝内容物,测量疝环大小,体表标记缺损边缘的位置后关闭疝环缺损,将防粘连补片置入腹腔,用螺旋钉和/或全层缝合固定法将补片固定于腹壁,补片边缘超出缺损 3cm 以上。此法的特点是创伤小,修补处张力小,修补效果好。

【手术方式的选择】

由于白线疝不同于一般切口疝(除非较大白线疝),腹直肌是纵行肌肉,其缺损处横行缝合后张力一般不大,可选择直接缝合。而对于缺损较大的白线疝,仍建议采用补片修补术,以腹腔镜下修补(IPOM)为优。

(杨子昂)

第六节　脐　　疝

疝囊通过脐环突出的疝,称为脐疝(umbilical hernia),发病率虽不如腹股沟疝,但其常可引起明显的并发症。临床上可分为婴儿脐疝和成人脐疝,两者发病原因及处理原则不尽相同。

(一)婴儿脐疝

【病因】

脐疝的发生是由于胚胎期的脐环闭合不全或脐部瘢痕组织不够坚强所致。脐环则是由体腔囊闭塞后脐带脱落形成。婴儿经常啼哭和便秘所致的腹腔内压力增高,可导致肠管、网膜组织经脐部薄弱区突出形成脐疝。

【临床表现】

脐部突出的可复性肿物是典型的症状,在婴儿啼哭时尤为明显,安静时肿块消失。婴儿脐疝发生嵌顿

和绞窄极其罕见,原因是婴儿腹壁较柔软,疝环弹性较大。需要注意的是,受到外伤后,婴儿脐疝的覆盖组织可被穿破,导致肠外露。

【治疗】

较小的脐疝,随着生长发育,多数婴儿在2岁内可随腹壁肌增强而自愈,不必手术治疗。如果患儿已过2岁,脐疝未愈,脐环直径还大于1.5cm,则应手术治疗。原则上,5岁以上的患儿均应采取手术治疗。

非手术疗法可采用一大于脐环、外包纱布的硬币或小木片,在回纳疝内容物后,抵住脐环,再用胶布或绷带加以固定勿使其移动。

（二）成人脐疝

【病因】

成人脐疝为后天性,儿时并不存在,成年后因各种原因所致的腹壁薄弱及腹内压力过大而产生。多见于腹壁薄弱的肥胖者,中老年和经产妇,亦多见于有腹内压力增高如咳嗽、便秘、肝硬化腹水等的慢性病患者。值得注意的是,采用脐周切口的腹腔镜手术可导致脐部切口疝的产生,类似于脐疝,应当接受手术修补。

【临床表现】

主要临床表现是站立、咳嗽和用力时脐部有圆形疝物突出,平卧后消失。肿物回纳后可扪及腹壁一缺损。一般较小的脐疝可无症状,如有较多的网膜和肠管突出,可有隐痛及腹部不适。成人脐疝的疝环边缘较坚韧,弹性小,不可扩张,发生嵌顿和绞窄的机会多于婴儿脐疝,临床表现为突发剧烈疼痛,肿物不能回纳,内容物如为肠管时可发生机械性肠梗阻。

【诊断】

根据临床表现,结合体检,脐疝的诊断并不困难,但在肥胖患者且疝囊较小时,诊断比较困难,此时,CT扫描和超声检查有助于明确诊断。

【治疗】

成人脐疝一旦发生不会自愈,手术是治愈脐疝的首选,手术方法有以下几种:

1. 单纯缝合修补术　可采取局部麻醉,在脐下做弧形切口,分离皮肤与疝囊,尽量保持脐部完整,将整个疝囊游离,并分离到筋膜层,完全将疝囊回纳入腹腔,用非吸收线横行或垂直边对边缝合筋膜缺损。

2. 补片修补术　鉴于单纯缝合修补后复发率较高,因此现在多主张使用补片进行修补,大体分为腹膜前补片修补术、腹腔内补片修补术,后者又有开放修补和腹腔镜修补两种术式。

腹膜前补片修补术:完全高位游离出疝囊,将疝囊及内容物一并回纳入腹腔,于疝环周围腹膜前游离出空间,将大于缺损3cm以上的聚丙烯补片置于腹膜前、筋膜后,缝合固定。

腹腔内补片修补术:与切口疝修补方法类似,需要置入复合补片并与腹壁固定。

但需注意的是肝硬化合并脐疝的处理,由于Child C级肝硬化患者或合并腹水患者存在麻醉风险,手术并发症很多,选择手术治疗尤需谨慎。

【手术方式的选择】

较小的脐疝尚可采用单纯缝合修补,但复发率较高。为降低复发率,推荐采用补片进行修补,如能在脐部完整建立腹膜前间隙,可采用腹膜前补片修补术;否则可用网塞充填补片进行修补,网塞置入缺损口,并与疝环缝合固定。对于缺损较大的脐疝,全麻下行腹腔镜下补片修补术(IPOM)是较好选择。

【并发症及处理】

与切口疝相似,但发生率较少。主要有以下几点:

1. 血清肿　血清肿并不罕见,表现为皮下与补片间出现积液,脐疝疝囊较小,因此积液较少,通常皮肤消毒后穿刺抽液数次即可治愈。术后于修补处加压包扎,可减少血清肿的发生和程度。

2. 肠管损伤　脐疝内容物多为网膜组织,肠管损伤少,损伤多因游离疝囊时操作粗暴所致。及时发现并修补肠管损伤,无严重污染的情况下,仍可放置聚丙烯补片。迟发性肠坏死、肠穿孔较为危险,一旦发生将产生严重的腹膜炎,需立即行剖腹探查手术。

3. 复发　复发多发生在单纯缝合修补后,主要是因为缝合的张力及胶原代谢障碍等,可选择补片修补以降低复发率。

其他并发症及处理类似于切口疝的治疗。

（杨子昂）

第七节　半月线疝

经腹直肌鞘外侧、沿半月线处的裂隙样缺损突出而发生的疝称半月线疝,又名Spigelian疝。

【解剖】

半月线起自第9肋软骨,沿腹直肌外侧缘下方走行至耻骨,呈半凹形,因此命名为半月线。半环线以下腹直肌无后鞘,故半月线疝多见于半月线和半环线交接处。疝环为腹横筋膜、腹横肌和腹内斜肌中的裂隙,故疝囊位于腹外斜肌深面。

【临床表现】

半月线疝是一种罕见的腹外疝,大多见于中老年患者。肿物常位于左、右下腹部,可复性,呈扁平状隆起;有时肿物较小,且疝内容物位于肌层裂隙内,仅部分腹膜外脂肪突出,不易被察觉,仅感到局部隐痛和不适。

【治疗】

半月线疝均应手术治疗。在疝块处作横形或斜形切口,按肌纤维走向切开腹外斜肌,显露并切开疝囊,回纳疝内容物后高位缝扎。分层缝合腹横筋膜、腹横肌和腹内、外斜肌。如疝环较大,可在腹膜前置入一聚丙烯补片进行加强修补;另外,腹腔镜下的腹膜前补片修补术也是一较为理想的修补方法,手术过程类似于腹腔镜下腹股沟疝修补术的 TAPP 术式,且可同时进行诊断探查和治疗。半月线疝手术简单,效果良好,很少复发。

(杨子昂)

第八节 获得性腰疝

腰部外伤或手术后,腹腔内脏器或网膜组织自腰部薄弱区疝出而形成的肿物,称为获得性腰疝,是腹壁切口疝的一种特殊类型。

【解剖特点和发生原因】

获得性腰疝其原因主要有腰部外伤,切口在腰部的手术,如肾脏手术、髂骨取骨术等,在腹部每一个腹肌段均有单一的肋间神经支配,而且相邻的运动神经很少重叠支配同一块腹肌,因此由于腰部切口使得横向、斜向的三层肌肉及筋膜被切断,同时也切断了这些肌肉组织的支配神经,从而导致其支配的腹肌段麻痹,如若出现缝合不当、伤口感染等因素,将导致该处更加薄弱,疝的发生就在所难免。

【临床表现】

术后腰部切口处出现可复性的肿物,大小不一,质地柔软,站立时突出明显,平卧后或压迫时肿块可缩小或消失,常伴有局部坠胀感,部分患者可出现腹胀,排便不畅的症状。检查多可清晰扪及缺损的边缘。出现疝嵌顿的机会较少。

【诊断】

根据其病史及临床特点,诊断并不困难,有时可能需要与腰部软组织肿瘤鉴别,CT 检查可以有助于明确的诊断。

【治疗】

手术修补是目前治疗获得性腰疝的较好的方法。腰疝的手术方式同切口疝类似,分以下几种:

1. 单纯缝合修补术 一般原切口进入,切除瘢痕组织,暴露疝囊,回纳疝内容物,明确疝环缺损边缘,将相对应的肌筋膜组织对层缝合。对于缺损较小的腰疝,且腹壁结构层次清晰者,手术相对简单。如果缺损较大或者疝环边缘为骨组织,直接缝合较困难,甚至无法缝合,且复发率较高,可改为补片修补。

2. 补片修补术 根据补片放置于腹壁的层次不同可分为肌筋膜前补片修补术(onlay placement),肌层后方补片修补术(sublay placement)和腹腔内的补片修补术(intraperitoneal onlay mesh placement)(包括开放的腹腔内补片修补术和腹腔镜下补片修补术)。获得性腰疝有明确的肌筋膜缺损,有明确的疝环且其周围有足够用于固定补片的健康肌层组织,则其手术方法同切口疝。

【手术方式的选择】

获得性腰疝是特殊的切口疝,直接缝合往往复发率较高,这与一般切口疝相同,因此目前应首选补片修补的方式,从力学原理和修补效果上来说,补片在腹壁中放置的位置如位于缺损的内侧,则修补较为牢固,因此肌层后方补片修补术和补片置入腹腔内的修补术应是较理想的选择。但总的来说说相对一般切口疝,获得性腰疝有不同于一般切口疝的特点,原手术在切开皮肤、肌肉筋膜的同时也切断了这些肌肉组织的神经支配,使得腰疝疝环组织不够强健,缺少固定补片需要的坚韧组织。另外有些获得性腰疝的缺损边缘即为肋骨或髂骨组织,特别是腹腔镜下修补,固定补片比较困难,不够牢靠。常需要通过一些特殊的方式将补片固定于骨组织上,更需要选择比常规更大的补片进行修补而且由于微创术式的诸多优点,腹腔镜下腰疝修补术是较好的选择。需要指出的是对于因神经切断,由于"失神经"导致筋肉萎缩形成的薄弱,这种情况往往无肌筋膜缺损,无明确的缺损边缘,有文献称之为"假疝"或"失神经疝",由于这类患者常伴有明显的患侧坠胀不适,故手术的意愿强烈,完全腔镜手术对于这类疝的治疗是不合适的,开放手术有几种方法,一是将患侧的腹壁肌进行折叠缝合,但是由于肌层是缺乏神经支配的,往往术后不久,患侧再次膨出,二是将开放手术与腔镜手术联合,在腹腔内置入巨大补片修补薄弱,但仍没有明确的疗效随访结果,总的来说手术治疗效果欠佳。

(陈浩 姚琪远)

第九节 造 口 旁 疝

造口旁疝特指与腹壁造口相关的一类切口疝,腹腔内组织或器官在腹壁造口周围的人造通道中突出所形成的肿物。根据原造口类型不同,主要分为结肠造口旁疝和回肠造口旁疝,结肠造口旁疝总的发生率约 5% ~81%,术后 1 年的发生率约 30% ~50%,回肠造口旁疝相比结肠造口旁疝的发生率要稍低,约5% ~65%。

【发生原因和解剖特点】

腹壁造口手术使腹壁本身的完整性受到了破坏,

造口周围的肌肉收缩使得位于肌肉中间的造口变得越来越大。同时,造口的部位、大小及其与周围组织的缝合、愈合情况,造口肠管蠕动和排便时集团运动的冲击、腹压增加,术后放化疗的影响,以及患者本身年龄、肥胖、是否长期使用糖皮质激素、伴有慢性呼吸系统疾病和营养不良等,均可导致造口旁疝的发生,并且使得疝囊及其内容物不断增大。

【临床表现】

造口旁疝是造口手术后最常见的远期并发症之一。表现在造口旁可有肿物突出,站立或用力时突起,平卧后消失,时间久后肿物多不能回纳,可影响到造口装置的密封性,同时绝大部分患者会出现皮肤刺激、糜烂、局部胀痛以及排便不畅等不全梗阻症状,甚至发生急性肠梗阻、肠坏死而不得不急诊手术治疗。

【治疗】

绝大部分造口旁疝(约70%)不需要外科手术处理,一些效果还不错的非手术治疗措施包括:减轻体重、使用造口旁疝专用腹带或佩戴低弧度略带凸面的造口袋,均可以缓解造口旁疝所带来的影响。但是如果造口旁疝合并出现肠梗阻、疼痛、出血,或影响造口袋密封性导致造口周围皮肤破溃,则需要手术干预治疗,有些担心外观对患者心理的影响,也可以采取手术治疗。而对于心肺功能较差不能耐受全麻和手术的,肿瘤复发的,以及预期生存期较短的患者,则是手术的禁忌证,皮肤溃烂和感染是手术的相对禁忌证。造口脱垂经常会和造口旁疝相混淆,有时也被归为一种特殊类型造口旁疝,如果造口脱垂也像造口旁疝一样严重影响造口的功能时也需要进行手术治疗。造口旁疝修补手术包括造口旁疝缝合修补术、造口移位术,和现在越来越多被临床使用的开放式或腹腔镜下的造口旁疝补片修补术。

1. 造口缺损区域的直接缝合修补　在疝环一侧的疝囊边缘行弧形切口,切开进入疝囊,回纳疝内容物,留出恰当大小的造口肠管通道,将疝环缝合关闭,此方法不必重新造口。另一种术式是沿造口肠管开口行圆形切口,游离出造口肠管,回纳疝内容物后,留出恰当的造口肠管拉出通道后将疝环缝合关闭,缝合皮下组织,去除多余造口肠管,重新造口。这类手术创伤小、操作简单,但却有高达46%～76%的复发率,复发后以此方法再次修补复发率更是高达100%。

2. 造口移位加缺损区域缝合修补　可沿原切口进腹或于造口旁作弧形切口逐层进入皮下疝囊内,回纳疝内容物、游离造口肠管后,必要时末端离断造口肠管,修补关闭原造口处的缺损和伤口,在其上方或脐部等处,重新造口,注意将造口肠管在原造口及新造口之间的皮下潜行一段距离。这类手术创伤较大、

操作较难,不仅使得手术部位的切口疝以及造口关闭部位切口疝的发生率增高,而且存在新造口旁疝发生的可能,而且一些患者会因为造口移位产生护理上得不便和不适及心理上的不适应。

3. 开放补片修补术　通常选择原手术切口进腹,完全回纳疝内容物,暴露疝环缺损,补片尺寸需超出缺损边缘3～5cm,如使用聚丙烯材质的补片,因不能置入腹腔内,需放置在腹壁肌肉浅面-腱膜外(Onlay)或者腹壁肌肉深面-腹膜外(Sublay),并在补片相应的位置剪出造口肠管通过的孔隙,将补片与疝环较结实的组织缝合固定,这类手术分离腹壁的难度和创伤均较大,固定也较难。如使用防粘连补片置入腹腔内进行修补(IPOM),主要有Keyhole和Sugarbaker两种方式(补片固定方式略有不同,后一节详述)。总体来讲,补片修补手术使得复发率明显降低,但是,因补片污染而导致手术失败的可能性有所增加。

4. 腹腔镜下造口旁疝补片修补术　目前主要有两大类方法,一类是不需重做造口的全腹腔镜下造口旁疝补片修补的方法,包括Keyhole法、Sugarbaker法及Sandwich法;另一类是需原位重做造口的Lap-re-Do修补的方法。

共同步骤:①采用分步骤消毒法进行消毒准备,常规留置导尿;②术者站位:主刀医师与持镜助手站在造口对侧,另一助手立于造口侧;③穿刺孔的选择:第一个12mm穿刺套管应采用开放入路或使用可视穿刺套管置于造口对侧肋缘下3cm腋前线交汇处,另外两个5mm穿刺套管一个位于脐与剑突连线中点,一个位于第一个穿刺套管下方10cm腋前线处直视下置入;④探查腹腔:探查置入套管时有无损伤肠管及血管、腹腔内的粘连情况,是否伴有切口疝或腹股沟疝,是否有肿瘤的复发;⑤分离粘连、回纳疝内容物:运用电凝剪刀锐性分离粘连,超声刀仅限于分离网膜与腹壁间的粘连;必须将疝环周围10cm范围的腹壁粘连游离出来;⑥测量疝环缺损大小,长径及短径;⑦补片的选择与固定:通常选用大于疝环边缘5cm大小的防粘连补片,多数为15cm×20cm大小,与腹腔镜下切口疝补片修补术相似,主要运用螺旋钉枪在疝环边缘及补片的边缘双圈固定(双皇冠技术),固定间距约为1～1.5cm,并根据需要进行全层悬吊固定。

特殊步骤:①Keyhole法:使用特制的中央带孔的造口旁疝专用补片,或将补片自一侧剪开,中央剪成多瓣状裂孔,约2cm大小。将补片围套在造口肠管周围,补片的开口方向置放在疝环的造口肠管侧,先钉合固定开口的一边,再根据围套造口肠管的松紧(可让助手将示指插入造口以协助控制),钉合固定补片的其他部分及开口的另外一边,补片开口的两边应有

一定的重合;②Sugarbaker 法:用补片将一段造口肠管(通常将其贴于疝环外侧腹壁)及其旁疝即腹壁缺损一起覆盖,使造口肠管紧贴腹壁,留出造口肠管通过的大小合适的空间,将其两侧钉合固定,再于疝环及补片周围钉合固定;③Sandwich 法:先用一张略小的15cm×15cm 防粘连补片对造口区域进行 Keyhole 法修补,再于腹部正中处(上至肝缘韧带、下至耻骨梳韧带)覆盖一张 30cm×20cm 防粘连补片,补片边缘覆盖造口肠管至少 5cm,进行 Sugarbaker 方式修补,并予以钉合固定,内外两层补片夹合一段造口肠管至一个恰当的松紧度及角度修补更加牢靠。值得注意的是,Sandwich 法需要运用两张网孔较大,含 PVDF 的防粘连补片;④Lap-re-Do Keyhole 法:完全游离造口肠管直至疝囊壁皮下,游离过程中如有肠壁破损应予以及时缝合关闭,以防肠内容物漏出污染。彻底游离造口肠管后,于原造口处沿造口肠管黏膜与皮肤交界处环形切开进入,用无菌手套封闭造口肠管。将 Dynamesh-IPST 专用补片套入造口肠管并置入腹腔,展平并注意补片方向,将聚偏氟乙烯(PVDF)面朝向腹腔,聚丙烯(PP)面朝向腹壁。用不可吸收性缝线全层间断缝合关闭疝环,使其仅可通过造口肠管。将造口肠管与IPST 补片袖套部分进行上下两圈缝合固定。运用螺旋钉枪在造口肠管边缘及补片的边缘进行双圈固定,固定的间距约为 1~1.5cm。开放下将造口肠管与腹壁进行间断缝合固定,尽可能切除皮下疝囊囊壁组织,并缝合关闭原皮下疝囊空间,必要时局部留置负压引流。切除多余的结肠造口肠管,于原造口处重做结肠造口,套上人工肛门袋。是否放置腹腔引流视术中创面分离的大小及渗出而定。5Lap-re-DoSugarbaker技术:完全游离造口肠管直至疝囊壁皮下,游离过程中如有肠壁破损应予以及时缝合关闭,以防肠内容物漏出污染。彻底游离造口肠管后,于原造口处沿造口肠管黏膜与皮肤交界处环形切开进入,用无菌手套封闭造口肠管。将 15cm×20cm 防粘连补片置入腹腔。用不可吸收性缝线全层间断缝合关闭疝环,使其仅可通过造口肠管。展平补片并注意补片方向,将防粘连面朝向腹腔,补片中点位于造口肠管出腹壁处,通常将造口肠管贴向侧腹壁,并将补片横向覆盖造口肠管及疝环关闭区域,运用螺旋钉枪或可吸收钉枪在造口肠管边缘及补片的边缘进行固定,固定的间距约为1~1.5cm,注意补片边缘与造口肠管不要过于紧闭,可沿肠管方向剪开 2~3cm,以免补片边缘对造口肠管的卡压,减少术后肠梗阻的发生。开放下将造口肠管与腹壁进行间断缝合固定,尽可能切除皮下疝囊囊壁组织,并缝合关闭原皮下疝囊空间,必要时局部留置负压引流。切除多余的结肠造口肠管,于原造口处重做结肠造口,套上人工肛门袋。

【术后并发症及处理】

术后疼痛、腹胀、血清肿、出血、血肿、肠管损伤基本同切口疝修补后的状态,不同的是:

1. 肠梗阻 造口肠管穿出补片的孔隙大小以及与补片的角度、是否造成卡压都与术后肠梗阻的发生有关,因此术中钉合固定时务必仔细,另外,造口肠管内置入肛管可以起到顺畅造口肠管和早期排气的作用,可减少肠梗阻的发生。

2. 感染 防粘连补片的使用对于无菌的要求较高,而造口旁疝修补手术由于存在造口,且造口在术中有时又需要敞开,特别是 Lap-re-Do 修补术式需要重建造口,有导致术野污染的可能。因此,分步骤消毒、术中注意无菌操作、皮下疝囊空间留置负压引流等都是非常重要的预防措施。术前加强造口护理治疗造口旁皮肤感染及预防性使用抗生素也同样重要。

3. 复发 这是治疗的关键。复发与造口的位置、大小、疝环的强度、补片大小的选择、固定的方式和强度以及术者的经验均有关系。术者应具有一定的腹腔镜下切口疝补片修补经验后再进行造口旁疝修补手术,这样可减少因术者技术上的因素造成的复发。

造口手术是常见的腹部外科手术之一,据报道,美国共有 450 000 例造口病例,英国有 102 000 例造口病例,而且每年以 3% 的比例递增。而造口旁疝是造口手术最常见的后期并发症之一。引起造口旁疝的根本原因是造口导致的腹壁的缺损、胶原代谢的异常、腹壁横向肌肉的收缩作用使造口旁组织向四周收缩,加上造口肠管集团运动的冲击力,造口孔径的逐渐扩大,进而造成拉出的部分造口肠管与造口通道侧面不能完全愈合。多数造口旁疝患者系肿瘤根治术后还需进行放疗、化疗等综合治疗,恶性肿瘤患者又多有营养不良或伴有糖尿病等代谢性疾病情况。当然患者的年龄也是一个很重要的因素,随着年龄的增大,腹壁肌肉往往会萎缩,肌张力也会随之降低,这些因素都会妨碍组织的愈合。结肠和回肠造口发生造口旁疝的几率是不同的,其他一些会引起腹内压升高的病理性因素,如慢性咳嗽、排尿困难、排便困难等也容易造成造口旁疝。此外,造口手术的技术原因,如造口位置选择不当、造口的口径过大、缝合技术问题,及术后早期阶段瘢痕形成减少等也都会增加造口旁疝的发生率,也有观点认为:造口术后的时间是引起造口旁疝的主要原因,即:时间越长,发生率越高。

疝一旦发生就不可逆转,会随着时间的推移越来越大,目前公认的观点是:手术修补是治愈的唯一方法,而且较早采取手术治疗,手术创伤以及手术的难度都将大大降低。但对于造口旁疝,由于开放手术治

2

疗效果的不理想,多数外科医师主张先保守治疗,不得已才选择手术治疗。这就使得这类患者手术难度加大,术后的外观不理想,尤其是腹腔镜下的修补,补片修补后残留在原疝囊内的造口肠管较多,无法回纳入腹腔,其外观就更加难以达到较为理想的状态。因此,我们感觉随着腔镜修补技术的进一步成熟,造口旁疝修补的手术指征应该扩大,可对有症状的早期疝,甚至无症状的早期疝进行修补,这样不仅可取得较好的修补效果,而且可节约手术成本。当然,其远期效果尚待进一步随访。而对于肿瘤术后的造口旁疝,早期手术治疗需要向患者告知两种情况:①手术是在无肿瘤复发的前提下进行的;②手术修补后有肿瘤复发的可能。基于我中心超过10年对造口旁疝诊治经验及远期随访结果,我们认为,对于疝囊较小较早期的结肠造口旁疝、回肠造口旁疝及回肠代膀胱的造口旁疝,全腔镜下造口旁疝Sugarbaker修补技术可以采用,且修补效果良好;而更多的结肠造口旁疝应采用腔镜下Lap-re-Do修补技术,可依据术中情况适当选择Lap-re-Do Keyhole技术或Lap-re-Do Sugarbaker技术,这样才能达到既减少造口旁疝复发,又可使得修补手术后修补外观理想及造口功能正常的修补目的。

当然,腹腔镜造口旁疝修补手术同样也存在一些手术并发症和不足,但是McGreevy医师等人的研究调查显示经腹腔镜下腹壁疝修补的患者术后各种并发症的总发病率约为5%~8%,仍远低于经传统开腹疝修补术患者的15%~21%。Halabi医师等人对2005—2011年美国ACS-NSQIP造口旁疝诊治项目进行了统计,共2167例造口旁疝患者接受修补手术,其中222例行腹腔镜修补术,约占10.2%,结果显示腹腔镜修补术在手术时间、术后住院时间、并发症发生率以及手术相关性感染等方面具有显著优势。Helgstrand医师等人分析了2007—2010年丹麦全国174例造口旁疝手术病例,其中118例(67.8%)行腹腔镜修补术,也得出了与上文相同的结论,且腹腔镜手术复发率更低。所以,针对造口旁疝的手术治疗,采用腹腔镜修补技术具有一定优势。

因此,腹腔镜造口旁疝修补手术作为一项新的手术技术,还需要不断完善以及总结和改进,但是只要能充分体现腹腔镜技术的微创优势,不断克服其他不足之处,同时随着修补材料的不断研发和价格的降低,该手术的应用前景非常广阔,相信能够给受造口旁疝困扰的患者带来福音。

(何凯　姚琪远)

第十节　食管裂孔疝

食管在相当于第10胸椎的水平由后纵隔通过膈

肌后部的裂孔进入腹腔,此裂孔称为食管裂孔。当食管裂孔因为先天或后天因素扩大,腹腔内脏器由此裂孔疝入胸腔,称为食管裂孔疝。疝内容物大多是胃,也可是网膜或小肠等其他腹腔内组织。食管裂孔疝是膈疝中最常见的类型,达90%以上。但多数患者无症状或症状轻微且不典型,难以得出其确切的发病率,在一般人群普查中发病率为0.52%。本病可发生于任何年龄,女性多于男性,为1.5~3∶1。

(一) 应用解剖及病因

在正常状态下,由膈食管韧带及膈肌脚的肌纤维对食管下端及贲门起相对固定作用。膈食管韧带是由食管下端的纤维结缔组织和腹膜返折形成,而膈肌脚的肌纤维则在食管裂孔周围环绕并于后方相交叉。上述正常解剖结构的存在是保证胃食管连接部和食管裂孔相对固定结合的基本条件。导致食管裂孔疝发生的病因有两个,必须具备这两个原因,才能形成食管裂孔疝。

1. 食管裂孔松弛增宽　与其他疝形成的病因一样,食管裂孔疝的出现首先也需要有一个相对薄弱的区域。由于以下因素存在,包括:①先天发育不良;②随着年龄增长,韧带松弛,肌肉萎缩;③外伤、手术等,均会导致食管裂孔扩大,形成了这样一个薄弱区域。

2. 腹腔压力增高　单有薄弱区域还不足以形成疝,腹腔压力增加,胸腹腔压力梯度不断增大,导致薄弱区域破裂,腹腔内脏器进入胸腔才会形成食管裂孔疝,引起腹腔内压力增高的因素包括:肥胖、便秘、前列腺增生、慢性咳嗽以及大量腹水等。

由于腹段食管及贲门与食管裂孔之间正常解剖关系的改变导致了抗反流机制的破坏,很多患者同时伴有胃食管反流,引起反流性食管炎;有时疝入胸腔的脏器会引起梗阻的症状,如:吞咽困难,反复呕吐等,少数情况下还会发生嵌顿引起出血甚至坏死穿孔。另有一部分严重的胃食管反流患者由于食管的炎症及瘢痕挛缩导致腹段食管和贲门上移到胸腔,出现继发性短食管的表现。

(二) 分型

食管裂孔疝的分型对于诊断及治疗都至关重要,根据2013年美国胃肠内镜外科协会的指南,将食管裂孔疝分为4型:

Ⅰ型　滑动型裂孔疝:临床上此型最为多见,占所有食管裂孔疝95%,此型疝的胃食管连接部上移入胸腔,一般裂孔较小,疝可上下滑动,仰卧时疝出现,站立时消失。因为覆盖裂孔及食管下段的膈食管韧带无缺损,故多无真性疝囊。由于膈食管韧带松弛,使膈下食管段、贲门部经食管裂孔滑行出入胸腔,使正常的食管-胃交接锐角(His角)变为钝角,导致食管下段正常的抗反流机制被破坏,故此型多并发不同程度的胃食管反流。

Ⅱ型　食管旁裂孔疝:少见,胃食管连接部仍位于膈下,而一部分胃底或胃体经扩大的食管裂孔薄弱处进入胸腔,由于存在膈食管韧带的缺损,多具有完整的疝囊。膈下食管段和食管-胃交接角仍保持正常的解剖位置和正常生理性括约肌作用,抗反流机制未被破坏,故此型极少发生胃食管反流。约1/3巨大食管旁裂孔疝易发生嵌顿。

Ⅲ型　混合型裂孔疝:系前两型并存,且前两型疝后期都可能发展成混合型疝,此型疝胃食管连接部以及胃底大弯侧移位于膈上,胃的疝入部分较大,可达胃的1/3至1/2,并常有嵌顿、绞窄及穿孔等急腹症症状。

Ⅳ型　巨大疝:不仅有胃疝入胸腔,还有其他的腹腔内脏器,包括网膜、结肠、小肠等在疝囊内。

也有学者将Ⅲ、Ⅳ型疝合并为一个类型,统称混合型疝,占除Ⅰ型疝外的大部分(剩余的5%中的95%),而真正的Ⅱ型旁疝很少见。常见的Ⅰ型疝与Ⅱ、Ⅲ、Ⅳ型疝无论是临床表现、辅助检查结果及治疗原则均有很大的差别。

(三)临床表现

不同类型的食管裂孔疝其临床表现完全不同,Ⅰ型滑疝往往无梗阻症状,但大多伴有胃食管反流;而Ⅱ、Ⅲ、Ⅳ则以梗阻症状为主,有时伴有压迫症状或有并发症时的临床表现。

1. Ⅰ型疝的临床表现　很多早期的或小的滑动性食管裂孔疝患者往往没有不适症状或仅有轻微的饱胀不适感,往往不引起重视。当病程较长时会伴有反流的症状,典型的如烧心、反酸等,不典型的表现包括胸痛、吐酸水、阵发性咳嗽、声音嘶哑、喉头异物感等,易于其他疾病相混淆;严重的还会出现哮喘及吸入性肺炎;另外如有严重的反流导致食管溃疡的还会引起呕血、黑便等消化道出血的表现。反复的食管炎还有潜在的癌变风险。

2. Ⅱ、Ⅲ、Ⅳ型疝的临床表现　这些类型的疝临床症状以梗阻为主,较轻的包括恶心、餐后饱胀感、干呕等,症状加重会出现进食后疼痛、吞咽困难,反复呕吐、吸入性肺炎等。如疝囊较大,压迫心肺或纵隔,会出现气急、心悸、咳嗽、发绀等症状;如有疝内容物的嵌顿,则可能出现消化道出血、溃疡甚至疝内容物坏死穿孔等严重并发症。

3. 体征　无并发症时通常无特殊发现,但巨大食管裂孔疝者的胸部可叩出不规则鼓音区与浊音区。

饮水后或被振动时,胸部可闻及震水音。

(四)诊断与鉴别诊断

1. 诊断　食管裂孔疝的症状和体征均缺乏特异性,诊断主要还是依靠辅助检查,多种辅助检查有不同的作用,应根据患者的不同情况选择合适的方法。

1)X线检查:上消化道钡餐检查为最常用的诊断食管裂孔疝的方法,但小型的滑疝有时需要采用头低脚高位,对上腹加压方能通过X线显示,常见的食管裂孔疝的X线表现包括:膈下食管段(腹段)变短增宽或消失,贲门部呈现幕状向上牵引,膈上可见胃囊,膈上出现食管胃狭窄环(Schatzki环形狭窄)等。但如果怀疑有食管裂孔旁疝的急性梗阻,不宜选用上消化道造影,因为这些患者在造影过程中可能引起误吸导致严重肺部并发症。

2)内镜检查:内镜检查不是直接确诊食管裂孔疝的方法,但在内镜下会有一些间接的征象帮助我们诊断食管裂孔疝,如可在食管内见胃黏膜;可见食管下括约肌松弛,呼气和吸气时均呈开放状态;正常情况下吸气时食管胃交界点下降,如有疝则位置不变等。内镜检查更重要的作用是排除引起上消化道梗阻的其他原因,如:肿瘤、贲门失弛缓、硬化性食管炎等,另外食管镜检查还有助于了解食管黏膜上皮的损伤情况,来判断食管炎的严重程度。

3)CT检查:食管裂孔疝的患者常规行CT检查,如在胸腔发现胃或其他腹腔脏器可以帮助诊断,特别是有严重的梗阻症状时,这时不适合做上消化道造影,CT是很好也很有必要的辅助检查方法,同时也有一定鉴别诊断的作用。

4)食管功能检查:是食管裂孔疝患者重要的辅助检查方法。本检查包括两部分:食管动力学功能检查(测压)和食管下段24小时pH及阻抗pH监测(测酸)。通过检查可了解下食管高压带的压力、腹段食管长度、食管体的长度以及胃-食管反流的严重程度、反流与症状之间的关系、食管排空能力等。食管下段24小时pH及阻抗pH监测是诊断胃食管反流病的金标准,对手术指征的掌握非常重要,特别是一些难治性的胃食管反流病。食管动力学的检测则是手术方式选择的重要参考,本检查也是评估手术治疗的效果及术后有无复发的主要手段。

5)其他:如以B超来测量腹段食管的长度,MRI来帮助判断疝内容物的性质等。

2. 鉴别诊断　本病应与心绞痛、心肌梗死、胃炎、消化性溃疡、上消化道肿瘤、胆道疾患,以及胃肠或咽喉神经症等鉴别。

（五）治疗

不同类型的疝治疗原则不同,根据患者的病情选择合适的治疗方法。

1. 观察、随访　无论何种类型的食管裂孔疝,如果是辅助检查发现的,无任何不适症状,都可以观察、随访。但临床上真正无症状的Ⅱ、Ⅲ、Ⅳ型疝非常少,需要仔细询问病史以鉴别。

2. 内科治疗　在所有的食管裂孔疝患者中,Ⅰ型滑动性疝占到了95%,其中大多数患者症状轻微,以胃食管反流症状为主,可通过内科保守治疗来控制和缓解症状。但这些患者停药后复发率高,许多需终身治疗。内科保守治疗包括:

（1）改变生活习惯

1）改变饮食习惯:减少脂肪摄入、避免大块食物、减少刺激胃酸分泌和反流的食物如:酒精、含咖啡因的饮料、巧克力、洋葱、辛辣食物、薄荷等。

2）戒烟。

3）减肥。

4）进食后3小时内避免睡眠,进食后多活动。

5）睡眠时抬高床头。

6）减轻工作压力。

（2）制酸药物:大多数患者可通过制酸药物来减轻或控制反流症状。常用的药物为PPI如:奥美拉唑、兰索拉唑、埃索美拉唑等。症状较轻时也可选择H2受体阻滞剂如:雷尼替丁、法莫替丁等食管和胃动力药。部分患者食管功能检查发现食管胃排空能力下降,此时可加用多潘立酮（吗丁啉）或莫沙必利等以缓解症状。

3. 外科手术治疗

（1）手术适应证:对于Ⅱ、Ⅲ、Ⅳ型及症状较重的Ⅰ型食管裂孔疝患者,仍需手术治疗以消除其嵌顿的风险并控制症状。其适应证包括:

1）Ⅱ、Ⅲ、Ⅳ型疝伴有不适症状的患者。

2）Ⅰ型疝症状严重影响生活,经内科治疗无效或药物不良反应无法耐受。

3）Ⅰ型疝内科治疗有效,但无法停药又不愿意长期服药治疗。

4）已出现严重的反流的并发症:

a. B级以上的食管炎（洛杉矶分级）。

b. 反流所致的食管狭窄、严重出血等。

c. 反流引起的严重消化道外病变,如:吸入性肺炎、哮喘等。

（2）手术方法选择:食管裂孔疝修补的方法很多。早期大部分食管裂孔疝都是由胸外科经胸修补,

随着外科微创手术的开展,发现腹腔镜手术视野清晰,创伤小,修补效果好,术后恢复快,并发症少,具有很多优势,因此腹腔镜食管裂孔疝修补+胃底折叠术已成为治疗食管裂孔疝的金标准术式,当然手术技术的细节还有很多争议之处,但手术步骤已基本达成共识,包括:

1）从左向右打开膈食管韧带。

2）保留迷走神经前干的肝支。

3）分离双侧膈肌脚。

4）经食管裂孔游离食管使腹段食管长度达到3cm。

5）尽量剥离或切除疝囊。

6）膈肌脚在食管后以不可吸收线缝合。

7）如果膈肌脚薄弱明显或食管裂孔直径>5cm,可以补片加强修补。

8）胃底折叠的长度为2cm左右并固定于食管。

9）其他:当膈肌脚在食管后方缝合张力过大时,也可考虑在食管前方的缝合;补片只做加强修补不做桥联修补;应该常规做胃底折叠,因为即使术前无反流症状,手术时也会破坏食管裂孔周围正常的解剖结构从而引起术后反流;折叠的术式以短松型360°Nissen折叠最多见,Toupet（270°折叠）和Dor（180°折叠）也可以在合适的患者中应用,最好根据术前食管测压的结果,有条件的根据术中测压结果选择折叠术式。

（3）并发症及处理

1）术中并发症

a. 出血:术中应妥善处理胃短血管,注意保护脾脏,否则可能引起无法控制的出血。如果发生应及时中转开腹,有时甚至要切除脾脏。

b. 胸腔脏器损伤:固定补片时应注意使用螺旋钉的方法,避免打穿膈肌损伤胸腔脏器,没有把握时缝合可能更安全。

c. 腹腔脏器损伤:除了游离胃底时损伤脾脏外,大多数腹腔脏器的损伤出现在回纳疝内容物时或牵拉胃食管时。应注意手术操作时动作轻柔,解剖结构不清是应以钝性分离为主,避免锐性分离直接损伤脏器。

d. 气胸:胸膜破裂是术中常见的情况,一般无需胸腔闭式引流,只需手术结束时正压通气吹张肺即可。

2）术后并发症

a. 复发:食管裂孔疝的复发率远高于腹股沟疝、切口疝等其他常见的疝。如果术后出现Ⅰ型疝复发且无不适症状的可以随访;如果复发引起明显的梗阻

和反流症状的需要再次手术,对有经验的医师再次手术也可以在腹腔镜下完成。

b. 进食困难:术后第 1 个月出现进食困难的患者可能超过一半以上,大多数患者可以自行缓解,术后 6 个月仍有进食困难的患者低于 5%。非常少的患者需要扩张治疗甚至再次手术。但修正手术需慎重,要有客观证据而且要排除患者精神因素的干扰。

随着检测手段的不断进步和国人对生活质量要求的不断提高,因食管裂孔疝和胃食管反流病而就诊的患者越来越多,只有对此疾病有充分的了解,才能做到早期诊断,及时准确的治疗。

（花荣　姚琪远）

第二十二章

腹部损伤

第一节 概 述

腹部损伤(abdominal injury)是战时及意外伤中最常发生的事件之一,是一种常见的严重外科急症,近年来随着工矿和交通事故的骤增,腹部损伤的发生率逐年增多,死亡率高达10%～40%,致死原因是休克、内出血、严重腹膜炎和感染。而腹部火器伤具有内脏损伤率、出血性休克率、感染率、MODS发生率和死亡率高等"五高"的特点。多发伤在腹部表现为多个脏器损伤,死亡率更高。由于意识不清、呼吸困难等表现掩盖腹部损伤的临床征象,而使诊断延误,增加了并发症发生率和死亡率。

【分类】

腹部损伤通常分为闭合性和开放性两大类:闭合伤可以仅累及腹壁,也可以累及腹腔内脏器。开放伤按腹膜是否破损又分为穿透伤和非穿透伤。前者多数伤及脏器,后者也偶尔因冲击效应而引起腹内脏器损伤。穿透伤中,有入口和出口者为贯通伤,只有入口没有出口者为盲管伤。

闭合性损伤常由撞击伤、打击伤、坠落伤、挤压伤、冲击伤等引起,开放性损伤常由刀刺伤、枪弹伤等引起。随着外科手术、内镜和介入性放射学等的广泛开展,医源性腹部损伤发生率有所升高。开放性损伤中常见受损内脏器官依次是肝、小肠、胃、结肠、大血管等,闭合性损伤中依次是肝、脾、肾、小肠、肠系膜等。腹部损伤的严重程度取决于暴力的强度、速度、着力部位和作用方向等因素,还受解剖特点、脏器功能状态以及原有病理情况等因素的影响。例如,肝、脾结构松脆、血供丰富、位置较固定,一旦受到暴力作用,比其他脏器更易破裂,尤其是原有病理情况的肝、脾等组织。固定的肠道例如上段空肠、末端回肠、粘连的肠管等比活动的小肠更易受损,饱餐后的胃和充盈的膀胱比排空时更易破裂。开放性创伤有体表伤口,易及时获得诊断;而闭合性损伤诊断较困难,常贻误手术时机,导致严重后果。

【临床表现】

腹部损伤后的临床表现,常因伤情不同而差异甚大,从无明显症状和体征到严重休克甚至处于濒死状态,但均以腹腔内出血和(或)腹膜炎为主要表现。

实质脏器(肝、脾、胰、肾等)或大血管损伤主要表现为腹腔内或腹膜后出血。患者表现为面色苍白、脉率增快、细弱,脉压变小,严重时脉搏微弱、血压下降,甚至休克。腹痛呈持续性,一般不很剧烈,腹膜刺激征也无空腔脏器破裂时严重。但肝脏破裂伴有较大的肝内胆管断裂时,因有胆汁漏出而出现明显的腹膜刺激征;胰腺损伤如伴有胰管断裂,胰液渗入腹腔也可对腹膜产生强烈刺激。体征最明显处一般即是损伤所在。肩部放射痛提示肝或脾的损伤,在头低位数分钟后尤为明显。肝、脾包膜下破裂或系膜、网膜内出血可表现为腹部包块。移动性浊音通常在出血量较大时才出现。肾脏损伤时可出现血尿。

空腔脏器(胃肠道、胆道、膀胱等)破裂时主要表现为弥漫性腹膜炎。最典型的症状就是腹膜刺激征,但其程度因空腔脏器的内容物不同而有所差异。通常胃液、胆汁、胰液对腹膜刺激最强,肠液次之,血液对腹膜刺激较小。随着病情的进展,逐渐出现发热和腹胀,肠鸣音减弱或消失,严重时发生感染性休克。胃、十二指肠破裂后可有肝浊音界缩小或消失,腹膜后十二指肠破裂的患者有时可出现睾丸疼痛、阴囊血肿或阴茎异常勃起等。

多发性损伤的临床表现更为复杂,腹部以外的严重损伤如颅脑伤、胸部伤、脊柱和骨盆骨折等常掩盖腹部脏器损伤,造成诊断的延误。

【诊断】

开放性腹部创伤的诊断一般不难,但横膈损伤应予注意,因出血不多而腹腔灌洗常为阴性,易漏诊。背部穿透伤所引起的结肠后壁损伤应避免使用钡剂检查,可疑时应尽早剖腹探查。闭合性腹部损伤的诊断较难,必须仔细鉴别单纯性腹壁挫伤和腹内脏器伤,在应用各种诊断方法仍不能排除脏器损伤时,可考虑剖腹探查。正确的诊断有赖于仔细询问病史和反复定时进行全面体检。因在脏器损伤的早期或脏器延迟破裂时可能开始时症状较轻和缺乏阳性体征,但数小时后复查时体征就较明显。在诊断时应注意有无多发性损伤,不能满足于腹内脏器伤而忽略了其他部位的合并伤。根据文献报道,闭合性腹部损伤时多发性损伤的发生率高达69.5%。有合并伤的腹部创伤的误诊率为12.8%~45.0%,诊断困难,处理复杂,死亡率高达32.2%~70.0%。此外,还应进一步鉴别实质脏器伤和空腔脏器伤。腹膜炎是空腔脏器破裂的主要临床表现,膈下常有游离气体,腹腔穿刺可抽得胃肠内容物、胆汁或混浊液体。内出血是实质性脏器损伤的主要临床表现,伴休克征象,有移动性浊音,腹腔穿刺可抽得不凝固血液。

随着诊断学的进步,通过超声波检查、CT、腹腔血管造影、腹腔镜等手段,疑难病例确诊率有了明显提高。和诊断其他疾病一样,诊断腹部损伤不应过分依赖现代化的特殊诊断方法,应强调重视临床征象,利用最简易的检查方法,尽快获得初步诊断,而特殊诊断方法有时还可能延误病情。

1. 实验室检查 腹内实质脏器破裂可呈现红细胞、血红蛋白和血细胞比容下降;空腔脏器破裂时白细胞计数明显升高;泌尿系损伤时可见血尿;胰腺损伤时,血尿淀粉酶升高。

2. X线检查 最常用的是胸片和腹部立卧位平片,可发现膈下游离气体和某些脏器的位置、大小的改变。凡是腹腔内脏伤诊断已经确定,尤其是伴有休克者,应抓紧时间处理,不必再行X线检查以免加重病情,延误治疗。

3. 选择性腹腔内脏动脉造影 对实质脏器伤的诊断价值较大,必要时可作选择性动脉栓塞术以控制肝、脾、肾损伤的出血。但血管造影属于侵入性检查手段,所要求的设备条件和技术条件较高,费用昂贵,较难普及应用。

4. 诊断性腹腔穿刺(diagnostic abdominal paracentesis) 1880年Mikulicz首先应用于临床,本法简便安全,阳性率可达90%以上,对腹内脏器损伤的诊断有很大帮助。腹部四个象限皆可穿刺,以下腹部常用。抽到液体后,应观察液体的性状,借以推断何种脏器损伤。如为血液,应置试管内观察,若迅速凝固,则表明误刺入血管;若不凝固,提示实质脏器破裂出血。若能抽到0.1ml以上的不凝固血液,则为穿刺阳性。穿出液可送化验检查,包括细胞计数和分类、细菌涂片和培养,测定淀粉酶或氨含量,如疑为尿液或胆汁时,应进一步鉴定。应予指出,穿刺阳性固然可明确诊断,但假阴性率却高达20%~50%,其因素颇多:①实质脏器的中央型破裂或被膜下血肿;②将破而未破的胃肠壁;③位于腹膜外间隙的器官伤,其后腹膜未破;④胃肠道破口小,很快被大网膜、邻近肠管或系膜包裹,或被肠腔内残渣堵塞;⑤实质性脏器伤轻,出血量少且局限,故阴性结果并不能排除腹内脏器损伤。改用诊断性腹腔灌洗,则假阴性率可望降至1%~2%。

5. 诊断性腹腔灌洗(diagnostic peritoneal lavage) 1965年Root首先倡用,适于腹腔穿刺阴性而又高度疑有腹内伤者,是一种颇有价值的辅助诊断方法,早起诊断阳性率高于腹腔穿刺,还能进行连续观察而不必多处反复穿刺。灌洗技术可分为开放式、半开放式和封闭式三类。开放式为直视下切开腹膜,半开放式为不切开腹膜而代之以穿刺,封闭式系用套管针穿刺腹腔,经导管向腹腔内注入乳酸林格液或等渗盐水(10~20ml/kg),灌洗液回收。根据肉眼观察和化验检查,符合以下任何一项即属阳性:①灌洗液含有肉眼可见的血液、胆汁、胃肠内容物或尿液;②镜检见红细胞计数大于$0.1×10^{12}$/L,白细胞计数大于$0.5×10^9$/L;③淀粉酶超过100u(索氏)/dl;④灌洗液镜检发现大量细菌。该法比诊断性腹腔穿刺术更为可靠,诊断正确率达98.1%,假阴性率1.3%,并发症率为0.8%。诊断性腹腔穿刺或灌洗的假阳性率约2%~25%,多见于:①骨盆或脊椎骨折,腹膜被骨尖刺破,血液流入腹腔内;②下腹部腹膜后大血肿,致使误穿入血肿区,吸出不凝血性液。诊断性腹腔穿刺或灌洗的相对禁忌证为:①重度腹胀或肠麻痹;②有广泛肠粘连或多次腹部手术史;③妊娠中、后期伤员。对上述伤员,除非高度怀疑腹内出血,宜采用其他辅助检查。

6. 超声检查 彩超为一种简便、经济、又快速直观的非损害性检查方法,对腹部创伤的诊断颇有帮助,诊断符合率高达95%~99%,超声对闭合性腹部实质脏器损伤可作为首选的检查方法,主要用于检查肝、脾、肾和上腹部创伤,同时对评价非手术治疗效果和随访有重要参考价值。缺点是对腹部空腔脏器损伤的诊断不够敏感。对临床可疑腹部损伤者,应结合其他辅助检查。

7. 计算机断层扫描(CT) 可确定脏器损伤的部位、范围及其周围器官的关系,准确率达90%以上,目前主要用于实质性脏器损伤的诊断。为提高准确率可同时给予静脉和口服造影剂。血管造影剂增强CT检查能鉴别有无活动性出血以及出血部位。

8. 磁共振成像(MRI) MRI对血管损伤和某些

特殊部位的血肿如十二指肠壁间血肿有较高的诊断价值,MRCP尤其适用于胆道损伤的诊断。

9. 放射性核素扫描　一般应用核素锝(^{99m}Tc),能显示肝、肝外胆管、脾的损伤,精确度不如B超和CT。

10. 诊断性腹腔镜技术(diagnostic laparoscopy)　腹腔镜技术已广泛应用于腹部创伤的早期诊断,可直接观察到损伤脏器的确切部位及损伤程度,判断出血的来源。腹腔内积血50ml时,腹腔镜即可检出。目前在腹部创伤的治疗过程中,随着腹腔镜手术技巧的提高,常规手术在腹腔镜下基本都能完成。但是腹腔镜技术也存在一定的局限性,例如对腹膜后脏器损伤的诊断治疗比较困难,对严重内脏损伤的治疗难度较大。因此,我们在腹腔镜手术的同时也要做好剖腹手术的相应准备。

【治疗原则】

腹部损伤往往伴有腹部以外的合并伤,应全面权衡各种损伤的轻重缓急,维持呼吸道通畅,先处理威胁生命的合并伤,如开放性或张力性气胸、颅内血肿及大出血等。腹部创伤有时伤情严重、失血迅速、发生休克者较多,应抓紧抢救的关键时段,遵循"抢救生命第一,保全器官第二"的原则。负责多发性损伤治疗的各科医师,必须密切合作作出决策。对未发生休克的伤员,应予严密观察,积极作好术前准备。对已发生休克的内出血患者,应迅速补充血容量,在紧急情况下,使用可立即取得的任何静脉用液,以争取时间,在循环得到一定恢复和支持后,再根据病情需要选用针对性更强的液体。为获得最佳的治疗效果,维持氧的供应、保持酸碱及水电解质平衡不容忽视。经短期抗休克后立即剖腹手术,若仍不能纠正休克,就应边抗休克边迅速剖腹止血,只有制止出血才能有效纠正休克。一旦怀疑有胃肠道损伤,需立即静脉给予合适的抗生素。

手术应综观全局,有腹腔内出血时,探查中应尽快明确出血部位,加以控制。肝、脾、肠系膜是常见的出血来源。如无腹腔内出血,则对腹腔脏器进行系统、有序的探查,避免遗漏。探查次序原则上应先探查肝、脾等实质器官,同时探查膈肌有无破损。接着从胃开始,逐段探查十二指肠球部、空肠、回肠、结直肠及系膜,然后探查盆腔脏器,最后可以切开胃结肠韧带显露网膜囊,检查胃后壁和胰腺。绝不能满足于某一脏器伤的发现,而忽略多脏器损伤。先处理出血性损伤,后处理穿破性损伤。对于穿破性损伤,先处理污染重的损伤,后处理污染轻的损伤。对于脾广泛破裂者应以迅速切除脾脏为妥,仅个别单纯脾破裂、破裂口浅小者,可考虑保脾。肝破裂的处理主要是彻底清创、严格止血、防止胆瘘、建立通畅引流。根据破

裂情况,可直接修补或以吸收性明胶海绵、大网膜等填塞缝合。对于出血难以控制的肝破裂,伤情危重不能耐受较大手术者,肝周纱布堵塞止血值得推荐使用,术后需控制感染。小肠损伤多行肠修补术。近年来,由于外科操作技术的提高对于结肠伤多以单纯修补或Ⅰ期切除吻合为主。但是若受伤时间较长、腹腔污染重,则仍需作肠造瘘或Ⅱ期切除吻合。术中应彻底清除腹腔内积血、肠液、粪便、组织碎块、异物等,并用大量等渗温盐水冲洗吸净,尤应注意膈下、结肠旁沟及盆腔等处,勿使液体积存。使用含抗生素溶液冲洗的益处尚未定论。已伴严重休克者,减少腹腔内冲洗扰动。对于肝脏、胆道、胰腺、十二指肠及结肠损伤,伤处渗血、污染严重或局部脓肿形成者,应放置腹腔引流物。术后应严密观察病情变化,注意各种并发症的发生,补充营养,维持水、电解质平衡,选用适当抗生素以预防感染。

【损伤控制性外科】

损伤控制性外科(damage control surgery,DCS)是指针对严重创伤患者进行阶段性修复的外科策略,旨在避免由于低体温、酸中毒、凝血障碍互相促进而引起的不可逆性生理损害。腹部损伤时进行DCS主要分为三个阶段:简洁复苏后快速止血和控制腹腔感染;对患者进行重症监护和复苏,纠正生理功能紊乱;实施确定性手术,包括探查和修复、恢复胃肠道的连续性和闭合腹腔等。大量临床实践充分证明了DCS的合理应用可以有效降低复杂严重创伤患者的病死率。

【预后】

除伤员的年龄和全身情况外,腹部创伤的预后还决定于下列因素:①救治的早晚:Gehegam报道伤后12小时以内手术者,死亡率为14%,而12小时后手术者,死亡率高达66%;②损伤脏器的种类:大血管、胰、十二指肠、结直肠损伤后果多较严重;③损伤脏器的数目:损伤脏器愈多,死亡率愈高,一组1917例腹部火器伤的统计提示,1个脏器损伤的死亡率为8.5%,2个脏器损伤为19.5%,而3、4、5个脏器损伤的死亡率分别为34.3%、49.2%和65.2%;④脏器损伤的严重程度:美国创伤外科学会制定的器官损伤分级法(organ injury scaling,OIS)进一步统一了腹部器官损伤分级标准,被创伤外科界广泛应用。腹部创伤预后及转归的决定性因素,是对腹部创伤及时和正确的诊治。一个高效率、组织严密、设备精良的抢救机构对成功处理腹部创伤是必要的。

（马保金）

第二节　肝　损　伤

肝脏是腹腔内最大的实质性器官,位于右上腹的

深部,有下胸壁和膈肌的保护。由于肝脏体积大、质地脆,一旦遭受暴力容易损伤,据统计肝脏损伤占腹部损伤的 15% ~20%。肝脏损伤史可发生腹腔内出血或胆汁漏,引起出血性休克和(或)胆汁性腹膜炎,后果严重,严重肝外伤死亡率可高达 60% 以上,必须及时诊断和正确处理。

【分类】

肝损伤按致伤原因和损伤程度分为:

1. 闭合性损伤　这类损伤的特点是暴力直接作用的体表并无伤口。可表现为:①真性损伤:也称完全性肝裂伤,肝包膜和实质均破裂;②包膜下裂伤:肝包膜完整,肝包膜下实质破裂,多伴有包膜下血肿;③中央型裂伤:肝实质表面和包膜正常,而深部的实质破裂。

2. 开放性损伤　这类损伤的特点是同时伴有胸腔或腹腔的开放性损伤。

【临床表现】

闭合性损伤如肝脏仅为浅表裂伤时出血量少,有些可以自行停止,其腹部体征较轻。而裂伤较深,有些呈不规则星状或甚至严重碎裂,则表现为腹腔内出血及低血容量性休克,患者面色苍白、手足厥冷、出冷汗、脉搏细速,继而血压下降。血腹可出现轻度腹膜刺激征,引起腹痛、腹肌紧张、压痛和反跳痛。有时胆汁刺激膈肌出现呃逆和肩部牵涉痛。肝组织坏死分解,可继发细菌感染形成腹腔脓肿。肝包膜下裂伤伴肝实质破裂出血积聚在包膜下形成血肿,大血肿可压迫使其周围的肝细胞坏死。血肿也可继发感染形成脓肿,张力高的血肿可使包膜破溃转为真性裂伤。中央型肝裂伤主要为肝实质深部,而肝包膜及浅层肝实质仍完整。这种裂伤可在肝深部形成大血肿,症状表现也不典型。如同时有肝内胆管裂伤,血液流入胆道和十二指肠,表现为阵发性胆绞痛和上消化道出血,也可继发感染形成肝脓肿。

开放性、贯穿性损伤的严重性取决于肝脏受伤的部位和致伤物的穿透速度。伤及肝门大血管时,肝实质损害可不严重,但由于持续大量出血,仍有较高的死亡率。除损伤的种类和伤情外,合并多脏器损伤是影响肝外伤死亡率的重要因素。

肝损伤分级多采用 1994 年美国创伤外科学会分级法(表 22-1)。

国内黄志强将肝损伤分为:Ⅰ级,肝实质裂伤深度<3cm;Ⅱ级,伤及肝动脉、门静脉、肝胆管的 2 ~3 级分支;Ⅲ级或中央区伤,伤及肝动脉、门静脉、肝总管或其一级分支合并伤。

【诊断】

开放性损伤,可根据伤口的位置、伤道的深浅与

表 22-1　肝脏损伤 AAST 分级

级别*	伤　　情
Ⅰ	血肿:包膜下,<10% 体表面积 裂伤:包膜撕裂,肝实质裂伤深度<1cm
Ⅱ	血肿:包膜下,占体表面积 10% ~50% 实质内,直径≤10cm 裂伤:实质裂伤深 1 ~3cm,长<10cm
Ⅲ	血肿:包膜下,面积>50%,或仍在继续扩大 实质内血肿,直径>10cm,或呈扩展性 裂伤:实质裂伤深度>3cm
Ⅳ	裂伤:实质碎裂,占肝叶的 25% ~75% 肝叶
Ⅴ	裂伤:实质碎裂超过 75% 肝叶或单一肝叶超过 3 个 Couinaud 肝段受累 血管伤:近肝静脉损伤,即肝后下腔静脉/肝静脉主干损伤
Ⅵ	血管伤:肝脏撕脱

* 如为多发性肝损伤评级提高一级

方向,诊断肝损伤多无困难。闭合性真性肝裂伤,有右上腹外伤史,明显腹腔内出血和腹膜刺激征者的诊断也不难。而包膜下肝裂伤、包膜下血肿和中央型裂伤,症状与体征不明显时诊断肝裂伤可能有困难,必须结合伤情和临床表现作综合分析,并密切观察生命体征和腹部体征的变化。随访过程中应注意:①诊断性腹腔穿刺价值很大,但出血量少时可能有假阴性结果,故一次穿刺阴性不能除外内脏损伤。必要时在不同部位、不同时间作多次穿刺,或作腹腔诊断性灌洗以帮助诊断;②B 超、CT 和 MRI 检查可清楚地显示肝脏的形态和解剖情况,对诊断肝实质或包膜下裂伤,准确性高。因此,B 超、CT 和 MRI 检查只有在病情许可情况下可选用,不宜与血流动力学不稳的患者;③定时测定红细胞、血红蛋白和血细胞比容观察其动态变化,如有进行性贫血表现,提示有内出血。血清 AST 值在损伤几小时后即可上升,ALT 的升高更有临床意义。血清胆红素水平上升,尤其>43.6μmol/L 者高度怀疑有较大的胆漏,推荐行内镜逆行胆道造影(ERC)检查;④不能被腹部以外的严重损伤转移注意力,而忽略腹部损伤的存在。

【治疗】

对诊断明确的肝裂伤,传统的治疗原则是早期手术治疗。但自 20 世纪 90 年代以来,主张对循环稳定的闭合性肝损伤患者采用非手术治疗。即使发生肝脏脓肿、胆瘘和胆道出血等并发症,也可采用经皮穿刺或血管介入等方法治疗。非手术治疗的指征尚无统一标准,但一般认为应具备下列三项要求:①患者

循环稳定,观察期间因肝损伤所需输血量少于400～600ml;②CT检查确定肝损伤程度为AAST分级的Ⅰ～Ⅲ级,经重复检查创伤稳定或好转;③未发现其他需要手术的情况如胃肠损伤。非手术治疗过程中如发现患者的腹膜炎体征加重,血压和血细胞比容下降,动态CT提示肝损伤加重、腹内积血增多,应立即中转手术。

严重的肝外伤并发胆漏的几率为4%～23%,绝大部分为肝内胆管漏,其中大部分的患者症状轻微,经保守治疗可获治愈,而约1/3较严重肝内胆管漏的患者(引流量超过400ml的天数>14天)可通过内镜下逆行胆管造影和内引流获得治愈。

肝外伤的手术处理原则是彻底止血、清除失去活力的碎裂肝组织和放置腹腔引流以防止继发感染。术前抗休克处理很重要,可以提高伤员对麻醉和手术的耐受性。有些严重肝外伤合并大血管破裂,出血量大,虽经积极快速大量输血仍未能使血压回升和稳定。此时应当机立断,在加紧抗休克治疗的同时进行剖腹,控制活动性出血,休克好转再作进一步下列手术处理。

1. 暂时控制出血 能否有效地控制出血直接影响肝外伤的死亡率。控制出血的方法有:①直接压迫肝损伤部位;②暂时阻断入肝血流;③肝周纱布填塞。严重肝外伤手术中常需要用Pringle手法来控制肝实质出血。常温下每次阻断肝门血管时间不超过30分钟,严重肝硬化患者不宜超过15分钟。若需控制更长时间,应分次进行。近10年随着损伤控制外科对严重创伤处理新概念的产生,肝周纱布填塞被重新作为治疗严重肝外伤的重要措施,其主要适应证是伴有凝血机制障碍而发生难以控制大出血的肝损伤患者。当手术条件有限需转院治疗的患者也可采用纱布填塞。若患者生理状态稳定,应于48～72小时内二期手术取出纱布,若发生再出血需行确定性止血手术。

2. 肝脏清创缝合术 单纯缝合术适用于规则的线性肝裂伤。一般采用4-0号丝线穿大圆针作贯穿创底的"8"字形或褥式缝合。结扎时用力要轻巧柔和,以防缝线切割肝组织。针眼如有渗血,可用热盐水纱布压迫直至渗血完全停止。创面大而深的肝裂伤,应先清除失去活力的肝组织,将创面的血管或胆管断端一一结扎,缩入肝组织内的活动性出血点可作"8"字形缝扎止血。止血完成后,肝创面如合拢后在深部留有无效腔者不宜简单对合,可敞开,用带蒂大网膜覆盖或将网膜嵌入以消除无效腔再对合。

3. 肝动脉结扎术 如果创面有不易控制的动脉性出血,可考虑行肝动脉结扎术。结扎肝总动脉最安全,但疗效不确切。结扎伤侧肝动脉分支效果肯定,但手术后肝功能受一定影响。结扎肝固有动脉对术后肝功能影响大,应慎用。

4. 肝切除术 严重碎裂性肝损伤的出血常难以控制,可作肝切除术清除无活力的肝组织以彻底止血。根据具体情况采用止血带、肝钳或手捏法控制出血,切除无活力的肝组织,分别结扎切面上的血管和胆管,用带蒂大网膜或邻近韧带覆盖肝切面,最后放置引流。规则性肝切除术治疗肝外伤时并发症及死亡率均很高,已很少采用。国外有报道采用部分肝切除术联合经肝脏胆管内支架术治疗外伤性肝破裂合并肝内胆管损伤,取得满意的疗效。

5. 近肝静脉损伤的处理 肝后下腔静脉和主肝静脉损伤是肝外伤最危险、处理最困难的合并伤。一般出血量大并有空气栓塞的危险,但不易诊断,且直接缝合止血极为困难。在完成上述处理后仍有较大量的出血时,应考虑下腔静脉或肝静脉损伤的可能。手术可按下列程序进行:用纱布垫填压裂伤处以控制出血,向右第7、8肋间延长切口,翻起肝脏和显露第二肝门,行全肝血流阻断,在直视下修补破裂的肝静脉干或下腔静脉,恢复被阻断的血流。肝移植时常用的体外静脉-静脉转流技术值得尝试。肝周纱布填塞也是处理近肝静脉损伤的有效方法。

不论采用以上何种手术方式,外伤性肝损伤手术后,在创面或肝周应留置双套管负压吸引以引流渗出的血液和胆汁,术后还需积极保肝治疗。

【术后并发症的处理】

肝外伤术后最常见的并发症为感染,其次为胆瘘、继发性出血和急性肝肾衰竭。对于肝脓肿、膈下脓肿可采用B超或CT引导下经皮穿刺引流,多可提供满意的引流而不必二次开腹手术。对于肝外伤术后胆道出血,选择性肝动脉栓塞术也可取得满意疗效。只有在脓肿不断扩大或出血量大时,需再次手术止血,并改善引流。急性肝肾肺功能障碍是极为严重而又难处理的并发症,预后不佳。多继发于严重复合性肝损伤、大量失血后长时间休克、阻断向肝血流时间过长、严重腹腔感染等。因此,及时纠正休克,注意阻断向肝血流时间,正确处理肝创面,放置有效的腹腔引流,预防感染是防止多器官衰竭的重要措施,也是目前对多器官衰竭最好的治疗。

(马保金)

第三节 脾 破 裂

根据病因脾破裂分为外伤性破裂和自发性破裂。全脾切除术治疗脾损伤已有近200年的历史,而且效果较好,使脾损伤的死亡率由90%～100%降低至5%

左右。但随着对脾脏功能的深入研究，人们认识到脾脏参与并调节血液、免疫、内分泌系统的功能，因此20多年来发展了多种保脾手术及非手术治疗脾损伤，从而避免或减少了因无脾而带来的不良后果，特别是脾切除术后可能发生的凶险性感染。

【临床表现】

脾破裂的临床表现以内出血及血液对腹膜引起的刺激为主要特征，并常与出血量和出血速度密切相关。出血量大而速度快的很快就出现低血容量性休克，伤情十分危急；出血量少而慢者症状轻微，除左上腹轻度疼痛外无其他明显症状，不易诊断。随时间的推移，出血量越来越多，才出现休克前期的表现，继而发生休克。由于血液对腹膜的刺激而有腹痛，初起在左上腹，慢慢涉及全腹，但仍以左上腹最为明显，同时有腹部压痛、反跳痛和腹肌紧张。有时因血液刺激左侧膈肌而有左肩牵涉痛，深呼吸时这种牵涉痛加重，此即克尔征（Kehr 征）。

【诊断】

主要依赖于：①损伤病史；②临床有内出血的表现；③腹腔诊断性穿刺抽得不凝固血液；④实验室检查发现红细胞、血红蛋白和血细胞比容进行性降低。脾包膜下裂伤伴包膜下血肿的病例，临床表现不典型，腹腔穿刺阴性，诊断一时难以确定。近年对诊断有困难者，可采用 B 超、CT、MRI、腹腔镜等帮助以明确诊断。

外伤性脾破裂，裂伤部位以脾脏的外侧凸面为多，也可在内侧脾门处，主要取决于暴力作用的方向和部位。外伤性脾破裂可分为中央型破裂、被膜下破裂、真性破裂和迟发性破裂。

外伤性脾破裂的分级方法有 Gall 提出的 4 级（1986 年）、Buntain 提出的 4 型（1988 年）、美国创伤外科学会（AAST）提出的 5 级（1994 年）等分级方法。目前采用的是 AAST 分级法和 Federle 等的 CT 估计腹腔内出血方法。CT 图像上可以分辨出 7 个腹腔间隙（右膈下、右肝下、左膈下、左结肠旁、右结肠旁、膀胱周围及肠系膜内），每个间隙的容量至少 125ml。利用 CT 扫描图像对腹内出血进行定量：①少量：1～2 个间隙（<250ml）；②中等量：3～4 个间隙（250～500ml）；③大量：>4 个间隙（>500ml）。我国采用第六届全国脾脏外科学术的"脾脏损伤程度分级"：Ⅰ级：脾被膜下破裂或被膜及实质轻度损伤，手术所见脾裂伤长度≤5.0cm，深度≤1.0cm；Ⅱ级：脾裂伤总长度>5.0cm，深度>.0cm，但脾门未累及，或仅脾段血管受损；Ⅲ级：脾破裂伤及脾门部或脾脏部分离断，或脾叶血管受损；Ⅳ级：脾广泛破裂，或脾蒂、脾动静脉主干受损。

【治疗】

根据上述"脾脏损伤程度分级"相应的治疗方案

为，Ⅰ级：非手术治疗，粘合凝固止血，缝合修补术；Ⅱ级：缝合修补术，脾部分切除术，破裂捆扎术，脾动脉结扎；Ⅲ级：脾部分切除术，脾动脉结扎；Ⅳ级：全脾切除+自体脾组织移植。

下列手术方式可根据损伤的具体情况选用：①脾修补术：适用于脾包膜裂伤或线形脾实质裂伤。轻微的损伤可用粘合剂止血，如效果不满意者采用修补术。手术的关键步骤是先充分游离脾脏，使之能提出至切口外，用无损伤血管钳或手指控制脾蒂血流，缝扎活动性出血点再缝合修补裂口。修补后的针眼渗血可用热盐水纱布压迫或敷以止血剂直至出血完全停止；②部分脾切除术：适用于单纯修补难以止血或受损的脾组织已失去活力，部分脾切除后有半数以上的脾实质能保留者。手术应在充分游离脾脏、控制脾蒂的情况下进行，切除所有失去活力的脾组织，分别结扎或缝扎各出血点，切面渗血用止血剂贴敷及热盐水纱布压迫直至完全停止，最后用带蒂大网膜覆盖；③全脾切除术：适用于脾脏严重破碎或脾蒂断裂而不适于修补或部分脾切除者。适当的手术前准备对抢救伴休克的伤员有重要意义。输入适量的全血或液体可提高伤员对麻醉和手术的耐受性。若经快速输入 600～800ml 血液，血压和脉搏仍无改善者，提示仍有继续活动性出血，需在加压快速输血的同时紧急剖腹控制脾蒂。控制活动性出血后，血压和脉搏就能很快改善，为进一步手术处理创造了条件。在血源困难的情况下，可收集腹腔内积血，经过滤后回输补充血容量。

随着腹腔镜和导管介入诊断治疗技术的不断发展，对脾损伤的诊治已开辟了新的途径。但腹腔镜和导管介入治疗对于大血管破裂、血流动力学不稳定者不宜采用，必须严格选择病例。

脾损伤后具有自行止血的功能，有极好的愈合能力。即使有出血，脾脏损伤大多与脾轴呈垂直的段间破裂，因此损伤脾门的大血管较少见，即大多不与段间血管相连，短时间内即可自行停止。这些特点为脾损伤行非手术治疗的可能性提供了理论依据，临床上大量非手术治疗脾损伤的成功也证实了这一点。非手术治疗的适应证：①单纯性脾破裂；②年龄<50 岁；③非开放性损伤；④伤后血流动力学稳定；⑤临床症状逐渐好转。具体措施：绝对卧床休息、严密的 ICU 监护、禁食、液体治疗、使用止血药物、预防性应用抗生素及 CT 或超声随诊等。治疗失败多发生在 96 小时以内，但出现在 6～20 天者亦非罕见。失败的原因可为延迟出血、继发感染等。在观察期间发现以下情况之一者，宜中转手术：①腹痛及局部腹膜刺激征持续加重；②24 小时内输血量>4U 而生命体征仍不稳定;③血细胞比容持续下降而通过输血仍不能得到迅速纠正;④通过观察不能排除腹内其他脏器损伤。

（马保金）

第四节 肝外胆管损伤

肝外胆管损伤仍较常见,可导致胆瘘、胆汁性腹膜炎或梗阻性黄疸,后期则出现胆管狭窄、胆管炎、肝内胆管结石、胆汁性肝硬化、门脉高压症等,严重影响患者的生活质量。胆管损伤的后果严重,预防非常重要。

【病因】

肝外胆管损伤以医源性为多见,尤以胆囊切除术后为甚,而腹腔镜胆囊切除术胆管损伤的发生率为开腹胆囊切除术的2~4倍,主要因素为解剖变异、急性炎症、慢性瘢痕、术中错误理解等。在胃大部切除术中切断和关闭十二指肠时,胆道探查引流手术如果操作不当,亦可导致胆道损伤。ERCP、EST均系有创性检查及治疗,如果经验不足,操作不当,均可造成胆管下端及十二指肠乳头部损伤。腹外伤引起的胆管损伤多数伴有大血管和邻近脏器的损伤。

【临床表现和诊断】

胆管损伤的临床表现取决于损伤的程度、狭窄的严重性和有无胆外漏。胆管损伤主要表现时胆瘘和(或)梗阻性黄疸。若术后早期出现剧烈腹痛,查体有腹膜炎体征,应首先考虑胆汁性腹膜炎。在术后不久即出现逐渐加深的黄疸,伴随右上腹持续性疼痛和发热,诊断一般不难。术后早期出现逐渐加深的黄疸和胆瘘时,应回忆手术过程,并结合B超、CT等检查,以了解近段胆管有无扩张,胆总管连续性是否中断,必要时可行ERCP、MRCP检查,可以确定诊断和明确阻塞部位,有利于术前制订手术方案。如有外瘘存在,可通过瘘口作造影,但常无法显示胆道全貌。术后胆瘘及梗阻性黄疸是胆管损伤的重要征象,一旦出现即应尊重事实、不存侥幸,力争做到早期发现、早期诊断、适时处理,尽量减少胆道梗阻和胆汁性腹膜炎可能造成的诸多问题。

【治疗】

治疗原则:由于肝外胆管损伤后胆管系统的完整性和通畅性受到破坏,及时恢复胆管系统的完整性和通畅性是阻断后续病理改变的关键。诊断明确后常需要立即手术,主要目的是建立通畅的引流,其次才是胆道修复。

1. 胆管损伤的术中即时处理 此时局部解剖比较清晰,组织污染及炎症反应较轻,重建后的愈合过程相对简单,后期狭窄率较低。对胆管单纯结扎或夹闭者,在去除结扎线或钛夹后,酌情行胆道探查、T管引流。有胆道破损者须直接缝合修补,或利用自身胃壁、肠壁或圆韧带等组织缝合修复,并放置T管引流。胆管已被横断时,直接或适当修整后行胆管对端吻合,在吻合口的上或下方正常胆管处戳口引出T管直臂,切忌将T管直接置于吻合口处。胆道损伤范围较大、位置较高或胆管缺失较多,无法直接修复或对端吻合时,施行胆肠吻合。成功修复应遵循的原则:①胆管与胆管或胆管与肠管的黏膜对黏膜吻合;②吻合口应足够大且无张力;③胆管壁不宜过多游离;④吻合口放置T管引流与支撑;⑤右肝下引流防止感染。对胰段以下胆管穿孔者须充分游离胰头十二指肠,在缝合破损处组织后常规行胆管及腹腔引流。合并十二指肠穿孔者加做胃肠造口或将胃管置入十二指肠腔内,破损处缝合,凡疑有胆道梗阻者宜同时施行胆肠吻合。腹部创伤所致肝外胆管损伤的处理取决于伤情,如合并脏器的损伤、失血量、腹腔污染,以及医疗条件和技术力量。对损伤重、失血多的伤员应积极抗休克,同时迅速控制活动性出血,修复或切除损伤脏器。复杂的胆道损伤可先安置T管引流,伤情稳定后再择期作胆道修复手术。

2. 医源性胆道损伤 胆总管裂伤应预先细心修除裂口边缘的无生机组织,在裂口近端或远端另作一小切口,安置大小适当的T管,使一臂通过裂口作为内支撑,再用细线缝合修补裂口。如裂伤超过周径一半以上或胆管已完全断裂,应予修整,并在无张力的条件下用5-0尼龙线或细丝线作对端吻合,并以与上面相同方法置入T管作内支撑。T管保留时间一般不少于半年。倘吻合有张力,切忌勉强拉拢,低位裂口可与十二指肠吻合,高位裂口甚至位于左右肝管者可施行胆总管或肝管空肠Roux-en-Y吻合。对于缺损较大的患者,可考虑将十二指肠球部浆肌层和肝门板坚韧组织各缝合一针后拉拢结扎减张后行胆管端-端吻合。胆管重建能否成功有赖于熟练的操作技术、精细的清创手术,吻合口黏膜的准确对合以及无张力性吻合。胆囊裂伤或胆囊管断裂的简便和可靠处理是胆囊切除术。术后妥善的引流,是避免腹腔感染的重要措施。对于不同类型的胆道损伤的处理参考表22-2。

3. 内镜治疗 适应证是胆瘘和胆管狭窄,而无血管并发症及严重胆管缺损、离断。ERCP适用于肝门部以下胆管损伤,而PTC更适于肝门部以上胆管狭窄伴近端扩张和胆肠吻合术后患者,通过扩张或引流及放置支架等方法,达到减黄、促进胆道瘘口愈合目的,且可重复性操作,尤其适合年老体弱和伴有心肺肾等脏器功能障碍而不能耐受手术者。内镜治疗的确可以暂时缓解胆道梗阻和协助控制胆道感染,但目前尚

表 22-2　胆道损伤分型及处理

类型		诊断标准	处理原则
梗阻型	完全梗阻型	临床表现为黄疸,且黄疸发展迅速,肝外胆管完全梗阻	尽早手术处理,一期行胆肠内引流术
	不完全梗阻型	临床表现为黄疸,但黄疸发展缓慢,肝外胆管不完全梗阻	以手术处理为主,辅以内镜处理
胆漏型	肝外胆管损伤型	肝外胆管壁损伤破裂导致的胆漏	分期手术处理(一期行胆道+腹腔引流,二期行胆肠内引流)
	非肝外胆管损伤型	肝外胆管壁完整无损伤,因迷走胆管或胆囊管、副右肝管漏引起	急诊手术,根据术中具体情况采用缝扎或引流
梗阻胆漏型	局限型	胆漏形成包裹	B 超引导下穿刺引流,不愈合再考虑手术处理
	弥漫型	胆漏未形成包裹	急诊手术引流,二期再行胆肠内引流

不能列为确定性治疗措施。单纯依靠内镜置管治疗损伤性胆管狭窄,不仅可能贻误手术时机,还可能增加患者的痛苦和内镜所致相关并发症的机会。

4. 后期胆管的处理　胆管狭窄时导致胆道感染、胆管结石,甚至胆汁性肝硬化的根本原因,相关的临床情况不但相互影响,而且随时间的延长逐渐加重。手术治疗的原则是切除狭窄段的瘢痕,修复和重建胆道,建立通畅的引流,争取在并发症出现以前最大限度地挽救肝功能。另外,术前准备和手术时机的选择也是相当重要的。何时及如何彻底解决胆管狭窄这一关键问题是临床治疗的焦点。手术方式包括:①保留 Oddi 括约肌的胆管修复术,如胆管直接整形修复手术、胆管对端吻合术、胆管缺损的补片修复术和胆管间置架桥修复术;②绕过 Oddi 括约肌的胆管重建,如胆管十二指肠吻合术、胆管空肠 Roux-en-Y 吻合术和间置空肠胆管十二指肠吻合术。

胆道损伤使胆道系统的完整性和通畅性遭到破坏,只有及时发现、尽早实施确定性治疗、修复或纠正已出现的问题,才能阻断病情进一步发展的关键环节,使患者尽早恢复到其正常的生存状态。

(马保金)

第五节　胰腺损伤

胰腺位于上腹部腹膜后方,损伤发生率比较低,约占腹部外伤的 2%。国外数据表明,穿透伤占 2/3 左右;而国内则相反,钝性伤占 3/4 左右,且主要原因是交通事故。而且胰腺损伤往往合并有周围器官损伤,如肝、脾、十二指肠、胃和结肠等。胰腺损伤可引起严重并发症,死亡率较高,总体死亡率接近 20%,主胰管的损伤(发生率约 15%)对预后影响较大。胰腺

的医源性损伤也不能忽视,主要见于胃大部切除术、脾切除术、十二指肠憩室手术后,容易造成胰漏。单纯胰腺损伤早期症状不明显,仅表现为轻微腹痛、腰背痛、肩部痛等,诊断常有延误。因此,外科医师必须熟悉胰腺损伤的诊断和治疗原则。

【分类】

胰腺外伤的分类具有重要的临床意义,最为常用的是美国创伤外科学会制定的器官损伤分级法(organ injury scaling,OIS),该分级法进一步统一了腹部器官损伤分级标准,至今仍被创伤外科界广泛应用(表 22-3)。

表 22-3　美国创伤外科学会胰腺损伤分级

分型		损 伤 程 度
I	血肿	轻度挫伤,不伴胰管损伤
	破裂	表浅裂伤,不伴胰管损伤
II	血肿	重度挫伤,不伴胰管损伤及组织缺损
	破裂	大裂伤,不伴胰管损伤及组织缺损
III	破裂	远端(肠系膜上静脉左侧)断裂或实质损伤伴胰管损伤
IV	破裂	近段(肠系膜上静脉右侧)断裂或实质损伤
V	破裂	胰头广泛碎裂

注:胰腺多处损伤时分级提高一级

【诊断】

没有一项检查能足够准确特异性地诊断胰腺损伤,要通过仔细询问病史、全面的体格检查、实验室检查、影像学检查来综合判断病情,必要时还需要手术探查。

1. 病史和体征　胰腺损伤的主要临床表现是内

出血和胰液性腹膜炎。在闭合性胰腺外伤时，缺乏典型的临床表现，病史和患者受力部位很重要，凡在中上腹部受挤压并出现中上腹压痛，尤其是在空腹时中上腹部受挤压（胰腺被外力挤压在椎骨上面破裂），要考虑胰腺损伤的可能，在临床表现不典型的病例，诊断就比较困难。Bradley 分析 101 例符合胰腺钝性伤诊断指标的资料，发现很难从外伤史和外伤部位判断胰腺外伤及其严重程度。

2. 实验室检查 血清淀粉酶测定是常用的诊断方法，但血和腹腔穿刺液的淀粉酶测定并不可靠，有腹部外伤病史血和腹腔穿刺液淀粉酶持续性升高则临床意义很大。Abhishek 等通过系统回顾分析后认为持续升高的血清淀粉酶水平是胰腺损伤的可靠指标，并且是时间依赖性的。Takishima 等认为系列检查血清淀粉酶可提高诊断准确率，如定期随访检查，阳性率可达 89.1%，可列为筛选检查之一。75%腹部损伤患者出现高淀粉酶血症证实有胰腺损伤，因此高淀粉酶血症是胰腺损伤的信号。Mahajan 等认为持续升高血清淀粉酶和脂肪酶水平的综合估计是可靠的胰腺损伤的指标，并且是时间依赖性的，在受伤 6 小时以内较难诊断。淀粉酶的高低不能反映胰腺损伤程度。诊断性腹腔冲洗并不能提高诊断胰腺损伤的准确性。但是有腹部外伤史患者腹腔冲洗淀粉酶升高，结合体格检查诊断准确率达 97%。

3. 影像学检查 ①腹部 X 线片：腹部外伤患者 X 线片显示下段胸椎和上段腰椎骨折，或者腹膜后沿右腰肌或右肾气泡、胃和横结肠移位或呈毛玻璃征提示可能有胰腺损伤；②腹部 CT：CT 扫描对诊断有一定帮助，但 Cook 报道其假阴性率可达 40%。胰腺断裂、胰腺撕裂伤、局部或弥漫性胰腺增大水肿、胰腺血肿、脾静脉胰腺后缘间液体积聚，则可考虑胰腺外伤的可能；③ERCP：1976 年 Gougeon 最先报道应用急诊 ERCP 诊断胰腺损伤，ERCP 是唯一诊断胰管损伤有很高的灵敏度和特异度的检查。对怀疑胰管损伤同时伴有持续性腹痛、淀粉酶升高和腹部 CT 异常或可疑的患者，只要患者病情稳定术前 ERCP 是首选检查；④超声检查：简单方便，但是在诊断胰腺损伤的特异性和灵敏性均不高；⑤其他：磁共振胰腺造影是一种无损伤方法，很有前途。由于胰腺位于腹腔深部，加上合并伤的存在，腹腔镜检的应用受到限制，在伤情严重时，一般不考虑采用。

4. 手术探查 在穿透性腹部损伤，胰腺外伤较易及时发现，但在清创和探查手术中，不要因为其他脏器损伤而忽略了胰腺外伤的存在，因为胰腺外伤的一个特点是合并伤多，80%~90%胰腺外伤合并有肝、胃、十二指肠和大血管损伤。胰腺外伤的症状易被掩盖，故在诊断和探查时不要因为发现了胰腺外伤的存在而忽略了其他脏器伤的检查；同样理由，不要因为发现了其他腹部脏器伤的存在而忽视了胰腺的检查。如发现胰腺包膜及其邻近后腹膜区有胆汁、瘀点、血肿或大量积液，要切开胃结肠韧带和大网膜，仔细探查。当发现十二指肠近壶腹部有损伤时，更要作 Kocher 切口，将十二指肠向左侧翻起，仔细检查胰腺头部。手术探查是最后一道诊断步骤，一旦遗漏，后患无穷。

【治疗】

根据胰腺外伤的程度，凡无主胰管损伤和胰腺严重撕裂者，可先予胃肠减压、禁食、抗炎、抑酸、生长抑素抑制胰液分泌等非手术治疗一般有效，随访发现体征加重，辅助检查示胰腺出血及胰周积液，则考虑手术。外伤剖腹探查患者术中往往发现有胰腺损伤，如胰腺颈部和体尾部断裂易发现，另外后腹膜胆汁外溢、脂肪坏死皂化、胰腺周围水肿以及包膜下血肿均提示胰腺损伤。应该完全游离胰腺并除外胰管有无损伤，因为遗漏胰管损伤术后死亡率大大升高。

1. 手术原则 术中应掌握下列原则：①注意多发伤的处理；②严重胰腺损伤并病情不稳定者应用损伤控制技术，先控制出血，处理污染，临时关腹，条件允许再二次确定性手术；③按不同损伤选择术式；④术毕放置引流管；⑤注意和加强围术期支持疗法。

2. 术式的选择 胰腺损伤的分级对手术方式的选择有重要的指导意义。按美国创伤外科学会分类法采用下列术式：①Ⅰ、Ⅱ 型损伤：症状和体征轻者先非手术治疗，如果症状体征加重或积液增多则考虑手术引流。挫伤或血肿形成者不予切开，裂伤者予以清创止血，缝合胰实质及其被膜是不可取的，术毕置双套管外引流；②Ⅲ 型损伤：如损伤位于胰尾部，可予以切除，近断端可予缝合，并置双套管引流。胰头、体尾部也有挫伤者，则可取空肠襻作 Roux-en-Y 形吻合。如属胰体部横断伤，可予一期修复，自十二指肠胰管开口内置支撑管，在肝肾隐窝和左膈下各置一硅胶双套管引流。如果腹腔条件差、污染严重或技术水平不够可用胰腺两断端与空肠作双吻合，或取胰体、头部断端与空肠作吻合，远端断端与胃或空肠吻合以免切除过多的胰腺组织；③Ⅳ 型、Ⅴ 型损伤：胰腺近端横断、累及壶腹的实质撕裂以及胰头部严重毁损，往往合并十二指肠损伤，死亡率高达 30%~40%。此时患者体内出现严重的生理功能紊乱和机体代谢功能的失调，出现低温、酸中毒和凝血病等严重内环境紊乱，不能耐受大手术，可按控制损伤的原则处理：手术目的先控制出血、减少污染和临时关腹，条件允许二次手术。如果胰腺损伤毁损不严重可以择期修复，胆总管可以结扎,胆道经胆总管 T 管引流,十二指肠简单修补造瘘,主胰管损伤亦可外引流并加填塞。若损伤严重可行胰十二指肠切除,但不重建,可用订书机钉合胰颈、幽门和近端空肠,迅速切除胰十二指肠,结扎胆总管,通过胆囊造瘘引流胆道;再次手术时行消化道重建,但仍然不包括胰腺空肠吻合,因为此时手术,吻合口瘘的几率太大,而仅仅做胰液外引流;三期手术行胰空肠吻合。

3. 术后并发症的防治　胰腺外伤术后并发症率很高,如胰瘘 8%~20%、腹腔脓肿 25%、胰腺炎 4%~22%、假性囊肿 20%、术后出血 10%,术后要加强营养支持、引流充分、抑制胰液的分泌,纠正电解质紊乱和抗感染治疗,避免多器官功能不全的发生。

(马保金)

第六节　胃损伤

【病因】

具有一定强度的各种致伤因素都可以引起胃损伤。胃损伤常发生于上腹部开放性损伤,以刀刺伤或低速火药枪较多见,也可发生于工伤及交通事故损伤,在上腹部或下胸部穿透性腹部损伤中,尤其枪弹伤胃损伤率较高。饱餐后站立位受伤时,下腹刺伤亦可致胃破裂。在医源性胃损伤中,因洗胃所致者较多,亦有报道发生在患者心肺复苏抢救过程中,胃镜检查及吞入锐利异物也可引起穿孔,但较少见。由于有肋弓保护且活动度较大,腹部钝性伤时胃很少累及,只在胃膨胀时偶可发生。由于解剖关系,除医源性胃破裂可单独发生外,合并伤常伴有肝、脾、小肠、大肠、胰损伤等。单纯胃损伤的死亡率较低,有合并伤的死亡率高达 40% 以上。

【临床表现和诊断】

胃损伤的临床表现取决于损伤的范围、程度以及有无其他的脏器损伤。胃壁部分损伤可有上腹部闷胀、进食后轻度钝痛或无明显症状。胃壁全层破裂,胃内容物具有很强的化学性刺激,进入腹腔后引起剧烈腹痛和腹膜刺激征,可呕吐血性物,肝浊音界消失,膈下有游离气体,并可有高热、白细胞总数及中性粒细胞显著增高。但在刀刺伤或枪弹伤时,胃外伤引起的腹痛常常被腹壁损伤所导致的疼痛所掩盖,胃后壁或不全性胃壁破裂,症状和体征可不典型,早期不易诊断。胃破裂穿孔中不一定合并肝胰损伤,而胃撕裂伤中多数合并肝胰损伤,甚至大血管损伤,大量出血可造成失血性休克。若合并肾脏损伤可出现血尿,膈肌受伤可出现呼吸困难、呼吸衰竭等。诊断通过腹腔穿刺抽出血性液体、混浊液体或胆汁样液体。腹部立位 X 线片可见膈下游离气体;腹部 B 超对腹腔内出血诊断更准确,可发现腹腔积液;CT 对游离气体判断更清晰。若考虑有胃穿孔,且在留置胃管后吸出鲜血时,可经胃管注入泛影葡胺造影,有造影剂溢出到腹腔可证实。对于无合并有严重外伤,不必急诊手术处理时,采用胃镜检查。对于诊断胃腔自内向外穿孔可明确诊断,且可在胃镜下采取紧急止血等措施。可行胃管吸引,了解胃内有无血液,还可注入适量气体或水溶性造影剂进行摄片,协助诊断。

【治疗】

胃损伤可按其损伤部位、程度和性质分别加以处理。胃损伤仅涉及黏膜层,并能于术前获得确诊,出血量小,又无其他脏器合并伤,可行非手术治疗,并密切观察。胃损伤后胃管持续吸引出新鲜血液、失血量较大,甚至发生失血性休克,应及早手术治疗为宜。手术时应注意有无其他脏器合并伤,防止漏诊以免贻误治疗。胃前壁伤容易发现,但胃后壁、胃底及贲门部不完全性胃壁损伤可能被遗漏。1/3 病例的胃前、后壁都有穿孔,应切开胃结肠韧带,显露胃后壁,特别注意大小网膜附着处,谨防遗漏小的穿孔。胃黏膜撕裂伤出血很难自止,而创伤所致的胃黏膜撕裂常合并严重的胃壁挫伤,因此常需切开胃壁直视下彻底止血,缝合撕裂的胃黏膜。胃壁血肿可能伴有"透壁性穿孔",应切开血肿边缘浆膜层,清除血肿、止血,并根据胃壁损伤的深浅,采用胃壁全层或浆肌层缝合修补,对胃内容物潴留较多者,修补前必须彻底清除胃内容物。整齐的裂口,止血后可予直接缝合,边缘组织有挫伤或已失去生机者,宜修整后缝合。除非胃壁毁损广泛、严重,一般不采用胃切除术。对其他合并伤应根据其损伤情况给予相应的处理。关腹前,应彻底吸净腹腔内的胃内容物,并用大量盐水冲洗。单纯胃损伤无需置引流。术后继续应用抗生素,维持营养和水、电解质平衡。

(张波　沈坤堂)

第七节　十二指肠损伤

十二指肠损伤是一种严重的腹内伤,约占腹内脏器伤的 3%~5%。十二指肠与肝、胆、胰及大血管毗邻,因此,十二指肠损伤常合并一个或多个脏器损伤。十二指肠破裂后可丧失大量肠液、胰液和胆汁,引起腹膜炎、肠壁水肿、出血和坏死,并发症和死亡率极高。十二指肠损伤有以下特点:①病理改变与受伤机制密切相关;②临床症状、程度与损伤轻重、类别密切关联;③并发症及死亡率高。由于十二指肠损伤早期诊断和处理的困难,故其并发症率可高达 65%,死亡率达20%。伤后24小时内治疗者死亡率为11%,24小时后治疗者死亡率为40%。

【病因和机制】

十二指肠损伤分为穿透性、钝性和医源性损伤三种。闭合性损伤根据致伤机制的不同可分为3类:①挤压力致伤:暴力使十二指肠与脊柱发生推挤,导致肠壁挤压破碎,例如车祸时方向盘挤压伤;②肠腔压力致伤:车祸时安全带挤压可使幽门和十二指肠空肠曲突然关闭十二指肠形成闭袢,当肠腔内压力超过了肠壁强度时,即可导致肠破裂;③剪切力致伤:突然减速时,惯性使十二指肠固定结构附近遭受剪切,剪切力可导致该部位肠壁撕裂,常见于Vater壶腹和Treitz韧带附近,剪切力较小时,常引起肠壁血管破裂导致肠壁血肿。在十二指肠各段中,第2段损伤最为常见(35%),第3段和第4段各占15%,第1段为10%,其余为多发伤。

【十二指肠损伤分级】

Moores分级法:Ⅰ级:十二指肠挫伤,十二指肠肠壁血肿,或浆膜撕裂,无穿孔及胰腺损伤;Ⅱ级:十二指肠破壁或穿孔,无胰腺损伤;Ⅲ级:任何类型的十二指肠损伤加小范围的胰腺损伤、胰腺挫伤、血肿或边缘裂伤,但未伤及胰腺导管;Ⅳ级:十二指肠损伤合并严重胰腺损伤如胰腺横断、广泛挫伤或胰头部多发裂伤及出血。

美国创伤外科学会(AAST)将十二指肠损伤分为5型:

Ⅰ型:单发的十二指肠壁内血肿或十二指肠肠壁部分破裂,肠壁未穿孔。

Ⅱ型:多发肠壁血肿或小于周径50%的肠管破裂。

Ⅲ型:十二指肠第2部破裂范围介于肠管周径的50%～75%或第1、3、4部破裂介于肠管周径的50%～100%。

Ⅳ型:十二指肠第2部破裂超过肠管周径的75%或发生Vater壶腹及远端胆总管损伤。

Ⅴ型:胰头、十二指肠的广泛损伤或十二指肠供应血管的严重毁损。

Wisner等认为以下指标在判断十二指肠损伤的严重程度方面更具有特异性:①损伤是否波及Vater壶腹;②损伤的性质(单纯裂伤或肠壁的毁损);③肠管受损的范围;④是否伴有胆道、胰腺及大血管的损伤;⑤受伤与手术治疗之间的时间间隔。对上述伤情的判断,是选择恰当治疗方式的依据。

【诊断】

上腹部穿透性损伤,应考虑十二指肠损伤的可能性。钝性十二指肠损伤术前诊断极难。十二指肠损伤后可出现剧烈腹痛和腹膜炎,或患者在上腹部疼痛缓解数小时后又出现右上腹或腰背部痛,放射至右肩部、大腿内侧。由于肠内溢出液刺激腹膜后睾丸神经和伴随精索动脉的交感神经,可伴有睾丸痛和阴茎勃起的症状。查体可有上腹部局限性压痛、叩击痛。直肠指诊有时可在骶前扪及捻发音。腹腔穿刺和灌洗是一种可靠的辅助诊断方法,倘若抽得肠液、胆汁样液体或血液则表明有脏器伤,但非十二指肠损伤的独特特征。早期X线片见右肾和腰大肌轮廓模糊,脊柱侧弯,有时可见腹膜后有气泡。口服造影剂见其外溢可确诊。B超扫描对观察十二指肠周围血肿、积气、积液有帮助,同时还可观察有无胰腺、肝、胆、脾等脏器的合并伤。CT影像特征是:十二指肠腔外与右肾前旁间隙游离气体和(或)积液,右肾周围阴影模糊,十二指肠扩张和造影前进中断,不再进入远端十二指肠。

【治疗】

十二指肠一旦发生损伤,首先应根据损伤部位、程度、范围和全身情况等综合因素决定合理的治疗方式。

1. 十二指肠壁内血肿而无破裂者　可行非手术治疗,包括胃肠减压、静脉输液和营养、注射抗生素以预防感染等。多数血肿可吸收,经机化而自愈。若两周以上仍不吸收而致梗阻者,可考虑切开肠壁,清除血肿后缝合或作胃空肠吻合。

2. 十二指肠修补术　全身情况好,8小时以内的Ⅱ级损伤,十二指肠裂口较小,边缘整齐可单纯缝合修补,为避免狭窄,以横形缝合为宜,80%的十二指肠裂伤,可用这种方法治疗。损伤严重不宜缝合修补时,可切除损伤肠段行端-端吻合,若张力过大无法吻合,可将远端关闭,近端与空肠作端-侧吻合。如缝合修补时张力过大,可利用其他组织"补片",如带蒂空肠补片或带蒂胃壁补片。

3. 转流术　适用于Ⅲ级十二指肠损伤、十二指肠缺损较大、裂伤边缘有严重挫伤和水肿时,方法包括空肠、十二指肠吻合和十二指肠憩室化手术。

4. 胰十二指肠切除术　适用于Ⅳ级十二指肠损伤,此术式操作复杂,急诊术后病死率达30%～60%,采用时要慎重。

5. 对于诊断较晚、损伤周围严重感染或脓肿形成者,不宜缝合修补,可利用破口作十二指肠造瘘术,经治疗可自行愈合。如不愈合,待炎症消退后可行瘘管切除术。

无论选用何种术式,均应对十二指肠肠腔进行有效减压,对腹腔或腹膜后进行充分引流。这两者对预防十二指肠瘘的发生至关重要。十二指肠减压的方法主要有鼻胃管减压、胃造瘘、通过十二指肠修复处造瘘和经空肠造瘘逆行插管等。近年来主张三管减压，即经胃造瘘插管和经空肠上段造瘘插两根导管，一根导管逆行插入十二指肠内减压，另一根导管插入空肠远端作营养支持。充分的腹膜外引流和早期营养支持很重要。手术后最常见的并发症为十二指肠瘘、腹腔及膈下脓肿、十二指肠狭窄等。

6. 营养支持　完全胃肠外营养(TPN)是治疗肠瘘的重要措施之一，肠内、肠外营养的应用，使胃肠瘘的治疗取得了划时代的进步。对十二指肠损伤患者而言，空肠造瘘管是必需的，在空肠造瘘管内滴注营养液，能提供高能营养物质，有利于十二指肠损伤愈合。生长抑素可能对十二指肠损伤术后肠瘘的预防有一定的作用。

（张波　沈坤堂）

第八节　小肠及其系膜损伤

【病因】

小肠及其系膜在腹腔内所占体积大、分布广，空肠和回肠均由小肠系膜固定于腹后壁，占据腹腔的大部。小肠缺乏坚强的保护，易受损伤，当外力作用于腹部时易造成小肠破裂，约占腹部脏器伤的1/4，战时居腹内脏器伤之首位。与腹腔实质脏器相比，小肠损伤具有隐匿性、多变性、危险性、易漏诊等特点，小肠损伤在战时居腹内脏器伤的首位。钝性伤由暴力将小肠挤压于腰椎体造成，经挤压肠管内容物急骤向上下移动，上至屈氏韧带，下到回盲瓣，形成高压闭袢性肠段。穿孔多在距小肠上、下端的70cm范围内。偶因间接暴力(高处坠落、快速行进中突然骤停)，由于惯性，肠管在腹腔内剧烈振动，肠管内气体和液体突然传导到某段肠袢，腔内压力骤增，致肠管破裂。少数因腹肌过度收缩或医源性原因所造成。

【临床表现】

小肠损伤的临床表现取决于损伤的程度以及有无其他脏器伤。主要表现为腹膜炎，而休克和中毒现象可不明显。部分患者可表现为内出血，尤其在系膜血管断裂时可发生失血性休克。诊断性腹腔穿刺可见消化液或血性液体，诊断多无困难。腹部X线检查价值有限，仅少数病例可见膈下游离气体。部分小肠钝性损伤，早期(伤后6小时内)常无明显症状和体征，诊断困难，应严密观察，腹腔穿刺可提供有力证据。小肠穿透伤，可发生于小肠的任何肠段且常为多发性，应防止遗漏，要详细了解受伤史，重视全身情况的观察，全面而有重点的体检，多点诊断性腹腔穿刺和必要的实验室检查。通过以上检查，如发现下列情况者，应考虑小肠损伤：①持续性腹痛伴恶心、呕吐等消化道症状；②明显腹膜刺激征；③有气腹表现，腹部出现移动性浊音；④直肠指诊发现前壁有压痛或波动感。值得注意的是有些伤者有其他较严重的合并伤，致使腹部损伤的表现可能被掩盖或忽略。

【治疗】

确诊后应立即手术。发现腹腔内出血，应首先探查实质性脏器及肠系膜血管，寻找出血病灶，酌情处理，然后探查肠管，从屈氏韧带开始逐段检查。位于系膜缘的小穿孔有时难以发现，小肠起始部、终末端、有粘连的肠段和进入疝囊的肠袢易受损伤，应特别注意。对穿孔处可先轻轻夹住，阻止肠内容物继续外溢，待完成全部小肠探查，再根据发现酌情处理。小肠损伤的处理取决于其程度及范围，创缘新鲜的穿孔或线形裂口可予缝合修补。有下列情况者行部分小肠切除吻合术：①小段肠管多处破裂者；②肠系膜损伤影响肠壁血供者；③肠壁缺损大、肠管大部分或完全断裂者；④破裂口较大或裂口边缘部肠壁组织挫伤严重致肠壁活力丧失者；⑤周围有严重的炎症，修补后不易愈合者。肠系膜挫裂伤，常导致严重出血或血肿形成。处理包括妥善止血，切除由此造成循环不良的肠段。修复系膜裂孔，防止内疝发生。偶有肠系膜动脉主干损伤，需行血管修补或吻合等重建术，应避免广泛小肠切除，造成短肠综合征。系膜静脉侧支循环较丰富，较大静脉损伤结扎后一般虽不导致循环障碍，仍应审慎。妥善处理好小肠损伤后，应采用大量生理盐水彻底冲洗腹腔，对部分单发破裂、裂口小、腹腔感染轻无合并其他腹腔脏器伤的病例不放引流，对多处破裂、裂口大或合并有十二指肠、结肠、肝脾损伤的病例必须放置引流，以减少腹腔内感染及肠梗阻等并发症的发生。

小肠损伤的死亡率取决于手术是否及时以及有无合并脏器伤。据文献报道，伤后12小时内手术，死亡率为7.3%，伤后12小时后手术，死亡率高达27.3%。单纯性小肠损伤死亡率在5%以下，随着合并脏器伤的增加，死亡率急剧上升。

（张波　沈坤堂）

第九节　结肠、直肠损伤

结直肠损伤(injury of the colon and rectum)是较常见的腹内脏器损伤，居腹部外伤中的第4位，占腹部创伤的10%~22%，多数为开放性穿透性损伤，平时常见为刺伤及医源性损伤。由于交通伤以及车辆撞击伤、摔伤、打击伤、压伤的增加，近年来闭合性钝性结肠损伤发病率迅速升高。结肠损伤有以下特点：①结肠壁薄，血液循环差，愈合能力弱；②结肠内充满粪便,含有大量细菌,一旦肠管破裂,结肠内容物大量流入腹腔或腹膜后间隙腹腔污染严重,易造成感染,损伤早期即可能出现感染中毒症状,并对手术处理、术后治疗带来一定困难;③结肠腔内压力高,术后常发生肠胀气而致缝合处或吻合口破裂;④升、降结肠较固定,后壁位于腹膜外,伤后易漏诊而造成严重的腹膜后感染;⑤结肠损伤的合并伤和穿透伤多。随着外科技术的进步和抗生素的不断涌现,结肠、直肠损伤的死亡率和并发症显著降低。

【病因】

结肠、直肠损伤分为穿透性和钝性伤。国外报道前者占结肠、直肠损伤95%,后者3%~15%。在国内钝性伤84%,穿透16%,而医源性损伤包括结肠镜和钡灌肠造成的损伤也屡有报道。最常见的损伤部位是横结肠(44%),其次是右半结肠(27%),直肠、乙状结肠(19%),80%的结直肠损伤合并多发性内脏伤。根据体表有否伤口分为开放性损伤和闭合性损伤。开放性损伤:腹部或腰背部有伤口,多见于刀刺伤、枪弹伤;闭合性损伤:体表无伤口,多为钝性暴力所致,如挤压伤等。根据伤口是否与腹腔相通分为腹腔内损伤和腹膜外损伤。腹腔内损伤:结肠伤口与腹腔相通,肠内容物进入腹腔,有腹膜炎表现,多见于盲肠、横结肠、乙状结肠破裂及升、降结肠的腹腔内部分损伤;腹膜外损伤:升、降结肠部分位于腹膜外,损伤后肠内容物进入腹膜后间隙的疏松结缔组织间,一旦感染极易扩散,无明显腹膜炎表现。多见于腰背部刀刺伤。

Flint 等根据损伤的程度,将结肠损伤分为三级:Ⅰ级,损伤局限于结肠壁,腹腔轻度污染,无休克;Ⅱ级,结肠贯穿或撕裂,腹腔中度污染;Ⅲ级,严重组织缺损和血供丧失,腹腔严重污染、重度休克。亦有人将结肠损伤分为出血、部分撕裂伤以及穿孔、横断和坏死五型。

【诊断】

结肠、直肠损伤的临床表现往往与损伤的部位、程度、伤后时间、致伤物不同以及有无合并伤等因素相关。开放性损伤患者根据开放伤口的部位,弹道或刀刺伤的方向及腹膜炎表现很容易做出诊断。腹部开放性损伤大部分是穿透伤,几乎都有腹内脏器损伤,这些伤员绝大多数需进行剖腹探查。如后腰部刀刺伤,伤口有粪样肠内容物流出,可做出结肠损伤之诊断。闭合性结肠损伤诊断困难,多伴有其他脏器损伤。如伤后出现进展迅速的弥漫性腹膜炎伴有中毒性休克,或间接暴力致下腹部疼痛进展为腹膜炎并有膈下游离气体应考虑有结肠损伤。医源性结肠损伤诊断较容易,在结肠镜检查过程中,患者出现腹痛及腹膜炎表现,可做出结肠损伤的诊断。

判断是否有结肠损伤是临床上的一个难题,钝性腹部伤所致结肠损伤约25%并无腹痛症状,微小穿孔或迟发穿孔可出现症状和体征轻微-缓解-加重的特殊临床过程,而腹胀、体温、脉搏的变化则意味着感染的严重和持续。肛门出血是直肠损伤的重要表现。如有明显的腹膜刺激征和直肠出血,应尽早手术探查。有骨盆骨折时,即使没有直肠出血,也应高度怀疑直肠损伤。钝性结肠损伤常有腹膜炎的表现和(或)休克。穿孔小,结肠内容物刺激性弱,扩散慢,尤其是腹膜后损伤,早期的症状局限或不明显。况且大多数损伤有合并伤,易被其他症状掩盖,难于诊断,因此结肠损伤误诊率仍高达21%~37.5%。

典型的结肠、直肠闭合伤或穿透性结肠损伤诊断并无困难,通过病史采集、腹部查体、腹部 X 线检查、实验室检查、腹腔穿刺、诊断性腹腔灌洗等,即可得到正确的诊断。发现膈下游离气体、腹膜后积气,单侧腰大肌影像消失,以及麻痹性肠梗阻。骨盆和腰椎骨折提示有大肠损伤的可能。腹腔灌洗是一个有用的诊断方法,应在拍完腹部平片后再作灌洗,以免气体进入腹腔,影响 X 线诊断。抽出的灌洗液应作血细胞、细菌或淀粉酶的检查,出现一项以上异常情况可考虑手术探查。

腹膜外直肠损伤在诊断上更困难,较严重的骨盆损伤通常合并大量软组织损伤和直肠损伤,常规作肛门指诊是很重要的,肛门指诊可触及直肠破口,必要时作直肠镜或乙状结肠镜检查,可提示较高的直肠损伤。

如何在结肠损伤的早期,甚至在没有出现腹腔污染之前能正确诊断,对临床医师是个挑战。超声诊断在合并出血时有一定诊断价值,CT用于结肠损伤诊断报道极少。造影剂灌肠和纤维结肠镜检查可加重结肠、直肠损伤,早期应视为禁忌。腹腔镜检查阳性率较高,但对于间位部分损伤是个盲区。而腹部穿透性损伤多立即剖腹术,术中不难发现结肠、直肠损伤。

【治疗】

第一次世界大战期间多采用一期缝合修补术,死亡率高达67.5%,第二次世界大战对结肠损伤常规使用损伤肠段外置或造口术,死亡率迅速下降到35%,目前已降至3%~9%。20 世纪末,国内外大量文献报道结肠一期修补或切除吻合的安全性、可行性、低并发症及其理论基础研究,使一期修补率逐年提高。文献报道一期手术约占66.3%,甚至有报道达84%。Nelson 等对1996~2001 年底发表的有关结肠贯通伤的患者行一期手术及粪便转流术的随机对照研究文献进行了 Meta 分析,结果显示,两组之间的死亡率没有显著差异,而粪便转流组的腹腔感染及吻合口瘘、切口感染及裂开等的发生率要高于一期手术组。究竟采取何种手术方式,受致伤因素、伤者的一般情况、受伤至手术的间隔时间、肠壁及肠系膜损伤的严重程度、结肠损伤的部位、腹腔感染的严重程度、有无合并其他脏器的损伤、有无合并休克、就诊医院的技术条件和术者的技术水平等诸多因素的影响。

结肠、直肠内容物污染腹腔的严重性,术前需尽快静脉给予甲硝唑及头孢菌素类抗生素对抗厌氧菌和需氧革兰阴性杆菌。结肠、直肠损伤的治疗原则:①控制合并器官,尤其是大血管损伤;②对创口本身的恰当处理;③尽力减少粪便污染而引起切口及腹腔内严重感染的发生率。探查腹腔时首先控制致命的大出血,继之封闭结肠裂口,防止粪便继续溢出。然后仔细探查结、直肠,避免漏诊。如发现升结肠或降结肠前壁穿孔,还应探查后壁。若升、降结肠附近有腹膜后血肿,尤其伴有肾损伤以及腰背部穿透伤时,必须探查结肠"裸区",包括弯曲部。由于结肠、直肠壁薄、血供差、愈合力弱、内容物含细菌多,损伤处理应根据损伤类型、部位、腹腔污染程度以及合并伤的严重性等选择。

一期手术是指行受损结肠肠段或腹膜返折以上直肠损伤的修补或切除后吻合,而不行修补肠段的外置或粪便转流,一期手术的指征:①伤后至手术时间在8小时以内;②年龄<60岁,血浆白蛋白>35g/L;③无严重的机体疾病及其他器官严重损伤;④无休克或休克得到纠正者或失血量不超过正常血容量的20%;⑤肠内粪便少,腹腔没有严重的污染;⑥无肠系膜血管的严重损伤;⑦经过肠道准备的医源性损伤;⑧低速非爆炸性损伤或刀伤所致的小穿孔。以往对左半结肠的损伤,主张二期手术,但动物实验证明,损伤的部位对手术效果并无明显影响,现有的文献也表明这并不是一期手术的禁忌证。随着内镜技术的开展,对腹腔镜下修补的内镜检查、治疗所引起的结肠穿孔进行了相关研究并得出肯定结论。Yamamoto应用腹腔镜对结肠镜检查所致的10~50mm结肠穿孔进行修补,均获成功,且没有与操作有关的并发症发生。在少数情况,如吻合不满意可加作近端结肠造口,以保证吻合口愈合。

二期手术是在受损肠段修补或切除吻合的基础上行结肠修补原位外置术或粪便转流术,术后视病情的具体变化择期行外置肠段回纳或造口关闭术。尽管该术式有需二次手术、造口护理及增加患者的经济和精神负担等缺点,但其优点也较突出:有利于吻合口不受肠腔粪便的污染而愈合,并且不至于因肠管坏死、肠内容物泄漏而引起严重的腹腔再次感染,杜绝

了一期手术中有可能发生吻合口瘘这一严重并发症的发生。适用于下列情况:①年龄>60岁,营养状况较差或合并有严重的基础疾病;②受伤到手术时间8小时以上;③腹腔污染严重;④合并有腹腔内两个以上器官的严重损伤;⑤合并有其他部位的多脏器损伤或休克。

腹膜返折以下的直肠损伤:合并骨盆骨折和盆腔脏器的损伤,常需经腹会阴联合手术,开腹的目的在于探查腹腔并行转流性乙状结肠造口,并在损伤经肛门操作困难时可切开腹膜返折行病灶的显露、修补或切除吻合、清创、冲洗等。损伤的处理为直肠裂口一期缝合修补和(或)完全转流性乙状结肠造口,经尾骨旁入路或切除尾骨充分引流骶前间隙,并经造瘘口冲洗结肠远端,清除直肠内残留粪便以利裂口愈合。如损伤距肛门较近在6cm之内,并且病变较轻,则可经肛门修补损伤,局部引流。如损伤部位无论经腹还是经会阴都难以显露,则不必强行直接修补,但必须行乙状结肠造口,并要求上下合作彻底清除溢出到直肠旁间隙的粪便,同时经打开的造口处反复冲洗直肠腔,彻底清除肠腔内的粪便,再行腹腔、盆腔及会阴部创口的冲洗,确保所有的腔隙中均不留污物,直肠后间隙放置适当引流,并保持通畅,放置时间适当延长。结合有效的抗感染措施,未经修补或修补不完全的直肠损伤多可自行愈合。

(张波　沈坤堂)

第十节　腹膜后血肿及大血管损伤

【病因】

腹膜后血肿为腰腹部损伤的常见并发症,可因直接或间接暴力造成。最常见原因是骨盆及脊柱骨折,其次是腹膜后脏器(肾、膀胱、十二指肠和胰腺等)破裂及其大血管和软组织损伤,内脏动脉瘤破裂也可引起。因常合并严重复合伤、出血性休克等,死亡率可达35%~42%。根据解剖部位,可将腹膜后间隙分为三区:①上腹中央区,含有大血管和重要脏器,发生血肿时,症状重,并发症多,死亡率高;②双肾区,除肾脏和上段输尿管外,还包含左右结肠系膜;③骨盆区,出血常来自骨盆骨折或直肠损伤以及髂血管损伤等。

【临床表现】

腹膜后血肿缺乏特征性临床表现,因出血程度、血肿范围等因素而异。腹痛最为常见,可伴腹胀和腰、背痛。合并出血性休克者占1/3。血肿巨大或伴有渗入腹腔者可有腹肌紧张、反跳痛、肠鸣音减弱或消失,诊断性腹腔穿刺抽出不凝固血液,误诊为腹内脏器伤而行剖腹术者达1/3,应注意鉴别。凡有上述

表现的腹部、脊柱和骨盆创伤,均应考虑腹膜后血肿的可能。X线检查,可从脊柱或骨盆骨折、腰大肌阴影消失和肾影异常等征象,提示腹膜后血肿的可能。超声和CT、MRI检查常能提供可靠的诊断依据。由于临床医师较多关注有无多脏器伤,腹膜后血肿的诊断在腹部创伤中是比较困难的。腹膜后血肿也常伴有腹膜刺激征,这也给确定有无腹内脏器伤带来困难。不伴大血管或重要脏器伤的单纯腹膜后血肿,腹膜刺激征出现较晚且轻微,抗休克治疗后多能奏效。诊断性腹腔穿刺常可与腹腔内出血鉴别,但穿刺不宜过深,以免刺入血肿内引起诊断困难。若诊断不能肯定,绝对严密观察是必要的。腹部大血管(腹主动脉及下腔静脉)损伤引起的腹膜后血肿,90%以上由穿透伤所致。由于迅速大量出血,多数伤员死于现场,送到医院经抢救后死亡率亦达70%。进行性腹胀和休克提示本诊断,应在积极抗休克的同时,立即剖腹控制出血。

【治疗】

腹膜后血肿的治疗应遵循腹部损伤的总原则,但对不同类型和部位血肿的处理,应有所不同。对于开放性腹内脏器损伤剖腹术中腹膜后血肿切开的时机多数能够及时作出判断,如后腹膜血肿不断增大,提示有快速而大量出血时,才可考虑切开后腹膜而进行止血。闭合性腹膜后血肿主要是腹膜后小血管损伤出血或盆壁静脉丛、盆腔小动脉出血形成,完整的后腹膜对血肿可以起到压迫止血作用,一旦切开探查,反会导致无法控制的大出血,增加病死率,同时完整的后腹膜还可减少可能存在与腹腔内感染源有关的污染。因腹膜后间隙疏松,一旦感染,扩展迅速,病死率高。

非手术治疗适合如下情况:①闭合性损伤无内脏破裂,后腹膜完整的腹膜后血肿,复苏后生命体征稳定者则可观察;②有腹腔内脏损伤而腹膜完整的,生命体征稳定而需剖腹手术者仍应尽量避免切开后腹膜进行探查;③骨盆区的腹膜后血肿应尽量避免探查。对稳定型肾周围血肿不伴休克及大量血尿者,可予非手术治疗。必要时行静脉肾盂造影明确诊断,仍

不能确诊或出血不止,肾动脉造影有助于确诊,且可一期行栓塞治疗;④腰椎骨折所致的腹膜后血肿,以非手术治疗为主。⑤单纯骨盆骨折所致的腹膜后血肿,出血一般可自行停止。

由胰腺损伤、十二指肠损伤、大血管损伤或破裂、较严重的肾损伤所致中央区腹膜后血肿,需积极手术治疗。应作Kocher切口,向左翻起十二指肠及胰头,探查十二指肠第1、2段,切断Treitz韧带,进一步探查十二指肠第3、4段及全胰腺。对不稳定型肾周围血肿伴休克者,首先控制肾蒂再切开筋膜,仔细探明肾损伤程度后酌情处理。有时因血肿巨大破入腹腔,腹部有移动性浊音,腹腔穿刺阳性,而难与腹内脏器伤区别时,宜手术探查。

骨盆骨折所致的腹膜后血肿若经积极抗休克治疗,循环仍不稳定,血肿继续增大,可考虑结扎一侧或双侧髂内动脉。若手术发现血肿局限于盆腔而又不再扩大,无需切开,以免引起严重而难以控制的出血。大血管损伤性腹膜后血肿,在探查血肿前应作好充分准备,包括输血、血管阻断和修复吻合等。为了良好的显露,可沿左侧结肠旁沟无血管区切开侧腹膜,将降结肠、脾、胃、胰体尾部及左肾一并向右侧翻起。必要时采用胸腹联合切口,可良好显露降主动脉和腹主动脉。迅速探明血管损伤情况后,阻断裂口近远端的血流,进行修补。穿透伤常贯穿血管的前后壁,如无法将血管翻转,可先通过前壁裂口修补后壁,然后修补前壁裂口。如主动脉壁缺损无法修补,宜行血管移植。下腔静脉单纯裂伤可予缝合修补。若缺损较大,尤其是肾静脉水平以上的损伤,宜用血管补片修复。如下腔静脉损伤广泛,上述方法仍不适用,可行血管移植或下腔静脉结扎。位于肾静脉水平以下的严重损伤或伴有复合伤者,多主张下腔静脉结扎,既能达到止血,又可预防肺梗死。而位于肾静脉水平以上的则不宜采用结扎的方法,否则会引起致命的后果。门静脉损伤裂口小可予以修整,裂口大修整后补片修补,门静脉横断伤修整后对端吻合,必要时可游离肠系膜上静脉后与门静脉对端缝合或者血管移植。

(郭大乔)

第二十三章

腹壁、腹膜、肠系膜、腹膜后疾病

第一节　脐膨出与腹裂

脐膨出与腹裂同是由于发育不全导致腹壁缺损而发生内脏突出的畸形,其是否为同一疾病的两种表现形式目前仍存在争论。有学者认为腹裂是脐膨出囊膜在宫内就破裂吸收的结果,但是随着胚胎学和产前超声研究的发展以及这两种疾病不同的临床表现来看,目前普遍认为脐膨出和腹裂是两种不同疾病。

一、脐　膨　出

脐膨出是指一种先天性腹壁发育不全的畸形,部分腹腔脏器通过脐带基部的脐环缺损突向体外,表面盖有一层透明囊膜。脐膨出发病率为 1:5000 活产婴儿,常可伴发其他器官畸形。多为未成熟儿,男孩比女孩常见。母亲多为高龄产妇。有人认为外科医师能见到脐膨出仅占所有病例的半数病例,死胎中腹壁缺损者约 20 倍于活产。

【病因与病理】

在胚胎第 6~10 周时,由于腹腔容积尚小,不能容纳所有肠管,因此中肠位于脐带内,形成暂时性脐疝。待至第 10 周后,腹腔迅速增大,中肠退回腹腔。胚胎体腔的闭合,是由头侧皱襞、尾侧皱襞和两侧皱襞共四个皱襞,从周围向腹侧中央褶叠而成,并汇合形成未来的脐环。如果在上述发育阶段,胚胎受到某种因素的影响,而体腔关闭过程停顿,就可产生内脏突出畸形。当四个皱襞中某个皱襞的发育受到限制,就产生不同部位的发育缺陷。依此而分为三种类型:

（一）脐上部型

由于头侧皱襞发育不全,除有脐膨出外,常伴有胸骨下部缺损(胸骨裂)、膈疝、心脏畸形、心包部分缺损等畸形。

（二）脐部型

由于两侧皱襞发育不全所致,依据腹壁缺损和膨出囊膜的大小差异,临床上可有二种分型:

1. 脐膨出(omphalocele)　最常见,腹壁缺损较大,肝脏突出于腹腔外,较少有合并畸形,常被称为巨型或胚胎型脐膨出,亦可称为通常型或腹壁形成不全型。

2. 脐带疝　腹壁缺损较小,仅有小段肠管通过脐环疝入脐带基部,可伴有卵黄管残留、梅克尔憩室、肠旋转不良等畸形,常被称为小型或胎儿型脐膨出,亦可称为肠管还纳不全型。

（三）脐下部型

由于尾侧皱襞发育不全,除有脐膨出外,常伴有膀胱外翻、肛门直肠闭锁,小肠膀胱裂等畸形。

膨出内脏的表面有一层羊膜与相当于壁腹膜的内膜组成的囊膜包裹,在两层膜之间含有一片胚胎性胶样组织。囊膜略呈白色,菲薄,透明,无血管结构。脐带附着于膨出囊膜的中部或下半部,脐血管穿过囊膜进入腹腔。腹壁皮肤终止于脐膨出基部的周缘,略呈堤样隆起。脐膨出均存在肠旋转不良,其他肠道畸形少见,心脏畸形和染色体畸形则明显增多。各种合并畸形的发生率在 60%~80%。

【临床表现】

在新生儿的腹部中央可见大小不等膨出的囊状肿物,表面有一层光泽而透明的囊膜,透过囊膜可见囊内的腹腔脏器。在囊顶上部脐带残株附着,腹壁皮肤常停留在膨出囊的基底部或少许超过一些。随着时间过久之后,囊膜逐渐混浊,变成黄白色脆弱组织,或因破裂而内脏脱出,或因感染而坏死以致腹腔感染。囊膜亦可在宫内或分娩过程中破裂,出生时可见肠管悬挂在腹壁之外,但通常并无肠梗阻或呼吸窘迫等症状。

【诊断】

产前 B 超可早期发现脐膨出,一经诊断明确,应行产前染色体、心动超声和其他脏器检查。巨大脐膨出通常提示有多种伴发畸形可能。检测羊水甲胎蛋白浓度来评价神经管发育异常的风险;取羊水或胎儿血液标本,检测染色体是否正常,常见合并的染色体异常包括 13、18、21 三体综合征。孕期需要密切随访,如囊膜破裂,可不等足月诱导生产。如肝脏膨出,应考虑剖宫产,避免肝脏损伤和出血。脐膨出患儿较容易发生早产和宫内发育迟缓。出生时囊膜已破裂的病例,应与腹裂相鉴别。脐膨出伴有巨舌症、巨体症病例,称为 Beckwith-Wideman 综合征(EMS)。有时三者可以缺一,但伴有某些畸形如小头、耳垂线状锯齿、面部红痣、肾母细胞瘤等。此综合征生后早期常有低血糖症,应予注意,目前有相关基因检测。

脐带疝病例有时未被认出,在结扎脐带时可误将肠管一并结扎在内,导致肠瘘或肠梗阻,在临床上应予注意。胸腹部 X 线摄片时,注意合并膈疝、肠闭锁等畸形存在。

【治疗】

出生后为了避免囊膜破裂和污染,局部应立即用无菌温湿生理盐水敷料及塑料薄膜覆盖加以保护,减少热量及水分的散失,周围皮肤严加消毒。如果囊膜破裂。肠管外露而散热,易发生低体温,生后 2 ~ 3 小时直肠温度常在 34 ~ 35℃,因此在转送过程中,必须加以保暖,入院后可进行 40℃温水浴 10 ~ 20 分钟,体温达 36.5℃以上,再将婴儿置入暖箱。出生后及时置胃管,持续吸引,减少胃肠内积气,并可进行灌肠,清除结肠内胎粪。由于胎儿期肠管脱出,血清白蛋白、IgG 转移至羊水中,生后有脱水和代谢性酸中毒。应从上肢作为输液进路,输入白蛋白、血浆等。

手术方法的选择,按腹壁缺损大小、体重、合并畸形而作出判断。

（一）一期修补法

最理想的方法,适用于腹壁缺损比较小的脐膨出,特别是脐带疝。膨出内容回纳后,不致腹压增高而影响呼吸、循环或肠道受压梗阻。术时尚需强力扩张腹肌以扩大腹腔容积,以利肠管回纳,术后还需应用呼吸机支持 24 ~ 48 小时进行呼吸管理。

（二）二期修补法

适用于巨型的脐膨出,尤其是有肝脏脱出者,此类病例进行一期手术,脏器还纳困难,如若强行操作势必发生下腔静脉压迫、横膈抬高,而导致呼吸与循环障碍。手术要点是保留囊膜,解剖游离两侧皮肤,并作减张切口,然后将皮肤在囊膜上方覆盖缝合,造成腹壁疝。第二期手术可在 3 个月 ~ 1 岁时施行。

（三）分期修补法

分期修补(Schuster 法、Allen-Wrenn 法或 silo 术)适用于巨大的脐膨出,以及囊膜破裂而肠管脱出者,但限于早期病例,要求创面清洁。方法是利用合成纤维膜(Silastic sheet,Gore-tex sheet,Teflon mesh)或无菌 silo 袋,将其边缘缝合于两侧腹直肌内缘上或缺损边缘,将合成膜缝合成袋形或直接缝合的 silo 袋,袋顶适当悬挂,外用抗生素溶液的敷料包裹,以后每隔数天将袋顶收紧缩小,使内脏分次逐步回纳腹腔,一般约需 1 ~ 2 周,待全部回纳,取除合成膜或 silo 袋,分层缝合腹壁。应用合成膜的缺点是异物容易引起感染,且一旦感染应用抗生素也难以见效,必然去除而导致手术失败。

消毒剂涂敷疗法:少数患儿心功能不稳定(左心功能衰竭、主动脉发育不良)、未成熟儿伴肺透明膜病变、持续肺动脉高压等难以耐受手术,或巨型病例,合并严重畸形,或囊膜污染可能发生感染者可采用保守治疗。现用 70% 酒精或 0.5% 硝酸银等,具有杀菌力、蛋白凝固、收敛作用的各种药液,每 1 ~ 2 天涂抹 1 次,均可取得同样效果,使囊膜表面形成干痂,痂下生长肉芽组织,上皮逐向中央生长,创面愈合后 1 ~ 2 年再修补腹壁缺损。大多数学者将此方法作为不得已而为之的手段。

【预后】

脐膨出是一种严重的先天畸形,病死率很高。近年由于呼吸管理与营养支持的加强,治疗效果已见改善。影响治愈率的因素,主要在于是否合并严重畸形,如心脏疾患、染色体异常、未成熟儿等。

二、腹　裂

腹裂是由于脐旁部分腹壁全层缺损而致内脏脱出的畸形。其发病率为 1∶3000 ~ 5000 活产婴儿,无性别差异。妊娠妇女年龄小和(或)妊娠妇女吸烟史是胎儿发生腹裂的高危因素。25% 的腹裂患儿母亲年龄小于 20 岁;60% 的腹裂患儿母亲吸烟;导致 40% 的患儿为未成熟儿和小于胎龄儿。

【病因与病理】

腹裂形成的原因尚有争论。多数学者接受腹裂与脐膨出为两种不同疾病,病因亦不同。腹裂患儿肠管短,壁厚,中肠未旋转和固定,很少伴有其他系统畸形等,说明它在胚胎早期生理性脐疝之前,肠管已通过腹壁缺损进入羊膜腔所致。而这种局限的腹壁缺损是由于右脐静脉的自然消退,在内转时胚体壁和体蒂连接处的循环障碍引起,在脐带右侧的被膜薄弱和破损而发生,与临床所见一致。

【临床表现】

婴儿出生后即见胃肠道脱出于腹壁外,肠壁水肿肥厚,相互黏着,虽与脐膨出囊膜破裂相似,但无羊膜包裹,肝脏始终在腹腔内,可与脐膨出区分,不至于混淆。就诊时患儿往往处于低体温状态,在 35℃以下,肠管外露、体液丢失而导致水电解质平衡失调,可有感染(败血症)、粘连性肠梗阻、胃肠道穿孔和坏死等并发症。

腹裂与脐膨出的不同为:①脐带之外的腹壁缺损;②脐和脐带的位置和形态均正常;③脱出的内脏无囊膜覆盖;④脐带根部与腹壁裂口之间有皮肤存在;⑤裂口多数在右侧,同侧腹直肌发育不全,裂孔较小,纵向长 2~3cm,最长 5cm。脱出体腔外的脏器,常为小肠与结肠,可见肠管粗大,肥厚,短缩,相互黏着,有薄层的胶冻样物覆盖。常伴中肠旋转不良、小肠和结肠共同系膜等畸形,但很少伴有其他脏器畸形。

【治疗】

术前管理包括体温维持、预防感染和纠正水电解质平衡失调、保护脱出的肠管和冲洗清洁等。手术原则:尽早手术,外露肠管多少与腹腔发育程度是决定一期修补或延期、分期手术的关键。一期修补法适用于足月产儿,出生体重 2500g,腹腔发育较好、无明显肠道畸形的患儿,近年来对于早期就诊的此类腹裂患儿可采取无缝合一期肠管回纳法进行治疗,方法为麻醉下将结肠内胎粪排出,逐渐回纳肠管,脐带旁腹壁缺损由胶带粘合,7~10 天愈合。对一期肠管回纳困难的患儿,采取 silo 式式,一般在 5 天左右逐渐回纳所有外露肠管。术后均需密切观察呼吸、腹腔压、静脉回流等情况,必要时需加强呼吸管理,辅助通气。腹裂患儿术后肠道功能恢复需时较长,不能经口摄食,需要较长时期静脉营养。

【预后】

目前存活率>90%。多数患儿长期随访预后良好,发育正常,肠管的长度也可恢复接近正常。感染、长期肠功能不能恢复导致的营养不良是造成死亡的主要原因。

(郑珊 沈淳)

第二节 卵黄管发育异常引起的疾病

胚胎发育过程异常,卵黄管不同程度的残留时,可以形成各种畸形,引起多种外科并发症,大多在小儿时期出现症状,常需外科治疗。

【胚胎学】

胚胎发育早期,原肠与卵黄囊是相通的,以后通道渐渐变狭,被称为卵黄管或脐肠管,它连通中肠与卵黄囊。发育正常时,胚胎第 7 周卵黄管已萎缩闭塞,出生时在脐带中可找到少量残留组织,以后很快退化而完全消失。发育异常时,卵黄管可全部或部分存留,形成各种类型的卵黄管异常。

【临床病理分类】

(一) 脐茸(脐息肉)脐部黏膜残留。

(二) 脐窦卵黄管脐端残留较短的未闭盲管。

(三) 卵黄管瘘(脐肠瘘)卵黄管全部未闭合。

(四) 卵黄管囊肿卵黄管两端闭合,仅中间部分仍保持原有的内腔,其黏膜分泌物聚集而形成囊肿。

(五) 美克耳憩室卵黄管的肠端未闭合,在末端回肠壁上留有憩室。

(六) 脐肠索带卵黄管及其血管纤维化索带的残留。

一、脐茸与脐窦

脐茸由残留于脐部的肠黏膜所构成,外形呈红色息肉样组织,常分泌少量黏液或血性浆液。可用电灼治疗,若无效,可行黏膜切除、局部缝合。

脐窦系卵黄管在脐部残留一段较短的管道,位于腹膜外,外表为一个小圆形黏膜凸起,窦道内黏膜分泌黏液,常使周围皮肤糜烂,经久不愈。可用探针探得窦道,经外口注入造影剂,侧位片可显示窦道经路,仅长数毫米或数厘米,呈一盲管,与小肠和膀胱均不相通。脐窦感染时应作抗感染治疗,脓肿形成时行切开引流。感染控制后再作手术切除。术时从外口插入探针,经脐下弧形切口,环绕探针在腹膜外剥除管道,将其完整切除。

二、卵黄管瘘(脐肠瘘)

脐肠瘘连接于回肠与脐孔之间,脐部瘘口有鲜红色黏膜,因瘘管间歇排出有粪臭的气体或粪水,可造成瘘口周围皮肤糜烂。大的瘘管在腹压增高时,可发生瘘管和回肠的不同程度脱垂,在新生儿期脱出的小肠呈新月形突出腹壁,这种脱垂很少会导致肠梗阻或引起脱出肠管血供受阻,仅极少数严重者可发生肠梗阻或肠绞窄。经瘘口可插入导管,注入造影剂作腹部正侧位片,可见造影剂进入小肠,即可明确诊断。手术环绕脐部作梭形切口,解剖游离瘘管直达回肠。将脐、瘘管与部分小肠一并切除,行小肠端-端吻合术及脐环重建术。

三、卵黄管囊肿

最少见。卵黄管中间部分未闭合,保持原来卵黄管之内腔,黏膜分泌液积聚不能排出,继后发生囊性扩张,其两端分别有索带连接脐部与回肠。其临床症状是腹部囊性肿块,或因粘连和压迫肠祥而产生肠梗阻,往往在手术时才明确诊断。治疗时将囊肿及其索带一并切除。

四、先天性脐肠索带

索带位于脐部与远端回肠、或美克耳憩室、或肠系膜根部、或肝门之间。可能系由闭塞的卵黄管或卵黄动脉或静脉未退化的纤维组织构成。一般不引起症状,当肠襻围绕索带发生旋转,或索带压迫肠襻引起肠梗阻时才出现症状。常在剖腹手术时作出正确诊断。治疗为手术切除索带,解除梗阻。如在其他手术中发现脐肠索带也应予以切除。

五、梅克尔憩室

梅克尔(Meckel)憩室又称先天性回肠末端憩室,由于卵黄管的肠端未闭所致,最多见。据解剖学统计在正常人群中的发生率约为2%～4%,男性多于女性2倍,大多数人无任何症状,仅4%～6%病例可发生各种并发症,如炎症、坏死穿孔、肠梗阻和出血等,可在任何年龄出现临床症状,其中48%～60%发生于2岁以内,男性出现并发症者多于女性3～4倍。

【病理】

憩室位于距回盲瓣100cm以内的回肠上,在肠系膜对侧缘,有自身的血供,多数呈圆锥形,少数为圆柱形,口径1～2cm,憩室腔较回肠为窄,长度在1～10cm之间,盲端游离于腹腔内,顶部偶有残余索带与脐部、或肠系膜相连,该索带是引起内疝致肠梗阻的主要原因。组织结构与回肠相同,唯肌层较薄。约50%的憩室内有迷生组织,如胃黏膜(80%)、胰腺组织(5%)、空肠黏膜、十二指肠黏膜、结肠黏膜等。胃黏膜一般分布相当广泛,可占大部分憩室黏膜,有时呈散在性小岛性分布,但靠近憩室顶端最易找到。胰腺组织常位于顶尖处,呈黄白色颗粒状,易于识别。憩室可因迷生组织分泌消化液,损伤黏膜而引起溃疡、出血及穿孔;可因粪块、异物、寄生虫而发生急性炎症、坏死及穿孔;可因扭转、套叠、疝入、压迫、粘连而引起各种急性肠梗阻。

【临床症状】

憩室内迷生组织的存在和憩室的形态特点是引起梅克尔憩室并发症的重要因素。

(一)出血

约有20%～30%病例,多见于2岁以内婴儿,主要表现为无痛性便血,有时大量出血一次可达数百毫升,色泽鲜红或暗红,在短期内发生出血性休克,严重贫血。腹部检查无阳性体征。出血常会自行停止,或反复间歇出血。

(二)肠梗阻

约占25%～40%,因肠套叠、肠扭转、腹内疝等引起梗阻。以及憩室本身的扭转、粘连所引起的肠梗阻

最为常见,其次是憩室为起套点形成的回结型肠套叠,其临床表现与一般的肠套叠、绞窄性肠梗阻或粘连性肠梗阻相同。起病比较急骤,症状严重,常为绞窄性,可发生肠坏死而引起腹膜炎。

(三)憩室炎

占14%～34%。当憩室引流不畅或有异物滞留时,可发生炎性病变。临床症状主要为脐周或右下腹痛,常伴有恶心呕吐。腹部检查可发现右下腹或脐下有压痛和腹肌紧张,症状和体征与急性阑尾炎相似,临床诊断往往难以鉴别,常误诊为穿孔性阑尾炎而手术。

(四)憩室穿孔

约25%～50%。憩室的炎症和溃疡均会导致憩室穿孔,大多骤然发生症状,临床表现为剧烈腹痛、呕吐和发热,腹部检查有明显的腹膜刺激征。少数病例膈下有游离气体。

(五)其他

可引起憩室疝或Litter疝,憩室嵌顿于腹股沟管疝囊内,引起不完全性肠梗阻症状,或仅在腹股沟部触及压痛性圆锥形条状肿块。此外,尚有憩室内异物或肿瘤。

【诊断】

梅克尔憩室并发症的临床表现并无特殊性,与急性阑尾炎,阑尾穿孔、其他病因引起的肠梗阻、下消化道出血等难以鉴别。当患儿出现这些临床表现时,鉴别诊断应考虑到梅克尔憩室的可能性。

^{99m}Tc-pertechnetate核素扫描诊断梅克尔憩室,已被证明为可靠的诊断方法,准确率可达70%～80%。^{99m}锝对胃黏膜壁层细胞具有亲和力,并能被摄取。因此,当憩室壁层含有胃黏膜面积大于0.5cm×0.5cm的病例,腹部扫描可显示放射性浓集区。如检查前服用甲基咪胍,可使胃黏膜摄取增加,从而提高阳性率。但当憩室内胃黏膜因炎症而被破坏或仅含有胰腺组织时,亦可出现假阴性。此外,肠道血管瘤、腹主动脉瘤、淋巴瘤、肾盂积水、小肠的消化性溃疡、肠息肉、小肠套叠等疾病,均可出现假阳性。^{99m}Tc标记红细胞腹部扫描检查,能够检测消化道出血的部位,从而推测其出血原因,提示手术指征,有一定的临床实用价值。

【治疗】

凡有梅克尔憩室并发症的病例,都应进行手术,将憩室切除。表现为腹膜炎或肠梗阻的病例,按腹膜炎或肠梗阻进行术前准备和急诊探查。表现为多次消化道出血的2岁以内病例,应积极补充血容量后进行手术。手术采用腹腔镜切除梅克尔憩室,建议行肠切除肠端-端吻合术,以免遗留迷生组织。对于因其他

疾病进行手术时偶然发现的无症状憩室,目前不主张同时切除憩室,因为只有少部分憩室发生并发症,应尽量避免因切除无病变的憩室而造成意外的并发症。

(郑珊 沈淳)

第三节 胎粪性腹膜炎

胎粪性腹膜炎是在胎儿期发生肠穿孔导致胎粪流入腹腔而引起的无菌性腹膜炎。在出生后短期内即出现腹膜炎和(或)肠梗阻症状,是新生儿及婴儿常见的急腹症之一,病死率较高。

【病因与病理】

胎粪性腹膜炎是一种发生在子宫内的病理过程,含有各种消化酶的无菌胎粪,通过肠道的穿孔溢入腹腔内,引起严重的化学性和异物性腹膜反应,虽有大量液体渗出,但胎儿并不发生电解质失衡,因为母体通过胎盘产生代偿而维持平衡,因此,这种无菌性腹膜炎并不危及胎儿生命,妊娠继续进行。但因其导致胎儿肠梗阻,或穿孔愈合后形成的肠狭窄,可影响胎儿吞咽羊水,妊娠妇女可发生羊水过多。

导致胎儿肠穿孔的原因众多,机械性因素包括肠闭锁、肠狭窄、肠套叠、肠扭转、内疝等;肠壁局部血运障碍性因素包括胎儿坏死性小肠结肠炎、肠壁肌层缺损、肠系膜血管梗死,以及继发性肠穿孔(胎儿阑尾炎、憩室炎、肠重复畸形或溃疡穿孔)等;另有些病例的穿孔原因尚不清楚。在欧美,胎粪性肠梗阻(meconium ileus)伴有胰腺纤维囊性变是引起胎儿肠穿孔的常见原因,但在我国则罕见报道。

正常情况下,胎儿4个月时,末端回肠内已有胎粪聚集,5个月时到达直肠,此时或以后发生肠穿孔均可引起胎粪外溢而发病。如果肠穿孔发生在早期,则有可能自行愈合。消化酶引起的腹膜炎反应,大量纤维素渗出,造成腹腔内广泛粘连,将穿孔堵塞,腹腔渗液及坏死组织可大部分被吸收,随后因胰酶的产生及作用,肠腔内胎粪得以溶解而肠道恢复通畅。堆积在穿孔周围的胎粪中的钙盐与腹膜炎性渗出液发生化学反应而沉淀,形成钙化斑块。由于胎儿4~5个月时肝脏较大,占有腹腔的大部分,因此肠穿孔后多与肝脏有粘连,随着腹腔发育而肝脏移位右上腹,因而也将粘连部分牵至右上腹肝下,故X线摄片常在右上腹部发现钙化影。如果肠穿孔并未封住,或在长期溢漏后才封住,则可有膜状组织包裹部分肠袢,形成假性囊肿。若继续溢漏,囊腔可逐渐增大,充满于腹腔。如果肠穿孔发生于分娩前几天,穿孔仍然开放,则腹腔内充满染有胎粪的腹水,形成弥漫性腹膜炎,并迅速演变为细菌性腹膜炎。

【临床表现】

根据病理情况而定,生后病情可有四种临床表现:

(一)新生儿肠梗阻型

出生时肠穿孔已愈合,存在粘连与钙化,但由于伴有肠闭锁或肠狭窄等,出现新生儿肠梗阻症状,发生胆汁性呕吐、腹胀。X线摄片显示肠管扩张和多个液平面,且有明显的钙化斑块。

(二)局限性气腹型

出生时肠穿孔尚未愈合,但被纤维素粘连包裹着形成假性囊肿,内有液体和气体,可很快发展为局限性腹腔脓肿。临床症状与脓肿大小、感染程度及脓肿是否与肠道相通有关。表现为发热、腹胀、呕吐,但尚能进奶和排便,可出现肠梗阻或败血症症状,有腹壁红肿等感染体征。腹部平片可见局限气腹,膈下无气体,有时在假性囊壁上或腹腔其他部位可见散在钙化斑块。

(三)游离气腹型

出生时肠穿孔仍存在,未能被粘连包裹,新生儿吞咽的气体、奶汁及胃肠道内分泌物进入腹腔,迅速发生细菌性腹膜炎及大量腹水,病情危重,呕吐、拒食、便秘、体温低下,呈中毒性休克,严重者出现呼吸困难、发绀等症状,腹胀如球,触之有捻发音,叩诊浊音。腹部平片显示巨大气液平横贯全腹,膈下大量积气,肝脏下垂,全腹部不透明,仅见少量肠道气体,钙化斑块可在腹腔任何部位。腹膜鞘状突未闭者,可有阴囊或阴唇水肿,甚至钙化斑块。

(四)肠粘连-可能伴发肠梗阻型

出生时肠穿孔早已愈合,虽遗留有钙化灶及腹腔粘连,但无肠梗阻。部分病例可以终身无症状,仅在诊断其他疾病时由X线发现腹腔内钙化斑块。部分病例可在以后发生粘连性肠梗阻,由于粘连索带所引起,多数发生在2~6月龄时,也有在2~3岁时发病。

【诊断】

产前B超显示母亲羊水过多、胎儿肠道扩张及胎儿腹腔内钙化斑块,即可确诊。如生后有腹膜炎或肠梗阻症状,腹部立侧位片显示有特征性的钙化阴影存在,亦可确诊。如果未见钙化影,也不能否定诊断,机械性肠梗阻、游离气腹及局限性气腹均可提示诊断。

【治疗】

如临床表现为不完全性肠梗阻,原则上应尽可能采用非手术疗法,如临床表现为腹膜炎或完全性肠梗阻,应及早手术治疗;如腹膜炎有极度腹胀时,应立即腹腔穿刺,常可抽到稠厚的绿色液和大量气体,以缓解腹胀而改善呼吸窘迫,同时进行充分术前准备。手术方法依据局部病理和全身具体情况而定,如找到穿孔部位,多数情况下,缝合风险大且困难,可行穿孔近端肠管的造瘘,如伴有肠闭锁等病变进行相应处理。如穿孔处未找到,可作单纯腹腔引流术。如系局限性气腹型,则以腹腔引流为主。如系粘连性肠梗阻,应以单纯分离松解粘连、解除梗阻为原则,对于钙化斑块不宜强行剥除,以免再发穿孔。如未能发现梗阻部位,可作捷径吻合术。遇肠管粘连成团而较局限者,情况允许可作肠切除术,亦可施行肠造瘘术。

胎粪性腹膜炎的死亡率甚高,虽近年来有所下降,但仍在30%~50%左右。绝大多数患儿因肠造瘘需要多次手术。一期肠吻合或保守治疗成功者仅占5%~10%左右。一旦临床治愈,一般并无症状。但因腹腔内仍遗留有广泛粘连,少数病例经常或偶尔有粘连性肠梗阻的症状出现,多数病例均可随年龄的增加而获治愈。腹腔内钙化灶亦随年龄的增长而逐渐吸收,钙化影将不断紧缩、变小、变淡以致最后全部消失。

（郑珊　沈淳）

第四节　腹壁肿瘤

一、腹壁硬纤维瘤

腹壁硬纤维瘤也称为肌腱膜纤维瘤病(musculoaponeurotic fibromatosis),或侵袭性纤维瘤病(aggressive fibromatosis),是一种起源于腹壁肌肉及其腱膜的克隆性肌纤维母细胞肿瘤,虽然没有远处转移能力,但却可局部侵袭性生长引起并发症,甚至死亡。

【病因】

有人认为与外伤、妊娠或分娩时肌肉损伤或出血有关,但具体病因仍不明确。临床上将硬纤维瘤分为3种类型。第一种类型的硬纤维瘤发生于妊娠时的腹壁,这种形式的硬纤维瘤可能是激素刺激所致,通常在产后消失。第二种常见的临床类型为肢体或躯干的自发性硬纤维瘤,该类肿瘤通常与β-连环蛋白(CTNNB1)基因突变有关,也有一些患者与陈旧性外伤愈合恢复相关。第三种类型是肠系膜硬纤维瘤,常发生于有家族性腺瘤性息肉病(FAP)的患者,伴有特征性的腺瘤样息肉病(APC)表达缺失,该类硬纤维瘤通常为弥漫性生长,可导致肠穿孔或肠梗阻。

APC和β-连环蛋白是Wnt信号通路的成分,APC和CTNNB1的改变导致核内β-连环蛋白的稳定,促进其与转录因子家族的T细胞因子/淋巴增强因子(TCF/LEF)膜表面结合。FAP患者的APC突变点位决定了其发生硬纤维瘤的风险。Domont等报道,85%的硬纤维瘤伴有CTNNB1突变,主要发生在3号外显子的密码子41或45。

Caspari等最早描述了,发生1444密码子3′端种系突变的患者有很大的可能性发生硬纤维瘤,尽管这一位点可能是武断的,因为它并不对应于APC蛋白的任何功能区。然而,具有1444密码子3′端种系突变毫无疑问确实大大增加了硬纤维瘤发生的危险。以意大利的一项研究为例,Bertarip等发现有这种突变的患者硬纤维瘤发生的危险增加12倍。

最近一项St. Mark医院的研究表明家族史是独立于APC种系突变的一种危险因素,而且那些家族存在5′端种系突变,且有高比例的家族成员罹患硬纤维瘤。

这些都强力提示硬纤维瘤的发生与修饰基因有关,这些修饰基因的特点使得预测性检测成为可能,可能在将来成为基因疗法的靶点。

【病理】

硬纤维瘤根据发生的部位分为躯干、四肢和肠系膜性3种。成年人硬纤维瘤好发于腹壁,多位于前腹壁扁平肌层内或其深部。最常见的部位是下腹部近中线处。组织学上硬纤维瘤是良性肿瘤,但无包膜,呈局部浸润、进行性缓慢生长,可引起邻近肌肉的广泛破坏,浸润膀胱,甚至可穿透腹膜进入腹腔,或侵入盆壁骨膜,但从未有侵及皮肤的报道。

镜下所见肿瘤范围常大于肉眼所见,其组织学特征类似分化好的成纤维细胞瘤,其端粒酶长度和活性正常,核小且规则,很少或无有丝分裂象,胶原含量丰富,其中心部分几乎不含细胞成分。存在肉膜巨细胞(sarcolemma giant cell)是其特征,其30%的细胞具有肌成纤维细胞的特点。本病可转变为低度恶性的纤维肉瘤,但不会转移。

长期以来存在硬纤维瘤是不是真的肿瘤(即单克隆来源)或仅仅是一种反应过程的争议,最近应用肿瘤的分子表达谱的研究发现硬纤维瘤毫无疑问是起源于单一克隆的,因此是真性肿瘤。

【临床表现与诊断】

本病罕见,约每1百万人发生2~4例,但FAP患者发生本病的危险增加1000倍。

通常表现为无痛性、坚硬的腹壁肿块,多为单个,位于下腹近中线处。因其通常位置较深,且可能相当平坦,故常肿瘤相当大时才被觉察。体检可扪及腹壁深部质硬、固定的肿块,腹部肌肉收缩时更显突出,肿块通常无触痛,也无腹内疾病的证据。

诊断需结合患者家族史等易患因素、体格检查特点,以及影像学辅助检查如B超、CT扫描或磁共振检查。特别是MRI具有较高诊断价值,MRI的T2信号强弱可以代表病灶中细胞的相对密度,即T2信号较亮的病灶细胞较丰富,较暗的病灶中胶原成分较多,代表肿瘤中有更多的胶原与无细胞区域。硬纤维瘤一般有两种影像学表现,第一种表现为结节状,表面扁圆形，多见于躯干型和四肢型；另一种肠系膜型表现为肿瘤弥散分布，并向周围组织浸润延伸。当然，确诊还有赖于切取活检或细针穿刺活检。

【治疗】

硬纤维瘤的主要临床治疗方式为根治性手术切除，手术切除范围需距离肿瘤边缘至少1cm以上的，并送术中快速冷冻病理检查以明确切缘，在大多数情况下，需术后重建缺损的腹壁。如硬纤维瘤侵犯腹壁周围组织，有时需扩大切除肋骨、耻骨或髂骨或其他受累的器官以达到这样的边缘，然而，这种扩大手术治疗决策必须仔细权衡病灶的侵袭性和手术过程可能造成的伤害。特别是对于腹腔内硬纤维瘤的手术治疗更应该限定在一定的条件下，这些条件包括术前影像学证据提示肿瘤没有累及重要器官和血管；药物治疗后耐药患者；生长迅速、威胁生命的肿瘤，手术成为唯一选择者。腹腔内硬纤维瘤术后具有较高的复发率，需在术前告知患者及家属手术的风险、术后长期肠外营养的可能，以及死亡的危险，所以这些病例的处理应该在专业中心由有经验的医师处理。

全身辅助治疗主要包括运用NSAIDs药物如苏林酸等、抗雌激素药物如他莫昔芬、托瑞米芬等、蒽环类化疗药物如多柔比星等，以及酪氨酸激酶抑制剂类药物如伊马替尼、舒尼替尼、索拉非尼等。全身辅助治疗主要针对的硬纤维瘤患者情况包括：①原发肿瘤切除后局部又有进展或复发并可能导致严重后果；②原发肿瘤即表现为多灶性、或无法切除的肿瘤；③手术治疗效果不佳的腹腔内硬纤维瘤病；④手术及放疗效果不佳的肢体硬纤维瘤病。

放疗被广泛应用于病灶持续存在的患者治疗中，特别是对切缘阳性的患者。然而，现在确定的是，至少有2/3的切缘阳性患者并没有出现复发，故不建议对患者统一使用放疗，尤其是年轻患者。放疗可以用于不能手术切除的有症状的患者。

观察治疗被越来越多的外科医师所选择，2009年Fiore报道了一项142例腹壁硬纤维瘤患者的研究中发现，选择采用观察治疗的83例患者，与接受化疗或抗雌激素治疗的59例患者相比，两组间的无进展生存率没有显著差异。

所以，硬纤维瘤按其临床转归可以分成四组：大约10%的肿瘤自发消退、30%经历进展和消退的周期循环、50%在诊断后保持稳定，而10%的病例则迅速进展。在评估治疗的效果时必须记住这种自然史，因为在这些研究中显示完全或部分消退的肿瘤中的部分可能不需要任何治疗也会发生。

二、腹壁其他肿瘤

很多软组织肿瘤可发生于腹壁，大多数腹壁肿瘤是良性的。脂肪瘤最多见，通常位于皮下脂肪层，但也可见于筋膜下或腹膜外。子宫内膜异位症、纤维瘤和神经纤维瘤也较常见，较少见的有结节性筋膜炎、横纹肌瘤、血管瘤、淋巴管瘤、纤维组织细胞瘤和黏液瘤等。恶性肿瘤不常见，大多为转移癌，可为腹腔内癌的浸润或血行播散，原发灶多为肺和胰；偶尔在腹内恶性肿瘤做经腹壁活检或手术时可发生腹壁种植。肉瘤是腹壁最主要的原发性软组织恶性肿瘤，好发于较深层组织。

【临床表现与诊断】

良、恶性肿瘤通常都表现为无痛性腹壁肿块，一旦出现疼痛常提示为恶性肿瘤的晚期。

应先确定肿瘤的良恶性性质，如为恶性尚需鉴别是原发或继发的。对病灶<4cm者，可作诊断性切除。在良性肿瘤，这种切除也是治疗性的。>4cm的病灶可作切取活检。针刺活检，甚至切取标本的冷冻切片常不足以确认肉瘤的诊断，因此，如果怀疑为肉瘤，应常规作胸部CT扫描或断层摄片以排除肺中转移。

如果活检结果显示该肿瘤不可能来自腹壁，则假定其为继发性肿瘤，应积极寻找原发灶，多为肺、胃肠道、泌尿生殖道或乳房。应进行诸如血中肿瘤标志物、肝超声或腹部CT、GI及钡剂灌肠检查，必要时还可进行纤维内镜检查。

【治疗与预后】

对于良性肿瘤作诊断性切除已足够，应强调尽可能使切口美观。如果为孤立的原发性恶性肿瘤，应作广泛切除，以切缘组织的冷冻切片检查来评估切除的充分性。常需重建腹壁，如用合成材料网片，应常规术前使用广谱抗生素，且持续用至术后24小时。若根治性切除留下大的无效腔，应作闭式引流以防血肿与脓肿形成。

肉瘤是一种假包裹化病灶，有报道单纯切除会残留肿瘤组织而导致90%的复发率；作扩大的局部切除，即包括假包膜周围数厘米的正常组织一并切除，使局部复发率降至50%；而根治性肌群切除——即以肿瘤所在肌群为中心，切除至其下一个平面的肌肉，进一步使局部复发率降至20%。术式选择取决于肿瘤大小和部位、患者一般情况以及有无合适的放疗条件。如果没有其他辅助治疗手段，根治性肌群切除是首选的手术方式。有报道，局部扩大切除加上术后放疗的效果同根治性肌群切除。肉瘤的5年生存率约40%，其预后主要取决于病灶的分级，而非组织学类型。肿瘤大小及淋巴结转移情况也影响预后。术后复发者预后差，约1/3的局部复发者很快出现全身转移；80%的局部复发发生在术后2年内，这一阶段患者须每 2 ~ 3 个月随访一次。

腹壁继发性恶性肿瘤多为腹内病灶的直接扩散或原切口内肿瘤的种植,而非血行转移所致。如能切除原发灶,应将受累腹壁整块切除。内脏肿瘤切除后发生的腹壁种植,常同时伴有腹内肿瘤的广泛复发,这种情况下只能行姑息性治疗。如果这种病灶有严重疼痛或真菌生长,可作局部切除以缓解症状。偶尔单个腹壁种植是唯一的复发灶,此时作切除则可以是根治性的。

(何凯 姚琪远)

第五节 腹 膜 炎

腹膜炎是指腹膜受到物理性、化学性或细菌性刺激时发生的急性炎症。临床上常将其分为原发性腹膜炎(primary peritonitis,又称自发性腹膜炎)、继发性腹膜炎(secondary peritonitis)及第三型腹膜炎(teriary peritonitis)。

(1)原发性腹膜炎:是指腹腔内并无明显的原发感染病灶,病原体经血行、淋巴或经肠壁、女性生殖道进入腹腔而引起的腹膜炎。

(2)继发性腹膜炎:因腹腔内器官炎症、穿孔、损伤破裂,或术后并发症等,细菌进入腹膜腔所致,是临床最多见的类型。

(3)第三型腹膜炎:1990 年由 Rotstein 等首先提出,特指原发性和继发性腹膜炎经过 72 小时以上适当治疗,腹腔感染症仍然存在或反复发作的腹膜炎。其致病菌常为表皮葡萄球菌、肠球菌、假单胞菌及念珠球菌等。多见于危重患者或伴有免疫抑制的患者,常导致死亡。

腹膜炎的其他分类方法还有:①按病因可分为空腔器官穿孔性、外伤性、术后性(腹部术后并发症)、炎症器官周围性、转移性(腹部外感染灶经血行或淋巴道感染腹腔)、无菌性(空腔器官穿孔的早期、囊肿破裂或腹腔内出血,胎粪性腹膜炎亦属此类)、不明原因性以及一些少见的特殊腹膜炎,如肉芽肿性腹膜炎、硬化性腹膜炎及腹部束裹症等;②按病原菌种类分为细菌性、病毒性、真菌性及原虫性腹膜炎等;③按临床病程分类有急性、亚急性(主要为术后腹膜炎)及慢性(一般为特殊感染);④按炎症范围分类分成区域性(或称局限性)腹膜炎和弥漫性腹膜炎。后者指累及腹腔 2 个以上象限的腹膜炎;⑤按腹腔内容物性质分类可分为浆液性(浆液血性与浆液纤维蛋白性)、化脓性、血性、乳糜性及干性腹膜炎,后者极少见。本节将重点叙述原发性、继发性、第三型腹膜炎,以及几种特殊类型的腹膜炎。

一、原发性腹膜炎

本病也称自发性腹膜炎,是一种临床上相对少见的急性或亚急性弥漫性细菌性腹膜炎,其最大特点是腹腔内无明显的感染源。可发生于任何年龄,但多见于儿童,占儿童急腹症的 2%。成年人中女性相对多见,与女性生殖道特点有关。

【病因】

原发性腹膜炎的发生往往与其原有疾病密切相关,例如:①慢性肾病:引起的腹膜炎占儿童革兰阳性菌腹膜炎的 2/3;3% ~ 5% 的肾病综合征患儿会发生原发性腹膜炎;②肝硬化腹水:是成年人原发性腹膜炎最多见的相关因素。高达 24% 的肝硬化腹水患者会发生原发性腹膜炎,这与病变肝脏不能杀灭细菌、肝硬化患者补体水平低下、中性粒细胞吞噬功能损害及腹水是良好的培养基等有关;③免疫功能低下:包括恶性肿瘤或使用免疫抑制剂,或器官移植术后;④系统性红斑狼疮;⑤其他部位的感染灶引起菌血症。婴幼儿与儿童发生原发性腹膜炎的机会更多,可能与其免疫功能欠佳有关。

致病菌多来自肠道,绝大多数为单一细菌感染。最常见的是大肠埃希菌、肺炎克雷白菌和革兰阳性菌,厌氧菌较为罕见。近年来,葡萄球菌引起的原发性腹膜炎也时有报道,也偶见淋病奈瑟菌引起者。厌氧菌感染者常也伴有需氧菌的感染。

细菌的感染途径可能有:①血液途径:如继发于上呼吸道或泌尿道感染,血培养可找到与腹腔脓液培养相同的病原菌;②淋巴途径:见于如肺炎、胸膜炎或其他肺部疾病引起的腹膜炎;③肠道细菌易位途径:有腹水者肠壁常见水肿,肠黏膜屏障受破坏,细菌则易位至腹腔。此途径被认为是肝硬化腹水引起腹膜炎的主要途径,也是成年人最常见的感染途径;④女性生殖道途径;⑤直接扩散途径:由腹腔邻近结构的感染扩展所致,如由脐部、胸部的化脓性感染引起者。

【病理】

腹膜受到炎症刺激后,脏层及壁层均充血、水肿,继之渗出及白细胞浸润,渗液中含大量白细胞、脓细胞和纤维蛋白,渗液由浆液性逐渐变为脓性。脓液吸收后,纤维蛋白沉积于器官浆膜表面成为脓苔。肺炎杆菌与金黄色葡萄球菌形成的纤维素最多。感染控制后,脓液被吸收,遗留的纤维素则常导致肠粘连。

【临床表现】

发病前可有上呼吸道感染。起病急,体温常达 39℃ 以上。有不同程度持续性腹痛,常伴有恶心、呕吐等消化道症状。有全腹性压痛,以下腹部最重。腹肌紧张不常见,腹部叩诊有移动性浊音。直肠指诊在直肠前壁有触痛。

腹水内中性粒细胞计数升高($>0.25×10^9/L$)，但低于此标准仍不能除外感染的可能。腹水培养阳性有诊断价值。有些患者腹水中白细胞计数高，但培养无细菌，如果有相应症状和体征，仍应考虑原发性腹膜炎。腹水的 pH 值降低(<7.1)、低氧分压($<6.5kPa$)和高乳酸水平也被用于诊断腹水的感染。有报道当 pH<7.1 和 $PO_2<6.5kPa$ 时，判断腹水感染的阳性和阴性预测值可达98%以上。但其确切价值尚待进一步验证。另外，还有一些诊断指标也有助于原发性腹膜炎的诊断：如腹水有核细胞总计数及细胞因子(IL-6、IL-8、TNF-α、血管内皮生长因子)等。X 线腹部平片常见大、小肠均匀充气，双侧腹脂线消失。如果从腹水中分离到多种细菌，则应首先考虑为继发性腹膜炎。

以下情况下应首先考虑原发性腹膜炎：①腹水患者；②有引起菌血症原因者；③免疫功能低下的患者。原发性腹膜炎一般具有全身中毒症状重而腹部体征较轻的特点。如果诊断有困难，可作腹腔穿刺抽液镜检、生化测定及细菌学检查。如诊断仍有困难，尤其是不能除外继发性腹膜炎时，应不失时机剖腹探查。

【治疗】

原发性腹膜炎主要以非手术治疗为主，即选用合适的抗生素和加强支持疗法。对于中性粒细胞计数$>0.25×10^9/L$ 的腹水，无论细菌培养结果如何，均要及时抗生素治疗。初以经验选药，一般首选第三代头孢菌素，如头孢他啶每次 2g，每日 2～3 次。根据腹水细菌培养结果及时调整抗生素种类和剂量。如剖腹探查确诊为原发性腹膜炎，术中应作腹腔灌洗，关腹时不需置管引流。

有明显易患因素，如肝硬化腹水、肾病综合征或腹膜透析等患者，非手术治疗包括：卧床休息、联合应用广谱抗生素、纠正水电解质紊乱和抗休克治疗等。肝硬化腹水患者，输液量应适当控制，每日以 1500ml 为宜，可用 10% 葡萄糖液和 20% 中长链脂肪乳剂以适当提高热卡。同时给予保肝治疗及补充白蛋白。由于新型抗生素的应用，原发性腹膜炎的病死率已大大下降。

二、继发性细菌性腹膜炎

【病因和发病机制】

继发性细菌性腹膜炎是由腹内器官炎症、穿孔、外伤、梗阻、血管梗死或术后并发症等引起。其中最常见的是阑尾炎穿孔，其次是胃、十二指肠溃疡穿孔。其他尚有急性胆囊炎、绞窄性肠梗阻、急性胰腺炎、消化道肿瘤穿孔、腹部外伤、腹部手术后并发症、憩室炎和溃疡性结肠炎穿孔等。

继发性细菌性腹膜炎的发生与细菌的入侵、局部和全身性防御功能密切相关。腹膜腔对于细菌侵入有很强的防御能力，其中主要有：①细胞性防御：首先是中性粒细胞吞噬并杀灭细菌，随后游走的巨噬细胞可吞噬与处理细菌。未被消灭的细菌则进入淋巴系统，淋巴结中的单核细胞是第二道细胞性防线，最后则是肝脾等处的单核-吞噬细胞系统细胞防线；②腹膜的吸收：膈下淋巴系统是腹膜吸收细菌的主要途径。动物实验证明，将大肠埃希菌悬液注入动物腹腔后，6 分钟内细菌便出现在膈下淋巴系统；③腹膜的分泌：腹膜还分泌一些免疫活性物质，如调理素、抗体与补体等，参与杀灭入侵的微生物；④腹膜对感染的局限化作用；在正常情况下，腹膜间皮有溶解纤维蛋白的活性，而在急性腹膜炎时，腹膜(包括大网膜、肠系膜)间皮的这种溶纤维蛋白的活性，以及肠蠕动受到抑制，使渗出液中纤维蛋白沉着于炎症灶处，从而限制感染的扩散。

对于细菌的入侵，首先是膈下淋巴系统的吸收作用。膈下淋巴管通过开口于间皮皱褶中的淋巴小孔与腹腔相通，其孔径约 8～12μm，通过膈运动及腹内压变化，小于 10μm 的细菌可通过淋巴小孔迅速被转移去除。淋巴小孔开口处有瓣膜可防止反向流动。第二道防御屏障是炎症反应。几分钟内就有中性粒细胞渗入腹腔，且随着时间推移，中性粒细胞数增加，其增加程度与入侵细菌量直接相关。细菌及其毒素激活补体系统，释放调理因子(C3b)与趋化因子(C5a)，调理后的细菌被吞噬细胞吞噬。实验研究显示，腹腔内细菌感染 1 小时后，积聚的中性粒细胞中绝大多数含有细菌。如果细菌不能被消灭，中性粒细胞多在 2～5 天后崩解，产生渗透活性物质可使脓肿扩展。当腹腔内有坏死组织、局部缺血、异物存留或无效腔存在时，均能降低局部抵抗力，导致感染发生。此外，老年人、幼儿、免疫功能缺陷、营养不良、糖尿病、肾上腺皮质激素过高或过低、休克、严重创伤、放疗、化疗及晚期恶性肿瘤等均使全身防御力降低，有利于腹膜炎的发生与发展。

细菌侵入腹膜腔只有达到一定的量时，才有可能超越机体的防御力而引起感染。一般发生感染时，每克组织中细菌数量在 $10^4～10^6$ 以上。细菌种类及厌氧、需氧菌的比例对于腹膜炎的发生与程度也起着重要作用。正常时，肠道内各类细菌的繁殖存在相对的竞争性抑制，从而保持菌群的平衡。如乳酸杆菌产生的乳酸可抑制梭状芽孢杆菌和白念珠菌的生长，粪链球菌及大肠埃希菌则产生一种抗菌物质，能抑制产气荚膜杆菌及奇异变形杆菌的生长，所以这些细菌在正常情况下并不致病。但在腹膜炎时,混合性细菌感染的特点使不同菌属间有互相协同强化的作用。这是由于一种细菌产生另一种细菌生长所需的养料或生长因子,需氧菌感染造成缺氧环境,给厌氧菌繁殖创造了适宜的条件。大肠埃希菌能降低组织的氧化还原电势,使类杆菌属有适宜的生长环境,而厌氧菌又可以抑制白细胞对需氧菌的吞噬与杀灭。

继发性细菌性腹膜炎往往是多种细菌的混合感染。其细菌来源于消化道的常驻菌,最常见的是兼性需氧的大肠埃希菌、粪链球菌、肠球菌、变形杆菌和铜绿假单胞菌也是常见菌种。脆弱类杆菌是最多见的厌氧菌,约见于65%的腹腔内感染。继发于食管和胃穿孔者的细菌以革兰阳性球菌为主,而消化道远端的穿孔则以革兰阴性杆菌及厌氧菌为主。结肠中每1g粪便含 10^{12} 厌氧菌和 10^8 需氧菌,结肠穿孔后有400种以上的细菌进入腹膜腔,但绝大多数细菌只能在肠道的特定环境中生存,进入腹腔后不能存活。因此,一旦出现腹膜炎往往只剩下大约五种病原菌,通常是三种厌氧菌,两种需氧菌。脆弱杆菌是结肠穿孔后最常被分离出的专性厌氧菌,而大肠埃希菌则是最常见被分离出的需氧菌。在严重疾病状态下,低位肠道的菌群结构也会发生改变。长期大剂量应用广谱抗生素的患者,铜绿假单胞菌被认为是腹膜炎患者二重感染的细菌。

【病理生理】

严重的弥漫性腹膜炎患者常伴有严重的脓毒症以及循环、代谢及重要器官功能改变。腹膜炎时腹腔内大量的细菌及其代谢产物、毒素通过淋巴管进入血液,产生脓毒症的一系列相关表现。

腹膜炎时发生一系列的代谢改变。在最初的2~3天内,肾上腺皮质呈反应性皮质类固醇分泌增加,使外周组织糖利用降低,导致糖耐量降低及血糖升高。此时,若给予高浓度葡萄糖易加重高糖血症甚至可致血液呈高渗状态。由于腹腔渗液,大量蛋白质丢失,同时蛋白分解代谢增加,易发生不同程度的低蛋白血症。无氧代谢加强,乳酸产生增多,导致代谢性酸中毒。脂肪分解增加,但血中甘油及游离脂肪酸水平并无明显升高,是由于此时脂肪酸仍能很快氧化产能。腹膜炎时肌肉代谢明显加强,肌肉利用支链氨基酸作为能量的来源。此时,虽然静脉输入大剂量的支链氨基酸(每天3~4g/kg体重),血浆支链氨基酸水平常不能升高,提示腹膜炎时机体对支链氨基酸需求量很大。同时,肌肉不能从葡萄糖获得全部的能量供应,而依靠肝脏提供的酮体及本身的蛋白质代谢来供能。肌肉分解代谢时,除了释放支链氨基酸外,还释放大量的其他氨基酸,肌肉可以将其中一些氨基酸转为丙

氨酸转送至肝及肾进行糖异生,但脯氨酸及芳香氨基酸不能在肌肉中代谢而释放至血中,形成血浆氨基酸谱的不平衡。

重症腹膜炎常引起显著的血流动力学改变,尤以循环血容量减少最为突出。导致腹膜炎循环血容量减少的原因包括:①腹膜的炎症反应:如充血、水肿、血管扩张,导致液体渗出至腹膜下疏松组织层。严重时,这种滞留在腹膜下间隙的组织液量在24小时内可达4L。有人估计,腹膜炎时,腹膜增厚1mm则提示液体丢失量达1000ml;②腹膜炎时肠麻痹、肠道分泌增加而吸收减少,使吞入的空气和大量液体都淤积在肠腔内,使肠腔扩张,导致肠壁淤血和水肿,大量液体丢失在"第三间隙"中;③腹腔内炎性渗出;④呕吐、高热所致的液体丢失;⑤呼吸急促的不显性失液。显然重症腹膜炎时的休克不是单纯的低血容量性休克。弥漫性腹膜炎伴有革兰阴性杆菌感染,细菌释放大量内毒素,组织缺氧时会释放大量的血管活性物质,代谢产物积滞,无氧代谢加强使酸性代谢产物产生增多引起酸中毒及低钠,体内儿茶酚胺、血管活性物质及腺苷的大量释放导致动静脉短路大量开放,加重微循环障碍等,这些诸多因素使休克变得复杂,可兼具低血容量性、感染性与心源性休克的特点。过度通气又会导致低碳酸血症,使肺动静脉短路大量开放,静脉血绕过肺泡壁毛细血管,产生"高排性呼吸衰竭"。

【临床表现】

由于原发病不同,继发性细菌性腹膜炎常有的临床表现可不同,但也有其共同之处:①腹痛:一般为持续性腹痛,腹膜炎程度可使腹痛的表现不一。深呼吸、咳嗽、或活动时腹痛加剧;②全身中毒表现:几乎所有患者均有食欲不振,常有恶心呕吐。因肠蠕动减弱,患者多无排气或排便。体温升高可达38~40℃,脉搏细速,呼吸快而浅。重症时可出现低血压或休克表现;③腹部体征:体检可见腹部饱胀,腹式呼吸减弱或消失。全腹有压痛和肌紧张,有时出现板样强直。叩诊腹部呈鼓音,肝浊音界有时缩小或消失。肠鸣音减弱或消失。压痛最明显的部位往往是原发病灶所在的部位;④实验室检查:无特异性。常见外周血白细胞增多,但在严重时,因大量的白细胞移入腹膜腔及脓性渗液中,外周血白细胞可以正常甚至偏低,但中性粒细胞比例仍增高,伴核左移倾向。常有血液的浓缩,表现为外周血血红蛋白浓度、血细胞比容、血肌酐及尿比重的升高。常见代谢性酸中毒及呼吸性碱中毒、低钠血症、高钾或低钾血症;⑤严重腹膜炎后期可出现休克、肠麻痹及多器官功能不全,如呼吸、肾、肝及心功能不全。30%的患者可出现脓毒症,通常由大肠埃希菌和脆弱类杆菌引起。可有腹内脓肿与

粘连。

【诊断】

根据病史与腹膜刺激征,继发性腹膜炎的诊断一般无困难。依靠准确的病史分析发病过程,再根据压痛最明显的部位,一般可明确原发病灶。但有些患者的诊断会有一定难度,例如老年体弱者或全身免疫功能低下者,其症状体征往往很不明显容易误诊。腹部手术后的腹膜炎,腹膜刺激征常被切口疼痛及镇痛药所掩盖,以致未能及时被发现。手术后的发热和肠麻痹有时也很难与腹膜炎相应的表现区别。可通过以下方法提高诊断率:①腹部 X 线片:可见大、小肠扩张伴肠壁水肿,邻近的充气小肠袢间距离增大;腹膜下水肿导致腹膜脂肪线和腰大肌影模糊。立位平片出现膈下游离气体有助于判断消化道穿孔,一般 10ml 以上的气体量就足够能被显示;②超声及 CT 扫描:对于了解原发病因常有价值。腹部 CT 主要表现为壁腹膜增厚、腹腔积液、积气、大网膜、小肠系膜及肠壁水肿、增厚,肠曲间相互粘连等;③诊断性腹腔穿刺有助于诊断,但其最大缺点是假阴性率高,尤其当腹腔炎性渗液<300ml 时,很难抽到液体。必要时应在腹腔多个部位穿刺,但穿刺点应避开手术刀疤以防穿破肠管;④诊断性腹腔穿刺灌洗:理论上有助于诊断,但实际上临床应用甚少。其方法为通过腹膜透析导管滴入 1L 生理盐水后,检查流出液,阳性指标包括:红细胞>50×10^9/L,白细胞>0.5×10^9/L 或细菌涂片发现细菌。

Nathens 等人提出的 Mannheim 腹膜炎指数(mannheim peritonitis index,MPI)是国际比较公认的腹膜炎严重度标准(表 23-1)。

表 23-1 Mannheim 腹膜炎指数(MPI)

危险因素	评分
年龄>50 岁	5
女性	5
器官衰竭(术前)	7
腹膜炎持续时间>24 小时	4
恶性肿瘤	4
非结肠原因	4
广泛播散	6
腹腔内液体澄清	0
混浊或脓液	6
粪性	12
总分	0 ~ 47

注:MPI<21 时,病死率为 2.3%;21 ~ 29 时为 22.5%;>29 时为 59%。该指标与 APACHE-Ⅱ 有很好的相关性

【治疗】

1. 基本治疗 包括下列几方面:①纠正水、电解质及酸碱失衡:腹膜炎患者常有电解质紊乱及酸中毒,根据电解质测定结果及血气分析,给予及时纠正;②积极纠正低血容量及组织器官低灌注状态:腹膜炎患者常有严重的低血容量及组织器官低灌注,纠正低血容量是整体治疗的前提。通常对于病情较简单,病程较短者,可仅补充晶体液已足够。但若病重且持久,腹膜渗出将大量丢失蛋白质,则应酌情补充白蛋白。当血细胞比容<25% ~ 30% 时,应输浓缩红细胞以免影响氧输送;一般应维持血细胞比容在 30% 左右。对于严重的感染性休克,在监测中心静脉压和(或)肺毛细血管楔压的基础上给予正性肌力药物、扩血管与收缩血管药物及辅助呼吸;③营养代谢支持:需长期静脉补液时,应给予足够热卡(葡萄糖及脂肪乳剂)、氨基酸、维生素等;④抗生素治疗:弥漫性腹膜炎时必然有脓毒血症,因此抗生素应用是腹膜炎的基本治疗。因腹膜炎常为多种需氧菌与厌氧菌的混合感染,为了覆盖可能的病原菌,有推荐三联用药,即氨基糖苷类、甲硝唑加氨苄西林或头孢菌素。氨基糖苷类针对各种需氧的革兰染色阴性杆菌,甲硝唑针对厌氧菌,而氨苄西林主要针对肠球菌。克林霉素可替代甲硝唑。当前广泛使用的第三代头孢菌素,如头孢他啶(每日 2 ~ 3 次,每次 2g)、头孢西汀(每日 2 次,每次 2g)及头孢吡肟(每日 2 ~ 3 次,每次 2g),使单药治疗各种需氧的革兰染色阴性杆菌成为可能。抗生素应在术前及早给予并维持至术后体温正常后 2 ~ 3 日。标准的抗生素选择方法是根据血培养或腹腔渗液培养与药敏试验的结果而定。然而,临床常遇到已按药敏试验结果给药,但临床效果仍不满意。有研究发现,尽管抗生素浓度已超过细菌的最小抑菌浓度,但在感染患者的酸性引流液中仍有需氧菌的生长。感染性腹腔渗液通常具有较低的 pH 及氧分压,从而造成多种抗生素的抑菌活性降低。而标准的体外药敏试验的条件包括:pH 7.2 ~ 7.4,PaO_2 21kPa(158mmHg),$PaCO_2$ 4Pa(0.3mmHg),更接近于生理状态,而不是感染性腹腔渗液的环境。故有人主张药敏试验应根据先行测得的腹腔渗液 pH 及 PO_2 值而定试验条件,当然这在具体实施时可行性很小;⑤胃肠减压:能减少呕吐物吸入的危险,并通过防止肠胀气而有助于缓解不适和改善肺功能。应经常注意鼻胃管是否保持通畅;⑥器官功能支持:腹膜炎患者常有低氧血症,此时可先给鼻导管吸氧,每分钟 5 ~ 8L。如 PaO_2 <9.3kPa(70mmHg),可给 40% 的氧。如 PaO_2<8.0kPa(60mmHg),应及时给予气管插管和间隙性正压辅助呼吸。严重腹膜炎时常有不同程度的心、肾等重要器官功能障碍,根据情况可

2

给予正性肌力药、血管舒缩剂,并慎用可能加重肾功能损害的药物;⑦镇痛:应在确诊或决定手术后给予,如布桂嗪 100mg 肌内注射或哌替啶 100mg 肌内注射。

2. 手术治疗 非手术治疗只适用于已局限化或有局限化倾向的腹膜炎,其余的继发性腹膜炎均应及时手术治疗。手术的基本目的是:控制腹腔污染源、减少腹腔内细菌量、防止腹腔感染的持续和复发。①感染源的控制:应根据感染的来源、腹膜腔污染的程度及患者的全身情况决定手术途径与策略。原则上选腹部正中切口,可以作彻底的腹腔清理。通过关闭、切除或拖出感染灶来杜绝对腹腔的继续污染。但对于某些感染源(如急性坏死性胰腺炎感染期)的控制常并不容易;②减少腹腔内细菌:应吸尽所有脓性渗液与肠内容物,盆腔、结肠旁沟和膈下必须清理。以往有人主张在腹腔清理时要求去除在腹膜壁层及脏层表面的纤维沉着,现已证实并无更多的益处,却有增加出血和内脏损伤的危险。多数医师习惯术中用大量生理盐水冲洗腹腔,以减轻污染程度,去除血液、粪质和坏死组织,然而其真正的价值并不肯定。而冲洗液中加入抗生素和消毒液,不仅效果不能肯定,更有引起毒副作用的可能,一般不主张应用。建议在关腹前吸尽冲洗液;③防止感染的持续与复发:术后腹腔灌洗、腹腔内引流及再次手术探查被用于防止感染的继续与复发。术后腹腔灌洗现已少用,仅在感染性坏死性胰腺炎术后酌情采用。腹腔引流管主要用于脓肿的引流、某些手术不能控制的肠瘘或用作术后腹腔灌洗。

计划性再次探查是指相隔一定时间(24~72小时)之后的再次手术,而不论患者的临床情况,目的在于防止产生新的感染性积液及因此引起的全身性作用。但这种方法有破坏腹壁结构及损伤内脏引起出血甚至肠瘘的危险,只适用于再探查次数不多的情况。计划性再次探查术主要适应于:①APACHE Ⅱ评分为 16~25 分者;②坏死组织清除不彻底者;③原发病变不能经一次手术有效处理者;④肠缺血者;⑤腹膜过于水肿者;⑥上次手术中不能控制的出血而填塞止血者。当再探查次数较多时(如在感染性坏死性胰腺炎),开放式处理可能更适合。其基本方法是不关闭腹腔而充填浸过生理盐水的纱布,它至少在理论上有以下优点:①方便多次探查而不过分损害腹壁;②降低腹内高压,从而避免腹腔间隔综合征(表现为脉速、低血压、呼吸困难、少尿、无尿,常误诊为多器官功能不全)的危害,改善通气和肾灌注。为了避免开放式处理引起内脏突出、大量失液、电解质和蛋白质和外源感染,可用不吸收的补片和(或)透明的手术巾覆盖伤口。

三、第三型腹膜炎

是指经积极治疗后,腹腔感染却持续存在或反复发作,不能局限而发展为持续性弥漫性腹膜炎,伴有低热、高代谢等症状。手术探查时腹腔内仅见大量血清样或血性液体,而无局限性感染灶。虽经积极的外科治疗病情并不能好转,而出现序贯性多器官功能衰竭,最终死亡。以往被认为是继发性腹膜炎的晚期。1990 年 Rotsein 等将此类腹膜炎定义为第三型腹膜炎。

【发病机制及病原菌】

第三型腹膜炎的死亡率高达 64%,是继发性腹膜炎的两倍。发生第三型腹膜炎的主要危险因素是营养不良、高 APACHE Ⅱ 评分、病原菌出现耐药性、器官功能衰竭。而器官功能衰竭、先前做过急诊手术、持续较长时间的肠梗阻、伤口感染可以作为发展为第三型腹膜炎的预报因子。某些细胞因子(如 TNF、IL-1、IL-6、IFN-γ 等)参与第三型腹膜炎的发病机制。

该类腹膜炎的腹腔渗液培养阳性率很低,甚至无菌生长。培养出的也多是表皮葡萄球菌、假单胞菌属、念珠菌等条件致病菌和抗生素耐药的革兰阴性菌,而非继发性腹膜炎时常见的大肠埃希菌和脆弱杆菌。肠道细菌易位是主要的致病菌来源。促使肠道细菌易位的因素:①内毒素血症、休克等使肠黏膜的机械屏障受损;②急性继发性腹膜炎时,肠麻痹,肠道细菌量增加;③全身免疫力低下,肠黏膜的免疫屏障被破坏。

【临床表现及诊断】

除继发性腹膜炎共有的全身症状和腹部体征外,第三型腹膜炎的病理生理改变更加明显。主要表现为:低灌注、感染性休克、高代谢状态、多器官功能衰竭。多数患者可有发热,但白细胞计数通常不高,甚至缺少明显的感染表现。急性呼吸功能衰竭往往是第三型腹膜炎时最先出现的器官衰竭,死亡率甚高。补体激活导致中性多核白细胞在肺毛细血管内聚积并释放氧自由基,可能是肺毛细血管内皮受损的机制。

目前对第三型腹膜炎尚无统一的诊断标准,诊断时应包括以下几点:①腹膜炎患者;②积极治疗 72 小时后无好转,且有脓毒症表现(体温>38.5℃,WBC>12×10⁹/L);③手术探查腹腔内仅有散在的或不局限的稀薄液体。

【治疗和预防】

第三型腹膜炎发生于全身免疫力低下、肠源性感染的基础上,手术引流难以奏效,治疗非常棘手,因此应将重点放在预防上。此类患者应维持良好的组织微循环灌注;营养支持;保护胃肠黏膜免致萎缩;保持肠道菌群的生态平衡。为此，早期进食、给予膳食纤维、补充谷氨酰胺等治疗可以降低腹膜炎时肠道的通透性，减少细菌易位和肠源性感染的发生。此类患者首次手术时，应最大限度地控制感染源。若需行急症肠切除，一般不行肠吻合术，而应行小肠或结肠造口术，以防止吻合口瘘。术中应行腹腔灌洗，以减少剩余物的污染和随后的脓肿形成。一般主张仅需使用大量的生理盐水冲洗腹腔，加用抗生素并无益处，反而可能会出现毒性反应。腹腔内应给予充分引流，引流管应放置在腹腔的4个区域（右上腹、右下腹、左上腹及左下腹），同时应考虑膈下及盆腔的引流。有时可采用计划性再次剖腹手术。

抗生素选择方面，首先应采用经验性的抗生素治疗，应根据不同地区或不同医院腹腔感染的菌群变迁及药敏情况，筛选出敏感的抗生素，以作为定期更换或选择抗生素的经验性治疗时参考，一般选用新型、广谱、高效的抗生素，以尽可能覆盖可能导致感染的病原菌，常采用抗生素的联合应用，如三代或四代头孢菌素、氨基糖苷类、喹诺酮类抗生素和甲硝唑联用。48~72小时后根据细菌培养及药敏结果调整抗生素的应用，应尽可能使用敏感的窄谱抗生素。抗生素的具体使用时，应根据药代动力学原则应用抗生素，如β-内酰胺类抗生素抗菌效果取决于最低抑菌浓度的维持时间，而不是峰浓度，因此应增加每天的用药次数，氨基糖苷类则相反，应全天一次给予有效剂量。由于第三型腹膜炎常需长期使用新型、广谱、高效的抗生素，这样极易导致真菌感染，故应常规预防性使用抗真菌药物。由于目前手术治疗和抗生素治疗对第三型腹膜炎效果均不好，针对细胞因子的免疫学治疗应是一个潜在的发展方向，但目前尚处在动物实验阶段。

四、结核性腹膜炎

结核性腹膜炎在肺外结核病中并不少见，占肺外结核病的4%~10%。是一种由结核分枝杆菌引起的腹膜原发性特异性感染。近年来，其发病率呈上升趋势，可能与新的耐药的分枝杆菌不断出现有关。结核菌可以通过以下途径侵犯腹膜：①来自腹腔器官的结核病灶：最常见，占2/3，如肠结核、肠系膜淋巴结结核经淋巴管或直接蔓延至腹膜；②来自盆腔器官的结核病灶：如结核性输卵管炎经淋巴管或直接蔓延至腹腔；③来自远处的结核病灶：主要是肺结核，经血行播散至腹膜。在贫困地区或有严重免疫功能低下的人群中发病率增高。

【临床表现】

根据病理特点，结核性腹膜炎可分为三型：①腹水型（湿型）：主要指该病早期的亚急性腹水状态。表现为发热、腹部胀痛、乏力、腹水征阳性和腹膨隆。大量腹水是其特征，腹水多为草黄色，清亮或稍混浊；②粘连型（干型）：可发生在腹水吸收后，或直接演变至本型。其临床表现与湿型相似，但无腹水，由于腹腔内广泛粘连，腹壁触诊可有"柔韧"感；③包裹型：腹腔内有局限性积液或积脓，常由腹水型转变而来，也可干酪样坏死灶融合后液化形成脓肿，常形成多房。常可扪及压痛的肿块，有时可出现慢性不全性肠梗阻的临床表现。以上三种类型可同时并存。

临床上，根据病情可分为急、慢性两种类型。急性型少见，常由腹腔内结核病灶如干酪样肠系膜淋巴结结核的突然破裂，或粟粒型结核血行播散所致，其临床表现颇似急腹症，但全身中毒症状及体征均较细菌性腹膜炎轻。慢性型较多见，起病较隐匿，主要有畏食、乏力、贫血及体重减轻，可以有慢性腹痛及发热。可有腹水，多数患者有轻度腹部压痛，但腹部触诊柔韧感仅见于极少数患者。慢性结核性腹膜炎有时可完全无症状，而仅表现为原因不明的腹水，类似于肝硬化腹水。

【诊断】

对于有慢性腹痛，不明原因腹水，不全性肠梗阻或腹部包块，且伴有低热、盗汗、乏力、消瘦等表现的患者，应考虑到结核性腹膜炎的可能。可进行以下检查：①实验室检查：血常规提示贫血，血沉增快，约20%的患者结核菌素皮试呈阴性，但纯化蛋白衍生物试验（PPD）阳性率可达100%；②影像学检查：约半数患者的胸片可见肺部浸润和（或）胸膜渗出。钡剂造影可发现合并的肠结核。CT检查可见肠系膜淋巴结肿大，其中有低密度中心；肠系膜及大网膜增厚；③腹水检查：是最重要的初选诊断方法，阳性标准包括：蛋白>2.5g/L，葡萄糖<0.3g/L，白细胞<250×10³/L，其中单核细胞>80%。腹水的抗酸染色阳性率仅5%，结核菌培养的阳性率约40%，如能采集足够量腹水（>1L）并超速离心后作培养，阳性率可达80%以上。腹膜穿刺活检是一种可靠的诊断方法，约30%~50%的患者可见肉芽肿，应同时作结核菌培养；④腹腔镜检查：可见腹膜散在分布或融合的大小均一的粟粒样结节，与肠袢和肝包膜或壁腹膜之间有粘连；通过腹腔镜在直视下作活检，阳性率比盲目穿刺高；⑤剖腹探查：约80%的结核性腹膜炎可通过腹腔渗液分析、针刺腹膜活检及腹腔镜检查作出诊断，其余约20%的患者则需剖腹探查来得出结果；⑥诊断性治疗：对于临床可疑而又一时无法确诊的患者，可给予足量的抗结核药物治疗2~4周，如病情得以改善则有助于诊断。另外，本病需与肝硬化腹水、癌症的腹膜广泛播散及各种其他类型的腹膜炎鉴别。

【治疗】

目前结核性腹膜炎是一种可治愈的疾病,一般采用非手术治疗,属内科治疗范畴,可选择以异烟肼为基础,加上其他具有杀菌作用的药物。常用的有利福平、链霉素或吡嗪酰胺,以及抑菌作用的乙胺丁醇或对氨基水杨酸,一般连续用药 9 ~ 12 个月。同时应注意加强营养支持。手术应限于并发症的处理,如肠梗阻或肠瘘和不能排除恶性肿瘤者。

五、非感染性腹膜炎

(一)假性腹膜炎

当腹膜并无炎症,但出现类似急腹症的临床表现,称为假性腹膜炎。假性腹膜炎约占整个腹膜炎的 2%。有下列几种病征:①糖尿病酮症酸中毒相关性假性腹膜炎:严重糖尿病患者可发生酮症酸中毒,可出现类似急腹症的临床表现,称之为"糖尿病酮症酸中毒相关性假性腹膜炎"。常表现为腹痛高热、全腹压痛、反跳痛及肠鸣音减弱等急腹症征象。通过积极的胰岛素及输液治疗后,一旦酮症酸中毒被纠正,腹部症状和体征可迅速缓解。然而,糖尿病酮症酸中毒患者可同时伴有确需急诊手术的急腹症,如被误认为是假性腹膜炎而延误治疗,往往导致病情恶化。因此,糖尿病酮症酸中毒患者出现急腹症的临床表现时,外科医师不能将其急腹症都认为是酮症酸中毒相关性假性腹膜炎。此时,一方面应为急症手术积极性术前准备,另一方面应立即给予积极的胰岛素和输液治疗,在纠正酮症酸中毒的治疗期间必须密切观察腹部体征的变化,待酮症酸中毒得到纠正后,再根据病情作出正确诊断,必要时作腹腔镜腹腔探查术或急症剖腹探查术;②老年假性腹膜炎:有两大类:一类是腹腔内脏本身的疾病引起,其中有些疾病发展到一定程度,可出现腹膜刺激征,甚至需要中转手术。如腹膜后感染、腹膜后血肿、胃痉挛、腹主动脉瘤夹层破裂、肠系膜血管病变等。另一类是腹腔外疾病,如胸腔、骨骼肌、神经系统或全身性疾病,或腹内有伴发病灶,或因神经反射而出现类似于真性腹膜炎的表现,常因误诊而手术,值得临床医师高度重视。有时髋关节术后患者,为减少关节疼痛而导致腹肌持续收缩,会出现类似急腹症的表现。腹腔穿刺有助于诊断。

(二)肉芽肿性腹膜炎

腹膜对许多刺激可产生肉芽肿性炎症反应。这些刺激可以是:①外源性原因:许多感染可引起肉芽肿性腹膜炎,包括分枝杆菌、寄生虫及真菌等。摄入的有机物质通过肠穿孔进入腹膜腔,也可引起肉芽肿性腹膜炎;②内源性原因:囊性畸胎瘤破裂,或有鳞状上皮化生的腺癌可引起腹膜对角蛋白的反应,而产生肉芽肿性腹膜炎。妊娠妇女,当羊膜早破,含胎儿表皮物质的羊水反流进入母体腹腔,或剖腹探查时的胎粪外溢,可引起急性肉芽肿性腹膜炎。结节病和克罗恩病也偶见有累及腹膜者,表现为"粟粒样"浆膜结节;③医源性原因:是最常见的病因。如手套上的淀粉与滑石粉,敷料散落的棉纤维或钡剂等造影剂外溢所致者。当前最引人注意的是淀粉性肉芽肿性腹膜炎。

淀粉性肉芽肿性腹膜炎一般在术后 2 ~ 9 周出现,表现为粟粒样腹膜结节、粘连和腹水,易与腹膜癌病相混淆。镜下可见空泡化颗粒,周围呈慢性肉芽肿性反应,其中含上皮样细胞、巨细胞及大量的单核细胞浸润。淀粉样颗粒在偏振光显微镜下呈特征性"双折光马耳他十字",具有鉴别诊断价值。本病的发生机制不明,可能与针对淀粉抗原的细胞介导的免疫反应有关。本病重在预防,手术前要将手套表面冲洗干净,可大大减少本病的发生。目前的手套外已不再用滑石粉作为润滑剂,可避免这些病理变化。

钡剂性腹膜炎,通常是钡剂灌肠检查的并发症。无菌的钡剂先引起炎症反应及液体渗出,以后钡剂被巨噬细胞吞噬,形成广泛的异物肉芽肿,继而发生腹膜纤维化与粘连。钡剂灌肠引起的肠穿孔如不及早手术修补,病死率达 50% ~ 70%。手术时,关闭穿孔后,应彻底冲洗腹腔,以尽可能去净钡剂。

(三)硬化性腹膜炎(见本章第三节)

(四)胎粪性腹膜炎(见第二十六章第十三节)

(罗 奋)

第六节 腹腔脓肿

腹腔脓肿是脓液(由坏死组织、细菌及白细胞形成)在腹腔内积聚,并通过内脏、网膜或肠系膜等炎性粘连包裹而与腹膜腔其余部分隔开而形成。常见的细菌来源是内源性肠道菌丛。细菌的侵入是否形成脓肿,关键在于最初的几小时内。实验研究显示,如果在细菌入侵 4 小时内将其杀灭,则炎症过程可以终止;如在较长时间后,已有大量白细胞汇聚,才将其杀灭,则不免形成脓肿。一般认为需氧菌在腹膜炎急性期容易引起脓毒血症,而厌氧菌则常致腹腔内脓肿。已从脆弱类杆菌中分离获得数种化脓性因子,其中最常见的是其表面的荚膜多糖复合物(CP)。在实验动物中 CP 能促使脓肿形成;用 CP 免疫动物则可使其对脓肿的形成产生免疫力。CP 的其他化脓性特性包括能黏附于腹膜的间皮细胞及抗吞噬活性。另外,脆弱类杆菌还产生一种重要的酶——超氧化物歧化酶,由它能保护细菌在有氧条件下防止超氧化物游离基的损害,从而发展为脓肿。

研究发现,腹腔脓肿中需氧菌与厌氧菌之间有协同作用。大肠埃希菌能改变环境的氧化还原电势,从而营造适合厌氧菌生长的条件。某些厌氧菌则可抑制巨噬细胞对细菌的吞噬作用。因此,准确地识别脓肿中的细菌对于选择有效的抗生素治疗是重要的。腹腔脓肿中肠球菌的发现频率越来越高,特别是长期抗生素治疗的虚弱患者,应引起重视。

一、膈下脓肿

【病因与病理】

肝及其韧带将结肠上区(亦称膈下区)分成:左膈下、右膈下、左肝下(或小网膜囊)、右肝下、左侧腹膜外及右侧腹膜外(或称裸区)等6个间隙。最常见的脓肿位于右侧膈下间隙。膈下脓肿可发生在一个或两个以上的间隙。

平卧时膈下部位最低,腹腔内脓液易积聚此处。脓肿的位置与原发病有关。最常见的部位是右肝下区,多由于十二指肠溃疡穿孔、急性阑尾炎穿孔和胆道系统感染性疾病引起;或作为上消化道手术后的并发症,多见于胃、十二指肠与胆道手术。胃穿孔、脾切除术后感染,脓肿常发生在左膈下。

膈下脓肿常为混合性感染,包括需氧菌与厌氧菌。脓肿形成初期约有2/3的患者通过及时的治疗,炎症可以吸收消退。膈下脓肿形成后,小的脓肿经非手术治疗可被吸收,而较大的脓肿如不及时引流,不仅可继发严重的脓毒症,甚至感染性休克,还可破溃入胸腔、肺、支气管与游离腹腔。个别的可穿透胃肠道形成内瘘。

【临床表现与诊断】

由于膈下脓肿是继发性感染或其他原发疾病的后遗症,一般均在原发疾病的基础上或术后发生。可有以下表现:①全身表现:最常见的表现是发热。发生于腹膜炎或胃肠道手术后或腹部创伤后者,表现为体温下降后又升高,初为弛张热,后为稽留热。可有乏力、恶心、呕吐、畏食、呃逆及心动过速等表现;②局部表现:腹部症状一般不明显,而常有胸部症状,包括呼吸急促、胸痛、呼吸音降低等。可见局部腹壁或肋间皮肤水肿、上腹部深压痛、季肋部或背部叩击痛。近年来,由于新的高效广谱抗生素的应用,临床表现多不典型。免疫功能低下患者,表现也常不典型,有时以器官功能不全为最初表现。

对于急性腹膜炎或腹腔器官炎症治疗过程中,或腹部手术后出现难以解释的发热、脓毒症、白细胞增多或伴核左移,应考虑本诊断,并进行相应的辅助检查:①超声检查:是诊断腹腔内脓肿最常用的首选方法,其诊断膈下脓肿的正确率达85%~95%;②X线检查:腹部X线片可显示不能移动的气泡,常伴有气液平;胃肠道钡剂造影可见正常结构的移位、受压等现象。透视可见横膈抬高与运动受限、反应性胸腔积液及肺底实变;③CT扫描:能确定脓肿的部位、大小及其与周围器官的关系,诊断腹腔脓肿的正确率达90%,特别适用于肥胖、肠胀气和腹腔放置引流管等超声检查困难者;④诊断性穿刺:B超引导下穿刺有助于区分脓肿与非感染性积液,且可通过细菌培养与药敏试验来指导抗生素的使用。

【治疗】

随着外科技术的提高,预防性抗生素的应用以及对膈下脓肿的认识,该病的发生率明显下降,治疗效果也明显提高。然而,对于免疫功能低下的患者,应重在预防本病的发生,包括积极治疗原发病、合理选用抗生素、腹腔引流的合理放置及术后取半卧位等,均有助于防止膈下脓肿的形成。

1. 非手术治疗　除给予输液以维持水电解质平衡及营养支持外,重要的是抗生素的合理应用。一旦怀疑该病应立即开始使用。先根据经验用药,以后根据细菌培养和药敏试验选择合适的抗生素。一般选用针对革兰染色阴性杆菌和厌氧菌的抗生素,常采用联合用药,例如三代头孢菌素(如头孢他啶,每日2~3次,每次2g)、氨基糖苷类(如阿米卡星,每日1次,每次0.4g)、喹诺酮类抗生素(如左氧氟沙星,每日2次,每次200mg)和甲硝唑(0.5%甲硝唑,每日1次,每次200ml)联用。抗生素最好经静脉途径给药,应用至患者体温及外周血白细胞正常3~4天后停用。

2. 脓肿引流　一旦膈下脓肿诊断成立,应及时引流,单纯抗生素治疗不能消除脓肿。由于脓肿定位技术的进步,早期引流多无困难。近年来,经皮穿刺引流应用渐广泛,但对脓腔较大、脓壁较厚、或呈多房性、或有持续的腹腔污染源、或经皮穿刺置管引流效果不佳者,仍宜手术引流:①经皮穿刺置管引流术:一般适用于与体壁贴近的局限性单房脓肿。约80%的膈下脓肿经此法可治愈。根据CT或超声检查所显示的脓肿位置,在超声导引下插入套管针达脓腔,然后拔出针芯,抽得脓液作涂片、培养与药敏试验后,经导丝置入引流导管,并经导管注入抗生素。待临床症状改善,影像学检查示脓腔消失后可拔管;②切开引流术:目前已很少应用。术前采用B超和CT检查明确脓肿部位,根据脓肿所在部位选择切口。切开引流术可经多种途径,常用有两种:经前腹壁途径和经后腰部途径。经前腹壁途径又分为经腹膜外途径和经腹膜途径。经腹膜外途径适用于右膈下、右肝下及左膈下脓肿,优点是不污染腹腔。沿肋缘下作平行切口,到达腹膜外间隙后,将腹膜向膈肌方向分离至脓肿部位,穿刺抽出脓液后,切开脓肿。经腹腔途径适用于左肝下脓肿,优点是可同时探查与处理其余的腹部脓肿。此法也适用于术前怀疑膈下脓肿同时伴肠间脓肿,或脓肿位置不能确定者。术中应小心保护游离腹腔,术前、术中及术后应用抗生素。经后腰部途径可引流右肝下、左膈下背侧脓肿。沿第12肋做切口,显露并切除第12肋,于第1腰椎水平横行切开肋骨床。注意不能沿第12肋水平切开,以免损伤胸膜。肋骨床切开后即进入腹膜后间隙,向下推开肾脏,用针穿刺吸得脓液后,切开脓腔。

二、盆腔脓肿

盆腔处于腹腔的最低位,腹腔内感染液体较易积聚此处而形成脓肿。

【病因】

任何腹内来源的感染性液体受重力作用下流至盆腔,形成盆腔脓肿,但通常来源于盆腔内或邻近部位病变。常见病因包括:急性阑尾炎、急性输卵管炎、弥漫性腹膜炎及直肠手术。

【临床表现】

由于盆腔腹膜吸收毒素能力较低,全身感染中毒症状较轻。通常在原发病或腹部手术后几天后出现。患者多有体温升高,常伴有尿频、里急后重及直肠排黏液等膀胱、直肠刺激征象。直肠指诊可发现肛门括约肌松弛,在直肠前壁可有触痛、有时有波动感的包块,已婚妇女患者可经后穹隆穿刺抽脓,有助于诊断和治疗。B超、CT检查有助于明确诊断,并可显示脓肿的位置和大小。

【治疗】

盆腔脓肿可破溃入直肠,产生黏液性腹泻。破入阴道则可有大量脓性白带。若扩展至游离腹腔则可引起弥漫性腹膜炎。其手术治疗一般是经直肠或阴道作脓肿切开引流术。应选择在脓肿已局限、突出至直肠或阴道的软化部分,在肛门镜或扩阴器直视下,先穿刺抽得脓液后,以针为导引,切开脓肿壁,排出脓液。再用手指探查脓腔,分开可能的多房间隔。术后用手指或器械扩张脓腔引流口,保持引流通畅。同时应给予抗生素治疗,局部可用高锰酸钾温水坐浴。

近年来随着腹腔镜技术的普及,腹腔镜手术引流联合抗生素早期诊断、治疗盆腔脓肿也取得了较好的临床疗效。

(罗　奋)

第七节　腹膜肿瘤

腹膜肿瘤总体较为少见,分为原发和继发两种,其中原发肿瘤又有良性和恶性之别。

一、腹膜间皮增生与良性间皮瘤

在腹膜炎症或外伤后修复再生过程中,间皮细胞可呈不典型增生或鳞状化生。这些改变通常是反应性的,但也可能发生肿瘤。这些肿瘤除了恶性间皮瘤外,还包括下列3种独立的良性肿瘤:

（一）良性腺瘤样间皮瘤

该病通常与生殖道关系密切,或来源于腹膜,多为无意中发现。肿瘤病理特征是纤维基质中有不规则排列的条索、细管或腺样结构,具有良性组织学特点,但有时会与恶性肿瘤混淆。肿瘤切除后一般不复发。

（二）良性囊性间皮瘤

该病多见于育龄女性,常表现为腹部包块,伴有腹痛。CT或超声波检查可见下腹及盆腔中多分隔的薄壁囊性肿块。病灶的病理特征为由含有水样分泌物,内衬以单层间皮细胞的囊肿组成,少数囊性间皮瘤可发生恶性转化。本病预后良好,但切除后复发率可达50%。手术是目前唯一的治疗方法。

（三）良性乳头状间皮瘤

可以有腹痛,也可偶在手术时被发现。本病还可引起腹水、心包或胸腔积液。病灶可以是单个或弥散分布,由单层间皮细胞覆盖于乳头状基质上组成,无浸润性生长或肿瘤性细胞学改变。预后良好,切除后罕见复发。

二、原发性恶性间皮瘤

恶性间皮瘤是最常见的腹膜原发性恶性肿瘤,起源于间皮的上皮与间质成分。间皮在增生或化生过程中,偶尔可形成良性间皮瘤,但大多数间皮性肿瘤为恶性。约25%的恶性间皮瘤累及腹膜,65%累及胸膜,10%累及心包。

【病因】

石棉暴露史是唯一经临床流行病学证实与间皮瘤发生有关的因素。几个大宗报道平均50%~70%的患者有职业性石棉暴露,如绝缘材料、石棉工业、加热、造船及建筑工人,其中从事绝缘材料工作者有最高的相对危险性。间皮瘤的发生与暴露时间的长短及工作者接触的石棉浓度等有关。暴露的潜伏期通常较长,但也可很短,许多患者可只有几个月的暴露。平均暴露至发病间隔为35~40年,发病高峰在45岁后,腹膜发病的潜伏期短于胸膜。据报道约5%的石棉工人会发生间皮瘤。

间皮瘤并不总是与职业暴露有关,20%的患者有"旁观者"史,如家中有从事石棉工业者,或靠近石棉矿的居民等。石棉纤维广泛存在于周围空气、供水及食物中,且几乎每个人的肺中均有石棉。这种较低浓度的石棉接触是否有害尚不清楚。

50%的间皮瘤患者有肺部石棉病的证据,包括肺部纤维化、胸膜透明样病变及肺中有石棉小体。1/3的腹膜间皮瘤患者可发现腹膜组织中有石棉纤维。间皮瘤与正常组织相比,石棉纤维明显多见且含量大,直接将石棉注入动物胸腔或腹腔可引起间皮瘤的发生。

【发病机制】

发病机制不明。石棉暴露是目前已知的最强致病因素,发病与暴露的时间和浓度等相关。石棉可导致突变,故可能是一种癌发生的促发剂而非诱导剂。大量和长期的石棉暴露更可能出现腹膜病变。在强暴露人群,腹膜病变占所有间皮瘤的50%,中等暴露者为20%,很少暴露者为10%。腹膜暴露被认为是石棉纤维经淋巴转运,从肺经膈肌进入腹部。石棉也可经口摄入后,通过肠黏膜转运至腹膜,但在实验动物并未证实后一转运途径。

至少30%的间皮瘤患者没有石棉暴露史。但有些患者在遥远的过去有钍造影剂暴露史,有些患者可能有毛沸石或火山灰暴露史,或存在慢性腹膜炎,也发现有放疗后发生间皮瘤的情况。少数病例有家族簇集现象及遗传倾向。

【临床表现与诊断】

腹膜间皮瘤常见于男性,这可能与职业有关。患病高峰年龄在50~59岁,但也有见于儿童的报道。20%的儿童间皮瘤位于腹膜,被认为与石棉暴露无关。

腹膜间皮瘤患者一般最先主诉为腹痛、腹块或腹围增加,伴厌食、恶心、呕吐、便秘及体重减轻,有时伴不明原因的发热。在疾病早期可无特殊体征,在晚期可见腹水与腹块。50%患者在胸部X线上有石棉沉着病证据。

血液学检查中,约53.3%的患者可见CA-125升高,48.5%的患者有CA-153升高,但这两个肿瘤标记物在诊断复发或转移时更有价值。超声或CT扫描显示腹水及片状肿块累及大网膜、肠系膜及腹膜,可提示该诊断。MRI可清晰显示病变范围及累及程度,PET-CT在监测肿瘤复发或转移时有一定价值。

诊断仍依赖于活检,可选择影像引导下穿刺或开腹切检。腹水穿刺活检敏感性约32%~76%,且由于其形态学特征与其他恶性肿瘤的重叠,及肿瘤本身特点的多样性,故需有经验的病理医师才能作出正确诊断。腹腔镜检可见腹膜广泛增厚、结节与斑块,这一特点强力提示为间皮瘤。剖腹探查可提供足够的活检样本以作出确定性诊断,且可排除腹内其他原发性肿瘤。

【病理】

本病通常广泛累及脏层及壁腹膜。不到2%的患者为局限性,表现为孤立的斑块或结节。常见腹部内脏表面及局部淋巴结受累。间皮瘤按组织病理学特征分为上皮样,肉瘤样和双相型。70%以上的病灶以上皮样成分为主,呈细管、乳头、片状、裂隙状或实性巢样。其次为双相型,肉瘤样型最少,后者主要含纤维成分及纺锤样细胞。常规病理学检查有时很难与其他恶性肿瘤,尤其是腹膜继发性癌病或腹膜良性肿瘤鉴别。

腹水检查有时可以定性,但很难用于确诊。组织学活检结合免疫组织化学检查是目前最敏感和特异的诊断手段。与上皮来源肿瘤相鉴别时,间皮瘤表达calretinin,WT1,cytokeratin 5/6,EMA,mesothelin以及抗间皮细胞抗体,但不表达CEA,肿瘤糖蛋白MOC-31,B72.3,Ber-EP4以及上皮糖蛋白BG8。电镜扫描可见细胞表面有丰富的长的微绒毛及细胞内中丝,也支持间皮瘤的诊断。联合应用以上多种方法通常能给出正确诊断。

【预后与治疗】

恶性间皮瘤的预后十分差,诊断后的中位存活时间仅为12个月。患者通常死于小肠梗阻与恶病质,而非肿瘤转移。并发症除了肠梗阻外,尚可发生凝血异常包括弥散性血管内凝血、血栓形成或肺梗死。腹膜间皮瘤的预后比胸膜间皮瘤差,具肉瘤样组织学特征的间皮瘤预后比上皮样类型者差。

腹膜间皮瘤理想的治疗方案仍有待确定。减瘤术不能带来生存的获益,而化疗有效率较低且并不改变间皮瘤的自然进程,放疗由于内脏耐受剂量限制,成功率非常低,且有明显的相关并发症。腹腔内化疗,包括使用顺铂和丝裂霉素C也有报道,但成功率也很低,即使那些达到完全缓解的病例也通常会迅速复发。细胞减灭术(Cytoreductive surgery,CRS)结合腹腔热灌注化疗(Hyperthermic intraperitoneal chemotherapy,HIPEC)也许有较光明的前景,其实质是通过CRS去除所有肉眼可见的病灶,再用HIPEC控制可能残留的微小病灶。近几年的报道显示对可手术治疗的患者其中位生存时间为29.5~100个月,5年总生存率为30%~90%。HIPEC的药物以顺铂为主,单药或联合多柔比星、丝裂霉素等,较弥漫的病变在术前使用顺铂联合培美曲塞或吉西他滨化疗有可能使病变局限从而有利于CRS的实施,有研究显示CRS可采用全腹膜切除,HIPEC也可以反复实施,疗效更佳。针对间皮素(Mesothelin)和鞘氨醇激酶1(Sphingosine kinase 1,SphK1)的靶向治疗现在已进入临床试验,有望进一步提高间皮瘤综合治疗的疗效。

三、腹膜假黏液瘤

【病因】

大部分肿瘤来源于表达 MUC1 的阑尾杯状细胞，肿瘤发生与 K-Ras 及 P53 基因相关。常继发于卵巢或阑尾的黏液囊腺瘤与囊腺癌，表现为腹腔内充满浅色、透明的半固体物质——黏液。约 45% 的病变来自卵巢，29% 源于阑尾，还有少数来源于胰腺，胆囊等。在所有卵巢肿瘤患者中，约 1% ～2% 产生腹膜假黏液瘤，这部分患者大部分都合并有阑尾病变，因此认为阑尾的病变是绝大多数腹膜假黏液瘤的真正来源。其他少见的可能病因还有卵巢畸胎瘤、卵巢纤维瘤、子宫癌、肠道黏液性腺癌、脐尿管囊性腺癌以及黏液性脐肠系膜囊肿等。

【临床与病理特征】

主要表现为腹围进行性增加伴腹胀。患者的腹水量与临床表现可不一致，有时可有恶心、呕吐、下腹不适及肿块等。因为肿瘤即使为恶性也是低度恶性，故一般病程较长，偶可于行其他手术时发现，或表现为反复发作的肠梗阻与肠瘘形成。

腹部 X 线片呈特征性的弧线型钙化有助于诊断。超声波与 CT 检查可见腹膜与大网膜上有高回声物质；腹水中有许多回声或分隔；多处半固体样物质压迫肠管或使肝缘呈波纹状；可见肠管固定在胶冻状物质中而相对不移动。PET-CT 往往难以显示低度恶性肿瘤，因此较少用于诊断。

剖腹或腔镜取得病理诊断至关重要，探查时，游离腹腔内充满黏液性物质，这种物质可以呈均质或多囊性；黏液性物质同样可紧紧黏附于腹膜上，此处可见特征性的巢状排列的柱状上皮细胞。

有些作者将腹膜假黏液瘤分成两个不同类型：一种是弥散性腹膜黏液腺瘤病，另一种为腹膜黏液性癌。前者由细胞外黏液和黏液上皮细胞构成，很少有细胞异型或有丝分裂象，通常伴有阑尾黏液腺瘤。后者可见异型黏液上皮细胞，通常伴有黏液腺癌。也有患者是处于黏液腺瘤病和癌之间。

【治疗与预后】

由于肿瘤为良性或低度恶性，罕见转移，故病程较长。5 年生存率为 54%，10 年生存率为 18%。死因通常为肠梗阻与肠瘘。

腹膜假黏液瘤治疗是综合性的。视肿瘤及症状可观察，减瘤或 CRS 结合 HIPEC。手术时首先需彻底清除腹腔内胶冻状物，切除大网膜，卵巢受累时也一并切除。腹腔假黏液瘤具有在腹腔内特定解剖位置再分布的特点，即大量癌肿可累积在大网膜、右膈下、盆腔、右肝后间隙、左腹侧面和十二指肠悬韧带等处，而肠壁的浆膜面则完全无瘤。据此提出的治疗策略主张彻底的手术加上腹腔内化疗。对那些源于阑尾腺癌的肿瘤，应该行右半结肠切除。卵巢恶性肿瘤应作全子宫加双侧附件切除和 CRS。在原发病因不明时，应该选择行右半结肠切除和大网膜切除，加双侧卵巢切除和 CRS。彻底的手术除上述切除范围外，还应仔细探查其他可能集聚的部位，从而达到彻底的切除。腹腔化疗应在术后早期，腹膜粘连还没有形成，癌细胞还没被包裹前进行。有报道积极的 CRS 加上腹腔内化疗使 10 年生存率达到 80%。

四、腹膜继发性癌病

是最多见的腹膜肿瘤，75% 以上为腺癌，主要来自于胃、卵巢、胰腺及结肠。也见于肉瘤、淋巴瘤、白血病、类癌及多发性骨髓瘤。通常认为肿瘤引起腹水且肿瘤细胞种植在腹膜腔表面时才会发生，临床表现似晚期癌肿，如虚弱、体重减轻及各种腹部表现，如腹痛、腹胀、恶心和呕吐等，其中尤以进行性腹水引起的腹胀为显著。X 线发现可有肠袢成角、固定或移位，或因淋巴管梗阻产生的肠壁黏膜水肿表现。超声波与 CT 扫描有助于确定腹水及其程度，以及相关的肿瘤病灶。腹腔穿刺液通常含高的乳酸脱氢酶、蛋白质 > 30g/L，但其中白蛋白很少。腹水中细胞组成多样性。约 50% 的患者通过腹水细胞学检查可得出诊断，若不能确定，可做 CT 或超声波导引下经皮穿刺活检，或腹腔镜检查，大部分患者可得出诊断。但有时需要其他手段如流式细胞学检查等来区分恶性细胞与异型的间皮细胞。偶尔诊断仍不明时，也可考虑手术探查。

恶性腹水的形成是不良预后的指标，患者很少生存 6 个月以上，6 个月生存率仅 12%，1 年生存率为 4%，2 年生存率为 1%。但也有少数长期生存者，特别是卵巢癌患者。

对于腹盆腔来源的腹膜继发性癌，若原发灶能行根治性切除或最大限度 CRS，且无远处转移，可选择性使用 HIPEC。腹腔内应用抗肿瘤药物，可以让更高浓度的药物直接作用于肿瘤细胞，提高温度（一般 44 ～45℃）可以使化疗药物更有效。同时化疗药在腹腔内除了直接抑杀癌细胞外，还通过产生纤维性浆膜炎，以消除游离腹腔及减少进一步液体的渗出。常用的细胞毒性药物包括：顺铂（20mg/L）、奥沙利铂（25mg/L）、多西他赛（20mg/L）等，持续时间 60 ～90 分钟，反应率约 20% ～70%。对于癌症患者，利尿剂应该只用于有水肿或其他一些特别指征，而不是腹膜癌病。腹腔穿刺放液可暂时缓解患者的不适，可作为对症处理的手段。

五、腹膜假性种植

主要指腹膜的广泛性肉芽肿性病变。当前兴趣多集中在异物肉芽肿反应,如纤维素残留、纱布碎屑、特别是手套润滑粉等,偶可见寄生虫卵种植形成肉芽肿。按不同的反应强度,可表现为急性肉芽肿性腹膜炎或慢性肉芽肿性病变。后者有时难以与局部肿瘤复发或腹膜种植区分,尤其在癌肿手术后发生者更易混淆。当前没有一项非病理诊断技术能在术前区分这种腹膜肉芽肿性病变与肿瘤的腹膜种植,剖腹探查时肉眼观察也不可靠,只有组织病理检查才能确诊。由于本病可与腹膜癌性种植同时存在,故必要时应在多部位作多点活检以免漏诊。

身体许多其他疾病,如系统性红斑狼疮及其他结缔组织-血管性疾病、Whipple 病、家族性地中海热、嗜酸性胃肠炎,以及罕见的异位组织如子宫内膜、蜕膜、神经胶质及脾组织可在腹膜上引起轻度腹膜刺激征,可与腹膜癌病混淆。有报道 AIDS 患者可出现腹膜Kaposi 肉瘤,表现为脏层与壁腹膜上许多小的淡紫色结节。有一种与遗传因素有关的腹膜浆细胞性肉芽肿,它是由第 2、9 号染色体长短臂位置互换所致的一种良性肿瘤,但其临床表现与腹膜转移性肿瘤不易区分。

(陈勇　王亚农)

第八节　肠系膜疾病

一、肠系膜脂膜炎

是一种因非特异性炎症过程引起的肠系膜广泛增厚,病程后期肠系膜广泛纤维化则称为退缩性肠系膜炎(retractile mesenteritis)。用于描述本病的名称还有:肠系膜脂肪肥厚症、肠系膜脂性肉芽肿、原发性肠系膜脂硬化症、孤立性肠系膜脂营养不良症及 Weber-Christian 病等。

【病因与发病机制】

病因不明。可能与肠系膜脂肪组织的损伤、亚急性感染、缺血、药物或过敏有关。约 20% ~ 30% 的患者有腹部手术史。有人强调本病的致病性缺陷包括脂肪组织过度生长以及随后的变性、脂肪坏死及黄色肉芽肿性炎症。在增生的肠系膜脂肪组织变性后,可能是正常的脂类物质从变性的脂肪细胞中释放出来,而促进了肉芽肿性浸润,并最终纤维化。

【临床特征】

主要见于中老年人,平均年龄 60 岁。男女之比为1.8∶1。临床表现无特异性,如反复发作的痉挛性腹痛(见于 70% 的病例),可以是局限性的,多位于右侧腰部;或弥漫性。可伴体重减轻、恶心、呕吐和乏力。低热见于 60% 的病例。偶尔也可表现为急腹症。相当一部分病例只是在体检或剖腹探查时无意中发现。60% 的患者可扪及腹部块物伴局部触痛,但通常无腹膜刺激征。外周血白细胞可以升高,血沉加快。X 线检查有时可见肠管被推移、外压性缺损、肠管扭曲或成角等;受压肠袢的肠系膜缘皱襞扭曲。血管造影见直血管非特异性拉长及血管排列紊乱。CT 扫描可见低密度、非均质性块物,表现为脂肪密度区散布于水密度区或软组织密度区之中。绝大多数患者的确诊有待剖腹探查和术中活检。

某些肠系膜脂膜炎患者显然会发展为慢性病变。不论是肠系膜脂膜炎还是退缩性肠系膜炎患者均可发生小肠梗阻、肠系膜血栓形成及肠淋巴管梗阻,结果产生腹水、腹泻及失蛋白性肠病。

【病理】

表现为肠系膜增厚,通常位于其根部,且几乎总是局限于小肠系膜,并常包绕肠系膜血管。晚期患者血管梗阻或淋巴管梗阻常有发生。单个独立的肿块见于约 1/3 的病例,多发性肿块见于不到 1/3 的病例,其余患者表现为弥漫性肠系膜增厚。组织学检查见受累的肠系膜脂肪中巨噬细胞浸润,巨噬细胞中有丰富的泡沫状细胞浆;同时有淋巴细胞浸润、脂肪坏死、纤维化及钙化。

在退缩性肠系膜炎,肠系膜增厚、纤维化及皱缩,伴浅灰色不透明斑块出现;有致密的胶原及纤维组织增生。与早期脂膜炎阶段相比,较少见脂肪坏死与炎症。偶尔结肠系膜也可累及。5% 的退缩性脂膜炎可累及后腹膜。

【治疗与预后】

皮质激素已被用于肠系膜脂膜炎的治疗,且在某些患者可获得明显疗效,但还不能确认其能否缩短病程或延迟进展为退缩性脂膜炎。相当一部分病例需剖腹探查来确定诊断并排除其他腹部病变。此时,手术仅限于做活检。有肠梗阻时可作旁路手术,通常不可能切除纤维性块状物。

本病有自限性,预后佳。通常在 2 年内,大多数患者的疼痛消失及肿块退缩。恶性淋巴瘤见于 15% 的患者,但两者的关系尚未阐明。

二、肠系膜淋巴结炎

(一)急性非特异性肠系膜淋巴结炎

1. 病因与病理　病因不明,可能不止一种病因。流行病学调查提示与病毒感染有关,但尚缺乏有力的临床与实验证据。近期屡有关于沙门菌引起急性肠系膜淋巴结炎的报道,并已从病变淋巴结内分离到沙门菌。也有假结核性耶尔森菌引起肠系膜淋巴结炎的报道。

肠系膜淋巴结炎好发于回盲部。在病变初期有散在的淋巴结肿大,色粉红、质地软,以后变白,质地变硬。偶见淋巴结化脓,此时常由呼吸道或肠道细菌感染引起。镜下呈非特异性炎症改变;淋巴结呈反应性充血、水肿与增生。腹腔内游离液体通常增加。腹水或淋巴结组织的细菌培养及动物接种常无细菌及病毒生长。沙门菌性肠系膜淋巴结炎表现为淋巴结内急性炎症反应、出血性梗死及坏死;淋巴结周围组织如脂肪和肠系膜呈亚急性坏死。肠系膜淋巴结炎可伴发急性阑尾炎。

2. 临床表现　常见于3岁以上的儿童与青少年,但成人也可发病。冬春季多见,发病无性别差异。常在上呼吸道感染病程中,或愈后不久发生。

典型症状为发热、腹痛和呕吐,有时伴腹泻,但便秘很少见。腹痛常为阵发性绞痛或隐痛,持续约数小时;发作间期患者感觉尚好;疼痛可发生于任何部位,但以脐周或右髂窝最常见。可以表现为转移性右下腹痛。约1/3的患者伴恶心和呕吐,但很少畏食和乏力。多数以往有类似发作史。发病早期即有中度以上的发热。部分患者可同时有颈淋巴结肿大。压痛部位常在右下腹,一般比阑尾炎压痛点稍高且偏内侧,压痛点不固定;少有反跳痛与腹肌紧张。少数患者可扪及右下腹肿大的淋巴结。外周血白细胞数常不升高或反而降低,淋巴细胞比例则增加。

偶见一种化脓性肠系膜淋巴结炎,其发病急骤,突发腹痛、畏寒与发热。腹痛多为持续性伴阵发性加重。当炎症波及肠管时可造成肠麻痹而出现肠梗阻症状。一旦脓肿溃破引起腹膜炎,则腹痛和腹胀加剧,全身中毒症状明显,常有外周血中性粒细胞增多伴核左移。

3. 诊断　本病的临床意义在于与急性阑尾炎的鉴别。但一般来说,儿童、上呼吸道感染症状或近期上呼吸道感染史、上述腹痛与压痛的特点、腹痛前有发热、颈部淋巴结肿大、疼痛无转移性及血白细胞计数不高,均有助于肠系膜淋巴结炎的诊断。如果鉴别一时困难,且病情允许,可先进行短时间观察,给予禁食、静脉输液和预防性抗生素等治疗。若病情好转则继续内科治疗,否则宜尽早手术探查。

4. 治疗　诊断确定者应保守治疗,即卧床休息、静脉输液、预防性抗生素使用及对症处理等。但相当一部分病例因难以确诊而行剖腹探查,如果术中确诊为肠系膜淋巴结炎而阑尾正常,也多主张切除阑尾,常可避免今后类似腹痛再发;同时作淋巴结活检。对

于化脓性肠系膜淋巴结炎,多作腹腔引流;当累及邻近肠管时,有时需作受累肠管的切除。

(二) 结核性肠系膜淋巴结炎

由结核菌感染引起。多因饮用未经煮沸的牛奶所致,现已少见。结核菌先进入 Peyer 淋巴结,继之进入肠系膜淋巴结。

轻者无症状。一般有腹痛,多位于右下腹,因为回盲部淋巴结最常受累。多为持续性隐痛,偶有绞痛。体检有时能触及肿大的淋巴结。可伴有低热及其他结核毒性症状。

实验室检查可见血沉加快,皮肤结核菌素试验通常呈阳性。X线腹部平片中若发现钙化灶,尤其是回肠末端处则有助于诊断。由于本病无特征性临床表现与实验室指标,故确诊都是在腹部手术时意外发现的。

治疗以抗结核药物治疗为主。治疗方案应同肺结核及其他肺外结核,即选用2~3种具有杀菌作用或强抑菌作用、且毒副作用较轻的药物联合用药,持续用1年。

三、肠系膜肿瘤

起源于肠系膜的肿瘤十分罕见,但腹腔内或盆腔内恶性肿瘤的肠系膜种植或肠系膜淋巴结转移则相对常见的多。原发性肠系膜囊、实性肿瘤的比例为2:1。囊性肿瘤大多为良性,罕见的例外是淋巴管肉瘤及恶性畸胎瘤。

原发性肠系膜实体瘤可起源于肠系膜的任一细胞成分,如除外间皮瘤(见"腹膜间皮瘤")和淋巴瘤,其良、恶性比为2:1。在良性肿瘤中,硬纤维瘤最多见,约占25%,肠系膜硬纤维瘤的发生率约为腹壁硬纤维瘤的1/6或占全部硬纤维瘤的8%;但在 FAP 患者,硬纤维瘤的70%发生在腹内,其中半数到3/4累及肠系膜。其余依次为:平滑肌瘤15%,组织细胞瘤(黄色肉芽肿)15%,血管内皮细胞瘤10%,神经纤维瘤5%及间质瘤5%。在恶性肿瘤中,较常见者为纤维肉瘤与平滑肌肉瘤,也可见脂肪肉瘤、恶性间质瘤和血管外皮细胞瘤。大多数纤维肉瘤为低度恶性,仅有局部浸润;而大多数平滑肌肉瘤、脂肪肉瘤及恶性组织细胞瘤的恶性程度较高,可发生远处转移,5年生存率仅20%。约2/3的肠系膜肿瘤位于小肠系膜,通常是回肠系膜。对能扪及的肿瘤均应手术切除,因为良性实体瘤最终多会引起疼痛及压迫邻近结构;建议作包括邻近肠管的扩大切除,因其有局部复发倾向及恶变可能。良性肿瘤的预后良好。纤维肉瘤经切除后也多可痊愈;但其他恶性肿瘤常侵犯肠系膜血管根部,致使切除困难,故预后很差。

肠系膜淋巴结肿瘤分成原发与转移性两类。原发性淋巴结肿瘤除淋巴瘤外,罕见其他肿瘤。有报道一种原发于肠系膜淋巴结的肿瘤——良性淋巴样肿瘤,又称血管滤泡性淋巴结增生或 Castleman 病,可有全身表现如发热、血白细胞计数升高、高球蛋白血症及伴有血及骨髓铁缺乏的低色素性小细胞性贫血。这种患者没有失血的证据,却有血清铁降低及对铁治疗的耐药;但只要切除此肿瘤,上述表现就可完全消除。目前尚不清楚此病变是继发于炎症、免疫或感染过程的巨淋巴结增生反应,还是一种错构瘤或真正的淋巴结肿瘤。

肠系膜淋巴结转移性肿瘤相对多见,其中主要来源为血液系统及内脏的恶性肿瘤。有报道,肠系膜淋巴结受累见于 30% 的非霍奇金淋巴瘤及 2% 的霍奇金病。另外,38% 的卵巢癌、12% 的结肠癌及 24% 的胰腺癌发生肠系膜淋巴结转移。肠系膜淋巴结转移性肿瘤的 CT 扫描可显示边界清楚或不清的肿块。转移性肿瘤一旦确诊,则以姑息性对症处理为主,但淋巴瘤是例外,可以通过放疗和化疗获得缓解。

四、肠系膜囊肿

是指位于肠系膜具有上皮衬里的囊肿,绝大多数为良性病变,大多因先天性畸形或异位的淋巴管组织发展而成,也有因腹部外伤、淋巴管炎性梗阻或局限性淋巴结退化而形成。约 60% 的肠系膜囊肿位于小肠系膜,24% 位于结肠系膜,另有 16% 位于腹膜后。

【分类】

一般根据病因分为先天性、肿瘤性、外伤性及寄生虫性四类。

(1) 先天性囊肿:常见为肠源性囊肿与结肠系膜浆液性囊肿。胚胎期肠道发育过程中有多个憩室样芽突出现,并逐渐退化消失。若某个芽突残留,并从消化道脱落,存留于系膜两叶之间,逐渐增长而形成肠源性肠系膜囊肿;囊肿内壁被覆有分泌功能的肠黏膜上皮,故囊内常含有无色黏液;囊肿多为单发,呈球形或椭圆形;囊肿大小不一,由数厘米至 20cm 不等;囊肿最多见于小肠系膜,常与肠腔隔绝。浆液性囊肿则多发于横结肠与乙状结肠系膜,多单发,囊壁覆盖间皮细胞,囊内为黄色透明浆液,但可并发出血或感染时则为暗红或脓液。肠系膜皮样囊肿罕见,为发育成熟的外胚层组织构成,呈球形,囊壁为结缔组织,内可含有皮肤附件,如毛囊、皮脂腺及汗腺等结构,囊内含有油脂样或半液状物质。

(2) 肿瘤性囊肿:多为淋巴管瘤,可以为囊性或海绵状淋巴管瘤,常发生于回肠系膜或小肠系膜根部,其次在乙状结肠系膜。淋巴管瘤的病因未完全明确,可能为淋巴管发育异常,或淋巴组织异位生长而导致淋巴管梗阻和扩张所致。肿瘤由无数扩张的淋巴管组成,肉眼见大小不等的乳白色囊状结构,直径自数毫米至 10cm 不等。囊壁由单层淋巴管内皮细胞与纤维结缔组织组成,偶见少量平滑肌纤维。少数囊肿壁可并发慢性炎症或钙化。囊内多含有黄色透明的淋巴液或乳糜液,伴出血还可为血性。此外,还有囊性平滑肌瘤、淋巴管内皮细胞瘤、淋巴管肉瘤及恶性畸胎瘤的报道,后两者为肠系膜囊性恶性肿瘤。肿瘤性囊肿罕见,约占全部肠系膜囊肿的 3%。

(3) 外伤性囊肿:因肠系膜钝挫伤使两层分离,淋巴液潴留而形成的囊肿。常为单房性,囊壁为增生的纤维组织,无上皮细胞覆盖。

(4) 寄生虫性囊肿:见于肝包虫囊肿破裂后,头节或子囊散播于腹膜表面而成。

【临床表现与诊断】

肠系膜囊肿远较网膜囊肿多见,女性更常见。约 50% 的病例无症状而是在无意中被发现。症状直接与囊肿大小、位置及有无并发症相关,而与病变类型关系不大。腹块与腹痛是最常见的表现。这种腹块通常具有侧向移动性而纵向移动受限。囊肿增大、囊内出血或感染时可引起腹痛。囊肿压迫肠管引起的肠梗阻,多具有慢性间歇性发作的特点。囊肿破裂者引起腹膜炎表现。在儿童患者,多数有急腹痛和明显的消化道症状,故常误诊为其他常见急腹症。

本病无特征性临床表现,常规实验室检查与腹部 X 线片的诊断价值也不大,关键是提高警惕,对可疑病例作超声波、CT 扫描或 MRI 检查,多能帮助做出肠系膜囊肿的诊断,且可了解病变累及的范围。

【治疗】

有完整包膜者可做囊肿摘除。囊肿与肠系膜血管或肠管紧密粘连而难以分离时,可连同受累系膜或肠管一并切除。对于淋巴管瘤引起的难治性腹水,有报道在淋巴管造影明确诊断同时,注入碘化油,可通过栓塞淋巴管而获治愈。

五、肠系膜纤维瘤病

又称肠系膜硬纤维瘤,是一种良性的肠系膜非炎症性纤维增生。它有两种类型,一种为独立型,另一种与家族性息肉病相伴。约 3% 的结肠家族性息肉病患者产生此病变。通常在腹部手术 1~3 年后发生。在一组报道中 Gardner 综合征患者发生本病的比例为 14%。硬纤维瘤约有 8% 发生于肠系膜,49% 发生在腹壁,43% 位于腹部以外。创伤是大多数病例的促发因素。另外,雌激素或前列腺素也可能与本病的发生和发展有关。

肠系膜纤维瘤病通常无症状。其重要性在于可能与转移性腺癌混淆,特别是伴发家族性息肉病患者。然而,这种疾病有时也具有侵袭性,偶尔引起肠穿孔或累及肠系膜血管。超声波显示为边界清楚的实性肿块,内有少许回声;CT 扫描则显示为不能强化的软组织密度。但这些发现无特异性,常需手术探查来确定病变的性质与范围。

对于无症状的患者,只需作活检。有症状或并发症时,处理十分棘手。因为病变的广泛性,完全切除既困难,又会引起很严重的并发症,故有人主张仅作缓解症状的手术,而不强求作完整切除。本病易复发。部分病例用抗前列腺素药苏林酸,抗雌激素药他莫昔芬,均有明显的疗效。放、化疗可能很少有用。

(罗 奋)

第九节 肠系膜血管闭塞

一、急性肠系膜上动脉闭塞

【病因】

1. 栓塞 突发、完全性肠系膜上动脉闭塞多见于栓塞而非血栓形成,其解剖结构和供血特点决定其比肠系膜下动脉更易致严重症状。

大多数栓子来自心血管源性,以房颤患者的心房血栓脱落多见,也可见于心内膜炎赘生物、主动脉动脉硬化斑块或者附壁血栓等的脱落。栓子可以堵塞动脉主干,也可停留于动脉分叉近端,通常是邻近结肠中动脉处。栓子最初的影响是使动脉远端分支的痉挛,这种痉挛加上动脉主干的闭塞通常迅速导致急剧重度缺血。栓塞后数小时闭塞远端动脉可继发血栓形成。肠系膜上动脉主干的闭塞引起 Treitz 韧带远侧的整个小肠及右半结肠的缺血和梗死。动脉的短段或较小分支的急性闭塞是否发生肠梗死,主要取决于侧支循环的状态。

2. 血栓形成 肠系膜上动脉硬化性狭窄的基础上血栓形成引起的急性闭塞多见于老年人。血栓形成前常有突然的心输出量减少如急性充血性心衰或心肌梗死者。肠缺血与梗死的程度取决于血栓形成的位置及侧支循环的状态。主干的突然血栓形成,如同急性栓塞,通常导致整个小肠及右半结肠的梗死。缓慢发展的狭窄通常有业已建立的侧支循环,发生急性闭塞时肠管存活机会较栓塞大。在炎症性血管病,较小的内脏分支通常受累,引起较小节段的肠梗死。

3. 动脉夹层 由于肠系膜上动脉夹层引起的急性肠缺血近年不少见。高血压、外伤、感染、腹腔脏器炎症等可能是诱发因素。

【病理】

突发、完全性动脉闭塞首先引起缺血性梗死,表现为肠管苍白,这是由于肠壁内血管的广泛痉挛所致,并产生黏膜溃疡。在此阶段,肠管张力高并呈收缩状态。在 1~2 小时内,血管痉挛消退,而缺氧的肠壁中的毛细血管充血。远侧血栓形成后,肠壁肌肉出现疲竭而失去收缩力。继而内脏静脉发生血栓形成,由于静脉血的逆流或血液渗漏至缺血肠壁组织中而使肠壁显得无活力与水肿。当梗死进展至肠管壁全层坏死时肠管呈浸透血的青紫色,并有特征性的血样血清渗入腹腔。

【临床表现】

肠系膜上动脉闭塞是一种外科急症,也是一种绞窄性肠梗阻。

不论闭塞的原因是栓塞还是血栓形成,其临床表现基本相仿。男性多于女性,高峰年龄段为 40~59 岁。患者常有房颤、冠心病、高血压等病史。约 1/3 的患者有反复发作的餐后痉挛性腹痛史。

最突出的主诉是极端的腹痛,且任何止痛药通常无效,但体征较轻。疼痛突发,最初为绞痛,迅即转为持续性。早期疼痛位于受累肠段处,如在肠系膜上动脉主干急性闭塞时,疼痛开始在中腹或上腹,但以后变为全腹性。随之发生顽固性呕吐,呕吐物中可含血液。也可有腹泻或便秘,粪便中含隐血或显性血。特征性的腹部和腰部青紫斑,是低心输出量伴广泛肠梗死的表现,见于约 1/5 的患者。早期通常无腹胀。可以有腹部自主性或不自主性腹肌紧张,但很少有"板样腹"。发生肠梗死时,触痛及反跳痛加重,且在病变肠段处最明显。腹块常见于短段肠梗死。起初肠鸣音亢进,但很快肠鸣音消失。起病时,体温、脉搏和血压等生命体征可无显著改变,随着梗死的进展,患者出现发热、脉搏加快和低血压,这是由于液体丢失进入肠壁和腹膜腔的结果。早期的循环不良通常易纠正,随着病情进展,由于肠壁坏疽和腹膜炎而休克较难纠正。一旦发生肠坏死和穿孔,则出现弥漫性腹膜炎和脓毒症的表现。

正确的诊断有时较难。最重要的早期诊断特点是严重的腹痛与体征不相称,和服用止痛药无效。如果上述表现发生在有近期心肌梗死或房颤史,或过去有肢体动脉栓塞史者,要高度怀疑为急性肠系膜血管缺血。

【辅助检查】

病程的早期白细胞计数可正常,但发生出血性肠梗死时明显升高,可增至 $20 \times 10^9/L$。大多数患者由于体液的迁移和呕吐引起血浓缩而出现血细胞比容升高。血清肝脏酶学指标、磷酸酶、乳酸脱氢酶及细胞内酶如肌酸磷酸激酶的浓度不同程度的升高。代谢性酸中毒较常见，且其程度与肠缺血的程度相关。当代谢性酸中毒不易纠正时，病程可能进入晚期不可逆缺血阶段。腹部 X 线片检查早期诊断价值有限，缺乏特异性。肠坏死穿孔时见腹腔游离气体。腹部 CT 和肠系膜血管 CTA 有重要的诊断价值，在剧烈腹痛且原因不明时，只要患者条件允许，尽早进行 CT 检查。血管造影诊断急性肠系膜动脉缺血的价值不容置疑。可以明确肠系膜动脉的闭塞部位、程度和侧支循环的情况，为外科手术提供重要信息，还可以立即实施介入手术。肠系膜上动脉主干的栓塞在血管造影时通常显示在结肠中动脉起点的下方的突然终止。当动脉造影是在腹痛发作后立即进行，栓子则表现为孤立的圆形充盈缺损；但在数小时后再查，则在其近端和远端则可发生血栓形成。由急性血栓形成引起的急性肠系膜上动脉闭塞最常发生于其主动脉开口处，因该处通常动脉硬化性狭窄最严重。

【治疗】

急性肠系膜血管闭塞的治疗原则是维护患者的生命，并尽可能多保留有活力的肠管。在确诊时是否发生肠坏死，肠坏死范围和患者全身状况决定了患者的转归，肠坏死的死亡率可高达 70%～90%。

（一）一般治疗

应对患者立即进行支持治疗，包括纠正电解质紊乱、酸碱平衡紊乱和低血压、休克等。还包括吸氧、禁食、留置胃肠减压、镇静止痛和尽早使用广谱抗生素等。

（二）介入治疗

当动脉造影显示急性肠系膜动脉缺血时，应该立即使用血管扩张药物进行动脉内灌注以缓解血管痉挛。常用的扩血管药包括罂粟碱、苄唑啉、胰高血糖素、硝酸甘油等。罂粟碱最为常用，其通过抑制磷酸二酯酶的活性而增加组织内 cAMP 水平，从而发挥舒张血管平滑肌的作用。对没有发生肠坏死的患者，动脉灌注罂粟碱是确切有效地治疗方法；对于进行手术探查的患者，动脉灌注治疗可以部分缓解动脉痉挛，阻止更多的缺血性损伤。

通常先试验性地向肠系膜上动脉内推注罂粟碱 60mg/2 分钟，再造影，如果肠系膜血管不出现扩张，就停止灌注治疗。如果发现有血管舒张的改变、临床症状缓解时，可考虑留置导管维持罂粟碱灌注至少 24 小时，计量为 30～60mg/h。在动脉内灌注治疗的同时，使用肝素抗凝，以避免血栓蔓延和在导管部位新的血栓形成。同时，还可以进行导管溶栓、球囊扩张或者支架置入等腔内治疗。

在介入治疗的过程中出现腹膜炎时，必须果断的进行腹部外科手术。

（三）抗凝治疗

诊断肠系膜上动脉急性缺血后就应开始抗凝治疗，其目的是抑制肠系膜血管内血栓的蔓延和发展，防止肠缺血加重。在度过急性期后，维持长期的抗凝治疗可减少本病的风险。可以选择口服抗凝药，如华法林等至少 6 个月，部分患者需要长期或者终身抗凝治疗。

（四）手术治疗

对高度怀疑急性肠系膜动脉缺血的患者，腹膜炎和消化道出血是外科手术探查的强烈指征。手术治疗的目的是明确肠系膜动脉缺血的诊断和判断肠管的存活力，通过旁路移植或栓子切除开通肠系膜血管，以及切除坏死的肠段。术中如果不能判断肠管生机时，可以暂时不切留待观察，而在术后 24～48 小时再次剖腹探查，这是避免可能存活的肠管被过多切除的最有效的方法。

手术区域需要充分足够的准备，消毒范围要求广泛，包括能取大隐静脉备血管移植。一般选择腹部正中切口，保证良好的手术视野。开腹后先观察肠壁的色泽，若空肠起始段 10cm 左右的肠段色泽正常，动脉搏动存在，而其他的空肠、回肠、结肠的色泽暗红或紫黑、肠袢扩张、动脉搏动消失，已可诊断急性肠系膜上动脉栓塞。

（1）血栓栓子切除术：尚无发生肠坏死的急性肠系膜动脉栓塞的病例，应尽量切除或取出动脉栓子，恢复肠系膜动脉血流。即使已经发生部分肠坏死，也应先开通肠系膜上动脉，恢复可能有生机的肠管血流，再切除已坏死的肠袢；在没有开通血流的情况下就行肠切除，可能导致切除过多甚至大部分的肠管而发生短肠综合征。

提起横结肠和横结肠系膜，在系膜根部剪开后腹膜至 Treitz 韧带，在胰腺下缘、Treitz 韧带的内侧可以找到肠系膜上动脉。由于肠系膜上动脉栓塞通常发生于距起始部约 6～8cm 的动脉部位，一般结肠中动脉近端的肠系膜上动脉主干可以扪及动脉搏动。探查肠系膜上动脉由近及远可发现搏动的动脉、动脉内质地偏硬的栓子、动脉内继发血栓以及没有搏动的远端动脉等渐变不同的征象。解剖、暴露并控制肠系膜上动脉后，切开肠系膜上动脉前壁，插入 Fogarty 取栓导管，分别向近、远心端取出栓子和血栓，至喷血及回血良好。用血管缝线缝合动脉切口，视血管口径大小不同决定是否需要补片缝合。

完成血栓切除并重建肠系膜上动脉血流后，观察 15～30 分钟，可用术中超声检查评估动脉血流。仔细判断缺血肠管的生机并切除坏死的肠管。对肠壁色泽和动脉搏动有好转但尚未完全恢复正常、不能确认存活的肠管,可暂缓行切除而关闭腹部切口,备术后再次剖腹探查。

(2)肠系膜上动脉旁路术:急性肠系膜上动脉血栓的诊断可以在术前、术中不同的时间做出,如果在术中切除血栓后仍未见近心端动脉喷血,说明动脉急性血栓的可能非常大。多数情况下,旁路手术对肠系膜上动脉近端血栓形成的治疗较为有益的。移植物以自体大隐静脉最为理想,也可选用口径适宜的人工血管。动脉重建后观察肠管的血供情况,切除坏死的肠管。

(3)肠切除:在动脉重建肠系膜上动脉血运后,不应匆忙决定肠切除范围。宜将肠管放回腹腔,尽可能纠正患者血流动力学的紊乱,观察至少15~30分钟,尽量准确判断肠切除的范围,预防短肠综合征的发生。除根据肠蠕动、肠管色泽、浆膜下出血、系膜和肠壁水肿、肠管扩张、对机械性和热刺激的反应、小肠血管弓和小动脉搏动等判断肠管生机外,也可通过术中超声和静脉注射荧光素等方法辅助判断。小肠切除后可行一期吻合。假如结肠受累也需切除,必要时做结肠造瘘。如果术中判断肠管生机时模棱两可,可考虑术后24~48小时再次剖腹探查。

二、非闭塞性肠系膜梗死

【病因】

大约30%的肠系膜梗死患者,经仔细检查没有发现明显的动脉或静脉闭塞。有研究者发现这是低循环血量基础上肠坏疽最主要的原因,其引起的广泛的肠梗死是致命的,可能与持续的心输出量减少和低氧状态有关,常见于脓毒症、充血性心衰、心律失常、急性心肌梗死和严重的失血等,是上述疾病的终末期表现之一。病理基础为内脏血管持久的代偿性收缩,导致通过小动脉的血流减慢、红细胞凝聚和血液淤滞,结果发生肠缺氧和梗死。休克患者使用缩血管药物可延长血管收缩状态而加速肠梗死的发生。

【病理】

基本病理改变为出血性坏死。黏膜有溃疡和水肿,黏膜下血管明显扩张,并充塞有红细胞,肠道全长分布有节段性青紫斑。本病晚期则出现明显坏疽并导致穿孔。

【临床表现】

可与急性肠系膜动脉或静脉闭塞相似。但老年人更多见,且梗死在数天内缓慢发生,期间可有乏力和腹部不适的前驱症状。患者常有充血性心衰伴或不伴心律失常,很多患者有过洋地黄化。肠梗死开始

时有突发的严重腹痛和呕吐,接着有急骤血压下降和心率增快。常见水泻或肉眼血便,腹部有广泛触痛和肌紧张。肠鸣音减弱,以后则消失。常见发热、白细胞增高和血小板减少。较特征性的早期实验室检查发现是明显的血细胞比容升高,与血浆丢失在肠壁内和腹膜腔有关。常伴有严重的代谢性酸中毒。

存在体循环不全的情况下,若出现不能解释的腹部体征与症状,应考虑有肠系膜血管供血不足和肠梗死的可能。最有助于确诊的检查是腹部血管造影。

【治疗】

最初治疗是纠正产生低体循环的基本病变,同时改善肠系膜动脉的血流。可通过直接注射扩血管药物进入肠系膜上动脉,或持续性硬膜外阻滞缓解血管痉挛,改善血流。通过连续肠系膜血管造影可评估治疗效果。尽早大剂量给予抗生素。

经肠系膜上动脉扩血管治疗和一般处理后,腹部体征和症状仍持续存在或再发者,尤其出现腹膜炎体征者,应急诊行手术剖腹探查。

【术后处理】

术后对患者进行严密监护,必要时留ICU。卧床休息,支持重要脏器的功能,禁食,胃肠减压,止酸,胃肠外营养,抗休克,抗感染,监测凝血功能,纠正水电解质和酸碱紊乱。较多小肠切除的患者可能发生数周的腹泻,数月后可望缓解。全小肠切除者需要胃肠外营养维持终身。

三、肠系膜上动脉慢性闭塞

内脏主干动脉的慢性闭塞有3种可能的后果:①建立充分的侧支循环;②肠梗死;③肠缺血而无梗死,后者是由于侧支循环足以维持肠管活力,但不足以维持功能需要。因其临床情况类似于心绞痛和间歇性跛行而得名肠绞痛(intestinal angina)。

【病因和病理】

3种主要的胃肠道动脉(腹腔动脉、肠系膜上动脉和肠系膜下动脉)当其中任一支逐渐发生闭塞时,它们之间的侧支循环可提供足以维持受累肠管活力和功能的血供。因此,大多数单独的肠系膜上动脉慢性闭塞是无症状的。然而,当有第2支血管也有供血不足时,则相对缺血的肠管不能满足摄食所需的血供增加要求。这是肠绞痛典型的"进食痛"的原因。

主要内脏动脉慢性闭塞的主要原因是动脉粥样硬化。大多数患者有全身性动脉硬化的表现。动脉斑块通常位于或靠近这些大血管的开口处。较少见的病变还有因腹腔神经节压迫腹腔动脉、主动脉假性动脉瘤或夹层动脉瘤、血栓闭塞性脉管炎或结节性动脉周围炎累及腹腔动脉。

【临床表现和诊断】

患者年龄多在 40～59 岁,女性多见。约半数的患者具有典型的临床三联症状:餐后腹痛、畏食和体重下降。其突出的临床表现是进食后不久出现弥漫性痉挛性腹痛,严重度和持续时间取决于摄食量。偶尔仅有腹胀和持续性隐痛。如果疼痛严重则常有恶心和呕吐。开始为便秘,以后则为腹泻。通常症状的发生频率和持续时间逐渐增加。这种进食-疼痛的联系很快导致患者的畏食,随后迅速和严重的体重减轻是本病的特点。随着肠缺血的进展,可产生肠吸收不良综合征而导致体重进一步下降,并出现大量带泡沫的粪便,表明粪便中含丰富脂肪和蛋白质。肠绞痛症状可持续数月或数年后因内脏循环严重削减而可发生肠系膜梗死。据估计,约 1/3 的肠系膜梗死患者有肠绞痛的前驱症状。

患者可有明显的体重减轻。上腹部可闻及杂音。实验室检查和常规放射学检查的作用主要用于排除其他腹部情况。需鉴别的疾病包括:消化性溃疡、胆囊炎、胰腺炎和腹部肿块。

意识到本病是作出诊断最重要的因素,然后通过 CTA 或者选择性内脏动脉造影而得以确认。显示腹腔动脉和肠系膜上动脉有无狭窄或闭塞。

【治疗】

(1)治疗原则:改善或重建肠道血供,缓解或消除腹痛,预防急性肠系膜上动脉血栓的发生。

(2)内科治疗:怀疑本病的患者应予少食或禁食、胃肠减压、营养支持、改善循环治疗。对于确诊的患者,应予积极的抗凝和抗血小板治疗,存在急性血栓形成者可予溶栓治疗。病情严重者需要足量广谱的抗生素,同时积极纠正水电解质和酸碱平衡失调。内科治疗的同时严密观察病情变化,准确把握手术时机,以免延误治疗。

(3)手术治疗:外科手术治疗时解除慢性肠缺血、缓解症状、预防急性肠梗死的重要方法。

手术方式有 3 种:①血栓动脉内膜切除术;②人造血管或自体静脉搭桥术;③狭窄血管段的切除与再植入术。前两种式更常被应用。

手术适应证包括:①急性肠系膜动脉栓塞;②急性肠系膜动脉血栓形成;③慢性肠系膜动脉闭塞性疾病,内科治疗无效者;④任何形式的肠系膜动脉缺血性疾病,出现腹膜炎体征和腹腔抽出血性液体者,均需急诊手术探查。⑤具有典型的症状和动脉造影确定的肠系膜上动脉或腹腔干显著狭窄或闭塞。

手术禁忌证包括:①年老体弱合并严重重要脏器功能障碍不能耐受手术,同时未有肠坏死征象者;②动脉造影显示主动脉、腹腔干和肠系膜上动脉广泛弥漫狭窄闭塞病变,预计手术效果不佳者。

(4)介入治疗:慢性肠系膜动脉缺血性疾病的血管腔内治疗是一种趋势,行血管成形术或支架植入,可改善狭窄缺血状况、缓解和解除腹痛症状、纠正营养不良、预防突发的肠梗死。

介入治疗的适应证有:①腹腔动脉或肠系膜上动脉狭窄度大于 70%,且有症状者;②腹腔干、肠系膜上动脉和肠系膜下动脉中 2 支或以上动脉狭窄度大于 50% 者;③肠系膜动脉术后再狭窄且有症状者;④无症状性腹腔干和肠系膜上动脉狭窄,存在胰十二指肠动脉瘤或瘤样扩张者;⑤肠系膜上动脉夹层引起的狭窄且存在缺血症状者;⑥主动脉夹层内膜片或假腔供血的肠系膜上动脉,有缺血症状者。无症状性肠系膜上动脉重度狭窄有介入治疗的相对适应证。

下列情况为介入治疗的禁忌:①已经存在肠管坏死或腹膜炎者;②肠系膜动脉主干狭窄合并多发末梢分支闭塞或者累及多支空、回肠动脉开口;③活动期大动脉炎累及肠系膜动脉;④存在其他不适宜动脉造影和腔内治疗的情况。

四、肠系膜下动脉闭塞

【病因】

肠系膜下动脉急性闭塞通常是由于动脉粥样硬化病变基础上血栓形成所致,较少见的原因是动脉栓塞或主动脉夹层动脉瘤。溃疡性结肠炎和动脉炎性病变时,可累及肠系膜下动脉主干或其分支引起症状,较罕见。

通常肠系膜下动脉与结肠中动脉及痔下动脉(来自髂内动脉)有广泛的侧支循环,可在任意部位结扎而极少产生症状。但在肠系膜上动脉狭窄或闭塞以及髂内动脉代偿不足时,肠系膜下动脉的正常血供对左半结肠和乙状结肠非常重要。

【临床表现】

左半结肠梗死的起病通常比肠道其他部位的梗死更隐匿,肠系膜下动脉闭塞时对循环血容量及体液平衡的破坏远不如肠系膜上动脉闭塞时严重。通常患者有缓慢进行性的下腹痛,接着会有稀血便或便秘。腹部膨隆,沿降结肠全程有触痛,偶尔还能扪及管型腹块。可以发生循环功能不全,特别当发生肠坏死时更明显。有中等度的发热及白细胞升高。腹部 X 线检查可见降结肠中气体消失,提示有横结肠的机械性梗阻。内镜下可见乙状结肠黏膜充血、水肿、青紫和溃疡。

【治疗】

早期发现这种肠缺血和及时的手术是最主要的预后因素。治疗包括切除梗死的结肠段,临时性近端结肠造口要比一期吻合安全得多。由于大多数患者先前存在全身性动脉硬化性疾病,多预后差,病死率约为50%。

五、肠系膜静脉血栓形成

【病因】

肠系膜上静脉闭塞引起症状者,大多由于急性静脉血栓形成。肠系膜静脉血栓形成可以是特发性,或是继发于以下几种临床情况:①感染:通常为腹腔内化脓性感染如阑尾炎、憩室炎或盆腔脓肿;②血液科情况:如真性红细胞增多症、切脾后状态和与服避孕药相关的高凝状态;③局部静脉充血和淤滞:如在肝硬化门脉高压症或肿瘤外在压迫门静脉根部时;④肠系膜静脉的偶发事件或手术创伤。大约25%的患者未发现明显的原因,被归为原发性或特发性,这可能与遗传性凝血紊乱如缺乏蛋白C、蛋白S或抗凝因子Ⅲ有关,这类患者易反复发生外周静脉血栓事件。

【病理】

突发的肠系膜上静脉主干的闭塞可导致内脏静脉血液循环的迅速中断、淤滞性休克和肠管的出血性梗死,并进展为坏死和坏疽。内脏静脉的原发性血栓性闭塞通常开始于小的属支,根据血栓推进的速度、程度和位置的不同,肠管缺血或梗死的程度也各不相同。广泛静脉血栓形成者,其内脏循环的动脉侧通常也继发血栓形成,发病后期很难确定最初的闭塞是动脉性或静脉性的。

急性肠系膜静脉血栓形成使受累肠段很快出现充血、水肿和浆膜下出血,肠壁明显增厚和青紫,而肠腔中充塞着暗红的血液,其表现如出血性梗死。

【临床表现】

与急性内脏动脉闭塞相似。在出现严重症状前数天甚至数周,患者常主诉定位不清的腹部不适、畏食和排便习惯改变,这在特发性静脉血栓形成者更明显。接着出现突发的严重腹痛、呕吐和循环状态不稳,止痛药通常不能缓解疼痛。血性腹泻通常较动脉性闭塞多见。肠鸣音可减弱或消失。常见弥漫性腹部触痛、肌卫和腹胀。肌紧张则是肠坏疽和穿孔的表现。患者有显著的白细胞增多和血细胞比容增高。与急性肠系膜动脉闭塞一样,可见到血清酶学指标的升高和代谢性酸中毒。腹部X线片可见非特异性的小肠扩张伴气液平面。由于黏膜下出血而可见指压迹。CT扫描和磁共振成像,可显示肠系膜静脉闭塞的部位和范围,有助于检出和鉴别相关疾病。肠系膜动脉造影的静脉相也可诊断静脉血栓。腹腔穿刺能抽出血性液体,但最终诊断一般均需在剖腹探查后。

【治疗】

根本性治疗是手术。非手术者病死率接近100%。术前准备包括输血和平衡液来纠正通常存在的严重循环容量不足,胃肠减压,并给予大剂量广谱抗生素,并持续用至术后。肝素抗凝于术中开始,持续至术后6～8周。

对于病程较短(1～3天),而且血栓相对局限于肠系膜上静脉主干者,应尝试肠系膜上静脉血栓切除术。如果血栓仅存在于肠系膜上静脉较细小的属支时,血栓切除不可取,肠切除是唯一的选择。一般可切除失活的肠管和端-端一期吻合。通常血栓形成的延伸超过肉眼可见的梗死区,因此切除应包括邻近正常肠管及肠系膜。急性门静脉血栓形成引起的肠梗死,由于受累肠管的相当广泛,一般不宜早期剖腹探查和手术切除,近年来通过血管介入溶栓治疗获得一些临床有益的经验。

(郭大乔)

第十节 大网膜疾病

一、大网膜扭转

是指大网膜沿其长轴旋转,以致血管受累而引起的一种急症情况。这种血管受累可以较轻,仅引起网膜充血水肿;也可是完全性闭塞而产生网膜梗死和大片坏疽。

【病因】

冗长且活动的大网膜,以及存在固定点,是大网膜扭转的两个前提条件。大网膜扭转分为原发与继发两种类型。

原发性罕见,迄今文献报道仅数百例。有人将原发性扭转的原因归为易患因素与促发因素。其中易患因素主要指解剖特点,如大网膜游离缘呈舌样突起、大网膜分叉、存在副网膜、窄蒂的肥大大网膜或大网膜的脂肪分布严重不均等。网膜静脉的相对怒张或大网膜的非特异性炎症也被认为是易患因素。右侧大网膜更多发生扭转,可能与其较重且较活动有关。促发因素是指引起大网膜移位的因素,如过度用力、体位突变、咳嗽、过度疲劳或因暴食所致强烈肠蠕动等。原发性扭转总是围绕单个固定点旋转。

继发性扭转是指大网膜游离缘黏附于腹内炎症灶、伤口或瘢痕,或因内、外疝,以及网膜囊肿或肿瘤引起者。它远比原发性常见,通常是双极点的,即两个固定点之间的中央部分扭转。大约2/3的病例由疝引起,通常是腹股沟疝。其促发因素同原发性。

【病理】

原发性与继发性大网膜扭转都可围绕固定点旋转数周,通常为顺时针方向。扭转可以是整个网膜,但更常见一小部分网膜扭转。先有静脉回流受阻,远端网膜充血水肿,血样渗液渗入腹膜腔。如果网膜扭转持续,就可产生急性出血性梗死,并最终导致受累网膜段坏疽。如果不切除则发生萎缩与纤维化。

【临床表现】

原发与继发性大网膜扭转的临床表现相似。通常好发于 20~49 岁,男女之比为 2:1,很少见于儿童。有人统计,每发生 800 例急性阑尾炎有 1 例急性网膜扭转发生。

腹痛是最早出现的突出症状,为突发的持续性疼痛,并逐渐加重。开始疼痛可在脐周或呈弥漫性,但以后总是定位于右侧腹,约 80% 在右下腹,10% 在右上腹,这与右侧网膜易受累有关。活动加重腹痛。恶心、呕吐与发热见于约半数病例。半数以上的患者有中等度白细胞升高,发热很少超过 38℃。常有腹部触痛、反跳痛及自主性腹肌痉挛。如果受累网膜范围足够大,则可扪及一触痛、可移动的腹块,有助于诊断。

术前根据症状和体征常不能作出正确诊断。患者的表现常被误诊为急性阑尾炎或急性胆囊炎等常见急腹症,需要剖腹探查,而探查时可见游离的浆血性液体,网膜部分充血和炎症,有时见到扭转的大网膜伴充血、水肿或坏死,而未见其他病理情况则提示为网膜扭转。

【治疗】

原则是切除受累网膜。在继发性扭转病例,除切除受累网膜外,应同时治疗基础疾病,如疝、网膜囊肿、肿瘤或粘连等。

二、特发性大网膜节段性梗死

是一种不明原因的大网膜急性血液循环障碍的疾病。本病很少见,迄今报道仅 100 多例。

【病因与病理】

本病可能与网膜静脉内膜的损伤导致静脉血栓形成有关。造成静脉内膜损伤的可能原因有:①腹内压突然增加,如咳嗽、打喷嚏或举重物,特别是饱餐后进行,可导致网膜静脉拉长或破裂;②非常肥大的大网膜受重力影响牵拉网膜静脉而引起损伤;③网膜静脉蜿蜒多扭曲使其易淤血而形成血栓。

网膜的右下段活动度最大且含脂肪最丰富,也是最常受累的部分。据报道,部分患者的右侧网膜与网膜其他部分之间存在一纤细的连接,这可能是网膜胚胎发育的一种变异;这种解剖变异很易在腹内压增高或其他受压因素作用下导致右侧网膜血栓形成。

梗死区的最大直径在 2~20cm 不等。肉眼观察见受累的网膜水肿、出血和坏疽。病变边界清楚,它通常紧紧贴黏于壁腹膜或邻近的腹部内脏,总能见到腹腔内游离的血样液体。镜下特征为出血性梗死、网膜静脉血栓形成和炎症细胞浸润。

【临床表现与诊断】

多见于青年和中年人,男性较女性多 2 倍。临床表现无特异性,如逐渐加重的腹痛,多位于右侧腹。常伴畏食、恶心,但很少呕吐、腹泻或便秘。在梗死区相对应的腹壁有触痛,且常有反跳痛和肌卫。梗死段如果足够大,也可扪及包块。常见轻度发热和中等度白细胞升高。超声波检查则常见不均质团块位于胃和横结肠之间。

除了排除常见急腹症外,尚需明确有无网膜扭转,是否伴有心血管疾病或腹内相关病变和引起继发性网膜扭转与梗死的相关原因。

【治疗】

本病常因怀疑其他急腹症而剖腹探查。探查时可见一巨大的大网膜伴右缘梗死。切除梗死的大网膜可获治愈。

三、大网膜囊肿

【病因与病理】

本病少见。病因未明,但大多数真性囊肿是由于淋巴管先天性发育异常或异位生长所致,少数为获得性网膜淋巴管梗阻引起。

囊肿多为单发多房性,少数为多发性。囊肿大小不等,大的可占据整个腹腔,小者仅米粒大。囊壁菲薄,含平滑肌纤维和(或)淋巴样组织,内衬以内皮细胞。皮样囊肿则衬以鳞状上皮,且可含头发、牙齿和皮脂物质。囊肿常合并出血。合并感染时,囊内液呈草绿色或咖啡色,囊壁肥厚、充血水肿、内膜消失及囊壁与周围脏器粘连。

大网膜的假性囊肿由脂肪坏死、外伤性血肿或异物性反应引起。它有一纤维炎性壁,且常含血性液。

【临床表现】

可见于任何年龄,但以儿童和青少年多见。临床表现视有无并发症而异。

并发症如囊肿扭转、感染、破裂或引起肠梗阻等更常见于儿童,产生类似急腹症的表现。无并发症时,网膜囊肿病程通常较长,表现为腹部肿物或腹部进行性膨大。肿物呈低张力囊性感。中小型囊肿可扪及明确的界限;占满腹腔的巨大囊肿则表现为膨隆的蛙腹而不能触及肿块的边缘,腹部外形随体位变动而改变。腹部叩诊有振水感,却无移动性浊音。一般不影响患儿的消化道功能与生长发育。

诊断有时较困难,超声波或 CT 扫描可帮助诊断。巨大型囊肿需与腹水鉴别:侧位腹部 X 线片上可见网膜囊肿位于肠管的前方。对于诊断困难者,可做穿刺抽液,再减量或等量注入空气摄片,囊肿者表现为气液平而非膈下游离气体。

大网膜囊肿需与肠系膜、腹膜和腹膜后囊肿以及实体瘤鉴别。巨大囊肿还需与巨大卵巢囊肿及各种原因的腹水鉴别。

【治疗】

手术是唯一的选择。应完整切除囊肿。因有多发性囊肿的可能,应常规探查小网膜囊、胃结肠韧带、肝胃韧带、脾胃韧带及小肠、结肠系膜。当囊肿与周围脏器粘连严重时,不必强求切除,而对残留的囊壁内膜用 3%～5% 碘酊处理。

四、大网膜实体瘤

发生于大网膜的肿瘤,绝大部分为腹腔内恶性肿瘤的转移性癌。原发病灶主要有胃、结肠、胰或卵巢等,常伴有腹水。

原发性网膜实体瘤十分罕见,主要是指发生在网膜本身的肿瘤,而不是由于腹腔内其他脏器或腹部以外的肿瘤病变向大、小网膜浸润、种植或转移的结果。它可以有良性、恶性之分,来源于相应的软组织。与肠系膜肿瘤来源广泛不同,60% 的网膜实体瘤来自于平滑肌,包括平滑肌瘤和平滑肌肉瘤。良性肿瘤以平滑肌瘤、淋巴管瘤较多见,少见的良性肿瘤有脂肪瘤、纤维瘤、血管瘤和神经纤维瘤等。约 40% 的网膜实体瘤为恶性,多数为肉瘤,如平滑肌肉瘤、纤维肉瘤,其他还有恶性淋巴瘤及血管外皮细胞瘤。这些恶性肿瘤主要引起局部浸润和腹膜种植,而不是远处转移;但可因侵犯重要脏器而致死。65% 的患者可有腹痛、腹块伴体重减轻;腹水比肠系膜肿瘤多见。CT 扫描可显示多种影像,包括块状大网膜、小结节浸润性、囊性肿块或多个孤立的结节,是判定大网膜肿块的最佳手段。腹腔镜检查,不仅可以了解病灶的部位、范围,还可以结合活检明确病因和病变性质。

手术切除是唯一的治疗。良性肿瘤切除后无复发报道。原发性恶性肿瘤具有高度浸润性,常需切除全部大网膜及邻近器官,且预后很差;放、化疗的作用尚不明确。转移性肿瘤应尽可能切除原发病灶及转移病灶,减少腹腔内肿瘤负荷。术后辅以腹腔内化疗对控制腹水有一定帮助。

（罗　奋）

第十一节　腹膜后肿瘤

本节所述的腹膜后肿瘤指的是原发性腹膜后肿瘤(primary retroperitoneal tumor),该类肿瘤来源于腹膜后间隙各种软组织,如脂肪、疏松结缔组织、筋膜、肌肉、血管、神经组织、淋巴组织以及胚胎残留组织;不包括腹膜后实质性脏器肿瘤和转移至腹膜后的肿瘤。其好发年龄为 40～59 岁,有 15% 的患者年龄在10 岁以下,男女发病率相当。只占所有恶性肿瘤的0.1% 以下,年发病率 0.5～1/10 000。

【病理】

原发性腹膜后肿瘤分为良性、恶性潜能未定和恶性肿瘤,其中恶性最为多见,约占 60%～85%。软组织肿瘤种类繁多,最新 WHO 病理学分类中将其分为12 个大类,113 种组织学亚型,其中软组织肉瘤约 70余种。良性肿瘤主要包括节细胞神经瘤、成熟性畸胎瘤、副神经节瘤、脂肪瘤、纤维瘤、血管平滑肌脂肪瘤等,恶性肿瘤主要包括脂肪肉瘤、平滑肌肉瘤、多形性未分化肉瘤、横纹肌肉瘤、恶性周围神经鞘膜瘤等。腹膜后软组织肿瘤胚胎上源于中胚层和神经外胚层,多呈膨胀性生长很少发生淋巴及血源性转移。

软组织肉瘤在形态学、免疫表型、遗传学和生物学行为上均显示出高度的异质性。而其独特的细胞遗传学特征不但有助于肿瘤的分型、精确诊断,而且也促进了对该类肿瘤发病机制的认识。具有特征性遗传学改变的软组织肉瘤,按其分子发生机制主要包括两类:一类是由易位产生的融合基因编码嵌合转录因子引起的转录调控异常,此类肿瘤包括 Ewing 肉瘤[t(11;22)(q24;q12)易位,形成 EWS-FLI1 融合基因]、腺泡状横纹肌肉瘤[t(2;13)(q35;q14)易位,形成 PAX3-FOXO1 融合基因]、黏液样/圆形细胞脂肪肉瘤[t(12;16)(q13;p11)易位,形成 FUS-DDIT3 融合基因]、滑膜肉瘤[t(X;18)(P11;q11)易位,形成 SS18-SSX1、SS18-SSX2 或 SS18-SSX4 融合基因]等。另一类肉瘤的特点是通过频发基因改变,直接导致激酶信号通路异常:①易位形成嵌合型酪氨酸蛋白激酶,如炎性肌纤维母细胞瘤 t(2;19)(p23;p13)易位,形成TPM4-ALK 融合基因;②易位编码嵌合型自分泌生长因子,例如隆突性皮肤纤维肉瘤中的 t(17;22)(q21;q13)易位,形成 COL1A-PDGFB 融合;③特异性激酶活化突变,如胃肠道间质瘤 CKIT11 外显子突变。

随着分子遗传学的发展不断有新的特征性染色体易位、融合基因和高频突变的致病基因被发现。这不但有助于软组织肿瘤的诊断,也有助于发现预后判断和治疗的分子靶标。

【临床表现】

腹膜后肿瘤无特异性症状,早期肿瘤因体积小,除少数具有内分泌活性的肿瘤外,一般没有任何症状。但随着肿瘤的不断生长,再根据其发生的部位,生长速度，与邻近器官的关系和病理性质等，会引起相应症状，具体表现如下：①占位性表现：最主要表现为无痛性腹部肿块。固定而坚硬的肿块往往提示为恶性，而柔软或韧性的肿块往往提示为良性。肿块通常位于中线，并可向两侧及盆腔延伸。患者可有腹围增大、沉重感以及定位模糊的疼痛，后期则可有严重的疼痛；②压迫性表现：肿瘤压迫胃肠道可引起恶心、呕吐、大便习惯的改变。泌尿生殖道受压可表现为排尿困难、尿急与尿频；偶有少尿或无尿，严重者可出现肾盂积水；如果受侵犯可表现为血尿。晚期恶性肿瘤累及腰骶神经可表现为向一侧或两侧大腿的放射痛。当肿瘤压迫下腔肢静脉或淋巴管回流时可引起下肢肿胀和静脉曲张。压迫门静脉或肝静脉可引起腹水。骶前肿瘤可引起直肠刺激征和严重痔疮；③全身表现：巨大肿瘤的代谢产物和肿瘤坏死组织产生的毒素会引起发热。胃肠道受累影响消化和吸收，会引起营养不良，甚至恶病质；④肿瘤伴随综合征（paraneoplastic syndrome）：功能性嗜铬细胞瘤可引起高血压，脂肪肉瘤可分泌一种类胰岛素样物质，引起低血糖。

【诊断】

原发性腹膜后肿瘤的诊断主要依靠影像学检查。对于怀疑腹膜后肿瘤的患者进行影像学检查的主要目的是了解肿瘤的部位、大小、数目、范围、质地和组织成分、与周围组织结构的毗邻关系和可能的病理类型，以及有无远处转移、重要脏器功能等，为肿瘤的诊断、病情评估和诊疗方案的制订提供信息。对于治疗中和治疗后的患者还可以进行疗效评估和随访。目前常用的方法：①超声检查：可用于区分肿瘤的囊实性、大小、部位及引导穿刺活检。该法简单经济，但对于较大肿瘤的定位、全貌及与周围关系的显示上存在不足，且容易受操作者经验的限制具有一定的主观性，因此建议在临床中与其他影像手段结合使用；②CT：是发现腹膜后肿瘤最广泛的影像学手段，可了解肿瘤的大小，与周围血管和邻近器官的关系，为手术风险的评估、可切除性的评估以及方案的设计提供依据，而且是术后监测肿瘤是否有复发最有效的方法。随着设备及重建技术的发展，CT可以取代血管造影用于血管结构的评估；③MRI：MRI所特有的高软组织对比分辨率，使其在腹膜后软组织肿瘤的诊断中具有不可替代的地位，可提供比CT更多的信息。对明确腹膜后肿瘤的定位、性质鉴别更加准确。MRI不仅能够获得形态学信息，还可进行功能成像，有助于对病变组织生理、病理特征的认识，从而更加全面判断病变性质，提高诊断准确性，也可用于监测治疗反应，在个体化医疗中发挥重要的作用。因此MRI可作为腹膜后软组织肿瘤评估、随访的首选手段。④PET-CT：是一种功能性影像检查手段，被认为是MRI和CT等检查的有力辅助工具。其全身性的功能评估功能使其成为恶性肿瘤分期的不可替代手段，也可为穿刺活检部位的选择、手术彻底性的评价及疗效随访提供依据。但因为价格昂贵等原因，PET-CT不常规推荐；⑤肾图：用来评价肾功能及上尿路排泄情况。对准备行一侧肾脏切除的腹膜后肿瘤病例，肾图检查仍是不可或缺的。随着CT和MRI技术的发展血管造影和静脉肾盂造影等一些手段，在腹膜后肿瘤的诊断中有逐渐被取代的趋势，但在一些特殊情况下仍可选用。

病理学检查是腹膜后肿瘤诊断的金标准，也是获得较准确的组织病理学分级以及其他肿瘤生物学行为评价的最佳方式，并为进一步个体化治疗提供依据。组织病理学检查当有以下情况时：①诊断有疑问；②不可切除的肿瘤；③拟通过新辅助放化疗转化为可手术的患者；④拟入组临床研究项目，或不能除外淋巴瘤、Ewing肉瘤、胃肠道间质瘤、转移性肿瘤等虽然能够手术切除，但手术切除不是首选治疗手段的情况，需要在B超或CT等引导下行经皮空芯针穿刺明确诊断。如影像学表现已提示肿瘤的性质（如脂肪肉瘤）、肿瘤能完整切除且无计划进行术前治疗的患者并不要求活检。

不同于其他类型实体瘤，软组织肉瘤的分级是决定分期的最重要因素，迄今为止，FNCLCC制定的分级系统，是国际上最广为接受的肉瘤分级标准（表23-2）。AJCC和UICC制定的腹膜后肉瘤的分期系统采用的数据并非来源于腹膜后肉瘤，其中的T和N分期对于腹膜后肉瘤的预后判断作用有限，故争议颇大。而新的更加科学实用的分期系统可能会将组织学指标、分子生物学指标、手术质量评价指标（如切缘状态）以及治疗反应等参数纳入进行综合评价。

【治疗】

原发性腹膜后肿瘤，虽然发病率低，但病理类型繁多，又由于腹膜后解剖结构复杂，涉及众多重要的器官和血管神经结构，使得该类肿瘤诊治的各个环节均充满挑战，因此腹膜后肿瘤的患者应该到治疗理念先进、经验丰富、团队健全、多学科协作模式成熟的医疗机构接受治疗。

腹膜后肿瘤的外科治疗方式主要是手术切除。腹膜后肉瘤首次手术的R0切除是此类患者获得治愈性疗效的唯一机会。所以，近年来渐趋主张扩大手术范围以达根治性目的。扩大范围的手术，包括肿瘤及周围可能受侵犯脏器、血管及其他组织结构的联合切除，可以降低局部复发率、改善长期生存。在经验丰富的的中心进行该类扩大范围的手术已占腹膜后肉瘤手术的50%以上，术后并发症发生率和病死率都在

表 23-2　FNCLCC 软组织肉瘤分级标准

参数	标　　准
肿瘤分化程度	
1 分	肿瘤形态与正常成熟的间叶组织相似（如高分化脂肪肉瘤）
2 分	可以明确组织类型的肿瘤（如黏液样脂肪肉瘤）
3 分	胚胎性及未分化肉瘤；不明组织学类型的肉瘤
有丝分裂象	
1 分	0 ~ 9/HPF
2 分	10 ~ 19/10HPF
3 分	≥20/10HPF
肿瘤坏死（镜下）	
1 分	无坏死
2 分	≤50% 肿瘤组织坏死
3 分	≥50% 肿瘤组织坏死
组织学分级	
1 级	总分 2,3
2 级	总分 4,5
3 级	总分 6,7,8

可接受的范围内。对于因为部位特殊而无法扩大切除范围的，可以辅以术中或术后放射治疗。对于无法完整切除的腹膜后肿瘤进行姑息手术（包括不完整切除和减瘤术）并不能改善患者的长期生存，对于经过严格选择的患者虽可暂时缓解肿瘤相关的症状，但疗效并不持久，且手术并发症的发生率和死亡率都很高，因此需要对手术的获益和风险进行平衡。姑息减瘤术仅对某些低级别的肉瘤、瘤体巨大引起症状严重甚至危及生命的患者是一种合理的治疗选择。对于可切除的局部复发病灶，应努力争取再次切除。但是随着复发次数增加，切除率逐步减少，且手术的复杂程度也随之增大，即使完整切除后，再复发率仍然较高，尤其是组织学分级高、进展迅速、无复发间期短、切缘阳性和多灶性的肿瘤，应谨慎选择再次手术的患者。对于未接受过放疗的局部复发病灶，再次手术联合辅助放疗、术中放疗或热灌注化疗可能提高局控率。

新辅助治疗适用于切除技术难度大或潜在可切的腹膜后肉瘤，经过新辅助治疗获得瘤体缩小后有助于获得完整切除的机会。对于某些化疗敏感的组织学类型如滑膜肉瘤、原始神经外胚层肿瘤、下腔静脉平滑肌肉瘤也可考虑进行新辅助化疗。孤立性纤维瘤对射线较为敏感，也是新辅助治疗的适宜人群。新辅助治疗的手段包括化疗、化疗联合深部热疗、外放疗、放疗同步化疗等。目前尚无研究证明完整切除术后的辅助外放疗和化疗有获益。

腹膜后肉瘤完整切除术后的复发风险即使在 15 ~ 20 年后仍未进入平台期，故应长期随访。高级别腹膜后肉瘤治疗后的中位复发时间小于 5 年。影像学复发往往较患者出现症状早数月到数年。随访项目应包括临床评估及断层影像学检查。随访间隔时间并没有循证医学证据支持。术后 5 年内应每 3 ~ 6 个月随访评估，此后每年 1 次。

（陆维祺　童汉兴）

第二十四章

胃十二指肠疾病

第一节　肥厚性幽门狭窄

肥厚性幽门狭窄是常见疾病,占消化道畸形的第三位。早在1888年丹麦医师Hirchsprung首先描述本病的病理特点和临床表现,但未找到有效治疗方法。1912年Ramstedt在前人研究基础上创用幽门肌切开术,从而使死亡率明显降低,成为标准术式推行至今。目前手术死亡率已降至1%以下。

依据地理、时令和种族,有不同的发病率。欧美国家较高,在美国每400个活产儿中1例患此病,非洲、亚洲地区发病率较低,我国发病率为1/3000。男性居多,占90%,男女之比约(4~5):1。多为足月产正常婴儿,未成熟儿较少见;第一胎多见,占总病例数的40%~60%。有家族聚集倾向,母患病,则子女患病可能性增加3倍。

【病理解剖】

主要病理改变是幽门肌层显著增厚和水肿,尤以环肌为著,纤维肥厚但数量没有增加。幽门部呈橄榄形,质硬有弹性。当肌肉痉挛时则更为坚硬。一般测量长2~2.5cm,直径0.5~1cm,肌层厚0.4~0.6cm,在年长儿肿块还要大些。但肿块大小与症状严重程度和病程长短无关。肿块表面覆有腹膜且甚光滑,由于血供受压力影响,色泽显得苍白。肥厚的肌层挤压黏膜呈纵形皱襞,使管腔狭小,加上黏膜水肿,以后出现炎症,使管腔更显细小,在尸解标本上幽门仅能通过1mm的探针。细窄的幽门管向胃窦部移行时腔隙呈锥形逐渐变宽,肥厚的肌层逐渐变薄,二者之间无精确的分界。但在十二指肠侧则界限明显,胃壁肌层与十二指肠肌层不相连续,肥厚的幽门肿块类似子宫颈样突入十二指肠。组织学检查见肌层肥厚,肌纤维排列紊乱,黏膜水肿、充血。由于幽门梗阻,近侧胃扩张,胃壁增厚,黏膜皱襞增多且水肿,并因胃内容物滞留,常导致黏膜炎症和糜烂,甚至有溃疡。

肥厚性幽门狭窄病例合并先天畸形相当少见,约7%左右。食管裂孔疝、胃食管反流和腹股沟疝是最常见的畸形,但未见有大量的病例报道。

【病因】

对幽门狭窄的病因和发病机制至今尚无定论,多年来进行大量研究,主要有以下几种观点:

(一)遗传因素

在病因学上起着很重要的作用。发病有明显的家族性,甚至一家中母亲和7个儿子同病,且在单卵双胎比双卵双胎多见。双亲中有一人患此病,子女发病率可高达6.9%。若母亲患病,其子发病率为19%,其女为7%;如父亲患病,则分别为5.5%和2.4%。经过研究指出幽门狭窄的遗传机制是多基因性,既非隐性遗传亦非伴性遗传,而是由一个显性基因和一个性修饰多因子构成的定向遗传基因。这种遗传倾向受一定的环境因素而起作用,如社会阶层、饮食种类、季节等。发病以春秋季为高,但其相关因素不明。常见于高体重的男婴,但与胎龄的长短无关。

(二)神经功能

从事幽门肠肌层神经丛研究的学者发现,神经节细胞直至生后2~4周才发育成熟。因此,许多学者认为神经节细胞发育不良是引起幽门肌肉肥厚的机制,否定了过去幽门神经节细胞变性导致病变的学说。但也有持不同意见者,其观察到幽门狭窄的神经节细胞数目减少不明显,但有神经节细胞分离、空化等改变,这些改变可能造成幽门肌肥厚。如神经节细胞发育不良是原因,则早产儿发病应多于足月儿,然而二者并无差异。近年研究认为肽能神经的结构改变和功能不全可能是主要病因之一,通过免疫荧光技术观察到环肌中含脑啡肽和血管活性肠肽神经纤维数量明显减少,应用放射免疫法测定组织中P物质含量减少,由此推测这些肽类神经的变化与发病有关。

(三)胃肠激素

幽门狭窄患儿术前血清促胃液素升高曾被认为

是发病原因之一,经反复实验,目前并不能推断是幽门狭窄的原因还是后果。近年研究发现血清和胃液中前列腺素(PGS)浓度增高,由此提示发病机制是幽门肌层局部激素浓度增高使肌肉处于持续紧张状态,而致发病。亦有人对血清胆囊收缩素进行研究,结果无异常变化。近年来研究认为一氧化氮合成酶的减少也与其病因相关。幽门环肌中还原性辅酶Ⅱ(NAD-PHd)阳性纤维消失或减少,NO合酶明显减少,致NO产生减少,使幽门括约肌失松弛,导致胃输出道梗阻。

(四) 肌肉功能性肥厚

有学者通过细致观察,发现有些出生7~10天的婴儿将凝乳块强行通过狭窄幽门管的征象。由此认为这种机械性刺激可造成黏膜水肿增厚。另一方面也导致大脑皮层对内脏的功能失调,使幽门发生痉挛。两种因素促使幽门狭窄形成严重梗阻而出现症状。但亦有持否定意见,认为幽门痉挛首先应引起某些先期症状,如呕吐,而在某些呕吐发作很早进行手术的病例中却发现肿块已经形成,且肥厚的肌肉主要是环肌,这与痉挛引起幽门肌肉的功能性肥厚是不相符的。

(五) 环境因素

发病率有明显的季节性高峰,以春秋季为主,在活检组织切片中发现神经节细胞周围有白细胞浸润。推测可能与病毒感染有关,但检测患儿及其母亲的血、粪和咽部均未能分离出柯萨奇病毒,检测血清抗体亦无变化,用柯萨奇病毒感染动物亦未见相关病理改变。

【临床表现】

症状出现于生后3~6周,亦有更早的,极少数发生在4个月之后。呕吐是主要症状,最初仅是回奶,接着为喷射性呕吐。开始时偶有呕吐,随着梗阻加重,几乎每次喂奶后都要呕吐。呕吐物为黏液或乳汁,在胃内滞留时间较长则吐出凝乳,不含胆汁。少数病例由于刺激性胃炎,呕吐物含有新鲜或变性的血液。有报道幽门狭窄病例在新生儿高胃酸期发生胃溃疡及大量呕血者,亦有报告发生十二指肠溃疡者。在呕吐之后婴儿仍有很强的觅食欲,如再喂奶仍能用力吸吮。未成熟儿的症状常不典型,喷射性呕吐并不显著。

随呕吐加剧,由于奶和水摄入不足,体重起初不增,继之迅速下降,尿量明显减少,数日排便1次,量少且质硬,偶有排出棕绿色便,被称为饥饿性粪便。由于营养不良、脱水,婴儿明显消瘦,皮肤松弛有皱纹,皮下脂肪减少,精神抑郁呈苦恼面容。发病初期呕吐丧失大量胃酸,可引起碱中毒,呼吸变浅而慢,并可有喉痉挛及手足抽搐等症状,以后脱水严重,肾功能低下,酸性代谢产物滞留体内,部分碱性物质被中和,故

很少有严重碱中毒者。如今,因就诊及时,严重营养不良的晚期病例已难以见到。

幽门狭窄伴有黄疸,发生率约2%。多数以非结合胆红素升高为主。一旦外科手术解除幽门梗阻后,黄疸就很快消退。因此,这种黄疸最初被认为是幽门肿块压迫肝外胆管引起,现代研究认为是肝酶不足的关系。高位胃肠梗阻伴黄疸婴儿的肝葡糖醛酸转移酶活性降低,但其不足的确切原因尚不明确。有人认为酶的抑制与碱中毒有关,但失水和碱中毒在幽门梗阻伴黄疸的病例中并不很严重。热能供给不足亦是一种可能原因,与Gilbert综合征的黄疸病例相似,在供给足够热量后患儿胆红素能很快降至正常水平。一般术后5~7天黄疸自然消退,无需特殊治疗。

腹部检查时将患儿置于舒适体位,腹部充分暴露,在明亮光线下,喂糖水时进行观察,可见胃型及蠕动波。检查者位于婴儿左侧,手法必须温柔,左手置于右胁缘下腹直肌外缘处,以示指和环指按压腹直肌,用中指指端轻轻向深部按摸,可触到橄榄形、光滑质硬的幽门肿块,1~2cm大小。在呕吐之后胃空瘪且腹肌暂时松弛时易于扪及。当腹肌不松弛或胃扩张明显时肿块可能扪不到,可先置胃管排空胃,再喂给糖水边吸吮边检查,要耐心反复检查,据经验多数病例均可扪到肿块。

实验室检查发现临床上有失水的婴儿,均有不同程度的低氯性碱中毒,血液PCO_2升高,pH值升高和低氯血症。必须认识到代谢性碱中毒时常伴有低钾现象,其机制尚不清楚。小量的钾随胃液丢失外,在碱中毒时钾离子向细胞内移动,引起细胞内高钾,而细胞外低钾,同时肾远曲小管上皮细胞排钾增多,从而造成血钾降低。

【诊断】

依据典型的临床表现,见到胃蠕动波、扪及幽门肿块和喷射性呕吐等三项主要征象,诊断即可确定。其中最可靠的诊断依据是触及幽门肿块。同时可进行超声检查或钡餐检查以助明确。

(一) 超声检查

诊断标准包括反映幽门肿块的三项指标:幽门肌层厚度≥4mm,幽门管长度≥18mm,幽门管直径≥15mm。有人提出以狭窄指数(幽门厚度×2÷幽门管直径×100%)大于50%作为诊断标准。超声下可注意观察幽门管的开闭和食物通过情况。

(二) 钡餐检查

诊断的主要依据是幽门管腔增长(>1cm)和管径狭窄(<0.2cm),"线样征"。另可见胃扩张,胃蠕动增强,幽门口关闭呈"鸟喙状",胃排空延迟等征象。有报道随访复查幽门环肌切开术后的病例,这种征象尚

可持续数天,以后幽门管逐渐变短而宽,然而有部分病例不能恢复至正常状态。术前患儿钡餐检查后须经胃管洗出钡剂,用温盐水洗胃以免呕吐而发生吸入性肺炎。

【鉴别诊断】

婴儿呕吐有各种病因,应与下列各种疾病相鉴别,如喂养不当、全身性或局部性感染、肺炎和先天性心脏病、颅内压增加的中枢神经系统疾病、进展性肾脏疾病、感染性胃肠炎、各种肠梗阻、内分泌疾病以及胃食管反流和食管裂孔疝等。

【外科治疗】

采用幽门环肌切开术是最好的治疗方法,疗程短,效果好。术前必须经过 24 ~ 48 小时的准备,纠正脱水和电解质紊乱,补充钾盐。营养不良者给静脉营养,改善全身情况。手术是在幽门前上方无血管区切开浆膜及部分肌层,切口远端不超过十二指肠端,以免切破黏膜,近端则应超过胃端以确保疗效,然后以钝器向深层划开肌层,暴露黏膜,撑开切口至 5mm 以上宽度,使黏膜自由膨出,局部压迫止血即可。目前采用脐环内弧形切口和腹腔镜完成此项手术已被广泛接受和采纳。患儿术后进食在翌晨开始为妥,先进糖水,由少到多,24 小时渐进奶,2 ~ 3 天加至足量。术后呕吐大多是饮食增加太快的结果,应减量后再逐渐增加。

长期随访报道患儿术后胃肠功能正常,溃疡病的发病率并不增加;而 X 线复查见成功的幽门肌切开术后有时显示狭窄幽门存在 7 ~ 10 年之久。

【内科治疗】

内科疗法包括细心喂养的饮食疗法,每隔 2 ~ 3 小时 1 次饮食,定时温盐水洗胃,每次进食前 15 ~ 30 分钟服用阿托品类解痉剂等三方面结合进行治疗。这种疗法需要长期护理,住院 2 ~ 3 个月,很易遭受感染,效果进展甚慢且不可靠。目前美国、日本有少数学者主张采用内科治疗,尤其对不能耐受手术的特殊患儿,保守治疗相对更安全。近年提倡硫酸阿托品静注疗法,部分病例有效。

（郑珊　沈淳）

第二节　胃和十二指肠溃疡的外科治疗

一、胃溃疡和十二指肠溃疡的特点

【概述】

1. 定义　胃十二指肠溃疡是一种局限性圆形或椭圆形的局限性黏膜缺损,累及黏膜、黏膜下层和肌层,治愈后不留瘢痕。因溃疡的形成与胃酸-蛋白酶的消化作用有关,也称为消化性溃疡(peptic ulcer)。胃十二指肠是好发部位,近年来认为病因是多因素的,是全身疾病的局部表现。

2. 流行病学　消化性溃疡是常见的消化系慢性疾病。据估计一般人群中,约 5% ~ 10% 的人在其一生中某一时期曾患过胃或十二指肠溃疡。近 40 年来,欧美及亚洲等地区的消化性溃疡发病率、死亡率、住院率和外科手术率均有下降趋势。而溃疡并发症的患病率却相对稳定,甚至有上升趋势。老年人消化性溃疡,尤其是老年妇女消化性溃疡的死亡率和住院率都有增高的趋势。这可能与人口老龄化、非甾体抗炎药的广泛应用有关。十二指肠溃疡(duodenal ulcers,DU)发病率明显高于胃溃疡(gastric ulcer,GU),但在一些西方国家这种差异有逐渐减小的倾向。十二指肠溃疡发病年龄多为 35 ~ 45 岁,胃溃疡发病年龄则多为 50 ~ 60 岁,男性发病率高于女性。

3. 好发部位　胃溃疡好发于胃小弯,尤其是胃角处,其中 90% 发生在胃窦部(属 Ⅰ 型胃溃疡,约占胃溃疡的 57%)。溃疡的直径一般 <2.5cm,但直径 >2.5cm 的巨大溃疡并非少见。溃疡底部常超越黏膜下层,深达肌层甚至浆膜,溃疡下层可完全被肉芽组织及瘢痕组织所代替。

胃溃疡根据部位和胃酸分泌量可分为四型:Ⅰ 型最为常见,约占 50% ~ 60%,低胃酸,溃疡位于胃小弯角切迹附近;Ⅱ 型约占 20%,高胃酸,胃溃疡合并十二指肠溃疡;Ⅲ 型约占 20%,高胃酸,溃疡位于幽门管或幽门前,与长期应用非甾体抗炎药物有关;Ⅳ 型约占 5%,低胃酸,溃疡位于胃上部 1/3,胃小弯高位接近贲门处,常为穿透性溃疡,易发生出血或穿孔,老年患者相对多见。距食管胃连接处 2cm 以内者则称为近贲门溃疡(juxtacardial ulcer)。

十二指肠溃疡约 95% 发生于球部,直径一般 <1cm。球部以下者称为球后溃疡(约占 5%)。当球部前后壁或胃大、小弯侧同时有溃疡存在时,称对吻溃疡。胃和十二指肠均有溃疡者,称复合性溃疡(属 Ⅱ 型胃溃疡)。

【病因及发病机制】

20 世纪 80 年代以来对消化性溃疡的认识有了新突破。消化性溃疡主要由幽门螺杆菌(helicobacter pylori 以下简称 Hp)感染和服用非甾体抗炎药(nonsteroidal anti-inflammatory drug, NSAID)引起。按病因将消化性溃疡分为 Hp 相关性溃疡、NSAID 相关性溃疡以及非 Hp、非 NSAID 相关性溃疡三类。

1. 幽门螺杆菌感染　在 Warren 和 Marshall 于

1982年发现Hp之前,外界的压力和不良的生活习惯被认为是导致消化性溃疡的主要原因。Schwartz在1910年提出"消化性溃疡是一种自身消化的产物,是胃液的消化能力超过胃和十二指肠黏膜防御能力的结果",即经典的"无酸则无溃疡",此学说一直被视为消化性溃疡的理论基础。20世纪80年代中期,质子泵抑制剂(如奥美拉唑等)强力抑酸剂的出现增强了溃疡的治疗效果,溃疡的治愈已不困难,但溃疡愈合后复发率居高不下,即使药物长期治疗,一旦停药仍可能复发。

Warren和Marshall发现,当致病细菌被清除,慢性胃溃疡类疾病是可以完全治愈的。基于他们的这一突破性发现,胃溃疡不再是一个慢性而且经常复发的顽症,"无Hp无溃疡复发"已成为学者们接受的事实。国外研究发现,40岁以下正常人群Hp检出率为20%左右,而60岁以上人群Hp检出率为50%左右。在感染Hp的患者中约15%～20%一生中会发生溃疡。2007年国内调查了26个省市的2395例DU患者中,Hp阳性1206例(50.4%),阴性461例(19.2%),未接受Hp检测728例;1603例GU患者中,Hp阳性833例(52.0%),阴性287例(17.9%),未接受Hp检测483例,在上述病例中,DU与GU患者的Hp感染率相仿。研究表明,HP感染者发生消化性溃疡的危险性是未感染者的20倍。

Hp为革兰阴性杆菌,呈弧形或S形,胃黏膜是Hp的自然定植部位。Hp可分泌尿素酶、蛋白酶、磷脂酶及过氧化物酶等多种酶。尿素酶能分解尿素生成氨,除保护Hp在酸性环境中得以生存外,同时破坏胃黏膜、损伤组织细胞。蛋白酶与磷脂酶可降解胃黏液层的脂质结构及黏蛋白,损坏胃黏液层的屏障功能。过氧化物酶能抑制中性粒细胞的杀菌功能。Hp菌株能够生成毒素相关蛋白(CagA)、刺激IL-8与TNF的分泌,引起严重的炎症反应。Hp生成的细胞空泡毒素(VacA)可使细胞发生变性反应,导致细胞损伤。另外,目前一致认为Hp感染是已被证实的人类非贲门部胃癌最常见的危险因素。Hp感染是慢性胃炎的主要病因,可启动一系列致病事件,从而导致萎缩性胃炎、化生、异型增生,最终发生胃癌。

2. **胃酸分泌**　大量临床试验和研究证明胃酸的病理性升高是溃疡发病的重要因素之一。胃液酸度过高,激活胃蛋白酶原,使十二指肠黏膜自身消化,可能是溃疡形成的重要原因。十二指肠溃疡患者的基础酸分泌(basal acid output,BAO)和最大胃酸分泌量(maximal acid output,MAO)均高于健康人,除与迷走神经的张力及兴奋性过度增高有关外,也与壁细胞数量的增加有关。正常人胃壁细胞总数约为10亿,而十二指肠溃疡患者胃壁细胞数高达19亿,为正常人的2倍。此外壁细胞对促胃液素、组胺、迷走神经刺激敏感性亦增高。溃疡患者在胃窦酸化情况下,正常的抑制胃泌酸机制受到影响,促胃液素异常释放,而组织中生长抑素水平低,黏膜前列腺素合成减少,削弱了对胃黏膜的保护作用,使得黏膜易受胃酸损害。而胃溃疡患者的BAO和MAO均同正常人相似,甚至低于正常人。

3. **胃黏膜屏障的破坏和药物因素**　人们注意到在胃溃疡病患者,胃酸和胃蛋白酶水平并不高于正常人,甚至低于正常人,说明存在胃黏膜抵抗力的下降。胃黏膜屏障由3部分组成:①黏液-碳酸氢盐屏障的存在,使胃内pH保持在2.0,而黏液与上皮细胞之间pH保持在7.0;②胃黏膜上皮细胞的紧密连接,能防止H^+逆向弥散和Na^+向胃腔弥散,③丰富的胃黏膜血流,可迅速除去对黏膜屏障有害的物质如H^+,并分泌HCO_3^-以缓冲H^+黏膜屏障损害是溃疡产生的重要环节。上皮细胞再生功能强、更新快也是重要的黏膜屏障功能。非甾体抗炎药(NSAID)、肾上腺皮质激素、胆汁酸盐、酒精、氟尿嘧啶等均可破坏胃黏膜屏障,造成H^+逆流入黏膜上皮细胞,引起胃黏膜水肿、出血、糜烂,甚至溃疡。长期使用NSAID使胃溃疡发生率显著增加,但并未使十二指肠溃疡发病率增高。

4. **胃十二指肠运动功能异常**　一些十二指肠溃疡病患者,胃排空速度较正常人快。液体排空过快使十二指肠球部与胃酸接触的时间较长,黏膜易于发生损伤。研究发现,对部分胃溃疡患者,胃运动异常主要表现在胃排空延迟和十二指肠的反流,前者使胃窦部张力增高,刺激胃窦黏膜中的G细胞,使之分泌的促胃液素增加,刺激胃酸分泌。由于幽门括约肌功能不良,导致反流中的胆汁、十二指肠液及胰液对胃黏膜发挥损伤作用。

5. **遗传因素**　研究发现消化性溃疡具有遗传素质,并且胃溃疡和十二指肠溃疡病系单独遗传,互不相干。胃溃疡患者的家族中,胃溃疡的发病率比正常人高3倍;遗传因素在十二指肠溃疡的发病中起一定作用,单卵孪生患相同溃疡病者占50%,双卵孪生仅占14%。O型血者患十二指肠溃疡比其他血型者显著为高。另外,高胃蛋白酶血症Ⅰ型(常染色体显性遗传)在十二指肠溃疡患者中比较常见,但具体机制不清。

6. **其他因素**　临床研究表明,长期处于精神高度紧张、焦虑或者情绪波动者容易发生消化性溃疡,现已证明十二指肠溃疡在愈合后再遭受到精神应激时容易复发。此外,吸烟与溃疡的发生有一定的关系。吸烟可能减慢溃疡愈合的时间,原因可能是由于吸烟导致前列腺素合成减少,提高了胃酸的分泌,抑制或者减少了十二指肠和胰源性的碳酸氢盐的分泌。戒烟是治疗溃疡的一个关键因素。某些特定的疾病也会增加溃疡的发病几率,如慢性阻塞性肺疾病、酒精肝和慢性肾衰竭等。另外,胃肠肽和过度饮酒也可能在溃疡发病中起一定作用,但具体机制还未完全清楚。

从胃和十二指肠的发病机制来看,两者是有区别的。其共同的致病因素主要有 Hp 感染和 NSAID 的应用。但就十二指肠溃疡而言,过量的胃酸分泌、胃排空速度过速以及十二指肠的酸中和能力减弱是引发溃疡的主要原因。胃溃疡除了上述与十二指肠溃疡共同的致病因素外,主要是十二指肠液的反流和胃黏膜的破坏。

【临床表现及并发症】

长期性、周期性和节律性上腹疼痛为胃十二指肠溃疡共有的特点。但两者又有其不同的表现。

1. 胃溃疡　胃溃疡的高峰年龄是 50～60 岁,男性多于女性。重要的症状为上腹痛,规律性腹痛不如十二指肠明显,进食并不能使腹痛减轻。疼痛多发在餐后半个小时到 1 小时,也可持续 1～2 小时。其他表现为恶心、食欲缺乏,常因进食后饱胀感影响饮食而导致体重减轻。抗酸药物多难以发挥作用。体格检查常发现疼痛在上腹部、剑突和脐正中间或偏左。

2. 十二指肠溃疡　十二指肠溃疡可见于任何年龄,发病比胃溃疡年轻 10 岁,多见于 35～45 岁的患者,男性为女性的 4 倍。典型的十二指肠溃疡引起的疼痛常常发生在餐后数小时,疼痛主要为上腹部,有明显的节律性,且因进食而有所缓解。饥饿痛和夜间痛与基础胃酸分泌过度有关,腹痛可因服用抗酸药物而缓解。疼痛多为烧灼样,可以发射到背部,体检时可以发现右上腹有压痛。十二指肠溃疡引起的腹痛常呈周期性,秋冬季易发作。

3. 并发症　胃和十二指肠溃疡均可并发出血、穿孔和幽门梗阻。胃溃疡可发生恶变,而十二指肠溃疡一般不会恶变。

【诊断】

1. 胃镜　随着内镜技术的发展和普及,纤维胃镜(endoscopy)检查已成为胃和十二指肠病变的首选诊断方法,胃镜下可以直接观察胃和十二指肠内黏膜的各种病理改变,对溃疡进行分期(活动期、愈合期和瘢痕期),根据不同分期决定不同治疗策略,并可进行活组织病理检查,对良恶性溃疡的鉴别很有价值。良性溃疡在内镜下可观察到大而圆形的溃疡,底部平坦,呈白色或灰白色。

2. X 线　X 线钡餐检查(barium radiography)对发生在胃和十二指肠的病变也是一种主要诊断方法,大约 90% 以上的胃和十二指肠病变可以通过 X 线气钡双重对比造影检查得到明确的诊断。十二指肠溃疡多发生在球部,龛影是十二指肠溃疡病典型的 X 线表现。正面观,溃疡的龛影多为圆形、椭圆形或线形,边缘光滑,周围可见水肿组织形成的透光圈。在溃疡愈合过程中,纤维组织增生可呈纤细的黏膜皱襞向龛影集中。胃溃疡多发生于胃小弯,X 线气钡双重造影可发现小弯龛影,溃疡周围有黏膜水肿时可有环形透明区,同样龛影是诊断胃溃疡的直接证据。溃疡周围组织的炎症使局部痉挛,可导致钡餐检查时局部疼痛和激惹现象。

应当指出,龛影虽然是诊断消化性溃疡的直接证据,但在一些情况下难以发现,此时内镜检查显得更为重要。据统计大约有 3%～7% 的患者在胃发生恶性溃疡时,钡餐检查仅表现为良性病变的征象。

3. 实验室检查　胃溃疡患者的胃酸浓度和量与正常人无明显区别;十二指肠溃疡的胃液量及酸浓度明显增加。血清促胃液素测定仅在疑有胃泌素瘤时做鉴别之用。

【治疗原则】

1. 手术适应证　对于消化性溃疡,外科治疗的目的主要是修复胃肠壁,手术止血或者两者兼有。而对于预防复发而言,主要是内科药物治疗(根除幽门螺杆菌和抑制胃酸分泌)。

当胃、十二指肠溃疡发生并发症而不再是单纯的溃疡时,即需要手术治疗。两者适应证相似:①临床上有多年的溃疡病史。症状逐年加重,发作频繁,每次发作时间延长。疼痛剧烈影响正常生活和工作;②既往接受过至少一次正规严格的内科治疗,治疗 3 个月以上仍不愈合或者经内科治愈后又复发;③内镜或 X 钡餐检查提示溃疡较大,溃疡直径超过 2～2.5cm,或有穿透胃十二指肠以外的征象;④并发大出血、急性穿孔、或者瘢痕性幽门梗阻者,其中瘢痕性幽门梗阻是外科手术的绝对适应证;⑤怀疑有溃疡恶变者;⑥一些特殊性质的溃疡:胰源性溃疡(zollinger-ellison syndrome)、胃空肠吻合口溃疡、应激性溃疡等。

鉴于下述原因,胃溃疡的手术指征可适当放宽:①多数胃溃疡对内科抗酸药物治疗的效果不满意,有效率仅 35%～40%,而且复发率较高;②部分胃溃疡有可能癌变(<5%);③合理的手术治疗效果好,目前手术治疗已相当安全;④胃溃疡患者年龄偏大,一旦发生并发症,手术的死亡率和病残率都明显增高。因此,目前大多数外科医师都主张:胃溃疡诊断明确,经过短期(8～12 周)严格的药物治疗后仍未治愈,应该尽早手术。

2. 手术方式　常用的手术方式为胃大部切除术

2

和迷走神经切断术。其中胃大部切除术适用于胃和十二指肠溃疡,而迷走神经切断术更适合于十二指肠溃疡。各种术式的溃疡复发率和并发症发生率不尽相同。高选择性迷走神经切断术的危险性小于胃大部切除手术;溃疡复发率则以选择性迷走神经切断加胃窦切除术最低,高选择性迷走神经切断术最高后遗症以胃大部切除术最多,高选择性迷走神经切断术最少。尚无单一的术式能适合于所有的患者,故应根据患者的具体情况制订个体化的方案。

二、胃和十二指肠溃疡 并发症的外科治疗

随着各种新型治疗溃疡病药物的问世,消化性溃疡的内科疗效明显提高。临床上需要外科治疗的溃疡病越来越少。尽管如此,溃疡病出血并发症的发病率却相对稳定,尤其在老年患者中,这可能与非甾体抗炎药物广泛应用有关。因此,从某种意义上讲,胃十二指肠溃疡的外科治疗,主要是针对其并发症:大出血、急性穿孔、瘢痕性幽门梗阻和胃溃疡恶变。

(一)大出血

胃十二指肠溃疡大出血(hemorrhage)是指引起明显出血症状(出血量>1000ml),并有失血性休克表现的大出血,表现为大量呕血、便血并伴有皮肤苍白、尿少等低血容量休克表现。约有5%~10%的胃十二指肠溃疡大出血需外科手术。胃十二指肠溃疡出血是溃疡常见并发症,也是上消化道出血最为常见的原因,约占上消化道出血的40%~50%。有资料表明,在需要手术治疗的溃疡病患者中,大出血患者占10%~20%。因十二指肠溃疡死亡的患者中,大约40%患者死于急性出血。大量研究表明,曾有过溃疡大出血的患者,再发出血的比例约为50%左右。

1. 病因和病理 溃疡大出血是因为溃疡基底血管被侵蚀破裂所致,大多数为动脉出血,溃疡基底充血的小血管破裂,也可引起大量失血。大出血的溃疡一般位于胃小弯或十二指肠后壁。胃溃疡出血常来源于胃右、左动脉的分支或肝胃韧带内的较大血管;十二指肠溃疡出血多来自胰十二指肠上动脉或胃十二指肠动脉等附近的血管。多数为间歇性出血。大出血可引起循环血量明显减少,血压下降。出血50~80ml即可引起黑便。

2. 临床表现 呕血和排柏油样黑便是胃十二指肠溃疡大出血的主要表现。呕血为鲜红或咖啡样。多数患者表现只有黑便而无呕血。如出血迅速可呈色泽较鲜红的血便。失血量在1000ml以上可出现心悸、恶心、出冷汗、口渴。出血量超过1 500ml,可发生低血压,患者可有眩晕、无力、口干、腹胀或腹痛,肠蠕

动增强,并有苍白、出冷汗、脉搏细速、血压下降等失血现象,甚至突然晕倒。腹部检查常无阳性发现,出现腹痛的患者应注意有无溃疡出血伴发急性穿孔。实验室检查可以发现血红蛋白进行性下降。红细胞计数和血细胞比容低于正常。但在急性失血初期,血液循环量已减少而血液尚未被组织液稀释,此时检查结果并不能准确地反映出失血量的多少,所以有必要多次重复检查。

3. 诊断和鉴别诊断 根据典型的溃疡病病史、呕血、黑便以及纤维胃镜检查,多可做出正确诊断。但在确诊前必须意识到:①出血是否来自上消化道;②是否属胃十二指肠溃疡出血,必须与食管静脉曲张破裂、食管裂孔疝、Mallory-Weiss综合征、胃癌、胆管病变等引起的出血相鉴别;③有无合并症,特别是胃十二指肠溃疡合并门静脉高压食管静脉曲张者。

4. 治疗原则

(1) 止血、制酸等药物应用:经静脉或肌注血凝酶(立止血);静脉给予H2受体拮抗剂(西咪替丁等)或质子泵抑制剂(奥美拉唑等);静脉应用生长抑素奥曲肽(善宁)0.3~0.5mg加入500ml生理盐水中缓慢滴注维持24小时,或0.1mg皮下注射,每6~8小时一次。

(2) 留置鼻胃管:用生理盐水冲洗胃腔,清除凝血块,直至胃液变清,持续低负压吸引,动态观察出血情况。可经胃管注入200ml含8mg去甲肾上腺素的生理盐水溶液,每4~6小时一次。

(3) 急诊胃镜治疗:内镜止血相对于保守疗法可减少出血复发率及死亡率,并且可明确出血病灶,尤其是对于动脉性出血和可视血管的出血较为有效。通过内镜下夹闭、电凝、激光灼凝、注射或喷洒药物等局部止血措施。检查前必须纠正患者的低血容量状态。

内镜治疗分四种:①注射疗法;②热疗法;③联合疗法(注射疗法联合热疗法);④机械疗法。内镜注射肾上腺素治疗溃疡出血,由于安全、低成本和易用性,是较为普遍的内镜疗法。有资料表明,对于伴有严重、高风险的出血患者,内镜联合疗法(药物注射联合热疗法或者联合其他机械疗法)优于单一内镜疗法,其中肾上腺素注射结合热凝固疗法是不错的选择。肾上腺素注射疗法有较高的初次止血率,而热凝固疗法可降低出血复发率。另外,可用乙醇局部注射治疗溃疡出血患者,在出血灶周围选择3~4点,每点注射乙醇0.1~0.2ml,可在其浅层再注射0.05~0.10ml,总量不超过1.5~2.0ml。

(4) 补充血容量:建立可靠畅通的静脉通道,快速滴注平衡盐液,做输血配型试验。同时严密观察血

压、脉搏、尿量和周围循环状况,判断失血量指导补液。失血量达全身总血量的 20% 时,应输注羟乙基淀粉、右旋糖酐或其他血浆代用品,用量在 1000ml 左右。出血量较大时可输注浓缩红细胞,也可输全血,并维持血细胞比容不低于 30%。输入液体中晶体与胶体之比以 3:1 为宜。

(5) 急症手术止血:多数胃十二指肠溃疡大出血,可经非手术治疗止血,约 10% 的患者需急症手术止血。手术指征为:①出血速度快,短期内发生休克,或较短时间内(6~8 小时)需要输入较大量血液(>800ml)方能维持血压和血细胞比容者;②年龄在 60 岁以上并伴动脉硬化症者自行止血机会较小,对再出血耐受性差,应及早手术;③近期发生过类似的大出血或合并穿孔或幽门梗阻;④正在进行药物治疗的胃十二指肠溃疡患者发生大出血,表明溃疡侵蚀性大,非手术治疗难以止血;⑤胃溃疡较十二指肠溃疡再出血机会高 3 倍,应争取及早手术;⑥纤维胃镜检查发现动脉搏动性出血,或溃疡底部血管裸露再出血危险很大;⑦有长久和屡次复发的溃疡史,出血前曾经检查证明溃疡位于十二指肠后壁或胃小弯,表明出血可能来自较大的动脉,溃疡基底部瘢痕组织多,出血不易自止。急诊手术应争取在出血 48 小时内进行,反复止血无效,时间拖延越久危险越大。

采取积极的复苏措施,力争在血流动力学稳定的情况下手术止血。手术方法有:①包括溃疡在内的胃大部切除术。如术前未经内镜定位,术中可切开胃前壁,明确出血溃疡的部位,以非吸收缝线缝扎止血同时检查是否有其他出血性病灶;②对十二指肠后壁穿透性溃疡出血,先切开十二指肠前壁,贯穿缝扎溃疡底的出血动脉,再行选择性迷走神经切断加胃窦切除或加幽门成形术,或做旷置溃疡的 Billroth Ⅱ 式胃大部切除术加胃十二指肠动脉、胰十二指肠上动脉结扎;③重症患者难以耐受较长时间手术者,可采用非吸收缝线溃疡底部贯穿缝扎止血。

(二) 急性穿孔

1. 概述　溃疡穿透浆膜层达游离腹腔即可致急性穿孔,是胃十二指肠溃疡严重并发症,也是外科常见的急腹症。急性穿孔的发生率约为消化性溃疡病的 5%~10%,其中男性占 90%。通常十二指肠溃疡急性穿孔比胃溃疡多见。一旦溃疡穿孔,就有致命危险,十二指肠溃疡穿孔的死亡率为 5%~13%,胃溃疡为 10%~40%,并且随着年龄的增加和穿孔时间的延长,死亡率也相应增高。

2. 病因与病理　吸烟是 <75 岁患者穿孔最常见的病因,有文献报道吸烟与溃疡穿孔之间存着相关性,吸烟可显著增加各个年龄组的穿孔发生率。另外

一个重要原因是非甾体抗炎药的使用。约 1/4 的穿孔患者是由于使用非甾体抗炎药,在老年人中这个比例更高。胃十二指肠溃疡穿孔可分为游离穿孔与包裹性穿孔。游离穿孔发生时,胃与十二指肠的内容物进入腹膜腔引起弥漫性腹膜炎;包裹性穿孔同样形成侵蚀胃或十二指肠壁全层的溃疡孔洞,但被邻近脏器或大网膜封闭包裹,阻止了消化道内容物进入腹膜腔。如十二指肠后壁溃疡穿入胰腺,为胰组织所包裹,即所谓慢性穿透性溃疡。

90% 的十二指肠溃疡穿孔发生在球部前壁,而胃溃疡穿孔 60% 发生在胃小弯,40% 分布于胃窦及其他各部。急性穿孔后,强烈刺激性的胃酸、胆汁、胰液等消化液和食物溢入腹腔,引起化学性腹膜炎,导致剧烈的腹痛和大量腹腔渗出液,约 6~8 小时后细菌开始繁殖并逐渐转变为化脓性腹膜炎。病原菌以大肠埃希菌、链球菌为多见。由于强烈的化学刺激、细胞外液的丢失以及细菌毒素吸收等因素,患者可出现休克。

3. 临床表现　多数急性胃十二指肠溃疡穿孔患者较长的溃疡病史,近期症状逐渐加重,约有 10% 的患者没有溃疡病史而突然发生急性穿孔。部分患者有暴饮暴食、过度疲劳、情绪激动等诱因。

急性穿孔典型的症状是突然发生的剧烈的腹痛,刀割样,难以忍受,并迅速波及全腹部。有时强烈刺激性的消化液沿升结肠外侧沟流至右下腹,引起右下腹疼痛,要与急性阑尾炎相鉴别。剧烈的腹痛使患者多有面色苍白、出冷汗、肢体发冷等休克表现。患者可以清楚地回忆起剧痛发作的时间。部分患者表现有恶心、呕吐。体检时,患者多为被动体位,表现为屈膝、不敢翻动及深吸气,全腹呈板样硬,压痛、反跳痛及肌紧张明显,疼痛主要在上腹。75% 的患者肝浊音界缩小或消失,肠鸣音消失。80% 的患者直立位腹部 X 线片示膈下有半月形游离气体。穿孔发生后,继发细菌性腹膜炎可引起患者发热、腹胀、血白细胞计数显著升高。穿孔后期或穿孔较大者,可出现腹胀,肠麻痹。腹腔积液超过 500ml 时,可叩到移动性浊音。部分老年患者或体质较虚弱者,临床穿孔表现不典型,往往以脓毒血症和感染中毒性休克为主要表现。

4. 诊断和鉴别诊断

(1) 急性胰腺炎:胃十二指肠溃疡穿孔和急性胰腺炎均属急腹症,两者在临床表现上有许多相似之处。严重的溃疡穿孔或溃疡穿透累及胰腺时,虽然血淀粉酶可升高,但是一般不超过正常值的 5 倍。急性胰腺炎起病也较急骤,多有暴饮暴食史,突然发作上腹疼痛,疼痛剧烈并且向腰背部放射,患者常有"束带"感,早期腹膜炎不明显,检查无气腹征,血清淀粉酶超过 500 索氏单位。

2

（2）急性阑尾炎：因穿孔后胃肠内容物可经升结肠旁沟或小肠系膜根部流到右下腹，引起右下腹腹膜炎症状和体征。易误诊为急性阑尾炎穿孔。后者常有明显的转移性右下腹疼痛，临床症状和腹部体征较轻，多不伴休克征象，也多无气腹征表现。

（3）急性胆囊炎和胆囊结石：腹痛和腹膜炎体征较轻并且局限于右上腹，有时疼痛放射至右肩胛部或腰背部。腹部超声、X 线和 CT 检查有助于鉴别诊断。

（4）肝破裂出血：常有明显的外伤史，出血性休克是其主要症状，可有腹痛和腹膜炎体征，腹腔穿刺可抽出不凝血。腹部超声和 CT 检查提示有肝破裂及腹腔积液。

5. 治疗原则

（1）非手术治疗：一般情况良好，症状体征较轻的空腹小穿孔；穿孔超过 24 小时，腹膜炎已局限者；患者全身情况差，年老体弱，或合并有严重的心肺疾病；经水溶性造影剂行胃十二指肠造影检查证实穿孔已封闭；终末期脓毒症患者；患者因手术风险而拒绝手术。非手术治疗不适用于伴有出血、幽门梗阻、疑有癌变等情况的穿孔患者。

非手术治疗的措施主要包括：①持续胃肠减压，减少胃肠内容物继续外漏，以利于穿孔的闭合和腹膜炎消退；②输液以维持水、电解质平衡并给予营养支持；③全身应用抗生素控制感染；④经静脉给予 H_2 受体阻滞剂或质子泵拮抗剂等制酸药物。非手术治疗期间需严密观察病情变化，如治疗 6 ~ 8 小时后病情继续加重，应立即手术治疗。非手术治疗的少数患者可出现膈下或腹腔脓肿。痊愈的患者应胃镜检查排除胃癌，根治 Hp 感染并采用制酸剂治疗。

（2）手术治疗：仍为胃十二指肠溃疡急性穿孔的主要疗法，根据患者情况结合手术条件选择单纯穿孔修补术或彻底性溃疡手术。

1）穿孔修补术：是治疗溃疡穿孔的主要手段，方法简单，创伤轻，危险性小，疗效确切。缝闭穿孔不仅终止胃肠内容物继续外漏，同时术中冲洗腹腔可较彻底地清除腹腔内的污染物和渗出液，有效地防止和减少术后并发症。穿孔修补术后给予正规的内科治疗，约 30% 患者溃疡可愈合，症状消失。在胃溃疡急性穿孔单纯修补术后的患者中，约 7% ~ 11% 在随访过程中确诊为胃癌。因此，胃溃疡患者术中应尽可能地取活检作病理检查，术后应定期做胃镜检查。

适应证：①穿孔时间超过 8 小时，合并有严重的腹膜炎体征；②术中发现腹腔污染严重，胃十二指肠明显水肿；③患者全身情况差，难以耐受较大或较长时间的手术；④以往无溃疡病史或有溃疡病史未经正规内科治疗，无出血、梗阻等并发症。

方法：经上腹正中切口，探查腹腔内污染情况，暴露胃幽门和十二指肠，检查穿孔所在，常可发现穿孔处已被邻近组织覆盖。如为胃溃疡穿孔，并疑有胃癌可能时，应取穿孔边缘组织做病理检查。闭合穿孔时，沿横行方向以丝线间隔缝合，第一层为对拢缝合，第二层为内翻缝合。但常由于穿孔周围组织水肿及瘢痕，无法行第二层缝合或由于穿孔靠近幽门，内翻缝合后有可能造成幽门狭窄，可只做一层对拢缝合，再以网膜覆盖。如穿孔大、瘢痕多，难以将孔洞缝闭，可将带蒂大网膜塞入孔内后固定于肠或胃壁。穿孔缝合前及缝合后，应尽量吸除腹腔，特别是膈下及盆腔内的渗液。术后在穿孔修补附近及盆腔内可酌情放置引流管。对于较大的溃疡穿孔，网膜填塞法是比较安全的，尤其对于高危患者是不错的选择。

2）腹腔镜溃疡穿孔修补术：急性穿孔；腹腔内渗液不多，术前患者腹膜炎症状不重，仅上腹疼痛、压痛，患者年轻；全身情况较好，能耐受人工气腹；排除溃疡恶变或胃癌穿孔。如果入院时有休克症状，穿孔时间大于 24 小时，年龄 >75 岁，合并其他重症基础疾病，如心衰、肝硬化等则不适合此种手术方式。

手术方法：目前腹腔镜穿孔修补的方法有以下三种：①单纯缝合修补术：用 0 号、1-0、2-0 可吸收线顺胃肠长轴方向间断全层缝合或连锁缝合。这种方法可适用于大多数穿孔较小的患者，此法修补可靠，但对溃疡边缘已瘢痕化或十二指肠溃疡边缘处已有变形，尤其溃疡较大时，缝合有时较困难；②网膜片修补法：用可吸收缝线穿过穿孔的两侧，缝合 3 ~ 4 针，将大网膜提到穿孔的表面，收紧缝线打结，使网膜片起到生理性封闭物作用即可。该手术操作简单，手术效果好，但网膜片固定须牢固；③蛋白胶粘堵法：用吸收性明胶海绵或网膜组织涂上生物蛋白胶或 ZT 胶后，直接插入穿孔内，使吸收性明胶海绵或网膜组织与胃十二指肠壁粘在一起，封闭穿孔，该方法适用于较小的穿孔。粘堵法操作比较简单，所用粘合剂为生物制剂，但价格较昂贵。

腹内灌洗也是手术的重要环节，包括腹膜腔，肝上间隙，肝下间隙，盆腔等，一般推荐用 6 ~ 8L 的温热生理盐水。术后即开始应用质子泵抑制剂或 H2 受体阻滞剂，并且要保留鼻胃管 >48 小时，抗生素应用至少 5 天或直至发热消退。

术后并发症：术后修补处漏是最常见的并发症，发生率约为 1.5% ~ 16%，主要发生在腹腔镜纤维蛋白胶修复患者；肺炎可能与气腹有关，此外还有腹内脓肿、肠梗阻、外瘘、出血等。

3）急诊根治性手术：有资料表明穿孔修补术后，约 2/3 患者仍有轻度或重度慢性溃疡病症状，其中部分患者需要再次作根治性手术。因此,在急诊手术治疗溃疡病穿孔时是否行急诊根治性手术,应根据根治性手术的必要性以及患者是否耐受手术决定。应使根治性手术的死亡率不高于穿孔修补术或非手术治疗。通常有下列情况时应争取做根治性手术:①多年溃疡病病史,症状较重,反复发作;②曾有过穿孔或出血史;③急性穿孔并发出血;④胼胝状溃疡⑤有瘢痕性幽门狭窄;⑥疑有癌变的胃溃疡穿孔;⑦多发性溃疡;⑧患者全身情况良好,无严重的合并病。此外,还应根据穿孔的大小、时间、腹腔内污染情况以及腹腔探查结果,进行综合判断。常用的术式是胃大部切除或迷走神经切断附加胃窦切除或幽门成形术。

(三)瘢痕性幽门梗阻

因幽门管、幽门溃疡或十二指肠球部溃疡反复发作形成瘢痕狭窄,合并幽门痉挛水肿可以造成幽门梗阻(pyloric obstruction)。

1. 病因和病理 溃疡引起的幽门梗阻有三种:①幽门括约肌痉挛引起梗阻:这类梗阻属于功能性,间歇性发作;②水肿性幽门梗阻:幽门部溃疡炎症使幽门狭窄,炎症水肿消退或减轻后梗阻即缓解;③瘢痕性幽门梗阻:位于幽门附近的溃疡在愈合过程中,形成瘢痕并挛缩产生狭窄,引起梗阻。前两种情况是暂时的、可逆性的,在炎症消退、痉挛缓解后幽门恢复通畅,瘢痕造成的梗阻是永久性的,需要手术方能解除。瘢痕性幽门梗阻是由于溃疡愈合过程中瘢痕收缩所致,最初是部分性梗阻,由于同时存在痉挛或水肿使部分性梗阻渐趋完全性。初期,为克服幽门狭窄,胃蠕动增强,胃壁肌层肥厚。后期,胃代偿功能减退,失去张力,胃明显扩大,蠕动消失。胃内容物滞留,使促胃液素分泌增加,使胃酸分泌亢进,胃黏膜糜烂、充血、水肿和溃疡。由于胃内容物不能进入十二指肠,因吸收不良患者有贫血、营养障碍;呕吐引起的水电解质丢失,导致脱水、低钾低氯性碱中毒。

2. 临床表现 临床表现大多数患者都有慢性溃疡症状和反复发作史,当并发幽门梗阻时,症状的性质和节律也逐渐改变,一般抗酸药物逐渐无效。由于幽门梗阻、胃潴留,患者常感到上腹部饱胀不适,时有阵发性疼痛,尤以餐后加重。呕吐为幽门梗阻的主要症状,约每隔1~2天发作一次,常发生于餐后30~60分钟。呕吐量大,可超过1000ml,内含发酵酸臭的宿食,无胆汁。

由于多次反复大量呕吐,可引起 H^+、K^+ 和氯化物严重丢失,导致代谢性低氯低钾性碱中毒。患者可出现呼吸短促、四肢乏力、烦躁不安。由于碱中毒,使循环中游离 Ca^{2+} 减少,以及长期呕吐、禁食和 Mg^{2+} 缺乏,可发生手足抽搐。患者临床上表现为消瘦,倦怠,皮肤干燥,丧失弹性,腹部检查可见上腹隆起,可有蠕动波,可闻及振水音。营养不良,空腹时上腹隆起,可见胃蠕动波以及有上腹部振水音。当有碱中毒低钙血症时,耳前叩指试验(Chvostek 征)和上臂压迫试验(Trousseau 征)均可为阳性。

3. 实验室检查 ①血液生化:血清 K^+、Cl^-、Ca^{2+} 和血浆蛋白均低于正常,非蛋白氮升高;②血气分析:代谢性碱中毒;③X 线:清晨空腹透视可见胃内有较大的液平;④钡餐:可发现幽门变细或钡剂不能通过,胃呈高度扩张,明显潴留,6 小时后仍有 1/4 以上的钡剂存留于胃,甚至 24 小时后胃内仍有大量钡剂残留;⑤纤维胃镜:可发现胃内有大量宿食残渣,幽门部明显狭窄,有时可见溃疡存在。

4. 诊断及鉴别诊断 ①有慢性溃疡病病史和典型的胃潴留症状;②清晨空腹置入胃管,可抽出大量酸臭的宿食,注水试验阳性(空腹经胃管注入生理盐水 750ml,半小时后抽出量>350ml);③X 线钡餐和纤维胃镜检查证明有幽门狭窄、胃潴留。

幽门梗阻应与下列情况鉴别:①痉挛水肿性幽门梗阻系活动溃疡所致,有溃疡疼痛症状,梗阻症状为间歇性,经胃肠减压和应用解痉制酸药,疼痛和梗阻症状可缓解;②十二指肠球部以下的梗阻性病变十二指肠肿瘤、胰头癌、肠系膜上动脉压迫综合征、十二指肠淤滞症、肠淋巴结结核等也可以引起上消化道梗阻,据其呕吐物含胆汁,X 线、胃镜、钡餐检查可助鉴别;③胃窦部与幽门的癌肿病程较短,胃扩张程度轻,钡餐与胃镜活检可明确诊断;④成人幽门肌肥厚症极为少见,病因尚不清楚,部分病例可能同先天性因素有关。临床上很难同瘢痕性幽门梗阻和胃幽门部硬癌相鉴别。

5. 治疗 瘢痕性幽门梗阻是外科治疗的绝对适应证。手术目的是恢复胃肠连续性,解除梗阻。手术方式可采用胃大部切除术或迷走神经切断加胃窦切除术。对难以切除的十二指肠溃疡,可行溃疡旷置胃大部切除术。对于胃酸分泌高,临床症状明显的年轻患者可考虑做胃大部切除术加迷走神经切断术。对老年患者、全身情况较差者,宜采用胃空肠吻合术。双侧躯干迷走神经切断术加内镜下幽门扩张术(内镜气囊扩张)来解除梗阻,但是复发率较高。此外,腹腔镜双侧躯干迷走神经切断术结合胃空肠吻合术也是可以考虑的手术方式。

术前准备包括:持续胃管减压和温盐水洗胃,以清除胃内潴留的食物,减轻胃黏膜水肿。同时给予 H2 受体拮抗剂以减少胃酸分泌,纠正水电解质和酸碱平衡紊乱,加强营养支持疗法,改善贫血和低蛋白血症。

(四)胃溃疡恶变

有研究表明其发生率<5%。临床上诊断为胃溃

疡的患者中,约10%切除后的病理检查证实是癌,因此,凡是中年以上的胃溃疡患者若出现下述情况应予以重视:①长期典型的溃疡症状发生改变;②经严格的内科治疗4~6周,病情无明显改善;③食欲减退,进行性消瘦;④粪便隐血试验持续阳性,贫血症状加重;⑤X线和胃镜检查提示溃疡直径>2.5cm,并且不能除外恶变者。对有癌变的胃溃疡应按胃癌进行根治性胃切除术治疗,其远期疗效比原发性胃癌好。

三、胃十二指肠溃疡病的外科治疗方法

胃十二指肠溃疡主要是由于胃酸增加和胃黏膜屏障受到破坏造成的,因此,外科治疗胃十二指肠溃疡的目的是控制和降低胃酸分泌,消除症状,防止复发。不同部位的溃疡其发病机制也有不同,所选择的手术方式也不尽相同。目前比较常用的手术方法大致分两类:胃大部切除术(subtotal gastrectomy)和迷走神经切断术(vagotomy)。胃溃疡和十二指肠溃疡均可选择胃大部切除术。迷走神经切断术多用于十二指肠溃疡的患者。

(一)胃大部切除术

胃大部切除术在我国开展比较普遍,切除的范围是胃的远端2/3~3/4,包括胃体大部、整个胃窦部、幽门和部分十二指肠球部。一般认为十二指肠球部溃疡胃切除范围应大于胃溃疡患者。

1. 胃大部切除术治疗溃疡的理论基础 胃部分切除术治疗十二指肠溃疡,需要的切除范围应该包括胃远侧的2/3~3/4,即是胃体部的大部分、整个胃窦部、幽门和十二指肠第一部,称为胃大部切除术。其治疗溃疡的理论基础为:①根据胃酸分泌的生理,经过上述范围的胃切除后,由于胃窦部已不存在,促胃液素的来源已大部分消除,体液性胃酸分泌明显减少;②切除大部分胃体,分泌胃酸的壁细胞和主细胞数量明显减少,使得胃酸和胃蛋白酶分泌大为减少;③切除了溃疡的常发部位(邻近幽门的十二指肠第一部、幽门管和胃窦部小弯),;④切除了溃疡本身,消除了病灶;⑤胃部分切除术后,幽门的作用不复存在,胃内容物在胃内停留的时间缩短,碱性十二指肠液反流入胃的机会增多,可以中和残胃分泌的胃酸。这种情况也有助于防止胃酸过高、溃疡复发。因此,胃大部切除术既可降低胃酸的分泌,又可以除去溃疡病灶,还可以防止溃疡的复发,所以治疗效果很好,治愈率达85%~90%,而且手术死亡率在1%以下。

2. 切除范围 胃切除范围决定胃酸降低的程度,影响手术疗效。50%的胃切除,是从胃大弯左、右胃网膜动脉交界处到贲门下2~3cm处画一直线;60%胃切除为大弯处再向左,在胃网膜左动脉第一个垂直分支处,到贲门下2cm处的连线;75%胃切除为贲门下至胃网膜左动脉弓在大弯的起点处。胃大部切除术的切除范围是胃远侧的2/3~3/4,包括胃体的远侧部分、整个胃窦部、幽门和十二指肠第一部。高泌酸的十二指肠溃疡与Ⅱ、Ⅲ型胃溃疡切除范围应不少于胃的60%,低泌酸的Ⅰ型胃溃疡则可略小(50%左右)。对少数胃酸分泌量很大的胰源性溃疡应作全胃切除。

3. 溃疡的切除 胃部分切除治疗胃十二指肠溃疡的作用之一是切除溃疡,达到消除溃疡的目的。绝大多数溃疡发生在邻近幽门的十二指肠球部、胃窦部。由于消除了胃酸溃疡多数可以自愈,故临床上十二指肠球后溃疡等形成严重瘢痕者不宜切除时,可在幽门前胃窦部3~4cm处切断,但必须将残留的胃窦部黏膜全部剥离掉(Bancroft手术),消除胃酸后,溃疡可以治愈。因此对溃疡切除困难或位于球后的低位溃疡,可采用旷置溃疡的手术,即溃疡旷置术(Bancroft术)。

4. 吻合口大小 胃肠吻合口的尺度对术后胃肠功能的恢复至关重要。过小的吻合口会使食物通过困难,太大的吻合口使食物过快进入空肠,易发生倾倒综合征。胃十二指肠吻合一般2.0~2.5cm大小。胃空肠吻合口的大小以3~4cm(2横指)为宜。

5. 胃肠道重建 常用的消化道重建有两种基本方法:胃-十二指肠吻合(Billroth Ⅰ式)和胃-空肠吻合(Billroth Ⅱ式)。这两种方法哪一种更好,意见仍不统一。多数认为胃十二指肠吻合较好,因为比较接近正常解剖生理,术后并发症和后遗症较少。但也有人认为胃空肠吻合更适于十二指肠溃疡的手术治疗,因为,如强调胃十二指肠吻合,则有可能因担心吻合口张力过大以致胃切除的范围不足,这样在胃酸分泌高的患者,溃疡复发可能较大。具体术式视溃疡情况而定。

此外,尚有胃空肠Roux-en-Y吻合即远端胃大部切除后,缝合关闭十二指肠残端,在距十二指肠悬韧带10~15cm处切断空肠,残胃和远端空肠吻合,距此吻合口以下45~60cm空肠与空肠近侧断端吻合。其优点有:①有效预防和治疗碱性反流性胃炎;②无输入襻并发症;③吻合口宽度易掌握,溃疡防止或减少吻合口狭窄或倾倒综合征;④对防止残胃癌具有一定意义。

6. 吻合口与结肠的关系 多指Billroth Ⅱ式胃-空肠吻合方式,通常有结肠前、结肠后之分。结肠前吻合是空肠襻在结肠前侧直接上提至胃断端进行吻合,操作上比较简单,但这种吻合空肠襻较长(10~20cm),并发症较多。结肠后吻合是在横结肠系膜上打孔,然后将空肠袢穿过系膜孔,在结肠后方与胃进行吻合。此种吻合法空肠袢较短,一般为4~5cm。通常结肠前后术式的选择取决于操作医师的熟练程度、经验和个人习惯,只要操作正确,两者并无差别。

7. 近端空肠的长度与方向　近端空肠越靠近十二指肠,黏膜抗酸能力越强,日后发生吻合口溃疡的可能性越小。在无张力和不成锐角的前提下,吻合口近端空肠段宜短。结肠后术式要求从 Treitz 韧带至吻合口的近端空肠长度在6~8cm,结肠前术式以8~10cm 为宜。近端空肠与胃大、小弯之间的关系并无固定格式,但要求近端空肠位置应高于远端空肠,以利排空;如果近端空肠与胃大弯吻合,应将远端空肠置于近端空肠前以防内疝。

(二) 胃迷走神经切断

1. 迷走神经解剖　迷走神经属混合神经。其中80% 为传入纤维,20% 为传出纤维。左右迷走神经与食管平行下行,在气管分叉及膈肌水平之间形成食管丛,该丛再形成左、右迷走神经干沿食管两侧下行并共同穿过膈食管裂孔。当胃发生向右90°角的旋转后,左、右干迷走神经在贲门及小弯便成为前、后干。前干分为肝支和胃前支,肝支经小网膜右行,入肝前又分出一支,下降分布至幽门括约肌及幽门窦和十二指肠球部。胃前支沿小弯走行,其外观像是前干的延续,称胃前 Latarjet 神经,并分出3~5 支至胃底、体部,随血管穿入胃小弯壁。末端一般为3 小支称"鸦爪"(crow foot),在近小弯角切迹处分布至胃窦前壁。后干较前干粗,在胃左动脉进入胃壁处的平面分出腹腔支至腹腔丛,其胃后支即胃后 Latarjet 神经,在胃后的分支与胃前 Latarjet 神经相似。此外,后干在食管裂孔稍下或少数在食管裂孔稍上,发出1~2 细支斜向外下分布至胃底后壁,走行隐蔽,迷走神经切断时,即使是熟练的外科医师有时也易漏切,以致术后溃疡复发,因而被称为"罪恶神经"(criminal nerve)。

2. 迷走神经切断术后的病理生理改变

(1) 对胃酸分泌的影响:胃壁细胞具有乙酰胆碱、促胃液素及组胺受体,三种迷走神经切断均可有效地消除乙酰胆碱受体的功能,对一个受体功能的阻断将抑制另两个受体的功能,明显抑制胃酸的分泌。基础胃酸分泌量可减少80%~90%。

(2) 对胃蛋白酶分泌的影响:高选择性迷走神经切除作用于胃黏膜的主细胞,抑制胃蛋白酶的释放,与降酸作用共同减轻对胃十二指肠黏膜的不良作用,使溃疡得以愈合。

(3) 对促胃液素分泌的影响:迷走神经兴奋和食物刺激均能刺激胃窦和十二指肠黏膜释放促胃液素,促胃液素能刺激胃酸分泌,而胃酸分泌增高反过来抑制促胃液素分泌,这一负反馈系统起到调节循环中促胃液素水平的作用。低胃酸、胃窦黏膜碱化、胃膨胀等因素均使促胃液素分泌增加。所以,迷走神经切断术后,均同样有血清促胃液素水平升高。

(4) 对胃碳酸氢盐分泌的影响:迷走神经兴奋时可刺激胃窦产生 HCO_3^- 分泌,高选择性迷走神经切断术保留胃窦迷走神经支配,因此,术后对胃分泌碳酸氢盐没有影响。

(5) 对胃运动功能的影响:迷走神经干切断,择性迷走神经切断和高选择性迷走神经切除术均破坏了胃体、胃底部胃壁的张力,并加速流体食物的排出,因此有些患者可能出现进食后饱胀感,并且可在进流体食物后出现倾倒综合征。对固体食物的排空,在高选择性迷走神经切断术后仍正常,反映该手术保留了胃窦和幽门对固体食物的研磨和控制胃排空的作用。

3. 迷走神经切断术的类型　根据迷走神经兴奋刺激胃酸分泌的原理以及没有胃酸就没有溃疡的理论,20 世纪40 年代以后,迷走神经切断术治疗溃疡病在临床上得到应用和推广。目前迷走神经切断术有三种类型:迷走神经干切断术(truncal vagotomy,TV);选择性迷走神经切断术(selective vagotomy,SV);高选择性迷走神经切断术(highly selective vagotomy,HSV)又称壁细胞迷走神经切断术(parietal cell vagotomy,PCV)。迷走神经切断术主要是通过切断迷走神经,去除神经性胃酸分泌,消除了十二指肠溃疡发生的主要原因,同时也去除迷走神经对促胃液素分泌的刺激作用,减少了体液性胃酸分泌,达到使溃疡愈合的目的。

(1) 迷走神经干切断术(truncal vagotomy,TV):是在膈下切断迷走神经前、后干,去除了全部脏器的迷走神经支配,也称全腹迷走神经切断术。该术式不但切断了胃全部迷走神经支配,使基础胃酸量和胃蛋白酶下降78% 和60%。但同时也切断了支配腹部其他脏器的迷走神经,从而使这些脏器功能发生紊乱。由于胃迷走神经被切断,使张力与蠕动减退,胃排空延迟,胃内容物滞留,可以刺激胃窦部黏膜释放促胃液素,促进体液性胃酸分泌,容易导致溃疡复发。此外,因支配肠道的迷走神经被切断,可引起小肠功能紊乱,导致顽固性腹泻。由于迷走神经干切断后,胃壁张力减弱,导致排空延迟,因此必须加做引流术。一般多选择幽门成形术或胃空肠吻合术。

(2) 选择性胃迷走神经切断术(selective vagotomy,SV):在 TV 基础上进行了改进,即保留迷走神经肝支和腹腔支,切断供应胃壁和腹腔食管段的所有迷走神经分支,避免了其他内脏功能紊乱的可能性。由于上述两种迷走神经切断术,均造成胃窦部迷走神经支配缺失,导致胃潴留。为了解决胃潴留问题,必须附加胃引流手术。常用的引流术有:①幽门成形术:往幽门处做一纵切口,然后横行缝合。或在幽门处沿胃大弯到十二指肠作一倒"U"字形,切除后行胃十二指肠吻合。②胃空肠吻合术:吻合口应在靠近幽门的胃窦最低点,以利排空。③胃窦或半胃切除术:胃十二指肠或胃空肠吻合术。近年来的资料表明,选择性迷走神经切断术总的临床效果并不比迷走神经干切断术好。选择性迷走神经切断术加各种引流术在我国许多地方广泛应用。在有些地方已经作为十二指肠溃疡治疗的首选方法。此方法也有一些问题,如迷走神经解剖变异,切断神经纤维常不够完整,神经也可能有再生,且有复发可能。此外,还有幽门括约肌丧失导致胆汁反流,部分患者还有倾倒综合征和腹泻等并发症。具体方法是找到迷走神经前干肝支和后干腹腔支,再往远侧分别找到前、后干的胃支,分别于肝支、腹腔支远侧切断前、后胃支。并注意切断前、后干分布至胃底的各小分支及后干的"罪恶神经"。此手术需加做幽门成形术或胃-空肠吻合等引流手术。

(3)高选择性迷走神经切断术(highly selective vagotomy,HSV):随着对十二指肠溃疡发生机制的进一步认识,近年来HSV越来越受到重视。该术式仅切断胃前、后Latarjet神经分支,保留了迷走神经肝支、腹腔支和"鸦爪"支神经,降低了胃肠功能的紊乱,尤其是倾倒综合征、腹泻和胆汁反流等。术后胃肠道并发症少,死亡率仅为0.3%,但其不消除Hp主要的孳生场所。由于保留了胃窦幽门部的神经支配和功能,故术后不需要加做引流手术。但应注意切断可能存在的罪恶神经,以防止术后溃疡复发。

由于HSV有效地降低了胃酸和胃蛋白酶的分泌;保留了胃窦幽门部以及肠道的生理功能,手术安全、恢复快、术后并发症少,适用于腹腔镜手术,因此被认为是治疗十二指肠溃疡的首选方法,适用于:①内科治疗无效的十二指肠溃疡;②十二指肠溃疡急性穿孔在8~12小时,腹腔内无严重污染,患者全身情况允许,可采用高选择性迷走神经切断术加穿孔修补术;③十二指肠溃疡出血,可采用PCV加出血溃疡缝扎术。随着内镜微创外科(microinvasive surgery)的发展,一些应用腹腔镜和胸腔镜切断迷走神经的手术也有报道。

4. 迷走神经切除术后并发症

(1)胃潴留:主要是迷走神经切断后胃张力减退、胃窦幽门部功能失调所致。常发生在术后5~7天。表现为上腹部饱胀不适,呕吐食物和胆汁。X线钡餐和核素扫描均提示有胃排空延迟和潴留。多数患者在2周内症状可自行或通过禁食、持续胃肠减压、

应用胃肠动力促进剂等治疗而缓解。对该类患者应注意排除机械性梗阻,慎用手术治疗。

(2)胃小弯坏死穿孔:在行HSV时,分离胃小弯时过于贴近胃壁或过多地损伤血管,造成胃小弯缺血、坏死和穿孔。避免手术时分离小弯血管过深过广,以及神经切断后行胃小弯侧浆膜层完整而严密的缝合,是预防胃小弯坏死穿孔的主要方法。

(3)吞咽困难:通常迷走神经前干在贲门上2~3cm处发出支配食管下段和贲门的分支,若手术切断,则可引起食管下段和贲门的持续性痉挛。对长期痉挛、狭窄者,可通过食管气囊扩张而缓解。

(4)腹泻:发生率为5%~20%,原因不明,可能与迷走神经干切除后小肠神经调节功能紊乱、食糜转运加快所致。临床上可表现为轻型、发作型和暴发型。通常经调节饮食、应用止泻收敛剂等可缓解症状。若经上述处理无效,症状严重,病程持续达18个月者,可考虑行Henle手术(间置逆蠕动空肠)。

(三)治疗结果及评价

胃迷走神经切断术疗效的判断:如果基础胃酸分泌量较术前减少80%以上,增量组胺试验最大胃酸分泌量较术前减少60%~70%,夜间高胃酸现象消失,基础胃酸中无游离酸,提示疗效良好。胰岛素试验也可判断迷走神经是否完全切断,方法是皮下注射胰岛素0.2U/kg,使血糖减至2.8mmol/L以下,刺激迷走神经引发胃酸分泌。如刺激胃酸分泌的反应消失,基础胃酸分泌小于2mmol/h,注射后胃酸分泌量上升小于1mmol/h,表示迷走神经切断完全;如胃酸分泌量上升为1~5mmol/h,表示切断不全,但仍足够;如胃酸分泌量上升超过5mmol/h,表示迷走神经切断不够。

各种胃切除术与迷走神经切断术的疗效评定,可参照Visick标准,从优到差分为四级。Ⅰ级:术后恢复良好,无明显症状;Ⅱ级:偶有不适及上腹饱胀、腹泻等轻微症状,饮食调整即可控制,不影响日常生活;Ⅲ级:有轻到中度倾倒综合征,反流性胃炎症状,需要药物治疗,可坚持工作,能正常生活;Ⅳ级:中、重度症状,有明显并发症或溃疡复发,无法正常工作与生活。

(易拓　牛伟新)

第三节　胃大部切除术后并发症

各类胃十二指肠溃疡手术术后均有一些并发症。术后早期出现的并发症如出血、感染、吻合口瘘等大多与手术操作不当有关;术后远期发生的一些并发症如碱性反流性胃炎、倾倒综合征、营养障碍等则常与

手术自身带来解剖、生理、代谢和消化功能改变有关。

一、早期并发症

1. 邻近脏器的损伤

（1）胆总管损伤：常发生于十二指肠球部或球后溃疡。慢性十二指肠溃疡常伴有周围组织瘢痕形成，并与附近脏器明显粘连，瘢痕挛缩将肝门拉紧，牵拉胆总管靠近幽门，在局部解剖困难的情况下，由于强行切除溃疡易导致胆总管损伤，造成术后胆汁性腹膜炎或梗阻性黄疸。对术后因胆管破裂或横断引起胆汁性腹膜炎者，应急诊手术治疗。原则上是只引流不修补，形成胆漏。6～8周后再做修补或胆肠内引流术。对术后因误扎引起胆管梗阻者，若肝功能无明显损害，可在3～4周后，待胆管扩张时再做胆道重建术；若肝功能有明显损害或合并有胆道感染，可先做经皮肝穿刺引流（PTCD）术，待感染控制和肝功能恢复后再手术。

（2）胰腺损伤：胃和十二指肠溃疡后壁穿透性溃疡，其基底即为胰腺，勉强切除可损伤胰腺或主、副胰管。副胰管一般位于主胰管的前上方，开口于十二指肠乳头近侧2cm处。由于溃疡周围组织粘连瘢痕形成，幽门与十二指肠距离较短，副胰管开口被向上牵拉靠近溃疡基底，分离溃疡时易受到损伤。损伤发生时常常不易察觉。术后患者表现腹胀、腹膜炎、膈下感染和假性胰腺囊肿形成。胰腺损伤发生后，对较小的胰管损伤可行结扎术，较大的胰管损伤应行胰管-空肠吻合术。损伤处放置引流管。已有胰腺外瘘者，可自瘘口放橡皮管或导尿管持续引流3～6个月。有假性胰腺囊肿形成者，应至少在囊肿形成6周后行内引流术。

（3）结肠中动脉损伤：常发生在切开胃结肠韧带时将横结肠系膜一起切断结扎。造成横结肠缺血坏死和腹膜炎。因此在切开横结肠系膜时，应仔细辨认，从左侧开始，切不可盲目切断结扎。术中发现误扎时，应立即拆除结扎线，观察横结肠血供情况，必要时需切除缺血的肠段。对术后发生横结肠缺血坏死、腹膜炎者，应立即手术，切除坏死的肠管，近端结肠造瘘，远端结肠关闭。待8～12周后再行结肠造瘘口关闭术。

（4）脾脏损伤：术中在分离左侧大网膜及脾胃韧带、横结肠韧带时，如牵引不当可能撕裂包膜或脾下极，尤其是肥胖患者。因此，术中不要过度牵拉脾胃韧带。对小的包膜破裂可用吸收性明胶海绵等止血，必要时可做细针缝合修补术；对损伤较大，出血不止、脾实质损伤明显时，可行脾切除。

（5）食管下段损伤：行迷走神经切断术时，由于食管周围分离过于广泛，有损伤供应食管的血管和食管肌层的可能，术后可引起食管周围炎症反应。症状一般在术后1个月左右出现，表现为进固态食物时咽下困难，胸骨后疼痛。上消化道造影可见食管下段狭窄，贲门痉挛。治疗上以保守治疗为主，可给予流质饮食，患者症状多少可逐渐缓解。对于长期不能缓解者，可行食管球囊扩张或粘连松解术。其预防措施主要是在术中分离食管周围的范围应适当，操作细致，避免损伤食管肌层。

2. 出血

（1）腹腔内出血：较为少见。若术后患者出现烦躁不安、四肢湿冷、脉搏加快、血压下降以及少尿等有效循环血量不足征象，并且腹腔引流物引流出大量鲜血或腹腔穿刺抽出血液，胃管内虽无鲜血吸出时，仍应考虑有腹腔内出血的存在。常因术中血管结扎不可靠或结扎线脱落以及脾脏损伤等所造成。故确切的止血和关腹前仔细地检查是防止腹腔内出血的主要手段。

（2）胃内出血：术后胃出血胃大部切除术后，可有少许暗红色或咖啡色胃液自胃管抽出，一般24小时以内不超出300ml，以后胃液颜色逐渐变浅变清，出血自行停止。若术后不断吸出新鲜血液，24小时后仍未停止，则为术后出血。发生在术后24小时以内的胃出血，多属术中止血不确切；术后4～6天发生出血，常为吻合口黏膜坏死脱落而致；术后10～20天发生出血，与吻合口缝线处感染，黏膜下脓肿腐蚀血管所致。因此缝合胃断端时，应确切止血。

3. 十二指肠残端破裂　常发生在BillrothII式术后4～6天（也可在1～2天），发生率约1%～4%，是BillrothⅡ式手术近期的严重并发症，可以引起急性腹膜炎、膈下脓肿和十二指肠残端漏，是手术死亡的主要原因。多发生于术后4～5日内，主要表现为突发右上腹疼痛，并出现腹膜炎体征，可有轻度黄疸。白细胞计数增高，腹腔引流物突然增多，并含有胆汁。其发生原因有：①十二指肠残端血供差；②十二指肠残端因明显水肿、瘢痕过多或游离困难，残端缝合不严、张力过高，愈合不良；③空肠输入襻梗阻，肠腔内胆汁、胰液和肠液淤积，压力增高，引起残端缝合处胀裂；④十二指肠残端局部感染；⑤术后胰腺炎。因此，手术时，不要过分强调切除溃疡，且缝合的残端必须是血液供应正常的肠壁，如因局部水肿或瘢痕过多而缝合不满意时，可通过缝合处插管至十二指肠肠腔内做造口，外覆大网膜。同时手术还应注意空肠输入襻长短适中，并避免吻合口组织翻入过多，术后应将胃肠减压管放入空肠输入襻内，以降低肠腔内压力。术后1～2天破裂者，可试行裂口修补，并在十二指肠肠腔内放置引流管引流减压。4～6天破裂者,修补破裂口极难成功。因此,可通过裂口放入一引流管于十二指肠内,缝合裂口前后壁,用大网膜覆盖,并在残端附近放一双套管引流,持续负压吸引。同时做空肠造口术和胃管减压。通常在6周左右拔除十二指肠引流管,瘘管口多能自闭。如果不愈,可在12周后再做瘘管切除、瘘口修补术。

4. **胃肠吻合口破裂或漏**　胃十二指肠吻合口破裂多为吻合口张力较大、十二指肠断端条件不理想所致。术中宜切开十二指肠外侧腹膜(Kocher切口)松解十二指肠,并充分游离残胃大弯以减少张力。如仍有张力,可改为Billroth Ⅱ式吻合。而胃空肠吻合口破裂大多为严重低蛋白血症、贫血、组织水肿、缝合不当所致。因吻合口破裂发生严重腹膜炎时,须立即手术进行修补。如破裂口较小,可采用大网膜填塞后缝合固定于胃壁上,并于附近放置腹腔引流和胃管减压。如破口较大,可改行Roux-en-Y式胃肠重建,并行空肠造瘘给予肠内营养、放置腹腔引流和胃管减压,对原手术为Billroth Ⅰ式的病例,尚需行十二指肠减压。

胃大部切除术后,胃肠吻合口瘘的发生率为0.8%～5%。轻者可引起感染、电解质紊乱和营养不良,重者可致死。常发生在术后1周左右。Billroth Ⅱ式胃大部分切除术后发生部位多在胃小弯侧断端空肠吻合交点的所谓"危险三角"。术前有贫血、低蛋白血症的患者中容易发生。上消化道造影检查可明确诊断。术后发生吻合口破裂或漏的患者,如病变已局限形成脓肿或外瘘,经胃管减压、营养支持、抗感染、抑制消化液分泌等治疗,一般数周后吻合口瘘常能自愈,若经久不闭合,则应考虑手术。

5. **胃排空障碍**　胃切除术后排空障碍属动力性胃通过障碍,发病机制尚不完全明了。胃排空障碍又称胃瘫(gastroparesis)。多发生于术后7～10天,患者多在肠道功能已经恢复并开始进食时出现腹胀、呕吐,呕吐物为所进食物。常发生于因长期幽门梗阻的患者,经胃肠减压吸出大量液体后症状好转。稀钡造影或胃镜可以清楚地显示胃的输出道通畅,残胃无收缩或蠕动现象,没有或仅有少量的钡剂进入空肠。此时,最佳的治疗方法是持续应用胃肠减压,并且给予促进胃动力的药物,有助于胃功能的恢复。一般持续10～20日后开始自行缓解,少数情况下可长达30～40日。症状一旦开始缓解,胃排空障碍很快消失,2～3日内即可恢复正常饮食。再次手术对患者无益。值得注意的是胃排空障碍常合并有吻合口狭窄梗阻或输出段肠麻痹,功能紊乱,因此及早明确诊断是治疗的关键。其诊断要点如下:①经一项或多项检查提示无胃流出道机械性梗阻;②术后7天仍需行胃肠减压或停止胃肠减压进食或由流食改为半流食后再次出现胃潴留症状而需再行胃肠减压者;或胃引流量>800ml并且持续时间>7天;③无明显水电解质酸碱失衡;④无引起胃瘫的基础性疾病,如糖尿病、甲状腺功能低下等;⑤无应用影响平滑肌收缩的药物史,如吗啡、阿托品等。

6. **空肠输入襻综合征**(afferent loop syndrome, ALS)　见于Billroth Ⅱ式胃大部分切除术后,常见于胃肠重建方式为输入襻对胃小弯者。临床上常分为急性绞窄性完全梗阻和慢性单纯性部分梗阻。

(1) 急性绞窄性完全梗阻:较少见,属闭合性梗阻。其发生的原因为:①输入襻和输出襻空肠扭转,形成输出襻在前,输入襻在后的交叉。造成输出襻系膜牵拉过紧形成索带,压迫后面的输入襻肠管;②过长的空肠输入襻可钻入横结肠系膜和空肠输出襻间的空隙,形成嵌顿、绞窄性内疝。

急性绞窄性完全梗阻的临床表现为上腹部急腹症。突发性上腹部剧烈疼痛,呕吐频繁,呕吐量不多,不含胆汁,并且呕吐后症状无缓解。常随即出现烦躁不安、脉搏细速、血压下降等休克表现。体检上腹部有明显的压痛,肌紧张,有时可扪及包块。实验室检查可发现有血液浓缩和明显水、电解质、酸碱平衡紊乱,有时也伴有血淀粉酶升高和黄疸。内镜检查因梗阻而不能插入输入襻。B超和CT检查是目前较理想的诊断手段,都可显示扩张的输入襻有特征性的征象:右上腹跨中线的管型液性包块,位于腹腔动脉与肠系膜动脉之间,内见小气泡影,部分可见扩张的胆、胰管。因属闭襻性梗阻,如不及时处理,可发生肠管坏死破裂,并出现全身中毒症状和休克表现。

因此,手术时应避免输入段和输出段交叉。输入段应长短适度。闭合空肠系膜与横结肠系膜之间的孔。均可以预防此症的发生。由于此症发展迅速,可危及生命,因此一旦出现应及时手术,尽早解除梗阻。如尚未发生肠壁坏死、穿孔。则可作输入段与输出段之间的Braun吻合,或单纯内疝复位,闭合疝门。单纯穿孔可行缝合修补,出现肠坏死则需切除坏死肠管,并重建肠道的连续性。

(2) 慢性单纯性不全梗阻:其发生主要是:①输入段空肠口处,手术时翻入的胃肠黏膜过多导致狭窄;②输入段太长,局部发生扭曲而粘连;③输入段过短,十二指肠空肠曲被牵拉成锐角,或胃小弯切除的过高,使输入段被拉紧,在吻合口处形成锐角;④输入襻空肠胃套叠。

临床表现主要是间歇性大量呕吐胆汁。呕吐与进食有密切关系,多发生于食后15～30分钟。上腹部胀痛或绞痛,并放射至肩背部;恶心,喷射性呕吐大量不含食物的胆汁、呕吐后腹痛症状随即消失,食欲不减退但由于呕吐多因进食而诱发,所以患者多恐惧进食而逐渐消瘦。由于各种原因的梗阻,使输入段内的胆汁、胰液和肠液排空不畅而积存在空肠输入段内,进食后这些分泌液短期内明显增加,输入段内压力明显增高,肠蠕动增强,而克服了梗阻。于是大量含胆汁的液体倾入胃内,由于胃容积小而又来不及从输出段排出,因而出现大量呕胆汁,引起临床上所谓"输入襻综合征",即餐后 15~30 分钟,上腹部胀痛或绞痛,随即喷射性呕吐大量不含食物的胆汁,呕吐后症状立即消失。呕吐物的性质以及呕吐与进食的关系是诊断的主要依据。胃镜检查可以看到胃吻合口以及输出段均通畅,而胃镜无法进入输入襻。钡餐检查吻合口和空肠输出段通畅无阻而无钡剂进入空肠输入段,由于术后正常情况下输入段空肠也常可不显示,所以钡餐检查的意义在于明确没有吻合口和输出段梗阻。

输入段慢性不完全梗阻也可发生在 Billroth Ⅱ式胃空肠全口吻合或输入段对胃大弯的术式,特别在后者,由于输出段位置比输入段高,食物更易进入并潴留在输入段内,但多为进食后即呕吐。呕吐物既有胆汁也有食物。钡餐造影显示大量钡剂很快进入输入段内,但输出段显示不清。此亦可称为"输入段逆流"。针对慢性单纯性部分梗阻患者可先采用非手术治疗,纠正水电解质酸碱平衡紊乱和低蛋白血症。若症状持续存在并且数月不能缓解者,可采取手术治疗。常用的方法为:输入和输出襻间作 3cm 大小的侧-侧吻合(Braun);切断输入襻梗阻的近端,将其同吻合口下 40cm 处输出襻空肠作端-侧吻合(Roux-en-Y)。

7. 输出襻排空障碍

(1)吻合口处输出襻梗阻:此类排空障碍的临床特点是呕吐物中含有大量胆汁,上消化道碘液造影可见造影剂有时可进入空肠输入襻,而远端空肠则不显影。一般认为此类排空障碍多与一些机械性因素有关,包括:大网膜脂肪坏死粘连在吻合口处,吻合口渗漏等形成的炎性肿块局部压迫,吻合口下空肠粘连后折叠扭曲等。在大多数情况下,上述机械性梗阻为不完全性,并可能合并有一些功能性的因素如吻合口局部水肿和空肠输出襻痉挛所致。临床表现为上腹饱胀,疼痛不适,伴恶心呕吐。间歇性发作。一般可行非手术治疗。如非手术治疗无效,应行手术治疗。

(2)空肠输出襻梗阻:临床表现与吻合口输出襻空肠口排空障碍相似。发生的可能原因有:①吻合口以下输出襻的受粘连索带、水肿或坏死的大网膜以及周围炎性肿块的压迫;②结肠后胃空肠吻合时横结肠系膜与胃壁滑脱,横结肠系膜孔环绕压迫输入、输出襻空肠;③远端小肠可从结肠前吻合后未关闭的横结肠与空肠系膜间隙而发生内疝;④输出襻空肠发生套叠引起梗阻。上消化道造影可明确梗阻的部位,如非手术治疗无效,造影检查显示有器质性狭窄,应手术解除引起梗阻的原因,一般行输入襻与输出襻之间侧-侧吻合即可解除梗阻。

8. 吻合口梗阻　分机械性梗阻和功能性梗阻(即胃排空障碍——胃瘫)两类。吻合口机械性梗阻远比动力性原因引起的胃瘫少见。但其症状与胃瘫相似,也为进食后诱发的溢出性呕吐,呕吐物为所进食物含或不含胆汁。有时上腹部可触及痛性包块。呕吐和胃肠减压后症状好转。钡餐可见钡剂全部或大部停留在胃内,吻合口以下空肠不显影。但仍可见到胃的蠕动,胃镜可以见到吻合口狭窄,无法通过。吻合口机械性梗阻的原因是吻合口过小;吻合口的胃壁或肠壁内翻过多;空肠逆行套叠堵塞吻合口;大网膜脂肪坏死粘连于吻合口;吻合口渗漏等形成的炎性肿块压迫;或是吻合口处的空肠扭转折叠导致的机械性梗阻。患者低蛋白血症、营养不良导致的吻合口水肿常可加重吻合口狭窄和梗阻。

对于机械性吻合口狭窄,在手术时应该注意吻合口开口不宜过小,缝合时注意胃壁不要内翻过多,缝合严密以免局部形成漏而导致感染。避免术中不必要的黏膜损伤,以免加重吻合口水肿。空肠吻合口切线应与肠纵轴平行,以防止吻合完毕后空肠在吻合口扭转。分离胃结肠韧带时注意保存大网膜血液供应,供应不良的部分应予切除。尽可能及时纠正患者的低蛋白血症和营养不良。建议常规给予患者留置空肠营养管。以便进行营养支持。

由于机械性吻合口梗阻与胃瘫常合并发生,因此除确系手术原因造成的吻合口过小,应及时手术予以纠正外,一般多采用非手术疗法,并可采用胃内注入高渗溶液、口服泼尼松等,减轻吻合口水肿。上腹部炎性包块可应用物理疗法。注意观察每日胃肠减压量,如 4~6 周仍未能好转,则可考虑再次手术。

9. Roux 潴留综合征　国内次全切除后多采用 Billroth Ⅰ 或 Ⅱ式重建消化道,较少采用 Roux-en-Y 术式。在国外 Roux-en-Y 术式常被用于胃大部切或全胃切除术后的胃肠消化道重建,其优点在于可防止胆汁反流。但该吻合可使胃排空延缓和(或)Roux 肠襻的转运时间延长,因此引起的症状称之为"Roux 潴留综合征(Roux stasis syndrome)"。其临床症状主要是餐后饱胀、上腹部疼痛、恶心和呕吐。严重者食欲减退,体重减轻,营养不良。发病机制和下列因素有关:①Roux 肠襻的自身慢波频率低,影响了肠襻的平滑肌的收缩程度;②Roux 肠襻异位起搏电位在传导上具有双向性,可向胃逆向传导,影响胃排空。逆向传导的慢波和 MMC 甚至可导致肠套叠;③Roux 肠襻产生的 MMCⅢ相波频率增高,周期缩短,故推动食物向远端移行的能力降低;④Roux 肠襻在餐后不能转换胃餐后波形;⑤上消化道连续性改变。研究表明利用肌桥保持肌神经的连续性,使十二指肠的起搏电位能经过肌桥传导到 Roux-en-Y 空肠襻,但不保持肠腔的连续性。结果 Roux-en-Y 空肠襻内动力正常,而胃排空仍比术前延迟。迷走神经干切除可使空肠张力降低、蠕动减弱。术前有胃排空减、残胃较大以及 Roux 肠襻过长者,更易发生此症。

诊断:主要依靠 Roux-en-Y 吻合手术史加上典型的临床表现,包括 Roux-en-Y 术后有呕吐食物,以及下列三项中有两项存在:餐后腹痛、恶心和缺乏胆汁的呕吐。同时排除其他可解释的原因。上消化道造影检查可排除可能存在的机械性梗阻。核素检查能较准确的测定残胃以及 Roux 肠襻的排空时间,是明确诊断的最好方法。

治疗:可采用一些胃肠道动力药物如西沙必利、红霉素等,对部分病例有一定的疗效。症状严重者需再次手术。手术办法为近全胃切除,仅保留 50~70ml 的小胃,再作 Roux-en-Y 胃-空肠吻合,空肠襻不宜过长,以 40cm 为宜,术后大部分患者症状可或缓解。

10. 胃-回肠吻合

(1)病因及发病机制:胃-回肠吻合是一种严重的手术失误,主要原因是术野过小、解剖不清、术者粗心大意,加之缺乏基本的解剖知识,误将回盲部当做十二指肠悬韧带,从而误把回肠当空肠与胃行吻合所致。空肠始于十二指肠悬韧带,寻找空肠首先要寻找该韧带,寻找该韧带的简便方法是提起并向上牵拉横结肠,在横结肠系膜根部第 1 腰椎左侧下方找到空肠的固定处即为十二指肠悬韧带,或将小肠向下方推移即可见该韧带,从该韧带处发出之肠管即为空肠起始部,沿此处肠系膜向右侧触摸可扪及肠系膜上动脉搏动。

(2)临床表现:表现为恢复进食后即出现频繁腹泻,腹泻物为食物原形,腹泻与进食关系密切,每日数次至十数次不等。由于大量腹泻,导致水电解质平衡紊乱、进行性消瘦和营养不良。病程在半年以上者,大多有不可逆性的智力障碍。

(3)诊断:根据术后顽固性腹泻,进行性消瘦、营养不良,大便中又有食物原形,不难做出诊断。行全消化道钡餐检查即可证实为胃回肠吻合。

(4)治疗:需在积极术前营养支持的基础上尽早手术纠正原错误的术式,切除手术原吻合口,重新行结肠前胃-空肠吻合,回肠-回肠吻合。术后全胃肠道外高营养支持治疗,并经鼻饲管进流食,然后逐渐恢复为普食。

11. 急性出血坏死性胰腺炎　多发生在术后数日,病因不清。可能同 Oddi 括约肌持续痉挛,胆汁逆流入胰管,大量胰酶被激活,继之激活弹性蛋白酶原和磷脂酶原,引起胰腺的充血、水肿和坏死等有关。其发病率<1%。临床上常表现为突然的循环衰竭和腹膜炎体征。血清淀粉酶在胃大部切除术后的患者也可增高,所以单纯的增高不能作为诊断术后急性坏死性胰腺炎的依据。B 超和 CT 检查有助于明确诊断。腹穿抽出血性液体,并且淀粉酶含量显著增高。由于本病死亡率很高,因此一旦确诊,应积极抗休克、及时手术(按急性出血坏死性胰腺炎处理)。

二、晚期并发症

晚期并发症多由于胃切除术改变了消化道原有的解剖关系和生理连续性,阻断了胃的部分或全部神经支配。损害了胃的储存、机械性消化和排空等功能,导致胃肠动力紊乱以及消化吸收和代谢障碍。

1. 倾倒综合征　胃大部切除术后,胃的容纳和容受能力受损,原有的控制胃排空功能的幽门括约肌已消失,胃的容量减少,胃-空肠吻合术使食物直接进入空肠,十二指肠反馈性抑制胃排空的功能丧失,加上部分患者胃肠吻合口过大,食物迅速排入肠道内,导致胃排空过速而产生的一类综合征。为胃手术后最常见的功能紊乱之一。胃大部切除术后发生率最高,而行 HSV 者发生率最低。其发生主要与胃肠吻合口的大小、部位和食物性质有直接关系。临床上根据进食后症状产生的时间分为早期和晚期两种类型,前者约占 75%,后者 25%。

(1)早期倾倒综合征:多见于 Billroth Ⅱ 式胃空肠吻合术后(占 50%),Billroth Ⅰ 式少见,Roux-en-Y 罕见。症状常发生在餐后 10~30 分钟,主要因胃排空速率明显加快,高渗性碳水化合物快速进入小肠,使体液从血管间隙进入肠腔,导致有效循环血量骤减,肠腔突然扩张,肠激素如:5-羟色胺、抑胃肽、血管活性肠肽、神经紧张素等释放,引起胃肠道和心血管系统症状。患者可出现心悸、心动过速、出汗、无力、面色苍白等一过性血容量不足表现,并有恶心、呕吐、腹部绞痛、腹泻等消化道症状。术中尽可能避免胃切除过多和吻合口过大是关键。

诊断主要依据临床症状、上消化道造影和胃镜检查以排除其他病变,作核素检查可了解胃的排空状况。胃排空加速在胃术后很常见,且排空的速度与倾倒综合征的严重程度直接相关。但若胃的排空正常或减慢,则基本可排除此症。对症状体征及检查结果不典型者,可作倾倒激发试验:空腹口服 25% 葡萄糖溶液 300ml,出现典型症状者为阳性。

治疗原则是减缓胃排空,首先采用饮食调节疗法,即少食多餐,避免过甜食物和乳制品,减少液体摄入量并降低摄入食物的渗透压,膳食以富蛋白富脂肪低碳水化合物为宜,正餐以固体食物为主,餐后平卧 20~30 分钟,一般症状均可明显缓解。对那些经饮食调节后症状改善不明显者,可采用药物治疗。一般可用抗组胺或抗胆碱能制剂、解痉、镇静剂和生长抑素等。经上述治疗,约 1% 的患者仍需要外科治疗。手术目的主要是减缓胃内食物的排空时间,原则为缩小吻合口,改 Billroth Ⅱ 式为 Billroth Ⅰ 式,或者改为 Roux-en-Y 胃空肠吻合。或间置一段空肠于胃和十二指肠之间等,一般均可达到目的。

(2)晚期倾倒综合征:又称低血糖综合征,症状出现在餐后 2~4 小时,常表现为心慌、头昏、出汗、苍白、眩晕、无力、手颤等症状。为胃排空过快,食物快速进入小肠,葡萄糖被快速吸收,血糖一过性升高,刺激胰岛素大量分泌,继而出现反应性低血糖综合征。与早期倾倒综合征不同,晚期倾倒综合征可通过适当进食后缓解。此外,通过饮食调整,在食物中添加果胶延缓碳水化合物的吸收等可有效阻止症状的出现。

倾倒综合征重点在于预防而非治疗,避免残胃过小、吻合口过大;采用高选择性迷走神经切断替代迷走神经干切断;选用 Roux-en-Y 胃空肠吻合或 Billroth Ⅰ 式手术,均可减少倾倒综合征的发生。

2. 碱性反流性胃炎　常在胃大部分切除术后数月至数年内发生,一般认为在 Billroth Ⅱ 式术后碱性胆汁、胰液和肠液反流入残胃内,破坏了胃黏膜屏障,导致胃黏膜发生充血、水肿、糜烂等改变。临床上常表现为上腹部持续性疼痛或胸骨后烧灼样痛,同时伴有恶心、呕吐胆汁样液体和体重减轻。服用制酸药物无效,进食后加重,症状较为顽固。胃液分析酸度明显降低,粪便隐血试验常呈阳性。上消化道造影检查吻合口通畅,胃镜检查胃黏膜充血水肿明显,易出血,伴有局部的糜烂,尤以吻合口处更为严重。镜下病检显示胃黏膜萎缩、组织间隙水肿和炎性细胞浸润。诊断必须具备三个条件:①剑突下持续烧灼痛,进食后加重,抗酸药物无效;②胆汁性呕吐;③胃镜活检示慢性萎缩性胃炎。如胃镜仅见胃黏膜被胆汁染色,尚不能作为诊断依据。对症状较轻者,可服用胃黏膜保护药、胃动力药及胆汁酸结合药物如考来酰胺等治疗,常可缓解,但容易反复。症状严重者如药物治疗效果不明显,则需手术治疗且效果较好。手术目的是消除胆汁入胃的途径,防止复发。一般将原先 Billroth Ⅱ 式吻合改用 Roux-en-Y 型吻合,空肠-空肠吻合处需距离胃-空肠吻合口 30~40cm,以减少胆汁反流入胃的

机会。

3. 小残胃综合征(small gastric remnant syndrome, SGRS)　也称早期饱胀综合征。多见于胃切除 80% 以上的患者。表现为早期饱胀、呕吐和餐后上腹部疼痛。偶有严重消瘦、营养不良和贫血。同倾倒综合征相似,其发生机制主要是胃的储存功能损失。根据 Laplace 定律:胃腔越小,产生针对胃壁的腔内压越大,引起胃内食物排空加速。但亦有胃排空延迟的报道,可能系食物快速进入小肠,引起肠-胃发射性抑制所致。SGRS 的诊断主要靠病史。通常内科治疗效果良好。

4. 溃疡复发

(1)部位:复发性溃疡指胃切除术后在胃肠吻合口或其附近复发的溃疡,又称吻合口溃疡或边缘溃疡。约 65% 患者在术后 2 年内发生。在胃切除术后有症状的患者中,20% 有吻合口溃疡。复发性溃疡一般多发生于十二指肠溃疡术后,很少发生于胃溃疡术后。胃镜检查发现溃疡多位于吻合口附近的空肠,最常见的部位是吻合口对侧的空肠壁上,其次是吻合口边缘空肠侧。其发生机制仍是胃酸和胃蛋白酶直接作用于吻合口空肠黏膜所致,全胃切除后则不发生吻合口溃疡。一般而言,Billroth Ⅱ 式较 Billroth Ⅰ 式溃疡复发率高,原因可能是:①Billroth Ⅱ 式术后,胃正常生理通道发生改变,胆汁、胰液反流破坏了胃黏膜对氢离子的屏障作用;②空肠黏膜抗酸能力较十二指肠黏膜低,从而增加了溃疡复发的机会。

(2)发病机制:①胃切除范围不足或迷走神经切断不全,是溃疡复发的主要因素;②在行溃疡旷置手术时未将保留部分的胃窦部黏膜完全剥除,残留胃窦黏膜在十二指肠的碱性环境中,仍可持续分泌促胃液素使胃酸分泌增加;③输入襻空肠过长。一般认为,小肠距离十二指肠越远,其黏膜抗酸能力越弱,越易诱发溃疡病。为避免复发溃疡,结肠前 Billroth Ⅱ 式吻合输入襻以 8~12cm 为宜,结肠后吻合输入襻以 6~8cm 为宜;④单纯胃-空肠吻合治疗十二指肠溃疡;⑤空肠输入、输出襻行侧-侧吻合(Braun 吻合)或胃空肠 Y 形吻合使碱性十二指肠液不能流经吻合口中和胃酸;⑥采用不吸收缝线行胃肠吻合。因不吸收丝线作为一种永久性异物存在,可引起吻合口边缘黏膜组织炎症,加上胃酸反流,促使黏膜形成糜烂溃疡;⑦患者身体素质原因。

(3)临床表现及诊断:表现为上腹部疼痛,可向背部放射,疼痛较重,节律性也不明显,常在饭后出现,夜间痛明显,常有恶心呕吐。食物和碱性药物常不能缓解。上腹部可有压痛。并发出血的发生率高达 50%~60%;穿孔的发生率为 1%~5%。若为慢性

穿孔可以穿入结肠形成胃空肠结肠瘘,引起结肠刺激症状,表现为肠蠕动增加、腹泻、腹痛、大便中含有不消化的食物、呕吐物中可有粪渣样物。急性穿孔并不常见。一般胃大部切除术后 BAO 和 MAO 显著降低,如有溃疡复发则 BAO 与 MAO 均接近正常范围。MAO=6mmol/h 为区别有无溃疡复发的界限。若 BAO>5mmol/h,MAO>15mmol/h 强烈提示复发性溃疡,若缺酸则可排除复发性溃疡。BAO/MAO>0.60 应考虑胃泌素瘤或幽门窦切除不全。纤维胃镜检查能直接看到溃疡。钡餐检查在大多数患者中可发现有吻合口附近的改变,有将近一半的患者可出现典型的龛影。

(4)预防及治疗:通常选择适当的手术方法,避免有利于吻合口溃疡产生的操作失误,是预防吻合口溃疡发生的主要措施。若症状轻无并发症可先用内科治疗。若前次手术选择不当,技术操作错误,或内科治疗 3 个月后症状不缓解,经胃镜检查溃疡未好转,即需手术治疗。对原先为胃空肠吻合术者,可改为胃部分切除术或半胃+迷走神经切断术。若原先为胃大部切除术,切除范围不足,可扩大切除范围;对有幽门窦黏膜残留者应予切除;若切除范围已够,无技术上错误者加迷走神经切断术。若发现胃泌素瘤,应作相应处理。对胃空肠结肠瘘患者,须切除吻合口和溃疡,重新吻合。

5. 营养不良 发生的原因有胃切除过多,胃容量明显下降,食物摄入量不足;胃排空和肠转运加速小肠蠕动加快,食糜不能同消化液充分混匀,导致消化吸收功能障碍;再者术后出现的并发症,如严重倾倒综合征等也限制摄入。可合并有排便次数增多、腹泻、粪便内有未消化完全的脂肪滴和肌肉纤维等。一般通过对症处理、调整饮食、处理其他的并发症、改善营养等即可恢复。

6. 贫血 胃部分切除术后患者贫血较常见,尤其是女性患者。贫血有两类:

(1)缺铁性贫血(低色素小细胞性贫血):在正常情况下,铁盐需在胃内经胃酸溶解,然后在十二指肠和空肠上部吸收。胃切除后,胃酸减少。特别是 Billroth Ⅱ 式术后,食物不再经过十二指肠,小肠上段蠕动加快,影响了铁的吸收。可口服铁剂,严重时应注射铁剂予以纠正。

(2)巨幼红细胞性贫血:为维生素 B_{12} 缺乏所致。正常情况下,胃黏膜壁细胞分泌内因子进入肠道,与维生素 B_{12} 相结合,在回肠末段吸收。胃大部切除后,内因子分泌减少,造成维生素 B_{12} 吸收障碍。可给予维生素 B_{12} 叶酸加以纠正。

7. 脂肪泻 当粪便中排出的脂肪超过摄入的 7% 时称为脂肪泻。胃切除术后,由于胃排空加快、肠蠕

动增强,不仅 Billroth Ⅰ 式术后患者的食物难以同十二指肠液、胰液、胆汁等充分混合,而是快速排入空肠。在 Billroth Ⅱ 式术后患者,食物直接进入空肠,不能刺激十二指肠壁内渗透压受体和激素受体,造成消化道激素、胆汁和胰液分泌与食糜转运不同步,使胰液不能充分地分解脂肪以及胆盐的乳化作用降低,而影响脂肪吸收。若输入襻过长,潴留的消化液或食糜易于细菌过度繁殖生长,加速胆盐的分解,更加削弱了胆盐的乳化作用。因此,Billroth Ⅱ 式患者比 Billroth Ⅰ 式患者更易发生脂肪泻。治疗上可采用少渣易消化高蛋白饮食,口服考来酰胺,必要时给予广谱抗生素以抑制细菌生长。

8. 骨病 原因是:①钙主要在十二指肠内吸收,Billroth Ⅱ 式术后,食物不经过十二指肠,钙吸收减少;②由于脂肪吸收障碍,过多的脂肪酸和钙盐结合,形成不溶性钙皂;③脂溶性维生素缺乏。一般发生在术后 5~10 年,女性多见。表现为骨痛、下肢无力且易发生骨折。血清碱性磷酸酶升高,血钙、磷下降。X 线检查可见骨质疏松。骨病发生的原因是 Billroth Ⅱ 式吻合术后,食物不再通过十二指肠,钙吸收减少;脂肪吸收障碍使肠道内的大量脂肪酸与钙盐结合,影响钙吸收;此外,脂肪吸收不良也影响脂溶性维生素 D 的吸收。治疗以补充钙和维生素 D 为主。

9. 残胃癌 指胃因良性病变施行胃大部切除术至少 5 年以后所发生的残胃原发性癌。随访显示发生率在 2% 左右,大多在手术后 20~25 年出现。残胃内的胃酸降低,胆、胰、肠液逆流入胃,以及肠道内细菌引起慢性萎缩性胃炎等因素,均可导致残胃癌的发病率高于正常胃。因胃溃疡和十二指肠溃疡而手术的患者,其残胃癌的发生率大致相当。主要表现为胃痛、餐后饱胀、消瘦、便潜血阳性等。易误诊为溃疡复发而延误病情。诊断依靠 X 线和胃镜检查。常行根治性胃切除手术。

(易拓 牛伟新)

第四节 胆汁反流性胃炎

胆汁反流性胃炎也称碱性反流性胃炎,按十二指肠内容物反流的程度分为十二指肠胃反流和十二指肠胃食管反流。因病理性十二指肠反流与胃炎、食管炎、胃溃疡,甚至胃癌(包括残胃癌)和食管癌等疾病的发生密切相关,对该病应予积极治疗。

【病因】

正常人也可有十二指肠短时逆蠕动,如在空腹和餐后偶有十二指肠胃反流,反流量小,胃排空正常,不会引起反流性胃炎,对人体无影响。但如发作频繁、

反流量大、持续时间长,则可发生病理性损害。本病最常发生在 Billroth Ⅱ式胃次全切除术后,少数也见于 Billroth Ⅰ式胃次全切除术、胆囊切除术和 Oddi 氏括约肌成形术后。胃次全切除术后因丧失了具抗反流作用的幽门,极易发生十二指肠反流。胆囊功能障碍或胆囊切除术后,胆囊贮存浓缩胆汁以及间断排出胆汁的功能丧失,胆汁会不断排入十二指肠,空腹时胆汁反流增加而致病。许多功能性消化不良者幽门和下食管括约肌功能性异常,频繁发生自发性松弛也可致十二指肠内容物反流。

在无胃或胆道手术史者中,内源性或外源性胃肠刺激引起幽门括约肌功能失调,也可造成反流性胃炎,但较少见。

【发病机制】

单纯胆汁接触胃黏膜一般不引起直接损害,但可刺激胃酸分泌,胆盐与胃酸结合后可增强酸性水解酶的活力而破坏溶酶体膜、溶解脂蛋白,最终破坏胃黏膜屏障,H⁺逆向弥散增加,进入黏膜和黏膜下层后刺激肥大细胞释放组胺,后者又刺激胃酸和胃蛋白酶分泌,最终导致胃黏膜炎症、糜烂和出血。胆汁混有胰液时其损害作用要比单纯胆汁者为大,因胆汁中的卵磷脂与胰液中的磷脂酶 A2 起作用后转化成溶血卵磷脂;胆盐还能活化磷脂酶 A2 而使溶血卵磷脂生成增多,足量的溶血卵磷脂可损害胃黏膜,促使 H⁺逆向弥散入黏膜造成损害。

促胃液素可刺激胃黏膜细胞增殖以增强其屏障作用,防止 H⁺逆向弥散。胃次全切除术去除了胃窦,使促胃液素分泌减少约 50% ~ 75%,这是术后反流性胃炎常见发病的原因之一。胃大部切除术后胆汁反流入胃是一常见现象,但不是每一患者都发生症状,其发病原因与下列因素有关:①胃内细菌作用:正常人的胃液通常是无菌的,在胃切除术后反流液在胃内滞留时间长,且胃内大量壁细胞丧失,造成低酸或无酸环境,有利于残胃中需氧菌和厌氧菌的滋生,细菌分解胆盐成次级胆盐,后者可损伤胃黏膜。在有症状的患者中,胃液内都有革兰阴性杆菌或假单胞菌,抗生素可减轻其症状;相反,在无症状的患者中,胃液内多无细菌生长,这就是一明证;②胃排空障碍:在正常人十二指肠反流也常见,不过反流物会迅速被胃排空不会对胃黏膜造成损害,如存有胃排空障碍,十二指肠反流物潴留可引起症状;③胆酸成分改变:凡胆酸成分正常者不发生症状,而去氧胆酸明显增高者常有症状;④胃液中钠浓度:凡胃液中钠浓度超过 15mmol/L 者易发生胃炎,而低于 15mmol/L 者常无胃炎症状。

【症状】

大多数患者主诉中上腹持续性烧灼痛,餐后疼痛加重,服碱性药物不能缓解。少数患者可表现为胸骨后烧灼痛,与反流性食管炎有关。胆汁性呕吐是其特征性表现。由于胃排空障碍,呕吐多在夜间发生,呕吐物中伴有食物,偶可有少量血丝。因顾虑进食加重症状,患者常减少食量,可发生贫血、消瘦和营养不良。

【并发症】

从病理机制上看,十二指肠反流引起胃炎、食管炎、上消化道溃疡的原因是明确的,但更具临床意义的是下列情况:①残胃癌:是胃大部切除术后的严重并发症,大量研究表明胆汁反流是活动性胃炎的原因之一,并与胃黏膜萎缩和肠化生呈正相关,已明确胆汁是残胃黏膜癌变的促发因素;②Barrett 食管:是一种癌前病变,是胃食管反流性疾病的严重阶段,Barrett 食管柱状上皮的癌变与十二指肠反流关系密切;③本病严重者可致食管狭窄、溃疡、出血,反流的胃液也可侵蚀咽部声带和气管引起慢性咽炎、慢性声带炎和气管炎,临床上称之为 Delahunty 综合征,胃液反流吸入呼吸道可致吸入性肺炎。

【诊断】

反流性胃炎的症状无特异性,需进行一些辅助检查明确诊断。

1. 纤维胃镜检查　应是首选方法,可直接观察胃炎和反流情况,后者应在患者无呕吐动作时观察,可见胃黏膜充血、水肿或呈糜烂状,组织学变化为胃小凹上皮增生、胃腺丧失等萎缩性胃炎表现,应注意反流性胃炎和其他胃炎的表现无特殊区别,且反流量大小与症状也无明显像关性,但胃镜检查是排除其他病变必不可少的措施。

2. 核素扫描　静脉内注入⁹⁹ᵐTc-HIDA,然后对胃区进行 γ 闪烁扫描,观察被检者禁食时和生理状态下的十二指肠胃反流情况,可以避免因插管、胃镜带来刺激而致不准确的检查结果,同时可确定反流的程度。

3. 胃液胃酸和胆酸测定　置胃管抽取空腹和餐后胃液,测定胆酸含量,如空腹基础胃酸分泌量 < 3.5mmol/L、胆酸含量 > 30μg/ml,可基本确定胆汁反流性胃炎。

4. 胃内胆红素测定　用 Bilitec 2000 监测仪(原理同分光光度计),能作 24 小时连续胃内胆红素监测,可直接反映胃内胆汁浓度。当胆红素吸光值(abs)≥0.14 时诊断胆汁反流。

【治疗】

1. 药物治疗　常用药物有考来酰胺(消胆胺)、铝碳酸镁、甲氧氯普胺、多潘力酮(吗丁啉)、西沙必利、抗酸制剂和甘珀酸等。考来酰胺为一碱性阴离子交换树脂,可与胃中胆盐结合,并加速其排空,开始时于每餐后 1 小时服 4g,并于临睡前加服 1 次,1 ~ 2 周后减量,服用 3 个月仍无效,列为治疗失败。

2. 手术治疗 凡胃镜检查胃内有胆汁和碱性分泌物,具有弥漫性胃炎的组织学证据,症状持续而影响生活质量,内科治疗又无效时,可考虑手术治疗,手术方法很多,应根据具体情况选用。

(1)改为 Billroth Ⅰ 术式:原为 Billroth Ⅱ 式胃大部切除者,如手术条件允许可改为 Billroth Ⅰ 式,约半数患者的症状可获改善。

(2)Roux-en-Y 型手术:原为 Billroth Ⅱ 式手术者(图 24-1),将吻合口处输入襻切断,近侧切端吻合至输出襻。但有并发胃排空延迟而形成胃滞留综合征的缺点。

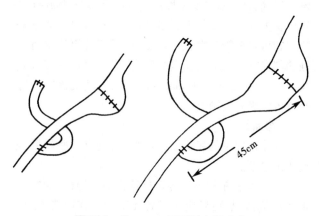

图 24-1 Roux-en-Y 型胃空肠吻合

(3)空肠间置术:原为 Billroth Ⅰ 式胃次全切除者,在胃十二指肠吻合口中间置入一段长约 20cm 的空肠,有效率为 75%。

(4)Tanner 手术:适用于原为 Billroth Ⅱ 式胃次全切除者(图 24-2),切断空肠输入襻,远切端与空肠输出襻吻合成环状襻,近切端吻合至原胃空肠吻合口 50cm 的空肠上。为了防止吻合口溃疡的发生,可加做迷走神经切断术。

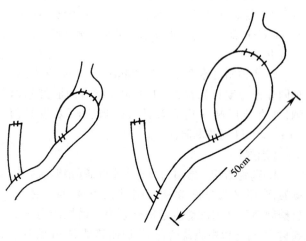

图 24-2 Tanner 手术

(5)胆总管空肠 Roux-en-Y 吻合术治疗原发性胆汁反流性胃炎效果较好。

(华鲁纯)

第五节 应激性溃疡

应激性溃疡又称应激性黏膜病变是指机体在各种严重创伤、危重疾病等严重应激状态下继发急性消化道黏膜糜烂、溃疡,乃至大出血、穿孔等病变,因其表现不同于常见的消化性溃疡,故命名为应激性溃疡。应激性溃疡也被称为急性出血性胃炎、急性糜烂性胃炎等。由不同应激因素引起的又有不同的命名,如继发于严重烧伤者称之为 Curling 溃疡,由中枢神经系统病损引起者称之为 Cushing 溃疡。

【病因与发病机制】

引发应激性溃疡的病因多而复杂,各种机体创伤、精神创伤、严重感染时人体都会出现应激反应,但是否出现应激性溃疡与病因(应激源)的强度及伤病者对应激的反应强弱有关。常见应激性溃疡的病因有:①严重颅脑外伤;②重度大面积烧伤;③严重创伤及各种大手术后;④全身严重感染;⑤多脏器功能障碍综合征或多脏器功能衰竭;⑥休克或心肺复苏术后;⑦心脑血管意外;⑧严重心理应激,如精神创伤、过度紧张等。应激性溃疡的发生是上述应激源使机体神经内分泌功能失调、对胃黏膜的损伤作用相对增强和胃黏膜自身保护功能削弱等因素综合作用的结果。

1. 神经内分泌功能失调 已有的研究证实在严重应激状态下中枢神经系统及其分泌的各种神经肽主要通过自主神经系统及下丘脑-垂体-肾上腺轴作用于胃肠靶器官,引起胃肠黏膜的一系列病理改变,导致发生应激性溃疡。其中下丘脑是应激时神经内分泌的整合中枢,下丘脑分泌的促甲状腺素释放激素(TRH)参与应激性溃疡的发生,其机制可能是通过副交感神经介导促进胃酸与胃蛋白酶原分泌,以及增强胃平滑肌收缩造成黏膜缺血。此外,中枢神经系统内的 5-羟色胺也参与调节应激反应,其作用的强度与甲状腺激素水平和血浆皮质激素水平有关。应激状态下,交感神经-肾上腺髓质系统强烈兴奋,儿茶酚胺释放增多,糖皮质激素分泌增加,两者共同持续作用下胃黏膜发生微循环障碍,最终导致应激性溃疡的形成。

2. 胃黏膜损伤作用相对增强 应激状态使胃黏膜局部许多炎性介质含量明显增加,其中脂氧化物含量随应激时间的延长而升高,具保护作用的巯基化合物含量反见降低,氧自由基随之产生增加,这些炎性介质和自由基均可加重黏膜的损害。

应激状态使胃十二指肠蠕动出现障碍,平滑肌可发生痉挛,加重黏膜缺血。十二指肠胃反流更使胆汁中的卵磷脂在胃腔内积聚使黏膜屏障受到破坏。在多数应激状态下,胃酸分泌受抑,但由于黏膜屏障功能削弱和局部损害作用增强,实际反流入黏膜内的 H^+ 总量增加,使黏膜内 pH 明显降低,其降低程度与胃黏膜损害程度呈正相关。H^+ 不断逆行扩散至细胞内,黏膜细胞呈现酸中毒,细胞内溶酶体裂解,释出溶酶,细胞自溶、破坏而死亡,加上能量不足,DNA 合成受损,细胞无法增殖修复,形成溃疡。

3. 胃黏膜防御功能削弱 正常的胃黏膜防御功能由两方面组成:①胃黏液-碳酸氢盐屏障。主要由胃黏膜细胞分泌附于胃黏膜表面的一层含大量 HCO_3^- 不溶性黏液凝胶构成,它可减缓 H^+ 和胃蛋白酶的逆向弥散,其中的 HCO_3^- 可与反渗的 H^+ 发生中和,以维持胃壁-腔间恒定的 pH 梯度。②胃黏膜屏障。胃黏膜上皮细胞的腔面细胞膜由磷脂双分子层结构及上皮细胞间的紧密连接构成,可防止胃腔内的胃酸、胃蛋白酶对胃黏膜的损伤作用。胃黏膜上皮迁移、增殖修复功能更是胃黏膜的重要保护机制。

应激状态下黏膜屏障障碍表现为黏液分泌量降低,黏液氨基己糖及保护性巯基物质减少,对胃腔内各种氧化物等有害物质的缓冲能力由此降低,黏膜电位差下降,胃腔内反流增加,黏膜内微环境改变,促进黏膜上皮的破坏。应激时肥大细胞释出的肝素和组胺可抑制上皮细胞的 DNA 聚合酶并降低其有丝分裂活性,使得上皮细胞增殖受抑。

在低血压、低灌流情况下,胃缺血、微循环障碍是应激性溃疡的主要诱因。缺血可影响胃黏膜的能量代谢,削弱其屏障功能。血流量不足也可导致 H^+ 在细胞内积聚,加重黏膜内酸中毒造成细胞死亡。

【病理】

根据诱发病因的不同,应激性溃疡可分为三类:①Curling 溃疡。见于大面积深度烧伤后,多发生在烧伤后数日内,溃疡多位于胃底,多发而表浅;少数可发生在烧伤康复期,溃疡多位于十二指肠;②Cushing 溃疡。常因颅脑外伤、脑血管意外时颅内压增高直接刺激中枢迷走神经核而致胃酸分泌亢进所致。溃疡常呈弥漫性,位于胃上部和食管,一般较深或呈穿透性,可造成穿孔;③常见性应激性溃疡。多见于严重创伤、大手术、感染和休克后,也可发生在器官衰竭、心脏病、肝硬化和恶性肿瘤等危重患者。溃疡可散在于

胃底、胃体含壁细胞泌酸部位。革兰阴性菌脓毒血症引起的常为胃黏膜广泛糜烂、出血和食管、胃、十二指肠或空肠溃疡。

病理肉眼所见胃黏膜均呈苍白,有散在红色瘀点,严重的有糜烂、溃疡形成。镜检可见多处上皮细胞破坏或整片脱落,溃疡深度可至黏膜下、固有肌层及浆膜层,一般在应激情况发生 4~48 小时后整个胃黏膜有直径 1~2mm 的糜烂,伴局限性出血和凝固性坏死。如病情继续恶化,糜烂灶相互融合扩大,全层黏膜脱落形成溃疡,深浅不一,如侵及血管,破裂后即引起大出血,深达全层可造成穿孔。

【诊断要点】

应激性溃疡多发生于严重原发病、应激产生后的 3~5 天内,一般不超过 2 周,不同于消化性溃疡,其往往无特征性前驱症状,抑或症状被严重的原发病所掩盖。主要的临床表现为上腹痛和反酸,可有呕血或黑便,甚至上消化道大出血,出现失血性休克,后者预后凶险。在危重患者发现胃液或粪便隐血试验呈阳性、不明原因短时间内血红蛋白的浓度降低 20g/L 以上,应考虑有应激性溃疡出血可能。纤维胃镜检查可明确诊断并了解应激性溃疡发生的部位以及严重程度。如应激性溃疡发生上消化道穿孔,视穿孔程度可有局限性或弥漫性腹膜炎的症状和体征。Cushing 溃疡是由中枢神经病变引起的以消化道出血为主要临床表现的应激性溃疡,与一般应激性溃疡相比有以下特点:溃疡好发于食管和胃,呈多发性,形态不规则,直径 0.5~1.0cm,部分溃疡较深易引起穿孔。Curling 溃疡为发生于严重大面积烧伤后的应激性溃疡,溃疡多在胃、十二指肠,常为单个较深的溃疡,易发生出血,如发生大出血,死亡率高。

【防治措施】

1. 预防 应激性溃疡重在预防发生。预防措施的核心是减轻应激反应,其中包括损伤控制、微创技术利用、快速康复和药物干预等现代医学理念和手段的综合应用。高危患者应作重点预防。发生应激性溃疡的高危人群为:①高龄(年龄大于 65 岁);②严重创伤(颅脑外伤、大面积烧伤、各种大型手术等);③各类休克或持续低血压;④严重全身感染;⑤多脏器功能衰竭、机械通气大于 2 天;⑥重度黄疸;⑦凝血功能障碍;⑧脏器移植术后;⑨长期用免疫抑制剂与胃肠外营养;⑩一年内有溃疡病史。另外,美国学者 Herzig 等提出的应激性溃疡致消化道出血的临床风险评分系统也可供临床参考(表 24-1)。

表 24-1　应激性溃疡致消化道出血的临床风险评分系统

危险因素	评分
年龄>60 岁	2
男性	2
急性肾功能不全	2
肝脏疾病	2
脓毒症	2
预防性抗凝药物	2
凝血障碍	3
合并内科疾病	3

注:低危<7 分,低中危 8～9 分,中高危 10～11 分,高危>12 分

应激性溃疡不仅是胃肠功能障碍的一种表现,同时也提示存在全身微循环灌注不良和氧供不足现象。预防措施应从全身和局部两方面同时着手:

(1)全身性措施:积极去除应激因素,治疗原发病,纠正供氧不足,改善血流灌注,维持水、电解质和酸碱平衡。鼓励进食,早期进食可促进胃黏液分泌,中和胃酸,促进胃肠道黏膜上皮增殖和修复,防止细菌易位。不能口服进食者可予管饲。注意营养支持的实施与监测。

(2)局部措施:对胃肠功能障碍伴胃潴留者应予鼻胃管减压。抑酸剂或抗酸剂的应用有一定的预防应激性溃疡发生的作用。推荐应用胃黏膜保护剂硫糖铝。硫糖铝有促进胃黏膜前列腺素释放、增加胃黏膜血流量和刺激黏液分泌的作用,同时能与胃蛋白酶络合,抑制该酶分解蛋白质,与胃黏膜的蛋白质络合形成保护膜,阻止胃酸、胃蛋白酶和胆汁的渗透和侵蚀,同时不影响胃液的 pH,不致有细菌过度繁殖和易位导致医院获得性肺炎发生率增加的危险。可给硫糖铝 6g,分次口服或自胃管内灌入,用药时间不少于 2 周。此外,使用 L-谷氨酰胺/奥黄酸钠颗粒亦有一定预防作用。

2. 治疗

(1)胃管引流和冲洗:放置鼻胃管,抽吸胃液,清除胃内潴留的胃液和胆汁,改善胃壁血液循环,减轻胃酸对黏膜溃疡的侵蚀作用。可用冷生理盐水作胃腔冲洗,清除积血和胃液后灌入 6～12g 硫糖铝,可根据情况多次使用。反复长时间应用去甲肾上腺素加冰盐水灌注是有害的,因可加重黏膜缺血使溃疡不能愈合。口服或胃管中灌注凝血酶、巴曲酶有局部止血作用。

(2)药物治疗:使用质子泵抑制剂可迅速提高胃内 pH,以促进血小板聚集和防止凝血块溶解,达到使溃疡止血的目的。可予奥美拉唑或埃索美拉唑首剂 80mg 静脉推注,以后 8mg/h 维持。出血停止后应继续使用直至溃疡愈合,病程一般为 4～6 周。因奥美拉唑有损害中性粒细胞趋化性及吞噬细胞活性使其杀菌功能降低,故危重患者使用奥美拉唑有加重感染可能,应引起重视。生长抑素可抑制胃酸分泌,减少门静脉和胃肠血流量,如有应激性溃疡大出血可选用八肽生长抑素 0.1mg 每 8 小时皮下注射一次,或 14 肽生长抑素 6mg 24 小时持续静脉注射。

(3)内镜及放射介入治疗:药物止血无效时,可经胃镜局部喷洒凝血酶、高价铁溶液等止血,或选择电凝、激光凝固止血。如果内镜治疗失败也可行放射介入定位、止血治疗,选择性血管栓塞止血尤其适合手术高风险的患者。

(4)手术治疗:如出血量大无法控制,或反复多次大量出血应考虑手术治疗。手术术式以切除所有出血病灶为原则。全胃切除止血效果好,但创伤大死亡率高。一般选用迷走神经切断加部分胃切除术或胃大部切除术。如患者不能耐受较大手术时,可对明显出血的部位行简单的缝扎术,或选择保留胃短血管的胃周血管断流术。

(华鲁纯)

第六节　胃　癌

胃癌是源自胃黏膜上皮的恶性肿瘤,占胃恶性肿瘤的 95%,是威胁人类健康的常见疾病之一。

【流行病学】

近年来,胃癌的发病率在世界范围内呈下降趋势,这与经济的发展、人民生活水平的提高和饮食结构的改善有密切关系,但是胃癌目前仍是全球最常见的恶性肿瘤之一。据 GLOBOCAN 2012 年资料统计,全球新发胃癌 951 000 例,位列所有恶性肿瘤第五,仅次于肺癌、乳腺癌、大肠癌和前列腺癌,其中约一半发生在东亚地区。随着发病率下降以及早期胃癌比例的增加,过去几十年来世界上绝大多数地区胃癌死亡率均有一定程度下降,但其总体死亡率仍较高,仍旧是恶性肿瘤中最常见的死亡原因之一,据 GLOBOCAN 2012 年资料全球胃癌死亡 723 000 例。国家癌症中心 2009 年统计数据显示,我国胃癌发病率高居恶性肿瘤第二位,仅次于肺癌,为 36/10 万。其中男性发病率为 50/10 万,女性发病率为 23/10 万。尽管胃癌发病率呈下降趋势,考虑到人口数量的增长和人口结构老龄化的问题,预计我国胃癌的绝对发病人数仍将继续增加。2009 年我国胃癌死亡率居于肺癌和肝癌之后,为

27/100 000。

胃癌的发病呈现明显的地区分布差异。高发地区包括日本、中国、韩国、中南美洲和东欧的部分地区,而北美洲、大洋洲、北欧和印度的发病率较低。我国的胃癌高发区主要集中在沿太行山脉和河西走廊的中西部地区、辽东半岛、山东半岛以及长江三角洲地区,而云南、贵州、四川等省为低发区。胃癌的发病年龄符合恶性肿瘤的一般规律,多见于40~60岁之间。以性别而论,胃癌在男性较女性常见,非贲门癌男女发病比例约为2:1,贲门癌男女发病比例高达6:1,但有报道显示,在小于40岁的青年人群中,女性胃癌发病率超过男性。

【病因】

胃癌的病因迄今尚未完全阐明。

1. 环境因素 迁居美国的日本移民流行病学研究显示,夏威夷的日本移民第一代胃癌发病率与日本本土居民相似,第二代即有明显下降,而至第三代则接近当地的胃癌发病率,提示环境因素与胃癌发病有关,其中包括地理环境与社会经济环境等。研究发现,胃癌分布与地质形成及土壤构成的分布有某种巧合。有学者认为,荷兰、北威尔士、英格兰等地的胃癌发病可能与泥炭土壤有关,而日本、智利、哥斯达黎加与冰岛这4个国家胃癌高发的原因可能与火山有机物土壤有关。此外,胃癌发病与社会经济环境也有一定关系,通常经济收入低的阶层胃癌发病率高,可能与高 Hp 感染率和饮食结构中缺少新鲜蔬菜水果有关。

2. 饮食结构与生活习惯 国内外大量流行病学调查资料显示,饮食结构是胃癌发病的重要因素。来自 WHO 的权威观点认为,高盐、熏制、腌制食物均是胃癌发病的危险因素。高盐食物可破坏胃黏膜的完整性,表现为黏膜变性坏死及糜烂灶形成,长期高盐饮食可使胃黏膜上皮呈现不同程度的异型增生乃至癌变。腌制食物中含有的硝酸盐在胃液中硝酸盐还原酶阳性菌的作用下,易被还原成致癌化合物亚硝酸盐。烟熏食物中含有与烟草中相同的致癌物3,4-苯并芘,具有很强的致癌作用。

吸烟是胃癌发生的危险因素之一。存在于烟草中的3,4-苯并芘属多环芳烃类化合物,吸烟者将烟雾吞入胃中,3,4-苯并芘可直接与胃黏膜接触,具有强烈的致癌作用。2003年,一项来自欧洲的研究(EPIC)发现,吸烟与胃癌发生密切相关,曾经吸烟者、男性目前吸烟者和女性目前吸烟者的胃癌发病危险度分别为1.45,1.7和1.8,且危险度随着吸烟量的增加和持续时间的延长而增加。

调查统计还显示,新鲜蔬菜进食量与胃癌的发生呈负相关。蔬菜、水果富含维生素 C 和 β-胡萝卜素,且是维生素 E 和微量元素硒的主要来源。这些维生素及微量元素均参与了抗氧化过程,其中维生素 C 还可直接通过阻断亚硝基化合物作用而抑制其致癌能力。此外,有研究认为,绿茶因富含具有抗氧化活性的茶多酚,能有效抑制亚硝基化合物产生,具有消炎、抗肿瘤效用。常饮绿茶有可能降低胃癌发病危险。

3. 遗传因素 虽然绝大多数胃癌呈散发型,但是部分胃癌发病显然与遗传有关。约5%~10%胃癌有家族聚集倾象,3%~5%与遗传性癌症综合征相关。遗传性弥漫型胃癌(Hereditery diffuse gastric cancer,HDGC)是抑癌基因 CDH1 突变引起的常染色体显性遗传疾病,其主要特征为年轻时发生胃癌,平均发病年龄37岁,且多为弥漫型胃癌。到80岁时胃癌患病几率在男性为67%,女性为83%。鉴于如此高的胃癌发病风险,HDGC 可考虑年轻时(18~40岁)行预防性全胃切除术。其他一些遗传性癌症综合征中的基因改变也与胃癌发生相关,如林奇综合征相关的 EPCAM、MLH1、MSH2、、MSH6、PMS2 基因,Juvenile polyposis syndrome 相关的 SMAD4、BMPR1A 基因,Peutz-Jeghers syndrome 相关的 STK11 基因,家族性腺瘤性息肉病相关的 APC 基因等。因此对于这些遗传性癌症综合征患者需密切随访胃镜以便及时发现胃癌。

4. 胃幽门螺杆菌 研究表明,胃幽门螺杆菌(Hp)感染与胃癌的发病有关。WHO 早在1994年就已将 Hp 列为胃癌的第一类致病原。1998年,日本学者 Watanabe 等报道了单独用 Hp 感染蒙古沙土鼠能成功诱发出胃腺癌的动物模型,取得了 Hp 致癌的直接证据。一项来自 EUROGAST 的包含13个国家17个人群的前瞻性研究发现,Hp 感染与胃癌发生及死亡的相对危险度分别为2.68和1.79,血清 Hp 阳性的人群患胃癌的危险增加6倍。荟萃分析结果显示,Hp 感染人群胃癌发病的相对危险度为1.92。

目前认为,幽门螺杆菌并非胃癌直接致癌物,其确切的致癌机制尚不清楚,可能与下述有关:①Hp 感染损伤胃黏膜保护屏障,促进胃黏膜上皮炎症和上皮细胞再生,通过炎症-修复通路致癌;②Hp 释放多种细胞毒素和炎症因子,改变局部免疫状态;③Hp 感染能导致胃酸分泌能力下降,胃中硝酸盐还原酶阳性菌增多,促进胃内致癌化合物亚硝酸盐含量增加。

5. 癌前状态和癌前病变 胃癌的癌前状态是一个临床概念,指癌前期疾病,包括慢性萎缩性胃炎、慢性胃溃疡、胃息肉、残胃状态等;癌前病变则是一个病理学概念,指一类容易发生癌变的胃黏膜组织病理学变化,包括胃黏膜上皮异型增生和肠化生等,这些病变常见于癌前状态的胃黏膜组织中。肿瘤发病多阶段理论认为 Hp 可能是胃癌发生的始动因子,在一系列致癌因子的作用下历经胃炎、萎缩性胃炎、肠化生、不典型增生最终发展成肠型胃癌。

（1）癌前状态

1）慢性萎缩性胃炎：慢性萎缩性胃炎是公认的胃癌癌前状态，病理表现为黏膜慢性炎症和腺体萎缩，若同时伴有胃黏膜肠上皮化生和不典型增生，癌变的几率更大。90%的慢性萎缩性胃炎患者伴有幽门螺杆菌感染，后者可能在慢性萎缩性胃炎的发生中起决定性作用。有资料显示，在胃癌高发区，慢性萎缩性胃炎发病率明显高于其他地区；且50%～90%的胃癌患者伴有萎缩性胃炎。病例对照研究显示，萎缩性胃炎患者患胃窦癌的危险性高于正常对照组18倍，患胃体癌的危险性高于正常对照组4.5倍。

2）胃溃疡：国内报道，胃溃疡的癌变率为5%～10%，尤其是病史较长，溃疡长期不愈的患者并发癌变的机会较大。长期随访和动物实验研究的结果证实了慢性胃溃疡会发生癌变的观点。溃疡癌变可能与溃疡边缘黏膜上皮或腺体遭受胃液侵蚀和致癌因素刺激，反复发生炎症和再生修复有关。

3）胃息肉：胃息肉包括增生性息肉、炎症性息肉和腺瘤性息肉。其中增生性息肉和腺瘤性息肉都有癌变的可能。在胃息肉切除标本中，14%的多发性息肉和9%的单发息肉可见有恶变。直径大于2cm的腺瘤性息肉癌变率可达40%～50%，增生性息肉的癌变率约为1.5%～3%。

4）残胃状态：胃大部切除术后，残胃发生胃癌的危险性明显增加，文献报道残胃癌的发病率为1%～5%。可能的原因包括：胃大部切除术后幽门功能丧失，十二指肠液极易反流入胃引起碱性反流性胃炎，反流液中含有的多种胆、胰液成分可溶解胃黏膜上皮表面的脂蛋白层，破坏胃黏膜保护屏障；切除胃窦后，促胃液素分泌显著减少，削弱了促胃液素对胃黏膜的营养作用，易发生萎缩性胃炎；胃酸分泌减少，有利于残胃内硝酸盐还原酶阳性菌的生长繁殖，促进亚硝基类致癌化合物的合成，使缺乏保护的胃黏膜更易受致癌物质的刺激。

（2）癌前病变

1）胃黏膜肠上皮化生：胃黏膜肠上皮化生简称肠化生，是指胃黏膜上皮转化为肠黏膜上皮的现象，好发于胃窦部。大量流行病学资料显示，肠化生与胃癌的发病呈正相关。肠化最终发生癌变者只占极少数，且癌变过程漫长，并无必要过度夸大癌变风险，以免使患者产生思想负担。

肠化生大致可分为完全型肠化生和不完全型肠化生两种类型。前者肠化的类型与小肠的形态相似，称为"小肠型"或"Ⅰ型"肠化，分泌中性黏液和唾液酸黏液。后者呈结肠上皮特征，又称为"结肠型"或"Ⅱ、Ⅲ型"肠化，分泌硫酸和唾液酸混合性黏液。以前认为不完全型肠上皮化生与胃癌关系密切，目前多数认为肠化亚型预测癌变的价值不大。

2）胃黏膜上皮异型增生：胃黏膜上皮异型增生是指胃黏膜腺管及上皮的生长偏离正常的组织结构和细胞分化，组织病理学特点为细胞的不典型性、异常分化和腺体结构紊乱。前瞻性研究发现，异型增生，特别是中至重度异型增生，经过一段时间后可以确定发展为癌。

长期以来日本和欧美学者之间对异型增生及有无癌变这一问题上存在较大的分歧。日本学者主张根据腺体的异型程度即可确定是否为癌，而欧美学者则主张必需见到明确的浸润证据方能确定为癌。尽管在2000年出版的WHO肿瘤分类中已明确将胃黏膜的癌前病变根据细胞的异型和结构的紊乱程度分为低级别及高级别上皮内瘤变两级，但在实施过程中仍出现诊断的不统一。最终在维也纳国际会议上东西方学者取得一致，把胃黏膜从反应性增生到浸润性癌的系列变化分为反应性增生、不能确定的上皮内瘤变（即难以区分是反应性增生还是异型增生）、低级别上皮内瘤变、高级别上皮内瘤变及浸润性癌五大类，其中低级别上皮内瘤变和高级别上皮内瘤变的性质均属非浸润性癌，将过去在诊断中最易出现分歧的重度异型增生、原位癌甚至可疑浸润性癌均统称高级别上皮内瘤变。随访中低级别、高级别上皮内瘤变发展为浸润性癌的概率分别为0～15%及25%～85%，因此对低级别上皮内瘤变患者应进行随访，必要时作内镜下切除；对高级别上皮内瘤变患者则应结合胃镜所见选择内镜下切除或手术切除。

【病理】

1. 大体分型

（1）早期胃癌：指癌组织局限于黏膜层或黏膜下层的胃癌，不论其范围大小、是否有淋巴结转移。其大体类型可分为三型（图24-3）。

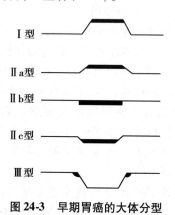

图24-3　早期胃癌的大体分型

1）隆起型（Ⅰ型）：病变呈结节状不规则隆起，超过5mm，边界清楚，该型约占早期胃癌的10%。

2）平坦型（Ⅱ型）：病变平坦，可稍隆起或凹陷，有时可能只表现为黏膜粗糙或糜烂，边界常不清楚，此型最为常见，约占70%。该型胃癌又分为三个亚型，即Ⅱa浅表隆起型（胃黏膜表面隆起不超过5mm）、Ⅱb浅表平坦型和Ⅱc浅表凹陷型（胃黏膜表面凹陷不超过5mm）。

3）凹陷型（Ⅲ型）：病变边缘不规则，有明显的浅凹陷，深度超过5mm，但仍未突破黏膜下层。此型约占20%。

以上类型可以复合存在，在描述时面积最大的一种写在最前面，其他依次后排，如Ⅱc+Ⅲ型。

日本学者于1978年正式规定直径0.5cm以下的胃癌为微胃癌，直径0.5~1.0cm的胃癌称小胃癌，两者统称为微小胃癌。微小胃癌是早期胃癌的一种特殊类型，其手术预后极佳，10年生存率可达100%。临床上偶尔胃黏膜活检病理诊断为胃癌，而手术切除标本经病理组织学检查未能再发现癌组织，临床上推断为一点癌。一点癌是微小胃癌的特殊类型，其原因可能为经钳取活检后残留癌组织被胃液消化脱落，或者受技术因素影响，残留癌组织被漏检所致。

（2）进展期胃癌：是指病变深度已超越黏膜下层的胃癌，又称为中晚期胃癌。

进展期胃癌的大体分型，主要根据癌瘤在黏膜面的形态特征以及在胃壁内的浸润方式来确定。目前国际上广泛采用Borrmann分型法，将进展期胃癌分为4型（图24-4）。Ⅰ型（结节型）肿瘤向胃腔内生长，隆起明显，基底较宽，境界清楚。在进展期胃癌中，该类型最少，约占3%~5%。Ⅱ型（局限溃疡型）溃疡较深，边缘隆起明显，肿瘤较局限，周围浸润不明显。该型占30%~40%。Ⅲ型（浸润溃疡型）溃疡基底较大，边缘呈坡状，境界不清，向周围浸润明显。该类型最为常见，约占50%。Ⅳ型（弥漫浸润型）癌组织在胃壁内呈弥漫浸润性生长，病变胃壁广泛增厚变硬呈皮革状，难以确定肿瘤边界，若累及全胃则形成所谓"皮革胃"。该型占10%左右。

2. 组织学类型

（1）WHO分型：WHO（2000年）将胃癌分为以下几种类型：

腺癌
　肠型
　弥漫型
乳头状腺癌
管状腺癌
黏液腺癌

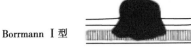
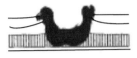
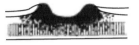

图24-4　进展期胃癌的Borrmann分型

印戒细胞癌
腺鳞癌
鳞状细胞癌
小细胞癌
未分化癌
其他

1）管状腺癌：癌组织呈腺管样或腺泡状结构。根据其细胞分化程度可分为高、中分化两种。

2）乳头状腺癌：癌细胞一般分化较好，呈立方形或高柱状，排列在纤细的树枝状间质周围组成粗细不等的乳头状结构。

3）黏液腺癌：其特点为癌细胞形成管腔，分泌大量黏液，由于大量黏液物质积聚，使许多腺腔扩展或破裂，黏液物质浸润间质，即形成"黏液湖"。

4）印戒细胞癌：为癌细胞分泌大量黏液，且黏液位于细胞内，将核推于细胞一侧周边，整个细胞呈印戒状，其恶性程度较细胞外黏液者更高。此癌倾向于弥漫浸润，累及全胃形成所谓"皮革胃"。

5）腺鳞癌：又称腺棘细胞癌，是一种腺癌与鳞癌并存的肿瘤。腺癌部分细胞分化较好，而鳞癌部分细胞分化较差。

6）鳞状细胞癌：为典型的鳞癌结构，癌巢内可有细胞间桥和角化珠。大多数胃鳞状细胞癌中都能找到小灶性腺癌。

7）未分化癌：癌细胞弥散成片状或团块状，不形成管状结构或其他组织结构。细胞体积小，异型性明显，在组织形态和功能上均缺乏分化特征。

8）小细胞癌：属于神经内分泌癌，许多癌细胞质中含有 Grimelius 染色阳性的嗜银颗粒。此型肿瘤间质血管丰富,易发生血行转移。

（2）Lauren 分型:该分型不仅反映胃癌的生物学行为,而且体现其病因、发病机制和流行特征,同时对预后判断有指导价值。

1）肠型:约占 53%,被认为来源于肠化生的上皮。肠型胃癌一般具有明显的腺管结构,癌细胞呈柱状或立方形,可见刷状缘、炎症细胞浸润和肠上皮化生。肠型胃癌的发生与 Hp 感染有关,多见于老年男性,分化较好,恶性程度较低,预后较好。

2）弥漫型:约占 33%,印戒细胞癌即属于其中的一种。癌细胞呈弥漫性生长,缺乏细胞连接,一般不形成腺管,炎症细胞浸润较轻。弥漫型胃癌发生通常与遗传性因素有关,多见于妇女和年轻患者,分化较差,易出现淋巴结转移和远处转移,预后较差。

3）混合型:另有 10% ~20% 的病例,兼有肠型和弥漫型的特征,难以归入其中任何一种,而称为混合型。

3. 胃癌的扩散和转移

（1）直接浸润:胃黏膜上皮癌变后首先在黏膜内蔓延扩散,肿瘤突破黏膜肌层的屏障作用后,渐向纵深浸润发展,穿破浆膜后,可直接侵犯大小网膜、横结肠、胰腺、肝脏和脾脏等邻近脏器。胃癌在胃壁内的浸润范围与其生长方式有关,一般弥漫浸润性生长的肿瘤胃壁内的浸润范围较广泛,并可向贲门侧或幽门侧浸润累及食管或十二指肠。贲门癌易沿黏膜下层蔓延向上浸润食管,浸润范围有时可距肿瘤边缘 6cm 以上,胃窦癌浸润十二指肠多不超过 3cm。

（2）淋巴转移:是胃癌重要的转移途径。多按淋巴引流顺序,由近及远地发生淋巴结转移,但亦有极少部分病例存在"跳跃式"转移现象。胃癌淋巴结转移率与病期、肿瘤的大体分型以及组织学分型相关。复旦大学附属中山医院近 5 年手术切除胃癌 2000 例,其中早期胃癌 400 例,淋巴结转移率 15.2%,黏膜内癌淋巴结转移率 8.7%,进展期胃癌淋巴结转移率高达 70%。通常进展期胃癌淋巴结转移率较高,Borrmann Ⅲ、Ⅳ型胃癌,组织类型为低分化腺癌、黏液腺癌以及印戒细胞癌的患者较易发生淋巴结转移。

根据日本胃癌处理规约第 13 版的规定,胃周淋巴结可以分为 20 组(图 24-5)。

N0、1~12 和 14v 组淋巴结定义为区域淋巴结。转移到任何其他淋巴结均为 M1。肿瘤侵犯食管,N0、19、20、110、111 组淋巴结亦属于区域淋巴结。

（3）血行转移:胃癌晚期常发生血行转移。隆起型早期胃癌,尤其是高分化乳头状腺癌和管状腺癌倾向于早期发生血行转移。血行转移以肝转移最

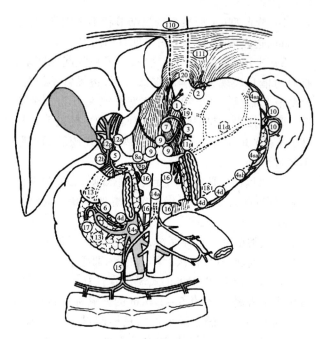

图 24-5 胃淋巴结分组

1. 贲门右 2. 贲门左 3. 胃小弯 4sa. 胃短血管 4sb. 胃网膜左血管 4d. 胃网膜右血管 5. 幽门上 6. 幽门下 7. 胃左动脉旁 8a. 肝总动脉前上 8p. 肝总动脉后 9. 腹腔动脉旁 10. 脾门 11p. 近端脾动脉旁 11d. 远端脾动脉旁 12a. 肝固有动脉旁 12p. 门静脉后 12b. 胆总管旁 13. 胰头后 14v. 肠系膜上静脉旁 14a. 肠系膜上动脉旁 15. 结肠中血管旁 16. 腹主动脉旁 17. 胰头前 18. 胰腺下缘 19. 膈下 20. 食管裂孔 110. 胸下部食管旁 111. 膈上 112. 后纵隔

为多见,其他常见的转移部位包括肺、骨、肾、肾上腺、脑等。

（4）腹腔种植:胃癌穿透浆膜后癌细胞可脱落并种植与腹膜、大小网膜或其他脏器表面,形成种植结节。由于重力的作用癌细胞易下沉到盆腔内,于直肠膀胱或直肠子宫陷窝内形成种植结节,可经直肠指诊触及。女性卵巢转移性癌,也称 Krukenberg 瘤,多来自胃癌。其发生原因多认为与腹膜种植相关,也有人认为是淋巴引流或血行转移所致。

4. 胃癌的临床病理分期 胃癌的临床病理分期一直以来有两大系统:国际抗癌联盟(UICC)及美国癌症联合会(AJCC)的 TNM 分期和日本胃癌学会的胃癌分期系统。2008 年 UICC/AJCC 联席会与日本胃癌学会会长 Sano 教授等经过激烈的讨论,第 7 版 UICC/AJCC 与第 14 版日本胃癌分期两大系统终于达成了一致。

（1）胃癌 TNM 分期要点如下:

1）T:原发肿瘤浸润深度:

TX:原发灶无法评价

T1:肿瘤局限于黏膜或黏膜下层

T1a:局限于黏膜层

T1b:局限于黏膜下层

T2:浸润至肌层

T3:浸润至浆膜下层

T4a:穿透浆膜层

T4b:侵及邻近器官

2)N:区域淋巴结转移情况:

NX:无法评价

N0:无淋巴结转移

N1:1～2个淋巴结转移

N2:3～6个淋巴结转移

N3:7个以上淋巴结转移

N3a:7～15个以上淋巴结转移

N3b:15个以上淋巴结转移

3)M:远处转移状况:

MX:无法评价

M0:无远处转移

M1:有远处转移

(2)临床分期:根据原发肿瘤浸润深度、淋巴结转移和远处转移情况进行胃癌临床病理分期(表24-2)。

表24-2 胃癌 TNM 分期

	N0	N1	N2	N3
T1a(M),T1b(SM)	ⅠA	ⅠB	ⅡA	ⅡB
T2(MP)	ⅠB	ⅡA	ⅡB	ⅢA
T3(SS)	ⅡA	ⅡB	ⅢA	ⅢB
T4a(SE)	ⅡB	ⅢA	ⅢB	ⅢC
T4b(SI)	ⅢB	ⅢB	ⅢC	ⅢC
M1(任何 T,任何 N)	Ⅳ			

【临床表现】

1. 症状 早期胃癌多无明显症状。部分患者可出现非特异性的上消化道症状,包括上腹部饱胀不适或隐痛、泛酸、嗳气、恶心、食欲减退、呕吐,偶有呕血、黑便等,其中上腹部不适最为常见,给予对症治疗后,常能缓解。这些症状往往不被患者重视,误作胃炎或溃疡病进行处理而导致诊治延误者屡见不鲜。故对于40岁以上患者出现下列情况时,应给予针对性检查,以免延误病情:①既往无胃病史,但近期出现非特异性的上消化道症状,经治疗无效者;②既往有胃病史,近期上腹部疼痛加重或规律有改变者;③出现不明原因的消瘦、贫血、黑便者。

进展期胃癌除上述症状比较明显外尚可出现梗阻、出血及穿孔等并发症。肿瘤累及贲门可引起进行性吞咽困难;胃窦癌累及幽门可出现幽门梗阻症状,表现为进食后上腹部饱胀和呕吐宿食。上消化道出血发生率约为30%,出血量小仅有大便隐血阳性,出血量大时,则为呕血或黑便。胃癌穿孔可出现剧烈腹痛。多数患者伴有食欲减退、消瘦、乏力等全身症状,晚期常伴有发热、贫血、下肢水肿、恶病质。

2. 体征 早期胃癌多无明显体征,部分患者可有贫血或上腹部深压痛。贫血、上腹部压痛和腹块是进展期胃癌最常见的体征。胃癌伴幽门梗阻者上腹部可见胃型,并可闻及振水声。胃癌急性穿孔可导致弥散性腹膜炎而出现相应的体征。转移淋巴结或原发灶直接浸润压迫胆总管时,可发生梗阻性黄疸。腹腔内广泛种植转移,可导致部分或完全性肠梗阻而出现相应的体征。腹水、脐部肿块、左锁骨上淋巴结肿大、膀胱(子宫)直肠陷窝触及肿块、女性患者出现 Krukenberg 瘤均是晚期胃癌表现。

【诊断】

上消化道 X 线钡餐检查是诊断胃癌的重要检查方法,可以获得90%的诊断准确率。X 线钡餐检查包括单重对比造影和双重对比造影。低张双重对比造影能够清楚地显示胃黏膜的细微结构即胃小区的情况。近年来发展的数字胃肠技术又显著地增加了图像的分辨率,能检出绝大部分早期胃癌病灶,使其成为早期胃癌检测的首选方法之一。早期胃癌的 X 线表现因病变的类型和浸润深度而异。其特征性表现包括龛影口部和表面的结节状改变,周围不规则的黏膜纠集,黏膜细节的破坏和粗糙、小的充盈缺损。进展期胃癌主要表现为龛影、充盈缺损、黏膜纹理的改变、蠕动异常及梗阻性改变。

胃镜检查是确诊胃癌的最重要手段,目前胃镜观察胃腔内部已无盲区,除极少数皮革胃以外,诊断进展期胃癌并无困难。早期胃癌的镜下表现并不具有明显的特征,容易漏诊,使用靛胭脂和亚甲蓝染料,通过直接喷洒于胃黏膜,能有效地发现早期胃癌并较准确地确定其范围,可提高诊断符合率5%～10%。胃镜联合活检诊断胃癌的准确率可达97.4%。通常在病灶的边缘和中心区都应进行活检,诊断的准确率与活检标本数有关,一般取材数目以4～6块为宜。部分皮革胃患者必须通过内镜下大块切取活检才能获得诊断。早期胃癌的个体化治疗需要了解病灶的范围、大小,往往要仔细进行病灶边缘的组织活检来明确。

超声内镜(EUS)检查是胃癌术前分期的重要手段。EUS 可以清晰地显示胃壁各层结构,胃癌的浸润深度可由胃壁正常层次结构破坏的程度来判定。目前 EUS 是判断肿瘤浸润深度最准确的方法,对胃癌 T 分期的准确率约为80%,诊断早期胃癌的准确率可达88%～99%。EUS 判断胃癌淋巴结转移的准确率在

70% 以上。EUS 的缺点在于判断早期凹陷型胃癌浸润深度的准确率较低。

经腹超声检查可显示胃癌原发灶和胃周围肿大的转移淋巴结,并可用于初步了解有无腹水、肝脏、卵巢等腹腔脏器转移。作为胃癌术前常规检查方法对 TNM 分期判断的价值相对有限。

近年来螺旋 CT 和多重螺旋 CT 在胃癌诊断中的价值已得到广泛认可。高质量的 CT 片不仅能显示大部分胃癌病灶,而且能比较准确地判断肿瘤浸润的深度和范围,有无淋巴结和远处脏器转移以及腹腔种植,已成为胃癌术前分期的首选检查手段。胃癌常见 CT 表现包括:①胃壁局限性或弥漫性增厚;②胃壁多层结构的破坏;③局部胃壁的异常强化,如不伴胃壁异常增厚者常为早期胃癌;④胃壁软组织肿块,向腔内或腔外突出,可伴溃疡形成;⑤肿瘤向外侵犯,可突出正常胃轮廓外,其边缘多不规则,胃周脂肪层模糊或消失提示肿瘤已突破胃壁或侵及邻近脏器;⑥腹腔或腹膜后淋巴结肿大,伴有显著强化多提示淋巴结转移,通常淋巴结越大转移可能性越大;⑦腹水、库氏瘤、肝肺等远隔脏器的转移表现。文献报道 CT 对进展期胃癌的检出率达 98% ~ 100%。胃癌 T 分期的准确率为 75.7%,CT 对腹腔内实质脏器转移的准确率较高,而对淋巴结转移诊断准确率较低,且通常会降低 N 分期。CT 对腹膜转移的敏感性更低。

MRI 在检测胃癌原发灶、淋巴结转移、远处转移等方面的价值与 CT 相仿。对于碘过敏以及肾功能不全的患者,MRI 可作为一种有效的替代检查方法。PET-CT 在胃癌的 TNM 分期中具有重要价值,尤其在诊断远处转移灶中具有高灵敏度和特异性,但 PET-CT 对黏液腺癌、低分化癌以及印戒细胞癌敏感性较差。

目前所有的非侵袭性影像学检查对诊断腹膜种植转移的敏感性均较低。而诊断性腹腔镜检查结合腹腔镜超声往往能够发现常规影像学检查无法显示的转移灶,为准确地进行术前分期特别是 M 分期提供有价值的信息,预测肿瘤可根治切除的准确率较高。能使部分 T3 期以上或有明显淋巴结转移的病例避免不必要的剖腹探查手术,并为制订包括新辅助化疗在内的胃癌综合治疗决策提供重要依据,临床上值得推广应用。

【治疗】

胃癌治疗方式的选择取决于疾病的分期、患者状况和意愿。迄今,外科手术仍是治疗胃癌的最主要手段。充分的术前评估,详细了解患者的全身情况、肿瘤分期和生物学特性,按照"因期施治"的原则,制订合理的个体化手术方案,并遵循肿瘤外科的手术原则进行规范化手术操作,是胃癌外科治疗的基本要求。

部分早期胃癌通过内镜治疗就能够达到根治手术同样的效果。随着新型化疗药物和新方案的不断推出,作为综合治疗重要组成部分,化疗是当今胃癌治疗的重要手段之一,已贯穿到胃癌治疗过程的各个阶段。围术期化疗价值已经得到了证实,辅助化疗已成为进展期胃癌标准治疗的重要组成部分,姑息化疗已明确带来生存获益。近年来,靶向药物的研究和发展一直受到关注。由于肿瘤异质性和手术质量差异的原因,围术期放疗在胃癌中的治疗价值一直存有争议。

1. 内镜治疗

1)早期胃癌的内镜治疗:虽然传统根治手术治疗早期胃癌的疗效令人满意,5 年生存率在 90% 以上,但黏膜内癌的淋巴结转移率低,仅为 0 ~ 3%,这就意味着以往绝大多数接受传统根治手术的患者进行了不必要的淋巴结清扫,同时手术也极大影响了患者的生活质量。目前早期胃癌的手术治疗正日益趋向缩小手术和内镜治疗。早期胃癌内镜治疗的根治性取决于局部的完全切除和无淋巴结转移可能性这 2 个要素。通过分析早期胃癌临床病理资料总结出淋巴结转移可能极小(0% ~ 0.7%)的临床病理特征作为内镜治疗的适应证。目前内镜治疗的绝对适应证为:①病灶局限于黏膜内;②肿瘤细胞分化良好;③病灶直径 ≤20mm;④肉眼观察应无溃疡或溃疡性瘢痕存在。病变切除后需行详细的病理检查,如果标本满足以下情况则为根治性切除:完整切除病变,肿瘤直径小于 2cm,分化型,浸润深度为 pT1a,水平及垂直切缘(-),无静脉或淋巴管侵犯。现将完整切除病变,切除标本为①2cm 以上 UL(-)的分化型 pT1a;②3cm 以下的 UL(+)分化型 pT1a;③2cm 以下 UL(-)的未分化型 pT1a;④3cm 以下的分化型 pT1b-SM1(从黏膜肌层不满 500μm)中的任何一种,垂直及水平切缘(-),无静脉或淋巴管侵犯的情况视为扩大适应证的根治性切除而可以不再追加手术。由于扩大适应证的根治性切除相对应的肿瘤复发转移风险增加,临床中应谨慎应用。如果是非根治性切除病例,原则上选择追加外科切除。内镜治疗包括内镜黏膜切除术(EMR)和内镜黏膜下剥离术(ESD),ESD 能够完整切除大块病灶,便于准确进行病理评估,且术后局部复发率较低,现逐渐成为内镜治疗的主要方式。与传统根治手术相比,内镜治疗的 5 年生存率无明显差异,目前已经成为早期胃癌的标准治疗方式之一。

2)晚期胃癌内镜姑息治疗:为缓解胃癌引起的流出道梗阻,内镜下支架置入相对微创,恢复进食时间短,是替代胃空肠吻合术的理想方式。但是支架置入后支架移位和再次梗阻等远期并发症发生率较高,与胃空肠吻合术的近远期效果并不完全相同。就症状解除、早期恢复进食而言,支架置入要显著优于胃空肠吻合,但是支架置入的晚期不良事件发生率远高于胃空肠吻合术,而胃空肠吻合能够更久地维持消化道功能。对于一般状况不佳,预期生存时间不长的患者,支架置入可能是个明智的选择。

理论上胃造瘘能使流出道梗阻需要持续引流胃液的患者受益,空肠造瘘可以通过肠内途径补充水、电解质和营养物质。但是由于胃造瘘和空肠造瘘术有相当高的手术并发症率,既不能很好地缓解症状,也不能延长生存,临床上较少采用。经皮内镜下胃造瘘术(Percutaneous endoscopic gastrostomy,PEG)及内镜下空肠造瘘术(Percutaneous endoscopic jejunostomy,PEJ)是在内镜引导和介入下,经皮穿刺放置胃造瘘管和(或)空肠造瘘管,以进行胃肠减压和(或)肠内营养。相对于传统的通过外科手术的胃造瘘和空肠造瘘术,PEG和PEJ具有操作简便、快捷安全、创伤小的优点。

2. 手术治疗　根据治疗目的,胃癌手术可分为根治性手术、姑息手术和减瘤手术。前者又按照胃切除

范围和淋巴结清扫范围的不同分为标准手术、缩小手术和扩大手术。所谓标准手术是指主要以根治性切除为目的及标准所进行的手术,其要求切除2/3以上胃及D2淋巴结清扫术(图24-6),并据此进一步将胃切除和(或)淋巴结清扫范围小于标准根治术的手术定义为缩小手术,反之将联合其他脏器切除和(或)范围超过D2的淋巴结清扫定义为扩大手术。无法根治切除的胃癌伴有大出血、穿孔或幽门梗阻等并发症时为缓解临床症状所行的手术称为姑息手术,包括病灶切除手术、胃空肠吻合术、胃造瘘术、空肠造瘘术等。如果能够安全切除胃,则进行姑息性胃切除,如果切除较为困难或危险,则进行胃空肠吻合术等旁路手术。姑息手术能够缓解痛苦,提高生活质量,甚至能够延长部分患者生存时间,临床价值较为肯定。肿瘤无法根治切除(存在肝转移、腹膜转移等非根治因素)且无出血、狭窄等肿瘤产生的症状,单纯为减少肿瘤负荷、延长症状出现时间所采取的手术称为减瘤手术,目前减瘤手术的价值并不肯定,原则上不宜采用,仅经多学科充分讨论评估后可以审慎采用。

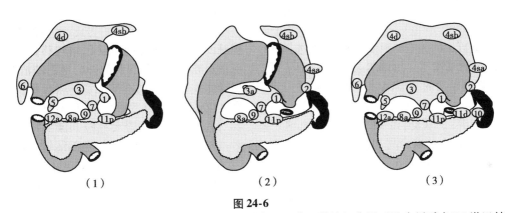

图 24-6

(1)远端胃手术D2淋巴结清扫范围;(2)近端胃手术D1+淋巴结清扫范围;(3)全胃手术D2淋巴结清扫范围

(1)早期胃癌的根治性手术:内镜治疗适应证以外的早期胃癌(T1期)需采取手术治疗。无明显淋巴结转移者,常用术式包括D1或D1+的保留幽门胃切除、保留大网膜胃切除、保留迷走神经功能的胃手术等保存功能的缩小手术。位于胃中部的肿瘤,下缘距离幽门4cm以上的距离可选择保留幽门胃切除术。保留幽门的胃切除术要求保留幽门管1.5cm,同时保留迷走神经的肝支和幽门支,胃右血管及幽门上淋巴结。与传统胃切除术相比,该手术不仅可以降低术后倾倒综合征和胆囊结石的发生率,而且可以避免十二指肠液反流。保留迷走神经功能的手术要求保留迷走神经的肝支和腹腔支,如此能降低胆囊结石、术后腹泻和消化吸收障碍的发生率。采用该术式会影响第1和第7组淋巴结的彻底清扫,故应严格掌握其适应证。位于胃上部的肿瘤,可保留1/2以上的胃,行近端胃切除术。术前和术中诊断肿瘤浸润深度存在局

限性,且基本不可能通过目测确认淋巴结未转移。如果存疑,原则上进行D2清扫。早期胃癌(T1期)应确保肉眼2cm以上的切缘距离。如果肿瘤的边缘不明,希望通过术前胃镜的活检确认肿瘤边缘,并用金属夹标记,以便决定术中的切除范围。

(2)进展期胃癌的手术治疗:手术治疗仍是治愈进展期胃癌的唯一可能方法。对于食管浸润3cm以内的胃癌,开腹手术已成为标准手术径路。为充分显露下纵隔游离食管,必要时可以打开膈肌裂孔。如存在超过上述范围的食管浸润,且可进行根治性手术,则应考虑开胸手术。

作为进展期胃癌根治切除的标准术式的一部分,D2根治术治疗进展期胃癌的疗效以及安全性已被大量的临床实践所证实,并被各大临床指南所接受。为了提高进展期胃癌的疗效,以往曾有人提倡施行扩大淋巴结清扫术,在D2手术基础上加行包括肝十二指

肠韧带、肠系膜上动脉、腹主动脉旁甚至包括纵隔淋巴结在内的清扫术。目前预防性 No.16 清扫的意义已经被日本的 RCT(JCOG9501)研究所否定。如果在 No.16 转移病例中,没有其他的非根治因子,可通过 D2+No.16 手术实现 R0 手术,但通常预后不佳。No.14v 清扫不包含在 D2 范围内,但是考虑到与 No.6 的连续性,无法否定转移至 No.6 的远端胃癌病例中 No.14v 的清扫价值。No.13 淋巴结转移属于 M1,但由于在十二指肠浸润胃癌的根治切除病例中,也存在即便是 No.13 转移阳性,也存在长期存活的病例,因此 D2(+No.13)也是一种选择。

在以根治为目的手术的切除范围,应确保从肿瘤边缘开始拥有足够的切缘距离。术中应根据病灶的部位、大小、浸润深度、病理类型和大体分型确定胃切除范围。如果是 T2 以上的肿瘤,在术中进行判断时,局限型肿瘤应努力确保 3cm 以上,浸润型应努力确保 5cm 以上的近侧切缘距离。如果怀疑切缘距离比以上距离更近,或者断端阳性,希望能行快速冷冻病理检查切缘的全层,确认断端阴性。如果是食管浸润胃癌,则无需确保 5cm 以上的断端,但希望对切缘进行快速冷冻病理诊断。

cN(+)或 T2 以上的肿瘤的根治手术,通常选择远端胃切除术或全胃切除术。远端胃切除术适用于可确保上述近端切缘距离的肿瘤,全胃切除术则适用于远端胃切除难以确保上述近端切缘距离的肿瘤。即便是可确保近端切缘的病变,如果因胰腺浸润而进行胰脾联合切除时,必须采取全胃切除术。此外,大弯病变或癌细胞已转移至 No.4sb 淋巴结,则考虑在进行脾切除术清扫脾门淋巴结的同时,也必须行全胃切除术。如果是食管胃结合部区域的腺癌,且大部分的病变存在于食管中,则以食管癌治疗为参考,进行中下部食管切除术、近端胃切除术、胃管重建术。

T3(SS)以上胃癌的标准手术,通常会切除网膜。如果是 T1/T2 肿瘤,只要距离胃网膜动脉 3cm 以上离断胃结肠韧带,可保留结肠侧的网膜。对于肿瘤侵犯胃后壁浆膜的病例,尽管切除网膜囊可能达到切清除网膜囊内微小种植病灶的目的,但尚无证据证明其对于预防复发有益。由于可能造成血管或胰腺损伤,至少对于 T2 以下的胃癌患者最好不进行该手术。

远端胃切除术后可选择 Billroth I、Billroth II 式或者 Roux-en-Y 吻合重建消化道。Billroth I 式操作相对简便,食物通过十二指肠更符合生理,术后 ERCP 不受影响,但是胃食管反流比其他重建方式更为常见。吻合有张力,或肿瘤下缘十分接近幽门局部复发风险大时不宜选择 Billroth I 式吻合。近端胃切除术后直接将食管和残胃进行吻合有时可导致永久性胃食管反流和反流性食管炎,在食管与残胃之间间置一段长约 15~20cm 的顺蠕动空肠可有效防止胃食管反流发生。

全胃切除术后消化道重建方式种类繁多,目前以经典的 Roux-en-Y 食管空肠吻合最为常用。该术式的优点是手术简便,术后反流性食管炎发生率低。

联合脏器切除术:联合脏器切除的目的有二:①整块切除病胃及受浸润的邻近脏器;②彻底清扫转移淋巴结。当肿瘤浸润食管下端、横结肠、肝左叶、胰腺、脾脏等邻近脏器,但无远处转移征象,患者全身情况允许时,一般均主张联合切除受累脏器。局部晚期癌肿根治性联合脏器切除不仅能切除肿瘤原发灶,消除出血梗阻等并发症,而且能够延长患者生存期,提高治愈率。为保证根治性手术的彻底性和疗效,术中应遵循整块切除的原则,并严格按照 D2 根治手术的要求彻底清扫第一站和第二站淋巴结,同时避免上下切缘癌残留。鉴于联合脏器切除常伴有较高的术后并发症率和死亡率,姑息性联合脏器切除应慎重施行。

近端胃癌脾门淋巴结的转移率约为 15%,在近端胃癌根治术中,为了彻底清扫脾门、脾动脉旁淋巴结,过去常规联合施行脾脏切除术。近年来有关脾脏在抗肿瘤免疫方面的重要作用日益受到重视。研究表明,联合脾切除不仅有较高的并发症发生率而且通常并不能改善患者的预后。因此,对肿瘤没有直接侵犯脾脏或者没有明确脾门淋巴结转移者合并脾脏切除应慎重施行。保留脾脏的脾门淋巴结清扫值得提倡,但操作技术要求高不易推广。联合脾胰体尾切除原则上仅适用于原发癌肿或转移淋巴结直接浸润胰腺实质者。局部晚期胃窦癌浸润胰头或十二指肠球部时,若患者全身情况良好,淋巴结转移限于第 2 站以内,估计能够根治切除者可考虑行胰十二指肠切除术。胃癌行胰十二指肠切除的并发症率和手术死亡率均较高,手术指征应从严掌握。

(3)腹腔镜胃癌根治术:腹腔镜胃癌根治术与传统开腹手术相比,具有创伤小、失血少、恢复快、疼痛轻等众多优势,而与内镜手术相比,又能进行胃周区域淋巴结清扫,目前成为充满前景的胃癌手术方式。随着腹腔镜器械的不断发展及外科技术的不断完善,腹腔镜胃癌手术的经验迅速积累,操作流程日益规范。多个研究已证实了腹腔镜胃癌手术的安全性,且淋巴结清扫数目与传统开放手术相当,可获得与传统开放手术相似的远期疗效。韩国 KLASS 研究组回顾性配对研究结果显示无论接受腹腔镜胃癌根治术或者传统开放手术,各分期胃癌治疗后总生存、疾病特异生存时间、无复发生存率方面均无显著差异。KLASS-01 研究发现 I 期胃癌中腹腔镜手术并发症率甚至低于开放手术。中国腹腔镜胃肠手术研究组(CLASS)回顾性分析了 27 家医疗机构共计 1,184 例(2003—2009 年)接受腹腔镜 D2 手术的进展期胃癌资料,术后并发症发生率和手术死亡率分别为 10.1% 和 0.1%,研究认为腹腔镜手术用于进展期胃癌也是安全的。虽然腹腔镜在胃癌的应用已初具规模,但依据主要来源于回顾性研究,尚缺乏高级别循证医学证据的支持,因此尚存较多争议,尤其对于进展期胃癌。日本、韩国及中国的多个中心正在积极开展针对早期和进展期胃癌的 RCT 研究,其最终研究结果令人期待。

腹腔镜胃癌手术的最初报道来自腹腔镜辅助远端胃大部切除(laparoscopy-assisted distal gastrectomy,LADG),针对近端胃癌的腹腔镜辅助全胃切除术(laparoscopy-assisted total gastrectomy,LATG)和腹腔镜辅助近端胃大部切除术(laparoscopy-assisted proximal gastrectomy,LAPG),由于其技术难度相对更大,特别是术后复杂的消化道重建及并发症增加等一系列问题,阻碍了其临床应用,目前仅限于一些经验丰富的中心开展。LATG 手术的关键在于术后如何安全有效地完成消化道重建,针对这一难题,外科专家正在不断地探索新的食管-空肠或食管-残胃吻合技术。

2. 化学治疗　早期胃癌可以通过手术治疗治愈。遗憾的是,胃癌确诊时大部分病例已属进展期,单纯手术疗效甚差,胃癌的化疗包括术前化疗、术中化疗、术后辅助化疗以及姑息化疗。

(1)术前化疗:临床评估可根治切除患者的术前化疗称为新辅助化疗,对于不可根治切除病灶通过化疗后成为可切除称之为转化化疗。研究显示,新辅助化疗能起到降低肿瘤分期,提高根治性切除率,延长生存期的目的。欧洲开展的 MAGIC 试验,结果证实经术前化疗后肿瘤明显缩小且降期,提高了根治性切除率。平均随访超过 3 年,治疗组 5 年生存率为 36%,对照组为 23%。这项大型研究首次证明了胃癌 ECF 方案术前新辅助化疗的有效性。目前新辅助化疗适应证尚未有定论,日本新辅助化疗的研究选择 IV 型胃癌和体积大的 III 型胃癌为研究对象,我国的 RESOLVE 研究选择 T4aN+为入组对象。目前大多新辅助化疗采用术前 3 个疗程化疗方案,一般要每 4~6 周评价 1 次疗效,以便随时调整治疗策略。化疗后 3~4 周手术,最迟一般不超过 6 周。

(2)术中腹腔温热灌注化疗:腹膜切除联合术中腹腔温热灌注化疗是目前治疗胃癌腹膜种植的重要手段,并有了一些长期生存的经验。对于无远处转移和腹膜后广泛淋巴结转移的病例,手术切除肉眼可见的肿瘤后辅以腹腔温热灌注化疗清除残余的微小癌灶,理论上可达到根治肿瘤的目的。进行广泛的减瘤手术,尽可能地切除肿瘤,最好能清除整个腹腔内所有肉眼可见的肿瘤病灶是治疗成功的保证。腹腔脏器脏腹膜种植时可尽量切除受累脏器,壁腹膜受累时则广泛切除。日本一组研究报道 83 例腹膜转移或术后腹膜种植的胃癌病例,施行积极的减瘤手术后辅以含 MMC、DDP 和 VP16 的腹腔温热灌注化疗,术中中位生存期为 14 个月,完全切除肉眼可见肿瘤者术后 1

年和 5 年生存率分别为 88% 和 47%。腹腔温热化疗的效果与种植病灶的大小有关,腹膜转移灶小于 5mm 的病例,治疗后的 3 年生存率可达 41%。

(3)术后辅助化疗:目前有关胃癌术后辅助化疗的方案以及辅助化疗持续的时间已经达成共识,主要基于 ACTS-GS 和 CLASSIC 研究。ACTS—GC 研究是一项在日本进行的 II~III 期胃癌 D2 术后替吉奥(S1)单药辅助化疗对比单纯手术治疗的 III 期随机对照临床研究,接受 S-1 辅助治疗的患者较单纯观察的患者 5 年无病生存率提高了 11%,两组患者 5 年 DFS 分别为 65.4% 和 53.1%,5 年总生存率(Os)分别为 71.7% 和 61.1%。S-1 单药作为辅助化疗有减缓复发、提高生存率的价值。CLASSIC 研究是一项在亚洲(韩国、中国大陆和中国台湾)进行的胃癌 D2 根治术后评价希罗达联合奥沙利铂(XELOX 方案)辅助化疗的 III 期临床研究。共有 1024 例患者(包括 II 期、III A 和 III B 期)随机接受 8 个疗程 XELOX 方案治疗或单纯观察;XELOX 组 3 年 DFS 较单纯观察组显著改善(74% vs 60%,HR=0.56,$P<0.01$)。该研究为胃癌根治术后的辅助治疗又提供了一项具有高级别循证医学证据的选择方案。从进一步的分层分析中发现.对于分期较晚的 III 期患者,强度更高的双药联合方案有比较好的降低复发及提高生存的优势。临床上化疗通常在术后 3~4 周进行,可采用 S1 单药口服化疗,也可采用联合方案(Xelox)。

(4)姑息化疗:随着药物的发展以及治疗策略的不断优化,胃癌姑息化疗所获得的生存期正在不断被延长。与最佳支持治疗相比,生存获益已接近 1 年。氟尿嘧啶(5-FU)及其衍生物和铂类药物是胃癌姑息治疗的经典用药,紫杉类药物以及靶向药物在晚期胃癌上的应用取得了良好的效果。ToGA 研究奠定了靶向药物赫赛汀联合化疗在 Her2 扩增的晚期胃癌上的治疗地位。

3. 放射治疗　胃癌的放疗可降低局部复发率,部分研究还显示出生存的益处。不同组织类型的胃癌对放疗的敏感性差异较大,通常未分化癌、低分化腺癌、管状腺癌、乳头状腺癌对放疗均有一定敏感性;而黏液腺癌和印戒细胞癌对放疗不敏感,一般不宜作放射治疗。胃癌的放疗通常与化疗相结合,在放疗的同时采用氟尿嘧啶类药物进行化疗,以增进疗效。胃癌放疗常见并发症包括放射性胃肠炎、造血系统功能抑制、肝肾功能损害和一过性胰腺炎等。并发症轻者可在停止放化疗后数周内自愈,严重时可导致消化道出血、穿孔、吻合口瘘和重要脏器系统功能衰竭。

(1)新辅助放疗:新辅助放化疗能起到降低肿瘤分期,提高根治性切除率的目的。在胃癌的新辅助放化疗方面,目前还没有足够的循证医学证据证明新辅助化疗可以提高患者预后。但是,还是有一些研究为我们提供了一些启示。德国的POET多中心研究,119例食管下段或胃食管结合部腺癌患者纳入研究,结果显示新辅助放化疗后接受手术与新辅助化疗后行手术治疗相比,3年生存率分别为47%和28%。荷兰的CROSS多中心随机对照试验主要是研究新辅助放化疗对于食管癌和胃食管交界部癌的治疗作用。放化疗组的R0切除率显著高于单纯手术组(92% vs 69%,$P<0.001$),OS也显著优于单纯手术组(49.9% vs 24.0%,$P=0.003$),且前者的病理完全缓解率29%,其中腺癌患者获得完全缓解率的达23%。

(2)术中放疗:术中放疗主要适用于胃癌原发灶已切除,肿瘤浸润浆膜面或伴有周围组织浸润,以及伴有胃周围淋巴结转移者。伴有腹膜种植、广泛淋巴结转移或远处转移者禁忌作术中放疗。照射通常在完成切除手术进行消化道重建之前进行,照射剂量通常以10~35Gy为宜。然而,由于术中放疗技术和设备要求均较高,操作复杂,临床上较难推广应用。

(3)术后放疗:胃癌根治术后局部复发或区域淋巴结转移是导致治疗失败的常见原因之一。作为手术的局部补充治疗,术后放疗有可能控制或消除术中残留的癌灶,降低局部复发率,并有可能改善患者的预后。在美国,术后放疗一直是普遍采用的治疗手段。INT0116研究结果显示,术后采用联合放化疗与单纯手术相比,3年生存率提高了22%。但是,研究对象中有接近90%患者未进行D2胃癌根治手术。对亚组分析显示,经过D2手术患者,术后接受放化疗没有提高生存率。而东方学者一直以来推崇进展期胃癌行D2根治术,为此韩国的ARTIST研究对比了接受D2根治手术的胃癌患者行术后放化疗和术后化疗的效果。结果显示术后放化疗没有提高无病生存期,D2术后辅助放化疗的价值未被证实。未行D2根治术的进展期胃癌或者有肿瘤残余者可考虑术后放疗。

(孙益红　秦新裕)

第七节　胃十二指肠良性病变

随着内镜技术的发展和人们多健康的日益重视,胃十二指肠良性病变并不少见,传统上称为息肉,其中胃良性肿瘤约占胃肿瘤的1%~5%,而十二指肠良性肿瘤占所有小肠肿瘤的9.9%~29.8%。息肉按Morson的组织学分类为基础,将息肉分成肿瘤性、错构瘤性、炎症性和增生性四类。根据息肉有蒂与否,分为无蒂、亚蒂和有蒂息肉,根据息肉的数目分为单发性和多发性息肉。

其组织来源分为两类:来自黏膜的上皮组织,包括息肉及腺瘤;来自胃肠壁的间叶组织,统称为间质肿瘤,大多来源于平滑肌、脂肪、纤维、神经及血管等,

临床上以息肉和来源于平滑肌的肿瘤比较多见,约占全部胃十二指肠肿瘤的40%。胃良性病变详见表24-3。间质肿瘤另章详述,本节主要介绍胃十二指肠息肉及其处理。

表24-3　胃良性病变

肿瘤性息肉
　上皮源性肿瘤
　腺瘤管状腺瘤
　绒毛状腺瘤
　管状绒毛状腺瘤
　　腺瘤病
　家族性息肉病
　　多发性腺瘤病
　　Gardner综合征
　　Turcot综合征
　间叶源性肿瘤
　　间质瘤
　　骨瘤和骨软骨瘤
　　脉管肿瘤
非肿瘤性息肉
　错构瘤性息肉
　　Peutz-Jeghers(错构瘤样息肉)
　　Cronkhite-Canada综合征
　　幼年性息肉综合征
　炎症性息肉
　　假性淋巴瘤
　　嗜酸性胃炎
　　　弥漫性
　　　局限性(炎性纤维样息肉)
　　良性组织细胞增多症X
　　肉芽肿样病变(肉瘤样,Crohn病)
　　梅毒
　　结核
　增生性息肉
　　黏膜肥大性赘生物
　　胃底腺息肉
　　家族性息肉病和其他息肉病综合征
　　Menetrier病(Polyadenomes en nappe)
　　合并Zollinger-Ellison综合征
　　腺型,无高促胃液素血症
　瘤样病变
　　腺肌瘤
　　黄瘤(黄斑瘤)
　　黏膜内囊肿(黏液囊肿)
　　黏膜下囊肿(胃炎深部囊肿)
　　重叠囊肿
　发育异常
　　异位胰腺
　　Brunner腺瘤
　　胃静脉曲张
　　胃动脉瘤(Dieulafoy病)
　　窦血管膨胀(西瓜胃)

胃十二指肠息肉是一种来源于胃十二指肠黏膜上皮组织的良性肿瘤，发病率占所有良性病变的5%以上。

【病理】

根据息肉的组织发生、病理组织形态、恶性趋势可分为腺瘤性息肉、增生型息肉和炎性纤维样息肉等。

（一）腺瘤性息肉

为真性肿瘤，发病率占息肉的3%～13%，多见于40岁以上男性，60%为单发性，外形常呈球形，部分有蒂或亚蒂，广基无蒂者可占63%，胃腺瘤直径通常在1.0～1.5cm，部分可增大到4cm以上，胃窦部多见，腺瘤表面光滑或呈颗粒状，甚至分叶状、桑葚状，色泽可充血变红，位于贲门、幽门区者经常形成糜烂或浅溃疡，息肉之间的黏膜呈现正常。若整个黏膜的腺体普遍肥大，使黏膜皱襞消失而呈现一片肥厚粗糙状，并伴多发性息肉者，称为胃息肉病。

腺瘤虽属良性，但腺上皮有不同程度的异常增生，重度者与早期癌不易鉴别，故称其为交界性病变。依据病理形态可分为管状腺瘤和乳头状腺瘤（或绒毛状腺瘤），前者是由被固有层包绕分支的腺管形成，腺管排列一般较规则，偶见腺体扩张成囊状，腺体被覆单层柱状上皮，细胞排列紧密；后者是由带刷状缘的高柱状上皮细胞被覆分支状含血管的结缔组织索芯组成，构成手指样突起的绒毛，有根与固有层相连。该两型结构可存在于同一息肉内（绒毛管状或乳头管状腺瘤），伴有不同程度异形增生是癌变的先兆。同一腺瘤内亦可发生原位癌乃至浸润癌的变化。息肉性腺瘤的癌变率不一，管状腺瘤的癌变率约为10%，乳头状腺瘤癌变率则可高达50%～70%。息肉直径大于2cm，息肉表面出现结节、溃疡甚或呈菜花状，息肉较周围黏膜苍白，息肉蒂部宽广，周围黏膜增厚，则常是恶性的征象。

（二）增生性息肉

较常见，约占胃良性息肉的90%。多为单发，无蒂或有蒂，表面光滑，色泽正常或稍红，突出黏膜表面，其表面是分泌黏液的柱状细胞，基质丰富。息肉直径通常<1cm。常见于胃窦部，是慢性炎症引起黏膜过度增生的结果，该息肉是由增生的胃小凹上皮及固有腺组成，偶可观察到有丝分裂象和细胞的异形增生。间质以慢性炎症性改变为其特点，并含有起源于黏膜肌层的纤维肌肉组织条带，常见于萎缩性胃炎、恶性贫血以及胃黏膜上皮化生者，其中90%患者胃酸缺乏。增生性息肉的癌变率很低（<5%），极少部分癌变系通过腺瘤样增生或继发肠化生、异形增生发展而来。随访发现部分增生性息肉患者胃内除息肉外同时存在浸润癌，发生率约为2.3%，值得注意。

（三）炎性纤维样息肉

可能是一种局限形式的嗜酸性胃炎，可为单发或多发，无蒂或蒂很短，也好发于胃窦部。病变突向胃腔，组织学所见为纤维组织、薄壁的血管以及嗜酸细胞、淋巴细胞、组织细胞和浆细胞的黏膜下浸润。其发病机制仍不清楚，可能是一炎性病变的过程。

【临床表现】

大多数胃十二指肠息肉患者无明显临床症状，往往是在X线钡餐检查、胃镜检查或手术尸检标本中偶然发现。息肉生长较大时可出现上腹不适、疼痛、恶心、呕吐，若息肉表面糜烂、出血，可引起呕血和黑便。疼痛多发生于上腹部，为钝痛，无规律性与特征性。位于贲门附近的胃息肉偶可出现咽下困难症状，位于幽门区或十二指肠的较大腺瘤性息肉可有较长的蒂，可滑入幽门口，表现为发作性幽门痉挛或幽门梗阻现象。如滑入后发生充血、水肿、不能自行复位，甚至出现套叠时，部分胃壁可发生绞窄、坏死、甚或穿孔，发生继发性腹膜炎。位于Vater壶腹部肿瘤，可压迫胆道，出现梗阻性黄疸。部分腺瘤性息肉患者往往有慢性胃炎或恶性贫血的表现。大多数患者体格检查无阳性体征。

【诊断】

胃息肉因症状隐匿，临床诊断较为困难。约25%的患者大便潜血试验阳性。大多数息肉可由X线诊断，显示为圆形半透明的充盈缺损，如息肉有蒂时，此充盈缺损的阴影可以移动。无论是腺瘤性息肉还是增生性息肉，胃镜下的活组织检查是判定息肉性质和类型的最常用诊断方法。如息肉表面粗糙，有黏液、渗血或溃疡，提示有继发性炎症或恶变。对于小的息肉，内镜下息肉切除并回收全部息肉送检病理诊断最可靠；对较大的息肉，细胞刷检对判断其良恶性可能亦会有些帮助。较大的胃息肉多是肿瘤样病变，钳夹活检可作为最基本的诊断方法，依据组织学结果决定进一步诊疗方法。有些腺瘤性息肉恶变早期病灶小、浅，很少浸润，而胃镜下取材有局限性，不能反映全部息肉状态而易漏诊。所以对胃息肉患者，即使病理活检是增生性息肉或腺瘤性息肉，均需要在内镜下切除治疗。对于大息肉，镜下切除有困难者需手术治疗。胃息肉患者应行全消化道检查，以排除其他部位息肉的存在，因此类息肉患者更常见伴发结直肠腺瘤。

【治疗】

内镜下切除息肉是治疗胃息肉的首选方法。随着内镜技术及超声内镜的发展和广泛应用，镜下采用EMR、ESD技术处理胃十二指肠息肉已普遍开展，且方法较多。内镜超声确定肿块来源于黏膜肌层或黏膜下层，通过ESD治疗可完整剥离，不受肿瘤大小的限制。

开腹手术的适应证：未能明确为良性病变的直径大于 2cm 的息肉；息肉伴周围胃壁增厚；不能用内镜圈套器或烧灼法全部安全切除的息肉；内镜切除的组织学检查为侵袭性恶性肿瘤；位置特殊内镜操作困难的息肉。手术切除包括息肉周围一些正常组织，如果发现浸润癌或息肉数量较多时，可行胃大部切除术或根治术。

（黄广建）

第八节　胃恶性淋巴瘤

胃恶性淋巴瘤包括发生于胃壁黏膜下层淋巴组织的原发性恶性淋巴瘤、全身播散性淋巴瘤累及胃部，或其他部位的淋巴瘤转移到胃的继发性淋巴瘤，发病率仅次于胃癌，占胃部所有恶性肿瘤的 1%~7%，好发于胃窦部和幽门前区。胃原发性恶性淋巴瘤起源于胃黏膜下层淋巴滤泡并向周围浸润性生长的恶性淋巴瘤，组织学上分为霍奇金淋巴瘤和非霍奇金淋巴瘤，最常见病理类型是弥漫性大 B 淋巴细胞为主的非霍奇金淋巴瘤，其次为黏膜相关淋巴样组织淋巴瘤（MALT 淋巴瘤）。本病的发病率有增长趋势，男性患者稍多见，年龄 40~59 岁最常见。幽门螺杆菌（Hp）感染、免疫缺陷与淋巴瘤的发生有关。

【病理】

胃原发性恶性淋巴瘤起源于胃黏膜层淋巴滤泡并向黏膜下层及周围浸润性生长的恶性淋巴瘤，组织学上分为霍奇金淋巴瘤和非霍奇金淋巴瘤，最常见病理类型是弥漫性大 B 淋巴细胞为主的非霍奇金淋巴

瘤，其次为黏膜相关淋巴样组织淋巴瘤（MALT 淋巴瘤）。胃恶性淋巴瘤可发生于胃的任何部位，但较多侵犯胃的远端。肿瘤较大，有时是多中心性的，逐渐累及整个胃壁，也可扩展至邻接的十二指肠、食管或邻近的脏器，常有胃周围淋巴结转移，也可见由于反应性增生所致的区域性淋巴结肿大。

胃 MALT 淋巴瘤约占 NHL 的 7%，进展缓慢，已证实 Hp 感染与胃 MALT 淋巴瘤的发生密切相关。累及黏膜及黏膜下层的 MALT 淋巴瘤中，Hp 阳性的检出率为 76%，超过黏膜下层以外的 MALT 淋巴瘤中 Hp 阳性的检出率为 48%，而 80% 的胃 MALT 淋巴瘤在清除 Hp 后可使淋巴瘤获得完全或部分消退。肉眼观察可分浸润型、溃疡型、结节型、肿块型四种，但临床上以下列类型混合出现的较多见（表 24-4）。

1. 浸润型　胃壁节段性或广泛性浸润增厚，病变范围广，超过两个胃区甚至全胃及十二指肠球部，黏膜皱襞粗大呈结节状扭曲，但胃腔能舒缩，胃壁柔软能扩张。胃壁厚度可达 4~5cm，CT 增强提示胃壁均匀一致性强化，强化程度 CT 值较皮革样胃癌低，可以此鉴别。

2. 溃疡型　可见形态不规则的单发或多发的溃疡，溃疡周围伴有增厚或结节状隆起的环堤，环堤完整胃壁柔软周围黏膜粗大无破坏，蠕动正常，与溃疡型胃癌不同。

3. 肿块或结节状　多发生在胃大弯侧，一个或多个息肉状隆起，直径为数毫米到数厘米。黏膜下肿块凸向胃腔，黏膜不破坏形成桥状皱襞，周围黏膜不向中心聚集而围绕在肿块周围。此点与胃癌鉴别。

4. 粗大皱襞型　粗大如脑回样黏膜皱襞围绕在息肉或溃疡周围，但不引起胃腔狭窄。

表 24-4　胃 MALT 淋巴瘤分期

Lugano 分期		Ann Arbor 分期	TNM 分期	肿瘤浸润范围
I_E期	T_{E1}黏膜、黏膜下	I_E	T1N0M0	黏膜、黏膜下
	T_{E2}肌层以外（固有肌层、浆膜层）	I_E	T2N0M0	固有肌层
		I_E	T3N0M0	浆膜层
II_E期	II_{E1}累及局部淋巴结	II_E	T1-3N1M0	胃周淋巴结
	II_{E2}累及远处淋巴结	II_E	T1-3N2M0	远处淋巴结（包括肠系膜淋巴结）
II_E期	穿透浆膜累及邻近组织或器官	II_E	T4N0M0	累及邻近结构
IV期	弥漫型结外转移或同时膈上淋巴结转移	III_E	T1-4N3M0	膈肌两侧淋巴结转移或远处转移
		IV	T1-4N0-3M1	

【临床表现】

早期症状不明显,最常见的症状是上腹痛、体重减轻和畏食,多数为类似溃疡病的症状,服用制酸剂可暂时缓解,因此对于按溃疡病治疗虽症状有改善,但体重仍持续下降时应注意胃淋巴瘤可能;若发现胃部病变很广泛,肿瘤或溃疡较大,但患者一般情况良好,出现这种临床症状与胃部病变不符者,也应考虑淋巴瘤可能。1/3 患者就诊时已可扪及腹部肿块,有报道可达 50%。幽门梗阻症状不常见。当肿瘤不断增长,可使覆盖黏膜发生坏死和溃疡,故病期较晚时可有胃肠道出血。少数患者可有不规则低热,霍奇金病患者更有周期性不规则发热,并伴有肝、脾肿大。部分患者发生胃穿孔,穿孔的并发症较癌多见,有报道高达 4%。晚期也可见全身性转移和恶病质。

化验检查可见贫血,血沉增快,大便隐血阳性。半数以上患者胃液内无游离酸。幽门螺杆菌(Hp)感染与黏膜相关淋巴样组织肿瘤(低分化 B 细胞肿瘤)关系较密切,因此 Hp 阳性者应提高警惕。对 Hp 阳性者,建议行 PCR 或 FISH 检查是否存在 t(11;18)、t(1;14)、t(14;18)易位。

【诊断】

术前明确诊断者不足 10%,多被认为胃癌及溃疡病,只是术后经病理检查才能明确诊断。因其临床症状无特殊性,主要病理变化又不在胃黏膜表面,所以影响各种检查的阳性率。X 线钡餐检查可见下列表现:①多发性溃疡,或位于胃后壁或小弯侧的大而浅表溃疡;②胃黏膜上多数不规则圆形充盈缺损,所谓"鹅卵石样改变";③胃壁浸润范围较大,但不太僵硬,仍可见蠕动通过;④充盈缺损周围出现明显肥大的黏膜皱襞;⑤胃壁肿块较大,但不引起梗阻。

纤维胃镜多能发现胃腔内隆起性黏膜下肿块或溃疡,但据报道胃镜对胃淋巴瘤的漏诊率达 57.1%,是由于淋巴瘤往往沿黏膜下浸润型生长,常规活检不易取得病变组织。因此对于肿瘤质地柔软、黏膜增厚僵硬、黏膜下肿块征象、多形性多灶性病变需提高警惕,采取深挖式活检,或 EUS 引导下穿刺活检的方法,提高诊断的正确率,力避漏诊。

术前必须明确是原发性还是继发性,鉴别原发或继发性胃恶性淋巴瘤可从表浅淋巴结有无肿大、白细胞总数及分类有无异常、纵隔有无肿大淋巴结、有无胃肠道受累部位及其区域淋巴结以外的侵犯、肝及脾有无肿大等方面考虑。

【治疗和预后】

治疗宜采用多学科综合讨论治疗策略,多项前瞻性随机对照研究比较了胃淋巴瘤患者接受手术+放化疗的联合治疗与单独化放疗的五年生存率,发现总生存率及 DFS 是相近的,因此手术作为首选治疗措施受到严重挑战。

对于 I 期 MALT 淋巴瘤,由于病灶表浅,当 Hp 阳性时抗 Hp 治疗可使 2/3 患者长期缓解,使患者避免或推迟了手术时间。抗 Hp 采用三联药物治疗:质子泵抑制剂+克拉霉素+阿莫西林/甲硝唑,抗 Hp 治疗后淋巴瘤平均在 5 个月内消退(最长 18 个月),如果 1 年内未消退则认为治疗失败。但应注意到抗 Hp 作为初始的一线治疗,部分患者长期来说仍有 22% 出现复发,因此抗 Hp 治疗后即使肿瘤全部消退,定期胃镜随访非常重要,开始时每 3 月一次,2 年后半年一次长期随访。对病灶侵犯深度超过肌层、Hp 检测 t(11;18)、t(1;14)、t(14;18)存在易位或抗 Hp 治疗失败者,可选择放疗或加用化疗。化疗多用 CHOP 方案,化疗患者的胃穿孔发生率为 5%;放疗仅适用于肿块体积较大的患者,肿块直径<3cm 的局部控制率为 10%,而肿块直径>6cm 则为 60%～70%。

对于弥漫性大 B 细胞淋巴瘤(DLBCL)的治疗,鉴于化疗的进步及在进展期胃淋巴瘤治疗中良好疗效的积累,首选化疗得到广大肿瘤工作者的认可。在手术+化放疗与化放疗两者生存期相同的状态下,由于保留了胃,患者生活质量有所提高,受到越来越多患者的接受。

胃恶性淋巴瘤出现了大出血、梗阻或穿孔,或在治疗过程中由于肿瘤退缩过快出现上述严重并发症;抗 Hp 治疗失败、Hp 检测 t(11;18)、t(1;14)、t(14;18)存在易位,或放化疗失败,病灶长期未消退或有进展者,仍应选择手术治疗。

手术切除范围与胃癌相同,肿瘤体积虽常较大,肿瘤的边界难于辨认,但常为局限性生长,肿瘤边缘常为非浸润性粘连,一般能解剖分离切除。由于恶性淋巴瘤常在黏膜下沿其长轴浸润扩散,同时多中心者并不少见,要将切除标本的远、近端作冷冻切片检查,如活检有肿瘤浸润,还需作更广泛的切除,可以提高治愈率和延长生存期。术后加用放疗和化疗或两者联合能取得很好的疗效,尤其对于肿瘤浸润范围超出病变的大体界限。病变广泛已不宜手术切除时,先采用放化疗,肿瘤有缩小但未完全消退,仍有必要争取手术切除的机会。

(黄广建)

第九节　胃　扭　转

胃扭转是指胃正常位置的固定机制障碍或胃邻近器官病变使胃移动,导致胃沿不同轴向发生部分或全部的异常旋转。1866 年由 Berti 等首次报道。胃扭转少见,诊断不易,常延误治疗。其急性型发展迅速,病死率高;而慢性型的症状多不典型,亦不易早期发现。

【病因】

胃扭转的发生与其解剖及病理性改变关系密切,胃主要由食管下端和幽门上下固定,其形态由胃肝、胃十二指肠、胃脾、胃膈韧带所维持。新生儿胃扭转是一种先天性畸形,可能与小肠旋转不良有关,使胃脾韧带或胃结肠韧带松弛而致胃固定不良。多数可随婴儿生长发育而自行矫正。

成人胃扭转多存在解剖学因素。较大的食管裂孔疝、膈疝、膈膨出以及十二指肠降段外侧腹膜过度松弛使食管裂孔处的食管下端和幽门部不易固定。此外,胃下垂和胃大、小弯侧的韧带松弛或过长等都是胃扭转发病的解剖学因素。

暴饮暴食、剧烈呕吐、急性结肠胀气、急性胃扩张和胃逆蠕动等是导致急性型胃扭转的诱因。胃周围的炎症和粘连可牵扯胃壁而使其固定于不正常位置而出现扭转,是导致慢性型胃扭转的诱因。

【分型】

1. 按发病的缓急及临床表现　分为急性和慢性两型　急性胃扭转常有急腹症表现,而慢性胃扭转病程较长,症状不典型且反复发作。

2. 根据胃扭转的范围分为胃全部扭转和部分扭转　前者是指除与横膈相贴的胃底部分外整个胃向前向上的扭转。由于胃贲门部相对固定,胃全部扭转多不超过180°。部分胃扭转是指胃的一部分发生扭转。通常是胃幽门部,偶可扭转360°。

3. 按扭转的轴心胃扭转可分为以下三型

(1) 器官轴扭转型:是最常见类型。胃体沿贲门幽门连线的轴心(纵轴)发生扭转。多数是沿顺时针向前扭转(图24-7),即胃大弯向上向前扭转,使其旋转至胃小弯上方,但偶尔也有相反方向的向后扭转。贲门和胃底部的位置基本上无变化,多为慢性胃扭转。

(2) 系膜轴扭转型:胃随着胃大、小弯中点连线的轴心(横轴)发生旋转。多数是幽门沿顺时针方向向上向前向左旋转(图24-7),有时幽门可至贲门水平。少数情况下,胃底部沿逆时针方向向下向右旋转。胃系膜轴扭转可造成严重血运障碍,常需紧急手术。

(3) 混合型:兼有上述两型不同程度的扭转。

【临床表现】

急性胃扭转起病较突然,发展迅速,多有急腹症临床表现。可分为上腹部(膈下型)或左胸部(膈上型)疼痛。膈下型胃扭转患者上腹部显著膨胀而下腹部保持平坦;膈上型胃扭转患者常出现左胸部症状而

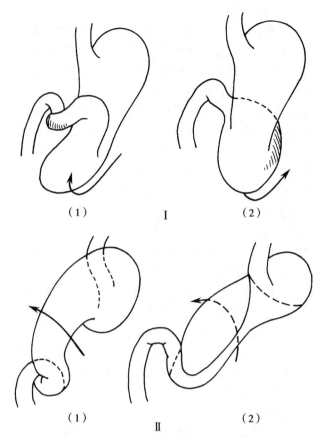

图24-7　胃扭转的类型
Ⅰ. 系膜轴扭转:(1)向前扭转;(2)向后扭转;
Ⅱ. 器官轴扭转:(1)向前扭转;(2)向后扭转

上腹部无异常。胸痛可放射至臂部、颈部并伴随呼吸困难,故常被误诊为心肌梗死。如扭转程度完全,梗阻部位在胃近端,则表现为Brochardt三联症:上腹局限性膨胀、干呕和胃管不能置入。如扭转程度较轻,则临床表现不典型。

慢性胃扭转多系不完全性质,若无梗阻,可无明显症状,偶在胃镜、胃肠钡餐检查或腹部手术而被发现。或表现为类似溃疡病或慢性胆囊炎等病变。如腹胀、恶心、呕吐,进食后加重,服用制酸剂症状不能缓解,以间断发作为特征。部分患者因贲门扭转狭窄出现吞咽困难,或因扭转部位黏膜损伤出现呕血及黑便等。

【辅助检查】

1. 上消化道内镜检查　胃镜进镜受阻,胃腔正常形态消失,多有黏膜扭曲、充血水肿、胃液潴留、幽门水肿、胃角变形等表现。

2. 腹部X线检查　胃肠钡餐检查具有重要意义。器官轴扭转型的X线下可见2个胃泡,球部位于幽门右下方,胃大弯上翻,构成胃顶缘,胃小弯向下呈凹面向下的弧形,呈斜置的“大虾状”。系膜轴扭转型的X线表现为胃内见2个液平,胃窦翻至左上方,幽门及十

二指肠球部向右下倾斜,整个胃呈"蜷曲状",胃黏膜呈十字交叉。混合型扭转:兼上述两型不同程度表现。

【诊断】

急性胃扭转依据 Brochardt 三联症(即早期呕吐,随后干呕;上腹膨隆,下腹平坦;不能置入胃管)和 X 线钡剂造影可诊断。慢性胃扭转可依据临床表现、胃镜和 X 线钡剂造影诊断。

【治疗】

急性胃扭转必须施行手术治疗,否则胃壁血液循环受到障碍而发生坏死。急性胃扭转患者病情重,多伴有休克、电解质紊乱或酸碱平衡失调,应及时纠正上述病理生理改变的同时尽早手术;如能成功置入胃管,则可待急性症状缓解和进一步检查后再行手术治疗。在剖开腹腔时首先看到的大都是横结肠系膜及后面绷紧的胃后壁。由于解剖关系的紊乱以及膨胀的胃壁,外科医师常不易认清病变情况。此时宜通过胃壁穿刺将胃内积气和积液抽尽,缝合穿刺处,再行探查。在胃体复位后,根据所发现的病理变化,如膈疝、食管裂孔疝、肿瘤、粘连带等,行切除或修补等处理。如未能找到有关的病因和病理机制者可行胃固定术,通常是将脾下极至胃幽门处的胃结肠韧带及胃脾韧带致密地缝到前腹壁腹膜上,以防扭转再次发生。近年有报道对不适宜手术的患者行经皮内镜导引下置入胃造瘘管,待胃与腹前壁粘连完全后再予拔除。慢性胃扭转多数可经透视或胃镜下复位可治愈,保守治疗无法复位者可行手术治疗。近来有报道应用腹腔镜技术行胃固定术治疗胃扭转取得了良好的效果。

（杜建军）

第十节　胃下垂

胃下垂是指直立位时胃大弯抵达盆腔而小弯弧线的最低点降至髂嵴连线以下所出现的临床综合征。

【病因和发病机制】

胃下垂可分为先天性或后天性。先天性胃下垂常伴有肝、肾、脾、横结肠下垂,是内脏全部下垂的一个组成部分。后天性胃下垂多与慢性消耗性病变并存。

胃下垂是一种功能性疾病,由于胃平滑肌或胃的固定韧带松弛所致。胃的两端即贲门和幽门相对固定,胃大、小弯侧的胃结肠韧带、胃脾韧带、肝胃韧带对胃体也起一定的固定作用。正常胃体可在一定的范围内向上下、左右或前后方向移动,如膈肌悬吊力不足,支持腹内脏器的韧带松弛,腹内压降低,则胃的移动度增大而发生下垂。

胃壁具有张力和蠕动两种运动性能,按照胃壁的张力情况可将其分为四个类型,即高张力、正常张力、低张力和无张力型(图24-8),低张力和无张力型胃极易发生下垂。如长期劳累,用脑过度致大脑皮层及皮层下中枢功能失调,导致自主神经功能紊乱,致使胃壁张力减弱,则易发生胃下垂。

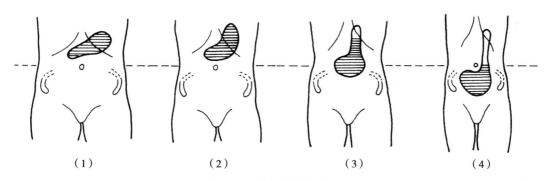

图24-8　胃的不同张力类型
(1)高张力型(牛角形);(2)正常张力型(J 形);(3)低张力型(鱼钩形);(4)无张力型(鱼钩形)

胃下垂常见于瘦长体型的女性、经产妇、多次腹部手术而伴腹肌张力消失者,尤多见于消耗性疾病和进行性消瘦者。

【临床表现】

轻度下垂者可无症状。明显下垂者可伴有胃肠动力低下及分泌功能紊乱等表现,如上腹部不适、易饱胀、畏食、恶心、嗳气及便秘等。上腹部不适多于餐后、长期站立和劳累后加重,平卧时减轻。下垂的胃排空常较缓慢,故会出现胃潴留及继发性胃炎的症状。此外,常有消瘦、心悸、站立性低血压和晕厥等症状。

体检可见多为瘦长体型,肋下角小于90°。站立时上腹部可扪及明显的腹主动脉搏动。上腹部压痛点不固定,冲击触诊或快速变换体位可听到脐下振水声。常可同时触及下垂的肾、肝和结肠等脏器。

【诊断】

胃下垂的诊断主要依靠 X 线检查。根据站立位胃角切迹与两侧髂嵴连线的位置,将胃下垂分为三度:轻度:角切迹的位置低于髂嵴连线下 1.0 ~ 5.0cm;中度:角切迹的位置位于髂嵴连线下 5.1 ~ 10.0cm;重度:角切迹的位置低于髂嵴连线下 10.1cm 以上。进钡餐后可见胃呈鱼钩形,张力减退,上端细长,而下端则显著膨大,胃小弯弧线的最低点在髂嵴连线以下。胃排空缓慢者可伴有钡剂滞留现象。

【治疗】

胃下垂主要采用内科对症治疗。少吃多餐,食后平卧片刻,保证每日摄入足够的热量和营养品。加强腹部肌肉的锻炼,以增强腹肌张力。也可试用中医中药治疗。症状明显者,可放置胃托。胃固定术的效果不佳,如折叠缝合以缩短胃的小网膜,或将肝圆韧带穿过胃肌层而悬吊固定在前腹壁上,现多已废弃不用。

(杜建军)

第十一节　十二指肠憩室

十二指肠憩室并不少见,但由于多数憩室无临床症状,不易及时发现,其确切的发病率难以统计。憩室的发现与诊断方法及检查者的重视程度有直接关系。文献报道,尸检中十二指肠憩室发现率高达22%,内镜检查发现率为 10% ~ 20%,胃肠钡餐检查发现率约为 2%。本病多见于 50 岁以上人群,发病率随年龄增长而升高,30 岁以下发病较少见。

【病因】

憩室形成的基本病因是十二指肠肠壁的局限性薄弱和肠腔内压力升高。肠壁局限性薄弱可能与肠壁肌层先天性肌层发育不良或退行性变有关。十二指肠憩室好发于十二指肠降部内侧,接近十二指肠乳头处。该部位是胚胎前肠与中肠的结合部,又有胆胰管通过,因此缺乏结缔组织支持,为一先天性薄弱区。随着年龄的增长,十二指肠腔内长期的压力冲击,使薄弱区肠壁向外膨出,形成憩室。Oddi 括约肌收缩牵拉十二指肠,也是促进憩室形成的因素之一。

【病理】

十二指肠憩室有多种不同的分类方法,依据憩室壁组织结构的不同可将十二指肠憩室分为原发性和继发性两类,前者憩室壁是由黏膜、黏膜下层及稀疏的平滑肌组成,又称假性憩室,其发生与局部肠壁的先天性薄弱有关。继发性憩室常因十二指肠溃疡瘢痕牵拉所致,憩室壁为肠壁全层,又称真性憩室,偶见于十二指肠球部溃疡者。

根据憩室与十二指肠腔的不同关系,可分为腔外型憩室和腔内型憩室。绝大部分的十二指肠憩室凸向肠腔外属腔外型憩室。腔内型憩室极其罕见,迄今全世界文献报道不足百例。腔内型憩室完全位于十二指肠腔内,其外表面和内表面均被覆十二指肠黏膜。此型憩室是十二指肠先天性发育异常所致,约40%的病例可伴有消化道其他部位的发育异常或先天性心脏病等先天性畸形。腔内型憩室虽极罕见,却易引起胆道、胰腺疾病和十二指肠梗阻。

目前临床上又根据憩室所在部位对十二指肠憩室进行分类,按憩室与十二指肠乳头的关系,可将降部憩室分为距乳头 2.5cm 以内的乳头旁憩室(juxta-papillary diverticula,JPD)和远离十二指肠乳头的非乳头旁憩室。乳头旁憩室与胆总管、胰管以及 Vater 壶腹在解剖上关系密切。偶尔可有十二指肠乳头直接开口于憩室内者,称为憩室内乳头。乳头旁憩室是十二指肠憩室的主要类型,占 70% 以上。其他部位的十二指肠憩室相对少见。十二指肠憩室多为单个,约占90%,多发性憩室约占 10%,可同时伴有胃肠道其他部位憩室形成。

约 10% 的十二指肠憩室可继发一系列病理变化,从而导致相应的并发症。由于憩室颈部狭小,食物残渣进入憩室后不易排出而潴留在腔内,可发生急、慢性憩室炎和憩室周围炎,并可发生憩室内溃疡、出血、穿孔、十二指肠梗阻和胆胰疾病等并发症。由于 JPD 与胆胰管及十二指肠乳头在解剖上关系密切,不仅可能对胆胰管产生机械性压迫,而且憩室炎症伴发的水肿和瘢痕形成可直接影响乳头功能,使胆汁、胰液排泄受阻。憩室内细菌过度繁殖和乳头功能不良引起的上行性胆道感染可导致反复发作的胆管结石、胆管炎和胰腺炎。

【临床表现】

绝大多数的十二指肠憩室并无临床症状,可能是在 X 线钡餐检查、十二指肠镜检查、手术或尸检时偶然发现。当憩室出现并发症时则可有相应的临床表现,其主要临床表现大致可分为以下五类。

1. 憩室炎表现　主要是由于食物的潴留和继发性感染炎症所致,常见有上腹部疼痛、饱胀、嗳气、呕吐、腹泻、黑便等。腹泻可能与憩室内食物潴留、细菌过度繁殖有关。部分患者可因腹泻而致严重营养不良,或因反复出血黑便而致贫血。

2. 胆胰疾病表现　多见于 JPD 患者主要表现为胆囊结石、反复发作的胆管结石、胆管炎或胰腺炎。症状的出现与 JPD 对胆总管和胰管的机械性压迫导致胆胰液引流不畅,憩室内细菌过度繁殖和乳头功能不良引起的上行性胆道感染有关。此类患者,如仅行胆囊切除和(或)胆总管探查,而未作憩室的相应处理,则术后胆总管结石、复发性胆管炎或胰腺炎发生率很高。

3. 急性大出血　虽较少见,但出血量可以很大,严重时可致失血性休克。DSA 检查偶可显示出血部位,其他现代检查手段对确定出血部位鲜有帮助。多数患者需经手术探查后方告确诊。

4. 十二指肠梗阻　腔内型憩室易引起十二指肠梗阻。较大的腔外形憩室也可因内容物潴留压迫十二指肠致肠梗阻。

5. 急性穿孔　临床罕见,但后果严重,死亡率高达50%。表现为急腹症,腹痛表现与急性胰腺炎相似,且伴有血清淀粉酶升高,因而常常与急性胰腺炎相混淆。唯腹部 X 线片检查可显示右上腹部气体聚积,若同时口服泛影葡胺则可显示十二指肠穿孔,并可见造影剂被局限于腹膜后。CT 检查有助于进一步确诊。然而,大多数憩室穿孔术前诊断困难,甚至剖腹探查时仍遭误诊。若术中发现胰十二指肠附近腹膜后蜂窝织炎或脓肿内含有胆汁样液体,则应考虑到十二指肠憩室穿孔可能。

【诊断】

十二指肠憩室无特异性临床表现,症状性憩室的诊断率与临床医师的重视程度和所采用的检查方法直接相关。因此,对 50 岁以上的患者若出现反复发作的上腹部疼痛、饱胀、嗳气、呕吐、腹泻、黑便等消化道症状,经多项检查排除了消化道炎症、结石、肿瘤等常见病变后,应想到症状性十二指肠憩室存在的可能,并作相关检查予以确定或排除。

JPD 与某些胆胰疾病的发病有关,胆胰疾病伴 JPD 者临床上并不少见,但却屡遭漏诊。主要是因为临床医师对 JPD 与胆胰疾病发病之间的关系认识不足,往往满足于胆胰疾病的诊断,忽视了作为病因的 JPD 的存在。因此,充分认识 JPD 与胆胰疾病之间的关系,对疑有 JPD 的患者积极采用十二指肠镜和低张十二指肠造影检查是提高此类疾病诊断率的关键。尤其是遇到下列情况时应考虑到 JPD 存在的可能:①胆囊切除术后症状仍存在,或反复发作胆管炎而无胆道残留结石者;②胆总管探查术后反复发作胆总管结石、胆管炎者;③反复发作原因不明的胆道感染;④反复发作的胰腺炎。

十二指肠憩室的诊断可分为两步进行,首先是确定憩室的存在,然后是明确憩室与临床症状的关系。为确定憩室的诊断,目前主要采用以下几种检查方法。

1. 上消化道钡剂造影　常规钡剂造影能显示大部分十二指肠憩室,但对较小或颈部狭窄的憩室诊断较难。低张十二指肠造影能显示小而隐蔽的憩室,是目前首选的检查方法。

2. 电子十二指肠镜检查　十二指肠镜检查的憩室检出率高于钡剂造影,且能同时除外胃十二指肠其他疾病,并可直接观察憩室与乳头的关系。若同时作

ERCP 检查则能显示憩室与胆胰管的关系,了解是否同时存在胆胰管病变。尤其适用于 JPD 伴有胆胰疾病拟行手术治疗的患者。

3. CT 检查　较小的憩室不易显示,对突入胰腺实质内的较大憩室 CT 检查常能显示。

通过上述检查绝大多数十二指肠憩室可被检出。但要准确判定临床症状是否由憩室引起常有一定困难。若十二指肠造影显示憩室内钡剂滞留 6 小时以上,憩室相应部位有深在压痛,则憩室炎的诊断基本明确。必须强调的是,十二指肠憩室在临床上非常常见,但出现临床症状者仅约10%,同时约 1/3 的十二指肠憩室患者可伴有溃疡病、空肠憩室、结肠憩室等疾病,十二指肠憩室的症状又与此类疾病的症状常难以区别。因此,在确定症状性憩室诊断之前,必须进行系统而详细的检查,排除消化道其他病变,警惕把检查中无意发现的十二指肠憩室作为"替罪羊"而遗漏引起症状的真正原因。

【治疗】

1. 治疗原则　无症状的十二指肠憩室不需要治疗。已确诊为急慢性憩室炎者,若未合并大出血或穿孔,也应首先采用非手术疗法,包括饮食调节,制酸剂、解痉剂的应用,调整体位促进憩室排空,酌情应用抗生素等。手术指征应从严把握,对内科治疗无效并屡发憩室炎、出血、压迫邻近器官或穿孔者可考虑手术治疗。

2. 手术治疗

(1) 手术指征:①十二指肠憩室诊断明确,有长期的上腹痛、呕吐或反复出血,憩室相应部位有压痛,经各种检查排除了其他腹部疾病,内科治疗无效者;②憩室合并胆道结石、梗阻或胰腺炎者;③憩室并发大出血者;④憩室穿孔,出现腹膜炎或腹膜后蜂窝织炎及脓肿形成者;⑤憩室并发十二指肠梗阻,非手术治疗无效者。

(2) 术前准备:充分的术前准备是确保手术成功的关键。术前憩室的准确定位有利于术中探查和术式选择。术者必须观看正位和左、右前斜位钡剂十二指肠造影片,以明确憩室的部位、大小和数目。JPD 患者应争取行十二指肠镜检查,观察憩室开口的大小、位置及与乳头开口的关系。对伴有胆总管扩张、胆管结石、波动性黄疸及有胆管炎病史者应行 ERCP 或 MRCP 检查,尽可能了解憩室与胆胰管之间的关系。憩室炎患者若伴有严重的营养不良,应在术前加以纠正。

(3) 手术方法:十二指肠憩室的手术方法分为两类,一类是直接针对憩室的手术方法,包括憩室切除术和憩室内翻缝合术;另一类是不直接处理憩室而采

2

用各种转流(十二指肠憩室化)或内引流手术。术式的选择应根据憩室本身的解剖情况、伴发疾病的类型和严重程度以及术者的经验决定。

单纯憩室切除术原则上最为理想,其优点在于:①直接纠正异常病理解剖,保留正常的解剖和生理功能,消除了憩室炎引起的消化道症状及出血、穿孔等并发症;②避免了转流手术后胃动力障碍、反流性胃炎、吻合口溃疡以及残胃癌等远期并发症的发生;③消除了憩室对胆胰管的机械性压迫,减少了逆行性胆道感染的发生,有利于伴发胆胰疾病的彻底治疗。

剖腹后应首先探查有无胃十二指肠溃疡、胆道结石、胆总管扩张及慢性胰腺炎,同时核实憩室的大小、部位、解剖关系以确定手术方式。继发性憩室无需切除,仅需处理原发病。大多数十二指肠憩室的显露和游离并无困难。升部和水平部憩室的显露需横行切开横结肠系膜,解剖水平部憩室的过程中应避免损伤肠系膜上血管和结肠中血管。降部憩室的显露需作Kocher切口,切开十二指肠旁沟侧腹膜充分游离十二指肠和胰头,直至肠系膜上血管右侧,并将胰头和十二指肠向左侧掀起。大多数JPD位于十二指肠降部后内侧,伸向胰头背侧或实质内,作Kocher切口后即可显露。伸向胰头腹侧,凸向乳头前方的JPD较少,但显露较难,需仔细分离胰头和十二指肠附着部,此处为胰十二指肠上下血管弓的汇合部,血供丰富,极易出血,解剖操作应力求精细。偶有憩室由于体积较小定位困难,则可用肠钳阻断十二指肠球部和升部,细针穿刺肠管,并以注射器向肠腔内注入空气使憩室膨胀以利寻找。

游离憩室时应紧贴憩室壁解剖,以钝性与锐性结合法分离,自憩室底部向体部分离,直至憩室颈部,显露憩室颈部四周肠壁肌层,然后依据憩室部位的不同以及憩室与乳头关系的密切程度选择不同的切除方法。

颈部直径小于5mm的非乳头旁憩室,可结扎憩室颈部,切除憩室,荷包缝合憩室颈部四周肠壁肌层。颈部直径大于5mm者,可于颈部横行切开憩室壁,边切开边以3-0可吸收线间断缝合十二指肠黏膜,然后再间断缝合肌层。

乳头旁憩室的切除难度较大,常会遇到一些困难,且有损伤胆胰管的潜在危险,早期报道憩室切除的并发症率和死亡率均较高。复旦大学附属中山医院外科过去25年来共施行JPD切除术33例,除1例并发术后胆瘘外,无其他严重并发症发生,无手术死亡。笔者认为,如能熟悉局部解剖,仔细操作,多数JPD是可以安全切除的。切除JPD时应仔细辨别憩室与十二指肠乳头及胆胰管的关系。颈部距离乳头

1cm以上的JPD多可采用前述的非乳头旁憩室切除法切除之。颈部距离乳头0.5~1cm的JPD,宜先切开憩室底部和体部打开憩室,找到乳头开口,在不损及乳头的前提下,采用边切边缝法切除憩室。若颈部距离乳头不足0.5cm,则宜在乳头对侧纵行切开十二指肠,将憩室内翻,在乳头内插入细导管作导引后切除憩室。乳头分辨不清或插管困难者则应作胆总管探查,将导尿管或软探条自上而下插入直至乳头部作引导。切除憩室后双层内翻缝合十二指肠切口。

JPD的切除术中尚需注意以下几点:①分离切除憩室时应注意辨认憩室与毗邻的关系,以免损伤胆总管、胰管和胰腺实质。若发现乳头开口于憩室内或憩室深入胰腺实质与周围严重粘连时,应放弃切除憩室,改行转流手术;②无论采用何种切除方法,憩室颈部的切开和肠壁的缝合原则上均采用横切横缝;作憩室内翻切除时,十二指肠切口应纵切纵缝,一般会导致肠腔狭窄,相反,如采用纵切横缝,则缝合后多有张力而影响愈合,易致术后肠漏;③对乳头旁憩室伴胆总管下端瘢痕性狭窄者,在憩室切除的同时应加作Oddi括约肌切开成形术;④术中要尽量减少对胰腺组织的损伤,若因粘连较重在分离时损伤了部分胰腺组织,则应在局部放置妥善的引流,并在术后应用生长抑素以减少胰腺炎和胰漏的发生;⑤无论采用何种切除方法,术中均应将鼻胃管放置于十二指肠内,以利术后引流减压。

憩室内翻缝合术操作较简单,游离憩室后将其内翻入肠腔,荷包缝合或间断缝合憩室颈部肠壁肌层。适用于直径在2cm以内的小憩室。其优点是保持了十二指肠黏膜的完整性,不易发生十二指肠漏。但对较大憩室因有产生术后肠梗阻之虞,不宜采用。此外,若憩室内存在异位胃黏膜或胰腺组织,憩室内翻则可能导致术后出血。

难以切除的憩室,多发性憩室且合并的胆胰疾病症状较轻以及憩室穿孔伴腹膜后严重感染者可施行十二指肠憩室化手术,包括Billroth Ⅱ式胃切除术和十二指肠空肠Roux-en-Y吻合术等。若同时伴有胆总管显著扩张、Oddi括约肌明显狭窄,可选择胆总管空肠Roux-en-Y吻合术。

(汪学非　孙益红)

第十二节　十二指肠血管压迫综合征

十二指肠血管压迫综合征系指十二指肠第三部(即水平部)受肠系膜上动脉压迫所致的肠腔梗阻,

1842 年由奥地利病理学家 Rokitansky 首次描述,1921年 Wilkie 临床报道了该病例,故又称肠系膜上动脉压迫综合征、Wilkie 综合征等,多见于瘦长体型的中青年女性患者。

【病因和病理解剖】

十二指肠水平部位于腹膜后,从右至左横跨第三腰椎和腹主动脉,其远端有十二指肠悬韧带(Treitz 韧带)固定,其后方为腔静脉、椎体和腹主动脉,其前方被肠系膜根部内的肠系膜上血管神经束所横跨。肠系膜上动脉一般在第一腰椎水平处与腹主动脉呈 30°~41°角分出,该夹角内十二指肠水平部宽度(腹主动脉和肠系膜上动脉间的距离)平均为 10~30mm。如果肠系膜上动脉与腹主动脉之间角度过小,或肠系膜上动脉于腹主动脉起源处位置过低,使得两者角度小于 15°或距离小于 8mm 时,可压迫从中间通过的十二指肠引起梗阻症状。

此外,如 Treitz 韧带过短致十二指肠的远端位置较高,胎儿期肠管分离异常,腰椎前凸畸形,骨科手术后石膏固定致患者过伸体位,Treitz 韧带和肠系膜根部邻近淋巴结炎性肿大,消瘦所致肠系膜和后腹膜脂肪减少、内脏下垂等均可压缩脊椎与肠系膜上动脉近端部分之间的空隙,易使十二指肠受压。

【临床表现】

因肠系膜上动脉压迫所引起的十二指肠梗阻可分为急性和慢性两种类型。急性梗阻多无胃肠道前驱症状,常继发于躯干石膏固定、牵引或卧于过度伸展的支架上之后,表现为急性胃扩张征象。患者采用胸膝位、左侧卧位或偶尔俯卧位症状可缓解。少数患者以急性胰腺炎为首发症状。

慢性梗阻是临床上最常见的类型,症状间歇性反复发作,缓解期或长或短。临床表现为反复出现呕吐,呕吐多发生于进餐后,伴有或不伴有腹痛,呕吐物多为混有胆汁的宿食。进食后仰卧位、站立或坐位易呕吐,体位改变,侧卧、俯卧、胸膝位等或可减轻症状,是本病的特征。由于反复呕吐及食欲减退,患者可出现消瘦、贫血、营养不良、水电解质及酸碱平衡紊乱,并多伴有情绪改变等症状。

【诊断】

凡遇有反复呕吐胆汁及胃内容物的患者,尤当体位改变可减轻症状应考虑肠系膜上动脉压迫综合征的可能,需进一步行上消化道造影,超声,CT 等影像学检查。

胃肠钡餐造影可见十二指肠近端扩张,出现逆蠕动,钡剂可回流入胃内,呈"钟摆样运动"。在十二指肠水平部可见一横行压迹和钡剂通过受阻现象,称"刀切征"或"笔杆征"。患者改胸膝位或立位腹部加压时,钡剂可通过。

腹部彩色多普勒超声可显示肠系膜上动脉和腹主动脉之间所形成的夹角,动态观察十二指肠蠕动时肠腔内径变化及肠腔内容物流动状态。十二指肠上动脉与腹主动脉之间的夹角<13°,胸膝位时夹角>20°有助于诊断,但其检查精度常受腹腔内积气等因素影响。CTA 检查可明确十二指肠上动脉与腹主动脉之间的角度,从而作出诊断。

【鉴别诊断】

十二指肠血管压迫综合征需与其他原因形成的十二指肠壅积症鉴别:①神经不平衡所致先天性巨十二指肠;②先天性粘连致十二指肠、十二指肠空肠曲或空肠第一段发生扭曲梗阻;③小肠或结肠旋转不良所致的十二指肠横部受压梗阻;④十二指肠系膜肿瘤;⑤屈氏韧带周围淋巴结肿大;⑥环状胰腺压迫十二指肠降部。此外需排除消化道内部占位或外部粘连、压迫等导致的十二指肠梗阻,如术后粘连,消化道肿瘤,腹腔肿瘤等。症状不典型者,尚需排除胃十二指肠溃疡等。由于本病缺乏特异性,误诊及漏诊率较高,需引起警惕。

【治疗】

本病多先采用保守疗法,主要治疗原则为对症及营养支持治疗。在急性发作期可给予禁食、鼻胃管减压及对症支持治疗,症状缓解后,逐步恢复正常饮食,可少量多餐及餐后采用膝胸位。加强腹肌锻炼。下床活动时可用围腰或腹带防止内脏下垂。

经内科保守治疗失败后可采用手术治疗。手术方法不外乎以下三种:①屈氏韧带松解术;②十二指肠空肠吻合术;③十二指肠复位术。

屈氏韧带松解术收效甚微,仅适用于十二指肠悬韧带过短的病例,临床上已很少应用。

十二指肠空肠吻合术疗效较好,目前被认为是常用术式。术中将横结肠向上翻转后切开横结肠系膜,即可暴露出膨大的十二指肠第二部、第三部交界处,取距离十二指肠空肠曲约 10~15cm 的第一段空肠与之作侧-侧吻合(图 24-9)。近年来也有行十二指肠空肠 Roux-en-Y 吻合的报道。该术式并未解除十二指肠受压状态,对十二指肠逆蠕动明显的患者,术后仍会存在呕吐等症状。

本病不宜采用胃空肠吻合术,因吻合口距梗阻部位较远,吻合口远端仍留下较长盲襻,不能解除十二指肠淤滞。

十二指肠复位术多应用于儿童患者。术中游离右半结肠和整个 C 形十二指肠襻,包括腹膜后的第三、四部,直达肠系膜血管压迫处,并松解 Treitz 韧带,再将十二指肠和空肠在肠系膜血管后方拖出,安置在腹中线的右侧(图 24-10)。

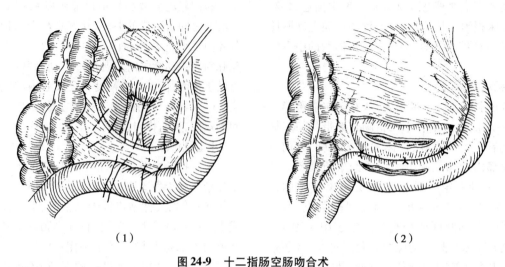

（1）　　　　　　　　　　　　　　　（2）

图 24-9　十二指肠空肠吻合术
（1）切开横结肠系膜,暴露和拖出膨大的十二指肠第三部;（2）作十二指肠空肠侧侧吻合

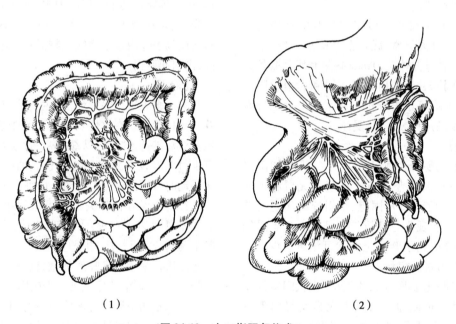

（1）　　　　　　　　　　　　　　　（2）

图 24-10　十二指肠复位术
（1）游离右半结肠和整个十二指肠 C 形肠襻;（2）将十二指肠和空肠置于腹中线的右侧

　　该方法的优点是不切开肠壁而仅将近端小肠和结肠回复到在胚胎期尚未转位前的位置。

　　自 1998 年报道腹腔镜十二指肠空肠吻合术成功治疗本病以来,随着微创技术的进步,微创腹腔镜手术将会成为未来治疗本病的选择。

（杜建军）

第二十五章

小肠疾病

第一节　先天性肠旋转异常

肠旋转异常是指在胚胎期中肠发育过程中,以肠系膜上动脉为轴心的肠旋转运动不完全或异常,使肠道位置发生变异和肠系膜附着不全,从而引起肠梗阻或肠扭转。大概在 6000 个出生婴儿中有 1 例。30% 在生后 1 周内发病,大于 50% 在生后 1 月内发病,少数在婴儿或儿童期发病,亦可终生无临床症状,偶在 X 线检查或其他手术时发现。男性发病率高于女性 1 倍。诊断延迟和不恰当的处理肠旋转异常会引起死亡率上升和终生疾患。

【胚胎学】

在胚胎发育第 4 周,体长 5mm 时,原肠位于胚腔矢状面的正中位,肠管中部的原基向前方凸出,此即为中肠部分,受肠系膜上动脉的供应,将发育成十二指肠 Vater 乳头部至横结肠中部的肠管。第 6 ~ 10 周,发育迅速的中肠不能容纳在发育较慢的腹腔内,且被迅速增大的肝脏推挤,大部分中肠经脐环突入卵黄囊内,形成一个生理性脐疝。至胚胎第 10 ~ 11 周,体长 40mm 时,腹腔的发育加快,容积增大,中肠又回纳到腹腔,并以肠系膜上动脉为轴心,按反时针方向逐渐旋转 270°,使十二指肠空肠曲从右到左在肠系膜上动脉的后方转至左侧,形成十二指肠悬韧带;使回肠结肠连接部从左向右在肠系膜上动脉的前方转至右上腹。以后再逐渐降至右髂窝。正常旋转完成后,横结肠位于肠系膜上动脉的前方,升结肠和降结肠由结肠系膜附着于腹后壁,小肠系膜从左上腹斜向右下腹,并附着于腹后壁。

【病理】

如果肠管的正常旋转过程,在任何阶段发生障碍或反常,就可发生肠道解剖位置的异常,并可产生各种不同类型的肠梗阻、肠扭转等复杂的病理情况。肠道位置异常的病理机制是:①胚胎期肠管旋转障碍或旋转异常,包括脐环过大、中肠不发生旋转、旋转不完全、反向旋转;②肠管发育不良;③结肠系膜未附着,呈背侧总肠系膜;④由于肠管发育障碍或肠系膜固定不全,近端结肠或小肠袢继续旋转而形成肠扭转。

胚胎期肠旋转异常的类型有:

(一) 中肠未旋转

中肠在退回腹腔时未发生旋转,仍保持着原始的位置,小肠与结肠均悬挂于共同的肠系膜上,肠系膜根部在脊柱前方呈矢状面排列,常伴发脐膨出及腹裂畸形。

(二) 肠旋转不完全

肠袢旋转 90° 后停止,小肠悬挂于腹腔右侧,盲肠和近端结肠居于腹腔左侧,阑尾位于左下腹,为常见的旋转异常。十二指肠下部不与肠系膜上动脉交叉,而位于肠系膜根部右侧,不存在十二指肠空肠曲,末端回肠自右侧向左进入盲肠。升结肠在脊柱前方或左侧,十二指肠、小肠及结肠悬垂于共同的游离肠系膜上。结肠本身的发育使横结肠横位,近端结肠肝曲呈锐角向右侧伸展,十二指肠与近端结肠有盘绕。

(三) 肠旋转异常 I 型

肠袢旋转 180° 后停止,十二指肠下部在肠系膜根部后方,盲肠和升结肠位于腹部中线,并有片状腹膜粘连带或索带,跨越于十二指肠第二部的前方,附着于右侧腹后壁。当近端结肠发育停顿时,盲肠在十二指肠前方的脊柱右侧,压迫十二指肠。

(四) 肠旋转异常 II 型

如反向旋转或混合旋转。

1. 中肠反时针方向旋转 90° 后,又按顺时针方向再旋转 90° ~ 180°,使十二指肠降部位于肠系膜上动脉的前方。

2. 结肠近端向右移行,全部或部分居于十二指肠和肠系膜前方。

3. 近端结肠及其系膜向右移位时,将小肠及肠系膜血管均包裹在结肠系膜内,形成结肠系膜疝,升结肠系膜构成疝囊壁，囊内小肠可发生梗阻。

4. 中肠在顺时针方向旋转180°后，横结肠走行于腹膜后，小肠与升结肠位置正常，横结肠在其后方交叉，十二指肠下部位于前方，如中肠继续按顺时针方向旋转180°，则形成以肠系膜根部为轴心的肠扭转，盲肠移位左侧，十二指肠位于右侧。

（五）总肠系膜

升结肠系膜未附着于腹后壁是中肠旋转不良的合并异常，它也可以是正常肠旋转的单独异常。此时，肠十二指肠下部位于肠系膜上动脉后方，十二指肠曲位于腹部左侧。呈总肠系膜时肠系膜根部形成细柄状，自胰腺下方伸出呈扇形散开，升结肠靠近右侧腹壁，但无粘连。若升结肠系膜部分黏着于后腹壁，则盲肠与相邻的升结肠游离。

合并畸形：文献报道高达30%～62%。半数为十二指肠闭锁，其他有空肠闭锁、先天性巨结肠、肠系膜囊肿等。

【临床表现】

最常见的症状是呕吐（95%），呕吐物最初为胃内容物，但是很快就变为胆汁性。发生肠坏死时，呕吐物为血性，1/3的患儿有肉眼血便，1/2的患儿有腹胀。

婴儿出生后有正常胎便排出，一般常在第3～5天出现症状，主要表现为呕吐等高位肠梗阻症状。间歇性呕吐，乳汁中含有胆汁，腹部并不饱胀，无阳性体征。完全梗阻时，呕吐持续而频繁，伴有脱水、消瘦及便秘。如若并发肠扭转，则症状更为严重，呕吐咖啡样液，出现血便、发热及休克，腹部膨胀，有腹膜刺激征。必须早期作出诊断，及时救治。

婴幼儿病例多表现为十二指肠慢性梗阻，症状呈间隙性发作，常能缓解，表现为消瘦、营养发育不良。亦可发生急性肠梗阻，而需紧急治疗。约有20%病例伴有高胆红素血症，原因尚不清楚，可能是因胃和十二指肠扩张，压迫胆总管所致；也可能因门静脉受压和肠系膜静脉受压，使其血流量减少，肝动脉血流代偿性增加，使未经处理的非结合胆红素重回循环；同时由于门静脉血流量减少，肝细胞缺氧，肝葡糖醛酸转移酶不足有关。

【诊断】

凡是新生儿有高位肠梗阻症状，呕吐物含大量胆汁，曾有正常胎便排出者，应考虑肠旋转异常的诊断，可作X线检查加以证实。腹部平片可显示胃及十二指肠扩大，有液平面，而小肠仅有少量气体充盈。上消化道钡餐检查、钡剂灌肠为主要诊断依据。前者见十二指肠框消失，小肠不超过脊柱左侧呈螺旋型分布于右侧腹；后者主要观察盲肠位置，位于上腹部或左侧腹部可确诊。但因盲肠游离或钡剂充盈肠腔可使

盲肠位置下移，因而盲肠位置正常时，亦不能排除肠旋转异常。当肠旋转不良、十二指肠闭锁或狭窄和环状膜腺三者均有高位肠梗阻表现而鉴别困难时，上消化道钡餐检查可帮助诊断。但对不能耐受术前检查或有腹膜炎体征的患儿，或为防止严重反流等特殊情况下，不宜进行更多复杂检查，应早期手术探查。

较大婴儿和儿童病例在发生不完全性十二指肠梗阻时，可吞服少量稀钡或碘油进行检查，造影剂滞留于十二指肠，仅少量进入空肠，偶见十二指肠空肠祥不循正常的弯曲行径而呈垂直状态。如显示复杂的肠管走行图像，提示合并有中肠扭转存在。

【治疗】

无症状者不予手术，留待观察。有梗阻症状或急性腹痛发作是手术指征，均应早期手术治疗。有肠道出血或腹膜炎体征，提示发生扭转，必须急症处理。

手术作上腹部横切口，充分显露肠管。术者必须对此类畸形有充分认识，才能理解术中所显露的异常情况，而给予正确处理，否则会不知所措而错误处理，以致症状依旧。在判断肠管情况时，应注意十二指肠下部与肠系膜根部的关系，了解近端结肠局部解剖位置，整个肠管常需移置腹腔之外，将扭转的肠管按逆时针方向复位之后，始能辨明肠旋转异常的类型。

肠管位置正常，但有总肠系膜时，应将盲肠及升结肠固定于右外侧的腹膜壁层。为了防止结构的异常活动，使小肠不至于嵌入结肠系膜和后侧的腹膜壁层间引起梗阻，可将升结肠系膜从回盲部至十二指肠空肠曲斜行固定于背侧的腹膜壁层。

肠旋转异常Ⅰ型及Ⅱ型时，松解膜状索带和粘连，彻底解剖十二指肠，游离盲肠，以及整复扭转的肠管，使十二指肠沿着右侧腹直下，小肠置于腹腔右侧，将盲肠和结肠置于腹腔左侧部（Ladd术）。常规切除阑尾，以免今后发生误诊。

横结肠在肠系膜上动脉之后方时，多因反向旋转之故，整复要求将扭转的肠管按反时针方向旋转360°，使盲肠与升结肠固定于右侧腹膜壁层，肠系膜血管前方的十二指肠下部移位到腹部右侧，防止受压，解除反向旋转所致的肠系膜静脉淤滞，使恢复通畅。

随访的结果证明手术疗效良好，虽然小肠系膜仍属游离，按理有可能复发肠扭转，但临床经验证明罕见有复发者。有时遗留间歇性腹痛，有顽固的消化吸收障碍，引起贫血、低蛋白血症。切除坏死肠管后的营养吸收障碍，视残存肠管的长度和功能而定。死亡病例多数合并有其他畸形。

（郑珊　沈淳）

第二节　消化道重复畸形

消化道重复畸形是指附着于消化道系膜侧的,具有与消化道相同特性的囊性或管形空腔肿物,是一种比较少见的先天性畸形。可发生在消化道的任何部位,75%的重复畸形出现在腹部,20%在胸腔。以回肠发病最多,其次是食管、结肠、十二指肠、胃、直肠等。每个脏器有其好发部位,如食管好发于右后纵隔,胃在大弯侧,十二指肠在内侧或后侧,小肠在系膜侧,结肠在内侧,直肠在后侧等。伴发其他系统的畸形也有一定规律,如胸腔内重复畸形多合并半椎体、脊柱裂等脊柱畸形,重复肠道可合并泌尿生殖系畸形等。在所有重复畸形中,75%是肠源性囊肿,与肠腔并不相通,其余25%为管状重复畸形或重复脏器,一般与空腔脏器相通。

【病因】

一般认为肠重复畸形发病机制多源性,不同部位、不同形态的畸形,可能由不同的病因引起,单一胚胎发育理论无法解释这一现象。

(一) 消化道再管道化学说

在胚胎早期再管道化时,腔内空泡融合,如有一部分空泡未与肠腔完全融合,可发展成为重复肠道。

(二) 胎儿期肠憩室残留学说

在胚胎早期消化道出现许多憩室样外袋,以小肠的远端最多见,正常情况下憩室逐渐退化而消失,如发育过程中未退化或有残留,则发展成囊状物的重复畸形。

(三) 脊索发育障碍学说

胚胎第三周形成脊索时,因内胚层与外胚层间发生粘连,致使神经管与肠管分离障碍,由于内胚层被牵拉而发生憩室状突起,当内胚层发育为肠管时,此突起发展为各种形态的重复消化道。另外,脊索的分裂异常与造成神经管原肠囊肿合并脊椎半锥体形成有关。

(四) 血管学说

认为胎儿肠道发育完成后,因发生缺血性梗死病变,导致肠闭锁、肠狭窄或短小肠;而坏死残留的肠管断片经受附近血管的供养,自身再发育而形成肠重复畸形。临床上肠重复畸形患儿可同时伴有肠闭锁、狭窄或短小肠。

【病理】

病理类型颇为复杂,临床上可分为囊状型和管状型两类:

(一) 囊状型

占80%,为球形或椭圆形囊肿,大小不定,紧密附着在消化道的一侧,内有分泌物积聚,并随分泌的增多而逐渐增大。又分为2类:一种位于肠壁肌层内或黏膜下,向肠腔内突出,称为肠管内型,多见于回盲瓣附近,早期即可发生肠腔内梗阻。另一种贴附在肠壁上向外突出,称为肠管外型,早期无梗阻症状,随着囊性肿块的增长而压迫肠管或引起肠扭转时,可发生肠梗阻。

(二) 管状型

肠道呈并列的双腔管道,长度可自数厘米至数十厘米,甚至伸延整个结肠。有完全正常的肠壁结构。多数与附着的肠道有交通口相通,交通口以远端居多,如只有近端与正常肠管相通,则远端肠腔常积液而膨大。亦有呈囊袋状与肠腔不相通者。亦有呈长憩室状,可从肠系膜内向外伸向任何部位。亦有少数管状型可具有独自的肠系膜和血液供应。另有一些畸形起源于十二指肠或空肠,经腹腔穿过横膈伸入胸腔,甚至可达颈部,称胸腹腔内重复畸形。

重复消化道的管壁组织学上与正常消化道结构相似,具有完整的平滑肌层和黏膜,肠壁紧密附着在消化道的一侧,与正常的肠壁有共同的浆膜层,具有共同的血液供应,因而不能剥离。重复畸形与正常肠腔不相通者,其内液往往是无色透明稀薄液,碱性为主,含胃黏膜时可为酸性液体;重复畸形与正常肠腔相通者,其内液含肠内容物。重复畸形的肠黏膜含有迷生的胃黏膜或胰腺组织时,则易引起消化性溃疡而有出血及穿孔的倾向。

【临床表现】

由于重复畸形发生的部位、形态、体积、并发症及合并其他畸形等因素不同,其临床症状表现不一。症状可出现于任何年龄,多数在婴儿时期发病。虽然症状出现较早,但很多仍是偶然发现。

1. 胸腔内消化道重复畸形者　压迫呼吸道引起呼吸窘迫,压迫食管产生梗阻症状,腔内衬有胃黏膜时,因受胃酸及消化酶的腐蚀,使邻近的食管及肺组织发生炎症,甚至穿孔和出血,出现呕血、便血或脓胸。

2. 胃重复畸形者　上腹部饱胀感,呕吐不含胆汁,右上腹肋缘下可扪及囊性肿块。

3. 回肠重复畸形者　大的囊肿压迫肠道引起梗阻,腹部可扪及圆形或椭圆形、光滑的囊性肿块,有一定的活动度,囊腔内积液增多,囊内压力升高,可出现疼痛及压痛。肠壁肌层内小囊肿可导致肠套叠。有些重复畸形可使附着的肠段发生肠扭转致肠坏死。管状畸形与肠道相通者,因腔内积液可经肠道排出,故不易扪及肿块。当其内衬胃黏膜或胰腺组织时,可产生溃疡,出现呕血或便血,溃疡穿孔时出现腹膜炎症状。

2

4. 结肠重复畸形者　临床症状较轻,压迫肠管时可发生低位肠梗阻症状,伴出血时呈鲜红色血便。常伴发重复输尿管、膀胱、阴道、尿道及直肠肛门畸形等。

5. 直肠重复畸形者　早期即出现排便困难,排便时有肿块从直肠内脱出者,为直肠球状重复畸形的特征,直肠指诊于直肠后壁扪及囊性肿块。

【诊断】

急性肠梗阻或急性出血病例,术前诊断率仅20%~30%,多数于剖腹手术时获得确诊。腹部平片对诊断很少有帮助;胸部 X 线片见右后纵隔有肿块阴影时,尤其是合并胸椎畸形者应考虑食管重复畸形。腹部超声对囊性病变或扩张的重复畸形肠管很有帮助。上消化道钡餐和钡剂灌肠对诊断帮助不大,除非事先认定病变与肠腔相通,可见肠腔内有圆形充盈缺损或肠壁上有压迹;或钡剂进入畸形囊腔,显示形状及范围而得出诊断。腹部 CT 对诊断亦很有帮助,口服造影剂的增强 CT 目前正逐步取代常规的食管吞钡造影,因为 CT 可提供胸腔囊性畸形更加精确的图像及其与周围器官的关系。MRI 胰胆管成像对于了解胰胆合流部位的解剖异常很有帮助,特别是对合并胰腺炎的患者。对于结肠或直肠重复畸形,纤维内镜检查有利于确诊。出血病例可进行^{99m}Tc-CO4$^-$或^{99m}Tc-RBC 腹部核素示踪扫描,如含有胃黏膜组织,可显示放射性浓集区,提示出血部位,间接诊断为重复畸形。

【治疗】

由于消化道重复畸形有呼吸窘迫、肠梗阻、肠套叠、消化道出血、穿孔等并发症,可危及生命,故一经确诊,均需手术治疗。术中应避免遗漏多发重复畸形。手术方法视畸形的解剖情况而不同:①食管重复畸形:与食管不相通又无粘连的食管重复畸形可行单纯重复畸形切除术;②胃重复畸形:一般可以完整切除;有时囊肿过大,可部分切除,剥离共同侧壁黏膜组织,或者行囊肿胃内引流;③十二指肠重复畸形:多数情况下完整切除不大可能。最好实行十二指肠切开术、囊肿部分切除和黏膜剥除术,或者二期手术;如十二指肠内引流不可能实行,可行 Rou-en-Y 引流至空肠,应该行胆管造影;④小肠重复畸形:重复肠管与其依附的正常肠管切除、肠管端-端吻合术。因为重复肠管与其附着肠管多系同一血管供应。完全性小肠重复畸形的患者,行部分切除、远端内引流;⑤结肠和直肠重复畸形:最好的方法是切除和原位吻合。直肠重复畸形可通过后矢状入路完整切除。长管状的结肠重复,一般在远端行内引流足够了;⑥胸腹部的联合重复畸形:需要完整切除,一般可以在胸腹部分别做切口进行切除,可以一期切除或二期切除,取决于患者情况。

（郑珊　沈淳）

第三节　先天性肠闭锁与肠狭窄

肠闭锁与肠狭窄是常见的先天性消化道发育畸形,是新生儿时期的主要急腹症之一。发病率为 1/4000~5000 活产儿。可发生在肠道任何部位,以空肠、回肠为多见,十二指肠次之,结肠少见。男女性别无显著差异,未成熟儿的发病率较高。

一、十二指肠闭锁与狭窄

十二指肠部位在胚胎发育过程中发生障碍,形成十二指肠部的闭锁或狭窄,发生率约为出生婴儿的 1/7000~10 000,多见于低出生体重儿。闭锁与狭窄的比例约为 3:2 或 1:1,在全部小肠闭锁中占 37%~49%。其合并畸形的发生率较高。

【病因】

胚胎第 5 周,原肠管腔内上皮细胞过度增殖使肠腔闭塞,出现暂时性的充实期,第 9~11 周,上皮细胞发生空化形成许多空泡,以后空泡相互融合即为腔化期,使肠腔再度贯通,至第 12 周时形成正常的肠管。如空泡形成受阻,停留在充实期,或空泡未完全融合,肠管重新腔化发生障碍,即可形成肠闭锁或狭窄。此为十二指肠闭锁的主要病因(Tandler 学说)。有人认为胚胎期肠管血液供应障碍,缺血、坏死、吸收、修复异常,亦可形成十二指肠闭锁或狭窄。30%~50% 病例同时伴发其他畸形,如先天愚型(30%)、肠旋转不良(20%)、环状胰腺、食管闭锁以及肛门直肠、心血管和泌尿系畸形等。多系统畸形的存在,提示其与胚胎初期全身发育缺陷有关,而非单纯十二指肠局部发育不良所致。

【病理】

病变多在十二指肠第二段,梗阻多发生于壶腹部远端,少数在近端。常见的类型有:

（一）隔膜型

肠管外形保持连续性,肠腔内有未穿破的隔膜,常为单一,亦可多处同时存在;隔膜可薄而松弛,向梗阻部位的远端脱垂形成风袋状;隔膜中央可有针尖样小孔,食物通过困难。壶腹部常位于隔膜的后内侧。

（二）盲段型

肠管的连续中断,两盲端完全分离,或仅有纤维索带连接,肠系膜亦有 V 型缺损。临床上此型少见。

（三）十二指肠狭窄

肠腔黏膜有一环状增生,该处肠管无扩张的功能;也有表现为在壶腹部附近有一缩窄段。

梗阻近端的十二指肠和胃明显扩张,肌层肥厚,肠肌间神经丛变性,蠕动功能差。肠闭锁远端肠管萎瘪细小,肠壁菲薄,肠腔内无气。肠狭窄的远端肠腔内有空气存在。

【临床表现】

妊娠妇女妊娠早期可能有病毒感染、阴道流血等现象,半数以上有羊水过多史。婴儿出生后数小时即发生频繁呕吐,量多含胆汁,如梗阻在壶腹部近端则不含胆汁。没有正常胎粪排出,或仅排出少量白色黏液或油灰样物,梗阻发生较晚者有时亦可有1~2次少量灰绿色粪便。轻度狭窄者,间歇性呕吐在生后数周或数月出现,甚至在几年后开始呕吐。因属于高位梗阻,一般均无腹胀,或仅有轻度上腹部膨隆,可见胃蠕动波。剧烈或长期呕吐,有明显的脱水、酸碱失衡及电解质紊乱、消瘦和营养不良。

【诊断】

生后出现持续性胆汁性呕吐,无正常胎粪者,应考虑十二指肠梗阻。X线正立位平片见左上腹一宽大液平,为扩张的胃;右上腹亦有一液平,为扩张的十二指肠近段,整个腹部其他部位无气体,为"双气泡征",是十二指肠闭锁的典型X线征象。十二指肠狭窄的平片与闭锁相似,但十二指肠近端扩张液平略小,余腹可见少量气体。新生儿肠梗阻时,禁忌作钡餐检查,可引起致死性钡剂吸入性肺炎。为与肠旋转不良作鉴别,可行钡剂灌肠,观察盲肠、升结肠的位置。年长儿病史不典型,有十二指肠部分梗阻症状者,需作吞钡检查,检查后应洗胃吸出钡剂。

产前超声诊断上消化道梗阻的准确性大于90%。如发现母亲羊水过多,同时胎儿腹腔内显示1~2个典型的液性区,或扩张的胃泡,应高度怀疑本病。可为出生后早期诊断、早期手术提供依据。

【治疗】

术前放置鼻胃管减压,纠正脱水与电解质失衡,适量补充血容量,保暖,给予维生素K和抗生素。

术时必须仔细探查有无其他先天性畸形,如肠旋转不良或环状胰腺,闭锁远端需注入生理盐水使之扩张,按顺序检查全部小肠,注意有无多发闭锁与狭窄。根据畸形情况选择术式,隔膜型闭锁采用隔膜切除术,做切除时须慎防损伤胆总管入口处。十二指肠近远两端相当接近,或同时有环状胰腺者,可作十二指肠十二指肠侧-侧吻合术。十二指肠远端(水平部)闭锁与狭窄可选择十二指肠空肠吻合术,但术后可产生盲端综合征。亦可将扩张段肠管裁剪整形后吻合,可以促进十二指肠有效蠕动的恢复,缩短禁食时间,减少并发症。

近年主张十二指肠闭锁患儿手术恢复肠道连续性同时,做胃造瘘并放置空肠喂养管。胃造瘘可保证胃排空,防止误吸;空肠喂养管术后立即灌输营养液,早日进行肠内营养,同时可减少长期胃肠外营养的并发症。

目前随着新生儿呼吸管理、静脉营养、肠内营养技术及各种监测技术的不断改进,十二指肠闭锁的死亡率已大大降低,影响其预后的因素包括:①早产或低体重儿;②伴发严重畸形;③确诊时间;④病变及肠管发育程度。近端十二指肠瘀滞、功能性肠梗阻是影响患儿存活的关键。研究发现闭锁近端肠壁的环纵肌肥厚增生且比例失调,肠壁内肌间神经丛和神经节细胞减少,产生巨十二指肠伴盲端综合征、胆汁反流性胃炎、胆汁淤积性黄疸、胃食管反流及排空延迟等并发症,是影响术后肠道功能恢复的因素。

二、空、回肠闭锁与狭窄

空、回肠闭锁与十二指肠闭锁的发生率之比为2:1。近年报道空、回肠闭锁的发生率较高,达1/1500至1/4000,男女相等,1/2多发性闭锁为低出生体重者。肠闭锁可发生于同一家庭或孪生子女中。

【病因】

与十二指肠闭锁病因不同,空回肠胚胎发育过程中无暂时性充实期,其并非由管腔再通化异常造成闭锁,而是肠道血液循环障碍所致。胎儿期肠管形成后,肠道再发生某种异常的病理变化,如肠扭转、肠套叠、炎症、穿孔、索带粘连及血管分支畸形等,造成肠系膜血液循环发生障碍,以致影响某段小肠血液供应,导致肠管无菌性坏死和(或)穿孔,吸收、修复,出现相应部位的肠管闭锁或狭窄,有时受累肠管消失,出现不同程度小肠缩短。据认为多发性肠闭锁为隐性遗传。回肠近端闭锁伴肠系膜缺损和远端肠管围绕肠系膜血管旋转,也属隐性遗传。

【病理】

闭锁或狭窄可发生于空、回肠的任何部位,空肠比回肠略多见。闭锁于近段空肠占31%,远段空肠20%,近段回肠13%,远段回肠36%。>90%为单一闭锁,6%~10%病例为多发闭锁。可分为五种类型:

(一)隔膜型

近端扩张肠段与远端萎瘪肠段外形连贯,其相应的肠系膜完整无损,隔膜为黏膜及纤维化的黏膜下层构成。有时隔膜中央有一小孔,少量气体和液体可进入梗阻以下肠腔。

(二)盲端I型

两盲端间有索带相连:近侧盲端肠腔膨大,肠壁增厚。远侧肠段萎瘪细小,直径仅0.3~0.6cm左右,相应的肠系膜呈"V"型缺损或无缺损。

2

（三）盲端Ⅱ型

两盲端间无索带粘连，相应的肠系膜呈"V"型缺损，有时肠系膜广泛缺损，远端肠系膜完全游离呈一索带，血液供应仅来自回结肠、右结肠或结肠中动脉，远侧细小的小肠以肠系膜为轴，围绕旋转，形成一种特殊类型，称之为"苹果皮样闭锁"（apple-peel atresia），此型约占10%，多发生于空肠闭锁，常为低体重儿伴有多发畸形。整个小肠长度可缩短，因缺乏肠系膜固定容易发生小肠扭转。

（四）多节段型

闭锁远端肠段与近侧完全分离，肠系膜缺损，远端肠段有多处闭锁，其间有索带相连，状如一串香肠。但亦有远侧肠段内多处闭锁而外观完全正常者。

（五）狭窄型

病变部有一段狭窄区域或呈瓣膜样狭窄，仅能通过探针；有时表现为僵硬肠段，而其内腔细小，远侧肠腔内有少量气体。

正常小肠的全长，成熟儿为250～300cm，未成熟儿160～240cm，肠闭锁者较正常儿明显缩短，仅100～150cm，甚至更短。闭锁近端肠腔因内容物积聚而高度扩张，直径可达30～40mm，肠壁肥厚，蠕动功能差，血运不良，甚至坏死、穿孔。闭锁远端肠管细小萎陷，直径不足4～6mm，腔内无气，仅有少量黏液和脱落细胞。有时合并胎粪性腹膜炎。伴发畸形有肠旋转不良、肠扭转、腹裂、肛门直肠闭锁、先天性心脏病和先天愚型等。

【临床表现】

主要为肠梗阻症状，其出现早晚和轻重取决于梗阻的部位和程度。呕吐为早期症状，梗阻部位愈高出现呕吐愈早，空肠闭锁多在生后24小时以内出现呕吐，而回肠闭锁可于生后2～3天才出现，呕吐进行性加重，呈频繁呕吐胆汁或粪便样液体。高位闭锁时腹胀仅限于上腹部，多不严重，在大量呕吐或放置胃管抽出胃内容物后，可明显减轻或消失。回肠闭锁时全腹呈一致性腹胀，可见肠型。如腹壁水肿发红，则为肠穿孔腹膜炎征象。肠闭锁者无正常胎便排出，有时可排出少量灰白色或青灰色黏液样物，此为闭锁远段肠管的分泌物和脱落细胞。全身情况可因呕吐频繁很快出现脱水、酸中毒、电解质紊乱及中毒症状，体温不升，并常伴吸入性肺炎，呼吸急促。

【诊断】

小肠闭锁约有15.8%～45%伴有羊水过多，尤以空肠闭锁多见。胎儿超声检查可发现腹腔多个液性暗区，提示扩张肠管可能。出生后持续性呕吐、进行性腹胀、无胎粪排出，应怀疑肠闭锁。肛指或灌肠后观察胎粪情况，有助于区别闭锁、胎粪黏滞性便秘或巨结肠。

腹部平片对诊断有很大价值。新生儿吞咽空气1小时内到达小肠，12小时内到达直肠。高位闭锁可见一大液平（胃）及3～4个小液平（扩张的小肠），或"三泡征"，下腹部完全无气体影。低位闭锁显示较多的扩张肠段及液平，最远的肠袢极度扩张。侧位片示结肠及直肠内无气体。对临床不典型者，少量稀钡做灌肠检查，可显示细小结肠（胎儿型结肠）；并可发现合并的肠旋转不良或结肠闭锁，及除外先天性巨结肠。

【治疗】

按新生儿肠梗阻的要求进行充分的术前准备。根据病变类型及部位，选择合适的术式。凡条件许可者，应常规作肠切除、小肠端-端吻合术，取3-0～5-0可吸收线全层间断内翻单层缝合，组织内翻不宜过多。隔膜型可作隔膜切除术，肠壁纵切横缝。高位空肠闭锁，切除扩张肠段有困难时，为改善日后功能，可作裁剪法整形吻合。亦可选择近、远端作端-侧吻合及远端造瘘术（Bishop-koop法）或近、远端作侧端吻合及近端造瘘术（Santulli法），后者可使近侧肠管充分减压。病变部位在回肠远端，合并肠穿孔、胎粪性腹膜炎和其他严重畸形者，可作双腔造瘘术（Mikulicz法）。肠狭窄患儿应将狭窄肠管切除后作肠吻合术。

闭锁近端肠管扩张、肠壁功能障碍为术后肠道通行受阻的主要原因。因此术中应彻底切除盲端及扩张肥厚的近端肠段10～20cm。远端肠管切除2～3cm。小肠切除的长度不应超过其全长的50%，全部小肠最好能保留100cm以上，使营养代谢不致发生严重紊乱。吻合前应在闭锁远端肠管注入生理盐水，对整条肠管进行全面仔细检查，以免遗漏多发闭锁。肠吻合时两断端管腔直径不等，可将远端肠管斜行45°切开或沿肠系膜对侧缘纵行切开，进行端-端吻合。手术放大镜进行操作，能提高吻合质量。术后肠道功能恢复较慢，一般需10～14天，甚至更长。因此在恢复前需较长时间持续胃肠减压，通过静脉营养，补充足够的水、热量和氨基酸，维持氮平衡或正氮平衡。

【预后】

小肠闭锁的治疗效果随着目前诊疗技术的提高，特别是胃肠外营养的成功应用，已有明显改善。在专业新生儿外科治疗中心的报道其治愈率90%，但高位空肠闭锁治愈率略低，60%～70%。高位空肠闭锁，仍有较高术后并发症和死亡率，近端空肠裁剪术虽可缩小盲端，但其增加吻合口瘘和破坏肠壁肌层的连续性。对高位空肠闭锁，建议术中放置经吻合口下方的小肠喂养管，早期肠内营养可减少静脉营养的并发症。常见致死原因为肺炎、腹膜炎及败血症，未成熟儿、短肠综合征、吻合口瘘与肠功能不良。术后小肠长度>50%者大多可得到正常生长发育。远侧小肠广泛切除，特别缺少回盲瓣者，大多有脂肪、胆盐、维生素 B_{12}、钙、镁吸收不良，腹泻及肠道细菌过度繁殖。应用静脉营养与要素饮食，使余下小肠>35cm 有回盲瓣者大多能存活，以后可籍小肠绒毛的肥大，肠黏膜细胞的增生及肠壁增厚增粗而逐渐适应营养吸收。

三、结肠闭锁

结肠闭锁的发生率为 1/15 000～20 000，占肠闭锁<5%。病因与病理基本上与小肠闭锁相同。类型有：①黏膜及黏膜下层构成的隔膜，多见于升结肠及乙状结肠；②两端为盲端，中间有结缔组织；③两盲端间无结缔组织，多见于横结肠。

【临床表现】

为典型的低位肠梗阻，腹胀明显，呕吐物呈粪汁样，无胎粪排出。腹部平片见全腹均有肠段充气及多个液平面。钡剂灌肠可提示闭锁部位，有助确定诊断。

【治疗】

主张分期手术，先切除扩张的肠管，近端造瘘排便，远端造瘘进行灌洗，以扩大远端肠管直径，使二期吻合时两端肠管直径基本接近，数周或数月后作造瘘关闭吻合术。尽量避免在病情恶劣时作一期手术。

（郑珊　沈淳）

第四节　肠梗阻

肠梗阻是由于多种原因引起的肠内容物不能正常运行、通过受限的一组临床症候群，其病情进展快，肠管一旦发生梗阻，常伴发水和电解质的丢失，如不及时处理并解除梗阻，患者常因肠管血运障碍发生穿孔、坏死、腹膜炎及水电解质紊乱、酸碱平衡失调、休克等原因而死亡。

【分类】

（一）根据发病的缓急可分为急性和慢性肠梗阻

急性肠梗阻常合并较严重的水电解质紊乱、酸碱平衡失调等全身病理生理变化，慢性肠梗阻全身的变化则表现为营养不良。

（二）根据梗阻部位可分为小肠和结肠梗阻

小肠梗阻进一步分为高位和低位梗阻。如一段肠管的两端均阻塞，肠内容物既不能向远侧运行也不能向近侧反流减压，称为闭襻性肠梗阻；急性结肠梗阻时回盲瓣阻挡住肠内容物逆向回流时，也可形成闭襻性梗阻；闭襻段肠管内压力逐步增高，当肠壁过度扩张到一定程度时可坏死穿孔，所以应及早手术治疗。

（三）根据梗阻肠管血供有无损害

肠管血运如无损害为单纯性肠梗阻，如肠道的血供受阻则为绞窄性肠梗阻。单纯性和绞窄性的鉴别在临床上有重要意义，因为绞窄性肠梗阻若不能及时解除，可很快导致肠壁坏死和穿孔，引起严重后果。

（四）根据梗阻程度可分为部分性和完全性梗阻

（五）根据梗阻发生的病因分类

肠梗阻可由不同的病因引起，按病因可分为以下三类：

1. 机械性肠梗阻　因各种原因引起的肠腔变小、肠内容物通过受阻而产生梗阻。这是临床上最常见的一类肠梗阻。包括：①肠腔内病变：如胆结石、粪便、异物或蛔虫团以及肠套叠等引起的肠腔阻塞；②肠壁病变：如新生儿先无性肠管闭锁或狭窄；局限性肠炎或肠结核因充血、水肿、肉芽肿或瘢痕收缩等引起肠管狭窄或梗阻；肠壁肿瘤、胃肠道吻合术后吻合口或肠造瘘术后造瘘口狭窄也可导致肠梗阻；③肠管外病变：如肠粘连、肠扭转、粘连束带压迫肠管及腹外疝嵌顿等。

2. 动力性肠梗阻　肠道本身无器质性病变，但受全身或局部影响致肠管麻痹或痉挛造成肠内容物通过受阻，称动力性肠梗阻。包括：①麻痹性肠梗阻：神经、体液或代谢因素可使肠道动力受到干扰、麻痹而引起肠梗阻，这种梗阻称为麻痹性肠梗阻。常见的有低钾血症、严重腹腔感染或后腹膜巨大血肿；②痉挛性肠梗阻：是由肠壁肌肉过度收缩而致梗阻较少见，急性肠炎、肠道功能紊乱或铅中毒时可造成痉挛性肠梗阻。

3. 血运性肠梗阻　当肠系膜动脉或静脉因栓塞或血栓形成时引起肠管血运障碍，可迅速地抑制肠管活动而导致肠内容物运行受阻，较少见，但病情凶险。

腹部手术后早期（1～2 周）内，由于肠壁水肿和渗出可导致一种机械性和动力性因素同时存在的粘连性肠梗阻，称之为术后早期炎症性肠梗阻，其病理过程及处理原则均有特殊性，我们将在以后的章节中详细讨论。

各个国家和地区在不同时期由于不同原因造成肠梗阻的发病率往往并不相同。从表 25-1 中可以看到，20 世纪早期腹外疝为肠梗阻病因的第一位，随着人们生活水平的提高及饮食结构的变化，结、直肠肿瘤的发病率显著提高，由肿瘤导致的肠梗阻发病率也逐步增多，而绝大多数腹外疝患者已早期接受择期疝修补术，故腹外疝引起的肠梗阻明显减少。腹部手术的大量增加而导致术后粘连显著增加，与之相符的是粘连性肠梗阻已成为目前肠梗阻病因的第一位（表 25-1）。

表 25-1　20 世纪国内外肠梗阻病因变化

作者	年代	例数（例）	第一位	（%）	第二位	（%）	第三位	（%）	第四位	（%）	第五位	（%）
Vick	1925～1930	6892	外疝	49.0	肠套叠	15.0	肿瘤	13.0	粘连	7.0	肠扭转	2.6
Wangensteen	1942～1952	1252	粘连	31.0	肿瘤	27.0	外疝	10.0	肠麻痹	6.9	炎性狭窄	3.8
张延龄	1940～1955	1350	外疝	27.2	肠套叠	22.8	粘连	18.4	结核	10.0	畸形	3.2
黄萃庭	1956	1024	外疝	32.6	粘连	21.1	扭转	10.2	套叠	9.5	蛔虫	5.1
曾宪九	1960	7335	外疝	27.1	粘连	20.1	套叠	18.5	扭转	10.2	蛔虫	5.1
Ellis	1962～1983	279	粘连	31.0	肿瘤	30.0	外疝	23.0				
Bevan	1960～1975	414	肿瘤	29.0	外疝	19.0	粘连	16.0				
王汉青	1978	632	套叠	40.5	粘连	23.4	外疝	15.7	扭转	12.8	肿瘤	4.3
Bevan	1976～1980	277	粘连	38.0	肿瘤	17.0	外疝	13.0				
McEntee	1985～1986	236	粘连	32.0	肿瘤	26.0	外疝	25.0				
Füzün	1991	582	粘连	44.0	外疝	24.0	扭转	13.0	肿瘤	10.0	套叠	1.7
卿三华	1977～1997	622	粘连	39.5	肿瘤	31.4	外疝	3.9	肠结石	3.4	扭转	2.6
江来	1991～2000	483	肿瘤	44.1	粘连	33.7	外疝	10.1	异物	2.1	肠麻痹	2.1

需要指出的是不能静止地看待肠梗阻,肠梗阻的分类仅仅是相对的,在一定条件下各种类型的肠梗阻可以相互转变,如单纯性肠梗阻可转化成绞窄性肠梗阻,部分性肠梗阻可转化成完全性肠梗阻;当然,完全性肠梗阻经有效治疗也可转为不完全的肠梗阻乃至完全恢复了肠道的通畅。

【病理生理】

肠梗阻发生后,肠管局部和全身将出现一系列复杂的病理生理变化。不同类型的肠梗阻的病理生理变化各不相同。慢性肠梗阻多为不全性,导致梗阻以上的肠腔扩张以及肠壁代偿性增厚,全身的变化主要是营养不良。痉挛性肠梗阻多为暂时性,肠管局部多无明显变化。一般来说,急性肠梗阻可引起以下局部和全身的病理生理变化。

（一）局部病理生理变化

1. 肠腔胀气、积液　正常情况下,肠腔内液体和循环血液处于不断的交换过程中,肠梗阻发生后梗阻近侧肠管不再自肠腔内回吸收液体,大量液体积聚在近侧肠管;当肠腔压力升高,肠壁静脉血管、淋巴管回流受阻时,肠腔内渗液进一步增加,积液更加明显,加重肠膨胀,此时肠管扩张、肠壁变薄。发生肠梗阻时,肠内气体中68%由吞咽而来,32%从血液中弥散入肠以及从肠内容物分解所产生。此时如能予以持续胃肠减压,保持胃肠空虚,就可能使肠胀气不再加剧。

2. 肠动力紊乱　梗阻近侧肠管为克服肠内容物的通过受阻,肠蠕动的频率和强度均有增加。高位肠梗阻频率可达到每3～5分钟一次,低位肠梗阻间隔时间较长,可达到每10～15分钟一次;随着病程延长和

病情进展,肠扩张逐渐加剧,最后导致梗阻近侧肠平滑肌收缩力逐渐减弱到完全麻痹,而在梗阻初期远侧肠管由于受非肾上腺能、非胆碱能抑制性神经反射活动而肠道蠕动功能仍保持较弱的蠕动功能,所以在肠梗阻病程中排出少量气体或干粪便并不说明梗阻解除。只有当排出大量稀便并伴有临床症状的全面好转才是真正的梗阻缓解。远侧肠管在排尽残留的肠内容物后就因肠腔空虚而进入静止状态。

3. 肠壁水肿、通透性增加　肠腔内压力增高导致肠壁静脉回流障碍,肠壁充血水肿、液体外渗导致淤血肠壁呈暗红色,肠壁失去正常光泽,同时由于缺氧,细胞能量代谢障碍,肠壁通透性增加,液体可外渗至肠腔内至腹腔内。如肠腔内压力进一步增高,影响肠壁动脉血流,肠壁动脉搏动消失,呈暗紫色或黑色,可引起坏死和穿孔。

（二）全身病理生理变化

1. 水和电解质的丢失　体液的丢失及因此引起的水和电解质代谢紊乱与酸碱平衡失调,是急性肠梗阻的重要病理生理变化。胃肠道每日分泌的消化液约为8000ml,其内含有大量的电解质(表25-2)。正常情况下,绝大部分的消化液被再吸收从而维持水、电解质代谢与酸碱平衡。急性肠梗阻患者由于频繁的呕吐造成大量水和电解质的丢失,尤其是高位肠梗阻。另一个造成水、电解质丢失的重要原因是梗阻近侧肠管的扩张,大量的消化液潴留在近侧肠管,不能被重吸收,这点在低位梗阻时更为明显。正常的肠黏膜可将肠腔内液体吸收入血液,同时持续分泌小肠液进入肠腔。回肠梗阻时,近侧肠管立即丧失吸收水、电解质的能力,但分泌液体却仍持续,且在48小时内

明显增快,钠和钾随之同样变化。此时肠壁水肿加重,部分液体尚可逸入腹腔。这种失液量随水肿肠管的范围、程度和梗阻时间而加剧。绞窄性肠梗阻时甚至丢失大量血液。上述几方面水和电解质丢失的后果是低循环血容量和血液浓缩,此外尚有电解质紊乱和酸碱失调等。不同部位的肠梗阻引起的全身代谢改变尚有所不同,如高位肠梗阻由于频繁的呕吐,丢失大量的氯离子、钾离子和酸性胃液而导致代谢性碱中毒;而低位小肠梗阻丢失多为碱性肠液,加以体内酸性代谢产物增加,多导致代谢性酸中毒。

表 25-2　各种消化液的电解质浓度(mmol/L)

消化液	H^+	Na^+	K^+	Cl^*	HCO_3^-	每天分泌量(ml)
唾液		9	25	10	12~18	1000~1500
胃液	60(0~90)	60(10~115)	10(1~35)	85(8~150)	0~15	1500~2500
胆汁		148(130~160)	5	101(90~118)	35~40	500~800
胰液		141(115~150)	5(2.5~7.5)	77(55~95)	90~121	700
小肠液		105~135	5~20	110(100~120)	20~30	4200

2. 感染和中毒　肠梗阻时,肠内容物淤积,细菌大量繁殖,并产生大量毒素。同时由于此时肠壁水肿,通透性增加,肠道黏膜屏障功能障碍,肠道细菌微生态紊乱导致某些细菌过度繁殖,穿过黏膜上皮进入肠系膜淋巴结及血液,发生细菌移位。细菌和毒素亦可直接渗透入腹腔引起腹膜炎和中毒。

3. 休克　消化液的大量丢失使机体血液浓缩,有效血容量不足,导致休克;电解质代谢紊乱和酸碱失调加剧休克的发展;细菌和毒素的大量吸收,引起严重的感染和中毒,加重休克的发生。

4. 呼吸、循环和肾功能障碍　肠管扩张使腹压增高,膈肌上升,腹式呼吸减弱,影响肺内气体交换;同时下腔静脉回流受阻,加以有效血容量减少,心输出量可明显降低,并可导致肾灌注量不足,引起循环和肾功能障碍。多器官功能障碍可致使肠梗阻患者迅速死亡。

【临床表现】

不同类型的肠梗阻由于发生的部位、原因、发病缓急等的不同可有不同的临床表现,但其具有共同的病理生理学基础,即肠内容物不能向远侧正常运行,因此具有一些共同的临床表现:

1. 腹痛　单纯性机械性肠梗阻呈阵发性绞痛,有腹痛缓解间歇期,其缓解时间长短随梗阻部位及程度而异,高位梗阻间歇约3~5分钟,低位梗阻间歇约10~20分钟。腹痛部位可弥漫全腹,也可偏于梗阻部位,如高位小肠梗阻时一般痛在上腹部,低位小肠梗阻时常位于脐周,结肠梗阻位下腹部,乙状结肠直肠梗阻位于会阴部。

绞窄性肠梗阻时腹痛发作急骤,程度剧烈,呈持续性可伴阵发性加重。如果单纯性肠梗阻腹痛间歇期不断缩短,程度不断加剧,转为持续性剧烈腹痛,应警惕提示有肠绞窄可能。

麻痹性肠梗阻时呈持续性全腹胀痛,少有阵发性绞痛。

2. 呕吐　肠梗阻早期呕吐多为反射性,呕出物为染有胆汁的胃内容物,量较少;此后呕吐随梗阻部位的高低而有所不同:高位肠梗阻静息期较短,呕吐频繁,呕吐物量多,一般不臭;低位肠梗阻由于梗阻近侧有较长一段肠管可以扩张接纳滞留的肠内容物,呕吐出现迟而少,呕出物常有粪臭;结肠梗阻到晚期才出现呕吐。当呕出物为棕褐色或血色时,应警惕有肠绞窄可能。

3. 腹胀　腹胀程度随梗阻部位的高低而有所不同。高位小肠梗阻腹胀多不明显,低位小肠梗阻时腹胀明显,结肠梗阻时扩张肠管较显著,呈门框样,可伴有肠型。麻痹性肠梗阻表现为全腹明显腹胀,不伴肠型。

4. 停止排便排气　完全性肠梗阻时,近侧肠内容物和气体就不能向远侧排出,这是一个具有诊断价值的症状,但梗阻早期梗阻远侧肠内残留内容物仍可自行或灌肠后排出,量少,不能据此排除肠梗阻。不完全性梗阻也可排出少量气体和粪便。某些绞窄性肠梗阻包括肠套叠或肠系膜血管栓塞,在腹部绞痛后可排出少量血性液状便。

早期单纯性梗阻一般无显著的腹部体征,随着病情进展渐出现脱水,患者出现口唇干燥、眼窝深陷、皮肤无弹性、心跳加快、尿量减少等脱水症状,可因血液浓缩导致血红蛋白和血细胞比容升高,尿比重也增加,严重时出现休克。绞窄性肠梗阻腹部体征较严重,血白细胞和中性粒细胞明显增多,原发性系膜血管栓塞时白细胞更可高达$60×10^9/L$,患者往往很快就出现烦躁不安、发热、脉率加快、血压下降、休克等体征。

望诊时可见到腹胀、肠型或肠蠕动波。小肠梗阻所致的蠕动波多位于脐部,严重梗阻时,胀大的肠袢呈管状隆起,横行排列于腹中部,组成多层梯形肠型。当发生肠麻痹时,肠蠕动波消失。结肠梗阻的肠型多宽大,位于腹壁周边,不对称,同时盲肠多胀大成球形,随每次蠕动波的来临而变得更加突起。

腹部触诊时,单纯性肠梗阻腹壁柔软,按压扩张肠曲时有轻度压痛。绞窄性肠梗阻有较明显的腹膜刺激征,局限性压痛,可伴有反跳痛及肌肉紧张,有时还可扪及孤立胀大的绞窄肠袢,触痛明显。麻痹性肠梗阻腹部可无明显压痛。

腹部叩诊呈鼓音,绞窄性肠梗阻腹腔渗液多于1000ml时,出现移动性浊音。

腹部听诊可听到肠鸣音亢进,有气过水声或金属声。绞窄性肠梗阻出现肠坏死和腹膜炎时不能闻及肠鸣音。麻痹性肠梗阻仅偶可听到孤立的肠鸣音。

直肠指诊有时可摸到直肠内或直肠外腹腔内肿瘤;有时也可扪及干结的粪便导致肠梗阻的发生,抠出大便或反复低压灌肠可解除梗阻;如指套染血,应考虑结肠肿瘤、肠绞窄或肠系膜血管栓塞等可能。

【影像学检查】

影像学检查有助于明确肠梗阻的诊断及确定梗阻的部位。腹部卧位片上可显示肠管扩张的部位及程度。扩张的小肠影一般位于腹部中央,呈横向排列,空肠黏膜的皱襞呈鱼骨刺状,回肠影则无此特征;扩张的结肠影多位于腹部四周或盆腔,可具有袋影,据此可与小肠影相区别。立位时扩张的肠腔内可见到多个阶梯状气液平。小肠梗阻时,腹部X线片上无或仅有少量结肠内气体,结肠梗阻时经常伴有大量气体使结肠明显扩张。如回盲瓣功能良好,小肠内气体极少;但如回盲瓣功能不全,小肠亦有扩张、气液平等小肠梗阻的X线表现。小肠梗阻时多个液平呈阶梯状排列,在立位或侧卧位上可表现为倒U形扩张肠曲影。有时小肠与结肠梗阻难以鉴别,可以做稀钡低压灌肠以迅速安全地区别小肠和结肠梗阻。

在多数情况下腹部X线片也可以鉴别机械性和动力性肠梗阻。机械性肠梗阻时肠扩张一般仅涉及小肠或结肠,只在少数情况下才两者均有,而麻痹性肠梗阻时,所有肠曲,包括小肠和结肠均扩张,甚至在个别情况下可以包括直肠。

绞窄性肠梗阻的腹部X线片表现为不随时间而改变的孤立胀大的肠袢,或肠间隙增宽提示有腹腔积液,或有假肿瘤阴影,或门静脉内有气体等,但这些征象仅见于少数绞窄性肠梗阻患者,需结合临床征象综合判断,据此可以尽早地发现绞窄性肠梗阻。

如果肠梗阻的诊断仍无法明确,腹部CT和B超有助于肠梗阻的诊断及病因的判定。肠梗阻的CT征象包括肠管扩张、肠管直径的突然变化、肠壁增厚、肠系膜血管走向改变和弥漫性充血以及肠腔外改变,如大量腹水等;B超可见包括肠管持续性扩张、肠腔内积气积液、肠壁水肿增厚以及肠管蠕动增强等。

【诊断】

根据腹痛、呕吐、腹胀、停止排便排气四大症状和腹部可见肠型或蠕动波,肠鸣音亢进等,结合腹部X线立卧位片,一般可对肠梗阻作出正确诊断。但是一个完整的肠梗阻诊断必须包括:①是否肠梗阻;②是机械性还是动力性肠梗阻;③是完全性肠梗阻还是不完全性肠梗阻;④是单纯性抑或是绞窄性肠梗阻;⑤肠梗阻部位在哪里;⑥肠梗阻病因是什么;⑦患者的全身情况如何(包括水电解质代谢和酸碱平衡情况、是否合并其他系统疾病等)。临床医师必须对患者的病史、体格检查以及各项辅助检查进行认真详尽的分析,才能作出一个准确完整的肠梗阻诊断。不能忽视病史和全面的体格检查而完全依赖放射学检查,对于影像学检查结果也需动态观察。

【治疗】

肠梗阻治疗方法的选择取决于肠梗阻的类型、部位、原因以及有无水、电解质紊乱、低血容量和重要脏器功能障碍等全身情况,主要有基础治疗和手术治疗两大类。动力性肠梗阻以基础治疗及处理原发病为主,绞窄性肠梗阻则需紧急手术,完全性肠梗阻应及时手术,部分性肠梗阻可先试行非手术治疗,2~3天内无效或恶化改为手术治疗。

(一)基础治疗

基础治疗主要适用于早期单纯性粘连性肠梗阻、早期肠套叠、麻痹性或痉挛性肠梗阻、蛔虫或粪块引起的肠堵塞、Crohn病和结核等炎性肠病引起的不完全性肠梗阻等,同时基础治疗包括纠正机体水、电解质紊乱和酸碱失衡,改善患者的全身情况,为手术治疗创造条件。

1. 禁食、胃肠减压　目的是改善梗阻近侧扩张的肠管及防止其向绞窄进一步进展,是肠梗阻治疗的重要方法。采用鼻胃管持续低压吸引,可以抽吸胃肠腔内积聚的气体、液体,减轻肠膨胀及肠管扩张,阻断肠梗阻的病理生理进程,同时也有利于减轻肠壁水肿、改善肠壁血液循环;肠腔压力的降低有利于肿胀或扭曲的肠管恢复通畅;抽出的胃肠液观察其颜色及性状,有助于鉴别有无绞窄的发生;胃肠减压可减轻腹内压,有利于患者呼吸循环功能的改善。

2. 纠正水、电解质紊乱和酸碱失衡　水、电解质紊乱和酸碱失衡是肠梗阻一个严重的病理生理学状态,应及时纠正。先快速补充血容量,维持有效的全身血液循环,再根据血清钠、钾、氯化物等的测定结果调整电解质的补充量及纠正酸碱失衡,必要时在监测中心静脉压的条件下进行快速补液,宜保持中心静脉压在0.49~0.98kPa(5~10cmH$_2$O)之间,同时监测尿量,要求每小时尿量达到30~40ml。绞窄性肠梗阻和单纯性肠梗阻晚期血浆成分丧失较多,还需补充胶体(血浆、人体血清白蛋白)。

3. 应用抗生素　除早期单纯性肠梗阻外,多数扩张肠管的毛细血管通透性增加易发生细菌移位,同时也有细菌和毒素渗入腹腔的可能,宜应用抗生素治疗。可用一种广谱抗生素如氨苄西林加一种针对厌氧菌的药物如甲硝唑进行治疗。

4. 对症治疗　临床上采用76%泛影葡胺100~120ml经胃管内注入后夹管,造影剂可以显示梗阻的部位,同时高张高渗的造影剂有利于减轻肠壁水肿,有利于恢复肠道的通畅。适用于不全性肠梗阻的诊断及治疗。

经胃管注入液状石蜡或麻油100ml或通便泻下的中药煎剂如复方大承气汤,对粘连性和麻痹性肠梗阻有较好疗效。手法复位、灌肠、经内镜复位等可用于肠套叠或肠扭转。对蛔虫性肠堵塞可采用氧气或药物驱虫。

非手术治疗的患者应严密观察病情改变,包括全身情况、腹部体征和各项辅助检查结果等,可重复腹部X线检查或CT检查。如有肠绞窄征象,必须转为手术治疗。此外如正规非手术疗法无效者应果断采取手术治疗的措施,保证患者生命安全。

(二)手术治疗

手术时机的把握很重要,取决于肠梗阻的严重程度、发生肠绞窄坏死的可能性及患者全身情况。手术的目的是解除梗阻、恢复肠道的通畅。

1. 手术方式　剖腹后检查有无腹水及其性质:血性腹水提示有绞窄,混浊腹水提示有肠穿破、腹膜炎,淡黄腹水为单纯性梗阻;接着寻找梗阻部位,明显扩张肠管与瘪陷肠管交界处往往提示梗阻部位,根据发现的不同病因予以相应的手术处理。手术方式包括单纯解除梗阻的原因如为粘连索带压迫肠管就剪断此带;如肠管粘连成角或扭曲,作松解粘连将肠曲复位;如肠套叠就予以整复;如为腹内外疝也予以回纳并缝闭内环口;如为肠腔内胆石、蛔虫或异物等可切开肠壁取出之。也可切除造成梗阻的肠段如肠肿瘤、肠炎性狭窄,或坏死的肠段应尽可能予以切除。有时造成梗阻的病因难以解除,如腹腔内广泛肿瘤复发或腹腔结核,可施行短路手术,将梗阻近远两侧肠管做吻合或近端肠管腹壁造口术以解除梗阻。肠造口术主要适应于远段结肠梗阻,如乙状结肠或直肠肿瘤不能切除时,可作乙状结肠腹壁造

口术。

当梗阻近侧肠管严度扩张,使探查发生困难或妨碍手术的操作,可行扩张肠段的减压术。减压可通过肠壁戳口插管减压。如作肠切除,可在拟切除的肠段上戳口插管,也可将拟切除的肠段在切断前拉到远离手术野处切开减压后再切除。减压时需特别注意保护手术野,减轻污染。

解除梗阻后要注意检查绞窄肠段有无活力,如切除了过长的可能存活肠管,就可能使患者遭受短肠综合征之苦;反之存留一段无活力的肠管可造成再度坏死穿孔的灾难。以下表现提示肠管已坏死:①肠色暗黑、无光泽并塌陷;②肠管无张力,刺激不能激发蠕动;③肠系膜终末小动脉无搏动。如有疑问,可用等渗盐水纱布热敷,或用0.5%普鲁卡因封闭肠系膜根部,可将有疑问的肠段后放入腹腔,再观察10~30分钟,倘若没有好转,说明肠管已坏死,应予切除。若患者一般情况极差,肠段存活可疑,可行坏死肠段外置术。

近年来,腹腔镜手术治疗肠梗阻的报道越来越多,如腹腔镜粘连松解术、肠扭转复位术及梗阻的结直肠肿瘤行切除术等,具有创伤小、术后恢复快等优点。但肠梗阻患者伴有腹胀及肠管扩张,腹腔镜手术时易出现肠管损伤和影响操作,因此需对接受腹腔镜手术的肠梗阻患者进行选择。

经内镜介入放置支架治疗胃肠道癌性梗阻的应用日益增多,结直肠支架治疗可作为一种过渡性治疗措施有其优势,替代结肠造瘘术,临时解除梗阻,改善患者的一般状况,同时进行充分彻底的肠道准备后再择期手术。对于不能切除的结直肠恶性肿瘤、盆腔恶性肿瘤浸润直肠致梗阻者、已有广泛转移存在腔外压迫者、或因严重并发症而不能耐受手术且估计还有一定生存期者,可作为姑息性治疗的一种措施,替代结肠造瘘术,解除梗阻,提高生活质量。

2. 术后处理　肠梗阻患者术前多有水、电解质紊乱和酸碱失衡,术后仍需积极纠正。手术后胃肠道动力功能的恢复较一般腹部手术后慢,因此禁食时间较长,需加强肠外营养、保持胃肠减压及其他减压措施通畅有效,降低肠管压力,加速肠壁循环的恢复,并减少毒素的吸收。术中如有切开肠管者,术后均应继续治疗性应用抗生素。

一、粘连性肠梗阻

近年来由于腹腔内粘连而形成的粘连性肠梗阻已成为肠梗阻最常见的病因,如表25-1所示为32.0%~44.0%。粘连性肠梗阻多表现为单纯性肠梗阻,少数也可转化成绞窄性肠梗阻,甚至以后者为首要表现。

【病因和发病机制】

粘连性肠梗阻除极少数为腹腔内先天性因素如先天发育异常或胎粪性腹膜炎外,大多为获得性。常见的原因为腹腔炎症、损伤、出血和腹腔内异物,如腹部手术、腹膜炎或腹腔内滑石粉或遗留纱布等。腹部放疗和腹腔内化疗也可导致粘连性肠梗阻。

腹腔内粘连的发生机制尚未明确,但粘连是腹膜自身修复的正常反应已被公认。腹膜除有润滑、渗出和吸收作用外,其防御和修复功能是形成粘连的内在因素。腹膜在受到上述创伤、炎症或异物刺激时,发生急性炎症反应而渗出含有大量纤维蛋白原的液体,渗出物集中在病变脏器的表面和附近,在几小时内即可凝固成纤维素性疏松粘连,将相邻脏器的浆膜面粘在一起,这种纤维素性粘连如未被及时吸收,血管和成纤维细胞易长入并形成牢固的纤维性粘连。

应该说创伤、炎症或异物刺激等必然引起肠粘连,但大部分并不出现临床症状,小部分可有轻度阵发性腹痛,只有当肠曲粘连成团,影响蠕动波将内容物向前推进,或当粘连造成牵拉使肠曲折叠成锐角,或粘连形成支点肠曲环绕而扭转,或粘连索带压迫肠曲或肠曲在索带卡压下形成内疝,才会产生肠梗阻。

【诊断】

机械性肠梗阻,尤其是小肠的机械性肠梗阻均应考虑到有粘连性肠梗阻的可能。如果患者既往有腹部手术、创伤或腹膜炎病史,此种可能性更大。既往已有反复多次发作梗阻,应考虑为广泛粘连形成的肠梗阻。

【治疗】

粘连性肠梗阻多数为单纯性梗阻,考虑到再次手术后必然会形成新粘连,故首先应用非手术治疗。同一般的肠梗阻一样,有效的胃肠减压是一项非常重要的治疗措施。对于较低位的梗阻,还可考虑应用 M-A 管。采取基础治疗的同时做好术前准备。如果经 48 小时正规非手术治疗无效,应及时手术,过长时间的非手术治疗可能会导致肠管水肿、缺血。若出现腹膜炎的症状或体征怀疑有肠绞窄时,应及时手术;对反复频繁发作的粘连性肠梗阻也应考虑手术治疗。

手术治疗的目的是解除梗阻并防止复发。对小范围粘连或索带,可用锐性松懈,梗阻即可解除,并可将粗糙面内翻缝合以减少再粘连的机会。如肠曲粘连成团,难以分离且累及肠段不多时,可将该粘连团块切除后作肠吻合。如难以分离且累及肠段较多时,可行短路手术。手术时应尽量保护肠管免受损伤,避免不必要的肠切除,短路手术时被旷置的肠段应尽量短,以免产生盲袢综合征。对于粘连较重、反复梗阻、曾多次行粘连松解术者,分离粘连后为防止再次粘连

梗阻,可行小肠排列固定术。1937 年 Noble 采用小肠平行排列,缝合固定,此手术操作费时,术后肠功能恢复较慢,现已很少应用;1959 年 Backer 在术中用导管作支架,经鼻插入小肠内,将小肠排列使其重新粘连成钝角,术后这一内支架一般保留 10～15 天或更久,也可作减压用;1960 年 Child 提出一种改良的手术方法,在分离粘连并排列好肠曲后用一长针和丝线在距肠壁约 3cm 处穿过各层肠系膜,然后在旁开 3cm 处穿回各层系膜,松松结扎,不可扎紧肠系膜血管。Child 手术操作相对简单,并发症少,效果优于 Noble 术。以上手术方式虽可使肠梗阻复发率降低,但易出现胃肠麻痹、长期慢性腹痛,有时出现导管拔除困难及肠瘘等。

【预防】

预防粘连是解决粘连性肠梗阻的关键。彻底治疗腹腔内炎症将减少粘连性肠梗阻的发生。腹部手术是引起粘连性肠梗阻的最主要原因,所以外科操作时应尽量注意避免可诱发粘连的一些因素。手术操作轻柔、勿损伤肠管和其他腹内脏器的浆膜面;尽可能修复腹膜缺损,面积较大可用大网膜覆盖;尽可能保留大网膜,覆盖在小肠或吻合口表面防止与前腹壁粘连;避免腹腔内进入滑石粉或遗留纱布;尽可能应用刺激性较小的缝线,线头应剪短;注意无菌术,防止胃肠内容物外溢入腹腔,对于已外溢者需彻底清洗腹腔;避免组织缺血,因缺血组织易产生粘连;关腹前尽可能将腹内脏器放回原位。此外手术后宜早期起床活动和进食以促进肠蠕动恢复。如术后肠蠕动差,可根据情况应用新斯的明等药物促进胃肠蠕动的恢复。

此外人们在预防粘连性肠梗阻上还作了很多实验研究。为防止术后腹腔渗出液中纤维素沉着,人们曾试验肝素、双香豆素等抗凝剂,尚有人应用透明质酸酶、链激酶等以去除已形成的纤维素。最近报道较多是将肠管和腹膜用化学生物可吸收膜隔离,如透明质酸钠或透明质酸磷酸钠缓冲液、右旋糖酐和羟甲基纤维素等。尽管以上报道很多,但至今仍无公认的有效可靠方法,这些防粘连材料在人体内是否有效或引发新的粘连还需进一步临床观察。

二、肠 堵 塞

肠腔可因蛔虫团、胆结石、粪块、柿石或其他异物等内容物堵塞而形成梗阻,这类梗阻大多为单纯性和不完全性。

【病因】

蛔虫梗阻一般见于 13 岁以下的儿童,乃因大量蛔虫聚积成团,同时分泌毒素和机械性刺激引起肠管痉挛而造成梗阻;引起梗阻的肠道结石直径一般在 2.5cm 以上,此类患者大多合并有胆囊与十二指肠、结

肠或空肠内瘘,结石通过此瘘口进入肠腔。胆石梗阻多见于老年女性。老年人合并有慢性便秘者,因无力排便,粪块干结成团,也可引起肠堵塞。吞食含鞣酸较多的食物,如柿子、山楂、黑枣等,食物中鞣酸遇胃酸变成胶状物质,进而也可引起肠堵塞。

【诊断】

蛔虫梗阻常在病儿服驱虫药后发病,主要症状为脐周阵发性腹痛,可伴呕吐蛔虫,体检时触及可变形的条索状质软肿块,腹部 X 线片除扩张的小肠肠曲外,常可看到梗阻处成团的蛔虫影。胆石性肠梗阻患者往往有胆石症发作史,腹部 X 线片除肠梗阻的表现外,尚可见到胆管内气体显影,或看到肠腔内有胆结石阴影。粪块性肠梗阻体检时沿左侧结肠可扪及粪块,直肠指诊更可触及大量干结粪便。

【治疗】

蛔虫性肠梗阻一般采用非手术治疗。可经胃管注入氧气,注入量儿童每周岁 80～150ml,每次总量不超过 1500ml;成人每次 2000～3000ml。次日可重复治疗 1 次。也可用氧气灌肠治疗,注氧量依病儿年龄而异:3～6 岁在 1000ml 以下,7～10 岁 1200ml,11～14 岁 1500ml,成人可灌入 2000ml。当上述非手术治疗无效或临床上出现绞窄征象时,应剖腹探查,切开肠壁取虫,必要时作坏死肠段切除,术中务必取尽蛔虫;胆石性梗阻原则上应手术治疗,如结石能被捏碎可将结石捏碎并将碎屑送向远侧肠道以解除梗阻,如胆石不能捏碎就需切开肠壁取石,同时检查肠道内是否尚有其他胆石,合并肠坏死行坏死肠段切除术,如存在胆道肠道瘘,在患者情况许可下一并手术治疗,如患者情况不许可,待手术恢复后再择期手术;粪块性肠梗阻也应首先试用非手术治疗,包括经胃管注入液状石蜡、肥皂水灌肠等,必要时用手指或器械将直肠下段干结粪便掏出。非手术治疗无效时采用手术治疗。

三、肠　扭　转

肠扭转指一段肠曲以其系膜的纵向轴旋转 180° 以上甚至几转而造成肠梗阻,约占肠梗阻的 2.6%～13%。

【发病机制】

腹腔内各游离的肠段均可发生扭转,但以小肠和乙状结肠为多,盲肠少见。肠扭转大多是按顺时钟方向旋转。肠段扭转时造成肠系膜血管受压,易发生绞窄性肠梗阻。当肠段扭转超过 360° 后静脉血流就停止,再进一步扭转,动脉血流也停止。肠段扭转还导致肠段两端均受压,形成闭袢性肠梗阻,因此肠扭转容易造成肠坏死及穿孔。

肠扭转的发生首先须具有解剖基础,如肠系膜过长和根部较窄或盲肠过分游离,此外肠粘连也可使肠曲以此粘连点为轴心而扭转。肠扭转的发生还需要一定诱因,如一段肠曲内容物重量骤然增加,如有些儿童肠道内大量蛔虫聚集成团或有些老年人患习惯性便秘甚或饱餐后,易致此段肠曲发生扭转。剧烈运动时由于体位突然改变,充盈的肠曲随体位变动的惯性作用而发生扭转。另有部分患者并无明显原因可寻,扭转可能与肠动力改变有关。

【诊断】

小肠扭转发病急骤,表现为中上腹或脐周持续性腹痛伴阵发性加重,多剧烈,可牵涉腰背部,恶心呕吐早且频繁。体检可见全腹膨隆,伴压痛,肌紧张不明显,肠鸣音多减弱。小肠系膜根部扭转时,大量血浆成分丧失,在短时间内即可发生低血容量性休克。腹部 X 线片上可见扩张的小肠肠袢呈小跨度并有位置和排列的紊乱,若为全小肠扭转仅胃十二指肠扩张而小肠本身充气不多。

乙状结肠与盲肠扭转均可分急性型与亚急性型,亚急性型多见,发病较缓慢,可有类似发作史。乙状结肠扭转腹痛多位于左下腹部,恶心呕吐轻而腹胀明显,体检时可扪及一巨大肠曲从左下腹往上伸展到中腹部或全腹部,腹部 X 线片上可见巨大的双腔肠袢,自盆腔可达膈肌,立位时可见两个液平面,小量钡剂灌肠可见钡剂受阻,尖端呈"鸟嘴状"或螺旋形;盲肠扭转腹痛位于右下腹部,也多伴有明显腹胀,腹部 X 线片上除扩大充气的盲肠外,有时可在其右侧或下方见到回盲瓣所形成的 V 形切迹,钡剂灌肠可见钡剂受阻于横结肠或肝区处。

【治疗】

肠扭转可在短时间内发生绞窄性肠坏死及休克等,死亡率高达 15%～40%,因此除少数早期患者外,应及时予以手术治疗。

乙状结肠扭转如临床上无绞窄或腹膜炎表现,可经乙状结肠镜插管减压复位。如排出大量气体和粪水,腹痛等症状改善,表明复位成功,再留置肛管 2～3 天以利肠功能恢复。有报道应用纤维结肠镜复位,可治疗乙状结肠镜无法到达的高位扭转。如复位失败,插管后见血性粪水,有腹膜炎或肠坏死征象者应急诊手术。

肠扭转的手术治疗包括扭转复位术和肠切除术。将扭转的肠袢反旋转复位,如肠袢血供良好,还须解决复发问题:小肠一般不予处理;对于移动性盲肠可将之与旁沟缝合固定;过长的乙状结肠可平行折叠后固定于降结肠内侧,也可切除过长的乙状结肠。如见肠坏死,须将坏死肠段切除,小肠 I 期吻合,乙状结肠除极少数情况极佳患者外,宜 I 期切除造瘘 II 期吻合为妥。

四、肠套叠

一段肠管套入相连接的另一段肠管内称为肠套叠,是婴儿肠梗阻最常见原因,成人多为继发性肠套叠。

【病因】

肠套叠分原发性和继发性。原发性肠套叠多见于小儿肠套叠,一般无明确原因,考虑与饮食、气候变化等导致肠痉挛和肠蠕动异常有关。成年人肠套叠一般均有明确原因,多数肠管内壁长有息肉、乳头状腺瘤或有梅克尔憩室内翻入肠腔等,在蠕动波推动下,牵拉该段肠管一起套入远侧肠腔内而形成肠套叠。

肠套叠由鞘部和套入部组成,套入部又分顶部和颈部。一般为近侧肠管套入远侧肠管内,最多见的为回盲型,即回肠套入盲肠内。套入部系膜血管被鞘部挤压而使套入肠管充血、水肿以至坏死。肠套叠发生后,只要肠系膜够长且肠管可活动,套入部的顶部可继续向前推进甚至到达左侧结肠。

【诊断】

小儿肠套叠典型临床表现为阵发性腹痛、血便和腹块。腹痛为突发性,表现为幼儿突然阵发性啼哭伴脸色苍白,持续几分钟后静止,间隔15分钟到半小时左右又反复发作。约90%病儿在发病2小时内排果酱样黏液便,直肠指诊可见指套染血;体检时在多数患者可扪及典型的腹块。应在发作间歇期检查,肿块质韧,常呈红肠样,所在部位随套叠类型而异,常见的回盲或回结型可在右上腹扪及肿块并伴有右下腹空虚感,此征象(Dance征)被认为有诊断意义。肠套叠发作时还可有呕吐胆汁、腹胀、发热等肠梗阻症状。

只有25%左右的成人肠套叠患者同时具有以上的三大症状,绝大多数患者具有不同程度的腹痛,约60%~80%的患者伴有腹块,便血较少见,约见于三分之一患者。成人肠套叠大多有慢性反复发作史。

放射学检查有重要诊断价值。钡剂灌肠时可发现钡剂在套叠顶部受阻,并在外鞘和套入部顶部处进入肠壁间,造成典型的杯口形影像。B超可发现套叠肠段,对钡剂无法到达的上段小肠套叠和危重患者有意义,但易受肠腔胀气影响。

【治疗】

对早期的小儿肠套叠宜先应用空气或盐水灌肠复位,疗效可达90%以上。空气灌肠复位压力平稳,复位迅速,初起用8.0kPa(60mmHg),可逐步加压到10.6kPa(80mmHg),至完全复位为止;也可用盐水代替空气灌肠,但不能监视套叠脱出的进展。

患者有腹膜炎或外周循环衰竭现象时不可做灌肠复位,灌肠复位失败者也应及时手术复位。对于成人肠套叠一般有诱发病变须处理,所以原则上均应手术。手术复位时用手指轻柔地在远端将套入部顶部向近侧挤压,至套入肠段全部复位为止,绝不可牵拉套入的肠段。有时挤压复位有困难,可试用Cope法,即用一小手指插入外鞘和返折肠段间轻轻分开粘连以助回复。如手法不能复位,或发现肠坏死,就需切除套叠肠段后作肠吻合。成人肠套叠手术复位后应仔细检查顶部肠壁有无息肉等病变,如有应予以处理。

(黄广建)

五、腹 内 疝

腹内脏器自其原来的位置,经过腹腔内一个正常或异常的孔道或裂隙脱位到一个异常的腔隙者称为腹内疝。按有无疝囊分为真疝和假疝两种。

【病因和病理】

1. **先天性因素**　胚胎发育过程中,中肠会发生旋转,如果旋转方向或角度出现偏差可使小肠系膜、回盲部不能固定于后腹膜的正确位置,造成十二指肠旁疝或结肠系膜疝。发育过程中留下的某些隐窝或孔道过宽过深也可形成腹内疝,如Winslow孔疝、膀胱上疝。肠系膜发育不全留有缺损或孔隙可发生小肠系膜疝。

(1) 膈疝和食管裂孔疝:胃或横结肠等腹内脏器,通过横膈的先天性缺损突入胸腔者称为膈疝。除胃肠道梗阻外,这类膈疝常并有心肺等胸内脏器的受压症状。食管裂孔疝是一种较常见的膈疝。

(2) 十二指肠旁疝:是最常见的先天性腹内疝(图25-1)。以左侧多见,约占该型腹内疝的75%,肠管或网膜组织疝入十二指肠升部的左侧隐窝(Landzert隐窝);右侧十二指肠旁疝为疝内容物进入十二指肠水平部和十二指肠空肠曲下方的隐窝(Waldeyer隐窝)。

(3) 盲肠旁疝:盲肠周围有数个隐窝,包括升结肠内侧末端回肠上方的回结肠隐窝,回盲部下方的回盲肠隐窝和盲肠下后方的盲肠隐窝。疝内容物可从上述隐窝疝入,疝囊位于盲肠及回盲部的间隙。

(4) 结肠系膜疝:横结肠系膜及乙状结肠系膜疝较少见,疝环为横结肠系膜或乙状结肠系膜根部与后腹膜之间的隐窝。

(5) 其他内疝:Winslow孔疝少见,腹腔内容物经Winslow孔疝入小网膜囊。另外还有较罕见的膀胱上疝和盆腔疝,后者包括阔韧带疝、直肠旁疝和Douglas窝疝。

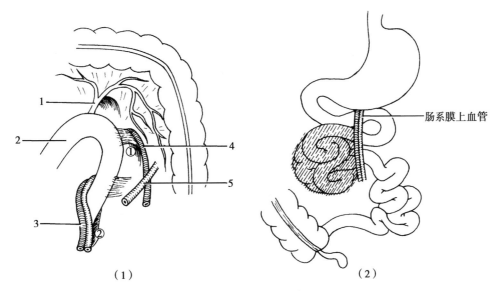

肠系膜上血管

（1）　　　　　　　　　　　（2）

图 25-1　十二指肠旁疝

（1）疝的入口　1.结肠中动脉　2.十二指肠　3.肠系膜上动、静脉　4.肠系膜下静脉　5.左结肠动脉　①十二指肠升部左侧的 Landzert 隐窝　②十二指肠水平部下方的 Waldeyer 隐窝；（2）右十二指肠旁疝从 Waldeyer 隐窝处疝入

2. 获得性因素　腹部手术、腹腔内感染、腹部外伤均可导致腹腔内容物与腹壁间、腹腔内容物之间形成粘连或粘连束带，肠管经这些粘连造成的非正常间隙疝入成为腹内疝。

【临床表现】

腹内疝如果疝环的口径较大，疝内容物进出自由，可没有或只有较轻的不适症状。但腹内疝通常有腹胀、腹部隐痛、恶心等慢性肠梗阻的临床表现。如疝环口较小，肠管进入疝环后发生嵌顿，则会有急性肠梗阻的临床表现，严重者可发生绞窄性肠梗阻。胃肠造影和腹部 CT 扫描能较准确地诊断各种类型的腹内疝。多排螺旋 CT 因可在工作站中三维重建图像从而明确腹腔内容物间的解剖关系，故在诊断腹内疝时有重要的使用价值。

先天性腹内疝在未发生疝嵌顿、无肠梗阻时可无特征性临床表现，诊断较困难，常于手术时发现有肠套叠。腹腔手术后发生肠梗阻，应考虑获得性腹内疝的可能。

【治疗】

一旦确诊为腹内疝一般均须手术治疗。先天性腹内疝的疝环缘多有重要血管或器官，在将疝内容物复位时不可强行扩张或任意剪切疝环以免误伤重要管道。这就要求术者熟悉各种先天性腹内疝的解剖毗邻关系，术中作出相应处理，如十二指肠旁疝只能在疝环下方剪开；Winslow 孔疝可作 Kocher 切口充分游离十二指肠以扩大疝环、回纳疝内容物；获得性腹内疝手术时应找到形成疝环的粘连部位或粘连索带，予以分离松解。无论先天性或获得性腹内疝在解除

嵌顿后还应检查疝内容物的血供情况，如有肠绞窄应行坏死肠段切除再行肠吻合。在疝内容物复位后应缝闭造成腹内疝的孔隙，以免复发。

（黄广建）

六、假性肠梗阻

假性肠梗阻是一组临床症候群，临床上具有肠梗阻的共同症状和体征，但均无肠腔内外机械性阻塞的表现。各种原因如神经抑制、毒素刺激或肠壁平滑肌本身的病变，可导致肠壁肌肉运动功能紊乱，故又称动力性肠梗阻。常分为急性和慢性二型，急性型多见于慢性疾患或者老年患者，常有致病因素；慢性型常无明确的致病原因，甚至有的患者经手术后症状仍未能缓解。

【病因】

假性肠梗阻多见于某些疾病的过程中，下列疾病可导致假性肠梗阻：①腹膜刺激：胰腺炎等；②中毒性巨结肠症；③小肠憩室；④血管结缔组织疾病：硬皮病、皮肌炎、系统性红斑狼疮等；⑤肌肉浸润性疾病：淀粉样变性、蜡样变性、非热带腹泻等；⑥精神病；⑦药物源性：神经节阻滞药、抗抑郁药、强安定药、泻药、利尿剂等；⑧电解质紊乱：低钾、低氯、低镁、高镁、尿毒症；⑨内分泌失调：甲状腺功能低下、糖尿病、甲状旁腺功能低下等；⑩血紫质症（血卟啉病）；⑪与肠道无关的肿瘤：嗜铬细胞瘤、分泌胰高血糖素的肿瘤、多发性骨髓瘤等；⑫手术创伤：空回肠旁路手术、脊柱骨折、椎间盘突出等；⑬神经系统疾病：帕金森病、家族性退行性病

临床上与外科关系最为密切的是急性假性结肠梗阻，又称 Ogilvie 综合征。手术、创伤、感染、呼吸系统、心血管系统疾病以及代谢、神经系统紊乱均可诱发该疾病，病变多位于盲肠、升结肠和横结肠，其病理生理变化与远端结肠机械性梗阻相似，后期发生肠穿孔的概率为 3% ~ 15%，由此导致的死亡率约 50%。盲肠直径 >10 ~ 20cm 超过 6 天者肠穿孔概率大大增加。

原发性肠道假性梗阻综合征是指没有其他全身疾病的假性肠梗阻，原因不明，多为慢性，有遗传倾向。有人认为 P 物质和维生素 E 缺乏与本综合征的发生有关，P 物质使平滑肌收缩和使神经去极化，维生素 E 缺乏引起蜡质样色素沉着症，可能是造成肠蠕动减退和脂肪痢的一个因素；近年来也有人认为属自身免疫性疾病，平滑肌受自身免疫细胞的攻击有关。病理表现不一，可有肠道平滑肌变性、病理性肥大、施旺细胞增殖、肠系膜嗜银神经细胞变性、神经节钙化等，也可无任何病理变化。

【诊断】

假性肠梗阻的临床症状无特征性，与机械性肠梗阻不易鉴别，有上述引发假性肠梗阻的疾病史或有肠梗阻手术探查阴性史者，应考虑有假性肠梗阻可能。X 线摄片可见不同程度的十二指肠或近端小肠胀气。经胃管小肠低张造影有鉴别价值，机械性肠梗阻造影剂到达梗阻部位时间一般在一小时以内，假性肠梗阻造影剂到达结肠时间一般要超过 4 小时。食管测压常显示食管下段括约肌压力降低和远端蠕动紊乱，十二指肠和结肠测压也见异常，有诊断价值。原发性肠道假性梗阻综合征者还可有体温调节受损、神经源性膀胱等自主性功能异常的表现，肾盂造影显示输尿管、膀胱扩张，平滑肌运动节律异常。

通常空腔脏器动力障碍累及范围越广泛，假性肠梗阻可能性越大，对病变局限者要仔细分析，不要贸然下定论。

【治疗】

原则上以非手术治疗为主，包括胃肠减压、抗生素、营养支持等，假性结肠梗阻还可经肛管排气。患者情况允许，每小时改换左侧和右侧卧位有助于患者恢复。病因明确者须对原发病进行处理。新斯的明是唯一有确切疗效的药物，西沙必利刺激肌间神经释放乙酰胆碱，对假性肠梗阻有一定疗效。胍乙啶、促胃液素、甲氧氯普胺、类固醇、酚苄明、缩胆囊素和 α 前列腺素 F2 等药物也曾用于假性肠梗阻的治疗。以上治疗方法的长期疗效都不确切。

纤维结肠镜置入扩张肠段吸引有助于肠管减压，还可留置引流管持续减压。

手术治疗有三种情况：①急性发作时，与机械性肠梗阻无法鉴别者行探查手术，对病变肠管行全层切取活检，以明确病因。②药物治疗无效，行对症手术治疗。食管动力障碍为主，行食管气囊扩张术；胃十二指肠动力障碍为主，行迷走神经切断术+幽门成形术或胃空肠吻合术；小肠动力障碍为主，行胃空肠吻合术。对于反复发作者，有人主张行永久性胃造瘘术，平时封闭，急性发作时开放瘘口减压，可减少患者住院治疗时间。③已确诊为假性肠梗阻，但肠管极度扩张者，行减压手术。资料表明盲肠直径超过 14cm 时，穿孔发生率达 23%，因此对盲肠直径超过 12cm、症状不能缓解者，应行盲肠置管减压或盲肠造瘘术，切忌行扩张肠段远端造瘘。

应该说，假性肠梗阻的诊断和治疗上还有很多问题没有解决，原因不明，对待此类患者的处理还须慎重，不可贸然行事。

（黄广建）

七、术后早期炎症性肠梗阻

术后早期炎症性肠梗阻是指发生在腹部手术后早期（1 ~ 2 周），由于腹部手术创伤或腹腔内炎症等原因导致肠壁水肿和渗出，形成的一种机械性和动力性因素同时并存的粘连性肠梗阻。由于其症状比较突出，如处理不当，可导致肠瘘、短肠综合征甚至死亡等严重后果。

【病因】

腹部手术后并发的肠梗阻有许多种类型，其发生原因也各不相同。术后早期炎症性肠梗阻的发生原因之一为腹部手术操作范围广、创伤重，对胃肠道功能恢复的影响较大，尤其是胃肠道手术、短期内反复手术、广泛分离肠粘连、腹膜炎、肠排列等。另一重要原因为腹腔内无菌性炎症，如腹腔内积血、积液、腹腔内异物或坏死组织等无菌性炎性物质残留，此时肠浆膜层有炎性渗出，肠管相互粘连，有时还可出现成角现象。术后早期炎症性肠梗阻的临床表现有别于术后腹内外疝、肠扭转或吻合口狭窄等机械性肠梗阻，或腹腔内及腹膜后感染、水电解质紊乱引起的麻痹性肠梗阻。

【诊断】

术后早期炎症性肠梗阻与其他类型的肠梗阻具有相同的临床表现，即腹痛、腹胀、呕吐、停止排便排气。绝大多数术后早期炎症性肠梗阻发生在腹部手术后 1 ~ 2 周。术后早期患者可有少量排便或排气，但进食后马上出现梗阻症状，具有特征性。腹痛不显著，如患者出现剧烈腹痛，应警惕机械性或绞窄性肠梗阻的可能。由于梗阻原因中有动力性因素，故只表现为胃肠道恢复不明显,而腹胀不如机械性或麻痹性肠梗阻显著。腹部触诊在肠管粘连最严重的部位有明显的柔韧感,一般在脐周或切口下方,无明显包块;叩诊多为实音;听诊肠鸣音多减弱、稀少或消失,无金属音或气过水声。梗阻解除则正常肠鸣音恢复。腹部CT检查可发现肠壁水肿、肠管粘连、肠腔积液以及肠管均匀扩张等,有重要参考价值。

【治疗】

术后早期炎症性肠梗阻的基本治疗原则与其他肠梗阻相同,包括禁食、胃肠减压和纠正水电解质紊乱等。术后早期炎症性肠梗阻病程较长,长时间的禁食造成患者营养状况恶化,应予以正规的肠外营养,必要时予以血浆、白蛋白等。大量的消化液积聚在肠腔内,加重肠壁水肿,不利于肠功能的恢复,应给予生长抑素以减少消化液的分泌量,缩短病程。肾上腺皮质激素能有效减轻炎症,通常予以地塞米松5mg静脉推注,每8小时一次,一周后逐渐停药。当腹部变软,肠鸣音逐渐活跃,可逐渐停用生长抑素和肾上腺皮质激素。新斯的明、西沙必利等药物有助于胃肠道动力的恢复。

术后早期炎症性肠梗阻很少造成绞窄性肠梗阻,不应贸然通过手术来解除梗阻。由于肠壁高度水肿并致密粘连,强行分离可导致病情进一步加重,并可导致机械性肠梗阻,更严重的是肠壁水肿,愈合能力差,手术极易造成肠瘘,并可因多次行肠切除术而导致短肠综合征,因此治疗术后早期炎症性肠梗阻应严密观察,耐心等待,多数患者治疗2～4周后症状可逐渐缓解,切忌贸然手术,造成不可收拾的后果。当然病程中肠梗阻的症状和体征加重,甚至出现绞窄性肠梗阻迹象,应立即调整治疗方案,必要时剖腹探查,提防将机械性肠梗阻误诊为术后早期炎症性肠梗阻,延误治疗导致肠绞窄。

（黄广建）

第五节　肠　结　核

肠结核是结核分枝杆菌侵犯肠道引起的一种慢性特异性感染。过去在我国比较常见,随着防痨工作的推广以及人民生活水平的提高,现发病率已大为降低。近年来结核病又现死灰复燃趋势,耐药性结核菌株不断增加,肠结核的发病率也呈上升趋势,卫生部门已提出大力防治。

【病因】

肠结核多为继发性,最常见于活动性肺结核患者吞入含有大量结核菌的痰液;肠结核也可经血源感染,多见于粟粒性肺结核;或由邻近器官如女性生殖器官结核直接蔓延而致。原发性肠结核少见,一般饮用了污染牛结核分枝杆菌的牛奶引起。

【病理】

90%以上的肠结核患者病变位于回盲部和回肠,这是由于回盲部具有丰富的淋巴组织,而结核分枝杆菌多侵犯淋巴组织,并且食物在回盲部停留较久,增加回盲部感染机会。肠结核也可发生于肠道其他部位,大致趋向为离回盲部越远、发生概率越低。

本病的病理改变根据机体对结核分枝杆菌的免疫力和过敏反应而定。机体过敏反应强,病变以渗出为主,并可有干酪样坏死及溃疡,为溃疡型肠结核;机体免疫力好,则表现为肉芽组织增生,并可有纤维化,为增生型肠结核。溃疡型和增生型的分类不是绝对的,这两类病理变化常可不同程度地同时存在。

（一）溃疡型

此型肠结核多见。肠壁的淋巴组织呈充血水肿等渗出性改变,进而发生干酪样坏死,肠黏膜逐渐脱落而形成溃疡,常绕肠周径扩展,大小深浅不一。溃疡边缘和基底多有闭塞性动脉内膜炎,因此少有出血。受累部位常有腹膜粘连,故很少急性穿孔。晚期可有慢性穿孔,形成包裹性脓肿,并可穿透形成肠瘘。在修复过程中产生肠管的环形狭窄,并使肠段收缩变形,回肠与盲肠失去正常解剖关系。

（二）增生型

病变多局限于回盲部。虽可同时累及邻近的盲肠和升结肠,但多数患者仅一处受累。其病理特征是肠黏膜下纤维组织和结核肉芽肿高度增生,有时可见小而浅的溃疡和息肉样肿物。由于肠壁的增厚和病变周围的粘连,常导致肠腔狭窄和梗阻,但穿孔少见。

【临床表现】

肠结核多见于青少年,女性多于男性。溃疡型肠结核常有结核毒血症,表现为午后低热、盗汗、消瘦、食欲减退等,此外可同时有肠外结核的临床表现;增生型肠结核少有结核毒血症及肠外结核的临床表现。肠结核的并发症多见于晚期患者,常有肠梗阻,肠出血、穿孔、肠瘘、局限性脓肿等少见。

常见临床表现有:

1. 腹痛　多位于右下腹,反映肠结核多位于回盲部,并可有上腹和脐周的牵涉痛。腹痛性质为隐痛或钝痛,餐后加重,排便后减轻。增生型肠结核并发肠梗阻时,还可有绞痛,伴有腹胀、肠鸣音亢进等。

2. 腹泻和便秘　腹泻是溃疡型肠结核主要临床表现之一,多为水泻或稀便,少有黏液、脓血便及里急后重感。后期病变广泛,粪便可含有少量黏液和脓液,便血仍少见,间或有便秘。腹泻和便秘交替曾被认为是肠结核临床特征,其实是胃肠功能紊乱的一种表现,也可见于其他肠道疾病。增生型肠结核以便秘为主。

3. 腹部肿块　主要见于增生型肠结核。当溃疡型肠结核合并有局限性腹膜炎,病变肠段与周围组织粘连,也可出现腹部肿块。肿块多位于右下腹,固定,质地中等,可有轻度压痛。

【诊断】

肠结核的临床表现及体征均无特异性,确诊不易。华山医院曾统计过肠结核患者中,有82.1%的病例同时伴有慢性腹痛和发热,因此对于有以上两个临床表现的患者,应考虑有肠结核的可能。X线检查,包括X线胃肠钡餐造影和钡剂灌肠造影,具有特异性:溃疡性肠结核多表现为钡影跳跃现象、病变肠段黏膜紊乱、回肠盲肠正常夹角消失等;增生型肠结核则多表现为钡剂充盈缺损。纤维结肠镜可直接观察到肠结核病灶,并可作活组织检查,有很大的诊断价值。血清抗结核抗体 T-spot 的检测具有较高的敏感性及特异性;肠镜病理若能发现病灶并进行活检可明确诊断;聚合酶联反应(polymerase chain reaction, PCR)技术对肠结核组织中的结核分枝杆菌 DNA 进行检测,可提高诊断准确性。化验室检查,如粪便找抗酸杆菌、结核菌素试验以及血沉化验等对诊断有一定帮助。一些疑及肠结核的患者,可试行2~3周抗结核的治疗性诊断方法,观察疗效。对于增生型肠结核有时需要剖腹探查才能明确。

【治疗】

肠结核应早期采用敏感药物治疗,联合用药抗结核治疗持续半年以上,有时可长达一年半。常用的化疗药物有异烟肼、利福平、乙胺丁醇、链霉素、吡嗪酰胺等。有时患者中毒毒性症状过于严重,可在有效抗结核药物治疗下加用糖皮质激素,待症状改善后逐步减量,至6~8周后应停药。

手术仅限于完全性肠梗阻、慢性肠穿孔形成肠瘘或周围脓肿、急性肠穿孔或肠道大量出血经积极抢救无效等伴发并发症者,对右下腹块难以与恶性肿瘤鉴别时也可剖腹探查以明确。手术方式根据病情而定,原则上应彻底切除病变肠段后行肠吻合术,曾有肠结核穿孔行修补术后并发肠瘘而导致再次手术的惨重教训。如病变炎症浸润广泛而固定时,可先行末端回肠横结肠端-侧吻合术,Ⅱ期切除病变肠段。手术患者术后均需接受抗结核药物治疗。

（黄广建）

第六节　克罗恩病

克罗恩病是一种病因尚不明确的胃肠道慢性非特异性炎症。1932 年 Crohn 等介绍了一种好发于末段回肠的炎症病变,将该病与其他慢性远段小肠炎性病变相区别,因此称为克罗恩病(Crohn disease),多见于年轻人,常导致肠狭窄和多发瘘,其临床特点为:病变呈节段性或跳跃式分布,病情进展缓慢,临床表现呈多样化,易出现梗阻或穿孔等各种并发症以及手术后高复发率等表现。内科、外科治疗都可以缓解病情,如手术能切除病变肠段则可以较长时间缓解症状。

【流行病学】

本病见于世界各地,但以北欧、北美为高发区。我国的确切发病率尚不清楚,但国内本病的发病率逐年增高,可见于各种年龄,以青壮年为多,发病年龄多为 20~40 岁,男性与女性间发生率无明显差别。

【病因】

克罗恩病的发病机制尚未完全明了,有环境、遗传、免疫、炎症细胞因子和介质等参与发病,构成肠黏膜炎症和肠动力紊乱。肠道存在黏膜上皮的机械性屏障和免疫性屏障,正常状态下肠道免疫细胞持续地监控着肠道菌群并维持内环境的稳态,但当上述多种因素可能影响炎症反应的启动,并存在免疫负性调节障碍,免疫细胞包括 B 细胞,以 Th1、Th2、Th17 为主的效应性 T 细胞以及调节性 T 细胞(Treg)被过度激活,导致组织损伤过程持续增强,难以终止其进行性组织损害。

【病理】

克罗恩病可累及从口腔到肛门的胃肠道任何部位,以末段回肠和右半结肠处最常见,80%的病例可同时累及回肠和结肠,典型的好发部位是距回盲瓣 15~25cm 的末段回肠,偶见病变仅累及结肠。

1. 大体病理病变的肠段界限清晰,呈多个病灶时可被正常肠段分隔开,形成跳跃式病灶。

(1) 急性期:少见,属早期病变,肠壁明显充血、水肿、增厚,浆膜面有纤维蛋白性渗出物,肠系膜对侧的黏膜面有浅溃疡形成。

(2) 慢性期:多见,病变肠段壁增厚变硬呈圆管状,浆膜面呈颗粒状,增生的脂肪组织覆盖于肠表面。光镜下见肠壁各层均增厚,以黏膜下层为最显著。肠黏膜呈不同程度的溃疡,线状溃疡可深入肠壁,亦可融合成较大的溃疡。由于病变部位的黏膜下层高度充血、水肿、淋巴组织增生,黏膜呈结节样隆起,再加上有深在的溃疡相掺杂,致黏膜外观呈鹅卵石样。由于慢性炎症使肠壁增厚,管腔狭窄,肠管呈短的环状狭窄或长管状狭窄,肠黏膜面可布满大小不等的炎性息肉。肠系膜增厚,近端肠腔常扩张。

2. 镜下形态　早期:整个肠壁明显水肿,尤其是黏膜下层。黏膜层基本正常,无干酪样坏死或肉芽肿。中期:出现不越过黏膜肌层的小溃疡,肠壁增厚主要由于黏膜下纤维化伴大单核细胞广泛浸润及淋巴滤泡的增生。约有70%~80%的病例可见到由上皮样细胞和巨细胞组成的类肉瘤样肉芽肿,中心无干酪样坏死,分布在黏膜下层、浆膜下层和区域淋巴结中。晚期:以慢性炎性细胞浸润和纤维化为主要特征。广泛区域黏膜剥脱,存留黏膜岛处绒毛变钝或消失,腺体萎缩,溃疡形成,黏膜下和浆膜有重度纤维化。常可见深溃疡,周围为局灶性化脓,可穿透肠壁全层形成瘘管。约40%病例缺乏肉芽肿病变。

【临床表现】

本病临床表现多样化,根据其起病急缓、病变范围、程度及有无并发症而异,可分为初发型和慢性复发型。病程常为慢性、反复发作性,逐渐进展,缺乏特异性。有些是在出现并发症如肠梗阻、肠穿孔、肠瘘等才作出诊断。约有10%~25%的病例起病较急,表现为脐周或右下腹痛伴有压痛,并可有发热、恶心、腹泻、血白细胞升高等,在临床上酷似急性阑尾炎,一般在术前很难做出诊断,往往在手术时才发现阑尾正常而见到末端回肠局限性充血、水肿、肠系膜增厚、系膜淋巴结肿大而才得以确诊。

本病常见症状如下:

1. 腹痛 临床常见脐周或上腹部间歇性腹痛。是由于一段肠管的肠壁增厚、使肠腔环形狭窄引起部分性肠梗阻所致。近端肠襻剧烈的蠕动刺激传入神经产生中腹部反射性阵发性疼痛。当炎症波及壁腹膜时可产生局部腹壁持续性疼痛伴触痛。如病变累及肠系膜可出现腰背部酸痛,易被误诊为骨骼或肾脏病变。

2. 腹泻 80%~90%病例主诉大便次数增多,每日2~5次,一般为水样便,不含脓血或黏液。腹泻是由于小肠广泛的炎症影响正常的营养吸收;滞留的肠内容物中细菌滋生能加重腹泻;末段病变的回肠不能正常地吸收胆盐,胆盐进入结肠后抑制水和盐的吸收也促进水泻。

3. 腹块 多数是病变的肠段与增厚的肠系膜与邻近器官粘连形成的炎性肿块或脓肿。

4. 全身症状 有活动性肠道炎症时可出现中等程度的间歇性发热,如伴有腹腔脓肿,可出现高热及毒血症状。因慢性腹泻和肠吸收功能降低,加上进食后腹痛加重造成畏食等原因,可引起营养不良、贫血、体重减轻、低蛋白血症、电解质紊乱。

【并发症】

克罗恩病晚期常伴随一些并发症,可以帮助诊断。

1. 肠瘘 容易形成瘘管是本病的一个特点,发病率约为20%~40%。病变肠管溃疡直接穿透邻近器官,或先形成脓肿再破溃到邻近脏器而形成内瘘,常见的有回肠乙状结肠瘘、回肠瘘及小肠膀胱瘘。肠内瘘一般很少有症状,除了胃结肠、十二指肠结肠瘘可以引起严重腹泻。肠膀胱瘘典型表现为尿痛、尿气、尿脓(粪)。肠外瘘常发生于手术瘢痕处,可在术后数周或数年后自发性发生,术后近期瘘多为吻合口瘘,晚期瘘则可能为病变复发。

2. 腹腔脓肿 也是本病一种较多见的并发症,发生率约为15%~20%。脓肿多形成于肠管之间,或肠管与肠系膜或腹膜之间,少见于实质器官内。好发部位多在相当于末段回肠,其次是肝、脾曲处以及盆腔处。临床表现为发热和腹痛,可出现具有压痛的腹块,伴有白细胞增高;腹部CT或B超检查有助于诊断;脓液培养多为大肠埃希菌、肠球菌等革兰阴性菌属。

3. 肠穿孔 并发肠道游离穿孔者少见,大多数发生在小肠。多数患者有长期病史,但也有以穿孔为首发症状者。

4. 消化道大量出血 发生率低,约1%~2%,一般为深的溃疡蚀破血管后引起。

5. 肛周病变 克罗恩病并发肛周病变者约22%~36%,主要表现为肛周脓肿、肛瘘、肛裂等,肛周、腹股沟、外阴或阴囊处可见多发性瘘口。

6. 肠道外表现 少见,但有很多种如游走性关节炎、口疮性溃疡、皮肤结节性红斑、坏疽性脓皮症、炎症性眼病、硬化性胆管炎、肝病及血栓性脉管炎等。

【辅助检查】

1. 实验室检查 无特异性试验,约70%患者有不同程度的贫血,活动期血白细胞升高。尚可有血沉加快、免疫球蛋白增高、低蛋白血症、大便隐血试验阳性等。

2. 放射学诊断 肠道钡餐检查在克罗恩病的诊断上极为重要,尤其是气钡双重造影,而CT和各种扫描的影像检查帮助不大。早期的改变为黏膜和黏膜下炎症水肿和增厚,在放射学检查时表现为黏膜面变粗钝、扁平,并有黏膜轮廓不规则且常不对称;当肠壁全层炎症、水肿和痉挛时可造成肠腔狭窄,即Kantor线状征,是本病的一种典型X线表现。黏膜病变发展成纵或横向线状溃疡或裂隙时,可形成条纹状钡影,这些不规则的纵横线状溃疡网状交织,结合黏膜下水肿,产生典型的“鹅卵石”征。病变后期黏膜可完全剥脱,X线表现为一个无扩张性的僵硬管道;肠管纤维化狭窄且可产生线状征;病变肠段可单发或多发,长短不一,多发时出现典型的跳跃式病灶;并发肠瘘时可见钡剂分流现象。结肠病变时可作钡剂灌肠,X线改变与小肠相同。

2

3. 内镜检查和活组织检查　乙状结肠镜或纤维结肠镜检查可了解结肠是否有节段性病变,包括裂隙样溃疡、卵石样改变、肠管狭窄、瘘管等,如黏膜活检见到非干酪性肉芽肿则有助于诊断。

4. B超和CT扫描　对观察肠壁厚度以及鉴别脓肿有参考价值。

【诊断】

目前尚无统一的金标准,需结合临床表现、内镜检查、影像学表现及病理结果进行综合判断。临床出现下列表现需考虑Crohn病可能:①上述炎性肠病的临床症状;②X线表现有胃肠道的炎性病变如裂隙状溃疡、鹅卵石征、假息肉、多发性狭窄、瘘管形成等,病变呈节段性分布。CT扫描可显示肠壁增厚的肠袢,盆腔或腹腔的脓肿;③内镜下见到跳跃式分布的纵形或匍行性溃疡,周围黏膜正常或增生呈鹅卵石样;或病变活检有非干酪样坏死性肉芽肿或大量淋巴细胞聚集。

【治疗】

本病无根治的疗法,手术后复发率高,所以除非发生严重并发症外,一般宜内科治疗,主要为对症治疗包括营养支持、抗炎、免疫抑制剂治疗等。此外,安慰患者,稳定情绪也颇为重要。

1. 内科治疗

(1) 支持疗法:纠正水电解质紊乱,改善贫血、低蛋白血症状态,病变活动期进食高热量、高蛋白、低脂肪、低渣饮食。近年来应用的要素饮食能提供一种高热卡、高蛋白、无脂肪、无残渣的食物,可在小肠上段被吸收,适用于几乎所有病例,包括急性发作者。患者常可因此避免手术或术前准备成最佳状态。

(2) 抑制炎症药物:适用于慢性期和轻、中度急性期患者,不用于预防该病的复发。①水杨酸柳氮磺吡啶(SASP):发作期4～6g/d,病情缓解后维持量为0.5g,每日4次,应注意消化道反应、白细胞减少等磺胺类副作用;5-氨基水杨酸(5-ASA)是柳氮磺吡啶的分解产物及有效成分,如美沙拉秦(pentasa)、奥沙拉秦(olsalazine)等,正代替柳氮磺吡啶成为治疗克罗恩病的有效药物,美沙拉秦的用法为3～4g/d;②甲硝唑:对肠道厌氧菌有抑制作用,临床研究其对克罗恩病治疗有效,往往用在水杨酸制剂治疗无效后。

(3) 糖皮质激素:类固醇皮质激素仍然是目前控制病情活动最有效的药物,适用于中、重度或爆发型患者。成年人一般起始用量为泼尼松30～60mg/d,为病情炎症急性期的首选药物。常用的给药途径有口服和静脉注射(氢化可的松琥珀酸钠)两种,偶尔也用于保留灌肠。用药原则为:①初始剂量要足;②待症状控制后采取逐渐减量维持的办法,在数周至数月内

将剂量逐渐递减到5～15mg/d,其维持剂量的大小因人而异。目前布地奈德(budesonide)是一种新型皮质激素,不良反应少,可以灌肠及口服。

(4) 免疫调节药物:如6-硫基嘌呤、甲氨蝶呤对慢性活动性克罗恩病有效。环孢素宜用于重症克罗恩病,每日4mg/kg,起效快,但由于价格昂贵,不能普遍应用。近年来有人应用生物治疗,如针对CD4及TNF-α的单克隆抗体、重组IL-10和黏附分子抑制剂等,取得一定的疗效。

(5) 生物制剂:包括肿瘤坏死因子阻断剂如英利昔、阿达木单抗,抑制T细胞激活药物如嵌合型扩大CD40单体(ch5D12),抑制炎症细胞迁移和黏附药物如那他珠单抗,作用于其他细胞因子的药物如Fontolizumab、IL-6R单克隆抗体(MRA)。

2. 外科治疗　本病大多为慢性,病程长,易反复发作,所以很多患者最终需要手术治疗。手术虽然不能改变基本病变进程,但多数并发症可经外科治疗获得缓解。

手术指征:经内科治疗无效或有并发症的患者,如梗阻、穿孔、内瘘、腹腔脓肿、肠道出血和肛周疾病等,其中尤以肠梗阻为最常见的手术指征,梗阻通常多为不完全性,并不需急症手术。术后需消化内科进一步治疗控制病情。

手术方式:

(1) 肠段切除术:适用于肠管局限性病变。关于切除病变肠管周围多少正常肠管,在过去50年来争论很多:1958年,Crohn等主张30～45cm,其后英国和瑞典的报道认为10～25cm,现在不少作者提议少切除正常肠管大约2～5cm,认为复发与切缘有无病变并无密切关系。本病病变常呈多发性,多处的肠切除可导致短肠综合征和营养不良,近年来有人作狭窄段成形术治疗炎症性狭窄。肿大的淋巴结也不需要全部清除,因为这并不能改变复发率,相反易损伤系膜血管。手术最困难的步骤是切断肠系膜,对增厚、水肿、发硬的系膜在结扎血管时需加小心。

(2) 捷径手术:适用于老年、高危、全身一般情况较差、严重营养不良、病变广泛者。为缓解梗阻症状可先行肠捷径吻合,3个月后如情况好转再行二期切除吻合术。目前除了对胃十二指肠克罗恩病作胃空肠吻合较切除为好外,一般不主张捷径手术。因病变虽可以静止,但旷置的病变肠腔内细菌易滋生,出现滞留综合征,并容易发生穿孔和癌变。

(3) 内瘘的手术:对于无明显症状的内瘘患者,一般不需要手术。当因内瘘造成严重腹泻、营养障碍时需及早手术。手术根据两端肠管有无病变而定,原则上切除瘘口处病变肠段,修补被穿透的脏器。外瘘

患者同样需切除病变肠管及瘘管。

（4）十二指肠 Crohn 病：发生率为 2%～4%，一般伴回肠炎或空肠炎。主要表现为溃疡病症状即出血、疼痛、狭窄，临床上很难与溃疡病尤其是球后溃疡相鉴别。手术指征为大出血，梗阻，宜作胃空肠吻合加迷走神经切断，以减少吻合口溃疡的发生，但要注意保留迷走神经后支即腹腔支，以免使已存在的回肠炎所致的腹泻加重。

【预后】

Crohn 病是一种自限性疾病，在一次急性发作经治疗缓解后，可出现反复的发作和缓解相交替，很难治愈。少数重症病例可因穿孔、腹膜炎、休克、大出血、严重水电解质紊乱及各种并发症而死亡。多数患者在接受适当的内、外科治疗后都有临床症状的缓解效果。本病复发率很高，文献报道远期复发率可达 50% 以上，以往认为复发原因为病变肠段切除不够彻底，现在认识到本病是一种全身性的胃肠道疾病，术后复发大多数是发生了新的病灶。手术死亡率为 4%，远期死亡率为 10%～15%，原因在于感染或衰竭。Crohn 病可发生癌变，尤其是旷置的肠段。

（黄广建）

第七节　急性坏死性肠炎

急性坏死性肠炎是一种发生于肠管的急性炎症病变，因可有充血、水肿、出血、坏死、穿孔等不同的病理变化，故又有急性出血性肠炎或急性出血坏死性肠炎之称。本病主要发生于回肠末段及升结肠起始部位，国际上将此病称之为坏死性小肠结肠炎（necrotizing enterocolitis，NEC）。既往认为本病多见于年长儿，在我国 20 世纪六、七十年代有大量病例报道，可能与不洁饮食史和肠道蛔虫感染有关。以后随着生活水平和卫生状况的改善而锐减。目前，该病多发于早产儿以及人工喂养的婴儿，多在出生后 2 周内发病，也可迟发到 2～3 个月，有时足月儿也可发生。对于体重低于 1500g 的婴儿，发病率可高达 10% 左右，且有较高的死亡率。随着早产儿存活率的升高，NEC 已经成为新生儿监护病房（NICU）中较常见的疾病之一，对早产儿的预后具有非常重要的影响。

【病因及发病机制】

本病的确切病因和发病机制尚未完全明确。大量的动物模型研究显示，肠道致病菌感染、肠道缺血再灌注损伤以及肠黏膜发育不成熟，并由此引起的肠道内致病菌群移位在疾病的发生、发展中起了关键的作用。

1. 病原微生物感染　正常机体肠道内菌群主要为双歧杆菌，而患者肠道内通常出现其他致病菌，其中最为常见的是大肠埃希菌及肺炎克雷白杆菌，其他细菌包括葡萄球菌，肠球菌以及铜绿假单胞菌。有时也可出现真菌和病毒等机会感染。一些散发病例出现后，短时间内可出现该病的爆发流行，而对其采取传染病控制手段后，可明显降低发病率，这表明病原微生物的感染在本病的发病中具有重要作用。

2. 肠道缺血　产前妊娠妇女出现重度妊娠期高血压疾病或吸食可卡因等可破坏胎盘血流量，产后新生儿出现先天性心脏病、动脉导管未闭等可导致系统血流量减少。这些因素均可引起患儿肠道缺血，并且引发炎症级联反应及再灌注损伤，导致肠坏死并破坏肠黏膜屏障功能，使致病菌及其内毒素发生移位。

3. 肠黏膜发育不成熟　早产儿存在许多生理以及免疫缺陷，影响了肠道的完整性。早产儿在出生后一个月内，肠道蠕动不协调，各种消化酶分泌不足，包括胃蛋白酶及胰蛋白酶等，后者可将肠毒素水解后失活。早产儿肠道杯状细胞发育不成熟，导致黏液分泌不足。此外，不成熟的肠黏膜不能大量产生分泌型 IgA，如无母乳喂养，肠道内缺乏分泌型 IgA，对细菌及其毒素的防御能力下降。

此外，许多药物被认为有增加 NEC 发病的风险。黄嘌呤衍生物，如茶碱及氨茶碱，可减少肠蠕动，同时在代谢成为尿酸的过程中产生氧自由基。吲哚美辛，既往被用于治疗动脉导管未闭，能引起内脏血管收缩，导致肠黏膜缺血。维生素 E 可损害淋巴细胞的功能，与 NEC 的发生有关。近期多项研究显示，胃酸抑制药物，如雷尼替丁可增加婴儿罹患 NEC 的风险，其原因可能是引起肠道内的菌群失调。

【病理】

本病的典型病理变化为坏死性炎症改变。多发生于回结肠区，也可累及空肠，且病变多位于系膜对侧肠壁。一般呈散在性、节段性分布，也可连接成片状，病变肠段和正常肠段间分界清楚。病变肠段外观失去光泽，有扩张、充血、水肿及溃疡形成，甚至穿孔。穿孔部位多发生在正常与坏死肠段的交界处。肠壁内可见气泡形成。黏膜有肿胀、出血，浆膜表面附有黄色纤维素性渗出或脓苔。可有肠系膜淋巴结肿大，腹腔内伴有脓性或血性渗出。

镜下改变为黏膜水肿伴炎性细胞浸润，有散出血和溃疡。肌层出血，肌纤维断裂伴玻璃样变性和坏死。血管壁呈纤维素样坏死，腔内也可有血栓形成。

肠壁肌神经丛细胞可有营养不良性改变。黏膜和黏膜下层病变范围往往超过浆膜病变范围。

【临床表现】

本病一般起病急骤,但有时也可缓慢发病,且仅有轻微临床表现。消化道症状主要为腹痛,腹泻及血便。腹痛位于脐周或全腹,呈阵发性绞痛或持续性腹痛伴阵发性加剧。粪便初为黄色稀便,继而为暗红色血便,无里急后重感。腹胀是值得重视的症状,其轻重往往反映了病情的轻重,有时也是诊断的唯一依据。由于腹胀,胃肠潴留,所以呕吐也为常表现。腹泻可以不出现,或出现得较晚。粪便含血少,不加注意观察不易发现,或仅为潜血阳性。烦躁、哭闹可能与腹痛有关,易被忽视。重症病例可见肉眼血便,呈果酱样或洗肉水样。本病全身中毒症状明显,起病即有寒战高热,体温可高达 39 ~ 40℃以上。同时伴有精神萎靡、嗜睡等精神症状。重症者在病后 1 ~ 2 天即出现中毒性休克,呼吸循环衰竭以及DIC,如此时还缺乏腹痛、腹泻等消化道表现,易发生误诊。

主要腹部体征包括腹部膨隆,有时可见肠型。对于出血坏死明显者,可出现腹壁红斑及阴囊颜色改变。肠鸣音减弱或消失。腹部可有轻微压痛,如压痛明显,同时伴有肌紧张及反跳痛等腹膜炎表现,多提示存在肠穿孔可能。

【诊断】

儿童或青少年有不洁饮食或蛔虫感染的病史,早产儿或低体重儿有缺血、缺氧病史,突发腹痛、腹泻、血便及呕吐,伴发热,或突然腹痛后出现休克症状者,均应考虑本病的可能。血常规检查可发现周围血白细胞和多核粒细胞增多,常有核左移,伴红细胞和血红蛋白降低。若多核粒细胞减少或血小板计数进行性降低常提示预后不良。患者可出现代谢性酸中毒、血糖增高、C-反应蛋白增高等实验室检查异常。粪便中可见大量红细胞或潜血试验阳性。粪便及血液培养阴性并不能排除此病。X 线腹部摄片检查可见局限性小肠积气及液平,肠管扩张,肠壁增厚,肠间隙增宽,肠管狭窄。肠穿孔者可见气腹征象。有时可见门静脉内气栓,为预后不良的表现。超声介入下腹部穿刺可吸出血性或脓性液体。重症患者有肠壁内线样或囊肿样积气,积气是由于细菌侵入后产生。虽然肠壁内气体的阳性率较低,但对诊断本病具有较高的特异性。

Bell 首次在 1978 年提出 NEC 的临床分期,后结合疾病的胃肠道表现,全身状况以及影像学征象进行改良。该系统有利于对疾病严重程度的分类及指导治疗(表 25-3)。

表 25-3　NEC 改良的 Bell 分期

分期		系统表现	腹部表现	影像学表现
Ⅰ期(疑似病例)	A	体温不稳定,呼吸暂停,心动过缓	轻微腹胀,大便潜血阳性	肠道正常或扩展,轻度肠麻痹
	B	同ⅠA	肉眼血便	同ⅠA
Ⅱ期(确诊病例)	A	同ⅠA	同ⅠB,肠鸣音消失,可有压痛	肠麻痹,肠腔积气
	B	同ⅠA,同时伴有轻微酸中毒及血小板减少	压痛明显,腹膜炎,可有蜂窝织炎,右下腹包块	同ⅡA,可有门静脉气体
Ⅲ期(进展病例)	A	同ⅡB,同时伴有低血压,严重窒息,呼吸或代谢性酸中毒,中性粒细胞缺乏,DIC	同ⅡB,伴有明显压痛及腹胀	同ⅡB,伴有腹水
	B	同ⅢA	同ⅢA	气腹

【治疗】

1. 非手术治疗　目的是为了减轻症状,防止肠道的进一步损伤。对于 Bell Ⅰ 期的患者,治疗主要包括:禁食、胃肠减压;肠外营养支持(TPN);纠正水、电解质及酸碱失衡;应用针对革兰阴性杆菌及厌氧菌的广谱抗生素,控制感染。Bell Ⅱ 期患者除上述治疗措施外,还需给予必要的呼吸、循环支持以及液体复苏,必要时反复输少浆血,以免发生呼吸循环衰竭。同时应密切观察病情,评估是否存在手术指征。

2. 手术治疗

手术指征:NEC 并发肠坏死及穿孔是最主要的手术指征。出现下列情况可考虑手术探查:①有明显的腹膜刺激征;②顽固性中毒性休克经积极抗休克治疗病情仍无好转;③经内科治疗后仍反复大量肠道出血;④肠梗阻进行性加重无法缓解;⑤腹部 X 线片出现气腹征;⑥腹腔穿刺有阳性发现;⑦新生儿 NEC 出现腹壁红斑及门静脉气栓,多提示肠穿孔可能,为相对手术指征;⑧不能排除其他急腹症。

手术要点:手术前应尽量改善患者的一般情况,给予有效的复苏,纠正贫血及凝血功能障碍等。由于患者肠腔明显扩张,进腹时需注意防止损伤肠管。腹水需常规进行有氧菌、厌氧菌以及真菌培养,同时注意腹水的颜色和性状,如为棕色混浊的液体,表明已出现肠穿孔。进腹后需全面而系统的进行腹腔探查。由于末端回肠及升结肠最常受累,右下腹需特别注意。

手术切除范围仅限于已发生穿孔或明确坏死的肠管,尽可能保留回盲瓣的功能。因黏膜、黏膜下层及肌层病变范围往往超过浆膜病变范围,故行坏死肠段切除时,要注意切缘应在正常肠管处,但绝不可因肠管广泛水肿或点状出血而贸然行广泛的小肠切除,否则会导致短肠综合征。

手术方式的选择主要依据病变肠管的情况、患者的全身状况以及外科医师的个人经验而定。

1. 坏死或穿孔肠段切除,远近端肠管造口 是 NEC 的标准术式,待患者病情好转后再进行造口回纳。与肠切除后一期吻合相比,造口术避免了发生吻合口瘘的风险,是一种较为安全的术式。造口回纳一般在首次手术后 8 周进行最为合适,过早进行因腹腔粘连及炎症反应较重致手术较为困难。然而,造口术后有接近 1/3 左右的患者术后存在造口相关的并发症,包括造口周围皮肤的损伤,造瘘口狭窄及回缩,造口旁疝以及切口感染等。此外,高位小肠造口流量较大,易导致大量的营养物质及电解质丢失,且明显延长了 TPN 的时间。

2. 肠切除后一期吻合 可避免造口相关的并发症的发生,并且逐渐被用于坏死穿孔局限、其余肠管非常健康、同时一般情况良好的患者的首选术式。回顾性研究显示,与造口术相比,可改善患者的预后,但尚无 RCT 研究支持。

3. 腹腔引流术 可在床边局麻下进行,创伤较小,且 RCT 研究结果显示近期效果与肠造口术无差异。然而,初步研究显示,与肠造口相比,该术式可能影响胎儿神经发育。且仅有不超过 11% 的患者将来无需进行肠造口而能治愈的。因此,腹腔引流术目前仅用于病情不稳定,无法进行肠造口的患者。

(秦净 束平)

第八节 小 肠 肿 瘤

小肠包括十二指肠、空肠和回肠。小肠肿瘤有上皮源性和间质源性,发病率较胃、结肠及直肠低,占全胃肠道肿瘤的 1%~6%。就恶性肿瘤的发病率而论,

小肠、胃和结直肠的比例为 1:120:40,这可能与肠内容物通过小肠速度快,减少了致癌物质与肠黏膜的接触时间以及大量碱性肠液对潜在致癌物的稀释等因素有关。原发性小肠肿瘤的组织发生具有多样性,从而使其在消化道肿瘤中颇具特色。恶性肿瘤居多,约占全部小肠肿瘤的 3/4;良性肿瘤占 1/4。小肠腺癌的发病率从小肠近侧到远侧逐渐下降,而肉瘤的发病率则相反,以远侧小肠发病率较高。小肠肿瘤虽然发病率低,但临床表现各异,病理类型多,临床检查方法受客观条件限制较大,因而误诊、漏诊率较高。

【病理】

小肠肿瘤根据其组织发生来源及良、恶性可分类如表 25-4。不同的小肠肿瘤在小肠不同部位的分布,似有一定的倾向。国外文献报道小肠良性肿瘤主要发生在回肠,其次为十二指肠,空肠略少;小肠恶性肿瘤好发部位依次为末端回肠、十二指肠及空肠。国内报告良性小肠肿瘤发生部位以空肠较回肠为多,十二指肠较少;恶性肿瘤依次为十二指肠、回肠、空肠,均不同于国外统计。

家族性息肉病、特发性脂肪痢、克罗恩病、小肠腺瘤性息肉和绒毛状腺瘤患者,发生癌变的几率较高,是小肠腺癌的前驱病变。

表 25-4 小肠肿瘤的病理类型

上皮源性肿瘤	非上皮性肿瘤
腺瘤管状腺瘤	脂肪瘤
绒毛状腺瘤	平滑肌瘤
管状绒毛状腺瘤	胃肠间质瘤
上皮内肿瘤	平滑肌肉瘤
低级别上皮内肿瘤	血管肉瘤
高级别上皮内肿瘤	Kaposi 肉瘤
癌	恶性淋巴瘤
腺癌	免疫增生性小肠病
黏液腺癌	西方型 B 细胞性 MA
印戒细胞癌	LT 淋巴瘤
小细胞癌	套细胞淋巴瘤
鳞状细胞癌	弥漫性大 B 细胞淋巴瘤
腺鳞癌	Burkitt 淋巴瘤
髓样癌	Burkitt 样/不典型
未分化癌	Burkitt 淋巴瘤
类癌(高分化内分泌肿瘤)	T 细胞性淋巴瘤
胃泌素瘤	其他
生长抑素细胞瘤	
EC 细胞,5-HT 生成样肿瘤	
L 细胞、胰高血糖素样肽和 PP/PYY 生成样肿瘤	
混合性类-腺癌	
神经节细胞性副神经节瘤	
其他	

【临床分期】

原发性肿瘤（T）

Tx　原发肿瘤无法估计

T0　未发现原发肿瘤

Tis　原位癌

T1　肿瘤侵及固有层或黏膜下

T2　肿瘤侵犯肌层

T3　肿瘤穿透肌层至浆膜下或非腹膜性肌肉旁组织（肠系膜或腹膜后腔），范围<2cm

T4　肿瘤直接穿透脏腹膜或侵犯其他邻近器官或结构（包括其他小肠环、肠系膜或腹膜后腔>2cm以及由浆膜侵及壁腹膜；对于十二指肠，侵及胰腺）

区域淋巴结（N）

Nx　区域淋巴结情况无法评估

N0　区域无淋巴结转移

N1　区域淋巴结转移

远处转移（M）

Mx　远处转移无法评估

M0　无远处转移

M1　有远处转移

TNM 分期

0 期：Tis　N0　M0

Ⅰ 期：T1　N0　M0

　　　　T2　N0　M0

Ⅱ 期：T3　N0　M0

Ⅲ 期：任何 T　N1　M0

Ⅳ 期：任何 T 任何 N　M1

【临床表现】

小肠肿瘤缺乏特异性临床表现，早期诊断困难。良性肿瘤多数无症状，部分以急腹症或腹部包块而就诊。恶性肿瘤中晚期才出现症状，临床表现多样、复杂且无规律。当患者出现不能解释的腹部非特异性症状时，应怀疑小肠病变并采取积极检查措施，尽量明确诊断。小肠肿瘤的常见临床表现如下：

1. 腹痛　腹痛为最常见症状，可因肠梗阻、肿瘤的牵拉、肠管蠕动失调以及瘤体中心坏死继发炎症、溃疡、穿孔等引起，常表现为无规律性隐痛不适。当肿瘤逐渐增大可引起肠道堵塞、肿瘤侵犯肠壁同样可以逐步引起肠管的狭窄及梗阻，多见于小肠恶性肿瘤。肠套叠多半是小肠良性肿瘤所致，可急性发作，也可反复慢性发作。小肠肿瘤的腹痛具有慢性、间歇性和进行性加重的特点，有时经一般治疗可得到一段时间的缓解，常被误认为肠功能紊乱、肠炎、肠痉挛等

而延误诊断。

2. 腹部肿块　由于小肠活动度大、位置又不固定，所以小肠肿瘤在体检时偶可扪及，但肿块为游走性，时有时无。肿块性质以较大的肉瘤为多见，较为固定；良性肿瘤表面光滑，活动度大。恶性肿瘤可呈分叶状，有的表面有结节感，活动度可大可小，可有压痛。肿块由恶性肿瘤本身、周围粘连聚积的大网膜、小肠和成团的淋巴结组成。

3. 消化道出血　约有 1/3 ~ 2/3 的患者因肿瘤表面溃烂、溃疡或坏死而引起出血，大量出血时以柏油样便、暗红色血便为主，少量时大便隐血试验呈阳性，也可出现间断性长期少量出血，致严重缺铁性贫血。引起出血的小肠肿瘤多为平滑肌瘤、血管瘤、平滑肌肉瘤、腺癌和恶性淋巴瘤等。

4. 肠梗阻　小肠肿瘤生长到一定程度阻塞肠腔才会发生梗阻，且多为不全性肠梗阻。腺癌、平滑肌瘤的肠梗阻发生率较高。

5. 腹泻　起病初期大便次数并不增加，仅有大便性状改变，大便由成形变为不成形，无明显黏液和血便。随着病情发展，大便次数增加，黏液增多，但血便不多见。小肠肉瘤常伴有腹泻。

6. 肠穿孔　少数恶性肿瘤发展到晚期可形成肠穿孔，引起弥漫性腹膜炎，亦可慢性穿破，形成炎性包块、脓肿或内瘘。

7. 全身症状　肿瘤除了反复出血导致贫血外，尚可引起低热、消瘦、乏力或消化不良等全身症状。

不同的小肠肿瘤通常还具有一些特异性临床表现：

1. 平滑肌瘤和肉瘤　具有外生性和出血性两大特点，有的肿瘤向肠壁外生长，有时也会引起肠套叠、肠扭转，导致肠梗阻，甚至穿孔。80% 的平滑肌肉瘤患者可扪及腹块。黏膜较易出现糜烂、溃疡和出血。

2. 血管瘤　主要症状是出血，亦可引起肠梗阻。

3. 腺癌　早期缺乏症状，随后多有腹痛和消化道出血，长期出血可导致贫血。肿瘤生长至一定程度则出现肠梗阻症状，癌肿亦可引起小肠穿孔。癌肿的部位不同，临床表现也有所不同，如发生在十二指肠上段的癌可表现出类似十二指肠球部溃疡的中上腹痛，之后出现高位肠梗阻的表现；发生在十二指肠乳头周围则常表现为梗阻性黄疸、肠梗阻、出血。部分患者可扪及腹块。

4. 淋巴瘤　小肠淋巴瘤的主要症状为慢性肠梗阻而致长期反复间歇性腹痛，亦可伴有消化道出血，多数患者可有消瘦、乏力、发热等症状，有的呈周期性发热。约半数患者可触及腹块，当肿块压迫肠系膜静脉及淋巴管时可致腹水、下肢水肿。当小肠黏膜上有

较广泛的肿瘤浸润时可发生吸收不良综合征。

5. 小肠类癌　当消化道类癌转移至肝脏时，可出现以发作性潮红、腹泻及哮喘为主的特征性全身症状，称为类癌综合征。类癌综合征的发生率约占类癌的 1% ~ 2% ，主要发生在回肠类癌患者中。由于类癌表面很少形成溃疡，故少见消化道出血；生长较缓慢而少见有肠梗阻出现，故常无典型症状。

【诊断】

小肠肿瘤早期诊断颇为困难，术前诊断正确率仅为 21% ~ 53% 。患者多因腹痛、腹部肿块或消化道出血等症状来就诊，如初步诊查排除了常见的病因，或不能作出明确诊断，应考虑到有小肠肿瘤的可能，需进一步检查，尤其是伴随以下症状、体征者：①不明原因的脐周疼痛，进食后加重，排便后缓解；②间歇性便血或腹泻，纤维胃镜及结肠镜未见异常；③成人肠套叠。

1. 肠道 X 线检查　凡疑为小肠肿瘤者，首先应拍腹部 X 线片，了解有无液平、肠管扩张等肠梗阻征象，如疑十二指肠病变可作低张十二指肠造影。

自小肠气钡双重造影应用于临床以来，小肠肿瘤的诊断有了明显提高。本法从十二指肠直接注入钡剂和空气，使小肠充分扩张，黏膜展平，有利于病变的观察。这是目前较理想的检查方法，有 35% ~ 73% 的病例可确诊。回肠末端肿瘤可用结肠气钡逆行灌注回肠法检查，有助于诊断。小肠肿瘤 X 线表现有充盈缺损、狭窄、肠曲推移、软组织阴影、黏膜形态改变、肠壁僵硬及蠕动迟缓等。若患者出现完全性或接近完全梗阻者，禁作钡剂检查，以免促发完全梗阻。

2. 内镜检查　疑为十二指肠肿瘤时，首选十二指肠镜检查，直接了解病变部位、大小、形态，并作活组织检查。推进式小肠镜可随小肠蠕动进入小肠，50%可达回肠远端，因视野限制仅能窥视 50% ~ 70% 的小肠黏膜，尚未得到推广应用。

3. 腹部 CT 和磁共振（MRI）检查　能显示小肠肿瘤的大致部位、大小及与肠壁的关系，有无肝转移及后腹膜、肝门部淋巴结肿大等。当前快速而无创性检查可选用小肠螺旋 CT 检查及三维成像，尤其适用于实质性病变伴肠段不能充分扩张的小肠肿瘤。但当肿瘤较小、直径在 1.5cm 以下时往往难以发现。CT 提示肠套叠时往往有小肠肿瘤可能。

4. B 超检查　空腹状态下全腹常规扫查后，饮水500ml，30 分钟后每隔 15 分钟检查一次，通过水的流动能较好显示肿瘤的部位、大小、形态、内部结构、与肠壁关系、浸润深度、周围淋巴结和远处转移情况。

5. ^{99m}Tc 标记红细胞扫描　适用于慢性小量消化道出血病例。通过核素在肠道内聚积，推断胃肠道出血部位，^{99m}TC 标记的红细胞注入体内 24 小时后，逐渐被肝、脾清除，若此期间有血液外渗，在血液聚积区显示"热点"。每分钟出血量<0.1mm 的病例，诊断价值优于动脉造影。

6. 胶囊内镜　是一种无创性检查，对伴多脏器功能不全的老年人高度怀疑小肠病变者尤其适用。

7. 双囊电子小肠镜　较推进式小肠镜优势明显，视野可覆盖全小肠，具有操作可控及可活检病理的优势。

8. 选择性腹腔和肠系膜上动脉造影　适合于小肠肿瘤有消化道出血或伴有血管畸形者。出血量估计每分钟超过 0.5ml 者，可见出血部位造影剂异常浓聚，从而定位出血病灶。而非活动期出血行动脉血管造影检查，根据肿瘤血管本身异常征象也可判断病变部位。国外有人应用尿激酶和血管扩张剂重新活化出血灶，显示造影剂外溢来明确诊断。

不少小肠肿瘤经过以上种种检查仍未能明确诊断，必要时可考虑剖腹探查或腹腔镜检查。有些患者甚至多次手术才明确诊断者，可见小肠肿瘤诊断的困难。

【治疗】

小肠良性肿瘤可引起出血、套叠等并发症，少数发生恶变，一旦确诊，应手术切除。较小的肿瘤术中较难扪及，且往往为多发性，术中容易遗漏较小的病灶，故术中探查必须全面仔细，探查方法有触摸法、透照法，必要时术中内镜检查等，可根据肿瘤大小和累及肠管情况行局部或部分肠管切除术。

小肠恶性肿瘤手术需对病变肠段及区域淋巴结行较广泛的切除及清扫，如为十二指肠恶性肿瘤则多数需作胰十二指肠切除术。如小肠肿瘤局部固定无法切除，可作短路手术以解除或预防梗阻。

【预后】

一般认为小肠肿瘤部位越高预后越差。腺癌预后最差，恶性淋巴瘤、肉瘤次之。小肠恶性肿瘤早期诊断较难，切除率约为 40% ，切除术后 5 年生存率：平滑肌肉瘤约为 40% ，淋巴瘤约为 35% ，腺癌约为 20% ，恶性类癌患者可以长期存活。

除淋巴瘤外，放射治疗和化学疗法效果均不佳。

（黄广建）

第九节　小肠息肉和息肉病

小肠息肉是一类从小肠黏膜表面突出至肠腔内的隆起性病变，是一个临床诊断。在未确定其病理性质前统称为小肠息肉，明确病理性质后则按部位直接冠以病理诊断学名称。从病理上可分为腺瘤性、错构瘤性、炎症增生性、嗜酸性肉芽肿性及化生性息肉。大多数小肠息肉不引起临床症状,多在术中探查发现。最为常见的症状为腹痛,多与梗阻有关,梗阻多因息肉引起的肠套叠导致。其次为肠道出血,但一般仅为少量出血,大出血甚为罕见。

由于小肠息肉症状和体征无明显特异性,纤维胃镜及肠镜无法观察到整个小肠,诊断相对困难。消化道造影及腹部 CT 有助于提高诊断。CT 检查有较高的敏感性,且可以与间质瘤等腔外生长病变相鉴别,

同时有助于判断是否存在梗阻及梗阻原因。小肠镜和胶囊内镜的应用可进一步提高小肠息肉的检出率。小肠息肉的处理简单而明确。一经诊断肯定,均可酌情作息肉摘除或病段小肠切除。在此不再详述。

传统上,把肠道息肉数目多于 100 颗,并具有其特殊临床表现者诊断为肠息肉病。息肉病主要分为腺瘤性息肉病和错构瘤性息肉病两大类(表 25-5)。本节将重点介绍家族性腺瘤性息肉病和黑斑息肉病。

表 25-5　肠息肉病的分类

	突变基因	临床表现	恶性肿瘤发生情况
腺瘤性息肉病			
家族性腺瘤性息肉病(FAP)	APC	胃肠道多发息肉、先天性视网膜色素上皮肥厚、腹腔硬纤维瘤病	结直肠息肉癌变(100%)、壶腹周围癌、甲状腺癌、肝母细胞瘤等
Gardner 综合征	APC	结直肠多发息肉、骨瘤、表皮囊肿、牙齿畸形等	同上
Turcot 综合征(Ⅰ型)	MLH1 PMS2	结直肠多发息肉、中枢神经系统恶性胶质瘤	结直肠癌、脑恶性胶质瘤
Turcot 综合征(Ⅱ型)	APC	结直肠多发息肉、中枢神经系统髓母细胞瘤等	结直肠癌、脑恶性胶质瘤
错构瘤性息肉病			
P-J 综合征	LKB1/STK11	胃肠道多发息肉,黏膜、皮肤色素沉着	息肉可癌变,可发生乳腺癌、胰腺癌、卵巢癌
幼年性息肉病	SMAD4, MPSH, BMPR1A	胃肠道多发息肉、先天性心脏病、唇裂、腭裂	癌变风险为 50%,可伴有胰腺癌
Cowden 综合征	PTEN	胃肠道多发息肉、巨头畸形等	可发生乳腺癌、甲状腺癌等
Bannayan-Riley-Ruvalcaba 综合征	PTEN	胃肠道多发息肉、巨头畸形、阴茎色素沉着等	未发现息肉癌变,可发生乳腺癌、甲状腺癌等

(一)家族性腺瘤性息肉病(familial adenomatous polyposis,FAP)

家族性腺瘤性息肉病是由于位于染色体 5q21 位点的肿瘤抑制基因 APC 突变所导致的一种常染色体显性遗传疾病。突出表现为青春期 100% 出现结直肠多发腺瘤性息肉,一般超过 100 枚,通常可多达数千枚。若未给予治疗,肠息肉癌变的发生率为 100%,且多发生在 35~40 岁。50% 的家族性腺瘤性息肉病患者还会出现胃和十二指肠息肉。大多数胃息肉为胃底腺增生,而非腺瘤性息肉,极少发生癌变。而十二指肠息肉为腺瘤性息肉,应视为癌前病变。此外腺瘤性息肉也可出现在空肠和回肠。

大约 25% 的 FAP 患者未检测到 APC 基因突变。这些患者具有被诊断出时间较晚、息肉数较少(通常

少于 100 个)、结肠外表现较轻、发生癌变的时间较晚等特点,被称作为轻表型家族性腺瘤性息肉病(attenuated familial adenomatous polyposis,AFAP)。

对确诊家族性腺瘤性息肉病的患者提倡早期预防性手术。儿童和青少年在密切肠镜随访下,可以推迟至 20 岁左右心理较成熟时进行手术。结直肠全切除加永久性回肠造瘘者的生活质量极差,故此术式已很少采用。目前,结直肠切除加回肠储袋-肛管吻合术(IPAA)为治疗 FAP 的首选术式。全结肠切除加回肠直肠吻合术(IRA)虽然操作简单,肛周刺激及吻合口狭窄发生率低,但残留的直肠黏膜仍存在较高的癌变率。目前发现 APC 基因突变位点位于 1250 密码子之后的患者直肠癌的发生率比在突变位点位于 1250 密码子之前的患者高 3 倍。对于突变位点在 1250 密码子之前的 FAP 患者以及 AFAP 患者,检查直肠没有或

仅有少数息肉,可酌情选择行全结肠切除加回肠直肠吻合术。但患者在选择行该术式时,必须清楚存在的发生直肠癌的风险。

在肠切除术以后,FAP患者癌症相关的死亡原因主要是胃窦及十二指肠的腺瘤发生癌变。在30岁之后,应该每两年行上消化道的检查,对于较大的息肉,特别是十二指肠的腺瘤,尽可能内镜下切除。如果息肉数量较多,应多次重复内镜检查及治疗。如发生癌变,则需行根治性手术治疗。位于壶腹部的癌变,则行胰十二指肠切除术(Whipple procedure)。

FAP患者术后应每6个月进行一次乙状结肠镜检查,以排除残余直肠或回肠储袋及吻合口息肉的癌变。根据息肉累及部位每1~3年行一次上消化道内镜检查,每年行一次甲状腺体检或超声检查,定期行腹部超声检查监测胰腺及是否出现腹部硬纤维瘤。对于儿童要定期随访AFP及肝的超声以及早发现肝母细胞瘤。对患者的一级亲属应进行基因测序,并根据突变情况进行肠道或肠道外病变的相关检查并监测。

(二)黑斑息肉病(Peutz-Jeghers syndrome,PJS)

黑斑息肉病是一种常染色体显性遗传疾病,70%PJS患者可检测到位于染色体19p13.3上的STK11/LKB1基因突变。多在青春期发病,发病率无性别和种族差异。发现胃肠道多发错构瘤性息肉,伴皮肤黏膜色素沉着或有家族史者,即可诊断此病。息肉为错构瘤性,发生于胃到直肠的任何部位,但主要见于小肠。色素斑多为黑色或棕色,主要位于口唇和颊黏膜,也可见于手指、足趾及肛周。临床上常见的并发症为肠梗阻、腹痛和便血,在青少年中则主要为小肠套叠。

息肉大于1.5cm、生长迅速、或伴有肠道症状的患者均应手术治疗。尽可能行息肉切除术,套叠已致肠段坏死时需作肠切除。开腹手术可行术中肠镜对小肠进行全面检查(必要时经肠切开处行肠镜检查),可酌情经内镜行息肉切除术或肠切开息肉切除术。尽量减少小肠切除手术的次数,以减少短肠综合征的发生率。内镜随访过程中发现的胃和结肠息肉可直接在内镜下行息肉切除术。

因息肉有癌变可能,黑斑息肉病患者还可伴有肠道外癌变,故对PJS患者均应进行密切随访。包括:睾丸超声、上消化道内镜、小肠钡餐或胶囊内镜、结肠镜、胰腺CT、经阴道妇科超声及乳腺钼靶摄片等。对已确认突变的黑斑息肉病患者的一级亲属同样也应进行基因测序,并根据测序结果制订随访方案。

(秦 净)

第十节 肠 瘘

肠瘘是指各种原因导致消化道连续性中断或改变,肠管与体表之间形成病理性通道、肠腔瘘口直接暴露在空气中或肠道瘘口与其他空腔器官相通,造成消化液溢漏,继而发生内环境失衡、感染、营养不良和器官功能障碍等病理生理改变。肠瘘广义上是包括胃、十二指肠、小肠和大肠内瘘或外瘘的总称,常由于腹部创伤或感染、炎性肠道疾病、肿瘤、放射性损伤、手术后肠管或吻合口破裂以及先天性因素等,导致消化液外漏至腹腔或腹壁外形成的一种疾病状态。穿破腹壁与外界相通者称外瘘;与其他空腔器官相通或本身相通,消化道内容物不流出腹腔外者称内瘘,肠腔瘘口直接暴露在空气中,没有皮肤、皮下组织、其他肠管或组织覆盖,称为肠腔空气瘘(Enteroatmospheric fistula,EAF)。肠瘘一旦发生,将会产生一系列病理生理改变或各种并发症,在大多数情况下,这些并发症可加重机体损害,导致病情更为复杂,治疗更为困难。20世纪60年代肠外营养支持应用于临床之前,肠外瘘死亡率高达81%~100%,高流量瘘死亡率接近100%。近年来,随着肠外瘘治疗理念的不断进步,特别是营养支持的广泛开展,肠外瘘的病死率降至12%~16%,而自愈率则达到90%。

一、肠瘘的分类及病理生理变化

(一)肠瘘的分类 肠瘘根据瘘口的解剖位置、大小、流量、原发病等因素的不同,存在多种分类方法,这些分类方法对于营养失衡的评估、治疗策略的选择以及预后的判断有着重要的提示作用。

1.根据瘘口的解剖位置 可分为胃瘘、十二指肠瘘、小肠瘘、结直肠瘘等。

2.根据瘘口的漏出量 可分为低流量瘘(<200ml)、中等流量瘘(200~500ml)和高流量瘘(>500ml)。

3.根据瘘口形状 可分为唇状瘘和管状瘘。

4.根据瘘口数目 可分为单发瘘和多发瘘。

5.根据原发疾病 可分为腹部创伤、医源性、异物、感染、放射性、炎性肠病、肉芽肿、恶性肿瘤、先天性因素等。

6.特殊类型肠瘘——肠腔空气瘘 是指肠腔瘘口直接暴露在空气中,没有皮肤、皮下组织、其他肠管或组织覆盖,区别于有连接胃肠与腹壁皮肤的瘘管的传统肠外瘘。

(二)肠瘘的病理生理变化

肠瘘是腹部外科中常见的严重疾病,肠瘘发生后对机体全身状况的影响主要取决于肠瘘的位置、大小、原发疾病情况。肠外瘘临床表现为胃肠内容物自体表瘘口流出,瘘口可经久不愈,瘘口局部皮肤可出现糜烂及感染。早期可有腹膜炎或腹腔脓肿的表现,即发热、腹胀或局限性压痛、反跳痛等。全身症状主要有脱水、酸中毒、营养不良等。严重肠瘘可引起一系列病理生理改变,主要包括内稳态失衡、营养不良、感染和器官功能障碍等,并且这些病理生理改变互相影响,形成恶性循环。具体表现:①大量消化液丢失于体外,引起脱水、电解质和酸碱平衡紊乱;②肠外瘘时肠液中蛋白质大量丢失且不能经胃肠道补充营养,加之患者处于高分解代谢状态,可迅速出现营养不良;若无适当营养治疗,最终可出现恶病质;③含有消化酶的消化液外溢,引起瘘周围皮肤和组织腐蚀糜烂,继发感染和出血,并可引起腹腔内感染、脓毒血症和多器官功能障碍而危及生命。

1. 内环境紊乱　消化液的丢失是肠外瘘患者最主要的临床表现,尤其是高位、高流量的肠外瘘,消化液的丢失可达数千毫升。消化液包括唾液、胃液、肠液、胆汁及胰液,各种消化液中含不同的电解质。因此,消化液的丢失必然伴随着电解质的丢失,从而导致脱水和电解质失衡。此外,消化液如胆汁、胰液和小肠液中均含有高浓度的碳酸氢盐,由于肠瘘引起这些消化液的大量丢失可导致碳酸氢盐丧失,造成代谢性酸中毒。肠瘘患者大多数合并感染,严重感染或合并存在循环容量不足均可造成乳酸堆积,也是导致代谢性酸中毒的重要原因。

2. 营养不良　营养不良是肠瘘患者最主要的病理生理改变,而造成肠瘘患者营养不良的原因是多方面的,主要有以下几点:

(1) 丢失增加:肠瘘时大量营养物质可伴随消化液而丢失,特别是消化液中蛋白质的慢性丢失是导致机体营养不良的主要原因。此外,胃肠道显性或隐性失血,也可造成明显的蛋白质丢失。

(2) 摄入量减少:因肠瘘导致肠道完整性受到破坏,从胃肠道摄入的食物自瘘口漏出,不能满足机体的需要。由于担心因摄入的食物刺激消化液分泌,增加肠瘘的流量,因而有意识地进行禁食或限制饮食,造成营养物质摄入不足。

(3) 消耗增加:肠道消化液漏入腹腔所致的感染及反复手术创伤,导致肠瘘患者机体处于应激状态,出现代谢亢进、蛋白质分解加剧,此时若无足够的能量、氮源及其他营养素补充,必然造成机体各组织消耗,导致营养不良。

3. 感染　瘘患者极易发生感染,其原因主要包括:①解剖结构的异常;②肠液外渗进入腹腔引起弥漫性腹膜炎、腹腔脓肿;③肠液外溢对周围组织的腐蚀,继而细菌侵入造成局部感染;④长期禁食或肠外营养,肠黏膜屏障功能损害,肠道通透性增加,肠道细菌易位,导致肠源性感染。

实际上,肠瘘患者的感染更主要的原因可能与长期患病、营养不良以及机体免疫功能减弱有关。腹腔感染是肠瘘患者最常见的并发症,也是死亡的主要原因。肠瘘产生后,常常先出现局限性腹膜炎、腹腔脓肿,也可形成弥漫性腹膜炎。临床上可出现腹痛、腹胀、腹肌紧张、恶心、呕吐、发热、白细胞增高等征象。肠瘘患者的感染以革兰阴性杆菌为主,对机体造成的危害较大,可发生脓毒血症或感染性休克,治疗往往较困难,严重者可引起多器官功能障碍。

4. 多器官功能障碍　脓毒血症和多器官功能障碍是肠瘘最严重的并发症,多发生在感染严重的肠瘘患者,多器官功能障碍可进一步发展成为多器官衰竭,也是肠瘘患者主要的死亡原因。肠瘘患者的脓毒血症常与严重感染、机体免疫功能下降、严重营养不良、创伤、休克、高分解代谢、炎性介质作用等有关。肠瘘患者由于大量消化液丢失,循环血容量不足或血流分布不均,可诱发重要器官缺血以及缺血再灌注损伤,由此而产生氧自由基及细胞因子等,引发应激反应、SIRS 及多器官功能障碍。如果同时存在脓毒血症性休克,则进一步加重机体损害,使病情更加严重和复杂。肠瘘患者最主要的并发症是腹腔感染或脓肿,细菌和毒素通过门静脉系统进入肝脏,直接或间接刺激库普弗细胞产生细胞因子,造成肝脏损害。另外,肠瘘患者严重脓毒血症时还可影响肺、肾及心脏等重要脏器功能,造成 ARDS、急性肾衰竭和心功能障碍,从而导致多器官功能衰竭的发生。近年来,有学者提出,肠道是应激时多器官功能障碍的始发或中心器官。肠瘘患者由于肠道的连续性中断和失用,引起肠道结构以及功能的障碍,肠道细菌易位,持续的肠源性感染是导致多器官功能衰竭的重要原因。

二、肠瘘的一般治疗

临床上,由于肠外瘘发生的原因不同及肠瘘的类型不同,所产生的内环境紊乱、营养不良、感染及器官功能障碍等病理生理改变也各不相同。因此,对肠瘘患者的治疗应根据肠瘘类型、不同疾病状态和时期、不同器官组织功能选择治疗方案。一般说来,肠外瘘的治疗大致可分为以下四个阶段。

(一) 第一阶段治疗

该阶段是肠外瘘发现后一周内。这一阶段是瘘发生后病理生理改变的起始阶段,患者呈明显的分解代谢状态,具体表现为容量不足、酸碱平衡紊乱、电解质失调、感染及全身的炎症反应,严重者可发生脓毒血症。如果能得到及时、合理的处理,瘘往往能逐渐得到控制,不会产生严重的并发症或病理生理改变。反之,则可出现内环境紊乱、器官功能障碍、营养不良或发生感染扩散。因此这一阶段是肠外瘘处理中有关全局的重要阶段。

这一阶段的处理要点是:体液复苏、维持内环境稳态、通畅引流、控制感染、纠正贫血、开始间歇性的肠外营养支持、监测重要器官的功能、保护瘘口周围皮肤。这些措施尽量在肠瘘发现后24小时内实施,根据病情的严重程度采取个体化治疗,具体治疗目标:①患者的平均动脉压≥65mmHg,尿量≥0.5ml/(kg·h),中心静脉压控制在8~12mmHg,混合血液饱和度≥65%,在充分的体液复苏基础上,可适当使用血管活性药物;②每4~6小时进行一次血电解质检测,根据结果,进行合理的电解质补充;③常规进行进行血液和肠瘘液细菌培养,经验性的使用抗生素,包括抗真菌药物。广谱抗细菌的药物可选用美罗培南、亚胺培南/西司他丁、哌拉西林-他唑巴坦,或头孢他啶、头孢吡肟联合使用甲硝唑。根据细菌培养药敏结果进一步选择合适的抗菌药物。抗菌药物使用原则上以4~7天为宜,如果超过7天,患者仍出现感染相关症状,则要考虑抗生素选择是否合理、是否发生腹腔脓肿以及脓毒血症等;④寻找感染灶,结合患者症状、体征及影像学检查结果,判断是否存在腹腔积液/脓肿,必要时可进行手术引流或者经皮穿刺引流。

(二) 第二阶段治疗

该阶段是在肠外瘘发生后1周至1个月。肠瘘患者经第1阶段及时与合理处理后,有少数患者的瘘在短期内即不再有肠液漏出,创面逐渐愈合,患者进入康复阶段。有些患者瘘虽然未愈合,但已基本被控制。如无影响肠瘘愈合的因素,管状瘘的自行愈合率可高达40%~73%,多数都在瘘发生后1个月内愈合。高位小肠瘘在3~4周后愈合(但高位瘘的自愈率较低,对机体干扰也较大),低位小肠瘘在4~6周后愈合,结肠瘘愈合需要的时间更长,为8周左右。相反,如果肠瘘发生后未能及时处理或处理不恰当,患者可出现严重的病理生理改变,病情恶化。主要是由于肠液滞留在腹腔内导致腹膜炎或腹腔脓肿,继而有腹腔内出血、胃肠道出血,以致多器官功能障碍或多器官衰竭。由于大量肠液的丢失,加之有感染及代谢紊乱,营养物质供给不足,机体自身组织不断消耗,内环境紊乱难以纠正,严重时可导致死亡。

在这一阶段,肠外瘘患者出现两极分化现象,一部分患者进入康复期,而另一部分患者则进入危重阶段。因此,此阶段的治疗措施应因人而异。对于病情

稳定、趋向康复的患者,治疗的重点是继续加强引流,进行胃肠减压有利于高位瘘、高流量瘘的愈合(但未发现其对低位瘘及低流量瘘有利),继续进行合理的营养支持,对不存在影响愈合因素的管状瘘患者可给予促进愈合的措施(如水压、粘合胶、纤维蛋白胶、生长抑素和生长激素等)。一般说来,经过上述处理,大部分患者病情可得到进一步改善,预后良好。

对于病情仍在发展的患者,这一阶段治疗重点是:积极寻找感染灶,设法进一步改善引流,以控制感染。加强监测和维护重要器官功能,防治并发症如全身性感染、大出血等发生。维持内环境稳定,调整营养支持方案,以促进机体组织合成。

(三) 第三阶段治疗

该阶段是指肠外瘘发生后1~3个月。此阶段内经第2阶段处理后,在那些无影响愈合因素存在的患者,多数瘘口已愈合或正在愈合之中,一些无自愈条件的患者如唇状瘘,经处理后瘘口成为可控制的瘘,而其他情况已稳定,等待确定性手术,但通常患者的营养状况尚有待改善。当然,仍有一部分患者经第2阶段处理后,病情仍无好转或仍有发展,需要作进一步的处理。这些患者肠瘘尚未被控制,肠液引流有困难,腹腔仍存在感染,明显存在营养不足的现象,已有器官功能障碍出现。常见的影响肠瘘愈合因素有:①瘘口远端梗阻;②瘘管组织已上皮化;③肠黏膜与腹壁愈合,使瘘口呈唇状;④瘘口部有异物存在;⑤瘘口附近有脓肿,导致引流不畅;⑥特殊感染或肿瘤。

这一阶段的处理重点:对于已稳定的患者,设法寻找瘘口不愈合的原因,选择合理的肠内营养支持途径,进行确定性手术前的准备工作,部分患者已可施行确定性手术。对于病情仍未稳定的患者,则应继续寻找感染灶,设法引流,积极加强营养支持,治疗那些已有功能障碍的器官和维护那些尚未出现功能障碍的器官。最近研究发现,如果患者无脓毒症存在、营养支持4~6周而肠瘘量无明显减少,可行确定性手术,以确定性切除、端-端吻合术的效果最好。

(四) 第四阶段治疗

该阶段是指肠瘘发生后3个月以上。此时,半数以上的患者经过及时、合理的治疗,肠瘘已愈合。剩余的部分患者因早期处理不合理或存在影响愈合的因素,瘘不能自愈而需进行确定性手术。多数患者在第3阶段的后期即已进入围术期,进行手术前的准备。故第4阶段是肠瘘确定性手术的围术期,有的因为营养状况较差或腹壁除瘘之外尚有未愈合的创面,术前准备需要的时间较长。

此阶段的处理重点实际上是围术期处理。由于肠瘘是一污染严重甚或腹腔内尚有感染的手术,且又

是再次或多次手术,肠瘘处腹壁有较重的瘢痕,腹腔内广泛粘连,术后肠道功能恢复缓慢,切口易有愈合不良或感染,术后恢复的时间较一般手术为长。因此,肠瘘确定性手术的围术期一般为 4~6 周或更长一些。肠瘘的营养支持治疗方案如图 12-1 所示。

三、肠瘘的营养支持

肠瘘时营养物质缺乏所致的营养不良,不仅有肌肉蛋白和内脏蛋白的大量丢失,而且免疫功能也受到抑制,蛋白质合成受抑可致激素、酶类产生异常,机体抵御有害物质侵袭的能力下降,对再次应激的反应性减弱。因此,营养不良在肠瘘患者中发生率高达55%~90%,因营养不良导致死亡者约占肠瘘患者的48%,肠瘘患者的营养状况与治愈率和病死率直接相关。营养支持是肠瘘患者治疗过程中重要组成部分,在不同时期、不同病变部位、不同发病原因,其营养物质需要量及支持途径有所不同。积极的营养支持可改善机体营养状况,增强免疫力,为维护器官功能提供必需底物。

(一) 肠瘘患者的早期营养支持

营养支持实施前首先应选择营养支持方式和途径,并确定能量及营养物质的需要量。肠瘘患者营养支持途径选择的主要依据为:①病情是否允许经胃肠道进食,患者的胃肠道功能是否紊乱;②胃肠道的供给量是否可以满足患者需要;③患者有无肠外营养支持的禁忌;④营养支持时间的长短;⑤能否经外周静脉输注营养物质。

肠瘘发生的早期,由于大量肠液丢失,而又未得到合适的补充,机体出现循环容量不足,且合并电解质紊乱、酸碱失衡,常见的有脱水、低钠血症、低钾血症和代谢性酸中毒等。加之手术、外伤等应激和肠内容物漏至腹腔所致腹腔感染等因素,出现神经内分泌系统功能紊乱及细胞介质分泌增加,导致代谢亢进,所补充的营养物质因合成代谢降低无法在体内合成大量所需蛋白质。此时期应以维持生命体征及酸碱、电解质平衡等内环境稳定为主。在纠正内稳态失衡的同时,进行外科引流及抗感染治疗。液体复苏及内环境基本稳定后,即可开始营养支持。一般说来,绝大多数肠瘘患者早期常采用肠外营养支持方式。目前,虽无 I 类证据证实肠外营养可以提高肠瘘的愈合率,但是肠外营养在能量摄取、维持正氮平衡、减少肠瘘量以及降低肠瘘患者死亡率等方面的作用已被许多研究所证实。具体指征为:①无法获得肠内营养支持途径;②高流量瘘;③不能耐受肠内营养者。

肠外营养实施前,需要确定机体能量及营养物质的需要量,而肠瘘患者机体能量消耗的差异很大。以

往的研究表明,对于病情稳定、无感染的肠瘘患者,机体的能量消耗值接近 Harris-Benedict 公式估算值。而对于合并腹腔感染或者多器官功能障碍的肠瘘患者,机体的能量消耗明显增加,其实际能量消耗测定值为1.2~1.5 倍的 Harris-Benedict 公式估算值。实际上,对于肠瘘患者,提供充足而适当的热量十分重要。因为肠瘘患者通常需要较长时间的营养支持,适当的能量支持既可避免能量摄入不足造成的营养不良,也可防止因过度喂养引起的代谢不良反应。因此,临床上对于病情不稳定的危重患者,建议采用间接测热法进行机体静息能量消耗的测定,并由此作为提供每日能量需要量的依据。在肠瘘发生的早期,应逐步增加营养物质的摄入量,避免过快达到目标需要量。因为在创伤、应激早期,机体存在"自身相噬"现象,过高的热量或营养底物的供给,不但无法加快合成代谢,反而加重了循环负担,不利于早期内稳态失衡的恢复,容易引起代谢紊乱,而且肠外营养时过高的能量摄入也可增加细菌易位的发生率。

(二) 肠内营养在肠瘘患者中的应用

众所周知,长期肠外营养不仅可造成代谢紊乱、肝功能损害、导管相关性感染、肠道结构和功能障碍、肠道细菌易位等不良反应,而且其护理、监测复杂,价格昂贵。因此,一旦肠瘘患者血流动力学稳定、感染得到控制,肠瘘量稳定,应尽早恢复肠内营养。

临床上,肠瘘患者应用肠内营养的适应证为:①腹腔感染已被控制,溢出的肠液已得到有效引流;②有足够长的肠段(>75cm)可供消化吸收,可通过影像学检查、经瘘口肠道造影来评估是否有足够长度的肠段用于消化吸收;另外可检测血液中瓜氨酸的含量来评估肠道的功能;③肠内有足量的胆汁、胰液等消化液与营养物混合。相反,在肠瘘早期、合并有腹腔感染、肠麻痹、肠梗阻时,则应禁用肠内营养。具体实施方法有:①高位肠瘘可应用瘘以下的肠段,只要瘘的远端有 75cm 以上的肠段可供消化吸收,且无消化道梗阻存在,即可通过瘘口向远端置管进行肠内喂养;②低位小肠瘘、结肠瘘等则可应用瘘以上的肠段,即通过经胃或近端空肠进行肠内喂养,一般不会明显增加瘘的流量,因为在瘘口上方还存在足够长度的正常小肠,能充分吸收给予的营养物质;③如有胆汁、胰液的丢失,可收集起来进行回输,以减少消化液、电解质、有关消化酶及蛋白的丢失;④如能通过内堵的方法恢复消化道的连续性、控制肠液流出,则更有利于肠内营养的实施。因此,对于胃十二指肠瘘、低位肠瘘、管状瘘、唇状瘘经内堵或外堵恢复肠道连续性后均可行肠内营养。临床研究发现,相同热量和蛋白质的肠内营养较肠外营养可更有效地改善肠瘘患者的

营养状况。肠内营养具有符合生理、经济方便、促进肠蠕动、增进门静脉系统的血流及促进胃肠激素的释放等优点，更重要的是保护了肠黏膜及其屏障功能，刺激 IGA 分泌，减少肠道细菌易位和保护宿主免疫功能等。

肠内营养的最佳途径是口服，对于结肠瘘、管状瘘、唇状瘘经处理后不再外漏后，均可口服营养。但口服的依从性往往很差，对于不能口服的患者可考虑管饲。临床上应根据肠内营养时间的长短及肠瘘部位等因素选择途径，常用的方法是通过鼻胃管、鼻十二指肠管、鼻空肠管、胃造口或直接经高位瘘置管等方法进行肠内喂养。肠内营养时间短的选用置管法，时间长的可选择造口法；低位肠瘘可选择置管法，而高位肠瘘则可选择瘘口下造口法，也可经瘘口向远端肠管置入喂养管，这一方法已经被证明是安全有效的。

肠瘘患者进行肠内营养时如何选择营养制剂，应根据病情、配方特点、输注途径以及肠道功能而定。整蛋白具有刺激肠黏膜更新和修复作用，更有利于肠道功能的维持。而危重患者往往缺乏完整的消化能力，对整蛋白的耐受性较差，因此可选择多肽类或要素制剂。与肠外营养不同的是，机体对高热量的肠内营养液具有良好的耐受性，给予高热量的肠内营养后，并未见到明显的并发症。相反，增加热量和蛋白质的摄入可以迅速增加体重，提高血清白蛋白浓度，可显著改善营养状态，提高肠瘘的自愈率。

为确保肠内营养安全输注，应用肠内营养时应从低剂量、低浓度、低输注速度开始，逐渐增加营养液浓度、剂量及输注速度，同时密切监测消化道的耐受性。一般先增加用量，然后增加浓度。速度和浓度不应同时变动，对于不能耐受者，可将速度和浓度减少到能耐受的水平，再逐渐增加，每次加量后应有一定的适应期。部分患者在使用肠内营养后可以出现肠瘘量增多，也有部分肠瘘患者无法耐受肠内营养支持，有些肠瘘患者需要反复多次尝试应用肠内营养，一旦成功，受益无穷。因为它可以提供膳食纤维、精氨酸、谷氨酰胺、不饱和脂肪酸、核苷酸等营养物质，促进胃肠黏膜生长，增强其免疫及屏障功能。当肠内营养无法满足机体营养需要时，可辅以肠外营养支持。

肠瘘患者因丢失大量消化液及胰酶，影响肠内营养物质的吸收。因此，肠内营养时添加胰酶制剂有助于肠瘘患者对脂肪、蛋白质和糖类的吸收，提高了肠内营养物质的利用度，从而在一定程度上能尽早改善患者的营养状况。对于近端肠管短于 80cm 的肠瘘患者，营养状况的维持不能仅靠使用胰酶制剂，还要依靠肠液回输或肠外营养支持。肠液回输有以下优点：能改善患者的营养状态，防止肠黏膜萎缩，减少机体

水分丢失，有助于患者内环境的稳定，促进胆盐、内因子等物质再吸收，防止菌群移位，有助于患者撤离肠外营养。某些瘘口大、肠液流出量大的高位小肠瘘患者，瘘下的肠管正常，可将近端的肠液收集起来，与营养液混合后再从瘘下的肠管灌入，不但能改善营养物的吸收，且可减少液体、电解质的丢失。肠液的回收与营养灌注宜采取每天 4~6 次的方法，避免肠液潴留时间过长被污染，且一次量过多，可促进肠蠕动。输注前应测定消化液 pH 值，防止 pH 值过低。当消化液收集的量趋于减少时，方可认为患者趋于恢复，可减少回输量并可一次给予，但仍应遵循量出为入的原则。如果每天收集消化液少于 100ml 且不再反弹增多时，可考虑逐渐停止消化液的回输。

（三）肠瘘患者的代谢支持治疗

内环境稳定后，调节代谢紊乱、进行代谢支持是营养支持的重点，其目的是保护和支持机体重要器官的结构和功能，防止底物限制性代谢，避免因不当的营养供给而加重器官功能的损害。同时给予一些药物或生物制剂，降低高代谢反应或促进合成代谢，称为代谢调理。如给予非固醇类抗炎药物布洛芬、吲哚美辛等，它们是环氧化酶抑制剂，可阻断 PGE2 的合成，减少 IL-2 的产生，从而降低机体的应激反应，减少蛋白分解。也可应用生长因子以促进蛋白合成，改善氮平衡，即使摄入较低的热量，也能有节氮作用，并获得正氮平衡。还可给予一些特殊营养物质，如谷氨酰胺、短链脂肪酸，以减少肠道细菌易位，降低内源性应激因素。

虽然营养支持或代谢支持在肠瘘治疗过程中发挥了重要作用，但这些努力只有在对肠瘘进行正确治疗的前提下才能发挥作用。如营养支持与感染密切相关，只有感染得到控制时所供给的营养底物才能被有效利用，机体营养状况才会改善。反之，感染严重时营养状况会趋于恶化，而营养不良又将使感染更难以控制，形成恶性循环。因此，及时引流、有效控制感染是肠瘘治疗的关键步骤。只有在内环境稳定、腹腔感染控制后，提供合适的营养支持或特殊营养物质，才能有效促进机体的合成代谢，改善患者营养状态，有利于组织生长与瘘口的愈合。

在肠外瘘早期，肠液外溢是影响肠外瘘自愈的主要因素。外溢的肠液可消化内脏组织，引起腹腔出血，含有细菌的外溢液还会引起严重的腹腔感染，致使肠瘘局部组织不断发生出血、感染和坏死，瘘口难以愈合。此外，肠液外溢还会引起大量体液丢失，导致内环境稳定失衡。腹腔感染使胃肠道动力障碍，消化吸收功能受限，胃肠道营养难以满足机体应激时的需要。因此，最大限度地减少肠液分泌与丢失，以及

提高营养物质的消化吸收能力是早期促进肠外瘘自愈的关键因素。针对该问题，目前临床上多建议肠瘘早期在进行营养支持的同时，还给予一些药物辅助治疗，常用的药物分为四类：

1. 抗肠蠕动药　洛哌丁胺、可待因、鸦片酊等，减慢肠蠕动，可以延长肠内容物在肠道内的通过时间，从而促进营养物质、水电解质的消化吸收，减少肠液的丢失，但是对于腹腔感染未能有效控制，特别是出现麻痹性肠梗阻后应慎用。

2. 抗分泌药　质子泵抑制剂、组胺 H2 受体阻滞剂、硫糖铝、生长抑素及奥曲肽等。胃每日可分泌 1～2 升的胃液，抑制胃酸的分泌对于肠瘘早期，特别是高位瘘、高流量瘘的控制非常重要，组胺 H2 受体阻滞剂、质子泵抑制剂等，能减少肠瘘流量，促进瘘口自愈，缩短住院时间。与组胺 H2 受体阻滞剂相比，质子泵抑制剂的效果更为明显。研究表明，选用质子泵抑制剂不但能减少肠液漏出量，而且能降低应激性溃疡的发生率。这些药物的用量在患者之间差异较大，但总的目标是控制胃管引出的胃液 PH 值不低于 6。硫糖铝可以中和胃酸，保护消化道黏膜。近年来研究表明，生长抑素或生长抑素类似物（奥曲肽）可明显减少消化液的分泌及漏出量。其中生长抑素能抑制胃、胰腺、胆汁、肠液的分泌，对许多胃肠道激素有较强的抑制作用，并能抑制消化道运动，明显减少蛋白、酸碱物质及电解质的丢失，有助于消化道瘘患者机体内稳态的维护，减少消化液的污染，有助于促进瘘道的形成，缩短了肠瘘的自愈时间，提高肠瘘的自愈率。因此，该方法特别适用于高流量的十二指肠和高位肠外瘘患者，在治疗后的头几天瘘流出量可减少 50%～75%，而且生长抑素较奥曲肽的作用似乎更加明显。

值得注意的是，生长抑素及奥曲肽的使用，并不能降低肠瘘患者的死亡率，同时还存在一定的负面效应：①抑制腺体分泌的同时还具有明确的抑制蛋白合成作用，表现为抑制多种内分泌激素的分泌，抑制局部组织的胶原合成，加上肠外瘘患者多处于应激状态，其蛋白质的合成受到抑制，因此瘘道愈合成了一个漫长的过程；②生长抑素可减少胰岛素及胆汁的分泌，在用药期间应该监测血糖及对肝胆系统的影响情况；③生长抑素半衰期短（1～3 分钟），需静脉连续滴注，生长抑素停用时，可出现生长激素、胰岛素和胰高血糖素反弹性高分泌。而奥曲肽半衰期为生长抑素的 50 倍，可皮下注射、肌内注射和静脉使用，而且没有激素反弹性高分泌现象。临床上生长抑素的使用方法是：6mg 生长抑素加入 500～1000ml 生理盐水中 24 小时维持静脉滴注。奥曲肽的使用方法是：0.1mg，每 8 小时皮下注射。④另有报道，奥曲肽的使用可能减

少腹腔内脏器和门静脉的血流灌注。

3. 膨胀剂　可溶性和非可溶性膳食纤维等。在低流量瘘，特别是低位小肠瘘，补充膳食纤维可以使肠内容物变稠，通过瘘口漏出相对减少，而进入瘘口远端肠管相对增加，有利于瘘口的愈合。

4. 辅助消化药　胆盐、消化酶等。对于高位小肠瘘、高流量瘘，胆汁和各种消化酶类的丢失会非常明显，进而影响营养物质的消化吸收，可适当补充胆盐、胰酶以及肠道活性菌等。

多年来，高代谢状态所造成的营养不良和生长抑素负面效应可造成肠瘘患者瘘口闭合延迟，这已经成为影响各种消化道瘘治疗效果的关键因素。因此，推荐合并应用生长激素，希望通过生长激素的代谢调理，改变异常的代谢状态。生长激素是由脑垂体分泌的一种蛋白质激素，其生物学功能是直接的代谢作用和间接的促生长作用。近年来的研究发现，摄入人类重组生长激素（rhGH）0.05～0.2mg/（kg·d）可改善手术后患者、营养不良的慢性阻塞性肺部疾病、肾衰竭、短肠综合征和肠道炎症性疾病患者的蛋白质合成率，降低骨骼肌蛋白的分解及尿氮排泄，增加机体钠、钾、钙、镁、磷等矿物质的潴留。rhGH 是通过升高血浆胰岛素样生长因子-1（IGF-1）的水平、刺激胰岛素释放、促进脂肪分解等机制而起作用。临床实践显示，在肠瘘治疗后期，特别是每天漏出消化液量减少到 200ml 以下时应用生长激素，可以提高体内 IGF-1 水平，纠正机体的负氮平衡，促进机体白蛋白、前白蛋白、转铁蛋白及各种免疫球蛋白合成，改善患者的营养状况，缩短肠瘘自愈时间，有效提高了肠瘘的治疗效果。

一般说来，具备以下条件的肠外瘘患者可以使用生长激素治疗：①近期内（<1 个月）发生的管状瘘或可以转变为管状瘘的唇状瘘；②瘘口为单发；③无明确影响瘘自愈的因素存在；④无腹腔内严重感染或脓肿；⑤无其他重要器官疾病如肝硬化、代谢性疾病等。具体实施方法如下：肠瘘产生后积极纠正水、电解质和酸碱失衡，加强引流以控制感染，采用双套管负压吸引，将溢出的肠液尽量清除，给予生长抑素和肠外营养支持，以达到最大限度地减少肠液流出量，促进窦道的形成。在感染控制、窦道形成、流出的肠液量明显减少（<100ml/d）、瘘管肉芽组织生长时，加用生长激素（思增）8IU/d，单次或分两次皮下注射至瘘道愈合后 3 天（一般约需 10 天），可提高肠外瘘的自行愈合率。总之，在肠外瘘早期腹腔感染得到控制后，使用生长抑素以达到最大限度地减少肠液外溢，随后改用生长激素以改善营养状态与组织愈合能力，促进瘘道闭合并最终达到肠外瘘快速自行愈合的目的。

在整个治疗过程中均需有积极的营养支持,在使用生长激素时还应设法恢复肠内营养,这样可更好地与生长激素起协同作用,以纠正患者营养不良状态,促进瘘口自愈。然而,值得注意的是生长抑素与生长激素可加重糖代谢紊乱,而且生长激素早期使用能增加危重患者的死亡率,因此在严重感染、高应激状况下应严格掌握使用的时机与剂量。生长激素还有促进细胞有丝分裂的作用,不宜应用于肿瘤患者。使用生长抑素后48小时内肠液漏出量无明显减少或治疗2~3周后无明显效果,就应停用生长抑素。

总之,营养支持在肠外瘘患者治疗中是一项重要措施,肠外或肠内营养始终贯穿于肠瘘整个治疗过程中,一般在肠外瘘早期应用肠外营养支持,待病情稳定后尽量争取应用肠内营养或肠外肠内营养相结合,需要进行确定性手术时再在围术期应用肠外营养支持。合理、有效的营养支持不仅提高了肠瘘的自愈率,降低患者的死亡率,还可促使肠瘘治疗策略的改变,从而在根本上改变肠瘘治疗的结局。

（吴国豪）

第十一节　短肠综合征

短肠综合征(short bowel syndrome,SBS)是指因各种原因引起广泛小肠切除或旷置后,肠道吸收面积显著减少,残存的功能性肠管不能维持患者营养需要,从而导致水、电解质代谢紊乱以及各种营养物质吸收障碍的综合征。SBS临床上主要表现为严重腹泻、脱水、吸收不良、维生素缺乏及代谢障碍和进行性蛋白质热卡缺乏性营养不良,在小儿可影响生长、发育,许多患者需要终身依赖全肠外营养(TPN)以维持生命。因此,SBS不仅严重影响患者生活质量,高医疗费用,而且是一种高病死率和死亡率的疾病。近年来,随着SBS代谢变化、残留肠道代偿机制认识的加深,SBS患者的治疗措施也日趋完善。通过合理的营养支持和肠道康复治疗,可促进残留肠道的代偿,不少患者已可能治愈或能摆脱肠外营养而长期生存。另一方面,随着小肠移植技术的不断成熟,同样给SBS患者带来彻底治愈的希望。

一、短肠综合征的病因及病理生理变化

短肠综合征是由于各种原因引起广泛小肠丧失后,肠道吸收面积显著减少,残存的肠道不能发挥消化道的功能,导致水、电解质代谢紊乱以及各种营养物质吸收障碍,无法维持机体基本需要,临床上出现严重的内环境紊乱及营养不良症候群。

(一) 短肠综合征的病因

成人SBS的常见原因是肠扭转,肠系膜血管性疾病(栓塞或血栓形成),腹部损伤,肠道原发或继发性肿瘤行广泛小肠切除,克罗恩病等严重的炎性肠病或放射性肠炎,内外疝绞窄,或胃回肠错误吻合等。儿童期SBS的常见原因是坏死性小肠结肠炎,先天性畸形(如先天性腹裂畸形、中肠旋转不良导致的小肠异位固定或异常扭转、小肠闭锁和肠狭窄、神经节细胞缺乏症)。较少见的有先天性巨结肠病波及小肠,系膜血管栓塞或血栓形成,放射性肠炎或克罗恩病也可导致此综合征,但主要存在于较大年龄组儿童中。

1. 急性肠扭转　肠扭转是一段肠袢沿肠系膜长轴旋转或两段肠袢扭缠成结而造成闭袢性肠梗阻,前者常见。常常是因为肠袢及其系膜过长,肠扭转后肠腔受压而变窄,引起梗阻,扭转与压迫影响肠管的血液供应,因此,肠扭转所引起的肠梗阻多为绞窄性。急性肠扭转时,由于肠系膜呈顺时或逆时钟方向扭转360°甚至720°,致肠管血供受阻。常累及全部小肠,甚至包括右半结肠。起病急骤,手术时往往肠管已缺血、坏死。因患者丧失全部小肠,后果极为严重。慢性扭转时如果时间过长,同样也可影响肠道血运,长时间的肠系膜血流降低可导致肠系膜上动脉血栓形成,从而导致肠道缺血性坏死。

2. 肠系膜血管病变　急性肠系膜血管病变是由各种原因引起肠系膜血管血流减少,而导致肠壁缺血、坏死和肠管功能障碍的一种综合征,临床上表现为绞窄性肠梗阻。常见下列原因:①肠系膜上动脉栓塞:肠系膜上动脉栓塞是肠系膜上动脉梗死(superior mesenteric artery occlusion,SMAO)最为常见的病因,超过一半的SMAO由肠系膜动脉栓塞导致。绝大多数栓子来源于心脏,常见的原因有长期心房颤动、心肌缺血或梗死、细菌性心内膜炎、风湿性心脏病、心肌病、心室壁瘤、心脏瓣膜病等。其他如主动脉钙化及各种肿瘤也是栓子来源的重要途径。由于肠系膜上动脉(superior mesenteric artery,SMA)与主动脉成一锐角,在腹腔干、肠系膜上下动脉三支中,以SMA栓塞最为常见,而在SMA栓塞中,15%的栓塞位于SMA起始部,50%位于SMA的第一分支血管,即结肠中动脉开口的远心端。约30%的SMA栓塞患者既往有其他部位栓塞病史,如四肢动脉、脑动脉栓塞等;②肠系膜上动脉血栓形成:肠系膜上动脉血栓一般在原有的动脉硬化基础上形成,约占SMAO的30%以上,该类患者多数合并有严重的长期动脉硬化史。血栓形成的最常见部位在SMA的起始部。由于动脉硬化性闭塞是一个慢性的病理过程,该类患者多有较为丰富的侧支循环建立,可以耐受只有一支主要血流供血的情况。

但是当最后一支主要血流供应中断,患者可能会出现比动脉栓塞更为广泛的肠道缺血及坏死;③肠系膜上动脉瘤:肠系膜上动脉瘤(superior mesenteric artery aneurysms,SMAA)的发病率较低,其病因包括动脉硬化、链球菌或真菌感染、胰腺炎、手术损伤及发育异常等,动脉瘤内血栓形成可造成SMAO;④主动脉夹层:SMAO作为主动脉夹层的一个并发症在临床上并不罕见。主动脉夹层的年发病率超过3/10万,而影响到肠管血运者占5%。患者多有长期控制不佳的高血压病史,预后较差;⑤医源性肠系膜血管损伤:腹部手术时意外损伤肠系膜血管并不多见,一旦发生则后果严重。如胃部手术损伤结肠中动脉,胰十二指肠手术损伤肠系膜上动脉等。但此类损伤在熟悉解剖,暴露充分,谨慎操作的前提下是完全可以避免的;⑥肠系膜上静脉血栓形成:一般继发于腹腔感染、门静脉高压和血管损伤等。

临床上导致短肠综合征的主要的肠系膜血管病变以肠系膜上动脉栓塞多见。无论是肠系膜上动脉栓塞,或是肠系膜血管血栓形成,都可导致小肠缺血及坏死。肠管受累的范围与血管病变部位有关,血管病变越是靠近主干,累及的小肠就越多。该病起病急骤,发展迅速,病情危重,由于临床上早期缺乏典型临床症状和体征,难以在发病早期明确诊断,同时该病的发病率在急腹症中少见,临床医师多对此病认识不足,加上临床上又缺乏特异性检查方法,早期诊断比较困难,疾病迅速发展为绞窄性肠梗阻,手术时机已晚,虽手术切除大量肠管,但常因中毒性休克和内环境严重失衡而死亡。此外,急性肠系膜血管病变患者且多伴有器质性心血管疾病,因此患者死亡率较高。

3. 克罗恩病　克罗恩病(Crohn's disease)是一种慢性、易复发的肠道非特异性炎症疾病,可累及消化道的每一部分,主要累及小肠,结肠和直肠亦可累及,受累肠段呈节段性分布。病变发展很缓慢,受累肠管的各层均有增殖性炎症改变,管壁增厚、僵硬,可引起肠管狭窄、梗阻,也可引起肠瘘。在疾病的进展期,可有黏膜溃疡、结节样肉芽肿、炎症呈灶性伴有糜烂和裂隙状溃疡、淋巴聚集以及中性粒细胞浸润,病变波及肠壁全层。肠壁由于发生肉芽肿炎症而发生肥大、炎性息肉、萎缩、肠襻狭窄、畸形、瘘管等改变。由于该病目前尚无有效的治疗方法,当发生肠梗阻、肠瘘及消化道大出血时常需行手术,做病段小肠切除以病情缓解,但数年后又会再发作而需再手术。多次的肠切除使大部分小肠丧失,最终产生短肠综合征。本病在欧、美地区多见,国内较少。但近年来已有增多趋势。为尽量避免发生SBS,在克罗恩病手术治疗时,切除的肠段只能限制在引起梗阻或有肠瘘的部分,而不

是把受累肠管(但并无狭窄)全部切除。

除上述几种常见病因之外,腹部外伤、肠道或肠系膜肿瘤、肠系膜血管损伤及某些先天性疾病也可引起短肠综合征。

目前,SBS尚无统一的定义,对于SBS残留小肠长度的标准,说法也不一。把切除小肠75%作为标准显然不够恰当,因为小肠长度存在很大的个体差异,因此,很难准确定义究竟剩余多少小肠即属于短肠,而且更何况实际上也不容易算出这个百分数。有人认为残留小肠短于100cm就会导致短肠综合征,这个标准也不确切。能够保证充分营养素吸收的最短小肠长度取决于剩余肠道的状况和吸收能力,因为其中不少患者仍能维持小肠的消化、吸收功能而不出现症状。目前认为,通常情况下机体需要小肠长度的最低极限是1cm/kg,即60千克体重者至少要有60cm的小肠。但是,除了残留小肠的绝对长度之外,还有其他因素会影响消化、吸收功能。例如回盲瓣是否保留,结肠是否保留,残留的小肠是空肠还是回肠等。如果同时缺失回盲瓣和(或)部分结肠,或缺失的是回肠而不是空肠,则症状会明显加重,而且代偿也会更困难。

(二)短肠综合征的发病机制和病理生理变化

小肠广泛切除后,其消化道功能会发生一系列的病理生理改变,导致机体产生以营养吸收不良为主要症状的一组综合征,其严重程度取决于下列因素:切除肠管的范围及部位;是否保留回盲瓣;残留肠管及其他消化器官(如胰和肝)的功能状态;剩余小肠、大肠的代偿适应能力等。

短肠综合征对机体代谢的影响大,首先是产生水、电解质紊乱和严重的营养不良,继而可致器官功能衰竭,最终甚至危及生命。短肠综合征的主要临床表现有:严重腹泻、脂肪泻、脱水,体重下降,营养不良,宏量营养素、液体、维生素、电解质和微量营养素吸收不良,并可导致继发性低血容量、低蛋白血症和代谢性酸中毒。因此,对短肠综合征者作积极的治疗显得尤为重要。

为取得良好效果,首先必需充分认识短肠综合征产生的一系列代谢变化,了解其代偿机制及能力,然后才能针对性地采取最佳的营养支持治疗措施,使机体保持营养状态,或是使患者能平稳地度过其失代偿阶段。

治疗SBS患者首先要弄清三个问题:剩余小肠的长度、剩余小肠的类型和有功能的结肠是否存在。尽管对不同病因导致SBS的处理上差别不大,但一定的解剖学因素和患者潜在健康状况对SBS患者治疗各方面及远期预后有影响。正常小肠长度取决于测量的方法,一般成人小肠长度为300~800cm,女性通常

短一些,这可能是 SBS 在女性的发病率较高的原因之一。足月婴幼儿出生时小肠长度为 200~250cm。小肠长度变化范围之广使得这一点特别重要:在做肠段切除时,要时刻注意剩余小肠长度而不是注意切除了多长的小肠。

小肠大部分切除后是否引起严重临床症状或营养不良主要取决于切除部位、范围和手术方法。根据广泛小肠切除后肠道的解剖结构关系,Messing 等将短肠综合征患者的手术方法以及术后的主要解剖类型分为以下三型:①末端空肠造口术;②空场-结肠吻合(无回盲瓣保留);③空肠回肠吻合(回盲瓣保留)(图25-2)。在远端小肠切除时保留回盲瓣非常重要,这是因为回盲瓣可以延长小肠运转时间,防止小肠细菌定植,从而增加肠道对水、电解质的吸收。有研究发现,与不保留回盲瓣剩余相同长度的小肠患者相比,保留回盲瓣者其吸收能力可增加 2 倍。上述几种手术方式中,末端空肠造口患者最难处理,常伴有严重的水、电解质紊乱,营养素吸收障碍,更有可能需要永久肠外营养支持。

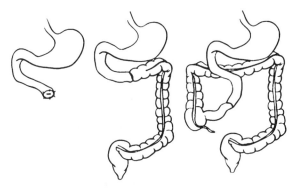

图 25-2　短肠综合征手术解剖类型

与回盲瓣相对应,结肠的存在对 SBS 患者大有益处:吸收水、电解质、脂肪酸;延缓小肠的传输;刺激小肠黏膜增生,刺激肠道代偿。空肠结肠吻合的患者即使剩余很短一段空肠,甚至在无空肠的情况下,也可不依赖肠外营养生存,并很少需要水和电解质的补充。有研究表明,如果换算成肠外营养,存在至少 1/2 的结肠相当于 50cm 小肠。有空肠结肠吻合、空肠长度在 100cm 以上的成人 SBS 患者往往不需要长期的肠外营养,而空肠长度在 50cm 以下的成人 SBS 患者需要肠外营养。同样,没有结肠,空肠长度在 100cm 以下的成人 SBS 患者往往需要永久肠外营养支持,婴幼儿小肠长度短于 30cm 很难脱离肠外营养。

SBS 患者可被分为“净吸收者”或“净排泄者”。成人“吸收者”通常有至少 100cm 空肠并且从食物中吸收更多水和钠,因此他们每天粪便排泄在 2L 或以

下,绝大多数可以经口摄入补充钠和液体。相反,成人“排泄者”通常空肠少于 100cm,往往以造口作为末端,他们每天粪便排泄量在 4~8kg 左右。在近端 200cm 内空肠,消化液将食糜稀释 3~5 倍,成人“排泄者”将从造口丢失比经口摄入量还要大的液体,这些患者在进食任何食物后将产生钠和液体负平衡,并有可能接受肠外营养支持以生存。

广泛小肠切除后,消化道结构、运动、消化腺分泌及内分泌激素等相继出现变化,以适应或代偿机体的病理生理改变。

1. 胃肠道运动的改变　一般来说,部分空肠切除比部分回肠切除能更好地被耐受,短肠综合征更多见于回肠切除术后,因为空肠的功能适应能力差。胃排空和小肠传输速度在空肠造口患者是加快的,而在有结肠存在的患者是正常的,可能与循环血液中 YY 多肽在两者的水平分别是低和高有关,而 YY 多肽对胃肠道传输速度是抑制的。

2. 胃肠道分泌的改变　小肠大部分切除后,由于空肠正常分泌的抑制性激素如胃抑制性多肽、血管活性肽等的丧失,引起促胃液素增高,刺激高胃酸分泌。研究发现,小肠大部分切除后 24 小时内,空肠切除比回肠切除引起的高胃酸分泌更加严重。高胃酸分泌可导致溃疡发生率增高;胃酸负荷可加重腹泻;高胃酸抑制胰脂酶的活性,从而抑制肠腔内胆盐结合而影响营养素吸收;胰酶活性下降和空肠运动增加。临床上,静脉给予质子泵抑制剂有利于改善小肠消化和吸收营养素的能力,并可预防急性消化性溃疡所致的出血。此外,胃酸抑制剂还有助于减少小肠内的总液体量。

3. 胃肠道吸收的改变　小肠黏膜具有环形皱襞、绒毛和微绒毛等结构,这些结构使其功能面积极度扩大。黏膜细胞还含有多种酶类(如双糖酶、低聚糖酶、肽酶、ATP 酶及碱性磷酸酶等),因此具有很强的消化能力。营养物质的吸收大部分在小肠内完成,但不同物质的吸收部位有所不同。小肠近段主要吸收铁、钙、水溶性维生素(叶酸、维生素 C 及 B 族等,但不吸收维生素 B_{12})、脂肪酸和部分单糖。小肠中段吸收大部分氨基酸、多肽及部分单糖。小肠远段(即末段回肠)具有吸收胆盐和维生素 B_{12} 的特殊功能。上述诸多消化、吸收功能在 SBS 时均受到不同程度的损害,尤其是三大宏量营养素。

(1)糖的吸收:SBS 患者因小肠吸收面积减少和残存的二糖酶减少,使糖的吸收减少。由于短肠综合征时胃酸分泌增加,肠内容物的酸化则影响糖的吸收。

(2)氨基酸的吸收:正常情况下,当食糜到达末段回肠时,氨基酸及多肽已被完全吸收。小肠被广泛

切除后,不仅影响蛋白质的消化,氨基酸的吸收也受到明显影响。蛋白质、氨基酸消化吸收不良的程度与残留小肠长度密切相关。小肠越短,吸收越少。Winawer等报道尚存18cm小肠的患者,进食的蛋白质仅有25%被吸收。

（3）脂肪的吸收:脂肪的吸收主要在空肠上段进行。在碱性环境下,受胰脂肪酶等的作用,脂肪被水解成游离脂肪酸及甘油。胆盐使后者凝集而成微胶粒,被小肠吸收。在上皮细胞内通过结合胆盐和某些酶的作用,绝大部分游离脂肪酸与甘油再合成为甘油三酯。后者与胆固醇、磷脂形成乳糜微粒,进入乳糜管、胸导管,最后汇入静脉。SBS患者不仅缺失了消化、吸收脂肪的大部分场所,还因SBS时经常伴有的肠肝循环中断,肠道中胆盐缺乏,加之SBS患者胃酸分泌亢进,小肠环境被酸化,这些都严重影响了脂肪的吸收。与此同时,脂溶性维生素（A,D,E和K）及钙的吸收也发生障碍。另外,回肠被切除则可影响维生素B_{12}的吸收。

回肠吸收维生素B_{12}和胆盐。对成人来说,末端回肠切除超过60cm往往需要维生素B_{12}替代治疗;超过100cm将破坏肠肝循环,从而导致胆盐缺乏和脂肪吸收障碍;少于100cm的切除可导致腹泻,是由于未吸收的胆盐引起结肠水钠分泌增加、蠕动加快。然而,这些表现在具体每一个患者往往差异很大。短肠综合征者小肠残留过短,或同时伴有部分结肠缺失,使消化液的再吸收受到影响,以致产生明显水泻,严重时每天可从大便排出液体达3~5L之多,从而造成水和电解质的失衡。

二、短肠综合征的分期和临床表现

短肠综合征主要临床表现为早期的腹泻和后期的严重营养障碍。早期的症状是不同程度的水样腹泻,多数患者并不十分严重,少数患者每天排出水量可达2.5~5.0L,可使脱水、血容量下降、电解质紊乱及酸碱平衡失调。数天后腹泻次数逐渐减少,生命体征稳定,胃肠动力开始恢复,但消化吸收功能极差。若无特殊辅助营养支持治疗措施,患者则会逐渐出现营养不良症状,包括体重减轻、疲乏,肌萎缩、贫血和低清蛋白血症等。短肠综合征者促胰液素、促胆囊收缩素及肠抑胃素的分泌均减少,而幽门部促胃液素细胞有增生现象,以致约40%~50%患者有胃酸分泌亢进。这不仅可使腹泻加重,消化功能进一步恶化,并可能并发吻合口溃疡。十二指肠内pH的降低使胰脂酶失活,从而脂肪泻增加。由于胆盐吸收障碍,影响肠肝循环,胆汁中胆盐浓度下降.加之上述肠激素分

泌减少使胆囊收缩变弱,易发生胆囊结石（比正常人高3~4倍）。钙、镁缺乏可使神经、肌肉兴奋性增强和手足搐搦。由于草酸盐在肠道吸收增加,尿中草酸盐过多而易形成泌尿系结石。长期缺钙还可引起骨质疏松。长期营养不良,可恶化导致多器官功能衰竭。

短肠综合征的临床过程经历三个阶段:即急性期、代偿期和恢复期三个阶段。第一期为急性反应期:表现为大量腹泻导致液体和电解质丢失,酸碱平衡紊乱,严重者危及患者生命,此阶段通常发生在小肠广泛切除术后的3~4周。第二期是功能代偿期:此阶段一般发生在术后一个月以后,临床表现为腹泻明显减轻水及电解质失衡有所缓解,但出现进行性营养不良,体重丢失,严重者出现低蛋白血症和水肿,也可因维生素和矿物质缺乏而出现相应症状,这一过程往往持续1~2年左右。在该期间内,随着残余肠道在结构和功能上的逐步代偿,水、电解质紊乱逐渐得到纠正,营养支持治疗是该阶段的重点。绝大多数结构和功能上的适应性变化发生在这一阶段,绝大多数肠外营养的撤离也发生在这一阶段。第三期是恢复期:是指机体达到一个平衡状态,没有新的适应性变化和进展发生。

（一）急性期

正常情况下,健康成人每天分泌的肠液量约有6~8L,其中80%能被吸收,余下的20%进入结肠,其中大部分被吸收。在短肠急性期,肠道还不能适应肠黏膜吸收面积的骤然减少,由于肠道过短,通过速度加快,患者可以出现严重腹泻,2~3周达高峰,每日大便中丢失液体可达2.5~5L。大量消化液的丢失不但造成体液丧失、少尿、脱水、电解质缺乏、酸碱平衡紊乱、低钙低镁抽搐等表现,而且脂肪、蛋白质和碳水化合物等营养物质吸收不良的表现也逐渐明显,使营养状况迅速恶化。由于免疫功能减低,易于发生感染。钙、镁的吸收不良可引起手足抽搐。约半数患者可能由于手术后应激状态和肠抑胃肽、胰泌素、缩胆囊素分泌减少而引起胃酸分泌在短期内显著增加,可加重吸收不良和并发消化性溃疡,临床上可表现为程度不同的吸收不良性腹泻和脂肪泻。这一阶段大约持续数周至2个月左右。

在治疗上此阶段应完全禁食,尤其是在小肠广泛切除后早期,如果过早进食即使是单纯饮水都会导致腹泻加重,引起水、电解质及酸碱平衡失调。因此,在该阶段应采用中心静脉导管输液,并进行肠外营养支持。同时使用生长抑素抑制消化液的分泌,控制腹泻。由于长期使用生长抑素能够抑制肠功能的代偿,因此当腹泻量明显减少、开始进食或肠内营养支持时可停用生长抑素,改用其他肠动力抑制剂治疗腹泻,

提高营养素的吸收。常用药物有可待因、盐酸氯苯哌酰胺、阿片酊剂、复方地芬诺酯或洛哌丁胺等。治疗过程中应密切监视内稳态的变化，精确计算出入量，包括胃肠引流液量和大小便量，保持每日尿量在1000mL以上，避免脱水或组织水肿。血电解质和酸碱平衡的监测也十分必要，应每1~2天1次，必要时随时监测。术后2~3天，当患者血流动力学和代谢状态稳定、电解质紊乱纠正后，就应开始全肠外营养支持。当患者水、电解质和酸碱平衡稳定，腹泻量降至2L/d以下，可开始口服少量等渗液体，同时放置鼻饲管，开始肠内营养支持，在营养支持的同时，可以逐渐添加碳水化合物与蛋白质混合食物。

（二）代偿期

此期肠道逐渐适应肠黏膜吸收面积明显减少所带来的变化，腹泻量明显减少，但本期腹泻仍然常见，这是由于胆盐性、高渗性和吸收不良性等多种因素造成。水和电解质的吸收可因结肠功能的代偿增强而有所好转，但营养物质吸收不良的表现却趋向明显。故除腹泻外，尚有体重减轻、乏力、倦怠和全身衰弱等，其表现与吸收不良综合征相似。维生素D和蛋白质的吸收不良可引起代谢性骨病（骨软化和骨疏松）而导致骨痛和自发性骨折。维生素K缺乏可引起凝血机制障碍，产生紫癜、瘀点或全身性出血倾向。周围神经炎和水肿可分别继发于维生素B族的缺乏和低白蛋白血症。如十二指肠被切除，则常有贫血，这可能由于叶酸以及铁缺乏所引起。回肠是唯一能主动重吸收结合胆盐的部位，如回肠切除则胆盐吸收困难，以致脂肪吸收障碍，加之胰酶分泌减少，故可出现脂肪泻。结肠完整的短肠综合征患者常出现代谢性酸中毒，其原因是未充分消化的碳水化合物在结肠细菌作用下发酵产生大量D-乳酸，经结肠部分吸收导致乳酸性酸中毒。

此阶段SBS患者治疗的关键时期，一般说来此阶段营养治疗要将碳水化合物、蛋白质、必需脂肪酸、维生素、电解质、微量元素与液体由肠外供给逐渐改为从肠内途径供给，饮食量可以逐渐增加，营养与液体量不足的部分仍需从肠外途径补充，但某些维生素与矿物质可改为肌内注射。食物摄入量必须根据残留小肠和结肠的长度、部位与活力情况加以调整。为提高患者对肠内营养的耐受性，可使用输液泵控制输注速度，同时注意加温，避免污染，添加止泻剂如复方地芬诺酯和洛哌丁胺通常可以控制腹泻的症状。短肠代偿期从术后2个月左右开始，至代偿完全一般需经过1~2年。

（三）恢复期

此期也称完全代偿期，部分患者能从肠道获得足够的营养，不再需要补充肠外营养。但是，许多患者不能依靠普通饮食满足营养需求，因此在口服普通饮食的同时仍需添加肠内营养。肠内营养与普通饮食的比例视患者对普通饮食的消化吸收情况而定，如患者依靠普通饮食不能维持营养状况，则肠内营养的比例应适当增加。即使短肠患者的吸收功能接近正常，但由于吸收面积减少，患者往往需要服用比需要量多的营养物质才能满足营养摄入的需求。如患者不能耐受普通饮食和肠内营养，则必须依赖肠外营养维持生命。

短肠综合征患者容易并发胆结石、肾结石和草酸盐肾病。

短肠综合征患者由于回肠切除和胆盐吸收不良，胆汁中胆盐浓度降低，使胆汁的正常构成改变，胆汁中胆固醇的饱和度增加而溶解力下降，容易发生胆结石，其发病危险率是正常人的2~3倍。此外，由于肠道长时间缺乏营养物质的刺激，消化道胆囊收缩素分泌减少，胆囊收缩功能减低，容易发生胆囊淤积，产生胆囊结石。

结肠完整的短肠综合征患者，未吸收的脂肪酸和钙结合，导致草酸盐在结肠吸收入血，产生高草酸尿，同时常伴有脱水发生，就可形成草酸盐肾病和草酸盐结石，因此短肠综合征患者合并尿路结石者很多。

三、短肠综合征残余肠道的代偿

短肠综合征患者残余肠道代偿、适应过程在整个治疗中起着非常重要的作用。短肠综合征患者的代偿、适应过程是指残余肠道吸收宏量营养素、微量元素、水等物质的程度逐渐恢复至肠道手术前水平，并获得自主性的过程。这一段时间长短不一，短则数月，长则需要1~2年。不少患者经过一段时间代偿、适应过程之后可以基本恢复小肠的消化、吸收功能，摆脱肠外或肠内营养，正常进食后能维持体重及营养状态。代偿一旦成功，不仅可节省可观的肠内、肠外营养费用，避免长期营养支持所造成的并发症，更重要的是能明显地改善患者的生活质量。因此，如何积极地促进残余肠道功能早日代偿、适应已成为我们治疗短肠综合征的重点。

（一）短肠综合征残余肠道代偿机制

短肠综合征残余肠道代偿、适应表现在结构上和功能上，结构上表现为吸收面积的增加，功能上则表现为肠道蠕动延缓，从而使吸收时间增加。短肠综合征的代偿现象首先在动物实验中得到证实，大鼠的小肠被广泛切除之后，存留的小肠很快就发生明显的代偿性改变，小肠肠管扩张和延长，绒毛变高，隐窝变深，腺细胞增生（并非细胞肥大）。Hanson等采用³H-

胸腺嘧啶核苷标记细胞核的放射自显影方法,发现分别切除小肠40%和70%的大鼠,其回肠腺窝的长度和增殖细胞的数量均有增加。在SBS动物模型或患者中,除残留小肠发生代偿性变化外,结肠也可呈现细胞增殖、肠管增粗等代偿性改变,表现为结肠直径明显增大,结肠壁和黏膜厚度、皱襞高度以及皱襞表面积均有极明显增加。

短肠综合征残余肠道结构的代偿发生在肠壁全层。肠道在结构上不是个单纯的圆柱状管腔,小肠壁分为黏膜、黏膜下层、肌层及浆膜等四层,黏膜层还存在向肠腔内隆起形成多个环行皱襞,黏膜表面有大量小的突起,称小肠绒毛,这些绒毛表面覆有肠上皮,肠上皮由柱状细胞、杯状细胞和内分泌细胞所构成,其中柱状细胞约占90%,具有吸收功能,又称吸收细胞,是肠上皮的主要功能细胞。吸收细胞的游离面有大量密集的微绒毛,构成上皮细胞的纹状缘这些环行皱襞、绒毛和微绒毛使小肠的吸收面积扩大约600倍。肠上皮细胞、绒毛及微绒毛等共同组成了肠道吸收面积。在小肠广泛切除后数小时,肠黏膜细胞DNA、蛋白质合成及杯状细胞增值增加,同时,隐窝的细胞数量、干细胞数量明显增加,绒毛及微绒毛高度增加,黏膜重量和黏膜皱襞增加。

肠黏膜细胞的代偿有其分子机制,有研究发现,在小肠广泛切除后数小时,肠上皮黏膜及隐窝细胞的基因表达发生变化,这些基因表达的变化促使肠道黏膜细胞的增殖、营养物质的吸收和转运、细胞内环境的稳定。蛋白水平的检测同样发现,在小肠切除后许多蛋白的表达上调,这些蛋白如脂肪酸结合蛋白的表达增加有助于残余肠道的代偿。上皮生长因子(EGF)及胰高糖素样肽-2(GLP-2)等调节这些基因表达的变化。

和肠道黏膜层的代偿一样,肠壁的肌层的长度和厚度在广泛小肠切除后同样发生变化,但其代偿发生的时间要晚于黏膜的适应、代偿。肠壁的肌层的代偿的结果使得肠道长度延长,肠壁增厚,肠腔周径增加。这样,肠壁整个结构的代偿使得肠道的面积增加。

黏膜上皮的增生是肠道代偿、适应过程发生的物质基础,各种各样刺激如细胞增生、肠腔内营养物质、激素、生长因子和胆胰分泌物等可引起小肠和大肠增加它们的吸收面积和功能来满足机体代谢和生长的需要。

短肠综合征残余肠道的代偿除了结构上的改变之外,还发生在动力和功能上。短肠综合征代偿期残余小肠平滑肌的紧张性收缩、分节运动及蠕动减慢,单位小肠面积对营养物质的吸收能力增加。

临床上,SBS患者代偿的情况也普遍存在,在SBS发生早期,患者会有明显的腹泻、消瘦,出现营养不良。但到后期,患者能逐渐适应,大便次数减少,营养状况逐渐改善,这即是残余肠道代偿、适应的结果。人的代偿过程比较缓慢,经过一年的时间,约90%的绒毛才能达到最大的高度。Porus等通过人的小肠黏膜活检证实,广泛小肠切除后,每单位长度小肠的上皮细胞数量增加。经过一段时间之后,在功能上出现功能的适应,即葡萄糖、氨基酸、脂肪、钠、水和钙的吸收增加。Schwartz等报道脂肪吸收在术后1~2个月增加40%~62%。Dowling等采用肠段灌注检测技术,发现葡萄糖吸收可随时间的推移而增加。Weistein等发现SBS患者空肠吸收钠和水的能力较正常对照组增加近两倍。

(二)影响短肠综合征残余肠道代偿的因素

有许多因素影响短肠综合征患者残余肠道的代偿、适应过程,从而影响患者的临床预后。目前认为,影响短肠综合征患者残余肠道的代偿、适应过程的主要因素有以下几点:

1. 残余小肠的长度　这是影响短肠综合征预后的最关键因素,理论上残余的小肠越少,代偿也越困难,患者的临床预后也越差。如果残留的空肠长度不足30cm,就很难存活,如果全部小肠都被切除,其代偿几乎是不可能的,患者需要永久依赖全肠外营养维持生命。事实上,切除的小肠范围越广,对营养物质、水及电解质的吸收面积也丢失越多,无论是主动吸收还是被动弥散吸收均减少。小肠的长度有着明显的个体差异(365~700cm),正常小肠黏膜的吸收面积大大超过维持正常营养所必需的面积,有很大的功能储备,因而能够耐受部分小肠切除而不发生临床症状。但当残留小肠的长度过短时,尽管代偿非常充分,仍不能完全供给机体所需的各种营养成分以维持机体生长发育和新陈代谢的需要,可引起显著的消化、吸收不良症状,严重者可危及生命。因此,残留肠段的长度以及功能状态远较切除肠段的量更为重要,因此其决定了术后短肠综合征的发生率及死亡率的高低。目前普遍观点,经代偿后可依赖肠道来维持机体所需要的营养,残余肠道应有100cm(最少应不小于1cm/kg体重)并保留完整结肠,结肠切除者则残余肠道需更长。目前认为,切除75%或更多的小肠,几乎均有吸收不良,处理较困难。具有正常肠黏膜的患者至少应残留小肠50~70cm并保留完整结肠,甚至有人认为需35cm空回肠,保留有回盲瓣及部分结肠,经代偿后可依赖肠道维持机体所需营养,结肠切除者则残留肠管应有110~150cm,而有肠道黏膜病变的患者如克罗恩病,则需要残留更多的肠管。

为此,手术中术者应尽可能地避免切除过多的小肠,并具体地记录残余小肠的长度,对术后的治疗及估计其代偿能力具有非常重要的价值。

2. 年龄　年龄是影响短肠综合征患者残余肠道代偿的另一个重要因素,同样长度的残余小肠,小儿短肠综合征患者的代偿能力比成人强得多。Wasa 等比较了 12 例小儿 SBS 和 18 例成人 SBS 的代偿情况。该组的小儿患者残留小肠 0～75cm(平均 47cm),成年患者残留小肠 0～150cm(平均 47cm)。经治疗后,67% 的小儿患者能摆脱全肠外营养(TPN),但成年患者最终能摆脱 TPN 者仅占 22%。该组成年患者中,凡残留小肠不足 40cm 者,都不能达到完全的代偿。Kurkchubasche 等分析了 21 例 SBS 患儿肠道的代偿情况,发现残留小肠长度低于 10cm 短肠综合征患儿的肠道功能不能恢复,存活者需依靠终身 TPN 支持和施行小肠移植术;11 例小肠长度为 10～30cm 的短肠综合征患儿 8 例存活,其中 5 例经长期 TPN 支持后获得完全代偿;7 例小肠长度大于 30cm 的短肠综合征患儿 6 例存活,并均获得完全代偿。同时,这种肠道代偿能力与年龄密切相关,年龄愈小,代偿能力愈强,术后 TPN 支持的时间愈短。Georgenson 等发现残留小肠平均长度为 48.1cm 的 52 例在新生儿期发病的短肠综合征患儿存活了 43 例,存活率 83%,其中 39 例经平均时间为 16.6 个月 TPN 支持获得完全偿。而成人短肠综合征患者,当残留小肠长度低于 60cm 时,肠管结构和功能的代偿已不能维持机体消化吸收功能及供给足够营养物质的需要,终生 TPN 支持治疗成为唯一有效的治疗方法。我们也有相同的资料:小儿及成人全小肠切除后长期随访的结果提示,前者的代偿能力显著优于后者。

3. 残留小肠的部位　切除小肠的部位(或残留小肠的部位)对术后代谢的影响也很重要,蛋白质,碳水化合物,脂肪及大多数水溶性维生素,微量元素吸收均与小肠切除的部位有密切关系。虽然空、回肠同样具有很强的消化、吸收功能,但相比之下,回肠显得更为重要。因为回肠能在结构和功能上都有适应性变化以增加吸收,而空肠往往只有功能上的适应性变化。回肠黏膜的通透性较差有利其内容物的吸收,回肠的传输速度较慢使吸收时间延长,利于其代偿作用的发挥。当切除近端小肠后,正常的回肠将代替全部吸收功能。此外,由于近端小肠也是胆囊收缩素,促胰液素合成的释放的场所,切除该段小肠会导致胆汁分泌和胰腺外分泌物减少,进一步加重肠内容运输,吸收障碍。

回肠是吸收结合型胆盐及内因子结合性维生素 B_{12} 的特定场合,回肠对胆盐和维生素 B_{12} 的吸收可改善脂肪吸收,也减少未吸收的胆盐引起结肠水钠分泌

增加、蠕动加快,切除回肠后造成的代谢紊乱明显重于空肠。一般说来,切除较短回肠(<50cm),患者通常能够吸收内因子结合性维生素 B_{12},不会产生吸收障碍。当切除段回肠>50cm 将导致明显的吸收障碍,此维生素的缺乏将导致巨幼红细胞性贫血及外周神经炎,最终导致亚急性脊髓退行性改变。切除 100cm 回肠将导致胆盐吸收减少,未吸收的胆盐进入结肠,导致胆盐性腹泻,胆盐的肠-肝循环减少,肝脏通过增加胆盐合成补偿胆盐的丢失,以缓和脂肪吸收不良造成的脂肪泻。但如更广泛地切除回肠(>100cm),将导致严重的胆盐代谢紊乱,而肝代偿性合成胆盐的能力也是有限的(可增加 4～8 倍),造成严重的脂肪泻。

此外,末短回肠中的 L 细胞可以分泌多种激素,包括 YY 肽、胰高糖素样肽-1、胰高糖素样肽-2、神经紧张素,可以影响食欲、胃肠道动力、肠道的吸收功能和残余肠道的适应及代偿。

临床上,如果小肠和大肠同时切除将产生比小肠切除更严重的并发症。正常情况下,成人摄取消化液近 2L/d,产生约 7L 内源性液体(胃胰,胆汁,小肠分泌),仅不到 2%(100～200ml)液体不被回吸收,随粪便排出。大肠是吸收水分和电解质的重要部位,此外尚吸收一定的营养物质如短链脂肪酸,当大范围小肠切除术并行结肠部分或大部分切除术后,将会产生严重的水、电解质丢失。

4. 回盲瓣是否保留　短肠综合征患者是否留有回盲瓣,对其代偿能力的影响很大。回盲瓣能限制食物过快通过小肠,利于肠功能的代偿。当部分或全部结肠切除术时,切除回盲瓣将导致代谢紊乱,切除回盲瓣将导致小肠内容物的停留时间缩短,影响残余小肠内细菌的繁殖和胆盐的分解,从而减少了脂肪及脂溶性维生素的吸收,进入结肠的胆盐增加,由于小肠内细菌增多,维生素 B12 被部分代谢,进一步减少了其吸收,因此,如能保留回盲瓣,即使残留的小肠段短一些,患者也常能耐受。

5. 结肠是否保留　短肠综合征患者如果保留有完整的结肠,其代偿能力将明显增强。结肠吸收水、电解质和脂肪酸,延缓小肠的传输,刺激小肠黏膜增生,有利肠道代偿。研究发现,短肠综合征患者的结肠可有明显的形态学变化,包括代偿性细胞增殖、肠管增粗、黏膜皱襞增多、陷窝加深、肠黏膜 RNA 和 DNA 增加等。有研究表明,存在至少 1/2 的结肠相当于 50cm 小肠。临床上,结肠完整或留有结肠的 SBS 患者,即使残余小肠较短,代偿时间往往较短,并很少需要水和电解质的补充。反之,如大部分结肠缺失,即使残留小肠较多,代偿仍很困难。

6. 残留肠道和其他消化器官的状态　广泛小肠

切除术后,残留肠管的功能对于患者的生存及健康质量至关重要,例如,患者由于克罗恩病,淋巴瘤,放射性肠炎而行小肠切除术,其本身疾病的功能性损害仍然存在,吸收功能将进一步减少,处理起来十分棘手,一旦发生短肠综合征,代偿就非常困难。此外,其他消化器官的功能也会影响短肠综合征患者残余肠道的代偿。如广泛小肠切除术后将出现胃高酸分泌状态,使小肠腔内 pH 值下降,直接影响胰腺外分泌消化功能。胰腺的内分泌功能在营养极度不良的患者中将受到明显损害,相关酶类的分泌降低,必然影响营养物质的消化、吸收。

7. 残留肠道的适应、代偿能力　小肠部分切除后,剩余肠管形态及功能方面变化。动物实验证实,空肠切除剩余回肠肠管周径变大,肠壁变厚,绒毛变高,细胞增殖转化的加速,以及细胞分裂周期的缩短。在回肠切除术,空肠也发现有类似现象,但不如上者明显,在人类,肠切除术后近端小肠活检发现肠黏膜细胞增生。

动物实验同样证明,短肠大鼠残余回肠黏膜增生的结果导致吸收功能的增加(主要是对葡萄糖,麦芽糖,蔗糖,胆酸和钙的吸收),补偿小肠长度的丢失,吸收功能的增加是随着单位长度上皮细胞量或黏膜重量的增加而增加,而非每个细胞吸收功能的加强,甚至有人认为此状态下,部分细胞的功能尚处于不成熟阶段。

动物近端小肠切除术后,随黏膜的增生,酶和代谢也发生相应的变化,钠-钾泵的特异性活性依赖的三磷腺苷,水解酶,肠激酶,DNA 酶,嘧啶合成酶活性均显示增加,相反每个细胞的二糖酶活性降低,增生的黏膜内经磷酸戊糖途径的葡萄糖代谢增加。人类广泛小肠切除后,研究显示残余肠道可逐渐改善对脂肪,内因子和碳水化合物,特别是葡萄糖的吸收。

人类或动物小肠切除术后,有关结肠适应性改变的研究尚处于初级阶段,已有的资料显示小肠切除术或病态肥胖治疗性回结肠短路术后,结肠可增加对葡萄糖和钙的吸收。

(三)促进短肠综合征残余肠道代偿的物质及作用机制

小肠切除术后有以下因素可影响残余小肠的适应及代偿:①食物营养性物质及非营养性物质与残余肠管的接触;②胆汁和胰液刺激,肠道激素或其他因子的营养作用;③肠外生长因子,激素,聚胺等的刺激作用;④剩余小肠血流的增加。

肠腔内食物的刺激对短肠综合征患者残余肠道代偿起着十分重要的作用,其机制为:

(1)营养物质直接接触上皮细胞可刺激黏膜增生:许多因素参与了营养物质敏感性上皮细胞更新,肠内营养物不仅可增加肠上皮细胞的营养能源,还可通过体液因子等局部分泌或旁分泌机制发挥作用。

(2)刺激胃肠道激素的分泌:肠内营养刺激胃肠道营养激素释放,后者通过血流循环到达功能障碍的肠段,刺激肠道代偿、适应。

(3)刺激胆汁、胰液分泌:实验表明,胆汁和胰液进入远端小肠可刺激绒毛肥大,证实了胆、胰分泌液在肠道适应代偿过程中的作用。现有资料表明,剩余肠腔内营养物质对小肠的适应性变化起重要作用,如没有营养物质对肠腔的刺激,尽管肠壁会有增生性变化(在短肠综合征患者接受 TPN 患者身上可见到,此机制目前尚不清楚),但肠道不会产生适应性改变(增加绒毛高度,陷凹深度,黏膜细胞 DNA 量),同时,动物体内实验证明混合性食物较要素饮食更能刺激小肠的适应性改变,从而证明营养性食物及非营养性食物对小肠适应性改变的协同作用。

小肠腔内营养物质尤其是较高浓度营养物质可刺激胆汁和外分泌胰液的分泌,并直接刺激黏膜的增生,当胆汁或胰液进入回肠时可明显刺激黏膜的增生,在刺激黏膜的增生中胰液产生更明显的作用,胰液同时也可改变小肠刷状缘酶的活性。然而,这些因素如何促进小肠切除术后肠黏膜的增生尚不清楚,有人认为是肠腔营养物质通过对小肠的营养作用刺激肠道营养性激素及其他因子的释放,也可能是小肠切除去除了肠道抑制性因子,导致对营养因子效应的增加。

在众多的肠道营养性激素中促胃液素的作用已被大多数的学者公认,但促胃液素似乎仅对胃及近段小肠适应性改变有作用,而对远段肠道适应性改变作用不大。肠高血糖素(enteroglucagon)在刺激肠适应性改变中起主导作用,最近的报道认为其前体物质似乎发挥更重要的作用。Drucker 研究发现动物模型服用高血糖类肽(glucagon-like peptide)可明显刺激肠道绒毛的增生,认为其是刺激肠道适应性改变的主要激素。在全胃肠外营养中,肠外给予胰酶和胆囊收缩素可以刺激黏膜的增生,这些激素可能是通过刺激胆汁,胰液分泌而产生作用,而非直接作用。同样,前列腺素、上皮生长因子和生长激素释放因子均可刺激小肠上皮细胞增生。

与生长有关的因子如聚胺,腐胺,精脒,精胺对小肠切除术后残留小肠的适合性改变也越来越引起重视,最初的研究显示鸟氨酸脱羧酶在聚胺生物合成中起限速酶的作用,对肠道适应性改变起重要作用。现在认为与聚胺的水平有关的其他生物合成酶,如 s-腺苷基蛋氨酸脱羧酶可能会有更重要的作用。

有关其他的机制,如剩余肠管神经支配或血流变化,也可能在小肠适应性变化中起重要作用,均有待进一步证实。

小肠切除后结肠的功能性适应和代偿的情况了解很少,结肠可能对葡萄糖和氨基酸的吸收增加。从目前研究来看,小肠切除术后残余肠道的适应性改变或代偿受多因素影响,一般在术后几月至1年内完成,这对于短肠综合征患者身体健康,营养情况以及生存都具有重要的影响。

四、短肠综合征的营养支持

营养支持是短肠综合征治疗中十分重要的措施之一,肠外营养挽救了许多肠功能衰竭的短肠综合征患者的生命。迄今为止,营养支持仍是大多数短肠综合征患者的首选的治疗方法,部分短肠综合征患者需要终身依赖肠外营养以维持生命。

(一)短肠综合征患者营养支持方式的选择

全肠外营养支持为短肠综合征急性期的治疗赢得了宝贵时间,但长期全肠外营养不仅难以实施,且并发症多,对机体影响大,不利于残余肠道的代偿。因此,摆脱肠外营养的依赖就成为短肠综合征最主要的治疗目标,如何发挥肠内营养的作用在短肠综合征治疗及促进残余肠道代偿中起着十分重要的作用。

1. 肠外营养支持　小肠广泛切除术后早期,所有患者几乎无例外地都需接受肠外营养支持治疗,因为此时残留的小肠一时尚无法承担消化、吸收之任务,任何经消化道的进食甚至是饮水,均可能增加腹泻,加重内环境紊乱。因此,手术后早期待患者循环、呼吸等生命体征稳定,水、电解质紊乱纠正后即应开始肠外营养,尽早开始肠外营养可预防营养不良的发生。由于短肠综合征患者需要肠外营养支持的时间往往相当长,因此营养液的输入以经中心静脉途径为宜,临床上常采用颈内静脉或锁骨下静脉穿刺置管的方式进行。由于导管留置的时间往往很长,为预防感染性并发症的发生,导管宜通过约20cm长的皮下隧道从前胸壁引出,建议选用高质量导管以避免长期使用引起导管堵塞等并发症。

短肠综合征患者肠外营养配方的基本原则与普通肠外营养计划并无明显差异,在制订肠外营养配方时应注意以下几点:①在短肠早期要补充足够的水分,若有较多的肠液丢失,应予增加营养液的液体总量;②热量的补充要恰当,避免摄入过量的热卡,以减少代谢性并发症的发生。通常按照20~25Kcal/(kg·d)供能,采用双能源系统,非蛋白热卡中糖/脂比例为60%~70%:30%~40%,建议脂肪乳剂的使用量不宜过大,并采用中长链脂肪乳代替长链脂肪乳剂,以免加剧肝损害和免疫功能抑制;③氮的供给量为0.15~0.20g/(kg·d),应用平衡型氨基酸作为氮源;④注意补充电解质,并根据实际情况及时加以调整;⑤补充每日正常需要量的维生素和微量元素;⑥对于需要采取家庭肠外营养的患者,应做好患者及其家属的培训工作。具体内容包括无菌概念及无菌操作技术,全合一营养液配制,导管护理,营养输注等;⑦应定期作生化指标检测、营养状况评价等。

2. 肠内营养支持　虽然肠外营养是短肠综合征患者在相当长时间内赖以生存的必要手段,但肠外营养不但费用昂贵,不利于患者残留肠道的代偿,而且容易出现各种并发症,有些并发症是不可逆的脏器损害,甚至危及患者生命。因此,临床上应尽可能使患者及早摆脱肠外营养而过渡到肠内营养甚至是口服进食。研究表明,肠内营养实施得越早,越能促进肠功能代偿。尽管如此,但短肠患者临床上实施肠内营养却有一定的难度,使用不当可能导致较明显的腹泻,患者往往不愿接受肠内营养。加之如果摄入的是普通饮食,常不易被患者吸收,最后并没有达到营养支持的目的。为此,短肠综合征患者在进行肠内营养时应在营养制剂选择和摄入方式等方面作些调整。由于短肠综合征患者残余肠道短,早期患者的消化吸收功能差,肠内营养制剂应由短肽、单糖和脂肪酸为主要成分的产品,这些制剂在肠道内几乎不需消化就能被小肠吸收。临床研究发现,短肽类肠内营养制剂较游离氨基酸的要素膳更具有促进肠道绒毛生长和代偿作用,但又不像整蛋白制剂那样需要肠道有接近完整的消化、吸收功能,因而可作为短肠综合征患者早期肠内营养首选的制剂。

肠内营养的具体实施可通过口服摄入,也可放置细的鼻饲管,用输液泵持续、缓慢输入。在肠内营养同时可以逐渐添加碳水化合物与蛋白质混合食物。肠内营养需要量仍以具体测定结果为依据,从低容量、低浓度开始,循序渐进,逐渐提高输注速度和营养液浓度,不可操之过急,否则容易加重腹泻。由于上述原因,在肠内营养早期,单纯肠内营养无法满足患者的营养需求,不足部分可从肠外途径进行补充。

(二)短肠综合征患者营养支持实施

典型的短肠综合征病程需经过急性期、代偿期和恢复期三个阶段,在各个时期营养支持的侧重点各不相同。

1. 急性期营养支持　短肠综合征急性期,肠道不能适应吸收面积骤然减少,患者可出现严重腹泻,大量体液丧失,高胃酸分泌,营养状况迅速恶化,易出现水电解质紊乱、感染和血糖波动。此阶段应以肠外营养支持为主,因为此时如进食甚至是饮水,均可加重腹泻,进一步造成内环境紊乱。一般说来,在短肠术后 $2 \sim 3$ 天,当患者血流动力学和代谢状态稳定、电解质紊乱纠正后,应开始肠外营养支持。由于患者此时尚处于高代谢状态,营养需要量相差很大,此时应该采用间接测热法确定患者的能量需要量,并以测定结果作为营养支持依据。由于多数短肠综合征患者需接受相当长时间的肠外营养支持,不合理肠外营养配方或反复中心静脉导管感染可在很短时间内诱发肝功能损害,使肠外营养无法实施,因此在制定肠外营养配方时应避免过度喂养和高糖,选择具有保肝作用的氨基酸,脂肪乳剂使用量不宜过大,一般不超过总热量的 $30\% \sim 40\%$,并采用中/长链脂肪乳,以免引起高脂血症、加剧肝损害和免疫功能抑制,特别对妊娠和应激状态的新生儿更应如此。婴幼儿肠外营养中葡萄糖剂量应从 $5 \sim 7mg/(kg \cdot min)$ 开始,逐渐以 $1 \sim 3mg/(kg \cdot min)$ 增加,直至达到目标剂量 $12 \sim 14mg/(kg \cdot min)$,这样可促使内源性胰岛素释放逐步增加,避免高血糖和尿糖。脂肪乳剂剂量应从 $1g/(kg \cdot d)$ 开始,逐渐以 $1g/(kg \cdot d)$ 增加,直至达到目标剂量 $3g/(kg \cdot d)$ (婴幼儿)和 $1 \sim 2g/(kg \cdot d)$ (儿童)。氨基酸剂量应从 $1.5 \sim 2.0g/(kg \cdot d)$ 开始,逐步在 $2 \sim 3$ 天内达到目标剂量。电解质的剂量应根据情况供给并作及时调整。维生素和微量元素要经常补充,并经常监测。由于短肠患者液体需求量较大,而且使用肠外营养,依靠周围静脉很难满足长期大剂量静脉营养支持需要,因此从治疗早期开始即应通过中心静脉导管进行营养支持。此外,急性期治疗过程中应密切监视内稳态变化,精确计算出入量,保持每日尿量在 1000mL 以上,避免脱水或组织水肿。电解质和酸碱平衡的监测应每 $1 \sim 2$ 天 1 次,必要时随时监测。

另一方面,由于长期肠外营养不仅费用昂贵、易出现并发症,而且不利于残留肠道的代偿。因此,即使在急性期如有可能也应尽早过渡到肠内营养和口服进食。研究表明,肠内营养实施得越早,越能促进肠功能代偿。但是,SBS 患者能否从肠外营养过渡到肠内营养主要取决于残留肠管的长度和代偿程度,过早进食只会加重腹泻、脱水、电解质和酸碱平衡紊乱,尤其食物刺激产生的明显分泌性反应使此类问题更为明显,此时可能连胃肠分泌物也难以完全吸收。因此,短肠综合征患者在从肠外营养过渡到肠内营养时应十分谨慎。我们的经验是当短肠综合征患者水、电解质和酸碱平衡稳定,腹泻量降至 2L/d 以下,并保留有 30cm 以上的小肠时,可口服少量相对等渗液体,同时放置鼻饲管,开始肠内营养支持。肠内营养时应从低容量、低浓度开始,循序渐进,逐渐提高输注速度和营养液浓度。一般从 1/4 浓度、1/4 量开始,逐渐增至

全量,不可操之过急,否则容易加重腹泻。肠内营养开始时先应用由短肽类或单糖、氨基酸、脂肪酸为主要成分的制剂,如百普素、Vivonex、Elental 等,这些制剂在肠道内几乎无需消化就能被吸收。如果患者能够耐受,再逐渐使用或添加整蛋白型肠内营养制剂及膳食纤维。在肠内营养早期,单纯肠内营养无法满足患者营养需求,不足部分可从肠外途径进行补充。随着肠内营养用量的逐渐增加而逐渐减少肠外营养用量,如果单用肠内营养能维持患者体重及其他营养指标,则停止肠外营养,同时鼓励患者经口进食,逐渐减少肠内营养用量,最终使患者恢复至正常饮食。

2. 代偿期营养支持　典型代偿期从术后 2 个月左右开始,至代偿完全一般需 $1 \sim 2$ 年,包括小肠和结肠代偿。小肠切除后数天,残留肠段即开始代偿,表现为肠黏膜绒毛变长、皱襞增多、肠腺凹加深、黏膜上皮细胞更新速度加快、肠管增粗伸长、肠壁增厚、排空时间延长、小肠和结肠黏膜吸收能力也有提高,黏膜肽转运体 PepT1、PepT1 mRNA 表达增多。在这一阶段,肠道逐渐适应吸收面积减少所带来的变化,结构和功能代偿增强,腹泻量明显减少,应继续给予肠内营养和膳食,量可逐渐增加,加用肠外营养是为了最大限度地保证营养和水化状态,逐步将常量营养素、微量营养素与液体由肠外转变为肠内途径供给,某些维生素与矿物质可改为肌内注射。除了食物和液体改变外,长期使用抑制胃肠道蠕动和抑制分泌药物对控制排便量也很重要,这些药物通过改善肠道吸收效率间接促进了功能性代偿过程。当肠内营养供给量超过每日所需热卡的一半时,可考虑逐步停用肠外营养。

对代偿期短肠综合征患者营养评估非常重要,评价短肠综合征患者每日热量和液体需要量有助于设计个体化肠外营养或肠内营养方案。患者每日的热量需要可通过计算出的静息能量消耗来估算,同时必须考虑活动量和吸收不良因素。由于吸收不良的程度在患者之间变化很大,有人鼓励过量进食高热、高蛋白膳食,以弥补营养素丢失,强调毋需限制饮食中的脂肪成分。不过,多数意见则坚持认为,过量进食可引起热能、宏量营养素以及液体、钙、镁、锌等的过度丢失。总的来说,绝大多数稳定的成人短肠综合征患者吸收大约正常能量需求的 $1/2 \sim 2/3$,因此食物摄入必须比正常多至少 50% ,食物量的增加使得每日需进食 $5 \sim 6$ 次。近端小肠切除的患者,由于产生肠促胰激素的肠段被切除,往往有胰腺功能不全,因而需要长期补充胰酶制剂。如果能够耐受,管饲饮食在有选择的患者中将很有用。肠内营养可通过鼻肠管或造瘘方式实施,持续长时间滴注比脉冲式滴注能更好的

耐受,使用输液泵控制输注速度可提高患者对肠内营养的耐受性,营养物质吸收更多,渗透压引起的腹泻发生更少,同时注意加温,避免污染。对婴幼儿和儿童,在管饲同时必须少量经口饮食,防止将来发生不良饮食习惯。如果持续肠内营养能被耐受,可逐渐缩短肠外营养时间,转变为间断周期性肠外营养,最好控制为夜间进行 8~12 小时,以改善患者的生活质量。如果患者通过经口饮食,每周体重下降<0.5kg,则表示患者残余肠道已代偿、康复,如果患者通过经口饮食无法维持体重及营养状况,我们采用每周补充 2~4 次肠外营养。

短肠综合征患者脂肪吸收不良较常见,未吸收的脂肪被细菌代谢产生羟基脂肪酸具有很强的刺激肠道分泌作用,同时二价阳离子与脂肪酸结合,导致大量微量元素丢失,钙离子消耗可导致草酸盐肾结石和骨骼脱钙。草酸盐肾病在有结肠的患者中发生率为 25%。因此对保留有结肠的患者,要限制应用草酸盐。如有严重脂肪吸收不良时,应经常通过肠内和肠外途径补充钙、镁、锌。有结肠的短肠综合征患者,高碳水化合物(占总热量 50%~60%)和低脂肪饮食(占总热量 20%~30%)可减少粪便热量丢失,改善总体能量代谢。对于无结肠短肠综合征患者,高碳水化合物饮食可增加粪便排泄,不必限制脂肪的摄入。大部分短肠综合征患者常保留近端空肠,乳糖耐受性良好。如肠管大部切除后发生乳糖酶缺乏及乳糖耐受不良,患者会出现腹泻及严重胀气,可试用无乳糖饮食,经严格饮食控制一段时间后,往往会获得一定效果。食物中脂肪与碳水化合物的比例对热能吸收影响不大,高纤维、低营养饮食和浓缩糖饮食特别是果汁能产生高渗透压负担,加重腹泻,应避免食用。过多地提供简单碳水化合物可增加渗透压负担,加剧腹泻。复合碳水化合物降低渗透压,并且能促进肠道代偿。碳水化合物提供热量最好不超过总热量的 40%,特别对婴幼儿更应如此。高生物学活性的蛋白质是推荐使用的。尽管复合蛋白较氨基酸更能促进成人短肠综合征患者肠道代偿,对婴幼儿来说,仍然提倡蛋白水解物、氨基酸配方,而且婴幼儿更容易发生过敏反应。母乳与蛋白水解物相比可改善婴幼儿短肠综合征患者胃肠道的耐受性,减少肠外营养依赖。

临床经验证实,饮食治疗对于有或无结肠的短肠综合征患者都是非常重要的,但需要适当随访和依从性,可减少长期肠外营养的需要,同时能维持营养和水分。膳食中补充可溶性膳食纤维非常有用,它能促进肠道代偿和延缓胃排空,也有报道食物中加入可溶性纤维素可改善短肠综合征患者肠道对氮的吸收。膳食纤维在结肠经厌氧菌代谢产生 SCFA,被结肠黏膜作为代谢能量吸收,少量入血成为小肠的能源物质。SCFA 对小肠和结肠都有营养作用。某些纤维可与胆盐结合而有明显保留水分作用,对于腹泻有较好的治疗效果。

3. 肠道康复治疗　短肠综合征患者代偿期营养支持的另一重要措施是进行肠道促代偿和康复治疗。1995 年 Byrme 等应用谷氨酰胺+生长激素+高碳水化合物、低脂、富含纤维膳食治疗 47 例短肠综合征患者 3 周,取得极好效果,40% 患者完全摆脱肠外营养支持,另有 40% 患者减少了肠外营养用量,随访五年后疗效良好。因此,在肠道代偿期进行一些促代偿治疗可以在一定程度上帮助残留肠道代偿提早实现,部分患者能在治疗后近期内完全摆脱肠外营养或减少肠外营养用量。

目前研究证实,许多物质能促进肠道结构及功能的代偿,充分认识这些物质的特点,并选择合适的时机恰当地应用,对短肠综合征残余肠道代偿很有意义。

(1) 谷氨酰胺及生长激素:谷氨酰胺(Glutamine, Gln)是体内含量最丰富的非必需氨基酸,是肠道上皮细胞的主要能源物质之一,在肠道代偿、适应过程中起重要作用。广泛切除小肠后无论肠外或肠内途径补充 GLN 均能有效促进小肠肠道上皮增生,促进肠道吸收葡萄糖和钠,防止肠黏膜的萎缩,保护肠屏障和免疫功能。研究表明,生长激素(GH)可以促进肠黏膜增殖并导致结肠重量和生物机械力增加,促进水、钠和氨基酸的吸收,减少人结肠上皮细胞分泌氯化物,从而在结构和功能上促进肠道代偿。自从 1995 年 Byrme 等的报告以来,全球许多联合应用 GLN 及 GH 可促进短肠综合征患者残余肠道代偿临床研究,其报道的结果和疗效并不一致。我们的研究发现,短肠综合征患者残余肠道的代偿在手术后 2 年左右已达到极限,GH 及 GLN 最理想的应用时间是在代偿期内,随后的应用代偿能力增加有限。GH 及 GLN 等药物只能在短时间内促进残余肠道对单糖、脂肪酸及氨基酸吸收能力的增强,停药后不久,肠道对单糖、脂肪酸及氨基酸吸收能力回落至治疗前水平。目前,该方法正逐步被疗效更佳的方法(如胰高糖素样肽-2)所取代。

(2) 胰岛素样生长因子-1:胰岛素样生长因子-1 (insulin-like growth factor-1, IGF-1)主要在生长激素的作用下由肝细胞产生,肠道局部亦能少量合成,其通过内分泌和旁分泌方式作用于肠上皮 IGF-1 受体发挥促进肠上皮生长的效应。研究发现,转入 IGF-1 基因的小鼠小肠重量和长度增加,肠上皮绒毛高度及隐窝深度也增加,短肠综合征大鼠的结肠 IGF-1mRNA 表达上调,给予 IGF-1 治疗后,小肠和大肠的重量和长度增加,黏膜重量、DNA 及蛋白质含量、隐窝深度均增加,肠道吸收功能增加。

（3）胰高糖素样肽-2：胰高糖素样肽-2（glucagon-like peptide-2，GLP-2）是一种由33个氨基酸组成的多肽，来源于小肠和大肠的L细胞合成的胰高糖素原物质。Drucker等最早发现GLP-2具有促进肠黏膜增殖和生长的作用，而且这种作用还具有器官特异性，仅限于肠道，其效果比EGF、IGF-1、IGF-2及生长激素更明显。随后的研究进一步发现，GLP-2不仅能促进肠黏膜增殖，还能促进肠黏膜上皮细胞分化，促进小肠对营养物质的吸收，减少肠黏膜上皮细胞凋亡。此外，GLP-2还能保持接受长期TPN大鼠的肠湿重、肠黏膜DNA及蛋白质含量、黏膜厚度及绒毛高度，促进短肠大鼠残余肠道黏膜的代偿性增生。Scott等报道外源性给予GLP-2可以显著促进SBS大鼠残留小肠黏膜增生和肠壁重量增加以及D-木糖吸收增加。Jeppesen等发现，给未保留末端回肠和结肠的SBS患者应用GLP-2可以改善营养底物的吸收，使体重和瘦组织群体重增加，而且大多数患者的肠黏膜隐窝深度和绒毛高度增加。他们首先提出GLP-2可以改善伴有餐后GLP-2分泌减少的未保留末端回肠及结肠的SBS患者的营养状态和残留肠道的吸收代偿，并且治疗过程中没有发现GLP-2的不良作用。

Teduglutide是一种重组的GLP-2类似物，具有更长的半衰期、良好的耐受性和安全性，2012被美国FDA批准应用于临床。在最近的两个大样本多中心随机双盲的临床研究中，Teduglutide证实具有良好的安全性，治疗组残余肠道绒毛高度、隐窝深度及机体瘦组织群含量均明显增加，完全摆脱肠外营养以及减少肠外营养用量的比例明显高于对照组。最近另有一项长时间的开放研究发现，无论是应用0.05mg/（kg·d）还是0.10mg/（kg·d）剂量的Teduglutide，分别有68%和52%患者摆脱肠外营养，另有20%和37%患者减少肠外营养的应用量。这个临床研究的结果令人振奋，给短肠综合征患者的治疗带来光明。

（4）表皮生长因子：表皮生长因子（epidermal growth factor，EGF）EGF是由53个氨基酸组成的单链多肽，其生物活性是通过与特异性受体结合而实现的。肠黏膜细胞膜的EGF受体分别位于刷状缘及基底膜，前者引起物质转运，后者导致细胞生长发育。因此，EGF除促进肠上皮增生作用外，还能增加肠细胞对营养物质及电解质的转运和吸收。动物实验发现，大鼠肠腔内给予EGF有助于防止饥饿导致的肠黏膜萎缩，而经静脉注射EGF则表现为刺激小肠隐窝细胞和结肠细胞增生的效应。临床研究也发现，EGF具有刺激肠上皮细胞增生作用。

（5）膳食纤维：膳食纤维对SBS残余肠道具有一定的促代偿作用，在广泛小肠切除的动物模型中，肠内营养制剂中加入膳食纤维能明显增加黏膜重量、DNA含量、黏膜厚度，促进残余肠道的代偿和适应。研究表明，膳食纤维对SBS残余肠道代偿作用与纤维素在结肠细菌发酵分解后产生短链脂肪酸有关，乙酸盐、丙酸盐和丁酸盐等短链脂肪酸可作为肠细胞的能源，对结肠的黏膜生长和细胞增殖均有刺激和促进作用，并可增加粪便容积，因而具有抗腹泻作用。Byrne等将膳食纤维、GH及Gln联合应用于SBS患者，取得了令人鼓舞的治疗效果。

（6）其他：另一些肠道的肽类也与小肠黏膜生长的调节有关，包括神经加压素、铃蟾肽、YY肽、转化生长因子α（transforming growth factor-α，TGF-α）、肝细胞生长因子（hepatocyte growth factor，HGF）、角化细胞生长因子（keratinocyte growth factor，KGF）等。动物实验发现，上述这些物质可诱导肠上皮细胞增生，增加小肠DNA、RNA及蛋白质含量，有助于短肠大鼠剩余肠道的代偿，并促进结肠黏膜的增生。其他对肠道代偿起作用的胃肠道激素包括：促胃液素、神经紧张素、分泌素、胆囊收缩素和瘦素。前列腺素在肠道代偿适应过程中也起重要作用。多胺是聚阳离子复合物，存在于原核细胞和真核细胞中，多胺对细胞正常的生长和分化是必需的，它在肠道代偿中的作用受到关注。

4. 恢复期营养支持　这是一个完全代偿的阶段，部分患者能从肠道获得足够营养，达到肯定的营养平衡，因而有可能成功脱离肠外营养。这一阶段由肠内营养逐渐过渡到经口饮食为主，肠内营养与普通饮食的比例视患者对普通饮食的消化吸收情况而定，如患者依靠普通饮食不能维持营养状况，则肠内营养比例应适当增加。即使短肠患者的吸收功能接近正常，但由于吸收面积减少，患者往往需要服用比需要量多的营养物质才能满足营养摄入的需求。如患者不能耐受普通饮食和肠内营养，则必须依赖肠外营养维持生命。在这一阶段，仍然需注意避免脱水、电解质紊乱、酸碱失衡、微量元素和维生素缺乏。长期随访SBS患者均能保持适当的体重及血清白蛋白含量，然而对一些微量物质和维生素的吸收仍有障碍，切除回肠超过90cm，剩余的空肠不能适应性地增加对维生素B_{12}的吸收，需肌注维生素B_{12} 100μg/d或每3~4个月1000μg。对于钙缺乏，有人鼓励每天经含钙食物及钙剂补充钙1000~1500mg/d，但此方法是否能稳定骨密度尚未完全证实。镁缺乏可口服或从肠外补给。铁缺乏时口服铁剂常会加重胃肠道症状，可从肌注或静注补充铁以维持血中血红蛋白的稳定，但铁并不需要经常补充，因为铁主要是在十二指肠吸收。在饮食调整治疗过程中，患者的依从性很重要，成功地实施一项饮食方案需要按具体患者的偏好、生活方式(对儿童还要按发育年龄)转换成具体的食物。研究发现，病情稳定1年以上并已耐受经口饮食的患者，可以不限制脂肪摄入，也不必将液体和固体食物分开。

综上所述，对短肠综合征的营养支持已积累了相当多的经验和科学依据，但目前我们对短肠综合征残余肠道代偿的研究大多数局限于组织形态学上较粗浅的认识。今后有必要对肠道代偿进行分子生物学水平的研究，更深入地揭示肠道代偿的规律和机制，从而使短肠综合征患者能够更快、更好地进行代偿，使短肠综合征的治疗更加科学。

五、短肠综合征的外科治疗

经过肠外营养以及肠康复治疗等非手术治疗后仍存在严重的短肠综合征，或者小肠适应性变化长时间无改善时，残余肠道无法继续代偿的短肠综合征患者可考虑外科治疗。外科治疗的目的是通过增加肠吸收面积或减慢肠运输时间以增加小肠的吸收能力。目前，临床上短肠综合征外科治疗常用的手术方式有以下几类。

(一) 减慢肠运输的有关手术方式

1. 小肠肠段倒置术　将一段小肠倒置吻合使倒置的肠管呈逆蠕动，能减慢肠运输和改变肌电活动，有利于营养物质的吸收。倒置肠段的理想长度成人为10～15cm，婴儿为3cm。倒置肠段为末段小肠，当患者残余肠段过短不能提供10cm的肠段供倒置时不宜行此手术(图25-3)。

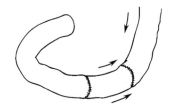

图25-3　小肠肠段倒置术示意图

2. 结肠间置术　利用结肠蠕动缓慢且肠段蠕动冲击少见的特点，将结肠间置于空肠或回肠间，延长肠运输时间。具体手术方法有两种：其一为同向蠕动间置结肠；其二为逆向蠕动间置结肠，如同小肠倒置一样，效果不肯定。间置的结肠的长度目前尚无统一标准，范围以8～24cm为宜(图25-4)。

2. 小肠瓣或括约肌再造术　由于广泛切除小肠同时又切除了回盲部的患者预后极差，本术式主要为此类病例所设计。一般手术部位在残留小肠的末端，包括类似于回肠造口术样的奶头状瓣纵肌切断使环肌无阻力地收缩、小肠黏膜下隧道和末端小肠套叠术

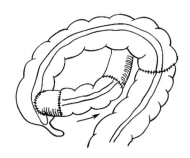

图25-4　结肠间置术示意图

等(图25-5)。这些术式大多会产生某种程度的机械性肠梗阻，起到减慢肠运输的作用还可预防结肠内容物逆行性反流所导致的小肠细菌过度生长。

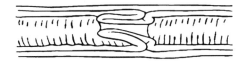

图25-5　小肠瓣或括约肌再造术示意图

(二) 增加肠表面面积的手术方式

1. 纵行小肠延长术　1980年Bianchi提出的术式是将一段小肠，沿长轴切开一分为二，并注意将肠系膜血管分开，以保持各自的血供，分别缝合成两个细的肠管，其直径为原肠管的一半长度为原肠管的两倍。该手术称为纵行小肠延长术(longitudinal intestinal lengthening technique，LILT)(图25-6(1))。该手术方式适合肠段扩张的患者特别是患儿，但有潜在的并发症如吻合处多发粘连及狭窄。

2. 连续性横向肠成形术　2003年Kim及同事提出连续性横向肠成形术(serial transverse enteroplasty，STEP)，又称STEP术(图25-6(2))，其方法是每隔一定距离交替方向垂直肠管方向切开部分肠管并作吻合，保持肠道连续性并延长肠管长度。

(三) 小肠移植

小肠移植是治疗短肠综合征最理想和最有效的方法，但由于小肠移植存在排斥率高、感染多而且重、移植肠功能差而且恢复缓慢等缺点，其成功率远远不及其他实质器官移植高，因而尚不能在临床广泛开展。

目前国际上对于小肠移植指征已经形成共识，主要适用于不可逆的肠功能衰竭且合并有以下严重的并发症的患者：①反复的危及生命的感染；②中心静脉途径丧失超过50%；③反复且难以纠正的体液平衡失调；④肝功能衰竭和门静脉高压。除以上各项之外，专家们还提出以下推荐意见：①广泛小肠切除的儿童；②合并严重肠道疾病预计死亡率很高的儿童；③进行性预后不良患者；④存在肠道上皮发育不良或微绒毛疾病患者。

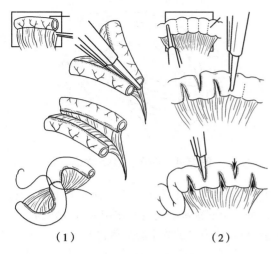

图 25-6　小肠延长手术
(1)STEP 术示意图;(2)LILT 术示意图

目前小肠移植的手术方式以下四种:①单纯小肠移植;②小肠-胃联合移植:适用于临床和放射学明确存在胃动力障碍的患者;③小肠-肝联合移植术:适用于长期肠外营养导致严重肝功能衰竭或门静脉高压患者;④多器官及小肠联合移植。无论采用何种手术方式,都需要做肠造口,以监测移植肠的功能。

(吴国豪)

第十二节　肠道气囊肿病

肠道气囊肿病是一少见疾病,1825 年由 Mayer 首次命名此病,以大、小肠黏膜下或浆膜下存有众多气体囊肿为其主要病理特点,有时在肠系膜、腹膜以及肝镰状韧带也有类似病变。

【病因】

有关其病因和发病机制仍不明,可起源于肠道本身疾病,或由肠外或全身疾病导致肠壁病变而成,或继发于肺部疾患。有关其病因学说很多,诸如机械学说、细菌学说、营养学说和化学学说等,以赞同机械学说占多数,气体可通过肺脏、创伤、肠黏膜破损、肠道吻合口、肠腔压力增加或肠蠕动增强等途径进入肠壁,如在肠梗阻时气体被压入受损的肠黏膜。气囊肿病的囊泡内气体约含 H_2 50% 以上,不少实验证实细菌代谢时产生大量 H_2。Gillon 的实验结果支持了细菌学说。在营养不良或摄入引起肠腔内乳酸增高的食物,或因 CO_2 代谢障碍、肠腔内的酸性环境有利于细菌发酵而产生大量气体,或因肠黏膜通透性增加致使气体进入肠黏膜,且肠壁淋巴循环减慢,影响肠黏膜的气体吸收。幼儿可因双糖酶缺乏,糖类在肠腔内发酵产气而致病。确切的原因仍不清楚。

【病理】

巨检见病变肠段充血水肿,肠壁增厚,触之如海绵状,扪压有捻发音。如气囊位于浆膜下,多靠近肠系膜侧,有时肠系膜也可聚集大量小气囊泡。肠壁断面呈蜂窝状,囊泡内气体有一定的张力。肠段病变可长自数厘米至数十厘米不等,气囊数可以是单个或成簇。镜检见气囊肿处主要表现有异物性炎症反应,囊壁无内皮细胞覆盖,提示它不是肠壁内扩张的淋巴管。囊壁浸润有组织细胞、多核巨细胞、异物巨细胞等,也可见淋巴细胞、嗜酸性粒细胞、间皮细胞和浆细胞。各气囊互不相通,其分支与黏膜下血管和淋巴管的走向一致,淋巴管内无气体。气囊消失后,局部呈纤维化改变。

【临床表现和诊断】

肠道气囊肿病分原发性和继发性。原发性气囊肿病少见,病变多位于左半结肠;继发性占85%,多位于空肠、回盲部和右半结肠,常见于慢性阻塞性肺气肿和免疫抑制状态的患者,如 AIDS,移植术后、淋巴瘤、结缔组织疾病,白血病以及化疗后;也常见于溃疡病合并幽门梗阻、慢性肠梗阻、肠憩室病、慢性炎症性肠病患者。一般来说,婴幼儿以继发性和急性发作型多见,少数急性发作型者常伴有假膜性肠炎。本病缺乏特异性症状和体征,诊断困难,多数是在剖腹时才被发现的。临床表现与病变的部位、范围以及有无继发因素有关。凡有慢性阻塞性肺部疾病患者长期主诉腹部不适,要进一步检查以排除本病的可能性。一般患者有腹部不适或隐痛。排便习惯改变,如便秘或腹泻。如病变位于末端回肠或结肠,患者可有腹泻、排黏液样便、吸收不良和排气过多等,如肠黏膜充血水肿严重者可出现便血。并发症的发生率约3%,有肠扭转、肠套叠、气腹、出血和穿孔等。主要诊断方法是影像学检查。腹部 X 线片对诊断很有帮助,可见肠管边缘有多个透亮的气囊影。胃肠钡餐检查或钡剂灌肠可见气囊隆起所致的充盈缺损。肝膈间肠袢气影的 Chilaidili 征有一定的价值,CT 扫描可显示肠壁黏膜下或浆膜下多个气囊泡,正确率很高。纤维结肠镜检查对黏膜下囊肿的检出有帮助,黏膜面有多个半球形隆起,表面光滑,直径数毫米至数厘米不等。

【治疗】

由于本病多属继发性,应首先处理其原发病。多数患者无症状,故不需任何处理。一旦出现并发症,诸如肠梗阻、出血、穿孔等,给予相应手术治疗。凡患者有气腹而无腹膜炎征象时暂予严密观察。给予高流量、高浓度(高压)氧吸入或进入高压氧舱治疗,可缓解症状。部分学者认为可以考虑内镜下治疗,如用穿刺针抽取气体、活检钳夹破囊壁排气以及囊壁套扎等,但应用价值有限。如伴有肠腔内容物滞留和细菌感染,抗菌治疗可能有效。

(汪志明 罗奋)

第十三节 腹 茧 症

腹茧症(abdominal cocoon)又称特发性硬化性腹膜炎,是一罕见的腹部疾病,首由 Foo 等于 1978 年报道并命名,其特点是全部或部分小肠被一层致密、质韧、呈灰白色的纤维膜所包裹。

【病因】

确切病因尚不清楚,可能由下列多种因素单独或综合作用所致。

1. 性别和地域因素 多发生于女性,以热带及亚热带地区多见,如新加坡、马来西亚、中国和印度等地。

2. 药物 普萘洛尔β受体阻滞剂能减少控制正常细胞增生的环磷酸腺苷酸(cAMP)和环磷酸鸟苷酸(cGMP)比率,长期服用可导致复发性浆膜炎、胶原的过度生成和腹腔纤维化。

3. 原发性腹膜炎 在肝硬化、肾炎、恶性肿瘤及心功能衰竭伴有腹水的患者中腹茧症的发生率较高,其间可能有一定的关系。

4. 发育异常 不少腹茧症患者中伴有大网膜缺如,形成的纤维包膜可能由腹膜、小肠系膜或大网膜畸变而成。

【病理】

肉眼可见全部或大部小肠及其系膜被一层坚韧厚硬的纤维膜包裹,形似蚕茧。包膜内小肠壁本身大多正常,但与包裹的囊壁粘连。其他邻近脏器如肝、胃或部分结肠亦可被包裹,大网膜可缺如。组织学示包膜为致密的纤维结缔组织,常伴有玻璃样变性和慢性炎症,肠壁黏膜和肌层无显著变化。

【临床表现和诊断】

好发于年轻女性,有不明原因的肠梗阻反复发作史。常表现为腹痛及呕吐,但缺乏典型肠梗阻的四大特征。腹部体检可触及无压痛的柔软包块,可伴有腹水。影像学检查有助于本病的诊断。B超扫描示肿块内含有粘连折叠的肠管;消化道钡剂造影示腹部包块内为折叠的小肠,肠袢排列成"菜花征",加压后肠管不易分离,推动腹块该段小肠随之移动;CT 检查示肠袢被增厚的腹膜包裹,常伴肠管扩张或积气积液,增强后膜状物强化;MRI 可直接显示增厚、迂曲的肠管,肠腔内气体、液体以及粘连的情况。

腹茧症需与腹膜包裹症鉴别,其病因为小肠被包裹在一层相对正常的腹膜样薄膜,与腹壁无粘连,属发育异常,其来源是胚胎发育中脐囊的残留,该囊随

小肠的发生发育而被包绕坠入腹腔,颈部附于十二指肠,故有"十二指肠旁疝"之称。其内壁与小肠肠管并无粘连,不易发生肠梗阻。

亦需与硬化性腹膜炎鉴别,后者多由于长期服用普萘洛尔β受体阻滞剂;腹腔-静脉转流、长期腹膜透析及脑室-腹腔分流时腹内留置导管刺激引起的广泛粘连。其肠管间粘连紧密,手术难以分离。

【治疗】

手术切除包裹小肠的纤维膜是主要的治疗手段。由于该膜与小肠壁之间的粘连相对疏松,易予分离。同时行肠排列术,防止术后梗阻发生。切忌在未探查清楚前将包裹之小肠当作肿瘤切除,否则易造成短肠综合征之后患。如因梗阻部分肠管血循障碍或伴有狭窄等病变,才可作部分肠切除。有主张在无绞窄性或不完全性肠梗阻时仅予非手术治疗为妥。

(李孟军)

第十四节 盲襻综合征

盲襻综合征(blind loop syndrome)是一种吸收不良综合征,由于各种小肠病变或手术后引起肠腔盲襻内容物淤积和细菌繁殖所致,以营养障碍、脂肪泻、体重下降、维生素缺乏和巨细胞性贫血等为其主要特征。1959 年由 Reilly 和 Card 正式命名。

【病因】

任何肠道形态结构或功能障碍导致局部肠内容物淤积和细菌过度滋生者均可引起本综合征(广义的盲襻综合征),如克罗恩病、肠结核形成的肠腔狭窄或肠瘘和肠憩室以及任何原因引起的肠道动力障碍。但实际上在外科领域较常见的盲襻综合征是由于肠侧-侧吻合后造成的盲襻或盲袋所致(狭义的盲襻综合征),如末端回肠横结肠吻合后形成的升结肠盲襻或胃空肠侧-侧吻合后的输入襻功能失常等。

【病理生理】

盲襻综合征的主要病理生理改变是腹泻、营养不良、消瘦和贫血(巨细胞型),其主要病理机制如下:

1. 肠腔内细菌过度繁殖 当肠腔内容物滞留在盲襻或盲袋内,排空不畅或在其中反复徘徊,易发生细菌过度繁殖,是本综合征的主要致病原因,常见的菌种有厌氧菌,其他尚有大肠埃希菌、产气杆菌、副大肠埃希菌、变形杆菌、肠链球菌和粪球菌等。大量肠菌可消耗肠内维生素 B_{12},肠菌毒素又可抑制肠壁对维生素 B_{12} 的吸收以及破坏已被吸收的维生素 B_{12},因此可以引起维生素 B_{12} 缺乏和巨细胞型贫血。肠菌还能水解结合胆盐为游离胆盐,因此肠腔内胆盐减少,脂肪酸和脂溶性维生素的吸收受到影响,导致脂肪泻;

肠菌还可羟化脂肪酸而形成不能吸收的羟化脂肪酸,后者更可损伤肠上皮而影响其对水和钠的吸收,引起水样泻。

2. 肠上皮受损 肠菌均含有蛋白酶,使肠上皮刷状缘膜内的酶失去活性,影响肠壁对营养物质的吸收。肠腔内容物长期淤积,肠上皮受到损害,发生黏膜糜烂和出血,严重的又可并发肠穿孔或肠瘘。上述的羟化脂肪酸又可损害肠上皮细胞,长期肠上皮吸收障碍则可引起营养不良和消瘦。除上述的营养不良、消瘦、腹泻和贫血等症状外,患者还有部分梗阻症状诸如腹痛、腹胀、肠鸣亢进等表现。我们治疗一例急性回盲部炎性肿块,因当时情况不佳仅能作回肠横结肠暂时转流,后患者不愿继续治疗而出院。炎性肿块梗阻缓解,部分肠内容物仍可经远端回肠进入盲肠和升结肠而主要进入结肠,部分内容物经吻合口流入末端回肠,这样周而复始,远端回肠、盲肠和升结肠内积累粪便达5kg之多。由于盲襻黏膜糜烂,出血严重,出现便血和腹痛等慢性中毒症状,经切除盲襻后痊愈。

【诊断】

除了较为典型的临床症状,还可以通过一些实验室的检查辅助诊断。小肠液的细菌培养或^{14}C-木糖呼气试验和氢呼气试验及^{14}C甘氨胆酸呼吸试验有助于诊断肠道内细菌的过度繁殖,其中^{14}C-木糖呼气试验为首选。另外,维生素B_{12}吸收试验(Shilling test)也有助于鉴别维生素B12缺乏的不同原因。一般来说,盲襻综合征患者维生素B_{12}缺乏不能通过补充内因子得以纠正。小肠内镜和小肠活检有助于明确病因。

【治疗】

1. 药物治疗 可先给头孢类抗生素和甲硝唑治疗以控制肠菌繁殖,也可给予四环素或阿莫西林-克拉维酸盐,如这些药物没有疗效,还可尝试使用氯霉素。一般使用7~10天,症状可明显缓解。肌内注射维生素B_{12},首次1.0mg,以后每周0.5mg。补充足量的维生素B、C、D、K以及钙片和铁剂。给高蛋白和高热量饮食。

2. 手术治疗 如有可纠正的解剖异常或病变,则以手术治疗为首选。在全身营养情况改善后手术切除盲襻或盲袋,侧-侧吻合改为对端吻合,狭窄或内瘘作相应处理,预后良好。

(汪志明 罗奋)

第二十六章

结肠、直肠、肛门疾病

第一节 肛肠解剖生理
的一些概念

肛肠解剖生理与肛管直肠疾患的病因、病理和手术关系十分密切,国内外学者对此课题进行了深入研究,提出了一些新看法,对肛肠外科有一定的理论指导和参考价值。

(一)直肠颈

肛管有两种说法,即解剖学肛管和外科肛管。两者之间区别在于是否包含齿线上 1.5cm 这一黏膜移行区域。这一区域被内外括约肌所包绕。在临床肛指检查中可以感受到这一区域较为狭窄,而其上部分直肠较为膨大。有研究者把肛提肌平面以下的直肠狭窄部分称为直肠颈,狭窄部以上是直肠固有部。直肠颈上皮起自肛直肠窦残迹,后者在齿线下方向直肠颈黏膜下层延伸,有的达中央间隙。肛直肠窦是胚胎发育期原肛、后肠套叠所形成的外侧环状间隙,正常者于胎儿出生后即消失,如持续存留或在黏膜下留有上皮碎屑,则形成肛腺的管状结构。存留的肛直肠窦或其遗迹会引起一定程度的狭窄,并引起压力升高。直肠的扩张或收缩与其中的压力密切相关,如在直肠扩张时,内括约肌短暂松弛,直肠颈压力下降,称之为肛管直肠反射。如直肠颈压力升高,就会妨碍排便时正常的直肠扩张。由于直肠颈具有重要的排便控制功能,直肠手术中外科医师都尽量保留或部分保留这部分结构以期获得满意的控便功能。

(二)排便生理

正常的排便需要适当的结肠转运时间,大便的黏稠度及良好的大便控制,包括能分辨气体、液体和固体,并选择性排出气体的能力。这需要一套完整的装置,其中包括健全的黏膜感觉神经感受器、肛括约肌、肛提肌、反射弧以及脊髓和脑部中枢的协调控制功能,具体机制还不明。排便控制一系列复杂机制中外

括约肌的作用是显而易见的。外括约肌由上、中、下三襻组成,即尖顶襻、中间襻和基底襻。外括约肌的强直性收缩程度随腹内压力的增加而升高,这一强直性收缩有助于维护肛门的自制性。当直肠的膨胀容量超过 140ml 或其压力达 6.7kPa(50mmHg)时,可反射地抑制外括约肌强直性收缩的程度。排便时,外括约肌张力受抑制,显然是直肠内压升高所引起反射反应的结果。内括约肌是平滑肌性括约肌,由内脏神经支配,静息时呈强直性收缩状态,对直肠内液体粪便和气体外漏提供一种屏障作用,直肠膨胀则抑制内括约肌的功能,直肠膨胀同内括约肌抑制的幅度和持续时间之间存在数量关系。

肛提肌包括髂尾肌和耻尾肌,后者又分为提肌板和肛门悬带两部,提肌板的内侧称提肌脚,其内缘围成提肌裂隙,由裂隙韧带与直肠颈相连;后方有肛尾缝,是左右肛提肌脚纤维的交叉线,不是过去所认为肛提肌的附着点。两侧肛提肌类同"二腹肌",可同时收缩。肛尾缝像宽紧带一样,在排便时起重要作用。提肌脚收缩时,肛尾缝变狭拉长,使裂隙韧带拉紧,间接开大直肠颈内口,直肠内粪便就进入直肠颈(图 26-1,图 26-2)。

肛门悬带是提肌板向下的垂直部分,包绕直肠颈和直肠固有部,附着于肛周皮肤。提肌板收缩时,悬带向外上方退缩,扩大直肠颈和直肠固有部,外括约肌下部也被拉向外侧,张开肛门以利排便。

耻骨直肠肌与肛提肌纤维无任何联系,两者的功能和神经支配也完全不同,故耻骨直肠肌不属于肛提肌的组成部分。但耻骨直肠肌将直肠颈、尿道和阴道等环抱一起,构成了这些器官的总括约肌功能,它与外括约肌一起组成了双括约肌装置,如其中之一遭受损伤,不会导致括约肌功能的完全丧失。可见耻骨直肠肌属收缩器,与随意性自主控制排便有关;而肛门悬带属扩张器,可开放直肠颈,帮助排便。肌电图研究也显示耻骨直肠肌和外括约肌有静息张力,使直肠

2

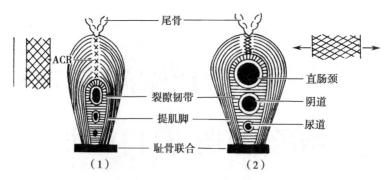

图 26-1　提肌脚与肛尾缝
(1)提肌脚松弛变狭长;(2)提肌脚收缩变宽短

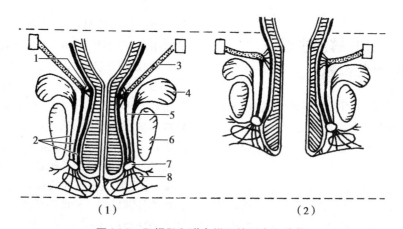

图 26-2　肛提肌和联合纵肌的形态和功能
(1)未排便时;(2)排便时　1.裂隙韧带　2.联合纵肌　3.提肌板　4.外括约肌尖顶袢　5.肛门悬带　6.外括约肌中间袢　7.中央腱　8.外括约肌基底袢

颈内压力较结肠、直肠固有部为高,在其中产生一高压带,以保持粪便的非随意性自主控制,但外括约肌对肛门的自主性控制作用是间接通过内括约肌来实现的。

近年来已注意到耻骨直肠肌在排便生理中的作用。来自耻骨直肠肌的排便冲动可产生便意,如在保留括约肌的直肠癌切除术中,结肠仍通过肛提肌管内,术后粪便和气体突然进入该段结肠,患者仍有排便感;而位于腹壁上的结肠造口则无此类便意感,单从这一点看来,前一种的手术方式是有一定优点的。已知耻骨直肠肌是收缩器,外括约肌的随意性抑制又与直肠内压力、内括约肌的功能有关,内括约肌松弛使直肠收缩,而内括约肌收缩则使直肠松弛。外括约肌收缩能压迫内括约肌,后者又反射地抑制直肠收缩,使粪便滞留在直肠内,故根据这一概念,临床上已开展耻骨直肠肌和部分外括约肌切开术来治疗顽固性便秘。最近通过排粪造影,还发现直肠肌管角度及黏膜内套叠与出口梗阻型便秘有关,由此推行了一些便秘的手术治疗如吻合器直肠黏膜环切,疗效还有待验证。

(三)痔病的发生

痔静脉丛存在于整个直肠和直肠颈的黏膜下和外膜,3 个痔静脉间都有直接交通,曲张可累及整个静脉丛,并不局限于直肠下段的黏膜下丛,上述发现就否定了静脉丛下部曲张充血是痔的原发因素这一理论。现在普遍接受的理论认为痔病的发生是由于肛垫下滑。肛垫的主要结构包括黏膜上皮、血管、Treitz平滑肌、弹力纤维和结缔组织,位于肛内括约肌的浅层,在齿线上方的直肠黏膜深面。有三处主要肛垫分别位于直肠颈 3、7 及 11 点(截石位)。对痔切除标本中的肛垫组织观察可以见到明显的血管扩张、血栓形成、胶原纤维和弹性纤维的降解、Treitz 平滑肌的萎缩断裂病理表现。导致这些结果的原因众说纷纭。一些学者发现痔组织中的基质金属蛋白酶(MMP-9)过表达,这种酶可以降解细胞外蛋白导致弹性纤维降解。Aigner 等发现与正常肛垫组织中的血供来源直肠上动脉终末支相比,有痔病的直肠上动脉终末支直径更大,血流更快,使痔组织处于高灌注状态。研究还发现直肠上动脉终末支直径和血流灌注状态与痔疮严重程度有关,并且在痔手术后直肠上动脉终末支直径及血流速度流量没有改变,提示痔病发生和高灌注状态有关,高灌注可能是痔病的原因。也有研究发现痔病患者不论他们的粪便湿软或干硬,其直肠颈压力都有增高,排便费力而困难。正常人休息时直肠压力为 7.4±1.8kPa(76±18cmH$_2$O)。而内痔患者的平均压力为 12.4±1.6kPa(126±16cmH$_2$O),导致痔病发生。但也有人观察到肛管静息压在痔切除手术后三个月得到明显改善,认为这种压力的变化是痔病的结果而不是成因。

（四）肛腺结构和肛门直肠周围感染

肛腺在肛门直肠周围感染形成中的作用,一直为人们所关注,传统的观念认为肛腺来源于胚胎器官泄殖腔,而目前认为原肛、后肠套叠处所形成的外侧间隙即肛直肠窦,代表了后肠黏膜的内凹部分。也就是通常所说的肛腺结构。肛瘘的解剖学研究发现瘘管壁和肌肉之间存有上皮细胞,这些细胞不是由直肠颈内表皮延伸而来,也与外口处皮肤或内口处黏膜也无任何联系。它们是肛直肠窦的上皮碎屑,这也就间接地证实了肛腺结构的来源。

直肠周围有 6 个间隙,即皮下、中央、括约肌间、坐骨直肠、盆腔直肠和黏膜下间隙。中央间隙位于直肠颈的下部,其中有中心腱并由此分出许多纤维间隔,通过这些间隔而与其他所有的直肠周围间隙沟通。关于肛门直肠周围感染和肛瘘的发生机制,"隐窝腺体学说"提出肛门直肠脓肿最初发生于括约肌间间隙,Shafik 提出"中央间隙感染学说",他认为肛腺是肛门直肠周围感染的门户,首先在中央间隙形成脓肿,随后脓液沿中央韧带的小隔流向各个方向,向下流至皮下间隙形成皮下脓肿,向内侧流入肛管、直肠形成肛瘘,向外流入坐骨肛门窝形成坐骨肛门窝脓肿,向上流入括约肌间隙形成括约肌间脓肿,如再继续向上则形成骨盆直肠间隙脓肿。

（五）直肠周围筋膜

盆底筋膜脏层实际是腹膜脏层一部分,覆盖于盆底及盆腔脏器表面。在直肠后方腹膜外部分包绕的一层薄薄的筋膜,称之为盆腔内筋膜或直肠固有筋膜。这层筋膜将直肠、血管及淋巴脂肪组织包绕在一起形成直肠系膜。这层筋膜与骶前筋膜之间有疏松无血管间隙,称之为骶前间隙或 Toldt 间隙。此间隙可以向上延伸,与降结肠及升结肠系膜后叶与 Gerota 筋膜之间形成的间隙相贯通,是外科手术的重要解剖层次,在此间隙手术可以实现直肠系膜全切除或结肠系膜全切除。沿骶前间隙向尾侧游离时,在骶 4 处可以发现有增厚的直肠骶骨筋膜(Waldeyer 筋膜),此筋膜是重要的解剖标志,切开可以进入盆腔直肠后间隙深部。在直肠前面与前列腺或女性阴道之间有 Denon-

villiers 筋膜,此筋膜之前为前列腺间隙,后方为直肠间隙,止于会阴腱。手术中于精囊腺底部为标记切开此筋膜进入直肠间隙可以充分游离直肠实现直肠系膜全切除。此筋膜的解剖起源有争议,现普遍接受的观点是胚胎腹膜的遗迹。

（唐一帆）

第二节　先天性疾病

一、先天性直肠肛门畸形

先天性肛门直肠畸形占小儿先天性消化道畸形的首位,发病率为 1/1500～5000,类型众多,直肠盲端和瘘管的位置各异。男性多于女性,高位畸形在男性约占 50%,女性占 20%。各种瘘管的发生率在女性为 90%,男性为 70%。合并其他先天性畸形的发生率约有 30%～50%,且常为多发性畸形。仅 1% 有家族史,但遗传方式尚无定论。

【胚胎学】

肛门和直肠的发育,发生在第 4 周～6 个月期间,胚胎长度为 4～200mm 阶段。在胚胎 4mm 时,后肠扩大与尿囊相通,形成泄殖腔,为一盲囊,中肾管开口于泄殖腔内。胚胎 5mm 时,泄殖腔与尾肠延伸相通。在体壁的腹侧有泄殖腔膜,系外胚层与内胚层相融合的很薄组织,使泄殖腔和体外相隔。第 4 周泄殖腔开始分成两部分,背侧部形成直肠,腹侧部称为尿生殖窦。其分隔过程是中胚层组织向尾侧方向生长,称为 Tourneaux 褶。间质从侧壁向内侧方向增生,称为 Rothke 褶。两种组织结构在中间融合形成尿直肠隔。

随着泄殖腔的分隔,泄殖腔膜也被分为前后两部分,前面为尿生殖窦膜,后侧成为直肠膜,并构成原始会阴。在第 7 周末,尿生殖窦向外开口,第 8 周时直肠肛膜破裂。在此之前,从第 5 周开始,外胚层向内发展形成肛凹,并逐渐加深接近直肠,最后两者相通。

直肠肛门畸形的发生是胚胎发育期发生障碍的结果,男性和女性基本上是相同的,仅是解剖上的区别。泄殖腔分隔过程的结果,尿生殖窦与肛门直肠窦之间相通,构成高位或中间位畸形,发生各种肛门直肠发育不全及直肠与尿道或阴道间的瘘管。肛门后移过程障碍和会阴发育不全的结果,构成低位畸形,发生肛门皮肤瘘,肛门前庭瘘,肛门狭窄等。

【局部解剖】

肛门直肠的局部解剖和排便控制机制是个复杂问题。新生儿肛管长度 1.2cm(0.8～2cm),直肠长度 5.2cm(3.5～7.5cm),近肛门处存在前凸的直肠会阴曲,肛管纵轴与会阴平面交角 85°(60°～90°)。腹膜返折距肛门约2.9cm(2~4cm),骨盆神经丛位于骶前距肛门约3cm。直肠末端的环肌束向下延伸并增厚形成的括约肌,是平滑肌,呈不自主的收缩状态,以闭合肛门。环绕直肠的外括约肌是横纹肌,可随意志而收缩,包括尖顶袢、中间袢和基底袢三个肌群。Shafik认为肛外括约肌与耻骨直肠肌应视为一个统一体,共同构成控制排便的三个重要肌环,称为三环系统(triple loop system)。具有直接反向压迫作用和交锁机制,对肛门进行有力的控制。三环袢完全损伤,即导致肛门失禁。在肛门直肠畸形时,各肌纤维发育不正常,纤维走向亦有改变。Pena将外括约肌包括耻骨直肠肌肌纤维称为横纹肌复合体(striated muscular complex),以利手术进行。直肠耻骨肌在直肠肛管交接处形成一个环状吊带,称为耻骨直肠环(Puborectal sling),收缩时增加直肠下段的压力,起到排便的控制作用。盆腔肌左右两束肌群总称肛提肌,形成小骨盆腔内协调的收缩作用,帮助排便。联合纵肌是内、外括约肌间的纤维性组织,起固定肛管作用并协助排便。肛门直肠畸形手术时,应尽量保持肛门直肠周围肌群的完整性,以获得较完善的排便功能。

【病理分型】

肛门直肠畸形的分类方法很多。1970年经Stephens倡议而制定的高位、中间位和低位的国际分类法,以直肠盲端与肛提肌和耻骨直肠肌的关系作为区分,在骨盆的侧位X线片上,从耻骨体中点至骶骨尾骨之间的连线,即耻尾线(PC线)作为耻骨直肠肌位置的标志(图26-3)。

直肠盲端位于此线以上者为高位畸形,位于此线或稍下方为中间位畸形,低于此线者为低位畸形,同

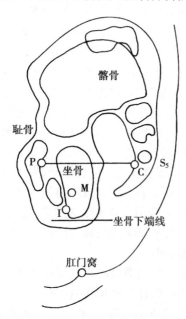

图26-3 X线诊断时的标准线

时又按性别、瘘管的有无、部位而分为许多亚型。由于此分类法过于复杂,影响临床应用,1984年世界小儿外科医师会议制定了比较简化的方案(Winspread直肠肛门畸形分类法),曾被大多数临床医师采用。

2005年在德国Krickenbeck举行了肛门直肠畸形治疗标准的国际会议,在回顾病因学、诊断和处理基础上,制定了新的规范的ARM分类,与Wingspread分类相比,该分类更便于不同手术方法之间的相互比较,目前国际上大多采用Krickenbeck分类法(表26-1)。

表26-1 ARM国际分类的诊断标准(Krickenbeck,2005)

主要临床分组	少见或地区性类别
会阴(皮肤)瘘	袋状结肠
直肠尿道瘘	直肠闭锁或狭窄
前列腺部瘘	直肠阴道瘘
球部瘘	H型瘘
直肠膀胱瘘	其他
前庭瘘	
泄殖腔畸形	
无瘘	
肛门狭窄	

【合并畸形】

先天性肛门直肠畸形常伴发其他畸形,发生率为28%~72%。目前一致认为高位肛门直肠畸形伴发畸形的发生率明显多于低位畸形,而且更加严重。伴发畸形最多的为泌尿生殖畸形,其次为脊柱,消化道、心脏等。有学者将肛门直肠畸形伴发畸形归纳为VACTER综合征(V:脊柱;A:肛门;C:心脏;T:气管;E:食管;R:肾脏和四肢)。

(一)泌尿生殖畸形

伴发泌尿道畸形最多见,上尿路畸形包括单侧肾脏缺如、肾发育不良、孤立游走肾、融合异位肾、马蹄肾、单或双侧肾积水、巨输尿管、膀胱输尿管反流等;下尿路畸形包括神经膀胱、膀胱外翻、尿道狭窄、尿道下裂等。男孩为女孩的2倍,高位畸形伴发的泌尿系畸形占60%,低位占20%。因此近年来提倡对肛门直肠畸形,尤其是中、高位的畸形患儿进行常规的泌尿系统检查,包括B超检查及排泄性膀胱尿道造影等,对有膀胱输尿管反流者需进行积极的抗感染治疗及密切随访。

(二)心脏畸形

由于发生肛门直肠畸形之时,恰在心血管系统发育的时期,因此伴发畸形亦多,占7%~12%,较一般小儿的发生率高20倍,最常见的是法洛四联症和室间隔缺损。

（三）胃肠道畸形

无肛伴食管闭锁是最常见的，发生率在 10% 左右。其他肠道畸形约有 4%，如肠旋转不良和肠闭锁，因此，当发现消化道下段有畸形时，应仔细检查消化道上段。

（四）脊柱、四肢畸形

伴发脊髓和四肢畸形 13.1%。脊髓的异常可由中央神经管及所在的脊髓、软组织的异常发育所致。在病变部位，脊髓可以发生粘连（拴系），从而阻止了它随锥体生长而上升，影响其末端部分的血供，导致肠道及膀胱的神经传递发生问题，有背部疼痛感及步态不稳等症状。脊髓拴系及各种形式的脊髓发育不良在 3 个月前的婴儿可通过无损伤的脊髓 B 超或 MRI 检查做出诊断。

【临床表现】

出生后在正常肛门位置没有肛门，特别是生后 24 小时不排胎便，就应及时检查，能早期发现。其临床表现为不同程度的低位肠梗阻症状。在无瘘的或伴有狭小瘘管的病例，往往在出生后早期即发生急性完全性低位肠梗阻症状。在肛门直肠狭窄或伴有较大瘘管的病例，依据其狭窄程度和瘘管大小，可在几周、几月甚至几年后出现排便困难、便秘、继发巨结肠等慢性梗阻症状。

（一）高位畸形

约占 40%，男孩多见，往往有瘘管存在，但因瘘管细小，几乎都有肠梗阻症状。骨盆肌肉的神经支配常有缺陷，并伴有骶椎和上尿路畸形。此型病例在正常肛门位置皮肤稍凹陷，色素较深，但无肛门。哭吵时凹陷处不向外膨出，用手指触摸也无冲击感。女孩往往伴有阴道瘘，开口于阴道后壁穹隆部。外生殖器亦发育不良，呈幼稚型，粪便经常从瘘口流出，易引起生殖道感染。男孩常伴有泌尿系瘘，从尿道口排出气体和胎便，可反复发生尿道炎、阴茎头炎和上尿路感染。

（二）中间位畸形

约占 15%。无瘘者直肠盲端位于尿道球部海绵体肌旁或阴道下段附近，耻骨直肠肌包绕直肠远端。有瘘者瘘管开口于尿道球部、阴道下段或前庭部。其肛门部位的外观与高位畸形相似，也可以从尿道或阴道排便。探针可以通过瘘口进入直肠，在会阴部可触到探针的顶端。在女孩以直肠前庭瘘多见，因瘘口位于阴道前庭舟状窝部，也称舟状窝瘘，瘘孔较大，婴儿早期通过瘘孔基本能维持正常排便，可引起阴道炎或上行性感染。

（三）低位畸形

约占 40%。直肠末端位置较低，多合并有瘘管，很少伴发其他畸形。有的在正常肛门位置为薄膜所覆盖，隐约可见胎便色泽，哭吵时隔膜明显向外膨出，有时肛膜已破，但不完全而排便困难。在男孩伴有肛门皮肤瘘，管中充满胎便而呈深蓝色，瘘口位于会阴部，或更前至阴囊缝，或尿道尾侧的任何部位。在女孩伴有肛门前庭瘘或皮肤瘘，瘘口位于阴道前庭部或会阴部。

【诊断】

由于是体表畸形，易于诊断。除临床检查外，还必须进一步测定直肠盲端与肛提肌平面和肛门皮肤的距离，以确定畸形的类型、瘘管的位置以及合并畸形，方能选择合适的治疗方法。

（一）倒立侧位 X 线片

称为 Wangensteen-Rice 法，要求在生后 12 小时以上摄片，等待气体到达直肠，有时需要更长时间。在会阴肛门区皮肤上涂钡剂作为标记，摄片前将婴儿倒立 2~3 分钟，使直肠盲端的胎便与肠管气体互相转换，采取髋关节呈 90° 屈曲位，使保持能充分显示 P 点（耻骨中心）、C 点（骶尾关节）、I 点（坐骨最低点）的角度，以股骨大粗隆为中心摄片。

通过 I 点设一与 PC 线相平行的 I 线，与 PC 线间的距离为肛提肌群，直肠盲端位于 PC 线上方者为高位，于二线之间为中间位，超越 I 线为低位。或者设置 M 点，即坐骨结节的上 2/3 与下 1/3 交接点，在 M 线上方者为中间位，M 线下方者为低位（图 26-3）。

（二）瘘管造影

瘘管造影要求显示造影剂注入时的结肠影像及造影剂排出时的直肠瘘管影像。结肠直肠与尿道双重造影可显示直肠瘘管与尿道的关系。阴道造影可显示阴道与直肠的关系。

（三）超声波检查

患儿取膀胱截石位，探头接触肛门皮肤，在膀胱和骶骨锥体之间可见管状结构为直肠，内部呈无回声或稀薄胎粪的低回声以及含气体时可见强回声光团。测量管腔盲端至肛门皮肤的最近距离，>2cm 为高位，1.5~2cm 为中间位，<1.5cm 为低位。

（四）磁共振成像

磁共振成像可立体分析肛门部肌群的形态、直肠肛门角。对于术前病例，MRI 可提供高位、中位和低位等各型间肌群形态的比较，有利于手术时把握各个病例的特征；对术后病例，MRI 可判断手术成功与否，如已成形直肠是否通过耻骨直肠肌，是否有效利用外括约肌等；对判断有无再次手术的必要，MRI 起决定性作用。

【治疗】

先天性直肠肛门畸形的治疗主要是外科治疗，目的是重建具有正常控制功能的排便肛门，根据其类型和畸形的高低决定不同的手术方法。其治疗原则是为了改善术后排便控制功能，拖出的直肠必须通过耻骨直肠肌环，为了更好地识别耻骨直肠肌和尿道，中间位和高位畸形可采用经骶后矢状入路肛门直肠成

2

形术(Pena)或经骶腹会阴肛门成形术。对中间位和高位畸形者,生后仍推荐先行暂时性结肠造瘘术,待至3~6个月时施行肛门成形术,术后3个月关闭造瘘。

经骶矢状入路肛门直肠成形术在直视下处理瘘管,以电刺激识别肌群的位置,保存直肠及肛周的肌肉神经血管组织,并恢复原状,如若直肠太短或太宽,则从腹腔游离及作尾状修剪,使直肠盲端准确通过肛提肌及括约肌群中央,从而得到满意的排便功能。目前亦有在腹腔镜下经腹会阴肛门成形术,其疗效有待进一步随访。

至于低位畸形,如肛门皮肤瘘无狭窄,排便功能无障碍者,不需治疗。肛门或直肠下端轻度狭窄,一般采用扩张术多能恢复正常功能。对肛门皮肤瘘者,仅作简单的"后切"手术。膜性肛门在新生儿期施行会阴肛门成形术。肛门前庭瘘如瘘孔较大,在一段时间内尚能维持正常排便,可于出生6个月以后施行手术。低位者因已通过耻骨直肠肌环,故手术较为容易,且术后排便功能良好。

至于泄殖腔畸形的治疗,因一穴肛畸形复杂,新生儿期先作暂时性结肠造瘘,6个月~1岁时行根治术。做成皮管或带蒂小肠移植的阴道成形术,在新阴道后方行腹会阴肛门成形术,利用原泄殖腔构成尿道一部分,进行泌尿系器官成形术,争取一期完成。

【排便功能的评定】

客观而全面地评价肛门功能不仅可以了解各种畸形的类型、各类手术后排便控制能力及变化规律,而且对术后出现排便功能障碍者,可分析其原因进而指导临床治疗。自从Pena介绍了后矢状入路肛门成形术后,术后主要的问题是由肠动力紊乱导致的慢性便秘和充盈性失禁,而真正的括约肌缺损所致的大便失禁较过去有明显减少。以往的Kelly评分法以大便失禁、污粪次数、肛门括约肌收缩强弱为标准,但评分中缺少便秘一项,Krickenbeck会议提出一个更简单的分类以便随访研究(表26-2)。

表26-2　术后效果的国际分类(Krickenbeck,2005)

1. 自主排便是/否
   便意、语言表达的能力、屏住粪便的能力
2. 污粪是/否
   1级偶尔(每周1~2次)
   2级每天,无社会问题
   3级持续不断,有社会问题
3. 便秘是/否
   1级饮食调节可改善
   2级需轻泻药
   3级饮食调节和轻泻药无效

（郑珊　沈淳）

二、先天性巨结肠

先天性巨结肠是新生儿消化道发育畸形中比较常见的一种,其发病率为1/2000~5000,男:女之比为4:1。3%~5%病例有遗传因素和家族性发病倾向。文献记载,1886年丹麦医师Harald Hirschprung首先描述本病,因而依其命名,称Hirschsprung病。以后许多学者进行组织学研究,证实由于先天性无神经节细胞肠段而继发巨结肠。因此根据病理又称无神经节细胞症,而本病全称应是先天性肠无神经节细胞症(congenital intestinal aganglionosis)。

【胚胎学】

胚胎第5周神经母细胞在颈迷走神经干出现,从神经嵴进入消化道头端,随后向尾端移行,并从环肌层分布至黏膜下层。第6周在食管壁内,第7周至中肠,第8周至横结肠中段,第12周到达消化道最远端。肌间神经丛循头尾顺序出现,有赖于黏膜下神经母细胞由浅层到深层的弥散。随后神经母细胞分化并形成成熟的神经节细胞,这一过程可一直延续到婴儿期。胚胎第12周以前母体有病毒感染或代谢紊乱,神经发育停滞,将使远端肠管的神经节细胞缺乏。发育停顿越早,无神经节细胞肠段越长。

【病理】

无神经节细胞肠段的长度,最多见是从肛管齿状线起至直肠及乙状结肠的远端部分(常见型占75%),可延伸至降结肠或横结肠(长段型占10%),或广泛累及全结肠和回肠末段(全结肠型占10%)。超短段型指病变仅限于肛门内括约肌部位,少见;全消化道无神经节细胞症罕见。

无神经节细胞的肠管为痉挛段,外观较僵硬,略细,无蠕动。其近端为较短的移行段,呈漏斗状,有少数的神经节细胞。移行段至正常神经肠段是逐渐的,移行段的近端为扩张段,有正常的神经节细胞,肠管增粗,肠壁肥厚,扩张和肥厚的程度按梗阻的程度而定,并与年龄有关。腔内可积有粪石或有黏膜溃疡。全结肠型肠无神经节症因移行段在小肠,则外观可不明显,不易识别。

基本的病理改变在痉挛肠段。肠壁三个神经丛内神经节细胞完全缺如〔Auerbach(肌间丛)神经丛,Henle(黏膜下深层丛)神经丛,Meissner(黏膜下浅层丛)神经丛〕,但肠壁肌层间有较粗的胆碱酯酶阳性神经干,环肌中亦有较正常为多的胆碱酯酶染色强阳性的神经纤维存在,在肠管痉挛段远端最为明显,至近端就逐渐减少。在肌间神经丛处的肾上腺素能神经失去原有的竹篓样结构,排列紊乱,荧光纤维的数量较正常显著增多,且有中等大小的神经元。肠壁内除胆碱能神经、肾上腺素能神经外,还存在一种对肠肌有非常强烈的抑制和舒张作用的神经,称肽能神经。大量研究证实这类神经末梢释放肽类物资,其神经兴奋后可释放 NO(一氧化氮),目前仍称之为非肾上腺素能非胆碱能神经(NANC)。先天性巨结肠病变肠段内缺乏 NO 阳性神经丛,证实其 NANC 神经的异常。国内外在人和鼠的大量研究中还发现病变肠段 VIP(血管活性肽)、SP(P 物质)、ENK(脑啡肽)、SOM(生长抑素)、GRP(促胃液素释放肽)、CGRP(降钙素基因相关肽)等均发生紊乱,都有不同程度的缺乏甚至消失。

【病理生理】

正常结肠的外来神经支配有:①来自骶部的副交感神经,在肠壁内交换神经元,其节后纤维末梢释放乙酰胆碱,对肠壁运动起兴奋作用,使平滑肌收缩;②来自胸腰部的交感神经:其末梢释放去甲肾上腺素,对肠壁平滑肌起抑制作用。肠壁的内在神经支配有兴奋性的胆碱能神经和抑制性的肾上腺素能神经。还有非胆碱能兴奋纤维和非肾上腺素能抑制纤维。非肾上腺素能抑制系统的神经节细胞位于肌间神经丛内,与外来支配神经有突触联系,具肠管蠕动松弛和肛门内括约肌松弛作用。

目前认为,肌间神经丛不是单纯的副交感神经节,交感神经的节后纤维也与副交感神经节有联系。副交感神经节除与骶部副交感神经节前纤维有突触联系外,还通过副交感神经节后纤维与非肾上腺素能神经节细胞建立突触关系。刺激副交感神经节后纤维能使非肾上腺素能神经节细胞兴奋,即使肠壁松弛。如副交感神经节细胞缺如,对非肾上腺素能神经节细胞的兴奋作用消失,非肾上腺素能纤维不再抑制肠管活动,则环形肌持续收缩,使病变肠管经常处于痉挛状态(图 26-4)。

有神经节细胞肠段的活动是推进性和节律性运动。肠管的蠕动从近端向远端推进,以松弛为前导,

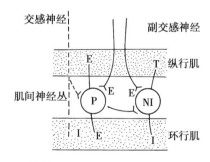

图 26-4　正常肠壁神经支配示意图
P 副交感神经节细胞　NI 非肾上腺素
能神经节细胞　E 兴奋　I 抑制

继而收缩,有节律的产生蠕动波。无神经节细胞肠段由于肌间神经节和非肾上腺素能纤维缺如,肠管痉挛收缩,不发生松弛作用,失去推进性蠕动;同时肠腔内压增加,阻碍固体粪便向前推进。肛门括约肌张力增高,直肠肛管松弛反射消失,失去正常排便机制,继而发生功能性肠梗阻,久之近端肠管逐渐扩张,肠壁肥厚而形成巨结肠。

【发病率】

估计一般发病率为 5000 出生婴儿中有 1 例,男女发病率为 4:1。常见型以男婴为多,长段型则两者相近,全结肠型男性略为多见。3%～5% 病例有遗传因素和家族性发病倾向,认为是多基因遗传。在家族病例中发生长段型无神经节细胞者比一般高 5 倍,且后代发病者比先辈的病情严重。与先天愚型的并存率达 15%。目前报道第 10 号染色体与先天性巨结肠存在密切关系,可检测到 10q11.2～10q21.2 缺失,特别是酪氨酸激酶受体基因(RET)的多种突变。另有报道巨结肠发生与内皮素 3(EDN3)和内皮素 β 受体基因(EDNRβ)的突变相关。

【临床表现】

先天性巨结肠的临床表现非常变化不定,重者在新生儿期就表现为胎粪排出延迟、急性腹胀、呕吐,轻者可仅表现轻度便秘而至成年期才就诊。虽然所有症状均从出生后开始,但症状的严重程度有相当大差异,与无神经节细胞肠段的长度相关不明显,与病变肠段内存在神经纤维的量多少有关。绝大多数病例有新生儿时期胎粪延迟排出或延迟排净表现。

新生儿生后不解胎粪或每日仅排出少量胎粪,持续 3～5 天尚未排净,同时出现明显腹胀及呕吐。若作直肠指诊,取出手指时可有较多的胎粪和气体喷射样冲出。如放置肛管用生理盐水灌肠,又可排出大量胎粪和气体,腹胀改善,症状得到暂时缓解。但以后婴儿仍经常便秘,3～5 天排便 1 次,或不能自解,必须依靠灌肠或开塞露,否则即出现腹胀呕吐等类似急性肠梗阻现象。部分患儿新生儿期曾有上述症状,以后数周或数月内情况尚属正常,继而婴儿开始大便秘结,数日不解,需要塞肛栓,服泻剂或灌肠,缓慢地症状逐渐加重,便秘越来越顽固。有时也能自行排出少量粪便,但并不能解除腹胀和结肠内积粪的现象。有时腹泻与便秘交替发生。在年长儿检查可见腹部膨胀,有时可在左下腹扪及扩大肠段内蓄积的粪块。典型者指诊时直肠空虚,少数病例直肠内塞满粪便。

有些婴儿在病程中可并发小肠结肠炎(HEC,Hirschsprung's enterocolitis),这是最严重的并发症。其发生机制尚在探索研究。一般认为是在肠梗阻基础上,肠管扩张、血液循环不良、肠黏膜抵抗力低下、加上厌

氧菌感染而发生。有人提出过敏性血管反应的观点，认为致敏原为大肠埃希菌内毒素。病变为逆行性的，结肠最严重，回肠末端无/或受累；表现为一种非特异性炎症，肌间隙和黏膜下层可见广泛淋巴细胞浸润，黏膜水肿，多发性散在小溃疡和局灶性坏死，严重者可发生肠穿孔。小肠结肠炎发生时症状由便秘突然转为腹泻，排出大量灰褐色水样奇臭的粪汁，可带有黏液或血。有时无腹泻，但腹部极度膨胀或出现腹膜炎体征，一旦放置肛管即有大量奇臭水样粪汁和气体冲出。全身情况可迅速恶化，拒食、呕吐、高热、呼吸急促、中毒貌及严重脱水，神志淡漠，接近休克状态。若不及时正确治疗，致死率很高。

【诊断】

依据典型病史和症状，应用各种检查方法，可以帮助诊断，但需根据技术条件和病情要求而选择，可互为补充。检查结果也可能有所误差，在诊断不能确定时应间隔一定时间复查。

（一）X线检查

腹部平片显示低位肠梗阻征象，在新生儿时期往往难以区分小肠与结肠的扩张，但在年长儿可看到扩张的横结肠贯于腹部。典型钡剂灌肠征象是无神经节细胞肠段与其近端结肠的口径差别，尤其是侧位片，可见到直肠、乙状结肠远端细狭僵直，乙状结肠近端及降结肠明显扩张，肠炎时出现锯齿状改变，24小时后复查见仍有钡剂滞留。但在1个月以内婴儿，由于近端结肠还未扩张，不易与无神经节细胞肠段作对比，新生儿期钡剂灌肠的准确性差异较大，21%～96%，即使是1岁以上小儿，钡剂灌肠检查仍无法做到100%确诊。全结肠型病例可显示肠管直径正常，但结肠长度变短，肝曲、脾曲僵硬，结肠形态呈典型问号样（question mark）改变。在年长儿，由于不能清楚地显示狭窄的直肠段，对超短段型的诊断比较困难。

（二）组织化学检查

乙酰胆碱酯酶组织化学诊断法是利用无神经节细胞肠段黏膜层内胆碱能神经纤维增生、乙酰胆碱酯酶活性增强的特征。在离齿状线2～3cm以上直肠的不同部位，用吸引法切取黏膜标本，作冷冻切片，经乙酰胆碱酯酶组化法染色，观察胆碱酯酶反应情况。正常肠黏膜内的神经酶反应阴性，无神经节细胞肠段的黏膜肌层和黏膜固有层内神经酶反应增强，可见到大量胆碱能神经纤维增生，变粗、染色变深，沿着肠腺之间向上延伸或缠绕肠腺蜿蜒盘旋，确诊率在95%左右。但应注意新生儿胆碱酯酶活性正常，尚不能除外无神经节细胞症，因为胆碱能神经纤维可在出生后从黏膜下层逐渐向固有层生长。

（三）直肠肛管测压

正常情况下，直肠内压力为 $1.17kPa（12cmH_2O）$

左右，当直肠壁受到直肠内容物膨胀刺激时，产生内括约肌反射性松弛，肛管内压力随之下降。先天性巨结肠病例直肠扩张时，并不出现直肠肛管松弛反射，内括约肌持续痉挛，直肠肛管内压力增高。哭吵和腹肌紧张可造成肛管内压力变化，有假阴性和假阳性报告，必要时重复测压。

（四）组织病理检查

直肠黏膜吸引活检，组织学检查黏膜下层有无神经节细胞，可在术前作出病理诊断。通常应用黏膜吸引钳分置于齿状线上2cm及5cm处，在一定的负压（20～25mmHg）下吸取直肠黏膜及黏膜下层，左右两侧各两块组织，经固定后连续切片20～60张，观察黏膜下层有无神经节细胞存在，从而作出诊断。该方法对新生儿病例较为合适，年长儿由于黏膜层较厚，即使负压提高至30mmHg，有时也难以取到合适标本，不易作出正确结论。此方法的确诊率有赖于病理科医师的判断，有经验的病理医师诊断率可达95%以上。

（五）其他辅助诊断的检查方法

红细胞乙酰胆碱酯酶和血清胆碱酯酶测定、直肠黏膜胆碱酯酶的比色测定法检查、肌电图检查、血管活性肠肽（VIP）和P物质测定（PS）等仅有研究报道，临床应用极少。

【鉴别诊断】

新生儿期巨结肠需与先天性回肠闭锁作鉴别，肠闭锁病例经灌肠后没有胎粪排出或只有少许灰白色分泌物，作钡剂灌肠显示结肠远端细小，不扩张，呈胎儿型结肠改变。巨结肠还需与新生儿胎粪填塞综合征、小左结肠综合征作鉴别，后两者经灌肠洗出较稠厚的胎粪后，即能正常排便，不再发生便秘。此外新生儿败血症、肾上腺功能不全、甲状腺功能低下、颅脑损伤等均可有类似低位肠梗阻的表现，鉴别困难时可在适当治疗下严密观察并作钡剂灌肠，多能明确诊断。

巨结肠需与巨结肠同源病相鉴别，两者临床症状类似，但病理改变却截然不同。后者分：①肠神经元发育不良（intestinal neuronal dysplasia，NID），特征为黏膜下和肌间神经丛增生伴巨大神经节（含7个以上神经节细胞）形成；黏膜固有层及黏膜肌层可有异位神经节细胞；黏膜固有层、黏膜下血管周围及环肌层内副交感神经纤维乙酰胆碱酯酶活性增强；②神经节细胞减少症（hypoganglionosis），肠肌间神经丛小而稀疏，黏膜下神经节细胞缺如或减少，固有层胆碱酯酶活性缺如或低下，黏膜肌层和环肌层肥厚，致肠动力减弱，排便功能障碍；③神经节不成熟症（immature ganglia），常见于患有功能性肠梗阻的未成熟儿的活检标本，直肠吸引活检胆碱酯酶染色提示小神经丛和小神经节细胞，因神经节细胞发育不成熟致排便功能障碍。临床上两者表现相同,亦可同时存在,鉴别诊断完全依赖病理。

【治疗】

根据病变范围、症状程度、全身情况而选择治疗方法:

（一）保守疗法

适用于超短段型病例,包括每日扩肛,口服缓泻剂,辅以灌肠,定期随访。

（二）结肠灌洗

适用于诊断尚未肯定的病例,或已确诊作为术前准备的手段。肛管置入扩张肠段内,应用等渗盐水,多次等量冲洗,同时按摩腹部,使积粪排尽,每日 1~2 次。新生儿结肠灌洗容易发生肠穿孔,应密切注意。

（三）结肠造瘘

已经确诊的病例,应用灌肠能缓解症状者,又无根治手术条件的病例,宜早日施行造瘘。全结肠巨结肠无法一期手术根治者,需做小肠造瘘。反复发作的肠梗阻和小肠结肠炎,甚至伴发常穿孔也应积极施行近端造瘘,术中应行组织冷冻切片,快速病理应提示造瘘处肠管内有发育成熟的神经节细胞。通常常见型巨结肠造瘘在乙状结肠近端,长段型造瘘在右侧横结肠。

（四）根治手术

诊断明确,经过适当的术前准备,争取早日施行根治性手术。目前随着新生儿监护设施的完善、麻醉安全和静脉营养的应用,新生儿期根治手术已被广泛采纳。手术目的既要排便通畅而又不至于失禁。要求从齿状线上 0.5~1.5cm 开始切除狭窄段肠管和近端有明显肥厚、扩张的结肠,再将近端结肠拖出与肛管吻合。近年来采用经腹腔镜操作或经肛门操作 Soave 根治术,已取得操作简便、损伤小及美容的效果。选择手术方法可根据年龄,病情以及术者对手术方法的熟练程度而定。

直肠黏膜切除,结肠经直肠肌鞘内拖出术（Soave 术）:此法的优点是不需要解剖盆腔,不会损伤骶丛神经,保留肛括约肌,无大便失禁及尿潴留等并发症,对腹腔污染亦少,适用于小婴儿,可腹腔镜辅助操作或直接经肛门操作。但因遗留无神经节细胞的直肠肌层,且缺乏肛内括约肌的正常松弛,常可引起狭窄和小肠结肠炎,亦可发生肌鞘内感染。此法术后需要扩肛治疗。近年来提倡将直肠肌鞘后侧纵形切除肌条 0.5cm,可减少并发症产生。

并发症小肠结肠炎和肠穿孔是巨结肠死亡的主要原因。其治疗包括以下措施:补液纠正电解质和酸碱失衡,全胃肠外营养、肠减压使肠道充分休息,积极应用抗菌药物[甲硝唑和（或）万古霉素]、肠道益生菌

和考来烯胺等药物控制感染和减少细菌移位,少渣饮食、无乳糖饮食可减少细菌过度生长,对经过保守治疗无效时,应进行近端结肠造瘘。

【预后】

近年来随着医疗技术的不断提高、医院设备和条件的不断改善,特别是围术期的监护管理不断完善,使先天性巨结肠根治术即使在新生儿期进行也相当安全。但术后的各种并发症仍较多,存在伤口感染、吻合口瘘、肠梗阻;远期随访便秘和污粪仍有较高的发生率,因此,先天性巨结肠的诊断和治疗上仍存在有待进一步改善的方面。

（郑珊　沈淳）

第三节　溃疡性结肠炎

溃疡性结肠炎（ulcerative colitis）是一种病因不明的慢性大肠黏膜炎症性疾病,主要累及直肠、乙状结肠黏膜与黏膜下层,伴有糜烂和浅表溃疡,亦可向上扩展至升结肠、横结肠、降结肠,甚至全结肠。人们通常将溃疡性结肠炎和克罗恩病统称为非特异性炎性肠病。两者临床表现相似,放射学检查也不易区分,甚至病理学诊断也难以鉴别。临床上约有15%的患者最终无法确诊。本章主要讨论溃疡性结肠炎。

【发病率】

慢性溃疡性结肠炎是一个全世界都有的疾病,但以西方国家更为常见,其发病率为(5~15)/100 000,女性和男性发病机会接近。发病年龄呈双峰状分布,第一个峰在 20~30 岁,第二个峰则在 40~50 岁,并以第一个峰发病为多,在 15%~40% 患者中有慢性溃疡性结肠炎或克罗恩病的家族史。白种人发病较黑人和东方人为高,在犹太人中更高。温带地区人群较热带地区人群有较高的发病风险。亚洲地区近年来有逐年增加趋势,我国虽尚无普通人群的流行病学资料,但近十多年来本病就诊人数呈逐步增加趋势则非常明显。

【病因】

病因至今尚未确立,认为由多因素相互作用引起,包括遗传、环境及免疫等因素。

1. 遗传易感性　大约15%非特异性炎性肠病的患者有易患该病的一级亲属。该病一级亲属罹患该病的危险性是普通人群的 30~100 倍。相关基因的研究显示非特异性炎性肠病的易感位点位于第3、7、12、16 条染色体,其中溃疡性结肠炎主要和第 12 条染色体上的位点有关。对双生子的研究揭示了非特异性炎性肠病的遗传基础。但实际上并非所有的单卵双生子同患非特异性炎性肠病,说明环境因素也起了部

分作用。

2. 环境因素 虽然亚洲人的非特异性炎性肠病发病率很低，但欧美的亚裔非特异性炎性肠病的易感性增加。环境因素的影响不仅表现在某一特定人群在迁徙至新的环境后发病率迅速改变，而且表现为某些肠道感染触发了非特异性炎性肠病。具体机制不明。在溃疡性结肠炎患者中发现细菌与上皮细胞的黏附性增强并能产生细胞毒性的活性物质。有的研究认为溃疡性结肠炎患者肠道内硫化氢含量增加，而硫化氢可以选择抑制结肠上皮对短链脂肪酸的代谢和利用。

3. 免疫因素 根据世界不同地区和种族的发病率资料，流行病学调查发现本病中存在免疫因素。消化道有大量共生菌群，免疫耐受对维持微环境平衡非常重要。在损害因素、遗传易感等因素作用下，受累肠段产生过量抗体，黏膜 T 细胞在溃疡性结肠炎患者中反应趋于低下。除了经典的免疫细胞，其他黏膜细胞也积极参与炎症反应。一些细胞因子在其中扮演重要角色，如免疫抑制性因子 IL-10 和 TGF-β；促炎性因子 IL-1β、IL-6 和 TNF-α；白细胞趋化因子 IL-8 等。阻断这些因子可有效阻断炎症及诱导缓解，例如目前针对 TNF-α 的单抗英夫利西在临床上已取得认可。

4. 其他 精神因素也可能是溃疡性结肠炎发病及恶化的原因，但尚有争议。溃疡性结肠炎患者伴发不同程度的心理障碍并不少见。但目前可以确定的是，心理障碍的严重程度与溃疡性结肠炎活动性、黏膜愈合等存在相关性，抑郁和长期精神压力是溃疡性结肠炎疾病复发的高危因素。溃疡性结肠炎也被发现与烟草有关。有人认为尼古丁可以使症状缓解，但近来亦有认为"二手烟"和儿童炎性肠病发病有关。

总之，有关病因及危险因子的研究仍在继续探索中，迄今尚无定论。

【临床表现】

最主要临床表现是腹泻和便血，约占 85%。可发生在任何年龄，但多见于青年，频发腹泻，每日可达 10~20 次。粪便为水样，混以血液、脓液和黏液，偶有大量出血，一次出血量可达 2000ml，连续出血量可达 10 000ml。由于直肠受累，常伴有里急后重，甚至出现肛门失禁。超过 6 周以上的腹泻可以和多数感染性肠炎鉴别。少数患者甚至出现便秘，奶制品可诱发腹泻。个别病例没有腹泻症状，唯一表现是全身性并发症。约 2/3 患者有腹部绞痛，轻者为隐痛，常位于左下腹和脐下，腹痛时伴便急，排便后腹痛稍缓解，但很快又复发。可出现全身症状，如不同程度的发热、呕吐、体重减轻、失水等。并可出现与免疫有关的结肠外症状，如虹膜炎、腭垂炎、关节炎、脊柱炎、肝炎、脓皮病、结节性红斑等。这些症状在病变结肠切除后可完全缓解。本病症状多变。轻者仅有大便变稀或次数增多，呈周期性发作，体征可以完全正常。病情严重者可出现高热、多汗、大量便血、腹胀腹痛、心动过速、全身严重中毒、血压波动或甚至出现休克，其时腹部检查可发现腹胀，左下腹或全腹压痛明显，并有反跳痛，肠鸣音极少甚至消失。在我国，典型的急性暴发型少见，病理范围主要限于左半结肠，累及右半结肠、全结肠者少见。肠外表现亦少见，即使存在症状亦多较轻。

溃疡性结肠炎可出现很多并发症，如肠穿孔、中毒性肠扩张（即中毒性巨结肠症）、出血、纤维收缩引起的肠管狭窄及癌变。病程 20 年后累计癌变率达 10%~20%，所以对年轻时起病，病变时间长范围广的应随访监测。

【诊断和评估】

溃疡性结肠炎的诊断主要根据临床表现、纤维结肠镜检查及病理检查并排除其他非感染性或感染性肠炎。急性发作期或慢性反复发作有典型症状和体征者，诊断并不困难，临床提示溃疡性结肠炎可能的都应做结肠镜检查，肠镜下在急性期可见到直肠或结肠黏膜水肿、充血，棉球触之容易引起出血。后者对本病的诊断甚为重要。肠壁及肠腔内有脓性或带血的脓性渗出，严重者可见到黏膜出血点和溃疡。在慢性期直肠或结肠黏膜可呈颗粒状、炎症息肉样增生和肠腔狭窄。除临床症状外，可按内镜表现分为轻、中、重三型：轻型仅见黏膜充血，有出血点以及易出血倾向；中型者以上改变更为明显，且有脓性渗出和小溃疡形成；重型可见弥漫性出血，有较大溃疡。肠镜检查时应行多点多段活检。X 线片用来检查有无穿孔。钡灌肠非必须，因为气钡造影可能引起穿孔的风险，在肠镜因狭窄无法通过时检查剩余肠段可以考虑采用。另外 CT 和 MRI 也可采用。组织学检查对诊断有帮助。病理报告应结合临床，注明活动期或缓解期。

实验室检查中血常规、肝功能等检查是非特异的但有助于了解患者的营养情况，C 反应蛋白的增加与疾病是否活动有关。

发生中毒性巨结肠时，出现高热、心动过速、腹痛、腹胀及全身严重中毒症状。腹部平片显示典型的充气和扩大的结肠，壁薄，临床诊断可以成立。

临床诊断中比较困难的是如何与克罗恩病相鉴别。这两种病变都是非特异性炎症，均有较长时间反复发作史，主要症状为腹痛和腹泻，两者有很多相似之处，也有许多不同点（表 26-3）。

溃疡性结肠炎诊断确立后，应从临床类型、病变范围、病变活动性严重程度及有无肠外表现和并发症这四方面评估。临床类型分为初发型和慢性复发型，以前所谓的暴发型属于病变严重程度,不推荐使用。病变范围一般采用蒙特利尔分类。病变活动性分为缓解期和活动期,活动期严重程度参考改良 Truelove 和 Witts 分型标准,分轻、中、重三度。易于掌握,临床上实用(表 26-4)。改良 Mayo 评分更多用于临床和研究疗效评估。所以诊断应包含如下内容:溃疡性结肠炎并附注临床类型、病变范围、活动程度及严重性、有无肠外表现。

表 26-3　溃疡性结肠炎病变范围分类

分类	分布	结肠镜下所见炎症累及最大范围
E1	直肠	局限于直肠,未达乙状结肠
E2	左半结肠	累及降结肠,但未至脾曲
E3	广泛结肠	累及脾曲以近乃至全结肠

表 26-4　改良 Truelove 和 Witts 疾病严重程度分型

分型	排便次数(次/天)	便血	脉搏(次/min)	体温(℃)	血红蛋白	血沉(mm/1h)
轻度	<4	轻或无	正常	正常	正常	<20
重度	≥6	重	>90	>37.8	<75% 正常值	>30

【治疗】

本病的治疗基本属内科范畴,只有在内科疗法无效或出现严重并发症时,才考虑外科手术。但外科手术切除结肠似乎可以带来治愈可能。

1. 内科治疗　轻度使用氨基水杨酸制剂,局限于直肠乙状结肠可以使用栓剂或灌肠剂,配合口服疗效更好。中度病例氨基水杨酸制剂仍是主要治疗药物,疗效不佳病变范围广泛可以改用激素治疗,0.75~1mg/(kg·d)(其他类型全身作用激素的剂量按相当于上述泼尼松剂量折算)给药。达到症状缓解后开始逐渐缓慢减量至停药,注意快速减量会导致早期复发。对于激素治疗无效或激素依赖可使用硫唑嘌呤或巯嘌呤。当激素及上述免疫抑制剂治疗无效或激素依赖或不能耐受上述药物治疗时,可考虑英夫利西(IFX)治疗,国外研究已肯定其疗效。对于重度病例应积极治疗包括全身支持治疗,同时要注意蛋白质的补充,改善全身营养状况,胃肠道摄入时应尽量避免牛奶和乳制品。①病情严重者暂禁食,予胃肠外营养;②大便培养排除肠道细菌感染。检查是否合并难辨梭菌及 CMV 感染,如有则做相应处理;③注意忌用止泻剂、抗胆碱能药物、阿片制剂、NSAIDs 等以避免诱发结肠扩张;⑤对中毒症状明显者可考虑静脉用广谱抗菌药物。首选静脉使用激素,疗效不佳或病情有恶化趋势应及时甚至提前更换治疗方案,包括及时的外科介入。

2. 外科治疗　溃疡性结肠炎需作结肠切除者除急诊手术外,多需进行术前准备。静脉营养补充,纠正贫血;对应用激素治疗患者,术前加大激素量,静脉注射氢化可的松每 8 小时 100mg;术前 2 天用泻药和灌肠清洁肠道;术前麻醉诱导期可预防性使用抗菌药物。

(1) 手术适应证:绝对指征:大出血、穿孔、癌变及高度疑为癌变。相对指征:①积极内科治疗无效的重度病例;②合并中毒性巨结肠内科治疗无效者宜更早行外科干预;③内科治疗疗效不佳和(或)药物不良反应已严重影响生存质量者,可考虑外科手术;④肠腔狭窄合并肠梗阻;⑤严重结肠炎伴有关节炎、脓皮病及虹膜炎等肠外并发症;⑥儿童患者由于慢性病程影响生长发育。

(2) 可供选择的术式

1) 急诊手术:急诊手术不仅要考虑安全有效还要考虑术后患者的生活质量,也就是恢复消化道连续性的可能。基于这两方面的考虑,首选全结肠切除后回肠造瘘术:切除病变肠管,远端闭合,保留直肠残桩,取末端回肠于腹壁造瘘,形成人工肛门。好处是将来有机会行直肠黏膜剥脱、回-肛一期肠吻合。手术相对简单安全,风险小。直肠炎症严重、癌变或高度疑为癌变则考虑结直肠一期切除末端回肠造瘘。

2) 择期手术:直肠黏膜剥脱、回-肛肠内囊袋式吻合:全结肠切除、直肠黏膜剥脱后,作回肠袋肛管吻合术(IPAA)。此手术已经成为择期手术首选术式。手术方式是将 30cm 长末端回肠折叠对系膜缘侧-侧吻合后形成 J 形储存袋然后顶端拉下与肛管作端-侧吻合。由于 J 形储存袋手术相对简单,肠管使用少有利于避免吻合张力大的问题,排空好,因此被大多数外科医师采用,是目前流行做法。J 形储存袋与肛管吻合方式有两种选择:一种是完全黏膜剥脱,与齿线吻合,彻底消除病变或潜在恶变可能的黏膜组织。缺点是操作复杂,存在外括约肌损伤的可能,此外手术中也可能残余黏膜组织。另一种是双吻合器法,保留齿线上 2cm 黏膜移行区。好处是操作相对简便,外括约肌没有损伤,保留黏膜移行区排便控制感觉更好。但残余的直肠黏膜区有炎症和潜在恶变可能,需长期跟踪随访,一旦发现可疑癌变须行黏膜切除。腹腔镜下全结肠切除、直肠黏膜剥脱回肠袋肛管吻合术已有开展。据文献报道与开腹手术相比创伤较小,术后疼痛较轻,恢复较快而并发症率和生活质量两者并无差别。

手术并发症包括早期的出血、漏、肠梗阻、狭窄及盆腔脓肿。盆腔脓肿往往导致手术失败需要切除囊袋而不得不造瘘。远期并发症包括肠梗阻、囊袋瘘管形成、囊袋炎和功能不佳及性功能障碍等。并发症发生率报道19%～27%之间,死亡率在0.2%～0.4%之间。大部分报道囊袋手术术后功能佳。据Mayo Clinic的Farouk等对1386例IPAA手术后随访8年的资料,近80%的患者白天控制良好,约19%的病例偶尔失禁,只有不足2%的病例会经常失禁。

择期手术中也有一部分患者需要行全结直肠切除末端回肠造瘘术。采用此术式往往因为患者高龄,合并症多,肛门括约肌功能不佳及伴有直肠癌。在IPAA术式成为主流之前,很多病例采用全结直肠切除末端回肠造瘘Kock式内囊袋手术。该手术需游离出一段带系膜的末端回肠,长约45cm,将近侧30cm长肠管折叠,并在系膜对侧行肠-侧缝合,使成一单腔肠袋,将远端15cm长肠管向近端套叠,成一人工活瓣,使长约5cm,于其周围缝合固定瓣口,将内囊袋固定于壁腹膜上,其末端行腹壁造瘘。由于所形成的人工活瓣滑动下移导致控制不佳,排空障碍而且很难插管排空,因此往往需要再次手术切除,如今该术式已很少采用。

(唐一帆　陈宗祐)

第四节　结直肠癌

结直肠癌俗称大肠癌,是一种常见的消化系统恶性肿瘤,其发病有一定的地域特征,并与生活方式密切相关。在美国,结直肠癌的发病率及死亡率在所有恶性肿瘤中均排第三位,根据美国癌症研究所(National Cancer Institute,NCI)和美国癌症协会(American Cancer Society,ACS)的资料,2007—2011年美国结直肠癌年标化发病率及死亡率分别为43.9/100 000和16.3/100 000,结直肠癌发生率在50岁以上人群中每年下降4.3%,50岁以下人群中每年增长1.8%,而死亡率每年降低2.5%,预计2015年新增结直肠癌病例132 700人,同时49 700人死于结直肠癌。我国曾是结直肠癌的低发地区,2011年卫生部公布的恶性肿瘤死亡趋势报告显示我国结直肠癌的发病率和死亡率分别为23.03/100 000和11.11/100 000,在常见恶性肿瘤中分别排第六位和第五位,但发病率呈迅速上升趋势,尤其以经济发达地区更为显著。2015

年国家卫生计生委发布《中国结直肠癌诊疗规范(2015版)》,结直肠癌在中国的发病率居所有恶性肿瘤第三位,2014年新发病例31万人,死亡15万人。上海、广州、深圳结直肠癌发病率已攀升至所有恶性肿瘤第二位,北京、天津则位于第三位,且均为消化系统恶性肿瘤的第一位。其中,上海2013年结直肠癌发病率仅次于肺癌,排在第二位,为56.0/100 000。与此同时,结直肠癌的肿瘤部位也在近年来发生了明显改变,近端结肠癌或右半结肠癌的比例逐渐升高,而直肠癌的比例逐渐下降。美国2006～2010年结肠癌占结直肠癌总发病率的65%,而我国直肠癌比结肠癌发病率高,比例约(1.2～1.5):1,但近年来结肠癌发病比例增高。上海作为结直肠癌高发地区,其结肠癌和直肠癌的发病比例分别为60.7%和39.3%。目前普遍认为结直肠癌是一种与生活方式密切相关的恶性肿瘤,当饮食随着经济的发展逐渐由高纤维、低脂肪向高脂肪、高蛋白、低纤维过渡时,结直肠癌的发病率也逐渐升高,国内部分经济发达地区已经表现出这种趋势。随着经济的发展,该趋势将扩大到更广的范围,结直肠癌也将越来越成为威胁健康的重要因素。

【病因】

结直肠癌的病因复杂多样,包括遗传因素、生活方式和其他疾病等。结直肠癌的发生是一个渐变的过程,通常从正常黏膜到腺瘤形成,再到结直肠癌的形成需要10～15年的时间,期间需要肿瘤相关基因的多阶段参与,包括APC、K-ras、DCC以及p53等。结直肠癌的多种病因均通过加速上述过程中的一个或多个阶段促进癌变。

1. 遗传因素与结直肠癌　遗传引起的结直肠癌主要见于家族性腺瘤性息肉病(familial adenomatous polyposis,FAP)癌变和林奇综合征(Lynch syndrome)FAP是一种常染色体显性遗传性疾病,约占所有结直肠癌的1%,90%的患者携带抑癌基因APC的生殖细胞系突变,另有约10%的患者则携带MUTYH基因突变,这部分患者的息肉数量往往较少,也称为衰减型家族性腺瘤性息肉病(attenuated familial adenomatous-polyposis,aFAP)。FAP常于青年时期发病,3/4的患者在35岁以前癌变,50岁以后几乎将全部发展为癌。林奇综合征,既往曾称为遗传性非息肉病性结直肠癌(hereditory nonpolyposis colorectal cancer,HNPCC),也是一种常染色体显性遗传疾病,约占所有结直肠癌的3%,其发生机制是任一DNA错配修复基因(mismatch repair,MMR)(包括MLH1、MSH2、MSH6、PMS2和EP-CAM)突变引起微卫星中重复单位的插入或缺失,并引起微卫星功能发生改变,继而导致基因调节功能改变,最终加速腺瘤癌变。林奇综合征患者发生结直肠癌的总风险为 50% ~ 80% ,平均诊断年龄为 46 岁。其他遗传性结直肠癌还包括 Gardner 综合征、PJ 综合征(Peutz-Jegher's syndrome,PJS)、家族性结直肠癌 X 型(Familial CRC type X)等。

结直肠癌的遗传易感人群包含任何携带 APC、DCC、K-ras、p53 等基因突变的个体。上述基因的突变均能加快结直肠癌演进过程中的关键步骤,从而使结直肠癌发病可能性明显增加,发病年龄明显提前。国内外研究均发现结直肠癌患者的亲属发生结直肠癌的危险性较一般人群明显增加,除生活方式类似外,遗传易感性是其中更重要的原因。

2. 生活环境与结直肠癌　大量流行病学研究表明,与遗传因素相比,生活方式对于结直肠癌的发生有着更加重要的作用　最经典的案例是中国和日本结直肠癌的发病率远低于美国,但中国和日本在美国的第二代移民的结直肠癌发病率明显升高,几乎达到美国当地人的水平。这间接表明结直肠癌的发病与生活习惯和膳食结构有着密切关系。通常认为,高脂肪、高蛋白、低纤维素的饮食增加了结直肠癌患病的危险性。其机制可能与胆汁酸的代谢有关,胆汁酸的脱羟作用在肠道内产生了致癌物质。高脂肪、高蛋白饮食使胆汁酸在肠道内通过缓慢且浓度升高,而高纤维饮食则使胆汁酸在肠道内被稀释且可以快速通过。研究发现动物脂肪及畜类动物蛋白的摄入与结直肠癌的患病风险呈正相关,而粗粮、蔬菜、水果的摄入与结直肠癌的患病风险呈负相关。因此,以禽类及鱼类蛋白代替畜类蛋白并增加植物性食品的摄入或可降低结直肠癌患病的风险。另外,摄入过多的煎炸食品与腌渍食品也与结直肠癌的发生有关,前者在煎炸过程中蛋白质过度受热而产生某些致癌物质能促进结直肠癌发生;后者则与产生致癌物质亚硝酸盐有关。微量元素摄入的减少,尤其是缺钼、硒等与结直肠癌的发生可能相关,而钙的摄入量增加和远端结直肠癌的发生呈负相关关系。

经常参加体育锻炼或者从事体力劳动者结直肠癌(尤其是近端结肠癌)的患病风险降低,而经常处于坐姿的职业则患病风险升高。进一步的研究发现,高能量代谢与结直肠癌的发病呈负相关,基础代谢率则与结直肠癌的发病呈正相关,但其具体的生物学机制目前仍不清楚。吸烟与多种恶性肿瘤的发生均有关,在结直肠腺瘤的研究中也发现吸烟可以使发病率提高约 2/3,由于腺瘤是结直肠癌的癌前病变,该证据支持吸烟是结直肠癌发生的相关因素。

3. 其他疾病与结直肠癌　结直肠癌的癌前病变包括结直肠息肉、腺瘤、炎症性肠病等　其中以结直肠腺瘤最为多见,约半数以上的结直肠癌由其演变而来。依据病理类型,绒毛状腺瘤癌变率约 30% ~ 40% ,管状腺瘤癌变率约 5% ;依据腺瘤数目,单个腺瘤约 30% 癌变,2 ~ 5 枚腺瘤约 50% ~ 75% 癌变,≥6 枚腺瘤癌变率约 80% ;依据腺瘤大小,小于 1cm 的腺瘤癌变率约为 1.3% ,1 ~ 2cm 的腺瘤癌变率约 9.5% ,而大于 2cm 的腺瘤癌变率则达到 46% 。家族性腺瘤性息肉病(FAP)如不予治疗,3/4 的患者在 35 岁以前癌变,至 50 岁时几乎所有的病例都发生癌变。Peutz-Jeghers 息肉病也称黑斑息肉病,是一种家族性疾病,癌变率在 5% ~ 22% 之间。溃疡性结肠炎与克罗恩病可以引起肠道的多发溃疡及炎症性息肉,发病年龄越小、病变范围越广、病程越长,其癌变的可能性越大。溃疡性结肠炎发生结直肠癌的风险较一般人群增加 20 倍,而克罗恩病发生结直肠癌的风险也较一般人群增加 5 ~ 10 倍。

血吸虫病与结直肠癌的发病也存在一定关系。血吸虫病高发地区其结直肠癌也明显高发。在血吸虫病合并结直肠癌病例,癌组织周围可见大量陈旧性血吸虫卵的沉积。浙江省嘉善市在 20 世纪 70 年代曾是血吸虫病的流行区,也成为结直肠癌的高发区。

近年来有研究显示,胆囊切除和阑尾切除术后结直肠癌的患病风险明显增大。前者可能与胆囊切除术后胆汁分泌及进入肠道的规律紊乱,胆汁持续分泌与肠道内食物作用产生致癌物质有关;后者机制不明。

4. 结直肠癌的早期筛查　结直肠癌的病因学基础决定了其可能预防和早诊早治　结直肠癌的早期筛查作为一种二级预防手段可以早发现和早治疗癌前病变和早期癌,从而有效地降低结直肠癌的死亡率。美国癌症协会(ACS)、美国胃肠病学会(American College of Gastroenterology,ACG)以及美国综合国家癌症网(National Comprehensive Cancer Network,NCCN)等以粪便潜血试验(facal occult blood test,FOBT)、结肠镜及气钡双重对比造影为基础提出了各自的大肠癌筛查指南。在过去的二十年中,美国结直肠癌发病率和死亡率下降,很重要的因素归因于早期筛查。我国由浙江大学郑树教授牵头开展了早期结直肠癌筛查实践,并形成一套适合中国国情的以高危因素调查问卷和粪便潜血试验为初筛,全结肠镜为精筛的筛查方案。继而中华医学会消化病学分会于 2011 年制定了中国结直肠肿瘤筛查、早诊早治和综合预防共识意见。上海市作为中国结直肠癌最高发的地区之一,开展了"上海市社区居民大肠癌筛查"项目,截至 2015 年 8 月已经累计筛查 178 万人,共发现结直肠癌高危对象 34 万人,其中 9.4 万人接受肠镜检查,共检出大肠癌 2100 例,早期率在 40% 左右,同时还检出了结肠息肉 1 万余例。其他的筛查方法还有螺旋 CT 仿真结肠内镜、胶囊内镜、粪便 DNA 检测和血浆 Septin9 基因甲基化检测等。

【病理】

1. 大体分型

（1）早期结直肠癌：癌组织局限于黏膜和黏膜下层称为早期结直肠癌。上皮重度异型增生及不能判断浸润深度的病变称高级别上皮内瘤变，如癌组织浸润固有膜则称黏膜内癌。Kudo 根据内镜下所见将早期大肠癌分为下列三型：①隆起型（Ⅰ型），又分为有基型（Ⅰp）、亚有基型（Ⅰps）和无基型（Ⅰs），多为黏膜内癌；②表面型（Ⅱ型），又分为表面隆起型（Ⅱa）、表面平坦型（Ⅱb）和表面隆起伴凹陷型（Ⅱc），多为侵犯黏膜下层者；③凹陷型（Ⅲ型），均为黏膜下层癌。约 42% ~85% 早期大肠癌呈有基型，余 15% ~58% 则呈无基型。隆起型腺瘤的恶变率低于平坦型，平坦型腺瘤的直径越大，恶变机会越高，而凹陷型病变的恶变率比平坦型更高。

（2）进展期结直肠癌：可分为下列几种类型：①隆起型：向肠腔内生长，瘤体呈球形或半球形，似菜花状，四周浸润少，预后好；②溃疡型：向肠壁深层生长并向四周浸润，早期可有溃疡，边缘不整齐，沿肠壁横向扩展，成环形。易发生出血、感染或穿透，转移较早。溃疡型又分为局限溃疡型与溃疡浸润型，前者溃疡肿瘤组织边缘呈堤状隆起，切面边界尚清；后者溃疡边缘无堤状隆起，主要向深层浸润生长，切面边界不清；③浸润型：癌肿沿肠壁浸润，使肠壁增厚，但表面常无明显的溃疡或隆起，累及范围广，转移早，预后差；④胶样型：少见，外形或呈溃疡或伴有菜花样肿块，但外观呈半透明胶冻样。

2. 组织学分型

（1）腺癌：占绝大多数。镜下见分化不同的腺样结构，也可见少量神经内分泌细胞及 Paneth 细胞。国内又细分为管状腺癌及乳头状腺癌两种，后者恶性程度较低。

（2）黏液腺癌：由分泌黏液细胞组成，以细胞外黏液湖或囊腺状结构为特征。癌细胞位于大片黏液中或位于充满黏液的囊壁上，预后较腺癌差。

（3）印戒细胞癌：是从黏液腺癌中分出来的一种类型。其胞质内充满黏液，核偏向一侧，呈圆形或卵圆形，典型的转移方式为腹膜播散及腹腔种植转移，预后很差。

（4）未分化癌：少见。癌细胞体积小，无腺上皮或其他分化特征的恶性上皮细胞肿瘤，呈圆形或不规则形，排列不整齐，浸润明显，易侵入小血管和淋巴管，预后最差。

（5）其他：如鳞癌、鳞腺癌、髓样癌以及无法确定类型的癌等，极少见。

3. 组织学分级　2010 版 WHO 标准依据腺癌中腺样结构的百分比分为三级：1 级为高分化，腺样结构大于 95%；2 级为中分化，腺样结构 50% ~95%；3 级为低分化，腺样结构 0% ~49%；4 级为未分化，包括无腺样结构、黏液产生、神经内分泌、鳞状或肉瘤样分化等。

4. 肿瘤预后分期　结直肠癌分期的依据是肿瘤浸润肠壁的深度、淋巴结转移的范围以及是否出现远处器官转移。Dukes 分期目前临床上已较少使用。目前最常用的是由美国癌症联合委员会（AJCC）/国际抗癌联盟（UICC）制定的结直肠癌 TMN 分期系统（2010 年第 7 版），具体如下：

T 原发肿瘤

 Tx 原发肿瘤无法评价

 T0 无原发肿瘤证据

 Tis 原位癌：局限于上皮内或侵犯黏膜固有层

 T1 肿瘤侵犯黏膜下层

 T2 肿瘤侵犯固有肌层

 T3 肿瘤穿透固有肌层到达浆膜下层，或侵犯无腹膜覆盖的结直肠旁组织

 T4a 肿瘤穿透腹膜脏层

 T4b 肿瘤直接侵犯或粘连于其他脏器或结构

N 区域淋巴结

 Nx 区域淋巴结无法评价

 N0 无区域淋巴结转移

 N1 有 1 ~3 枚区域淋巴结转移

 N1a 有 1 枚区域淋巴结转移

 N1b 有 2 ~3 枚区域淋巴结转移

 N1c 浆膜下、肠系膜、无腹膜覆盖结肠或直肠周围组织内有肿瘤种植，无区域淋巴结转移

 N2 有 4 枚或 4 枚以上区域淋巴结转移

 N2a 有 4 ~6 枚区域淋巴结转移

 N2b 有 7 枚及更多区域淋巴结转移

M 远处转移

 Mx 远处转移无法评价

 M0 无远处转移

 M1 有远处转移

 M1a 远处转移局限于单个器官或部位（如肝脏、肺、卵巢和非区域淋巴结）

 M1b 远处转移分布于 1 个以上的器官或部位或腹膜转移

根据不同的原发肿瘤、区域淋巴结及远处转移状况，分别对预后进行了适当的分组（表 26-5）。

表 26-5　结直肠癌的预后分组

预后分组	T 分期	N 分期	M 分期	Dukes 分期
0	Tis	N0	M0	—
I	T1~2	N0	M0	A
II A	T3	N0	M0	B
II B	T4a	N0	M0	B
II C	T4b	N0	M0	B
III A	T1~2	N1/N1c	M0	C
	T1	N2a	M0	C
III B	T3~4a	N1/N1c	M0	C
	T2~3	N2a	M0	C
	T1~2	N2b	M0	C
III C	T4a	N2a	M0	C
	T3~T4a	N2b	M0	C
	T4b	N1~2	M0	C
IV A	任何 T	任何 N	M1a	—
IV B	任何 T	任何 N	M1b	—

5. 临床与病理的联系　病理结果直接关系到结直肠癌患者的术后治疗和随访方案,并与患者预后密切相关。完整的手术病理报告的内容需要包括以下几点:①患者基本信息;②大体标本情况,如肿瘤大小,大体类型,两端切缘距离肿瘤的长度;③分化程度;④肿瘤浸润深度(T 分期);⑤检出淋巴结数量、阳性淋巴结数量(N 分期)以及癌结节数量;⑥切缘情况,包括近端切缘,远端切缘以及环周切缘;⑦新辅助放疗和(或)化疗疗效评估:0 级,完全反应,无肿瘤残留。1 级,中度反应,少量肿瘤残留。2 级,低度反应,大部分肿瘤残留。3 级,无反应;⑧脉管侵犯情况;⑨神经侵犯情况;⑩MMR 蛋白(MLH1,MSH2,MSH6,PMS2)表达情况;⑪如确定为复发或转移性结直肠癌,应该包含 K-ras,N-ras 和 Braf 基因状态。完整病理学报告可以指导临床医师制订治疗方案,但其前提又是临床医师填写详细的病理学诊断申请单,详细描述手术所见及相关临床辅助检查结果并清楚标记淋巴结。临床医师与病理医师的相互交流、信任和配合是建立正确分期和指导临床治疗的基础。

【结直肠癌的转移】

转移是结直肠癌患者的一个重要死亡原因,转移途径包括淋巴转移、血运转移以及种植转移等。

淋巴转移是结直肠癌的重要转移途径,淋巴结转移与癌的浸润程度有关。淋巴管在黏膜下层和浆膜下层最丰富。当癌侵入黏膜下层,即有发生淋巴道转移的可能。当肿瘤穿透肌层或浆膜下层时即会发生淋巴结转移,首先累及病变部位旁的淋巴结,然后发展至病变肠段系膜内供应动脉旁淋巴结,再按各自的引流途径到达肠系膜上或下动脉根部淋巴结,以后沿腹主动脉旁的淋巴结继续向上转移,故在晚期病例可出现左锁骨上淋巴结转移。当正常的淋巴流向受阻时,可跨越转移或逆行转移至原发部位邻近动脉分支供应区域的淋巴结。

血运转移是结直肠癌远处器官转移的主要方式,常见的转移部位依次为肝、肺、骨、脑。肝脏是结直肠癌最为常见的转移器官,15%~25%的结直肠癌患者在确诊时即合并肝转移,而另有 15%~25%的结直肠癌患者在结直肠癌原发灶根治术后发生肝转移。其可能机制是:结直肠恶性肿瘤细胞突破基底膜及细胞外基质,通过门静脉系统回流至肝脏,通过肝脏的“捕获”作用在肝脏种植,得到肝动脉和(或)门静脉的血供而逐渐增殖。肺是结直肠癌转移的另外一个重要的靶器官,约 10%的结直肠癌出现肺转移,但肺转移常伴随其他肺外器官的转移,所有结直肠癌肺转移的患者仅有 20%~40%转移灶局限于肺。在结直肠癌转移过程中一些基因的作用也得到研究,如 MMP 基因促进肿瘤突破基底膜,E-cadherin 基因促进肿瘤在靶器官种植,VEGF 基因能够促进肿瘤新生血管的生成,为转移的肿瘤组织提供血供,而 survivin 基因及 p53 基因则抑制肿瘤的凋亡,促进肿瘤的增殖,使肿瘤迅速生长。

结直肠癌种植转移最常见的形式是腹腔种植及卵巢种植。典型的腹腔种植转移可见腹膜壁层和脏层、网膜和其他器官表面粟粒样结节。术后肿瘤种植转移指由于术中操作挤压、破坏或接触肿瘤组织,导致肿瘤细胞脱落、种植于伤口或腹腔中,在得到血供后生长并导致转移。无瘤原则是防止术后肿瘤种植转移最为有效的手段。卵巢转移可以由肿瘤种植而来,也可以由肿瘤直接浸润侵犯、血行转移及淋巴结转移而来。来源于结直肠的卵巢转移癌,若病理性质为印戒细胞癌并伴有卵巢间质肉瘤样浸润,可以称为 Krukenberg 瘤。以下对结肠癌和直肠癌予以分别叙述。

一、结 肠 癌

【临床表现】

结肠癌的主要临床表现为腹痛、排便习惯和性状改变、腹部包块、肠梗阻和全身症状(如贫血、消瘦、乏力和低热等)。其临床表现与癌灶大小、所在部位、病理类型有关。早期结肠癌患者在临床上可无任何症状,随着病程的进展,一系列症状和体征才逐步出现。因为右半结肠和左半结肠在胚胎发育上有所不同,其距肛门的距离和肠管直径也不同,还有结肠肝曲和结肠脾曲的存在,所以两部位结肠癌的临床表现有所不同。

1. 结肠癌常见症状

(1) 排便习惯及性状的改变:多为最早出现的症状。排便习惯改变常表现为排便次数增多,排便不畅,里急后重,腹泻、便秘,或腹泻与便秘交替出现;排便性状改变则多为粪便变形或变细,并有黏胨样便。

(2) 血便:根据出血部位、出血量和速度,以及肿瘤发展程度,可有柏油样便、黏液血便、鲜红色血便、便中带血或仅表现为粪便潜血试验阳性等不同表现。结肠癌有时不一定出现血便,有时表现为间断性和隐性出血。从另一角度,血便也不意味一定是结肠癌,很多肠道疾病如结肠腺瘤、结肠炎等都会出现血便。痔也是血便的最常见原因,但痔出血的血液覆盖在粪便表面,与粪便不混合,且呈鲜红色。而下段结肠癌的血便常与粪便混合,夹杂于粪便之中,还常伴有黏液、脓血,甚至有坏死组织,便血颜色也较痔出血为暗。

(3) 腹痛和腹胀:腹痛与腹胀为结肠癌常见症状。腹痛性质可分为隐痛、钝痛与绞痛。定位不确切的持续性隐痛最为常见,排便时加重,约 60% ~ 80% 的结肠癌患者可出现不同程度的腹痛。腹胀常为肿瘤引起不同程度肠梗阻的表现,阵发性绞痛伴明显腹胀和停止排气排便提示完全性肠梗阻。突发性全腹剧痛伴腹膜刺激征考虑肠穿孔可能。

(4) 腹部包块:腹部包块约占右半结肠癌首诊患者的 60% 左右;左半结肠癌以腹部包块就诊的患者较少,约占 20% ~ 40%。因结肠癌恶性程度较低,扪及腹部包块的大部分患者还可以行根治手术。肿块常可以推动,有时可能随体位而改变位置,特别是肿瘤位于横结肠或乙状结肠,肿块活动度更大。扪及肿块可以作为结肠癌的初步定位依据。

(5) 全身症状:随着病程进展,患者可出现慢性消耗性症状,如贫血、消瘦、乏力及发热,晚期出现恶病质。晚期病例还可以出现黄疸、水肿、腹水等症状,有些可以在左锁骨上触及肿大淋巴结。

2. 右半结肠癌临床表现　右半结肠肠腔宽大,肠腔内粪便为液状,癌肿多为溃疡型或突向肠腔的肿块形,很少形成环状狭窄,肠梗阻发生少,但容易破溃出血和继发感染。腹痛、排便性状改变、腹块、贫血、消瘦、低热或恶病质表现较左侧多见。

(1) 腹痛:约 75% 的患者有腹部隐痛,初为间歇性,后转为持续性,常位于右下腹。如肿瘤位于肝曲处而粪便又较干结时,也可出现绞痛,类似胆绞痛。

(2) 粪便性状的改变:早期粪便稀薄,排便次数增多,有脓血和黏液样便,肿瘤体积逐步增大而影响粪便通过时,腹泻与便秘常交替出现。粪便可以是暗红色或潜血试验阳性。

(3) 腹部包块:就诊时半数以上患者可发现腹部包块。包块可能是癌肿本身,也可能是肿块浸润至肠外而引起周围组织器官粘连所形成的团块,肿块质地偏硬,可有压痛。

3. 左半结肠癌临床表现　左半结肠肠腔较小,肠腔内粪便相对干结。左半结肠癌多数为浸润型常引起环状狭窄,硬结的粪便、环状狭窄以及肠蠕动功能的减弱导致急、慢性肠梗阻更为常见。贫血、消瘦、恶病质等晚期现象相对少见,也较少扪及肿块。

(1) 腹痛:突发性左下腹绞痛伴腹胀、肠蠕动亢进、停止排气排便,是癌肿伴发急性肠梗阻的主要表现;慢性梗阻时则表现为腹胀不适、阵发性腹痛、肠鸣音亢进、便秘,可见黏液脓血便。

(2) 排便困难:半数患者有排便困难,随着病程的进展,排便困难愈见严重。如癌肿位置较低,还可有排便不畅和里急后重的感觉。

(3) 粪便带血或黏液:由于左半结肠中的粪便渐趋成形,血液和黏液不与粪便相混,部分患者的粪便中肉眼可见鲜血和黏液。

【诊断】

1. 临床表现　结肠癌早期症状并不明显,对于年龄>40岁且有下述表现时应高度警惕患有结肠癌的可能：①排便习惯改变或腹部不适；②出现血性、脓性或黏液性粪便；③出现进行性贫血、消瘦、乏力；④扪及腹部肿块；⑤肠梗阻相关症状。

2. 疾病史和家族史　需要重点询问结直肠癌癌前病变和遗传性结直肠癌的病史和家族史。

3. 体格检查

（1）一般状况评价：可有贫血、消瘦等表现，多见于右半结肠癌或晚期结肠癌。

（2）腹部体检：部分患者可触及腹部肿块；若出现肠梗阻，可见胃肠型及蠕动波等。

（3）直肠指诊：凡怀疑结直肠癌者必须常规行肛门直肠指诊，了解直肠肿瘤大小、质地、占肠壁周径的范围、基底部活动度、距肛缘的距离、肿瘤向肠外浸润状况、与周围脏器的关系、有无盆底种植等。直肠指诊对于低位直肠癌的诊断尤为重要，对于合并骶前种植的结肠癌也有一定的诊断价值。直肠指诊时需注意仔细触摸，动作轻柔，退指时观察指套是否血染。

4. 实验室检查

（1）血常规，肝肾功能：消耗症状较重时可出现贫血，电解质紊乱等；肝转移的患者可能出现肝功能异常。

（2）癌胚抗原（carcino-embryonic antigen，CEA）：是常用的消化系统肿瘤的诊断方法，但敏感性较低，对于早期结肠癌诊断价值不大，对中晚期结肠癌具有一定诊断价值，常用于术后随访和检测复发转移。

（3）其他肿瘤标志物：糖类抗原（carbohydrate antigen，CA），比如CA19-9、CA242、CA50、CA72-4、小肠黏蛋白抗原（SIMA）等也用于结肠癌的诊断；甲胎蛋白（α-fetoprotein，AFP）常用以鉴别原发性肝癌与结直肠癌肝转移，后者AFP值往往正常；若出现卵巢转移，则CA125可能升高。

（4）粪便潜血试验（FOBT）：粪便潜血试验为常用的结直肠癌筛查方法，阳性结果并不表明一定有结直肠癌，但需要进一步深入检查以排除结直肠癌的可能；阴性结果也不能简单的排除结肠肿瘤的存在。

（5）粪便基因标志物：利用粪便中结直肠癌DNA标记物来诊断结肠癌近年来取得一定进展。利用对APC、K-ras、p53、long DNA以及Bat-26的检测来诊断结肠癌，其敏感率可以达到62%~97%，特异性则达到93%~100%。Muller等通过检测粪便中SFRP2基因甲基化来诊断大肠癌，其敏感性与特异性分别达到99%和77%。

5. 其他检查

（1）钡剂灌肠造影检查：为传统且常用的检查，但诊断率不高，近年来常用X线气钡双重造影来提高

诊断率，但其假阳性与假阴性结果较多。肠梗阻、肠坏死、肠穿孔、进行性出血为其禁忌证。

（2）电子结肠镜检查：是诊断结肠癌的最主要的方法，可以明确肿瘤的大小、部位、形态，通过活检还可以明确病理诊断，对指导手术治疗具有重要价值。纤维结肠镜也可以用来治疗早期结肠癌，对晚期结肠癌进行姑息性治疗以缓解症状，以及解除结肠癌造成的梗阻为进一步手术创造条件。相对禁忌证包括：①患者一般状况不佳，难以耐受检查；②腹膜炎、肠穿孔、腹腔内广泛粘连；③严重肛周或肠道感染；④妇女妊娠期和月经期。

（3）超声检查：用于了解患者有无肿瘤转移，尤其是肝转移。具有方便快捷的优势。

（4）CT：CT可以术前判定肿瘤位置，肿瘤是否穿透肠壁，邻近器官有无侵犯，有无淋巴结转移以及有无远处转移。其针对>1cm的肝转移灶的敏感性和特异性可达90%~95%。CT可以在术前对于结肠癌进行准确分期，为合理治疗提供依据。

（5）MRI：主要用于评价肝转移病灶，肝被膜下病灶以及骶前种植病灶等。

（6）PET/CT：在临床的应用越来越广泛，但不常规使用，对于术前检查提示Ⅲ期以上结肠癌，可能合并远处转移，和结肠癌术后复发转移的检测具有一定的优势。检查费用较高，需考虑患者经济承受能力。

【治疗】

1. 手术治疗　若肿瘤可以完全切除，则宜首选根治性切除手术；若术中发现肿瘤已不能完全切除，则可以考虑姑息性减瘤手术或结肠旁路手术以解除肠梗阻等并发症。

（1）结肠癌术前准备

1）全身疾病的治疗：术前评估患者全身各系统器官功能，调节患者全身情况，以使患者能够耐受手术。

2）术前化疗：尽管从理论上通过术前化疗可以减少肿瘤的负荷，增加肿瘤切除的可能性，减少术中肿瘤的播散而引起的转移，但目前的循证依据并不支持在无转移的结肠癌患者中应用术前化疗。但对于肿瘤复发或转移性结肠癌患者，术前化疗有明显的获益，目前较为有效的药物有氟尿嘧啶（5-FU）、奥沙利铂（L-OHP）和伊立替康（CPT-11）等，还可以考虑联用靶向治疗。根据给药途径可分为经静脉全身化疗和动脉插管区域化疗等。其中，对于转移灶无法切除的转移性结肠癌患者进行联合分子靶向药物的化疗的疗效已有公认：单纯化疗的肝转移灶转化切除率约为10%，若联合靶向治疗，可将转化切除率进一步提高至25%左右。

2

此外,术前局部化疗预防术后肝转移发生的研究目前尚处于探索中。复旦大学附属中山医院对Ⅲ期结直肠癌患者采用了术前肝动脉联合肿瘤区域动脉灌注化疗的策略,具体方案为5-氟脱氧尿苷1000mg、奥沙利铂100mg、丝裂霉素20mg,分别灌注于肿瘤区域动脉和肝动脉,结果显示可降低Ⅲ期结直肠癌术后肝转移的发生率、延缓肝转移的发生时间和提高术后3年生存率。

3) 肠道准备:包括肠道清洁和减少肠道细菌两个方面,目的为减少术中污染以及术后感染的机会。传统的肠道准备包括术前3天开始口服半流质饮食,术前1~2天流质饮食;同时口服泻药,可选择的泻药包括:甘露醇、50%硫酸镁、番泻叶以及乳果糖等;口服抗菌药物,通常选用庆大霉素和甲硝唑,每天3次,同时给予维生素K。

传统的肠道准备过程复杂,目前多选用快速肠道准备,即口服聚乙二醇电解质,其成分包括聚乙二醇、无水硫酸钠、氯化钠、氯化钾、碳酸氢钠等。聚乙二醇电解质中的高分子长链聚合物不被肠道吸收,增加了局部的渗透压,使水分保留于结肠肠腔内,粪便被软化、含水量增加,促进肠蠕动而产生导泻的效果。同时加入了电解质,能够保持电解质平衡。常用方法为:成人用量2包,每包以1000ml水稀释,共2000ml液体在1~1.5小时内口服完毕。一般4小时后即可达到满意的肠道准备效果。

然而,本世纪初北欧国家提出的结直肠手术快速康复外科方案(enhanced recovery after surgery,ERAS)逐渐受到关注。ERAS主张不常规行机械肠道准备(具体内容见本章ERAS相关专题)。一直以来,术中肠道内容物的存在被认为与吻合口瘘相关,故而机械性肠道准备被认为是减少吻合口瘘和感染并发症行之有效的方法,但是这个理念并不是基于坚定的事实,而是更多地依赖专家的观念。目前越来越多循证医学证据对结直肠手术术前机械性肠道准备提出质疑。2007年Jung B等实施的一项多中心随机临床试验,共纳入了1343名准备实施结肠手术患者,随机分为2组,一组实施术前机械性肠道准备,另一组则不实施。结果显示,机械性肠道准备并不降低并发症的发生率,在择期结肠手术前可以略去。另外,ERAS方案认为术前口服抗菌药物肠道准备也缺乏依据,可以取消。

(2) 根治性手术:结肠癌根治术的解剖基础为结肠的淋巴引流与结肠的营养血管相伴行,分为结肠边缘淋巴结、中间淋巴结以及主淋巴结。边缘淋巴结为肿瘤上下5cm以内肠旁的边缘动脉与肠壁之间的淋巴结,主淋巴结为结肠血管根部周围的淋巴结,中间

淋巴结为位于结肠系膜内的动脉干及其分支动脉周围的淋巴结,通常分为5组,包括回结肠淋巴结、右结肠淋巴结、中结肠淋巴结、左结肠淋巴结以及乙状结肠淋巴结。相邻的血供动脉旁淋巴结有交通。因此结肠癌根治术的原则为距离肿瘤5~10cm的肠段连同原发病灶、结肠系膜和淋巴结一并切除,清扫肿瘤部位所在的一组以及上下两组的淋巴结,包括边缘淋巴结以及主淋巴结。

1) 右半结肠切除术(图26-5,图26-6):盲肠及升结肠癌的根治性切除,应同时切除回肠末段15~20cm、盲肠、升结肠、横结肠右半部及相关的系膜和脂肪组织,切除部分大网膜。切断及切除回结肠动脉、右结肠动脉、结肠中动脉右支及其伴随的淋巴结。结肠肝曲癌切除范围应超过横结肠中段。

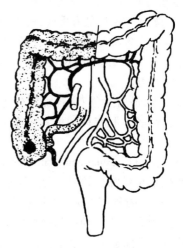

图26-5　盲肠和近段升结肠切除范围

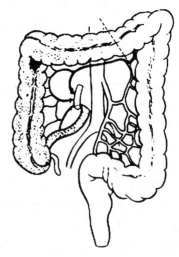

图26-6　上段升结肠和肝曲切除范围

2) 横结肠切除术(图26-7):横结肠癌根治术的切除范围包括升结肠上1/3、横结肠以及降结肠上1/3,并切除相关的系膜、脂肪以及淋巴结,完全切除大

网膜,切断结肠中动脉、右结肠动脉以及左结肠动脉的上升支。

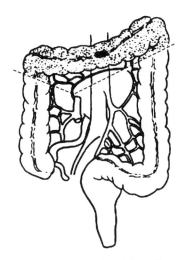

图 26-7　横结肠癌手术切除范围

3)脾曲癌切除术(图 26-8):结肠脾曲癌根治术不必切除乙状结肠,切除范围包括横结肠左半、脾曲以及降结肠,并切除相关系膜及脂肪组织,切断结肠中动脉左支以及左结肠动脉,清扫所属区域淋巴结。

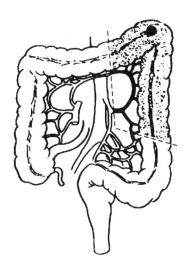

图 26-8　结肠脾曲癌切除范围

4)左半结肠切除术(图 26-9):左半结肠切除术切除的范围包括横结肠左半、降结肠、部分或全部乙状结肠,以及相关的系膜和淋巴组织。切断结肠中动脉左支,左结肠动脉,或乙状结肠动脉,清扫相关区域淋巴结。

5)乙状结肠癌切除术(图 26-10):乙状结肠癌根治术切除的范围包括降结肠下段、乙状结肠以及直肠中段以上,切除相关系膜。脂肪及淋巴组织,切断乙状结肠动脉,或切断肠系膜下动脉根部以及直肠上动脉,清扫区域淋巴结。

过去 30 年直肠癌治疗效果显著改善,患者生存已超过结肠癌。主要原因与实行全直肠系膜切除(total

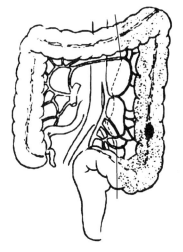

图 26-9　左半结肠切除术

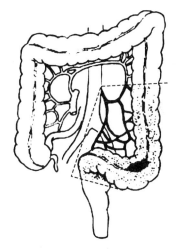

图 26-10　乙状结肠癌切除术

mesorectal excision, TME)有关。2009 年 Hohenberger 等提出了与 TME 相对应的全结肠系膜切除(complete mesocolic excision, CME)的概念。TME 和 CME 有相同的胚胎学理论基础,即在中肠或后肠的脏层和壁层筋膜间有一个潜在的无血管胚胎性解剖间隙,在直肠被 Heald 称为"神圣平面"(Holy plane)。上述胚胎学层面在左侧继续向上延续,经乙状结肠、降结肠,达胰腺背侧及包绕脾脏,右侧由盲肠向上经升结肠,达胰头十二指肠,终于系膜根部,结肠的淋巴引流被结肠脏层筋膜像信封一样包被局限于系膜内,而开口于血管根部。因此,根据 CME 的概念,手术中应在直视下锐性游离脏壁层间筋膜间隙,保持脏层筋膜的完整性,根部充分暴露营养血管结扎之。如此可最大限度地减少腹腔肿瘤播散和获得最大限度地区域淋巴结清除,从而获得更低的局部复发和更好的生存受益。目前多项研究已经证实 CME 可以提升手术标本质量和改善预后。Hohenberger 等的大样本回顾性数据显示,CME 可清除更多数量的淋巴结(中位数 32 枚,预后界值为<28 枚 vs. ≥28 枚,5 年局部复发率由 6.5% 下降到 3.6%,肿瘤相关生存率由 82.1% 增加到 89.1%。Bertelsen 等的回顾性临床研究,纳入了 1395 名患者,其中 364 例行 CME 手术,结果显示,CME 与传统手术相比,可提高 4 年无疾病生存(85.8% vs. 75.9%),按照预后分期进行亚组分析得到类似的结论:Ⅰ期:100% vs. 89.8%;Ⅱ期:91.9% vs. 77.9%;Ⅲ期:73.5% vs. 67.5%。CME 手术虽有收益,但是手术难度高于常规手术,并发症可能性增加等因素均限制了其推广应用。目前尚无高质量的 RCT 支持 CME,但是 CME 概念的提出拥有外科、解剖和胚胎学理论基础以及一定的临床证据,为结肠癌治疗效果进一步改善带来了希望,并有望成为结肠癌手术的质量控制标准。

腹腔镜结肠癌根治术:随着微创外科的发展,腹腔镜结肠癌手术已经逐渐成熟。目前已有多个 RCT 证明腹腔镜结肠癌根治术与传统开腹手术相比,在短期疗效方面有优势,而在远期预后方面没有差异,其中比较知名的临床研究包括西班牙巴塞罗那研究、美国 COST 研究、欧洲 COLOR 研究、英国 MRC CLASICC 研究、德国 LAPKON Ⅱ 研究和澳大利亚 ALCCaS 研究等。以 COLOR 研究为例,该研究共纳入 1248 名患者,随机分入腹腔镜手术组和开腹手术组,结果显示腹腔镜手术组平均术中出血量明显减少(100ml vs. 175ml,$P<0.001$),术后肠道功能恢复更快,所需麻醉药物更少,住院时间也明显缩短。从远期预后来看,腹腔镜手术组和开腹手术组 3 年无疾病生存率相仿(74.2% vs. 76.2%,$P=0.70$),3 年总生存率也相仿(81.8% vs. 84.2%,$P=0.45$)。因此,NCCN 指南和中国结直肠癌诊疗规范均将腹腔镜结肠癌切除术列为标准术式。结肠癌腹腔镜手术的根治性切除原则同开腹手术一样,但需要有经验的医师来进行,对无经验、非专科训练的医师,常达不到手术根治的程度。腹腔镜手术的主要优点在于手术创伤小,术后粘连少,术后恢复快。但并不是所有结肠癌都适用于腹腔镜手术,一些肿瘤巨大、周围组织受侵明显、腹腔粘连严重的结肠癌,腹腔镜操作往往很困难。另外,在腹腔镜手术时应时刻做好中转开腹手术的准备,以备腹腔镜手术难以操作或出现大出血等严重并发症时可以随时中转为开腹手术。新近出现的 3D 腹腔镜技术,是传统腹腔镜技术的进一步发展,具有三维立体的手术视野和手术操作的纵深感。3D 腹腔镜结肠癌根治术具有和传统腹腔镜手术相同的适应证,手术操作步骤和技巧也基本一致,正在国内逐步推广。

腹腔镜手术在不断成熟和推广的过程中,也在与其他结直肠外科的新兴概念相融合。CME 手术最初由 Hohenberger 提出时以开腹手术的方式完成,后续推广过程中,多个中心均通过腹腔镜完成 CME 手术,发现无论从手术时间,并发症发生率,还是标本质量方面来看,腹腔镜 CME 是安全可靠的。Storli 等又对比了 123 例开放 CME 手术和 128 例腹腔镜 CME 手术的远期预后,结果显示 3 年无疾病生存率(74.8% vs. 80.0%;$P=0.405$)和 3 年总生存率(80.4% vs. 88.2%;$P=0.152$)均相仿。

机器人结肠癌根治术:与传统腹腔镜相比,机器人在构造上有诸多优势,比如灵活的机械臂,精准的操作,稳定的镜头以及三维视野等,这些优势使得机器人在狭小空间内的手术中表现突出。因此,在结直肠癌领域,机器人更加适合于直肠癌或乙状结肠癌根治术。对于右半结肠癌根治术,也有少量研究对比了机器人手术和腹腔镜手术,大部分为回顾性研究,结果显示机器人右半结肠癌根治术是可行,安全可靠,在术中出血量、中转开腹比例以及围术期并发症发生率等方面均与腹腔镜手术相仿。但是机器人右半结肠癌根治术手术时间长,费用高,这些都是限制其推广应用的因素。

2. 化疗　化疗是结肠癌的重要的综合治疗手段之一,对于已行根治性切除的结肠癌或已行 R0 切除的转移性结肠癌,术后辅助化疗可以降低术后复发和远处转移风险。对于可 R0 切除的转移性结肠癌,新辅助化疗可以减少术后复发的几率,增加治愈的可能性;对于无法 R0 切除的转移性结肠癌,术前化疗可能使肿瘤降期,增加肿瘤及转移灶的根治性切除机会;化疗还可以作为晚期失去手术指征患者的治疗手段,减缓疾病进展以及延长生存时间。目前应用于临床的结直肠癌化疗药物包括奥沙利铂(L-OHP)、依立替康(CPT-11)、氟尿嘧啶(5-FU)及其前体药物、氟尿嘧啶增效剂亚叶酸钙(LV)等。各种化疗药物均以 5-FU 作为基础,不同的组合衍生出不同的化疗方案,目前临床常用的化疗方案列表如下(表 26-6)。

(1) 常用化疗药物

1) 氟尿嘧啶(5-FU):5-FU 是用于结肠癌化疗最早的有效药物,并且目前仍是常用化疗方案中最基本的药物。5-FU 是尿嘧啶的同类物,进入人体细胞后可转化为有效的氟尿嘧啶脱氧核苷酸,通过与脱氧胸苷酸合成酶结合,阻断脱氧核糖尿苷酸转化为脱氧胸苷酸,而干扰 DNA 的合成,达到抗肿瘤的作用。5-FU 是时间依赖性药物,维持一定时间的血药浓度可以明显加强其疗效,因此目前强调采用持续静脉滴注。

表 26-6　结直肠癌常用化疗方案

方案	药物	剂量	给药方式	给药时间	给药间隔
mFOLFOX6	L-OHP	85mg/m²	静滴	d1	2 周
	LV	400mg/m²	静滴	d1,d2	2 周
	5-FU	400mg/m²	静推	d1,d2	2 周
	5-FU	1200mg/m²	静滴	d1,d2	2 周
FOLFIRI	CPT-11	150～180mg/m²	静滴	d1	2 周
	LV	200mg/m²	静滴	d1,d2	2 周
	5-FU	400mg/m²	静推	d1,d2	2 周
	5-FU	1200mg/m²	静滴	d1,d2	2 周
CapeOX	L-OHP	130mg/m²	静滴 2h	d1	3 周
	Cape	1000mg/m²	口服 bid	d1～d14	3 周

L-OHP:奥沙利铂;LV:亚叶酸钙;5-FU:氟尿嘧啶;CPT-11:依立替康;Cape:卡培他滨

2）亚叶酸钙(LV):LV 是 5-FU 增效剂,常与 5-FU 联合应用以提高其效果,单药使用无抗肿瘤作用。大致机制为 5-FU 的活性形态氟尿嘧啶脱氧核苷酸与能胸苷酸合成酶结合而干扰 DNA 合成,LV 可与二者形成更加稳定的三联复合物而加强 5-FU 的作用。

3）奥沙利铂(L-OHP):奥沙利铂是第三代铂类抗癌药物,为结直肠癌化疗的一线药物。在体内和体外研究中,均可观察到奥沙利铂与 5-FU 联合应用的协同细胞毒作用,具体机制不详。奥沙利铂联合 5-FU 和 LV 的 FOLFOX 方案是目前结直肠癌术后辅助化疗和晚期结直肠癌姑息化疗最有效的方案之一。FOLFOX 方案依据用药剂量不同以及 5-FU 给药方法的不同分为 7 种,临床最常应用的为改良的 FOLFOX6 方案,即 mFOLFOX6。

4）伊立替康(CPT-11):CPT-11 最早作为 5-FU 和 LV 化疗无效的二线药物,后 CPT-11 联合 5-FU 和 LV 的方案,即 FOLFIRI 方案,经临床研究证实用于进展期结直肠癌的姑息化疗可以明显改善预后。CPT-11 及其活性代谢物 SN-38 可与拓扑异构酶 I-DNA 复合物结合,从而阻止断裂单链的再连接,达到抗肿瘤的作用。CPT-11 并不建议用于结肠癌的新辅助化疗和辅助化疗,但其与奥沙利铂一样可以为进展期结直肠癌首选的化疗药物之一。临床最常应用的方案为 FOLFIRI。

5）卡培他滨(Cap):5-FU 的前体,是一种口服化疗药物。卡培他滨在肿瘤组织内转化为 5-FU,进而发挥治疗作用。由于卡培他滨转化为 5-FU 需要胸腺嘧啶磷酸化酶的催化,而肿瘤组织中此酶的浓度要高于正常组织,所以卡培他滨可以在肿瘤内发挥更大的作用而对于正常组织的毒性作用相对减少。卡培他滨为结直肠癌一线治疗药物之一,可以单药应用,单药剂量为 2,500mg/m² 每日一次口服,持续 14 天,然后休息 7 天,每三周为一个周期。也可与奥沙利铂联合为 CapOX 方案(表 26-6),文献报道其与 FOLFOX 方案相比,疗效相似而毒性降低。

6）去氧氟脲苷:是氟化嘧啶衍生物中的新型 5-FU 前体,该药在肿瘤组织中能将高活性的嘧啶核苷磷酸化酶(PyNPase)转换成 5-FU,从而起作用,具有选择性的抗肿瘤效应。

7）优福定(UFT):是替加氟(FT207)与尿嘧啶以 1:4 比例配制而成的复合药物。与亚叶酸钙口服片剂联合应用适合于老年患者以及难以耐受静脉化疗的晚期结肠癌患者。

(2)辅助化疗:是结肠癌根治术后最重要的辅助治疗手段,其主要目的是降低远期复发转移的风险,一般选用经静脉全身化疗的方式。2000 年以前,辅助化疗方案仅有 5-FU+LV。此后,随着奥沙利铂以及卡培他滨等化疗药物的相继出现,辅助化疗的效果有了极大的提升。著名的 MOSAIC 研究对比了 FOLFOX 方案和 5-FU+LV 方案在结肠癌辅助化疗中的效果,结果显示,FOLFOX 方案可以显著提高术后 3 年无疾病生存率(78.2% vs.72.9%)。另外 CapOX 方案也有相应的 RCT 支持其疗效。但关于伊立替康用于辅助化疗的多个临床试验均发现,无论推注或输注 5-FU/LV 联合伊立替康,均不能带来有意义的生存获益,而且化疗毒性风险增加,因此伊立替康不应常规用于结肠癌的辅助化疗。

结肠癌根治术是否需要辅助化疗由其病理报告

2

决定：Ⅰ期患者不需要辅助化疗；Ⅱ期患者存在争议，一般认为有高危因素［T4；肿瘤伴穿孔或梗阻；淋巴管、血管、神经侵犯；检出淋巴结<12个；肿瘤为低分化或未分化（MMR高频突变患者除外）］的患者需要辅助化疗；Ⅲ期必须行辅助化疗。建议辅助化疗持续时间为半年。

（3）姑息化疗：是进展期结肠癌综合治疗的重要治疗手段，可以使部分原无手术指征的结肠癌或有转移患者获得手术切除的机会。根据给药途径可分为经静脉全身化疗和动脉插管区域化疗等。化疗方案通常与术后辅助化疗方案相同，其中伊立替康在晚期肠癌中的疗效得到多项临床试验证实，并可以根据疗效为术后的辅助化疗做出指导与评价；动脉插管区域化疗主要针对肝转移病灶，常用的方法为肝动脉灌注化疗（hepatic artery infusion，HAI）。HAI即在影像学引导下，选择肝内肿瘤的滋养动脉，有针对性地输注化疗药物，其可以单独或与全身化疗一起使用，常用药物包括5-氟脱氧尿苷、奥沙利铂、丝裂霉素等，还需加用地塞米松及肝素等预防急性毒性反应或血栓形成。HAI可以一次性注入药物或者置泵持续注入药物，用药剂量文献报道各有不同。文献报道全身化疗或HAI应用于原不可切除的结肠癌肝转移患者，给药3~8个疗程不等，通常3~4个疗程评估一次手术可能性，可以使约20%原本已无手术机会的患者获得根治性手术切除的机会。

（4）局部化疗：包括肝脏的局部化疗和腹腔内局部化疗。肝脏局部化疗主要应用于结肠癌肝转移的治疗，可以作为预防术后肝转移的方法，也可以作为晚期失去手术机会的结肠癌患者的姑息治疗手段。常用的局部化疗方案包括肝动脉灌注化疗（hepatic artery infusion，HAI）和肝动脉栓塞化疗（transcatheter arterial chemoembolization，TACE）。TACE是经介入的方法超选供应肝转移灶的肝动脉，注入化疗药物并栓塞相应动脉，以达到化疗与切断血供的双重目的。腹腔内局部化疗，主要用于结肠癌腹腔播散的患者，常用的方法为腹腔热灌注化疗（continuous hyperthemic peritoneal perfusion chemotherapy，CHPPC），利用热疗能增加化疗药物疗效的热动力效应，将热疗和化疗相结合，以达到腹腔内播散病灶的局部控制。目前相关的临床研究大多为回顾性研究，且多限于应用方法和可行性的探讨，尚未形成成熟的体系，有待进一步推广。

3. 分子靶向治疗 分子靶向治疗是以分子生物学为基础，针对肿瘤细胞受体、关键基因或调控分子，设计分子靶向药物，特异性的杀伤肿瘤细胞的治疗方法。在结直肠癌方面，分子靶向药物主要包括抗血管内皮生长因子（vascular endothelial growth factor，

VEGF）受体的单抗，如贝伐珠单抗（bevacizumab）和抗表皮生长因子受体（epidermal growth factor receptor，EGFR）的单抗，如西妥昔单抗（cetuximab）和帕尼单抗（panitumumab）。最初，靶向药物用于化疗耐受的转移性结直肠癌患者，可显著延长总生存。后续的临床证据使靶向治疗的地位逐步提高，也确立了和化疗联合使用的治疗模式。目前，诸多高质量RCT均证明在转移性结直肠癌的一线治疗中，靶向治疗联合化疗对比单纯化疗能带来更多的生存获益。据此，靶向治疗联合化疗已成为转移性结直肠癌的一线治疗方案。在靶向药物适应证不断扩大的同时，亦有部分研究关注于术后辅助化疗联合靶向治疗的问题，美国的N0147研究和欧洲的PETACC8研究均显示术后辅助化疗（FOLFOX4或者mFOLFOX6）联合西妥昔单抗对Ⅲ期结肠癌患者无益，DFS和OS均相仿，可能的解释是西妥昔单抗对于微转移灶有不同的活性形式。总的来说，分子靶向治疗目前仅适用于转移性结直肠癌，可显著提高其预后。但是靶向药物价格昂贵，极大地限制了其推广运用。

抗EGFR单抗有明确的疗效预测标志物，即K-ras和N-ras基因。所有患者在使用前均应进行K-ras和N-ras基因状态监测，仅K-ras和N-ras全野生型的患者才能从抗EGFR单抗治疗中获益。CRYSTAL研究是首个对比化疗（FOLFIRI）联合西妥昔单抗和单纯化疗在进展期结直肠癌一线治疗中疗效的RCT，共纳入了1198名患者，结果显示K-ras exon2野生型的患者中，靶向组中位总生存期（23.5月 vs.20.2月，$P=0.0093$），中位无疾病进展期（9.9个月 vs 8.4个月，$P=0.0012$）以及客观反应率（57.3% vs.39.7%，$P<0.001$）均有明显提高。同类研究还有很多，OPUS研究选择了西妥昔单抗联合FOLFOX方案，PRIME方案则选择帕尼单抗联合FOLFOX方案，结果均与CRYSTAL研究相一致。目前抗EGFR单抗相关研究的热点集中在继续寻找疗效预测指标，以筛选出最适合该治疗的人群。上述几个研究后续报道均显示K-ras exon 3和4以及N-ras exon2、3和4均有预测疗效的作用，成为新的预测标志物。抗EGFR单抗特异性的不良反应为痤疮样皮疹，常见于面部，有研究表明早期出现皮疹的患者可能获得更好的生存期。

抗VEGF单抗能抑制血管生成，阻碍肿瘤血供，从而达到抗肿瘤的作用，适用于所有进展期结直肠癌患者。No16966研究是首个评价贝伐珠单抗联合CapOX或FOLFOX4方案一线治疗进展期结直肠癌疗效的临床试验，结果显示靶向组无疾病进展期明显延长（9.4个月 vs.8.0个月，$P=0.0023$）。抗VEGF单抗最严重的不良反应包括消化道穿孔、出血、动脉血栓栓塞等，

因此肠道支架置入后,处于原发灶(和)或转移灶手术围术期,以及有出血或血栓风险的患者不能使用或在严密监测下使用。

另有研究头对头对比抗 VEGF 单抗和抗 EGFR 单抗联合化疗的疗效。FIRE-3 研究发现,虽然主要研究终点客观缓解率未达到显著差异,但在最终治疗终点总体生存方面,西妥昔单抗+FOLFIRI 与贝伐珠单抗+FOLFIRI 相比,中位总体生存期延长 3.7 个月,死亡风险降低 23%。而 CALGB80405 研究主要研究终点,贝伐珠单抗+化疗组和西妥昔单抗+化疗组的中位总体生存期分别为 29.0 个月和 29.9 个月,次要研究终点中位无进展生存期分别为 10.8 个月和 10.4 个月,均无显著差异。

除此之外,靶向药物还有针对多种激酶的瑞格非尼(regorafenib)等,可用于化疗及其他靶向治疗均无效的进展期结肠癌患者。

4. 放疗　由于对结肠癌放疗的疗效存在争论,因此文献报道很少。一般放疗是作为联合手术、化疗等手段治疗的措施之一。局部放疗适用于切缘阳性或切缘离肿瘤边缘十分接近或肿瘤未完全切除的患者。锁骨上淋巴结或腹膜后淋巴结有转移的患者应用放疗局部照射有一定的疗效。

择期结肠手术患者最佳的围术期方案是腹腔镜微创手术联合快速康复外科。后者详见第九章"围术期处理"。

【结肠癌肝转移的治疗】

肝脏是结肠癌最常见的远处转移器官,结肠癌肝转移可以在术前、术中或术后随访中被发现。结肠癌肝转移的早期仅表现为结肠癌本身的症状,并无肝脏受累症状。当发生广泛肝转移时,可以出现肝区疼痛、腹胀、食欲减退以及上腹部肿块等肝脏受累症状;部分原发灶症状轻微的患者可由于体检如超声或 CT 检查发现肝转移而首诊。晚期患者可因累及肝内胆管而出现黄疸,可致门脉高压或低蛋白血症,出现腹水,预后不良。

目前针对结直肠肝转移的治疗方案很多,包括手术治疗、化疗(全身静脉化疗和介入治疗)、靶向治疗和其他多种局部治疗(射频消融、微波消融、无水乙醇注射和冷冻术)等。其中手术是目前唯一有效的治愈手段。国外大宗病例报道治愈性肝切除术的手术死亡率 1%~2.8%,术后 5 年生存率 34%~48%,但仅有 10%~25% 结直肠癌肝转移患者确诊时适合于手术切除,另有约 15%~20% 的患者经过化疗或者化疗联合靶向治疗,即转化治疗后可获得切除肝转移灶的手术机会,其他的患者肝转移灶始终不可切,治疗重点应为转移灶的局部控制。

中国结直肠癌肝转移诊断和综合治疗指南(V2013)扩展结肠癌肝转移的手术适应证,具体包括:①原发灶能够或已经根治性切除;②根据肝脏解剖学基础和病灶范围肝转移灶可完全(R0)切除,且要求保留足够的肝脏功能,肝脏残留容积≥50%(同步原发灶和肝转移灶切除)或≥30%(分阶段原发灶和肝转移灶切除);③患者全身状况允许;④没有不可切除的肝外转移灶。

对于有切除适应证的肝转移灶推荐手术治疗,同时或分期切除皆可。Wagner 报道 116 例结直肠癌肝转移患者行肝转移灶切除术,与 70 例药物治疗组作对照,其 5 年生存率分别为 25% 与 2%,表明手术切除肝转移灶能极大地提高生存率。肝转移灶手术后超过一半的患者会复发,对于这类患者可以行多次切除,Pessaux 曾报道结直肠癌肝转移患者行单次转移灶切除、复发后二次切除与二次复发后再切除的对比研究,结果显示 5 年生存率依次为 33%、21%、36%,三组数据的无显著性差异,提示即使肝转移切除后复发,只要有手术适应证均应力争手术切除,其远期效果与首次切除相仿。

对于潜在可切以及由于转移灶过大或邻近分支血管而不可切的肝转移,均可尝试进行转化治疗,即通过化疗以及靶向治疗缩小转移灶从而获得手术机会。单纯化疗的转化切除率不足 10%,联合靶向治疗则可显著提高转化切除率。复旦大学附属中山医院发起的 NCT01564810 研究对比了化疗(FOLFOX 或FOLFIRI)联合西妥昔单抗和单纯化疗在转移性结直肠癌一线治疗中的效果,主要随访终点转化切除率有明显差异(25.7% vs. 7.4%,P<0.01)。贝伐单抗联合化疗同样可以提高转化切除率,但是由于其抗血管机制,使其更容易形成肿瘤内空洞或坏死而不是肿瘤缩小,因此在转化切除方面效果略逊于抗 EGFR 单抗。

【梗阻性结肠癌的治疗】

梗阻性结直肠癌是老年人肠梗阻的主要病因之一。约 70% 的梗阻性结直肠癌发生在左半结肠及直肠,30% 发生于右半结肠。梗阻性结直肠癌的常见的病理类型为环周生长的浸润型癌,多为Ⅲ或Ⅳ期,也有部分患者因肿块型癌占据肠腔一圈而引起梗阻。梗阻性结直肠癌常伴有贫血、低蛋白血症及电解质紊乱。

梗阻性结直肠癌常以肠梗阻为首发症状急诊入院。在患者一般情况允许下,均可考虑急诊手术治疗。右半结肠梗阻性结肠癌常行Ⅰ期根治性切除并吻合。虽然难以在术前行肠道准备,但是大多数左半结肠梗阻性结肠癌的Ⅰ期手术切除吻合目前认为是安全的,术中若能够行较为理想的肠道灌洗,使肠腔清洁之后仍可以行根治性切除,Ⅰ期吻合。若肠道不能充分灌洗或患者情况差、肠壁水肿明显,则可行肿瘤切除、近端造口手术。若梗阻时间较长,梗阻近端肠管常扩张并增生性肥厚,肿瘤切除后近端肠管与远端肠管直径相差较大,不利于Ⅰ期吻合,此时也应考虑近端造口术,待4~6个月后行Ⅱ期吻合手术。若术中发现其他不利于Ⅰ期吻合的因素,也不应强行吻合。

近来临床上已开展了术前经结肠镜放置肠梗阻导管或肠梗阻记忆合金支架等治疗方法,可进行减压引流和必要的肠道准备以提高根治性手术切除率和Ⅰ期吻合率。复旦大学附属中山医院报道了30例胃肠道癌性梗阻的患者经放置金属支架后1~3天梗阻症状得以缓解或完全解除。另有15例急性完全性肿瘤性低位结直肠梗阻患者行肠梗阻导管置入术,其中13例获得成功,冲洗引流后腹部X线片显示肠管扩张较明显好转,气液平面减少,并进一步接受了结直肠癌根治手术,无围术期死亡、术后吻合口瘘、出血等严重并发症。因此,结直肠癌致急性肠梗阻患者,首选急诊放置金属支架,待7~10天后即可行结直肠癌根治微创手术。

【预后】

结肠癌在消化系统肿瘤中属于预后较好的一种。当然有个体差异,与肿瘤的分期、分型、在结肠中的位置、自身身体条件、辅助治疗措施等因素有关。高危人群的结肠癌筛查以及健康饮食习惯可以降低结肠癌的发病率与死亡率。结肠癌5年总体生存率在50%~60%之间,若按照预后分析划分,Ⅰ期约为90%~95%,Ⅱ期约为80%~85%,Ⅲ期约为60%~70%,Ⅳ期则不足20%,Ⅳ期患者如能接受转移灶根治性手术,将获得与Ⅲ期患者类似的生存。

(许剑民)

二、直　肠　癌

(一)临床表现

早期直肠癌仅限于黏膜层常无明显症状,仅有间歇性少量便血和大便习惯改变。肿瘤进展后出现破溃,继发感染,可产生直肠刺激症状,表现为大便次数增多,里急后重或排便不尽感;肿瘤破溃感染后可有出血及黏液排出。便血为直肠癌最常见的症状,80%以上的直肠癌有便血。癌引起肠腔狭窄可致腹胀、腹痛、排粪困难甚至肠梗阻,如癌累及肛管括约肌,则有疼痛。男性直肠癌可侵犯尿道、前列腺和膀胱,女性直肠癌可侵犯阴道后壁,并出现相应症状。病程晚期,肿瘤可侵犯骶神经导致会阴部疼痛;癌转移至肝脏和腹膜时,可出现黄疸、腹水等征。

(二)诊断

直肠癌早期症状不明显,最初多为无痛性便血、黏液血便或大便次数增多,不易引起重视,常被误诊为"痔疮"或"痢疾",使病情延误。因此对由上述表现者,应认真做下列检查。

1. 直肠指诊　直肠指诊目前仍是诊断直肠癌最基本、最重要和最简单的方法。直肠癌好发于直肠中、下段,约80%的直肠癌可经直肠指诊发现,在直肠癌被误诊者中,约80%是因未行直肠指诊。

2. 实验室检查

(1)粪隐血试验:此方法简便易行,且由于80%~90%的直肠癌有便血,此试验可作为直肠癌普查初筛的常规检查,但阴性结果亦不能完全排除肿瘤。

(2)血清癌胚抗原(CEA)检测:CEA检测特异性较差,有一定的假阳性和假阴性,不适合普查和早期诊断,但对估计预后、检查疗效及复发有一定帮助。对CEA升高的直肠癌患者,术后应随访CEA水平,如下降表示手术效果好,如不降或反升则有复发或转移。化疗后如CEA下降,表示对化疗敏感,反之则无效。对术前CEA不升高者,术后监测CEA意义不大。

3. 内镜检查和影像学检查

(1)直肠镜、乙状结肠镜检查:对所有指诊怀疑直肠癌者均应做内镜检查,在内镜直视下协助诊断并取活检做病理诊断。取活检时需考虑不同部位的肿瘤细胞分化存在差异,要做多点活检,以便明确诊断。

(2)钡剂灌肠、纤维结肠镜检查:适用于直肠上段或乙状结肠与直肠交界处癌的检查,尚可除外结肠部同时有多发性原发癌或息肉。

(3)CT检查:可明确肿瘤大小、肠壁内外及周围淋巴结受累情况,对直肠癌分期有重要意义。但难以发现直肠黏膜表面异常或直径小于1cm的病灶,因此不能作为早期诊断的方法。当肿瘤向肠壁外生长,侵及周围组织使肠壁外侧轮廓模糊时,CT有助于做出诊断。直肠癌在CT图像上表现为:腔内肿块,肠壁局限性或环形增厚超过2cm,病变区CT值为40~60Hu,病变区弥漫性钙化或坏死导致病变中央密度降低,直肠周围组织结构模糊、增厚或密度增加。CT对晚期和复发性直肠癌的评估意义较大,可以直接观察到肿瘤侵犯邻近组织,尤在Miles手术后不能做内镜和直肠腔内超声者,手术后3个月可做盆腔CT扫描作为基础,便于以后随访时对照用。随访时复查CT,与术后3个月的摄片比较,若发现有组织影增大,中央出现低密度区或弥漫性钙化,则可能有复发。诊断不能明确时,可在CT引导下做细针吸取细胞学诊断。但CT对判断淋巴结转移准确性较差。

（4）直肠腔内超声检查：是探测直肠癌外侵和直肠壁浸润的一种新的诊断方法，于20世纪80年代开始应用于临床，用于直肠癌的术前分期。腔内超声能准确地诊断出肿瘤所侵犯的部位及大小。在正常人，直肠内超声图像上可见到同心圆排列的直肠壁各层结构。由内向外分别是：黏膜、黏膜肌层、黏膜下层、肌层和浆膜或直肠周围脂肪。而肿瘤表现为局部破坏的不规则影像，失去了原直肠周围的正常腔隙结构。近年来，不少国内外文献报道，直肠腔内超声检查判断肿瘤侵犯深度对直肠癌术前分期较CT摄片更灵敏和精确。但腔内超声对淋巴结的检查只能估计其大小，不能分辨其性质。

（5）MRI检查：对盆腔肿块有较高的敏感性，能根据解剖学改变和信号强弱的变化来区别其良、恶性，对直肠癌的外侵，MRI检查较CT更有意义，用于直肠癌的术前分期。MRI检查尚优于直肠内超声检查，直肠内超声不能探测肿瘤的广度和传感器探头外的淋巴结，对直肠系膜淋巴结诊断准确率低，而MRI观察范围广，可识别肿瘤浸润深度、直肠系膜累及、淋巴结及肿瘤的位置，对直肠高位病变或狭窄亦可成像。

（三）治疗

近年来，随着学者们对直肠盆底结构局部解剖、直肠癌肿瘤生物学的再认识，医疗器械设备的不断发展，外科医师手术技巧和手术方法的改进以及多学科规范化、个体化综合治疗的广泛应用，使直肠癌外科治疗模式发生了根本性的变化。现代直肠癌外科仍遵循肿瘤根治第一、器官功能保留最大化的治疗原则。直肠癌的外科治疗5年生存率在50%~60%左右，局部复发率和远处转移的发生率较高。为了更好地提高治疗效果，应强调早期发现、早期诊断、早期治疗，对进展期直肠癌应强调规范化的综合治疗。

直肠癌手术应遵循Heald 1982年首先提出的全直肠系膜切除术（total mesorectal excision，TME）原则，所谓直肠系膜是一潜在间隙，内含淋巴和脂肪组织，不是真正的肠系膜。直肠癌术后局部复发最可能是由于原发肿瘤远侧的直肠系膜内残留了播散的癌组织。直肠癌外科治疗的TME定义为直视下完整锐性切除直肠及直肠系膜，并保证切除标本环周切缘阴性。该法切除了包括盆腔筋膜脏层内的全部直肠系膜，其目的在于整块地切除直肠原发肿瘤及所有的区域性播散。这一手术使术后5年局部复发率降至4%~10%，无瘤5年生存率为80%以上，这是近年来对直肠癌手术的理念革新和技术规范，被称为"直肠癌手术新的金标准"。

1. 手术治疗 直肠癌的治疗以手术根治切除为

主，根治范围包括全部癌灶、两端足够的肠段、周围可能被癌浸润的组织及有关的肠系膜和淋巴结（图26-11）。

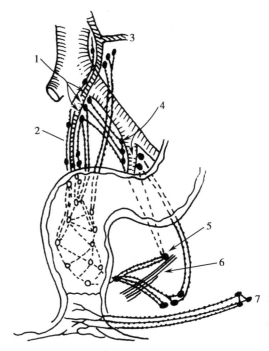

图26-11 直肠壁内外淋巴系统的引流途径
虚线网示肠壁内淋巴系统 1. 乙状结肠动脉 2. 痔上动脉 3. 结肠左动脉 4. 髂内淋巴结 5. 闭孔淋巴结 6. 肛提肌 7. 腹股沟淋巴结

（1）直肠癌根治，永久性结肠造瘘

1）腹会阴联合切除术（APR手术）：这一经典的手术方式由Miles于1908年首次提出，其手术过程和操作至今改变不多。适用于距肛缘7cm以下的直肠下段癌。手术范围包括乙状结肠及其系膜、直肠、肛管、肛提肌、坐骨肛门窝脂肪和肛周皮肤，一般包括全部乙状结肠及结肠系膜内直肠上、肠系膜下血管及淋巴结及连接直肠上部分腹膜（图26-12）。此手术缺点是需做永久性人工肛门，给患者带来不便。

2）盆腔后部切除术（后盆腔清除术）：主要适用于女性低位直肠癌，尤其癌位于直肠前壁或侵及直肠前壁Dukes B、C期的低位直肠癌，手术切除范围基本上同腹会阴联合切除，再联合阴道侧后壁、子宫和双侧附件一并切除。

3）盆腔脏器清除术（全盆腔清除术）：适用于直肠前壁癌向膀胱后壁及前列腺或者尿道浸润无法分离者。手术切除范围为腹会阴联合切除连同全膀胱、前列腺及部分后尿道一并切除。需做永久性人工肛门及尿路改道术。此手术创伤大，并发症多，术后粪便和尿路双重改道给患者生活带来很大不便，故临床应用较少。

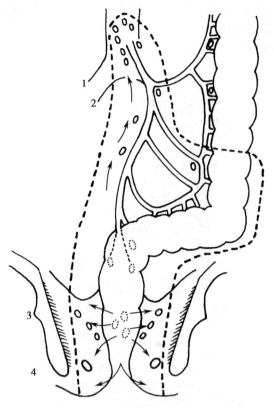

图 26-12　直肠癌经腹会阴联合切除术
虚线示切除范围　1. 主动脉周围淋巴结　2. 乙状结肠系膜淋巴结　3. 肛提肌上淋巴结　4. 坐骨肛管间隙淋巴结

4）直肠癌扩大切除术：随着对直肠淋巴结转移规律的深入研究，近来发现直肠癌尤其是位于腹膜返折以下的直肠癌侧方淋巴结转移发生率较高。故对于癌下缘位于腹膜返折以下的直肠癌，有侧方淋巴结转移的可能性，除了进行上方淋巴结清扫外还应进行侧方清扫，即行扩大根治术。手术清扫范围为：腹会阴切口，上方清扫直肠系膜下动脉根部，如同 APR 手术，肛提肌于起始部切断，根部切断直肠下动脉，彻底清除坐骨肛门窝内脂肪淋巴组织，并清除髂内动脉及其主要分支周围的脂肪淋巴组织。对病灶局限固定于骶 2 平面以下、无远处转移的直肠癌，可合并行部分骶、尾骨切除。针对传统腹会阴联合切除术治疗低位直肠癌术后局部复发率较高的缺点，近年来提出了柱状腹会阴联合切除术（CAPR）的手术方法和经肛提肌外腹会阴联合切除术（ELAPE）。

（2）保留肛管括约肌的直肠切除术

1）直肠前切除术（Dixon 手术）：适用于肿瘤下缘距肛缘 6～7cm 以上的直肠中上段癌。远侧切断距肿瘤缘 3～5cm，在腹腔内直肠与乙状结肠做吻合，完全保留肛门括约肌，该术是直肠癌切除术中控制排粪功能最为满意的一种手术。但是直肠下段切除组织和范围有限，根治不彻底，盆腔内吻合困难，术后有一定

的并发症，如吻合口瘘、盆腔感染出血、吻合口狭窄和复发等。传统手工行结直肠吻合，现多采用吻合器手术，这是一种新型的外科技术，经过多年的临床实践效果满意。器械吻合优点为：扩大了前切除的适应证，使更低位的直肠癌得以经此手术保留了肛门括约肌功能。

吻合器手术过程与前切除大致相同，主要操作步骤为：在肿瘤下方 3cm 处用旋转头线型闭合器关闭并切断远端直肠，切除肿瘤段直肠、乙状结肠及其系膜淋巴结，近端结肠行荷包缝合并置入钉钻座，经肛门放入端-端吻合器，其锥形头从直肠闭合端中央戳空而出，插入钻座中心杆内，旋紧尾端螺杆使两断端靠紧，击发切割，打钉变成吻合。双吻合器方法较通常吻合器操作更简便、安全，吻合成功率高，对远端直肠可一次切割闭合，避免了低位盆腔内荷包缝合操作的困难和污染盆腔的缺点，尤其适用于低位和超低位直肠吻合术，成为低位直肠癌实行保肛手术的首选术式。

2）经腹骶联合切除术：因中低位直肠癌经腹手法吻合困难，有人采用腹骶联合切除术。右侧卧位，首先进腹游离直肠和乙状结肠，缝合腹壁，然后在骶尾部做横切口，切除尾骨，暴露直肠，将乙状结肠、直肠和肿瘤由骶部切口牵出，切除吻合后送入盆腔。该手术暴露好，吻合安全可靠，但手术费时，并发症多。

3）经腹肛切除吻合术（Parks 手术）：适用于低位直肠肿瘤，肛提肌上方残留直肠太短而无法进行低位吻合者，腹部手术与前切除术相同，在肛提肌上约 0.5cm 处将直肠横断，齿状线上 1cm 处将黏膜环形切除，将近端结肠拉至肛缘，将结肠断端与肛管黏膜做吻合。为防止吻合口瘘，可做一临时性横结肠造口。

4）直肠经腹、肛管拉出切除术（改良 Bacon 手术）：手术适应证和操作与 Parks 手术基本相同。在剥离直肠黏膜和切除直肠肿瘤后，经肛门拉出近端结肠 6～7cm，将直肠残端与结肠浆肌层缝合固定，拉出肠段在术后 12～14 天在齿线平面切断，并将其断段与齿状线做一圈缝合，该术式现已较少应用。

5）Maunsell-Weir 手术：经腹低位切除直肠和部分乙状结肠，将肛管、直肠外翻，近端结肠经肛门拖出，在肛外做结肠直肠吻合后退回盆腔。手术优点：保留了正常的排便反射及肛管括约肌功能，缺点为手术困难，根治性差，易出现吻合口瘘、狭窄及复发。

6）Turnbull-Curait 手术：即将 Maunsell-Weir 手术分成二期手术：肛管、直肠残端拉出外翻，中央置一胶管，使外翻肛管、直肠与结肠浆膜愈合，2 周后切除外突的直肠和结肠，将结肠端与直肠黏膜缝合，推回肛门。手术比较安全，肛门功能较好。但可发生肠坏死。

7）经括约肌间手术（intersphincteric resection，ISR）：分为内括约肌部分切除和内括约肌全切除。适用于 T1 和部分 T2 期低位直肠癌，腹部操作：远端超过盆底肌裂孔沿内外括约肌间隙游离，保证远端切缘阴性前提下行乙状结肠/直肠-肛管手法吻合，可做一临时性保护性造口。该术式肿瘤根治性和肛门功能评估还有待大样本资料长期随访。

8）经前会阴平面超低位前切除术（APPEAR）：英国的 Williams 等首先应用，适用于常规需要行 APR 手术或全直肠切除手术而不能保肛的良恶性疾病。该技术是先通过腹部游离直肠中上段，再经前会阴平面（男性在直肠和尿道之间，女性在直肠和阴道之间）途径到达所谓"无人区"，游离下段直肠，切除标本后通过吻合器或手工缝合的方法保留肛管括约肌。"无人区"所含的直肠位于盆底肌肉内组织中，其上界为肛提肌的上沿，下界为肛门外括约肌的上缘（在肛管直肠连接处为耻骨直肠肌），加行保护性回肠造口。

（3）治愈性局部切除术：在对直肠癌病理学和生物学特性的深入研究中，人们发现早期直肠癌淋巴转移率低于 10%，在早期病例中行局部扩大切除可获得治愈性的效果。但仍需按临床和病理学特点严格选择手术病例。此手术适用于：年老、体弱及合并严重器质性疾病不能耐受根治手术的患者，病灶限于黏膜层，位于直肠中下端直肠病灶，分化好或中等，直径小于 3cm，活动度好，与肌层无粘连、肠壁外无侵犯及无淋巴结转移的直肠癌。

1）经肛门局部切除：经肛门局部切除术包括传统的经肛门局部切除术和经肛门内镜微创手术（TEM），适合于距齿状线 5cm 以下的病灶，根据切除深度分为黏膜下切除及全层盘状切除。经肛门黏膜下切除术适用于病灶尚未侵及直肠肌层者，切缘距癌 1cm 以上，经肛门全层盘状切除术适用于溃疡性肿瘤，将肠壁全层切除，切缘 2cm 以上。对于超过 T2 的直肠癌不适于行局部切除术，因为随着分期的增加，淋巴结转移率增高，行局部切除术后的局部复发率也会增高。

2）经括约肌局部切除：适合于齿状线上 5～12cm 之间的 Dukes A 或 B 期肿瘤。术中需仔细切开括约肌每一层肌肉组织，切除肿瘤后用不吸收缝线逐层缝合切断的括约肌，为防止切口感染可做临时性肠造口。

3）经骶骨部切除：适用于距齿状线 5cm 以上中上位直肠癌。在骶尾关节处做横切口，切除尾骨及部分骶骨，以获得对高位直肠肿瘤的暴露。

（4）腹腔镜直肠切除术：美国的 COST 研究、欧洲的 COLOR 研究以及英国的 CLASSIC 研究奠定了腹腔镜手术在结肠癌手术治疗中的地位。目前腹腔镜直肠癌手术在国内外也已广泛开展，近年来 3D 腹腔镜手术、机器人辅助腹腔镜直肠手术也逐步在临床推广应用。其手术方法有以下几种：①腹腔镜辅助的腹会阴联合切除。腹腔镜下游离降结肠与乙状结肠，腹腔镜下分离结肠系膜血管，离断降结肠。会阴部做切口，直视下分离直肠下端与腹腔会合，拖出直肠及病灶，降结肠近端自左下腹拉出造口；②腹腔镜辅助直肠切除及通过吻合器吻合术。经腹腔镜分离左半结肠，离断结肠，经左下腹切口将直肠拉出，结扎血管，常规法切除病变肠段，在近端结肠做荷包放入吻合器钉钻座，放入腹腔，重建气腹，自肛门伸入管状吻合器，做降结肠直肠吻合。腹腔镜手术优点是：手术切口小，疼痛轻，术后恢复快，缺点为需要一定时段的学习曲线，手术器械的依赖性强。

（5）其他手术

1）经腹直肠切除、永久性结肠造瘘术（Hartmann 手术）：适用于直肠癌经腹切除后因全身和局部条件不宜做吻合者。手术操作基本与 Dixon 术相同，只是远端予以缝闭，近端自腹壁引出造瘘。

2）结肠造瘘术：目的是减压和排粪。适用于伴急性肠梗阻及肿瘤无法切除者。分为临时性和永久性两类。造口方式可为端式造口和襻式造口。造口部位多选在乙状结肠或横结肠。

2. 转移和复发患者的治疗

（1）局部复发直肠癌（LRRC）的治疗：直肠癌局部复发是指直肠癌根治术后原发肿瘤部位或者术野范围内出现与原发疾病病理相同的肿瘤。常见的复发部位有吻合口、盆腔器官、会阴部、骨性骨盆、淋巴结等，患者可出现肠梗阻、腹痛、便血、会阴部坠胀、包块、会阴部窦道不愈等临床症状。有时临床症状多不典型，与肿瘤复发部位密切相关，也较常被患者忽视。统计资料显示，60%～80% LRRC 患者在肿瘤根治术后 2 年内复发，50% 的复发患者肿瘤局限于盆腔内。最新统计数据表明，进展期中低位直肠癌局部复发率为 6%～10% 左右。虽然所占的百分比不高，但绝对数值还是不小。若不经治疗，LRRC 患者的中位生存期低于 8 个月。虽然放/化疗能部分改善 LRRC 患者的生活质量，但 LRRC 预后仍极差，中位生存期仅为 4～13 个月，许多患者常在痛苦和绝望中等待死神的来临，是结直肠外科领域的诊治难题。多学科协作模式下的 LRRC 手术是目前唯一有机会根治直肠癌复发的治疗手段。对符合手术指征的患者而言，LRRC 不再是绝症，是有希望治愈的，应该摒弃姑息疗法的传统思想，采取多学科积极治疗。国内外统计数据表明，LRRC 的 R0 手术后 5 年生存率约为 40%～70%，最高可达 77%。复旦大学附属华山医院 LRRC 手术的经验是通过借助多学科平台技术,采用经腹经会阴经骶三入路、术前多模态影像融合、术中肌电检测、肠排列等技术,在完成肿瘤 R0 切除的基础上,最大限度保护患者的术后生理功能。

(2) 肝转移的治疗:对于直肠癌切除术后肝转移手术的指征,以往受限于肝转移癌数目、大小、分布的可切除性标准已经被摒弃,取而代之以新的标准:①所有的肝脏转移灶均 R0 切除后,尚能够保留足够的残余肝(约 30% 正常肝脏或 50% 硬化肝脏);②没有无法切除的肝外转移灶。对同期肝转移的处理多主张分期行肝转移灶切除。理由是:①同期的切口暴露困难;②除发现转移灶外,可能还有隐藏着的微小结节而术前未做仔细检查;③原发灶生物学特性不明,不能选择手术类型;④分期切除比同期切除预后好。故尽可能原发灶切除后 4～6 个月再行肝转移灶根治术。但随着微创外科技术和综合治疗手段的进步,现在有越来越多的医师逐步接受了原发灶和肝转移灶的同步切除手术。肝转移癌切除术后有 10%～20% 的患者可在肝内再次复发,近来多主张再次手术以提高生存率。目前认为手术治疗直肠癌肝转移是唯一能治愈的手段,但切除率仅为 10%～15%。对许多不能切除的患者可通过全身化疗(可联合分子靶向药物)、肝动脉化疗等多种治疗手段来获得肿瘤降期,以获得更多的根治性切除机会,有效率为 50%～70%。

3. 男性直肠癌术后性功能障碍的处理

(1) 发生机制:男性阴茎勃起由副交感神经控制,起于骶 2～4 的内脏传入纤维,自骶孔发出盆内脏神经沿盆腔与腹下神经汇合而形成盆丛;而射精则由交感神经控制,其于胸 12 至腰 1,沿主动脉下降,形成上腹下丛和分出腹下神经。盆丛位于直肠壶腹的外前侧,紧贴盆侧壁。在一般的经腹会阴切除手术不易损伤盆丛,但在 Miles 术会阴操作时,勃起神经可能随 Waldayer 筋膜的撕裂而在其骶根部断裂;副交感神经纤维更可在前列腺周围丛处损伤,如在直肠癌浸润直肠前列腺筋膜而行广泛切除时。交感神经损伤则多发生在其骶岬水平和直肠周围近腹膜处。Miles 术后性功能障碍的发生率可高达 20%,在扩大根治术后尤为多见,偶见于直肠前侧切除术后。

(2) 预防和治疗:关键在于术中保护自主神经,打开后腹膜后,在腹主动脉近分叉处的前方游离并保护交感神经,随后行淋巴结清扫。直视神经束的行径,在直肠侧后方切开其固有筋膜,认清腹下神经丛及其膀胱支和直肠支,保护其膀胱支,在骶前切断直肠及其直肠支神经。如癌已浸润直肠周围脂肪和直肠前列腺筋膜,行扩大根治术就很难保护前列腺周围

丛副交感神经。在彻底清除癌和淋巴结病灶的条件下,自主神经的完整保护就成为次要地位。自主神经损伤引起的性功能障碍很难恢复,如应患者要求,可试行膨胀的阴茎假体植入术。Furlow WL 曾报道临床应用 175 例,168 例患者感到满意。

4. 放射治疗

(1) 直肠癌术前放疗:又称新辅助放疗,常结合氟尿嘧啶为基础的同期化疗,适用于距肛缘 10cm 内 T3-4Nx 或 TxN(+) 的进展期中低位直肠癌,其目的是:①使肿瘤缩小,提高手术切除率;②减少淋巴结转移;③减少远处转移;④减少局部复发机会。多采用体外照射,放疗后手术时间随剂量不同而异。长程放化疗:45～50Gy/25～28Fx,放疗同期联合氟尿嘧啶类药物,放疗结束后 6～10 周接受手术;短程放疗:25Gy/5Fx,放疗结束后 1 周接受手术。目前认为术前放疗比术后放疗更有效,术前放疗的局部复发率明显低于术后放疗。

(2) 直肠癌术后放疗:术后放疗可减少局部复发率,提高生存率。适用于手术切除不彻底,Dukes B、C 期患者或任何一期的直肠中、下段癌。常用剂量为 45～55 周内 45Gy/(20～25) 次。

(3) 直肠癌术前、术后放疗及放疗-手术-放疗:被称之为"三明治"式治疗,此法可提高疗效。可于术前一次照射 5Gy,然后手术,手术后再放疗 45Gy/5 周。Mohiuddin 报道此法治疗的 5 年生存率为 78%,明显高于单纯手术者的 35%。

(4) 术中放疗:近年来有报道采用术中直视下放射治疗,这样可提高肿瘤组织的照射剂量并减少正常组织的不必要照射。应一次照射 10～20Gy,适用于肿瘤过大而无法切除或局部复发病例,效果很好。

(5) 不能手术直肠癌的放疗:对晚期直肠癌不能手术者,部分患者在接受一定剂量的放疗后可以增加手术切除的机会,大多可以达到缓解症状或镇痛的效果。

5. 化学治疗 主要用于手术切除后预防复发或转移及治疗未切除尽的残留癌。在结、直肠癌的化疗领域中,最常用的化疗药物氟尿嘧啶(5-FU)目前仍占主导地位。

用药方案有下列几种:①每周给药一次方案:每次 5-FU 500～750mg,缓慢静脉注射,每周一次。②负荷剂量方案:5-FU 每日 12mg/kg,连用 5 天,以后隔日半量给药,直至出现毒性反应或 11 次后每周 15mg/kg 维持,其有效率为 33%。辅助化疗的时间,有认为以 5-FU 为主的化疗药物,在术前术中就开始使用,即使癌肿早期,术前很可能已有远处转移灶存在,在术中其可消灭手术中逸出的癌细胞,术后化疗持续 0.5～

2.0 年。

5-FU 可单独给药（氟嘧啶甲氨酸酯剂卡培他滨口服化疗）也可联合化疗，目的在于增加疗效，减少化疗药物的毒性和耐药性。目前有 5-FU 和丝裂霉素（MMC）或 5-FU 和顺铂（DDP）/奥沙利铂或 5-FU 和伊立替康联合等方法。部分患者联合分子靶向药物贝伐单抗或西妥昔单抗可进一步提高疗效。

（项建斌　陈宗祐）

第五节　大肠淋巴瘤

大肠淋巴瘤发病率约 1% 左右，较少见，往往发生于免疫低下的人群，男性发病多于女性，年龄分布广，不过多大于 50 岁。侵犯部位以盲肠占多数，直肠及升结肠次之。临床上分为原发和继发两种。原发型起源于肠壁黏膜下层的淋巴组织，初期病灶局限，以后生长迅速，可侵犯周围组织及发生远处转移。肿瘤大体形态表现为息肉型、溃疡型和弥漫型。组织分型中 B 细胞型非霍奇金淋巴瘤占多数，其次为 T 细胞型和霍奇金淋巴瘤。另外可以根据病灶侵犯范围分为以下三级：Ⅰ级：局限于肠壁内；Ⅱ级：侵犯病灶周围区域淋巴结；Ⅲ级：侵犯周围器官或腹主动脉旁淋巴结。

【临床表现及诊断】

临床症状与腺癌相似，以腹痛、腹块以及发热为主要表现。诊断原发性大肠淋巴瘤须排除血液系统及其他原发病灶。直肠中下段的恶性淋巴瘤多可为直肠指诊触及，多为息肉样，当溃疡形成时则类似于腺癌，质地可偏软。肠镜仍是诊断的最主要方法，可以发现多发的病灶并且有可能得到病理诊断。CT 等影像学检查有助于术前的病灶定位与分级，原发大肠淋巴瘤放射学表现分为局灶病损和弥漫性病损：局灶病损放射学表现与癌类似，一个巨大的结肠外成分、管腔同心形扩张、末端回肠以及回盲瓣的息肉样的充盈缺损等征象高度提示淋巴瘤；弥漫性大肠淋巴瘤放射学表现与家族性息肉病、伴有假性息肉病的溃疡性结肠炎、肉芽肿性结肠炎、结节性淋巴组织增生以及血吸虫病较难鉴别。PET 成像在淋巴瘤病灶检测中敏感性 89.7%，特异性 95.5%。另外需留意，淋巴瘤可能与其他疾病有关，如免疫缺陷、炎性肠病等。

【治疗及预后】

目前的观点认为首选手术切除原发灶，结合化疗和放疗的综合治疗。手术范围与腺癌相同，如淋巴结有阳性则须行化疗，霍奇金病多以 COPP 方案为主，非霍奇金淋巴瘤以 EVAP 方案为主。如肿瘤切缘阳性或者有残留，则应行放疗。可术中对病灶作标记，一般术后 3～4 周开始。大肠淋巴瘤的预后与侵犯范围及组织分型有关，有报道称局限于肠壁内的肿瘤有效治疗后 5 年生存率可达到 55%，霍奇金病可基本缓解。

另外综合治疗效果优于单纯手术治疗。

（项建斌　陈宗祐）

第六节　肛管恶性肿瘤

肛管及肛缘恶性肿瘤较少见，仅占全部大肠恶性肿瘤的 1%～4%，其中肛缘肿瘤更为少见。本病多发生于 60 岁以上的老年人，肛管恶性肿瘤以女性多见，而肛缘恶性肿瘤以男性多见。肛管恶性肿瘤发生在齿线下方至肛门开口部位，而肛周恶性肿瘤则定义为发生于以肛口为中心，直径为 6cm 的圆形区域内的恶性肿瘤。

【病因】

肛管癌的病因是多因素的，其中遗传因素可能与 11 染色体（11q22）或 3 染色体（3q22）改变有关。在环境因素中，长期的慢性刺激如瘙痒症放射治疗、尖锐湿疣以及克罗恩病相关的肛瘘可能是诱发因素。吸烟也是危险因素之一，男女吸烟发生肛管癌的相对危险性分别为 9.4 和 7.7。Cheng（1995）提出人乳头状病毒（HPV）可诱发皮肤和黏膜的良性肿瘤、癌前病变和癌。近年来已证实肛管、直肠肿瘤与 HPV 感染密切相关，半数以上的肛管癌细胞中发现 HPV 感染。用聚合酶链反应（PCR）和 Southern 印记杂交法分析发现直肠、肛管肿瘤中的 HPV 阳性率与其腺瘤组织学类型和发育不良的程度存在相关，也提示 HPV 在结直肠、肛管的腺瘤-腺癌过程中具有重要作用。免疫缺陷、异常性行为是 HPV、尖锐湿疣感染的高危因素，因此也是肛管恶性肿瘤的诱发因素。

总之，肛管恶性肿瘤的发生是环境因素、免疫状态、抑制基因和 HPV 感染等多因素相互作用的结果。

【病理和分期】

肛管、肛缘恶性肿瘤组织学来源较复杂，可分为上皮性肿瘤、非上皮性肿瘤和恶性黑色素瘤三大类，后两者少见，混合型则以优势细胞分类。上皮性肿瘤主要包括鳞状细胞癌和腺癌，前者占肛缘肿瘤的 80% 以上。肛管癌和肛缘癌分化程度不同，半数以上的肛管癌为非角化性，多数分化较差。而 80% 以上的肛缘癌可见角化，分化较好。肛管腺癌常是直肠肿瘤向下浸润所致，原发性肛门腺癌少见，仅有 8%，有的与肛瘘和会阴部的 Paget 病有关。另外上皮性肿瘤还包括源自于环形区移行上皮的一穴肛原癌，源自上皮基底细胞的基底细胞癌，源自肛腺的黏液腺癌，源自上皮内腺癌的 Paget 病以及原位鳞癌（Bowen 病）等。

非上皮性肿瘤主要有肉瘤和淋巴瘤等，较少见。约有 2%～3% 的黑色素瘤发生于肛管和直肠部位。本病大多位于肛管或直肠邻近齿状线处，起源于肛管的黑素细胞，有些是位于该处的黑痣恶变形成的。有学者认为直肠、肛管黑色素瘤可起源于直肠黏膜腺体的鳞状化生或异位的神经嵴细胞。病灶为单发,少数病例可因黏膜下播散而形成多发的黏膜下卫星结节。约70%病例的病灶可见棕黑色素,淋巴结转移灶则几乎都为深黑色。约2/3的病灶成外生息肉状,也可以成带蒂状,常形成溃疡。

肛管、肛缘癌的主要扩散途径为淋巴转移,向上至直肠旁淋巴结,侧方至髂内、髂总淋巴结,向下主要通过腹股沟淋巴结至髂外、髂总淋巴结。有报道称肛管上段癌中,直径<4cm、4~6cm和>6cm的肿瘤直肠周围淋巴结转移的发生率分别达到25%、30%和56%。当癌细胞经淋巴引流向上沿直肠下动脉累及闭孔淋巴结与闭孔神经。肛管下段癌由于其下行淋巴结与肛周皮肤的淋巴管相汇合后引流至腹股沟淋巴结,故腹股沟淋巴结有肿大和质硬,多提示有腹股沟淋巴结转移可能。肛缘癌罕有直肠系膜和盆腔淋巴结转移,20%有腹股沟淋巴结转移,其中25%为双侧转移。肛管癌远处转移者不足10%,以肝和肺为多见,皮肤和骨转移次之。泄殖腔源性肿瘤可转移至脑、会阴和脊椎。恶性黑色素瘤则早期血行转移。

肛管癌的分期目前应用较多的是 AJCC(2012)的 TMN 分期(表26-7):

表 26-7 AJCC(2012)的 TMN 分期

分期	T	N	M
0	is	0	0
I	1	0	0
II	2,3	0	0
IIIA	1,2,3	1	0
	4	0	0
IIIB	4	1	0
	任何	2,3	0
IV	任何	任何	1

Tx 肿瘤未确定
T0 无原发肿瘤
Tis 原位癌
T1 肿瘤直径≤2cm
T2 肿瘤直径2~5cm
T3 肿瘤直径>5cm
T4 肿瘤侵犯周围组织器官
Nx 区域淋巴结未确定
N0 无区域淋巴结转移
N1 直肠周围淋巴结转移
N2 单侧髂内和(或)腹股沟淋巴结转移
N3 直肠周围淋巴结及腹股沟淋巴结转移,和(或)双侧髂内淋巴结转移,和(或)腹股沟淋巴结转移
Mx 远处转移未确定
M0 无远处转移
M1 有远处转移

【临床表现及诊断】

(一)肛管、肛缘癌

多发于老年人。早期病灶局限,呈小结节状突起,增大后溃烂,形成环堤型溃疡。溃疡基底高低不平,伴有坏死组织,触之易出血。后期肿瘤外翻而突出肛门外,呈菜花样肿块。肿瘤向上累及直肠,并侵及周围括约肌和会阴组织。

肛管上段癌的临床表现与直肠癌相似,以便血和疼痛为主要症状。肛管下段、肛缘癌早期呈小硬结,无痛痒,形成溃疡后即出现排便时刺痛,多数患者伴有便意和排便不净感。当肿瘤侵及肛门括约肌时可出现排便失禁。

(二)黑色素瘤

临床表现与腺癌相似,便血和肛管内肿块为晚期的主要表现。本病患病年龄较腺癌年轻,中位年龄为55岁。

肛管肛缘恶性肿瘤的诊断主要借助病理活检。

【治疗】

近年来肛管癌治疗观念发生了根本改变,以联合放化疗(CRT)为主的综合治疗,包括三维适形放疗、调强放疗、新型抗肿瘤药物以及解救性手术等应用,肛管癌的5年生存率已提高到约80%。肛管癌的治疗原则:肛管癌中多数病理类型为鳞癌,其目前的治疗方式是以放疗和化疗为主的综合治疗;手术治疗适用于疾病的组织病理活检确诊或者综合治疗效果不佳后的补救措施。单纯放疗仅在有明显化疗禁忌的情况下采用,一般也不将化疗单独作为肛管癌的治疗方法。肛管腺癌与低位直肠癌治疗方式相同,肛管恶性黑色素瘤治疗见恶性黑色素瘤治疗指南。

(一)综合治疗

1. 放射治疗 主要的方案有:UKCCCR方案,对原发部位、盆腔及腹股沟淋巴结区作大野放疗,用直线加速器照射45Gy,每4周照射20次。6周后肛周外照射6次,总量15Gy,或用 ^{192}Ir 插植放射,每天10Gy,共25Gy。有报道称使用此法的T1、T2、T3和T4肿瘤的五年生存率分别为100%、59%、64%和25%。

2. 放化疗结合 结合化疗的目的是减少放射剂量,从而减少放射并发症,提高疗效,还可通过化疗的全身作用消除远处转移病灶。主要的方案有:Nigro方案,照射原发部位、盆腔及腹股沟区作总量30Gy/3周的放疗。同时行化疗,5-FU 1000mg/m²(24h)持续静脉滴注,第1~4天。化疗第1天,丝裂霉素(MMC)15mg/m²静脉注射。第28~31天重复化疗一次。一个疗程结束后6天行原发肿瘤部位活检,若无肿瘤残余则不需手术,若有则需行根治性切除。

(二)手术治疗

在20世纪80年代中期前,APR手术曾被认为是

治疗肛管癌的标准方法,伴或不伴腹股沟淋巴结清扫。APR 术后 5 年生存率在 40% ~ 70%,对于肿瘤较大和淋巴结存在转移的患者效果较差。外科手术尽管现已不是肛管癌的首选治疗措施,但其在肛管癌的治疗中仍占据重要地位:①局部手术:适用于局部病灶直径<2cm 的肛管癌,直径<2cm 的病变很少有淋巴结转移,也很少侵犯肛门外括约肌,但是仍然有 8% ~ 11% 患者会局部复发,故建议术后联合辅助放化疗;②根治性手术:主要适用于局部复发和放化疗抵抗的肛管癌患者。复发是指治疗结束 6 个月后出现局部进展。肿瘤对于放化疗反应差,不能缓解,则称为抵抗。复发和抵抗性肛管癌预后较差;③腹股沟淋巴结清扫:肛管癌经联合放化疗后 10% ~ 20% 的患者出现异时性腹股沟淋巴结转移,多发生于治疗结束后的 6 个月内。对于这些腹股沟淋巴结转移的患者,放化疗仍然可达到满意疗效。腹股沟淋巴结清扫术创伤大、并发症多,仅选择性地用于放化疗抵抗的转移灶。

(项建斌　陈宗祐)

第七节　缺血性结肠炎

缺血性结肠炎是结肠缺血的一种特殊病变,由于有起病不明显,常为可逆性或暂时性而被忽视或被其他疾病所掩盖。

1963 年,Boley 等首先确定结肠缺血某些自发的可逆性发作特点,并描述 X 线的早期诊断标准,这样有可能在结肠缺血的早期进行诊断。1966 年 Marston 等首先选用缺血性结肠炎这一名称描述 16 例病例,并将它们进一步分为坏死、狭窄和暂时性缺血三种类型。由于结肠缺血的不同临床表现新近被认定,因此尚不能作出该病的确切发病率。随着临床医师和放射科医师警惕性的增加,对结肠缺血强调早期进行钡灌肠检查,1963 年以来病例报道大量增加。结肠缺血似乎比小肠缺血更为常见,逐步被认为是较常见的结肠病变之一,也是老年人中最常见的大肠疾患,这是因为老年患者有较多的血管病变。在临床报道中,非医源性结肠缺血占 91% 或更高,患者年龄多在 70 岁以上。

【病因和病理】

急性肠缺血是肠系膜上动脉分布范围内血流的急性不足,包括部分或全部小肠和右半结肠,而结肠缺血是结肠全部或其任何一部分的血流不足。这两种异常有不同的临床表现和不同的处理方式。急性肠缺血是灾难性急症,伴有很高死亡率,而结肠缺血通常为非灾难性,产生较轻微症状和体征,罕有全身异常。在病理上和临床上,根据 Brandt 和 Boley 的建议将病变分为几种类型:①可逆性缺血性结肠病;②暂时性缺血性结肠炎;③慢性溃疡性缺血性结肠炎;④缺血性结肠狭窄;⑤缺血性结肠坏疽;⑥暴发性广泛缺血性结肠。约 85% 的病例是非坏疽性的。在多数情况下,缺血性结肠炎多在缺血发作后血流有所恢复才被诊断,结肠坏死常不存在。其中 50% 为可逆性。

缺血可发生在任何结肠部位,但最常发生于结肠脾曲、降结肠和乙状结肠。这些部位常常位于供血交界处:结肠脾曲处于肠系膜上,下动脉结肠供血交界;直乙结肠交界处是肠系膜下动脉和髂动脉两套血供交界。医源性缺血由结扎肠系膜下动脉所致者多发生在乙状结肠病变,而低流量状态引起的病变好发于结肠脾曲。累及的长度随病因而异,例如动脉粥样硬化性血栓常产生短的肠段病变,而低流量状态多累及较长肠段。

结肠缺血可有很多原因引起,粗略地可分为医源性或非医源性、阻塞性或非阻塞性、全身性或局限性等(表 26-8)。

表 26-8　结肠缺血的原因

1. 肠系膜下动脉栓塞	15. 红细胞增多症
2. 动脉血栓	16. 寄生虫性
3. 心力衰竭或心律不齐	17. 过敏
4. 胆固醇血栓	18. 外伤——闭合或穿入性
5. 休克	19. 宫外孕破裂
6. 洋地黄中毒	20. 医源性
7. 肠扭转	动脉瘤切除
8. 结节性动脉周围炎	主髂动脉重建
9. 系统性红斑狼疮	妇科手术
10. 风湿性关节炎	换血
11. 坏死性动脉炎	结肠短路
12. 闭塞性脉管炎	腰主动脉造影
13. 绞窄性疝	结肠切除术中肠系膜下
14. 口服避孕药	动脉结扎

结肠缺血病例中能见到有一种原因或一处阻塞部位,但在多数病例未能找到特异性原因或阻塞。自发性发作多被认为是低流量状态、小血管病或两者兼有。在老年患者多发结肠缺血性病变提示可能与退化性血管疾病有关。微小动、静脉的狭窄可能是非阻塞性肠系膜缺血的因素,由于现代技术对评价小血管病变尚存在限制,因而所谓非阻塞性缺血并不意味着肠系膜血管是正常的。组织切片常显示有结肠小血管狭窄的证据,这提示早在急性缺血发作前就存在阻力增加和血流自由度的限制,但在大多数病例中,最后引起急性缺血发作的因素仍属推测,究竟是在极限流量基础上发生结肠组织血流所需量增加还是流量

本身有一个急骤减少,尚待确定。

使结肠容易有缺血倾向的一个可能因素是其血流通常较小肠固有的低。临床上还发现在便秘患者中,屏气增加对动脉和静脉的压力,产生更为显著的后果,即不少病例的结肠缺血多在用力屏气排便时发生。也有证据,结肠血流对环境改变、进餐和情绪紧张均有反应。近年来注意到一些患者和毒品及精神药品使用有关,如:可卡因,苯丙胺。

不管病因如何,结肠缺血在病理、临床和X线表现方面是相同的。由缺血引起的病变可从单纯黏膜下水肿到坏死,其中存在一个结肠缺血的不同过程,所产生的后果(图26-13)。结肠缺血的不同后果:轻度缺血所产生的形态学改变可消退,最终消失或愈合,反映在临床和放射学上也均为暂时性或可逆性表现。重度缺血可产生不可修复的损伤,如坏死、穿孔或持续性结肠炎,即使愈合亦将形成瘢痕纤维化,导致狭窄。

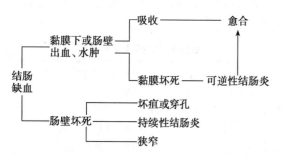

图26-13　结肠缺血的不同过程所产生的后果

【临床表现】

临床表现取决于病变的严重性与范围。结肠缺血常表现为突然发作的下腹部绞痛,多局限于左侧,在有一些患者疼痛很轻甚或没有。腹痛伴有里急后重,腹泻。继而在24小时内从肛门排出黑色或鲜红色血,或呈血性痢,但只有在少于10%的病例中发生。体征主要是腹部压痛,压痛部位常常提示病变部位,明显肌紧张、反跳痛腹提示病变严重。慢性结肠缺血常表现为腹胀和顽固便秘。

【诊断】

结肠缺血由于其症状多变,多数病例体征较少,早期诊断比较困难。开始时,唯一的腹部发现是受累结肠区的压痛,最常见于左侧,在最终为可逆性病损中也曾见到有腹膜刺激征,但如果这些体征持续几小时以上应考虑有不可逆性组织损害的存在。发热和白细胞计数升高并伴有腹部体征,可作为评估结肠缺血损害进展的随访参数。

目前,诊断缺血性结肠炎主要选用纤维结肠镜检查。镜中见到黏膜苍白、水肿、伴散在的充血和点状

溃疡常表示为缺血的早期。黏膜或黏膜下呈蓝黑色表示黏膜坏死或黏膜下出血。连续的内镜检查可显示这些异常的消退或进展为溃疡形成和假息肉形成。需要与其他炎性肠道疾病如克罗恩病、溃疡性结肠炎、假膜性结肠炎、传染性结肠炎相鉴别。慢性缺血性结肠炎的内镜所见则视最初结肠损害的范围而定。内镜中必须区别缺血性狭窄与其他如憩室病、结肠癌和炎性肠道疾病引起的狭窄。纤维化的范围是连续而非节段性,缺血性狭窄的隐窝不规则,直肠往往无病变是其与慢性期炎症性肠道疾病相区别的组织学特征。但结肠镜检需谨慎,由于肠腔内高压力,可导致进一步缺血或受损结肠的穿孔。

影像学诊断手段中,CT是较为有用的。在一些不典型腹痛病例进行早期筛查中,CT往往提供有助于诊断的信息,如水肿的肠壁、狭窄的肠管及堵塞的血管。钡灌肠已不常用。肠系膜血管造影并不能提供有用的帮助,仅在考虑急性肠系膜缺血性病变才有用。年轻患者如果有吸毒精神药品使用史,镰状细胞病或血管炎出现此类症状应考虑本病可能。

【治疗】

结肠缺血的适宜治疗是基于早期诊断,持续监护患者,随访放射学和内镜检的表现。假如结肠缺血的初步诊断已成立,但体检并不提示有肠坏疽或穿孔,应观察患者的发热,白细胞计数或腹部体征变化。全身应用抗菌药物,必要时补液和输血。早期最好让肠道处于休息状态,从静脉供给营养。如结肠出现胀气,鉴于肠腔内压力的升高,可能会使肠血供进一步遭受损害,应插入肛管减压,并小心用盐水灌肠。与溃疡性结肠炎相反,全身应用激素不仅无用,因能增加肠穿孔和继发感染的可能性,反而可能有害。结肠的系列灌肠或内镜检查是处理的重要部分,因其可以帮助建立缺血的诊断,或者核实结肠损害的程度。如腹部体征加重,白细胞增加和发热,则提示临床进程在发展,或有腹泻或出血持续2周以上,几乎可以肯定存在不可逆性损害,有手术指征。可逆性损害一般多在7~10天内改善,症状持续超过以上限期者多需考虑改为手术治疗。根据很多报道,患者如有持续腹泻和出血,病情常已发展到肠穿孔和腹膜炎的地步。出现肠梗阻症状时,应观察患者有无肠狭窄存在。有的狭窄可能在数小时至一天后自发地改善。伴发的梗阻持续不能缓解时,应考虑外科手术。对不可逆性结肠缺血损害的手术治疗是局部切除受累的肠段,切除标本应在吻合前进行检查,以确定所有受累肠段均已切除。肠壁外观虽尚正常,但有黏膜损害的肠段均应切除,切除肠段的长度往往比外观的肠浆膜病变范围要长一些。对已有黏膜损害但浆膜外观尚属正常的

肠段不予切除而进行吻合,多会产生肠瘘或狭窄。这点在手术中要特别注意。考虑到缺血可能持续存在,25%的病例需要再次手术,建议左半结肠的病变行Hartmann手术。右半结肠切除可以一期吻合也可以末端回肠造瘘视临床情况而定。对于局部狭窄的病例可以择期行肠段切除一期吻合。

【预后】

一次结肠缺血发作的最后结局,是根据很多因素来决定的,包括:①病因;②血管阻塞的水平;③缺血的时间长短和程度;④缺血过程的快慢;⑤侧支循环的充分程度;⑥全身循环状态;⑦受累肠段的代谢需要;⑧肠腔内存在的细菌;⑨伴发情况,最终的结果决定于这些因素的综合作用。不管严重程度如何,缺血的初期反应可能是一样的。因此,不可能从开始的体征、放射学或乙状结肠镜检的评价中来预测缺血进程的结局。结肠缺血的预后通常是好的,在对那些初期的临床症状和放射学异常已消失的患者,一般多无后遗症。主动脉髂血管手术后发生的,伴有心肌梗死的、慢性肾衰竭或血透患者,累及右半结肠的是预后不良的危险因素。

（唐一帆）

第八节　结肠、直肠息肉

凡是从黏膜表面突入肠腔的隆起性病变,在未确定病理性质之前统称为息肉样病变。息肉可有不同大小、形态、性质,有后天获得性或先天性,有良性或恶性,有症状或无症状,单个、多发或布满肠黏膜等类别。有的书中对多发或布满肠黏膜息肉称息肉病综合征。结肠、直肠息肉病和息肉病综合征,按病理类型可分为五大类。

1. 新生物性息肉　包括腺瘤(管状、管状绒毛状和绒毛状腺瘤)、类癌、结缔组织型(纤维瘤、脂肪瘤、脂肪肌瘤、淋巴瘤)。

2. 炎性息肉　又称假性息肉或继发性息肉,包括溃疡性结肠炎、克罗恩病、阿米巴病、血吸虫病、嗜酸性肉芽肿等。

3. 错构瘤性息肉　指一种或数种组织异常混合性生长,有幼年息肉、Peutz-Jeghers症(黑斑息肉症)、神经纤维瘤病等。

4. 各种综合征　指肠道内有息肉,肠道外有各种特殊病变和表现,如Gardner综合征,表现为肠内息肉病、皮肤囊肿、骨瘤和纤维瘤病变等;Turcot综合征,表现为家族性息肉病,合并中枢神经系统恶性肿瘤等。

5. 未分类增生性息肉　又称为化生性息肉,是在结肠或直肠黏膜上无蒂的小结节,有的单个孤立,有的多发。颜色与周围黏膜相同,直径数毫米,多在40岁前后发生,常无症状,同时合并腺瘤和肠气囊肿等。以上分类比较全面,但可有交叉,且有的多见,有的极少见。

一、腺　瘤

【病理】

从临床角度考虑,腺瘤是息肉中最重要的一类,不仅它最常见,常引起症状,并且广泛地被认为是结肠、直肠癌的前期病变。世界卫生组织1976年建议根据组织学命名把腺瘤样息肉称为管状腺瘤,与它同类的还有绒毛腺瘤和管状绒毛腺瘤,而以管状腺瘤最多见。绒毛腺瘤又称绒毛乳头状瘤,少见,含有化生成分;管状绒毛腺瘤又称绒毛腺样腺瘤,混合含有绒毛和管状两种腺瘤组织,也较少见。腺瘤好发在直肠和乙状结肠,估计约有2/3发生在脾曲以下,在直肠内约占28%～50%。初起是黏膜上隆起,逐渐长大成球形,大小不等,直径数毫米至数厘米,有的可达10cm,但大部分在1cm以内,体积较大者可能会癌变,管状腺瘤直径小于0.5cm者很少会癌变,而超过2cm的癌变率高达65%,绒毛腺瘤癌变率可高达55%～75%。

【临床表现】

症状因腺瘤的大小、数目、所在部位和绒毛结构不同而异。小型息肉可无症状。较大者因粪便压迫和刺激,表面可有糜烂或溃疡,因而出现出血和感染,粪便内可有血和黏液。血多附在粪便表面,色鲜红,量不多,混有黏液,有时会有较大量的出血。因长期慢性少量出血,可导致贫血。结肠内的较大腺瘤还可引起肠套叠,出现下腹绞痛、便秘,甚或肠梗阻症状。位于直肠内的腺瘤可产生排便次数增多或里急后重感。有蒂且较长者,排便时可由肛门脱出,可被误认为"脱肛"。绒毛腺瘤主要症状为排便时排出大量黏液,有时不排便也有黏液排出,称为假性腹泻,并有排便不尽或里急后重感。较晚期伴有出血,表示可能发生癌变。长期大量排出液体和黏液,24小时可丢失2000～3000ml体液和电解质,因而出现严重脱水、低钠和低钾血症、代谢性酸中毒,甚至循环衰竭。

【诊断】

直肠指诊、乙状结肠镜检和纤维结肠镜检是比较准确的诊断方法。位于直肠下端的腺瘤,直肠指诊能摸到突入肠腔的光滑、活动的圆形结节或肿块,质软,有弹性。良性的基底部多无硬变。内镜检查可见肿瘤表面为黏膜,淡红色或暗紫色;如蒂较长,纤维组织较多,血供减少,也可呈黄白色。内镜检查应窥视全部结肠以确定腺瘤的部位、大小、数目、有无蒂以及蒂的长短,从而作为治疗的依据。钡剂灌肠或气钡双重结肠造影可见结肠和直肠内圆形阴影,但位于低位直肠内的腺瘤钡剂造影有时会漏诊,直肠指诊和结肠镜检查能够发现。

区分息肉有无恶变非常重要,临床上有以下几种表现可供参考:①腺瘤直径超过2cm者,癌变机会为20%～50%;②有蒂管状腺瘤癌变发生率是2%,而无蒂绒毛腺瘤癌变发生率是22%;③分叶形态不整齐者如呈疣形或指形突出者,癌变危险性增加;④腺瘤表面溃疡、质脆、内镜触及时出血,常是恶性表现;⑤腺瘤底宽逐渐变细至一窄端,成为帽状,常含有浸润性癌。其他如年龄、有无家族史和生长速度等,对判断癌变有参考价值。

【治疗】

直肠和结肠腺瘤按其大小、部位、有无蒂和有无癌变等选用不同的治疗方法。对良性有蒂的腺瘤,一般可经内镜圈套器摘除,小型无蒂的,在排除癌变可能后,可用活组织检查钳切除,切除后基底电灼。对大型无蒂或用内镜切除困难者需手术切除。直肠内腺瘤,一般经肛门或经骶切开直肠后壁再切除之。距肛缘10cm以上的直肠或结肠腺瘤,经肛门会阴径路切除困难者,需经腹切开肠壁作局部切除或肠段切除。对摘除或切除的腺瘤均应作病理切片检查,有蒂者如仅顶部癌变而无蒂部浸润,可在严密观察下随访;如蒂内已有癌变,应按恶性肿瘤作广泛切除。广基的腺瘤以作肠段切除为好。对以上提及的高危条件中的腺瘤也应作肠段切除为宜;并作病理切片检查,如肠壁已有癌细胞浸润,应在积极准备下按结肠、直肠腺癌作根治性切除。绒毛腺瘤病变范围较广,边界不明显,局部切除容易复发,癌变发生率也较高,即使部位不很高的直肠绒毛腺瘤,经肛门切除多较困难,可考虑经骶直肠后径路作肠段切除或ISR手术。肠段切缘应距肿瘤边缘1cm以上。近年来试用经肛门内镜微创手术(TEM)切除直肠息肉,该系统结合了腹腔镜和直肠镜的优势,有良好的暴露,结合使用超声刀技术,术中出血明显减少。对熟练的手术者,可以切除距离肛门20cm以内的大肠新生物。但是,该手术对术者在腹腔镜下缝合技术要求较高,并且费用较高。

二、幼 年 息 肉

多发生在婴儿和10岁以下的儿童,但也可发生于成人。1908年由Verse首先报道。

【病理】

病理表现有其特征性。息肉剖面可见到小囊状肠腺扩张,囊内充满黏蛋白,因此过去曾称为黏液潴留囊肿。显微镜下可见黏膜有大量结缔组织,并有急

性或慢性炎症细胞浸润。因此,有人认为是慢性炎症的继发症或局部刺激反应,将其归属为炎性息肉的一种类型。患者及其家属常有变态反应病史,故有人认为是变态反应的一种表现。这类息肉可能是固有层错构瘤畸形,与周围组织一起生长,通常在成年后就停止再生长,青春期后有脱落和退化趋向,这是因为息肉内缺乏黏膜肌层,蒂与体连接处常有坏死,从而容易自行脱落或退化。多数幼年息肉直径为0.2～2.0cm,有长蒂,呈圆形或卵圆形,红色,表面光滑,上覆黏膜,与其他周围正常黏膜相连,约90%幼年息肉发生在肛缘20cm以内,单个者占70%,也可有2～4个。

【临床表现】

幼年息肉可发生多种症状,最常见的是排便带血或排便后滴血,色鲜红,且常有樱桃状块物从肛门脱出,便后即自行缩回,也有约10%的病例发生蒂扭转,引起较大出血和息肉蒂自行截断而随粪便排出。腹泻、腹痛、里急后重、肛门瘙痒或脱肛等也较常见。结肠部位息肉偶然发生肠套叠而有肠梗阻和便血症状。有典型病史者诊断并不困难,肛指检查多能触及带蒂的软瘤。

【治疗】

对局部脱出的长蒂息肉可经肛门结扎切除,也可用乙状结肠镜套扎摘除。对伴有结肠出血者的所有年轻患者,应采用纤维结肠镜进行诊断处理。

三、家族性腺瘤息肉病

家族性腺瘤息肉病(familial adenomatous polyposis, FAP)是常染色体显性遗传病,与APC肿瘤抑制基因突变有关,结肠内充满无数的腺瘤,1882年Cripps认为此病与家族史有关。它有癌变倾向,占大肠癌总数≤1%。

【病因和病理】

本病是息肉病综合征中最常见的一种,临床上需与多发性腺瘤相鉴别,一般以数目来区分,超过100个以上者考虑为本病。其实家族性腺瘤息肉病的腺瘤往往是数以千计的,分布于直肠和结肠,有的小肠和胃内也有腺瘤,虽然此病占所有息肉病综合征的90%,但是发病率还很低,据统计,丹麦为1/10 000,日本0.5/10 000,多发生在青年,也有发生在婴儿和40岁以上的成年人。此病具有家族遗传因素,但不属于先天性疾病。它有很多类型,特征性地伴有胃肠道外不同病损而有不同命名。如伴有多发性骨瘤、表皮囊肿和软组织肿瘤者称为Gardner综合征,伴有中枢神经系统肿瘤者称为Turcot综合征。近年还发现Gardner综合征可能与皮肤着色、胆囊癌、小肠类癌、肾上腺癌、膀胱移行细胞癌和下颌骨多发性囊肿等相

关联。

【临床表现】

家族性腺瘤息肉病早期可无症状,多因家族中有此病而进行检查时发现。典型的 FAP 都在青少年时期开始发病,随着年龄增长腺瘤逐渐增多长大,可小如米粒,大如核桃,布满全部肠黏膜,显微镜下所见同管状腺瘤,有的可见乳头状改变。这类息肉病最终会发生癌变,终生风险>90%,常合并有大肠外部位发病,如胃、十二指肠、甲状腺、脑以及先天性视网膜色素上皮肥大等。十二指肠和壶腹癌是除大肠癌以外的最常见死因。仔细询问发现家族中有大肠疾病史,进一步用钡灌肠和内镜检查,纤维结肠镜检可行活检,使之与炎症性疾病相鉴别。一旦诊断明确,需行全胃肠道全面检查,以了解病变范围指导手术。

【治疗】

鉴于家族性腺瘤息肉病迟早会发生癌变,确诊后应积极做外科治疗。按腺瘤在结肠内的分布、数目和有无癌变等,选用不同的手术方法。全结肠和直肠布满息肉适宜做全结肠、直肠切除和永久性回肠造口术或 IPAA 术。如盲肠内无腺瘤可保留回盲瓣做盲肠造口术。对直肠内腺瘤数目较少者可作直肠内腺瘤切除并做盲肠或回肠-直肠吻合术,切除有病变的结肠。对病变局限且较集中的病例,可作部分结肠切除吻合。术后 2～3 个月起,用纤维结肠镜复查,并经内镜用高频电或微波灼除残存于结肠、直肠的息肉,以防止癌变。对大肠外病变也应及时相应治疗。

(项建斌 陈宗祐)

第九节 直肠脱垂

直肠脱垂指肛管、直肠甚至乙状结肠下端向下移位突出于肛门外的一种病理状态。仅黏膜下脱出是不完全脱垂,直肠全层脱出为完全脱垂。脱垂部分位于直肠内称内脱垂,脱出肛门外则称外脱垂。临床上严格讲直肠脱垂多指直肠外脱垂。在儿童是一种自限性疾病,多数在 5 岁前自愈,故以非手术治疗为主。在成人,完全性直肠脱垂较严重者,因长期脱垂将致阴部神经损伤产生肛门失禁、溃疡、肛门周围感染、直肠出血、脱出肠段水肿坏死及狭窄,应以手术治疗为主。

【病因】

发病原因尚未完全清楚,一般认为与多种因素有关。其主要与先天发育异常、解剖结构异常、盆底组织软弱、肛门括约肌功能减退、长期腹内压增高及不良的排便习惯等因素有关。直肠脱垂的典型病理解剖特点包括:①Dorglas 陷凹加深;②直肠与骶骨岬分离,呈垂直状态;③乙状结肠冗长;④肛提肌分离;⑤肛门括约肌松弛。目前认为直肠脱垂的形成机制存在两种学说:①滑动性疝学说认为:直肠前陷凹腹膜返折过低,直肠膀胱或直肠子宫陷凹过深,形成疝囊,腹内压增高和肠袢的压迫使直肠前壁突入直肠壶腹,向下经肛管脱出肛门;②肠套叠学说认为:正常直肠上端固定于骶岬附近,长期咳嗽、便秘等引起腹内压增高,使固定点受伤,乙状结肠直肠交界处发生肠套叠,此套叠顶部逐渐下降至直肠下部,然后脱垂脱出。

【临床表现】

直肠脱垂可发生在任何年龄,以儿童和老年人多见。根据脱垂程度,分为部分性脱垂和完全性脱垂两种:部分性脱垂,为直肠下端黏膜与肌层分离,且向下移位形成皱襞,故又称黏膜脱垂或不完全脱垂。其脱出组织较少,长度为 2～5cm,可以是部分黏膜或全圈黏膜下脱,可呈放射状排列。脱垂部分为两层黏膜,与肛门之间无沟状隙。完全性脱垂为直肠全层脱出,严重时直肠和肛管均翻出肛门外。脱出组织多,长度常超过 8cm,形状呈宝塔状,黏膜皱襞呈环状排列,脱垂部分为两层折叠的肠壁组织。成人大多是完全脱垂,女性较多,常伴有肛门功能不良。直肠脱垂患者常有慢性便秘、排粪无规律的病史。起病缓慢,早期感觉直肠胀满,排粪不净,以后感觉排便时有肿块脱出而便后自行缩回,后期咳嗽、用力或行走时都会脱出,需用手托住肛门。如直肠脱出后未及时托回,可发生肿胀、炎症,甚至绞窄坏死。患者常感排便不尽,肛门口有黏液流出,便血、肛门坠胀、疼痛和里急后重感,有时伴有腰部、下腹部或会阴部酸痛不适。

【诊断】

直肠外脱垂诊断并不困难。患者蹲下做用力排便动作,即可见红色球形肿块突出肛门 2～5cm,有放射状沟纹,直肠指诊示其为两层折叠的黏膜,排便后自行缩回。完全脱垂者的脱出肠段较长,呈椭圆形或宝塔状,严重时长度超过 8cm,有层层折叠的环状皱襞,两层黏膜之间可触及肌层,直肠指诊感肛管括约肌松弛无力。直肠黏膜脱垂需与环状内痔相鉴别,两者病史不同,环状内痔脱出可见梅花状痔块,充血呈暗红色,易出血,痔块间是凹陷的正常黏膜,直肠指诊括约肌收缩有力;而直肠黏膜脱垂有括约肌松弛。直肠内脱垂诊断较困难,当病史有习惯性便秘或排便不尽感应怀疑本病。诊断需借助直肠指诊、内镜检查或排粪造影。

【治疗】

1. 非手术疗法 纠正便秘,养成良好的排便习惯。注意治疗慢性咳嗽和腹泻,去除腹内压增高的因素。直肠脱出后需立即托回,防止脱垂黏膜受损,复位后可用纱布卷堵住肛门,也可用丁字带压紧肛门以防脱出。也可用注射疗法,用 5% ~ 10% 酚甘油经肛门注射于直肠黏膜下,使黏膜与肌层粘连;或经肛周作直肠周围注射,使直肠与周围组织粘连固定。儿童直肠脱垂多可自愈,以非手术治疗为主,成人直肠脱垂经非手术治疗可减轻症状,有些部分性脱垂可以治愈。

2. 手术疗法 成人完全性直肠脱垂以手术治疗为主,手术方法较多,选择上存在争论,但无任何一种手术能适用于所有患者。按手术入路分为经腹、经会阴和经腹会阴三种术式。全身情况好者采用经腹术式,老人及高危患者作经会阴术式治疗,其中根据病因及病理改变不同,可有很多术式可供选择,大致手术方法为:缩窄肛门,消除直肠膀胱或子宫陷凹,修补加强骨盆底和肛提肌,提高、固定直肠,切除部分冗长的直肠、乙状结肠。很多手术是几种方法的结合。目前常用手术有以下几种:

(1) 直肠悬吊固定术:①Ripstein 手术(Teflon 悬吊术):经腹切开直肠两侧腹膜,将直肠后壁游离至尾骨尖,向上牵拉直肠,将宽约 5cm 的四氟聚乙烯(Teflon)网带围绕直肠上部,两端固定于骶岬下方的骶前筋膜及骨膜上,将网带边缘缝合于直肠前壁和侧壁。手术要点为提高盆腔陷凹,手术简单,不切除肠管,复发率和死亡率低。该手术目前在美、澳等国较流行,但仍有一些并发症,如便秘、肠腔狭窄和悬带脱落。Tjandra 在 27 年内用该手术治疗完全性直肠脱垂 142 例,随访 1 ~ 15 年,复发率为 8%;②聚乙烯醇(Ivalon)海绵植入术(Well 直肠固定术):此术由 Well 首创,故又称 Well 手术,也称直肠后方悬吊固定术。经腹游离直肠至肛管直肠环后壁,将半圆形 Ivalon 海绵薄片缝合于骶骨凹内,将直肠向上牵紧,使海绵片包绕直肠,缝合于直肠侧壁,前壁留 2 ~ 3cm 宽空隙,避免肠腔狭窄,术后 Ivalon 海绵周围产生炎症及纤维化,使直肠变硬并与骶骨固定,避免肠套叠形成。此法复发率及死亡率低,主要并发症是植入海绵片引起盆腔化脓,一旦发生感染,需取出悬吊薄片。预防要点:术前充分肠道准备,海绵薄片内放置抗菌药物粉剂,术中用大剂量广谱抗菌药物,止血彻底,术中如不慎弄破结肠,则不宜植入;③骶骨上直肠悬吊术(Orr 手术):此术由 Orr 首创,用两条股部阔筋膜将直肠固定于骶骨上,每条宽 2cm,长 10cm。适当游离直肠,将筋膜带一端缝在直肠前外侧壁,向上牵紧直肠,将两条筋膜的另一端固定于骶岬上方的筋膜,达到悬吊的目的。近年来主张用尼龙、丝绸带或由腹直肌鞘取下的两条筋膜替代阔筋膜带固定直肠;④耻骨上直肠悬吊术(Nigro 手术):Nigro 认为,由于耻骨直肠肌松弛无

力,不能将直肠拉向前方,肛管直肠角消失,使直肠呈垂直位以致脱出。因此,他主张再建直肠吊带,重建肛管直肠角。术中用 Teflon 网带与直肠下端的侧方及后方缝合固定,最后将 Teflon 带缝在耻骨上,达到悬吊目的。此手术难度较大,主要并发症为出血及感染,需有经验者进行。

(2) 直肠前壁折叠术:1953 年沈克非根据成人完全性直肠脱垂的发病机制提出直肠前壁折叠术:经腹游离并提高直肠,将乙状结肠下段向上牵起,在直肠上端和乙状结肠下端前壁自上而下或自下而上做数层横形折叠缝合,每层用丝线间断缝合 5 ~ 6 针。每折叠一层可缩短直肠前壁 2 ~ 3cm,肠壁折叠长度一般为脱垂的两倍,折叠凹陷向下,缝针只穿过浆肌层,不穿透肠腔。由于折叠直肠前壁,使直肠缩短、变硬并与骶骨固定,有时将直肠侧壁固定于骶前筋膜,既解决了直肠本身病变,也加固了乙状结肠直肠交界处的固定点,符合治疗肠套叠的原则。

(3) 直肠乙状结肠部分切除术:可分为经腹切除和经会阴切除。经会阴切除可在局麻下进行,手术简单、安全,手术死亡率和并发症率低,适用于老年高危患者,但切除不够彻底,长期复发率高于经腹手术者。经腹切除既治疗完全性脱垂,同时也改变便秘,疗效可靠,术后复发率低,但有一般结、直肠切除吻合的并发症。①经会阴直肠乙状结肠部分切除术:即经会阴脱垂肠管一期切除吻合术(Altemeier 手术)。此手术适用于不宜行经腹手术的老年患者,脱垂时间长,不能复位或肠管发生坏死者。优点是:从会阴部进入,易看清解剖变异,便于修补。可在局麻下进行,不需植入人造织物而减少感染机会,死亡率及复发率低。但本法仍有并发症,如会阴部及盆腔脓肿,直肠狭窄等。Altomare 等报道 72 例直肠脱垂患者经此术式治疗,术后并发症和复发率低,认为此术式是一种相对安全和有效的治疗方法,尤其适用于年老体弱者;②经会阴直肠黏膜切除肌层折叠术(Delorme 手术):齿线上 1 ~ 2cm 处环形切开黏膜至黏膜下层,将黏膜与肌层分离成袖状直到脱垂顶端并完全切除,将数针缝线穿过脱垂底部黏膜边缘,穿过数处肌层由顶部黏膜边缘穿出,结扎后使肌层折叠,黏膜对合。此术式手术创伤小、恢复快,但远期复发率较高。有文献报道复发率达 8%,并且发现复发率与年龄有关;③经腹直肠乙状结肠部分切除术:方法类似直肠前切除,术中切除冗长、游离的乙状结肠和直肠,行一期吻合,术后吻合口与盆腔及骶骨粘连固定以制止脱垂,对伴有乙状结肠憩室等病变及慢输型便秘患者尤为合适。有时行前切除后,可将直肠后壁固定于骶前筋膜,称切除固定术或 Goldberg 手术。

2

（4）经肛门手术：①肛管紧缩术（Thiersch 手术）：在局麻下进行，将尼龙网带、硅橡胶或金属丝置于肛门口皮下，使肛门缩小，以此来机械性地支撑直肠，阻止其脱垂。手术简单，创伤小，适用于年老体弱者。但复发率高，易并发便秘及粪便嵌塞；②吻合器痔上黏膜环切术（PPH 术）：用一种"PPH 吻合"的特殊手术器械，通过对直肠黏膜及黏膜下层组织进行环形切除和吻合，治疗直肠脱垂。此术式安全、手术时间短、手术创伤小及恢复快，但直肠全层脱垂不适合行此术。有时要结合传统手术。远期复发率较高。

（5）经腹腔镜直肠固定术：近年来，微创手术发展迅速，腹腔镜手术在直肠脱垂治疗中显现出其优越性，手术创伤小、术中出血少、术后恢复快、住院时间短及并发症少，适用于不能耐受开腹手术的直肠脱垂患者。术中先经腹腔镜游离乙状结肠和部分直肠，暴露骶骨，将一钛制的 4cm×10cm 长方形筛网用双尖钉固定于骶骨前、直肠后，最后把筛网两侧固定于直肠外膜上。

（李孟军）

第十节　肛　裂

肛裂是齿状线下肛管皮肤层裂伤后形成的纵形缺血性溃疡，呈梭形或椭圆形，常引起剧痛，反复发作，难以自愈。肛裂绝大多数是在肛管后正中线上。

肛裂分急性和慢性两种。急性肛裂病史短，裂口创面新鲜，色红，基底浅平，无瘢痕形成。慢性肛裂病史长，裂口色苍白，基底深，底部肉芽组织增生、裂口上端常见肥大肛乳头，下端皮肤水肿增生形成"前哨痔"。此三者被称为肛裂"三联症"。慢性肛裂用非手术治疗很难痊愈。

【病因】

肛裂的发生可能与肛管的特殊解剖有关，肛管外括约肌在肛门后方形成肛尾韧带，该韧带的血供及伸缩性差。肛管向后、向下形成肛管直肠角，排便时肛管后侧所承受压力较大，在后正中位处易受损伤。慢性便秘患者，因大便干硬，排便时用力过猛，容易损伤肛管皮肤。如此反复损伤会使局部裂伤深及皮肤全层，形成一慢性溃疡。此外，齿状线附近的慢性感染，如肛窦炎等向下发展形成皮下脓肿，脓肿破溃后即形成慢性溃疡。

近来研究发现，肛裂的形成与内括约肌痉挛有关。内括约肌痉挛导致肛管压力增高，引起肛管后壁本身血供差的基础上缺血加重。

【症状与诊断】

肛裂常见于中、青年人，常见症状为疼痛、便秘和便血，疼痛是肛裂的主要症状。排便时肛管扩张，干硬的粪块直接刺激肛裂溃疡面的神经末梢，以及排便后肛管括约肌的长时间痉挛，导致了患者排便时和排便后肛门的剧烈疼痛，患者因肛门疼痛而不愿大便，久而久之引起便秘并使便秘加重，便秘后更为干硬的粪块通过肛管，使肛裂进一步加重，如此形成恶性循环。出血也是肛裂的常见症状，色鲜红，但出血量不多，仅见于粪便表面或在便纸上发现，很少发生大出血。

根据上述典型症状，结合体检发现肛管后正中位上的肛裂溃疡创面或肛裂"三联症"，即可明确诊断。若侧方有肛裂或患多处裂口，应考虑克罗恩病、溃疡性结肠炎、结核病、白血病、AIDS 或梅毒的可能。如溃疡创面经适当的治疗后难以愈合，则有必要行活检以排除恶性肿瘤。

【治疗】

对肛裂的治疗原则是软化、通畅大便，制止疼痛，解除括约肌痉挛，促进溃疡创面愈合。具体需根据急、慢性肛裂来选择不同的治疗方案。浅表的急性肛裂可采用非手术治疗，多能治愈；慢性肛裂者多需手术治疗。

1. 非手术治疗

（1）急性肛裂患者可通过软化大便，保持大便通畅，局部用浓度为 1 : 5000 高锰酸钾温水坐浴，或局部红外线、微波照射进行治疗。肛裂创面可用 20% 的硝酸银烧灼以利于肉芽组织生长。疼痛甚者，局部涂以镇痛油膏。

（2）药物治疗期望通过药物缓解内括约肌痉挛，改善局部血供，达到肛裂溃疡愈合的目的。由此诞生了几类有"化学性内括约肌切开术"作用的药物。①一氧化氮供体：其代表药物为硝酸甘油膏（glyceryl trinitrate，GTN），局部应用可降低肛管压力，使肛管的血管扩张。主要不良反应是头痛。耐受性和依从性差是影响疗效的重要因素；②钙离子通道阻滞剂：通过限制细胞的钙离子内流降低心肌和平滑肌的收缩力，从而降低肛门内括约肌张力。常用的有硝苯地平和地尔硫草。硝苯地平局部应用与肛门内括约肌侧切术相比，治愈率分别为 93% 和 100%。但口服钙离子通道阻滞剂治愈率低，且会出现较多的不良反应；③肉毒杆菌毒素（botulinum toxin，BT）：其注射治疗肛裂的主要机制是阻断神经和肛门内括约肌的联系，缓解内括约肌痉挛，降低肛管压力。1990 年始用于肛裂的治疗。有研究将其与硝酸甘油膏、地尔硫草软膏进行治疗比较，三者的治愈率相近，应用肉毒杆菌毒素的复发较多。主要不良反应是暂时性的肛门失禁。

慢性肛裂的药物治疗大部分学者认为应首选GTN,GTN治疗失败时采用BT注射疗法。

2. 手术治疗

（1）肛管扩张术:适用于急、慢性肛裂不伴有肛乳头肥大或"前哨痔"者。局麻下进行,要求扩肛逐步伸入4~6指,以解除括约肌痉挛。优点是操作简便,不需特殊器械,疗效快,术后只需每日坐浴即可。但此法可并发出血、肛周脓肿、痔脱垂及短时间大便失禁,并且复发率较高。

（2）肛裂切除术:切除肛裂及周围瘢痕组织,使之形成一新鲜创面而自愈。全部切除"前哨痔"、肛裂和肛乳头肥大,并切断部分内括约肌。目前此法仍常采用,优点是病变全部切除,引流畅,便于创面从基底愈合;缺点是创面大,伤口愈合缓慢。

（3）内括约肌切断术:基于慢性肛裂患者内括约肌张力过高的学说,内括约肌发生痉挛及收缩是造成肛裂疼痛的主要原因,故可用括约肌切断术治疗肛裂。自1959年Eisenhammer提出侧位内括约肌切断术以来,该手术已成为慢性肛裂的首选手术方法。但术者必须有熟练技术,掌握内括约肌切断的程度,否则可能造成肛门失禁的不良反应。方法有下列两种:①侧位开放式内括约肌切断术:在肛管一侧距肛缘1~1.5cm作约1cm的横切口,确定括约肌间沟后用弯血管钳由切口伸到括约肌间沟,显露内括约肌后,直视下用电刀切断内括约肌,并切取一小段肌肉送活检,两断端严密止血。可一并切除肥大肛乳头和"前哨痔"。此法优点:直视下手术,切断肌肉完全,止血彻底,并能进行活组织检查;②侧位皮下内括约肌切断术:摸到括约肌间沟,用小尖刀刺入内、外括约肌之间,由外向内将内括约肌切断。此法优点是避免开放性伤口,痛苦少,伤口小,愈合快;缺点是肌肉切断不够完全,有时易并发出血。上述各术式有各自的特点,二者在治愈率和失禁率方面无明显差异。术者应根据患者病情及自身情况酌情选用。

（李孟军）

第十一节　痔

现代认为痔是肛垫病理性肥大、移位以及肛周皮下血管丛血流淤滞所形成的团块。现代概念与痔的传统定义有较大差别。传统认为痔是直肠下端黏膜下、肛管和肛缘皮肤下层的静脉丛淤血、扩张和迂曲所形成的柔软静脉团。痔在任何年龄都可发生,当其不伴出血、疼痛或脱垂等症状时,不能称为是病;只有当肛垫肥大合并上述症状时,才被认为是一种疾病。

一、概　　述

【病因】

痔的病因尚未完全清楚,可以由多种因素引起,目前有下列几种学说。

1. 肛垫下移学说　肛管血管垫是位于肛管、直肠的一种组织垫,又称"肛垫",系出生后就存在的解剖结构。肛垫的主要结构包括黏膜上皮、血管、Treitz平滑肌、弹力纤维和结缔组织。在协助括约肌维持肛管的正常闭合以及精细控便等方面起着重要的作用。Treitz肌由Treitz(1853)首先描述,起自肛管内括约肌内侧面,该肌是介于肛门衬垫和肛管内括约肌之间的平滑肌,其功能是防止肛垫滑脱。随着年龄增长退行性变加重,肛垫松弛、肥大而易损伤出血,后期Treitz肌肥厚或断裂,肛垫下移脱出肛门。肛垫充血程度除受便秘、妊娠等肛管压力影响外,还与内分泌、精神等因素有关。

2. 静脉曲张学说　已知痔静脉扩张、回流受阻是内痔成因之一。在解剖上,门静脉系统及其属支直肠静脉丛无静脉瓣,血液易于淤积而使静脉扩张、迂曲,加之直肠上、下静脉丛壁薄、位置浅、抵抗力弱及末端直肠黏膜下组织松弛,都不利于静脉回流而导致其扩张。屏气时腹内压增高、便秘、妊娠和盆腔内巨大肿瘤等因素,可使直肠静脉回流受阻而曲张成痔。慢性感染亦可损伤肛管、直肠静脉壁而导致静脉曲张。

3. 遗传、地理及饮食因素　痔患者常有家族史,可能与饮食、排便习惯和环境等因素有关,但遗传是否与痔的发生有关,目前尚无明确证据。在我国山区和农村居民的痔发生率低,可能与其高纤维素饮食结构有关。

【病理和分类】

根据所在的解剖部位不同,可将痔分为三类(图26-14):

1. 内痔位于齿状线上方　表面为黏膜覆盖,是肛垫的病理性肥大及移位,包括血管丛扩张、纤维支持

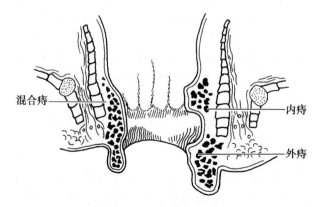

图26-14　痔的分类

结构松弛或断裂。常见于直肠下端的左侧、右前和右后三处。初起内痔突向肠腔，日久可逐渐突出肛门外，表现为便血和脱垂。

2. 外痔位于齿状线下方 表面由肛周皮肤覆盖，皮下血管丛扩张，表现为隆起的软团块，常指血管性外痔。另有血栓性外痔、结缔组织外痔（皮垂）和炎性外痔。

3. 混合痔在齿状线附近 为皮肤黏膜交界组织覆盖，是内痔和相应部位的外痔相融合而成，兼有内痔和外痔的两种特点。

二、内 痔

【分期】

关于痔的分期方法，一直没有取得一致的意见。1979 年，美国肛肠外科医师协会（ASCRS）组织痔的专题研讨会共介绍 4 种分类方法：Gabriel 分类法、Dodd 分类法、Smith 分类法和 Salvati 分类法。我国痔的分期一直参照 Salvati 分类法。我国的《痔诊断暂行标准》，根据痔病出血和脱垂的严重程度将内痔分为 4 期：

第一期：主要是排便时出血，呈滴血或喷血状，出血量较多，痔块不脱出肛门。肛镜见直肠下端黏膜呈质软、红色的结节或团块状突起。

第二期：除便血外，排粪时痔块可脱出肛门外，排便后可自行复位。

第三期：排便、用力屏气或咳嗽等腹内压增高时，痔块即可脱出肛门，不能自行复位，需用手推回或卧床休息后方可使痔块回纳。

第四期：痔块长期脱出于肛门外，不能回纳或回纳后立即脱出。

根据内痔发生的部位，分原发性内痔（母痔）和继发性内痔（子痔），继发性内痔常与母痔相连。母痔及子痔都可脱出肛门外，呈梅花状者称环状痔。若内痔脱垂，水肿不能回纳，称嵌顿性内痔；若有血液循环障碍，称绞窄性内痔。

【临床表现】

1. 便血 为内痔最常见的早期症状。其特点是无痛性、间歇性便后出血。出血可呈滴血状或喷血状，数日后可自行停止。便秘、粪便干硬或食用刺激性食物是痔出血的常见诱因。

2. 肿块脱出 内痔发展至第二、三期时即可脱出肛门外。脱出的痔块初时便后可自行回纳，以后逐渐增大，不易自行复位，必须用手推回，不然脱出的痔块有嵌顿的可能。

3. 疼痛和瘙痒 单纯性内痔无疼痛，当内痔或混合痔脱出嵌顿，出现感染、糜烂、血栓形成甚至坏死时

则有不同程度的疼痛。痔块脱出或肛门括约肌松弛时，常有分泌物流出而刺激肛门皮肤，产生瘙痒不适甚至慢性湿疹。

【诊断】

根据病史及直肠下端和肛门的检查，内痔诊断并不困难。除一期内痔外，其他三期内痔均可在肛门视诊下见到，必要时可于蹲位下用力屏气或排粪便后立即观察，这时可清楚地看到痔块大小、数目及部位。直肠指诊多无异常发现，但应除外直肠癌及直肠息肉等引起便血的其他病变。肛门镜检查大部分可直接窥视内痔呈紫红或暗红色结节状突起，有时局部伴出血或糜烂。

【鉴别诊断】

内痔的诊断多无困难，但应与下列疾病鉴别：

1. 直肠癌 临床上易将直肠癌误诊为内痔，这类教训已非罕见，主要原因是仅凭症状而诊断，也不详细询问便血的情况，忽视直肠指诊及内镜检查，尤其是直肠指诊。直肠癌为高低不平的肿块或边缘隆起的溃疡病灶，易出血，常伴有肠腔狭窄。

2. 直肠息肉 也可有便血，当息肉脱出肛门外易被误诊为痔脱垂。但直肠息肉为圆形，呈实质性，多有蒂，色泽为黏膜样粉红色。

3. 肛管、直肠脱垂 与环状痔不同，直肠脱垂黏膜呈环形，表面光滑，色粉红，括约肌松弛，而环状痔黏膜呈梅花瓣状，色暗红。

【治疗】

根据现代痔的概念，痔的治疗原则是治疗痔的症状而不是根治痔本身，因此以往见痔就治很显然是一种错误的观念，需要加以纠正。现代观点认为，痔无症状时不需要治疗，只有合并脱垂、出血、嵌顿和血栓时才需要治疗。对有症状的痔治疗目的是消除或缓解症状，不是根治有病理改变的肛垫。由于肛垫在控便过程中发挥作用，因而从保持肛垫和肛管黏膜完整性的角度出发，应该加强保守治疗和非手术治疗。手术治疗时不应破坏或尽量少破坏肛垫组织。内痔的治疗方法很多，在治疗上应采取个体化原则，根据病情选择使用。

1. 生活习惯的调理 改善饮食结构，多饮水，多进膳食纤维，定时排便，保持大便通畅，避免腹泻或便秘，便秘时可用轻泻剂通便。温水坐浴，保持肛门部清洁，促进局部血液循环，有利于预防痔的发生和改善痔的初期症状。

2. 非手术治疗 非手术治疗在消除症状方面疗效良好，不损伤肛垫，适用于症状、体征较轻一、二期的内痔，有症状的痔 80% 以上可经非手术治疗消除症状。

（1）药物内服：临床上治疗痔病的主要口服中成药，大致分为循环调节剂、纤维素增补剂和消炎止痛剂等几类。循环调节剂：改善动、静脉张力，保护微循环和减轻肛门局部水肿，主要有痔血胶囊、爱脉朗、消脱止和槐角丸等。纤维素增补剂：改善粪便性状，增加肠道蠕动，减轻排便阻力。适用于痔病症状轻微者，有麻仁丸和通泰胶囊等。消炎止痛剂：具有抗炎、消肿和止痛作用。适用于痔的急性发作期，如出现内痔嵌顿、水肿或肛周炎症。有脏连丸、化痔丸和玄胡止痛片等。

（2）药物外用：可采用肛门栓剂、外敷膏剂和蒸洗剂。如痔疮宁栓、马应龙痔疮膏和复方角菜酸酯栓等。近年来使用的太宁栓剂，其主要活性成分角菜酸酯（海藻提取物）可长时间（8～12 小时）在直肠黏膜面形成一层黏液性膜状保护结构，有效地隔离污染物，保护受损黏膜并使其修复；其所含二氧化钛和氧化锌有止痒、抗炎、减轻黏膜充血及收敛作用；且有一定润滑作用，利于粪便排出。治疗痔急性发作有效，且起效较快，安全性高，但对于痔的脱垂治疗效果差。

（3）非手术肛垫固定术：包括硬化剂注射法、胶圈套扎法、枯痔钉法和物理疗法如针灸疗法、微波疗法、红外线凝固疗法、冷冻和激光疗法等。①硬化剂注射法是 19 世纪一直沿用至今的有效方法，原理是硬化剂使局部形成无菌性炎症，致黏膜下组织纤维化，起止血和固定肛垫作用，而非血管栓塞。常用 5% 苯酚植物油、5% 鱼肝油酸钠、5% 叶酸尿素奎宁水溶液、4% 明矾水溶液和消痔灵等；②胶圈套扎法自 1963 年 Barron 介绍以来，至今仍不失为一种介于注射疗法和手术疗法之间的有效方法，其原理是将胶圈套入内痔根部，阻断痔的血运，使其缺血坏死脱落，由于套扎点是在齿状线上方 1cm 以上，通常是无痛的。适用于各期内痔及混合痔的内痔部分，以第二、三期内痔最适宜；③物理疗法有一定效果，但有并发症（如激光疗法，常有痔核炎症疼痛、肛缘水肿和创口愈合缓慢等；微波对散热能力差的组织和器官，较易产生伤害），其在治疗中不占优势地位，但患者易接受，治疗早期痔还是可行的。

3. 肛管扩张术　Lord（1969）认为痔的存在与直肠下端及肛管出口狭窄有关，故主张用肛管扩张术治疗以降低肛管压力并使排便通畅，不再发生静脉丛充血，减轻痔的症状。扩肛术适用于肛管高压或疼痛剧烈者，如内痔嵌顿、绞窄。

4. 手术治疗　痔的手术治疗主要以症状明显的三、四期脱垂性内痔和混合痔为主，尤其是环形混合痔；或保守治疗无效才考虑手术治疗。传统术式过多破坏了肛垫组织，现已逐渐被吻合器肛垫悬吊术所替代。

（1）外剥内扎术（Milligan-Morgan 术）：即开放性血管垫切除术。在痔块根部作 V 形切口，剥离、缝扎、切除曲张静脉团，最后缝合黏膜切口。一次最多只能切除 3 个孤立痔块，以免肛管失禁或狭窄。手术简单，愈合快，且并发症少，疗效可靠。

（2）痔环切术（Whitehead 术）：治疗环状痔的一种手术方式，存在已有 200 余年的历史。但该手术完全破坏了齿线附近的黏膜，手术后黏膜外翻，大便失禁发生率高，近年来不大使用。

（3）吻合器痔上黏膜环切术（Procedure for prolapse and hemorrhoids，PPH 术）：肛垫理论的发展使人们改变了痔手术的观念，20 世纪 90 年代以来兴起的 PPH 手术是痔治疗的重要进展之一。该手术由意大利医师 Longo 在 1998 年首先提出并使用，通过特制的吻合器环形切除肛垫上方（齿状线上 2～4cm）直肠下端黏膜和黏膜下层组织一周并钉合，使脱垂肛垫上移，起到悬吊肛垫的作用，明显缓解脱垂症状；同时切断直肠黏膜下供应痔的部分动脉，术后痔血供减少，痔块在术后 2 周左右逐渐萎缩。原则上不切除痔块，若环形痔块大且严重脱垂，亦可同时切除其上半部分。PPH 手术具有操作简单、术后并发症少、术后处理容易以及恢复快的优点。PPH 手术近期效果良好，但远期疗效文献报道不一。Senagore 等对 232 例行 PPH 术的患者随访显示，近 11% 的患者术后因持续又严重的疼痛、出血等而再次手术。国内报道术后痔相关症状复发率为 12.7%，其中最主要的表现为痔核脱出（10.9%），其次为便血和肛门疼痛。近几年来，在 PPH 的基础上又发展了一种新的手术方式即选择性吻合器痔切除术（Tissue-selecting therapy stapler，TST），其治疗原理及手术操作类似 PPH，区别在于其是选择性地切除痔上黏膜而非全部黏膜环切。二者在痔的症状改善上疗效相似，但在术后并发症（尿潴留、术后疼痛、出血、肛门坠胀、吻合口狭窄）方面，TST 明显优于 PPH 术，且 TST 操作更简单，术中突发事件更少。

5. 急性嵌顿性内痔的手术治疗　内痔脱出嵌顿，特别是环形痔急性脱垂嵌顿，有广泛血栓形成及严重水肿，此时行急诊痔切除术被认为有可能发生化脓性门静脉炎等严重并发症，多采用非手术治疗，但治疗时间长，可并发溃疡和组织坏死，治疗成功后仍需择期手术。目前认为，痔急性期水肿并非感染所致，且肛周组织有较强的抗感染能力，行急诊痔切除与择期手术一样安全，并发症并不增加。若患者不宜行痔切除或痔套扎，可行侧位内括约肌切断术。此法适用于内括约肌张力过高和伴有肛管高压的患者。手术后疼痛即刻缓解,水肿、脱垂于手术后数日内逐渐好转。

三、外　痔

外痔位于齿状线以下,表面为肛管皮肤覆盖。外痔可分为血栓性外痔、结缔组织外痔(皮垂)、血管性外痔及炎性外痔四种,常见的为血栓性外痔和结缔组织外痔。

(一) 血栓性外痔

血栓性外痔较常见,可因外痔静脉丛的静脉炎导致静脉血栓形成,也可因用力排便或剧烈活动而使肛缘的静脉破裂,血液渗至皮下组织内形成血栓性肿块。临床表现为剧烈疼痛和局部肿胀,初起肿块较硬,触痛明显,数日后血块逐渐吸收变软,疼痛减轻。如发病在 1～2 天内而疼痛不减轻者,则需要切除血栓或切除痔核,如在发病后 3～4 天以后疼痛逐渐减轻,肿块缩小变软,往往不需手术,经对症治疗常可治愈。

(二) 结缔组织外痔

简称皮垂,为肛门边缘皮肤皱褶、增厚形成的皮赘。其内为增生的纤维结缔组织,很少有扩张的血管,通常是血栓性外痔或肛门部手术的后遗症,多无明显症状,偶有瘙痒或异物感。可采用通便、保持肛门周围清洁和避免局部刺激等措施,一般不必行手术切除。

(李孟军)

第十二节　肛管、直肠周围脓肿

肛管、直肠周围脓肿是指肛管、直肠周围软组织内或其周围间隙发生的急性化脓性感染,并形成脓肿,是常见的肛管直肠疾病,其性质与全身其他部位的脓肿相似,但破溃或切开后常形成肛瘘。

本病以中青年多见,儿童和老年少见,但也可发生在婴幼儿。常常是混合感染,主要的病原菌是大肠埃希菌、厌氧菌和类杆菌,其次是葡萄球菌、链球菌和变形杆菌,有时可见结核分枝杆菌感染。

【病因和病理】

肛管及直肠下部周围有丰富的蜂窝组织,容易感染并形成脓肿,这类脓肿的感染病灶大多来自肛腺,因肛窦开口向上,粪便容易进入肛窦而导致肛腺感染。Eisenhammer(1956)认为肛腺感染先蔓延至内外括约肌间形成括约肌间脓肿,然后向下、外和向上扩散发展成不同部位的脓肿(图 26-15)。腹泻和服用剧烈的泻药也是引起肛腺和肛窦感染的重要原因。有些脓肿并不来源于肛腺,可由肛管或肛门损伤、肛裂、血栓性外痔、内痔注射、肛管直肠脱垂、肛管直肠手术或放射治疗后引起。此病也可来源于败血症、糖尿病、血液病和营养不良等全身性疾病;少数病例可源于结核、溃疡性结肠炎、克罗恩病或 HIV 感染等。

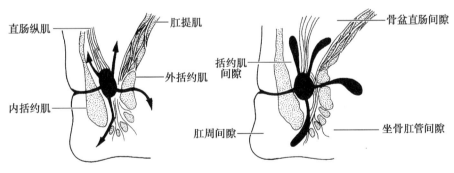

直肠纵肌　　肛提肌　　外括约肌　　内括约肌　　肛周间隙　　括约肌间隙　　骨盆直肠间隙　　坐骨肛管间隙

图 26-15　直肠肛管旁间隙的感染途径

肛管、直肠周围脓肿分肛提肌下部脓肿和肛提肌上部脓肿,前者包括肛门周围脓肿和坐骨肛门窝脓肿,后者为骨盆直肠窝脓肿、直肠后脓肿及少见的高位肌间脓肿。

【诊断和治疗】

肛管、直肠周围脓肿有局部持续性疼痛及畏寒、发热、头痛、食欲不振及白细胞升高等全身中毒症状。症状随脓肿的大小和部位而略有不同,如浅表的肛门周围脓肿以局部症状为主,而深部的骨盆直肠窝脓肿则以全身症状为主。检查时,浅部脓肿局部有压痛性肿块或扪及波动感,诊断容易;而深部脓肿肛周外观无异常,直肠指诊可扪及压痛性肿块。临床诊断有困难者,可借助于直肠内超声检查(IRUS)帮助确诊。IRUS 可识别临床可疑的化脓性病灶,了解直肠周围病变,还可确定脓肿和瘘管与括约肌的关系。

一旦脓肿形成,就应积极做手术引流。肛管、直肠周围脓肿的手术要点是:脓肿定位准确,引流既要彻底又不要损伤肛管括约肌。手术前应穿刺定位,将抽得的脓液做微生物学检查,了解其菌种和来源,警惕肛瘘发生。如病原菌为葡萄球菌或链球菌等皮肤来源的病原菌,通畅引流后一般不继发肛瘘;如细菌为大肠埃希菌或厌氧菌等肠道来源的细菌则说明感染来源于肛腺,术中应仔细寻找并引流其内口,否则,简单的引流会继发肛瘘。

【各种脓肿类型】(图26-16)

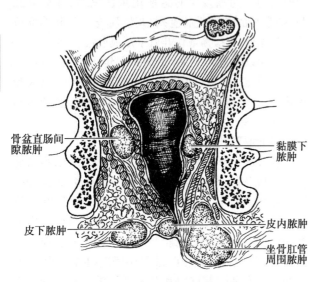

图26-16　肛管直肠周围脓肿的位置

1. 肛门周围脓肿　肛门周围皮下脓肿最常见,多由肛腺感染经内外括约肌向下经外括约肌皮下部向外扩散而成,常位于肛门周围皮下部。脓肿一般不大,主要症状为肛周持续性疼痛,受压、咳嗽或排便时加重;如在肛门前部可引起排尿困难。全身感染症状不明显。局部检查见肛门边缘皮肤红肿,伴硬结和触痛。后期可有波动感,必要时可行穿刺证实。需及时引流,否则脓肿会在皮下蔓延至两侧坐骨肛门窝。

少数早期肛门周围脓肿用抗菌药物及局部理疗可以消退,但多数需手术引流。手术方法有两种:①如为单纯性脓肿,可在局麻下压痛最明显点或有波动感处穿刺定位后作一放射状切口。放出脓液后伸入手指探查脓腔大小,分开其间隔,扩大切口使其与脓腔直径等大,以利引流。最后将凡士林纱布填入脓腔;②如脓肿与肛陷窝相通,可于切开脓肿后用探针仔细寻找内口。然后切开瘘管,适当切除皮肤、皮下组织及内口周围组织,使之引流通畅。如内口较深,瘘管通过内括约肌,可采用挂线疗法。术中也可探查脓肿与括约肌间隙的关系以注意肛瘘的可能。如脓肿源自括约肌间隙,则说明感染来源于肛腺,需切开瘘管和内口,单做引流容易继发肛瘘;如脓肿与括约肌间隙无关系,则按单纯性脓肿处理,不会并发肛瘘,以上手术优点是脓肿一期愈合,不再形成肛瘘。如寻找内口困难,不要盲目寻找,以免使炎症扩散或形成假道,仅作切开排脓,待肛瘘形成后,再作肛瘘手术,

这样效果好,治愈率高。

2. 坐骨肛门窝脓肿　此病也较常见,多由于肛腺感染经外括约肌向外扩散到坐骨肛管间隙而成。该间隙位于肛提肌以下,空隙大,脓肿范围较肛周脓肿深而广,局部疼痛和全身感染症状均较明显。如不早期治疗,脓肿可经肛管后方绕过括约肌到对侧坐骨肛门窝内形成马蹄形脓肿,或向上穿过肛提肌形成骨盆直肠脓肿,或蔓延至会阴部。初起表现为肛门不适或轻微胀痛,然后出现畏寒、发热、头痛和乏力等全身感染症状,局部疼痛加重,有时可出现排尿困难或里急后重。由于感染位置较深,早期局部体征不明显,以后出现红肿及压痛,脓肿较浅者可有波动感。直肠指诊患侧有压痛性肿块,甚至有波动感。

因其位置深易蔓延,故应尽早引流。在压痛最明显处先穿刺定位抽得脓液,然后在此处作一前后方向的弧形切口,切口离肛缘超过5cm以外,以避免损伤括约肌,且切口要足够大,伸入手指分开脓腔内纤维间隔,排出脓液,放置引流。

3. 骨盆直肠窝脓肿　临床较少见,此脓肿发生在骨盆直肠间隙内,位于肛提肌上方,盆腔腹膜以下,该间隙位置深,容积大,易形成大型脓肿。如脓液引流量超过50ml,要考虑这一脓肿的可能性。感染常由直肠炎、直肠溃疡或外伤所致,也可由括约肌间脓肿、坐骨肛门窝脓肿或邻近组织炎症蔓延所致。初起常表现为寒战、发热、全身乏力的全身感染症状,严重者可出现败血症,但局部症状不明显,不易早期诊断,患者仅感直肠坠胀及里急后重感,有时有排尿困难,肛周会阴部外观多无异常,下腹部有时可有压痛及肌紧张,指诊在肛提肌上方直肠壁可扪及压痛及隆起,甚至有波动感。确诊主要靠穿刺抽脓,也可借助直肠内超声(IRUS)帮助诊断。

这类脓肿大,易蔓延,应尽早做手术治疗。手术切口同坐骨肛门窝脓肿,但手术时切口应更大。将左手示指伸入直肠内探查脓肿位置并作引导,另一手持血管钳经皮肤切口,穿过肛提肌进入脓腔,再用手指伸入脓腔分开肛提肌纤维及脓腔间隔,扩大引流。冲洗脓腔后,放入橡皮管或烟卷引流。对于此类位于肛提肌以上的深部脓肿,切开引流创伤大,术后疼痛明显,甚至因括约肌损伤导致肛门功能障碍。因此有时可以在超声引导下穿刺置管、冲洗引流,此法安全、创伤小、患者痛苦较少,亦可达到理想的治疗效果。

4. 直肠后脓肿　此病发生在直肠后间隙内,该间隙位于骶前方及直肠后方。其病因和症状与骨盆直肠脓肿相似,患者自觉直肠内坠胀感,骶尾部酸痛排便时加重。体检见尾骨与肛门之间有深压痛,直肠指

诊在直肠后方可摸到隆起或波动感。

手术方法同骨盆直肠脓肿的手术治疗,在肛门外侧多偏于后方,穿刺定位后由前向后切开,经坐骨肛门窝引流。

5. 高位肌间脓肿　这类脓肿发生在直肠下部括约肌间隙上部的直肠环肌和纵肌间的结缔组织内,位于肛提肌上方,以前称之为黏膜下脓肿,但真正的黏膜下脓肿少见。此脓肿多在直肠下部的两侧和后方,常由肛窦炎、直肠炎、内痔感染、直肠损伤和肛门周围脓肿等引起。发病隐匿。初起时肛门内有沉重感,以后酸痛,排便时疼痛加重,伴全身不适和发热,常在脓肿破溃后、脓液排出直肠时才引起注意。直肠指诊可扪及直肠内有卵圆形肿块,有触痛和波动感,内镜检查见直肠壁上圆形隆起,黏膜红肿。如已破溃,可见由破溃口流出脓液。

治疗时,用窥器显露肛管和直肠下部,可见脓肿,用小尖刀或电刀在直肠内纵形切开脓肿排脓,切口应足够大,使引流通畅,伤口内放入凡士林纱布引流。如脓肿已破溃,黏膜坏死,引流不畅可扩大创口,并切开至感染的内口,术后定期作直肠指诊或肛镜检查,以保持引流通畅。也可采用挂线疗法:显露直肠下部找到感染内口,将探针由瘘口向上探入 2.0～2.5cm 经黏膜穿入肠腔,挂上两条丝线,向两侧分别结扎,可使组织坏死。4～5 天后脓腔完全开放,这样可避免直肠壁一期切开后所致出血。若同时存在肛门周围脓肿或坐骨肛门窝脓肿,则先处理后者。

(李孟军)

第十三节　肛　瘘

肛瘘是肛管或直肠与肛周皮肤相通的肉芽肿性管道,经久不愈或间歇性反复发作是其特点。早在公元前 5 世纪 Hippocrates 著文以及 1376 年 John 和 1612 年 Lowe 等著文讨论关于肛瘘的诊治方法以来,肛瘘的发病率不见下降,复杂性肛瘘的处理依然困难,肛瘘手术导致的肛门失禁等并发症仍有发生,故仍需重视。

【病因及病理】

除外先天性、肿瘤及外伤等,直肠肛管感染是肛瘘的主要病因。感染有特异性感染,如结核、克罗恩病、放线菌病及性病等;非特异性感染则多由于肛腺隐窝炎症所致。

解剖学显示有两类肛腺起自直肠窦下部,一类是黏膜下层的单纯腺体结构,另一类是穿入肌层的腺体分支管,也称肌内肛腺,其数目在 6～8 个之间,该肛腺主要导管多向外下方穿入内括约肌,Lockhart Mummery 认为

这些腺体提供肠道细菌引起直肠周围脓肿的途径。肛管感染是沿内、外括约肌行走的肛管纵肌向直肠肛管周围组织蔓延的。肛腺的数目、深度和形态变异很大,半数的肛管可见肛腺管,其中 33% 穿入内括约肌,10% 的导管壁有黏液生成细胞,导管的开口位于肛管的后方,这也就是肛瘘多发于后位的原因。位于肌层内的肛腺和具有黏液分泌功能者一旦发生感染尤易形成肛瘘。Seow-Choen 分析肛瘘管道肉芽组织的细菌学调查,发现大肠埃希菌、肠球菌和脆弱类杆菌是主要的需氧菌和厌氧菌。Goliger 认为肛腺隐窝感染学说并不能完全阐明肛瘘的发病过程,因为肛瘘肉芽组织中细菌量不多,毒力也不大。总之,肛腺与肛瘘之间的关系至今仍未完全明确,但从肛管、直肠周围脓肿的两种不同类型来看,一类是肛腺与肛瘘有关的原发性急性肛腺肌间瘘管性脓肿,另一类是肛腺与肛瘘无关的急性非肛腺瘘管性脓肿。前一类肛管直肠周围脓肿经破溃或切开引流后,脓腔缩小,形成迂曲的管道,外口缩小,成为肛瘘。肛瘘有内口、外口、瘘管及支管。内口是引起肛瘘的感染入口,多在肛窦内或附近,肛管后部中线两侧多见。有人称肛隐窝炎为肛瘘的伴发症或前驱病。肛隐窝炎好发于肛管后正中,这是因为该部位有较多且明显的隐窝,形似漏斗,易受粪便的刺激,肠腔内病原体可渗透到隐窝底部肛腺开口处,导致腺管水肿、阻塞而使炎症扩散。

肛瘘的主要瘘管是原发内、外口之间的瘘管,管道有弯有直,可浅可深,大多数瘘管行走在内、外括约肌之间,有的经过外括约肌进入坐骨肛门窝内,少数有分支。如主要瘘管引流不畅,可引发周围脓肿,破溃后形成小瘘管。外口是肛管直肠脓肿破溃或切开引流部位,在肛周皮肤上,大多靠近肛门。由于细菌不断通过内口进入瘘管,瘘管迂曲引流不充分,管壁由肉芽和纤维组织构成,故难以自行愈合。一般单纯性肛瘘只有一个内口和一个外口,这种类型最为多见,若外口暂时封闭,引流不畅,可继发脓肿,脓肿可向其他部位破溃形成另一外口。如此反复发作,可使病变范围扩大形成多个外口,这种肛瘘称为复杂性肛瘘。

肛瘘的发病及其发展:内口是感染的入口,已被公认,瘘管久治不愈是由于不断有感染来自内口,因此手术时正确寻找内口、切开或切除内口同时保护肛门括约肌功能是治愈肛瘘的关键。

【分类】

肛瘘的分类方法很多,常用的有:Goodsall 分类法、Milligan 分类法、Goligher 分类法、Steltzner 分类法和 Parks 分类法等。目前临床上最常用的是 Parks 分类法,该分类法对指导手术很有帮助(图 26-17)。

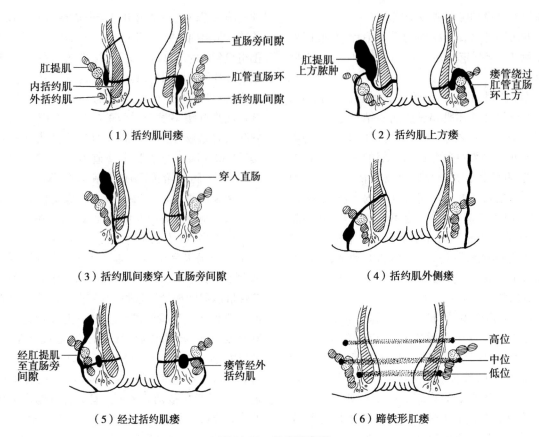

（1）括约肌间瘘　　　　　　　　　（2）括约肌上方瘘

（3）括约肌间瘘穿入直肠旁间隙　　　　　（4）括约肌外侧瘘

（5）经过括约肌瘘　　　　　　　　　（6）蹄铁形肛瘘

图 26-17　肛瘘的类型

Parks 分类法共分成括约肌间瘘(再分成单纯性、高位盲管、高位直肠瘘口和无会阴瘘口等几种)、经括约肌瘘(在高位或低位穿入外括约肌,又分成非复杂性和高位盲管两种)、括约肌上瘘和括约肌外瘘 4 种。

1. 括约肌间瘘　多为低位肛瘘,最常见,占 70% 左右,为肛管周围脓肿的结果。瘘管穿过内括约肌间在内、外括约肌间下行,开口于肛缘皮肤。

2. 经括约肌瘘　可分高、低位的肛瘘,占 25% 左右,多为坐骨肛门窝脓肿的结果。瘘管穿过内括约肌和外括约肌深、浅部之间,外口有一个或数个,并有分支相互沟通,外口距肛缘较近。

3. 括约肌上瘘　为高位肛瘘,较少见。瘘管向上穿过肛提肌,然后向下经坐骨肛门窝穿出皮肤。因瘘管常累及肛管直肠环,故手术需分期进行。

4. 括约肌外瘘　最少见,为骨盆直肠脓肿合并坐骨直肠脓肿的后果。瘘管穿过肛提肌而直接与直肠相通。这类肛瘘常见于克罗恩病或外伤所致。

【临床表现和诊断】

肛瘘常有肛周脓肿自行破溃或切开引流的病史,此后伤口经久不愈,成为肛瘘的外口。主要症状为溢脓,脓液多少与瘘管长短及病程长短有关,有时瘘口暂时封闭,脓液积聚,可出现局部肿痛伴发热,以后封闭的瘘口破溃,又排出脓液。如此反复发作可形成多个瘘管互相沟通。少数患者可由外口排出粪便和气体。肛门皮肤因脓液刺激常感瘙痒、变色和增厚,甚或并发慢性湿疹。

检查:外口常在肛周皮肤表面,凹陷或隆起,挤压有脓液流出,浅部的瘘管可在皮下摸到硬的条索,由外口通向肛门。高位肛瘘位置较深,不易摸到瘘管,且外口常有多个。如肛门左、右侧均有外口,应考虑为"马蹄形"肛瘘,这是一种特殊类型的肛瘘,瘘管围绕括约肌,由一侧坐骨肛门窝通向对侧,或呈半环形,如蹄铁状,在齿状线附近有一个内口,外口数目较多,位于肛门左右两侧。

诊断时需明确瘘管的走向,尽可能找到瘘管内口,方法有以下几种:

1. 直肠指诊　可初步了解内口位置、有无分支及其类型,指诊时可摸到内口似硬结,有压痛,按压后见脓液排出。

2. 肛镜检查　仔细检查齿状线上下,注意肛窦有无充血、凹陷或排脓,对可疑存在的内口可用探针探查以明确诊断。

3. 探针检查　可用探针探查瘘管的行径、方向和深浅。探针应细而软,从外口插入后沿管道轻轻探入,不可用力,以免探针穿破瘘管壁引起感染或假道。

4. 注入亚甲蓝染料　把 5% 亚甲蓝溶液自瘘管外

口注入瘘道内,观察事先放入肛管直肠内白纱布上的染色部位以判断内口位置。对于复杂肛瘘患者有一定帮助。

5. 瘘管造影术 向瘘管内注入 30%~40% 的碘甘油或复方泛影葡胺,X 线摄片可显示瘘管的部位、走向及分布。目前由于准确率不高,存在假阳性可能,故临床应用较少。

6. Goodsall 规律 在肛门中间划一横线,若肛瘘外口在横线前方,瘘管常呈直型,呈放射状分布;若外口在横线后方,瘘管常呈弯型,内口多在肛管后正中肛隐窝处。多数肛瘘符合上述规律,Goodsall 规律对预测后方外口的肛瘘行径相当准确,特别是在女性患者中,符合率达 97%,但它对前方外口的肛瘘预测不够准确。Goodsall 未认识到前方肛瘘也主要起源于前正中隐窝。Goodsall 规律对于复杂性肛瘘或复发性肛瘘不适用。

7. 经肛门腔内超声检查 对确定肛瘘分类及内口位置有一定作用,但准确率较 MRI 略低。另外,腔内超声可用于判断肛门括约肌完整性和寻找较小的括约肌间脓肿。

8. MRI 检查 MRI 可能是目前诊断肛瘘最为理想的手段之一,可在术前明确肛瘘类型,排除复发性肛瘘可能存在的其他原因。对复杂性肛瘘、马蹄形肛瘘和手术处理困难的病例,MRI 检查有其优势且准确率高,临床正确使用 MRI 尚可提高手术成功率并有效监测复杂性肛瘘的治疗效果。

【治疗】

肛瘘形成后不能自愈,需采用手术治疗。对有些复杂性或复发的肛瘘,如明确合并有结核、克罗恩病、放线菌病及性病时,需积极治疗合并的疾病,否则仅用手术不易治愈。手术方法是将瘘管切开,必要时将瘘管周围瘢痕组织同时切除,敞开创面以利于愈合。同时必须确定内口,并完全切除之,以防复发。根据瘘管深浅、曲直度及其与肛管括约肌的关系选用肛瘘切开、切除术或挂线疗法等治疗。非手术治疗包括热水坐浴,应用抗菌药物及局部理疗,但只适用于脓肿初期以及术前准备时。

1. 肛瘘切开术 适用于低位肛瘘。手术时充分敞开瘘管,利用肉芽生长使创口愈合。手术中先要确定内口位置,用探针检查或由外口注入亚甲蓝,也可在探针引导下边切开瘘道边逐步探查直至找到内口为止。弄清瘘管与肛管直肠环的关系,如探针在环下方进入,可全部切开瘘道而不引起肛门失禁。如探针在环上方进入直肠(如括约肌上瘘或括约肌外瘘),则不可将瘘管全部切开,应用挂线疗法或分期手术。第一期将环下瘘管切开,环上瘘管用挂线扎紧;第二期

等大部分外部伤口愈合后,肛管直肠环已粘连固定,此时再沿挂线处切开肛管直肠环。术中应切除边缘组织及瘘管壁上的腐烂肉芽,使伤口呈底小口大的 V 字形,以便创口由深向浅愈合。

2. 肛瘘切除术 适用于瘘管壁较硬的低位肛瘘。术中先确定内口,明确瘘管与肛管直肠环的关系,用组织钳夹住外口的皮肤,从外向内将瘘管壁及周围瘢痕组织一同切除;创面完全敞开或部分缝合,止血后填入碘仿纱条或凡士林纱布。

3. 挂线疗法 适用于高位肛瘘或老年人有肛门手术史及肛管括约肌功能不良者,以及瘘管走向与括约肌关系不明确的患者。挂线疗法有两个目的:其一是松松结扎以供引流之用,或用以刺激瘘管壁周围产生炎症并纤维化,或标记瘘道。其二是紧紧结扎挂线以缓慢切割管壁,使被结扎的括约肌发生血运障碍,逐渐受压并坏死,并使基底创面逐渐愈合。此法的优点是肛管括约肌虽被切割,但不会收缩过多而改变位置,一般不会引起肛门失禁,术后 2 周左右被扎组织自行断裂。该方法成功的要点是:①要准确找到内口;②伤口必须从基底部开始,使肛管内部伤口先行愈合,防止表面皮肤过早粘连封闭。应用挂线疗法治疗复杂或高位肛瘘疗效满意,仅少数患者出现肛门失禁,复发率低。

4. 瘘管切除一期缝合术 适用于单纯性或复杂性低位肛瘘。术前需作肠道准备,术后控制排便 5~7 天,手术前、后使用抗菌药物。手术要点:①瘘管全部切除,留下新鲜创面;②皮肤及皮下脂肪不宜切除过多,便于伤口缝合;③伤口要缝合对齐,不留无效腔;④术中严格无菌操作,防止污染。

5. 视频辅助治疗肛瘘(video-assisted anal fistula treatment,VAAFT) Meinero 等 2006 年提出的一种既可用于诊断,又可用于治疗复杂或高位肛瘘的新的微创手术方式,通过肛瘘镜直观地找到内口,在视频下准确处理内口,然后由内向外清除瘘管。通过对 136 例经 VAAFT 治疗的肛瘘患者随访,术中内口发现率达 82.6%,术后一年治愈率达 87.1%,未发现并发症。目前国内对该技术应用还较少,远期疗效还需进一步观察。但 VAAFT 对于肛瘘外科治疗器械的改进有一定的价值,有望为肛瘘的微创治疗开辟一条新的途径。

(陈宗祐 李孟军)

第十四节 肛管直肠结肠狭窄

肛管直肠和结肠狭窄可分先天性畸形和后天性炎症、外伤、肿瘤和手术创伤等所引起。先天性肛管

直肠畸形在本章第二节中介绍,后天性以肿瘤性狭窄为多见。在良性结肠狭窄中,多数是手术创伤以及溃疡性结肠炎、肉芽肿性结肠炎、性病性淋巴肉芽肿等的并发症,在有关章节中介绍。本节对肛管直肠狭窄做一综合性重点介绍。

【病因】

先天性畸形和炎症是常见的病因,如肛周和直肠周围脓肿、广泛的肛管直肠瘘、肉芽肿性结肠炎、溃疡性结肠炎、结核、血吸虫病肉芽肿、性病性淋巴肉芽肿、放线菌病等,均可引起肛管直肠狭窄。损伤也是最常见的病因,特别是手术创伤。其他的病因有会阴意外伤、分娩伤、烧伤、具有腐蚀药物和栓剂的损伤、放射治疗和肿瘤。另外,内括约肌、耻骨直肠肌和盆底肌群痉挛可引起功能性肛管直肠狭窄,又称假性狭窄。若耻骨直肠肌肥厚则可致真性狭窄。

【症状】

不论炎症或外伤狭窄,肠壁有结缔组织增生,肠腔缩小变窄。患者有排便困难、便秘、会阴填塞感、里急后重、排便痛、便血、大便变细、腹胀腹部绞痛以及假性肛门失禁等症状,这些症状多逐渐加重,并可出现食欲减退、体重减轻、身体不适等。

【诊断】

患者常有肛管直肠手术、损伤或炎症病史,或曾用过局部注射疗法、腐蚀性栓剂等,以后逐渐出现上述排便困难等症状,手指检查肛门或肛管发现窄小,有时只能伸入小手指尖,有时摸到坚硬的纤维带,或环形狭窄。有时由于大便干硬,肛门口有线形裂口。这种情况应与普通肛裂引起肛门痉挛的排便困难相鉴别,手指触诊时很痛,只能在局部浸润局麻后,才能检查和鉴别。视诊肛门部常有粪便或分泌物。为了明确或排除可能存在的病因,或在考虑作狭窄的整复术时,应进行钡剂灌肠以观察有无结肠、直肠病变。以及了解狭窄的形态、程度、厚度等情况。对表面光滑的环状直肠狭窄,可作Frei试验,来鉴别性病性淋巴肉芽肿。疑有恶性肿瘤时,应作直肠镜或纤维结肠镜检查,并做活组织检查以肯定诊断。

【治疗】

1. 药物治疗　包括用高锰酸钾温水坐浴或灌肠、外用栓剂、灌肠等使大便通畅,有浅裂隙或溃疡时用10%硝酸银涂擦或外敷药膏等。

2. 扩张法　对手术后或损伤后轻度狭窄,多可用扩张法治疗,用手指或扩张器进行扩张,每日1次或每周1~2次,渐渐加大扩张器直径,并延长扩张间隔时间,对性病性淋巴肉芽肿引起的环状直肠狭窄亦适用。

3. 手术疗法　对严重狭窄以及时间较久且有坚硬瘢痕的狭窄,扩张法有时亦可暂时见效,但易复发。手术方法按病变情况、狭窄程度或狭窄部位不同而异。常用的有以下几种:

(1) 挂线术:适用于肛管及低位直肠之中轻度环形或半环形狭窄者。置截石位,麻醉后消毒,用止血钳从狭窄环下端插入,穿过基底从狭窄环上端穿出,将一根橡皮筋经此拖出,抽紧后用丝线结扎。术后每日坐浴,并适当牵拉橡皮筋。待橡皮筋脱落后再每日定时扩肛至痊愈。

(2) 纵切横缝术:适用于肛管及直肠下端环形狭窄者。置截石位,麻醉后消毒,在双叶肛门镜暴露下,于肛管直肠后正中作一纵向切口,切口上至狭窄环的上端,深度以切断纤维瘢痕组织而不切透肠壁为度。如瘢痕较厚,可作"∧"形切口,切除一部分瘢痕组织,使肠腔扩大。然后用可吸收缝线将切口行上下横形缝合。

(3) 矩形皮瓣推进法:适用于肛门肛管狭窄者。置截石位,麻醉后消毒。先于肛管后正中纵行切断狭窄环,然后在肛门后方作成一基底向尾骨尖的矩形或"∩"形皮瓣。注意勿使皮瓣蒂部太窄而影响尖端的血供。然后用可吸收缝线将皮瓣与上方直肠黏膜缝合。需注意不能有张力。

(4) 侧方Y-V皮瓣推进法:适用于仅肛管狭窄者。置截石位或俯卧位,消毒麻醉。有肛门一侧皮肤勾画出Y形皮瓣的轮廓,Y形之尖端应越过瘢痕狭窄段。沿Y标记切开深达皮下,掀起皮瓣。于上方切开狭窄段,需切断瘢痕组织。然后将皮瓣向上推进,用可吸收缝线或丝线与切口尖端缝合,缝合后成V形。注意皮瓣基底宽度应大于其长径,并应含少量皮下脂肪组织,以免皮瓣远端缺血坏死。如一侧手术尚不能完全松解肛管,可再于对侧如法手术(图26-18)。

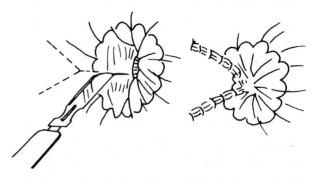

图26-18　侧方Y-V推进法

(5) Z形皮瓣转移肛门成形术:适用于肛管环状狭窄瘢痕较轻者。于肛门一侧皮肤与瘢痕交界处切开约1cm,再由切口两端向相反方向各切开约1cm。此两切口与原第一切口的夹角应为60°~75°,切开皮下及黏膜下层,并分别游离皮瓣及黏膜瓣,然后将此皮瓣与黏膜瓣互换位置,用可吸收缝线或丝线缝合。如一侧手术尚不能完全松解肛管,还可于对侧如法手术。

(6)S形皮瓣肛管成形术:Ferguson 用此法治疗痔环切术后畸形及肛管狭窄,特别适用于范围较大的肛管全周狭窄。沿黏膜与皮肤连线环形切口,将黏膜和瘢痕组织由下方括约肌分离,向上到齿线上方,显露内括约肌,并将黏膜切断,切除瘢痕组织。再以肛管为中心作S形切口,在肛门两侧做两个皮瓣,皮瓣应在肛门两侧相对部位,其底宽应与其高度相等或稍高。皮瓣厚薄一致,并带有少量脂肪。然后将一侧皮瓣的顶部牵向肛管前方,一侧牵向后方,与直肠黏膜边缘缝合。两侧皮瓣移植后,皮瓣边缘在肛管前后中线上自行对合,并缝合数针,使全部肛管由皮瓣遮盖。取皮伤口可以完全缝合或一部分开放(图26-19)。

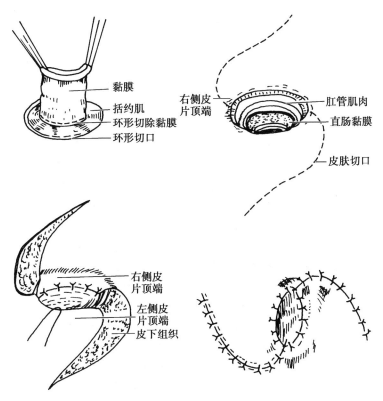

图 26-19　S 形皮瓣肛管成形术

(7)V-Y 皮瓣肛管成形术:适用于肛管狭窄宽度在 2cm 以上的管形狭窄。于肛管前后中线纵行切开瘢痕,上至正常直肠黏膜,下至肛门皮肤,再沿切口向两侧环形彻底切除瘢痕组织。扩肛,以容 2 指为度,使肛门完全舒张。提住切口上缘直肠黏膜,沿黏膜环形向上游离 1~2cm 便于拉下缝合。彻底止血。在肛门两侧各作 2~3 个联合"V"形皮肤切口,直达皮下,尖端向外,皮瓣宽度分别为 3cm 和 5cm,潜行游离皮瓣四周约 0.5cm,皮瓣中心应与皮下相连,以保证血运良好。将皮瓣内缘与游离的直肠黏膜用 2-0 可吸收线间断缝合,再用 1 号线将皮肤切口行 V-Y 间断缝合。如此,则肛周皮肤可向内推移 2~3cm,形成新的肛管。

(8)肛管后方三角形皮瓣移植术:适用于先天性肛门前移狭窄者。以肛管后中线的齿线处为顶点,至两侧坐骨结节方向取一长约 1~2cm 的等腰三角形,其底边约为边长的 2/3。取两边切开皮肤及皮下,整个皮瓣向上翻转到肛门内,形成一个三角形带蒂皮瓣。再于顶点处向上切开黏膜 1~1.5cm,钝性分离结缔组织及肛管括约肌,使肛门达 1.5~2cm 直径,形成一个三角形创面。最后用可吸收线或细丝线将三角形皮瓣与三角形创面重叠缝合。

(9)经尾骶直肠狭窄纵切横缝术:适用于中上段直肠狭窄者。置俯卧位,距肛门 2.5cm 至尾骨作一纵向切口,切除尾骨和部分骶骨,切开直肠后部组织,暴露直肠,游离直肠两侧。将一金属扩张器由肛门伸入直肠,通过狭窄部。在狭窄部作一纵向切口,切口上下抵健康肠壁。取出扩张器,将一裹以凡士林纱布的橡皮管由肛门插入至狭窄上方,然后将切口由两边向两侧牵拉使成一横向切口,用 3-0 可吸收丝线间断缝合肠壁,加强缝合浆肌层。然后逐层缝合骨膜、皮下、皮肤。

(10)经腹直肠狭窄切除术:直肠上段狭窄或中

下段狭窄经以上治疗无效者,可采用经腹直肠狭窄段切除术。手术注意以切除狭窄带为目的,尽量减少正常肠壁的切除。如伴有严重性肠梗阻、内瘘、肛周感染等并发症时,宜先作结肠造口,二期手术再行关闭造口、狭窄切除术。病变范围较大的严重狭窄,也可参照直肠癌经腹骶切除术,切除狭窄段后行骶路吻合,或采用 Dixon 手术和改良 Bacon 手术。至于直肠广泛性病变,或肛门直肠周围严重感染,括约肌功能丧失的患者,宜首选永久性乙状结肠造口术。

(陈宗祐　蒿汉坤)

第十五节　直肠后(骶前)肿瘤

在骶、尾骨之前和直肠之后有一骶前间隙,其上界是腹膜盆腔返折,即直肠膀胱或子宫陷凹底部;其后下方是肛提肌和尾骨肌;两侧为输尿管和髂血管。发生在这一间隙内的肿瘤称为直肠后或骶前肿瘤。由于组织结构复杂,肿瘤类型较多。但临床上发生率较低,根据美国的 Mayo 临床中心记录,住院患者中约占 1/40 000。

【肿瘤分类】

按解剖学和病理学可分为 4 类:①先天性畸形,如上皮囊肿、黏液分泌囊肿、畸胎瘤、脑膜膨出等;②神经源性,如神经纤维瘤、神经纤维肉瘤、神经鞘瘤、成神经细胞瘤、节细胞神经瘤等;③骨源性,如成骨肉瘤、巨细胞瘤、骨软骨瘤、尤纹(Ewings)肉瘤、骨髓瘤等;④其他,如脂肪瘤、纤维肉瘤、血管瘤、淋巴瘤等。根据 1985 年 Jao 报道的目前最大的一组病例,共 120 例,其中先天性畸形最多见,达 79 例,占全组 65%;神经源性 14 例,占 12%;骨源性 13 例,占 11%;其他 14 例,占 12%,男性 46 例,女性 74 例,女性较男性为多。根据 1949 年 Lovelady 和 Dockerty 分类,脊索瘤归属于先天性,亦有人主张属骨源性。

脊索瘤为直肠后最常见恶性肿瘤,由胚胎时脊索发生,生长在骶骨和脊柱,以骶尾部最多,由于生长较缓慢常于中年后起病。男性多见。脊索瘤初起时有外膜,以后包膜破裂,向周围浸润,并可由淋巴和血管侵入附近组织,并可转移至淋巴结、肝、肺、胸膜等。手术切除后,由于广泛浸润,局部常有复发。骶前肿瘤中以先天性囊肿常见,囊肿中以皮样囊肿最常见,内含鳞状上皮和皮肤附件,故可以有毛发,而上皮囊肿只含鳞状上皮而不含皮肤附件。有些学者曾将皮样囊肿归属畸胎瘤,其实畸胎瘤虽亦为先天性囊性肿瘤,但多数是部分囊性,部分实质性,且由三种原始胚层组织演变而来,不仅可有毛发,且可有骨、软骨和牙齿等。在骨源性肿瘤中,以巨细胞瘤最常见,女性多

见;在其他肿瘤中,以淋巴瘤多见。

【临床表现】

症状多变,早期较小时往往无症状,逐渐长大或囊肿继发感染时,可出现多种症状,其中最常见的是腰痛;长期坐倚可增加疼痛,可向直肠、臀部或大腿内侧放射,大便秘结常见。由于肿瘤压迫膀胱,可引起尿潴留或尿频。真正的大便失禁或尿失禁少见,但当浸润性肿瘤阻断交感和运动神经通路时可以发生。症状存在时间多较长,根据 Jao 120 例的分析,诊断成立前,平均已存在症状 12 个月,个别报道有存在 40 年之久者。一般恶性肿瘤比良性肿瘤有较多症状,如 Jao 组中良性肿瘤 69 例,恶性肿瘤 51 例,有疼痛症状者共 72 例,恶性肿瘤占 45 例(62%)。良、恶性患者有大便习惯改变共 39 例,其中恶性肿瘤占 25 例(64%)。有下肢触痛感者 39 例中,26 例为恶性(67%)。先天性囊肿多表现有肛管直肠问题,Howkins 报道 40 例,其中 15 例(38%)表现有复发性肛周脓肿和脓窦,另有 5 例窦管在检查时才发现。14 例(35%)曾进行过 1 次或多次肛旁手术,只有 5 例(12%)无症状,肿块在普查中发现。对骶前存在的感染,究竟是肛周脓肿延伸或感染的骶前囊肿,有时鉴别存在困难,有五种情况提示存在骶前囊肿:①直肠后间隙复发性脓肿;②以前认为的肛瘘经多次手术未愈;③当一个肛周或直肠窦管存在时,但不能确定一个原发开口;④存在肛后小凹;⑤尾前区固定或局部饱满。从肛门或肛周窦内拔出毛发或干酪样物,亦提示在深部存在骶前畸形,在女性患者中尤应提高警惕。

【检查】

体检时可见肛周有粪便污染,有肛门隆凸、肛后凹陷、肛瘘外口,在小儿可见腹脊膜膨出。直肠指诊非常重要,骶骨前可扪及实质性或囊性肿块,乙结肠镜在肿块较大时可见直肠局部隆起。骨盆 X 线片于骶骨前可见软组织影、钙化影、压迫移位影及恶性肿瘤破坏浸润影。如有瘘口可作瘘管造影术。行肛门、阴道腔内超声及腹腔部联合超声检查,对深部肿瘤、小肿瘤有较高诊断率,同时可作肝肾区超声检查观察有无转移、肾积水现象。在超声引导下,也可作针刺细胞学诊断。CT 检查,可显示解剖层次、肿块和骶前关系、骶前肿瘤大小、密度、形态等。静脉尿路造影及钡灌肠,可见脏器受压、受阻、移位等情形。动脉造影可显示肿瘤及骨盆部血管分布情况,脊髓造影术则有助于对脑脊膜膨出的诊断。MRI 在鉴别肿瘤的性质,分辨与周围组织关系,决定手术方案有极大优势应列为首选检查。活体组织检查不推荐,如为脑膜膨出将可能导致致命的感染。仅在病变不能手术或决定辅助疗法时,则可经直肠后壁或骶前、直肠外部位(在直

肠内预先放置手指作引导,或在直肠腔内超声及 CT 引导下)做穿刺活检。骶前肿瘤手术野有时与肛管直肠部非常接近,术时可能进入肠腔,所以手术前必须做好肠道准备工作。

【治疗】

一旦诊断成立,即有手术指征。实质性肿块常是恶性,囊肿可能继发感染而使手术困难,囊性肿瘤亦可能恶变,因此应争取尽早进行手术。手术切除的目的是去除病灶,一般术后并发症和手术死亡率极低。根据肿瘤大小及性质决定手术途径:①腹部径路:肿瘤部位较高可作腹部径路切口,游离乙状结肠后将直肠拉向前方。分离肿瘤时,需谨慎。手术时注意骶前出血,该处为骶中血管及骶前静脉丛分布区域。细心仔细结扎每处血管,同时保护主要神经分支;②后方径路:适用于肿瘤部位较低及感染性囊肿。手术时取俯卧位,在骶骨部作一水平位,弧形切口,暴露骶骨、尾骨、肛尾韧带。小肿瘤可不切断括约肌或耻骨直肠肌,在骶骨旁进入切除肿瘤。如切除困难可切除尾骨,进入肛提肌上部间隙,分开两边臀大肌,巨大肿瘤可将骶椎 4、5 切除,分开骶神经,避免受损,Localio 等曾切除骶椎 2 例,保留了括约肌和膀胱功能。此径路最大并发症为出血,如囊肿样病变,需切除尾骨以防复发,如属感染性囊肿,则直肠后外侧径路较为方便;如囊肿已穿破到直肠则禁用后径路切口。脓肿需经骶骨引流然后作分期手术;③腹骶部径路:Localio 等描述此径路,应用于切除巨大直肠后脊索瘤及畸胎瘤。常在腹部先游离直肠后上端肿瘤后,缝合腹壁改俯卧位,作骶骨切口或腹骶部联合操作,再取侧卧,腹部及骶骨部同时手术,此法最大优点是可结扎骶中血管,便于止血;④经骶骨径路:如骶骨囊肿穿破进入直肠,则经骶骨切口引流;⑤经括约肌径路:病灶小,尤是单个囊肿可作此径路。从内外括约肌间可游离到距肛门约 6 ~ 10cm 深处进入直肠后径路。辅助或姑息治疗可作放射疗法,对软组织肉瘤(淋巴瘤、骨髓瘤、畸胎瘤)可能有效。化疗效果则不明显。

【预后】

良性肿瘤、囊肿作全切除,预后良好,如不作彻底切除,则可能复发。恶性肿瘤则预后较差,软组织肉瘤、畸胎瘤,5 年生存率很低,脊髓瘤即使是低度恶性,要获得 5 年生存也相当困难,因为转移率很高。Pearlman 和 Friedmen 报告 15% ~20% 10 年生存率。Higinbothan 等报告 5 年生存率 10%,Localio 等报告则低于 2%,Joa 等报告 5 年生存率超过 75%,预后结果报告不齐。要获得根治率需要早期诊断和治疗,需要肛肠外科、神经外科和骨科多科医师的合作。

(唐一帆)

第十六节 直肠阴道瘘

直肠约有 9cm 长一段邻接阴道后壁,因此可由于创伤、炎症等在该段直肠阴道隔膜上任何部位发生直肠阴道瘘,它是妇产科临床中最常见的一种粪瘘。从外科手术方法的选择来进行分类:所谓低位直肠瘘,即修补可以从会阴部途径进行;而高位直肠阴道瘘,则从经腹手术较安全。多数病例的瘘孔较小,约<2cm。

【病因及分类】

直肠阴道瘘的发病率很难精确统计,因为根据医院的性质和医师的经验,收治率就不一样。病因很多,如:①先天性畸形;②分娩伤,最为常见,包括滞产和产科手术,如 Hibband 报告 85% 是因妇科创伤所致;③妇科手术损伤,经腹或经阴道盆腔妇科手术;④炎症性肠病;⑤药物腐蚀或异物;⑥癌肿侵蚀或放射治疗后;⑦其他穿入或闭合性损伤;如骑跨伤或强奸亦均可形成此种瘘。在诸多病因中,三度会阴撕裂、产科手术如会阴切开,特别是会阴直肠切开,很易发生直肠阴道瘘。对这些损伤未及时发现,或及时修补,或修补后发生感染,终将发生直肠阴道瘘。阴道或直肠手术,特别是靠近齿线者亦常发生瘘管。

直肠阴道瘘可根据其位置、大小及病因作以下的分类。

1. 按瘘位置分类 直肠远端 2/3 的直肠前壁与阴道后壁相邻,根据其病因,直肠阴道瘘可发生于 9cm 的直肠阴道隔的任何部分,一般将直肠阴道瘘分为 3 型。

1)低位:瘘口位于齿线处或其上方,在阴道开口于阴唇系带处。也有人提出,瘘在直肠的下 1/3,在阴道的下 1/2,易于从会阴部修补。

2)高位:瘘在直肠的中 1/3 及阴道后穹隆处,近宫颈处,需经腹修补。

3)中位:即在低位及高位之间。

2. 按瘘大小分类 直肠阴道瘘的大小约 1 ~2cm 直径,可以分为 3 型:①小型:瘘口直径<0.5cm;②中间型:0.5 ~2cm;③大型:>2.5cm。一般高位,直径大于 2.5cm,炎性肠病引起的及复发的直肠阴道瘘更复杂些。

【症状】

瘘孔较大而低位,可见大便从阴道排出和不能控制的排气。瘘孔小,当粪便干燥时,不能见到经阴道排便,但仍有不能控制的排气。由于分泌物的刺激,可发生慢性外阴炎,有抓痒、渗液和皮疹等症状。

【诊断】

有上述病史和女性患者有粪便从阴道排出,症状典型,很易诊断。检查时,大瘘孔可在阴道窥器暴露下看到,或指诊触及;瘘孔较小,或可见到一处小的鲜红的肉芽组织。用子宫探子探查瘘口,另一手指伸入肛门时,指端可触及探子头。必要时可进行钡剂灌肠X线检查以明确诊断。另外,可在阴道内放置纱布,直肠内注入亚甲蓝10ml,几分钟后取出纱布观察是否蓝染可确定有无阴道瘘。

【治疗】

根据病因及瘘孔大小,某些直肠阴道瘘可能自愈,或经非手术疗法治愈。约有半数以上的外伤性瘘可以自愈。炎症性肠病形成的瘘,可能不能自愈,或在保守疗法后仍有复发者,则多需手术治疗。手术修补对新鲜创伤可立即进行,一般均需等数月之久,待局部炎症消退,组织恢复正常柔软度后进行,特别是分娩伤造成的瘘。

手术方式有下列几种:

1. 瘘管切除分层缝合术 将瘘管切除后分层缝合,可经阴道或直肠修补。优点是手术简单,操作容易。缺点是复发率高,由于缝合时有张力,分离直肠或阴道组织分离不均,因此黏膜肌肉瓣要有充足的血液供应。

(1)手术方法:游离直肠盲端后侧及其两旁然后分离直肠阴道瘘之周围,游离瘘管结扎切断后用细肠线间断缝合直肠阴道隔,然后充分游离直肠使其无张力与下端黏膜肌层缝合。

(2)术后处理:术后保持创面清洁干燥,创口一期愈合。术后2周开始扩肛。扩肛时间不应少于6个月以防肛门再度狭窄。该术式适合于低位肛门闭锁,低位直肠阴道瘘或直肠前庭瘘者。年龄越大手术成功率越高。

(3)手术后果:后果各家报告不同。Lescher等报告术后复发率为84%,Giver报告为30%。Hibband报告14例第一期愈合。虽然有人不主张手术用于高位直肠阴道瘘,但Lawson报告53例高位直肠阴道瘘,有42例成功,他建议切开直肠子宫陷凹,这就便于缝合瘘管。本手术的要点是缝合时不能有张力,缝合部位不能有缺血。

2. 直肠移动瓣修补术 1902年Noble首先采用直肠移动瓣修补术治疗直肠阴道瘘。近来多数学者,认为对修补低位直肠瘘应首选此法[2]。麻醉满意后行俯卧位、首先探清内外口,瘘道内插入探针,直肠黏膜瓣采用U形切口,瓣长宽比不能大于2∶1,并保证足够的血液供应。黏膜下注射1∶20 000肾上腺素以减少出血。分离内括约肌,并在中线缝合。瘘口周边切除

宽约0.3cm黏膜组织形成创面,然后将移动瓣下拉覆盖内口创面,用2-0或3-0肠线间断缝合,恢复黏膜与皮肤连接的正常解剖学关系,阴道伤口不缝合,作引流用。该术效果77%以上。

3. 骶骨会阴手术 由于新生儿肛提肌仅距肛门1.5cm左右,故在会阴部分离直肠时极易损伤耻骨直肠环。骶尾部切口可以清楚辨别耻骨直肠环,又易游离直肠,对瘘口较高的瘘管也较容易分离剔除。手术适合于生后6个月以上的患儿。骶尾部皮肤纵切口长约3~5cm,横形切开骶尾软骨,暴露直肠盲端;沿直肠盲端纵形切开在肠腔内找到瘘口,分离瘘口,将其切断后缝合。游离直肠至能松弛地下降达肛窝皮肤平面。肛窝皮肤作X形切口,暴露外括约肌,将直肠从耻骨直肠环中间通过缓慢地牵拉到肛门,注意肠段勿扭转,并避免手指在肠环内强力扩张。直肠壁与肛门皮下组织用丝线缝合几针,直肠全层与肛门皮肤用3-0可吸收线或丝线间断缝合。依次关闭骶尾部伤口。

另外,高位直肠闭锁和直肠阴道瘘亦可在新生儿期做腹会阴肛门成形术,直肠阴道瘘修补术和结肠造口术,但限于实际条件,手术死亡率高不易为家长接受。所有高位瘘的主要手术并发症是感染和瘘管复发,再次手术难度较大。应对每个具体病例根据其病情和实际条件制订治疗方案,选择合适的手术方式。对于后天性直肠阴道瘘者要视其病因加以治疗,由炎症引起者则积极治疗肠炎后根据病情确定选用修补、肠切除和肠造口等术式。由产科手术及外伤所致直肠阴道瘘者在炎症控制的情况下行经直肠或阴道修补术。切开并分离直肠和阴道壁的边缘,关闭直肠壁作横行卷入内翻,纵行对合阴道黏膜下组织,横行关闭阴道黏膜。放射性直肠阴道瘘的局部修补是极其困难且常不可能做到,故应作结肠造口术。异物或电灼等造成的直肠阴道瘘必要时先做一期结肠造口术,二期修补瘘管和肠吻合或拖出术。目前直肠阴道瘘的手术方法很多,但要根据具体病例选择最佳术式以最小损伤,取得最好的效果。

(唐一帆)

第十七节 肛门失禁

肛门失禁是排便功能紊乱的一种症状,患者失去控制排气、排便的能力。发病率不高,不直接威胁生命,但造成身体和精神上的痛苦,严重地干扰了正常生活和工作。

【分类】

根据失禁的程度不同,可分为完全性失禁和不完全失禁两种:①完全性失禁:肛门不能控制干便、稀便

2

及气体的排出;②不完全性失禁:仅能控制干便,而不能控制稀便和气体的排出。

按失禁的严重程度可分为3度。

一度:粪便偶然污染内裤。

二度:不能控制粪便漏出经常污染内裤,并伴有气体失禁。

三度:完全失禁。

【病因】

肛门功能的控制有复杂的、多方面的因素,通过协调、综合地来完成。任何一个环节的异常就可能导致肛门失禁。节制肛门排粪功能主要有五个因素:

1. 肛管直肠黏膜的刺激反应 肛直肠黏膜下有压力感受器,当肛管直肠被充盈时,这些感受器接受刺激后通过神经传送信息经脊髓和中枢神经,根据刺激的内涵和外在环境的适宜与否来决定松弛或收缩括约肌,从而来调控排气和排便。

2. 肛管直肠的成角 正常人的肛直肠存在80°~90°的折角,可阻止粪便因重力关系而向下脱出。生理和病理性因素使肛管直肠角的改变也是排便失控的重要一环。

3. 扑动瓣作用 肠壁的节律性收缩,形成扑动瓣,使肠腔闭锁,从而达到调控排粪作用。

4. 协调作用 排粪动作是一个复杂的生理过程,由中枢、脊髓、自主或不自主等多种神经作用,协调和协同地进行才能顺利地完成,任何环节的不协调,就可能导致失调。当粪便进入直肠,刺激肠壁压力感受器,引起冲动,有排便感。如条件适宜,大脑皮质对下级神经的抑制解除,随之结肠和直肠收缩,肛门括约肌舒张,膈肌和腹肌收缩,增高腹内压力,这些协调动作,帮助粪便排出。粪便通过肛管,反射性引起肛管舒张和直肠收缩,推挤粪便排出。协调动作,通过中枢、腰骶部脊髓内排粪中枢、交感神经和副交感神经等来完成。

5. 肛门外括约肌的收缩 由于外括约肌的收缩张力较高,可以阻止内括约肌向下推动粪便的力量,在认为环境不适宜的情况下,通过自主性的强力收缩,并依靠随意性会阴和腹肌的收缩,把粪块从肛管直肠挤回乙状结肠,也终止肛管直肠黏膜的刺激反应,这样就取消一次排便活动。

根据以上生理病理机制,很多神经系统疾患,结肠直肠疾患和对肛管直肠的直接损伤等,均可造成肛门失禁。肛门失禁的主要和常见的病因有:①神经系统疾患:脑血管意外,脑动脉硬化,脑外伤,脊髓损伤,脊髓瘤,脊柱裂等;②结肠、直肠疾患:先天性巨结肠,溃疡性结肠炎,结肠、直肠癌,直肠脱垂,肛管直肠畸形等;③肛管直肠直接损伤,其中手术损伤是常见原因,包括肛瘘、肛裂和痔等手术以及硬化剂注射。此外,还有会阴撕裂、意外伤、枪弹伤和异物等病因。老年人身体衰弱,粪便嵌塞亦可引起失禁。

【临床症状】

肛门失禁有不同病因和不同程度,因此临床表现也各有不同。有些病例的表现为主要病变所掩盖,如脑外伤和脑血管意外患者,神志不清,粪便溺床,除护理中注意外,人们多集中注意对脑部情况的处理。先天性巨结肠病例,主要表现为大便秘结、腹胀和腹部极度膨隆等。由于大量粪便充塞结肠,使结肠、直肠协调作用失控,加以肠壁神经缺如,硬粪箝压直肠等因素,出现肛门失禁,粪水从硬粪旁漏出。在常见的肛管直肠手术后并发肛门失禁的患者中,有些病例症状较轻,诉腹泻时稀便不能控制,有些患者主诉会阴部常有黏液和粪便沾染。也有主诉粪便不能随意控制,或夜间不能控制。也有在排气时有漏粪等不同程度的失控表现。

【诊断】

1. 病史需询问引起肛门失禁的原因,初起时症状,目前失禁的严重程度,肛直肠部有无手术史、放射史、受伤史。大便习惯,排便次数及粪便质地,有无神经系统、代谢方面的疾病及泌尿系统的疾病等病史。

2. 体检

(1) 视诊:完全性失禁,视诊常见肛门张开呈圆形,或有畸形、缺损、瘢痕、肛门部排出粪便、肠液,肛门部皮肤可有湿疹样改变。用手牵开臀部,肛管完全松弛呈圆形,有时肛管部分缺损瘢痕形成从圆孔处常可看到直肠腔。不完全失禁肛门闭合不紧,腹泻时也可在肛门部有粪便污染。

(2) 直肠指诊:肛门松弛,收缩肛管时括约肌及肛管直肠环收缩不明显和完全消失,如为损伤引起,则肛门部可扪及瘢痕组织,不完全失禁时指诊可扪及括约肌收缩力减弱。

3. 内镜检查 直肠镜检查可观察肛管部有无畸形,肛管皮肤黏膜状态,肛门闭合情况。纤维肠镜检查可观察有无结肠炎、克罗恩病、息肉、癌肿等疾病。可用硬管结肠镜观察有无完全性直肠脱垂。

4. 排粪造影检查 可测定肛管括约肌、肛管、直肠部形态解剖结构,动力学功能状态的 X 线钡剂检查可观察有无失禁及其严重程度,不随意漏出大量钡剂是失禁的标志。

5. 肛管测压 可测定内、外括约肌及耻骨直肠肌有无异常。肛门直肠抑制反射,了解其基础压、收缩压和直肠膨胀耐受容量。失禁患者肛管基础压、收缩压降低,内括约肌反射松弛消失,直肠感觉膨胀耐受容量减少。

6. 肌电图测定 是测定括约肌功能范围,确定随意肌、不随意肌及其神经损伤及恢复程度。

7. 肛管超声检查 近年来应用肛管超声检查,能清晰地显示出肛管直肠黏膜下层、内外括约肌及其周围组织结构,可协助诊断肛门失禁,观察有无括约肌受损。Yang(1993)应用肛管超声检查肛门失禁38例,23例中17例(74%)发现肛管括约肌有缺损,患者都有肛周肛门直肠或阴道手术史,15例中6例(40%)无外伤史,体检时常规检查也未发现肛管括约肌有缺损,应用这一检查后才确定括约肌有缺损病变,对肛门失禁的诊断较有价值。

【治疗】

肛门失禁的治疗应按发病原因及损伤范围选用不同的治疗方法。肛门失禁如是继发性的则需治疗原发疾病,如中枢神经系统疾病、代谢性疾病、肛管直肠疾病等,肛门失禁有的可治愈或改进。

1. 非手术疗法 ①促进排便:治疗结肠直肠炎症,使有正常粪便,避免腹泻与便秘,避免服用刺激性食物,常用多纤维素食物;②肛管括约肌操练:改进外括约肌、耻骨直肠肌、肛提肌随意收缩能力,增加肛门功能;③电刺激:常用于神经性肛门失禁。将刺激电极置于外括约肌内。或用塞和肌电计刺激括约肌和盆底肌,使之有规律收缩和感觉反馈,均可改善肛门功能。

2. 手术疗法 由于手术损伤、产伤或外力损伤括约肌致局部缺陷、先天性疾病、直肠癌术后肛管括约肌切除等则需进行手术治疗,可采用括约肌修补术、直肠阴道内括约肌修补术、括约肌折叠术、皮片移植肛管成形术和括约肌成形术等。

(1)肛管括约肌修补术:目的是将切断的括约肌两端由瘢痕组织分离中予以缝合。多用于损伤不久的病例,括约肌有功能部分占1/2者。如伤口感染应在6~12个月内修补,以免肌肉萎缩。若就诊时间晚,括约肌已萎缩变成纤维组织,则术中寻找及缝合都困难,影响疗效。方法:沿瘢痕外侧1~2cm处行半环行切口,切开皮肤和皮下组织,将括约肌断端由瘢痕组织处适当分离,切除瘢痕组织,但括约肌断端应留少量纤维组织,以便缝合。沿内外括约肌间隙,将内括约肌由外括约肌处分离,并向上分离肛提肌。分离时注意不要损伤黏膜,用两把组织钳夹住内、外括约肌的断端,交叉试拉括约肌的活动度及松紧度,合适后将直径1.5~2cm的肛门镜塞入肛内,再试拉括约肌。用丝线分别进行端-端间断缝合或重叠缝合内、外括约肌,缝合后取出肛门镜,最后缝合皮下组织和皮肤,术后应该控制大便3~4天,便后坐浴换药,保持局部清洁。成功率报道在50%~90%之间,成功率较低的报道可能是由于伴有阴部神经损伤。患者的满意度可能会逐年下降。再次行修补手术的成功率会大大降低。

(2)括约肌折叠术:适用于括约肌松弛病例。

1)肛管前括约肌折叠术:在肛门前方1~2cm,沿肛缘做一半圆形切口,将皮肤和皮下组织向后翻转,覆盖肛门,牵起皮片,在两侧外括约肌和内括约肌之间可见一个三角间隙,用丝线缝合两侧外括约肌,闭合间隙,使肛管紧缩,最后缝合皮肤(图26-20)。

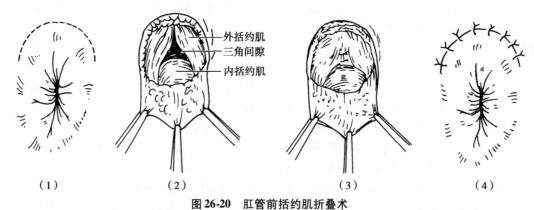

（1） （2） （3） （4）

图26-20 肛管前括约肌折叠术
(1)肛门前方半圆形切口;(2)牵起皮片,暴露两侧外括约肌和内括约肌三角间隙;(3)缝合外括约肌闭合三角间隙;(4)缝合皮肤切口

2)阴道内括约肌折叠术:因切口离肛门较远,故感染机会少。在阴道后壁做一环形切口,将阴道后壁向上分离,显露外括约肌前部,将括约肌牵起,用丝线折叠缝合,使括约肌缩紧。将示指伸入肛管,测紧张度,伤口上端肛提肌亦予以缝合,最后缝合阴道后壁

(图26-21)。

3)Parks肛管后方盆底修补术:适用于直肠脱垂固定术后仍有失禁及自发性失禁患者。在肛缘后方做一弧形切口,皮下分离,分离肛管直肠后内、外括约肌,将内括约肌和肛管牵向前方,并向上分离到耻骨

2

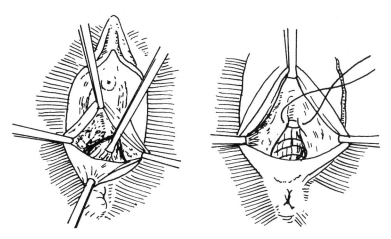

图 26-21 阴道内括约肌折叠术
左:切口 右:括约肌折叠缝合

直肠肌上方,尽可能显露两侧髂尾肌及耻尾肌。将两侧肌肉间断缝合,特别是耻骨直肠肌要缝合牢固,以缩短耻骨直肠肌,使肛管直角前移,恢复正常角度,外括约肌亦缝合缩短,伤口缝合,放置引流。由于此手术已造成出口处狭窄,若用力排便将使外伤处破裂,故术后排便不能用力,必要时服泻剂,Parks 等(1971)曾报告 183 例,术后肛管自制能力完全恢复达 72%,有进步 12%,无进步 16%(图 26-22)。

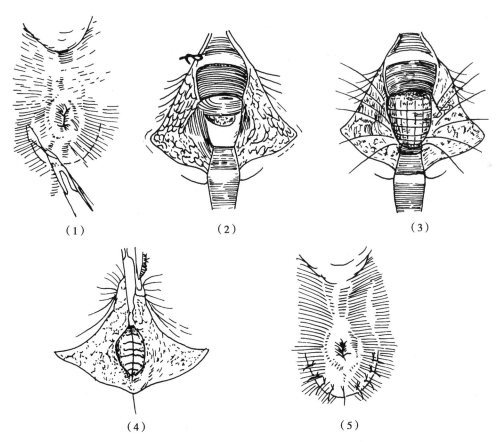

(1) (2) (3)

(4) (5)

图 26-22 Parks 肛管后方盆底修补术
(1)切口;(2)显露两侧髂尾肌和耻尾肌;(3)缝合两侧肌肉;(4)缝合肌层完毕;(5)切口缝合

(3) 皮片移植肛管成形术:适用于肛管皮肤缺损和黏膜外翻引起肛门失禁者。将带蒂皮片移植于肛管内,例如 S 形皮片肛管成形术。手术方法:取膀胱截石位,沿外翻黏膜边缘作一环形切口,与周围组织分离,切除多余黏膜,以肛管为中心作 S 形切口,形成上下两处皮片,上方皮片移向肛管右侧,下方皮片移向肛管左侧,皮片内侧边缘与黏膜相缝合,黏膜缘与皮片可全部缝合。

（4）括约肌成形术:用股薄肌移植于肛管周围,代替或加强括约肌功能。适用于括约肌完全破坏或先天性无括约肌,以及不能用括约肌修补术治疗者。

股薄肌移植括约肌成形术:先取平卧位,沿大腿内上股薄肌处行5～8cm纵向切口,切开筋膜,露出股薄肌,向上游离至神经血管束处。在膝内上行3～4cm纵切口,找到肌薄肌向上游离与上切口相通,在胫骨结节行3～4cm斜切口,找到肌薄肌的止点,在肌腱止点的骨膜处切断,再将肌薄肌由股上部切口牵出,用盐水纱布包裹备用。改截石位,在肛门前、后正中,距肛缘2cm处行一切口,用长钳在皮下围绕肛门两侧分离成两个隧道,使肛门前后两个切口相通,再在对侧耻骨结节相对处作2～3cm切口,与肛门前切口做一个皮下隧道。将肌薄肌由股上部切口牵出,向上分离,再将肌束通过隧道拉至肛门前方切口,围绕肛门一侧到肛门后方,再绕过对侧到肛门前方,由耻骨结节处切口牵出,把股薄肌围绕肛门一周,拉紧肌腱,使肛门尽量缩紧,将肌腱固定于耻骨结节膜上,最后缝合各切口。一般在站立时两腿内收可控制大便,下蹲时肛门松弛,但个体差异较大,需要有一段时间去摸索控制排便的方法,效果不能令人满意。原因之一是肌股薄肌属于骨骼肌,易疲劳。近来有人倡用肛管动力性肌股薄肌成形术治疗排便失禁,即股薄肌成形术后,再植入一电极以刺激股薄肌,使其处于长期收缩。电刺激导致的阻力增加,使其肌纤维由Ⅱ型(疲劳占优势)逐渐变为Ⅰ型(耐疲劳)。刺激器的开关由体外磁铁控制,以利排便。近期临床证实长期电刺激可使移位的股薄肌长期保持张力而恢复排便自制。近期效果较好,长期效果需随访。

（5）人工括约肌:适用于括约肌完全破坏或先天性无括约肌者。采用袖口样装置环绕肛管,由一个泵驱动并与一水囊相连。水囊置于腹膜外膀胱前。平时袖口样装置呈充盈状态来起到括约肌样作用,需排便时可以瘪掉。成功率报道49%～82%。并发症包括溃疡感染、排便梗阻、慢性疼痛及装置嵌入等,发生率较高。为此而不得不移去装置的在19%～38%之间。

（6）造口术:如果以上手术失败或需要接受放疗或有其他合并症,行造口术是个可行的选择。至少可以缓解大便失禁带来的症状及相对易于护理。

（唐一帆）

第十八节　藏毛窦和藏毛囊肿

藏毛窦和藏毛囊肿统称藏毛性疾病(pilonidal dis-ease),是在骶尾部的一种慢性窦道或囊肿,内藏毛发是其特征。也可表现为骶尾部一个急性脓肿,穿破后形成慢性窦道,或暂时愈合,终又穿破,如此反复发作。囊肿内伴肉芽组织,纤维增多,常含一簇毛。好发在21～30岁中等肥胖的男性,当然任何年龄与性别均可发病。

【病因】

对此病的病因认识尚存在分歧,目前比较流行的观点是一种获得性病变,由于毛发长入皮肤或皮下组织使囊肿容易感染,窦道不易愈合。亦有人认为是一种先天性疾病,由于髓管残留或骶尾缝发育畸形导致皮肤的包涵物。但在婴儿的中线位肛后浅凹部位很少找到藏毛疾病的前驱病变,反之,本病多发生在青春期会阴、臀部多毛的男人,其时毛发生长和皮脂腺分泌均增加,且常有感染,刺激和深部组织有毛陷入等因素存在,因此后天性疾病的观点比较为大家所接受。当然也有些情况如未发生感染的藏毛囊肿等不能完全用获得性疾病来解说。

【临床表现】

藏毛囊肿无继发感染时可无症状,通常主要和首发症状是在骶尾部发生急性脓肿。和其他部位软组织脓肿相似,局部有红、肿、热、痛等急性炎症,多自动穿破流出脓汁或经外科手术引流后炎症消退,引流口可以完全闭合,但多数表现为反复发作或经常流水而形成窦道或瘘管。原发的管道多在骶尾部中线,其内壁是鳞状上皮,管道在皮下延伸一段距离,一般长约2～3cm,可能有小脓腔,或从原发管道有小的支管分出,脓腔和支管内壁多为肉芽组织,常见到有与周围皮肤不相连的毛发从窦口长出。藏毛腔位于中线,多数呈直线方位,长约1～15cm,腔壁由坚韧纤维组织形成。继发管道可以从主腔分出至皮下组织,常有分泌溢于皮肤表面,多自旁侧头向延伸,少数亦可向肛门延伸,从而易与常见的肛周瘘管相混淆。

【诊断】

藏毛窦或藏毛囊肿的主要诊断标志是尾部急性脓肿或有分泌的慢性窦道,局部表现有疼痛、压痛和炎症浸润,检查时在中线位见到藏毛腔。局部的磁共振检查有助于发现窦道和感染灶。

【治疗】

急性期脓肿形成予以切开引流,切口选在波动或压痛最明显处,避开正中线。抗菌药物不能替代外科引流。对脓肿伴有蜂窝织炎,或患者伴有糖尿病、血管性心脏病或免疫缺陷等时,可加用抗菌药物治疗。术后经常检查创口是否愈合,剃去周围的毛发,用探针轻柔地探查窦腔,或有可能把一簇毛拉出,这簇毛作为异物而使感染永存。经过以上治疗,低于三分之一的患者创面可能一期愈合,但多数在 1～2 个月后仍不愈合,呈慢性反复发作,这样就需要进行藏毛窦的根治性手术治疗。

对慢性藏毛窦的根治性手术,没有一种方法可以证实是完全成功的。过去曾有用过广泛切除手术进行治疗,实践证明创口愈合缓慢,使患者蒙受不必要的痛苦和损失。目前多采用比较保守的手术,仅切除病变组织而尽量保留正常的皮肤和皮下组织。手术方法有下列几种。

1. 切除一期缝合手术　切除全部病变组织、游离肌肉和皮肤,完全缝合伤口,使一期愈合。为了消除深的臀间裂及其负压力,减少伤口裂开、血肿和脓肿,可行 Z 形成形术。适用于囊肿和在中线上的小型无感染的窦道,复发率在 37% 以下,优点是愈合时间短,臀间裂内形成的瘢痕柔软活动,在瘢痕和骶骨之间有软组织,可耐受损伤(图 26-23)。

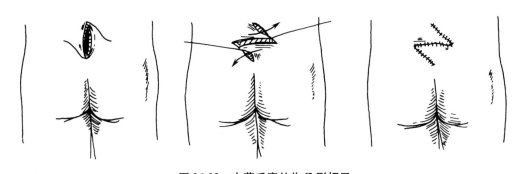

图 26-23　在藏毛窦处作 Z 形切口
左图:在藏毛窦处作椭圆形切口　中图:全层皮瓣分离及移位　右图:皮肤缝合

2. 切除部分缝合　切除病变组织,伤口两侧皮肤与骶骨筋膜缝合,使大部伤口一期愈合,中间一部分伤口由肉芽组织愈合。适用于有很多窦口和窦道的病例,效果与切除一期缝合相同,但愈合时间较长。

3. 袋形缝合术　切除窦道壁的表面部分和上盖皮肤,用肠线或可吸收的人造缝线缝合窦道残腔与皮肤的切缘,这样可以缩小创口以促进愈合。仔细的术后护理,常可得到满意的结果。多用于不能切除的病例或复发性藏毛窦。

无论哪种手术方式,彻底完整切除窦道是成功关键。术后局部脱毛有助于减少复发。

(唐一帆)

第二十七章

阑尾疾病

在阑尾疾病中,以急性阑尾炎最为常见,具有典型表现者诊断并不困难,但表现特异的在诊断中尚存在不少问题,本章内将重点介绍急性阑尾炎的诊断难点以及一些诊治经验。

慢性阑尾炎也不少见,它是阑尾急性炎症消退后遗留的阑尾慢性炎性病变,诸如管壁纤维结缔组织增生、管腔狭窄或闭塞、阑尾扭曲等。阑尾腔内排空受阻常可诱发急性感染,因此慢性阑尾炎常伴急性发作。此外,阑尾腔内粪石、异物、寄生虫卵等都可引起管腔阻塞,长期机械性刺激也可引起慢性炎症而引起慢性阑尾炎的症状。慢性阑尾炎的主要表现为反复右下腹痛,呈间歇性轻度疼痛或持续性隐痛,常伴胃肠道功能障碍症状;右下腹局限性压痛是最重要的体征。但是,单靠上述症状和体征很难做出正确的诊断,除仔细了解既往腹痛情况及有无典型急性阑尾炎病史,还需排除其他疾患的可能性,并结合适当的辅助检查等。X 线钡剂灌肠检查具有一定诊断价值,X 线征象有阑尾不显影或显影中断、钡剂排空迟缓以及阑尾处压痛等。治疗首选阑尾切除术,具体操作将在下节中介绍。

阑尾特异性感染和肿瘤将在本章第五节内介绍,作为急慢性阑尾炎的鉴别诊断。

第一节　解剖和生理概要

阑尾位于盲肠端,约在回盲瓣下 2.5cm 处,形似细长盲管,近端与盲肠相通。成人阑尾长度差异很大,一般长 5 ~ 7cm,外径 0.5 ~ 0.8cm,内径 0.3 ~ 0.4cm。阑尾的解剖及其位置可有很多变异,其基部多位于右侧髂窝,但其尖端可指向不同方向,如以阑尾基部作为时针的轴心,阑尾本身作为时针而其尖端的指向可以按钟点表示,自外向内计有:

(1) 盲肠外侧位,尖端指向时针 11 点处。

(2) 髂窝内位,常见型,尖端指向时针 8 点处。

(3) 沿髂动脉位,常见型,尖端指向时针 7 点处,远者可达闭孔内肌处。

(4) 盆腔位,常见型,尖端指向时针 5 ~ 6 点处。

(5) 向腰骶关节位,尖端指向时针 4 点处。

(6) 回肠末端位,尖端指向时针 2 点处。

(7) 盲肠内侧位,有分别位于回肠前或后方者,尖端指向时针 1 点处,以回肠前方占多数。

(8) 盲肠后位,常见型,尖端指向时针 12 点处,多数位于后腹膜前方即腹腔内,少数位于腹膜后方即腹腔外者,称为腹膜外位阑尾。

先天性阑尾缺如可能发生,但较罕见,双阑尾畸形也罕有发现。根据盲肠和结肠系膜与后腹壁腹膜融合的不同情况,盲肠可呈完全或部分游离,在阑尾切除时可将盲肠提出切口外而使切除操作非常简便,但也有盲肠不能游离而无法提出者。这些解剖要点对手术操作很有参考价值。

阑尾的血供来自阑尾动脉,它是回结肠血管的分支,沿阑尾系膜缘行走并分支到阑尾。阑尾动脉是终末动脉,与盲肠的动脉之间无侧支沟通。阑尾静脉与动脉伴行,血液经回结肠静脉、肠系膜上静脉进入门静脉。

阑尾的神经位于系膜内,源于肠系膜上动脉周围的交感神经丛,上传的信息随交感神经进入脊髓第 10 胸节。

阑尾的组织结构与结肠相似,黏膜上皮细胞能分泌少量黏液。黏膜和黏膜下层含有淋巴组织,参与 B 淋巴细胞的产生和成熟。但淋巴滤泡在 30 岁以后明显减少,60 岁以后基本消失,故切除成人阑尾并无损于机体的免疫功能。另外,阑尾黏膜深部有嗜银细胞,是发生阑尾神经内分泌肿瘤的组织学基础。

第二节　正常位急性阑尾炎

一、常见型急性阑尾炎

急性阑尾炎是急腹症中最为常见的病种之一,也是外科领域中一个常见病、多发病,临床表现典型者诊断相对容易。但实际上,急性阑尾炎的临床和病理表现多变,也易被误诊,处理上偶也会遇到意外或复杂情况。本节提到的常见型急性阑尾炎,是指在成年患者中临床表现相对典型的常见病例,但不应由于病情简单而不予重视。

【概述】

急性阑尾炎如能及时治疗,预后良好;但延误诊断或不合理治疗,也会发生严重并发症甚而死亡。瑞典的相关统计资料显示:1987~1996年117 424例阑尾炎相关手术统计资料,患者中位年龄为23岁,男女分别占50.7%和49.3%。80.9%病例的出院诊断为阑尾炎,余为非外科性腹痛或淋巴结炎。20.2%存在阑尾穿孔。术后30天内共死亡287例(0.24%),占每年10万人口中的0.2%。在瑞典每1000例阑尾切除术中,死亡率为2.44‰,与年龄明显相关,其中0~9岁组为0.31,20~29岁降至0.07,以后随年龄的增长而逐增,至90~99岁组可高达164例。在老年组的死亡原因多为心血管疾病(占25.8%),穿孔性阑尾炎次之(占19.9%),非穿孔性阑尾炎为14.3%,合并肿瘤者为12.9%。国内尚缺乏大宗病例统计,但因阑尾炎诊治问题引起的医疗纠纷者不在少数。国内急性阑尾炎的发病年龄以20~39岁组为多见,小儿不易配合和表达,易发生误诊;老年人反应差,合并症多,死亡率高,不能等闲视之。

【病因和病理】

阑尾腔梗阻并继发细菌感染是急性阑尾炎的最常见病因。阑尾腔常因阑尾扭曲(与其阑尾系膜短有关)、腔内粪石、淋巴组织增生、肿瘤、寄生虫或异物等而引起阻塞,继而腔内细菌或身体其他部位感染的细菌(扁桃体炎或上呼吸道感染等)经血液循环进入阑尾壁致病。在少数无阑尾腔梗阻存在者,细菌感染则是急性阑尾炎的直接致病原因。

由于阑尾动脉是终末血管,与其他动脉极少侧支吻合,一旦栓塞,迅速引起阑尾壁坏死和穿破,故阑尾感染若不及时控制或行阑尾切除,阑尾坏疽和穿孔是其必然的结果。

病理和临床分类有急性单纯性阑尾炎、急性化脓性阑尾炎(又称蜂窝织炎性阑尾炎)、坏疽性和穿孔性阑尾炎、阑尾周围脓肿4型,后者是指炎性阑尾被大网膜等周围组织粘连包裹形成炎性包块,或是阑尾穿孔伴发局限性腹膜炎而形成阑尾周围脓肿,但将两者统称为阑尾包块并不妥当,两者的处理原则并不相同。

【典型的临床表现】

分为症状、体征和实验室检查三方面:

1. 症状 持续性腹痛是最主要的表现。腹痛位置多先位于中上腹或脐周,数小时后转移至右下腹,这一转移性腹痛是急性阑尾炎的特征表现。因为早期阶段阑尾炎症局限于其黏膜和黏膜下层,刺激内脏神经,疼痛为反射性,范围弥散,程度不重,定位不明确;待炎症扩展至浆膜层或腹层腹膜,疼痛固定于右下腹,定位确切,是由体神经刺激的结果。20%~30%患者没有这一转移性腹痛特征,如阑尾黏膜层内脏神经感受器已损害(见于慢性阑尾炎急性发作病例)或阑尾壁感染迅速蔓延至全层(见于小儿的血液循环细菌感染)而未能反映内脏神经传导腹痛的情况时,故无转移性腹痛并不能否定阑尾炎的诊断。如起病时即有剧烈腹痛而后变轻,则需要首先排除其他病变,如女性的黄体或滤泡破裂、异位妊娠等。

不同病理类型的阑尾炎腹痛有所差异,如单纯性阑尾炎的腹痛常较轻微,呈持续性胀痛和钝痛;如渐加重成持续性剧痛往往提示化脓性或坏疽性阑尾炎。持续剧痛波及中下腹或两侧下腹,常为阑尾坏疽穿孔的征象。有时阑尾穿孔,神经末梢失去感受和传导功能,或腔内压力骤减,腹痛会有所减轻,但这种疼痛缓解是暂时的,且其他伴随症状和体征并未改善,甚至有所加剧。

单纯性阑尾炎也可伴有食欲缺乏、恶心、呕吐等胃肠道症状,盆位阑尾炎或阑尾坏疽穿孔因直肠周围炎而排便次数增多。并发腹膜炎、肠麻痹则出现腹胀和持续性呕吐。频繁腹泻者要首先考虑肠道炎性疾病。

全身症状极少,主要为不同程度的发热,在发生坏疽、穿孔之前,体温一般不超过38℃,且多出现在腹痛之后。如发热为首发症状,要首先考虑内科疾病。严重高热或伴寒战者仅见于化脓性门静脉炎或肝脓肿并发症之时。

2. 体征 腹部压痛是壁腹膜受炎症刺激的表现,也是诊断急性阑尾炎的最重要证据,多数位于麦氏点(McBurney Point,右髂前上棘与脐部连线的外、中1/3的交界处),但由于压痛部位取决于阑尾的位置,因此凡位于麦氏点邻近部位而不是真正的麦氏点位置,只要压痛点固定(指反复检查时其位置不变)者即为典型的体征。反跳痛(Blumberg征)和肌紧张等腹膜刺激征的轻重是阑尾炎症轻重程度的反映,要注意在肥胖或盲肠后位阑尾炎患者,腹部压痛可不明显,但可有反跳痛,后者有重要的诊断价值,提示阑尾炎症存在。结肠充气试验(Rovsing征)可帮助诊断,腰大肌试验提示炎症阑尾位置较深或呈后位,贴近腰大肌;闭孔内肌试验阳性提示阑尾位于闭孔内肌前方;直肠指诊有直肠右前方触痛提示炎症阑尾位于盆腔内。

在阑尾炎早期,尤其是阑尾腔有梗阻时,可出现右下腹皮肤感觉过敏现象,范围相当于第 10～12 胸髓节段神经支配区,位于右髂嵴最高点、右耻骨嵴及脐构成的三角区,也成 Sherren 三角,它并不因阑尾位置不同而改变。如果阑尾已坏疽穿孔,则这三角区的皮肤过敏现象即消失。

3. 实验室检查　一般见血白细胞计数和中性粒细胞分类升高,但其升高程度不一定与其炎症的严重程度成正比。粪、尿常规检查可以与其他疾病相鉴别。

4. 影像学检查　在急性阑尾炎并发局限性或弥漫性腹膜炎时,腹部 X 线片可见盲肠扩张和气液平、右下腹软组织影或穿孔所致的气腹等,偶可见钙化粪石,但该检查特异性差。B 超检查可发现肿大阑尾或脓肿,是一种较有价值的手段,有报道其准确率可高达 95%。CT 扫描与 B 超有相似的效果,并可显示阑尾周围软组织影及其与邻近组织的关系,其敏感性达 94%,但特异性仅为 79%。腹腔镜探查也是可以选择的方法之一。但是需要强调的是这些特殊检查不是诊断阑尾炎所必需的,只有当诊断困难时选择性应用。

【诊断和鉴别诊断】

1. 诊断要点　诊断根据三大临床表现为主,即腹痛、压痛和血白细胞数及中性粒细胞分类增高。典型的急性阑尾炎诊断比较容易,但 20%～30% 患者缺乏典型的临床表现,误诊和漏诊时有发生,其主要原因在于草率从事和忽视不典型急性阑尾炎的多变的临床表现;或对转移性右下腹痛的理解出现偏差,而把其他疾病的右下腹痛均认为是急性阑尾炎的表现。另外,对于腹痛和压痛部位的认识不足也是误诊的原因之一,急性阑尾炎的腹痛和压痛通常位于右下腹,但如果中肠旋转异常、盲肠和阑尾异位,则腹痛和压痛部位会发生相应变化,故要重视病史的采集,详细询问腹痛的起始、性质和变更。腹部检查是重点,但也不能忽视胸部的检查。凡腹痛、压痛及血液检查三者均典型者,可列为诊断明确。如症状和体征中任一项典型者应列为可疑病例,宜严密观察随访,暂留急诊室,如其中伴有血白细胞数增高者要考虑腹腔镜探查。

对于急性阑尾炎的诊断不可仅仅满足于"是"与"不是",还应根据其临床表现估计其病理类型,以便制定相应的治疗方案。

2. 鉴别诊断　鉴于很多疾病可以有右下腹痛病史,尤其女性患者,需予详细鉴别。首先需除外非外科疾病引起的急性右下腹痛,常见的有右下肺的大叶性肺炎、右侧胸膜炎、溃疡病、胃肠炎、代谢性疾病、过敏性紫癜、尿毒症等。这类疾病通常先有发热史,后出现腹痛,主诉多而模糊。女性患者要详细询问月经史,腹痛剧烈的要排除右侧输卵管妊娠破裂、右侧卵巢囊肿扭转、右侧卵巢滤泡或黄体破裂,作直肠指诊(在已婚妇女作阴道腹部双合诊)常有阳性发现;急性输卵管炎和急性盆腔炎多见于已婚妇女,通常发病初期即有明显发热,腹痛位置偏腹部下方。其次要与其他脏器引起的外科急腹症项鉴别,如胃、十二指肠溃疡穿孔、急性胆囊炎坏疽穿孔、肝肿瘤破裂出血、急性胰腺炎、Meckel 憩室炎等。需要仔细分析腹痛性质,如呈阵发性腹痛并向外生殖器区放射,要排除右侧输尿管结石,注意结石嵌顿时尿液检查可呈阴性,待腹痛缓解时反见血尿(肉眼或镜检)征象。盲肠后位炎症阑尾与输尿管邻近,尿液检查也可见少量红细胞,需作 X 线尿路平片。急性肠系膜淋巴结炎多见于儿童,常有上呼吸道感染病史,腹痛前后常有高热,体检腹部压痛范围较广,反跳痛不明显,有时很难与急性阑尾炎鉴别,可在短时期内重复比较。如此逐一排除,最后才考虑急性阑尾炎的诊断,这一思路可防止片面主观思维的错误。如果先入为主,一开始就考虑急性阑尾炎,病史询问中集中与之有关的问题而忽视重要的阳性病史,出现片面性和主观臆断的思维错误。

【治疗】

1. 开放的阑尾切除术　一旦急性阑尾炎诊断明确后,应尽早手术切除阑尾。如诊断不能完全肯定,经短期观察后症状和体征继续加重,尤其是右下腹压痛明显或已能排除内科疾病的可能,还是以手术探查为宜。如仍属可疑者,可按下节"可疑急性阑尾炎的处理"内容进行治疗。非手术治疗只适合于早期单纯性急性阑尾炎,因伴其他严重器质性疾病而禁忌手术者;或者感染已局限而形成炎性包块,且病情有进一步好转。

急症阑尾切除术的禁忌证:①阑尾脓肿经药物治疗后好转,不必急予手术,可择期行阑尾切除术;②阑尾坏疽伴周围脓肿,尚未局限者;③术中见阑尾脓肿周围粘连致密,解剖不清或组织严重水肿,不要强行剥离以解剖阑尾而致肠道损伤,改作引流术。

术前准备:应在短期内补液以初步纠正失水和电解质紊乱,尤在病情较重、小儿或老年患者。全身感染严重或伴腹膜炎者应给予抗菌药物治疗,但在急性单纯性阑尾炎病例不宜常规使用抗菌药物。

切口的选择:诊断明确的作右下腹麦氏切口,其优点如下:更符合解剖学,肌肉和筋膜损伤最少;切口虽小,但距阑尾较近;瘢痕愈合好,不易发生切口疝等。但其最大的缺点是暴露不够,不能有效地详细探查腹内脏器。故凡诊断不完全肯定而需探查其他脏器者,以作右腹直肌旁切口为好。

操作要点:

(1) 寻找阑尾:宜首先找到盲肠,因阑尾部恒定位于盲肠 3 条结肠带的会合处。用海绵钳轻轻提起盲肠，沿纵行结肠带向下即可找到阑尾。尽量不用手接触阑尾，更不可用手指挖出阑尾。如未能找到，可扩大切口沿斜方向切开原切口的上、下端 1~2cm。如在充分的显露下，仍不能找到者，要考虑盲肠后位阑尾的可能，将盲肠向左侧推开，使盲肠的外下方清楚暴露。切开盲肠外侧的后腹膜，游离盲肠并将其向内上方翻起，盲肠和结肠后面得以显露，有时仍不能发现阑尾，仔细触摸盲肠后壁，始能在其浆膜下摸到，切开浆膜，即可将阑尾分出。凡经努力仍找不到阑尾者应终止手术。

（2）分离阑尾系膜和切除阑尾：如系膜暴露容易，用阑尾钳或鼠齿钳夹住阑尾系膜向外提出，但不能钳夹阑尾本身。游离和全部提出阑尾后，用两把止血钳钳夹阑尾系膜，在其间切断和结扎贯穿缝扎。最后将阑尾自根部直至其尖端完整取出。

（3）处理阑尾残端：阑尾残端先后用纯苯酚烧灼（破坏残端腔内黏膜，以防黏液分泌和黏液囊肿形成），75% 乙醇中和盐水棉签涂抹，弃去围在盲肠上的纱布，助手一手将无齿镊提起盲肠，另一手持蚊式止血钳将残端向盲肠内推入，使残端内翻，术者则收紧预置的荷包缝线后打结。残端的处理方法很多，术者可根据各自的实践经验和习惯采用不同的方法，如残端不推入盲肠内或推入后仅作荷包缝合。残端结扎处血管钳压榨几下，然后结扎，期望缝线在数天后脱落，不使结扎处和荷包缝合之间的残端有死腔形成。也有主张以电灼法切除阑尾，残端结扎后不作内翻包埋，或用网膜或邻近组织覆盖，操作简易，效果也满意，但须注意电灼时易灼伤肠壁。前述的荷包缝合法在有些单位已长期习用，仍不失为一种可以应用的方法，但不宜应用于小儿阑尾切除术中，因幼儿的肠壁较薄，荷包缝合时易穿破肠壁。

（4）缝合切口：依次缝合腹膜、肌筋膜、皮下和皮肤。

不管采用什么方法，留有阑尾残端，不属阑尾全切除术，仍属近似全切除范畴。

引流物的放置：凡有下列情况，宜引流腹腔：①阑尾坏疽已伴穿孔；②伴腹膜炎和腹腔内积液、积脓；③阑尾残端周围组织水肿严重经估计愈合不良而有肠内容物渗漏可能者。凡阑尾无穿孔，伴有腹腔内清澄积液，可吸净积液而不予引流。在切除手术中，不慎挤破阑尾而污染腹腔不严重者，清洗后也可不予引流，但术后可适当应用抗菌药物治疗。

引流物有双套管和闭式引流塑料管两种，前者用于腹腔积脓、感染严重或有坏死组织者。引流管均需另作戳创引出引流管，不宜经切口引出，以免污染切口。

引流管放置的数目依具体情况而定，阑尾残端附近髂窝必须放置一根，有积液、积脓处（如盆腔）也须放置一根。待感染控制和渗液量极少时先后分别拔除。

2. 腹腔镜阑尾切除术　近年来，随着腹腔镜技术的发展，腹腔镜阑尾切除术得到广泛应用。诊断明确的急、慢性阑尾炎，排除腹腔镜手术禁忌后，多首选腹腔镜阑尾切除术；腹腔镜也可以作为诊断不能明确的拟似急性阑尾炎患者的探查手段。

腹腔镜阑尾切除术的禁忌证：①不能耐受全身麻醉，如严重的心、肺、肝等主要脏器功能不全；②严重凝血功能障碍；③妊娠期患者；④肠梗阻伴有明显腹胀；⑤阑尾穿孔合并急性腹膜炎；⑥腹腔广泛严重粘连等导致不能进行穿刺；⑦身体衰竭，如感染性休克等。

术前准备：同开放阑尾切除术。

腹腔镜摆放：腹腔镜屏幕置于患者右膝水平，术者立于患者左脚侧，扶镜手立于患者左头侧。

患者体位：在造气腹时取平卧位，置入腹腔镜探查全腹后改头低脚高的左倾位；若腹腔积脓时，宜采用头高脚低位的左倾位，以防止脓液流入膈下造成膈下感染，若术野显露不清，可采用小纱布推开小肠，以充分显露视野。

Trocar 数量和位置：常用 3 枚 trocar，脐上置入 10mm trocar 为观察孔，麦氏点、反麦氏点和耻骨联合上方 2cm 阴毛处任选两点置入 5mm trocar 为操作孔（图 27-1）。取耻骨联合上方穿刺点时，应注意预先留置导尿排空膀胱，以免穿刺损伤膀胱。

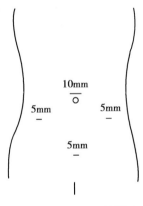

图 27-1　Trocar 位置

操作要点：

（1）腹腔镜探查：脐上缘做弧形切口，建立气腹（压力 12mmHg 左右），置入 10mm trocar 与镜头，再于麦氏点或反麦氏点置入 5mm trocar，在肠钳辅助下探查腹盆腔积液性状、阑尾周围粘连情况及是否有脓肿形成等。

（2）手术步骤：顺结肠带找寻阑尾，如有粘连，可用电钩或超声刀予以分离；牵起阑尾，于其根部系膜上开窗，超声刀或 ham-lock 离断阑尾系膜，圈套器套扎阑尾根部（见文末彩图 27-2），注意不要套扎过紧，

以免造成切割，导致阑尾残端漏，再用超声刀距离阑尾根部 5mm 处离断阑尾，阑尾标本装入异物袋取出；阑尾残端用电灼法去除黏膜；若阑尾炎性水肿明显或根部坏疽，残端电灼后再荷包缝合包埋；必要时于麦氏点 trocar 孔放置引流。

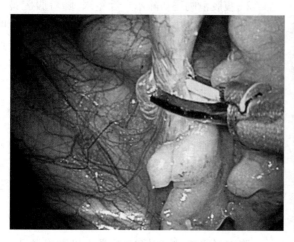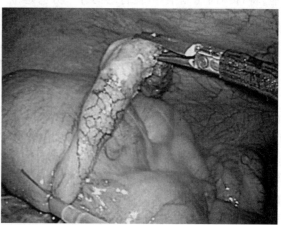

图 27-2　左：ham-lock 离断阑尾血管；右：圈套器套扎阑尾根部

（3）缝合切口：10mm 穿刺口用胖圆针粗线缝合，5mm 穿刺口创可贴粘合。

近来单孔腹腔镜或经自然腔道的内镜（NOTES）阑尾切除术也有开展，在病情允许、术者操作熟练或患者对腹壁外形要求高的情况下可以考虑应用，其操作要点同上，本章节不再赘述。

3. 阑尾包块的治疗

（1）治疗原则：已如前述，所谓阑尾包块者，有两种情况，一种是炎性阑尾与其周围组织包括网膜粘在一起成块，病史较短，仅 2～3 天者仍可行急症手术，此时较易钝性分离粘连而完成阑尾切除手术。如粘连的网膜水肿严重，也可予一并切除。如病程历时较长，可先予抗菌药物治疗和继续观察。另一种是阑尾周围脓肿，均应暂缓手术，行保守疗法（旧称 Ochner-Sherran 疗法），伴急性腹膜炎时处 Fowler 半坐位，禁食 48 小时，给静脉营养输注，给抗菌药物治疗，待包块逐渐缩小乃至消失，在 2～3 个月后再行阑尾切除。在保守治疗过程中，肿块无缩小趋向，或反见增大，体温和白细胞值继续增高，则需行引流手术。

（2）脓肿引流术：切口同常规阑尾切除术。如阑尾容易见到而不需寻找或估计切除阑尾毫无困难者，可同时切除阑尾。否则，不应强行分离粘连，以免引起炎症扩散或肠曲破，仅置一引流管引流，待切口愈合后 2～3 个月再择期切除阑尾。

二、特殊类型急性阑尾炎

【小儿急性阑尾炎】

1. 发病情况　急性阑尾炎也是小儿急腹症最常

见的疾病，虽较成人的发病率为低，但也不少见。更重要的是误诊率高、穿孔率高和死亡率高，必须引起足够的重视。

2. 解剖和病理特点　幼儿和婴儿的阑尾腔多呈漏斗状，基底部较宽大，不易产生腔内梗阻。至年龄较大的儿童，阑尾腔渐变细，与成人的阑尾几乎无区别。系膜一般较阑尾为短，因而易使阑尾呈弯曲状。小儿的阑尾壁较薄，易发生缺血、坏死和穿孔，这是小儿阑尾炎的病理特点。在幼小婴儿中，细菌感染占主导地位，如在扁桃体炎、上呼吸道感染的链球菌经血液循环流至阑尾，由于阑尾壁内淋巴组织丰富，细菌停留于阑尾壁淋巴组织内而发生急性阑尾炎。链球菌感染以引起组织渗出为主，造成感染后容易扩散。幼儿的大网膜较短，不易包裹阑尾，一旦发生穿孔，也不易局限。

小儿阑尾炎的病理分型与成人者相同，但另有一型，称之痉挛性阑尾炎，由于小儿的肠蠕动活跃、生活环境和饮食改变等因素，使受神经支配的阑尾肌层和血管发生痉挛，所谓阑尾痉挛症（appendigismus）促使阑尾壁的损害或加重原已存在的阑尾腔部分梗阻，而致阑尾炎发作，病理切片示阑尾壁正常，也仅一些嗜酸性粒细胞浸润和淋巴滤泡增生，有人认为可能系被蛔虫钻入而又退出所致，但缺乏直接证据。

3. 临床表现特点　较大儿童急性阑尾炎的临床表现与成人相似，但在婴幼儿和年龄较小儿童的临床表现多不典型。

（1）腹痛：发病前常有扁桃体炎、咽喉炎、上呼吸道感染、肠炎等诱发因素。由于较小儿童不能准确主

诉腹痛的演变过程。加上炎性渗出较早,腹痛的程度和范围也随之迅速加剧和扩大,甚至波及全腹。

(2)胃肠道症状:恶心、呕吐是最常见的症状,较成人多见。呕吐次数不多,量不大,少数有频繁呕吐。早期呕吐,多为反射性胃肠道痉挛的结果,较晚期往往是腹膜炎肠麻痹所致。腹泻症状较成人多见,容易引起脱水和电解质及酸碱平衡失调。

(3)全身反应:较成人严重,因腹腔内渗透毒素易迅速经腹腔吸收,发热发生较早且显著,39～40℃不在少数,有时出现全身中毒症状。

(4)体征:压痛和肌紧张,仍系小儿急性阑尾炎的重要体征。由于小儿的盲肠位置较高较游离,其压痛范围较大,且位置较高和偏内侧。由于小儿腹肌薄弱,腹肌紧张不明显,且不易取得配合,检查结果常不满意。

其他体征与成人型相似,但腹胀和肠鸣音减弱是小儿急性阑尾炎的特征。年龄越小,腹胀越多见,反映了胃肠功能抑制的结果。肠鸣音以减弱为多见,也有个别呈亢进,这与存在恶心、呕吐和腹泻等症状有关。

4.诊治原则　年龄较大的儿童诊断不难,年龄较小者的临床表现多不典型,故诊断较难。凡小儿有腹痛,甚至婴儿有呕吐、腹泻和原因不明的发热时,应保留急性阑尾炎的可能,设法进一步检查以确诊或排除这一可能性。尤要注意与肠系膜炎、淋巴结炎的鉴别。

由于小儿急性阑尾炎病情发展较快,易穿孔而发生腹膜炎,故一旦诊断明确,更应及早做手术治疗。手术操作基本上同成人型急性阑尾炎,如果作麦氏切口,应略较成人典型切口的位置为高。至于残端的处理,盲肠有炎症或水肿,荷包缝合相当勉强者一般不作荷包埋入残端。幼小婴儿有时阑尾根部粗而盲肠相当小,残端翻入后有成为肠套叠起点的可能,因此可以不予翻入,而取周围系膜组织覆盖缝严,以免残端暴露而发生粘连。婴儿盲肠壁薄,不宜作荷包缝合,因易穿破肠壁。

【老年急性阑尾炎】

老年急性阑尾炎占急性阑尾炎总数的1%～4%,其发病原因、病理、临床表现和诊断原则与成人型相似,以下仅指出老年型的不同点和特点:

(1)老年人合并症多,术后并发症和死亡率高,尤在70岁以后。

(2)老年人动脉大多硬化,一旦阑尾发炎而致动脉栓塞,易使阑尾迅速坏疽穿孔;老年人抵抗力差,免疫反应能力低下,使炎症较易扩散而不能局限,这是老年型急性阑尾炎的病理特点。

(3)老年人对疼痛反应迟钝,起病不如青年人突

然,腹痛一般不剧烈,转移性腹痛出现较晚或不明显;老年人腹肌萎缩,腹肌紧张常不明显;全身反应如体温、脉搏和白细胞数变化不如青年人明显。这些是临床表现的特点。

(4)鉴于上述临床表现特点,诊断有时不易而致误诊,治疗原则仍以早期急症手术为主,为了顺利度过手术和减少术后并发症,宜加强手术前准备和围术期护理。

【妊娠急性阑尾炎】

妊娠期急性阑尾炎的诊断是比较困难的。恶心、呕吐常被误认为早期妊娠症状。妊娠后期,阑尾位置的变更使体征不典型而被忽略以致延误治疗。一旦发生穿孔和腹膜炎,胎儿和妊娠妇女的死亡率将明显增多,应慎重对待。

1.在妊娠期阑尾位置的改变　根据Baer的研究得知:阑尾的位置随子宫的增大而被推向上外方。妊娠2个月时,阑尾基部的位置在髂耻线上两横指处;3个月后,阑尾向上移位,约在髂嵴线下两横指处;4个月后,在髂嵴下一横指处;5个月后,大部分达髂嵴平面,甚至有1/3病例的阑尾超过髂嵴平面以上;6个月后,有2/3病例在髂嵴平面以上;在7个月后,有88%妊娠妇女的阑尾移位至髂嵴平面以上约1横指半处;在8个月以后,93%妊娠妇女的阑尾位置均超过髂嵴平面,平均在髂嵴以上两横指处。至分娩以后10天,阑尾才恢复至原来髂耻线上的位置。

同时,Baer也观察到阑尾的长轴方向也有改变。原阑尾的尖端是处于向下向内的方向;随着妊娠的进展,阑尾的长轴逐渐向内向上旋转,最后形成阑尾基部在下而其尾部在上的垂直位置。同样,盲肠的位置也随同被推向外上方。这一位置的改变,对诊断妊娠期急性阑尾炎造成了不少困难。

2.病因和发病机制　各家对于妊娠与急性阑尾炎的发病关系,尚未有统一的意见。妊娠3个月后子宫增大,迫使阑尾移位,并压迫了盲肠和升结肠,引起阑尾区域的循环不良。结肠和盲肠的蠕动减少,使粪便易于淤积,更增加了细菌繁殖的机会,容易引起阑尾发炎。如阑尾以往经常有炎症的发作,日益增大的子宫确能促进阑尾炎症复发,其复发率可高达50%。

3.临床表现特点　在妊娠早期,恶心的发生较多见,此点须与妊娠早期反应相区别。

在妊娠中、后期,由于阑尾位置的变更显著,腹痛和压痛点也随之移至脐旁或脐上外方。胀大的子宫可能部分或全部覆盖了盲肠和阑尾,压痛受子宫影响可会不明显,或出现右后腰痛。

在体征方面,不能过分偏重于肌紧张或痉挛的存在,因在妊娠后期,腹腔前部被增大的子宫所占满,甚

至当腹膜炎存在时,腹肌紧张或痉挛不易显现。

要注意,在正常的妊娠妇女,白细胞计数一般较非妊娠者稍高。

总之,在妊娠后期,临床表现较不典型,在诊断时更要慎重考虑和仔细分析。

4. 治疗原则　妊娠期急性阑尾炎的治疗原则依旧是早期手术切除阑尾,主要的问题在于如何减少早产和胎儿的死亡。由于大网膜被推离阑尾,感染局限的能力减弱,一旦发生阑尾穿孔,炎症不易局限,这给妊娠妇女和胎儿均带来莫大的危害。故无论在妊娠任何时期并发急性阑尾炎,依然以早期切除阑尾为上策,但要注意以下几点:

(1)切口的选择:其目的是改善阑尾的显露和减少子宫的牵动。在妊娠早、中期,切口的部位应随妊娠期的增长和压痛点而偏向上外方,切口稍长些。在妊娠后期,子宫增大而占满了腹腔前方,显露阑尾比较困难。尤当阑尾呈盲肠后位时,手术野显露不够令人满意。为了改善显露,常需牵开子宫,因移动了子宫,增加流产(妊娠早期)或早产(妊娠后期)的机会。在妊娠后期,也可尝试采用右上腹外侧斜切口。术时患者向左侧,右腰背下放置一枕头,使子宫移向左侧。在肋缘下两横指处,自腋中线开始,向下向内侧作斜行切口。切开部分背阔肌,以及腹内外斜肌,进入腹腔。这种切口的位置较偏向后方,切口在阑尾的后外侧,不受前方的子宫所妨碍,手术野显露较好,不须牵动子宫。在伴发的腹膜炎病例中,引流管自切口的下方戳创引出,不刺激子宫,引流也通畅,无发生早产的危机。

(2)麻醉:采用硬脊膜外麻醉,但剂量要酌减,因在同样的麻醉平面,妊娠妇女易受呼吸障碍的影响,故麻醉平面不宜过高。

(3)操作轻柔:尽量缩短手术时间。

(4)术后处理:对早期妊娠,给保胎药物,如黄体酮肌内注射,10mg 每天 1～2 次,给 3～7 天不等。术后给镇静剂,对减少子宫收缩有帮助,但剂量不宜过大过多,以免影响胎儿。

第三节　异位急性阑尾炎

第六周的胚胎,中肠远侧支对系膜出现一个锥形盲囊,即盲肠和阑尾的原基。盲囊的尖端渐成长为阑尾。于第十周,脐带内的中肠返回腹腔,并开始逆时针方向旋转。至出生共旋转720°,原左下方的盲肠和阑尾旋转到右髂部。如果中肠不旋转或旋转不全,盲肠和阑尾则位于左下腹原位或转位途中的某一位置,即形成异位阑尾。异位阑尾的另一个原因是中肠固定不完全致盲肠和阑尾处于游离状态。后天发生的阑尾异位多由于炎症粘连所致。

【盲肠后腹膜外急性阑尾炎】

这是由于盲肠突生长较慢,细小的阑尾未能突出浆膜而贴近后壁,因之形成阑尾位于后腹膜的后方,又称后腹膜外阑尾。一旦发生炎症,其临床表现与位于后腹膜前方的腹膜后位阑尾炎(又称腹腔内盲肠后位阑尾炎)相仿。但腹膜外阑尾缺乏浆膜,故发生急性炎症时易向腹膜外疏松组织内扩散。由于不能及时确诊,阑尾炎穿孔而不易局限。不少腹膜外阑尾炎常以髂窝脓肿、腰部脓肿或肾周围感染等疾病就诊。

【高位急性阑尾炎】

高位阑尾是指阑尾位于脐水平线以上者,由于胚胎时中肠旋转后盲肠未降而仍停留在右上腹肝下区所致。临床表现示右上腹疼痛和压痛,酷似急性胆囊炎,甚至也有炎症刺激膈神经而引起右肩背放射痛,麦氏征阴性。肝区叩击胆囊部位无震痛感。B 超检查可排除急性胆囊炎。由于局部压痛明显而需右腹直肌旁切口探查,确诊后常规切除阑尾。

【低位急性阑尾炎】

低位阑尾是指阑尾基部位置位于两髂前上棘水平线以下的盆腔内,均是胚胎发育异常的结果。低位阑尾的炎症刺激邻近脏器可引起相应的症状,如刺激膀胱的尿频、尿痛,直肠的腹泻、里急后重等。腹痛的位置可移至耻骨上方,在女性常需与输卵管炎或盆腔炎相鉴别,直肠指诊对诊断有很大的帮助,如发现直肠壁触痛或盆腔内压痛。闭孔肌试验可呈阳性。

【左位急性阑尾炎】

先天性内脏转位,有心脏转向右侧,而盲肠、阑尾转向左侧,肠旋转异常,盲肠游离也可使盲肠阑尾位于左下腹。急性阑尾炎发生后,压痛和腹肌紧张局限于左下腹。此时若能注意体检,会发现内脏转位现象,要考虑到左位急性阑尾炎的可能。

【游离盲肠阑尾炎】

小儿比较多见,盲肠的位置变异很大,压痛的位置也随之变异,如接近腹中线的脐下、耻骨上方,甚至左腹侧。由于多数小儿有时也主诉右下腹痛,术中可获确诊。

【壁内急性阑尾炎】

阑尾偶有位于回盲部组织内,多数埋藏在盲肠壁浆膜层下,由于胚胎时阑尾发展过程中出现异常,阑尾组织分化减慢而未从盲肠壁分化出来而被浆肌层所包裹;有些阑尾向回结肠系膜的浆膜下生长,由此派生出盲肠壁内、回肠壁内、系膜内阑尾 3 种类型。壁内阑尾发生急性炎症时,在盲肠或回结肠浆肌层下扪及硬性索条状块物,如在结肠带会合处未能找到阑尾时要考虑这些可能性。可切开探查,注意不要伤及回结肠、回盲部黏膜,切除阑尾后要间断缝合切开的浆肌层,以免发生盲肠瘘。

【右斜疝合并疝内阑尾炎】

多见于盲肠滑疝病例中,阑尾随盲肠一起滑入疝囊。一旦阑尾炎急性发作,因疼痛、呕吐、疝内容物不能回纳,疝囊处压痛明显,皮肤温度增高,早期往往误诊为嵌顿性斜疝。如感染不严重,在阑尾切除后仍可同时行疝修补术,术后加用抗菌药物。

第四节　可疑急性阑尾炎的处理

具有典型临床表现的急性阑尾炎诊断多不困难。但是可疑病例仍不少见,长久以来这一问题仍然困扰着人们。有报道急性阑尾炎一旦发生急性腹膜炎其死亡率可高达76%,鉴于此,外科医师对待诊断不明或可疑的阑尾炎病例均是持着早期手术探查的态度,结果是阴性探查率增加了。直至今日,尽管开展了B超和CT扫描以及腹腔镜检查,延误诊断和治疗、阑尾炎穿孔率和阴性切除率仍无改变。Hale 等分析4950例阑尾切除术的资料,发现男女患者的阑尾穿孔率分别为25% 和22% ($P = 0.016$)。阑尾阴性切除率占13.2%,其中5 岁以下、45 岁以上和5 ~ 45 岁组分别为22%、4% 和13%。可见阑尾穿孔和阴性切除率仍无明显下降,这正是由于缺乏有效的客观诊断方法的缘故。

【主要的诊断依据】

已如上述,症状、体征以及血白细胞计数是传统上采用的阑尾炎诊断方法,也可以说是主要的诊断依据,这些诊断依据在可疑急性阑尾炎病例也不例外。强调腹痛和压痛的固定性,因为这是躯干神经系统受刺激的反映,尤其是压痛的程度伴有反跳痛、肌卫或痉挛反映炎症的严重程度,转移性腹痛史是阑尾炎的一个特征性表现,但缺乏特异性,因为任何一个器官的炎症随着炎症的加重,它的疼痛是由内脏神经向躯干神经为主传导的反映,其部位必然由内脏神经根部(上腹或正中部)向病灶部位转移。况且又在慢性阑尾炎的基础上,其阑尾黏膜感受器已损毁或阑尾炎症发展迅速扩展至其浆膜层,则不出现典型的转移性腹痛病史。

不管如何,比较症状和体征的加重或减轻是作出确诊的一个重要内容,尤在积极观察阶段。要详细分析病史,作出鉴别诊断,排除阑尾炎以外的情况,仔细检查。即使在科技迅速发展的今天,详尽的病史询问和仔细的体格检查在阑尾炎的诊断中仍占有重要地位,不能本末倒置而过分依赖其他的辅助检查。

根据麦氏点压痛和白细胞值增高所得的急性阑尾炎确诊率不到80%,为了减少不必要的阑尾切除,Gronroos 分析白细胞计数和C-反应蛋白(CRP)在急性阑尾炎的诊断价值。在300 例患者中,分成A 组阑尾无炎症,B 组单纯性阑尾炎,C 组穿孔性和阑尾周围脓肿,每组各100 例,其平均年龄分别为32、32 和41 岁,男性分别占38、55 和67 例。在A 组中,多系泌尿道感染、肠系膜淋巴结炎、急性肠憩室炎或卵巢囊肿误诊为阑尾炎而施行了手术,术前均作白细胞值和CRP 测定,结果如表27-1,t 检验示B、C 组的白细胞计数明显高于A 组,而C 组的CRP 值明显高于A、B 组($P < 0.001$)。

表27-1　3 组患者的白细胞计数和CRP 值

分组	白细胞计数(10^9/L)	CRP(mg/L)
A	10.9±0.4	32±5
B	14.5±0.4	31±4
C	14.3±0.4*	99±7△

注:* C 组与B 组比,$P > 0.05$;△C 组与A、B 组比,$P < 0.01$

可见白细胞计数在单纯性阑尾炎组多低于阑尾穿孔或脓肿形成,但差别不大,如与CRP 测定联合应用对于阑尾炎的诊断有一定的价值。

【积极有效的观察】

遇到诊断尚不肯定的病例,可进行短期的、有计划的、积极的观察。诊断不明者进行观察确有阑尾穿孔的危险,但自20 世纪70 年代以来进行积极有效的观察,包括静脉输液、禁食、规范化护理记录和严密观察,以及系列检查血白细胞和分类复查,近期还包括C-反应蛋白测定,2 ~ 3 小时后最好由同一外科医师再进行评估,一般可将患者分为3 类:

(1) 第一类:尤在儿童,确定腹痛为内科疾病所致,如急性呼吸道或泌尿道感染、便秘和少见的糖尿病酮症酸中毒等。即可开始针对性治疗。

(2) 第二类:少数但属重要组,数小时后出现明显的腹腔内病变征象,在儿童和男性成人需手术探查,但在女性患者问题比较复杂,需作妊娠试验,排除炎性盆腔疾病和卵巢异常等,需要精确的评估,此时腹腔镜检查有帮助。

(3) 第三类:约占全部病例的30% ~ 40%,在第一次再检查时仍不能肯定诊断,病情不见进展,可继续严密观察,多数恢复,回顾性分析这是急性非特异性腹痛的发作。

少数患者的症状和体征持续不变,诊断仍不肯定。可作腹部超声扫描,除急性阑尾炎外偶可发现Mechel 憩室炎、乙状结肠或盲肠憩室炎、阑尾类癌或卵巢病变等,在观察期间仍需随访白细胞作分类和C-反应蛋白。经过上述严密而积极的观察,至少有1/3病例可免除不必要的手术探查。

【辅助诊断方法】

在积极观察的过程中,要考虑阑尾穿孔的危机。综合1975～1999年11篇文献总共2491例可疑阑尾炎病例,经严密积极观察,阴性阑尾切除者(即正常阑尾者)160例(6%),死亡1例,系入院时已有严重腹膜炎的患儿。穿孔率仅为1.2%(共穿孔87例,其中80例在入院后即行手术,2例需经复苏后行手术,仅5例是在观察期间发生穿孔的)。Walker报道248例不同年龄患者经观察24小时后行手术者并不明显增加穿孔率(这里需要严密观察,根据不同变化给予相应处理)。另7篇文章报道9,147例未经观察而行手术者,阴性阑尾切除率达14%～27%。

要注意幼儿和老年阑尾炎穿孔率较高,一般在婴儿阑尾穿孔率为50%,随着年龄的增长其穿孔率逐步下降,一般在10～39岁为10%,40～59岁为30%,至75岁以上又为50%。另一类是患者经观察后症状缓解而出院,对非特异性腹痛者要追究其病因,尤在50岁以上者要排除结肠直肠癌的可能。为了减少阑尾穿孔的危机和降低阴性阑尾切除率,不能观察时间过长,可选用下列辅助检查方法。

1. 腹部B超检查　不列为常规检查方法,但它具有无创性、简易可行的优点,对不典型或可疑病例均可适用,包括儿童、妇女和老年患者。正常阑尾呈条索状中等回声,6～7mm粗细,内腔不易显示。阑尾炎可在声像图上显示充血、水肿的阑尾,为条索低回声。

若扫描见阑尾周围低回声区,横切面呈同心圆形"靶状",直径>12mm时可诊断为阑尾炎,但有假阳性结果,须结合临床表现才能提高确诊率。穿孔后则见液体积聚,如遇有右下腹包块,B超声检查有一定帮助。Gallego等分析192例可疑阑尾炎的临床诊断和超声扫描的评分结果(表27-2)。根据病理结果,阳性权重=10×In[敏感性/(1-特异性)],阴性权重=10×In[(1-敏感性)/特异性]。

表27-2　诊断因素评估价值

指标	诊断权重 (阳性→阴性)	敏感性 (%)	特异性 (%)	预测值(%)		正确率 (%)
				阳性	阴性	
反跳痛	3→-3	60	56	60	56	58
肌卫	3→-7	81	37	58	64	60
白细胞>10 500	4→-9	82	46	63	70	65
白细胞左移75%	5→-10	81	52	65	71	67
腹部摄片	3→-2	20	99	95	52	57
超声扫描	3→-16	82	96	95	82	88

Gallego认为在可疑阑尾炎病例中显示超声扫描有较高的诊断价值

2. CT扫描和磁共振成像检查　对阑尾炎的诊断缺乏实用价值,仅供排除腹腔内其他疾病之用,尤其对肿瘤的诊断有一定的帮助。Rao报道CT检查可排除99%非阑尾炎病例,由此均未行手术探查,阑尾穿孔率自应用CT扫描前的22%降至应用CT扫描后的14%,故对降低阴性阑尾切除(指阑尾正常者)和阑尾穿孔率很有帮助。

3. 核素扫描　Rypins介绍^{99m}Tc-HMPAO白细胞扫描对诊断临床表现不肯定的急性阑尾炎有一定价值。抽取40～50ml静脉血,离心后分次去除红细胞和血小板,提纯白细胞,与30mCi^{99m}Tc-HMPAO一起孵育15分钟,加入5ml少血小板血浆,用150g离心8分钟,去除上清液,取10mCi^{99m}Tc-HMPAO标记的白细胞作静脉注射,注射后30～60分钟用γ-照相机扫描腹部和盆腔,每隔1小时重复1次,如显示核素异常摄取列为阳性;如3小时内不摄取,即停止检查,列为阴性。共检查了124例病例,计阳性68例,其中证实为急性阑尾炎61例和腹内炎症7例,确诊急性阑尾炎的敏感性为98%,特异性为85%,诊断急性阑尾炎的正确率、阳性和阴性判断价值分别为97%、96%和98%。

后Rypins又用^{99m}Tc抗CD15单克隆抗体(LeuTech)显影改善阑尾炎征象可疑患者的诊断性。这一抗体又称^{99m}Tc标记特异胚胎抗原(SSEA)-1单克隆抗体,易与人类嗜中性粒细胞大量表达的CD15表面抗原结合。人体内给予核素标记的 LeuTech，放射性集中于感染区域。从 1998 年 9 月到 1999 年 3 月 10 个医学中心收治了 203 名有右下腹痛和阑尾可疑征象患者，静脉给药剂量为 0.3～0.5ml（75～125mg 抗体）含 10～20mCi^{99m}Tc 标记的 LeuTech。结果在 59 例阑尾病例中，Leu-Tech 影像识别 53 例阑尾炎，敏感性为 91%；在 141 例无阑尾炎病例中，122 例 LeuTech 阴性，特异性为 88%，阳性和阴性预测值分别为 74% 和 95%，LeuTech 闪烁扫描显影方法迅速，方便和敏感，在儿童和成人可疑阑尾炎病诊断很有帮助，且有一定的优点。

Barron 也曾用^{99m}Tc 标记的抗粒细胞抗体 Fab 片段行白细胞闪烁成像来迅速诊断不典型的急性阑尾炎（sulesomab），也取得满意的结果。

4. 腹腔镜检查　可以直接窥视阑尾的真实情况，其诊断正确率几乎高达 100%（除盲肠后位，腹膜外位阑尾炎外），并可以同时做阑尾切除术，目前应用逐渐增多。

第五节　在手术发现误诊或其他病变时的处理

在阑尾切除手术中有时会遇及阑尾正常或有炎症的误诊病例，仔细检查发现还存在其他病变，应予以妥善处理。

【妇科疾病】

不少系术前未作病史仔细询问，特别是月经情况以及遗漏肛门指诊（已婚妇女中作阴道检查）的结果，术中才确诊为妇科疾病。

有两种情况，一种虽误诊但仍需手术治疗，如卵巢囊肿扭转、异位妊娠、卵巢滤泡或黄体破裂，后两者仅作破裂出血处细线间断缝合，如组织破裂严重而需行卵巢切除者必须经妇科医师审定。

另一种情况不需手术治疗，如输卵管炎、盆腔炎等，吸净渗液，一般不置引流管，术后应用抗菌药物治疗。

术中均需请妇科医师咨询。

【上腹部外科疾病】

术中见阑尾正常和有胃液样或胆汁样渗出液，要分别考虑胃十二指肠穿孔和急性胆囊炎的可能，延长麦氏斜切口，无法充分显露上腹部脏器。在斜切口上加一纵向切口也不妥当，显露不佳，又且损伤多根支配腹肌的神经。此时宜缝合麦氏切口，另作一上腹正中切口或右腹直肌旁切口为好。

【急性阑尾炎伴远侧十二指肠梗阻】

在无肠道不旋转或旋转不良的情况下，成人急性

阑尾炎引起的十二指肠梗阻者极为罕见，如漏诊将造成严重后果。Chan 曾报道一例，男性，34 岁，主诉剑突下疼痛和胆汁性呕吐，上消化道造影示十二指肠第四部突然中断，提示完全性梗阻，剖腹见一炎性肿块黏附在十二指肠第四部，分离后见肿块乃炎性阑尾的尖端及部分大网膜，包绕着十二指肠第四部，逆行切除阑尾，术后恢复好。病理证实为急性阑尾炎，伴广泛黏膜溃疡、肉芽肿和微小脓肿形成。

在游离盲肠（盲肠的结肠系膜不与后腹壁融合）的阑尾发生粘连可黏附在任何邻近结构，造成相应的症状，在术前和术中可考虑这一可能。

【肉芽肿性阑尾炎】

Richards 统计肉芽肿性阑尾炎的发病率为 0.62%，Meyerding 报道单一的肉芽肿性阑尾炎以男性稍多见，平均年龄 23.7 岁，患者的临床表现与一般的急性阑尾炎相似，平均的病程超过 7 天，作者提出患有长期腹痛者要考虑本病的可能性，术中要检查有无其他肠道病变，因为单一的肉芽肿性阑尾炎，术后很少复发，外瘘的并发症也罕见，这不同于累及阑尾的克罗恩病，伴有其他肠道病变者术后常有复发。

【盲肠憩室炎】

盲肠憩室炎在临床罕见，常表现为发热、右下腹痛和白细胞增多，类似急性阑尾炎的表现。西方人的盲肠憩室多单发，系真正的憩室，而亚洲人则常为多发，类似位于右半结肠的假性憩室。术前确诊不易。Lane 认为较保守的外科手术（如单个憩室切除，预防性阑尾切除）对多数亚洲患者的效果良好，术后并发症和复发的发生率较低。右半结肠切除仅限于不能除外癌肿以及多发憩室者。

【阑尾结核】

指阑尾肠壁，特别是黏膜层淋巴滤泡存在结核性病理改变，多由于患有开放性肺结核或食用含结核菌的牛奶所致，在婴幼儿更可因全身血行播散性结核引起，多与回盲部肠结核或其他腹腔结核同时存在。阑尾结核单独存在者极少见。

术前诊断有困难，如入院时已知患有腹腔结核，阑尾炎无扩散趋势者以非手术治疗为主，给抗结核药物。如手术中见阑尾异常肥厚，并与周围粘连，或回盲部有结核样改变，邻近的肠系膜淋巴结肿大，均可怀疑阑尾结核，应行阑尾切除，注意防止肠瘘的形成。残端不能内翻包埋者，应用邻近组织或网膜覆盖。术后常规给抗结核治疗。

【急性肠系膜淋巴结炎】

多见于儿童，不易与急性阑尾炎鉴别，但肠系膜淋巴结患儿多有咽部或上呼吸道感染病史，体温往往

很高,但体征不明显,压痛点近脐部,腹肌紧张轻微。经严密观察后体征逐渐缓解,可不必手术。

【阑尾黏膜囊肿】

偶在手术中发现,可以是良性或恶性。Stocchi L分析135例阑尾黏液囊肿,占537,537例手术中的0.02%。在129例手术中,单纯黏液囊肿62例、囊腺瘤20例、囊腺癌47例,37例有腹膜假黏液瘤,41例有黏液囊肿自发穿破和腹膜沾溅。伴有腹痛、腹块、消瘦等症状者,腹膜假黏液瘤和囊肿穿孔者的恶性可能性大,囊肿大于2cm者应按癌前期症处理,行右半结肠切除。良性者行阑尾切除术时注意勿挤破阑尾使黏液沾溅腹膜而发生假黏液瘤。

【阑尾神经内分泌肿瘤】

既往称为阑尾类癌,术前确诊不易,多在术中偶被发现,占胃肠道类癌的30%~44%,3/4类癌位于阑尾远端黏膜或盲肠黏膜下,很少向腔内生长。转移与肿瘤的大小相关,如<1cm、1~2cm和>2cm肿瘤的转移率分别为0%、0.5%~0.7%和20%~85%。侵及系膜是转移标志,阑尾类癌很少引起类癌综合征(占0.35%)。对<1cm的阑尾类癌行阑尾切除已足够,但不要残留残端而施行真正的全阑尾切除术。>2cm的类癌需行右半结肠切除术。

【阑尾腺癌】

凡在为急性阑尾炎施行阑尾切除后病理报告为阑尾腺癌者应再次手术,行右半结肠切除术。术中发现盲肠有肿块者,术后必须进行钡剂灌肠随访,勿遗漏盲肠癌的可能。

(任　黎)

第二十八章

胃肠胰神经内分泌肿瘤

2

第一节 概 述

1907 年,德国病理学家 Oberndorfer 首次提出"类癌"这一术语,用以描述一类肿瘤,具有癌的生物学行为,但在病理形态学和免疫组织化学上的表现又不是癌。20 世纪 60 年代,这一类肿瘤又被称为 APUD 肿瘤,因为这类肿瘤都能摄取胺前体脱羧;在 2000 年,WHO 正式命名这一类肿瘤为神经内分泌肿瘤(neuroendocrine neoplasms,NENs),总体而言是一类起源于胚胎的神经内分泌细胞,具有神经内分泌标记物的、产生多肽激素的肿瘤。其中,胃肠胰神经内分泌肿瘤(gastroenteropancreatic neuroendocrine neoplasms,GEP-NENs)主要发生在消化道或胰腺,能产生 5-羟色胺代谢产物或多肽激素,如胰高血糖素、胰岛素、促胃液素或促肾上腺皮质激素等。其中分泌的激素能引起临床症状的肿瘤一般称为功能性神经内分泌肿瘤,如胰岛素瘤、胃泌素瘤、胰高糖素瘤等,在血和尿液中检测到激素水平升高;无激素过量分泌相关症状的肿瘤,称为无功能神经内分泌肿瘤,但可能存在其他症状,如肿瘤压迫或梗阻引起的相关症状。

近 30 年来,随着影像、内镜和生物标志物等诊断技术的进步,NENs 的发病率和患病率均显著上升。美国监测、流行病学与最终结果数据库(SEER)的数据显示,NENs 发病率的上升幅度达 500%。据估计,NENs 发病率为 5.25/100 000,其中 GEP-NENs 占NENs 的 65% ~75%。在西方国家,GEP-NENs 仅占胃肠道恶性肿瘤的 2%,但其患病率仅次于结直肠癌,是占第二位的胃肠道肿瘤。

胰腺神经内分泌肿瘤(pNENs)是指发生于胰腺的神经内分泌肿瘤,约 70% 是无功能的。功能性 pNENs中,最常见的是胰岛素瘤,其次是胃泌素瘤和胰高糖素瘤。

胃肠神经内分泌肿瘤(GI-NENs)包括胃、十二指肠、小肠、阑尾、结肠以及直肠 NENs,其中回肠、直肠和阑尾 NENs 最为常见。近年来 NENs 发病率较前呈上升趋势。来自日本的数据表明,空、回肠 NENs 在亚洲人群中的发病率仅为 0.20/100 000/年,而直肠 NENs占所有消化道类癌的 60% ~89%,与欧美国家的差异较大,其他部位 NENs 无明显差异。2012 年郭林杰等汇总 1954—2011 年国内发表的所有相关文献,总结GEP-NETs 共 11 671 例,pNETs 最为常见(5,807 例),占 49.8%,其次为直肠 NENs(2,835 例),占 24.3%;阑尾 NENs(1,298 例),占 11.1%,其他部位 NENs 所占比例均未超过 10%。

(楼文晖)

第二节 胰腺神经内分泌肿瘤

胰腺神经内分泌肿瘤(pancreatic neuroendocrine tumors,pNETs),原称为胰岛细胞瘤,指源于胰腺多能神经内分泌干细胞的一类肿瘤。pNETs 是胰腺肿瘤的一个独特的分支,也是消化道 NETs 中常见的类型,占胃肠胰神经内分泌肿瘤(gastroenteropancreatic neuroendocrine tumors,GEP-NETs)的 38%。大多数胰腺神经内分泌肿瘤为散发性,其致病因素尚不明确;少部分胰腺神经内分泌肿瘤由遗传性内分泌病导致,包括多发性内分泌瘤综合征(MEN)-Ⅰ型和Ⅱ型、林岛综合征(von Hippel-Lindau 综合征)、结节性硬化症及多发性神经纤维瘤等。

依据激素的分泌状态和患者的临床表现,分为功能性和无功能性胰腺神经内分泌肿瘤。无功能性pNETs 约占 75% ~85%。功能性 pNETs 常见的有胰岛素瘤和胃泌素瘤。胰岛素瘤一般位于胰腺,而胃泌素瘤多见于十二指肠或胰腺。其余的功能性 pNETs均少见,统称为罕见功能性胰腺神经内分泌肿瘤(rare functional pancreatic neuroendocrine tumors,RF-pNETs),包括生长抑素瘤、胰高糖素瘤,生长激素瘤等。近十

611

年来,pNETs 的诊断治疗以及相关的研究在国际上越来越受到重视,成为一个研究的热点,从命名的变化到肿瘤的新分类,再到新的分级系统,相关的治疗观念也不断更新。

【流行病学】

pNETs 总体生长缓慢,潜在恶性,占胰腺肿瘤的 2% ~4%,其发病率约为 5 ~10/1 000 000。男女发病率无明显差异,在任何年龄段均可发病,在 30 ~60 岁之间出现高峰。近年的流行病学调查发现神经内分泌肿瘤并不罕见,与其他恶性肿瘤相比,pNETs 总体发病率呈迅速增长,其患病率已在消化道恶性肿瘤中位居第二。在过去 30 年间,pNETs 的发病率和患病率提高约 500%。

【病因与发病机制】

研究发现对染色质结构起调控作用的 ATRX-DAXX 和多发性内分泌肿瘤 1 型(MEN-1)基因,哺乳动物西罗莫司靶蛋白(mTOR)信号通路相关基因的突变共同参与了胰腺神经内分泌肿瘤(pNETs)的发生和发展。这些突变基因主要通过 DNA 甲基化、组蛋白修饰、染色体重塑和替代性端粒延长机制激活等表观遗传学的异常改变使染色体变异以及 pNETs 相关信号通路的异常激活引起 pNETs 肿瘤形成和侵袭。

(一) ATRX-DAXX 基因

因为全外显子测序(针对人基因组所有蛋白编码序列)在全面检测散发性、遗传学发病原因不明肿瘤具有明显优势,有全外显子组测序研究证实在 60% 以上的 PNETs 患者存在一至三个参与染色质修饰的基因序列的体细胞突变,其中有 ATRX(ATR-X)和 DAXX(death domain associated protein),另外一个是比较熟悉的 MEN-1 基因。有趣的是,研究人员没有发现在同一病例中同时发生 ATRX 和 DAXX 基因突变,而发现 ATRX 或 DAXX 可以与 MEN-1 同时发生基因突变;并且研究人员证实,与编码传统意义上的肿瘤抑制因子的基因相比,ATRX、DAXX 和 MEN-1 三个基因突变与患者生存期延长存在明显相关性。发现 DAXX 和 ATRX 基因突变在 pNETs 中的作用是一件具有重大意义的结果。哺乳动物组蛋白 H3.3 是组蛋白 H3 家族的一员,是经典 H3.1 的变异体,它们在从果蝇到人类和植物中都非常保守。主要通过与一些分子伴侣如 DAXX、ATRX、HIRA 和 DEK 等作用,从而代替 H3.1 与转录活化的染色质结合,在生殖细胞的发育、表观遗传记忆和染色质重塑等方面发挥重要的作用。之前有研究证实 DAXX 为特异性组蛋白伴侣可引导 H3.3 沉积在臂间和端粒异染色质(pericentric and telo-

meric heterochromatin)上;ATRX 是 SWI2/SNF2 家族中染色质重塑三磷腺苷酶,现阶段有超过 100 种不同 ATRX-DAXX 突变可被发现可影响编码蛋白,但依然保持部分活性。相反的,这项研究发现大部分 pNETs 中的移码突变和无义突变均可导致 ATRX 和 DAXX 蛋白的完全缺失。在基因组绘图的基础上发现了一些与端粒替代延长(alternative lengthening of telomeres,ALT)相关的基因,其中的机制可能与 ATRX 和 DAXX 基因编码的多功能蛋白 ATRX 和 DAXX 一起组成的复合体与组蛋白 H3 家族成员 H3.3 在异染色质区域的结合参与染色质重塑有关。这些 DNA 的区域包括染色体末端的端粒结构以及其他一些活性基因附件富含鸟嘌呤的重复序列,结合后将进一步抑制基因表达。这些基因重复序列有其独有特点,例如 DNA 转折,可以抑制染色质与核小体结合,ATRX 和 DAXX 复合体有可能通过不依赖复制的方式组建含有 H3.3 的核小体,这些有缺陷的核小体可能导致 DNA 损伤以及基因组不稳定性的增加;同时在染色体末端的端粒处,需要 ATRX-DAXX 复合体抑制缺陷 DNA 的修复,ATRX 基因突变形成的复合体不能抑制缺陷 DNA 的修复,这样会造成端粒融合的发生。另外,由于 ATRX 基因突变所导致的发生在染色体有丝分裂过程中染色质中板集合、染色质凝聚和着丝粒功能异常,都有可能导致染色体变异引起 pNETs 形成。

(二) MEN-1 基因

MEN-1 基因定位于染色体 11q13,编码的蛋白称 menin,其在进化过程中高度保守。MEN-1 基因突变是家族遗传性的多发性内分泌腺瘤病 1 型(multiple endocrine neoplasia type 1,MEN-1)和部分散发性胰腺神经内分泌肿瘤的致病关键因素之一。MEN-1 为常染色体显性遗传的肿瘤综合征,具有外显率高和临床表现多样化的特点,一级亲属中至少 1 人患有 1 个上述肿瘤就可诊断为 MEN-1 家系。有资料显示在散发性 pNETs 中 20% ~40% 表达 MEN-1 体细胞突变。MEN-1 基因突变导致的 menin 表达或核转位异常将引起一系列信号通路紊乱,进而引起内分泌系统疾病如 MEN-1 和(或)胰腺神经内分泌肿瘤。有动物实验发现 MEN-1 敲除的小鼠模型会自发形成 pNETs。MEN-1 基因编码蛋白 menin 在细胞核中与混合谱系淋巴瘤基因(mixed lineage leukemia,MLL)等大量关键转录因子相互作用,直接参与组蛋白甲基化修饰和染色质结构等表观遗传调控过程,对靶基因转录和细胞表型的维持起关键的调控作用。MLL 作为染色质结合蛋白,通过自身的结构域募集 SWI/SNF 复合物,改变核小体的结构,维持染色质的开放构象,有助于基因转录。肿瘤染色体易位产生的 MLL 融合蛋白丢失了重要的结构域,导致它募集 SWI/SNF 复合物的能力丧失,从而使 MLL 作为基因表达调控蛋白的功能受到破坏。

在 MEN-1 伴发的 PNETs 中,Menin 蛋白可能通过编码 cyclin B2 启动区的组蛋白修饰,降低组蛋白 H3 乙酰化及 H3K4me3 的甲基化水平来起调控作用。Menin 也可招募精氨酸甲基转移酶(arginine methyltransferase 5,PRMT5)至 Hedgehog 信号通路关键因子 Gas1 基因的启动子,强化对组蛋白精氨酸(H4R3m2s)甲基化的抑制作用,从而达到抑制 Hedgehog 信号通路来负性调节基因转录抑制肿瘤形成。在不同的细胞或组织中,Menin 可能通过相同的组蛋白修饰机制调控不同的靶基因转录而发挥不同的生物学功能,Menin 通过组蛋白 H3 的赖氨酸4(H3K4)三甲基化修饰调控关键信号通路是调节许多肿瘤表型的重要机制之一,有研究发现 Menin 参与调控的 H3K4 残基甲基化修饰与血液系统肿瘤的发生密切相关;Menin 招募 H3K4me3 组蛋白转甲基酶复合体在儿童髓母细胞瘤患者中出现突变。

表观遗传学调控因子 ATRX-DAXX 和 MEN-1 能够通过对染色质结构的调控作用促进体细胞基因组维持完整性和稳定性,如果这些调控机制出现问题,pNETs 就有可能发生。

(三) mTOR 信号通路相关基因

哺乳动物西罗莫司靶蛋白(mammalian target of rapamycin,mTOR)是一种丝/苏氨酸蛋白激酶,mTOR 通路可调节细胞的生长、增殖,血管发生和生存。mTOR 信号通路相关基因突变导致其过度活化与 pNETs 的发生、发展密切相关。mTOR 可对细胞外包括生长因子、胰岛素、营养素、氨基酸、葡萄糖等多种刺激产生应答。它主要通过 PI3K/Akt/mTOR 途径来实现对细胞生长、细胞周期等多种生理功能的调控作用。作为 mTOR 的活化产物,p-mTOR 的过度表达往往标志着 mTOR 通路的激活。活化的 p-mTOR 通过磷酸化调控其下游的两个重要因子 P70S6K(S6K1,ribosomal p70S6 kinase)和 4EBP-1(eukaryotic initiation factor 4E-binding protein 1)来影响细胞生长及细胞周期,调节细胞凋亡。P70S6K 是核糖体 40S 小亚基 S6 蛋白激酶,磷酸化的 P70S6K 可激活 s6 从而使核糖体 40S 小亚基易于结合翻译复合物,促进蛋白质合成。而磷酸化的 4EBP-1 为功能失活状态,起到对选择性翻译抑制的去阻遏作用。PTEN(phosphatase and tensin homolog,磷酸酶张力蛋白同源物)基因是位于染色体 10q23 的抑癌基因。与其他多数抑癌蛋白控制细胞周期进程和基因组稳定性的作用不同,PTEN 的主要作用是一个酯

类的磷酸酶。PTEN 的主要靶分子是磷脂酰肌醇 3(PIP3),它将细胞膜磷脂酰肌醇 3′位点去磷酸化,这个相同位点被受体酪氨酸激酶(RTK)和 Ras 下游核心靶分子磷脂酰肌醇 3 激酶(PI3K)催化磷酸化,因此 PTEN 起到拮抗 AKT-mTOR 信号通路激活的作用。通过 PI3K-AKT-mTOR 信号通路进而调控细胞的生长与凋亡,让 PTEN 成为重要调节因素。

【病理分级、分期】

2010 年,WHO 对 pNETs 重新予以命名和分类,根据肿瘤组织分化程度和增殖活性将其分为神经内分泌瘤(neuroendocrine tumor,NET,G1 和 G2)和神经内分泌癌(neuroendocrine carcinoma,NEC,G3),其中增殖活性分级推荐采用核分裂象数和(或)Ki-67 阳性指数两项指标。少数情况下两者如果出现不一致,这时应采用分级更高的结果。在手术切除标本中,核分裂象数和(或)Ki-67 阳性指数均可使用,在活检小标本中,若计数不足 50 个高倍视野,此时依据 Ki-67 阳性指数评估分级更为可靠。而对于细针穿刺细胞学标本则不能进行组织学分级。新的 2010 WHO 分级在很大程度上可以提示 pNETs 的预后,但是该分级针对个体肿瘤预后评估和个性化治疗选择的指导价值有待进一步研究。以往将 pNETs 分为良性和恶性两类,现在普遍认为除直径<0.5cm 的无功能微腺瘤外,其余 pNETs 都具有恶性潜能,因此依据形态学和增殖活性进行分级十分必要。

嗜铬粒蛋白 A(CgA)、突触素(Syn)和神经元特异性烯醇化酶(NSE)、生长抑素受体 2A(SSTR2A)、生长抑素受体 5(SSTR5)等常用的免疫组织化学染色可以确定 pNETs 的神经内分泌分化,pNETs 及其转移瘤通常表达胰岛因子-1(ISL-1),胰十二指肠同源盒基因-1(PDX-1)等标记,一些标记物还可以确定特殊类型多肽激素和生物活性胺的表达。

(一) pNETs 的分级

按组织分化程度和细胞增殖活性进行分级。增殖活性分级推荐采用每高倍镜下核分裂象数和(或)Ki-67 阳性指数两项指标,分级标准表 28-1。

表 28-1 神经内分泌肿瘤分级(世界卫生组织,2010)

分级	核分裂象数(/10HPF)[a]	Ki-67 指数(%)[b]
G1,低级别	1	≤2
G2,中级别	2~20	3~20
G3,高级别	>20	>20

注:[a]:核分裂活跃区至少计数 50 个高倍视野;[b]:用 MIBI 抗体,在核标记最强的区域计数 500~2000 个细胞的阳性百分比,核分裂象和 Ki-67 指数分级不一致时,采用分级高的参数

（二）pNETs 的分期

欧洲神经内分泌肿瘤协会（ENETS）共识，北美神经内分泌肿瘤协会（NANETS）共识以及美国国立综合癌症网络（NCCN）指南提议的胰腺神经内分泌中 TNM 分期也与肿瘤生物学行为有较好的相关性。推荐采用美国癌症联合会（AJCC）2010 年发布的第七版胰腺神经内分泌肿瘤的 TNM 分期（表28-2）：

原发灶（T）

Tx 原发灶无法评估

TD 无原发灶证据

Tis 原位肿瘤

T1 肿瘤位于胰腺内，最大径小于 2cm

T2 肿瘤位于胰腺内，最大径大于 2cm

T3 肿瘤超出胰腺，但未侵犯腹腔干或肠系膜上动脉

T4 肿瘤侵犯腹腔干或肠系膜上动脉

区域淋巴结（N）

Nx 淋巴结状态无法评估

N0 无区域淋巴结转移

N1 区域淋巴结转移

远处转移（M）

M0 无远处转移

M1 远处转移

表28-2　胰腺神经内分泌肿瘤的
TNM 分期（AJCC，2010）

0 期	This	N0	M0
Ⅰ A 期	T1	N0	M0
Ⅰ B 期	T2	N0	M0
Ⅱ A 期	T3	N0	M0
Ⅱ B 期	T1	N1	M0
	T2	N1	M0
	T3	N1	M0
Ⅲ 期	T4	任何 N	M0
Ⅳ 期	任何 T	任何 N	M1

【临床表现】

依据激素的分泌状态和患者的临床表现，pNETs 分为功能性和无功能性胰腺神经内分泌肿瘤。无功能性神经内分泌肿瘤（Non-functional Pancreatic Neuro-endocrine Tumors，NF-pNETs）定义为无激素综合征引

起的临床症状，不伴外周血胰岛素、促胃液素等相应血清特异性激素水平的升高。NF-pNETs 并不是不分泌蛋白，而是分泌的蛋白（如 CgA 和突触素，Syn）因为各种原因未产生特异性的临床候群。这类肿瘤约占 pNETs 的 75% ~ 85%。一般只有在肿瘤较大以致压迫或侵入周围器官时才会引发非特异性的临床症状，包括腹痛（35% ~ 78%）、体重减轻（20% ~ 35%）、厌食恶心（45%）、腹腔内出血（4% ~ 20%）、梗阻性黄疸（17% ~ 50%）和腹部扪及肿物（7% ~ 40%）等。因此往往在发现时肿瘤已较晚期，46% ~ 73% 的无功能性 pNETs 在诊断时已发生远处转移，其中肝脏是最常见的转移部位。与其他恶性肿瘤发生肝转移不同，多数 pNETs 即使发生远处转移，转移灶也进展相对缓慢，生物学行为相对于胰腺导管腺癌比较好。极少数无功能性神经内分泌肿瘤在疾病进展过程中转变成功能性肿瘤，引发高激素分泌症状。随着近年来影像学技术的进步与广泛应用，越来越多的无功能性神经内分泌肿瘤为患者体检时或诊治其他疾患时偶然发现，初诊时的肿瘤体积也逐渐减小。

功能性 pNETs（functional Pancreatic Neuroendocrine Tumors，F-pNETs）包括胰岛素瘤、胃泌素瘤和其他 RF-pNETs，包括胰高血糖素瘤、血管活性肠肽瘤、生长抑素瘤、ACTH 瘤和胰多肽瘤等。功能性 pNETs 与无功能性 pNETs 在形态学上无差异，前者由于有分泌活性的肿瘤细胞过度释放激素和活性胺，从而引起相应的临床综合征。临床上，胰岛素瘤常表现为低血糖、Whipple 三联症；胃泌素瘤常表现为卓-艾综合征（Zollinger-Ellison 综合征）；胰高血糖素瘤常表现为皮肤游走性坏死松解性红斑、糖尿病、贫血、舌炎及口角炎等；血管活性肠肽瘤常表现为水样便腹泻、低钾血症-胃酸缺乏综合征；生长抑素瘤常表现为脂肪痢、糖尿病、胃酸过少和胆囊结石等；ACTH 瘤常表现为低钾血症、高血压、向心性肥胖等皮质醇增多症（表28-3）。值得注意的是，随着疾病进展，功能性 pNETs 可以分泌多于一种的激素，导致复合的临床表现。

少部分 pNETs 是遗传性肿瘤综合征的表现之一，如多发性神经内分泌肿瘤 1 型（MEN-1）和林岛综合征（von Hippel-Lindau disease），这类患者均较年轻，家族中或本人也有其他神经内分泌肿瘤的病史。

【诊断】

由于 pNETs 或表现为非特异性的消化道症状和全身症状，或具有多样的临床表现，因此影像学检查是协助诊断和术前进行肿瘤定位诊断的首选、也是最重要的手段。

表 28-3　胰腺内分泌肿瘤综合征

肿瘤名称（综合征）	激素	症状和体征	原发肿瘤部位	恶性程度（%）	MEN-I 相关比例（%）
胃泌素瘤（卓-艾综合征）	促胃液素	疼痛（79%～100%）、腹泻（30%～75%）、食管症状（31%～56%）	胰腺（60%）十二指肠（30%）其他（10%）	60～90	20～25
胰岛素瘤	胰岛素	低血糖症状（100%）	胰腺（99%～100%）	5～15	4～5
胰高糖素瘤	胰高血糖素	红疹（67%～90%）、糖耐量降低（38%～87%）、体重减轻（66%～96%）	胰腺（99%～100%）	60	1～20
VIP 瘤	血管活性肠肽	腹泻（90%～100%）、低钾血症（80%～100%）脱水（83%）	胰腺（90%）其他（10%）	80	6
生长抑素瘤	生长抑素	糖尿病（63%～90%）、胆石症（65%～90%）、腹泻（35%～90%）	胰腺（56%）十二指肠空肠（44%）	60	45
GRF 瘤	生长激素释放因子	肢端肥大症（100%）	胰腺（30%）肺（54%）空肠（7%）其他（9%）	30	16
ACTH 瘤（Cushing 综合征）	ACTH	库欣综合征（100%）	胰腺（4%～16%）	>90	少见
pNETs（类癌综合征）	5-羟色胺;速激肽	类癌综合征	胰腺（100%）	68～88	少见
pNETs（高钙血症）	甲状旁腺素释放激素	肝转移所致腹痛;高钙血症相关症状	胰腺（100%）	80～90	少见

VIP:血管活性肠肽;ACTH:促肾上腺皮质激素;GRF:生长激素释放激素

（一）影像学检查

1. 超声与超声内镜　超声（包括术中超声）检查的灵敏度与精确度与术者的经验水平关系较大。超声造影可显著提高对胰腺 NET 的检出率,而且对肝转移灶也更加敏感。超声内镜（EUS）可以更加清晰的显示胰腺及其周围组织,最小可检测出 2～3mm 的病灶,灵敏度也更高,对十二指肠壁来源的胃泌素瘤的诊断具有特殊价值。超声内镜引导下的细针穿刺活检是明确肿瘤病理的重要手段。另外,超声内镜可以协助判断肿瘤与胰导管和邻近血管的关系,以评估手术的可行性并决定手术方式。

2. 电子计算机断层扫描（computed tomography, CT）　CT 对诊断胰腺神经内分泌肿瘤的灵敏度 >80%。大部分胰腺神经内分泌肿瘤在增强造影时表现为富血供（动脉相早期出现,门静脉相消失）,但常并不显著,尤其当肿块体积较大时;肿块内部存在囊性退变时该区域则呈现为乏血供。肿块可有钙化。动脉相和门静脉相结合分析有助于胰腺原发灶及肝转移灶的诊断与鉴别。

3. 磁共振成像（magnetic resonance imaging, MRI）　MRI 诊断胰腺内分泌肿瘤的灵敏度亦较高,与 CT 相当。胰腺神经内分泌肿瘤是在脂肪抑制、T1 加权成像下较周围正常胰腺组织呈现低信号,易于识别。而在 T2 加权下胰腺神经内分泌肿瘤呈现为高信号,可与低信号的胰腺腺癌进行鉴别。

4. 生长抑素受体闪烁成像（SRS/奥曲肽成像）　大部分神经内分泌肿瘤具有高密度、高亲和力的生长抑素受体表达,故可用核素标记的合成生长抑素同类物来结合这些受体,根据这一原理设计的生长抑素受体闪烁显像（Somatostatin receptor scintigraphy, SRS）可对 pNETs 作出定位。SRS 可以确定"功能性"的生长抑素受体,将放射性核素聚集在 SSTR 高表达的整个肿瘤包块中。对于功能性和非功能性 pNETs 来说,SRS 这种定位诊断技术敏感性和特异性均较强。特别是那些难以发现的微小病灶用 SRS 的定位诊断意义更大,对 pNETs 的转移灶的检出率也往往超过其他常规诊断方法。由于是 SRS 是全身显像,因而有利于腹腔外转移灶的检出。SRS 可显示肿瘤的生长抑素受体表达水平,对预测奥曲肽治疗的效果具有重要的参考价值。

5. 正电子发射计算机断层显像(positron emission tomography,PET) 相较 SRS,PET 具有更高的空间分辨率,且对小病灶的检出率也更高。已有多种类型的示踪剂可用于胰腺 PET 的功能成像,包括 18-氟-二羟基-苯-丙氨酸(18F-DOPA)、11-碳-5-羟色氨酸(11-C-5-HTP)、68-镓-DOTA-氘-苯丙氨酸 1-酪氨酸 3-奥曲肽(68-Ga-DOTATOC);而常规的 18-氟-氟代脱氧葡萄糖(18F-FDG)示踪剂则适用于胰腺 NEC 的检测。放射性示踪剂镓-68 DOTATATE(68-Ga-DOTATATE)是一种较新的用于 PET 研究的 SSTR 显像剂,可以被体内神经内分泌肿瘤中含 SSTR2 的特异性组织摄取。68-Ga-DOTATATE PET/CT 在检测恶性神经内分泌肿瘤相对于传统 18-F-FDG PET/CT 具有显著的优越性。SRS 和 68-Ga-DOTATATE PET/CT 是定位 pNETs 比较特异和敏感的大型检查项目。由于一系列因素制约,SRS 和 68-Ga-DOTATATE PET/CT 等检查方法国内均未成熟开展。

(二)实验室检查

1. 嗜铬粒素 A(chromogranin A,CgA) 又称嗜铬素蛋白 A,是目前国际上最常用的神经内分泌肿瘤外周血标志物。嗜铬粒是广泛存在于各种内分泌和神经内分泌细胞分泌颗粒中的水溶性酸性糖蛋白,CgA 是该家族主要成员,由 439 个氨基酸组成的酸性可溶性蛋白,分子量 48KDa,属于调节分泌蛋白家族,广泛存在于神经内分泌细胞内,并分泌释放入外周血液循环中。循环 CgA 水平与 pNETs 的多种临床病理因素相关,病理组织切片中 CgA 染色阳性提示肿瘤具有神经内分泌特性,是目前神经内分泌肿瘤病理诊断重要指标之一。另外,突触素(Syn)和神经元特异性烯醇化酶(NSE)也是重要的 pNETs 肿瘤标记物。

2. 胰岛素瘤的生化指标 胰岛素瘤的诊断标准包括:①血糖≤2.2mmol/l(≤40mg/dl);②同时胰岛素≥66U/ml(≥36pmol/l);③C 肽≥200pmol/l;④胰岛素原≥5pmol/l;⑤β-羟基丁酸≤2.7mmol/l;⑥血液及尿液中无磺酰脲类代谢产物。若常规化验尚不能确诊胰岛素瘤,可在 72 小时或 48 小时禁食后检测上述指标,无法被低血糖反馈性抑制的高胰岛素血症提示存在自分泌的胰岛素瘤。

3. 胃泌素瘤的生化指标 空腹血清促胃液素(FSG)大于正常值的十倍,同时胃酸 pH 值<2,可明确胃泌素瘤的诊断。注意行此检查时患者须停用 PPI 制剂一周以上(期间可用 H2 受体阻滞剂替代治疗)。若 FSG 小于正常值的十倍,但胃酸 pH 值<2,则可进行以下两种测试。肠促胰液素试验:快速注射 2U/kg 肠促胰液素,若 FSG 较基础量增加>120pg/ml 则为试验阳性。基础酸排出量(BAO)测定:>85% 的胃泌素瘤患者 BAO>15mEq/h。

由于 20% ~ 25% 的卓-艾综合征患者合并 MEN-Ⅰ型,且 40% 的 MEN-Ⅰ型/卓-艾综合征患者没有家族史,所有卓-艾综合征患者均应筛查 MEN-Ⅰ型的相关生化指标,包括血清甲状旁腺素、游离钙、催乳素,并在随访中持续监测。

4. RF-pNETs 的生化指标 包括特定功能性神经内分泌肿瘤所分泌的激素、与该激素相关的生化指标(如疑似胰高血糖素的患者应测定血糖)等。所有检测应在初诊时完成。

作为胰腺肿瘤的一种,胰腺神经内分泌肿瘤的诊断也主要依赖于影像学检查,并以病理检查最终明确。功能性胰腺神经内分泌肿瘤的诊断还应包括特异的临床症状,以及相关的激素水平和生化指标。图 28-1 示胰腺神经内分泌肿瘤的诊断流程:

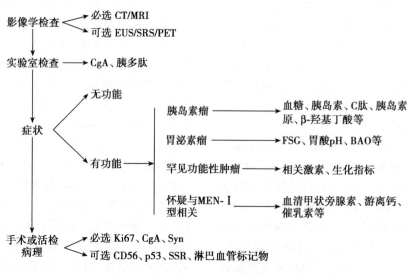

图 28-1 胰腺神经内分泌肿瘤的诊断流程

【治疗】

（一）pNETs 的手术治疗

针对 pNETs 最重要的治疗手段是外科手术切除，手术切除是唯一可能治愈的治疗措施。但必须强调的是对 pNETs 患者的最佳治疗方法是通过多学科协同实现。

术前检查和准备：胰腺神经内分泌肿瘤的术前准备较普通胰腺手术有特殊性。所有的神经内分泌肿瘤术前建议检查血清 CgA，NSE。对功能性 pNETs，还应检测术前相应的激素水平，如胰岛素、胰高糖素和促胃液素等，便于术后随访疗效。对于功能性 pNETs，术前应尽可能用药物控制激素过量分泌引起的症状，如胰岛素瘤引起的低血糖、胃泌素瘤引起的腹泻和溃疡出血，纠正水电解质平衡紊乱，保障手术的安全。

1. 局部可切除 pNETs 的手术治疗　胰岛素瘤和小于 2cm 的无功能性 pNETs，可考虑行肿瘤摘除术/局部切除术。大于 2cm、或有恶性倾向的 pNETs，无论是否有功能，均建议手术切除，必要时可包括相邻器官，并清扫区域淋巴结。胰头部的 pNETs 建议行胰十二指肠切除术，亦可根据病灶大小、局部浸润范围等行保留器官的各种胰头切除术；胰体尾部的 pNETs 应行远端胰腺切除术，可保留或联合脾切除；位于胰体的肿瘤可行节段性胰腺切除术。对于可切除的局部复发病灶、孤立的远处转移灶、或初始不可切除的 pNETs，经综合治疗后转化为可切除的病灶时，如果患者体力状况允许，应考虑手术切除。

偶然发现的 ≤2cm 的无功能 pNETs，是否均需手术切除尚有争议，应根据肿瘤的位置、手术创伤的程度、患者年龄、身体状况和患者从手术中的获益，衡量利弊做出选择。

2. 局部进展期和转移性 pNETs 的手术治疗　局部不可切除 pNETs 的影像学评估和标准参照胰腺外科学组的《胰腺癌诊治指南（2014）》。目前认为，减瘤术或姑息性原发灶切除不能延长患者的生存，但在下列情况下可考虑：

（1）局部晚期或转移性 G1/G2 级无功能 pNETs 患者：为预防或治疗出血、急性胰腺炎、黄疸、消化道梗阻等严重危及生命和生活质量的并发症，该类患者可行姑息性原发灶切除术。

（2）功能性 pNETs 的减瘤术：对功能性 pNETs 患者，减瘤手术（切除>90% 的病灶，含转移灶）有助于控制激素的分泌，缓解激素过量分泌的相关症状。减瘤术时应尽可能保留正常的组织和脏器。

（3）无功能性肿瘤的减瘤术：对无功能转移性 pNETs，如仅存在不可切除的肝转移灶，原发灶切除可能有利于对肝转移灶的处理，可考虑原发灶切除。

3. 家族性神经内分泌肿瘤综合征患者胰腺病灶的处理　对于合并 MEN-I 和 von Hippel-Lindau disease 综合征的患者，因其胰腺内常存在多个病灶，术前需仔细判断手术时机以及手术方式。术中需结合超声检查，尽可能发现所有病灶。推荐施行远端胰腺切除+胰头部的病灶剜除术，以尽量保留一部分胰腺功能。

4. 胆囊切除术　进展期 pNETs 患者手术后，若需要长期接受长效生长抑素治疗，建议在手术时同时切除胆囊，以减少患胆汁淤积和胆囊炎的风险，尤其是原来已经合并胆囊结石的患者。

（二）晚期 pNETs 的综合治疗

1. pNETs 肝转移的治疗

（1）肝转移的手术治疗：肝脏是 pNETs 最容易出现远处转移的部位，如果手术能切除绝大部分转移灶除（>90% 的病灶），可考虑原发灶和肝转移灶同期或分期切除。如肿瘤位于胰头部，建议先作肝转移灶切除，然后二次手术切除胰十二指肠。拟行肝转移灶切除时，应满足以下条件：分化好的 G1/G2 肿瘤；无远处淋巴结转移和肝外转移、无弥漫性腹膜转移；无右心功能不全。肝转移灶切除的患者 5 年生存率为47% ~ 76%，高于未切除者的 30% ~ 40%，但切除后的复发率可达 76%，且多数于两年内复发。

（2）肝转移的局部治疗：射频消融、动脉栓塞化疗、选择性内放射治疗等局部治疗手段可用于控制肝转移灶，有效减轻肿瘤负荷，减少激素分泌，从而改善患者的生活质量。目前尚无前瞻性临床研究证明针对肝脏的局部治疗可改善患者的预后，但在临床实践中，这些局部治疗通常会与全身治疗联合。

（3）肝移植：肝移植是治疗 pNETs 肝转移的手段之一，但指征需严格掌握。肝移植的指征是 pNETs 伴不可切除的肝脏多发转移灶，无肝外转移和区域淋巴结转移；原发灶可完整切除，活检肿瘤 Ki67 < 10%（Ki67<5% 预后更好）；存在无法用药物控制的、影响患者生活质量的症状；无肝移植禁忌证。

2. 转移性 pNETs 的药物治疗

（1）生长抑素类药物：生长抑素类药物通过抑制 IGF/PI3K/AKt/mTOR 信号通路来达到作用，治疗 pNETs 的客观有效率不到 10%，但疾病控制率可达 50% ~60%。大量回顾性研究以及随机的前瞻性研究表明，生长抑素类药物可用于进展缓慢的 pNETs（G1/G2）和生长抑素受体阳性的 pNEC（G3）的治疗，且副作用较小。

（2）分子靶向药物：前瞻性临床研究表明舒尼替尼和依维莫司对晚期和转移性 pNETs 具有较好的疗效及耐受性。舒尼替尼是多靶点酪氨酸激酶抑制剂；依维莫司是口服的 mTOR 抑制剂，前者作用于 c-kit、

2

VEGFR1/2/3 在内的多靶点,后者通过抑制 IGF/PI3K/AKt/mTOR 信号通路来达到作用。二药均可显著延长 pNETs 的无肿瘤进展生存期。

（3）化疗:在高分化晚期 G1/G2 pNETs 患者中可选择化疗,链佐星联合 5-FU 和（或）多柔比星治疗的证据最为充分,客观有效率为 35% ~40%。近期的小样本、回顾性研究提示,替莫唑胺单药或联合卡培他滨或联合贝伐珠单抗对转移性 pNETs 也有一定疗效。5-Fu 或卡培他滨联合奥沙利铂或伊立替康等方案也可以作为 pNETs 二线治疗的选择。

3. 转移性 pNETs 的放射性核素治疗　利用放射性标记多肽类似物进行多肽受体靶向放射性核素治疗（PRRTs）,对于手术无法切除获晚期转移性 pNETs 患者来说是一种新的治疗方法。主要机制是将放射性核素结合到 SSA 多肽上,后者可以结合到肿瘤细胞表面的多肽受体,从而对肿瘤实行靶向攻击。目前,临床试验证实 177Lu 标记的生长抑素类似物多肽介导的放射性核素治疗（177Lu-DOTA-octreotate PRRTs）能够显著延长转移性晚期 pNETs 患者的无肿瘤进展生存期并改善客观缓解率。另外,111In-DTPA-octreotide 以及（90）Y-DOTATOC/（90）Y-DOTATATE 等放射性核素治疗也取得一定疗效。

【随访与预后】

鉴于所有胰腺神经内分泌肿瘤均有恶性潜能,且肿瘤术后较高的复发率（21% ~42%）,应进行长期随访（10 年）。根治性切除术后的 NET 患者 3 ~6 个月随访一次,NEC 患者 2 ~3 个月一次。对于肝转移灶无法切除的 NET 患者,可每 3 个月随访一次,若病情稳定,尤其是 G1 NET,可延长至 6 ~12 个月。随访内容包括 CT/MRI、CgA/NSE 及其他特异性生化指标。若初始检查阳性,SRS 及 PET 也可以用于随访,建议于术后 18 ~24 个月后进行。

患者的预后主要取决于肿瘤的分级与分期。早期、局部进展期及伴有远处转移胰腺 NET 的中位生存期分别为 136、77、24 个月;而 NEC 则分别为 34、14、5 个月。

（许雪峰）

第三节　胃肠道神经内分泌肿瘤

胃肠道神经内分泌肿瘤（GI-NENs）可发生于胃肠道的任何部位,约占 NENs 的 75% 和所有胃肠道肿瘤的 2%。在欧美国家,GI-NENs 以空回肠、直肠多见,东亚地区则以直肠、阑尾多发。美国的一项研究表明,GI-NENs 大多发生在回肠（31%）,年发病率约为 0.67/10 万人,其次是直肠（21%）、阑尾（18%）、结肠

（12%）、胃（6%）及其余小肠（十二指肠 4%、空肠 3%）。但在日本,空、回肠 NENs 的年发病率仅为 0.20/100 000,直肠 NENs 则占所有消化道类癌的 60% ~89%。我国尚无关于 GI-NENs 大规模的流行病学调查数据。有研究汇总了近 60 年国内文献报道的 11,671 例胃肠胰 NENs,其中以胰腺最为常见（49.8%）,其次为直肠（24.3%）、阑尾（11.1%）,其他部位所占比例均未超过 10%,与日本数据类似。

【病理】

GI-NENs 多位于胃肠道黏膜层和黏膜下层,也可形成有蒂息肉突向腔内或浸润全层而达浆膜。肿瘤可单发或多发,切面黄色或灰白色。瘤细胞大小一致,呈多角形或柱状,排列成巢状、条索状、花带、腺样或菊形团样。GI-NENs 的免疫组织化学除一般神经内分泌细胞标记如嗜铬粒蛋白 A（Chromogranin A,CgA）和突触素（Synaptophysin,Syn）等阳性外,还可显示 5-羟色胺等多种胺类和肽类激素。还有其他指标可用于不同部位 NENs 的诊断和鉴别诊断,如 S-100 可辅助诊断节细胞性副神经节瘤,CgB 可辅助诊断结直肠 NET,黏液和 CEA 可辅助诊断腺神经内分泌癌。NENs 很难单从形态上判断其良恶性,主要依靠有无转移来决定。恶性 NENs 可经腹膜扩散到腹腔,经血行转移到肝,偶尔可转移至卵巢、肺、皮肤和骨等。

2010 年,WHO 重新修订胃肠胰 NENs 的命名和分类,将其分成分化良好的神经内分泌瘤（NET）和低分化的神经内分泌癌（NEC）。而根据肿瘤细胞的增殖活性,NENs 又可分为 3 级,其中 NET 为 G1 和 G2 级,NEC 为 G3 级。若肿瘤的内分泌细胞中有非内分泌成分,则称为混合性腺-神经内分泌癌（MANEC）。同年,AJCC 制定了消化道 NENs 的 TNM 分期系统,但仅适用于 NET 的 G1 和 G2 级,对于低分化 NEC（G3）、混合性腺/高分化 NET 和阑尾杯状细胞类癌则参照各部位腺癌进行 TNM 分期。

【临床表现】

GI-NENs 的临床表现多种多样,可以分为功能性表现和无功能性表现。有功能的 NENs 临床表现多与原发部位分泌的肽类物质或激素有关,表现为相应的综合征。如肿瘤分泌过量的 5-羟色胺表现为类癌综合征;胃泌素瘤分泌过量的促胃液素,表现为卓-艾（Zollinger-Ellison）综合征;血管活性肠肽瘤主要分泌血管活性肠肽,表现为弗-莫（Vetoer-Morrison）综合征。大多数 GI-NENs 为无功能性,无前述特异性临床表现,因此早期常难以发。临床上多表现为肿瘤引起的局部症状,如腹部包块、吞咽困难、胃肠道出血、肠梗阻等。

胃 NENs 较少见,可分为 3 型:1 型、2 型是由高促

胃液素血症引起的肠嗜铬细胞样细胞瘤。其中 1 型由（自身免疫性）萎缩性胃底炎继发胃酸缺乏引起，复发率高。通常是因消化不良、大细胞或缺铁性贫血行胃镜检查时发现。常表现为胃底多发息肉，预后良好（G1）；2 型是由胃泌素瘤所致卓-艾综合征引起，多合并 1 型多发性内分泌腺瘤病（MEN-1）；3 型少见，多为散发，不伴胃部病变。该型恶性度较高（G3），生物学行为类似胃腺癌，预后差。

十二指肠 NENs 大多直径<2cm，虽然多分泌胃肠肽/胺，但并无相应症状，多于胃镜检查时发现。免疫组织化学染色可表现为 5-羟色胺阳性或降钙素阳性，以及十二指肠节细胞性副神经节瘤和 NEC。少数患者可表现为卓-艾综合征（10%）、类癌综合征（4%）以及其他症状（<1%）。十二指肠 NENs 还可根据肿瘤发生部位的不同，分为壶腹周围 NENs 和非壶腹周围 NENs。壶腹周围 NENs 可有梗阻性黄疸或胰腺炎表现，易伴随神经纤维瘤病（Recklinghausen病）。这类患者多有生长抑素免疫组织化学阳性，但很少有临床症状。十二指肠节细胞性副神经节瘤多位于壶腹周围，肿瘤较大，侵犯黏膜肌层，但多数预后良好。

空回肠 NENs 占小肠肿瘤的 30%~50%，大多是由于发现转移后寻找原发灶或不经意间发现。原发灶多位于接近回盲瓣的远端回肠，最常见症状为腹痛，多因小肠蠕动障碍、小肠梗阻、肠系膜纤维化所致肠系膜缺血等引起。发生肝转移者，类癌综合征多见，预后较差。阑尾 NENs 较为常见，其中 70% 位于阑尾尖部，多因急性阑尾炎行阑尾切除术或周围器官手术时偶然发现，多无特异性症状。结直肠 NENs 多为无功能性表现，症状与结直肠癌类似。直肠 NENs 较为常见，多为直肠息肉，体积较小，局限且缺乏内分泌功能，预后较好，但直径>2cm 和淋巴血管侵犯者易发生转移。结肠 NENs 预后较差，5 年生存率约 43%~50%，大部分患者发现时已出现转移，转移性结肠 NENs 的生存期仅为 5 个月。

类癌综合征多发生在肝转移的 GI-NENs，主要表现为面部皮肤潮红、分泌性水样泻、持续腹痛、右心功能不全等。其机制通常被认为与肝脏氧化灭活 5-羟色胺的能力下降有关。类癌危象常因介入、麻醉、手术等有创操作引起，由于激素大量分泌，从而导致严重的支气管痉挛、血压下降和心律失常等。

【诊断】
GI-NENs 主要通过内镜诊断，内镜超声（endoscopic ultrasound，EUS）可用于协助局部肿瘤的分期以和内镜下的息肉切除。胃 NENs 的内镜活检应当包括最大的腺瘤活检、胃窦和胃底部活检，对于直径>1~2cm 者还

应行 EUS。1 型不需要常规行 CT、MRI 和生长抑素受体显像（somatostatin-receptor scintigraphy，SRS）检查，对于直径>1~2cm 者行内镜切除前应行 EUS；2 型由于易合并 MEN-1，应行全身检查；3 型应按胃腺癌进行全身检查。由于绝大部分阑尾 NENs 是在阑尾切除术时发现，因此，对于直径<1cm、R0 切除的患者不用术后行影像学检查。直径在 1~2cm 之间、R0 切除、分化良好的患者，应行腹部 CT 或 MRI，以除外淋巴结及远处受侵。对于浸润周围组织较深，或血管受侵或直径>2cm 的阑尾 NENs，应按常规进行影像学检查。其他部位 NENs 可参照相应部位的腺癌完善检查。

多层螺旋 CT 是 GI-NENs 首选的影像学检查方法，可显示出直径>1cm 的病灶，以及肝脏和骨转移灶。后期重建能更清楚地显示病灶形态、与邻近脏器、血管关系及周围组织受侵情况。但 CT 征象缺乏特异性，其意义更多在于对肿瘤进行分期和判断预后。MRI 对 GI-NENs 的检出率不及 CT，临床应用较少。但 MRI 对于显示肝转移灶具有独特优势。此外，快速动态增强薄层 MRI 扫描对于小病灶（<1cm）的检出也优于 CT。SRS 技术是将放射性核素标记的 SSA 引入人体，使其与肿瘤细胞表面的生长抑素受体（SSTR）特异性结合，从而使肿瘤显像，以定位肿瘤并发现转移灶。但以 γ 照相为基础的 SRS 空间分辨力不高，存在一定的假阴性和假阳性率。近年来，通过将发射正电子的放射性示踪剂标记 SSA，从而开发出基于 PET-CT 的 SRS，具有较高的灵敏度和特异度。

血清 CgA 是诊断 NENs 较灵敏的肿瘤标志物，并可用于预测患者的预后，是所有 GI-NENs 必选的生化指标。但阑尾 NENs、部分十二指肠和直肠 NENs 或分化较差的 ENE，CgA 也可以不增高。类癌综合征患者还应检测 24 小时尿 5-羟吲哚乙酸（5-hydroxyin-doleaceticacid，5-HIAA）。5-HIAA 是 5-羟色胺的代谢产物，检测类癌综合征具有较高的灵敏度和特异度。由于某些食物和药物可能影响血清 5-HIAA 水平，因此，需要注意排除假阳性和假阴性的情况。血清神经元特异性烯醇化酶（neuron specific enolase，NSE）对于 NET（G1/G2）没有诊断价值，主要用于协助 NEC（G3）的诊断。此外，检测血清促胃液素（胃泌素瘤）、胰岛素（胰岛素瘤）、生长抑素（生长抑素瘤）等，可用于相关 NENs 的诊断和鉴别诊断。

【治疗】
手术是 GI-NENs 的主要治疗手段，也是目前唯一可能治愈这类疾病的方法。对于进展期患者，可给予生物治疗、化学药物治疗、放射治疗或靶向治疗，以期控制功能性肿瘤症状和（或）延缓肿瘤进展。对于无症状、肿瘤负荷较低同时疾病稳定的患者，可考虑每

3～12个月进行肿瘤标志物和影像学的密切随访,直至疾病明显进展。

对于早期高分化的无明显转移的GI-NENs(包括1型胃NENs),可以根据情况分别给予内镜下息肉电切术、黏膜剥离术或黏膜切除术。2型胃NENs可行局部切除术,3型胃NENs可参照胃腺癌进行手术和术后治疗。壶腹周围NENs需行胰十二指肠切除术。阑尾NENs可行单纯阑尾切除或右半结肠切除术。对于直径≤1cm、浸润深度在浆膜下或浸润阑尾系膜<3mm、切缘阴性者在单纯阑尾切除术后无复发风险。而位于阑尾根部、直径>2cm以及浸润较深或切缘阳性者复发风险较高,需考虑再次手术。结直肠NENs的根治性手术与结直肠腺癌的手术切除范围及淋巴结清扫类似,但对于直径<2cm的直肠NENs,可行局部切除。

接受手术治疗的GI-NENs患者,围术期需注意控制症状,尤其是伴有类癌综合征的患者,应警惕发生类癌危象,在围术期可常规使用SSA。由于接受SSA治疗后发生胆石症及胆囊炎的几率增高,可考虑术中切除胆囊。术后随访应包括生化指标(血CgA等)、常规影像学检查(CT或MRI)以及内镜检查。

对于远处转移的GI-NENs,无论转移灶是否可切除,切除原发灶可为患者带来生存获益。对于部分晚期或转移性GI-NENs,姑息手术可有效控制功能性肿瘤的症状或减轻非功能性肿瘤负荷,从而改善生活质量,延长生存期。肝脏是GI-NENs最容易出现远处转移的部位,合并肝转移的GI-NENs患者可考虑行肝转移灶切除术,以及射频消融(RFA)、经导管动脉化疗栓塞(TACE)等局部治疗。在不增加手术风险的前提下,也可考虑手术联合RFA治疗。

GI-NENs的生物治疗主要包括干扰素和SSA治疗。干扰素在增殖能力低的GI-NENs中被证实有效(特别是在增殖指数<2%时)。SSA对有功能的SSTR阳性GI-NENs疗效较好,对无功能的NENs尚有争议。目前应用于临床的SSA主要有奥曲肽、兰瑞肽及其长效制剂。有研究表明,长效奥曲肽可作为有功能或无功能进展期中肠NET(G1)的一线治疗。对于类癌综合征,奥曲肽也可有效控制症状,明显降低腹泻和面部潮红的发生率。与干扰素相比,SSA的临床疗效与之相当,但不良反应小,两者联合应用,可提高疗效,减少不良反应。

常用于GI-NENs化学治疗的药物主要有多柔比星、氟尿嘧啶、链佐星、达卡巴嗪、顺铂、紫杉醇等。由于其疗效取决于分裂期细胞的数量,因此化学药物治疗对于增殖能力低的GI-NENs的效果有限,只有对于细胞增殖指数较高(>10%)的GI-NENs,化疗才被推荐为一线治疗。

外放射治疗对于NENs的意义不大,仅适用于不能手术治疗的脑转移患者或控制骨转移引起的疼痛。对于SSTR阳性的GI-NENs(G1/G2)患者,可考虑肽受体放射性核素治疗(peptide receptor radionuclide therapy,PRRT),即使用放射性核素标记SSA,对SSTR的NENs进行治疗。目前应用较多的有^{111}In-奥曲肽、^{90}Y-奥曲肽、^{90}Y-兰瑞肽、^{177}Lu-奥曲肽等,其中以^{177}Lu-奥曲肽的效果最好。有研究表明,PRRT治疗胰腺NENs的有效率高于小肠NENs。

随着对NENs分子生物学特性认识的不断深入,分子靶向治疗呈现出良好的应用前景,但还需高级别的循证医学证据支持。应用于GI-NENs治疗的分子靶向药物有mTOR信号通路抑制剂坦西莫司、依维莫司等,以及血管内皮生长因子(VEGF)相关抑制剂,包括单克隆抗体贝伐珠单抗和酪氨酸激酶抑制剂舒尼替尼、索拉非尼等。当前GI-NENs分子靶向药物的临床应用研究主要针对晚期且接受常规治疗失败的患者,采用单药治疗或与常规治疗联合。

(刘凤林)

第一节 概 论

【历史回顾】

20世纪40年代,Stout团队将来源于胃肠道间质的肿瘤定义为平滑肌瘤,主要包括:平滑肌瘤,平滑肌母细胞瘤,肉瘤。这个概念一直延续至20世纪70年代,直到电镜观察发现这些肿瘤来源于平滑肌的证据不足。20世纪80年代,通过免疫组织化学发现这些肿瘤并不表达平滑肌细胞的标记物。1983年,Mazur和Clark第一次提出了"间质瘤"的概念,但是这个概念在当时并未被广泛接受。1989年,间质瘤的一个亚型因为表现为自主神经的特征而被命名为"水性肉瘤",而后又被命名为"胃肠自主神经肿瘤"(gastrointestinal autonomic nerve tumor,GANT)。然而,这些肿瘤的起源、分化,甚至临床生物学行为大相径庭。1994年,有学者发现相当一部分GANT表达CD34,基于这一发现,有学者认为这类肿瘤可能与胃肠道的Cajal细胞有关。Cajal细胞,也被称为蠕动起搏细胞,是在胃肠道固有基层及其周围肌间神经丛中,免疫和超微结构具有神经和平滑肌特征的一类细胞。1998年,Hirota与他的同事在间质瘤中发现c-KIT基因的广泛表达,且c-KIT存在突变。同年,Kindblom也证实78例间质瘤中全部表达KIT,且超微结构和免疫表型与Cajal细胞相同。因此,将这类表达KIT的间质细胞来源的肿瘤命名为胃肠间质瘤(gastrointestinal stromal tumor,GIST)。

【流行病学】

目前全世界范围内,确切的胃肠间质瘤的发病率很难统计。20世纪90年代,瑞典的研究表明发病率约14.5/百万/年,意大利北部约14.2/百万/年,中国台湾约13.7/百万/年。在美国,最近的研究表明每年有5000例新发病例,发病率为6.8/百万/年。德国学者在大于50岁死者体内对胃肠道进行尸检发现小

GIST的发现率高达22.5%。因此,有学者认为GIST患病率远比所谓统计的数目要高。绝大多数研究认为50岁以上为好发年龄,男女比例无显著差异。

【临床表现】

症状的出现往往取决于它的部位和大小。超过80%的GIST主要出现在消化道,其中60%的GIST出现在胃,胃底体部多见,胃窦部少见;其次是小肠,常表现为恶性生物学行为。有研究表明,8cm左右的GIST往往出现临床症状,3cm以下的GIST常无临床表现。GIST患者往往表现为非特异性症状,包括腹痛、消化不良、贫血、腹部包块、发热、梗阻等。部分患者出现胃肠道慢性出血主要由于黏膜溃疡,而肿瘤破裂容易导致致命性大出血。GIST最常见的转移部位为肝脏和腹腔,肺、骨转移较少,而淋巴结转移极少出现。

【辅助检查】

1. X线检查 X线对GIST诊断价值有限,但作为常规检查手段偶尔可以发现GIST中的钙化和骨化。腹部X线有助于发现GIST引起的继发性效应,如肠梗阻。

2. 消化道钡餐 食管和胃GIST在吞钡造影检查时可显示食管及胃黏膜完整、边界清楚的充盈缺损。对比造影可勾画出肿瘤的轮廓。

3. 内镜 内镜技术能直接观察到胃肠腔,可明确肿瘤的部位、形状及大小,但对于腔外生长的肿瘤,内镜常漏诊;GIST属于黏膜下肿瘤,常规活检并不一定能取到病变组织,且GIST是富血管肿瘤,活检时需注意防范出血。

4. 超声内镜 超声内镜的应用降低了腔外生长GIST的漏诊率。此外,超声内镜的影像学特点对判断肿瘤良恶性也有一定的价值。超声引导下穿刺活检能显著提高GIST的诊断率。

5. CT CT检查能显示肿瘤的大小、外形、质地、瘤内出血、坏死、囊性变、钙化和溃疡等特征。除此之外,CT也能很好地显示肿瘤与周围脏器和血管的关

系,以及有无其他脏器的转移。CT可作为术后随访的常规检查手段以及对伊马替尼疗效评估的观察手段。

6. MRI　磁共振成像对判断肿瘤坏死以及出血具有一定的价值。对于直肠GIST,有助于区分肿瘤与周围组织的关系。

7. PET　PET对评价GIST有无远处转移具有重要价值。另外,PET在迅速检测伊马替尼的治疗效应中具有一定的价值,在伊马替尼有效的患者中,SUV值可出现显著下降,而疾病进展的患者中显示SUV值升高。

【病理学检查】

1. 大体标本　大多数肿瘤边界清楚,孤立性,肿块呈圆形或椭圆形,偶为多发性。肿瘤表面往往血供丰富。切面平坦,呈灰白、灰红或暗红色,随肿瘤细胞的丰富程度和间质继发性改变,肿瘤质地可韧、坚实或质脆,呈旋涡状、纤维状或鱼肉状。由于肿瘤间质出血、囊性变、胶原化、钙化等继发性改变而呈颗粒状、囊状,甚至完全囊性变。

2. 组织学

1) 细胞形态:GIST主要由梭形、上皮样、混合型细胞组成。梭形细胞为主型最常见,上皮细胞为主型较少见。

2) 免疫组织化学:CD117是诊断GIST不可缺少的参考指标。绝大多数GIST弥漫性表达CD117,不同部位、组织类型和不同生物学行为的GIST表达CD117,阳性率约为85%~100%。DOG-1(Discovered on GIST),意思指在GIST中发现的基因。GIST中的DOG-1表达于细胞膜,其阳性率约为97.8%,具有较高的敏感性和特异性。CD34阳性表达率约60%~80%,食管和直肠阳性表达率最高,胃次之,小肠最低。α-平滑肌肌动蛋白(smooth muscle actin-α,α-SMA)是肌动蛋白家族成员之一,通常被认为是肌性分化的标志。GIST中α-SMA阳性反应可分布在正常的血管周围细胞、血管平滑肌、肿瘤边缘反应性肌纤维母细胞,肿瘤组织内残存、卷入或浸润的消化道固有肌和黏膜肌,肿瘤细胞α-SMA通常为阴性,范围局限,小肠GIST中α-SMA表达较高。肌肉特异性肌动蛋白(muscle specific actin,MSA)与α-SMA一样,能在平滑肌细胞中表达,也可在肌纤维母细胞、肌上皮细胞和血管上皮细胞中表达,绝大多数GIST不表达MSA。

3. 基因检测　KIT基因的突变导致激酶的持续激活,这种现象出现在70%~80%的GIST中。CD117已经成为GIST诊断的重要标记物,突变的KIT提供了重要的临床治疗靶点。2003年,Heinrich发现GIST中存在PDGFRA的突变,目前大约5%~10%的GIST存在PDGFRA的突变。大约9%~15%的GIST既没有KIT突变也没有PDGFRA突变,被称为野生型。

KIT基因的持续激活是GIST最重要的病理机制。最常见的KIT基因突变区域为11外显子。外显子11突变包括点突变、缺失突变等各种形式。缺失突变患者的预后较差。特别是涉及557-558编码子的缺失突变常提示恶性生物学行为。外显子9突变患者约占10%~15%,多出现在小肠GIST,并且提示较差的生物学行为。极少数GIST出现PDGFRA突变,部分KIT突变的患者同时伴有PDGFRA突变,如外显子12,14,18等。虽然,PDGFRA与KIT突变类型相似,但生物学行为具有显著的差异,PDGFRA突变的GIST往往来源于胃,上皮样,CD117可能不表达,生物学行为较好。少数KIT和PDGFRA均没有突变的患者出现BRAF和KRAS及BRAF突变,提示对GIST原发耐药。另外,GIST常表现染色体缺失,包括1p,14q,15q和22q,并表现出与肿瘤部位具有一定的相关性,如胃GIST往往表现14q的缺失,而小肠GIST表现为15q的缺失。

【GIST生物学行为参考指标】

对于局限性GIST危险度的评估,应该包括原发肿瘤部位、肿瘤大小、核分裂象以及是否发生破裂等。既往采用美国国立卫生研究院(National Institutes of Health,NIH)的危险度分级,包括肿瘤大小和每50个高倍镜视野(/50HPF)下的核分裂象数。多项回顾性研究已经表明上述两项指标与GIST的预后明显相关,同时也发现仅仅依赖上述两项指标来预测GIST患者的预后是不充分的。因此,2008年,Joensuu等在NIH分级中将原发肿瘤部位和肿瘤破裂也作为预后的基本评价指标。《2010年版WHO消化道肿瘤分类》和《2013年版WHO软组织肿瘤分类》均采用了Miettinen等提出的6类8级标准,并根据预后分组将GIST分为良性、恶性潜能未定和恶性三类。根据我国目前的实际情况,专家建议:对于原发完全切除的GIST的危险度评估以表29-1为主,表29-2和表29-3作为参考。

表29-1　原发GIST切除术后危险度分级

危险度分级	肿瘤大小(cm)	核分裂象(/50HPF)	肿瘤原发部位
极低	<2	≤5	任何部位
低	>2且≤5	≤5	任何部位
中等	≤2	>5	非胃原发
	>2且≤5	>5	胃
	>5且≤10	≤5	胃
高	任何	任何	肿瘤破裂
	>10	任何	任何部位
	任何	>10	任何部位
	>5	>5	任何部位
	>2且≤5	>5	非胃原发
	>5且≤10	≤5	非胃原发

表 29-2　GIST 患者的预后

预后分组	肿瘤参数		疾病进展	
	肿瘤大小(cm)	核分裂象(/50HPF)	胃 GIST	小肠 GIST
1	≤2	≤5	0	0
2	>2 且≤5	≤5	1.9	4.3
3a	>5 且≤10	≤5	3.6	24
3b	>10	≤5	12	52
4	≤2	>5	0[b]	50[b]
5	>2 且≤5	>5	16	73
6a	>5 且≤10	>5	55	85
6b	>10	>5	86	90

表 29-3　GIST 良恶性及其相应 ICD-0 编码

分类	预后分组	ICD-0 编码
良性 GIST	1、2、3a	8936/0
恶性潜能未定的 GIST	4	8936/1
恶性 GIST	3b、5、6a、6b	8936/3

【治疗】

1. 手术治疗

适应证:①局限性 GIST,原则上可直接进行手术切除;不能切除的局限性 GIST,或接近可切除,但切除风险较大或可能严重影响脏器功能者,宜先行术前分子靶向药物治疗,待肿瘤缩小后再手术;②位于胃的最大径线≤2cm 的无症状的 GIST,超声内镜提示有危险因素如边界不规整、溃疡、强回声等,可考虑切除;③急诊手术适应证:在 GIST 引起完全性肠梗阻以及肿瘤自发破裂引起腹腔大出血时,需行急诊手术;④在分子靶向治疗过程中,肿瘤缓解或稳定,可考虑手术。

2. 靶向治疗

伊马替尼:目前推荐具有中高危复发风险的患者作为辅助治疗的适应人群;转移复发/不可切除 GIST 的一线治疗;对于特殊部位或不能完全切除 GIST 患者的术前治疗。伊马替尼常见的不良反应有水肿、胃肠道反应、白细胞减少、贫血、皮疹、肌肉痉挛以及腹泻等;大多数不良反应为轻至中度,对症支持治疗即可改善或恢复正常。

舒尼替尼:对于接受标准剂量的伊马替尼出现进展的患者,根据情况,可增加伊马替尼的剂量,或采用舒尼替尼治疗,37.5mg/d 连续服用与 50mg/d(4/2)方案均可作为选择。尽管缺乏随机对照研究,但是舒尼替尼 37.5mg/d 或许能获得更好的疗效和耐受性。舒

尼替尼常见的不良反应为贫血、粒细胞减少、血小板减少、手足综合征、高血压、口腔黏膜炎及甲状腺功能减退等,经过对症治疗后均能获得缓解。

瑞戈非尼:伊马替尼与舒尼替尼治疗后均进展的GIST 患者,瑞戈非尼经过国际多中心Ⅲ期临床研究证实具有进一步的抗瘤活性,可以改善无进展生存期,作为三线治疗药物已经获得美国 FDA 的批准。

（沈坤堂）

第二节　胃肠间质瘤的外科手术治疗

长期以来,外科手术是胃肠间质瘤(GIST)患者首选也是唯一有治愈可能的治疗手段。局限性原发GIST 的手术切除率为 70%~86%。但由于 GIST 具有一定的侵袭性和远处转移的风险,原发肿瘤切除后,仍有近 50% 的患者会出现复发和转移。术后总的 5年生存率仅为 40%~55%。近年来,随着靶向药物的出现,GIST 的外科治疗策略发生了革命性的变化,并在循证医学的基础上不断发展进步。目前,外科手术仍是所有局限性原发 GIST 的标准治疗;但对于特殊部位的肿瘤(如食管胃结合部、十二指肠、低位直肠),或可切除的局部晚期和孤立性的复发或转移 GIST 病例,出于 R0 切除、手术安全或器官功能保护的考虑,可先行术前靶向治疗,待肿瘤缩小后再行手术;而对于不可切除的原发、转移或复发的 GIST 病例,靶向药物联合外科手术综合治疗是推荐的模式。

（一）手术治疗原则

GIST 外科手术的目的是尽量争取肿瘤完整(R0)切除,避免肿瘤破裂和术中播散。GIST 很少有组织间浸润生长,手术应遵循非扩大手术原则,即在完整切除肿瘤的前提下,行所在器官有限的部分切除;GIST手术必须遵循无瘤原则,术中操作应仔细轻柔小心,保证假包膜完整,避免挤压致肿瘤破裂,引起灾难性后果。如果病变侵犯邻近器官,将肿瘤连同器官受累部分整块切除对于避免肿瘤播散至关重要。

GIST 淋巴结转移罕见(1%~4%),因此不推荐常规行淋巴结清扫。但对于未成年人 GIST 和 Carney 三联症患者,由于淋巴结转移率较高,术中应仔细探查。如发现肿大淋巴结,可根据快速病理结果决定是否行淋巴结清扫。GIST 手术的切缘问题一直存在争议。基于临床经验、专家意见和已知的 GIST 生长特性,一般认为大体切缘 1~2cm 即可保证 R0 切除。对于初次手术 R1 切除的患者,一方面相当一部分是因为标本被缩引起的假阳性;同时目前并无明确证据说明再次手术可能有生存获益,因此一般不主张再次补充手术,而倾向于靶向药物治疗。临床医师亦可根据手术

当时的情况来综合判断。预计可以找到肿瘤原发切除部位,再次手术难度低且风险可以控制,不会损伤重要器官的患者,可以考虑二次手术。

(二)不同部位 GIST 手术治疗原则及适应证

1. 胃 GIST 60% 的 GIST 发生于胃部,以胃中上部为多见。由于缺乏大样本量的前瞻性研究,直径≤2cm 的胃小 GIST 是否需要手术治疗,目前仍有争议。国内指南推荐:对无症状者,应根据其在内镜或内镜超声下是否合并边界不规整、溃疡、强回声和异质性等因素选择是否手术。有上述因素、相关临床症状或随访过程中肿瘤增大者,应考虑手术;对于直径>2cm 的局限性胃 GIST,应根据肿瘤的具体部位、大小、生长方式及术后可能对胃功能造成的影响综合分析后决定具体术式。胃 GIST 的手术方式多样,包括局部或楔形切除、近端胃切除、远端胃切除、全胃切除、联合脏器切除术等。对于近胃窦幽门或贲门的 GIST,理论上,只要切缘距幽门(贲门)1~2cm 距离就不会损伤功能,否则可考虑行远端和近端胃切除。在胃小弯操作时,避免损伤迷走神经,否则建议同时行幽门成形。近端胃切除术应尝试各种消化道重建方法以减少或避免食管反流。实际操作中应尽可能避免全胃切除手术。

2. 十二指肠 GIST 十二指肠 GIST 占全部 GIST 的 3%~6%。既往认为十二指肠 GIST 具有较高恶性潜能,但近年来有学者提出相反的意见。由于其位置的特殊性,因此一旦发现,应及早手术切除。手术原则除 R0 切除外,应尽量保护 Vater 壶腹和胰腺功能并进行符合生理的消化道重建。十二指肠 GIST 手术方式包括局限性手术和扩大切除术。前者包括十二指肠楔形切除、节段切除和部分切除术,后者则包括胰十二指肠切除、保留幽门的胰十二指肠切除和保留胰腺的十二指肠切除术。多项回顾性研究证实,在保证 R0 切除的前提下,十二指肠 GIST 患者的预后更多依赖于肿瘤的生物学特性而非术式。笔者医院一组 2000—2013 年手术治疗的 80 例十二指肠 GIST 患者,均为 R0 切除,其中 57 例行局限性手术,23 例行扩大手术,结果发现不同手术方式的患者 OS 并无统计学差异。从保护器官功能的角度出发,国内外的各种指南都建议对于可能无法获得 R0 切除,或可能需要实施扩大手术的十二指肠 GIST 患者,行伊马替尼术前治疗,以期争取行局限性手术切除肿瘤。

十二指肠 GIST 手术方式的选择应根据肿瘤大小、位置以及周围脏器的侵犯程度、特别是与胰腺和壶腹部之间的关系来决定。2015 年出版的《胃肠间质瘤规范化外科治疗专家共识》建议:位于非乳头区域直径在 1~2cm 的 GIST,或十二指肠系膜缘直径≤1cm 的

GIST,影像学评估与胰腺分界清楚,可行十二指肠楔形切除术。乳头区肿瘤切除后直接关闭可能影响十二指肠乳头功能,可行十二指肠部分切除术,采用十二指肠-空肠 Roux-en-Y 吻合恢复消化道完整性。位于非乳头区的较大 GIST,根据 GIST 所在位置切除十二指肠第一段至第二段近端和切除十二指肠第二、三段交界至第四段,选择节段性十二指肠切除术。位于乳头区的较大 GIST,肿瘤未侵犯胰腺,可采用保留胰腺的十二指肠全切除术;如侵犯胰腺应行胰十二指肠切除术或保留幽门的胰十二指肠切除术。较大的系膜侧 GIST,特别是肿瘤与胰腺边界不清或出现胰腺受侵、无法分离,应选择胰十二指肠切除术。

3. 空回肠 GIST 空回肠 GIST 生长隐匿,恶性程度较高,易发生自行破溃或出血,因此,一旦发现应积极予以手术处理。孤立和游离的 GIST 采用节段小肠切除术。累及其他小肠肠段时应行整块病变切除,如残留肠管过短可保留受累肠管之间的正常肠管,但切除后消化道重建的吻合口不宜过多。累及其他脏器者应行联合脏器切除,或开展多学科讨论以作出判断。位于空肠起始部的间质瘤应仔细评估肿瘤与周围结构以及肠系膜血管之间的关系。空肠近端 GIST 在切除后易发生胃排空障碍,在游离过程中务必注意保护自主神经。

4. 结直肠 GIST 结直肠 GIST 比较简单,术者可根据具体情况采取右半结肠、左半结肠、结肠部分切除术。

直肠间质瘤约占全部病例的 3%,多位于直肠中下段。由于其位置特殊,恶性程度又较高,因此一旦发现均倾向于及早进行手术切除。直肠 GIST 的最佳手术方式主要取决于肿瘤的部位、大小、恶性程度以及与周围器官的关系。手术原则是 R0 切除的前提下,尽量保留肛门括约肌的功能,切除的目的在于完全与否,而不在于大范围清扫。由于直肠 GIST 位于盆腔,且位置多较低,操作空间狭小,术野暴露困难,易造成肿瘤破裂,因此术中操作应仔细小心。应慎重选择腹会阴联合切除术(Miles 术)。通常对于直径>3cm 估计难以局部 R0 切除的,或需要联合多脏器切除,或手术(如 Miles 术)后可能影响相关脏器功能的直肠 GIST,推荐行术前治疗。

5. 食管 GIST 及胃肠外 GIST(extragastrointestinalstromaltumor,E-GIST) 食管 GIST 少见,仅占全部 GIST 的 0.66%。根据肿瘤的大小、位置和性质,在有经验的医疗中心可以开展内镜下剜除、经黏膜下隧道内镜切除及经左开胸肿瘤切除等不同术式。

胃肠外 GIST 是指原发于腹腔内其他软组织,如大网膜、肠系膜、后腹膜等的 GIST。以往报道约占所有

GIST 的 5%。但近年来发现很多诊断为 E-GIST 的患者应归为外生性 GIST，而非真正意义上的 E-GIST。由于腹腔及腹膜后空间较大，E-GIST 可生长巨大，并浸润周围组织器官。因此患者多以发现腹部肿块而就诊，就诊时多已属晚期。一般认为 E-GIST 的生物学行为近似于小肠 GIST，呈侵袭性生长。E-GIST 术前尤其需要完善必要的检查及准备以评估可切除性和提高手术安全性；手术治疗的彻底性与预后密切相关，力争行病灶的整块完整切除。估计无法根治性切除或切除存在较大风险的 E-GIST，如条件允许可行超声或 CT 引导下的穿刺活检，取得病理学证据后，使用靶向药物治疗。

（三）手术方式的选择及评价

1. GIST 的内镜治疗 既往认为 GIST 起源于固有肌层，生长方式多样，部分瘤体与周围组织无明确分界或缺乏完整包膜，内镜治疗难以确保 R0 切除；术后出血、穿孔发生率高；术中可能发生肿瘤破裂。近年来，随着 ESD 微创技术及其衍生技术的不断出现，内镜医师的技术水平不断提高，选择性 GIST 内镜治疗短期之内是安全有效的。但目前内镜治疗的中长期安全性和有效性尚缺乏充分的循证医学证据，因此国内指南并不作为常规推荐。在选择治疗方案时，强调既要考虑肿瘤的大小、位置、浸润情况，还要充分考虑自身技术水平以及患者的意愿，谨慎应用。

2. GIST 的腹腔镜手术治疗 GIST 的生物学特性使腹腔镜技术用于 GIST 的手术治疗成为可能。近年来腹腔镜手术的手术标准逐渐放宽，而大量的回顾性研究提示该手术方式具备安全性和可行性，并具有令人满意的短期疗效，但仍缺乏高级别的临床证据。此外，GIST 血供丰富，质脆，夹持或挤压容易破溃，该特点也限制了腹腔镜技术在的应用。事实上，肿瘤的部位和术者的技术经验更为重要。腹腔镜手术治疗 GIST 同样应遵循开腹手术的基本原则。术中须使用"取物袋"，必要时及时中转开腹。手术适应证目前仍有争议，国内指南推荐为：①肿瘤直径为 2～5cm；②肿瘤位于腹腔镜下易操作的部位（如胃大弯、胃底体前壁）；③辅助检查提示肿瘤边界清晰、质地均匀，呈外生性生长；④无胃外侵犯和腹腔转移征象的原发局限性的胃 GIST 可行腹腔镜手术治疗。其他部位的 GIST，在具有丰富腹腔镜经验的中心也可考虑。

3. GIST 的双镜联合技术 腹腔镜和内镜技术用于 GIST 手术治疗各有其局限性：腹腔镜技术对腔内型特别是瘤体较小的胃 GIST，定位非常困难；接近贲门和幽门处的 GIST 行腹腔镜切除时可能会造成术后管腔狭窄；腹腔镜下切除范围往往过多，偶尔有切除不足切缘阳性的发生。而内镜技术对于体积较大或位于胃底或贲门等部位的胃 GIST，操作比较困难；发生出血、穿孔等并发症风险较高；内镜下有切除范围不足的可能。而将这两者结合起来的双镜联合技术（laparoscopic and endoscopic cooperative surgery，LECS）可以达到优势互补，充分反映了当前外科手术的新理念：精确术中定位、精准手术切除、最小化手术创伤，具有良好的应用前景。

（四）手术在晚期 GIST 治疗中的作用

靶向药物治疗是不可切除的原发、转移或复发 GIST 患者的一线治疗方案。但遗憾的是，能够达到完全缓解的病例很少，且约有 50% 的患者在 2 年内出现继发耐药，而二、三线药物疗效有限。理论上讲，手术可以切除部分耐药 GIST 病灶，减轻瘤荷，延缓继发性耐药的发生，提高靶向药物的治疗疗效，最终可能会使药物治疗获益时间延长，并延长患者的生存时间。虽然目前仍未有证实晚期 GIST 患者靶向联合手术治疗优于单纯靶向治疗的 RCT 研究，但多项回顾性研究均证实对于伊马替尼治疗后获得稳定疗效的患者可能从手术治疗中获益。对于在靶向药物治疗期间，肿瘤仍广泛进展的晚期 GIST，原则上不考虑手术。而对于局部进展的患者，不同的研究得出不同的结论，目前还有争议，可考虑手术、射频消融技术，或选择二线治疗。

（沈坤堂）

第三节　胃肠间质瘤的分子靶向药物治疗

自 1998 年发现 GIST 与 c-kit 基因有关，GIST 就与酪氨酸激酶的分子靶向治疗有了密切联系，伊马替尼在 CML 治疗中的成功经验被迅速运用到 GIST 治疗之中。2000 年，伊马替龙第一次被成功应用于治疗 1 例晚期 GIST 患者。美国 FDA 于 2002 年 2 月批准该药用于不能切除和转移性 GIST 的治疗。近年来，靶向药物治疗也被广泛应用于术前治疗、术后辅助治疗等方面，并取得良好的疗效。

（一）术前治疗

1. 术前治疗的意义 减小肿瘤体积，降低临床分期；缩小手术范围，避免不必要的联合脏器切除，降低手术风险，同时增加根治性手术切除机会；对于特殊部位的肿瘤，可以保护重要脏器的结构和功能；对于瘤体巨大、术中破裂出血风险较大的患者，可以减少医源性播散的可能性。

2. 适应证 ①术前估计难以达到 R0 切除；②肿瘤体积巨大，术中易出血、破裂，可能造成医源性播散；③特殊部位的肿瘤（如食管胃结合部、十二指肠、低位直肠等),手术易损害重要脏器的功能;④虽然肿瘤可以切除,但是估计手术风险较大,术后复发率、死亡率均较高;⑤估计需要实施多脏器联合切除。

3. 治疗时间、治疗剂量及手术时机选择　在分子靶向治疗期间,应定期(2~3个月)评估治疗的效果,推荐使用 Choi 标准或参考 RECIST1.1 版标准。对于术前治疗时间,一般认为给予伊马替尼术前治疗至6~12个月左右施行手术比较适宜,过度延长术前治疗时间可能会导致继发性耐药。术前治疗时,推荐先进行基因检测并根据检测结果确定伊马替尼的初始剂量。对于肿瘤进展的患者,应综合评价病情,可以手术者(可能完整切除的病灶),应及时停药及早手术干预;不能实施手术者,可以按照复发/转移患者采用二线治疗。术前停药时间及术后治疗时间:建议术前1周起停药,待患者基本情况达到要求,可进行手术。术后,原则上胃肠功能恢复且能耐受药物治疗时,应尽快进行药物治疗。对于 R0 切除者,手术后药物维持时间可以参考辅助治疗的标准,以治疗前的复发风险分级来决定辅助治疗的时间;对于姑息性切除或转移、复发患者,术后分子靶向药物治疗与复发/转移未手术的 GIST 患者相似。

(二) 术后辅助治疗

1. 适应证　目前推荐具有中高危复发风险的患者作为辅助治疗的适应人群。对于不同基因突变类型患者,辅助治疗的获益存在差异。c-kit 外显子9突变与野生型 GIST 能否从辅助治疗中获益有待于进一步研究;而 PDGFRA D842V 突变 GIST 患者未能从辅助治疗中获益。

2. 治疗剂量和时限　推荐伊马替尼辅助治疗的剂量为400mg/d。治疗时限:对于中危患者,应至少给予伊马替尼辅助治疗1年;高危患者,辅助治疗时间至少3年;发生肿瘤破裂患者,可以考虑延长辅助治疗时间。

(三) 转移复发/不可切除 GIST 的治疗

1. 一线治疗　伊马替尼是复发转移/不可切除 GIST 的一线治疗药物,一般主张初始推荐剂量为400mg/d;而 c-kit 外显子9突变患者,有国外专家主张伊马替尼的初始剂量应为800mg/d。鉴于国内临床实践,多数患者无法耐受伊马替尼800mg/d 治疗,因此对于外显子9突变的国人 GIST 患者,初始治疗可以给予伊马替尼600mg/d,如伊马替尼治疗有效,应持续用药,直至疾病进展或出现不能耐受的毒性。伊马替尼的常见不良反应有水肿、胃肠道反应、白细胞减少、贫

血、皮疹、肌肉痉挛以及腹泻等;大多数不良反应为轻至中度,对症支持治疗即可改善或恢复正常。

2. 二线用药　舒尼替尼是一个小分子多靶点酪氨酸激酶抑制剂(Tyrosine kinase inhibitor,TKI),可抑制多个与肿瘤生长和血管生成相关的酪氨酸激酶活性。2006年被美国 FDA 批准用于不能耐受伊马替尼或治疗后疾病进展的 GIST 患者。目前,东方人群的研究数据认为,37.5mg/d 的策略不仅可以达到标准剂量同样的疗效而且可以减轻舒尼替尼的非血液学毒性。但是,虽然该药对伊马替尼耐药的 GIST 患者有进一步的疗效,但不能使所有耐药患者获益。不同外显子位点突变的患者,表现出对舒尼替尼的不同敏感性,二次突变位于第13或14外显子的患者对舒尼替尼有较好的疗效,而位于17外显子的突变却对舒尼替尼耐药。

3. 三线治疗的其他 TKI 制剂　瑞戈非尼是最近被美国 FDA 及欧洲医学联盟批准的多激酶抑制剂,其作用包括抗肿瘤血管生成,直接抑制肿瘤细胞增殖及肿瘤微环境调节。作为三线治疗方案,对于进展期 GIST 有显著疗效,与接受最佳支持治疗的安慰剂对照组相比,瑞戈非尼组患者的中位 PFS 为4.8月,对照组0.9月。索拉非尼与瑞戈非尼结构类似,作用靶点包括 KIT、VEGFR、PDGFR 和 RAS/RAF/MEK/ERK 通路中的丝氨酸/苏氨酸激酶。有研究证实索拉非尼对 PDGFRA18 外显子突变有良好的疗效。尼罗替尼也是多靶点激酶抑制剂,在临床前期试验中显示对伊马替尼耐药的 KIT11 和13或17双重突变有效,而且药物动力学显示,细胞内尼罗替尼浓度是伊马替尼的7~10倍。但Ⅲ期临床试验中,尼罗替尼均未达到预期结果。

4. 序贯使用伊马替尼　对于二线甚至三线治疗失败的患者,伊马替尼还能继续发挥疗效。有学者报道二线或三线治疗失败的进展期 GIST,重新使用伊马替尼治疗后,21% 的患者能继续获益。RIGHT 研究证实伊马替尼用于既往标准治疗失败后患者能使患者获益。继发耐药 GIST 中仍有对 TKI 敏感克隆存在,继续 TKI 治疗能延缓 GIST 进展。

胃肠间质瘤的靶向治疗在近10年取得了显著的成就,极大地改善了患者的预后。针对伊马替尼耐药的问题,多项 GIST 耐药机制的研究与新的 TKI 用于耐药后 GIST 的相关研究正在进行,相信不久的将来会发现更多、更有效地克服伊马替尼耐药的靶向药物。

(方勇　沈坤堂)

第 三 十 章

门静脉高压症

2

第一节 解剖生理和发病机制

正常门静脉压力为 0.98 ~ 1.47kPa（100 ~ 180mmH$_2$O），超过 2.45kPa（250mmH$_2$O）时即为门静脉高压（portal hypertension，PHT），低于此值一般不会发生曲张静脉破裂出血，临床上所见的门静脉高压症患者其门静脉压力多在 2.94 ~ 4.90kPa（30 ~ 50cmH$_2$O）之间。因不同原因导致的肝硬化和少数非肝硬化病因造成门静脉系统中血流受阻，血液淤积而压力增高，临床表现为脾肿大、脾功能亢进、胃底食管静脉曲张、呕血和腹水等症状时称为门静脉高压症。

（一）外科解剖

门静脉主干由肠系膜上、下静脉和脾静脉汇合而成，其中约20%的血液来自脾脏。在肝门处门静脉主干分左、右两支进入左、右半肝，经多次分支后在肝小叶间（汇管区）形成小叶间静脉。小叶间静脉的分支进入肝小叶内，其终末支扩大成肝血窦（肝的毛细血管网）。肝小叶内的肝血窦汇集至中央静脉，后者出肝小叶在小叶间汇合，先成为小叶下静脉，最终汇入左、中、右肝静脉，并分别开口于下腔静脉。

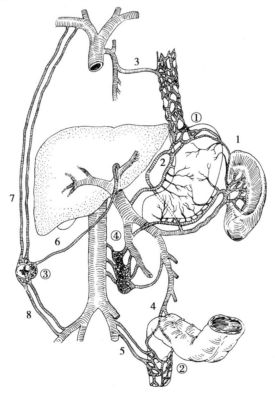

图 30-1 门脉系和腔静脉系间的交通支
1. 胃短静脉 2. 胃冠状静脉 3. 奇静脉 4. 直肠上静脉 5. 直肠下静脉、肛管静脉 6. 脐旁静脉 7. 腹上深静脉 8. 腹下深静脉 ①胃底、食管下段交通支 ②直肠下端、肛管交通支 ③前腹壁交通支 ④腹膜后交通支

门静脉系统始于胃、肠、脾、胰等内脏的毛细血管网，终于肝血窦。门静脉系统内无静脉瓣，在门静脉的各属支均可测门静脉压力。门静脉系和腔静脉系之间有下列交通支存在，门静脉高压时可使门腔交通支开放（图30-1）。

1. 在食管下端和胃底，胃冠状静脉胃支、食管支经食管静脉与奇静脉交通。

2. 胃短静脉和胃网膜左静脉分支与食管静脉丛交通。

3. 在脐周，脐旁静脉和脐静脉与腹壁浅、深静脉交通。

4. 在直肠下端和肛管，直肠上静脉与直肠下静脉、肛管静脉交通。

5. 在腹膜后，肠系膜上、下静脉经 Retzius 静脉丛与下腔静脉分支交通。

从解剖学上来看，门静脉的属支分为脾胃区和肠区，两者之间明显的界限为门静脉血流功能性分区（compartment）理论提供了解剖学基础，并由此分为脾胃区和肠区门静脉高压两种类型。脾胃区由源于胃、脾及一部分胰腺的静脉汇入脾静脉和冠状静脉，然后汇入门静脉；而肠区则由源于接收小肠和右半结肠血流的肠系膜上静脉和接收左半结肠静脉血流的肠系膜下静脉组成，直接汇入门静脉或脾静脉。不少学者认为门静脉高压症不需分流全门静脉血液，手术只需分流食管下端和胃底的静脉血流，即脾胃区静脉血流，Warren（1967年）提倡的选择性分流术就是根据这一解剖特点而设计的。

门静脉系统是介于腹腔脏器和肝脏两个毛细血管网之间的静脉系统，该静脉内无静脉瓣，门静脉压力的高低是由腹腔脏器循环回血量与肝脏血液流出道的阻力两者的关系所决定的。所以当肝内血流阻力增加和流出道受阻或门静脉血流量增加时，门静脉压力必然随之升高。

（二）罕见的曲张静脉

门静脉高压症发生的曲张静脉最常见于食管下段和胃底，除了侧支循环外，还可在多处出现门-体和门-门侧支循环，如在十二指肠、空肠、回肠、结肠、直肠、肠造口、胆道和腹腔等处，有作者将这些罕见的曲张静脉称为异位曲张静脉。近年来内镜技术的成熟和普及，更多医师采用硬化剂注射治疗来阻断胃冠状静脉-奇静脉间的侧支循环，异位静脉曲张的发生率逐渐增高。

1. **肠道** 最常发生在十二指肠球部，十二指肠余部、结肠、直肠次之，空肠最少见。在肝内门静脉阻塞时，门静脉血流通过胃网膜静脉、胃十二指肠静脉和胰十二指肠静脉反流至十二指肠静脉，后者经腹膜后静脉丛与下腔静脉交通；在肝外门静脉阻塞时，更有门静脉阻塞远、近端的门-门侧支循环。在空、回肠异位曲张静脉病例，多数有腹部手术史，术后小肠祥静脉与腹壁、腹膜后静脉丛形成侧支循环。结肠、直肠曲张静脉多发生在食管曲张静脉栓塞治疗之后。

肠道曲张静脉的诊断比较困难，破裂时表现为消化道出血，X线钡剂检查，结肠内镜检查或可显示病变，选择性腹腔动脉或肠系膜上动脉造影也是特异性高的一种诊断方法。

2. **肠造口** 多见于溃疡性结肠炎、克罗恩病等肠道炎性疾病的患者。肠系膜静脉通过造口肠管静脉与腹壁静脉交通，在造口的黏膜和皮肤交界处形成曲张静脉。在检查时可见造口周围腹壁皮下静脉显露，皮肤呈蓝色，内镜检查可见造口内有曲张静脉。

3. **胆道系统** 肝外门静脉阻塞时，沿胆总管和胆囊上行的静脉与胆囊静脉和幽门静脉汇合，侧支血管也可在胆总管壁内行走，胆管造影表现为胆管壁结节状或锯齿状充盈缺损，血管破裂时则发生胆道出血，造成黄疸、高热、贫血等症状。

4. **腹腔** 肠系膜静脉与下腔静脉发生交通后，在肠壁内形成曲张静脉多见，而肠壁外的腹腔内较少见。腹腔内任何部位均可发生曲张静脉，尤以右结肠旁沟、右肾区、小肠系膜根部、肝胃韧带和脾周围等处好发。多数系肝硬化引起，仅个别患者与腹部手术有关。静脉破裂则表现为血腹，出血量多，病程凶险。

罕见的异位曲张静脉还可发生在膀胱壁、阴道壁、盆腔甚至腹外疝疝囊等处，一般为肠系膜静脉与髂静脉交通的结果。

（三）病因

根据阻塞部位可分为肝前、肝内和肝后三种类型。

1. **肝前型（肝外型）** 如门静脉血栓形成、门静脉先天性闭锁、动静脉瘘和门静脉受外来压迫等。

2. **肝内型** 如肝炎坏死后性、血吸虫性、酒精性、胆汁性等肝硬化。肝内型可分为窦前阻塞、窦性和窦后阻塞。血吸虫卵沉积堵塞肝内门静脉小分支引起血栓性静脉炎、静脉周围炎，其阻塞在肝血窦前。肝炎坏死后肝硬化，由于肝细胞坏死后肝小叶内形成纤维化组织和再生细胞团，压迫肝血窦和中央静脉，其阻塞在肝血窦和窦后。

3. **肝后型（肝上型）** 如 Budd-Chiari 综合征、缩窄性心包炎等。

90%以上的门静脉高压症由肝硬化所引起，其中以肝炎后性肝硬化最为常见。过去华东、华中地区血吸虫性肝硬化曾占肝硬化的 50% ～60%，后来因血吸虫病逐渐被控制，发病率已明显下降。血吸虫病的门静脉高压发生于肝硬化之前，是由于血吸虫卵沉积堵塞肝内门静脉小分支（汇管区小叶间静脉）而引起血栓性静脉炎和静脉周围炎。阻塞在肝血窦前，属窦前性阻塞。到后期虫卵引起汇管区嗜酸细胞肉芽肿，其周围的肉芽组织纤维化，纤维组织压迫门静脉的小分支，加重了梗阻，并使肝细胞索受压萎缩，发展为肝硬化。肝炎后肝硬化引起门静脉高压是由于肝细胞坏死后在肝小叶内形成的纤维化组织和再生的肝细胞团使容易受压的肝血窦和中央静脉受压扭曲阻塞所致。阻塞发生在肝血窦后，属窦后性阻塞。

（四）发病机制和病理生理变化

肝脏由肝动脉和门静脉共同供血。肝脏的血流量平均每分钟 1500ml，占心排出量的 1/4，其中20%～30%来自肝动脉，70%～80%来自门静脉。门静脉系统血流的调节主要发生在两个部位，即内脏的毛细血管前部分和肝血窦前部分。前者决定门静脉的血流量，后者决定门静脉血流在肝内所受的阻力。门静脉的压力取决于门静脉的血流量和阻力以及下腔静脉的压力。肝动脉的血在肝血窦内与门静脉的血混合。肝血窦相当于其他组织的毛细血管，管壁内皮细胞空隙极大，通透性高，故大量血浆蛋白质可渗出血窦，肝淋巴蛋白质含量是各器官淋巴中最高的。肝动脉及门静脉分支进入肝血窦处口径狭小，有一定阻力，故正常门静脉压比一般静脉压稍高。在正常情况下，肝动脉的压力约为门静脉压力的 8～10 倍。肝动脉进入肝血窦前先经过多次分支形成毛细血管，因此对动脉血起了大幅度的降压作用。终末门小静脉和终末肝小动脉均有平滑肌内皮细胞可以调节进入肝血窦的血液流量和阻力。肝血窦壁的库普弗（Kupffer）细胞及其出口处的内皮细胞均可胀缩以改变其突出于腔内的程度，调节流出至肝静脉血液的流量和阻力。毛细血管进入肝血窦后突然变宽。肝血窦轮流开放，平时只有 1/5 的肝血窦有血流通过，肝总血流量增加时，更多的肝血窦开放，以接纳更多的血液，起缓冲作用，减少门静脉压力变化。以上机制均使血液进入肝血窦后流速变慢压力降低，使肝血窦维持在低压、低灌注状态，有利于肝细胞与血液间的充分物质交换。

门静脉血液回流受阻后门静脉压力升高，身体即作出以下反应：

1. 门体交通支开放　门静脉与体静脉系统在胃食管交界处、直肠肛门交界处、脐周、后腹膜都存在交通支。这些交通支常态下关闭，门静脉压力增高时这些交通支开放，使门静脉的部分血液可通过其回流至体静脉。

正常门静脉血液中含有来自胰腺的与维持肝细胞营养和促使肝细胞再生有密切关系的肝营养因子（可能是胰岛素和胰高糖素）。门体自然分流的结果使门静脉对肝脏的供血减少，大量血液不经肝血窦与肝细胞进行交换直接流入体循环，血液中的肝营养因子不能到达肝细胞，同时其他一些物质未经肝脏灭活或解毒即逸入体循环。

2. 肝动脉血流增加　门静脉高压时门静脉回流受阻，又有肝外自然的门体分流，肝脏的总血流量减少，身体为了维持肝总血流量不变，使肝动脉血流量代偿性增加，肝总血流量中肝动脉与门静脉血所占的比例随病变的发展而改变，门静脉血所占的比例下降，肝动脉血所占比例逐步上升。

3. 动静脉短路开放和高血流动力改变　正常情况下血液中有一些对血管动力（血流量和阻力）有改变作用的液递物质都要经过肝脏被灭活，肝硬化引起门静脉高压时，肝外有自然门体分流，肝脏功能有损害，肝内酶系统发生障碍，液递物质的代谢发生紊乱，大量这种液递物质未经灭活即进入体循环，对肝内外血管系统不同部位的血管床和括约肌产生不同作用。有的作用于窦后，增加肝静脉的阻力；有的作用于窦前，增加门静脉的阻力；有的增加心排出量，减少周围血管的阻力，增加体循环和内脏动脉的血流量，并使内脏（胃、脾）的动静脉短路开放，全身处于高排低阻的高血流动力状态，其结果使门静脉的血流增加、压力升高。门静脉高压患者高血流动力学的表现有：脾动脉增粗并出现震颤，脾血氧饱和度增高，脾动脉至脾静脉的循环时间缩短等。此外，正常人汇管区的小叶间动脉与小叶间静脉之间有动静脉短路，处于关闭状态，门静脉高压时可以开放，大量肝动脉血通过短路流至肝内门静脉分支，并离肝逆流而出，使门静脉压力更加升高，肝硬化后期门静脉主干从输入血管变为输出血管（图 30-2）。

从以上的病理生理变化可见门静脉高压的形成有原发的因素，即门静脉系统的梗阻，是机械性的，使门静脉阻力增加流量减少；也有继发的因素，即高血流动力状态，是功能性的，使内脏动脉血流增加阻力减少。一般称前者为背向机制，后者为前向机制。

629

2

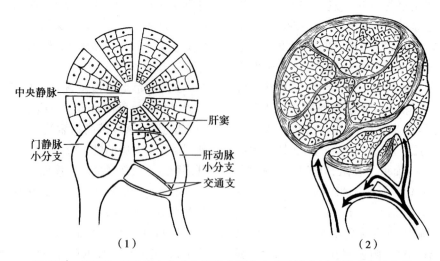

图30-2　门静脉、肝动脉小分支之间的交通支在门静脉高压症发病中的作用

（1）正常时，门静脉、肝动脉小分支分别流入肝窦，它们之间的交通支细而不开放；

（2）肝硬化时，交通支开放，压力高的肝动脉血流流入压力低的门静脉，从而使门静脉压更加增高

（五）门静脉压力的测定

术前、术中、术后测门静脉压力对诊断、选择手术方法及判断预后均有帮助。

1. 术前或术后测定方法

（1）脾穿刺脾髓测压（SP）：用针经皮刺入脾脏内测压。门静脉有阻塞时压力均升高。

（2）经皮肝穿刺肝内门静脉分支测压（PVP）：肝前性门静脉高压病例压力不高，肝内或肝后性门静脉高压病例压力均升高。

（3）肝静脉插管测压：穿刺股静脉，将导管经股静脉、下腔静脉插至肝静脉主干内；或穿刺肘静脉，导管经右心房、下腔静脉插至肝静脉主干内，此时测得的压力为游离肝静脉压（FHVP）。继续插入导管，至不能再插入为止，此时导管头堵住肝静脉开口，所测得的压力为肝静脉楔压（WHVP），正常值为 $1.33 \sim 3.99\text{kPa}（10 \sim 30\text{mmHg}）$。由于肝静脉直通肝血窦，所以肝静脉楔压反映肝血窦压。正常人的游离肝静脉压与肝静脉楔压或脾内压接近。窦前阻塞时肝静脉楔压不升高，窦后阻塞时则肝静脉楔压升高。肝静脉楔压与游离肝静脉压之差提示肝血窦压增高的程度，称为肝静脉压梯度。

2. 术中测定方法

（1）门静脉压：直接穿刺门静脉主干（FPP）或门静脉分支，如网膜右静脉。

（2）肝侧门静脉闭锁压（HOPP）和脏侧门静脉闭锁压（SOPP）：术中暂时钳夹门静脉主干，在阻塞肝侧的门静脉测得的压力为 HOPP，正常值为 $0.49 \sim 0.98\text{kPa}（50 \sim 100\text{mmH}_2\text{O}）$；在阻塞脏侧的门静脉测得的压力为 SOPP，正常值为 $3.92 \sim 5.58\text{kPa}（400 \sim$

$600\text{mmH}_2\text{O}）$。SOPP 与 HOPP 的压力差相当于门静脉入肝血流的最大灌注压（MPP），反映门静脉入肝的血流量。HOPP>SOPP 时门静脉血离肝逆流。门静脉高压时 SOPP 与 FPP 之差代表门静脉侧支开放的程度，差值愈小分流量愈大，向肝血流量愈小。

正常 $\text{FHVP} \cong \text{WHVP} \cong \text{FPP}（\text{SP}）$

肝前梗阻 $\text{FHVP} \cong \text{WHVP} < \text{FPP}（\text{SP}）$

肝内窦前梗阻 $\text{FHVP} \cong \text{WHVP} < \text{FPP}（\text{SP}）$

肝内窦后梗阻 $\text{FHVP} < \text{WHVP} \cong \text{FPP}（\text{SP}）$

（六）肝功能分级标准

肝功能分级不是一种直接的测定方法，但是在预测手术结果以及未手术患者的长期预后方面，还没有其他的方法比其更值得信赖。肝功能分级Ⅰ～Ⅱ患者可较安全地通过手术，Ⅲ级患者手术危险性较大，不宜手术。肝功能Ⅲ级的患者手术前，经过一段时间的内科治疗使其肝功能改善为Ⅰ～Ⅱ级，手术的危险性变小。

肝功能分级国外有 Child 分级标准（表30-1），但国内分级标准更为实用（表30-2）。

表30-1　Child 分级标准

肝功能情况	分级标准		
	A	B	C
血清胆红素（μmol/L）	<20	20～30	>30
血清白蛋白（g/L）	≥35	30～35	≤30
腹水	无	少量,易消退	多量,不易消退
精神神经异常	无	轻度	重度
营养状况	好	尚可	差

表 30-2　国内肝功能分级标准

检查项目	分级标准		
	I	II	III
血清胆红素（μmol/L）	<20	20 ~ 34	>34
血清白蛋白（g/L）	≥35	26 ~ 34	≤25
凝血酶原时间延长（s）	1 ~ 3	4 ~ 6	>6
SGPT（赖氏单位）	<40	40 ~ 80	>80
腹水	无	±	+ ~ ++
肝性脑病	无	无	有

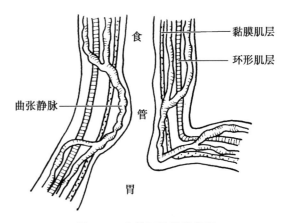

图 30-3　食管下端静脉曲张

第二节　门静脉高压症的诊断和治疗

【临床表现】

门静脉高压症可发生于任何年龄，多见于 30 ~ 60 岁的中年男性。病因中以慢性肝炎为最常见，在我国占 80% 以上，其他病因有血吸虫病、长期酗酒、药物中毒、自身免疫性疾病和先天异常等。其临床表现包括两方面：一是原发疾病本身如慢性肝炎、肝硬化或血吸虫病引起的虚弱乏力、食欲缺乏、嗜睡等。另一类是门静脉高压所引起的，如脾肿大和脾功能亢进、呕血黑便及腹水等。

1. 门静脉高压的症状

（1）脾肿大和脾功能亢进：所有门静脉高压症患者都有不同程度的脾肿大。体检时，多数可在肋缘下扪及脾脏，严重者脾下极可达脐水平以下。随着病情进展，患者均伴有脾功能亢进症状，出现反复感染、牙龈及鼻出血、皮下瘀点瘀斑、女性月经过多和头晕乏力等症状。

（2）黑便和（或）呕血：所有患者均有食管胃底静脉曲张（图 30-3），其中 50% ~ 60% 可在一定诱因下发生曲张静脉破裂出血。诱因有胃酸反流、机械性损伤和腹压增加。出血的表现形式可以是黑便、柏油样便，也可以是呕血伴黑便，这与出血量和出血速度相关。如出血量大、速度快，大量血液来不及从胃排空，即可发生呕血伴黑便，出血量特大时，可呕吐鲜血伴血块，稀血便也呈暗红色。少量的出血可以通过胃肠道排出而仅表现为黑便。由于食管胃底交通支特殊的位置和组织结构，以及肝功能损害使凝血酶原合成障碍，脾功能亢进使血小板减少，因此出血自止困难。

出血早期可出现脉搏加快、血压下降等血容量不足的表现，如不采取措施或者出血速度极快，患者很快就进入休克状态。组织灌注不足、缺氧等可使肝功能进一步损害，最终导致肝性脑病。据冷希圣统计，上消化道大出血是门静脉高压症死亡的主要原因之一，占 42%。首次大出血的死亡率为 19.3%，再次出血的死亡率为 58%。而一旦发生出血，1 年内再出血率可达 70%，2 年内接近 100%。

（3）腹水：1/3 患者有腹水。腹水的产生往往提示肝功能失代偿，出血、感染和手术创伤可以加重腹水。少量腹水时患者可以没有症状，大量腹水时患者出现腹胀、气急、下肢水肿和尿少等症状，合并感染时会出现腹膜炎征象。如果通过保肝、利尿和休养等措施使腹水得以消退，说明肝功能有部分代偿能力。有些患者的腹水治疗后亦难消退，即所谓难治性腹水，提示预后不佳。

2. 体征　患者一般营养不良，可有慢性肝病的征象如面色晦暗、巩膜黄染、肝掌、蜘蛛痣、男性乳房发育和睾丸萎缩。腹部检查可见前腹壁曲张静脉，程度不一，严重者呈蚯蚓样，俗称"水蛇头"。肝右叶不肿大，肝左叶可在剑突下扪及，质地硬，边缘锐利，形态不规则。脾脏肿大超过左肋缘，严重者可达脐下。肝浊音界缩小，移动性浊音阳性。部分患者下肢有指压性水肿。

3. 实验室检查

（1）血常规：脾功能亢进时全血细胞均减少，其中白细胞和血小板下降最早，程度重。前者可降至 3×10^9/L 以下，后者可降至 30×10^9/L 以下。红细胞减少往往出现较晚，程度较轻。

（2）肝功能：门静脉高压症患者的肝功能均有不同程度异常，表现为总胆红素升高，白蛋白降低，球蛋白升高，白球蛋白比例倒置，凝血酶原时间延长，转氨酶升高等。肝炎后和酒精性肝硬化的肝功能异常往往比血吸虫性肝硬化严重。

（3）免疫学检查：肝硬化时血清 IgG、IgA、IgM 均可升高，一般以 IgG 升高为最显著，可有非特异性自身抗体，如抗核抗体、抗平滑肌抗体等。乙肝患者的乙肝病毒标记可阳性，同时应检测 HBsAg、HbcAb IgM 和 IgG、HbeAg、HbeAb 和 HBV-DNA，了解有无病毒复制。丙肝患者的抗 HCV 抗体阳性。乙肝合并丁肝患者抗 HDV 阳性。

肝活检虽然可以明确肝硬化的病因和程度，肝炎的活动性，但是无法了解门静脉高压的严重程度，而且可能引起出血、胆漏，存在一定的风险，应该慎用。

4. 特殊检查

（1）食管吞钡 X 线检查：钡剂充盈时，曲张静脉使食管轮廓呈虫蚀状改变；排空时，曲张静脉表现为蚯蚓样或串珠样负影。此项检查简便而安全，容易被患者接受。但是它仅能显示曲张静脉的部位和程度，无法判断出血的部位，对上消化道出血的鉴别诊断有一定的局限性。

（2）内镜检查：内镜已经广泛应用于食管静脉曲张检查，基本取代吞钡 X 线检查，成为首选。过去认为内镜检查容易引起机械性损伤，诱发曲张静脉破裂出血。随着内镜器械的更新换代和操作技术的熟练，对有经验的内镜医师而言这种风险已经很小。内镜检查可观察食管胃底曲张静脉的范围、大小和数目，观察曲张静脉表面黏膜有无红色条纹、樱红色斑或血泡样斑，这些改变统称为红色征，红色征往往预示着患者出血的风险明显加大。急症情况下内镜可清楚、直观地观察出血部位，有条件时，可对曲张静脉进行硬化剂注射或者套扎。同时，内镜可深入胃及十二指肠，了解有无出血病灶，有很好的鉴别诊断价值。

（3）腹部超声检查：B 超可以显示肝的大小、密度、质地及有无占位，脾脏大小，腹水量。彩色多普勒超声可以显示门静脉系统血管的直径、血流量、血流方向、有无血栓以及侧支血管开放程度。

（4）磁共振门静脉系统成像（MRA）：可以整体地、三维显示肝血管系统、门静脉系统、侧支血管分布位置、肾血管及肾功能状态，具有无创、快捷、准确和直观等优点，对门静脉高压症的手术决策有重要的指导作用。MRA 结合多普勒超声已经成为门静脉高压症的术前常规检查项目。

（5）CT：CT 结合超声检查可以了解肝体积、密度及质地，腹水量，有助于判断患者对手术的耐受力和预后，但更重要的是排除可能同时存在的原发性肝癌。

【诊断】

详细询问病史以了解病因。例如有无血吸虫病、病毒性肝炎、酗酒或者药物中毒等引起肝硬化的病史；有无腹部外伤、手术、感染或者晚期肿瘤等可能引起门静脉炎症、栓塞或外在压迫的因素。询问上消化道出血的情况，主要是出血的时间、程度、次数、频度和治疗措施。有无输血史。了解有无脾功能亢进的表现，如贫血、经常感冒、牙龈和皮下出血、月经量多等。了解是否有过腹水的表现，如腹胀、食欲缺乏、乏力和下肢水肿等。

体检时注意营养状况，有无贫血貌、黄疸、肝掌、蜘蛛痣、腹壁脐周静脉曲张、肝脾肿大及腹水等。

对于血象变化不完全符合脾功能亢进者，必要时需行骨髓穿刺涂片检查，以除外骨髓造血功能障碍。按照 Child 标准或者国内标准对肝功能检查指标进行分级，以评价患者的肝功能储备。病原学检查时应同时检测甲胎蛋白以除外伴发肝癌的可能。

影像学检查可显示肝、脾、门静脉系统的改变，内镜检查可显示食管胃底曲张静脉的情况，两者结合可为门静脉高压症提供一幅三维图像。这既有助于明确诊断，又可为制订治疗方案提供参考。

如有典型的病史，结合实验室检查、影像学检查和内镜检查，门静脉高压症的诊断均可确立。

【鉴别诊断】

1. 上消化道出血 凡遇急性上消化道出血患者，首先要鉴别出血的原因及部位，除了曲张静脉破裂出血以外，常见原因还有胃癌和胃十二指肠溃疡。

从病史上分析，胃癌好发于老年患者，多数有较长时间的中上腹隐痛不适、食欲缺乏、呕吐和消瘦。门静脉高压症好发于中年患者，有较长的肝炎、血吸虫病或者酗酒病史，表现为面色晦暗、肝掌、蜘蛛痣、腹壁静脉曲张、脾肿大和腹水。溃疡病好发于青年患者，季节变化易发，多数有空腹痛、嗳气和反酸等典型症状。从出血方式和量上分析，溃疡病和胃癌的出血量少，速度慢，以黑便为主，药物治疗有效。曲张静脉破裂的出血量大，速度快，以呕吐鲜血为主，同时伴有暗红色血便，药物治疗往往无效。

内镜检查对于急性上消化道出血的鉴别诊断很有价值，它既能及时地查明出血部位，进而明确出血原因，也能做应急止血治疗。值得注意的是，在门静脉高压症伴上消化道出血的患者中，有 25% 不是因为曲张静脉破裂，而是门脉高压性胃黏膜病变（PHG）或者胃溃疡。这些患者常合并有反流性胃炎，同时胃黏膜淤血、缺氧，从而导致胃黏膜糜烂出血。

如果情况不允许做内镜检查，可采用双气囊三腔管压迫法来帮助鉴别诊断（图 30-4）。如经气囊填塞压迫后出血停止，胃管吸引液中不再有新鲜血液，可确定为食管胃底曲张静脉破裂出血。三腔管压迫同时也可用来暂时止血，避免患者失血过多，为下一步治疗争取时间。

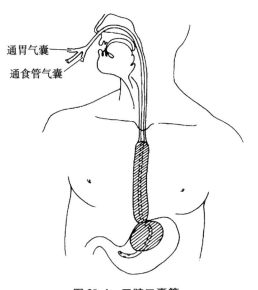

通胃气囊
通食管气囊

图 30-4　三腔二囊管

2. 脾肿大和脾功能亢进　许多血液系统疾病也可能有脾肿大、周围血全血细胞减少等情况,但这些患者无肝炎病史,肝功能正常,内镜和影像学检查也没有门静脉压力增高的征象,一般容易鉴别。鉴别困难时可行骨髓穿刺涂片或活检。

3. 腹水　肝硬化腹水需要与肝静脉阻塞综合征(Budd-Chiari syndrome)、缩窄性心包炎、恶性肿瘤以及腹腔炎症(特别是结核性腹膜炎)引起的腹水作鉴别。除了典型的病史和体征以外,影像学检查是很好的鉴别方法。绝大多数可借此得到明确的诊断。如果怀疑是恶性肿瘤和炎症引起的腹水,还可通过腹腔穿刺抽液来获得直接证据。

【治疗】

肝硬化的病理过程是难以逆转的,由肝硬化引起的门静脉高压症也是无法彻底治愈的。外科治疗只是针对其所引起的继发症状,如食管胃底静脉曲张、脾肿大和脾功能亢进、腹水而进行。其中又以防治食管胃底曲张静脉破裂出血为最主要的任务,目的是为了暂时挽救患者的生命,延缓肝功能的衰竭。本节主要介绍这方面的内容。

根据食管胃底曲张静脉破裂出血的自然病程,预防和控制上消化道出血的治疗包括三个层次:①预防首次出血,即初级预防;②控制活动性急性出血;③预防再出血,后两项称为次级预防。

1. 预防首次出血　药物是预防曲张静脉出血的重要方法。首选非选择性 β 受体阻滞剂,如普萘洛尔、纳多洛尔及噻吗洛尔等,这类药物的作用机制是:①通过 β_1 受体阻滞减少心排出量,反射性引起脾动脉收缩,减少门静脉血流量;②通过 β_2 受体阻滞,促进内脏动脉收缩,减少门静脉血流量;③直接作用于门静

脉侧支循环,降低食管、胃区域的血流量。研究证实给予足量非选择性 β 受体阻滞剂后门静脉压力可降低 20%～30%,奇静脉压力可降低 30%,首次出血的相对风险降低 45%～50%,绝对风险降低 10%。目前临床常用的是普萘洛尔(心得安),10～20mg,一天 2 次,每隔 1～3 天增加原剂量的 50% 使之达到有效浓度。目标是使静息时心率下降到基础心率的 75% 或达 50～60 次/分,然后维持治疗至少 1 个月。可长期用药,根据心率调整剂量。普萘洛尔的禁忌证包括窦性心动过缓、支气管哮喘、慢性阻塞性肺部疾病、心力衰竭、低血压、房室传导阻滞及胰岛素依赖性糖尿病等。

扩血管药物如硝酸酯类也能降低门静脉和侧支循环的阻力,从而降低门静脉压力。但没有证据表明其在降低首次出血发生率和死亡率方面的优势。所以,目前不主张单独或联合使用硝酸酯类药物来预防首次出血。

内镜治疗也可以用于预防首次出血。相比硬化剂治疗,套扎治疗根除曲张静脉快,并发症少,疗效优于药物治疗,因此可推荐使用。

是否需要行手术以预防首次出血,目前还存在争议。大量统计数据表明,肝硬化患者中约有 40% 存在食管胃底静脉曲张,而其中 50%～60% 可能并发大出血。这说明有食管胃底静脉曲张的患者不一定会发生大出血。临床上还看到,部分从未出血的患者在预防性手术后反而发生出血。另外,肝炎后肝硬化患者的肝功能损害都比较严重,手术也会给他们带来额外负担,因此一般不主张做预防性手术。

2. 控制活动性急性出血　食管胃底曲张静脉破裂出血的特点是来势迅猛,出血量大,如不及时治疗很快就会危及生命。因此,处理一定要争分夺秒,不一定非要等待诊断明确。

(1) 初步处理:包括维持循环、呼吸功能和护肝疗法三个方面。在严密监测血压、脉搏和呼吸的同时,应立即补液、输血,防止休克。如果收缩压低于10.7kPa(80mmHg),估计失血量已达 800ml 以上,应快速输血。补液、输血时应该注意:①切忌过量输血,由于肝硬化患者均存在水钠潴留,血浆容量比正常人高,过多的输注反而会导致门静脉压力增高而再出血。因此,在补充丧失量时只需维持有效循环或使血细胞比容维持在 30% 即可;②以输注 24 小时内新鲜血为宜,由于肝硬化患者缺乏凝血因子并伴有纤溶系统异常,血小板也明显减少,大量输注库存血会加重凝血功能障碍。另外,肝硬化患者红细胞内缺乏具有将氧转运到组织能力的 2,3-双磷酸甘油酸,而库存血中此物质也呈进行性降低,因此新鲜血不但能纠正凝

血功能障碍，而且还能改善组织的氧供。如果无条件输注新鲜血，可在输血的同时加输适量新鲜血浆及血小板；③避免或少用含盐溶液，因为肝硬化患者存在高醛固酮血症，水钠潴留，含盐溶液会促进腹水的形成。

出血时应维持呼吸道的通畅，给氧。有大量呕血时应让患者头侧转，防止误吸导致窒息。年老体弱、病情危重者可考虑呼吸机维持呼吸。

出血时应给予护肝药物，改善肝功能。忌用任何对肝肾有损害的药物，如镇静剂、氨基糖苷类抗生素。出血时容易并发肝性脑病，原因有血氨升高、脑缺氧、低钾血症和过量使用镇静剂等，而血氨升高是主要原因。因此，预防肝性脑病除了积极改善肝血供以外，可给予高浓度葡萄糖液和大量维生素，必要时还可加用脱氨药物如乙酰谷氨酰胺与谷氨酸盐，以及左旋多巴（对抗假性神经递质制剂）。支链氨基酸对维持营养和防治肝性脑病有重要价值。同时清除肠道内积血。为抑制肠道细菌繁殖以减少氨的形成和吸收，可经胃管或三腔管用低温盐水灌洗胃腔内积血。然后用50%硫酸镁60ml加新霉素4g由胃管内注入，亦可口服10%甘露醇溶液导泻或盐水溶液灌肠。忌用肥皂水灌肠，因碱性环境有利于氨的吸收，易诱发肝性脑病。半乳糖苷-果糖口服或灌肠也可减少氨的吸收，还可以促进肠蠕动，加快肠道积血的排出。

由于呕吐（吐血）、胃肠减压及冲洗，患者容易出现低钾血症和代谢性碱中毒。使用利尿剂也可增加尿钾的丢失，加重碱中毒。两者共同作用既可以阻碍氧向组织中释放，又可增加氨通过血-脑屏障的能力，加重肝功能的损害，诱发肝性脑病。因此，应密切监测血气分析和电解质，及时纠正低钾血症和代谢性碱中毒。

（2）止血治疗

1）药物止血：门静脉压力的高低取决于门静脉血流量的多少，以及肝内和门体间侧支循环的压力高低这两个因素。门静脉血流量取决于心输出量和内脏小动脉的张力。血管收缩剂和血管扩张剂是经常使用的两类止血药物，前者选择性作用于内脏血管床，通过减少门静脉血流量直接降低门静脉压力，而后者是通过减小门静脉和肝血窦的阻力来降低门静脉压力，两类药物联合应用可以最大限度地达到降压的目的。

特利加压素（terlipressin）是人工合成的赖氨酸血管加压素，具有双重效应：即刻发挥缩血管作用，然后其末端甘氨酰基脱落，转化为血管加压素继续发挥晚发的缩血管效应。因此它的生物活性更持久，且因为对平滑肌无作用而使全身反应轻，临床推荐为一线使用。特利加压素的标准给药方式为：最初24小时用2mg，每4小时静注1次，随后24小时用1mg，每4小时静注1次。

血管加压素（vasopressin）：属半衰期很短的肽类，具有强烈的收缩内脏血管、减少心排出量、减慢心率、减少门静脉血流量以及降低肝静脉楔压的作用。常用剂量：以5%葡萄糖将药物稀释成0.1~0.3U/ml，用0.4U/min速度作外周静脉滴注，并维持24小时。若有效，第2天减半用量，第3天用1/4剂量。此药最严重的并发症为脑血管意外、下肢及心肌缺血，因此不作为一线治疗。使用时应同时静脉滴注硝酸甘油（10~50μg/min），这样不仅可抵消对心肌的不良反应，而且可使门静脉压力下降更明显。另外，血管加压素还具有抗利尿激素作用，可导致稀释性低钠血症、尿少及腹绞痛，使用时应注意。

生长抑素（somatostatin）：天然的生长抑素为14肽，由下丘脑的正中隆起和胰岛的α细胞合成和分泌。除了具有调节内分泌激素的作用外，还具有血管活性作用，故可用于急性出血的治疗。生长抑素可选择性地减少内脏尤其是肝的血流量，因此具有降低门静脉压力和减少侧支循环血流量的作用。同时对全身其他部位血管没有影响，心搏出量和血压不会改变。生长抑素在肝代谢，其半衰期非常短，正常人仅2~3分钟，肝硬化者为3~4.8分钟。所以需要不间断静脉滴注。用法为首剂250μg静推，继以250μg/h持续静滴，必要时可将剂量加倍。有证据表明双倍剂量的效果优于标准剂量。人工合成的8肽生长抑素类似物——奥曲肽（octreotide），其半衰期可达70~90分钟，作用更强，持续时间更长。用法为首剂100μg静推，继以25~50μg/h持续静滴。生长抑素应该在出血后尽早使用，一般维持3~5天，短期内无效应考虑其他止血措施。

2）三腔管止血：由于患者出血程度的减轻和药物控制出血的效率提高，真正需要使用三腔管来止血的患者明显减少，约占5%~10%。这项措施是过渡性的，目的就是暂时止血或减少出血量，为后续治疗赢得时间。它操作简便，不需要特殊设备，止血疗效确切，可以在大多数医院开展。现在最常用的是双气囊三腔管，胃气囊呈球形，容积200ml，用于压迫胃底及贲门以减少自胃向食管曲张静脉的血流，也能直接压迫胃底的曲张静脉。食管气囊呈椭圆形，容积150ml，用于直接压迫食管下段的曲张静脉。三腔管还有一腔通胃腔，经此腔可以行吸引、冲洗和注入药物、营养等治疗。三腔管主要用于下列情况：①药物治疗无效且无内镜治疗条件；②内镜治疗无效且无手术条件；③作为术前准备以减少失血量，改善患者情况的措施。首次使用三腔管止血的有效率达80%,但拔管后再出血率约21%～46%,且与肝功能代偿情况直接有关。再出血后再压迫的止血率仅为60%,而第二次止血后再出血率为40%。

应用三腔管的患者应安置在监护室里。放置前应做好解释工作,减轻患者的心理负担。放置时应该迅速、准确。放置后应让患者侧卧或头部侧转,便于吐出唾液。定时吸尽咽喉部分泌物,以防发生吸入性肺炎。三腔管放置后应作标记,严密观察,慎防气囊上滑堵塞咽喉引起窒息。注水及牵引力量要适度,一般牵引力为250g。放置期间应每隔12小时将气囊放空10～20分钟,以免压迫过久使食管胃底黏膜糜烂、坏死,甚至破裂。三腔管一般先放置24小时,如出血停止,可先排空食管气囊,再排空胃气囊,观察12～24小时。如又有出血可再向胃、食管气囊注水并牵引,如确已止血,可将管慢慢拉出,拔管前宜让患者口服适量液状石蜡。放置三腔管的时间不宜超过3～5天,如果仍有出血则三腔管压迫治疗无效,应考虑采取其他方法。三腔管的并发症发生率为10%～20%,主要有鼻孔区压迫性坏死、吸入性肺炎、纵隔填塞、窒息、食管破裂等。已有致死性并发症的报道。

3)内镜止血:急症内镜既可以明确或证实出血的部位,又可以进行止血治疗,是非手术止血中必不可少的、首选的方法。

硬化剂注射治疗(EST):经内镜将硬化剂注射到食管胃底的曲张静脉周围或血管腔内,既可栓塞或压迫曲张静脉而控制出血,又可保留其他高压的门静脉属支以维持肝的血供。常用硬化剂为1%乙氧硬化醇(aethoxy-sklerol),每次注射3～4个点,每点4～5ml,快速推注。注射后局部变白,24小时形成静脉血栓、局部坏死。7天左右形成溃疡,1个月左右纤维化。出血患者经药物或三腔管压迫初步奏效后6～24小时或止血后1～5天就可行EST。初步止血成功后,需在3天或1周后重复注射。如经注射治疗后未再出血,亦应在半年及一年时再注射一次,以防血管再通而再次出血。EST的急症止血率可达90%以上,但近期再出血率为25%～30%。说明EST适用于急症止血,待出血停止后还应采用其他措施以防止再出血。EST的并发症发生率为9%,主要有胸痛、食管黏膜脱落、食管漏、食管狭窄、一过性菌血症、门静脉栓塞及肺栓塞等。

食管曲张静脉套扎治疗(EBL):在内镜下用橡皮圈套扎曲张静脉以达到止血的目的。其方法是在贲门上5cm范围内套扎6～8个部位的曲张静脉。EBL的急症止血率为70%～96%,并发症发生率低于EST,但再出血率高于EST。

EST和EBL不适合用于胃底曲张静脉破裂出血,因为胃底组织较薄,易致穿孔。

组织粘合剂注射治疗:组织粘合剂是一种合成胶,常用的是氰丙烯酸盐粘合剂。粘合剂一旦与弱碱性物质如水或者血液接触则迅速发生聚合反应,有使血管闭塞的效果。方法是将1∶1的碘油和粘合剂混合液1～2ml快速注入曲张静脉腔内,每次注射1～2点。注射后粘合剂立即闭塞血管,使血管发生炎症反应,最终纤维化,而粘合剂团块作为异物被自然排入胃腔,这一过程约需1～12个月。此方法的急症止血率为97%,近期再出血率仅5%。并发症发生率为5.1%,主要有咳嗽、脾梗死、小支气管动脉栓塞、脓毒症、短暂偏瘫等。此方法可用于胃底曲张静脉破裂出血的治疗。

4)介入治疗止血:介入治疗包括脾动脉部分栓塞术(PSE)、经皮肝食管胃底曲张静脉栓塞术(PTVE)和经颈静脉肝内门腔静脉分流术(TIPSS)。后两者可用于急症止血治疗。

PTVE:1974年由瑞典人Landerquist和Vang首先应用于临床。在局麻下经皮穿刺肝内门静脉,插入导管选择性地送入胃冠状静脉,注入栓塞剂堵塞曲张静脉可达到止血目的。常用栓塞剂有无水乙醇、吸收性明胶海绵和不锈钢圈等。这种方法适用于药物、三腔管和内镜治疗无效而肝功能严重失代偿的患者。PTVE的急症止血率为70%～95%,与内镜治疗相当。技术失败率为5%～30%。早期再出血率为20%～50%。并发症有腹腔内出血、血气胸和动脉栓塞(肺、脑、门静脉)等。由于PTVE不能降低门静脉压力,再出血率较高,故它只是一种暂时性的止血措施。待患者病情稳定、肝功能部分恢复后,还应该采取其他的治疗预防再出血。

TIPSS:1988年由德国人Richter首先应用于临床。它是利用特殊的器械,通过颈静脉在肝内的肝静脉和门静脉之间建立起一个有效的分流通道,使一部分门静脉血不通过肝而直接进入体循环,从而降低门静脉压力,达到止血的目的。常用的金属内支架有Wallstent、Palmaz、Strecker-stent及国产内支架等。适应证有:①肝移植患者在等待肝供体期间发生大出血;②非手术治疗无效而外科手术风险极大的出血患者;③外科手术后或内镜治疗后再出血的患者。如肝内外门静脉系统有血栓或闭塞则不适用。据资料报道,TIPSS术后门静脉主干压力可由29.3mmHg±2.4mmHg降至16.5mmHg±1.5mmHg。血流量可由13.5cm/s±4.8cm/s增至52.0cm/s±14.5cm/s。曲张静脉消失率为75%,急症止血率为88%,技术成功率为85%～96%。并发症有腹腔内出血、胆道损伤、肝功能损害、感染和肝性脑病等。TIPSS术后支架的高狭窄率和闭塞率是影响其中远期疗效的主要因素。6个月、12个月的严重狭窄或闭塞发生率分别为17%～50%、23%～87%。若能解决好这一问题，则TIPSS可能得到更广泛的应用。

5）手术止血：如果选择适当，前述的几种治疗方法可使大多数患者出血停止或者减轻，顺利地度过出血的危险期，为下一步预防再出血治疗创造全身和局部条件。所以，目前多不主张在出血时行急诊手术。当然，如果经过24～48小时非手术治疗，出血仍未被控制，或虽一度停止又复发出血，此时过多的等待只会导致休克、肝功能恶化，丧失手术时机。因此，在这种情况下，只要患者肝功能尚可，如没有明显黄疸和肝性脑病，转氨酶正常，少量腹水，就应该积极地施行急症手术以挽救生命，手术方式以创伤小、时间短、止血效果确切的断流术为主。据资料报道断流术的急症止血率为94.9%。

3. 预防再出血　如前所述，门静脉高压症患者一旦发生出血，1年内再出血率可达70%，2年内接近100%。每次出血都可加重肝功能损害，最终导致肝功能衰竭。所以，预防再出血不仅能及时挽救患者的生命，而且能阻止或延缓肝功能的恶化，所以是治疗过程中的重要举措。

（1）内镜治疗：由于技术和器械的进步，内镜已经成为预防再出血的重要手段。其优点是操作容易，创伤小，可重复使用，在一定时期内可降低再出血风险。缺点是曲张静脉复发率高，因此长期效果不甚理想。相比硬化剂注射，套扎术更加适合用于预防再出血。

（2）药物治疗：β受体阻滞剂是预防再出血的主要药物。与内镜相比，药物具有风险低、花费少的优点，但再出血率较高。因此，现在多数是将药物和内镜治疗联合应用。文献报道套扎术联合β受体阻滞剂的疗效优于单独使用药物或内镜治疗的疗效。

（3）介入治疗：脾动脉部分栓塞术（PSE）可以用于预防再出血。优点是创伤小、并发症少、适应证广，特别适用于年老体弱、肝功能严重衰竭无法耐受手术的患者。但是，PSE降低门静脉压力的作用是短暂的，一般3～4天后就逐渐恢复到术前水平。因此其远期疗效不理想。而且脾动脉分支栓塞后，其所供应的脾组织发生缺血、坏死，继而与膈肌致密性粘连，侧支血管形成，增加以后脾切除术的难度。因此，对于以后可能手术治疗的患者来说，PSE应当慎用。

经颈静脉肝内门腔静脉分流术（TIPSS）相当于外科分流手术，也可用于预防再出血。但是，TIPSS术后的高狭窄率和闭塞率是影响其中长期效果的主要因素，所以目前主要应用于年老体弱、肝功能Child C级

不适合手术，或者在等待肝移植期间有出血危险的患者。

（4）手术治疗：虽然肝移植是治疗门静脉高压症的最好方法，但是由于供肝有限，治疗费用昂贵等原因，肝移植还难成为常规治疗手段。因此，传统的分流或断流手术在预防再出血中仍然占有重要地位。尽管手术也是一种治标不治本的方法，但相对于其他治疗手段来说，其预防再出血的长期效果仍有优势。

1）手术时机：手术时机的选择非常重要，因为出血后患者的全身状况和肝功能都有不同程度的减退。表现为营养不良、贫血、黄疸、腹水和凝血功能障碍。过早手术不仅会使手术本身风险增加，而且会增加术后并发症发生率和死亡率。但是过长时间的准备可能会等来再次出血，从而错失手术时机。依笔者的经验，有上消化道大出血史的患者，只要肝功能条件允许，宜尽早手术。近期有大出血的患者，在积极护肝、控制门静脉压力的准备下，宜在1个月内择期手术。

2）术式选择：以往的经验是根据肝功能Child分级来选择手术方式：对A、B级的患者，可选择行分流或断流术。对C级的患者应积极内科治疗，待恢复到B级时再手术，术式也宜选择断流术。若肝功能始终处于C级，则应放弃手术。但是肝功能Child分级反映的是肝功能储备，强调的是手术的耐受性，它没有考虑门静脉系统的血流动力学变化。

随着对门静脉系统血流动力学的认识加深，现在的个体化治疗是强调根据术前和（或）术中获得的门静脉系统数据来选择手术方式。术前主要依靠影像学资料，其中最简便和常用的是磁共振门静脉系统成像（MRA）和彩超，从中可以估计门静脉血流量和血流方向，为术式的选择提供一定的参考：①如果门静脉为向肝血流且灌注接近正常，可行断流术；②如果门静脉为离肝血流，可行脾-肾静脉分流术、肠-腔静脉侧-侧或架桥分流术，不宜行断流术、肠-腔静脉端-侧分流术及远端脾-肾静脉分流术；③如果门静脉系统广泛血栓形成，则不宜行断流术或任何类型的分流术。术中插管直接测定门静脉压力是最简单、可靠的方法，比较脾切除前后的门静脉压力改变对选择术式、判断预后具有较强的指导意义。如果切脾后门静脉压力小于35mmH$_2$O，仅行断流术即可。如大于35mmH$_2$O，则宜在断流术基础上再加行分流术，如脾-肾或脾-腔静脉分流术。

3）分流术：分流术是使门静脉系统的血流全部或部分不经过肝而流入体静脉系统，降低门静脉压力，从而达到止血的目的。分流术的种类很多，根据对门静脉血流的不同影响分为完全性、部分性和选择性3种（图30-5）。完全性分流有门-腔静脉分流术。

部分性分流有脾-肾或脾-腔静脉分流术、肠-腔静脉分流术及限制性门-腔静脉分流术等。选择性分流有远端脾-肾分流术（Warren 术）和冠-腔静脉分流术。这样的分类是有时限性的，如部分性分流随着时间的推移可转变为完全性分流，选择性分流到后期可能失去特性而成为完全性分流。血管吻合的方式也很多，有端-

侧、侧端、侧-侧和 H 架桥，主要根据手术类型、局部解剖条件和术者的经验来选择。许多分流术式由于操作复杂、并发症多和疗效不甚理想而已被淘汰，目前国内应用比较多的有脾-肾静脉分流术、脾-腔静脉分流术、肠-腔静脉侧-侧或 H 架桥分流术和远端脾-肾分流术（Warren 术）。

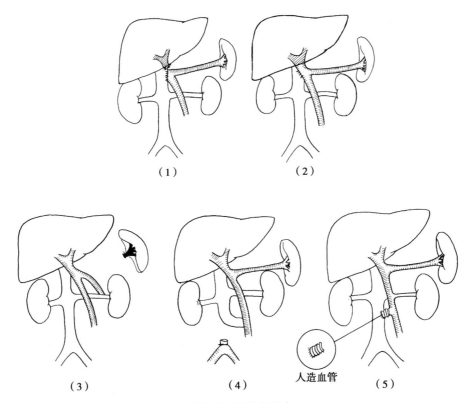

图 30-5　门体分流术
（1）端侧门腔静脉分流术；（2）侧侧门腔静脉分流术；（3）脾肾静脉分流术；（4）端侧下腔-肠系膜上静脉分流术；（5）侧侧下腔-肠系膜上静脉 H 架桥分流术

脾-肾静脉分流术：1947 年由 Linton 首先应用于临床。方法就是脾切除后行脾静脉与左肾静脉端-侧吻合，使门静脉血通过肾静脉直接进入体循环（图 30-6）。它的优点在于：①直接降低胃脾区静脉压力；②减少脾脏回血负荷，同时有效解除脾功能亢进症状；③维持一定的门静脉向肝血流，减少肝性脑病的发生；④脾静脉口径相对固定，不会随时间推移而明显扩张；⑤保留门静脉和肠系膜上静脉的完整性，留作以后手术备用。北京人民医院报道 140 例的术后再出血率为 2.7%，肝性脑病发生率为 3.8%，5、10 和 15 年生存率分别为 67.8%、52% 和 50%，总体疗效较好。适应证：肝功能 Child A、B 级，反复发生上消化道出血伴中度以上脾肿大和明显的脾功能亢进，食管胃底中重度静脉曲张，术中脾切除后门静脉压力>35cmH_2O，脾静脉直径>10mm，左肾静脉直径>8mm，左肾功能良好。禁忌证：年龄>60 岁，伴有严重的心、肺、肾等器官

功能不全；肝功能 Child C 级；急性上消化道大出血；有食管胃底静脉曲张，但无上消化道出血史；有胰腺炎史或脾静脉内血栓形成。

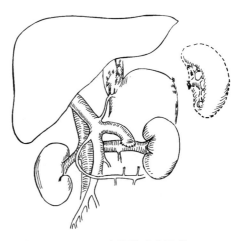

图 30-6　脾-肾静脉分流术

脾-腔静脉分流术:1961 年由麻田首先应用于临床,是脾-肾分流术的变种(图 30-7),适用于肥胖、肾静脉显露困难和肾有病变的患者。由于下腔静脉管壁厚、管径大,故无论是解剖还是血管吻合均较肾静脉容易。另外,下腔静脉血流量大,吻合口不易发生狭窄或血栓形成。其疗效优于脾-肾分流术,而肝性脑病发生率低于门-腔分流术。钱志祥等报道 24 例的手术死亡率为 4.2%,无近期再出血。平均随访 18 年,再出血率为 4.3%,肝性脑病发生率为 4.3%。5、10 和 15 年生存率分别为 87%,78.3% 和 74%。但是,由于脾、腔静脉距离较远,所以要求脾静脉游离要足够长,在有胰腺炎症或脾蒂较短的患者,解剖难度较大。另外,在吻合时要尽量避免脾静脉扭曲及成角,防止吻合口栓塞。所以,从解剖条件上来看能适合此术式的患者并不多。适应证和禁忌证同脾-肾分流术。

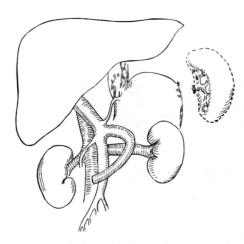

图 30-7　脾-腔静脉分流术

肠-腔静脉分流术:50 年代初由法国的 Marion 和 Clatworthy 首先应用于临床。现在多用于术后再出血和联合手术中。该术式的优点是操作简便、分流量适中、降压范围合理、术后肝性脑病发生率低。常用的吻合方式有 H 型架桥(图 30-8)、侧-侧吻合(图 30-9)和端-侧吻合。后者由于存在术后下肢水肿和严重的肝性脑病而被弃用。H 型架桥有两个吻合口,且血流流经此处时呈直角状态,所以容易导致血流缓慢、淤滞、血栓形成。这在选用人造血管架桥时更加明显。侧-侧吻合时血流可以直接从高压的肠系膜上静脉注入下腔静脉,不需要转两个直角,降压效果即刻出现且不容易形成血栓。因此,目前首选侧-侧吻合,吻合口径小于 10mm。此方法受局部解剖条件的限制较多,如肠系膜上静脉的外科干长度过短或肠、腔静脉间距过宽,易使吻合口张力过大甚至吻合困难。所以在解剖条件不理想时宜采用 H 形架桥。适应证:反复发生上消化道出血,食管胃底中重度静脉曲张,且脾、

肾静脉局部条件不理想;断流术后或门-体分流术后再出血。

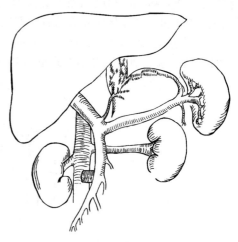

图 30-8　肠-腔静脉 H 型架桥术

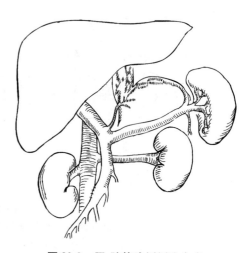

图 30-9　肠-腔静脉侧侧吻合术

远端脾-肾静脉分流术(Warren 手术):1967 年由 Warren 首先应用于临床。1989 年 Warren 又提出应在分流前完全离断脾静脉的胰腺属支。因此,现在的 Warren 手术应包括远端脾-肾分流术+脾-胰断流术(图 30-10),它属于选择性分流术。在门静脉高压状态下,内脏循环分为肠系膜区和胃脾区,两者在功能上保持相对独立。Warren 手术能够降低胃脾区的压力和血流量以防止食管胃底曲张静脉破裂出血,同时保持肠系膜区的高压状态以保证门静脉向肝血流。为防止术后脾静脉"盗血",要求术中结扎脾静脉的所有属支、肠系膜下静脉、胃右静脉、胃网膜右静脉和胃左静脉。Henderson 分析 25 所医院的 1000 例患者,手术死亡率为 9%,再出血率为 7%,肝性脑病发生率为 5%~10%,5 年生存率为 70%~80%。虽然此术式在理论上最符合门静脉高压症的病理生理改变,但在实践中仍存在不少问题,比如手术操作复杂,手术时间长,

术后易产生吻合口血栓、腹水、淋巴漏和乳糜漏等，临床效果远不如报道的好。因此，目前主要用于肝移植等待供体以及有保留脾脏要求（如青少年）的患者。

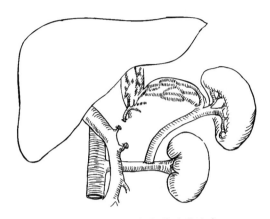

图 30-10　远端脾-肾静脉分流术

4）断流术：断流术是通过阻断门、奇静脉之间的反常血流，达到止血的目的。近年来国内应用广泛，目前已占到门静脉高压症手术的 90%。与分流术相比，断流术有以下特点：①术后门静脉压力不降反升，增加了门静脉向肝血流；②主要阻断脾胃区，特别是胃左静脉（冠状静脉食管支）的血流，针对性强，止血效果迅速而确切；③术后并发症少，肝功能损害轻，肝性脑病发生率低；④手术适应证较宽；⑤操作相对简单，适合在基层医院开展。断流术的方式很多，国内主要应用贲门周围血管离断术（Hassab 手术）以及联合断流术（改良 Sugiura 手术）。

贲门周围血管离断术（Hassab 手术）：1967 年由 Hassab 首先应用于临床。原方法仅游离食管下段约 3cm，没有切断、结扎高位食管支和（或）异位高位食管支。虽然操作简单，急症止血效果确切，但术后再出血率较高。因此，裘法祖等对其进行了改进，要求至少游离食管下段 5～7cm，结扎冠状静脉食管支、高位食管支和异位高位食管支。经过多年的实践，此术式更趋完善，逐渐成为治疗门静脉高压症的主要术式（图 30-11）。操作上主要有以下几方面要求：①有效：紧贴胃食管外壁，彻底离断所有进入的穿支血管；②安全：减轻手术创伤，简化操作步骤；③合理：保留食管旁静脉丛，在一定程度上保留门-体间自发形成的分流。杨镇等报道 431 例的手术死亡率为 5.1%，急诊止血率为 94.9%。平均随访 3.8 年，5、10 年再出血率为 6.2%、13.3%。5、10 年肝性脑病发生率为 2.5%、4.1%。5、10 年生存率可分别达到 94.1%、70.7%。适应证：反复发生上消化道出血；急性上消化道大出血，非手术治疗无效；无上消化道出血史，但有食管胃底中重度静脉曲张伴红色征、脾肿大和脾功能

亢进；分流术后再出血；区域性门静脉高压症。禁忌证：肝功能 Child C 级，经过积极的内科治疗无改善；老年患者伴有严重的心、肺、肾等器官功能不全；门静脉和脾静脉内广泛血栓形成；无上消化道出血史，仅有轻度食管胃底静脉曲张、脾肿大和脾功能亢进；脾动脉栓塞术后。

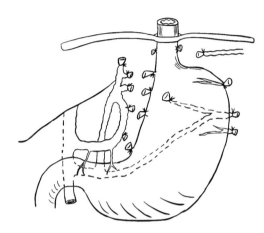

图 30-11　贲门周围血管离断术

联合断流术（改良 Sugiura 术）：1973 年由 Sugiura 首先应用于临床。Sugiura 认为食管胃底黏膜下曲张静脉内的反常血流约占到脾胃区的 1/8～1/6，这是 Hassab 术后再出血率较高的主要原因。因此，他主张在 Hassab 手术后再横断食管下端或胃底的黏膜下静脉网以降低再出血率。Sugiura 报道 671 例的手术死亡率为 4.9%，术后再出血率为 1.4%，无肝性脑病。由于 Sugiura 术式要分胸、腹二期施行，患者往往无法耐受，手术死亡率高。因此，许多学者对 Sugiura 术进行了改良，目前常用的方法是完全经腹行脾切除+Hassab 术，然后再阻断食管胃底黏膜下的反常血流。阻断方法有：①食管下端或胃底横断再吻合术；②食管下端胃底切除术；③食管下端或胃底环形缝扎术；④胃底黏膜下血管环扎术；⑤Nissen 胃底折叠术等。目前这部分操作基本上由吻合器或闭合器来完成。复旦大学中山医院普外科在 1995～2005 年共完成 174 例改良 Sugiura 术，采用的是闭合器胃底胃壁钉合术（图 30-12）。在完成脾切除+Hassab 术后，在胃底、体交界处大弯侧切开胃壁 1cm，放入直线型切割吻合器（75～80mm，先将刀片去除）或钳闭器（XF90），先钳夹胃前壁，换钉仓后再钳夹胃后壁，最后缝合胃壁上小切口。手术死亡率为 2.3%，并发症发生率为 11.5%，无肝性脑病。远期再出血率、肝性脑病发生率和 5 年生存率分别为 15%、2% 和 95.2%，因此我们认为改良 Sugiura 术是治疗门静脉高压症的理想术式。手术适应证和禁忌证同贲门周围血管离断术。

2

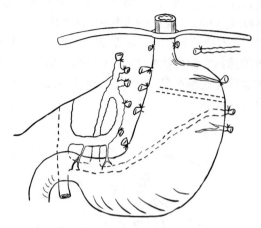

图 30-12　联合断流术

　　5）联合手术：由于分流、断流术的疗效不能令人满意，因此，从 20 世纪 90 年代开始有人尝试行联合手术，以期取长补短，获得较分流或断流单一手术更好的临床效果。所谓的联合手术就是在一次手术中同时做断流术和分流术，断流术采用贲门周围血管离断术，分流术采用脾-肾静脉分流术，肠-腔静脉侧-侧或 H型架桥分流术。目前认为分、断流联合手术具有以下

优点：①直接去除引起上消化道出血的食管胃底曲张静脉，减少再出血的机会；②缓解离断侧支后的门静脉高血流状态，降低门静脉压力；③减轻和预防门静脉高压性胃病。第二军医大学长征医院总结了 12 年117 例联合手术的效果。与术前相比，门静脉直径平均缩小 0.4cm，压力平均下降 16%。无手术死亡，近期无再出血，远期再出血率为 8.3%，肝性脑病发生率为16.6%。5、10 年生存率分别为 98.3% 及 84.6%。吴志勇等指出在各种联合手术中，脾切除、脾-肾静脉分流加贲门周围血管离断术不受门静脉血流动力学状态的限制，手术适应证宽。而且可预防脾、门静脉血栓形成，保持肠系膜上-门静脉的血流通畅，为将来可能的分流术或肝移植保留合适的血管条件。认为这种术式可作为联合手术中的首选。但也有学者提出，门静脉高压症的手术效果取决于患者的肝功能状况，与术式关系不大。既然如此，就没有必要在断流术的基础上再行分流术，这样只能增加手术难度和创伤，延长手术时间，加重肝功能的损害。分、断流联合手术有无优势，尚需要大样本前瞻性临床研究进行深入的探讨。

（胡国华　倪晓凌）

第三十一章

肝 脏 疾 病

2

第一节 肝脏应用解剖和肝脏切除术命名原则

肝脏是维持生命必不可少的一个器官,参与糖、蛋白质、脂肪及维生素代谢。具有合成、生物转化、分泌、排泄等功能。肝细胞再生能力强,可耐受肝段、肝叶、乃至更大范围的肝切除。

(一) 肝脏应用解剖

目前国际上有两套通用的肝脏解剖和肝脏手术名称:一组以 Healey 解剖为基础,用胆管和肝动脉为肝内区段的分界线。另一组以 Couinaud 解剖为基础,用门静脉为分界线。由于命名不统一,导致文献资料混乱,交流不便。1998 年国际肝胆胰协会成立一个专门的命名委员会,2000 年 5 月该命名法经世界肝胆胰会议学术委员会讨论通过,即布里斯班肝脏解剖和肝切除术命名法则。该命名法综合了 Healey 和 Couinaud 的解剖命名规则。2000 年 10 月经中华外科学分会肝脏学组专家讨论,为便于国际交流,建议采用该命名法。本章名词一律采用该命名法。

值得一提的是 Couinaud 的解剖命名规则有新旧两个版本:1955 年 Couinaud 经过大量尸肝解剖学研究,根据肝内血管分布规律,将肝脏分为 8 个段,尾状叶为第 I 段,或肝背段。1989 年 Couinaud 提出肝背扇区概念,以脐静脉韧带为界,将肝背扇区分为左右两部分,左部分为第 I 段,右部分为第IX段。

(二) 肝脏切除术命名原则

布里斯班肝脏解剖和肝切除术命名法则采用的是新版的 Couinaud 解剖命名法则(表 31-1 ~ 表 31-3)。

表 31-1 肝脏第一级划分

解剖名称	Couinaud 段	手术名称
右半肝(right hemiliver)	5 至 8 段	右半肝切除术(right hemihepatectomy)
或右肝(right liver)	含或不含 1 段	或右肝切除术(right hepatectomy)
左半肝(left hemiliver)	2 至 4 段	左半肝切除术(left hemihepatectomy)
或左肝(left liver)	含或不含 1 段	或左肝切除术(left hepatectomy)

注:肝脏分为 9 段;肝脏第一级划分分界线:第一级划分的分界线是由胆囊窝(gallbladder fossa)和下腔静脉窝(fossa for the IVC)为界面(plane)。这界面定名为肝中界面(midplane of the liver),中肝静脉(middle heptic vein)在肝中界面中

表 31-2 肝脏第二级划分

解剖名称	Couinaud 段	手术名称
右前区(right anterior section)	5、8 段	右前区肝切除术(right anterior sectionectomy)
右后区(right posterior section)	6、7 段	右后区肝切除术(right posterior sectionectomy)
左内区(left medial section)	4 段	左内区肝切除术(left medial sectionectomy)
左外区(left lateral section)	2、3 段	左外区切除(left lateral sectionectomy)
右半肝(right hemiliver)	4 至 8 段	右三区肝切除术(right trisectionectomy)
加左内区(left medial section)	含或不含 1 段	
左半肝(left hemiliver)	2 至 5 加 8 段	左三区肝切除术(left trisectionectomy)
加右前区(right anterior section)	含或不含 1 段	

注:肝脏第二级划分分界线:第二级划分的分界线在右半肝称为右区界面(right intersectional plane)、右区界面将右半肝分为右前区(right anterior section)和右后区(right posterior section),右区界面无表面标志。右肝静脉(right hepatic vein)在右区界面中。在左半肝分界线定名为左区界面(left intersectional plane)。左区界面是由脐静脉窝通到镰状韧带,将左半肝分为左内区(left medial section)和左外区(left lateral section)

表 31-3　肝脏第三级划分

解剖名称	Couinaud 段	手术名称
1 至 9 段	从 1 至 9 段中任何一段	段切除(segmentectomy)如肝 6 段切除
两个相连段	1 至 9 段中任何两个相连段	两相连段切除(bisegmentectomy)如:肝 5、6 段切除

注:肝脏第三级划分分界线:段与段的界面定名为段界面(intersegmental plane)。左肝静脉(left hepatic vein)在 2、3 段界面中

(三) 几个重要结构和概念

1. 肝背扇区　(dorsal sector),位于下腔静脉的肝静脉汇入平面下方、门静脉左右支主干后方。肝背扇区前方由左向右依次为Ⅳ、Ⅷ和Ⅶ段。由 Couinaud Ⅰ段和Ⅸ段组成。

2. Ⅸ段　1989 年 Couinaud 报道了肝脏Ⅸ段的解剖结构。Ⅸ段位于Ⅰ段右侧、下腔静脉右前方。Ⅸ段毗邻关系如下:左界是Ⅰ段;右界为Ⅶ段;前界是第一肝门右侧和Ⅷ段;后界是下腔静脉;上界是肝中静脉和肝右静脉。Ⅸ段分为 b、c 和 d 三部分:Ⅸb 在最左侧,位于肝右静脉和肝中静脉之间;Ⅸc 段位于肝右静脉下方;Ⅸd 段在最右侧,位于肝右静脉后方。

3. Ⅰ段　位于肝背扇区左侧。左界是腔静脉沟;右界是下腔静脉左缘和Ⅸ段;前界是第一肝门右侧和Ⅸ段;后界是下腔静脉;上界是肝左静脉。

4. 肝中叶　肝脏左内区和右前区统称为肝中叶,涉及肝中叶的手术称为肝中叶切除术。其脏面为第一肝门;膈面为三支肝静脉汇入下腔静脉的第二肝门;背侧系 15～20 支肝短静脉汇入下腔静脉的第三肝门。肝中叶位于诸肝门之上,手术难度较大。

5. 尾状叶　1955 年 Couinaud 将肝脏分为 8 个段,尾状叶为第Ⅰ段。1989 年 Couinaud 以脐静脉韧带为界,将肝背扇区(略大于尾状叶)分为左右两部分,左部分为第Ⅰ段,右部分为第Ⅸ段。1990 年 Nimura 以门静脉右后干为界,把尾状叶的右侧部再分为两部分:门静脉右后干的外侧为第Ⅹ段;门静脉右后干内侧、腔静脉旁为"新"第Ⅸ段。Knmon 据此将尾状叶分为三部分:Sipegle 叶、腔静脉旁部、尾状突部。分别对应于上述的Ⅰ段、Ⅸ段、Ⅹ段。尾状叶位于肝后下腔静脉左侧,小部分在其右侧,下腔静脉后方有一薄层肝组织将尾叶左右两部分相连。尾叶范围略小于肝背扇区,基本包含 Couinaud 新解剖分段的Ⅰ段和Ⅸ段。

6. 中央型肝癌　又称为"肝门区肝癌"。指距下腔静脉主干及 1 级分支、左右肝管汇合处、左右门静脉分叉部及肝静脉根部 1cm 以内的肝癌,位于肝脏中央区域,含Ⅰ、Ⅸ、Ⅶ、Ⅷ段的肝癌。

第二节　肝脏外科概述

肝脏疾病的外科治疗是近半个世纪以来,随着对肝脏解剖及其功能认识的加深,各种新手术方式和器械的应用,逐步发展起来的。至今外科治疗已成为肝脏各种良、恶性肿瘤的首选治疗手段。

一般认为肝脏外科的发展分为以下几个阶段:

(一) 20 世纪 50 年代之前的缓慢探索

肝外伤是该阶段的主要疾病,控制出血是其核心问题。文献报道 1716 年 Berta 切除部分突出腹壁外的肝脏,治疗一例肝脏外伤患者;1870 年 Brun 施行肝脏清创术,为一肝脏破裂患者清除了坏死失活的肝脏组织。期间围绕肝切除的止血措施:褥式缝合法、Pringle 手法(即通过指压肝十二指肠韧带内的入肝血流控制术野出血)以及钝头肝缝针的出现促进了肝外科的发展。针对大量的肝脏肿瘤患者,1891 年 Lucke 首先成功切除了患者的肝左叶肿瘤;1910 年 Wendel 施行了首例肝右叶次全切除术。然而,由于尚未对肝脏内部解剖结构有充分认识,因此开展肝切除术的例数很少。同时亦未能按照解剖学原则有计划的施行规则性肝切除术。

(二) 20 世纪 50 年代规则性肝切除

1897 年 Cantlie 提出肝脏左、右侧的分界线是自胆囊窝中点与下腔静脉窝左缘连线的平面。1951 年 Hjortsjo 应用掺有不同颜色的肝脏灌注腐蚀标本观察肝内管道系统,进而提出肝脏可以分成几个具有独立功能、独立血供及胆汁分泌的功能单位,为 50 年代规则性肝切除术奠定基础。首先分离处理肝蒂内的输入和流出管道,然后切除该肝叶即规则性肝切除术。1948 年 Raven 采用规则性肝切除术:在十二指肠韧带内分离处理肝左动脉、门静脉左支、左肝管,于肝外处理肝左静脉然后切除肝左外叶。1952 年 Lortat-Jacob 报道采用规则性肝切除术切除肝右叶。规则性肝切除术的成功开展掀起了应用该法治疗肝细胞癌(以下称肝癌)的热潮,国内吴孟超等始终保持最大例数的大肝癌规则性切除术。然而由于我国原发性肝癌 85% 以上伴随肝硬化,因此规则性大肝癌切除术手术死亡率很高。王成恩等 1961 年报道应用肝叶切除术治疗原发性肝癌,手术死亡率为 33.3%。

(三) 20 世纪 60 年代肝移植术的发展

在规则性肝切除术开展的同时,1959 年至 1960 年间 Moore、Starzl 和 Calne 建立了肝移植动物模型。

1963 年 Starzl 和 Moore 施行了 4 例同种异体原位肝移植术。早期肝移植术由于供肝质量以及免疫排斥反应的原因,患者都无法长期生存。随着"脑死亡"概念的接受和新的免疫抑制剂"环孢素"的问世,肝移植成为常规性手术。自 1980 年至 1987 年,Starzl 完成 1000 例原位肝移植,移植后 1 年生存率达 80%,5 年生存率为 65%。目前肝移植术已经成为治疗终末期肝病、先天性疾病、急性肝功能衰竭等疾患的有效手段。对没有远处转移的小肝癌亦有肯定疗效。

(四) 20 世纪 70 年代小肝癌局部切除

由于解剖学原因和慢性肝炎、肝硬化背景,肝癌极易侵犯门静脉系统而发生肝内播散。因此,早期的肝外科医师根据其他消化道恶性肿瘤的手术治疗经验,多主张扩大切除范围(区域切除或叶切除)及其周边相邻的门静脉系统,以防止肿瘤复发和转移。20 世纪 50 年代规则性肝切除术的兴起确实延长了一部分大肝癌患者的生存期。然而合并慢性肝炎和肝硬化,肝功能代偿能力下降,大范围肝切除导致许多患者术后肝功能衰竭。与此同时,随着 AFP 和 B 超等新型诊断技术的应用,出现很多"亚临床型"和"小肝癌"患者。"亚临床型"和"小肝癌"患者病程短,生物学特性与"大肝癌"不同,这为小肝癌局部切除术的出现创造了条件。小肝癌局部切除术疗效优于大范围以及规则性肝切除术,同时减少术后肝功能衰竭的发生、缩短手术时间、增加手术安全性。20 世纪 70 年代以来肝局部切除术在国内广泛应用。复旦大学肝癌研究所汤钊猷等总结 173 例原发性肝癌手术切除经验,手术死亡率:右肝叶切除 30.8%,左肝叶切除 3.7%,局部切除 0.0%;术后生存率和转移复发率:规则切除与局部切除之间则无差异。复旦大学肝癌研究所资料(下同):原发性肝癌切除术后生存超过 10 年的 51 例患者中,26 例采用肝脏局部切除。国外亦有类似报道,1985 年 Makuuchi 等提出:对肝癌实行缩小范围的切除,即亚区域切除术(规则性或解剖性段切除)或部分切除术(不规则性或非解剖性切除)能获得较好疗效。

(五) 20 世纪 80 年代以后肝外科的成熟发展

经过长期发展总结,肝部分切除术已经成为成熟、精细的常规性手术。1984 年复旦大学肝癌研究所总结肝癌切除术后严密随访、早期发现亚临床复发并再次切除的病例,开展了"复发后再切除"的研究并证实复发后再切除能进一步提高根治性切除后的疗效。以放射介入与超声介入为代表的局部治疗以及综合治疗的兴起,出现了"不能切除肝癌的缩小后切除"这一崭新途径,使一部分不能切除肝癌患者获得根治性效果并长期生存。与此同时,肝外科手术技术逐步完

善:"局限性门静脉癌栓的外科治疗"、"难切性肝癌的一期切除"、"逆行肝切除"、"累及下腔静脉肝癌的切除术"、"不阻断入肝血流肝癌切除术"等新的手术方式不断推出,肝外科进入成熟发展阶段。90 年代,分子生物学的进步、靶向治疗的引入、复发与转移研究的兴起,为肝癌的诊断和治疗提供了美好的愿景。21 世纪初,索拉菲尼的问世,给晚期肝癌患者带来了希望,同时改变了人们对肝癌治疗疗效判定指标的认识。

第三节 原发性肝癌

【概述】

至今手术切除仍是肝癌最有效的治疗方法。肝癌外科的发展大致经历了以下三个阶段:20 世纪 50~60 年代,由于肝外科解剖学基础和生化基础的确立,规则性肝切除成为肝癌根治性治疗的可能手段。但由于患者多为大肝癌,手术死亡率较高,5 年生存率较低。20 世纪 70~80 年代,由于 AFP 用于普查和临床诊断,以及影像学技术的发展。使肝癌的早期发现、早期诊断和早期治疗成为可能。肝癌的病程、诊断、治疗概念得以更新,小肝癌的发现和局部切除是小肝癌外科治疗获得较好远期疗效的主要原因。使肝癌手术切除率提高,手术死亡率明显下降,小肝癌术后 5 年生存率可达 60%~70%。80 年代以来,随着现代科技的进步,使肝癌治疗新技术不断出现,其中尤以局部治疗的发展更为突出。提高了部分无法手术切除肝癌的疗效,而"不能切除肝癌的综合治疗与二期切除"的出现使肝癌的外科治疗出现新的转机,亦使切除以外的各种姑息性外科治疗如肝动脉插管(HAI)、结扎(HAL)、冷冻、微波、术中瘤内无水乙醇注射等肝癌局部治疗的地位有所上升;同时由于对肝癌复发、转移问题的重视,使亚临床复发、转移的早期发现和再手术成为可能;肿瘤外科生物学概念的进展和肝癌综合治疗的广泛应用,扩大了临床治疗的范围,均使肝癌的疗效和总体预后获得了明显的改善。

近年,肝癌外科治疗的主要进展包括:早期切除、难切部位肝癌的一期切除和再切除、不能切除肝癌的二期切除、姑息性外科治疗、肝移植等。小肝癌治疗已由单一切除模式转变为切除为主的多种方法的合理选用。近年大肝癌外科的趋势为:①明显提高了难切部位肝癌的切除率。1998 年 Takayama 等报道 30 例尾叶肝癌切除的 5 年生存率达 41%;②对合并门静脉、肝静脉、下腔静脉较局限的癌栓采用较积极的外科治疗。Tanaka 等报道 62 例门脉主干或一级分支癌栓者行切除和癌栓取除,中位生存期 305 天,而保守治

疗者仅90天;③对原先无法耐受巨量肝切除者,先行超声引导肝内门脉无水乙醇注射,待对侧肝代偿增大后再行肝癌切除。

【流行病学】

1. 发病率　原发性肝癌较之继发性肝癌虽为罕见,但在我国其实际发病率却远较欧美为高。据Charache统计:美洲原发性肝癌与继发性肝癌之比例在1:21～64之间,Bockus估计则在1:40左右;但在我国,原发性肝癌与继发性肝癌之比则通常在1:2～4之间。又据Berman报道:原发性肝癌在美国的尸检资料中平均占0.25%,占所有癌瘤患者之2.1%;Maingot估计原发性肝癌在欧洲约占尸检资料的1%,占癌瘤患者之1.2%。但我国病理学会在1958年综合全国38个医学院校21 706例尸检资料,原发性肝癌占全部尸检的1.2%,占癌瘤939例中之26.2%,为尸检时最常见的病变。近年来不少地区进行了有关肝癌的普查工作,肯定原发性肝癌是我国常见恶性肿瘤之一,其发病率平均约在10/100 000人口左右;有些地区的发病率特高,如江苏启东县的肝癌发病率及死亡率分别为55.63/100 000及47.93/100 000人口,广西扶绥县的肝癌死亡率亦高达40.67/100 000。

患者大多为男性,其与女性之比约为6～10:1。患者之年龄则多在中年前后,以30～50岁最多见,20～30岁者次之,其发病年龄较一般癌瘤为低。作者曾遇1例原发性肝癌为3岁男孩,于1961年8月作楔形切除后8个月发生肺部转移。文献中报道的原发性肝癌,最幼患者仅为4个月的婴儿(Steiner,1938),林兆耆等报道,年龄最小者5个月,最大者71岁。徐品琏等报道,男女之比为3.3:1(44:13),年龄最小者为12岁,最大者70岁,绝大多数患者(50/57例,87.7%)在30～59岁之间。

2. 病因　不同地区肝癌的致病因素不尽相同。在我国病毒性肝炎(乙型和丙型)、食物黄曲霉毒素污染以及水污染,被认为是主要的危险因素。另外,北部地区的饮酒、肥胖、糖尿病、吸烟、遗传等因素,亦可能发挥重要作用:

(1) 肝炎病毒:在已知的肝炎病毒中,除甲型、戊型肝炎病毒外,均与肝癌有关。HBV感染与肝癌发生的密切关系已被诸多研究证实。国际癌症研究总局已将HBV归类为人类致癌物。慢性HBV感染与人类80%的肝癌有关。肝癌的发生与HBV在染色体上的整合及整合后的染色体重排有关,其中HBV DNA的4个开放编码阅读框中的HBx片段是诱发肝癌的重要因子。普遍接种乙型肝炎疫苗后肝癌发病率下降的事实,从侧面说明HBV感染是重要的致病因素。在发达国家肝癌患者血清中HCV流行率超过50%。对于HBV与HCV合并感染者,发生肝癌的危险性进一步增加,因为两者在发生过程中具有协同作用。

(2) 慢性炎症:任何病变可导致肝脏广泛炎症和损害者,均可能引起肝脏的一系列变化,并最后导致肝癌之发生。Sanes曾观察到在肝内胆管结石及胆管炎的基础上发生胆管细胞癌的事实。Stewart等则曾结扎实验动物的肝胆管使发生胆汁积滞,结果导致胆管黏膜的乳头状及腺瘤样增生,且伴有明显的核深染色及丝状分裂现象。

(3) 肝寄生虫病:肝寄生虫病与肝癌的发生可能有关。它可能先引起肝脏的硬变,再进而发生癌变;也可能是由于肝细胞直接受到刺激的结果。但不少学者也注意到在印度尼西亚爪哇地方肝癌很常见,而该地既无肝蛭亦无血吸虫流行;在埃及则血吸虫病颇多而肝癌鲜见;因此肝寄生虫病与肝癌的关系尚有待进一步研究。

(4) 非酒精性脂肪变性肝炎(NASH):近年的研究表明,肥胖、2型糖尿病和非酒精性脂肪变性肝炎,导致肝脏脂肪浸润,进而NASH,并与肝癌的发生发展有关。美国学者报道,NASH肝硬化患者的肝癌发生危险率增加,多因素回归分析显示,年龄大和酒精饮用量是NASH相关肝硬化患者发生肝癌的独立影响因素,与非饮酒者相比,规律饮酒者的肝癌发生危险率更高(风险比为3.6)。

(5) 营养不良:长期的营养不良,特别是蛋白质和维生素B的缺乏,与肝癌的发生有一定影响。已经证明:癌组织中含有多量的biotin,它与癌肿的生长与发展或有密切关系;而禽卵蛋白中则含有另一物质称为avidin,能使biotin的吸收减少,作用迟缓,且可保护肝脏免遭毒害,对肝脏毒素有解毒作用。Smith曾将卵蛋白和奶油黄共饲家鼠,发现可以使肝硬化与肝癌的发生率大为减少。酵母内的食物性因素,特别是复合维生素B或者核黄素,亦可减轻或抑制这些损害的发生。因此,长期的营养不良可能使肝脏易受毒素作用,最终导致肝癌。

(6) 其他因素:霉菌毒素中的黄曲霉毒素(afla-toxin)对实验动物有肯定的致癌作用,故人类如食用被黄曲霉毒素污染的花生或其他粮食制品,也可引起肝癌。先天性缺陷及种族或家族的影响,亦曾疑与某些肝癌的发生有关。

3. 预防　在中国,75%～80%的肝硬化和90%以上的肝癌与慢性乙型肝炎相关,还有相当部分的肝硬化和肝癌与丙型肝炎相关。因此慢性乙型或丙型肝炎患者预防肝癌的关键在于抑制乙肝和(或)丙肝病毒的复制、延缓肝硬化发病进程;提高自身免疫力;以及减少其他理化因素损伤等三个方面。

乙型或丙型肝炎一旦转为慢性化,肝硬化是必然的发展趋势。现有的医学手段尚不能完全清除慢性肝病患者体内的乙型肝炎病毒。但正规的抗病毒治疗,抑制病毒的复制程度,减少肝脏损伤,还是能起到延缓肝硬化病程、减轻肝硬化程度的效果。干扰素、拉米夫定(恩替卡韦、替诺福韦)等长期抗病毒治疗可显著降低肝癌的发生。

肝癌发生的因素非常复杂,乙肝病毒只是始动原因,多个致病因素、多阶段、多步骤的复杂交互作用是可能的机制。遗传因素可能不是主要的病因,而环境因素和肝癌的发生更为密切,尤其是慢性肝炎病毒的感染。

【病理】

1. 大体分型　1901 年 Eggel 将肝癌分为三种类型:

(1) 结节型:肝脏多呈硬变,但有结节性肿大;其结节为数众多,常在肝内广泛分布,直径自数毫米至数厘米不等,颜色亦有灰黄与暗绿等不同。

(2) 巨块型:肝脏往往有明显增大,且包有一个巨大的肿块;该肿块大多位于肝右叶,在肿块的周围或表面上则有继发的不规则突起。

(3) 弥散型:肝大小多正常,有时甚至反而缩小,似有广泛的瘢痕收缩;肝表面有无数的细小结节,外观有时与单纯的肝硬化无异,只有用显微镜检查方可确认。

我国最新的肝癌诊治专家共识,将肝癌分为:①弥漫型;②巨块型,瘤体直径大于 10cm;③块状型,瘤体直径在 5~10cm;④结节型,瘤体直径在 3~5cm;⑤小癌型,瘤体直径小于 3cm。

2. 组织学分型　以组织学论之,则原发性肝癌也可以分为以下三类:

(1) 肝细胞癌(恶性肝瘤):一般相信系由实质细胞产生,约占肝癌病例之 90%~95%,主要见于男性。其典型的细胞甚大,呈颗粒状,为嗜酸性,排列成索状或假叶状,于同一病例中有时可见结节性增生、腺瘤和肝癌等不同病变同时存在,且常伴有肝硬化。

(2) 胆管细胞癌(恶性胆管瘤):可能由肝内的胆管所产生,患者以女性为多。其肿瘤细胞呈圆柱状或立方形,排列成腺状或泡状。

(3) 混合型:即上述两种组织之混合,临床上甚为罕见。

上述组织学上之不同类别与肉眼所见的不同类型之间并无明显关系;不论是何种组织型类,肿瘤都可呈巨块型,或者弥布在整个肝脏中。总的说来,原发性肝癌绝大多数是肝细胞癌,主要见于男性,而在女性则以胆管细胞癌为多见。

由于肿瘤细胞的侵袭,肝内门静脉和肝静脉内可有血栓形成,因此约 1/3 的肝癌病例可有肝外的远处转移;以邻近的淋巴结和肺内最多,肋骨或脊柱次之,其他的远处转移则属罕见。远处转移,亦以肝细胞癌发生较早,而胆管细胞癌发生肝外转移者少见。

【临床表现】

原发性肝癌的临床病象极不典型,其症状一般多不明显,特别是在病程早期;而其病势的进展则一般多很迅速,通常在数星期内即呈现恶病质,往往在几个月至 1 年内即衰竭死亡。临床病象主要是两个方面:①肝硬化的表现,如腹水、侧支循环的发生、呕血及肢体的水肿等;②肿瘤本身所产生的症状,如体重减轻、周身乏力、肝区疼痛及肝脏肿大等。根据患者的年龄不同、病变之类型各异,是否并有肝硬化等其他病变亦不一定,故总的临床表现亦可以有甚大差别。一般患者可以分为四个类型:

(1) 肝硬化型:患者原有肝硬化症状,但近期出现肝区疼痛、肝脏肿大、肝功能衰退等现象;或者患者新近发生类似肝硬化的症状如食欲减退、贫血清瘦、腹水、黄疸等,而肝脏的肿大则不明显。

(2) 肝脓肿型:患者有明显的肝脏肿大,且有显著的肝区疼痛,发展迅速和伴有发热及继发性贫血现象,极似肝脏的单发性脓肿。

(3) 肝肿瘤型:此型较典型,患者本属健康而突然出现肝大及其他症状,无疑为一种恶性肿瘤。

(4) 癌转移型:临床上仅有癌肿远处转移之表现,而原发病灶不显著,不能区别是肝癌或其他癌肿;即使肝脏肿大者亦往往不能鉴别是原发性还是继发性的肝癌。

上述几种类型以肝肿瘤型最为多见,约半数患者是以上腹部肿块为主诉,其次则为肝脓肿型,约 1/3 以上的病例有上腹部疼痛和肝脏肿大。肝癌的发生虽与肝硬化有密切关系,但临床上肝癌患者有明显肝硬化症状者却不如想象中之多见。除上述几种主要类型外,钟学礼等曾描述肝癌尚有突出的表现为阻塞性黄疸、腹腔内出血、血糖过低、胆囊炎和胆石症、慢性肝炎及腹内囊肿等现象者,共计将肝癌分成十种类型。作者则观察到不少肝癌可有上腹部饱胀不适、食欲减退、消瘦乏力等类似胃病的表现。此外,林兆耆等观察到肝癌患者有时周围血中白细胞数和中性粒细胞的百分比显著增加,骨髓检查则显示粒细胞显著增生,类似白血病;亦有因原发性肝癌细胞转移至腰椎引起损坏,表现为脊髓截瘫者,其实即是癌肿转移的一种表现而已。

1. 症状　肝癌患者虽有上述各种不同的临床表现,但其症状则主要表现在全身和消化系统两个方

2

面。约60%～80%患者有身体消瘦、食欲减退、肝区疼痛及局部肿块等症状。其次如乏力、腹胀、发热、腹泻等亦较常见,约30%～50%的患者有此现象;而黄疸和腹水则较国外报道者少,仅约20%的患者有此症状。此外还可以有恶心、呕吐、水肿、皮肤或黏膜出血、呕血及便血等症状。

2. 体征　患者入院时约半数有明显的慢性病容(少数可呈急性病容)。阳性体征中以肝脏肿大最具特征:几乎每个病例都有肝大,一般在肋下5～10cm,少数可达脐平面以下。有时于右上腹或中上腹可见饱满或隆起,扪之有大小不等的结节(或肿块)存在于肝脏表面,质多坚硬,并伴有各种程度的压痛和腹肌痉挛,有时局部体征极似肝脓肿。唯当腹内有大量腹水或血腹和广泛性的腹膜转移时,可使肝脏的检查发生困难,而上述的体征就不明显。约1/3的患者伴有脾脏肿大,多数仅恰可扪及,少数亦可显著肿大至脐部以下。20%的患者有黄疸,大多为轻、中度。其余肝硬化的体征如腹水、腹壁静脉曲张、蜘蛛痣及皮肤黏膜出血等亦时能发现;其中腹水尤属常见,约40%的患者可能有之。

上述症状和体征不是每例原发性肝癌患者都具有,相反有些病例常以某几个征象为其主要表现,因而于入院时往往被误诊为其他疾病。了解肝癌可以有不同类型的表现,当可减少诊断上的错误。

3. 少见的临床表现　旁癌综合征为肝癌的少见症状,如红细胞增多症、低血糖症等。红细胞增多症占肝癌患者中的10%左右,可能与肝细胞癌产生促红细胞生成素有关。低血糖症发生率亦为10%左右,可能与肝癌细胞可异位产生胰岛素或肝癌巨大影响肝糖的储备有关。但近年临床上肝癌合并糖尿病者并不少见。文献中经常罗列不少其他旁癌综合征,如高钙血症、高纤维蛋白原血症、高胆固醇血症等,但临床实践中并不多见。

4. 转移　肝癌的血路转移较多。侵犯肝内门静脉可致肝内播散;侵入肝静脉则可播散至肺及全身其他部位。肺转移常为弥散多个肺内小圆形病灶,亦有粟粒样表现或酷似肺炎和肺梗死者;如出现在根治性切除后多年者,则常为单个结节。肺转移早期常无症状,以后可出现咳嗽、痰中带血、胸痛、气急等。骨转移在晚期患者中并不少见,肾上腺、脑、皮下等转移亦可见到。骨转移常见于脊椎骨、髂骨、股骨、肋骨等,表现为局部疼痛、肿块、功能障碍等,病理性骨折常见。脑转移可出现一过性神志丧失而易误为脑血管栓塞。肝癌亦可经淋巴道转移至附近的淋巴结或远处淋巴结,常先见于肝门淋巴结,左锁骨上淋巴结转移亦时有发现。肝癌还可直接侵犯邻近器官组织,如

膈、胃、结肠、网膜等。如有肝癌结节破裂,则可出现腹膜种植。

5. 并发症　常见的并发症包括肝癌结节破裂、上消化道出血、肝功能障碍、胸腔积液、感染等。少见者如因下腔静脉栓塞出现的相应症状等。肝癌患者的死亡原因通常为全身衰竭、肝性脑病、上消化道出血以及肝癌结节破裂内出血,偶见因肝静脉或下腔静脉癌栓脱落导致肺梗死而死亡。肝癌结节破裂表现为急腹痛,如小破裂可误为胆囊炎或急性阑尾炎,腹腔穿刺有血腹即为明证。上消化道出血多因食管胃底静脉曲张破裂出血,伴门静脉主干癌栓者可加重门静脉高压;上消化道出血还可能是肝功能障碍导致凝血机制低下、化疗药物损伤消化道黏膜等综合因素的结果。肝功能障碍常先有黄疸、腹水,最终出现肝性脑病。胸腔积液多见于右侧,右侧血性胸腔积液可因右叶肝癌侵犯横膈所致。

6. 自然病程　过去报道肝癌的平均生存期仅2～5个月,但小肝癌研究提示,肝癌如同其他实体瘤一样也有一个较长的发生、发展阶段。复旦大学肝癌研究所资料显示,肝癌的自然病程至少两年。小肝癌如用药物治疗,其1、2、3、4和5年生存率分别为72.7%、36.4%、13.6%、13.6%和0%;这一结果与Ebara报道的结果相仿,其小肝癌(<3cm)的1、2和3年生存率为90.7%、55.0%和12.8%。如果从患者患肝炎开始,由最早证实乙型肝炎开始至亚临床肝癌的发生,中位时间为10年左右。

【实验室检查】

肝癌的实验检查包括肝癌及其转移灶,肝病背景,患者的免疫功能,其他重要脏器的检查等,其中肝癌标记占最重要的地位。

1. 甲胎蛋白(AFP)　1956年Bergstrand和Czar在人胎儿血清中发现一种胚胎专一性甲种球蛋白,现称甲胎蛋白。1964年Tatarinov在肝细胞癌患者血中测得AFP。这种存在于胚胎早期血清中的AFP在出生后即迅速消失,如重现于成人血清中则提示肝细胞癌或生殖腺胚胎癌,此外妊娠、肝病活动期、继发性肝癌和少数消化道肿瘤也能测得AFP。至今,AFP仍为肝细胞癌诊断中最好的肿瘤标记,其引申包括AFP的异质体与单抗。我国肝癌患者约60%～70% AFP高于正常值。如用免疫反应或其他方法测得患者血内含有此种蛋白,要考虑有原发性肝细胞癌可能,而在胆管细胞癌和肝转移性癌则不会出现此种异常蛋白。试验的准确性仅为70%～80%,但本试验一般只有假阴性而极少假阳性;换言之,原发性肝癌患者AFP测定有可能为阴性,而试验阳性者则几乎都是肝癌患者,这对肝细胞癌与其他肝病的鉴别诊断有重要意

义。随着肝癌高危人群的定期筛查,部分患者 AFP 处于轻度升高阶段,动态观察其变化显得尤为重要。由于 AFP 在寡聚糖链结构上的不同,用扁豆凝集素(LCA)和刀豆素 A(Con A)可将其分为 LCA 亲和型与不亲和型,以及 Con A 亲和型与不亲和型。AFP 异质体的检测有助良、恶性肝病的鉴别,有助原发与继发性肝癌的鉴别。

2. 其他实验室检查　随着病情的发展,多数患者可有不同程度贫血现象。白细胞计数虽多数正常,但有些病例可有明显的增加。林兆耆报道的 207 例肝癌中有 2 例呈类白血病反应,中性粒细胞分别占 95% 与 99%,且细胞内出现毒性颗粒。

各种肝功能试验在早期的原发性肝癌病例多无明显变化,仅于晚期病例方见有某种减退。总体来说,肝功能试验对本病的诊断帮助不大。

【影像学检查】

1. 超声波检查　肝癌常呈"失结构"占位,小肝癌常呈低回声占位,周围常有声晕;大肝癌或呈高回声,或呈高低回声混合,并常有中心液化区。超声可明确肝癌在肝内的位置,尤其是与肝内重要血管的关系,以利指导治疗方法的选择和手术的进行;有助了解肝癌在肝内以及邻近组织器官的播散与浸润。通常大肝癌周边常有卫星结节,或包膜不完整;超声显像还有助了解门静脉及其分支、肝静脉和下腔静脉内有无癌栓,对指导治疗选择和手术帮助极大。术中超声有助检出术前遗漏的小肝癌,可更清晰地反映肿瘤与重要管道的相互关系,指导肝段或亚肝段切除,供冷冻治疗深度的监测。彩色超声有助了解占位性病变的血供情况,对肝癌与肝血管瘤的鉴别诊断有重要帮助;凡有动脉血供的占位性病变,又有 HBV/HCV 背景者,应高度警惕。超声造影在肝恶性肿瘤的鉴别诊断中,敏感性为 90%,特异性为 99%,准确度为 89%。超声还可用于做细针穿刺活检,或做瘤内无水乙醇注射;还可了解癌周肝是否合并肝硬化,对肝细胞癌的诊断有辅助作用。超声显像的优点:为非侵入性,易于重复应用,价格较低廉,无放射性损害,敏感度高。缺点为:存在超声难以测到的盲区,影像的清晰度受治疗的影响(如经导管化疗栓塞后),受操作者解剖知识、经验与操作细致与否的影响。

2. 电子计算机断层扫描(CT)　CT 在肝癌诊断中的价值有:有助提供较全面的信息,除肿瘤大小、部位、数目外,还可了解肿瘤内的出血与坏死,其分辨力与超声显像相仿;有助提示病变性质,尤其增强扫描,有助鉴别血管瘤。通常肝癌多呈低密度占位,增强扫描后期病灶更为清晰;近年出现的螺旋 CT,对多血管的肝癌,动脉相时病灶明显填充;肝癌典型的 CT 强化

方式为"早出早归"或"快进快出"型;CT 肝动脉-门静脉显像在肝癌诊断中的价值也得到重视;碘油 CT 有可能显示 0.5cm 的肝癌,即经肝动脉注入碘油后 7 ~ 14 天再做 CT,则常可见肝癌结节呈明显填充,既有诊断价值,又有治疗作用;CT 还有助了解肝周围组织器官是否有癌灶。CT 的优点是提供的信息比较全面,缺点是有放射线的影响,且价格比超声高。

3. 磁共振成像(MRI)　MRI 的优点是:能获得横断面、冠状面和矢状面三维图像;对软组织的分辨较好;无放射线影响;对与肝血管瘤的鉴别有特点;不需要增强即可显示门静脉和肝静脉分支。通常肝癌结节在 T1 加权图呈低信号强度,在 T2 加权图示高信号强度。但亦有不少癌结节在 T1 示等信号强度,少数呈高信号强度。肝癌有包膜者在 T1 加权图示肿瘤周围有一低信号强度环,而血管瘤、继发性肝癌则无此包膜。有癌栓时 T1 呈中等信号强度,而 T2 呈高信号强度。

4. 放射性核素显像　正电子发射计算机断层扫描(PET-CT)的问世是核医学发展的一个新的里程碑,是一种无创性探测生理、生化代谢的显像方法。有助了解肿瘤代谢,研究细胞增殖,进行抗癌药物的评价,以及预测复发等。PET-CT 是将 PET 与 CT 融为一体的成像系统,既可由 PET 功能显像反映肝占位的生化代谢信息,又可通过 CT 形态显像进行病灶精确解剖定位。^{11}C-醋酸盐与 ^{18}氟-脱氧葡萄糖结合可将肝癌探测敏感性提升到 100%。

5. 肝动脉和门静脉造影　由于属侵入性检查,近年已不如超声显像与 CT 常用。通常仅在超声与 CT 仍未能定位的情况下使用。近年出现数字减影血管造影(DSA)使其操作更为简便。肝癌的肝动脉造影的特征为:肿瘤血管、肿瘤染色、肝内动脉移位、动静脉瘘等。肝动脉内注入碘油后 7 ~ 14 天做 CT,有助 0.5cm 小肝癌的显示,但有假阳性。目前肝癌作肝血管造影的指征通常为:临床疑肝癌或 AFP 阳性,而其他影像学检查阴性;多种显像方法结果不一;疑有卫星灶需做 CTA 者;需做经导管化疗栓塞者。

【诊断、鉴别诊断和临床分期】

1. 诊断　20 世纪 60 年代末 AFP 的应用将"临床诊断"推进到"亚临床诊断";80 年代医学影像学的进步使亚临床诊断提高到 1cm 的水平。目前肝癌的诊断还是依靠甲胎蛋白结合影像学的分析。

血清 AFP 通常正常值为 20μg/L 以下。凡 AFP > 500μg/L 持续 1 个月或 AFP > 200μg/L 持续 2 个月而无肝病活动证据,可排除妊娠和生殖腺胚胎癌者,应高度怀疑肝癌,通过影像学检查加以确诊。对肝癌诊断而言,假阳性主要来自于胚肝、卵黄囊、胚胎胃肠道

有关的少数良、恶性疾病，尤其是肝炎与肝硬化伴活动性病变者。AFP对肝细胞癌的临床价值可归纳为：为各种诊断方法中专一性仅次于病理检查的诊断方法；为目前最好的早期诊断方法之一，可在症状出现前6～12个月作出诊断；为反映病情变化和治疗效果的敏感指标；有助检出亚临床期复发与转移。又肝癌患者病情变化时其血清的AFP浓度也会随之变化，病情好转时AFP浓度降低，病情恶化时AFP浓度升高，故甲胎蛋白的定期复查，对判断肝癌患者的疗效和预后也有一定价值。

单凭发病史、症状和体征及各种化验资料分析，最多仅能获得本病的拟诊，而确切的诊断则有赖于病理检查和癌细胞的发现，临床上大多通过下列不同的方法来达到确定诊断的目的：①肝脏穿刺；②腹水或胸腔积液中找癌细胞；③锁骨上或其他淋巴结或转移性结节之活组织检查；④腹腔镜检查；⑤剖腹探查等。

肝脏穿刺是诊断肝癌最常用的一种方法。如穿刺方法正确，应该没有多大危险性而又能获得较高的确诊率。穿刺途径以经由腹壁刺入为佳，且必须从可以扪及的结节处刺入，如此可有较多的机会找到癌组织或癌细胞，否则盲目穿刺，失败的机会必然较多。穿刺前应常规测定出凝血时间及凝血酶原时间，有出血趋势者穿刺应属禁忌；有深度黄疸或显著之血管硬化者亦忌穿刺。刺入之深度一般不应超过8cm，针头拔出后应紧压穿刺点3～5分钟，如此当可避免严重之穿刺后腹内出血。抽出物仅为少量黄白色的癌组织碎块，大多混在血液中，或者附着在注射器之内壁或穿刺针内，应小心用盐水冲洗并用细纱布滤出，然后将所得活组织作成涂片或切片检查，一般确诊率约在75%～85%之间。必须指出的是，穿刺活检一般虽不致有出血危险而又能获得较高的诊断率，但它肯定有使癌细胞播散的危险；对于有手术治疗可能的患者多不采用。

腹腔镜检查亦颇有助于诊断。诊断正确率高达90%以上；林兆耆报道的病例中有35例进行过腹腔镜检查，其中28例的结果符合于临床诊断。但癌肿如位于肝脏深部或膈面，或肝周围有广泛粘连者，腹腔镜检查即不可能获得满意结果；少数病例如弥漫型肝癌与Laennec肝硬化，结节型肝癌与坏死后性肝硬化，有时单凭肉眼观察也不易辨认而可能误诊；故其实际应用价值似不如正确的肝脏穿刺为高。

2. 鉴别诊断　对有症状的大肝癌患者，鉴别一般没有困难。但在少数病例，其表现比较特殊，即使晚期病例也可能存在诊断上的困难。误诊原因和鉴别方法大概可归纳为下列几种：

（1）腹内炎性肿块误诊为肝癌，或腹内其他恶性肿瘤（如胃癌、结肠癌、胰腺癌、胆囊癌，或右侧肾癌等）误诊为肝癌。前一种情况根据病史分析、肿块硬度以及有无结节感，必要时进行穿刺活检，一般不难作出鉴别；后一类情况采用钡餐X线检查、胆囊造影或肾盂造影等方法，大多亦可作出诊断。

（2）原发性肝癌并有肝硬化，固有大量腹水及其他肝硬化的体征而掩盖了肝癌的存在。如在适当抽出腹水后再作体检，往往可以触得肿大而具有结节感的肝脏，必要时作肝脏穿刺，可以作出鉴别。

（3）原发性肝癌周围有明显的右上腹疼痛、发热、白细胞增多、局部压痛和腹肌紧张，被误诊为肝脓肿或胆石症等。因肝癌内部大量坏死在触诊时可有囊性感，也可被误诊为肝脓肿或其他囊肿。偶尔，肝癌组织破溃出血，可引起剧烈腹痛及各种腹膜刺激征，甚至出现休克，被误诊为脾破裂或其他的内出血。上述各种情况的临床确诊往往非常困难，只有在剖腹探查后方能真相大白。

（4）肝癌发生转移，如转移至脊柱、脊髓引起截瘫者可误诊为脊髓肿瘤，有继发腹膜转移者可能误诊为腹膜结核。上述情况也只有在剖腹手术后或尸体解剖时方能明确诊断。

（5）各种继发性肝癌误诊为原发性肝癌。一般说来，原发性肝癌的病程进展较快，黄疸可能较深，但主要需详细检查肝脏以外其他器官有无癌肿，有时依靠甲胎蛋白检查和肝穿刺活检也能鉴别是否为原发癌。

（6）偶尔，弥散性的原发性肝癌可能误诊为Laennec肝硬化，或者结节性肝癌误诊为坏死后性肝硬化；此则唯有做肝脏穿刺或剖腹探查，方能确定诊断。

3. 临床分期　国际抗盟（UICC）的肝癌TNM分期2002年第6版作了一些修改。T、N、M分类主要依据体检、医学影像学和（或）手术探查。

T0　无肿瘤

T1　单发肿瘤，无血管浸润

T2　单个肿瘤，有血管浸润；多个肿瘤，最大者直径≤5cm

T3　多发肿瘤，最大者直径>5cm，侵及门静脉或肝静脉的主要属支

T4　侵及除胆囊以外的邻近器官，穿透脏腹膜

N0　无区域淋巴结转移

N1　有区域淋巴结转移

M0　无远处转移

M1　有远处转移

进一步分为Ⅰ～Ⅳ期：

Ⅰ期　T1　N0　M0

Ⅱ期　T2　N0　M0

Ⅲa期　　T3　　N0　　M0

Ⅲb期　　T4　　N0　　M0

Ⅲc期　　任何T　N1　　M0

Ⅳ期　　任何T　任何　NM1

【治疗】

1. 肝癌外科治疗的基本原则和手术适应证　肝癌外科治疗中的基本原则是既要最大限度切除肿瘤又要最大限度地保护剩余肝脏的储备功能。我国肝癌患者85%~90%合并有肝硬化，原则上以局部切除代替规则性切除。具体而言：①对合并明显肝硬化者，宜作局部根治性切除，2cm切缘可保证切除的根治性；②对伴有明显肝硬化，肿瘤巨大不宜做一期切除者，可作肝动脉结扎、化疗栓塞等综合治疗，待肿瘤缩小后再做二期切除。

近年来，对一些特殊病例也有采取更积极的外科治疗，如：①除因肝功能失代偿所致肝细胞性黄疸外，部分因肝门区肝癌压迫或癌栓侵犯胆道所致的梗阻性黄疸患者，如无其他手术禁忌证亦可做肝癌切除合并胆道癌栓取除，常可使黄疸消退；②对于肝癌伴有门静脉主干癌栓或肝癌合并脾亢，食管胃底静脉曲张乃至出血者，如肝脏代偿功能良好，可行肝癌切除，同时门静脉取癌栓并注入抗癌药物或肝癌切除合并脾切除和断流或分流术；③对大肝癌或特殊部位的肝癌如Ⅷ段肝癌、尾状叶肝癌、肝腔结合部肝癌，若不伴肝硬化，也可积极行根治性切除。积极治疗的前提是对肝癌的可切除性要有一个准确的估计和把握，精细的影像学检查及反复的超声共参是把握能否切除的关键，另外还须主刀医师肝外科技术娴熟，助手配合默契，对大出血等并发症处理有相当的经验。

合并肝硬化者肝切除范围原则一般为：轻度硬化可耐受半肝或扩大半肝切除，中度硬化且余肝肥大可行半肝切除，重度硬化只考虑局部切除；对术前肝功能评价，其失代偿标准一般为：总胆红素或ALT大于正常值2倍，凝血酶原时间小于正常值50%，总蛋白小于6g或白蛋白小于3g。现经术前后积极保肝和支持治疗，部分肝功能失代偿并非是肝切除的绝对禁忌证。一般有黄疸、腹水者无手术指征，但因肝门区肝癌尤其是肝门胆管细胞癌（Klatskin癌）压迫引起梗阻性黄疸者，也可考虑手术探查。或行肿瘤根治性切除，或行肿瘤姑息性切除+胆管内支架治疗。无法切除者可单行HAI+HAL或TACE，也可合并或单行PEI、局部外放射，极个别可获二期切除。无法耐受手术探查者，应尽量缓解梗阻性黄疸，可考虑行经皮肝穿刺胆管引流（PTCD）、经内镜放置鼻胆管或内支架引流等治疗。

肝癌能否切除应根据肿瘤情况、肝硬化程度等综合判断。从肿瘤角度而言，一般涉及肿瘤大小、数目、位置、是否合并癌栓等方面：①对亚临床肝癌或小肝癌，如肝功能代偿应力争手术切除，合并肝硬化者宜局部切除，对合并严重肝硬化、肝萎缩者则应慎重切除。对不能切除的小肝癌，可行姑息性外科治疗，也可术中或术后行B超引导下瘤内无水乙醇注射（PEI），未行HAI、HAL者可行经皮肝动脉化疗栓塞治疗（TACE）。肝功能失代偿者，宜首选PEI等局部治疗，少数可酌情试行TACE；②大肝癌切除包括一期切除和二期切除两方面，对肝功能代偿的大肝癌应力争根治性切除，现在认为肿瘤大小并非是可否切除的决定性因素，余肝大小和肝硬化程度是大肝癌能否切除的关键。对合并较严重肝硬化或余肝小而无法耐受根治性切除者宜采用二期切除。综合治疗是使肿瘤缩小的重要途径，一旦肿瘤缩小有切除可能应争取二期切除。同时，由于姑息性切除疗效较差，术后复发、转移机会大，应尽量避免，但对肿瘤巨大有破裂出血可能者亦应考虑，术后可辅以TACE等后续治疗。对已有肝内播散的大肝癌，可行HAI+HAL或TACE治疗。大肝癌肝功能失代偿者，只宜行免疫治疗、生物治疗或中药治疗等，少数可试行TACE；③对多发性肿瘤，结节弥散或分布于两叶者，不考虑手术切除。对肝内播散结节邻近肿瘤、有可能切除较彻底者，可手术切除，但疗效稍差；④由于肝脏管道系统错综复杂，肿瘤的解剖位置对技术上能否切除有很大影响。主要表现在中央型肝癌，尤其是Ⅰ段和Ⅷ段肝癌，过去多采用非手术切除方法。随着肝外科技术的提高，切除例数已有所增加。尽管切除中央型肝癌在技术上有较大困难，也有很大的手术风险，总体疗效也不够理想，但如有条件仍以采取积极的手术切除加术后综合治疗为好。如肿瘤与大血管关系太密切，技术上有困难，肝硬化很严重，则不应盲目尝试手术切除；⑤左叶肝癌尽可能采用左外叶或左半肝等规则性切除；右叶肝癌以局部不规则切除为主，既争取根治，又需考虑手术安全；⑥既往认为肝癌合并门脉癌栓者已失去肝切除机会。但由于其极易发生食管静脉曲张破裂出血、肝功能衰竭、顽固性腹水或肿瘤自发性破裂，导致数月内病情急剧恶化或死亡，因此近年来多主张开展积极的手术治疗。对肿瘤能切除者，行肿瘤切除+门脉切端或门脉主干、分支切开取栓，术后行TACE等治疗。对肿瘤无法切除者，可考虑行肝动脉、门静脉双插管术，但肝动脉不宜结扎。对无法耐受手术探查者，可行PEI、B超引导下经皮门静脉穿刺化疗或经皮门静脉内置管化疗，也可行经皮肝动脉化疗，栓塞治疗则宜慎用；⑦对个别肝癌合并肺转移者，由于肿瘤较大有破裂出血可能而技术上又有可能切除时，亦可考虑切除肝癌病灶。

肝癌手术适应证具体为：①患者一般情况好，无明显心、肺、肾等重要脏器器质性病变；②肝功能正常或仅有轻度损害，肝功能分级属Ⅰ级；或肝功能分级属Ⅱ级，经短期护肝治疗后有明显改善，肝功能恢复到Ⅰ级；③肝储备功能正常范围；④无广泛肝外转移性肿瘤；⑤单发的微小肝癌（直径≤2cm）；⑥单发的小肝癌（直径>2cm，≤5cm）；⑦单发的向肝外生长的大肝癌（直径>5cm，≤10cm）或巨大肝癌（直径>10cm），表面较光滑，界限较清楚，受肿瘤破坏的肝组织少于30%；⑧多发性肿瘤，肿瘤结节少于3个，且局限在肝脏的一段或一叶内；⑨3~5个多发性肿瘤，超越半肝范围者，作多处局限性切除或肿瘤局限于相邻2~3个肝段或半肝内，影像学显示，无瘤肝脏组织明显代偿性增大，达全肝的50%以上；⑩左半肝或右半肝的大肝癌或巨大肝癌，边界清楚，第一、第二肝门未受侵犯，影像学显示，无瘤侧肝脏明显代偿性增大，达全肝组织的50%以上。位于肝中央区（肝中叶，或Ⅳ、Ⅴ、Ⅷ段）的大肝癌，无瘤肝脏组织明显代偿性增大，达全肝的50%以上。Ⅰ段的大肝癌或巨大肝癌。肝门部有淋巴结转移者，如原发肝脏肿瘤可切除，应做肿瘤切除，同时进行肝门部淋巴结清扫；淋巴结难以清扫者，术后可进行放射治疗。周围脏器（结肠、胃、膈肌或右肾上腺等）受侵犯，如原发肝脏肿瘤可切除，应连同做肿瘤和受侵犯脏器一并切除。远处脏器单发转移性肿瘤，可同时做原发肝癌切除和转移瘤切除。以上适应证中，符合第5~8项为根治性肝切除术，符合第9~14项属姑息性肝切除术。

2. 手术操作要点　肝癌切除有规则性和不规则性切除。肝癌肝切除术的技术，涉及的关键性步骤是患者体位、麻醉、切口的选择、肝血流的阻断、肝切除量的判断、肝实质的离断和紧贴肝门及下腔静脉肿瘤的处理等。

我们的经验是：①左叶肿瘤取平卧位，右前叶肿瘤右侧垫高45°，右后叶肿瘤90°向左侧卧位；②一般取全身麻醉加硬膜外麻醉，保证足够的肌松对肝切除极重要；③采用肋缘下斜切口，避免开胸，可显著降低术后并发症发生；④对小肝癌而言，左侧者可做左外叶切除或左半肝切除，也可以做局部切除，右叶者通常做离开肿瘤边缘2cm的局部切除，无肝硬化肝切除的极量为80%~85%；⑤采用常温下间歇性肝门阻断方法施行肝切除术，每次阻断时间应尽量控制在20分钟之内，但对有明显肝硬化者，每次肝门阻断时间应适当缩短，一般以15分钟为好。对位于肝脏周边的小肝癌可不做肝血流阻断，术中用手指挤压止血即可；⑥肝实质的离断方面采用指捏加钳夹法可显著缩短

手术时间，并对深部如接近下腔静脉处的血管处理要有一个较好的手术视野。肝创面要认真止血，检查有无胆汁，用大网膜覆盖缝合固定或做创面对拢缝合；⑦对大血管损伤的处理，在肝切除实践中真正的下腔静脉横断需重新吻合的机会罕见，绝大多数为侧壁受侵，直视下予以缝合或钳夹后修补甚为安全，不需生物泵的支持；⑧术中B超有助于检测肿瘤大小、范围、有无癌栓、子灶等，利于根治性切除；⑨术中、术后充分供氧，充分引流，并给予必要的保肝治疗。

（1）控制术中出血的方法：肝脏具有复杂的管道系统，血供丰富，保证术野清楚，尽可能减少切肝时出血和避免损伤肝内外重要结构，同时尽量缩短肝缺血时间，减少术后肝功能损伤，是肝脏手术的关键。我国原发性肝癌患者约90%合并不同程度肝硬化，对出血和缺血的耐受程度均大大降低，因此要求外科医师在术中根据肿瘤部位、大小尤其是肝硬化程度，合理选用控制出血的方法。目前方法有第一肝门暂时阻断法、褥式交锁缝扎法、半肝暂时阻断法、常温下全肝血流阻断法等，其中常用者为第一肝门暂时阻断法，采用乳胶管或普通导尿管套扎肝十二指肠韧带，方法简单且控制出血较满意。对合并肝硬化者，一次肝门阻断时间不宜超过10~15分钟，但必要时可间歇阻断。对合并严重肝硬化者，也可不阻断肝门，但切肝时应细致钳夹各管道以减少出血，如有难以控制的大出血时，可以左手示指探入小网膜孔内，拇指在前，两指压迫肝蒂可暂时减少出血；或采用微波切肝，既可减少出血又可杀灭切缘残癌，一般无需阻断第一肝门。褥式交锁缝扎法适用于病变较小而又位于肝边缘或肝组织较薄部位的肝切除，采用直针或大圆弯针距切缘约1cm处作贯穿全层肝组织的间断褥式交锁缝合。术中如估计有可能损伤下腔静脉等大血管或需切除部分下腔静脉管壁时，可采用常温下全肝血流阻断法。除乳胶管套绕肝十二指肠韧带阻断第一肝门外，可预先游离肝上、肝下下腔静脉并用细乳胶管套绕，以备随时阻断，方法为依次阻断第一肝门，肝下及肝上下腔静脉，然后切除肿瘤或修补血管，开放次序与阻断相反。此法不同于低温灌注无血切肝术，不需经门静脉和肝动脉插管冷灌注，也不需要阻断腹主动脉，操作简单、平稳，对血流动力学影响小，也无空气栓塞危险，术后并发症少。但全肝血流阻断时间受限，如合并肝硬化时阻断时间最好限定在15分钟以内，术者应具备熟练的切肝技术。

（2）无瘤手术原则：由于肝脏在腹腔内位置较高且深，暴露较困难。现虽有肝拉钩协助术野显露，但在游离肝脏过程中，有时难免使肝脏和肿瘤受到挤压，有可能增加肿瘤转移的机会。但外科医师在肝肿

瘤切除过程中仍需尽量遵循无瘤手术原则,尽量不直接挤压肿瘤部位,在切肝前可在切除范围内切线和肿瘤边缘之间缝合2~3针牵引线,既有利于切线内管道显露和处理,又有利于牵拉肝实质后减少肝断面渗血,而避免术者直接拿捏肿瘤。

(3) 肝断面处理:肝断面细致止血后上下缘或左右缘对拢缝合,对小的渗血点亦可达压迫止血作用。如肝断面对拢缝合张力大,或邻近肝门缝合后有可能影响出入肝脏的血流者,可采用大网膜或镰状韧带覆盖后缝合固定。近来,我们对此类肝断面常涂布医用止血胶再用游离或带蒂大网膜覆盖,止血效果满意。

3. 术后并发症的预防和处理

(1) 术后出血:与术中止血不周、肝功能不佳引起的出血倾向、断面覆盖或对拢不佳等有关。术前要注意患者的凝血功能,术中要争取缩短手术时间,对较大的血管要妥善结扎,断面对拢给予一定的压力且不留无效腔。一般保守治疗,若出血不止需探查。

(2) 功能失代偿:主要原因为肝硬化条件下肝切除量过大、术中失血过多、肝门阻断时间过长。处理包括足够的氧供,血与蛋白质的及时和足量的补充及保肝治疗。

(3) 胆漏:左半肝和肝门区肝癌切除后多见。术中处理肝创面前必须检查有无胆漏,处理主要是充分的引流。

(4) 膈下积液或脓肿:多见于右肝的切除,尤其是位于膈下或裸区者。主要与止血不佳,有胆漏或引流不畅有关。治疗主要是超声引导下穿刺引流。胸腔积液需考虑有无膈下积液或脓肿。

(5) 胸腔积液:多见右侧肝切除后。治疗主要是补充白蛋白和利尿,必要时抽胸腔积液。

(6) 腹水:多见肝硬化严重者或肝切除量大者。处理为补充白蛋白和利尿。

4. 外科治疗进展

(1) 小肝癌切除:早期诊断是早期切除的前提。在高危人群和体检人群中开展AFP及B超检测,使小肝癌数有显著增加,小肝癌或微小肝癌切除可有效改善预后而术后发生肝功能衰竭的危险远较大肝癌小。复旦大学肝癌研究所963例小肝癌(≤5cm)切除的5年生存率为65.1%,40年间3227例肝癌术后生存5年以上者328例,其中小肝癌占57.0%。

(2) 难切部位肝癌切除:中央型肝癌,特别是Ⅳ段、Ⅷ段、Ⅰ段肝癌解剖位置特殊,近年来由于解剖技术不断提高,国内外均有较多报道。肿瘤侵犯腔静脉或门静脉主干而需作静脉补片或血管移植,对于肝功能良好或无肝硬化者,无血切肝法使手术过程更加从容、有效。

(3) 复发性肝癌再切除:复发后再手术是延长无瘤生存的重要方法。复旦大学肝癌研究所154例根治切除后复发的再切除,其5年生存率自第1次手术算起为56.1%,且有55例生存5年以上,而37例行姑息性外科治疗(肝动脉结扎,插管和冷冻治疗)的5年生存率为44.4%,因此有条件者应积极提倡再手术切除。对于转移至腹腔、肺等单个病灶,若条件允许,再切除能延长患者的生命,而肝功能差、病灶深藏或多个的复发肝癌,则采用射频、微波、冷冻或TACE、瘤内药物注射等方法,疗效确实,也简单易行。

(4) 肝癌的二期切除:巨大无法切除肝癌经综合治疗缩小后的切除,称为肝癌的二期切除。有可能使大肝癌变小的方法为:外科治疗包括HAL、HAE、DDS等,非手术治疗的方法包括TACE、PEI、靶向治疗等,目前临床上以TACE最为常用。术后病理结果表明,即使经过综合治疗肿瘤有所缩小,但仍有残瘤细胞生长,表明二期切除有其必要。目前肝癌二期切除率报道不一,主要原因在于对原发肿瘤可切除性的判断上尚缺乏统一的尺度,肝癌的二期切除虽能使部分中、晚期肝癌获得二期切除的机会,但应注重避免这一方法的盲目性应用和范围的扩大化,应有一个准确的、精细的判断:①巨大肝癌,只要包膜完整,无子灶,无血管瘤栓,肝功能代偿良好,即使靠近肝门部,也应首选一期手术,此类手术的手术死亡率和严重并发症发生率已降低至最低点,术后复发率也不一定比小肝癌高;②可切除性肝癌,只要边界清楚,无子灶,仍应首选一期切除,不必待TACE后再手术,以免部分患者失去根治切除机会,此处应将二期手术和术前TACE这两个概念区分开;③术前判断确为无法切除的巨大肝癌,首选TACE。术中探查发现的无法切除肝癌可行微波固化、冷冻、多极射频等治疗。是否作肝动脉结扎、化疗栓塞,还是留待术后做TACE尚是一个值得对比研究的问题,但后者可反复进行是其优点;④TACE有效的病例,肿瘤缩小后应不失时机地做二期切除。病理资料表明,约80%的患者TACE后瘤灶内存在生长活跃的癌组织,肝内外转移甚为常见。因此TACE仍属非根治性治疗方法,尚无法取代手术切除的地位。

(5) 肝癌合并门静脉癌栓的外科治疗:近年来随着肝癌综合治疗水平的提高及手术技术的进步,对门静脉癌栓(PVTT)治疗的认识趋于更积极,部分患者经过以手术为主的多模式综合治疗,疗效也有大幅度的提高,明显延长了生存时间,改善了生活质量。肝癌合并PVTT的手术切除指征包括:①患者一般情况较好,无明显心、肺、肾等重要脏器器质性病变;②肝功能属于Child-Pugh A或B级;③肝癌局限在半肝,无肝脏以外的转移;④估计切除原发灶的同时可一并切除主支癌栓或可经门静脉残端或切开主干能取净癌栓。

Yamaoka 等总结了肝癌合并 PVTT 的 5 种切除方式:①半肝切除:肝癌原发灶位于左或右半肝,将原发灶连同 PVTT 及其相应的门静脉一并切除;②气囊导管法:类似 Fogarty 导管取栓法,暂时阻断门静脉主干,在门静脉侧壁上切一小口,从此小口中插入气囊导管,直至超过 PVTT 所在处,然后用匙刀吸引器刮、吸癌栓;③搭桥术:当 PVTT 侵及门静脉壁很难取出癌栓时,可连同 PVTT 所在的门静脉支一并切除,然后用自体髂外静脉在脐静脉和门静脉主干之间搭桥保持门静脉血流至肝脏;④门静脉端-端吻合术:当 PVTT 位于肝段门静脉分支交叉口时,先暂时阻断门静脉主干及第一分支,切除 PVTT 所在的门静脉支,然后再行门静脉分支间端-端吻合;⑤开窗术:门静脉主支或主干的癌栓,可暂时行全肝血流阻断,利用转流泵将门静脉和下腔静脉血流转流至腋静脉,纵行切开门静脉,取出 PVTT,最后连续缝合门静脉切口,这样行肝切除加 PVTT 切除出血很少。复旦大学肝癌研究所余业勤阐述了其采用的 PVTT 的切除方法:当行肝切除后,在十二指肠稍上方处,左手捏住门静脉主干,再开放门静脉分支残端,因门静脉腔压力较高,癌栓即成条成块地被排出。如癌栓堵塞很紧,需钳夹或用吸引器头插入腔内将其吸出,或用导管插入生理盐水缓缓冲吸。阻断门静脉的手指放松,见残端血流喷出呈扇形,提示癌栓已全部去除,缝合门静脉分支残端。术毕,以 B 超即时检测门静脉主干及分支,观察癌栓是否已完全清除干净,该方法简单可行,易于推广。

(6) 肝癌伴肝静脉、下腔静脉癌栓的外科治疗:肝癌伴肝静脉癌栓并不如门静脉癌栓常见,但癌栓可通过肝静脉侵犯下腔静脉甚至右心房,因此肝静脉癌栓患者很容易产生继发性 Budd-Chiari 综合征、肺梗死或肺转移等。对 HVTT 患者,肝切除及癌栓的清除是唯一获得根治的希望,但只有一小部分有良好肝功能储备的患者能耐受手术切除。单纯癌栓清除可以防止肺栓塞或减轻癌栓引起的水肿、腹水等症状,但这样的手术效果短暂且有限,除非原发肿瘤能得到有效控制并能阻止癌栓进一步生长。即使手术能切除肿瘤及清除癌栓,预后依然很差,有报道认为术后预后与肝静脉癌栓的侵犯程度及是否伴有门静脉癌栓有关。手术技巧上,为控制出血及防止气栓形成,往往需行入肝或全肝血流阻断。复旦大学肝癌研究所吴志全等对手术进行改进,充分游离肝脏后,不阻断入肝或全肝血流,用手指控制肝上下腔静脉血流,经肝静脉断端或下腔静脉切口取栓,术式简单,对肝功能影响小,效果较好。

(7) 肝癌合并胆管癌栓的外科治疗:HCC 合并胆道癌栓的患者只要:①全身情况良好,无重要脏器严重功能障碍;②肝功能基本正常,无腹水;③肝内病灶局限于一叶或半肝内,胆管癌栓非弥漫性;④无远处转移,应尽早争取施行手术。手术治疗原则是切除肝脏肿瘤,解除胆道梗阻和清除胆道癌栓。

近年来常用的手术方式有以下几种。

1) 肝癌切除加胆道癌栓清除术:此式式是本病最为理想的术式,其疗效类似于未侵犯胆管的肝癌切除。它的优点在于:①切除了肝癌原发病灶,防止癌栓继续侵入胆管;②清除了胆管癌栓,解除了胆道高压,改善了肝脏功能;③使后续治疗得以顺利进行。

2) 肝癌切除加胆肠内引流术:若肿瘤已侵犯一侧肝门部,可行半肝切除,肝总管切除,行健侧肝管空肠 Roux-en-Y 吻合术。

3) 胆道探查取栓术:HCC 多伴有肝硬化,因肝硬化较重,结节样改变明显,有部分患者即使是手术中也未见肝脏肿瘤。还有相当一部分患者肿瘤较大或肿瘤侵犯第一、二肝门及周围重要血管,原发肿瘤无法切除,可行胆道切开取栓,引流减压。需要注意的是胆道单纯取栓时,可出现胆管出血,有时量很大,术中可用肾上腺素纱条压迫止血,同时行肝动脉结扎,T 管引流。

4) 肝动脉栓塞化疗(TAE)加胆道引流术:胆道癌栓与肝内原发灶接受同一动脉供血,因此 TAE 同时控制原发灶和胆道癌栓的生长,对肿瘤无法切除的患者也是一种积极的治疗方法。

5) 肝移植:在国外,小肝癌是肝移植的主要适应证,而大肝癌和手术无法切除的肝癌是否适合做肝移植尚存在争议。

(8) 姑息性外科治疗:尽管外科手术切除对肝癌的效果值得鼓舞,但临床上不能切除者占大多数,因此,切除以外的外科治疗有重要地位。切除以外的外科治疗称为姑息性外科治疗,分经血管和经手术的局部治疗。经血管的有肝动脉结扎(HAL),肝动脉插管药物灌注(HAI),门静脉插管药物灌注(PVI)及其合并应用。经手术的局部治疗包括冷冻治疗、术中微波、术中射频、术瘤内无水乙醇注射、氩氦刀等。姑息性外科治疗的远期疗效不仅不差甚至优于有残癌的姑息切除。综合和序贯治疗能够使一部分肝癌缩小,为今后的二期切除获得根治提供了机会。

(9) 肝癌的微创治疗:随着医疗技术和设备的飞速发展,腹腔镜肝脏外科以及经动脉栓塞化疗(CTA-CE)、射频毁损治疗(RFA)、经皮无水乙醇注射(PEI)、微波治疗(MCT)、外科冷冻和激光热消融(LTA)等肝癌局部治疗方法不断兴起,应用范围逐渐扩大,疗效不断提高,为外科治疗小肝癌提供了全新的微创外科手段,射频和微波都是有效安全的高温物理方法,对于小肝癌,尤其是伴有重度肝硬化的、或位于肝门区靠近大血管的小肝癌,疗效好且损伤小。对于大肝癌,术中反复多次并结合术后 TACE 应用,可提高疗效。RFA 治疗方法应用时间短,有待今后进行深入研究。微波除热凝固效应外,还有增强机体免疫功能作用。氩氦刀冷冻是一种只在刀尖冷冻,刀柄保持常温,唯一可用氦气解冻的微创靶向冷冻仪器。刀尖在 60 秒内温度降至-140℃,借助氦气又可使温度急速升至+20℃ ~ 45℃,这种冷热逆转疗法对肿瘤摧毁更为彻底,并可调控肿瘤抗原,激活机体抗肿瘤免疫反应。氩氦刀冷冻治疗肝癌的适应证同微波和射频,术中冷冻对直径>5cm 者也有效。腹腔镜微创外科对周边型小肝癌切除是一种简便有效的方法,但因视野小,出血不易控制,临床上尚难常规应用。

（10）肝癌肝移植:国内肝移植近年来有了较大的发展,累计的病例越来越多,疗效肯定的主要是肝胆系统良性终末性疾病。目前一致的意见是小肝癌做肝移植比小肝癌根治切除术后的 5 年生存率好或相近。Yamamoto 等对照研究日本国家癌症中心和美国匹兹堡医学中心的资料,其中伴有肝硬化的肝癌行肝切除者 294 例,行肝移植者 270 例,两组 1、3、5、10 年总体生存率相似。对伴有肝硬化的小肝癌或微小肝癌疗效确切,复发率也低。理论上肝移植彻底清除了肿瘤和肝内转移灶、最大限度地达到根治的要求,并且消除了肝癌产生的肝病背景。随着手术技术的成熟,免疫抑制药物的发展,肝移植作为肝癌治疗的一个重要手段,逐渐得到临床医师的认可和接受。肝癌肝移植手术指征的问题一直存在争论,国际上广泛采用 Milan 标准和 UCSF 标准,国内尚无统一的标准。复旦大学肝癌研究所提出在 UCSF 标准基础上适当放宽对肿瘤大小的限制,进而提出一个肝癌肝移植的新标准"上海复旦标准",即单发肿瘤直径≤9cm,或多发肿瘤≤3 个且最大肿瘤直径≤5cm,全部肿瘤直径总和≤9cm,无大血管侵犯、淋巴结转移及肝外转移。按照这一标准筛选肝癌肝移植病例,其术后 3 年生存率及无瘤生存率分别达到 80% 及 88%,与 Milan 标准无显著差别。但多入组病例 23%。"上海复旦标准"在不降低术后生存率及无瘤生存率的情况下,显著扩大了肝癌肝移植的适应证范围,使更多的肝癌患者从肝移植中受益,更符合中国国情。

肝癌的治疗注重个体化及序贯治疗。临床上,应结合患者一般情况,病灶部位和数量及肝脏体积,残肝大小,有无门静脉、胆道癌栓、远处转移及肝功能状况等综合分析,提倡以手术治疗为主的综合治疗原则:①能一期切除者首选手术切除,术前不行 TACE;

②不能切除者,行 TACE、PEI、RFA、免疫、中药治疗等,争取使肿瘤缩小后二期切除;③对于根治性切除后估计复发倾向较大者(如大肝癌、肿瘤与血管较近或血管内有癌栓),则采用手术切除附加肝动脉和(或)门静脉置泵(DDS),术中术后进行预防性或治疗性栓塞化疗;④对于术中发现多灶不能完全切除者,采用主瘤切除,子瘤无水乙醇注射或冷冻,术后继续进行 TACE 和(或)PEI;⑤对肿瘤大,术中游离肝脏困难,有可能因挤压致癌细胞血管内扩散或切缘有阳性可能者行冷冻后切除或加 DDS,术中检查不能切除者,行冷冻、DDS,术后予 TACE 及 PEI;⑥根治性切除术后复发者争取再切除。

一百年的肝癌治疗史上,外科治疗始终占有最重要的地位,将来肝癌外科仍将占重要地位,但肝癌治疗的模式和重点将有所改变。综合治疗是肝癌治疗的主要模式;腹腔镜下的小肝癌切除将明显增加;微创外科以及微创外科观念将受到更多的关注;肝移植的数量将逐渐增多;肝癌治疗的疗效将显著提高;癌细胞生物学特性的研究将成为重点。

第四节　继发性肝癌

继发性肝癌是指身体其他部位的恶性肿瘤转移到肝脏而形成的肿瘤。由于肝脏特殊的肝动脉、门静脉双重供血特点,肝脏成为肿瘤转移最常见的器官,人体近 50% 的其他脏器的恶性肿瘤可发生肝转移。Pickren 报道 9700 例尸体解剖,共发现 10 912 处恶性肿瘤,其中肝脏转移 4444 例,占 41.4%,是除局部淋巴结转移(57%)以外转移最多的器官。在我国继发性肝癌的发病率与原发性肝癌发病率相近;而在欧美发达国家则远较原发性肝癌多见,约为后者的 20 倍(13 ~ 65∶1)。恶性肿瘤发生肝转移者预后差,但随着外科技术的进步和治疗观念的改变,肝转移性肿瘤的预后有了改善,尤其是结直肠癌肝转移者术后 5 年生存率可达 20% ~ 40%。

全身各脏器的肿瘤均可转移到肝脏,最常见的转移途径是经门静脉和肝动脉。凡静脉血汇入门静脉系统的脏器如胃、肠、胰、胆囊、食管等的恶性肿瘤多循门静脉转移入肝,约占继发性肝癌的 30% ~ 50%。而肺、乳腺、肾脏、甲状腺、鼻咽等脏器的恶性肿瘤多经肝动脉转移入肝。另外,尚有少部分癌肿可直接浸润蔓延到肝脏或经淋巴道转移入肝,如胆囊癌、胃癌、胰腺癌、肠癌等。

【临床表现】

继发性肝癌的临床表现与原发性肝癌相似,但因无肝硬化,常较后者发展缓慢,症状也较轻。早期主要为原发灶的症状,肝脏本身的症状并不明显,大多在原发癌术前检查、术后随访或剖腹探查时发现。随着病情发展,肿瘤增大,肝脏的症状才逐渐表现出来,如肝区痛、闷胀不适、乏力、消瘦、发热、食欲缺乏及上腹肿块等。晚期则出现黄疸、腹水、恶病质。也有少数患者(主要是来源于胃肠、胰腺等)肝转移癌的症状明显,而原发病灶隐匿不现。

【实验室与影像学检查】

1. 实验室检查　肝功能检查大多正常,肝炎病毒标志常阴性,血清碱性磷酸酶、乳酸脱氢酶、γ-谷氨酰转肽酶常升高,但无特异性。AFP检查常阴性,少数胃肠肿瘤肝转移AFP可阳性,但浓度常较低,大多不超过200mg/ml。消化道肿瘤特别是结直肠癌肝转移者,CEA被公认具有一定特异性诊断价值,阳性率达60%~70%。对结直肠癌术后定期随访、及早发现肝转移具有重要意义。

2. 影像学检查　最常用者为超声显像。2cm以上肿瘤的检出率可达90%以上,但1cm以下肿瘤的检出率则较低,不超过25%;且容易漏诊、误诊,有时假阴性率超过50%。继发性肝癌在超声图像上表现为类圆形病灶,常多发。肿块较小时低回声多见,肿块大时则多为强回声,中心为低回声("牛眼症")。有时伴声影(钙化)。术中B超可发现直径3~4mm的极微小病灶,为目前最敏感的检查手段;并能帮助准确判断肿瘤与肝内主要管道(门静脉、肝静脉及肝管)的关系。CT检查敏感性高于超声,达80%~90%。特别是肝动脉造影CT(CTAP)被公认是目前最敏感的检查手段之一,能检出直径仅5mm的病灶。表现为类圆形或不规则低密度病灶。注射造影剂后,病灶增强远不如原发性肝癌明显,仅病灶周围少许增强。MRI的敏感性为64%~90%,对小于1cm微小病灶的检出率高于CT和B超。用AMI-25、钆(gadolinium)等增强MRI检查,可将敏感性提高到96%甚至99%,并能检出直径5mm病灶,几乎可与CTAP媲美,而无侵入性。

【诊断和鉴别诊断】

1. 诊断　①有肝外原发癌病史或证据;②有肝肿瘤的临床表现,血清学检查CEA升高,而AFP阴性,HBsAg阴性,影像学检查(B超、CT、MRI等)发现肝内实质占位(常散在、多发),呈继发性肝癌征象;③原发癌术中或腹腔镜检查发现肝实质占位并经活检证实。亚临床继发性肝癌的诊断则较困难。原发癌术中仔细探查肝脏,必要时术中B超,术后定期复查血清CEA等并结合B超、CT等检查,有助于亚临床继发性肝癌的及早发现。

2. 鉴别诊断

(1) 原发性肝癌:多有肝炎、肝硬化背景,AFP、乙肝或丙肝标志物常阳性,影像学检查肝内实质占位病灶常单发,有时合并门静脉癌栓。

(2) 肝海绵状血管瘤:发展慢,病程长,临床表现轻。CEA、AFP均阴性,乙肝与丙肝标志物常阴性,B超为强回声光团,内有网状结构,CT延迟像仍为高密度,肝血池扫描阳性。

(3) 肝脓肿:常有肝外(尤其胆道)感染病史,有寒战、高热、肝区痛、血白细胞总数及中性粒细胞数增多,超声、CT可见液平,穿刺有脓液,细菌培养多阳性。

(4) 肝脏上皮样血管内皮细胞瘤:是一种非常罕见的肝脏恶性肿瘤。其临床表现、血清学检查以及B超、CT等影像学表现都与继发性肝癌相似,临床上鉴别非常困难。尤其是原发癌隐匿的继发性肝癌,只能靠穿刺活检鉴别。穿刺组织第Ⅷ因子相关抗原阳性是其特征,为鉴别诊断要点。

【治疗】

继发性肝癌的自然病程与原发癌的生物学特性及肝脏受侵范围相关。肝脏受侵范围越大,预后就越差。如结肠来源的继发性肝癌其孤立性、局限性和广泛性转移的中位生存期分别为16.7个月、10.6个月和3.1个月。胃癌肝转移的中位生存期6.1个月,乳腺癌来源者6个月,而胰腺癌来源者仅2.4个月。笔者单位统计未经切除的继发性肝癌中位生存期5个月。其中来自结直肠者8个月,来自胃者3个月,来自胰者2.5个月。很少有长期生存者。Hughes等综合文献报道1650例未经治疗的继发性肝癌,仅发现14例存活5年以上,且其中仅4例是经组织学证实。

近年来随着诊断水平的提高,肝外科技术的进步以及肝动脉栓塞化疗、冷冻、微波、放射治疗、生物免疫治疗等多种治疗方法的综合应用,继发性肝癌的预后有了较大的改观。继发性肝癌的治疗主要有以下几种:

1. 手术切除

(1) 适应证:①原发癌可以切除或已经切除;②肝转移灶单发或局限一叶,或虽侵犯二叶但肿瘤数目不超过3个;③术前详细检查无肝外转移灶;④患者全身情况尚可,无严重心、肺、脑疾患,肝肾功能正常。

(2) 手术切除方式:继发性肝癌的切除方式与原发性肝癌相似,主要根据肿瘤大小、数目、位置及患者全身情况而定。因继发性肝癌患者多无肝硬化,可以耐受较大范围的肝脏切除,术中肝门阻断时间可以延长,必要时可达30~45分钟而无大碍。但单发小肿瘤,只需行局部或肝段切除,并保持切缘(>1cm)已够。因为扩大切除范围并不能改善预后,反而可能增加并发症甚至死亡的发生率。若肿瘤较大或局限性多发,局部或肝段切除不能保证一定切缘时,则行次肝叶或规则性肝叶切除。对身体条件好的年轻患者,若肿瘤巨大,必要时可行扩大肝叶切除。对根治性手术而言,术前详细的 B 超、CT 检查,必要时 CTAP 或术中 B 超以明确肿瘤大小、数目、位置、与肝门及肝内主要管道的关系,从而决定手术方式,力争做到安全、彻底。

(3) 手术时机:继发性肝癌的手术是同期还是分期进行,意见不一。有的学者认为一旦发现肝转移即应立即手术,否则可能延误治疗;有的则认为继发性肝癌的预后主要与肿瘤的生物学特性有关,主张行分期手术。笔者的观点是:若原发癌术时肝转移灶可切除、患者能耐受,则行同期手术;反之,则待原发癌术后 1~4 个月行分期手术。因为短时间推迟手术,病情并不会出现大的变化。适当延期可有充分的时间进行全面检查、评估,明确肝转移灶数目、大小、位置、有无肝外转移等,从而采取最佳治疗方案。克服了同期手术难以发现肝内微小隐匿病灶或肝外转移灶而盲目手术的缺点。

(4) 复发再切除:继发性肝癌术后复发是导致手术治疗失败、影响患者术后长期生存的重要因素。50%~70% 的结直肠癌肝转移患者术后 2 年内复发,约 20%~30% 的患者复发局限在肝内。复发后,手术切除仍是唯一可根治的手段。复发再切除的并发症、死亡率与第一次手术相似,1、3、5 年生存率可达 91%、55% 及 40%;而复发后未再手术者则极少长期生存。复发再切除的指征与第 1 次肝手术相同。据统计 10%~15% 的复发患者适合再切除。继发性肝癌复发再切除的逐步推广应用是近年继发性肝癌疗效进一步提高的重要原因之一。

(5) 手术切除的疗效:近年来随着诊断及外科技术水平的不断提高,继发性肝癌的手术切除率由过去的 5% 提高到 20%~25%,手术死亡率则由过去的 10%~20% 降到 5% 甚或 2% 以下,生存期也明显延长。Hughes 等统计 859 例结直肠癌肝转移手术切除后 5 年生存率为 33%。Scheele 等总结 469 例结直肠癌肝转移术后 3、5、10 年生存率分别为 45%、33% 及 20%。其中根治性切除的 5 年生存率达 39.3%。Nordlinger 等分析 1568 例结直肠癌肝转移术后 1、3、5 年生存率分别为 88%、44% 及 28%。这是迄今世界上 3 个最大系列报道。非结直肠癌肝转移的疗效也有了很大提高。Harrison 等报道 96 例来源于泌尿生殖道、软组织、胃肠道(非结直肠)等非结直肠癌肝转移病例术后 1、3、5 年生存率分别达到 80%、45%、37%,几乎和结直肠癌肝转移手术效果一样。最近,Ohlsson 等分析 1971~1984 年以及 1985~1995 年两段时间内结直肠癌肝转移术后手术死亡率由前段时间的 6% 降至近

期的 0%,5 年生存率由 19% 提高到 35%,复发再切除比例由 23% 提高到 52%。认为近年来围术期处理水平的提高、影像学技术(包括术中 B 超)的发展、肝外科技术的进步以及复发再切除比例的增多是继发性肝癌手术效果提高的关键因素。

(6) 影响手术疗效的因素:如原发癌分期、转移癌数目、术前 CEA 水平、切缘、无瘤期、输血多少等,但一直存有争议。一般认为,原发癌分期、转移瘤数目、切缘、无瘤期是影响继发性肝癌手术疗效的重要因素。原发癌 Dukes B 期、转移瘤数目不超过 3 个、切缘>1cm、无瘤期>2 年者其手术疗效好于原发癌 C 期、转移瘤数目超过 3 个、切缘<1cm、无瘤期<2 年者。

2. 切除以外的局部治疗 虽然外科手术治疗是继发性肝癌的首选治疗方法,但适合手术治疗的只占一小部分,大部分患者发现时已无手术指征。近年肝动脉化疗栓塞、无水乙醇注射、冷冻、微波、生物治疗以及中医中药等非手术治疗的发展和进步,特别是多种治疗方法的综合应用,延长了继发性肝癌患者的生存期,改善了他们的症状,也提高了他们的生活质量。

(1) 肝动脉化疗栓塞:肝动脉化疗栓塞适用于肿瘤巨大、多发而不能切除或肿瘤能切除但患者不能耐受手术,或作为术后辅助治疗。可延缓肿瘤发展,延长生存期,但远期疗效仍不尽如人意。国内有人报道肝动脉灌注化疗、栓塞治疗 118 例继发性肝癌,其 1~5 年生存率分别为 86%、42%、25%、7% 及 3%。国外报道 1、3、5 年生存率分别为 86%、31% 和 7%。鉴于肝转移性肿瘤尤其周边主要由门静脉供血,单纯肝动脉化疗栓塞难以使肿瘤完全坏死,经肝动脉、门静脉双重化疗并选择性肝叶段栓塞有可能提高其疗效。常用的化疗栓塞药有氟尿嘧啶(5-FU)、丝裂霉素(MMC)、顺铂(CDDP)、表柔比星(ADM)及碘化油、吸收性明胶海绵等。

(2) 瘤内无水乙醇注射:简便易行,对患者损伤小,有一定的疗效。国外有人用此法治疗 40 例继发性肝癌,56% 肿瘤完全坏死,3 年生存率达 39%。主要适用于肿瘤直径<5cm(最好<3cm)、肿瘤数目不超过 4 个。

(3) 冷冻、微波、激光:在临床上也取得了一定的疗效。如 Steele 等用冷冻治疗 25 例继发性肝癌患者,中位生存期 20 个月,7 例无复发。

(4) 放射治疗:能改善患者症状,延长生存期。国内有报道放射治疗继发性肝癌 36 例,1、2、3 年生存率为 55.6%、28.1% 及 9.7%。中位生存期 12 个月,且多属晚期病例。Sherman 等报道 55 例继发性肝癌放射治疗后中位生存期 9 个月。

（5）生物治疗及中医中药治疗：细胞因子如白介素-2（IL-2）、干扰素（IFN）、肿瘤坏死因子（TNF）及过继细胞免疫治疗如 LAK 细胞、TIL 细胞等均有增强机体免疫力，杀伤肿瘤细胞的效应。中医中药有调理机体抗病能力，扶正祛邪，改善症状，延缓生命的作用。

第五节　原发性肝肉瘤

原发性肝肉瘤是起源于肝脏间叶组织的恶性肿瘤，约占原发性肝肿瘤的 1%～2%，远较上皮来源的肝细胞癌少见。主要有血管肉瘤、纤维肉瘤、平滑肌肉瘤、未分化肉瘤、癌肉瘤和 Kaposi 肉瘤。

（一）肝血管肉瘤

最常见的肝脏间叶组织肿瘤，又名恶性血管内皮细胞瘤、血管内皮细胞肉瘤及库普弗细胞肉瘤。美国每年约有 25 例肝血管肉瘤报道，几乎均发生于成年人，且常于 60～70 岁之间发病。部分与接触二氧化钍、氯乙烯、砷化物等致癌物有关。

肿瘤常为多中心发生，呈界限不清的出血性结节，结节大小自数毫米至数厘米，有时可见海绵状瘤样结构区。有时瘤结节为灰白色，弥漫散布于全肝内。肝血管肉瘤以常侵犯肝静脉为特征，形成肺、脾、脑等处的转移，转移灶常表现为出血性结节。血管肉瘤组织学特点为间变的内皮细胞沿血窦或毛细血管浸润性生长，细胞呈多层或乳头状排列突向窦腔。窦间仍可见肝细胞小梁的存在。瘤细胞长梭形，核大，浓染，核仁小，胞浆嗜酸性，细胞周界不清，有瘤巨细胞形成。瘤组织常发生出血、坏死、纤维化。肝血管肉瘤与儿童期肝血管内皮瘤的区别在于细胞核的异型性、核分裂象较多见和瘤巨细胞的形成。

肝血管肉瘤最常见初始症状为腹痛和腹部不适，其他为腹部肿胀，进行性肝功能衰竭、体重降低、食欲缺乏和呕吐。由于肝血管肉瘤生长迅速，50% 发现时已有远处转移，故预后较差。不能手术切除者大多发现后半年内死亡，能手术切除者术后生存亦仅 1～3年，大多死于复发。该病对放疗和化疗不敏感。Penn报道 9 例行肝移植治疗的肝血管肉瘤患者，2 年生存率为 10%，无一例术后生存超过 28 个月。

（二）肝纤维肉瘤

发病年龄 30～73 岁，85% 为男性。症状大多非特异，可伴有严重低血糖，很少破裂出血。肿瘤可发生于肝包膜的间皮下层，因而梭形的肿瘤细胞类似腹膜的纤维恶性间皮瘤。据载肝纤维肉瘤最大者重 7kg，切面灰白色，有坏死及出血灶，有时有囊性退行变。显微镜下为梭形细胞成束状交错排列，端尖，有胶原及网状纤维与肿瘤细胞混杂，胞核深染而细长，有分

裂象。预后较差。

（三）肝平滑肌肉瘤

多见成年人。症状有上腹肿块、腹痛、消瘦。源起于肝静脉者可引起 Budd-Chiari 综合征，位于肝流出道者比肝内者预后更差，源起于肝圆韧带者则比肝内者好。切面淡红色伴黄色坏死区及暗红色出血区。可见细长的梭形细胞束交叉排列，胞浆轻微嗜酸性有纵纹，胞核深染细长，端钝，常见分裂象。免疫组织化学法对肿瘤的诊断很有帮助，Actin，HHF35 呈胞浆阳性；Vimentin 常呈弥漫阳性；约 1/3 的肝平滑肌肉瘤 Desmin 阳性。电镜示肌纤丝、胞浆内有致密小体及边缘致密斑。但电镜形态并不是诊断该肿瘤的必要条件。胃肠道和子宫平滑肌肉瘤常转移至肝脏形成转移性肝肉瘤肿瘤。原发性肝平滑肌肉瘤平均生存期20 个月，手术切除后预后较好。

（四）肝癌肉瘤

包含上皮组织和间叶组织的恶性成分，临床罕见，多伴有肝硬化。上皮和间叶组织恶变可混杂发生，也可单独同时发生于肝脏。

（五）肝未分化肉瘤

也称为肝胚胎性肉瘤，主要发生于 6～15 岁少儿。发现时大多已达 10～20cm，很少有包膜，分界清，质地软，切面呈囊性并可有胶冻样改变。镜下该肿瘤最基本组织学改变是肿瘤细胞呈胚胎间叶样分化特征，没有明确上皮性分化，瘤细胞呈长梭形、星形或纺锤形，轮廓不清，偶可见异形多核巨细胞形成，易见核分裂，间质为疏松的黏液样基质，有时可见囊性变。肿瘤细胞内外可见 PAS 阳性物，这些 PAS 阳性物为 α-抗胰蛋白酶。50% 肿瘤组织内有髓外造血，以及伴出血、坏死等。因该肿瘤分化幼稚，无论手术，还是化疗、放疗，患者常在一年内死亡。

（六）原发性肝 Kaposi 肉瘤

极少见，继发性的多见于 AIDS，肝内浸润是全身病变的一部分。

原发性肝肉瘤常无乙肝背景，血清标志物与影像学检查亦无特征性改变。诊断有赖于病理。但如疑及血管肉瘤则应避免穿刺活检，以免引起致命出血。

治疗以手术切除为主，因多数发病时病灶较大、病变范围广泛或有肝外转移，根治切除率低，化疗效果亦不敏感，肝动脉化疗栓塞可使部分病情得到控制。

第六节　肝脏良性肿瘤和瘤样病变

（一）良性肿瘤

根据组织学分类，来源于上皮组织的有肝腺瘤、

胆管腺瘤、胆管囊腺瘤、胆管乳头瘤病等；来源于间叶组织的有血管瘤、血管内皮瘤、淋巴管瘤、脂肪瘤、平滑肌瘤、血管平滑肌脂肪瘤、纤维瘤等；混合性的或其他来源的有畸胎瘤、间叶错构瘤等。限于篇幅，仅述及要者。

1. 海绵状血管瘤　是肝脏最常见的良性实质性肿瘤。尸检发现率为 0.4% ~ 7.4%。据复旦大学肝癌研究所 1990—1999 年 10 年间的资料，海绵状血管瘤占手术患者中良性实质性占位的 59.0%。本病可发生于任何年龄，多见于 30 ~ 50 岁。女性多见，男女比例为 1:5 ~ 7。

（1）病因：确切发病原因尚不清楚。多数学者认为由胚胎发育过程中血管发育异常所致，其生长是因为血管进行性的扩张而非增生或肥大。服用口服避孕药及妊娠的妇女血管瘤体积会增大，提示女性激素在海绵状血管瘤发展中具有促进作用。

（2）病理：可单发或多发。右叶多见。大小不一，最小的须在显微镜下确认，大者可达数十千克。肿瘤位于包膜下者呈紫红色或紫蓝色，表面光滑，可见有明显的血管分布，质软，有弹性感，可伴有局部质硬区。血管瘤切面呈海绵状，与周围肝组织分界清楚，但通常没有包膜，病灶内含有大量暗红色血液，局部可见血栓或机化的瘢痕块。镜下可见病灶由大小不等的血管腔道组成，覆盖有单层扁平内皮细胞，被厚薄不等的纤维间隔分隔，血管腔内有时可见血栓形成。部分血管瘤可发生退行性变；局部或弥漫性地出现胶原增加、玻璃样变，甚至钙化。

（3）临床表现：小于 4cm 的血管瘤通常没有症状，常因其他原因行影像学检查或手术时发现。大于 4cm 的肿块有 40% 的患者有症状，超过 10cm 者，则 90% 以上患者有症状。上腹不适及腹痛是最常见的症状，肿瘤巨大、压迫邻近脏器还可导致腹胀、畏食、恶心等。这些症状可以持续数日或数年。短暂的腹部急性疼痛史可因瘤内血栓形成或出血引起。这些症状都不具特征性，很多情况下可由伴发的胆石症、消化性溃疡等引起。血管瘤破裂引起急性腹腔内出血者罕见。多不伴肝炎、肝硬化等检验异常。

（4）影像学检查：超声显像小的血管瘤表现为强回声、边界清楚的占位性病变，但无声晕；大者可呈低回声或混合回声占位，可见网状结构；表浅者腹部加压时可见压陷；多普勒超声多为静脉血流。CT 平扫呈低密度灶，边缘光滑；增强后强化区由病灶边缘逐渐向中心推进；至延迟相时，病灶呈等密度填充。MRI T1 加权相呈低信号，T2 加权相呈高信号，且强度均匀，边缘清晰，与周肝反差明显，被形容为"灯泡征"。这是血管瘤在 MRI 的特异性表现。放射性核素血池扫描，延迟相呈过度充填。

（5）治疗：小血管瘤不需要治疗。若有明显症状，血管瘤大于 5cm，可手术切除。

2. 肝细胞腺瘤　是一种肝细胞来源的肝脏良性肿瘤。

（1）病因：肝腺瘤的确切发病机制仍不十分清楚。关于雌激素通过肝细胞表面受体直接诱导正常肝细胞转化的推测尚有争论，但动物实验表明雌激素是一种致瘤因子，能刺激肝细胞再生。根据国外资料，肝腺瘤还与糖尿病、肝糖原累积病（glycogen storage disease，GSD）和促进合成代谢的类固醇等有关。男性和儿童发病多与这些代谢性疾病有关。在 GSD 患者，可能的发病机制包括胰高血糖素/胰岛素失衡、细胞糖原过载和原癌基因的激活等。胰岛素依赖型糖尿病患者血胰岛素水平低、血糖高，可能和 GSD 有相同的致病途径。

（2）病理：多单发。切面颜色浅褐或黄色，有完整或部分包膜，病灶内常见出血或坏死。镜下见腺瘤细胞与正常肝细胞及高分化的肝癌细胞难以区分，细胞可较正常大，含有糖原或脂滴，呈增强的嗜酸性染色或透明细胞样改变。腺瘤细胞排列成索状，每层有 2 ~ 3 个细胞厚，被血窦所分隔，没有胆管、门静脉管道和中央静脉等结构。肿瘤与正常肝组织间由不同厚度的纤维包膜分隔，周围肝细胞被压缩。

（3）临床表现：多见于年龄超过 30 岁、有多年口服避孕药史的育龄妇女，最常见的症状是右上腹胀痛不适或扪及腹块。约 30% 患者肿瘤发生破裂，因突发剧烈腹痛而就诊，尤在月经期或经后短期内、孕期或产后 6 周内多见，重者可引起低血压、休克甚至死亡。5% ~ 10% 的患者无任何症状，因行影像学检查或外科手术而偶然发现。肝炎标志物和 AFP 为阴性，偶尔可以发现 AKP 或 GGT 轻度升高，多见于有瘤内或腹腔内出血患者。影像学较难与 AFP 阴性肝癌相鉴别。放射性核素血池扫描应用肝胆显像剂，如 99m-PMT（⁹⁹锝-吡多醛-5 甲基色氨酸）。因为腺瘤内胆管成分缺如，无法排泄此类物质，故延迟相常为高度放射性浓聚，其程度大于分化好的肝癌。

（4）治疗：对部分患者可先试行停药等措施，以观察肿瘤是否会缩小，但在观察期内应密切随访 AFP 及 B 超。值得注意的是有停药后肿瘤缩小以后仍发生癌变的病例报道。因肝腺瘤有发生破裂出血的倾向，对不能排除肝癌，或停药后肿瘤无明显缩小者，应手术切除。可选择肝切除或肿瘤剜出术。对于大的难以切除的肿瘤可先行肝动脉栓塞，防止肿瘤破裂或出血，待肿瘤体积缩小行二期切除。

（二）肝脏瘤样病变

主要有局灶性结节性增生、炎性假瘤、肝局灶性脂肪变等。

1. 局灶性结节性增生　局灶性结节性增生(focal nodular hyperplasia, FNH)是一种少见的肝细胞来源的肝脏良性实质占位性病变。居肝脏良性实质占位病变的第二位,仅次于肝血管瘤,但远较血管瘤少见。国外报道发病率为0.31%~0.6%。

(1)病因:尚无定论。过去认为它是一种肿瘤性病变。现在多数学者认为它是肝细胞对局部血管异常产生的一种非肿瘤性的增生性反应。在FNH病灶的中心区域可以发现不伴门脉及胆管的异常动脉,该动脉分支呈星状,将肿块分为多个结节。

(2)病理:常单发,也有多发。多数直径小于5cm,很少超过10cm。位于包膜下多见,并在肝表面形成脐凹,也可突出肝表面甚至成蒂状,切面一般呈浅棕色或黄白色,很少见出血或坏死。有清楚的边界,但无包膜。切面中央可见星状的瘢痕样纤维组织,形成间隔向四周放射而分隔肿块,这是FNH的特征性结构,瘢痕组织基底部可见与其相应部位不相符的异常增粗的动脉,该动脉随纤维间隔不断分支,供应各结节。镜下所见与非活动性肝硬化有相似之处。肝细胞再生结节被纤维间隔包绕,结节内肝细胞形态常有异常,成颗粒状或空泡状。正常的索状排列结构丧失,中央静脉缺失但有库普弗细胞的存在。大小不等的纤维间隔内含有增生的胆管、血管,并有明显的慢性炎性细胞浸润,可与腺瘤相鉴别。动脉或静脉的分支常出现内膜及肌层的增生,内膜下纤维化,管壁增厚,管腔狭窄、偏心甚至血栓形成。

FNH可以分成实质型和小血管扩张型两种类型。实质型多见,两种类型可见于同一患者。小血管扩张型病灶中央区的动脉小而多,可见到多发的扩张血管,类似血管瘤。

(3)临床表现:可发生于各年龄段,但20~50岁多见。生育期的女性多见,男女比例为1∶8~9。50%~90%的患者没有症状,在行影像学检查、外科手术或尸检中发现。症状多见于服用避孕药的女性患者,往往由较大的病灶引起,常见的如上腹不适、扪及腹块或疼痛,破裂出血非常少见。少数位于肝门区的肿块可因压迫门脉而产生门脉高压症状。一般没有肝炎或肝硬化背景。多数学者认为FNH不会癌变。

常规B超示肿块内部回声分布均匀,可有点线状增强,边缘清晰,无包膜。星状瘢痕检出率低,彩超则可显示病灶中央有粗大的动脉向四周呈星状放射,动脉血流流速高而阻力低,这是FNH特征性表现。CT平扫为低密度或等密度占位。增强后动脉期即出现快速、显著、均匀的强化,门脉期强化已消退,肿块呈低密度。43%~60%的患者可在肿块中央见到星状瘢

痕组织的征象,平扫呈稍低密度,增强后可不明显,但延迟相可呈高密度,这是由于造影剂在其中积聚而排泄缓慢之故。

(4)治疗:对于诊断明确的无症状的FNH可以进行密切观察。对难以排除肝癌者,仍需手术切除。

2. 炎性假瘤　炎性假瘤(hepatic inflammatory pseudotumor)是一种少见的由感染引起的局限性的良性增生性病变,各年龄段均可发病,男性多于女性。

组织学上病灶由纤维组织及肌纤维母细胞组织组成,伴大量炎症细胞的浸润,主要是浆细胞。纤维组织呈片层样排列,可以见到血栓性静脉炎表现。病灶可单发,部分为多发,大小从1~25cm不等,通常境界清楚,部分可有包膜。

症状轻微或不明显,病程较长。主要症状为发热(多为低热),上腹部不适或疼痛,体重减轻,有时可扪及腹块或肝大。CT可见形状不规则的边界清晰的病灶,不能被造影剂增强。MRI检查T1加权相为低信号,T2加权相为均匀性高信号,外周有信号较正常肝实质高、形状不规则、宽窄不等的晕环。

病灶可以缩小甚至消失,诊断明确而无严重症状者,可以随访。手术治疗多因有症状或恶性不能除外而施行。

3. 局灶性肝脂肪变　局灶性肝脂肪变(focal fatty change)是各种原因引起的,局部肝脏肝细胞内脂肪堆积所致。常见的诱因有酗酒、肥胖、营养不良、全肠外营养、化疗、糖尿病等。

病灶可为单发或多发,可以呈孤立的结节,也可表现为与肝叶或肝段解剖一致的不规则脂肪浸润。病灶外观为黄白色,而周肝正常,镜下见弥漫性的肝细胞脂肪变化。

患者就诊时多有近期过度酗酒史,或有血糖控制不佳的糖尿病等。肝功能检查可能有异常但无特异性。CT上病灶多呈非圆球形、接近水样的低密度占位,边界清楚,增强不如正常肝脏明显。对肝静脉或门静脉无侵犯或压迫,病灶内可见正常形态的管道结构通过。[99m]Tc硫胶不能显示占位性改变,因为病灶内库普弗细胞数目及功能正常。在纠正致病因素后,肿块可在一段时间内缩小甚至消失,随访CT,若有上述变化,则可明确诊断。治疗应针对原发病为主。

第七节　肝脏先天性、寄生虫性和感染性疾病

(一)肝囊肿

先天性肝囊肿(congenital hepatic cyst)并非是一个独立而明确的疾病,它包括一组在胚胎发育时期因

肝内胆管或淋巴管发育障碍所致的肝脏囊性病变。根据形态和临床特征,简单地将其分为孤立性肝囊肿(solitary nonparasitic cyst)和多囊肝(polycystic liver)两类。以往认为本病较少见,随着影像检查的广泛应用,先天性肝囊肿的临床检出率明显增加,已成为临床常见的肝脏良性疾病。

1. 临床表现　女性多见,男女比例为1:4。多数患者无任何症状,仅在做B超检查或腹部手术时发现。症状多因囊肿较大,牵拉肝包膜或压迫邻近脏器引起。常见的有上腹不适、隐痛、餐后饱胀、食欲减退、恶心、呕吐、上腹肿块等。巨大囊肿可引起呼吸困难,门静脉高压及黄疸等,但较少见。囊肿破裂或囊内出血、带蒂囊肿扭转可引起突发上腹疼痛。囊内发生感染则可出现畏寒、发热等。这些症状都可以在手术行囊肿切除或引流后得到根治。很少一部分肝囊肿伴发先天性的肝纤维化、门静脉高压、或进行性的肾单位损耗则预后不佳,终因肝功能、肾衰竭或相应并发症而死亡。体格检查的主要发现是触及肝大或右上腹肿块,有囊性感,表面光滑无压痛。巨大囊肿可见腹部明显膨隆。单纯的肝囊肿多无实验室生化检查异常。

B超声像图中的典型表现是:圆形或椭圆形的液性暗区,壁薄,边界清晰光滑,后壁及深部组织回声增强。CT显示肝囊肿为境界清楚的圆形或椭圆形低密度区,边缘清晰光滑,注射造影剂后病灶无增强,与周围肝组织对比明显提高。

临床上须与肝脓肿、肝棘球蚴病、血肿、巨大肝癌中心坏死液化及肝外腹腔内囊肿作鉴别。

2. 治疗　对于多数无症状、B超随访无明显变化的囊肿不需要治疗,只需定期观察。囊肿较大,压迫、挤压邻近脏器产生症状者可以考虑治疗。囊肿破裂或囊内出血、感染,或短期内生长迅速,疑有恶变需手术治疗。

(1) B超引导囊肿穿刺引流或注射硬化剂治疗:B超引导穿刺引流适用于囊肿表浅,或不能耐受手术的巨大囊肿患者。操作简单,创伤小,可在一定程度上缓解症状,但穿刺引流后短期内囊肿仍可增大,需反复治疗,并且容易引起感染。有报道尝试在穿刺抽液后注入无水乙醇或其他硬化剂进行治疗,目的在于破坏具有分泌功能的内壁细胞,但疗效仍不肯定。

(2) 手术治疗:可切除或引流囊肿,效果确切,复发少,若患者情况许可应作为首选。手术治疗包括囊肿开窗(揭顶)术、局部切除术和囊肿内引流术3种:①对于巨大的位于肝表面的孤立性囊肿、囊液清而无胆汁者,可选择囊肿开窗术,方法是吸尽囊液后切除位于肝表面的大部分囊壁,切缘缝合止血,术后分泌

的囊液将流入腹腔吸收,以后囊壁纤维化而治愈。注意切除囊壁的范围一定要足够大,以免复发;②有蒂囊肿并发扭转可能,或囊肿内有出血、感染、疑有恶变者,应行局部切除术;③囊液中若见胆汁成分,提示囊肿与肝内胆管相通,以往多行囊肿空肠Roux-en-Y吻合术,因有发生逆行感染的可能,目前已少用。现在主张在开窗引流后直视下用干纱布敷贴寻找囊壁上的小胆管开口后作缝补。

多囊肝合并肝纤维化、肝功能损害或进行性肾脏病变者一般不宜手术治疗,若因局部大囊肿引起症状时可行B超引导穿刺引流缓解症状。

(二) 肝包虫囊肿

包虫病(hydatid disease)又称棘球蚴病(echinococcosis),是我国西北地区常见的一种人畜共患的寄生虫病。导致人体致病的主要是细粒棘球绦虫(echinococcus granulosus,EG)和多房棘球绦虫(echinococcus multilocularis,EM),分别引起单房型或囊型棘球蚴病(cystic echinococcosis,CE)和多房型或泡型棘球蚴病(alveolar echinococcosis,AE)。CE和AE两型在病原、病理、临床表现、影像学检查、治疗和预后等方面均不相同。CE发病率高,囊肿呈膨胀性缓慢生长,临床表现为肝大,一般情况好。而AE呈浸润性生长,可侵犯邻近组织器官或转移至肺、脑等器官、酷似恶性肿瘤,预后差。

EG和EM的生活环境都是通过两个哺乳动物宿主完成:犬或狐、狼等为终宿主,羊和人为中间宿主。成虫寄生于终宿主小肠上,虫卵随粪便排出,污染动物皮毛、水源、蔬菜和土壤,虫卵被人吞食后在消化道中孵化发育为六钩蚴,穿过小肠壁,随门脉血流进入肝脏,大多数六钩蚴在此停留,进一步发育为CE或AE,少数可随体循环达到肺、脑、等脏器致病。

棘球蚴病以肝脏发病最多见。CE在肝脏产生的囊肿样病变,多数为单发,多见于右叶,包虫囊分内囊和外囊,外囊是宿主的组织反应形成的纤维包膜,内囊又可分为外面的角皮层和内面的生发层,生发层即为虫体本身,内含许多细胞,有显著繁殖能力,向囊内芽生形成生发囊与头节,生发囊有蒂与生发层相连,生发囊脱落即成为子囊,子囊又可产生子囊。包虫囊内含无色的蛋白囊液,具有抗原性。AE可在肝脏产生多发性包虫囊,肝脏呈结节状改变,质硬如软骨,剖面如蜂窝状,邻近肝组织纤维化或增生形成肉芽肿反应。

1. 临床表现　可发生于任何年龄的男性或女性。病程发展缓慢,感染至出现症状常在10年以上。CE的临床症状随肝脏病灶的部位和有无合并症而定。若包虫囊无继发感染或破裂等,患者可长期无症状,

巨大的肝包虫囊可引起上腹饱满或胀痛感,肝下缘的包虫囊肿可在肋下扪及边缘整齐的无痛性囊肿,光滑,有张力感。若肝包虫囊并发细菌感染,临床症状酷似肝脓肿,囊肿破裂入胆道可表现为轻重不等的胆绞痛、黄疸和荨麻疹,重者可发生急性化脓性梗阻性胆管炎。囊肿破入腹腔可出现腹痛和腹膜刺激征,腹膜吸收囊液可引起荨麻疹、休克等过敏反应。囊肿还可破入胸腔、肾、结肠或肾盂等而引起各种症状。囊肿破裂可导致种植扩散,引起继发性棘球蚴病,包虫呈多发性,手术根治困难。

AE患者亦可有较长的潜伏期而多年无症状,但一旦出现症状,多已发展至晚期,肝脏病变范围广伴肝功能损害,肝脏硬化,出现黄疸、腹水、门脉高压或继发性肺、脑转移。囊肿也可发生感染或破裂等并发症,引起相应症状。肝脏触诊质硬如软骨,表面有结节感,压痛轻或无。

X线:可示肝影增大,横膈抬高和膈肌活动受限。肝区可有弧形或环形弥散性的点、团状钙化。B超下囊形包虫囊肿呈球形、边界明确的液性暗区,囊壁有子囊附着,呈光点或小光团,囊内有光点游动或漂浮。泡型包虫囊肿显示为大块实质占位性肿块,边缘不清,内部结构紊乱,其中见液性暗区。CT:囊形包虫囊肿多为圆形或椭圆形的水样密度占位灶,囊壁薄而完整,母囊内出现子囊是其特征性表现,多个小囊充满内囊时呈多房状或蜂窝状改变。包囊壁可钙化呈弧形或蛋壳状。泡型棘球蚴病无上述特征,病灶边缘模糊,不规则,呈低或混合密度,可见广泛钙化,病灶中心可发生液化坏死,增强扫描病灶不强化。

2. 治疗　多可采用外科治疗,为防止术中囊肿破裂、囊液溢入腹腔引起过敏性休克,可于术前适量静滴皮质激素。显露包虫囊肿后用厚纱垫保护切口及周围脏器,以粗针穿刺吸除内容物后在确定无胆漏的情况下,向囊内注入4%~10%的甲醛溶液,等待6~8分钟以杀死头节,再用吸引器吸尽囊内容物,若内容物过于浓厚或含有大量子囊,可用匙掏尽。经处理后内囊塌陷,易与外囊分离,切开外囊壁,摘除内囊并用浸有10%甲醛溶液的纱布擦抹外囊壁以破坏可能残留的生发层、子囊、头节等,再以等渗盐水冲洗,确定外囊腔无出血或胆漏后将囊壁缝合,若存在胆漏应作缝补。

若包虫囊破入腹腔,应尽量吸除腹腔内囊液和囊内容物,并放置橡皮管引流数日。囊肿若破入胆管、胆囊,作胆囊切除、胆总管切开,清除包虫囊内容物后置管引流。

包虫囊肿合并感染的,子囊和头节多已死亡,可切开外囊壁,清除所有内容物,用双套管负压吸引、引流、配合抗生素治疗。

多房型肝棘球蚴病若病灶尚局限于肝叶或半肝,可以行半肝或部分肝切除。侵犯两叶或肝门及下腔静脉而无法切除者应以药物治疗为主。常用的药物有甲苯达唑和丙磺咪唑类等。

（三）肝脓肿

肝脓肿有细菌性和阿米巴性两大类。随着药物疗效的提高,穿刺引流脓液等技术的广泛应用,多数已不需要外科治疗。

1. 病因　细菌性肝脓肿常见致病菌,成人为大肠埃希菌、变形杆菌、铜绿假单胞菌,在儿童为金黄色葡萄球菌和链球菌。以经由血行感染和胆道上行感染最为常见。阿米巴性肝脓肿由溶组织阿米巴引起,多发生在阿米巴痢疾后数周或数月。

2. 临床表现　细菌性肝脓肿男性多见,其与女性之比约为2:1。中年患者约占70%。起病一般较急,通常在继某种先驱病变以后(例如急性胆道感染)又突然的寒战、高热及上腹部疼痛;病程较短,患者在短期内即显有重病容。体检可见肝脏肿大,且有显著触痛。重者可出现黄疸、肝功能异常。实验室检查见白细胞及中性粒细胞增高,ALT升高、碱性磷酸酶升高,重者胆红素升高、白蛋白下降。超声见边界不清的低回声区,脓肿形成后为液性暗区。CT为低密度区,其密度介于囊肿和肿瘤之间。B超引导下穿刺出脓液可确诊。阿米巴肝脓肿发展较慢。有发热、肝大及压痛。脓肿形成后常有弛张热。可有贫血,血清补体结合试验有诊断价值,B超引导下穿刺抽出巧克力样无臭脓液多可诊断。

3. 治疗　细菌性肝脓肿早期,可通过予以敏感抗生素,并加强支持治疗而得到控制。脓肿形成后可行穿刺抽脓或置管引流。对脓肿较大、非手术治疗未能控制或有并发症者可经手术切开引流。慢性厚壁脓肿亦可做肝叶切除。阿米巴性肝脓肿主要应用氯喹、甲硝唑和依米丁药物治疗,加上穿刺抽脓治疗。少数治疗无效者,手术切开引流。

（樊嘉　孙健）

第三十二章

胆道系统疾病

2

第一节　胆道系统的解剖和生理

（一）胆道系统的外科解剖

胆道系包括肝内和肝外胆管、胆囊和胆囊管。它起始于毛细胆管，其终末端与胰管汇合，开口于十二指肠乳头（图32-1）。

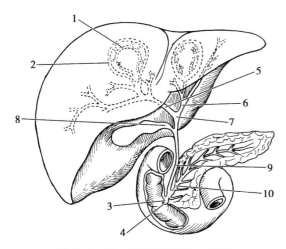

图 32-1　肝内外胆管的解剖示意图
1. 毛细胆管　2. 小叶间胆管　3. Vater 壶腹　4. 十二指肠乳头　5. 右肝管　6. 左肝管　7. 肝总管　8. 胆囊管　9. 胆总管　10. 胰管

1. 肝内胆管起自毛细胆管，继而汇合成小叶间胆管、肝段、肝叶胆管及肝内部分的左右肝管。

2. 肝外胆管从外科应用角度出发，肝外胆管包括右肝管、左肝管、肝总管和胆总管。

（1）右肝管位于肝门横沟的右侧，位置较深。由右前叶和右后叶胆管汇合而成，并接受来自尾状叶右尾叶突的小胆管。成人平均长度为 0.8（0.2~2）cm 左右。管径平均为 0.35cm。右肝管的解剖变异比左肝管多见，69.9%~73.3% 的人有右肝管，26.7%~30.1% 的人无右肝管。在后者，右前叶胆管以不同方位汇入肝门部胆管，前者可汇入右后叶胆管，亦可汇

入左、右肝管交汇处，甚至汇入左内叶胆管。实施胆管引流时应熟悉胆管的各种变异。

（2）左肝管位于肝门横沟左侧、门静脉左干横部下缘深面，多由左外叶胆管和左内叶胆管汇合而成，它与右肝管汇合前，还接受来自尾状叶左段的 1~2 支小胆管。左肝管平均长度为 1.6（0.2~3）cm，管径平均为 0.33cm。无左肝管者较少见，左外叶上段胆管可汇入左肝管，或汇入左外叶下段胆管与左肝管汇合处。

（3）肝总管在肝十二指肠韧带内向下右方向走行一段后，与胆囊管汇合。成人肝总管长约 3~4cm，管径约 0.5cm。

（4）胆总管位于肝十二指肠韧带的右侧缘内，肝固有动脉的右侧和门静脉的右前方。下行于十二指肠上部的后方，经胃十二指肠动脉的右侧斜向右下，在下腔静脉前方进入胰头和十二指肠降部之间的胆总管沟内，最后在十二指肠降部中 1/3 的后内侧与胰管相遇，两管平行或先汇合后斜穿十二指肠降部的后内侧壁而开口于十二指肠乳头。成人胆总管长约 7~9cm，管径 0.6~0.8cm。胆总管分为四段：①十二指肠上段：始于肝总管与胆囊管汇合处，止于十二指肠上缘。此段为施行胆总管切开探查术的部位；②十二指肠后段：行经十二指肠第一段后方；③胰腺段：在胰头后方的胆管沟内或实质内下行；④十二指肠壁内段。80%~90% 人的胆总管与主胰管汇合形成一共同通道，并膨大形成乏特（Vater）壶腹，另有 15%~20% 的胆总管与主胰管分别开口于十二指肠。在壶腹及其附近有括约肌环绕并突向肠腔内，使十二指肠黏膜突出形成十二指肠乳头。胆胰管最后借乳头小孔开口于十二指肠腔内。此处的括约肌有三部分组成，包括：①胆总管括约肌；②胰管括约肌；③壶腹和乳头括约肌，统称为奥狄（Oddi）括约肌，借其舒缩活动调节胆汁和胰液的排出。

腹腔动脉在胰腺上缘发出肝总动脉，在十二指肠球部上缘进入肝十二指肠韧带内，分出胃十二指肠动

脉后成为肝固有动脉,分出胃右动脉后,在肝门部分成肝右和肝左动脉,分别进入右半肝和左半肝。肝动脉变异多见。肝固有动脉可异位起始于肠系膜上动脉、腹主动脉等,肝左动脉可直接或另有一分支异位起始于胃左动脉,分别称迷走肝左动脉和副肝左动脉;肝右动脉亦可异位起始于肠系膜上动脉。由肝右动脉、肝左动脉或肝固有动脉还可发出肝中动脉,向上进入左侧肝门横沟,供应左半肝相应区域的血运。胃十二指肠动脉分出十二指肠上动脉、胰十二指肠上动脉,供应十二指肠上部和胰头部血运其主干在十二指肠球部下缘发出,成为胃网膜右动脉。

胆总管十二指肠上部静脉回流入肝,胆总管下部静脉回流入门静脉。

胆总管十二指肠上部的淋巴回流入网膜孔淋巴结,再向下经胰十二指肠上和胰十二指肠后淋巴结,汇合胆总管下半部分的淋巴,进入肠系膜上动脉周围淋巴结、门静脉后和腹腔动脉周围淋巴结,最后进入腹主动脉和下腔静脉间淋巴结。

3. 胆囊和胆囊管胆囊大多呈梨形,部分呈茄子形、葫芦形,长约 8～12cm,宽约 3～5cm,囊壁厚度平均 0.19cm。胆囊分为底、体、颈三部分。胆囊底部成圆形,有腹膜覆盖,其前方体表投影为右侧第 9 肋软骨与腹直肌外缘相交处,称为 Murphy 点。胆囊体部的上面借疏松结缔组织附着于胆囊床,两侧及下面均有腹膜覆盖。胆囊颈部较细,多呈"S"形弯曲,开始弯向前上方,继而转向右下方。胆囊体与胆囊颈之间有一突向后方的小囊袋状结构,称哈德门袋(Hartman's Pouch),是结石最常见的存在部位。胆囊管自胆囊颈向左后下方延伸,长度约 1.6～4cm,管径约 0.2～0.3cm。胆囊管近胆囊颈一段的黏膜皱襞与胆囊颈的黏膜相似,亦形成螺旋瓣,称海斯特(Heister)瓣,而近胆总管的一段内壁光滑。胆囊管一般呈锐角与肝总管汇合成胆总管,但异常汇合的情况较多见,胆囊管有长有短,亦有双胆囊管者,甚至缺如者;与肝总管的汇合点可高可低,高的在肝总管与右肝管的连接处,低的在十二指肠上缘或后方才与胆总管汇合,有的胆囊管绕过前方或后方在左侧与肝总管汇合,也有的直接开口于右肝管,此外也有副肝管注入胆囊的情况,在作胆囊切除时要特别注意这些胆囊管的变异,以避免误伤胆总管(图 32-2)。偶有细小胆管,位于胆囊床,与胆囊腔不通连,而可能与肝内胆管通连,称之为 Luschka 胆管。在胆囊管、肝总管和肝脏脏面之间形成的三角形区域,称胆囊三角(Calot 三角)。在此三角区内有肝右动脉及由它发出的胆囊动脉及胆囊淋巴结。胆囊动脉血供主要来自肝右动脉,胆囊动脉由肝右动脉分出后,

横过胆总管到达胆囊颈部,再分为前后两支分布到胆囊壁。5% 的人,胆囊动脉的解剖位置位于胆囊三角中。胆囊动脉的起源和行走位置变异较多,如胆囊动脉可起源于肝右动脉、肝左动脉、肝固有动脉、胃右动脉、胃十二指肠动脉、腹腔动脉或迷走的肝右动脉,甚或肠系膜上动脉,在肝总管或胆总管的前方或后方行走至胆囊。有时肝右动脉也可贴近胆囊直接分支进入胆囊壁内。这些胆囊动脉的变异,在手术时均须特别注意,以防误伤肝右动脉或肝总管等重要组织(图 32-3)。

胆囊浅静脉在胆囊颈处汇合成 1～2 支胆囊静脉,直接入肝或汇合肝总管和胆总管上部的小静脉后入肝。胆囊深静脉位于胆囊和肝之间的疏松结缔组织内,经胆囊窝入肝,大部分经肝方叶进入肝静脉。

胆囊壁内的淋巴管起始于固有膜深部及黏膜襞基底部,或毛细血管起始部的下方,然后注入胆囊淋巴结。胆囊壁的淋巴管网可分为深浅两层。浅层网位于胆囊的浆膜下层;深层网位于黏膜与肌层内。浆膜下淋巴管主要注入胆囊淋巴结,胆囊体左半淋巴亦汇入胆囊淋巴结;胆囊体右半淋巴则汇入网膜孔淋巴结。

胆囊和胆道系统的神经主要来自迷走神经的腹腔神经丛、交感神经和通过腹腔丛的副交感神经纤维,少部分来自右膈神经。胃切除术后迷走神经肝胆支的切断导致胆囊舒缩运动和分泌功能下降,是易发胆囊结石的原因。这些神经纤维伴随肝动脉的分支,经肝丛分布于胆囊和胆管。在肝门部,胆管周围的血管、淋巴管、腹腔神经丛纤维一同随胆管进入肝内的 Glisson 系统。入肝后随汇管区的血管和胆管分布,越来越细,直至单根神经纤维与胆管上皮、腺上皮、毛细血管内皮紧邻,调节胆管的吸收、分泌和毛细血管通透性。在胆管癌时癌细胞可经多种通道沿胆管周围淋巴管、血管和神经间隙,向肝内和肝十二指肠韧带内扩散和蔓延。

胆囊由黏膜、纤维肌层和外膜组成。黏膜由单层高柱状上皮和疏松结缔组织以及固有膜组成。胆囊黏膜皱襞之间的上皮有时陷入到固有肌形成陷窝,称黏膜窦或 Rokitansky-Aschoff 窦。在慢性炎症时黏膜窦数量加多,甚至深达纤维肌层或外膜。胆囊颈部黏膜上皮内含杯状细胞,固有膜内含黏液腺,慢性炎症时腺体增生,分泌黏液增多,是形成胆囊积水、白胆汁的病理生理基础。纤维肌层由平滑肌束和结缔组织组成。结缔组织中弹性纤维丰富,平滑肌由纵、横和斜不同方向的肌束交织成立体网架。外膜主要由一厚层结缔组织组成,内富含淋巴管、血管和神经。某些部位外覆浆膜。

2

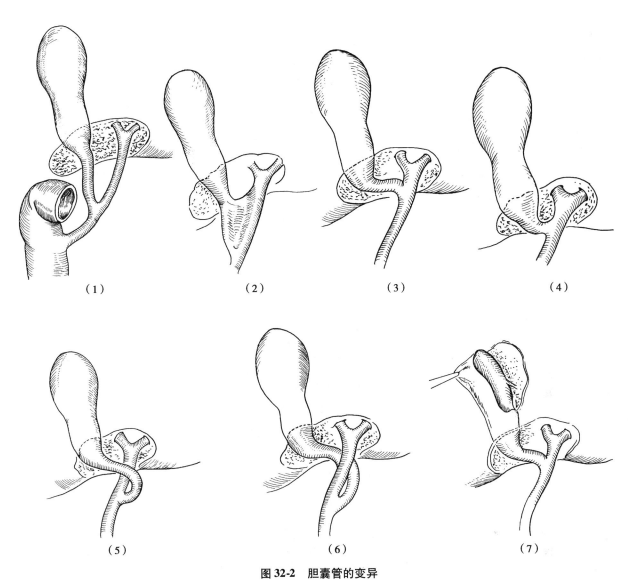

图 32-2　胆囊管的变异
(1)与胆肝管汇合点很低;(2)与肝总管间有粘连;(3)与肝总管汇合点高;(4)胆囊管很短甚或缺如;
(5)旋至前方在左侧与肝总管汇合;(6)旋至后方在左侧与肝总管汇合;(7)副肝管注入胆囊

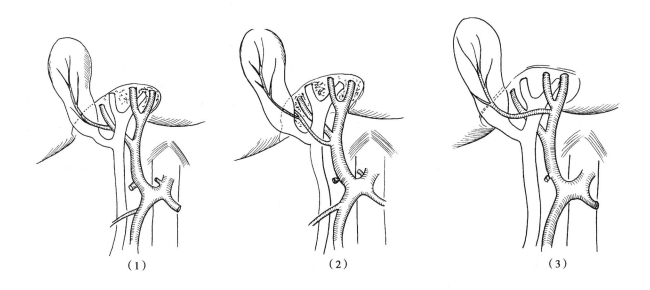

（1）　　　　　　　　　　（2）　　　　　　　　　　（3）

2

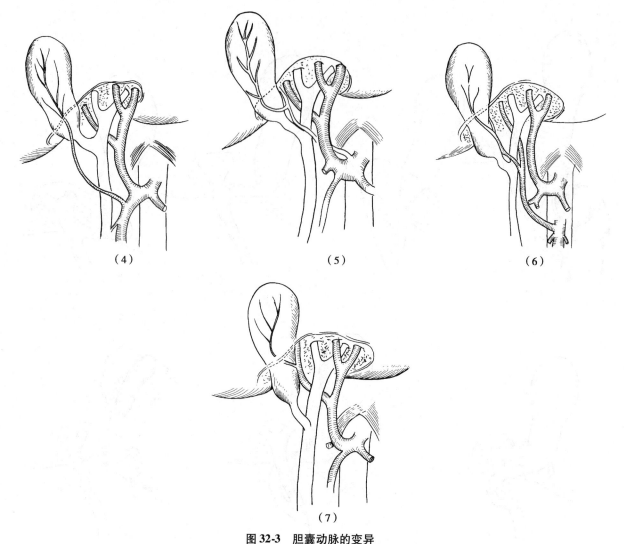

（4）　　　　　　　　　　（5）　　　　　　　　　　（6）

（7）

图 32-3　胆囊动脉的变异
（1）胆囊动脉多数来自肝右动脉;（2）来自肝固有动脉;（3）来自肝左动脉;（4）来自胃右动脉;
（5）来自腹腔动脉;（6）来自肠系膜上动脉;（7）来自肝右动脉

肝外胆管同样由黏膜、纤维肌层和外膜组成。黏膜由单层柱状上皮和疏松结缔组织以及固有膜组成。黏膜向管腔突起形成纵形皱襞,胆胰管汇合处黏膜形成绒毛状瓣膜皱襞,其内有肌肉组织,有防止胰液回流和控制胆汁流出的作用。胆管的纤维肌层主要为一层较致密的结缔组织,纤维的主要排列方向为环行。另外还含有少量散在纵行为主的平滑肌细胞,其含量随着离开末端距离的增加而下降,甚至消失。环行弹性纤维可以维持胆管壁张力与被动回缩的作用,而少量纵行平滑肌则在保持胆管的长度方面起活性作用。外膜为疏松结缔组织,富含血管、淋巴管和神经等。

（二）胆道系统的生理功能

胆道系统具有分泌、贮存、浓缩、输送胆汁和调节胆道压力的功能。

1. 胆汁的生成、分泌和代谢

（1）胆汁的成分和功能:成人每日分泌胆汁约800～1200ml。约3/4的胆汁由肝细胞分泌,1/4由胆管细胞分泌。胆汁中97%是水,其他成分主要有胆汁酸与胆盐、胆固醇、磷脂、蛋白质、胆色素、酶类、无机盐等。

胆汁呈中性或弱碱性,主要生理功能有:①乳化脂肪,促进脂肪、胆固醇和脂溶性维生素 A、D、E、K 的吸收;②胆盐有抑制肠内致病菌生长繁殖和内毒素形成的作用;③刺激肠蠕动;④中和胃酸等。

（2）胆汁分泌的调节:胆汁分泌受神经内分泌的调节。迷走神经兴奋,胆汁分泌增加,交感神经兴奋胆汁分泌减少。促胰液素、促胃液素、胰高糖素、肠血管活性肽等可促进胆汁分泌;生长抑素、胰多肽等则抑制胆汁分泌。促胰液素促进胆汁分泌的作用最强。胆汁分泌还受药物和食物的影响。

（3）胆汁的代谢:胆汁中有重要临床意义的是胆汁酸(盐)、胆固醇、胆色素、磷脂的代谢含量的变化。胆汁酸(盐)由胆固醇在肝内合成后随胆汁分泌至胆囊储存并浓缩。进食时,胆盐随胆汁排至肠道,其中95%的胆盐能被肠道(主要在回肠)吸收入肝,以保持胆盐池的稳定,称为肠肝循环。当胆盐的肝肠循环被破坏,胆汁中胆盐减少,或胆固醇增加,则胆固醇易于析出形成结石。

胆红素在肝内与葡糖醛酸结合,结合胆红素为可溶性,在肠道细菌的作用下脱去葡糖醛酸基,还原成为胆素原。其中10%~20%的胆素原经肠黏膜细胞重新吸收入肝,其中大部分(90%)以原形随胆汁排入肠腔,形成胆色素的肝肠循环。另有小部分(10%)的胆素原进入体循环,经肾小球滤过随尿液排出体外。如胆色素在肝内未与葡糖醛酸相结合,或当胆道感染时,大肠埃希菌所产生的β-葡糖醛酸酶将结合性胆红素水解成为非结合性胆红素,易聚结析出与钙结合形成胆红素钙,促发胆色素结石形成。

2. 胆管的生理功能　输送胆汁至胆囊和十二指肠,调节胆道压力。胆管还可分泌胆汁,毛细胆管在调节胆汁流量和成分方面起着关键作用。

空腹时或餐间 Oddi 括约肌的压力高于胆总管和胆囊管的压力,从而迫使胆汁流入胆囊。进餐后,胆囊收缩,括约肌松弛,胆汁排入十二指肠。当胆管梗阻,胆管内压力超过 1.96kPa(20cmH$_2$O)时即可抑制胆汁分泌和发生胆血反流。因此,在行 T 管造影或胆道冲洗时,注入压力不宜过高。

3. 胆囊的生理功能

(1) 浓缩储存胆汁:进入胆囊的胆汁,90%的水分被胆囊黏膜吸收,浓缩5~10倍后储存于胆囊内。

(2) 排出胆汁:通过胆囊平滑肌收缩和 Oddi 括约肌松弛来实现胆汁的排放。受神经系统和体液因素(胃肠道激素、代谢产物、药物等)的调节,CCK 是餐后胆囊收缩的主要刺激因子。

(3) 分泌功能:胆囊黏膜每天分泌约 20ml 黏液性物质,有润滑和保护胆囊黏膜的作用。胆囊管梗阻,胆汁中胆红素被吸收,胆囊黏膜分泌黏液增加,胆囊内积存的液体呈无色透明,称"白胆汁"。积存"白胆汁"的胆囊称胆囊积水。

(三) 胆道系统疾病的检查方法

胆道系统疾病的诊断离不开一系列检查技术,这些技术包括:

1. 超声检查具有安全、快速、简便、经济、图像清晰、分辨率高等优点,是胆系疾病首选的诊断方法。有彩超和内镜超声等。

(1) 彩超:彩超的功能有:①诊断胆道结石:结石的彩超表现为强回声光团伴声影。彩超能检出 2mm 以上的胆囊结石,诊断准确率达 95% 以上。肝外胆管结石诊断准确率为 80% 左右。胆总管下端因常受胃肠道气体干扰,其检查准确率降低;②鉴别黄疸原因:根据胆管有无扩张、扩张部位和程度,可对黄疸进行定位和定性诊断,准确率为 93%~96%。如肝内胆管显示,肝外胆管上段直径>5mm,中下段胆管>10mm,即表示胆管扩张。胆囊肿大、胆总管及以上胆管扩张,提示胆总管下端或壶腹部梗阻;肝内胆管扩张、胆囊空虚、胆总管不扩张,提示为肝门部胆管阻塞;如肝内外胆管均未扩张,多为非梗阻性黄疸。根据梗阻部位病变的回声影像可判别梗阻原因,结石呈强光团伴声影;肿瘤呈不均匀增强回声或低回声,不伴声影;③诊断其他胆道疾病:彩超还可诊断胆囊炎、胆囊及胆管肿瘤、胆道蛔虫、先天性胆道畸形等。并可在彩超引导下,行经皮肝胆管穿刺造影和引流。术中彩超检查则能发现深部不能扪及的结石和微小肿瘤,并可引导手术操作,指导手术取石,减少手术后结石残留率;对胆道肿瘤的范围、分期、血管受犯等情况,也能作出精确的判断。

(2) 彩色多普勒:彩色多普勒超声能显示脏器组织和病变的血流状况,显示动脉和静脉血流图像,并提供流速、流量、阻力、逆流和湍流等多种血流动力学信息。可测及肿块内血流而与结石相鉴别,对判断胆囊和胆管占位性病变的性质具有重要价值。当肝门部肿瘤侵犯周围血管致血管狭窄时,彩超可测及狭窄后湍流现象,借此可判断有无血管受犯。彩超对肝门部胆管癌的术前分期、判定肿瘤切除可能性等方面具有重要价值,优于 B 超。

(3) 内镜超声(endoscopic ultrasonography Eus):内镜超声既可通过内镜直视黏膜有无病变、取活检,又可清晰地显示管壁诸层及管壁外结构的病变;其分辨力高、不受胃肠道气体的干扰,可弥补 B 超的不足。内镜超声在中下段胆管癌、壶腹癌、胆囊颈部癌诊断中的应用具有较高价值。

2. X 线检查

(1) 腹部平片:15%的胆囊结石可在腹部平片上显示。如有胆道积气表示有胆肠内瘘或 Oddi 括约肌功能失常。瓷化胆囊可显示整个或大部分胆囊壁钙化。产气菌感染所致化脓性胆囊炎,胆囊壁内可出现气泡。

(2) 口服胆囊造影:口服碘番酸吸收后随胆汁排至胆囊,经胆囊浓缩后可显示胆囊影像。正常时脂餐后,胆囊影缩小至原来的1/2以上。如胆囊显影淡薄或不显影,或脂餐后收缩差,表示慢性胆囊炎或胆囊管不通畅。有胆囊结石、息肉、肿瘤时,表现为充盈缺损。双剂量造影,可提高诊断的准确性。但因准确性受多种因素影响,现已渐为超声检查替代。

(3) 静脉胆道造影:显影常不清晰,且受肝功能、血清胆红素水平等多种因素影响,现已很少采用,为PTC、ERCP和磁共振胆胰管成像(MRCP)所取代。

（4）经皮肝穿刺胆管造影(percutaneous transhepatic cholangiography,PTC):可清楚地显示肝内外胆管的病变部位、范围、程度,有助于黄疸的诊断和鉴别诊断。结果不受肝功能和血胆红素浓度的影响。通过造影管还可行胆管引流(PTCD)或置放胆管内支撑管治疗胆道良恶性狭窄。可有胆漏、出血、胆道感染等并发症。

（5）内镜逆行胰胆管造影(endoscopic retrograde cholangiopancreatography,ERCP):既可直接观察十二指肠及乳头部有无病变、取活检,还可通过造影显示胆管和胰管的解剖和病变情况。对胆道疾病,特别是黄疸的鉴别诊断有较高价值。但ERCP可诱发急性胰腺炎和胆管炎,术后应密切观察。ERCP亦可用于治疗,如行鼻胆管引流治疗胆道感染;行Oddi括约肌切开治疗Oddi括约肌狭窄,以及胆总管结石取石等治疗。ERCP用于诊断现已部分为磁共振胰胆管成像所替代。

（6）术中及术后胆管造影:术中经胆囊管插管、胆总管穿刺或置管行胆道造影,可了解有无胆管狭窄、结石残留及胆总管下端通畅情况。凡行胆总管T管引流或其他胆管置管引流者,拔管前应常规经T管或置管行胆道造影。

（7）选择性肝动脉造影:对鉴别胆道出血的病因很有帮助,必要时还可行栓塞治疗止血。

3. CT检查

（1）常规CT检查:包括平扫和增强。平扫时,可显示扩张的肝内外胆管的形态、程度和范围。肝内胆管结石视含钙量不同,大多能不同程度地显示,可观察其分布范围。增强扫描时,因胆囊和胆管内的胆汁与周围组织的密度对比更为明显,更容易显示胆囊结石和胆总管结石。胆囊壁不规则增厚、软组织块影强化、肝组织受侵犯、门静脉主干或分支癌栓等常是胆管癌的征象。肝叶肥大、萎缩、纤维化程度可为术前评估肝叶切除范围提供依据。

（2）螺旋CT胆道成像(Spiral CT Chlangiography,SCTC):经PTC、PTCD或ENBD导管在胆道内注入复方泛影葡胺后,进行螺旋CT扫描,使用容积重建(VR)和最大密度投影法(MIP)进行三维胆道重建,能清晰地获得肝内外三维胆道树图像,有助于胆道病变的定位和定性。

4. 磁共振检查

（1）常规MRI检查:在T_1WI上,胆汁一般呈低或无信号,胆囊腔和较大的胆管可以显示。在T_2WI上,胆囊和胆管内的胆汁呈明显的高信号,结石或肿瘤可因充盈缺损征象而显示。增强后胆囊壁和胆管壁强化呈高信号,肿瘤性病变也可强化,而腔内胆汁不强化呈低信号,对比更为明显。

（2）磁共振胆胰管造影(magnetic resonance cholangiopancreatography,MRCP):具有无损伤、无放射性、不受胆管分隔、肝功能和血清胆红素浓度的影响,对软组织分辨率高等优点,是胆道成像的首选方法。但MRCP不能区分胆管的高度狭窄与完全梗阻,在胆肠吻合口狭窄合并结石的病例成像效果不如PTC、ERCP,后者才是胆道成像的金标准。

5. 核素扫描检查 胆道系统最常用的示踪剂是^{99m}Tc标记的二乙基亚氨二醋酸(^{99m}Tc-EHIDA),其特点是显像快、图像清晰,患者受辐射剂量小,突出优点是在肝功能损伤,血清胆红素浓度升高时亦可应用。胆道梗阻时显像时间的延迟和延长,有助于黄疸的鉴别诊断。胆囊管梗阻时胆囊不显影。动态核素^{99m}Tc E-HIDA肝胆扫描胆道排泄试验-排空时间>45分钟,即对Oddi括约肌功能紊乱有诊断价值。

6. 胆道镜检查

（1）术中胆道镜检查:可了解胆管内有无肿瘤、结石残留、胆总管下端及肝内胆管主要分支开口有无狭窄等情况,并可用网篮取出结石及进行活检。

（2）术后胆道镜检查:术后经T管瘘道或皮下空肠盲袢行胆道镜检查、取石和组织活检。有胆管或胆肠吻合狭窄者可置入气囊行扩张治疗。

7. 正电子发射——断层扫描(PET-CT) PET-CT在胆道肿瘤的诊断和术前分期中的应用价值较高,尤其是对判断胆囊占位的良恶性、胆囊癌根治术后的有无复发和转移的比较精确,同时能精确显示意外胆囊癌行胆囊切除术后的肿瘤残余情况以及远处淋巴结和脏器的转移情况。一项研究对16名临床症状、影像学检查均提示良性胆囊病变的患者行FDG-PET,诊断胆囊癌灵敏度为80%,特异度为82%。其不足是检查费用昂贵,应根据患者个体情况来选择。

（刘厚宝 王炳生）

第二节 胆道先天性疾病

一、胆道闭锁

胆道闭锁是一种极为严重的疾病。如果不治疗,不可避免的会发展为肝硬化、肝衰竭以致死亡。其发病率在成活新生儿中约1/5 000～1/12 000,亚洲明显高于西方国家。一般认为无种族差异,尚未发现与之相关遗传因素,大约10%的病例合并其他畸形。1959年Kasai(葛西)首创肝门空肠吻合术治疗"不可治型"胆道闭锁,使疗效显著提高。近年来,肝移植治疗胆道闭锁已获成功,胆道闭锁的治疗已进入一个崭新的时代。

【病因】

迄今,对于病因尚无定论,临床上可以把它分成3组或者4组:

(1) 合并先天性畸形类的胆道闭锁:该类又可分为两型;合并畸形为先天畸形综合征的胆道闭锁(例如:多脾副脾综合征、猫眼综合征)或者合并孤立散发的畸形的胆道闭锁(例如:食管闭锁、肠闭锁)。

(2) 囊性胆道闭锁:肝外阻塞的胆道结构被囊肿代替。虽然囊肿都与肝内胆管相通,但是该类型胆道闭锁与合并梗阻的胆总管囊肿截然不同。

(3) 巨细胞病毒相关性胆道闭锁:该类型患儿存在显著的血清 CMV 阳性抗体,考虑围生期巨细胞感染导致胆道闭锁。

(4) 孤立型胆道闭锁:该类型患儿数量最多,但是该类型胆道闭锁患儿的发病时间、炎症程度以及胆管阻塞程度各不相同。

一些病例已经可以明确是在胎儿期发生的,在出生的时候梗阻情况已经出现,称作"发育性胆道闭锁"。它包括了第(1)和(2)组的病例。第(3)组病例梗阻的发生机制很可能是在围生期由于病毒介导的胆道系统闭塞。最常见的孤立性胆道闭锁是最难辨别病因的,因此被简单地定为不合并其他异常的胆道闭锁。它们有些是在最开始的时候发生的,另一些则是在围生期发生的。从近期研究结果来看,越来越多的理论支持胆道闭锁的发生起源于围生期获得性损伤。目前比较公认的观点是围生期胆道上皮的损伤,可能由病毒所激发,造成机体细胞免疫紊乱(以 T 细胞免疫为主),随之带来一系列病理改变,诸如肝脏纤维化、胆管上皮凋亡、细胞内胆汁淤积。

【病理】

胆道闭锁病理特征为肝外胆管表现不同程度的炎症梗阻,受累胆管狭窄、闭塞,甚至完全缺如。胆囊亦纤维化、空瘪或有少许无色或白色黏液。组织学检查示胆管存在不同阶段的炎症反应,大多呈纤维索状。纤维索位于肝门部的横断面上尚可见一些不规则的胆管结构,与肝内胆管相通,这些胆管结构即为 Kasai 手术的解剖基础。研究发现,肝内胆管亦存在与肝外胆管相似的损害,肝内、外胆管的同时累及又与 Kasai 手术的疗效及并发症密切相关。胆道闭锁的肝脏损害与新生儿肝炎相似,但前者汇管区纤维化及胆小管增生明显,具有一定的鉴别诊断价值。胆道闭锁按胆管受累而闭塞的范围可分为三个基本型。Ⅰ型为胆总管闭塞,约占 10%;Ⅱ型为肝管闭塞,占 2%;Ⅲ型为肝门部闭塞,即所谓"不可治型",约占所有病例

的 88%。根据远端胆管是否开放或肝门部病变差异,可再分亚型、亚组。

【合并畸形】

胆道闭锁的合并畸形比其他先天性外科疾病的发生率为低,各家报告相差较大,在 7%～32% 之间,主要是血管系统(下腔静脉缺如,十二指肠前门静脉、异常的肝动脉)、消化道(肠旋转不良)、腹腔内脏转位等。

【临床表现】

胆道闭锁的典型病例,婴儿为足月产,在生后 1～2 周时往往被家长和医师视作正常婴儿,大多数并无异常,粪便色泽正常,黄疸一般在生后 2～3 周逐渐显露,有些病例的黄疸出现于生后最初几天,当时误诊为生理性黄疸。粪便变成棕黄、淡黄、米色,以后成为无胆汁的陶土样灰白色。但在病程较晚期时,偶可略现淡黄色,这是因胆色素在血液和其他器官内浓度增高而少量胆色素经肠黏膜进入肠腔掺入粪便所致。尿色较深,将尿布染成黄色。黄疸出现后,通常不消退,且日益加深,皮肤变成金黄色甚至褐色,可因瘙痒而有抓痕。肝脏肿大,质地坚硬。脾脏在早期很少扪及,如在最初几周内扪及肿大的脾脏,可能是肝内原因,随着疾病的发展而产生门静脉高压症。

在疾病初期,婴儿全身情况尚属良好,但有不同程度的营养不良,身长和体重不足。疾病后期可出现各种脂溶性维生素缺乏,维生素 D 缺乏可伴发佝偻病串珠和阔大的骨骺。由于血流动力学状况的改变,部分动静脉短路和周围血管阻力降低,在心前区和肺野可听到高排心脏杂音。

【实验室检查】

血清胆红素水平持续不变或进行性上升,特别是当结合胆红素占总胆红素 50% 以上时,是诊断胆道闭锁最重要的实验室检查指标。有作者报道,当结合胆红素占总胆红素的 20% 以上,就应该开始评估。其他指标如 γ-谷氨酰转氨酶高峰值高于 300IU/L,呈持续性高水平或迅速增高状态对诊断有参考价值。谷丙转氨酶、谷草转氨酶及碱性磷酸酶等均没有特异性。

【早期诊断】

如何早期鉴别阻塞性胆管疾病,是新生儿肝炎综合征,还是胆道闭锁,是极为重要。因为从目前的治疗结果来看,手术时间在日龄 60 天左右者,术后胆汁排出率可达 82%～90%,黄疸消退率 55%～66%;如手术时间延迟,术后胆汁排出率为 50%～61%。由于患儿日龄的增加,肝内病变继续发展,组织学观察可见肝细胞的自体变性和肝内胆系的损害,日龄在 90～100 天者小叶间胆管数显著减少,术后黄疸消退亦明显减少,由此可见早期手术的必要性。

但要作出早期诊断是个难题,必须在内外科协作的体制下,对乳儿黄疸病例进行早期筛选,在日龄30~40天时期进行检查,争取60天以内手术,达到早期诊断和治疗的要求。对于黄疸的发病过程、粪便的色泽变化、腹部的理学检查,应作追迹观察,进行综合分析。目前认为下列检查有一定的诊断价值。

(一)血清胆红素的动态观察

每周测定血清胆红素,如胆红素量曲线随病程趋向下降,则可能是肝炎;若持续上升,提示为胆道闭锁。但重型肝炎伴有肝外胆道阻塞时,亦可表现为持续上升,此时则鉴别困难。

(二)超声显像检查

超声显像探及肝门部的三角形纤维块或肝门处囊性扩张是具诊断特异性的,但对于绝大多数Ⅲ型肝门部闭塞的诊断意义有限;多数B超仅提示胆囊较小或充盈不佳,胆总管1~2mm,很难判断是否存在管腔结构,手术中往往也发现胆总管存在,有或没有管腔,而闭锁最严重部位大多位于总肝管。

(三)^{99m}Tc-diethyl iminodiacetic acid(DIDA)排泄试验

经静脉注入^{99m}锝制剂后,如放射性核素积聚在肝内,肠道不显影,则提示胆道完全性梗阻,胆道闭锁可能性大,但这一检查结果也不是完全肯定,对于同时也存在梗阻性病变的婴儿肝炎综合征鉴别诊断作用不大,目前临床采用不多。

(四)十二指肠引流液分析

胆道闭锁患儿十二指肠液不含胆汁,化验示无胆红素或胆酸,理论上是可行的。但临床上多数儿科医师认为置管入十二指肠,一是比较痛苦,小儿配合有困难,二是如何保证导管进入十二指肠亦有一定难处。与通过临床判断(包括症状、生化检查及B超和核素检查的结果)比较,在诊断符合率上没有优势,大多数不采用。

(五)诊断性治疗

对于30天左右的胆汁排泄受阻的患儿,可以进行7天的实验性治疗,包括使用熊去氧胆酸和甲泼尼松(静脉)等,再次复查胆红素是否有所下降,如果明显下降,可以强烈提示婴儿肝炎综合征。

(六)剖腹或腹腔镜下胆道造影

对病程已接近2个月而诊断依然不明者,应剖腹或腹腔镜下胆道造影,如发现胆囊,做穿刺得正常胆汁,提示近侧胆管系统未闭塞,术中造影确定远端胆管系统。

(七)其他

亦有运用CT、ERCP或MRCP诊断胆道闭锁的报道,但与超声比较,在胆道闭锁的诊断方面,这些影像学诊断方法均并不具有诊断价值。

【治疗】

(一)外科治疗

Kasai根治术开创了"不可治型"胆道闭锁治疗的新纪元,直至目前,Kasai根治术仍然是胆道闭锁的首选手术方法,肝移植可用于晚期病例和Kasai根治术失败的病例。Kasai根治术强调早期诊断和治疗,手术年龄应在60天左右,最迟不超过90天。

Kasai根治术手术的关键是要彻底剪除肝门纤维块,此时操作最好在手术放大镜下进行,使剪除断面的侧面达门静脉入口的肝实质,纵向达门静脉后壁水平,切除肝门纤维块的深度是此手术的关键性步骤,过浅可能未达到适宜的肝内小胆管,过深损伤肝实质影响手术吻合处的愈合。一般切除肝门纤维块时肝表面上只保存很薄一层包膜;其次,对于剪除创面的止血要慎用电凝,特别是左右肝管进入肝实质处,此时压迫止血可以达到一定效果。胆道重建的基本术式仍为Roux-en-Y式空肠吻合术,目前各种改良术式结果并不理想。

术后最常见的并发症为胆管炎,发生率在50%,甚至高达100%。有些学者认为这是肝门吻合的结果,阻塞了肝门淋巴外流,致使容易感染而发生肝内胆管炎。不幸的是每次发作加重肝脏损害,因而加速胆汁性肝硬化的进程。应用三代头孢菌素7~19天,可退热,胆流恢复,常在第1年内预防性联用抗生素和利胆药。另一重要并发症是吻合部位的纤维组织增生,结果胆流停止,再次手术恢复胆汁流通的希望是25%。此外,肝内纤维化继续发展,结果是肝硬化,有些病例进展为门脉高压、脾功能亢进和食管静脉曲张。

(二)术后药物治疗

有效的药物治疗对于改善胆道闭锁肝肠吻合术后的预后极为重要。因为手术本身虽然可以延长患儿的生命,却不能逆转肝脏的损伤及进行性的肝脏硬化,大约70%左右的患儿最终需要肝移植才能长期生存。近年来认识到胆管和肝脏的免疫损伤可能与胆道闭锁的发病以及术后肝功能进行性恶化有关,使得通过药物辅助治疗改变疾病的进程成为可能。

1. 术后激素治疗皮质类固醇作为辅助治疗的主要组成部分,被认为可以明显的改善术后的生存质量,增加自体肝生存的年限。由于胆管炎本身的炎症性质以及相关的免疫机制异常可能与胆道闭锁的发病有关,从理论上讲,肝肠吻合术后可以使用药物(如类固醇)等来减少免疫介导的肝脏损伤、改善胆汁引流、减少反流性胆管炎的发生率。目前正在进行临床RCT研究证实。

2. 术后利胆药物的长期应用包括去氢胆酸、胰高血糖素、前列腺素 E2,熊去氧胆酸。其中熊去氧胆酸显著改善必需脂肪酸的缺乏,并能降低胆红素水平,目前作为常规使用获得良好疗效,尚未有副作用报道。临床上推荐口服熊去氧胆酸 10mg/(kg·d),术后进食即开始,一般维持 1～2 年,亦有口服终身的报道。

3. 术后预防性抗生素的应用 20 世纪 90 年代后 3 代头孢菌素成为主导,有时结合氨基糖苷类。3 代头孢通过被动分泌途径在胆汁中达到足够的浓度。

【预后】

随着肝移植的开展,胆道闭锁的预后得到极大改善。但是 Kasai 手术仍是目前外科治疗的一线选择。长期生存的依据是:①生后 10～12 周之前手术;②肝门区有一大的胆管(>150μm)③术后 3 个月血胆红素浓度<8.8mg/dl。在经验丰富的治疗中心,50%～60% 的患儿会有理想的胆汁引流,胆红素恢复正常(<20μmol/L),这些患儿的长期生存质量良好。而 Kasai 手术无效者(术后 2～3 个月即可判断),需要考虑进行肝移植。

对胆道闭锁的治疗究竟是直接进行肝移植,还是行 Kasai 手术无效之后再行肝移植,目前的看法是应根据病儿的情况综合考虑。Kasai 手术与肝移植是相互补充的:①病儿年龄小于 90 天,应先行 Kasai 手术,如病儿手术后没有胆流或仅有暂短胆汁引流,而且肝门部组织学检查显示胆道口径小,数量少,这些病儿不必行再次 Kasai 手术,因反复多次手术增加了以后肝移植的难度;②如病儿已大于 90 天且无明显慢性肝病,可先开腹解剖肝门部了解有无残留肝管,如发现有开放的残留肝管,则可作 Kasai 手术,否则应行肝移植;③如病儿就诊时已有明显的肝病如肝硬化及门静脉高压,则应行肝移植。即使 Kasai 手术后胆汁引流满意,黄疸逐渐减轻,也应长期进行密切随访,如出现慢性肝脏病变,则应尽快行肝移植。近年活体部分肝移植治疗胆道闭锁的报道增多,病例数日见增加,手术年龄在 4 个月至 17 岁,3 年生存率在 90% 以上。

(郑珊　沈淳)

二、胆管扩张症

胆管扩张症为较常见的先天性胆道畸形,以往认为是一种局限于胆总管的病变,因此称为先天性胆总管囊肿。于 1723 年 Vater 首例报道,1852 年 Douglas 对其症状学和病理特征作了详细介绍。一个多世纪以来,随着对本病认识的加深,近年通过胆道造影发现扩张病变可以发生在肝内、肝外胆道的任何部位,根据其部位、形态、数目等可分为多种类型,临床表现亦有所不同。本病在亚洲地区发病率较高,可发生在任何年龄,从新生儿至老年均有报道,由于产前超声

的开展,很多患儿在产前就得到诊断,75% 病例在 10 岁以前发病而得到诊断。女孩多见,女男之比大约为 3∶1。

【病因】

有关病因学说众多,至今尚未定论。多数认为是先天性疾病,亦有认为有获得性因素参与形成。主要学说有三种:

(一) 先天性异常学说

在胚胎发育期,原始胆管细胞增殖为一索状实体,以后再逐渐空化贯通。如某部分上皮细胞过度增殖,则在空泡化再贯通时过度空泡化而形成扩张。有些学者认为胆管扩张症的形成,需有先天性和获得性因素的共同参与。胚胎时期胆管上皮细胞过度增殖和过度空泡形成所造成的胆管壁发育薄弱是其先天因素,再加后天的获得性因素,如继发于胰腺炎或壶腹部炎症的胆总管末端梗阻及随之而发生的胆管内压力增高,最终将导致胆管扩张的产生。

(二) 胰胆管合流异常学说

认为由于胚胎期胆总管与主胰管未能正常分离,两者的交接处距 Vater 壶腹部较远,形成胰胆管共同通道过长,并且主胰管与胆总管的汇合角度近乎直角相交。因此,胰管胆管汇合的部位不在十二指肠乳头,而在十二指肠壁外,局部无括约肌存在,从而失去括约功能,致使胰液与胆汁相互反流。当胰液分泌过多而压力增高超过胆道分泌液的压力时,胰液就可反流入胆管系统,产生反复发作的慢性炎症,导致胆管黏膜破坏和管壁纤维变性,最终由于胆管的末端梗阻和胆管内压力增高,使胆管发生扩张。胰胆管造影亦证实有胰管胆管合流异常高达 90%～100%,且发现扩张胆管内淀粉酶含量增高。

(三) 病毒感染学说

认为胆道闭锁、新生儿肝炎和胆管扩张症的同一病因,是肝胆系炎症感染。在病毒感染之后,肝脏发生巨细胞变性,胆管上皮损坏,导致管腔闭塞(胆道闭锁)或管壁薄弱(胆管扩张)。但目前支持此说者已见减少。

【病理】

胆管扩张可发生于肝内、肝外的任何部位,基本上是囊状扩张和梭状扩张两种形态。常见型是胆总管囊状扩张,肝内胆管不扩张或有多发囊状扩张,而扩张以下胆管显著狭小,仅有 1～2mm 直径,胆管狭窄部位在胰外的游离胆总管与胰内胆总管的移行部,由于梗阻而致近侧胆管内压增高而导致囊形扩张和管壁增厚,合流形态为胆管→胰管合流型。胆总管梭状扩张病例的肝内胆管扩张至末梢胆管渐细,其狭窄部位在两管合流部和胰胆共通管的十二指肠壁内移行

部两处,由于梗阻而致共通管轻度扩张和胆总管梭状扩张,合流形态为胰管→胆管合流型。发病时胆管扩张明显,症状缓解时略见缩小。

按病程的长短,扩张管壁可呈不同的组织病理变化,在早期病例,管壁呈现反应性上皮增生,管壁增厚,由致密的炎症性纤维化组织组成,平滑肌稀少,有少量或没有上皮内膜覆盖。囊状扩张的体积不一,腔内液体可自数十毫升以至千余毫升。囊内胆汁的色泽取决于梗阻的程度,胆汁黏稠或清稀呈淡绿色,胆汁可以无菌,如合并感染,常为革兰阴性菌。炎性病变发展较突然者,甚至可引起管壁穿孔。可发现囊内有小粒色素结石存在。恶变率随年龄的增长而增加,小儿病例不足1%,而成人病例高达15%,病理组织学证明,以腺癌为多,在囊壁组织及免疫组织化学的研究中,发现胆管上皮化生与癌变相关。

胆管阻塞的持续时间决定肝脏的病理改变,在早期门脉系统炎性细胞浸润,轻度胆汁淤积和纤维化。在婴儿,胆管增生和小胆管内胆汁填塞,类似胆管闭锁所见,但病变是可逆性的。如果梗阻持续和(或)上行性胆管炎发生,则有胆汁性肝硬化,并可继发门静脉高压及其并发症,腹水及脾肿大也有所见。

【分类】

胆管扩张症的分类方法较多,现今可按扩张的部位,分为肝内、肝外和肝内外三大类型;又可按扩张的数目,分为单发和多发;按扩张的形态,分为囊状、梭状、憩室状等各种亚型;并可将合并的胰管异常、肝门狭窄、结石等一并作出表示。例如,多发性肝内胆管囊状扩张伴有结石,胆总管梭状扩张伴有胰胆管异常连接等。

【临床表现】

多数病例的首次症状发生于1~3岁,随着B型超声波检查的普及,确诊的年龄较以往提早,目前已有较多产前诊断的报道。囊状型在1岁以内发病几占1/4,其临床症状以腹块为主,而梭状型多在1岁以后发病,以腹痛、黄疸为主。

腹部肿块、腹痛和黄疸,被认为是本病的经典三联症状。腹块位于右上腹,在肋缘下,巨大者可占全右腹,肿块光滑、球形,可有明显的囊肿弹性感,当囊内充满胆汁时,可呈实体感,好似肿瘤。但常有体积大小改变,在感染、疼痛、黄疸发作期,肿块增大,症状缓解后肿块又可略为缩小。小的胆管囊肿,由于位置很深,不易扪及。腹痛发生于上腹中部或右上腹部,疼痛的性质和程度不一,有时呈持续性胀痛,有时是绞痛,病者常取屈膝俯卧体位,并拒食以减轻症状。腹痛发作提示胆道出口梗阻,共同管内压上升,胰液胆汁可以相互逆流,引起胆管炎或胰腺炎的症状,因

而临床上常伴发热,有时也有恶心呕吐。症状发作时常伴有血、尿淀粉酶值的增高。黄疸多为间歇性,常是幼儿的主要症状,黄疸的深度与胆道梗阻的程度有直接关系。轻者临床上可无黄疸,但随感染、疼痛出现以后,则可暂时出现黄疸,粪色变淡或灰白,尿色较深。以上症状均为间歇性。由于胆总管远端出口不通畅,胰胆逆流可致临床症状发作。当胆汁能顺利排流时,症状即减轻或消失。间隔发作时间长短不一,有些发作频繁,有些长期无症状。

近年的报告,由于获早期诊断者逐渐增多,发现梭状扩张者增多,有三联症者尚不足10%。多数病例仅有一种或两种症状。虽然黄疸很明显是梗阻性的,但事实上许多患者被诊断为肝炎,经反复的发作始被诊断。腹痛也缺少典型的表现,因此易误诊为其他腹部情况。肝内、外多发性胆管扩张,一般出现症状较晚,直至肝内囊肿感染时才出现症状。

Caroli病:Caroli于1958年首先描述肝内末梢胆管的多发性囊状扩张病例,因此先天性肝内胆管扩张症又称Caroli病,属于先天性囊性纤维性病变,认为系常染色体隐性遗传,以男性为多,主要见于儿童和青年。2/3病例伴有先天性肝纤维化,并时常伴有各种肾脏病变,如多囊肾等,晚期病例并发肝硬化门静脉高压症。按Sherlock分类,分为先天性肝纤维化、先天性肝内胆管扩张症、先天性胆总管扩张症和先天性肝囊肿四类,统称肝及胆道纤维多囊病。肝胆系统可同时存在一种或一种以上的病变。本病以肝内胆管扩张和胆汁淤积所导致的胆小管炎症和结石为其病理和临床特点,但由于临床症状常不典型,可起病于任何年龄,反复发作右上腹痛、发热和黄疸。在发作时肝脏明显肿大,待感染控制后随着症状的好转,则肝脏常会较快缩小。肝功能损害与临床症状并不成正比。起病初期常被诊断为胆囊炎或肝脓肿,如若合并有先天性肝纤维化或肝外胆管扩张症等其他纤维囊性病变,则症状更为复杂,可出现肝硬化症状、肝外胆道梗阻症状,以及泌尿系感染症状等。近年来由于超声显像和各种胆道造影技术等诊断方法的应用,可获得肝内病变的正确诊断,因此病例报道也日见增多,但往往将其他原因压迫所致的继发性胆道扩张也包括在内,从而使Caroli病的概念出现混乱。

【诊断】

本病的诊断可根据从幼年时开始间歇性出现的三个主要症状,即腹痛、腹块和黄疸来考虑。若症状反复出现,则诊断的可能性大为增加。囊状型病例以腹块为主,发病年龄较早,通过触诊结合超声检查,可以作出诊断。梭状型病例以腹痛症状为主,除超声检查外,还可行MRCP检查,才能正确诊断。

（一）生物化学检查

血、尿淀粉酶的测定，在腹痛发作时应视为常规检查，有助于诊断。可提示本症有伴发胰腺炎的可能。或提示有胰胆合流，反流入胆管的高浓度胰淀粉酶经毛细胆管直接进入血液而致高胰淀粉酶血症。同时测定总胆红素、碱性磷酸酶、转氨酶等值均升高，在缓解期都恢复正常。

（二）超声显像

具有直视、追踪及动态观察等优点。如胆道梗阻而扩张时，能正确地查出液性内容的所在和范围，胆管扩张的程度和长度，其诊断正确率可达94%以上。应作为常规检查的诊断方法。

（三）磁共振胰胆管显像（MRCP）

MRCP是近年快速发展起来的一种非介入性胰胆管检查方法，它能清晰显示胆管树的立体结构甚至胰管形态，即使在先天性胆管扩张症合并黄疸或急性胰腺炎时仍可进行检查，为术者制定手术方案提供了较理想的解剖学依据，目前临床上已经部分取代了ERCP的应用，其不足之处是部分病例的胰胆合流异常显示欠佳。

（四）术中胆道造影

在手术时将造影剂直接注入胆总管内，可显示肝内、外胆管系统和胰管的全部影像，了解肝内胆管扩张的范围、胰管胆管的反流情况，有助于选择术式和术后处理。

【并发症】

病变部的囊状扩张和远端胆管的相对狭窄所引起的胆汁引流不畅甚至阻塞是导致并发症的根源。主要并发症有复发性上行性胆管炎、胆汁性肝硬化、胆管穿孔或破裂、复发性胰腺炎、结石形成和管壁癌变等。

【鉴别诊断】

在婴儿期主要应与胆道闭锁和各种类型的肝炎相鉴别，依靠超声检查有助于诊断。在年长儿应与慢性肝炎相鉴别。往往在第一次发作有黄疸时，可能被误诊为传染性肝炎，对于梭状型胆管扩张，或触诊肿块不清楚者，尤其如此。较长期观察和反复多次进行超声检查和生化测定，常能明确诊断。

【治疗】

症状发作期的治疗，采取禁食2~3天，以减少胆汁和胰液的分泌，缓解胆管内压力。应用解痉剂以缓解疼痛，抗生素3~5天以预防和控制感染，以及相应的对症治疗，常能达到缓解症状的目的。鉴于其频繁的发作和各种并发症，宜及时进行手术治疗。

（一）外引流术

应用于个别重症病例，如严重的阻塞性黄疸伴肝硬化、重症胆道感染、自发性胆管穿孔者，待病情改善后再作二期处理。

（二）囊肿与肠道间内引流术

囊肿空肠 Roux-en-Y 式吻合术，但仍存在胰胆合流问题，因而术后还是发生胆管炎或胰腺炎症状，甚至需要再次手术，且术后发生囊壁癌变者屡有报道。所以目前已很少采用。

（三）胆管扩张部切除胆道重建术

切除胆管扩张部位以及胆道重建，可采用肝管空肠 Roux-en-Y 式吻合术，主要的是吻合口必须够大，以保证胆汁充分引流。目前腹腔镜下操作进行胆管扩张部切除、肝管空肠 Roux-en-Y 式吻合术已广泛应用于临床，其疗效也已达到开放手术的效果。

至于肝内胆管扩张的治疗，继发于肝外胆管扩张者，其形态系圆柱状扩张，术后往往可恢复正常。如系囊状扩张则为混合型，肝外胆管引流后，不论吻合口多大，仍有肝内胆管淤胆、感染以致形成结石或癌变，故肝内有局限性囊状扩张者，多数人主张应行肝部分切除术。

Caroli 病的治疗：以预防和治疗胆管炎为主，长期应用广谱抗生素，但治疗效果一般并不满意。由于病变较广泛，所以外科治疗也时常不能成功。如病变限于一叶者可行肝叶切除，但据报道能切除者不足1/3病例。长期预后极差，随着目前肝移植成功率的提高，本病已有根治的病例报道。

胆管扩张症根治术后，即使达到了胰液和胆汁分流的目的，但部分病例仍经常出现腹痛、血中胰淀粉酶增高等胆管炎或胰腺炎的临床表现，此与肝内胆管扩张和胰管形态异常有关。症状经禁食、抗炎、解痉、利胆后可缓解，随着时间推移，发作间隔逐渐延长。长期随访80%病例得到满意效果。

（郑珊　沈淳）

第三节　胆管损伤

胆管损伤主要由于手术不慎所致，是一种严重的医源性并发症，90%发生在胆囊切除术等胆道手术。综合国内外文献报道，剖腹胆囊切除术（OC）的胆管损伤发生率约为0.1%~0.3%，腹腔镜胆囊切除术（LC）的胆管损伤发生率约为OC的2倍。随着胆囊结石发病率的上升、腹腔镜胆囊切除术的推广应用以及部分单位采用小切口胆囊切除术，胆管损伤的病例比以前有所增加。一部分胆管损伤病例虽可在手术的当时被发现而及时处理，但常可因处理不够恰当，为后期的处理带来许多不必要的麻烦。尤其不幸的是大部位病例常在手术后才发现，造成处理上的困难，也影响了治疗的效果。不少患者遭受多次手术痛苦或终身残疾(胆道残废,biliary cripple),甚至失去生命。

【原因】

胆管损伤大多数发生在胆囊切除过程中。胆总管探查、肝脏手术、十二指肠憩室手术所致的胆管损伤也偶有发生。肝门部胆管和胆总管上段的损伤,多发生在胆囊切除术,LC多于OC;胆总管下段的损伤,主要发生于胆总管、胃和十二指肠的手术。尚有少数发生于胆总管切开探查术后(如胆总管剥离太多,以致影响管壁的血供,或机械性损伤等)。腹部损伤直接造成胆管损伤者甚为少见。

分析胆囊切除术时造成胆管损伤的原因和类型可大致归纳为以下几种:

1. 解剖因素　文献报道肝外胆管和血管解剖变异的发生率超过50%,尤以胆道变异多见。

胆道变异主要有两个方面:①右肝管的汇合部位异常:副右肝管多见;②胆囊管与肝外胆管汇合部位异常。

一般认为胆囊管缺乏或直接开口于右肝管、副肝管开口于胆囊管以及肝外胆管管径细小者均对手术构成潜在危险,术者对此应有足够认识和准备。

(1) 胆囊管解剖变异:包括胆囊管的数目、长度、汇入肝外胆管部位及汇合形式等多种变异(图32-2)。

一般胆囊管只有1条,个别报道有胆囊管缺如或2~3条胆囊管。胆囊管过短或缺如者,特别是在病变情况下胆囊颈与胆总管粘连时,术中误将胆总管作为胆囊管而切断,或在分离胆囊颈和壶腹部时易损伤黏着的肝外胆管前壁或侧壁;在结扎胆囊管时过于靠近胆总管,致使结扎部分胆总管壁而致胆总管狭窄。

胆囊管绝大多数(96%)汇入胆总管,少数(4%)汇入右肝管或副肝管。胆囊管汇入胆总管的部位多在肝外胆管中1/3范围内(65%以上),下1/3者次之(25%以上),上1/3者较少。胆囊管多以锐角汇入胆总管右壁(60%以上),其他变异型有胆囊管与肝总管并行于右侧一段后汇入胆总管,胆囊管斜经肝总管后方而汇入胆总管左壁,胆囊管潜行于并汇入肝总管后方,胆囊管汇入肝总管前方等。

胆囊管本身的种种变异是增加胆囊切除术复杂性的重要解剖学因素,在合并其他病变的情况下此种变异可使情况更为复杂,可能在判断和识别上造成困难而致错误的处理。如与肝总管并行低位开口于胆总管下段的胆囊管,未解剖清晰即行钳夹切断会造成胆总管损伤,若胆囊管汇入走行位置低的右肝管,在分离胆囊与肝门部结缔组织时可误将右肝管切断。在胆囊切除术中分离胆囊管时必须追溯至胆囊管汇入胆总管处,认清胆囊管与胆总管及肝总管的关系之

后,方可切断。

(2) 副肝管变异:副肝管是肝内外胆道中最复杂而且最常见的解剖变异之一,随着磁共振胆道成像(MRCP)的不断普及和腹腔镜胆囊切除术(LC)的广泛开展,副肝管的诊断及其临床意义越来越受到重视。副肝管的认识为各种胆道手术,特别是LC的顺利开展提供了详细的胆道解剖和变异资料,在预防胆管损伤及其他胆道并发症的发生中起了重要作用。副肝管多位于胆囊三角或肝门附近,与胆囊管、胆囊动脉、肝右动脉的毗邻关系密切,胆囊切除术或肝门区手术时容易受到损伤。根据其汇入肝外胆管的部位不同,分为三种类型:

1) 汇接于肝总管或胆总管:副肝管开口越低,越接近胆囊管开口,则胆囊切除时被损伤的机会越大;低位开口于胆总管右侧的副肝管,若不加注意,可能被误认为是胆囊管的延续或粘连带而被切断。

2) 汇接于胆囊管:开口于胆囊管的右侧副肝管,在首先切断胆囊管的逆行法胆囊切除术,常被认为胆囊管而被切断,或当胆囊管被切断后才发现连接于其上的副肝管。

3) 胆囊副肝管:副肝管始于胆囊邻近之肝组织直接开口于胆囊,胆囊副肝管在作胆囊切除时必定被切断。

副肝管损伤所致胆漏在术中常难发现,细小的副肝管损伤后胆漏,经一段时间引流后漏胆量逐渐减少以致停止,不会遗留严重后果。但若腹腔未放置引流或引流不充分,胆汁聚积于肝下区及胆总管周围,可引起胆汁性腹膜炎、膈下感染,日久可致胆管狭窄。

副肝管虽然常见,但其出现并无一定的规律性,主要依靠手术时的细心解剖,对未辨明的组织,绝不可贸然结扎或切断,以避免损伤副肝管。术中胆道造影对确定副肝管的来源、走向、汇合部位等很有帮助。近年来,国外许多医院在腹腔镜胆囊切除术中常规做胆道造影以发现可能存在的胆管变异。

对不同类型的副肝管损伤,在处理上应分别对待。若副肝管管径较细,其引流肝脏的范围有限,被切断后只需妥善结扎,防止胆汁漏,并无不良后果。多数副肝管可以结扎。对管径较粗的副肝管被切断后则应作副肝管与肝外胆管端-侧吻合或肝管-空肠吻合。

(3) 肝管变异:具有临床意义的肝管变异主要是一级肝管在肝门区汇合方式的变异。肝门区胆管的解剖主要受右肝管变异的影响,较少来自左肝管变异。最常见的右肝管变异是肝右叶段肝管分别开口于肝总管而不形成主要的右肝管,在这种分裂型右肝管中可能有一支段肝管开口于左肝管,最多见为右前

叶肝管(占51%),其次为右后叶肝管(占12%)。由于右肝管有部分收纳变异的前、后叶肝管及右前叶下部胆管,在行左半肝切除术时,应分别在上述异位肝管汇入点左侧结扎切断肝管。在作右半肝切除时,应在肝切面上妥善处理上述可能出现的肝管。上述肝管变异,事先很难发现,若在开口处切断左肝管,则将切断异位开口的肝管。左肝管在肝门部的解剖较恒定,很少无左肝管,但左内叶段肝管与左肝管汇合的变异较常见。如左内叶肝管汇入左外上段肝管、左外叶上与下段肝管汇入处,其中一些变异在作左侧肝段切除术时肝切面不当会导致损伤。术中胆道造影有助于判别变异的肝管。

(4) 血管变异:肝右动脉和胆囊动脉变异,是胆囊切除术术中出血的主要原因之一,盲目止血则易导致胆管损伤。

2. 病理因素 包括急慢性或亚急性炎症、粘连;萎缩性胆囊炎;胆囊内瘘;Mirizzi综合征;胆囊颈部结石嵌顿及慢性十二指肠溃疡等。

3. 思想因素 对胆管损伤的潜在危险性认识不足、粗心大意,盲目自信,多在胆囊切除手术很顺利时损伤胆管。过分牵拉胆囊使胆总管屈曲成角而被误扎。

4. 技术因素 经验不足、操作粗暴;术中发生大出血,盲目钳夹或大块结扎,损伤或结扎了胆管;胃和十二指肠手术时损伤胆总管。

5. 腹腔镜胆囊切除术胆管损伤的原因

(1) 操作粗暴,套管针及分离钳扎破、撕裂胆管。

(2) 分断胆囊管及胆囊颈时,电灼误伤或热传导损伤胆管。

(3) 将较细的胆总管误断。

(4) 胆道变异,主要是胆囊管与胆管、肝管的关系异常及出现副肝管引起的损伤。

(5) 断胆囊管时,过分牵拉胆囊颈引起胆管的部分夹闭而狭窄。

(6) 盲目操作,如出血时盲目钳夹,对重度粘连引起分离难度及变异、变形估计不足。

胆管损伤的类型:

(1) 单纯性胆管损伤:占70%以上。

(2) 复合性胆管损伤:即右上腹部胃切除等手术,损伤胆管外的同时又损伤了胰管,甚至大血管,病情特别严重,死亡率较高。

(3) 损伤性质:误扎、钳夹伤、撕裂伤、切割伤、穿通、灼伤和热传导伤以及缺血性损伤等。

(4) 损伤程度:胆管壁缺损和横断伤。

复杂胆管损伤:是相对概念,通常包括:

(1) 高位胆管损伤;

(2) 复合性胆管损伤:同时损伤其他脏器(如伴有胰腺损伤的胆总管下段损伤),甚至大血管,术中大出血。

(3) 伴有严重腹腔感染的胆管损伤等。

(4) 因胆汁漏、反复炎症或初次或多次手术修复失败,形成损伤后胆管狭窄。

胆管损伤后狭窄的分型(Bismuth分型):

Ⅰ型:低位肝管狭窄,肝管残端>2cm以上。

Ⅱ型:中位肝管狭窄,肝管残端<2cm。

Ⅲ型:高位肝管狭窄,肝总管狭窄累及肝管汇合部,左右肝管尚可沟通。

Ⅳ型:超高位肝管狭窄,肝管汇合部缺损,左右肝管尚不能沟通。

【病理】

胆管损伤大多位于肝总管(邻近它与胆囊管的汇合处),约有10%位于左右肝管汇合部或更高。在损伤部位(损伤可为完全断裂、部分缺损或结扎)发生炎症和纤维化,最后引起狭窄和闭塞。狭窄近侧的胆管发生扩张、管壁增厚;远侧胆管也有壁增厚,但管腔缩小,甚至闭塞。近侧胆管内胆汁几乎都有革兰阴性肠道细菌的感染,引起反复发作的胆管炎。胆管狭窄的另一后果是肝脏损害。胆管持续阻塞时间超过10周后,肝细胞即发生不可逆和进行性的损害。胆管狭窄并发反复的胆管炎的结果是肝小叶内出现再生结节,导致肝硬化。Scoble报道457例胆汁性肝硬化患者,有1/3是在胆管梗阻后12个月内即发生肝硬化的。在伴有胆外瘘的患者,肝脏损害虽可较轻,但因经常丧失胆汁,可引起营养和吸收方面的问题。

【临床表现和处理】

按照发现胆管损伤的时间,可分为术中、术后早期、术后晚期3种情况,其表现和处理有所不同。胆管损伤处理的基本原则:保持胆肠的正常通路;保持Oddi括约肌的正常功能;避免胆管狭窄,防止反流性胆管炎;根据损伤的时间、部位、范围和程度,制订合理的治疗方案。

1. 术中发现的胆管损伤 胆囊切除术中出现下列情况,应仔细检查是否发生胆管损伤:①手术野有少量胆汁渗出、纱布黄染,多见于肝、胆总管的细小裂口;②胆囊切除后,发现近侧胆管出现持续有胆汁流出,或发现远侧胆管有一开口,探条能进入胆总管远端。这种情况见于Mirizzi综合征Ⅳ型,尤其是胆囊胆管瘘处还有巨大结石嵌顿时,使术者将胆管壁误认为胆囊壁高分离解剖,胆囊一旦切下来,胆总管已完全离断;③经"胆囊管"行术中胆道造影后,胆总管清楚显示,其上端截断,胆总管和肝内胆管不显影。这种情况见于逆行法切除胆囊时,胆总管较细,被误认为胆囊管行插管造影,在等待洗片过程中已将胆囊切下,看 X 线片才发现胆总管已被横断。

术中发现胆管损伤后,宜请有经验的医师到场指导或上台协助做修复手术。必要时改用全身麻醉,扩大伤口,以利手术野显露。胆管壁的细小裂口或部分管壁切除,可用3-0丝线或6-0薇乔(Vicry1)线横行缝合,在其近侧或远侧的胆管处切开,放置T管支撑引流,也可酌情不放置T管。如果胆管壁缺损区较大,可在T管支撑的同时,在脐部稍上处切断肝圆韧带(也可用残留的胆囊壁、胃窦前壁等组织),游离后,以其浆膜面覆盖缺损处,周围稍加固定,在小网膜孔处放置粗乳胶管引流。胆管横断伤,经修正断端,剪除结扎过的胆管壁后,胆管缺损长度<2cm,应争取作胆管对端吻合术。"松肝提肠":先作 Kocher 切口,充分游离十二指肠和胰头,必要时切断左右三角韧带和镰状韧带,使肝脏下移。同时可切断胆管周围神经束,但要注意保护胆管的血供,使胆管上下断端在无张力的情况下,用5-0 或6-0 单乔线(或 PDS 线)行一层间断外翻缝合,间距不宜过密,并根据胆管的口径和血供、吻合口张力、周围组织有无炎症等情况,决定是否放置T管支撑引流。如放置T管,通常在吻合口近侧或远侧切开胆管,一般放置3~6个月。定期检查T管固定线是否脱落,观察胆汁是否澄清,有无胆泥形成和沉积,并作胆道冲洗,拔管前经T管行胆道造影。如果胆管横断缺损超过2cm,或虽将十二指肠、肝脏游离,对端吻合仍有张力时,宜施行胆管空肠 Roux-en-Y 吻合术,行一层外翻间断缝合,切忌怕再发生胆漏而行二层缝合,也不作胆管十二指肠吻合,不需要放置双套管引流,在小网膜孔处放置粗乳胶管1根引流即可,即使有少量胆漏也能自行愈合。如果胆漏引流量大,可将T管接肠减压器,行负压引流。

肝门部的胆管损伤需行肝门胆管成形、胆管空肠 Roux-en-Y 吻合术。胆管下段合并胰腺损伤的贯通伤,可在胆道镜的引导下找到胆管破口处,切开表面胰腺实质,完全显露胆管破口,以5-0 或6-0 单乔线(或 PDS 线)修补满意后,再修补切开的胰腺实质,同时放置T管支撑。

2. 术后早期发现的胆管损伤 术后数天到2周有下列情况出现应高度怀疑胆管损伤:①术后引流口大量漏胆汁,而大便颜色变浅。可见于副胆管、肝总管、胆总管损伤后胆漏;②胆囊切除术后未放引流,或引流物已拔除后,患者出现上腹痛、腹胀、低热、胃肠功能不恢复。这是由于胆漏后胆汁积聚在肝下间隙,形成包裹性积液,进而可扩展到肝脏周围,甚至发生弥漫性胆汁性腹膜炎。这种情况可发生在开腹胆囊切除术后,更多见于腹腔镜胆囊切除术后,在分离

Calot 三角时,电凝电切产生的热效应会引起胆管壁灼伤,近期内可引起胆管壁的坏死穿孔,远期还可引起胆管纤维性狭窄。在重新观看这种患者手术过程的连续录像时,并不能发现明显的操作错误;③术后梗阻性黄疸。术后2~3天起巩膜皮肤进行性黄染,大便呈陶土色、小便如浓茶、全身皮肤瘙痒,肝功能检查亦提示梗阻性黄疸。当胆总管、门静脉、肝固有动脉三管都结扎切断后,患者出现腹胀、腹水、黄疸急速加重,转氨酶极度升高,病情迅速恶化,犹如急性重症肝炎,患者很快死亡。

当术后发现存在胆漏后,应立即做超声和 CT 检查,了解胆漏的程度,肝周及腹腔有无积液,同时行 MRCP 检查了解胆道的连续性是否存在。如患者无腹膜炎症状和体征,可在超声引导下置管引流,必要时可行 ERCP 检查,明确损伤部位是狭窄或完全不通还是结石引起的梗阻,通过注射造影剂可了解胆漏的部位和程度,并可放置胆管支撑管(ERBD 或 ENBD),起到胆道减压、减少胆漏的作用。2 周后经窦道注入造影剂摄片检查,观察窦道与胆道的关系,确定有无胆管损伤和损伤的部位、类型,以便作相应的后期处理。

当胆漏量大,并出现弥漫性腹膜炎的症状和体征时,宜即刻施行剖腹探查术。吸尽原来手术野、肝脏周围和腹腔内的胆汁,用大量生理盐水冲洗。寻找胆管断端,用探条探查其与胆道的关系,由于肝门周围组织水肿、感染,一般需遵守损伤控制的原则,只能施行胆管外引流术,将导管妥善缝扎固定。在其旁边放粗乳胶管引流。等待3个月后,再施行胆管空肠 Roux-en-Y 吻合术。但考虑到以后再次手术十分困难且疗效多不佳的实际情况,对少数年轻患者,在生命体征稳定的情况下,也可行 I 期修复手术,但必须予 T 管支撑,行胆肠吻合者,T 管支撑吻合口,经肠袢壁穿孔引出体外。

当术后表现为梗阻性黄疸时,应与引起胆管梗阻的其他疾病相鉴别,如胆总管结石、胆管炎性狭窄或胆管癌肿。在未查清原因之前,切忌仓促手术探查,可稍加等待。先行 B 超检查,了解肝下有无积液、肝内胆管是否扩张、肝总管和胆总管是否连贯、胆总管下端有无结石或新生物。必要时可行 CT 检查。待患者能耐受 ERCP 检查时再作本项检查,损伤的肝、胆总管往往呈截断样改变,有时还可见少量造影剂从断端溢入腹腔,而截断水平以上的胆管大多不能显示,或损伤处呈极度缩窄,有纤细通道与其近侧胆管相通。对决定治疗最有帮助的当属 PTC 检查,能确定胆管损伤的部位、程度,缺点是一小部分患者因肝内胆管扩张不明显而检查失败。有条件的单位亦可采用磁共振胆道成像(MRCP),可起到与 PTC 相似的诊断作用。

当确诊为胆管损伤且胆管较粗时,视胆管损伤的类型、长度不同,可施行胆管整形,对端吻合或胆管空肠Roux-en-Y吻合。如胆管较细,可再等待2~4周,待近端胆管扩张后再施行修复手术。如在修复手术时仍发现近侧胆管较细,且管壁薄,行胆肠吻合亦相当困难时,可行肝门空肠Roux-en-Y吻合,将胆管断端种植在肠袢内,胆管内置导管支撑,日后胆管断端必然会逐渐狭窄,直至完全闭锁。但在这过程中,由于胆道渐进性高压的存在,胆管腔逐渐增厚。为下一步重建胆肠吻合口创造较好的条件。

3. 术后晚期发现的胆管损伤　胆囊切除后数月至数年,患者反复发生胆道感染甚至出现上腹疼痛、寒战高热、黄疸等症状,经过抗生素治疗后,症状可以缓解,但发作间期缩短,症状日益加重。这是由于胆管被不完全结扎或缝扎,或电凝灼伤后引起胆管炎性损伤、胆管狭窄所致,随着胆管狭窄程度的加重,甚至在其近侧胆管内形成色素性结石,症状日趋明显。术者可能在手术中并未发现胆管损伤,或在术中已加以处理,但对患者隐瞒了胆管损伤这一事实,凭手术过程和术后的临床表现便可推测胆管损伤的存在。通过B超、ERCP、PTC、CT或MRI检查,可以确定胆管损伤的部位和程度,并与胆管癌、胆管结石、硬化性胆管炎等疾病相鉴别。

这种患者因反复炎症或多次手术,而形成损伤后胆管狭窄,损伤部位近侧的胆管大多明显扩张,管壁增厚,而损伤部位的纤维化、瘢痕较严重,残留的胆管会愈来愈短,甚至深埋在瘢痕组织中。高位胆管损伤性狭窄的修复手术十分困难,最困难的步骤是显露肝门部的近端胆管并整形,应由经验丰富的外科医师执行。常用的方法:①切开肝正中裂途径;②肝方叶切除途径;③左肝管横部途径。技术要点如下:不要在纤维瘢痕部位切割寻找胆管腔。应在其上方扩张的胆管处用细针穿刺(或超声引导下穿刺置管引导),抽到胆汁后切开胆管,再向下切开狭窄部,切除瘢痕组织,并向上沿左右肝管纵行切开至Ⅱ级胆管开口,使胆管吻合口足够大,以免术后胆肠吻合口再狭窄。在通常的情况下,不能采用记忆合金胆道内支架解除胆管狭窄,只有在极端特殊的高位胆管损伤患者,可用胆道内支架解除一侧的肝管狭窄,另一侧肝管仍宜施行胆管空肠Roux-en-Y吻合术。

对因胆管狭窄而导致胆汁性肝硬化和门脉高压症等严重病例可先行PTBD等胆道减压、控制感染,必要时先行门-体分流术,再行胆道的修复和重建。

近年来,通过内镜和介入方法治疗胆道良性狭窄取得进展,但仍存争议。通常在以下情况时可考虑经PTBD或ERCP球囊扩张临时或永久胆道内支架支撑引流(ERBD、ENBD、网状金属支架、可回收带膜支架等):①患者年高体弱,有心血管疾病,不能耐受手术;②有严重并发症,如门脉高压症、胆汁性肝硬化、有明显出血倾向;③胆肠吻合术后再次出现吻合口狭窄,而肝门部位分离异常困难。

对胆汁性肝硬化,肝功能衰竭的患者,肝移植是最后的"救命稻草",但费用昂贵,肝源少。

【胆管损伤的预防】

(1) 思想重视:"从来没有一个简单的胆囊切除术",对手术难度和危险性要有充分的估计。

(2) 有良好的胆道手术素养和处理意外情况的能力。

(3) 良好的手术视野:满意的麻醉和恰当的切口。

(4) 细心解剖胆囊三角区是关键,熟悉胆道的解剖变异。

(5) 切忌大块组织切断结扎,以免误伤副胆管。

(6) 结扎胆囊管时应辨清肝总管、胆囊管和胆总管三管位置关系;牵拉胆囊和肝十二指肠韧带时,不要使它们形成锐角。

(7) 有出血时,不要盲目钳夹或缝扎。

(8) 采用合适的手术方法:胆囊切除术有顺行法和逆行法,一般先用顺行法,有困难时亦可两法交叉使用;对胆囊切除确有困难,亦可采用胆囊大部切除术,不要勉强切除损伤胆管;胆囊颈部结石嵌顿、结石巨大,可先切开胆囊取出结石;仔细检查切下的胆囊标本有无胆管损伤;用白纱布压迫手术区检查腹腔有无胆汁渗出;放置适当的引流物,如有胆瘘,可早期发现。

(9) LC胆管损伤的预防:选用良好的摄成像系统;正确掌握LC手术指征及LC中转手术指征;正确暴露Calot三角;避免电凝电切的热效应损伤胆道;术前MRCP、术中胆道造影及术中超声的应用。

(刘厚宝　童赛雄)

第四节　胆道系统的感染

胆道系统感染是一种常见的急腹症,可分为胆囊炎和胆管炎两大类,按其病程发展又各可分为急性和慢性两种;胆囊炎又根据胆囊内有无结石,分为结石性胆囊炎和非结石性胆囊炎。

一、急性结石性胆囊炎

【病因】

急性结石性胆囊炎的起病可能是由于结石阻塞胆囊管,由结石或结石引起的局部黏膜糜烂和严重水肿造成梗阻,引起胆囊急性炎症。急性胆囊炎致病菌以革兰阴性杆菌(大肠埃希菌、克雷白菌)为主,少数为革兰阳性球菌(粪链球菌)和真菌,大多为混合感染,两种以上的细菌混合感染约占60%。其他可能的因素为:①潴留在胆囊内的胆汁浓缩,高度浓缩的胆汁酸盐损伤胆囊黏膜致急性胆囊炎;②胰液反流入胆囊,被胆汁激活的胰蛋白酶损伤胆囊黏膜也可致急性胆囊炎。

【病理】

仅在胆囊黏膜层产生炎症、充血和水肿,称为急性单纯性胆囊炎。如炎症波及胆囊全层,胆囊内充满脓液,浆膜面亦有脓性纤维素性渗出,称为急性化脓性胆囊炎。胆囊因积脓极度膨胀,引起胆囊壁缺血和坏疽,称为急性坏疽性胆囊炎。坏死的胆囊壁可发生穿孔,导致胆汁性腹膜炎。胆囊穿孔部位多发生于胆囊底部或结石嵌顿的胆囊壶腹部或颈部。如胆囊穿孔至邻近脏器中,如十二指肠、结肠和胃等,可造成胆内瘘。此时胆囊内的急性炎症可经内瘘口得到引流,炎症可很快消失,症状得到缓解。如胆囊内脓液排入胆总管可引起急性胆管炎,少数人还可发生急性胰腺炎。

【临床表现】

以胆囊区为主的上腹部持续性疼痛,约85%的急性胆囊炎患者在发病初期伴有中上腹和右上腹阵发绞痛,并有右肩胛区的牵涉痛。常伴恶心和呕吐。发热一般在37.5~38.5℃,无寒战。10%~15%患者可有轻度黄疸。体格检查见右上腹有压痛和肌紧张,墨菲(Murphy)征阳性。在约40%患者的中、右上腹可摸及肿大和触痛的胆囊。白细胞计数常有轻度增高,一般在$(10~15)\times10^9/L$。如病变发展为胆囊坏疽、穿孔,并导致胆汁性腹膜炎时,全身感染症状可明显加重,并可出现寒战高热,脉搏增快和白细胞计数明显增加(一般超过$20\times10^9/L$)。此时,局部体征有右上腹压痛和肌紧张的范围扩大,程度加重。一般的急性胆囊炎较少影响肝功能,或仅有轻度肝功能损害的表现,如血清胆红素和谷丙转氨酶值略有升高等。

【诊断】

急性结石性胆囊炎的确诊主要依靠临床表现和B超检查。B超检查能显示胆囊体积增大,胆囊壁增厚,厚度常超过3mm,在85%~90%的患者中能显示结石影。CT检查有助于急性胆囊炎的检出。在不能明确诊断时,可应用核素^{99m}Tc-IDA作胆系扫描和照相,在造影片上常显示胆管,胆囊因胆囊管阻塞而不显示,从而确定急性胆囊炎的诊断。此法正确率可达95%以上。

【治疗】

急性胆囊炎的经典治疗是胆囊切除术。但是在起病初期、症状较轻微,可考虑先用非手术疗法控制炎症和症状,待病情控制后择期进行手术治疗。对较重的急性化脓性或坏疽性胆囊炎或胆囊穿孔,应及时进行手术治疗,但必须作好术前准备,包括纠正水电解质和酸碱平衡的失调,以及应用抗菌药物等。

1. 非手术疗法 对大多数(约80%~85%)早期急性胆囊炎的患者有效。此方法包括禁食,解痉镇痛,抗菌药物的应用,纠正水、电解质和酸碱平衡失调,以及全身的支持疗法。在非手术疗法治疗期间,必须密切观察病情变化,如症状和体征有发展,应及时改为手术治疗。特别是老年人和糖尿病患者,病情变化较快,更应注意。关于急性胆囊炎应用抗感染药物的问题,由于胆囊管已阻塞,抗感染药物不能随胆汁进入胆囊,对胆囊内的感染不能起到预期的控制作用,胆囊炎症的发展和并发症的发生与否,并不受抗感染药物应用的影响。但是抗感染药物的应用可在血中达到一定的药物治疗浓度,可减少胆囊炎症所造成的全身感染,以及能有效地减少手术后感染性并发症的发生。对发热和白细胞计数较高者,特别是对一些老年人,或伴有糖尿病和长期应用免疫抑制剂等有高度感染易感性的患者,全身抗感染药物的应用仍非常必要。一般应用抗感染谱较广的药物,如庆大霉素、氨苄西林、氨苄西林-舒巴坦、甲硝唑,对于病情较重、合并败血症者可选用第二、第三代头孢菌素等,并常联合应用。

2. 手术治疗 对于手术时间的选择曾有过争论,目前认为患者早期手术并不增加手术的死亡率和并发症率,但其住院及恢复工作需要的时间较短。早期手术不等于急诊手术,而是患者在入院后经过一段时期的非手术治疗和术前准备,并同时应用B超和核素等检查进一步确定诊断后,在发病时间不超过72小时的前提下进行手术。对非手术治疗有效的患者可采用延期手术(或称晚期手术)防止再次发作,一般在6个星期之后进行。手术方法有两种,胆囊切除术是首选的术式,可采用腹腔镜胆囊切除或开腹胆囊切除,腹腔镜胆囊切除手术创伤小,术后恢复快,有其优点,但对患有心脏病、心肺功能欠佳者不宜采用,局部粘连广泛,操作困难,一旦发生胆管损伤,其严重度一般较剖腹胆囊切除术重。当腹腔镜操作不能安全地完成时可中转开腹胆囊切除术。急性期胆囊周围组织水肿,解剖关系常不清楚,操作必须细心,以免误伤胆管和邻近重要组织。有条件时,应用术中胆管造影以发现胆管结石和可能存在的胆管畸形。另一种手术为胆囊造口术,主要应用于一些老年患者,一般情况较差或伴有严重的心肺疾病,估计不能耐受全身麻醉者;或胆囊与周围组织严重、紧密粘连、解剖不清而致手术操作非常困难者。其目的是采用简单的方法引流胆囊炎症,使患者度过危险期,待其情况稳定后,一般于胆囊造口术后 3 个月,再作胆囊切除以根治病灶。对胆囊炎并发急性胆管炎者,除作胆囊切除术外,还须同时作胆总管切开探查和 T 管引流。随着老人群中胆石症的发病率增加,老年胆囊炎患病也不断增多,老年人胆囊炎在其发病中有其特殊性:①临床表现比较模糊,一般化验检查结果常不能确切地反映病变的严重程度,容易发生胆囊坏疽和穿孔,常伴有心血管、肺和肾等内脏的并发症;②全身抗病能力与免疫功能低下,对手术耐受性差,手术后并发症与死亡率均较一般人高,特别急症手术后的死亡率更高,有时可达 6% ~7%,故对老年胆囊炎患者的治疗,应首先考虑非手术治疗,如需手术,则争取感染控制后再做择期性胆囊切除术。但在另一方面,如手术指征明确,仍应积极早期手术,手术内容从简,如在 B 超或 CT 引导下经皮胆囊穿刺置管引流术、胆囊造口术等,以暂时缓解急症情况。

二、急性非结石性胆囊炎

急性非结石性胆囊炎(actue acalculous cholecystitis, AAC),非常少见,发病率约占所有外科治疗的胆道疾病的 3%,常发生在手术(腹部或胸部大手术后 2 ~ 14 天)、创伤、烧伤、全身感染后和部分腹膜炎患者,也见于肿瘤、糖尿病、腹腔血管炎和充血性心力衰竭患者,与胆汁淤滞、全胃肠外营养的应用、低血压、低灌流和胆囊缺血等多种因素有关。胆汁淤积是该病形成的重要因素,而脱水和反复输血引起的胆色素代谢异常可增加胆汁的黏滞度是另一重要诱因,其他如胆囊血运障碍等亦为发病因素。AAC 患者多无慢性胆囊炎的组织学证据,病理学可见多发动脉闭塞和轻度甚或无静脉充盈。AAC 无特异性症状,其表现易被原发病所掩盖,常漏诊,确诊比较困难。诊断的关键在于创伤或腹部手术后出现上述急性胆囊炎的临床表现时,要想到该病的可能性,对少数由产气杆菌引起的急性气肿性胆囊炎,胆囊区 X 线片检查,可发现胆囊壁和腔内均有气体存在。超声扫描是在危重患者中的主要诊断方法。胆囊壁厚 4.0mm 以上有诊断价值。如有胆囊周围积液、腔内存有气体和提示壁内水肿的"晕轮"征象时,更可确诊。AAC 易发展成胆囊坏疽、积脓和穿孔,死亡率高,应提高警惕。所有 AAC 患者均应手术治疗,但患者全身情况欠佳往往是经治医师的顾忌,可选择在局部麻醉下行胆囊造口引流术,若情况允许可考虑切除胆囊。

三、慢性胆囊炎

有症状慢性胆囊炎患者中 98% 的患者胆囊内有结石存在,通常只要有结石存在均被视为慢性胆囊炎。

慢性胆囊炎的病理改变常是急性胆囊炎多次发作的结果或因结石长期刺激胆囊黏膜而造成黏膜慢性溃疡、修复、瘢痕挛缩的结果。胆囊壁纤维组织增生,胆囊壁增厚、黏膜有不同程度的萎缩,胆囊也可萎缩变小,并可与周围组织有粘连,称之为胆囊萎缩,当壶腹部或胆囊管有结石存在影响胆汁流入胆囊,胆囊体积缩小,称之为萎缩性胆囊。当胆囊管完全阻塞时,可造成胆囊积水。胆囊较大结石压迫胆囊壁致囊壁坏死、穿孔入邻近器官可引起胆囊十二指肠瘘、胆囊结肠瘘、胆囊胆管瘘。

胆囊慢性炎症使黏膜上皮反复损伤再生修复上皮异型化,是癌变的重要因素。临床表现和诊断基本与胆囊结石相同。

治疗以择期手术为主,首选腹腔镜胆囊切除术,在遇到胆囊和胆管解剖不清以及遇到出血或胆汁渗漏而不能满意控制时,应及时中转开腹。对有可能增加手术危险性的合并症应及时纠正,如心血管疾病、肝硬化等。患者应定期 B 超随访,如发现囊壁增厚>5mm,或有局限性不规则隆起,应手术切除胆囊。

慢性非结石性胆囊炎的病因至今尚不完全清楚。

其临床表现与结石性慢性胆囊炎相同,但尚需与下列疾病鉴别:

1. 胆囊管部分梗阻　是一种由于胆囊管的慢性炎症和纤维化病变引起胆囊内胆汁淤滞和排空不畅的疾病,容易促发急性或慢性胆囊炎的发作以及胆结石的生成。

正常人的胆囊及其 Heister 瓣并无控制胆汁流动方向的功能,后者主要是由胆囊和胆总管之间的压力所决定的。胆囊和 Oddi 括约肌之间也存在协调作用,其中自主神经和胆囊收缩素(CCK)对二者的运动起重要调节作用。如 CCK 分泌不足,支配肝外胆道的作用受损,胆囊与其邻近脏器粘连,胆囊管过长而扭曲,均可导致胆汁排空障碍,细菌感染引起胆囊管炎症、纤维性变和管腔狭窄,最终引起本病的发生。

在进食油腻物品或其他因素促使胆囊收缩时,加重胆汁排空不畅,即发生胆绞痛,腹痛位于右上腹或中上腹,可向右肩背部放射,发作突然,持续时间短暂。不伴发热或血白细胞增高等感染征象,体征仅有右上腹轻度压痛。如腹痛加重或时间持续长应考虑为慢性胆囊炎急性发作。

一般的胆囊 B 超检查常无异常发现,在口服碘番酸后 36 小时再行摄片,仍见胆囊显影,即可确定胆囊排空受阻,有胆囊部分性梗阻的可能。静脉注射 CCK 1.5μg/kg,若 10 分钟内引起类似的症状即为阳性。核素 ^{99m}Tc-HIDA 胆系扫描检查可见胆囊内核素放射物质的排空时间延长至 5~6 小时(正常为 2 小时),有助于诊断。对无胆囊结石而有类似胆绞痛病史者可进行上述检查。确诊后应行胆囊切除。

2. 胆心综合征 首先由前苏联 Виноградов 于 1977 年命名,是指慢性胆囊炎或胆石症与心脏疾患之间存在的联系,如偶有胆道炎症、结石疾患者出现类似冠心病心绞痛样不典型表现,偶或也见胆道疾患的发作加重了原有心脏病的症状。其发病机制与胆汁淤积、胆道压力升高和肝细胞损害导致心肌抑制因子(MDF)的产生有关,同时伴发的水电解质和酸碱平衡失调可以引起心脏自动调节缺陷或心肌缺血等情况。患者多系老年,均有较长期的胆道疾病史。如经手术解除了胆道病变,心肌缺血等表现在短期内就得到改善者应考虑本综合征的可能性。

四、急性化脓性胆管炎

急性胆管炎即急性化脓性胆管炎是胆管的细菌性炎症,并合并有胆管梗阻的病理改变。是外科急腹症中死亡率较高的一种疾病,多数继发于胆管结石、胆管良性或恶性狭窄、胆管内放置支撑管、经导管胆管内造影和 ERCP 术后、胆道蛔虫症等。造成胆管长期梗阻或不完全性阻塞,使胆汁淤积,继发细菌感染导致急性梗阻性化脓性胆管炎。致病菌几乎都来自肠道,经乏特壶腹、经胆肠吻合的通道或经各类导管逆行进入胆道,亦可通过门静脉系统进入肝脏,然后进入胆道。致病菌主要为大肠埃希菌、克雷白杆菌属、粪链球菌和某些厌氧菌。

【病理变化】

继发于胆道梗阻性疾病的急性胆管感染,均有肝内和(或)肝外胆管以及胆管周围组织的急性、亚急性和(或)慢性弥漫性化脓性炎症改变。主要表现为胆管黏膜充血,水肿,出血,加重胆管的梗阻,胆汁逐渐变成脓性,胆管内的压力不断增高,梗阻近侧的胆管逐渐扩大。在含有脓性胆汁的胆管高压的作用下,肝脏可肿大,肝内小胆管及其周围的肝实质细胞亦可发生炎性改变、肝细胞大片坏死,形成肝内多发性小脓肿。胆管也可因感染化脓造成黏膜糜烂、坏死、溃疡和胆道出血。胆管内高压造成肝内毛细胆管破溃,脓性胆汁甚至胆栓即由此经肝内血窦进入血液循环,造成菌血症和败血症。少数还可发生肺部脓性栓塞。在后期,可出现神经精神症状、发生感染性休克、肝肾衰竭或弥散性血管内凝血等一系列病理生理变化,此即为急性梗阻性化脓性胆管炎,又称重症型胆管炎,

或称急性中毒性胆管炎。即使手术解除了胆管高压,但这些病理改变在肝实质和胆管仍会留下损害,这也是本症的严重性所在。

【临床表现】

起病常急骤,突然发生剑突下或右上腹剧烈疼痛,一般呈持续性。继而发生寒战和弛张型高热,体温可超过 40℃,常伴恶心和呕吐。约 80% 的患者可出现显著黄疸,但黄疸的深浅与病情的严重性可不一致。当患者出现烦躁不安、意识障碍、昏睡乃至昏迷等中枢神经系统抑制表现,同时有血压下降现象时,往往提示患者已发生败血症和感染性休克,是病情危重的一种表现,已进入梗阻性化脓性胆管炎(AOSC)阶段,此时,体温升高,脉率增快可超过 120 次/分,脉搏微弱,剑突下和右上腹有明显压痛和肌紧张。如胆囊未切除者,常可扪及肿大和有触痛的胆囊并可触及肝脏,血白细胞计数明显升高和伴有核左移,可达 (20~40)×10^9/L,并可出现毒性颗粒。血清胆红素和碱性磷酸酶值升高,并常有 ALT 和 γ-GT 值增高等肝功能损害表现。血培养常有细菌生长,血培养细菌种类常与手术时所获得胆汁标本的细菌相同。

【诊断】

根据临床表现中有典型的腹痛、寒战高热和黄疸的三联症,即夏柯三联症(Charcot)即可诊断急性化脓性胆管炎,当病情发展中又出现中枢神经系统抑制和低血压等临床表现(即 Reynold 五联症),急性梗阻性化脓性胆管炎的诊断,便可成立。仅在少数患者,如肝内胆管结石并发的急性梗阻性化脓性胆管炎,可仅出现发热,而腹痛和黄疸可轻微或完全不出现,会延误诊断。化脓性胆管炎不能满足于该病的诊断,而是要确定该病所处的发展阶段、严重程度、病变范围和胆管梗阻的准确部位,以便确定治疗方案。在诊断急性梗阻性化脓性胆管炎同时,可通过某些特殊检查方法,如 B 超、CT、MRCP 等非损伤性检查,来明确引起该病的胆道潜在性疾病。在急性梗阻性化脓性胆管炎得到控制后胆道造影是不可缺少的检查,可行 PTC、ERCP 或内镜超声等检查,常可显示肝内或肝外胆管扩张情况、狭窄或梗阻的部位和性质、从而推断胆管内梗阻的原因。

【治疗】

治疗原则是解除胆管梗阻,减压胆管和引流胆汁,使感染过程完全得以控制。早期轻症胆管炎,病情不太严重时,可先采用非手术治疗方法。非手术治疗措施包括解痉镇痛和利胆药物的应用,其中 50% 硫酸镁溶液常有较好的效果,用量为 30~50ml 一次服用或 10ml 每日 3 次;禁食胃肠减压;大剂量广谱抗生素的联合使用,虽在胆管梗阻时胆汁中的抗生素浓度不

能达到治疗所需浓度,但它能有效治疗菌血症和败血症,常用的抗生素有第二、第三代头孢菌素类药物及甲硝唑,头孢哌酮在胆汁中浓度较高,可作为优先选择的药物。应以血或胆汁细菌培养以及药物敏感试验调整抗生素治疗。约有75%左右的患者,可获得病情稳定和控制感染。而另25%患者对非手术治疗无效,应考虑手术治疗。病程发展成急性梗阻性化脓性胆管炎患者对抗生素治疗与支持治疗反应差时,提示病情危重,应采取积极抢救治疗措施。如有休克存在,应积极抗休克治疗。非手术治疗6小时后病情仍无明显改善,休克不易纠正者,可行内镜下胆道引流和减压。这已成为治疗急性梗阻性化脓性胆管炎的主要方法之一,尤其适用于年老体弱不能耐受手术或已行多次胆道手术的患者,在情况理想时还可同时取石。对病情一开始就较严重,特别是黄疸较深的病例,又不具备内镜下胆道引流和减压的条件时可直接施行剖腹手术引流,胆管切开探查和T管引流术。手术方法应力求简单有效,应注意的是引流管必须放在胆管梗阻的近侧,因为有的胆管梗阻是多层面的,在梗阻远侧的引流是无效的,病情不能得到缓解。如病情条件允许,还可切除有结石和炎症的胆囊。待患者度过危险期后,经T管胆道造影全面了解胆道病变的情况后,经胆道镜取石,或再作择期手术,或经内镜括约肌切开以彻底解决引起胆道梗阻的潜在病变。

五、原发性硬化性胆管炎

原发性硬化性胆管炎(primary sclerosing cholangitis,PSC)是一种慢性进行性胆汁淤积性肝病疾病。其特征为肝内外胆管弥漫性炎症纤维性破坏,胆管变形和节段性狭窄,病情呈进行性发展,最终导致胆汁性肝硬化和肝衰竭。

【流行病学】

本病发病率约1.3~8.5/100 000,男女比例为(2~3):1,可发生于任何年龄,多数患者伴有炎症性肠病,同时部分性溃疡性结肠炎也伴有硬化性胆管炎,中位生存期约为18年。PSC患者存在多种自身免疫异常,感染在胆道的炎性损害和硬化性胆管炎的发展中起促进作用,肠毒素可以激活肝内巨噬细胞,使肿瘤坏死因子产生量增加进一步导致胆管的损伤;缺血(多见于肝移植或介入治疗后)可以引起胆管纤维化和硬化出现淤胆和胆管损伤。

【病理学】

原发性硬化性胆管炎可累及肝内外胆管的各个部位。73%同时累及肝内外胆管,仅累及肝外胆管者少于20%,仅累及肝内胆管者少于1%,受累的胆管外径变化不大,但由于管壁增厚,管腔内径仅3~4mm。

病理变化一般分为四个阶段,最终导致胆汁性肝硬化及门脉高压症。

【临床表现】

以慢性胆汁淤积和复发性胆管炎为特征,早期表现不明显,黄疸和瘙痒为首发症状,进行性加重,另伴有发热、上腹痛和肝脾肿大。90%以上的患者有碱性磷酸酶的升高,疾病发展可有高胆红素血症,晚期则出现尿铜和血铜蓝蛋白水平升高。

【诊断】

首选内镜下逆行胰胆管造影(ERCP),典型表现为胆管呈多节段狭窄或"串珠样"改变。经皮肝穿刺胆道造影(PTC)操作较困难,成功率不高,故仅用于ERCP失败者。磁共振胆道造影(MRCP)诊断敏感性可达85%~88%,特异性可达92%~97%,而且无创性和可显示肝实质情况。肝活检可显示典型的胆管"洋葱皮样"改变。手术发现胆管壁增厚,管腔缩小乃至闭锁。病理检查示胆管黏膜下纤维化并可排除胆管癌。

【治疗】

免疫抑制剂如硫唑嘌呤、环孢素、FK506等、糖皮质激素可以对抗炎症降低胆红素水平。熊去氧胆酸(UDCA)也具有一定疗效。秋水仙素可对抗纤维化,降低原发性胆管炎的死亡率。烯胺、纳洛酮可治疗瘙痒。介入治疗主要是针对并发症,目的是缓解梗阻,减轻继发性损害,但对病程无影响,包括PTC和ERCP。姑息性手术主要目的是解除梗阻、减轻黄疸和延长病程。肝移植主要使用于晚期患者,包括肝衰竭、肝性腹水、严重的食管胃底静脉破裂出血和反复发作的细菌性腹膜炎等。原发性硬化性胆管炎患者的病程差异很大,具有不可预测性,大多病情稳定,进程缓慢。

(马保金)

第五节　胆　石　症

胆石症是最常见的胆道系统疾病,发病率近二十年来明显上升,成年人胆囊结石的发病率接近10%,占良性胆囊疾病的74%,其中女性患者较男性约多2~3倍。20世纪50年代,原发性胆管结石约占了半数,随着20世纪80年代人民生活水平提高和生活方式的西化,胆囊结石的发生率明显提高占据主导地位。1992年调查发现,胆囊结石占79.9%,而原发胆管结石和肝内胆管结石的发生率分别下降至6.1%和14%。我国地域辽阔,胆石发生的部位和性质等方面也有很大的区别。胆囊结石大多为胆固醇性结石,胆管和肝内胆管结石多数为胆色素钙结石。胆石的类型及其组成:胆石最主要的成分有胆固醇、胆色素(结合性或未结合性)和钙(以胆红素钙、碳酸钙和磷酸钙形式存在),还有钠、钾、磷、铜、铁和镁等金属离子。此外,还有脂肪酸、甘油三酯、磷脂、多糖类和蛋白质等有机成分。按其所含成分的不同,一般将结石分为三种类型:①胆固醇结石:含胆固醇为主,占80%以上。多呈圆形或椭圆形,表面光滑或呈结节状。淡灰黄色,质硬,切面有放射状结晶条纹。胆固醇结石常常是单发的结石或多发的,往往在胆囊内形成。X线片常不显影;②胆色素结石:是由未结合胆红素和不同数量的有机物和少量钙盐组成,一般含胆固醇量少于25%,在X线片上不显影。寄生虫卵、细菌和脱落的上皮细胞常组成结石的核心。胆色素结石可分为两种,一种是呈块状或泥沙样结石,棕黄色或棕黑色,质软而脆,呈块状的结石,大小不一,小如砂粒,大的直径可达5cm,多发生在胆总管或肝内胆管内。另一种呈不规则形,质地较硬,呈黑色或暗绿色结石,或称黑色素结石。这种结石多数发生在胆囊内,X线也能透过;③混合结石:约占胆石结石的1/3左右,是由胆固醇、胆红素和钙盐等混合组成,一般胆固醇含量不少于70%。多数发生在胆囊内,常为多发性,呈多面形或圆形,表面光滑或稍粗糙,淡黄色或棕黄色。直径一般不超过2cm,切面呈多层环状形结构,由于其所含成分的不同,各层的色泽不同,钙盐呈白色,胆固醇呈淡黄色,胆红素呈棕黄色。如含钙较多,X线片上有时可显影。

一、胆石病的危险因素

我们通常把胆石症的常见危险因素总结5F,即Female(女性)、Forty(大于40岁)、Fertile(多产)、Fat(肥胖)和Family(家族史)。具体来讲胆石病的危险因素分三个方面:①环境因素:主要表现在饮食方面,长期食用高脂、高蛋白、高热量食物,生活方式西化,不进食早餐都促进胆石形成。增加可溶性食物纤维的摄入和运动是预防胆石的保护性因素;②自身因素:成年女性、肥胖、多产、体重骤减以及高血脂、肝硬化和糖尿病导致胆石症发生率明显升高;③遗传因素:目前胆石症是多基因遗传病被大家认可,研究发现胆石症本家系发生率可超过50%,是普通人群的4~5倍。

二、胆石病的发病机制

胆结石主要分胆固醇结石、胆色素结石和混合结石,其中80%~90%以上都是胆固醇结石。20世纪60年代后,对胆汁的理化性质和成分的测定和分析提出胆汁胆固醇的微胶粒学说和胆红素的β-葡糖醛酸酶学说,分别构筑了胆固醇性结石和胆色素性结石形成机制的基石,代表学者分别为Small-Admirand和Maki。胆道动力学改变、胆汁成分改变以及胆道感染是形成胆石的主要因素,往往是三者综合作用的结果,不同类型的结石在其形成过程中常是某一因素起主导作用。

1. 胆固醇结石 胆汁热力学平衡体系的破坏、胆汁成核动力学稳态的紊乱以及胆道运动功能的异常是胆囊胆固醇结石形成的重要因素,其中胆汁成分的改变(胆汁热力学失衡)是成石的基础,促-抑成核体系的改变是成石的关键,而胆道运动的紊乱则是胆石形成的重要条件。

(1)胆汁成分的改变正常胆汁是一种由胆盐、卵磷脂、胆固醇按一定比例组成的混合微胶粒溶液。胆固醇分子几乎不溶于水,在胆汁中溶解依赖于胆汁酸和磷脂形成的分子聚集物,称为混合脂类微胶粒和胆固醇磷脂泡。早在1968年,Admirand和Small就报道用"微胶粒学说"三角坐标图来表示胆汁中胆盐、卵磷脂、胆固醇三者的关系,并描绘出一条不同浓度的胆盐、磷脂混合液中胆固醇的最大溶解度的极限线。胆汁中的胆固醇超过胆汁酸盐和卵磷脂微胶粒的溶解能力,是胆固醇结石形成的基础。任何因素促使胆汁中胆固醇浓度的增加,或胆盐成分的减少,均可影响胆汁的微胶粒状态,造成胆固醇呈过饱和结晶析出。肝脏分泌胆固醇过多是主要因素,目前研究认为与胆囊黏膜ABCG5/G8表达上调有关。

正常情况人体内胆汁酸是恒定的,储备量约3~5g,而胆石症患者胆汁酸只是正常的1/3~1/2,胆汁酸池的相对稳定性被破坏,易造成胆固醇过饱和。研究证明胆盐/卵磷脂的比例影响胆固醇的溶解度,当胆盐与卵磷脂比例为2~3:1时胆固醇的溶解度达到最大。因此三者保持适当的比例有着非常重要的意义。

(2)促成核和抑成核平衡破坏胆石形成的关键是胆固醇成核。胆汁中胆固醇过饱和从微胶粒相转至单层泡相,在诸如促成核因子与金属离子配伍产生的能量提供亚稳相跃迁势垒的能量等影响下形成复合泡,此种形式泡不稳定进而融合,进一步形成胆固醇单水结晶(CMC)的过程称为成核。泡的聚集、融合、结晶及成核是胆石形成的关键步骤。

肝脏分泌的胆汁通是过饱和的,但胆固醇结石很少在肝胆管内生成,正常人胆汁有40%~80%的过饱和胆汁未形成结石,解释其原因是胆汁中存在促成核/抗成核因子。正常人胆汁中两种因子处于平衡状态,当两者失平衡时,会诱发结石的形成,这些成核因子大多为糖蛋白。目前发现的促成核蛋白包括黏蛋白、免疫球蛋白、α-酸性糖蛋白、黏蛋白、磷脂酶 C 和泡蛋白等;抑成核蛋白包括 APO-A1、结晶结合蛋白、120kd 糖蛋白、15kd 蛋白质等。

(3)胆道运动功能异常胆囊收缩功能障碍在胆石病胆固醇结石形成过程中起重要作用。其中胆囊收缩素(CCK)受体的改变是胆石病胆囊收缩损害的重要致病环节。除了胆汁的成分改变因素外,胆囊收缩功能障碍在胆固醇结石形成中也起到一定的作用,如胃大部切除术后胆石病发生率增高可能与迷走神经切断有关。

(4)其他近年在胆固醇性结石中发现了丰富的细菌 DNA,表明感染也可能成为胆固醇结石的形成原因,肠道菌群的失调影响胆红素代谢的肠肝循环致胆结石的形成。此外,胆石症是多基因遗传病,HMG-CoA 还原酶、高密度脂蛋白(HDL)、载脂蛋白 E、7α-羟化酶等胆固醇代谢基因的多态性对胆固醇形成有重要影响。

2. 胆色素结石的成因 溶血、慢性细菌感染和寄生虫感染常被认为是胆色素结石的主要危险因素。胆色素结石是由于胆汁中非结合胆红素含量的增高,并与钙离子结合产生胆红素钙颗粒,在黏液物质的凝集作用下形成结石。日本 Maki 在 1966 年提出的细菌性酶解学说,认为在胆道感染时或蛔虫等寄生虫进入胆道后,胆道中的细菌(主要是大肠埃希菌)在胆汁中大量繁殖,它所产生的 β-葡糖醛酸酶可使结合胆红素双葡萄糖醛酸酯分解出非结合性胆红素,后者的羟基与钙离子结合即形成水溶性胆红素钙,并以蛔虫卵、细菌和脱落上皮等为核心,逐渐沉积成胆色素钙结石。正常情况下,胆汁中有葡糖醛酸 1,4 内脂,能抑制 β-葡糖醛酸酶的活性,保护结合胆红素不被分解。但当大肠埃希菌释放 β-葡糖醛酸酶超过葡糖醛酸 1,4 内脂的抑制能力时,这种保护作用就消失。胆红素钙是由胆红素和多种金属离子形成的螯合型胆红素盐,并以高分子聚合物的形式存在于胆汁中。目前已能确定该产物的钙含量变动在 3%～12% 之间。这种高分子聚合的胆红素钙在胆汁的特定条件下,其胆红素和钙两者离子浓度的乘积是一个常数(Ksp),若高于常数便产生沉淀,低于常数则部分溶解。直至两者离子浓度的乘积重新达到其 Ksp 值为止。此外,胆盐的浓度也与胆色素结石的形成有一定的关系。胆汁酸既能与钙离子结合又能与未结合胆红素结合到微胶粒中,使两者离子溶度的乘积降低,而抑制胆红素钙的沉淀及结石的形成。胆汁酸对游离胆红素有助溶作用。因此,胆盐浓度的下降,如肝硬化时,胆红素就容易沉积。而胆汁中糖蛋白黏液物质能促使沉积的胆红素凝集

形成结石。

三、胆 囊 结 石

结石在胆囊内形成后,可刺激胆囊黏膜,不仅可引起胆囊的慢性炎症,而且当结石嵌顿在胆囊颈部或胆囊管后,还可以引起继发感染,导致胆囊的急性炎症。结石对胆囊黏膜的慢性刺激,是导致胆囊癌形成的主要因素之一,有报道称此种胆囊癌的发生率可达 1%～2%。

【临床表现】

每年 2%～4% 左右的胆石症患者出现症状,最常见为右上腹胆绞痛,往往与进食油腻食物有关。急性症状的发作期与间歇期反复交替是胆囊结石患者常见的临床过程。胆囊结石的症状取决于结石的大小和部位,以及有无阻塞和炎症等。约有 50% 的胆囊结石患者终身无症状,即无症状性胆囊结石。较大的胆囊结石可引起中上腹或右上腹闷胀不适,嗳气和畏食油腻食物等消化不良症状。较小的结石常于饱餐、进食油腻食物后,或夜间平卧后,结石阻塞胆囊管而引起胆绞痛和急性胆囊炎。由于胆囊的收缩,较小的结石由胆囊管进入胆总管而发生梗阻性黄疸,部分结石又可由胆道进入十二指肠,或停留在胆管内成为继发性胆管结石。结石长期阻塞胆囊管或瘢痕粘连致完全阻塞而不发生感染,形成胆囊积液,体检可触及无明显压痛的肿大胆囊。间歇期胆囊结石患者一般无特殊体征或仅有右上腹轻度压痛。当急性感染时,墨菲征常阳性,进而出现中上腹及右上腹压痛、肌紧张,可扪及肿大而压痛明显的胆囊。

【诊断】

彩超是诊断胆结石的首选检查,显示胆囊内移动的光团及其后方的声影,阴性结石往往不伴声影,诊断正确率可达 95%。有急性发作史的胆囊结石,一般根据临床表现不难作出诊断。但如无急性发作史,诊断则主要依靠彩超等辅助检查。除彩超外,口服胆囊造影可示胆囊内结石形成的充盈缺损影;MRCP 可以显示胆囊内充盈缺损和胆道是否扩张等。

【治疗】

1. 胆囊切除术 胆囊切除术是治疗症状性胆囊结石最确切的方法,治疗效果肯定。胆囊切除首选腹腔镜胆囊切除术(laparoscopic cholecystectomy,LC),具有住院时间短、痛苦小、康复快和瘢痕小等优点。随着腔镜技术的日趋成熟和广泛应用,对于急诊、萎缩胆囊和肝硬化胆石症也逐步开展 LC,我们建议术前行 MRCP,了解胆囊三角结构和胆道结构变异,尽量减少胆管损伤等并发症。

急性胆囊炎手术时机的选择,我们建议急性发作

2

三天内可以行 LC 术,一项 RCT 研究证实炎症早期 LC 手术并发症和中转开腹率并不增加,但是发作 7~45 天后行 LC 的并发症是早期 LC 的 2 到 3 倍,因而不建议在此期间内进行手术。如果急性胆囊炎保守治疗成功,建议炎症消退后 6 周再行胆囊切除。

胆囊结石有同时存在继发性胆管结石的可能,因此有下列指征时应在术中探查胆总管。探查指征包括:①胆总管已发现结石;②术前有胆管炎和黄疸,胆源性胰腺炎表现;③术中胆管造影显示有胆管结石;④胆囊内为细小结石,伴有胆总管扩张直径超过 12mm。

2. 胆囊引流术　对于夹杂症很多、条件困难的需急症手术老年患者,胆囊引流术是首选的急诊救急处理措施,最简便是经皮肝胆囊穿刺置管引流术(percutaneous transhepatic gallbladder drainage,PTGBD),具有方便、不需全麻和可在床旁实施等优点。等待两个月后胆囊炎症消退,患者身体条件恢复良好,其他基础疾病控制良好以后可择期行 LC。

3. 药物溶石、排石胆酸类药物　如熊去氧胆酸、鹅去氧胆酸是国内外公认的溶解胆固醇结石的药物,目前溶石药物治疗目的是预防胆道结石复发,对已经形成结石的溶石效果很差。口服药物溶石或 T 管灌注溶石如甲基叔丁醚等对中国人的胆石溶石疗效极差,基本摒弃不用。

中国传统草药、针灸等亦具有利胆排石的功效,但是排石过程可造成急性胆管炎、胰腺炎等并发症,而且疗效不确定,我们不积极推荐。

4. 体外震波碎石(extracorporeal shock wave lithotripsy,ESWL)　体外震波碎石曾作为非手术治疗的典范在临床应用,但结石复发率高,目前临床已经不建议使用。Cesmeli 对经体外冲击波碎石治疗后结石已消失的 322 例平均随访 35 个月,结石复发率为 49.9%。Porticasa 报道 5 年复发率达 50%。

四、肝外胆管结石

胆管结石分为原发性和继发性两种。原发性胆管结石是指原发于胆道系统(包括肝内、外胆管)内的结石,大多为含有多量胆色素钙的胆色素性结石。继发性胆管结石是指原发于胆囊内的结石通过扩大的胆囊管下降,停留在胆总管而形成的结石,此类结石的形状和性质多与胆囊内的结石相同。多数呈多面形的胆固醇混合结石。继发胆道感染时,结石的外层带有胆红素钙沉着。胆囊结石患者继发胆管结石的发生率为 6%~19.5%,并随患者年龄的增长而有增高趋势。1970 年 Havard 报道 40 岁以下的胆囊切除患者有继发性胆总管结石的占 6.5%,而 70~80 岁者占

42%,80 岁以上者可高达 50%。肝胆管病理改变的程度与结石的部位、范围、梗阻程度、病程长短以及有无继发性感染的发生密切相关。结石造成的胆管梗阻一般是不完全的和间断性的。梗阻近侧的胆管可有不同程度的扩张和管壁增厚,一般较少影响肝脏组织。梗阻近侧的胆管内常有胆汁淤积,极易继发革兰阴性杆菌感染。在壶腹部的结石比较容易造成胆管完全梗阻,此时,如发生胆管感染,病情可迅速发展,产生胆管内高压。胆管中的脓液和细菌毒素可逆流而上,突破肝毛细胆管进入血液循环,导致所谓梗阻性化脓性胆管炎,严重时患者常因中毒性休克而死亡。梗阻和感染均可造成肝细胞损害;肝细胞坏死,胆管周围有纤维组织增生,最后形成胆汁性肝硬化。胆总管结石影响胰管时,可继发急性胰腺炎,即胆石性胰腺炎。

【临床表现】

胆总管结石的典型临床表现为反复发作的胆绞痛、寒战高热和黄疸,即 Charcot 三联症。常有不少患者缺乏完整的三联症表现。多数患者有剑突下偏右突发性绞痛,可放射至右肩背部;少数患者可完全无痛,仅感上腹闷胀不适。约 2/3 的患者继急性腹痛发作后出现寒战和高热,同时白细胞计数明显增高。一般继腹痛后 12~24 小时即出现黄疸,黄疸为梗阻性,并有波动性的特点。此时腹痛常已缓解。偶尔黄疸也可为少数胆总管结石患者唯一的临床表现。黄疸时常有尿色变深,粪色变浅以及皮肤瘙痒等。体检时在上腹及右上腹部有压痛和肌紧张,胆囊常不能扪及。在病程较长的患者可扪及肿大的肝脏和脾脏,肝脏质地较硬。

【诊断】

依据有典型的 Charcot 三联症者,特别以往有胆囊结石病史者,胆总管结石的诊断一般并不困难。如仅表现为三联症中的 1 个或 2 个症状者,常需要借助于一些辅助检查方法以明确诊断。无黄疸的患者可作静脉胆道造影,能显示胆管内结石影和扩张的胆管。在鉴别诊断中,黄疸的患者须与胆胰肿瘤或肝内胆汁淤积症所致的梗阻性黄疸,以及肝病或肝炎等所致的肝细胞性黄疸作鉴别。在肿瘤(如胰头癌或壶腹癌)阻塞胆管时,黄疸一般呈进行性加深,体检时常可扪及肿大和无压痛的胆囊,并常有恶病质表现。而肝病或肝炎引起的黄疸,一般较淡,并且不伴有腹部绞痛史,肝功能试验常有明显异常。肝内胆汁淤积症一般也无腹痛史,可能有服用特殊药物史。后两种疾病的 B 超检查均显示胆囊和胆管无扩张现象而胆管结石所致的胆管梗阻,除有胆绞痛外,尚有典型的波动性黄疸史。如无感染时,肝功能一般在正常范围内。在诊

断困难时,应用 PTC、CT、ERCP、MRCP 以及核素肝胆显像图等检查,常有助于鉴别诊断。

【治疗】

胆总管结石是明确的手术指征。手术处理原则是胆管内的结石要彻底清除干净;建立通畅的胆汁引流。

随着微创技术的成熟,胆总管结石的手术除了传统的开腹胆总管切开取石,目前采用腹腔镜、胆道镜和十二指肠镜三镜联合的胆总管结石微创治疗在临床中的应用逐渐增多,手术方式主要有腹腔镜胆囊切除加胆道探查取石术(Laparoscopic common bile duct exploration, Laparoscopic cholecystectomy, LCBDE + LC)和先行 ERCP 取出胆总管结石后再行腹腔镜胆囊切除(ERCP+LC)即所谓的"二步法"。二步法需要两次不同的手术过程,患者需经受两次痛苦,胆总管取石需要行 Oddi 氏括约肌切开,增加手术风险,再行 LC 时有胆囊结石再次掉入胆总管的可能。另外 Oddi 氏括约肌切开后易引起反复的肠液反流、增加感染机会和促进胆管结石复发。

LCBDE+LC 可以用腹腔镜一次性切除胆囊和胆总管探查取石,这样就更能体现微创的优势,保存了 Oddi 氏括约肌的功能,减少手术的风险和减轻患者的痛苦,缩短住院时间。在操作过程中要注意:腹腔镜胆总管探查胆总管直径至少 1cm,方便胆道镜取石和避免胆管缝合后狭窄;胆总管结石嵌顿或者结石巨大者,需要液电碎石或者激光碎石,然后通过胆道镜网篮取出;急性炎症期,胆管壁充血明显,切开胆管出血多,使手术困难。此时可考虑 ERCP 取石,若取石困难则鼻胆管或置内支架引流,待炎症消退后择期 LCBDE+LC。

胆管结石取尽后,胆道镜检确认无残余结石,若胆道镜检不能确定或可疑者,可通过 T 管进行术中胆管造影,确认后置 T 管引流。术后 T 管引流 4 周,待患者的黄疸消退,全身和胆管局部感染控制,经 T 管胆管造影证实胆管内无残余结石和夹管后胆汁排泄畅通,即可拔除 T 管。胆管残留结石和复发结石一直是胆总管结石手术治疗后常见的问题,术中通过胆道镜检至关重要,需要仔细和耐心,即使术中已尽量清除结石,但术后仍有很高的结石复发率。对于胆管结石较多取尽后可能有泥沙样细小结石残留者,建议术后口服溶石利胆药物 3 至 6 月。

目前药物灌注溶石基本摒弃不用。中草药利胆排石和总攻疗法等对治疗胆管结石疗效亦不确定。

五、肝内胆管结石

肝内胆管结石病是指发生于左右肝管汇合部以上的结石,特指始发于肝内胆管系统的结石,不包括胆囊内排降并上移至肝内胆管的结石,也不包括继发于损伤性胆管狭窄、胆管囊肿、胆管解剖变异等其他胆道疾病所致胆汁淤滞和胆道炎症后形成的肝胆管结石。20 世纪 60、70 年代肝内胆管结石是我国胆道系统的常见病多发病,在华南、西南、长江流域及东南沿海等广大区域尤为多见。由于其病变复杂、复发率高且常引起严重的并发症,此病成为我国良性胆道疾病死亡的重要原因。现在虽然胆囊结石的发病率明显增加,肝内胆管结石的发生率下降,但是,此变化在一些内地省份却不是那样显著,例如广西壮族自治区在 10 年中(1981—1991 年)胆囊结石的相对发病率只从 12.7% 上升至 19.8%,而胆管结石也只从 55.2% 下降至 41.8%。肝内胆管结石约占原发性胆管结石的38%。我国肝内胆管结石大多数是胆色素结石为主。肝内胆管结石多数合并有肝外胆管结石。

【临床表现】

肝内胆管结石的临床表现很不典型。在病程间歇期,可无症状,或仅表现为上腹轻度不适。但在急性期,则可出现急性化脓性胆管炎的症状,或不同程度的 Charcot 三联症,多数可能是合并的肝外胆管结石所造成。在无合并肝外胆管结石的患者,当一侧或一叶的肝内胆管结石造成半肝或某一肝段的肝内胆管梗阻,并继发感染时,可出现畏寒、发热等全身感染症状,甚至在出现精神症状和休克等急性重症胆管炎的表现时,患者仍可无明显的腹痛和黄疸。体检可扪及肝脏不对称性肿大和压痛,常易误诊为肝脓肿或肝炎。这种周期性的间歇发作是肝内胆管结石的特征性临床表现。

【诊断】

肝内胆管结石的诊断除根据上述临床表现外,结合手术病史和 MRCP 等辅助检查的结果可明确诊断。MRCP 胆管成像能清楚地显示胆管树的图像,了解肝内外胆管的情况。B 超检查虽不能帮助了解结石分布等详细情况,但在诊断肝内胆管结石仍有 80% 的准确性,其最大优点是方法简便且为无损伤性检查,故目前常作为肝内胆管结石的首选诊断方法。CT 平扫常能显示扩张的肝内胆管和密度较高的结石影,以及结石的部位和数量对决定治疗方案很有帮助。最后,可以通过手术探查来诊断,即在手术中仔细探查肝内胆管,这是肝内胆管结石最可靠的诊断方法。

根据结石在肝内的分布、相应肝管和肝脏的病变程度以及合并肝外胆管结石的情况不同,肝内胆管结石分为 2 个主要类型和 1 个附加型:

Ⅰ型:区域型,结石沿肝内胆管树局限性分布于 1 个或几个肝段内,常合并病变区段肝管的狭窄及受累肝段的萎缩。临床表现可为静止型、梗阻型或胆管炎型。

Ⅱ：弥漫型，结石遍布双侧肝叶胆管内，根据肝实质病变情况，又分为3种亚型：

Ⅱa型：弥漫型，不伴有明显的肝实质纤维化和萎缩。

Ⅱb型：弥漫型，伴有区域性肝实质纤维化和萎缩，通常合并萎缩肝脏区段主肝管的狭窄。

Ⅱc型：弥漫型，伴有肝实质广泛性纤维化而形成继发性胆汁性肝硬化和门静脉高压症，通常伴有左右肝管或汇合部以下胆管的严重狭窄。

E型：附加型，指合并肝外胆管结石。

【治疗】

肝内胆管结石的治疗目前仍以手术治疗为主，但远期疗效欠佳。手术治疗原则是去除病灶；取尽结石；矫正狭窄；通畅引流；防治复发。肝内胆管结石的治疗根据疾病进展不同阶段采取不同的策略，初期多采用以切开取石或胆道镜取石（包括经皮胆道镜）为主的治疗；而肝脏病灶伴有纤维化萎缩则需要肝切除；当发展到重度胆汁性肝硬化、门静脉高压时肝移植术可能是唯一选择。具体手术方式有以下几种：

1. 胆管切开取石术 胆管切开取石是治疗肝胆管结石的基本手段。急性胆道感染和重症病例，行单纯胆道取石引流手术旨在控制胆道感染、通畅引流以挽救患者生命，必要时为二期确定性手术做准备。

择期手术术前应明确结石的部位和多少，术中通过切开肝门部胆管、肝胆管或经肝实质切开肝内胆管，进一步了解胆道结石的部位、数量、胆管狭窄梗阻及胆管下端的通畅情况，取尽结石解除狭窄。经肝外胆管途径盲目的器械取石是肝胆管结石手术后高结石残留率的重要原因。充分切开肝门部狭窄的胆管，必要时切开二级肝管可在直视下取出主要肝管的结石，结合胆道镜直视下取石，必要时可结合术中胆道造影和术中B超，能有效地清除肝管内结石，显著降低结石残留率。

2. 肝部分切除术 切除病变肝段以最大限度地清除含有结石、狭窄及扩张胆管的病灶，是治疗肝内胆管结石的最有效手段。

手术适应证包括Ⅰ型及Ⅱb型肝胆管结石。对于区域型结石，切除含结石的肝段或肝叶；对于弥漫型结石，切除局限于肝段或肝叶的区域性毁损病灶。需切除的区域性毁损病变主要包括：萎缩的肝叶或肝段；难以取净的多发性结石；难以纠治的肝管狭窄或囊性扩张；合并慢性肝脓肿；合并肝内胆管癌。

肝胆管结石的肝切除范围主要取决于结石分布及毁损性病变范围。肝胆管结石的病变范围是沿病变胆管树呈节段性分布的，因此其肝叶切除要求以肝段、肝叶为单位作规则性切除，以完整切除病变胆管树及所引流的肝脏区域。这是取得优良疗效的基本条件和关键。无论是针对区域型肝内胆管结石时病变肝段或弥漫型肝内胆管结石时毁损性病灶，肝脏切除范围不够，遗留病变，常是术后并发症及症状复发的根源。

3. 肝门部胆管狭窄修复重建术 由于肝门部胆管狭窄病变类型比较复杂，常需结合多种手术方法进行治疗。处理肝门部胆管狭窄的手术方法主要有以下3类。

（1）胆管狭窄成形、空肠Roux-en-Y吻合术：适用于肝内病灶和上游肝管狭窄已去除的肝门部胆管狭窄病例。在充分切开肝门部狭窄胆管并进行原位整形的基础上，以Roux-en-Y空肠襻与胆管切口侧-侧吻合修复胆管缺损。对有结石残留或复发可能的病例，可将空肠襻残端顺位埋置于皮下作为术后取石的通路。但胆肠吻合术废除了Oddi括约肌对胆系的控制功能，在上游肝管狭窄未纠正和肝内结石未取净的情况下行不恰当的胆肠内引流可引发或加重胆道感染等严重并发症。

（2）胆管狭窄成形、游离空肠段吻合术：适用于肝内病灶和上游肝管狭窄已去除，尚有结石残留或有结石复发可能而胆管下端通畅的病例。充分切开肝门部胆管狭窄并进行原位整形，截取长度适当的游离空肠段，用其输出端与胆管切口进行端-侧吻合，修复胆管壁的缺损，将其输入端关闭并顺位埋置于皮下，作为日后用胆道镜清除残留或复发结石的通路。

（3）胆管狭窄成形、组织补片修复术：适用于肝内病灶及上游肝管狭窄已去除，结石已取尽且无复发可能，而只存在肝门部胆管轻度狭窄的病例。充分切开狭窄段及其两端的胆管，切除瘢痕化的胆管组织，缝合肝胆管瓣形成胆管的后壁，胆管前壁的缺损用带血运的肝圆韧带瓣、胆囊瓣、胃瓣、空肠瓣或其他自体组织补片修复。

（4）经皮经肝胆道镜治疗（Percutaneous transhepatic cholangioscopy，PTCS）肝内胆管结石由于病变复杂，结石不容易取尽或者结石复发，常需进行多次胆道手术。多次反复的胆道手术，使后续手术越来越困难，有时解剖肝门都举步维艰，术中出血多，也增加了手术风险。PTCS是指先行经皮经肝胆管引流（PTCD），然后再行PTCD窦道扩张术，待窦道被扩张至能容纳3mm胆道镜进入胆管时，再行胆道镜检查和治疗、取石。此技术具有简单、安全、有效、微创易重复等优点，是目前微创治疗复杂性肝胆结石的有效方法。

4. 肝移植术 适合于肝脏和胆管系统均已发生弥漫性不可逆损害和功能衰竭的Ⅱc型肝胆管结石。

（殷保兵）

第六节　胆道寄生虫病

一、胆道蛔虫症

胆道蛔虫症现在城市发病率大大减少,主要由饮食不卫生引起,是由于肠道内的蛔虫钻入胆道所致。蛔虫通常寄居在人体小肠的中下段,当机体因发热、妊娠等因素引起胃肠道功能紊乱,胃酸度降低、饥饿、驱虫不当时蛔虫便可因其寄生环境的变化而发生窜动,向上游动至十二指肠,加上蛔虫有钻孔习性,特别在胆总管出口处括约肌损伤后或括约肌收缩功能失调时,蛔虫更易钻入胆道。

【临床表现】

蛔虫进入胆道后,虫体造成机械刺激,可产生Oddi括约肌的强烈收缩或痉挛、特别在蛔虫部分进入胆道时,这种痉挛可更为剧烈。临床上患者可有剑突下偏右的阵发性或钻顶样绞痛。当虫体蠕动停止或括约肌疲劳时,疼痛可完全消失。这种忽起忽止的绞痛反复发作,常使患者非常痛苦。虫体完全进入胆管后,这种绞痛又可变为缓和。蛔虫一般多停留在肝外胆管内,但也可深入肝内小胆管或胆囊内。进入胆管的蛔虫一般并不引起胆管梗阻,故临床上常不出现黄疸,也无明显感染征象,无腹部压痛或仅有轻压痛,这种症状与体征的不相符合是本症的特征表现。

胆道蛔虫主要的并发症为急性胆道感染:可因虫体一次大量进入胆道,或虫体带入大量毒力较强的细菌(多为大肠埃希菌)所致,临床上可出现急性胆道感染的表现,如寒战、发热和黄疸等,甚至急性梗阻性化脓性胆管炎的一系列临床表现。蛔虫进入胆道后,在肝内胆管炎症的基础上还可以引起肝脓肿和造成胆管壁溃破,以致胆道出血。如蛔虫影响了胰管开口的通畅,还可引起急、慢性胰腺炎。蛔虫进入胆道后,可自行退出胆管,或因环境不适宜而死亡。死亡的蛔虫可随胆汁排出胆道,但也可因脱落的蛔虫皮、虫卵或尸体等物质的残留,供作胆色素结石的核心。

【诊断】

根据患者突然出现的剧烈上腹绞痛和腹部体征较轻的症状体征不相符的特点,且有吐、便蛔虫的病史,诊断常不困难。

B型超声检查及CT检查常能显示胆总管内有蛔虫影,静脉胆道造影片上有时可见到胆管内有条状充盈缺损影,均有助于诊断和鉴别诊断。MRCP及ERCP已应用于胆道蛔虫症的诊断,能清楚地了解胆管内有无蛔虫及其位置和数量。

【治疗】

绝大多数的胆道蛔虫症可通过非手术疗法得到治愈,但须彻底驱虫,以防复发。对少数伴有严重并发症者,如梗阻性化脓性胆管炎和胆道大出血须进行手术治疗。

1. 非手术疗法　包括解痉镇痛,予注射阿托品或山莨菪碱等解痉的同时给予哌替啶以镇痛;常用50%硫酸镁溶液口服、左旋咪唑作为肠道驱虫药;应用抗生素防治胆道感染。上述治疗缓解症状后,须再坚持治疗一段时间,并应用B型超声等检查,在确定胆道内蛔虫影已消失后,方可结束治疗。

近年来ERCP不仅应用于胆道蛔虫症的诊断还能进行有效的治疗,特别对一些虫体尚未完全进入胆道的病例,通过ERCP能直接看到留在胆道外的下半截虫体,可应用取石钳将虫体拉出胆道。治疗效果较上述非手术治疗更为确切。同时通过ERCP作胆道造影可以了解有无胆管内遗留蛔虫或结石等。

2. 手术疗法　出现胆道大出血或胆道穿孔引起腹膜炎的患者可采取手术疗法,术后病情稳定后进行肠道驱虫治疗。

二、胆道中华分支睾吸虫病

中华分支睾吸虫病原在我国南方各省尤其是珠江三角洲区明显流行,与进食生鱼、生虾习惯有关,近年来由于卫生水平的提高,感染率已有下降趋势。

【病因和病理】

中华分支睾吸虫卵内含毛蚴,先后寄生于淡水螺(在第一中间宿主孵化成尾蚴)和鲤科淡水鱼,当人或其他哺乳动物进食污染的生鱼、生虾后,其中囊蚴经胃液作用而在十二指肠中脱囊,幼虫循胆总管至肝内胆小管发育成长,约1个月即成熟为成虫。成虫体形扁平,约$(10～25)$mm$×(3～5)$mm大小,雌雄同体,有时移居于较大胆管或胆总管,偶寄生于胰管。成虫所产的虫卵随胆汁进入十二指肠,最后随粪便排出体外。

寄生的成虫有数十条至数百条者不少见,成虫及其所分泌的分泌物和代谢产物可刺激胆管壁,引起胆小管柱状或囊状扩张,上皮细胞增殖,管壁纤维增生,或发生腺瘤样或息肉样增生而致胆管狭窄。急性重度感染时有大量淋巴细胞和嗜酸性粒细胞浸润以及腺体增生,慢性感染时则有结缔组织增生。成虫移居于胆囊或胆总管后,则易引起感染和梗阻。虫卵、成虫遗骸以及脱落的细胞可组成结石核心,产生胆石症。肝细胞可呈营养不良、脂肪变性和萎缩,并发门脉性肝硬化者9%。由于长期胆汁淤滞,可继发胆汁性肝硬化。近期已注意到这一胆道寄生虫病与肝胆管癌发生之间的关系。

【临床表现和诊断】

中华分支睾吸虫病多呈慢性起病，表现为上腹不适、腹胀、消化不良、倦怠乏力等非特异性症状，在后期则有肝硬化、胆管狭窄等征象。继发胆囊炎、胆管炎和胆石症时很难与一般的胆囊炎和胆石症鉴别。诊断主要依据流行病史。直接涂片虫卵检查操作简便，但检出率低。成虫抗原皮内试验的阳性率可达95%。肝脏 B 超和核素等影像学检查无特异性诊断价值。

【治疗】

中华分支睾吸虫病是一内科疾病，外科治疗主要针对其继发症和并发症，如胆囊炎、胆道感染、胆道梗阻和胆石症等，但术后必须进行驱虫治疗，常用吡喹酮，总量 100 ~ 150mg/kg，分为每次服 20 ~ 25mg/kg，一天 3 次，连服 2 天，可获满意效果。

（殷保兵）

第七节　胆道系统肿瘤

一、胆囊良性肿瘤

胆囊良性肿瘤的分类较为混乱，多数学者将胆囊腺瘤和胆囊息肉笼统地称作胆囊良性肿瘤，发病率文献报道差别较大，约为 4.5% ~ 9%。Christensen 将胆囊良性肿瘤分为两类，即真性的胆囊良性肿瘤和假瘤。其中良性肿瘤分成上皮组织的乳头状腺瘤和非乳头状肿瘤；支持组织有血管瘤、脂肪瘤、平滑肌瘤、颗粒细胞瘤。假瘤分成增生性病变，包括腺瘤样增生、腺肌瘤；组织异位有胰腺、胃黏膜和肝脏；息肉有胆固醇息肉和炎性息肉；其他有纤维黄色肉芽肿性炎症、寄生虫感染等。

【病理】

胆囊腺瘤有恶变倾向，是胆囊癌的癌前病变，常称其为胆囊癌相关性病变。腺瘤多为单发，组织学上可分为乳头状腺瘤、管状腺瘤和管状乳头状腺瘤。其中乳头状腺瘤较常见，直径多数小于 1cm 瘤体以蒂与胆囊壁相连或呈广基性隆起，呈绒毛状或桑葚状。光镜下见上皮呈乳头状，表面为单层柱状上皮，少数呈假复层状，具有结缔组织的中心柱，与周围正常的胆囊黏膜上皮移行较好。管状腺瘤少见，肉眼观察其黏膜呈局部圆顶样隆起，光镜下见肿瘤由许多紧密排列的腺体和腺管组成，内衬以高柱状或立方形上皮细胞，排列整齐。管状乳头状腺瘤则具有上述两型腺瘤的组织形态。非肿瘤性息肉则大多数为多发，绝大部分直径小于 1cm。胆囊腺瘤经过腺瘤性增生到腺瘤细

胞中、重度异型增生，最终恶变为癌，癌变率为 6% ~ 36%。

胆囊腺肌瘤又称胆囊腺肌增生症，是以胆囊黏膜和肌纤维肥厚、罗-阿窦（R-A sinuses）数目增多、窦腔扩大并穿入肌层为特征的一种增生性疾病。病变通常位于胆囊底部，形成结节，癌变率约为 3% ~ 10%。其发病机制可能与胆囊内长期高压有关。病变区 R-A 窦扩大、增多并形成假憩室，可深达黏膜下层和肌层，窦隙内衬以柱状上皮，呈腺样结构，周围为增厚的平滑肌纤维所包绕。扩大、增多的 R-A 窦形成假憩室，内含黏液或胆砂、胆石，有管道与胆囊相连，故亦有胆囊憩室之称。病变分为弥漫型、节段型和局限型，以局限型最为常见。

胆囊息肉样病变（polypoid lesions of the gallbladder，PLG）又称隆起性病变，是影像诊断学对所发现的突入胆囊腔内的隆起性病变的统称。它包括了多种胆囊良性或早期恶性的病变，如胆囊良性肿瘤、假性肿瘤和早期胆囊癌等，其中一部分并非真正的胆囊肿瘤。随着 B 超和 CT 等影像诊断技术的应用，胆囊息肉样病变的检出率明显增多，国内大宗流行病学报道在常规体检人群中 PLG 的检出率为 6.9%，有报告可高达 9.5%，其中胆固醇性息肉最多见，约占 50% ~ 87%。

【临床表现和诊断】

胆囊良性肿瘤的症状与肿瘤的部位有关。位于底部、体部者一般无明显临床症状，大多于体检或其他疾病做 B 超检查时发现。位于颈部附近者可有上腹闷胀不适、隐痛，偶有脂餐后加重或绞痛发作，症状与慢性胆囊炎和胆石病难以区分。体检时大部分病例仅有右上腹部局限性轻压痛。合并急性感染时可出现急性胆囊炎的症状及体征。

临床诊断基本上依赖影像学检查。B 超是最实用和有效的检查方法，可见突入胆囊腔内的光团，其后方无声影，不随体位改变而移动位置。B 超可显示病变的大小、形态、内部结构、与胆囊壁的关系，并能鉴别有无结石并存。B 超的诊断符合率可达 90% 以上，反复多次的超声检查还可提高诊断符合率。彩超的诊断价值更高，能观察光团内有无彩色血流，可与临床上最常见的胆固醇性息肉相鉴别。内镜超声（endoscopic ultrasonography，EUS）诊断的准确性明显高于普通超声，可高达 98%。EUS 将胆囊壁分为三层：内层为高回声的黏膜及黏膜下层，中间为低回声的肌纤维层，外层为高回声的浆膜下层及浆膜层。EUS 对鉴别肿瘤性与非肿瘤性息肉有较高的价值，胆固醇息肉轮廓呈颗粒状，内部为点状高回声，并可见清晰的三层囊壁。若 EUS 显示息肉轮廓呈结节状，内部为低回

声,则多为肿瘤性息肉。当瘤体较小时,CT的检出率低,其诊断价值不如彩超和EUS。行CT增强扫描时,如瘤体有强化,则有助于胆囊肿瘤的诊断。当胆汁过分黏稠,或胆囊积脓,胆囊萎缩,尤其又伴有胆囊颈部结石时,B超可能会出现假阴性结果。此时行CT增强扫描对于鉴别与胆汁密度相近的肿瘤有特殊诊断价值。有文献报道,正电子发射计算机断层显像-CT(PET-CT)对胆囊息肉样病变的良、恶性鉴别有较高价值,但价格昂贵,临床应用少。

临床诊治的关键是如何从众多的胆囊息肉样病变中鉴别出胆囊的"肿瘤性病变",并识别出癌前病变或早期胆囊癌。各项检查方法尚不能区分其病理性质时,往往需经病理切片检查才能确诊。

【治疗】

胆囊良性肿瘤的治疗我们首先要掌握手术指征,其次术中要正确处理。

胆囊腺瘤已被公认为是胆囊癌的癌前病变,而且往往合并有胆囊结石,由于结石的长期、慢性反复机械性刺激,可使胆囊黏膜发生炎性增生、不典型增生到原位癌的演变,应积极手术治疗以防发生癌变。胆囊良性肿瘤胆囊切除的指征包括:①病变直径>10mm单发病变者;②合并胆囊结石、急慢性胆囊炎者;③病变虽小但位于胆囊颈部、影响胆囊功能、常有胆绞痛发作者;④B超检查发现胆囊壁呈不规则隆起者;⑤短期内病变增大、生长较快、病变基底变宽者;⑥多发息肉反复合并胆管炎、急慢性胰腺炎者;⑦年龄>50岁,广基而单发的病变,即使无症状也应行胆囊切除术者。

术中要正确处理,凡因胆囊息肉样病变而施行手术者,胆囊切除后应立即剖开检查,如病变像肿瘤者,均应送冷冻切片检查,不但要确定有无癌变,还要确定癌变的部位以及肿瘤浸润深度。对于癌组织已突破黏膜基底膜或已有周围淋巴结肿大者,应按胆囊癌根治性切除原则处理。对单发、直径15mm以上或术前疑有恶变者,施行胆囊切除术时,应将胆囊和胆囊床上的纤维脂肪组织一并切除并送病理检查。术中还应细心操作遵循无瘤原则,避免胆囊破损胆汁外溢而增加癌肿播散的机会。

无需手术治疗的胆囊良性肿瘤患者应该定期随访,建议间隔3~6个月复查。综上所述对于有高危因素的胆囊良性肿瘤患者要进行排查,以免漏诊,掌握手术指征,及时手术治疗,莫错失手术良机。

(殷保兵 钦伦秀)

二、胆 囊 癌

胆囊癌是发病率最高的胆道系统恶性肿瘤,好发于老年女性。临床上胆囊癌明确诊断时病情多已属中晚期,生存时间短,预后较差。胆囊癌早期症状隐蔽且不典型,易与胆结石混淆不为患者所关注,故应加强对胆囊癌高危人群的随访和早期诊治以提高生存率。

【发病率】

胆囊癌发病率排在消化道肿瘤的第六位。不同国家、不同地区和不同种族存在明显差异。2007年上海市胆囊癌发病率男性为5.9/100 000,女性为10.22/100 000,而同期全国胆囊癌死亡率高达4.07/100 000。全球胆囊癌发病率最高的是智利女性,高达27/100 000,印度北部和日本亦高发,好发年龄在60岁以上。

【病因】

胆囊癌的危险因素主要有胆囊结石伴炎症、胆总管囊肿、胆囊息肉、胰胆管汇合处合流异常和原发性硬化性胆管炎等,其中最常见的危险因素是胆囊结石。

胆囊癌患者80%以上合并胆囊结石,胆囊结石是胆囊癌的最主要危险因素,相对危险度是普通人的8.3倍。胆道结石伴发的慢性炎症会反复刺激黏膜的增生,炎症长期刺激致胆囊癌的发病率上升。多发型或充满型结石的结石性胆囊炎癌变率是非结石性胆囊炎的30倍左右。结石直径大于3cm的患者,患胆囊癌的危险度高出10倍左右。慢性炎症时胆囊钙盐沉积即瓷化胆囊,其发生胆囊癌的几率高达12%~61%。

胆囊息肉可分为真性息肉和假性息肉,其中真性息肉包括腺瘤,胆囊腺瘤是胆囊癌的癌前病变,约有10%~30%的胆囊腺瘤可以演变成癌,特别多见于直径大于10mm的腺瘤,单发息肉和广基无蒂息肉容易恶变。因此年龄大于50岁,单发或广基胆囊息肉大于1cm者建议手术切除。

先天性胰胆管合流异常是一种罕见的胆管和胰管合流在十二指肠壁外的解剖变异,两者形成异常的过长通道超过了Oddi氏括约肌的范围,Oddi氏括约肌防反流功能不能保护胰液反流,胰液可以反流入胆道系统,大大增加恶变风险。合流异常在亚洲人(特别是日本)发病率比较高,导致胆囊癌的风险增加3%至18%。

【病理与分期】

大约80%胆囊癌是腺癌,其他病理类型包括乳头状腺癌、黏液癌、鳞癌和鳞腺癌等。胆囊癌常常出现早期淋巴结转移。

胆囊癌分期国内多采用Nevin分期和TNM分期,TNM分期有助于评价手术效果及判断预后。

Nevin于1976年将胆囊癌分为五期:Ⅰ期:肿瘤仅侵犯黏膜层的原位癌;Ⅱ期:肿瘤侵犯到黏膜下和肌

层;Ⅲ期:肿瘤侵犯至胆囊壁全层,但尚无淋巴结转移;Ⅳ期:胆囊壁全层受累及,合并胆囊管周围淋巴结转移;Ⅴ期:肿瘤侵犯至肝或其他脏器伴胆总管周围淋巴结或远处转移。该分期对早期胆囊癌患者的术式选择有很好的指导作用,但对中晚期患者的指导治疗和评价存在不足。

TNM 分期中 T 分期主要是描述肿瘤浸润胆囊壁的程度及侵犯邻近器官情况:

Tx 原发肿瘤无法评估;

T0 无原发肿瘤证据;

Tis 原位癌;

T1a 侵及固有层;T1b 侵及肌层;

T2 侵及肌周结缔组织,未侵及浆膜层或肝脏;

T3 肿瘤浸透浆膜层和(或)直接侵犯肝脏和(或)一个邻近器官或结构,例如胃、十二指肠、结肠、胰腺、网膜、肝外胆管;

T4 肿瘤侵犯门静脉主干、肝动脉或侵犯两个或以上的肝外器官或结构。

N 分期主要是淋巴结组织学检查;

Nx 区域淋巴结无法判断有无转移;

N0 无区域淋巴结转移;

N1 胆囊管、胆总管、肝动脉和(或)门静脉旁淋巴结转移;

N2 腹主动脉、下腔静脉、肠系膜上动脉和(或)腹腔干旁淋巴结转移。

远处转移(M):M0 无远处转移;M1 远处转移。

胆囊癌分期Ⅰ期 T1N0M0;Ⅱ期 T2N0M0;Ⅲa 期 T3N0M0;Ⅲb 期 T1-3N1M0;Ⅳa 期 T4N0-1M0;Ⅳb 期 TanyN2M0 或 TanyNanyM1。胆囊癌Ⅰ~Ⅳ期患者五年生存率分别为 60%,39%,15% 和 5%。胆囊癌总患者人群中位生存时间 10.3 个月,Ⅲa 和Ⅳ期中位生存分别为 12.0 个月和 5.8 个月。

另外肿瘤预后除了与肿瘤的进展程度有关外,肿瘤细胞的生物学行为也影响患者的预后。根据胆囊癌细胞的分化程度分为三级:Ⅰ级为分化良好,Ⅱ级为中度分化,Ⅲ级为分化不良。在组织学上大多数胆囊癌属腺癌,5%~20% 为未分化或分化不良型癌。根据肿瘤病理学形态结构的特点可分为硬化型癌、乳头状癌、胶样癌和鳞癌。

【临床表现】

早期胆囊癌缺乏典型的临床症状,80% 左右胆囊癌合并有胆结石,它的临床表现往往被胆结石的症状掩盖。只有当患者出现黄疸或 B 超检查发现胆囊占位性病变才引起医师的注意,耽误了病情。胆囊癌的临床症状主要有中上腹及右上腹隐痛、胀痛、不适、恶心、呕吐、嗳气、乏力、食欲缺乏等,一旦出现右上腹包块、黄疸、腹水、消瘦等症状,提示已属晚期。

当胆囊管阻塞或癌肿累及肝脏或邻近器官时,有时可在右上腹扪及坚硬肿块。如癌肿侵犯十二指肠,可出现幽门梗阻症状。当癌肿直接累及肝外胆管或发生胆管转移时,可出现梗阻性黄疸。

【诊断】

早期胆囊癌没有症状,因此胆囊切除术中偶然发现早期胆囊癌比较常见,能切除的胆囊癌中 40% 左右是术中偶然发现的。胆囊癌的早期诊断首选 B 型超声检查,B 超能清楚显示胆囊内隆起性病变的大小、部位、数目、内部结构及其与胆囊壁的关系,同时方便随访适于筛查。凡病变大于 10mm,形态不规则,基底宽,内部回声不均,呈单发性或合并有结石,有自觉症状者应高度怀疑早期胆囊癌。彩超能检测到胆囊癌块及胆囊壁的彩色血流,并测及动脉频谱,可与常见的胆固醇性息肉相鉴别。中晚期胆囊癌 B 超检查时则更容易被发现。胆囊癌的声像图可分为 5 型,即小结节型、蕈伞型、厚壁型、实块型和混合型。

CT 扫描是胆囊癌诊断和术前分期的重要手段。厚壁型胆囊癌常表现为胆囊壁的局限性、不对称性及不规则性增厚,增强时扫描均匀程度不如慢性胆囊炎。结节型胆囊癌可见突入胆囊腔内的结节,多发或单发,增强扫描时结节影明显强化或不均匀强化。肿块型胆囊癌将整个胆囊腔闭塞,平扫时肿瘤组织密度为 $30\sim50$Hu,与附近组织比较呈低密度,增强后肿瘤强化。CT 扫描还能显示胆囊癌浸润肝实质的深度,周围器官是否侵犯以及范围,肝内是否转移病灶、大血管是否受侵,肝十二指肠韧带淋巴结和远处是否转移等。

内镜超声则经胃或十二指肠壁超声观察胆囊壁情况,图像更为清晰,还可引导细针穿刺进行细胞学检查,用来鉴别难以诊断的胆囊癌。出现黄疸的中晚期胆囊癌,经 ERCP 或 MRCP 可确定肝外胆管是否受累及。选择性肝动脉造影对早期胆囊癌诊断并不敏感,因为一旦发现肿瘤血管已多属晚期。

PET-CT 也是诊断胆囊癌的有利手段,由于胆囊癌细胞代谢活跃,摄取显像剂能力较正常组织强,即能发现隐匿的 5mm 以上微小病灶,同时有助于了解是否周围组织侵犯和淋巴结有转移,便于术前分期,但是价格昂贵不适于筛查。

联合检测血清肿瘤标记物 CA19-9、CA125 和 CEA 有助于提高胆囊癌诊断率。

【治疗】

根治性手术是胆囊癌治疗的首选确定性方法,唯一能治愈的方法。对于失去根治性手术机会的患者可行姑息性切除,配合其他治疗手段放化疗、介入治疗和生物治疗。

1. 手术治疗

(1) 早期与意外胆囊癌(Ⅰ期胆囊癌)

T1a 期可能是腹腔镜胆囊切除术后最多见的,这部分患者罕见发生淋巴结转移,单纯胆囊切除术患者如果切缘阴性时 5 年生存率高达 85%～100%。因此单纯胆囊切除治疗 T1a 期胆囊癌是目前国内外学者没有争议的治疗策略。

T1b 期肿瘤侵犯黏膜肌层,但是由于胆囊床面没有浆膜和胆囊壁淋巴网丰富,容易发生转移,此期患者行单纯胆囊切除的 1 年生存率仅有 50%～80%。我们建议再次手术行胆囊癌根治术以期提高生存率。

(2) 中期胆囊癌(Ⅱ、Ⅲ期胆囊癌)

Ⅱ期虽然未侵犯胆囊浆膜,但仍然存在淋巴转移的机会,另外辅助检查肝脏没有直接浸润实际上也有可能发生胆囊床的早期转移。手术范围包括应行含肝床楔形切除 2cm,胆囊切除加肝十二指肠韧带淋巴结清扫在内的标准根治术。

Ⅲ期分为ⅢA(T3N0M0)与ⅢB(T1-3N1M0),ⅢA 期的手术方式主要是胆囊癌根治性切除,即解剖性肝切除(S4a/S5)及联合区域淋巴结清扫,但如果胆囊癌同时侵犯肝外其他脏器,需联合脏器切除,根治性切除。ⅢB 期(T1-3N1M0)胆囊癌合并肝门淋巴结转移,手术更加强调区域淋巴结清扫。Ⅲ期胆囊癌应当遵循 TNM 分期标准,无肝外侵犯时行胆囊癌根治性切除,而当肿瘤侵犯肝外脏器,须联合其他脏器切除时,采用胆囊癌扩大根治性切除。

(3) 晚期胆囊癌(Ⅳ期胆囊癌)

Ⅳ期胆囊癌分为ⅣA(T4N0-1M0)和 IVB(T1-4N2M0,T1-4N1-2M1)。T4 指肿瘤侵犯肝脏深度 > 2cm,和(或)侵犯≥2 个邻近器官(胃、十二指肠、结肠、胰腺、网膜、肝外胆管等)。Ⅳ期胆囊癌的外科治疗是胆囊癌治疗中的热点和难点,争议极大。

T4 期的胆囊癌既往认为几乎不能根治性切除,一般仅考虑姑息治疗。我们认为晚期胆囊癌患者如果能够手术切除的话,选择性行胆囊癌扩大根治术能使部分患者受益,这要求对患者全身情况和手术技术进行准确的评估。扩大胆囊癌根治术中门静脉侵犯可酌情切除受累血管并重建;多个邻近器官侵犯又可整块切除的患者也应力争扩大根治性切除;对于胆囊癌侵犯胰头或合并胰头后淋巴结转移者,可行肝胰十二

指肠切除术(HPD);侵犯横结肠靠近结肠肝曲的部分,联合右半结肠切除;部分肠壁侵犯或侵犯十二指肠球部的可以通过局部肠壁的切除或行远端胃大部切除。

而ⅣB 期胆囊癌行 HPD 手术 5 年存活率低至 3%,且其并发症发生率高达 34%～70%,应放弃根治性切除,可考虑行胆囊癌姑息性切除及内引流术,解除胆囊、胆道内感染所致的高热等症状,改善肝功能,提高患者的生存质量。

阻塞性黄疸作为中晚期胆囊癌患者的一个重要症状,经常被误认为患者失去手术根治的机会,如果黄疸是胆囊癌侵犯胆管或胆管旁淋巴结转移造成胆管压迫造成的还是有手术机会的。因此即使有黄疸应行 MRCP 和增强 CT 检查充分评估,争取机会行根治手术。

对于晚期无法根治性切除或者患者不能耐受手术的胆囊癌患者,多采取姑息性治疗。胆道有梗阻性的,可 ERCP 或者 PTCD 下置内支架引流,于左、右肝管内置入记忆合金胆道内支架内引流,或左右肝管外引流。若出现十二指肠梗阻,可施行胃空肠吻合术或者胃镜下十二指肠内支架置入。

2. 化疗胆囊癌目前尚无公认的、统一的化疗方案。研究证实对胆囊癌根治术行术后辅助化疗有利于提高生存期。胆囊癌的常用的化疗药物有吉西他滨、顺铂和氟尿嘧啶(氟尿嘧啶)等。吉西他滨联合顺铂方案被认为是疗效最佳患者获益最多的化疗方案。

分子靶向治疗和基因治疗是未来治疗胆囊癌的方向,表皮生长因子受体抑制剂对胆囊癌的治疗已取得了良好的临床效果,但其成为标准方案仍需大样本临床验证。

3. 放疗胆囊癌的放疗包括术前、术中、术后、腔内放疗和未行手术的姑息性放疗等。照射视野需包括胆囊床、肝门至十二指肠乳头的胆管、肝十二指肠韧带、胰腺后方、腹腔干和肠系膜上动脉周围淋巴结,但应注意避开空肠和十二指肠,以免引起肠道放射性损伤。放疗适用于 T2 以上伴有淋巴结转移的胆囊癌患者。目前研究提示术后放疗并不能有效改善胆囊癌患者的总生存率,术后放疗仍存在一定争议。

4. 介入疗法发生广泛转移、失去手术机会的胆囊癌患者,应采取胆道引流,改善患者的生存质量。目前常用的胆道引流包括内镜下鼻胆管引流,内镜下胆道支架引流术和经皮经肝胆道引流。采用介入性肝动脉插管进行区域动脉灌注化疗或者选择性动脉栓塞治疗原发肿瘤。

2

5. 生物治疗　生物治疗是继手术、放疗和化疗之后新的治疗方式,主要包括分化诱导、免疫调节和抗肿瘤血管以及基因治疗。目前胆囊癌的生物治疗处于实验研究或临床研究阶段,但是具有十分广阔的研究和应用前景。

（殷保兵　钦伦秀）

三、胆管良性肿瘤

胆管良性肿瘤相当少见,其中以乳头状瘤为多见,其次为腺瘤和囊腺瘤,纤维瘤、平滑肌瘤、神经鞘瘤等则更罕见。乳头状瘤有可能发生恶变,一般为单发性,少数为多发性,称为乳头状瘤病。

【临床表现】

一般无症状,只有当肿瘤长到足以造成胆管梗阻时才会出现症状。此时可有上腹部疼痛、黄疸和胆管炎的症状等。早期诊断较困难。在肿瘤较大时,静脉胆道造影片中可见胆管内有充盈缺损,造影剂排空延迟现象。X线胃肠钡餐检查有时可见十二指肠乳头处有增大现象。CT检查有时可见胆管腔内肿瘤,增强后瘤体强化。诊断主要依靠手术探查后明确。瘤体处胆管有扩张,内扪及质软可推动的肿物。术中胆道镜检查能见到肿瘤全貌,但必须作冷冻切片或快速石蜡切片检查,才能与恶性肿瘤相鉴别。

【治疗】

治疗原则应将胆管局部切除,以免术后复发。位于高位胆管者,切除后如胆管重建有困难,可考虑作肝方叶切除,以利肝胆管显露和行胆肠吻合。位于肝、胆总管游离段者,可作胆管端-端吻合、T管支撑引流,或胆管空肠 Roux-en-Y 吻合。位于壶腹部者,可切开 Oddi 括约肌作肿瘤局部切除。如肿瘤位于胆总管胰腺段,难以作胆总管局部切除,则只能作胰十二指肠切除术。

（刘厚宝　王炳生）

四、胆　管　癌

【概述】

胆管癌(Cholangiocarcinoma,CCA)是一种来源于胆管上皮细胞的肝胆系统恶性肿瘤,可分为肝内胆管癌(Intrahepatic Cholangiocarcinoma,ICC)和肝外胆管癌(Extrahepatic Cholangiocarcinoma,ECC)。肝内胆管癌 ICC 又称外周型胆管癌(peripheral cholangiocarcinomas,PCC),为来源于肝内胆管二级分支以下胆管树上皮的恶性肿瘤,约占胆管癌的5%～10%。

肝外胆管癌(图32-4)是指发生在左右肝管至胆总管下端的胆管癌,约占胆管癌的90%,按其发生部位,可分为:①上段胆管癌,或称高位胆管癌、肝门胆管癌。肿瘤位于肝总管、左右肝管汇合部,位于后者的肿瘤又称为 Klatskin 瘤;②中段胆管癌:肿瘤位于胆囊管水平以下、十二指肠上缘以上的胆总管;③下段胆管癌:肿瘤位于十二指肠上缘以下、Vater 壶腹以上的胆总管。其中肝门部胆管癌占肝外胆管癌的55%～75%,中下段胆管癌约占25%～45%。

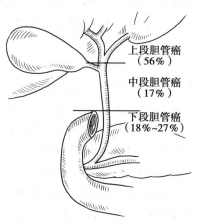

图32-4　肝外胆管癌的分布

胆管癌的发病率有逐年上升的趋势。我国临床资料显示肝外胆管癌的发病率已高于胆囊癌,患者的年龄大多在50～70岁,男性与女性的比例为2～2.5:1。

【病因】

胆管癌的确切病因尚不明确。目前已确认胆管慢性炎症和胆道梗阻诱发的胆管细胞损伤是胆管癌发展进程中的主要因素,炎症状态下胆汁微环境中释放的细胞因子可导致细胞恶性转化。胆管癌的发生与以下危险因素相关:

（1）原发性硬化性胆管炎(PSC)。

（2）肝吸虫病。

（3）先天性胆管扩张症。

（4）胆石症。

（5）溃疡性结肠炎。

（6）其他:伤寒和副伤寒杆菌感染和带菌者;行胆管空肠 Roux-Y 吻合术、Oddi 括约肌成形术后;暴露于某些化学物质、药物和放射性核素等可能诱发胆管癌。

【病理】

（一）大体分型

巨检时,胆管癌可分为乳头型、结节型、硬化型和弥漫型。肿瘤可以多中心和伴发胆囊癌。

（二）组织分型

98%以上为腺癌。高分化腺癌最常见,约占

60% ~70%,中分化占 15% ~20%,低分化及未分化腺癌少见。镜检时,胆管癌大部分是分化良好的有黏液分泌的腺癌。癌细胞呈腺泡状、小腺腔、腺管状或条索状排列。癌细胞为柱形,核长卵型,浅或深染,异型性不大。同一腺腔中细胞异质性,核质比例升高,核仁明显,间质和周围神经浸润。腺腔周围的间质富于细胞,并呈同心圆排列,这些都是胆管癌的重要特征。其中,正常的腺上皮和那些核大、核仁明显的腺上皮存在于同一腺腔中最具有诊断价值。硬化型胆

管癌伴有明显纤维化。部分胆管癌伴有神经内分泌分化,这种癌的预后较差。

（三）转移途径

直接侵犯和淋巴转移是胆管癌的主要转移方式,血行转移和种植转移少见。胆管癌常沿胆管周围组织、神经淋巴间隙、血管浸润扩展,并可侵犯肝实质。有时肿瘤可沿黏膜向近或远端胆管浸润延伸。胆管癌具有较高的淋巴结转移率。

【诊断】

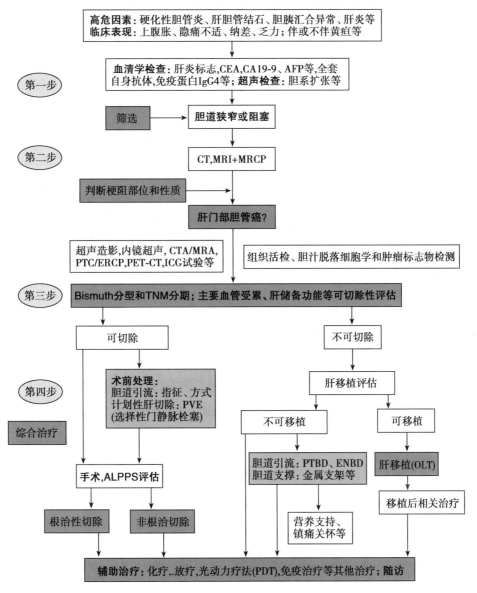

图 32-5　肝门胆管癌诊治流程图

691

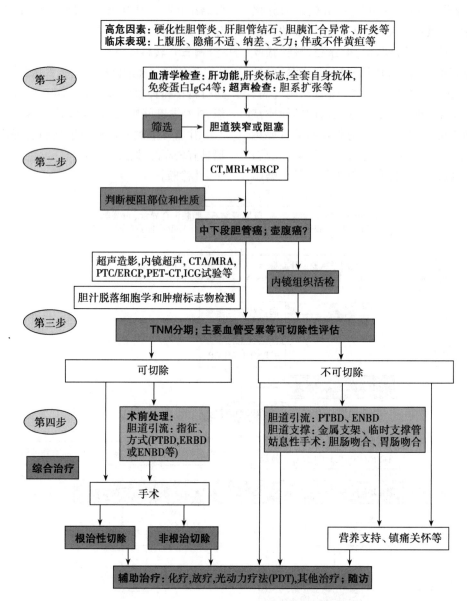

图 32-6　中下段胆管癌、壶腹癌诊治流程图

【临床表现】

（一）症状

胆管癌早期缺乏特异性临床表现,仅出现中上腹胀、隐痛不适、乏力、纳差等症状。胆管癌的临床表现取决于肿瘤的部位,常见症状如下:

1. 黄疸　梗阻性黄疸是肝外胆管癌最常见的症状(90%以上),而肝内胆管癌则很少出现黄疸。中上段胆管癌多表现为进行性无痛性黄疸,少数下段胆管癌和壶腹部癌,可因肿瘤坏死脱落而表现为波动性黄疸。

2. 腹痛不适　部分晚期患者以及合并胆石症的患者,可出现肝区疼痛、中上腹痛不适等症状。

3. 畏寒、发热　合并胆道感染时可出现畏寒、高热,甚至可发生急性梗阻性化脓性胆管炎,常需急诊胆道引流。

4. 消化道症状　包括食欲减退、纳差、腹胀、腹泻、恶心等;

5. 出血倾向　黄疸患者可发生出血倾向及凝血机制障碍,表现为牙龈出血或鼻出血,也可因严重的肝硬化并发门静脉高压性上消化道出血等。

6. 其他　乏力、消瘦;患者主诉上腹部肿块等。

（二）体征

1. 黄疸　皮肤巩膜进行性黄染,伴皮肤瘙痒可见皮疹或皮肤抓痕。

2. 胆囊肿大　肝门部胆管梗阻时肝外胆管不扩张,胆囊萎瘪,通常不能扪及肿大胆囊。但当癌肿累及胆囊管致阻塞时,胆囊亦可积液肿大。中下段胆管癌引起的胆道低位梗阻,常可扪及肿大的胆囊。

3. 肝大　上段胆管癌起自左或右肝管时,首先引起该侧肝管梗阻、肝内胆管扩张、肝实质萎缩和门静脉分支的闭塞,门静脉血流向无梗阻部位的肝脏内转流,该肝叶便增大、肥厚,可产生肝叶肥大-萎缩复合征。

晚期患者出现肝脏淤胆肿大、消瘦、右上腹包块和腹水等。因此,对出现淤胆三联症、腹痛和消瘦的患者应考虑到胆管癌的可能。如果既往有 PSC 病史,则高度怀疑发生胆管癌。

【实验室检查】

肿瘤相关抗原检测是诊断胆管癌的另一条途径。血清和胆汁中 CA19-9 值和 CEA 的显著升高对胆管癌有一定诊断价值。当血清 CA19-9>100U/ml 诊断胆管癌敏感性和特异度分别可达 89% 和 86%。CA19-9、CEA 平行法联合检测可提高检测灵敏度。

迄今未发现对胆管癌具有特异性诊断价值的基因标志和诊断方法。文献报道与胆管癌关系比较密切的基因有 k-ras、c-myc、c-neu、c-erbB2、c-met、p53、bcl-2。

【影像学检查】

目的不仅是对病变的部位和性质作出准确判断,还要明确胆管受犯范围和程度,有无血管受犯等,为术前评估肿瘤可切除性和选择合理的治疗方案提供依据。影像学检查的原则是:合理、有效、简便、无创、费用低。

（一）超声检查（US）

超声为首选的检查方法。胆管癌的超声表现是低回声或中等回声光团,后方无声影,可与结石相鉴别(强回声光团后方伴声影)。

其他的超声技术的应用对肿瘤术前评估很有帮助。彩色多普勒超声可以测及肿瘤内彩色血流以及判断肿瘤是否侵犯血管;三维超声重建可以更客观地显示胆管;内镜超声(EUS)分辨率高、不受气体干扰,可直接观察十二指肠乳头部位有无病变,清晰地显示胆管壁结构及病灶情况,也可同时用细针穿刺活检以明确病变性质。

（二）动态增强 CT

不同部位的胆管癌在 CT 上表现各不相同,周围型肝内胆管癌可见边缘不规则肿块,可伴有肝叶萎缩及局部肝内胆管扩张。肝门部胆管癌和近肝门区的肝内胆管癌有时可见肝叶肥大-萎缩复合征。肝外型胆管癌则在肝门或壶腹周围可见肿块,伴有肝外胆管壁增厚及近端胆管扩张。

增强 CT 能显示梗阻近端的胆管扩张、肝内转移病灶和区域淋巴结肿大,尚能显示胆管壁增厚或胆管腔内肿瘤。胆管癌多为硬化型,纤维组织丰富而血供少,因此胆管癌的强化不明显且多为延迟性强化。

（三）磁共振（MRI）

胆管肿瘤在 MRI 上的特征为:在 T1 加权时为低信号,T2 加权时高信号,动态增强扫描可表现为延时相周边强化。MRI 对胆管癌的术前分期、可切除性评估、手术方式的选择及评估预后等具有较高价值。

磁共振胆道成像（Magnetic Resonance Cholangiopancreatography,MRCP）:对胆管受犯范围和程度可作出精确判断,且具有无创伤、无需注射造影剂、不受胆管分隔的影响等优点,目前已广泛在临床上应用,MRCP 几乎已替代 PTC 和 ERCP 的诊断作用。

（四）经皮肝穿刺造影（percutaneous transhepatic cholangiography,PTC）及内镜下逆行胰胆管造影（endoscopic retrograde cholangiopancreatography,ERCP）:

PTC 及 ERCP 是从不同途径向胆管内注入造影剂使胆管显影,有共同影像特征:负性充盈缺损;恶性截断征;间接征象:近端胆管不同程度的扩张,可呈为"软藤征"或"垂柳征"改变。

（五）核素扫描检查

胆道系统最常用的示踪剂是 ^{99m}Tc 标记的二乙基亚氨二醋酸（^{99m}Tc-EHIDA）,突出优点是在肝功能损伤,血清胆红素浓度升高时亦可应用。

【鉴别诊断】

肝内胆管癌需与肝细胞癌鉴别;中下段胆管癌需与十二指肠癌、胰腺癌、壶腹癌等鉴别。由于肝门部病变的多样性,肝门部胆管癌应与胆囊癌、近肝门区的肝癌、肝门转移性淋巴结、肝胆管结石、胆管内肝癌癌栓、Mirizzi 综合征、原发性硬化性胆管炎、IgG4 相关性胆管炎、胆胰结核、胆管损伤等鉴别。尤以胆囊癌侵犯肝门部胆管、肝门区肝癌侵犯肝门胆管与原发性肝门部胆管癌的鉴别比较困难。

【临床分期】

常用的有两种分期方法:美国癌症联合员会（AJCC）的 TNM 分期系统和改良 Bismuth-Corlette 分期法。

肝门胆管癌的 Bismuth-Corlette 分型（图 33-7）

Ⅰ 型:肿瘤位于肝总管,未侵犯汇合部;

Ⅱ 型:肿瘤累及汇合部,未侵犯左右肝管;

Ⅲ 型:肿瘤已侵犯右肝管（Ⅲa 型）,或左肝管（Ⅲb）型）;

Ⅳ 型:肿瘤同时侵犯左右肝管。

【治疗】

胆管癌应以手术治疗为主。能否根治性切除取决于病变范围、血管侵犯、有无远处转移等。综合治疗能明显地提高胆道癌患者的生存时间和生活质量。

2

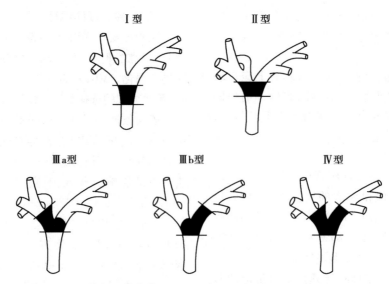

Ⅰ型　　Ⅱ型

Ⅲa型　　Ⅲb型　　Ⅳ型

图 32-7　肝门部胆管癌的 Bismuth 分型(Nobuhisa Akamatsu,2011)

（一）胆管癌的术前评估

在选择胆管癌的治疗方法前,应根据患者的全身情况、病变的范围和程度、有无远处转移以及肝切除安全限量等方面,对肿瘤切除可能性和患者能否耐受手术等进行精确评估。

（二）术前准备和预处理

包括术前胆道引流(减黄);以及促进预留肝脏的再生的预处理。

术前减黄能有效减少胆道高压所引起的并发症;减少肝叶切除所致肝功能衰竭。常用的引流方式有PTBD,经十二指肠镜插入鼻胆管(ENBD)或临时胆道支架引流(ERBD),手术引流。

术前对拟切除肝叶的选择性门静脉分支进行栓塞(sPVE):对伴有黄疸且预留功能性肝体积<40% TLV 的肝门胆管癌患者,术前可行 sPVE 以促进预留肝脏的代偿增大,改善术后预保留肝叶的储备功能,有助于降低术后肝功能衰竭的发生率。

（三）胆管癌的手术治疗

手术治疗是唯一可能治愈肝门部胆管癌的方法,目的是切除肿瘤和恢复胆道通畅。

1.肝门胆管癌的手术方式

1）肝门胆管癌根治性切除术:实施肝门胆管癌骨骼化切除,将包括肿瘤在内的肝、胆总管、胆囊、部分左右肝管以及肝十二指肠韧带内除血管以外的所有软组织整块切除,将肝内胆管与空肠做 Roux-en-Y 吻合。

2）肝门胆管癌扩大根治性切除术:

在肝外胆管骨骼化切除的同时,一并施行扩大左半肝、右半肝联合尾叶切除,门静脉部分切除或整段切除甚至胰十二指肠切除的扩大根治术(HPD)。Bismuth Ⅰ~Ⅱ型:肝方叶切除±尾叶切除;Bismuth Ⅲa:右半肝+尾叶切除;Bismuth Ⅲb:左半肝+尾叶切

除;Bismuth Ⅳ:扩大左右半肝+尾叶切除,肝移植等。

3）围肝门切除(哑铃状切除):对不能耐受大范围肝切除(尤其是扩大右半肝+尾叶切除)的患者,在根治切除基础上,尽可能保留肝门远侧肝组织。

4）肝门胆管癌姑息性部分切除术:包括肝门胆管癌部分切除、狭窄肝管记忆合金内支架植入、肝管空肠 Roux-Y 吻合,术中可同时行胃十二指肠动脉插管、药泵皮下埋置以利术后区域灌注化疗。

5）姑息性胆道引流术:保存肿瘤的肝管空肠 Roux-en-Y 吻合术;间置胆囊肝管空肠 Roux-Y 吻合术;肝管置管内引流或外引流术;PTBD;经 PTBD 或 ERCP 记忆合金胆道内支架植入等;经 ERCP 鼻胆管引流术或塑料内支撑管植入术。

6）全肝切除后原位肝移植术:目前尚有争议。Iwatsuki 等提出的肝门部胆管癌肝移植术的适应证为:①已确诊为Ⅱ期以上,开腹探查无法切除且无其他部位转移者;②拟行 R0 切除但因肿瘤中心型浸润,只能作 R1 或 R2 切除者;③手术后肝内局部复发者。

7）体外肝切除+自体肝移植术:手术并发症发生率和死亡率较高,临床应用少。

8）联合肝脏分割和门静脉结扎的分阶段肝切除术(associating liver partition and portal vein ligation for staged hepatectomy,ALPPS):该手术主要针对部分晚期肝癌侵及过多正常肝组织,常规切除手术由于剩余正常肝组织过少而不可行,则将患者肝切除手术分两期进行:一期手术为将患侧肝脏与正常肝脏分割和患侧肝脏门静脉结扎,一段时间后待患侧肝脏萎缩同时健侧肝脏代偿长大再行二期手术,切除患侧肝脏。

2.中段胆管癌手术方式

1）根治性切除术:①胆管部分切除、胆管空肠

Roux-en-Y 吻合术:肿瘤比较局限,胆管上下切缘阴性(>1cm);②胰十二指肠切除术:胆管下切缘阳性;累及胰腺者。

2)姑息性胆道引流术:(同肝门胆管癌)。

3. 下段胆管癌手术方式

1)胰十二指肠切除术。

2)姑息性胆道引流术:(同肝门胆管癌)。

3)胃空肠吻合术:出现十二指肠梗阻时,可行胃空肠吻合术;或经胃镜植入金属支架解除梗阻。

(四)辅助治疗

1. 放疗、化疗　综合治疗能降低胆管癌根治术后的局部复发率,对不能切除的晚期和局部复发的病例也可延长生存时间和改善生活质量。

2. 光动力疗法(Photodynamic therapy PDT)　利用特定波长(630nm)的激光使光增敏剂在氧的参与下发生光化学反应,破坏组织和细胞中的多种生物大分子,最终引起肿瘤细胞的坏死,是胆道肿瘤局部控制的一种有前景的方法。

3. 射频消融术　通过局部高温使肿瘤组织凝固坏死。射频治疗还可使肿瘤周围产生一个反应带,阻断肿瘤的血供,可有效阻止肿瘤的生长、转移。

4. 其他　生物治疗、免疫治疗及靶向治疗等见胆囊癌综合治疗。

(五)多学科集合模式诊治胆道肿瘤

近年来,肿瘤多学科集合治疗模式(Multi-department therapy,MDT)的提出,预示着肿瘤多学科治疗的新时代的到来,可有效提高肿瘤的诊治水平。这种新模式具有以下特点:肿瘤多学科治疗应有共同的治疗原则和明确具体的治疗目标;有总体统一的治疗模式,以供多个临床学科遵循,各学科的治疗模式相互衔接,达到统一的治疗目的;有统一的或公认的数量化的客观评价或评估疗效的方法,使各种方法之间在循证医学基础上具有可比性。多学科集合诊治模式的出现既能够充分利用各个学科高度发展的优势,又弥补了当今学科高度细分所带来的局限,从而使肿瘤的诊治趋于系统化和规范化。

【预后】

胆管癌的疗效很差,文献报道总的 5 年生存率仍不足 5%。预后差的原因是由于大部分胆管癌患者出现临床症状时已经处于肿瘤进展期,根治性切除率低、术后复发率高,术后 5 年复发率大于 60%;75%的患者在明确诊断后 1 年内死亡。行姑息性引流术的大多数患者在术后 1 年内死亡。不论采用何种内支撑法解除胆道梗阻,平均生存期为 7 个月左右。提高早期诊断率和手术切除率,加强术后的综合治疗,有望进一步提高胆管癌的疗效。

(锁涛　刘厚宝)

五、壶腹癌

Vater 壶腹部由末端胆总管、末端主胰管和 Vater 乳头交汇组成,由 Oddi 括约肌包绕突入十二指肠腔。来源于该区域附近的肿瘤统称为壶腹周围癌(Periampullary tumors),其可以源自胰腺、十二指肠、远端胆总管或者壶腹部。而壶腹癌(Ampullary carcinoma)指源自壶腹部的肿瘤,即从十二指肠乳头部到末端胆总管、主胰管交汇部的恶性肿瘤。由于解剖位置毗邻,壶腹癌在临床上与胰头癌、远端胆管癌、十二指肠乳头癌有很多共同点。

壶腹癌发病率低,仅占胃肠道恶性肿瘤的 0.2% 以及壶腹周围癌的 6%,但是却占了肿瘤引起的远端胆总管梗阻总体病例数的 20%。壶腹癌以男性多见,约为女性的 2 倍,年龄多在 40 岁以上,以 60~70 岁多见,近 30 年来其发病率呈上升趋势。

(一)病因学

虽然壶腹癌的病因仍不明确,但是已有研究发现在一些遗传性疾病人群中其发病率较高,如家族性腺瘤样息肉病(familial adenomatous polyposis,FAP)、遗传性非息肉病性结直肠癌(hereditary nonpolyposis colorectal cancer,HNPCC)。其次,壶腹癌还可能与慢性胆管炎、胆石症、胆道感染、胆管和胰管在十二指肠壁外提前汇合的解剖变异、溃疡性结肠炎以及壶腹部乳头状瘤、腺瘤等良性肿瘤恶变等因素有关。

(二)病理学

壶腹癌大体形态可分为肿块型和溃疡型,组织类型以腺癌最多见,其次是乳头状癌、黏液癌等。近期研究已经证实,大部分壶腹癌可根据其肿瘤组织上皮来源分为两个亚型:肠道来源(肠型)和胰胆管来源(胰胆管型),并且研究发现肠型较胆胰管型所占比例更高。前者起自覆盖于乳头部的肠上皮细胞,常呈肿块型(隆起型)生长;后者起自末端胆总管和末端主胰管合并部位的上皮细胞,其发病过程与上皮内瘤样变类似,组织行为上类似胰腺腺癌,以浸润性生长为主。

(三)临床表现

1. 症状　黄疸:最常见,约占 80%,主要由于肿瘤压迫远端胆管引起。同时由于肿瘤溃烂脱落,黄疸可暂时缓解,但随着肿瘤的生长会再次加重,呈现"波动性黄疸"的特征性临床表现。

腹痛:中上腹胀痛较多见,可与黄疸同时或先后出现,在进食后明显,疼痛可放射至背部,但没有胰头癌明显。

寒战、发热:合并胆道感染时可出现寒战、高热。

消瘦、乏力:早期消瘦不明显,中、晚期可出现食欲不振、消瘦,体重下降没有胰头癌明显。

出血、贫血:由于肿瘤浸润肠壁及溃疡形成,约三分之一的患者可出现消化道出血、贫血等,大便隐血试验可阳性。严重者可引起十二指肠梗阻,出现恶心、呕吐等消化道症状。

胰腺炎症状:部分患者由于胆、胰管开口堵塞而引起胆汁和胰液反流,可诱发胰腺炎,多为水肿性,坏死性少见。

晚期病例可出现恶病质、极度消瘦、严重贫血、腹水、肝肾衰竭等。

2. 体征　病程早期无特异性表现,随着病程进展,体检可发现皮肤巩膜黄染、消瘦、贫血等,中上腹可及轻压痛,有时可扪及肿大胆囊,晚期患者腹水征可呈阳性。

(四) 实验室检查

壶腹癌无特异性实验室检查方式,当其发生梗阻性黄疸或者胰腺炎等不同临床表现时,可表现为血清总胆红素、结合胆红素明显升高,尿胆红素阳性,血尿淀粉酶升高等。目前尚无特异性血清肿瘤标志物对于壶腹癌的术前诊断具有明确价值,尽管 CA199、CEA在部分病例中升高,但是其在术后随访中的价值更大。

(五) 影像学检查

1. 经腹部超声显像(US)　经腹部超声可作为黄疸待查患者的首选检查,其可显示肝内外胆管是否扩张,胆囊有无结石、肿大。但是 US 易受肠道气体干扰,其对于壶腹癌的诊断率仅约8%～15%。

2. 薄层动态增强 CT　薄层动态增强 CT 不仅能清晰地显示出病变的部位、大小和周围组织关系,还可通过 CT 血管成像(CTA)明确肿瘤与周围主要血管如门静脉、肠系膜上动静脉的关系,对手术可切除性做出有效的评估。CT 是壶腹癌常规且有效的检查手段。

3. 磁共振成像(MRI)和磁共振胆道成像(MRCP)　增强型磁共振成像(MRI)对于区分壶腹部肿瘤的性质、大小以及和周围组织的关系作用类似于增强 CT,磁共振血管成像(MRA)与 CTA 作用相近。磁共振胆道成像(MRCP)是一项无创,显示患者整个胆道、胰管情况的检查方式,是对于增强 CT 的有力补充。

4. 内镜下逆行胰胆管造影(ERCP)　ERCP 可直接观察壶腹部的病变,钳取组织活检,同时可作胰胆管造影、放置临时胆道支架,是一项非常重要的术前诊断。但是 ERCP 无法明确病变浸润深度,同时由于

壶腹癌肿瘤组织往往长于黏膜深面,故活检假阴性率较高,约50%。故组织活检为阴性的病例,不能完全排除恶性肿瘤的可能,需引起重视,且 ERCP 为有创检查方式,有诱发胰腺炎可能。

5. 内镜超声(EUS)　内镜超声(EUS)对于早期的壶腹部肿瘤的诊断敏感性高于 CT 和经腹超声,而且对于肿瘤的浸润范围和深度可作出判断,同时可在 EUS 引导下穿刺活检,但有报道其对 T 分期的术前判断往往超出术后的病理结果。大部分专家认为 EUS 虽然在术前诊断壶腹癌具有一定优势,但是并不推荐作为一项常规检查方式。

(六) 诊断标准

壶腹癌临床诊断主要依靠影像学检查和组织活检,同时结合病史、体征和实验室检查,在排除其他疾病引起的梗阻性黄疸或胰腺炎等情况下,即可诊断。

(七) 鉴别诊断

传染性肝炎:为肝细胞性黄疸,转氨酶升高明显,胆红素和转氨酶呈平行性变化,壶腹癌则多呈"分离现象",肝炎病毒及其抗体的血清学检查有助于诊断。

胆总管结石:合并胆道感染时往往有腹痛、寒战发热、黄疸等症状,患者常有胆囊结石或肝内外胆管结石既往史。B 超可见胆总管内强光团回声伴声影,CT 可见高密度结石影,增强后无变化,ERCP、MRCP 可见充盈缺损。

胰头癌:黄疸呈进行性加深,无波动性变化。出血、胆管炎等症状少见。体重下降和腹痛较壶腹癌为重,影像学检查有助于进一步明确诊断。

远端胆管癌:远端胆管癌如果肿瘤位置位于末端胆总管,则与壶腹癌的鉴别比较困难,有时在术中也难以鉴别,最终往往依靠病理检查才能明确。

十二指肠癌:十二指肠癌在早期无黄疸、胰腺炎、胆管炎等症状,ERCP 可进一步明确肿瘤位置。

慢性胰腺炎:黄疸少见,常有急性胰腺炎或慢性胰腺炎反复发作的病史,有腹痛、腹泻、消化不良等,如伴有胆道疾病则更增加了胆源性胰腺炎的可能性。血清淀粉酶可升高,ERCP 可见胰管狭窄、串珠样改变、胰石等。

IgG4 相关性胆管炎和胰腺炎(见免疫相关性胆管炎和胰腺炎章节)。

(八) 临床分期

壶腹癌 TNM 分期(AJCC 7ed)(表32-1)

原发肿瘤(T)

TX:原发肿瘤无法判断

T0:无原发肿瘤证据

Tis:原位癌

T1:肿瘤局限在 Vater 壶腹或 Oddi 括约肌

T2:肿瘤侵犯十二指肠壁

T3:肿瘤侵犯胰腺

T4:肿瘤侵犯胰腺的同时,侵犯胰腺周围软组织,或其他邻近器官组织

区域淋巴结(N)

NX:区域淋巴结无法判断有无转移

N0:无区域淋巴结转移

N1:有区域淋巴结转移

远处转移(M)

M0:无远处转移

M1:有远处转移

表 32-1　壶腹癌 TNM 分期(AJCC 7ed)

Stage 0	Tis	N0	M0
Stage Ⅰ A	T1	N0	M0
Stage Ⅰ B	T2	N0	M0
Stage Ⅱ A	T3	N0	M0
Stage Ⅱ B	T1~3	N1	M0
Stage Ⅲ	T4	任意 N	M0
Stage Ⅳ	任意 T	任意 N	M1

(九) 壶腹癌的治疗

1. 整体治疗方案　对能耐受手术且有切除指征的患者推荐行根治性胰十二指肠切除术;对部分不能耐受胰十二指肠切除术的患者和良性腺瘤患者可行局部切除术;对于晚期肿瘤患者,采取相应措施,解决其胆道或者消化道梗阻情况,提高生活质量,延长生存时间;辅助治疗仍有争论,需根据具体情况而定。

2. 手术治疗方案　胰十二指肠切除术(PD):对能耐受手术且有切除指征的患者推荐行根治性胰十二指肠切除术,该术式被认为是治疗壶腹癌的标准术式,可进一步分为传统的胰十二指肠切除术和保留幽门的胰十二指肠切除术(PPPD)。一些研究认为 PPPD 由于其较短的手术时间和较少的术中出血量,故更为推荐。但是就目前研究结果而言,PD 和 PPPD 两种术式的长期生存无显著差异,并且部分研究发现 PPPD 术后有着更高的胃排空延迟的发生率。因此,哪种术中更为合适,仍有争论。壶腹癌淋巴结转移途径多为:胰十二指肠后淋巴结→胰十二指肠下动脉淋巴结→主动脉旁淋巴结,合理的根治术的淋巴结清扫范围应包括胰十二指肠、肠系膜上血管、胆总管周围、门静脉后和主动脉旁淋巴结。胰十二指肠切除术已经被证明是一项成熟的手术方式,在经验丰富的治疗中心其手术死亡率约不到 5%。术后并发症主要为胰瘘、胃排空延迟、出血和腹腔感染等。对 65 岁以上的老年

患者,多数学者主张仍可行胰十二指肠切除术,取得较好疗效。术者的经验、术前的充分评估、营养支持、护理以及预防术后并发症可减低手术死亡率,纠正贫血及充分清扫淋巴结可提高 5 年生存率。

局部切除术:早期壶腹癌,特别是对于 Tis 患者是否适合行局部切除术,目前仍有争论,但对部分不能耐受胰十二指肠切除术的患者和良性腺瘤患者可行局部切除术。手术方式可分为内镜下切除术和开腹切除术。大部分专家认为:直径<1cm 的良性壶腹部肿瘤可暂时观察,直径>1cm 的良性肿瘤建议切除。随着内镜技术的提高,内镜下切除推荐为良性壶腹部肿瘤的首选。对于 T1 的壶腹癌患者,多篇文献报道已证实有淋巴结转移,故首选行根治性切除。对于无法耐受手术的部分壶腹癌患者,可行局部切除术,但术后复发率较高。对于术前判断良性壶腹肿瘤而行局部切除的患者,术中需行冷冻切片,明确肿瘤良恶性、浸润范围和切缘情况。由于冷冻切片对 T 分期评估较困难,故最终分期仍需根据石蜡病理报告而定,且根据具体情况,定进一步治疗方案。对于家族性腺瘤息肉病患者,由于息肉多发且癌变率高,则多倾向于行胰十二指肠切除术。

3. 姑息性引流术　内引流术:对晚期无法切除的患者,可行胆管-空肠 Roux-en-Y 吻合术、胆囊-空肠 Roux-en-Y 吻合术。

外引流术:对不能耐受手术的晚期患者可行 PTCD 外引流术,其缺点是易发生出血、感染、导管堵塞或滑脱等并发症。

记忆合金内支架支撑术:内镜下经 Oddi 括约肌置入记忆合金内支架支撑引流术,是近年来应用的新的姑息性减黄术,其缺点是容易发生反流性胆管炎。

胃空肠吻合术:晚期肿瘤引起十二指肠梗阻时,行胃空肠吻合术,解决患者无法进食的问题。

4. 辅助治疗　根治术后的辅助治疗包括:全身化疗、局部放疗和两者联合使用。目前壶腹癌化疗方案还是参考胰腺癌的化疗方案。尽管已经有很多患者采用这样的治疗方式,但是对于术后辅助治疗的疗效是否明显优于单纯手术治疗仍然不明确。部分文献认为,术后辅助治疗对于提高患者的总体生存率,无明显益处。总之,有关壶腹癌患者切除术后的最佳治疗方案尚未达成共识。

5. 术后康复治疗　壶腹癌手术尤其是胰十二指肠切除术,对机体造成的创伤大,禁食时间长,多种生理功能受到干扰,因而术后的营养支持非常重要,早期可通过全胃肠道外营养补充足够的热量、蛋白质、电解质和微量元素等,肠蠕动恢复后可通过空肠造瘘

管行肠内营养支持,患者恢复进食后应以低脂饮食为主,并可予中医药调理;对有体外引流物的患者,应指导患者和家属掌握正确的护理方法;鼓励患者参加适当的体育锻炼;加强术后的心理康复治疗,对患者术后不同的心理状况予以疏导,使其配合术后进一步的治疗。

（十）疗效评估及预后

壶腹癌的预后与肿瘤的浸润程度、淋巴结转移、切缘情况、组织分化等因素相关。文献报道:肿瘤浸润深度、淋巴结转移和远处转移三者中,并没有哪一项对预后影响较其他两项更为显著。壶腹癌总体手术治疗效果比胰腺癌好,其手术切除率、5 年生存率均高于胰腺癌。综合各家报道,壶腹癌的手术切除率为 80% ~ 90%,5 年生存率为 20% ~ 60%,平均高于 35%,其中无淋巴结转移的 5 年生存率为 64% ~ 80%,伴有淋巴结转移的 5 年生存率为 17% ~ 50%。

至于其肿瘤病理特性,即壶腹腺癌的两个亚型(肠型和胰胆管型)与预后的关系尚存在争论,有的研究认为两者预后无明显差异,有的研究则认为胆胰管型的预后更差。

行根治性切除术的患者,预后明显好于无法手术切除的患者。无法手术切除的患者,平均生存期和无法手术切除的胰腺癌患者相似,约 6 个月。

壶腹部癌的诊治流程见中下段胆管癌诊治流程图。

（刘厚宝）

第八节　胆道系统免疫相关性疾病

一、原发性硬化性胆管炎

原发性硬化性胆管炎(primary sclerosing cholangitis,PSC)是一种慢性进行性胆汁淤积性肝胆疾病。其特征为不明原因的肝内外胆管串珠样改变和狭窄形成,病情可长期无症状,也可呈进行性加重,导致反复胆管梗阻和胆管炎发作,最终出现胆汁性肝硬化,门静脉高压和肝衰竭而死亡,缺乏有效的治疗方法,预后极差。

【流行病学】

本病发病率在世界不同地区有差异,具体发病率不详。有研究表明约 2/3 的 PSC 患者合并有炎症性肠病,其中约 3/4 为溃疡性结肠炎,且多数为全结肠炎,男性约占 60% ~ 70%,年龄多在 30 ~ 40 岁,按此研究推测,美国 PSC 的发病率约在 1 ~ 16/100 000。同时,约 5% 的溃疡性结肠炎患者合并有 PSC。在不伴有溃疡性结肠炎的 PSC 患者中,女性较男性常见。约 8% 以上的患者可进展为胆管癌。

PSC 的病因至今仍不清晰,可能与遗传和自身免疫因素相关。目前有研究表明 PSC 发病与人类白细胞抗原(HLA)分子有密切联系,且因其与炎症性肠病的高相关性,自身免疫因素可能在其中也发挥重要作用。其他可能的病因还包括编码囊性纤维化跨膜受体基因发生突变以及反复的细菌感染等。目前较为合理的解释为发生基因突变的个体在外界环境的作用下,通过免疫学机制产生特定的表型而导致疾病的发生。

【病理学】

原发性硬化性胆管炎可累及肝内外胆管的各个部位。以肝外胆管壁明显增厚及管腔狭窄最为常见。胆管壁增厚纤维化,管腔狭窄,内径仅有 3 ~ 4mm。组织学上以胆管黏膜下的炎症细胞浸润和纤维化为特征,并不累及胆管黏膜。随着胆管炎、胆管周围炎、门静脉区炎性细胞浸润与纤维组织增生、胆汁淤滞,最终出现胆汁性肝硬化,门静脉高压。

【临床表现】

1. 症状　PSC 的症状多样,主要表现为慢性进行性胆管梗阻及胆管炎,常表现为间歇性发作,也可长期无临床症状。其发病多隐晦,初期表现不明显,多以乏力不适为主。随着疾病进展,可能会出现突发的瘙痒和进行性加重的黄疸。有时可伴消化道出血,这可能与多数 PSC 合并有 IBD 或存在门静脉高压有关。部分患者可因胆管炎发作而出现发热、慢性右上腹痛症状。疾病晚期可出现腹水、昏迷等症状。

2. 实验室检查　PSC 血生化结果多提示胆汁淤积,其碱性磷酸酶(ALP)及谷氨酰转移酶(GGT)明显升高,谷丙转氨酶(ALT)及谷草转氨酶(AST)多仅为中度升高。在疾病被诊断时,血清胆红素及白蛋白水平多数正常,但随着病情的进展,总胆红素多升高,并以结合胆红素为主,呈梗阻性黄疸表现,而白蛋白水平多降低。

虽然高球蛋白血症并不常见,但约半数患者血清 IgM 水平升高,约 9% 患者 IgG4 水平升高。在合并有 IgG4 升高的 PSC 患者中,其疾病进展更快,但不同于其他 PSC 患者,其糖皮质激素治疗有效。因此所有 PSC 患者均应常规检测血清 IgG4 水平。

在 PSC 患者中也可检测到一些自身免疫性抗体,但原发性胆汁性肝硬化的特征性抗体抗线粒体抗体(AMA)在 PSC 患者中多为阴性。有研究表明,约超过半数的 PSC 患者的抗平滑肌抗体(ASMA)、抗核抗体(ANA)以及抗中性粒细胞胞浆抗体(ANCA)可呈阳性,但这并不是 PSC 特征性的表现。

3. 影像学检查　PSC 在超声中多表现为胆管管

腔明显狭窄,多为均匀性,胆管直径一般为 4mm。在局限型或节段型患者中,可见胆管不规则扩张,胆管壁明显增厚,可达 4~5mm。无结石及肿瘤声像。在 X 线造影及 MRCP 中多表现为肝内、外胆管弥漫性不规则的多发性狭窄,其中左右肝管汇合处狭窄较为多见,也最为严重,胆管分支僵硬变细或呈轻度扩张改变,类似"枯树枝样"。胆管可呈短段环状狭窄,狭窄后扩张呈"串珠样"改变,胆管黏膜光滑。其在影像学中有时难以与硬化性胆管癌相区别。

【诊断】

PSC 的诊断一般依据提示胆汁淤积的血生化结果(尤其是血清 ALP 的升高),以及胆道影像学提示肝内、外胆管多发性狭窄,既可单纯累及肝内胆管或肝外胆管,也可二者均累及。同时还应排除明确病因所致的继发性硬化性胆管炎可能。

胆道影像学检查是 PSC 最重要的初始诊断步骤。通过超声,CT 或 MRI 检查可明确那些生化检查提示存在持续性胆汁淤积的患者是否有胆管梗阻,而进一步的 MRCP,ERCP 或 PTC 检查则可更清晰的了解胆道情况,是目前诊断 PSC 较为有效的方法。近年来,MRCP 已经基本取代 ERCP 及 PTC 成为可疑 PSC 最佳的诊断方法,但其敏感性可能仍稍逊于直接胆管造影检查。MRCP 的优势在于无创,比 ERCP 花费更少,且无诱发胰腺炎的风险,但对于狭窄部位不能进行直接的细胞学及组织学检查,不能同时治疗性干预所发现的一些情况,如结石、狭窄及肿瘤等,而 PTC 在临床上应用较少,仅适用于有胆管扩张者,一般因为胆管狭窄,成功率不高。

小胆管 PSC 所占比例不超过 PSC 总体的 5%。当因肝功能出现不明原因的胆汁淤积现象,影像学却未发现肝外大胆管的异常而怀疑存在小胆管 PSC 时,肝组织活检可有助于明确诊断,其特征性改变为管周"洋葱皮"样的纤维化征象,但其阳性率较低。因此,肝组织活检并不作为诊断 PSC 的必需检查项目。

PSC 可合并胆管癌,应注意鉴别。PSC 还需与 IgG4 相关性硬化性胆管炎,继发性硬化性胆管炎,自身免疫性肝炎,原发性胆汁性肝硬化等相鉴别。但临床鉴别诊断均困难,甚至有些硬化性胆管癌,在病理学上都可能不易鉴别。

【治疗】

本病目前仍缺乏有效的治疗方法。

1. 药物治疗　目前尚无确定的 PSC 药物治疗方案。熊去氧胆酸(UDCA)是目前在 PSC 药物治疗中被探讨最为广泛的一种药物,但至今同样未得到统一的结论。有研究表明使用 UDCA 后虽然能降低胆红素和转氨酶水平,但缺乏临床改善的依据,而高剂量的

UDCA 也并未获得更好的临床疗效,相反,却可能增加结肠肿瘤的发生几率。尽管尚未有良好的临床试验来验证 UDCA 在 PSC 患者中的最佳治疗剂量,但多数医师使用 20mg/(kg·d)剂量来治疗 PSC。

免疫抑制剂如硫唑嘌呤、环孢素、FK506、糖皮质激素等,也已被广泛用于 PSC 的治疗,其理论上不仅能抑制炎症反应,减轻胆管壁纤维化,而且具有直接利胆、减轻黄疸的作用。

2. 内镜治疗　目前随着内镜的发展,外科手术已很少被应用。内镜治疗的目的主要是缓解症状,改善肝功能。对于影像学检查明确的胆管狭窄的主要部位,应通过 ERCP 进行细胞学和组织学检查,以排除胆管癌的诊断,运用球囊扩张术对主要狭窄部位进行扩张,一般扩张后不需要常规放置支架,但对于重度狭窄者,可短期放置支架进行过渡。由于 PSC 所致的胆管梗阻可累及从微小胆管到肝外胆管的各级胆管树,但内镜治疗仅针对较大的胆管,因此 ERCP 仅适用于肝外胆管及肝内大胆管的显性狭窄,可减轻皮肤瘙痒和胆管炎等症状,并对胆管癌进行早期诊断,改善生存状况。

3. 肝移植术　肝移植是治疗失代偿期肝硬化有确切疗效的方法。在 PSC 缺乏有效治疗的情况下,疾病从诊断发展到死亡或进行肝移植的中位时间为 10~12 年。而 PSC 患者肝移植后 5 年生存率可高达 80%~85%,是治疗 PSC 终末期的最好方法。但肝移植后 PSC 复发也相对常见,其移植 5 年后的复发率约为 20%。大多数患者可耐受疾病复发,而无显著的发病率和病死率,但有近 1/3 的复发 PSC 患者发展为进展期疾病。如果患者已发生癌变,其肝移植后辅助放化疗的效果也较好。

二、免疫球蛋白 G4 相关性硬化性胆管炎

免疫球蛋白 G4 相关性硬化性胆管炎(IgG4-related sclerosing cholangitis,IgG4-SC)作为 IgG4 相关性疾病之一,是一种特殊类型的硬化性胆管炎。其发病机制不明,特征性表现为大量 IgG4 阳性浆细胞浸润和广泛纤维化,胆管壁呈环状均匀增厚。其在临床上与原发性硬化性胆管炎、胰腺癌及胆管癌难以鉴别,但其对激素治疗反应佳,预后较好。

【流行病学】

本病仍属少见,发病率尚不明确,但有逐渐增多的趋势。本病常见于老年男性,国外有报道表明患者平均年龄为 62~69 岁,男性占 85%~87%,国内报道仍较少。由于 IgG4 相关性疾病是一种可累及多系统的疾病,IgG4-SC 仅是其胆管受累的一种表现,其常常伴随有其他胆管外器官的病变,目前发现该病还可累

及胰腺、胆囊、肝脏、后腹膜、纵隔、肾脏、肺脏、胃肠、泪腺及唾液腺等多种器官,其中以累及胰腺的自身免疫性胰腺炎最为常见,具体可见相关章节。

【病理学】

IgG4-SC 的病变范围可累及肝内外胆管的各个部位,尤其是胆总管下段与肝门部胆管,其受累胆管管壁明显环状均匀增厚,纤维化及管腔狭窄。在组织学上可见胆管壁的 IgG4 阳性浆细胞大量浸润(IgG4 阳性细胞>10 个/HP)和严重纤维化,病变主要位于胆管壁黏膜下层,其特征是闭塞性静脉炎和胆管炎伴有胆管周围轮辐状纤维化,而相应动脉不受累,同时一般无胆管上皮损伤。可以累及除胰腺及胆管外的多种器官或组织如泪腺,后腹膜,肺脏,中枢神经系统,甲状腺,乳腺,前列腺及淋巴结等。

【临床表现】

1. 症状　梗阻性黄疸是其最常见的临床表现,黄疸程度多为轻、中度,且进展较慢,可伴有上腹痛,偶有腹胀及腹泻,而发热、剧烈的上腹痛和急性胆管炎、胰腺炎发作少见。腹部体征轻。对于伴有胆管外器官病变的患者,可出现相关器官轻、中度炎症表现,如唾液腺肿大。

2. 实验室检查　血生化结果多提示为梗阻性黄疸和肝酶升高,表现为血清胆红素及碱性磷酸酶(ALP)水平明显升高,可伴有谷丙转氨酶(ALT)和谷草转氨酶(AST)升高。血常规多为正常,可有中性粒细胞轻度增多。

血清 IgG4 水平升高是 IgG4-SC 最具特征性的变化,目前将 IgG4≥135mg/dl 作为 IgG4-SC 诊断标准之一,有研究表明当血清 IgG4 水平高于正常值上限 2 倍时其诊断 IgG-SC 的特异性高达 97%,敏感性为 50%。但其并不是 IgG4-SC 诊断的金标准,因为在少数恶性肿瘤病例中也会发现 IgG4 水平升高,如胆管癌或胰腺癌,有研究表明约 9% PSC 患者也存在血清 IgG4 水平升高。

部分 IgG4-SC 患者存在肿瘤标志物 CA199 和 CEA 水平升高。有研究表明约 48% 的 IgG4-SC 患者伴有 CA199 升高,但多小于 100IU/mL,而合并有 CEA 升高的 IgG4-SC 较少见。故 CA199 与 CEA 并不能作为鉴别 IgG4-SC 与胆道恶性肿瘤的单独指标。

自身免疫性抗体的检测对于 IgG4-SC 的鉴别诊断存在帮助。约 45% 的患者抗核抗体(ANA)阳性,而抗线粒体抗体(AMA)、抗平滑肌抗体(ASMA)、抗中性粒细胞胞浆抗体(ANCA)阳性率极低。这有助于与 PSC、原发性胆汁性肝硬化(PBC)相鉴别。

3. 影像学检查　最常见的影像学表现为胆管狭窄和胆管壁增厚。狭窄位于胆总管下段较为常见,也可见于肝内胆管、肝门部胆管或多发狭窄,可呈弥漫性或局限性。常用的影像学检查有腹部彩超,磁共振胆道成像(MRCP),腹部增强 CT,ERCP,PTC 等。彩超检查可初步判断胆管狭窄及扩张情况,MRCP、CT 可较为直观的反映胆管狭窄部位及管壁均匀增厚情况,而直接胆道造影(ERCP 或 PTC)仍是目前评估胆管狭窄最为有效的检查手段(图 33-8,图 33-9)。

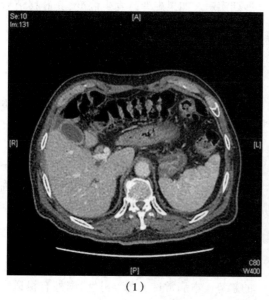
（1）

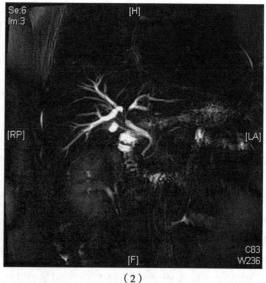
（2）

图 32-8　IgG4-SC 的 CT(1)及 MRCP(2)
可见肝门部胆管管腔狭窄,胆管壁环形增厚,但肝内胆管扩张不明显

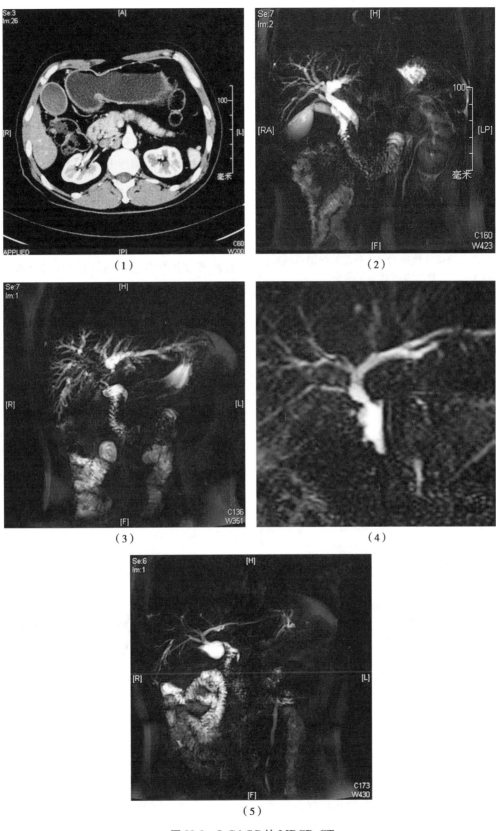

图 32-9　IgG4-SC 的 MRCP、CT
（1）（2）示胰腺段胆管管腔狭窄伴管壁环形增厚；（3）（4）示病变累及肝总管和右肝内胆管；
（5）激素治疗后 MRCP 示病变明显好转

【诊断与鉴别】

目前欧美及日本均有相似的诊断标准,而国内多采用2012年日本学者提出的IgG4-SC的临床诊断标准,其主要包含了4个方面:①典型的胆管影像学表现;②血清IgG4水平升高;③其他胆管外器官受累;④典型的组织病理学表现,而由于在临床上难以取到有效的胆管病理结果,通常还将激素治疗有效作为附加的诊断标准(表32-2)。

表32-2　2012年日本IgG4-SC诊断标准

诊断项目

①胆管影像学提示胆管壁增厚合并有肝内胆管和(或)肝外胆管弥漫性或节段性狭窄

②血清IgG4≥135mg/dl

③同时合并有自身免疫性胰腺炎,IgG4-相关性泪腺或唾液腺炎,或IgG4相关性后腹膜纤维化改变

④组织病理学表现:

  a. 显著的淋巴细胞和浆细胞浸润及纤维化

  b. IgG4阳性浆细胞浸润:大于10个IgG4阳性浆细胞/高倍镜视野

  c. 轮辐状纤维化

  d. 闭塞性静脉炎

附加项:激素治疗有效

诊断:

明确诊断:①+③;①+②+④a,b;④a,b,c;④a,b,d

可能诊断:①+②+附加项

疑似诊断:①+②

诊断IgG4-SC应排除PSC,恶性肿瘤如胰腺癌或胆管癌,明确病因所致的继发性硬化性胆管炎。若难以与恶性肿瘤相鉴别,需要通过经胆管内镜活检和超声内镜引导下细针穿刺活检等检查进一步排除恶性肿瘤可能,不能盲目行激素治疗。

日本IgG4相关性疾病研究协会在2012年根据胆管狭窄的部位将IgG4-SC分为4型(图32-10)。1型为胆总管下段狭窄,多伴有自身免疫性胰腺炎,其常常需与慢性胰腺炎、胰腺癌和胆管癌所致的胆总管下端狭窄等相鉴别,通常鉴别困难,可行导管内超声检查,超声内镜引导下细针穿刺活检,胆管细胞或组织活检等进行鉴别;2型为肝内胆管狭窄,又根据狭窄段远端胆管有无扩张分为2a及2b两型,其在影像学检查上与PSC极为相似,需要通过肝组织活检来鉴别,由于相当一部分的PSC患者合并有炎症性肠病(IBD),因此行结肠镜检查IBD也有助于鉴别;3型为胆总管下段及肝门部胆管狭窄同时存在;4型为仅存在肝门部胆管狭窄,后两者在影像学上与肝门胆管癌或胆囊颈管癌相似,临床上鉴别极为困难,且术前难以取得有效的病理,行超声内镜检查,导管内超声检查及胆管细胞组织活检可能有助于鉴别。

IgG4-SC常常合并有其他器官受累,以自身免疫性胰腺炎最为常见,还可累及泪腺及唾液腺、后腹膜、胆囊、肝脏、纵隔、肾脏、肺脏、胃肠等。因此,临床上应注意其他器官的炎症表现,其有助于IgG4-SC诊断。

极为重要的是,少数IgG4-SC可能同时合并胆管癌,明确诊断极为困难,在确定治疗方案前应充分做好知情同意,以免延误恶性肿瘤的治疗。同时还应排除明确病因导致的继发性硬化性胆管炎,如胆管结石,胆管癌,胆管损伤,手术相关,先天畸形,AIDS相关性因素等。

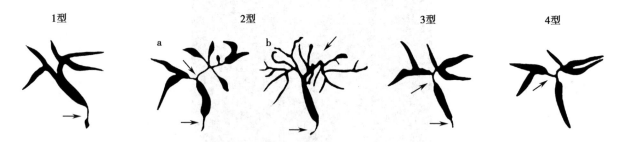

图32-10　2012年日本IgG4-SC分型

【治疗】

IgG4-SC对于激素治疗效果显著,黄疸消退和肝功能改善的同时可见胆道狭窄消失或减轻,多数患者长期观察无复发。但在激素治疗前必须排除恶性肿瘤可能并进行充分,激素的应用除了延误恶性肿瘤的治疗外知情同意还可能会使肿瘤进展,因此单单根据临床影像学的典型表现或血清IgG4水平的变化并不是使用激素治疗的指征。

国际上尚缺乏激素治疗IgG4-SC的指南或共识,

目前多参考自身免疫性胰腺炎的激素治疗方案进行治疗,一般多选用泼尼松龙进行治疗,对于难治性和复发性的IgG4-SC可联合使用免疫抑制剂,如硫唑嘌呤,吗替麦考酚酯等进行治疗,有助于维持缓解和减少复发。需监测血清IgG水平、生化、影像学及临床表现,仔细观察激素治疗的效果及疾病的复发情况,对于复发者可再次使用激素治疗。但目前免疫抑制剂的使用存在诸多不良反应,临床使用应谨慎。

Mayo Clinic方案(2007年):泼尼松40mg/d,治疗

4 周,4~6 周内重复实验室和影像学检查,如果存在临床和影像学反应,泼尼松可逐渐减量(减少 5mg/周),直至完成 11 周的治疗。Kamisawa 方案(2010 年):泼尼松龙 0.6mg/(kg·d),3~6 个月内逐步减量至 5mg/d,继续维持治疗(2.5~10mg/d)至少 6 个月。

三、继发性硬化性胆管炎

继发性硬化性胆管炎(secondary sclerosing cholangitis,SSC)是一类由明确病因所致的慢性进行性胆汁淤积性疾病,其特征为慢性胆管炎症和闭塞性纤维化。

【流行病学】

SSC 被认为是一类罕见疾病,发病率未知,目前有关其研究极少,多以个案报道为主,其进展快,生存期较 PSC 明显缩短。常见病因是长期的胆道狭窄或梗阻、反复感染、手术损伤、胆管缺血以及一些危重疾病等。

1. 长期胆管狭窄或梗阻　长期的胆汁淤积或反复胆管炎的发作,可引起结石及狭窄的形成,从而进一步加重了胆汁淤积,最终导致硬化性胆管炎的发生。而这大部分均因胆道手术创伤所致,如术式选择不当、术中技术缺陷、未注意保护胆管血供、未注意保护 Oddi 括约肌功能等。

2. 反复胆道感染　细菌、病毒、真菌及寄生虫均可成为 SSC 的病因,且均有个案报道。特别是对于免疫力低下的患者,如 AIDS 患者,其最常见的 SSC 病因即是寄生虫感染。目前认为其导致 SSC 的机制多与反复的炎症刺激,病原菌直接破坏胆管上皮细胞或诱导其凋亡等有关。

3. 胆管缺血　由于胆总管的血供来源特殊,主要是由胰十二指肠上后动脉及胆囊动脉发出的无名微小血管在胆总管周围及其各层分支相互吻合形成的动脉网供血。因此,在胆道手术时,若过度游离胆管周围结缔脂肪组织,可能会造成胆管缺血,使胆管上皮细胞血供受到影响,引起缺血性胆管炎,并最终导致 SSC。同样,对于行肝动脉化学治疗栓塞、肝移植等手术时均可能造成胆管缺血而导致 SSC。

4. 危重疾病　目前危重疾病所致的硬化性胆管炎有逐渐增多的趋势,如大面积烧伤、休克、急性呼吸窘迫综合征及长期的 ICU 治疗等因素所致的胆管炎都有个案报道。其发病机制仍可能与胆管缺血及反复炎症发作相关。

【病理学】

SSC 的病理学特征与 PSC 极为相似,均表现为胆管炎性增生性病变,胆管壁增厚纤维化,管腔狭窄,但 SSC 病例病理表现个体差异性较大。

【诊断】

所有拟诊为 PSC 或 IgG4-SC 的患者均应考虑到 SSC 的可能性。其临床表现与 PSC 极为相似,仅从症状及影像学检查方面,甚至病理学上难以做出明确诊断,应结合患者病史,有无所致硬化性胆管炎的可能病因考虑,如胆道手术病史等,充分考虑 SSC 诊断的可能性。

【治疗】

目前对于 SSC 没有有效的治疗方法。其治疗的目的主要为解除梗阻,缓解症状,改善生活质量。虽然没有明确的循证依据,熊去氧胆酸仍是首选的治疗药物,其能明显改善胆汁淤积状态。内镜治疗与肝移植手术也对其有一定帮助。

(刘厚宝)

第三十三章

胰腺疾病

第一节 急性胰腺炎

【概述】

急性胰腺炎(acute pancreatitis,AP)是外科临床常见的急腹症之一,从轻症急性胰腺炎到重症急性胰腺炎,由于两者严重度不一,所以预后相差甚远。在急性胰腺炎中,约80%左右为轻型胰腺炎,经非手术治疗可以治愈。而另20%表现为病情严重,伴有局部和全身并发症,出现一个或多个脏器功能衰竭,甚至导致患者死亡,被称为重症急性胰腺炎(severe acute pancreatitis,SAP)。

重症急性胰腺炎即使给予及时治疗(包括外科的干预),仍有30%左右的死亡率。

【病因与发病机制】

急性胰腺炎病因众多,发病机制尚未完全明确。

胆道疾病、酗酒、高脂血症和医源性创伤都可以诱发胰腺炎,其中,最常见的病因是胆道疾病,约占50%。其次,则是酗酒及医源性的创伤包括手术损伤、内镜操作等。近年来,高脂血症诱发的急性胰腺炎逐渐增多。其他的病因还有外伤、十二指肠病变如十二指肠憩室、高钙血症、药物因素(如硫唑嘌呤、氨基水杨酸、磺胺、皮质激素等)的诱发等。另外,有部分急性胰腺炎找不到原因,称特发性胰腺炎。特发性急性胰腺炎,多为胆道微结石诱发(表33-1)。

胰腺是人体重要消化器官,具有内、外分泌功能。胰腺外分泌液由各种消化酶和碱性液体构成。正常情况下,胰腺腺泡分泌的消化酶并不能引起自身消化,主要是有一系列的保护机制运作:①胰腺导管上皮有黏多糖保护;②胰酶在胰腺内以没有活性的胰酶原形式存在;③各种胰酶原以酶原颗粒的形式存在于胰腺腺上皮细胞内,酶原颗粒呈弱酸性,可以保持胰蛋白酶原的稳定形式;④在胰腺实质和胰管之间,胰管和十二指肠之间的胰液分泌压和胆管中的胆汁分泌

表 33-1 急性胰腺炎的病因

1. 胆道结石或蛔虫
2. 酗酒
3. 医源性损伤(手术或内镜操作 ERCP 等)
4. 代谢性
(1) 高脂血症
(2) 高钙血症
(3) 肾衰竭
5. 壶腹部周围病变(十二指肠憩室、胆管癌、胰头癌等)
6. 药物性:硫唑嘌呤、氨基水杨酸、磺胺、皮质激素等
7. 感染性:腮腺炎、病毒性肝炎、内毒素和外毒素等
8. 外伤性:腹部闭合伤
9. 特发性:多为胆道微小结石造成

压之间均存在正常的压力梯度,维持胰管内胰液的单向流动,使胰液不会发生反流,Oddi 括约肌和胰管括约肌也是保证压力梯度存在、防止反流的重要因素。总之,保持胰酶在胰腺内的非活化形式存在是维持胰腺正常运转的关键,任何原因诱发了酶原在胰腺内不适时地激活都将会启动急性胰腺炎的病程。

急性胰腺炎的发病机制复杂,在病情发展过程中,还有新的因素参与,促使病情进一步变化。至今,确切的发病机制尚不完全清楚,有众多学说推测急性胰腺炎的发病机制,包括胰酶自身消化学说、炎性因子学说、微循环障碍学说、氧化应激、肠道细菌易位、胰腺腺泡内钙超载等学说。其中胰酶自身消化学说是急性胰腺炎最基本的发病机制。总结如下:

(一) 急性胰腺炎的启动因素

1. 胰酶被异常激活的机制 80%正常人群存在胆胰管的共同通道,共同通道受阻,可造成胆汁反流入胰管和胰管内压力升高。胆管内结石、胆管癌、胰头癌、十二指肠乳头病变,十二指肠镜逆行性胰胆管造影(ERCP)都可以导致共同通道受阻。反流入胰管的胆汁游离脂肪酸可以直接损伤胰腺组织,也可以激活胰液中磷脂酶原 A,产生活化的磷脂酶 A,使胆汁中

卵磷脂成为有细胞毒性的溶血卵磷脂,引起胰腺组织的坏死。磷脂酶 A 除作用于胰腺局部,还作用于全身,引起呼吸和循环的功能障碍。弱碱性的胆汁也可以激活胰管内胰酶颗粒中的各种酶原,提前启动了胰酶的活性。胰管内压力的上升还可以破坏胰管上皮,使胰液逆向流入胰腺间质内,被激活的各种胰酶对胰腺组织产生自身消化,导致胰腺坏死。急慢性胆道系统炎症也会诱发十二指肠乳头炎性水肿、痉挛和狭窄,造成胆胰管内压力升高,诱发急性胰腺炎。胆源性胰腺炎主要致病因素即共同通道受阻导致胆汁和十二指肠液的逆流。

2. 酒精中毒的因素　在西方国家,酒精中毒引起的急性胰腺炎约占总数的 25%。酒精中毒导致胰腺炎的机制尚未完全明确,大致为以下几点:①酒精的刺激作用:大量饮酒刺激胰腺分泌增加,同时酒精可引起 Oddi 括约肌痉挛,使胰管内压升高,导致细小胰管破裂,胰液进入胰腺实质,胰蛋白酶原被胶原酶激活,胰蛋白酶再激活磷脂酶、弹力蛋白酶、糜蛋白酶等,导致胰腺自身消化;②酒精对胰腺的直接损伤作用:血液中的酒精可直接损伤胰腺组织,使胰腺腺泡细胞变性坏死,蛋白合成能力减弱。

3. 高脂血症的因素　高脂血症诱发胰腺炎有以下几点:①甘油三酯分解产物对腺泡的直接损伤。高脂血症的患者游离脂肪酸产生过多,超出了白蛋白的结合能力,胰腺内高浓度聚集的游离脂肪酸产生细胞毒性,损伤胰腺腺泡细胞和小血管,导致胰腺炎发生。游离脂肪酸还可以诱发胰蛋白酶原激活加速,加重腺泡细胞的自身消化和胰腺炎的病理损害;②血清内血脂>2.15mmol/L 时,患者的血液黏滞度增加,Ⅶ因子活性、纤溶酶原激活抑制物活性增高,干扰纤溶,易于形成血栓。高脂血症也会激活血小板,产生缩血管物质血栓素 A2,导致胰腺血液微循环障碍。而高脂血症中大分子的乳糜微粒可直接栓塞毛细血管,使胰腺缺血坏死。

4. 其他因素　急性胰腺炎的起病因素众多,发病机制复杂,目前尚未完全明晰。在不同的国家和地区,主要的发病因素也不相同。除以上较为常见的因素以外,还有暴饮暴食的饮食因素,外伤和医源性损伤的创伤因素,妊娠、高钙血症等代谢因素,以及药物因素、败血症相关的感染因素和精神因素等。

(二) 导致急性胰腺炎病变加重的因素

80% 的急性胰腺炎患者属于轻型急性胰腺炎,这些患者保守治疗有效,经自限性胰腺炎过程,很快能够恢复。但另外 20% 左右患者,患病后快速呈现危及生命的临床表现,随着胰腺组织出血、坏死及后腹膜大量炎性毒素液渗出,病情急剧加重,全身代谢功能紊乱,出现肺、肾、心、脑多脏器功能障碍并继发局部

及全身感染,最终导致患者死亡。是什么原因导致这部分患者病情加重,近年来研究揭示,尽管不同的始动因素诱发了急性胰腺炎,但在启动后急性胰腺炎进程上,它的病理生理过程是一致的,导致病变加重的因素也是相同的,而且这些因素又相互交叉、互相作用,使急性胰腺炎病变严重化,病程复杂化。

1. 白细胞过度激活和全身炎症反应　胰腺炎是一炎症性疾病,炎症介质和细胞因子过度释放是重症急性胰腺炎病情加重的重要因素。1988 年 Rindernecht 提出急性胰腺炎白细胞过度激活学说。近年来实验研究显示,巨噬细胞、中性粒细胞、内皮细胞和免疫系统均参与急性胰腺炎的病变过程,并诱发了多种细胞因子的级联反应。其中,单核-吞噬细胞在损伤因子刺激下,能够合成和释放多种细胞因子,如 TNF-α、IL-1 等,也释放活性自由基及蛋白酶和水解酶,引起前列环素类物质、白三烯等炎症介质分泌,引起和增强全身炎症反应。细胞因子在炎症反应中,能刺激粒细胞活化,大量释放损伤性炎性介质,其中 PMN-弹力蛋白酶含量增高,它能够降解细胞外基质中的各种成分,水解多种血浆蛋白,破坏功能完好细胞,加重胰腺出血、坏死和胰外脏器损伤,并导致全身代谢功能的严重不平衡,临床上出现急性反应期症状,即形成了全身炎症反应综合征(systemic inflammatory response syndrome,SIRS),最终可导致多脏器功能衰竭(MOF),此时是重症急性胰腺炎病程第一阶段,也是重症急性胰腺炎的第一个死亡高峰。

2. 感染　患者度过急性胰腺炎急性反应期的全身代谢功能紊乱和多脏器功能不全后,接着要面临的是胰腺坏死灶和胰腺外脂肪组织坏死灶的感染和全身脓毒血症,它是急性坏死性胰腺炎第二阶段的主要病变,也是急性胰腺炎患者的第二个死亡高峰时期。急性胰腺炎患者并发的局部和全身感染多为混合性感染,主要致病菌是来源于肠道的革兰阴性杆菌和厌氧菌。肠道菌群移位到胰腺和身体其他部位,是因为肠道黏膜屏障在急性胰腺炎的早期就受到破坏。急性胰腺炎发病早期血流动力学改变,使肠道供血减少、肠黏膜缺氧、黏膜屏障被损伤,早期禁食治疗,使肠黏膜绒毛营养状态下降,加剧了肠道黏膜屏障破坏,使得肠黏膜通透性异常增加,细菌和内毒素移位到胰腺和胰外受侵犯的坏死组织内,导致胰腺坏死灶继发感染、胰腺和胰周脓肿及全身脓毒血症。

3. 胰腺供血微循环障碍　有实验研究表明,胰腺供血不足和胰腺微循环障碍可以诱发和加重胰腺炎的发生和发展。在解剖上,胰腺小叶内中央动脉是唯一胰腺腺叶供血动脉,相互间缺少交通支。一旦中央动脉因各种原因导致供血障碍,容易发生胰腺小叶坏

死,小叶内腺泡细胞的坏死会产生胰酶颗粒释放和激活。在急性胰腺炎病程中,胰腺血液循环障碍进一步加剧了胰腺坏死发展,使病变加重。

4. 急性胰腺炎全身代谢功能改变和对重要脏器的影响　轻型急性胰腺炎病变仅局限在胰腺局部,而重症急性胰腺炎的病变则以胰腺病变和胰外侵犯共同存在为特点。重症急性胰腺炎影响全身多脏器功能的途径是多因素的,大量胰酶释放入血、失控的炎症反应、微循环障碍、再灌注损伤、感染等都可以诱导多脏器功能不全。其中全身炎症反应综合征(SIRS)是多脏器功能不全的共同途径。在重症急性胰腺炎早期,主要表现为循环系统、呼吸系统和肾功能受到影响。而到了感染期则全身多脏器和代谢功能均受伤害。

(1) 对循环系统的影响:重症急性胰腺炎患者胰腺、胰周组织、腹膜后大量液体渗出导致全身循环血容量的急剧丧失,造成低血容量性休克。同时,过度释放的损伤性炎性介质带来全身炎症反应综合征,炎症介质对心血管系统的作用和血液分布不均是休克的主要原因。因此临床上单纯的液体补充并不能有效地终止重症胰腺炎患者的休克病程。

(2) 呼吸功能的影响:胰腺炎症激活的弹性蛋白酶促使全身免疫细胞释放大量炎症介质,具有细胞毒性的细胞因子和炎症介质导致血管内皮和肺泡上皮的损伤。肺毛细血管内皮损伤后大量血浆成分渗透到肺间质和肺泡内。磷脂酶A2的异常释放和激活,使卵磷脂转变成溶血卵磷脂,破坏了肺泡表面活性成分,肺泡表面张力增加。以上原因造成肺的顺应性降低,患者可表现为进行性缺氧和呼吸困难。急性胰腺炎并发的肺损伤(acute lung injury,ALI)或急性呼吸窘迫综合征(acute respiratory distress syndrome,ARDS)是短时间内患者死亡的主要原因,约占死亡总数的近60%。此外,重症胰腺炎患者腹腔内的大量渗出和肠壁水肿、肠蠕动障碍产生腹腔内高压(intra abdominal hypertension,IAH),也迫使横膈抬高,影响了呼吸功能,造成呼吸困难和缺氧,这与ARDS有所不同。

(3) 肾功能的影响:在重症急性胰腺炎早期,肾前因素是导致肾功能损伤的主要原因。急性炎症反应期的有效循环血量相对或绝对不足引起严重的肾缺血,使肾小球滤过下降,肾组织缺氧。长时间肾供血不足,以及全身炎症反应和感染情况下,炎症介质也可以直接或间接导致肾功能损害,出现急性肾小管坏死。

(4) 代谢的改变:重症急性胰腺炎代谢性改变主要表现在低钙血症和高血糖。血钙低于1.87mmol/L(7.5mg/L)预示胰腺炎病变严重,预后不良。低钙血

症往往发生在发病后第三天。低钙血症的发生主要是因为胰周和腹膜后脂肪坏死区域发生钙盐皂化作用。由于血钙约半数与白蛋白结合,在低蛋白血症时也会导致总钙值降低。此外,胰腺炎时胰高血糖素的分泌增加,通过降钙素的释放和直接抑制钙的吸收可引起低钙血症。血钙的严重降低代表脂肪坏死范围增大,胰腺炎胰周病变严重。

(5) 其他:对肝功能的影响是因为胰酶和血管活性物质及炎症介质通过门静脉回流入肝,破坏肝细胞;此外,血容量的不足也导致回肝血量减少损伤肝细胞。胰头水肿可压迫胆总管导致梗阻性黄疸。脑细胞缺血、缺氧以及磷脂酶的作用使中枢神经系统发生病变。在严重感染期,真菌感染也可带来烦躁不安、神志模糊、谵妄等精神神经症状。

胰腺炎全程均可出现高血糖。胰腺炎早期多是因为机体的应激反应,胰高糖素的代偿性分泌所致。后期则是因为胰腺坏死、胰岛细胞广泛受到破坏、胰岛素分泌不足。

【病理】

急性胰腺炎的基本病理改变包括水肿、出血和坏死。任何类型的急性胰腺炎都具有上述3种改变,只是程度有所不同。一般急性胰腺炎在病理上分为间质水肿性胰腺炎和坏死性胰腺炎。

1. 间质水肿性胰腺炎(interstitial edematous pancreatitis)　肉眼可见胰腺呈弥漫性和局限性水肿、肿胀、变硬,外观似玻璃样发亮。镜下可见腺泡和间质水肿、炎性细胞浸润,偶有轻度的出血和局灶性坏死,但腺泡和导管基本正常。此型胰腺炎占急性胰腺炎的绝大多数,其预后良好。

2. 坏死性胰腺炎(necrotizing pancreatitis)　大体上胰腺肿大,胰腺组织因广泛出血坏死而变软,出血区呈暗红色或蓝黑色,坏死灶呈现灰黄、灰白色。腹腔伴有血性渗液,内含大量淀粉酶,网膜及肠系膜上有小片状皂化斑。镜检:胰腺组织呈大片出血坏死,腺泡和小叶结构模糊不清。胰腺导管呈不同程度扩张,动脉有血栓形成。坏死灶外有炎性区域围绕。当胰腺坏死灶继发感染时,被称为感染性胰腺坏死。肉眼可见胰腺腺体增大、肥厚,呈暗紫色。坏死灶呈现散在或片状分布,后期坏疽时为黑色,全胰坏死较少发生。

【分类】

急性胰腺炎因发病原因众多,病程进展复杂,预后差别极大,因此,分类侧重的方面不同,分类的方法也就有所不同。

1. 病因学分类

(1) 胆源性胰腺炎:由于胆管结石梗阻或胆管

炎、胆囊炎诱发的急性胰腺炎。患者首发症状多起自中上腹或右上腹,临床上50%以上的急性胰腺炎都是胆道疾病引起。

(2) 酒精性胰腺炎:因酗酒引起的急性胰腺炎,国外报道较多,西方国家约占急性胰腺炎的25%左右。

(3) 高脂血症性胰腺炎:高血脂诱发的急性胰腺炎。近年来逐渐增多,正常人群如血脂高于11mmol/L,易诱发急性胰腺炎。

(4) 外伤或手术后胰腺炎:胆道或胃的手术、Oddi括约肌切开成形术,ERCP后诱发的急性胰腺炎。

(5) 特发性胰腺炎:病因不明的急性胰腺炎,多数是微小胆石引起。

(6) 其他:还有药物性急性胰腺炎、妊娠性急性胰腺炎等。

2. 病理学分类

(1) 间质水肿型胰腺炎。

(2) 坏死型胰腺炎。

3. 病程和严重程度分类 严重程度分级:

(1) 轻症急性胰腺炎(mild acute pancreatitis, MAP):占AP的多数,不伴有器官功能衰竭及局部或全身并发症,通常在1~2周内恢复,病死率极低。

(2) 中重症急性胰腺炎(moderately severe acute pancreatitis, MSAP):伴有一过性(≤48h)的器官功能障碍。早期病死率低,后期如坏死组织合并感染,病死率增高。

(3) 重症急性胰腺炎(severe acute pancreatitis, SAP):约占AP的5%~10%,伴有持续(>48h)的器官功能衰竭。SAP早期病死率高,如后期合并感染则病死率更高。器官功能衰竭的诊断标准依据改良Marshall评分系统,任何器官评分≥2分可定义存在器官功能衰竭(表33-2)。

表33-2 改良 Marshall 评分系统

器官或系统	评分				
	0	1	2	3	4
呼吸(PaO_2/FiO_2)	>400	301~400	201~300	101~200	≤101
肾脏[1]					
血肌酐,$\mu mol/L$	≤134	134~169	170~310	311~439	>439
血肌酐,mg/dL	≤1.4	1.4~1.8	1.9~3.6	3.6~4.9	>4.9
心血管(收缩压,mmHg)[2]	>90	<90 输液有应答	<90 输液有应答	<90 pH<7.3	<90 pH<7.2

非机械通气的病人,FiO_2 可按以下估算:

吸氧(L/min)	FiO_2(%)
室内空气	21
2	25
4	30
6~8	40
9~10	50

注:1) 既往有慢性肾功能衰竭病人的评分依据基线肾功能进一步恶化的程度而定,对于基线血肌酐134μmol/L或1.4mg/dL者尚无正式的修订方案;2) 未使用正性肌力药物,1mmHg=0.133kPa

【临床表现】

(一) 临床症状

急性胰腺炎起病急骤,临床表现的严重程度和胰腺病变的轻重程度相关,轻型胰腺炎或胆源性胰腺炎的初发症状较轻,甚至被胆道疾病症状所掩盖。而重症胰腺炎在剧烈腹痛的临床表现基础上症状逐渐加重,出现多脏器功能障碍,甚至衰竭。

1. 腹痛、腹胀 突然出现上腹部剧烈疼痛是急性胰腺炎的主要症状。腹痛前,多有饮食方面的诱因,如暴饮暴食、酗酒和油腻食物。腹痛常为突然起病,剧烈的上腹部胀痛,持续性,位于中上腹偏左,也可以位于中上腹、剑突下。胆源性胰腺炎患者的腹痛常起于右上腹,后转至正中偏左。可有左肩、腰背部放射痛。病情严重的患者,腹痛表现为全上腹痛。腹痛时,患者常不能平卧,呈弯腰屈腿位。

随病情的进展,腹痛呈一种持续性腹痛,随后转为进行性腹胀加重。部分患者腹胀的困扰超过腹痛,少数老年患者可主要表现为腹胀。胰腺炎患者腹痛腹胀的强度与胰腺病变的程度相一致,症状的加重往往预示着病变严重程度的加重。

2. 恶心呕吐　伴随腹痛而来,恶心呕吐频繁,呕吐物大多为胃内容物,呕吐后腹痛腹胀症状并不能缓解为其特点。

3. 发热　多数情况下中重症急性胰腺炎及重症急性胰腺炎早期体温常在38℃左右,但在胆源性胰腺炎伴有胆道梗阻、化脓性胆管炎时,可出现寒战、高热。此外,在重症急性胰腺炎时由于胰腺坏死伴感染,高热也是主要症状之一,体温可高达39℃以上。

4. 休克　在重症急性胰腺炎早期,由于大量的液体渗透到后腹膜间隙、腹腔内、肠腔内或全身的组织间质中,患者出现面色苍白、脉搏细速、血压下降等低血容量性休克症状,并尿量减少。此外,在重症急性胰腺炎的感染期,如果胰腺和胰周坏死感染,组织及化脓性积液不及时引流时,可出现感染性休克。

5. 呼吸困难　在重症急性胰腺炎的早期,一方面由于腹胀加剧使横膈抬高影响呼吸,另一方面由于胰源性毒素的作用,使肺间质水肿,影响肺的气体交换,最终导致呼吸困难。患者呼吸急促,呼吸频率常在30次/分以上,PaO2<60mmHg。少数患者可出现心、肺、肾、脑等多脏器功能衰竭及DIC。

6. 其他　约有25%左右的患者会出现不同程度的黄疸,主要是因为结石梗阻和胰头水肿压迫胆总管所致,也可因胰腺坏死感染或胰腺脓肿未能及时引流引起肝功能不良而产生。此外,随着病情的进展,患者会出现少尿、消化道出血、手足抽搐等症状,严重者可有DIC的表现。

（二）体征

1. 一般情况检查　患者就诊时呈急腹症痛苦面容,精神烦躁不安或神态迟钝,口唇干燥,心率、呼吸频率较快,大多心率在90次/分以上,呼吸频率在25次/分以上,一部分患者巩膜可黄染,血压低于正常。

腹部检查:

压痛,轻症水肿性胰腺炎,仅有中上腹或左上腹压痛,轻度腹胀,无肌卫,无反跳痛。重症坏死性病例,全腹痛,以中上腹为主,上腹部压痛,伴中重度腹胀,上腹部有肌卫、反跳痛等腹膜炎体征。根据胰腺坏死程度和胰外侵犯范围,以及感染程度,腹膜炎可从上腹部向全腹播散。左侧腰背部也会有饱满感和触痛。有明显的肠胀气,肠鸣音减弱或消失。重症患者可出现腹腔积液,腹腔穿刺常可抽出血性液体,查腹水淀粉酶常超过1500单位。坏死性胰腺炎进展到感染期时,部分患者有腰部水肿。

一些患者左侧腰背部皮肤呈青紫色斑块,被称为Grey-Turner征。如果青紫色皮肤改变出现在脐周,被称为Cullen征。这些皮肤改变是胰液外渗至皮下脂肪组织间隙,溶解皮下脂肪,使毛细血管破裂出血所致,出现这两种体征往往预示病情严重。

2. 全身情况　胆源性胰腺炎患者如果有结石嵌顿在壶腹部,会出现黄疸。也有少数患者会因为炎症肿大的胰头压迫胆总管产生黄疸,但这种类型的黄疸程度较浅,总胆红素指数很少超过100mmol/L。

早期或轻型胰腺炎体温无升高或仅有低于38℃的体温。坏死性胰腺炎患者病程中体温超过38.5℃,预示坏死继发感染。

患者左侧胸腔常有反应性渗出液,患者可出现呼吸困难。少数严重者可出现精神症状,包括意识障碍、神志恍惚甚至昏迷。

重症坏死性胰腺炎在早期急性反应期就易出现循环功能衰竭、呼吸功能和肾衰竭,此时会出现低血压和休克,以及多脏器功能衰竭的相关表现和体征,如呼吸急促、发绀、心动过速等。

（三）实验室检查

1. 淀粉酶的测定　血、尿淀粉酶的测定是胰腺炎诊断最常用和最重要的手段。血清淀粉酶在急性胰腺炎发病的2小时后升高,24小时后达高峰,4~5天恢复正常。尿淀粉酶在发病的24小时后开始上升,下降缓慢,持续1~2周。血尿淀粉酶在发病后保持高位不能回落,表明胰腺病变持续存在。很多急腹症都会有血清淀粉酶的升高,如上消化道穿孔、胆道炎症、绞窄性肠梗阻等,故只有血尿淀粉酶升高较明显时才有临床诊断的意义。使用Somogyi法,血淀粉酶正常值在40~110u,超过500u,有诊断急性胰腺炎的价值。测值越高,诊断的意义越大。

淀粉酶/肌酐清除率比值:淀粉酶清除率/肌酐清除率(%)=(尿淀粉酶/血淀粉酶)/(尿肌酐/血肌酐)×100%,正常人该比值是1%~5%,一般小于4%,大于6%有诊断意义。急性胰腺炎时,肾脏对淀粉酶的清除能力增加,而对肌酐不变,因此,淀粉酶/肌酐清除率比值的测定可以协助鉴别诊断。

2. 血清脂肪酶的测定　因血液中脂肪酶的唯一来源是胰腺,所以具有较高的特异性。发现血中淀粉酶和脂肪酶平行升高,可以增加诊断的准确性。

3. C反应蛋白、PMN-弹力蛋白酶的测定　C反应蛋白是急性炎症反应的血清标志物,PMN-弹力蛋白酶为被激活的白细胞释放,也反映了全身炎症反应的程度,因此,这两个指标表明急性胰腺炎的严重程度。48小时的C反应蛋白达到150mg/L,预示为重症急性胰腺炎。

4. 血钙　由于急性坏死性胰腺炎周围组织脂肪坏死和脂肪内钙皂形成消耗了钙,所以,血钙水平的降低也侧面代表了胰腺坏死的程度。血钙降低往往发生在发病后的第2~3天后,如果血钙水平持续低于1.87mmol/L,预后不良。

5. 血糖　急性胰腺炎早期,血糖会轻度升高,是与机体应激反应有关。后期,血糖维持在高位不降,超过11.0mmol/L(200mg/dl),则是因为胰腺受到广泛破坏,预后不佳。

6. 血红蛋白和血细胞比容　急性胰腺炎患者血红蛋白和血细胞比容的改变常常反映了循环血量的变化。病程早期发现血细胞比容增加>40%,说明血液浓缩,大量液体渗入人体组织间隙,表明胰腺炎病情危重。

7. 其他　在胰腺炎的治疗过程中,要随时监测动脉血气分析、肝肾功能、血电解质变化等指标,以便早期发现机体脏器功能的改变。

（四）影像学检查

1. 超声检查　彩超由于无创、费用低廉、简便易行而成为目前急腹症的一种普查手段。在急性胆囊炎、胆管炎、胆管结石梗阻等肝胆疾病领域,诊断的准确性甚至达到和超过CT。但是,彩超检查结果受到操作者的水平、腹腔内脏器气体的干扰等影响。彩超也是急性胰腺炎的首选普查手段,可以鉴别是否有胆管结石或炎症,是否是胆源性胰腺炎。胰腺水肿改变时,彩超显示胰腺外形弥漫肿大,轮廓线膨出,胰腺实质为均匀的低回声分布,有出血坏死病灶时,可出现粗大的强回声。因坏死性胰腺炎时常常有肠道充气,干扰了彩超的诊断,因此彩超对胰腺是否坏死诊断价值有限。

2. CT检查　平扫和增强CT检查是大多数胰腺疾病的首选影像学检查手段和有效检查方法,Balthazar CT评级(表33-3)、改良的CT严重指数评分(modified CT severityindex,MCTSI)(表33-4)常用于炎症反应及坏死程度的判断。尤其是对于胰腺炎,虽然诊断胰腺炎并不困难,但对于坏死性胰腺炎病变的程度、胰外侵犯范围及对病变的动态观察,则需要依靠增强CT的影像学判断。单纯水肿型胰腺炎,CT表现为:胰腺弥漫性增大,腺体轮廓不规则,边缘模糊不清。出血坏死型胰腺炎,CT表现:肿大的胰腺内出现皂泡状的密度减低区,增强后密度减低区与周围胰腺实质的对比更为明显。同时,在胰周小网膜囊内、脾胰肾间隙、肾前后间隙等部位可见胰外侵犯。目前,CT的平扫和增强扫描已是胰腺炎诊疗过程中最重要

的检查手段,临床已接受CT影像学改变作为病情严重程度分级和预后判别的标准之一。

表33-3　Balthazar CT分级评分系统

Balthazar CT分级	CT表现
A级	胰腺正常
B级	胰腺局部或弥漫性肿大,但胰周正常
C级	胰腺局部或弥漫性肿大,胰周脂肪结缔组织炎症性改变
D级	胰腺局部或弥漫性肿大,胰周脂肪结缔组织炎症性改变,胰腺实质内或胰周单发性积液
E级	广泛的胰腺内、外积液,包括胰腺和脂肪坏死,胰腺脓肿

表33-4　改良的CT严重指数评分(MCTSI)标准

特征	评分
胰腺炎症反应	
正常胰腺	0
胰腺和(或)胰周炎症改变	2
单发或多个积液区或胰周脂肪坏死	4
胰腺坏死	
无胰腺坏死	0
坏死范围≤30%	2
坏死范围>30%	4
胰外并发症,包括胸腔积液、腹水、血管或胃肠道受累等	2

注:MCTSI评分为炎症反应与坏死评分之和

（五）穿刺检查

1. 腹腔穿刺　是一种安全、简便和可靠的检查方法,对有移动性浊音者,在左下腹和右下腹的麦氏点作为穿刺点,穿刺抽出淡黄色或咖啡色腹水,腹水淀粉酶测定升高对诊断有帮助。

2. 胰腺穿刺　适用于怀疑坏死性胰腺炎继发感染者。一般在CT或B超定位引导下进行,将吸出液或坏死组织进行细胞学涂片和细菌或真菌培养,对确定是否存在坏死组织感染、何种细菌感染、采用何种抗生素及是否需要手术引流都有一定帮助。

【诊断】

诊断标准

临床上符合以下3项特征中的2项,即可诊断AP:①与AP相符合的腹痛;②血清淀粉酶和(或)脂

肪酶活性至少高于正常上限值 3 倍;③腹部影像学检查符合 AP 影像学改变。

急性水肿型胰腺炎,或继发于胆道疾病的水肿型胰腺炎,常不具有典型的胰腺炎临床症状。血尿淀粉酶的显著升高,结合影像学检查结果也可以确立诊断。通常,急性胰腺炎患者血尿淀粉酶大于正常值的 3 倍以上,B 超或 CT 检查胰腺呈现上述改变,可以诊断急性水肿型胰腺炎。

中重症和重症急性胰腺炎,参考 2014 年中华医学会外科学分会胰腺外科组制定的《急性胰腺炎诊治指南 2014》,以是否出现器官功能障碍和衰竭以及功能障碍和衰竭持续时间为标准。

重症急性胰腺炎伴有脏器功能障碍,或出现坏死、脓肿或假性囊肿的局部并发症者,或两者兼有,腹部体征包括明显的压痛、反跳痛、肌紧张、腹胀、肠鸣音减弱或消失。可有腹部包块,偶见腰胁部皮下瘀斑征(Grey-Turner 征)和脐周皮下瘀斑征(Cullen 征)。可以并发一个或多个脏器功能障碍,也可伴有严重的代谢功能紊乱,包括低钙血症,血钙低于 1.87mmol/L(7.5mg/dl)。增强 CT 为诊断胰腺坏死的最有效方法,B 超及腹腔穿刺对诊断有一定帮助。重症急性胰腺炎的 APACHE Ⅱ 评分在 8 分或 8 分以上。Balthazar CT 分级系统在 Ⅱ 级或 Ⅱ 级以上。

重症急性胰腺炎的病程分期

全病程大体可以分为三期,但不是所有患者都有三期病程,有的只有第一期,有的有两期,有的有三期。

1. 早期(急性期) 发病至 2 周,此期以 SIRS 和器官功能衰竭为主要表现,常可有休克、呼衰、肾衰、脑病等主要并发症,构成第一个死亡高峰。治疗的重点是加强重症监护、稳定内环境及器官功能保护。

2. 中期(演进期) 发病 2~4 周,以胰周液体积聚或坏死性液体积聚为主要表现。此期坏死灶多为无菌性,也可能合并感染。此期治疗的重点是感染的综合防治。

3. 后期(感染期) 发病 4 周以后,可发生胰腺及胰周坏死组织合并感染、全身细菌感染、深部真菌感染等,继而可引起感染性出血、消化道瘘等并发症。此期构成重症患者的第二个死亡高峰,治疗的重点是感染的控制及并发症的外科处理。

【全身及局部并发症】

1. 全身并发症 病程进展过程中可引发全身性并发症,包括 SIRS、脓毒症(sepsis)、多器官功能障碍综合征(multiple organ dysfunction syndrome,MDOS)、多器官功能衰竭(multiple organ failure,MOF)及腹腔间隔室综合征(abdominalcompartment syndrome,ACS)等。

2. 局部并发症

(1) 急性胰周液体积聚(acute peripancreatic fluid collection,APFC):发生于病程早期,表现为胰周或胰腺远隔间隙液体积聚,并缺乏完整包膜,可以单发或多发。通常依靠影像学检查发现。影像学上为无明显囊壁包裹的急性液体积聚。急性液体积聚多会自行吸收,少数可发展为急性假性囊肿或胰腺脓肿。

(2) 急性坏死物积聚(acute necrotic collection,ANC):发生于病程早期,表现为混合有液体和坏死组织的积聚,坏死物包括胰腺实质或胰周组织的坏死。胰腺坏死根据感染与否又分为感染性胰腺坏死和无菌性胰腺坏死。增强 CT 是目前诊断胰腺坏死的最佳方法。在静脉注射增强剂后,坏死区的增强密度不超过 50Hu(正常区的增强为 50~150Hu)。

(3) 包裹性坏死(walled-off necrosis,WON):是一种包含胰腺和(或)胰周坏死组织、且具有界限清晰的炎性包膜的囊实性结构,多发生于 AP 起病 4 周后。包裹性坏死感染,主要表现为不同程度的发热、虚弱、胃肠功能障碍、分解代谢和脏器功能受累,多无腹膜刺激征,有时可以触及上腹部或腰胁部包块,部分病例症状和体征较隐匿,CT 扫描主要表现为胰腺或胰周包裹性低密度病灶。

(4) 胰腺假性囊肿(pancreatic pseudocyst):有完整非上皮性包膜包裹的液体积聚,起病 4 周后假性囊肿的包膜逐渐形成。急性胰腺炎患者的假性囊肿少数可通过触诊发现,多数通过影像学检查确定诊断。常呈圆形或椭圆形,囊壁清晰。

以上每种局部并发症存在无菌性及感染性两种情况。

其中 ANC 和 WON 继发感染称为感染性坏死(infected necrosis)。

【治疗】

近年来,对急性胰腺炎的病理生理认识逐步加深,针对不同病程分期和病因的治疗手段不断更新,使急性胰腺炎治愈率稳步提高。由于急性胰腺炎病因病程复杂,病情的严重程度相差极大,单一模式治疗方案不能解决所有的急性胰腺炎病例,因此,结合手术和非手术治疗为一体的综合治疗才能收到预期的效果。总体来说,以非手术保守治疗为主,在非手术治疗的基础上,有选择的手术治疗才能达到最好的治愈效果。总的治疗原则为:在非手术治疗的基础上,根据不同的病因,不同的病程分期选择有针对性的治疗方案。

(一) 非手术治疗

非手术治疗原则:减少胰腺分泌,防止感染,防止病情进一步发展。单纯水肿型胰腺炎,经非手术治疗可基本治愈。

1. 禁食、胃肠减压　主要是防止食糜进入十二指肠，阻止促胰酶素分泌，减少胰腺分泌胰酶，打断可能加重疾病发展的机制。禁食、胃肠减压也可减轻患者的恶心、呕吐和腹胀症状。

2. 抑制胰液分泌　使用药物对抗胰酶的分泌。包括间接抑制和直接抑制药物。间接抑制药物有 H2-受体阻滞剂和质子泵抑制剂如西咪替丁和奥美拉唑，通过抑制胃酸分泌减少胰液分泌。直接抑制药物主要是生长抑素，它可直接抑制胰酶的分泌。有人工合成的生长抑素八肽和生物提取物生长抑素十四肽。

3. 镇痛和解痉治疗　明确诊断后，可使用止痛剂，缓解患者痛苦。要注意的是哌替啶可产生 Oddi 括约肌痉挛，故联合解痉药物如山莨菪碱等同时使用。

4. 营养支持治疗　无论是急性水肿性胰腺炎还是急性坏死性胰腺炎，起病后，为了使胰腺休息，都需要禁食较长的一段时间，因此营养支持尤为重要。起病早期，患者有腹胀、胃肠道功能障碍，故以全胃肠道外的静脉营养支持为主(TPN)。对不同病因的急性胰腺炎，静脉营养液的配制要有不同。高脂血症型急性胰腺炎，要减少脂源性热量的供给。一旦恢复肠道运动，就可以给予肠内营养。目前的观点认为，尽早采用肠内营养，尽量减少静脉营养，可以选择空肠营养和经口肠内营养。肠内营养的优点在于保护和维持小肠黏膜屏障，阻止细菌肠道移位。在静脉营养、空肠营养和经口饮食三种方法中，鼻肠管(远端在屈氏韧带远端20cm以下)和空肠造瘘营养最适合早期使用。无论是静脉营养还是肠道营养，都要注意热卡的供给、水电解质的平衡，避免低蛋白血症和贫血。

5. 预防和治疗感染　抗生素的早期预防性使用目前尚有争议。在没有感染出现时使用预防性抗生素，有临床研究证实并未减少胰腺感染的发生和提高急性胰腺炎的治愈率，反而长期的大剂量的抗生素使用加大了真菌感染的机会。我们认为，在急性水肿性胰腺炎，没有感染的迹象，不建议使用抗生素。而急性坏死性胰腺炎，当影像学资料判断胰腺坏死范围超过30%，可以预防性使用抗生素。首选广谱的、能透过血胰屏障的抗生素如喹诺酮类、三代或四代头孢菌素、碳青霉烯类等。

6. 中医中药治疗　中药的生大黄内服和皮硝的外敷，可以促进肠功能早期恢复和使内毒素外排。50ml 水煮沸后灭火，加入生大黄 15~20g 浸泡 2~3 分钟，过滤冷却后给药。可以胃管内注入，也可以直肠内灌注。皮硝 500g，布袋包好外敷于上腹部，一天 2 次，可以促进腹腔液体吸收减轻腹胀和水肿，控制炎症的发展。

（二）针对性治疗方案

在上述急性胰腺炎基本治疗基础上，对不同原因、不同病期的胰腺炎病例，还要有针对性地治疗，包括对不同病因采用不同的治疗手段，对处于不同病期的患者采用个体化的治疗方案。

1. 针对不同病因的治疗方案

（1）急性胆源性胰腺炎的治疗：急性胆源性胰腺炎是继发于胆道疾病的急性胰腺炎，它可以表现为胆道疾病为主合并有胰腺炎症，也可以表现为以胰腺炎症状为主同时伴有胆道系统炎症。对这类疾病，首先是要明确诊断，判断胆管是否有梗阻。

1）胆管有梗阻：无论是否有急性胆管炎的症状，都要外科手段解决胆道梗阻。首选手段是 ERCP+EST、镜下取石，有需要可行鼻胆管引流。内镜治疗不成功，或患者身体条件不适合十二指肠镜检查，可行腹腔镜微创手术或开腹手术。切除胆囊、胆总管切开引流、胆道镜探查并取石。手术一定要彻底解除胆胰管的梗阻，保证胆总管下端和胆胰管开口处的通畅，这与急性梗阻性化脓性胆管炎的处理还是有区别的。

2）胆管无梗阻：胆囊炎症引起胰腺炎或胆管小结石已排出，胆总管无梗阻表现，可先行非手术的保守治疗，待胰腺炎病情稳定，出院前，可行腹腔镜胆囊切除术。

（2）急性非胆源性胰腺炎的治疗：单纯水肿性胰腺炎可通过上述保守治疗治愈。而急性坏死性胰腺炎，则要对病例进行胰腺炎的分期，针对不同的分期选用不同的方案。

（3）高脂血症性急性胰腺炎的治疗：近年来此类患者明显增多，因此在患者入院时要询问高脂血症、脂肪肝和家族性高脂血症病史，静脉抽血时注意血浆是否呈乳糜状，且早期检测血脂。对于该类患者要限制脂肪乳剂的使用，避免应用可能升高血脂的药物。甘油三酯>11.3mmol/L 易发生急性胰腺炎，需要短时间内降到 5.65~6.8mmol/L 以下。可使用的药物有小剂量的低分子肝素和胰岛素。快速降脂技术有血脂吸附和血浆置换等。

2. 对于重症急性胰腺炎，针对不同病期的治疗

（1）针对急性炎症反应期的治疗

1）急性反应期的非手术治疗：重症急性胰腺炎，起病后就进入该期，出现早期的全身代谢功能的改变和多脏器功能衰竭，因此该期的非手术治疗主要是抗休克、维持水电解质平衡、对重要脏器功能的支持和加强监护治疗。由于坏死性胰腺炎胰周及腹膜后大量渗出，造成血容量丢失和血液浓缩，同时存在毛细血管渗漏，因此以中心静脉压(CVP)或肺毛细血管楔压(PWCP)为扩容指导，纠正低血容量性休克，并要注意晶体胶体比例，减少组织间隙液体潴留。在血容量不足的早期，快速地输入晶胶体比例在 2:1 的液体，一

且血容量稳定,即改为晶胶体比例在1:1的液体,以避免液体渗漏进入组织间隙。同时要适当控制补液速度和补液量,进出要求平衡,或者负平衡300~500ml/d,以减少肺组织间质的水肿,达到"肺干燥"的目的。除上述的非手术治疗措施外,针对加重病情的炎性介质和组织间液体潴留,还可以通过血液滤过来清除炎性介质和排出第三间隙过多的体液。即在输入液体到循环血液中保持循环系统的稳定的同时,使组织间隙中的过多积聚的液体排除。

2)腹腔间隔室综合征(abdominal compartment syndrome,ACS):腹腔内压(intra-abdominal pressure,IAP)增加达到一定程度,一般说来,当IAP≥25cmH₂O时,就会引发脏器功能障碍,出现腹腔间隔室综合征。本综合征常是重症急性胰腺炎的重要并发症及死亡原因之一。腹腔内压的测定比较简便、实用的方法是经导尿管膀胱测压法。患者仰卧,以耻骨联合作为0点,排空膀胱后,通过导尿管向膀胱内滴入50ml生理盐水,测得平衡时水柱的高度即为IAP。ACS的治疗原则是及时采用有效的措施缓解腹内压,包括胃肠道减压及导泻、镇痛镇静、使用肌松剂及床边血滤减轻组织水肿,B超或CT引导下腹腔内与腹膜后引流减轻腹腔压力。

ACS分为胀气型(Ⅰ型)和液体型(Ⅱ型),在处理上要分别对待。对于Ⅰ型,主要采用疏通肠道、负水平衡、血液净化;Ⅱ型则在Ⅰ型的基础上加用外科干预措施引流腹腔液体。在外科手术治疗前,可先行腹腔灌洗治疗。腹腔灌洗治疗方法如下:在上腹部小网膜腔部位放置一进水管,在盆腔内放置一根出水管,持续不断地采用温生理盐水灌洗,每天灌洗量约10 000ml,维持10~14天。这样可以使腹腔内大量的有害性胰酶渗液稀释并被冲洗出来。做腹腔灌洗特别要注意无菌操作,避免医源性感染。还要注意引流管通畅,记录出入液体的量,保持出入液量基本平衡或出水量多于入水量。

3)治疗中手术治疗的时机:在非手术治疗过程中,若患者出现精神萎靡、腹痛、腹胀加剧,体温升高,体温≥38.5℃,WBC≥20×10⁹/L和腹膜刺激征范围≥2个象限者,应怀疑有感染存在,需做CT扫描。判断有困难时可以在CT导引下细针穿刺术(FNA),判断胰腺坏死及胰外侵犯是否已有感染。CT上出现气泡征,或细针穿刺抽吸物涂片找到细菌者,均可判为坏死感染。凡证实有感染者,先作正规的非手术治疗,超过24小时病情仍无好转,则应转为手术治疗;若患者过去的非手术治疗不够合理和全面时,则应加强治疗24~48小时,病情继续恶化者应行手术治疗。手术方法为胰腺感染坏死组织清除术及小网膜腔引流加灌洗,有胰外后腹膜腔侵犯者,应作相应腹膜后坏死

组织清除及引流,或经腰侧作腹膜后引流。有胆道感染者,加做胆总管引流。若坏死感染范围广泛且感染严重者,需做胃造瘘及空肠营养性造瘘。必要时创口部分敞开。

(2)针对全身感染期的治疗

1)有针对性选择敏感的,能透过血胰屏障的抗生素如喹诺酮类、三代或四代头孢菌素、碳青霉烯类。

2)结合临床征象作动态CT监测,明确感染灶所在部位,对感染病灶,进行积极的手术处理。

3)警惕深部真菌感染,根据菌种选用氟康唑或两性霉素B。

4)注意有无导管相关性感染。

5)继续加强全身支持治疗,维护脏器功能和内环境稳定。

6)营养支持,胃肠功能恢复前,短暂使用肠外营养,胃排空功能恢复和腹胀缓解后,停用胃肠减压,逐步开始肠内营养。

(3)后期的治疗

1)通过窦道造影明确感染残腔的部位、范围及毗邻关系,注意有无胰瘘、胆瘘、肠瘘等消化道瘘存在。

2)强化全身支持疗法,加强肠内营养支持,改善营养状况。

3)及时做残余感染腔扩创引流,对不同消化道瘘作相应的处理。

3. 针对双重感染,即合并真菌感染的治疗　由于早期使用大剂量的广谱抗生素,加上重症患者机体免疫力低下,因此急性坏死性胰腺炎患者在病程中很容易并发真菌感染。尤其是肺、脑、消化道等深部真菌感染,并没有特异性的症状,临床上真菌感染早期难以判断。在重症胰腺炎患者的治疗过程中,如果出现不明原因的神志改变、不明原因的导管相关出血、气管内出血、胆道出血,不明原因的发热,就要高度怀疑有深部真菌感染存在。临床上寻找真菌感染的证据,是根据咽拭子、尿、腹腔渗液、创面等的涂片检查,以及血真菌培养,如果血真菌培养阳性或以上多点涂片有两处以上发现有统一菌株的真菌,即可诊断深部真菌感染。重症胰腺炎并发的真菌感染多数是念珠菌,诊断确立后,应尽早运用抗真菌药物。抗真菌药物首选氟康唑,治疗剂量为200mg,一天2次,预防剂量是一天1次。氟康唑治疗无效,可选用两性霉素B。两性霉素B是多烯类广谱抗真菌药,主要的不良反应为可逆性的肾毒性,与剂量相关。还有血液系统的毒副作用,临床使用应注意观察血常规、电解质和肾功能。

(三)手术治疗

部分重症急性胰腺炎,非手术治疗不能逆转病情的恶化时,就需要手术介入。手术治疗的选择要慎

重,何时手术,做何种手术,都要严格掌握指征。

1. 手术适应证

(1) 胆源性急性胰腺炎:分梗阻型和非梗阻型,对有梗阻症状的病例,要早期手术解除梗阻。非梗阻的病例,可在胰腺炎缓解后再手术治疗。

(2) 重症急性胰腺炎病程中出现坏死感染:有前述坏死感染的临床表现及辅助检查证实感染的病例,应及时手术清创引流。

2. 手术方法　胆源性急性胰腺炎胆道梗阻的手术方式可以 ERCP、腹腔镜胆道探查和开放的胆道手术。

胰腺感染性坏死的手术方式可采用 B 超或 CT 引导下经皮穿刺引流(percutaneouscatheter drainage,PCD)、内镜、微创手术和开放手术。微创手术主要包括小切口手术、视频辅助手术(腹腔镜、肾镜等)。开放手术包括经腹或经腹膜后途径的胰腺坏死组织清除并置管引流。

(1) 坏死病灶清除引流术:是重症急性胰腺炎最常用的手术方式。该手术主要是清除胰腺坏死病灶和胰外侵犯的坏死脂肪组织以及含有毒素的积液,去除坏死感染和炎性毒素产生的基础,并对坏死感染清除区域放置灌洗引流管,保持术后有效地持续不断地灌洗引流。

术前必须进行增强 CT 扫描,明确坏死感染病灶的部位和坏死感染的范围。患者术前有明确的坏死感染的征象:体温大于 38.5℃,腹膜刺激征范围超过 2 个象限以上,白细胞计数超过 $20\times10^{9}/L$,经积极的抗感染支持治疗病情持续恶化。

通常选用左侧肋缘下切口,必要时可行剑突下人字形切口。进腹后,切开胃结肠韧带,进入小网膜囊,将胃向上牵起,显露胰腺颈体尾各段,探查胰腺和胰周各区域。术前判断胰头有坏死病灶,需切开横结肠系膜在胰头部的附着区。对于胰头后有侵犯,还要切开十二指肠侧腹膜(Kocher 切口)探查胰头后区域。胰外侵犯常见区域主要有胰头后、小网膜囊、胰尾脾肾间隙、左半结肠后和升结肠后间隙,两侧肾周脂肪间隙。胰外侵犯严重的患者,还可以沿左右结肠后向髂窝延伸。对于以上部位的探查,要以小网膜囊为中心,分步进行。必要时可切断脾结肠韧带、肝结肠韧带和左右结肠侧腹膜。尽可能保持横结肠以下区域不被污染。胰腺和胰周坏死病灶常难以区分明显界限,坏死区常呈黑色,坏死病灶的清除以手指或卵圆钳轻轻松动后提出。因胰腺坏死组织内的血管没有完全闭塞,为避免难以控制的出血,术中必须操作轻柔,不能拉动的组织不可硬性拉扯。坏死病灶要尽可能地清除干净。清除后,以对半稀释的过氧化氢溶液冲洗病灶,在坏死病灶清除处放置三腔冲洗引流管,并分别于小网膜囊内、胰尾脾肾间隙、肝肾隐窝处放置三腔管。引流管以油纱布保护隔开腹腔内脏器,可以从手术切口引出,胰尾脾肾间隙引流管也可以从左肋缘下另行戳孔引出。术中常规完成"三造瘘"手术,即胆总管引流、胃造瘘、空肠造瘘。胆总管引流可以减轻 Oddi 括约肌压力,空肠造瘘使术后尽早进行空肠营养成为可能。术后保持通畅、持续地灌洗引流。灌洗引流可持续 3~4 周甚至更长时间。

规则全胰切除和规则部分胰腺切除现已不常规使用。坏死组织清除引流术后患者的全身炎症反应症状会迅速改善。但部分患者在病情好转一段时间后再次出现全身炎症反应综合征的情况,增强 CT 判断有新发感染坏死病灶,需再次行清创引流术。

再次清创引流术前,通过 CT 要对病灶进行准确定位,设计好手术入路,避免进入腹腔内未受污染和侵犯的区域。再次清创引流的手术入路可以从原切口沿引流管进入,也可以选肾切除切口和左右侧大麦氏切口,经腹膜外途径进入感染区域。

(2) 胰腺残余脓肿清创引流手术:对于已进入残余感染期的患者,感染残腔无法自行吸收,反而存在有全身炎症反应综合征者,可行残余脓肿清创引流术。操作方法同坏死病灶清除引流术,只要把冲洗引流管放在脓腔内即可,也不需要再行"三造瘘"手术。

(3) 急性坏死性胰腺炎出血:出血可以发生在急性坏死性胰腺炎的各个时期。胰腺坏死时一方面胰腺自身消化,胰腺实质坏死胰腺内血管被消化出血;另一方面大量含有胰蛋白酶、弹性蛋白酶和脂肪酶的胰液外渗,腐蚀胰腺周围组织和血管,造成继发出血。当进行胰腺坏死组织清创术时和清创术后,出血的概率更高,即有有活性的胰腺组织被清除时引起的创面出血,但主要是已坏死的组织被清除后,新鲜没有坏死栓塞的血管暴露于高腐蚀性的胰液中,导致血管壁被破坏出血。此外,在重症胰腺炎时,30% 的患者会发生脾静脉的栓塞,导致左上腹部门脉高压,左上腹部静脉屈曲扩张,一旦扩张血管被破坏常常导致致命性的出血。急性坏死性胰腺炎造成的出血常常来势凶猛,一旦出现常危及生命。治疗坏死性胰腺炎出血,可分别或联合采用动脉介入栓塞治疗和常规手术治疗。常规手术治疗可采用在药物治疗和介入治疗无效的情况下。手术主要是开腹缝扎止血手术,同时也要及时清除胰腺和周围的坏死组织,建立充分的腹腔和胰床的引流。

(王魏　袁祖荣)

第二节　慢性胰腺炎

慢性胰腺炎(chronic pancreatitis,CP)是各种病因

引起胰腺组织和功能不可逆改变的慢性炎症性疾病，近年来发病率有增高的趋势。CP 基本病理特征包括胰腺实质慢性炎症损害和间质纤维化，胰腺实质钙化、胰管扩张及胰管结石等改变。临床主要表现为反复发作的上腹部疼痛和胰腺内、外分泌功能不全。目前各种治疗针对慢性胰腺炎的并发症及改善症状，是处理比较棘手的疾病。

【病因】

酒精是引起慢性胰腺炎的主要原因，在西方国家 70%～80% 的病例与长期酗酒有关。研究证明，在经常酗酒的人中，慢性胰腺炎的发病率比不酗酒的人高 50 倍。酒精导致慢性胰腺炎主要集中在其代谢产物对胰腺的毒性作用、加速和促进腺泡细胞的坏死、胰腺星形细胞的激活和胰腺纤维化以及遗传易感性等方面。尽管如此仍然大约只有 5%～10% 慢性饮酒者会进展为 CP，目前比较公认的观点是环境因素、遗传因素加上慢性饮酒以及它们之间的相互作用共同参与了 CP 的发病过程。

吸烟是 CP 的另外一个独立危险因子，它能增加 CP 的复发率。动物实验证实吸烟可导致胰腺腺泡结构减少、炎性细胞浸润、导管过度增生、纤维化形成和谷胱甘肽过氧化物酶活性下降，从而导致胰腺炎症发生。

胆道系统疾病常见的胆系疾病包括胆石症、胆胰壶腹括约肌功能紊乱、急慢性胆囊炎和胆管炎等，这些胆系疾病引起的胰液引流不畅导致胰腺炎。炎症或结石所致的胆胰管交界处狭窄或梗阻，直接导致胰液引流不畅，胰液大量积存于胰管中，引起胰管内高压，胰腺腺泡和小导管发生破裂，使胰液外溢，损伤胰腺组织和导管系统，胰管发生扭曲变形，造成炎症或梗阻。

4% 的甲状旁腺功能亢进症并发慢性胰腺炎，可能与高钙血症有关，因此慢性胰腺炎患者必须检测血钙浓度，特别在胰腺有钙化时。

其他导致慢性胰腺炎因素还有遗传性胰腺炎、特发性胰腺炎和自身免疫性胰腺炎等。

【临床表现】

腹痛是 CP 患者主要临床症状，其典型表现为发作性上腹部疼痛，常因高脂饮食或饮酒诱发，随着胰腺外分泌功能不断下降，疼痛程度会减轻，甚至消失。外分泌功能不全早期患者无特殊症状，后期可出现脂肪泻、消瘦及营养不良表现。内分泌功能不全早期患者可出现糖耐量异常，后期表现为糖尿病症状。有些患者合并胆道梗阻、十二指肠梗阻、胰腺假性囊肿、胰源性门脉高压及胰源性胸腹水等并发症，会出现相应的临床表现。

1. 腹痛 腹痛是慢性胰腺炎最主要的症状，90% 的病例诉腹痛，可为阵发的隐痛，也可以是持续的无法耐受的剧痛，通常位于中上腹或左上腹并放射至背部。进餐后腹痛加剧。

腹痛的部位与胰腺病变的位置有关，胰头病变引起右上腹痛，胰体尾部病变时腹痛位于中上和左上腹部。背部放射痛提示炎症已扩展至腹膜后。腹痛常为持续性隐痛或剧痛，饮酒和饱餐可引起发作，每次发作持续数天。随着疾病的进展，发作的次数越来越频繁，持续的时间越来越久，腹痛的程度也越来越重，最终有 10%～20% 患者腹痛也可消失，所谓"无痛性慢性胰腺炎"，但随之出现胰腺功能不全的症状，例如脂肪痢和体重减轻。

2. 体重减轻 体重丧失也是慢性胰腺炎的重要症状之一，约发生于 75% 的病例，主要由于畏食和惧怕进食引起腹痛所致。其次，严重的胰腺病变可引起胰酶分泌减少导致消化和吸收不良。

3. 胰腺功能不全 胰腺腺泡丧失 95% 以上脂肪泻是最常见的症状，这时粪便奇臭，量多且呈泡沫状，含大量脂肪颗粒。30% 左右患者并发糖尿病，糖尿病一般早于脂肪泻。

【辅助检查】

1. 影像学检查

（1）计算机断层成像（CT）：CT 是 CP 诊断首选检查方法。对中晚期病变诊断准确性较高，对早期病变诊断价值有限。可见胰腺实质增大或萎缩、胰腺钙化、结石形成、主胰管扩张及假性囊肿形成等征象。

（2）超声与内镜超声（EUS）：超声检查通常作为 CP 的初筛检查，可显示胰腺形态改变，胰管狭窄、扩张、结石或钙化及囊肿等征象，但敏感性和特异性较差。EUS 除显示形态特征外，还可以辅助穿刺活检组织学诊断。

（3）X 线：胰腺区域可见钙化灶或结石影。

（4）磁共振成像（MRI）和磁共振胆胰管成像（MRCP）：MRCP 可以清晰显示胰管病变的部位、程度和范围。胰泌素增强 MRCP（secretin-enhanced MRCP）能间接反映胰腺的外分泌功能，有助于 CP 的早期诊断。

（5）内镜逆行胆胰管造影（ERCP）：主要显示胰管形态改变，作为有创性检查，目前多被 MRCP 和超声内镜（EUS）替代，仅在诊断困难或需要治疗操作时选用。

（6）胰管镜：可直接观察患者胰管内病变，同时能收集胰液、细胞刷片及组织活检等检查，对 CP 早期诊断及胰腺癌鉴别诊断有意义。

2. 胰腺功能检查

（1）胰腺外分泌功能检查：直接刺激试验静脉注射胰泌素1U/kg，其后收集十二指肠内容物，测定胰液分泌量及碳酸氢钠浓度。慢性胰腺炎患者80分钟内胰液分泌<2ml/kg（正常>2ml/kg），碳酸氢钠浓度<90mmol/L（正常>90mmol/L）。间接刺激试验：①Lundh试验：标准餐后十二指肠液中胰蛋白酶浓度<6IU/L为胰功能不全；②胰功肽试验（粪弹力蛋白酶）：由于弹力蛋白酶在肠道不被破坏，其粪便中的浓度高于其在胰液中的浓度，当粪便中弹力蛋白酶<200μg/g时为异常。与以往的尿N-苯甲酰-L-酪氨酰对氨苯甲酸检测法比，不受尿量、服药、腹泻以及肾功能不全等因素的影响。

（2）胰腺内分泌功能检查：继发于CP的糖尿病现归类为ⅢC型，诊断标准为糖化血红蛋白≥6.5%，空腹血糖≥7mmol/L，其他指标包括血清胰岛素及C肽等。这些指标通常在患者胰腺内分泌功能损失90%以上才出现变化，敏感性低。

【诊断】

诊断条件包括：①一种及一种以上影像学检查显示CP特征性形态改变；②组织病理学检查显示CP特征性改变；③患者有典型上腹部疼痛，或其他疾病不能解释的腹痛，伴或不伴体重减轻；④血清或尿胰酶水平异常；⑤胰腺外分泌功能异常（表33-5）。①或②任何一项典型表现，或者①或②疑似表现加③、④和⑤中任何两项可以确诊。①或②任何一项疑似表现考虑为可疑患者，需要进一步临床观察。

表33-5　慢性胰腺炎的诊断条件

分类	表　现
①	影像学特征性表现 典型表现（下列任何一项）： a. 胰管结石 b. 分布于整个胰腺的多发性钙化 c. ERCP显示主胰管不规则扩张和全胰腺散在的不同程度的分支胰管不规则扩张 d. ERCP显示近侧主胰管完全或部分狭窄（胰管结石、蛋白栓或炎性狭窄），伴远端主胰管和分支胰管不规则扩张 不典型表现（下列任何一项）： a. MRCP显示主胰管不规则扩张和全胰腺散在的不同程度的分支胰管不规则扩张 b. ERCP显示全胰腺散在不同程度的分支胰管扩张，或单纯主胰管不规则扩张或伴有蛋白栓 c. CT显示主胰管全程不规则扩张伴胰腺形态不规则改变 d. 超声或内镜超声显示胰腺内高回声病变（结石或蛋白栓），或胰管不规则扩张伴胰腺形态不规则改变
②	组织学特征性表现 典型表现：胰腺外分泌实质减少伴不规则纤维化；纤维化主要分布于小叶间隙形成"硬化"样小叶结节改变 不典型表现：胰腺外分泌实质减少伴小叶间纤维化或小叶内和小叶间纤维化
③	典型上腹部疼痛或用其他疾病不能解释的上腹部疼痛，伴或不伴体重减轻
④	血清和尿胰酶水平异常：任何一项 a. 连续多点观察血清胰酶高于或低于正常值 b. 连续多点观察尿胰酶高于正常值
⑤	胰腺外分泌功能试验异常： 任何胰腺外分泌功能试验在6个月内有2次以上检测结果异常

【治疗】

治疗原则：缓解急慢性疼痛，改善生活质量；去除病因和纠正存在的胰管梗阻因素，阻断损伤性的病理过程；预防和治疗并发症及寻找胰腺内、外分泌功能的替代治疗方法；并发症治疗和社会心理治疗。

1. 非手术治疗　包括戒烟戒酒、调整饮食结构、避免高脂饮食、补充脂溶性维生素及微量元素，如果出现营养不良可给予肠内或肠外营养支持。疼痛治疗主要依靠选择合适的镇痛药物。初始宜选择非甾体抗炎药物，效果不佳可选择弱阿片类药物，仍不能缓解甚至加重时选用强阿片类镇痛药物。

患者出现脂肪泻、体重下降及营养不良表现时，需要补充外源性胰酶制剂改善消化吸收功能障碍。效果不佳可增加剂量或联合服用质子泵抑制剂。出现胰腺内分泌功能不全，根据糖尿病进展程度及并发症情况，一般首选二甲双胍控制血糖，必要时加用促胰岛素分泌药物，对于症状性高血糖、口服降糖药物疗效不佳者选择胰岛素治疗。CP合并糖尿病患者对

2

胰岛素敏感,需特别注意预防低血糖发作。

2. 内镜治疗　随着微创技术在临床应用的推广,内镜介入治疗在 CP 中占越来越重要地位,可作为 CP 非手术治疗失败后的初始方案。内镜治疗的适应证主要包括胰胆管结石和狭窄引起的梗阻及伴随症状的胰腺假性囊肿。其缓解 CP 疼痛的有效率为 60% ~ 70%,假性囊肿的治疗有效率 80% ~ 95%。

对于不与胰管相通的胰腺假性囊肿,内镜下透壁穿刺行内引流。而对于胰瘘引起的胸腹腔积液,ERCP 下置入支架引流胰液。内镜下的胰管扩张术和内支架置入术可以缓解 CP 引起的疼痛。

巨大胰管结石体外震波碎石联合经内镜逆行胰胆管造影可安全有效地缓解胰管结石引起的梗阻及疼痛,是治疗巨大胰管结石的首选方案。

3. 手术适应证

CP 手术指征包括:①顽固性腹痛,形成阿片类药物依赖或用量逐渐加大,严重影响正常生活;②因压迫或炎性反应导致的梗阻,包括胃肠道梗阻、梗阻性黄疸、胰管扩张及胰源性腹水、区域性门脉高压症甚至上消化道出血;③内镜不能治疗的伴有胰管病变的胰腺假性囊肿;④假性动脉瘤或血管受侵、巨大假性囊肿及其并发胰液内瘘经内镜及保守治疗无效;无不能除外恶性肿瘤。

4. 手术方法的选择　手术治疗能否改善胰腺功能、延缓胰腺炎症进展以及手术时机的选择,目前尚缺乏充分的证据支持。应遵循个体化治疗原则,根据病因、胰腺、胰周脏器病变程度及手术者经验等因素,主要针对各种外科并发症,选择制定合适的手术方案。CP 的外科手术方式包括四大类:①去神经术;②单纯减压引流术;③切除术;④切除术联合减压引流术。

(1) 引流手术:1960 年,Partington 对 Puestow 术进行改良,保留了胰尾部及脾脏,行胰体部腹侧面纵行胰管切开,向远延至胰尾端 1cm 处,向近延至十二指肠壁内侧 1cm 处并切开主、副胰管,再行胰腺空肠 Roux-en-Y 侧-侧吻合(Partington 术)。该法作为目前最合理也是应用最广泛的单纯减压引流术,操作简单,最大限度地保留了胰腺组织,短期疼痛缓解率为 75%,但后期疼痛往往复发,这与手术保留了胰头这一 CP 病理变化及疼痛的"起搏点"密切相关。单纯减压引流术主要适用于主胰管直径大于 7cm 伴胰腺萎缩且无胰头炎性肿块者;主胰管串珠样囊性扩张伴多发结石、狭窄且无胰头炎性肿块者。

(2) 去神经治疗:凡无胰管扩张、囊肿及结石者,病变位于胰头部可行胰头丛切除术;病变位于胰体尾部可行左内脏神经及腹腔神经节切除。神经节切除可致内脏神经失调,复发率高且并发症多,远期效果

欠佳。因此目前此法应用较少。

(3) 胰十二指肠切除术:主要适用于胰头肿块及胰头多发性分支胰管结石和不能校正的 Oddi 括约肌狭窄等病例。手术方法主要为 Whipple 手术或 PPPD 手术。优点是能有效地控制腹痛症状,缓解率可达到 80% ~ 90%,能够解决周围器官的并发症,并能发现和根治胰腺癌。其缺点是手术创伤大,术后并发症发生率较高(5% ~ 15%),远期死亡率高(5 年死亡率为 20% ~ 40%),其原因可能与重建的消化道破坏了正常的肠-胰轴引起胰岛素分泌水平的降低,从而导致糖尿病的发生或恶化以及胰腺外分泌功能的丧失有关。

(4) 保留十二指肠的胰头切除术(duodenum preserving resection of the head of the pancreas,DPRHP):适用于有胰头肿块或周围器官并发症的 CP 患者。1972 年保留胰周器官(胃、胆总管和十二指肠)的 DPRHP 术式开始应用于临床,Beger 和 Frey 分别于 1980 年和 1987 年正式应用于治疗有胰头肿块或周围器官并发症的 CP。Beger 术式和 Frey 术式的相同点都是作胰头次全切除术(注意保留十二指肠降段的肠系膜血管)并保留胰周器官,不同点在于重建方式:前者在门静脉前方横断胰腺,并作胰体与空肠端-端吻合,胰头残余部分与空肠侧-侧吻合;后者不切断胰腺而作纵向切开胰管联合胰头残余部分与空肠的侧-侧吻合。DPRHP 治疗 CP 的 5 年腹痛缓解率达到 85% ~ 95%,并能持久控制邻近器官的并发症。手术死亡率在 1.8% 以下,远期死亡率仅 3.6%。其最大的优点是保留了十二指肠,因为十二指肠不但是钙、铁等离子的吸收点,又是胃、胆及小肠正常运动和分泌的起搏点,就此保留了正常的生理性消化,术后 80% 左右患者的体重有所增加,70% 患者能恢复正常工作。

(5) 全胰切除自体胰岛移植:对全胰腺广泛炎症改变和多发分支胰管结石的患者,不能通过局部切除或胰管切开等方式达到治疗目的者,可考虑全胰切除,自体胰岛移植,但此手术方法需慎重。

(殷保兵)

第三节　胰腺囊肿

胰腺囊肿(pancreatic cysts)分成真性和假性囊肿两大类:前者较少见,一般囊肿较小,有时不引起临床症状;后者比真性囊肿多见,多发生在急性胰腺炎或外伤之后,常引起症状。

(一) 病因和病理

1. 真性胰腺囊肿　指其囊壁完整并有上皮覆衬者,少数囊壁覆衬的上皮细胞可因囊内压力过高或受胰酶的消化作用而逐渐消失,致使不易与假性囊肿

鉴别。

（1）先天性：是胰腺外分泌腺的先天性畸形病变，较罕见，可分为孤立性胰腺囊肿、多发性胰腺囊肿、肠源性胰腺囊肿、皮样囊肿、胰腺血管瘤样囊肿等类型。

先天性单个真性囊肿多为单发和单房性，大小不一，偶为多房性，多见于婴幼儿。囊壁由立方形、柱状或复层鳞状上皮组成，囊内为清晰或混浊液体，棕黄色，淀粉酶含量多升高。胰腺多囊性疾病包括有胰腺纤维化囊性病、胰腺多囊性疾病伴小脑肿瘤和视网膜血管瘤（Hippel-Lindau 病）、胰腺囊肿伴多囊肾（Osathnondh-Potter 病，Ⅰ型或Ⅱ型），常与肾、肝、肺以及中枢神经系统囊肿并发。肠源性胰腺囊肿仅见数例文献报道，其囊壁含有胃壁黏膜上皮和平滑肌纤维。皮样囊肿由胚胎发育异常所致，含有毛发、牙齿、汗腺等，囊壁可有钙化灶。胰腺血管瘤样囊肿极少见，部分囊壁呈海绵样并含有血液，囊壁由内皮细胞组成。

（2）后天性：包括各种因素引起胰管阻塞导致的潴留性囊肿和胰腺囊性肿瘤。

1）潴留性囊肿：占胰腺囊肿的 10%～20%，多由于急、慢性炎症所致的胰管狭窄或阻塞引起分泌液潴留而成，也可因结石或寄生虫阻塞胰管所致。囊肿多为单发，其内壁常为单层立方或扁平上皮覆盖，囊内为富含胰酶的清亮液体。少数巨大囊肿的内层上皮可由于囊内高压、炎症及胰酶的消化作用而完全失去上皮结构。

2）胰腺囊性肿瘤：可分成浆液性囊腺瘤、黏液性囊腺瘤和黏液性囊腺癌三类。囊腺瘤约占所有胰腺良性囊肿的 10%，而囊腺癌仅占胰腺恶性肿瘤的 1%。

浆液性囊腺瘤（serous cystadenoma）：为最常见的胰腺囊性肿瘤，为良性肿瘤，不恶变，多由多发性小囊肿集聚而成肿块，囊壁由扁平或立方形上皮细胞组成，囊内液体清亮，含有糖原，很少或不含黏液。可发生在胰腺任何部位，但以胰头部多见。

黏液性囊腺瘤（mucinous cystadenoma）：呈单囊或多囊，约 2～10cm 大小，呈不规则圆形成分叶状。有明显包膜。囊壁有时附有小囊腔，其中含有混浊黏液，无糖原，囊壁由高柱上皮组成，或呈乳头状排列，有时可见不典型的上皮细胞。黏液性囊腺瘤组织学检查上具有良性肿瘤特征，但具有潜在恶性，部分囊腺瘤可发展成为囊腺癌。好发于胰体尾部。

黏液性囊腺癌（mucinous cystadenoma）：临床表现与黏液性囊腺瘤相似，要注意鉴别。黏液性囊腺癌囊性肿块一般都很大，多囊性，内有大量黏液，良性者囊壁为单层上皮，恶性者则为复层上皮，可见核分裂和不典型细胞。好发于胰体尾部。

2. 假性胰腺囊肿（pancreatic pseudocyst，PPC）　多因胰腺急性炎症或外伤所致胰液外溢致周围组织纤维增生而成，囊壁无上皮细胞覆衬，故称为假性囊肿。假性囊肿形成一般在疾病发生后 2 周以上，囊壁成熟需要 4～6 周时间。假性囊肿多与主胰管或其主要分支相通。囊肿的部分后壁与胰腺相连，囊壁的其他部分由胰腺周围的脏器，如胃、横结肠以及有关的韧带和系膜等组成。囊液含蛋白质、坏死组织、炎性细胞和纤维素等，其中淀粉酶含量很高。如囊内含有脓液，需与胰腺脓肿区别。文献上偶见有原因不明的胰腺假性囊肿的报道。

（二）临床表现

1. 真性胰腺囊肿　比较少见，且一般都较小，除赘生性囊肿外多数无症状。先天性囊肿多见于小儿，胰腺纤维性囊肿多因继发的肠梗阻或消化吸收不良始被发现。赘生性囊肿多见于中年以上成人。黏液性囊腺瘤好发于 40～59 岁妇女，偶见于年轻女性，囊腺癌患者的发病年龄高于囊腺瘤，大多在 60 岁以上。胰腺囊腺瘤和囊腺癌的主要临床表现均为腹痛和腹块，其鉴别靠病理学检查。腹痛通常为隐痛，或仅为饱胀不适感。腹块可小可大，质地从囊性感到坚硬感不定，一般无触痛。伴发囊内出血时，肿块可骤然增大，腹痛加剧和触痛明显。当肿瘤浸润或压迫胆管时，可出现阻塞性黄疸。

2. 假性胰腺囊肿　患者多数有急性胰腺炎或腹部外伤史，潜伏期十数日至数月不等。其症状有囊肿本身引起的，如中上腹或左上腹疼痛，由间歇性逐渐转为持续性钝痛，并向背部或左肩部放射；亦有囊肿压迫引起的症状，如上腹部不适、恶心、呕吐等，压迫胆管可引起胆管扩张和黄疸。出现腹部肿块，呈进行性肿大，位于中上腹，或偏右、偏左，一般呈圆形、光滑，并有紧张感。约 1%～4% 的假性胰腺囊肿患者可能伴发囊内感染，此时可出现发热。个别囊肿可破向胃、十二指肠、胸腔或腹前壁，形成腹内、外胰瘘。如直接穿破入腹膜腔，则出现腹膜炎或胰性腹水。有文献报道约 13% 的胰腺假性囊肿可合并出血，出血原因一方面是囊肿本身或囊肿内容物侵蚀血管壁引起血管破裂出血，另一方面可能是因为囊肿压迫和血管栓塞引起的门脉高压胃底静脉曲张破裂出血。

（三）诊断

胰腺囊肿不引起症状者常不易被发现，有时仅在尸解或手术时始证实其存在。腹部外伤或急性胰腺炎发作后出现腹部肿块，特别在急性胰腺炎后血清、尿淀粉酶值久未降至正常者，应考虑胰腺假性囊肿的可能。为了进一步明确胰腺囊肿的存在及其所在位置，常需作下列影像学检查。

1. 超声检查　囊肿直径 2cm 以上者,超声探查在回声图上可见到液平段。超声探测仅能证实肿块的囊性性质以及其与胰腺的邻近关系,不能提示囊肿必然源自胰腺,也难以鉴别真性囊肿和假性囊肿。由于操作方便,常列为常规检查。

2. CT 扫描和 MRI 检查　可显示囊肿与周围的解剖关系,也有助于鉴别囊肿实质肿瘤。CT 检查有助于发现胰腺内囊性病变,从囊肿形态、囊壁厚薄、囊腔内赘生物等可区别假性囊肿与囊性肿瘤。钙化多见于囊性肿瘤,黏液囊性肿瘤囊泡较大,囊内有组织,壁较厚;而浆液性囊腺瘤则呈蜂窝状,囊壁薄而光滑。位于胰外较易诊断为假性囊肿,如假性囊肿位于胰腺内,系多房性,囊内有碎屑、出血、偶有钙化就很难与囊性肿瘤区别。

3. 内镜逆行胰胆管造影检查(ERCP)　可见主胰管受压移位或扭曲伴不同程度的扩张,部分患者的胰管表现为狭窄或受压,但囊性肿瘤与胰管一般都不相通。

4. 胃十二指肠钡餐检查　如能发现胃、十二指肠或横结肠受压移位情况符合由小网膜囊长出的囊肿时,提示胰腺囊肿的可能。

5. 超声内镜(EUS)　EUS 是将内镜和超声相结合的消化道检查技术,可以检测到直径小于 1cm 的小囊肿,并能显示囊壁厚度及其与消化道管腔的位置关系,观察囊肿与胰管的关系,还可以了解囊肿周围的血管情况。EUS 可以应用于假性囊肿的内镜下治疗。

6. 其他检查　细针穿刺检查有助于术前诊断并能鉴别各种不同囊性病变,囊液检查有时对囊腺癌的鉴别有些帮助,如浆液性囊腺瘤囊液含有糖原,CEA 值<4ng/ml;而黏液性囊性肿瘤的囊液黏度较高,不含糖原,穿刺细胞学检查如发现黏液细胞和癌细胞,诊断可明确,但假阴性率较高。黏液性囊腺瘤与黏液性囊腺癌两者 CEA 均增高(>5ng/ml),CA125、CA15-3、CA72-4 升高提示恶变。CA19-9 价值不大,因在假性囊肿也可增高。淀粉酶和脂肪酶在黏液性囊性肿瘤多不增高,但在假性囊肿明显增高。

(四)治疗

1. 保守治疗　无明显症状的胰腺囊肿,可以先行采取保守治疗。有文献报道,6cm 及以下的囊肿部分可以自行吸收,故可以定期复查 B 超随访囊肿大小。

2. 外科手术治疗

(1)囊肿和胰腺部分切除术:适用于囊腺瘤和某些真性囊肿。囊腺癌者尚需作胰腺大部切除。

(2)囊肿内引流术:适用于囊壁较坚厚的假性囊肿,多在发病后 2~3 个月后施行,因这时囊壁已成熟并已纤维化,有利于缝合。一般的假性囊肿很少有完

全切除的可能,因其位置深在,囊壁血运丰富,且周围粘连致密,很少有清晰的分界线,切除技术上较为困难。常在囊肿的最低部作横形切开,取空肠与该横切口作 Roux-en-Y 式空肠囊肿吻合术,吻合口应选择低位,保证引流效果。

(3)囊肿外引流术:适用于并发感染的囊肿和囊壁脆薄的假性囊肿。假性囊肿大出血和假性囊肿破裂的急症手术也适合采用外引流术。手术简单易行,但其缺点是术后需每日换药,漏出胰液较多,愈合时间较长。术后按胰瘘处理,并补充静脉高价营养,待病情稳定后行内引流术,一般至少等待 3 个月。胰瘘不能愈合者,经半年左右切除瘘,并作胰管与肠道吻合的手术。

(4)腹腔镜手术:随着腹腔镜技术的发展,胰体尾切除及囊肿胃肠道吻合术可以在腹腔镜下进行,但临床上尚未广泛开展。

3. 其他方法　包括内镜下经乳头囊肿引流术(endoscopic transpapillary cyst drainage,ETCD),内镜下囊肿胃造瘘术(endoscopic cystogastrostomy,ECG),囊肿十二指肠造瘘术(endoscopic cystoduodenostomy),超声引导下经皮穿刺置管引流等。

(马保金)

第四节　自身免疫性胰腺炎

自身免疫性胰腺炎(autoimmune pancreatitis,AIP)是一类由自身免疫介导,以淋巴细胞、浆细胞(或中性粒细胞)浸润为主继而致胰腺纤维化、肿大、胰管不规则狭窄和胰腺功能障碍为特征的一种特殊类型慢性胰腺炎。

【流行病学】

自身免疫性胰腺炎属于比较少见疾病,总的患病率不高,占慢性胰腺炎的 5%~11%。本病男性罹患较多,男、女比例日本报道为(2~5):1,欧洲报道为 2:1,多数患者年龄>50 岁。常伴发其他自身免疫病(类风湿关节炎、干燥综合征、原发性胆汁性肝硬化、炎症性肠病等)。50% 的 AIP 患者中伴发有糖尿病,以 2 型糖尿病为主。由于自身免疫性胰腺炎的临床表现与癌相似,常被误诊为恶性肿瘤而行手术治疗。在因"壶腹周围癌"或"胰腺癌"而根治性切除的病例中,约有 2% 病例术后病理证实为自身免疫性胰腺炎。

自身免疫性胰腺炎可分为两个亚型。Ⅰ型 AIP 最常见,在日本、韩国基本全是Ⅰ型,在美国,80% 以上的 AIP 都是Ⅰ型。Ⅱ型在欧洲相对常见,虽然Ⅰ型还是最主要的亚型。

【临床表现及胰外表现】

AIP起病隐匿，临床表现多样。75%的Ⅰ型AIP、50%的Ⅱ型AIP有梗阻性黄疸。4%的胰腺炎有AIP的病因。15%的Ⅰ型AIP、32%的Ⅱ型AIP表现为急性胰腺炎，但大多累及胆道导致梗阻性黄疸和肝酶升高。40%的Ⅰ型AIP、70%的Ⅱ型AIP有轻度腹痛。需要麻醉镇痛剂的慢性疼痛不是AIP的表现。事实上，约有11%的AIP患者晚期可出现无痛性慢性胰腺炎的特点。

2%~6%的Ⅰ型AIP、16%Ⅱ型AIP可合并炎症性肠病。年轻人和老年人的临床表现有差别，年轻人多有轻微的腹痛症状及血淀粉酶升高，老年人多有阻塞性黄疸。AIP无饮酒或胆石等其他慢性胰腺炎易患因素。

Ⅰ型AIP常有胰外表现，可能累及胆囊、胆管、肾、肺、唾液腺、胃、十二指肠、结肠。可合并原发性硬化性胆管炎、干燥综合征、溃疡性结肠炎、系统性红斑狼疮、糖尿病等自身免疫性疾病。此外，还可有腹膜后纤维变性，胰周动脉或门静脉的狭窄。伴发干燥综合征的AIP常为女性，肺部受累可能导致散在或弥漫性的小瘤、浸润灶或肺腺病。在肾脏表现为轻微的肾功能不全。唾液腺功能减低。肺部、肾脏的局灶性病变可包绕大动脉周围，形成软组织影被形容为"炎性假瘤"，经过激素治疗后消失。

【实验室检查】

①血清IgG4是Ⅰ型AIP最核心的检查。IgG4水平升高，通常伴有IgG、γ球蛋白升高，这为诊断AIP及分型提供了重要证据；②血淀粉酶升高；③外周血嗜酸性粒细胞增高；④血清自身抗体检测到ANA，ASMA，ALF，ACA2Ⅱ部分抗体阳性；⑤肝功能异常，以AKP及γ-GT等淤胆型酶类升高为主；⑥分泌功能异常：胰液分泌量下降、淀粉酶分泌量均可下降；⑦并发血糖升高。

【影像学检查】

（1）CT：典型的CT影像学特点为平扫胰腺呈"腊肠样"弥漫性肿大，以胰头为主，密度均匀，增强后轻微强化。胰腺小叶消失很常见，胰周脂肪间隙变小，但周边呈低密度囊状缘，类似一个包膜，也叫"晕环"征。胰腺周围局部淋巴结轻度肿大也很普遍。主胰管狭窄及胰腺段胆总管狭窄并近端胆管扩张。罕有胰腺钙化或囊肿。

（2）超声内镜（endoscopic ultrasound，EUS）：胰腺弥漫性或局灶性肿大，伴随弥漫性低回声实质。在EUS下粗针穿刺胰腺为AIP提供细胞学或组织学依据。

（3）逆行胰胆管造影（ERCP）：特征性的表现为主胰管节段性或弥漫性不规则狭窄，多有胰腺段胆总管的狭窄，局灶病变时狭窄胰管近端可轻度扩张；其中AIP累及胆管时表现为节段性胆管狭窄改变。上述改变经激素治疗后可恢复。

（4）磁共振成像（MRI）和磁共振胰胆管造影术（MRCP）：典型表现为胰腺弥漫性肿大，主胰管的弥漫性变细。虽然MRCP在显示胰管狭窄方面不如ERCP清晰，但无侵入性。随着成像技术的提高，MRCP的应用会越来越广，尤其是后续的随访跟踪。MRI的T2WI或对比剂增强延迟后扫描在胰周边缘也可观察到类似包膜的低信号影，使得胰腺呈"腊肠样"改变。

【病理】

AIP的病理组织学改变可见胰腺质地变硬，有弥漫性硬结或明显的局部肿块。特征性的组织学改变是中等以上小叶间导管周围有弥漫淋巴细胞和浆细胞浸润，有大量成肌纤维细胞增生，腺泡萎缩，组织间隙纤维化，并可累及腹膜后胰腺组织。胰岛周围浸润的淋巴细胞多为CD8[+]和CD4[+]T细胞。手术切除的标本可获得充分的组织学标本。对于非手术患者，组织病理学活检检查对自身免疫性胰腺炎诊断具有极其重要的价值，通常可通过十二指肠乳头活检或者在内镜超声（EUS）下胰腺细针穿刺获得。另外除胰腺外，胆管、淋巴结、唾液腺等多种器官均有IgG4[+]浆细胞浸润，且不见于慢性酒精性胰腺炎及干燥综合征，是AIP较特有的改变。

【AIP分型】

自身免疫性胰腺炎可分为两个亚型，组织病理学特征、临床表现及预后均有不同。Ⅰ型AIP最常见，在日本、韩国基本全是Ⅰ型，在美国，80%以上的AIP都是Ⅰ型。Ⅱ型在欧洲相对常见，虽然Ⅰ型还是最主要的亚型（表33-6）。

Ⅰ型AIP

典型病理表现为淋巴浆细胞性硬化性胰腺炎（lymphoplasmacytic sclerosing pancreatitis，LPSP）。胰外表现常见。60%Ⅰ型AIP有其他脏器累及，所有累及脏器中也可IgG4阳性淋巴浆细胞富集，同时也对激素治疗敏感。约80%的Ⅰ型AIP血清IgG4升高。血清IgG4升高，伴有多发胰外脏器累及，催生了新的疾病名称的诞生——IgG4相关疾病（IgG4-related Disease，IgG4-RD）。Ⅰ型AIP是IgG4-RD的胰腺表现，被称为IgG4相关胰腺炎。

另有20%的Ⅰ型AIP血清IgG4并不升高，原因不明，虽然组织中富集IgG4阳性细胞。这可能是Ⅰ型AIP的亚型，不要被归为Ⅱ型AIP。

Ⅱ型AIP

胰腺中存在中性粒细胞，表现为特征性的粒细胞上皮病变（granulocyte-epithelial lesions，GELS），被定义

Ⅱ型AIP。基于临床表现、影像学特征、血清学及其他脏器累及,虽可提示Ⅱ型AIP,但明确诊断仍需病理。与Ⅰ型AIP相比,患病年龄相对年轻。约1/3的患者表现为急性胰腺炎。单独的影像学检查,不能鉴别AIP的亚型,但Ⅱ型AIP更倾向于有局部病灶,没有胰外表现。Ⅱ型AIP没有血清IgG4升高和组织中富集IgG4阳性细胞的表现。约16%~30%的患者合并炎症性肠病。组织学确认的Ⅱ型AIP对激素治疗有效,不复发。

表33-6 自身免疫性胰腺炎亚型特点

	Ⅰ型 AIP	Ⅱ型 AIP
组织病理学定义	淋巴浆细胞性硬化性胰腺炎(LPSP)	特发性导管中心性胰腺炎(IDCP)
无创诊断	>70% 可能(使用诊断标准)	没有病理无法明确诊断
平均发病年龄	60~70 岁	40~50 岁
临床表现	梗阻性黄疸 75% 急性胰腺炎 15%	梗阻性黄疸 50% 急性胰腺炎~33%
影像学特征	弥漫性肿大 40% 局限性肿大 60%	局限性肿大~85%
IgG4 相关性	血清 IgG4 升高,组织见 IgG4 阳性细胞	不相关
胰外累及	多发	无
合并炎症性肠病	2%~6%	16%
长期预后	复发常见	不复发

注:LPSP:lymphoplasmacytic sclerosing pancreatitis;IDCP:idiopathic duct centric pancreatitis;来源:Sah RP,Chari ST. Autoimmune Pancreatitis: An Update on Classification,Diagnosis,Natural History and Management. Curr Gastroenterol Rep(2012)14:95-105.

【诊断】

即使在胰腺诊治中心,自身免疫性胰腺炎的诊断也是有挑战性的。AIP 临床表现酷似胰腺癌,预后却全然不同,而发病率却相对少见。胰腺癌如果误诊为AIP,延误治疗,对患者而言,后果是灾难性的。但如果能准确及时识别出 AIP,则可避免不必要的手术切除和患者焦虑。

近十年来,多个 AIP 的诊断标准被提出,反映了AIP 在临床实践和流行病学方面的区域性差别。多数亚洲标准需要基于 ERCP/MRCP 的胰腺导管影像。而反映美国临床实践的梅奥(Mayo)诊所标准,则不包括常规的 ERCP/MRCP 检查。2012 年国际胰腺病协会公布了 AIP 诊断标准国际共识(international consensus diagnostic criteria,ICDC,表 33-7),统一了不同诊断标准,在实践和策略方面的区域性差异。ICDC 标准结合了 Mayo 标准、亚洲/日本标准的突出特点,包括胰腺导管影像(ERCP/MRCP)及壶腹部活检进行 IgG4 染色。ICDC 标准提供了一个统一的框架,允许 AIP 诊断路径的区域弹性,以适应不同区域的可获得的实践模式。这在幅员辽阔及医疗资源不均衡的中国,也有指导意义。

AIP 的临床特点包括五个组分:组织学(H)、影像学(I)、血清学(S)、其他脏器累及(OOI)和对激素治疗的反应(Rt)。这些组成了 ICDC 标准的基础。

老标准要求通过 CT/MRI 同时检查胰腺实质影像(P)和胰腺导管影像(D),新标准只需其一。每个组分都可提供一级(高度提示)和二级(提示)两个等级水平的诊断证据。如,血清 IgG4 升高超过二倍正常值上限,高度提示 AIP,记为一级证据(S);血清 IgG4 升高在二倍正常值上限之内,提示 AIP,记为二级证据(S)。表 33-7 是详细的 ICDC 诊断标准及证据等级定义。可采用这些标准进行不同诊断组合。

基于 ICDC 诊断标准的诊断组合

Ⅰ型 AIP 可通过无创方法得以诊断,采用胰腺组织学诊断,或在选择性病例中采用诊断性激素治疗试验。

1. 无创诊断,适用于:

a)高度提示的胰腺实质影像(一级 P)证据,如果有其他 AIP 旁证:升高的血清学证据或其他脏器累及(S 或 OOI(一级或两级))证据。70% 的 AIP 疑似患者因此得到明确诊断。

b)只有提示性的胰腺实质影像(二级 P)证据,排除恶性肿瘤,且至少 2 项 AIP 旁证(>2 项的一级 S 或 OOI)+导管影像(一级或两级 D)证据。

2. 有创诊断,适用于:

切除或者粗针活检标本上有 LPSP 的特征(一级 H),不管有无旁证,即可明确诊断为 AIP。

3. 选择病例的诊断性激素治疗试验：

慎用。满足以下全部标准的病例，若对激素治疗的典型反应，可诊为Ⅰ型AIP：

a）提示性的胰腺实质影像（二级P）

b）排除恶性肿瘤

下列中的一项

ⅰ.1项一级S/OOI证据

ⅱ.2项二级S/OOI证据

ⅲ.1项二级S/OOI证据+导管影像（一级或两级D）证据

表33-7　Ⅰ型自身免疫性胰腺炎的诊断标准国际共识（ICDC）

	一级标准	二级标准
胰腺实质影像（P）	典型： 弥漫性肿大伴延迟强化（有时伴有晕环强化），无低密度包块、胰管扩张或中断	不确定/提示： 节段性/局灶性肿大伴延迟强化（非典型：明显正常胰腺、低密度包块，胰管扩张或远端萎缩）
胰腺导管影像（D）	ERCP：长（>1/3主胰管全长）或多发主胰管狭窄不伴远端明显扩张	ERCP：节段性/局灶性主胰管狭窄不伴远端明显扩张（管径<5mm）
血清学（S）	IgG4超过二倍正常值上限	IgG4正常值上限的1~2倍之间
其他脏器累及（OOI）	a或b a）胰外脏器组织学，包括任意三项： ⅰ显著的淋巴浆细胞浸润伴纤维化，没有粒细胞浸润 ⅱ席纹状纤维化 ⅲ闭塞性静脉炎 ⅳ丰富IgG4阳性细胞（>10个细胞/HPF） b）典型影像学证据，至少包含一项： ⅰ节段性/多发性（肝门/肝内）近端或远近端胆管狭窄 ⅱ后腹膜纤维化	a或b a）胰外脏器组织学，包括内镜下胆管活检，包括下列二项： ⅰ显著的淋巴浆细胞浸润伴纤维化，没有粒细胞浸润，和 ⅱ丰富IgG4阳性细胞（>10个细胞/HPF） b）体检或影像学证据，至少包含一项： ⅰ体检发现唾液腺/泪腺对称增大 ⅱAIP相关肾脏受累的影像学表现
胰腺组织学（H）	LPSP（粗针活检/切除），至少三项： ⅰ围导管淋巴浆细胞浸润，没有粒细胞浸润 ⅱ席纹状纤维化 ⅲ闭塞性静脉炎 ⅳ丰富IgG4阳性细胞（>10个细胞/HPF）	LPSP（粗针活检/切除），至少二项： ⅰ围导管淋巴浆细胞浸润，没有粒细胞浸润 ⅱ席纹状纤维化 ⅲ闭塞性静脉炎 ⅳ丰富IgG4阳性细胞（>10个细胞/HPF）
对激素治疗的反应（Rt）	二周内影像学证明胰腺/胰外病变表现显著改善	

注：HPF：高倍镜；LPSP：淋巴浆细胞性硬化性胰腺炎；来源：Sah RP，Chari ST. Autoimmune Pancreatitis：An Update on Classification，Diagnosis，Natural History and Management. Curr Gastroenterol Rep（2012）14：95-105.

Ⅱ型AIP

由于诊断困难，Ⅱ型AIP通常不被认识、报道较少。血清学阴性、相对年轻、没有典型Ⅰ型AIP胰外表现的梗阻性黄疸患者，要警惕Ⅱ型AIP可能。在排除恶性肿瘤之后，推荐胰腺粗针穿刺。当前Ⅱ型AIP的明确诊断有赖于组织学病理（一级H）证据，必须满足下列两方面：

1. 粒细胞上皮病变，可有或无粒细胞、淋巴浆细胞浸润腺泡

2. 不存在/罕见IgG4阳性细胞。

【治疗】

AIP对激素治疗特别有效。诊断明确的患者，可给予激素治疗。起始剂量泼尼松40mg/d口服，连续4周，然后开始减量，每周减5mg，以完成11周疗程。治疗反应可通过临床随访、影像学及生化检查得以客观监测。一般治疗开始2~4周后应给予CT检查，一旦确认对激素治疗有反应，即可开始减量（图33-1）。

AIP通常伴有梗阻性黄疸，是否进行胆道减压，尚无一致意见。日本及亚洲标准常要求ERCP以明确诊断，推荐常规胆道减压。而美国标准，如果AIP诊断明确，则不需胆道引流，因为黄疸情况也会很快因激素治疗改善。但若AIP诊断不确切，则应在激素治疗前开始进行胆道引流。

目前对于激素治疗要维持多久，尚无一致的意见。日本常规采用小剂量激素维持3年，因为复发通常在3年内发生。多中心研究表明，维持治疗可把复发率

2

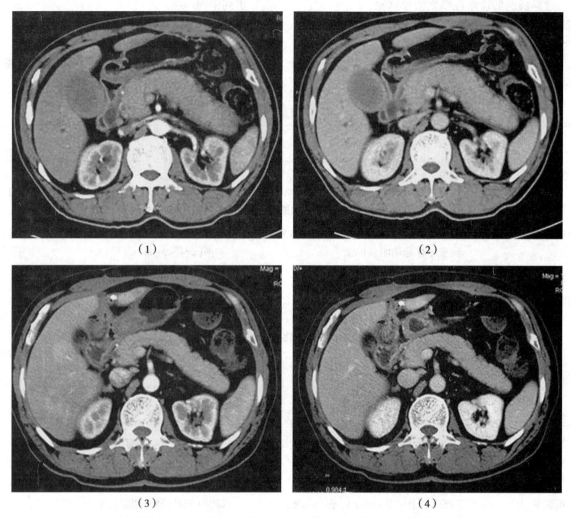

(1)　　　　　　　　　　　(2)

(3)　　　　　　　　　　　(4)

图33-1　治疗前CT增强扫描,动脉期(1)及静脉期(2)可见胰腺弥漫性肿大,呈腊肠样,可见"鞘膜征"。泼
尼松治疗后复查CT,动脉期(3)及静脉期(4)均显示胰腺肿胀程度明显改善

从34%降至23%。美国不普遍采用激素维持治疗,因为长期激素治疗的风险要抵消治疗AIP的获益。但对于第一次或第二次复发的AIP,采用硫唑嘌呤(2~2.5mg/kg)进行维持治疗。最终30%~40% AIP患者需要维持治疗以预防反复复发。

监测血清IgG4水平,可用来监测治疗效果和监测复发。然而,结果却不令人满意。日本的一项多中心研究表明,63%的AIP患者,治疗后血清IgG4水平不会恢复正常。而且,血清IgG4持续升高的患者中,只有30%复发。而血清IgG4恢复正常的患者复发率为10%。

【预后】

进行年龄、性别标化后,AIP两个亚型的长期生存情况类似。因此,尽管胰腺功能不足、糖尿病、胰外累及和治疗相关并发症会促进发病,Ⅰ型AIP、Ⅱ型AIP均不影响长期生存。

虽然有零星报道AIP患者中发生胰腺癌,但是AIP是少见疾病,而胰腺癌也非常见病,两病同时发生的几个病例并不能提示因果关系。当然,也不能排除AIP的慢性炎症和纤维化可以导致癌症风险。因此,AIP患者长期随访,并警惕恶性疾病的发生也是推荐的。

(吴文川)

第五节　胰腺癌及壶腹部癌

胰腺癌(pancreatic carcinoma)是指胰腺导管上皮来源、预后很差的恶性肿瘤,目前尚无有效的筛查或早期诊断方法,确诊时往往已有转移,手术切除率低,死亡率几乎接近其发病率,所以其预后极差。近年来中国胰腺癌发病率呈上升趋势,我国1998—2007年,城市男性粗发病率每年以1.86%的比例上升,女性粗发病率每年上升2.1%。农村男性粗发病率每年上升7.54%,中国人口标准化率每年上升4.82%,女性分别上升 7.83% 和 5.48%。研究还显示,农村地区上升明显,城市地区上升速度略缓。据上海市统计,1972～2000 年,男性标化发病率从 4.0/100 000 升至 7.3/100 000,女性从 3.1/100 000 升至 4.9/100 000,发病率和死亡率分别从肿瘤顺位排列的第 10 位升至第 8 位和第 6 位。胰腺癌的发病率与年龄呈正相关,50 岁以上年龄组约占总发病数和死亡数的 93%。胰腺癌发病率男性略高于女性,发达国家高于发展中国家,城市高于农村。壶腹部癌是指胆总管末段、Vater 壶腹和十二指肠乳头的恶性肿瘤,比较少见,其临床表现和诊治措施与胰头癌有很多相似之处,故将其统称为壶腹周围癌。壶腹部癌因其梗阻性黄疸等临床症状出现早,较易及时发现和诊断,且恶性程度明显低于胰头癌,故壶腹部癌的手术切除率及 5 年生存率都明显高于胰头癌。

(一) 病因

胰腺癌的病因至今尚未明了,发病影响因素包括:①环境因素:包括吸烟、酗酒、高蛋白、高脂肪饮食可促进胰腺癌的发生。吸烟是唯一公认的危险因素,大量研究所证实,长期吸烟,尤其烟龄在 20 年以上者,是导致胰腺癌发病的高危因素;②个人因素:性别、年龄及家族遗传及基因突变因素等。男性多于女性,且以 50 岁以上多见,可能与男性过多暴露于职业环境而过多接触致癌物质,以及不良生活习惯如吸烟、酗酒等有关。胰腺癌发生可能与多种基因突变引起的遗传易感性提高有关,例如 BRCA1/2、MSH2/6、MLH1、PMS、PM52、APC、CFTR、PRSS1/2、CDKN2A/P16、STK11/LKB1、FA、ATM、TP53 等基因突变能够引起体内多个胚系突变而诱发多种遗传综合征,包括遗传性乳腺癌和卵巢癌、遗传性非息肉性结肠癌、家族性结直肠息肉综合征、囊性纤维性病变、遗传性胰腺炎、家族性多发性黑色素瘤综合征、珀-耶综合征、Fanconi 贫血、共济失调-毛细血管扩张综合征及里-费综合征等遗传综合征可以增加胰腺癌发病的危险,约 10% 的胰腺癌患者具有遗传背景,易出现家族遗传倾向;③相关病理因素:糖尿病是胰腺癌的风险因素之一,特别是老年、低身体质量指数、无糖尿病家族史的患者,新发 2 型糖尿病时应注意随访并警惕胰腺癌的可能。另外,降糖药使用(磺脲类药物)可能与糖尿病患者罹患胰腺癌风险之间有一定的相关性,目前还不能确定。研究认为由酒精、胆石症、遗传因素等病因引起的慢性胰腺炎是胰腺癌发病的危险因素,相对危险度为 14;慢性胰腺炎的导管化生是引起胰腺癌的重要原因,其分子机制可能与 K-ras、PRSS1/2、SPINK1、CFTR 等基因突变和染色体的不稳定性有关。

胰腺癌的发病同多数肿瘤一样,胰腺癌发病受遗传因素、环境因素、疾病因素等多个方面影响,通过对胰腺癌相关临床因素进行筛查、研究,有利于进一步明确胰腺癌的高危人群,达到早期诊断、早期治疗,改善预后的目的。随着肿瘤分子生物学研究的深入,人们认识到胰腺癌的形成和发展,是由多个基因参与、多阶段、渐进性的过程,主要包括:原癌基因(K-ras 等)激活、抑癌基因(p53、p16、DPC4 等)失活和受体-配体系统(EGF、HGF、TGF-β、FGF、VEGF 等)的异常表达。Hruban 等结合病理、遗传学方面的研究成果,提出了胰腺癌演进模型,认为正常导管上皮经过胰管上皮内瘤变(pancreatic ductal intraepithelial neoplasia,Pan IN)的不同阶段,逐步发展成为浸润癌,伴随着多个基因和受体-配体系统的改变(图 33-2)。

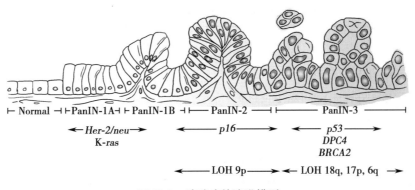

图 33-2 胰腺癌的演进模型

(二) 病理

胰腺癌好发于胰头部,约占 70%,其次为胰体部、胰尾部,少数可为全胰癌,约 20% 为多灶性。大多数胰腺癌质地坚硬、浸润性强,与周围组织界限不清,切面呈灰白色或黄白色。胰头癌可侵犯胆总管下端和胰管而出现黄疸,胰体尾癌早期无典型症状,发现时多已有转移。按病理类型分,80%～90% 的胰腺癌为来自于导管立方上皮的导管腺癌,其次为来自腺细胞的腺泡细胞癌,常位于胰体尾部,约占 1%～2%,其他少见的有:黏液性囊腺癌、胰母细胞瘤、黏液性非囊性

2

癌(胶样癌)、印戒细胞癌、腺鳞癌、巨细胞癌、肉瘤样癌以及神经内分泌癌、平滑肌肉瘤、脂肪肉瘤、浆细胞瘤、淋巴瘤等非上皮来源恶性肿瘤。壶腹部癌以腺癌多见,少见的有黏液腺癌、印戒细胞癌、小细胞癌、鳞状细胞癌、腺鳞癌等。

胰腺癌的转移可有多种途径,包括:

1. **局部浸润** 早期即可浸润邻近的门静脉、肠系膜上动静脉、腹腔动脉、肝动脉、下腔静脉、脾动静脉以及胆总管下端、十二指肠、胃窦部、横结肠及其系膜、腹膜后神经组织等。

2. **淋巴转移** 不同部位的胰腺癌可有不同的淋巴转移途径,目前我国常用的是日本胰腺协会制订的胰周淋巴结分组及分站(图33-3,表33-8)。胰腺癌除直接向胰周围组织、脏器浸润外,早期即常见胰周淋巴结和淋巴管转移,甚至在小胰癌(<2cm),50%的患者已有淋巴转移。华山医院胰腺癌诊治中心对胰腺癌淋巴转移特点研究后发现,胰头癌转移频率高达71.2%,16组阳性的淋巴结均为16b1亚组,尤以胰腺钩突部癌更为明显。胰腺癌在肿瘤尚局限于胰腺内时就可以发生淋巴结的转移,并且转移的范围可以较为广泛,故在胰腺癌手术治疗时,不管肿瘤的大小如何,应根据不同部位的肿瘤作出相应的根治性淋巴结清扫。

3. **血行转移** 可经门静脉转移到肝脏,自肝脏又可经上、下腔静脉转移到肺、脑、骨等处。

4. **腹膜种植** 肿瘤细胞脱落直接种植转移到大小网膜、盆底腹膜。

(三)诊断

胰腺癌的主要症状包括中上腹部不适、体量减轻、恶心、黄疸、脂肪泻及疼痛等,在肿瘤早期均无特异

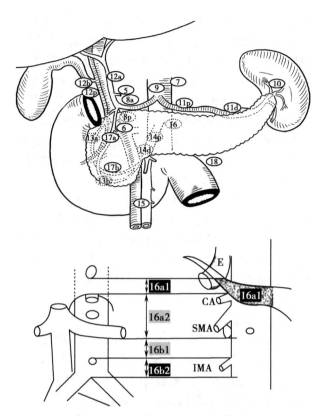

图 33-3 胰周淋巴结分组示意图

胰周淋巴结分组:1~6,胃周;7,胃左动脉周围;8,肝总动脉周围(8a,前上方;8p,后方);9,腹腔干周围;10,脾门;11,脾动脉周围(11p,脾动脉近端;11d,脾动脉远端);12,肝十二指肠韧带中(12a,肝动脉周围;12b,胆管周围;12p,门静脉周围);13,胰头后方(13a,胰头后上;13b,胰头后下);14,肠系膜上动脉周围(14p,肠系膜上动脉近端;14d,肠系膜上动脉远端);15,结肠中动脉;16,主动脉旁(16a1,膈肌的主动脉裂孔周围;16a2,从腹腔干上缘到左肾静脉下缘;16b1,从左肾静脉下缘到肠系膜下动脉上缘;16b2,肠系膜下动脉上缘至髂总动脉分叉处);17,胰头前方(17a,胰头前上;17b,胰头前下);18,胰腺下缘

表 33-8 胰腺癌淋巴结分站(日本胰腺协会 JPS,2003)

分站	胰头癌	胰体尾癌
1	13a,13b,17a,17b	8a,8p,10,11p,11d,18
2	6,8a,8p,12a,12b,12p,14p,14d	7,9,14p,14d,15
3	1,2,3,4,5,7,9,10,11p,11d,15,16a2,16b1,18	5,6,12a,12b,12p,13a,13b,17a,17b,16a2,16b1

性表现。对临床上怀疑胰腺癌的患者和胰腺癌的高危人群,应首选无创性检查手段进行筛查,如血清学肿瘤标志物、超声、胰腺 CT 或磁共振成像(MRI)等,必要时可选择 PET/CT。肿瘤标志物的联合检测并与影像学检查结果相结合,可提高诊断的阳性率,有助于胰腺癌的诊断和鉴别诊断。

1. **临床表现**

(1)腹痛与腹部不适:40%~70%胰腺癌患者以

腹痛为最先出现的症状,壶腹部癌晚期患者多有此现象。引起腹痛的原因有:①胰胆管出口梗阻引起其强烈收缩,腹痛多呈阵发性,位于上腹部;②胆道或胰管内压力增高所引起的内脏神经痛,表现为上腹部钝痛,饭后 1~2 小时加重,数小时后减轻;③肿瘤侵犯神经引起的疼痛:胰腺的神经支配较丰富,神经纤维主要来自腹腔神经丛、左右腹腔神经节、肠系膜上神经丛,其痛觉神经位于交感神经内,若肿瘤浸润及压迫

这些神经纤维丛就可致腰背痛,程度剧烈,患者常彻夜取坐位或躬背侧卧,多属晚期表现。胰体尾部癌早期症状少,当出现腰背疼痛就诊时,疾病往往已至晚期,造成治疗困难,这一特点应引起重视。

(2) 黄疸:无痛性黄疸是胰头癌侵犯胆管引起梗阻最突出的症状,约占 30% ~ 50% 左右;胰腺钩突部癌因距壶腹较远,出现黄疸者仅占 15% ~ 20%。胰体尾部癌到晚期时因有肝十二指肠韧带内或肝门淋巴结转移压迫肝胆管也可出现黄疸。黄疸呈持续性、进行性加深,同时可伴有皮肤瘙痒、尿色加深、大便颜色变浅或呈陶土色,困难与肝炎鉴别,患者常被收入传染科治疗。而壶腹部癌患者几乎都有黄疸,由于肿瘤可以溃烂、脱落,故黄疸程度可有明显波动。壶腹部癌出现黄疸早,因而常可被早期发现、治疗,故预后要好于胰头癌。

(3) 消瘦、乏力:由于食量减少、消化不良和肿瘤消耗所致。

(4) 胃肠道症状:多数患者因肿瘤侵犯导致胰管梗阻会出现食欲减退、厌油腻食物、恶心、呕吐、腹泻等消化不良等症状。10% 壶腹部癌患者因肿瘤溃烂而有呕血和解柏油样便史。

(5) 发热:胰腺癌伴发热者不多见,一般为低热,而壶腹部癌患者常有发热、寒战史,为胆道继发感染所致。

(6) 其他:无糖尿病家族史的老年人突然出现多饮、多食、多尿的糖尿病"三多"症状,或者糖尿病患者出现血糖控制不佳时,提示可能有胰腺癌发生。少数胰腺癌患者可发生游走性血栓性静脉炎(Trousseau 综合征),可能与肿瘤分泌某种促凝血物质有关。

(7) 体征:患者出现梗阻性黄疸后可有肝脏瘀胆性肿大。约半数患者可触及肿大的胆囊,无痛性黄疸如同时伴有胆囊肿大(Courvoisier 征)是壶腹周围癌包括胰头癌的特征,在与胆石症作鉴别时有一定参考价值。晚期胰腺癌常可扪及上腹部肿块,可有腹水征,少数患者还可有左锁骨上淋巴结肿大(Virchow's node)或其他部位的浅表淋巴结肿大(脐周、腹股沟等)。

要特别注意一些胰腺癌发生的高危因素:①年龄大于 40 岁,有上腹部非特异性症状者,尤其伴有体重明显减轻者;②有胰腺癌家族史者;③突发糖尿病患者,特别是不典型糖尿病;④慢性胰腺炎患者;⑤导管内乳头状黏液瘤;⑥家族性腺瘤息肉病;⑦良性病变行远端胃大部切除者,特别是术后 20 年以上者;⑧胰腺囊性占位患者,尤其是囊腺瘤患者;⑨有恶性肿瘤高危因素者,包括吸烟、大量饮酒和长期接触有害化学物质等。

2. 实验室检查

(1) 血清生化检查:胆道梗阻时,血清胆红素可进行性升高,以结合胆红素升高为主,同时肝脏酶类(AKP、γ-GT 等)也可升高,但缺乏特异性,不适用于胰腺癌早期诊断。血清淀粉酶和脂肪酶的一过性升高也是早期胰腺癌的信号,部分患者出现空腹或餐后血糖升高,糖耐量试验阳性。

(2) 免疫学检查:

CA19-9:是由单克隆抗体 116Ns19-9 识别的涎酸化 Lewis-A 血型抗原,它是目前公认的对胰腺癌敏感性较高的标志物。一般认为其敏感性约为 70%,特异性达 90%。CA19-9 对监测肿瘤有无复发、判断预后亦有一定价值,术后血清 CA19-9 降低后再升高,往往提示肿瘤复发或转移。但 CA19-9 对于早期胰腺癌的诊断敏感性较低。良性疾病如胆道疾病、胰腺炎和梗阻性黄疸时,CA19-9 也可升高,但往往呈一过性。

CA242:是一种肿瘤相关性糖链抗原,其升高主要见于胰腺癌,敏感性略低于 CA19-9,但在良性疾病中CA242 很少升高。

CA50:为糖类抗原,升高多见于胰腺癌和结直肠癌,单独检测准确性不如 CA19-9,故通常用于联合检测。

CA72-4:是一种肿瘤相关性糖蛋白抗原,胰腺、卵巢、胃、乳腺等部位的肿瘤中有较高表达,在胚胎组织中亦有表达,而在正常组织中很少表达。测定胰腺囊性肿块液体中 CA72-4 水平对鉴别黏液性囊腺癌与假性囊肿、浆液性囊腺瘤有一定价值。

CA125:是一种卵巢癌相关的糖蛋白抗原,也可见于胰腺癌。胰腺癌 CA125 的阳性率约为 75%,且与肿瘤分期相关,Ⅰ、Ⅱ期低,Ⅲ、Ⅳ期阳性率较高,因此无早期诊断意义。

POA:胰腺癌胚胎抗原,首先报道存在于胚胎胰腺肿块匀浆中的抗原,在肝癌、结肠癌、胃癌等组织中也可升高,早期敏感性低,中晚期胰腺癌可有较高的敏感性。因其特异性较差,目前应用受限。

PCAA:胰腺癌相关抗原,胰腺癌阳性率为 67%,胰高分化腺癌的阳性率高于低分化腺癌。

CEA:癌胚抗原,特异性低,敏感性 59% ~77%。

AFP:甲胎蛋白,升高主要见于胰腺腺泡细胞癌、胰腺肝样腺癌。

其他可用于胰腺癌诊断的还有单克隆抗体 DU-PAN-2、恶性肿瘤相关物质 TSGF 等。目前认为通过联合测定 CA19-9、CA242、CA50、CA125 标志物,可以进一步提高胰腺癌诊断的敏感性和特异性,在临床诊治过程中,对可疑患者应予检测,以免遗漏诊断。

(3) 基因检测:胰腺癌伴有许多癌基因和抑癌基因的改变,但大多处于实验室研究阶段,目前比较有临床应用价值的是 K-ras,80% ~90% 的胰腺癌发生 K-

ras 基因第 12 密码子位点的突变,检测常用方法为 PCR-RELP 分析法。临床上采用细针穿刺细胞活检标本或血液、十二指肠液、粪便标本进行检测,而通过 ERCP 获取纯胰液检测 K-ras 基因突变,能提高胰腺癌诊断的敏感性和特异性。其他研究中的基因有 p53、p16、Rb、nm23、DPC4、DCC、KAI1 等。

(4) 端粒酶检测:端粒是染色体末端的一种特殊结构。在基因突变和肿瘤形成时,端粒可能表现缺失、融合和序列缩短等,造成遗传物质不稳,使细胞无限增殖,并导致肿瘤发生。端粒酶活性(telomerase activity)可阻止体细胞的端粒缩短,使其避免死亡而具有无限增殖的能力。端粒酶在正常胰腺和良性胰腺疾病时处于抑制状态,而在胰腺癌中重新被激活,表明端粒酶活化在胰腺癌发生中起重要作用。胰液及胰腺癌组织中的端粒酶活性被认为是胰腺癌早期诊断的重要标志物。通过 ERCP 途径获取胰液简单、易行,通过手术或细针穿刺方法获取组织标本亦可选择性应用。

(5) microRNA:microRNA 在转录后水平调节大量的转录物质,在肿瘤的发生、发展、凋亡以及肿瘤血管生成方面均发挥重要的调节作用。研究发现,microRNA 在胰腺癌发生的早期阶段即出现异常表达,并在胰腺癌患者中的异常表达具有个体异质性,诊断胰腺癌的灵敏度和特异性分别达 89% 和 93%,microRNA 的差异表达还具有癌组织特异性,因此认为,microRNA 可以用于胰腺癌与其他脏器组织来源恶性肿瘤的鉴别诊断。

(6) 其他分子生物学检测:目前在胰腺癌分子病理诊断方面,至少已涉及几十种癌基因、抑癌基因及其表达的蛋白、生长因子、黏附分子以及凋亡调控基因如 P16、P53、MUC-1、MUC-4 mRNA 等。这些标志物都与胰腺癌的发生发展相关,联合检测这些肿瘤标志物有助于胰腺癌的早期诊断,但目前大多数尚处于实验研究阶段。

3. 影像学检查　影像学检查是诊断胰腺癌的重要手段。虽然目前的影像学技术对检测出小于 1cm 肿瘤的作用不大,但各种影像学技术的综合应用可提高检出率。

(1) 经腹超声波检查:经腹壁彩超扫描,无创伤、费用低廉,是诊断胰腺肿瘤筛选的主要方法。据统计资料其敏感性在 80% 以上,但对小于 2cm 的胰腺占位性病变检出率仅为 33%。胰腺癌超声检查表现为胰腺轮廓向外突起或向周围呈蟹足样、锯齿样浸润。较大的胰腺癌则有多种回声表现:多数仍为低回声型,部分可因瘤体内出血、坏死、液化或合并胰腺炎/结石等病理改变,其内出现不均匀的斑点状高/强回声(高

回声型),或表现为实质性合并合液性的病灶(混合回声型)以及边界不规则的较大的无回声区(无回声型)等。胰腺癌间接超声影像包括癌肿压迫、浸润周围脏器和转移声像,但检查时要注意腹部胃肠道气体的干扰。可以看到胰头癌压迫和(或)浸润胆总管,引起梗阻以上部位的肝内外胆管扩张和胆囊增大;胰腺癌压迫阻塞主胰管,引起主胰管均匀性或串珠状扩张,管壁较光滑,或被癌肿突然截断。由于胆道梗阻后的胆管扩张早于临床黄疸的出现,因此,超声检查可于临床出现黄疸前发现胆道扩张,可能有助于胰头癌的早期诊断。部分晚期胰体、尾癌因肝内转移或肝门部淋巴结转移压迫肝外胆管,也可引起胆道梗阻。如胰头癌挤压下腔静脉可引起下腔静脉移位、变形、管腔变窄、远端扩张,甚至被阻塞中断。胰体、尾癌则可使周围的门静脉、肠系膜上静脉和脾静脉受压、移位及闭塞,有时甚至引起淤血性脾肿大,门静脉系统管腔内也可并发癌栓。

超声造影和超声弹性成像技术:超声造影的原理为通过造影剂进入肿瘤血管后增强血管对比度从而清晰显示血管分布和血流情况,可显示胰腺以及肿瘤的微血管。恶性病变表现为不均质的增强或局限成团,而良性病变则显示为点状、线状和环状增强。弹性成像技术是根据不同组织间硬度的差异,通过外力作用获得回声信号移动,量化为实时彩色图像及弹性系数而获取的信息。内镜超声弹性成像技术作为一种模拟活组织检查的新方法,对胰腺实质性病灶的鉴别诊断具有较高的准确率。联合超声造影和内镜超声弹性成像进行诊断,诊断早期胰腺癌的准确率可提高到 90% 左右的水平。

(2) 内镜超声(EUS):对早期胰腺癌的诊断意义较大,可明显提高检出率,特别是能发现直径小于 1cm 以下的小胰癌,对 <2cm 诊断率可达 85% 以上,可弥补体外 B 超不足,有助于判断胰腺癌对周围血管、淋巴结、脏器的受侵程度,对提高诊断率、预测手术切除性有很大的帮助。EUS 通过高频探头近距离观察胰腺,能避免气体、脂肪的干扰,其显示清晰程度与螺旋 CT 相仿,在评价淋巴结受侵更优于螺旋 CT。同时经内镜超声可以进行细针穿刺抽吸细胞活检,尤其适用于不能手术切除胰腺癌的明确诊断,以便指导临床的放化疗。

(3) CT 扫描:是易为患者接受的非创伤性检查,故为胰腺癌诊断的首选方法和主要方法。薄层螺旋 CT 的空间分辨率高,并能对肿瘤进行三维重建,对肿块直径 ≤2.0cm 胰腺癌的诊断灵敏度和特异性分别为 77% 和 100%。双期增强扫描不但能够明确胰腺癌肿块本身,而且还能够明确胰周动静脉是否受侵及受侵

程度、有无淋巴结转移，为临床治疗提供准确的术前评估，提高手术治疗的成功率，因此认为薄层螺旋 CT 双期或三期(动脉期、胰腺期、肝期)增强扫描是目前诊断早期胰腺癌最理想而无创伤的影像学检查手段。

胰腺癌的 CT 表现分为直接征象、间接征象和周围浸润征象：

1) 直接征象：肿块是胰腺癌的直接征象。如果肿块偏于一侧则表现为胰腺的局部隆起。根据统计学资料，胰腺癌 60% ~ 70% 位于胰头部，如胰头增大，钩突圆隆变形，则高度提示胰头癌。胰腺癌肿块边线不清，可呈等密度或不均匀稍低密度改变，增强后有轻度不均匀强化，但强化程度低于正常胰腺。由于胰腺癌的血供相对少，动态或螺旋 CT 增强扫描对上述征象显示更为清楚，表现为明显强化的胰腺实质内的低密度肿块，动态或螺旋 CT 增强扫描易于检出小于 2cm 的小胰腺癌。少数胰腺癌的血供可较为丰富，双期扫描时仅在动脉期表现为低强化密度，在门静脉期则逐渐强化与胰腺呈等密度改变，故双期螺旋 CT 增强扫描对发现这类胰腺癌是非常重要的。如果胰腺癌侵犯全胰腺则胰腺轻度不规则弥漫性增粗，较僵硬、饱满。

2) 间接征象：胰管和胆总管扩张是胰头癌的间接征象。胰腺癌多来源于胰腺导管上皮，肿瘤易堵塞胰管造成远端的扩张。胰头癌早期可压迫和侵蚀胆总管壶腹部，表现为肿块局部的胆管管壁不规则，管腔变窄阻塞，出现胆总管、胰管远端扩张，即"双管征"。应用薄层扫描和高分辨扫描可更好地显示胰管和胆管扩张的情况。部分胰腺癌可合并慢性胰腺炎和假性胰腺囊肿。

3) 周围浸润征象：①肿瘤侵犯血管：胰头癌常蔓延侵犯邻近的血管结构，使脾静脉、门静脉、腹腔静脉、肠系膜上动静脉以及肝动脉狭窄、移位和阻塞。胰周大静脉或小静脉的一些分支的阻塞可引起周围的侧支小静脉的充盈和扩张。近年来报道较多的胰头小静脉如胃结肠静脉(>7mm)、胰十二指肠前上静脉(>4mm)和胰十二指肠后上静脉(>4mm)等的扩张是值得重视的胰腺癌胰外侵犯的征象，如出现扩张则提示肿瘤不可切除。螺旋 CT 双期增强扫描可更好地显示胰头血管的受侵犯情况；②胰周脂肪层消失：正常胰腺与邻近脏器之间有低密度的脂肪层。当胰腺癌侵及胰腺包膜和(或)胰周脂肪时，脂肪层模糊消失；③胰腺周围结构的侵犯：胰腺癌肿块可推压或侵蚀邻近的胃窦后壁、十二指肠、结肠、肝门、脾门和肾脏等。胰腺癌侵犯腹膜可引起腹水，CT 表现为肝、脾脏外周的新月形低密度带；④淋巴结转移：常发生在腹腔动脉和肠系膜上动脉周围，表现为直径大于 1cm

的软组织小结节或模糊软组织影。腹主动脉、下腔静脉周围和肝门也是淋巴结转移好发的部位。

(4) 经内镜逆行胰胆管造影(ERCP)：可显示胆管、胰管的形态，有无狭窄、梗阻、扩张、中断等表现。出现梗阻性黄疸时可同时在胆总管内置入支架，以达到术前减黄的目的，也可收集胰液或用胰管刷获取细胞进行检测。但 ERCP 可能引起急性胰腺炎或胆道感染，需引起重视。

(5) 磁共振成像(MRI)：可发现大于 2cm 的胰腺肿瘤，为非侵袭性、安全、不用造影剂的诊断方法，对胰腺癌诊断的准确率为 75% ~ 95%，能清楚显示肿瘤和血管的关系，对胰腺癌手术可切除性的判断具有重要作用，但 MRI 的空间分辨率较差，对早期胰腺癌的诊断作用有限。随着磁共振波谱技术(magnetic resonance spectroscopy, MRS)的研究应用，对胰腺癌的早期诊断及鉴别诊断提供了更客观的定性分析方法。磁共振血管造影(MRA)结合三维成像重建方法能提供旋转 360°的清晰图像，可替代血管造影检查。磁共振胰胆管造影(MRCP)能显示胰、胆管梗阻的部位及其扩张程度，可部分替代侵袭性的 ERCP，有助于发现胰头癌和壶腹部癌。MRI 基于分子基础的磁共振成像、荧光成像以及磁性纳米颗粒制备等技术，仍处于研究阶段。

(6) 选择性动脉造影(DSA)：对胰腺癌有一定的诊断价值，在显示肿瘤与邻近血管的关系、估计肿瘤的可切除性有很大帮助，同时可以进行经动脉的区域性灌注化疗，目前多为无创的 CTA、MRA 所替代。

(7) 正电子发射断层扫描(PET)：用 18 氟标记的荧光脱氧葡萄糖(18F-FDG)注入体内，肿瘤部位因葡萄糖消耗、大量摄取氟化脱氧葡萄糖(18F-FDG)增加而呈异常浓聚灶-高代谢病灶，因此对胰腺癌有较高的检出率，且对于胰腺以外转移病灶的早期发现也有较好的价值。PET/CT 对胰腺癌诊断的灵敏度、特异性、准确率均明显高于 CT。但 PET-CT 对慢性胰腺炎活动期、浆液囊腺瘤、腹膜后纤维化以及胰头肿块内淋巴细胞大量聚集等可出现一些假阳性结果，另外，其不能提供精确的解剖学定位，且费用昂贵而限制了临床常规应用。

(8) X 线检查：行钡餐十二指肠低张造影，可发现十二指肠受壶腹部癌或胰头癌浸润和推移的影像。

(9) 经皮肝穿刺胆道造影(PTC)：可显示梗阻以上部位的胆管扩张情况，对于肝内胆管扩张明显者，可同时行置管引流(PTCD)减黄。

4. 其他检查

(1) 胰管镜检查(PPS)：PPS 是近二十年来开发的新技术，它利用母镜技术将超细纤维内镜通过十二指肠镜的操作孔插入胰管,观察胰管内的病变,是唯一不需剖腹便可观察胰管的检查方法。1974 年 Katagi和 Takekoshi 首先将经口胰管镜(PPS)应用于临床,20世纪 90 年代以后,随着技术和设备的不断改善,特别是电子胰管镜的出现,使胰管镜的成像越来越清晰,可早期发现细微的病变。镜身也更加耐用,不易损坏。此外有的胰管镜还增加了记忆合金套管、气囊等附件,使胰管镜的操作更加灵活,并能能够进行活检、细胞刷检。胰腺癌胰管镜下表现为:胰管壁不规则隆起、狭窄或阻塞,黏膜发红发脆、血管扭曲扩张。由于原位癌仅局限于导管上皮,无肿块形成,目前只有 PPS可以对其作出诊断。随着内镜技术的不断发展,近年来胰管镜已进入临床使用,它可直接进入胰管内腔进行观察,并可收集胰液、脱落细胞进行分析,检测 K-ras基因等。有报道可早期发现胰腺癌及壶腹部癌。但胰管镜操作复杂,易损坏,只能在有条件的大医院开展。

胰管内超声(PIDUS):PIDUS 技术是应用细小的腔内高频超声探头以获取高分辨率影像的一种新型内镜辅助方法。PIDUS 是在行 ERCP 时将带导丝的超声探头引入胰管进行检查,能早期发现原位癌及小胰腺癌。PIDUS 能清晰显示肿瘤侵犯血管及胰管情况,在胰腺病灶的鉴别诊断中具有重要意义,对胰腺癌诊断的灵敏度和特异性分别为 100% 和 92%。其缺点是操作难度较大,且一旦肿瘤导致胰管狭窄,超声探头便不易通过。

(2)细针穿刺细胞学检查:在 B 超、超声内镜或CT 的导引下行细针穿刺细胞学检查,80% 以上可获得正确的诊断。

5. 临床分期 目前分期主要有 AJCC 提出 TNM分期法,还有日本胰腺病协会的分期法。胰腺癌按照最新版美国癌症联合委员会的肿瘤-淋巴结-转移分类法进行分期,该分类法基于采用螺旋 CT 进行的可切除性评估。T1、T2 和 T3 期肿瘤是有可能切除的,而T4 期肿瘤(累及肠系膜上动脉或腹腔干)是不可切除的。

(1)2002 年国际抗癌联盟(UICC)制定的临床分期方法已被广泛接受和采用(表 33-9)。

T-原发肿瘤:Tx 原发肿瘤无法评估,T0 无原发肿瘤证据,Tis 原位癌,T1 肿瘤局限于胰腺,长径≤2cm,T2 肿瘤局限于胰腺,长径>2cm,T3 肿瘤向胰腺外扩展,但尚未累及腹腔干或肠系膜上动脉,T4 肿瘤累及腹腔干或肠系膜上动脉;N-区域淋巴结:Nx 区域淋巴结转移无法评估,N0 无区域淋巴结转移,N1 有区域淋巴结转移;M-远处转移:Mx 远处转移无法评估,M0 无远处转移,M1 有远处转移。

表 33-9 UICC 胰腺癌临床分期(2002 版)

分期	T	N	M
0	Tis	N0	M0
ⅠA	T1	N0	M0
ⅠB	T2	N0	M0
ⅡA	T3	N0	M0
ⅡB	T1~3	N1	M0
Ⅲ	T4	任何 N	M0
Ⅳ	任何 T	任何 N	M1

(2)日本胰腺学会(JPS)分期系统(表 33-10)于2002 年修订后,较以前版本有所简化,故亦被较多学者采用。

表 33-10 JPS 胰腺癌临床分期(2002)

	M0				M1
	N0	N1	N2	N3	
Tis	0				
T1	Ⅰ	Ⅱ	Ⅲ		
T2	Ⅱ	Ⅲ	Ⅲ		
T3	Ⅲ	Ⅲ	Ⅳa		Ⅳb
T4	Ⅳa				

T-原发肿瘤:Tis 原位癌,T1 肿瘤局限于胰腺,长径≤2cm,T2 肿瘤局限于胰腺,长径>2cm,T3 肿瘤累及以下任何一项:胆道(CH)、十二指肠(DU)、浆膜(S)、腹膜后组织,T4 肿瘤累及以下任何一项:门静脉系统(PV)、动脉系统(A)、胰周神经丛(PL)、其他器官(OO);N-区域淋巴结:N0 无区域淋巴结转移,N1 有第 1 站淋巴结转移,N2 有第 2 站淋巴结转移,N3 有第 3 站淋巴结转移;M-远处转移:M0 无远处转移,M1 有远处转移。

(四)治疗

1. 手术治疗 外科手术是目前治疗胰腺癌最有效的方法,也是解决患者症状、提高生活质量有效的姑息性措施。胰腺癌根治性手术切除包括胰十二指肠切除、胰体尾切除和全胰切除术,是目前胰腺癌患者主要的切除治疗方式。有效切除肿瘤仍是影响胰腺癌患者预后最重要的独立因素,尽管胰腺癌手术复杂切除组织多、风险高、创伤大、并发症多,但随着外科技术和围术期处理技术的进步,胰腺手术的安全性逐渐提高,目前还存在许多的分歧,主要集中在术前肿瘤可切除性判断、是否需要胰腺癌的扩大切除、微创胰腺手术是否获益等方面。

胰腺癌手术创伤大、并发症高,充分的术前准备和围术期处理十分重要。术前可以采用 APACHE Ⅱ 和 POSSUM 评分系统对胰腺癌手术患者进行危机评分,并给予积极的保护性支持治疗。对胰腺癌伴有黄疸者术前是否要减黄多年来一直有争议,严重黄疸可致肝肾功能损害、凝血机制障碍、免疫功能下降,影响手术的安全性,目前多数学者认为对术前黄疸存在>2周、血清总胆红素大于 $171\mu mol/L$、或者合并急性胆管炎者等可考虑术前减黄。减黄方法有:①PTCD(经皮肝穿刺胆管引流术);②内镜下放置鼻胆管引流;③内镜下逆行置胆道支撑管内引流术;④胆囊或胆总管造瘘术。

(1)胰腺癌术前的诊断分期:术前病理学诊断:对于影像学诊断明确、具有手术指征的患者,行切除术前无需病理学诊断,亦不应因等待病理学诊断而延误手术。对于拟行新辅助治疗或病灶不可切除拟行放化疗的患者,治疗前须明确病理学诊断。获取组织或细胞行病理学诊断的途径包括超声或 CT 引导下经皮穿刺活组织检查、经内镜逆行胰胆管造影(ERCP)胰液细胞刷取、EUS 引导细针穿刺活组织检查(EUS-FNA)等。

胰腺癌手术治疗方案的实施依赖于患者就诊时的肿瘤分期状态,现在常规分为可切除、可能切除和不可切除 3 类。胰腺癌术前诊断及鉴别诊断目前多数是在 MDT 模式下,结合患者的年龄、一般状况、临床症状、合并症、血清学及影像学检查结果,综合分析完成,同时也完成胰腺癌可切除性的评估。

胰腺癌可切除标准:①无远处转移;②影像学显示肠系膜上静脉或门静脉形态结构正常;③腹腔动脉干、肝动脉、肠系膜上动脉周围脂肪境界清晰。

胰腺癌可能切除标准(borderline resectable):①无远处转移;②肠系膜上静脉或门静脉局限受累,狭窄、扭曲或闭塞,但其远近端正常,可切除重建;③肿瘤包裹胃十二指肠动脉或肝动脉局限性包裹,但未浸润至腹腔动脉干;④肿瘤紧贴肠系膜上动脉,但未超过 180°。

胰腺癌不可切除标准:

1)胰头癌:①远处转移;②肠系膜上动脉包裹超过 180°,肿瘤紧贴腹腔动脉干;③肠系膜上静脉或门静脉受累,不可切除重建;④主动脉或下腔静脉浸润或包裹。

2)胰体尾癌:①远处转移;②肠系膜上动脉或腹腔动脉干包裹超过 180°;③肠系膜上静脉或门静脉受累,不可切除重建;④主动脉浸润。

(2)胰腺癌根治性手术的主要方式

1)胰十二指肠切除术(pancreatoduodenectomy):适用于可切除的胰头癌和壶腹部癌,切除范围(图 33-4)。

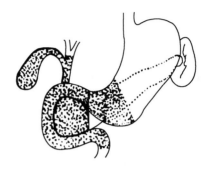

图 33-4　胰十二指肠切除术的切除范围

1935 年由 Whipple 首先提出,适用于 Ⅰ、Ⅱ 期胰头癌和壶腹部癌。胰十二指肠切除术的切除范围包括胰头(包括钩突部)、肝总管以下胆管(包括胆囊)、远端胃、十二指肠及部分空肠,同时清扫胰头周围、肠系膜血管根部,横结肠系膜根部以及肝总动脉周围和肝十二指肠韧带内淋巴结。重建手术包括胰腺-空肠吻合、肝总管-空肠吻合和胃-空肠吻合,重建的方法有多种,最常见的是 Child 法:先吻合胰肠,然后吻合胆肠和胃肠。近年来报告胰十二指肠切除术的切除率为 15%~20%,手术死亡率已降至 5% 以下,5 年生存率为 7%~20%。

2)保留幽门的胰十二指肠切除术(PPPD 术):即保留了全胃、幽门和十二指肠球部,其他的切除范围与经典的胰十二指肠切除术相同。优点有:①保留了胃的正常生理功能,肠胃反流受到部分阻止,改善了营养状况;②不必行胃部分切除,十二指肠空肠吻合较简便,缩短了手术时间。但有学者认为该术式对幽门下及肝动脉周围淋巴结清扫不充分,可能影响术后效果,因此主张仅适用于较小的胰头癌或壶腹部癌、十二指肠球部和幽门部未受侵者。

3)胰体尾切除术:适合胰体尾癌,范围包括胰腺体尾部、脾及脾动静、淋巴清扫,可包括左侧 Gerota 筋膜。胰体尾部癌确诊时常常会累及左侧肾上腺和结肠,需要扩大切除。

4)全胰切除术(TP):适用于胰腺多发癌、胰颈体部癌、或者胰腺导管内黏液乳头瘤癌变累及全胰腺。全胰腺切除后从根本上消除了胰十二指肠切除后胰漏并发症的可能性,但有糖尿病和胰外分泌功能不全所致消化吸收障碍等后遗症,要加强围术期血糖管理和营养支持。目前的研究表明选择性全胰切除可以提高手术根治性和患者的生存期,但因手术创伤大、术后并发症多,故应严格掌握适应证。

（3）胰腺癌手术淋巴结清扫:如何合理进行淋巴结清扫,至今尚无前瞻性大宗病例随机对照研究和多中心研究的报道。国际胰腺外科研究组（ISGPS）推荐标准清扫范围:行胰十二指肠切除术时,标准的淋巴结清扫范围包括: No. 5、6、8a、12b1、12b2、12c、13a、13b、14a 右侧、14b 右侧、17a 和 17b 淋巴结。标准的远端胰腺切除术淋巴结清扫范围包括 No. 10、11 和 18 淋巴结;当肿瘤局限在胰体部时,可考虑清扫 No. 9 淋巴结。同时,为确保肿瘤切除及淋巴结清扫的彻底性,建议将脾脏一并切除。

胰腺癌早期时就可发生淋巴结转移,且转移范围可较为广泛,理论上在进行胰腺癌根治性手术中,应作扩大区域性淋巴结清扫（图 33-5）。即在经典胰十二指肠切除术基础上增加:①清扫肝十二指肠韧带区域软组织和淋巴结（肝十二指肠韧带骨骼化）;②清扫腹腔动脉干周围淋巴结（No. 7、8、9 淋巴结）;③No. 16 淋巴结及其胰头周围软组织清扫（包括自肝下至肾前腹膜及其软组织的清除,腹主动脉及下腔静脉血管鞘及周围软组织和淋巴结）;④清扫肠系膜上动脉周围淋巴脂肪组织,动脉完全骨骼化。在胰体尾手术时应该增加 No. 8、14 和 No. 16a2,16b1 亚组淋巴结的清扫。限于既往有限的前瞻性临床研究表明,扩大淋巴结清扫虽未显著增加患者围术期并发症发生率及病死率,但未能明显改善患者预后,因此不建议常规进行扩大的腹膜后淋巴结清扫,必须根据具体情况而定。

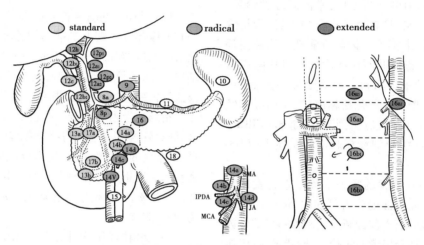

图 33-5　胰腺癌淋巴结清扫范围
浅灰:标准清扫;中灰:根治清扫;深灰:扩大清扫

（4）胰腺癌扩大切除手术:胰腺癌多呈浸润性生长,易侵犯周围邻近脏器和血管（门静脉、肝动脉和肠系膜上动静脉）,导致切除率偏低。随着近年来手术方法和技巧的改进以及围术期处理的完善,对部分累及肠系膜上血管、门静脉者施行胰腺癌扩大切除手术,将肿瘤和被累及的脏器一并切除,用自体血管或人造血管重建血管通路。

胰腺癌扩大切除手术的应用指征目前尚缺乏高级别证据支持,与标准手术比较,扩大切除虽然增加了手术时间、术中失血及输血量、住院时间及围术期并发症等,但两组病死率差异无统计学意义;与仅行姑息放化疗的患者比较,扩大切除可显著改善患者预后。须行扩大切除术式的患者,多为局部进展期,可据患者一般状况、临床表现、肿瘤可切除性评估、患者耐受性等综合考量。通过扩大切除,应做到肉眼切缘阴性（R0 或 R1）。

胰腺癌扩大切除手术,除了上述标准手术的切除范围外,主要还包括以下几个部分:①结肠:胰腺肿瘤靠近或易侵及横结肠系膜和（或）结肠系膜根部;②血管:对于胰头或胰体部的肿瘤,合并血管切除的比例日趋增加,除切除门静脉、肠系膜上静脉之外,还包括腹腔干、肝动脉和（或）肠系膜上动脉等;③肝脏:是指胰腺癌直接侵及需要切除的肝脏,ISGPS 指出肝脏转移肿瘤,行胰腺切除术联合肝脏局部转移灶切除术,不属于扩大的胰腺切除术;④肾上腺:对于胰体尾部肿瘤累及左肾上腺,行远端胰腺切除术时,合并切除左侧肾上腺者,即属于扩大的胰腺切除术;⑤淋巴结:长期以来,扩大淋巴结清扫术一直被归为扩大的胰腺切除术的范畴,ISGPS 建议:扩大的胰腺切除术强调的是切除局部脏器,故单纯行扩大淋巴结清扫不属于扩大的胰腺切除,仅被定义为"扩大的淋巴结清扫术"。

（5）胰腺癌微创手术治疗:随着微创外科理念的发展,腹腔镜手术（3D 腹腔镜技术）和外科手术机器人技术,已经逐步应用到胰腺疾病的诊治。根据胰腺疾病的不同,选择一种合理的微创手术方式,在满足病灶根治性的前提下,尽可能保留患者脏器功能,最大限度地减少对患者的创伤,使微创技术在胰腺疾病外科治疗中的应用意义更大。

腹腔镜远端胰腺切除术(laparoscopic distal pancreatectomy,LDP)的可行性及安全性已得到广泛认可,相关Meta分析表明,LDP目前已成为胰体尾良性或低度恶性疾病治疗的标准术式。腹腔镜胰十二指肠切除术(loparoscopic pancreaticoduodenectomy,LPD)操作全程也可以严格遵循肿瘤根治原则,通过局部视野放大,探查胰腺及腹腔血管周围淋巴结,辅助术者清晰地骨骼化PV、SMV,但对胰腺钩突部的处理、消化道重建等的技术要求较高,手术者必须拥有丰富的腹腔镜手术及胰腺开腹手术经验。达芬奇机器人手术系统因其操作更灵活,可提供更清晰的立体手术视野等优点受到青睐,拓展了腔镜外科向实用、疑难、高危的大型手术延伸发展。

(6)切缘的判断标准:既往文献以切缘表面有无肿瘤细胞作为判断R0或R1切除的标准,以此标准,R0与R1患者在预后方面差异无统计学意义,R0切除患者仍有较高的局部复发率。建议以距切缘1mm内有无肿瘤浸润为判断R0或R1切除的标准,距切缘1mm组织内如有肿瘤细胞浸润,为R1切除;如无肿瘤细胞浸润,为R0切除。以1mm为判断原则,R0与R1患者预后之间差异存在统计学意义。由于胰腺癌的解剖部位及与周围血管的毗邻关系,大多数胰腺癌患者为R1切除。如肉眼判断切缘即为阳性,为R2切除。外科手术的目的是R0切除,但由于胰腺的解剖特点及肿瘤的生物学行为,难以避免以R1切除为手术结果,仍可改善患者预后。姑息性切除特指R2切除,与仅行姑息短路手术的患者比较,R2切除未能改善患者预后与生活质量,因此在特别开展的临床研究之外,不建议常规开展和应用。

胰头癌胰十二指肠切除标本的标准化检测:在保障标本完整性的前提下,由外科及病理科医师合作完成,对标本的下述切缘分别进行标记及描述,以客观准确地反映出切缘状态。

胰腺前侧(腹侧)切缘、胰腺后侧(背侧)切缘;

胰腺肠系膜上静脉沟槽切缘、胰腺肠系膜上动脉切缘;胰腺断端、胆管切缘、空肠切缘。

如联合肠系膜上静脉或门静脉切除,应对静脉受累状况分别取材报告,并据浸润深度做下述分类:静脉壁外膜受累;累及静脉壁、但内膜未受累;累及静脉壁全层。

(7)姑息性手术:姑息治疗的目的为缓解胆道及消化道梗阻,改善生活质量,延长生命时限。对不能切除的胰头癌或壶腹部癌伴有十二指肠和胆总管梗阻者,可行胃空肠吻合和胆总管或胆囊空肠吻合,以

缓解梗阻症状、减轻黄疸,提高生活质量。对手术时尚无十二指肠梗阻症状者是否需作预防性胃空肠吻合术,还有不同看法,目前一般认为预防性胃空肠吻合术并不增加并发症的发生率和手术死亡率。对于不可切除、合并梗阻性黄疸的胰腺癌患者,预计生存期<3个月者,首选内镜下经十二指肠乳头胆道内置入支架缓解黄疸,支架包括金属支架及塑料支架,可据患者预计生存期及经济条件选择应用。对于开腹探查、术中诊断为不可切除的患者,可切除胆囊并行胆管空肠Roux-en-Y吻合,并视情况行预防性胃空肠吻合术。

近年开展的胰管空肠吻合术对于减轻疼痛症状具有明显疗效,尤其适用于胰管明显扩张者。为减轻疼痛,可在术中行内脏神经节周围注射无水乙醇或行内脏神经切断术、腹腔神经节切除术。

2. 化学药物治疗

(1)术后辅助治疗:胰腺癌术后辅助化疗可显著改善患者预后,在防止或延缓肿瘤复发方面效果确切,有条件者建议应积极开展实施。术后辅助化疗方案推荐氟尿嘧啶类药物(5-FU、卡培他宾、替吉奥)或吉西他滨单药治疗,对于体能状态良好的患者,亦可考虑以吉西他滨为基础的联合方案化疗。辅助治疗宜尽早开始,建议化疗6周期。术后辅助放疗对延缓复发、改善预后的作用尚存争议,尚缺乏高级别的循证医学证据支持,提倡开展并参与相关临床研究。

除了全身化疗,也可进行区域性动脉介入灌注化疗,可增加局部药物治疗浓度,减少化疗药物的全身毒性作用,研究表明介入化疗可以减少术后肝转移到发生。胰腺血供主要来自腹腔动脉和肠系膜上动脉,介入化疗时选择性地通过插管将吉西他滨、5-FU等化疗药物注入来自腹腔动脉的胰十二指肠上动脉、来自肠系膜上动脉的胰十二指肠下动脉以及胰背动脉或脾动脉。

(2)不可切除的局部进展期或转移性胰腺癌的治疗:对于不可切除的局部进展期或转移性胰腺癌,积极的化学治疗有助于缓解症状、延长生存期及改善生活质量。根据患者体能状态,可选择的方案包括:吉西他滨单药,氟尿嘧啶单药,吉西他滨+氟尿嘧啶类药物,吉西他滨+白蛋白结合型紫杉醇,FOLFIRINOX方案等。吉西他滨联合分子靶向治疗亦为可行之选(Category 1)。肿瘤进展者尚可应用奥沙利铂等替代药物。对于全身状况良好的不可切除的局部晚期胰腺癌,采用以吉西他滨或氟尿嘧啶类药物为基础的同步放化疗或诱导化疗后放疗可有效缓解症状及改善患者预后。同步放化疗中放疗剂量为50~54Gy,每次

分割剂量为 1.8～2.0Gy。

腹腔化疗:通过腹腔置管或腹腔穿刺将化疗药物注入腹腔,主要适用于肿瘤腹腔转移,而不能耐受全身化疗的患者。

其他治疗包括射频消融、冷冻、高能聚焦超声、γ刀、放射性粒子植入等,目前尚没有明确证据显示其能够延长生存期。对于局部晚期或转移性胰腺癌的综合治疗,方案多有不确定性,提倡开展并参与相关临床研究。

3. 放射治疗　近年来随着放疗技术的不断进步,可实现更精确的靶区勾画、照射实施及给予更高的剂量,使得胰腺癌的放疗取得较好的疗效,如影像引导的放射治疗(image-guided radiotherapy,IGRT)、调强放疗(intensity-modulated radiotherapy,IMRT)、立体定向放疗(stereotactic body radiotherapy,SBRT)及术中放疗(intraoperative radiotherapy,IORT)等新技术已经在胰腺癌中广泛应用。

(1) 体外放射治疗:可用于术前或术后,尤其是对不能切除的胰腺癌,经照射后可缓解顽固性疼痛。胰腺的位置移动范围较大,通过 IGRT 可减小靶区外放,从而减小靶区体积,降低危及器官受量。与 3D-CRT 相比,IMRT 可降低胰腺周围正常组织的受量,从而降低急性和慢性放疗并发症,同时不降低肿瘤控制率。胰腺癌的 SBRT 可大大提高局部控制率,并未延长患者的生存时间,SBRT 可能会增加迟发的胃肠道毒性,通过分次治疗可降低放疗的毒性;新辅助的 SBRT 治疗可提高 R0 切除率,提高生存率;SBRT 合理的剂量限制可降低胃和十二指肠的放疗毒性。近年随着三维适形放射治疗(3DCRT)、调强放射治疗(IMRT)、γ 射线立体定向治疗(γ-刀)等放射治疗技术的不断发展,使得放射治疗照射定位更精确,正常组织损伤小,对于缓解症状疗效确切。

(2) 术中放射治疗:术中切除肿瘤后用高能射线照射胰床,以期杀死残留的肿瘤细胞,防止复发,提高手术疗效。胰腺癌术后行 IORT 是安全的,可以降低复发率,对生存率的影响并不确切;对局部晚期不可手术的胰腺癌,IORT 可以缓解癌痛,提高局部控制率,部分研究显示可延长患者生存时间。

4. 其他治疗

(1) 免疫治疗:研究表明,肿瘤的发生、发展伴随着免疫功能的低下,胰腺癌也不例外。因此,提高患者的免疫力也是治疗胰腺癌的一个重要环节。通过免疫治疗可以增加患者的抗癌能力,延长生存期。大致可分为三种:①主动免疫:利用肿瘤抗原制备疫苗后注入患者体内,提高宿主对癌细胞的免疫杀伤力;②被动免疫:利用单克隆抗体治疗,如针对 VEGFR 的

单抗 bevacizumab、针对 EGFR 的单抗 cetuxirab 等;③过继免疫:将具有免疫活性的自体或同种异体的免疫细胞或其产物输入患者,临床上已有报道将从患者体液或肿瘤中分离出的淋巴因子活化的杀伤细胞(LAK 细胞)或肿瘤浸润的淋巴细胞(TIL 细胞),经体外扩增后回输患者,并取得一定疗效。

临床上除了厄洛替尼和尼妥珠单抗之外,胰腺癌的靶向治疗领域的 Ⅲ 期临床试验大都是阴性结果。吉西他滨联合贝伐珠单抗,吉西他滨联合贝伐珠单抗和厄洛替尼,吉西他滨联合 VEGF 受体抑制剂 Axitinib,吉西他滨联合西妥昔单抗,吉西他滨联合索拉非尼等临床研究结果均为阴性,提示吉西他滨加用这些靶向药物后较其单药未能获得进一步的生存获益。

(2) 基因治疗:基因治疗是肿瘤治疗的研究方向,主要方法有:反义寡核苷酸抑制癌基因复制、抑癌基因导入、自杀基因导入等,目前尚处于实验阶段,基因治疗应用于临床还有待时日。

近年来胰腺癌的免疫治疗研究取得了一些令人瞩目的进展,虽然目前大部分研究仍处于实验或初期临床试验阶段,但随着分子生物学的进一步发展,我们相信胰腺癌的免疫治疗和基因治疗应该可以取得更多的进展,有望在胰腺癌的治疗中取得更好的疗效。

(傅德良)

第六节　胰腺囊性肿瘤

(一) 囊性肿瘤的分类

近年来,随着影像学诊断技术的发展,临床诊断的胰腺囊性肿瘤(cystic neoplasms of the pancreas,PCN)较过去有了明显的增加。世界卫生组织 2000 年公布的胰腺肿瘤分类中的囊性肿瘤包括浆液性囊性肿瘤(serous cystic neoplasm)、黏液性囊性肿瘤(mucinous cystic neoplasm)、导管内乳头状黏液性肿瘤(intraductal papillary mucinous neoplasms)、实性假乳头性肿瘤(solid-pseudopapillary tumor)、腺泡细胞囊腺癌、导管腺癌囊性变和胰腺内分泌肿瘤囊性变。其中,浆液性囊性肿瘤,黏液性囊性肿瘤和胰管内乳头状黏液性肿瘤占了 PCN 的 90% 左右。前两者既往俗称为"胰腺囊腺瘤(癌)"。

(二) 浆液性囊性肿瘤

浆液性囊性肿瘤多见于中年女性,大部分位于胰腺头颈部。浆液性囊腺瘤分 5 个亚型微囊性、寡囊型、混合微囊-寡囊型、von Hippel-Lindau(VHL)相关型和实质型。临床常见的是寡囊型,由单个或数个直径>2cm 的囊组成,镜下见囊壁衬以富含糖原的单层立方

上皮细胞。

浆液性囊腺瘤绝大部分是良性的，但近年来也有浆液性囊腺癌的个案报道，不过是否由浆液性囊腺瘤发展而来尚不清楚。

浆液性囊腺肿瘤典型 CT 表现为多个直径<2cm 的囊，构成蜂窝状、中央有星状瘢痕、并有中央型钙化，边界清楚。但只有 30% 的患者有这种特征性的影像。子囊直径>2cm 的寡囊型浆液性囊腺肿瘤常常与黏液性囊性肿瘤不易鉴别，有时也容易与胰腺假性囊肿相混淆，浆液性囊腺肿瘤的特征是分隔比较薄、分隔轻度强化，一般没有邻近脏器的侵犯。

无症状或小的浆液性囊腺肿瘤可不予处理，定期随访，随访以 CT 或 MRI 为主。而对有症状的，巨大的或与黏液性囊性肿瘤不能鉴别的，应手术治疗。浆液性囊腺肿瘤手术可根据肿瘤的部位行非根治性的胰腺切除术，如胰腺节段切除术（位于胰颈体部肿瘤）、肿瘤摘除术、保留脾脏的胰体尾切除术等。浆液性囊腺肿瘤切除后即能获治愈。

（三）黏液性囊性肿瘤

黏液性囊腺瘤多见于胰腺体尾部，为巨囊或多房性。囊腔多在 2cm 以上，与胰管不相通，囊腔内可见纤维分隔，囊液为黏稠淡黄色液体。镜下见囊壁内衬分泌黏液的柱状上皮，偶见乳头状结构。内衬上皮多为不连续。黏液性囊腺瘤间质呈卵巢型，由较丰富的梭形细胞组成，这是镜下与胰管内乳头状黏液性肿瘤鉴别的主要特征。组织学上黏液性囊腺瘤分为良性（腺瘤），低度恶性（交界瘤）和恶性（囊腺癌）。囊腺癌有非浸润癌和浸润癌之分。Sarr 等报道了 84 例黏液性囊腺瘤，其中腺瘤 54 例（65%），交界瘤和非浸润癌 23 例（27%），浸润癌 7 例（8%）。黏液性囊腺瘤具有高度恶性潜能，瘤体愈大，癌的可能性也愈大。文献报道黏液性囊腺癌的直径均超过 3cm。

黏液性囊性肿瘤几乎仅见于女性，发病患者年龄分布广，但通常恶性肿瘤患者的年龄大于良性肿瘤，提示存在良性肿瘤恶变的过程。该肿瘤无特征性临床表现，常见症状有腹痛、腹胀不适、食欲减退、黄疸、消瘦、腹块、腹泻等。复旦大学附属中山医院的资料显示，浆液性囊腺肿瘤和黏液性囊性肿瘤首发症状以腹痛最多见（21%），其次是腹胀（15%），其他依次为腹块、黄疸、纳差及消瘦。黄疸及消瘦见于浸润性黏液性囊腺癌。大约 38% 的患者无临床症状。

黏液性囊性肿瘤的 CT 特征为单房或多房性低密度肿瘤，内有纤维分隔，囊壁较厚，可有结节，偶见高密度的钙化影。如囊壁不规则，分隔厚而不均匀，有乳头状突起，强化较明显和钙化明显，甚至囊壁呈蛋壳样钙化者，或有周围浸润征象者，提示恶性可能。

不典型病例，如单囊、无囊壁结节或者囊内有出血坏死者，CT 常不能作出明确的诊断。

黏液性囊性肿瘤有恶变倾向，且临床常不能鉴别其良恶性，需手术治疗。位于胰头部的肿瘤可行经典或保留幽门胰十二指肠切除术。颈或体部肿瘤可行胰腺节段切除术，但切除后需作冷冻切片检查，如为恶性肿瘤，则需作根治性手术。体尾部肿瘤可行远端胰切除术，有时需同时切除脾脏。对术前疑似恶性的肿瘤，不建议作节段胰腺或保脾的手术。Sarr 等对手术切除的 54 例腺瘤和 23 例交界性和非浸润性黏液性囊性肿瘤随访平均 11 年，均未见复发。

浸润性黏液性囊性肿瘤须根据肿瘤部位行胰十二指肠切除术或远端胰腺及脾切除术。需要强调的是，不要因为囊腺癌巨大而轻易放弃手术，巨大肿瘤对大血管主要是推移，直接浸润少见。手术切除的浸润黏液性囊性癌的 5 年生存率可达到 15%~33%。

（四）胰管内乳头状黏液性肿瘤

1982 年日本学者首先报道了 4 例起源于胰腺大导管的恶性肿瘤，称之为"胰腺产黏液癌"，1996 年，WHO 正式命名为导管内乳头状黏液性肿瘤（IPMNs）。IPMNs 多位于胰头、钩突部，其次为体尾部，也可累及整个胰腺。其基本的病理特征是胰管内出现分泌黏液的异常上皮，导致胰管内大量黏液潴留、胰液淤滞和胰管扩张。根据起源部位肿瘤分为主胰管型、分支胰管型和混合型三种类型。肿瘤与胰管相通，切面见主胰管及部分分支显著扩张，并有大量黏液潴留，导管壁部分增厚或有乳头状突起。显微镜下，IPMNs 是由立方或柱状上皮细胞围绕一纤维血管轴心形成的乳头构成的，无卵巢型间质。组织学分型同黏液性囊性肿瘤。导管内乳头状黏液腺瘤有恶变倾向，其中，主胰管型 IPMNs 的恶变率高达 60%~92%，分支胰管型的恶变率为 6%~40%。恶性 IPMNs 往往能从镜下观察到从良性腺瘤、不典型增生到恶性肿瘤的连续变化。

胰管内乳头状黏液性肿瘤多见于中老年男性，腹痛是常见的首发症状。在 Sohn 等报道的 136 例 IPMNs 中，51% 表现为腹痛，腹痛可能与胰管堵塞造成的胰管高压有关，也可能是胰管堵塞后继发胰腺炎的表现之一，有些患者可有反复的急性胰腺炎发作。部分致胰管长期阻塞，外分泌和内分泌功能受损，导致特发性的慢性胰腺炎，表现为脂肪泻、糖尿病和体重下降。

主胰管型胰管内乳头状黏液性肿瘤的 CT 检查可发现导管节段性和弥漫性扩张，并见扩张的导管内充满低密度的黏液或多发的乳头状结节。如主胰管直径>10mm，或胰管内结节≥10mm，提示恶性可能。主

2

胰管型胰管内乳头状黏液性肿瘤有时与慢性胰腺炎伴胰管扩张病例很难鉴别，这也是以往常误诊为慢性胰腺炎的主要原因。慢性胰腺炎扩张的胰管呈粗细不等的改变，内无结节，偶有结石；而胰管内乳头状黏液性肿瘤扩张的胰管则规则一致。分支胰管型的 CT 表现为分叶状囊性肿物，包膜薄，境界清，与胰管相通。分支胰管型胰管内乳头状黏液性肿瘤与黏液性囊性肿瘤鉴别的关键是与胰管是否沟通，MRCP 和 ERCP 在这方面更具优势。

对 IPMNs 的治疗，2006 年有了仙台共识（International consensus guidelines for management of intraductal papillary mucinous neoplasms and mucinous cystic neoplasms of the pancreas），因主胰管型 IPMN 的恶变率为 60%~92%，平均 70%，而且 2/3 是侵袭性的，故对主胰管型和混合型 IPMNs，国际上的认识是一致的，即应手术切除所有的病灶，最大限度地减少残留胰腺的复发，根据病变部位行胰十二指肠切除术、远端胰腺切除术或者全胰切除术。

对分支胰管型的治疗原则，学术界尚有争议，仙台共识提出具备下列特征的分枝胰管型 IPMNs 可以随访：无症状、体积小于 3cm、主胰管扩张小于 10mm、无乳头样结构、细胞学检查阴性。2012 年时，对仙台共识又做了修订，对大于 3cm 的病灶，如果没有"高危因素"（强化结节或主胰管>10mm），可以继续观察；观察过程中如出现下述改变，则建议手术：肿块增大超过 3cm、管壁增厚/强化、附壁结节、胰管直径超过 5mm、远端胰腺萎缩和淋巴结肿大。

胰管内乳头状黏液性肿瘤切除后必须根据远切端的冷冻切片决定切除范围，如切缘阳性（PanIn Ⅱ级），则须扩大切除范围，直至阴性，有时甚至须行全胰切除。但现在也有学者提出不同的观点，长期随访的资料也显示一些当年切缘阳性的患者并未如预料的出现肿瘤的转移或复发，推测可能与胰管内乳头状黏液性肿瘤的进展缓慢有关。对于此类肿瘤，是否有必要因为切缘的不典型增生而行全胰切除术，从而导致终身的胰岛素和胰酶替代，尚有争议。浸润性胰管内乳头状黏液性肿瘤须行淋巴结清扫。文献报道腺瘤和非浸润性胰管内乳头状黏液性肿瘤的 1、2 和 5 年生存率分别为 97%、94% 和 77%；而浸润性胰管内乳头状黏液性肿瘤的 1、2 和 5 年生存率分别为 72%、58% 和 43%。

（五）实性假乳头性肿瘤

胰腺实性假乳头状瘤（SPT）是一种比较少见的低度恶性胰腺肿瘤，占胰腺肿瘤的比例不到 1%，1959 年由 Franz 首先报道，其组织来源尚不清楚。临床表现和组织病理学与其他胰腺肿瘤不同。实性假乳头状瘤为实性或囊实性，多有包膜。较小的肿瘤以实性区为主，较大的肿瘤以充满陈旧血液的囊性区为主，仅在边缘残留少数肿瘤细胞。镜下肿瘤实性区内为实性细胞巢，细胞较均匀一致，血管纤细而稀少，故其特征不同于胰腺内分泌肿瘤。囊性区残留的少量肿瘤成分由均匀细小的假乳头组成，部分瘤细胞空泡变而呈泡沫状，甚至气球状，类似吞噬脂肪的组织细胞。

实性假乳头状瘤属于交界性或低度恶性肿瘤，以膨胀性生长为主，可发生恶变，侵犯、突破包膜，浸润周围组织、血管和器官等。血道转移为主，通过肠系膜上静脉、门静脉首先转移到肝脏，10%~15% 的患者就诊时存在肝或腹腔转移。

实性假乳头状瘤好发于 30~40 岁的中青年女性，早期无特异症状，多数患者以腹部肿块为首发表现，就诊时肿瘤体积往往超过 10cm。偶有上腹部轻微腹痛、腹胀等非特异性消化道症状；部分患者有腹泻、消瘦等症状，即使位于胰头部，也仅有约 4% 的患者有黄疸。近 1/3 的 SPT 无症状，因其他疾病或体检行影像学检查时偶然发现（asymptomatic incidentalomas）。

实性假乳头状瘤对放、化疗均不敏感，手术切除是最有效的治疗方法。肝转移或复发病例，亦可采用手术治疗。如果肿瘤包膜完整，位于胰腺表面，或外生性肿瘤，与周围组织界限清楚，可行肿瘤摘除术。胰腺颈或体部肿瘤大部分位于胰腺实质组织中的可行胰腺节段切除术；胰头部肿瘤则需行胰十二指肠切除术。如肿瘤侵犯门静脉或肠系膜上血管，可予以切除后重建。胰腺体尾部的肿瘤可行胰体尾切除术。手术中应尽量避免肿瘤包膜破裂。如有肝局限性转移者可作肝脏局部切除术。SPT 进展缓慢，预后良好，即使肿瘤发生转移，或者肿瘤仅被部分切除，大部分患者也能获得 5 年以上的生存时间。

（楼文晖）

第七节　胰　瘘

胰瘘是急慢性胰腺炎、腹部外伤和腹部外科手术，特别是胰腺手术后的严重并发症之一。此时，胰液由非生理途径流出，常导致腹腔内的感染和出血。若处理不当，胰瘘、感染与出血又会相互影响，形成恶性循环，甚至造成死亡。胰瘘分为胰内瘘和胰外瘘。胰液经引流管或切口流出体表则为胰外瘘，多见于胰腺手术后。2005 年胰瘘国际协作组（ISGPF）对并发于胰腺手术后的胰瘘正式命名为术后胰瘘（postoperative pancreatic fistula，POPF），特指胰肠吻合口瘘（如胰十二指肠切除术），或胰腺残端漏（如远端胰腺切除术）。

胰内瘘是指漏出的胰液向内通向腹腔、胸腔或各个相邻空腔器官,常见于急慢性胰腺炎。若胰液经破裂的胰管漏出后被周围组织包裹,可形成假性囊肿。如果流入游离腹腔则导致胰源性腹水。有时胰液可流向后方,向上进入胸腔而产生胰源性胸腔积液。罕见情况下,胰液腐蚀周围的肠壁可形成胰肠瘘。

(一)术后胰瘘

1. 诊断 ISGPF 推荐的术后胰瘘(POPF)的诊断标准为:胰腺手术后 3 天及 3 天以上,腹腔引流液淀粉酶浓度大于正常血清淀粉酶上限 3 倍。此外,2010 年中华医学会外科学分会胰腺外科学组发布了《胰腺术后外科常见并发症预防及治疗的专家共识(2010)》。在共识中,胰瘘的诊断标准定义为:术后第 3 天或以后吻合口或胰腺残端液体引流量>10mL/d,引流液淀粉酶浓度高于正常血清淀粉酶上限 3 倍,且连续 3 天以上;或存在临床症状(如发热等),超声或 CT 等影像学检查发现吻合口周围液体积聚,穿刺证实液体中淀粉酶浓度高于正常血清淀粉酶上限 3 倍。同时,依据胰瘘造成的临床后果将术后胰瘘分为三级(表 33-11):①A 级:患者无临床症状,而且胰瘘能自行愈合,病程一般不超过 3 周;②B 级:患者可有腹痛、发热和白细胞增高,需要某些临床干预,腹腔引流通畅持续 3 周以上;③C 级:患者出现严重的脓毒症,或伴有多器官功能障碍,需重症监护治疗,必要时需经皮穿刺引流或再次手术。近年来,胰腺外科领域习惯将可自愈的 A 级胰瘘称为生化瘘,B、C 级胰瘘称为临床相关性胰瘘。

表 33-11 术后胰瘘分级的主要参数

分级	A	B	C
一般状况	好	一般	差
特殊治疗*	无	有/无	有
B 超/CT	阴性	阴性/阳性	阳性
持续引流(>3 周)	否	通常是	是
再次手术	否	否	是
术后胰瘘相关死亡	无	无	可能有
感染征象	无	有	有
脓毒症	无	无	有
再次入院	否	是/否	是/否

* 包括肠外营养、抗生素、肠内营养、生长抑素类制剂和(或)再引流

Pratt 等依据该标准回顾性地分析了 256 例胰腺手术患者,术后胰瘘的发生率为 32.4%,其中 A 级 41 例,B 级 32 例和 C 级 10 例,分别占胰瘘的 49.4%、38.6% 和 12%。复旦大学附属中山医院对 341 例胰腺手术患者研究显示,术后胰瘘的病例为 156 例,发生率为 45.7%,其中 A 级 52 例,B 级 97 例和 C 级 7 例,分别占胰瘘的 33.3%、62.2% 和 4.5%。两组资料提示胰腺术后的胰瘘发生率相当高,但严重而需再手术的胰瘘仅占 10% 左右,绝大多数在积极治疗后痊愈。

胰腺手术后第一天腹腔引流液中的淀粉酶浓度是术后胰瘘的一项独立危险因素。2007 年 Molinari 等对 137 例接受胰腺手术患者的前瞻性研究报告指出,术后第一天腹腔引流液淀粉酶浓度≥5000U/L,应作为预测术后胰瘘的有价值的指标。此外,最近研究发现术后引流液淀粉酶浓度与胰瘘的严重程度有一定相关性。Ceroni 等分析 135 例行胰十二指肠切除术病例发现,B、C 级胰瘘患者引流液淀粉酶的浓度显著高于 A 级胰瘘,当引流液淀粉酶浓度>2,820U/L 时,发生严重胰瘘的风险显著增高。

B 超、CT 或 MRI 等影像学检查对术后胰瘘的诊断有一定的参考价值。尤其在引流不理想,或出现全身感染症状的情况下,应考虑行 B 超、CT 或 MRI 检查,了解引流管的位置以及有无胰周积液或脓肿形成。

2. 预防 影响术后胰瘘的危险因素除了患者因素(年龄、伴随疾病、黄疸、低蛋白血症等),疾病因素(胰腺质地、胰管直径、胰腺外分泌功能等)外,胰腺手术的围术期处理和手术相关因素(术中出血量、吻合方式、手术技巧等)尤为重要。

(1)抑制胰腺外分泌:生长抑素类制剂具有抑制胰腺分泌的作用,常被用于术后胰瘘的预防,但其预防作用尚有争议。Montorsi 的前瞻性对照研究显示,预防性应用生长抑素类制剂奥曲肽(octreotide)能有效降低术后胰瘘的发生;国内学者的回顾性研究结论也多肯定其预防作用。但 2014 年 McMillan 等对1018 例胰十二指肠切除术患者进行了回顾性研究,分析显示奥曲肽不仅不能降低术后胰瘘的发生率,反而可以增加中、高危组患者临床相关性胰瘘的发生。

(2)提高手术技巧:胰腺手术是复杂的高难手术,手术者的技术和经验是发生术后胰瘘的重要影响因素。术中解剖层次不清,操作粗暴,使胰腺损伤严重,或者直接伤及胰管,则增加了术后发生胰瘘的机会。胰十二指肠切除术时如果钩突未能完全切除,残留的胰腺组织可能在术后发生出血、坏死,导致胰瘘的发生。胰腺残端游离过长、肠管开口过小与胰腺断端不匹配导致吻合口张力高、缝合过密、结扎过紧等,造成吻合口血供不良,都会影响吻合口愈合。

胰腺残端的处理是预防术后胰瘘的关键。胰腺与消化道重建大多采用套入式端-端或端-侧胰空肠吻合、胰管对空肠黏膜(即黏膜对黏膜)端-侧胰空肠吻合和捆绑式胰肠吻合术。胰胃吻合也是一种选择术

式。根据目前的文献资料,尚难评价某一吻合方式的优劣。复旦大学附属中山医院的经验是,手术者应选择自己熟悉的吻合方式,依靠精湛的外科技术,提高吻合质量。至于远端胰腺切除术的残端处理,关键是必须缝扎主胰管及大的胰管分支,如果术中采用直线切割闭合器离断胰腺,需要选择合适的钉仓关闭主胰管。

3. 治疗　A 级胰瘘为胰液的单纯漏,不引起临床症状,通畅引流即可治愈。B 级胰瘘的患者常需要禁食、胃肠减压,给予肠外营养或肠内营养支持。对于伴有腹痛、发热和白细胞升高者,需使用抗生素。腹腔引流通常超过 3 周。C 级胰瘘患者若出现严重的脓毒症,应转入重症监护病房并采取积极的治疗干预措施,包括禁食、胃肠减压、维持水电解质和酸碱平衡、全肠外营养或肠内营养、选用敏感抗生素和生长抑素类制剂。若因腹腔感染和脓肿形成且引流不畅,可先考虑在 B 超或 CT 引导下经皮穿刺引流。如引流效果仍不满意,可选择手术放置双套管持续负压吸引。经过及时恰当的处理,常能取得理想的效果。如患者全身状况进行性恶化,出现不同程度多器官功能障碍,需考虑再次手术,行胰周坏死组织清除及更充分的引流。

（二）胰内瘘

1. 胰腺假性囊肿详细见本章第三节。

2. 胰源性胸腔积液和胰源性腹水胰源性胸、腹水多由酗酒引起胰管破裂所致,临床上常无胰腺炎病史。胰源性胸腔积液患者通常表现为呼吸困难、胸痛、咳嗽等肺部症状。胰源性腹水患者以无痛性大量腹水为首发症状。可采用 B 超检查并做穿刺淀粉酶和白蛋白含量检测,如淀粉酶浓度>1000U/L,白蛋白浓度>30g/L,即可明确诊断。胰源性胸、腹水患者早期选择非手术治疗,包括禁食、胃肠减压、全肠外营养、使用生长抑素类制剂,以及胸、腹腔穿刺引流,以促进浆膜面粘连。非手术治疗常需持续 2-3 周,无效者可考虑外科治疗。根据胰管造影明确胰管破裂部位后决定手术方案。远端胰管破裂或者胰体尾的囊肿破裂可行远端胰腺切除术或胰管空肠 Roux-en-Y 吻合术。近胰头部的胰管破裂或囊肿破裂可行空肠和破裂部位胰管或囊肿的吻合术。

3. 胰肠瘘胰腺假性囊肿或脓肿向邻近肠腔破溃造成胰肠瘘后大多数患者会引起出血或感染,此时需要按情况进行手术治疗。

（王单松　靳大勇）

第三十四章

脾 脏 疾 病

2

第一节 脾脏的解剖和结构

（一）脾的解剖

人胚第 5 周时，胃背系膜内的间充质增生分化成脾原基，间充质细胞分化成脾的被膜、小梁和脾实质内的网状组织、血管等；从胸腺和骨髓来的淋巴细胞增殖分化形成白髓。残余的间充质如果未能与脾脏融合，可形成副脾，其发生率为 10% ~30%，发生位置的频度依次为脾门、脾血管、胰尾部腹膜后、沿胃大弯的大网膜、小肠、大肠系膜等。

脾脏呈三角锥体状，位于左季肋区的肋弓深处，在膈肌的下方，胃的左后侧，左肾的前侧和结肠脾曲的上方，可分为两面即膈面和脏面，两极即上极和下极，两缘即前缘和后缘。脾脏是第二大腹膜间位器官，除了脾门以外均为腹膜所覆盖。脾脏周围的腹膜返折形成多个韧带对脾脏起固定作用，这些韧带分别为脾胃韧带、脾肾韧带、脾膈韧带、脾结肠韧带和脾胰韧带等。脾胃韧带由胃体大弯侧和胃底延伸至脾脏，内有胃短血管；其他韧带内通常并无血管存在，但在一些病理状态下（如门静脉高压症时），可有较粗大的回流静脉。脾脏脏面中央处是脾门，是血管、淋巴管和神经出入之处，被称作脾蒂，有些人的胰尾可伸入脾蒂而紧贴脾门，在作脾切除术处理脾蒂时就有可能损伤胰尾。

大多数脾动脉发自腹腔动脉，个别可起自腹主动脉、肠系膜上动脉或胃左动脉。按其行程可分为胰上段、胰段、胰前段和脾门前段等四段，脾动脉在脾门附近分出终末支（Ⅰ级分支），即脾叶动脉，每个脾叶动脉距脾门 0 ~3.5cm 处分为脾段动脉（Ⅱ级分文）。多为 1 ~3 支，通常与脾的纵轴相垂直进入脾内，分别供应相应的一个段。脾段动脉可再分出 2 ~3 个Ⅲ级分支，称为亚段动脉。脾亚段动脉依次分为小梁动脉（Ⅳ级分支）、中央动脉（Ⅴ级分支）、笔毛动脉（髓动脉、鞘毛细血管，Ⅵ ~Ⅶ级分支），再经动脉毛细血管末端开放于脾索或血窦。通常意义上，脾血管主干为一级脾蒂，支配脾叶的脾叶血管为二级脾蒂，该解剖位置的确认对近期开展较多的腹腔镜脾脏切除术有重要意义。脾极动脉是指不经过脾门而直接进入脾上、下极的动脉，分别为上极动脉和下极动脉。脾极动脉的出现率及支数的变异对临床特别是在行脾保留手术时颇为重要。脾动脉的分支尚有胃网膜左动脉和胃短动脉。脾静脉多半在脾动脉后下方，少数被动脉所盘绕，极个别的在动脉前方。多数脾脏内动静脉分支形成相近似。

为了适应临床不规则部分脾切除术的需要，Dixon 按脾实质内血管系统走行及分布规律，将脾从脏面到膈面划分三个区：脾门区、中间区、周围区。脾门区为脾叶段血管和多数亚段血管经过之处。中间区为脾的小梁血管、中央动脉和小静脉分布处。周围区为笔毛动脉（髓动脉、鞘毛细血管和动脉毛细血管）、髓静脉、血窦等分布处。

（二）脾的结构与生理

脾脏是由结缔组织支架、淋巴组织、血管和淋巴管以及血细胞和巨噬细胞共同组成。脾包膜由上皮细胞、结缔组织和平滑肌形成，向脾实质内伸展和分支，称为脾小梁，内有小梁动脉和小梁静脉（图34-1）。被膜和小梁内的平滑肌收缩可调节脾脏的含血量。

脾脏可分为白髓、边缘区和红髓三大部分：大体标本切面呈暗红色的是红髓，其中散在的一些圆形灰白色结节是白髓。红、白髓之间有过渡区，称边缘区。

白髓由密集的淋巴组织及其小结节构成，在新鲜脾的切面上呈分散的白色小点状，故称白髓。白髓包括两种不同结构：①动脉周围淋巴鞘：是围绕在中央动脉周围的弥散淋巴组织，随中央动脉的分支而逐渐变薄，主要由 T 细胞组成，还有一些巨噬细胞和交错突细胞。此区相当于淋巴结的副皮质区，为脾脏的胸腺依赖区；②淋巴小结：结构与淋巴结相同，主要由 B

2

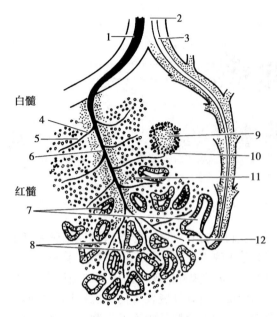

图 34-1　脾髓的结构
1. 小梁动脉　2. 脾小梁　3. 小梁静脉；白髓　4. 分支小动脉　5. 淋巴鞘　6. 淋巴鞘的中央动脉；红髓　7. 脾血窦　8. 脾索　9. 生发中心　10. 滤泡　11. 边缘带　12. 笔毛样分支

细胞构成,当抗原进入脾内引起体液免疫应答时,淋巴小结增多,出现在动脉周围淋巴鞘的一侧,此时中央动脉常偏向另一侧。边缘区位于白髓和红髓交界处,该区淋巴细胞叫白髓稀疏,但较红髓密集,含有 T 细胞和 B 细胞,以 B 细胞为主,并有较多巨噬细胞和血细胞。边缘区是淋巴细胞从血液进入脾内淋巴组织的重要通道,也是脾首先接触抗原引起免疫应答的重要部位。边缘区的淋巴细胞可以转移至白髓或红髓。红髓由脾索与脾血窦组成。脾索由富含血细胞的索状淋巴组织构成,脾索相互连接成网,与血窦相间分布。脾索内含有大量巨噬细胞,可吞噬异物、衰老的红细胞和血小板等,是滤过血液的场所。脾索内血细胞可通过血窦内皮间隙进入血窦。脾索内的淋巴细胞主要是 B 细胞,还有许多浆细胞,是脾内产生抗体的部位。脾血窦壁由内皮细胞、基底膜及外膜网状细胞组成;窦壁外面缠以网状纤维,使血窦壁呈栅栏状多空隙的结构。血窦附近的巨噬细胞突起可通过细胞间隙伸入腔内。

脾动脉从脾门入脾后,分支进入小梁成为小梁动脉。小梁动脉的分支行于动脉周围淋巴鞘内,即中央动脉。中央动脉沿途发出许多小分支形成毛细血管,开放于边缘区,或末端膨大形成小的边缘窦。中央动脉的主干穿出白髓,分成一些直行的小分支形似毛笔,称笔毛动脉,笔毛动脉位于脾索内。毛细血管末端开放于脾索或连于血窦。脾血窦汇集成髓静脉,髓静脉进入小梁后即为小梁静脉,最后汇集成脾静脉出脾。这样形成脾脏的血液通路。

(三) 脾脏的功能

脾脏是单核-吞噬细胞系统的第二大器官,含大量淋巴细胞、巨噬细胞和组织细胞,占全身淋巴组织总量的 25%,参与全身特异性和非特异性免疫反应,是机体体液和细胞免疫的中心。其免疫作用有吞噬作用、产生特异性抗体和抗肿瘤作用。除了重要的免疫功能外,脾脏还具有造血、储血和滤血功能。

(陈进宏)

第二节　脾功能亢进

(一) 脾功能亢进分类

脾功能亢进(以下简称脾亢)是一种综合征,临床表现为脾肿大,外周血中一种或多种血细胞减少,而骨髓造血细胞则相应增生,脾切除后血象可恢复或接近正常,症状得以缓解。脾亢可分为原发性和继发性两种,前者是指原因不明的脾亢,临床上以后者多见。

原发性脾亢有所谓原发性脾增生、非热带性特发性脾肿大、原发性脾性粒细胞减少、原发性脾性全血细胞减少、脾性贫血或脾性血小板减少症。由于病因不明,很难确定该组疾病系同一病因引起的不同后果,或系相互无关的独立疾病。

继发性脾亢发生在下列各种病因:①急性感染伴脾肿大,如病毒性肝炎或传染性单核细胞增多症;②慢性感染,如结核、布氏杆菌病、疟疾等;③充血性脾肿大即门脉高压,有肝内阻塞性(如门脉性肝硬化、坏死后肝硬化、胆汁性肝硬化、含铁血黄素沉着症、结节病等)及肝外阻塞性(有门静脉或脾静脉外来压迫或血栓形成)等;④炎症性肉芽肿如系统性红斑狼疮、类风湿关节炎、Felty 综合征及结节病等;⑤恶性肿瘤如淋巴瘤、白血病等;⑥慢性溶血性疾病如遗传性球形细胞增多症、自身免疫性溶血性贫血及海洋性贫血等;⑦类脂质沉积症如戈谢病及尼曼-匹克病;⑧骨髓增生症如真性红细胞增多症、慢性粒细胞白血病及骨髓纤维化;⑨其他尚有脾动脉瘤及海绵状血管瘤等。

(二) 发病原理

脾亢的发病机制迄今尚未完全阐明,近年来有以下两种学说:

1. 过分阻留和吞噬作用　与动物不同,人类的正常脾脏很少有红细胞或白细胞的贮藏作用,但是约1/3左右血小板却被阻留在脾脏。但当脾脏有病理性增大时,不但血小板而且红细胞也可在脾内滞留。脾肿大与纤维血管增生有关,伴有小梁增粗,其中可见巨噬细胞及原纤维细胞增生,因而脾内血细胞阻留也见增多。据估计,当脾脏显著肿大时,约50%～90%血小板和30%以上的红细胞被阻留在脾脏,导致外周血液中血小板及红细胞减少。外周血中衰老的红细胞以及受抗体、氧化剂、化学毒物或物理因素损伤的红细胞大多在脾脏内破坏。由于脾内循环系统的特殊结构(终末动脉可直接开放至脾索),红细胞在迂曲的脾索内缓慢前进,滞留较久,因能量耗尽而碎裂分解。也有些红细胞因受巨噬细胞影响,损失部分细胞膜,多次吞噬后表面积逐渐减少,以致形成球形细胞。这种球形红细胞可塑性极差,无法通过基膜小孔进入脾静脉窦,大多在脾索中心为巨噬细胞所吞噬,所谓剔除作用。另有一些红细胞浆内有变性珠蛋白小体、异常血红蛋白包涵物或疟原虫等;由于这些小体僵硬不易变形,常被阻挡在仅有2～3μm的基膜小孔而无法进入脾窦,最后包涵体为脾窦周围巨噬细胞所吞噬,称为挖除作用。

当脾脏内单核-吞噬细胞系统过度活跃或脾索内异常红细胞明显增多如遗传性球形细胞增多症或自体免疫性溶血性贫血等,上述"剔除"或"挖除"作用均显著加强,以致大量红细胞在脾内破坏而最终导致贫血。

2. 自体免疫反应　脾脏是IgM的主要生成器官,也可能是很多病理性抗体的来源。脾脏肿大时这种免疫作用更为突出。当脾脏切除后,抗体虽仍有生成,但出现较晚且抗体效价较低。因此,也有人认为脾亢可能是一种自体免疫反应。脾内单核-吞噬细胞系统由于各种不同原因发生了异常的免疫反应,导致自体抗体的产生;破坏自体血细胞而引起一种或多种血细胞的减少。此外,脾对血浆容量及白蛋白合成有一定的控制作用。慢性脾脏明显肿大时,血浆容量明显增多;而切脾后6个月,血容量才恢复正常。因此,脾亢患者血象降低也有稀释性因素的参与。

(三) 诊断标准

1. 脾肿大　极大多数脾亢患者的脾脏均肿大。一般说来脾脏越大,脾亢越明显,但也不是绝对的。脾肿大多发生在血象变化之前,但少数患者在脾尚未明显肿大时,血象已呈现血小板或白细胞减少。在脾肿大未超过1.5～2倍前,体检常无法在肋下触及脾脏。B型超声波、CT或磁共振可提供脾脏大小的可靠资料。

2. 全血细胞减少　患者外周血中红细胞、白细胞或血小板可以单一或同时减少。一般早期病例,白细胞或血小板减少,晚期病例可发生全血细胞减少。

3. 骨髓象　呈现全血细胞增生象,也有因成熟细胞释放过速、数量减少而未成熟细胞相对增多,造成所谓类似成熟障碍现象。

4. 脾切除后可以使血细胞数接近或恢复正常。

(四) 治疗

对继发性脾亢,治疗其原发病,有时可导致脾脏缩小,脾功能亢进减轻,甚至消失。若不能收效而原发病许可,可以考虑切脾。原因不明性脾亢如脾肿大显著而引起明显压迫症状;贫血严重,尤其有溶血性贫血;血小板明显减少并伴有出血症状;粒细胞缺乏而有反复感染者,切脾为首选治疗方法。

（陈进宏）

第三节　脾脓肿、脾囊肿和脾肿瘤

(一) 脾脓肿

由于脾脏是免疫器官且血流丰富使细菌不易定植,故脾脓肿的发生率较低,其原因有:①继发于心内膜炎、肺脓肿等感染并导致菌血症或败血症的转移性脾脓肿原;②发于脾梗死和脾外伤等损伤或寄生虫性囊肿后的继发感染;③周围脏器化脓性感染如消化道穿孔或胰腺炎直接侵及脾脏所致。有报道显示,该三种病因所占比例分别为75%、15%和10%。

脾脓肿的临床表现、症状和体征无特异性,多数患者有前驱感染症状,之后出现如同左侧膈下脓肿的临床表现,有左上腹压痛、寒战、发热和脾肿大,患者左上腹可以触及肿大脾脏并有左上腹压痛、反跳痛和肌紧张,严重时可有局部皮肤水肿;进一步发展脓肿可穿破膈肌引起脓胸。患者外周血可有白细胞增高,核左移伴中毒颗粒,血培养可有阳性发现;B超和CT等影像学检查可以作出诊断,并可判断是单个还是多发脓肿。

脾脓肿的治疗应包括全身治疗与手术治疗两个方面。全身治疗主要包括应用广谱、高效、敏感的抗生素以及全身支持治疗。如条件许可,可行脾脏切除术,如因脾周围有过多的致密粘连而切除不易,也可以考虑脓肿的切开引流。有些患者可以在影像学检查帮助下作经皮穿刺置管引流,同时选用敏感抗生素治疗并加强营养支持,尤其对于局限于一个脾叶且脓液稀薄可以彻底引流者更为适用,可达到保脾的目的。

(二) 脾囊肿

脾囊肿可分为寄生虫性和非寄生虫性两类。寄生虫性脾囊肿以棘球蚴病囊肿最为常见,尤其在牧区多见。非寄生虫性囊肿又可分为真性囊肿与假性囊肿,而后者较多见,可由于脾外伤血肿、脾梗死或炎症区坏死变性液化等引起,囊肿内壁无上皮细胞。前者少见,有皮样囊肿、表皮样囊肿、淋巴管囊肿及单纯性囊肿等。

脾囊肿的症状与其大小有关,小者一般无症状,

2

在 B 超检查时偶尔发现，大者主要表现为腹部包块及其周围器官的受压症状，如上腹部胀痛、消化不良、便秘等，当合并感染时包块可有压痛，并出现高热等症状。B 超和 CT 扫描有助于脾囊肿的诊断，如果囊肿有钙化时 X 线片上可以发现环形钙化影。

一些非寄生虫性脾囊肿可以经皮穿刺引流，大者或诊断不明者应作脾切除或部分切除。出血、感染或多发性囊肿不宜做穿刺引流。脾包虫性囊肿的治疗方法与肝棘球蚴病相同，手术时应避免囊内容物流出。

（三）脾肿瘤

脾脏肿瘤发病率很低，良性肿瘤发病率约为 0.14%，恶性肿瘤占全部恶性肿瘤的 0.64%。Morgaenstern 等按组织成分来源将原发性脾脏肿瘤分为四类：①类肿瘤病变：包括脾囊肿和错构瘤；②血管源性肿瘤：其中良性包括海绵状血管瘤、脾动脉瘤、淋巴管瘤、血管内皮细胞瘤和血管外皮细胞瘤，恶性包括血管肉瘤、淋巴肉瘤和血管内皮肉瘤；③淋巴源性肿瘤：包括霍奇金病、非霍奇金淋巴瘤、浆细胞瘤、滤泡假性淋巴瘤、局部反应性淋巴组织增生和炎性假瘤；④非淋巴肿瘤：包括脂肪瘤、血管脂肪瘤、恶性纤维组织细胞瘤、纤维肉瘤、平滑肌肉瘤、恶性畸胎瘤和卡波西肉瘤。脾脏转移性肿瘤有肺癌、乳癌和恶性黑色素瘤等，还有结肠癌、胃癌和胰腺癌的直接浸润等。

脾肿瘤缺乏特异性的临床表现，尤其是早期或较小的良性肿瘤，一般无明显临床症状和阳性体征，当肿瘤较大时可引起压迫消化道症状和出现腹块，肿瘤破裂出血则出现腹膜炎症状。恶性肿瘤可有不同程度的全身症状如低热、乏力、贫血、体重减轻及恶病质。合并感染时可有原因不明的高热。

脾脏血管瘤是最常见良性肿瘤，小的无症状的，可以不用处理。大的有症状的需要行脾切除术，其有自发性破裂可能。脾淋巴管瘤增大时也可引起症状，需行脾切除术。其他良性肿瘤如错构瘤、脂肪瘤及纤维瘤等一般无需手术。原发性脾恶性肿瘤罕见，治疗可行脾脏切除。转移性脾脏肿瘤以全身治疗原发疾病为主，考虑有自发性破裂可能时，才行脾切除术。

（陈进宏）

第四节　游走脾

脾脏不在正常解剖位置而在腹腔其他部位者，称异位脾脏。凡是异位脾脏且因脾蒂过长，脾脏有大幅度移位者，则称游走脾。此症甚为少见，国内有散在报道，可发生于任何年龄，女性比男性多了 3～13 倍，以中年女性为多见。游走脾的病因有：①先天性脾支托韧带如脾胃韧带、脾肾韧带等过长；②脾脏肿大沉

重，同时有脾蒂过长、松弛。若游走脾的脾脏本身没有原发或继发病变，又无并发症存在，一般只表现为无痛性移动性腹块，偶可在肿块上扪及脾切迹。其症状可由游走脾的压迫牵拉或脾蒂扭转引起。如果游走脾压迫消化道，可出现恶心、呕吐、闷胀、腹痛、排便困难或部分性肠梗阻等症状。压迫盆腔脏器可出现排尿排便异常、腰痛，在女性可出现月经紊乱；约有 20% 的游走脾可发生脾蒂扭转，其症状视扭转的程度和速度而异；慢性脾扭转伴脾静脉淤血可引起胃底静脉曲张。间歇性扭转可导致脾充血，继而引起脾脏肿大，脾功能亢进；完全性急性扭转则表现为腹部剧痛、脾脏发生渗液、出血、坏死或感染，还可有急性腹内出血、急性腹膜炎、局部脓肿等各种并发症的症状出现。游走脾还可因外伤或妊娠期腹内压升高而发生脾破裂。有的病例可合并其他内脏下垂。

游走脾的诊断一般并不困难，其特征是游走性可推动的包块，包块上可以触及脾切迹。必要时可作以下辅助检查：①B 型超声波，左膈下正常脾脏消失，而在腹块处呈现脾脏反射；②核素扫描，如 ^{61}Cr 标记检查，可发现腹块有核素积聚，并见明显的腹块轮廓；③选择性腹腔动脉造影可见到肿块的血管供应来自脾动脉；④CT 检查有助于诊断。

异位脾或游走脾可区别不同情况予以处理。无任何症状的患者应向其交代发生蒂扭转及脾梗死的可能，可以不做预防性手术切除，5 岁以下的儿童更应慎重的对待。临床症状进行性加重，有扭转或胃肠道受压者可考虑行脾固定术，即于术中尽力将脾脏自发现部位剥离，在不影响脾蒂血运的前提下，将其复位于左上腹脾窝或左侧腹其他部位，并利用附近组织予以缝合固定。此种方法尚无远期疗效随访报道，值得进一步探讨。育龄期妇女为防止增大子宫诱发脾破裂或增加脾蒂扭转机会，应积极手术切除脾脏。盆腔部位游走脾亦应切除，以减少并发症可能。急性脾蒂扭转者均应手术切除脾脏。脾托或腹带的效果不明显，仅用于有手术禁忌证的病例。脾切除后可行自体脾片移植术。

（陈进宏）

第五节　脾切除与造血系统疾病

由于受抗体影响或具有功能或结构缺陷的血细胞常在脾内大量破坏，造血系统疾病常伴有脾肿大及脾功能亢进。脾脏还参与造血系统的免疫反应，有时担负起髓外造血的功能。脾脏在造血系统中的作用是多方面的，所以造血系统疾病中有的需要切脾治疗，而有的切脾不但无益反易引起不良后遗症。造血

系统疾病的切脾指征,以及术前准备及术后处理等都是外科医师和血液病医师所共同关心的问题。

一般说来如果脾脏对血细胞破坏具有一定作用时,可考虑切脾。如果脾脏的存在有利于正常免疫或造血功能时,切除脾脏对患者不利。现将有脾切除指征的各种造血系统疾病分别阐述如下:

(一) 原发性血小板减少性紫癜

原发性血小板减少性紫癜也被称为免疫性血小板减少性紫癜,是一种与自体免疫有关、由于血小板减少而引起全身出血性疾病,其特征为外周血中血小板减少、血小板寿命缩短,骨髓象显示巨核细胞增多。临床上分为急性和慢性两型。前者为自限性,多见于儿童;后者甚少自发性缓解,以青年女性多见。极大多数原发性血小板减少性紫癜患者的血小板上均吸附有 IgG(称为 PA IgG)或 C3,无论 IgG 或 C3 均可促使血小板生命期缩短,并在单核-吞噬细胞系统内(主要在脾脏,其次是肝或骨髓)被吞噬破坏。目前已证实这类抗血小板抗体是在脾脏及骨髓内生成,脾切除后 PA IgG 减少,血小板数即可上升;因而脾脏在原发性血小板减少性紫癜发病机制中占有重要地位。如切脾后疗效不明显,提示抗体或补体致敏血小板系在骨髓或肝内遭破坏。

原发性血小板减少性紫癜症是脾切除最常见的血液病的适应证。小儿年龄大于 6 岁,脾切除的完全缓解率为 80% 左右,成人脾切除的完全缓解率也可达 70% ~80%。一般说来,血小板计数不是很低,年龄小于 45 岁者或曾用肾上腺皮质激素治疗有效者,均可获得较好的切脾效果。归纳该疾病脾切除指征有以下几点:①慢性成年病例,病程 6 个月以上,各种内科疗法无效;②肾上腺皮质激素无效或虽有效但停药或减量后复发,或需用较大的维持剂量(泼尼松 20mg/d 以上)才能控制出血;③对肾上腺皮质激素使用有禁忌;④妊娠 6 个月以内有严重出血;⑤有颅内出血倾向经内科治疗无效。手术时,应仔细寻找副脾。

该疾病脾切除的相对禁忌证有:①急性型儿童患者,多数可自动缓解,一般不需手术;②2 岁以下患儿切脾后可发生难以控制的感染,手术应推迟至 6 岁以后为宜;③急性暴发型病例,手术死亡率高,应先采用肾上腺皮质激素或输血小板等治疗;④对手术有相对禁忌证如心脏病等;⑤后期妊娠妇女患者。术前用核素[61]铬测定血小板主要滞留部位,可预示切脾疗效。据报道以脾滞留为主者手术效果良好,可高达93.4%。术后 7 天内血小板明显上升超过正常者,常可获得长期缓解。急性型病例的脾切除术尚有争论,有作者认为出血严重危及生命时,在应用大剂量泼尼松和静脉滴入人丙种球蛋白(每天 0.4g/kg)的同时,

积极准备行紧急脾切除术,实践证明大多数病例近期效果显著,解除了患者因多部位或重要器官出血造成的生命危险,因此紧急手术是可行的。

(二) 自体免疫溶血性贫血

自体免疫溶血性贫血系体内产生自体抗体,吸附于红细胞表面,红细胞破坏增速而引起的一组溶血性贫血。根据自体抗体作用于红细胞时所需温度,可分为温抗体及冷抗体。温抗体型自体免疫性溶血性贫血如无原发疾病,治疗以肾上腺皮质激素为首选药物。如腺上腺皮质激素治疗 4 ~6 周无效、泼尼松维持量需 20mg/d 以上、泼尼松中毒症状明显或因其他原因泼尼松使用为禁忌者,应考虑切脾。目前脾切除疗效在 60% 左右,为提高手术疗效应严格挑选病例,首选温反应性抗体 Coombs 试验 IgG 阳性,[61]Cr 测定溶血部位在脾脏者。冷抗体型自体免疫性溶血性贫血,溶血主要发生在血液循环或肝脏中,例如冷凝集素综合征及阵发性冷性血红蛋白尿,脾切除无效,以内科治疗为主。

(三) 罕见的贫血性疾病

1. **遗传性球形细胞增多症**　是一种常染色体显性遗传性疾病,为原发性红细胞膜结构上的缺陷,又称先天性溶血性贫血。膜表面积减少,细胞膜增厚,脆性增加,红细胞体积缩小而呈僵硬的球形。由于球形细胞的变形性极差,当通过脾索开放循环时易于阻滞而为巨噬细胞所破坏。临床表现为贫血、黄疸和脾肿大,脾切除是缓解本病的最有效方法。几乎所有患者切脾后溶血即停止,贫血得到纠正,但红细胞膜缺陷和过多球形细胞仍然存在。有的作者认为本症一旦确诊,即使溶血处于代偿阶段而患者并无贫血症状,也应考虑切脾,因为长期溶血有引起再障危象和并发胆石症的潜在危险。婴幼儿患者手术应推迟至 6 岁以后,除非另有原因,以避免术后严重感染。如并发胆囊结石如情况允许应同时作胆囊切除术。

2. **遗传性椭圆形细胞增多症**　患者血中椭圆形细胞显著高于正常,一般占 25%,甚至高达 90%。红细胞膜渗透性增高,使红细胞形态发生变化,细胞主要在脾脏破坏。仅对具有溶血表现患者才进行切脾。切脾后溶血缓解,但椭圆形细胞依然存在。

3. **海洋性贫血**　是一组遗传性成人血红蛋白合成障碍的疾病,其共同特点是血红蛋白的珠蛋白肽链有一种或偶尔几种的合成受到抑制。临床上以 α 链合成抑制(α 海洋性贫血)及 β 链合成受抑制(β 海洋性贫血)较为多见。重症 β 海洋性贫血若不作适当治疗常导致巨脾。临床治疗以反复定期输血,使血红蛋白维持在 100g/L 以上,并适当控制脾脏的肿大,但因此而引起的含铁血黄素沉着症常为致死的原因。一

2

般认为重症海洋性贫血患者每年所需输血量超过250ml/kg者有切脾指征,尤其是伴有白细胞和血小板减少时。切脾的目的在于减少输血量,防止含铁血黄素沉着症。手术的近期效果较好,输血量明显减少,但红细胞寿命期并不延长。由于术后2年内易发生严重感染,应采取相应防治措施。α海洋性贫血切脾的适应证是患者具有长期较严重贫血,Hb<60~70g/L,或巨脾压迫引起胃肠道症状。术后贫血改善优于重症β海洋性贫血。切脾患者也易发生继发感染。

(四)慢性白血病

1. 慢性淋巴细胞白血病　约10%的患者只有脾肿大而无淋巴结肿大。这类患者的预后较有淋巴结肿大者为好,而且其贫血和血小板减少的原因由脾功能亢进引起较骨髓浸润导致的可能为大。如化疗或放疗效果不佳,这类患者可切脾而有所裨益。慢性淋巴细胞白血病患者伴有自体免疫性溶血性贫血或血小板减少性紫癜,如肾上腺皮质激素疗效不佳,也可考虑切脾,脾切除后血红蛋白和血小板可以升高。

2. 慢性粒细胞性白血病　脾脏曾被认为是慢性粒细胞白血病(以下简称慢粒)细胞株的发源和增殖部位之一,在急变之中起重要作用。但近年报道切脾与不切脾的预后、急变发生率、急变后存活期并无差异。目前认为慢粒后期的切脾指征是症状性脾肿大及脾功能亢进,尤其是有血小板减少者。

3. 毛细胞性白血病　为一种少见类型的慢性白血病。此种病的本质尚未十分明确,但较多的特性与淋巴细胞相似。本病患者以中老年居多,男女比例约为4~6:1。以渐进性脾肿大最为突出,其中半数为巨脾,肝大较少见,少数患者淋巴结肿大。因有粒细胞减少或缺乏易致感染,为致死的主要原因。脾切除可使全细胞减少得到缓解,延长生存期,故可考虑切脾除治疗。

(五)恶性淋巴瘤

1. 霍奇金病　根据疾病分期,采用各种放疗或化疗方法后,已显著延长霍奇金病的无病存活期,并提高了治愈率。由于临床分期常与实际疾病分期有所出入,有些作者建议剖腹及切脾时根据受侵范围进行准确的临床分期。约有30%~45%的病例在手术后修正了术前疾病分期。切脾后病理标本除可提供较全面的病理组织学结构以供分期参考外,尚可去除脾亢因素,提高周围血象,有利于术后化疗和放疗。文献报道切脾后,患者对放疗和化疗的耐受性较术前有明显提高。相当一部分病例临床虽无脾肿大,但手术时发现脾脏或脾门淋巴结已受侵犯。有脾侵犯的为1/3,同时有肝脏累及。所以剖腹探查及切脾有助于探明腹部病变的累及程度以利制订合理放、化疗方案,

此外剖腹尚可在病变部位安置金属标记,协助确定放射部位;女性可作两侧卵巢固定,防止放射后不育症。由于剖腹及切脾都有一定危险性而且不是所有霍奇金病(特别是晚期)患者都必须经剖腹才能进行分期,所以迄今对诊断性剖腹探查术的适应证各学者尚有争论。诊断性剖腹探查术应限于某些必须经正确的病理组织学诊断后才能制订切实有效治疗方案的患者。随着对霍奇金病自然发展史的进一步了解以及治疗方案的不断创新,诊断性剖腹及切脾的需要性应逐渐趋向于减少。

2. 非霍奇金淋巴瘤　由于本病较多发生在年龄较大者而且诊断时都已属晚期,因此诊断性剖腹的指征不强,且术后并发症多,对临床分期价值不大,故对非霍奇金淋巴瘤患者切脾主要为了解除显著脾肿大和同时伴有的脾功能亢进,并为以后的化疗和放疗创造条件。

(六)再生障碍性贫血

经严格选择的慢性再生障碍性贫血,切脾可能有效。目前认为凡经长期内科积极治疗无效,并必须经常输血才能维持一定数量血红蛋白者应考虑脾切除,尤其是伴有脾肿大,^{61}Cr测定红细胞寿命缩短或骨髓具有局灶性增生者。但急性再生障碍性贫血不宜手术;严重型再生障碍性贫血、骨髓增生减少以及年龄较低者疗效不佳;术前反复感染者脾切除应慎重。

(七)骨髓纤维化

骨髓纤维化是一种骨髓造血组织被纤维组织所替代的骨髓增生性疾病。分为原发性和继发性两类。继发性骨髓纤维化诱因明确,原发性骨髓纤维化病因不明,其临床特点是:脾肿大、骨髓纤维化、髓样化生、外周血出现幼稚粒细胞和幼稚红细胞及有核红细胞等。病程长,有10%~20%合并门静脉高压症。

脾脏常是本症髓外造血的主要器官,一般切脾对患者是不利的,但有以下情况时有相对的切脾适应证:①巨脾有压迫症状或脾梗死引起持续性疼痛者;②脾功能亢进而引起顽固性贫血或血小板减少症,药物疗效不佳,且需反复输血而骨髓造血功能未完全丧失;③伴有门静脉高压,尤其是并发食管静脉曲张破裂出血。切脾后需适量服用化疗药物以防止肝脏肿大。

(陈进宏)

第六节　脾切除术的术前准备、手术要点和术后处理

脾切除术适用于外伤、血液疾病、脾功能亢进等多种疾病。与其他疾病有所不同的是,该手术的难易

程度因疾病的不同而有很大差异。脾脏是储存血液的实质器官，如术中损伤很难止血。合并脾肿大时，脾周粘连、侧支循环丰富及门静脉高压等因素，有引起术中大出血的危险。因脾脏位于左上腹的深部，腹腔镜手术与传统手术相比，具有视野好、扩大视觉效果等优点，所以在行脾切除术时，决定手术方式时应积极考虑腹腔镜手术以及手助腹腔镜手术（hand-assisted laparoscopic surgery，HALS）的可行性。

（一）脾切除指征

1. 脾损伤　脾损伤分级方法国外较为通用的为美国创伤外科学会（AAST）5级法，具体是：Ⅰ级，静止性被膜下血肿<10%表面积，被膜撕裂深达实质<1cm，无腹腔内出血。Ⅱ级，静止性被膜下血肿占10%~50%表面积，或被膜撕裂出血，深达实质1~3cm，但未累及小梁血管；Ⅲ级，被膜下扩张性或实质内血肿，出血性被膜下血肿或被膜下血肿>50%表面积，实质内撕裂深达实质3cm或累及小梁血管；Ⅳ级，实质内血肿破裂有活动性出血，撕裂累及段或脾门造成游离的无血管脾块>25%总体积；Ⅴ级，完全粉碎或脾撕脱，脾门撕裂全脾无血管。2000年中华医学会也通过脾脏损伤分级标准，具体如下：Ⅰ级，脾被膜下破裂或被膜及实质轻度损伤，手术所见脾裂伤长度≤5.0cm，深度≤1.0cm；Ⅱ级，脾裂伤总长度>5.0cm，深度>1.0cm，但脾门未累及，或脾段血管受损；Ⅲ级，脾破裂伤及脾门部或脾脏部分离断，或脾叶血管受损；Ⅳ级，脾广泛破裂，或脾蒂、脾动静脉主干受损。临床上治疗脾破裂的原则总是"保命第一，保脾第二"，必要时切除脾脏。根据以上分级标准一般认为：对Ⅰ级脾损伤可采用非手术治疗或粘合止血、缝合修补术；Ⅱ级脾损伤多数可采用粘合止血、缝合修补术，部分可行脾脏部分切除术；Ⅲ级脾损伤常采用脾脏部分切除术或全脾切除术，或全脾切除术加自体脾组织移植；Ⅳ级脾损伤应及时行全脾切除术，或加自体脾组织移植。

2. 造血系统疾病　①遗传性球形细胞增多症，经常有效；②原发性血小板减少性紫癜，大多有效；③自体免疫性溶血性贫血，约半数以上有效；④充血性脾肿大伴有全血细胞减少症，经适当选择可能有效。对其他血液病，必须在特定条件下才能考虑，例如淋巴瘤、重型海洋性贫血、再生障碍性贫血、慢性粒细胞白血病、骨髓纤维化等。对某些脾肿大患者伴有原因不明全血细胞减少症，切脾也可有助于诊断和血象恢复。

3. 原发性脾功能亢进。

（二）术前准备

1. 具有脾切除手术指征的患者，手术最好选择在病情稳定期进行。术前宜作适当的准备以改善患者的全身状况，确保手术的安全和减少术后并发症。通常要求患者的血红蛋白>80g/L，白细胞>1×10⁹/L，血小板>50×10⁹/L，血浆白蛋白>30g/L。如果低于此标准，可分别输注红细胞悬液、血小板悬液或白细胞等。

2. 原来已有出血倾向者应根据其病因及发病机制尽可能纠正凝血障碍，如输注新鲜血液、凝血酶原复合物或纤维蛋白原等。骨髓纤维化有血小板增多者，术前应进行血小板换出术或应用烷化剂使血小板降至正常范围。血友病甲患者手术当日晨静脉输注Ⅷ∶C因子，将Ⅷ∶C因子水平上升至50%以上时准备手术。原发性血小板减少性紫癜患者主要变化为血小板低下，低于10×10⁹/L时可适当补充血小板悬液。自身免疫性溶血性贫血可输注洗涤红细胞等。而某些慢性溶血性贫血患者，术前已适应慢性贫血，可考虑不予输血。

3. 对原发性血小板减少性紫癜患者，术前3天应用肾上腺皮质激素，以静脉滴注可的松疗效最快，剂量为每日100~300mg。

4. 慎用抑制血小板功能的药物，如阿司匹林、双嘧达莫、右旋糖酐等。

5. 全身情况衰竭，尤其是白细胞减少者，术前1天开始预防性应用抗生素。

6. 术前行增强CT检查明确脾脏大小，脾动脉、脾静脉的走行等。对于门静脉高压患者，充分估计侧支循环以及代偿性门体分流情况。

（三）手术要点

1. 麻醉及体位　一般采用气管内插管全身麻醉。有时也联合应用硬膜外麻醉，但此方法禁用于脾功能亢进导致血小板减少的病例。通常采用右侧半卧位或右侧卧位。

2. 切口选择　开放手术通常采用上腹部正中切口或肋缘下切口。正中切口进腹快、损伤小，尤其适合于外伤性脾破裂患者。左侧肋缘下切口，对脾脏显露及手术操作都较正中切口为佳，但是其创伤较直切口大。

腹腔镜手术时，常于脐部用开放法植入12mm戳卡用作观察孔，剑突下置入5mm操作用戳卡，左腋前线和锁骨中线分别置入12mm和5mm操作用戳卡，一般位于肋缘下，如脾脏明显肿大，也可依脾脏下缘适当下移。行HALS时，在上腹部正中线开一7mm切口，插入气腹袖套。

3. 择期脾切除术时，通常先打开胃结肠韧带，于胰腺上缘找到脾动脉并予以结扎，可使脾脏有所缩小和软化，对改善手术操作和减少失血都有一定效果。如果脾动脉游离和结扎非常困难、费时，此操作也不必强求。

开放手术时，一般通过游离和解剖脾周围韧带直至脾蒂的做法。韧带包括上极的脾膈韧带,下极的脾结肠韧带和后方的脾肾韧带。处理脾蒂时,不能大块结扎,动静脉要分别结扎,紧度要适当,以免切割。处理胃短血管时要防止其撕裂,为防止胃大弯侧血管结扎线脱落,可将胃短血管的大弯侧残端作贯穿缝扎,但要避免误伤胃壁。脾切除以后,仔细检查有无出血,需关注三个重点区域:膈下、胃大弯胃短血管区域和脾门区。可置入干棉垫,首先向下、向内牵引胃和脾门区,观察膈下,再移动该垫向下,显露胃大弯胃短血管区,最后缓慢向复测移动棉垫,观察脾门区。

腹腔镜手术时,游离顺序多遵循由下及上,先用超声刀切断脾结肠韧带、脾肾韧带和脾胃韧带。脾门区可采用血管夹逐步游离切断脾二级动静脉(二级脾蒂离断法),也可采用腔镜下切割闭合器直接离断脾脏一级血管(一级脾蒂离断法)。有学者认为二级脾蒂离断法可减少胰尾损伤,笔者在临床实践中多采用将一级血管充分游离后,尽量使用粗丝线予以悬吊,并用 Echlon 60(Ethicon 公司)白色钉仓予以切断,既大大节约手术时间,术后胰漏发生率亦未见上升,故建议采用一级脾蒂离断法。脾上极与胃有时紧密相连,分离时仔细避免出血。切下脾脏如非恶性肿瘤,可装入标本袋,弄碎后取出。

脾破裂急诊手术,则需要快速游离脾脏,将脾脏托出,切断脾蒂,再进行创面的止血。

左膈下放置闭合式负压引流,以免造成膈下积血、感染以及引流可能的胰漏。

4. 术中应仔细寻找可能存在的副脾,同时予以切除。脾功能亢进患者的副脾发生率约为 16% ~ 19%,以 1 ~ 2 个最为多见。常见部位为脾门、脾蒂、胰体尾附近、肠系膜根部和大网膜等处。有些学者认为,副脾残留是造成脾亢等病情复发的主要原因之一。

(四) 术后处理

脾切除术后常见的近期并发症有出血、感染、胰腺炎、血小板增多致血栓形成等,故手术后应严密观察病情,积极预防并发症。一旦发生,应及时予以相应处理。

1. 出血　出血是脾切除术后严重的并发症,常见的有广泛渗血或急性出血。渗血往往发生在膈下及后腹膜的剥离面。由于创面大,虽然渗血速度不快,但累积的失血量是可观的。急性出血常由于结扎脾蒂的线结脱落或切割引起。分离胃脾韧带时,胃大弯处的胃短血管内缩,未予结扎,也是术后大出血的一个原因。临床上都表现为内出血,其严重程度依据失血量和失血速度而定,一般不难作出诊断。如有留置引流者,更能从引流液中反映出来。当高度怀疑或已确诊为内出血者,均需及时剖腹探查和止血。脾切除

效果不佳者,术后鼻出血、皮肤、伤口等部位出血并不罕见,临床发现后,及早采取措施甚为重要,一般经成分输血、糖皮质激素的应用和静脉滴注丙种球蛋白等处理后,多数病例可获缓解。

2. 感染　常见部位为左膈下,往往先有膈下积血或积液,继发细菌感染后可以形成膈下脓肿。临床表现为术后发热、白细胞增高、左季肋区疼痛。当病情进展,可表现左季肋区肋间饱满,局部软组织水肿和叩痛等。X 线透视可发现左侧肋膈角变钝或有左侧胸腔积液,左侧横膈抬高,活动受限。超声诊断对诊断和定位帮助很大,可显示脓腔大小、具体部位以及与邻近器官的关系。处理方法:预防重于治疗,脾切除手术过程、切除后的引流及抗生素的应用均要合理。如膈下脓肿已形成,应依据脓肿部位经胸腔或经腹引流。

3. 血小板增多和血栓形成　脾切除术后 2 周白细胞和血小板均增多,血小板计数>$400×10^9$/L。血栓发生率达 6%,而血小板计数<$400×10^9$/L 者血栓发生率约 0.4%,因此,脾切除术后应严密观察血小板变化,如果血小板>$500×10^9$/L 时,应给予肠溶阿司匹林 25mg,1 天 1 次。血小板过高的患者,还可应用抗凝药物。门静脉血栓可发生脾切除术后 2 天以后,持续发热、凝血检查中的 D-D 二聚体及 FDP 增高均提示有血栓形成可能,彩超和增强 CT 均有助于明确诊断。一旦门静脉血栓诊断明确,在密切监测出血倾向的同时予以抗凝治疗(华法林、低分子肝素)。

4. 脾切除术后凶险感染(over-whelming postsple-nectomy infection,OPSI)　1952 年 King 和 Schumaker 报道了遗传性球形细胞增多症婴儿切脾后 2 年内发生凶险感染死亡,认为术后易感性增加与脾切除有关,并提出了 OPSI 这一新概念,其临床特征为突然起病、高热、头痛、腹痛、呕吐、谵妄或昏迷,感染性休克,发病数小时至 24 小时内可死亡,常并发弥散性血管内凝血(DIC)和肾上腺皮质出血,多发生于手术后 1 ~ 2 年内,有的可间隔长达 25 年,发病率为 0.58% ~ 0.86%,年龄越小,发生率越高,手术与暴发性感染的间隙期也越短。常见的致病菌为肺炎球菌,其次为流感嗜血杆菌和脑膜炎双球菌。目前普遍认为,这种暴发性感染与脾切除后的机体免疫功能减退有关。对此应引起重视,并对脾切除术后的患者按不同年龄提出相应的预防措施。在 3 岁以前应尽量避免切脾。如必须切脾,则预防性应用抗生素至少 2 年。在 7 岁以前因造血系统疾病而需切脾者,也要应用预防性抗生素。抗生素以长效青霉素为首选。青少年至成年患者脾切除术后,应予接种疫苗,多价疫苗对脾切除后患者有很好的保护作用。一旦发生,则应积极应用大剂量抗

生素、输血、输液，纠正水电解质紊乱等。

5. 创伤性胰腺炎、胰腺损伤　脾切除术时在处理脾动、静脉时对胰腺挤压可导致术后胰腺炎的症状，而胰腺损伤是指在切脾分离脾血管时将胰腺分破，或切脾时将胰尾切除一部分或将胰尾切碎，而术后出现胰漏，因此术中应仔细操作，脾切除后检查胰尾，若发现损伤应予以缝合，并在断面周围放置引流，且不能过早拔除。

6. 激素应用　凡术前应用过或长期应用激素的脾切除患者，除术中给予氢化可的松外，术后头 3 天内，应每天补充激素或增加激素剂量，以免发生激素危象或戒断(撤除)综合征。数天以后，视患者以往使用激素的剂量、持续的时间及全身情况而逐渐递减激素用量，达到维持量或完全撤除。

（陈进宏）

第七节　脾脏功能与保脾手术

长期以来脾脏被认为是非必需器官，切除后其功能可以获得代偿，遗留问题不多。但在近期国外许多作者发现脾创伤患儿施行脾切除后常并发严重感染（OPSI），此后纷纷改变脾切除的指征，推行脾保留手术或脾部分切除术。通过对脾脏免疫功能的进一步阐明，临床上已逐重视脾脏的功能，如在胃肠恶性肿瘤的清扫手术中不随意切除脾脏等。

近半个世纪来随着对脾脏解剖和生理功能研究的深入，如今对脾脏免疫功能的认识，也已不再停留在其细菌滤器的水平，对其功能和疾病的关系有了更为完整和准确的理解。脾脏有重要的免疫作用，是人体内最大周围淋巴器官，拥有许多重要的免疫活性细胞和免疫细胞因子（如 T 细胞、B 细胞、K 细胞、巨噬单核细胞和 Tuftsin 因子、补体等），又是唯一循环血液必经的过滤器官，是引发免疫应答的主要保障，有着重要的抗感染、抗肿瘤功能。Tuftsin 具有增强多形核细胞和巨噬细胞的吞噬、游走等功能，在抗感染过程中产生的某些炎性细胞和炎性介质可对机体本身造成严重的损伤。已知脾脏依赖区的 T 淋巴细胞有促发 B 淋巴细胞产生抗体、杀伤肿瘤细胞等携带抗原的靶细胞等功能；但在另一方面，脾脏的免疫抑制性细胞可抑制浆细胞产生抗体，促发免疫耐受现象，脾脏就在其中发挥制约、平衡等调节功能。

脾脏是人体最大的周围免疫器官，对肿瘤的发生将会产生什么样的影响已是临床工作者所关注的问题，已有实验证实在肿瘤的早期发展过程中，脾脏所释出的多种淋巴因子有杀伤肿瘤细胞的功能，所激活的巨噬细胞还可溶解肿瘤细胞。虽然脾脏内转移性肿瘤很少见，但微转移却时有发生。曾有一研究显示，高达 50% 的实体瘤患者的脾脏中可找到肿瘤细胞。也有试验显示，脾脏可破坏肿瘤细胞阻止肿瘤的全身转移。一组来自上海市金山区的资料显示，1652 例晚期血吸虫病巨脾症患者施行脾切除后平均进行随访观察 20 年后，发现 60 例死于癌肿，其癌肿死亡率较全区人群的癌肿总死亡率 130/100 000 高出百余倍之多，值得进一步探讨。因此，脾脏在肿瘤发生、发展以及转移中的作用值得研究。

脾脏还拥有内分泌功能，是抗体"免疫-神经-内分泌"网络调节环路中心的一个重要组成部分，具有激素分泌功能，可产生免疫反应性激素因子，还存在多种激素受体。脾脏还是产生和储存第Ⅷ凝血因子的重要场所。已知脾切除后：①过滤和清除血液中颗粒物质的能力低下；②免疫球蛋白水平降低；③T 淋巴细胞功能低下；④Tuftsin（产生于脾脏的四肽化学免疫因子）水平降低。临床上发现脾切除后机体对细菌感染的易感性增加，脾切除后可发生凶险性感染，患者在脾切除术后突发脓毒症，无任何先兆，很快进入昏迷，严重者在发病后 24 小时内死亡，约为正常人群人中发病率的 50～80 倍之多，这一问题已引起临床治疗中的重视。

因此，脾脏是一个有着许多重要功能的器官，拥有强大的抗感染、抗肿瘤的免疫功能，对维持人的生命与健康有着重大价值，在严重脾外伤破裂时，尽量加以保留。

脾脏的功能虽然重要，但并不像心、肝、肺、肾等器官那样不能停止工作，保脾手术要在"抢救生命第一，保留脾脏第二"的原则下进行，以下几种情况不宜选用保脾手术：①严重的脾外伤，出血急且患者生命垂危，如脾蒂断裂、脾动静脉主干破裂、严重而广泛撕裂伤、脾门撕脱伤等，必须立即切脾止血方能挽救患者生命；②开放性脾外伤或闭合性脾外伤合并腹内空腔脏器破裂，手术后腹内感染和再出血的可能性较大；③合并有严重的腹外损伤，如脑外伤、胸外伤等，如施行保脾手术可能延误对其他严重伤情的救治；④如破裂的脾脏为病理脾，如门静脉高压症的巨脾、血液病脾等，现一般不主张保留；⑤手术医师尚未熟练掌握保脾手术或麻醉效果不满意，勉强施行保脾手术则可能人为延长手术时间和增加术后再出血的风险，危及患者的生命安全或增加患者的痛苦。经过多年研究，发现保留残脾组织要恢复完善的免疫功能，必须满足 3 个条件：①具有脾的正常解剖组织结构；②有充分血供，最好有主干动脉；③保留至少达到正常原脾 1/3。

保脾手术方法很多，可有：

（1）脾破裂缝合修补术：脾破裂缝合术是一种安

全有效的保脾手术,技术相对要求简单。由于脾脏组织质软而脆,缝合打结时容易造成组织撕裂,因此手术成功的关键是缝合时选择合适的深度及宽度,打结时注意张力均匀适中。为防止缝线切割,可将大网膜或吸收性明胶海绵置入缝线内面进行衬垫。还可采用化学粘合止血术、凝固止血术。

(2) 部分脾切除术:是各种保脾手术中难度最大的一种术式,适用于Ⅱ、Ⅲ级脾损伤。可分为规则性部分脾切除术和非规则性部分脾切除术。前者是根据脾脏血管分布规律所施行的脾段切除、脾叶切除和半脾切除术。规则性部分脾切除术具体操作要点为:①选择合适的切口充分显露脾脏,确定伤情并控制出血;②解剖及结扎与损伤部位相应的脾叶、段动脉,保护相应脾脏的侧支血管,脾脏表面可见缺血和供血良好区域的界线,此为相对无血管平面;③切除部分脾脏。距相对无血管平面向供血良好区后退1cm,用手术刀切开脾包膜,用高频电刀或超声刀切开脾实质。断面所见血管均需结扎或缝扎,直到切除部分脾脏;④处理残留脾脏断面。断面用U形交锁缝合,进针处距切缘1cm。观察5~10分钟以确定止血效果;⑤断端可用氩气刀止血,覆以大网膜包裹腹膜化或止血纱布;⑥脾窝放置引流管。

(3) 保留脾脏的胰体尾切除术:由于胰体尾与脾血管及脾脏关系密切,在行胰体尾切除术时多需联合切除脾脏。保留脾脏的胰体尾切除术越来越得到重视。该术式包括保留脾血管的保留脾脏胰体尾切除术(Kimura 法)和不保留脾血管的保留脾脏胰体尾切除术(Warshaw 法)。该手术的开展,使得脾脏免受更多"无辜性切除"。

(4) 腹腔镜脾切除术目前得到迅猛发展,不仅可以诊断脾外伤,还可以进行有效治疗,为微创保脾手术提供了新的手段,但要正确掌握中转开腹的手术指征和时机。

总的来讲,虽经合理选择病例及术式,保脾手术的成功率较高,并发症的发生率也较低,但要注意的是各种保脾手术都有可能发生术后再出血和感染等并发症,临床应用时必须有所考虑。随着脾脏解剖、生理和免疫学等基础研究的深入,保脾手术的根据将更为科学,应在循证医学的原则下探索安全而实用的保脾手术方式。

(陈进宏)

第三十五章

急 腹 症

2

急性发作的腹痛称为急腹症。急腹症作为外科系统常见的一大类急诊,具有起病急、发展快、变化多、风险大等特点。如果不能及时作出诊断和治疗,常常会病情加重并威胁患者的生命。引起急性腹痛的原因相当复杂,可因腹腔内脏器功能紊乱或器质性病变,也可因腹腔外器官的病变引起(表 35-1)。因为急腹症包括了腹腔内多种脏器的多种类型疾病,而常常仅表现为腹痛,所以急腹症的诊断比较困难,鉴别诊断比较复杂,需要医者对患者的症状、体征、实验室检查及辅助检查,进行综合分析。当病情危急时,需要根据病情表现,应用简单的检查判断疾病类型,及时作出初步诊断并予以治疗或抢救,在治疗的同时继续进一步检查。

(一)诊断步骤

1. 病史 掌握病史对腹痛的诊断非常重要。询问病史力求全面、详细、可靠和重点突出又要联系整体,即既要包括多方面、重点又应该放在腹痛方面,尤其是腹痛的时间变化规律。要掌握腹痛的特征,必须注意以下事项:

(1)年龄、性别:有些急性腹痛常发生于一定年龄和性别,因此患者的年龄、性别对某些急腹症诊断具有重要意义。婴幼儿的急性腹痛多见于先天性消化道畸形,如肠闭锁、狭窄、回转失常、先天性无肛等疾病、肠套叠和绞窄性疝;学龄前儿童以蛔虫性肠梗阻,嵌顿性疝常见;学龄期儿童以急性阑尾炎居多;青壮年以急性阑尾炎、胃十二指肠溃疡穿孔、胆道蛔虫症、急性胆囊炎、胆石症为多见;胃肠道癌肿穿孔或梗阻、乙状结肠扭转、胆囊炎、胆石症则多见于老年患者;异位妊娠见于育龄期妇女;成年妇女则以卵巢囊肿蒂扭转常见。总的从性别来看,胃、十二指肠溃疡穿孔以男性患者多见,急性胰腺炎又以女性略多。

(2)既往史:不少急腹症患者常有以往该病或类似病情发作史,与过去疾病密切相关。如胃十二指肠溃疡穿孔往往有溃疡病史,穿孔前近期有溃疡活动史;胆囊炎、胆石症常有油腻食物诱发右上腹绞痛、发热、黄疸等病史;继发于结肠癌肿的肠梗阻患者常已有腹部不舒、大便习惯改变、便血病史;而过去曾行腹部手术患者可发生粘连性肠梗阻。对于妇女还需询问月经和生育史,对有特殊接触职业者,如接触铅的患者要考虑到腹痛由于铅中毒可能。

(3)腹痛:腹痛症状是急腹症主要的和持续存在的主诉,必须仔细描述,可按下列顺序询问患者。

表 35-1 急腹症的常见原因

胃肠道疾病	胰腺疾病
非特异性腹痛	急性胰腺炎
阑尾炎	泌尿系疾病
小肠、大肠梗阻	输尿管、肾绞痛
嵌顿疝	急性肾盂肾炎
消化性溃疡穿孔	急性膀胱炎
肠穿孔	肾梗死
Meckel 憩室炎	妇科疾病
Boerhaave 综合征	异位妊娠破裂
憩室炎	卵巢肿瘤扭转
炎性肠疾病	卵巢囊肿破裂
Mallory-Weiss 综合征	急性输卵管炎
胃肠炎	痛经
急性胃炎	子宫内膜异位症
肠系膜脂膜炎	血管疾病
肝、脾及胆道疾病	主动脉、腹腔动脉瘤破裂
急性胆囊炎	急性缺血性结肠炎
急性胆管炎	肠系膜血栓形成
肝脓肿	腹膜疾病
肝肿瘤破裂	腹腔内脓肿
自发性脾破裂	原发性腹膜炎
脾栓塞	结核性腹膜炎
胆绞痛	腹膜后疾病
急性肝炎	腹膜后出血

2

1）腹痛起始方式和进程：包括引起腹痛的诱发因素，腹痛与其他症状出现的先后、病程经过和起病的缓急。腹痛发生的诱因：暴饮、暴食后诱发急腹痛可有胃十二指肠溃疡穿孔、急性胰腺炎；油腻食物可诱发急性胆囊炎发作；突然屏气用力可诱发嵌顿性疝，剧烈的体位改变可能发生肠扭转。腹痛发生的缓急：腹痛的起始方式反映了刺激过程的性质和严重性，凡发病急、进展快，多见于实质性脏器破裂、空腔脏器穿孔和急性梗阻；而腹腔内感染性疾病，一般开始时腹痛较轻，随后逐渐加重。对于发病越突然的患者越能清楚正确地记忆发作的时间；相反，若不能立刻回答何时发作者，一般不会是突然起病的。症状出现的先后和经过：在判断腹痛时有一定意义。如先出现腹痛后再出现发热、黄疸，应考虑急性胆管炎；先有发热，后有腹痛多为内科疾病，如肺炎或胸膜炎、肠系膜淋巴结炎；炎症性疾病引起的腹痛多局限于病变的周围、逐渐扩展；而急性穿孔和腹腔内出血则腹痛很快波及全腹。

2）腹痛的部位：一般而言，起病时疼痛最先出现和最明显处多为病变所在部位，根据腹腔内各脏器的解剖部位，即可初步明确病变脏器。如起始于上腹部后波及全腹的疼痛，且仍以上腹痛最显著多为胃十二指肠溃疡穿孔；而下腹部开始疼痛者可能为肠穿孔。除上述规律外，由于腹部具有复杂的脏层和壁层双重感觉神经网络，需要注意内脏性疼痛定位差，如急性阑尾炎发病时产生的内脏性疼痛不是在右下腹而是在上腹或脐周部，随着炎症进一步发展至阑尾浆膜层而形成阑尾周围炎，刺激右下腹壁腹膜使腹痛固定于右侧阑尾区；腹腔外疾病如右侧肺炎、胸膜炎由于炎症刺激肋间神经和腰神经分支，可引起所属的右侧上、下腹痛而易被误诊为胆囊炎、阑尾炎；内脏异位阑尾炎由于阑尾位于左下腹表现为左下腹痛，虽然少见，也应考虑，以免遗漏。

3）疼痛的性质：疼痛的性质、严重程度、持续时间可为明确潜在的病因提供有用的线索。急性腹痛可分为内脏痛（内脏神经传导）、躯体性痛（躯干神经传导）和牵涉痛（又称反射痛）三型。内脏痛的特点多呈间歇性疼痛，与空腔脏器周期性挛缩、蠕动亢进等有关，有以躯干中线为轴的对称性钝痛感，也可为刀割样绞痛，部位多不局限，患者往往有恶心、呕吐、出汗、面色苍白、血压下降等自主神经反射症状。疼痛有时可因变换体位而减轻，患者为此常辗转不安。躯体性痛特点为持续性刀割样锐痛，是炎症脏器的渗出物或破裂、穿孔脏器流出内容物和血液刺激壁腹膜上的脊髓神经末梢引起，此类疼痛部位能够清楚识别。局部压痛点清楚，常伴有防御性腹肌紧张和反跳痛，开始时自主神经症状不多见，随着病情进展可以出现。身体移动或体位变换可加重疼痛，因此患者往往不愿意变换体位而处于仰卧，双髋双膝弯曲使腹肌放松的姿势。牵涉痛是因内脏痛诱发同一脊髓节段神经支配区皮肤出现的疼痛。表35-2提示腹腔脏器感觉平面，如胆囊炎、胆石症及十二指肠溃疡穿孔可因横膈受到刺激而诱发右上臂、肩胛区牵涉痛。通过对临床的观察，常可见到以内脏痛开始，后向体性痛移行成为两者混合痛，乃至产生牵涉痛。

表 35-2　腹脏脏器感觉平面

器　　官	传导神经	感觉平面
肝、脾、膈肌的中央部分	膈神经	$C_{3 \sim 5}$
膈肌的周围部分、胃、胰、胆囊、小肠	腹腔丛和内脏大神经	$T_{6 \sim 9}$
阑尾、结肠、盆腔脏器	肠系膜丛和内脏小神经	$T_{10 \sim 11}$
乙状结肠、直肠、肾脏、子宫、睾丸	内脏最下神经	$T_{11} \sim L_1$
膀胱、直肠、乙状结肠	下腹丛	$S_{2 \sim 4}$

腹痛的性质可分为三种，对疾病性质的鉴别有重要意义：①持续性腹痛多表现为钝痛或隐痛，一般是炎症渗出刺激所致，疼痛的程度可因病变轻重而不同，如炎症较重的则疼痛难忍，炎症好转后疼痛减轻或消失，如溃疡病穿孔和阑尾穿孔引起的疼痛较为常见；②阵发性腹痛，发作急剧，痛似刀割样，多为空腔脏器平滑肌挛缩所致，发作于空腔脏器的梗阻性病变，如胆道蛔虫症、机械性肠梗阻等，给解痉剂可暂时缓解疼痛；③持续性疼痛伴阵发性加剧，则同时伴有上述两种疼痛性质，多为空腔脏器炎症和梗阻并存。在病理上炎症和梗阻互为因果，炎症后的组织肿胀可加重管腔的梗阻；而梗阻后因排出不畅也会导致感染加重，如胆道结石并发感染等。

4）腹痛的程度：腹痛的程度一般可反映腹内病变的严重程度，绞痛一般用解痉剂后很快减轻；缺血引起的疼痛如肠绞窄、肠系膜血栓形成即使用麻醉药也不能明显缓解。非特异性的腹痛一般较轻。但某些局限性溃疡穿孔、急性轻型胰腺炎疼痛也可较轻。某些患者无腹痛，但主诉腹胀，排便后可缓解。这是由于炎性病变引起反射性肠梗阻所致（气体潴留征），患者对疼痛敏感度存在个体差异。值得注意的是功能性疼痛可以比较剧烈，但缺乏明显器质性病变，如胆道蛔虫症可引起颇为剧烈的钻顶样绞痛，而病变组织坏死时，腹痛反而可以不重。在急性炎症时腹痛程度一般较轻，可以忍受；急性穿孔常呈突然而剧烈刀割样疼痛；急性梗阻时阵发性绞痛，程度时轻时重。

5）腹痛的放射、转移和扩散：由于病变的刺激，疼痛可放射至某一部位，这常有助于诊断。如腹腔内出血或膈下炎症可刺激膈肌，出现肩胛区放射痛，胰腺炎刺激腹膜后神经引起腰背部或左肩痛；肾、输尿管结石绞痛可沿着尿路放射到下腹部会阴部；急性阑尾炎的腹痛最初在上腹或脐周以后转移到右下腹部即为典型的转移性腹痛；溃疡病穿孔先位于上腹部疼痛，由于漏入腹腔的胃酸扩散导致全腹疼痛。

（4）恶心、呕吐：外科急腹症患者，恶心、呕吐常伴腹痛之后发生，是最常见的伴发症状。呕吐的早晚，吐出物的性状和多少对于鉴别腹痛也有意义。早期出现的呕吐多为反射性呕吐，如急性阑尾炎早期、卵巢囊肿蒂扭转、输尿管结石，也可为高位小肠梗阻，后者呕吐不仅出现早且甚频繁；较晚期的呕吐是逆流性呕吐，是胃肠道通过障碍所致，呕吐出大量积聚于肠腔的内容物；晚期呕吐为中枢性呕吐，这是由于毒素吸收影响延髓呕吐中枢所致。呕吐本身是非特异性陈述，但与腹痛的性质关系密切。梗阻性呕吐常为发作性，呈喷射状，常在肠蠕动后发作。从吐出物的性状和内容也可了解梗阻的部位和病变，如吐出物为蛔虫伴剑突下钻顶样绞痛可能为胆道蛔虫症，高位小肠梗阻，呕吐频繁，吐出胆汁样内容物；而低位小肠梗阻吐出积聚于梗阻近段肠道内的粪汁样内容物。

（5）排便情况：对急性腹痛者应注意有无排便、排气、便秘、腹泻以及粪便颜色和性状。便秘本身并不是肠梗阻的一个绝对征象，然而腹痛后停止排便排气，可能是机械性肠梗阻；腹腔内有急性炎症性病变常可抑制肠蠕动，引起腹胀、便秘。因而在急腹症的鉴别诊断上，便秘支持麻痹性肠梗阻。反之，腹泻伴里急后重可能是肠道炎症性疾病。腹泻混有血提示溃疡性结肠炎、Crohn病、菌痢、阿米巴性痢疾，同时也见于缺血性结肠炎，肠系膜上动脉阻塞引起的肠梗死通常无腹泻。果酱样血便伴腹痛、腹块在婴幼儿要考虑肠套叠。若粪便带脓血或黏液，大便习惯改变应注意结肠、直肠癌肿。

（6）其他伴随症状

1）发热：一般而言，先发热后腹痛，多见于内科疾患，腹腔内有炎症性病变时，一般均出现不同程度的发热，严重感染者可伴寒战、高热，例如急性胆道感染等。

2）泌尿系统症状：腰部绞痛向下腹部放射伴血尿者应考虑尿路结石、肾绞痛；下腹痛伴尿频、尿急、尿痛等尿路刺激征者应考虑尿路感染。

3）女性生殖系统症状：包括月经、生育情况、有无阴道异常流血。询问育龄期妇女月经情况十分重要，如在月经中期出现下腹痛常为卵巢滤泡破裂；月经延期或停经伴下腹痛和阴道异常流血常提示异位妊娠。

4）其他尚需了解有无心血管、呼吸系统症状，以便在作出诊断时排除心脏、肺、胸膜等病变。

2. 体格检查　在病情允许下，应该对每个急腹症患者作全面、仔细的体格检查，对患者的全身情况有一个全面了解，然后对腹部作重点检查。

（1）患者的一般情况和体位：接触患者时就应观察患者面部表情、姿势、体位和神志状态。如急性腹膜炎患者常采取下肢屈曲、静卧不动的保护性体位；胆道蛔虫症、肠梗阻、胆石症患者在疼痛发作时，辗转不安，呻吟不止，在疼痛间歇期又比较安静；异位妊娠、肝脾破裂内出血者常呈面色苍白，表情淡漠，严重者冷汗淋漓，脉搏细数，血压下降；严重胆道感染者神志模糊、谵妄，皮肤巩膜出现黄疸。要注意腹部以外的全身各重要脏器，要了解有无心肺异常，腹股沟区有无异常块物隆起，要作四肢脊柱检查，必要时作直肠、阴道（已婚者）检查。此外，需测查患者体温、呼吸、脉搏、血压，观察有无脱水、酸碱平衡失调和休克征象。

（2）腹部检查：这是急腹症患者重点检查部位，采用望、触、叩、听四步顺序检查。

1）望诊：先让患者完全暴露下胸、全腹部，包括腹股沟区和会阴部。观察腹壁有无手术瘢痕，整个腹部轮廓是否对称，有无膨隆或凹陷，有无局部膨起，是否存在胃肠型和胃肠蠕动波，腹股沟区有无包块。然后令患者放松腹部作腹式呼吸运动。全腹膨隆多表示有腹水、腹腔内积液、低位肠梗阻或麻痹性肠梗阻；腹部呈不对称膨隆或局部隆起多表示有肠扭转、腹内肿块或局限性脓肿、卵巢囊肿蒂扭转；肠型、胃型、肠蠕动波、胃蠕动波出现提示肠道和胃机械性梗阻；腹股沟及会阴部望诊在诊断嵌顿性腹外疝时特别重要。

2）触诊：触诊在急腹症腹部检查中占最重要的地位。急腹症的诊断常在很大程度上依靠腹部触诊来确定。检查时，让患者取仰卧屈膝体位，使腹壁处于松弛状态。先请患者自己用一手指点出腹部疼痛的确切部位,若为躯体性痛,患者常常可点出疼痛确切位置,内脏痛患者常无法点出确切的疼痛部位,往往一边诉述"这边痛",一边在很大范围的腹部上揉抚。检查者在对患者腹部触诊时,为了让患者有思想准备和适应,可比较腹部各处体征的差异,从无痛区或无病变区开始,由远而近最后接近和检查疼痛区域。检查儿童宜安静为佳,由母亲怀抱患儿,面对面姿势背向医师,检查者由患儿背面将右手伸至腹部轻柔触扣,避免患儿哭吵使腹肌紧张而影响检查。触诊时要求检查者手温暖、动作轻柔、缓慢,有顺序地作左右上下腹壁各处比较,做到检查时手到、眼到、心到。观察患者表情反应,闻其诉述,注意腹壁压痛、肌紧张和反跳痛的部位、范围和程度。压痛、肌紧张和反跳痛三者并存为腹膜刺激征。一般而言,最先出现的压痛部位是病变部位,如十二指肠溃疡穿孔、急性胆囊炎压痛点以右上腹为最重,脾破裂、胰腺炎压痛多在左上腹;急性阑尾炎、梅克尔憩室炎以右下腹压痛最明显;盆腔炎时则两下腹及直肠指诊(阴道指诊)均有显著触痛。肌紧张是由于腹膜受到刺激引起反射性腹肌痉挛所致,不受意志支配,属于腹部重要的客观体征。轻度肌紧张或痉挛是早期炎症或腹腔内出血刺激引起的;明显的肌紧张出现于腹膜炎较强的刺激如坏疽型阑尾炎等较重的感染或肠穿孔内容物刺激;而高度的肌紧张或"板样强直"则多在胃、十二指肠溃疡穿孔、胆囊穿孔、急性坏死性胰腺炎时腹膜受到胃酸、胆汁、胰液强酸、强碱化学性刺激下的表现,随着腹膜反应性渗液的稀释和细菌感染,化学性腹膜炎转化为细菌性腹膜炎,肌紧张反而减轻。值得注意,老年、幼儿、经产妇、肥胖、休克或极度衰弱者腹膜刺激征可能不如实反映腹内病变严重程度,当腹膜受炎症刺激较久时,支配腹膜的神经逐渐麻痹反而使腹肌紧张度减弱或消失,用镇痛剂、麻醉药后常使腹部体征受到掩盖。应注意观察急腹症的腹膜刺激征的动态变化,这是观察病情、决定治疗的重要依据。如果腹膜刺激征程度加重、范围在扩展,说明病情在进展恶化,需当机立断手术治疗;反之,程度减轻,范围缩小,说明病情向好的方面发展,可暂时继续观察。患者从检查台上抬头时,腹壁肌肉紧张,由腹壁病变(腹直肌血肿)引起的疼痛将持续存在;反之,腹腔内引起的较深的壁腹膜疼痛则有所减轻(Carnerr 试验)。通过深部触诊注意腹内有无腹块,确定其位置、大小、形态、活动度、质地和有无触痛,由此帮助诊断原发病变来自哪个器官以及与该器官的关系。如在上腹部扪及肿块,表面光滑,随呼吸运动上下移动,局部存在触痛则可能为发炎的胆囊;肿块在腹中部,局部隆起,表面光滑,常有弹性,可能为扭转的肠曲;位于下腹部,

界限清楚,具一定弹性则可能为卵巢囊肿蒂扭转或盆腔脓肿。反之,如有下腹空虚感,而上腹或右上腹部出现"腊肠样"肿块则可能为肠套叠。男性患者应常规作阴囊检查以排除睾丸、附睾、精索等疾病。

3)叩诊:叩击痛与反跳痛有着同样的意义,两者均反映腹膜刺激和壁腹膜疼痛。腹部叩诊有助于鉴别腹内肿块或脏器的性质。胃肠道空腔脏器或气腹叩诊呈鼓音;移动性浊音表示腹腔内存在游离液体;而肝脾实质性脏器或囊肿叩诊呈实音。全腹呈鼓音,肝浊音界缩小或消失,提示存在消化道穿孔引起的气腹征,但肠腔高度扩张充气有时腹部叩诊也可呈上述表现;腹水、腹腔内炎性渗出物积聚、内出血、空腔脏器穿破内容物外溢等均可致腹腔移动性浊音出现,由此而成为急腹症诊断依据之一。

4)听诊:应注意肠鸣音变化是亢进、减弱抑或消失,听血管杂音。肠鸣音亢进常出现于急性肠炎、机械性肠梗阻,气过水音、金属音为肠梗阻的特殊体征,梗阻越完全,肠鸣音越高亢;如果机械性肠梗阻由单纯性转化为绞窄、坏死,肠鸣音可由高亢转变为减弱或消失。弥漫性腹膜炎、麻痹性肠梗阻时肠鸣音消失。幽门梗阻、急性胃扩张,胃内含大量气体液体可出现震水声。老年患者动脉粥样硬化使内脏血管狭窄者,有时可闻及血管杂音。

(3)直肠、阴道指诊:急腹症患者应常规作直肠指诊,已婚妇女疑有妇科疾病时需作腹壁阴道双合诊。直肠指诊应注意盆腔内有无肿块,膀胱直肠窝内有无异常隆起、触痛、波动感,直肠腔内有无肿块,指套是否染血。如盆腔阑尾炎可有右侧盆腔外触痛;盆腔脓肿可发现直肠前壁水肿增厚、隆起、波动感,有明显触痛;直肠癌合并低位肠梗阻,直肠指套沾血,并可扪及直肠狭窄或肿瘤。卵巢囊肿蒂扭转经双合诊检查附件可发现包块;异位妊娠内出血时阴道检查宫颈有顶痛。

3. 实验室检查　病史、查体仅为2/3的急腹症提供了诊断,实验室检查有助于进一步明确急腹症诊断,血尿常规、胸透应列为急腹症患者常规检查以对患者有一概要了解,其他实验室检查需根据病情有针对性选用,以免繁琐。检查结果也应结合临床全面分析,不可孤立对待。

(1)血液检查:全血常规包括红细胞、血红蛋白、白细胞总数和分类计数,对是否存在贫血、感染有一概要了解。疑有出血、凝血疾病可加做出血、凝血时间测定,有脾亢、紫癜者加作血小板计数。对腹腔有内出血可疑者应密切随访红细胞、血红蛋白和血细胞比容,观察动态变化,如出现进行性下降趋势则内出血可能性大,早期由于血液尚未为组织间液稀释故变

化可能不大。白细胞计数和中性粒细胞计数上升提示存在炎症或感染,全身抵抗力低下者,白细胞计数可不升高;嗜酸性粒细胞计数升高提示寄生虫感染或过敏性疾病。考虑需要输血者应常规配好血型。

（2）血清生化学检查:血清生化学检查内容繁多,只有根据疾病和病情择要选用。如降钙素原是诊断和监测细菌炎性疾病感染的一个参数,作为一个急性的参数来鉴别诊断细菌性和非细菌性感染和炎症。监测有感染危险的患者(如外科术后和器官移植后免疫抑制期,多处创伤后)以及需要重症监护患者,用来探测细菌感染的全身影响或检测脓毒性并发症。评价严重炎症性疾病临床进程及预后,如腹膜炎、脓毒症、SIRS 和 MODS。C 反应蛋白(CRP)是机体受到微生物入侵或组织损伤等炎症性刺激时肝细胞合成的急性相蛋白。CRP 在炎症开始数小时就升高,48 小时即可达峰值,随着病变消退、组织、结构和功能的恢复降至正常水平。此反应不受放疗、化疗、皮质激素治疗的影响。因此,CRP 的检测在临床应用相当广泛,包括急性感染性疾病的诊断和鉴别诊断,手术后感染的监测;抗生素疗效的观察;病程检测及预后判断等。如诊断急性胰腺炎,测定血清淀粉酶值,淀粉酶轻度升高时应小心解释,因肠绞窄或缺血、卵巢囊肿蒂扭转或溃疡穿孔都可能出现。在出血性坏死性胰腺炎、假性囊肿患者,血清淀粉酶可以正常甚至降低。要判断急性胰腺炎的病情和预后,还需要选择测定血钙、血糖、乳酸脱氢酶、谷氨转氨酶、血尿素氮等生化项目;胃肠道梗阻患者有大量呕吐、腹泻、水电解质紊乱、酸碱失衡时或休克者,应测定血清钾、钠、氯、二氧化碳结合力;肝、胆疾病需作肝、肾功能生化测定,中老年患者血糖检查应列为常规。

（3）血气测定:血气分析了解患者呼吸功能和酸碱平衡迅速、有效,在检查患者酸碱平衡者可代替二氧化碳结合力的测定。对重症患者、疑有呼吸衰竭患者,特别是急性坏死性胰腺炎患者,血气分析已列为常规,并动态观察动脉血氧分压、二氧化碳分压变化。

（4）尿液检查:尿常规包括尿糖、蛋白、比重和镜检项目,不少隐性糖尿病患者可从常规尿糖检查发现线索,尿中发现大量白细胞,结合伴有尿路刺激征考虑为尿路感染;至行尿液细菌培养和药敏试验后决定最初的抗生素治疗,肉眼或镜检血尿伴肾绞痛提示尿路结石。尿淀粉酶测定有助于诊断急性胰腺炎,急性胰腺炎时肾廓清淀粉酶比肌酐多,通过血尿淀粉酶和血尿肌酐公式计算值具有诊断和鉴别诊断价值。急腹症患者应用全胃肠外营养时作尿氮测定计算氮平衡。有时测定尿紫质以排除内科急腹痛。

（5）粪便检查:粪便中出现红、白细胞初步了解肠道是否存在炎症、出血性疾病,粪便表面附有鲜血往往提示出血病变较低,大便隐血试验多次阳性提示胃肠道可能存在肿瘤、溃疡、炎症或缺血性疾病,另外还需检查有无寄生虫虫卵。

（6）体液、引流液检查:腹腔穿刺液或灌洗液、胸腔穿刺液应常规作肉眼、显微镜检、细菌涂片和培养、生化检查。腹腔内出血穿刺液肉眼呈血性或镜检下大量红细胞;腹腔内感染渗出液肉眼呈脓性或混浊液体,镜检下见大量白细胞,涂片有时见细菌,培养可阳性,胃肠道穿孔穿刺液内可见食物残渣。

4. 其他检查　其他检查同样项目繁多,有简单有复杂,有损伤性和非损伤性,同样应结合疾病和病情需要选用,不可盲目采用或单凭检查作出诊断。

（1）X 线片检查:急腹症患者常规胸部摄片,必要时加摄立卧体位腹部 X 线片,对站立困难者可取侧卧体位。胸部 X 线检查心脏、纵隔、肺和胸膜腔有无异常阴影,有助于排除上述器官的病变。腹部 X 线检查观察横膈位置、活动度、膈下有无游离气体、液平、胃泡大小和位置,肠曲有无扩张、积气积液,肠壁间距是否增宽,腹脂线是否清楚,腹腔内有无异常阴影、髂腰肌阴影变化等。通过腹部 X 线片可帮助诊断胃肠道穿孔性气腹、肠梗阻、腹腔内积液、炎症和结石。如胃十二指肠溃疡穿孔,约 80% 以上可见膈下半月形气体阴影,少数患者急诊时无气腹征,若疑及穿孔可考虑在抽尽胃液后,经胃管注入空气 100ml 左右,嘱患者左侧卧位数分钟,再作立位 X 线检查,常可显示膈下游离气体;肠梗阻立位 X 线片显示梗阻肠曲内多个气液平面,不仅可诊断肠梗阻还可明确梗阻的性质和程度,异常的肠内气体提示麻痹性肠梗阻、机械性肠梗阻或假性肠梗阻,卧位 X 线显示肠曲扩张范围和分布,可进一步明确梗阻的部位;在肠梗阻时存在气体膨胀规律:在远端小肠梗阻可见气液平面,大肠梗阻时可见盲肠膨胀和小肠扩张。约 5% ~ 15% 胆囊结石在 X 线片中显影,胆囊内积气可能系急性产气性、坏疽性胆囊炎;肝脓肿 X 线检查显示横膈抬高,活动受限或消失,肝脏密度减退,可显示液平面。若脓肿穿破横膈侵入胸腔可发生胸腔积液;急性出血坏死性胰腺炎 X 线片可显示反射性肠淤积,十二指肠环胀气,肝曲、脾曲结肠胀气,横结肠或左半结肠不充气,呈"横结肠截断征",胰腺常显示密度增高,边界不清的软组织影等;膈下脓肿可显示膈肌抬高,活动度受限,肋膈角模糊不清,有时伴胸腔积液,胸膜反应,膈下可见气液平面;尿路结石 90% 以上可显示阳性结石阴影。

（2）X 线造影:X 线造影检查对某些急腹症诊断有帮助,如胆道蛔虫症可作静脉胆道造影,能显示胆道内蛔虫阴影;乙状结肠扭转可作钡剂灌肠显示梗阻部"鸟嘴形"X线征象;肠套叠空气灌肠显示结肠"杯口"征;不明原因的下消化道出血通过选择性肠系膜血管造影显示肠道出血部位;胆道出血经肝动脉造影明确出血来源;肾绞痛X线片结石影阴性者作静脉肾盂造影可观察肾盂、输尿管的变化;急性梗阻性化脓性胆管炎作急诊经皮经肝穿刺胆管造影及引流(PTCD)兼备诊断和治疗作用,但在危重情况下常无条件进行。

(3)超声检查:超声成像法可应用于肝、胆、胰、脾、肾、腹腔、膈下、盆腔等疾病。方法简单、方便、无损伤性,可反复检查。

1)肝脏:超声对肝脏进行各种成像,用凸弧形或扇扫探头可作经肋间各个肝脏矢状切面图。肋缘下斜切面及经锁骨中线肋弓部的肋间切面可容易地显示第一、第二肝门及其附近的主要结构。超声可以直接发现肝内占位病变,可检出直径大于0.3cm的小囊肿。可检出肝脓肿,显示肝脏程度不同的肿大,局部增厚,脓肿呈大小不等的低回声暗区,轮廓欠清晰,暗区内常有散在的光点、光片、光团或部分蜂窝状改变,脓肿周围有回声增强,膈肌活动受限,脓肿位于右肝叶顶部时尤为明显。另可鉴别细菌性和阿米巴性肝脓肿。超声在肝癌定位诊断上目前属最方便最有价值的工具,对定性诊断也有相当价值,但尚未达到单项检查即可作出判断的程度。除早期外,肝癌的肝脏切面形态均有异常,回声变化多样,有回声增强、减退等回声,可呈光晕状边缘结节、牛眼状圆形和混合型声像图,并可寻找门静脉主干、左右支和下腔静脉内有无癌栓存在。在肝外伤性被膜下破裂、中央破裂,超声诊断有一定的应用价值,并可提示腹腔内有无出血和出血量多少,同时可观察肝包膜下出血的动态变化,有助于治疗方法选择和预后的估计。

2)脾脏:在脾脏外伤,尤其是脾包膜下出血或中央破裂者,腹腔穿刺结果阴性,采用超声检查同样有一定实用价值。

3)胆囊、胆道:①胆囊:急性胆囊炎超声声像图显示胆囊体积增大,胆囊壁弥漫性增厚,胆囊透声差,胆汁内出现"云雾状"回声,胆囊颈结石,超声莫菲征阳性和坏疽型胆囊壁弥漫增厚基础上出现局部隆起,内部弱回声,一般只要根据胆囊增大、胆囊壁厚超过3mm以及胆囊内有结石三项超声检查表现即可作出急性胆囊炎的诊断。超声对胆囊病变的诊断正确率可达95%,并已取代口服胆囊造影检查;②胆道:包括肝内、外胆管,超声可显示肝内胆管,肝外胆管除下段因受胃肠道气体回声干扰外可显示肝总管、胆囊管和十二指肠以上的胆总管。超声检查可诊断肝内、外胆

管梗阻,凡左、右肝管直径大于3mm甚至1cm以上,左、右肝管以上各级胆管扩张,壁薄而不规则与相应的静脉分支平列,呈"串珠状"向肝门集中,肝外胆管内径大于7mm,等于或大于门静脉内径,上段与并行门静脉呈两条直径相似的平行管(双筒枪征),胆囊体积增大,胆囊内胆汁淤积,出现上述的超声声像图均可作出梗阻诊断。超声还可诊断梗阻部位,通过间接征象进行判别,若肝外胆管上段扩张,胆囊肿大,常提示胆总管有梗阻;若合并胰管扩张则提示乏特壶腹部梗阻;若有肝内胆管扩张,胆囊不肿大,常提示肝内胆管梗阻;若一叶肝内胆管扩张,另一叶肝内胆管不扩张,常提示前者肝管梗阻;超声可显示肝内胆管结石,胆总管结石显示率约30%,因此B超不能判断梗阻的原因。

4)胰腺:在急性胰腺炎时可因胰液外渗、浸润致胰腺边界不清伴有积液,胰腺实质可有回声变化,但常因伴有肠道淤积不利超声检查,故超声不是诊断急性胰腺炎的首选方法,若急性胰腺炎并发囊肿形成、小网膜腔积液、积脓,超声诊断则极为可靠。

5)膈下脓肿:用凸弧形或扇扫探头可方便地显示左右膈下区域,可显示横膈下肝脾上球状液性暗区,同侧横膈呼吸活动度降低;同侧胸腔内可能伴有积液,在超声声像图监视下穿刺引流。

6)腹腔脓肿:超声不一定能满意地显示,因胃肠道内气体掩盖其深部脓肿,对无胃肠道掩盖的较大腹内脓肿可用超声定性定位,在超声探头指引下穿刺,置引流管。

7)其他:卵巢囊肿蒂扭转、异位妊娠内出血,彩超扫描均可用作诊断工具。彩超检查可诊断肾盂积水、肾结石。超声作为穿刺的定位工具在20世纪60年代已经使用,随着实时彩超及其附件即穿刺探头的出现,使超声引导下穿刺技术达到了新的高度,穿刺命中率高,并发症少,应用范围广,在外科急腹症中可运用于肝脓肿、膈下脓肿、腹腔脓肿的穿刺诊断和治疗,也可用于阻塞性黄疸肝内胆管穿刺诊断和引流。

(4)CT和MRI检查:大部分急腹症经过一般检查、X线片以及超声检查之后,可以确诊,并能够依此决策治疗。但是,由于超声检查结果的描述不可避免的带有一定程度主检医师的主观性,使其结果的客观性受到影响,特别是需要对患者做出是否实施有创治疗的决定时,临床上往往需要进行CT扫描,CT对早期急性坏死性胰腺炎和胰腺脓肿的诊断具重要价值。CT不仅能清楚显示胰腺各部位的坏死和脓肿,还能显示坏死扩散范围。严重的坏死性胰腺炎,除胰腺可发生广泛或全部坏死外,胰周间隙、小网膜、结肠和小肠系膜根部,腹膜后甚至肾周围间隙前后均可发生广泛

坏死,对于评价急性坏死性胰腺炎及其并发症,CT 远较 B 超检查优越。CT 检查可指导手术时机和范围,并可观察治疗结果。CT 诊断腹腔脓肿正确率达 90%,不仅能确定脓肿部位、范围,还可确定其与周围脏器的关系,尤其适用于肥胖、肠腔积气和伤口放置引流物的患者。CT 可用于肝、胆、胰等疾病诊断,通过计算机合成技术,如快速平扫 CT(rapidunenhancedcomputedtomography, RUCT)、高质量 CT 三维重建技术(threedimensional,3D)等,还可以利用 fly around 和 fly through 技术,分别显示胆道的内景和外观。CT 三维重建技术可以把肠管、胆道系统、血管、输尿管等管道系统,模拟重建,可更加直观地显现出病变的部位、程度,由此可以判断病变与急腹症的关系,不仅对急腹症的诊断有决定性价值,而且对疾病的治疗也有重要意义。MRI 可以合成 MRCP(磁共振胰胆管成像)和腹腔血管三维成像。目前,以彩色超声、CT 为代表的影像诊断技术广泛应用于急腹症的病因诊断和病情评估,其最大优势在于可帮助外科医师在急腹症发病的较早阶段明确病因。

(5) 内镜检查:对于消化道出血患者,内镜检查是常用的方法,胃镜、结肠镜检可发现上消化道、结肠出血原因和部位,并可通过内镜治疗疾病;经十二指肠镜检作逆行胰胆管造影(ERCP)可直接观察十二指肠及乳头病理变化,作逆行胰胆管造影诊断胆管胰腺疾病,还可用电刀切开奥狄括约肌、取除胆管下端结石。

(6) 诊断性穿刺:包括腹腔穿刺和阴道后穹隆穿刺,虽然为一侵入性诊断方法,但对于急腹症尤其是闭合性腹部外伤诊断疑难病例具有重要诊断价值。

1) 适应证:对诊断不确切的急腹症可采用腹腔穿刺方法诊断,对疑有异位妊娠内出血或盆腔脓肿已婚妇女可采用阴道后穹隆穿刺诊断。这尤其适用于小儿、老年、精神状态不正常者、昏迷患者或病史不清楚的疑难诊断者。但不适用于严重腹胀、肠梗阻患者。

2) 操作方法:腹腔诊断性穿刺时先让患者排空膀胱后向拟穿刺侧-侧卧 5 分钟,可取左、右麦氏点或脐孔水平的腹直肌旁做穿刺进针点。消毒皮肤、铺巾后,在局麻(或不用局麻)下用 18 号针头接 10 ~ 20ml 注射器,垂直进针刺入腹腔,缓慢推进,当针头突破腹膜时,患者有疼痛感,针尖突然松脱感,再将针头推进少许,轻轻抽吸针筒,当抽得液体即使量少也有价值;如无液体抽得,可略变换针头方向再抽吸,如果仍无液体抽得,可改用灌洗办法,即改换较粗针头进腹,插入前端有 2 ~ 3 个侧孔的细塑料管,腹腔内灌注 100 ~ 200ml 灭菌等渗盐水,稍等片刻再抽吸出灌入液体,送镜检。阴道后穹隆穿刺可在阴道扩张器显露下,用子宫颈钳向上外方牵拉子宫颈后唇,即可显露隆起的阴道后穹隆,用细长针头正中点穿刺抽吸。必要时可重复穿刺。

3) 腹腔穿刺液的判定:根据腹腔内液体的颜色、气味和大体形态等特点,常可推知病变的部位和性质。穿刺液应送涂片显微镜检,检查红、白细胞、食物残渣和细菌,并作细菌培养加药敏,有条件的加作厌氧菌培养。一般情况下,如腹腔内有血液,多为肝、脾、胰腺等实质性脏器破裂,有时腹膜后血肿也可抽得不凝固的血液。如液体内含有食物残渣,常表示为胃或十二指肠溃疡穿孔。如液体为粪样,则说明下消化道破裂。具有粪臭味的脓性液体,常为阑尾炎穿孔或末段回肠、结肠穿孔。如为无色的脓性液,而在腹腔内又未发现感染病灶时,可能为原发性腹膜炎。如液体中混有胆汁,多为胆囊、胆管或十二指肠穿孔。具体概括如下:无味脓性液体有急性阑尾炎、急性输卵管炎、化脓性肠系膜淋巴结炎、梅克尔憩室炎和急性原发性腹膜炎;具有臭味的脓性液体有阑尾炎穿孔、憩室炎穿孔,结肠或回肠末端穿孔;无损伤情况下胆汁样液体有十二指肠溃疡穿孔、胆囊穿孔、胆管穿孔、原发性胆汁性腹膜炎;无损伤情况下血性液体有绞窄性肠梗阻、急性出血性胰腺炎、大网膜或卵巢囊肿蒂扭转;血液有肝、脾、胰腺或肠系膜损伤、异位妊娠破裂、卵巢滤泡或黄体破裂;咖啡色液体有乙状结肠扭转、卵巢巧克力囊肿破裂和阿米巴脓肿破裂;清晰草绿色液体有单纯性肠梗阻。

(7) 腹腔镜:腹腔镜技术用于腹部疾病的诊断已经有近百年的历史,20 世纪末这一技术开始被应用到治疗方面,电视腹腔镜的出现明显地提高了诊断和治疗水平。传统的急诊开腹探查手术需要患者有腹膜炎指征,但急诊腹腔镜检查不需要这一指征,既可以进一步证实此前的诊断,又可以对适当的病例实施腹腔镜手术治疗。腹腔镜技术用于急腹症最大的优点正是它不仅具有诊断意义,同时还可以进行及时和必要的治疗。

1) 腹腔镜技术诊断外科急腹症适应证与禁忌证

①创伤性腹部急症对疑有腹腔内脏器损伤的腹部创伤患者进行剖腹探查往往有较高的阴性率,且与手术相关的并发症发生率亦较高。诊断性腹腔镜技术在此方面则有一定优势。创伤性腹部急症的腹腔镜探查适应证:a. 腹部闭合性或开放性创伤后怀疑但未证实的腹腔内脏器损伤;b. 腹部闭合性创伤后疑有腹腔内脏器损伤但初步检查无阳性发现者;c. 腹部刺伤后证实或怀疑有内脏穿透伤;d. 腹部枪伤怀疑有腹腔内损伤;e. 开放性创伤位于胸腹部造成膈肌损伤;f. 膈肌贯穿时为排除心脏损伤须行包开窗者。相对

或绝对禁忌证包括：a. 血流动力学不稳定(收缩压<90mmHg(1mmHg))；b. 具有明确的即刻剖腹探查指征者(如明显的腹膜炎、出血性休克等)；c. 已明确腹腔内损伤须开腹手术者；d. 后背贯穿伤高度怀疑伤及肠道者；e. 术者缺乏腹腔镜手术经验。诊断性腹腔镜技术在预判创伤性腹部急症是否须进一步行开腹手术的敏感度、特异度和准确率均达75%~100%。

②非创伤性急腹症 非创伤性急腹症的腹腔镜探查适应证：a. 不明原因急性腹痛持续<7天，经常规检查仍无法明确诊断者；b. 不明原因腹痛患者如不再继续观察则可选择腹腔镜探查。绝对或相对禁忌证包括：a. 有明确的即刻剖腹探查指征者，如肠梗阻、消化道穿孔或血流动力学不稳定；b. 有腹部手术史、慢性腹痛、病理性肥胖、妊娠妇女、精神疾病等。一系列临床研究数据提示，腹腔镜探查诊断非创伤性急腹症的准确率为70%~99%。经腹腔镜诊断的患者中58%获得了治疗方案的改进。而诊断性腹腔镜用于非创伤性急腹症的手术相关并发症发生率为0%~24%，手术相关死亡率为0%~4.6%。死亡主要原因多与脓毒血症继发的多器官功能衰竭有关。

(8) 数字减影血管造影术(DSA)：DSA是目前诊断以急性出血为主要表现的急腹症最为有效的检查方法，一般认为出血速度≥0.5ml/min时DSA即可发现。DSA不仅对各种消化道出血优于其他检查，对明确引发急腹症的原发病的诊断也有决定性诊断价值。DSA检查需要价格昂贵的设备、熟练的操作技术和较高的即时诊断水平。在诊断消化道出血方面，最佳的检查时机是患者处在持续的活动性出血状态。发生较大出血时也是阳性检出的理想时机，此时患者往往进入休克或早期休克状态，一些临床医师常常不愿在此时进行DSA，担心DSA术中的生命危险。而此时在尚未明确诊断的前提下，无论盲目地紧急手术或是一味地进行保守性治疗都是不适当的，往往错失最佳抢救时机。

(二) 外科急腹症诊断的确立

接触以急性腹痛为主要症状的患者后，首先要确定患者是否属于外科急腹症。对于持续性腹痛超过6小时的任何患者应考虑外科疾病，需住院治疗。一般而言，外科急腹症的腹内脏器的病理基础是炎症、穿孔、梗阻、狭窄和出血等，因此表现的疼痛症状比较重，且为各项症状的首位，发热往往见于腹痛之后，腹痛有一明确部位，即在病变区域有一局限压痛，并有不同程度的肌紧张和反跳痛，常呈体性痛的表现；内科急腹痛的病理基础往往是功能紊乱，表现的疼痛往往比较轻，即使较重也无相应的体征相匹配，疼痛不固定，也无局限压痛点或无压痛、肌紧张和反跳痛等

腹膜刺激征，常系内脏痛表现。外科急腹症可发生于任何年龄和性别，而妇科急腹症多见于育龄期妇女，且疼痛多起始于下腹及小腹部，伴月经改变和阴道不规则流血。在临床上除上述一般规律外，外科急腹症常因不同年龄和病情而有不同表现，还存在个体差异和特殊性，因此需作综合分析，再如急性阑尾炎发生于老年人，因反应迟钝，腹痛症状轻微模糊，可以仅为腹胀感，腹部体征也轻微；妊娠妇女由于子宫增大、盆腔充血，阑尾位置变异，症状和体征均可不同，疼痛部位可以偏高，腹肌紧张不明显，前腹壁因子宫推移可无明显压痛；小儿急性阑尾炎，半数患儿出现面部发红(由5-HT水平升高引起)，由于神经系统发育未成熟，即使病变不甚严重，也可引起高热、白细胞上升，而小儿腹肌发育差，腹肌紧张可不明显。外科急腹症疾病很多，症状体征繁多，可加以归纳，根据其病理分为以下几种类型，再结合腹腔脏器的解剖部位和病理特点，再判断哪一种疾病。有时难确定哪一种疾病，如果确定病理基础，则治疗原则上不至相去太远。

1. 病理类型

(1) 腹腔内急性炎性病变：例如急性阑尾炎、胆囊炎等疾病，此类疾病临床上共同表现为腹痛起始较慢，开始疼痛程度较轻，以后逐渐加重，疼痛呈持续性。炎症病变刺激局部腹膜，出现固定压痛、肌紧张和反跳痛。炎症的发展直接影响腹痛症状和体征程度，同时伴有发热、白细胞上升等全身感染征；感染局限后形成炎性肿块或脓肿，若继续扩展难以控制者，则可形成弥漫性腹膜炎。

(2) 腹腔内空腔脏器穿孔破裂：例如胃十二指肠溃疡穿孔，癌肿引起穿孔，一般在穿孔前已有症状，起病突然，腹痛剧烈。穿孔脏器内容物刺激腹膜引起持续性刀割样疼痛，可伴有休克。先出现病变部位的局限性腹膜炎体征，迅速扩展可致全腹部弥漫性腹膜炎，出现全腹膜刺激征，但仍以原发病变区的体征最为显著，腹胀、肠鸣音减弱或消失、体温上升、白细胞计数上升，严重者可出现中毒性休克。

(3) 腹腔空腔脏器梗阻性病变：如单纯性肠梗阻，胆道蛔虫症等表现为阵发性腹部绞痛，剧烈时辗转不安难以忍受，间歇期腹痛减轻或消失，常伴有呕吐、腹胀。腹部体征多不明显，可出现胃、肠蠕动波，肠鸣音亢进，气过水声或金属音，应用解痉剂后可暂时缓解症状和体征，全身情况变化不明显。

(4) 腹腔脏器血供障碍、急性绞窄：如绞窄性肠梗阻、肠扭转等起病往往突然，腹痛剧烈，呈持续性疼痛或持续性痛伴阵发性加剧，中间无疼痛缓解的间歇期。腹部出现腹膜刺激征，并可扪及明显压痛的绞窄肠曲，呕吐物及肛门排泄物呈褐色血性液体。体温上

升、白细胞计数上升、血压下降、出现休克。

（5）腹腔内脏器大出血：如肝、脾破裂，起病突然，常有外伤史，腹痛轻微，呈持续性，腹胀较明显，腹膜刺激征轻微，有移动性浊音，腹腔穿刺可得不凝固的血液，并以进行性贫血、出血性休克为突出表现。

必须指出，上述多种病理类型可以单独存在，也可以两个以上同时并存，也可在一定条件下互相转化。如单纯性肠梗阻可转化为绞窄性肠梗阻，穿孔并引起腹腔内严重感染。

2. 病变部位

（1）位于心窝部疼痛：常见。在外科急腹症中受累的脏器可以有胃、十二指肠、胆道、胰腺和阑尾。常见的是胃十二指肠溃疡穿孔、胆道蛔虫症、急性胰腺炎和急性阑尾炎。而腹腔外器官如冠心病和急性心肌梗死也可表现为心窝部疼痛，在作诊断时应予排除。

（2）右上腹疼痛：也常见。引起右上腹痛主要原因有胆囊、胆道、十二指肠、肝脏、结肠肝曲和异位阑尾病变，也可为肾、输尿管病变。腹腔外病变如肺底肺炎、胸膜炎、带状疱疹也可导致右上腹痛。

（3）左上腹痛：仅局限于左上腹痛，较心窝部、右上腹痛少见，大多与心窝部、右上腹痛相联系。如胃十二指肠溃疡穿孔、胃扭转可出现左上和右上腹痛，但心窝部痛常为主要部位；左膈下脓肿、肠梗阻、急性胰腺炎时心窝部和左上腹部剧痛；脾破裂、脾梗死、脾脓肿则左上腹痛；腹腔外疾病如带状疱疹、冠心病、心肌梗死、肺炎、胸膜炎等也可出现左上腹部疼痛。

（4）右下腹疼痛：右下腹痛颇常见，其发生率仅次于心窝部疼痛。外科急腹症中，炎症性病变如急性阑尾炎、梅克尔憩室炎、子宫附件炎；穿孔病变如阑尾炎穿孔、梅克尔憩室炎穿孔、结肠小肠穿孔、异位妊娠破裂、卵巢囊肿破裂；梗阻性阻塞如机械性肠梗阻、癌肿压迫和阻塞；出血和异位妊娠出血，卵巢滤泡黄体破裂出血；嵌顿性疝、盲肠扭转、卵巢囊肿蒂扭转、回盲部套叠和尿路结石均可引起右下腹疼痛。

（5）左下腹疼痛：左下腹痛不如上腹痛和右下腹痛多见，并常缺乏特异性。左半结肠肿瘤、乙状结肠扭转、结肠炎症或缺血性疾病、左输尿管结石、左侧子宫附件病变均可致左下腹疼痛。

（6）全腹痛和不定位腹痛：开始即引起全腹痛的疾病并不多见，多数是从某一部位开始，随后进展到全腹部。因此，对引起各个部位的腹痛疾病应以发展的观点、联系起来考虑。全腹痛有腹膜炎，如急性原发性、继发性和癌性腹膜炎；胃肠道炎症、穿孔、梗阻、出血性疾病；实质性脏器外伤、破裂；大网膜扭转、粘连等。不定位性腹痛可见于腹内疝如膈疝、网膜孔疝、腹膜隐窝疝和肠系膜裂孔疝、缺血性肠病、肠寄生虫病等。

（三）治疗

1. 一般处理原则

（1）对未明确诊断的急腹症患者，进行严密观察，严密观察是诊断中极为重要的一个步骤。观察期间要反复了解病情演变，并根据这些变化综合分析，以便尽早作出诊断，不致贻误诊疗时机。观察期间禁用麻醉镇痛药如吗啡、哌替啶等药物，以免掩盖病情真相，影响观察病情，必要时可用解痉剂如阿托品、山莨菪碱，同时禁用泻剂和灌肠，以免刺激肠蠕动，使炎症扩散或促使肠穿孔，应予禁食，以免万一有胃肠道穿孔而加重腹腔污染。疑有空腔脏器穿孔、破裂或腹胀明显者，放置胃肠减压。为了对可能需要进行的手术治疗创造条件，观察期间还应给予补充液体，应用抗生素。

（2）对急腹症患者应掌握全身情况，休克患者先纠正休克，建立输液通道，补充血容量，同时抓紧时机作适当检查，制订治疗方案，等病情好转再作进一步处理，为手术创造条件，但有时病情严重、发展迅速，需在继续抗休克同时进行剖腹手术，解除病因，挽救生命，例如肝、脾破裂合并出血性休克、急性梗阻性化脓性胆管炎、肠绞窄、坏死合并中毒性休克等均属此类。

（3）根据病情，从实际出发，选择最有效的方法，及时抢救患者生命和处理病因。某些急腹症如单纯性阑尾炎、胆道蛔虫症，病情较轻，多数在非手术治疗下可治疗的，可采用非手术疗法处理。另一些疾病如粘连性肠梗阻、轻中型急性胆囊炎、胆石症，发病时间短、病情较轻，允许采用非手术疗法下观察病情变化，可在作好手术准备条件下先采用非手术治疗。病情严重者如肝、脾破裂合并出血性休克、绞窄性肠梗阻、梗阻性化脓性胆管炎等则在积极准备下尽早施行手术治疗。

（4）根据循证证据规范化诊治方法 20 世纪 90 年代前，循证医学的概念尚未引入，急腹症诊治原则和流程的制定主要依据临床经验，规范性普遍较差。1992 年，循证医学问世，循证外科应运而生，有关急腹症诊治的临床对照研究广泛开展，涉及诊断方法评价、新型治疗技术（如腹腔镜手术、内镜手术和介入外科手术）的疗效和安全性评估以及不同诊疗技术的卫生经济学评价等同时，基于随机对照试验（RCT）研究和 Meta 分析的高级别循证医学证据越来越多地用于指导外科临床实践，有关急腹症诊断或治疗的共识、指南和规范不断推陈出新，引导急腹症的诊疗决策逐步走向规范化。在提高诊治决策科学性的同时，显著降低了急腹症的误诊率、手术并发症发生率和病死率,极大地改善了多种急腹症的诊治效果。

（5）新理念、新技术以及微创外科　1993年,"损伤控制手术"概念的提出催生了"损伤控制性外科"理念。这一理念的确立和推广,不断推动越来越多的外科医师对急腹症的传统治疗进行反思,进而助推了多种急腹症治疗策略的转变,在严重急腹症及其并发症处理方面尤为明显,最具代表性的疾病为急性肠系膜血管病变、严重闭合性腹部损伤和急性重症胰腺炎等。以后者为例,回顾20多年来急性重症胰腺炎的治疗原则、手术指征和手术方法的演变,不难发现损伤控制原则贯穿始终。在这一原则指导下,胰腺炎的外科干预日趋谨慎,液体治疗日趋合理,支持和替代治疗日益重视,临床疗效也逐步改善。目前,急性重症胰腺炎的外科治疗已经发生根本性改变,"越少越好"的理念逐步强化,即少一点抗生素、少一点液体、少一些手术,可切实降低并发症发生率和病死率,若须引流,亦应尽量采用微创技术,如经皮穿刺或采用内镜引流。笔者认为,近年来急性重症胰腺炎治疗策略的颠覆性变化堪称外科急腹症领域损伤控制和微创外科理念临床实践的成功典范。同时,随着新的理念的推广,新技术开展,外科治疗逐渐微创化外科治疗微创化是当代外科发展的趋势之一。近年来,在此理念引导下,各种微创治疗技术逐渐被开发和推广,不断突破传统外科的局限,引导急腹症的外科治疗模式走向微创化和多元化。越来越多的证据表明,与传统外科手术相比,微创外科治疗技术不仅同样有效,且可降低并发症发生率和病死率,缩短住院时间,减少医疗费用,若适应证把握得当,其优势毋庸置疑。临床上可根据不同情况慎重选择,单独或联合序贯采用各种微创治疗技术,以获得最佳疗效。

2. 非手术疗法适应证　非手术疗法应在严密观察和做好手术准备的情况下进行。

（1）原发性腹膜炎或盆腔器官感染引起的腹膜炎。前者原发病灶不在腹腔脏器内,而后者经抗生素治疗有效,一般不需手术治疗。

（2）腹痛已超过3天,可能因腹膜内病变较轻或全身抵抗力较强,病情变化不大或病情已明显好转,可暂不急于手术,以免破坏机体抗病机制。

（3）急腹症病因不明、病情不重,腹部体征轻、全身情况好,可先采用非手术疗法,观察变化,如果症状和体征均已趋好转可不予急诊手术。

（4）急腹症诊断明确,虽有手术指征,由于患者全身情况极差,难以忍受手术探查者,采用非手术治疗,积极创造条件。

3. 手术适应证　手术是治疗急腹症的重要手段,有些患者常需紧急手术。凡下列情况者均需当机立断采用剖腹探查(表35-3)。

表35-3　急腹症患者的急诊手术指征

查体发现
　不随意肌紧张或强直,尤其当范围逐渐扩大时
　逐渐加重的或严重的局部压痛
　伴有肌紧张或进行性加重的腹胀
　有压痛的腹部或直肠肿块伴有高热或低血压
　伴有休克或酸中毒的直肠出血
可疑的腹部症状伴有——
　败血症(高热、白细胞计数明显升高或持续上升、神志
　　变化或糖尿病患者糖耐量升高)
　出血(不明原因的休克或酸中毒、血细胞比容下降)
　可疑的缺血(酸中毒、发热、心动过速)
　保守治疗后病情恶化
影像学发现
　气腹
　肉眼可见的或进行性加重的肠胀气
　对比造影剂少量外渗
　扫描发现的占位性疾患,伴发热
　血管造影发现肠系膜血管闭塞
内镜发现
　穿孔或不能控制的出血性疾患
穿刺发现
　血、胆汁、脓、肠内容物或尿

（1）腹腔内病变严重者,如腹腔内脏器破裂、穿孔,绞窄性肠梗阻,炎症引起胃肠道坏死,胆系严重感染等引起腹膜炎。

（2）有进行性内出血征象,经过输血、补液、止血剂等治疗措施,病情不见好转,或一度好转迅即恶化者。

（3）腹腔内空腔脏器穿孔,腹膜刺激征严重或有扩大趋势者。

（4）肠梗阻疑有血运供应障碍,有绞窄坏死者。

（5）突发性剧烈腹痛,病因不明,但有明显腹膜刺激征,经短期治疗后不见缓解或反而加重者。对诊断未明确但持续右下腹痛患者的探查指征应稍宽。左上腹痛通常不需要急诊剖腹探查,它的病因一般可等待选择性检查确诊。

4. 急腹症微创外科　目前,针对急腹症的微创外科治疗技术主要有以下3类

（1）内镜外科治疗技术:主要包括基于经内镜逆行性胰胆管造影术(ERCP)和乳头括约肌切开术(EST)的鼻胆管引流术(ENBD)和胆道内支架引流术(ERBD)、肠镜下结肠梗阻内支架减压导管引流术等。

（2）介入治疗技术:主要包括基于超声或X线引导下的经皮经肝穿刺胆管引流术(PTCD)、胆囊引流术(PTGD)和腹腔脓肿引流术等。

（3）腹腔镜技术:包括腹腔镜辅助下的各类腹部外科急诊手术、全腹腔镜手术和双镜联合手术,随着高清腹腔镜和3D腹腔镜的推广应用,急诊腹腔镜手术涉及的范围日趋广泛,已经从简单的腹腔镜阑尾切除术扩展至急诊腹腔镜下胆囊切除与胆管探查、消化道穿孔修补、腹腔脓肿引流、肠切除以及嵌顿疝和粘连性肠梗阻手术等。腹腔镜技术治疗外科急腹症的适用范围和合理应用如下:

1）急性胆囊炎急性胆囊炎患者应予以腹腔镜胆囊切除术（laparoscopic cholecystectomy,LC）。严重病例,如伴胆囊坏疽或胆囊积脓以及高龄患者,亦可作为LC的适应证。急性胆囊炎发病后应尽快行LC,对高龄患者亦如此。有严重伴发疾病者可选择先保守治疗或经皮胆囊穿刺造瘘,再考虑是否进一步施以LC,以降低手术或麻醉风险。急性胆囊炎行腹腔镜手术时,对于局部炎症明显、胆囊三角局部解剖不清、胆道损伤风险较大者,可考虑行腹腔镜胆囊大部切除术。

2）急性胰腺炎对于轻度急性胆源性胰腺炎病例,待胰腺炎症状缓解后应尽早行LC。对于重症急性胆源性胰腺炎,应待胰腺炎炎性反应和临床症状均得到充分缓解后,再实施LC。对于明确有胆总管结石的病例,应在LC术前行经内镜逆行性胰胆管造影术（ERCP）或LC同时行腹腔镜下胆总管切开取石。当胰腺坏死并出现脓毒血症或多器官功能衰竭征象,应考虑进一步行经皮穿刺引流或腹腔镜下坏死组织清创引流术,如仍未好转,应考虑开腹手术进行清创引流。对于腹腔间室综合征者,须行开腹及筋膜切开减压,腹腔镜手术则属相对禁忌证。

3）急性阑尾炎对于症状体征及实验室检查提示急性阑尾炎者,应行腹腔镜检查。明确阑尾炎诊断后,即行腹腔镜阑尾切除术。对于临床表现不典型的阑尾炎病例,采用腹腔镜及时探查可提高其正确诊断率,降低阑尾炎误诊率及阑尾穿孔的风险,同时有助于鉴别妇科疾病、肠憩室炎和炎性肠道疾病。国外已将腹腔镜阑尾切除术作为育龄女性患者的标准术式。老年或肥胖患者亦适合选择腹腔镜阑尾切除术。腹腔镜手术比开腹手术具有更好的视野,便于发现阑尾和病灶位置,也便于探查和冲洗整个腹盆腔,降低肠间隙和盆腔残留感染风险,且阑尾通过标本袋取出,则更可降低切口感染发生率。对于阑尾根部坏死穿孔、阑尾周围脓肿形成或与周围粘连严重导致解剖关系不清者,或术中发现系阑尾或回盲部肿瘤者,术者可根据手术难度和自身腹腔镜手术熟练程度选择及时中转开腹手术或继续腹腔镜手术。

4）不明原因急腹症通常将急性腹痛发病时间<7天且经常规检查后仍无法确诊者定义为非特异性或不明原因急腹症。对于完成各类诊断性检查后仍未明确诊断的不明原因急腹症,行腹腔镜手术探查安全可行。腹腔镜应用于该类患者意义主要体现在:防止在等待和观察过程中造成的延误治疗及由此引起的严重并发症,同时亦避免了不必要的开腹探查。

5）消化性溃疡穿孔对于术前检查无法断定是否消化道穿孔者,腹腔镜是重要的诊断工具,而对于消化道穿孔的治疗,腹腔镜手术与开腹手术一样,均为可选的方案。可见,腹腔镜穿孔修补手术是治疗急性消化性溃疡穿孔理想的手术方式。同时,合理的病例选择亦非常重要。EAES发布的2011版腹腔镜急腹症诊疗共识中将Boey休克评分（收缩压<90mmHg,美国麻醉医师协会（ASA）评分Ⅲ～Ⅳ级、穿孔症状时间>24小时作为病例选择的主要依据。对于巨大穿孔难以修补、局部组织炎症水肿严重、腹腔广泛粘连或高度怀疑恶性溃疡穿孔者,术者应视自身腹腔镜技术能力合理适时地选择中转开腹。

6）急性肠梗阻经过一定选择的小肠梗阻病例可完成腹腔镜下的治疗。肠粘连是引起小肠梗阻的最主要原因,约占75%。腹腔镜手术治疗粘连性肠梗阻与开腹手术相比并不降低复发率和再次手术可能。其中转开腹率则一直较高,2005年后才逐渐降低至<50%。目前,在国内外指南中,对是否将粘连引起的急性肠梗阻作为腹腔镜诊治的适应证仍有争议。如肠管扩张明显者将显著影响腹腔镜下视野,对梗阻原因和部位的判断亦将产生严重影响,而对于肠管扩张较轻或单一束带造成的梗阻,则腹腔镜下成功治疗肠梗阻的可能性明显提高。

7）嵌顿疝腹腔镜手术［全腹膜外修补术（TEP）或经腹腹膜前修补术（TAPP）］可用于治疗腹股沟嵌顿疝。非腹股沟的嵌顿疝（膈疝、膀胱上疝、半月线疝和闭孔内疝等）可采用腹腔镜手术治疗,但须进一步临床研究加以验证。

8）腹部创伤对于血流动力学稳定的腹部开放性创伤病例,可行腹腔镜手术。对于血流动力学稳定的腹部闭合性创伤病例,如疑有腹腔内脏器损伤,包括影像学检查怀疑或影像学检查阴性但临床症状高度怀疑腹腔内脏器损伤者。腹腔镜技术不仅可早期干预避免无谓的等待观察或不必要的剖腹探查,还可同时施以腹腔镜手术治疗。对于空腔脏器的损伤,腹腔镜可完成明确定位和镜下修补或经腹部小切口拖出行体外病变肠段切除。而对于实质性脏器,腹腔镜则可明确损伤脏器及部位,如为脾脏损伤,可行腹腔镜下脾切除;如为肝脏损伤,则可根据具体情况拟定进一步治疗策略。同样,对于某些复杂情况,如十二指肠破裂、后腹膜脏器损伤、复杂的肝脏破裂等,则须根据术者经验和患者全身情况等适时选择开腹手术。

9）腹腔镜在腹部手术后急性并发症诊治中合理应用：在腹腔镜应用早期，其术后急性并发症的处理常选择传统开腹手术，原因是担心术后腹腔内粘连和因粘连造成的手术损伤限制腹腔镜的应用。随着腹腔镜技术的不断成熟与发展，一些常见的腹腔内并发症多可通过腹腔镜技术治疗。例如，对于吻合口瘘保守治疗无效而须行手术治疗的患者，由于治疗目的主要是腹腔充分冲洗和引流，这些在腹腔镜下均可完成；如为结直肠手术后的吻合口瘘，则可再经腹壁小切口完成结肠或末端回肠造口，可取得与开腹手术一样满意的治疗效果。二次腹腔镜手术中发现，第1次腹腔手术术后腹腔粘连往往并不严重，亦不会成为再次腹腔镜手术的障碍。此外，腹腔镜胃癌根治术Billroth Ⅱ式吻合后，部分病例出现输入襻内疝、旋转、梗阻，亦可通过腹腔镜下明确诊断并进行复位。对于术后并发小肠梗阻、保守治疗无效且疑有机械性梗阻的患者，采用腹腔镜技术同样可达到探查发现病因、松解粘连和束带的治疗目的。须注意，在进行上述治疗时，由于术中梗阻肠段常影响手术视野及操作，故此类手术的病例选择非常重要。对于急性小肠梗阻伴腹膜炎、腹部平片提示小肠扩张直径>4cm以及远端小肠完全性梗阻的患者不应选择腹腔镜手术，因其中转开腹与术中并发症的发生率将显著升高。再次腹腔镜手术治疗术后并发症同样具有创伤小、恢复快的优点，最大限度地减轻了再次手术对患者的损伤。随着腹腔镜手术应用的逐渐广泛，腹腔镜二次手术的探查及治疗有可能成为术后腹腔内急性并发症的可选治疗方案之一。

（4）剖腹探查

1）麻醉选择：病情危重者，手术者应与麻醉科医师协商采用安全、有效的麻醉方法，建议以全身麻醉的方式为主，便于根据病情变化手术部位。

2）手术切口：应根据急腹症的具体部位，可能的病变脏器，选择适当的手术切口。常见采用的手术切口为正中切口或探查切口，具有进腹快，探查范围大，便于延长的特点。

3）手术原则：首先解决急腹症最主要的问题，特别是威胁生命的病症。其次再考虑根治病灶。手术选择力求简单又解决问题。在全身情况许可情况下，尽可能将病灶一次根治，病情不佳者，可先控制疾病，待病情平稳后再次手术处理病灶。

4）手术操作应轻柔、准确、迅速。尽量预防术后并发症的发生。

（张波　高卫东　孙益红）

第三十六章

上消化道出血

上消化道出血是指源自于十二指肠悬韧带（Treitz韧带）以上的消化道的出血。急性上消化道出血的发病率为50～150/100 000,病死率为6%～10%,是消化系统常见的危急重症之一。临床上主要表现为呕血、黑便或便血,严重时可伴有急性循环衰竭。

【病因】

引起上消化道出血的病因很多,根据导致出血的病因可分为两类,一类是由食管胃底静脉曲张破裂及门脉高压性胃病导致的出血,这类出血死亡率较高,治疗有其特殊性。肝硬化患者60%～65%的出血由此原因引起。另一类为非静脉曲张性出血,胃十二指肠溃疡出血是其中最常见的原因,其他原因有胃黏膜糜烂、反流性食管炎、食管贲门黏膜撕裂症（Mallary-Weiss综合征）、恶性肿瘤、血管发育畸形等。胆道损伤、主动脉瘤破入上消化道及凝血功能异常等引起的上消化道出血则较少见。

1. 食管胃底静脉曲张破裂及门脉高压性胃病 食管胃底静脉曲张破裂出血是肝硬化门脉高压最常见的并发症。在肝炎、肝硬化高发区,这类出血病例往往比消化性溃疡更为常见。肝硬化门脉高压症的患者出现上消化道出血时,临床医师常常考虑由食管胃底静脉破裂所致。但随着急诊胃镜的广泛开展,发现这类患者的出血原因很大一部分是门脉高压性胃病,而并非食管胃底静脉曲张破裂所致。国内有资料显示:在肝硬化门脉高压引起的急性上消化道出血的患者中,食管胃底静脉破裂出血者约占46.43%～47.22%,而门脉高压性胃病可达25%～28.5%。门脉高压一方面使门体循环的交通支开放,食管下段和胃底静脉曲张,另一方面又使胃黏膜下动静脉短路开放,使胃黏膜血流量显著减少,胃黏膜屏障受到破坏,扩张的血管因粗糙食物、化学性刺激等因素而突然破裂出血,此即门脉高压性胃病。

2. 胃十二指肠溃疡 胃十二指肠溃疡出血占消化道出血病例的50%,其中75%为十二指肠球部溃疡出血。溃疡出血多因周围血管受到腐蚀破裂所致,一般不易自行停止。即使暂时止血也极易再次发生活动性出血。胃溃疡的出血部位多在小弯侧,源自胃左或胃右动脉的分支。十二指肠溃疡出血则多位于球部后壁,溃疡可侵蚀胃十二指肠动脉或胰十二指肠上动脉及其分支。

3. 急性胃黏膜病变 急性胃黏膜病变（acute gastric mucosa lesion,AGML）居上消化道出血病因第三位,且近年来呈明显上升趋势。AGML是指患者在严重创伤、大型手术、危重疾病、严重心理障碍等应激状态下或酒精、药物等理化因素直接刺激下,胃黏膜发生程度不一的以糜烂、浅表处溃疡和出血为标志的病理变化。药物主要包括阿司匹林等非甾体抗炎类药物（NSAIDs）、氯吡格雷等抗血小板类药物、皮质类固醇等激素类药物、抗肿瘤及抗生素类药物。其中,当阿司匹林与氯吡格雷联合应用（双抗治疗）时,消化道出血发生率明显高于单用一种抗血小板药物,其风险增加2～3倍。NSAIDs和阿司匹林等抗血小板类药物可通过局部和全身作用造成胃黏膜损伤。饮酒、吸烟、进食刺激性食物等也可以通过直接及间接的机制造成胃黏膜损伤而产生急性胃黏膜病变。

4. 食管贲门黏膜撕裂症（Mallary-Weiss综合征） 胃内压力或腹内压骤然升高可造成食管下段或贲门的黏膜或黏膜下层纵形裂伤,从而引起上消化道出血,严重时裂伤可深及肌层。干呕或呕吐是胃内压升高的主要因素,诱因包括酗酒、妊娠反应、急性胃肠炎、内镜检查等。一般可以自限止血,如累及小动脉可引起大量出血。患有食管裂孔疝的患者更易发生本病。

5. 肿瘤 恶性肿瘤如食管癌、胃癌、壶腹周围癌等可因肿瘤的坏死、溃疡而造成出血,也可以通过对周围重要血管的侵蚀而造成大出血。消化道出血是消化道间质瘤的常见症状,通常由肿瘤坏死引起。

6. Dieulafoy病 Dieulafoy病在以前很少报道,随

着近年来对本病认识的不断深入,发现病例不断增加,已占消化道出血病因的1.2%~5.8%。本病是一种先天性黏膜下血管畸形,又称消化道黏膜下恒径小动脉破裂出血,多发生于食管与胃连接部以下6cm范围的小弯侧。该处动脉分支由浆膜面垂直贯入黏膜下,若管径不减小即保持恒径,这种恒径动脉属先天性发育异常。其病理特点为局部有2~5mm伴轻度炎症的微小黏膜缺损,不侵犯肌层,在缺损黏膜下有一异常的动脉。在循环高压状态下,该扭曲的恒径动脉易发生硬化,血管壁顺应性降低,即可导致破裂出血。该病在老年人中多见。发病时出现呕血,甚至血压下降。若局部血栓形成,出血可暂时停止,原来裸露的血管可潜入黏膜下,以致在胃镜检查甚至手术探查时都不能发现出血病灶,这成为漏诊的重要原因。

【临床表现】

1. 呕血、黑便及便血　上消化道出血的临床表现取决于出血的速度和出血量的多少以及血液在消化道内停留的时间。呕血或黑便是上消化道出血的特征性表现。呕血会有黑便伴随其后,而黑便则不一定伴有呕血。出血量多、速度快时血液在胃内停留时间较短,呕出血液多为鲜红色;血液积存胃内较久,在胃酸的作用后多呈棕褐色咖啡样。由于血液在肠道内停留时间较长,血液中的血红蛋白与肠道内硫化物在细菌作用下形成硫化铁,则主要表现为黑便,亦称柏油样便。鲜血便多见于急性下消化道出血,亦可见于出血量大、速度快的上消化道出血患者,由于肠蠕动过速,便出的血液也相当鲜红。临床上不能简单地认为呕血者的病变部位均在幽门近端,也不能认为黑便及便血者的病变部位均在幽门远端。

2. 失血性休克　出血量达全身血容量的15%左右(约800ml)时即可出现体位性低血压,当大量出血达全身血容量的30%~50%时(1500~2500ml)即可发生休克。临床上表现为血压下降,收缩压低于90mmHg,脉压小于20mmHg。心率加快,且心率变化常出现在血压变化之前。外周血管收缩和血液灌注不足使皮肤湿冷,呈紫灰花斑。精神委靡、烦躁不安,重者反应迟钝,意识模糊。尿量减少直至无尿。

3. 实验室检查　急性上消化道大出血的血常规改变为正细胞性贫血。在出血的早期,红细胞计数、血红蛋白量和血细胞比容无明显变化。3~4小时后因扩容治疗或组织液代偿性渗入血管内以补充血浆容量,此时血红蛋白和红细胞因稀释而数值降低。上消化道大量出血后2~5小时,白细胞计数可升至10~20×10⁹/L,血止后2~3天才恢复正常。但如同时有脾功能亢进,则白细胞计数可不增高。由于血红蛋白的分解及肾小球滤过率降低可出现血尿素氮增高,于

24~48小时内达到高峰,一般在3~4天内降至正常,血尿素氮/血肌酐比值大于25∶1提示上消化道出血。部分患者可同时伴有胆红素及转氨酶的增高。

【诊断】

上消化道出血诊断应包括以下各点:

1. 判断是否为上消化道出血　在诊断上消化道出血前必须排除以下几种情况:

(1) 咯血:咯血多继发于呼吸系统、循环系统的疾病,如支气管扩张、心脏病等。出血前常有喉部痒感、胸闷、咳嗽、咳痰等症状。咯血中多混有痰及泡沫物,多呈碱性变化,血痰可持续数日。而呕血物多为酸性,其中可有食物残渣。

(2) 鼻咽部出血:鼻咽部的出血可流入口腔,或被咽下形成大便潜血阳性。体检时应能发现出血病灶。

(3) 药物及饮食引起的粪便颜色发黑:动物血、铁剂、铋剂及中草药的摄入可使粪便颜色发黑,仔细询问病史不难排除。

(4) 下消化道出血:上消化道短时间内大量出血亦可表现为暗红色或鲜红色血便,若不伴有呕血则难与下消化道出血鉴别。同样,高位小肠或右半结肠出血,如血液在肠腔停留时间较长,也可表现为黑便。结肠镜、胶囊内镜和小肠镜有助于鉴别诊断。

2. 判断失血量　临床上可根据呕血、黑便或便血量,包括经胃肠减压引流量初步估计出血量。一般认为出血量大于5ml/d时,粪便潜血试验便可呈阳性。出血量大于60ml/d时即可出现柏油样便。出现呕血时,表示胃内积血量已经大于250~300ml。出血量小于400~500ml时,一般不引起全身症状。出血后血压及脉搏的变化对判定出血量有一定的提示作用。起立时血压下降(血压下降≥10mmHg)伴有明显头晕、出汗等症状提示血容量减少15%以上。当患者出现血压降低(≤90mmHg)和脉搏细速、烦躁不安、皮肤苍白等休克症状时,出血量已超过血容量的30%。脉率/收缩压(mmHg)称为休克指数(shock index,SI),也可作为估计失血量的方法。SI为0.5时提示出血量小于500ml;SI为1.0时提示出血量为500~1000ml;SI>1.5时提示出血量超过1500ml。在急性出血的早期,红细胞、血红蛋白及血细胞比容变化不明显,尚不能反映出血程度。

3. 对活动性出血、出血停止和再出血的判定

(1) 出现下列情况时提示存在活动性出血:①反复呕血或频繁黑便、便血;②经胃管或三腔两囊管仍可吸出鲜红色血液,或冰盐水洗胃后引流液仍呈鲜红色;③积极输液、输血仍不能稳定血压和脉率,或经过迅速输液、输血后中心静脉压仍在下降;④血红蛋白、

红细胞计数与血细胞比容进行性下降,血尿素氮持续升高或再次升高。对于应用垂体后叶素治疗的患者,即使出血已经停止,仍可由于药物的作用使肠蠕动加快,可继续排出积聚在肠道内的血液,此时应根据生命体征判断是否仍有活动性出血。

(2)出血已经停止的提示:①黑便次数和量减少,排便间隔时间延长,黑便由稀转干或成形;②已停止呕血,或胃管引流液的颜色逐渐变浅;③血常规及尿素氮结果逐渐恢复正常或趋于稳定;④血压、心率及中心静脉压恢复正常或趋于稳定。

4. 病情评估与危险度分层　上消化道出血的病情严重程度及预后与年龄、有无伴发病、失血量等指标相关。年龄超过65岁、伴发重要器官疾患、休克、血红蛋白浓度低及需要输血者的再出血危险性增高。Rockall评分系统仍是目前临床广泛使用的评分依据,该系统依据患者年龄、休克状况、伴发病、内镜诊断和内镜下出血征象5项指标,将患者分为高危、中危或低危人群,预测患者再出血和死亡危险性(表36-1)。Blatchford评分包含了血尿素氮、血红蛋白等实验室检查信息,可根据Blatchford评分系统分级(表36-2),筛出需要早期内镜干预处理的急性上消化道出血患者,中高危者50%以上需要内镜干预治疗。

表36-1　急性上消化道出血患者的 Rockall 再出血和死亡危险性评分

	评　分			
	0	1	2	3
年龄	<60	60~79	≥80	–
休克状况	无休克[a]	心动过速[b]	低血压[c]	–
伴发病	无	–	心力衰竭、缺血性心脏病和其他重要伴发病	肝衰竭、肾衰竭、癌肿播散
内镜诊断	无病变,Mallory-Weiss综合征	溃疡等其他病变	上消化道恶性疾病	–
内镜下出血征象	无或有黑斑	–	上消化道血液潴留,黏附凝血块,血管显露或喷血	–

注:a 收缩压>100mmHg(1mmHg=0.133kPa),心率<100次/分钟;b 收缩压>100mmHg,心率>100次/分钟;c 收缩压<100mmHg,心率>100次/分钟;积分≥5分为高危,3~4分为中危,0~2分为低危

表36-2　急性上消化道出血的 Blatchford 评分

项目	检测结果	评分
收缩压(mmHg)	100~109	1
	90~99	2
	<90	3
尿素氮(mmol/L)	6.5~7.9	2
	8.0~9.9	3
	10.0~24.9	4
	≥25	6
血红蛋白(g/L)男性	120~129	1
	110~119	3
	<100	6
女性	110~119	1
	<100	6
其他表现	脉率≥100次/分	1
	黑便	1
	晕厥	2
	肝脏疾病	2
	心力衰竭	2

评分≥6分为中高危,<6分为低危

5. 出血部位及出血原因的判断

(1)病史和临床表现:节律性、周期性上腹痛服用制酸药可缓解者可能为消化性溃疡,而出血前疼痛加剧,出血后疼痛缓解更有助于诊断。急性胃黏膜病变出血者可有酗酒或近期服用水杨酸类等非甾体抗炎药物史,也可发生于严重创伤、重度感染和休克等应激状态。食管胃底静脉曲张破裂或门脉高压性胃病者既往多有长期酗酒、肝炎、血吸虫病史,体格检查见蜘蛛痣、肝掌、脾大、腹水等。中年以上有进行性体重下降、食欲缺乏表现者应多考虑胃癌出血。

呕鲜红色或暗红色血往往表明出血位置较高,速度较快,量较大,在胃内停留时间短,一般多见于食管胃底静脉曲张破裂、消化性溃疡以及贲门撕裂小动脉出血者。患者无呕血而仅有黑便,常提示出血缓慢,出血量少,一般多见于十二指肠球部或以下的出血,如十二指肠球部溃疡出血、胆道出血或空肠上段的出血。

(2)内镜检查:胃镜检查有助于确定出血原因、判断再出血危险性、及时采取止血措施,从而改善患者的转归,是上消化道出血患者首选的诊断方法。当生命体征稳定之后,应在24小时内对急性上消化道出

血患者进行胃镜检查。早期检查(24 小时内)能够显著减少患者死亡、手术治疗率、再出血风险,缩短住院时间。检查前应用胃动力药物(红霉素等)能够促进胃排空,清除积血和食物,增加胃内可见度,显著减少需要再次检查的可能。

内镜检查是病因诊断中的关键,应仔细检查贲门、胃底部、胃体小弯、十二指肠球部后壁及球后等比较容易遗漏病变的区域。对检查至十二指肠球部未能发现出血病变者,应深插内镜至乳头部检查。若发现有 2 个以上的病变,要判断哪个是出血性病灶。食管胃底静脉曲张破裂出血的患者在内镜下可见扩张的静脉呈蚯蚓状或结节状,在出血 6 ~ 12 小时内,约不到 1/3 的患者可见到局部活动性出血,另 1/3 的患者可见到局部红色或白色血栓,但仍有 1/3 多的患者看不到出血部位。门脉高压性胃病者内镜下可见散在樱桃红斑、蛇皮症或马赛克征(Mosaic 征),呈弥漫性黏膜糜烂、出血。胃镜检查时对非静脉曲张性出血病灶应做改良的 Forrest 分级以指导治疗,Forrest Ⅰa (喷射样出血)、Forrest Ⅰb(活动性渗血)、Forrest Ⅱa (血管裸露)、Forrest Ⅱb(凝血块附着)、Forrest Ⅱc(黑色基底)、Forrest Ⅲ(基底洁净),再出血风险随分级逐级降低。一般不进行有计划的 2 次胃镜检查,如初次检查不满意或者疑有再出血时则应再次行胃镜检查。

上消化道出血的其他内镜检查项目还有胶囊内镜及小肠镜等,主要作为对不明原因消化出血的病因诊断。

(3) 不适合内镜检查,或者内镜检查未能发现出血原因者可进一步行影像学检查。

1) CT 与 CTA:CTA 能够发现出血速度 0.3ml/min 的消化道出血,敏感性优于 DSA 检查,在显示消化道活动性出血方面的准确性高达 98%。且 CT 检查的普及程度高、检查时间短,又为无创检查,目前已成为急性消化道出血影像学检查的首选方法。完整的三相扫描(CT 平扫、动脉相及门静脉相)能够为正确诊断上消化道出血提供必需的信息。通过 CT 平扫与 CTA 图像比较,可以区分活动性出血和消化道内其他高密度的物质。消化道积血可在 CT 平扫图像上表现为腔内高密度的物质,活动性出血时动脉相显示消化道内有外渗的造影剂,外渗的造影剂在门静脉相上显示形态有所改变。CTA 检查还可以同时观察胃肠道和邻近器官结构,判断出血的原因。与选择性血管造影相比,CTA 的缺点在于无法精确定位出血部位,且缺乏后续治疗手段。

CT 的仿真内镜可清楚显示胃、十二指肠的腔内外情况,和内镜检查有很好的互补作用,在显示胃肠道病变的整体情况,如病变范围、狭窄的长度、与周围组织的关系等方面具有优势,在不能行内镜检查或大量出血掩盖病灶时,对于疾病诊断具有很好的作用。

2) 血管造影:可用于原因不明的反复消化道出血。对急性上消化道大出血、血流动力学不稳定且不能内镜检查者或者内镜检查未能明确出血部位时首选此项检查。动脉出血速度达到 0.5ml/min 方能见造影剂溢出到血管外,从而发现出血部位。在诊断的同时可行动脉栓塞止血。无活动性出血者,若造影显示有局限性血管扩张,提示该处极可能为出血部位。血管造影正确诊断率约 50% ~ 75%,并发症发生率为 2%。

3) 放射性核素检查:消化道出血时,通过核素 ^{99m}锝标记红细胞扫描方法,可观察到放射性标记的血液渗出至血管外,出血速度仅 0.1ml/min 即能诊断。显示出血在腹部某个区域,但不能判定确切的部位,可为腹部血管造影提供依据。内镜检查未能确定出血部位且仍有活动性出血者,也可采用此项检查。

【治疗】

1. 一般处理　非静脉曲张破裂出血的患者应放置鼻胃管以帮助判断出血量。少数意识反应差者,可考虑经鼻气管插管,以防呕吐误吸。监测血压、心率、脉搏等生命体征,必要时进行中心静脉置管,监测中心静脉压。完善血常规、血尿素氮、肝功能、电解质等实验室检查。留置导尿管以便记录尿量。对血流动力学不稳定或处于失血性休克的患者,应迅速扩容,给予平衡盐溶液和胶体,比例以(3 ~ 4):1 为宜,适当给予血管活性药物。液体复苏时容量负荷过高将增加静脉曲张破裂出血患者再出血风险,以中心静脉压维持在 2 ~ 5mmHg 为宜。急性出血当血红蛋白低于 70g/L 时应给予浓缩红细胞,合并有心肌缺血等基础疾病时应适当放宽输血指征。急性出血时应纠正凝血功能异常,停止使用抗凝和抗血小板聚集药物。

2. 非手术治疗

(1) 非静脉曲张性上消化道出血的治疗

1) 静脉或口服应用抑酸药:血小板聚集和凝血块形成与 pH 值密切相关。因此维持胃内 pH 在 6.0 以上将有利于稳定血栓的形成。在抑酸药中,质子泵抑制剂(PPI)止血效果要明显优于 H2 受体拮抗剂,既有利于止血,减少输血量,亦可显著降低再出血率及手术率。内镜检查前应用 PPIs 可以改善出血病灶的内镜下表现,从而减少内镜下止血的需要。推荐大剂量 PPIs 治疗,如埃索美拉唑 80mg 静脉推注后,以 8mg/h 速度持续静脉滴注,适用于大量出血患者;常规剂量 PPIs 治疗,如埃索美拉唑 40mg 静脉输注,每 12 小时一次,实用性强,适于基层医院开展。对于幽门螺杆菌阳性、需长期服用非甾体抗炎药者应以低剂量

PPI口服维持治疗。

2）内镜治疗：推荐对Forrest分级1a～11b的出血病变行内镜下止血治疗。常用的内镜止血方法包括药物局部注射、热凝止血和机械止血3种。药物注射可选用1：10 000肾上腺素盐水、高渗钠-肾上腺素溶液（HSE）等，其优点为简便易行；热凝止血包括高频电凝、氩离子凝固术（APC）、热探头、微波等方法，止血效果可靠，但需要一定的设备与技术经验；机械止血主要采用各种止血夹，尤其适用于活动性出血，但对某些部位的病灶难以操作。临床证据表明，在药物注射治疗的基础上，联合一种热凝或机械止血方法，可以进一步提高局部病灶的止血效果。

3）介入栓塞治疗（TAE）：TAE是内镜治疗之外另一种能够替代手术的止血方法，用于药物或内镜无法控制的上消化道出血。可在血管造影确定病变部位的基础上经血管导管用吸收性明胶海绵或弹簧钢圈等行超选择栓塞治疗。胃左动脉、胃十二指肠动脉、胃网膜动脉和胰十二指肠动脉均被认为是可安全栓塞的血管。十二指肠有丰富的侧支循环，仅行胃十二指肠动脉栓塞后再出血的风险较高。对于无法控制的胆道出血，也可在肝动脉造影明确出血灶后，做选择性肝动脉栓塞。

4）手术治疗：内镜下无法控制的上消化道大出血或者经内镜止血治疗后反复出血者，需手术治疗。对于其中一些手术风险极大的患者介入治疗似乎是更为理性的选择。手术的目的在于止血，可根据病情考虑是否行根治性或治愈性手术。对于无法明确病因，出血无法控制者，宜尽早行剖腹探查术。溃疡病者可根据情况行溃疡底部贯穿缝扎止血、胃大部切除、迷走神经干切断加幽门成形术，单纯溃疡缝扎止血再出血发生率较高。

（2）食管、胃底静脉曲张破裂出血的治疗

1）药物治疗：药物治疗食管、胃底静脉曲张破裂出血的效果与内镜治疗相近，两者联合应用效果更好。常见药物有血管加压素、生长抑素及其类似物。特利加压素（terlipressin）是合成的血管加压素类似物，该药既可减低门静脉压力，又可减少门体侧支血流，而且不良反应比以往常用的血管加压素为小。使用时先缓慢（大于1分钟）静脉注射2mg，再以1～2mg，每4小时一次，维持24～36小时。生长抑素及其类似物则是能选择性的收缩内脏血管，抑制血管活性肠肽引起的血管扩张，减少门脉主干及侧支血流，从而降低门脉压力，达到止血目的。其代表性的药物施他宁为人工合成的环状十四肽激素，起效快、不良反应少。施他宁250μg缓慢静脉注射，以后以250μg/h的速度静脉滴注可使肝静脉压力梯度降低超过10%，

显著降低再出血的风险，改善预后。预防性抗生素在减少感染、早期再出血和死亡率方面有积极作用，推荐诺氟沙星口服或静脉注射环丙沙星。

2）经内镜治疗：内镜治疗有下列几种：①曲张静脉套扎治疗：套扎治疗是目前控制食管曲张静脉出血的首选内镜治疗方法，止血成功率及再出血率优于硬化剂治疗，且浅溃疡形成、食管狭窄等主要并发症明显少于硬化剂治疗。治疗时利用负压将食管曲张静脉直接吸引入透明帽内，而后将套扎的皮圈推出，直接扎在曲张静脉上。分段套扎就可以使曲张静脉血流中断，形成血栓，达到治疗曲张静脉的目的。发现出血点或血栓头时应该在其下方套扎。有交通支时可在交通支上加固套扎。直接正对出血点或血栓进行套扎会引发大出血；②硬化剂注射：硬化剂注射入食管曲张静脉及其周围后，首先破坏血管内皮，引起白细胞浸润，形成血栓性静脉炎，同时局部组织坏死纤维化，血管闭塞。止血成功率可达81.6%～98.0%。该法仅当套扎治疗技术条件不允许或血液太多影响观察时选用；③组织粘合剂：止血成功率可达90%以上。常用组织粘合剂的化学成分是氰基丙烯酸盐，它是一种快速固化水样物质，在注入到血管接触到血液后0.05秒内发生聚合反应和硬化作用，堵塞球形扩张的静脉曲张从而达到止血效果。它不同于硬化剂，不能被人体所吸收，固态的粘合剂后期将会排入胃腔，此刻则血管完全塌陷、闭塞，甚至消失。Child-Pugh C患者用氰基丙烯酸盐止血，止血成功率、再出血率、需要外科或者TIPS手术率、死亡率等方面均优于硬化剂治疗。

3）气囊压迫止血：三腔两囊管对轻度胃底食管静脉曲张出血有较好的止血效果，但对于大出血者压迫止血后的再出血率高达50%。目前认为气囊压迫止血只能作为内镜治疗失败后等待后续治疗之前的一种应急性治疗措施，放置时间不宜超过24小时。食管囊和胃囊压力保持在20～40mmHg，每6小时将气囊排空15分钟，以防食管黏膜缺血坏死。患者应侧卧或头侧转，防止吸入性肺炎。注意观察呼吸，防止气囊上滑堵塞咽喉引起窒息。

4）介入治疗：药物和内镜治疗可使90%的食管胃底静脉曲张出血得到控制。对于药物和内镜治疗失败或再出血的患者，经颈静脉肝内门体分流（TIPS）是后续首选的挽救性治疗措施。TIPS经颈静脉途径在肝内肝静脉与门静脉主要分支间建立通道，从而降低门静脉的压力，缓解静脉曲张破裂出血非常有效。经此通道同时可作胃冠状静脉栓塞。TIPS的价值在胃底静脉曲张破裂出血和门脉高压性胃病出血中尤为明显，两者在内镜下止血困难。TIPS主要缺点在于

通道的进行性狭窄、肝功能衰竭及肝性脑病,一般不主张应用于 Child-Pugh 评分 12 分以上的患者,这些患者术后死亡风险极高。

3. 手术治疗　食管胃底静脉曲张者可行贲门周围血管离断术、分流术或联合断流术(详见"门静脉高压症"的相关章节)。在 TIPS 应用前,手术是药物和内镜治疗失败或者再出血患者唯一的挽救治疗手段。即使肝功能较好患者中有选择地进行手术治疗的死亡率仍高达 33% ~ 56% ,而分流术后的再出血率与 TIPS 术后相仿,相较于 TIPS 而言手术并无显著优势,适用于无条件行 TIPS 以及部分肝功能较好的患者。尽管肝移植在急性静脉曲张破裂出血时并不可行,但是有必要对出血患者进行肝移植评估。肝移植能够从根本上解除病因,为患者提供长期生存。

(秦净　沈振斌)

第三十七章

下消化道出血

下消化道出血是指十二指肠悬韧带（Treit 韧带）以下肠道的出血，包括空肠、回肠、结肠和直肠。痔与肛裂是临床常见的下消化道出血疾病，国内外有学者也将其纳入下消化道出血的范畴，而本章则不予纳入。根据出血速度，临床上将下消化道出血分为急性出血与慢性出血。急性出血部位结直肠占 75%，空回肠 15%，部位不明占 10%；依据出血量，临床上将下消化道出血分为显性出血与隐性出血。急性大量出血可引起重度贫血及循环衰竭。持续性慢性出血也常出现轻重不同的贫血症状。

【病因】

下消化道出血的病因复杂多样，临床上以结直肠恶性肿瘤、肠道息肉多见。其次为炎症性疾病及结肠憩室。不同年龄段其病因也有所不同，儿童最常见是肠道息肉，青年多见于肠道炎症性疾病，中老年人结直肠癌最为常见。下面列出下消化道出血各种病因。

1. 肠道恶性肿瘤 包括结直肠癌、小肠癌，或其他器官恶性肿瘤浸润、转移至肠道，肠道恶性淋巴瘤和肉瘤，以及肠道类癌等。

2. 肠道息肉 包括结直肠、小肠腺瘤，炎性息肉，家族性腺瘤性息肉病，Gardner 综合征、Turcot 综合征、幼年性息肉病和 Peutz-Jeghers 综合征等。

3. 肠道炎症性疾病 包括溃疡性结肠炎和克罗恩病、肠结核、肠阿米巴病、急性坏死性小肠炎、放射性肠炎、缺血性肠炎和药物性肠炎等。

4. 憩室 包括梅克尔憩室、小肠憩室、结肠憩室及结肠憩室病等。

5. 血管性疾病 包括肠系膜血管栓塞和血栓形成、结肠静脉曲张、小肠和结肠血管畸形、肠血管瘤和遗传性出血性毛细血管扩张症等。

6. 外伤与医源性出血 包括腹部外伤累及肠道或肠系膜血管、肠吻合术后吻合口出血、肠镜检查或治疗术后肠腔出血等。

7. 全身性疾病 包括脓毒症、伤寒、流行性出血、钩端螺旋体病，过敏性紫癜、白血病、再生障碍性贫血、多发性骨髓瘤、血友病，血吸虫病、钩虫病，维生素 K 或维生素 C 缺乏，以及服用特殊药物（非甾体抗炎药和抗凝药）等。

8. 其他 包括腹外疝或腹内疝或其他原因引起的绞窄性肠梗阻、直肠孤立性溃疡综合征、小肠和结肠 Dieulafoy 病、结肠气囊肿症、门脉高压性肠病和子宫内膜异位症等。

9. 病因不明的下消化道出血。

【临床表现】

下消化道出血病因复杂多样，临床表现各不相同，血便是其典型共同的临床表现。根据出血部位、出血量、出血速度以及出血在肠道内停留时间的长短，血便的性质各有不同。高位肠道出血或出血在肠道内停留时间过久，粪便呈现柏油样或果酱样颜色，并伴有特殊的腥臭味；左半结肠特别是直肠乙状结肠的出血，粪便呈现程度不同的"红"色，可以从暗红到鲜红。出血量越大、出血部位越低、出血越快、在肠道停留时间越短，粪便的"红"颜色越鲜艳。下消化道出血也可表现为黑便，这种情况可见于少量出血并停留在肠腔内较久的患者。食用动物血液或肉类，服用易导致粪便呈黑色的药物如铋剂、甘草等也可以出现黑便，而食用动物血液或肉类更容易出现化学法粪便潜血试验的假阳性。

少量出血并不引起血容量改变和其他症状；长期慢性出血可以引起贫血；急性大量出血可出现休克症状和体征。

不同的病因，下消化道出血有不同的临床表现：

1. 结直肠癌 结直肠癌早期病变仅局限于黏膜或黏膜下层，可以不出现血便。当肿瘤逐渐增大并向肌层及浆膜层浸润时，黏膜层表面由于炎症、血运障碍以及机械刺激等原因，发生糜烂或溃疡并开始出血。若糜烂与溃疡累及较大的血管，或者肿瘤组织坏死脱落，则可有大出血。少量出血，肉眼不易察觉，但粪便潜血试验可显示阳性。大量出血可见肉眼血便，颜色以暗红色为主。较高部位如盲肠癌可有柏油样黑便，低位乙状结肠和直肠癌可见鲜红色血便。远端结肠与直肠特别是直肠血便应与痔和肛裂相鉴别。痔发生的血便常常血液附着在粪便的表面，肛裂便后出血并伴有规律性疼痛。而结直肠癌血便颜色更深，血液夹杂于粪便之中，并伴有黏液脓血以及坏死脱落组织。

2. 肠息肉及息肉病 小的息肉或黏膜表面光滑血供充分的息肉通常很少出血，当息肉增大，黏膜表面破损时可以有出血。通常出血量少，但可以反复多次出血，黑便少见。肉眼血便可见血液附着在粪便表面，粪便潜血试验可能提示有其他症状不明显的肠息肉。结肠息肉还可以出现腹泻、黏液血便等肠道刺激症状，盲肠及小肠巨大息肉可能出现肠梗阻等症状。小儿下消化道出血最常见的病因是肠道息肉，幼年性息肉常见于 10 岁以下的幼儿。多呈单发性，60% 发生于距离肛门 10cm 以内，临床表现为内痔样出血及便后肿块脱出。多种息肉病如家族性腺瘤性息肉病（FAP）、Peutz-Jeghers 综合征、Gardner 综合征等为遗传性疾病，多有家族史。

3. 炎症性肠病 炎症性肠病是溃疡性结肠炎与克罗恩病的总称。溃疡性结肠炎多发生于结肠，特别是直肠乙状结肠更多见。病变主要局限于黏膜与黏膜下层，以黏液脓血便常见。由于黏膜与黏膜下层较少大血管，故大出血少见。一旦出现大出血即表示病情危重。溃疡性结肠炎还有腹泻、腹痛等其他症状及多种肠外表现。克罗恩病多见于回肠末段及近段结肠，累及肠壁全层，黏膜溃疡可呈鹅口疮样、纵行溃疡或裂隙溃疡。临床少见黏液脓血便，但粪便潜血常常阳性。由于病变较深，肠道大出血多见。临床表现还包括腹泻、腹痛、腹部包块、瘘管形成、肛周病变以及多种肠外表现。

4. 结肠憩室与梅克尔憩室 结肠憩室在我国少见，多发于欧美国家。结肠憩室多发于直肠乙状结肠，单纯的结肠憩室常无任何临床表现，只在出现憩室炎等并发症时才出现临床症状。急性憩室炎可以出现血便或粪便潜血试验阳性，近 70% ~80% 的结肠憩室出血为自限性的，但高达 38% 的出血会再发。若急性憩室炎出现急性大量出血，通常伴随穿孔或脓肿的破溃，提示预后不良。

梅克尔憩室常位于回肠末段，肠系膜缘的对侧，多见于小儿，为小儿下消化道出血的常见病因之一，血便为其常见症状。从病理角度而言，几乎所有的有出血症状的梅克尔憩室内都存在异位胃黏膜，形成局部的高胃酸环境，导致周围正常的肠黏膜溃疡形成和

出血。其他还有脐部黏液样或粪样分泌物以及憩室炎、肠梗阻等临床表现及并发症，手术切除为其治疗原则。

5. 过敏性紫癜 过敏性紫癜可分为单纯型、关节型、腹型、肾型以及复合型等多种。其中腹型以及复合型可以出现肠道出血。常常为黏膜内出血，很少出现大出血，出血症状通常为更为严重的腹痛症状所掩盖而忽视。当过敏性紫癜仅仅表现为腹痛、腹泻、黏液便及血便的时候，常被误诊为急腹症。

6. 医源性出血 多种腹部手术涉及消化道重建吻合手术，其常见并发症之一即为吻合口出血。出血原因可以是吻合口渗血或吻合口血管出血，临床通常表现为不同程度的血便。

7. 其他少见疾病

（1）小肠和结肠 Dieulafoy 病：为少见的可以发生于胃肠道任何部位的出血性病变。病灶可为溃疡、糜烂或隆起型，病灶表面常可见一动脉裸露，动脉破裂容易造成活动性出血。不明原因的下消化道出血需考虑此病的可能。

（2）结肠静脉曲张：多种原因可以引起结肠静脉曲张，最常见病因是门静脉高压。最常见的部位是直肠乙状结肠交界处，静脉曲张破裂可引起持续性大量出血并引起血容量不足的症状。

（3）遗传性出血性毛细血管扩张症：少见的常染色体遗传性疾病，表现为皮肤、黏膜及内脏器官的毛细血管扩张，形成血管瘤并容易出血。发生于结肠的弥漫性海绵状血管瘤一旦出血则极为凶险。

（4）多发性骨髓瘤：为浆细胞克隆性血液系统恶性疾病，临床表现为贫血、骨痛、肾功能不全、反复感染、出血、关节痛等，部分出现下消化道出血症状，出血量通常不多，极少数以下消化道大出血为首发症状的多发性骨髓瘤易被误诊或延误诊断。

（5）结肠气囊肿：临床少见，病因不明，多合并肺气肿等呼吸系统疾病。出血量少，但可以反复出血，在原发病缓解后，症状可以缓解甚至消失。

其他报道的极少见的下消化道出血病因还有：结肠毛霉菌病、结肠缺血等，对病因不明的下消化道出血作鉴别诊断时应该考虑是否存在这些因素。

【诊断】

1. 病史与体检 在询问病史时应注意出血量、出血时间、血便颜色及出血次数，有无伴发腹痛、腹泻、黏液血便等其他腹部症状。特别注意询问既往用药史（非甾体抗炎药和抗凝药）和疾病史（消化道溃疡、炎症性肠病、肠息肉和结肠憩室等）。体检时应该注意腹部体征，有无腹部包块，有无腹部出血点及曲张静脉等；直肠指诊可以鉴别直肠癌、直肠腺瘤，借助肛

门镜可以鉴别痔与肛裂及其他肛周疾病。

2. 粪便潜血试验 大部分的下消化道出血为隐性出血,粪便潜血试验(FOBT)为无创简便的诊断消化道出血方法,尤其适用于隐性出血的诊断。FOBT阳性表明检查时存在消化道出血,但对于间断性出血者,FOBT阴性并不能排除出血性疾病的可能,增加FOBT的检测次数,可以提高阳性检出率。

3. 消化道内镜检查 电子胃镜检查是排除上消化道出血的重要手段。由于10%的严重上消化道出血的临床表现与直肠出血很相似,电子胃镜检查可以明确是否存在上消化道出血,并可进行内镜下的治疗。

电子结肠镜检查是明确下消化道出血部位的重要手段之一,同时可针对性地进行疾病的治疗。下消化道出血行急诊结肠镜检查的诊断率为48%~100%,其主要并发症为肠穿孔,发生率稍高于择期结肠镜检查,分别为0.6%和0.3%。对于是否行肠道准备,目前研究多认为口服泻药或灌肠后检查可以提高诊断率,降低肠穿孔的发生率。

小肠镜可以检查胃镜与结肠镜所不能到达的空回肠盲区。新型推进式小肠镜检查的范围仍有限,可以检查屈氏韧带以下约150cm的小肠范围一项Meta分析显示小肠镜检查的诊断率只有26%,同时存在患者痛苦和检查时间漫长的缺点,现已逐步淘汰。

胶囊内镜是一种特别的"小丸",吞下后可随胃肠蠕动向前移动,依靠"小丸"中的影像捕捉系统作腔内摄影,并将图像资料传出体外,通过电脑处理反复观看。两项Meta研究显示对于电子胃镜和结肠镜检查都为阴性的下消化道出血,胶囊内镜检查的敏感性为88%~100%,特异性为38%~93%,其诊断率为38%~93%。对于初次胶囊内镜检查阴性的下消化道出血,二次胶囊内镜检查可以提高诊断率。目前多数研究推荐胶囊内镜用于诊断电子胃镜和结肠镜检查均为阴性的消化道出血。

4. X线检查 结肠气钡双重对比造影检查是纤维结肠镜检查的有益补充,可以对结肠病变做整体评价,显示结肠功能的变化。但其敏感性较低,难以发现小于0.5cm的病变,无法行活检,因此目前更多被纤维结肠镜所替代不作为首选方法。

在胶囊内镜尚难普及之时,小肠气钡双重对比造影仍是目前诊断小肠病变的检查方法。该方法能发现小肠溃疡、肿瘤以及肠腔狭窄等病变。一般的小肠钡餐造影也用于小肠疾病的诊断,是梅克尔憩室最主要的诊断方法之一。钡剂造影检查只适用于出血已停止或隐性出血的患者,活动性出血者为禁忌。

5. CT检查 螺旋CT检查可以发现结肠或小肠的占位性病变,炎症性病变,憩室,血管畸形,门脉高压等。螺旋CT诊断活动性下消化道出血的敏感度在74%~82%,有学者主张把螺旋CT检查作为急性下消化道出血的首选诊断工具,认为螺旋CT与肠镜相比,快速、易行、低风险、操作少、且敏感性与特异性更高。CT血管造影(CTA)诊断消化道活动性出血的敏感性在91%~92%,但诊断隐性出血的敏感性只有45%~47%。与螺旋CT相比,CTA可以更清楚地显示主要血管的走行,明确出血部位,特别是在肠道血管发育不良、血管畸形、血管扩张等疾病,CTA检查在这方面则有其特殊优势。当肠道内出血量每小时>20ml时,应用CTA检查即可发现出血病灶。目前国内外学者多推荐对于内镜检查结果阴性的下消化道活动性出血患者选择CTA检查,相关结果可为后续的内镜、介入以及手术治疗提供参考。

6. 数字减影血管造影(DSA) 数字减影血管造影是经皮股动脉穿刺插管,作选择性腹腔内器官血管造影。一般先行腹腔动脉造影,再行肠系膜上动脉造影,最后行肠系膜下动脉造影,依次观察上腹、左腹、右腹和下腹部。DSA在急性下消化道出血的诊断与治疗中有一定的优势。在急性下消化道出血时,由于出血使结肠镜视野模糊,钡剂灌肠又属禁忌,DSA成为很好的选择,不但可以找到出血点,而且可以经过栓塞或灌注止血药物而达到治疗目的。当肠道内出血量每小时>50ml时,应用DSA检查可以发现出血病灶。某些急性大量出血,经DSA技术还可以暂时减缓出血速度或暂时止血以保护患者生命,并可以精确定位,为手术或治疗原发疾病争取宝贵的时间。

7. 核素显像 核素显像多应用于小儿梅克尔憩室的诊断以及其他病因不明的下消化道出血的诊断。由于^{99m}Tc过氧酸钠(^{99m}TcO-4)与胃黏膜有特殊的亲和力,该方法常用于肠道异位胃黏膜特别是梅克尔憩室的诊断。^{99m}TcRBC血池显像用于诊断急性活动性出血,敏感性较高,但其特异性较结肠镜和CTA检查低。^{99m}TcRBC血池显像尤其适用于诊断间歇性出血,可以对同一位患者24小时内进行不同时间段的多次扫描,提高诊断率。

【治疗】

不同病因、出血量与出血速度不同,治疗方案各不相同。急性大量出血的治疗原则是首选以补充血容量、抗休克为主,待出血停止或出血量减少后再考虑原发病的治疗。慢性出血及隐性出血则应及早进行原发病的治疗。

1. 药物治疗 全身止血药物的应用,包括维生素K_1,氨甲苯酸,注射用血凝酶等药物;生长抑素类药物可以减少内脏器官的循环血量、增加血小板的聚集以及降低门静脉血压,达到止血目的;质子泵抑制剂对于异位胃黏膜引起的出血有一定的效果。对已证实的炎性肠病,应作针对性的内科治疗。

2. 内镜治疗　随着纤维结肠镜的广泛应用,内镜不但可以达到止血的目的,而且可以对部分原发病进行有效的治疗。对于小的出血点,可以采取微波、激光、高频电凝等方法止血,对于面积较大的渗血,可以局部喷洒 1:20 去甲肾上腺素或 5%~10% 孟氏液的方法,对于上述方法无效或较大的出血部位,还可以试用钛夹夹闭的方法。目前内镜下不但可以对带蒂的息肉进行有效结扎切除,而且对于广基息肉或早癌进行黏膜下肿瘤剥离术。

3. 介入治疗　DSA 不但可以进行诊断,而且也可作积极的治疗,特别是急性活动性下消化道出血的治疗。目前国内外学者多推荐在 CTA 明确下消化道出血所在部位,而结肠镜无法有效止血的情况下,选择 DSA 治疗,可采用垂体后叶素局部灌注或栓塞治疗。垂体后叶素局部灌注治疗的有效率为 59%~90%,但一旦停止局部灌注,有一半的患者将再出血,并且对较粗的血管且存在心律失常以及可能存在肠缺血等严重并发症的患者,需要谨慎使用。栓塞治疗常用的材料包括吸收性明胶海绵、PVA 颗粒以及金属线圈等,治疗的有效率为 80%~100%,再出血的比例为 14%~29%,而这部分患者仍可接受二次栓塞。栓塞治疗时应确保足够的侧支循环以保证肠管的血供。介入止血治疗只是暂时的止血手段,并不能对造成下消化道出血的病因作彻底的治疗,只是挽救患者的生命以提供二期治疗的机会,因此除局部的血管扩张、动静脉畸形之外,在介入止血术后大多数患者还应该考虑对其原发病作治疗。

4. 手术治疗　不能明确病因且持续性下消化道出血的患者,经内镜、介入或药物治疗而无效的情况下需要考虑手术探查。手术探查目的是尽快找到出血部位并迅速止血。对于病因已明确的下消化道出血,即使出血已控制,仍应该对有指征的患者做手术治疗。

医源性出血如吻合口渗血经保守治疗可以治愈而不需二次手术,若吻合口血管出血较严重,需要急诊手术止血治疗。结肠镜检查,特别是结肠镜下特殊治疗之后可能发生下消化道出血,与肠镜时操作不规范以及肠镜手术止血不彻底有关之外,还与患者的全身情况如凝血功能障碍、营养不良等以及局部组织不健康等因素相关。大多数病例经保守治疗或肠镜下止血可以取得理想的效果,严重的出血需考虑手术止血。

(韦　烨)

第一节　减重与代谢外科的发展史

肥胖是指体重超过正常值20%以上、并对健康造成严重危害的一种超体重状态。此时，脂肪细胞数量增加和脂肪细胞中脂肪储存过剩，身体脂肪过度增多，严重的肥胖可能危及生命。在成人中，肥胖患者约占20%。肥胖会导致一系列并发症，如：糖尿病、心血管疾病、胆囊结石、脂肪肝、睡眠呼吸暂停综合征等。

西方社会比我们更早面临肥胖问题。早在20世纪50年代，WHO就宣布了肥胖是一种疾病。1999年美国成人的肥胖率为30.5%，2010年已升至35.7%。肥胖已经成为严重影响西方人健康的病种。

现代的减重手术始于20世纪50年代。最初的设想来自于短肠综合征。通过缩短小肠的长度来诱导消化不良，从而减少吸收，达到减重目的，故空肠结肠旁路手术在当时被认为是最佳的减肥途径。该术式把距离屈氏韧带15cm处的空肠直接与横结肠吻合，所有余下的小肠作为一个长盲端留在原位。但由于术后几乎所有患者都出现腹泻和电解质紊乱，甚至肝衰竭，故该术式逐渐被淘汰。20世纪70年代，空肠回肠旁路手术逐渐取代上述术式，把空肠距离屈氏韧带15cm处直接与回肠距回盲瓣10cm处吻合。虽然有65%的肥胖患者可以减少50%以上的体重，但营养不良、肝肾衰竭及术后体重过轻等并发症发生率仍相当高。

1966年，减重之父Mason和Ito注意到消化性溃疡胃大部切除术后的女性往往体重持续减轻。因此，他们采用Billroth Ⅱ式的胃空肠吻合方法，患者获得较好减肥效果，但手术创伤较大，术后吻合口瘘及胆汁反流等并发症不容忽视。20世纪70年代，改用Roux-en-Y吻合（即胃旁路术，Roux-en-Y gastric bypass，RYGB）以防止胆汁反流。之后，人们注意到了RYGB

中"胃限制"的重要性，在此基础上出现了各种改进的"胃限制"术式。其中80年代中后期出现的垂直绑带胃成形术（vertieal banded gastroplasty，VBG）成为当时的主流。但是VBG的长期减重效果并不理想，较多患者术后出现食物梗阻的症状，更有甚者术后无法进食固体食物，只能在营养和高热量流质饮食条件下维持生存，体重往往会出现反弹。随机对照研究结果证明，RYGB优于VBG，故RYGB逐渐成为20世纪90年代减重外科的主流术式。

针对RYGB限制摄入为主、胆汁胰液与胃液分离的现象，外科医师们想到了采用吸收不良联合胃限制性的术式。Scopiilaro设计了胃部分切除加胆胰分流手术（biliopancreatic diversion，BPD），使摄入的营养与胆汁和胰液能在小肠的远端混合。在此基础上，Marceau于1998年改良了BPD，主要包括十二指肠转流术（duodenal switch，DS）：即在胃切除的同时，在幽门后创建一个长臂的Roux-en-Y吻合。事实证明，这两种术式的减重效果优于RYGB。

然而，RYGB和BPD/DS手术操作复杂。虽减重效果较理想，但并发症较多。因此，寻找操作简单、减重效果理想以及并发症少的减重术式成为了外科医师的不懈追求。20世纪80年代，Wilkinson率先开展胃束带术。最初主要是使用一个固定的束带来形成一个胃的狭窄输出口，在此基础上发展成现在的包括可调节束带以及相连埋在皮下的单向调节阀。之后，在欧洲和澳大利亚等地，外科医师认为可调节胃束带术（adjustable gastric banding，AGB）几乎与RYGB减重效果相当。然而，随着使用年限的推移和病例数的增加，人们近来发现AGB的并发症如体重减轻过快、食物梗阻、体重反弹等发生率仍然很高，且长期观察结果显示，患者减重失败率和再手术率较高。

随着腹腔镜手术的发展，Wittgrove在1994年论证了腹腔镜胃旁路手术（Laparoscopic RGB，LRGB）的可行性。经过一些小规模的开腹手术与LRGB的对照研究,证明减重效果相当。第1例腹腔镜BPD/DS手术由Gagner教授于1999年完成。BPD/DS手术相对操作复杂,风险高于胃绑带和RYGB。

20世纪90年代起,袖状胃切除术(sleeve gastrectomy,SG)逐渐受到重视。该术式主要是从溃疡患者切除胃底和胃体大部获得灵感,最初主要应用于超级肥胖患者(BMI大于60kg/m^{2}者),或者是手术风险极大的患者,多在行RYGB或BPD前先期行SG,使患者适当减重后再行进一步的减肥术式。但是人们发现,SG后约有70%的超级肥胖患者不需要再行第二步手术。因此,SG逐渐被接受为独立的减重术式而受到重视。

回顾性分析发现,减重手术可以治疗2型糖尿病。在现有的术式中,RYGB术后对2型糖尿病的缓解率最高,SG术后的减重效果最佳。此后就有了许多针对糖尿病的创新性减重手术的尝试,包括十二指肠空肠旁路术(duodenal-jejunal bypass,DJB)和胃大弯折叠术(plication),以及把两种以上术式结合起来的术式如:SG加DJB、胃大弯折叠术加绑带和SG加绑带等。

(楼文晖)

第二节　减重与代谢外科的多学科合作

由于减重与代谢外科针对的患者疾病的特殊性,术前评估及术后管理均需依赖于内、外多学科的共同协作。单纯性肥胖是指体内脂肪堆积过多和(或)分布异常,通常伴有体重的增加。它主要危害在于可以引起全身多系统慢性疾病,因此世界卫生组织早在1948年将肥胖列入疾病分类名单。而且随着体重指数上升,这些慢性疾病危险呈上升趋势。肥胖症引起多系统慢性疾病主要包括:①胰岛素抵抗和糖尿病,肥胖症是糖尿病的一个主要的危险因素,2/3以上的2型糖尿病患者为肥胖症。糖尿病是当前威胁全球人类健康最重要的非传染性疾病之一;②心脑血管疾病,包括血脂代谢异常、高血压、心脏病和脑卒中,其中后两种疾病目前已成为全球范围致死原因,每年有1700万人死于上述疾病;③呼吸系统疾病,如呼吸睡眠暂停综合征、梗阻性呼吸暂停,可导致患者猝死;④某些癌症,如子宫内膜癌、乳腺癌、结肠癌的发病与肥胖有关;⑤性腺功能障碍:月经不调和多毛症在肥胖女性的发生率显著高于正常体重的女性,肥胖常伴有高睾酮、低睾酮结合球蛋白、高游离睾酮水平,导致患者出现闭经、不排卵及不孕等;男性患者可出现性功能下降及不育。

肥胖症除了是一种疾病,也可能是其他疾病的一

种临床表现,这被称为继发性肥胖,例如下丘脑-垂体感染、肿瘤、创伤、皮质醇增多症、甲状腺功能减退及胰岛素瘤等,均可导致肥胖。继发性肥胖的治疗主要在于去除病因,而减重/代谢手术主要针对的是单纯性肥胖。

减重/代谢手术前,需要全面评估患者肥胖的病因及其危害,并采取相应的措施确保患者的安全及术后的疗效。具体内容应包括:①肥胖的病因、相关并发疾病,形态学参数(包括身高、体重、BMI、腰围、臀围);②实验室检查,包括血糖、血脂、肝功能、肾功能、血清电解质、尿常规、凝血酶原时间或国际标准化比重(INR)、血常规及血型,血清铁、维生素B_{12},叶酸及微量营养素;③评估患者的心肺功能,睡眠呼吸监测、心电图、胸片、有心脏疾病或怀疑肺动脉高压需行心脏超声,如临床有症状提示,需行深静脉血栓形成危险因素评估;④消化内镜检查,肝胆脾彩色超声,怀疑胃食管反流需行上消化道钡餐造影、食管测压及24小时动态胃酸监测或消化道动力测定;⑤内分泌评估:检测糖化血红蛋白(HbA1c),口服葡萄糖耐量+胰岛素+C肽释放试验,糖尿病自身抗体系列,甲状腺功能,性激素,血皮质醇分泌节律,骨密度测定;⑥临床营养评估及咨询;⑦社会心理评估,对患者意愿、期望值及依从性进行正确评估;⑧手术方式的选定,充分告知手术风险和收益;⑨手术同意书,相关费用说明;⑩术前保守治疗控制体重,优化血糖控制;⑪妊娠咨询;⑫停止吸烟,癌症筛查。术前评估涉及多系统的功能,因此建立多学科团队协作对确保手术安全与有效至关重要。

多学科团队应以减重外科、内分泌科、精神心理科医师和营养师为核心成员,同时根据患者具体情况邀请麻醉科、呼吸内科、心内科等专科医师联合会诊,全面评估各系统的功能,明确是否符合手术指征、有无手术禁忌证、手术风险评估以及如何降低手术风险。

减重代谢外科历经几十年发展出现了多种术式,目前普遍被接受的标准术式有4种:腹腔镜Roux-en-Y胃旁路术(laparoscopic Roux-en-Y gastric bypass,LRYGB)、腹腔镜胃袖状切除术(laparoscopic sleeve gastrectomy,LSG)、腹腔镜可调节胃绑带术(laparoscopic adjustable gastric banding,LAGB)、胆胰分流并十二指肠转位术(biliopancreatic diversionwith duodenal switch,BPD-DS),其他改进或新术式仍缺乏长期证据支持。每一术式有相应的适应证、特点及风险。首先明确手术的首要目的(单纯减重还是治疗代谢性疾病),然后考虑当地医疗资源(外科医师技术和设备条件)、患者个人意愿和倾向及对手术效果的期望。评估患者年龄、糖尿病病程、风险分层、心肺功能状态、对术后营养治疗的认

知度和配合度、随访的依从性及经济状况等。这些因素需要多学科医师共同讨论,以选择针对不同患者的最佳手术方式。

为确保患者的手术顺利及术后康复,减重/代谢手术患者的围术期管理也依赖于多学科团队的协作。比如,对于合并 2 型糖尿病的肥胖患者,血糖的监测及控制,术前术后降糖药物、胰岛素剂量等的调整,术后血糖未达到目标等,均应有内分泌科医师进行指导。术后饮食管理,如何循序渐进建立健康的饮食习惯、补充必需的营养,需要专业的营养师给予指导,从而避免患者术后出现营养不良、脱发等不良反应。

对于减重/代谢手术的患者,长期按计划对术后患者进行随访和监测是保证术后疗效的关键。一般在术后 1 周,1、3、6 个月,及术后每一年均应进行随访。随访目的主要是:①督促患者逐渐形成健康的饮食习惯,适当的锻炼;②及时发现患者的异常情况,及时给予纠正;③确保患者营养的均衡,避免不良反应的发生;④育龄期女性生育情况,以确保胎儿的健康;⑤患者生活习惯的改变及心理变化。相应地,随访的内容应包括:①营养及运动的调查;②体重、腰围、臀围等形态参数;③呼吸、心率、血压及体温;④血糖、血清胰岛素及 C 肽、糖化血红蛋白、血脂;⑤糖耐量试验(OGTT);⑥血清维生素与微量元素;⑦血、尿常规;⑧血清肝、肾功能;⑨骨密度测定;⑩其他临床需要检查的项目。对患者规范、完整地的随访,根据发现的问题及时专业地处理,是确保患者术后疗效及安全的重要方法。这均须依赖于多学科团队来完成,通常以减重外科医师或内分泌科医师为主导、多学科参与长期地规范化随访。

综上所述,鉴于需要实施减重/代谢手术的患者,不同于传统外科疾病,需要建立以减重外科医师、内分泌科医师、精神心理科医师和营养师为核心成员的多学科团队,同时根据患者具体情况邀请麻醉科、呼吸内科、心内科等专科医师进行会诊。采取多学科合作模式共同管理拟实施及已实施减重/代谢手术患者是非常必要的。各学科各司其职,通力合作是确保手术安全及术后疗效的关键。

(常薪霞　高鑫)

第三节　代谢与减重外科的术式介绍

目前在国际上流行的减重术式主要包括:①限制性术式:可调节胃束带术(AGB)、袖状胃切除术(SG)以及胃大弯折叠术(gastric plication);②限制性结合吸收减少术式:胃旁路术(RYGB)和胆胰分流手术(BPD)(含 DS);③单纯吸收减少术式:十二指肠空肠

旁路术(DJB)。由于 BPD 致腹泻及维生素缺乏的发生率高,该术式在国内未开展。目前我国常用的减重术式有:AGB、RYGB、SG,以及针对糖尿病的 DJB,尤以 SG 和 RYGB 居多。

一、限制性术式

(一)垂直绑带式胃减容术

垂直绑带式胃减容术(VBG)是从 20 世纪 80 年代中后期在西方国家盛行,手术方法为:从贲门口沿胃小弯向下建立一个垂直的手指大小(15～25mL)的胃小囊。术后可减轻体重 50%～60%,减少术前 BMI 的 25%～30%。减重在 2 年左右达到平台期,达到体重最低点后可能会有部分患者体重反弹。围术期死亡率约为 0.1%,并发症发生率约为 5%。远期并发症可能会有呕吐,与患者食块过大有关。有时可能会有药片或胶囊卡在出口限制环内,如果这种情况在 24 小时还不能解决,应用内镜取出。由粘连或限制环扭曲所造成的出口梗阻需再手术解除。手术移除限制环,出口可以不断扩张,使患者逐渐达到功能上的复原。目前,此手术已逐渐被可调节胃绑带术所取代。

(二)可调节胃束带术

可调节胃束带术(AGB)于 80 年代末期取代垂直绑带式胃减容术而出现。它是使用束带在胃体部形成一胃小囊,束带内侧有水囊,并通过管道与体表下的注水装置相通,可通过调节水囊内水量调节胃小囊下部的内径,以起到限制食物通过的目的(图 38-1)。作为一种很早就应用于临床的减重手术,目前认为 AGB 的减重效果与其他经典及新兴术式相比要差。一项长期临床研究认为:术后 7 年 AGB 的多余体重减少百分比为 46.3%,手术失败及体重控制失败率为 48.3%。另一项时间更长的研究认为 AGB 术后 12 年的多余体重减少百分比为 42.8%,而近 1/3 的患者需要取出束带,再手术率近 50%。在 2 型糖尿病的控制方面,有报道认为 AGB 术后 3 年糖尿病缓解率为 66%,表明其长期降糖效果仍然值得肯定。随着腹腔镜技术的发展,Cadiere 在 1992 年实施了世界上首例腹腔镜可调节胃束带术(LAGB)。

【适应证】

体重指数(BMI)>32.5kg/m²,或 BMI>27.5kg/m²,并且患有至少一项以上与肥胖相关的严重疾病:睡眠呼吸障碍、2 型糖尿病、冠心病、极度高血压、脂肪肝、代谢综合征等。

【并发症】

1. 恶心、呕吐　是 LAGB 术后第 1 年最常见的并发症。据文献报道,恶心、呕吐的发生率高达 23%～38%,术后即刻出现恶心、呕吐往往是捆扎带过紧使小

2

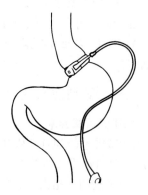

图38-1　可调节胃束带术(AGB)

胃囊出口梗阻、手术造成胃壁水肿或绑带放置位置错误等原因造成。出口梗阻须调整注水量抽出部分水使绑带变松,胃壁水肿可以通过保守抗感染治疗,绑带放置错误则需再手术调整绑带。欧美国家鼓励患者术后几小时进流质饮食。为防止术后早期出现恶心、呕吐,我国常规术后24小时留置胃管,上消化道碘油造影检查排除小胃囊出口梗阻,排除造影剂通过延迟后再拔除胃管进流质饮食。

2. 胃绑带移位　为较严重的并发症。发生率较高,与手术者操作有关。如发现胃绑带移位,可进行腹腔镜手术调整。将胃后壁固定在膈肌以及前壁确切以胃壁包埋固定后,将大大降低胃绑带移位的发生率。

LAGB虽然操作简单、短期并发症少,但减重及改善代谢指标效果方面明显差于LSG、LRYGB及LBPD,且远期再手术率高、存在绑带滑脱、胃壁腐蚀、食管动力问题等并发症,目前该手术已经逐渐被淘汰,故医师在考虑采用该术式时需慎重。

(三) 胃大弯折叠术

胃大弯折叠术(gastric plication)的手术方式为:离切断胃结肠韧带和脾胃韧带。胃大弯侧游离范围:向下至距幽门约4cm处,向上直至贲门左侧His角。在胃支撑管的支撑下将胃大弯部分纵向两次内翻折叠缝合缩小,形成内径约2cm的管状胃(图38-2)。胃大弯折叠术不需要行胃肠道切割、吻合或改道,手术创伤小,并发症少。目前该术式国内外应用尚少。

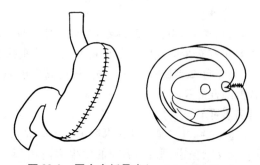

图38-2　胃大弯折叠术(gastric plication)

(四) 袖状胃切除术

1993年,Picard Marceau等首次报道袖状胃切除术(SG),当时该术式作为超级病态肥胖的一期手术,通过该术式尽量减少多余体重,通常在一期手术后6至18个月再行二期减重手术。随后的研究发现SG和RYGB长期的减重效果无明显差异,逐渐成为减重手术常用术式。经过多次改良SG的手术方法为:于胃大弯处分离胃壁和大网膜,向上分离至食管-胃交界处,向下分离至幽门近侧2~6cm。在32~36Fr球囊胃支撑管(Bougie)的导引下,从幽门上2~6cm向小弯侧进行袖状胃切除直至His角,把胃切割成管状,残胃容积为60~80ml(图38-3)。在减重效果方面,LSG术后患者%EWL为55.9%;在血糖控制方面,糖尿病患者在SG术后的缓解率为78%。随着腹腔镜技术的发展,袖状胃切除术可在全腔镜下完成,是一种简单安全有效的减重手术方法,由于该术式不改变消化道的解剖结构,远期又没有手术相关营养不良并发症,目前是全球盛行的减重与代谢外科常用术式。

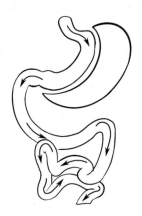

图38-3　袖状胃切除术(sleeve gastrectomy,SG)

适应证:体重指数(BMI)>32.5kg/m²,或BMI>27.5kg/m²,并且患有至少一项以上与肥胖相关的严重疾病:睡眠呼吸障碍、2型糖尿病、冠心病、极度高血压、脂肪肝、代谢综合征等。

并发症:手术严重并发症主要包括:吻合口瘘、出血、胃腔狭窄等。①其中术后吻合口瘘分为:急性漏、早期漏、晚期漏、慢性漏。急性漏指术后7天内发生的漏。早期漏指术后1~6周内发生的漏。晚期漏指术后6周以后发生的漏。慢性漏指术后12周以后发生的漏。针对不同类型漏选用相应治疗方案:保守治疗、支架植入术、修补术、改变术式的二次手术等。而Roux-en-Y重建术是近端慢性漏的首选方式;②出血:多于术后早期发生,可保守治疗,给予止血、输血等;③胃腔狭窄:切割闭合时两侧对称牵拉可减少胃腔狭窄的发生率。治疗:内镜下球囊扩张治疗、二次手术等。

二、限制性结合吸收减少术式

（一）胃旁路术

1966 年，Mason 等设计并施行第 1 例胃旁路术（RYGB），标志着减重外科的诞生，此后经多次改良，演变成当今的 Roux-en-Y 胃旁路术（RYGB）。RYGB 的手术方法为通过对胃进行切割建立一小胃囊（15 ~ 30ml），并行小胃囊-空肠 Roux-en-Y 吻合术（图 38-4）。这种手术方式通过消化道的重建旷置了大部分胃和近段小肠，造成了限制摄入和吸收不良的双重效果。RYGB 术后患者多余体重减少百分比（% Excess body weight loss，% EWL）为 64%，术后对 2 型糖尿病患者的 1 年缓解率达到了 93%。该术式对糖尿病的缓解率较其他手术高，故为糖尿病合并肥胖的患者的首选术式。1993 年 Wittgrove 等完成第 1 例腹腔镜 Roux-en-Y 胃旁路术（laparoscopic Roux-en-Y gastric bypass，LRYGB），因其减重和降糖效果好、术后恢复快以及手术风险小，已成为目前最流行的术式之一，并成为欧美减重与代谢外科治疗的金标准。

适应证：体重指数（Body mass index，BMI）> 32.5kg/m^2 或 BMI>27.5kg/m^2 并且患有至少一项以上与肥胖相关的严重疾病：睡眠呼吸障碍、2 型糖尿病、冠心病、极度高血压、脂肪肝、代谢综合征等。

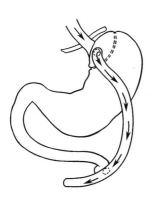

图 38-4　胃旁路术（RYGB）

【并发症】

1. 吻合口出血　吻合口出血是术后早期的并发症，多发生于术后 24 ~ 48 小时。常见的临床表现是黑便，多与术中吻合器使用不牢固有关，也与患者分泌的高胃酸导致吻合口溃疡有关。

2. 吻合口瘘　多发生于术后 3 ~ 5 天，胃肠吻合口瘘，多与吻合口局部血运不良、张力过高、缝合不严密有关。患者早期有烦躁、心动过速、局限性腹痛等症状。

3. 肠梗阻　可发生于不同部位，不同部位的肠梗阻可出现不同的临床表现。当梗阻发生于 Roux 袢时

主要表现为进食困难，尤其对流质饮食不耐受；当梗阻发生于胆胰袢时主要表现为上腹部疼痛，呕吐物无胆汁，严重情况下可发生急性胰腺炎；当梗阻发生于共同通路时，患者表现为呕吐物中含胆汁。梗阻的原因可以是吻合口狭窄，内疝，粘连性肠梗阻等。

（二）胆胰分流手术

胆胰分流手术（BPD）在国内应用尚较少。这一术式切除远端胃，离断小肠，残胃与远端小肠行端一端吻合，在近回盲部 50cm 处将近段小肠与回肠吻合。这一术式的变形为胆胰转流/十二指肠转位术（BPD/DS），即保留幽门，切除部分胃大弯（即袖状胃切除），其余处理与 BPD 相同。BPD 或 BPD/DS 较 RYGB 旷置了更多小肠，合并 SG 的 BPD/DS 的饮食限制更严格，理论上讲其减重效果应优于 RYGB，因而也更多应用于 BMI 更高的肥胖患者中。

三、单纯吸收减少术式

单纯吸收减少术式即小肠绕道手术，又称空肠-回肠旁路术（jejunoileal bypass，JIB），是最早的减重手术，其将小肠上端 40cm 处直接接到末端 50cm 处，可迅速降低体重。但是长期追踪结果显示患者会有慢性腹泻、电解质失衡、严重的营养不良，最后产生肝硬化，有些会导致死亡，因此在 20 世纪 80 年代已被废弃不用。

四、新术式的介绍

由于我国的 2 型糖尿病患者中位体重指数（BMI）只有 24kg/m^2，为此，根据我国 2 型糖尿病患者的具体状况，结合前肠学说、后肠学说及胃容量限制三个降糖原理进行多种术式的创新，其长期疗效，尚需要长期的随访结果和大样本的多中心随机对照研究的深入开展来确定。具体如下：

（一）十二指肠空肠旁路术

十二指肠空肠旁路术（DJB）的手术方式为：自幽门下 2cm 离断十二指肠起始部，自屈氏韧带以下 30cm 处离断空肠，将空肠近侧断端吻合于空肠断端以下约 200cm 处，将空肠远侧断端与十二指肠近端端-端吻合（图 39-5）。目前该术式主要用于治疗非病态肥胖的 2 型糖尿病，术后并发症为轻度胃瘫、恶心呕吐等。

（二）袖状胃切除改良复合型手术

1. 袖状胃切除联合十二指肠空肠吻合术　袖状胃切除加十二指肠空肠袢式吻合，从 Treitz 韧带 200cm 处与球部进行侧-侧吻合。该术式手术难度大、只能手工吻合，且存在潜在发生吻合口瘘的危险，一旦发生吻合口瘘，由于胆汁、胰液的消化和腐蚀作用且流量大的原因，保守治疗常无法取得成功。

2

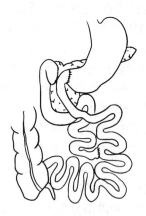

图38-5　十二指肠空肠旁路术（DJB）

2. 袖状胃切除加空肠回肠旁路术　袖状胃切除基础上从距 Treitz 韧带 300cm 处空、回肠旁路术，目前该术式开展较少，其降糖效果差异很大，尚需进一步研究。

3. 袖状胃切除加回肠间置术　袖状胃切除基础上在近端空肠中间间置远端一段回肠，或者间置到胃肠之间。手术操作相对复杂，在腹腔镜下完成时间较长，目前尚缺少长期随访及大样本对照研究。

（三）其他改良代谢手术

胃大弯折叠术加绑带、单纯回肠间置术等术式，目前临床上应用较少。

五、修　正　手　术

对于绝大多数病态性肥胖患者，手术治疗至今仍然是唯一被证明有效并保持体重减轻的办法。随着减重手术需求的增加，由于初次减重手术治疗效果不理想而要求修正手术的患者数量也随之增多。减重失败和术后并发症是进行修正手术的两个最主要的原因。修正手术的选择主要取决于初次手术的方式及术后症状。

（一）RYGB 术后的修正手术

RYGB 是目前最新、运用最广泛的减重手术之一。RYGB 术后需要进行修正手术的原因包括减重不理想或出现术后并发症。尽管 RYGB 成功完成，仍然有 10% ~20% 的患者出现体重复重或减重失败。对于 BMI 超过 $50kg/m^2$ 的超级肥胖患者，%EWL 较低，很少能够获得大于 50% EWL，对于 BMI 小于 $35kg/m^2$ 的患者，减重失败率大约为 15%。RYGB 术后复重主要由于胃囊扩张、或术后没有遵医嘱进行良好的饮食控制以及其他诱导初始肥胖的情绪或行为因素。RYGB 术后 1 年至 1 年半，患者胃肠吻合口会扩张至 2~3cm，肥胖患者术后饮食控制不良，进食过多会造成胃囊扩张，继而引起复胖。确定胃旁路手术后的解剖关系对于选择修正手术方式起重要作用。不正常的胃旁路

手术后的解剖如扩张的胃囊、扩张的输出口以及胃囊-胃瘘导致了一些患者丢失早期饱腹感和体重复重。为避免再次出现胃囊扩张，提供合适的胃囊大小，可以通过增加胃的限制性来获得理想结果。在扩张的胃囊或输出口施以 AGB，可以作为处理失败的 RYGB 的一种选择。这种较为直接的方法可以降低发病率，获得理想的体重丢失，然而目前来看，具有说服力的数据非常有限。再次手术采用 AGB 的优点包括：①安全；②相对简单；③减少了有效的胃囊体积；④永久地减少胃体积；⑤不会导致营养吸收不良。缺点是有可能出现绑带对胃壁造成的侵蚀或感染，绑带在术后有 2% 的侵蚀率，若绑带放置在空肠上可能增加梗阻或侵蚀的风险，务必放置在胃空肠吻合上面至少 1cm。总体而言，长期结果显示，AGB 作为失败的 RYGB 修复手段是安全有效的治疗策略。

另一种针对 RYGB 的修正手术方式包括修正扩张的胃囊、重新吻合胃空肠和（或）切除胃囊-胃瘘，可以获得（41.6±23.9）%EWL。对于初次胃旁路手术后解剖完整、体重丢失不满意的患者，还可以将 RYGB 转化为长转流襻或远端 RYGB，尽管这种方法可以获得满意的体重丢失，仍然有将近 20% 的患者在进行远端 RYGB 后发生营养障碍并发症。一些伴有严重的蛋白、热量营养不良的患者需要全肠外营养，或经皮留置肠内营养管。修正减重手术较之初次手术更为复杂，并发症发生率更高。转化成远端胃旁路术，术后可能出现较高的并发症发生率和严重的营养不良，因此，不建议使用。

（二）LSG 术后的修正手术

LSG 术后修正手术的原因主要为手术并发症和减重效果不理想。术后并发症主要有残胃漏，残胃狭窄和胃食管反流。大约有 5% 的患者 SG 术后会出现瘘，故最受关注。大部分的瘘发生在 His 角，由于吻合钉钉合时越过了胃食管结合处，切割过多组织，术后胃内压力较高，反流增加排空阻力，导致瘘的发生，而远端机械性或功能性梗阻也是导致持续性瘘的最常见原因。一经确诊立即留置引流管，如果引流位置合适，可通畅引流，同时观察病情变化；国外有医师采用内镜下放置覆膜支架（Stent）的方法覆盖瘘口，食物经支架内通过。当判断瘘口完全愈合后经内镜取出支架。如患者出现心率快、呼吸困难、脓毒血症或瘘无法控制，则需重新腹腔镜探查，术中冲洗，在瘘口位置放置引流管，如瘘口不明确，可术中经胃腔灌洗，确定位置，留置引流管保证良好引流。如果瘘存在的同时还有脓肿，则需行放射线引导下的经皮或鼻胃引流。如果瘘持续存在，治疗目标应为持续减低远端压力，建议行 RYGB 作为修复性手术，时机选择为 SG 术后

至少3个月,待炎性反应消退,患者获得充分营养后再行手术治疗。手术向上分离到胃左动脉,切除远端胃管,如果瘘在近端,不要试图去修补,修补后发生瘘的概率仍然非常大,尽量留置引流,同时给予静脉营养,抗炎对症治疗,患者平均愈合时间为30天。对于SG术后残胃狭窄的并发症,与术者术中判断有关。可能由于切割过多,剩余胃口径过窄:也可能由于胃支撑管在切割角处扭转或术中切割角度选择不当所致。此类患者可于术后4周等待手术部位水肿消退,先试行经内镜下球囊扩张术,绝大多数患者可以获得满意疗效,或放置金属支架,大部分支架可在原位保持4周,然后使用塑料支架插入到金属支架中,6周时一同移除,还可以选择腹腔镜下浆肌层切开,达到解决胃管狭窄的目的。如果狭窄问题未被解决,可能引起炎性反应蔓延致近端瘘。术后胃食管反流(gastroesophageal reflux disease,GERD)的患者由于SG术后胃容积缩小,压力明显升高,约20%的患者会出现GERD。有报道将SG转为RYGB,对于复重或严重GERD可以起到良好治疗效果。此外,对于减重效果不理想的超级肥胖患者,即体重指数(BMI)大于$50kg/m^2$的患者,SG可作为一项针对高危因素的病态性肥胖患者初始的减重步骤。SG术后平均间隔1年,可进行第2次减重手术,以获得更好的代谢性并发症的治疗。第2次手术方式常选择RYGB,作为一种计划的,阶段性的方法,使超级肥胖的患者重新获得良好的体重丢失,还可以同时解决SG术后钉合线瘘、严重狭窄、急性胃出口梗阻、难以忍受的恶心或非扩张但感到过饱等术后不良反应。对于SG术后,袖状胃管扩张造成复胖的患者,前期术后能够进行良好饮食控制,也可以选择再次行SG修复扩张的袖状胃管。

(三)AGB术后的修正手术

AGB术后修正手术的原因为:AGB导致减重失败或由于绑带相关性并发症需要重新手术治疗。其他如绑带滑脱、绑带侵蚀胃壁、食管动力问题以及上腹脏器穿孔等,也是修正手术的原因。

1. 术后绑带滑脱 因手术时形成的胃小囊容量过大,绑带在胃后壁隧道上下滑动所致。可能原因是:①胃小囊的容积过大;②通过胃小弯切开胃后壁软组织,胃后壁上下活动度加大;③胃底部包埋绑带时缝合少,大部分胃前臂游离,活动性大。

2. 胃绑带侵蚀胃壁 AGB术后胃绑带侵蚀胃壁进入胃腔内是一种严重并发症,可造成胃壁坏死。发生的原因可能与个体对硅胶的敏感反应,或前壁包埋过紧有关。出现该并发症意味手术失败。

3. 食管动力障碍 AGB术后胃内压力增高,易引起食管扩张或食管裂孔疝,使食管动力减弱,加重反流。

4. 上腹脏器穿孔 食管、胃或横结肠穿孔比较少见,多由于术中暴力分离胃后隧道造成胃后壁穿孔,术中又未及时发现所致。建议避免使用容易引起损伤的器械,可以有效预防胃肠穿孔。简单地去除绑带,技术上容易实现,也是经常使用的方法,但这种方法会导致非常高的复胖发生率。

AGB术后,因"空虚的"胃捆扎带本身对胃起到一定的束缚作用,将胃分隔成上小、下大的两部分胃囊。术后1个月后向注水泵中少量注水,使患者饮食量进一步减少,食物排空进一步减慢,饱感可持续存在较长时间,体重可持续缓慢下降,各种肥胖并发症均会同时有不同程度地改善。复胖的患者多由于水囊调节不当,胃小囊扩张,可腹腔镜下取出绑带,行LSG或LRGB修复性手术,以获得更好的减重效果。一些研究显示,AGB转为SG后经过1~2年随访,患者可以获得大约40%的术后多余体重减少百分比(%EWL)。将RYGB作为AGB术后体重丢失不满意的修正手术,也是一种合理选择,研究显示可以获得(67.6±16.9)%EWL。重新放置绑带在特定患者中也可作为一种合理的选择。胃绑带侵蚀胃壁进入胃腔内,依术中具体情况,清除坏死组织,修补胃壁,3个月后再行减重手术、或术中转行LSG或LRGB修复性手术。初次AGB术后的食管扩张可以通过转为SG得到有效治疗。RYGB也可作为解决AGB术后食管动力障碍的推荐术式。患者一旦发生穿孔,应立即再次手术,取出绑带,修补穿孔并保持通畅引流,3个月后再考虑减重手术。

(焦姮 吴海福)

第四节 减重代谢手术的围术期处理

随着国人生活习惯的逐渐西方化,我国病态肥胖的患者日益增多;同时我国又是糖尿病大国,根据最新统计糖尿病的患者已超过1亿,其中大部分都是2型糖尿病。减重代谢手术是治疗肥胖合并2型糖尿病的有效方法,近年来此类手术在我国的开展也逐渐增多。但由于患者本身往往常合并较多内科疾病,加之手术后全身代谢情况将发生较大改变,此类手术与普外科常规胃肠手术相比,围术期需要多学科团队的参与,更全面的评估和准备,并且需要专人对患者进行更长时间的随访和管理,才能减少手术风险和术后并发症,达到长期有效的控制体重和2型糖尿病等肥胖相关性疾病的目的。

1. 术前准备

（1）个人档案的建立及管理：接受减重代谢手术的患者往往需要长期甚至终身的随访。每位患者从入院准备手术开始就应该建立个人档案，以详细记录其身体情况的术前基线水平；同时确定患者的个案管理师，由他全程负责患者的随访及管理，包括常见问题的咨询以及紧急情况发生时的联系和处理。

（2）病史采集：详细、全面的病史采集除了作为术后随访的参照外，更重要的是可以为鉴别诊断和手术适应证和禁忌证的确定提供依据。除了普通外科常规的病史内容外，减重代谢手术术前采集病史中应特别注意：

1）体重增长的时间、速度；日常饮食习惯及特殊饮食嗜好等；是否尝试其他方法控制体重，效果如何；有没有一些特殊的内科疾病如甲状腺功能减退或皮质醇增多症等，这些对排除其他原因引起的肥胖及确定手术的必要性都有相当大的意义。

2）2 型糖尿病病程及治疗情况。

3）肥胖相关疾病病史，包括高脂血症、高尿酸血症、脂肪肝、高血压病、冠心病、睡眠呼吸暂停综合征、闭经或多囊卵巢综合征等，这些疾病是否存在对于掌握手术适应证也至关重要。

（3）体格检查：除了常规的全身体检及普外科专科检查外，记录患者的身高、体重、腰围、臀围非常重要，通过这些指标计算体重指数及腰臀比是确定手术适应证的重要依据。

（4）完善术前实验室检查：检查项目众多，包括：

1）普外科术前常规检查：血、尿常规、肝肾功能、电解质、凝血功能、血型、传染病抗体等。

2）可能引起继发性肥胖的激素相关检查：甲状腺功能、激素相关指标（包括生长激素、胰岛素样生长因子、肾素、血管紧张素、醛固酮等）、肾上腺皮质激素及皮质醇昼夜曲线、24 小时尿游离皮质醇、24 小时尿香草扁桃酸（VMA）等。

3）肥胖相关疾病的检查：空腹血糖、糖化血红蛋白、糖化血清白蛋白、糖耐量试验、胰岛素及 C 肽、有糖尿病并发症的要做相关专科检查、血脂、血尿酸等。

4）术前营养状态评估：维生素（至少应包括维生素 B_{12}、25-羟基维生素 D、如果需要也可以检测维生素 A 及维生素 E）、血清铁和总铁结合力、叶酸、促红细胞生成素等。

（5）完善术前辅助检查：与常规外科手术相比，需要更多的检查和准备，包括：

1）常规普外科检查：胸片、心电图、肺功能、心脏超声。

2）体脂分析（DEXA 法）。

3）胃镜检查除外胃十二指肠、食管的严重病变、HP 检测等。

4）肝胆 B 超及肝脏 MR 评估脂肪肝严重程度及是否合并胆囊结石，女性子宫附件 B 超检查是否合并多囊卵巢综合征。

5）骨密度、骨代谢（核素检查）。

6）颈动脉及下肢静脉超声检查评估颈动脉狭窄情况及是否存在下肢深静脉血栓。

7）睡眠监测评估呼吸睡眠暂停综合征的严重程度。

8）食管测压及食管下段 24 小时 pH 及阻抗 pH 监测除外严重的胃食管反流病（GERD）。

9）其他附加检查：以上检查有异常需追加其他检查，如：心电图异常需行 24 小时动态心电图、严重高血压需行 24 小时动态血压监测，激素水平异常需做头颅 MR 等。

（6）患者身体情况的评估及调整：病态肥胖及糖尿病的患者往往伴有较多的内科并发症。完善术前检查后，根据检查结果，通过多学科包括心内科、呼吸科、消化科、内分泌科、麻醉科、营养科、妇产科等共同协作，评估患者是否可以耐受手术，是否有伴随的疾病需要术前进行调整，包括：

1）高血压：如有高血压病史，需调整血压至 160/90mmHg 左右，手术当天早晨需口服降压药物。

2）冠心病、颈动脉狭窄及下肢深静脉血栓：是否需要心内科及血管外科干预，术中术后是否需要抗凝治疗。

3）低氧血症：患者是否存在呼吸睡眠暂停综合征导致的严重低氧血症，是否需要术前呼吸机支持治疗。

4）消化道疾病：胃镜检查除外严重的上消化道占位性病变，如 HP（+），考虑先杀菌治疗，如有严重的胃食管反流病，术前予以正规 PPI 治疗，同时需慎重选择手术方式，术前有胆囊结石的患者可考虑同时行腹腔镜胆囊切除术。

5）糖尿病：患者需控制空腹血糖在 8mmol/L 以下，口服降糖药效果不佳者均需改用注射胰岛素控制血糖。术前患者的糖化血红蛋白<8%，术后可以明显降低微血管及大血管并发症。

6）肝肾功能：术前检查有异常的需专科会诊调整至正常或接近正常水平。

7）激素水平：如存在激素检测指标的异常，包括甲状腺激素、性腺激素、肾上腺激素等，需进一步检查除外少见的继发性肥胖。

8）血脂及尿酸：所有肥胖患者术前均需检查血脂及尿酸水平，如有异常需服用药物控制。

9）术前营养状况的评估:如果患者存在部分营养不良的情况,包括钙、维生素及微量元素的缺乏,术前就需要补充,特别是准备做转流手术的患者。

（7）精神行为异常的评估及干预:很多肥胖的患者都有负面的情绪或心理,通过与患者及家属的交流初步了解患者的精神状况,了解是否有行为异常,是否有药物成瘾性。根据情况决定是否需要进一步完成精神状态评估的评分量表,并请专科会诊以确定有无精神疾病及是否需要术前干预。

（8）与患者及家属反复充分的术前交流与沟通:减重代谢手术是一种比较特殊的外科手术,手术的效果不仅取决于手术的技巧,也很大程度依赖患者与家属的配合。利用较长的术前准备期反复与患者及家属交流,并通过其他一些方式包括:给患者及家属手术相关的宣传资料并要求他们反复阅读、办术前宣教会、老患者教育新患者等方法充分取得患者和家属的理解及配合。外科医师必须告知患者及家属以下情况:

1）减重代谢手术获得良好的治疗效果是一个长期努力的过程,术后早期饮食恢复缓慢,需严格按照医嘱执行,术后根据选择术式的不同需长期甚至终身随访。

2）是否已经下定决心改变不良的生活习惯,因为不良生活习惯会严重影响手术效果并有可能导致术后复胖。

3）是否已经与营养师交流沟通并已准备术后所需的复合维生素及适合自己口味的蛋白粉。

4）是否已与外科医师充分沟通,了解各种术式的利弊并确定想要选择的术式。

5）是否充分了解手术风险及可能的获益。

6）术前至少停止抽烟六周以减少术后呼吸道并发症,术后同样需要戒烟减少吻合口溃疡的发生。

7）女性患者术后 12～18 个月内避免妊娠。

8）是否已了解手术所需费用及术后长期服用药物的负担。

2. 术后处理:

（1）术后患者早期（住院期间）管理:

1）监护:病态肥胖患者术后早期容易出现循环和呼吸障碍,因此术后 24 小时内患者应尽量在 ICU 观察,如条件不允许,至少需要床旁监护或密切观察。如术前合并有严重的呼吸睡眠暂停综合征（OSAHS）及明显的低氧血症,应尽早的予以持续气道正压通气（CPAP）,并在术后给予更长时间的呼吸支持治疗。心电监护便于早期发现一些严重的心肺并发症,如:心肌梗死、肺栓塞、严重心律失常等,如出现以上并发症需与专科医师一起及时处理。

2）药物治疗:未能恢复正常饮食前,应予以补液治疗。补液时间的长短取决于患者饮食恢复的速度。应保证每天的水电解质摄入（按照标准体重计算）,抗生素的预防使用原则和常规胃肠道手术一样,一般补充脂肪及氨基酸,除非患者术前有明显的低蛋白血症,可在术后给予 3～5 天的营养支持治疗。对于术前有 2 型糖尿病的患者,因为术后饮食不规则,且处于明显的应激状态,患者容易出现明显的血糖波动,所以术后应密切监测,至少一天测四次指末梢血糖,根据检测的结果调整胰岛素用量。病情平稳后与内分泌医师一起制定进一步的治疗计划。其他肥胖相关疾病如高血压、高血脂、高尿酸血症等术后随着体重的下降都会有所缓解,但缓解的程度和速度个体差异大,在检测指标正常前仍需药物控制。对于术前有下肢深静脉血栓（DVT）病史或肺栓塞（PE）的高危因素的患者,术中术后应给予预防措施,包括弹力袜、间歇性正压泵等,并在术后 24 小时内予低分子肝素抗凝治疗,同时鼓励患者早期下床活动。对于 BMI > 55～60 kg/m^2 的患者,术后出现横纹肌溶解（RML）的可能明显增加,术中应注意在受压部位给予足够的垫料缓冲,术后如怀疑有此病发生,可查肌酸激酶（CK）以明确诊断,并尽早予碱化尿液、增加补液量等相应治疗。

3）饮食管理:术后如病情平稳,可在 24 小时后进食低糖清流质。因减重手术后往往胃容量明显减少,应对患者进行反复饮食教育,必须少量多次,缓慢进食。根据不同的术式要求逐步恢复到正常饮食,饮食的恢复过程存在明显的个体差异,饮食恢复计划应由外科医师在专业营养师的建议下制定。

4）术后早期并发症:

漏:病态肥胖的患者由于腹壁较厚,早期如出现吻合口瘘（如 RYGB 手术）或切缘漏（如 LSG 手术）,腹部体征往往不明显。这时一些术后早期的特殊表现应该引起外科医师的重视,包括:心率 > 120 次/分,持续超过四小时且没有心脏疾病的证据;呼吸急促,低氧血症;左肩疼痛;反复的呃逆;发热等,如果有引流液颜色的异常或引流液淀粉酶的升高往往可以帮助诊断。也可以做上消化道水剂造影及 CT 检查帮助确诊。如术后早期出现漏,应该尽快再次手术,漏口还有机会重新缝合并做充分引流,往往治疗效果较好。

出血:和其他的胃肠道手术一样,腹腔内出血及消化道出血也是手术后早期比较常见的并发症,处理的原则也基本相同。尽早发现,及时积极的处理有助于减少大量失血后对全身各重要脏器的影响。

其他内科并发症:如前所述,病态肥胖患者术后心肺并发症较多,一些少见的情况如 DVT、RML 也有较多报道,如出现这些并发症,应与各专科医师协同诊治。

（2）术后长期随访、评估及治疗：采用不同减重术式的患者，术后随访时间和频度均不尽相同。但往往都需要长期（2年以上）甚至终身随访（转流手术）。大多数的减重手术中心随访的时间选择术后1、3、6、12、18、24个月，以后如需要则进一步加大随访时间间隔，一年甚至2~3年1次。随访内容包括：

1）体重、腰围及臀围的变化情况：每次患者随访时，均需记录体重、腰围及臀围，计算BMI，及多余体重减少百分比（%EWL）作为评价减重效果的指标。

2）饮食管理和生活习惯的调整：患者出院后大多能按照制定的饮食计划恢复到正常饮食，但仍旧应该注意进食的方法，应以压碎的易消化饮食为主，尽量避免大块不易消化的食物，尽量避免过甜、浓度过高的食物，吞咽前应多咀嚼，进食后30分钟再饮水，需保证一天>1.5L饮水。蛋白质摄入量应>60g/d，可以高至1.5g/kg（标准体重），尽量避免因饮食不当引起的恶心、呕吐甚至消化道梗阻，减少术后并发症。保持良好的生活习惯，规则进食，不熬夜。在力所能及的范围坚持运动，外科医师可以向患者推荐专门的运动场所及训练师，保证每周至少150分钟，最好能达到300分钟的运动量，包括2~3次的力量训练。保持不抽烟对术后减少并发症有益。

3）维生素及微量元素的补充：所有的减重手术后都需要根据患者的需要补充维生素及微量元素。术后常见的营养不良包括低蛋白、贫血、骨质疏松等，因此一般术后常规给与维生素D及钙片、维生素B_{12}、叶酸、维生素A、维生素B_1等，并在术后随访时常规检查。转流手术包括RYGB、BPD、BPD-DS等术后容易出现微量元素的缺乏，往往需要补充铁、铜、硒、锌等微量元素，但一些限容手术，包括LAGB、LSG并不做常规随访及补充，除非有临床症状怀疑有这些微量元素的缺乏。

4）糖尿病及其他肥胖相关代谢性疾病的控制：2型糖尿病、高血脂、高血压、高尿酸血症等疾病随着体重的减轻都会有所缓解，甚至这些疾病的缓解在体重明显下降前就会出现，确切的机制仍不是很清楚。但这些疾病的缓解仍没有规律可循，存在明显的个体差异，因此手术后需要密切随访，并与专科医师充分交流，在有明确的客观检查证据的前提下调整药物用量甚至可以停止药物治疗。

5）术后远期并发症：减重效果不佳或复胖：对于接受减重手术的患者，大多数的%EWL都超过60%~70%。部分患者手术后减重效果不佳或者复胖应考虑以下原因：①患者未严格执行饮食计划或有长期存在的不良生活习惯；②心理或精神疾患；③手术因素：包

括LAGB术后小囊过大或绑带移位导致胃小囊扩大、RYGB术后胃小囊与残胃之间瘘、小囊过大或扩张、LSG术后残胃扩张等，这些问题都需要行上消化道造影或内镜检查以确诊。如果确认存在局部结构的异常并排除前两项因素的影响，可考虑行修正手术以帮助患者获得较好的治疗效果。

消化道狭窄：患者术后的饮食恢复往往需要较长时间，部分患者出现严重的进食困难，包括吞咽困难；反复的呕吐、呃逆；反流等，行上消化道造影或内镜检查会发现有吻合口或上消化道（胃或食管下段）狭窄。对于这部分患者可先禁食并给予静脉营养，如症状缓解可继续观察。如症状无缓解，可考虑行扩张治疗，大部分患者可以有满意的治疗效果。对于少数治疗无效的则需要再次手术修正。

胃食管反流病（GERD）：减重代谢手术后新发生反酸、胃灼热或原有的症状加重都是很常见的情况。术前应仔细询问病史，选择合适的减重代谢术式；术中应检查食管裂孔，如明显增大应缝合膈肌脚修补以减少术后胃食管反流。如术后GERD症状较轻，可给予制酸治疗，如H2受体阻滞剂、质子泵抑制剂（PPI）等。如药物治疗效果不明显，应考虑行胃镜及上消化道造影，首先排除消化道梗阻，并行HP检测，如HP阳性则需行三联杀菌治疗，有时有助于控制反流症状。如果反流症状仍旧持续且严重，则考虑改行RYGB术式。

倾倒综合征：短时间内大量高渗性食糜进入小肠引起，术中吻合口过大，术后饮食不当都有可能出现。治疗上应注意避免过甜及浓度过高的流质饮食，饮食以蛋白质为主，减少碳水化合物的摄入。

溃疡及瘘：吻合口及切缘的溃疡与吸烟密切相关，从术前宣教开始就应反复教育患者戒烟，如术后出现持续性腹痛应行进一步检查除外溃疡及慢性瘘。溃疡一般予PPI治疗。慢性瘘的治疗往往比较棘手，如局部能引流通畅，无腹膜炎及全身中毒症状，可予禁食、营养支持治疗；如效果不佳这需行内镜检查，如有异物存在妨碍愈合则需去除异物，仍然无效的可行支架治疗；经久不愈的可以考虑再次手术。

疝：肥胖患者容易出现切口疝，如患者无明显不适症状，腹壁切口疝修补术最好在术后12~18个月待体重稳定后进行。如患者症状明显，则考虑限期手术。如患者出现突发剧烈腹痛及肠梗阻，需考虑有内疝可能，有时甚至造影及CT在发病早期都无法帮助确诊，但临床如高度怀疑内疝可能需尽快急诊手术挽救嵌顿肠管。

营养不良：如前所述，术后常见的营养不良包括低蛋白、贫血、骨质疏松等通过调整饮食及补充维生

素大多能缓解。转流手术后有的患者会出现脂肪泻及脂溶性维生素吸收不良，需肌内注射或静脉输注补充。微量元素的缺乏时会有相应的表现，比如锌缺乏时出现脱发、异食癖、味觉障碍甚至男性的性功能障碍等、铜缺乏会引起嗜中性细胞减少并加重脱发、铁缺乏或吸收障碍会引起明显贫血等，应注意及时补充。

胆囊结石：减重代谢手术后特别是转流手术后，胆囊结石的发生率明显升高。有的患者术后间歇性腹痛可能与此有关，在随访时有类似症状的患者应行超声检查。发现胆囊结石择期行手术治疗。术前就存在胆囊结石的患者可在减重手术时一并切除胆囊。

妊娠：如前所述，女性患者减重代谢手术后最好12~18个月后体重稳定再受孕。如在此前受孕，应积极补充营养、维生素、微量元素，不然很容易引起胎儿的发育不良及畸形。

整形：减重代谢术后体重稳定后，部分患者需行整形手术。针对的是多余皮肤下垂后引起皮肤糜烂和溃疡或其他不适症状的患者。

减重代谢手术治疗的是一种良性的疾病，保证手术的安全和取得良好的治疗效果是医患双方共同的努力目标。但与其他手术不同的是此种术式需要患者更多的配合，围术期的处理更是至关重要，做好这些要点就会有比较满意的结果。

（花荣　姚琪远）

第五节　肥胖症的外科治疗

（一）概述

肥胖症被认为是包括遗传和环境因素在内的多种因素相互作用的结果。脂肪积聚是能量摄入超过能量消耗的后果，但这一能量平衡紊乱的原因目前尚未阐明。体重指数 BMI≥30kg/m² 是肥胖症诊断标准，尽管 BMI 值越大意味着肥胖的程度越严重，但有学者建议加入肥胖相关并发症作为肥胖症的分级依据，肥胖相关并发症包括：代谢综合征、糖尿病前期、2 型糖尿病、血脂异常、高血压、非酒精性脂肪性肝病、多囊卵巢综合征、睡眠呼吸暂停、骨关节炎、胃食管反流、残疾/不能运动。从而可以更加准确地反映肥胖症患者患病的严重程度，有利于肥胖症的分级诊断和管理策略的制定。

（二）肥胖症外科治疗指征

肥胖治疗主要包括减轻和维持体重的措施和对伴发疾病及并发症的治疗。改善体重的具体治疗措施包括医学营养治疗、体力活动、认知行为干预、药物治疗以及手术治疗。医学营养治疗、体力活动和认知行为治疗是肥胖管理的基础，也是贯穿始终的治疗措施，即使经过减重手术后也是如此。相当一部分患者仅通过这些措施就可以达到治疗目标，但是在必要的时候以及特定患者也应该积极采取药物或者手术治疗手段以达到控制体重增加或减轻体重，减少和控制并发症的目的。

1991 年 3 月，通过外科手术治疗病态肥胖得到了美国国立卫生院（NIH）的认可。标志着肥胖症外科正式成为外科新的分支。美国肥胖外科学会（American Society for Bariatric Surgery，ADBS）和美国胃肠内镜外科医师学会（Society of American Gastrointestinal Endoscopic Surgeons，SAGES）于 2001 年共同颁布了减重手术的治疗指南。之后，不同国家和地区的外科学会或机构相继制定了许多使用减重代谢手术治疗病态肥胖的指南，这些治疗指南中对于减重代谢手术的适应证基本上与 1991 年 NIH 指南保持了一致。由于亚洲人群具有人种上的特殊性，多为"向心性"肥胖为特征，脂肪主要在腹壁和腹腔内蓄积过多，对代谢影响很大，"向心性"肥胖是多种慢性病的重要危险因素之一。因此中国对减重代谢手术适应证的 BMI 标准较西方下调 2.5kg/m²（表 38-1）。

表 38-1　减重代谢手术适应证

	NIH(USA)	NHMRC(AUS)	NICE(UK)	EURO	ADA(USA)	SIGN(SCO)
年份	1991	2003	2006	2007	2010	2010
推荐：BMI			>50kg/m²			
建议：BMI	>40kg/m²	>40kg/m²	>40kg/m²	>40kg/m²	>40kg/m²	
有条件的：BMI	35~40kg/m² 合并严重的肥胖相关并发症	35~40kg/m² 合并严重的肥胖相关并发症	35~40kg/m² 合并严重的肥胖相关并发症	35~40kg/m² 合并严重的肥胖相关并发症	35~40kg/m² 糖尿病及并发症难以控制	>35kg/m² 合并严重的肥胖相关并发症

注：NIH：美国国立卫生院，NHMRC：美国国家卫生和医学研究委员会，NICE：英国卫生质量标准署，ADA：美国糖尿病学会，SIGN：苏格兰校际指南网络

（丁锐　姚琪远）

第六节　2 型糖尿病的外科治疗

（一）概述

中国目前有超过 1 亿的人口患有糖尿病。中国成年人糖尿病的患病率从 1980 年的 0.9% 上升至 2010 年的 11.6%，2 型糖尿病（T2DM）患者约占 90%。中国糖尿病的防治任务艰巨，中华医学会糖尿病学分会第七届委员会再一次组织全国专家修订了《中国 2 型糖尿病防治指南》（2013 年版）。及时修订并推广糖尿病防治指南对于指导医护人员及基层医疗服务机构提高糖尿病患者的检出率、管理率及控制率，预防并发症，以及制定相应的卫生服务政策具有重要意义。

（二）2 型糖尿病外科治疗指征

临床证据显示，减重手术治疗可明显改善肥胖伴 2 型糖尿病患者的血糖控制，甚至可使一些患者的糖尿病"缓解"。此外，非糖尿病肥胖患者在接受手术治疗后发生糖尿病的风险也显著下降。2009 年 ADA 在 2 型糖尿病治疗指南中正式将减重手术列为治疗肥胖伴 2 型糖尿病的措施之一。2011 年，国际糖尿病联盟 IDF 也发表立场声明，正式承认减重手术可作为治疗伴有肥胖的 2 型糖尿病的方法。2011 年，中华医学会糖尿病学分会 CDS 和中华医学会外科学分会也就减重手术治疗 2 型糖尿病达成共识，认可减重手术是治疗伴有肥胖的 2 型糖尿病的手段之一，并鼓励内外科合作共同管理实施减重手术的 2 型糖尿病患者。

中国医师协会外科医师分会肥胖和糖尿病外科医师委员会也正式发布《中国肥胖和 2 型糖尿病外科治疗指南（2014）》进一步制定了手术标准。

（三）手术适应证

（1）T2DM 病程≤15 年，且胰岛仍存有一定的胰岛素分泌功能，空腹血清 C 肽≥正常值下限的 1/2；

（2）患者的 BMI 是判断是否适合手术的重要临床标准（表 38-2）；

（3）男性腰围≥90cm、女性腰围≥85cm 时，可酌情提高手术推荐等级；

（4）建议年龄为 16～65 岁。

表 38-2　手术治疗 2 型糖尿病患者入选标准

BMI（kg/m^2）	临床情况	手术推荐等级
≥32.5		积极手术
27.5～<32.5	患有 T2DM，经改变生活方式和药物治疗难以控制血糖且至少符合额外的 2 个代谢综合征组分[1]或存在合并症[2]	可考虑手术
25.0～<27.5	患有 T2DM，经改变生活方式和药物治疗难以控制血糖且至少符合额外的 2 个代谢综合征组分[1]或存在合并症[2]	慎重开展手术[3]

注：（1）代谢综合征组分（IDF 定义）包括：高三酰甘油（空腹 TG≥1.70mmol/L）、低高密度脂蛋白胆固醇（男性空腹 HDL-ch<1.03mmol/L，女性空腹 HDL-ch<1.29mmol/L）、高血压（动脉收缩压≥130mmHg 或动脉舒张压≥85mmHg，1mmHg＝0.133kPa）；（2）合并症包括糖代谢异常及胰岛素抵抗，阻塞性睡眠呼吸暂停综合征（OSAS）、非酒精性脂肪性肝炎（NASH）、内分泌功能异常、高尿酸血症、男性性功能异常、多囊卵巢综合征、变形性关节炎、肾功能异常等，尤其是具有心血管风险因素或 T2DM 慢性并发症；（3）有一定疗效，但国内外缺少长期疗效的充分证据支持，建议慎重开展

（四）手术禁忌证

（1）明确诊断为非肥胖型 1 型糖尿病；

（2）胰岛 B 细胞功能已基本丧失，血清 C 肽水平低或糖负荷下 C 肽释放曲线低平；

（3）BMI<25.0 者目前不推荐手术；

（4）妊娠糖尿病及某些特殊类型糖尿病患者；

（5）滥用药物或酒精成瘾或患有难以控制的精神疾病；

（6）智力障碍或智力不成熟，行为不能自控者；

（7）对手术预期不符合实际者；

（8）不愿承担手术潜在并发症风险者；

（9）不能配合术后饮食及生活习惯的改变，依从性差者；

（10）全身状况差，难以耐受全身麻醉或手术者。

（丁锐　姚琪远）

第 三 篇

血管外科

第三十九章

血管外科的基本问题

第一节 周围血管疾病的症状和体格检查

（一）周围血管疾病的症状肢体感觉异常

1. 疼痛 疼痛是下肢血管疾病最突出的症状。为了准确地诊断，应该了解下肢疼痛的性质、严重程度、发作频率、持续时间以及疼痛加重或减轻的因素。疼痛可分为间歇性和持续性疼痛两大类。

（1）间歇性疼痛：可分为运动性、体位性和温差性疼痛三种。

1）运动性疼痛：是由肢体运动引起肢体供血不足后最早出现的症状，可表现为乏力、锐痛、钝痛、胀痛或痉挛。常见于动脉损伤、急性动脉栓塞、血栓闭塞性脉管炎、动脉硬化性闭塞等疾病。间歇性跛行是运动性疼痛，疼痛表现为行走后出现的下肢酸胀或痉挛，使患者被迫停步休息，休息片刻后症状能够得到缓解。跛行距离，即从开始行走到出现疼痛的距离，可以作为衡量下肢缺血程度的指标。跛行距离越短，下肢缺血越严重。疼痛可以出现在臀部、大腿、小腿甚至足部，其中以小腿疼痛最常见。小腿疼痛多表现为痉挛，应注意与慢性骨筋膜室综合征鉴别。后者引起小腿疼痛需要大量的运动，运动停止后疼痛消失较缓慢。位于臀部和大腿的间歇性跛行往往只表现为疲劳和乏力，应注意与骨关节炎鉴别。鉴别点有：①骨关节炎引起疼痛的运动量变化不定，间歇性跛行引起疼痛的运动量比较恒定；②骨关节炎的疼痛不会因运动停止立即消失，间歇性跛行的疼痛会因运动停止立即消失；③骨关节炎疼痛的程度会随天气和运动而经常变化。位于臀部和大腿的间歇性跛行也容易和脊髓神经压迫混淆。脊髓神经压迫引起的疼痛并不因运动停止而缓解，患者坐下、倚墙站立或上身前倾伸直腰椎，可以使疼痛缓解。

2）体位性疼痛：无论是动脉性还是静脉性疾病，出现体位性疼痛都提示在平常体位状态下其肢体的血供或回流已处于临界状态。动脉闭塞性疾病患者抬高患肢，可因肢体血供减少而诱发或加重疼痛，下垂患肢可使肢体血供增加而缓解疼痛。与之相反，静脉回流障碍性疾病患者抬高患肢可促进静脉回流而缓解疼痛，下垂患肢可加重静脉淤血而诱发或加重疼痛。髂股静脉血栓形成后侧支循环尚未建立时，静脉回流障碍可以导致大腿处的静脉性跛行。这是由于下肢运动使动脉灌注较休息时大大增加，血液不能及时经静脉回流，加重了下肢胀痛感。静脉血栓形成伴发炎症会在静脉行径上有压痛。此外，静脉瓣膜功能不全所导致的静脉倒流也会引起下肢疼痛。由于静脉瓣膜功能不全常伴有静脉曲张，静脉倒流引起的疼痛需与静脉曲张引起的疼痛鉴别。静脉曲张的疼痛多表现为牵拉、刺痛和烧灼感，而静脉倒流引起的疼痛多表现为疲劳和沉重感。无论静脉血栓形成还是静脉瓣膜功能不全，静脉疾病的疼痛都会因下肢抬高而缓解，因站立而加重。

3）温差性疼痛：是指因环境温度改变而诱发或加重的疼痛。动脉闭塞性疾病患者在环境温度升高时，患肢的组织代谢水平增高，动脉血供不足而诱发或加重疼痛。红斑性肢痛症患者当足部温度较高时，出现足部烧灼样疼痛。而雷诺综合征可因寒冷刺激发生肢体末端动脉阵发性痉挛，引起手指末端刺痛。

（2）持续性疼痛：是指肢体在静止状态下仍然存在的疼痛，又称静息痛。动脉性疾病或静脉性疾病都可有静息痛。

1）动脉性静息痛：急性和慢性动脉闭塞性疾病都可引起缺血性神经炎致使患肢疼痛。急性动脉缺血引起的疼痛可以有很大的差异。轻度缺血时，疼痛轻微甚至是一过性的，容易被患者忽视。与慢性动脉缺血引起的静息痛不同，急性动脉缺血的疼痛范围较广泛，并不局限于前半足。严重者甚至可达膝上，疼痛受重力影响也较小。急性动脉栓塞时，疼痛多突然发作,迅速加重至剧痛。发作时患者有腿部受重击的感觉,可以使站立的患者跌倒。急性动脉血栓形成时,患者也有疼痛突然出现或加重的主诉,但是疼痛发作不如栓塞时急剧。严重慢性下肢缺血可以出现静息痛,疼痛多位于踝部至足趾。缺血性溃疡和坏疽附近的疼痛最剧烈。疼痛于夜晚最明显,患者因疼痛而无法入睡,需要应用大剂量吗啡类镇痛药物。有时会形成坐起并按摩足部以期缓解疼痛的习惯性动作。患肢下垂可以借助重力作用改善下肢远端缺血,从而缓解疼痛。此外,肢体严重缺血导致溃疡、坏疽出现,使周围感觉神经受到刺激,也是动脉性静息痛的一个因素。有时骨关节炎和风湿性关节炎引起的跖骨痛与静息痛相似,但是站立可以使跖骨痛缓解。而且跖骨痛发作没有规律,有时可以停止发作数天至数周。

2)静脉性静息痛:急性主干静脉阻塞后,肢体远端严重淤血而出现沉重、紧张和持续性胀痛。还伴有肢体肿胀、浅静脉曲张等表现。静脉性静息痛程度远较动脉性轻,抬高患肢可使疼痛缓解。此外,静脉性溃疡刺激周围感觉神经也可引起静息痛。

3)炎症性静息痛:急性动脉炎、静脉炎、淋巴管炎可有沿病变动脉、静脉、淋巴管的持续性疼痛和压痛。病变的浅静脉或淋巴管可呈红色索条状。

2. 温觉　肢体的冷热感取决于通过肢体的血流量,血流量降低则感觉寒冷,血流量增高则感觉潮热。动脉闭塞性疾病患者感觉肢体寒冷,闭塞程度越严重,寒冷越明显。静脉回流障碍性疾病的肢体血液淤滞,患者感觉肢体潮热。动静脉瘘由于动脉血分流,瘘局部血流增多,瘘远端血供减少,患者常感觉瘘局部温热而远端寒冷。

3. 其他感觉　动脉闭塞性疾病引起末梢神经缺血时,可出现麻木、针刺、烧灼、蚁行等感觉。静脉病变除以上异常感觉外,还可有肌肉痉挛。

(二)周围血管疾病的体格检查

血管外科疾病的体格检查不应局限于周围血管体征,系统而全面的体格检查可以发现一些有价值的线索,例如高血压、颈动脉杂音、房颤心律以及腹主动脉瘤等。

1. 肢体皮温　皮温是温觉的客观反映。检查时,将患者肢体暴露在恒温(25℃)、恒湿(40%)环境中30分钟,然后用触诊法,或更精确的半导体皮温计、数字测温计测定皮肤温度。

2. 形态改变

(1)肿胀:静脉或淋巴回流障碍时,压力升高,使液体成分渗入组织间隙,引起肢体肿胀。

1)静脉性肿胀:下肢深静脉血栓形成、原发性下肢深静脉瓣膜关闭不全、动静脉瘘等疾病可引起回流

障碍或倒流障碍。使静脉压力升高,液体外渗,下肢组织张力增高,肢体呈凹陷性肿胀。常伴有浅静脉曲张、色素沉着和足靴区溃疡。

2)淋巴性肿胀:淋巴管炎症、丝虫病、创伤等疾病可引起淋巴管阻塞。富含蛋白质的淋巴液渗入组织间隙,使肢体肿胀。肿胀起自肢体远端,多坚韧,皮肤出现增厚、干燥、粗糙改变,称为象皮肿。

(2)萎缩:动脉硬化性闭塞症、血栓闭塞性脉管炎等疾病可出现动脉供血不足,肢体营养障碍之变化,如肢体瘦细、肌肉萎缩、皮肤变薄、皮下组织纤维化、毛发脱落。

(3)增长:先天性动静脉瘘由于动脉血经异常通道直接流入静脉,静脉血含氧量增高,造成肢体肥大性变化。患侧肢体较健侧明显增长,还伴有浅静脉曲张、皮温升高。动静脉瘘附近可有杂音和震颤。

(4)隆起:搏动性隆起是指局部可扪及与心率一致的搏动。动脉瘤者在扪及的隆起处有扩张性搏动。与动脉相邻的肿块可扪及传导性搏动。边界清、表面光滑的扩张性搏动性肿块提示动脉瘤或外伤性动静脉瘘。多发性、无包膜的扩张性搏动性肿块提示先天性蔓状血管瘤。质地柔软、经压迫后皮色减退的无搏动性隆起多为血管瘤。

3. 色泽改变

(1)静息性色泽改变:皮肤苍白为动脉供血不足之表现,皮肤发绀为静脉回流障碍、皮肤内血液含氧量降低的表现。寒冷刺激后皮肤出现苍白—发绀—潮红的间歇性改变提示雷诺综合征。皮肤色素沉着见于浅静脉曲张、下肢深静脉血栓形成等疾病。多位于下肢足靴区,可伴有脱屑、瘙痒及湿疹样改变。

(2)运动性皮色改变:静息时皮色正常,运动后肢体远端1/3皮色苍白,提示肢体动脉供血不足。这是由于静息时供应皮肤的血液分流入运动的肌肉所致。

(3)体位性皮色改变:改变肢体位置,观察皮色改变,有助于了解血管病变。将肢体抬高(下肢70°~80°,上肢直举过头)持续60秒。正常情况下,肢体保持淡红色或稍发白。肢体下垂后,皮肤颜色在10秒内恢复正常。如出现皮肤苍白或蜡白色,肢体下垂后,皮肤颜色恢复时间超过10秒且色泽不均呈斑片状,则提示动脉供血不足。肢体持续下垂,正常情况下肢体可出现轻度潮红,如有明显潮红或发绀的,提示有静脉回流或倒流障碍。

(4)指压性皮色改变:压迫指(趾)端后观察甲床毛细血管充盈情况,可了解肢体动脉供血情况。压迫时,指(趾)端甲床色苍白,解除压力后1~2秒内色泽恢复正常。如松压5秒后甲床仍苍白,则提示动脉供

血不足。皮肤发绀区指压试验可判断组织存活可能。如指压后皮肤不出现暂时的苍白，则说明毛细血管通透性增高，血液渗入组织间隙，组织出现不可逆变化，坏死不可避免。

4. 组织破坏

（1）溃疡：

1）缺血性溃疡：多见于动脉闭塞性疾病患者的肢体远端，即趾（指）端或足跟。溃疡边缘常呈锯齿状，基底为灰白色肉芽组织，挤压时不易出血。由于溃疡周围神经组织缺血，故多伴有剧烈疼痛。

2）淤血性溃疡：好发于下肢深静脉血栓形成和原发性下肢浅静脉曲张患者的足靴区，即小腿远侧1/3内踝上方。面积较大，溃疡浅而不规则，基底常有湿润的肉芽组织覆盖，易出血。溃疡周围可有水肿、硬结、色素沉着等改变。

（2）坏疽：坏疽与缺血性溃疡一样，也是动脉供血不能满足静息状态下组织代谢需要的表现，并且最终发生不可逆的组织破坏。

1）干性坏疽：多见于动脉闭塞性疾病患者的下肢。由于坏死灶静脉回流通畅，而本身暴露在空气中，水分蒸发，使坏死灶缩小干燥，与正常组织分界清楚。由于坏死灶干燥，故细菌感染少见。

2）湿性坏疽：多见于静脉回流不畅的而淤血水肿的肢体。由于坏死灶含水分多，适宜细菌生长繁殖，使组织呈污黑色、肿胀、恶臭，与周围正常组织分界不清。

（3）皮肤和皮肤附件：动脉缺血性疾病可出现皮肤变薄、干燥、脱屑、毛发脱落，趾（指）甲变形、增厚、生长缓慢，皮下组织纤维化等改变。单侧下肢缺血表现较明显。静脉淤血性疾病可出现足靴区皮肤变薄、毛发脱落、脱屑、色素沉着和湿疹样改变。淋巴回流障碍可出现皮肤及皮下组织纤维化，皮肤粗糙、增厚如象皮。

5. 血管结构异常

（1）动脉：

1）搏动：动脉搏动可根据其强弱分为增强（+++）、正常（++）、减弱（+）、消失（-）四级。动脉闭塞性疾病可有狭窄或闭塞远端的动脉搏动减弱或消失。检查时应注意左右两侧动脉搏动的比较。体检时常检查的动脉搏动有颈总动脉、肱动脉、桡动脉、腹主动脉、股动脉、腘动脉、足背动脉和胫后动脉。强壮或肥胖患者的股动脉不容易扪及，检查时应将髋关节外旋，在髂骨的耻骨支上方、耻骨结节外侧两指处触诊。腘动脉的触诊也较困难，正确的方法是嘱患者仰卧，膝关节稍弯曲并放松地倚在检查者手中，这样检查者的指间关节能够钩住膝内外侧肌腱，从而让指尖深入腘窝扪及腘

动脉。温暖的环境和轻柔的动作有助于胫后动脉和足背动脉的触诊。胫后动脉在内踝后方，足背动脉在足背第1、第2跖骨之间可以扪及，但有约10%的正常人不能扪及胫后动脉和足背动脉。

2）杂音和震颤：当动脉发生狭窄、局限性扩张或动静脉之间有异常交通时，血流速度和血流压力的急剧改变可产生杂音和震颤，并可在相应体表位置感觉到。动脉狭窄或局限性扩张引起的杂音和震颤一般在收缩期，而动静脉瘘可产生持续性的杂音和震颤。

3）形态和质地：动脉硬化、血栓形成或炎症可使动脉发生屈曲、扩张、增硬和索条样改变。

（2）静脉：

1）曲张：多见于原发性下肢浅静脉曲张、下肢深静脉血栓形成、原发性下肢深静脉瓣膜关闭不全等疾病。好发于浅表静脉，常表现为扩张、扭曲、延展甚至曲张成团。可伴有皮温升高、杂音和震颤。

2）索条：多见于血栓性浅静脉炎，可扪及病变静脉为索条状。急性期还伴有压痛和红肿。

（三）周围血管疾病的特殊临床表现和体格检查

1. 动脉缺血5P症状　即疼痛（pain）、感觉异常（paresthesia）、麻痹（paralysis）、无脉（pulselessness）和苍白（pallor）。5P是急性动脉栓塞的典型症状。

2. Branham征　又称指压瘘口试验。方法是在用手指紧压动静脉瘘瘘口以阻断血液分流后，观察心率、血压变化。心率变慢和血压增高为阳性，见于后天性动静脉瘘。

3. Homans征　又称直腿伸踝试验。检查时患者仰卧，膝关节伸直。检查者一手放在患者股后将其下肢稍托起，另一手持足部将踝关节背伸牵拉腓肠肌。如小腿后部出现明显疼痛为阳性。主要见于小腿血栓性深静脉炎，也可见于腓肠肌劳损、创伤和炎症。

4. Neuhof征　又称腓肠肌压迫试验。患者仰卧，屈膝，足跟平置检查台。检查者用手压迫患者的腓肠肌内外侧。有增厚、浸润感和触痛的为阳性，临床意义同Homans征。

5. Adson试验　患者直立，肩部向后向下牵拉，特别是将患侧上肢向下牵拉，并做深吸气后屏气，仰头，下颌转向患侧。拉紧前斜角肌时，患侧桡动脉减弱或消失，疼痛加剧；肩部耸起，下颌转向健侧，则前斜角肌放松，桡动脉恢复，疼痛减轻。此即Adson试验阳性，见于胸廓出口综合征。

6. Allen试验　又称尺动脉通畅试验。检查时患者抬高上肢，检查者用手指压迫阻断桡动脉，并令其握拳和放松交替运动数次，然后将手放下至心脏同一平面，并将手放松。如果尺动脉通畅，手指和手掌的皮色迅速由苍白转为潮红色。如果尺动脉闭塞或尺

动脉与掌弓间的联系有解剖异常,则皮肤可持续呈现苍白色,直至解除对桡动脉的压迫后才恢复正常。应用同样的道理也可测定桡动脉有无闭塞。

7. Perthes 试验　又称深静脉通畅试验。患者站立,在大腿上 1/3 扎止血带压迫大隐静脉后,令患者屈膝踢腿或下蹲运动 10 余次。如深静脉通畅,运动后浅静脉瘪陷并无小腿发胀感觉;如深静脉阻塞,则运动后浅静脉曲张加重,并伴有小腿胀痛感。

8. Trendelenburg 试验　又称大隐静脉和交通支瓣膜功能试验。患者平卧,抬高并按摩患肢,使曲张静脉萎陷空虚。然后在大腿上 1/3 扎止血带压迫大隐静脉,阻断其血液反流后让患者站立。如果站立后迅速释放止血带,发现血流由上向下立即充盈大隐静脉及其属支,说明大隐静脉瓣膜功能不全。如果不释放止血带,大隐静脉在 30 秒内仍然保持空虚,说明交通支瓣膜功能良好。反之则说明止血带以下存在交通支瓣膜功能不全,其位置可以用反复调节止血带的平面来测定。

9. 下肢肿胀的 5P 因素　即压力(pressure)、蛋白(protein)、通透性(permeability)、局部麻痹(paresis)、下垂(pendency)。血浆成分不断渗入组织间隙,又从组织间隙不断回到血管形成循环,而 5P 因素干扰了循环。由于下肢下垂时受重力作用影响,下肢远端静脉压力增高,使下肢出现肿胀。而小腿肌肉收缩和静脉瓣膜的泵作用降低了下肢远端静脉压力。其他增加下肢静脉压力的因素有右心功能不全和三尖瓣病变、内源性静脉阻塞(静脉血栓形成)、外源性静脉阻塞(静脉受压、静脉瓣膜关闭不全)。其他罕见因素有动静脉瘘。营养不良低蛋白血症促使下肢肿胀的作用不言而喻。如果因为手术创伤或先天发育不良,使淋巴管通透性增高,富含蛋白的淋巴液渗入组织,也会出现下肢肿胀。

（石赟　符伟国）

第二节　血管疾病的无损伤性检查

（一）容积描记

容积描记的基本原理是测量和记录肢体、器官体积的变化,或其血液含量/流量的变化。19 世纪 40 年代开始应用于血管无创伤检查。测量的方法包括应变容积描记、电阻抗容积描记、空气容积描记和光电容积描记等。目前,空气容积描记(air plethysmography)和光电容积描记(photoplethysmography)较为常用。

1. 节段性空气容积描记　是通过测量下肢在收缩期与舒张期的体积变化来反映搏动性血流量,又称为脉搏容积描记(pulse volume recorder)。空气容积描记缺乏量化指标,检测结果的判断主要依据波形,因此获得准确的波形是检测的关键。在大腿与小腿上、下段分别放置 18cm 和 12cm 宽的充气袖带,充气压力为 65mmHg。已知在此压力下所测得的压力波形与动脉插管有创测量的波形最为接近。正常波形为收缩期陡然上升,波峰尖锐,舒张期快速下降,下降波中含有舒张期动脉收缩形成的二重波切迹(图 39-1)。近端动脉狭窄时二重波切迹消失,下降波延缓,收缩期波峰圆钝。病变进一步发展,严重狭窄或者闭塞时波形低平,上升波和下降波均延缓,波幅明显降低。肢体间波形对比是解读检测结果的重要组成部分,单侧下肢病变时与健侧下肢比较,双下肢病变时与上肢相比。空气容积描记的校准系统精良,重复测量结果的一致性强,至今仍是下肢动脉闭塞性疾病诊断的主要方法之一,通常与节段性测压联用。空气容积描记与节段性测压相比,突出优点是不会因为动脉壁僵硬产生误差。动脉壁僵硬时会提早克服袖带阻断,致使动脉搏动音提前出现,测得的血压值高于实际值。这就是为什么糖尿病患者的下肢节段性测压提示的缺血程度不及临床表现严重的主要原因。这种情况下,容积描记可以提供更为准确的诊断信息,因为其测量的是容积,而非血压,不会受到动脉壁僵硬的影响。

2. 光电容积描记　光电容积描记设备主要由红外光光源和光电接收器组成。光源发出红外光照射肢体,部分红外光将被血液、皮肤和肌肉等组织反射回来,由光电接收器接收。血液比皮肤、肌肉等组织对红外光的反射强,而且皮肤、肌肉组织等对光的反射在整个心动周期中固定不变,而血液容积则随心动周期变化,收缩期最高,光反射最强,舒张期相反。因此,光电接收器接收到的光强度变化反映了肢体在收缩期和舒张期的血液容积变化。光电容积描记有直流分量和交流分量两种测量方法。直流分量法受心动周期对血液容积变化的影响小,有利于准确记录血液容积的缓慢变化,常用于记录运动后静脉的再充盈时间,从而评估下肢静脉功能不全之程度。操作时将探头放置于足部,探测记录基础值,做足趾背屈运动,随后放松,被测下肢不负重。正常者描记仪首先记录到足趾运动时肌泵作用使毛细血管系统排空引起的容积下降,之后随着运动停止,容积缓慢回升到基线水平。静脉功能不全表现为容积回升到基线的速度加快。交流分量法用于记录血液容积随脉动的快速变化,其记录下的脉搏波形与应变计记录的波形相似,但是可以比应变计更加快速、简便地评估指/趾端的血流,有利于检测位于手足的远端病变。

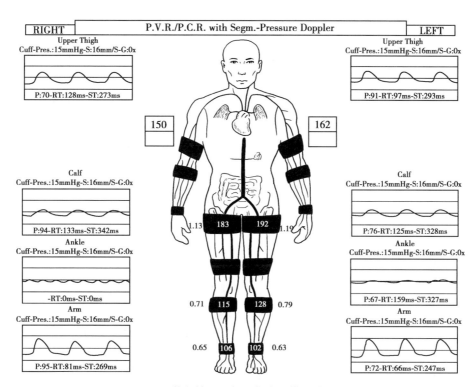

图 39-1　节段性测压与空气容积描记联合使用
该例糖尿病患者静息痛,但是 ABI 降低不明显,而踝部容积描记曲线明显低平

（二）节段性测压

1. 踝肱指数(ankle-brachial index,ABI)　即踝部收缩压与上肢收缩压的比值,是血管外科评估下肢缺血最常用和最基本的指标。测量踝部血压前让患者静息 15 分钟,仰卧,紧靠踝上绑 12cm 宽的袖带,使用多普勒听诊器探测到足背或者胫后动脉血流信号。袖带充气至信号消失,缓慢放气至信号重新出现,此时的袖带压力即为踝部收缩压。分别测量足背和胫后动脉收缩压,取最高值。对于部分下肢动脉严重闭塞的患者,足背和胫后动脉的信号都无法测及,可探测踝部侧面的腓动脉前支作为替代。上肢收缩压的测量与踝部类似,测量双侧,取较高的一侧。

ABI 正常值 1.1 ~ 1.2,具有重要的诊断价值:①ABI降低提示降主动脉至踝部水平存在对血流动力学影响明显的动脉闭塞性病变,静息状态下 ABI<0.90 提示动脉狭窄闭塞,指数越低病变越重;②静息状态下与运动后 ABI 均正常,则基本可以排除下肢缺血,应该寻找引起运动性下肢疼痛的其他病因;③合并心肺或者运动系统疾病的老年患者,由于活动少、运动强度低,可无典型间跛表现,甚至不出现症状,以致掩盖下肢缺血病情。ABI 则不受这些因素影响,能客观反映下肢缺血程度,避免漏诊。

2. 节段性测压　踝部血压只能笼统地反映整个下肢的缺血程度,而评估动脉狭窄或者闭塞的具体平面以及是单节段还是多节段,则需要分别测量下肢不同节段的收缩压,即节段性测压。方法为:在小腿分别紧靠踝上和膝下各绑 1 根袖带,大腿可以单用 1 根宽 18cm 的袖带,或者分别紧靠膝上和大腿根部各绑 1 根 10cm 宽的袖带。多普勒探头放置于踝部,其余测量方法同上。节段性测压的结果应该从纵向和横向两个角度来解读:纵向比较每两个相邻平面之间的差值,差值最大者提示病变所处水平;横向比较双下肢相同平面间是否存在明显差别,>20mmHg 提示较低侧下肢近端存在狭窄或者闭塞(见图 39-1)。大腿段使用 1 根与 2 根袖带各有优缺点:绑 1 根时所用袖带的宽度与正常成人的大腿直径匹配,大约相当于大腿直径的 1.2 倍,测量误差小。测得的血压值直接与上肢血压相比,能准确评估袖带近端是否存在病变。缺点是不能区分病变究竟位于髂股动脉段还是股浅动脉。使用 2 根袖带的优缺点恰好相反,由于分别在大腿根部和膝上绑了 2 根袖带,可以区分病变位于髂股动脉还是股浅动脉。但是袖带窄会造成误差,测得的血压高于实际值,一般 10cm 宽袖带测得的大腿血压比上肢血压高 20 ~ 30mmHg,解读 ABI 报告时应该考虑到这一误差。

3. 趾肱指数(toe-brachial index,TBI)　造成 ABI 高于实际值的另一常见因素是严重的动脉壁钙化,尤以胫前、胫后动脉壁钙化明显的糖尿病或者尿毒症患者多见。动脉壁严重钙化时,袖带充气需要达到更高的压力才能将其压闭。部分患者即使袖带充气压力

787

达到300mmHg也不能阻断血流,这种情况反倒容易识别。识别困难的是那些虽然测量值高于实际值但仍在可以解释范围以内的病例,造成临床上缺血症状严重而ABI下降程度度轻的假象。对于这部分病例,有两种方法能助于准确评估实际缺血程度:一种是根据上述容积描记曲线的波形;另一种是测量前足或者足趾血压。因为这些部位动脉壁的钙化程度往往比胫前、胫后动脉轻。测量前足血压可采用儿科袖带,用多普勒听诊器探测趾动脉搏动。测量足趾血压需要2cm宽的特殊袖带,通常测量第1或者第2趾。末端血流探测需要使用光电容积描记探头。一般足趾血压比踝部低10mmHg,TBI<0.70提示存在缺血。

4. 运动试验　部分下肢动脉硬化闭塞患者静息状态下的ABI可以正常。例如单纯髂动脉狭窄者在静息状态下,狭窄近远端之间可没有明显压力差,因而ABI正常。运动时远端血管阻力降低,诱发ABI下降。因此对于高度怀疑下肢缺血而静息状态下 ABI正常的患者,进行运动试验就具有诊断意义。具体方法是先测量静息状态下ABI,再嘱患者步行至间跛症状出现,复测ABI。如果比静息状态下降低>20%,或者绝对值下降>20mmHg,则提示下肢有缺血。更客观的方法是采用运动平板进行测试,速度设置为3.5km/h,坡度12%,匀速行走至症状出现,或者走满设定的时间,复测ABI。如果没有平板车,可以采用爬楼梯等方法。间跛并非引起运动受限的最常见原因,平板运动试验同时有助于鉴别患者的运动受限是否由间跛所致,还是另有原因。

(三) 彩色多普勒超声成像

彩色多普勒超声成像(彩超)是血管外科影像学评估中最为简便、经济、实用的一种方法。大致经历了单纯的多普勒超声血流探测与单纯的静态/实时黑白超声成像、两者结合的同步检测(双功超声,Duplex)、彩色编码的双功超声三个发展历程。目前临床使用的彩超就是彩色编码的双功超声,可操作性与可重复性强,广泛应用于血管外科临床诊断、治疗与研究工作。然而,彩超也有其固有的缺点,例如检测结果容易受到操作者的影响,不同操作者对同一患者所得出的检测结果可有很大差别,甚至同一操作者重复检查同一患者所得的结果也可能会不同。因此充分了解彩超的基本原理、操作程序、诊断原则以及临床意义对于血管外科医生正确解读影像数据至关重要,避免单凭报告单上的超声诊断而贸然行事。另外,最好血管外科医生能够自己掌握彩超操作,将大力推动彩超与临床治疗、随访更加紧密的结合。

1. 主要检查内容及意义　彩超检查的主要内容与程序包括灰阶二维超声成像、彩色血流成像和脉冲

波多普勒分析,分别提供不同的血管和血流信息。

(1) 灰阶二维超声成像:采用普通B超技术获取血管壁结构,血液的性状,以及血管与周围组织的关系等信息。对血管壁结构的清楚显示不但可以发现疾病,而且对于病因诊断、指导治疗具有重要价值。这是彩超与CT、MRI以及数字减影动脉造影(DSA)等更高端影像学检查相比所具有的优越性之一。例如,正常大、中动脉的管壁呈界限明显的三层结构:高回声的外膜,低/弱回声的中膜,等回声的内膜。动脉硬化引起的管腔狭窄主要源于内膜的增厚和斑块形成,放射性损伤或者多发性的大动脉炎等导致的狭窄表现为动脉壁全层增厚,而这三种不同原因引起的狭窄在治疗原则上有明显区别(图39-2)。再如,真性动脉瘤与假性动脉瘤的鉴别主要依据动脉壁的完整性来判断,前者为动脉壁的整体膨隆,瘤壁与近远端正常动脉壁相延续。后者表现为动脉壁的中断,血流由此喷射而出,在动脉壁以外的周围组织中形成瘤体。瘤壁由周围组织构成,缺乏动脉壁结构。彩超对上两种情况的鉴别明显优于CT、MRI和DSA。另外,灰阶二维超声图像还可以显示血液性状的改变。正常情况下,血液呈现均质的无回声,静脉血栓急性期呈均匀的低回声,而慢性期表现为不均匀的强回声。

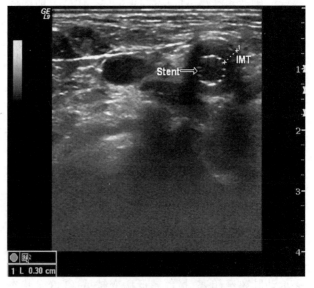

图39-2　鼻咽癌放疗后颈动脉狭窄
动脉壁周径均匀增厚,与动脉粥样硬化引起的
偏心性狭窄区别明显

(2) 彩色血流成像:在脉冲波多普勒技术的基础上,应用运动目标显示器、自相关函数计算、数字扫描转换、彩色编码等技术实现对血流的实时彩色显像,比原先的黑白图像更加直观、形象。具有以下意义:①通过颜色的不同表示不同的血流方向,一般以红色显示朝向探头的血流,蓝色表示背离探头的血流;

②彩色信号的亮度大致反映血流速度的快慢,色调越明亮提示速度越快,反之亦然;③识别动静脉,动脉血流由于收缩期与舒张期流速的区别呈闪动显现,色调亮度高。而静脉血流速度慢,无时相之分,血流的彩色信号呈连续出现,色调较暗淡,可因呼吸的影响而有所变化;④反映血流性质,层流血流的彩色信号色彩比较均匀,较低速度标尺条件下血管管腔中央的彩色信号亮度高(血流速度快),而近管壁处的信号亮度低(血流速度相对低),狭窄等病变引起的高速射流表现为血流信号的混叠,呈五彩镶嵌状。

(3)脉冲波多普勒分析:在彩色血流图像的引导下,将取样容积放置于所需取样的部位,适当调整取样容积后获得频移信号。脉冲波多普勒所检测的是取样容积内所有红细胞的多普勒频移。红细胞的运动速度和方向不完全一致,在同一时刻产生多个频移信号。而且具有相同速度的红细胞的数目不同,产生的信号强度也就不一致。所以,探头接收到的是多种频率和振幅的复杂信号。为了准确显示这种复杂信号,必须进行频谱分析。目前,频谱分析主要采用快速傅里叶转换法。频移信号转换后,通过音频和频谱两种方式输出。

1)音频:音频信号由多普勒频移(即超声波频率改变的差值)信号输入扬声器获得,可以反映血流的性质。音调高低代表频率的高低,音量代表振幅的大小。正确识别音频信号有助于判断血流的性质和声束的方向,经验丰富的医生仅凭听诊就能获得大量信息。正常外周动脉的多普勒音频信号分为两期或者三期:第一期或者第一音来源于收缩期的大流量、高速正向血流;第二期或者第二个音来源于舒张早期的低流量反向血流;第三期或者第三个音来源于舒张晚期的低流量正向血流。第一音的音调在收缩期迅速升高至峰值,舒张早期突然下降。第二和第三音的音调明显降低。清脆的多期信号伴收缩期快速血流提示近端动脉通畅,无明显血流动力学改变。多普勒音频信号的异常表现因探头放置部位与闭塞部位的关系而异。当探头放置于闭塞部位的远端时,脉冲的高频部分通过狭窄或者高阻力侧支血管时被滤过,表现为低调、单期音频信号。临床上不能扪及动脉搏动并不一定意味着多普勒血流信号消失,只要血流速度超过最低阈值(由超声发射频率和高通滤波截止频率所决定)就能测到多普勒血流信号。多普勒血流信号消失提示血流速度小于最低阈值或者动脉完全闭塞。动脉严重狭窄时多普勒血流信号失去搏动性血流的特征,与静脉血流信号相似,需要借助于其他手段鉴别。当探头放置于闭塞部位或者紧靠其远端时,由于血流在狭窄段速度明显增快,形成射流,通过狭窄段

后产生涡流和湍流,因而产生高调刺耳的单期音。当探头放置于闭塞部位近端数厘米以内时,由于该部位同时存在正向和遇到狭窄阻力返回的反向血流,因而形成低调来回音。上述多普勒音频输出信息判断血流情况简便、实用,在临床实际工作中凭借一台袖珍的多普勒听诊器就能实现,简便易行。

2)频谱:频谱显示有多种方式,最常用的是速度/频移——时间显示。X轴(横坐标)代表血流时间(s),Y轴(纵坐标)代表血流速度(cm/s),Z轴(灰阶)代表振幅。频谱的主要观测内容及其意义包括频谱的方向、幅度、灰度、形态、频带与频窗。频谱中央是基线(零线),基线上方和下方分别表示朝向探头和背离探头的血流。频谱的幅度代表最大血流速度,在Y轴上显示,是目前公认的评估动脉狭窄程度的首要指标之一。频谱的灰度表现为频谱的亮暗程度,代表取样容积内速度与方向一致的红细胞数量。数量越多,灰度越亮,反之亦然。因此灰度可以粗略估计血流性质、层流灰度亮、湍流灰度暗。不同部位动脉因为灌注压与远端阻力不同,频谱形态也有所区别。远端阻力较低的动脉,如颈内动脉和肾动脉,频谱呈收缩期双峰伴舒张期正向血流。而远端阻力较高的动脉,如四肢动脉,则呈收缩期三相(以血流朝向探头为例,正向-负向-正向波群)或者两相形态(正向-负向,或者正向-正向波群),伴舒张期反向血流。静脉性血流频谱呈随呼吸起伏的、连续低速的单向波,少数心脏附近的大静脉可以随心脏的收缩与舒张表现为规律性的脉动样频谱,例如颈静脉和下腔静脉。频带,即频谱宽度,代表频谱图像中有频移信号的区域在纵坐标上的垂直距离,反映取样容积范围内红细胞运动速度的一致性。红细胞运动速度一致性程度越高频带越窄(即垂直距离频移信号部分在纵坐标上的垂直距离缩小),红细胞运动速度一致性程度越低频带越宽(即垂直距离频移信号部分在纵坐标上的垂直距离拉大)。因此一般情况下层流的频带窄,湍流的频带宽,大动脉频带窄,小动脉频带宽。取样容积的大小也会影响频带的宽窄,取样容积小容易获得窄频带,取样容积大容易获得宽频带。频窗是与频带相对应的一项指标。频带代表频谱图形中有频移信号的部分,而频窗则代表频谱图形中无信号的部分。一般情况下频带缩窄,则频窗增大,反之亦然。意义与频带相似,也反映了取样容积范围内红细胞运动速度的一致性。两者关系与频带恰好相反,一致性高则频窗增大,例如层流,一致性低则频窗缩小,例如湍流。

2. 检查结果的影响因素　多普勒角是影响彩超检查结果的重要因素,所谓多普勒角是指超声波声束与血流方向的夹角。多普勒方程 $\Delta f = 2f_0 V \cos\theta / C$ 是彩超检

测运算的重要基础,其中 Δf 代表频移,即超声波频率改变的差值, f_0 代表超声发射频率,V 代表血流速度,$\cos\theta$ 代表多普勒角的余弦值,C 代表组织声速。血流速度就是根据多普勒方程计算得出,$V = \Delta f\ C/2f_0\cos\theta$。可见 V 与 $\cos\theta$ 成反比,而多普勒角越大,$\cos\theta$ 越小($\cos 0° = 1.0000$,$\cos 20° = 0.9373$,$\cos 60° = 0.5000$,$\cos 90° = 0.0000$),测得的血流速度误差就越大。如果多普勒角为 $90°$,即声束与血流完全垂直,$\cos 90° = 0.0000$,则检测不出血流。因此,彩超检查时尽量将多普勒角控制在 $0° \sim 20°$,最大不能超过 $60°$,否则准确性会明显降低。

彩超检查结果还会受到脉冲重复频率、探测深度、取样容积大小与取样部位,以及检查者对于解剖和病理解剖熟悉程度的影响。即使同一操作者分次检查同一患者时,完全可能因为选择检测条件的不同而得到不同的检查结果。血管外科医生的优势是更加熟悉解剖、病理解剖以及病理生理,在此基础上如果能够了解彩超检测结果的之所以然,将会更加深刻、透彻和准确地理解和利用彩超结果。而且,超声不仅仅局限地用于诊断,在超声指引下的血管穿刺已经在临床普遍使用。一些学者甚至尝试超声指引下经皮动脉成形/内支架术,与常规的 DSA/透视下操作相比具有避免 X 线放射损伤、避免使用造影剂以及显示动脉壁结构等优点。因此,血管外科医生对彩超的理解与掌握还有利于促进彩超与临床更有机的结合。

(四)螺旋 CT 血管造影(CTA)与磁共振血管造影(MRA)

CTA 与 MRA 广泛应用于血管外科疾病的术前评估与术后随访,包括动脉瘤、主动脉夹层与动脉硬化闭塞等。尤其随着腔内治疗的迅速发展,术前评估与测量对于手术指征的把握、手术方式与入路的选择以及围术期注意事项至关重要,术后定期随访更是治疗不可缺少的组成部分。因此,CTA 与 MRA 在血管外科的重要性日益突出。

对于血管外科相当一部分患者,CTA 与 MRA 均有应用价值。了解两者各自的优缺点有利于临床医生因人而异、因病而异地进行选择。CTA 与 MRA 相比,横断面图像的分辨率更高,一般可以达到 512×512 像素,而 MRI 仅 256×256 像素。CTA 可以清楚显示动脉钙化斑块,对于腔内治疗的术前评估与围术期注意事项具有重要意义。例如,腹主动脉瘤近端瘤颈存在较大动脉钙化斑块会影响支架型人工血管的贴壁,增加内漏、移位的风险。主动脉弓部存在动脉钙化斑块的患者接受颈动脉支架成形或者主动脉弓降部支架型人工血管置入时,斑块脱落引起缺血性脑卒中的风险会增加。这些信息对于术前评估术中操作难点和注意点,以及术前向患者家属充分告知具有重要意

义。CT 操作软件的不断发展为临床诊断与治疗提供更为丰富的信息。例如,动脉硬化斑块的存在会干扰对动脉管腔狭窄程度的判断,而这对于评估支架型人工血管等器材能否顺利导入至关重要。现在的 CT 操作软件可以对图像进行去斑块处理,清楚显示动脉管腔是否通畅,是否影响支架型人工血管的顺利导入(图 39-3)。同时,由此也再次提醒我们临床医生与影像科医生之间的信息交流与紧密合作至关重要。一方面临床医生可以及时了解影像学技术的进步能为临床提供哪些更为丰富的信息。另一方面影像科医生也能够懂得临床治疗新技术需要获得哪些更多的资料。CTA 的缺点是具有造影剂肾损害风险和放射损伤,对静脉系统成像不及 MRA。

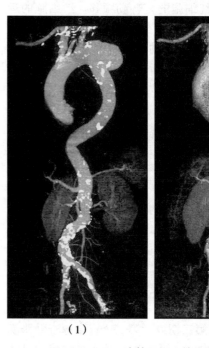

（1）　　　　　　　　（2）

图 39-3　CTA 清楚显示斑块去斑块处理后又可显示管腔通畅度

MRA 的优点是能够同时显示全身主要大动脉图像,包括颅内、颅外颈动脉,四肢动脉,全程主动脉,髂动脉,以及内脏动脉。一次检查可以全面评估全身主要大动脉,尤其适合于以全身动脉广泛受累为特点的病变,例如动脉硬化闭塞(图 39-4)。静脉系统显影优于 CTA,无放射损伤,对肾功能影响小。缺点是不能直接显示钙化斑块;对狭窄性病变有夸大效应;应用受到置入物是否具有磁共振兼容性的限制。

另外,CTA 和 MRA 与血管外科另一主要无创伤影像学检查——彩超比较,又各具优缺点。总体上讲,CTA 与 MRA 提供的信息比彩超更加客观,受操作者因素影响小。另外,CTA 与 MRA 的三维重建图像可以提供更加全面与广泛的信息,例如颈动脉狭窄患

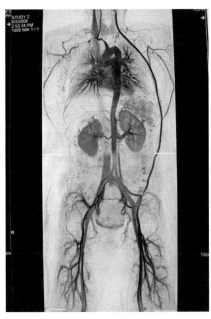

图 39-4　MRA 显示范围较 CTA 更广
该例多发性大动脉炎患者双侧锁骨下、左颈总动脉闭塞,主动脉、双侧髂、肾动脉以及左侧髂外-左侧颈动脉的旁路人工血管通畅

者,彩超仅能提供探头扫查部位的血流图像,而 CTA 与 MRA 除了横断面信息外还可通过三维重建提供从主动脉弓至全程颅外颈动脉,甚至颅内颈动脉的整体图像。清楚显示病变累及的范围,是否合并主动脉弓、近端颈总动脉扭曲、严重钙化或者狭窄等信息,为手术指征的判断与手术方式的选择提供重要依据。然而,彩超也具有其特有的优点,除了已述的显示动脉壁结构、测量流速等优点外,彩超提供的是实时成像,有利于发现支架型人工血管腔内修复术后所并发的内漏,尤其是Ⅱ型内漏。因为Ⅱ型内漏由动脉分支的反流造成,显影时相较晚,螺旋 CT 扫描速度快,所允许的图像捕获时相窗较窄,较难在捕获目标主干动脉的同时还兼顾到分支动脉的反流(如捕获腹主动脉的时相很难兼顾到肠系膜下动脉的反流)。因此,CTA 对Ⅱ型内漏的发现率低。

(五) 其他

血管外科的无创伤检查还包括经皮氧张力测定、眼血流图、静脉血流图、红外线热像图以及放射性核素试验等。由于对指导临床治疗、随访的作用不大,或者操作较为繁琐,已经很少应用。

(董智慧　符伟国)

第三节　血管外科实验室检查:有创检查

周围血管疾病的创伤性检查包括动脉血管造影、静脉血管造影、淋巴造影和周围静脉压测定、血管腔内超声检查。

(一) 动脉血管造影

血管造影术的应用经过近百年长期的摸索得以完善。1896 年,Hasher 等在 X 线问世不久,即开始用石膏作造影剂进行尸体动脉造影。1953 年,Seldinger 首创了经皮动脉穿刺,导丝引导下动脉插管造影技术,由于该法操作简单、损伤小、不需要缝合血管,完全替代了以往手术切开暴露血管的方法,因而很快被广泛采用,成为现代介入手术学的基本操作技术。随着造影剂、导管、数字减影血管造影(DSA)和各种电子计算机的发展,血管造影术已经成为临床诊断周围血管疾病的最重要的方法。

1. Seldinger 穿刺术　1953 年 Seldinger 首先应用于临床。它的主要方法是:扪及穿刺动脉搏动,确定动脉穿刺部位。穿刺针纵轴与皮肤夹角呈 30°~45° 斜行进针,刺入动脉血管前壁有突破感。拔出针芯可见动脉喷血,证实穿刺针进入动脉血管。向穿刺针鞘内置入导丝至血管腔内,退出针鞘,将带有扩张管的鞘管沿导丝旋转插入血管。拔出导丝和扩张管,鞘管留置于血管腔内。这样血管通道建立后,便可以进行各种动脉血管造影。

2. 动脉造影入路

(1) 常用的动脉入路:逆股动脉入路、顺股动脉入路和肱动脉入路(图 39-5)。

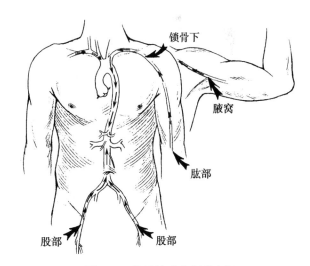

图 39-5　常用的动脉造影途径

(2) 非常用的动脉入路:腘动脉入路、桡动脉入路、颈动脉入路、锁骨下动脉入路和横向穿刺腰动脉。

3. 常用的动脉造影器械　2% 利多卡因、穿刺鞘、造影导管、导引导丝、肝素生理盐水、静脉通路、持续生理盐水滴注。

4. 动脉造影的禁忌证

（1）严重的造影剂过敏。

（2）多系统功能衰竭。

（3）肾衰竭。

（4）近期发生过心肌梗死。

（5）严重心律失常。

（6）无法纠正的血栓形成。

（7）妊娠。

（8）腹部残留钡剂。

（9）穿刺部位的感染。

5. 常见的周围动脉疾病的血管造影表现

（1）腹主动脉瘤：DSA下，患者平卧位，于腹股沟韧带下方2～3cm股动脉搏动最明显的处seldinger法穿刺并置入导管，距腹主动脉瘤远端处造影，造影可显示腹主动脉瘤的梭形或囊状扩张，并可以测量瘤体的大小长度，以及与肾动脉、髂动脉的距离关系。夹层动脉瘤在造影时可以显示双腔，若真假腔判定困难，可以通过肱动脉同时穿刺置入导管造影帮助诊断。

（2）颈动脉狭窄：DSA下通常股动脉穿刺造影，在透视下将"猪尾巴"导管送入升主动脉弓造影了解无名动脉、锁骨下动脉、颈动脉等动脉的是否闭塞、开口是否狭窄，更换H1导管或MP导管在选入右颈总动脉，将导管放在颈总动脉近端造影，可见颈总动脉、颈内动脉是否狭窄和闭塞、远端的颅内段颈动脉是否狭窄、同侧的大脑中动脉、大脑前动脉是否狭窄、前交通动脉是否开放。

（3）下肢动脉硬化闭塞症：DSA下动脉造影血管造影显示动脉广泛狭窄和闭塞，血管腔迂曲钙化，如果导管通过对侧髂动脉困难时，可以采用顺股动脉入路（同侧动脉穿刺），或肱动脉入路。

（4）下肢急性动脉栓塞：DSA下血管造影显示血管壁光滑，动脉在栓子处远端血流中断，可以了解栓塞的部位栓塞的血管长度。

（5）颈动脉体瘤：DSA下颈动脉造影可见颈内动脉受瘤体压迫向外、前，选择入颈外动脉造影可以看到颈外动脉分发出至瘤体内滋养血管，颈总动脉分叉处瘤体内有大量的细小的血管。可以了解瘤体和颈内动脉的关系，以及瘤体与下颌骨的位置，可以便于术前诊断颈动脉体瘤的分型，必要时可以栓塞部分颈外动脉分支减少开放手术中出血。

（二）静脉造影术

1. 静脉入路 股静脉、腘静脉、足背静脉、大隐静脉、上肢贵要静脉、肘静脉、颈静脉。

2. 静脉造影方法 顺行下肢静脉造影、逆行下肢静脉造影、下腔静脉造影、上肢静脉造影。

（1）顺行下肢静脉造影：X线机下，患者平卧位，取7号头皮针穿刺足背静脉造影时患者取30°斜立位，检查侧肢体处于松弛状态，斜立位造影有利于深静脉的充盈，可避免层流征等假象的产生，并可延长造影剂在下肢静脉曲的流失时间，肢体不负重可避免因肌肉收缩压迫静脉所引起的假象。造影时在踝部扎一止血带，以阻断浅静脉回流迫使造影剂进入深静脉系统，有利于显示深静脉。同时可阻断或减少浅静脉的充盈，从而减少深、浅静脉间的重叠。尽管有大量的新的仪器出现如多普勒超声、容积体积描记器，但顺行性下肢静脉造影仍是诊断下肢深静脉血栓形成的黄金标准。

（2）逆行下肢静脉造影：主要用于观察深静脉瓣膜功能，逆行性下肢静脉造影不仅可以确诊下肢静脉瓣膜功能不全，还可以根据造影了解静脉瓣膜病变的程度并进行CEAP分级。X线机下，检查床转至约60°，直接穿刺股静脉或Seldinger法穿刺置管，造影后分别摄片骨盆、大腿和小腿。

（3）上肢静脉造影：上肢静脉造影仅用于腋、锁骨下、上腔静脉血栓形成的溶栓治疗，直接穿刺上肢静脉如贵要静脉、肘静脉等，注射造影剂后观察上肢、肩部和胸廓入口片。

（4）下腔静脉造影：主要用于下腔静脉血栓或Budd-Chiari综合征的诊断，穿刺股静脉或Seldinger法穿刺置管将导管置于下腔静脉造影，若同时经肘静脉置管经右心房进入下腔静脉，可以了解下腔静脉的近远端的病变情况。

3. 常见的静脉疾病的血管造影表现

（1）下肢深静脉血栓：静脉造影显示下肢深静脉圆形的偏心性或虫蚀性的充盈缺损，病变段静脉不显影，部分深静脉闭塞时，在闭塞静脉远端可见造影剂突然中断现象。造影剂自深静脉向浅静脉逆流和相应部位的浅静脉曲张，病变周围有广泛的侧支静脉。

（2）下肢深静脉瓣膜功能不全：下肢静脉瓣膜功能正常时，造影剂仅充盈在股静脉第一对瓣膜处，深静脉瓣膜功能不全时，深静脉扩张，瓣膜稀少且模糊，丧失竹节状呈直筒状外观。Valsalva试验显影的静脉血流向远端逆流，瓣膜下无透亮带。浅静脉和穿通静脉迂曲扩张。

（3）Budd-Chiari综合征：Budd-Chiari综合征是由各种原因所致肝静脉和其开口以上段下腔静脉阻塞性病变引起的常伴有下腔静脉高压为特点的一种肝后门脉高压征。下腔静脉造影是诊断本病的最可靠的方法，可清楚地显示下腔静脉隔膜、狭窄或闭锁，肝静脉开口被血栓堵塞，对治疗具有指导意义。

（三）淋巴造影术

淋巴造影术是将造影剂注射入淋巴管内，并以X线摄片，了解淋巴系统或结构病变的方法，分为直接和间接造影法,可鉴别良性反应性淋巴结肿大和淋巴结肿瘤。

1. 间接淋巴造影的方法 是将造影剂直接注射在皮下或肌肉内,X线下可以显示局部区域内的淋巴结和淋巴管。有可能鉴别良性反应性淋巴结肿大和淋巴结肿瘤。

2. 直接淋巴造影的方法

(1) 经下肢淋巴管造影:于第1、2脚趾间皮下注射染色剂,然后切开皮肤显露染色的淋巴管,注入有机碘造影剂,于注完后及12、24小时后分别摄片,使下肢、盆腔及腹膜后淋巴管、淋巴结显影。此法对阴茎癌、膀胱癌、前列腺癌的淋巴结转移及乳糜尿的诊断有帮助。

(2) 精索淋巴管造影:用细针头经精索淋巴管注入适量造影剂,根据淋巴管粗细增减注入剂量,在注射2ml时摄第1片,以后每隔30秒摄1片,共摄7片。此法能显示第1、2腰椎水平主动脉旁淋巴结,可以帮助诊断盆腔或主动脉旁淋巴结是否转移。

(四) 周围静脉压测定

指在右心房水平上测得的静脉血压,用以判断右心功能,回心血量和静脉血液回流受阻情况。肘静脉压是简便易行的方法,其中常值为 $30 \sim 145 mmH_2O$。周围静脉压增高可能由右心功能不全、心脏压塞、缩窄性心包炎或腔静脉阻塞引起。

周围静脉压的测定方法:

1. 直接法 患者静卧休息,至少15分钟;臂伸直垫平外展,与躯干成 $45° \sim 60°$,使与右心房等高(约与腋中线等高),将连有测压管(盛满无菌生理盐水或先用无菌2%枸橼酸钠溶液冲洗)的9号针头刺入肘部静脉,测量水柱或血柱的高度(mm),即为静脉压。

2. 重力法 患者仰卧,臂下垂,使静脉怒张;慢慢将手举起,至手背怒张的静脉塌陷;测量手背静脉高出右心房的高度毫米(mm),为静脉压。

(五) 血管腔内超声检查(IVUS)

血管内超声(IVUS)最早在20世纪50年代应用,特别在冠状动脉得到广泛应用。由于超声的特性,IVUS不仅对于血管腔内的病变有重要的作用,而且在血管造影无法辨别的管壁的结构、病变的诊断有良好的诊断作用。鉴于IVUS在静脉血管中病变的诊断准确性,因此美国静脉论坛推荐IVUS作为下肢髂静脉压迫综合征的重要诊断的标准。

随着应用的广泛开展,现在外周动静脉血管的诊断中越来越多采用IVUS,在腹主动脉、下肢动脉、外周静脉治疗诊断发挥着越来越重要的作用。分辨率和它使用的血管导管的探头频率有关,越高的频率分辨率越高,导管管径越大对血管壁探测越深。在血管腔内手术前或手术中,可以通过IVUS测量管腔的狭窄的程度、可以提高血管腔内治疗的准确性,可以评估残余狭窄以及是否有血管内膜夹层。Buckely的一项临床试验研究中,IVUS在71条下肢髂动脉PTA术后复查,发现40%的肢体存在支架释放后没有完全撑开,需要进一步行球囊后扩张。IVUS组的3年通畅率和6年通畅率达到100%。而动脉造影组3年通畅率只有82%,6年只有62%。由于IVUS无需使用造影剂,在一些肾功能不全的患者,可以使用IUVS减少造影剂的使用剂量。

IVUS是血管检查中独特的影像学检查方法,在过去的十年间,这种技术得到迅猛的发展,在血管的腔内影像重建、血管管壁结构的阅读、虚拟组织学等方面进步,让IVUS成为血管检查中重要的辅助检查。

(何勍 余波)

第四节 组织工程与血管移植材料

自1952年Voorhees首次将维尼龙制备的血管移植物用于血管外科临床,至今已经有60余年的历史。目前,除生物血管移植物外,商业化的血管移植物主要为惰性高分子材料,如对苯二甲酸乙二醇酯纤维(Dacron,涤纶)和膨体聚四氟乙烯(ePTFE),以及各种血管内支架和支架移植物。其作用仅仅是消极地运送血液,与人体没有真正的愈合和融合。近20余年来,随着人们在分子生物学和细胞生物学水平对周围血管系统,特别是对血管内皮细胞、平滑肌细胞的认识不断深入,采用组织工程技术创建具有生物活性的血管移植物已经成为现实。

(一) 血管移植物通畅率和失败原因

大口径的血管移植物,比如用于主动脉重建的人工血管,5年通畅率可以高达95%。但是,小口径ePTFE人工血管(直径<6mm)置换腘动脉以下病变动脉后,1年和3年通畅率分别仅为43%和30%,结果特别不理想。

导致小口径人工血管移植物通畅率低下的原因很多。其中,手术后血管的立刻阻塞往往缘于术者的手术错误或者患者血液的高凝状态。人工血管移植后6个月~3年的失败原因主要为内皮细胞的缺乏,顺应性低下,从而导致血栓形成、吻合口假内膜增生(anastomotic pseudo-intimal hyperplasia)和瘢痕组织形成。大量研究表明,小口径人工血管置换病变血管后,仅在吻合口周围1~2cm可以发现内皮细胞,因此移植物内表面直接暴露于血流,血小板的沉积以及凝血瀑布的激活从而导致血栓形成。人工合成材料、血管内支架和支架移植物的顺应性低下,与宿主动脉产生顺应性错配(compliance mismatch),血流动力学后果是血流阻抗增加,远端灌注减少,乱流和湍流的形成,引发吻合口内膜下增生,使得血管腔狭窄,血流进一步降低,导致移植物失败。

（二）血管移植材料的种类及其评价

目前临床上应用的血管移植物主要有生物型、人工合成材料型、血管内支架和支架移植物。

生物型血管为自体、同种异体或异种天然血管移植物。后两类一般需特殊处理后方可植入人体体内。自体血管移植物是直接从患者身上取下的血管,主要包括大隐静脉、乳内动脉或桡动脉等。自体血管移植物具有完整的内皮细胞衬里、顺应性好,因此术后远期通畅率高。在小口径血管移植中应用最为成功,广泛应用于下肢动脉旁路术和冠状动脉搭桥术。同种异体血管移植物经消毒和低温等处理,其免疫原性比自体血管强,有病原微生物传染可能性及来源受限等缺陷。异种血管移植物从动物获得,经化学处理以降低其免疫原性。但这种血管移植体内后易发生血栓形成、血管壁退化和动脉瘤形成等,在临床上已基本被摒弃。

人工合成材料血管目前应用最广泛的是涤纶(dacron)和膨体聚四氟乙烯(ePTFE)人工血管。涤纶人工血管有针织和机织两种类型,其血管壁网孔较大,移植到体内后渗血较多。用白蛋白或胶原蛋白进行表面处理的新型涤纶血管,在这方面得到很大改善。膨体聚四氟乙烯为惰性材料,较涤纶组织反应轻,并且网孔小,数量多,不需要抗凝。

血管外科和介入放射科的发展,诞生了血管内介入治疗外周血管疾病技术。血管内支架和支架移植物正是这种技术的产物。与传统外科手术相比,其优势在于微创、失血量少、恢复快、并发症发生率低等,尤其适用于难以耐受手术的高危患者。但其有一定的适应证和特殊并发症,支架内再狭窄仍是临床上面临的主要困难。近年来的解决这一问题的重要进展是药物涂层支架的广泛应用。药物涂层支架可以通过抑制动脉内膜增生来降低再狭窄发生率,并且此类支架并不会增加患者的死亡率及并发症的发生率,具有较好有效性和安全性。何种药物涂层的血管内支架更适于治疗心血管狭窄疾病目前尚无定论,远期效果有待进一步评估。

（三）血管组织工程

随着现代应用工程学和生命科学的基本理论、基本技术方法突飞猛进的发展,为了解决人体组织器官缺损的修复难题,美国国家科学基金委员会(NSF)的工程理事会于1987年正式提出组织工程(tissue engi-neering)这个概念。所谓组织工程是利用活细胞,细胞外基质(matrix)和(或)支架材料(scaffolding)构建新的功能性组织或器官。其中,活细胞依靠其程序化的信息和信号,创造或再创造新的功能性结构。它可以是分化完全的体细胞(如内皮细胞,平滑肌细胞),也可以是具有潜在多能定向分化的干细胞(如骨髓或外周血来源的前体细胞)。细胞外基质和支架材料具有与活细胞十分良好的组织相容性,能够引导新的功能性结构的发育和成熟。支架材料可以是天然的、人造的或者是两者的混合。可以是降解的,或非降解的材料。

组织工程技术在新型血管移植物的应用主要包括:①体外组织工程血管移植物:如人工血管内皮化(endothelialization)和体外工程化动脉(arteries engineered in vitro);②体内组织工程移植物:如可吸收移植物,活生物反应器等。

1. 体外组织工程血管移植物

（1）人工血管内皮化:小口径人工血管远期通畅率欠佳,主要原因之一是其内表面缺乏内皮细胞衬里。完整的内皮细胞衬里是介于血管壁和血液之间的屏障,能够增强血管的抗血栓作用和抑制吻合口内膜下增生。内皮细胞产生前列环素、纤维蛋白酶原激活物和能结合抗凝血酶Ⅲ的氨基葡聚糖与血细胞一样表面带有负电荷,可阻止血小板黏附和聚集,从而更易发挥抗凝和纤溶活性,防止血栓形成。完整的内皮细胞单层通过三种机制抑制内膜下组织增生:①预防血小板的沉积。血小板可以释放生物活性物质而引发平滑肌细胞移动、增殖和产生细胞外基质。②通过维持完整的内膜下层和内弹力层作为机械屏障,阻止血管平滑肌细胞的浸润。③通过呈现非活动表型,而释放平滑肌细胞生长抑制因子。大量实验和临床研究已证实,将血管内皮细胞种植于人工血管内壁可明显提高远期通畅率。1994年Zilla等报道了3年内皮化人工血管的随机对照临床研究结果:内皮化组人工血管组和未处理组,初期通畅率分别为84.7%和55.4%。2001年Meinhart等报道了153根内皮化ePTFE人工血管行股-腘动脉旁路术治疗136例下肢严重缺血患者的临床疗效,术后7年人工血管初期通畅率为62.8%。其中,膝上旁路60%,膝下70.8%。尽管内皮化小口径人工血管具有抗血小板黏附聚集、抗血栓形成和抑制内膜过度增生等功能,在行外周动脉、冠状动脉或静脉重建的临床研究中取得较满意的疗效,但是该技术有如下局限性:①仅适用于择期手术患者;②需要额外手术以获取自体浅表静脉内皮细胞;③需要一定时间进行细胞扩增。

（2）体外工程化动脉(arteries engineered in

vitro)：利用活细胞和支架材料在体外构建具有类似自身血管组织结构和生物学功能的血管移植物，而后用于病变血管的置换。研究用细胞一般为自体细胞，如自体内皮细胞、平滑肌细胞、成纤维细胞，以及骨髓、外周血来源的前体细胞。血管支架材料多为人工合成高分子材料，如聚羟基乙酸（PGA）、聚乳酸（PLA）、聚 L-乳酸（PLLA）及上述材料的共聚物（PLGA）、聚羟基烷酸酯（PHA）、聚-4-羟基丁酸（P4HB）等，天然生物材料（胶原蛋白、纤维蛋白等）以及脱细胞血管。1999年 Niklason 等引用仿生压力刺激的血管生物培养技术，制备出体外工程化血管，具有和天然血管相一致的解剖结构。移植物破裂力为（2150±909）mmHg，明显高于大隐静脉的（1680±307）mmHg。2007 年，L' Heureux等利用自体内皮细胞、平滑肌细胞和成纤维细胞膜片构建完全自体的组织工程血管，用于血透患者建立透析通路。长达 13 个月的随访，疗效甚好。该结果表明组织工程血管用于临床是可行的，是组织工程血管研究的里程碑之一。

2. 体内组织工程血管移植物　目前临床上使用的血管移植物（如膨体聚四氟、涤纶或聚氨酯等）均为非降解材料。其与宿主动脉的顺应性错配，是导致吻合口内膜下增生，血管腔狭窄及远期通畅率低下的根本原因之一。理论上，可以设计具有诱导周围组织细胞长入并重塑血管壁的可吸收血管移植物。但要血管壁重塑的速度与可吸收血管移植物降解的速度保持一定的比率，以避免在该过程中机械强度降低所产生的血管移植物扩张或动脉瘤。一段时间后，便可以在体内形成与宿主血管顺应性匹配的新的血管组织。

（1）生物可吸收移植物：Greisler 等采用两种不同降解速度的材料制备血管移植物，74% 的 PG910 和 26% 的 PDS。前者在体内 2 个月完全吸收，后者则为 6 个月。置换兔主动脉后 1 年，所有移植物均保持通畅，无动脉瘤形成。再生主动脉与正常主动脉具有相同的组织结构和生物学功能。

（2）活反应器：Cambell 等将一硅胶棒置入犬腹腔内。通过一段时间的异物反应，纤维组织包裹硅胶棒，形成管状物。将该管状物取出后，除去硅胶棒，纤维组织管状物内向外翻转，形成了内表面覆盖间皮细胞的血管移植物。

组织工程血管近年来发展迅速，但是如何解决种子细胞的来源、分离、纯化、倍增，从而达到临床应用要求；如何开发具有良好生物活性和组织相容性的支架材料，并使其在机械强度、降解速率和组织形成速率三者间具有最佳平衡点；如何充分模拟体内血流动力学的作用，经过诱导周围组织细胞的长入和重塑，构建具有良好顺应性的新生血管组织等诸多问题，依

然是研究热点。体外多能干细胞能产生适应不同需要的种子细胞，纤维蛋白、纳米可降解材料等作为支架材料，将会是未来的研究重点和突破口。相信随着组织工程技术的不断发展，组织工程血管一定会得到广泛的应用。

（范隆华）

第五节　周围血管疾病的药物治疗

血管疾病常用的药物可分为：出血性疾病药物和血栓栓塞性疾病药物。

（一）出血性疾病药物

出血性疾病种类繁多，发病机制各异。因此血管病变所致出血性疾病的治疗，应根据不同的病因和发病机制，选择相应的药物进行治疗。常用药物如下：

1. 降低血管壁脆性和通透性的药物

（1）芦丁：本药为黄酮类，有增强毛细血管抵抗力的作用，对血管性紫癜有效。但起效缓慢，肠道吸收少。剂量：每次 20mg，每日口服 3 次。临床上常用的还有复方芦丁片，每片含芦丁 20mg、维生素 C 50mg。

（2）肾上腺色腙（常称卡巴克络，adrenosin）：本品是肾上腺素氧化而成的一种化合物，能稳定血管及其周围组织中的酸性黏多糖，减少血管通道性，增强毛细血管的抵抗力，缩短出血时间。常用剂量：口服，每次 2.5～5mg，每日 3 次，可增至每次 5～10mg。肌注每次 10～20mg 每日 2～4 次。以 60～100mg 加入葡萄糖溶液中静脉滴注，效果较好。不良反应有恶心、耳鸣，少数可出现精神症状，长期反复应用可产生水杨酸反应。

（3）酚磺乙胺（etamsylate；止血敏，dicynone）：酚磺乙胺能增强血小板黏附功能，降低血管通透性，增加血液循环中血小板计数。4～6g 加入葡萄糖溶液中静脉滴注，每日 1～2 次。肌注每次 250～750mg 每日 2～3 次。不良反应少见。

（4）维生素 C：维生素 C 是羟化酶的辅酶，是胶原组织形成所必需的成分。临床上主要用于治疗维生素 C 缺乏症所引起的出血及其他血管因素所致出血的辅助用药。

2. 血管收缩药

垂体后叶素（pituitrin）：本品能使血管收缩，临床上适用于治疗肺咯血、门静脉高压致食管静脉曲张破裂引起的上消化道出血、遗传性毛细血管扩张症。在出血量大需紧急止血时，可用 10～20U 加入 25% 葡萄糖液 20ml 缓慢静脉注射。也可以 5～10U 加入葡萄糖 250ml 静脉滴注。高血压、冠心病患者慎用。

3. 局部止血药

（1）肾上腺素或血管升压素等血管收缩剂。

（2）凝血酶、纤维蛋白海绵。

（3）中药止血药物（三七粉、白黄粉等）局部敷贴。

（4）其他如凝血活酶制剂、吸收性明胶海绵、淀粉海绵等。

（二）血栓栓塞性疾病的药物

血栓栓塞性疾病在危害人类健康和生命的一些严重疾病的发生和发展中起更重要的作用，如心肌梗死、脑血管意外，以及内、外、妇产科乃至皮肤疾病发生发展过程中，也有凝血功能异常和血栓形成的参与。因此，血栓栓塞性疾病的诊断与药物治疗多年来一直是临床调查与基础研究的热点。

1. 抗凝血疗法、抗血小板和溶血栓疗法

（1）抗凝血治疗：抗凝血疗法是用药物降低或消除血液的凝固性，预防和治疗血栓闭塞性疾病的方法。抗凝血药物如应用不当，会引起出血并发症。因此必须严格掌握适应证，并根据实验室监测结果及时调整用量和用药方法。

1）适应证：①预防血栓形成：某些手术后需要预防血栓形成的，如血管吻合或移植术后、动脉血栓内膜切除术后、心脏和主动脉瓣膜移植后。部分手术在术中即需要预防血栓形成，如体外循环和血液透析操作时，阻隔动脉时需向其远端血管注入抗凝血药物等。②急性肺动脉栓塞、急性心肌梗死、脑动脉血栓形成或栓塞。③各种原因引起的弥散性血管内凝血（DIC）。④视网膜血管血栓闭塞性疾病。

2）抗凝禁忌证：①出血性疾病或有出血倾向者、维生素 K 或维生素 C 缺乏者。肝、肾功能严重不全或恶病质者。②高血压脑病或脑出血者。③溃疡病出血或肺部疾病咯血者。④DIC 已过渡到纤维蛋白溶解亢进阶段。⑤妊娠初 3 个月或最后 3 周，产后以及哺乳期应慎用。⑥除非有绝对适应证，大手术后应慎用。

3）抗凝药物：

肝素（heparin）：肝素是一种黏多糖硫酸酯，平均分子量 15 000，主要由嗜碱性肥大细胞产生，分布于人体所有组织，尤以肺和肝含量最高。肝素相当稳定，但可与组蛋白、鱼精蛋白形成无活性的复合物。肝素口服或直肠给药无效，不能通过浆膜和胎盘，皮下或肌内注射易于吸收，经静脉注射几乎立即生效，注射后可被内皮细胞摄取。国产肝素分子量为 6000～20 000，1mg 相当于 125～130 生物活性单位。肝素的抗凝血作用于 10 分钟内迅速达到高峰，继而逐渐下降，3～4 小时后消失，体内的半寿期约 1 小时。肝素进入血液后，大约 50% 被肝脏的肝素酶分解为尿肝素

经肾脏排出，故肝、肾功能不全患者应用肝素有潴留危险。以每公斤体重 100mg 以上的肝素水溶液作喷雾吸入或支气管内给药，可产生轻微抗凝血作用达 14 天。肝素的抗凝血作用与其分子含有大量带负电荷的基团有关。

肝素的抗凝作用：①灭活凝血酶：肝素促进 AT Ⅲ活性，形成无活性的凝血酶-抗凝血酶复合物。这是肝素抗凝血的主要作用，AT Ⅲ活性降低时肝素的效果则差。肝素还可直接灭活凝血酶。②抑制活性凝血活酶形成：每毫升血液内有 1/30 单位肝素，即可有效抑制因子Ⅶ、Ⅸ、Ⅹa 和因子Ⅺ的活性，从而阻碍活性凝血活酶形成。③抑制纤维蛋白形成：肝素干扰凝血酶对纤维蛋白原的水解，抑制纤维蛋白形成。肝素尚通过抑制凝血酶对因子ⅩⅢ的激活，阻碍可溶性纤维蛋白多聚体变为不溶性纤维蛋白。④肝素通过刺激血管内皮细胞释放血浆素原活化素促进纤溶活性。因此，肝素无论在体内还是体外都具有强有力的抗凝血作用。肝素对血小板的作用是多方面的，目前尚无定论。另外，肝素能降低血液黏滞度、改善血流。同时应用洋地黄、四环素或抗组胺药物会减弱肝素的抗凝血效应。

为了维持血液中稳定和足够的肝素浓度，并避免过量引起大出血，必须定期做实验室检查，了解血液的凝固性，调节剂量。临床观察和实验室监测两者不可偏废。实验室监测常用全血凝固时间（CT），每次注射前检查 1 次。CT 正常值为 4～12 分钟，CT>15 分钟为延长。肝素治疗时要求延长到正常值的 2～3 倍，即 20～30 分钟。CT<12 分钟应加大肝素剂量，CT>30 分钟则应延长用药间隔、减小剂量或放慢滴注速度，甚至停药。有条件时可进行复钙时间（RT），比全血凝固时间敏感，正常值为 1.5～3 分钟。肝素治疗时的理想时间是正常的 2～3 倍。白陶土部分凝血活酶时间（KPTT）：正常值 30～45 秒。肝素治疗时的理想范围是 60～100 秒。凝血酶时间（TT），血液中肝素浓度升高或存在肝素类物质，以及 AT Ⅲ活性增强情况下 TT 延长。正常值 16～18 秒。TT60 秒时说明肝素已足量，如果大于 160 秒则出血危险极大，应及时减量或停药。上述各项检查均反映内源性凝血系统受抑制的程度。连续用药时，可随时进行实验室检测。

持续静脉滴注是肝素最好的给药途径，滴注速度便于控制，肝素总剂量可相对减少，比较安全。采用输液泵则更方便。为了立即获得抗凝效果，先静脉注射首次剂量肝素 0.5～1mg/kg，然后将 24 小时所需剂量溶于 5% 葡萄糖溶液或生理盐水 1000ml 内，以每分钟 1ml 的速度滴注。开始滴注 3 小时后即需实验监测，根据结果调整速度，以便达到所要求的抗凝血水

平。用药期间可以随时进行实验监测。肝素的推荐剂量是:成人深静脉血栓形成治疗量 2 ~ 2.5mg/(kg·6h);体外循环时 3mg/kg。间歇静脉注射是将 1 ~ 1.5mg/kg 的肝素溶于 5% 葡萄糖或生理盐水 40ml 内,每 4 ~ 6 小时 1 次。深皮下脂肪层注射特别适合预防性治疗。将所需肝素用 5 号针头垂直刺入髂嵴内上方腹壁皮下脂肪层。常用剂量为 0.8 ~ 1mg/kg,于术前 2 小时注射 1 次,术后注射 1 次/(8 ~ 12)小时,连续用 7 天。

肝素的主要不良反应是出血,原因是剂量相对过大。表现为创口渗血或血肿、消化道和泌尿道出血,严重时可有脑等重要脏器出血。治疗期间如果发现出血,应立即中断给药,出血常很快会停止。硫酸鱼精蛋白(protamin sulfate) 1mg 能中和肝素 1mg。肝素半寿期短,注射后如间隔时间愈长,所需鱼精蛋白剂量就愈小。例如注射肝素 30 分钟后,0.5mg 鱼精蛋白即能中和原注射剂量的肝素 1mg。硫酸鱼精蛋白水溶液 5ml 内含 50mg,可于 10 分钟内注射完毕。鱼精蛋白一次用量不超过 50mg。

肝素偶可引起血小板减少。一种是中度血小板减少,系肝素刺激循环中血小板聚集引起,易发生于应用狗肠黏膜中提取的肝素之后。另一种是散发性严重血小板减少,由免疫反应引起,与肝素的来源、剂量和给药途径均无关。这种严重血小板减少可并发白栓综合征,即血小板栓子栓塞肢体动脉,甚至需要截肢。为此,有的学者建议,肝素治疗时应常规检查血小板计数,必要时,应做循环血小板聚集物检查。这种并发症一旦发现,应立即用鱼精蛋白中和肝素,并改用口服抗凝剂或低分子右旋糖酐治疗。

每天应用肝素 150mg,疗程在 6 个月以上者,可引起骨质疏松。此外,肝素偶尔引起过敏反应,如哮喘、荨麻疹和心动过速,有时也可发生暂时性脱发。

低分子量肝素(low molecular weight heparin):有钠盐和钙盐两种制剂,目前主要有速碧林、法安明。特点是给药方便,出血不良反应小,剂量常以抗活化第 X 因子(anti X a)国际单位(IU)表示。为了方便,实际使用时按固定的 ml/瓶计算。例如商品名为速碧林的低分子量肝素 0.3ml/瓶,含 3075IU;0.4ml/瓶,含 4100IU;0.6ml/瓶,含 6150IU。用量 0.4ml q12h,皮下注射。低分子量肝素的不良反应比肝素要少得多,使用过程中不需要非常严格地监测凝血功能。

华法林钠片(warfarin sodium):是人工合成的香豆素类衍生物口服抗凝血药,也是口服维生素 K 拮抗剂中的经典代表。其吸收后与血浆白蛋白高度结合,因而经肾脏排出缓慢。香豆素类衍生物在体内主要积蓄在肺、肝、脾和肾脏,最后经肝细胞微粒体酶系统羟

基化,成为无活性化合物从尿中排出。

口服抗凝剂对已形成的凝血因子无对抗作用。其抗凝血作用于口服 12 ~ 24 小时后出现,1 ~ 3 天达高峰,停药后抗凝血效果仍可维持 4 天左右。

口服抗凝剂与其他许多药物相互作用,用药时应予注意。增强其抗凝血效应的有别嘌醇、同化激素、阿司匹林、水合氯醛、青霉素、氯霉素、新霉素、保泰松、吲哚美辛、氯贝丁酯、双嘧达莫、喹尼丁、磺吡酮、依他尼酸和磺胺药物等。抑制其抗凝血效应的有促皮质激素、皮质激素、巴比妥类、雌激素、地西泮、洋地黄、格鲁米特、考来酰胺和灰黄霉素等。

华法林的抗凝血机制是维生素 K 相拮抗,阻碍凝血酶原等依赖维生素 K 的因子蛋白结构上谷氨酸残基羧化,导致形成活性异常的凝血因子。这些不正常的因子没有与 Ca^{2+} 结合的能力,亦不能结合于血小板膜磷脂,从而抑制凝血酶形成。这些不正常的凝血因子尚可作为蛋白抑制物,直接阻止凝血酶形成。

华法林的用法是在开始肝素治疗的同时口服。首日剂量 10 ~ 15mg。以后维持量 2.5 ~ 5mg,每日用药前根据凝血酶原时间国际标准规化比值(INR)加以调整。INR 正常值为 1 ~ 1.5。预防性应用口服抗凝剂时,INR 控制在 2.0 ~ 3.0 之间,超过 3.0 自发性出血的危险性增大。推荐每天服药前测定 INR,若数值 < 2.0,则加量;若 > 3.0,则减量给药,甚至停药 1 次,待次日测 INR 后决定剂量;若结果理想,则给予维持量。如果经过多次观察,INR 稳定在 2.0 ~ 3.0,则可改为 1 周或数周测定 1 次。口服抗凝剂的主要并发症也是出血,但发生率较肝素为低。常见症状是牙龈出血、鼻出血、血尿或损伤部位出血,亦可发生多部位自发性出血。长期服药出血发生率较高。明显出血时应立即停药。如病情需要继续抗凝血治疗,可输入新鲜血或血浆。待出血停止后,重新开始口服。如果决定不再继续抗凝血治疗,可肌注维生素 K 10 ~ 20mg。大出血者,宜静脉注射维生素 K 50mg,1 ~ 2 次/天,并酌情输新鲜血、血浆或者凝血酶原复合物。

非维生素 K 拮抗剂类口服抗凝药物:(NOAC)指不像华法林等传统抗凝药那样作用于多个凝血因子,而是仅抑制某一个凝血因子,其中最重要的两个靶点分别为凝血链中的 X a 和 II a 因子。目前 NOAC 特指此两种因子的直接抑制剂,前者包括阿哌沙班、利伐沙班、依度沙班等,后者有达比加群。这两类药物都是针对单个有活性的凝血因子,抗凝作用不依赖于抗凝血酶,口服起效快,相对于华法林半衰期较短,具有良好的剂效关系,与食物和药物之间很少相互作用,口服使用不需要监测常规凝血指标,可以减少或者尽量避免因用药不当造成的药物疗效下降或者出血不

良事件,且剂量个体差异小只需固定剂量服用,对医生及患者均极为方便。

利伐沙班:利伐沙班是一种口服,具有生物利用度的 X a 因子抑制剂,其选择性地阻断 X a 因子的活性位点,且不需要辅因子(例如抗凝血酶Ⅲ)以发挥活性。通过内源性及外源性途径活化 X 因子为 X a 因子(F X a),在凝血级联反应中发挥重要作用。其主要适应证包括:①择期髋关节或膝关节置换手术成年患者,以预防静脉血栓形成(VTE);②用于治疗成人静脉血栓形成(DVT),降低急性 DVT 后 DVT 复发和肺栓塞(PE)的风险;③用于具有一种或多种危险因素(如充血性心力衰竭、高血压、年龄≥75 岁、糖尿病、卒中或短暂性脑缺血发作病史)的非瓣膜性房颤成年患者,以降低卒中和全身性栓塞的风险。

达比加群酯:达比加群酯是新一代口服直接凝血酶抑制剂(DTIs)的代表药物之一。达比加群酯可提供有效的、可预测的、稳定的抗凝效果,同时较少发生药物相互作用,无药物食物相互作用,无需常规进行凝血功能监测或剂量调整。其临床适用于预防存在以下一个或多个危险因素的成人非瓣膜性房颤患者的卒中和全身性栓塞(SEE):先前曾有卒中、短暂性脑缺血发作或全身性栓塞;左心室射血分数<40%;伴有症状的心力衰竭,纽约心脏病协会(NYHA)心功能分级≥2 级;年龄≥75 岁;年龄≥65 岁,且伴糖尿病和(或)冠心病和(或)高血压。

NOAC 较之传统的口服抗凝药物起效快,疗效稳定,使用方便,安全性高,但也同样存在以下不足:目前价格高昂;临床尚无特异对抗剂;且由于其半衰期短,漏服后可能出现严重并发症等。因此临床方面应该严格把握其应用指征,待获得更多的循证医学依据后逐步扩大其应用范围。

(2)抗血小板治疗:抗血小板药物能抑制血小板黏附、聚集功能和释放反应。

1)抗血小板药疗法的适应证:缺血性心脏病;缺血性脑血管病;静脉血栓形成;心脏瓣膜病和人工心脏瓣膜;动脉血栓形成,各种血管插管术及血管介入治疗术后可能发生血栓闭塞的情况;周围动脉闭塞性疾病、高血凝状态、糖尿病、雷诺病、多发性硬化等一些血小板功能亢进性疾病。抗血小板疗法的不良反应很少见。因此,如对抗凝血或溶血栓疗法有禁忌,宜选用抗血小板疗法。

2)血小板功能检查:血小板功能检查不但可反映血栓前状态。且可作为抗血小板治疗的参考。但是某些检查项目需要特殊仪器设备,难以普遍开展。可选用的检查有:①血小板计数;②出血时间;③血小板黏附实验;④血小板聚集试验;⑤血小板凝血活性测定;⑥血小板释放物质测定;⑦血小板寿命和周转率等。

3)抗血小板药物:

阿司匹林(aspirin):作用机制是抑制血小板膜上的磷脂酶、使环氧化酶乙酰化和 TXA2 合成酶三个环节,阻碍 TXA2 合成,从而抑制血小板黏附和聚集;提高血小板内 cAMP 水平,降低血小板黏附性和聚集性;减少凝血酶形成,间接抑制血小板聚集。口服 0.3g 阿司匹林即能延长正常人出血时间,作用可持续 5 天之久,在急性肢体缺血、心肌梗死或脑梗死发作时可以此剂量作为首剂。阿司匹林常用量为口服 100mg/d。现主张采用肠溶型阿司匹林,以减少消化性溃疡的发生。

双嘧达莫(dipyridamole):能提高血小板内 cAMP 水平,抑制血小板功能。用法是口服 0.1~0.4g/d,与阿司匹林合用,效果更好。

低分子右旋糖酐(low molecular dextran):用法是静滴 500ml/d,14 天为一个疗程。右旋糖酐有时可干扰血型鉴定,故应于使用前测定血型。低分子右旋糖酐还有血液稀释作用,因而能改善微循环,增加组织血流量。

噻氯匹定(ticlopidine):一种强效血小板抑制剂,能使血小板细胞膜发生不可逆的改变,从而抑制由二磷酸腺苷(ADP)、肾上腺素、胶原、凝血酶和血小板活化因子(PAF)等引起的血小板聚集。口服吸收良好,250mg/次,2 次/天,临床应用 24~48 小时出现作用。用于治疗间歇性跛行和不稳定型心绞痛,预防一过性脑缺血、卒中和心肌梗死等。

前列腺素 E1(PGE1)和前列环素(PGI2):除抑制血小板功能外还具有较强的扩血管作用。

氯吡格雷(clopidogrel):是一种新型噻吩吡啶类抗血小板药物,具有拮抗 ADP 诱导的血小板聚集和抗栓作用,其抗血小板聚集活性比噻氯匹定强数十倍,且比噻氯匹定有更好的耐受性和较小的不良反应,已基本取代噻氯匹定。临床常用的剂量为 50~75mg,qd,急性脑栓塞、心肌梗死或周围肢体急性栓塞时可临时给予 300mg 负荷量。

西洛他唑(cilostazol,环己双氢喹啉酮):作用为抑制血小板黏附和聚集,使已形成的血小板聚集块解聚,抑制 cAMP 磷酸二酯酶,使血小板内 cAMP 增高,降低血管通透性,扩张脑血管。已初步用于血管手术后防止血栓形成。剂量 25~50mg/次,每日 2 次。服用期间可能出现心悸,心律失常患者慎用。联合应用美托洛尔可以缓解心悸症状。

替格瑞洛:是一种新型的环戊基三唑嘧啶类(CPTP)口服抗血小板药物,其临床疗效和安全性已得到血小板抑制和患者后果结局研究(PLATO研究)及其多项亚组研究的验证和支持,被国内外多个指南列于一线推荐,且欧洲指南更是在近年将替格瑞洛的推荐级别列于氯吡格雷之前。目前替格瑞洛的临床适应证仅为急性冠脉综合征(不稳定型心绞痛、非ST段抬高心肌梗死或ST段抬高心肌梗死)患者,包括接受药物治疗和经皮冠状动脉介入(PCI)治疗的患者。随着循证医学数据的不断积累,今后可能将会在周围血管疾病领域扩大其应用。

(3)溶血栓疗法:溶解血栓是治疗血栓闭塞性疾病最理想的方法。纤维蛋白是血栓中的"钢筋框架"结构,因而溶解纤维蛋白就有可能溶解血栓,达到治疗血栓的目的。直接增强纤维蛋白溶解活性的药物效果肯定,不良反应少,可以常规使用。在纤维蛋白溶解(纤溶)中最重要的溶解剂为纤溶酶,一肽链内切酶,可以使纤维蛋白的精氨酸赖氨酸之间的链断裂,产生碎片,从而溶解血栓。溶血栓疗法成败的关键是早期用药。一般在患者3天以内用药,效果甚为理想。因为在这期间,血浆的水分和纤维蛋白溶解酶原含量丰富。待6~7天后,血栓已经机化,水分和血浆素原含量大为减少,疗效就较差。

1)溶栓适应证:动脉硬化基础上的急性血栓形成;晚期急性肢体动脉栓塞不能取栓者;位于末梢动脉中的小栓子或继发性血栓;动脉搭桥术后移植血管的再闭塞;深静脉血栓和肺动脉栓塞;急性心肌梗死,脑梗死;视网膜血管闭塞性疾病等。

2)禁忌证:凝血障碍疾病、低凝状态、出血性疾病、新近行心肺复苏者、3个月内胃肠道有大出血者、大手术5天之内广泛性创伤、肝肾功能不全、高血压(>27/16kPa,1kPa=7.5006168mmHg)、空洞性肺结核、对溶栓剂过敏者等。

3)实验室监测:溶栓治疗期间及时监测血浆纤溶活性,对了解药物作用和控制出血倾向是必要的。可选做下列各项检查。①凝血酶原时间(PT):正常值为11~13秒,治疗期间应控制在25秒以内。②纤维蛋白原测定:正常含量2~4g/L,溶栓治疗时如低于0.8g/L,可导致出血。③凝血酶时间(TT):正常值为16~18秒,溶栓期间应控制在50~100秒之间。④凝血酶原时间(PT):治疗期间应控制在25秒以内。

4)溶栓药物:临床上第一代、第二代纤溶酶链激酶、尿激酶、t-PA等已广泛运用,新型的第三代纤溶酶基因重组组织纤维蛋白溶解酶原激活物(r-tPA)等也逐渐被使用。溶血栓药物都可以经导管直接用于病变部位。

链激酶(streptokinase,SK):最早的链激酶系自β-溶血性链球菌培养液高度提纯所得的酶制剂,可间接激活血浆素原转变成血浆素。静脉注射后,一分子链激酶与一分子纤维蛋白溶解酶原先形成复合激活因子,然后激活其余的血浆素原,发挥溶血栓作用。纤维蛋白溶解酶原在血栓中呈凝胶状态,在循环中呈溶胶状态。凝胶状态的纤维蛋白溶解酶原被激活后,形成的纤维蛋白溶解酶与纤维蛋白立体结合,溶血栓作用较强。溶胶状态的纤维蛋白溶解酶原转变成的纤维蛋白溶解酶先受到血液中抗纤维蛋白溶解酶的中和,随后剩余部分水解纤维蛋白原和纤维蛋白。链激酶和两种状态的纤维蛋白溶解酶原亲和力接近,所以有一部分链激酶在未进入血栓前即被消耗,既增加了链激酶用量,又容易并发出血。

链激酶注射前半小时,静脉注射地塞米松2.5~5mg预防过敏反应。

首次剂量:目前较多采用25万~50万IU链激酶溶于50~100ml生理盐水注射液或5%葡萄糖溶液中,于30分钟内静脉滴注完毕,或者溶解于40ml生理盐水内注射液内,缓慢静脉注射。

维持剂量:每小时10万IU,连续静脉滴注,直至疗程结束。亦可将链激酶50万IU连同地塞米松2.5~5mg加5%葡萄糖溶液250~500ml中,于6小时内静脉滴注完毕,每日4次,一般情况下疗效在12小时内产生。疗程可持续至血栓溶解为止,最长用药7天。

有时可采用间歇给药的方法,首次剂量50万IU,以后每24小时给药25万IU,连续3天。

链激酶治疗主要不良反应是并发出血,与用药剂量过大有关。常见注射局部瘀斑、血肿和新鲜创口渗血,也可出现血尿、消化道出血和鼻出血。如果出现上述情况,应立即停药。如继续出血,应输新鲜血或纤维蛋白原。必要时,可用纤溶抑制剂,临床常用6-氨基己酸(EACA)、对羧基苄胺(PANMBA)和凝血酸(AMCA)。

尿激酶(Urokinase,UK):尿激酶由肾脏分泌,能将泌尿系统中血块溶解,保持肾血管和尿路通畅。可受6-氨基己酸(EACA)及对羟基苄胺(PANMBA)抑制。尿激酶可直接水解激活纤维蛋白溶解酶原。用尿激酶治疗血栓形成时,与链激酶类似,对凝胶状态、溶胶状态两种纤维蛋白溶解酶原均有作用,但对凝胶状态纤维蛋白溶解酶原亲和力较强,故注射后引起出血的可能性较小。尿激酶没有抗原性,不会引起过敏反应。

用法:尚无统一标准。常用首剂25万IU,于10分钟至1小时内静脉内滴入。维持剂量10万~50万IU/h。应用尿激酶后,最好以抗凝血药物维持疗效,预防新的血栓形成。

尿激酶的主要不良反应是出血,常为注射部位出

3

血或血肿、鼻出血和消化道出血,但发生率较链激酶为低。其处理同链激酶。

人体组织型纤溶酶原激活物(t-PA):是一种丝氨酸蛋白酶,能直接将激活纤维蛋白溶解酶原成为纤维蛋白溶解酶。在纤维蛋白存在条件下 t-Pa 的作用大大加快,这一反应集中在血栓表面,对循环内纤维蛋白溶解酶原作用极小,即不会引起血浆纤维蛋白原减少,因而出血不良反应也小。t-PA 还抑制血小板聚集。

常用量为 100mg。用 100ml 专用注射用水将 100mg 药品溶解,首次剂量为 10mg(即 10ml 溶液)于 1~2 分钟内静脉推注。然后在 60 分钟内静脉滴注 50mg。其余 40mg(即 40ml 溶液)在 120 分钟内静脉滴注。

此药物不得与其他药品混合使用,不宜用葡萄糖溶液稀释。

t-PA 的不良反应是出血,特别是颅内出血。有出血倾向的患者慎用。一般来说停药后凝血功能会自行恢复。如果出血严重,处理同链激酶。

东菱克栓酶、巴曲酶:为蛇毒提取物,可增加纤溶酶原激活物的释放,分解血液中的纤维蛋白原。使用方法:首剂每次 5~10IU,静脉滴注。维持量为 5IU/d,持续 1 周,必要时可延长至 3~6 周。出血不良反应较少。

2. 血管活性药物和其他促进血液循环的药物

凡是降低血液黏滞度,增加血液流变学性质的药物可以称为流变学药物。无论作用机制如何,所有改善血液组织灌流的药物都可以称为改善循环药物。

在血管外科领域常用的血管扩张药主要有两类:一类直接扩张血管平滑肌,使皮肤或肌肉的血管均扩张,血流增加;另一类作用于交感神经,α 受体阻滞剂使神经末梢去甲肾上腺素耗去,阻滞去甲肾上腺素对血管的作用,β 受体兴奋剂则使血管扩张。然而,所有血管扩张药物或者改变血管张力的药物即血管活性药物,对已经存在的严重硬化闭塞动脉很难发挥作用,有时还会引起"盗血"现象。

(1) α 受体阻滞剂:

1) 妥拉唑林(妥拉唑林,tolazoline):除具有 α 受体阻滞作用外,还有直接松弛平滑肌的作用。此外,尚有组胺及胆碱能作用。应用于雷诺病、Buerger 病、动脉硬化闭塞、血栓性闭塞性脉管炎等。用法:口服 25~50mg,每天 3~4 次,长效剂型,80mg 每 12 小时 1 次。注射(皮下或肌内或血管内)每次 10~50mg 每日 1~3 次。不良反应:头痛、恶心、皮肤潮红、皮肤感觉异常、腹泻、心动过速。用量过大可引起体位性低血压。胃酸增多可慎用。

2) 酚妥拉明(苄胺唑啉,phentolamine):作用与妥拉唑林类似。口服每次 25~100mg,4~6 次/天;肌内或者静脉注射每次 5mg,1~2 次/天。

3) 氢化麦角碱(海得静,dihydroergotoxine,hydergine):还具有抑制血管运动中枢作用。皮下、肌内或者血管内注射,每次 0.15~0.6mg,每日 1 次;口服每次 1mg,3 次/天。

4) 盐酸酚苄明(phenoxybenzamine):10mg/d,口服 3 次/天。

(2) β 受体兴奋剂:

1) 布酚宁(nylidrin):扩血管作用大于对心脏和支气管的作用,增加肌肉血流量。口服每次 3~12mg,3 次/天。

2) 异克舒令(isoxsuprine):扩张肌肉血管的作用比扩张皮肤血管作用强。口服每次 10~20mg,3~4 次/天。

(3) 直接作用于小动脉平滑肌的药物:

1) 烟酸类(nicotinic acid):烟酸在一定剂量下有扩张血管作用,尚有一定降脂作用。口服每次 25~100mg,3 次/天。其他制剂有烟酰醇、烟酸肌醇酯,作用较缓和持久。

2) 罂粟碱(papaverine):周围血管扩张作用较强,用于治疗血管痉挛。口服每次 30~60mg,3 次/天。静脉或肌注,每次 30~60mg。

3) 二氢吡啶类钙离子拮抗剂:包括硝苯地平、尼卡地平、尼莫地平和尼群地平等,通过抑制血管平滑肌 Ca^{2+} 内流而扩张血管,用于雷诺病和脑血管痉挛等。口服每次 10~20mg,2~3 次/天。

4) 桂利嗪(cinnarizine):扩张脑血管的作用明显,口服每次 25~50mg,3 次/天。

(4) 其他改善循环的药物:

1) 改善细胞变性能力药物:

低分子右旋糖酐(low molecular weight dextran):常用的是平均分子量为 40 000 的右旋糖酐,作用是稀释血液,降低血细胞比容,增加红细胞变形能力,也有抗血小板聚集的作用。每次 500ml 静脉滴注,1 次/天,连续用 1~2 周。此药增加血容量,心肾功能不全者慎用。

己酮可可碱(pentoxifylline):改善红细胞变形能力,降低纤维蛋白原浓度,抑制血小板聚集,改善微循环。用于治疗下肢动脉硬化性闭塞症。口服每次 400mg,2~3 次/天。静滴每次 200~300mg,2 次/天。

2) 活血化瘀中药:丹参、红花、川芎等,有一定扩血管、降低血黏度和改善微循环或者降低血胆固醇以及甘油三酯的作用。

3) 调节血脂药物:他汀类药物具有保护血管内

壁的作用,适用于血管硬化高危患者。

现欧美大规模研究表明降血脂药物对动脉硬化有预防保护作用,并可显著降低心脑血管疾病死亡率。所以对于动脉硬化狭窄或闭塞的患者主张长期服用他汀类药物。其他降低动脉壁摄取脂蛋白的药物,保护动脉壁的药物以及中药,在血管外科领域也有很大应用价值,但作用与血管活性药物一样有限。

普伐他汀钠(pravastatin Na):10mg/次,1次/天,或者5mg/次,2次/天,可增加到20mg/d。

辛伐他汀(simvastatin):初始剂量20mg/d,最大剂量80mg/d。

阿托伐他汀(atorvastatin):常用剂量10~20mg/d。

瑞舒伐他汀(rosuvastatin):常用剂量5~10mg/d。

近年,证实阿托伐他汀、瑞舒伐他汀等新型他汀类药物能有效稳定甚至逆转动脉硬化斑块,且对肝脏功能影响较小,在周围动脉硬化疾病患者已逐步作为一种基础用药。此两种药物使用过程中仍需监测肝功能。治疗中如发生转氨酶升高,停药后可自行恢复。

4)抑制动脉壁摄取蛋白的药物:实验研究认为某些酸性黏多糖可能阻止动脉壁内的其他酸性黏多糖与脂蛋白结合,防止动脉硬化的形成。这些药物有肝素、硫酸软骨素和冠心舒等。

5)保护动脉壁的药物指减少动脉内膜损伤、减少血小板聚集黏附以及减少胆固醇的沉积等理论上能预防动脉硬化形成的药物,有吡卡酯和酞嗪醇。

3. 基因治疗　基因治疗是近年来很多学科研究的热点,是血管外科非手术治疗最充满希望和前景的研究领域。但至今该治疗尚处于基础研究及小规模临床试验阶段,尚未成熟。

(朱磊　余波)

第六节　血管开放手术技术

近年来血管外科手术迅猛发展,微创腔内治疗随着器械的优化,技术的进步以及经验的积累已可取代大部分传统血管开放手术,从而达到创伤小、痛苦少、康复快、疗效好的目的。但是微创腔内治疗也带来不少新问题,如高昂的治疗费用,操作失误会带来严重并发症,针对某些特殊解剖结构的疾病如复杂主动脉疾病等尚存在局限性而且远期疗效也尚不确定等。而传统开放性手术视野大,显露清晰,有利于器官组织的辨认、显露分离,能及时处理术中意外情况,能完成腔内治疗无法完成的复杂手术,因此血管外科开放手术技术仍占有非常重要的地位。血管外科医生必须首先学习和掌握开放手术技术,认清正常和异常解剖结构,熟悉外科手术的基本原则和基本操作方法,学习如何避免和处理并发症,然后才能从容地开展微创血管腔内治疗。

血管开放手术技术成功的关键在于掌握正确的血管显露与血流控制技术,减少血管损伤,以及正确的血管移植、修复技术提高血管的近、远期通畅率。

【血管显露与控制】

虽然每一个血管手术都有其特殊性,但血管的显露都应遵循选择最直接,最简洁的手术入路,显露血管时强调血管周围淋巴管的分离与结扎,避免不必要的淋巴结切除可以降低术后淋巴漏与淋巴囊肿的发生。为控制术中出血,保证手术在清晰的术野下完成,流入道与流出道的血流控制是血管外科手术重要的步骤。良好的动脉因有动脉搏动可作为引导,常容易寻找和显露。静脉因常与动脉相伴行,多可以通过动脉作为引导而轻易找到。但血管外科手术中很多血管是狭窄甚至是闭塞的,常不能摸到搏动;有些病变如颈动脉狭窄不宜过度触摸,因为过度触碰颈动脉可导致斑块脱落诱发卒中,因此对于这些血管首先需要熟悉局部血管、侧支循环及周围组织的解剖,在此基础上进行细心地解剖。较大的血管外面通常有筋膜或血管鞘包裹,切开这层就可见血管。动脉表面都有典型的滋养血管,而静脉则表面呈蓝色,压之有充盈感,可以鉴别。通常控制血管前需全身肝素化,静脉用肝素75~100u/kg,监测活化凝血时间(active cloting time,ACT)达到250秒认为达到抗凝要求。血管控制的顺序是先控制流入道血管,然后是流出道,最后再控制侧支血管。控制血流用的器械,可根据血管大小及解剖部位,选用不同类型的无损伤血管钳(夹)、柔软而有弹性的胶质带,或用球囊导管经血管腔内阻断血流。

【血管切开技术】

血管切开通常分为纵行切开和横行切开。纵切口能提供良好的显露并且容易延伸,必要时可以随时转化为端-侧吻合。但在较小的血管(直径<4cm),纵切口关闭后较横切口更易引起明显的狭窄并导致血栓形成,因此以使用横切口为宜。但无论血管切口是纵切口还是横切口,缝合时都会引起血管横断面积的减少,在血压正常的情况下,如果血管直径减少接近50%就会引起明显的血流动力学的改变,特别是在低血流、高阻力的情况下,这种情况对血流的干扰更明显,尤其是术后的患者往往处于高凝状态,并有血管内膜的损伤、异物的存留(缝线)等,很容易导致血栓形成,这就要求在切开时要尽量减少血管的缩窄,有时必须用自体静脉或人工材料做成椭圆形补片来修复,防止再狭窄发生。

【血管缝合技术】

开放血管手术的核心步骤是血管的缝合技术。血管外科医师的缝合技术失误可导致吻合口狭窄、移植物扭曲、打折以及移植物内血栓形成或栓子残留等，移植血管及缝合材料选择不当、与自体血管不匹配能影响通畅率。

1. 血管缝线的选择　选用血管缝线的基本原则：①在确保缝合足够强度的前提下，尽可能选用细线；②为最大限度减少对血管的损伤，尽可能选用摩擦系数较小的光滑、单丝或外有被覆的缝线；③为尽量减少缝线穿过血管壁引起的针孔出血，应选用圆形缝针，弧度合适（通常为1/2及3/8弧），缝线与缝针融合在一起的缝线。近些年开始使用的PTFE缝线为单股、不可吸收缝线，针线比例为1∶1，线体遇血后可发生体积膨胀，因而针眼出血较少；具有良好的操作手感，没有记忆性，柔韧性好，强度高，且生物相容性稳定，不会引起组织反应，主要应用于各种PTFE相关产品；④由于多股编织缝线的丝与丝间隙中更易隐匿感染源，因此应尽可能选用单丝缝线；⑤缝线尺寸的建议主动脉：2-0、3-0；髂动脉：4-0；腋动脉、颈总动脉、股动脉、股浅动脉：5-0，；颈内动脉、腘动脉、肱动脉：5-0、6-0；胫动脉或踝下动脉：7-0、8-0。PTFE缝线以CV来表示，最大尺寸为CV-0，最小尺寸为CV-8。CV-3相当于2-0，CV-4相当于3-0，CV-5相当于4-0，CV-6相当于5-0，……以此类推。

2. 血管缝合方法　血管缝合时需要遵循的基本原则：①切除多余的外膜，避免外膜进入血管腔内引起血栓形成；②全层缝合，尤其不要漏掉血管内膜。无论何时只要可能，进针的方向应该是由血管内向血管外，而且一定注意要带上内膜。尤其是在动脉硬化严重的动脉，如果由外向内进针，后果很可能是将动脉硬化斑块推向腔内而不是穿过，这样容易造成漂浮的内膜片，在血流冲击下很可能形成夹层甚至导致动脉的闭塞；③避免直接钳夹造成内膜损伤；④肝素盐水冲洗，及时清除血管腔内血块、组织碎屑等异物；⑤大多数动脉可采取连续缝合，除了大血管或血管壁特别厚的血管，一般间距和边距都可为1mm。连续缝合的缝线一定要拉紧，过于松弛会引起出血，如果拉紧后仍有针眼渗血，可采用压迫止血。缝合小血管应采取间断缝合，此外，儿童也应该行间断缝合以便于血管的生长；⑥当预计使用血管原位缝合技术可能造成切开动脉处明显狭窄时，如动脉口径小于5mm，动脉切口处存在明显动脉硬化斑块，动脉管壁存在缺损。存在导致再狭窄的高危因素：吸烟、高脂血症、女性等情况时，需采用血管补片缝合技术。先缝合补片的每一个顶点，再缝合补片的每一条边。当缝合到一

个较深的位置时可采用降落伞缝合，从尖端或稍离尖端的位置开始进针，连续缝合直到近段3个点都稳定固定在顶点中心两侧位置时收紧补片。常用血管吻合方式包括端-端吻合、端-侧吻合、侧-侧吻合。

（1）端-端吻合：通常从吻合口的两个角开始缝，虽然采取单纯缝合，但是起始部做一个水平褥式缝合可以使内膜轻度外翻，并使内膜跟内膜靠近，如果使用双头针缝合，角部缝线要打结，并使两头的缝线等长。然后用一个针做连续缝合到吻合口一侧的中部，与另一根缝线会合并打结，完成吻合口前半部的缝合。移动血管钳将血管翻转180°，显露血管的后半部，再采用相同的方法完成整个吻合口的缝合。如果血管的活动度不允许翻转180°，手术者可以从腔内缝合吻合口的后半部分，或者从吻合口的后半部分的中点开始，连续缝合至前半部分的中点，这样只需要轻微地翻转即可完成整个缝合。对于小血管的吻合，先做后壁的连续缝合，同样具有良好的效果。另一种方法是三点式缝合，手术者放置3根缝线，每根之间的夹角都是120°，从1根到另1根依次缝合，翻转血管使正缝合的一边始终朝向术者。三点式缝合避免了两根缝线成180°而不容易缝到对侧血管壁，适合于不易显露的小血管。如果端-端的两根血管管径很细（比如直径2～5mm），可将管口修剪成45°斜面来扩大吻合口面积。术者将两根血管各自纵向剖开，长度约等于血管直径，成180°反向，并将边角修剪圆滑。这种缝合方法可以避免圆形吻合面的收缩效应，适合于小血管吻合。另外，采用连续缝合做端-端吻合时，收紧缝线后会有收缩效应，因此在吻合更小的血管时间断缝合更为适合。如果采用连续缝合，可用如下方法尽量减少收缩效应：用双头的单丝滑线缝合完毕后暂不收紧打结，缓缓松开阻断钳，在血流冲击下管腔膨胀，而足够光滑的缝线会适应这种膨胀而避免收缩效应，此时重新阻断血管、打结。这种技术在使用静脉或人工补片时也可使用。

（2）端-侧吻合：在临床上做旁路移植时广泛使用。一般受体血管做成椭圆形切口或纵切口，而供体血管修剪成斜面，流入端为一锐角以减少湍流。虽然端-侧吻合的角度依赖于血流的速度，但动脉吻合一般以30°～45°为宜。端-侧吻合时将供体血管修剪成斜面，其长度至少是受体血管直径的两倍；从吻合口的"足跟"部开始缝合，连续缝合至每一边的中间；然后从吻合口的"足尖"部开始连续缝合至侧边中间与前线会合。这种先"足跟"后"足尖"的缝合方法是端-侧吻合的最安全的技术。它既保证了显露最困难的部位（足跟）的严密缝合，防止漏血，又使交界部位（足尖）精确缝合，防止狭窄，而且在缝合中途还可以根据

情况修剪供体血管或延长受体血管切口,从而保证了两血管的匹配。虽然端-侧吻合要根据自体及受体血管的性质不同而有所变化,但其基本原则适用于人工移植物到动脉、静脉到动脉以及动脉到动脉的吻合,是血管外科进行血管重建使用最广泛的吻合方法之一。当小血管或位置较深的血管需行吻合时最初在顶部和根部的几针缝合可能显露不满意,这时可以采用降落伞技术,因为降落伞技术跟常规的端-侧吻合的不同之处在于根部和顶端的缝线最初并不拉紧。因而,旁路血管距动脉切口尚有数厘米的距离,不会影响根部和顶部的缝合操作。先在旁路血管和动脉上做数针缝合,然后再轻轻提拉缝线的两端,随着两端的缝合线以交替提拉的方式收紧,旁路血管渐渐靠近动脉切口。但要注意,如果连续5针以上缝线未收紧,则可能无法收紧缝线,这时可用神经拉钩将根部中央的线圈钩起,拉紧缝线的两端就可以收紧缝线。

(3)侧-侧吻合:在临床上应用较少,比较常见的有门-腔分流,主-肺动脉分流以及动静脉瘘等。吻合时将待吻合的两血管靠近,并用特制的血管钳夹住吻合部位的侧壁,做相对应的纵向切口,再做连续缝合,后壁在管腔内进行缝合。当构建侧-侧吻合时,要解剖和松解血管,使毗连的血管间的张力最小。吻合可采用锚定技术或降落伞技术,缝线可以从血管切口的中点开始,也可以从任一末端开始。

3. 常用的血管开放手术方式

(1)血栓取栓术:取栓术是每个血管外科医生必需掌握的开放手术技术,因为通过球囊取栓可以达到彻底清除血栓,尽快恢复血流的目的。

手术切口的位置主要根据显露的难易程度,预期血栓的位置以及动脉切开后缝合的难易程度来决定。如急性下肢动脉血栓的患者,股总动脉因为显露及缝合容易,是理想的切开取栓部位。若认为取栓不彻底则需要选择更接近血栓的部位切开。一般建议横向切开动脉便于缝合以及防止缝合后再狭窄,但如果切开处存在明显动脉硬化斑块时则需选择纵向切开,纵行切开可以随时准备与旁路移植血管吻合,若旁路手术不是必需的则可以选择补片来进行纵向切开血管的缝合防止术后再狭窄。取栓术中的核心问题是如何减少血管损伤需遵循以下原则:①选择合适尺寸的取栓导管,避免球囊过度充盈回撤时对内膜的损伤。常用的 Fogarty 球囊取栓导管通常有2Fr、3Fr、4Fr、5Fr、6Fr、7Fr。其相应的充盈后球囊直径为 4mm、5mm、9mm、11mm、13mm、14mm。2Fr 主要用于细小的足部和手部血管,3Fr 用于胫动脉,4Fr 用于股腘动脉,也可用于髂动脉,5Fr 用于髂外和髂总动脉;6Fr 和 7Fr 主

要用于主股动脉移植物或主动脉骑跨栓的取栓。球囊充起回撤时术者应当有贴壁感,回撤过程中术者根据手感不断调整球囊膨胀,收缩及回撤间的动态平衡以适应血管管径的变化;②为实现成功取栓,导管必须先到达闭塞远端,再取栓,重复数次直至没有更多血栓取出,特别是远端动脉有明显回血时可以缝合动脉切口;③取栓导管插入时必须确保在血管真腔内,手法要轻柔,要非常重视导管插入之后有无阻力感,如遇到阻力有可能进入内膜下,也有可能进入侧支,不能盲目充盈球囊回撤,否则有可能造成夹层或血管破裂。有条件的单位应当在透视引导下取栓,通过腔内技术在目标血管内引入导丝然后再跟进取栓导管进行取栓。当取栓回撤过程中经过一个狭窄病变时膨胀球囊的形态改变提示当时正处于狭窄区。可以为下一步的腔内治疗做准备;④取栓开始前必需充分抗凝。

(2)血管内膜切除术:动脉内膜切除术主要切除造成动脉管腔狭窄或闭塞的动脉粥样硬化斑块,可作为独立的血管开放手术,也可与血管旁路手术相结合。血管内膜切除术通常会切除增厚的血管内膜,及中膜内层,只留下中膜外侧及外膜,不适用于动脉瘤患者。动脉内膜切除术分为传统式动脉内膜切除术和翻转式动脉内膜切除术。

传统动脉内膜切除术在动脉病变部位纵向切开,必须在正确的血管壁平面进行剥离,血管中膜内侧和外侧之间是最佳的剥离位置。斑块的离断应当到远端正常内膜临界区。有时斑块向远端延伸,没有一个明显的末端,这种情况下在斑块最少的节段横断是必要的,这样可以形成一个明显的界限。为避免血流恢复后远端内膜翻起或剥离,远端动脉内膜的缝合固定十分重要。缝合往往用双头针,固定必须内进外出全层缝合,一端的缝合点至少要距离剥离面边缘远端1mm,另一端是在动脉内膜切除表面的交界处。完成内膜切除后所有残余碎片或中层纤维也应予以去除,以免可能造成栓塞或增生性再狭窄。内膜切除表面用肝素盐水冲洗,以清晰视野和去除所有碎片。动脉内膜剥离面经血流灌注后容易形成血栓,可以通过术前给予抗血小板药物来控制。动脉切口可直接或用补片缝合。

翻转式动脉内膜切除术横行切断动脉后,沿动脉周径环形分离斑块与血管壁,提起动脉血管壁,并用剥离子剥除动脉内膜及斑块,像套袖一般将动脉血管壁向上分离,直至斑块和正常内膜的移行部,锐性切断,去除斑块,然后将动脉端-侧吻合到原切口处。

(3)血管置换或旁路手术:通常运用于动脉闭塞性疾病,动脉瘤置换或血管外伤后。需要运用多种动脉吻合技术。选用何种技术取决于手术过程,血管病

变以及手术区域中的动脉解剖位置等。

（史伟浩　余波）

第七节　血管外科腔内治疗技术

（一）概述

血管外科腔内治疗（endovascular therapy）是传统血管外科与介入放射学（interventional radiology）相结合的边缘学科产物。早期各位作者根据采取的治疗方式采用了不同的命名，比如血管腔内外科（endovascular surgery）、血管腔内成形（endovascular angioplasty）、血管腔内支架型人工血管移植（endovascular stenting graft）和血管腔内旁路（endovascular bypass）等。因为这些名称各自都有片面性，所以现在采用能兼容外科、内科和放射科特点命名血管腔内治疗。血管腔内治疗是微创治疗（mini-invasive therapy）领域中一个新概念。它与传统血管外科手术治疗相比具有创伤小、恢复快和住院周期短等优点，已经被国内外血管外科学界普遍接受和广泛开展。血管外科腔内治疗不同于传统的外科手术，差别主要是经皮肤或者小切口置入导管进入血管腔内实施血管疾病的治疗。原则是在 X 线透视或者血管腔内超声或血管镜的影像指导下，通过导管在远离病变部位进行操作。因此，血管外科腔内治疗的兴起，首先得益于影像学技术和工艺材料学技术的进展，其次得益于介入治疗学（interventional therapy）的发展。完成血管腔内治疗取决于导管室（catheter suite）、造影设备和操作技术三个方面。

1. 导管室和造影设备的设置

（1）导管室：导管室面积应至少需要 $46.5m^2$，其中最小清洁区 $37.2m^2$（图 39-6，图 39-7）。要保证彻底的手术消毒条件，这对需要在血管腔内置入移植物尤

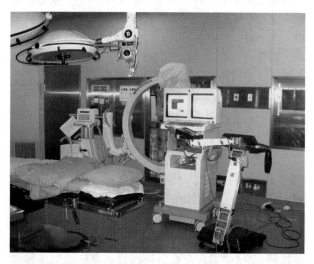

图 39-6　血管外科介入手术室

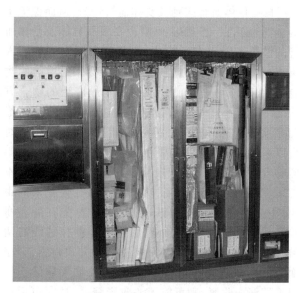

图 39-7　用于储存各种介入器材的特殊壁柜

为重要。因为在这些手术中，血管内要应用涤纶、聚四氯乙烯或其他血管成形材料，所以必须具备严格的消毒环境。当进行 X 线透视和血管造影时，适当的铅屏保护是保证患者和工作人员安全的必备条件。根据规定，导管室的大多数部位均需设铅屏保护。

（2）透视设备（fluoroscopy equipments）：导管室的基本设计依赖于成像设备的类型。造影系统有固定式和移动式两种类型，选择时全面均衡两者的优缺点。一般来说，固定 C 形臂造影系统有益于血管内操作。它能提供极好的成像质量，可调节 X 线源与增强器的距离，迅速获得和处理图像，构建快捷，而且使用周期长。此外，固定式造影系统还允许图像增强器沿整个动脉路径作快速水平位移动（节段造影技术），这是复杂血管内操作所要求的基本功能。固定式系统比大多数移动系统所用射线和造影剂剂量少，而且使用方便。但是固定系统成本高，并且需要更多的铅屏保护（图 39-8）。移动系统价格便宜，不需要特殊设备。它可以在不同的地方为不同医务人员所使用，其缺点是成像质量和分辨率差，X 线源和增强器距离固定。大多数该类设备难以作长距离水平旋转（图 39-9）。

外科使用的固定悬吊式 C 形臂 X 线成像系统应包括一个 3/4 英寸（1 英寸＝2.54cm）数据记录仪和可视化造影剂注射监视器，另外还有能提供选择性动脉造影静态图像和带数字储存盘的监测器。这一技术称作路径图（roadmap），是复杂性血管腔内成形手术过程中需要的辅助技术。

2. 血管内超声设备　血管内超声（endovascular ultrasound equipments）是血管造影的辅助检查。血管内超声评价血管成形术前后血管截面积和动脉周径的作用不大，但是可以评估动脉结构和病理学改变。

例如在主动脉夹层腔内修复术中,血管内超声可以作为常规的评估手段,用于破口定位以及了解主动脉各分支开口与真假腔的关系(图39-10)。

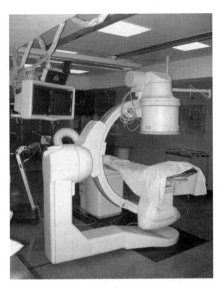

图 39-8　血管外科固定式"C"臂造影系统

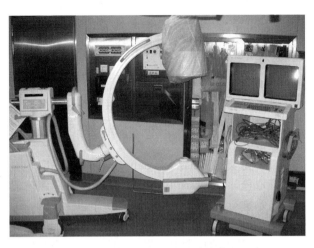

图 39-9　血管外科移动式"C"臂造影系统

3

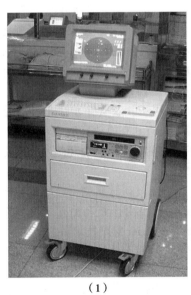

（1）

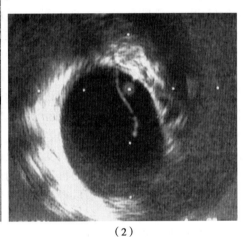

（2）

图 39-10
（1）血管外科腔内超声仪;（2）腔内超声可明确诊断主动脉夹层分离的
内膜瓣片及血管真假腔

3. 监测设备　患者在血管腔内治疗操作过程中需要持续的心电监护。高危患者,特别是在复杂和长时间操作中,还必须监测中心静脉压（CVP）。肾动脉和腹主动脉瘤上段或者胸主动脉节段操作时必须观测尿量。血管内压力梯度的评价在操作中也有很大作用。方法是使用经65cm导丝导引、头端透视下标记的特制4F或者5F导管通过病灶到达近心端,测量此处压力。然后拉回导管头端到病变远心端再测量压力,两者相减即压力梯度。一般认为压力梯度>

10mmHg有治疗指征。

4. 一次性耗材　现在使用的大多是一次性耗材,有导管鞘（sheath）、导管（catheter）、导丝（guidewire）、球囊（balloon）、支架（stent）和支架型人工血管（stent-graft）等。

（1）导管鞘:有不同规格的长度和直径,并配套有用于灌注的侧孔。由于器材的外形设计不断减小,以致目前大多数标准的血管内操作都能在5F鞘中进行。同时,临床上还经常使用到一些特殊类型的鞘,如 super flex introducer（arrow international reading, PA），适用于肥胖患者以及穿刺局部有瘢痕的患者；7F 长鞘（introducer）用于一些颈动脉狭窄以及下腔静脉滤网置入术的患者，以保护支架进入预定部位。

（2）导丝和导管：亲水性涂层（hydrophilic coating）导丝应用最广，比较容易穿过病变。高分辨率的透视设备能保证精确导丝定位。导管的作用包括跟踪导丝到达目的靶区、选择进入侧支血管的通路、注射造影剂、输送和释放置入物以及测量压力等。导管是由尼龙、特富龙、聚丙烯、聚乙烯以及聚氯乙烯等材料制成。

（3）球囊：Thomas J Fogarty 在 1963 年发明了血管球囊取栓导管。Charles Dotter 于 1964 年应用球囊导管技术进行了血管内成形术。10 年以后 Gruentzig 发明了人造橡胶球囊，使血管内球囊扩张更加安全有效，使血管腔内治疗发生了第二次变革。后来经皮球囊血管内成形逐渐成为治疗冠脉和外周血管的主要手段。

（4）支架和支架型人工血管：在治疗冠脉和周围血管疾病中引入支架成形术是腔内治疗的一个里程碑。它为血管外科腔内治疗提供了一个重要、有效的微创手段。原来支架运用于血管腔高度狭窄的特殊情况，比如扩张后血管壁弹性回缩、球囊扩张失败、持续充盈缺损、内膜瓣片形成血管壁夹层等，现在已经是治疗颈动脉、冠状动脉、肾动脉和髂动脉等狭窄的常规手段。各种支架有各自的优缺点，放射线下的透光性也有一些区别。支架型人工血管是用涤纶或者聚四氟乙烯等大分子材料制品覆盖在金属支架的表面或者内面，送到病变血管壁，使血流不再接触病变的血管壁，使动脉瘤不再破裂，或者预防管腔的再狭窄。应用支架型人工血管修复胸、腹主动脉瘤取得了显著的效果。至 2005 年，全世界有 80 000 多例的支架型人工血管置入。可以预见，随着器材的不断完善，支架置入技术将成为血管外科腔内治疗最重要的部分。

5. 造影剂 造影剂（contrast medium）的主要成分是碘化合物，它的作用是让体内原本看不见的血管在 X 线照射下显影，从而了解血管的各种病变。尽管严重的造影剂过敏反应发生率很低，但是一旦发生则常常致命。所有从事血管造影术的医务人员都要掌握处理这类事件的知识和方法。预防性应用皮质醇激素时，应在造影前半小时为宜。抗组胺类药物起效迅速，可以在出现轻微过敏反应时即刻应用。如果患者有严重过敏反应病史，则只考虑应用 CO_2 血管造影或者非损伤性诊断方法。

造影剂肾病（指应用造影剂后肾功能的急性损害；血清肌酐增加 44.2μmol/L 以上或较基线增加 25% 以上）比过敏反应要常见的多。脱水状态、既往有慢性肾功能不全和糖尿病的患者更容易使这种风险剧增。对于此类患者，血管造影前一定要补充足量的液体并水化尿液。

（二）经皮动脉穿刺及动脉内插管技术

经皮动脉穿刺（percutaneous arterial puncture）进入动脉腔内以及随后的动脉内插管技术是血管外科腔内治疗的关键技术。从穿刺血管到封闭血管的所有操作都必须在无菌条件下进行。腔内诊断和治疗的许多并发症都与穿刺技术有关，术者必须熟练掌握穿刺技术。常用穿刺部位有腹股沟区股动脉、肘前窝区肱动脉以及更近心端的腋动脉，后两者不常规使用。偶尔也可经腰大肌行主动脉穿刺。颈动脉直接穿刺则应尽量避免。术前要有改选对侧动脉做穿刺的准备。穿刺部位既往有手术史并非禁忌证，但是要使用比导管鞘粗 1F 的扩张器穿过瘢痕组织，然后选择坚硬的导引导丝通过瘢痕区。

穿刺的方法有多种可供选择，有单壁穿刺和双壁穿刺，以前者常用。当穿刺针的斜面进入血管腔内发现有搏动性血流时，把 J 形导丝通过穿刺针送入血管腔内。这种穿刺技术的缺点是有时针的一部分斜面在血管腔内，另一半则在血管壁外，导丝会误入动脉壁的夹层中。双壁穿刺法是透壁穿刺后将金属针逐步后撤，直到有搏动性地血液喷出时再送入导丝和血管鞘，它的缺点是有时压迫不当会造成穿刺部位血肿形成。

1. 经股动脉穿刺 经股动脉穿刺可以解决大多数的血管腔内诊断和治疗。目前临床上应用最广泛的是 Seldinger 穿刺技术。这种穿刺针-导丝-导管穿刺装置使得进入动脉内的过程更加简单、可靠，并发症也少。穿刺操作中有三点说明：①经股动脉穿刺术后的并发症最少，也最轻；②穿刺点必须在腹股沟韧带以下。Rupp 等提出以股骨头解剖标志定位的穿刺技术，可以通过穿刺腹股沟以下部位到达股总动脉。在此方法中，股骨头解剖定位起到了关键性作用，约有 70% 的人股动脉在股骨头 3 分线的内 1/3 缘；③穿刺针的进针角度一般在 30°～45° 的范围。逆行股动脉穿刺是最常用的方法，依靠扪及股动脉搏动就可以判定穿刺点。尽管顺行股动脉穿刺对于经验不足的操作者来说相对困难，但通过穿刺针在股动脉内顺行注入造影剂可以帮助明确股动脉的分支解剖行径，以免穿刺针误入股深动脉而引发血管的破裂、夹层等并发症。

2. 经肱动脉穿刺 经肱动脉穿刺也可用于各种诊断性血管造影和治疗。通常经左侧肱动脉穿刺可避免颈动脉内血栓形成，因而更为常用。一般选择的穿刺点定位于肘前窝肱动脉的远心端，该部位的动脉表浅并且相对固定，便于穿刺及压迫止血。穿刺时先选择18G的穿刺针进行动脉穿刺，然后使用0.035英寸的导丝和5F的血管鞘进行交换。头部较软的6F和7F长鞘常用于颈动脉、头臂干动脉和肾动脉的选择性动脉造影和治疗。

尽管目前临床上已有多种类型的穿刺封堵器和封堵胶，但手术直接显露欲穿刺动脉，在直视下进行动脉穿刺在血管外科腔内治疗中仍不少见，指征包括：①需要运用直径12F以上的血管鞘；②血管内操作和血管重建相结合时。

（三）血管鞘、导丝和导管

1. 血管鞘　在所有血管腔内诊断和治疗过程中均需要使用血管鞘，它是从皮肤到血管腔内建立的一个基本通路。与导管不同，血管鞘标注的是内径（ID），而不是外径（OD）（例如8F鞘允许通过8F导引导管）。一般首选5F导管鞘，它可以提供大多数的血管腔内治疗通道，包括完成导管交换、造影剂注射、肝素化及药物注射等过程。常用血管鞘一般长度为10～11cm，有时也可使用23～25cm的长鞘。其头端不透X线，主要用于导管交换、球囊扩张以及支架的输送。

长鞘（introducer）经常可替代导引导管（guiding catheter），它有一个自带的止血阀和注射侧孔，用于动脉腔内压力测量和导管鞘内的肝素盐水冲洗。长鞘的设计主要是为了方便通过主动脉弓进入弓部各分支（颈动脉、头臂干、左锁骨下动脉），鞘体较长（一般超过90cm），头端被事先弯曲或塑形。

2. 导丝　导丝在导管操作和血管内置入物到达病变部位等方面发挥重要作用，它建立了一个从穿刺部位到病变部位或通过病变部位到达远端的通路。导丝最基本的特征包括：硬度（支撑力）、可控性、柔顺性和表面光滑性。导丝的基本结构由内部一根坚硬轴心导丝和外部紧紧缠绕的弹簧圈组成，内部轴心保证其硬度，并逐渐变细。导丝头端有一段具有柔顺性和可塑性。导丝有直头和J形头两种，可以胜任常规血管内和导管内的交换。然而，当需要选择进入高度迂曲或狭窄程度严重的血管或进入锐角分支血管时，常有一定的困难。这时，外层表面聚四氟乙烯涂层可以增加导丝的超滑度、减低摩擦力。近几年，硅树脂涂层已被用在一些导丝上，它在湿润后可增加导丝的光滑性。

导丝的物理特性和其设计在决定其性能方面很重要，同时长度也是十分关键的因素。通常可供选择的导丝长度是150～300cm不等。值得一提的是，当选用同轴（OTW系统）球囊导管或支架释放系统时，

导丝的长度必须是导管或输送系统的2倍。当选用快速交换（Monorail系统）球囊导管或支架输送系统时，一般性的常规导丝就可操作。

0.035英寸导丝是血管外科腔内操作的首选导丝。但遇到解剖行径迂曲或重度狭窄血管时，则需选用更细的导丝以便允许口径更小的球囊导管或支架通过。例如0.018～0.025英寸导丝多用于通过肾动脉或股浅动脉远端；0.014～0.018英寸微导丝则多用于颈动脉成形或膝下动脉造影或治疗。

3. 导管　不同特征的导管设计是为了满足不同情况的血管。导管的塑形、长度和口径尺寸都是根据目标血管的特点而定。大多数导管的口径为4～8F。导管的类型多种多样，以下列举临床常用的几种导管（表39-1）。

表39-1　临床常用的一些导管

导管类型	目标血管
MPA、KMP	主动脉及其主要分支血管
SOS Omni、Cobra、RH	腹腔干、肠系膜上动脉、肾动脉
H1、Vitek、VER	颈动脉、椎动脉

导管随着导丝到达目标部位，其作用包括：提供一个选择进入侧支血管的通路、使用造影剂进行血管造影、置入物的输送释放、压力测量等。流速率和导管的最大承受力在诊断性血管造影中非常重要。根据Poiseuille公式，流速率与内径的四次方成正比，和长度成反比。同时最大承受压力与材料和管壁厚度的可伸缩性成正比，和内径成反比。导管一般能耐受加压注射器100帕或更高的压力。

导引导管（guiding catheter）是在主动脉弓分支、内脏/肾动脉选择性插管过程中所使用的特殊的大口径导管。但不同于长鞘的是缺乏止血阀和注射侧孔。导引导管长度一般为55～90cm，常用外径（OD）7～9F。临床提供能与5F诊断导管相匹配的各种形状的导引导管。

（四）球囊扩张成形术

Thomas J Fogarty在1963年首先发明了血管内球囊导管。次年Charles Dotter利用Fogarty球囊导管进行了世界上第1例髂内动脉血管成形术。10年后Gruentzig发明了人造橡胶球囊，这使得血管腔内扩张成形术更加有效。到20世纪80年代后期，我们对球囊扩张成形术的机制已有所了解。在所有的影响因素中，单纯的扩张只是很小的一部分，而斑块的挤压破裂占很大比例（70%）。另外运用支架技术可以防止由于单纯球囊扩张所导致的血管壁夹层和再狭窄，

807

重塑血管腔。

对一个病灶来说,球囊导管的选择取决于它的球囊直径和长度,以及所用血管鞘的长度和内径,尤以前者更为重要。一般情况下,选择球囊主要依据人体正常血管的口径,而并非病变处血管的直径。如正常的髂动脉、锁骨下动脉一般直径在6~10mm,女性略细于男性。肾动脉下腹主动脉直径为14~20mm;肾动脉、股浅动脉通常在4~5mm;膝下动脉一般在3mm左右。同样髂静脉、左锁骨下静脉及下腔静脉狭窄有时也可行血管成形,这些静脉通常比伴行的同名动脉口径略粗1~2mm。病变部位血管直径的测量只是为治疗提供一个直观的参考依据。通常可选用测量导管、标记导管或血管内超声在术中获得。球囊长度的选择应以刚好覆盖整个病灶范围为宜。

目前应用于临床的球囊导管有多种类型,主要有:扩张成形导管、取栓导管、阻断导管、切割球囊导管(4~6mm,最先用于冠心病治疗,目前已推广到外周动脉疾病治疗)等。其长度均在75~120cm。

球囊内注射液是造影剂和生理盐水的混合制剂,互配比一般为1:1。但在一些主动脉扩张成形术中,球囊内注射液的造影剂比例应在20%~30%,这主要是为了尽量降低造影剂黏性而不影响球囊的快速膨胀与回缩。

尽管球囊扩张有它的局限性,但最新的技术使得经皮腔内血管成形术(percutaneous transluminal angioplasty,PTA)和球囊导管得到了更为广泛的应用。这些新技术包括:球囊表面亲水性涂层、微球囊、柔顺性的提高等。

行球囊扩张治疗时应遵循的原则有:①尽可能选择最小的球囊;②尽可能选择能够覆盖病变的最短长度;③低压力;④规格选择恰当,病变范围不确定应使用小尺寸,若范围确定可使用稍大的球囊,但须注意,球囊直径和长度大于病灶范围不超过10%。而以下几种情况则是球囊扩张的绝对禁忌:①小病灶选择大球囊;②球囊尺寸偏大,大于15%;③高压力(非需要);④扩张时间长,一次操作中反复扩张。

(五)支架和支架型人工血管

血管内置入支架可以防止血管壁夹层形成,扩大闭塞狭窄段血管的内径。另外管腔越大,支架内内膜增生发生再狭窄的可能性也就越小。早在1912年Carrell就有过"血管内插管"的初步设想,但他的想法直到50年后才被人们认识。Charles Dotter在1964年第一次描述了血管内置入"金属物"来支撑血管使之开通并改善再狭窄。1983年他将这一器材运用于临床外周血管,并首先使用"支架"这一名词。此后若干年,经过一系列改进和技术提高,血管内支架成形术已成为重要的现代腔内治疗方法。

支架大体上可分为两种:球囊扩张式和自体膨胀式。Palmaz支架是球囊扩张式支架的代表,而Wallstent支架则是自膨式支架的代表。

Palmaz支架是第一个由FDA批准的用于血管腔内治疗的支架,首先应用于治疗髂动脉狭窄。支架是由激光雕刻的不同大小金属节段连接而成。最新的Palmaz-Schatz支架顺应性更好,长度更长,可以覆盖更广泛的病变。和Palmaz-Schatz支架一样,Wallstent支架也是最早在20世纪80年代应用于临床的支架。Wallstent支架是由12~20根医用不锈钢金属丝编织而成。由于金属网眼及编织点可以相互重叠的特点,该支架可以拉长使其管径变细。当支架释放后会短缩,恢复到未拉伸前的状态。为了防止移位,所选择支架的大小应比血管径大1~2mm,这就可保证支架最佳的贴壁性。Wallstent支架柔韧性极好,可以放在非常迂曲的血管内,如肾动脉和颈动脉。但它的支撑力比Palmaz支架小。Wallstent支架的短缩率很大,当支架释放后会缩短1/3,使支架释放定位不准确,这是Wallstent支架最大的缺陷。

一般来说,球囊扩张式支架支撑力大、且要求放置位置特别精确,适合放在较直、较深部位的血管。而自膨式支架顺应性好,则可以放在相对表浅且较为迂曲的血管内。当然,也可以根据医师的经验对不同的适应证选取不同的支架。近年来,生产商们也在不断改进其产品的特点,使之发挥出更佳的性能。比如最新生产的镍钛合金支架,使这两种不同类型的支架很难区别其性能(SMART Control支架,Cordis公司)。新一代的球囊扩张不锈钢支架,如AVE的Perflex,其灵活性更强、支撑力更好。Cordis公司Corinthian支架除具有以上特点外,其在X线下的可视性也很强。

支架置入血管后,其表面与血液成分接触所发生的反应与它表面的物理特性有关。合金表面越粗糙,越容易形成血栓。金属表面的电荷是相对的,金属或合金在电解液中带正电,而所有血管内成分带负电。金属表面带正电的优势在于可以在刚置入时吸引血浆中的蛋白成分,在血小板和白细胞黏附之前,几秒钟内在支架表面形成一层5~20nm厚的纤维蛋白原膜,以此减少支架的致凝性。支架的另一种表面特性是当它与血液接触后,可传递自由的表面能量,这与表面结合不好的分子间连接有关。这种特性影响了与金属接触的溶液,决定了液体在金属表面的分布。当支架放在循环的动脉血中数分钟后,电子显微镜下即可发现在其表面有不规则的血栓覆盖。

支架置入到血管内直径的大小,直接影响其本身的致血栓性和内皮细胞的生长速度。最理想的是支架置入后，其网眼都埋在血管壁内，与血液循环隔开，内膜覆盖支架表面。当然，内膜增生会导致支架置入后的再狭窄。如果支架最后打开的直径比狭窄段血管大15%～20%，支架置入后其网眼就有可能完全埋在血管壁内。相反，如果支架打开不充分，贴壁性差，就有可能导致血栓的不断形成或内膜的过度增生，最后引起血管的再狭窄。支架相关性血栓形成可以通过抗凝和抗血小板来抑制。常用的是肝素加上阿司匹林，术后血栓形成的几率明显减少。

支架置入血管几天至几周内，支架表面的血栓层就会被纤维肌性组织所替代。有实验表明，动脉支架置入后8周，新生组织达到最厚，并逐渐被胶原组织所取代。支架置入后6年，支架内膜发现新生组织，主要由胶原组织构成，其中散在纤维细胞。这种瘢痕形成过程可能会使支架覆盖的血管内膜变薄，支架内径变大。

有关血管内支架争论的最大焦点是支架纵向顺应性与保持置入动脉长期通畅的相关性。大多数学者认为支架纵向顺应性好就会容易通过输送导管和迂曲的血管。但支架的纵向移动会由于影响新生内膜和内皮覆盖的稳定性而影响血管的长期通畅度。虽然金属支架可以永久地置入血管，但目前仍然还有其他一些新的研究方向。如使用多聚合材料或可吸收材料使血管重塑而避免支架永久性地置入管腔。这些材料相对金属或合金而言，硬度较低，如果用这些材料特别是用可吸收材料起到金属支架一样的支撑作用，它们的内径必须要足够大。但当可吸收支架材料在置入血管部位消失后，扩大的血管管径在回缩过程中可能会形成瘤样扩张。这种情况在小血管通常不会出现，但在大血管则有可能形成动脉瘤并破裂。

支架表面涂层的研究是目前腔内支架研究的另一热点，其目的是为了减少支架的致栓性，防止支架内再狭窄的发生。一般来说支架的涂层可分为两种，一种是化合物涂层，另一种是生物涂层，这两种物质的致栓性能都较金属材料为低。化合物涂层可以再分为被动和主动涂层两种。主动涂层包括几种新的材料与抗凝药物（如肝素）相结合涂在支架表面。这种支架已经在冠脉支架中应用于临床并取得成功。初步结果令人鼓舞，但还需要做长期的随访对照研究。

同支架一样，支架型人工血管也是血管外科腔内治疗的一种很重要的工具。它包括移植物和导入系统两部分。移植物通常由金属支架及人工血管构成，支架用于将人工血管锚定于血管壁。人工血管用于将动脉瘤腔或动脉破裂口与动脉血流隔开。导入系统用于将移植物送入预定位置。

各种移植物根据展开方式不同可分为：①球囊扩张式；②形状记忆自扩张式；③弹性自扩张式。

根据移植物的形态，可分为两类：①分叉型：用于腹主动脉瘤的腔内修复。其又可分为两种亚类，一是整体型，另一种是分体模块型；②直型：用于腹主动脉瘤、胸主动脉瘤、主动脉夹层分离、动静脉瘘、动脉损伤、假性动脉瘤等。其中一种特殊类型是主-髂锥形（tapered）移植物。其上端直径较大，用于锚定于腹主动脉壁。下端直径较小，可锚定于髂动脉（aorto-uni-iliac system）。术中必须应用封堵器（occluder）将对侧髂动脉封闭，同时加做股-股交叉转流术（cross-over术）。

根据金属支架相对整个移植物的位置可以分为三类：①全程支撑式；②两端支撑式；③一端支撑式。

根据导入系统的输送方式，可分为三类：①直接推送式；②预置通道式；③载鞘对接式。

1991年，阿根廷医师Parodi率先将自制的支架-人工血管移植物成功应用于腹主动脉瘤患者的治疗，促进了动脉扩张性疾病腔内疗法在国际范围内的迅速推广。目前在临床应用的支架型人工血管系统有许多，如EVT系统、Talent系统、AneuRx系统、Vangard系统、Zenith系统及Excluder系统等。目前在国内应用最广泛的是Talent系统和Zenith系统。

Talent系统属全程支撑弹性自扩张式支架型人工血管。有三种型号：直型、分叉型和主-髂型。基本组成部分为直径0.02英寸超弹性单根度钛的镍合金丝，折叠成的Z形环状自扩支架。每圈折叠10次，形成5个顶端。数个支架平行塞入涤纶编织无螺纹人工血管中，支架间隔0.5cm，涤纶缝线连续缝合。另有一根直型金属丝（connecting bar）将所有的支架连接在一起，并赋予支架纵向支撑力。形成支架间既有间隔又连成一体，既利于移植物的弯曲，又保证一定强度的全程分段模块式内支架移植物系统。在移植物上缘，于人工血管外面以较细的金属丝折叠成Z型支架加固一圈，增加锚定区的周向张力，同时对防止近端内瘘也有利。移植物上端缝合一个直径稍大的Z型支架，不覆盖人工血管，一端缝于移植物后形成喇叭口状（spring）。远端最后一个支架形状与上端相同，只是根据移植物远端锚定的部位而稍有差异。如预计有可能跨越分支血管，则采用裸支架。如附近无分支血管，则覆盖以人工血管。由于连接杆（bar）的存在，移植物弯曲时必须将连接杆置于外侧弧，否则连接杆将产生折叠从而引起整个移植物的折叠。因此，沿连接杆间隔一定距离以及对侧上下两端缝合了数个"8"字形不透X线的标记，使置入时能把握纵轴方向，防止旋转。分叉移植物属分体模块式，其一为移植物主干，包括位于主动脉段的主体、主体向下分叉并延伸到髂动脉的单支,对侧从主体上延伸下来用于连接的短支。其二是对侧单支,用于连接到主体上形成分叉。Talent 导入系统包括一根直径在 16～27F 范围的外鞘,一根多腔导管,其近头端可带中央球囊(顺应性,直径 20～46mm),用于术中充分扩张人工血管移植物,球囊下方是携载人工血管的位置。一根聚乙烯推杆,推杆头端带有不锈钢帽状顶端。

Talent 系统的优点在于:①模块式连接,方便、牢固;②Z 形折叠次数少,周向张力大,锚定牢;③主体支架在内,人工血管在外,使血管与血管壁贴合更紧密,减少内漏发生率;④单支支架在外,人工血管在内,减少血管内继发血栓的形成;⑤规格齐,且可个体化订制。缺点是:支架硬度大,横截面只有 5 个支撑点无法保证人工血管呈正圆形,有可能发生内漏。

Zenith 系统也属全程支撑弹性自扩张式,其中分叉移植物为分体对接式,包括主体与延伸单支两部分。早期的 Zenith 移植物主体的人工血管选用标准的涤纶编织分叉型血管,上端缝接一根直径稍大的人工血管,一侧单支剪短,整段血管的上下端分别嵌入一个不锈钢自扩张 Z 型支架,单点缝合固定。主体上端再连接一个不锈钢 Gianturco Z 形不锈钢支架,不包被人工血管,用来加强颈部锚定区的力量,同时也有抗瘤颈扭曲的作用。延伸单支的人工血管上下两端内部各缝合一个 Z 形不锈钢支架,与主体上的短肢连接即形成分叉形状。Zenith 移植物将人工血管改进为整体编织的超薄聚乙烯材料,支架为多个间断的 Gianturco 支架,并将支架改造于人工血管外部,采用单线连续缝合将两者固定。最上端的裸架改为大角度向周围张开,并同时带有倒钩、倒刺。整体形态上该系统的主体与分叉单支长度的比例超过其他各种移植物。Zenith 的导入系统采用了直接推送式的结构,将头端的扩张器改为锥形,但保留了顶帽结构。导管鞘外径一般不超过 22F,单支导管鞘外径为 14F。

Zenith 系统的优点在于:①外径小,导管鞘细,利于导入;②人工血管远端的 Gainturco 裸支架增加了锚定强度,并且在裸架上加了倒刺和倒钩,更利于固定;③两端顶帽使定位更准确,即使导管鞘已经撤出,只要顶帽未释放,仍可调整移植物的位置;④主体长,且在中部增加了一个固定点,稳定性更高。缺点:术前精确评估要求很高,不利于初学者开展。

总之,运用支架型人工血管治疗动脉扩张性疾病(主动脉瘤、主动脉夹层分离)或动静脉瘘、外伤甚至某些血管闭塞性疾病是一个切实可行的方法,它在技术上已经非常成熟。但它是否能完全替代传统外科手术治疗大多数患者,需等待更多临床试验和长期随访结果的验证。

(六)腔内治疗围术期的特殊事项

(1)常规诊断性造影前不需要给予系统性的祛聚、抗凝等预防性用药。

(2)术前 24 小时需予充分补液、水化利尿以排除造影剂引起的相关肾毒性。

(3)术前 24 小时给予阿司匹林 75mg,口服。

(4)对于高血压的患者,特别是需要行肾动脉成形术的患者,手术当天清早应予降压药物口服,以免术后因血流动力学改变诱发更为顽固的恶性高血压。

(5)在所有的介入操作中,术中肝素化抗凝非常重要。有些医师忽略了这一基本原则而出现了不必要的并发症。对于简单的、时间较短的操作,可以静脉给予肝素 20～30mg,而在复杂的、耗时较长的操作中可给予 50～70mg,术中检测 ACT(活化凝血时间),一般控制在 200～250 秒。操作结束,当 ACT 小于 150～160 秒时,可拔除血管鞘,压迫穿刺点出血。

(6)所有接受腔内治疗的患者,术后均应给予阿司匹林 75～100mg/d,并联合氯吡格雷(clopidogrel)75mg/d,维持 3～6 个月。注意氯吡格雷片的启动剂量最大可达 300mg/d。

(7)对于术前合并肾功能异常的患者(肌酐水平≥1.4mg/dl),术前要求充分予以水化利尿。术中尽可能减少造影剂的用量。对于明确有肾功能不全的患者(肌酐≥2mg/dl),只能考虑应用 CO_2 血管造影或非侵袭性的腔内超声诊断。

(8)应充分认识 X 线对人体的伤害。长期暴露在射线中,近期会出现造血系统、胃肠道系统和中枢神经系统的异常;远期则会导致不孕、不育以及肿瘤的发生。因此,做好充分完善的防护工作对于血管外科医师来说也是一个不容忽视的环节。

(竺挺　符伟国)

第八节　围术期管理与并发症防治

血管外科主要治疗人体肢体和内脏动静脉病变,其围术期准备和手术后处理与其他外科手术既有相同的地方,也有其特殊的注意事项。外科手术只是患者治疗过程中的一个重要环节,而手术前后的处理,常常影响到最终的疗效,甚至决定手术的成败。熟悉血管外科术前准备、术后处理,以及可能发生的并发症的防治,是做好血管外科手术所必须具备的条件。

(一)手术前准备

1. 医患沟通　血管外科手术很多是重建型手术,由于手术本身并不是针对疾病的成因,因此手术只是

"治标"，这就决定了手术很难达到根治的目的。术前需要通过医患沟通，让患者及家属明白手术的目的是挽救患者的生命、肢体或重要脏器的功能，但却存在疾病复发、需长期治疗的可能。由于许多血管疾病好发于老年患者，应通过沟通，让患者和家属了解肢体部分的疾病可能只是全身性疾病的一部分，使其对自身的疾病有个全面的了解，积极配合医师的治疗。医患沟通是一门艺术，做好这项工作可以增加医患之间的相互信任，利于更好地完成疾病的治疗工作。

2. 循环系统　血管属于循环系统的一部分，血管疾病往往伴有循环系统尤其是心脏的潜在疾病。血管外科手术的并发症中，心血管并发症占相当大的比例。因此术前应对患者的循环系统进行详细的检查。病史采集时需要了解患者有无高血压、心前区疼痛，有无心肌梗死史、晕厥史，了解心功能分级情况。应仔细做好心脏的听诊。辅助检查中常规心电图所提供的信息太少，24 小时动态心电监测可以提供更多的信息。超声心动图能反映患者心脏的收缩功能、各瓣膜的情况及有无心室壁的异常运动。核素心肌血池扫描也能提供患者心肌的灌注情况和心脏的功能信息。对于心电图提示有心肌缺血、严重的房室传导阻滞和严重的心律失常的患者，或超声心动图、核素心肌血池扫描异常的患者，应及时联系心内科医师会诊，明确手术可能的风险，并采取相应的预防措施。高血压患者应在术前将血压逐步控制到接近正常水平。降压药物宜选用长效制剂，以达到血压的平稳下降，减少血压的波动。近期发生过心力衰竭的患者，除非紧急情况，一般应先改善心功能，3 ~ 4 周内不宜手术。Ⅱ级房室传导阻滞的患者，术前 1 天应放置临时起搏器，并于术后病情稳定后拔除。急性心肌梗死的患者，视手术的大小及病情危重情况，一般 4 ~ 6 个月内不宜手术。

3. 神经系统　血管外科患者中很多是脑血管意外的高危人群，有些已经发生过脑卒中，也有些手术本身容易造成患者发生脑血管意外。对于这些患者，术前详细的病史询问和体格检查非常重要，CT 或 MRI 可以评估脑组织有无异常。如近期有过脑卒中，除非紧急情况，一般需稳定至少 6 周以上再手术。手术越大，间隔时间应更长。对于高血压患者，术前应将血压控制到接近正常水平，以减少围术期脑出血的几率。有些手术可能需阻断颈动脉，如颈动脉内膜切除、颈动脉体瘤切除术等，术前应该详细了解颅内各动脉供血情况。无创性检查包括 CTA、MRA，必要时应该行全颅动脉 DSA 造影检查，全面评估颅内各动脉供血及代偿情况。

4. 呼吸系统　老年男性患者往往因为手术后的呼吸系统并发症而影响患者的预后，主动脉手术及内脏动脉手术对患者的呼吸系统影响较大。因此术前应详细询问患者的吸烟史，有无慢性支气管炎病史和哮喘史。体格检查时注意患者的呼吸频率，有无桶状胸、有无呼吸困难，注意听诊患者的两肺呼吸音。胸部 X 线检查或 CT 检查有助于发现肺部病变，肺功能检查能全面评估患者肺部的通气和换气功能，应作为主动脉或内脏动脉传统手术的必要术前检查。主动脉夹层动脉瘤或动脉瘤破裂患者，由于肺功能检查有一定的危险性，可以仅做动脉血气分析。对于严重呼吸功能不全的患者，术前应给予化痰治疗、呼吸锻炼及鼻面罩呼吸机辅助呼吸适应性训练。术前检查有肺部感染的患者应积极抗感染治疗，待炎症基本消除后再行手术。

5. 肝、肾功能　大手术和腔内介入手术对肾功能的影响较大。除了尿常规检查，常规的血肌酐、尿素氮测定由于敏感性低，无法及时发现肾功能情况，因此核素肾图及肾脏核素扫描有助于详细评价肾功能情况。对于肾功能减退的患者，需注意避免使用影响肾功能的药物，应了解造影剂的肾毒性作用。术前行造影检查时应该注意水化，减少造影剂对肾脏的不良影响。肝功能不全的患者，应注意患者的凝血功能和血小板计数，严重肝功能不全或有大量腹水的患者应先进行必要的保肝治疗及利尿治疗，待肝功能改善、腹水消退后再行手术。

6. 凝血系统　凝血系统的异常会直接影响手术的成败，甚至危及患者的生命。术前采集病史时应注意询问有无皮肤瘀斑、出血不凝及黑便或血便史。体检时应注意检查全身皮肤有无瘀点或瘀斑。常规检查患者的血小板计数、部分凝血活酶时间（APTT）、凝血酶原时间（PT）、纤维蛋白原，对于可疑患者，还应检查血小板的聚集及黏附功能等。如有血小板异常，手术前需联系血库，备好血小板，以便术中及术后补充。对于高纤维蛋白原患者，术前可以用降纤药物治疗，以降低患者的血黏度。术前已用华法林的患者，需在术前 48 小时停用，或静脉输注维生素 K_1 对抗华法林的作用。如需抗凝治疗，可用半衰期短的低分子量肝素治疗。

7. 控制感染　血管移植物的感染往往是灾难性的。为减少术后移植物感染的机会，术前应积极治疗身体任何部位的感染灶，尤其是手术所涉及的肢体部位的感染灶。必要的清创换药、全身抗感染药物的应用能有效减少术后伤口感染和移植物感染的机会。术前的肠道准备，也能有效减少腹部手术所引起的肠道菌群移位的发生。

8. 血管炎症性疾病活动期的控制　血管炎症性

疾病如多发性大动脉炎、白塞病、血栓闭塞性脉管炎等可以造成动脉血管闭塞或瘤样扩张。如果处于疾病活动期,病变动脉往往组织水肿,盲目手术,易造成吻合口撕裂或血栓形成。术前应进行必要的免疫系统检查,如血沉、C反应蛋白等指标较高,在明确疾病处于活动状态时,应先进行必要的免疫抑制治疗,待疾病控制后,再行手术。

9. 糖尿病血糖控制　糖尿病常和血管外科疾病伴发,血糖控制不良,容易增加手术后的感染机会,影响伤口的愈合。术前如发现患者空腹血糖高于正常,应在饮食控制的基础上,配合口服降糖药物或胰岛素治疗,将血糖控制在正常水平,有助于减少手术后水电解质、酸碱平衡紊乱及并发症的发生。

(二) 术中处理

由于血管外科疾病患者主要是老年人,全身并发症较多,因此血管外科手术中除了需严密监测患者的心、肺情况外,还有如下一些特殊性:

1. 术中抗凝药物的应用　血液的凝固性与血管内壁、血流、血液成分等因素有关。血管手术常需阻断血管,如不予以抗凝处理,阻断部位的血管内很容易形成血栓,因此在阻断血管前需进行抗凝处理。常用的抗凝药物是肝素。通常根据患者的体重、术前出凝血情况,在阻断前2分钟,静脉输注肝素30~50mg,并根据阻断的时间决定是否需追加剂量。更精确的方法是术中测定活化凝血时间(ACT),理想的抗凝状态是将ACT控制在200~250秒。如过量可用鱼精蛋白对抗。

2. 术中对吻合口远端的血管床阻力及血供情况的判断　人体各部位血管床有大量的侧支血管,术中对远端动脉血管床情况的正确判断,直接影响手术的安全性及手术效果的预判。颈动脉内膜切除术中,远端颈动脉的反流压测定,常作为是否需要放置转流管的依据。肢体动脉闭塞性疾病行动脉旁路手术时,远端动脉的血液反流情况和血液阻力大小,常作为手术后疗效的预测因素。可以采用远端动脉内插管,以推注肝素稀释液时的阻力大小来粗略判断流出道的阻力。如远端动脉内无反流,或阻力很大,则手术的疗效难以理想。

3. 血流再通时需注意空气及碎屑的排空　血管吻合时,吻合口处的血管腔内常有空气及各种碎屑,如不注意排空,会造成远端血管的栓塞。颈动脉手术时尤其需高度重视,细微的栓子就会造成脑组织的损伤。一般的手术操作原则是在吻合完毕前不要将最后几针收紧,将近远端动脉依次开放,让血流从吻合口冲出,再阻断血流,收紧缝线。开放血流时需注意松钳的顺序,最重要的动脉总放在最后开放,如颈动

脉手术,先开放颈总和颈外动脉,再开放颈内动脉;股动脉则先开放股总动脉和股深动脉,再开放股浅动脉。

(三) 手术后处理

血管外科手术近年来有向腔内微创治疗方向发展的趋势。手术创伤的减小,使手术后的死亡率及并发症率都有了明显的下降。但由于所诊治的患者很多是老年人,因此手术后的处理往往影响手术的成败。

1. 循环系统　循环系统的不稳定是血管外科手术后最容易出现的问题,尤其对于那些高龄、手术创伤大、手术时间长的患者,循环系统的监测更为重要。单项监测所提供的信息有限,需结合多项监测手段,全面了解患者循环系统的情况。常用的监测方法包括:心电监护、有创或无创血压测定、中心静脉压及每小时尿量的测定等。心电监护可以随时监测患者心率及心律的变化情况。窦性心动过速的出现需要引起必要的重视,往往与血容量的过多或过少、缺氧和高热等因素有关。结合经皮血氧饱和度测定、动脉血气分析、每小时尿量、中心静脉压的测定,可以明确病因。应及时发现因出血造成的容量不足,心率的变化常比血压变化敏感。如患者心率进行性加快、尿量减少、中心静脉压降低,计算患者的出入水量能排除补液不足的情况,则需考虑有出血的可能,必要时需重新手术探查。怀疑有心肌梗死的可能时,除了必要的心电图检查,还需测定心肌酶谱。对于老年患者,术后的补液量和补液速度需加以控制,临床上经常会因补液速度过快而引发急性心力衰竭的发生。

血压的控制对于循环系统的稳定也非常重要,高血压会加重心脏的负担和耗氧,诱发心肌梗死或心力衰竭。应利用静脉微泵或口服降压药物,尽可能将血压控制在正常水平。术前心电图检查如有ST段改变的患者,术后应给予冠脉扩张药物、吸氧,以缓解心肌缺氧,预防心肌梗死的发生。

2. 呼吸系统　呼吸系统是保证术后机体氧供的重要器官,血管外科患者术后出现呼吸系统问题的较多,原因有:①老年男性吸烟患者,呼吸道痰液分泌较多;②一些下肢动脉闭塞性疾病患者,长期被病痛所困扰,营养状况及抵抗力差,无力咳嗽咳痰;③腹主动脉手术后肠功能恢复慢,容易胀气,造成横膈抬高,腹式呼吸减弱;④一些手术失血较多,需大量输血,造成输血后肺损伤等。针对上述原因,术后对于老年患者,应该给予气道雾化吸入,配合化痰药物,鼓励患者咳嗽、咳痰,间断翻身拍背,使痰液得到体位引流。给予营养支持,促进肠功能恢复,使用润肠通便药物,保持大便通畅。对于缺氧患者,可采用鼻导管吸氧甚至面罩吸氧,以改善低氧血症。肺部听诊有干湿啰音的,应使用气道解痉药物(吸入或静脉给药)。对于慢

性支气管肺气肿患者及怀疑有急性呼吸窘迫综合征（ARDS）患者，应给予鼻面罩呼吸机正压辅助呼吸，必要时需气管插管。怀疑有肺部感染的患者，应积极抗感染治疗，做好痰液细菌培养，有针对性的选用抗生素。

3. 神经系统　血管外科患者术后中枢神经系统的并发症比较多。最常见的是术后谵妄，多见于老年患者。表现为异常兴奋、胡言乱语、定时定点定人障碍、幻听幻觉等。一般夜间症状较重，多数患者短期内会自行好转。对于症状较重的患者，可以选用氟哌啶醇或奥氮平。前者口服 2mg 起用，也可以 5mg 肌内注射。由于有锥体外系不良反应，对于帕金森病的患者及严重心功能不全的患者应慎用。后者安全性高，可以口服 2.5mg 起用，并可逐渐加量。小血管旁路手术或支架手术后常需抗凝、祛聚治疗。对合并有高血压者，应积极控制血压，以防出血性脑卒中的发生。颈动脉闭塞或严重狭窄行动脉重建的患者，术后应给予甘露醇脱水降颅压治疗，有条件的可以给予冬眠疗法，降低脑组织代谢，减少脑水肿。如患者出现不明原因的嗜睡、意识淡漠、单侧肌力降低，或主诉剧烈头痛时，应急诊 MRI 或 CT 检查，以排除脑卒中的发生。

4. 泌尿系统　主动脉手术及腔内介入治疗，对肾功能有一定的影响。术后除监测每小时尿量外，定期检查血肌酐、尿素氮。如发现肌酐有逐渐升高的趋势时，应警惕急性肾功能不全的发生。在保证血容量充足的前提下，避免使用肾毒性药物，适当给予利尿剂，控制钾离子摄入。一旦出现肾衰竭，则应做好血液透析治疗的准备。

5. 术后饮食　非进腹血管手术对胃肠道功能影响不大，术后麻醉效应过后就可恢复正常饮食。但颈部手术由于可能损伤咽喉部神经，引起患者进食后呛咳。为避免误吸，可先让患者用汤匙少量饮水，如不呛咳，才能进食。如有呛咳，则不必急于进食。如长时间不能恢复正常，则需插胃管鼻饲。开腹手术，肠功能恢复后，可以从半量流质开始，逐步增加进食量。

6. 术后抗凝治疗　口径小于 6mm 的动脉血管吻合或球囊扩张成形或支架成形手术，术后需要抗凝治疗。常用的抗凝药物包括肝素、低分子量肝素和华法林等。使用肝素后的出血危险性较大，临床上一般用低分子量肝素替代。低分子量肝素起效快，剂量容易控制，出血危险性较小，适合大部分血管外科手术患者。可以皮下注射，每天 1～2 支（视剂型、年龄而调整）。监测 APTT 和 ACT，如过量可以用鱼精蛋白 1∶1 对抗。华法林是常用的口服抗凝药，药价便宜，但个体差异很大，起效慢（常需 3 天以上）。大多数患者的合适剂量是 2.5mg/d，可以通过监测 PT，调整华法林

的用量。PT 的理想抗凝标准是国际标准化准值（INR），控制在 2～3 之间。抗凝治疗可以明显减少房颤引起的动脉栓塞发生，可以改善小口径动脉重建手术的长期通畅率。因此房颤患者及小口径动脉重建手术患者应长期抗凝治疗。抗血小板药物是另一类防止动脉血栓的药物。临床上常用的有阿司匹林、双嘧达莫、噻氯匹定（抵克力得）和氯吡格雷。可以将阿司匹林和氯吡格雷联合给药，以减少血栓的发生。抗血小板药物对静脉血栓的防治作用有限，对于静脉血栓患者应改用华法林抗凝治疗。抗凝治疗及抗血小板治疗最大的不良反应是出血，一旦有重要脏器出血表现，则需停用抗凝治疗。

7. 血管通畅度的观察　血管重建后，远端组织供血改善情况是血管外科手术后观察的一个重点。以肢体动脉重建为例，肢体远端的皮色、皮温、浅静脉的充盈情况是最常用的观察项目。当然远端动脉的搏动情况是最直接的指标。血流开放后，远端动脉搏动有时可立即被扪及，而有些需几小时后，甚至次日才被扪及。皮色的改变往往先于皮温的变化，如皮色从苍白、青紫转成红润，则说明肢端供血已有改善。术后无法扪及远端动脉搏动的，可以注意皮温冷暖交界线的移动情况，如交界线随时间推移逐渐向远端移动，同样提示肢端的供血得到改善。大动脉炎颈动脉闭塞的患者，颈动脉重建后，可以通过症状的改善及检眼镜检查来判断脑部供血改善情况。血透患者的内瘘手术，可以通过听诊吻合口隆隆样连续性杂音，甚至吻合口体表的震颤，来判断内瘘的通畅情况。如怀疑吻合口血栓形成，可以通过多普勒听诊仪，或者彩超检查来证实。

8. 预防感染　血管外科手术大多是清洁手术，切口感染的几率比较低，约 1%～4%，移植物感染的机会更少。但由于人工移植材料抗感染能力差，一旦发生感染易导致灾难性的后果。所以在严格清洁消毒、严格遵守无菌操作的同时，围术期预防性抗生素的应用应该作为常规。血管外科的移植物感染病菌以革兰阳性的葡萄球菌为主，所以预防性抗生素可选用第一代或第二代头孢菌素。一般术前麻醉诱导期给予第一个剂量，根据抗生素半衰期长短及手术时间长短，考虑术中追加剂量。术后用药一般不超过两天。如果远端肢体有溃疡或感染的，术后抗生素的应用时间应适当延长。老年人腹主动脉手术，术前给予肠道准备，可以减少术后肠道菌群移位，减少肺部感染的机会。长期吸烟的患者，术后应积极咳嗽咳痰。长期卧床的患者，应注意定时变换体位，避免压疮的发生。

（四）血管手术后并发症的防治

1. 血栓形成　血管手术不同于其他手术的一个

常见并发症是吻合口血栓形成。一旦发生，即意味着手术的失败。血栓形成重在预防，手术方案的选择、手术中的操作、移植物的种类及术中术后的抗凝药物的应用均影响血栓形成的发生。旁路血管手术部位的选择非常重要，应尽可能选择动脉无明显钙化或增厚的部位，必要时可以将吻合口处斑块切除后再做吻合。远端动脉的吻合部位如流出道阻力很大，则不宜盲目吻合。流出道阻力大，术后形成血栓的机会明显增高。方案的选择还包括手术方式的选择，如选择介入治疗还是传统手术治疗，应根据病变的部位、长度以及患者的全身情况综合考虑，方案的错误决定往往影响手术的成败。血管手术的操作力求轻柔，钳子或镊子的粗暴操作容易造成内膜的损伤，诱发吻合口血栓的形成。介入手术中球囊扩张应避免为追求影像学的完美，随意扩张有轻微病变的部位，造成不必要的内膜损伤。移植材料的选择同样影响血栓形成的机会，一般情况下小口径血管手术应尽可能选择自身血管作为移植材料。吻合口的口径应该匹配，避免移植血管因过短而使张力增高，或因过长而使移植血管迂曲甚至打折。介入手术中，在关节运动部位，应尽可能不要放置支架，以减少支架处内膜损伤的机会。术中术后的抗凝治疗非常重要，口径越小的血管，术后越要长期抗凝。

一旦发生血栓形成，常用的治疗方法包括药物溶栓和手术取栓。药物溶栓成功的关键在于溶栓治疗的时间及溶栓药物的给药途径。血栓形成的时间越短，血栓越容易被溶解。溶栓效果往往和药物剂量呈正相关，因此局部给药的效果优于全身给药，且不良反应相对全身给药要小。可以采用溶栓导管局部脉冲式持续给药方法。常用的溶栓药物包括：尿激酶、重组链激酶和 TPA（组织纤溶酶原激活剂）等。其中尿激酶 24 小时的用量为 100 万 ~ 200 万单位。溶栓治疗主要的不良反应是出血，用药期间需注意观察患者神志的变化、有无黑便、有无咯血等。如患者主诉头痛、嗜睡等需警惕脑出血可能，必要时可做脑部 CT 检查。需监测患者血红蛋白及血细胞比容变化情况，及时发现体内出血的情况。手术取栓也是一种常用的治疗方法，利用 Fogarty 取栓导管将血栓取出，恢复血流。如发现血栓形成的原因是移植物扭曲、吻合口缝合不良造成的，则需重新手术纠正。单纯依靠取栓后抗凝治疗，无法有效防止血栓再次形成。

远期的移植物血栓形成，往往是由于吻合口内膜增生，吻合口狭窄造成。此时单纯溶栓或手术取栓，疗效常仅能维持较短时间。应在溶栓或取栓后作做检查，明确血栓形成的原因。如有吻合口狭窄，则需采用介入或手术的方法纠正。常用的介入方法包括

球囊扩张和支架成形手术。由于吻合口狭窄部位纤维增生明显，普通球囊扩张后容易发生再狭窄。利用切割球囊或支架成形，可以减少再狭窄的发生。传统手术可采用吻合口补片成形或重建吻合口来防止血栓的复发。

2. 出血　　出血是大多数外科手术都可能遇到的并发症。血管外科直接操作各种类型的血管，因此出血的可能性更大些。出血一般分成以下两大类：

（1）血管局部出血：如常见的血管结扎线头脱落、血管吻合时针距过大、人工血管（以 ePTFE 为主）针眼出血、介入手术时血管破裂损伤等。预防措施首先是手术中血管结扎要牢靠，丝线由于摩擦力大，可以打 3 个结。而单股的血管缝线，因非常光滑，一般需打 5 ~ 6 个结，且剪线时应留 5mm 以上的线头，否则容易松脱。动脉硬化如行斑块切除术，由于管壁仅剩下薄薄的一层外膜，因此缝合时针距应密一些。本科曾有多例颈动脉内膜切除术后，因针距间出血再次手术止血的病例。人工血管尤其是 ePTFE 人工血管，吻合口针眼出血时常发生。对于此类人工血管，尽可能采用针线口径一致的血管缝线，吻合张力不要过大。可以在吻合完毕时在吻合口处喷涂生物蛋白胶，以减少针眼出血的发生。血管介入手术，导丝导管的操作应遵循必要的操作规范，导丝头部应始终在视野之中，防止超滑导丝误入肾脏、动脉夹层或其他重要脏器内，并在不知不觉的情况下穿出内脏或动脉管壁而发生出血。球囊扩张时应该注意压力的控制及球囊口径的选择，防止病变血管过度扩张破裂的可能。

术后如果发生心率加快、尿量减少、血压和中心静脉压下降、四肢厥冷、巩膜苍白、腹部饱满、引流管持续鲜血引流、血红蛋白或血细胞比容进行性下降等情况时，应考虑出血的可能。先予输血、止血治疗，并严密观察病情的变化。一旦保守治疗无效，需尽早手术探查止血，减少失血。如明确动脉破裂，也可以采用介入治疗，利用覆膜支架封堵动脉破口。

（2）渗血：大面积的剥离创面、抗凝药物的使用，以及大量失血造成体内凝血因子消耗匮乏，均可造成出血不凝而引起手术创面的渗血。严重的渗血同样可以造成循环的不稳定，危及患者的生命。许多血管疾病的患者术前常长期服用抗血小板药物，如阿司匹林、氯吡格雷等，由于血小板的功能受到抑制，术中往往造成创面渗血。对于这些患者，应在术前 2 周时间停用抗血小板药物。如术前发现患者皮肤有多处瘀斑，则应在术前准备必要的血小板悬液，术中或术后输注血小板，以改善血小板功能。对于预期可能失血较多的手术，如胸、腹主动脉移植、腔房转流等手术，由于库血中缺乏足够的凝血因子，需在术前准备足够

的促凝血物质,如血小板悬液、冷沉淀、纤维蛋白原、凝血酶原复合物、酚磺乙胺、注射用血凝酶、维生素 K_1 等。术中维持患者正常的体温也有助于保护患者的凝血功能。术中、术后凝血功能的监测可以通过血栓弹力图描记、活化凝血时间(ACT)、部分凝血活酶时间(APTT)、凝血酶原时间(PT)、纤维蛋白原测定等来判断体内凝血功能的异常情况。

3. 颅脑缺血性损伤　颅脑缺血性损伤是血管外科手术后比较常见的一种并发症。容易造成这一并发症的手术包括:颈动脉内膜切除术、颈动脉体瘤切除术、颈动脉瘤切除术、颈动脉支架成形术、胸主动脉瘤腔内治疗术等。发生的原因包括:颈动脉斑块碎屑脱落、术后颈动脉血栓形成、术中颈动脉阻断、支架释放系统气体未排净、导丝导管刮擦主动脉弓及病变段颈动脉、颈动脉严重痉挛等。颈动脉内膜切除术时,切除斑块后的血管腔内常有很多碎屑,术中需注意冲洗,在开放血流时应注意先后次序,尽可能将碎屑或空气排出管腔或排入颈外动脉。对于术中需阻断颈动脉的手术,术前、术中可采取以下措施减少颅脑缺血性损伤:

(1) 术前行颅脑血管磁共振造影(MRA)或 DSA 检查:了解颅内动脉供血情况。

(2) 术前颈动脉阻断试验(Matas):即用手按压患者的颈总动脉,阻断颈总动脉血流 10 分钟,并逐渐延长至 20 ~ 30 分钟。对于老年患者需慎用此方法。另外按压时避免按压患者的颈动脉窦,防止窦反射发生。

(3) 术中颈丛麻醉下颈动脉阻断试验:手术时先用颈丛麻醉,阻断颈总动脉 10 分钟,观察患者神志及对侧肢体活动情况。如无异常,再改用全麻。

(4) 术中颈动脉反流压测定:如反流压超过 70mmHg,则说明患者颅内血管代偿良好。

(5) 术中颈动脉临时性转流管放置:可以更好地防止颅脑缺血性损伤。

(6) 阻断颈动脉前需注意肝素抗凝:防止阻断后颈动脉血栓形成,常用的肝素剂量是 30 ~ 40mg。

(7) 阻断颈动脉时,应适当升高患者血压 10 ~ 20mmHg,可以有效地增加脑灌注量。

颈动脉手术时粗暴的分离颈动脉,或者颈动脉支架成形术时,由于导丝、导管及脑保护装置的刺激,都容易造成颈动脉严重痉挛,如不及时纠正会引起缺血性脑卒中发生。术中应尽可能轻柔操作,避免导丝及脑保护装置在颈内动脉内来回移动。选用合适尺寸的脑保护装置,可以有效防止颈动脉的痉挛。如有痉挛发生,可以在颈动脉内推注 15mg 罂粟碱或 0.2mg 硝酸甘油稀释液,缓解颈动脉痉挛。

一旦发生缺血性颅脑损伤,应立即明确形成的原因,必要时手术探查取栓或置管溶栓。颈动脉溶栓治疗要注意可能发生脑出血,溶栓治疗应尽可能早,时间拖得越长,溶栓治疗效果越差,且发生缺血病灶内出血的可能性越大。适当的脱水降颅压治疗、皮质激素的应用、头部戴冰帽等有助于减轻脑水肿。

4. 动脉栓塞或闭塞　术中由于动脉瘤腔内的附壁血栓脱落、血管钳夹造成斑块碎裂脱落、动脉夹层形成内膜活瓣等是动脉栓塞或闭塞的主要原因。最常累及的血管是下肢动脉。主要表现为肢端皮温冷、苍白、青紫、动脉搏动消失等,也可仅表现为趾端局部青紫,俗称蓝趾征或垃圾脚,是由于细小栓子栓塞末梢血管所致。大块的栓子可阻塞主干动脉,如不处理可以造成肢体缺血坏死。本科曾发生 1 例因一侧髂动脉闭塞行主-髂旁路术时,阻断主动脉造成主动脉壁斑块碎裂脱落,阻塞对侧肢体动脉,最终导致对侧肢体坏死截肢。

由于动脉栓塞主要是因为附壁血栓脱落或斑块碎裂所致,因此术中阻断血管时应该尽可能选择在管壁相对柔软的部位钳夹。腹主动脉瘤手术阻断时应先阻断两侧髂外动脉,再阻断近端腹主动脉。开放血流时也要注意尽可能将血管腔内的碎屑冲洗干净后再开放血运。

血管手术后应常规检查肢体远端动脉供血情况,一旦发现肢端有严重缺血征象,只要患者全身状况允许,均应立即手术。如考虑主干动脉栓塞,可以采用患肢动脉切开取栓手术。如患者远端肢体动脉有硬化闭塞,取栓导管无法插入,有条件的可以采用术中造影,利用腔内介入手术疏通肢体动脉,或采用旁路手术改善下肢血供。如果患者主要表现为末梢动脉栓塞,则可采用动脉置管或全身给药,输注前列腺素 E 等强烈扩血管药物,改善侧支循环。

5. 移植物感染　任何手术均可能发生感染,血管外科手术大多属于清洁手术,感染的发生率较低,但由于牵涉人工材料的置入物,一旦感染难以控制,常需取出置入物,最终导致截肢甚至死亡。

(1) 感染因素:手术中的直接污染是最常见的感染因素。手术室空气中的细菌、术野周围的皮肤表面的细菌等均可以污染人工血管。分析复旦大学附属中山医院发生的十余例移植血管感染病例,肢体动脉旁路手术的感染发生率最高。这可能是由于肢体血管手术紧邻皮肤,组织的隔绝作用较弱。有些下肢缺血的患者还伴有肢端溃疡或坏疽,溃疡处的细菌可以通过淋巴液回流污染人工血管。有些动脉瘤附壁血栓内含有细菌,这也为术后移植物感染增加危险性。血行感染也是一种重要的途径,常发生于术后数年后。如肺部感染、泌尿系统感染甚至拔牙手术等均可因为菌血症而污染人工置入物，从而发生移植物感染。

（2）临床表现：同其他感染表现相同，移植物感染时常表现为局部皮肤的红肿、疼痛，体温升高，甚至出现脓毒症。移植物周围可以形成脓肿，腹部人工血管周围脓肿甚至可以发生小肠瘘。吻合口脓肿可以造成移植血管血栓形成、吻合口破裂出血等严重后果。

（3）预防：严格的手术消毒、围术期抗生素预防性应用等是最有效的预防措施。对于术前有感染灶的患者，应在手术前积极抗感染治疗。由于移植物感染菌中以葡萄球菌为主，因此预防性抗生素首选对革兰阳性菌有效的第一代、第二代头孢菌素。预防性抗生素的用药原则是术前、短期。即在手术麻醉诱导期时给药，根据手术时间长短及所用抗生素半衰期决定是否术中追加给药。术后一般用药时间仅1~2天，除非患者远端肢体有溃疡或坏疽者可适当延长用药时间。吻合口周围的引流管应视引流量尽早拔除。

（4）治疗：应做到早发现、早诊断、早治疗。在使用抗生素前先做血培养或脓液培养。在未明确致病菌之前，先使用杀菌力强的广谱抗菌药物，甚至采用针对革兰阳性菌和革兰阴性菌的高效杀菌药物联合用药。有脓肿形成的应该清创、脓腔冲洗引流。如保守治疗无效，或伴有吻合口假性动脉瘤甚至破裂出血，应采用手术去除移植血管、局部彻底冲洗后，在管壁正常的部位选用自体血管原位移植或采用人工血管经解剖外途径重建血供。常用的解剖外途径包括经胸腹皮下隧道行腋-股旁路、经耻骨上皮下隧道行股-股旁路、经闭孔行髂-腘旁路、经大腿外侧行髂-腘动脉旁路等。腔内覆膜支架治疗术后移植物周围感染，由于与传统缝线吻合相比不容易发生吻合口破裂，所以可以保留置入物，仅行清创冲洗引流。并在移植物旁放置冲洗导管，术后用含有效抗菌药物的无菌盐水反复冲洗，待明确炎症控制后再拔除导管。术后长期使用抗菌药物，用药时间可长达1~3个月。利用这种方法，上海中山医院血管外科成功治疗两例腹主动脉瘤腔内治疗术后感染的患者。

6. 吻合口动脉瘤　吻合口动脉瘤是指吻合口裂开，造成局部血肿即假性动脉瘤形成。常见的原因包括缝线断裂、感染及吻合口宿主血管病变（如白塞病、大动脉炎）等。临床表现为局部搏动性肿块，可伴有红肿、疼痛。治疗方法包括传统手术和腔内治疗两种方法。传统手术即切除病变部位的吻合口，重建血管吻合。这种方法创伤较大，对于有宿主血管病变（如白塞病）患者，术后容易再次发生吻合口动脉瘤。而选用腔内覆膜支架隔绝治疗不失为一种微创有效的治疗方法。对于腹主动脉移植术后吻合口动脉瘤造成十二指肠瘘的患者，可先用支架人工血管腔内隔绝动脉瘤后，再行开腹手术，修补十二指肠。并根据情况放置空肠造瘘管。术后给予肠道营养支持，促进十二指肠修复。腔内治疗的出现，使得原本棘手的吻合口动脉瘤治疗变得相对简单有效。

（陈斌　王玉琦）

第四十章

血液透析通路

血液净化是肾脏病替代治疗的主要手段之一,一个稳定可靠的血液透析通路是终末期肾病(end-stage renal disease,ESRD)患者的生命线。1990 年,全球 ESRD 维持透析的患者为 42.6 万,2008 年增至 231 万,并以每年 7% 的比例增加,远超过世界人口增长率。随着我国人口老龄化和糖尿病发病率的逐年上升,ESRD 患者的数量正以每年 12 万人的速度增加,由于我国血液净化事业的蓬勃发展,维持性血液透析患者的 5 年生存率已达到 58% ~ 80%,血液透析已占到 ESRD 维持透析患者的 90%,未来需进行维持性血透的患者将越来越多,患者的透析龄将越来越长,涉及血透通路的血管外科问题也将日趋复杂。

第一节　血液透析通路的概况

1943 年,荷兰医师 Kolff 用他发明的血液透析疗法成功救治了第 1 例急性肾衰竭患者,但直到 1960 年 Quinton 和 Sribner 发明了可多次利用的动-静脉外瘘(将一对可连接的特制硅胶管分别置入患者的动脉和静脉)后,ESRD 患者依靠血液透析维持长期存活才成为可能。1966 年,Brescia 和 Cimino 发明了动-静脉内瘘,利用动脉化的静脉进行穿刺,克服了动-静脉外瘘易于感染、血栓、不易止血等缺点,成为长期维持性血透患者的首选。约半个世纪以来,血透通路的制作与修复经历了巨大的发展,无论是经典的 Brescia-Cinino 内瘘,还是人造血管动内瘘或更复杂的人工通路,一个理想的血透通路都应满足以下要求:足够的血流量(大于 200 ~ 300ml/min),位置浅表容易穿刺且不影响患者的日常生活,内瘘能够长时间正常使用,并发症发生率低。国际上评价动静脉内瘘的"三个 6"原则:内瘘的自然血流量大于 600ml/min,内瘘与皮肤表面距离小于 6mm,血管通路直径不小于 6mm。

血透通路的使用寿命是有限的,终末期肾病的患者往往需要经历多次内瘘建立及翻修手术以满足常年的透析需要,为延长内瘘的使用时间,提高患者的生活质量,需要包括肾病科医生、血透专科护士、影像医学医技人员以及外科医生的多学科通力协作。施行血透通路建立和维护手术的外科医生需对患者进行详细的病史采集,体格检查,评估全身及血管条件,选择合适的血透通路手术方式,术前需充分与患者及家属进行沟通及告知,定期检查患者通路情况,评估成熟情况及使用过程中出现的相关并发症,如内瘘狭窄、血栓、失功等,并对其进行及时干预并设计合理的后续手术方案,为终末期肾病患者的血透通路保驾护航。

ESRD 维持血透的患者常需要通过多次建立或修复内瘘以满足其长期透析的需要。外科医师需在原则指导下对每一例患者合理设计个体化的手术方式,控制或避免可能引起术后并发症的因素,提高内瘘的成熟度和使用寿命,以延长患者的寿命,提高其生活质量。推荐自体动静脉内瘘>80%,移植物>10%,带隧道涤纶套导管<10%。

第二节　中心静脉置管

血透用中心静脉置管分为无隧道无涤纶套导管(临时导管)和带隧道带涤纶套导管(长期导管),临床上须根据病情需要合理选择导管。置管前需了解患者有无心力衰竭,血流动力学是否稳定,患者能否平卧配合中心静脉穿刺,既往有无中心静脉置管史,有无出血倾向等。颈静脉的无隧道无涤纶套导管原则上留置不得超过 4 周,如果预计需要留置 4 周以上,应当采用带隧道带涤纶套导管;股静脉的无隧道无涤纶套导管原则上留置不超过 1 周,长期卧床患者可以延长至 2 ~ 4 周。如果患者病情和条件允许,建议在配置心电监护仪,除颤仪和心肺复苏等抢救设施的手术室完成。

(一)无隧道无涤纶套导管

适用于因各种原因导致的需紧急血透,透析时间不超过 4 周以内的患者。置管部位的选择次序如下：右颈内静脉、左颈内静脉、右股静脉、左股静脉、锁骨下静脉。标准置管方法采用 Seldinger 技术穿刺目标深静脉，颈内静脉穿刺应采用头低脚高位，建议颈部和锁骨下置管后常规行 X 线检查确认导管形态及位置，颈静脉及锁骨下静脉导管尖端位置应位于上腔静脉，股静脉导管尖端位置应在下腔静脉。常见并发症有血肿、气胸、颈动脉损伤、血栓形成、感染等。应在术前对患者充分宣教，嘱患者术中充分配合操作，术中严格无菌操作，血透后更换伤口敷料，一旦出现感染需立即拔除或更换导管。为预防导管相关性血栓，建议使用 10mg/ml 的普通肝素液封管，当患者有不能使用肝素的情况，可采用枸橼酸溶液封管。

（二）带隧道带涤纶套导管

适用于以下情况：因各种原因导致的预计需行血透时间超过 4 周以上的患者，终末期肾病半年到 1 年内拟行肾移植过渡期患者，等待自体动静脉内瘘成熟或无条件行自体动静脉内瘘的患者，预期寿命有限的终末期肾病患者。按《中国血液透析用血管通路专家共识》（第 1 版）的推荐，应根据患者的身高体型选择合适带隧道带涤纶套导管长度，右颈静脉选择 36 ~ 40cm，左颈静脉选择 40 ~ 45cm，股静脉置管应选择 45cm 以上的导管。颈部留置导管的尖端应在右心房中上部，可根据术前胸片心脏右心房上部位置与前肋骨或前肋间隙的相对位置确认，下腔静脉留置导管尖端应该在下腔静脉甚至右心房内。除穿刺相关的并发症外，应注意隧道出血等情况，如压迫止血无效，应认真检查隧道内皮下出血的位置行可靠止血。纤维蛋白鞘和血栓形成是导管功能不良的主要原因，一旦出现血栓，需要行尿激酶导管内溶栓，可采用 5000IU/ml 的尿激酶在导管内保持 25 ~ 30 分钟，也可以保留 10 分钟后每隔 3 ~ 5 分钟推注 5000IU/ml 的尿激酶溶液 0.3ml。需严格遵守无菌操作流程预防导管相关感染。导管出口感染如无全身症状可采用局部消毒处理或口服抗生素治疗；隧道感染积极抗感染 72 小时仍不能控制者，必须拔管，再次置管时可使用原静脉入口，但需创建新的隧道，同时抗感染治疗 1 ~ 2 周。导管相关血流感染（CRBSI）应行导管动静脉腔内及外周血血培养，并立即静脉使用抗生素治疗，根据微生物检查结果调整抗生素，同时采用抗生素封管，根据不同的致病菌和抗感染治疗的疗效决定保留导管或及时拔管。

第三节　通路建立的术前评估

在建立血透通路的手术术前进行详尽的病史采集，完整动静脉系统和心功能评估是十分重要的。

1. 全身情况评估询问内容包括：患者的左/右利手情况、外周动脉疾病史、糖尿病病史、外周/中心静脉置管史、起搏器置入史、血压、既往自体/人工内瘘手术史、肢体外伤及非通路手术史、血红蛋白/血小板计数、凝血功能、心功能及全身情况评估等，这些病史对预测内瘘的成功，成熟及预后均有影响。

要重视对患者心功能的评估：终末期肾病患者因长期贫血，高容量负荷等因素本身多存在一定的心功能不全基础，动静脉内瘘术后可以导致心脏负荷加重，严重者可能导致心力衰竭。因此术前应评估心功能，并根据心功能情况判定患者是否能耐受所制定的透析通路方案。术前应注意患者有无冠心病、心力衰竭、心肌梗死、心律失常、心脏瓣膜疾病及心脏手术史。

如患者存在预期寿命有限的严重基础疾病，无法治愈的晚期恶性肿瘤或无法耐受平卧的心功能不全或心力衰竭等情况，可考虑使用带涤纶套的中心静脉导管作为透析通路，不适合行永久性动静脉内瘘手术。

2. 血管评估

（1）动脉系统：存在外周动脉疾病、糖尿病、吸烟史、动脉穿刺或动脉置管史的患者，应重点评估上肢动脉是否存在动脉硬化狭窄或闭塞等情况。双上肢动脉（肱动脉、尺动脉、桡动脉）搏动情况以及是否对称，双上肢血压是否存在差异。

Allen 试验：嘱患者用力握拳或握拳抬高上肢 20 秒，检查者双手同时按压患者腕部桡动脉和尺动脉，嘱患者张开手掌，此时患者手掌苍白，或继续用力握拳和张开手指直至手掌变白，检查者松开对尺动脉的压迫，继续保持压迫桡动脉，观察手掌颜色变化，若手掌颜色 5 秒之内迅速变红或恢复正常，即表明 Allen 试验阴性，尺动脉和桡动脉在手部发出的掌深弓和掌浅弓间存在良好的交通。相反，若 5 秒之内手掌仍然苍白，即 Allen 试验阳性，表明掌深弓与掌浅弓之间交通不充分，不宜行腕部桡侧动静脉内瘘，尤其不能行端-端吻合术式，否则术后可能出现难以纠正的首部缺血症状。

超声评估动脉：了解动脉走行、内径、与皮肤及周围静脉的解剖关系，判断是否存在影响血流动力学的动脉斑块、钙化、狭窄或闭塞，上述情况可能导致术中吻合不利，术后内瘘成熟不良或远端缺血等情况。所选取做吻合的动脉应大于 2.0mm，收缩压大于 100mmHg 以保证内瘘的成熟及透析时的血流量。

（2）静脉系统：了解静脉保护情况，有无血栓性浅静脉炎,有无周围及中心静脉置管史,观察有无肢体水肿或中心静脉梗阻的征象。对于上肢前臂浅静脉的评估,可采用止血带或压力修带绑于上臂,嘱患者握拳后观察静脉扩张程度,走行及血管弹性。

超声评估静脉:了解上肢(或下肢)全程静脉走行,内径,侧支情况及其内径,静脉与皮肤距离,与拟吻合动脉距离,近心端静脉通常情况,有无梗阻或闭塞等。拟选取吻合的静脉直径应大于2.0mm。如患者有长期中心静脉置管史,上肢及颜面部无法解释的肿胀,或伴有上肢浅静脉,胸壁静脉或颈静脉怒张等,建议术前行CTV、MRA或DSA行中心静脉评估,排除术前存在的锁骨下静脉或中心静脉的狭窄或闭塞。

第四节 常用内瘘术式的选择与技术要点

1. 动静脉通路类型 建立动静脉内瘘的目标是为终末期肾病患者提供一个可供长期反复穿刺的血透通路,按动静脉内瘘使用的材料分为自体直接动静脉内瘘,自体移位/转位动静脉内瘘,以及人造血管内瘘。按建立内瘘的部位,分为前臂动静脉内瘘、上臂动静脉内瘘、下肢动静脉内瘘、胸/腹壁动静脉内瘘(表40-1)。在充分评估患者的全身情况及各备选血管条件后,外科医生应为患者选择一个合理的术式,要求是在满足新建通路成熟率和通畅率的前提下,最大限度节省患者未来可利用的血管资源。

表 40-1 常用内瘘术式

前臂	上臂	下肢及其他
桡动脉后支-头静脉腕部直接内瘘(鼻烟窝内瘘)	肱动脉(或近端桡动脉)-头静脉上臂直接内瘘	股总动脉-大隐静脉环形移位内瘘
腕部桡动脉-头静脉内瘘(Brescia-Cimino内瘘)	肱动脉(或近端桡动脉)-头静脉上臂转位内瘘	股总动脉-股静脉移位内瘘
桡动脉-头静脉前臂转位内瘘	肱动脉(或近端桡动)-贵要静脉上臂一期转位内瘘	股总动脉-股静脉人工血管内瘘
肱动脉(或近端桡动脉)-头静脉前臂袢式转位内瘘	肱动脉(或近端桡动脉)-贵要静脉上臂二期抬高术	
桡动脉-贵要静脉前臂转位内瘘	肱动脉(或近端桡动脉)-腋静脉上臂自体血管转位内瘘	
尺动脉-贵要静脉前臂内瘘	肱动脉-腋静脉上臂直行人造血管内瘘	
肱动脉(或近端桡动脉)-贵要静脉/头静脉前臂自体血管转位/袢式内瘘		
桡动脉-肘正中静脉前臂直形人造血管内瘘		

2. 常用内瘘术式的选择 原则根据《中国血液透析用血管通路专家共识》(第1版)推荐,建立动静脉内瘘类型首选AVF,其次AVG。AVF的位置原则先上肢后下肢;先远端后近端(以保留近端供将来的通路使用);先非惯用侧后惯用侧。上肢动静脉内瘘优先次序:通常顺序是腕部自体内瘘(桡动脉-头静脉,贵要静脉-尺动脉)、前臂转位内瘘(桡动脉-贵要静脉转位,肱动脉-贵要静脉转位,肱动脉-头静脉转位)、肘部自体内瘘(肱动脉-头静脉,肱动脉-肘正中静脉,肱动脉-贵要静脉)。

当前臂血管耗竭时,可选择前臂AVG或上臂任意类型的血管通路。建议先行前臂AVG,有助于增加上臂静脉口径提高后续建立上臂AVF成功率,并在建立上臂AVF或者使用长期导管前多提供1~3年的血液透析通路。上肢血管耗竭后可考虑选择躯干AVG、下肢AVF或AVG。

3. 常用动静脉内瘘术式技术要点

(1)桡动脉-头静脉腕部直接内瘘(Brescia-Cimino内瘘):由Brescia和Cimino医生首先报道,在腕部建立桡动脉和头静脉内瘘,血流负荷量大且可靠。因该处静脉常用于静脉穿刺或输液,术前应仔细评估吻合位置头静脉以及其前臂近心端静脉的条件,警惕在前臂走行过程中可能出现的狭窄或闭塞。原则上以头静脉条件优侧建立,若为非有利手侧也应首先考虑该侧,当双侧前臂均无条件建立自体内瘘时方考虑在非优势侧建立高位内瘘或人工血管内瘘。吻合方式首选端(头静脉)侧(桡动脉)吻合,侧-侧吻合易导致术后静脉高压。术后嘱患者重复手部运动及前臂保暖有利于流出道静脉的扩张。Brescia-Cimino内瘘1年通畅率80%,3年通畅率40%~70%。

(2)前臂肱动脉-肘前静脉人工血管袢形通路:此方法最常用,一般采用臂丛麻醉或全身麻醉。选择肘窝下2cm横切口,长度以能暴露肱动脉和肘部静脉(肘正中静脉、头静脉、贵要静脉)为宜,同时根据移植物的特点在前臂另做1~2个辅助小切口,以便血管移植物能经皮下隧道置入。暴露并游离肱动脉,长度约3cm,如选择近端桡动脉做吻合,需分别暴露及控制肱动脉、桡动脉及尺动脉,游离拟吻合静脉并做修剪血管成形,以0.02%肝素盐水充分冲洗血管腔,适当扩张血管,保持动静脉吻合口比例约1:1/5,以专用皮下隧道器为人造血管制作皮下隧道,吻合采用6-0或7-0 Prolene缝线采取连续或间断缝合。先吻合静脉端有利于降低术后血清肿的发生,但需严格注意排气和开放血流的顺序。开放血流后如见针眼渗血,可以纱布压迫数分钟,如有喷血或压迫止血无效需做必要的修补,缝合皮肤不宜过紧。术后给予抗生素3天预防移植物感染,对有高凝状态的患者可考虑在住院监测下维持抗凝治疗。

第五节　随访与成熟的评估

内瘘成形术后应常规行检查吻合口及远端静脉的杂音及震颤的范围和强度,有条件的单位应在术后常规行彩色多普勒超声检查,测定内瘘的自然血流量、内径、距皮肤的深度等。自体动静脉内瘘应在术后12周内成熟并使用,人工血管内瘘可早至术后2周使用。根据《中国血液透析用血管通路专家共识》(第1版)对内瘘成熟的定义:内瘘透析时易于穿刺,穿刺时渗血风险最小,在整个透析过程中均能提供充足的血流,能满足每周3次以上的血液透析治疗。血流量不足定义为透析时泵控实际血流量达不到200ml/min。如在上述时间内未成熟,应行彩超或DSA以明确原因。二次修复手术包括静脉补片成形术、自体静脉或人造血管间置术、分支血管结扎术、静脉表浅化等开放手术,以及球囊扩张等辅助成熟的腔内手术。在内瘘初次成熟并开始血透后,应继续对其流量、直径等进行持续监测,如出现无法用全身原因解释的流量下降,需进一步行内瘘造影以明确原因,必要时需进行如腔内修复等早期干预手段以延长内瘘的使用寿命。

内瘘并发症和处理:血透通路的相关并发症是导致患者住院和死亡的主要原因,包括通路狭窄或血栓形成引起的通路失功、感染、动脉瘤形成、窃血、高输出量心力衰竭、血清肿等。随着维持性血透患者的增多及透析寿命的延长,使用合理方法处理这些并发症以挽救通路,显得越来越重要。

1.通路狭窄　是动静脉内瘘最常见的并发症,也是导致内瘘血栓形成,内瘘失功的主要原因,其病例基础是血管内膜增生,常见于吻合口、近吻合口3cm内的流出道以及反复穿刺部位。当出现狭窄度大于50%,并伴有内瘘流量明显降低,或不能满足充分透析所需的血流量时,需要手术干预,干预方法分为开放手术和腔内手术干预。吻合口及近吻合口狭窄可选择开放手术重建或利用高压球囊行血管腔内扩张成形术,血管腔内干预可反复进行,但短于3个月的再狭窄需考虑行支架成形术或手术切除重建。

2.血栓形成　可分为急性和慢性。急性血管通路内血栓形成是指内瘘建立术后30天内出现的震颤消失,其原因多与手术有关。除前文提到的术前应仔细评估患者动静脉条件外,术中需尤其注意避免吻合口张力过大,静脉扭曲或成角,缝合血管时需保证全层缝合,避免静脉壁的内翻或缝到后壁等,皮肤缝合及敷料切忌过紧,避免在内瘘成熟前过早使用。慢性血栓形成指术后30天以上,或动静脉内瘘已经成熟并使用后发生的血栓。慢性血栓形成多继发于流出道局部或多段的狭窄,超声可明确血栓范围及狭窄的部位,手术纠正前需排除有无远端中心静脉狭窄闭塞或存在其他全身因素。对于急性血栓形成,一旦发现应尽早干预,包括药物溶栓、Fogarty导管取栓术等,如术前评估或术后探查发现患者原吻合口存在无法纠正的基础因素,应考虑在原吻合口及狭窄近端重新建立动静脉内瘘。人造血管内瘘的急性血栓形成,可先行导管溶栓治疗或机械性血栓清除术,必要时行手术重建,有条件的中心可在复合手术室完成。

3.静脉高压　临床表现为内瘘侧手部肿胀,色素沉着,伴有疼痛或皮肤溃疡,可继发于头静脉的阻塞,近心端静脉的狭窄及闭塞,或继发于侧-侧吻合的自体动静脉内瘘术后。手术方法包括解除近心端静脉的狭窄,结扎手向静脉属支,静脉分流术或改侧-侧吻合为端-侧吻合。如患者出现上肢的持续性肿胀伴肩,胸部浅表静脉曲张,提示存在中心静脉的狭窄或闭塞,可行 CTA 或 DSA 明确诊断。中心静脉狭窄或闭塞的手术治疗包括血管腔内成形术及静脉转流术，腔内球囊扩张血管成形术是首选，残余狭窄大于 50% 或 3 个月内出现再狭窄者，可行支架成形术。如患者已出现手部严重的缺血表现，且无法解除近心端的狭窄闭塞，在确保患者有条件建立其他血透通路的前提下，方可考虑结扎关闭内瘘。

4. 动脉瘤　分为真性动脉瘤和假性动脉瘤。真性动脉瘤指内瘘静脉在手术后数月或数年内发生扩张，内径大于 2cm，且扩张程度超过邻近正常血管内径 3 倍以上，瘤壁含血管壁全层。真性动脉瘤是血管通路的常见现象，其形成原因是在动脉血流的长期冲击下自体静脉发生的重塑扩张，或因穿刺致纤维组织代替胶原组织覆盖穿刺点后造成的。内径小于 3cm 或无破裂风险的真性动脉瘤，可密切观察保护；大于 3cm 且具有以下因素之一：有破裂风险、动脉瘤皮肤表面伴有皮肤溃破、出血、影响血流动力血者，需考虑手术治疗。手术治疗的方法包括动脉瘤切除同期行自体血管及人造血管的间置，或保留部分瘤壁的动脉瘤缩窄成形术等。假性动脉瘤多见于人造血管动静脉内瘘，发生率约 2%～10%，当假性动脉瘤内径超过移植血管 2 倍以上，或威胁表面皮肤时，需根据情况采取适当的手术方法处理，包括补片修复，人造血管部分切除间置新移植物，置换全部人造血管，拆除原通路并建立新的透析通路等。

5. 高输出量心力衰竭　当内瘘自然流量 Qa 超过 1500ml/min，且 Qa/CO（心输出量）大于 20% 时，称为高流量内瘘。高流量内瘘合并基础心脏疾病的患者可导致高输出量心力衰竭，压迫内瘘减少分流量后可引起心率下降（Nicoladoni-Branham 征阳性）。处理办法包括缩窄内瘘流出道、建立旁路限流、结扎内瘘等。

6. 缺血通路相关性缺血综合征（dialysis access induced ischemic syndrome，DAIIS）　是指因 AVF 建立后局部血流动力学发生变化，造成远端肢体出现缺血性改变的一组临床症状，可表现为肢体发凉、苍白、麻木、疼痛，严重者可出现远端手指坏疽。根据缺血程度将 DAIIS 分为四级：Ⅰ级：手指苍白，发凉但无疼痛；Ⅱ级：运动后或透析时出现疼痛；Ⅲ级：静息痛；Ⅳ级：溃疡/坏死/坏疽。Ⅲ/Ⅳ级 DAIIS 需手术干预。术前需鉴别以下原因：①内瘘流入道狭窄或闭塞；②远端流出道手部动脉病变；③高流量动静脉内瘘窃血；④桡动脉逆向窃血——前两者适用于血管腔内治疗，后两者应采取恰当方式行手术治疗，包括：吻合口远端桡动脉结扎术、内瘘限流术、流入动脉旁路重塑术如吻合口远心端与近心端旁路术（DRIL）、内瘘结扎术等。术后手部出现窃血症状时手指动脉压力常常低于 20mmHg，术后纠正至 60～80mmHg 及以上时，临床症状可缓解。

7. 感染　多见于人造血管动静脉内瘘，发生率 3.5%～19%。临床怀疑感染时应予覆盖革兰阴性和革兰阳性菌的广谱抗生素，其后根据药敏结果选择抗生素。明确移植物感染后，应切除感染的移植物或切除全部 AVG 通路，并做彻底清创。如无菌血症或脓毒血症，且局部感染未累及人造血管者，可尝试保留通路的抗感染治疗，并密切观察病情变化以调整治疗方案。

8. 血清肿　仅发生于人造血管动静脉内瘘术后，指无菌性血清样液体聚集在人造血管周围，液体由无分泌性纤维膜包裹。常出现在术后第 1 个月，多见于吻合口部位。处理方法包括局部持续加压包扎和穿刺抽吸等，保守治疗无效者需手术治疗，包括处理发生血清肿段人造血管、生物胶局部涂抹、切除血清肿同期置换人造血管等。术中避免建立过大的皮下隧道，首先缝合静脉吻合口，勿加压冲洗人造血管等方法有助于减少术后血清肿的发生。

（谭晋韵　余波）

第四十一章

血 管 损 伤

第一节 概 论

血管损伤,尤其大血管损伤,起病急骤、病情发展快。血管损伤导致患者出血和缺血。大量出血危及伤者生命,缺血导致组织和器官功能障碍。四肢血管损伤多于颈部、腹部和胸部。颈部血管损伤多伴神经损伤。腔内治疗为血管损伤提供有效的治疗手段。

(一) 血管损伤病因学分类

血管损伤按致伤因素可以分成锐性、钝性和医源性血管损伤。锐性致伤力直接作用于血管壁,导致锐性血管损伤。钝性暴力作用于血管及其周围组织,造成钝性血管损伤。血管腔内诊断、治疗导致医源性损伤。混合性血管损伤,如爆震伤,既可以有锐性割裂,也可以有钝性血管损伤。

1. 锐性损伤 如刀刺伤、弹片或玻璃瓶爆炸等致伤力割裂血管。分为外膜部分损伤、血管部分裂伤、血管完全断裂等。

2. 钝性损伤 如高处坠落、车祸挤压、止血带或石膏包扎过紧等间接暴力致血管过度伸展、扭曲、撕裂。导致血管痉挛、内膜斑片、全层血管壁挫伤等。不同致伤力导致血栓形成的范围不同。常有远端继发性血栓。

3. 医源性损伤 常见于血管腔内诊断和治疗,与选用器械不合适、操作粗暴等有关。损伤可以发生在穿刺部位,也可以在治疗的靶器官。以穿刺部位较常见。

(二) 血管损伤的类型和转归

致伤原因、作用力大小和作用部位不同,可以造成不同类型的血管损伤。同种类型血管损伤在不同部位可以导致不同临床结果。例如腘动脉血栓形成导致小腿坏疽。而腓动脉血栓形成一般不会造成严重临床结果。

1. 动脉痉挛 钝性暴力刺激血管壁,血管中层平滑肌持续、强烈收缩,不一定伴有血管壁器质性改变。长时间严重痉挛导致肢体缺血坏疽。

2. 轻微血管损伤 轻度血管外膜损伤或小内膜损伤斑片,不影响血流和远端组织血供。血管壁经过炎症修复,可以自愈。

3. 血管断裂 分为血管部分断裂和完全断裂。血管部分断裂,出血不易自行停止。血管完全断裂,断端回缩,使出血停止,同时造成远端组织缺血或肿胀。动脉部分断裂时蜷曲内膜片或血栓覆盖破口,出血停止。由于动脉连续性尚存在,可扪及损伤动脉远端搏动,动脉损伤可能被掩盖。

4. 血肿 血管穿孔、破裂后血液流向组织间隙,形成血肿。小血肿可以吸收。

5. 血栓形成 断裂血管的近远端或钝性血管损伤导致血栓形成。急性血栓形成有利于止血,但造成远端组织缺血。腔内治疗导致血栓形成见于老年动脉硬化患者使用大号动脉穿刺针,造成内膜损伤或硬化的血管断裂,导致血管夹层、血栓形成等。单纯取栓不能解决问题,需要补片血管成形术或局部血管移植术。

6. 动脉穿孔和破裂 超硬导丝、过大导鞘或不恰当的球囊扩张可以导致动脉穿孔、破裂。可置入带膜支架以修复破裂血管。

7. 靶器官损伤 见于扩张后血管穿孔、夹层,导丝穿过肾实质等。采用手术或放入支架治疗。

8. 血栓再通 常见静脉血栓形成。再通后遗留静脉瓣膜功能不全,造成静脉高压。后期发生静脉淤滞性溃疡。

9. 动静脉瘘 相邻的动静脉壁损伤并形成通路,动脉血流入低压的静脉形成动静脉瘘。大瘘口不易自然愈合。动静脉瘘造成静脉系统迂曲、扩张,增加回心血量,加重心脏负担。流量大的动静脉瘘可引起心力衰竭。需置入带膜支架覆盖瘘口或行栓塞术。

10. 假性动脉瘤 闭合间隙动脉破裂出血,动脉和周围组织间的压力平衡后,出血停止,形成搏动性血肿,并与动脉管腔相通,瘤壁不含血管壁三层结构,称假性动脉瘤。瘤内附壁血栓可致远端动脉缺血,瘤体也可破裂出血。假性动脉瘤如果瘤颈长、瘘口小,可以自然闭合,形成血肿。

(三) 临床表现

不同部位血管损伤临床表现不同,血管损伤后随时间推移,也出现不同临床表现。出血、缺血是常见临床表现。大量出血时肢体动脉搏动减弱或消失,单凭动脉搏动不能准确判断动脉损伤。

1. 出血　出血量取决于损伤血管大小和损伤类型。搏动或喷射性鲜血提示动脉损伤,持续暗红色涌出提示静脉损伤。血液流入组织间隙形成血肿,也可流入胸腔、腹腔或腹膜后间隙等部位,引起血容量锐减,失血性休克。

2. 缺血　①损伤血管远端肢体动脉搏动减弱或消失;②组织苍白、厥冷、青紫或发绀;③疼痛;④功能障碍:包括运动、感觉功能障碍。约20%肢体动脉损伤远端肢体可扪及动脉搏动。

3. 休克　主要是失血性休克。复合伤和疼痛加重休克。闭合性损伤难于估计失血量。胸、腹部大血管破裂常死于现场,极少数病例因外伤性假性动脉瘤或血栓形成致大出血短暂停止,而获得救治机会。

4. 震颤和杂音　动脉部分断裂产生涡流,触及震颤,听诊闻及收缩期杂音。外伤性动静脉瘘可闻及连续性杂音。

5. 不同部位血管损伤　肢体血管损伤主要是出血和肢体缺血。颈动脉损伤导致脑缺血,神志障碍,以及脑神经损伤。胸主动脉损伤导致胸痛、呼吸困难、上肢高血压、胸骨或肋骨骨折、声音嘶哑、收缩期杂音、休克等。损伤肺或支气管或食管致大量咯血、呕血。腹主动脉损伤主要表现为休克、血腹和腹膜刺激征,有时腹部可闻及血管杂音。肠缺血引起麻痹性肠梗阻。

6. 复合伤　神经损伤引起功能障碍与受损伤神经功能有关。合并肺、肝脏、肾脏、脑或骨折等,出现相应临床表现。

(四) 诊断

根据伤者病情和医院的医疗技术条件,合理选用动脉节段性测压、彩超、CT、MRA、动脉造影等辅助检查。

1. 根据病史和临床表现,初步判断有无血管损伤。血管损伤必然有出血或缺血表现。出血可以表现为开放性出血或组织血肿。缺血表现为急性缺血或延迟性缺血。大量出血导致休克。复合伤表现出相应组织和器官的功能障碍。

2. 合理选用辅助检查　合理选用动脉节段性测压、彩超、CT、MRA或血管造影等辅助检查。病情不稳定的患者,严禁为求诊断明确而反复检查,丧失治疗时机。动脉节段性测压和彩超用于稳定患者的筛选诊断。可以重复检查,操作简便。彩超缺少直观的、全局图像,操作者的经验也影响检查结果准确性。

CT 和 MRI 临床诊断效率高。诊断血管损伤的同时,可以明确复合伤。动脉造影明确诊断同时,可以进行支架置入、血管栓塞等治疗。效果好、诊断和治疗效率高。手术室有 DSA 设备的医疗单位,应创造条件将诊断和治疗结合在一起。

3. 诊断复合伤　血管损伤常伴有复合伤。救治血管损伤患者应更加注重全面评估伤情,及时决定创伤处理的合理顺序。在处理复杂致伤原因导致血管损伤时,更应注意。如车祸,可能既有锐性血管损伤,也可能有安全带等原因导致的钝性胸主动脉损伤,既有骨折,也可能有脑挫裂伤。贯彻整体概念,合理选用辅助检查,提高诊断效率。

(五) 治疗

贯彻"生命第一、功能第二"的抢救原则。预防和控制感染,注重整体救治。机体整体概念包括两层含义:抢救时的整体机体概念和患者自受伤到出院康复的时间整体概念。医院整体概念,即医院的硬件设备和技术力量能否满足抢救患者的需要。救治血管损伤,包括急救止血、纠正休克、清创和血管重建。重建血管应无扭曲、无张力、无狭窄,内膜外翻,吻合口光整。

1. 止血　避免在血泊中盲目钳夹,以免造成神经或血管的进一步损伤。常用止血方法:①手指压迫止血;②止血带压迫;③消毒敷料填塞压迫、绷带加压;④无损伤血管钳止血;⑤气囊导管止血。止血带应做好时间标记。在难以暴露和控制的部位,例如颅底,采用球囊压迫止血。根据不同部位,采用合适方法,快速止血。

2. 纠正休克　建立通畅的补液通路,补液、配血、纠正酸中毒、监测生命体征等。怀疑下肢静脉损伤时,补液通路应建在上肢。配血前可输入乳酸林格溶液和代血浆。出血未得到有效控制时,不宜过度补液。适当的低血压对患者具有保护作用。手术止血是纠正休克的措施之一,不应单纯认为手术是纠正休克后的治疗手段。

3. 预防感染　感染可导致血管重建失败,尤其使用人工血管时,更应注意预防感染。术前、术中和术后应用广谱抗生素,并肌注破伤风抗毒血清。预防和控制感染除合理使用抗生素外,还包括术前血管重建手术设计方案、术中完整的无菌概念和控制移植物感染的措施,包括移植物的输送、清创、污染创面的处理、引流管的放置等。预防和控制感染不能单独依靠使用抗生素。

4. 控制损伤血管近远端 血管重建手术的基本原则是暴露损伤血管,首先暴露并控制损伤血管的近远端。腹部、颈部和肢体血管损伤可以延长切口暴露近远端。胸部血管损伤要选择恰当的手术切口,例如无名动脉损伤和降主动脉损伤采用的手术切口不同。不论采用何种切口,始终贯彻利于止血、利于控制近远端血供的原则。

5. 清创 控制损伤血管近远端后,再进行血管清创。损伤血管两端应清创到正常内膜。合并热力损伤的血管部分裂伤,不应直接缝合。彻底清创并用大量生理盐水冲洗,进一步了解神经和其他组织是否损伤。血管吻合前用 Fogarty 导管取尽近、远端动脉内血栓。

6. 评估损伤 选用何种血管修复手段,不仅取决于血管损伤的程度,更取决于患者当时的生理状态。患者大量出血很快进入低体温—凝血障碍—酸中毒的恶性循环。不及时控制这种恶性循环将很快导致患者死亡。果断采用灾害控制术,用最简单的方法控制出血。复杂费时的手术在患者生理状态稳定后再进行,也可以延期修复。

7. 腔内临时转流管 转流管放置在损伤血管中,维持远端组织血供。选择合适长度和粗细的颈动脉转流管、气管导管或静脉插管等作为临时转流管。临时转流管一般可以维持通畅 24 小时,血流大约是正常血流的 50%,保持肢体的最低组织血供。

8. 简单和复杂血管修复方法 简单的血管修复方法包括血管结扎、侧壁缝合或置入血管转流管。复杂方法包括血管补片成形术、端-端吻合、应用移植物等。根据"生命第一、功能第二"的原则,采用合适的修复方法。

(1) 横断血管直接吻合术:用于血管缺损长度小于 2cm 的损伤。吻合后如果有张力,应行间置血管移植术。

(2) 血管侧壁缝合术:用于血管创口不超过其周径 1/3 者。修复后血管不应留有影响血流动力学的狭窄。

(3) 血管补片成形术:直接缝合血管可能造成血管狭窄时,采用血管补片。补片材料可用自体静脉或人工补片。

(4) 血管移植术:根据血管损伤的部位和创面污染程度,采用自体血管或人工血管。

(5) 解剖外血管旁路术:用于局部组织明显感染、或污染严重,术后创面感染的机会很大,并且没有可供使用的自体血管,血供又必须重建者。常用腋股、股股或远离创面的解剖外血管旁路术。

9. 腔内治疗 动静脉瘘、假性动脉瘤或非主干活动性出血,可采用经皮穿刺动脉栓塞治疗,栓塞材料可用不锈钢圈等。栓塞动静脉瘘时,栓塞材料应通过瘘口到达静脉端,以保持远端动脉血流通畅。大的动静脉瘘、假性动脉瘤可置入带膜血管支架,直接堵住瘘口、修复血管损伤。对生命体征平稳的患者,尤其胸主动脉或其他解剖困难的部位,尽量创造条件采用栓塞术、支架置入术等腔内治疗措施。

(六) 术后处理

1. 监测生命体征 监测血压、脉搏、呼吸、尿量和中心静脉压。对颈动脉损伤注重监测神经症状,包括神志、瞳孔变化、脑神经缺血损伤的表现、神经反射等。尽早发现颅内缺血。

2. 维持水电解质和酸碱平衡 预防肾衰竭,维持充足循环血量,必要时及时碱化尿液。

3. 监测凝血功能 必要时应用低分子右旋糖酐、肝素或低分子量肝素、肠溶阿司匹林等,预防移植物血栓形成。应用抗凝注意出血倾向,不能使用单一的实验室监测指标预测出血。

4. 观察血液循环、皮温、皮色 鉴别动脉痉挛和血栓形成,及时处理动脉痉挛,早期移植物血栓形成常有手术设计或操作的缺陷,及时诊断和处理早期移植物血栓形成。

5. 抗感染 予广谱抗生素,有条件时根据药敏试验决定抗生素类别。

6. 术后处理贯彻机体的整体概念 全面处理复合伤,如诊断和治疗骨筋膜室综合征,胸主动脉损伤注意脊髓缺血可能。保护重要脏器功能,防治多器官功能衰竭。

(七) 常见可以结扎和不能结扎的血管

血管损伤尤其是动脉损伤,一般应进行血供重建,以达到完美的治疗目的。血管损伤合并其他器官和组织的复合伤,患者生命体征不平稳,有时需要结扎血管挽救患者生命。了解肢体损伤时可以结扎和不能结扎的血管对临床有较大现实意义。

锁骨下动脉约占血管外伤的 1% ~ 10%。由于颈、肩部的侧支循环丰富,结扎锁骨下动脉多数不会引起上肢坏死。腋动脉是肩关节网的主要承载动脉,重建时成功率较高,血供减少时对上肢功能影响大,一般应该重建,单纯结扎有约 9% 患者发生上肢坏死。肱动脉在上肢血管损伤中最常见,结扎后截肢率达 30%,必须重建。结扎桡动脉或尺动脉对前臂血供影响小,尤其对肢体远端的桡动脉或尺动脉,结扎一支影响不大。但两支同时结扎,可引起约 40% 的手部坏死。

结扎髂总动脉可导致54%的下肢截肢率,结扎髂外动脉可导致47%的截肢率,必须重建。盆腔内侧支循环丰富,结扎一侧髂内动脉对盆腔脏器的血供影响不大。结扎股总动脉导致80%的下肢坏死,结扎股浅动脉导致50%的肢体坏死,必须重建。结扎股深动脉不引起肢体坏死。腘动脉是膝关节网的主要承载动脉,结扎导致70%的小腿坏死,必须重建。结扎胫后动脉截肢率14%,结扎胫前动脉截肢率9%,同时结扎上述两支动脉,截肢率上升至65%。单纯结扎腓动脉一般不引起小腿坏死。

结扎血管后肢体严重缺血的影响因素很多。侧支循环开放和建立的程度、软组织损伤程度、血压、酸中毒等诸多原因,都会影响结扎血管后的临床预后。作者治疗1例膝下腘动脉及其三分支损伤的病例,伴骨折、大量软组织损伤。患者生命体征不平稳,手术重建了腘动脉和胫腓干,胫后动脉和腓动脉畅通,未重建胫前动脉。术后患者足部血供良好,胫前肌群缺血坏死。分析原因,可能是小腿大量软组织损伤,腘动脉三分支的交通支大量破坏,虽有良好的胫后动脉和腓动脉血供,仍然导致胫前肌群的坏死。

（八）血管损伤的临床思维

1. 是否有血管损伤　锐性血管损伤临床表现直观,钝性损伤临床早期诊断困难。分析致伤力的方向、大小,初步判断血管损伤的可能性。

2. 明确损伤类型　是钝性损伤、锐性损伤还是医源性损伤。是单纯血管损伤还是复合伤。受伤史中有搏动性或喷射性出血提示动脉损伤,持续暗红色血液涌出提示静脉损伤。有时动脉完全断裂,血管弹性回缩,血栓形成,出血可以停止,但有出血史和（或）组织缺血。

3. 判断血管损伤部位　根据受伤史和临床表现,合理采用节段性测压、彩超、CTA或MRA,必要时行动脉造影,判断血管损伤部位和程度。

4. 合并其他组织、器官的损伤　血管损伤常有复合伤。表现出相应组织和器官的功能障碍。

5. 评估生命体征　诊治过程中始终牢记"生命第一、功能第二"的抢救原则,动态评估生命体征。

6. 紧急采取的辅助检查　生命体征不平稳的患者需要紧急手术,不应延误抢救时机。生命体征平稳的患者,选择适当的辅助检查方法。如怀疑髂内动脉损伤,可选择DSA检查,在动脉造影同时行动脉栓塞术。

7. 决定创伤处理的优先级　优先处理影响患者生命的创伤。控制活动性出血,维持呼吸道通畅,处理张力性气胸。

8. 思考评估所在医疗机构处理综合创伤的能力复杂创伤,需要多科医师的密切合作。思考所在医疗机构医疗团队、器械,是否需要申请外援等。

9. 术中的思考　术中控制出血后,再次全面评估伤情,进行必要的复苏。思考下一步手术可能遇到的困难,合理安排手术人员。根据术中患者生理状况合理选用手术方案。如果患者生命不能耐受,及时行损伤控制术,包括用简单的方法控制出血、外置损伤的空腔脏器等。避免术中发生低体温-凝血障碍-酸中毒综合征。患者送进外科ICU,情况改善后,24小时或48小时后再次手术。

10. 评估预后以及应该向患者或家属告知的情况患者生命风险、术后功能等,术前应与患者或家属充分沟通。术中重大情况变化和采取的措施,也应及时与家属沟通。

（范隆华）

第二节　主要大血管损伤

（一）四肢大动脉损伤

1. 轻微血管损伤和非手术治疗　轻微血管损伤指没有临床症状,仅在血管造影中发现的损伤。非闭塞性的内膜斑片、轻度节段性狭窄等都可看作轻微血管损伤。并非所有的血管损伤都需要外科治疗,轻微血管损伤,小的假性动脉瘤、瘘口小的动静脉瘘,可以自行愈合。约10%的轻微血管损伤进一步发展,需要外科处理。密切随访非手术治疗的患者,充分评估其损伤程度、经济状况和对治疗的配合程度。及时发现变化,以免延误病情。

2. 腔内血管治疗　标准的开放修手术已经逐渐被血管内介入技术等微侵袭手段所取代,主要表现如下几个方面:四肢血管损伤的重建应在黄金时间（6~8小时）内完成,若超过6~8小时,截肢率会大幅度升高;超过12小时血管重建疗效锐减。实践证明,这是一种安全有效的手术辅助措施,可使复杂手术简单化,大大地提高大血管损伤救治成功率,同时也减少了术中失血量与输血量:①非轴向动脉（例如股深动脉、腘动脉）或者多分支的动脉（例如胫动脉）损伤或其损伤导致的创伤性动脉瘤、动静脉瘘可考虑经导管栓塞治疗;通常选用暂时性栓塞剂吸收性明胶海绵颗粒或永久性栓塞材料弹簧圈;弹簧圈尺寸选择必须与靶血管相匹配,弹簧圈太大不能成形,太小会到达靶血管远端而收不到治疗效果,均会造成其他非靶血管栓塞;谨慎的操作技巧及微导管和微弹簧圈可减少异位栓塞的发生;导管栓塞治疗动脉损伤成功率为85%~100%;可脱性球囊技术是通过导管把特制的球囊送入目标动脉,再注入适量充填剂,使球囊充盈,而后解脱球囊以达到栓塞治疗目的;②某些重要的动脉损伤可应用支架置入代替手术治疗,其中支架包括裸血管支架和覆膜血管支架。最近有许多研究表明,裸血管支架尤其是覆膜血管支架,能得到成功;覆膜血管支架同时可以遮盖血管的破裂口,迅速恢复血流,适合于血管穿透伤、钝挫伤、动静脉瘘、假性动脉瘤等。

3. **手术治疗**　尽量重建肢体血供,避免单纯动脉结扎术,减少截肢率和术后并发症。消毒范围包括对侧肢体,以备取自体静脉。采用沿受伤血管上的纵切口,近远端超过受伤部位达正常组织。超越关节的切口应取 S 形,以免日后瘢痕收缩影响关节功能。

显露受伤部位血管前应显露受伤血管的近心端、远心端,用无损伤血管钳控制血流。特殊部位受伤血管(如腋动脉或锁骨下动脉)近端血流不易控制,从肢体远端动脉置入导鞘,在荧屏监视下,把气囊导管放置在受伤血管近端,充起球囊可暂时阻断血流。

显露股动脉时在阔筋膜表面有股神经前皮支,动脉前方有隐神经,后方有股静脉,注意勿损伤。

膝后方入路适用于单纯腘动脉损伤,合并有其他部位损伤时可用膝内侧方入路,便于处理其他部位损伤和管理呼吸循环。

沿上臂肱二头肌内侧缘切口显露肱动脉,显露肱二头肌并把该肌肉拉向外侧,在肱二头肌内侧沟处显露肱动脉。切断肘关节的肱二头肌腱膜,显露远端肱动脉。沿动脉鞘向上剪开腱膜,进一步暴露近端肱动脉。

血管清创,根据损伤程度选择动脉侧壁缝合、补片移植、端-端吻合、间置血管移植或动脉旁路等方法。移植物首选自体静脉,取未受伤肢体大隐静脉,通畅率高。当自体静脉不可得、不够长或与损伤血管明显不匹配时,选用人工血管,常用材料为膨体聚四氟乙烯(ePTFE)。人工血管用于膝上动脉重建时,通畅率可与自体静脉媲美,用于膝下动脉重建通畅率差。局部受伤或污染严重软组织大量缺如,可行解剖外动脉旁路术。

吻合损伤血管前,用 Fogarty 导管取尽近、远端损伤动脉内的血栓。不能过度充盈导管球囊,以免损伤血管内膜,导致血栓形成。用稀肝素盐水冲洗远端血管腔。用 5-0 或 6-0 无损伤血管缝线缝合血管,人工血管吻合后应无张力、无扭曲、无狭窄。术中应用肝素、向远端动脉床灌注尿激酶等药物,改善肢体循环。用有生机的软组织覆盖血管,如软组织大量缺如,可用转移肌皮瓣覆盖。

术中合并骨折应先固定,再行动脉重建。合并神经损伤,应尽量一期修复。可以采用临时腔内转流,

解决神经等组织缺血。从容清创、骨折固定、神经修复等,然后动脉重建。术中彩超或动脉造影评价远端输出道,及时处理残留血栓、动脉痉挛等问题。

(二)颈部动脉损伤

1. **非手术治疗**　颈动脉小内膜损伤不影响血流,可以采用保守治疗。钝性颈动脉损伤引起动脉夹层、血栓形成,采用抗凝治疗。早期全身肝素化,随后 3~6 个月口服华法林。抗凝治疗注意其他组织器官出血倾向。颈动脉夹层经保守治疗后有约 62% 病例恢复正常,29% 发展成假性动脉瘤,少数病例后期颈动脉严重狭窄。采用彩超、SCTA、MRA 或动脉造影长期随访。后期形成的假性动脉瘤、动静脉瘘等采用手术或腔内治疗。

2. **腔内治疗**　颈动脉造影诊断动脉损伤敏感性和特异性高,安全性逐步提高。临床表现结合 CTA 或 MRA 怀疑颈动脉损伤时,行颈动脉造影,发现异常,同时行腔内治疗。腔内治疗策略尤其适用于 Ⅰ 区和 Ⅲ 区颈动脉损伤。该区传统手术损伤大、近远端血管不容易控制。通过股动脉置入带膜支架治疗动静脉瘘、假性动脉瘤等。通过股动脉行颈动脉或颈静脉栓塞术治疗颅底出血。腔内治疗手术时间短、创伤小,对复杂颈部血管损伤患者有时是挽救生命的最恰当策略。

3. **手术治疗**　颈部分成三区:①Ⅰ区:自胸骨角到锁骨上 1cm;②Ⅱ区:自锁骨头上 1cm 到下颌角;③Ⅲ区:自下颌角到颅底。Ⅰ区和 Ⅲ区颈动脉损伤处理困难。Ⅰ区颈动脉损伤常需劈开胸骨,Ⅲ区损伤暴露困难,常需分离二腹肌后腹、下颌关节半脱位或下颌支切除。

快速增大的血肿压迫气管需紧急插管,以免血肿压迫气管引起插管困难。颅底出血、或生命体征不稳定的病例,可用 Fogarty 取栓导管或 Foley 导尿管的球囊压迫止血。采用球囊等措施压迫止血。可以挽救生命,但有脑缺血可能。

(1)**Ⅰ区及主动脉弓大血管损伤**:Ⅰ区颈动脉损伤单纯颈部切口不易控制近端血流,需加做胸部切口。胸骨劈开的正中切口适于暴露主动脉弓、无名动脉、右锁骨下动脉起始部和双侧颈总动脉。也可暴露上腔静脉和头臂干静脉,但不适用暴露左锁骨下动脉。胸骨正中切口向上延伸至颈部纵切口或沿胸锁乳突肌前缘切口,能良好暴露右锁骨下动脉和颈总动脉远端。左锁骨下动脉起始部在主动脉弓后方,常规胸骨正中切口不能充分暴露,近端阻断可通过左前胸第 3 或第 4 肋间。也可以选锁骨上方切口,从锁骨中点至颈中线,切断胸锁乳突肌、胸骨舌骨肌和胸骨甲状肌,暴露前斜角肌。将颈内静脉向内侧牵开,暴露

锁骨下动脉。

（2）Ⅱ区颈动脉损伤：采用胸锁乳突肌前缘切口，上下尽量超过损伤部位。暴露颈动脉鞘，游离损伤颈动脉的近远端并阻断，阻断近远端颈动脉前尽量不要打开血肿。紧急情况下可压迫出血点并快速游离颈动脉近远端，以阻断血流。血管修复除直接修复、补片血管成形术、间置大隐静脉或人工血管移植术外，还可把颈外动脉近端与颈内动脉远端吻合，结扎颈外动脉远端和颈内动脉近端。术中测颈动脉残端压，如颈内动脉残端压力大于40kPa（30mmHg），说明颅内侧支循环较充分，阻断一侧颈内动脉血流不至于造成脑缺血。如颈内动脉残端压力小于30mmHg，阻断一侧颈内动脉血流时，可能造成脑缺血，术中应用转流。颈动脉体在颈动脉分叉处，操作应轻柔，必要时在颈动脉体内局部注射1%利多卡因。左侧颈根部解剖时，应避免损伤胸导管。胸导管在左侧颈根部汇入颈静脉角。

（3）颈Ⅲ区动脉损伤：颈Ⅲ区颈内动脉接近颅底，远端颈动脉血流不易控制。可在损伤近端的颈动脉上做小切口，插入Fogarty导管至损伤远端的颈内动脉，充起气囊，阻断远端动脉血流。3天后取出球囊，出血一般可以停止，避免术中发生灾难性的后果。该方法适于紧急情况，有脑缺血可能。

（4）椎动脉损伤：椎孔内的椎动脉损伤处理困难，虽有一些方法描述暴露椎动脉，实际效果并不理想。术中遇到快速、大量的椎动脉出血，不要试图费时、费力地暴露颈动脉，骨蜡填塞可能是最简单有效的方法。

吻合血管前，取出近远端血管内的血栓。颈动脉Fogarty导管取栓时，远端尽量不要进入颅内，以免引起严重颅内并发症。术中避免损伤神经。迷走神经在颈动脉鞘内；颈交感干在颈动脉鞘内后方；舌下神经横行于颈内、外动脉浅面，在颈内外动脉分叉上方1~2cm处；膈神经在前斜角肌表面从外上方走向内下方。颈部外伤时解剖结构紊乱，更应仔细辨认，避免误伤。

（三）胸主动脉损伤

1. 非手术和腔内治疗 快速出血的胸主动脉损伤多数患者死在现场。钝性胸主动脉损伤导致主动脉夹层、假性动脉瘤、动静脉瘘，有短暂的窗口期，有腔内人工血管置入术的可能性。患者创伤严重、循环不稳定，传统手术死亡率高，由于组织水肿，较脆弱，在手术过程中，直接应用手术可能有一定难度，且很难重建血管；暂时应用球囊导管可达控制出血的目的，为进一步血管重建赢得宝贵时间，尽量创造条件采用腔内血管治疗。

2. 手术治疗 术前准备：①建立快速有效输液通道，备足血源，适当复苏；②气管插管辅助呼吸，选用双腔气管插管以利于胸主动脉暴露；③建立快速有效的静脉通路，考虑静脉损伤的可能性；④预防空气栓塞：正压通气后任何心律失常或突然的血压下降，应考虑体循环空气栓塞；⑤备足手术器械、协调手术团队。包括麻醉、体外循环、患者管理等。

胸骨正中切口适用于头臂干、升主动脉、主动脉弓、肺动脉等，切口向上延伸至胸锁乳突肌前缘可暴露右锁骨下动脉、颈总动脉和椎动脉，向左上延伸暴露左锁骨下动脉有一定困难，如把左肩关节后转，肩胛骨前抬，则可通过此前路暴露左锁骨下动脉起始部。第4~7肋间后外侧切口适用暴露一侧胸腔。经左第4肋前外侧开胸，暴露胸主动脉峡部等。

术中避免误伤迷走神经和奇静脉。迷走神经沿胸主动脉前方下行，分出喉返神经后在食管前方、肺动脉后方下行。胸主动脉外侧有半奇静脉上行，在胸主动脉后方相当于第8肋间高度与奇静脉汇合。开胸时避免过度撑开肋骨，引起后肋骨折、肋间动脉出血。

术中尽量缩短主动脉阻断时间，预防脊髓缺血。采用术中转流、降低脑脊液压力、低温和监测躯体运动或感觉诱发电位等措施，降低脊髓缺血发生率。尽快完成手术是降低截瘫发生率的重要措施。多数需要间置人工血管修复胸主动脉损伤，常用Dacron，根据宿主血管直径选择人工血管，长度一般不超过10cm。胸腔引流管不应与人工血管直接接触。

（四）腹主动脉损伤

1. 非手术和腔内治疗 腹主动脉损伤多为复合伤，单纯血管损伤较少见。血流动力学稳定的患者，术前CTA或MRA明确血管损伤类型。手术探查治疗肝脾破裂、胃肠损伤等。主动脉夹层、动静脉瘘、假性动脉瘤等血流动力学较稳定的患者，尽量采用置入支架、血管栓塞等方法修复血管损伤。

2. 手术治疗 紧急止血可采用器械、手指或纱布压迫止血，腔内球囊导管阻断等。消毒范围自双乳连线至膝。麻醉诱导前即应消毒铺巾，以防麻醉引起血压突然下降，加重休克。常用腹部正中切口，上自剑突到耻骨联合上缘。胸腹联合切口为腹正中切口加左侧第6肋间开胸，用于腹腔干附近的腹主动脉损伤。

至少四种方法显露腹主动脉，前两种方法常用于紧急控制近端血流：①显露膈肌裂孔处腹主动脉：正中切口加左侧第6肋间开胸，向食管裂孔方向切开膈肌，将食管胃底贲门连同胰腺向右侧游离，切开膈脚，暴露腹主动脉；②显露腹腔干处腹主动脉：腹部正中切口切开小网膜，把胃牵向左方，切断左右膈脚即可；也可打开脾脏外侧腹膜，把脾脏、胰体尾和胃翻向右侧即可显露;③全程腹主动脉:腹部正中切口将小肠推向右侧,打开脾上缘后腹膜,将脾脏、胃、胰腺、左肾和结肠脾曲翻向右侧即可显露膈下到分叉的腹主动脉;④经腹显露腹主动脉:分离横结肠系膜,将小肠推向右侧,打开后腹膜,显露左肾静脉,稍加分离即可暴露左肾动脉,显露肾下腹主动脉。如事先阻断钳在腹腔干以上的腹主动脉或胸主动脉,此时可把阻断钳调整在肾动脉以下。沿血管壁切开后腹膜,显露腹主动脉。远端应注意勿损伤右髂动脉下方的左髂静脉和输尿管。

探查处理复合伤。腹部血管损伤常合并肝脾破裂、胃肠穿孔、胰腺损伤等。出血控制后,先控制污染源。大量结肠污染致移植物感染的可能性大。清创后,行腋-股动脉旁路术重建腹主动脉。修复肠损伤后,尽量不要打开后腹膜,如患者生命体征平稳,争取血管腔内方法修复腹主动脉损伤。肝脾破裂、少量小肠液污染,创面充分清洗后,可行原位动脉重建。移植物多采用人工血管,根据宿主血管直径,选择人工血管型号。注意腹腔干、肠系膜上动脉和肾动脉血供,如有损伤、及时重建。可将腹腔干、肠系膜上动脉和右肾动脉修成共同开口的补片,移植到人工血管上,单独重建左肾动脉。

术中尽可能保持肾脏灌注,从术中即开始保护肾功能,预防肾衰竭和内脏动脉缺血等严重并发症。

对严重复合伤,果断应用损伤控制术。如腹内张力大无法直接缝合伤口,用腹膜透析袋等材料临时关闭切口,降低腹内压力,及时观察小肠血供,预防腹腔室隔综合征。延期缝合伤口。

对于急性动脉闭合性损伤介入治疗的适应证尚需符合:①血压相对平稳或经补液后能纠正;②非完全性横断,导丝能经过损伤处,远端有流出道。禁忌证包括:长段的动脉损伤、动脉横断性及亚横断性损伤。对于未成年患者、血管内径较细以及跨关节病变,选用支架腔内修复技术也应慎重。支架置入可以达到满意的近期效果,其远期效果如何还有待于进一步的随访观察。

(五)下腔静脉损伤

死亡率高,尤其肝后、肾上和髂血管分叉的腔静脉段。肾下腔静脉可采用侧壁修复或结扎,单纯结扎肾上腔静脉死亡率高。腔静脉后壁损伤可以切开静脉前壁,直视下修复静脉后壁,再缝合静脉前壁。肝后腔静脉损伤诊断、暴露困难。术中明确出血部位后,患者常已大量出血,不能继续耐受手术创伤。直接修复肝后腔静脉损伤手术复杂、希望渺小。腔房转流等手术,需要两组医师同时工作,时间长、创伤大,死亡率高,实际应用价值值得探讨。这种低压的静脉损伤,填塞止血,有时是唯一可行的治疗措施。挽救生命后,如有必要,创造机会行腔内血管修复术。

(范隆华)

第三节 骨筋膜室综合征

骨筋膜室综合征是指各种原因造成的肢体创伤,导致筋膜室内压力升高,阻断筋膜室内组织微循环而引发的一系列症状和体征。最常见于四肢创伤后。因筋膜室内肌肉和神经的长时间缺血后会导致肌肉坏死及神经功能障碍。造成肢体严重的不可逆损伤。血管外科主要见于下肢动脉取栓术后引起的下肢肿胀导致的筋膜室的压力增高,晚期主要表现为5P症状,包括疼痛、苍白、感觉异常、麻痹和无脉。良好的治疗效果依赖于早期的诊断及治疗。诊断主要指临床表现及包括骨筋膜室内压力的测定,血清肌酶的测定,血氧饱和度的测定及多普勒超声的检查。治疗主要包括保守治疗,主要适用于轻症患者以消肿为主,包括甘露醇,七叶皂苷钠及激素的使用等。当保守治疗效果不明显时,为最大限度保留患肢功能,可采取手术治疗。主要原则以切开减压为主,切开减压要求及时,正确,彻底。包括足够长的切口以及切到深筋膜以保证减压效果。

(范隆华)

第四十二章

急性肢体缺血

急性肢体缺血是指短期内肢体动脉供血障碍导致肢体缺血状态,多见于急性动脉栓塞,动脉硬化急性血栓形成,主动脉夹层分离累及肢体动脉,急性动脉血栓形成等,以动脉栓塞最为常见。

急性动脉栓塞是指源于心脏或近侧动脉壁的血栓或动脉硬化性斑块脱落,顺血流方向堵塞远端动脉管腔,造成肢体缺血的病理过程。既往动脉栓塞的主要病因为风湿性心脏瓣膜的血栓脱落而致,目前的主要原因是动脉硬化性心脏病,导致心房颤动和心肌梗死,心脏附壁血栓脱落或动脉硬化性斑块脱落。肢体动脉栓塞时,出现肢体苍白、疼痛、无脉、运动和感觉障碍。下肢动脉栓塞较上肢动脉常见,且易造成下肢缺血、坏疽。随着目前人均寿命的延长,急性动脉栓塞的发病率也逐渐增高。尽管手术方法、术后护理、监护和支持手段等医疗措施增强,由于患者平均年龄增加和伴发疾病复杂,该病仍有较高的病死率和致残率。

【病因】

血栓的来源非常广泛,包括:

1. 心源性血栓　心源性血栓目前仍是动脉栓塞的最主要原因,占所有病例的80%~90%。在过去50年中,心脏疾病谱发生显著变化,由风湿性心脏病为主渐向动脉硬化性心脏病转换。过去血栓主要来源于风湿性心瓣膜病的附壁血栓,而今动脉硬化性心脏病引起房颤或心肌梗死,心房或心室附壁血栓脱落是主要原因。动脉硬化性心脏病占心源性血栓来源的70%~80%,而风湿性心瓣膜病变占20%~30%。

(1) 心房颤动:是心源性血栓的主要原因。房颤患者血栓常在左心耳内形成,普通心脏超声难以探及此处血栓,食管超声也不易准确探及此处血栓。动脉硬化是房颤的主要致病因素,这也解释在风湿性心瓣膜病变日渐减少的情况下,动脉栓塞仍常见。

(2) 心肌梗死:是仅次于房颤的心源性致病因素。心肌梗死致心肌纤维化,室壁瘤形成,导致心脏附壁血栓。Panetta及同事报道400例外周动脉栓塞病例中,心肌梗死占20%。前壁心肌梗死易致左室附壁血栓。5%左室附壁血栓病例发生动脉栓塞。

(3) 人工心瓣膜:人工机械瓣膜置换术的患者,抗凝不充分或因种种原因停止抗凝后,常发生血栓。血栓常发生在人工瓣膜缝线周围,或在血流较慢的瓣叶交界处。

(4) 其他心源性血栓来源:心房黏液瘤、细菌或真菌性心内膜炎等是少见的心源性血栓致病因素。在没有风湿性和动脉硬化心脏病的年轻动脉栓塞患者,需警惕感染性心内膜炎可能。取出血栓做病理检查,当血栓中发现白细胞和细菌时,更应高度怀疑有该病可能。

2. 非心源性血栓　非心源性血栓占动脉栓塞原因的5%~10%。

(1) 血管源性:①近端血管的动脉硬化性斑块脱落,动脉瘤如主髂动脉瘤、股动脉瘤、腘动脉瘤或锁骨下动脉瘤的附壁血栓脱落引起肢端动脉栓塞;②反常栓塞:常发生在肺动脉栓塞后,肺动脉高压引起右心室向左心室的反流,静脉系统的血栓从右心跨过开放的卵圆孔到达左心,引起动脉栓塞。

(2) 外源性:非心源性肿瘤或其他外源性物质进入血管系统,常见原发性或转移性肺恶性肿瘤,易侵犯肺血管床和心脏。心脏、血管手术及腔内血管诊断治疗,大大增加医源性动脉栓塞比例。Sharma报道45%动脉硬化性斑块栓塞是医源性,其中85%发生在腹主动脉、髂动脉或股动脉造影时,约15%发生在手术中。应用抗血小板聚集的药物,可降低血管造影时动脉栓塞发生率。

(3) 隐匿性:占5%~10%。虽然随着诊断技术不断改进,但有些急性栓塞仍找不到确切病因。有时急性动脉栓塞和血栓形成不易鉴别。在特殊人群如恶性肿瘤患者,应考虑高凝状态。

【病理解剖和病理生理】

急性动脉栓塞造成病理变化包括局部变化(栓塞动脉及受累肢体的变化)和全身变化(血流动力学变化和组织缺血、缺氧所致代谢变化)。

1. 栓塞部位　肢体动脉栓塞占所有病例70%~80%。下肢动脉栓塞病例5倍于上肢动脉栓塞。另有约20%动脉栓塞病例累及脑血管,约10%累及内脏动脉。有时合并多个部位栓塞。急性动脉栓塞易发生在动脉分叉部位,股动脉分叉最常见,占35%~50%。腘动脉分叉处次之。

2. 动脉栓塞局部变化　血栓停留在动脉分叉部位,阻断动脉血流引起肢体严重缺血。下述三方面机制更加重肢体缺血:①动脉血栓蔓延,血栓远端常易出现继发血栓,更加重缺血。早期积极抗凝治疗,可预防血栓蔓延;②局部代谢产物聚集,组织水肿,引起骨筋膜室综合征;③细胞水肿,引起小动脉、小静脉和毛细血管管腔严重狭窄和闭塞,加重组织缺血和静脉回流障碍。

3. 动脉栓塞的全身变化

(1) 肾功能损害:动脉栓塞病例常伴有全身性疾病。Haimovici报道血供建立后,1/3病例死于代谢相关并发症。再灌注损伤三联症为:外周肌肉坏死、肌红蛋白症和肌红蛋白尿,可引起急性肾衰竭。

(2) 代谢产物聚集,引起全身变化:高钾血症、高乳酸血症、肌红蛋白症和细胞酶如SGOT升高,提示横纹肌缺血溶解。当患肢血供建立后,这些积聚在缺血肢体的代谢产物可突然释放入全身血液循环中,造成严重酸中毒、高钾血症和肌红蛋白尿。

【临床表现】

急性动脉栓塞的临床表现很大程度上取决于动脉栓塞的部位及局部侧支循环的情况。如果股总、股浅和股深动脉同时栓塞,局部侧支循环未及时建立,极易导致肢体坏疽。既往有下肢慢性缺血的动脉硬化患者,下肢侧支循环已逐渐建立,发生下肢动脉栓塞时,可能仅表现为间歇性跛行加重。急性动脉栓塞典型的临床表现可归纳为6P征:无脉(pulselessness)、苍白(pallor)、疼痛(pain)、肢体发冷(coolness,poikilothermia)、感觉障碍(paresthesia)和运动障碍(paralysis)。正常肢端脉搏突然消失提示急性动脉栓塞而非动脉硬化基础上急性血栓形成。然而既往肢端动脉搏动资料常不能详细得到,此时除仔细询问病史外,对侧肢端动脉搏动常提供有效对比。如对侧肢端动脉搏动正常,往往提示动脉栓塞。肢体皮温降低平面常低于动脉栓塞平面。如股动脉栓塞时,大腿下部皮温降低,动脉栓塞时小腿皮温变凉。肢体缺血性疼痛剧烈而持久,疼痛主要发生在低于栓塞动脉平面的肌肉组织。如股动脉栓塞,疼痛由肢体远端的足趾很快波及小腿及大腿肌肉。动脉栓塞后期,组织缺血加重而疼痛减轻,常提示病情加重,患者有截肢(截趾)危险。感觉变化是神经缺血结果,偶尔可成为首发症状而掩盖疼痛,感觉障碍平面常低于动脉栓塞的部位。动脉栓塞的皮肤苍白呈蜡样,后期青紫并呈现大理石样花斑。如不作处理,皮肤最终坏死脱落。运动障碍开始是神经缺血结果,后期是肌肉缺血坏死造成。是判断肢体缺血程度有效指标。肌肉强直、木质样坚硬,提示肌肉不可逆缺血。完全性运动障碍是神经肌肉严重缺血造成,此时虽重建血供,肢体常遗有功能障碍,并且术后坏死组织及毒素大量入血造成机体代谢变化,威胁患者生命。

【诊断】

根据病史和典型6P临床表现,常可做出诊断。临床诊断尚需判断肢体缺血准确部位及严重程度。

1. 动脉栓塞定位诊断　根据体检四肢动脉触诊,可初步判断动脉栓塞部位(表42-1)。

表42-1　动脉栓塞定位表

下肢动脉	栓塞部位 股动脉	腘动脉	足背或胫 后动脉
主-髂动脉及以下	-	-	-
股动脉及以下	+	-	-
小腿动脉	+	+	-

上肢动脉	腋动脉	肱动脉	桡动脉或尺动脉
锁骨下动脉及 以下	-	-	-
腋动脉及以下	+	+	-
桡、尺动脉	+	+	-

2. 动脉栓塞的严重程度　临床表现结合超声多普勒听诊,可把肢体缺血严重程度分成四级:Ⅰ级为轻度缺血,药物治疗常取得较好疗效;Ⅱ级为肢体活力受到威胁需尽快治疗;Ⅲ级为肢体活力受到威胁需立即治疗;Ⅳ级常伴有肢体坏疽而需行截肢术。

3. 辅助检查

(1) 多普勒超声节段性测压:判断肢体动脉缺血严重程度。除听诊动脉搏动外,静脉回流声也需仔细辨听。多数严重肢体缺血病例动静脉超声听诊均寂然,踝肱指数小于0.3,且踝部血压低于30mmHg。节段性测压包括膝下、膝上和高位大腿,如邻近平面的血压相差30mmHg,提示近端闭塞。

(2) 彩超:准确定位肢体动脉栓塞部位,测动脉内径、血流速度及阻力指数等指标,判断肢体缺血严重程度及间接判断侧支循环情况。彩超成像因仪器受限,仅能提供局灶图像,不能提供肢体缺血动脉全貌,且精确的彩超检查费时、费力,并受检测者经验的影响。

(3) 动脉造影:是诊断肢体缺血的黄金标准。动脉造影范围应包括腹主动脉、髂动脉到踝关节。动脉栓塞的典型表现是在其他部位相对正常的血管中,血管连续性突然中断,并有弯曲或新月形充盈缺损。周围侧支循环少,发病部位常在动脉分叉处。原因不明的动脉栓塞,均提倡行动脉造影,指导治疗方案。

4. 其他　低血容量休克、神经系统疾病和骨科疾病有时也常需与急性动脉栓塞相鉴别。

【治疗】

1900 年第 1 例手术切除血栓成功。之后手术直接切开动脉取栓,动脉冲洗、导管吸引等多种方法相继应用于临床,有一定疗效。但手术切除血栓继发血管内膜损伤,导致继发血栓形成,治疗效果差。肝素的应用,能大大减少继发血栓的形成。1963 年,Fogarty 导管的应用是治疗急性动脉栓塞的划时代进步。Fogarty 及其同事提出应用气囊导管,通过表浅部位的动脉切口,取出栓塞部位近、远端的血栓。此方法对血管内膜损伤很小,被迅速广泛应用于临床并沿用至今,取得显著疗效。近年来手术结合腔内血管外科技术治疗急性动脉栓塞,是动脉栓塞治疗史上的又一进步。导引钢丝指导下导管取栓术、腔内溶栓术、腔内超声消溶术、经皮穿刺血栓取出术等方法,均在不断探索完善中。

尽管手术技术、麻醉及监护水平不断提高,急性动脉栓塞仍有较高死亡率,平均 10% ~ 25%。死亡的危险并非来自动脉缺血,而是源于患者高龄(急性动脉栓塞的患者平均年龄比 50 年前增加 20 岁)、伴发的动脉硬化性心、脑血管疾病和糖尿病等内科高危因素。

1. 非手术治疗　非手术治疗是手术治疗的有效辅助方法。适用于:伴发严重心、脑血管等疾病,不能耐受手术者;腘动脉远端小腿动脉栓塞且间跛距离大于 100m 以上;栓塞时间超过 1 周且无明显症状者。非手术治疗的方法包括:

(1) 一般治疗:患肢减少活动,体位低于心脏平面 15°~ 20°,以利动脉血流入肢体。患肢注意保暖,最好室内有恒温,禁止热敷(即使温度不高也易造成烫伤,并加重组织代谢)。禁止冷敷,以免患肢血管收缩,动脉血流减少。并注意观察生命体征,维持水电解质酸碱平衡。疼痛剧烈时可予对症处理。

(2) 抗凝治疗:可防止栓塞动脉内继发血栓形成、心房内附壁血栓生成发展以及深静脉血栓形成。急性期常用肝素,或低分子量肝素。监测凝血酶原时

间,一般控制在 20 秒以内。控制高血压,以免引起脑出血等严重并发症。慢性期可用双香豆素衍生物如华法林,维持治疗 6 ~ 12 个月,并监测凝血酶原时间。抗凝治疗主要并发症是出血,常见皮下淤血、创口渗血或血肿,消化道或泌尿道出血,甚至脑出血。肝素可用鱼精蛋白对抗,一般鱼精蛋白 1mg 对抗肝素 1mg,肝素在体内半衰期短,注射肝素后间隔时间越长,所需鱼精蛋白剂量越小。如继续出血,可输新鲜血或血浆及凝血酶原复合物,应用香豆素类衍生物抗凝者,可肌注或静滴维生素 K 10 ~ 50mg。

(3) 溶栓治疗:在发病早期用药疗效较好。发病后期用药,血栓机化,溶栓疗效差。常用药物为尿激酶每次 25 万 U,2 次/日,外周静脉注入,或应用链激酶和 t-PA。

(4) 祛聚治疗:抑制血小板黏附、聚集,常用药物有阿司匹林、硫酸氢氯吡格雷、低分子右旋糖酐、前列环素、复方丹参等。可单独使用或两种药物合用(如低分子右旋糖酐合用复方丹参等)。抗血小板疗法的出血作用少见,对抗凝或溶栓疗法有禁忌时,可酌情选用抗血小板疗法。可监测血小板计数,出凝血时间,有条件可行血栓弹力图检查,判断体内血小板数量及功能。

(5) 扩血管疗法:直接或间接作用于周围血管而增加血流。血管扩张药在治疗血管痉挛性疾病比治疗血管壁结构改变而引起的缺血性疾病更为有效。近来,许多新的扩血管药物如前列腺素 E_1、前列环素等应用于临床,并取得一些疗效。也可用交感神经阻滞或硬脊膜外麻醉,解除动脉痉挛,促进侧支循环建立。

(6) 其他:高压氧舱可增加血氧分压及血氧饱和度,一定程度上改善肢体缺血。

2. 手术治疗

(1) 手术适应证:经确诊的发生于腘动脉以上的急性动脉栓塞,均应行动脉切开取栓术,除非患者濒临死亡或肢体已坏死。手术应尽早实施,而不应浪费时间于检查,手术能在有造影条件下进行最好。

(2) 术前准备:应按急诊手术争分夺秒,确诊后应立即送手术室,尽早解除肢体缺血,而不必浪费时间于检查。术前准备包括:①术前心电图:了解心脏情况并尽可能改善心功能;②术前血、尿常规,肝肾功能;③术前血电解质和血气分析,尽量纠正电解质和酸碱平衡紊乱,低钾血症时补钾不宜过多、过快,以防血流恢复后,坏死组织及代谢产物大量入血造成代谢性酸中毒和高钾血症;④检查凝血酶原时间、出凝血时间、纤维蛋白原;⑤术前静脉推注肝素 20mg,以防继发血栓形成和(或)蔓延。

（3）麻醉：硬膜外麻醉比较理想，但腰麻，甚至局麻也可以接受。

（4）手术方法：一般均行股动脉切开取栓，近端和远端的血栓都能通过 Fogarty 导管取出。在控制好股总动脉近远端后，给予静脉肝素化，参考剂量为 0.5~1mg/kg。动脉可纵行或横行切开，一般先取远端血栓，用 4F 或 3F 取栓导管向下，尽可能地插入远端动脉，充盈球囊后回抽导管取出血栓，可多次反复取栓以求完全取出血栓，直至回血良好。如股动脉近端有血栓，可同法应用 5F 或 6F 取栓导管，进入 30cm 左右即可到达肾下腹主动脉，反复取栓并确认取出白色血栓头，近端喷血良好。用无损伤缝线缝合动脉切开处。术中可向远端动脉灌注尿激酶。以冲洗导管向远端动脉灌注尿激酶 25 万~50 万 U，溶解残留在细小分支内或微循环内的血栓。有造影条件可立即行股动脉穿刺造影，了解远端血管通畅情况。如为主动脉骑跨栓，应同时解剖暴露双侧股动脉。

上肢急性动脉栓塞可行肱动脉切开取栓术。

手术中可能遇到的问题和解决方法：

1）主动脉取栓：急性腹主动脉骑跨栓塞病例病情危急，双侧股动脉取栓成功后，再灌注损伤对患者危害大。堆积代谢产物突然大量入血，导致代谢性酸中毒、高钾血症、急性肾衰竭、循环衰竭等，危及患者生命。故腹主动脉骑跨栓塞时，从术前、术中即应监测患者生命体征、电解质和酸碱平衡，及时纠正已存在和即将发生的酸碱平衡和电解质紊乱。保持充足血容量，维持血压稳定，以保护心、肾功能，促进代谢产物排泄。

2）近端髂股动脉或腹主动脉下段取栓：应注意观察对侧肢体血供。腹主动脉骑跨栓塞采用双侧股动脉切开取栓，同时观察双侧下肢血供。有时一侧髂股动脉取栓时，血栓会落入对侧髂股动脉，尤其当腹主动脉下段有动脉硬化性病变时。动脉硬化性斑块或附壁血栓很有可能脱落，造成对侧下肢栓塞。术前应想到发生对侧肢体栓塞可能，及时发现并行对侧股动脉切开取栓。

3）取栓后近端喷血差：①取栓导管是否插到血管夹层里，在动脉硬化病例中尤易发生这种情况；②怀疑引起下肢动脉缺血的原因是否为主动脉夹层分离，此时股动脉近端不能取出血栓或仅取出少量与缺血症状不符的血栓。一时喷血良好，稍候喷血消失。此时可考虑行腋-股或股-股动脉旁路，解决下肢急性缺血。

4）气囊导管直径选择：髂股动脉取栓一般选用 5F 或 6F 取栓导管，股动脉或腘肱动脉用 4F，股深动脉或动脉用 3F 或 4F，膝下动脉或尺动脉、桡动脉用 3F。气囊过大易损伤血管内膜或引起血管夹层，过小气囊导致血栓破碎，引起末梢动脉栓塞，加重肢体缺血。

5）避免意外损伤：①避免暴力取栓，取栓导管上表明的球囊容积在取栓过程中并非一成不变，根据阻力和血管管径不断调整；②血管成角或缠结影响取栓导管通过，可多次轻柔地试插导管、改变关节角度、弯曲导管头端或旋转插管；③警惕进入血管的导管长度和阻力，避免血管穿孔。血管穿孔常发生在动脉分叉处，轻柔插入导管是减少血管穿孔的有效手段。

6）评价血栓残留：近端喷血佳、远端回血良好提示取栓充分。有时患者肢体侧支循环不丰富，即使取净血栓，回血也不理想，可通过以下方法评价：①检查取出的血栓：血栓头圆润提示取栓完全。尖锐、破碎的血栓提示可能有血栓残留；②患肢体检：远端动脉搏动恢复，皮温暖，皮色红，提示取栓完全；③术中动脉造影：常规动脉造影提示取栓术后有约 30%~40% 血栓残留。比例虽高，有相当部分是分支残留，对患肢血供影响不大，血管造影应结合临床表现综合评价。

（5）手术疗效：急性腹主动脉骑跨栓塞的死亡率高，约 20%~30%。多数情况下可成功取出动脉血栓，死亡率仍有约 10%~25%。死亡率高是由于患者本身存在的心脏病、肾功能不全等内科疾病。加以取栓成功后，代谢产物急剧入血对患者全身情况的影响，而非单纯手术创伤所致。患者高龄也是死亡率高的重要危险因素。

（6）手术后处理：

1）检查肢体血供恢复情况：远侧动脉搏动恢复为手术成功指标，有时血管痉挛、循环血容量或动脉硬化等因素，肢体远端动脉搏动不能触及，应综合判断。患肢疼痛、皮温平面、皮色改变，动脉搏动，感觉平面以及足趾、踝关节、膝关节活动，毛细血管充盈时间，踝部大隐静脉充盈程度，术前、术后加以对比。如术后肢体缺血症状体征不缓解或又出现，提示取栓不成功。找出引起再次栓塞或血栓形成的原因，并加以纠正。如存在缺血再灌注情况，应根据病情再考虑行筋膜切开减压。骨筋膜室综合征局部表现为疼痛，肌肉收缩、关节僵硬。患肢非凹陷性水肿，组织张力高，皮肤晶亮。胫前神经麻痹时表现为足下垂、第 1 趾间感觉障碍。患者可因代谢障碍、氮质血症和疼痛而出现精神症状。主要原因是肢体长时间缺血后，恢复血供产生再灌注损伤，使细胞水肿、组织间隙减少，压迫神经、血管所致。应立即做筋膜切开减压术。根据肌肉水肿范围和术中观察到的组织活力确定筋膜切开减压的范围。

2）全身情况监测：患者往往合并严重心脏疾病，

全身情况的监测是必需的,必要时进重症监护室或请心内科医师会诊共同治疗。

A. 心脏疾病:多数患者有心肌梗死、心律失常等器质性心脏病,伴有不同程度心力衰竭。术后监测心功能,与心内科医师合作,处理房颤、室性期前收缩等心律失常,纠正心力衰竭。对心源性血栓,注意病因治疗,治疗房颤,抗凝,防治心房内附壁血栓蔓延;心肌缺血、心肌梗死患者争取行冠脉造影、PTA 或冠脉搭桥术,改善心肌血供。

B. 纠正水电解质、酸碱平衡紊乱:急性动脉栓塞患者由于高龄、疼痛伴发疾病等原因,常不能正常进食,一般情况差,术前即存在不同程度水电解质和酸碱平衡紊乱,取栓成功肢体恢复血供后,大量缺氧代谢产物入血,导致严重酸中毒、高钾血症,肾衰竭,低血压以至休克,是围术期死亡的主要危险因素。术前、术中和术后监测血电解质、肝肾功能、血气分析、中心静脉压、尿量、心率和血压等指标。适当扩容,予碳酸氢钠或乳酸钠纠正酸中毒,强心、利尿、抗心律失常等措施。术前即着手改善全身情况,术中恢复血流后及时通知麻醉科医师。术后措施是术前、术中措施的延续,提高救治率。

C. 手术后药物应用:除了治疗心脏疾病的药物,术后抗凝是必需的。术后当天起就可应用低分子肝素抗凝。待进食后改为口服双香豆类抗凝药物,最常用为华法林片,并终身抗凝治疗。监测国际标准化指数(INR),使其保持在 2~2.5 之间。对有抗凝禁忌证的患者,可用抗血小板药物如阿司匹林或硫酸氢氯吡格雷替代。

3. 介入溶栓治疗　是手术结合腔内血管外科技术的治疗方法,适用于手术取栓失败或取栓不满意者。同时行造影检查,确定下肢动脉栓塞部位,并置溶栓导管。在术后应用尿激酶等药物直接动脉溶栓,剂量每天可达 100 万单位。也可应用 t-PA,同时全身应用抗凝治疗。在拔出溶栓导管前可再做动脉造影检查,了解治疗的效果。溶栓治疗前后应了解患者有无溶栓治疗禁忌证。发现注射部位出血或血肿,鼻出血或消化道出血等,应立即停药,并输新鲜血或纤维蛋白原,必要时应用纤溶抑制剂。

其他引起急性肢体缺血的疾病包括:

1. 动脉硬化急性血栓形成　患者也可有房颤史,但此类患者急性发病前往往有典型的间歇性跛行史。动脉造影可见多处动脉硬化狭窄,动脉管壁扭曲、僵硬,闭塞部位周围往往有侧支显影。但有时两者在急性缺血情况下很难鉴别,可在有造影条件下取栓,明确诊断。如确是动脉栓塞,可挽救肢体,如为血栓形成,可行造影检查,术中溶栓治疗后再通过介入治疗,应用球囊扩张或支架治疗。

2. 主动脉夹层分离累及下肢血管　动脉夹层分离累及髂股动脉时,可导致单侧肢体急性动脉缺血的临床表现,症状往往与急性动脉栓塞很相像。但此类患者没有房颤史,下肢缺血症状发生前往往有典型的胸背或腰背部疼痛。此类患者取栓术往往不能取得疗效,手术治疗夹层打开真腔能解决下肢缺血,但在下肢急性缺血时可先行股-股动脉旁路术以挽救肢体。

3. 急性动脉血栓形成患者　往往有结缔组织疾病史,应用激素治疗后容易出现肢体动脉急性血栓,此类患者需在纠正原发疾病的基础上,全身抗凝治疗,情况允许时可通过介入溶栓治疗,但效果往往较差。

（杨　珏）

第四十三章

颅外脑血管疾病

第一节 概论、诊断评估、决策和治疗

随着全球社会、经济的发展和人口的老龄化，脑血管病已成为人类死亡的三大原因之一。脑血管病可导致脑卒中，研究数据表明：西方人口中脑卒中的年发病率200/10万，75岁以上男性发病率明显增加，可达1400/10万。中国的脑卒中患者明显高于世界平均水平，数据显示，我国的脑卒中患者目前为700万，其中75%的患者为永久性残疾，根据流行病学趋势分析，到2020年，我国的脑卒中死亡人数将增长3倍。

在所有的卒中患者中缺血性卒中占80%，出血性卒中占20%。缺血性卒中可以进一步分为前循环（颈动脉系）症状和后循环（椎基底动脉系）症状。前循环症状常由来自颈动脉系统的血流受限或栓塞造成。而椎基底系症状则由来自，椎动脉和基底动脉的血流受限或栓塞造成。

颅外脑血管疾病包括颅外颈动脉疾病，主动脉弓部血管病变，椎动脉病变，这些部位都可因动脉狭窄、闭塞或破裂而导致急性脑血流循环障碍，临床上表现为一过性或永久性脑功能障碍的症状和体征，是引起卒中和短暂性脑缺血发作（TIA）的最主要原因。颅外脑血管疾病的主要致病原因是动脉粥样硬化。在西方90%的颅外脑血管病是由于动脉硬化所致。其余10%的病因包括纤维肌发育不良、动脉迂曲、颈动脉夹层、炎性血管病、放射性血管炎、Moyamoya病、多发性动脉炎、过敏性血管炎、创伤性闭塞等。

【颅外动脉硬化引起脑缺血的机制】

1. 栓子脱落栓塞　在颅外动脉系统，粥样斑块形成多发生在颈动脉分叉部，其次为颈内动脉起始段。早期动脉内膜隆起，形成脂纹，由较多的泡沫细胞聚集而成。进展期病理表现为动脉管壁内形成脂纹，使动脉变形，管腔变窄，病变加重。晚期硬化表现为纤维斑块形成，泡沫细胞坏死及细胞外脂质核心形成，病变逐渐加重，并使管腔变窄，细胞外脂质增多，内膜可伴钙化。由于斑块表面的纤维组织过薄或者钙化易碎裂，或斑块内出血等使斑块破裂形成溃疡。溃疡局部可进一步形成附壁血栓，血栓或病灶内的粥样物质进入血液，则引起相关器官的栓塞。

2. 脑血流供应分流　主要是由于在主动脉弓水平的主要动脉严重狭窄或完全闭塞。最常见是锁骨下动脉病变，导致同侧椎动脉逆流，因此发生椎基底动脉功能不全的脑缺血症状。

【颅外脑血管病的临床表现】

颅外脑血管病变引起的症状与程度取决于一系列因素，包括Willis环的状态，已形成侧支血管的数量以及病变累及的范围和程度等。

临床症状按是否遗留神经功能障碍分为：①TIA是一种历时短暂，常反复发作的脑局部供血障碍引起的一过性神经功能障碍，发作历时几分钟，一般24小时内完全恢复，不遗留神经障碍体征。影像学检查无局灶性病变；②可逆性缺血性神经功能障碍（RIND）是指脑缺血症状体征持续超过24小时，但在3周之内完全恢复，不留后遗症；影像学检查有局灶性病变；③缺血性卒中（IS）完全性卒中神经系统功能严重受损，导致永久性神经功能障碍；并具有相应的神经系统症状、体征和影像学特征。

按病变部位分为前循环（颈动脉系）症状和后循环（椎基底动脉系）症状。颈动脉系的典型症状包括：黑蒙（暂时性单眼失明，一侧眼睛出现阴影）以及大脑半球的缺血症状包括：单侧肢体的运动乏力、感觉丧失、语言功能障碍、视野障碍。椎基底动脉缺血症状包括：脑干的症状（发声困难、复视、吞咽困难）、小脑的症状（肢体或步态共济失调）以及伴随的运动、感觉和视力丧失，可以是单侧，也可以是双侧。

【诊断评估】

一套完整的神经系统评估包括仔细的病史询问，

834

判断患者是否存在缺血症状;以及做出初步的定位判断,是属于颈动脉系统症状还是椎基底动脉系统症状。相关的体格检查也有助于进一步定性及定位诊断:①血管听诊:颈部颈动脉血管杂音,锁骨上区,颈后或头后部可闻及椎动脉杂音。三级以上高调收缩-舒张双期杂音提示高度狭窄;②眼底检查可判断有无视网膜动脉栓塞;③局部神经病学检查为出现的神经系统症状做出相应的缺血区域定位。

影像学评估:临床上一旦发现有神经系统症状必须通过一系列脑和颅外脑血管的影像学检查来判断该患者动脉狭窄程度及斑块的稳定性,以及出现的症状与动脉狭窄的关系。常用的影像学评估方法有:B-US、CTA、MRA 和 DSA。通过影像学的评估可以评价脑的解剖及病理情况除外肿瘤和出血;判断卒中是陈旧还是新鲜;可以评价颅外动脉的解剖形态、狭窄度、斑块形态、相关病变,鉴别血管炎还是夹层等,并指导选择治疗方案:药物、腔内还是手术。

1. 多普勒-超声检查 将多普勒血流测定和 B 超的实时成像有机地结合起来,为目前首选的无创性动脉检查手段,具有简便、安全和费用低廉的特点。常用作颈动脉狭窄的首选无创检查方法。粥样斑块形成多发生在颈动脉分叉部,其次为颈内动脉起始段,在超声上可分别表现为扁平斑、软斑、硬斑、斑块内出血、表面溃疡形成。动脉狭窄程度的评估可通过测量狭窄部直径、面积来计算程度。此外狭窄程度与血流速度成正比,因此也可以通过测定狭窄处峰值流速、舒张末期流速及峰值比来评估狭窄程度。超声诊断颈动脉狭窄程度的准确性在 95% 以上,多普勒-超声检查已被广泛地应用于颈动脉狭窄病变的筛选和随访中。但超声检查的不足之处在于:对某些高位颈动脉狭窄的患者,检查有困难;对于高度狭窄的颈动脉,超声检查常常不能区分是慢血流还是阻塞,有可能夸大狭窄程度,有假阳性;超声的图像与 CTA 和 MRA 比较,空间分辨率和对比分辨率仍然有限;超声图像的显示和判断还与操作者技巧有关。

2. 数字减影血管造影(DSA)被视为诊断动脉硬化狭窄性疾病的“金标准”。颅外动脉的 DSA 检查应包括主动脉弓造影、双侧颈总动脉选择性造影、颅内段颈动脉选择性造影、双侧的椎动脉选择性造影及基底选择性造影。DSA 可以详细地了解病变的部位、范围和程度以及侧支形成情况;帮助确定病变的性质如溃疡、钙化病变和血栓形成等;了解并存血管病变如动脉瘤、血管畸形等。动脉造影能为手术和介入治疗提供最有价值的影像学依据。

对复杂的血管解剖结构,常规的二维数字减影血管造影(2D-DSA)很难提供完整的诊断信息,而目前三维数字减影血管造影(3D-DSA)的出现在清晰显示动脉狭窄的形态,特别是内部斑块形态准确判断颈动脉狭窄的程度,明确血管内治疗的必要性及选择适当的支架方面均较 2D-DSA 有明显优势。而螺旋 DSA 是旋转血管造影技术、DSA 技术及计算机三维图像处理技术相结合的产物,理论上可以多方位显示血管解剖。它利用 C 形臂的两次旋转动作,第 1 次旋转采集一系列蒙片像,第 2 次旋转时注射对比剂,在相同角度采集的两幅图像进行减影,以获取序列减影图像。将采集的两个系列图像传至 3D 工作站进行容积再次重建(VR)、多曲面重建(MPR)和最大密度投影(MIP)后获得不同角度的多维空间血管造影图像,增加了影像的观察角度,能从最佳的位置观察血管的正常解剖和异常改变,提高病变血管的显示率。

3. CT 血管造影(CT angiography,CTA) 利用螺旋 CT 或电子束 CT 成像系统的快速扫描技术,在短时间内,即造影剂仍浓集于靶血管内时完成数据采集和扫描,然后将资料送至工作站进行图像重建。目前三维血管重建一般采用表面遮盖显示法(SSD),最大密度投影法(MIP),仿真内镜(CTVE)技术对图像进行后处理。MIP 重建图像可获得类似血管造影的图像,并能显示钙化和附壁血栓,但三维空间关系显示不及SDD。但 SDD 不能直接显示密度差异。CT 仿真内镜利用螺旋 CT 的容积采集数据通过 CTVE 图像后处理软件,可将血管腔道表面重建出类似纤维内镜所看到的三维或动态三维图像,可用于从腔内显示颈动脉的狭窄及造成狭窄的斑块的性质特点。CTA 的优点在于无创,X 线剂量小,检查快速而方便,对血管壁的钙化敏感。CTA 的不足在于碘过敏患者受限,三维重建成像影响因素较多,评估狭窄时应参考轴位扫描。

4. 磁共振血管造影(magnetic resonance angiography,MRA)是一种无创性的血管成像技术,能清晰地显示动脉及其分支的三维形态和结构,血栓斑块,有无夹层动脉瘤及颅内动脉的情况。常规的 MRA 检查依赖于血液流动状况,通过采用 TOF-MRA、PC-MRA 技术成像。而三维动态增强 MRA(3D-CEMRA)通过静脉注射 GD-DTPA,缩短血液的 T1 时间,利用二维或三维梯度回波技术采集兴趣区血管,经最大强度投影(MIP)技术重建,可以得到任何角度的三维血管图像,与 PC/TOF MRA 相比,3D-CEMRA 缩短血液的 T1 时间,与血液的流动效应无关,不需要心电门控和空间预饱和技术。MRA 的缺点是检查时间较长,伪影较多,对钙化不敏感,对体内有金属潴留物(如金属支架、起搏器或金属假体等)的患者属 MRA 禁忌。

5. 经颅多普勒(TCD) TCD 对颅外动脉不能提供直接的影像学帮助,但 TCD 经颞、枕和眼窗可以记录到颅底 Willis 环动脉的血流速度,评价脑供血动脉狭窄或闭塞及侧支循环建立情况。许多病理状态都可导致颅内动脉血流速度改变,影响颅内动脉血流速度的最常见情况是各种原因引起的血管狭窄。颅内血管狭窄使得血流通过狭窄部位时,因血流量不变,血管管腔横截面面积减少,而导致血流速度增加。如果血管的直径减少到正常的一半以上,则其血流速度明显增加,因此,血流速度的增加可以直接提示各种原因导致的颅内血管狭窄。对某些特殊部位的狭窄如右侧锁骨下动脉起始段狭窄,TCD 诊断的敏感性超过血管造影,因右侧锁骨下动脉常位于无名动脉之后,故该部位狭窄易被正常前后位血管造影漏诊。根据 TCD 所提供的参数,可以用来判断颅外大动脉严重狭窄或闭塞后侧支循环建立情况,如颈内动脉狭窄后依据同侧大脑前动脉的血流方向以及压迫对侧颈总动脉后狭窄侧大脑中动脉血流速度的变化可判断前交通动脉是否开放;锁骨下动脉狭窄后依据同侧椎动脉血流方向如正常方向、双向或反向可判断是否存在椎动脉-锁骨下动脉盗血现象以及盗血程度。TCD 还可用于颈动脉内膜剥脱术和血管内成形术术中监护。TCD 较其他监测设备所具有的一个显著性优点是,它能提供与围术期脑血管病相关的所有主要因素的信息,包括介入性和手术中是否有栓子形成,手术过程中是否存在低灌注,介入或术后血栓形成以及是否会发生术后高灌注综合征等。TCD 最大的不足在于对操作者经验的完全依赖。

【颅外脑血管疾病的治疗决策与策略】

在颅外脑血管疾病外科治疗取得快速发展的同时也面临一些问题需要在制定疾病的治疗策略时去考虑,尤其是针对颈动脉狭窄的干预问题如无症状颈动脉狭窄的外科干预指征、症状性颈动脉狭窄的手术时机、颈动脉支架成形术的选择、颈动脉狭窄合并冠心病的处理、对侧颈动脉闭塞对同侧颈动脉重度狭窄治疗的影响等。

1. 无症状型颈动脉狭窄的外科干预 这里所指的无症状是指没有发生颈动脉病变同侧供血的大脑半球前循环及任何大脑,脑干来源的症状,即使患者有颈动脉病变对侧大脑半球的短暂性脑缺血或小卒中也属于无症状型狭窄。ACAS 和 ACST 的研究指出虽然对于颈动脉狭窄度≥60% 的无症状患者,CEA 联合阿司匹林治疗与单纯药物治疗相比 5 年的卒中绝对和相对风险分别降低了 5% 和 50%,但是无症状颈动脉狭窄患者的自然病程是相对良性的,单纯药物治疗组年卒中的发生率也仅 2%。而在围术期 30 天不良事件发生率方面 ACAS 研究是 1.5%,ACST 是 2.8%。因此 1.5% 的不良事件发生率被认为是无症状患者接

受 CEA 手术的底线。CEA 虽然有优势但优势较小,且依赖患者的选择,只有在患者的预期寿命超过 5 年,且患者围术期不良事件发生率小于 3% 的无症状患者中才能体现 CEA 的价值。而且近年来随着内科药物治疗的进步如抗血小板治疗、降脂治疗、ACEI 类药物/血管紧张素受体阻滞剂、β 受体阻滞剂的发展对于无症状颈动脉狭窄患者,年卒中率也已经降至小于 1%,因此对于无症状颈动脉狭窄的患者是否需要采取激进的外科干预需要综合考虑。在无症状患者中狭窄度不是外科干预的唯一评判标准,ACAS 和 ACST 研究中指出在药物治疗组中狭窄度在 60% ~ 79% 与 80% ~ 99% 相比在卒中风险方面无明显差异。真正有意义的是斑块的稳定性,斑块的不稳定所导致的斑块破裂及斑块内出血是造成卒中的真正原因。在无症状患者当中相比颈动脉狭窄度而言,那些存在不均质斑块,存在脂核,溃疡或进展性斑块的患者更需要积极外科干预。

2. 症状型颈动脉重度狭窄的手术时机问题 NASCET 研究中有症状且狭窄大于 70% 的患者行 CEA 术后两年内卒中风险下降 17%,相比 ACAS 研究中 CEA 组 5 年内只减少 6%,说明与无症状狭窄患者不同,有症状狭窄患者更需要外科的干预。关键问题在于完全性卒中的患者选择合适的外科手术干预时机,尤其是当出现同侧急性脑血管事件时是否应该急诊行外科干预。普遍的观点认为急性卒中后 4 ~ 6 周手术可以避免缺血再灌注和增加梗死转化为出血的风险。另一种观点认为手术应该越早进行越好,在首次症状出现后是脑卒中最高发的时刻,有 3% ~ 5% 的卒中在首次症状出现后的 48 小时内发生,5% ~ 12% 的卒中在首次症状出现 1 周内发生。早期手术重建血运可以避免半影区神经组织的损伤、卒中的复发以及避免狭窄加重导致的完全脑血管闭塞。因此对于完全性卒中应仔细权衡早期干预可能导致的伤害风险与延迟干预之前再次卒中的风险。如果病情稳定,影像学检查可见较小或没有梗死灶可以早期干预。对于仅出现同侧 TIA 和黑蒙症状的颈动脉狭窄患者,CEA 应当在症状出现起两周内进行。NASCET 和 ECST 的研究的亚组分析已证明症状出现后 2 周内行 CEA 确实可降低卒中的复发率。更有研究表明,每 1000 例在 TIA 首次发作 2 周内进行 CEA 的男性患者,5 年内将有超过 400 例卒中被预防;即使在症状出现后 4 周内进行,每 1000 例 CEA 在 5 年内仍能预防 66 例卒中。每 1000 例在 TIA 首次发作 2 周内进行 CEA 的女性患者,5 年内将有 138 例卒中被预防,而超过 2 周的手术并未显示可显著减少卒中的发生。因此对于同侧 TIA 和黑蒙症状的颈动脉狭窄患者,CEA 应当在症状出现

起两周内进行。

3. 颈动脉内膜剥脱术与颈动脉支架成形术的选择　颈动脉内膜切除术（carotid endarterectomy，CEA）被认为是治疗颈动脉狭窄、降低脑卒中发生的有效治疗方法，但对于高龄、合并心血管疾病以及对侧颈动脉狭窄或闭塞等患者而言，颈动脉内膜切除术手术风险较大。1990 年开始了颈动脉支架置入术（carotid artery stenting，CAS），之后随着器材的进步和经验积累，这一技术得以广泛开展。特别是 2002 年脑保护装置的出现，术中斑块脱落造成远端颅内血管栓塞的风险从原来的 5% 降至 2%。由此 CAS 进入了快速发展时期。CEA 和 CAS 孰优孰劣，早期国际上进行的随机对照研究包括高危患者保护装置下支架成形术和内膜切除术研究（SAPPHIRE）、颈动脉内膜切除和支架血流重建试验（CARESS）、颈动脉和椎动脉狭窄支架成形术和外科治疗的研究（CAVATAS）认为与内膜切除术比较，支架置入并没有增加围术期的并发症，可以与内膜切除术一样，成为治疗颈动脉狭窄的有效方法。但 2007 年新英格兰医学杂志报道了 EVA-3S（endarterectomy versus stenting in patients with symptomatic severe carotid stenosis）的研究结果，令众多支持 CAS 的人感到迷惑，因为这是关于 CAS 和 CEA 随机化对照研究的第一个阴性结果。研究显示 30 天卒中或死亡的发生率，支架组术后（9.6%）显著高于内膜切除组术后（3.9%），CAS 是否能与 CEA 媲美，甚至代替 CEA，并没有循证医学的证据，还没有形成定论，特别是在操作的熟练程度极大地影响着手术风险的情况下，不宜盲目扩大其应用范围。2010 年 CREST 研究组在新英格兰医学杂志上发表其研究结果，对 2502 例患者随访发现：支架组与 CEA 组在 4 年内初级终点事件发生率上没有显著差异（7.2% vs.6.8%，$P=0.51$）；围术期过后 4 年内的同侧卒中率也无明显差异（2.0% vs.2.4%，$P=0.85$）；但在围术期卒中的发生率方面支架组明显高于 CEA 组（4.1% vs.2.3%，$P=0.01$）、心肌梗死的发生率方面支架组明显低于 CEA 组（1.1% vs.2.3%，$P=0.03$），但围术期卒中患者术后生活质量低于围术期心肌梗死患者。国际颈动脉支架研究是另一个重要的大型 RCT 研究，比较 CEA 与 CAS 治疗症状型颈动脉狭窄>50% 的患者，在欧美 15 个国家开展，1710 名患者入选，857 例 CEA，853 例 CAS。结果指出 CAS 与 CEA 30 天死亡/卒中率/心肌梗死发生率 CEA 5.2% vs. CAS 8.5%，$P=0.006$，ICSS 进一步肯定了 CEA 是症状型颈动脉狭窄患者的首选治疗。

然而，毕竟血管腔内治疗具有传统外科手术不可比拟的优势，也更容易为患者所接受，CAS 未来还将有更大的潜能。最近的研究表明近端阻断脑保护装

置下的颈动脉支架成形术（proximal protection CAS）较远端保护伞下的颈动脉支架成形术（distal filter CAS）卒中发生率更低。这一技术的成熟将会对传统手术带来新的挑战。因此对两种手术方法孰优孰劣的讨论已不是关键，CEA 和 CAS 因其各自特点确实可以起到相互补充的作用，不存在普遍意义上的孰优孰劣，而应该将目光集中在某一类患者可能在哪种手术下更能获益。对症状型颈动脉狭窄，且无手术高危因素的患者，CEA 手术应是首选，尤其是针对那些存在 CAS 高危因素的情况，如高龄、困难主动脉弓（type 3 主动脉、牛角弓、主动脉弓严重溃疡型动脉硬化）、远端颈内动脉扭曲成角、颈动脉大量血栓、严重环形钙化斑块、严重狭窄接近闭塞>99% 等，CEA 更是合理的选择。但当存在 CEA 的高危因素而 CAS 的不高危时采用脑保护装置下的 CAS，特别是当有颈部手术/放疗史、对侧喉神经麻痹、有气管造口、高分叉或者病变高于 C_2 水平、病变低于锁骨、CEA 或 CAS 术后再狭窄、远端串联狭窄病变、对侧颈内动脉闭塞或术前证实 Willis 环代偿不完全因素时，应首先考虑 CAS。

4. 对侧颈动脉闭塞（CCO）对同侧重度狭窄处理的影响　临床上一侧颈动脉重度狭窄同时伴有对侧颈动脉闭塞（CCO）的情况并不少见，约占 CEA 患者的 6%~10%。有研究指出 CCO 可能是手术的一个高危因素，治疗风险的增加更多的是总体卒中率和死亡率的增加。在 NASCET 研究中 659 例双侧颈动脉病变中 43 例对侧颈动脉闭塞，围术期卒中死亡率 14.3%，明显高于对侧狭窄的患者，但伴有 CCO 的药物对照组 2 年的卒中率高亦达 69.4%，提示伴有 CCO 的患者手术风险虽然升高，但较药物对照组仍有一定优势。ACAS 的亚组分析显示 CCO 对 CEA 围术期的并发症并无明显影响（2.2% vs.2.3%），但长期随访结果认为对无症状的 CCO 患者行 CEA 较药物对照组并无明显优势。然而，ACST 研究显示 CCO 患者可以从 CEA 中获益，两者差异原因在于临床观察终点的不同，ACAS 关注的是同侧卒中率而 ACST 关注的是总体卒中事件。对于这类患者手术的关键在于如何保证术中双侧脑灌注，降低同侧或对侧的整体卒中风险。术中合理的脑保护策略，如术中血压的控制、选择性使用术中转流，或选择 CAS 作为治疗方法对这类患者来讲是合理的选择。

5. 颈动脉狭窄合并主动脉弓上病变　颈动脉狭窄的患者通过多普勒超声检查颈动脉搏动的波形和速度以及测量双上肢的血压就可以判断近段主动脉弓是否存在有意义的病变。这些检查的任何异常都提示要进行主动脉弓成像检查。如果靠近颈动脉拟

行手术的病变部位的近端有严重狭窄的病变,导致血流受限,同时干预近端病变也是合理的选择。通过暴露的颈动脉逆行血管腔内治疗处理近端病变使手术更加简单。

6. 复发颈动脉狭窄 一般将 CEA 术后 ICA 直径缩窄>50% 定义为再狭窄,总体发生率6% ~14%(对应年度发生率1.5% ~4.5%)。术后两年内再狭窄主要是由于血管内膜增生引起,以后主要是由动脉粥样硬化病变进展所致。进展性或症状性再狭窄需要外科再次干预治疗。干预的方式,有颈动脉支架成形、再次颈动脉内膜切除+术中补片成形、颈动脉狭窄段切除重建。患者再次接受 CEA 手术更容易发生局部的并发症,更容易产生脑神经的损伤,需要进行更多的颈内动脉远端解剖,因此 CAS 在复发性颈动脉狭窄治疗方面比 CEA 更有优势。

7. 颈动脉硬化狭窄合并严重冠心病患者的手术方案 冠心病与颈动脉硬化狭窄常同时存在。因颈动脉狭窄而行 CEA 患者中有28%存在严重的需行外科手术治疗的冠心病。而需行 CABG 术的患者中颈动脉狭窄>50% 者占22%。术后心肌梗死是 CEA 手术的主要并发症之一,而脑卒中亦是 CABG 术后严重的并发症之一,颈动脉狭窄患者行 CABG 术的卒中率较无颈动脉狭窄者高4倍。针对合并有严重冠心病和颈动脉硬化狭窄患者,目前可选的手术方案有四种:同期联合行 CABG-CEA、分期手术(先 CEA 后 CABG)、逆序的分期手术(先 CABG 后 CEA)以及分期行 CAS-CABG。无论先采取何种手术方式,这类患者无疑都存在高危因素,因此存在一定的争议。2011 年美国胸外科协会统计了全美 10 年间(1998 ~2007 年)16 639 例同期行 CEA+CABG(同期组)和 6153 例分期手术(分期组)的比较结果。同期组和分期组在死亡率(4.2% vs. 4.5%)和卒中率(3.5% vs. 3.9%)方面无显著差异。但分期组在心脏并发症(OR = 1.5;P <0.001)、伤口并发症(OR = 2.1;P <0.001)、呼吸系统并发症(OR = 1.2;P = 0.001)和肾脏并发症(OR = 1.2;P<0.001)的发生率上均较同期组高。在同期组内,体外循环辅助冠状动脉旁路移植术(on-pump)较非体外循环冠状动脉旁路移植术(off-pump)的围术期卒中发生率更高(OR = 1.6;P<0.001)。Carlos 等利用美国国家住院患者样本数据库(NIS)回顾了 27 084 例颈动脉血运重建(CEA/CAS)-CABG 手术,结果发现 CAS-CABG 组的围术期卒中率(2.4% vs. 3.9%,P<0.001)及死亡/卒中率(6.9% vs. 8.6%,P<0.001)均较 CEA-CABG 组显著降低。尽管总体而言,CAS-CABG 组降低了卒中风险,但对症状型颈动脉狭窄患者,CAS-CABG 组较 CEA-CABG 组的卒中风险增加了 5 倍。因

此,关于颈动脉伴发冠心病的手术方案,对无症状颈动脉狭窄合并严重冠心病患者,应首先考虑 CAS-CABG;对症状型颈动脉狭窄合并严重冠心病患者,应首先考虑同期联合行 CEA-CABG。

(余 波)

第二节 颈动脉疾病

在缺血性脑卒中的患者中,大约22%的缺血性脑卒中是由颅外段颈动脉狭窄或闭塞所导致。颈动脉分叉处斑块可导致颈动脉管腔狭窄,颅内血流受限。研究表明,颈动脉硬化狭窄的程度与卒中发生密切相关,狭窄度小于30%,2 年同侧卒中发生率为 1.3%;狭窄度在 70% ~89%,2 年同侧卒中发生率为 20%;狭窄度在 90% ~99%,2 年同侧卒中发生率高达35%。颈动脉斑块也可因斑块表面的纤维组织过薄或者钙化易碎裂,或斑块内出血等使斑块破裂形成溃疡。溃疡局部可进一步形成附壁血栓,血栓或病灶内的粥样物质进入血液,则引起颅内动脉栓塞导致卒中。针对颈动脉狭窄的治疗非常重要,目前主要有药物、颈动脉支架成形术(carotid artery stenting,CAS)及颈动脉内膜剥脱内膜切除术(carotid endarterectomy,CEA)。

【诊断和鉴别诊断】

颈动脉硬化狭窄的高危因素包括:年龄(>60 岁)、性别(男性)、长期吸烟、肥胖、高血压、糖尿病和高脂血症等多种心脑血管疾病危险因素。颈动脉硬化狭窄的高危人群包括:TIA 和缺血性卒中患者、下肢动脉硬化闭塞症患者、冠心病(尤其是需要做冠状动脉搭桥或介入治疗)患者以及体检中发现颈动脉血管杂音者。对于存在高危因素的高危人群通过临床表现和无创辅助检查多可诊断颈动脉狭窄。

本病主要需与放射性颈动脉狭窄和多发性大动脉炎头臂型颈动脉闭塞症鉴别。

【治疗】

颈动脉狭窄的治疗目的在于改善脑供血,纠正或缓解脑缺血的症状;预防 TIA 和缺血性卒中的发生。依据颈动脉狭窄的程度和患者的症状进行治疗,包括内科治疗和外科颈动脉血运重建治疗。

1. 内科保守治疗 内科保守治疗的目的是减轻脑缺血的症状,降低脑卒中的危险,很好地控制现有的高危因素及疾病,如高血压、糖尿病、高脂血症及冠心病等。包括以下几个方面:

(1) 调整饮食结构,戒烟、限制酒精摄入、降低体重。

(2) 抗血小板治疗:许多随机的前瞻性多中心的

大型临床试验已证实,抗血小板聚集的药物可以显著降低脑缺血性疾病的发生率,临床上常用的药物为阿司匹林 100mg/d、氯吡格雷 75mg/d。对于低危状态的患者(如没有既往卒中或 MI、PAD 或糖尿病病史)可予以阿司匹林,如果阿司匹林过敏或不耐受则予以氯吡格雷。对于处于高危状态的患者(如既往卒中或 MI、PAD、糖尿病、高血压病史)建议予以氯吡格雷治疗。至于氯吡格雷要服用多长时间,CAPRIE 试验结果表明服用至少超过 3 年是有益的。对于患者有卒中或 MI 的危险,则应终身服用氯吡格雷。

(3)降脂治疗:他汀类药物除具有降低低密度脂蛋白的作用外,还能改善血管内皮功能,抑制粥样斑块炎症反应,增加粥样斑块稳定性和抑制血栓形成。许多随机的前瞻性多中心的大型临床试验已证实,大剂量强化降脂可停止或阻止动脉粥样硬化进展,而且 LDL-C 降低幅度越大,心脑事件减少越多;降脂治疗持续越久,临床获益越多。当在高危或中等高危患者使用降 LDL 药物治疗时,建议治疗强度至少应达到将 LDL-C 水平降低 30% ~ 40%(标准剂量)。临床上常用的药物为:阿托法他汀(立普妥):初始剂量 10 ~ 20mg/d,剂量范围:10 ~ 80mg/d;普伐他汀(普拉固):初始剂量 40mg/d,剂量范围:10 ~ 80mg/d;辛伐他汀(辛伐他汀):初始剂量 10 ~ 40mg/d,剂量范围:5 ~ 80mg/d。

2. 外科颈动脉血运重建治疗　外科颈动脉血运重建治疗包括颈动脉内膜切除术和颈动脉支架成形术。首例颈动脉重建开始于 1951 年,Carrea 等为一位有脑卒中症状的患者进行治疗,切除狭窄的颈动脉后,将颈外动脉和颈内动脉远端进行了直接吻合。随后,在 1953 年,DeBakey 医生和他的同事改进了治疗颈动脉狭窄的手术方法,首次通过将颈动脉斑块和内膜切除进行血管重建。颈动脉内膜切除术通过切除增厚的有病变的颈动脉内膜和斑块,使颈动脉内壁光滑,切断了栓子的产生来源;恢复颈动脉内径正常大小改善脑供血从而预防脑卒中的发生。颈动脉支架成形术则是通过球囊扩张和支架置入来恢复颈动脉内径并固定颈动脉斑块,防止脱落。

20 世纪 90 年代,随着几项大规模多中心临床研究的相继报道,其中最著名并最具代表性的是北美有症状颈动脉内膜切除术研究协作组(NASCET)试验、欧洲颈动脉外科研究协作组(ECST)试验和无症状颈动脉粥样硬化研究(ACAS)。NASCET 结果显示重度颈动脉狭窄者行 CEA 后随访 2 年,药物治疗组的卒中发生率为 26%,手术组为 9%,手术可降低卒中危险性(17±3.5)%。ECST 结果显示重度颈动脉狭窄者,CEA 组与药物治疗组在术后 3 年内致残性和致死性

卒中危机为 2.8% vs. 16.8%;3 年总死亡危机分别为 6.0% vs. 11.0%。ACAS 结果显示 CEA 组 5 年同侧卒中及围术期卒中和死亡总发生率为 5.1%,药物组为 11%。因此,CEA 治疗重度颈动脉狭窄和预防缺血性卒中的疗效已得到肯定。CEA 在欧美国家已成为血管外科常见手术,仅美国每年接受 CEA 的患者就达 10 几万例左右。

(1)外科干预的手术指征:近几年来,随着几个前瞻性大型随机研究结果的出炉,CEA 的手术适应证也在不断更新,且更加严格合理化。2011 年,美国脑卒中学会/神经外科学会/放射介入学会/神经介入学会等多个学术委员会关于颅外段颈动脉和椎动脉疾病的处理指南,对颈动脉血管重建术有了更详细的建议,基本代表了 CEA 与 CAS 的适应证及相关质量要求。指征具体如下:

1)Class Ⅰ 期:①曾在 6 个月内(症状性患者)有过非致残性缺血性卒中或一过性脑缺血症状(包括大脑半球事件或一过性黑蒙)的低中危外科手术风险患者,如果通过无创性成像发现同侧颈内动脉直径狭窄超过 70%(A 级证据)或通过导管血管造影发现狭窄超过 50%(B 级证据),应该进行 CEA。预期围术期卒中或死亡率小于 6%。②对于症状性患者,如果无创性成像发现同侧颈内动脉直径狭窄超过 70%(A 级证据)或通过导管血管造影发现狭窄超过 50%(B 级证据),血管内介入治疗可能具有低中危并发症,提示 CAS 可以作为 CEA 的替代治疗方法,预期围术期卒中或死亡率小于 6%(B 级证据)。③无症状患者颈动脉血管重建术应根据并发症,预期寿命和其他个体因素评估进行选择,还应当就治疗方法的危险和获益与患者进行深入讨论。

2)Class Ⅱa 期:①颈内动脉狭窄程度大于 70% 的无症状患者,如果围术期卒中、MI 和死亡的危险性很低,施行 CEA 是合理的(A 级证据)。②对于高龄患者,尤其是动脉出现病理解剖不利于行血管介入时,应选择 CEA 治疗,而不使用 CAS(B 级证据)。③对于颈部解剖不利于动脉外科手术的患者应选择 CAS,而不使用 CEA(B 级证据)。④对于 TIA 或卒中患者,如果没有早期血管重建术的禁忌证,应在事件出现 2 周内进行干预,而不应推迟手术(B 级证据)。

3)Class Ⅱb 期:①对于无症状颈动脉狭窄的患者(血管造影狭窄程度在 60% 以上,多普勒超声为 70%),在高度选择下,可以考虑行预防性 CAS,但是在这种情况下,与单独的药物治疗相比较,其有效性尚未被充分证实(B 级证据)。②症状性或无症状性患者因为合并症,可能使得 CEA 或 CAS 会产生高危并发症时,与单独的药物治疗相比较,血管重建术的有

3

效性尚未被充分证实（B 级证据）。

4）Class Ⅲ 期：无获益。①除非在特殊的情况下，颈动脉血管重建术不论是 CEA 还是 CAS 均不推荐使用在动脉粥样硬化所致的狭窄程度小于 50% 的患者中（A 级证据）。②颈动脉血管重建术不推荐应用于慢性完全性闭塞的颈动脉中（C 级证据）。③颈动脉血管重建术不推荐应用于无有用功能保留的脑梗死所引起严重残疾的患者（C 级证据）。

（2）外科干预手术时机：对符合以上手术指征的无症状或症状性颈动脉狭窄患者，可选择择期手术。对于急诊 CEA，必须考虑到 CEA 手术有可能造成再灌注损伤，从而增加手术的风险，目前争议较大。但最终也是要权衡利弊，分析患者能否从中获益，Eckstein 等人通过研究，总结了急诊行 CEA 的适应证（表 43-1）。

表 43-1　急诊行 CEA 的适应证

临床标准：	
进展性 TIA	++
进展性卒中（Rankin 分级 1/2/3）	++
完全性卒中（Rankin 分级 4/5）	+/-
昏迷	-
头颅 CT 标准：	
无缺血性梗死	++
小面积缺血性梗死（MCA 供血范围的 1/3 以下）	+
低血流动力学的梗死	+
大面积缺血性梗死	-
脑出血	-
颈动脉形态标准：	
高度 ICA 狭窄/溃疡/动脉瘤	++
可疑的急性 ICA 闭塞	+
慢性 ICA 闭塞	-

++代表已证明的适应证；+代表适宜的适应证；+/-代表不确定的适应证；-代表非适应证

（3）外科干预术前准备：包括主要脏器功能评估、围术期危险因素控制。

主要功能脏器评估：

1）心脏：有心脏病症状的患者一定要进行术前心脏评估，包括做心电图、超声心动图，必要时进行冠状动脉造影。有不稳定型心绞痛，近期发生心肌梗死或难以控制的充血性心力衰竭的患者应尽可能采用内科药物治疗。术后心肌梗死是 CEA 术后死亡的首要原因，故应在术前保证有充足的供氧，并行静脉内补液补充血容量。

2）肺脏：术前还应了解患者的肺脏功能状况，检查胸片，进行肺功能检查及血气分析，并做好术中监测的准备。严重的慢性阻塞性肺病是 CEA 的相对禁忌证，推荐在术前清理呼吸道以改善肺功能。

3）肾脏：进行肾功能常规检查，必要时行肾脏超声检查、肾动脉造影评估肾脏血管情况。

4）眼：测量视力、视野及眼底。采用眼周多普勒及眼充气体积描记法（OPG-gee）来评估眼周的供血情况，即通过评估颈内动脉向眼周的一些终末动脉的供血情况，来探测颈内动脉的血流动力学损伤。

5）检查双侧声带有无麻痹等。

6）血液系统：通过血生化检查评估血糖、血脂水平，并检查有无凝血功能障碍。

7）肝脏：完善肝功能的各项检查。

8）脑：术前需进行脑 DWI，了解颅内是否有近期脑梗死，如有需要将手术推迟 2~3 周，以防止术后再灌注损伤。

围术期危险因素的控制：2011 年，美国多个学术委员会关于颅外段颈动脉和椎动脉疾病的处理指南对围术期危险因素的控制给出了一些建议。

1）高血压：高血压是最常见的可以控制的脑卒中危险因素。指南中关于高血压的建议治疗包括，对于无症状颅外段颈动脉或椎动脉粥样硬化的高血压患者，应该通过降压治疗保持血压低于 140/90mmHg。另外，除非在超急性期，患有高血压和症状性颅外段颈动脉或椎动脉粥样硬化的患者都应该进行降压治疗，但有具体目标（如 140/90mmHg）的降压治疗因为有加剧脑缺血的可能而获益不明确。

2）糖尿病：糖尿病患者发生缺血行卒中的风险比正常人要高 2~5 倍，指南对于糖尿病的治疗建议包括，饮食控制、锻炼和降糖药物是有效的。然而使糖化血红蛋白 A1c 低于 7.0% 的强化降糖治疗对卒中预防的意义目前还不清楚。

3）吸烟：吸烟会增加 25%~50% 的缺血性卒中率，与持续吸烟者相比，戒烟者 5 年内的卒中率大大降低。因此，指南建议患者应该立刻戒烟，并进行戒烟干预疗法，以减少动脉粥样硬化的加剧和卒中的危险。

4）高脂血症：对于合并高脂血症的患者而言，应该使用他汀类药物将低密度脂蛋白（LDL）胆固醇水平降低 30%~40%。如果他汀类药物不能达到患者的治疗目标，或不能耐受他汀类药物的患者，可以使用包含其他增进疗效的药物（如胆汁酸螯合剂或烟酸）的强化降脂药物疗法。降脂很可能对降低一些脑血管疾病的风险有效。越来越多的证据表明，按照成年人高胆固醇血症检测、评估和治疗专家委员会的建议,对于有颈动脉病变的患者的血脂水平应进行评估和治疗。

(4) 麻醉的选择:颈动脉内膜切除术常采用的麻醉方式有局部麻醉(颈丛麻醉)和全身麻醉。

局部麻醉的优点:它是最敏感的脑缺血监测方法;不足:无法利用麻醉药物的脑保护作用,颈动脉阻断后可能发生神经系统不耐受,气道不易控制。全麻可避免患者的焦虑和恐惧,比较舒适,可确保呼吸道畅通,容易调控血压和血氧浓度。目前采用的全麻药对缺血脑组织多有保护作用,而患者的脑功能又可经术中监测来判断。

(5) 颈动脉内膜切除术手术方式:

1) 传统颈动脉内膜切除术:是通常采用的术式。患者仰卧位,肩部垫枕,头部后仰,并转向对侧45°。胸锁乳突肌前缘斜切口,上端起于下颌角下1cm,下端止于胸锁关节上两横指。切开胸锁乳突肌前缘,结扎离断面总静脉,剪开颈动脉鞘,注意保护舌下神经及舌下神经袢,舌下神经是CEA术中需要可以保护的神经,一般从颈内和颈外动脉跨过,其下方受到一支从枕动脉发出到达胸锁乳突肌的小动脉的限制。颈脊神经节也从下面牵拉着舌下神经,分离颈脊神经节和支配胸锁乳突肌的动脉,可以游离出舌下神经,这是暴露高位颈内动脉的重要一步。对于高位颈动脉的暴露,也可以分离或切断二腹肌后腹达到,一般不需要进行下颌骨脱位来达到足够的高位暴露。充分肝素化后,对颈总动脉、颈内动脉、颈外动脉和甲状腺上动脉要分别采用措施进行阻断。对于以下情况:①患者术前近期(6周)内有TIA、卒中及神经损害病史;②局麻术中阻断试验,患者发生神志和(或)运动改变;③术中脑电图(EEG)异常改变;④术中经颅多普勒(TCD)显示脑血流减少;⑤ICA反流压<50mmHg(1mmHg=0.133kPa);⑥对侧ICA闭塞;⑦影像学检查显示颅内Willis环代偿不全,建议采用转流。颈动脉切开从靠近病变部位的颈总动脉开始,向上延伸到颈内动脉近端,终止于斑块远端正常的颈内动脉。分离平面的确定非常重要,剥离过多可能导致剩余的中外膜过薄,剥离过少则可能遗漏斑块;首先分离颈总动脉端,以剥离子沿着斑块与剩余中膜之间的自然平面,分别从内侧缘和外侧缘向深面分离,内外侧缘会师后,以剪刀或尖刀将颈总动脉端锐性切断,然后纵向移动剥离子,将斑块从剩余的动脉壁上剥离下来。对于颈外动脉起始端的斑块,可以通过将其翻转切除斑块,如果颈外动脉狭窄较重且位置较高时,也可以采用Y形切口切开颈外动脉,彻底清理斑块。颈内动脉端的斑块切除非常关键,一般而言,斑块到正常颈内动脉内膜之间存在较为明显的过渡区域,正常的内

膜呈现乳白色,与增厚并动脉硬化的黄色明显不同,该部位的操作多建议用精细剪刀或显微剪刀锐性切断,斑块切除后以7-0缝线间断纵向缝合2~3针,打结在外膜而防止内膜游离缘在顺向血流下翘起发生夹层。最后,用肝素生理盐水反复冲洗手术区域并清除漂浮起来的内膜,保证动脉壁光滑。一般选择5-0或6-0的血管缝线连续缝合颈动脉。当①颈内动脉细小,直径<4mm;②动脉扭曲成角;③动脉切开长度>3cm,或远端超出颈动脉球范围;④术后再狭窄行二次手术者;⑤女性患者手术并发症发生率及再狭窄率高于男性。建议行补片成形。缝合结束时应暂时松开颈内控制钳,使反流的血液冲出气泡和碎屑,再依次开放甲状腺上动脉、颈外动脉和颈总动脉,稍后再开放颈内动脉的阻断钳,减少碎片进入颈内动脉的机会。术后常规在颈动脉鞘外留置引流。

2) 外翻式颈动脉内膜切除术:适用于大脑Willis环开放良好且术中不需置入暂时性转流管者;颈内动脉起始端狭窄不超过2cm者,对伴有颈内动脉延长迂曲术中需同时行颈内动脉缩短的患者尤为适用。具体的操作方法:暴露出颈动脉后,首先分离颈内动脉至粥样斑块远端。斑块的长度可根据外观和触觉大致判定,即斑块处的动脉外观呈灰黄色,触之较硬;正常动脉略呈蓝色,较软。依次夹闭颈外、颈内和颈总动脉。于颈动脉球部斜向切断颈内动脉,提起断端,找到正确的界面,分离粥样斑块,同时将动脉壁外层向上翻转如同卷起袖管,直至粥样斑块终点。此处可清晰见到正常的动脉内膜,将之推开,锐性切断斑块与正常内膜的交界处。仔细剔除任何残留的碎片或漂浮的纤维,并用肝素生理盐水冲洗,将上翻的颈内动脉外层拉下恢复原位。按常规方法分离去除颈总动脉远段和颈外动脉近端内的粥样斑块,必要时可将切口向颈总动脉和(或)颈外动脉延伸0.5~1.0cm。最后,将颈内动脉断端与颈总动脉开口对拢,用6-0Prolene线从最上端开始做连续缝合。缝线最后结扎前,分别暂时松开颈内、外动脉阻断钳,确认回血良好,并用肝素生理盐水冲出其中的空气。完成缝合后,先后撤除颈外、颈总动脉的阻断钳,最后撤除颈内动脉的阻断钳。对于传统和翻转式CEA的对比,有学者进行了系统回顾,认为翻转式CEA可能降低颈动脉闭塞和再狭窄率,但例数尚少,难以确定各自的优劣势,围术期的并发症率也难以确定。因此,对于外科医生而言,应当选择熟悉的手术方式。

3) 颈动脉内膜切除术并发症:CEA并发症包括围术期并发症和远期并发症。围术期并发症包括脑缺血、术后过度灌注综合征、脑神经损伤和切口血肿、感染性事件以及心血管事件等。远期并发症包括颈

动脉假性动脉瘤和术后再狭窄。

脑缺血:引起术中脑缺血的常见原因有术中动脉暂时阻断、栓塞、血栓形成、低血压、心动过缓等;术后血栓形成常与技术操作不当有关,如动脉壁钳夹损伤、斑块切除后远端内膜缘漂浮、动脉内面不平滑、缝合狭窄、ICA解剖不够、动脉成角扭曲、CCA夹层,还与栓塞、肝素诱导的高凝状态以及心肌缺血等有关。对于怀疑脑缺血的患者一般应立即做颈动脉超声或血管造影,判断动脉是否通畅,有无血栓形成,颈动脉远端内膜是否分离,可行MRI或CT脑灌注检查与由于术后高灌注导致的偏头痛或较轻的癫痫发作鉴别;确诊为颈内动脉闭塞者,可行抗凝治疗,以免血栓延伸,并升高血压20~40mmHg,补足血容量,同时手术探查。确诊为颅内颈内动脉分支闭塞只能做动脉内溶栓治疗,治疗期间注意可能发生的动脉切口渗漏和维持呼吸道通畅;无论何种情况,抗凝治疗应持续6个月。

高灌注综合征:发生率0.2%~3.9%。年龄(>75岁),既往有卒中史,长期高血压病史,同侧颈内动脉重度狭窄,侧支循环建立不充分,术前TCD提示患侧大脑中动脉血流速度低于正常值40%以上,对侧颈内动脉重度狭窄或闭塞是高灌注的高危因素。其发生机制与大脑半球长期处于低灌注状态,脑内小动脉极度扩张,脑血管自主调节机制受损有关。术后开放颈内动脉血流时应适当降压,应将脑灌注压和平均血压下降30%,并且逐渐缓慢开放远端颈内动脉血流;对于有高血压、同侧颈动脉90%狭窄和(或)对侧颈动脉狭窄,应该保持血压<120/80mmHg,其余患者应该维持血压<140/90mmHg;降压药物应选择对脑血流量没有直接影响或能引起脑血管收缩的降压药物。

脑神经损伤:是术后最常见的神经系统并发症,发生率为5%~20%。舌下神经损伤表现:舌偏向患侧、味觉异常、流涎;迷走神经分支损伤表现:声嘶、饮水呛咳;副神经损伤表现:耸肩障碍、翼状肩。大多非直接切断性损伤均可于6~12个月内自行恢复或缓解,可予甲钴胺等药物口服促进神经康复,如因术后瘢痕粘连压迫导致,可行粘连松解手术。避免脑神经损伤重在预防:需熟悉解剖(避免误伤);术中操作仔细(避免不必要的组织牵拉);止血彻底(避免血肿压迫)。

切口血肿:发生率0.7%~3.0%,抗凝、抗血小板导致的弥漫性毛细血管渗血;面静脉等动静脉结扎不牢靠;围术期高血压,围术期服用氯吡格雷,弥漫性渗血更加严重,但近期PCI或症状性病变患者,术前不应停用。术中彻底止血、术后监测凝血功能、切口放置引流管是预防出血的关键,必要时急诊再次探查。

感染性事件:人工血管补片感染的发生率为0.37%~1.76%,致病菌常为表皮葡萄球菌或金黄色葡萄球菌等,切口血肿与术后早期感染密切相关。其他因素,包括口腔卫生不佳、口服免疫抑制剂、吸烟、糖尿病等。主要临床表现:假性动脉瘤形成(33%)、颈部肿胀(24%)或局部窦道形成(30%)等。治疗时应切除感染组织及血管补片后自体静脉重建。

心血管事件:CEA后发生围术期死亡的病例中,心肌梗死占全部死因的25%~50%。颈动脉严重狭窄患者,冠脉病变发生率相应升高。CEA患者中,至少有40%~50%伴有症状性冠心病,由于筛查技术及药物治疗的进步,围术期心脏并发症的发生率有降低的趋势(0.5%~1.5%)。CEA后二期CABG或同期CEA/OPCAB,同期CEA/CABG能预防心血管事件发生。

颈动脉假性动脉瘤:较为罕见,发生率约0.37%~0.41%,与血管缝合失败、静脉补片退行性变、感染等有关。可导致动脉破裂、远端栓塞、脑神经受压等症状。需行假性动脉瘤切除+血管重建。

再狭窄:一般将CEA术后ICA直径缩窄>50%定义为再狭窄,总体发生率6%~14%(对应年度发生率1.5%~4.5%)。术后两年内再狭窄主要是由于血管内膜增生引起,以后主要是由动脉粥样硬化病变进展所致。补片血管成形可降低再狭窄发生率。对于进展性或症状性再狭窄需外科治疗通常采用颈动脉支架成形/再次颈动脉内膜切除+术中补片成形/颈动脉狭窄段切除重建。

(6)颈动脉球囊扩张支架成形术:随着血管外科向"腔内"发展的整体趋势,颈动脉球囊扩张支架成形术因其创伤小、恢复快、可避免脑神经损伤等优势向颈动脉狭窄传统标准治疗——CEA提出了挑战。CAS主要通过充盈球囊对狭窄段血管由内向外挤压,使血管壁发生断裂损伤而达到扩张目的,再通过颈动脉支架的置入覆盖并紧贴受治疗段血管壁,封闭球囊扩张引起的夹层,限制动脉与循环血液内引起内膜增生的物质接触,从而提高疗效。颈动脉支架成形术主要风险在于术中斑块脱落导致颅内动脉栓塞。1989年当颈动脉支架成形术开始被用于颈动脉硬化狭窄的治疗时,由于当时没有任何脑保护装置,CAS围术期神经系统并发症和脑卒中的发生率都高于CEA,在一些研究中脑卒中的发生率甚至超过10%,从而限制了CAS的应用。随着1999年CAS术中脑保护装置的出现,术中斑块脱落造成远端颅内血管栓塞的风险大大降低了,CAS围术期神经系统并发症和脑卒中的发生率已低于2%。目前常用的三大类脑保护装置分别是:①颈内动脉远端球囊阻断装置;②颈内动脉远端保护伞;③颈总动脉近端血流阻断装置。其中运用最广的还是颈内动脉远端保护伞,它的优点是:操作简单,可保持术中持续颈内动脉顺行血流,但是保护伞通过病变时仍缺少保护,有可能造成微栓子脱落;要求远端颈内动脉直径小于7mm,若大于7mm就不能提供有效的保护;此外对扭曲的颈动脉通过困难,也可能造成远端颈内动脉痉挛或夹层可能。而近端血流阻断装置则适用于一些高风险的病变,如新鲜血栓病变,软性溃疡斑块,长段亚闭塞性病变,ICA广泛性病变,ICA-CCA角度过大或ICA扭曲,远端颈内动脉直径超过6~8mm;但操作较远端保护伞略复杂,对术者的熟练程度要求较高,需尽量减少术中颈动脉阻断时间,减少患者不耐受情况。此外,颈外动脉或颈总动脉有病变也不适用。无论采用何种脑保护装置,任何CAS都需要在有效的脑保护下进行操作。

以远端保护伞为例,CAS的基本操作步骤包括:首先经股动脉采用Seldinger技术穿刺,放置8F导管鞘,导管鞘连接加压等渗盐水持续滴注冲洗;8F导引导管后面接Y形阀或止血阀,并与加压等渗盐水连接,在0.089mm(0.035英寸)泥鳅导丝小心导引下放置在患侧颈总动脉,头端位置距离狭窄约3~5cm。对过度迂曲的颈总动脉可以使用交换导丝,将导引导管交换到位;通过导引导管血管造影测量狭窄长度和直径,选择合适支架,并行患侧狭窄远段颅内动脉造影,以备支架置入后对照;通过导引导管将保护装置小心穿过狭窄段,并释放在狭窄远端4~5cm位置,撤出保护装置外套后,选择合适的球囊行预扩张,扩张后造影。扩张前静脉给予阿托品0.5mg,以防心律失常;撤出扩张球囊后置入支架,造影检查置入支架后残余狭窄管径,酌情做支架内后扩张;最后撤出保护装置,行颈部及患侧颅内动脉造影,并与术前对比。

CAS术后治疗及并发症的处理:

1)术后维持术前抗血小板聚集药物至少1个月,1个月后酌情减量;

2)心律失常:为最常见并发症,一般发生在球囊扩张时或支架置入后,可出现心率下降,应在扩张前5分钟静脉给予阿托品0.5~1mg,术前心率<50次/分者或伴有心功能不全者,可以在术前置入临时起搏器,术后3~6小时左右拔出;

3)血压下降:若下降不超过20mmHg,可以暂不处理,支架置入6小时内收缩压持续下降<100mmHg者,可以给予肾上腺素或多巴胺治疗;

4)栓子脱落:无症状者可以不做特殊处理;

5)血栓形成:在确定没有颅内出血或出血倾向时,可以做动脉内溶栓;

6)过度灌注:文献报道发生率在0.3%~5%,多在术后短时间内发生,也可能在术后3周内任何时间内发生;在术前分析有过度灌注高风险的患者(极度狭窄、假性闭塞、狭窄远段没有侧支循环者),在扩张之后要控制血压(收缩压维持在100~130mmHg),有条件者应做TCD监测;

7)血管痉挛:使用保护装置或较硬的交换导丝,0.46mm(0.018英寸)可能会导致狭窄远端血管痉挛,一般不做特殊处理,撤出导丝和保护装置后,痉挛会解除,有严重痉挛时,若远端血流受阻,可局部给予解痉挛药物;

8)颈动脉支架置入术的远期并发症:主要是血管再狭窄(in stent restenosis, ISR)。Willfort-Ehringer等观察了279例颈动脉支架置入患者再狭窄情况,发现9例(3.0%)出现颈动脉再狭窄,均发生在颈动脉支架置入12个月后。ISR的完全机制还不很清楚,比较一致的结论认为再狭窄主要由组织增生引起。

(余　波)

第三节　头臂动脉疾病

主动脉弓发出无名动脉,左侧颈总动脉,左侧锁骨下动脉,主要支配颅脑和双上肢的血供,统称头臂动脉系统。头臂血管闭塞性疾病最常见的原因是动脉粥样硬化,其次是大动脉炎和放射性动脉炎。虽然头臂动脉闭塞性疾病较少见,但可因颅脑供血不足引起较高的发病率和死亡率。

【临床表现】

头臂动脉闭塞的脑血管症状可分为前循环症状,如短暂性脑缺血发作、一过性黑蒙、脑卒中以及后循环椎基底动脉供血不足表现,如眩晕、恶心、呕吐、失衡、复视等。由于无名动脉及其主要分支的特殊解剖,上述两类症状可由无名动脉狭窄而同时出现。全脑缺血也可见于累及颈总动脉和锁骨下动脉的多发性大血管损害。

上肢活动后缺血性疼痛,疲乏或酸痛,或伴有微栓子或溃疡形成的手指缺血,特别是症状为单侧,提示锁骨下动脉或无名动脉闭塞。可表现为孤立症状,也可与神经症状同时发生。

既往使用内乳动脉行冠脉旁路移植的患者,同侧锁骨下动脉起始段闭塞可出现内乳动脉桥的逆向血流导致心肌缺血,心绞痛,被称为锁骨下动脉-冠状动脉盗血。

【诊断】

对于头臂动脉闭塞的诊断,除详细询问有无上述头臂动脉闭塞的临床症状外,体格检查至关重要。体格检查包括仔细评估双上肢动脉搏动情况和血压、听诊颈动脉和锁骨下动脉有无血管杂音。如出现阳性体征则需进一步进行影像学评估。

1. 超声主要用于观察椎动脉有无逆向血流以及颅外段颈动脉有无狭窄或闭塞,而对于主动脉弓由于其外部骨性结构的干扰导致观察受限。

2. CT血管成像(CTA)或磁共振血管成像(MRA)为目前首选方法。并可全面了解主动脉弓及其主要分支动脉的形态。

3. 数字减影血管造影(DSA)仍为诊断的金标准。当无创影像学检查不能明确时应进行动脉造影检查,但因为是有创检查,可能导致动脉损伤、卒中、造影剂相关肾病。

【血运重建的指征】

对于导致临床症状的头臂动脉闭塞或狭窄应进行血运重建。临床症状包括前循环大脑缺血症状,后循环椎基底动脉供血不足症状和上肢缺血症状。对于锁骨下动脉盗血的患者可行颈动脉-锁骨下动脉旁路移植术或腔内治疗,不推荐行锁骨下动脉置换避免术中由于靠近内乳动脉阻断和分离导致冠脉缺血时间延长。

对于无症状的头臂动脉病变通常不建议手术。无症状的锁骨下动脉闭塞是其中最常见的病变占70%。孤立的锁骨下动脉病变本身很少导致需手术处理的上肢症状,虽然存在椎动脉的逆向血流但这并不是手术指征,若患者没有椎基底动脉供血不足表现,其只代表一种正常的侧支形式,这类患者可以继续观察,如有症状再考虑血运重建手术。

【手术方式的选择】

对于预后较好的头臂动脉病变首选解剖学经胸入路血运重建。除了孤立的锁骨下动脉病变,或存在开胸手术禁忌患者,以及配合血管腔内治疗联合治疗胸主动脉瘤可采用经颈的颈动脉-锁骨下动脉,颈-颈动脉解剖外旁路血运重建外,不推荐其他解剖外重建途径。腋-腋动脉以及锁骨下-锁骨下动脉旁路移植的通畅率低。

1. 经胸解剖途径人工血管旁路术　升主动脉无粥样硬化时可行升主动脉至头臂动脉旁路血运重建。选择直径12mm或14mm的人工血管一端与升主动脉行端-侧吻合,在无名动脉病变部位远心端横断动脉,近心端缝闭,将远心端与人工血管行端-端吻合。当病变累及左侧颈总动脉时,不推荐使用分叉型人工血管移植物,而使用单肢型移植物,因为单肢移植物比分叉型移植物占纵隔的体积更小,因此关胸后其被纵隔内容物压迫的可能性更小。单肢型移植物一端与主动脉-无名动脉间人工血管行端-侧吻合,另一端与左

侧颈总动脉行端-端吻合。当左侧锁骨下动脉起始段同时存在病变时,以单肢人工血管以相似的方式重建血运。

对于升主动脉和主动脉弓存在严重粥样硬化斑块的患者,若行病变血管的任何处理有可能导致斑块脱落脑梗的风险,因此建议用分支行人工血管行升主动脉和主动脉弓置换重建头臂动脉血供。此类手术术中需深低温,体外循环和心脏停搏,手术风险较大。

2. 解剖外血运重建

(1) 锁骨下-颈动脉转位手术:自胸锁乳突肌两头之间行锁骨上横切口,显露颈总动脉和锁骨下动脉,切断肩胛舌骨肌。显露锁骨下动脉及其起始段直至椎动脉开口,游离控制椎动脉和内乳动脉后于锁骨下动脉起始段切断,近心端缝扎,远心端与颈总动脉行端-侧吻合。椎动脉开口与锁骨下动脉起始段过近,内乳动脉-冠脉旁路术后患者不适宜此术式。

(2) 颈动脉-锁骨下动脉旁路手术:锁骨上横切口,向外至胸锁乳突肌锁骨头,显露颈总动脉和锁骨下动脉,避免损伤膈神经,避免结扎胸导管及分支。先行人工血管与锁骨下动脉端-侧吻合,然后将人工血管穿过颈静脉下方行人工血管至颈动脉端-侧吻合。

(3) 颈-颈动脉旁路术:头臂动脉病变需行血运重建时,若同侧动脉不适合作为供血血管,如果对侧颈动脉能提供颈动脉或锁骨下动脉血流,则同样可以进行血运重建。术中双侧胸锁乳突肌前缘纵行切口,显露双侧颈动脉。于咽部后,椎前筋膜前进行钝性分离建立皮下隧道。将人工血管分别与双侧颈动脉行端-侧吻合。

3. 血管腔内治疗　虽然经皮腔内血管成形术已是治疗血管阻塞性疾患的一项成熟的非外科治疗手段。但因有斑块碎屑脱落导致脑栓塞的危险,术前应通过充分影像学检查评价主动脉弓上血管的解剖情况及病变情况,治疗风险,制定相应治疗计划。对于血管狭窄、同轴病变、非开口处病变、开口位于主动脉弓远端的血管病变、非钙化病变、非溃疡性病变可以进行腔内治疗;但对于血管闭塞、偏心性病变、弓上血管开口向主动脉弓近心端旋转的病变、钙化病变、溃疡性病变、靠近椎动脉开口病变、主动脉弓上炎性长段血管闭塞更适合外科手术治疗。从通畅率角度来看,迄今为止的临床数据均显示主动脉弓上血管腔内治疗的通畅率低于外科血运重建手术的通畅率。然而选择腔内治疗有其合理性,因为腔内治疗具有较低的手术风险,术后恢复快,可以早期恢复正常活动,关键在于手术病例的选择。

术后管理及并发症:术后除需监测常规的术后指标外,特别关注神经系统检查及评估远端脉搏。术后

常见并发症,包括心肌缺血、TIA、卒中、移植物血栓形成等。头臂血管重建后还可能出现过度灌注的可能。严重多发大血管闭塞患者术后 2~3 天应控制血压在其能耐受的低水平状态。

（余 波）

第四节 椎动脉疾病

缺血性卒中的将近 1/4 累及后循环或椎基底循环。椎基底动脉性脑卒中所导致的瘫痪可能极具破坏性,有些类型死亡率很高,而且常被漏诊或误诊。椎动脉狭窄可在颅外或颅内任何部位发生,占后循环缺血性卒中的 20%。狭窄性病变,特别是椎动脉起始部狭窄性病变并不少见。一组 4748 例缺血性卒中患者的血管造影研究发现,右侧 18%、左侧 22.3% 存在颅外椎动脉近端不同程度的狭窄;仅次于颈动脉分叉处颈内动脉(ICA)狭窄而成为第 2 个常见部位。

【解剖】

椎动脉发自锁骨下动脉第一段的后上方。左侧椎动脉直接发自主动脉弓者占 6%。椎动脉的分支不像颈内动脉那样总是颈总动脉母体血管的直接延续,而是几乎总与供体血管成直角发出。椎动脉直径为 3~5mm,相对于锁骨下动脉是非常小的血管,故锁骨下动脉内的正常血流仅少量进入椎动脉。这种解剖学上的差异,能够很好地解释颈动脉脑循环与椎基底动脉脑循环在血流动力学方面的差异,以及形成动脉粥样硬化斑类型不同的倾向。位于椎动脉的粥样硬化斑病变通常是平滑的,很少因继发血栓形成而发生溃疡。椎动脉在解剖学上可分为颅外三段和颅内一段。从椎动脉起点至进入第 5 与第 6 颈椎横突孔前为第一段;第二段在到达位于寰椎下方的第三段前,始终走行在椎间孔内;第三段出椎间孔后头端朝向头状孔;最后一段亦即颅内段在颅骨基底处穿入硬脑膜和蛛网膜,终末端在延髓脑桥交界处与对侧椎动脉汇合形成位于中线的基底动脉。椎动脉颅外段发出小的脊髓支到骨膜和椎体,肌支到位于深部的周围肌肉区。行程短的颅内段发出重要的脊髓前、后动脉到延髓和脊髓,细小的穿支血管到延髓;其最大的分支——小脑后下动脉(PICA),负责背侧延髓一小部和小脑的血液供应。椎动脉入颅后,管壁发生显著的变化,外膜和内膜变薄,内膜和外膜弹力层的弹力纤维减少。健康人群中,一侧椎动脉非优势(直径<2mm)者达 15%,其对基底动脉血流的贡献相当小。其中左侧椎动脉占优势者为 50%;右侧 25%,仅余下的 1/4 双侧椎动脉血流对称。除非合并有椎动脉起始部或锁骨下动脉近端狭窄,否则这些变异的临床意义有限或者根本无意义。

【病因】

颅外椎动脉狭窄最常见病因动脉粥样硬化,其他包括椎动脉夹层,颈部纤维带,由第 2 或第 3 颈椎创伤,骨赘侵蚀或压迫引起的外源性压迫,以及血管炎等。这个部位有粥样硬化的患者常常有颈动脉、冠状动脉以及周围血管的病变。动脉夹层发生于颅外椎动脉的移动度最大部分。这部分椎动脉包括延伸到上部颈椎的第三段和介于起始部与椎间孔之间的第一段。

【临床表现】

1. 颅外椎动脉 动脉粥样硬化性血管狭窄与阻塞颅外椎动脉起始处或附近发生的动脉粥样硬化狭窄通常表现为有短暂性脑缺血发作,包括眩晕、视觉聚焦困难以及平衡功能缺失,这些症状通常在患者直立时、血压下降或血流量下降时发作,与延髓和小脑内的前庭小脑结构缺血有关。有些患者的大脑后动脉、小脑动脉或基底动脉尖的症状和体征会突然发生,为椎动脉阻塞性病变栓塞所致。

2. 椎动脉动脉夹层 椎动脉夹层患者的主要症状是疼痛,最常见于后颈部或枕部,可波及肩部。也可发生弥漫性头痛,大多数为枕部头痛。

【诊断】

对怀疑有后循环缺血的患者需进行全面病史评价以及体格检查和神经系统检查来指导进一步检查。

1. MRI 所有怀疑椎基底动脉区域卒中或 TIAs 的患者都要接受神经系统影像学检查,最好是磁共振成像检查(MRI),因为计算机化体层摄影检查(CT)受颅骨伪影的影响不能全面显示脑干结构。采用弥散加权成像技术进行的 MRI 是现有检出急性梗死的最敏感方法。后循环卒中的大部分患者和与后循环供血区相关的持续时间超过 1 小时的部分 TIAs 患者,在弥散加权成像检查时都显示有急性病变。磁共振血管造影术可被用来明确颈部大血管阻塞和颅内病变的部位和严重程度。

2. CT 安有心脏起搏器或有不允许行 MRI 检查的其他情况的患者,应该接受 CT 和 CT 血管造影检查,除非有进行这些检查的禁忌证。高质量 CT 血管造影可被用来显示颅外和颅内的后循环,对评价疑诊基底动脉阻塞的患者非常有用。

3. 多普勒超声 多普勒超声检查也可被用来显示近端椎动脉,颈部椎动脉的多普勒检查可以显示血流是顺行还是反流。经颅多普勒检查可被用来显示颅内椎动脉和近端基底动脉的阻塞病变。

4. DSA 尽管存在小的致残和死亡的危险,数字减影血管造影(DSA)依然是诊断椎动脉狭窄的金标准。

5. 其他包括心电图、超声心动图以及心律监测在内的心脏检查,是寻找心脏和主动脉源性栓子的重要评价方法,特别是对于没有颈部和颅内血管阻塞可以解释临床症状和体征的患者,以及不同血管供血区的多发脑梗死患者。

【治疗】

椎基底动脉性脑卒中的转归取决于神经系统体征的严重程度,是否有动脉病变,梗死的部位和范围,以及缺血的机制。后循环脑卒中后的立即死亡率约为 3% ~4% 。无论患者的年龄和潜在危险因素如何,心脏栓塞、基底动脉受累和颅内多区域受累都增加预后不良的风险。基底动脉阻塞性疾病具有很高的致死和致残风险,应该积极予以治疗。

1. 内科治疗 前瞻性试验的结果显示,抗血小板药物(阿司匹林、噻氯匹定、氯吡格雷、双嘧达莫,以及阿司匹林加双嘧达莫)对 TIAs 和脑卒中的患者有益。但是,只有两项研究分析了试验结果与动脉供血区之间的关系,无一项研究报告血管阻塞性病变的性质。对于脑血管的二级保护,噻氯匹定的疗效优于阿司匹林,尤其是对于有症状的后循环疾病的患者。在欧洲脑卒中预防研究中,在临床确诊椎基底动脉供血区 TIAs 或脑卒中的患者中,在 255 例联合应用阿司匹林和改良双嘧达莫缓释剂型的患者中有 5.7% 发生脑卒中,而接受安慰剂治疗者有 10.8% ($P=0.005$)。

对于有大动脉狭窄和小动脉疾病的患者,需采用抗血小板药物治疗。对于有限制血流量的严重大动脉狭窄和椎动脉夹层的患者,需考虑抗凝治疗,以预防远端栓塞和梗死的进展。当影像学检查显示有动脉粥样硬化斑块时,还使用他汀类药物,除非患者的低密度脂蛋白胆固醇水平低于 70mg/dl(1.8mmol/L)。在接受药物治疗的过程中还不断发生缺血性事件的大动脉粥样硬化狭窄的患者,应当根据动脉病变的性质和位置行外科手术或腔内治疗。

2. 外科治疗 采用动脉内膜切除术或血管重建术可对椎动脉狭窄进行外科治疗。

动脉内膜切除术自 20 世纪 60 年代就已经开展经锁骨上入路进行动脉内膜切除术治疗颅外椎动脉起始部和近端粥样硬化性狭窄的外科治疗,但由于很难暴露血管起始部,许多手术者被迫采用锁骨切开,给

技术操作上带来困难,容易导致淋巴结肿大、瘘形成、声带麻痹和气胸等并发症。

血管重建治疗颅外椎动脉狭窄包括椎动脉移植。Berguer 组 369 例(252 例近端,117 例终末端)颅外椎动脉血管重建术的结果发现,近端血管重建合并卒中和死亡率低,不足 2%,且 10 年随访时累积血管开放率为 92% 。对终末端颅内椎动脉进行血管重建的合并卒中和死亡率接近 6% ,5 年随访时的累积血管开放率为 80% ,后者与标准的颅外颈动脉内膜切除术相似。然而,接受颅外椎动脉终末端血管重建患者的 70% 在 5 年随访时已经死亡,主要死于心脏病。同期随访时仍生存者中 97% 无卒中。另外,值得重视的是术后并发症较高,颅外椎动脉血管重建后 Horner 综合征的发生率达 10% ,淋巴结肿大的发生率与之相似。在终末端椎动脉血管重建者中,因发生移植血管内血栓形成而急需静脉修补的占全部病例的 11% 。其他研究系列介绍声带麻痹和膈神经损伤为其他值得关注的并发症。

3. 血管腔内治疗 由于开放手术并发症发生率较高,近年来对那些内科治疗无效的患者进行外科手术治疗已不常见。采用 PTA 和支架置入技术进行血管内介入治疗颅外椎动脉粥样硬化性狭窄,尤其是起始部的狭窄既安全又有效,已成为一种趋势。早期单纯 PTA 治疗椎动脉狭窄的报道总伴有显著的再狭窄发生率,其部分原因是由于血管回缩。支架置入不仅改善了血管通畅再狭窄比,而且减少了血栓栓塞的发生率。这种血栓形成和血栓栓塞的减少考虑与支架纤维层的直接保护作用和新生内膜组织长入支架孔并覆盖了血管壁的粥样硬化组织有关。初期支架技术的进一步改进降低了操作过程中内膜夹层的发生率。采用初期可膨胀支架治疗颅外椎动脉狭窄≥50% 的一系列研究显示,技术水平的提高使狭窄动脉血管图像的成功显示率达到 98% ~ 100% 。未发现与操作有关的重要并发症:无术中死亡,短期(6 ~25 个月)随访无后循环病变相关性卒中。围术期后循环 TIA 的发生率介于 0 ~3% 之间。但是,这些结果均来自经选择的病例研究,尚需随机对照资料的证实。同时,需要积累涉及上述介入技术应用的大量经验。

(余 波)

第四十四章

下肢动脉疾病

第一节 概　述

动脉硬化闭塞症(arteriosclerosis obliterans,ASO)是一种全身性疾患。可以发生在全身的大、中动脉,但以腹主动脉下端和髂、股、腘动脉最为多见。由于动脉硬化斑块和继发血栓形成导致动脉管腔狭窄或闭塞,引起下肢慢性缺血的临床表现。本病多见于男性,男女比为4∶1,发病年龄多在50岁以上。国外文献统计,55~70岁年龄组中发病率达5%,而70岁以上年龄组中可达8%。随着国人饮食结构的改变、社会老龄化和影像诊断技术的发展,本病在我国的发生率有增高趋势。

【病因】

引起下肢动脉硬化的原因和机制尚不完全清楚,但绝大多数观点认为病因是多源性的。高危因素按照相关性依次为性别、年龄、吸烟、高脂血症、糖尿病和高血压等。但要明确以上因素是单纯病因还是伴随情况目前还很困难。本病可能的发病机制主要有以下几种学说。

1. 损伤和平滑肌增殖学说　在大、中动脉壁中平滑肌细胞与弹性蛋白和胶原蛋白构成了中膜的平滑肌细胞层,管腔表面由单层内皮细胞层覆盖。各种造成动脉内膜损伤的因素如高血压、血流动力学改变、激素、免疫复合物、细菌病毒、糖尿病及低氧血症等,可使内皮细胞层受到破坏,进而促使平滑肌细胞增殖。这些增殖的细胞形成大量细胞外基质和脂质聚积,最终形成动脉硬化斑块。

2. 脂质浸润学说　脂质是通过血管内膜间隙渗入到内皮下,再经中层和外膜进入淋巴循环被清除。在动脉硬化过程中,低密度脂蛋白(LDL)主要聚积在动脉内膜。导致LDL在动脉内膜积聚的可能原因为:①动脉内膜通透性改变;②内膜的组织间隙增加;③血管细胞代谢LDL的能力降低;④从内膜运送LDL到中膜的过程受阻;⑤血浆中LDL的浓度增高;⑥在动脉内膜LDL与结缔组织复合物的特异性结合。因此,动脉壁内脂质代谢紊乱均可参与动脉硬化的病变过程。

3. 血流动力学说　在动脉硬化的发病过程中,血流动力学改变及特殊的血管解剖部位是两种相互关联的致病因素。硬化斑块好发于动脉分叉处等血管床的特定部位。导致斑块形成的血流动力学因素包括剪切力、层流、湍流及高血压等。硬化斑块好发于动脉的低剪切力区域。在动脉分叉处,血流速度减慢并发生层流现象,长期作用下可使血管壁内膜受损导致硬化斑块形成。湍流发生于狭窄病变的远端,对硬化斑块的破裂和血栓形成有一定作用。另外,某些特殊的解剖部位(如股动脉的内收肌管裂口)可对动脉壁造成慢性机械性损伤,促进硬化斑块的形成。

【病理生理】

本病的病理学变化主要是动脉壁内出现钙化和纤维化的粥样斑块,造成血管腔的不规则狭窄。随着斑块内脂质的不断积聚,还可发生斑块内出血和碎裂,并继发血栓形成,最终导致血管腔完全闭塞。病变呈进行性发展,范围常较广泛或呈多节段性,多见于股浅动脉和腹主动脉、髂总动脉和腘动脉的分叉处。当动脉发生狭窄或闭塞时,远端缺血组织可释放血管活性物质,导致小动脉和微血管扩张,代偿缺血组织的血流供应。病变进一步发展可使小动脉和微血管痉挛,内皮细胞肿胀,血小板聚集,白细胞黏附及局部免疫系统激活,微血栓形成,最终导致末梢微循环的灌注障碍。

下肢缺血可分为功能性缺血(functional ischemia)和严重肢体缺血(critical limb ischemia)两个阶段。功能性缺血是指在静息状态下肢体有足够的血流供应,但随着肢体运动血流供应不能增加。临床上表现为间歇性跛行,其特点是:①疼痛出现于运动的肌肉群;②疼痛出现于一定的运动量后;③运动停止后疼痛迅速缓解。严重肢体缺血是指:①反复发作的静息痛持续2周以上,足或足趾出现溃疡和坏疽;②踝部动脉收缩压≤50mmHg,或足趾动脉收缩压≤30mmHg。

慢性下肢动脉缺血的临床症状不仅取决于病变的程度和范围,还取决于侧支循环的建立情况。侧支循环代偿越好则临床症状越轻。相反,如果在原有病变基础上出现急性血栓形成,可导致短时间内肢体组织缺血坏死。发生于下肢动脉不同部位的狭窄或闭塞可有以下几条侧支循环途径:①腹主动脉下端和髂总动脉闭塞时,可通过肋间动脉、腰动脉与髂腰动脉、臀动脉、旋髂深动脉和腹壁动脉建立侧支循环,另一条途径是通过肠系膜下动脉的左结肠分支及肠系膜周围动脉,经直肠血管进入腹壁下动脉;②髂外动脉和股总动脉闭塞时,可通过腹壁下动脉的臀支与股深动脉的旋股动脉分支建立侧支循环;③股浅动脉闭塞时,可通过股深动脉的穿通支与腘动脉的膝关节支建立侧支循环。

【临床表现和诊断】

本病早期患者多无明显症状,或仅有患肢足部发凉和麻木感。

随着病变进展可逐渐出现间歇性跛行,其典型症状是行走一定距离后出现下肢肌肉酸痛、痉挛和乏力,必须停止行走。休息数分钟后症状即可缓解,继续行走相同的距离可使疼痛重复出现。疼痛多出现于小腿腓肠肌群,如果伴有主髂动脉闭塞时,可出现臀肌酸痛。部分男性患者可有阳痿。

随着下肢缺血加重,间歇性跛行距离会逐渐缩短,直至出现静息痛。与跛行的疼痛不同,静息痛多位于足趾或前半足。起初出现于夜间,逐渐演变为持续性的剧痛。患者常抱足而坐,彻夜不眠。患肢的足趾和足部皮色苍白或青紫,温度降低,皮肤变薄,感觉减退。此时轻微的创伤即可导致溃疡和坏疽,好发于趾间、趾尖和足跟等受压部位。如果同时合并有糖尿病,可继发感染导致湿性坏疽。

对于有上述症状而怀疑有下肢动脉硬化性闭塞的患者应行临床体检,包括:

(1) 动脉搏动:在病变动脉段的远端会有不同程度的动脉搏动减弱甚至消失。检查部位包括股动脉、腘动脉、足背动脉和胫后动脉。

(2) 血管杂音和震颤:在主髂动脉和股总动脉存在狭窄性病变时,可在股动脉处闻及收缩期吹风样杂音,部分患者可扪及震颤。出现在脐周的血管杂音则提示腹主动脉分叉部和(或)髂总动脉存在狭窄性病变。

(3) 皮肤改变:在患侧足部可有皮温降低,抬高患肢可出现足底皮色变白。严重缺血的患者可出现

足部皮色苍白或青紫,在趾间、趾尖和足跟等部位可存在皮损、溃疡甚至坏疽。另外有部分患者会因动脉斑块碎屑的脱落造成末梢小血管微栓塞,在足背或胫后动脉搏动存在的情况下呈现足趾的青紫现象,临床上称蓝趾综合征(blue toe syndrome)。

鉴于本病为全身性病变,临床上需行全面的实验室和辅助检查,包括血压、血脂和血糖检查、动态心电图以及颈动脉和肾动脉的超声检查。同时,为了明确下肢动脉病变的程度和范围,还需行相应的辅助检查。目前常用的检查手段包括:

(1) 下肢节段性测压和踝/肱指数测定:是血管无损伤检查中最常用的一种方法。通过测量大腿上部、大腿下部、小腿和踝部动脉的收缩压来初步判定闭塞性病变的部位和程度。如果两个节段之间的收缩压相差>30mmHg,则提示该处有闭塞性病变。通过测量踝部胫前或胫后动脉和肱动脉收缩压所得的比值称为踝/肱指数(ankle brachial index,ABI)。正常人在静息状态下踝/肱指数的范围为1.0~1.3,小于0.9则提示有闭塞性病变。间歇性跛行患者的踝/肱指数多在0.5~0.9之间,而静息痛患者常低于0.3。在本病的早期,部分有症状的患者在静息状态下的踝/肱指数可在正常范围,此时可通过运动平板诱发症状后再进行测量。在一些糖尿病患者中,因为中小动脉严重硬化导致血管壁弹性丧失,踝/肱指数会高于实际值。单纯依据踝/肱指数来判断病变的严重程度会产生偏差,此时应该结合多普勒波形进行诊断。

(2) 双功超声检查:彩色多普勒超声可同时对动脉病变进行解剖学和血流动力学检查,对早期病变检出率高。缺点是检查费时且对检查者的专业要求高,对主髂动脉病变的检查容易受肠道气体影响。

(3) CT和磁共振血管造影:通过连续模拟成像系统得到的CT和磁共振血管造影(CTA和MRA)可清晰地显示下肢动脉的解剖形态,敏感性和特异性高,基本上可满足临床诊断的要求。

(4) 数字减影血管造影:数字减影血管造影(DSA)是诊断下肢动脉硬化闭塞症的金标准,但随着无损伤血管诊断技术的发展,作为一种创伤性的检查手段,DSA已不被列为常规的诊断方法。目前,DSA主要被应用于血管腔内治疗的术中诊断。

【鉴别诊断】

下肢动脉硬化闭塞症需与其他引起下肢肌肉酸痛、乏力的疾病相鉴别。

1. 血栓闭塞性脉管炎　多见于男性青壮年,好发年龄20~40岁。绝大多数有严重吸烟史。本病亦有典型的间歇性跛行,但病变多累及腘动脉、足背动脉和胫后动脉等中小动脉。部分患者可有小腿和足部

的游走性静脉炎。血管造影可见动脉呈节段性狭窄或闭塞,病变段以外的动脉多正常显影。

2. 神经源性和骨关节疾病 椎间盘突出、腰椎管狭窄等可表现为臀部和大腿肌肉酸痛,典型的疼痛为从下腰部向臀部、大腿后方、小腿外侧直到足部的放射痛。并不总与运动有关,站立时可加重,改变体位可使症状缓解。髋关节病变也可导致大腿疼痛,一般在行走时立即出现,休息后不能马上缓解,髋关节活动可能受限。通过相应的体格检查和影像学检查进行鉴别诊断并不困难。相反,在临床上将间歇性跛行误诊为神经源性或骨关节疾病的情况并不少见,应引起重视。

3. 多发性大动脉炎 主要侵犯主动脉及其分支的起始部。当胸、腹主动脉出现严重狭窄时可出现间歇性跛行等下肢缺血症状。本病多见于年轻女性,活动期有发热和血沉增快等现象。多同时伴有颈动脉、锁骨下动脉和肾动脉的狭窄或闭塞。

4. 下肢动脉栓塞 急性下肢动脉栓塞如果在短时间内有足够的侧支循环代偿可不出现肢体坏疽,急性期后可有不同程度的下肢缺血症状。患者多有房颤病史,起病急。起病时有患肢疼痛、苍白、动脉搏动消失和感觉运动障碍等表现。起病前无间歇性跛行。血管造影可发现下肢动脉显影呈突然中断而病变近端的动脉显影正常。

【治疗】

动脉硬化闭塞症是一种全身性疾患,患者的生存预期明显低于同年龄的正常人群。间歇性跛行患者的 5 年、10 年和 15 年生存率分别为 70%、50% 和 30%。死亡原因中心血管事件占 60%,脑血管事件占 10%~15%。文献统计表明,仅有约 25% 的间歇性跛行患者的症状会出现进行性加重,只有 1%~3.3% 的患者最终需要行截肢手术。而手术治疗目前仍受到长期通畅率的困扰。因此,并非所有的患者都需要行手术治疗,对于早期的病变进行积极的外科干预是不必要的,有时还会因为治疗失败而加重症状。目前,明确的手术指征包括:①静息痛和肢体坏疽;②严重影响生活和工作的短距离间歇性跛行;③术后通畅率高的病变;④因斑块碎屑脱落而造成的蓝趾综合征。

下肢动脉硬化闭塞症的治疗分非手术治疗和手术治疗。

1. 非手术治疗 非手术治疗的目的包括:①延缓动脉硬化病变的进展;②促进侧支循环的建立;③预防足部的创伤和感染。无论患者是否接受手术治疗,非手术治疗的大部分内容必须贯穿整个治疗过程。

(1) 戒烟:有非常明确的证据表明吸烟与导致动脉粥样硬化有关,因此戒烟是治疗下肢动脉硬化闭塞

症的第一步,是其他治疗手段得以成功实施的必要条件。

(2) 其他危险因素的控制:通过改变饮食结构和生活方式以及药物治疗等控制血压、血糖、血脂和体重,不仅能延缓下肢动脉硬化闭塞症的进展,而且能有效降低心脑血管事件的发生率。

(3) 行走锻炼:大量证据表明有规律的行走锻炼能改变下肢动脉硬化闭塞症的自然病程。其可能的作用机制为:①增加侧支血管的数量和直径;②提高肌肉组织的摄氧和耐受无氧代谢的能力。对于除外运动禁忌的患者进行行走锻炼的要求为:①以正常速度行走直至出现症状;②休息直至症状消失后继续行走;③每天应保证至少 1 小时的锻炼时间。在出现症状后继续行走并不能增强锻炼的效果,相反会影响患者进行锻炼的积极性。

(4) 足部护理:正确的足部护理能避免缺血的肢体因为不必要的损伤而导致溃疡和坏疽,其内容包括:①保持足部的清洁和干燥,对于皲裂的皮肤需使用护肤霜;②应由专业人员修剪趾甲和茧皮;③穿宽松的鞋;④避免各种可能导致足部受伤的活动,如赤足行走等;⑤禁止任何形式的热敷。

(5) 药物治疗:所有下肢动脉硬化闭塞症的患者都必须接受药物治疗以控制各项危险因素,尤其是调脂药物已被证实有稳定动脉硬化斑块的作用。同时,患者还需要接受相应的药物治疗以预防血栓性病变和改善临床症状。有明确疗效的常用药物包括:

1) 抗血小板药物:抗血小板药物能有效预防在动脉硬化基础上的急性血栓形成并明显提高术后动脉血管或移植血管的早期通畅率。目前常用的药物有阿司匹林和氯吡格雷,常用剂量是阿司匹林每日 1 次,每次 100mg 或氯吡格雷每日 1 次,每次 75mg。

2) 西洛他唑:通过抑制血小板及血管平滑肌内磷酸二酯酶活性,从而增加血小板及平滑肌内 cAMP 浓度,发挥抗血小板作用及血管扩张作用。常用剂量是每日两次,每次 50mg。

3) 己酮可可碱:通过增强红细胞变形能力、降低血浆纤维蛋白原的含量及抑制血小板聚集来达到降低全血黏度。常用剂量是每日两次,每次 400mg。

4) 沙格雷酯:通过与 5-HT$_2$ 受体结合而选择性拮抗 5-羟色胺,以抑制被 5-羟色胺增强的血小板凝聚和血管收缩的作用。常用剂量是每日 3 次,每次 100mg。

5) 前列腺素 E$_1$:主要作用是保护血管内皮细胞,扩张血管,调整 TXA$_2$/PGI$_2$ 比值以及使 cAMP 增高来抑制血小板聚集作用。常用剂量是 20~60μg 溶于 250ml 或 500ml 生理盐水或 5% 葡萄糖注射液中缓慢静脉滴注。

（6）基因治疗和自体干细胞移植：对无法行手术治疗的严重缺血肢体，促进新生血管形成是理想的治疗方法。目前临床上正在研究将具有促进新生血管生成的活性基因如血管内皮生长因子（VEGF）或自体干细胞通过定位转移途径导入缺血肢体，以促进侧支血管的形成而改善肢体的缺血状况，其近远期临床疗效还有待进一步观察。

2. 手术治疗　1947年Santos完成了第1例主髂动脉内膜剥脱术，开创了下肢动脉硬化闭塞症的手术治疗。由于下肢动脉硬化性病变多数比较广泛，动脉内膜剥脱的疗效并不满意。20世纪70年代起随着涤纶和ePTFE人工血管的相继出现，各种动脉旁路手术开始广泛应用于临床，成为下肢动脉硬化闭塞症的经典治疗方法。但是如何保持移植血管的长期通畅始终无法得到满意的解决。

1964年，Dotter采用同轴导管技术行经皮腔内血管成形术（PTA），开创了血管腔内治疗的先河。1974年，Gruntzig发明了双腔球囊导管，使PTA技术发生了革命性的进步。对于大、中动脉单一的局限性病变，PTA的临床疗效较为满意。但其面临的最大问题是血管内膜增生和弹性回缩导致的再狭窄、血栓形成和球囊扩张后碎裂的斑块脱落造成远端动脉栓塞。20世纪80年代中期，随着血管内支架（stent）在临床上的应用，这些问题得到了很大程度的解决，血管腔内治疗重新受到关注并得到迅速发展。与传统的旁路手术相比，血管腔内治疗的中远期通畅率略低，但创伤小、可重复操作以及治疗失败后仍可行旁路手术的优点仍使其受到欢迎。随着材料学和血管内技术的不断发展，血管腔内治疗的临床地位正不断地得到提升。

由于下肢动脉在不同的部位有不同的解剖学和血流动力学特征，因此临床医师应根据病变的部位和特点采用合适的手术治疗方法。

（蒋俊豪）

第二节　主髂动脉疾病

根据2007年发表的《下肢动脉硬化闭塞症的治疗——跨大西洋国际血管外科协会共识报告》（TASCⅡ），主髂动脉硬化闭塞症被分为四型（图44-1）。

A型：①位于单侧或双侧髂总动脉的狭窄；②位于单侧或双侧髂外动脉，长度≤3cm的单一性狭窄。

B型：①位于肾动脉下腹主动脉，长度≤3cm的狭窄；②单侧髂总动脉闭塞；③未累及股总动脉，总长度在3~10cm的单一或多发性狭窄；④未累及股总动脉和髂内动脉开口的单侧髂外动脉闭塞。

C型：①双侧髂总动脉闭塞；②未累及股总动脉，

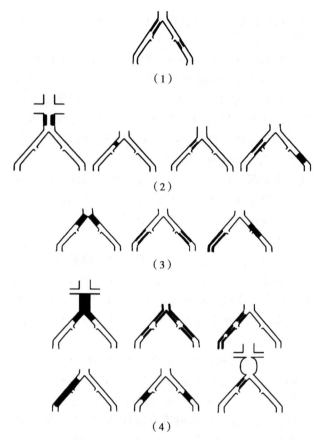

图44-1　主、髂动脉硬化闭塞症分型

长度在3~10cm的双侧髂外动脉狭窄；③累及股总动脉的单侧髂外动脉狭窄；④累及股总动脉和（或）髂内动脉开口的单侧髂外动脉闭塞。

D型：①肾动脉下主动脉闭塞；②位于腹主动脉和双侧髂动脉的广泛性病变；③位于单侧髂总动脉、髂外动脉和股总动脉的广泛多发性狭窄；④位于髂总动脉和髂外动脉的单侧性闭塞；⑤双侧髂外动脉闭塞；⑥同时伴有无法行血管腔内治疗的腹主动脉瘤或其他需要行主动脉或髂动脉手术的病变。

一般认为，血管腔内治疗和旁路手术分别是A型和D型病变的首选治疗方法。B型病变比较适合行血管腔内治疗，而C型病变行旁路手术的疗效优于血管腔内治疗。需要指出的是，治疗方法的选择不能仅依据病变的解剖学特点，必须同时考虑患者的全身状况是否适合行开放性的旁路手术。因此，术前必须进行心、肺等脏器功能的全面评估。对于有严重伴发疾病的部分C型和D型高危患者，仍应尽量考虑行血管腔内治疗。

1. 血管腔内治疗手术适应证为A型和B型患者。入路多选择经皮患侧股动脉逆行穿刺。如果股动脉搏动消失，可在超声导引下穿刺或切开在直视下穿刺股动脉。对于累及髂外动脉远端的病变可采取对侧股动脉或肱动脉入路。

导引钢丝能通过动脉的狭窄闭塞段是治疗成功的先决条件，在局限性病变中成功率接近100%，在长段闭塞中可达80%~85%。虽然PTA治疗主髂动脉闭塞有较高的远期通畅率，但大多数学者仍主张同时放置支架以避免血管弹性回缩和斑块碎裂脱落造成远端动脉栓塞。操作时原则上应先释放自膨式支架再行球囊扩张或选用球囊扩张式支架。对位于髂总动脉开口和腹主动脉分叉部的病变行PTA时，为了避免将斑块推向对侧髂动脉，可采用"亲吻式"支架置入术（kissing stent），可选择球囊扩张式支架以保证定位准确（图44-2）。部分长段的髂动脉闭塞可伴有管腔内的血栓形成，为了避免血管再通后导致远端动脉栓塞，可先置管溶栓或取栓后再行腔内治疗。

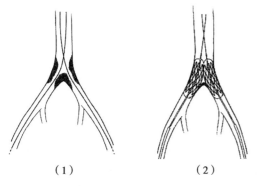

（1）　　　　　　　　（2）

图44-2　球囊支架定位

主髂动脉PTA的1年通畅率为85%，5年通畅率为70%。支架置入术的1年通畅率为95%，5年通畅率为75%~80%。虽然血管腔内治疗的远期通畅率略低于主-双股动脉旁路移植术，但是手术创伤小和并发症率低的巨大优势仍使其广受青睐。目前，部分C型和D型病变已不再被视为血管腔内治疗的禁忌证。

2. 主-双股动脉旁路移植术　手术适应证为双侧髂动脉病变而全身状况能胜任旁路手术的C型和D型患者。

采取腹部正中切口经腹腔途径手术。理论上，经后腹膜途径手术可降低术后肺部并发症的发生率并有利于术后胃肠道功能的恢复，但是临床实践表明相对于手术难度而言，其优势并不明显。

移植物可选择口径为16mm×8mm或14mm×7mm的涤纶或ePTFE分叉型人工血管，两者在远期通畅率方面无明显差异。近端吻合口应尽量靠近肾动脉下方以避免术后因吻合口近端病变进展导致旁路血管血栓形成。对于肾动脉下腹主动脉闭塞的D型病变，可于肾动脉下腹主动脉行局部内膜剥脱后再行吻合。近端吻合方式有端-端吻合和端-侧吻合两种。端-端吻合的优点是：①符合血流动力学特点；②可避免因斑块或血栓脱落造成远端动脉栓塞；③可避免人工血管与十二指肠的长期摩擦造成主动脉肠瘘。端-侧吻合的优点是：①可保留通畅的肠系膜下动脉；②对于仅累及髂外动脉的病变可保留髂内动脉的供血。两种吻合方式对于远期通畅率的影响并无差异。由于端-端吻合方式在旁路血管血栓形成后不利于侧支循环的建立，目前多数学者主张采取端-侧吻合方式。远端吻合口的建立对保持旁路血管的远期通畅更为重要，原则上应尽量将远端吻合口建立在股总动脉上以避免因吻合口远端病变进展导致旁路血管血栓形成。对于股深动脉开口的狭窄性病变应先行内膜剥脱后再行吻合。

对于伴有的股腘动脉硬化闭塞是否需要同时行旁路手术应视具体情况而定。一期行股腘动脉旁路术可更彻底地改善下肢的缺血症状，同时可避免腹股沟的手术瘢痕给二期手术带来不便，但是会增加手术的时间和创伤。对于大多数患者，单纯的主-双股动脉旁路术即可明显地改善症状。然而，对于股深动脉侧支代偿不充分的严重缺血患者应一期行股腘动脉旁路术。

主-双股动脉旁路移植术5年通畅率为85%~90%，10年通畅率为70%~75%。

3. 股-股动脉旁路移植术　对于单侧髂动脉严重闭塞无法行腔内治疗的患者，如因全身状况无法胜任主-股动脉旁路手术，可行股-股动脉旁路移植术。

采取双侧腹股沟切口，移植物经耻骨上皮下隧道与股总动脉行端-侧吻合。移植物大多选择口径为6~8mm的带环ePTFE人工血管。单侧髂动脉的血流量可满足双下肢供血，但前提是髂动脉必须保证通畅，如果存在狭窄性病变应同时行支架置入术。输出道的血流状况是决定移植血管远期通畅率的重要因素。对于股深动脉开口的狭窄性病变应先行内膜剥脱后再行吻合，对于股浅动脉闭塞的严重缺血患者应同时行股腘动脉旁路术。

股-股动脉旁路移植术5年通畅率为75%，低于主-股动脉旁路移植术。但是由于该术式创伤小、并发症率低且操作简便，临床上仍得到广泛采用。

4. 腋-股动脉旁路移植术　对于双侧髂动脉严重闭塞无法行腔内治疗而全身状况不能耐受主-双股动脉旁路术的部分C型和D型患者，可行腋-股动脉旁路移植术。

选择下肢缺血症状严重的同侧腋动脉作为流入道血管，在症状相同的情况下，则选择右侧腋动脉，因为左锁骨下动脉发生狭窄的几率较高。采取自锁骨中点下2cm起的斜切口，外侧达胸大肌外缘。沿肌纤维方向分离胸大肌，切开喙锁筋膜显露胸小肌，近喙突切断胸小肌,显露腋动脉。移植物可选择口径为8~10mm的带环ePTFE或涤纶人工血管,于腋动脉的前下方行端-侧吻合。移植物通过皮下隧道从胸大肌外缘至腋中线下行,经髂前上棘内侧至腹股沟,与股总动脉行端-侧吻合。由于腋-单股动脉旁路的远期通畅率明显低于腋-双股动脉旁路,因此应尽量采用腋-双股动脉旁路移植术。股动脉吻合有多种方式供选择(图44-3)。

腋-单股和腋-双股动脉旁路移植术的5年通畅率分别为50%和70%。

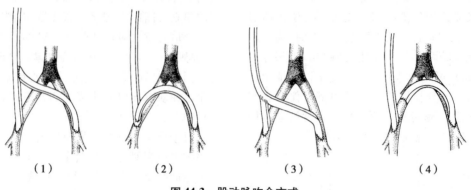

（1）　　　　（2）　　　　（3）　　　　（4）

图44-3　股动脉吻合方式

（蒋俊豪）

第三节　腹股沟远端动脉病变

根据2007年发表的《下肢动脉硬化闭塞症的治疗——跨大西洋国际血管外科协会共识报告》(TASC Ⅱ),股腘动脉硬化闭塞症被分为四型(图44-4)。

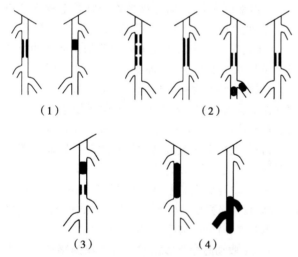

（1）　　　　　　　（2）

（3）　　　（4）

图44-4　股腘动脉硬化闭塞症分型

A型:①长度≤10cm的单一性狭窄;②长度≤5cm的单一性闭塞。

B型:①多发性狭窄或闭塞,每处病变长度≤5cm;②未累及膝下腘动脉,长度≤10cm的单一性狭窄或闭塞;③胫腓动脉不通畅的单一性或多发性股腘动脉病变;④长度≤5cm的严重钙化性闭塞;⑤单一性腘动脉狭窄。

C型:①总长度>15cm,伴有或不伴有严重钙化的多发性狭窄或闭塞;②经过两次腔内治疗后需再次手术的再狭窄或闭塞。

D型:①累及腘动脉,总长度>20cm的股总动脉或股浅动脉慢性闭塞;②腘动脉和近端分支的慢性闭塞。

动脉旁路移植术曾经是股腘动脉硬化闭塞症的传统治疗模式。但由于其远期通畅率不甚理想,目前大多数学者已不主张采用动脉旁路手术治疗间歇性跛行患者。虽然血管腔内治疗的中远期通畅率略低于旁路手术,但凭借其创伤小、可重复操作以及治疗失败后仍可行旁路手术的优点,现在已越来越多地应用于间歇性跛行和严重缺血患者的治疗。

1. 血管腔内治疗　血管腔内治疗是A型病变的首选治疗方法。随着导丝和导管的改进以及内膜下血管成形技术等的出现,一些B型、C型和D型病变也能进行血管腔内治疗。

入路可选择经皮同侧股动脉顺行穿刺,如果病变累及股浅动脉起始段,应选择对侧股动脉入路。对于狭窄性病变,PTA的成功率可达98%。在长度≤10cm的闭塞性病变中,成功率为80%~85%。由于股腘动脉段的狭窄性病变多较广泛,积极的PTA治疗可增加血栓形成和远端动脉栓塞等并发症的发生,因此对于≤50%的狭窄性病变可不予处理。虽然支架置入术的中远期通畅率高于单纯PTA治疗,但鉴于股腘动脉段的解剖学特点仍应谨慎取舍。下肢的骨骼肌运动对动脉造成反复的挤压、牵拉和扭转作用可致血管内支架因金属疲劳而产生断裂并引起继发血栓形成,这种现象在近关节处尤为明显。因此,只有在PTA治疗后仍存在>30%的残留狭窄或斑块碎裂出现夹层等的情况下，才应考虑置入支架。选择的支架应为自膨式镍钛合金支架。近年来，药物涂层支架已在临床上尝试应用以期提高中远期通畅率，但目前尚无证据表明其有明显疗效。

单纯 PTA 的 1 年和 3 年通畅率分别为 70% 和 55%，支架置入术的 1 年和 3 年通畅率分别为 75% 和 65%。

2）股腘动脉旁路移植术对于长段的闭塞性病变或血管腔内治疗失败的严重缺血患者可行股腘动脉旁路移植术。

股腘动脉旁路移植术分膝上旁路和膝下旁路两种。近端吻合口必须建立在股总动脉上，如果建立在股浅动脉起始段上常会因病变进展而导致旁路血管血栓形成。选择远端吻合口部位时应确保旁路血管有较通畅的远端输出道。显露膝上腘动脉的切口位于股骨内侧髁上，平行于缝匠肌前缘，显露膝下腘动脉的切口位于膝下胫骨内侧缘。

移植物首选自体静脉，要求其口径不小于 4mm 且没有曲张改变。一般选取患侧的大隐静脉，如果血管条件不符合要求，也可选取对侧大隐静脉、小隐静脉或上臂静脉。由于静脉内存在多对静脉瓣，通常采取将大隐静脉取下倒置后进行移植，但是该方法的缺点为大隐静脉倒置后与近、远端动脉的口径可能不匹配。大隐静脉原位移植可有效解决这一问题，方法是在结扎大隐静脉各属支后将其保留在血管床上，用瓣膜切除器切除静脉瓣后，完成近远端吻合。原位大隐静脉移植较适合于将远端吻合口建立在远端腘动脉或胫腓动脉等小口径血管的旁路手术。就长期通畅率而言，两种移植方法无明显差异。如果无法获取符合要求的自体静脉，可选择 ePTFE 人工血管进行旁路移植。人工血管的口径多选择 6mm，行膝下旁路时，应选择带环人工血管以提高长期通畅率。

自体静脉旁路的 5 年通畅率约为 75%，人工血管膝上旁路和膝下旁路的 5 年通畅率分别为 50% ~ 60% 和 35% ~50%。

3. 胫腓动脉硬化闭塞的手术治疗　由于侧支循环代偿不充分且多数患者合并有糖尿病，胫腓动脉段的硬化闭塞往往会导致严重的缺血症状。由于远端血管口径小及流出道往往欠通畅，传统的旁路手术常无法实施，即使勉强为之，通畅率亦不高。因此，广泛胫腓动脉闭塞的严重缺血患者的保肢率较低。由于常规球囊扩张易造成血管内夹层以及缺乏合适的血管内支架，胫腓动脉硬化闭塞曾经一度被认为是血管腔内治疗的禁区。近年来，随着低顺应性小血管球囊

的出现，胫腓动脉 PTA 在临床上得到迅速开展。只要遵循耐心操作、缓慢持续扩张的原则，发生血管内夹层等并发症的几率较低。虽然胫腓动脉 PTA 的远期通畅率不高，但是它能促进溃疡愈合，提高短期保肢率，在临床上仍有很高的实用价值。

（蒋俊豪）

第四节　糖尿病足

糖尿病是引起足部溃疡，感染，缺血以及截肢的主要原因。糖尿病足(diabetic mellitus foot, DMF)的概念由 Oakley 在 1956 年提出。根据世界卫生组织和国际糖尿病足工作组的定义，糖尿病足是糖尿病患者因周围神经和血管病变引起的一系列足部临床表现的总称，包括足部溃疡，感染或深部组织的破坏。糖尿病足溃疡的治疗复杂且昂贵，包括足部伤口的护理、控制感染、血管重建术、清创与截肢术、特殊鞋具的制作等，往往需要多学科的共同参与以及对患者长期指导和随访。

总体而言，糖尿病患者截肢的风险是非糖尿病患者高 15 ~ 30 倍。发生首次截肢后，有9% ~17% 的患者在 1 年内将再次面临截肢，25% ~68% 的患者在 5 年内将接受对侧肢体截肢。缺血和感染是导致糖尿病患者截肢最常见的诱因，50% ~70% 的截肢由坏疽或迁延不愈的溃疡导致，20% ~50% 的截肢因感染导致，而绝大部分截肢都是由于缺血合并感染所导致的。糖尿病同时伴有周围血管疾病的发生率也存在人种差异，在一项国际多中心研究中，德国，坦桑尼亚和印度的糖尿病患者中，同时伴有周围血管疾病的发生率分别为 48%、14% 和 13%。糖尿病足对患者的身心功能和生活质量会带来灾难性影响，一旦发生截肢，绝大部分患者将无法生活自理，需要付出大量的经济和医疗资源来帮助其继续生活。

糖尿病足的发生机制较为复杂，通常由多因素共同导致，如神经病变、缺血、足部畸形与足部压力分布的异常、外伤以及不合适的鞋具等，这其中最重要的两个因素是神经病变和缺血。

高糖血症的长期作用可导致视网膜病变、糖尿病肾病及糖尿病神经病变(diabetic peripheral neuropathy, DPN)，DPN 在病程 10 年以上的糖尿病患者中发生率至少为 50%。糖尿病神经病变可同时或部分累及运动神经、感觉神经和自主神经。感觉神经病变通常呈对称性的袜子-手套样分布，患者因保护性感觉缺失而无法感知足部的损伤，继而导致足部皮肤溃疡的形成。运动神经病变通常出现在周围神经病变后期，导致足部内源性肌肉萎缩，最终出现足部畸形产生典型

的爪形趾、跖趾关节脱位和马蹄足。因运动神经改变导致切力及压力异常升高的部位,正是糖尿病足溃疡最易发生的部位。自主神经病变可导致血液分流及汗腺功能丧失,表现为皮肤的干燥和皲裂。神经病变虽然并不直接导致糖尿病足溃疡,但这三组神经受累后将导致足部对疼痛的反应减弱或消失,关节活动度受限,足部的生物力学改变导致的局部压力增高等,其联合作用的结果是足部保护机制的消失和易患外部创伤的风险增加,以上均是足部溃疡发生的重要因素。糖尿病足伴周围神经病变的症状可表现为足部的感觉异常,包括麻木感、针刺感、烧灼感或蚁行感。可使用单丝监测和振动感觉实验来发现和评估神经病变的程度。

【临床表现】

1. 缺血糖尿病　与周围动脉疾病(PAD)密切相关,男性糖尿病患者出现症状型 PAD 的风险是非糖尿病患者的 3.5 倍,女性则高达 8.6 倍。血糖控制不佳也会加速 PAD 的发生,HbA1C 每增加 1%,PAD 的发生率将上升 25% ~ 28%。缺血是糖尿病足患者常见的症状,至少 90% 的糖尿病截肢患者存在下肢缺血。

糖尿病可累及下肢各节段动脉的硬化狭窄,尤其多见于膝下水平动脉的钙化,狭窄和闭塞,而小腿水平的腓动脉又往往是这三支走向动脉(胫前动脉、胫后动脉和腓动脉)中最后受累的一支,足部血供的最终维持有赖于腓动脉及其终末分支与足背动脉和胫后动脉之间的侧支循环是否有效建立了足背部和足底部的血流代偿。是否存在膝下动脉流出道是判断下肢动脉低位血管旁路移植术和膝下血管腔内血管成形术是否可行的重要依据,由于足部的供血液循环存在一定的区域性,以此为基础有学者提出了 Angiosome 理论,即以糖尿病足出现溃疡的部位在解剖上相应的动脉供血区域作为手术的目标血管,以期通过改善溃疡区域的血流灌注,提高溃疡的愈合率。例如前足和足趾的溃疡应首选足背动脉做旁路移植或腔内血管成形术的目标血管。

糖尿病患者每年需常规随访下肢 ABI,它是糖尿病足溃疡是否存在缺血因素的重要依据,ABI<0.6 往往提示严重缺血且创面预后不良。需注意,与非糖尿病患者相比,由于糖尿病患者存在动脉中层的钙化,在测定 ABI 时往往会因为动脉舒缩性的降低而使 ABI 的测定值高于真实值(如 ABI>1.3),此时需要再结合其他检查方法,如多普勒超声、足趾收缩压、皮肤灌注压等手段以准确评估足部血流灌注的真实情况。CTA 和 MRA 在糖尿病 PAD 分级,血管重建方案的制订中具有重要作用,但需注意碘剂和钆剂对糖尿病伴有氮质血症或肾功能不全患者的影响。

2. 足部感染糖尿病　足感染是导致截肢和住院的主要原因,应对每例糖尿病足患者进行有无感染的评估。糖尿病足感染通常具备局部炎症体征,如皮肤红肿热痛和脓性渗出,但较少伴有全身脓毒血症的表现。探骨试验是一种常用的排除有无骨髓炎的方法,指以无菌棉棒或金属探针在溃疡表面向深部骨面探测,如能触及骨则为阳性。创面细菌培养有助于大部分感染的治疗,可通过拭子涂抹或深部组织手术活检获得,但需注意表浅拭子培养的结果易污染,深部组织组标本往往可获得真正的致病菌,其细菌培养及药敏结果可以指导抗生素的应用。足平片及 MRI 怀疑有骨髓炎时需获得骨标本并进行骨组织培养,合并严重感染(IDSA 分级为重度感染)的严重感染需行血培养及药敏。美国感染疾病学会对糖尿病足的感染分级见表44-1。最初的抗生素使用为经验性,初始的抗生素治疗尽量选择窄谱的,最可能针对病原菌的抗生素,应包括针对金黄色葡萄球菌和需氧链球菌的药物,当患者存在感染耐甲氧西林的金黄色葡萄球菌(MRSA)或当地此类感染率较高时,治疗方案还应考虑针对 MRSA。当合并严重感染时,抗生素需覆盖金色葡萄球菌、大肠埃希菌和常见的革兰阴性菌。对中度或严重感染的患者及早进行外科清创及感染组织的清除可降低下肢截肢的风险。

表 44-1　IDSA 分级(美国感染疾病学会糖尿病足感染分级)

感染程度	治疗建议
未感染的溃疡	不推荐抗生素治疗
轻度感染	
仅累及表皮和皮下组织,溃疡周围红斑《2cm,极少量坏死	覆盖革兰阳性菌的头孢氨苄、克林霉素或磺胺类,抗生素疗程 7 ~ 14 天
中度感染	
累及肌腱、骨或关节	广谱覆盖

续表

感染程度	治 疗 建 议
溃疡周围红斑>2cm,深部脓肿或局部坏疽	如口服抗生素治疗无效,收入院备切开引流
	阿莫西林-克拉维酸,左氧氟沙星,哌拉西林-他唑巴坦,氨苄西林-舒巴坦,喹诺酮类加克林霉素,如有 MRSA 感染史或危险因素,或 MRSA 培养阳性则选用覆盖 MRSA 的抗生素:磺胺类、厄他培南、利奈唑胺或万古霉素,抗生素疗程2~4 周
重度感染	
全身炎症反应,发热,白细胞增多,代谢并发症	广谱抗生素,需住院治疗,软组织感染抗生素疗程2~4 周,股部感染抗生素疗程4~6 周

【糖尿病足的治疗】

糖尿病足从病程上可分为三个阶段:糖尿病足溃疡前期、糖尿病足溃疡期、夏科关节病期。在所有糖尿病患者中,每年发生足部溃疡的风险为 2%~6.8%,约有 50% 的糖尿病足溃疡(diabetic foot ulcer,DFU)将发生感染,在这其中有20%需要截肢。在欧美国家中,85% 的下肢截肢患者伴有足部溃疡形成。DFU 的发病率与截肢发生率存在人种差异,西班牙裔和美国黑人的发生率高于高加索白人,而高加索白人的发病率高于印度人。从病因学上,DFU 可分为神经性溃疡、缺血性溃疡、混合型溃疡(神经缺血性溃疡)。从程度上,国际上常用 Wagner 分级(表 44-2)评价 DFU,该分级系统最早由 Meggitt 在 1976 年提出,设有六个等级,分级因素包括溃疡深度、感染和周围动脉疾病。

表 44-2　Wagner 分级

分级	描　　述
0	溃疡前病变
1	表浅溃疡
2	深达肌腱、骨或关节的溃疡
3	深部溃疡伴脓肿或骨髓炎
4	前足坏疽
5	全足坏疽

2014 年,美国血管外科协会制定了 WIfI 分级,这一新的分级系统综合了溃疡面积和深度、动脉缺血和感染程度这三个影响创面愈合和 DFU 预后最重要的因素,使各科医师能够更准确地判断患者的严重程度,血流重建的获益,截肢风险和预后。

糖尿病足溃疡的治疗是一个复杂而长期的过程,需要在多学科医护团队的配合下完成,包括内分泌科医生、血管外科医生、足踝外科医生(在美国为足病科)、整形外科医生、感染科医生、创面护理团队、鞋具师等共同参与,其治疗内容包含血糖控制、血供评估及必要的血流重建、创面处理、减压、控制感染、清创或截肢,以及特殊鞋具或支具的定制等。血供的重建与感染的处理前文已提及。专业的创面处理是糖尿病足愈合的必要条件,应该鼓励糖尿病足患者保护并定期检查下肢皮肤的完整性,对已形成 DFU 的患者应每日或隔日在无菌条件下评估并处理创面,换药时应清洗创面,保持创面湿润,控制渗出,采用无菌敷料或含有促进创面愈合材质的敷料覆盖,如创面周围有的坏死组织,应及时清除,这样有助于促进创面的愈合。其他促进 DFU 愈合的方法,包括高压氧舱、细胞因子治疗、干细胞治疗等,但尚缺乏有说服力的证据支持,故不作为常规推荐的治疗方法。

（谭晋韵　余波）

第四十五章

动 脉 瘤

第一节 概 论

动脉瘤(aneurysm)是由于动脉壁先天性结构异常或后天性病理改变引起局部薄弱、张力减退,在血流不断冲击下所形成的永久性异常扩张或膨出。与正常血管相比,局部血管直径永久性增大超过50%以上称为动脉瘤,增大程度不足50%称为动脉扩张(arteriectasia)。正常动脉血管直径取决于年龄、性别、体表面积等因素,临床上定义动脉瘤时以邻近正常血管直径作为比较标准。如果缺乏邻近正常血管段可供比较,则以人群正常血管直径作为参考标准。

【病因】

动脉壁结构强度降低和血流冲击增加导致动脉瘤产生,前者是动脉壁损伤、破坏和变性的结果。正常的动脉壁可分为内膜、中膜及外膜三层,由弹力纤维、胶原纤维、平滑肌细胞及黏液样基质(酸性黏多糖类物质)等组成。胶原纤维是血管中膜的主要组成物质,决定着血管的强度。弹力纤维使动脉壁具有弹性,能承受心脏搏动的力量并传导,完成输送血流功能。这些物质可随着年龄的增长而产生一系列的变化,血管壁的正常结构遭到破坏,承受血流冲击的最大耐受力降低,动脉管径就逐渐纵向或横向伸展、扩大、膨出形成动脉瘤。某些因素则有加速动脉瘤形成的作用,如高血压,它可使动脉管壁承受的压力增加;狭窄或索带压迫均可使其远端动脉的血流形成涡流,使作用于管壁的切应力增加;妊娠时某些内分泌因素可使动脉壁有不同程度的变性、张力减退,这些变化均可促进动脉瘤的产生。动脉瘤常见的促发因素如下:

1. 动脉粥样硬化 它是动脉瘤最常见及主要的致病因素。高脂血症,特别是低密度脂蛋白增加时,使血流内的脂质首先沉积于血管壁的内皮层。然后脂肪从细胞内逸出,巨噬细胞迁徙到局部,释放各种炎症因子,局部形成炎症反应,引起内皮细胞破坏及纤维化。在此基础上病变可继续向深层发展累及中膜的弹力纤维以至管壁全层。上述病变可造成滋养血管受压,血管壁营养障碍,部分滋养血管还可破裂引起壁内血肿并伴发钙质沉着。结果造成血管壁内膜撕裂、变性、局部萎缩、脆弱而形成动脉瘤。

2. 创伤性损伤 可分为直接暴力,如弹片、刺戳等贯穿伤导致动脉壁部分破裂或完全断离。也可为间接暴力,如爆炸伤时,距离动脉本身尚有一段距离,但因高压、高速力量传递并波及动脉造成严重挫伤,使动脉壁撕裂。此种动脉瘤一般多在伤后几天或几周内发生,也可缓慢形成。长期反复的挫伤也可产生动脉瘤,如气锤工人的手腕部动脉瘤。近年来医源性创伤引起动脉瘤的发生率有不断增加的趋势,如血管移植后的吻合口动脉瘤,动脉穿刺、内膜剥脱等因素均可造成管壁损伤、薄弱而产生动脉瘤,多见为假性动脉瘤。

3. 感染 产生的机制是由于动脉壁滋养血管受累后,形成小脓肿而造成中层薄弱。局部原因是动脉内膜损伤,如动脉硬化、动脉导管未闭、主动脉缩窄等使细菌易于入侵。全身性的原因是机体免疫功能受到抑制致防御力下降。感染因素可分为四类:①脓毒性栓塞:主要是血管内因素,如脓毒症、亚急性细菌性心内膜炎、肺炎等使感染性栓子栓塞管壁的营养血管;②血管邻近组织的局部感染灶:通过淋巴管及营养血管蔓延而波及血管,如化脓性、结核或放线菌等病变,此种占大多数;③血管损伤:如各种原因的外伤、手术、动脉的插管或导管检查等,使局部易伴发细菌感染;④局部噬血管细菌感染,如猪霍乱杆菌,为感染动脉瘤常见病原菌。

4. 动脉中层囊性变性 是某些病因尚未阐明的动脉疾病的通称。病理特征是动脉壁呈囊性坏死及变性,中层侵犯尤为明显,使弹力纤维严重破坏,如白塞病、结节性动脉周围炎及血管炎等。

5. 先天性　先天性因素使动脉壁薄弱而产生动脉瘤。如动脉壁中层呈节段性缺如、肌纤维发育不良、组织排列异常等。多见于颅内动脉,特别是颈内动脉的颅内段和 Willis 环前半部及其分支。如先天性结缔组织发育不良,可引起全身弹力纤维断裂,称为马方(Marfan syndrome)综合征,侵犯心血管系统,产生各种类型的主动脉瘤。发病年龄轻、易破裂是其主要特征。

6. 梅毒　梅毒螺旋体经动脉周围淋巴组织进入滋养血管和动脉外膜引起动脉炎,使中层产生营养障碍和变性,从而产生动脉瘤。动脉瘤为梅毒晚期的表现。病变多位于升主动脉、主动脉弓及肺动脉。

【分类】

动脉瘤的分类根据部位、大小、形状、病理和病因等因素。从病理学观点可分为四类:①真性动脉瘤:最为常见。为动脉壁全层扩张膨大的动脉瘤,血管壁仍完整。②假性动脉瘤:瘤壁不包含动脉壁全部的三层结构,为动脉外膜或周围纤维组织构成,瘤腔内容物常为凝血块及机化物。但瘤腔仍与原动脉管腔相通,创伤性及感染性动脉瘤大多属此类。严格意义上假性动脉瘤不属于动脉瘤,属于局部动脉破裂后形成的包裹性血肿。③夹层动脉瘤:是动脉壁内膜或中层撕裂后,血流冲击使中层逐渐分离形成积血、膨出,呈双腔状,有时其远端仍可与血管腔相沟通。此外,尚有动静脉瘘性动脉瘤,指外伤性动静脉瘘后,静脉形成囊状扩张。④蔓状动脉瘤:先天性动静脉沟通而形成粗大、曲张的血管团,动脉与静脉均有扩张。

按照动脉瘤的形态可分为囊状动脉瘤和梭形动脉瘤(纺锤形动脉瘤),但是两者的差别并不绝对。通常认为囊状动脉瘤或偏心性动脉瘤破裂风险较大,但目前研究提示瘤体形态与瘤壁所受应力之间的关系较复杂。瘤体大小包括动脉瘤直径和长度,动脉瘤的最大径是预告破裂的重要指标。动脉瘤的病因是临床最常用的分类依据,不仅直接影响动脉瘤的自然病史,也是治疗方案选择的决定因素。多数动脉瘤并无特殊的病因,与动脉血管壁退行性变有关。少见的动脉瘤有明确的病因:如先天性因素、结缔组织病、感染、炎症、夹层、狭窄后扩张等。

文献报道动脉瘤患者中,肾下腹主动脉瘤占65%,胸主动脉瘤占19%,腹主动脉瘤合并髂动脉瘤占13%,胸腹主动脉瘤占2%,髂动脉占1%。流行病学研究显示腹主动脉瘤的年发病率为21/10 万,而胸主动脉瘤的年发病率为6/10 万。多数腹主动脉瘤为动脉壁退行性变引起,胸主动脉瘤的病因则更为复杂,近半数与既往主动脉夹层病变有关。主动脉是动脉瘤的常见累及部位,其他部位的病变相对少见。在

外周动脉瘤中腘动脉瘤占70%,而颈动脉瘤不足4%,内脏动脉瘤与肾动脉瘤均不多见。近年来腹股沟部位的血管介入操作和吸毒注射日益增多,股总动脉假性动脉瘤和感染性动脉瘤的发病率逐年增加。

【自然病史】

动脉瘤可出现下列病理变化和结果:①动脉瘤扩张破裂:膨出的动脉瘤,其壁常不规则,厚薄不一,有时壁内可有钙化或粥样斑块存在,血液经过相对狭窄的血管腔进入扩大的瘤体时,喷射状血流形成漩涡,喷射能亦即转为作用于瘤壁的侧壁能。按 Laplace 定律,动脉愈扩张,其壁所受压力也愈大。如此长期反复作用,瘤体呈进行性增大。由于血流不断冲击,最终必然造成瘤体薄弱处破裂,引起严重的出血,威胁生命。②瘤内附壁血栓形成:瘤腔内由于管壁粗糙及血流缓慢,经常可有血栓形成,附着于管壁。有时可发生机化,称为附壁血栓。它与瘤壁外的纤维增生同是一种保护性反应,以防止瘤体扩张破裂。但附壁血栓有时可脱落而致瘤体远侧的动脉栓塞。附壁血栓也可使动脉瘤腔完全阻塞,一般仅见于外周动脉瘤。动脉内膜粥样硬化时,粥样斑块的脱落及瘤腔内半液状胆固醇样物质流出也可使远侧动脉栓塞。③继发感染:动脉瘤也可继发感染,一旦发生,症状即突然加剧,同时有炎症的特征。动脉瘤在感染及远侧动脉栓塞的基础上容易发生破裂。④瘤内夹层:由于涡流的作用,瘤壁承受血流冲击的力量明显增加,可使内膜或中层破裂、分离形成夹层。夹层造成瘤壁结构强度进一步降低,瘤体可迅速增大。

【临床表现】

动脉瘤的临床表现取决于动脉瘤的类型、大小、部位、有无并发症和患者伴发疾病(如结缔组织病、高血压、静脉药物滥用)等因素。主动脉瘤、髂动脉瘤和内脏动脉瘤易发生破裂,而股动脉瘤、腘动脉瘤、肾动脉瘤和头臂干动脉瘤易发生血栓形成和栓塞。少数情况下,感染性动脉瘤患者可以脓毒症等全身症状作为首发表现。

症状表现为:

(1) 肿块:为动脉瘤最常见的症状。肿块呈圆形或梭形,多伴有搏动感。

(2) 疼痛:一般并不剧烈,多为胀痛或跳痛,呈间隙性或持续性。可能由于动脉瘤的膨出增大、牵拉或压迫周围组织引起。有时因瘤体压迫侵蚀骨质及神经时,疼痛可加重,并出现放射性痛。疼痛性质的改变常提示动脉瘤发生性质改变或增大。如动脉瘤出现感染、瘤内夹层、壁间血肿形成或趋于破裂时,疼痛骤然加剧呈撕裂样。

(3) 局部组织缺血:由于动脉瘤囊内形成的附壁

血栓,可使管腔狭窄,血供减少。瘤内的血栓或粥样斑块脱落时,引起瘤体远侧动脉栓塞或继发血栓形成,导致相应组织器官的急、慢性缺血症状。如脑部缺血可有晕厥、昏迷甚至瘫痪;腹部内脏缺血可引起腹痛、腹泻或便血;下肢缺血可有麻木、发凉、静息痛或间歇性跛行等。

(4)组织器官受压:动脉瘤逐渐增大时可压迫邻近的组织和脏器。如压迫神经干,可产生神经症状。例如锁骨下动脉瘤常可压迫臂丛和颈交感神经引起肢体麻木,感觉异常,轻瘫及 Horner 征;胸主及颈总动脉瘤可压迫食管引起吞咽困难,或者压迫气管产生呼吸困难;腹主动脉瘤有时可压迫胆总管引起黄疸。

(5)出血:较常见,在少数病例中动脉瘤出血可为最初的症状。主动脉瘤突然破裂引起大量出血,往往可致命。胸主动脉瘤破入气管可引起大量咯血。腹主动脉瘤破入十二指肠可产生上消化道出血。颈动脉瘤出血引起颅内缺血。四肢动脉瘤出血,可产生肢体急性肿胀及缺血的症状。此外,有少数动脉瘤可无任何症状,称之为静止型(silent type)。

体征有:

(1)搏动性肿块:是动脉瘤的典型体征,为诊断的可靠依据。肿块表面光滑,紧张而有弹性,搏动呈膨胀性,与患者的心率一致。

(2)震颤:有时在动脉瘤局部可触及收缩期震颤。多见于创伤性动脉瘤、动静脉瘘性动脉瘤等。

(3)杂音:在动脉瘤的部位,可听到响度不等的吹风样收缩期杂音,这种杂音的产生是由于血液在瘤腔内形成涡流所致。

(4)压痛:动脉瘤压痛一般不显著。但当动脉瘤趋于破裂、瘤壁内夹层血肿形成或并发感染时,压痛明显。

(5)压迫近心端血管征:位于周围血管的动脉瘤,压迫动脉瘤的近心端动脉后可出现搏动性肿块体积缩小,搏动、震颤或杂音减轻甚至消失。

(6)感染性体征:如周围动脉瘤产生感染时,在瘤体局部可有红、肿、热及压痛等体征。

(7)压迫征象:如四肢动脉瘤压迫淋巴管和静脉后,可引起淋巴水肿及浅静脉怒张。

(8)缺血性体征:在肢体表现为肤色苍白、皮温降低、肌肉萎缩、趾(指)端坏死、溃疡、血管搏动减弱或消失等。

【辅助检查】

(1)X 线片:某些动脉瘤,于正、侧位平片中,可显示瘤壁线状钙化阴影,对诊断帮助很大。

(2)数字减影造影(DSA)或动脉造影:可了解动脉瘤的部位、大小、范围、血管壁情况、动脉分支是否累及、有无侧支循环及与邻近的组织和器官的关系等。它不但有助于明确诊断,对拟定手术方案也是重要的依据。但动脉造影为创伤性检查并存在一定并发症,所以不作为常规检查。此外,如瘤内有附壁血栓时,动脉管腔可显示正常。

(3)血管超声检查:可发现动脉瘤并测定其大小范围。检查较简便,且无痛苦,对诊断帮助较大,且可作为术后随访。

(4)放射性核素检查:用 99 锝(^{99m}Tc)注入静脉后,进行 γ 闪烁照相,可明确有无动脉瘤及其大小和范围。一般应用于腹主动脉瘤,目前已很少采用。此外,尚可应用放射性核素在体内分布的断层显像技术来诊断血管疾病,称放射计算机断层摄影(ECT)。

(5)计算机 X 线体层成像(computer tomography,CT):它可显示机体不同水平的图像,来了解有无动脉瘤,并可显示动脉瘤的部位、大小、瘤壁有否钙化、邻近组织和器官与动脉瘤的关系。目前通用的机器不仅能显示横断面的图像(图 45-1),在造影剂应用的情况下,还可进行三维重建。一般用来诊断中央动脉的病变,如胸、腹主动脉瘤。CT 与动脉造影相比,由于它不需在动脉内插管,无并发症,属无损伤性血管检查,因此近年来快速螺旋 CT(SCAT)检查腹主动脉瘤基本替代了动脉造影,并为动脉瘤腔内修复术提供可靠依据。只有少数患者还需动脉造影了解流出道情况。

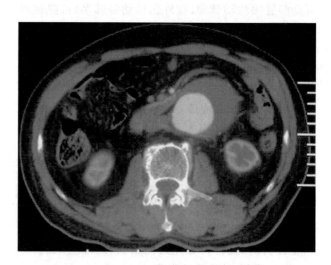

图 45-1　腹主动脉瘤的增强 CT 检查

(6)MRA 检查:是一种无创性检查手段,可获得冠状面、矢状面和横断面等任何断层像,分辨力高,可了解主动脉分支如头臂干、左锁骨下及左颈动脉以及内脏动脉受累情况。对于体内有金属异物者不适用。

【诊断及鉴别诊断】

通过仔细的询问病史,体格检查,特别是发现肿块具有膨胀性搏动时,动脉瘤的诊断一般并不困难。

但对于胸主动脉以及腹主动脉上段、颅内动脉瘤需借助辅助检查才能发现。有些临床表现不典型的病例，也需借助某些辅助检查才能确诊。此外，还应注意与其他疾病相鉴别，如位于动脉表面的肿物；动脉硬化引起的动脉扭曲；血供丰富的恶性肿瘤以及脓肿等。

【治疗】

1. 手术适应证　手术是唯一有效的治疗方法，因此一旦确诊动脉瘤，原则上应尽早手术治疗。手术可以解除局部症状，预防动脉瘤破裂。凡出现下列情况时，需要进行紧急手术治疗：①瘤体迅速增大，趋于破裂或已破裂者；②动脉瘤并发感染者；③瘤体增大压迫邻近重要组织和器官者；④瘤壁内夹层血肿产生剧痛者；⑤动脉瘤影响远侧血供者。

禁忌证：①伴有恶性肿瘤或其他病变，预期寿命不超过 1 年；②伴有严重的心脑血管疾病者；③肺、肝、肾等脏器功能不良而不能耐受手术者。

2. 手术方法　根据动脉瘤的部位、大小、范围，有无并发症以及患者的全身情况等具体条件，选择下列几种手术方式。

（1）动脉瘤切除和血管重建术：它是最理想的手术方法。动脉瘤切除后，动脉缺损较短者，可作端-端吻合。缺损较长者，可用人工血管或自体静脉移植。对于并发感染的动脉瘤，应选择无感染区重建血运，同时将动脉瘤旷置。

（2）动脉瘤切除和近、远端动脉结扎术：前提条件是动脉结扎后不影响远侧组织或器官的血液供应。

（3）囊状动脉瘤切线切除及动脉修补术：适用于囊状膨出的动脉瘤。呈切线状将膨出的瘤体切除后，有足够的动脉壁进行修补以恢复血流。

（4）动脉瘤内修补术：适用于与周围组织或器官粘连紧密而分界不清楚的假性动脉瘤。经动脉瘤腔，缝合修补动脉壁缺损裂孔。如修补后引起血管腔明显狭窄而影响血流通畅时，可加用补片。

（5）腔内修复术（endovascular repair）：自 1991 年 Paroid 采用支架型人工血管腔内修复术治疗腹主动脉瘤以来，相继用于治疗周围动脉瘤以及降主动脉瘤和主动脉夹层。其优点为创伤小、恢复快，尤其适用于有重要脏器功能严重不全等高危患者。

3. 术后并发症

（1）出血：胸、腹腔内动脉瘤术后出血常难发现，可导致休克甚至危及患者生命。一旦发现出血迹象，应及时再次手术探查、清除血肿、彻底止血。

（2）栓塞：动脉瘤腔内粥样斑块或血栓以及人工血管内及吻合边缘处的血栓脱落，均可引起远段动脉栓塞致组织缺血。发现后应立即取栓。

（3）感染：属于严重的血管手术并发症，可引起

血管吻合口破裂或血栓形成，甚至可引起严重的全身脓毒症。因此采用术前、术中预防性使用抗生素，术中严格无菌操作，手术野彻底止血等措施。置入的人工血管一旦并发感染，必须手术去除，局部引流，并经无感染区重建血运。

（4）吻合口动脉瘤：由于吻合口动脉组织异常（如白塞病）、局部血肿继发感染、缝线选择不当、缝合技术不良、人工血管磨损腐蚀等原因，均能引起吻合口部分或全部断离而发生吻合口动脉瘤。术中彻底止血、选择适当缝线和人工血管、在较正常的动脉壁上细致精确地进行缝合、避免吻合口张力等。一旦发现吻合口动脉瘤应尽早进行手术治疗。

4. 治疗效果　胸腹主动脉瘤的手术死亡率为 30% 左右。肾下腹主动脉瘤择期性手术的死亡率为 5% 左右，在一些条件经验较好的中心死亡率可低至 2%。但破裂腹主动脉瘤的手术死亡率高达 20% ～ 45%，腔内修复术治疗血管解剖条件良好的破裂腹主动脉瘤可显著降低术后 30 天的死亡率。周围动脉瘤手术效果满意，手术死亡率在 1% 以下。内脏动脉瘤及颈动脉瘤手术效果也较为满意。

（郭大乔）

第二节　胸、腹主动脉瘤及其腔内修复

（一）概述

正常腹主动脉的直径在 1.8 ～ 2.0cm 之间。根据动脉瘤定义，腹主动脉直径超过 3cm 即可诊断为腹主动脉瘤（abdominal aortic aneurysm，AAA）。但在临床还需要结合患者邻近正常的动脉直径作为判断依据（尤其对于女性患者）。超过 95% 的腹主动脉瘤位于肾动脉水平以下，累及肾动脉开口以上的不到 5%，25% 累及髂动脉。腹主动脉瘤患者中约有 12% 同时伴有胸主动脉瘤，约 3.5% 同时存在股动脉瘤或腘动脉瘤。

腹主动脉瘤是最常见的真性动脉瘤，文献报道腹主动脉瘤的年发病率为 3 ～ 117/10 万人。最新的人群筛查研究发现，50 岁以上老年男性，腹主动脉瘤年发病率可高达 3.5/1000 人。年龄调整发病率，男性是女性的 2 ～ 6 倍。近年来，随着人口老龄化及超声等腹部影像学检查方法的广泛应用，无症状腹主动脉瘤的发病率显著增加。与发病有关的危险因素包括老年、男性、吸烟史、高血压、高胆固醇血症、外周血管闭塞性病变、冠心病和阳性家族史等。

腹主动脉瘤有很高的破裂倾向，多发生于冬季。50 岁以上的人群，破裂腹主动脉瘤的年发病率为 76/

3

10万人（男性）和11/10万人（女性），男女之比为4.8：1。瘤体破裂的中位年龄，男性为76岁，女性为81岁。瘤体破裂的中位直径为8cm，但也有4.5%的破裂腹主动脉瘤直径小于5cm。约30%~50%的破裂腹主动脉瘤患者在到达医院之前就已经死亡。另外30%~40%的患者到达医院后还未手术即告死亡。而手术本身的死亡率高达40%~50%。因此，腹主动脉瘤破裂相关总体死亡率约为80%。

血管退行性变引起的动脉瘤占肾下腹主动脉瘤中的90%以上。较少见的病因还包括感染、动脉中层囊性坏死、动脉炎、遗传性结缔组织异常等。在儿童中主动脉瘤非常罕见，脐动脉导管感染是最常见的原因。

【临床表现】

体检时发现的无症状腹主动脉瘤患者在临床约占3/4，偶尔患者自己无意触及或于体检中发现位于腹部有搏动性肿块。有的患者仅感腹部有搏动感、轻度不适。少数患者诉有腹痛或胀痛不适。当腹痛明显并涉及腰背部时，提示动脉瘤已压迫或侵蚀邻近组织，如腰椎体，或瘤后壁破裂渗血形成血肿。绝大多数患者因瘤体增大或破裂而出现临床症状。腹主动脉瘤破裂时，患者可突发腹部或后背部疼痛，并向侧腹部或腹股沟放射。如果未受到肥胖或腹部膨隆的影响，多数破裂腹主动脉瘤可触及腹部搏动性肿块，伴腹部压痛。破裂后的低血压和休克症状受出血量及心血管系统代偿能力的影响，并与破裂位置有重要的关系。20%的破裂腹主动脉瘤向前破入游离腹腔，因空间较大，较难形成压迫止血。而80%的破裂腹主动脉瘤向后破入腹膜后间隙，由于后腹膜的限制作用可以短暂止血，使一部分患者获得手术机会，故救治率相对增高。虽然破裂腹主动脉瘤典型表现包括腹部或后背疼痛、低血压和腹部搏动性肿块，但典型三联征仅见于26%的患者。短暂意识丧失也是破裂腹主动脉瘤潜在的重要症状之一。

较少见的情况下，腹主动脉瘤会表现出与破裂无关的症状，例如瘤体较大时可引起压迫症状（十二指肠压迫、输尿管压迫、肠道静脉压迫、椎体压迫等）；瘤体内附壁血栓脱落导致远端血管急性栓塞；腹主动脉内急性血栓形成（发生率为2%~5%）。极少数动脉瘤穿破入十二指肠或空肠并发上消化道出血。腹主动脉瘤侵蚀下腔静脉或髂静脉可引起主动脉-腔静脉瘘。

多数腹主动脉瘤并无临床症状，此时诊断有一定的困难。腹部触及搏动性肿块或腹部搏动感，受到瘤体大小、患者肥胖程度、检查者能力等因素影响。诊断腹主动脉瘤的关键是确定其上界与肾动脉的关系，

检查动脉瘤的上界与肋缘之间的距离，如间隙能容纳两横指，往往提示为肾动脉水平以下的腹主动脉瘤。

【特殊检查】

见本章第一节。

【诊断和鉴别诊断】

近年来广泛应用无损伤检查方法，即彩色多普勒超声和CT检查，可发现较多临床上无任何症状的腹主动脉瘤患者。结合临床症状和体征，腹主动脉瘤的诊断并不困难，但有时需与胰腺肿瘤、后腹膜肿瘤、肠系膜淋巴结结核及腹主动脉伸长迂曲等相鉴别。胰腺肿瘤或后腹膜肿瘤可有矢向传导的搏动感，而腹主动脉瘤则有膨胀性搏动感。伸长迂曲的腹主动脉常位于腹中线的左侧，易推动。而腹主动脉瘤位于脐周中线并向两侧扩张，瘤体较固定。B超、CTA及MRA检查均有助于鉴别。

【治疗】

1. 手术适应证和禁忌证 腹主动脉瘤患者是否需手术治疗应考虑以下方面：①腹主动脉瘤破裂的风险（瘤体大小和增大速度）；②手术治疗的风险；③患者的预期寿命；④患者的个人意愿。瘤体破裂风险主要取决于腹主动脉瘤的直径。5~6cm是腹主动脉瘤直径的重要转折点。直径超过这一范围时，破裂风险明显增大。不同直径腹主动脉瘤的年度破裂发生率，在不同的研究中变化很大。多数认为腹主动脉瘤直径大于6cm时，年度破裂发生率至少为10%。

虽然越来越多的研究表明，应用CT三维重建的有限元分析腹主动脉瘤壁应力，可以更准确地预测动脉瘤破裂风险，但是在多中心临床研究证实有限元分析的效果之前，预测动脉瘤破裂风险的金标准仍然是以动脉瘤直径测量为基础，因此目前临床上以动脉瘤直径达到5cm为手术指征，但制订治疗方案必须遵循个体化的治疗原则。对于有症状的腹主动脉瘤患者，由于存在很高的破裂死亡发生率，通常建议其手术治疗。对于具有手术高危因素和较短预期寿命的患者，其手术指征应区别于一般患者，需要治疗的瘤体直径应大于5cm。对伴有严重的心脑肺或肾功能不全而不能耐受手术的患者，以及恶性肿瘤等临终患者，则不考虑手术治疗。

目前越来越多的医师认为：绝大多数腹主动脉瘤即使瘤体较小，也应该接受手术治疗，此时手术的危险性较小，手术效果也相对更好。腹主动脉瘤最终会随时间逐渐增大，在等待瘤体直径达到5cm过程中始终存在破裂风险。因此对于直径接近5cm的腹主动脉瘤，患者预期寿命大于5年且手术风险较低，应建议行腹主动脉瘤切除术，或者行腹主动脉瘤腔内修复术。对于主动脉解剖形态复杂的病例（包括近肾和肾

上动脉瘤),腹主动脉瘤切除术仍占较大比例。

2. 手术方法　择期腹主动脉瘤切除加人工血管置换术的目的是防止动脉瘤破裂并保持动脉的通畅。动脉瘤并非肿瘤,动脉瘤的切除也非真正切除,或者说仅在形态上消除肿块,而瘤壁不需要切除。腹主动脉瘤腔内修复术见本节末所附内容。

(1) 术前评估:患者评估包括仔细的病史询问、体格检查和实验室及辅助检查。心肺肝肾等重要脏器功能的评估,不仅可作为制订手术计划的参考,还可以指导术前处理(如冠状动脉支架术等)以降低围术期风险。腹主动脉瘤评估包括 CTA、MRA 及血管造影等多种检查措施。CTA 是最常用的术前评估手段,可以准确显示瘤体与内脏动脉的关系,帮助判断最合适的阻断部位,选择避开严重钙化的血管。除可提示腹主动脉瘤的病因外(如炎症性腹主动脉瘤),CTA 可清楚显示髂动脉瘤样扩张和动脉血管闭塞性病变,如显示髂动脉、肾动脉及其他内脏动脉的狭窄病变,可发现变异的静脉(如主动脉后方的左肾静脉、双重下腔静脉等),还可发现肾脏异常(如先天性马蹄肾或骨盆异位肾),以及其他未发现的腹部疾病(恶性肿瘤或胆囊疾病)。

(2) 围术期的处理:术前静脉滴注抗生素(通常采用头孢菌素类),以降低移植物感染的风险。常规建立静脉通路、动脉测压及 Foley 导尿管监测尿量。术中自体血回输和术前自体血捐献可减少异体输血量。为预防凝血功能紊乱和维持正常代谢功能,术中使用循环加热毯,并对静脉输液进行加热,以保持患者正常的体温,可降低术后心脏事件发生率、多脏器功能衰竭发生率和死亡率。术后维持足够的血细胞比容,对心输出量减少的患者预后有益。控制糖尿病,并纠正可能存在的水、电解质失衡和酸中毒。

(3) 麻醉:选择全身麻醉或在全麻基础上辅以连续硬膜外麻醉。联合麻醉可减少全麻的用药剂量,留置硬膜外导管可用于术后镇痛,还可能降低交感神经系统儿茶酚氨刺激反应,减少心脏并发症发生率。β受体阻滞剂可减慢心率、降低血压和心肌收缩力,减少左心室负荷,减少心肌耗氧量,预防心肌缺血的发生。

(4) 手术径路:可选择经腹入路(正中切口或横切口)或腹膜外入路(左侧腹膜外入路或右侧腹膜外入路)。从剑突至耻骨联合的正中切口进腹迅速,术野较大,但术后上腹部伤口疼痛导致肺部并发症较多。腹膜外入路可充分显露腹主动脉,但是显露对侧肾动脉及髂动脉存在一定困难,若不打开腹膜,则不能探查腹腔内脏器情况。由于脾脏较肝脏更容易翻起拉开,故为显露腹主动脉上段,左侧腹膜外入路更

为常用。通常情况下,手术径路的选择取决于医师的经验。而既往有多次腹部手术病史、先天性马蹄肾、炎症性腹主动脉瘤或术前预计需要行肾上阻断的患者,更适合选择腹膜外入路。破裂腹主动脉瘤、伴有其他腹部疾病、术前诊断不明、左侧下腔静脉、双侧髂动脉瘤或需要显露双侧肾动脉的患者,则更适合选择经腹入路手术。对于短瘤颈腹主动脉瘤,或者术中需要重建左肾动脉、腹腔干和(或)肠系膜上动脉的患者,行左侧腹膜外入路较为合适。需要行右肾动脉内膜切除或右肾动脉重建时,选择经腹入路较易操作(不需显露其他内脏血管时,也可选择右侧腹膜外入路)。

1) 经腹入路:进入腹腔后,仔细探查腹腔内脏器以排除其他病变(如胆囊结石、恶性肿瘤等),估计腹主动脉瘤的范围。术中应尽量减少对动脉瘤的干扰,以防瘤体内血栓脱落。将横结肠向上牵拉,剪开 Treitz 韧带并将全部的小肠推向腹部右侧。使用自动拉钩有助于更好的显露。暴露近端瘤颈过程中,应辨认左肾静脉,游离左肾静脉下缘及其与下腔静脉连接处并向上牵开,注意避免拉断肾静脉属支,尤其是下行的腰静脉。少数情况下,需要切断左肾静脉才能显露近端瘤颈,尽可能贴近左肾静脉在腔静脉的汇入点切断,可保留肾上腺静脉和生殖静脉侧支。多数患者,即使切断左肾静脉也不会产生严重后果,但侧支静脉回流代偿不佳时,需要重建肾静脉。

至少应暴露 1cm 的瘤颈以放置阻断钳,分离操作必须仅限于正常主动脉段。而分离范围也不必延伸至腹主动脉的后方,只需分离前壁及两侧壁。用示指及中指插入分离处并抵住脊柱,估计阻断钳能确切阻断血管即可,而器械分离可因伤及腰动、静脉而造成大出血。近端瘤颈可能很短,有时单侧甚至双侧肾动脉均起自瘤体,术前必须充分考虑,以备术中小心保护。一旦达到放置阻断钳的要求,就可进行瘤体远端的操作。不考虑动脉瘤上端与肾动脉之间的距离,理想的近端吻合口都应靠近肾动脉,以避免术后残余的腹主动脉继发瘤样扩张。当腹主动脉瘤接近或累及肾动脉时,可在腹腔干上方阻断腹主动脉,安全性高于在肾动脉和肠系膜上动脉间阻断。此处阻断可造成肾动脉开口附近动脉粥样硬化斑块破碎移位,导致肾动脉栓塞。而腹腔干上方的主动脉粥样硬化病变较少见。研究证实腹腔干上方阻断和肾动脉、肠系膜上动脉间阻断,术后死亡率分别为 3% 和 32%,术后肾衰竭需要血透者分别为 3% 和 23%。多数情况下,由于腹主动脉远端瘤样扩张或钙化的存在,髂动脉阻断是远端控制的较好选择,但分离过程中需注意避免输尿管和髂静脉的损伤。将髂动静脉同时钳夹可避免

单独分离动脉造成损伤出血的危险。

在瘤颈相对正常段阻断腹主动脉。可使用 Glover 钳自上而下放置。松紧度以远端动脉搏动消失即可。以 Dardik 钳控制髂动脉。主动脉阻断过程中使用肝素抗凝，以减少下肢动脉栓塞并发症的发生。肝素的使用量为 50～150U/kg，手术时间较长时可术中追加。测定激活的凝血时间（ACT）指导肝素和鱼精蛋白的使用。从瘤壁前方偏右侧纵行切开，避开肠系膜下动脉开口（图 45-2）。在近端吻合口的位置，横行切开腹主动脉前壁，为避免损伤主动脉后方的静脉血管，动脉后壁不需切开。切开瘤壁后，去除瘤腔内附壁血栓和动脉粥样硬化斑块，并将附壁血栓送病理检查。腰动脉返血可用贯穿缝扎控制，如果有斑块存在，首先将其除去以进行牢固缝合，所有的腰动脉和骶中动脉返血必须控制（图 45-3）。肠系膜下动脉返血也应贯穿缝扎处理，根据具体情况判断是否需要重建。原位

保留动脉瘤的大部分囊壁，以减少不必要的分离，还可用来包裹置入的人工血管，使之与十二指肠隔开。

瘤腔内止血完成后，可进行近端吻合。移植分叉型人工血管时应保持主干与两支之间的自然分叉角度，主干宜短，如主干过长，移植后两分支易扭曲成角，影响肢体血供。吻合通常使用 4-0 聚丙烯缝线（prolene）自后壁中线开始，行降落伞缝合法缝合。如主动脉管壁质脆，可采用缝线+垫片的方法。缝合完成后打结位置应位于主动脉左前方以避开十二指肠。完成近端吻合口后，将血管阻断钳移至人工血管上，检查近端吻合口情况，必要时加以修补。牵拉移植物宜选择合适的长度。注意不要太长以免血流再通后人工血管向前突起，也应避免太短而存在较大的张力。如果远端吻合口也位于腹主动脉，则可采用与近端吻合口相似的方法（图 45-4）。如果伴发髂总动脉瘤，则需分别吻合至双侧正常髂总动脉或髂动脉分叉，左髂总静脉位于髂动脉分叉后方，注意避免损伤。少数情况下，远端髂总动脉也存在瘤样扩张，可先重建髂外动脉。为保留足够的盆腔血供，至少需要保留或重建一侧的髂内动脉。完成远端吻合口之前，松脱远端阻断钳，让反流血冲洗移植物内的血栓、碎屑或气泡。通常先开放一侧的髂动脉血流，待麻醉师做好准备后再开放另一侧。恢复下肢和盆腔血供后，再次检查乙状结肠和肠系膜下动脉。如果肠系膜下动脉较细且无肠系膜上动脉闭塞性疾病史、返血佳、乙状结肠活力正常或至少一侧髂内动脉通畅，则不需要行肠系膜下动脉重建。否则，应在肠系膜下动脉起始处剪取环状腹主动脉壁（Carrel 补片），将动脉回植于人

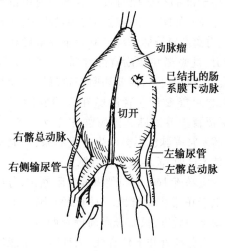

图 45-2　钳夹腹主动脉瘤上方的主动脉和下方的髂总动脉后切开动脉瘤

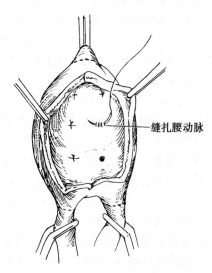

图 45-3　8 字缝扎成对的腰动脉

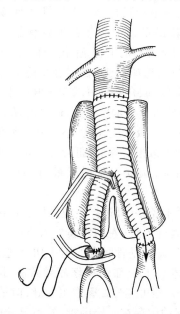

图 45-4　完成主动脉及左侧髂动脉吻合后，将血管钳安置在右支上，按同样方法作右支与右髂动脉吻合

工血管上。

2）腹膜外入路：经腹入路通常足以显露肾下腹主动脉瘤的瘤颈。对于接近肾动脉的腹主动脉瘤或肾上腹主动脉瘤，为了术中更好的显露，可通过腹膜外入路。体位对于腹膜外入路术中暴露具有重要意义，患者的左肩抬高45°～60°，同时盆腔保持相对水平。将软垫塞入患者左侧躯干下方固定体位，在髂嵴和肋缘之间的中点抬高手术台腰桥10°～30°。切口多采用自耻骨结节左外侧、经腹直肌外缘向近心端，止于第11或12肋间水平，可延至腋中线。如需继续显露腹主动脉近端，则可延至腋后线。将左肾向前翻起，经左肾后间隙暴露腹主动脉。对于瘤颈较长的腹主动脉瘤，也可经肾前间隙显露腹主动脉。膈肌脚末端是左肾动脉发出的标志，可隔着主动脉周围组织触摸到。从左肾动脉后方显露出腹主动脉后，有必要分离切断左肾静脉一条较粗的属支，以便向前牵拉左肾和左肾静脉。如果需要充分显露右髂动脉，切口可延至右下1/4，或者另做一独立的右下腹膜外切口。在腹主动脉瘤阻断并切开减压后，显露右肾动脉和右髂动脉更为容易。充分显露后，切除腹主动脉瘤并行人工血管置换的方式，与前述经腹入路相同。

（5）注意事项：①远端栓塞：术中瘤腔内附壁血栓可能脱落，栓塞远端动脉。吻合完毕后需证实双侧髂总动脉回血良好，术后确认股、腘、胫后和足背动脉搏动存在。②解剖变异：近5%患者的左肾静脉位于主动脉后方。因此，应常规在其正常走行区寻找并确认左肾静脉。如果未找到，则在阻断腹主动脉近端血流时必须谨慎，以免钳夹损伤。下腔静脉可横向移位至主动脉左侧，或存在两条下腔静脉。在此情况下，应游离左侧下腔静脉以获得良好的暴露。

3. 腹主动脉瘤切除术后并发症

（1）心脏并发症：心肌梗死是腹主动脉瘤切除术后早期和晚期最主要的死亡原因。通过调节心脏前负荷改善心功能、降低心率和血压以控制心肌耗氧量、保证充足的氧供以及有效的镇痛，对于预防术后心肌缺血的发生具有重要的意义。心功能不全的患者术后若血细胞比容低于28%，心肌梗死的发生率将增大。术后硬膜外麻醉可减少心脏并发症的发生。大多数心脏缺血事件发生于术后最初两年，因此提示需要加强对高危患者的随访监测。

（2）出血：近端吻合口漏血，尤其是后壁的出血，很难控制或修补。手术时可于腹腔干上方暂时压迫腹主动脉，避免术中大量出血的发生，同时有利于显露出血点。如果腹主动脉管壁质硬而易碎，间断采用血管缝线加垫片的方法，可帮助避免缝线切割撕裂血管壁。分离显露瘤颈过程中，可能导致髂静脉或肾静脉损伤，引起出血。可不分离髂动脉后壁而直接使用阻断钳阻断，或者使用阻断球囊（特制的Fogarty球囊导管或Foley导尿管）控制瘤体远端血供。如左肾静脉位于腹主动脉后方或存在粗大的腰静脉，分离近端瘤颈过程中出血风险增大。如果发生静脉损伤出血，仔细缝合静脉血管破口，必要时切断覆盖在静脉上方的动脉以利于操作。术中拉钩牵拉、组织粘连等因素导致的脾脏直接或间接损伤，可导致术后严重出血。由于通过腹膜外入路完成腹主动脉瘤修复手术时，术中很难发现脾脏出血，因此采用经腹膜外入路实施手术时，如果手术区域血液丢失量与失血不成比例，建议打开腹膜，探查腹腔出血情况。术中大出血引起的术野弥漫性渗血，与凝血因子和血小板消耗、体温过低等因素有关。积极输注血小板和凝血因子，提高患者的体温，可改善凝血功能。

（3）血流动力学并发症：主动脉阻断（尤其是在腹腔干以上阻断）引起血压升高、心脏后负荷增加，易致心肌缺血。术中逐步钳夹阻断腹主动脉，在阻断过程中与麻醉医师良好协调并使用血管活性药物，有助于降低血流动力学并发症的发生率。腹主动脉突然解除阻断可导致显著的低血压，这与心脏后负荷降低、酸性代谢产物的堆积、下肢缺血再灌注后产生各种心肌抑制因子、下肢静脉血容量增加后导致回心血量减少等因素有关。逐步松开阻断钳并通过静脉输注充足液体，是避免此并发症的关键。术中通过经Swan-Ganz导管监测患者肺毛细血管嵌楔压，可帮助指导补液、麻醉和血管活性药物的使用。

（4）医源性损伤：在腹主动脉瘤切除术中，可能损伤邻近脏器。但择期手术中输尿管损伤较为少见，除非存在巨大腹主动脉瘤导致输尿管扭曲、腹膜后纤维化等情况。仔细辨认输尿管走行，在分离髂动脉的过程中尤其需要注意。如果损伤发生，需立即手术修补，在输尿管内放置双J管，并用可吸收缝线间断缝合损伤部位。尿液导致感染的可能性较小，因此在反复冲洗术野后，腹主动脉瘤切除术可继续进行。术后早期复查CT，如发现尿囊肿形成，可在超声或CT定位后，经皮穿刺引流治疗。术中过度牵拉可造成脾脏损伤。考虑到脾脏修补失败后患者对术后晚期出血的耐受性很差，因此脾切除是首选的处理方法。术中肠管损伤，需考虑终止择期腹主动脉瘤切除术，避免术后移植物感染的发生。胰腺炎是腹主动脉瘤切除术后罕见的并发症，常由于术中在横结肠系膜根部牵拉所致。

（5）肾衰竭：造影剂有肾毒性，对于存在肾脏基础病变者，血管造影或CTA检查后，择期手术应延迟进行。腹主动脉瘤切除术中注意保持正常的心输出

3

量和肾脏血供,术后肾功能不全的发生率已明显降低。术中肾动脉栓塞也可导致术后肾功能不全,碎屑来源于近端瘤颈阻断过程中瘤壁斑块或附壁血栓脱落。术前CTA检查提示肾动脉开口周围存在较多斑块或附壁血栓的情况下,应考虑先在腹腔干上方暂时阻断,待肾下腹主动脉打开后,直视下除去斑块碎屑或附壁血栓,再将阻断钳移至肾动脉下方的腹主动脉。在此过程中,应暂时性钳夹阻断肾动脉,并在恢复血供前仔细冲洗肾动脉开口。术前肾功能不全是术后肾衰竭的最重要预测因素。肾上阻断时间较长时,可行肾动脉冰盐水灌注,有助于耐受缺血。

(6)结肠缺血:术中结扎通畅的肠系膜下动脉或髂内动脉、血栓碎屑栓塞、术中低血压时间延长等因素均可影响乙状结肠的血供。由于存在丰富的侧支血管,肠管坏死较为少见,但可发生不同程度的肠缺血。测定肠系膜下动脉反流压或肠管壁pH等方法可能有助于判断是否存在结肠缺血。术后肠缺血的诊断较为困难。报道仅1/3缺血性结肠炎患者表现为典型的血便症状,通常在术后24～48小时即出现,提示应进行乙状结肠镜检查。其他肠缺血表现包括腹痛、腹部膨隆、发热、少尿、血小板减少及白细胞增多,但均缺乏特异性。缺血性结肠炎临床表现的严重程度与病理改变有关,轻度缺血(黏膜缺血坏死)和中度缺血(非透壁的肌层缺血)可仅采取禁食、补液和应用必要抗生素等非手术治疗,且预后较好。但是透壁型缺血性结肠炎可在结肠镜下显示出较深溃疡及假膜,需要行肠管切除,预后很差,死亡率高达40%～100%。既往有腹腔干/肠系膜上动脉病变、有肠段切除手术史、有盆腔放疗病史或广泛血管闭塞性病变史等,都可影响肠管侧支循环,术中需要重建肠系膜下动脉血运。

(7)远端动脉栓塞:腹主动脉瘤切除术后可能发生下肢动脉栓塞,在瘤颈阻断或瘤体挤压过程中附壁血栓或斑块脱落形成栓子栓塞。通常这些栓子较小,可导致短暂性皮肤坏死斑或蓝趾综合征,并且难以手术取栓,最终造成持续性疼痛或皮肤坏死缺损。低分子量右旋糖酐或交感神经切除治疗上述微栓塞病变,疗效均欠佳。某些情况下,较大的栓子脱落或远端动脉夹层分离影响下肢血供,则可通过手术治疗。

(8)性功能障碍:在腹主动脉瘤切除过程中可造成自主神经损伤,引起术后男性患者勃起障碍或逆向射精。术中仔细保留自主神经,尤其是保留肾下腹主动脉左侧、肠系膜下动脉周围及近端髂总动脉上方的交感神经丛,有助于减少该并发症。腹主动脉瘤切除术后,因髂内动脉闭塞或栓子栓塞造成盆腔血流减少,也可引起勃起功能障碍。

(9)脊髓缺血:腹主动脉瘤术后可出现脊髓缺血,但不常见。此并发症更多见于腹主动脉瘤破裂的病例,合并低血压可能促使了这一并发症的发生。择期手术后发生脊髓缺血,可能与术中栓子栓塞有关。典型的脊髓前动脉综合征表现为截瘫、直肠尿道括约肌失禁、病变部位以下痛温觉消失,但振动觉和本体感觉不受累。

(10)晚期并发症:腹主动脉瘤切除术后晚期并发症包括切口疝、吻合口假性动脉瘤、移植物感染和移植物内血栓形成等,发生率较低。

4.腹主动脉瘤切除术后生存率　在合适的病例,择期腹主动脉瘤切除术的早期(30天)死亡率不应超过5%。而破裂腹主动脉瘤手术的早期死亡率为20%～54%,且不包括术前即告死亡的患者。多个因素与手术死亡率有关,最重要的危险因素为肾功能不全(血清肌酐>1.8mg/dl)、充血性心力衰竭(心源性肺水肿、颈静脉怒张或存在心脏奔马律)、静息状态下心电图有缺血性改变(ST段压低>2mm)。患者年龄仅对手术死亡率产生有限的影响,考虑年龄相关的心肺肾等脏器病变,调整后显示每增加10岁死亡率增加1.5倍。

上海中山医院腹主动脉瘤术后远期疗效满意,5年生存率为73.7%,10年生存率为67.94%。未接受手术治疗的腹主动脉瘤患者,有40%患者死于动脉瘤破裂,30%死于其他疾病,而仅30%患者能存活到5年。上海中山医院随访资料表明5年生存率仅19.6%。这些资料指出,对患腹主动脉瘤的患者,应尽早进行手术治疗。总体上,考虑到患者常有多种伴发疾病,故腹主动脉瘤切除术后,患者长期生存率低于年龄及性别调整的人群。晚期死亡原因包括:心脏疾病、肿瘤、其他动脉瘤破裂、脑卒中、肺部疾病等。因此动脉粥样硬化引起的全身病变,是腹主动脉瘤切除术后患者最主要的晚期死因。

5.特殊类型腹主动脉瘤的手术治疗

(1)肾上腹主动脉瘤:如腹主动脉瘤已累及肾动脉且瘤体上极仍位于膈肌脚以下者,称为肾上腹主动脉瘤,占腹主动脉瘤的5%。如动脉瘤累及腹腔干并超过膈肌脚,即为胸腹主动脉瘤。由于术中需要在肾动脉以上阻断腹主动脉,并重建肾动脉及肠系膜动脉,手术风险较肾下腹主动脉瘤为高。因此多数医师主张严格选择手术对象,择期手术的指征通常比肾下腹主动脉瘤大1cm。切口可选择左侧腹膜外入路,必要时可采用胸腹联合切口。如果腹主动脉瘤与肠系膜上动脉之间无病变的主动脉长度足够,在肠系膜上动脉与肾动脉间阻断可避免肠管缺血的发生。但是通常腹腔干以上的腹主动脉病变较少,在腹腔干以上阻断虽然会造成暂时性内脏缺血,但研究发现患者对此具有较好的耐受性。在合适的病例,近端主动脉吻合口可向右倾斜以纳入右肾动脉开口,这样只需重建左肾动脉即可(Carrel 补片)。如果肾上腹主动脉瘤已累及肠系膜上动脉和腹腔干,可将肠系膜动脉和肾动脉开口所在的血管壁作为补片移植到人工血管上。通常将腹腔干、肠系膜上动脉和右肾动脉开口作为一块较大的补片,而将左肾动脉开口作为一块较小的补片单独移植(图45-5)。可先在肾动脉下方阻断,切开瘤壁缝合腰动脉,再将主动脉钳移至肾动脉上方,然后尽快完成近端吻合口。如果阻断时间在 30 分钟内,则肝脏、肠管和肾脏的缺血损伤尚轻。如果估计内脏缺血时间会超过 30 分钟,术中冰盐水或4℃乳酸林格液灌注肾动脉或肠系膜动脉可减少其热缺血时间并降低损伤,通常用来处理需单独重建血运的左肾动脉。虽然手术死亡率较高(平均 4% ~ 10%),但成功的肾上腹主动脉瘤切除术后长期生存率与肾下腹主动脉瘤相似。

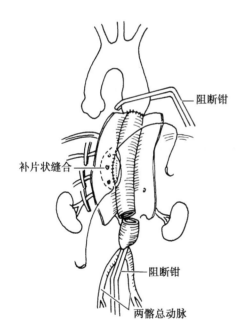

图 45-5　人工血管于动脉瘤腔内与胸主动脉做腔内端端吻合,腹腔干、肠系膜上动脉、右肾动脉与人工血管补片状吻合

(2) 感染性腹主动脉瘤:由于发病率低且症状不典型,其诊断存在一定困难。腹痛、菌血症和腹部搏动性肿块提示感染性腹主动脉瘤。但是这些症状并不一定同时存在。对发热待查患者进行诊治时,应注意排除感染性腹主动脉瘤,尤其是年龄大于 50 岁且血培养为沙门菌阳性的患者。如果该发热患者缺乏系统性感染证据,动脉瘤呈局限性、非钙化而症状明显,其余腹主动脉无异常,则高度提示感染性腹主动脉

瘤。肾下感染性腹主动脉瘤的传统治疗是动脉瘤切除及近远端结扎、局部感染组织清创、人工血管解剖外旁路重建(主-双股),治疗结果满意。为防止主动脉残端破裂,也有学者在感染部位彻底清创后行原位人工血管置换术,但更适合于致病力较弱的细菌感染(例如革兰阳性菌感染),或者为重建内脏动脉需要原位人工血管置换的情况。自体血管对感染的抵抗力更强,但是外周静脉尺寸匹配欠佳,限制其应用。抗生素的使用具有重要意义,术后至少使用 6 周以上,也有主张终身应用。

(3) 破裂腹主动脉瘤:人群腹主动脉瘤破裂的发生率为 6.3/10 万人。而年龄大于 65 岁的人群中,腹主动脉瘤破裂的发生率为 35.5/10 万人。破裂腹主动脉瘤可分为破向后腹膜和破向游离腹腔两类,后者又包括腹主动脉瘤直接破向腹膜腔和腹膜后血肿破向腹膜腔两种。破向游离腹腔的腹主动脉瘤患者多数未行手术即告死亡。

诊断确立后,立即转至手术室准备手术。术前仅行最低限度的液体复苏将收缩压维持在 80mmHg 左右,以保持患者清醒的意识状态。开腹手术是破裂腹主动脉瘤的标准治疗方法,有多种切口和阻断方式可供选择,但关键是迅速、有效且安全的控制近端腹主动脉,在最短的时间内完成主动脉阻断。我们倾向于腹部正中切口进腹,该入路可广泛暴露腹主动脉,必要时也可在腹腔干上方快速阻断腹主动脉。向左拉开胃,并向右拉开肝左叶,打开肝胃韧带进入小网膜囊,在横膈水平显露腹腔干以上的主动脉,必要时可切断膈脚以快速准确阻断主动脉。阻断后,打开腹主动脉瘤腔,尝试将阻断钳移至肾下瘤颈处。完成近端吻合口后,将阻断钳移至人工血管并开放腹主动脉。阻断时间需尽可能短,松钳时需要与麻醉医师密切配合,保证足够液体量,必要时应用升压药物和碳酸氢钠。在腹主动脉瘤破向游离腹腔的情况下,腹腔干上阻断对于某些低血压或难以控制出血的患者有益,并可避免在局部存在血肿的情况下,盲目分离肾动脉下方的瘤颈时造成肾静脉和生殖静脉的损伤。腹腔干上阻断也存在缺点,可造成肝脏、肠管和肾脏的缺血,加上腹主动脉瘤破裂出血导致的低血压休克引起的损伤,可诱发多脏器功能衰竭。经股动脉逆行插入球囊导管也可帮助紧急暂时止血。

(4) 主动脉-周围器官瘘:当瘤体直径较大时,腹主动脉瘤可破入邻近的腔静脉或左髂总静脉,从而导致主动脉-静脉瘘,血管造影可帮助确诊。手术治疗包括腹主动脉瘤切除和动静脉瘘缝闭。术中打开瘤腔后,可通过手指直接压迫瘘口上下端腔静脉的方法,控制瘘口出血并避免空气栓塞的发生。该法不能控

制出血时,可采用球囊法。从大隐静脉插入腔静脉球囊,到达位置后充盈,出血一般容易控制,然后从腹主动脉瘤腔内将瘘口缝合。注意有多处动静脉瘘口存在的可能。主动脉-腔静脉瘘的死亡率可达 20% ~50%。

腹主动脉瘤也可破入邻近的肠管,形成主动脉-肠瘘,通常瘘口位于十二指肠第四段。原发性主动脉-肠瘘较罕见,表现为胃肠道出血、腹痛和腹部搏动性肿块。较多的是继发性主动脉-肠瘘,属于术后晚期并发症。首选的检查为上消化道内镜检查。CT 检查可明确腹主动脉瘤的诊断,但是通常不能显示主动脉-肠瘘特征性的局部炎症改变。血管造影检查并无太大实用价值,除非恰好能够确定胃肠道出血的部位。通常原发性主动脉-肠瘘的诊断并不明确,当其他常见的引起胃肠道出血的疾病被排除时,考虑到主动脉-肠瘘的高死亡率,可行诊断性剖腹探查手术。手术方式主要为十二指肠瘘口缝合、动脉瘤切除及腹主动脉结扎、人工血管解剖外旁路重建。如果手术野污染很轻,也可行腹主动脉瘤切除、原位人工血管置换术。

(5)腹部伴随疾病的处理:腹主动脉瘤的患者常发现伴有其他需要手术治疗的疾病,如前列腺癌、腰椎间盘突出、胆石症、肾病或结肠癌。需确定各手术的先后顺序,主要原则是首先治疗对患者生命威胁最大的疾患,并避免多个手术同时进行以减少移植物感染的风险。

附:腹主动脉腔内修复术

腹主动脉瘤传统手术由于创伤大,而多数患者又伴有各类心脑血管疾病,因此存在较高的手术死亡率和并发症发生率。支架型人工血管腔内修复术具有微创的优势,扩大了腹主动脉瘤治疗的适应证,使原先那部分不能耐受传统手术创伤的高危患者获得了彻底治疗的机会。腔内修复术的中期疗效已得到验证,长期疗效尚需进一步观察。虽然具有一定的并发症发生率,但技术的进步和支架设计的改良,腔内修复术的疗效有进一步提高的趋势。

(一)手术适应证

是否手术取决于手术风险和瘤体破裂风险的衡量比较。传统手术具有一定的并发症发生率和死亡率,而直径较小的腹主动脉瘤其破裂发生率及死亡率均较低,因此通常以瘤体直径超过 5cm 作为传统手术的指征。腔内修复术目前仍延续这一判定标准。但支架型人工血管腔内修复术的创伤小,死亡率及并发症发生率均较低,瘤体增大是腹主动脉瘤的必然趋势,随访等待瘤体直径超过 5cm 的过程中,瘤体破裂的风险始终存在。而部分患者在瘤体直径达到 5cm

时,瘤体形态发生了明显的变化,此时已不适合行腔内修复术。同时可能因年龄增大、伴存疾病增加等因素,传统手术亦无法耐受,因此失去了手术的机会。近年来,较多学者支持对腹主动脉瘤患者早期进行腔内修复术,而不再坚持瘤体直径超过 5cm 的原则。同时腔内修复术在救治破裂腹主动脉瘤方面也有明显优势:腔内治疗较传统手术创伤小,在主动脉腔内球囊阻断下可迅速控制出血并恢复患者血流动力学的稳定。缺点是急诊手术前影像学测量常不够充分,同时库存支架型人工血管型号尺寸有限,在一定程度上影响了治疗的效果。

(二)腔内修复术前的患者评估

1. 术前影像学检查 术前通过血管形态的影像学检查评估,可判断患者是否适合行支架型人工血管腔内修复术,并通过对重要解剖结构的测量以选择合适的支架型人工血管尺寸型号。检查主要包括 CT 和血管造影,各有其优缺点。螺旋 CT 检查可准确显示横断面的解剖结构,但冠状面上主髂动脉的长度测定存在误差。血管造影中标记导管的使用,在测定主髂动脉及瘤颈长度方面具有更高的准确度,同时还可评估瘤颈、动脉瘤及髂动脉的扭曲程度,了解腔内治疗的入路情况。但是动脉瘤腔内附壁血栓或动脉粥样硬化斑块,可对血管造影术中瘤颈或髂动脉直径测量产生干扰。多数患者在腔内修复术前通过螺旋 CT 检查,已可获得足够信息以判断患者是否适合行腔内治疗,三维重建(three-dimensional reconstruction)和曲线直线化(curved-linear reformatting)技术可进一步帮助医师选择合适的支架尺寸和型号。只在少数情况下还需要血管造影辅助瘤颈直径和主髂动脉长度的测定。

2. 解剖学标准 腹主动脉瘤腔内修复术的解剖学适应证包括以下几方面:①动脉瘤近远端充足的锚定区;②合适的动脉入路;③瘤体与主动脉之间的角度。

3. 近远端锚定区的评估 为支架型人工血管锚定的需要,动脉瘤近远端需要充足的正常血管段作为锚定区。通常认为近端和远端锚定区长度至少为 15mm。随着支架设计的进步,近端锚定区长度可放宽至 10mm。近端瘤颈直径应为 14~32mm,同时注意近段瘤颈的扭曲钙化、附壁血栓等情况。近半数腹主动脉瘤患者因瘤颈解剖形态不佳,而不适合行腔内修复术。对于髂动脉也存在瘤样扩张的患者,可选择髂外动脉作为远端锚定区。但是一侧髂内动脉被支架型人工血管覆盖后,尽可能保留对侧髂内动脉,保证盆腔脏器与臀肌血供。必要时手术重建髂内动脉。新型的髂动脉分叉型支架型人工血管设计(iliac branched device,IBD),在髂动脉瘤腔内修复术的同时,可保留髂内动脉血供。随着分支支架和平行支架技术的应用和推广,部分肾周型腹主动脉瘤也可通过腔内技术修复。

4. 入路动脉的评估　腔内修复术前需要了解髂股动脉直径、扭曲以及狭窄钙化程度,髂动脉扭曲成角影响支架输送系统的导入。虽然术中可通过放置超硬导丝纠正,但是术后支架内闭塞及血栓形成的发生率增加。髂股动脉的狭窄钙化常造成输送系统导入失败,暴力操作时可导致血管内膜剥脱、血管夹层甚至动脉破裂等严重后果。此时处理的对策包括:①采用输送系统进行预扩张;②利用球囊导管依次扩张。如上述方法仍不能纠正,而对髂动脉条件较好时,可选择从对侧髂动脉导入主单侧髂动脉型(aorto-uni-iliac,AUI)支架型人工血管。

5. 主动脉分支血管的评估　腔内修复术中覆盖主动脉分支血管(如肠系膜下动脉和腰动脉等),虽然腹主动脉瘤患者肠系膜下动脉多已闭塞,同时肠系膜上下动脉之间往往存在充分的侧支循环代偿(如Riolan弓),因此肠缺血坏死的发生率不高。但是术前通畅的分支血管会成为腔内修复术后Ⅱ型内漏的重要原因,因此术前评估仍具有重要意义。少量Ⅱ型内漏可在随访中消失,持续存在且导致动脉瘤体不断增大的Ⅱ型内漏可通过再次腔内栓塞治疗。

6. 支架型人工血管的选择　目前支架型人工血管主要有直型、分叉型和主单侧髂动脉型,其中分叉型支架是目前应用最多的类型(图45-6)。直型支架目前已较少使用,由于支架锚定区位于腹主动脉分叉以上,远端锚定区有限(尤其对于梭形腹主动脉

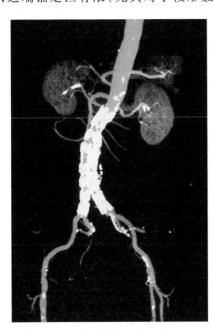

图45-6　腹主动脉瘤的腔内治疗

瘤),远期瘤体还可能进一步增大累及分叉,从而导致远端内漏和手术失败。因此直型支架仅适用于囊状动脉瘤或局限性假性动脉瘤(如吻合口假性动脉瘤)。主单侧髂动脉型支架适用于腹主动脉分叉较小(<18mm)或一侧髂动脉狭窄闭塞的患者,对于破裂腹主动脉瘤患者的急诊手术治疗也较为合适,可达到迅速控制出血并稳定患者血流动力学状态的目的。

（三）手术结果

与腹主动脉瘤传统手术相比,支架型人工血管腔内修复术具有术中失血量少、住院时间短等优点,围术期死亡率和并发症发生率明显降低。早期临床研究显示,7%～18%的腔内修复手术因输送系统导入失败、血管径路损伤或支架释放移位等原因,需要中转开腹手术。但是随着术者腔内治疗经验的增加和支架设计方面的进步,腔内治疗成功率不断提高,中转开腹手术的发生率降至0.7%。

围术期死亡率:Meta分析显示腔内修复术后围术期30天平均死亡率为2.4%(0～6.1%),与EUROSTAR研究得出的2.6%死亡率相似,术前伴发疾病是围术期死亡率的重要影响因素。同时腔内修复术后系统性并发症发生率较低,约为2.9%,而传统手术则高达22%。

（四）术后并发症

1. 内漏(endoleak)　定义为与腔内血管移植物相关的、在移植物腔外且在被此移植物所治疗的动脉瘤腔及邻近血管腔内出现持续性血流的现象。内漏是腔内修复术后常见的并发症。内漏分五型:①Ⅰ型内漏:又称为移植物周围内漏或移植物相关内漏,因移植物的近端或远端与病变动脉之间未能完全封闭所致;②Ⅱ型内漏:又称为反流性内漏或非移植物相关内漏,因侧支动脉中的血流持续性反流至动脉瘤腔内;③Ⅲ型内漏:由移植物上织物分解退变、撕裂或者移植物连接处脱节所形成;④Ⅳ型内漏:由移植物壁上的织物网眼太大所致,与移植物的设计制造有关;⑤Ⅴ型内漏:即内张力(endotension),是指延迟性增强CT扫描等术后检查都未提示内漏,但瘤腔内压力持续升高,瘤体不断增大,故也有将内张力称为Ⅴ型内漏。内张力的确切机制尚不完全清楚,可能与未发现的内漏、血液超滤现象或血栓压力传导等因素有关。目前研究显示各型内漏的发生率为16%～24%,其中以Ⅰ型内漏多见。

多数学者认为Ⅰ、Ⅲ型内漏会导致瘤腔与全身血流直接相通,是术后瘤体破裂的高危因素,诊断后即应实施相应治疗。Ⅰ型内漏的处理包括远近段球囊扩张、裸支架扩撑、再次置入延伸的支架型人工血管、弹簧圈栓塞和开腹手术等。Ⅲ型内漏的处理包括再

次置入支架型人工血管或者改行开放性手术等。Ⅱ型内漏因有自发性血栓栓塞可能,可密切随访暂不处理,特别是不伴瘤体增大的Ⅱ型内漏,当瘤体持续增大时应积极处理。Ⅱ型内漏的治疗包括经动脉或瘤腔直接穿刺应用钢圈栓塞瘤腔或反流动脉、腹腔镜下结扎供血动脉、开腹手术等。Ⅳ型内漏多认为具有自限性,一旦患者凝血功能恢复即可纠正。对于内张力,可先行 X 线片、增强 CT、彩超及造影(包括 60 秒延迟相)等检查,若未发现内漏,则行瘤腔内测压、节段性造影或延迟相钆增强 MRI 等检查。节段性造影可发现连接覆膜和支架缝合处的微小内漏,延迟相钆增强 MRI 可提示支架外超滤现象。若存在微小内漏,可行支架型人工血管"内衬"。此法亦对超滤现象有效。也有学者认为,若腔内修复术保证瘤腔隔绝完全,瘤体破裂本身可能不会造成危害(此时血流仍位于支架型人工血管内)。对于无症状的术后内张力患者,通过多种检查明确排除内漏存在,可仅行密切随访。

2. 支架移位 支架移位可导致支架扭曲、内漏甚至瘤体扩张破裂。近端瘤颈长度和扭曲程度、主动脉及瘤体重塑、支架设计、支架放大率(oversize)和近端直径、远端锚定区都可能与支架移位有关。早期支架移位主要与近端锚定区不足有关。晚期支架移位主要与周期性的血流冲击、瘤颈扩张等因素有关。支架移位的预防包括:注意腔内治疗病例的选择(避免选择较粗较短、圆锥形、显著成角钙化或存在血栓的近端瘤颈病例行腔内修复术);重视支架尺寸的选择(建议支架锚定区放大率不宜过小或过大);支架释放技术的重要性及扩大锚定区长度(贴近肾动脉释放支架);术后控制动脉粥样硬化危险因素和高血压。

当支架移位导致支架近端Ⅰ型内漏或瘤体扩大,则提示瘤体隔绝失败,应进行二次治疗。可再次置入延伸的支架型人工血管或开腹手术。腹腔镜下缝线缝合,加强支架与主动脉间的固定,可防止术后晚期支架移位。

3. 其他 腔内修复术后瘤体重塑,动脉瘤直径减小伴长度缩短,可能会导致支架扭曲移位或连接部脱节。支架结构断裂为支架机械特性的改变,包括支架金属疲劳断裂、缝线断裂、覆膜材料断裂等。促发因素包括:主动脉壁持续搏动所施加的环形、径向和扭曲应力以及晚期瘤体重塑等。通过腹部 X 线片或 CT 三维重建可发现:是否存在支架结构断裂;是否存在支架移位或严重扭曲;是否有支架连接部连接不良。支架结构断裂常于术后晚期发生,发生率随时间逐渐增高,因此需长期随访。降低支架结构断裂发生率包括改进支架设计,提高手术技术和手术经验等。但术后瘤体重塑等可显著改变瘤体形态,与主动脉瘤本身

有关的支架结构断裂较难克服。

(郭大乔)

(二)胸主动脉瘤及主动脉弓部疾病

主动脉瘤等大动脉疾病在发达国家已成为成人较为主要的致死原因,在美国目前列第 12 位。尽管腹主动脉瘤(AAA)的临床发生率更高,但胸主动脉瘤(TAA)及胸腹主动脉瘤(TAAA)在临床上也并非罕见。两者的年发病率大约为 5.9/10 万。本章旨在总体介绍胸主动脉瘤的诊疗思路及临床指南,至于动脉外伤、缩窄等见相应专著及章节另述。

【定义】

胸主动脉瘤、胸腹主动脉瘤指发生于胸主动脉与腹主动脉的继发于动脉壁薄弱导致的动脉扩张,其直径至少大于正常范围的 1.5 倍以上。按照定义胸主动脉瘤包括发生自升主动脉并一直延伸至膈肌水平的所有动脉瘤。临床上所指的胸腹主动脉瘤,按照解剖标准指的是起自左锁骨下动脉远端向主动脉远心端延伸超过膈肌水平的动脉瘤,其最远可至腹主动脉末端髂动脉分叉部。

胸主动脉瘤的组织病理基础种类繁多、复杂。大多胸主动脉瘤、胸腹主动脉瘤继发于主动脉中膜变性或动脉夹层形成。其他少见的胸主动脉病变也可导致胸主动脉瘤的发生,如急性主动脉综合征(主动脉夹层、内膜血肿及贯穿性主动脉溃疡)、各种血管炎(巨细胞动脉炎、多发性大动脉炎及白塞综合征等)。与孤立的腹主动脉瘤病理基础不同,由广泛动脉硬化导致的胸主动脉瘤并不常见。

在过去的几十年内胸主动脉瘤发病率及患病率逐步升高。Clouse 等报道美国的胸主动脉瘤发病率为 10.4 人/10 万人。Olsson 在一个大型当代人群中研究了胸主动脉瘤的患病率。自 1987~2002 年瑞典国家卫生署记录的所有胸主动脉瘤及夹层患者共计 14 229 人。其中 11 039 人(78%)为生前诊断。胸主动脉疾病发病率在男性升至 16.3 人/10 万人(升高了 52%),在女性升至 9.1 人/10 万人(升高了 28%)。发病率及患病率均高于之前的报道,且在不断升高。患病率的升高与多因素相关,包括影像诊断技术的不断改进、社会老龄化以及人群和医务人员对此症的认识度不断提高等。

【高危人群及危险因素】

胸主动脉瘤多见于老年患者,其平均发病年龄为 65 岁,男女比例为 1.7∶1;其存在高致病基因,具有明确的家族聚集性。据研究,超过 20% 胸主动脉瘤患者的一级亲属中存在动脉瘤疾病史。

与腹主动脉瘤相似,胸主动脉瘤的危险因素包括高血压(尤其是舒张压超过 100mmHg 与动脉瘤的发

生及破裂高度相关)、吸烟及其他动脉硬化的危险因素。尽管胸主动脉瘤常被认为是一种退行性病变，但高达20%患者的胸主动脉瘤源于慢性主动脉夹层。其中又有40%的患者，无论最初采用何种治疗措施，最终将由于动脉假腔的增大而需要进行外科干预。

不仅 Marfan 综合征等常见的结缔组织病，各种多基因综合征也同胸主动脉瘤及夹层具有高度相关性。具有明确胸主动脉瘤家族史的患者起病年龄通常轻于无家族史的患者，但却高于结缔组织病患者。此症以常染色体为主要遗传方式，兼以变异表达。有趣的是，基因测序研究却提示胸主动脉瘤患者家族与胸主动脉夹层患者家族存在显著的基因异质性。研究发现的高致病基因包括：由 TGFBR2 变异产生的 TAAD2、由 MYH1 变异产生的 16p 及 ACTA2 变异产生的 TAAD4。进而提示，变异所导致的动脉壁肌动蛋白、肌球蛋白功能性阻断是这些疾病的发病基础。另外一些学者的研究还发现，在单发性或家族聚集性的胸主动脉瘤患者中均存在一些少有的、散在的基因可以导致平滑肌细胞黏附及收缩。近年来，胸主动脉瘤及夹层的高危基因已成为一个关于此症的重要研究方向。

由于大多胸主动脉瘤患者均为无症状患者，其治疗的主要目的为预防动脉瘤破裂。由于发病率较低，关于胸主动脉瘤自然病程的研究明显少于孤立性肾下型腹主动脉瘤。此外，关于胸主动脉瘤的研究通常囊括急性及慢性动脉夹层患者，而后者增加了研究的复杂性。从最初20世纪70年代的 Pressler 及 McNamara 开展的各项研究开始，临床数据显示：胸主动脉瘤的患者如未进行外科修复，90%将发生动脉瘤破裂(约32%的破裂发生在确诊1个月内)，约40%将因动脉瘤破裂死亡，平均生存期小于3年。未治疗的胸主动脉瘤患者中位生存时间仅为3.3年。直径5cm的胸主动脉瘤患者5年生存率为54%，破裂发生率为3.7%/年，死亡率为12%/年。

动脉瘤直径是最重要的瘤体破裂危险因素。Dapunt 等报道直径>8cm 的胸主动脉瘤患者在确诊后一年内有80%的破裂危险。然而，无法预测胸主动脉瘤将在多大发生破裂。与腹主动脉瘤相似，动脉瘤的扩大速度也直接与破裂率有关。胸主动脉瘤的扩大速度大约0.10~0.42cm/年。Coady 等认为增大速度超过1cm/年提示动脉瘤较易破裂。

Juvonen 及同事们仔细研究了144例胸主动脉瘤患者，进行多因素分析后报道：年龄增长、疼痛(即使是非典型性)、COPD、降主动脉直径及腹主动脉直径均为破裂的预测指标。Cambia 等随访了57例不适进行外科干预的胸主动脉瘤患者，发现除了COPD，胸主动脉瘤破裂与慢性肾功能不全存在相关性。在 Griepp 等研究认为胸主动脉瘤破裂的相关危险因素，包括老年、COPD、非特异持续性疼痛及较大的主动脉瘤直径及合并有动脉夹层。

【发病机制】

学界通常认为胸主动脉瘤由多个因素激发起病，其中包括多个基因位点激活、细胞失衡以及血流动力因素的改变。Marfan 综合征及其他结缔组织疾病患者高发胸腹主动脉瘤的现象符合孟德尔遗传法则；家族遗传性无症状主动脉夹层虽伴随常染色体显性遗传，但发病年龄不一致且发生破裂的几率较低等现象提示不同节段的主动脉瘤可能由不同的基因主导。较新的研究提示细胞外基质(ECM)肌动蛋白、肌球蛋白的基因变异可能导致胸主动脉瘤的发生。Wang 等对照了胸腹主动脉瘤患者($n=58$)与正常人群($n=36$)外周血液中基因标志物的表达。研究发现两组存在一系列基因家族的表达差异，其中包括涉及细胞周期、DNA 代谢、糖酵解、γ-干扰素信号转导以及转录等基因家族。Wang 等认为对外周血基因表达的检测或许能准确标志胸腹主动脉瘤患者。

胸腹主动脉瘤的形成过程与其他动脉瘤相似，是一个涉及细胞外环境及细胞本身的复杂、动态的过程。一旦此进程通过上述复合因素启动，炎症反应及细胞外基质(ECM)的病理性重构即开始。大量证据提示动脉瘤形成的过程中基质金属蛋白酶(MMPs)导致的 ECM 降解超过其合成及修复。需要注意，在胸腹主动脉病变的过程中，不同节段动脉壁的病理特征存在显著区别。由于升主动脉较其他节段主动脉含有更高浓度的弹力纤维，因此升主动脉的顺应性优于降主动脉，顺着主动脉解剖行进方向弹力纤维-胶原纤维比值进行性下降，而动脉中膜的厚度也随之进行性下降。

一些研究表明在胸腹主动脉患者中存在细胞外基质(ECM)蛋白酶，尤其是基质金属蛋白酶(MMPs)的过表达及活性增高。这类蛋白溶解酶在胸腹主动脉瘤的形成过程中至关重要。有学者认为 MMP9 与 MMP2 之间的相互作用对于推进胸腹主动脉瘤的进程发展是必需的。

胸腹主动脉瘤的组织学改变主要表现为动脉壁中层变性。中层变性的特征包括管壁碎裂、弹力纤维缺损；平滑肌细胞缺失；以及组织间隙胶原、碱性基质和黏蛋白的集中分布等。通常认为中层变性是一种人体衰老的表现，但高血压、动脉硬化等临床因素可以加速其进程。鉴于该进程可广泛累及胸主动脉，中层变性与纺锤形动脉瘤的发生、发展密切相关。Marfan 综合征等基因疾病也可加快中层变性的速度。

尽管最初认为胸腹主动脉瘤是一种非炎症性病变,但越来越多研究发现在胸腹主动脉瘤的形成及发展过程中白细胞浸润的作用重大。

据统计,80%胸腹主动脉瘤继发于动脉中层变性,约15%~20%继发于主动脉夹层。由动脉夹层发展而来的情况常见于青年患者,其累及的动脉范围通常大于动脉硬化引起发病者。Marfan综合征患者有较高的主动脉夹层及胸腹主动脉瘤的发生率。系统性自身免疫疾病(如多发性大动脉炎)及慢性非特异大动脉炎均可破坏动脉中层导致动脉瘤的形成。在女性,自身免疫性动脉炎症导致的动脉瘤较动脉退行性改变的动脉瘤更为多见。而发生于胸主动脉上段的动脉瘤也常继发于先天性动脉狭窄。

此外,胸腹主动脉瘤也可继发于感染性疾病。尽管学界习惯于将囊袋状的动脉瘤描述为"真菌性",但这些动脉瘤大多是由血源传播的微小细菌栓子导致的。感染性胸腹主动脉瘤通常起源于主动脉的硬化斑块。随着局段性动脉管壁感染、炎症等不断进展,最终可累及动脉壁全层,形成假性动脉瘤。感染性胸腹主动脉瘤临床处理非常棘手,其主要的治疗目标为限制感染并恢复主动脉的完整性。多年来所尝试的原位手术治疗方案都有远期再次感染复发的风险。近年,腔内支架方案治疗感染性动脉瘤的方案正在积累临床数据。

【胸主动脉瘤的基本观察指标】

在设定主动脉瘤具体的诊疗方案之前,必须要熟悉病变的基本物理及生理性质。针对胸主动脉瘤,需要掌握其生长部位、瘤体直径、生长速度及大体形态。

胸主动脉瘤中升主动脉瘤最为常见,约占40%;降主动脉瘤约占35%;弓部动脉瘤约占15%;胸腹主动脉瘤约10%。

由于胸主动脉瘤直径是最主要的瘤体破裂预测因素(临床报道破裂胸腹主动脉瘤平均直径为6.1cm),所以诊断过程中测量主动脉的直径至关重要。胸主动脉瘤解剖分为四部分:主动脉根部、升主动脉、主动脉弓部及降主动脉。正常胸主动脉壁与所有的动脉血管相似,由三层组成,包括内膜、中膜及外膜。主动脉的正常移行过程中直径并不均一,而性别、年龄及患者体表面积等因素均会不同程度影响动脉直径。正常女性的主动脉直径较同年龄段、相近体表面积的正常男性小2~3mm。较之身高、体重等指数,体表面积能更好地用于估计主动脉直径。

此外,生理及病理情况下主动脉直径的增长速度也非常重要。据报道,胸主动脉瘤直径的平均增长率为0.4cm/年,但是胸主动脉瘤直径的增长并不与时间平行,且不易预测。目前学界共识,胸主动脉瘤的直径增长速度随着其不断扩大而加快。例如,直径小于5cm的胸主动脉瘤的增长速度大约0.17cm/年,而大于5cm的胸主动脉瘤直径增长速度迅速增至0.79cm/年。Dapunt等报道胸主动脉瘤破裂病例的瘤体直径增长速度为0.7cm/年。

观察测量胸主动脉瘤时还需要判断其大体形状(囊袋形或纺锤形)。不同的瘤体形状可以大致判断其起病原因并指导治疗方案。大多胸主动脉瘤为纺锤形,表现为主动脉全周的缓和均匀的扩张。而感染性动脉瘤多为囊袋状,通常表现为主动脉管壁的偏心性扩张。相比之下,囊袋形动脉瘤发生破裂的危险性较大。尽管针对偏心性囊袋状动脉瘤的具体外科干预指征并不明确,但学界一般建议适当放宽指征,早期干预。

【解剖分型】

Crawford分型(图45-7)是一种常用的胸腹主动脉瘤的临床分型方法,患者评估、治疗方案的制订及手术并发症预估均可使用该方法。Ⅰ型胸腹主动脉瘤(约占所有患者的25%)累及降主动脉全长直至腹主动脉上段;Ⅱ型(约占30%)累及降主动脉全长及全部或大部分腹主动脉;Ⅲ型(少于25%)累及部分胸主动脉并延伸至大部分腹主动脉;Ⅳ型(少于25%)仅累及腹主动脉(部分或全部腹主动脉,包括各内脏动脉分支或肾动脉);Ⅴ型(少于25%)累及部分胸主动脉并延伸至腹主动脉上段(图45-7)。

【临床表现】

病史及体格检查:大多胸腹主动脉瘤的患者在疾病诊断时没有症状,往往是在因其他健康状况就诊时偶然发现。然而,当动脉瘤发展至即将破裂的程度大多都会出现症状。Panneton等报道75%胸腹主动脉瘤患者在瘤体发生破裂之前是有症状的。美国心脏协会的胸主动脉疾病诊疗指南推荐,针对怀疑罹患胸主动脉疾病的患者应该首先询问相关病史并进行体格检查。体格检查应包括:四肢是否存在广泛的灌注障碍、内脏动脉是否缺血、是否合并局段性脑供血障碍、是否存在主动脉缩窄导致的杂音以及是否伴有心脏压塞的体征等。

胸腹主动脉瘤患者最常见的症状为钝性疼痛,包括胸痛、腰背痛或腹痛。因此症状性胸腹主动脉瘤的鉴别诊断包括:心绞痛、主动脉夹层及退行性脊柱病变等。在做出动脉瘤诊断前患者的慢性疼痛较易被忽略。有学者认为胸腹主动脉瘤患者的背痛不同于腹主动脉瘤的急性背痛(常提示瘤体即将破裂),而常表现为慢性的特异性疼痛。当典型病例出现瘤腔扩大时,疼痛感会显著加重。疼痛症状主要是由于胸腔脏器对膨大的胸主动脉压迫导致的。部分胸主动

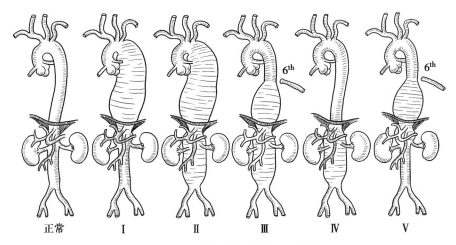

图 45-7　胸腹主动脉瘤解剖分型

瘤患者可由于左侧喉返神经受压或牵拉导致嗓音沙哑。有些患者还可能出现气管偏移、持续性咳嗽等呼吸道症状。少数患者由于瘤体压迫食管可有吞咽困难症状。如果因瘤体压迫过久引起气管、肺组织或食管局部受压坏死，患者可能突发吐血、呕血，以致猝死。胸腹主动脉瘤患者鲜有偏瘫等神经系统变化。临床还有关于瘤体内栓子脱落栓塞内脏动脉、肾动脉或下肢动脉的报道。如果动脉瘤累及腹部，由于瘤体压迫十二指肠，还可能导致消化道出血、主动脉-小肠瘘或功能性小肠梗阻。伴有症状的胸腹主动脉瘤瘤体大多直径>5cm。

胸腹主动脉瘤患者除了可能存在气管移位外通常没有明显的胸部异常体征。如瘤体累及腹主动脉，患者腹部可扪及搏动性肿块。虽然询问病史、查体的目的是判断患者病情的程度，是否需要进行相关治疗，但学界尚无循证医学依据提示上述体征与动脉瘤的预后相关。

相关研究报道，20%～30%的胸腹主动脉瘤患者同时伴有腹主动脉瘤或其他节段的动脉瘤。胸腹主动脉瘤修补手术的患者中约有1/3既往有主动脉修补史，其中最多见的是肾下型腹主动脉修补。胸腹主动脉瘤同期伴有近端升主动脉瘤及弓部主动脉瘤的发病率分别为6%及13%。手术干预后的胸腹主动脉瘤患者中至少有10%需要后续针对其他节段的主动脉瘤进行修补干预。Stanford A 型主动脉夹层的 Marfan 综合征患者伴发主动脉瘤的危险性最高。因此，目前针对此类复杂的弓部动脉瘤及胸腹主动脉瘤的治疗方案总体趋于进行序贯的开放及腔内手术。

【辅助检查】

影像诊断：对胸腹主动脉瘤患者病变血管的精确影像学分析至关重要，这不仅有益于判断手术指征、制定手术方案，还有益于非手术患者随访计划的制订。关于影像学检查的建议如下：

（1）对动脉直径的测量应尽量参比影像学检查中的解剖标志，应该以垂直于血流方向；

（2）在 CT 或 MR 影像上测量主动脉直径时，需测量血管的外径；主动脉弓的直径测量，应该测量到最宽的部位；

（3）通过心脏超声测量主动脉直径时，需测量血管侧内径；

（4）如果主动脉外形异常，即使直径在正常范围，也应认真辨认及记录；

（5）一旦发现主动脉瘤、主动脉夹层或主动脉外伤性破裂，须及时联系专科医生；

（6）针对每个病例，如能获得详尽的临床资料（年龄、性别、身高体重等），则能做出更为精确的影像学诊断。

1. 胸片（chest radiography）　典型胸腹主动脉瘤患者的胸部平片可提示主动脉管壁钙化并伴有扩张。

胸部平片的间接征象还有：纵隔增宽、主动脉球增大、气管偏移等。通常，胸部平片不能作为胸腹主动脉瘤的排除诊断依据，而只能作为术前准备的常规项目。

2. CT 扫描螺旋　CT 增强扫描及血管三维重建技术（CTA）目前已成为胸腹主动脉瘤患者评估主动脉的"金标准"。该方法既可用以确诊，同时又可进行血管直径测量。新型多排 CT 扫描仪的诊断敏感性及特异性均高于95%。螺旋 CT 采集数据后，电脑程序可以从矢状面、冠状面、斜面以及三维重建血管影像，从而更全面判断患者是否适宜进行血管腔内治疗。对于肾功能不全的患者，可以单行 CT 平扫判断动脉瘤的直径及大致范围，但无法精确测量、判断血管分支的钙化严重程度及判断是否存在动脉夹层。个别学者认为，利用低渗、小剂量造影剂进行 CT 增强扫描，造影剂相关急性肾衰竭的并发率并不高，且程度较轻。

CTA 还可以提供其他重要信息,包括评估分支动脉是否闭塞等。另外,在计划进行开放修补胸腹主动脉瘤时,CTA 有助于判断肋间动脉是否通畅,能否吻合于人造血管。CTA 还可提示血栓、炎症反应、动脉夹层,如果发现后腹膜血肿则提示动脉瘤破裂。

相对于磁共振检查,CT 扫描的优势在于价格低、速度快,且适合幽闭恐惧症患者及体内存在铁磁性置入物的患者。目前,CTA 技术已被广泛应用。

关于 CTA,必须注意一点,由于含碘造影剂具有一定肾毒性,建议择期的胸腹主动脉瘤手术(无论开放还是腔内)至少安排在 CTA 检查 24 小时之后。静脉水化及 N-乙酰半胱氨酸有助于预防造影剂肾病。如果发生了造影剂肾病,建议择期手术推迟至肾功能恢复之后。

CT 扫描作为一种横断面检查是判断胸部、腹部主动脉瘤直径及累及范围的基本影像学检查。由于大多胸腹主动脉瘤在确诊时体积尚小,针对这些患者通常需要进行影像学检查随访;但是目前尚无针对随访间隔的高强度循证医学依据。目前临床上,一般建议每半年至 1 年随访 1 次,可根据具体病变的直径及范围进行调整。

3. 磁共振扫描及磁共振血管成像(MRA) 磁共振血管成像(MRA)也可作为胸腹主动脉瘤的评估手段,其优势在于可以显示、定位脊髓血供,提高修复手术的安全性。鉴于此技术无需使用含碘造影剂,其尤其适合肾功能不全的患者。但由于近年发现钆剂(磁共振增强剂)同样可引起肾功能不全,MR 的应用已大大减少。尽管 MRI 技术在不断提高,但是其空间分辨率仍显著低于 CT 扫描,且其对于血栓及钙化的判断能力也较低,此外由于其检查所需时间较长、费用较高、禁用于体内有金属置入物的患者,目前 MRA 在 TAAA 患者的应用有限。

4. 动脉造影 动脉造影曾为胸腹主动脉瘤患者术前评估的常规手段,但目前已经逐渐淘汰。仅有少数特殊情况仍需应用,如需要额外关注脊髓血供定位以免并发术后患者截瘫等。另外,当需要对肾功能不全患者评估分支动脉解剖情况及判断脑血管闭塞、内脏动脉、肾动脉、髂动脉闭塞与否时,为了控制含碘造影剂,也可运用该技术。当临床需要优先处理其他相关肢体动脉闭塞性疾病时,可以在胸腹主动脉瘤修复术前使用稀释造影剂或含有二氧化碳的造影剂实施动脉造影下的诊治。

【实验室检查】

至今,尚未发现胸腹主动脉瘤相关的生物标记。Touat 等认为血小板活化及血栓形成常伴发于直径较大的升主动脉瘤,尤其在发生动脉管壁黏液性变的病例中常见。胸腹主动脉瘤患者的实验室检查项目包括:血细胞计数、凝血功能检查以及血浆尿素氮及肌酐水平。有学者报道,少量胸腹主动脉瘤患者由于动脉瘤引起的消耗性血小板下降可导致低强度的血管内弥散性凝血。

【非手术治疗】

临床虽有针对腹主动脉瘤的非手术治疗及术前准备指南,但并不特别涉及胸腹主动脉瘤患者。有关减慢或阻止胸腹主动脉瘤增长的非手术治疗研究及论文也少有报道。目前有关胸腹主动脉瘤非手术治疗的研究依据大多基于升主动脉瘤或主动脉夹层,且尚无循证医学依据比较非手术治疗与外科干预治疗。

总体而言,胸腹主动脉瘤的非手术治疗,包括严格的血压控制、戒烟、瘤体大小随访等。美国心脏协会的指南中建议"严格控制血压,调节血脂,戒烟及其他动脉硬化危险因素控制措施适合于较小的动脉瘤患者及不适合手术或支架治疗的患者"。

1. 降压药物 最近的指南建议:不合并糖尿病的胸腹主动脉瘤患者的目标血压应为 140/90mmHg,合并糖尿病或慢性肾衰竭者则为 130/80mmHg。对于有 Marfan 综合征的主动脉瘤患者建议使用 β 受体阻滞剂以减少主动脉的收缩程度。Ⅱa 类的循证医学依据推荐:胸主动脉瘤患者应用 β 受体阻滞剂、血管紧张素转换酶抑制剂或血管紧张素受体阻滞剂强力降压,除非患者无法耐受副作用。

β 受体阻滞剂有学者认为,通过降低心肌收缩(dP/dt)能减少动脉夹层型胸腹主动脉瘤的增长,但对退行性变导致的胸腹主动脉瘤无效。Wheat 和 Shore 等观察到应用 β 受体阻滞剂控制血压的胸腹主动脉瘤患者的瘤体扩大速度得到控制。但由于 β 受体阻滞剂的安全性及在降低心肌坏死等方面的疗效早已得到证实,因此其仍作为胸主动脉瘤患者的一线药物使用,尤其在术前加以应用。

血管紧张素转换酶抑制剂或血管紧张素受体阻滞剂越来越多的临床证据提示氧化应激及血管紧张素系统在胸主动脉瘤的形成、发展过程中扮演了重要角色。血管紧张素 Ⅱ 受体抑制剂可以抑制胸腹主动脉瘤患者的氧化应激反应,减缓病程的发展。

2. 他汀类药物 3-羟基-3-甲基戊二酸单酰辅酶(HMG-CoA)还原酶抑制剂,即他汀类药物,是目前研究较为完善的重要降脂药物。该类药物除了具有明确的降血脂作用外,还具有多种抑制炎症反应的作用。据研究,其通过抑制 NADH/NADPH 氧化可以抑制胸腹主动脉瘤的形成。尽管人类胸腹主动脉瘤机制的研究尚不充分,但有学者已经证实他汀类可以抑制腹主动脉瘤的增大。而另有研究提示,他汀类药物虽可以降低腔内治疗腹主动脉瘤后患者的死亡率,但在胸腹主动脉瘤患者无效。这些研究间接证明胸腹主动脉瘤与腹主动脉瘤的发病机制存在差异。但无论上述研究的结论如何,大多胸腹主动脉瘤的患者本身就因为同时存在高脂血症等因素需要进行他汀类药物治疗。

3. 戒烟　抽烟或慢性阻塞性肺病均为胸腹主动脉瘤的高危因素。已证实,吸烟的胸腹主动脉瘤患者瘤体增长更快,更易发生破裂。Cannon 等学者认为吸烟可以加速弹力纤维溶解反应,继而影响瘤体变化。基于对腹主动脉的研究,学界一致认为吸烟是胸腹主动脉瘤进展的危险因素。各研究提示:积极戒烟是胸腹主动脉瘤患者观察随访阶段的一项重要措施。

【外科治疗方案制定】

手术治疗时机的判断取决于对动脉瘤破裂风险与患者手术风险的评价。尽管目前胸主动脉瘤腔内治疗(TEVAR)的近期死亡率及并发症率较低,但具体作为手术指征的瘤体大小仍尚不明确。患者的全身情况及主动脉的解剖条件是决定选择开放修补或腔内治疗的两个主要因素。

由于尚缺乏 A 级、B 级的循证医学证据,目前尚未将确切的瘤体大小作为胸腹主动脉瘤的手术干预指征。鉴于患者体型大小、胸腹主动脉瘤所累及动脉节段本身直径不同等因素使制定标准变得颇为复杂,需要涉及患者体表面积或身高等参数。

对于平均身高 165cm 左右的老年人,平均近端降主动脉直径为 2.8cm,降主动脉中段直径为 2.7cm,远端直径为 2.6cm。学界有提议胸腹主动脉瘤的外科干预指征可以抛开病因学因素,规定为直径大于 5.2～5.6cm 或超过邻近正常动脉直径两倍以上。如果患者高于 180cm 或矮于 150cm 可以动脉的直径相对增加或减去 0.6cm 加以调整。

由于胸腹主动脉瘤的自然转归破裂及死亡率极高,所以所有患者均应考虑外科干预修补。最早期的研究即发现直径超过 10cm 的胸腹主动脉瘤自然病程中破裂率为 80%。而动脉夹层型主动脉瘤的破裂几率更高。发生在胸腔与腹腔的动脉瘤发生破裂几率相似。同时,择期手术干预胸腹主动脉瘤的术后生存率高达 92%。因此,学界一般认为瘤体直径≥5cm 且全身条件良好的胸腹主动脉瘤患者以及症状性胸腹主动脉瘤患者应该在破裂前进行开放手术干预(也有学者认为指征应设定在 6cm 或 6.5cm)。对于伴有结缔组织病病史或主动脉破裂家族史的患者还应适当放宽手术干预指征。

Coady 等提出无症状性胸腹主动脉瘤患者在观察随访过程中需要设定调整治疗方案的标准。针对降

主动脉瘤,由于直径超过 7cm 破裂率将达到 43%,因此可以将 6.5cm 作为停止观察转为手术干预的指征。由于较多的临床研究提示 I 型、II 型胸腹主动脉瘤的手术死亡率及并发症发生率较高,或许干预指征需要相对严格(6cm),而IV型等患者的指征则可相对宽松(5.5cm)。临床上有些伴有疼痛症状的胸腹主动脉瘤直径未达到相应标准,但一般认为也需要对其进行外科干预。具体情况可以根据各中心的具体条件及经验进行调整。

欧美的指南针对主动脉瘤及胸腹主动脉瘤何时及如何修补描述如下:

(1) 对于继发于夹层的直径超过 5.5cm 的升主动脉瘤,排除严重的全身并发症,推荐进行开放手术修复。

(2) 对于直径超过 5.5cm 的退行性变及外伤性降主动脉瘤、术后继发的假性动脉瘤、囊袋状动脉瘤,推荐进行腔内支架方案治疗。

(3) 如果主动脉直径大于 6cm 没有可匹配的腔内支架可供选择,或者条件不适合开展腔内手术治疗,或动脉瘤/动脉夹层继发于 Marfan 综合征等结缔组织病,则推荐择期进行开放手术治疗。

(4) 如果胸腹主动脉瘤患者伴有内脏缺血或严重的内脏动脉硬化狭窄,建议另行设计方案一并处理。

术前评估胸腹主动脉瘤患者术前评估包括完整的病史采集、体格检查等。需重点关注者的心、肺及肾功能。通过影像学检查可以决定具体手术方案。标准的术前需包括实验室检查、心电图检查及胸部平片检查。

(1) 心功能:由于需要外科干预的胸腹主动脉瘤患者多为老年人,相较于结缔组织病或动脉夹层的患者,动脉硬化性胸腹主动脉瘤患者更常伴有心功能不全及冠状动脉硬化性疾病。心脏并发症是胸腹主动脉瘤患者手术治疗的首要致死原因。因此,所有胸腹主动脉瘤患者在手术干预前均需进行全面的冠脉及瓣膜功能评估。

伴有高血压的退行性变型胸腹主动脉瘤患者术前心电图可以发现左心室肥厚及心肌缺血。尽管非创检查可以在一定程度上提示无症状患者的心肌储备功能,但对于怀疑冠状动脉硬化的患者(如心绞痛、低射血分数、既往有冠脉搭桥手术史的患者)仍需进行冠脉造影。

对于择期进行胸腹主动脉瘤手术的患者,可以先期干预冠脉疾病,无论介入治疗或搭桥手术治疗。但冠脉治疗的细节问题非常重要,如患者进行冠脉支架置入的话,需要服用氯吡格雷至少 6 周,因此胸腹主动脉瘤手术干预也需相应延迟。由于药物涂层支架治

疗后,需要终身服用氯吡格雷,因此尽可能不选择此类支架治疗冠心病。此外,如果患者需要进行冠脉搭桥手术,尽可能不要选择胸廓内动脉作为桥血管,原因是该血管使脊髓血供的重要侧支,一旦被获取作为冠脉桥血管则胸腹主动脉瘤干预时发生截瘫的几率将大大增加。

心脏超声,尤其是经食管心超(TEE),有助于判断左心室功能及心脏瓣膜功能。TEE 还可以评价、测量升主动脉及降主动脉,排除动脉夹层等,且可以在急诊室迅速开展,并可运用于肾功能不全的患者。但TEE 对操作者的要求较高,且并非所有单位的急诊科均有条件配备。

(2)肺功能:胸腹主动脉瘤手术修补后肺部并发症较常见,一旦发生呼吸功能衰竭,死亡率将显著升高。所以术前需常规进行肺功能及血气分析检查。术前需采取措施改善肺功能,如立即戒烟、使用支气管扩张剂,甚至部分患者术前需要使用皮质激素临时改善气道高反应。如果患者存在肥胖导致的限制性呼吸障碍,术前应同时给予锻炼计划助其减肥、改善肺活量。有研究发现,伴有 COPD 的择期开放手术治疗腹主动脉瘤患者,如不使用气道解痉治疗预后较差。胸腹主动脉瘤患者如进行开放手术治疗,术中保护左侧喉返神经及膈神经是减少肺部并发症的另一个重要关键因素。

(3)肾功能:据报道胸腹主动脉瘤患者术后肾衰竭的发生率为 5% ~40%,继发死亡率却高达70%,原因是术后急性肾衰竭可同时提高其他非肾性并发症发生率,包括呼吸功能衰竭等。慢性肾功能不全是胸腹主动脉瘤围术期急性肾衰竭及死亡的重要危险因子。因此术前必须评估者的肾功能,无论开放还是腔内治疗。检测指标包括血尿素氮及肌酐浓度。也有学者建议将肾小球滤过率作为评价指标。横断面影像学检查可以帮助手术医生发现肾脏体积的改变及肾动脉硬化。多普勒超声检查可以进一步判断肾动脉硬化的程度、评价肾实质的功能。

肾衰竭的患者如需进行胸腹主动脉瘤手术,关键之一是术中对严重闭塞的肾动脉进行同期干预。可以开展内膜剥脱、支架置入或旁路搭桥移植等,以期术后稳定肾功能。也有临床术前进行支架治疗改善肾功能的报道。

此外,术前静脉水化是避免造影剂肾病的主要措施。

(余波 符伟国)

(三) 开放及腔内修复胸腹主动脉瘤

由于胸腹主动脉瘤择期手术的难度较大,直到最近,其围术期死亡率及并发症发生率均较高。经验丰富的中心报道其择期手术死亡率及术后截瘫率分别为 4.8% 及 4.6%。而破裂胸腹主动脉瘤急诊手术干预的死亡率更高达 26%。术后患者将面临诸多并发症的可能,住院时间极长。基于此,胸腹主动脉瘤的手术治疗新技术不断涌现。数据证明胸主动脉腔内修复术(TEVAR)治疗胸主动脉瘤较开放手术更为安全。然而至今尚未获得远期的结果(>10 年)。此外,目前尚无可以预判 TEVAR 手术患者死亡风险的评分系统。

选择何种外科干预方法需要综合考虑患者的个体情况。目前尚缺乏基于前瞻性随机对照研究结果的指南。美国胸外科医师协会腔内手术工作组的一项报告有助于判断外科干预方式的选择。

报告认为以下患者更适于 TEVAR 手术:

1. 年龄大于 75 岁且血管解剖条件适合腔内干预;

2. 明确患有 COPD 的患者;

3. 疼痛症状进行性加重或发生破裂的胸腹主动脉瘤患者。

【胸主动脉瘤及胸腹主动脉瘤的开放手术治疗】

1. 手术适应证 基本适应证即动脉瘤存在破裂的风险。目前临床上主要根据动脉瘤的直径进行判断:瘤体直径越大,管壁越薄,破裂危险性越大。学界通常将直径≥6cm 作为手术干预指征。但由于40% ~60% 的胸腹主动脉瘤患者自瘤体发生破裂之前就因其他病因而死亡,所以在动脉瘤究竟何时需要外科干预的问题上还需要进一步研究。可根据病变类型、年龄、并发症及患者的个人情况调整干预指征。另外,如继发感染性动脉炎症、外伤、动脉瘤压迫导致的肾后性急性肾衰竭或急性动脉夹层导致的低灌注等情况,即使动脉瘤体未达上述标准,仍需进行手术治疗。

除瘤体直径大小外,分支动脉的闭塞、瘤样改变(如肠系膜动脉、肾动脉闭塞缺血;头臂干、内脏动脉或髂动脉瘤等)等病情也是临床进行手术干预的指征。

部分患者同时存在胸腹主动脉瘤及升主动脉和弓部动脉瘤,则需分次进行手术干预。

近年,虽然腔内治疗方案大量运用,但仍有部分患者遭遇腔内治疗失败或治疗后支架近远端动脉继发动脉瘤等情况,此时仍需要进行开放手术治疗。

2. 患者评估 如前所述,术前评估应高包括病变动脉及心、肺、肾功能及患者一般情况等方面(详见有关章节)。尽管这些检查费时且代价较高,但由于手术本身的危险性高,这些检查意义重大。

3. 知情同意 由于胸主动脉瘤是个死亡率极高的威胁生命的疾病,而开放手术治疗的过程风险也极高,因此术前应该详细地向患者及家属解释医患双方面临的治疗中可能遇到的种种情况及应对措施。应当使患方在决定手术前充分理解最好及最糟的治疗结果,尤其是术后截瘫、卒中、肾衰竭、呼吸功能衰竭等并发症的可能。患者的年龄越大,术前更需详细交流。

4. 手术修复　手术需要术者与麻醉师通力合作,根据患者的解剖及病情制订个体化方案。手术的方式多种多样,从简单的直接夹闭修复到体外循环,甚至低温停循环技术均有可能运用。

(1) 体外循环:通常采用心房-股动脉路径(部分体外循环),氧合的血液由左心房或肺静脉引出,通过离心泵输送至股动脉内,逆向供应盆腔及内脏动脉。通过调节体外循环的流速控制近、远端的动脉灌注压。在该状态下,可以有效地为心脏减负,使心脏能承受主动脉夹闭带来的额外张力负荷。该技术要求患者自身的心、肺氧合功能及脑循环状态良好,但并不需要术中的全身肝素化。

低温停循环则需要完全的体外循环。在股动脉或升主动脉及股静脉插管建立循环,左心室加置引流避免心室扩张及肺淤血。患者体温降至 $16 \sim 18\text{℃}$,继而停止自身循环,开始近端主动脉吻合及修复。低温停循环是一项复杂的操作,过程中体外泵维持时间较长且需要进行全身肝素化,术后患者切口渗血几率高。所以尽管该技术能在术中为心肺提供更好的保护,但临床应用较少。

(2) 其他灌注技术:远端动脉及选择性肠系膜动脉灌注可以在无体外泵的辅助下开展。Gott 等报道建立腋-股动脉旁路,修复降主动脉瘤及胸腹主动脉瘤。

有学者主张尽可能简化手术步骤,但需要根据患者具体的解剖及病理条件调整方案。例如,在大多情况下,可以采用 Crawford 技术(直接夹闭主动脉)辅以一些辅助措施完成修复(如低温、脊髓引流、糖皮质激素冲击、内啡肽受体激动剂及优化术中灌注压及心功能等)。通过这些标准 Crawford 技术不涉及的措施可围术期有效保护脊髓、肾脏等器官功能。仅在解剖条件非常苛刻的情况下(如主动脉近端无法夹闭或急性主动脉夹层)采用低温停循环手术。

(3) 麻醉:胸腹主动脉瘤开放修复的麻醉较为复杂,需要进行多系统监控。需要在上肢(桡动脉)、下肢(股动脉)及肺动脉置管检测循环功能(测心脏指数、中心静脉压、肺动脉压等),并需要辅助经食管心脏超声术中评估心室及瓣膜功能以术中优化调整平均动脉压(MAP)及心脏功能。术中可通过脑电图检测中枢神经系统。术中需要检测血温及鼻腔温度,间接判断脑脊液及颅内温度。术中还需严密监测凝血功能、血气分析、生化指标等。大多患者术中更可以

放置一根 16F 的脊髓引流管,以便在阻断主动脉时监测脑脊液压力并在必要时进行减压引流。术中麻醉师运用各种血管活性药物控制血压及心输出功能,但尽可能避免使用硝酸酯类及肼屈嗪类扩血管药物。(这些药物可能导致脊髓盗血,加重脊髓缺血水肿。)当术中在肾动脉上方夹闭主动脉时需静脉滴注碳酸氢钠 $0.05\text{mEq}/(\text{kg} \cdot \text{min})$ 预防酸中毒。在围术期可以给予甲泼尼龙及纳洛酮 $1\mu\text{g}/(\text{kg} \cdot \text{h})$。在动脉阻断时还需给予甘露醇。术中轻度低温有利于提高脊髓及内脏的缺血耐受能力。积极的血浆置换有利于避免继发凝血功能障碍。

手术解剖暴露的过程中麻醉师可通过调节室温或输液将患者体温降至(34℃以下)。当夹闭主动脉时,麻醉师需要控制脊髓引流维持脑脊液压于 6mmHg 左右。

当循环重建时,麻醉师在控制容量复苏的同时需要回输血细胞及新鲜血浆以补充术中凝血因子及血细胞的损失。

总之,术中麻醉师的主要任务是维持、优化患者的组织氧供、循环容量、动脉灌注压(MAP>90mmHg)及可靠控制脑脊液压力。只有在麻醉师的积极配合下,患者才有可能避免低血容量、凝血功能障碍、截瘫、肾衰竭、心肌缺血及死亡等并发症。在胸腹主动脉瘤开放修复手术中,麻醉师的作用至关重要。

(4) 患者体位:实施胸腹联合切口,患者取右侧卧位,肩膀置于垂直位,但骨盆轻度倾斜以利术中暴露股动静脉置管或建立旁路(图45-8)。

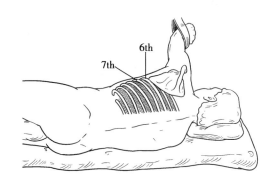

图 45-8　胸腹主动脉瘤手术体位及入路示意图

(5) 手术暴露:切口的高低取决于病变段主动脉的位置。如降主动脉瘤可以取第5、6、7肋间隙切口进胸。有时病变范围较长,还需扩展至第4肋间。针对Ⅲ、Ⅳ型动脉瘤的修复需要打开第8、第9肋间,暴露腹膜外结构;Ⅰ、Ⅱ型动脉瘤则通过第5、6肋间进入腹腔,向内移开脾脏、结肠脾曲及左肾暴露腹膜后间隙(图45-9)。

术中需从主动脉裂孔处切开膈肌以充分暴露降

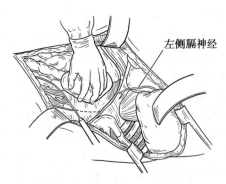

图 45-9　胸腹联合切口显露腹膜后间隙

主动脉、腹主动脉及其内脏分支,必要时还需暴露髂动脉(图 45-10)。术中通常需要解剖暴露腹腔干、肠系膜上动脉及左肾动脉,如果动脉瘤较大或伴有炎症反应,肠系膜上动脉暴露困难,则不必强行暴露。但如果伴有该动脉的缺血,则仍需要充分暴露。有时,左肾静脉位于主动脉后方,术中需要解剖切断该静脉,在动脉瘤修复后重新吻合(图 45-11)。

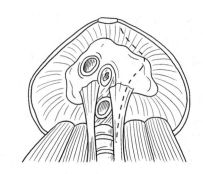

图 45-10　主动脉裂孔处膈肌解剖示意图

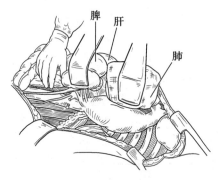

**图 45-11　术中先切断左肾静脉,在动脉瘤
修复后重新吻合**

对于慢性动脉夹层发展而来的动脉瘤或主动脉弓解剖异常的患者,手术难度更大。例如主动脉弓夹层合并右侧锁骨下动脉瘤的患者,需要先期做右侧颈动脉、锁骨下动脉的移位吻合,才能二期开展主动脉夹闭后的动脉夹层修复。

主动脉弓的暴露范围取决于计划夹闭的部位。暴露过程中需要注意避免损伤膈神经、迷走神经及喉

返神经以降低术后呼吸功能并发症的发生。当遇到较大纵隔血肿或弓部血肿或者体积极大的近端主动脉时,可以打开心包在更近端解剖控制主动脉。左侧髂动脉解剖较简单,而右侧则因肠系膜下动脉(IMA)的阻挡相对困难。需要在根部分离、切断 IMA,暴露腹主动脉远端进而解剖右侧髂动脉。通常切断 IMA 不会导致结肠缺血,但术中如果发现 IMA 直径较粗且通畅,在主动脉瘤修复结束后应该将 IMA 重新吻合。在局部炎症反应明显的患者或二次手术的患者,输尿管(尤其是左侧输尿管)较易损伤,术前可以先行放置输尿管支架以便术中识别输尿管。术中解剖暴露主动脉时需要充分估计可能会发生的情况,以免遇到棘手问题时再耗时扩大暴露。

(6)胸主动脉瘤及胸腹主动脉瘤的开放修复

1)动脉夹闭:单纯夹闭主动脉需要进行肝素化推注(5000U/L),如患者既往手术已有置入主动脉移植物的手术史,则需要系统肝素化,但肝素剂量要求较小(3000~5000U)。当需要实施辅助体外循环时,肝素化的要求进一步增加,过程中需要监测活化凝血时间(ACT)。如果需要低温停循环进行修复手术,则需要实施标准的系统肝素化(400U/kg)。

当手术暴露完成,收缩压控制在 100mmHg 以下,体温降至 34℃,脑脊液压力低于 6mmHg 并且苯巴比妥抑制开始起效后,可以开始夹闭主动脉并开始修复动脉瘤。主动脉夹闭状态下,MAP 需要维持在 100mmHg。如果采用了体外辅助循环或病变段动脉累及多处肋间动脉,则主动脉远端需同时夹闭阻断以减少腰动脉及肋间动脉的反流血导致的失血。对于单纯的降主动脉瘤患者,通常不需要重建肋间动脉;但对于胸腹主动脉瘤患者,根据术前 MRA 检查及定位,在打开动脉瘤的前、后,需要将部分肋间动脉重新吻合于主动脉其他部位,或者术中临时以动脉夹阻断这些肋间动脉,术后重新开放。这种情况下,通常需要保留 $T_2 \sim L_2$ 之间的 2~4 根血管,而其他肋间血管及腰动脉则可迅速的缝闭以减少失血。另外,可以利用 Fogarty 球囊导管在术中阻断内脏动脉及肾动脉。过程中需暴露肾动脉开口,并在每个肾脏灌注 300ml~400ml 低温肾脏灌注液(4℃,12.5% 甘露醇及含 1000U/L 肝素的乳酸林格溶液)。以低温保护肾脏并降低患者体温至 31~32℃ 提高脊髓及内脏缺血耐受程度。但过快速度的灌注会同时升高脑脊液压力,因此需要同时加快脑脊液的引流以维持其压力。

2)近端吻合:阻断完成后,可以开始近端主动脉与人造血管的吻合。通常可以使用 2-0 Prolene 缝线进行缝合。根据吻合血管的具体组织条件(如夹层、管壁钙化或管壁菲薄等)可选择不同的缝针,甚至加

3

用垫片等以加强吻合口。吻合的关键在于一次完成，以免发生漏血而需反复夹闭主动脉。缝合完毕，患者头低脚高位，开放主动脉近端阻断钳，少量放血排气并冲出凝血块后夹闭人造血管检查吻合口是否出血。如果发现吻合口渗血，通常不必再次阻断主动脉，仅需加缝数针即可。

3）内脏及肾动脉重建：重建内脏动脉及肾动脉通常可以运用 Carrel 补片缝合法直接将上述动脉重建于人造血管。该缝合法的补片可根据血管解剖分布的不同进行调整，最常见的为腹腔干、肠系膜上动脉（SMA）及右肾动脉连同部分主动脉管壁一起而左肾动脉单独缝合于人造血管。另一种较常用的方案为腹腔干与 SMA 连同部分主动脉管壁一起而两根肾动脉分别单独缝合于人造血管（图 45-12）。

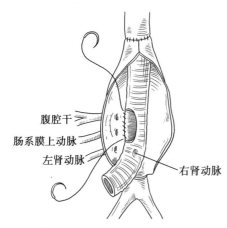

腹腔干
肠系膜上动脉
左肾动脉
右肾动脉

图 45-12　胸腹主动脉瘤补片式缝合法

Carrel 缝合技术需要整合的血管分支尽可能集中，如解剖条件不佳则可以将部分动脉分出，单独缝合于人造血管。如此，可以减少局部的动脉瘤复发。而针对诸如 Marfan 综合征等结缔组织病患者，推荐单独缝合各内脏动脉及肾动脉以进一步降低吻合部位动脉瘤的发生。大约 1/3 患者由于动脉硬化狭窄或闭塞，需要进行部分或全部肾动脉或内脏动脉的内膜剥脱。如果上述动脉既往放置腔内支架，则术中剥脱斑块时可同期去除支架。部分外科医师针对斑块更倾向于进行旁路手术或支架置入，以避免因内膜残缘形成瓣片和夹层而需要扩大血管暴露或再次手术。然而，目前的数据表明内膜剥脱的远期通常率更高。

当内脏动脉及肾动脉重建完成后患者再次置于头低脚高位冲洗人造血管并重新开放内脏动脉及肾动脉血供（撤出 Fogarty 导管）。肾动脉重建完成开始再灌注后可静脉给予靛蓝。

术中可运用多普勒探头判断内脏动脉及肾动脉的血流重建是否理想。如果怀疑不通畅，进一步需要术中超声加以明确。

术中如果肾动脉缺血超过 1 小时，可使用低温肾脏灌注液再灌注 1 次。

4）远端吻合：完成内脏动脉及肾动脉重建后，需要进一步将人造血管的远端吻合至主动脉远端。此吻合口通常可以位于主动脉分叉处。缝合完成恢复血流前同样需要冲洗血栓栓子、斑块碎屑及排气。如果髂动脉伴发动脉瘤需要同时修复，则需在人造血管远端吻合衔接另一个分叉型人造血管，远端分叉部分分别吻合于双侧髂动脉远端正常部分。

5）肋间动脉重建：通常在完成主动脉重建后再进行这个步骤，将术前定位并术中保留的 2 至 4 支肋间动脉重新吻合至人造血管。过程中需要在人造血管侧壁上开口，吻合肋间动脉。

6）降主动脉瘤开放修补：目前，对于局限在降主动脉的胸主动脉瘤通常采用腔内修复的方案治疗。如果采取开放修复，其手术要点基本与胸腹主动脉瘤开放修复要点一致。尽管术中同样需要暴露至腹腔干动脉水平，其体表切口一般仅在胸部即可满足需要。对于单纯的降主动脉瘤通常不需要进行肋间动脉重建，而术中也无法直接处理肾动脉病变。

（7）腔内治疗对开放手术的影响：自从胸主动脉腔内修复术（TEVAR）开始应用于临床以来，逐渐扩大了开放手术的应用范围。一方面可以针对 TEVAR 手术失败的患者；另一方面又增添了一些新的手术治疗范围，如处理分支型支架置入后内脏动脉起始部位继发的假性动脉瘤。

对于老年降主动脉瘤患者，TEVAR 手术已经基本替代了开放手术修复。但由于远期效果尚不明确，对于预期生存时间更长的青年患者，TEVAR 术尚未完全代替开放手术。在某些情况下，TEVAR 手术与开放的降主动脉瘤或胸腹主动脉瘤修复手术相互补充。

（8）术后处理：胸腹主动脉瘤患者术后通常需要在重症监护室（ICU）观察 2 ~ 4 天。术后常规带气管插管回 ICU 并维持辅助通气。待患者彻底清醒，且无显著的呼吸异常，可拔除插管。如果没有严重的并发症，通常 IV 型动脉瘤患者可以在术后数小时拔管，而 II 型动脉瘤患者则需延长至术后 2 天。

患者术后需继续脑脊液引流，维持脑脊液压于 6mmHg，直至患者彻底清醒并判断脊髓功能后。当患者可以自主抬腿时，可以不再引流脑脊液，仅维持测压。

心功能及循环系统方面需要维持足够的体液容量及心肌收缩力。术后 48 小时内平均动脉压需要控制在 90mmHg 以上保证脊髓得到充分的侧支供血。新鲜冰冻血浆及纳洛酮术后 48 小时需要持续应用。

鉴于吗啡在脊髓缺血情况下具有不良副作用，围术期一般使用芬太尼镇痛。镇静方面建议使用丙泊酚而不使用苯二氮䓬类,以便适时唤醒患者进行神经功能评估以及撤除辅助通气设备。

胸腹主动脉瘤患者术后可能发生延迟性瘫痪。一旦发生,可以通过提高 MAP、心输出量、脊髓引流并重新使用神经保护药物等措施处理。处理及时,部分延迟性瘫痪是可逆的。但如果患者的脊髓无法建立足够的侧支循环,那么一旦出现心功能不全、低血压、低氧或贫血等情况患者将由于脊髓的储备能力较差而出现延迟性瘫痪。

(9) 手术并发症:

1) 脊髓损伤:尽管对于脊髓血供的研究在过去的数十年从未间断,且有学者提出根大动脉等概念,但至今尚未明确脊髓存在单独血供。目前学界认为,尽管脊髓缺血损伤的原因在于解剖损伤,但神经保护的策略可以在一定程度上维持脊髓的正常生理状态。较有效的方法包括:低温、脑脊液引流脊髓减压、提高平均动脉压(MAP)、维持高组织氧供(减少贫血、低氧血症,保持一定的心输出量等)以及使用神经保护药物(纳洛酮、糖皮质激素及巴比妥类药物),避免使用兴奋性胺类神经递质及硝酸酯类血管活性药物。

2) 肺部并发症:肺部并发症是胸腹主动脉瘤开放修复后常见的问题,延迟拔管、肺炎、呼吸衰竭等发生率高达 27%。约 8% ~ 10% 的患者需要气管切开,而其中一半最终死于呼吸衰竭。呼吸系统的高并发症缘于 80% 的胸腹主动脉瘤患者有吸烟史甚至术前仍在吸烟,而 40% 患者术前存在不同程度的慢性阻塞性肺病。患者高龄、合并骨质疏松、慢性肾病及充血性心功能不全等使患者的呼吸肌功能减退,进而使其呼吸系统储备能力显著下降。此外,胸部手术切口本身可直接限制患者的术后通气。常规使用气道正压通气并适当使用镇痛药物可以改善患者的呼吸功能并缩短术后的置管时间。

3) 肾衰竭:术后并发依赖透析治疗的肾衰竭患者约占 15%。患者的年龄及基线肾功能是主要的预后判断因素。研究发现术中常温肾灌注对肾脏并无保护作用。以高压灌注及轻度低温或深低温灌注(在阻断肾动脉时低温停循环或者通过低温灌注将肾脏温度降至 20℃ 以下)可以有效保护肾脏。

4) 死亡:文献报道,择期手术的手术死亡率 60 岁以下患者为 0,随年龄逐步升高至 80 岁以上患者为 5.7%;而急诊手术的手术死亡率 60 岁以下患者为 1.6%,随年龄逐步升高至 80 岁以上则高达 42.9%,如 80 岁以上患者同时伴血清肌酐水平升高,死亡率更高达 67%。

【胸主动脉瘤及胸腹主动脉瘤的腔内手术治疗】

1994 年 12 月继 Parodi 等报道了腔内技术治疗腹主动脉瘤(EVAR)之后,Dake 等将支架人造血管移植物的治疗方案引入了胸主动脉,开创了胸主动脉瘤的腔内修复(TEVAR)。最初的支架血管是根据每位患者的具体情况定制的,由不锈钢自膨式支架覆以编织的涤纶材料人造血管。20 年后,TEVAR 手术已成为降主动脉瘤的标准治疗方式。自 2005 年最早的商品化支架血管移植物上市以来,主流技术和产品不断更新。研发机构与临床紧密配合,迅速的将 TEVAR 技术向前推进。

目前 TEVAR 的治疗效果尚未经过随机对照试验与开放手术进行比较,但其术后早中期结果已经凸显优势,并正在成为降主动脉瘤治疗方案中一种颇具吸引力的选择。

1. 适应证及禁忌证 适应证涉及瘤体的大小、增长速度、解剖部位、有无症状及患者的全身情况等。通常适应证与开放手术相似:瘤体直径 ≥6cm,囊袋状形态,症状性动脉瘤(包括破裂动脉瘤)等。不同于开放修复,在考虑 TEVAR 手术时需要确定主动脉瘤体近远端存在正常直径血管锚定区,一般至少需要大于 2cm 以可靠固定支架血管移植物。

除了解剖因素,患者的年龄及手术风险评估同样是在确定治疗方式时必须要考虑的问题。由于目前针对支架移植物抗疲劳性的研究标准为十年,且临床尚缺少 TEVAR 远期治疗效果的观察数据,故针对预期寿命较长且手术耐受性较好的患者目前仍倾向于开放手术修复。但随着长远期结果的数据不断完善,出于其显著的低手术风险,TEVAR 的适应证将必然不断扩大。

然而,并非所有患者的主动脉解剖条件都非常标准,这些患者的治疗方案制定就颇为复杂。不少动脉瘤累及重要的动脉分支,术中需要覆盖或封堵这些分支血管。这类操作是否安全,必须同非手术治疗及开放手术修复进行对照和比较。解决方案是通过旁路移植或分支支架的方法保持这些重要分支血管的血流供应。此时必须要考虑到手术增加的旁路血管或分支支架闭塞的风险。这样的手术往往仅适用于开放手术耐受性较差(如心肺功能不全)、急性症状加重或解剖复杂(既往有开胸手术史)的患者。

降主动脉瘤腔内治疗的相对禁忌证:动脉瘤直径超过现有支架适应范围、病变段或手术入路涉及的动脉段扭曲严重、严重的主髂动脉闭塞性疾病、主动脉缩窄以及锚定区环状血栓形成等。例如,主动脉弓部动脉瘤近端动脉成角大于 60° 时支架较难可靠放置并彻底隔绝瘤体。此外,患者如对造影剂、镍金属或不锈钢等严重过敏,伴有进展期慢性肾功能不全等均不适合进行 TEVAR 治疗。

2. 相关解剖问题

1）髂动脉：髂动脉是常用的主体支架放置入路。血管钙化、管径过小及严重扭曲均会影响手术。由于右侧髂动脉起始部通常角度较缓，故常作为首选入路，而左侧髂动脉常作为造影导管的进入通路（以便术中适时地造影检查）。

理想的支架入路血管直径至少>8mm 以便输送系统安全通过。如果髂外动脉直径过细，则可选择髂总动脉。如双侧髂动脉系统均无条件作为支架入路，且患者无法耐受开胸手术修复，则可选择腹主动脉远端作为直接的支架入路。

2）主动脉扭曲：胸主动脉瘤患者如伴有严重的主动脉扭曲，则显著增加了腔内治疗的难度。动脉的严重扭曲，往往导致动脉长度及管径的变化，尤其在较大的降主动脉瘤患者如因扭曲导致胸主动脉长度增加则会引起主动脉裂孔附近的主动脉前后径显著增加。此类扭曲如果合并弓降部成角，则会导致支架输送系统难以正常放置到位。

3）主动脉锚定区：TEVAR 手术成功的关键之一在于支架近、远端的可靠固定。根据各家报道，胸主动脉病变治疗中有 12 个可供固定支架的锚定区（如下所述，图45-13）。这些区域可以分为近端及远端锚定区。根据这些定位，可以帮助术者选择合适的支架

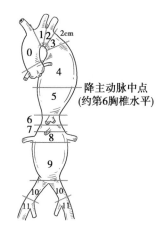

图 45-13　胸主动脉分区示意图

0 区:无名动脉及其近心端的升主动脉区域
1 区:0 区远端至左侧颈总动脉起始部的区域
2 区:1 区远端至左侧锁骨下动脉起始部的区域
3 区:近端降主动脉（距离左侧锁骨下动脉起始部<2cm）
4 区:3 区远端至降主动脉上 1/2 段（约至 T6 椎体水平）
5 区:胸主动脉下 1/2 段直至腹腔干动脉上缘
6 区:腹腔干起始部至肠系膜上动脉上缘
7 区:肠系膜上动脉起始部至肾动脉开口以上段主动脉
8 区:肾动脉开口段腹主动脉
9 区:肾动脉开口以下段腹主动脉
10 区:髂总动脉段
11 区:髂外动脉段

血管移植物,评估手术风险及估计手术的难点。

动脉硬化型动脉瘤通常不局限于一段区域,且往往累及看似正常的动脉段,因此确定适合的锚定区长度非常重要。尽管大多现有的支架移植物仅需要 2～3cm 的锚定区,但锚定区越长越理想,尤其是动脉近端成角明显的患者保证足够长的锚定区才能避免延迟性内漏。而延长锚定区就会相应增加脊髓缺血继发截瘫的风险。如果解剖条件允许,理想的近端锚定应该在 3、4 至 5 区。如果 2、3 区动脉的内弯成角严重,难度就较大。支架无法在严重成角的动脉小弯侧可靠固定。此时,最小锚定长度应设定在主动脉弓小弯侧。同时,大弯侧的近端锚定区需要精确评估以避免堵塞重要的弓部分支。另外,如果弓部主要分支的覆盖在所难免,则可以另外考虑进行分支动脉的旁路移植或采用"烟囱/潜水呼吸管"技术维持重要分支动脉的血供。

3. 手术前准备

（1）影像学检查:术前需根据影像学检查分析动脉瘤的形态特征、瘤体与毗邻的主动脉弓、肠系膜血管的位置关系以及支架入路血管的条件等。最主要的手段是 CTA。CTA 可以提供所有的手术所需的解剖信息,目前已基本替代动脉造影作为制订手术计划的依据。如果患者由于对 CT 增强造影剂过敏无法耐受 CTA,则可选择 MRA 代替。有时可以结合 MRA 与 CT 平扫的结果加以分析。

术前 CTA 检查的范围应该包括主动脉弓、胸部、腹部及盆腔。除了对病变段血管的观察外还需关注各血管的钙化程度、扭曲成角程度。CTA 三维重建是显示动脉扭曲的最佳方法。主动脉硬化程度定量分析及椎动脉起始部位观察对于降低锚定区于 1、2 区的 TEVAR 卒中并发率至关重要。对于近端动脉瘤修复、长段覆盖主动脉及覆盖左侧锁骨下动脉的患者,仔细分析盆腔血供对于评估脊髓灌注意义重大。

（2）测量:精确测量入路血管直径及锚定区血管直径有利于判断手术可行性及选择合适的支架血管移植物。通常根据不同制造商的建议,所选支架直径应大于目标血管6%～36%。血管直径的测量以血流轴线的垂直线长度为标准,尤其在血管扭曲、成角的部位。测量瘤颈时近远端锚定区直径不一致将导致支架血管的直径较直径较小的一端过大。针对此,可以采用束带缩窄支架一端的方法或在大支架外添加一个较短的小支架的方法改善直径的不匹配,以防止发生Ⅲ型内漏。

准确的血管长度测量对于选择合适的支架也非常重要。由于主动脉弓至腹主动脉起始段动脉走行不在同一纵轴上,胸主动脉的长度测量较为困难。加

之动脉瘤的存在,进一步加大了测量难度。较理想长度估计方法是在三维重建图像上沿血流中轴进行测量。需要注意的是,即使这样测量支架的长度仍可能被低估。主要是由于支架释放后往往会偏向血管弧度偏大的一侧,尤其是当动脉瘤呈较大的囊袋状时。

(3) 支架入路选择:入路选择主要取决于支架血管置入物的直径。由于 TEVAR 所需支架的直径较大,大约15%的患者需要建立髂动脉入路通道。通常可以先行建立髂动脉通道以免盲目尝试而损伤髂动脉。针对狭窄的髂动脉,可采用置入 1 枚可控性释放支架血管移植物的方法。支架置入后再行球囊导管后扩张成形,以避免该段血管在置入主动脉支架时破裂。此外,一些新型的扩张管或特殊的鞘管也利于支架的置入。

(4) 确定锚定区:临床时常会遇到近远端锚定区均不理想的病例。至少有20%的患者需要向 2 区延伸锚定区。多年来解决方案不断变化,包括覆盖左侧锁骨下动脉(SCA)或旁路搭桥等。左侧 SCA 是否可以覆盖学界争议不断。近年主流认为鉴于左椎动脉优势者约占60%,覆盖左侧 SCA 继发后循环脑卒中的危险显著升高。

(5) 左侧 SCA 的处理:左侧 SCA 不仅通过椎动脉供应大脑及脊髓,还能通过左侧胸廓内动脉供应脊髓,因此应该尽可能在 TEVAR 手术中保留左侧 SCA。如果支架锚定区接近该动脉,手术中通过肱动脉入路留置一根导丝于左侧 SCA 的。必要时可以通过该导丝尝试恢复左侧 SCA 的通畅性。另外,对于动脉瘤修复后发现源于左侧 SCA 的 II 型内漏患者,也可通过这根导丝进行左侧 SCA 近端的栓塞。

以下情况需要保持左侧 SCA 通畅或覆盖后需重建左侧 SCA:左侧椎动脉为优势动脉、左侧胸廓内动脉被作为冠脉搭桥的桥血管、左上肢建立动静脉漏作为血透通路、异位左侧 SCA、右侧椎动脉发育不全或缺如、左椎动脉终止与左侧小脑后下动脉,髂内动脉闭塞及左椎动脉异位起自主动脉弓等。另外针对胸主动脉覆盖范围较大且既往有肾下腹主动脉修复手术史的患者,如果术中需要覆盖左侧 SCA,也应设法打通或重建。

左侧 SCA 的重建可以采用左侧颈总动脉-左侧 SCA 的旁路搭桥或直接将左侧 SCA 移植吻合于左侧颈总动脉。后者的手术难度大且并发症多,故大多学者更推崇旁路搭桥的方法。而搭桥后,于左椎动脉开口近端扎闭左锁骨下动脉同样可以避免术后的 II 型内漏。

目前的学界指南建议,择期 TEVAR 手术如需覆盖左侧 SCA,而侧支循环不佳,则应在术前先行预防性重建左侧 SCA。虽然手术重建可以避免脊髓缺血或脑卒中,但手术本身也会增加神经损伤、胸导管损伤等并发症的可能。近年越来越多的学者开始尝试腔内方案保留左侧 SCA 血供,且临床结果良好。多种腔内方案中,主动脉支架血管移植物主体打孔,于左侧 SCA 置入第 2 枚支架血管移植物的方案较为经典。

(6) 主动脉弓各分支血管的处理:针对锚定区位于 0 区至 3 区的 TEVAR 手术,有一些维持弓部分支血管血供的备选方案,包括解剖外旁路的杂交手术、腔内的烟囱技术以及开放主动脉分支移植等。各种方案的目标均为扩大 TEVAR 的锚定区,降低 I a 型内漏的发生,降低手术死亡率及并发症率(其中左侧锁骨下动脉的处理前文已述)。

临床常见动脉瘤累及左侧颈总动脉(CCA),此类患者的处理颇为棘手。如果计划覆盖左侧 CCA,可采用以下措施来维持 CCA 血供。最常用的方法为建立解剖外的双侧 CCA 旁路搭桥。双侧颈部斜切口下暴露双侧颈总动脉(CCA),于食管后方建立隧道,置入 1 枚直径6mm 的人造血管,连接吻合双侧 CCA。如果右侧 CCA 或 SCA 的血供不足以供应左侧 CCA,则可以选择更为复杂的主动脉弓解剖外重建:利用人造血管进行一系列旁路,包括左侧股总动脉-左侧腋动脉旁路、左侧 SCA-左侧 CCA 旁路。由于旁路桥血管的长度较大,该方案的远期通畅率较低。另外,腔内及杂交重建方案也趋于完善。解剖暴露后左侧 CCA,建立逆向血管腔内入路进入主动脉弓,在经股入路放置 TEVAR 支架血管移植物主体的同时于左侧 CCA 释放另 1 枚支架血管移植物。该方法学界称为烟囱方案。在实施过程中,如有必要可以同时加行左侧 CCA-SCA 的旁路搭桥以重建左侧 SCA 血供。

累及无名动脉的胸主动脉瘤是临床最为棘手的病例,往往需要通过腔内、开放杂交的方案进行修复。累及 0 区和 1 区的动脉瘤,最好采用开放的主动脉弓分支重建。术中解剖纵隔,将 1 枚分支型人造血管吻合于升主动脉、无名动脉及左侧 CCA。另进行左侧 CCA-SCA 旁路移植。于根部离断无名动脉及左侧 CCA、SCA 后,将 TEVAR 主体支架血管移植物于升主动脉人造血管吻合口远端释放(图 45-14A)。还有其他几种杂交手术方案可供选择(图 45-14B ~ D)。

(7) 腹腔干的处理:当远端锚定区需要覆盖腹腔干动脉时,术者需要遵循的处理原则类似于左侧 SCA。如果有充足的侧支血供来自肠系膜上动脉(SMA),尤其是发自胃十二指肠动脉的侧支,腹腔干动脉可以被安全地覆盖。但如果侧支循环不完善,则必须在 TEVAR 覆盖腹腔干之前为其建立旁路血供。而当患

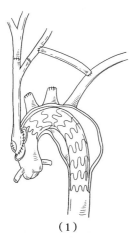

（1）

一枚分支型人造血管吻合于升主动脉、无名动脉及左侧 CCA。另进行左侧 CCA-SCA 旁路移植。于根部离断无名动脉及左侧 CCA、SCA 后，将 TEVAR 主体支架血管移植物于升主动脉人造血管吻合口远端释放

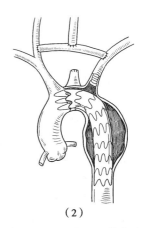

（2）

右侧 CCA-左侧 CCA-LSA 人工血管旁路移植。于根部离断左侧 CCA，腔内封堵器封堵 LSA 近端后，将 TEVAR 主体支架血管移植物于无名动脉开口远端释放

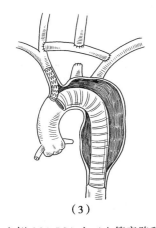

（3）

右侧 CCA-左侧 CCA-LSA 人工血管旁路移植。于根部离断左侧 CCA，"烟囱法"在无名动脉植入人工血管支架，将 TEVAR 主体支架血管移植物于无名动脉开口近端释放

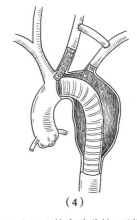

（4）

左侧 CCA-LSA 人工血管旁路移植。"烟囱法"在左侧 CCA 动脉植入人工血管支架，将 TEVAR 主体支架血管移植物于左侧 CCA 开口近端释放

图 45-14　主动脉弓区杂交手术

者无法耐受开腹血管重建手术时，可以尝试潜望镜腔内干预方案（图 45-15）。术中通过股动脉入路将 1 枚

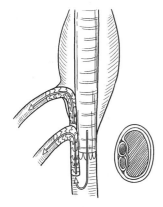

图 45-15　"潜望镜法"腔内干预方案

自膨式支架血管移植物置入腹腔干动脉起始段，其尾部折入主动脉腔内与 TEVAR 主体支架平行释放（同样的操作也可以在 SMA 进行）。由于释放后支架成角明显且受到 TEVAR 主体支架的压迫，通常有必要对腹腔干支架（及 SMA 支架）进行加强处理。

（8）脊髓保护：据报道，TEVAR 方案也可并发脊髓缺血及截瘫。常用的辅助保护措施是脑脊液引流、脊髓减压。大多临床中心对高危患者（如长段动脉覆盖且既往有腹主-髂动脉介入手术史的患者）术前腰穿放置脑脊液引流管。如术后脑脊液压力保持低于 $10cmH_2O$，术后 48～72 小时拔除。脑脊液引流可有效预防及改善 TEVAR 术后迟发性截瘫。

此外，制定手术方案时关注脊髓血供、术中维持稳定的血流动力学状态对于脊髓保护均非常重要。

3

除非在释放支架的过程中需要维持相对低的血压,尽可能在术中维持略高的平均动脉压。与胸主动脉瘤开放修复手术相似,TEVAR术后的低血压同样会导致脊髓缺血。

药物的选择见开放手术修复章节。

4. 手术技术

(1) 手术入路:术前根据影像学检查结果确定支架输送的入路。术中以小切口解剖入路切开-侧股总动脉,或利用动脉切口关闭器(如Proglide Prostar、Perclose等)穿刺打开股动脉。对侧股动脉经皮穿刺置入标记导管。随后,将1根超硬导丝(如Lunderquist或Meier)送至升主动脉。如果患者的髂外动脉直径过小,此时可以取下腹小切口,通过腹膜外入路暴露髂动脉。以1枚10mm直径的涤纶人造血管端-侧吻合于患者的髂总动脉的中下段,以便支架主体的输送。

如果髂动脉解剖条件不佳,还可以将1枚10~12mm直径的支架血管移植物置于病变的髂动脉段,并扩张支架至最大直径锚定(此时支架如工作正常,不必担心髂动脉破裂。但如果扩张的病变髂动脉段靠近髂内动脉开口,则另外需要考虑栓塞该髂内动脉)。10mm的通道可以通过22F的主体支架,12mm的通道可以通过24F的主体支架。

(2) 术中影像学检查的实施要点:术中需要以标记猪尾导管进行定位、测量。如果病变近心端靠近主动脉弓,造影或透视加速器应置于左前斜位;如需要观察远端锚定区,尤其是腹腔干上下的部位,加速器需要放置于侧位。如果患者不能耐受大剂量造影剂,术中可以辅以超声检查进行定位或测量。针对主动脉弓近心端的病变甚至还可以辅以经食管超声。

(3) 支架的输送:术中明确了锚定区的情况后,即可在透视下将选定的支架血管移植物送入体内。过程中需要先将支架近端送至预定锚定区的近心端,再后撤支架精确调整至预定的部位。这样操作可以减少释放过程中的支架前跳移位。超硬导丝的应用及新型释放系统的亲水涂层使输送支架的难度较最初大大降低。但需要注意的是,如果髂动脉入路上有预置的支架,则有可能增加递进及旋转支架的难度,进而损伤髂动脉。少数患者如果髂外动脉扭曲极其严重,不如直接改用髂总动脉入路输送支架。对于降主动脉成角明显的患者,支架输送过程中如遇到较大阻力,可以尝试增加第2根超硬导丝支持、辅助使用长鞘或者先行处理远端降主动脉病变等方法。如果这些措施无效,仍无法递进支架,则可穿刺右侧肱动脉,利用贯穿肱动脉-股动脉的超硬导丝,强行将降主动脉拉直,辅助支架的输送。此操作的技术要点:①穿刺右肱动脉后需要利用直径较大的导引导管捕捉主动脉弓部的导丝;②操作过程中注意保护主动脉弓部及瘤体部血管,忌暴力操作,以免造成新的主动脉夹层等;③主动脉弓部潜在的硬化斑块,操作过程中可能会脱落导致脑卒中。

(4) 支架释放:术中如需放置多枚支架血管,通常先放置较小的,锚定于重叠区域以减少术后的Ⅲ型内漏。如两枚支架大小相当,则释放顺序需根据预计重叠长度及主动脉解剖情况而定。如需放置两枚以上支架,则一般先行处理近远端锚定区,而较长的第3枚支架最后放置连接已放置的近远端支架。但针对较大的主动脉弓近端动脉瘤,则建议先行放置远端支架血管,以便释放近端支架的过程更稳定,更精确。

各种款式的支架特性相异,应根据设计的释放要点进行操作。但无论何种支架,在释放过程中暂时降低动脉压均有利于操作。因为血压越高,对支架产生的"风向袋"效应就越大,释放过程中支架向远端移位的可能也就越大。支架释放过程中避免速度过慢、适当向近心端稳定住导丝,对避免支架移位有一定的意义。

支架释放后需要造影明确支架是否定位准确及观察是否存在内漏。对于Ⅰ型及Ⅲ型内漏,需要术中采用球囊扩张或添加支架的措施纠正。撤除支架输送鞘时,仍需避免损伤髂动脉。过程中如阻力较大,切忌暴力操作。可以置入一根扩张管,增加支撑力后再尝试撤鞘。由于严重的髂动脉损伤可导致严重术中出血,甚至导致迅速休克、死亡,所以撤鞘过程保留导丝至关重要。将鞘管撤至髂动脉远端,需再次造影明确无出血。如发现出血,需立即通过球囊阻断、支架血管移植物隔绝等措施止血、抢救。

5. 术后管理　除了脊髓引流需要严密监控以外,TEVAR术后患者通常不需要特殊管理。脑脊液压力需要控制在不超过10cmH$_2$O。如果患者神经系统症状平稳,术后第2天可以夹闭引流管。再观察1天,如依旧稳定则可拔管。通过动脉置管监护并控制平均动脉压>80mmHg,如果患者存在脊髓功能损伤的征象,则需控制在更高水平。建议术后预防性使用抗生素,如无其他适应证不需术后常规抗凝治疗。

由于腰穿、脑脊液引流有导致硬膜下或硬膜外血肿形成、脑疝、脑膜炎、颅内出血及穿刺部位神经损伤等并发症,学界倾向推荐选择性术前置管脑脊液引流。有临床中心报道仅在术后出现脊髓损伤征象的TEVAR患者选择放置脊髓引流管。该中心术后8小时内,每2小时1次评估神经系统症状体征,如果平稳之后改为每4小时1次。如期间出现神经系统症状,患者将转入ICU,同时升高平均动脉压(MAP)至110mmHg,并开始每小时监测神经系统症状1次。如果存在运动功能障碍,则开始脑脊液引流减压。如果2～3小时内神经系统症状得到缓解,可以继续维持MAP110mmHg以上;如果症状无缓解,则进行磁共振检查评估脊髓缺血情况。通过该方案,脊髓缺血损伤的发生率得到改善。但学界至今尚未针对脊髓减压的时机达成共识。

6. 术后随访　建议术后第1年1、6、12个月,此后终身每年1次,通过CTA对患者进行随访。注意CTA扫描时应该增加延时扫描以便发现微小的内漏。针对肾功能不全或对碘剂过敏无法耐受CTA的患者,如果TEVAR支架为镍金属支架,可以采用MRA代替CTA。

7. 术后并发症　与其他腔内手术治疗相似,TEVAR的并发症可以简单地分为两类:一般并发症与技术相关并发症。对于高龄患者及动脉硬化患者,心肺系统并发症尽管在TEVAR术后发生率明显较开放修复下降,但仍是患者术后早期主要的致死原因。

(1) 血管相关并发症:此类并发症主要由较大直径的TEVAR输送系统损伤硬化的血管引起。近年由于广泛受到重视,其发生率逐渐下降。经统计,目前仅占TEVAR并发症的5%～10%。

严重的髂动脉损伤,并不常见,但后果严重,有致死可能。可表现为管壁撕裂或随着鞘管直接被撕脱。如前所述,直接选取髂总动脉中上段或辅以人造血管作为支架入路等措施可以减少其发生率。

(2) 神经系统并发症:TEVAR术后卒中的发生率为3%～7%,与开放修复手术相似。TEVAR支架的近端超过左侧CCA,与围术期卒中的发生高度相关。可能与术中导丝、导管、球囊、支架等对弓部及其分支的种种操作导致斑块或血栓脱落有关。术者的操作经验对于降低卒中率较为重要。尽可能避免对主动脉弓的直接刺激,导管、导丝的操作必须轻柔,减少不必要的支架内球囊成形操作,避免选择过大的支架等均为减少围术期卒中的要点。

TEVAR术后患者截瘫的发生率显著低于开放手术修复(3% Vs.14%),其中永久性截瘫的发生率同样显著低于开放手术(1.6% Vs.5.1%)。其原因可能在于TEVAR治疗过程中不需要夹闭主动脉,从而避免了术中脊髓侧支血供的血流动力学改变。需要注意的是脊髓缺血并不仅发生在围术期,TEVAR术后时有延迟性脊髓缺血损伤及瘫痪的发生。

TEVAR术后脊髓缺血的高危因素包括:同期行或既往曾行肾下腹主动脉置换手术、长节段主动脉TEVAR支架覆盖、肾功能不全、术中低血压(收缩压<80mmHg)以及术中覆盖双侧髂内动脉或左侧锁骨下动脉等。其中部分因素,如双侧髂内动脉或左侧锁骨

下动脉或动脉的覆盖是可以避免的。

(3) 内漏:术后早期内漏(30天内)在不同的支架发生率报道不一(3.6%～26%)。术后一年的内漏发生率约为4%～12%。不同支架发生内漏的类型也不相一致。但随着支架血管移植物的不断改进,内漏的发生率正在逐步下降。

(4) 瘤体扩大:术后理想的表现是原动脉瘤腔血栓化并逐渐缩小,但部分TEVAR患者术后存在瘤腔扩大(直径较术前增加5mm以上)。增大的瘤腔会加大管壁的张力,并可能导致支架的打折、移位等。术后瘤腔增大的原因尚不明确,可能与支架血管移植物材料的孔径大小有关。

(5) 支架移位、断裂:TEVAR术后支架移位的发生率在0%～30%,并主要发生在较早上市的支架产品。近年支架不断改进,移位发生率降至0.7%～3.9%。通常,延迟的支架轻度移位并不会导致严重后果,而早期的较显著的移位可引起弓部动脉瘤复发。支架移位可发生于支架的两端,并分别可向头端或足端移位。

早期的支架断裂和破损率较高,分别达到13%及6%。随着涉及的改进,近年的发生率同样也显著下降。支架断裂或破裂后可导致Ⅲ型内漏及血栓形成等并发症,需要根据断裂程度等具体情况采取相应措施,如严密随访、抗凝、再放置支架等。

（余波　符伟国）

(四) B型主动脉夹层

主动脉夹层(aortic dissection,AD)是指主动脉内膜破裂,血液从内膜破裂口进入血管中层,使主动脉管壁撕裂,形成真假两腔的一种病理改变。Morgani(1761)首次描述了主动脉夹层的特点,Lacnnce(1820)命名为主动脉夹层动脉瘤(aortic dissection aneurysm)。随后研究发现,动脉瘤是部分夹层慢性期的表现,并非所有夹层都有动脉瘤变。虽然之后有胸主动脉夹层、主动脉夹层分离等命名,但都不能概括该疾病的全部,目前统一称为主动脉夹层。Shenan(1934)全面复习并分析了300例主动脉夹层的尸检结果,对主动脉夹层的概念做出了明确定义。Gurin等(1935)首次报道通过右髂动脉开窗治疗主动脉夹层。DeBakey等(1955)首次成功施行人工血管替换术治疗主动脉夹层。Wheat阐明了主动脉夹层发病的血流动力学机制,并建立了将抗高血压药物和β-受体阻滞剂用于主动脉夹层的治疗学模式。Dake等(1994)首先尝试用支架型人工血管腔内修复主动脉夹层,目前已经在全世界范围广泛开展,革新了主动脉夹层的治疗方法。

【流行病学】

流行病学调查显示,主动脉夹层的年发病率为

2.9～3.5/10 万。男女之间的发病率约为 5∶1。发病年龄在 50～60 岁之间。约 65% 的夹层患者破口位于升主动脉,约 25% 的患者破口位于左锁骨下动脉以远,其余患者的破口位于主动脉弓。60%～70% 的患者伴随有高血压。夹层的发病率呈昼夜和季节规律,寒冷季节清晨 6～10 点是高发时段。

【病因与发病机制】

主动脉夹层起病与多种因素有关,从作用时间来说包括先天性与后天性两类因素,从作用性质来说包括内因与外因两方面,内因导致主动脉壁结构强度降低,外因引起主动脉受力增加。

1. 先天性因素　先天性因素主要对主动脉壁结构起作用,多种遗传性疾病导致其性质改变,强度降低。

(1) 马方综合征(Marfan syndrome,MFS):MFS 是一种常染色体显性遗传病,可引起动脉扩张和主动脉夹层分离、晶体异位以及一系列的皮肤、肌肉和骨骼系统异常。MFS 是由位于 15 号染色体上的原纤维蛋白 1(fibrillin-1,FBN1)基因的突变引起的。

(2) 埃勒斯-当洛综合征(Ehlers-Danlos syndrome,EDS):EDS 是一组以关节运动过度、皮肤伸展过度及组织脆性增加为特点的遗传性结缔组织疾病。EDS 的血管表现是Ⅲ型前胶原基因(Col3a1)发生突变造成的。

(3) 主动脉瓣二叶畸形(bicuspid aortic valve,BAV):BAV 可能是引起动脉扩张的最常见的先天性异常,总人群中的发病率为 1%。在尸检发现的主动脉夹层患者中,8% 的患者属于 BAV。组织学研究发现瓣膜上动脉弹性蛋白退化。BAV 呈家族聚集性并且在患者的一级亲属中有 9% 的发病率。BAV 的基因定位还没确定。

(4) 无症状性家族性胸主动脉瘤及主动脉夹层:研究表明大约 19% 的胸主动脉瘤或主动脉夹层患者,有其他家族成员同时患病。在大多数家系中,表现为表型不同的显性遗传,尤其是发病年龄显著不同。这种家族性的动脉瘤及主动脉夹层致病基因已证实定位于 5 和 11 号染色体的长臂,具体位置尚未确定。

2. 后天性因素　后天性因素主要以外因起作用。

(1) 高血压:高血压是最重要的后天性病因。高血压的长期作用使胸主动脉滋养血管血流减少,可导致细胞外基质成分加速降解、凋亡,动脉壁弹性组织消退和胶原蛋白变形。血压突然增高可增加血管内膜切应力,导致血管内膜和中膜撕裂。

(2) 动脉粥样硬化:动脉粥样硬化在夹层发生中的作用有争议,部分研究认为它可导致主动脉壁结构缺陷,发生内膜和壁间溃疡,促进夹层发生;部分研究认为动脉粥样硬化的全层炎症反而使主动脉三层结构粘合成整体,可起到阻碍血管壁撕裂的作用。

(3) 妊娠:年轻妇女发生夹层,50% 发生在妊娠过程中。妊娠本身并不会促进夹层发生,妊娠发生夹层者多数存在主动脉根部增宽超过 4cm,这提示这部分患者本身即存在主动脉壁结构的缺陷。妊娠过程中先兆子痫导致的高血压可能促进夹层发生。

(4) 吸毒:吸毒是夹层发生的另一个危险因素。可卡因可提高血管的交感神经活性,引起血压升高,两者共同导致血管壁的剪切力加大。吸毒后血压急剧变化,长期作用引起内膜撕裂,发生夹层。

(5) 外伤:车祸、高空坠落等外伤可造成主动脉夹层,发生部位多位于主动脉峡部,这与主动脉峡部较为固定,外伤时动脉剧烈牵拉有关。近年来随着私家车的普及,交通事故发生率的上升,外伤所致夹层的发生率也随之上升。

(6) 医源性损伤:医源性主动脉夹层通常与创伤性、逆行性介入手术有关,或发生于瓣膜、动脉术中、术后,或亦与动脉内球囊反搏术有关。

【分期和分型】

1. 分期　主动脉夹层按照距起病时间的长短分为急性期、亚急性期和慢性期,目前临床上定义发病 2 周内为急性期,发病 2 周～2 个月为亚急性期,2 月以上为慢性期。大部分危及生命的并发症发生在急性期。

2. 分型　主动脉夹层在解剖上存在两种分型方法:即 Debakey 分型和 Stanford 分型(图 45-16)。Debakey 分型将主动脉夹层分为 3 型,主要用于描述夹层的累及范围:Ⅰ型夹层起自升主动脉,跨越主动脉弓,累及降主动脉或腹主动脉;Ⅱ型夹层起自并仅累及升主动脉;Ⅲ型夹层起自降主动脉并向下蔓延,仅累及降主动脉者为Ⅲa 型,夹层超越肾动脉水平者为Ⅲb 型。Stanford 分型以近端破口发生位置作为依据,相对更为简单,分为 A 型和 B 型:Stanford A 型,近端破口发生位置位于升主动脉,包括 Debakey Ⅰ型和 Debakey Ⅱ型;Stanford B 型,夹层发生位置位于降主动脉,包括 Debakey Ⅲa 型和 Debakey Ⅲb 型。

由于 Stanford A 型夹层解剖位置上邻近心脏,容易并发症瓣膜和冠状动脉开口等并发症,因此传统上属于心脏外科范畴,本章节讲述的内容以 Stanford B 型为主。

【病理生理】

1. 夹层的发生与进展　绝大多数夹层的起始过程是内膜的撕裂,该撕裂处即为破口(tear)。在血流冲击的作用下,血管在中膜之间形成分离,可向上或向下蔓延,血液灌注在血管的分离腔隙之间形成假腔。在血流的作用下,夹层可横向和纵向扩展,假腔扩大。假腔如果没有出口形成盲袋,压力不断升高,

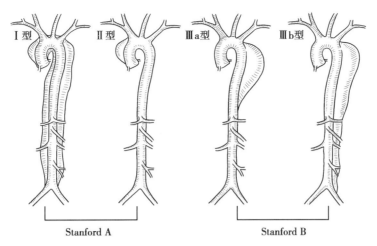

I 型　　II 型　　IIIa型　　IIIb型

Stanford A　　　　　　Stanford B

图 45-16　夹层的两种分型：Stanford 分型和 Debakey 分型

假腔和真腔之间的压力梯度可导致继发破口形成,这种自发的开窗(fenestration)通常发生在主动脉分支血管开口附近,如肠系膜上动脉或肾动脉。真假腔之间存在的由内膜和中膜构成的隔膜又称为内膜瓣(flap),是主动脉夹层最为特征性的结构。大部分的破口呈横向撕裂,一般只累及周径的部分。位于降主动脉的夹层,破口通常发生于左侧锁骨下动脉以远几厘米处。位于降主动脉的夹层,假腔一般往左后侧延伸,常见的情况是腹腔干动脉、肠系膜上动脉、右肾动脉起自于真腔,左肾动脉起自于假腔,但临床经常遇到各种情况的变异。大量的临床观察和动物实验显示:承受最大 dP/dT(单位时间内血压的波动值,表示左心室收缩力)的主动脉段最易发生内膜撕裂。在缩舒周期内,心脏的收缩力产生的屈服应力在升主动脉和降主动脉近端处最大。收缩期血流的能量储存在主动脉壁(大部分位于以弹力纤维构成为主的升主动脉),以保证舒张期血流继续向前。这种力量的幅度主要与血压的绝对值和 dP/dT 相关。主动脉通过位移和弹性扩张对抗血压和 dP/dT 产生的作用力。这种血流的反复长期作用可导致内膜撕裂和夹层发生。

2. 分支动脉灌注不良　分支动脉灌注不良是夹层发生后的常见并发症,可导致肠道、内脏和下肢缺血严重缺血,是夹层非破裂性死亡的重要原因。夹层所致的终末器官缺血即为灌注不良综合征(malperfusion syndrome)。多种原因可导致分支动脉灌注不良。值得重视的是这种灌注不良通常不是完全的,多种因素可以改变缺血程度,包括血压、夹层有无继续进展、有无继发破口形成,分支动脉内有无血栓形成等。分支动脉灌注不良有两种形式:

(1) 静态阻塞(图 45-17A):夹层形成后,假腔在横向和纵向二维上扩展,当蔓延至分支动脉或超越分支动脉平面时,假腔即能压迫相应动脉开口。此时即可导致该动脉低灌注或者无灌注,而压迫远端的分支动脉内则因血流速度降低而极易形成血栓,堵塞血管。这种缺血很难自行缓解,除非夹层继发破口形成或分支动脉从根部撕裂(图 45-17B);多数需通过手术解决。

(2) 动态缺血(图 45-17C):部分夹层当假腔内压力较大时,真腔被压扁,无法给发自真腔的分支动脉提供足够血供;夹层隔膜甚至可被推至分支动脉开口内,从而导致分支动脉灌注不良。动态缺血是分支动脉灌注不良的主要原因,约占80%。动态缺血的严重程度与假腔径向累及范围、心搏输出量、血压、心律和外周动脉阻力等因素相关。此种缺血引起的分支动脉灌注不良常时轻时重,与假腔隔膜的移动相关。

【临床表现】

1. 疼痛　疼痛是最常见的症状,超过的93%夹层患者自述有疼痛症状。B 型夹层的疼痛常位于后背区,多见的部位是肩胛间区。夹层引起的疼痛往往急剧出现,呈撕裂样或刀割样,同时伴有明显的濒死感。多数患者发作时脸色苍白,大汗淋漓。夹层引起的疼痛可向腹部放射,提示夹层继续向下撕裂。确切的降压可有效地降低疼痛;治疗过程中再次出现疼痛表明夹层存在继续进展可能。

2. 血压异常　大部分的 B 型夹层患者伴有不同程度的血压升高,这种高血压对常规的降压治疗反应差。当弓上分支动脉受累时(左锁骨下动脉多见),相应的上肢动脉出现灌注不良,此时测量的血压与真实的大动脉内血压有较大误差。上肢血压可能不高甚或降低,而中心动脉压却明显增高,这种表现称为假性低血压。

3. 分支动脉缺血表现　分支动脉缺血包括内脏动脉缺血、下肢动脉缺血和脊髓缺血。肠系膜上动脉缺血可引起血运性肠梗阻、肠坏死。表现为恶心、呕

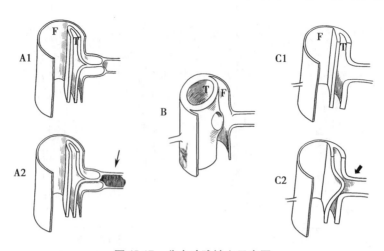

图45-17　分支动脉缺血示意图
A1,A2. 静态缺血(箭头示分支动脉内血栓形成);B. 分支动脉一旦从根部撕裂,缺血可能会缓解;C1,C2. 动态缺血示意图(黑色短箭头示意收缩期分支动脉开口被隔膜堵塞)

吐、不同程度的腹痛,伴有腹肌紧张。肾动脉缺血直接的表现为尿量减少,可引起急性肾衰竭、高钾血症和顽固的高血压。腹腔干动脉缺血一般症状不明显,胃脾肝等脏器侧支循环丰富,一般不易引起缺血,部分患者可表现为肝脏酶学指标升高。脊髓缺血的主要是肋间动脉受夹层影响所致,后果是造成截瘫或偏瘫。下肢动脉缺血程度不一,部分患者可类似急性动脉栓塞,需急诊手术纠正;部分患者虽动脉搏动消失,但肢体缺血不严重。

4. 破裂症状　动脉夹层可破入心包腔,引起心脏压塞;可破入食管、气管内或胸腔出现休克、呼吸困难、心悸及呕血、咯血和等表现。夹层在不全破裂时或者濒临破裂时可出现上述症状;大部分夹层破裂时来势凶猛,患者可于极短时间内死亡。

5. 其他症状　①晕厥:晕厥的发生提示夹层可能累及弓上三分动脉,血管迷走神经反射或主动脉壁上的压力感受器受到牵拉也有可能引起晕厥。②神经压迫症状:夹层压迫神经可引起多种异常:如声音嘶哑(压迫喉返神经),Horner综合征(压迫交感神经节),感觉异常(如压迫腰神经丛)。③脉搏缺失:当夹层累及至弓上分支动脉或者腹主动脉和髂动脉时,可出现桡动脉、颈动脉、下肢动脉等搏动消失。检查脉搏情况是一项简单迅速却十分有效的体检手段,能提供夹层累及范围和发生并发症风险程度等信息。

【辅助检查】
夹层的辅助检查方法包括胸部X线片、螺旋CT、MRI、DSA、经胸超声和经食管超声等。

1. X线片　X线片对主动脉夹层的诊断价值有限。夹层在X线片的表现包括纵隔增宽、主动脉壁钙化移位和胸腔渗出等,其中纵隔增宽最为常见。胸腔渗出在B型夹层中多见,可能与出血和胸膜的炎症反应相关。在前后位的胸部X线摄片上,B型夹层主要表现为主动脉节的增大,主动脉内膜钙化斑的内移(距主动脉外缘>6mm),纵隔的增宽,左侧的胸腔积液以及左主支气管向下移位等。但仍有20%的B型主动脉夹层患者(尤其是无瘤样扩张者)无明显的X线检查异常。

2. 经胸或经食管超声　包括经胸超声(transthoracic echocardiograph,TTE)和经食管超声(transesophageal echocardiography,TEE)。经胸、食管超声简单易操作,具有一定的敏感性和特异性,可作为夹层的筛查方法。但因为肋骨和胸腔内气体的干扰,诊断的准确性受到限制。经食管超声将探头放入食管直接观察,可以避免上述限制,诊断的特异性和敏感性显著升高。特别的优势是能准确地提供夹层破口的位置、真假腔、主动脉瓣有无反流等信息,可以在术中应用而不妨碍手术进行。缺点是患者有一定痛苦、费用较大。

3. CT和CTA　造影剂增强的螺旋CT是目前夹层的常规检查手段,超过半数的患者通过CT检查得到诊断。CT检查一般全天对急诊开放,检查方便迅速,敏感性和特异性能满足诊断的需要。薄层的CT扫描可以有效地鉴别真假腔、破口的位置和分支动脉受累情况等。CT三维重建能直观地提供夹层的整体形态,有助于治疗方法的选择(图45-18)。腔内修复(endovascular repair)时移植物尺寸的确定通常都是基于对CT扫描的测量。

4. MRI和MRA　MRI诊断夹层敏感性和特异性在95%和100%之间。通过MRI检查可以明确夹层的破口、病变范围、分支动脉受累等情况,也可以准确的判别真假腔。缺点是体内置入金属物品的患者不能

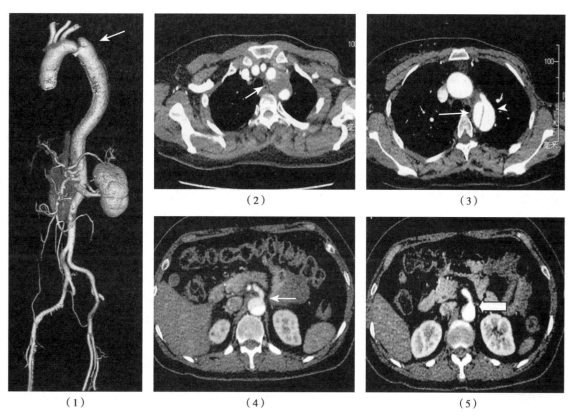

图 45-18　术前 CT 检查

(1)三维重建图片(箭头示夹层);(2)主动脉弓水平横断面图像(箭头示此处假腔内有血栓形成);(3)近端破口位置(箭头示);(4)横断面示腹腔干动脉起自于真腔(箭头所示);(5)横断面示肠系膜上动脉水平见正常血管影像,假腔消失(箭头)

适用。MRI 也可以通过注射显影剂获得更清晰的影像,也可以像 CT 一样通过三维重建获得直观的图像(MRA)。

5. DSA　CTA、MRA 等检查已经能够满足常规诊断的目的,DSA 造影主要应用于手术过程中。造影对于内膜撕裂部位的判断、真假腔的显示、有无夹层逆行扩展累及左锁骨下动脉,和了解内脏及肢体血供都相当理想,是夹层的腔内修复治疗必不可少的工具。

6. 腔内超声(IVUS)　腔内超声常伴随 DSA 造影时应用,作为一种有创检查,虽然无法应用于常规诊断,但它在术前对于真假腔的判断,内膜撕裂点的确定以及了解主动脉分支动脉供血的受累情况有其独到的价值。而且在人造血管内支架置入术后即刻就可行血管内超声检查来判断疗效(图 45-19)。

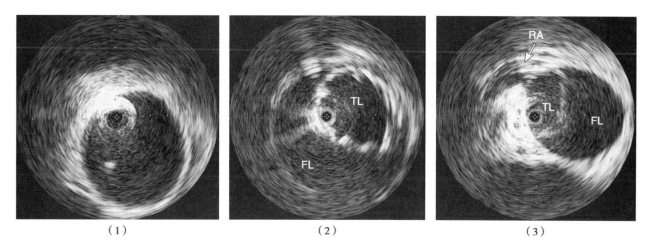

图 45-19　IVUS 检查图像

(1)升主动脉 IVUS,管腔为一整体,未见假腔;(2)降主动脉图像,真腔较小(TL),位于外侧,假腔较大(FL),位于内侧;(3)内脏动脉水平影像,右肾动脉(RA)起自于真腔

【诊断与鉴别诊断】

在过去,大部分的夹层是在怀疑其他疾病而行辅助检查时发现的。近年来,随着夹层的发病特点越来越为临床医生所熟悉,大部分有疑似症状的患者首诊时即被考虑到夹层的可能,再通过影像学检查加以确诊。临床表现和体检仍是夹层的诊断基础,螺旋 CT 等辅助检查是确诊手段。诊断不仅要明确有无夹层,还要提供夹层累及范围、分支动脉受累情况和有无威胁生命的并发症等信息,迅速而准确的诊断是提高救治效果的关键。主动脉夹层的鉴别诊断包括以下几方面:

1. 心肌梗死　心肌梗死可有胸前区剧烈疼痛,心电图表现有特征性 ST-T 段改变或出现病理性 Q 波。如果主动脉夹层累及冠状动脉开口造成心肌梗死,可增加鉴别难度。但主动脉夹层常伴有双上肢体血压不对称,脉搏减弱;心肌梗死者常血压降低,既往可有心绞痛病史。最佳的鉴别诊断是行增强 CT 检查。

2. 急性肺梗死　除胸痛外可有特征性呼吸困难。夹层患者常伴有体循环血压升高,可通过 CT 肺动脉及主动脉扫描鉴别。

3. 下肢动脉栓塞　夹层累及下肢动脉时可出现类似下肢动脉栓塞缺血症状。但下肢动脉栓塞者常有房颤病史,夹层患者往往有剧烈胸痛史,伴有明显的血压升高,可行影像学检查明确。

4. 肠系膜上动脉栓塞　夹层累及腹主动脉时可出现明显腹痛,但此种腹痛症状剧烈却无体征。夹层导致肠系膜上动脉灌注不良时表现极似肠系膜上动脉栓塞,但栓塞者一般都有房颤病史,需行影像学检查明确。

【治疗】

1. 药物治疗　药物治疗是任何夹层治疗的基础,以降压为主,镇痛、镇静等治疗为辅。

(1)降压:最基本的治疗手段是通过药物降低体循环血压和 dP/dT(反映左心室收缩力)。确切的降低体循血压和 dP/dT 能达到阻止夹层继续进展、减缓隔膜飘动、缓解分支动脉灌注不良和防止夹层破裂的目的。对怀疑夹层者伴有血压升高时,应迅速静脉给予降压药物。β 受体阻滞剂和血管扩张药物(如硝普钠)是理想的降压组合。应在血管扩张药物之前给予β 受体阻滞剂,否则血管扩张药物可引起反射性的交感神经反应,导致儿茶酚胺释放,加快心率,反而造成 dP/dT 升高。β 受体阻滞剂可重复给药直到出现足够的β 受体阻断作用(表现为心率降低至 60 ~ 80 次/分)。常用的β 受体阻滞剂包括普萘洛尔、拉贝洛尔、艾斯洛尔、美脱洛尔等。普萘洛尔是一种非选择性β 受体阻滞剂,可每 5 分钟静脉给药 1mg(累积不超过

10mg),直至起效,然后每 24 小时给药 4 ~ 6 次维持。拉贝洛尔是一种 α、β 受体阻滞剂,能同时达到降低 dP/dT 和体循环血压的作用。起始剂量是 20mg,可每 10 分钟追加 1 次以达到作用,之后可用微泵维持在 2 ~ 10mg/min,根据血压调整。艾斯洛尔一种短效 β 受体阻滞剂,半衰期只有 9 分钟。它的特殊作用在于可检测气道高反应性患者的 β 受体阻断耐受能力。美脱洛尔是一种心脏选择性 β 受体阻滞剂,造成气管、支气管痉挛的可能性较低,但对于有明确气道高反应患者仍需慎用。有 β_2 受体阻滞剂禁忌证时,应考虑使用其他降低心肌收缩力的药物,如地尔硫草和维拉帕米。为有效降低体循环血压,可在 β 受体阻滞剂起效后静脉应用血管直接扩张剂硝普钠,起始剂量可为 20μg/min,根据血压调整。推荐对初始治疗患者血压控制在 120/80mmHg 以下。有些作者甚至建议插入尿管同时监测尿量,在血容量充足尿量大于 30ml/h 的情况下,收缩压可控制在 70 ~ 80mmHg。应当注意的是硝普钠不能长期应用,否则易发生氰化物中毒。

(2)镇痛:夹层患者常伴有剧烈疼痛,难以忍受。疼痛又可促进交感神经兴奋,导致血压升高,血压升高使夹层加快撕裂,疼痛加重,进入恶性循环。可使用阿片类强镇痛药镇痛,无效时甚至可选择冬眠疗法。但需要注意的是,给药前需要与急腹症引起的疼痛鉴别,排除肠梗阻等病变,以免掩盖症状,延误诊断与治疗。

(3)镇静:烦躁与失眠亦可促进交感神经兴奋,血压升高。此时需注意为患者安排安静环境,防止受到刺激。必要时可给予地西泮等药物帮助睡眠。

2. 腔内修复　治疗腔内修复通过将人工血管内支架(stent-graft,SG)跨越破口位置释放,封闭动脉内膜破裂、假腔内血流消失,达到假腔逐渐血栓形成夹层愈合的目的(图 45-20),同时可解决大部分的分支动脉灌注不良。

(1)适应证和禁忌证:主动脉夹层是否适合行腔内修复应满足一定的解剖条件。传统意义上的主动脉夹层应符合下列解剖要求:①左锁骨下动脉和近端破口之间的距离即近端锚定区的长度大于 15mm(如何拓展锚定区将在下面进行探讨);②有合适的入路动脉,理论上至少有一侧髂股动脉未被夹层累及,髂股动脉的直径至少大于 7mm(新型人工血管内支架输送系统外径减小,股动脉最小直径可以放宽到 6mm);③至少一侧肾动脉和肠系膜上动脉起自于真腔;④近端锚定区的血管直径在 26 ~ 42mm 之间(否则支架尺寸不匹配);⑤无严重的主动脉瓣反流。夹层根据发病时间的长段,分为急性期、亚急性期和慢性期,由于不同病期夹层的病理生理特点不同,因此腔内修复的

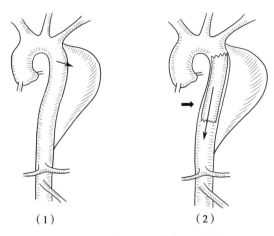

图 45-20 夹层腔内修复示意图
(1)夹层腔内修复术前,血流经近端破口流入假腔;
(2)置入人工血管内支架后(粗箭头),血流经由支架流向远端(细箭头),不再经破口冲击假腔,假腔内逐渐血栓形成

适应证也有所区别。

急性期和亚急性期的适应证:①夹层破裂出血;②主动脉周围或纵隔血肿进行性增大;③夹层主动脉直径快速增大;④主动脉重要分支的严重缺血;⑤无法控制的疼痛和高血压。

慢性期时适应证:①夹层破裂出血;②夹层主动脉直径快速增大(>10mm/年);③形成动脉瘤(直径>50mm);④主动脉重要分支严重缺血。

有这些情况者定义为不稳定的主动脉夹层或有并发症的主动脉夹层。对于稳定的 Stanford B 型主动脉夹层,是否需要行腔内修复治疗目前仍存在争议。近年来 ISTEAD 和 ABSORB 等前瞻性研究结果显示,对于稳定性的夹层,腔内修复治疗的突出优势是在远期随访时获得更好的假腔重塑效果。因此越来越多的专家学者支持对稳定性的夹层进行腔内修复治疗。

腔内修复治疗的禁忌证除解剖条件不满足外,其他的因素主要包括:①严重的造影剂过敏;严重的支架材料过敏;②系统性的感染(增加移植物感染的可能性)。

(2)硬件设备:腔内修复除要求开展单位备有常规的血管外科手术器械、相应的介入器材外,主要的设备是 DSA。腔内修复可在配备移动型小型 DSA 的手术室内进行,优点是一旦腔内修复手术失败,可立即行开胸治疗,同时也能进行杂交手术;缺点是移动式 DSA 的成像质量一般,同时最大视野较小。腔内修复也可在普通的安装固定式 DSA 的介入手术室进行,缺点是无菌标准较差,其他配备的辅助手术器械也较少。最理想的是在杂交手术进行(配备有大型固定式 DSA 的手术室),具有完全和常规手术室一致的无菌标准,常用手术器械配备完全;能同时进行外科手术,

在单纯腔内修复无法解决问题,需要辅以外科手术(杂交手术)时尤为方便。

(3)腔内修复手术时机的选择:腔内修复的理想手术时机是在夹层起病后 2 周左右。夹层急性期内血管壁水肿严重、结构脆弱,如此时置入支架,导致血管壁撕裂发生逆行 A 型夹层的风险较高。慢性期假腔已经瘤样扩张,动脉壁纤维化增厚,缺乏弹性,腔内修复术后假腔发生良性重构的可能性明显降低。对于有明显致死并发症出现的患者,如濒临破裂、内脏动脉严重缺血等,应当机立断进行急诊腔内修复治疗以挽救生命,而不必一味等待至发病满 2 周时。

(4)手术过程:仰卧位,麻醉首选全麻麻醉。消毒的范围主要是双侧腹股沟区,对于术前考虑到股动脉细小有可能需要显露髂动脉时,扩大消毒范围至下腹部。根据术前 CT 检查确定腔内修复治疗的入路途径。可选用股动脉、髂动脉和甚至远端主动脉,以右侧股动脉为首选。如果股动脉的直径不到 7mm,或髂动脉异常扭曲,则需要考虑经后腹膜途径直接手术暴露髂总动脉或远端腹主动脉,以建立手术的入路途经。常规途径是切开显露,直视下穿刺。切开可采用腹股沟皮纹下横行切口或者于股动脉走行上方做纵行切口。近年来,Peroglide 等血管闭合装置的应用使得腔内修复治疗可在不借助外科切开的方式下进行,实现真正的完全经皮穿刺操作。在股动脉显露后或者 Peroglide 预置后,常规 Seldinger 法置入一 5F 血管鞘。经真腔将一 5F 猪尾巴导管升至内脏动脉水平进行造影,评估内脏动脉供血情况。然后将猪尾巴导管前送至升主动脉,做置入前的主动脉造影,测量主动脉直径等数据,并与术前通过 CT 测量的结果进行比较,确认人工血管内支架的尺寸;然后根据造影确认的分支动脉位置、大小弯位置并在屏幕上进行标记,也可以采用骨性标志作为标记。术中血液肝素化(150U/kg)使 ACT 保持在 250~300 秒之间。然后交换 Lunderquist 超硬导丝,经超硬导丝置换出 5F 血管鞘。接着将人工血管内支架输送系统顺着超硬导丝送入主动脉,在透视监视下小心地使支架前端跨越主动脉夹层近端破口。此时一手握稳外鞘,根据之前造影确认的解剖位置在透视下做释放前的最后调整,使人工血管内支架的近端位于最佳点(获得最大锚定区距离)。此时可给予静脉降压药物降低体循环血压,减少血流冲击引起的移位。然后后撤外鞘,释放支架。目前常见的人工血管内支架系统是支架与输送装置一体化的,通过不同方式后撤外鞘,简单如 COOK 公司的 Zenith 人工血管内支架是后拉式的,Medtronic 公司的 Captivia 支架是通过旋转后侧外鞘,理论上释放更为精准。Gore 公司的 TAG 支架和外鞘是分离式

的,通过硬导丝先导入22F的外鞘,然后将人工血管内支架通过外鞘导入至目标位置,后撤外鞘,通过后拉支架上的释放线完全释放支架。人工血管内支架释放后膨胀并通过弹性扩张的力量固定在血管壁上。接下来将输送系统复位到释放前状态,整体后撤输送系统并将其完全退出体外。再次送入猪尾巴导管做置入后的主动脉造影了解支架定位情况和有无渗漏;后撤猪尾巴导管至内脏动脉水平再次造影,确认无明显内脏动脉供血障碍,撤出造影导管和动脉鞘,缝合股动脉;如果是完全经皮操作,此时收紧两把预置的Peroglide线进行止血。然后根据ACT时间判断是否需要使用鱼精蛋白中和肝素。

(5)腔内修复过程中遇到的问题与对策:

1)输送系统导入困难:输送系统导入困难的常见原因是股动脉细小,此时可通过显露髂动脉甚至腹主动脉下端以获得足够粗的导入动脉。髂动脉钙化和狭窄也是输送系统导入困难的重要因素,可行的办法是通过球囊扩张改善入路,待手术完成后置入外周支架解决髂动脉狭窄的问题。当需要经后腹膜直接暴露髂总动脉或腹主动脉下端时,由于位置较深,直接动脉置管操作困难。可以在拟穿刺处缝上一段长20cm直径8mm的人工血管,将大大方便操作。

2)导丝无法选入真腔:主动脉夹层腔内修复的最大难点是导丝无法通过真腔进入到升主动脉,可导致人工血管内支架远端释放入假腔的严重后果。解决的方法之一是通过CT获得详细的解剖信息,了解双侧股动脉哪一侧发自于真腔,哪些内脏动脉起自于真腔,了解假腔的走行,术中可借助这些信息判断导丝是否位于真腔。解决的方法之二是导管导丝进入腹主动脉后,不断地通过导管手推造影剂进行判断。通常假腔管腔较大,造影剂在大多数情况下流动速度较慢;真腔较为细小,有时呈一细线状,极端情况下甚至被压闭,真腔在通畅的情况下手推造影流速较快,在被假腔几乎压闭的情况下流速较慢甚至淤滞。方法三是使用腔内超声,根据腔内超声的横断面图像和显示的内脏动脉开口的位置来判断导丝是否位于真腔。其他可行的办法相对操作复杂,需要通过上肢入路来实现:①右桡动脉导入鹅颈圈套器,将由股动脉导入的导丝牵至真腔;②右桡动脉导入长导丝沿真腔至股动脉,由股动脉切口处牵出,逆行导入导管。

3)内脏动脉缺血:动态缺血是可逆的,在人工血管内支架置入后能立即纠正。静态缺血无法在腔内修复术后得到改善。肾动脉和肠系膜上动脉缺血后果严重,在人工血管内支架置入后造影时如发现上述动脉仍未显影,需要通过置入外周金属支架加以开通。

4)内漏:内漏是夹层腔内修复术后的常见并发症,以Ⅰ型内漏多见,其次是左锁骨下动脉反流等所致的Ⅱ型内漏。引起内漏的因素较多,常见的原因包括:①支架没有贴近左锁骨下动脉(或者左颈总动脉)释放,导致近端锚定距离不足,此时可以通过再置入一个长度较短的人工血管内支架(Cuff)在原支架近端释放。因此,通常需要备有一个以防紧急需要的Cuff。否则,这类情况一发生将会措手不及,无法一次成功完成手术。②人工血管内支架近端与主动脉的贴壁不良所致,特别是主动脉近端存在偏心性的斑块时。此时可采用球囊导管对局部做扩张,一般可以达到满意的结果。③涤纶编织的支架血管在置入后的初期对血液和造影剂仍有一定程度的通透性,不要将此误认为内漏。这种通透性可随着时间的延长、纤维的沉积而不断下降,与真正意义上的内漏较易鉴别。④左锁骨下动脉反流所致的Ⅱ型内漏,可以通过在左锁骨下根部置入封堵器或者弹簧圈进行栓塞的方式进行处理。明显的Ⅰ型内漏需要立即进行处理,内漏量较小时有自愈的可能,可随访观察内漏量的大小再决定下一步的治疗方案。

5)锚定区不足:当夹层近端破口过于靠近左锁骨下动脉或者累及弓部时,导致近端锚定区不足,无法行常规的腔内修复治疗。可行的办法包括:①直接覆盖左锁骨下动脉:适用于近端破口距离左锁骨下动脉小于1.5cm而距离左侧颈总动脉长度大于1.5cm的情况。如果左侧椎动脉为非优势动脉且颅内Willis环完整时,可直接覆盖左侧锁骨下动脉,上肢血供丰富,可以周围侧支代偿,椎动脉可由颅内循环代偿,一般不出现缺血后果。②通过旁路术重建分支动脉血供:包括颈颈旁路和颈锁旁路。颈锁旁路适用于需要跨越左锁骨下动脉释放人工血管内支架而左椎动脉为优势动脉或者颅内Willis环不完整时。颈颈旁路适用于近端破口位于右颈总动脉和左颈总动脉之间,需要通过覆盖左颈总拓宽近端锚定区。③应用去分支技术(debranch):通过开胸重建弓上分支,适用于近端破口接近无名干动脉开口的夹层。④应用烟囱技术:其概念就是在TEVAR手术过程中,置入一端与人工血管内支架平行释放,另一端位于分支动脉内的带膜或者普通金属支架,这样人工血管内支架可以跨越分支动脉开口释放从而拓展锚定区,同时又保证了分支动脉的血供。主要适用于需要尽量往近心端释放人工血管内支架同时要保留左颈总和(或)左锁骨下动脉的情况。⑤应用原位开窗技术:就是将人工血管内支架跨越颈总动脉等弓上分支动脉释放,直接覆盖分支动脉开口,然后迅速通过预置在双侧颈动脉、左锁骨下动脉的装置在人工血管内支架上术中开窗,然后置入覆膜支架恢复弓上动脉血供,期间可以通过股动脉——颈动脉转流等方式保留头向供血。此方法适用于各种近端锚定区不足的情况，但是操作相对复杂，目前仅限于个案报道。⑥应用新型腔内修复移植物，这些移植材料的概念和设计已经提出多年，但是由于结构和操作的复杂性，目前这些移植物大都还在临床试验阶段，包括开窗支架和带分支支架。现阶段带单分支的人工血管内支架已经在国内完成了较大样本的临床试验，围术期和中短期的随访结果满意。

（6）手术相关的危险与预防措施：

1）血管损伤：由于输送系统外径较大，而人工血管内支架本身有一定的硬度；加上动脉瘤患者多有血管扩张、扭曲，极易引起血管损伤，稍有不慎甚至可导致血管破裂。因此推送或者后撤输送系统时必须十分小心仔细。一旦发生破裂，需要根据临床情况迅速做出是继续腔内治疗还是终止手术的决定。

2）弓上分支动脉误覆盖：为了获得足够的锚定区，有时需要紧贴左锁骨下动脉左缘甚至紧贴左颈总动脉左缘进行释放。由于支架在释放过程中主动脉移位、支架本身的跳动等因素可导致误覆盖弓上分支动脉。此时最迅速的办法是通过补救式的烟囱紧急开通弓上动脉。原位开窗也是一种可行的办法，但是操作上不如烟囱简单快捷。

3）逆行撕裂：逆行撕裂是由于人工血管内支架向外膨胀的力量导致支架边缘受力处血管内膜撕裂，急性期常见的是近端撕裂，可逆行形成A型夹层。A型逆行撕裂多发生于手术后48小时以内，极少数病例可在支架置入后立即发生。一旦出现逆撕，即应开胸手术治疗。预防的方式是选择合适尺寸的支架，支架近端直径放大不能过多；同时尽量应该在夹层发生2周后手术，避开血管组织水肿高峰期。

3. 手术治疗　近年来由于B型夹层腔内修复术广泛开展，传统手术在其治疗中的作用越来越为局限。外科手术的指征为：①夹层动脉瘤直径>6cm；②急性B型夹层病情进展或重要脏器受累；③慢性B型夹层出现血肿进展、夹层动脉渗血、有破裂出血可能、持续性疼痛和不能控制的高血压、分支动脉灌注不良慢性；④马方综合征引起的B型夹层患者。

手术治疗的禁忌证：合并恶性肿瘤或其他病变、预期寿命不超过1年、心功能衰竭、急性心肌梗死半年之内和全身感染等为手术的绝对禁忌证。

对于B型夹层，手术的主要目的：一是要消除近端破口，二是要切除瘤样病变的血管壁进行人工血管置换。对于急性期没有假腔瘤样扩张的病变，主要以近端破口位置附近的自体血管切除加人工血管置换，远端可以进行将隔膜片缝合至外膜，然后再与人工血管行端-端吻合；如果远端真假腔难以分辨，可以将隔膜片剪除部分，保证真假腔同时有血供，远端再与人工血管端-端吻合。对于慢性期有瘤样扩张的患者，主要目的是切除扩张的血管壁，可以行胸降主动脉替换+远端血管成形术或者全降主动脉人工血管置换术。总的来说，传统手术需要体外循环、手术时间长、创伤大，并发症发生率高。目前对于有解剖条件者，首选的治疗是腔内修复；在无法行腔内治疗情况下，才考虑进行外科手术治疗。

（王利新　符伟国）

第三节　外周动脉瘤

周围动脉瘤可发生于颈动脉、锁骨下动脉、腋动脉、肱动脉、桡动脉、髂动脉、股动脉和腘动脉及其分支等部位，但股动脉和腘动脉为好发部位，占90%以上。发生在肢体的一侧或两侧，可为单发性或多发性，有时可同时伴有胸和（或）腹主动脉瘤。病因包括创伤、动脉硬化、感染、中层囊性变性、先天性及梅毒性等。

【临床表现和诊断】

渐增性搏动肿块是主要的临床症状。也有少数患者无明显症状，直至肿块并发感染，出现剧烈疼痛时才被发现。如肿块压迫附近神经，肢体可出现麻木及放射痛。如远段动脉并发血栓栓塞，肢体可出现缺血症状。搏动肿块在关节部位，可影响肢体伸屈活动。

局部检查时，在周围动脉的行径部位可扪及膨胀性搏动肿块，这是周围动脉瘤的典型体征。在搏动性肿块部位有时可闻及收缩期杂音，偶可扪及震颤。压迫动脉瘤近侧动脉可使肿块缩小，搏动、震颤及杂音等均减轻或消失。肢体动脉瘤增大压迫附近淋巴管和伴行静脉时，可产生肢体远侧淋巴水肿及浅静脉曲张。巨大髂、腋或肱动脉瘤可引起肢体屈曲畸形。

根据周围动脉瘤的特征，诊断一般不难，但需要与紧贴动脉或位于动脉表面的肿瘤或脓肿相鉴别。特别要警惕不能将动脉瘤误诊为脓肿而作切开造成不良后果。如动脉瘤难于确诊时，可做B型超声波检查或诊断性穿刺，必要时也可做动脉造影检查。

【治疗】

周围动脉瘤一旦确诊，应尽早手术治疗。周围动脉瘤的治疗方法应根据动脉瘤的部位、大小、局部解剖条件，侧支循环的建立以及有无并发感染等具体情况而定。一般可选用下列几种：①动脉瘤切除和动脉端-端吻合术；②动脉瘤切除和自体静脉或人工血管移植术；③动脉瘤切线切除和动脉瘤壁修补术；④动脉瘤切除和近、远侧动脉结扎；⑤动脉瘤腔内旁路术；⑥动脉瘤腔内修复术等。动脉瘤腔内修复术为近年来发展起来的新技术,技术原理等同于腹主动脉瘤腔内修复术,具有创伤小,住院时间短等优点,但不适用于近关节处的动脉瘤。如动脉瘤并发感染时,动脉瘤近、远侧动脉结扎,瘤腔作切开引流,并用自体静脉经解剖外途径做旁路移植术。

【动脉瘤分类】

1. 髂动脉瘤　不伴腹主动脉瘤病变的髂动脉瘤很少见,人群研究显示髂动脉瘤的发病率约为0.03%。而在所有主髂动脉瘤中,局限于髂动脉的病变仅占0.6%。髂动脉瘤的发病率男性高于女性(5~16∶1),且多见于60岁以上的老年患者。髂总动脉瘤占髂动脉瘤中的70%~90%,髂内和髂外动脉瘤占10%~30%,约50%患者为双侧发病。

髂动脉瘤患者在动脉瘤破裂前多无临床症状。有时因髂动脉瘤对邻近组织脏器压迫,可出现尿路梗阻、血尿、髂静脉血栓形成、肠梗阻及下肢神经功能损害等症状。由于髂动脉瘤位于盆部,因此体格检查很难发现。很少情况下,较大的髂动脉瘤可通过直肠指诊发现。随着影像学检查的进步,髂动脉瘤的诊断率不断提高。

由于髂动脉瘤破裂的死亡率较高(25%~57%),而择期手术的死亡率低于5%,因此目前建议对直径在3~4cm的孤立性髂动脉瘤,如果患者手术风险控制较好,应择期行手术治疗;如果动脉瘤直径>5cm,建议立即手术。

经腹膜外途径可显露髂动脉瘤,单侧髂动脉瘤可行动脉瘤切除及人工血管旁路。双侧髂动脉瘤或伴腹主动脉扩张的患者,可行主动脉-双侧髂动脉人工血管旁路术,选择经腹途径较为适宜。髂内动脉瘤的治疗需要结扎动脉瘤流入道和流出道,并且缝扎瘤腔内反流的侧支血管。也可考虑人工血管重建血运,但是髂内动脉侧支较多,重建存在困难。双侧髂内动脉瘤或一侧髂内动脉瘤伴对侧髂内动脉闭塞的患者,测定远端髂内动脉反流压或髂动脉阻断后乙状结肠血供,对于盆腔血供的评估有所帮助,但是多数患者需要重建一侧髂内动脉。少数情况下,髂动脉瘤可破入相邻的直肠、膀胱或小肠。如果术野污染严重,则需结扎动脉并行解剖外旁路重建血运。支架型人工血管腔内修复术治疗髂总动脉瘤或髂外动脉瘤已取得较好疗效,且手术创伤小、支架中远期通畅率高;髂内动脉瘤也可通过介入栓塞的方法进行治疗,或应用IBD支架、平行支架技术重建髂内动脉。腔内技术修复髂动脉瘤有望成为未来治疗的首选。

2. 股动脉瘤　国人中股动脉瘤占周围动脉瘤的首位,而在欧美国家其发病率仅次于腘动脉瘤,居外周动脉瘤的第二位。根据股动脉瘤累及股动脉分叉的情况,将股动脉瘤分为两型,从而帮助制订手术方案。Ⅰ型股动脉瘤局限于股总动脉,而Ⅱ型股动脉瘤累及股总动脉和股深动脉。常见病因包括创伤、动脉粥样硬化或血管退行性变,少见的病因还包括感染性动脉瘤、炎症性动脉瘤、白塞病及特发性动脉瘤。动静脉畸形也可导致股动脉瘤样扩张的改变。创伤性动脉瘤多发生于年轻患者,动脉退行性变导致的股动脉瘤主要发生于老年吸烟男性患者。

临床主要症状是在股三角区出现膨胀搏动性肿块,有时可听到收缩期杂音。患侧足背动脉搏动常减弱或消失,股动脉瘤破裂很罕见。较大直径的动脉瘤,可表现为局部的压迫症状,如压迫股静脉导致的下肢水肿或压迫股神经导致的下肢感觉异常。动脉瘤血栓形成、下肢动脉栓塞也可能发生,并与股动脉瘤直径大小和瘤体内附壁血栓有关。瘤体急性血栓形成可能导致股浅、股深动脉的闭塞,引起下肢远端严重缺血,发生率约为15%。远端动脉栓塞可能导致蓝趾综合征,发生率约为26%。

股动脉瘤可通过体格检查发现,但是仍有近1/3的患者存在漏诊。X线摄片有时可显示动脉瘤壁钙化阴影。多普勒超声检查的准确性较高,且可对瘤体直径进行测量,并可检查动脉瘤与股动脉分叉的关系以及是否存在瘤体内附壁血栓。如果发现股动脉瘤,应行超声检查以排除同时存在的主动脉瘤和腘动脉瘤。CTA和MRA对股动脉瘤的诊断,也具有重要的意义。

股动脉瘤一旦确诊,应尽早进行手术治疗。对于年龄较大且手术风险较高的老年患者,可先予观察。如果股动脉瘤进一步增大或出现下肢动脉栓塞并发症,则需要手术。对于同时患有无症状主动脉瘤、股动脉瘤或腘动脉瘤的患者,手术治疗应分期进行,首先治疗风险最大的动脉瘤。

手术方案取决于动脉瘤的累及范围以及股深、股浅动脉的通畅度。可选择腹股沟部直切口,如果瘤体直径较大导致动脉瘤近心段控制困难,可采用单独的侧腹部切口经腹膜外途径控制髂外动脉,或直接切开腹股沟韧带向近心端延伸腹股沟切口,或从对侧股动脉放置髂外动脉阻断球囊控制出血。较小的Ⅰ型股动脉瘤可直接切除并行人工血管端-端吻合置换。而较大的Ⅰ型股动脉瘤可采用降落伞缝合法,吻合结束后人工血管应用瘤壁包裹。Ⅱ型股动脉瘤累及股动脉分叉,尤其是累及股深动脉的Ⅱ型股动脉瘤,原则上需要重建股深动脉。可采用人工血管置换股总动脉和股浅动脉起始段(端-端吻合),股深动脉再植于人工血管上(端-侧吻合)。对于孤立性的股浅动脉瘤,支架型人工血管腔内修复术也是一个有效的手段。

3. 腘动脉瘤　多数腘动脉瘤为退行性动脉瘤,与局部炎症和遗传因素均有关，最终导致血管壁弹性蛋白和胶原蛋白降解及动脉瘤形成。腘动脉窘迫综合征引起的反复慢性血管损伤，也可导致腘动脉瘤。腘动脉假性动脉瘤可由良性骨肿瘤的慢性损伤引起，如股骨远端干骺端的软骨瘤。穿透伤（如枪伤或刺伤）和医源性损伤（如介入操作或膝关节手术）都可导致腘动脉假性动脉瘤的发生。

患者常在腘窝部感觉有一个搏动性肿块，有时可引起局部疼痛，膝关节伸屈活动受限制。如动脉瘤血栓形成，肿块搏动即消失，瘤体远侧动脉继发血栓导致肢体出现缺血症状。瘤体内血栓突然脱落时，可造成肢体远端血管急性栓塞，出现剧烈疼痛。动脉瘤无症状时可误诊为腘窝囊肿。对于主动脉瘤或股动脉瘤患者需要排除合并腘动脉瘤的可能，应进行必要的体格检查和多普勒超声检查。血管造影、CTA 及 MRA能进一步明确诊断腘动脉瘤。

远端动脉急性血栓栓塞，往往可导致下肢急性缺血症状，甚至可发展到肢端坏疽。因此，动脉瘤即使较小，增大缓慢，临床上无明显症状，一旦确诊，也应尽早进行手术治疗，预防并发症发生。年龄超过 70 岁而腘动脉瘤直径小于 2cm 的患者，可暂行随访。术前应注意评估影响血管长期通畅性的各项因素，包括自体大隐静脉、下肢动脉流入道和流出道、近远端吻合口位置。腘动脉瘤结扎及旁路重建是腘动脉瘤治疗的金标准。其优点在于避免了术中分离可能造成的瘤体周围组织损伤（如腘静脉），但是腘动脉瘤引起的压迫症状未能通过手术解除。而且在侧支循环存在的情况下，腘动脉瘤仍存在进一步增大甚至破裂的可能。腘动脉瘤切除加自体大隐静脉移植通常用于较大腘动脉瘤的治疗。需纵行切开腘动脉瘤，移除瘤体内的附壁血栓，缝扎瘤腔内的侧支血管，移植自体大隐静脉重建血运。

4. 颈动脉瘤　颈动脉瘤是指颈总动脉、颅外段颈内动脉和颈外动脉及其分支的动脉瘤。颈总动脉瘤占 30%，其次为颈内动脉瘤（15%）、颈外动脉瘤（7%）及分叉处动脉瘤（8%）。常见的病因是动脉粥样硬化、创伤和感染。极少数是由医源性引起，如颈动脉内膜剥除术或颈动脉切开，自体静脉补片术后并发假性动脉瘤。颈动脉瘤的病变部位也与发病原因有关。损伤导致的颈动脉瘤常位于颈内动脉的高位颈段，而动脉粥样硬化引起的颈动脉瘤常位于或邻近颈总动脉分叉部。

颅外颈动脉瘤的临床症状取决于动脉瘤的部位、大小和病因。较小的颈内动脉瘤可无临床症状，但多数颈动脉瘤（30%）查体可发现位于颈部下颌角下方的搏动性肿块，可伴有收缩期血管杂音。通常认为颈内动脉瘤向内朝咽部扁桃体窝突出，而颈总动脉瘤向外朝颈部突出，但这也取决于颈总动脉分叉位置的高低。疼痛是最常见的局部症状，文献报道发生率高达40%，包括颈部疼痛、眼眶后疼痛或搏动性头痛。颈动脉瘤压迫引起的症状包括吞咽困难、脑神经压迫和中枢神经功能异常，而动脉瘤破裂引起的出血症状很少见。颅外颈动脉瘤需要与颈动脉扭曲、颈部肿瘤或淋巴结肿大、鳃裂囊肿及淋巴水囊肿相鉴别，超声多普勒、CTA、MRA 或血管造影检查可帮助诊断。

虽然较小的颈动脉瘤长期随访显示破裂发生率很低，但是因局部压迫症状或神经系统症状，多数患者仍需要手术治疗。手术治疗的目的主要是预防颈动脉瘤血栓形成或栓子脱落栓塞导致永久性的神经功能损害。动脉瘤切除及血管重建是较佳选择，瘤体包裹或瘤体切线切除等手术方式现在已很少采用。颈动脉瘤手术中常需短暂阻断颈总或颈内动脉血流，少数情况下需结扎颈总动脉。后者常会引起脑组织损害并发症，偏瘫发生率为 25% ～ 35%，高者可达70%。因此，术前用手指压迫颈总动脉锻炼试验（Matas 试验）以了解脑部侧支循环建立的情况。如能压迫颈总动脉时间延长至 15～20 分钟，而无脑组织缺血症状出现，则术中短暂阻断颈内动脉血流就较安全。手术方式有下列几种：①对颈外动脉瘤，做动脉瘤切除，颈外动脉结扎术；②对颈总动脉瘤，做动脉瘤切除，如动脉缺损短，可做动脉端-端吻合；动脉缺损长，则采用自体静脉或人工血管移植术；③对颈内动脉瘤，可做动脉瘤切除，如动脉缺损长，则采用自体静脉移植术。

由于颈动脉结扎后，动脉残端血栓形成并可向上蔓延至颅内眼动脉开口甚至累及 Willis 环，神经系统并发症发生率很高（30% ～60%），半数患者死亡。虽然较大的颈动脉瘤或累及颈内动脉远端的动脉瘤，可通过阻断球囊或下颌关节半脱位增加远端流出道的控制和显露，但接近颅底的颈内动脉瘤其远端控制及吻合重建仍存在很大难度，必要时只能选择颈动脉结扎治疗，术后需肝素抗凝 7～10 天。腔内介入栓塞和支架型人工血管腔内修复术治疗颈动脉瘤已有报道。

5. 锁骨下动脉瘤　较少见。病因主要是动脉粥样硬化或血管退行性病变、胸廓出口综合征或损伤、肌纤维发育不良、梅毒性动脉瘤、动脉中层囊性坏死或邻近的淋巴结结核对血管壁侵蚀等因素引起的锁骨下动脉瘤。锁骨下动脉插管可引起动脉医源性损伤，从而导致假性动脉瘤的发生。

主要症状有在锁骨上区或下区出现搏动性肿块，还包括动脉瘤急性扩张或破裂导致的胸颈肩部疼痛；动脉栓塞导致的上肢急性或慢性缺血；臂丛神经受压

3

导致的上肢疼痛或神经功能异常;右侧喉返神经压迫导致的声音嘶哑;气管压迫导致的呼吸异常;椎动脉或右侧颈动脉逆向栓塞引起的短暂性脑缺血发作或脑卒中;动脉瘤破入肺尖引起的咯血等。检查时,在锁骨区可扪及膨胀、搏动性肿块,有时可闻及收缩期杂音,桡动脉搏动可减弱或消失。

体格检查所见的锁骨上窝搏动性肿块多为颈总动脉或锁骨下动脉扭曲。超声多普勒检查可鉴别动脉扭曲与动脉瘤。除锁骨上窝肿块外,体格检查还可能发现:锁骨上窝血管杂音;上肢动脉搏动消失;微栓塞导致的蓝指综合征;臂丛神经压迫导致的感觉运动异常;声带麻痹以及 Horner 征。超声多普勒或 CTA 检查可明确诊断,必要时还可行血管造影检查两侧椎动脉的通畅度。

虽然既往有单纯行锁骨下动脉瘤结扎而不重建的报道,但由于缺血并发症的发生率近 25%,因此目前建议近端及中段锁骨下动脉瘤的手术治疗应包括动脉瘤切除及血管重建。少数情况下也可考虑锁骨下动脉瘤近远端结扎,解剖外旁路重建血运。如果锁骨下动脉瘤累及椎动脉开口,则应在术中重建椎动脉血运,尤其是在对侧椎动脉发育不全或缺如的情况下。

治疗:①对较小的锁骨下动脉瘤,可采用锁骨上或锁骨下切口,必要时需切断锁骨以利显露,切除动脉瘤,自体大隐静脉或人工血管置入术;②对巨大锁骨下动脉瘤,宜采用胸骨正中劈开至第 2 或第 3 肋间横断的颈胸联合切口,切除动脉瘤,人工血管或自体大隐静脉置入术;③对锁骨下动脉瘤伴有周围紧密粘连的,则可将瘤的近、远端动脉结扎,切开动脉瘤,在瘤腔内缝扎锁骨下动脉的各分支开口,缝合瘤壁切口,或加做血管旁路移植术。锁骨下动脉瘤的腔内治疗已有报道,尤其适合于伴随疾病较多,传统手术风险较大的患者。锁骨下动脉的近端和中段较适合行支架型人工血管腔内修复术。但是锁骨下动脉的远端位于锁骨和第 1 肋骨之间,支架放置后容易受到外力压迫变形甚至断裂。右侧锁骨下动脉瘤行腔内修复术还有栓子碎屑脱落至右侧颈动脉系统导致脑卒中的风险。腔内修复术后存在支架受压变形、断裂以及支架内狭窄等可能,对于手术风险较小的患者,传统手术治疗应为首选。也有学者提出采用动脉瘤钢圈栓塞及颈动脉-锁骨下动脉旁路术治疗锁骨下动脉瘤。

6. 腋动脉瘤　腋动脉瘤多数由钝性伤或穿刺伤所致,多见于年轻男性患者。腋杖导致动脉慢性损伤所引起的腋动脉瘤,多见于老年患者。腋动脉假性动脉瘤常见于动脉穿刺伤的患者,也可见于肱骨骨折或肩关节前脱位的患者。由于腋动脉位置较深且侧支

循环丰富,早期诊断存在困难。而动脉瘤破裂出血时,血液积于腋动脉鞘,臂丛神经受压可导致严重而持久的神经功能损害。多普勒超声、CTA 或 MRA 检查可帮助诊断。腋动脉瘤的手术治疗包括动脉瘤切除及自体大隐静脉重建血运,术中应注意防止臂丛神经损伤。腋动脉瘤的支架型人工血管腔内治疗已有成功报道,手术风险较大的患者可尝试损伤较小的腔内治疗,但是长期疗效尚待证实。

(郭大乔)

第四节　内脏动脉瘤

内脏动脉瘤是指腹主动脉所属各内脏动脉及其分支的动脉瘤,虽然比较少见,但是一种重要的血管疾病(图 45-21)。约 22% 的患者以急诊就诊,而 8.5% 的患者发生死亡。最重要的内脏动脉瘤依次有脾、肝、腹腔干、肠系膜上动脉及肾动脉等的动脉瘤。胃十二指肠、胰十二指肠及胃网膜动脉等动脉瘤也有报道。内脏动脉瘤大多为单发性的,也可为多发性。有的可同时伴有胸和(或)腹主动脉瘤。

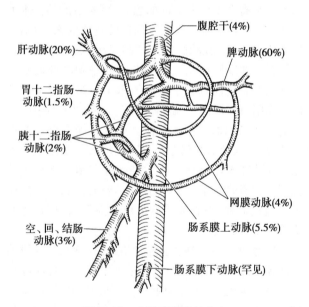

图 45-21　内脏动脉瘤的分布

内脏动脉瘤的真正病因尚不清楚,可能与动脉粥样硬化、感染和创伤等因素有关。其他病因如滥用药物或胃十二指肠穿透性溃疡、结节性动脉周围炎及先天性纤维肌发育不良等也偶见。上海中山医院 40 年来收治的 88 例内脏动脉瘤中,12 例与胆管感染及胰腺炎有关,动脉粥样硬化引起者 48 例,创伤 11 例,门脉高压症 10 例,十二指肠穿透溃疡引起 2 例,肌纤维发育不良致脾、肾动脉瘤各 2 例,大动脉炎所致 1 例。

【临床表现和诊断】

内脏动脉瘤通常无症状,少数迅速增大的内脏动脉瘤可有上腹痛,并放射至肩背部。有的被原发病如胰腺炎、胆管炎等所掩盖,只在破裂后经内脏动脉造影或剖腹探查才被发现。内脏动脉瘤因部位不同,破裂可表现为消化道出血、腹腔或腹膜后出血。

多数内脏动脉瘤小于 20mm,腹部检查时多无阳性体征发现,少数较大的动脉瘤可扪及搏动性肿块偶伴有震颤或杂音。内脏动脉瘤由于缺乏典型的症状和体征,诊断相当困难,术前由临床获诊者仅 2%。某些辅助检查对诊断有一定价值,B 型超声可显示较大的内脏动脉瘤。高速螺旋 CT(SCTA)和 MRA 的诊断价值不可忽视。选择性内脏动脉造影最有诊断价值,既能确定动脉瘤的部位、大小、内脏动脉的解剖关系和动脉瘤的血管供应,明确出血来源,还可行治疗性栓塞术控制出血。

【治疗】

内脏动脉瘤自发破裂发生率为 22% ~79%,瘤体破裂后死亡率高达 75% ~80%,因此一旦确诊应尽早手术治疗。手术方法应根据动脉瘤的部位、大小、局部解剖条件,侧支循环以及原发病等具体情况而定。常用的手术方法有下列几种:动脉瘤切除和动脉端-端吻合;动脉瘤切除和自体静脉移植;动脉瘤切除和近远侧动脉结扎;动脉瘤腔内修补术;动脉瘤切线切除和动脉壁修补术。内脏动脉栓塞术为新发展的一种治疗内脏动脉瘤的有效方法,尤其适用于治疗内脏动脉瘤破裂出血。一般采用 Seldinger 穿刺法,栓塞剂种类很多,以弹簧不锈钢圈常用。根据被栓塞的血管大小、部位、动脉瘤性质,出血与否而选用不同的栓塞剂。

【动脉瘤分类】

1. 脾动脉瘤　最常见的腹部内脏动脉瘤(约占60%),人群发病率估计为 0.78%,而在 60 岁以上的人群中,其发生率则高达 10.4%。门脉高压症患者中脾动脉瘤的发生率高达 18%,可能与其高血流动力学引起脾动脉扩张有关。多见于女性,男女发生率比 1:4。多次妊娠与脾动脉瘤的发生有密切关系,可能与妊娠时由于雌激素和局部血流动力学改变引起脾动脉中层缺损之故。引起脾动脉瘤的原因包括动脉粥样硬化、慢性胰腺炎伴胰腺假性动脉瘤、感染、损伤等。脾动脉瘤常为囊性动脉瘤,多位于脾动脉分叉部,约 20% 患者为多发性脾动脉瘤。

脾动脉瘤通常无临床症状,而是在偶然的剖腹术或动脉造影时被发现。多数脾动脉瘤直径小于 2cm,很少有患者可扪及腹部搏动性肿块。部分患者表现为定位模糊的左上腹或上腹部不适,偶伴左侧肩胛下区放射痛。脾动脉瘤的快速增大可加重上述症状。

5% 患者在瘤体破裂前常有较明显的先驱症状:间歇性左季肋区或左上腹部疼痛,放射至肩背部,还可伴有 Kehr 征,即左肩疼痛,甚至由于瘤体在破裂前的突然增大表现出左肩或右肩的疼痛,伴恶心、呕吐。有的患者却表现为右上腹疼痛而误为胆囊炎。脾动脉瘤破裂可表现为两种主要形式,一种是直接破入腹腔(75%),另一种称为两次破裂现象:即动脉瘤先破入小网膜腔,1~2 天后血肿继续增大破入腹膜腔。脾动静脉瘘为脾动脉瘤破裂更为罕见的并发症且可伴有继发性门脉高压。腹部 X 线片中脾动脉瘤可表现为左上腹曲线形或环状不透亮区域的印戒样钙化灶,该表现存在于 70% 的患者。但是多数患者最终通过超声血管造影、CTA、MRA 或血管造影检查获得诊断。

脾动脉瘤手术治疗的适应证已较为明确,有症状的脾动脉瘤应早期手术治疗。考虑到脾动脉瘤破裂导致的产妇死亡率近 70%(婴儿死亡率约 75%),因此妊娠期妇女或育龄期女性,如发现存在脾动脉瘤,则应手术治疗。妊娠妇女的动脉瘤切除术宜在妊娠期的最后 12 周以前进行,因为瘤体的破裂好发生于妊娠最后 12 周。手术时应尽量保留脾脏,以不影响脾切除后带来免疫功能改变。对于动脉瘤直径超过 2cm 而手术风险较小的脾动脉瘤患者,建议行择期手术。手术仍是脾动脉瘤的标准治疗方式(图 45-22)。瘤体靠近腹腔动脉或远离胰腺时,可行瘤体切除和脾动脉重建术。如果瘤体紧靠胰腺,则行远近端脾动脉结扎术。如果脾动脉瘤位于脾动脉远端,甚至累及脾门,脾脏切除则不可避免。脾动脉瘤破裂时,扩容以及钳夹脾门是有效的抢救措施,而且对于妊娠妇女来说,提倡在脾动脉钳夹后,才将胎儿娩出。由于脾脏具有丰富血供,因此脾动脉瘤栓塞术已成为首选的治疗方法。

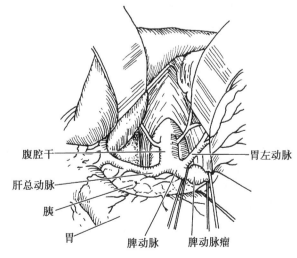

图 45-22　显露腹腔干及脾动脉瘤,近远端脾动脉套绕塑料带控制

腹腔干　　　　　　　　　　　　胃左动脉
肝总动脉
胰
胃　　　　脾动脉　　脾动脉瘤

3

2. 肝动脉瘤　占内脏动脉瘤的 20%，以男性多见，男女比 2∶1，发病年龄常超过 50 岁。以往感染是肝动脉瘤的主要病因，现在肝动脉感染性动脉瘤仅占 10%，动脉中层变性占 24%，而损伤引起的假性动脉瘤发生率有所升高。少数肝动脉瘤与结节性多动脉炎及动脉中层囊性坏死等因素有关。80% 肝动脉瘤累及肝外动脉。肝外型中，累及肝总动脉 63%、肝右动脉 28%、肝左动脉 5%、左或右肝动脉均累及 4%。损伤引起的假性动脉瘤多为肝外型肝动脉瘤。除动脉炎症（如结节性多动脉炎）引起的多发性动脉瘤外，多数肝动脉瘤为单个。超过 1/3 的肝动脉瘤患者合并其他内脏动脉瘤，最常见为脾动脉瘤。

绝大多数肝动脉瘤患者无临床症状，常见的临床表现为右上腹或胸前区定位不清的疼痛或不适，呈持续性，易与胆囊炎相混淆。但多数情况下，疼痛与进食无关。肝动脉瘤快速增大时，常可导致严重的上腹部疼痛不适，并放射至后背部，需鉴别胰腺炎。症状的出现往往是由于并发症所致，如压迫胆道和瘤体破裂分别引起阻塞性黄疸和出血。瘤体破入腹腔和胆道的机会均等，约 1/3 的肝动脉瘤患者表现为腹痛、黄疸、胆道出血的 Quincke 三联症。大多数胆道出血患者有发热，少部分可表现为肿大的胆囊或者上腹部肿块。实验室检查缺乏特异性。腹部 X 线片可显示上腹部的钙化圈（钙化的动脉瘤壁）。上消化道钡餐能够显示由于肿块压迫所致十二指肠变形异常。胆囊及胆道造影有时可显示瘤体的存在。肝动脉瘤可通过超声多普勒成像和 CTA 获得诊断。对于不明原因的胃肠道出血或严重腹部外伤的患者，行血管造影检查可提高肝动脉瘤的诊断率。DSA 造影已成为目前术前诊断最可靠的方法，它还可提供侧支循环的情况，对治疗具有重要的意义。

如果不存在手术禁忌，肝动脉瘤患者可选择动脉瘤切除或栓塞治疗。肝动脉瘤破裂发生率超过 20%，甚至有文献报道超过 40%。破裂肝动脉瘤患者死亡率不低于 35%，因此需要积极的治疗策略。术前通常需要选择性血管造影检查。根据肝动脉瘤的位置，肝外动脉瘤分为两类，可采取不同的手术方式。胃十二指肠动脉近侧的肝总动脉瘤通常可仅行动脉瘤切除或栓塞治疗，而不需要重建血运。胃右动脉和胃十二指肠动脉可提供充足的代偿。如术中发现肝脏血供代偿不足，可重建肝动脉血供以避免肝脏坏死。胃十二指肠动脉远侧的肝固有动脉瘤或累及肝左、肝右动脉的动脉瘤，切除后需要重建肝动脉的血运，选用人工血管或者自体血管（髂内动脉、大隐静脉）进行搭桥替代。对于严重感染或者肝内动脉瘤患者，目前大多采用肝动脉结扎术。对于肝内动脉瘤来说，结扎所有

供应动脉瘤的侧支血管是手术成功的关键。如果结扎失败或者是肝内巨大动脉瘤，可考虑切除动脉瘤所在的肝叶或肝段。对于肝内动脉瘤破裂出血的患者，肝动脉结扎虽然存在肝坏死的风险，但创伤仍小于肝切除术。总的来说，手术的风险及创伤仍较大，经导管介入栓塞或支架型人工血管腔内修复术已成为治疗肝动脉瘤的首选方法，尤其适用于远端的肝动脉瘤、肝内动脉瘤以及不能耐受大手术的患者。

3. 肠系膜动脉瘤　根据发生部位可分为肠系膜上动脉主干、分支动脉瘤及肠系膜下动脉瘤，占内脏动脉瘤的 5.5%，主要累及肠系膜上动脉主干（近端 5cm）。其中以感染性动脉瘤为主，其他原因包括动脉粥样硬化、先天性动脉发育不良和外伤。肠系膜上动脉瘤发病率无性别差异，与非感染性动脉瘤相比，感染性动脉瘤患者年龄常小于 50 岁。

肠系膜动脉瘤破裂发生率为 13%。一旦破裂，死亡率则高达 75%。多数学者认为动脉瘤的形成原因与瘤体破裂有关，一些患动脉炎、Ehlers-Danlos 综合征的肠系膜动脉瘤患者，破裂机会很大。除动脉瘤破裂导致的腹腔内出血、休克等症状外，由于瘤体增大压迫肠系膜上动脉或瘤腔内血栓脱落栓塞远段动脉及其分支，导致肠系膜上动脉供血不足，患者还可出现肠绞痛、腹泻等症状。较大的动脉瘤体检时可扪及可左右移动搏动性肿块，偶闻及杂音。但总体而言，术前临床诊断仍然比较困难。瘤体破裂前大多没有症状，少数可有上腹部不适，常常在腹腔内出血出现急症时才考虑到内脏动脉瘤存在可能。有症状肠系膜上动脉瘤患者可表现为间断性上腹部不适或持续性胸前区疼痛。某些情况下，较难辨别症状是由肠系膜血管缺血还是动脉瘤增大所引起。约半数患者可及腹部搏动性肿块，稍可推动。考虑到肠系膜上动脉的特殊位置和作用，与其他内脏动脉瘤不同，无症状肠系膜上动脉瘤患者较少，诊断也较困难。腹部 X 线片显示上腹部钙化影可提示肠系膜上动脉瘤。选择性血管造影可证实诊断，CTA 及 MRA 也具有较高诊断价值。

由于肠系膜动脉瘤易并发出血或栓塞远段动脉引起肠供血障碍，因此一旦确诊，应尽早手术。肠系膜上动脉主干动脉瘤因其解剖及生理特点，治疗颇为棘手。动脉瘤切除血管再重建为最佳手术方式，但其难度甚高。动脉瘤旷置远近端血管旁路术也有成功报道。肠管耐受缺血时间试验可作为动脉瘤手术方式选择提供依据，应酌情进行。仅有 1/3 的肠系膜上动脉瘤病例采用动脉瘤近远端血管结扎，而毋需作肠切除。对于肠系膜上动脉分支动脉瘤，可作动脉瘤远近端动脉结扎术，或将动脉瘤及该动脉所血供肠段一

并切除。肠系膜下动脉瘤可单纯切除动脉瘤,一般不影响乙状结肠血供。经导管栓塞或支架型人工血管腔内修复术治疗肠系膜上动脉瘤已有普遍应用,已逐渐成为治疗的首选。

4. 腹腔干动脉瘤 占内脏动脉瘤的4%。动脉粥样硬化及中层退行性变是腹腔干动脉瘤最常见的病理变化。感染、损伤或狭窄后扩张引起的腹腔干动脉瘤较为少见。腹腔干动脉瘤发病率无性别差异,起病年龄平均为52岁。

腹腔干动脉瘤多数无任何症状,少数可表现为上腹疼痛不适放射至背部,常误认为胰腺炎或消化性溃疡病。上腹疼痛、搏动性肿块、胃肠道出血、休克、偶伴有阻塞性黄疸,常是腹腔干动脉瘤破裂的表现。约30%患者体格检查可发现腹部搏动性肿块。腹腔干动脉瘤破裂发生率为13%。腹腔干动脉瘤术前诊断甚难,B超、SCTA、MRA对诊断有较大帮助。由于动脉造影或DSA广泛应用,腹腔干动脉瘤的发现日益增多。动脉造影及DSA是诊断腹腔干动脉瘤最可靠手段。

腹腔干动脉瘤一旦确诊,应及早手术,破裂后手术死亡率达80%,而非破裂的腹腔动脉瘤手术死亡率仅10%。最常用的手术方法是:腹腔干动脉瘤切除、人工血管或自体静脉移植恢复肝、脾等脏器血供;动脉瘤切除、近远端动脉结扎术,因肝脏具有丰富血供,约35%的病例采用此方法而不引起肝坏死,但不适用于伴有肝硬化之病例。术中一旦发现肝颜色有改变,应立即重建腹腔干。动脉瘤切线切除仅适合于部分囊状动脉瘤患者。腹腔干动脉瘤的栓塞治疗已有报道。术后随访极为重要,因为腹腔干动脉瘤常伴有其他动脉阻塞性疾病或动脉瘤存在。

5. 胃十二指肠动脉、胰十二指肠动脉和胰腺动脉瘤 交通腹腔干和肠系膜上动脉的胃十二指肠动脉、胰十二指肠动脉和胰腺动脉的瘤样扩张病变很少见,男性多于女性,可能与饮酒导致的胰腺炎有关。动脉粥样硬化为另一重要原因。多发性大动脉炎、创伤、感染、先天性因素及十二指肠穿透溃疡作为动脉瘤的病因偶见报道。

该类动脉瘤缺乏特有的症状与体征,临床诊断甚至剖腹探查时确诊都极为困难。动脉瘤压迫周围器官组织可产生上腹持续性疼痛并向肩背部放射,常与原发病胰腺炎等无法鉴别。50%~80%的动脉瘤可发生自发性破裂而致出血,少数病例呈无痛性梗阻性黄疸。有的患者可在上腹部触及搏动性肿块,且可闻及收缩期杂音。

内镜检查、钡餐或腹部超声多普勒检查可发现伴发的胃十二指肠及胰腺疾病,但对于动脉瘤的诊断价值有限。SCTA及MRA作为诊断方法具有一定价值。

选择性腹腔和(或)肠系膜上动脉造影是最具有诊断价值的方法,且可行治疗性血管栓塞以控制出血。因此,我们认为,对于采用其他方法仍不能确定上消化道和腹内出血原因的病例,应常规进行腹内动脉造影,这一方法确诊动脉瘤可靠性强,成功率高,值得推荐。

胃十二指肠动脉瘤破裂死亡率接近50%,而胰十二指肠动脉瘤破裂死亡率稍低。因此对于无症状的动脉瘤,应严密随访,一旦动脉瘤增大直径超过正常动脉3~4倍,应手术治疗。动脉瘤趋向破裂或破裂者应紧急手术。胰十二指肠动脉瘤和胰腺动脉瘤的治疗较胃十二指肠动脉瘤困难,动脉瘤切开,瘤腔内缝扎流入道和流出道优于动脉瘤分离结扎。对于胰腺动脉广泛瘤样扩张的患者,必要时可考虑胰十二指肠切除。经导管介入栓塞治疗已有尝试,但术后可能发生侧支血管反流及动脉瘤增大再破裂。肠系膜上动脉支架型人工血管腔内修复术覆盖胰十二指肠动脉开口,同时栓塞反流的侧支血管治疗胰十二指肠动脉瘤已有报道。介入栓塞治疗胃十二指肠动脉瘤和胰腺动脉瘤也有尝试。

6. 肾动脉瘤 病因包括动脉硬化、肌纤维发育不良、动脉炎和损伤。肾动脉瘤可发生在肾动脉主干或其分支。临床上有四种类型:①梭形动脉瘤:常与动脉粥样硬化或肌纤维发育不良有关,通常小于2cm,多发生于肾动脉分叉处。②囊状动脉瘤:约75%的肾脏真性动脉瘤为囊状动脉瘤,直径通常小于5cm,常伴有肾动脉狭窄。是狭窄后远端扩张,且常与肌纤维发育异常有关。③夹层动脉瘤:局限于肾动脉的自发性动脉夹层分离很罕见,动脉粥样硬化、肌纤维发育不良和损伤都是自发性肾动脉夹层的病因。④肾内动脉瘤:在肾动脉瘤中肾内动脉瘤不足10%,常为多发性,与先天性因素、外伤或胶原血管病等有关。

肾动脉瘤临床表现为高血压、血尿、腹痛、腹部杂音(发生率<10%),有时也能触及搏动性肿块。肾动脉瘤导致的肾集合系统梗阻很少见,多数肾动脉瘤患者无临床症状。术中探查发现,右侧肾动脉瘤与左侧发生比例为2:1,而且近50%的肾动脉瘤在发现时已有钙化灶存在。肾动脉瘤诊断主要依靠肾动脉造影,特别是临床上出现高血压、腹痛和血尿且IVP检查有排泄延迟时,肾动脉造影常能发现肾动脉瘤存在。近年来,多普勒超声检查也越来越受到重视,尤其是临床上没有动脉粥样硬化或大动脉炎表现的患者,仅仅表现为腹部杂音,就需高度警惕肾动脉瘤的可能,彩色多普勒常能清晰地显示肾动脉瘤。因为超声具有无损伤、高敏感的特点,所以对肾动脉瘤筛选诊断起积极作用。同时,SCTA及MRA对肾动脉瘤有较高诊

断价值,应用日益增多。

对于肾动脉瘤手术治疗尚有争论。大多数学者不主张对所有肾动脉瘤进行手术治疗。另一方面认为:直径超过15mm的肾动脉瘤,妊娠妇女患者、肾血管性高血压患者、孤立肾的肾动脉瘤患者以及瘤体逐渐增大者均是手术的指征。手术方式根据其位置、破裂风险、高血压、急性夹层及其他临床症状综合考虑。肾动脉瘤破裂发生率不足3%,死亡率约10%,是急诊手术治疗的指征,而积极治疗无症状肾动脉瘤是预防动脉瘤破裂的重要手段。当单个肾动脉瘤位于第一级或第二级分支的远端时,可切除动脉瘤外加修补术,如果肾动脉瘤切除后肾动脉太短或者近端肾动脉条件不好时,可采用肾动脉主动脉搭桥法。一般取大隐静脉或人工血管作为材料,若肾动脉瘤累及肾门,且为多发性时,可以将动脉瘤逐个切除,然后用大隐静脉或下腹部血管进行重建。也可以行肾切除术,当然必须保证对侧肾脏有良好的功能。腔内介入栓塞和支架型人工血管腔内修复术的出现,为肾动脉瘤的治疗提供了选择,短期结果较满意。

7. 胃动脉瘤和胃网膜动脉瘤　占内脏动脉瘤的4%,确切病因目前尚不清楚,可能与动脉中层变性及退行性变有关。胃动脉瘤发病率是胃网膜动脉瘤的10倍。胃动脉瘤和胃网膜动脉瘤多以急诊就诊,诊断时动脉瘤破裂发生率超过90%,70%患者伴有严重的胃肠道出血症状(如呕血),而无症状动脉瘤很少发现并获得诊断。胃动脉瘤和胃网膜动脉瘤治疗的关键是控制动脉瘤破裂后的出血。早期诊断和急诊手术(动脉瘤结扎或切除)对于提高患者的生存率具有重要意义。

8. 空肠、回肠和结肠动脉瘤　约占内脏动脉瘤的3%,病因和发病机制尚不清楚。除结缔组织疾病引起的动脉瘤外,上述肠系膜血管分支动脉瘤绝大多数(90%)为单发,且直径多小于1cm。发病率无性别差异,多数动脉瘤因破裂症状就诊并获得诊断。针对不明原因胃肠道出血的患者行选择血管造影提高了上述肠系膜血管分支动脉瘤的诊断率。治疗包括动脉结扎、动脉瘤切除及血运受累肠段切除,术中探查排除多发性动脉瘤。

(郭大乔)

第五节　感染性动脉瘤

感染性动脉瘤是一类较为少见的疾病,但由于其死亡率较高、临床表现可不典型、治疗时机有限以及传统手术方式创伤较大,使得此类疾病的处理极为棘手。

【病因】

可分为以下五类:

1. 创伤后感染性假性动脉瘤　随着医疗穿刺技术正规或非正规方式下的使用,尤其是吸毒成瘾者的数目增长和经动脉穿刺下介入操作的增多,创伤导致的感染性动脉瘤成为最常见病因,而股动脉也成为最常见病变部位,另外颈动脉也是常见病变部位。金黄色葡萄球菌为最主要致病菌。

2. 细菌性动脉炎形成动脉瘤　是目前最为常见的一类病因。发病人群往往存在动脉粥样硬化基础,由于缺乏健康血管内膜的保护,病变内膜易被血源性细菌附着并停留。主动脉、髂动脉为最常见发病部位。主要致病菌为沙门菌属,尤其是猪霍乱沙门菌和鼠伤寒沙门菌;而大肠埃希菌、葡萄菌属、厌氧菌也是引起感染性动脉炎的细菌性动脉炎的主要致病菌。

3. 动脉瘤继发感染　此类病变相对少见但具有破裂倾向。发病部位主要为肾下主动脉。虽然以葡萄球菌属为最常见致病菌(41%),其中表皮葡萄球菌为主,但革兰阴性菌感染在致动脉瘤破裂和死亡率却高许多。

4. 继发于感染性动脉栓子的细菌性动脉瘤　使用抗生素及心脏外科换瓣手术开展后发病罕见,栓子主要为心源性脓栓,可发生于几乎所有动脉,主要为革兰阳性细菌感染。

5. 非细菌性病原体导致的感染性动脉瘤　如梅毒螺旋体感染,动脉瘤病变部位主要出现于主动脉弓部和无名动脉处;HIV感染也可引发动脉瘤,但无典型发病部位;假丝酵母和其他真菌也可引起动脉瘤。

上述可见,根据不同的病因,感染性动脉瘤存在不同的病变特征和病变部位,故其临床表现亦存在一定的多样性。

【临床表现】

1. 感染相关表现　发热、寒战;若病变位于外周动脉相对浅表位置,可在动脉瘤周围出现局部红肿热痛表现。不过,细菌性动脉炎造成的动脉瘤以及动脉瘤继发细菌感染者,往往无明显感染表现。而免疫力低下人群、糖尿病、女性、非钙化动脉瘤、伴腰椎侵蚀者往往症状隐匿。还可伴有全身乏力、体重下降等不典型感染消耗表现。特殊致病菌感染,如梅毒等亦存在相关性症状。

2. 动脉瘤表现　可出现动脉瘤相应部位的搏动性疼痛或撕裂样疼痛,尤其位于外周动脉时可扪及搏动性肿块,但主动脉的解剖部位较深,搏动性肿块往往无法扪及。而当动脉瘤破裂时,可出现因血容量下降而导致的失血性休克表现(血压下降、昏迷);当动脉瘤破入消化道,出现主动脉食管瘘、主动脉肠瘘时则出现上、下消化道出血表现(呕血、黑便、休克等)。

3. 不同病变部位的特殊临床表现

(1) 内脏动脉:在感染性动脉瘤中占一定比例,尤其是肠系膜上动脉。可出现因供应肠道、脾脏等腹腔动脉栓塞而导致的肠坏死、脾梗死等引起的腹痛等相应症状。

(2) 外周动脉:肢体远端栓塞导致缺血坏死而出现 5P 症状,以及颅内栓塞引起缺血性脑卒中相关表现。

(3) 主动脉:根据动脉瘤位于胸部或肾上、肾下腹主动脉,可出现胸痛、腰痛、急性肾功能不全,以及相应栓子脱落导致的远端靶器官栓塞缺血梗死表现。

【特殊检查】

1. 血培养　血培养结果阳性是感染性动脉瘤的特异性指标,敏感度较低。既往文献表明,感染性动脉瘤患者的血培养阳性率仅 50% 甚至更低。因而单纯血培养阴性不足以排除该疾病。

2. 白细胞增多　大部分感染性动脉瘤可出现该表现,但可能存在先行抗感染药物的使用而影响该结果。但在腔内隔绝破裂的非感染性动脉瘤之后也会出现白细胞增多表现,需根据临床具体情况进行鉴别。

3. 其他　实验室检查降钙素原、CPR、血沉等,均可在感染阶段出现增高,且降钙素原、CPR 敏感度高,降钙素原较 CPR 特异性高,可辅助判断感染严重程度。

4. 瘤腔及周围组织的细菌、真菌培养　此类结果往往需术后几日方可得出结果,但由于取材至培养的过程中存在较多影响因素,故结果依旧存在假阴性和假阳性的可能。因而培养结果仍需结合临床经验和表现加以应用。

5. 影像学检查　CT 血管成像是目前临床上主要判别感染性动脉瘤、且最为准确的影像学方法。CTA 可表现为相对正常的血管出现无钙化动脉瘤、囊性动脉瘤、分叶状动脉瘤、瘤颈狭窄的偏心性动脉瘤,以及短期内复查发现迅速增大的动脉瘤且邻近部位可见软组织肿块、软组织束和(或)气体液体,邻近骨质破坏也偶有出现。当然感染性动脉瘤的表现也可与非感染性动脉瘤无形态学明显区别。

【诊断】

综合患者是否存在相关病因:高龄、动脉粥样硬化、糖尿病、免疫力下降或全身特殊感染(如梅毒、HIV 等)、医源性血管操作、药物成瘾注射史、吸烟史;临床表现、血培养和血象变化,以及 CTA 表现,可基本判断是否为感染性动脉瘤。

腹痛、菌血症和腹部搏动性肿块提示感染性腹主动脉瘤。但是这些症状并不一定同时存在。对发热待查患者进行诊治时,应注意排除感染性动脉瘤。当发热患者缺乏系统性感染依据,动脉瘤呈局限性、非钙化而症状明显,其余腹主动脉无异常,则高度提示感染性动脉瘤。

【治疗】

治疗方法主要为以下两部分:即①充分控制感染;②动脉瘤破裂之前尽早重建病变血管。

1. 控制感染　通过术前和术后延长抗感染药物的使用,以及开放手术的方式,彻底去除感染组织。

(1) 明确病原菌:包括组织涂片革兰染色,血液标本及瘤体动脉壁需氧菌、厌氧菌和真菌培养,以及 RPR、TPPA、HIV 抗体等相应病毒学检查。建议培养在使用抗感染药物前同时抽取至少两个部位,至少 2～3 次的血样标本,每次标本量 10～30ml。当两次血培养获得相同病原,或血培养与引流液、瘤壁培养出现相同结果时,方可确认为病原菌。

(2) 药物治疗:在病原菌未明确前均使用广谱抗生素,如第三代头孢(如头孢他啶)、第四代头孢(如头孢吡肟)、碳青霉烯类药物(如美罗培南)等。当患者存在免疫抑制、真菌涂片阳性时需尽早加入抗真菌药物,如氟康唑、伊曲康唑等。当存在经皮静脉穿刺史时,经验性考虑病原菌为革兰阳性菌(葡萄球菌属),予以万古霉素、去甲万古霉素等。若患者为腹主动脉感染性动脉瘤,最主要的病原菌为猪霍乱弧菌,可予以喹诺酮类、多西环素类等。使用抗感染药物时均需密切注意肝肾功能情况。当分离出致病菌后,结合药敏试验选择针对性的抗感染药物。当完成外科手术后,抗感染药物至少再使用 3～6 个月,根据有无彻底清创以及随访阶段有无动脉瘤再发迹象、反复多次血培养结果,决定是否进行终身口服抗感染药物抑菌治疗。

(3) 开放手术治疗:手术时机应为动脉瘤尚未破裂阶段;当动脉瘤破裂后,应以尽快控制出血为首要目标,此时再进行开放手术,死亡率极高。

开放手术中切除感染的动脉瘤管壁,并结扎至健康动脉,周围感染组织扩大清创,并用抗感染药物进行冲洗,放置引流管充分外引流。

术后积极观察外辅料,并予以及时更换,必要时再次清创。

2. 重建病变血管　通过外科干预的治疗方式(包括介入治疗与开放手术),控制血管,重建病变区域靶器官血供。重建血管尽可能选择自体材料,穿过非感染的组织层,周围使用网膜等软组织包裹覆盖。

由于不同病变部位手术方式均不同,具体手术方式详见相关章节,以下主要介绍手术方法。

(1) 动脉瘤腔内隔绝:该方式因创伤小、手术时间相对较短,故对病情较重、基本情况较差的患者是一种极为重要的急诊手术方式。由于该方法并未进行脓肿引流以及彻底清创,瘤体腔内隔绝术后存在再感染甚至治疗失败的可能,目前对于能否彻底治疗感染性动脉瘤尚存一定争议。也有使用抗生素预处理内置入物、经皮穿刺置管引流等配合介入治疗,以及腔内隔绝术后终身口服抗感染药物抑菌治疗。

(2)解剖旁路术:对于外周动脉而言,解剖旁路重建均可作为首选疗法。但存在药物注射导致感染性动脉瘤上不适用人工血管进行重建,因为持续药物使用增加移植物感染风险,需采用自体静脉,如大腿中段大隐静脉进行重建。

局限在肾下的感染性动脉瘤可在清创引流后,在无感染的组织层面进行腋-双股动脉旁路术,但该方法远期通畅率不理想,且死亡率较高。

(3)原位重建术:对于原位重建的手术时机、重建方法目前仍存在较多争议。当病变位于肾上、胸腹交界处的主动脉瘤时,可通过使用股腘静脉、冷藏保存的同种异体移植物、人工血管(可使用抗生素预处理),进行原位重建,必须注意的是需彻底清除感染组织,直至正常健康的动脉后再进行吻合。

(4)原位结扎不重建:无名动脉、颈总动脉、上肢远端动脉感染性动脉瘤可以仅行动脉结扎。由于颈内动脉供应大脑,当颅内侧支代偿不充分情况下,颈内动脉结扎将直接引起脑缺血甚至梗死,故仅在有条件明确颅内代偿侧支情况下,或术中检测颈内动脉反流压足够大时,可不重建该侧颈内动脉血流。

而对于药物成瘾者的股动脉而言,目前共识为大多不需要为避免截肢而重建动脉,当手术需切除股总动脉分叉时存在截肢风险,往往股深动脉的侧支循环足够维持下肢血供。而当合并腹股沟脓肿且无法控制时,该类患者可能无法避免截肢,予以再血管化的方法可能无效,因术中置入移植物后继发感染致死,需慎用。

(余波　郭文城)

第六节　结缔组织异常导致的动脉瘤

动脉管壁的结缔组织主要由胶原蛋白和弹力纤维构成(表45-1)。结缔组织疾病可造成胶原蛋白或弹力纤维的裂解,破坏血管管壁的完整性,继而导致动脉瘤形成或动脉夹层形成,甚至破裂。现有研究揭示部分特殊的结缔组织疾病具有明确的遗传学基础,如马方综合征(Marfan syndrome,MFS)、Ⅳ型埃莱尔-当洛综合征(Ehlers-Danlossyndrome,EDS)、洛伊斯-迪茨综合征(Loeys-Dietzsyndrome,LDS)及家族性胸主动脉瘤或夹层(thoracic aortic aneurysm and dissection,TAAD)等。本节以马方综合征为例,着重介绍这类遗传性结缔组织疾病的临床特点及诊治策略。

表45-1　血管管壁组成

蛋白	百分比(%)	功能
Ⅰ型胶原	20~40	构成纤维网状系统
Ⅲ型胶原	20~40	构成细纤维成分
弹性蛋白,原纤蛋白	20~40	弹性作用
Ⅳ型胶原,层粘连蛋白	<5	构成基底板
Ⅴ型,Ⅵ型胶原	<2	功能不清
蛋白多糖	<3	弹性作用

法国儿科教授Marfan早在1896年报道了1例先天性畸形的患儿,表现为四肢畸形、胸腰椎后侧凸、鸡胸。患儿16岁时因感染死亡,但未行尸检明确血管病变。直到Marfan教授去世后,方有文章描述马方综合征患者的主动脉病理改变。为了纪念Marfan教授准确定义了该病的孟德尔遗传特征,故以其名字命名该病为马方综合征。

【流行病学】

据报道,马方综合征的发病率约为2~3/10 000人。该病为显性遗传病,但仍有约1/4患者是因新发突变引起。该疾病无性别倾向。因长骨过度生长,患者往往表现为身高较高、肢体细长,在竞技体育中具有优势。例如国人所熟悉的美国排球运动员海曼,20世纪80年代叱咤排坛,但在1985年的一场比赛中,突然发病猝死。此后的尸检证实海曼为马方综合征患者。

在主动脉根部手术广泛开展以前,马方综合征患者的生存期仅为常人寿命的2/3,90%以上的患者死于心血管疾病。随着诊疗技术的提高及主动脉根部手术的改进发展,马方综合征患者的平均寿命正在不断提高。

【发病机制】

早期研究通过对患者皮肤和主动脉病理分析,认为马方综合征的基本结构改变是弹性蛋白含量的减少和弹力纤维的降解。但这一病因学说并不能解释患者所有的临床表现,尤其是骨和睫状小带这些缺乏弹性蛋白的组织的改变。

随着基因技术的发展,研究证实原纤维蛋白-1(fibrillin-1,FBN-1)基因是马方综合征的致病基因。原纤蛋白-1分子量约320kD,富含半胱氨酸糖蛋白单体,是细胞外微纤维的基本组成成分。微纤维以两种形成存在在组织中,一种是与弹性蛋白结合形成弹性纤维,广泛分布于皮肤、肺、血管、软骨等组织;另一种未与弹性蛋白结合,如眼睫状小带。故致病性FBN-1突变导致原纤维蛋白-1表达的异常,进而影响微纤维结构异常,从而引发MFS患者的多系统临床表现。

【临床表现及诊断】

马方综合征可累及心血管系统、眼及骨骼系统,具有多种临床表现(详见修订版根特标准的系统评分)。由其引发的主动脉根部动脉瘤或夹层、破裂则是最主要的致死原因。

马方综合征的国际诊断标准最早于1986年在柏林结缔组织大会上首次被提出,但在临床实践中,这一标准逐渐显露出诸多问题,导致了过度诊断。1996年,学会在比利时根特市对该诊断标准重新展开讨论和修订,被称为根特诊断标准(Ghent criteria)。2010年,专家们对根特标准进行了修订,并发表于J Med Genet杂志,即修订版根特标准(revised Ghent criteria)(表45-2)。

表45-2　修订版根特标准(revised Ghent criteria)

无家族史的患者,满足以下任一情况,可诊断马方综合征
● 主动脉根部Z评分≥2,晶状体异位,并排除Shprintzen-Goldberg综合征,Loeys-Dietz综合征和Ⅳ型Ehlers-Danlos综合征等类似疾病
● 主动脉根部Z评分≥2,并且检测到致病性FBN1基因突变
● 主动脉根部Z评分≥2,系统评分≥7,并排除Shprintzen-Goldberg综合征,Loeys-Dietz综合征和Ⅳ型Ehlers-Danlos综合征等类似疾病
● 晶状体异位,并且检测到与主动脉病变相关的FBN1基因突变
有家族史的患者,满足以下任一情况,可诊断马方综合征
● 晶状体异位,并且有马方综合征家族史
● 系统评分≥7,有马方综合征家族史,并排除Shprintzen-Goldberg综合征,Loeys-Dietz综合征和Ⅳ型Ehlers-Danlos综合征等类似疾病
● 主动脉根部Z评分≥2(20岁以上)或≥3(20岁以下),有马方综合征家族史,并排除Shprintzen-Goldberg综合征,Loeys-Dietz综合征和Ⅳ型Ehlers-Danlos综合征等类似疾病

注:1. "主动脉根部Z评分"是一种评价主动脉根部扩张程度的方式。主动脉根部扩张越严重,Z评分值越高;

2. "系统评分"是全面评价全身各器官、系统所表现出的马方综合征特征性症状的方式,总分20分,达到7分认为有诊断参考价值

评分点包括:同时出现指征和腕征得3分(只占其一得1分),出现鸡胸得2分,漏斗胸得1分,足跟畸形得2分(平足得1分),气胸史得2分,硬脊膜膨出得2分,髋臼突出得2分,上部量/下部量减小、臂长/身高增加且无脊柱侧弯得1分,脊柱侧弯或后凸得1分,面征得1分,异常皮纹得1分,近视大于300°得1分,二尖瓣脱垂得1分

分子诊断(基因检测):相较1986年的柏林标准和1996年的根特标准,修订版根特标准为分子诊断赋予了更重要的意义和地位,但仍未列为必需检测。这是因为MFS患者中发现的基因突变高达600多种,绝大多数突变对于一个家系来说是独特的,只有20%的突变在多个家系中重复出现;此外,约25%的患者具有新生突变的特点。故基因检测在马方综合征诊断中所起的作用仍有限。目前主要用于已知MFS患者亲属的分子生物学筛查。

【鉴别诊断】

1. MASS亚型主要表现为二尖瓣脱垂、近视、主动脉根部中度扩张、皮纹改变以及轻度骨骼系统变化。MASS的骨骼系统改变可以符合根特标准中骨骼系统的主要标准,但其他主要标准则很难符合。

2. 戈德堡综合征(Shprintzen-Goldberg Syndrome, SGS)戈德堡综合征中主动脉根部扩张的特点类似于马方综合征。此外,戈德堡综合征尚有颅缝早闭、面部发育不全、前胸部畸形、蜘蛛样指(趾)及发育迟缓等特点。

3. 高半胱氨酸尿症由胱硫酸β合酶缺乏引起。患者表现为身高偏高、长骨过度生长、晶状体异位,但无主动脉扩张。遗传特征表现为常染色体隐性遗传。

【治疗】

1. 预防　改变生活习惯,避免暴发性运动,如短跑、举重、篮球、足球等。可以尝试一些休闲运动如慢跑、骑自行车、游泳等,但一旦出现呼吸短促、晕厥或胸部不适等症状,应当及时就医,因为这些症状可能是心血管系统异常的表现。

2. 药物治疗　β受体阻滞剂的应用被认为是标准治疗方案,用以延缓主动脉根部的扩张和防止动脉夹层的形成。推荐的治疗目标是维持静息心率低于70bpm,运动心率低于100bpm。但对于体重超标和舒

张末期主动脉直径大于4cm的患者，β受体阻滞剂的疗效欠佳，这也提示应当在早期足量地使用β受体阻滞剂以取得更好的效果。对于因为哮喘、疲劳或情绪等因素无法耐受β受体阻滞剂的患者，可使用钙离子拮抗剂代替。此外，有动物研究提示，氯沙坦也可抑制马方综合征小鼠动脉瘤的形成，可能是潜在的治疗马方综合征的有效药物。

3. **手术治疗**　马方综合征患者的心血管系统异常可累及主动脉各部位，且病变复杂，动脉瘤与慢性夹层可并存。

（1）主动脉根部：数据表明，马方综合征患者中主动脉根部直径大于6cm者破裂或形成夹层的风险时正常人的4倍。对于尚未发生急性破裂或夹层形成的患者，当主动脉直径大于等于5cm时，应当积极施行预防性手术治疗。目前应用最广泛的手术方式为Bentall术（主动脉根部及瓣膜联合置换术）。由于瓣膜置换术后存在血栓栓塞风险，故患者术后需终身服用华法林抗凝；而这一方案增加了出血事件风险，且对有生育需求的女性MFS患者可能导致华法林胚胎病。故目前研究的重点为对于合适的患者，采取保留自体主动脉瓣的主动脉根部置换术来代替以往的联合置换。

而对于主动脉根部破裂或A型夹层等急症患者而言，需采取急诊手术以挽救生命。故并无条件行精细的瓣膜重建，故应当选择带机械瓣的移植物行主动脉置换（包括根部置换、象鼻术等）。

（2）降主动脉及胸腹主动脉：当主动脉直径大于5cm时或有相关症状时，可考虑行预防性主动脉置换术。相比退行性病变引起主动脉瘤的患者，因其主动脉很少会继续退化，故术后主动脉再手术率较低；且患者接受手术时年龄轻，术后远期存活率相较为高。然而，应用补片法修复内脏分支血管，补片导致的假性动脉瘤发生率甚高。Lemaire报道马方综合征患者胸腹主动脉瘤术后95%患者需行二次手术修补内脏动脉补片处动脉瘤。因而，目前认为，对于结缔组织病变患者，应当采用预制的分支型移植物取代补片法重建内脏动脉。

4. **腔内治疗**　目前不推荐腔内治疗应用于结缔组织疾病患者。因为支架并未考虑马方综合征患者脆弱的主动脉条件，持续的径向支撑力对主动脉的影响尚不清楚。故目前主流观点认为，除非开放手术的风险巨大，患者难以耐受，否则不应当将腔内治疗作为结缔组织疾病患者的首选治疗方案。

（余波　符伟国）

第四十六章

颈动脉体瘤

颈动脉体瘤是一种化学感受器肿瘤,又称颈动脉体副神经节瘤,较少见。国内文献报道总共不超过400例。1743年Von Haller首次描述了颈动脉体瘤。1880年Reigners首次尝试切除颈动脉体瘤,但术后患者未能幸存。1886年Maydl第1次成功地切除了颈动脉体瘤,但术后患者并发失语和偏瘫。在美国,Scudder于1903年成功地进行了第1例颈动脉体瘤切除术,术中保留了颈动脉并且避免了重要的神经损伤。上海中山医院自1958年成功开展颈动脉体瘤手术以来,共收治200余例患者。

【病因和发病率】

颈动脉体瘤的发病年龄可从十几岁至70余岁,好发于中青年。上海中山医院收治的124例患者中,最小的仅14岁,最大为59岁,平均36岁。由于颈动脉体瘤较为罕见,它的发病率很难准确统计。颈动脉体瘤可分为散发性和家族性两类,散发性颈动脉体瘤的双侧发病率为5%,而家族性的双侧发病率可达32%。1988年Hallett报道了1935～1985年在Mayo Clinic治疗的153例颈动脉体瘤,尽管他们报道的例数超过了其他任何医疗中心,但每年诊治的颈动脉体瘤例数仍不过3～4例。关于男女发病率的比例尚有争议,有的文献报道男女发病率之比为3:1,上海中山医院收治的患者中男女比例基本相同。

家族性颈动脉体瘤男女发病率相等,这支持了家族性颈动脉体瘤是常染色体遗传性疾病的观点。最近的研究表明,家族性颈动脉体瘤患者的常染色体11q23上的*SDHD*基因(琥珀酸泛醌氧化还原酶亚单位D基因)发生突变,*SDHD*基因编码了琥珀酸泛醌氧化还原酶的细胞色素b的小亚单位(cybS)。由于cybS是线粒体上重要的电子呼吸链蛋白质,而电子呼吸链又与氧的代谢密切相关,因此*SDHD*基因可能是家族性颈动脉体瘤的遗传基因。

在高原地区,长期慢性的低氧刺激使颈动脉体组织增生,这是颈动脉体瘤发病的重要因素。但是从组织增生到肿瘤形成的转变过程仍不明确。而居住在平原地区的散发病例的发病原因也尚不明了。有的学者提出肿瘤发病机制的假说:一系列复杂的步骤引起对癌基因的激活和肿瘤移植基因的灭活,这两种机制对肿瘤的发生起协同作用。近年来发现癌基因c-myc、bcl-2、c-erbB2、c-erbB3和c-jun在颈动脉体瘤中有异常表达,因此这些癌基因的异常表达可能与颈动脉体瘤的发病有关。c-myc与细胞的分化、增殖有关,它与包括神经嵴来源肿瘤在内的多种肿瘤有关。bcl-2的蛋白质产物是线粒体内膜蛋白,新近发现它还在成神经细胞瘤和其他神经来源的肿瘤细胞中表达。c-erbB2和c-erbB3是与表皮生长因子(EGFR)有关的受体,在包括嗜铬细胞瘤在内的多种肿瘤中发现了c-erbB2和c-erbB3的倍增和过度表达。c-jun与细胞生长有关,它的过度表达被认为与肿瘤的发生直接相关。

【解剖与生理】

颈动脉体外形呈扁椭圆形,约5mm×3mm×2mm大小,位于颈总动脉分叉后方的外膜内,以纤细的Meyer韧带与颈总动脉分叉处的外膜相连。动脉血经颈外动脉、Meyer韧带内的小动脉供应颈动脉体。颈动脉体来源于中胚层的第三鳃弓和外胚层的神经嵴细胞。神经嵴细胞最终分化形成嗜铬细胞。因这些神经嵴细胞与自主神经节细胞有着密切的关系,因此颈动脉体瘤又称副神经节瘤(paraganglioma)。这些细胞常组成体内的化学感受器,故副神经节瘤与化学感受器瘤(chemodectoma)两个名称常可互换。

经光学显微镜观察发现颈动脉体主要由上皮样细胞组成,细胞聚集成团,细胞团之间有丰富的毛细血管。上皮样细胞是Ⅰ型细胞,又称主细胞或球细胞,体积较大,数量较多,多聚集成团,细胞质内含有微小的嗜酸性颗粒。聚集成团的上皮样细胞之间是支持细胞,即Ⅱ型细胞,细胞质中不含或只有少量的颗粒。Ⅰ型细胞是化学感受器,可将感受到的刺激传入附着于其表面的神经末梢,再经舌咽神经的传入纤维传入延髓网状结构。借助细胞化学技术在Ⅰ型细胞内发现了肾上腺素、去甲肾上腺素和5-羟色胺,但是临床上发现仅有少数颈动脉体瘤会产生高血压。

副神经节瘤可分为嗜铬细胞瘤和非嗜铬细胞瘤,嗜铬细胞瘤能分泌儿茶酚胺。目前的研究表明,Ⅰ型细胞内含有嗜铬颗粒,提示颈动脉体能够分泌儿茶酚胺。经统计,最多有5%的颈动脉体瘤具有内分泌活性。很多颈动脉体瘤患者患有其他肿瘤,包括嗜铬细胞瘤。有人提出,颈动脉体瘤是神经嵴病变的一部分,而神经嵴病变常由多种病变并存的,例如Ⅰ型和Ⅱ型多发性内分泌瘤。颈动脉体的血流量和耗氧量极大,其血流量可达 0.2L/(g·min),超过了甲状腺、脑和心脏的血流量。

颈动脉体对低氧血症的刺激最为敏感。其次,高碳酸血症和酸中毒也可刺激颈动脉体发生反应。颈动脉体化学感受器兴奋时,可反射性的引起呼吸运动加深加快,呼吸的改变又反射性地影响循环功能,使机体出现呼吸频率加快、潮气量增加、心率加快、心排出量增加、脑和心脏的血流量增加、腹腔内脏的血流量减少等变化。在高原地区,长期慢性的低氧刺激引起颈动脉体组织的增生,使颈动脉体瘤的发病率明显升高。

【病理】

肉眼观察颈动脉体瘤,边界清楚但没有真正的包膜,质地韧,呈浅红褐色。随着颈动脉体瘤逐渐增大,颈内和颈外动脉之间被颈动脉体瘤撑开,使颈总动脉分叉呈杯状增宽。颈动脉体瘤常用的病理分级是Shamblin分级法:

Ⅰ级:颈动脉体瘤体积较小,与颈动脉粘连极少,手术切除较为容易。

Ⅱ级:颈动脉体瘤体积较大,与颈动脉粘连较多。瘤体可被切除,但手术中可能需要临时性颈动脉内转流。

Ⅲ级:颈动脉体瘤体积巨大,瘤体将颈动脉完全包裹,手术常常需要颈动脉切除和血管移植。

显微镜观察颈动脉体瘤,发现其组织学结构与正常的颈动脉体相似,也是由聚集成团的Ⅰ型细胞和填充其间的Ⅱ型细胞构成,并有丰富的滋养血管。

多数颈动脉体瘤生长缓慢并表现出良性肿瘤的特征,但据报道有2%~8%的颈动脉体瘤是恶性肿瘤。颈动脉体瘤是否恶性,不能依靠病理学检查(在显微镜下观察细胞核的形态和有丝分裂活动)来确定,而应根据其是否具有恶性肿瘤的生物学特征(局部淋巴结转移或远处脏器的转移)而定。通常发生转移的部位为局部淋巴结,也可转移至肾、甲状腺、肝、胰腺、小脑、肺、骨、臂丛神经和乳房等。转移需同合

并其他副神经节细胞瘤相区别。良性的颈动脉体瘤生长极为缓慢,患者即使不手术仍可长期存活。但良性的颈动脉体瘤同样也能导致严重的后果:巨大的肿瘤压迫气管造成呼吸困难,甚至窒息;压迫或侵犯脑神经产生相应的临床症状,如声音嘶哑、伸舌偏斜等。有些颈动脉体瘤可向颅底生长,甚至破坏颅底骨质向颅内生长,危及患者的生命。

【临床表现】

下颌角处发现无痛性肿块往往是颈动脉体瘤的首发症状。由于无不适感觉,一般并不引起患者重视。随肿块逐渐增大或出现其他非特异性症状包括颈部疼痛、肿块局部压痛、声音嘶哑以及耳鸣、眩晕、视力模糊等表现时,患者才去就医。因此首次发现颈部肿块与手术治疗之间往往相隔数年。颈动脉体瘤侵犯脑神经的机会较少,个别瘤体可侵犯舌咽神经、迷走神经、副神经、舌下神经和颈交感神经等,出现的症状包括吞咽困难、声音嘶哑、伸舌时舌尖偏向患侧及患侧 Horner 综合征等。患者很少出现单侧中枢神经症状和体征,部分患者有头晕症状。由于大约5%的颈动脉体瘤具有神经内分泌活性,一些患者压迫瘤体时出现颈动脉窦综合征,可突然发生心跳缓慢、血压下降,使脑部缺血、缺氧而晕厥。也有患者主诉头晕、面色潮红、心悸、心动过速、心律不齐、头痛、出汗和畏光等。

颈动脉体瘤最典型的体征是 Fontaine 征:下颌角下的颈部肿块附着于颈动脉分叉,肿块可水平方向移动少许,但不可沿颈动脉方向移动。颈动脉体瘤与颈动脉紧密相连,同时颈动脉体瘤血供相当丰富,因此常能扪及瘤体搏动。阻断患侧颈动脉,瘤体体积可不同程度地缩小,但不会消失。部分患者因颈动脉受压狭窄而闻及收缩期杂音。颈动脉体瘤触诊多无压痛,质地韧,表面较光滑。有些颈动脉体瘤可向口腔内生长,口腔检查可发现咽部膨出。家族性颈动脉体瘤的双侧病变发病率高达20%~30%,即使散发性颈动脉体瘤也达到5%,因此,健侧颈部也应仔细触诊。

【辅助检查】

1. 超声检查　B型超声具有实时显示二维图像的功能,能较清晰地显示肿瘤的大小、形状及与周围血管的关系。但无法区分颈动静脉,无法了解肿瘤的血供情况。彩色多普勒超声由于用彩色图像显示血流信号,利用多普勒频谱区分动静脉血流,能了解颈动脉受累的程度。超声检查又是无损伤检查方法,检查费用较低,因此可作为颈动脉体瘤首选的检查方法。检查可发现颈动脉分叉处存在血管极其丰富的肿块,肿块使颈内动脉和颈外动脉之间的颈动脉分叉增宽成杯状。检查时需注意不要遗漏对侧颈动脉分

叉部,以期早期发现双侧颈动脉体瘤。彩色多普勒超声的不足主要表现在无法了解肿瘤的具体供血动脉,无法判断颅底骨质是否破坏。

2. CT　CT在颈动脉体瘤的诊断中有其独特的优点。它不仅能显示肿块的大小、部位、血供、肿块与颈动脉的位置关系,同时它能早期发现是否存在双侧颈动脉体瘤。CT诊断的准确率及敏感度都相当高,可作为颈动脉体瘤的确诊工具。X线对骨骼系统显像的优势,使CT能判断出颅底骨质是否被破坏。随着薄层快速螺旋CT的应用,颈动脉的三维重建能清晰地显示颈动脉与肿瘤的位置关系,使术前对肿瘤的全貌有了更深入的了解。虽然CT能显示肿瘤的血供情况,但它不能确切了解肿瘤的具体供血动脉。

3. MRI　与CT一样,MRI能显示肿瘤的大小、部位、性状及与颈动脉的关系等。同时由于MRI能从矢状面、冠状面及横切面三个方向显示扫描图像,因此其显示的肿瘤空间位置关系更全面。MRI对含水组织极为敏感的特性使其能轻易地将血供丰富的颈动脉体瘤与其他颅底软组织肿块区分开来。鉴于铁磁性金属对MRI图像的干扰,使得有镶牙史或安装起搏器者不能进行MRI检查。MRI同样不能显示肿瘤的具体的供血动脉。

4. DSA　数字减影颈动脉造影仍然是诊断颈动脉体瘤的黄金标准。颈动脉造影可发现颈动脉分叉增宽呈杯状,瘤体内有丰富的细小滋养血管,造影剂着色明显。正常的颈动脉体的血供来源于颈外动脉,而增大的颈动脉体瘤的血供除了颈外动脉,还有颈内动脉、椎动脉和甲状颈干。这些额外的血供增加了手术暴露和止血的难度。因此术前通过血管造影了解这些额外血供是否存在及其部位显得至关重要。双侧颈动脉造影对于伴发的动脉粥样硬化、颅内动脉环的评估具有重要意义。在造影时用气囊导管阻断颈内动脉,了解中枢系统耐受缺氧的能力。通过栓塞肿瘤供血动脉,减少肿瘤的血供,从而减少术中出血。这些都为手术提供帮助,降低手术死亡率及并发症率。

5. 核素检查　111铟闪烁法不仅能显示颈动脉体瘤,而且能发现全身范围内的转移灶。由于111铟闪烁法没有侵袭性,因此可以作为颈动脉体瘤切除术后的随访检查。颈动脉体瘤有生长激素抑素相似特性的penetetreotide经静脉注入后,可以与颈动脉体瘤及其转移灶的受体结合。与penetetreotide分子连接的111铟可以被单光子发射计算机断层显像探测到,从而清晰地显示颈动脉体瘤及其转移灶。111铟闪烁法的准确性还有待进一步研究。

【诊断与鉴别诊断】

详细的病史询问、仔细的体格检查加上各种辅助检查,颈动脉体瘤的诊断并不困难。由于颈部肿块性质的多样性,诊断时需注意与下列疾病鉴别:

1. 颈部神经鞘瘤　是由神经鞘细胞来源的良性肿瘤,颈部以迷走神经、交感神经的神经鞘瘤最多见。肿瘤位于颈动脉分叉的内侧,常将颈动脉分叉及颈内动脉、颈外动脉推向外侧,与颈动脉无黏附关系。肿瘤呈实质性,质地韧,表面光滑,无搏动感。阻断颈动脉,肿块无缩小。CT及血管造影见肿瘤无明显造影剂染色现象。

2. 颈动脉瘤　以颈内动脉瘤最多见。有很强的搏动感,体检时压迫近端颈总动脉后肿块立即消失。超声检查等很容易将两者区别开来。

3. 颈动脉分叉扩张症　本病多见于老年人,且多伴有动脉硬化及高血压。为颈动脉分叉区轻度扩张,易误认为颈动脉体瘤或颈动脉瘤。同颈动脉瘤一样,体检时压迫颈总动脉肿块立即萎缩消失。本病不需要特殊处理,一般无严重后果。

4. 恶性淋巴瘤或转移性恶性肿瘤　恶性淋巴瘤及鼻咽部、甲状腺的恶性肿瘤有时可侵犯颈部淋巴结,表现为颈部无痛性肿块。与颈动脉体瘤不同的是肿块常有多个,质地硬,生长迅速,无搏动感。体检压迫颈总动脉后肿块无缩小。恶性淋巴瘤往往伴有全身症状、而鼻咽部、甲状腺的转移性癌可发现原发病灶。

5. 鳃裂囊肿　常位于颈总动脉分叉的上方,为囊性肿块,与颈动脉无密切关系,无搏动感。如并发感染,可出现红肿、疼痛等炎性表现。

6. 腮腺囊肿　一般位于耳垂下方,质地硬,大多呈分叶状。

【治疗】

1. 治疗原则　颈动脉体瘤有5%左右的恶变率,即使不发生恶变,日益增大的瘤体包绕周围的血管组织,使手术的难度和危险性大大增加。因此,颈动脉体瘤的治疗原则是尽早行外科手术,完整地切除瘤体。早期颈动脉体瘤体积较小并且无明显症状,尽早手术切除可降低术中脑神经和颈动脉损伤的危险性。但多数颈动脉体瘤首次就诊时已经达到Shamblin分级Ⅱ级或Ⅲ级。在颈动脉体瘤切除术中,对动脉造影术和现代外科技术的灵活运用,使术后脑卒中的发病率从约30%降至5%。但是,脑神经损伤的发生率仍然高达20%~40%。由于脑神经损伤的危险性是如此之大,而多数颈动脉体瘤的体积小生长缓慢,因此有人对颈动脉体瘤的外科治疗的合理性提出质疑。然而脑神经损伤的发生率直接与肿瘤体积大小有关。当瘤体体积较小时,外科手术的危险性较小。因此,颈动脉体瘤一经确诊,应尽早手术切除以降低术中脑

3

神经损伤的发生率。

核素放射治疗曾作为颈动脉体瘤的一个重要的治疗方法,但颈动脉体瘤对放疗并不十分敏感,放疗只能抑制肿瘤的生长,容易复发。因此目前放疗主要针对手术残余病灶,对防止术后复发有一定疗效。另外对肿瘤的远处转移灶可用放射治疗。放疗的时机应放于术后,术前放疗会增加手术的难度。对一些全身情况较差,不能耐受常规手术治疗的患者,放疗有助于缩小肿瘤的体积,减轻部分症状。化疗对颈动脉体瘤无效。

2. 手术方法

(1)术前准备:虽然颈动脉体瘤切除术的技术不断发展和完善,但是术后脑神经损伤的发生率并无明显下降。因此,术前应仔细评估脑神经功能。对于可能有内分泌活性的颈动脉体瘤或者临床表现未显示有内分泌活性的双侧颈动脉体瘤,都应进行儿茶酚胺筛选检查。

术前 Matas 试验是 Matas 为手术可能需阻断颈动脉所倡用。具体方法是用手指紧压患侧颈总动脉,使颈总动脉供血停止,每日压迫 1~2 次。阻断时间从几分钟逐步延长至半小时左右。由于颈动脉体瘤血供非常丰富,手术中常需阻断颈总动脉,或需行颈内动脉移植,Matas 试验有助于患者颅内建立侧支循环,提高手术的耐受性和安全性。对某些术中不得不结扎颈总动脉的患者,Matas 试验能有效地降低术后缺血性脑卒中的发生率。Matas 试验时需注意手指不要压迫颈动脉窦,以免发生颈动脉窦异常反射,出现血压下降、心跳缓慢,而发生昏迷,严重时可能导致心搏骤停。有学者专门设计了特殊的颈动脉压迫装置代替手指压迫方法,使 Matas 试验更容易操作。对于老年患者,如超声检查提示颈动脉有硬化斑块时,慎用 Matas 试验,因压迫颈动脉可能导致斑块碎屑脱落,增加脑梗死的发生机会。

术前行颈动脉体瘤供血动脉栓塞为一部分学者所倡用。栓塞一般选择在术前一天进行。将造影导管选择入颈外动脉,造影显示肿瘤的供血动脉,用吸收性明胶海绵或弹簧栓将供血动脉栓塞。重复造影,直至肿瘤染色明显减轻。栓塞时应力求精细,避免栓塞物误入颈内动脉。栓塞后患者可有瘤体疼痛感,给予必要的镇痛药物缓解疼痛。栓塞对于体积较大的颈动脉体瘤可明显缩小肿瘤体积,减少手术中失血量,使肿瘤剥离时出血减少,从而降低脑神经损伤的机会。上海中山医院于 1998 年收治一巨大颈动脉体瘤患者,于术前成功栓塞肿瘤的供血动脉,手术中失血明显减少,肿瘤得以完整切除。

(2)麻醉:由于动脉体瘤手术中可能需阻断颈动脉,为提高脑组织对缺血、缺氧的耐受性,过去提倡选用低温全身麻醉。脑组织代谢率较一般组织高,同时神经细胞能量来源的储备较少,因此脑组织耐受缺氧的能力较弱。一般情况下,完全缺氧时间超过 4~6 分钟,脑组织便可发生不可逆性损伤。在 10~37.5℃ 范围内,温度和脑组织耗氧量呈一直线函数关系。温度越低,脑组织耗氧量越低,耐受缺氧的能力越高。据测定,体温降低到 30℃ 时,脑的耗氧量只有正常体温耗氧量的 58%。因此过去手术时常将体温降低到 32~33℃ 左右,头部再加冰帽。但低温麻醉操作复杂,降温、复温过程长。体温降低过多会引发心律失常,干扰全身的凝血系统,同时实践中发现低体温全身麻醉在降低缺血性脑卒中方面并无优越性。分析上海中山医院 124 例颈动脉体瘤手术,前 32 例采用低温全身麻醉,脑缺血性卒中发生 3 例。而采用正常体温麻醉的 92 例中,脑缺血性卒中也只发生 3 例。因此目前认为影响卒中发生率的因素主要为术前的准备工作及手术操作本身,手术完全能在正常体温下顺利进行。

全身麻醉无疑是颈动脉体瘤手术麻醉的首选,尤其对肿瘤体积较大的患者更应选择全身麻醉。因为全身麻醉本身能降低脑组织的代谢,提高脑组织对缺氧的耐受性,消除患者的恐惧心理,减轻手术中大量失血对患者可能产生的负面影响。对于肿瘤体积较小、估计手术中不需要阻断颈动脉的患者,可采用颈丛麻醉。由于患者处于清醒状态,手术中可随时了解患者的神志变化情况,及时发现患者脑缺氧表现并予以相应处理。上海中山医院近几年成功地将上述两种麻醉结合起来,先在颈丛麻醉下显露颈总动脉,并阻断 5 分钟,观察患者神志变化情况。如无异样,改全身麻醉实施肿瘤切除。

(3)体位及切口暴露:患者仰卧,头部转向健侧,颈背部垫一薄枕,使患侧颈部过伸。一般采用胸锁乳突肌前缘切口,上至乳突,下至近胸锁关节。于胸锁乳突肌后前方显露颈总动脉,用塑料带控制后,沿颈动脉向远端游离,充分显露颈动脉分叉与肿瘤。游离时需注意保护颈内静脉。舌下神经常斜跨于颈动脉分叉上方,迷走神经位于颈动脉后方,分离时应仔细辨认,注意保护。如果肿瘤巨大,做改良 T 形颈部切口更便于切除瘤体。切口作于耳前,将腮腺移开并保护面神经,这样便于暴露远端颈内动脉。肿瘤如延伸至颅底,手术暴露困难时,上海中山医院采用切断下颌骨的方法,使颅底得以良好暴露。肿瘤切除后将下颌骨复位,并用钢丝固定。国外有学者提出行简易临时下颌骨半脱位术来解决这一难题。如果患者牙齿状况良好,可用两根不锈钢丝分别圈套患侧下颌的前磨牙或尖牙,以及对侧上颌的前磨牙和尖牙。如前磨牙和尖牙有缺损,则以其邻近的牙齿代替。然后,握住下颌骨向前向对侧轻推,以造成下颌骨半脱位状态。最后,将对侧上颌骨牙齿和患侧下颌骨牙齿上的两根不锈钢丝相向牵拉并相互缠绕,以固定下颌骨半脱位状态。如果患者牙齿脱落或有牙周疾病,牙齿不足以承受一定的牵引力,则需借助 Steinmann 导钉固定。3/32in. Steinmann 导钉 1 枚,经口腔黏膜钻入患侧下颌骨,位置在中线后 2cm 颏孔前、下颌牙槽脊和下颌骨下边界之间的中线上。Steinmann 导钉钻入深度应控制在下颌舌面的口腔黏膜下恰可及导钉尖。另 1 枚 Steinmann 导钉钻入对侧上颌骨,位置在中线后 2cm,上颌牙槽上方 1cm,钻入深度应在腭黏膜下恰可及导钉尖。这样,两枚导钉外露部分为 1~2cm,分别圈套不锈钢丝。不锈钢丝牵拉固定法同上。上述两种方法所需时间都不超过 10 分钟。简易临时下颌骨半脱位术具有简单易行、省时、损伤小、并发症少等优点。但是,由于简易临时下颌骨半脱位术必须在颈动脉体瘤切除术前完成,因此需要事先对下颌骨半脱术的必要性做出准确的评估。

血管手术的关键在于控制近远端血管。应尽可能分离肿瘤近远端颈动脉,一旦剥离肿瘤时大量出血,阻断近远端颈动脉能减少出血,便于剥离。

（4）手术方法

1）颈动脉体瘤剥离术:当颈动脉体瘤体积较小,或体积较大但与颈动脉粘连较少,Shamblin 分级为 Ⅰ级时,应行颈动脉体瘤剥离术。剥离颈动脉体瘤可从其下端开始,逐渐向头侧解剖。解剖较为困难的两个部位是颈总动脉分叉和颈动脉体瘤后侧,瘤体后侧常常将喉上神经包绕其中。瘤体与颈内动脉粘连较少,相对容易剥离。手术中如出血较多,可间接阻断颈总动脉。阻断颈总动脉时注意避免出现低血压,以防脑组织供血不足。瘤体分离不可沿动脉中层而应沿动脉外膜层进行,否则可能引起术中出血或术后颈动脉破裂。但是由于颈动脉体瘤没有真正的包膜,通常难以辨认外膜层。因此要将瘤体从颈动脉上完整剥离而不损伤动脉壁并非易事。如果发生颈动脉撕裂,可用人工血管补片作修补。需要指出的是,不能因为避免损伤动脉壁而残留颈动脉体瘤组织,否则术后极易复发。上海中山医院 124 例颈动脉体瘤中行肿瘤剥离手术的 85 例,其中两例因残留少量肿瘤组织而发生复发。

2）颈动脉体瘤剥离术合并术中颈动脉内转流法:当颈动脉体瘤体积较大,与颈动脉粘连较多,Shamblin 分级法为 Ⅱ级时,可行颈动脉体瘤剥离及术中颈动脉内转流术。手术步骤如下:游离并用塑料带控制颈总动脉和颈内、外动脉。静脉注射肝素 5000U,使全身肝素化。切开颈总动脉,插入充满肝素溶液的转流管直至颈内动脉。然后,以转流管为支撑,收紧控制颈总和颈内动脉的塑料带。颈动脉体瘤切除后,拔除转流管,缝合颈总动脉切口。这样,既可以避免因损伤动脉壁而发生难以控制的大出血,又可以保持颈内动脉血流通畅而避免脑组织缺血。但是,颈动脉内转流术有引起颈动脉内膜损伤和颈内动脉、脑动脉血栓栓塞的危险。上海中山医院 1 例采用术中内转流法,手术结束时,患者完全清醒,生命体征稳定,四肢活动正常。术后 6 小时患者突然发绀,呼吸心跳停止。经 20 分钟抢救,心跳恢复,并出现自主呼吸,但患者始终昏迷。术后 28 小时患者死亡。分析死亡原因可能是脑动脉栓塞所致。

3）颈动脉体瘤切除合并血管移植术:当颈动脉体瘤体积巨大,瘤体将颈总动脉分叉完全包裹或者恶变可能较大,Shamblin 分级法为 Ⅲ级时,可行颈动脉体瘤切除及血管移植术。本术式关键是重建颈内动脉,保证术后脑组织的正常供血。血管移植材料有几种,最常用的为大隐静脉。大隐静脉有取材方便,口径与颈内动脉匹配,远期通畅率较高等优点。最理想的移植材料为自体动脉,如能找到口径匹配的自体动脉作为移植血管,其远期通畅率最高。但相对而言,自体动脉取材较困难。人工血管不存在取材问题,有多种口径可供选择且不需要另行手术切口,但颈内动脉口径较细,选用人工血管远期通畅率低,故临床上一般不用。

根据颈动脉体瘤对颈内、外动脉包裹程度的不同,手术主要有以下三种方式。

A. 颈动脉体瘤切除及自体大隐静脉颈内动脉移植术:此术式主要针对肿瘤同时侵犯颈内、颈外动脉,难以剥离其中任一动脉者。手术步骤:游离并用塑料带控制颈总和颈内、外动脉。取直径与颈内动脉相似的大隐静脉一段,外周静脉注射 30~50mg 肝素,Satinsky 钳部分阻断颈总动脉。大隐静脉远心端与阻断颈总动脉部分做端-侧吻合。然后松开阻断颈总动脉的 Satinsky 钳,用 Bulldog 夹夹住大隐静脉。再用 Satinsky 钳阻断颈内动脉,切断颈内动脉后,将其远端与大隐静脉近心端做端-端吻合。这种吻合方法可以最大限度地缩短颈内动脉缺血时间。最后,切断并结扎颈总、颈外动脉,同时将颈动脉体瘤一并切除。也可取下大隐静脉后,将肿瘤连同包裹的动脉一起切除,结扎颈外动脉残端,再将大隐静脉远心端与颈总动脉残端对端吻合,另一端与颈内动脉残端对端吻合。这种方法颈动脉阻断时间较长,但吻合后血流较前者更符合生理状态。在某些情况下,较早地游离并结扎颈外动脉有利于减少出血,同时被钳夹的颈外动脉可以当做"把手",起到牵拉瘤体的作用,便于切除肿瘤。行血管移植术时也可应用内转流技术,以避免颈内动脉完全阻断而引起的脑组织缺血。

B. 颈动脉体瘤切除及颈内动脉-颈总动脉吻合术:此术式适用于颈内动脉扭曲、切除肿瘤后颈内动脉残端能同颈总动脉残端对端吻合者。这种情况临床上较少见,吻合时注意吻合口不能有张力。颈外动脉可结扎。

C. 颈动脉体瘤切除及颈外动脉颈内动脉移植术:此术式适用于颈外动脉侵犯较少、容易完整分离的患者。术中先将颈外动脉与肿瘤完整地分离,将肿瘤连同包裹的颈内动脉一起切除。选取与缺损颈内动脉相同长度的颈外动脉,在其远端切断,远心端结扎,近心端与颈内动脉残端对端吻合。同上一种术式一样,这种方法仅需做一个吻合口,颈内动脉阻断时间较短,吻合口远期通畅率高。但临床上合适的患者不多。

D. 颈动脉体瘤切除及颈内动脉结扎术:当肿瘤巨大并延伸至颅底时,颈内动脉远端难以分离或残端过短,无法行颈内动脉重建,不得不结扎颈内动脉。结扎颈内动脉可能导致脑卒中,其发病率为23% ~ 50%,病死率为14% ~ 64%。如术前考虑到有结扎颈内动脉可能,则应行眼血流图检查以评估大脑侧支循环和患者耐受颈内动脉闭塞的程度。此外,术中直接穿刺颈内动脉测定颈内动脉逆流压也可以了解患者耐受颈内动脉闭塞程度。当颈内动脉逆流压低于6.67kPa(50mmHg)时,结扎颈内动脉可能威胁生命。

（5）术后处理:一般无特殊处理。如行血管移植,需抗凝6周左右。术后注意患者神志、四肢肌力及血压、心率、呼吸等生命体征。患者出院后应定期随访,以检查有无多中心病变或复发。接受血管移植的患者应定期地行多普勒超声检查,早期发现移植血管是否发生狭窄。

（6）手术并发症

1）缺血性脑卒中:原因可能有三:①脑细胞损害:由于术中阻断颈动脉时间较长而引起脑细胞缺氧所致。表现为术后持续昏迷。②吻合口血栓形成:常由于吻合技术不良、术后未行抗凝治疗。可发生于术后任何时间,以术后早期较多见。一旦确诊,需立即手术探查取栓。③脑动脉栓塞或血栓形成:这是引起脑卒中最常见的原因,当术中阻断颈动脉后,脑动脉血流减慢或脑动脉痉挛易致血栓形成。术中内转流

管血栓形成后脱落或吻合口血栓脱落均能引起脑动脉栓塞,可选用溶栓治疗。上海中山医院124例颈动脉体瘤手术,脑卒中发生6例,6例术中均曾阻断颈动脉,其中2例是因瘤体过大,瘤体切除后无法重建颈内动脉;2例行颈动脉重建术,术中放与不放内转流管各1例;还有2例行肿瘤剥除。

预防脑卒中的方法包括:①分离瘤体时要轻柔,不要挤压或过度牵拉颈部血管;②在游离瘤体前先于外周静脉注射30mg肝素;③尽可能缩短颈总动脉和颈内动脉的阻断时间;④减少术中失血,阻断颈动脉时宜适当提高血压。

2）脑神经损伤:这是颈动脉体瘤术后最常见的并发症,发生率可达20% ~ 45%。上海中山医院颈动脉体瘤手术脑神经损伤发生率为37.1%。受累的神经以舌下神经最多见。迷走神经主干、迷走神经分支如咽支、喉上神经,面神经的下颌缘支及颈交感神经等也可累及。神经麻痹的原因包括手术中牵拉、术后局部水肿瘢痕粘连压迫、手术中切割等。前者往往造成暂时性麻痹,而后者可造成永久性麻痹。舌下神经多斜跨于瘤体表面,剥离瘤体时如创面渗血较多,易损伤此神经。术后表现为伸舌偏斜、舌搅拌功能障碍等症状。迷走神经多位于瘤体后方,部分瘤体可将其包绕,损伤后表现为声音嘶哑、心率增快等症状。咽支及喉上神经位于瘤体内侧。损伤后患者出现吞咽困难、呛咳、音调降低及讲话费力等症状。面神经下颌缘支沿下颌骨走行,偶尔可行走于下颌骨下方。瘤体大直达颅底时,分离上极可损伤此神经,表现为患侧鼻唇沟变浅、鼓腮漏气等症状。交感神经位于迷走神经内侧,损伤或压迫后可有Horner综合征。减少神经损伤的关键在于减少手术创面的渗血,熟悉颈部神经的走行,术中注意识别,避免钳夹、过度牵拉等。

3）血压反射功能衰竭综合征:大多出现在双侧颈动脉体瘤切除术患者中,可出现间歇性高血压和血压剧烈波动,并伴随头痛、头昏、心动过速、出汗和面色潮红。当患者处于安静状态时,又会出现低血压和心率减慢等表现。患者的循环状态很大程度上与大脑刺激相关,并可出现严重的情绪波动。血压反射功能衰竭综合征原因可能是切除颈动脉体瘤时损伤舌下神经或舌咽神经颈动脉窦支,破坏了颈动脉窦的神经通路,打断了血压反射弧。因此,应尽量避免双侧颈动脉体瘤同时切除。

（陈斌 王玉琦）

第四十七章

肾血管和肠系膜血管疾病

第一节　肾血管疾病

肾血管疾病包括肾动脉狭窄、肾动脉瘤、肾动静脉瘘和肾静脉血栓等，其中肾动脉狭窄是较为常见的血管疾病，肾动脉瘤属于内脏动脉瘤的范畴，较为少见，而肾动静脉瘘和肾静脉血栓相当罕见，因此本节主要介绍肾动脉狭窄。

【病因】

肾动脉狭窄主要的病因包括动脉粥样硬化、多发性大动脉炎以及动脉壁肌纤维发育不良。在我国以往报道以多发性大动脉炎居多，但近年来随着高血脂、糖尿病发病率日益升高以及吸烟等危险因素的作用，动脉硬化的发病率明显增多，成为最常见的病因。动脉硬化性肾动脉狭窄多见于老年人群，患者多有高血脂、糖尿病等危险因素，起病年龄一般>50岁，最常见为累及肾动脉开口处的病变（图47-1），但有时也可见肾动脉中段的病变。多发性大动脉炎多见于我国和日本等东方国家，在我国是第二常见的肾动脉狭窄病因，绝大部分患者起病年龄<40岁，女性多见，主要

累及肾动脉开口（图47-2），并往往合并头臂干或胸腹主动脉等狭窄性病变。而且此类病变所导致的肾动脉狭窄在病程中均有血沉、C反应蛋白升高等炎症指标异常。肌纤维发育不良多见于未成年人、青年以及40~55岁的女性，最常累及肾动脉，动脉造影上主要表现为肾动脉中段的局限性狭窄或者串珠样改变（图47-3），可以合并动脉瘤。

【病理生理】

肾动脉狭窄主要可引起肾血管性高血压和缺血性肾病。肾血管性高血压是最常见的继发性高血压，同时原发性高血压合并肾动脉狭窄也会进一步加重高血压的病情，因此与肾动脉狭窄相关高血压约占严重及难治性高血压的10%~40%。其主要机制是缺血刺激肾小球旁体结构的近球细胞和致密斑，促进了肾素的合成和释放，通过肾素-血管紧张素-醛固酮系统的活动导致血压增高。缺血性肾病主要长期的肾动脉狭窄，导致患肾缺血，肾小管萎缩和间质纤维化，入球动脉和叶间动脉等发生硬化，最终肾动脉从狭窄变为闭塞，越来越多肾小球硬化失去功能，患侧肾脏萎缩坏死。

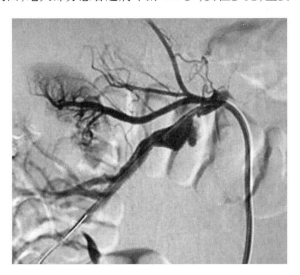

图47-1　动脉硬化性肾动脉狭窄，累及肾动脉开口处

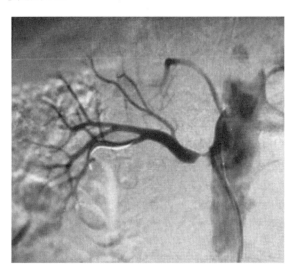

图47-2　多发性大动脉炎，主要累及肾动脉开口

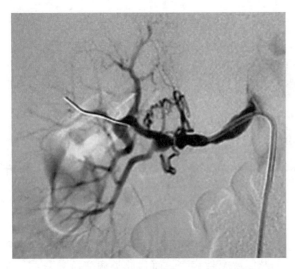

图 47-3 肌纤维发育不良,肾动脉中段的局限性狭窄或者串珠样改变,可以合并动脉瘤

【临床表现】

肾动脉狭窄常见症状主要是和高血压相关的头痛、头晕、心悸、胸闷、视力减退、恶心、呕吐等。发病特点:①青年发病常小于 30 岁,以女性为多;老年发病常大于 50 岁,以男性为多;②长期高血压骤然加剧或高血压突然发作,病程短或发展快;③使用 2~3 种降压药物后高血压仍然难以控制。体征上除了高血压以外,约半数以上患者可听到上腹部血管杂音,此外如果大动脉炎患者合并头臂干或胸腹主动脉等狭窄性病变,可以体检上发现颈动脉、四肢动脉搏动减弱或者消失。

【诊断】

诊断上对于肾动脉狭窄,由于患者往往因为高血压就诊,首先在体检时需要注意有无上腹部杂音(包括收缩期和舒张期的双相杂音)、严重的高血压视网膜病(Ⅲ~Ⅳ级)和全身性动脉粥样硬化等情况。对于可疑为肾动脉狭窄的患者作以下进一步的检查,同时要排除肾实质性高血压以及肾上腺因素引起的高血压,然后才能明确诊断。

1. 实验室检查 主要是尿常规了解蛋白尿和血尿的情况;肾功能了解总体肾脏功能(关键是血清肌酐水平)。

2. 静脉肾盂造影 采用快速注射连续静脉尿路造影法,注射造影剂后最初 5 分钟内连续摄片,以后按常规摄片。可以显示:①两肾大小的差异,一般患肾长度较健肾缩短;②两肾肾盂显影时间的差异,患肾显影时间迟缓;③两肾肾盂显影浓度的差异,患肾显影较淡,而 15 分钟后患肾显影可能较健侧为浓,消失较慢。

3. 核素肾图 核素肾图一方面可以显示两侧肾脏分别的灌注情况,同时结合曲线的血管段、分泌段有无减低,排泄段有无延长,放射性核素分布浓度来判断患肾功能是否正常或者低功能或无功能;另一方面可以定量估算两侧肾脏的肾小球滤过率(GFR),通过手术前后 GFR 的比较可以反映分肾功能的改善情况。

4. 多普勒超声检查 超声可显示患肾体积,尤其长度,有无明显萎缩;另一方面若肾动脉狭窄,则肾动脉病变段血流流道变细,可测及高速血流,同时还可测量阻力指数(RI),RI 越高,反映远端肾内小动脉阻力高,肾小球动脉硬化程度越重。

5. 肾动脉 CTA 和 MRA 两者均可较清晰显示肾动脉尤其是近端的狭窄情况,其中 CTA 的分辨率更高,可以显示肾动脉的全程。MRA 在诊断肾动脉狭窄的敏感性和特异性不及 CTA,但是由于不用碘造影剂,适用于肾功能不全或者碘过敏者。

6. 腹主-肾动脉造影 腹主-肾动脉造影是目前依旧是确诊肾动脉狭窄压的金标准,一般是经皮穿刺股动脉插管,先在腹主动脉造影了解腹主动脉、肾动脉全貌,然后超选到两侧肾动脉开口,显示累及一侧肾动脉主干及其分支有无呈狭窄或闭塞,具体的部位、范围、程度以及有无狭窄后扩张征象。造影的分辨率最高,可以清楚显示不同的病变性质和各类侧支,但是由于有创操作的特点,所以目前一般用于腔内治疗前进一步的诊断。

7. 血浆肾素活性测定 可以抽取患者周围血标本,用放射免疫技术测定血浆肾素活性。也可经皮穿刺股静脉插入导管,分别抽取两侧肾静脉及肾静脉开口上、下方的腔静脉血,患肾静脉血的肾素活性较健侧为高,并可进行两侧肾静脉血的肾素活性比值计算,但是因为外周血标本影响因素较多,而肾静脉采血有创,所以应用不多。

8. 血管紧张素阻滞试验 一般用血管紧张素转化酶抑制剂卡托普利 25mg,口服。30 分钟后,可以直接测定血浆肾素活性,如果增高,血压下降,可作为肾动脉狭窄的佐证。也有用此方法进行服药前后核素肾图曲线的比较来进行诊断。

【治疗】

1. 药物治疗 所有的肾动脉狭窄患者均需要药物治疗。首先是降压药物,如果患者不是双侧肾动脉狭窄或者孤立肾动脉狭窄,首选血管紧张素转化酶抑制剂或者受体抑制剂,其他常用降压药物有 β-肾上腺素能受体阻滞剂、钙离子通道拮抗剂、利尿剂等。其次是抗血小板药物,包括阿司匹林和氯吡格雷。对于动脉硬化性肾动脉狭窄还可以使用他汀类药物来稳定斑块。

2. 外科治疗　目前我们对肾动脉狭窄行外科治疗的指征是:肾动脉直径狭窄60%以上,跨病变收缩压差>20mmHg(有血流动力学改变),有血运重建的局部条件;病肾功能未完全丧失:患肾长度>8cm,Scr<445μmol/L,彩超阻力指数(RI)<0.8和核素肾图肾小球滤过率>10ml/min;排除原发性肾小球疾病和其他继发性肾病;大动脉炎非活动期;无其他手术禁忌证。主要的方法有传统手术治疗和腔内治疗。

(1)腔内治疗:主要包括经皮腔内血管成形术(percutaneous transluminal angioplasty,PTA)和支架置入术。由于创伤小,恢复快,目前是肾动脉狭窄外科治疗的首选。

(2)手术治疗:由于手术创伤较大,目前应用逐渐减少,主要适用于年轻、全身状况较好以及腔内治疗效果不好的患者。采用的手术方法有以下几种:

1)肾动脉重建:包括肾动脉病变内膜剥除术、肾动脉狭窄段切除吻合术和腹主动脉肾动脉旁路术,以后者的应用最多,旁路移植物有人工血管、自体大隐静脉或者髂内动脉。

2)自体肾移植:主要适用于大动脉炎引起的腹主动脉-肾动脉开口处狭窄,同时腹主动脉有严重病变者。方法为将患肾移植至同侧髂窝,肾动脉与髂内动脉对端吻合,肾静脉与髂总静脉或髂外静脉端-侧吻合,输尿管可以不切断。

3)肾切除术:肾切除是破坏性手术,一般只有在患侧肾动脉没有血管重建条件、但是仍旧分泌肾素、肾血管性高血压无法控制的情况下才考虑施行。过去采用开放肾切除术,近年常采用腹腔镜肾切除术。

需要指出的是肾动脉狭窄的外科治疗方法应根据具体病因有所不同:

动脉粥样硬化多见于老年人,由于传统手术创伤大,首选腔内治疗,由于病变多累及肾动脉开口,腔内治疗首选球扩式支架成形,如果是肾动脉中段或者分支处的动脉硬化病变可以单纯球囊扩张。对于腔内治疗过程中动脉硬化斑块碎屑的远端栓塞可以通过应用远端保护装置来减少由于远端栓塞而导致的支架术后肾功能减退。手术治疗适用于年轻、全身状况好、肾动脉病变较长不适合腔内治疗的患者。手术方式包括腹主动脉-肾动脉旁路术和肾动脉狭窄部位内膜剥脱术。

大动脉炎性肾动脉狭窄外科治疗必须是在炎性病变得到控制后进行。目前数据手术治疗,包括腹主动脉-肾动脉旁路术(如果腹主动脉没有动脉炎症累及)、自体肾移植术(如果腹主动脉有动脉炎症累及)的疗效似乎更好一些。如果考虑进行腔内治疗,建议进行单纯的球囊扩张,而不是支架置入,因为支架金属会进一步刺激血管壁的炎性反应,从而导致再狭窄甚至闭塞。有文献认为切割球囊对于炎性肾动脉狭窄,建议先用小口径切割球囊扩张,再改用大口径普通球囊来扩张此类炎性病变。

肌纤维发育不良性的肾动脉狭窄的外科治疗包括传统的手术治疗和微创的腔内治疗,其中首选球囊扩张。由于此类肾动脉病变多见于肾动脉主干的中段,球囊扩张被认为是对于中段或者串珠样病变的首选治疗,支架置入仅在球囊扩张失败、肾动脉出现夹层时考虑使用。对于肾动脉开口处的病变,因为多为儿童或者年轻患者,因此也是考虑单纯的球囊扩张,而不是支架置入。如果球囊扩张无效,一般建议采用腹主动脉-肾动脉旁路手术,或者对于开口处的病变可以直接进行旁路手术。此外鉴于很多的肌纤维发育不良性肾动脉病变是主干的局限性狭窄或者合并局限性动脉瘤,因此也可以施行病变切除,动脉端-端吻合的术式或者置入带膜支架。

造影剂肾病是血管腔内治疗的常见并发症,对于肾动脉狭窄由于患者本身肾功能有所减退,因此造影剂的肾毒性就可能更为明显,对此我们建议采取以下一些措施:采用等渗性造影剂;术前术后充分水化并禁用肾毒性药物;术后密切随访肾功能,一旦出现肾功能进行性恶化及时处理。

(史振宇　符伟国)

第二节　肠系膜血管缺血性疾病

肠系膜动脉缺血时内脏血管的灌流量就不能满足正常的代谢需求。该疾病根据症状持续时间分为急性和慢性。急性肠系膜缺血(AMI)在数小时到数天内迅速发展,常导致急性肠坏死,需进行肠切除。急性肠缺血最常见的原因是肠系膜动脉栓塞或在原有动脉硬化基础上的急性血栓形成。慢性肠缺血往往是一个很隐蔽的过程,其进展需要数周到数月,最常见的原因是不断进展的内脏动脉阻塞性疾病,通常与动脉粥样硬化有关,因而这类疾病也常常被误诊为胃肠道疾病。Antonio Beniviene首先于15世纪在意大利的佛罗伦萨描述了肠系膜缺血,作为一位希腊药学专家和忙碌的医生,他记录了不同的胃肠疾病,包括胆囊结石,肠道炎性疾病,及肠系膜静脉血栓(MVT),在他去世后他兄弟发现了这些简明的记录并陆续发表。数个世纪后,1895年Elliott诊断了第1例AMI,并成功地行肠切除及吻合术。Good man于1918年第1个描述了慢性肠绞痛,并将其列为一种临床疾病。1926年Cokkinis报告了由肠系膜动脉阻塞导致死亡的12例患者后对于肠系膜缺血性疾病的评价为:"诊断是不可能的,预后是糟糕的,治疗几乎是无用的。"1936年的Dunphy是Pate Beat Brigham医院的一位外科住院医师,他报告了1病例,患者表现为体重减轻,腹痛程度与腹部体检不符,后来该患者死亡,尸检发现肠系膜动脉阻塞性病变。在回顾了12例死于肠绞痛患者的医学记录后,他发现在12例患者中有7例(58%)有慢性腹痛史,所以提出早期干预以预防病情进度和死亡的可能性。Warren和Eberhard于1935年第1次将MVT单独列为肠梗死的原因,以区别肠系膜动脉阻塞。

之后,Klass于1950年做了第1例肠系膜上动脉血栓切除术,没有行肠切除,患者术后几天因心脏相关疾病死亡,尸检显示肠道是正常的。1958年Shaw和Maynard在马萨诸塞州总院成功做了第1例肠系膜上动脉血栓内膜切除术,Morris和同事于1962年成功地做了第1例从肾下腹主动脉至肠系膜上动脉的逆行搭桥(转流)。Storey和Wylie则于1966年在旧金山加州大学第1次描述了顺行主动脉内脏动脉转流,和经主动脉内脏动脉血栓内膜切除术。他们报告了14例患者因内脏血管阻塞的症状前来治疗的结果。1例术后死亡,但有4例术后平均随访3年仍无症状复发。1980年Furrer和他的同事发表了第1例经血管腔内行肠系膜上动脉扩张的病例,开创了经皮治疗内脏动脉疾病的时代。

(一) 内脏血管解剖

原始背侧主动脉在胎儿发育过程中逐渐次形成了腹主动脉。腹部其他动脉分支则起于原始腹侧主动脉,原始中腹侧主动脉在妊娠第4周消失。这些起于原始腹侧主动脉的分支在胎儿第10周、13周和22周时分别发育成腹腔动脉,肠系膜上动脉(SMA)和肠系膜下动脉(IMA),原始腹侧主动脉和分支动脉在退变过程中的不同步偶尔也会造成内脏动脉解剖上的变异。

腹腔干动脉发自于腹主动脉,正好在膈肌下方第1腰椎椎体水平,其上方是主动脉裂孔的拱形弓状韧带,下方是胰腺上缘。一般来说,从腹腔动脉分出三个分支,即胃左动脉、脾动脉和肝总动脉。然而,这个三分叉常有变异存在,最常见的是肝总动脉及其分支发源于肠系膜上动脉或直接发源于腹主动脉。

经中线的贯通腹部的切口可以很好地显露腹腔动脉主干,该切口也便于血管重建时判断肠道血运。腹腔干动脉主干是被腹腔神经丛包围,所以要从近端分离。先经中线探查分离三角韧带,纵形切开肝胃韧带,达壁层后腹膜。用自动拉钩将肝拉向中线右侧。放置胃管有助于辨认食管。要锐性分离覆盖在膈肌角的后腹膜,以暴露腹腔动脉主干。第一支解剖出的通常是肝总动脉,该动脉横过中线右侧走向肝脏,也可在分出肝动脉后逆行分到腹腔动脉主干起始部,该处会有淋巴组织和腹腔神经丛。

肠系膜上动脉起始部较腹腔动脉低。起始部有胰腺颈部和脾静脉横跨,其走行与主动脉的夹角不如腹腔动脉大,在胰腺钩状突和十二指肠第三段上方,肠系膜上静脉多沿动脉右侧平行,肠系膜上动脉第一个重要分支通常是胰十二指肠下动脉,该动脉经胃十二指肠动脉及胰十二指肠上动脉与腹腔动脉形成侧支循环。第二个重要分支通常是结肠中动脉。该动脉在胰腺下缘发出。右结肠动脉、回结肠动脉、第三级肠系膜动脉分支在远端发出,走行在肠系膜供应小肠。

肠系膜上动脉(SMA)的暴露可从前方横结肠系膜根部,或者十二指肠第四段侧方。从前方路径暴露SMA需向上方牵拉横结肠以便清楚地暴露结肠系膜部分,用湿巾覆盖小肠或将小肠装入肠袋然后牵向右侧。水平切开后腹膜,部位在系膜根部,从空肠近端延至中线右侧。中结肠动脉可作为横结肠系膜内的标记以定位SMA主干。触诊也有助于定位SMA。常常是先解剖肠系膜上静脉,然后在静脉的左侧即可触到SMA。这种暴露途径能很好地显露SMA,也可分离屈氏韧带(Treitz韧带),然后将十二指肠侧壁与腹主动脉前缘分开,即可见SMA由腹主动脉发出。

肠系膜下动脉(IMA)常在腹主动脉分叉处上方3~4cm自腹主动脉前壁左侧发出,常位于第3腰椎水平。主干常再分为乙状结肠动脉和结肠动脉。左结肠动脉的升支形成Drummond下缘动脉,乙状结肠动脉供应左右直肠上动脉,这些动脉与髂内动脉分支在盆腔构成侧支循环。

(二) 内脏血流生理

肠道维持正常的功能和营养吸收有赖于内脏微循环提供充足的血流和氧。有许多自身调节机制通过使动脉平滑肌收缩和松弛确保肠道足够的血液循环。内脏动脉扩张或收缩的程度决定了内脏血流供应在禁食或餐后有较大的差别。内脏血流在禁食或餐后差别很大,波动范围从占输出量的10%~35%。在非阻塞性肠系膜缺血患者所观察到的严重血流量减少即是由于严重的血管痉挛所致。超声显示在禁食期间SMA动脉循环阻力增大程度为中度至高度,低舒张期血流甚至少量的反流。餐后全腹收缩期和舒张期均出现低阻力信号,提示内脏动脉扩张,未发现血流反流。与此形成对照的是无论是否进食,腹腔干动脉都是低阻力信号。这可能是肝脏血流网阻力低所致。Perko及其同事也注意到禁食者进行较大的运动量时,内脏血管阻力增加2倍,肝脾血流量减少

50%,肠系膜血流量减少25%。

许多血管外因素也在调节内脏血流状态。位于脊柱前方的交感神经如腹腔神经丛和肠系膜神经丛行使神经调节作用,可释放导致动脉血管收缩的刺激。激素也调节内脏血流。在低血容量状态下肾素-血管紧张素反馈机制通过血管紧张素Ⅱ的直接作用造成肠系膜血管收缩。低血容量和高渗状态还刺激神经垂体,而神经垂体可释放血管加压素这些激素造成内脏血管收缩,门静脉压下降和静脉扩张。血管内的调节还包括代谢途径和肌源性途径。黏膜缺血会促进代谢副产品的释放,造成血管平滑肌扩张,肠黏膜血流量增加。这样在相对缺血期黏膜的灌流量和完整性得到保障。

(三) 流行病学

无症状的内脏动脉阻塞性疾病在老年患者中常见。Wilson 及同事用 B 超连续检查了 553 个患者,年龄均大于 65 岁,其中 17.5% 的患者至少有一个内脏动脉有严重狭窄。此外,尸检也发现有 6% ~ 10% 的肠系膜动脉硬化的发生。尽管如此,因为肠系膜动脉侧支循环丰富,能够保证足够的内脏供血。所以没有缺血症状。在 Wilson 研究的患者中,腹腔动脉干和肠系膜上动脉狭窄而无症状与急慢性肠系膜缺血、胃肠道干预,大面积心血管事件或增加的死亡率无关。

相反,急性肠系膜缺血病程进展快,并发症的发生多与肠坏死有关。Stoney 和 Cunningham1993 年报告了一组入院患者的资料,患急性肠系膜缺血的患者占年入院患者的 1/1000。同样,Mckinsey 和 Gewertz 1997 年报道的资料是急性肠系膜缺血占年入院患者的 0.1%。需要迅速使血管再通并行坏死肠段切除,死亡率约为 24% ~ 96%,老年患者的病情会很重。AMI 在 60 岁以上患者造成死亡的相对危险性是 3.0。

慢性肠系膜缺血(CMI)的精确发病率尚不清,但也有估计每年发病人数占总人群的 1/100 000。虽然有很多患者患肠系膜阻塞性疾病是无症状的;但在症状出现之前,患者通常都会有 2 条或更多肠系膜血管发生病变。在症状出现之前,腹腔动脉干、SMA 和 IMA 常会有些动脉硬化性病变,患者有慢性腹痛。其他症状变化很大,这使对该病的诊断比较困难,导致治疗延误和并发症增加。

(四) 病理生理学

1. 急性肠系膜缺血

(1) 栓塞:肠道灌流量骤减可通过多种机制造成肠系膜缺血(MI)。动脉栓塞占 AMI 40% ~ 50%,栓塞常来源于心脏内壁的栓子,引发因素包括快速房颤、心肌梗死、心肌病、心脏结构缺损、心脏肿瘤。心内膜炎可能导致脓毒性栓子从心内膜脱落。肠系膜血管

近端的胸腹主动脉瘤壁血栓脱落也可导致肠系膜动脉栓塞。肠系膜上动脉与腹主动脉形成的夹角不如其他肠系膜血管与腹主动脉夹角小,所以成为肠系膜栓塞的最常见的终点。此外,这类栓子距血管开口处常有数厘米距离。通常在结肠中动脉远端。动脉造影发现肠系膜上动脉在结肠中动脉远端突然中断,侧支循环也很少通过,常可诊断为由于栓子栓塞导致的 AMI。

(2) 动脉血栓形成:动脉血栓形成是 AMI 第二常见原因,占病例数的 20% ~ 35%;已存在于所有内脏动脉的动脉粥样硬化斑块是最常见的原因。高凝血综合征也容易导致急性内脏血栓形成。受影响的血管通常因为在主动脉开口处。急性动脉血栓形成患者常已有慢性肠系膜缺血(CMI)的表现。Schoots 及同事回顾了 45 组观察研究,包括了 3692 例 AMI 患者,发现急性肠系膜动脉血栓形成的死亡率是 77.4%,而急性动脉栓塞的死亡率是 54.1%。急性血栓形成死亡率高的原因可能由于阻塞部位在内脏动脉起始部,被阻塞的血管多,受影响的肠段长。主动脉夹层撕裂范围急性扩展也可导致肠系膜血管突然阻塞,并引起血栓。

一项瑞典的研究包括对 213 例急性肠系膜上动脉(SMA)血栓栓塞的死亡患者尸检的梗死小肠,结果发现 SMA 血栓形成患者肠坏死的程度明显大于栓塞患者的肠坏死程度。阻塞的原因 57.3% 是栓塞,41.3% 是血栓形成,另 1.4% 原因不明。SMA 的原发栓塞患者中 68% 有多个栓子存在。SMA 栓塞患者中 48% 可在心脏发现栓子而血栓形成的患者中仅 11%。

2. 非阻塞性肠系膜缺血 肠血管受损又无血栓形成或栓塞阻塞被称为非阻塞性肠系膜缺血(NOMI)。有症状的患者常发现有广泛动脉粥样硬化,常累及 3 支内脏动脉。病变通常累及血管开口,斑块由腹主动脉延伸而至。但是,NOMI 也可发生在无肠系膜血管阻塞的患者身上,Thomas 和他的同事回顾了血管造影证实的肠系膜动脉狭窄度大于 50% 的患者,15 例患者 3 条内脏动脉病变明显,17% 的患者在 2 ~ 3 年的随访过程中出现了慢性肠系膜缺血。而无症状的患者无严重的 3 支血管病变。但是 72 例中有 29 例(40%)在随访研究期间死亡,这些死亡患者的平均生存期是 1.9 年。说明该类疾病并发症发生率高。

内脏血栓常发生在血流量减少时,特别是同时合并肠道动脉硬化病变。NOMI 常继发于心脏疾病,特别是严重的充血性心力衰竭。房颤是心源性血栓和内脏栓塞常见的原因。也会因减少左室功能和心输出量而导致 NOMI。其他引起 NOMI 的危险因素包括低血容量、全身血管收缩、血管活性药物(如地高辛、α-肾上腺素能药物、β 受体阻滞剂、可卡因等)、主动脉

瓣关闭不全、心肺分流术、腹部或心血管手术、肝衰竭。Deitch 和同事在 NOMI 鼠模型中发现,在低血容量性休克持续 30 分钟,黏膜损伤导致的细菌移位,可在 2 小时内发生。

3. 肠系膜静脉血栓形成(MVT)　MVT 占所有肠系膜缺血病例的 5% ~15% 通常发生在肠系膜上静脉,也会累及肠系膜下静脉和门静脉,MVT 分为原发型和继发性,继发性 MVT 多发生在基础疾病基础上,占所有 MVT 的 75%。遗传或获得性高凝血状态疾病,包括蛋白补体-C 和蛋白 S 缺乏、红细胞增多症、抗凝血因子 Ⅲ 缺乏、抗磷脂抗体综合征,抗肿瘤因子 Ⅴ 突变等是常见的原因。恶性肿瘤、外伤、腹部手术、肝衰竭、胰腺炎、口服避孕用药也可引起 MVT。

肠道缺血的范围在很大程度上依赖静脉受累的程度。MVT 时从正常肠段到缺血肠段的过渡较动脉阻塞疾病时慢。常见到肠壁的水肿和出血,接着就是局部黏膜的脱落。血栓起始部位因病因不同而异。如病因产生在腹腔内,血栓多趋于大的肠系膜静脉,然后发展至小的静脉网。如果因为高凝状态导致MVT,则血栓始于小的肠系膜静脉。急性、有症状的 MVT 的死亡率约 20% ~50%。长期存活率视 MVT 原因而定,如果没有长期抗凝,复发率会很高。Rhee 及同事回顾了 72 例经治患者的临床治疗效果,发现 30 天的死亡率为 27%,复发率为 36%。慢性 MVT 患者的长期存活率明显好过急性 MVT 患者(83%、36%),22 年的观察发现这类患者的生存情况并没有改善。立即使用肝素抗凝仍是治疗的主要手段。而外科探查用于抗凝失败或临床恶化(如急腹症)的患者。

(五)临床表现

1. 急性肠系膜缺血　由动脉血栓栓塞性疾病所导致的 AMI 最常见的症状是突然腹痛。如果内脏器官侧支循环不良会导致更严重的症状。表现为严重快速加重的临床过程。恶心、呕吐、腹泻等排空症状,可发生腹胀,典型的腹痛是疼痛与体检发现不一致。最初肠鸣音活跃,这是由于肠道平滑肌不能松弛,出现了一系列排空症状,晚期肠鸣减弱是其特征。AMI 早期无肌紧张反跳痛,然而当肠道缺血和坏死加重,肌紧张和反跳痛就会很明显。因为这些都是晚期表现,所以在出现这些症状前不应延误诊断和治疗。晚期的其他表现还包括发热、少尿、脱水、意识不清、心动过速、休克。代谢异常包括白细胞增多,代谢性酸中毒,血淀粉酶增高,转氨酶增高,乳酸血症。

NOMI 和 MVT 的患者特征性表现是临床过程进展较慢。通常,NOMI 都是重病患者、插管患者。其本身疾病易突然恶化,常需静脉输升压药,导致肠系膜血管进一步收缩,造成内脏供血减少。MVT 患者最常见的表现是发热、腹胀、血便。脱水和严重的体液转移,可导致血性腹水和低血容量状态,这又会导致静脉血栓进一步发展。

2. 慢性肠系膜血栓形成(CMI)　CMI 最常见的症状是餐后腹痛和体重减轻。腹痛呈钝痛或绞痛,多位于中腹部。症状过程也被称为肠的间隙性跛行。由于能量缺乏使得肠平滑肌松弛,结果加重了肠的痉挛性痛。腹痛常常发生在餐后 15~45 分钟后。痛的程度因所吃食物的多少和种类而异。患者特征性表现为恐食症,以避免进食后引起的严重腹痛。大便习惯改变、恶心、呕吐等症状较少。CMI 被认为在老年妇女中多见。由于症状表现不典型,常造成诊断困难和延误治疗。患者存在动脉硬化传统的危险因素,常有长期吸烟史,多数患者还有其他血管疾病的表现,如脑血管冠状动脉和周围动脉疾病。体检一般无特征性表现。患者通常营养不良,萎靡不振。有时可听到腹部血管杂音;肠鸣音常活跃。一般不会有肌紧张及反跳痛。患者由于长期营养缺乏,前白蛋白和白蛋白都会低。

(六)辅助检查

1. 无创评估　二维超声对于内脏局部缺血症状的早期无损伤诊断是一种有效的工具。彩色多普勒扫描可以用来评估内脏血管及血管床的流速及阻力指数,同样可以评估终末器官的血管供应情况。肠壁的情况可以通过高分辨率的经腹超声来评估。肠管壁的出血、炎症及坏死增厚可以超声成像。不对称的肠壁增厚及伴随的肠梗阻可以在 AMI 的患者中出现,腹水和气腹症也可出现。

Moneta 及同事完成了对先前已做过腹部动脉主干及肠系膜上动脉造影的 100 名患者进行的二维超声对照研究。他们假设肠系膜上动脉血流流速的减少及收缩期峰值流速(PSV)大于 275cm/s,或腹腔主干没有血流及肠系膜上动脉最大收缩速度(PSV)大于 200cm/s 是动脉狭窄 70% 或大于 70% 的可靠指征。利用这个标准,多普勒发现 SMA 和腹腔动脉病变的敏感度分别达到 92% 和 87%。发现 SMA 和腹腔动脉 70% 狭窄的总的准确率分别为 96% 和 82%。

检查水准的不一致限制了经腹多普勒,这与超声操作者的水平有关。与患者相关的因素包括肥胖、肠管积气过多、局部解剖因素的差异及呼吸的效应可以影响成像的效果。一定要注意定位每条血管的起始部经免造成测量误差。

CT 对于肠系膜缺血的诊断是一种精确无创的显像方式。Rosow 及同事使用多层面 CT 和 CTA 对猪模型进行实验,其预测肠系膜缺血的敏感性达 92%。Kirkpatrick 及同事报道 CTA 诊断 AMI 的敏感性达

96%,特异性为 94%。与传统的血管造影对比,CTA 的优点表现在相对容易操作,速度快,对比剂可通过周围静脉系统迅速注入,同时显影肠系膜动、静脉和内脏血管等。普通 X 线可发现与 AMI 相关肠系膜壁增厚、扩张、活动减少。CT 很容易发现这些征象,还可同时发现肠积气、肠系膜水肿、腹水等。通过对比剂各时像的比较,可以用来评估肠系膜血管有无血栓、栓子、动脉夹层和动脉瘤等情况(图 47-4)。

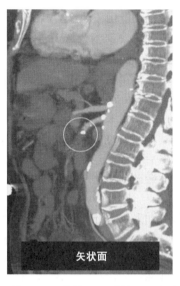
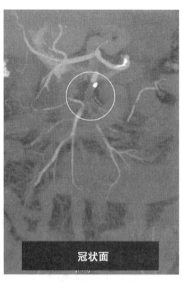

矢状面　　冠状面

图 47-4　术前 CTA 提示 SMA 中段闭塞,管腔内低密度影,考虑栓塞

CT 的缺点在于对比剂肾病以及对比剂的过敏反应。在推注对比剂时间不准确可能导致不精确的成像从而导致诊断的延误。因为在血管开口处常有钙化,增大静脉内对比剂的量,可能会低估血管狭窄的程度。因此,无增强造影的成像可以再次评估。最后一点,严格说来 CT 只作为诊断的一种方式,治疗必须通过另行血管造影或者血管探查术。

磁共振血管造影(MRI)也可用于肠系膜阻塞性疾病的诊断。因为 MRI 检查时所需时间明显比 CTA 长,所以受到限制。最近的研究显示,CMI 患者行 MRI 与传统血管造影时肠系膜动脉显影的造影符合度很高,特别是大分支。MRI 还能避免 CTA 时暴露于射线。但是 CTA 对于钙化斑的确定诊断有着独特的优势,这是 MRI 无法比拟的。如果患者对碘对比剂过敏,行 MRI 也可显现出其优势。

2. 有创评估　传统的血管造影仍然是诊断肠系膜缺血的金标准。内脏大动脉前后及侧位图,同样的对于腹腔干、肠系膜上动脉、肠系膜下动脉的导管插入术,可以最精确及特异性地提供狭窄及堵塞的位置。另外可选择的治疗方法,包括球囊成形术、支架成形术、溶栓术、经皮血栓取出术,同样可以恢复内脏的血流。

(七)急性及慢性肠系膜缺血的治疗

1. 药物治疗　单纯的药物治疗对于这些患者效果不佳。控制危险因素能缓解肠系膜循环及其他血管床动脉硬化的进展。已知有遗传高凝血症疾病风险的患者应该接受筛查,如有指征,应接受全身的抗凝治疗。

由于患者在住院期间常有严重脱水,所以,术前一定要充分补充液体并保证足够的尿量,也要纠正电解质的异常及代谢性酸中毒。患 CMI 的患者常有营养不良,所以,在重建血管前也要检查白蛋白、前白蛋白、C-反应蛋白。对严重营养不良患者可考虑在术前给予全胃肠外营养或肠道营养。最后,由于长期缺血引起肠道黏膜损伤,可能出现细菌移位而导致全身性败血症。静脉使用广谱抗生素,同时加强液体补充可减少该类患者的死亡率。要特别注意对抗革兰阴性菌和厌氧菌。

2. 血管腔内治疗

(1)一般原则:近年来将血管腔内技术用于治疗肠系膜血管疾病扩充了经皮介入技术的用途,然而血管腔内技术仍主要用于 CMI 患者。最常用的技术包括球囊成形和支架,最近的报道显示该技术有非常好的治疗效果以及并发症率低。由于 AMI 患者常需切除肠段,更多的是采用剖腹探查并开放手术重建血运。对于那些有短肠综合征、心肺功能均较差、已有腹腔手术史、凝血系统疾病,营养障碍的患者,更倾向选择血管腔内治疗。而对病变复杂和血管完全阻塞的患者,传统上选择开放手术重建血管。

(2)效果:Sarac 和同事在克利夫兰诊所最近利用经皮血管成形和支架治疗了 87 例肠系膜血管疾病患者,其中有 18 例是完全闭塞的。这些血管是用

0.035 英寸的超滑导丝来进入的,然后对血管入口处病变使用球囊扩张支架(80 条血管)对非入口处血管病变同时有血管弯曲的血管使用自膨式钛合金支架(7 条血管)。经治的血管狭窄的血管阻塞患者一期手术 1 年的通畅率和存活率是一致的。一期通畅是 65%,一期辅助通畅率是 97%,再次手术通畅率是 99%,1 年累积存活率是 89%。

Silva 及同事回顾了 59 例患者的治疗结果。总共有 79 条狭窄的肠系膜血管(>70%)接受了血管成形和支架手术。技术成功率和症状缓解率分别是 96% 和 88%。14 个月后的再狭窄率是 29%,17% 的患者症状再次出现。所有支架再狭窄的患者都接受了经皮血管再通,平均随访 38 个月,存活率是 79%。Sharafuddin 和同事们对于 25 例患者的 26 根有狭窄和闭塞肠系膜的血管进行了支架辅助的血管成形术。其中 96% 手术是成功的,症状得到直接改善的只有 3 例(88%)。3 例失败:1 例患者被认为已存在中弓韧带的外在压迫,但拒绝外科手术开放治疗解除压迫;另 1 例接受外科旁路手术,但症状仍无缓解;第 3 例患者的症状是由于胃排空延迟所致,给予胃蠕动起动器可部分缓解症状。一期和一期辅助支架治疗 6 个月通畅率均是 92%。

虽然尚无随机对照的结果,但近来的回顾性对照发现球囊血管成形和支架再狭窄率高。在 Cleveland 诊所,Kasirajan 医生及其同事回顾了 28 例患者的资料,其中 32 条肠系膜血管接受了球囊成形或支架治疗,观察时间为 3 年半。5 条血管(18%)接受球囊血管成形,23 条血管(82%)同时接受球囊扩张和支架手术。其结果与开腹外科手术再建血运的 85 例患者(130 条血管)相对比。两组患者住院时间,总的围术期并发症率及存活率无显著差别。血管腔内组 3 年再狭窄或阻塞率是 27%。1 年症状复发率为 28%,3 年为 34%。而外科手术组 3 年的症状复发率是 13%。

布朗和他的同事报道了 3 年时间内在达特茅斯希区柯克大学医疗中心进行肠系膜支架置入术后的患者再狭窄率为 10%,症状复发为 9%,13 个月里 53% 的患者需要再次介入治疗。和接受开放性血管成形术的患者相比,支架组患者发生再狭窄的可能性是前者的 7 倍,症状再发生可能是前者的 4 倍,需要再次介入的可能是前者的 15 倍。

Atkins 和同事们也有类似的研究,42 条经球囊扩张的肠系膜血管(87% 放置支架)与 88 条开放手术重建血运进行比较。经皮血管腔内成形术(PTA)组平均随访 15 个月,开放手术组平均随访 42 个月。两组患者的并发症率和死亡率无差异。但是放射影像显示,1 年以后 PTA 组的一期通畅率和一期辅助通畅率(分别是 58% 和 65%)明显低于开放手术组(分别是 90% 和 96%)。PTA 加使用支架也常需要早期再次介入治疗。令人不解的是,2 组患者需要再次介入的症状复发率均高,统计学上无显著差异。

(3) 逆行肠系膜支架:虽然血管腔内成形术及支架已广泛用于治疗 CMI,但在开腹术中使用逆行肠系膜动脉支架治疗 AMI 是近来才报道的。在开腹手术期间解剖出横结肠系膜的根部,然后经皮或经动脉切口将管鞘插入血管。Wyers 医生及同事所采用的是在肠系膜上动脉纵形切开,如果需要可同时做动脉血栓内膜剥脱术,然后行补片成形术。鞘管要通过补片的远端以便进入 SMA。手推造影剂行侧位血管造影,然后将导丝逆行放入穿过狭窄直到进入腹主动脉。放置球囊扩张支架并要求支架突入腹主动脉约 1~2mm。回顾 Wyers 组的病例,他们将采用该方法的病例和采用顺行释放支架及传统开放手术治疗 AMI 的病例对比。接受逆行支架治疗的患者死亡率是 17%,接受顺行支架治疗的患者死亡率是 100%,而接受传统外科治疗的死亡率是 80%。逆行支架组的技术成功率是 100%。Moyes 及同事的一项研究显示,4 例患者接受了相同的逆行支架治疗肠系膜上动脉的 AMI,2 例患者 2 年后仍存活,1 例患者术后 14 天支架形成血栓,予外科旁路手术,另 1 例术后 6 天因多器官功能衰竭死亡。

虽然逆行肠系膜支架早期疗效尚好,长期效果仍不清楚,该方法的主要优势是在恢复血流前后可以检查肠道的状态。而顺行的经皮球囊血管成形术却无法做到。该方法的另一优点是可能缩短手术时间,因为避免了病变近端流入血管(主动脉、髂动脉)的暴露,以及用于转流的自体血管的获取。缺点是在手术过程中可能会不慎损伤血管和造成主动脉夹层,以及由于内膜增生造成再狭窄。

(4) 局限性:血管腔内治疗对象应该是 CMI 的高危患者。已证实在这个人群里腔内治疗有很高的技术成功率,而并发症率和死亡率在减少。然而对于适于外科手术的患者,优势并不如此明显。近来的文献报道腔内血管手术再狭窄率和症状再发率高,需要再次干预的时间也比较开放手术早。在肠系膜内放置支架也使得将来的外科手术干预更加困难。尤其是腹腔动脉,因为该动脉主干短。因肠系膜动脉特别是肠系膜上动脉起始部的走行都是向下成角,经股动脉入路比较困难,还会导致支架释放不理想。所以选择上肢入路会更好。一项最近的研究也显示经上肢入路比经股动脉入路一期通畅率高。对于更复杂的狭窄病例或完全阻塞病例,由于采用更激进的治疗,远端血栓形成的危险增大,但其程度尚不清。对于这种病例可考虑采用颈动脉支架时使用的远端保护措施。血管腔内治疗的其他缺点包括入路处的并发症（血肿、动脉夹层、周围动脉血栓）、造影剂肾病、肠道不能显影，以及穿破血管。也报道会因支架折断导致再狭窄，缺血症状再次出现。传统外科再建血运手术可能引发的再灌注出血也可因为球囊血管成形术而发生。尽管有这些问题，血管腔内技术在治疗肠系膜缺血的应用会继续扩大。随着新球囊的出现，以及涂药支架和覆膜支架的发展早期狭窄率也会降低。尽管有这些限制，血管内技术将继续在治疗肠系膜局部缺血患者扮演越来越重要的角色。随着新的球囊、药物支架和移植支架的发展，早期再狭窄率可能会有所改善。

3. 外科开放手术治疗

（1）一般原则：剖腹探查重建血运的治疗方法即可用于 AMI 又可用于 CMI。有 AMI 症状和体征的患者需急诊手术探查，评估肠道的活力及重建内脏血运。因为有多种方法可恢复肠道血运，血管外科医生必须熟悉这些方法。在进行大血管成形术前，小肠和大肠可能会出现大段颜色暗灰，局部缺血性或坏死。因为 SMA 栓子常位于 SMI 起始部以远的位置，中结肠动脉和回结肠动脉也许仍通畅。所以，在动脉栓塞发生后，肠道的坏死并不广泛，近端回肠和横结肠可能会免受缺血所累。而急性血栓形成则常发生在 SMA 起始部，由于累及 SMA 的几个近端分支，所以肠道低灌流和坏死的范围会更广泛。

重建血运和再灌注后要再一次评估肠道的活力。由于重建血运，某些可能被切除的肠段可能被保存下来。我们建议 1~2 安瓿（500~1000mg）静脉注入荧光素，然后使用 wood 灯来评价肠道情况，斑片状荧光素分布高度提示肠段需要切除，也应该使用多普勒探测肠系膜动脉。在血管重建后于术中行血管造影能精确估计肠系膜血流恢复情况。很多患者在 24 小时内需要行二次开腹探查以再次评估肠道活力及是否需要扩大肠段切除。决定是否行二次剖腹探查，应根据第一次手术中的情况而不是依据第一次术后临床症状是否缓解。

（2）急性肠系膜动脉血栓栓塞

SMA 取栓术：通过触诊和多普勒检查来评估肠系膜动脉的灌注情况。如果阻塞是由栓子引起，常可触及 SMA 近端搏动。要全身肝素化。如果感觉动脉比较软，无动脉硬化病变，可在阻塞远端横行切开动脉，然后查看埃及管腔内是否有血栓。然后将球囊导管轻柔的放入血管的近远端，直到再无血栓可以取出。一定要注意球囊不要扩张太大，否则会导致动脉内膜夹层。肠系膜血管远端很薄，球囊过度扩张会导致动脉破裂及血液外溢。如果不需要内膜剥脱则用

Prolene 缝线间断缝合横行的动脉切口。如果有斑块影响血流，就需要纵行切开血管，行局部血管内膜剥脱。多选用自体静脉行补片血管形成术，因为可能同时行肠段切除造成潜在感染。如果需要，动脉切开部位也可作为顺行，逆行转流的吻合口。

（3）慢性肠系膜缺血

经主动脉的动脉内膜切除术：1966 年，Story 和 Mylie 在旧金山加州大学描述了经主动脉行血管内膜剥脱术的"开窗"方法。该方法一直使用了 40 年，其并发症率、死亡率及疗效持续时间都是可以被接受的。该手术的优点包括：能同时剥除主动脉和两个内脏动脉的粥样斑块。不理想处包括：要旋转内脏扩大暴露范围以解剖出腹主动脉上段；如果粥样斑块延伸至远端动脉或存在穿壁钙化。斑块的摘除会不完整。所以对 CMI 患者不同的情况要选择不同的血管再通手术。

Cunningham 及同事将一组 48 例患者经腹主动脉行肠系膜动脉内膜剥脱术（TEA）的结果与另一组 26 例患者行旁路手术时间超过 30 年的结果比较。TEA 组平均随访时间是 71.1 个月，TEA 组围术期死亡率是 14.6%，与动脉旁路组无明显区别。在这次研究的早期，采用经胸、经腹膜后行 TEA，这种方法可能增加了围术期肺部并发症（11/48，23%）。TEA 术后 1 年症状缓解率是 95.8%，5 年症状缓解率是 86.5%。TEA 组和旁路组内脏缺血时间接近分别是 30.5 分钟和 26.0 分钟。Lau 及同事在 10 年中为 14 名 CMI 患者开展了经后腹膜 TEA，技术成功率 93%，1 例在术后第 2 天行 SMA 取栓术。无围术期死亡，平均随访 2.4 年，术后 1 年和 3 年的无症状生存率分别是 85% 和 77%。

顺行肠系膜旁路：传统的顺行旁路已经证实其有效性和疗效的长期性。Jimenez 及同事过去 14 年间回顾了 47 例患 CMI 患者接受人工血管顺行主动脉-腹腔动脉旁路和主动脉-肠系膜动脉旁路的结果。住院死亡率是 11%，平均住院时间是 32±30 天。平均随诊 37 个月，存活患者在随访期内均无症状，82% 的患者体重增加，Ⅰ 期手术、Ⅰ 期辅助手术和 Ⅱ 期人工血管移植手术的 5 年通畅率分别是 69%、94% 和 100%。实际存活率是 74%，虽然顺行旁路的围术期并发症率和死亡率明显增高，但该手术的疗效的长期性和无症状性存活质量也很突出。Cunningham 及同事回顾了他们为 CMI 患者所做的 26 例顺行旁路手术，发现了同样的结果。他们的围术期死亡率较低（7.7%），1 年和 5 年的无症状率分别是 96% 和 86%。English 及同事做了 80 条肠系膜血管的顺行旁路手术，均为 CMI。住院死亡率是 29%，在建旁路前已有肠坏死存在明显增加了围术期死亡率和症状的程度（慢性加急性）。70 个

月无症状存活率57%,该手术很适用于CMI患者的选择性血管再通手术。

逆行肠系膜旁路:Wylie和同事首先描述了逆行肠系膜旁路。右髂动脉-肠系膜动脉搭桥为逆行血管肠系膜上动脉(SMA)血管重建术。移植血管在肠系膜根部的系膜内通过以避免接触肠道。关于逆行与顺行旁路疗效的比较的争论一直在持续。但是尚无令人信服的依据证明哪一种术式的优势超过另一个。也无随机对照试验结果。来自俄勒冈健康科学大学的Foley和同事检查了50例AMI和CMI并存经过动脉搭桥移植术的患者治疗的结果。所有旁路的入口都在肾下腹主动脉或髂动脉。围术期CMI患者的死亡率为3%,AMI患者为24%。所有幸存者术后可减缓症状。2例患者术后因为移植血管阻塞而死亡。9年的I期辅助手术血管通畅率是79%,5年存活率是61%。

一项临床计算系统医学中心和加州大学洛杉矶分校的联合研究综述了9年时间内39例肠系膜搭桥术患者结果。采用Kaplan-Meier生命表方法比较了顺行旁路(n=21)和逆行旁路(n=18)后无症状生存状况。两者在技术上面无明显差别。虽然顺行旁路组术后的整体并发症高于逆行组,但两组的主要并发症的数量是相同的。顺行旁路组30天死亡率(14.3%)高过逆行旁路组(0%),所有死亡病例都不是急性缺血患者血运重建。

(4)开放手术的结局:

急性肠系膜缺血:虽然血管重建外科技术很成功,但是在AMI患者中死亡率仍然很高。原因之一是肠缺血再灌注损伤。虽然确切的机制尚不完全清楚,缺血再灌注损伤与术后心肌功能衰竭、败血症、急性肺损伤、多器官功能衰竭有联系。再灌注后迅速出现对肠壁直接损伤,触发一系列的活动,包括不同的释放炎性介质、活化和聚集,中性粒细胞移位。肠道细菌可能需要几周到几个月的康复,而患者可能经历一个漫长的腹泻和吸收不良的过程。

氧自由基所产生的毒性作用在缺血-再灌注损伤的发病机制中扮演一个重要的角色,损伤了黏膜和结构完整性。黏膜屏障持续受到伤害,,增加渗透导致肠功能受损和细菌和毒素的吸收。氧自由基的产生明显减弱了心脏收缩。Horton和White在缺血再灌注损伤的动物模型中发现自由基和过氧化氢酶的清道夫(超氧化物歧化酶)和中性粒细胞稳定器(己酮可可碱)阻碍了收缩减少并改善左心室功能。

在AMI之后全身系统的生理影响经常危及生命。心脏功能下降,表现为心律不齐和收缩力减少,常常发生在肠缺血再灌注后。中性粒细胞相关的急性肺损伤也可以在肠道缺血和再灌注后被观察到。Gerkin和同事发现再灌注损伤后循环体液因素耗尽引起肺血管内皮细胞的三磷腺苷出体外。因此,全身炎症介质导致微血管渗透率、游离肺中性粒细胞增加,并减少能量储备,导致急性肺损伤和临床肺功能衰竭。

除了缺血-再灌注效应,许多因素会导致肠系膜血管再通后的并发症。Kougias和他的同事们回顾了72例经过外科内脏血管重建术的AMI患者。30天内死亡率为31%。和高死亡率的相关因素是肾功能不全,年龄大于70岁、代谢性酸中毒、症状反复,需要在二次手术中行肠道切除术。年龄的增加和长期的病史对于预计死亡率的相关因子分别为3.64和4.62。

慢性肠系膜缺血:Mateo和他的同事们在过去20年中对85例经过血管重建术的CMI患者进行了回顾,早期的术后死亡率有8%,累计5年生存率是64%。和高死亡率相关因素是接受手术的老年患者,已有心脏疾病、高血压、其他周围血管床闭塞性疾病。术后并发症的相关因素包括主动脉瓣置换、术前肾脏疾病等。表47-1陈述了各种类型行血管重建术的CMI患者结果。

表47-1　回顾一系列类型对CMI患者行血管重建术的结果

类　型	年份	患者数目	血管数量	结果(%)					随访时间(月)
				手术成功率	并发症	在院死亡率	1年内再通率	再次出现症状	
Kruger	2007	39	41	97	12.2	2.5	95	5.1	39
Atkins,et al.	2007	49	88	100	39	2	90	22	42
English,et al.	2004	50	80	NA	62	29	97	6	42
Park	2002	98	179	97	20	3	NA	5	23
Jimenez,et al.	2002	47	92	100	66	11	69	9	31
Cho	2002	25	25	NA	60	0	57	41	60
Mateo,et al.	1999	85	130	94	33	8	76	24	36
Kihara	1999	42	66	97	30	10	65	35	33

（八）非阻塞性肠系膜缺血疾病的治疗

NOMI 是一种隐匿的疾病，与急性 AMI 栓塞表现不同，但同样有较高的死亡率。严重的充血性心力衰竭和低流量状态是产生这类疾病最常见的原因。对该疾病的治疗应提高循环支持和增加心输出量。选择性肠系膜动脉造影仍然是最好的诊断方式，检查诊断之后还可以利用这条路径行介入治疗。这些治疗包括直接注入了动脉内升压剂药如罂粟碱、硝酸甘油，以及必要时血管成形术和支架置入。在心脏诱发的心脏压塞引起的急性 NOMI 模型中，Kang 和同事表明，低剂量的动脉内抑制剂前列环素（一个强有力的乙酰胆碱酯酶抑制剂，与纤溶活性的抗血小板聚集作用），显著影响肠系膜血液流动。

前列腺素 E1（PGE1）是一种强有力的平滑肌松弛剂，可抑制血小板聚集，红细胞变形，降低生产活性氧抑制剂。一项最近的研究调查了多排 CT 在患 NOMI 的早期诊断和随后的大剂量 PGE1 静脉输注的作用。在 13 年期间对 22 例 NOMI 患者进行了随访。

第 1 批 13 例老年患者，如果经过心脏手术或透析后他们符合以下四条中的三条标准即被诊断为 NOMI：①肠梗阻或恶心、腹痛；②需要儿茶酚安治疗；③低血压病史；④转氨酶水平缓慢提高。患者一旦诊断为 NOMI，需进行全腹部 CT 扫描而不是血管造影。如果发现肠系膜动脉血管痉挛，但是没有证据显示或血运障碍或狭窄，开始大剂量静脉注射 PGE1（0.01 到 0.02g/（kg·min），连续 5 天，积极监测血压。13 名未接受大剂量 PGE1（21%）组，9 例患者（69%）死亡。

然而，随后 9 例患者用 CT 代替血管造影，并接受前列腺素静脉注射治疗。这个组 9 名患者中的 7 人（78%）幸存了下来，并且最终出院。因此，血管造影术的不确定性导致血管扩张药物治疗延误，而现在可以用 CT 诊断来改善这类患者的结局。

（九）肠系膜静脉血栓形成的治疗

对急性、亚急性 MVT 治疗主要是及时启动抗凝系统，能很好地提高生存率和减少复发风险。常规的方法是弹丸式注射肝素后跟随持续静脉输注治疗。我们推荐监测部分促凝血酶原时间（APPT）并保持在 50～70 秒之间。静脉给予抗生素静脉减少细菌从肠黏膜移位。积极液体复苏及循环支持应建立，因为严重的肠水肿使得体液进入腹膜腔。给予胃管引流减压及肠道休息也是必需的。

可疑患腹膜炎患者需要腹部探查和切除坏死的肠管。我们经常在首次手术后 24 小时内进行二次剖腹探查手术，这有助于避免切除在初次手术中存活的肠管。部分作者报告了成功的应用的直接经皮溶栓治疗肠系膜静脉血栓。然而，Grisham 和他的同事们回顾了 24 例 MVT 患者的结局，指出和那些仅仅进行了全身系统抗凝治疗的患者相比，经皮溶栓治疗的患者的死亡率明显高些，而住院时间在两组之间没有显著差异。相比之下，Semiz-Oysu 和他的同事们进行多种经皮治疗肝前性 MVT，包括静脉血管再通（n=19）、血栓溶解（n=1），人工血栓清除术（n=5）。83% 患者症状得到改善，死亡率（13.6%）也较低的。

（竺挺　符伟国）

3

第一节 概 论

动静脉瘘是指动脉和静脉之间存在的异常通道，也称为动静脉畸形，有先天性和后天性两种。典型的动静脉瘘除瘘本身外，还包括瘘的近远端动脉、静脉，连接瘘近远端的侧支动脉和静脉，以及动静脉瘘远端的周围血管床。动静脉瘘使动脉和静脉之间的血流出现短路，对局部和全身循环造成不同程度的影响。

（一）瘘对局部血流的影响

瘘近端动脉压力通常正常，但慢性动静脉瘘在近端动脉扩大时，近端动脉压力可能升高。瘘远端动脉压力总是降低，降低的程度取决于瘘的大小、动脉侧支建立的情况。当瘘口较大时，由于大量血液被分流造成远端动脉压力降低明显，有时大的动静脉瘘伴瘘周围动脉侧支循环较多时，远端动脉血流可发生逆流。当瘘口很小时，动脉压力逐级降低。远端动脉压力的降低导致远端肢体缺血。近端静脉由于流出道阻力低以及静脉壁良好的顺应性，压力变化不大。远端静脉压力取决于瘘的大小和静脉瓣膜的功能。急性瘘时，静脉瓣膜功能完好，阻止血液倒流，所以在瘘的部位静脉压力将大大增加，经过一段时间，由于远端静脉扩张，静脉瓣膜关闭不全，血液倒流，压力有所降低，但仍然高于正常，导致静脉高压产生肢体肿胀，静脉迂曲，静脉血淤滞，皮肤色素沉着，甚至溃疡发生。

（二）瘘对全身循环的影响

动静脉循环之间不正常沟通使总周围阻力下降，由于阻力下降必然引起中心动脉压降低，中心静脉压升高，灌注周围组织的血流减少。上述生理紊乱导致机体许多代偿性变化如心搏量增加，心率加快，通过这些代偿机制使动脉血压得以维持，静脉压下降，保证周围组织的血流灌注。动静脉瘘对全身循环的影响取决于瘘口的部位、大小、存在时间、瘘口周围纤维化程度及患者心功能情况。主动脉-腔静脉瘘可较早出现心力衰竭，肢体动静脉瘘在心脏功能良好，代偿充分的患者往往不一定发生明显的心脏并发症。但如果瘘大或患者有心肌损害，代偿不足将最终出现心力衰竭。先天性动静脉瘘由于瘘口小而弥散，且伴有一定阻力，发生心力衰竭的可能性比后天性动静脉瘘小。

（史伟浩 余波）

第二节 先天性动静脉瘘

【病因学】

原始血管和血细胞均是起源于中胚层的间充质，早期胚胎体节尚未形成时，在卵黄囊及体蒂的外中胚里，部分细胞集中形成大小不等的细胞群，称为血岛。血岛渐渐伸展并相互连接形成原始的毛细血管丛。动脉和静脉起源于时间同一的毛细血管丛。血管的胚胎发育过程，大致可分为丛状期、网状期和管干形成期三个阶段。在网状期，如果扩大的血管交通集聚，并趋向于融合一起就可产生动静脉瘘。在组织学上可见到无数平行的血管融合不全，并多处互相交通，这些交通往往极其细小称为微小动静脉瘘。在管干形成期，大体循环动静脉之间继续保留异常广泛的交通称为大动静脉瘘。至于什么原因引起血管原基发育异常形成血管畸形仍有许多争论。某些学者认为先天性动静脉瘘是染色体畸形的遗传。但 Desaive 和 Bessone 的 840 例先天性畸形，仅 7 例提示有遗传史。在妊娠早期，毒性感染，代谢紊乱、胎位和脐带位置不正常引起压迫创伤，可影响正常的胎儿发育。内分泌和自主神经系统调节失常也可影响动脉、静脉和淋巴系统的发育。

【病理改变】

根据瘘口大小和发生部位，一般可分三型：①干状动静脉瘘：在周围动静脉主干之间在横轴方向有交通支。多数的瘘口稍大，所以动静脉之间分流也多。在病变部位可出现杂音、震颤、静脉曲张和蜿蜒状动脉瘤。②瘤样动静脉瘘：在周围动静脉主干之间，横轴方向有细小众多的交通支，而且累及局部软组织和骨骼，局部组织伴瘤样改变。一般血液分流量较少，局部无杂音和震颤。是先天性动静脉瘘中最常见的一种，约占60%~70%。③混合型：有干状和瘤样的多发性动、静脉交通。

【临床表现】

大多数先天性动静脉瘘在出生时就存在，一般隐伏，无任何临床症状。青春发育内分泌的影响、外伤、过度活动等因素往往会激发动静脉瘘，使病变活跃起来。

1. 肢体增长、增粗过度发育 青少年骨骼端尚未闭合，由于骨骼周围存在广泛动、静脉吻合，导致动、静脉血流量增加使患肢增粗、增长。患肢之长度比健侧长2~5cm。患者常感到肢体沉重、肿胀和疼痛。有时有下腰部疼痛，这是因为肢体长度不等而出现骨盆倾斜和脊柱弯曲所造成。

2. 皮肤胎痣、温度和结构的变化 先天性动静脉瘘常和先天性血管瘤常并存在于同一部位，血管瘤为毛细血管状血管瘤。蓝红色，有的平坦，有的高突于皮肤表现。大小不等，有的为数厘米直径，也有环绕整个肢体。由于肢体血液丰富和静脉充盈，使局部皮温在瘘部增高。

3. 静脉曲张、溃疡和坏疽 动脉内高压血流经过瘘口流向静脉，使静脉内压增高，静脉血倒流，静脉瓣膜损伤，因而动静脉瘘存在的部位，常首先表现为局部静脉显著曲张。瘘孔较大时，曲张的静脉有搏动。由于静脉瓣膜功能不全并发浅静脉迂曲、淤滞、皮肤色素沉着、湿疹、感染、淤滞性皮肤溃疡。

4. 动脉供血不足 少数患者由于动脉血分流到静脉，可造成瘘口远端肢体供血不足，在足的远端和手部可出现溃疡和坏疽。

5. 心力衰竭 病变广泛、瘘口较大及病程较长的患者，由于动、静脉之间异常通道、周围血管阻力明显降低，使心搏出量明显增加，可出现心悸甚至心力衰竭，但大多数患者心功能正常。

【辅助检查】

1. 动脉造影 是诊断动静脉瘘最常用且最具价值的方法。特别是对先天性动静脉瘘，当决定要手术治疗和想了解既往做过手术后动静脉瘘的残留情况，需做动脉造影术。动脉造影能显示动静脉交通的情况，但有时较困难，造影显示许多不正常成团血管，无法辨认动静脉直接交通。输入主干动脉由于血流增加可扩张、迂曲；造影剂在瘘部积聚；输出静脉曲张等改变来诊断先天性动静脉瘘。

2. 静脉血氧检查 从动静脉瘘病变处静脉或瘘口近端的静脉抽血，和对侧肢体同一部位的静脉血相比，患侧的静脉血氧分压明显升高。

3. 彩色多普勒超声检查 先天性动静脉瘘由于瘘口众多，超声往往不易准确判断。目前主要利用超声术中帮助查找残余的动静脉瘘病变以及作为介入栓塞治疗和手术后的随访。

4. 计算机断层显像（CT）和磁共振成像（MRI） 两者通常用来显示病变的范围，包括肌肉和骨骼受累的情况。在诊断先天性动静脉瘘时，MRI优于CT，原因在于前者能显示纵轴面、冠状面等不同层次，而且能显示血流。磁共振血管造影（MRA）更能清楚显示瘘口及周围情况，能在部分病例替代动脉造影。

【治疗措施】

先天性动静脉瘘常是多发的，可影响多个不同平面。有时瘘的动脉可来源1根以上，或同1根动脉有许多分支血管，完全切除广泛众多的细小动静脉瘘是非常困难的。对病变广泛的病例，多数学者都主张非手术治疗。

手术适应证：①局部生长迅速的先天性动静脉瘘；②伴心力衰竭，病变累及邻近神经，引起疼痛或病变范围大已侵犯皮肤、并发出血者，均应进行手术。

1. 动静脉瘘切除 将输入血管和血管累及致发育异常的肌肉切除。浅表局限的先天性动静脉瘘，可进行局部切除或将累及的一组肌肉一并切除，可获得满意疗效。在广泛性切除术中需注意保护神经和动静脉主干。广泛性动静脉瘘切除而留下的组织缺损，需在手术显微镜下做带血管蒂皮瓣肌肉移植术以修复缺损。但先天性动静脉瘘往往呈蔓延的趋势发展，因此很难做到彻底切除。

2. 动静脉瘘瘘口的近端动脉结扎术 病变范围广泛的患者，可进行动静脉瘘瘘口的近端动脉结扎。结扎的动脉应该尽量靠近瘘口。但动脉结扎术可造成肢体缺血、坏疽，应慎重考虑。

3. 动静脉瘘的主要动静脉分支结扎术 病变广泛或深在的动静脉瘘，伴有出血、感染和溃疡。经动脉造影明确动静脉瘘的主要分支。可进行分别结扎分支血管。

4. 动静脉瘘的介入治疗 动脉内栓塞疗法和腔内隔绝治疗。视病变部位及动静脉交通情况而定。理想的栓塞物是对放射线不透光，对人体无毒性反应，能使动脉或静脉永久性栓塞。目前常用的有吸收性明胶海绵、硅塑料、异丁-2-2氰丙烯酸盐、聚乙烯醇、金属圈等。腔内隔绝治疗主要用带膜内支架。

进行介入治疗前，需做病变部位的血管造影，明确了解先天性动静脉瘘的主要供应血管和静脉回流情况以及瘘口和病变范围。根据病变部位和血流的特点，选择不同治疗方法。先天性动静脉瘘病变范围广泛,瘘口较多,所以通常需要较多的钢圈做大范围的栓塞。在栓塞一定量的钢圈减少血流量后可再加较大的吸收性明胶海绵颗粒或吸收性明胶海绵条促进凝血。若动静脉瘘发生于主干动脉上,则必须用带膜支架将瘘口封闭。

栓塞治疗的并发症主要是远处动脉栓塞,有时栓塞物可通过瘘口,随静脉进入肺动脉引起肺栓塞。因此治疗时导管要尽量靠近栓塞部位,要在荧光屏监视下,将栓塞物缓慢地注入。

5. 截肢或关节离断术　对少数患者经上述治疗无效,且伴有心力衰竭、患肢坏疽或严重感染,或反复大出血者可考虑截肢或关节离断术。

第三节　后天性动静脉瘘

【病因学】

1. 贯通伤　绝大多数后天性动静脉瘘都由外伤和医源性因素引起。如各种穿刺伤,特别是高速子弹、铁和玻璃碎片飞击伤。在受伤的当时,同一鞘内的动脉和静脉一起受损伤。闭合性骨折由于尖锐的骨折端或碎骨片刺破邻近血管。经皮穿刺动脉造影。第4、5腰椎间盘靠近髂血管,做椎间盘切除手术时,易造成髂血管损伤引起髂动静脉瘘。一般贯通伤外口很小,因邻近的肌肉和软组织阻止了大量出血,在局部软组织内形成血肿,血肿机化后形成动静脉瘘的囊壁。

2. 挤压伤　平行的动脉和静脉同时受挤压可发生动静脉瘘。医源性损伤例如脾切除和肾切除,大块结扎脾蒂和肾蒂;截肢时股动静脉结扎;甲状腺切除时,上极动静脉大块结扎,均可发生动静脉瘘。外来的暴力作用于软组织,将软组织挤压在骨骼上,如肩部、臀部挫伤可引起局部动静脉瘘,颅骨骨折可引起脑膜血管的动静脉瘘等。

3. 其他原因　动脉瘤逐渐产生粘连、腐蚀,最后穿破伴行静脉,甚至肿瘤溃疡破到大的血管壁,都可发生动静脉瘘。

【病理改变】

动脉和静脉的交通可分直接和间接两种。邻近的动静脉同时受伤时,创缘彼此直接对合,在数天之内就可直接交通,称为直接动静脉瘘。如动脉静脉的创口不能直接对合,而在两者之间有血肿存在,以后血肿机化,形成贯通于动脉和静脉之间的囊或管,称间接瘘。

瘘的近端动脉进行性扩张和伸长;动脉壁初期有些增厚,后期发生退行性改变,平滑肌纤维萎缩,弹力纤维减少,管壁变薄,以及粥样斑块形成。如瘘孔大,邻近瘘口主干动脉可膨胀而形成动脉瘤。远端的动脉因血流量减少而缩小。静脉逐渐扩张,远端可达最后一个瓣膜,近端可达腔静脉。如瘘孔大,静脉内压力骤增,外伤几周后就可见到局部由于静脉膨胀而形成一个搏动性肿块,很像是假性动脉瘤。瘘孔小时,在瘘管处静脉逐渐扩张,静脉内膜增厚,纤维组织增生,由于静脉壁逐渐增厚,形成动脉样壁。所以,外伤后半年左右从外形上很难区分是动脉或静脉。静脉壁也发生变性,内弹力层断裂和消失。远端静脉扩张和伸长。随后,静脉瓣膜关闭不全加重静脉功能不全。动静脉瘘促进大量侧支循环形成,静脉侧支循环甚至比动脉侧支循环更多,浅表静脉广泛曲张。

动静脉之间的瘘口呈单纯性比较少见,多数为外伤性动脉瘤,其部位可在动脉侧、静脉侧,或者在动静脉之间。

根据动静脉之间的交通关系和瘘的形态,可分为以下几种情况:

1. 动静脉紧贴为一裂孔隙,有的伴有动脉瘤或静脉瘤(图48-1)。

2. 单纯的交通导管,有的如同动脉导管未闭一样,有的伴有动脉瘤或静脉瘤(图48-2)。

3. 囊状交通,有的伴有动脉瘤或静脉瘤(图48-3)。

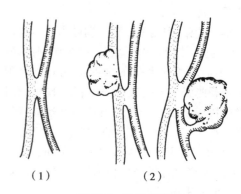

（1）　　　　　　　（2）

图 48-1　动静脉瘘
（1）动静脉紧贴,呈一裂孔隙;（2）动静脉紧贴,
伴有静脉瘤或动脉瘤

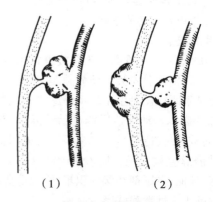

（1）　　　　　　　（2）

图 48-2　动静脉瘘
（1）交通导管伴有动脉瘤;（2）交通导管
伴有动、静脉瘤

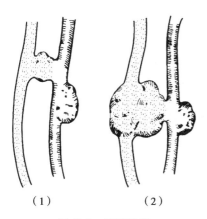

图 48-3　动静脉瘘
（1）囊状交通伴有动脉瘤；（2）囊状交通
伴有动、静脉瘤

【临床表现】

急性动静脉瘘可在受伤后立即出现，或者是在动静脉沟通外填塞血块溶解后出现，在损伤局部有血肿，绝大多数有震颤和杂音。大多数患者在动静脉瘘远端的肢体仍能扪及动脉搏动，但比健侧弱。下肢股浅动脉伴有股深动脉损伤时，不能扪及足背动脉搏动，且有肢体缺血症状。

慢性动静脉瘘患者的患肢肿胀、麻木、疼痛、乏力。在搏动性肿块局部有嗡嗡声。心力衰竭可有胸闷、心悸、气急。常见体征有：①瘘区有杂音和震颤，不管动静脉瘘口径大小，在动静脉瘘部位都可以听到典型、粗糙而持续的隆隆声，称为机器样杂音。杂音在心脏收缩期增强，并沿着主干血管近侧和远端传导。②脉率加快：这是由于静脉回心血量增加引起或由于平均动脉压下降导致心脏工作量增加的结果。③心脏扩大和心力衰竭：由于大量血液经瘘孔迅速地流入静脉，静脉压增高，心脏的回流血量增加，引起心脏扩大。心脏进行性扩大可导致心力衰竭。心脏扩大和心力衰竭的程度与瘘口的大小、部位以及存在的时间长短有密切关系。越近心脏的瘘，如主动脉弓直接分支（颈动脉、无名动脉、锁骨下动脉）与伴行静脉形成的静脉瘘，出现心力衰竭较早且严重。④局部皮温升高：受累肢体在动静脉瘘部位表面皮温升高，离动静脉瘘较远的部位，皮温可能正常或低于正常。⑤静脉功能不全：由于静脉内压增高，静脉血倒流，静脉瓣膜损伤，导致静脉瓣膜功能不全可并发浅静脉迂曲、淤滞、皮肤色素沉着、湿疹、感染、淤滞性皮肤溃疡。

【辅助检查】

动脉造影：可以明确瘘口的部位，大小以及附近血管扩大和侧支循环情况。瘘口小时，动脉显影，瘘口附近静脉也显影，但瘘口远端静脉很少显示。瘘口大时，需快速摄片才能见到动脉显影，但瘘附近扩张静脉显影明显，扩张最清楚的部位往往提示是瘘口的部位，瘘口远端静脉可能显示，数目增多并有曲张。

【诊断】

后天性动静脉瘘的诊断一般并无困难。有外伤或穿刺史，患者可自己发现有搏动性肿块，而且局部有杂音和震颤，一侧肢体肿胀，静脉曲张和静脉瓣膜功能不全，肢体局部皮温比对侧高。Duplex 超声对后天性动静脉瘘的诊断价值很高，动脉造影能明确定位瘘口的数量、部位和大小，发现同时存在的假性动脉瘤和曲张的侧支血管，对手术有很大的参考价值。

【治疗】

近年来，由于血管外科迅速的进展，血管缝合和移植术水平不断提高，对动静脉瘘一旦诊断肯定，都主张早期手术。这样可避免在等待时期内发生严重血流动力学改变和并发症。

1. 急性动静脉瘘手术治疗　确定诊断以后，只要患者一般情况许可，就应进行早期手术。伤口进行彻底清创，游离受伤动静脉近、远端并用塑料带控制。动脉可根据受伤情况不同，进行瘘口修补术或切除瘘后将动脉两端吻合或采用自体大隐静脉移植。急症手术时，如将主要动脉结扎，将引起肢体缺血坏死。静脉也需进行修复，重建血流，这样可减少肢体水肿。早期手术有许多优点，因为动静脉瘘周围无纤维粘连和侧支循环，所以手术操作较容易，而且瘘的近远端血管口径尚无明显大小差异变化，血管重建术也易进行。

2. 慢性动静脉瘘手术治疗

（1）动静脉瘘结扎闭合术：非主干血管采用闭合性手术是一种安全的具有一定疗效的方法。但主干血管（肱动脉、股动脉、腘动脉）进行闭合性手术可产生过远端肢体，特别是下肢血供不全和慢性营养障碍，出现间歇性跛行、缺血性疼痛、麻木、怕冷、水肿、溃疡和肌肉萎缩等症状，所以不宜采用。

1）瘘的近端动脉结扎术（Hunteroperation）：从理论上理解，当侧支动脉的阻力不大于瘘输入主干动脉血流的阻力时，近端动脉结扎将有降低周围循环的血流和血压作用，同时也减少了周围组织动脉血灌流作用。但实践中，这种手术的疗效是不满意，现很少采用。如患者一般情况差，尤其是伴发有心力衰竭而不适宜施行其他手术的，如高位颈内动静脉瘘和盆腔深部动静脉瘘，解剖位置不便于操作，钳夹缝合血管有困难时，可考虑将瘘的近端动脉结扎，可减少回心脏的血流量和改善局部症状。

2）四头结扎术（图 48-4）：1886 年，Bramann 首先提出了结扎全部交通支血管，切除动静脉瘘术。为了保证有足够侧支循环发生，这种手术需在外伤后 3 个月再进行。非主干血管,如手部、前臂、足和小腿部动静脉瘘,病程持久且有丰富侧支循环形成时,可采用四头结扎术。四头结扎术应该尽量靠近动静脉瘘口处,这样可以减少复发的可能。术后远端动脉通过侧支循环能逐渐恢复血供。动静脉瘘经常伴有侧支血管存在,单纯结扎术后易复发。当侧支循环丰富时,应在结扎后将动静脉瘘切除,这样可减少复发的机会。

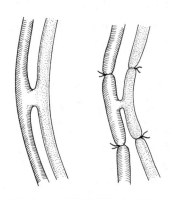

图48-4　动静脉瘘四头结扎术

3)闭塞性瘤内缝合术:1888年,Matas首先应用闭塞性动脉瘤内缝合血管术治疗动脉瘤。此方法后来也用于治疗动静脉瘘获得成功。在切开动静脉瘘之前先上止血带,若止血带不能应用,必须将动静脉瘘近端动静脉分别游离,上塑料带以控制出血。切开瘘囊在囊内缝合所有血管开口。

(2)动静脉瘘切除,血管重建术:尽管Rudolf Matas早在1922年已经提出动静脉瘘的血管重建术。但直到第二次世界大战后才被应用。外科医师逐渐证明血管重建术优于四头结扎术。

1)经静脉切开瘘口修补术(图48-5):Bickham根据Matas的手术原理,首先采用经静脉切口修补瘘口来治疗动静脉瘘,可使动脉管腔保持通畅。Matas-Bickham手术的优点是损害侧支循环极少,手术方法简单。但缺点是当动脉壁有严重变质、破坏、组织不健全时,缝合动脉瘘孔易使动脉管腔狭窄。

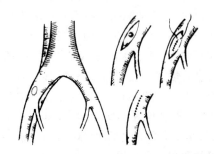

图48-5　动静脉瘘经静脉切口进行修补

2)瘘切除,动脉和静脉口侧面缝合修补术。

3)瘘切除,动脉对端吻合术:如果动脉缺损短,

缝合无张力,可进行动脉对端吻合术,静脉侧面缝合。

4)瘘切除,血管移植术:如动脉缺损范围较长,则可采用自体静脉人造血管移植术。

(3)瘘旷置动脉人造血管移植术:有些病变位于不易暴露的解剖部位,或与邻近血管,神经紧密粘连,不可能将动静脉瘘切除,可将瘘的动脉近远端结扎、切断,同时在离开病变动脉之近远端做血管移植术,以保持肢体远端的血供。

(4)介入栓塞治疗:适用于小的、非主干动脉的动静脉瘘,如股深动脉、髂内动脉、胫前/后动脉、腓动脉、椎动脉和一些小的分支动脉。栓塞剂包括吸收性明胶海绵、不锈钢圈、记忆合金弹簧圈、二氰基丙烯酸异丁酯(IBCA)等,可根据情况选用。栓塞后有远端组织缺血的可能。

(5)腔内血管内支架治疗:随着腔内血管外科的发展,通过介入方法在瘘口处动脉释放人造血管内支架,隔绝动静脉之间的血流,适用于发生在大中动脉的动静脉瘘,如锁骨下动脉、髂动脉和股动脉等,创伤小、近期疗效满意,但远期疗效有待进一步观察。

第四节　罕见动静脉瘘

1. 腹主动脉-下腔静脉瘘　创伤(刀刺伤或枪弹伤等)和腹主动脉瘤向下腔静脉穿破是主要原因;也有医源性损伤,如腰椎间盘突出手术中误伤造成腹主动脉-下腔静脉瘘或髂动静脉瘘。由于其分流量大,极易导致急性心功能衰竭;由于静脉压升高导致下肢水肿有时表现为明显的浅静脉曲张;由于远端动脉压降低导致足背动脉搏动减弱或消失;下腹部或腰部有杂音和震颤。Duplex、CT和动脉造影能明确诊断,可了解瘘口的部位和大小,对外科手术方案的制订有决定意义。外科治疗的目标是关闭瘘口,恢复正常血流状态。传统的手术通过分离腹主动脉和下腔静脉破入部位,分别对瘘口进行缝合修补,手术难度和风险极大。目前通过腔内血管外科技术,在主动脉瘘口处放置带膜血管内支架,已逐渐成为治疗主动脉-腔静脉瘘中的首选方法,是一种微创、有效的治疗方法。

2. 颈动静脉瘘　多见于外伤,患者常自觉耳内有响声,夜间更甚。体检能扪及震颤,听诊有连续性杂音,压迫颈总动脉近端时杂音消失。颈动脉造影可明确瘘口的位置。一旦确诊均应尽早手术治疗。手术原则是关闭瘘口,恢复颈动脉血流,一般不需重建颈静脉。如术前估计阻断颈总动脉时间较长,则应放置暂时性分流管以保证脑部供血。

3. 肾动静脉瘘的确切病因不清楚,一般分为先天性、获得性和特发性三类。其中获得性肾动静脉瘘占

大多数,多有创伤、肿瘤、炎症或医源性因素。主要症状有血尿、肾缺血性高血压和心力衰竭。体检在腰部可闻及连续性杂音。目前 RAVF 的诊断方法主要是彩色多普勒超声、MRA、CTA(CT 血管成像)等,但确诊仍主要依靠肾动脉造影,且在诊断同时可以进行治疗。肾动静脉瘘的治疗目标是消除症状和血管畸形导致的血流动力学异常,同时尽可能保留肾实质功能。可行经皮超选择性肾动脉栓塞治疗,对于病变广泛者需做肾切除。

4. 内脏动脉、门静脉或分支瘘　外伤、手术时大块结扎肠系膜、动脉瘤破裂、感染侵犯血管,都可能在内脏动脉和门静脉及其分支间产生异常通道。主要表现为门脉高压症状,而心力衰竭一般不会出现。动脉造影可明确诊断,治疗以手术为主,脾动静脉瘘只需行瘘切除和脾切除术;远端肠系膜动静脉瘘只需单纯切除;近端肠系膜动静脉瘘在瘘口切除的同时,需重建动静脉以保证肠管血供;肝动脉-门静脉瘘可通过经皮肝动脉栓塞治疗。

（史伟浩　余波）

第五节　儿童血管瘤

血管瘤由胚胎期血管先天发育不良所致,具有肿瘤和畸形双重特性,可生长于身体任何部位,最常发生于头、面、颈部,其次为四肢,躯干等部位。传统上依据病变的血管类型(病理)和外观分为毛细血管性、海绵状、蔓状血管瘤或先天性动静脉瘘等基本类型。Mulliken 依据各类血管瘤内皮细胞培养中所表现的不同特性将传统的血管瘤概念划分为血管瘤(hemangioma,HA)和血管畸形(vascular malformation,VA)两大类。

婴幼儿血管瘤属于血管瘤的范畴,以血管内皮细胞增生为特征。发病率为 1% ~2%,男女比率1:3,约60% 病灶发生在头颈部。临床病程表现为三个阶段,快速增殖期、消退期、消退完成期。一般血管瘤出生时就存在,为小红斑,1 岁以内可迅速增大,为快速增殖期,有时会延续到出生后 18 个月内,随后逐步过渡到消退期,5 岁时50% 比例的患儿可消退,消退时一般以中央开始向周围逐步消退,瘤体由鲜红色变成暗红色或紫色,伴瘤体的张力减小;40% ~50% 的血管瘤消退后可遗留各种后遗症,如皮肤色素沉着或减退、毛细血管扩张、皮肤松弛、瘢痕或萎缩等,极少数血管瘤由于生长迅速或位于重要部位,压迫周围组织,引起严重的畸形和功能障碍,甚至威胁生命。故血管瘤处于增殖期时,提倡早期治疗。

【发病机制】

婴幼儿血管瘤的发病机制,尚未完全阐明,其形成是多种因素相互作用的结果,包括来源于内皮祖细胞、胎盘微血管内皮细胞和血管瘤干细胞等原始细胞、内皮细胞的基因突变,局部缺氧,雌激素水平异常升高,血管内皮细胞生长因子活跃,血管生成素受体平衡被打破,肥大细胞分泌血管生成促进和抑制因子之间的失衡,细胞凋亡通路发生故障等。

【病理】

血管瘤的病理表现在增生期为肥大、功能活跃的内皮细胞增生,基底膜增厚,呈多层,形成含有毛细血管大小的管腔或无腔的肿块,肥大细胞的数量是正常的 30 ~40 倍;消退期血管瘤内皮细胞减少,变得扁平,血管腔更加明显,薄壁,形成叶状结构,血管周、叶间和叶内纤维脂肪组织沉积,完全消退的肿瘤有一海绵样组织结构,有散在的薄壁血管,衬有扁平的内皮胞,肥大细胞数降至正常。

【诊断】

血管瘤的定性诊断不难,大多数可通过临床表现和体检做出,不典型病例可借助于影像学检查,B 超、CT,尤其 MRI 是重要的辅助检查手段,有助于判断瘤体累及的范围,以及与周围组织结构的关系。

【治疗】

治疗方法血管瘤的方法非常多,主要有糖皮质激素治疗、栓塞治疗、抗肿瘤药物治疗、激光治疗、放射性核素治疗、电生化治疗、普萘洛尔治疗、物理治疗(冷冻、弹力袜等)以及手术治疗等。

1. 糖皮质激素治疗　通过控制血管瘤毛细血管内皮细胞异常增生,抑制幼稚的新生毛细血管的血管生成过程,从而使血管瘤提前进入稳定期、消退期,达到治疗目的。适用于 1 岁以内婴幼儿大面积或增殖期血管瘤。有效率可达80% 。

方法:泼尼松 3 ~5mg/kg,隔日晨顿服,共 8 周,第 9 周减量 1/2;第 10 周,每次服药 10mg;第 11 周,每次服药 5mg;第 12 周停服,完成一个疗程。间隔 4 ~6 周可重复同样疗程。

服药期间主要并发症有库欣综合征、高血压、血糖升高、骨质疏松、诱发或加重感染、诱发消化道溃疡,甚至出血或穿孔,长期使用可导致生长缓慢及免疫系统异常。

2. 介入栓塞治疗　对于蔓状血管瘤、部分海绵状血管瘤可以使用介入栓塞治疗。可单独使用或术前使用以减少手术范围。目的是通过栓子的机械阻塞作用和继发血栓形成来关闭动静脉瘘。

栓塞的材料有多种,包括自体组织块、肌肉、凝胶泡沫、液态硅胶、丙烯酸组织粘合剂、弹簧圈、分离式气囊、聚乙烯醇等。

方法:超选至瘤体供血动脉进行栓塞,程序为由内向外、先患侧后对侧,对病变范围广泛者采用分期栓塞治疗,以降低组织坏死,造影剂毒性及栓子异位漂流。

3. 硬化剂治疗　硬化剂注射法分瘤腔内注射和瘤体间质注射。常用无水乙醇、5%鱼肝油酸钠、尿素、醋酸曲安奈德、乙氧硬化醇(聚桂醇)等。通过硬化剂引起内膜炎症反应、内膜破坏、管腔内血栓形成继发纤维化。适于低血流量血管畸形的辅助治疗。

(1)无水乙醇注射:总量不超过 1ml/kg。1cm×1cm 病灶面积注射 1ml。先穿刺瘤体,在血窦内抽出再注射,至病灶发硬。

(2)聚桂醇的泡沫硬化疗法:

1)直接损伤血管内皮,促进血栓形成,黏附于注射部位血管内,继而产生炎性病变和组织纤维化,纤维化条索代替病理性血管,导致病理性血管永久闭塞,从而达到硬化目的。

2)硬化剂混合些许空气的泡沫,在注射药液后泡沫并不是立即与血液混合,而是将血液从血管内排净并充满管腔,使硬化剂均匀接触静脉血管内皮而不被稀释,保持原有浓度不变,发挥疗效。

3)增加聚桂醇注射液与瘤体细胞表面的接触面积,延长药液与瘤体细胞的接触时间,增强硬化剂的疗效。

常用的液、气比例为 1:4。采取多点注射法,每点注射泡沫 4~8ml,每次治疗泡沫总量<40ml,治疗部位可采用加压包扎 48 小时。

4. 抗肿瘤药物治疗　肿瘤药物瘤体内注射:常用药物博来霉素、甲氨蝶呤、沙培林等。机制是局部注射化疗药物后,可迅速抑制血管内皮细胞增生,促使血管瘤变性坏死,导致血管瘤萎缩、消退。方法:博来霉素首次 2mg,加生理盐水 3ml,可加入 2%利多卡因 1~2ml,穿刺瘤体见回血后将药物注入。以后每周以博来霉素 8mg,同前治疗,直至瘤体消退。联合给药:博来霉素 2~4mg,甲氨蝶呤 2.5~10mg,2%利多卡因 2~10ml。1~2 次一个疗程,间隔 3~4 周。

5. 激光治疗　根据选择性光热分解理论,当激光波长和靶色基吸收峰相匹配,可产生选择性热吸收破坏靶色基,达到去除病变而对周围组织损伤最小的效果。激光能量被血管内的血红蛋白选择性的吸收,造成血红蛋白发生热凝固,使局部毛细血管出现栓塞,继而栓塞的毛细血管被吸收而达到治疗目的。目前常用的治疗血管瘤的激光器主要有:氩激光、脉冲染料激光、Nd:YAG 激光以及光动力疗法等。

(1)脉冲染料激光(PDL):波长 585nm、595nm。具有良好的穿透力,疗效显著,副作用少,是血管瘤治疗的首选激光。

(2)Nd:YAG 固体激光:波长 1064nm,穿透深度 4~6mm。临床上常用于治疗成熟的葡萄酒色斑和网状青斑。

(3)光动力疗法(PDT):是光、氧和光敏剂与靶组织的相互作用,进行选择性光化学破坏的治疗方法。其基本原理是光敏剂富集于瘤体血管内皮细胞中,经特定波长的光源照射,由基态变成激发状态并和氧分子作用,产生具有细胞毒作用的活性氧,损伤细胞功能和结构导致细胞死亡或凋亡来达到治疗目的。具有组织选择性高、疗效确切、全身不良反应小等优点。

6. 放射性核素治疗　^{32}P 局部敷贴或瘤体内注射:放射性核素在衰变过程中释放 β 射线,对血管瘤进行局部照射,产生电离辐射,破坏或抑制血管内皮细胞,血栓形成,血管腔闭塞纤维化,达到治疗目的。但常出现治疗部位色素减退斑及瘢痕、骨生长抑制等并发症。

(1)敷贴:将滴有^{32}P 的滤纸用红外线烤干,贴在皮损部位,以玻璃纸覆盖胶带固定。敷贴 72 小时为一个疗程。3 个月后行第 2 疗程。

(2)注射:瘤体局部注射胶体^{32}P,剂量 10μci/kg,成人每次不超过 1mci,儿童<0.5mci。

7. 电生化治疗　铜针留置或铜针通电栓塞治疗。通过铜针引起的创伤异物反应、局部酸中毒、电栓塞等,使血管腔内大量血栓形成,血管炎性反应、坏死,导致血管结构消失,达到治疗目的。铜针留置法简单,痛苦小,对外貌及功能影响小,有一定的疗效,但治疗中需动态观察血、尿常规变化,防止溶血发生。

8. 普萘洛尔治疗　普萘洛尔是一种非选择性 β 受体阻滞剂,临床主要用于高血压、心绞痛、室上性心动过速及甲状腺功能亢进的治疗。普萘洛尔治疗血管瘤的机制尚不清楚,Léauté-Labrèze 认为其机制可能为:①短期内促使瘤体血管收缩,瘤体质地变软,颜色变淡。②中期阻断多条血管生成通道(通过下调 Raf/丝裂原激活蛋白激酶通路,减少碱性成纤维细胞生长因子和血管内皮生长因子表达)。③长期诱导受 $β_1$-肾上腺素能受体调控增生的内皮细胞凋亡,最终导致瘤体消退。普萘洛尔是目前治疗疑难婴幼儿血管瘤的一线药物,主要用于严重的较大面积或头面部的血管瘤。主要副作用有支气管痉挛、低血压、低血糖、心动过缓等。方法:术前常规心电图检查,首次用药 48 小时内,监测生命体征及血糖水平。

(1)初始剂量 0.16mg/kg,8 小时给药 1 次,48 小时监测正常,每天增加 0.67mg/kg,直至 2mg/kg,用药持续至血管瘤增生期结束或瘤体消退并不再生长。

(2)逐渐减量,直至停药,减量时间应超过 2 周,避免反跳作用。总疗程 1~9 个月，一般为 3~4 个月。

9. 免疫调节药物治疗

（1）IFN-α 干扰素作为血管瘤生长的免疫抑制剂阻止血管内皮细胞 G1、G2 期的生长，导致内皮细胞凋亡，抑制血管的形成，减少前列腺素的合成，抑制血管内皮细胞和成纤维细胞的生长，达到治疗血管瘤的效果。适于快速增殖期、危及生命的重症婴幼儿血管瘤。

方法：每天皮下注射 1 次，剂量为每平方米体表面积 300 万 U，连用 7~9 个月。

也可瘤体内注射：第 1 周每日 1 次，每次每平方米体表面积 100 万~300 万 U。然后每周 1 次，平均疗程 8 周。

（2）咪喹莫特：咪唑喹啉胺类化合物免疫调节药物。通过产生大量细胞因子诱导血管瘤消退。特点：方便、可控、无局部刺激性，尤其适合治疗身体隐蔽部位的中、小型血管瘤。方法：5% 咪喹莫特隔日涂抹治疗婴幼儿血管瘤。

10. 冷冻治疗　利用液氮的挥发作用导致强低温（-96℃），使瘤体及瘤体周围组织冷凝，导致细胞膜破裂，细胞脱水而皱缩，脂蛋白和复合物变性，微血管内血栓形成，血管腔闭塞纤维化，导致细胞死亡，组织破坏，再通过集体修复，使血管瘤消失。冷冻治疗适用于皮肤表浅的血管瘤或厚度小于 0.5cm 面积较小的血管瘤。主要副作用是局部瘢痕形成、组织挛缩、局部色素减退、色素沉着等，目前已很少使用。

11. 其他　常用的还有弹力袜套的物理加压治疗，以及伽马刀放射治疗、射频消融、微波固化、高能超声聚焦刀、基因工程、中医药辨证治疗等。

12. 手术治疗　手术治疗血管瘤是一种彻底和有效的治疗手段。各种类型的血管瘤一般都适于手术治疗。手术切除血管瘤是为了清除病灶、破坏病变基础，达到彻底消除瘤体或控制其发展的目的。常用手术方法有血管瘤切除后直接缝合、皮片移植、局部皮瓣转移、带蒂或游离皮瓣或肌皮瓣转移以及分次切除等。

（1）对于位置浅表、范围较小的或有完整包膜的血管瘤，如葡萄酒色斑、小的毛细血管瘤及海绵状血管瘤等，直接切除缝合，其疗效佳，术后复发率低。

（2）对于位置较深、范围较广、难以一次全部切除的血管瘤（如巨大海绵状血管瘤、混合性血管瘤等），可视其有无功能障碍采取不同处理：如影响体表形态为主，切除范围应考虑外形特点，不必强求全部切除，瘤体切除后需对创面进行整形修复；对于累及较多肌肉的血管瘤（肌间血管瘤），应酌情切除部分瘤体累及的肌肉，保留主要肌肉的功能。残余瘤体可采用局部缝扎或非手术治疗方法，如硬化剂或铜针等治疗。

（3）术中出血的控制：

1）对于四肢的海绵状血管瘤，可使用气囊止血带，术中根据需要切除瘤体，术后须放置引流，弹力绑带加压包扎（一般压力至肢端无苍白），患肢抬高。

2）术中较为彻底的切除瘤体可减少出血。术中尽可能从瘤体与正常组织交界入手（假包膜法剥离）。尽量避免在瘤体内操作。在难以加压部位（如躯体）行局部切除，断面上需确切结扎或缝扎；一边切除一边缝扎；也可在瘤体周围注射肿胀液，以减少出血。在 A-VF 手术中，应结扎或缝扎主要血管，较彻底清除不正常的血管床结构。

（4）对于难度较大的血管瘤（巨大海绵状血管瘤或 A-VF 等）不必强求一期手术切除，可通过分期手术，经过 2~3 次手术完成。或采用激光、硬化剂、铜针等辅助治疗，控制、缩小瘤体后再手术，既可降低手术难度，又可减少术中出血。

（5）术后并发症预防：手术常见并发症有伤口愈合不良、出血、感染等。手术中注意电刀勿伤及皮肤组织；皮下瘤体剥离时应视瘤体情况尽可能多保留正常皮下组织，避免术后皮肤坏死；对瘤体累及的不良皮肤应予切除；术中确切止血及术后放置引流（尤其四肢），避免发生术后出血或骨室筋膜综合征等严重并发症。

13. 联合治疗　血管瘤的治疗方法非常多，但没有一种治疗手段能完全根治各种类型的血管瘤。鉴于血管瘤生长的多样性及多变性，我们必须在遵循治疗原则的基础上，选择个体化的联合治疗的方案。

（施越冬　亓发芝）

第四十九章

下肢静脉病变

第一节 急性下肢深静脉血栓形成

下肢深静脉血栓(deep vein thrombosis,DVT)是严重的常见疾病,不仅发病率高,其并发症与后遗症还严重影响患者的生存质量及劳动能力,甚至可威胁患者的生命。在重症监护室内DVT的发生率为25%~32%,其中30%的患者会在10年内复发,其中9% DVT会导致致命性的肺栓塞。因此积极预防及治疗,挽救患者的生命、改善生活质量有着重要意义。

【病因】

Virchow三因素:静脉壁损伤、血液淤积和高凝状态是下肢深静脉血栓发病的主要机制,但是往往DVT是多因素作用的结果。

1. 静脉壁损伤 引起静脉壁损伤的因素包括血管的直接损伤、感染,也可通过血管活性物质(5-羟色胺、组胺和缓激肽)引起。静脉内膜损伤后释放出凝血因子Ⅲ、组织凝血活素,激活外源性凝血途径。

2. 血液淤积 长时间仰卧、长期肢体制动,全麻、感染或其他增加下肢静脉容量和减少静脉血流的因素都可引起静脉淤滞,另外解剖因素也是引起静脉淤滞的重要原因。髂静脉被夹在右髂总动脉和骶骨之间,容易使左髂总静脉长期处于前后壁压迫,静脉回流受阻,还可能形成髂静脉腔内纤维束带粘连。由于血液淤滞,导致组织缺氧,淤滞的血小板促进凝血酶的产生和释放,损伤静脉壁内膜,导致血小板沉着及凝血因子活化,进而血栓形成。

3. 高凝状态 手术和外伤增加循环组织的促凝血酶原激酶和激活前凝血质,降低纤溶活性,引起血液高凝状态。一些先天性高凝疾病,包括抗凝血酶Ⅲ缺乏、蛋白C和蛋白S缺乏等或者很多疾病都可使患者发展成获得性的高凝状态,如恶性肿瘤、妊娠、服用雌激素、播散性血管内凝血、肝素诱导血小板减少、骨髓及骨髓增殖性疾病、Cushing病、糖尿病及肾病综合征等都有DVT的危险。

4. 其他因素

(1) 炎症与DVT:近年来,大量研究认为在DVT形成过程中,炎症作为一独立的危险因素可能起了关键作用,它可通过活化单核细胞和内皮细胞释放细胞因子和趋化因子参与凝血系统的激活,促使机体形成高凝状态。急性炎性损害时,白介素-6、单核细胞趋化蛋白-1、白介素-8血浆浓度明显增高,这些炎性因子可下调凝血酶调节蛋白(TM),TM的下调不仅减少蛋白的活化,而且增加内皮对炎症介质的敏感性,从而促进白细胞的黏附,增加血管的通透性以及降低内皮表面抗栓特性。

(2) 高同型半胱氨酸血症与DVT:同型半胱氨酸(Hcy)是体内蛋氨酸代谢的中间产物,血液中总Hcy的浓度病理性升高导致高同型半胱氨酸血症在血栓栓塞性疾病的发病机制中起重要作用,已被认为是独立的危险因素之一。Hcy可直接激活Ⅴ、Ⅹ和Ⅻ因子,抑制凝血酶调节蛋白在内皮细胞表面的表达及活性,进一步抑制蛋白C的激活,从而减少对Ⅴa、Ⅷa和凝血酶的灭活。Hcy是血小板活化剂,它可损伤血小板一氧化氮(NO)/一氧化氮合酶(NOS)系统,使NO生成减少;改变花生四烯酸代谢,使血栓烷A2合成增加,前列环素生成减少;诱导黏附分子P-选择素等表达,抑制组织纤溶酶原激活物的形成,抑制二磷酸腺苷酶的活性,增强ADP对血小板的黏附和聚集作用,从而促进血小板黏附、聚集以及血栓形成。

【DVT的易感因素】

Hull等将手术患者的DVT易感因素分为低危、中危、高危三种。

低危:年龄小于40岁,在全麻下的腹部或胸部手术时间在30分钟内小腿DVT机会小于10%,下肢近心侧DVT机会小于1%,致命性肺动脉栓塞机会小于0.01%。

中危：年龄大于40岁，在全麻下的腹部或胸部手术时间超过30分钟。小腿DVT机会10%～40%，下肢近心侧DVT机会2%～10%，致命性肺动脉栓塞机会0.1%～0.7%。

高危：有DVT或肺动脉栓塞病史、有严重外伤史、因恶性肿瘤需行腹部或盆腔广泛手术、下肢特别是髋关节手术。小腿DVT机会40%～80%，下肢近心侧DVT机会10%～20%，致命性肺动脉栓塞机会1%～5%。

Heit等人研究认为其他独立的危险因素，如卧床制动、高龄、手术、外伤、伴有肢体麻痹的神经系统疾病、中心静脉置管、经静脉的起搏器、曾经有表浅静脉血栓、恶性肿瘤、静脉曲张、充血性心力衰竭、妊娠、口服避孕药物、激素治疗、严重的感染、凝血酶原基因突变、蛋白C或蛋白S缺乏、因子V的突变、抗心磷脂抗体阳性、抗凝血酶缺乏、红斑狼疮、Cockett综合征、肥胖、下腔静脉畸形等，都会导致深静脉血栓的发生。

【病理及病理生理】

按照血栓的组成，静脉血栓有三种类型：①红血栓：最为常见。组成比较均匀，血小板和白细胞散在性分布在红细胞和纤维素的胶状块内；②白血栓：基本由纤维素、白细胞和成层的血小板组成，只有极少量红细胞；③混合血栓：由白血栓组成头部，板层状的红血栓和白血栓构成体部、红血栓或板层状的血栓构成尾部。

静脉血栓形成所引起的病理生理改变，主要是静脉回流障碍所发生的各种影响。静脉血液回流障碍的程度取决于受累血管的大小和部位，以及血栓形成的范围和性质。静脉血栓形成后，在血栓远侧静脉压力升高所引起的一系列病理生理变化，如小静脉甚至毛细静脉处于明显的淤血状态，毛细血管的渗透压因静脉压力改变而升高，血管内皮细胞内缺氧而渗透性增加，以致血管内液体成分向外渗出，移向组织间隙，往往造成肢体肿胀。如有红细胞渗出于血管外，其代谢产物含铁血黄素，形成皮肤色素沉着。

在静脉血栓形成时，可伴有一定程度的动脉痉挛，在动脉搏动减弱的情况下，会引起淋巴淤滞，淋巴回流障碍，加重肢体的肿胀。

【临床表现】

下肢深静脉血栓形成，可发生在下肢深静脉的任何部位，DVT的症状有多种多样，83%的患者出现下肢肿胀和水肿，另外可以有下肢的疼痛、红斑、发热、浅静脉曲张、足背屈时小腿疼痛、肿胀的下肢发绀甚至出现股青肿和股白肿。

1. 临床分型　①周围型：股浅静脉以远端的深静脉血栓形成；②中央型：髂股静脉血栓形成；③混合型：全下肢深静脉血栓形成。股青肿：深静脉血栓同时伴有下肢浅静脉严重淤血；股白肿：深静脉血栓伴动脉痉挛持续存在。

2. 深静脉血栓形成的临床分期　①急性期：发病后14天以内；②亚急性期：发病第15天至30天；③慢性期：发病30天以后；④后遗症期：出现PTS症状如下肢静脉曲张、下肢肿胀甚至出现下肢溃疡。

孤立的腓肠肌间静脉血栓：孤立的肠肌间静脉血栓的患者中，如果未经过规范治疗，其中15%～23%出现向近端延伸发展成深静脉血栓，2%的患者可能发生致死性的PE，5%～10%的患者可能出现反复发作的深静脉血栓。

【辅助检查】

1. 下肢顺行静脉造影　下肢顺行静脉造影是诊断DVT的金标准，可显示静脉阻塞的部位、范围及侧支循环情况。患者仰卧，取半直立位，头端高30°～45°。先在踝部扎一橡皮管止血带压迫浅静脉。用12号穿刺针直接经皮穿刺入足背浅静脉，在1分钟内注入40%泛影葡胺80～100ml，在电视屏幕引导下，先摄小腿部X线片，再摄大腿及骨盆部X线片。但是受制于静脉造影的不方便、射线、造影剂过敏反应等不足，静脉造影在急性深静脉血栓的诊断应用逐渐被超声等无创检查代替。

2. 静脉测压　用盛满生理盐水的玻璃测量器连续针头，穿刺足或踝部浅静脉，站立位足背静脉正常压力一般为130cmH$_2$O，踝关节伸屈活动时，一般下降为60cmH$_2$O。停止活动后，压力回升，回升时间超过20秒钟。主干静脉有血栓形成时，站立位无论静息或活动时压力，均明显升高，回升时间增快。这种检查用于病变早期侧支血管建立之前，才有诊断价值。

3. 血管无损伤性检查法　近年来对诊断深静脉血栓形成的检查法有很大进展，无损伤技术的发展为本病的诊断提供了多种途径，彩色超声、阻抗体积描记（IPG）、磁共振静脉造影（MRV）、放射性核素检查及D-二聚体浓度测定等对本病的诊断都有较高准确性。

（1）超声波检查：多普勒超声能清晰地显示静脉形态、血栓部位、血管周围组织等，分辨率高的甚至能显示静脉内随血流浮动的血栓。超声检查目前在临床上应用最广，有相当高的检出率。其优点是：①无损伤；②能反复检查；③对有症状或无症状的患者都有很高的准确率；④能区别静脉阻塞是来自外来压迫或静脉内血栓形成；⑤对小腿静脉丛及静脉血栓再通的患者也有满意的检出率。超声检查结果完全依赖检查者的诊断水平，要求超声检查者对血管的解剖相当熟悉，否则其准确性将受到很大的影响。根据各家报道，超声对DVT的确诊率高低悬殊，自31%～94%

不等。

（2）电阻抗体积描记法：其原理是正常人深吸气时，能阻碍下肢静脉血回流，使小腿血容易增加；呼气时，静脉血重新回流，下肢血容量恢复常态。电阻抗体积描记法可以测出小腿容量的改变。下肢深静脉血栓形成的患者，深呼吸时，小腿血容量无明显的相应改变。检测时在大腿上绑充气压脉带，小腿上绑电极带。先将充气带内压力升至 50mmHg，持续 1～2 分钟，使下肢静脉充分扩张，静脉容量达到最大限度。再将充气带快速放气，测定电阻的下降速率。这种检查可以正确地诊断较大静脉的血栓形成，但对小腿较小静脉的血栓形成，对静脉未完全阻塞的无症状下肢静脉血栓，对已再通或侧支循环已形成的陈旧性血栓检出率低。

（3）磁共振静脉造影（MRV）：随着技术的不断发展，MRI 对下肢深静脉血栓形成的诊断优势逐渐得到体现。MRI 具有很高的软组织对比度，可以反映组织的特征和成分变化，因此，MRI 可以直接显示血栓，并能反映血栓的新旧。

（4）放射性纤维蛋白原试验：其原理是^{125}I 标记人体纤维蛋白原，能被正在形成的血栓摄取、形成的放射性，可从体表上进行扫描。这种试验操作简单，正确率高，特别是可以检出难以发现的较小静脉隐匿型血栓，灵敏度高。因此这可作为筛选检查。但其缺点主要有：①不能发现陈旧性血栓，因为它不摄取纤维蛋白原；②不适用于检查骨盆邻近部位的静脉血栓，因为在这一区域，有较大动脉和血供丰富的组织，有含核素尿液的膀胱，扫描时难以对比；③不能鉴别下列疾病：纤维渗出液炎症、浅静脉血栓性静脉炎、新近手术切口、创伤、血肿、蜂窝织炎、急性关节炎及原发性淋巴水肿。

（5）D-二聚体浓度测定：二聚体是纤维蛋白复合物溶解时产生的降解产物。下肢静脉血栓形成同时纤溶系统也被激活，血液中 D-二聚体浓度上升，但手术后或重症患者 D-二聚体浓度也有升高，故其阳性意义并不大。如果 D-二聚体浓度正常时，其阴性价值更可靠，基本可排除急性血栓形成的可能，准确率达 97%～99%。

4. 血管腔内超声 IVUS 将超声探头装在导管头端，通过高频超声的从血管壁反射回来的信号，形成图像。在高位的静脉血栓或盆腔内的髂静脉内血栓诊治中，由于位置较深而且盆腔内的肠道气体可能影响普通的多普勒超声的诊断准确。IVUS 利用能实时呈现血管的横断面的特点，使超声探头在血管腔内轴向移动，扫描出的血管横断面图像，能重建出扫描血管的三维立体图像，对于判断血管壁、血管内膜下病

变及血流流速提供重要的信息。对于一些高度狭窄和闭塞的病变，导管的无法通过病变。欧美正在研究一些前视性的超声导管，如 Ramnarine 等采用三维前视（forward-viewing）IVUS 导管，能观察到迂曲的病变血管或完全闭塞的血管远端-端数厘米的影像，并可以应用多普勒超声对其进行测量。IVUS 下肢静脉性疾病也可以发挥重要作用，对于陈旧性血栓、隐匿性血栓以及髂静脉压迫综合征合并血栓的病变可以有更直观的认识。在介入治疗造影中发现不了的细节：如血管壁的局部钙化、血管壁的纤维束、局部的血栓、血管的痉挛、支架是否贴壁等。随着研究的不断深入，技术上不断成熟 IVUS 在临床上应用也会越来越广泛。

【鉴别诊断】

在下肢深静血栓形成的急性期和慢性期分别应和下列疾病相鉴别：

1. 急性动脉栓塞 本病也常表现为单侧下肢的突发疼痛，与下肢静脉血栓有相似之处，但急性动脉栓塞时肢体无肿胀，主要表现为足及小腿皮温厥冷、剧痛、麻木、自主运动及皮肤感觉丧失，足背动脉、胫后动脉搏动消失，有时股、腘动脉搏动也消失，根据以上特点，较易鉴别。

2. 急性下肢弥散性淋巴管炎 发病较快，肢体肿胀，常伴有寒战、高热、皮肤发红、皮温升高、浅静脉不曲张，根据以上特点，可与下肢深静脉血栓相鉴别。

3. 淋巴水肿 下肢淋巴水肿有原发性和继发性两种，原发性淋巴水肿往往在出生后即有下肢水肿，继发性淋巴水肿主要因手术、感染、放射、寄生虫等损伤淋巴管后使淋巴回流受阻所致，因此可有相关病史。淋巴水肿早期表现为凹陷性水肿，组织张力较静脉血栓引起的下肢肿胀小，皮温正常。中晚期淋巴水肿由于皮下组织纤维化，皮肤粗糙、变厚，组织变硬呈团块状，一般不会出现下肢静脉血栓后遗症的临床表现，如色素沉着、溃疡等。

4. 其他疾病 凡因术后、产后、严重创伤或全身性疾病卧床患者，突然感觉小腿深部疼痛，有压痛，Homans 征阳性，首先应考虑小腿深静脉血栓形成。但需与下列疾病做鉴别：急性小腿肌炎、急性小腿纤维组织炎、小腿肌劳损、小腿深静脉破裂出血及跟腱断裂。后者均有外伤史，起病急骤，局部疼痛剧烈，伴小腿尤其踝部皮肤瘀血斑，可资鉴别。

【治疗】

深静脉血栓形成能诊断明确后，治疗主要目的是减少肺栓塞、预防血栓后综合征和慢性血栓栓塞性肺动脉高压、预防 VTE 的复发。因此治疗应包括急性期下肢静脉血栓本身、预防肺栓塞的发生以及慢性血栓

后综合征的防治。抗凝治疗是静脉血栓栓塞性疾病治疗基础,新的治疗策略变化中,低分子肝素的治疗依旧是非常重要,口服维生素K拮抗剂(VK$_A$)的时间更加明确,新型的抗凝治疗药物的日益得到认可,溶栓、介入或外科取栓及腔静脉滤器的适应证更加严格。

(一)急性期深静脉血栓的治疗

1. 一般处理　下肢抬高,垫高床脚20～25cm,使下肢高于心脏平面,可改善静脉回流,减轻水肿和疼痛。应该早期开始下床活动时,穿弹力袜或用弹力绷带,可以减少下肢肿胀。

2. 抗凝疗法

(1)普通肝素:肝素具有明确的抗凝作用,其抗凝作用主要通过以下几方面发挥作用:抑制凝血因子Ⅴ、Ⅶ、Ⅸ、Ⅹ和Ⅺ的活性,阻止活性凝血酶形成;可直接灭活凝血酶;抑制凝血酶对因子Ⅷ的激活,阻止可溶性纤维蛋白多聚体转变为不溶性纤维蛋白;刺激血管内皮细胞释放血浆素原活化素,从而促进纤溶活性;阻止和破坏血小板的凝集作用,减少血液黏稠度,改善血液循环。肝素在体内起效快,半衰期为60分钟,3～4小时后作用消失。肝素水溶剂主要为每支12 500U,相当于100mg。

肝素用于治疗目的时可采用间断静脉注射或持续静脉点滴的方法。间断静脉注射为125～250U/kg,4～6小时1次。每次注射前查凝血时间调整下一次用量。采用持续静脉用药时先静脉一次性注射125U/kg,使肝素体内浓度快速达到峰值,然后将肝素稀释液(肝素200mg溶于5%糖水500ml)以30ml/h静脉持续滴注。3～4小时做1次凝血功能检查,根据结果调整滴速。

肝素用于预防目的时由于肝素有引起出血的不良反应,术前或术后用肝素,可能造成创面渗血,术中失血加大。鉴于此,目前主张小剂量法,减少出血危险。具体方法是术前2小时,肝素5000U皮下注射;术后每隔8～12小时,肝素5000U皮下注射。

统计显示,小剂量肝素能明显降低术后下肢深静脉血栓形成的发病率以及肺栓塞的发病率,不增加术中、术后大出血,但伤口局部血肿较常见。用药期间,一般不需要检测出凝血功能,但应监测血小板,以防发生肝素引起的血小板减少症。

肝素的剂量个体差异很大,因此需根据实验室监测,随时调节肝素的用量。目前最常用的肝素监测指标是部分凝血活酶时间(APTT),用药期间APTT控制在正常对照的1.5倍或正常值的上限。APTT首次检测是在肝素5000U静脉注射后,以后每4～6小时检测一次,待稳定后可每12小时检测1次。

肝素常见的不良反应包括:①出血:用药期间出

现皮下瘀点、瘀斑应引起重视,如出现血尿、消化道出血,则应减少或停止用药,出血量大时,可用鱼精蛋白按1:1的比例静脉注射,对抗肝素的抗凝作用,但实际应用时需根据肝素注射后的时间来决定鱼精蛋白的用量,否则鱼精蛋白过量可引起血栓形成。一般注射肝素后30分钟,应用肝素剂量的半量鱼精蛋白对抗,1小时后用1/3的肝素剂量的鱼精蛋白对抗,鱼精蛋白一次用量不超过50mg。②肝素诱导的血小板减少症:可能与肝素引起的体内自体免疫反应有关,发生率为1%～2%,表现为血小板计数减少,严重时出现动脉、静脉内广泛性血栓形成。用肝素期间应注意检测血小板计数,如血小板低于10×10^9/L或在用药时出现血栓蔓延或有新的血栓出现,应考虑此并发症,并立即停药,改用阿加曲班(argatroban)或磺达肝癸钠。③骨质疏松症:当长期使用肝素时,可能会引起骨质疏松,甚至导致椎体或长骨骨折。

(2)低分子量肝素:肝素是一种混合物,其分子量组成为4000～20 000道尔顿(Da),平均为15 000Da。而低分子量肝素是从肝素中提取出来,分子量组成为4000～6000Da,抗凝作用表现在对抗Ⅹa和Ⅱa因子。相对于肝素,其抗Ⅹa因子的作用强于抗Ⅱa因子(两者作用比为2～4:1,而肝素为1:1),因此它出血倾向较肝素小,而半衰期较肝素长,皮下注射后生物利用度较肝素高。目前低分子量肝素广泛用于临床,并代替肝素成为预防血栓形成的首选药物。由于各个厂家出品的低分子量肝素其组成各不相同,具体剂量应参照各产品的说明书。低分子量肝素由于半衰期较长,一天仅需皮下注射1～2次。低分子量肝素也能引起血小板减少症,但较肝素发病率低,由于两者之间有交差作用,因此对于肝素引起的血小板减少症的患者,不能用低分子量肝素来替代。使用低分子量肝素一般不需要监测出凝血功能。低分子量肝素如过量,同肝素一样,可用鱼精蛋白与之对抗。

(3)香豆素衍生物:VKA是深静脉血栓治疗的重要药物,常用的有华法林(warfarin)、醋硝香豆素(新抗凝)和新双香豆素等,一般用药后24～48小时开始发生效用,故常与肝素"桥接"使用。华法林具体使用方法是:首日10mg口服1次,次日改为10mg口服1次,第3日起每天口服2.5mg,此剂量根据INR调整口服剂量。一般开始每周检测INR两次,将INR值控制在2～3之间,后改为每周检测1次,逐步过渡到每月检测1次,ACCP第九版推荐,对于接受VKA治疗如果INR持续稳定,可以最长12周时间检测1次。下肢深静脉血栓患者华法林的用药时间一般至少2个月,如有过肺栓塞史,华法林用药时间可延长至1年。华法林受食物和药物有较大影响,指南同时建议避免同时服用非甾体抗炎药物包括环氧化物酶-2选择性的非甾体抗炎药物和某些抗生素。如果华法林的过量，在新指南中推荐如果华法林过量，INR在3~4.5之间，仅需停药并继续监测INR和观察是否有出血的症状；如果INR在4.5~10之间不伴有出血，建议停用华法林，不建议常规使用维生素K；如果INR>10，不伴有出血的患者，需要口服维生素K。对于VKA治疗期间相关的大出血，建议用凝血酶原复合物快速逆转其抗凝作用，并且加用维生素K 5~10mg静脉缓慢推注，而不是用血浆。

（4）新型的抗凝药物：近年来，出现了多种新型抗凝药物：人工合成戊糖磺达肝癸钠（fondaparinux）用于静脉血栓栓塞症的初始治疗，至少与低分子肝素或普通肝素同样安全有效。对于体重>100kg的静脉血栓患者，指南推荐间接Xa因子抑制剂的磺达肝癸钠从常规剂量7.5mg增加到10mg。口服直接凝血酶抑制剂Ⅱa因子直接抑制剂达比加群酯和Xa因子直接抑制剂利伐沙班，治疗与传统的低分子肝素之后加华法林治疗一样安全有效，不需要监测，与华法林相比较颅内出血事件明显减少，受食物药物相互作用较小，口服生物利用度高，半衰期长，但目前国内达比加群酯和利伐沙班的价格较为昂贵限制了它的广泛使用。

（5）一些特殊类型的患者抗凝治疗方法：无癌症的DVT患者建议选择华法林长期治疗，伴有癌症的DVT患者建议低分子肝素抗凝治疗。

对于经中心静脉置管的患者发生DVT（UEDVT），建议抗凝治疗至少3个月，如果导管是通畅的而且患者需要长期使用导管治疗，可以不要移除导管。

对于妊娠妇女在妊娠期发生的VTE，低分子肝素由于有丰富的负电荷，不能通过胎盘，建议妊娠期用低分子肝素预防和治疗VTE。而华法林等口服抗凝剂可以通过胎盘导致胎儿畸形，避免在妊娠期使用口服的抗凝药物如VKA等。在哺乳期低分子肝素和华法林基本不进入妊娠妇女的乳汁中，因此哺乳期均可以使用。

肥胖患者（体重超过150kg）：根据体重调整的剂量可能导致过量。相反，采用固定剂量，容易出现剂量不足。此时应监测抗Xa因子水平。

肾衰竭：对于严重肾功能不全（肌酐清除率小于25~30ml/min），普通肝素更为安全。如果使用低分子肝素，剂量应该减量并监测抗因子Xa活性，以避免出血增加。

围术期的患者抗凝治疗：术前5天停用VKA，改用低分子肝素注射，手术前24小时使用最后一剂；如果手术止血充分建议手术后12~24小时恢复使用VKA。但是对于有高危出血风险的手术建议手术后48~72小时使用低分子肝素。接受腰麻和硬膜外麻醉的患者，还需要检测INR，如果INR>1.4建议口服维生素K。对于髋部手术的患者建议予抗凝治疗，治疗时间10~14天。

3. 溶栓疗法　常用药物有尿激酶、链激酶和纤维蛋白溶酶。由于抗凝治疗明显可以降低VTE的复发和死亡。所以在国际上对于VTE的治疗是否需要溶栓治疗目前还存在争议。

（1）链激酶（SK）：链激酶是由β-溶血性链球菌产生，它在体内先与纤溶酶原按1:1化学计量比组成链激酶-纤溶酶原复合物，然后激活纤溶酶原使之成为具有溶栓活性的纤溶酶，链激酶-纤溶酶原复合物逐渐转化为链激酶-纤溶酶复合物，该复合物同样具有激活纤溶酶原的作用。链激酶具有抗原性，所以在近期有过溶血性链球菌感染的患者以及半年内用过链激酶的患者，血液中链激酶抗体含量较高，链激酶进入体内后，容易被链激酶抗体中和，只有大剂量应用，方有溶栓作用。也正因为链激酶有抗原性，部分患者可能发生过敏反应，因此在使用链激酶前应作过敏试验。链激酶的使用方法如下：先将25万单位链激酶用30分钟时间缓慢静脉注射，然后再以每小时10万单位的速度维持，直到临床症状消失，并再继续维持3~4小时，疗程一般3~5天。用药期间，应监测凝血酶时间和纤维蛋白原含量。凝血酶时间正常15秒左右，使控制在正常值的2~3倍。纤维蛋白原正常2~4g/L，不宜低于0.5~1g/L。在用链激酶前除应作过敏试验外，静脉滴注100mg氢化可的松有助于预防或减小过敏反应。对近期有过溶血性链球菌感染或半年内用过链激酶的患者，不应使用链激酶。

（2）尿激酶：从尿中提取，或从培养的人胚胎肾细胞中提取。与链激酶不同，尿激酶不需要形成复合物，可直接激活纤溶酶原，溶解血栓。它对循环中的纤溶酶原和纤维蛋白结合的纤溶酶原同样有效，因此也无选择性。尿激酶无抗原性，不需要做过敏试验。其半衰期为14分钟。尿激酶的使用方法同链激酶类似，先用10分钟时间将每公斤体重4400单位的尿激酶静脉注射，随后以每小时每公斤体重4400单位的速度维持。

（3）组织型纤溶酶原活化剂（t-PA）：人体很多组织均能产生t-PA，t-PA是血块选择性Plg激活因子，其分子有一个纤维蛋白结合点，当与纤维蛋白结合时其触酶活性可增加1000~1800倍。对血栓表面的纤维蛋白具有较高的亲和力和专一的定向作用。使Plg迅速转化为Pl来溶解血栓。t-PA不易与循环中的Plg结合，当血栓表面的Pl释放入血后，可被血中α-抗Pl

灭活,一般不会引起全身性纤溶状态,其出血的危险性较上述两种溶栓药物小。目前 t-PA 主要是用基因工程从黑色素瘤细胞中提取,称为重组 t-PA(rt-PA),在人体内的半衰期为 4~7 分钟。t-PA 的使用方法是:体重大于 65kg 者,总量 100mg。首先应用 10mg 冲击疗法,静推 2 分钟注射完。而后 50mg/h、20mg/h、20mg/h,3 小时后达 100mg。体重小于 65kg 者,总量按 1.25mg/kg 计算。

(4) 溶栓的适应证:新的指南对于大多数的 VTE 患者还是推荐抗凝治疗为主。溶栓治疗适合以下几种类型的患者:2 周内新发的髂股静脉血栓伴有下肢肿胀明显、对于抗凝治疗中的患者仍发生肺栓塞的患者、急性大面积的肺栓塞伴有血流动力学不稳定的患者。

溶栓的时间窗:在 UPET 的研究中发现,溶栓时间窗越短的溶栓效果越好,在发病 2~5 天内溶栓效果明显优于发病 14 天后的患者,随着时间的延长,血栓逐渐机化,溶栓的疗效逐渐减低。

(5) 溶栓的禁忌证:颅脑手术或脊柱创伤后 2 个月内、活动性颅脑出血、恶性高血压、6 个月内有严重的内脏出血、严重的肝肾功能不全、出血倾向、各种动脉瘤、妊娠期、感染性心内膜炎、穿刺部位的感染等。

4. 手术疗法　手术治疗肢体深静脉血栓在 20 世纪 50、60 年代曾经盛行,后因术后复发率高等原因逐渐减少。但国内外仍有一些学者认为手术治疗在改善患者症状和减少深静脉血栓形成后综合征等方面具有优势。近年来手术治疗在我国亦逐渐增多。国内外有些学者认为手术治疗和单纯抗凝治疗相比,静脉取栓术能改善静脉通畅性,可减少静脉反流和血栓形成综合征。手术的目的在于尽早去除血栓,恢复血流,减轻症状;减少肺栓塞的发生;保护瓣膜功能,减少深静脉血栓形成后综合征。目前取得一致认同的手术适应证是股青肿、股白肿等症状严重的髂股静脉血栓及有致肢体坏死危险的患者等。对于陈旧性血栓、有凝血功能障碍或恶性肿瘤等所致的继发性血栓,反复发作性深静脉血栓等,不推荐手术治疗。关于手术时机,显然是手术越早越好,一般在 3~5 天,3 天之内效果最好。常用的手术方法有股或腘静脉切开取栓术和下肢深静脉顺行取栓术。近年来,有报道在静脉取栓后做暂时性动静脉瘘可提高静脉通畅率,有助于提高疗效。Plate 在 1997 年报道对急性髂股静脉血栓分别采用取栓术加暂时性动静脉瘘和抗凝综合治疗与单纯抗凝的比较,随访 10 年后进行放射性核素血管造影显示,抗凝治疗组髂静脉通畅率低于综合治疗,1 年闭塞率分别为 59% 和 17%。超声检查显示,抗凝组股静脉反流稍多,但静脉功能无差异。

5. 导管溶栓治疗(CDT)　溶栓药物经周围静脉输注全身性应用,往往难以达到理想的溶栓效果。血栓形成的时间和血栓量是影响溶栓效果的主要原因,当广泛髂股静脉血栓造成深静脉完全阻塞时,溶栓药物难以随血流进入血栓中充分发挥溶栓作用。而介入疗法能提高局部溶栓药物的浓度,从而提高溶栓效果和速度,介入溶栓过程中可及时观察溶栓效果,介入溶栓全身出血不良反应较小。

(1) 经静脉插管介入接触性溶栓:采用插管技术,将溶栓导管或溶栓导丝插入血栓内或接近血栓,局部注入溶栓剂溶解血栓。穿刺置管的部位:患侧腘静脉、患侧股静脉、健侧股静脉、胫后静脉、足背静脉,必要时超声引导下穿刺。采用溶栓剂有:尿激酶、链激酶、r-tPA,将药物溶解稀释于 250ml 生理盐水中,使用压力泵以 150 000~200 000U/h 速度进行灌注。需同时抗凝,经静脉以 500~1000U/h 的速度持续灌注肝素,直至溶栓治疗终止。留置导管持续给药,随访静脉造影。

(2) 经动脉插管介入药物溶栓:在全下肢深静脉血栓形成时,由于患肢极度肿胀,足背或小腿浅静脉常不能寻及,髂股静脉顺流或逆流插管困难,为此采用经动脉保留导管局部溶栓,经健侧股动脉穿刺插管至患侧髂股动脉内,溶栓剂经下肢动脉注入后,经过组织循环即向下肢深静脉均匀回流,静脉内可保持较高的药物浓度,溶栓效果较好,尤其对小腿肌肉静脉、股深静脉内血栓的疗效较其他介入溶栓法为优。

6. 导管抽吸或粉碎术治疗　有 Amplatz 血栓消融术(ATD)、超声血栓消融术、Oasis 经导管血栓抽吸术/Angiojet 吸栓导管和 Aspirex 导管。对于下肢静脉急性血栓甚至出现股青肿或股白肿的患者,需要救治肢体迅速恢复静脉血流的患者,可以明显缩短治疗时间。

(1) Amplatz 血栓消融术:Amplatz 血栓消融导管是一种经皮血管腔内放置的旋转式血栓消融导管,内有一根纤细可弯曲、旋转的金属驱动主轴,并与导管远端的微型叶轮相连,通过压缩空气提供能量,以 100 000rpm 速度旋转,产生一个环流漩涡,将形成的血栓浸软、切割和溶解,血栓粉碎成极细的颗粒,碎片直径约 100μm,毋需抽出体外。主要用于急性或亚急性期的髂股静脉血栓,对于 5 天以内的新鲜血栓可予较好清除。ATD 是目前应用最多的血栓消融术,对血管内皮和瓣膜损伤较轻,但对血栓尤其是病史>7 天的清除不净,由于缺乏导丝,操控性较差,同时还需要辅助其他腔内治疗。

(2) 超声血栓消融术:超声血栓消融是近年来发展的新技术,主要通过低频高强度超声的机械振动、空化作用等生物学效应,选择性作用于血栓,进而消融血栓,使已狭窄或闭塞的血管再通。血管壁因含大量胶原和弹性基质可防御超声的损伤作用,亚急性期血栓则对超声损伤作用特别敏感。主要适用于亚急性期患者,病程在1周~1个月以内,急性期消融效果不佳。仅开通一个4~6mm的管腔,对于血管直径在10mm以上的髂股静脉较难完全清除血栓,需辅助其他腔内治疗,缺乏导丝导引,操控性差,并发症主要为探头热损伤血管以及血管穿孔。

(3)经导管血栓抽吸术:利用高压注射器注入肝素溶液,溶液经过导管头端-侧孔流出,从而在血管内形成负压状态,使得血栓破碎并顺导管和肝素溶液流出体外,设计有三腔:冲洗、回吸和导丝,目前常用的有美国Cordis公司生产的水流式负压切吸导管行血栓粉碎抽吸和美国Boston公司的Oasis吸栓导管。适用于静脉内血栓形成后,范围广,血栓较陈旧,溶栓治疗不满意或使用溶栓剂受限制的患者。抽吸后,留置溶栓导管行5~7天连续溶栓,对较硬、较长的血栓,亦可先溶栓,再行抽吸。经导管血栓抽吸术碎栓能力强,安全性和有效性好,但可引起体液负荷过重、溶栓和失血,导管尖端的开口为偏心性,它产生的吸引涡流可能引起局限性的血管内皮损伤。

7. 下腔静脉滤器置入 对于大多数深静脉血栓的患者,指南及国内的专家共识中不推荐常规抗凝上使用腔静脉滤器。

下腔静脉滤器的适应证有:①充分抗凝治疗中,仍有发作下肢深静脉血栓形成和肺栓塞者;②下肢深静脉血栓形成或肺栓塞而抗凝禁忌者;③下肢深静脉血栓进行手术取栓、导管溶栓、超声消融或腔内成形治疗前;④超声发现中心静脉内出现漂移血栓。⑤伴有肺动脉高压的慢性复发性的肺动脉栓塞者。

目前滤器主要为临时滤器和永久性滤器。临时滤器主要有:OPTEASE(Cordis)、TempoFilterll(BRAUN)、Tulip(COOK)、先健等。主要适用于:DVT高危患者预防性使用;介入治疗时辅助使用,一般在滤器置放10~15天后复查造影,如果滤器内未发现血栓可回收。

永久性滤器适用于全下肢或长段血栓。TrapEase(Cordis)、Greenfield(Boston Sci)、Simon Nitinol Filter(Bard)适用于下腔静脉直径小于28mm的患者;Vena Tech-LP(BRAUN)、Bird Nest Filter(COOK)适用于下腔静脉直径大于28mm的患者。

滤器释放的途径:对于一侧病变者可选用健侧股静脉,对于双侧下肢病变者,以颈内静脉、锁骨下静脉或肘静脉入路。

滤器置入的并发症主要有:静脉损伤、穿孔、移位、滤器相关性血栓(滤器以及远端双下肢深静脉血栓形成)。

总结

静脉血栓栓塞性疾病发生率越来越高,随着人们对疾病和治疗药物的深入认识,传统的治疗发生了重要的改变。在预防和治疗中低分子肝素依然占有重要的地位。同时新型药物口服直接IIa因子抑制剂达比加群酯和直接Xa因子抑制剂利伐沙班在预防和治疗静脉血栓栓塞症中进行了大量研究,尤其是全球大规模的多中心Record实验骨科关节置换术血栓栓塞的预防已成为首选的抗凝药物,另外在Einstein实验中证实利伐沙班在下肢静脉血栓治疗和预防的作用。但无论是预防和治疗中仍存在很多尚待解决的问题,还需要大量的实践证明。

(何勃 余波)

第二节 肺动脉栓塞的预防: 滤器及其使用

一、肺动脉栓塞

肺动脉栓塞(PE)是内源性或外源性栓子堵塞肺动脉,或其分支引起肺循环障碍的临床和病理生理综合征。常见的栓子种类包括肺动脉血栓栓塞、脂肪栓塞、羊水栓塞和空气栓塞等,其中肺血栓栓塞最常见。肺血栓栓塞(PTE)是指来自静脉系统或右心的血栓阻塞了肺动脉及其分支所致的疾病,以肺循环和呼吸功能障碍为其主要临床和病理生理特征。深静脉血栓是引起PE的主要原因。

【病理生理学】

肺血栓栓塞症一旦发生,肺动脉管腔阻塞,血流减少或中断,可导致不同程度的血流动力学和呼吸功能改变。多数轻症者无症状,但是严重者阻塞了大面积的肺动脉血管可导致肺动脉压骤然升高,心输出量下降,严重时因冠状动脉和脑动脉供血不足,导致晕厥甚至死亡。①血流动力学改变:肺血栓栓塞可导致肺循环阻力增加,肺动脉压升高。肺血管床面积减少25%~30%时肺动脉平均压轻度升高,肺血管床面积减少30%~40%时肺动脉平均压可达30mmHg以上,右室平均压可升高;肺血管床面积减少40%~50%时肺动脉平均压可达40mmHg,右室充盈压升高,心指数下降;肺血管床面积减少50%~70%可出现持续性肺动脉高压;肺血管床面积减少>85%可导致猝死。②右心功能不全:肺血管床阻塞范围和基础心肺功能状态是右心功能不全是否发生的最重要因素。肺血管床阻塞范围越大则肺动脉压升高越明显。5-羟色胺等缩血管物质分泌增多、缺氧及反射性肺动脉收缩会导致肺血管阻力及肺动脉压力进一步升高,最终发生右心功能不全。③心室间相互作用：肺动脉压迅速升高会导致右室后负荷突然增加，引起右室扩张、室壁张力增加和功能紊乱。右室扩张会引起室间隔左移，导致左室舒张末期容积减少和充盈减少，进而心排出量减少，体循环血压下降，冠状动脉供血减少及心肌缺血。大块肺栓塞引起右室壁张力增加导致右冠状动脉供血减少，右室心肌氧耗增多，可导致心肌缺血、心肌梗死，心源性休克甚至死亡。④呼吸功能：肺栓塞还可导致气道阻力增加、相对性肺泡低通气、肺泡无效腔增大以及肺内分流等呼吸功能改变，引起低氧血症和低 CO_2 血症等病理生理改变。

【临床表现】

临床上可出现肺梗死三联征，表现为：①胸痛：为胸膜炎性胸痛或心绞痛样疼痛；②咯血；③呼吸困难。但临床上约80%的肺栓塞患者没有任何症状，有症状的患者其症状也缺乏特异性，主要取决于栓子的大小、数量、栓塞的部位及患者是否存在心、肺等器官的基础疾病。

【体征】

主要是呼吸系统和循环系统体征，特别是呼吸频率增加（超过20次/分）、心率加快（超过90次/分）、血压下降及发绀。颈静脉充盈或异常搏动提示右心负荷增加；下肢静脉检查发现一侧大腿肿胀，应高度怀疑肺血栓栓塞症。其他呼吸系统体征有肺部听诊湿啰音和哮鸣音，胸腔积液阳性等。肺动脉瓣区可出现第2心音亢进或分裂，三尖瓣区可闻及收缩期杂音。急性肺栓塞可致急性右心负荷加重，可出现肝脏增大、肝颈静脉反流征和下肢水肿等右心衰竭的体征。

【检查】

1. 动脉血气分析 是诊断APTE的筛选性指标。特点为低氧血症、低碳酸血症、肺泡动脉血氧分压差 $[P(A-a)O_2]$ 增大及呼吸性碱中毒。

2. 血浆 D-二聚体 是交联纤维蛋白在纤溶系统作用下产生的可溶性降解产物。在血栓栓塞时，因血栓纤维蛋白溶解使其血中浓度升高。血浆 D-二聚体对PTE诊断的敏感度达92%～100%，但其特异度较低，仅为40%～43%，手术、外伤和急性心肌梗死时 D-二聚体也可增高。血浆 D-二聚体测定的主要价值在于能排除PTE。可疑的PTE患者首选用 ELISA 法定量测定血浆 D-二聚体，若低于 $500\mu g/L$ 可排除PTE；高于正常值的患者还需要影像学检查来确诊。

3. 心电图对PTE的诊断 无特异性。心电图早期常常表现为心前区导联 $V_1～V_4$ 及肢导联 Ⅱ、Ⅲ、aVF 的 ST 段压低和 T 波倒置，部分病例可出现 SⅠQⅢTⅢ（即Ⅰ导联 S 波加深，Ⅲ导联出现 Q/q 波及 T 波倒置），这是由于急性肺动脉堵塞、肺动脉高压、右心负

荷增加、右心扩张引起。

4. 超声心动图 在提示诊断、预后评估及除外其他心血管疾患方面有重要价值。超声心动图可提供PTE 的直接征象和间接征象。直接征象能看到肺动脉近端或右心腔血栓，但阳性率低，如同时患者临床表现符合PTE，可明确诊断。间接征象多是右心负荷过重的表现，如右心室壁局部运动幅度下降，右心室和（或）右心房扩大，三尖瓣反流速度增快以及室间隔左移运动异常，肺动脉干增宽等。

5. 胸部 X 线片 肺动脉栓塞如果引起肺动脉高压或肺梗死，X 线片可出现肺缺血征象如肺纹理稀疏、纤细，肺动脉段突出，右心室扩大征。也可出现肺野局部浸润阴影；尖端指向肺门的楔形阴影等。

6. CT 肺动脉造影 CT 具有无创、扫描速度快、图像清晰、较经济的特点，可直观判断肺动脉栓塞累及的部位及范围，肺动脉栓塞的程度及形态。PTE 的直接征象为肺动脉内低密度充盈缺损，部分或完全包围在不透光的血流之内（轨道征），或者呈完全充盈缺损，远端血管不显影；间接征象包括肺野楔形条带状的高密度区或盘状肺不张，中心肺动脉扩张及远端血管分布减少或消失等。CT 肺动脉造影是诊断PTE 的重要无创检查技术，敏感性为90%，特异性为78%～100%。

7. 放射性核素 肺通气灌注扫描典型征象是肺段分布灌注缺损。其诊断肺栓塞的敏感性为92%，特异性为87%，且不受肺动脉直径的影响，尤其在诊断亚段以下肺动脉血栓栓塞中具有特殊意义。

8. 肺动脉造影 是诊断肺栓塞的金标准。其敏感性为98%，特异性为95%～98%，PTE 的直接征象有肺动脉内造影剂充盈缺损，伴或不伴轨道征的血流中断或造影剂滞留。

【治疗】

1. 一般治疗 对高度疑诊或者确诊的 PTE 患者，对合并下肢深静脉血栓形成的患者应抗凝治疗。

2. 呼吸循环支持治疗 对有低氧血症的患者，采用鼻导管或面罩吸氧。当合并呼吸衰竭时，可使用经鼻面罩无创性机械通气或经气管插管行机械通气。

3. 溶栓治疗 溶栓药可直接或间接地将纤溶酶原转变成纤维蛋白溶酶，迅速降解纤维蛋白，使血块溶解；另外纤维蛋白原降解产物增多，抑制纤维蛋白原向纤维蛋白转变，并干扰纤维蛋白的聚合。溶栓治疗可迅速溶解血栓和恢复肺组织灌注，逆转右心衰竭，增加肺毛细血管血容量及降低病死率和复发率。美国胸科医师协会已制定肺栓塞溶栓治疗专家共识，对于血流动力学不稳定的 APTE 患者建议立即溶栓治疗。2010 年中国急性肺血栓栓塞症诊断治疗专家共

识中提出的适应证:①两个肺叶以上的大块肺栓塞者;②不论肺动脉血栓栓塞部位及面积大小只要血流动力学有改变者;③并发休克和体动脉低灌注(如低血压、乳酸酸中毒和(或)心排出量下降)者;④原有心肺疾病的次大块肺血栓栓塞引起循环衰竭者;⑤有呼吸窘迫症状(包括呼吸频率增加,动脉血氧饱和度下降等)的肺栓塞患者;⑥肺血栓栓塞后出现窦性心动过速的患者。禁忌证:绝对禁忌证:①活动性内出血;②近期自发性颅内出血。溶栓的时间窗建议在起病的 48 小时内可以取得最大的疗效,在 PTE 发生的 6～14 天内仍有一定效果。

4. 手术取栓或吸栓。

二、肺动脉栓塞的预防

腔静脉滤器可防止下肢深静脉血栓脱落引起肺栓塞。

自从 1973 年最早的不锈钢 Greenfield 现代滤器开始使用,随着技术进步,置入装置日趋变小。REPIC 试验中,400 名近端 DVT 的患者,将其分为两组,一组为置入滤器组另外一组无滤器置入肝素抗凝组。对比在 12 天内滤器置入组的 PE 较无滤器组的发生率降低(1.1% vs. 4.8%)。滤器证实确实能预防肺栓塞的发生而且手术损伤小、操作简单易行得到了广泛的应用。

1. 滤器的种类　永久滤器、临时滤器可回收滤器可转换滤器。

(1) 永久滤器:永久的腔静脉滤器是为了提供永久的过滤为目的,它的主要优点是预防肺栓塞的发生,滤器在 DVT 发病的急性期内确实有效的预防了 PE 的发生。这类滤器常见的有 TrapEase(Cordis),Greenfield(Boston Sci),Simon Nitinol Filter(Bard)适用于下腔静脉直径小于 28mm 的患者;Vena Tech-LP(BRAUN)、Bird Nest Filter(COOK)适用于下腔静脉直径大于 28mm 的患者。

(2) 可回收滤器:与永久滤器有相似的部分,可回收滤器通过滤器上的钩、倒刺以及径向支撑力附着在腔静脉壁上。可回收滤器相比永久滤器还有独特特性—取出的功能。它的优点是既能预防 PE 的发生又能取出避免 DVT 复发。目前主要在可回收滤器的最佳回收时间还存在很多争议。美国 FDA 推荐 Gunther Tulip 滤器 20 天内取出、OptEase、先健 Aegisy 等最佳时间 2 周内,各个厂家推荐的最佳回收时间不同。通常在 2 周内滤器的支撑脚与血管壁接触处内皮化,大于 2 周后取出时会出现困难甚至出现穿孔等并发症,而且在预防 PE 目前还无法完全代替永久滤器,所以限制了其使用。在以下的临床情况下可以考虑使用可回收滤器:永久滤器不适用、重度 PE 的临床风险在可接受的范围、患者的预期寿命足够长、滤器可以安全取出。

(3) 临时滤器:这种滤器不适合长期放置和不具备固定在腔静脉壁的装置,需要在规定的 12 周内取出,否则在滤器容易移位。比较有代表的是 B/BRAUN 的临时滤器,但是在美国尚未通过 FDA 认证。

(4) 可转换滤器:最初的功能具有永久性滤器的特点,可以附着在腔静脉的血管壁上,在 PE 的风险消除后,通过经皮的手术取出滤器的过滤部分,原来收集在过滤部分的滤器支撑脚弹开,释放变成 1 枚支架贴壁,"变形"后滤器就不会阻挡血流。这种滤器很好地弥补了可回收滤器的缺陷,它可以延长回收时间最长 12 周,另外可以因为无需将整个滤器取出体外,避免临时滤器回收时出现穿孔、回收困难等并发症。比较有代表性的是 B/BRAUN 的一款可转换腔静脉滤器。

2. 静脉滤器的适应证和禁忌证　ACCP 指南提出以循证医学为基础的指征,有抗凝禁忌的 VTE 患者、抗凝过程中出现出血等并发症的患者、抗凝治疗中仍有 PE 发生的患者和抗凝治疗无效的 VTE 患者。

相对扩大的适应证:使用抗凝药物依从性差、髂静脉内有漂浮的血栓、静脉溶栓 CDT 前、血栓切除术前、复发的 PE 伴有肺动脉高压、有高风险抗凝并发症记录的患者、有 VTE 和心肺功能受限的记录的患者、肾细胞癌沿肾静脉扩散、多发的骨折等指征,由于缺乏强有力的随机数据的支持目前还存在争议。ACCP 指南建议用药物或物理的方法预防血栓,但不支持用腔静脉滤器置入来预防 PE。

禁忌证:慢性腔静脉闭塞、腔静脉畸形、无法通过腔静脉、腔静脉无放置的位置。

3. 下腔滤器置入的途径　对于一侧病变者可选用健侧股静脉,对于双侧下肢病变者,以颈内静脉、锁骨下静脉或肘静脉入路。释放前先做下腔静脉造影,显示下腔静脉形态管径、走向,确定双肾静脉开口位置并做好标记,滤器一般放置于肾静脉开口下缘水平以下的下腔静脉内,先作肾静脉造影定位,一般在第 2 腰椎以远水平。有造影剂过敏者可以采用经腹部多普勒超声定位或血管腔内超声的方法置入滤器。

4. 上腔静脉滤器　随着 PICC、PORT、起搏器、血透等中心静脉通路的广泛使用,上肢 DVT 发生越来越频繁。在一些研究中表明上肢 DVT 发生 PE 的风险是 5%～10%,尽管抗凝治疗是上肢 DVT 治疗的首选方法,但是有抗凝禁忌时可以选用上腔静脉滤器预防 PE。

但是目前没有一款设计为上腔静脉专用的腔静脉滤器,还是使用下腔静脉滤器;另外由于上腔静脉解剖的特殊性,上腔静脉较短,部分位置靠近右心房,任何滤器置入都需要考虑滤器置入的移位和长度问题,避免将滤器释放入右心房;部分患者的上腔静脉直径>28mm,建议避免置入现有的滤器。

5. 腔静脉阻塞和 DVT 复发　近年来在美国滤器使用的范围明显扩大化,从 1979 年到 1999 年 20 年间,滤器使用量增加了近 25 倍,在我国国内也是如此,有不少单位将滤器置入指征过于宽泛,有些单位只要超声做出有静脉血栓就建议置入滤器。大量滤器置入后随访中发现相当部分滤器阻塞,早期并发症如滤器置入部位血栓形成的发生率为 10%;晚期 DVT 发生率约 20%。40%的患者出现栓塞后综合征,5 年闭塞率约 22%,9 年闭塞率约 33%。在 PREPIC 中,2 年的 DVT 复发率在滤器组中 21%,对照组是抗凝组 12%,两组比较有显著的差异,说明腔静脉滤器的长期置入可能诱发 DVT 复发。

6. 腔静脉滤器置入　术后并发症据统计 PE(2%～5%)、滤器置入导致死亡(0.12%)、静脉通路血栓(2%～28%)、滤器移位(3%～69%)、腔静脉穿孔(9%～59%)、滤器断裂(1%)和滤器释放未完全(<1%)。

腔静脉滤器可以有效预防 PE 的发生,但是随之而来的并发症无法避免。在可回收和可装换滤器的使用正在迅速增加,在现有的证据基础上腔静脉滤器的主要用于有静脉血栓栓塞的患者和抗凝禁忌或抗凝并发症的患者,在特殊类型患者的预防性置入滤器(如重度颅脑损伤、骨盆和长骨骨折、脊髓损伤、肥胖、癌症、高危手术的患者),应该依据个体的临床情况和静脉血栓栓塞的风险评估后决定。腔静脉滤器的选择、可回收滤器的回收最佳时机有待进一步的临床多中心实验数据的支持。

(何勍　余波)

第三节　下肢慢性静脉功能不全和静脉曲张

下肢静脉疾病是一古老而常见的疾病,除因静脉血栓形成引起外,很大一部分是静脉瓣膜关闭不全所致。20 世纪中叶人们对下肢静脉瓣膜进行深入研究并发现瓣膜关闭不全是引起下肢静脉疾病的重要原因。原发性下肢静脉瓣膜关闭不全包括单纯性下肢浅静脉曲张、原发性下肢深静脉瓣膜关闭不全和穿通静脉瓣膜关闭不全等一组疾病,其中以浅静脉曲张最为常见。

【解剖生理】

下肢静脉分为浅静脉和深静脉系统。浅静脉包括大隐静脉和小隐静脉。大隐静脉起自足背静脉弓内侧,经内踝前方沿小腿内侧上行,经胫骨与股骨内侧髁的后部至大腿内侧,向上于耻骨结节外下方 3～4cm 处穿卵圆孔入股静脉。大隐静脉在卵圆孔附近有 5 条属支:腹壁浅静脉、旋髂浅静脉、股外侧浅静脉、股内侧浅静脉和阴部外静脉。小隐静脉起自足背静脉弓的外侧,经外踝后方上行至小腿后,于窝下角处穿深筋膜,经腓肠肌两头间上行入深静脉。深静脉系统是由小腿的胫后静脉和腓静脉合并成胫腓干后在肌下缘与胫前静脉汇合成腘静脉,穿收肌腱裂孔向上移行为股浅静脉,在大腿上部与股深静脉合并成股总静脉,经腹股沟韧带深面移行为髂外静脉。此外,在下肢深、浅静脉间还存在十余支穿通静脉,主要位于大腿下 1/3 至足背。在小腿后方还存在数支与肌间静脉窦相连的间接穿通静脉。在深静脉之间、大隐静脉和小隐静脉之间有许多交通静脉。在深、浅静脉和穿通静脉内都存在静脉瓣膜。静脉瓣膜由菲薄的纤维组织构成,但具有良好的韧性和弹性。绝大多数瓣膜为双瓣型,多呈前后排列。当血液回流时,瓣叶贴附于管壁而管腔开放;当血液倒流时,瓣叶膨出,从而使两个相对的游离瓣缘在管腔正中合拢,阻止血液反流(图 49-1)。另有一些瓣膜呈单瓣叶型,瓣叶占管腔周长的 1/2,瓣叶膨出时能完全封闭管腔,均位于分支静脉汇入静脉主干的入口处。瓣膜在下肢静脉分布中浅静脉较深静脉少,越向近侧越少,但近端的瓣膜位置较恒定,抗逆向压力能力高。

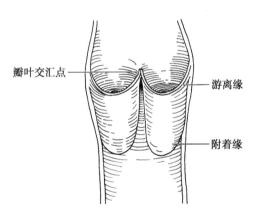

图 49-1　静脉瓣膜

瓣叶交汇点
游离缘
附着缘

【病因】

引起原发性下肢静脉瓣膜关闭不全的病因有:①瓣膜发育异常或缺如;②瓣膜结构薄弱,在长期逆向血流或血柱重力作用下,瓣膜游离缘松弛而不能紧密闭合;③静脉壁弹性下降,发生扩张,造成瓣膜相对性关闭不全。重体力劳动、长时间站立和各种原因引起的腹腔压力增高等,均可使瓣膜承受过度的静脉压力,在瓣膜结构不良的情况下,瓣叶会逐步松弛,游离缘伸长、脱垂,终致瓣膜关闭不全,产生血液反流。

【病理生理】

由于浅静脉管壁肌层薄且周围缺少结缔组织,血液反流可引起静脉增长增粗,出现静脉曲张。由于下肢静脉压的增高,在足靴区可出现大量毛细血管增生和通透性增加,产生色素沉着和脂质硬化。由于大量纤维蛋白原的堆积,阻碍了毛细血管与周围组织间的交换,可导致皮肤和皮下组织的营养性改变。踝上足靴区为静脉压较高的部位且有恒定的穿通静脉,皮肤营养状况差,一旦破溃会引起难愈性溃疡,常并发感染。深静脉瓣膜关闭不全时,可造成血液反流,产生静脉高压。当关闭不全的瓣膜平面位于小腿以上时,产生的血流动力学改变可被腓肠肌的肌泵作用所代偿,不致产生明显症状。当病变一旦越过小腿平面,因离心较远,血柱压力明显升高,同时腓肠肌收缩不但促使血液回流,而且也加强血液反流,从而加速小腿深静脉和穿通静脉瓣膜的破坏,产生明显症状。穿通静脉瓣膜关闭不全时,血液将由深静脉向浅静脉反流,产生继发性下肢浅静脉曲张和皮肤和皮下组织的营养性改变。

【临床表现】

单纯性下肢浅静脉曲张患者常出现进行性加重的下肢浅表静脉扩张、隆起和迂曲,尤以小腿内侧为明显。发病早期,患者多有下肢酸胀不适的感觉,同时伴肢体沉重乏力,久站或午后感觉加重,而在平卧或肢体抬高后明显减轻,有时可伴有小腿肌肉痉挛现象。部分患者则无明显不适。病程较长者,在小腿尤其是踝部可出现皮肤营养性改变,包括皮肤萎缩、脱屑、色素沉着、皮肤和皮下组织硬结、湿疹和难愈性溃疡,有时可并发血栓性静脉炎和急性淋巴管炎。由于曲张静脉管壁较薄,轻微外伤可致破裂出血且较难自行停止。原发性下肢深静脉瓣膜关闭不全患者常伴有浅静脉曲张,但下肢肿胀不适较单纯性浅静脉曲张者为重。绝大多数穿通静脉瓣膜关闭不全同时伴有下肢深、浅静脉瓣膜关闭不全。患者可有深、浅静脉瓣膜功能不全的相应表现,同时下肢皮肤营养性改变如皮肤萎缩、脱屑、色素沉着、皮肤和皮下组织硬结、湿疹和难愈性溃疡等常较严重。目前国际上较常使用下肢慢性静脉功能不全的 CEAP 分级,具体可见参考文献。

【检查方法】

1. 体格检查

(1) 浅静脉瓣膜功能试验(Trendelenburg 试验):患者仰卧,抬高下肢使静脉排空,于腹股沟下方缚止血带压迫大隐静脉。嘱患者站立,释放止血带后 10 秒内如出现自上而下的静脉曲张则提示大隐静脉瓣膜

功能不全。同样原理,在窝处缚止血带,可检测小隐静脉瓣膜功能。

(2) 深静脉通畅试验(Perthes 试验):患者取站立位,于腹股沟下方缚止血带压迫大隐静脉,待静脉充盈后,嘱患者用力踢腿或下蹲 10 余次,如充盈的曲张静脉明显减轻或消失,则提示深静脉通畅。反之,则可能有深静脉阻塞。

(3) 穿通静脉瓣膜功能试验(Pratt 试验):患者仰卧,抬高下肢,于腹股沟下方缚止血带,先从足趾向上至腘窝缠第 1 根弹力绷带,再从止血带处向下缠第 2 根弹力绷带。嘱患者站立,一边向下解开第 1 根绷带,一边继续向下缠第 2 根绷带,如果在两根绷带之间的间隙出现曲张静脉,则提示该处有功能不全的穿通静脉。

2. 无损伤检查

(1) 容积描记:容积描记有多种方法,临床上常用的是光电容积描记。它通过记录下肢静脉容积减少和静脉再充盈时间来反映静脉血容量的变化,判别深浅静脉和穿通静脉瓣膜功能情况和反流水平。

(2) 多普勒超声检查:多普勒超声显像仪可观察深静脉通畅程度、瓣膜关闭情况及有无血液反流。于近心端挤压或作 Valsalva 屏气动作可提高诊断准确性。由于多普勒超声检查操作简便、直观、无创,目前在临床应用最为广泛。

3. CTV、MRV   CTV 是在下肢增强 CT 扫描静脉相的基础上进行三维重建,可以较清晰地显示下肢深浅静脉以及穿通静脉的通畅情况,如果主干静脉有堵塞,甚至可以显示侧支循环情况。MRV 是在下肢 MRI 扫描静脉相的基础上进行三维重建,同样可以显示下肢深浅静脉的通畅情况,清晰度不如 CTV,适用于肾功能不全的患者。

4. 下肢静脉造影   下肢深静脉造影虽然是一种创伤性检查,但是最可靠的诊断手段,可准确了解病变的性质、程度、范围和血流动力学变化,分为顺行和逆行造影。顺行造影主要用于观察下肢深静脉通畅度和穿通静脉瓣膜功能,而逆行造影主要用于观察下肢深静脉瓣膜功能。

(1) 顺行造影:患者取半直立位,踝部缚止血带,经足背浅静脉注入造影剂,可见深静脉全程通畅,管腔扩张,瓣膜影模糊或消失,失去正常的竹节形态。作 Valsalva 屏气动作后可见造影剂向瓣膜远端反流。

(2) 逆行造影:患者取半直立位,于腹股沟股静脉注入造影剂。视反流情况分为五级:0 级:无造影剂向远侧反流;Ⅰ级:少量造影剂反流,但不超过大腿近段;Ⅱ级:造影剂反流至腘窝水平;Ⅲ级:造影剂反流达小腿;Ⅳ级:造影剂反流直达踝部。0 级示瓣膜功能

正常,Ⅰ~Ⅱ级结合临床加以判断,而Ⅲ~Ⅳ级提示瓣膜功能明显受损。

【诊断和鉴别诊断】

根据临床症状、体征和辅助检查,下肢静脉瓣膜关闭不全诊断并不困难,但尚需与以下疾病鉴别。

1. 下肢深静脉血栓形成后遗综合征 起病前多有患肢突发性肿胀等深静脉回流障碍表现,早期浅静脉曲张是代偿性症状。病程后期可因血栓机化再通,造成静脉瓣膜破坏,产生与原发性下肢深静脉瓣膜功能不全相似的临床表现。Perthes 试验、多普勒超声、容积描记和静脉造影有助于明确诊断。

2. 动静脉瘘 患肢局部可扪及震颤及闻及连续性血管杂音,皮温增高,远端肢体可有发凉等缺血表现。浅静脉压力高,抬高患肢不易排空。

3. KlippelTrenaunay 综合征 本病为先天性血管畸形引起。静脉曲张较广泛,常累及大腿外侧和后侧,患肢较健侧增粗增长,且皮肤有大片"葡萄酒色"血管痣。据此三联症,鉴别较易。

【治疗】

1. 保守治疗 对于大部分患者保守治疗效果不满意,仅适用于早期轻度静脉曲张、妊娠期妇女及难以耐受手术的患者。可要求患者适当卧床休息,避免久站,休息时抬高患肢。在行走或站立时采用加压治疗,减轻下肢酸胀和水肿。根据病变范围选用合适的弹力袜,一般建议Ⅰ~Ⅱ级的压力梯度。另外服用一些静脉活性药物,如马栗种子提取物或者地奥司明可以增加静脉壁张力、促进静脉血液回流并减少毛细血管渗出,从而减轻静脉功能不全的症状。

2. 大隐静脉高位结扎加剥脱术 对于下肢浅静脉和穿通静脉瓣膜功能不全且深静脉通畅者,可行手术治疗。深静脉瓣膜功能不全者同样可以手术。手术主要是剥脱曲张浅静脉并消除引起下肢浅静脉高压的原因(股静脉或穿通静脉血液反流)。目前多提倡采用的是大隐静脉高位结扎+曲张静脉点式剥脱术。术前嘱患者站立,用记号笔标记曲张静脉。手术步骤:患者取仰卧位,自足背向上驱血,将驱血带缚于大腿中段。于腹股沟皮纹下方 0.5~1cm 做平行切口约 4~5cm。切开浅筋膜,显露大隐静脉主干后结扎各属支,距隐股交界点约 0.5cm 切断大隐静脉,近端结扎并缝扎。结扎大隐静脉应距股静脉 0.5cm,过长可能残留属支导致复发,过短则可使股静脉狭窄。向远端大隐静脉内插入剥脱器至膝关节附近引出,将静脉残端缚于剥脱器头部,慢慢抽出。同法剥脱静脉主干至内踝(图 49-2)。对术前标记的曲张静脉作长约 5mm 的小切口,用纹式血管钳于皮下进行分段剥脱。对湿疹及溃疡部位,应剥脱位于其下的穿通静脉。剥脱曲张静脉时,应尽量避开伴行的隐神经,避免术后小腿及足内侧的感觉障碍。缝合切口,弹力绷带自足背向上加压包扎至腹股沟。术后鼓励患者尽早活动,一般术后第 2 天可下床行走,第 7 天拆线。术后穿弹力袜 2~4 周。

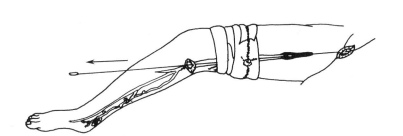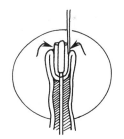

图 49-2 大隐静脉剥脱术

3. 大隐静脉高位结扎加电动刨切术 该术式是在大隐静脉高位结扎的基础上,采用微创手术器械,即动力静脉切除器以及灌注照明棒,配合充盈麻醉,对曲张浅静脉行微创刨吸切除术。目前手术器械主要采用美国 Smith-Nephew 公司的 TriVex 系统,由切除刨刀和带灌注的冷光源组成。术中首先完成大隐静脉高位结扎,在大腿部用剥脱器将大隐静脉主干剥出。然后在小腿曲张静脉的近端和远端各做一个切口,一个插入刨刀头,一个插入冷光源。经切口将冷光源插入静脉下至少 3~4mm 处。液体由头端注入,以显现曲张静脉的范围和轮廓,同时将其与周围组织分离。刨刀头插入静脉周围的皮下组织内,沿着组织的侧方和下方轻轻滑动,力求将更多的静脉组织切除(图 49-3)。切口可交替使用,以减少切口数目。该手术适用于下肢深静脉通畅的曲张静脉病例,但对于有血栓性浅静脉炎和溃疡的患者,效果欠佳。其优越性在于:①切口数少,美观;②在直视下进行曲张静脉刨吸术,③避免在皮肤存在病变区做切口,减少术后创口不愈的机会。

4. 静脉腔内激光治疗术(endovenous laser treatment, EVLT)、射频消融术(RFA) EVLT 和 RFA 治疗下肢静脉曲张可在局麻下进行,具有不遗留手术瘢痕,恢

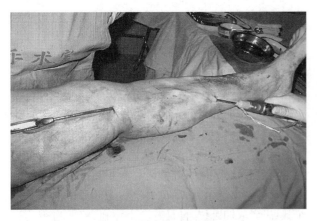

图 49-3　电动刨吸术中照片
左为冷光源,右为刨刀

复时间较短,并发症少,兼具美容效果等优点。两者均是通过光纤或导管,以脉冲式或持续向静脉腔内输入不同波长(810～1046nm)红外线激光或射频,损伤内皮细胞和整层管壁,使受损管壁纤维化愈合和腔内少量血栓形成,最终导致大隐静脉永久性闭合。治疗适应证类同于大隐静脉高位结扎加剥脱术,但无法治疗穿通静脉瓣膜功能不全。术中最好先显露并高位结扎大隐静脉主干,然后由踝部穿刺大隐静脉向上将光纤、导管导入至隐-股静脉交界结扎处,连续脉冲或者间断脉冲方式,一边发射激光或者射频,一边将光纤缓慢持续后撤将静脉闭合。对大隐静脉的分支用多点穿刺方法导入光纤。术毕患肢用弹力绷带均匀加压包扎。综合文献资料,近期和中期疗效较满意,但术后有闭塞浅静脉再通引起症状复发的情况。

5. 硬化剂治疗　硬化剂治疗适用于浅静脉主干无明显反流或反流已得到纠正的静脉曲张。适应证包括:①毛细血管扩张症;②网状静脉曲张;③孤立的静脉曲张;④术后残留和复发的静脉曲张;⑤难以耐受手术的患者。治疗的原理是向曲张的静脉内注入硬化剂后加压包扎,使静脉壁发生炎性反应相互粘连而闭塞。传统硬化剂有鱼肝油酸钠、十四烷基硫酸钠

和高渗生理盐水等,但是目前国内使用较多的为泡沫硬化剂,可在彩超定位下泡沫硬化剂注射治疗,短期疗效满意。治疗时患者先取站立位或斜卧位使静脉充盈,细针穿刺静脉后改平卧位,患肢45°抬高以利排空静脉。每处注射完毕1分钟后,局部用纱布垫压迫。随后用弹力绷带自足背向上加压包扎至最高注射点上方10cm,并可穿弹力袜。术后即应鼓励患者主动活动,避免持久站立。加压包扎时间争议较多,从1～6周不等。但目前硬化剂治疗复发率较高,而且有硬化剂过敏、局部炎症反应明显、硬化剂外渗局部皮肤坏死等并发症。

6. 深静脉瓣膜手术　对保守治疗无效且具有下肢皮肤营养性改变的深静脉瓣膜关闭不全患者,以及有Ⅲ～Ⅳ级严重反流的下肢肿胀患者,可考虑行深静脉瓣膜手术。但是此类手术效果总体不理想,因此对无胀痛且无皮肤营养性改变的患者,应慎行手术。术前应明确静脉反流的程度并除外深静脉血栓形成后遗症。

(1)静脉瓣膜修复术:1975年Kistner首先报道股浅静脉瓣膜修复术治疗原发性下肢深静脉瓣膜关闭不全获得成功。手术取腹股沟股动脉搏动内侧纵切口或皮纹下斜切口。显露股总、股浅和股深静脉的汇合处,股浅静脉最高一对瓣膜常位于其远端1～1.5cm处,测试证实反流后可行瓣膜修复。瓣膜修复分腔内修复、腔外修复、血管镜辅助腔外修复和静脉壁修复等多种方法。行腔内修复时需清楚辨别两瓣叶的会合处,于瓣膜会合处向近远端切开静脉壁各约3cm行修复。(图49-4)。行腔外修复时,不需切开静脉壁而直接于腔外自瓣叶会合处向下作一系列贯穿缝合,将两瓣叶的附着缘拉紧,从而使松弛的瓣叶游离缘拉直。腔外修复有一定盲目性,准确性不如腔内修复,但操作简便,可适用于小口径静脉。单纯修复股浅静脉第一对瓣膜即能取得一定的临床疗效,但仍有约20%的患者术后再次出现反流或溃疡复发。此

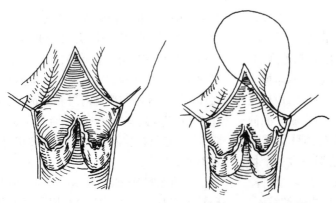

图 49-4　腔内静脉瓣膜修补术

时可修复股浅静脉第二对瓣膜、股浅静脉下段瓣膜甚至腘静脉瓣膜予以纠正。

（2）股静脉瓣膜人造血管套袖术：在手术显露股静脉时，因操作可致静脉痉挛而使瓣膜处反流消失。此时，可选择长约2cm的短段PTFE或Dacron人造血管包绕于股浅静脉最高一对瓣膜处，使静脉维持于痉挛状态下的口径，消除反流。此法不需切开静脉，操作简便，可适用于小口径静脉。但缩窄程度较难掌握，过度可导致静脉血栓形成。

（3）静脉瓣膜移植术：移植段静脉可选取腋静脉、肱静脉、颈外静脉和健侧股浅静脉，而以腋静脉和肱静脉效果较理想。手术方法为：腹股沟切口显露股总、股浅和股深静脉，测试股浅静脉最高一对瓣膜证实反流后，于一侧上臂内侧近腋窝处作纵行切口，显露腋静脉和肱静脉。证实瓣膜功能良好后，切取长约2cm带有瓣膜的静脉段，上肢静脉不需要重建。

在股深静脉和股浅静脉汇合处以下，切除相应一段股浅静脉，用7-0无损伤缝线将自体带瓣静脉段移植其间。移植静脉段外应用PTFE或Dacron人造血管作套袖加强，以免日后移植静脉扩张。该术式近期效果较理想，但由于上肢静脉抗逆向压力较股浅静脉最高一对瓣膜为弱，远期效果受到影响。此外，因上肢静脉与股浅静脉口径常相差太大，该术式应用有一定限制。

（4）静脉瓣膜移位术：该术式由Queral于1980年报道，目的是将瓣膜关闭不全的股浅静脉远端与瓣膜功能健全的大隐静脉或股深静脉相吻合，借助后者的正常瓣膜防止血液反流（图49-5）。如大隐静脉瓣膜关闭不全，可将股浅静脉远端与瓣膜功能良好的股深静脉吻合。由于临床上股浅、股深和大隐静脉瓣膜关闭不全多同时存在，适宜手术的患者不多。同时术后血栓形成率较高，较难普及。

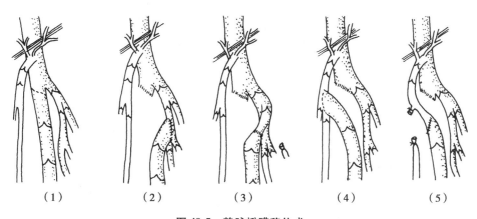

（1）　　　　（2）　　　　（3）　　　　（4）　　　　（5）

图49-5　静脉瓣膜移位术
（1）显露股总、股深、股浅静脉及大隐静脉，沿虚线切断股浅静脉，近端缝闭，远端待吻合；
（2）股浅静脉与股深静脉端侧吻合；（3）股浅静脉与股深静脉端端吻合；（4）股浅静脉与大隐静脉端侧吻合；（5）股浅静脉与大隐静脉端端吻合

（5）肌襻代瓣膜术：1968年Psathakis首创股薄肌-半腱肌肌襻代瓣膜术治疗下肢深静脉血栓形成后遗症。20世纪80年代后适应证被推广至原发性下肢深静脉瓣膜关闭不全。该术式于80年代初被引入我国，经改良后成为股二头肌-半腱肌肌襻代瓣膜术。手术原理是在肌襻形成后，当腓肠肌收缩时肌襻放松，使静脉完全开放，以利深静脉回流；当腓肠肌放松时肌襻收缩，静脉即因肌襻收缩而产生的悬吊作用受压闭合，从而阻挡深静脉的血液反流。手术时患者健侧-侧卧，于腘窝处做S形切口或于腘窝两侧做纵切口，显露胫神经、腓总神经和动静脉。动静脉间只能游离1cm的间隙，以免肌襻形成后上下移动。解剖股二头肌和半腱肌肌腱并于各自起点处切断，将两肌腱断端作重叠1cm缝合形成肌襻，置于胫神经和腓总神经深面、动静脉之间（图49-6）。因肌襻的

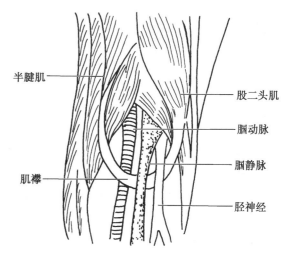

半腱肌　　　　　　　　　　　　　　股二头肌

　　　　　　　　　　　　　　　　　腘动脉

肌襻　　　　　　　　　　　　　　　腘静脉

　　　　　　　　　　　　　　　　　胫神经

图49-6　肌襻代瓣膜术

作用仅局限于下肢活动时,术后久站患肢仍有肿胀。同时,由于肌襻的长度较难掌握,使手术效果的确切性受到影响。

7. 穿通静脉手术

(1)筋膜下穿通静脉结扎术:Linton 于 1938 年首创筋膜下穿通静脉结扎术。由于采用自膝至踝的小腿内侧切口,术后切口并发症多,不久即被改良。目前常见的是做数个平行于皮纹的短切口,于筋膜下结扎穿通静脉。此外,也可在术前多普勒超声定位下做点式切口剥脱穿通静脉。

(2)内镜辅助筋膜下穿通静脉阻断术(subfacial endoscopic perforator surgery,SEPS):内镜辅助筋膜下穿通静脉阻断术始于 1985 年,由 Hauer 首先采用。方法为经皮下隧道置入内镜,直接电凝或钳夹穿通静脉。近年来主要采用腹腔镜技术行穿通静脉阻断术。首先在筋膜下间隙充二氧化碳,做小切口置入内镜,经另一小切口置入操作器械,在内镜直视下钳夹穿通静脉。操作范围应包括胫骨内缘至后侧中线的小腿部分。随访表明 SEPS 手术疗效明确,术后下肢静脉血淤滞得到明显缓解,色素沉着减轻,溃疡愈合,目前在国内逐渐推广。

(史振宇 符伟国)

第四节 深静脉血栓后综合征

深静脉血栓后综合征(post-thrombotic syndrome,PTS)是深静脉血栓形成(DVT)后非常常见的并发症,可导致深静脉瓣膜功能受损而引起慢性静脉功能不全的一系列表现,严重者往往出现难愈的静脉性溃疡,严重影响患者的生活质量。有文献报道急性 DVT 患者 2 年内 23% ~65% 的患者可发生 PTS。

【发病机制】

目前的观点认为 DVT 后可通过两种机制导致 PTS,一是完全或部分静脉阻塞,回流障碍,主要是中央型髂股静脉为主,而是静脉血栓后炎性反应活化、瓣叶纤维瘢痕形成破坏静脉瓣膜引起静脉瓣膜闭合不全性反流,其中以前者更为重要。两者均可导致下肢长期静脉高压,使得下肢尤其足靴区大量毛细血管增生和通透性增加,产生色素沉着和脂质硬化。由于大量纤维蛋白原的堆积,阻碍了毛细血管与周围组织间的交换,可导致皮肤和皮下组织的营养性改变、色素沉着最终发生溃疡。

【临床表现】

PTS 通常发生于 DVT 后 1 ~2 年,典型的症状类似原发性慢性静脉功能不全,包括受累肢体疼痛、沉重、肿胀、痉挛、色素沉着、皮肤和皮下组织硬结、湿疹,上述症状可单独或联合出现,一般在站立或长时间行走后加重,休息或抬高患肢则有所减轻。如果得不到及时治疗,最终会发展为持久难愈性溃疡。PTS 常见体征包括肢体可凹性水肿、足靴区皮肤硬结、色素沉着、淤滞性湿疹,继发性静脉曲张,严重者可出现慢性久治不愈的静脉性溃疡。

目前对于 PTS 的严重程度分级标准较多,除了类似下肢静脉功能不全的 CEAP 分级标准外,应用较多的是 Villalta 临床评分分级法,Villalta 评分主要评估内容包括五项主观静脉症状(疼痛、痉挛、沉重感、感觉异常和瘙痒)和六项客观静脉体征(胫骨前水肿、皮肤硬化、色素沉着、发红、静脉扩张和小腿按压痛痛)以及 DVT 患肢是否存在溃疡。每项指标按照从无到严重评为 0 ~4 分。总分若 0 ~4 分无 PTS,5 ~9 分为轻度 PTS,10 ~14 分为中度 PTS,>14 分或溃疡形成则是重度 PTS。这一评分可用于指导 PTS 的治疗,一般中重度 PTS 需要考虑外科治疗。

【诊断与鉴别诊断】

患者既往有 DVT 病史 1 ~2 年后并出现上述临床表现及体征就可以考虑诊断为 PTS。除了症状与体征外,PTS 常用的影像学检查和上一节慢性静脉功能不全的影像检查类似,包括:①无损伤检查中的容积描记和多普勒超声检查:其中多普勒超声显像仪可以较敏感观察深静脉通畅程度、瓣膜关闭情况及有无血液反流。操作简便、直观、无创,因此是诊断 PTS 的首选,在临床应用最为广泛。②CTV、MRV,两者都可以较清晰地显示下肢深浅静脉以及穿通静脉的通畅情况,如果主干静脉有堵塞,甚至可以显示侧支循环情况。但对于反流观察不足。其中 CTV 清晰度更高,MRV 适用于肾功能不全的患者。③下肢静脉造影:下肢深静脉造影虽然是一种创伤性检查,但是可准确了解病变的性质、程度、范围和血流动力学变化,分为顺行和逆行造影。顺行造影主要用于观察下肢深静脉通畅度和穿通静脉瓣膜功能,同时观察侧支静脉情况;而逆行造影主要用于观察下肢深静脉瓣膜功能,两者结合起来可以较全面诊断 PTS。但是缺点是对于髂静脉闭塞,造影往往只能看到广泛侧支,无法直接显示病变情况。④腔内超声:是在导丝导引下将腔内超声探头导入病变,显示血管病变的横断面情况,国外应用较多,国内刚刚开展。它的优点是可以较清晰显示髂静脉闭塞段的狭窄血栓情况,是对下肢静脉造影对髂静脉病变本身显影不足的重要补充。

需要指出的是,由于急性 DVT 导致的初始疼痛及肿胀需要在数月后消退,因此 PTS 的诊断应建立在急性 DVT 之后的慢性期。对于没有 PTS 的临床表现,而仅通过,也不能诊为 PTS。需要与 PTS 进行鉴别诊断的主要是原发性下肢静脉功能不全,一般通过既往有无 DVT 病史以及影像学检查下肢深静脉有无闭塞或者血栓就可以做出鉴别。

【预防】

对于已经发生 DVT 的患者,从病程一开始就要注意 PTS 的预防。①足量的长期抗凝:由于同侧肢体 DVT 复发 DVT 是 PTS 的重要危险因素之一,因此在初发 DVT 患者的治疗过程中,应给予足量的抗凝并保证足够的治疗疗程。②穿医用弹力袜:具有压力梯度的医用弹力袜在足靴区压力最高,然后压力逐步递减,由此可有效促进静脉回流,降低静脉高压、减轻水肿并发症。对于 PTS,一般建议 Ⅱ 级压力梯度。国外已经多项临床试验证实了长期使用弹力袜对于预防症状性 DVT 后 PTS 的有效性。最近的一项荟萃分析总结 5 项随机对照研究后得出结论,近端 DVT 患者长期穿弹力袜后可使 PTS 发生率由 46% 降至 26%。最新的美国胸科医师协会(ACCP)2012 年指南中推荐对于急性症状性近端 DVT 患者,应佩戴踝部压力 30 ~ 40mmHg 的弹力袜至少 2 年,来预防 PTS。③急性期置管溶栓治疗急性 DVT:在急性 DVT 如果在最短的时间内快速恢复静脉通畅可以保存静脉瓣膜功能,从而预防 PTS。最新公布的 CaVenT 研究通过急性期经导管溶栓治疗技术(CDT),对于近端静脉 DVT(髂股静脉)CDT 治疗 24 个月的 PTS 发生率明显低于单纯抗凝治疗(41.1% vs. 55.6%,$P=0.047$)。

【治疗】

1. 物理治疗 PTS 的物理治疗包括一方面让患者,避免久站,休息时抬高患肢;另一方面就是压力治疗。压力治疗又包括两类:①穿弹力袜;在行走或站立时采用加压治疗,减轻下肢酸胀和水肿。根据病变范围选用合适的弹力袜,压力选择应因人而异,通常应用的压力为 30 ~ 40mmHg,长度通常到膝盖即可。②间歇式压力泵(IPP):它的工作原理是模拟人体小腿腓肠肌肌泵的作用,通过间歇式被动收缩小腿腓肠肌,让静脉血液回流。一般要求每日应用间歇性压力泵 2 次(每次 20 分钟,压力为 50mmHg),一个疗程后可有效减轻水肿及改善 PTS 症状。

2. 药物治疗 类似于慢性静脉功能不全,一些静脉活性药物,如马栗种子提取物或者地奥司明可以增加静脉壁张力、促进静脉血液回流并减少毛细血管渗出,从而减轻 PTS 的症状或者延缓 PTS 的进展。

3. 外科治疗 外科治疗通常适用于中重度 PTS 的患者。相对应于 PTS 的发病机制,外科治疗分为两大类:改善静脉回流障碍;修复损伤的深静脉瓣膜、纠正血液倒流。由于目前对于深静脉瓣膜关闭不全的术式虽然很多,但是效果均不理想,而且外科治疗 PTS 关键是要改善流出道,主要针对髂股静脉闭塞,所以目前的外科治疗重点在于通过各种开放手术或者腔内治疗改善使远心段的高压静脉顺利回流,以达到缓解静脉高压的目的。

(1)传统开放手术有:大隐静脉交叉转流术(Palma 手术)、原位大隐静脉-腘静脉转流术等。但是此类手术创伤较大,而且中远期通畅率不高,目前使用逐渐减少。

(2)腔内治疗:由于髂静脉 PTS 往往同时存在髂静脉解剖学外压导致管腔狭窄的情况(Cocket 综合征),因此只要远端股浅或者股深静脉回流通畅,可以开通髂静脉闭塞段行支架置入来改善回流障碍,此类病变要求支架近端放入下腔静脉,远端放到股总静脉,图 49-7 显示了髂静脉 PTS 支架置入前的静脉造影情况,可见支架置入前髂静脉主干未见显影,只有大量盆腔侧支和腰升静脉,而图 49-8 支架置入后髂静脉主干基本通畅,盆腔侧支和腰升静脉消失。目前的数据显示此类支架术后的 1 年通畅率可以高达 80% ~ 0%,5 年也达到 60%,疗效明显优于传统手术。

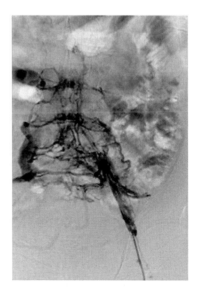

图 49-7 髂静脉 PTS 支架置入前的静脉造影情况(髂静脉主干未见显影,只有大量盆腔侧支和腰升静脉)

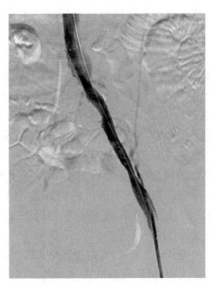

图 49-8　髂静脉 PTS 支架置入后髂静脉主干通畅,盆腔侧支和腰升静脉消失

（史振宇　符伟国）

第五节　髂静脉压迫综合征

髂静脉压迫综合征是髂静脉受压和（或）存在腔内异常粘连结构所引起的下肢和盆腔静脉回流障碍性疾病。1965 年 Cockett 和 Lea Thomas 通过静脉造影和手术,对具有髂-股静脉血栓病史和严重血栓后遗症的患者进行研究发现,在右髂总动脉跨越左髂总静脉的部位,静脉腔内容易血栓形成,并且已形成的血栓难以再通,从而引起下肢和盆腔的静脉回流障碍,产生一系列临床症状和体征。因此有人将此综合征称为 Cockett 综合征。髂静脉压迫不仅造成静脉回流障碍和下肢静脉高压,成为下肢静脉瓣膜功能不全和浅静脉曲张的原因之一,而且可继发髂-股静脉血栓形成,是静脉血栓好发于左下肢的潜在因素。

【发病机制】

1. 解剖学因素　髂动脉与髂静脉的解剖关系是髂静脉压迫综合征产生的基础。双侧髂总静脉于第 5 腰椎体中下部平面的右侧,汇合成下腔静脉而沿脊柱上行。右髂总静脉几乎成直线与下腔静脉连续,而左髂总静脉则自骨盆左侧横行向右,于腰骶椎之前与下腔静脉汇合时几乎成直角。腹主动脉则自脊柱左旁下行,于第 4 腰椎体下缘平面分为左、右髂总动脉,故右髂总动脉跨越左髂总静脉的前方,然后向骨盆右下延伸。有研究发现,在近 3/4 人体内,右髂总动脉于双侧髂总静脉汇合点水平跨越左髂总静脉;1/5 的人在这一点轻度偏上的水平,少数人在这一点的下方。这样,左髂总静脉或多或少被腰骶椎的生理性前凸推向

前方,同时又被跨越于其前方的右髂总动脉压向后方,使其处于前压后挤的解剖位置。当人体直立而腰骶部高度前倾时,生理性前凸加剧使压迫更加明显;当人体处于坐位时,压迫得以缓解或消失。偶尔,左髂总静脉的压迫来源于低分叉的腹主动脉、扭曲的左髂总动脉、膀胱、肿瘤、异位肾脏等。

2. 静脉腔内异常结构　1956 年,May 和 Thurner 提出在尸解中有 22% 存在左髂总静脉腔内类似嵴状的结构,这种嵴状结构包含纤维细胞、胶原和大量毛细血管。Pinsolle 等细致观察 130 具尸体的腔-髂静脉连接点,其中 121 具尸体的左髂总静脉腔内存在异常结构。他将其分为五类:①嵴:双髂总静脉连接点处呈矢状位的三角形垂直突向腔内的细小结构;②瓣:髂总静脉侧缘的类似燕窝的结构;③粘连:静脉前后壁一定长度和宽度的融合;④桥:长条状结构将管腔分为 2~3 个不同口径和空间方向的部分;⑤束带:隔膜样结构使管腔形成类似筛状的多孔状改变。髂总静脉内异常结构来源和意义仍存在争论。目前更倾向于解释为右髂总动脉、腰骶椎与左髂总静脉的紧密接触,以及动脉搏动使静脉壁反复受刺激,引起静脉的慢性损伤和组织反应所致。

3. 继发血栓形成　在髂静脉受压和腔内异常结构存在的基础上,一旦合并外伤、手术、分娩、恶性肿瘤或长期卧床,使静脉回流缓慢或血液凝固性增高等情况,即可继发髂-股静脉血栓形成。一旦血栓形成,髂静脉压迫及粘连段即进一步发生炎症和纤维化,使髂静脉由部分阻塞发展为完全阻塞。由于压迫和腔内异常结构的存在,髂静脉血栓形成后很难再通,使左髂总静脉长期处于闭塞状态而难以治愈。

【临床表现】

髂总静脉受压综合征的临床表现,主要决定于下肢静脉回流障碍的程度。根据其血流动力学变化的轻重,将临床表现分为三期。

初期:下肢肿胀和乏力为最常见的早期症状。患肢仅有轻度的水肿,尤其长期站立和久坐时出现。女性腰骶生理性前突明显,左侧下肢会出现经期酷似青春性淋巴水肿。女性患者可有月经期延长和月经量增多,以及因月经期盆腔内脏充血、静脉内压升高而使下肢肿胀等症状加重。

中期:随着静脉回流障碍加重和静脉压持续升高,就会导致深静脉瓣膜关闭不全。一旦波及小腿和交通支静脉瓣膜,就会出现与原发性深静脉瓣膜关闭不全的相似症状。表现为下肢静脉曲张、下肢水肿、色素沉着、精索静脉曲张等。

晚期:出现重症深静脉瓣膜关闭不全的症状,诸如小腿溃疡等,或髂股静脉继发血栓形成。国内外报

道的病例,绝大多数都是在治疗血栓形成时被发现的。对于非血栓性静脉阻塞现象和症状性静脉阻塞的患者尤应注意。由于髂静脉严重狭窄和阻塞病变局限,而且侧支静脉较好,所以出现相似但又不同于静脉血栓的临床表现。另外由于髂总静脉的原有狭窄,下肢深静脉的血栓并不容易发生脱落而发生肺栓塞。

【辅助诊断检查】

1. 空气容积描记和活动后静脉压测定 是髂静脉压迫综合征最好的筛选指标。该症患者下肢静脉最大流量在休息时正常,活动后较正常人下降,同时静脉再充盈时间缩短;活动后静脉压较正常人升高。但是本方法存在较高的假阳性率,明确诊断有赖于影像学检查。

2. 下肢顺行和(或)股静脉插管造影 是目前唯一特异性诊断方法,被称为髂总静脉受压综合征诊断的金标准。影像所见有受压静脉横径增宽,上粗下细喇叭状形态;限局性充盈残缺,纤维索条和粘连结构阴影;不同程度的狭窄,如髂外静脉受压则有嵌压阴影,静脉闭塞或受压移位等影像;出现不同程度的盆腔侧支静脉;可见侧支静脉内造影剂排空延迟现象,提示髂静脉回流不畅。髂静脉内粘连结构是髂总静脉受压综合征的主要原因之一,其形态各异,对此还缺乏影像学报告。

3. 动态性静脉测压法 在股静脉插管造影时进行狭窄段近、远侧静脉测压,如压差0.20kPa就有诊断意义,但缺乏特异性。如平静时相差不明显,可以挤压小腿腓肠肌增加血流量以明确显示。

4. 彩色超声检查

(1)二维超声:原发性髂总静脉受压综合征的超声表现:①左髂总静脉前方受到右髂总动脉压迫后方受到脊柱向前推挤使局部血管变细,特点是前后径变扁,左右径增宽可达4cm左右;②左髂总静脉受压远端前后径逐渐增宽,形成喇叭口状改变。横径变窄<2cm;③该综合征常常伴有左侧髂静脉内血栓形成,栓塞后引起该侧下肢深静脉血管内径增宽,病程较长者会形成同侧下肢深静脉血栓,并形成大量侧支循环。继发性髂总静脉受压综合征超声表现:①髂静脉局限性受压变窄常有不同程度的移位受压静脉有较长段的狭窄其周围可见到实质性肿块回声;②髂静脉狭窄的程度与肿瘤压迫的程度有关,严重者可完全闭塞中断,同侧下肢深部静脉及浅静脉均有扩张征象;③有时也可探及腹股沟肿大的转移淋巴结。

(2)彩色多普勒:原发性髂总静脉受压综合征的彩色多普勒表现:受压处狭窄区域呈五彩镶嵌持续性高速血流。受压完全闭塞时彩色血流中断,彩色血流

中断处恰好与右髂总动脉骑跨压迫的部位一致。应用彩色多普勒对该症检查很有帮助容易识别髂总动脉与髂总静脉的关系,比二维超声检查方便。侧支循环最常见于左髂总静脉大多通过盆腔内丰富的吻合支逐渐扩张,并起代偿作用,盆腔内有多个圆形及带状液性暗区,其内可显示高速血流。由于侧支循环代偿血流加速彩色血流明亮,而髂外静脉侧支静脉形成甚少。继发性髂总静脉受压综合征的彩色多普勒表现:①在受压处髂静脉呈局限彩色血流变细,色彩明亮,边缘不整齐;②完全闭塞者无彩色血流显示,一般情况下静脉动脉不易变扁,其彩色血流可穿过实质性肿块;③下肢静脉有血液回流障碍征象。

(3)脉冲多普勒:原发性髂总静脉受压综合征的脉冲多普勒表现:受压处可测及高速持续性血流频谱,闭塞时,局部无血流信号,远端静脉血流速度减慢。在做Valsalva试验时,静脉血流速度变化不明显。继发性髂总静脉受压综合征的脉冲多普勒表现:在受压处狭窄的髂静脉可测及高速连续血流频谱,完全闭塞者不能测及血流信号。

5. 磁共振和CT静脉造影 在显示病变血管的同时还可以显示腔外结构(动脉、侧支血管、腰骶椎等),有助于该症的诊断。

【治疗和预防】

1. 非手术治疗 对于症状轻微的髂静脉压迫综合征,可在监测下行保守治疗。

(1)一般治疗:如抬高患肢、穿循序减压弹力袜以缓解症状。

(2)药物治疗:①口服阿司匹林、双嘧达莫等抗血小板药和华法林等抗凝药,以预防髂-股静脉血栓形成;②丹参注射液10~20ml,加入5%葡萄糖注射液500ml中,每日1次,静脉滴注,15次为一个疗程;③曲克芦丁1.0g加入5%葡萄糖注射液或生理盐水,500ml中,静脉滴注,每15天为一个疗程;④七叶皂苷10mg加入0.9%生理盐水250ml中,静脉滴注,每15天为一个疗程;⑤配合口服强力脉痔灵、地奥司明(爱脉朗)等药物。

2. 溶栓治疗 对于髂静脉压迫综合征合并左下肢急性静脉血栓的患者,一旦确诊后,应早期清除血栓,并针对髂静脉压迫综合征原发病变进行手术或介入治疗。原则上,快速再通可以通过取栓或溶栓的方法实行。全身药物溶栓治疗的效果一直存在争论,髂静脉压迫综合征的病变段周围常形成许多侧支,使药物不能进入血栓。随着近年来血管腔内技术的发展,对髂-股静脉血栓进行经导管直接溶栓和机械血栓消融术取得了较好的效果,并可通过球囊导管扩张以解除病变段的压迫和管腔狭窄,对于由纤维束带或动脉

压迫等因素造成的弹性回缩,可以行支架置入加以避免。

3. 外科治疗　对于症状严重或髂静脉管腔狭窄超过50%的患者应考虑外科干预。手术目的是解除髂静脉的压迫,恢复患肢正常的静脉回流。传统的外科手术方式有:

(1) 筋膜悬吊术:用缝线、筋膜或人造血管将髂总动脉移位固定(悬吊)到腰大肌,借以保护左髂总静脉,免受压迫。

(2) 静脉成形术:局限的髂总静脉阻塞可以行静脉切开、异常结构组织切除。通常关闭切口时,加一块自体的血管补片以避免管腔狭窄。这一类型手术的缺点是不能解除压迫,不能消除急性静脉血栓形成的危险因素。

(3) 静脉转流术:针对存在血栓和(或)严重并发症的患者,双股间的静脉交叉转流术有一定的作用。转流血管可以是自体的或人造的,术后还可以加做远侧暂时性动静脉瘘以增加血流量,减少移植物血栓发生的几率。经典的 Palma 手术是对侧大隐静脉切断后,其近侧段转至患肢闭塞段的远端;也有将左侧髂静脉转至右髂总静脉,该手术的优点可以避开病变区,但术后的移植物血栓一直是棘手的问题。

(4) 髂静脉松解和衬垫减压术:左髂总静脉受压而腔内正常的患者可以将骶骨磨平或在第4腰椎和远端腹主动脉之间垫入骨片等组织,也可以在动、静脉之间嵌入衬垫物,或者在病变段静脉周围包裹一圈膨体聚四氟乙烯血管片,以防止静脉再度受压。

(5) 髂动脉移位术:右髂总动脉移位是另一种解除压迫的方法,将右髂总动脉切断,其远端与左髂总动脉或腹主动脉吻合。该方法的缺点是需要间置一段人造血管。还有报道将右髂总动脉与左髂总动脉吻合。

4. 腔内治疗　1995 年,Berger 等首次报道采用介入疗法,即球囊扩张和支架置入的方法来治疗髂静脉压迫综合征,获得满意的近期疗效。以后陆续有该方面的文献报道,介入治疗也逐渐成为近年来取代外科手术治疗髂静脉压迫综合征的一种主要手段,其直接作用于病变段,既支持了静脉腔以避免被动脉和腰骶椎压迫,同时通过扩张管腔解除了腔内异常结构所引起的狭窄,并且创伤小、操作简便,因而显示出良好的应用前景。与髂静脉切开成形术、右髂动脉移位术、静脉旁路转流术等手术相比,介入疗法对该综合征在缓解率、改善率及通畅率方面具有更好的疗效,后者更符合人体正常点的解剖和生理,因而获得了较好的近期疗效,且并发症较少。对于并发急性下肢深静脉血栓者,导管介入溶栓治疗,通常在发病后3周内疗效

较好。如在溶栓过程中或溶栓后发现髂静脉受压,可于最后静脉造影时置入支架,扩张静脉到正常大小,防止回缩。O'Sullivan 等报道髂静脉受压合并急性和慢性症状患者置入支架 1 年通畅率分别是 93.1% 和 100%。球囊扩张和支架置入的操作较为简易,但针对该综合征的特殊性,操作过程中有以下几点值得注意:①病变髂静脉腔内异常结构的主要组织构成是胶原纤维和纤维细胞,因此其物理特性上缺少弹性和伸展性,故在介入治疗过程中管腔扩张较困难,且扩张的管壁极易回缩,因此球囊扩张后的支架置入十分必要。由于病变的髂静脉往往难以扩张至正常管径,过度的张力会导致管壁破裂,因此选择直径略大于球囊且张力较小的支架可使操作更安全,不必苛求将病变段扩张至正常管径;②髂静脉压迫综合征的左髂总静脉的病变段可分隔成多个通道,因此造影导管、球囊导管和支架输送装置应保持在同一位置的导丝上操作,以保证支架放置与球囊扩张为同一通道,同时也避免了反复输送导管、导丝对血管内膜的损伤。③左髂总静脉病变段与下腔静脉邻接,为更好地扩张病变段的近心端,可将支架近端 1~2cm 置入下腔静脉。

5. 髂静脉压迫综合征并肺栓塞的病例,文献鲜有报道,因此介入治疗前无需预置下腔静脉滤网,但对髂静脉压迫综合征继发下肢急性静脉血栓而行手术取栓结合介入治疗时,我们主张治疗前预置可回收下腔静脉滤网,这样可以避免介入治疗过程中残余新鲜血栓脱落引起肺栓塞。

(余　波)

第六节　巴德-吉亚利综合征

巴德-吉亚利综合征(布-加综合征,Budd-Chiari-syndrome,BCS)的最初定义为由肝静脉阻塞导致的肝静脉回流障碍、肝脏淤血而产生的门静脉高压临床症候群;广义定义为肝静脉和(或)其开口以上的下腔静脉阻塞所导致的门静脉和(或)下腔静脉高压临床症候群;病理生理学定义为从肝小静脉到下腔静脉和右心房汇合处的任何部位的肝静脉流出道阻塞。

1842 年,Lambron 报道了世界首例肝静脉广泛血栓形成,导致淤血性肝硬化及门静脉高压的病例。1845 年,英国内科学家 George Budd 在其专著《On Disease of the Liver》中,对肝静脉血栓形成进行了描述。奥地利病理学家 Hans Chiari 于 1899 年报道了 3 例肝静脉阻塞引发门脉高压的病例,并根据文献中的 10 例尸检资料,对本病的临床表现及病理改变进行了详细的描述,并建议将此类疾病作为独立性疾病。为纪念

George Budd 及 Hans Chiari,后人将此类疾病称为巴德-吉亚利综合征（Budd-Chiari syndrome）。1879 年，Osler 首次报道了下腔静脉闭塞及狭窄病例,其表现类似此前的 Budd-Chiari 综合征。我国于 20 世纪 50 年代末始有巴德-吉亚利综合征的病例报道;20 世纪 90 年代后,随着医学影像检查方法的不断改进和诊断水平的提高,国内大组病例(>100 例)报道不断增多,国内各省市均有发病,但在黄淮流域较为多见,已成为常见病。

【病因】

近期的研究发现:导致巴德-吉亚利综合征的病因在东、西国家和地区存在较大的差异。在中国、日本、尼泊尔等东方国家,隔膜样梗阻是造成巴德-吉亚利综合征的主要原因;而继发于全身性高凝状态的肝静脉血栓形成是欧美地区致本病的主要病因。

隔膜样梗阻是由于先天发育异常导致肝静脉入下腔静脉处或下腔静脉入右心房处血管管腔狭窄,造成局部血液涡流、继发血栓形成并机化而形成隔膜样病变。病变初期隔膜呈筛状,随着其上开孔的日益闭合或纤维化而导致完全性阻塞,这也解释了隔膜样梗阻虽为先天性而症状出现较晚的原因。近年来,有学者提出我国的巴德-吉亚利综合征患者与食物、营养失衡等环节因素相关。

多种先天遗传性疾病及后天获得性因素(表 49-1)可导致全身性高凝状态,而肝静脉血栓形成是全身高凝状态的局部表现。文献报道约 80% 的西方国家巴德-吉亚利综合征患者合并一种或以上致血栓形成危险因素。

表 49-1 致高凝状态病因

先天遗传性疾病	后天获得性因素
V 因子 Linden 突变	真性红细胞增多症
蛋白 C/S 缺乏	阵发性夜间血红蛋白尿
抗凝血酶原Ⅲ缺乏	原发性血小板增多症
凝血酶原 G20210A 突变	髓样化生及骨髓纤维化
体细胞 *JAK2* 基因 V617F 突变	

【病理改变】

巴德-吉亚利综合征的病理类型复杂多样,西方国家以肝静脉阻塞和肝静脉血栓形成多见,东方国家多数为下腔静脉阻塞或下腔静脉合并肝静脉阻塞。目前尚没有公认的病理学分型方案,大致可分为下腔静脉阻塞型、肝静脉阻塞型、下腔静脉阻塞合并肝静脉阻塞型。

【临床表现】

巴德-吉亚利综合征是各种原因引起的肝静脉和(或)肝段下腔静脉部分或完全梗阻,表现为门静脉高压和(或)下腔静脉高压两大综合征。

1. 门静脉高压综合征 肝静脉回流障碍导致肝血窦淤血、扩张,肝血窦及肝静脉压力升高,继发淤血性肝硬化和门静脉高压。巴德-吉亚利综合征所引起的门静脉高压属于肝后性,以肝脏肿大为特征,门静脉主干管径增粗不明显、因肝淤血压迫而造成肝内门脉分支纤细,脾脏体积可增大。

（1）消化道不适症状;
（2）腹胀、腹痛;
（3）顽固性腹腔积液;
（4）肝脏肿大;
（5）脾脏肿大、功能亢进;
（6）黄疸;
（7）消化道出血;
（8）腹壁静脉曲张;
（9）肝性脑病。

2. 下腔静脉高压综合征 巴德-吉亚利综合征经典定义中下腔静脉阻塞位于肝静脉开口上方,但由于继发血栓形成,肝段下腔静脉甚至下腔静脉全程均可发生阻塞。下腔静脉阻塞后,症状体征主要表现于静脉血液循环障碍和侧支循环建立两方面,分别以双下肢和腹盆腔为代表,以两侧对称和同时发生为特征。

（1）乏力、活动后心悸、气促;
（2）下肢静脉曲张;
（3）双下肢肿胀、水肿、色素沉着及溃破;
（4）胸腹壁、腰背部浅静脉曲张;
（5）月经异常、不孕、不育。

【诊断】

临床上当患者出现无明确致病因素的急、慢性肝病或存在全身性高凝状态并伴有双侧下肢静脉功能不全、胸、腹壁广泛浅静脉曲张,应考虑到巴德-吉亚利综合征的可能。

影像学检查

1. 彩色多普勒超声波检查 超声在诊断肝静脉、下腔静脉阻塞中起重要作用,无创、准确方便,可以清晰地显示肝静脉、下腔静脉内血流情况、是否存在血栓、测量相关静脉直径、显示局部侧支代偿情况,同时可显示肝内病变及门静脉系统的情况,在诊断巴德-吉亚利综合征上具有定性定位价值,其准确率高达 90% 以上。

2. 上腹部增强 CT 动态增强三期扫描+3D 重建 CT 图像可清楚显示肝淤血程度、肝脏体积改变、不同层面的血管管腔,精确诊断肝静脉、下腔静脉阻塞部位、程度和可能的原因、侧支循环建立情况,同时可显示是否伴有食管、胃底静脉曲张、腹水有无、程度等,成为临床常用的辅助检查手段。

3. 上腹部增强磁共振成像MRI　应用于巴德-吉亚利综合征的诊断,不仅能多方位肝脏成像,而且磁共振血管成像技术(MRA)在不使用对比剂的情况下,能清晰显示肝静脉、下腔静脉、门静脉的血管解剖和血流速度。

4. DSA造影　目前临床上已很少首先使用有创的DSA造影对巴德-吉亚利综合征进行诊断,大多是在上述无创检查高度提示巴德-吉亚利综合征可能的情况下,为明确诊断及治疗才对患者进行DSA造影。通过肝静脉、下腔静脉插管造影,可明确相关静脉是否存在梗阻、梗阻部位、致梗阻原因、侧支代偿情况以及梗阻近、远心段压力改变等情况。

【治疗】

1. 抗凝和溶栓治疗　单纯肝静脉血栓形成急性期(起病1个月内)可用抗凝和溶栓剂治疗。但大多数病例于血栓形成后几周或几个月才确诊。慢性期可以手术解除下腔静脉和肝静脉的阻塞。解除肝静脉回流障碍比解除下腔静脉回流障碍更为重要,因肝静脉回流障碍引起的门静脉高压可导致肝功能的进行性损害、顽固性腹水和食管静脉曲张出血,对病人的生命威胁更大。

2. 外科手术治疗　外科手术治疗视病变是单纯肝静脉阻塞抑或肝段或肝上段下腔静脉阻塞而异,手术治疗可分为直接和间接两类。随着介入治疗技术的成熟,外科手术治疗(不包括肝移植)已呈下降趋势。

(1) 直接手术方法:适用于BCS为膜性阻塞,而肝静脉通畅者。

1) 经右心房手指直接破膜术:亦称Kimura手术。适用于下腔静脉膜性闭锁或膜性狭窄患者。开右胸,切开右心耳,以左手示指插入探查右心房和下腔静脉,如探及膜状物,可用指尖加压破膜,这种手术仅能撕裂隔膜,术后可能再度狭窄和闭塞(图49-9)。

2) 直视下手术:对于腔静脉狭窄广泛或下腔静脉和肝静脉梗阻的患者,则可采用体外循环、低温停跳或常温下直视手术。施行切除部分肝脏和肝静脉罹病部分,随后将肝静脉直接吻合于右心房;还可用自体心包补片做下腔静脉成形术和其他各种切除下腔静脉和肝静脉病变等手术(图49-10)。也可通过手术在血管内放置金属支架,防止再狭窄。

(2) 间接手术方法:即分流术。单纯肝静脉阻塞下腔静通畅,不适合于破膜手术或破膜不能成功者,可行分流手术,防止发生各种并发症。因围术期死亡

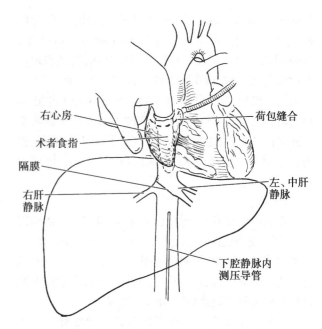

图49-9　下腔静脉隔膜捅开术示意图

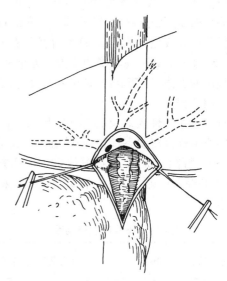

图49-10　下腔静脉内病变和包括肝静脉开口在内的肝组织切除后显示肝静脉开口

率较高,随着TIPS的应用,目前分流手术已很少实施。

1) 腔房分流术:又称Ohara手术。适用于下腔静脉广泛阻塞的患者,左、中、右肝静脉中只有一支开口通畅的患者,即可施行此术。在肝内,开口通畅与开口闭塞的肝静脉间往往有粗大的交通支,开口闭塞的肝静脉内的血液可以通过该交通支,经开口通畅的肝静脉、下腔静脉回流至右心房。手术在右心房与肝后下腔静脉间做人造血管架桥术。

2) 门腔静脉分流术:只有下腔静脉压力比门静脉压力低时使用,要求两静脉做直接侧-侧吻合,勿使用间置自体或人造血管,以利分流更为通畅。

3) 肠腔静脉分流术:H架桥分流较简便,可避免

切开肝门,下腔静脉亦不受损,以利于以后可能施行的肝移植。Cameron 建议做肠腔 C 形分流术,很少发生血栓。

4)肠系膜上静脉心房分流术:下腔静脉完全梗阻,又不能做血管成形和破膜术的患者可适用此术式,在肠系膜上静脉和右心房间用人造血管架桥分流。假若三支肝静脉血液回流都受障碍须作右心房下腔静脉肠系膜上静脉 T 形分流术(图 49-11)。

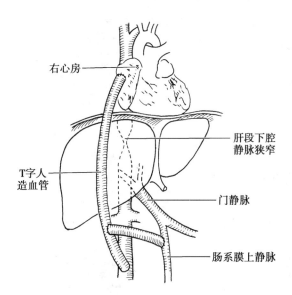

图 49-11　右心房下腔静脉肠系膜上
静脉 T 形分流术

5)脾肺固定术:脾肺固定术是经胸将左侧膈肌切除 10cm 大一块,再将脾脏上极(包膜切除后)与左下肺膈面分别缝于膈肌的上、下面,两者在膈肌缺损处相互紧贴,形成侧支,使高压的门静脉血经脾、肺流入低压的体静脉(图 49-12)。脾肺固定术前必须用腹腔颈静脉分流术控制腹水。

(3)肝移植术:BCS 是否可用肝移植术治疗,主

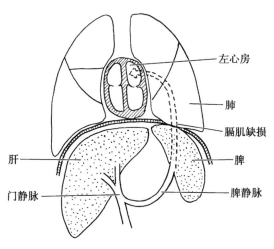

图 49-12　脾肺固定术示意图

要视患者肝脏储备能力决定,如肝性脑病情况、白蛋白和胆红素值、肝活检结果等。如患者已有肝功能衰竭,目前已处于慢性肝病终末期,施行抗凝、介入血管成形、TIPS 或其他外科手术治疗效果不佳,且病情又迅速恶化时,均为肝移植术的适应证。欧洲肝脏移植注册中心数据显示从 1968—2013 年共有 869 例 BSC 患者施行了肝移植治疗,美国从 1987 到 2006 年累计有 510 例 BSC 患者施行了肝移植治疗。目前 BCS 的肝移植效果较满意,其 5 年生存率在 65% ~ 95% 之间,其疗效明显优于 TIPS 和外科分流手术。目前大多采用经典原位肝移植术,其手术技术已非常成熟,如采用活体供肝,应注意肝静脉流出道的重建。

3. 介入治疗　1974 年,日本学者 Equchi 首先报道了使用 Fogarty 导管经皮经血管球囊扩张治疗膜性下腔静脉梗阻的经验。随着介入技术的迅猛发展、各种新颖的器材不断出现,巴德-吉亚利综合征的治疗经历了由外科手术向介入治疗转变的过程,目前介入治疗已成为巴德-吉亚利综合征的首选治疗方法。

(1)适应证和禁忌证

1)适应证:①肝静脉开口处膜性或节段性阻塞;②下腔静脉膜性或节段性阻塞;③肝静脉和下腔静脉成形术后再狭窄;④下腔静脉和门静脉肝外分流术后分流道阻塞;⑤下腔静脉和肝静脉阻塞远端合并陈旧性附壁血栓。

2)禁忌证:绝对禁忌证:①严重心、肝、肾功能不全;②凝血机制障碍;③大量腹水为经皮经肝穿刺禁忌证。相对禁忌证:肝静脉和下腔静脉阻塞远端存在新鲜、无附壁血栓为相对禁忌证,待血栓清除后仍然可以行介入治疗。

(2)介入治疗方法:

1)经皮穿刺部位与麻醉:推荐穿刺部位给予局部麻醉(儿童与欠合作者除外)。穿刺部位推荐首选右侧股静脉;如果右侧穿刺点存在曲张静脉团、右侧髂股静脉血栓形成、右髂静脉阻塞,可选择左侧股静脉为穿刺部位。

2)血管造影检查:包括下腔静脉造影和肝静脉造影。①下腔静脉造影:推荐使用猪尾导管行下腔静脉造影。对下腔静脉闭塞患者,造影时猪尾导管的远端应放置于闭塞端下缘处,以便显示肝静脉(副肝静脉)和了解下腔静脉隔膜有无孔道。②肝静脉造影:肝静脉造影与下腔静脉造影不同的是肝静脉闭塞时需要先行开通穿刺或经皮经肝穿刺肝静脉,穿刺成功后才能进行肝静脉造影。肝静脉造影应在下腔静脉造影后紧接着进行。

3)经皮穿刺下腔静脉球囊扩张术:①开通穿刺:

是巴德-吉亚利综合征（BCS）介入治疗中的关键性操作步骤之一，但下腔静脉隔膜有孔者不需要开通穿刺（图49-13）。下腔静脉开通穿刺时应于对侧端放置标志物，如放置猪尾导管。开通穿刺在正侧位透视或超声引导下进行，穿刺点和通道应位于阻塞段的中心，穿刺的方向应根据下腔静脉闭塞两端的形态而决定。②导丝应用：下腔静脉开通；穿刺成功后，推荐使用加强导丝通过闭塞段，以利于球囊导管通过闭塞段。下

腔静脉隔膜有孔或由下向上开通穿刺者，导丝远端应置于上腔静脉内，不推荐将导丝远端置于右心房内。下腔静脉闭塞由上向下开通穿刺者，导丝远端应置于下腔静脉下段，推荐将导丝经股静脉引出形成导丝贯穿。在隔膜较厚或节段性闭塞患者，合并下腔静脉血栓需要放置血管内支架时强烈推荐使用导丝贯穿技术。③球囊扩张：球囊大小的选择根据闭塞远端肝静脉和下腔静脉管腔直径而定。推荐扩张下腔静脉肝

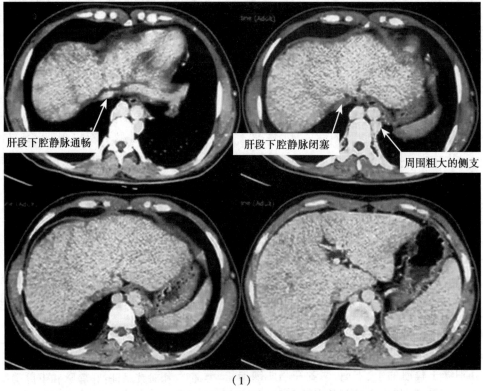

（1）

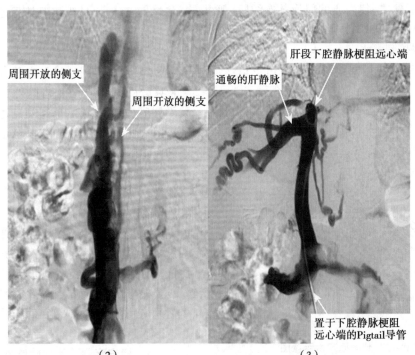

（2）　　　　　　　　　　（3）

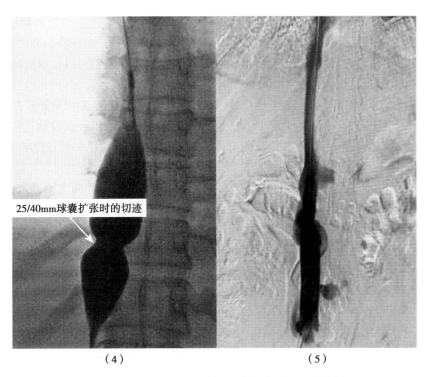

25/40mm球囊扩张时的切迹

（4）　　　　　　　　　　　　（5）

图 49-13　经股静脉入路治疗下腔静脉型布加氏综合征
（1）治疗前上腹部增强 CT 提示：肝段下腔静脉闭塞、局部侧支开放；（2）穿刺右侧股静脉，4-F Pigtail 导管置于下腔静脉远心端造影显示：肝段下腔静脉闭塞，血液经局部侧支开放回流入右心房，下腔静脉远心端压力为 24mmHg；（3）将 4-F Pigtail 导管送至下腔静脉梗阻远心端造影显示：下腔静脉梗阻位于肝静脉汇入下腔静脉处上方，肝静脉通畅；（4）使用 0.035 英寸导丝及 5-F VER 导管通过下腔静脉梗阻段进入上腔静脉，采用 25/40mm 球囊扩张下腔梗阻段；（5）4-F Pigtail 导管置于下腔静脉远心端造影显示：下腔静脉回流通畅，局部侧支消失；下腔静脉远心端及右心房压力分别为 10mmHg 及 3mmHg

后段使用的球囊直径应在 20~30mm 之间。球囊扩张程度应至切迹完全消失为止。推荐扩张 2~3 次，每次持续扩张时间 1~3 分钟，在患者能够耐受疼痛的情况下可以适当延长扩张时间。

4）下腔静脉血管内支架置入术操作方法：

支架的选择：

支架大小：应根据血管造影显示球囊扩张后狭窄部位和范围确定支架的长度和类型，选用支架长度应大于闭塞段长度。选用 Z 型支架的直径应大于下腔静脉狭窄部位血管直径的 40%。

支架类型：下腔静脉支架跨肝静脉或副肝静脉开口时，推荐使用 Z 型支架，不推荐使用网织型支架。

支架位置：下腔静脉闭塞的部位与肝静脉或副肝静脉开口位置相邻近时，下腔静脉支架置入后跨越肝静脉或副肝静脉开口是无法避免的，已有较多的文献报道下腔静脉支架置入后可以引起肝静脉和副肝静脉的阻塞，因此，推荐下腔静脉支架释放后的近心端定位于右心房下缘。

操作技巧：释放支架过程中，应在 X 线透视下严密观察支架弹开的过程，并嘱患者保持屏气状态下释放。从股静脉途径进行释放时应特别注意支架近心端定位低于右心房下缘 1cm 以上。不推荐经股静脉途径在右心房下缘处释放二节 Z 型支架。下腔静脉支架释放后若出现部分节段弹开不良，应及时使用球囊进行扩张使其张开。支架置入后应再次进行对照性血管造影检查和下腔静脉远心段的压力测量。

5）下腔静脉阻塞合并血栓形成的介入治疗：

临床处理：下腔静脉阻塞合并血栓形成时，推荐先处理血栓，再处理阻塞。

A. 血栓的处理：

判断血栓的性质：治疗前首先判断血栓性质，是新鲜游离血栓、陈旧性附壁血栓还是混合型血栓。

血栓处理：血栓处理推荐以溶栓为主，支架压迫固定为辅。对于新鲜血栓是否完全溶解的判断，可以通过大腔导管在下腔静脉阻塞下端行抽吸试验。对明确的陈旧性附壁血栓无需进行溶栓治疗。对于混合性血栓应先使用溶栓药物溶解新鲜血栓，未能溶解的血栓推荐应用下腔静脉支架压迫固定。

清除血栓：下腔静脉和蔓延到肝静脉内的新鲜可脱落血栓，推荐首选溶栓导管进行溶栓，对于数量较多的新鲜可脱落血栓可以采用保留溶栓导管（3～5天）进行溶栓；对于数量较少的新鲜可脱落血栓可以经导管于血栓局部注射溶栓药物。

B. 球囊扩张与血管内支架置入：新鲜血栓被完全溶解后，下腔静脉阻塞的介入治疗应根据阻塞的性质和范围采取球囊扩张或内支架置入。对于难以完全溶解的血栓和血栓导致下腔静脉管腔狭窄的患者，在对阻塞部位进行球囊扩张后推荐置入血管内支架，以压迫或固定血栓和支撑血管。凡是下腔静脉阻塞合并血栓形成的患者，在球囊扩张或置入支架后，在行下腔静脉复查造影的同时，推荐进行肺动脉造影以了解有无肺栓塞。

6）肝静脉阻塞介入治疗：

操作方法：肝静脉开口处阻塞可以通过球囊扩张与血管内支架置入而实现再通，肝静脉阻塞合并副肝静脉阻塞者，开通副肝静脉具有和开通肝静脉同等的价值与临床效果。

操作要点：肝静脉阻塞合并血栓形成的处理原则和方法同下腔静脉阻塞合并血栓形成。肝静脉扩张使用的球囊直径应>12mm（小儿选用直径>10mm）。多支肝静脉闭塞时，推荐尽可能对多处进行扩张。

穿刺途径：推荐首选经颈静脉途径穿刺肝静脉。在经颈静脉途径穿刺肝静脉失败时，推荐在超声引导下行经皮经肝穿刺肝静脉，以提高穿刺的准确性和成功率。采用经皮经肝穿刺行肝静脉造影时，推荐行顺行性开通；穿刺和经颈静脉途径插入抓捕器将导丝经颈静脉途径引出，供经颈静脉途径插入球囊使用。无论采用何种途径，穿刺肝静脉成功后，应常规测量肝静脉压力。

球囊扩张与血管内支架置入：推荐球囊的大小应较阻塞远心端血管管腔直径大20%～40%。推荐肝静脉内使用网织型支架，使用吸收性明胶海绵条或弹簧圈闭塞穿刺通道。肝静脉和副肝静脉均发生阻塞时，推荐对肝静脉和副肝静脉同时进行扩张。肝静脉和副肝静脉均发生阻塞，肝静脉细小而副肝静脉粗大时，推荐行副肝静脉成形术。肝静脉细小而副肝静脉粗大且通畅时，不推荐行肝静脉开通。球囊扩张后肝静脉压力下降不理想，或扩张通道弹性回缩>50%以上者，推荐肝静脉内置入支架。肝静脉支架近心端伸入下腔静脉内1cm左右为宜。

7）经颈静脉肝内门体分流术（TIPS）操作方法（图49-14）：肝静脉广泛闭塞，不能进行血管再通治疗者，为了降低门静脉压力，只能经下腔静脉直接穿刺门静脉行 TIPS。TIPS 建立于门静脉和下腔静脉之间。

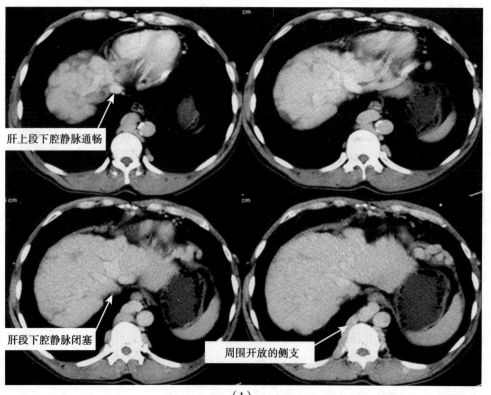

（1）

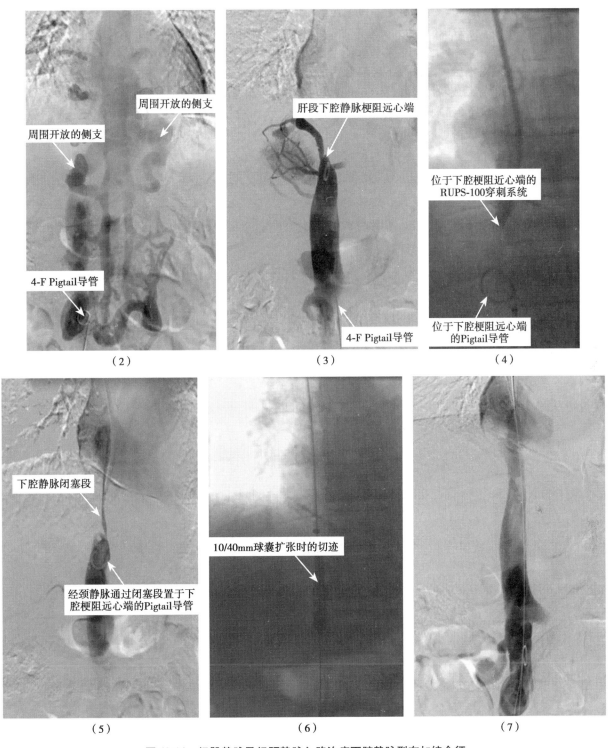

图 49-14 经股静脉及经颈静脉入路治疗下腔静脉型布加综合征

(1)治疗前上腹部增强 CT 提示:肝段下腔静脉闭塞、局部侧支开放;(2)穿刺右侧股静脉,4-F Pigtail 导管置于下腔静脉远心端造影显示:肝段下腔静脉闭塞,血液经局部侧支开放回流入右心房,下腔静脉远心端压力为 26mmHg;(3)将 4-F Pigtail 导管送至下腔静脉梗阻远心端造影;(4)经右侧静脉送入 RUPS-100 穿刺系统,置于下腔静脉梗阻近心端造影;(5)用 RUPS-100 穿刺系统对准留置于下腔静脉梗阻远心端的 Pigtail 导管穿刺成功后,经颈静脉送入 4-F Pigtail 导管置于下腔静脉梗阻近心端造影:无对比剂外渗,表明穿刺道为闭塞的下腔静脉真腔;(6)采用 10/40mm 球囊扩张下腔梗阻段;(7)采用 250/40mm 球囊扩张下腔梗阻段后,4-F Pigtail 导管置于下腔静脉远心端造影显示:下腔静脉回流通畅,局部侧支消失;下腔静脉远心端及右心房压力分别为 10mmHg 及 5mmHg

3

操作方法:①超声导引下,经皮穿刺肝内门静脉;②穿刺颈静脉,将 4-F Pigtail 导管留置于肝段下腔静脉内,作为穿刺标记;③将 21G Chiba 针头端弯曲 20°左右;④在正、侧位 X 线导引下,经肝内门静脉使用改良 Chiba 针向头、背侧对准留置于肝段下腔静脉内的标记导管进行穿刺;⑤穿刺成功后,经改良 Chiba 针送入 0.018 英寸导丝;⑥经颈静脉送入抓捕器,抓捕 0.018 英寸导丝,并从颈静脉鞘内引出;⑦沿导丝送入 8/40mm 球囊,扩张肝段下腔静脉与肝内门静脉之间的分流道;⑧将 RUPS-100 穿刺系统的 10-F 长鞘,沿导丝送入肝内门静脉;⑨经长鞘送入 4-F Pigtail 导管置于肠系膜上静脉内,造影并测压;⑩分流道内置入支架,再次造影并测压。

(罗剑钧　王正昕　颜志平)

第五十章

其他血管疾病

第一节　血栓闭塞性血管炎

血栓闭塞性脉管炎（thromboangiitis obliterans, TAO）是一种有别于动脉硬化,节段分布的血管炎症。病变主要累及四肢远段的中、小动静脉。病理上主要表现为特征性的炎症细胞浸润性血栓,而较少有血管壁的受累。1908年Burger首先对11条截肢肢体的动、静脉进行研究,并发现其病理变化主要是病变血管的血栓形成和机化,不同于传统的动脉硬化。因此本病又称Burger病,国内简称脉管炎。

【流行病学】

血栓闭塞性脉管炎的发病虽为全球性分布,但亚洲地区的发病率明显高于欧美。我国各地均有发病,但以北方地区为主,可能与气候寒冷有关。就性别而言,患者绝大部分为中、青年男性。近年的流行病学调查表明,血栓闭塞性脉管炎总的发病率呈下降趋势,但女性发病有所上升。

【病因和病理】

目前有关血栓闭塞性脉管炎的确切发病机制尚不清楚。由大量的研究表明吸烟与TAO之间密切相关。患者中有吸烟史者（包括主动和被动吸烟）可高达80%～95%,持续吸烟可显著加速病情进展和症状恶化。及时戒烟（尤其在肢体末端出现坏疽前）可明显减缓症状,甚至达到完全缓解。而再吸烟后,病情又会复发。至于吸烟在TAO发病过程中所参与的作用,目前尚不清楚。可能的机制有:烟碱能使血管收缩;对烟草内某些成分的变态反应导致小血管炎性、闭塞性变化;纯化的烟草糖蛋白可影响血管壁的反应性。其他可能参与血栓闭塞性脉管炎起病的因素还包括遗传易感性、寒冷刺激、性激素（由于本病多见于青壮年男性）、高凝倾向、内皮细胞功能受损以及免疫状态紊乱。

病理上血栓闭塞性脉管炎可分为急性期、进展期和终末期。血栓形成、大量炎症细胞浸润和增生是血栓闭塞性脉管炎特征性的病理改变。就病变的分布范围而言,血栓闭塞性脉管炎主要累及四肢的中小动静脉,并以动脉为主。如下肢的胫前、胫后、足背及跖动脉,上肢的桡、尺及掌动脉,有时近端的肱动脉或股动脉也会同时受累。但是以弹力纤维层为主的主、髂、肺、颈动脉以及内脏的血管则鲜有累及。血栓闭塞性脉管炎的病变呈节段性分布,病变之间的血管壁完全正常,而且两者间界限分明。

【临床表现】

血栓闭塞性脉管炎多见于男性吸烟者,一般在40～50岁以前开始起病,按照病程的进展以及病情的轻重,临床上可分为三期。

第一期:局部缺血期。主要表现为患肢的苍白、发凉、酸胀乏力和感觉异常（包括麻木、刺痛、烧灼感等）。然后可出现间歇性跛行,而且随着病情的进展,间跛距离会逐渐缩短。与动脉硬化导致肢体缺血有所不同,血栓闭塞性脉管炎的间跛往往起始于足背或足弓部,随着病情的进展,才会出现小腿腓肠肌的疼痛。体检则主要表现为患肢远端的动脉搏动减弱。此外,此期还可能表现为反复发作的游走性血栓性静脉炎,并有压痛,需对此引起重视。

第二期:营养障碍期。此期主要表现为随着间跛距离的日益缩短,患者最终在静息状态下出现持续的患肢疼痛,尤以夜间疼痛剧烈而无法入睡。同时患肢皮温明显下降,出现苍白、潮红或发绀,并伴有营养障碍,但尚未出现肢端溃疡或坏疽。交感神经阻滞后也会出现一定程度的皮温升高。

第三期:组织坏死期。为病情晚期,出现患肢肢端的发黑,干瘪,溃疡或坏疽。多为干性坏疽。先在一两个指（趾）的末端出现,然后逐渐波及整个指（趾）,甚至周边的指（趾）,最终与周围组织形成明显界线,坏疽的肢端可自行脱落。此时患者静息痛明显,整夜无法入睡,消耗症状明显。若同时并发感染,可转为湿性坏疽,严重者出现全身中毒症状而危及生命。值得一提的是血栓闭塞性脉管炎往往会先后或同时累及两个或两个以上肢体,可能症状出现不同步,在诊治时应引起注意。

【诊断】

1. 病史及体格检查　对于年龄在 40～45 岁以下(尤其是男性患者),既往有长期吸烟史,出现肢体远端的缺血表现,同时排除其他可能引起肢体远端缺血的病理因素时,则应考虑血栓闭塞性脉管炎的诊断。此外,下列三项体格检查也有助于进一步的明确诊断。

(1) Burger 试验:患者取平卧位,下肢抬高 45°,3 分钟后观察。阳性者足部皮肤苍白,自觉麻木或疼痛。待患者坐起,下肢下垂后则足肤色潮红或出现局部紫斑。该检查提示患肢存在严重的供血不足。

(2) Allen 试验:本试验目的是为了了解血栓闭塞性脉管炎患者手部动脉的闭塞情况。即压住患者桡动脉,令其反复做松拳、握拳动作。若原手指缺血区皮色恢复,证明尺动脉来源的侧支健全,反之提示有远端动脉闭塞存在。同理,本试验也可检测桡动脉的侧支健全与否。

(3) 神经阻滞试验:即通过腰麻或硬膜外麻醉,阻滞腰交感神经。若患肢皮温明显升高,提示肢体远端缺血主要为动脉痉挛所致,反之则可能已有动脉闭塞。但本试验为有创操作,目前临床上很少应用。

2. 实验室检查　目前诊断血栓闭塞性脉管炎除了行病理切片观察外,尚缺乏有效的实验室检查手段。临床主要是行常规的血、尿及肝肾功能检查,了解患者全身情况,测定血脂、血糖及凝血指标,明确有无高凝倾向和其他危险因素。此外,还可行风湿免疫系统检查排除其他风湿系疾病可能,如 RF、CRP、抗核抗体、补体、免疫球蛋白等。

3. 特殊检查

(1) 无损伤血管检查:即通过电阻抗血流描记,了解患肢血流的通畅情况,通过测定上肢和下肢各个节段的血压,计算踝肱指数(ABI)评估患肢的缺血程度及血管闭塞的平面,正常 ABI 应大于或等于1,若 ABI<0.8 提示有缺血存在,若两个节段的 ABI 值下降 0.2 以上,则提示该段血管有狭窄或闭塞存在。此外,本检查还可以作为随访疗效的一个客观指标。

(2) 多普勒超声检查:可以直观地显示患肢血管,尤其是肢体远端动、静脉的病变范围及程度。结合彩色多普勒血流描记,还可测算血管的直径和流速,对选择治疗方案有一定的指导意义。

(3) 磁共振血管成像(magnetic resonance angiography,MRA):这是近年来新发展起来的一种无损伤血管成像技术,在磁共振扫描的基础上,利用血管内的流空现象进行图像整合,从而整体上显示患肢动、静脉的病变节段及狭窄程度,其显像效果一定程度上可以替代血管造影(尤其是下肢股段的动脉)。但是 MRA 对四肢末梢血管的显像效果不佳,这一点限制了 MRA 在血栓闭塞性脉管炎患者中的应用。

(4) CT 血管成像(computed tomographic angiography,CTA):这也是近年来新发展起来的一种无损伤血管成像技术,在多排螺旋 CT 扫描的基础上,将横断面的增强 CT 图像进行三维整合,从而整体上显示患肢动、静脉的病变节段及狭窄程度,其显像效果与 MRA 相似。

(5) 数字减影血管造影(DSA):目前为止,血管造影(主要是动脉造影)依旧是判断血栓闭塞性脉管炎血管病变情况的"黄金标准",虽然 DSA 为有创性检查,但是在必要的情况下,仍需通过造影来评估血管的闭塞情况,指导治疗方案。在 DSA 上,血栓闭塞性脉管炎主要表现为肢体远端动脉的节段性受累,即股、腘动脉以远的中、小动脉,但有时也可同时伴有近端动脉的节段性病变,但单纯的高位血栓闭塞性脉管炎较为罕见。病变的血管一般呈狭窄或闭塞,而受累血管之间的血管壁完全正常,光滑平整,这与动脉硬化闭塞症的动脉扭曲、钙化以及虫蚀样变不同,可以鉴别。此外,DSA 检查还可显示闭塞血管周围有丰富的侧支循环建立,同时也能排除有无动脉栓塞的存在。

【鉴别诊断】

根据血栓闭塞性脉管炎的病史特点,在诊断中应与下列疾病进行鉴别。

1. 动脉硬化闭塞症　本病多见于 50 岁以上的老年人。患者往往同时伴有高血压、高脂血症及其他动脉硬化性心脑血管病史(冠心病、脑梗死等)。病变主要累及大、中动脉,如腹主动脉、髂动脉、股动脉等。X 线检查可见动脉壁的不规则钙化。血管造影显示有动脉狭窄、闭塞,伴扭曲、成角或虫蚀样改变。

2. 急性动脉栓塞　起病突然,既往多有风湿性心脏病伴房颤史。在短期内可出现远端肢体 5P 症状:苍白、疼痛、无脉、麻木、麻痹。血管造影可显示动脉连续性的突然中断。而未受累的动脉则光滑、平整。同时,心脏超声还可以明确近端栓子的来源。

3. 多发性大动脉炎　多见于青年女性,主要累及主动脉及其分支动脉,包括颈动脉、锁骨下动脉、肾动脉等。表现为动脉的狭窄或闭塞,并产生相应的缺血症状。同时在活动期可有红细胞沉降率增快,并有其他风湿指标异常。

4. 糖尿病性坏疽　应与血栓闭塞性脉管炎晚期出现肢端溃疡或坏疽进行鉴别。糖尿病者往往有相关病史,血糖、尿糖升高,而且多为湿性坏疽。

5. 雷诺综合征 多见于青年女性。主要表现为双上肢手指阵发性苍白，发紫和潮红，发作间期皮色正常。患肢远端动脉搏动正常，且鲜有坏疽发生。

6. 自身免疫性疾病 首先是与 CREST 综合征及硬皮病相鉴别。这两种疾病均可引起末梢血管病变，但同时有皮肤的病理改变。血清中 Scl70 及抗着丝点抗体呈阳性，结合指（趾）甲黏膜的微循环变化，可予以鉴别。其次是与 SLE、类风湿关节炎及其他全身性风湿系统疾病引起的血管炎相鉴别，主要通过病史采集，一些特征性实验室检查及组织活检来鉴别。

【治疗】

目前临床上对于血栓闭塞性脉管炎主要采取综合治疗，但总体效果不理想，相当一部分患者仍旧需要截肢。想要取得良好疗效，关键是戒烟。

1. 戒烟 研究表明即使每天抽烟仅 1~2 支，就足以使血栓闭塞性脉管炎的病变继续进展，使得原来通过多种治疗业已稳定的病情恶化。反之，若能在患肢末端发生溃疡或坏疽之前及时戒烟，虽然患者仍旧可能存在间歇性跛行或雷诺征的表现，但绝大多数可以避免截肢。因此对于血栓闭塞性脉管炎的患者一定要加强戒烟教育，同时避免各种类型的被动吸烟。

2. 保暖 由于血栓闭塞性脉管炎易在寒冷的条件下发病，因此患肢应当注意保暖，防止受寒。但也不可局部过度热敷，从而加重组织缺氧。

3. 加强运动锻炼 可促进患肢侧支循环的建立，缓解症状，保存肢体，但主要适用于较早期的患者。主要有两类运动方法：①缓步行走：但应在预计发生间歇性跛行性疼痛之前停步休息，如此每天可进行数次；②Burger 运动：即让患者平卧，先抬高患肢45°，1~2 分钟后再下垂 2~3 分钟，再放平 2 分钟，并做伸屈或旋转运动 10 次，如此每次重复 5 次，每天数次。

4. 药物治疗 主要适用于早、中期患者，包括下列几类：

（1）血管扩张剂：由于血栓闭塞性脉管炎存在明显血管痉挛，可使用血管 α 受体阻滞剂妥拉唑林，钙离子阻滞剂尼卡地平、佩尔地平、地巴唑、盐酸罂粟碱及烟酸等来缓解症状。

（2）抗凝剂：理论上抗凝药物对血栓闭塞性脉管炎并无效。但有报道可减慢病情恶化，为建立足够的侧支循环创造时间。主要的抗凝药物是各类低分子肝素。

（3）血小板抗聚剂：如阿司匹林、氯吡格雷、西洛他唑、双嘧达莫等，可防止血小板聚集、继发血栓形成。

（4）改善微循环的药物：如西洛他唑、安步乐克以及诺保思泰，这些药物具有较明确的扩张微血管网的功能。主要用于间歇性跛行期的患者，对于静息痛的患者效果不理想。还有瑞潘通，可加强红细胞变形能力，促进毛细血管内的气体交换，改善组织氧供。

（5）前列腺素：此类药物可抑制血小板聚集，并扩张局部微血管，可缓解静息痛，并促进溃疡愈合。目前在临床上应用较为广泛的是前列腺素 E1（PGE1）的针剂，主要有前列地尔（凯时和保达新）两个品种。同时临床上还有口服前列环素（德纳）可供选用。此外近来还尝试用 PGE1 动脉插管局部渗透给药，处于临床试验阶段，也有一定效果。

（6）止痛剂：为对症处理，可口服或肌注，甚至硬膜外置管给药。

5. 中医治疗 一方面可辨证施治，服用汤药。另一方面现有的成药有毛冬青、丹参、红花针剂等（后两者主要是活血化瘀）。

6. 手术治疗 包括下列几种术式：

（1）腰交感神经节切除术（图 50-1）：本术式至今已有 70 年历史，主要适用于一、二期患者，尤其是神经阻滞试验阳性者，同时也可以作为动脉重建性手术的辅助术式。由于血栓闭塞性脉管炎大多累及小腿以下动脉，因此手术时主要切除患肢同侧 2、3、4 腰交感神经节及神经链。近期内可解除血管痉挛，缓解疼痛，促进侧支形成。但对间歇性跛行无明显改善作用，而且远期疗效不确切，截肢率并无显著下降。对男性患者，手术时尤其要注意应避免切除双侧第 1 腰交感神经节，以免术后并发射精功能障碍。对于上肢血栓闭塞性脉管炎，可施行胸交感神经节切除术。传统的胸、腰交感神经节切除术手术切口长，创伤较大。近年来随着腔镜的发展，开展了腹腔镜后腹膜腰交感神经节切除或者胸腔镜下胸交感神经节切除。手术效果与传统手术相似，但创伤显著降低，患者术后恢复快，因此应用日益增多。

（2）动脉旁路术：主要适用于动脉节段性闭塞，

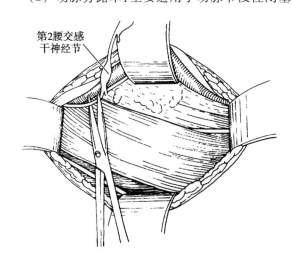

图 50-1　腰交感神经节切除示意图

3

远端存在流出道者。移植物可采用 PTFE 或自体大隐静脉。但多因为肢体远端的动脉重建,故以大隐静脉为佳。平均通畅时间约为 2.8 年。由于大部分患者远端没有流出道,因此有条件行旁路的患者很少。

(3) 动静脉转流术:由于许多血栓闭塞性脉管炎患者患肢末梢动脉闭塞,缺乏流出道,因此有学者考虑通过动脉血向静脉逆灌来改善血栓闭塞性脉管炎的缺血症状。其第 1 次手术是通过端-端吻合或间置人造血管建立下肢的动静脉瘘。通过动脉血冲入静脉,一部分向心回流,另一部分向远端持续冲击,最终造成远端静脉瓣膜单向阀门关闭功能丧失。而后行第 2 次手术,结扎近端静脉,使所有动脉血均向静脉远端逆行灌注。根据吻合口位置的高低,动静脉转流术可分为下列三类术式:①高位深组:将髂外、股总或股浅动脉与股浅静脉建立动静脉瘘,4~6 个月后再行二期手术。本术式操作较为简便,但因吻合口位置较高,术后肢体肿胀较明显;②低位深组:将动脉与胫腓干之间建立动静脉转流,2~4 个月后行二期手术,静脉血主要通过胫前静脉回流;③浅组:将动脉与大隐静脉远侧端行动静脉吻合,一般不行二期手术,术后肢体肿胀较轻,但手术操作较复杂。目前的临床实践表明动静脉转流术可改善血栓闭塞性脉管炎患者的静息痛,但术后肢体肿胀明显,有湿性坏疽可能(尤其是同时合并糖尿病的患者)。因此并不降低截肢率,而且对于术后动脉血逆行灌注的微循环改变也有待进一步探讨。

(4) 大网膜移植术:也适用于动脉流出道不良者,可缓解疼痛,有利于溃疡愈合。但操作较复杂,远期效果也不肯定。

(5) 截肢术:对于晚期患者,溃疡无法愈合,坏疽无法控制,可予以截肢或截指(趾)。截肢术后可安装假肢,截指(趾)术后一般创面敞开换药,以利肉芽生长。

7. 介入治疗　包括近年来新兴的膝下闭塞动脉长球囊扩张术以及介入插管溶栓,但由于血栓闭塞性脉管炎远端血管多为闭塞,而且血栓以炎性为主,因此疗效尚不确切。

8. 血管内皮生长因子基因治疗　由于血栓闭塞性脉管炎主要累及肢体远端的中、小动脉,很多情况下动脉流出道不佳,无法施行动脉架桥手术。随着分子生物学的发展,基因治疗性血管生成为血栓闭塞性脉管炎患者带来一种新的治疗手段。血管内皮生长因子(VEGF)可以特异性地与血管内皮细胞表面的 VEGF 受体结合,从而促进内皮细胞分裂,形成新生血管。Isner 首先将这一技术应用于临床,他采用患肢注射 phVEGF165 的方法,共治疗了 9 例下肢动脉缺血伴溃疡的患者。随访表明,血流显著增加,溃疡愈合率超过 50%。当然 VEGF 本身也存在一定的不良反应,其中主要一点是它可以促进肿瘤生成并加速转移,同时远期疗效有待进一步研究。

9. 干细胞移植治疗　近年来新兴的干细胞和内皮祖细胞移植技术是血栓闭塞性脉管炎最新的治疗方法。干细胞是一群较原始的细胞,具有极强的自我更新能力及多项分化潜能。一部分干细胞可以分化为内皮祖细胞,而后者可以定向分化为血管内皮细胞甚至血管平滑肌细胞,参与血管新生。初步动物及人体试验证明自体骨髓干细胞、单个核细胞局部或静脉注射,在 VEGF 的动员下能够促进缺血部位侧支血管生成,有效改善症状,保全肢体。从而给动脉流出道不佳、无法施行手术的终末期血栓闭塞性脉管炎患者带来一种新的治疗选择。但是本技术尚处于实验研究和临床试验阶段,远期疗效和安全性有待密切随访。

(史振宇　符伟国)

第二节　Takayasu 动脉炎

【概述】

多发性大动脉炎(Takayasu arteritis,TA)是一种主要累及主动脉及其主要分支(包括冠状动脉及肺动脉)的非特异性炎性病变。发病者中以青年女性占多数,多发于 20~30 岁。病变以主动脉及其主要分支的阻塞性病变为主,少数出现主动脉瘤样扩张。

多发性大动脉炎最早的报道可追溯至 1830 年,Yamamoto 报道 1 例 45 岁男性患者持续发热后出现上肢和颈动脉搏动消失,同时伴有体重下降和呼吸困难的病例。1905 年日本眼科教授高安右人(Mikito Takayasu)报道 25 岁的女性患者眼底有奇特的动静脉吻合现象。同年,Onishi 和 Kagoshima 分别报道两例眼部有相同病变并伴上肢无脉的患者。1848 年,Shimizu 和 Sano 对脑部缺血伴桡动脉搏动消失的患者称为无脉症。而 Kimoto 发现患有非典型性胸腹主动脉缩窄和(或)肾动脉狭窄的患者可出现上肢高血压。

本病被认为是一种较少见疾病,各种族均可患病,在亚洲发病率较高。大部分病例报道来自日本、韩国、中国、以色列、新加坡、泰国和南非黑人等。我国是主要发病区之一。国内外尚未见到系统的流行病学调查报告,只有根据尸检情况及每年住院患者中新增加的病例数估计其发病率。据日本尸体解剖调查研究和在日本大学附属医院进行本病调查,发病率为 1/3000,推测日本每年发病率约 1/100 万人以上。而美国此病的发病率为:2.6/100 百万。1989 年哈尔滨医科大学附属第二医院为我国北方林区 2311 人进行风湿病流行病学调查时,发现本病3例,患病率为0.33%。本病在我国全国各地均有发病,随着对本病认识的提高及诊断手段的完善,多发性大动脉炎患者有增加趋势,在我国北方尤为高发。

目前本病的分型方法尚不统一,主要分型法有早期1977年的Lupi-Herrera,Ishikawa的临床分型法。但目前比较多的学者采用是根据1994年东京会议上公布的根据动脉造影的新型分类的分型法:

Ⅰ型:累及主动脉弓及其分支。

Ⅱa型:累及升主动脉,主动脉弓和分支。

Ⅱb型:累及升主动脉,主动脉弓和分支,胸降主动脉。

Ⅲ型:累及胸降主动脉、腹主动脉,伴有或累及肾动脉。

Ⅳ型:累及腹主动脉和(或)肾动脉。

Ⅴ型:兼有Ⅱb和Ⅳ型的特点(又称混合型、Inada型)。

目前的分型法一般均根据血管的累及范围或手术治疗计划的方式制订,与病变的病程无关。我国以Ⅰ型和混合型为主要病变。

本病名称繁多,如:无脉症,不典型性主动脉缩窄症,主动脉弓综合征,高安氏病,现多称为多发性大动脉炎或大动脉炎。

本病患者中以女性多见,但具有地区差异,欧美学者报道男女之比约1:(6~8),印度及中国学者报道男女比约为1:(3~4)。大部分患者症状出现在20~40岁。上海中山医院报道366例患者中,男女之比为1:4.15,发病年龄5~44岁,平均25.1岁,14~40岁发病者占93%。

本病以缓解、复发的渐进性病程为特点,可表现为发热、肌痛、食欲缺乏、脑、内脏和肢体缺血。在不同国家和地区疾病表现有所不同。美国、意大利、日本和墨西哥对本病报道的结果相似,以女性患者主动脉弓部病变多见,临床表现以无脉症和血管杂音为主。印度和中国的报道有异,男性发病比例稍高,病变主要在腹主动脉和肾动脉,临床表现以高血压为主。

【病因和病理】

本病发病原因迄今未明,但一般认为与下列因素有关:

1. 免疫学因素　许多学者认为本病是一种自身免疫性疾病,可能与链球菌、结核菌、病毒或立克次体等感染有关。以上微生物在体内感染的过程中,产生抗主动脉壁的自身抗体,导致自身免疫应答反应,引起动脉壁的炎症。在实验研究中,长期给兔补含高效价的抗主动脉壁抗原的患者血清,可诱发动物产生动脉炎症改变。认为本病是自身免疫病的临床依据:

①相当一部分本病患者可有血沉加快、黏蛋白、IgG、IgM升高;②C反应蛋白、抗链球菌溶血素"O"及抗黏糖酶异常;③抗动脉内皮细胞抗体水平的增加被认为是本病的重要特点,可达正常人或其他免疫性疾病患者的20倍,急性期患者血清中可发现Coomb抗体并类风湿因子阳性;④肾上腺皮质激素治疗有效。尽管如此,目前尚未发现本病所特有的抗原。

一些研究证实,结核活动期的尸检报告约60%伴有主动脉非特异性炎症。还有文献也报道本病患者结核菌素试验阳性率高。从临床观察分析,大约22%的大动脉炎患者合并结核病,其中主要是颈及纵隔淋巴结结核及肺结核。但用各种抗结核药物治疗,对大动脉炎无效。说明本病并非由结核菌直接感染所致。

2. 内分泌异常　本病多见于年轻女性,有非常显著的性别易感差异。临床上,大剂量应用雌激素易损害血管壁,如前列腺癌患者服用雌激素可使血管疾病及脑卒中的发生率增加;长期服用避孕药可发生血栓并发症。研究者用己烯雌酚喂养大鼠后诱发了大鼠类似大动脉炎的改变。大鼠病变主动脉内皮细胞、平滑肌细胞等的雌激素受体表达增加。用放射免疫法测定健康妇女和患病者的雌二醇(E2)、黄体酮(P)、卵泡刺激素(FSH)和黄体生成素(LH)的水平,或用免疫组织化学法检测正常人和患病者病变主动脉壁雌激素受体(ER)和孕激素受体(PR)。结果疾病组外周血E2、P、FSH和LH水平明显高于健康组,疾病组ER、PR均阳性。

3. 遗传因素　本病多发于亚洲,有种族和地区发病倾向。1978年Numano报道一对孪生姐妹患本病,这引起人们对本病与遗传学关系的兴趣。20世纪70年代以来,在对人类白细胞抗原(HLA)的研究中发现一些疾病与HLA关联。1978年Naito报道日本本病患者与HLA-B5抗原密切相关。Isohisa随后证实日本患者B52频率显著高于正常人。此后多位学者得出同样结果。日本学者还发现B52基因还与本病的病变程度及预后有关。炎症明显、病变严重、并发症及死亡率高者,B52抗原频率也高。印度人、韩国人本病的发病也与B52基因相关。日本人发病还与B39基因关联。墨西哥人TA也与B39关联。HLA-Ⅱ类基因中,DRB1*1502、DQA1*0103、DQB1*0601与日本患者阳性关联。DR7/DQ2与韩国患者、DR4/DQ3与北美人、HLA-DRB1*1301与墨西哥人相关。具有单体型B52-DRB1*1502-DQA1*0103-DQB1*0601-DPA1*02-DPB1*0901的日本人对本病明显易感。而HLA-B54-DRB1*0405-DQA1*0301-DQB1*0401单体型者则有抵抗性。

从遗传学角度分析,本病属多基因遗传病,即本病由不同点位多个基因协同作用决定。

【病理】

据2005年Mwipatayi BP等经50年病例的统计报道:多发性大动脉炎93%的患者存在动脉阻塞,46%的动脉发生动脉瘤。主要累及主动脉及其主要分支。上海中山医院366例患者中,受累动脉的好发部位依次为:锁骨下动脉56.28%、颈总动脉39.34%、肾动脉38.52%、腹主动脉37.43%、降主动脉15.57%。其他可累及的动脉有:颈内动脉、椎动脉、大脑中动脉、无名动脉、腋动脉、升主动脉、腹腔干、肠系膜上动脉、髂动脉、股动脉、肺动脉及冠状动脉等。值得一提的是,近年来发现肺动脉受累可达45%,而冠状动脉受累也非罕见。

本病累及血管壁的三层结构,且沿血管呈跳跃性分布。病变包括急性期外膜及中膜的渗出性炎症反应、慢性期以内膜为主的动脉壁全层非特异性增殖性炎症以及不同类型的肉芽肿性改变。肉眼有时可见增生的滋养血管发生增厚或扩张,血管壁外常见有疏松结缔组织。镜下受累外膜有广泛的纤维性增厚和粘连,与中膜分界不清。受累动脉内膜厚度可达中膜的3~5倍,表面出现斑块状隆起或不同程度的糜烂坏死。腔内可有新鲜血栓或机化的血栓形成,管腔狭窄或闭塞,出现相应脏器的缺血表现。部分病变表现为动脉壁薄弱,向外扩张,形成动脉瘤。

增厚的内膜主要是广泛增生的结缔组织和粥样硬化斑块。间质常见有基质增多或水肿,并可见较广泛的黏液变性。内弹力板常见断裂或消失。内膜中有时有黏多糖大量堆积,形成黏液湖状。HE染色呈淡粉色,PAS染色呈红色,Alcian Blue染色呈蓝色。增厚的内膜常见新生的毛细血管,部分病例内膜可见有钙化。中膜的弹力纤维和平滑肌组织常有广泛局灶性的断裂破坏或消失,甚至为分布不规则的纤维组织所代替,形成形状和大小不一的灶性纤维瘢痕。在坏死及炎性肉芽组织形成的部位,中膜常被破坏,组织疏松呈水肿样,PAS及Alcian Blue染色证明为黏多糖。中膜发生变性或坏死部位,周围常有局灶性炎性肉芽肿形成,其中部常见有纤维素样坏死,周围有散在的淋巴细胞、单核细胞及多核巨噬细胞浸润。纤维素样坏死区周围常有以淋巴细胞和上皮样细胞为主的细胞浸润,偶尔形成多核巨细胞。有时在炎性肉芽增生较重的区域可出现类似于结核结节的肉芽肿,但从未查见有结核菌。外膜常有致密的结缔组织增生,使外膜明显增厚。由于结缔组织增生,使滋养血管狭窄甚至闭塞。从横切面可见洋葱头样断面的外观。滋养血管周围可见较多的淋巴细胞浸润。

【临床表现】

据多国对病例进行系统多年的统计报道:本病高发于20~30岁的女性,80%的患者病程持续11~30年。首发的主要临床症状是肢体无脉(84%~96%的患者)和出现血管杂音(80%~94%的患者),随着病变发展,可出现高血压,在多发性大动脉炎中33%~85%的患者存在高血压,其中28%~75%的患者是由于累及肾动脉所致。病变最常累及主动脉(90%以上)及其分支动脉,其中以锁骨下动脉和颈动脉受累最常见,病变发展至后期,有20%~24%的患者因发生升主动脉扩张而造成主动脉反流所致心瓣膜功能受损;也可出现肺动脉瓣及三尖瓣关闭不全,主动脉瓣关闭不全的患者约半数存在主动脉根部扩张。高血压,主动脉反流和扩张型心肌病最终导致为心功能衰竭。

多发性大动脉因病变累及血管的部位不同,而出现不同的临床表现。其典型的临床表现分为症状、体征和实验室检查。

1. 症状和体征 本病临床表现因发病部位和病情轻重而不同,不典型病例可无任何症状。可将本病分为:早期(全身炎症期),表现为发热、头痛、体重减轻;中期(血管炎症反应期),表现为血管性疼痛、压痛及颈动脉疼痛;后期(闭塞或动脉瘤期),表现为靶器官的缺血症状或动脉瘤样症状。但各期可有交叉和重叠。除非出现高血压、血管杂音、不对称血压及早期缺血症状,该病早期确诊困难。以下分述各型临床表现:

Ⅰ型:病变多累及左锁骨下动脉、左颈总动脉及无名动脉起始部,可累及1根或多根动脉,以锁骨下动脉受累最常见。也可累及腋动脉、颈内动脉,个别累及颅内动脉(如大脑中动脉)。当颈总动脉、无名动脉或颈内动脉明显狭窄或闭塞时,可导致脑部的缺血症状。常见症状有头晕、耳鸣、视物模糊、记忆力减退、嗜睡或失眠,坐起或站立时晕倒。缺血严重者可出现TIA,甚至晕厥、脑梗死、偏瘫。体检时发现颈动脉搏动减弱或消失,颈动脉行径压痛,可闻及血管杂音等。由于眼动脉供血不足导致视网膜缺血,患者可有一过性黑蒙、单眼或双眼视力减退直至黑蒙。视力模糊随体位由卧位变坐位而加重,特别是仰头或穿硬领或高领衣服时易诱发症状发作。

当无名动脉或锁骨下动脉近端阻塞时,可出现患肢发凉、麻木无力、桡动脉搏动减弱或消失。椎动脉的压力下降还可使颅内血液倒流入锁骨下动脉,出现所谓锁骨下动脉窃血综合征,患者出现患肢运动后诱发或加重脑部缺血的症状。

Ⅱ型:病变位于累及升主动脉,主动脉弓和分支,胸降主动脉可伴有相应分支受累。

Ⅲ型:病变广泛,既有主动脉弓三分支受累,又有胸腹主动脉和(或)其分支的病变。临床表现根据受累动脉的部位及数量、程度不同而不同,肾动脉同时受累最多见。该型患者大多有明显的高血压表现。

Ⅳ型:病变累及腹主动和(或)肾动脉可同时伴有其他动脉受累。

Ⅴ型:兼有Ⅱb和Ⅳ型的特点,临床表现呈多元化。

当主动脉和(或)肾动脉狭窄或闭塞后,患者往往以高血压为首发症状而就诊。高血压发生于33%～60%的大动脉炎患者。上肢血压可高达280～300mmHg/150～180mmHg。患者可出现头痛、头晕、头昏,如不及时治疗相当一部分患者可出现主动脉关闭不全甚至心力衰竭,部分患者还可发生脑出血。胸腹主动脉型患者除可发生主动脉及肾动脉狭窄外,累及腹腔干、肠系膜上动脉及肠系膜下动脉也不在少数。但即使腹腔干或肠系膜上动脉闭塞,由于可建立丰富的侧支循环(如Riolan弓),患者一般不出现胃肠道缺血表现。本病主动脉狭窄或闭塞后,由于下肢往往可建立足够的侧支循环,即便下肢动脉搏动消失,肢体也不会出现坏疽现象。

多发性大动脉炎患者中肺动脉受累者14%～100%,大部分肺动脉受累者伴有其他部位动脉的病变,尚未发现有单纯肺动脉受累者。轻度肺动脉狭窄可无明显临床症状,当肺动脉明显狭窄时,可出现肺动脉高压征。患者出现乏力、气急、右心室肥大等,少数患者出现咯血。肺动脉瓣区可闻及收缩期杂音和肺动脉瓣第二音亢进,肺动脉狭窄一侧呼吸音减弱。应与其他肺血管疾病,如肺动脉血栓栓塞及原发性肺动脉高压进行鉴别。肺动脉高压征约占Ⅳ型患者的1/4,大多为一种晚期并发症。

冠状动脉造影及病理学研究显示多发性大动脉炎患者约9%～11%冠状动脉受累,主要为闭塞性病变,也有发生动脉瘤的报道。闭塞性病变的患者可出现胸闷不适、心绞痛及心肌梗死。

除阻塞性病变外本病还可引起动脉瘤形成,动脉瘤发生率为2%～31.9%。各国报道动脉瘤的好发部位不同,印度为降主动脉,日本为腹主动脉。

2. 实验室检查 本病缺乏特异性的实验室检查指标,但可作为炎症活动的参考。多项研究发现:多发性动脉炎患者中,有一半以上的患者处于活动期时,出现血沉加快,血沉可达130mm/h。发病10年以内,多数患者血沉加快,长期、反复的血沉加快往往病情较重。但随着年龄的增加,血沉有下降趋势。需要注意的是,血沉的高低与本病的严重程度不一定成正比,病情复发时也可以表现为血沉增快。C-反应蛋白阳性为病变活动期指标,临床意义与血沉相似。抗链球菌溶血素O及黏糖酶反应,若抗体增高,说明近期曾有链球菌感染。血常规在活动期可有白细胞轻度增高,也常有轻度贫血。血清蛋白电泳 α_1、α_2 及 γ 球蛋白增加,白蛋白降低。血清抗主动脉抗体,滴度≥1:32为阳性,本病阳性率为91.5%。

3. 超声检查 超声检查是较易检测颅外血管壁病变的有效手段。多发性动脉炎患者的血管壁呈弥漫性或阶段性增厚,血管腔狭窄或完全闭塞。彩色多普勒见血管腔狭窄部有彩色镶嵌或单色明亮的湍流,狭窄口呈高速宽频流频谱。该检查无创,安全、方便,对腹主动脉、肾动脉、颈动脉、锁骨下动脉等可提供血管壁的具体病变程度和测量具体动脉的口径大小,可观察到动脉壁有无存在水肿和炎症反应,具有很高的诊断价值。

经食管超声心动图(TEE)是一种利用食管作为声窗进行超声检查的方法。对本病二尖瓣、三尖瓣、主动脉瓣、肺动脉干、升主动脉近段等能提供清晰、细致的形态学信息。

4. 心电图 常有左心室肥厚、劳损或高电压,少数出现冠状动脉供血不足或心肌梗死图形;肺动脉高压时,可出现右心室肥厚。

5. 血管造影(DSA) 主动脉分支的病变多侵犯开口处和近心端。有些狭窄的动脉边缘不规则或不同程度的扭曲延长,多系动脉外膜周围粘连和继发性动脉硬化所致。有的管腔不规则或呈波纹状,大部分病变管腔呈狭窄或闭塞。有些管腔扩张或形成动脉瘤;冠状动脉造影可见开口处或近段狭窄;肺动脉为多发性狭窄,以右上肺及左下肺动脉受累较多(图50-2,图50-3)。

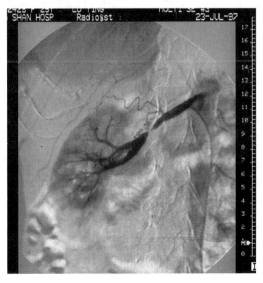

图50-2 DSA 显示多发性大动脉炎肾动脉狭窄

3

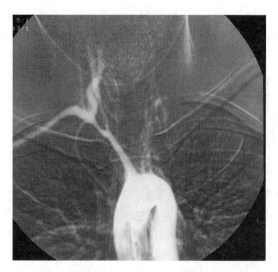

图50-3　DSA 显示多发性大动脉炎颈动脉及
锁骨下动脉狭窄和闭塞

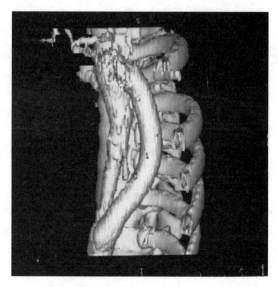

图50-5　三维 CT 显示胸腹主动脉
人造血管移植术后

血管造影被公认为本病诊断的黄金标准。可评估血管病变的范围，并为手术提供依据、判断手术疗效及了解病程进展情况。

6. CT　随着计算机技术的不断完善，CT 越来越多的用于本病的诊断。尤其是高速螺旋 CT 及电子束CT，对提高本病的诊断精确度提供了良好的手段。可显示活动期病变动脉壁的增厚，主动脉壁增厚可呈双环征。血管三维重建可更直观的了解病变血管的范围和程度。肺动脉受累时，可呈枯树枝样改变，表现为叶、段肺动脉变细小，管壁增厚及管腔狭窄（图50-4，图50-5）。

7. 磁共振血管造影（MRA）　MRA 在显示本病早期病变的主动脉壁及近段颈动脉壁增厚有特别的早期诊断意义。对比强化的 MRI 对判断本病的静止期

和活动期有帮助：增厚的主动脉壁及颈动脉壁显示强化影（等于或高于心肌信号密度）时提示为炎症活动期。

磁共振三维血管重建（MRA）对主动脉及其分支的狭窄、闭塞及动脉瘤的诊断和随访有重要临床意义。和诊断的黄金标准动脉造影相比，仅 2% 的狭窄动脉在 MRA 中显示为闭塞。随着磁共振技术的完善和提高，对本病的诊断及随访，对比增强 MRI 及 MRA 检查有望替代常规的血管造影（图50-6）。

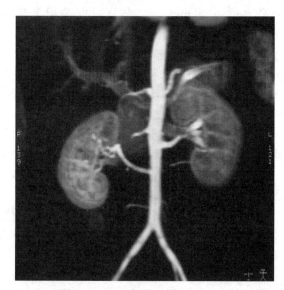

图50-6　MRA 显示多发性大动脉炎肾动脉狭窄行腹
主动脉-右肾动脉自体髂内动脉移植术后

8. 核素肺灌注扫描　文献报道本病约 50% 的患者肺动脉受累，核素肺灌注扫描发现肺野放射性缺损区。

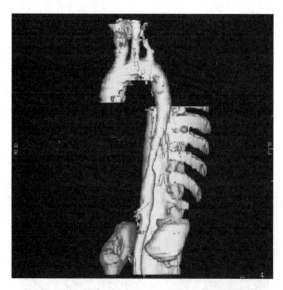

图50-4　三维 CT 显示多发性大动脉炎胸腹
主动脉狭窄

9. 核素肾扫描 肾动脉狭窄时可影响肾功能,肾图表现为低功能或无功能,血管段或分泌段降低。若已形成丰富的侧支循环,肾图可完全正常。但肾图只能反映肾功能改变,不能显示结构变化。如果肾动脉供血尚未影响肾功能,肾图可正常。

本病的主要并发症有:高血压、脑梗死、脑出血、心力衰竭、主动脉瓣关闭不全、失明、心绞痛及心肌梗死等。

【诊断和鉴别诊断】

本病因缺乏典型的临床症状,早期诊断困难。诊断往往延迟于首发症状的数月或数年。诊断主要依靠临床症状、体检结合实验室检查综合分析得出,往往缺乏组织学依据。本病发病早期因缺乏典型的症状和体征,确诊往往是在发病后数月或数年。诊断标准各国尚不统一。

1. 诊断 1990 年美国风湿免疫学会制定了大动脉炎诊断标准:

(1) 40 岁前出现症状;

(2) 单侧或双侧上/下肢体间歇性跛行;

(3) 肱动脉血压下降;

(4) 双上肢压差>10mmHg;

(5) 锁骨下动脉或主动脉闻及杂音;

(6) 血管造影发现主动脉、一级分支或肢体大动脉狭窄或闭塞,通常为局部或节段性病变。并除外动脉硬化、肌纤维发育不良或其他原因的缺血性病变。

上述 6 个诊断标准中,满足 3 个标准的诊断敏感性为 90.5%,特异性为 97.8%。

次要标准包括:血沉升高、高血压、颈动脉压痛、主动脉瓣关闭不全、主动脉环扩张、肺动脉病变、左颈总动脉中段病变、头臂干远段病变、胸主动脉病变、腹主动脉病变及冠状动脉病变等。

2. 鉴别诊断 大动脉炎目前没有全球公认的诊断标准,但是普遍认为在诊断时应排除动脉硬化、其他血管炎症、血管感染、肌纤维发育不良及特发性综合征等其他疾病。

(1) 先天性主动脉缩窄:本病与多发性大动脉炎累及降主动脉并使其狭窄所致的高血压有时易混淆。前者多见于儿童、青年,男性多见。血管杂音位置较高,只限于心前区及背部,腹部听不到杂音。全身无炎症活动表现。胸主动脉造影可见特定部位缩窄。婴儿型位于主动脉峡部,成人型位于动脉导管相接处形成局限性缩窄。

(2) 肾动脉纤维肌性营养不良:发病者以女性青年为多。无全身炎症表现。主要累及肾动脉及其分支,主动脉很少受累。造影呈典型的串珠样改变,肾动脉造影显示肾动脉远段 2/3 分支狭窄。该病多不引起动脉闭塞,病理检查血管壁中层发育不良,动脉壁无炎症改变。

(3) 血栓闭塞性脉管炎:为周围血管慢性闭塞性炎症病变。主要累及下肢中小动脉和静脉。好发于男性青壮年,多有吸烟史。表现为静息痛及肢端坏死。

(4) 胸廓出口综合征:由于胸廓出口解剖结构异常压迫锁骨下动、静脉及臂丛神经,引起患侧上肢发凉、无力,桡动脉搏动减弱同时有明显臂丛神经受压表现,如臂及手部放射痛、感觉异常等。还可因锁骨下静脉受压出现颈部和上肢静脉怒张。体检发现桡动脉搏动强弱可随颈部及上肢的转动而改变。颈部 X 线片有时可显示颈肋畸形。

(5) 动脉粥样硬化:发病年龄大多在 45 岁以上。无全身炎症表现。主要累及大中动脉,常伴有高血压、高血脂、糖尿病。

【治疗】

多发性大动脉炎的治疗,针对其病变的不同时期采用不同的治疗方法,并根据具体动脉的病变程度决定是否需要外科手术。

1. 药物治疗

(1) 激素治疗:是活动期患者的基础治疗方法,可减轻炎症反应,降低血沉。可用泼尼松 1mg/(kg·d),顿服或每日 3 次分服。维持治疗 1 个月后逐渐减量。每周减少 5mg,减至 20mg/d 后,再以每周逐渐减少 2.5mg 剂量将服用泼尼松的剂量减至 10mg/d。再每周减少 1mg 剂量直至停用激素治疗。根据病情可维持 3~6 个月。如果病情出现复发,可以每周增加 15mg 的剂量加大泼尼松的用量,并加叶酸 1mg/d 和每周加强使用 3 次三甲双酮以预防发生间质性浆细胞肺炎。泼尼松的用量可每周加大 25mg 以防病情复发。文献报道部分炎症重、血沉反复加快的患者可用 5mg/d 维持 15~20 年,可使病情稳定而无明显不良反应。地塞米松的抗炎作用较泼尼松更显著。用法:地塞米松 5~10mg/d,3 次分服。根据病情,服用 1~3 个月后逐渐减量至 0.75mg/d。病情平稳后 2~4 周停药。也可用维持量 3~6 个月。

糖皮质激素长期大量使用时,可引起肥胖、多毛、钠水潴留、血糖升高、消化道溃疡等不良反应。而且长期大量应用激素有可能导致动脉壁变薄,故在选用激素治疗时应权衡利弊,全面考虑。

(2) 免疫抑制剂:炎症反应重、血沉明显高、特别是对激素治疗效果不佳的患者,应考虑加用免疫抑制剂。

如果患者出现耐受激素治疗或在激素治疗中出现反复复发,应在甲氨蝶呤(MTX:为叶酸拮抗剂,具有抑制免疫反应和抗炎效应)使用的基础上加用(硝基)咪唑硫嘌呤,以 2mg/(kg·d)的起始剂量治疗。如病情还没得到有效控制,可选用环磷酰胺[具有抑制免疫及抗炎效应,最大剂量为 2mg/(kg·d)]治疗 3 个月,直至控制病情的复发到达病情稳定后,再停用环磷酰胺,使用三甲双酮治疗。给患者抗肿瘤坏死因子的治疗能有效控制病情的复发。吗替麦考酚酯被用于传统治疗手段不能改善或稳定症状的患者,有报道可明显改善 ESR 及 CRP 水平。

使用免疫抑制剂时需要注意:①长期应用可诱发严重感染,并有致癌、致畸作用,环磷酰胺可导致不孕;②宜与激素合用以增强疗效,减轻不良反应;③一般情况下宜首选皮质激素,如果疗效不佳或不能耐受时则考虑合用或单用免疫抑制剂。

(3)扩血管药及改善微循环药,包括:妥拉唑林:25~50mg,每日 3 次口服;硝苯地平:5~10mg,每日 3 次口服;己酮可碱:0.1~0.2g,每日 3 次口服,或 0.1~0.2g,每日两次静脉注射。川芎嗪具有扩张小动脉、抗血小板聚集等作用,用法:80mg 加入 5% 的葡萄糖液250ml 中每天 1 次静脉点滴,15 天为一个疗程。

(4)抗凝剂:肠溶阿司匹林片,50mg,每日 1 次口服;双嘧达莫,25mg,每日 3 次口服。

(5)降血压药的应用:本病对一般降血压药物反应不佳。虽然血管紧张素转换酶抑制剂降压有效,但有些学者不主张用它来治疗肾血管性高血压。特别是双侧肾动脉狭窄或单功能肾,对已有肾功能损害的患者不宜使用。由于肾动脉狭窄后,肾脏灌注压降低,通过血管紧张素Ⅱ使输出小动脉收缩来调节肾小球滤过率。若服用血管紧张素转换酶抑制剂则肾小球滤过率失去上述自身调节,可发生肾功能不全。若合并使用利尿剂则肾小球滤过率更下降,更促使肾功能不全。停用上述药物后,肾功能可恢复到治疗前水平。故对单侧肾动脉狭窄患者无手术及扩张适应证时,可用血管紧张素转换酶抑制剂,但应密切注意尿蛋白、血肌酐等肾功能指标变化。用法:卡托普利:12.5~25mg,每日 3 次口服。如效果不佳,1~2 周后渐加至 50~100mg,每日 3 次口服,每日剂量不宜超过450mg。依那普利:作用较卡托普利强 10 倍,初始剂量 10~20mg,每日:1 次口服,最大剂量每日 40mg。

2. 手术治疗　多发性大动脉炎患者多为青年,肢体及内脏血管的阻塞可建立较丰富的侧支循环,一般不会发生肢体及内脏器官的缺血坏死。但颈动脉的广泛阻塞,可出现明显的脑部缺血症状,甚至出现脑梗死等并发症。主动脉及肾动脉阻塞的患者可出现高血压,降压药物治疗效果有限。这类高血压患者如不及时治疗,可导致严重的并发症,如脑出血、主动脉瓣膜关闭不全甚至心力衰竭等。本病手术治疗的主要目的是改善脑部供血不足及肢体缺血症状,治疗引起高血压的主动脉和肾动脉狭窄。本病动脉瘤形成是手术适应证之一。手术治疗的对象还包括主动脉关闭不全等并发症。手术患者和手术方式的选择应个体化。

手术方法可分以下几类:①主要针对脑缺血的动脉重建术;②主动脉旁路术;③肾血管重建术;④动脉瘤切除术;⑤其他手术。

(1)颈动脉重建术:由于本病病理特点是动脉壁广泛炎症改变,动脉壁各层粘连无明确界限,动脉内膜剥脱术难以实施,比较常用的是动脉旁路搭桥术。具体手术适应证为:①颈部血管阻塞并出现明显的脑缺血症状,如头晕、晕厥、黑蒙等影响生活、工作者;②因颈部血管阻塞,既往发生过脑梗死;③因锁骨下动脉窃血而出现肢体活动后脑部出现明显缺血症状者。

手术前需要做影像学检查,如彩色超声、血管造影、CT 及磁共振等,以全面了解血管阻塞的部位、范围、程度及流入道和流出道情况。出现明显脑缺血的患者颈部血管往往病变广泛,颈部四血管常常全都受累,颈总动脉出现长段狭窄或闭塞。但 95% 的患者颈内动脉通畅。许多患者可选择颈动脉分叉部或颈内动脉起始部作为远段吻合口。彩色超声检查对了解颈部血管病变及选择远端吻合口具有重要的实用价值。颈动脉重建术有胸外途径及胸内途径两类。

胸外途径血管重建术不开胸,创伤小,并发症及手术死亡率少,流入道流出道吻合口的选择根据具体的病例而定。选用的移植物可以是人工血管或自体大隐静脉,膨体聚四氟乙烯人工血管应用较多。流入道吻合口可选择正常或病变较轻的锁骨下动脉或颈总动脉近段。

1)锁骨下动脉-颈动脉旁路术:本术式主要适合于左右颈动脉狭窄或闭塞的病例。具体操作程序如下:

A. 患者仰卧位,肩下垫高。锁骨中内段上一横指处做切口,切断颈阔肌,近锁骨切断胸锁乳突肌锁骨头。紧贴胸锁乳突肌下,确认颈内静脉,游离后向内侧牵开,注意勿损伤胸导管。下行颈淋巴在锁骨下静脉和颈内静脉的汇合处回流入胸导管,导管的走行,以颈内静脉和锁骨下静脉的后方,自后向前进入上述两静脉汇合处的上缘。胸导管一旦损伤,必须找出并结扎,以免造成淋巴漏。

B. 解剖颈总动脉,剪开颈动脉鞘,探查颈总动脉管径大小及有无病变等。在颈动脉的后方有迷走神经和星状神经节,必须妥善保护以免损伤。

C. 将斜角肌脂肪垫牵向外侧,在颈动脉外侧确认前斜角肌,膈神经走行于前斜角肌表面,必须辨认并保护。轻柔游离膈神经,在颈部无血管区下方,靠近第1肋起始横行切断前斜角肌。勿使用电刀,以免造成潜在性臂丛神经损伤。切断前斜角肌后,显露并解剖出下方的锁骨下动脉。在甲状颈干以远的锁骨下动脉上选择合适的部位做吻合。充分显露游离约3~5cm,绕控制带备用。

D. 搭桥材料可选择近段大隐静脉或直径8mm的人工血管。切取合适长度的大隐静脉,以肝素盐水注入其中,以细线结扎所有分支。将远心端修剪成斜面。

E. 静脉注射20mg肝素,用两把髂动脉钳阻断锁骨下动脉拟做吻合口处的近远端,纵行切开上壁约1~1.5cm。以5-0 Prolene或Gore-Tex无创伤血管缝合线将大隐静脉远端与其行端-侧吻合。

F. 调整大隐静脉角度和长度,将其另一端修剪成合适的斜面。腔内注满肝素盐水,以两把髂动脉钳阻断颈总动脉,纵行切开其前外侧壁,以5-0无创伤血管缝合线与大隐静脉近端做吻合。吻合完毕缝线打结前,依次松开颈动脉近段阻断钳、远段阻断钳、旁路大隐静脉阻断钳,冲出空气及碎屑血栓等,防止进入远段。

G. 针眼小的漏血可用干纱布压迫止血,明显的漏血在重新阻断血流的情况下以7-0无创伤缝合线修补。

锁骨上置引流管1根,按层次关闭切口。

当颈总动脉病变不宜做吻合口时,可选择颈动脉分叉处或颈内动脉做吻合口。选择胸锁乳突肌中上段前沿切口,显露颈动脉分叉,大隐静脉通过胸锁乳突肌深面隧道引向颈动脉分叉或颈内动脉做吻合。

2)颈总动脉-颈内动脉旁路术:适用于颈总动脉中远段狭窄或闭塞的病例。

A. 仰卧位,肩下垫高,头转向健侧。胸锁乳突肌中上段前沿切口,切开皮肤、颈阔肌。沿胸锁乳突肌前沿做锐性分离,结扎面总静脉。注意勿伤舌下神经,该神经于颈动脉分叉上方横跨颈内动脉和颈外动脉。一般多不需要将舌下神经游离,若颈内动脉吻合口位置较高,则需游离舌下神经并向上牵开。

B. 切开颈动脉鞘,游离分叉处的3根动脉,颈内动脉需游离至分叉以远约3cm。游离颈动脉时注意勿伤及其后外侧的迷走神经,只要游离层次正确,在颈动脉鞘内进行分离,一般不会伤及迷走神经。

C. 距锁骨上一横指横行切口,切开皮肤、颈阔肌。靠近胸骨横断胸锁乳突肌胸骨头,钝性分离胸骨甲状肌及胸骨舌骨肌,将甲状腺腺叶与胸锁乳突肌分别向内向外牵开,暴露颈动脉。将颈内静脉牵向外侧,切开颈动脉鞘,游离约3cm颈总动脉,游离时注意保护迷走神经。

D. 旁路材料可选择自体大隐静脉或人工血管。全身肝素化后,以两把髂动脉钳阻断颈总动脉,纵行切开前壁,将移植血管一端修剪成斜面,与颈总动脉端-侧吻合。

E. 做一胸锁乳突肌深面隧道将旁路血管引向颈内动脉。调整其角度和长度,勿使其扭曲或成角。同样将其另一端修剪成斜面后,与颈内动脉行端-侧吻合。收线打结前依次松颈内动脉阻断钳、颈总动脉阻断钳冲出空气及碎屑。

F. 术野分别置两引流管,关闭切口。

3)颈动脉-锁骨下动脉旁路术:将颈动脉血引向锁骨下动脉,主要治疗锁骨下动脉近段闭塞引起椎动脉血液倒流所致的锁骨下动脉窃血综合征。但需注意,如果颈总动脉近段有狭窄时,则不宜做此手术,以免术后发生颈动脉窃血。手术操作基本同锁骨下动脉-颈动脉旁路术。

4)腋动脉-腋动脉旁路术:主要目的也是纠正锁骨下动脉窃血综合征,同时可改善患肢血供。

全麻后取仰卧位,两侧锁骨中段下方平行切口,距锁骨约1cm,切开皮肤、皮下6~8cm。钝性分离胸大肌,显露腋动脉鞘切开即可游离腋动脉第一段。必要时,切断胸小肌肌腱,剪开喙锁胸筋膜,可显露腋动脉第二、三段。显露两侧腋动脉约3~5cm,游离时注意保护腋静脉及臂丛神经。旁路血管可选用直径8cm的带外支持环的人工血管。在胸前壁皮下做隧道引出人工血管,人工血管两端剪成斜面,与两侧腋动脉行端-侧吻合。

当主动脉弓主要分支近段广泛狭窄时,需要开胸通过旁路将升主动脉血引向远段动脉。由于本术式创伤大、并发症较多,应权衡利弊,慎重选用。胸内途径血管重建术多采用直径0.8~1.2cm的人工血管。选用分叉型人工血管,同时行颈动脉及锁骨下动脉重建,不但省去做一个吻合口的时间,重建脑部及上肢血供,又可减少脑过量灌注引起的并发症。

手术采用全麻,气管内插管辅助呼吸。术中监测心电图及中心静脉压,穿刺桡动脉监测血压。

A. 先探查流出道颈内动脉和锁骨下动脉:胸锁乳突肌前沿切口,显露颈动脉分叉部,注意颈动脉有无病变及程度如何等。大部分吻合口可选择在颈动脉分叉部或颈内动脉起始部。锁骨上切口显露锁骨下动脉,锁骨下动脉吻合口多可选在甲状颈干以远的部位。颈动脉及锁骨下动脉吻合口部位绕以控制带备用。

B. 胸骨上段正中切口,上端与锁骨上切口相连,下达第3肋间水平,以电刀切开胸骨柄上方的锁骨间韧带与胸骨骨膜,用小直角钳剪贴胸骨柄上端向后分

3

离。此处常有横行小静脉,需电灼或结扎止血。然后用电刀沿胸骨中线切开胸骨前骨膜。用示指和"花生米"沿胸骨中线做钝性潜行分离胸骨后疏松结缔组织,使其形成隧道。分离到第2~3肋间平面时应特别注意避免损伤两侧胸膜。用胸骨劈开刀沿胸骨正中自上而下劈开,注意在劈开时将劈开刀向前提起使胸骨与其后组织分离以避免胸骨后组织损伤。以骨剪在第3肋间水平横断胸骨体,使胸骨呈倒T形被劈开,胸骨断面以骨蜡止血。

C. 以胸骨撑开器扩开胸骨,大部分患者的胸腺已退化。如果胸腺影响操作,可从其下缘在胸腺与心包间疏松组织内分离,以显露升主动脉处的心包。沿中线纵行切开心包,可将心包用缝线固定于切口周围的布单上。选取直径1.2cm/0.6~2.0cm/1.0cm的分叉型人工血管,将主干末端修剪成合适的斜面,取4-0无创伤缝线备用。

D. 全身肝素化,适当降压后,用两把组织镊提起升主动脉前壁,以大号心耳钳部分阻断升主动脉前壁。钳夹厚度以0.6~0.8cm为宜,钳夹过多使血压波动大,易诱发心力衰竭。过少则吻合操作困难且心耳钳容易滑脱造成大出血。纵行切开升主动脉前壁2.5~3.5cm,并剪成长卵圆形,以4-0线与人工血管主干吻合。无漏血后,将人工血管内注满肝素盐水,阻断人工血管,适当升压后松去升主动脉上的心耳钳。

E. 将人工血管一支修剪成合适的长度和斜面,通过胸骨后、甲状胸骨肌舌骨胸骨肌及胸锁乳突肌深面引向锁骨下动脉,以5-0或6-0无创伤缝合线做吻合。另一支从胸骨后、甲状腺肌群及胸锁乳突肌深面引向颈内动脉,以5-0或6-0线与颈内动脉吻合。各吻合口收线打结前常规放血冲出空气及碎屑,通畅血流时先开放锁骨下动脉,再开放颈动脉。

F. 仔细检查术野无出血后,于心包、锁骨下吻合口附近、颈动脉吻合口附近置引流管,心包引流管从胸骨旁肋间引出。以钢丝固定胸骨,依层次关闭切口。

根据病变血管数目及部位的不同,可选用不同的搭桥方法将升主动脉的血引向狭窄头臂血管的远段。

5)并发症及处理:

A. 脑缺血性损伤:手术中对侧支的破坏、血栓、栓塞等原因均可造成脑缺血。手术中剥离面不应过大,尽量保留侧支血管,阻断前全身肝素化,精确、细致的吻合,收线打结前冲出空气、碎屑等均是减少脑缺血的方法。

B. 脑过量灌注及脑水肿、脑出血:脑血管重建后,尤其流入道选用升主动脉时,由于脑血流量的突然增加,可引起脑过量灌注综合征。患者可有欣快、兴奋、头痛、性格反常等,大部分在数周后消失。脑血流量

的突然增加还可导致脑水肿、脑出血,需要紧急处理。

在行升主动脉颈动脉旁路术时,原则上只行一侧颈动脉重建。如果锁骨下动脉远段尚通畅,可同时行锁骨下动脉重建术,既分流一部分血流,又重建了上肢血供。如果另一侧颈动脉需要重建,应在2~3个月后进行。

C. 移植血管阻塞:移植血管阻塞原因多样,如移植血管直径太细、过长、扭曲,吻合口过小或缝合不当、移植血管受压等,均可造成旁路阻塞。出现移植物阻塞时,应综合分析原因,给予溶栓治疗,必要时手术取栓或重新搭桥术。

上海中山医院对18例大动脉炎脑缺血的患者施行经胸途径颈动脉重建术,术后死亡3例,移植血管阻塞2例。12例术后平均随访22个月,9例症状消失或改善,移植血管通畅率75%(9/12)。

(2)主动脉旁路术:主动脉狭窄后,形成狭窄近段的高血压及远段供血不足,肾脏供血不足更加重高血压。患者可出现严重高血压,药物治疗往往效果不佳,长期高血压可导致主动脉瓣关闭不全甚至心力衰竭。而主动脉旁路术一般可取得良好疗效。根据病变部位采取不同的主动脉旁路术,也可同时行肾动脉重建术。

1)降主动脉旁路术:适合局限于降主动脉的狭窄。在胸腔内降主动脉狭窄的近远段做旁路搭桥,以恢复远侧的血流。

A. 全麻气管插管辅助呼吸,监测心电图、中心静脉压,穿刺桡动脉监测血压。右侧卧位,腋下及腰部垫高,左臂内收抬举至头侧或固定于麻醉支架上,或双臂前伸固定于双层托臂架上。

B. 切口经过的肋间因手术部位不同而异,可选择4~7肋间进胸,必要时可切除一肋骨,或从两个肋间进胸。切口一般从棘突与肩胛骨后缘连线中点开始,向前下达腋中线,切开肌肉筋膜达肋骨平面,手指沿肩胛下间隙向前触摸第二肋骨,向下计数确定需要切开的肋间。用电刀切开肋骨骨膜,骨膜剥离器分离后,切除预定的肋骨,切开胸膜进入胸腔,以肋骨牵开器撑开切口。

C. 切断肺下韧带,将肺用纱布垫向前隔开,剪开纵隔胸膜,于狭窄近端显露降主动脉约5cm,绕控制带备用。如果吻合口位置靠近左锁骨下动脉,分离时将迷走神经游离后牵向前方,以免损伤。同样分离狭窄远端并绕控制带备用。

D. 将直径1.8~2.0cm的人工血管一端修剪成合适的斜面。全身肝素化后,以大心耳钳部分阻断降主动脉左侧壁,纵行切开后剪成长卵圆形,用4-0无创伤缝线与人工血管吻合。收线打结前常规放血冲出空

气碎屑,人工血管注满肝素盐水后阻断人工血管,松去主动脉心耳钳。同样方法将人工血管另一端与降主动脉远侧吻合,通畅旁路血流前,适当提升血压。

将人工血管旁路关闭于纵隔胸膜内,胸腔放闭式引流,分层次关闭切口。

2)降主动脉-腹主动脉旁路术:本术式主要治疗胸主动脉中下段及腹主动脉近中段的狭窄或闭塞。

A. 麻醉、监测同前。上半身右侧60°,下半身右侧30°,胸部入路同上,胸部切口下延做腹部左侧旁正中切口,下达耻骨联合上两指。

B. 降主动脉的操作同上。

C. 降主动脉吻合口完成后,将纵隔胸膜切口下延至主动脉膈肌裂孔。切开降结肠侧腹膜,将降结肠、脾脏、胰尾翻向右侧。将肝左叶牵向右上方,切开膈肌脚,以手指从上下钝性扩大贯通主动脉左前方的主动脉膈肌裂孔。将人工血管从主动脉裂孔引向后腹膜,并在靠近腹主动脉左前侧的肝后、胰腺后、左肾静脉前引向肾动脉以下的腹主动脉。调整人工血管角度及长度后,修剪末端成斜面,以4-0或5-0无创伤缝线与腹主动脉吻合。

D. 将人工血管关闭于纵隔胸膜内,腹腔脏器复位。关闭后腹膜和侧腹膜。胸腔置闭式引流,分层次关闭切口。

如果降主动脉和腹主动脉狭窄之间尚有一段比较正常的主动脉,为了增加内脏动脉和肾动脉灌注,可用分叉型人工血管行降主动脉-降主动脉远段(或腹主动脉近段)-腹主动脉远段旁路术。手术操作基本同前,为吻合方便,多需放射状切开膈肌。

如果同时有肾动脉狭窄,在完成主动脉旁路术后,可根据情况行人工血管-肾动脉旁路术或自体肾移植等。

3)升主动脉-腹主动脉旁路术:降主动脉病变广泛,无法在胸腔内手术重建远段血运者,可作升主动脉-腹主动脉旁路术。

A. 麻醉监测同前,仰卧位,胸腹部正中联合切口,上自胸骨切迹,下至脐下两指,劈开胸骨切开心包后,显露升主动脉。

B. 于膈下显露腹主动脉,在腹腔干上方剪开膈肌脚,游离膈下腹主动脉约3~5cm绕控制带备用。

C. 全身肝素化,适当降压后部分阻断升主动脉前壁,取直径1.8~2.0cm的人工血管作端-侧吻合。人工血管行径于右心房右侧、下腔静脉前方穿过膈肌切口,在肝左叶后方,与腹膜后肾动脉下或腹腔动脉上方的腹主动脉作端-侧吻合。可同时行肾动脉重建。由于人工血管行径曲折,在手术中一定注意人工血管方向,避免扭曲、成角或受压最好使用带外支持环的

人工血管。

(3)肾动脉重建术:肾动脉重建的适应证:①有明确的肾动脉狭窄或肾动脉水平腹主动脉的狭窄;②肾功能尚存;③测定两侧肾静脉肾素、血管紧张素水平,患肾较健肾高1.4~1.5倍以上者,手术指征强,术后效果佳。

肾动脉重建术可采用连续硬膜外麻醉,平卧位腰部垫高。采用肋缘下弧形切口,切口外缘达腹直肌外侧4cm,处理单肾病变时,切口对侧止于腹直肌外缘。进入腹腔后,沿升结肠或降结肠外切开后腹膜,将结肠向内侧推移,显露肾静脉、下腔静脉和腹主动脉。右肾动脉位于右肾静脉上缘之后,需要切断右肾上腺静脉,在肾门处可见右肾静脉及其分支,将右肾静脉向下牵开,充分显露右肾动脉及其分支。显露左肾动脉时,需将结肠脾曲向下拉开,将脾脏向上牵开,分开疏松结缔组织后见左肾静脉、腹主动脉和下腔静脉,将左肾静脉向下牵开,即显露左肾动脉和腹主动脉。显露两侧肾静脉开口处时,必须注意勿损伤邻近的肠系膜上动脉。仔细探查肾动脉及腹主动脉,明确病变部位和程度。

手术中常温下阻断肾动脉时间力求越短越好。在30分钟内通畅血流多不会影响肾功能,时间过长可诱发肾动脉血栓及肾功能损害。在肾动脉阻断期间,用肝素盐水注入肾动脉远段,可预防血栓形成。单独阻断肾动脉比全部夹住肾蒂为妥。

1)肾动脉旁路术:适合于肾动脉狭窄伴远段扩张的病例。旁路材料可选择近段大隐静脉或直径0.6cm的人工血管。先行移植血管-肾动脉端-侧吻合,这样比较容易操作。肾动脉吻合口完成后,阻断移植血管,松去肾动脉阻断钳,再将移植血管的另一端与肾下腹主动脉或主动脉旁路的人工血管吻合。

2)脾肾动脉吻合术:适合于左肾动脉狭窄的患者。切除脾脏,游离一段脾动脉。在狭窄远段切断肾动脉,与脾动脉行对端吻合。

3)自体肾移植:当腹主动脉有广泛病变,不适于做旁路术时,可进行自体肾移植。将患肾游离,输尿管游离约6~8cm,使肾脏移植于髂窝时输尿管没有成角度,游离过多易导致输尿管缺血坏死。在狭窄远段切断肾动脉,近断端双重结扎,切断肾静脉,近断端同样双重结扎。以血管夹阻断肾动脉及肾动脉断端,并以血管夹暂时阻断输尿管的血供。

将该肾置于盛有冰屑的弯盘中,用肾脏灌注液注入肾动脉至肾脏均匀成灰白色,边轻轻按揉肾脏边灌洗,使肾静脉流出液体清亮为止。将该肾置于同侧髂窝,先以6-0无创伤缝线将肾静脉与髂总静脉或髂外静脉做端-侧吻合,再以6-0无创伤缝线将肾动脉与髂

3

内动脉行对端吻合。吻合即将完成时,快速静脉点滴20%的甘露醇250ml,先通畅肾静脉,再开放肾动脉,最后松去输尿管血管夹。

肾脏灌注液配方:乳酸林格液1000ml、肝素2500U、8.4%碳酸氢钠15ml。使用灌注温度为4℃。冷灌注后可使肾脏耐受缺血时间50~60分钟。

4)肾动脉体外成形术:在行自体肾移植时,如果狭窄肾动脉远侧为两支,可将输尿管切断,将整个肾脏取出,置于冰屑中。冷灌注后,将两支肾动脉解剖游离约2~3cm。把两条肾动脉拼成一个开口,将肾脏置于髂窝,血管分别与髂静脉及髂内动脉吻合。血管吻合完成通畅血流后,再将输尿管移植于膀胱,结扎输尿管近断端。

上海中山医院对大动脉炎患者施行腹主动脉-肾动脉旁路术13例、髂动脉-肾动脉旁路术1例、脾动脉-肾动脉吻合术2例、自体肾移植53例。以自体肾移植疗效最佳。

(4)动脉瘤切除术:多发性大动脉炎动脉瘤病变并不少见,好发部位有锁骨下动脉、降主动脉、腹主动脉等,常与狭窄合并存在。动脉瘤最有效的治疗手段为手术治疗,多需要行人工血管移植。累及重要内脏动脉者还需要同时行内脏动脉重建。大部分动脉瘤发生于本病的非活动期,手术治疗具有良好疗效。

(5)其他手术:出现主动脉瓣关闭不全者可行主动脉瓣膜置换,累及冠状动脉者可行冠状动脉旁路术。

3. 血管腔内腔内治疗　腔内手术近年来被用于治疗多发性大动脉炎。据有关报道,对血沉等免疫指标无异常,病变控制稳定期的患者,采用血管腔内球囊扩张术治疗已发生动脉局限性狭窄病变,一期成功率可达80%~100%,必要时可重复腔内扩张,近期疗效显著。

然而,腔内手术的长期疗效结果并不乐观。大动脉炎引起的肾动脉狭窄,球囊扩张术后5年的成功率仅为33.3%。远期疗效不佳可能与本病导致的血管纤维化及柔韧性降低有关。疾病的自我缓解、糖皮质激素和免疫抑制剂的应用均有助于维持动脉的长期通畅性。

由于腔内治疗具有创伤小,并发症低的特点。随着血管介入术的日新月异和不断发展,其运用于治疗稳定期多发性大动脉炎的治疗仍具有探索价值。

【预后】

据多项统计报道:多发性大动脉炎确诊后5年存活率80.3%~96.5%,其生存率与疾病有无并发症及伴发的并发症的多少密切相关。最主要死亡原因为充血性心力衰竭,其他也包括急性心肌梗死及脑血管意外。

该病主要并发症(多发性大动脉炎眼底病变、高血压、主动脉反流及动脉瘤形成)、病程的进展性发作、高ESR值是与死亡率有明显相关性的危险因素。伴有和不伴有主要并发症者15年存活率分别为66.3%和96.4%。伴有和不伴有病程的进展性发作者15年存活率分别为67.9%和92.9%。

由于多发性大动脉炎发病年龄低、病情容易反复及进展,因此从多方面影响了患者的生活。有学者提出除了内外科治疗外,同时仍应对复发患者心理干预。上海中山医院对部分患者开展了心理辅导教育,收到良好效果。

【妊娠患者】

由于多发性大动脉炎多发在生育期的女性中,故妊娠对多发性大动脉炎的影响的研究具有重要意义。目前已有针对患有多发性大动脉炎后妊娠的患者跟踪随访的报道,发现妊娠并无加剧多发性大动脉炎的病程和使病情恶化的作用。但必须严格控制治疗高血压,尽可能采取必要措施缩短第二产程,以预防可能发生的脑血管并发症。导致母婴预后差的危险因素包括高血压、动脉瘤样病变、心力衰竭及全身广泛受累。

【儿科患者】

多发性大动脉炎最小诊断年龄为7个月。20岁之前发病比例占所有多发性大动脉炎患者的13%~77%,多数表现为非特异性症状,胸腹主动脉更易受累,但缺血症状少见。

（徐欣　岳嘉宁）

第三节　血管炎及其他动脉疾病

【概述】

血管炎(vasculitis)是以血管的炎症与破坏为主要病理改变的一组异质性疾病,其临床表现各异,多引起系统损害,故又称为系统性血管炎(systemic vasculitis)。继发于系统性红斑狼疮、类风湿关节炎等结缔组织疾病,以及肿瘤、感染、药物等,称为继发性血管炎(secondary vasculitis);排除了各种继发原因的血管炎,称为原发性血管炎(primary vasculitis)。其他的非炎性动脉疾病少见,包括先天性主动脉缩窄、先天性纤维肌发育不良、法洛四联症、弹力纤维性假黄瘤、神经纤维瘤病等遗传性血管病变,放射性动脉炎、药物相关性动脉病、运动相关的髂外动脉病变等。

血管炎可累及不同类型、大小、部位的血管(图50-7)。2012年,Chapel Hill会议对血管炎的命名和定义进行了修改(表50-1)。

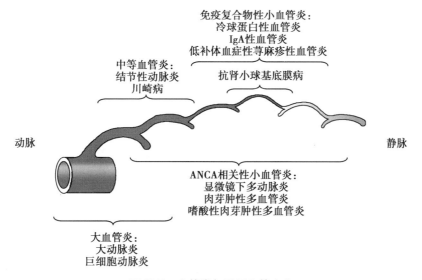

图 50-7　血管炎与受累血管大小

表 50-1　2012 Chapel Hill 会议关于系统性血管炎的命名及其定义

一、大血管的血管炎(LVV)

主要累及大动脉(主动脉及其主要分支)的血管炎,可累及所有血管。

1. 大动脉炎常为肉芽肿性动脉炎,主要累及主动脉及其主要分支,好发于年龄<50 岁的患者。

2. 巨细胞动脉炎常为肉芽肿性动脉炎,主要累及主动脉及其主要分支,尤其是颈内动脉系统和椎-基底动脉系统,常累及颞动脉,好发于年龄>50 岁的患者,常与风湿性多肌痛伴发。

二、中等大小血管的血管炎(MVV)

主要累及中等动脉(器官动脉主干及其分支),所有大小的动脉均可累及,常并发炎性动脉瘤及动脉狭窄。

1. 结节性多动脉炎累及中、小动脉的坏死性动脉炎,但没有肾小球肾炎以及微动脉、毛细血管和小静脉的血管炎,与 ANCA 不相关。

2. 川崎病与皮肤黏膜淋巴结综合征密切相关的动脉炎,主要累及中小动脉,尤其是冠状动脉,主动脉和大动脉也可累及,几乎只发生于婴幼儿。

三、小血管的血管炎(SVV)

主要累及小血管(小动脉、微动脉、毛细血管、小静脉)的血管炎,中等动脉、静脉也可累及。

(一)ANCA 相关性血管炎(AAV)

主要累及小血管,无/寡免疫复合物沉积的坏死性血管炎,与 MPO-ANCA 及 PR3-ANCA 密切相关。

1. 显微镜下多血管炎多累及小血管的坏死性血管炎,伴无/寡免疫复合物形成,也可累及小-中等动脉,坏死性肾小球肾炎及出血性肺泡炎常见,不出现肉芽肿性炎。

2. 肉芽肿性多血管炎(GPA,原来的韦格纳肉芽肿)主要累及上、下呼吸道的坏死性肉芽肿性血管炎,累及中、小血管,坏死性肾小球肾炎常见。

3. 嗜酸性肉芽肿性多血管炎(EGPA,原来的 Churg-Strauss 综合征)主要累及呼吸道的伴嗜酸性粒细胞浸润的坏死性肉芽肿性血管炎,累及中、小血管,伴有哮喘和嗜酸性粒细胞增多。有肾小球肾炎时 ANCA 更易出现阳性。

(二)免疫复合物性小血管炎

以免疫球蛋白或补体沉积于血管壁为特征的小血管炎,肾小球肾炎受累常见。

1. 抗肾小球基底膜病主要累及肺、肾毛细血管,并有抗肾小球基底膜抗体在肾小球基底膜上沉积的血管炎。肺受累可引起出血性肺泡死,肾受累可引起新月体性肾炎和血管袢坏死。

2. 冷球蛋白性血管炎(CV)以冷球蛋白在小血管中沉积及血清中出现冷球蛋白为特征的血管炎。主要累及皮肤、肾脏和周围神经。

3. IgA 性血管炎(过敏性紫癜,IgAV)以 IgA 为主的免疫复合物沉积为特征的小血管炎。主要累及皮肤、消化道、关节,肾脏病变与 IgA 肾病难以鉴别。

4. 低补体血症性荨麻疹性血管炎(抗 C1q 性血管炎,HUV)以荨麻疹及低补体血症为主要特征的小血管炎,血清中出现抗 C1q 抗体。常出现肾脏受累、关节炎、阻塞性肺疾病、眼炎。

四、变异性血管炎(VVV)

可累及任意大小(大、中、小)和任意种类血管(动脉、静脉、毛细血管)的血管炎。

1. 白塞病动脉和静脉均可累及。以复发性口腔及生殖器溃疡,伴有皮肤、眼、关节、消化道、中枢神经系统受累的系统性炎症性疾病,可出现小血管炎、血栓性脉管炎、血栓栓塞症、动脉炎、动脉瘤等。

2. 科根综合征(CS)以眼、内耳受累为主要特征的血管炎,包括间质性角膜炎、葡萄膜炎、巩膜炎、感音神经性耳聋、前庭功能障碍,可出现动脉炎、主动脉炎、动脉瘤、心脏瓣膜受累。

五、单器官性血管炎(SOV)[a]

局限在单一器官或系统的血管炎(包括任何大小的动脉和静脉),且没有证据表明是系统性血管炎累及该器官的表现,器官中病灶可以为单发或多发性。命名中应包括受累器官和血管的种类,某些患者病程初期可表现为SOV,而后逐渐发展成系统性血管炎。

六、与系统性疾病相关的血管炎[b]

与某一系统性疾病相关或继发于某一系统性疾病的血管炎。命名中应包含该系统性疾病。

七、与可能的病因相关的血管炎[c]

与某一可能的特殊病因相关的血管炎。命名中应明确指出可能的病因

注:a. 包括皮肤白细胞破碎性血管炎、皮肤动脉炎、原发性中枢神经系统性血管炎、孤立性主动脉炎;b. 包括狼疮性血管炎、类风湿性血管炎、结节病性血管炎;c. 包括丙型肝炎病毒相关性冷球蛋白血症性血管炎、乙型肝炎病毒相关性血管炎、梅毒相关性主动脉炎、血清病相关性免疫复合物性血管炎、药物相关性免疫复合物性血管炎、药物相关性ANCA相关性血管炎、肿瘤相关性血管炎

【流行病学】

目前,我国关于血管炎的流行病学资料尚不全面、确切。

大动脉炎(Takayasu arteritis,TA)好发于中国、日本、韩国、土耳其等亚洲国家。多见于40岁以下女性;巨细胞动脉炎(giant cell arteritis,GCA)则好发于50岁以上的北欧人群。结节性多动脉炎(polyarteritis nodosa,PAN)主要见于40~60岁男性人群;川崎病(Kawasaki disease,KD)多见于5岁以下儿童。ANCA相关性血管炎(ANCA associated vasculitis,AAV)多见于65~70岁老年人,男性多于女性。白塞病(Behcet disease,BD)主要以土耳其、地中海、中国、日本等地高发,故又被称为丝绸之路病。男性发病高于女性。科根综合征(Cogan syndrome)见于青壮年,平均发病年龄在30岁。

【病因】

血管炎的发病原因迄今未明。一般认为与下列因素有关:

1. 遗传因素　血管炎存在遗传易感性,GCA与人类白细胞抗原(HLA)Ⅱ类区HLA-DRB1 * 04、HLA-DRB1 * 01等位基因的遗传多态性密切相关;GPA可能与HLA-B50、B55、DR1、DR2、DR4、DR8、DR9和DQw7有关;白塞病发病可能与HLA-B5及其亚型HLA-B51相关。

2. 感染因素　多种病毒感染与血管炎发病相关,如细小病毒B19、副流感病毒、人类免疫缺陷病毒、丙型肝炎病毒、巨细胞病毒、人类T细胞嗜淋巴病毒Ⅰ型等,还包括结核分枝杆菌、非结核分枝杆菌、肺炎支原体、肺炎衣原体等。其中,PAN患者中约1/3与乙型肝炎病毒感染相关;变应性鼻炎和哮喘在EGPA患者中很常见,可能与吸入或接触某些特殊的过敏原或化学物质有关。

【病理】

组织病理检查是诊断血管炎金标准。系统性血管炎基本病理表现为白细胞破碎性血管炎、淋巴细胞肉芽肿性动脉炎、巨细胞血管炎、坏死性血管炎。皮肤白细胞破碎性血管炎、IgA血管炎、冷球蛋白血症性血管炎、低补体荨麻疹性血管炎在组织病理上表现为破碎性血管炎;大动脉炎、巨细胞动脉炎、肉芽肿性多血管炎、嗜酸性肉芽肿性血管炎均以肉芽肿性病变为典型表现;ANCA血管炎和结节性多动脉炎突出表现为坏死性血管炎。变应性肉芽肿性血管炎、结节性多动脉炎中易见嗜酸性粒细胞;肉芽肿性多血管炎中淋巴细胞占绝大多数。

【临床表现】

1. 大动脉炎(TA)　主要表现为系统性炎症症状(全身症状)及病变血管狭窄或闭塞后导致的局部缺血症状:

(1)全身症状:常在局部症状或体征出现前数周至数月,表现为发热、全身不适、疲劳、盗汗、体重下降、食欲缺乏、肌痛、关节炎、结节红斑等。

(2)血管狭窄导致的局部症状:TA主要累及主动脉弓及其主要分支,好发部位依次为:锁骨下动脉、主动脉弓上分支、颈总动脉、肾动脉、腹主动脉、降主动脉等。常见表现为患肢发凉、麻木无力、肢体跛行、桡动脉搏动减弱或消失、头晕、高血压、晕厥、脑梗死、偏瘫;视网膜缺血可有一过性黑蒙、单眼或双眼视力减退直至黑蒙;当肺动脉明显狭窄时可出现肺动脉高压征,即乏力、气急、右心室肥大等,少数有咯血;约9%~11%冠状动脉受累,主要为闭塞性病变,也有发

生动脉瘤的报道,可出现心绞痛及心肌梗死。

目前多采用 1994 年东京会议上公布的根据动脉造影分型法:

(1) Ⅰ型:病变多累及左锁骨下动脉、左颈总动脉及无名动脉起始部,其中锁骨下动脉受累最常见;也可累及腋动脉、颈内动脉,个别累及颅内动脉(如大脑中动脉)。

(2) Ⅱ型:病变位于累及升主动脉,主动脉弓和分支,胸降主动脉可伴有相应分支受累,其中Ⅱa型累及升主动脉、主动脉弓和分支,Ⅱb型累及升主动脉、主动脉弓和分支、胸降主动脉。

(3) Ⅲ型:累及胸降主动脉,腹主动脉,伴有或累及肾动脉。病变广泛,既有主动脉弓三分支受累,又有胸腹主动脉和(或)其分支的病变。

(4) Ⅳ型:累及腹主动脉和(或)肾动脉。病变累及腹主动和(或)肾动脉可同时伴有其他动脉受累。

(5) Ⅴ型:兼有Ⅱb和Ⅳ型的特点(又称混合型、Inada 型)。

2. 巨细胞动脉炎 GCA　典型的三联征:头痛、视物不清、咀嚼痛。其中,头痛可伴随头皮压痛及颞动脉壁增厚或结节状改变,颞动脉超声、活检病理等均有助于疾病诊断。视物不清为常见的眼部症状,还可出现复视、一过性黑蒙等症状,甚至发展为永久性视力丧失。咀嚼痛,又称颌跛行,约 1/3 患者可出现,为 GCA 特征性症状。GCA 患者常可伴有风湿性多肌痛,表现为颈、肩、背、四肢等部位的疼痛、僵硬及压痛。GCA 主要累及颈动脉的颅外段,也可以累及腋动脉、椎动脉、胸主动脉等。

3. 结节性多动脉炎 PAN　早期以不典型的全身症状为多见,也可以某一系统或脏器为主要表现。

常见全身症状为发热、乏力、食欲缺乏、关节痛、体重减轻等。50%~70% 患者可出现周围神经系统病变,为多发性单神经根炎;出现广泛分布的肌痛、非对称性非破坏性下肢大关节痛。网状青斑、痛性溃疡、肢端缺血、坏疽等表现;消化系统:肠系膜动脉血栓形成致缺血致腹痛,小动脉瘤破裂可致消化道或腹腔出血,表现为剧烈腹痛、腹膜炎体征,严重者可出现肠梗死、穿孔、出血、腹膜炎等。常见肾性高血压、氮质血症、急性肾动脉血栓形成、肾动脉瘤、肾梗死、肾脏微动脉瘤、动脉瘤破裂出血等,但不会出现肾小球肾炎;可出现冠状动脉炎、高血压、充血性心力衰竭、心包炎、心律失常等。

4. ANCA 相关性血管炎(AAV)　全身症状包括发热、乏力、消瘦、盗汗等。局部症状,可累及上呼吸道、下呼吸道、肾脏、眼、神经系统等;上呼吸道多见于 GPA 和 EGPA 患者,可表现为流脓鼻涕、鼻窦炎、鼻黏膜溃疡和结痂、鼻出血,听力下降、中耳炎等,部分患者可因声门下狭窄出现声音嘶哑和呼吸喘鸣。EGPA初始可表现为变应性鼻炎,伴有反复发作的鼻窦炎和鼻息肉。AAV 均可有肺部受累,可表现为咳嗽、咯血、胸痛(胸膜炎)、胸闷和气短等。哮喘是 EGPA 主要的临床症状之一,通常在确诊之前患者已有多年变应性鼻炎和哮喘的病史。肾脏损害见于绝大多数 GPA 和 MPA,以及 ANCA 阳性的 EGPA 患者,表现为镜下血尿、蛋白尿、红细胞管型及水肿等。AAV 常见五官受累,包括眼球突出、视神经及眼肌损伤、巩膜炎、虹膜炎、视网膜血管炎、视力障碍、失明、听力下降等。EGPA、GPA 较多见多发性单神经炎,表现为四肢麻木和乏力,也可有中枢受累。

5. 白塞病复发性口腔溃疡　是诊断白塞病的必备条件。亦常见复发性外阴溃疡,女性常见外阴、阴道黏膜处,男性常见于阴囊、阴茎以及肛周处。皮肤以结节红斑最常见,多见于双侧下肢小腿伸侧面,还包括非细菌性化脓性毛囊炎、痤疮样病变、毛囊炎以及血栓性浅静脉炎,针刺反应可呈阳性。眼部病变包括虹膜睫状体炎(前葡萄膜炎)、视网膜(后葡萄膜炎)、视网膜血管炎、前房积脓等。可以自上而下累及整个消化道,内镜检查或者钡餐检查均可发现多发黏膜溃疡,回盲部最常受累,其次是升结肠、降结肠、胃、食管等处,需要与溃疡性结肠炎、克隆恩病、肠结核、肠淋巴瘤等疾病相鉴别。白塞病可发生心肌梗死、心包炎、心包积液、房室传导阻滞、右心功能不全等,也可致主动脉根部瘤样扩张引起主动脉瓣关闭不全。可出现肺动脉瘤、肺小动脉栓塞,表现胸闷、胸痛、气急、咯血等。

【实验室检查和辅助检查】

1. 常规检查　血管炎缺乏特异性的实验室检查指标。急性期炎症指标如 ESR、CRP,有助于疾病活动度的评价;部分患者还可伴有贫血、白细胞和血小板增多、纤维蛋白原增多等。EGPA 外周血嗜酸性粒细胞增多,一般在 $1.5×10^9/L$ 以上,同时伴血清中 IgE 升高。肾脏累及时可出现蛋白尿、镜下血尿和红细胞管型尿,血清肌酐和尿素氮水平升高。

2. 自身抗体　ANCA 是 ANCA 相关性血管炎的血清学标记,是明确诊断、监测病情活动和预测复发的重要指标。ANCA 按其免疫荧光类型可分为 p-ANCA 和 c-ANCA;p-ANCA 为核周型,其主要靶抗原为髓过氧化物酶(MPO);c-ANCA 为胞浆型,靶抗原为蛋白水解酶 3(PR3)。PR3-ANCA 对活动性 GPA 的诊断有较高敏感性及特异性。MPO-ANCA 主要见于 MPA 和 EGPA。

3. 辅助检查　肺部高分辨率 CT 对于血管炎肺部

累及的探查非常重要,肺功能检测及 6 分钟步行试验有助于进一步评价肺功能改变情况。若出现心血管受累,心电图常有左心室肥厚、劳损或高电压,少数出现冠状动脉供血不足或心肌梗死图形,心脏超声有助于发现瓣膜病变、评价房室结构及血流动力学改变。

血管造影(DSA):可显示血管走行与形态,评估血管病变的范围。但鉴于其有创性、造影剂肾毒性、电离放射性等,且无法显示管壁情况,已逐渐被其他影像学方法所取代。

CT 血管造影(CTA):可通过造影剂显影而了解动脉管腔及血管周围组织情况,活动期病变动脉壁增厚可呈双环征;血管三维重建可更直观的了解病变血管的范围和程度。肺动脉受累时,可呈枯树枝样改变,表现为叶、段肺动脉变细小,管壁增厚及管腔狭窄对于动脉瘤、动脉夹层有诊断价值。

磁共振血管造影(MRA):可显示血管管壁厚度、管腔及炎症情况,对于判断受累血管范围、探查管壁炎症等有重要意义,目前已被证实在大动脉炎等大血管病变的疾病诊断与活动度评价方面具有优势。

PET-CT:近年来在血管炎的诊断与鉴别诊断方面得到了很好的应用,但检查费用昂贵。

血管超声:可探查颞动脉、颈动脉等动脉壁水肿及炎症信号,其无创、安全、方便、便宜等诸多优点有利于血管炎患者的诊断、评价与长期随访;但对锁骨下动脉、腋动脉、肾动脉、腹主动脉等探查受限。

核素肺灌注扫描:在肺动脉受累患者中可发现肺野放射性缺损区;核素肾扫描,当肾动脉狭窄影响肾功能时,肾图表现为低功能或无功能,血管段或分泌段降低。

【诊断】

各类血管炎的临床表现复杂多样、实验室检查无特异性。对不明原因发热、皮疹、关节痛、腹痛、心血管病、间质性肺炎、肾炎、多发性单神经炎等多系统病变,原因不明的白细胞增高、贫血、血沉增快等应想到血管炎可能。诊断时应首先排除因其他结缔组织病、感染、肿瘤、药物等引起的继发性血管炎。受累器官的活检对诊断有重要意义,根据受累器官和严重程度选择合适的治疗和判断预后。

【鉴别诊断】

大血管性血管炎(包括大动脉炎和巨细胞动脉炎)需和先天性主动脉缩窄、肾动脉纤维肌发育不良、血栓闭塞性脉管炎、胸廓出口综合征、动脉粥样硬化相鉴别。此外,对不明原因发热的患者,在诊断巨细胞动脉炎时应注意和感染性心内膜炎、非霍奇金淋巴瘤、多发性骨髓瘤、大动脉炎、结核、系统性红斑狼疮等疾病相鉴别。

中等血管性血管炎中结节性多动脉炎需要与

ANCA 相关性血管炎相鉴别,由于其累及中小动脉,一般无肾小球肾炎及肺间质病变,ANCA 多为阴性。川崎病多见于儿童,需与出疹性传染病、病毒感染、急性淋巴结炎、其他结缔组织病、病毒性心肌炎、风湿性心脏病互相鉴别。

小血管性血管炎根据其有无免疫复合物形成分为 ANCA 相关性血管炎(寡免疫复合物性)和免疫复合物性血管炎。ANCA 相关性血管炎需和结节性多动脉炎、感染性心内膜炎、感染和肿瘤的模拟血管炎、Goodpasture 综合征相鉴别,并排除其他结缔组织病和药物等继发因素。免疫复合物性血管炎通过其血清标志物和病理、免疫荧光特点可与其他血管炎相鉴别。变应性血管炎中白塞病需与感染性疾病、肿瘤性疾病所致的口眼皮肤病变、其他风湿结缔组织病相鉴别。继发性血管炎根据患者的血管炎表现,结合风湿病病史、乙丙肝感染或其他感染的依据以及有无特殊药物使用史可鉴别。

【治疗】

原发性血管炎发病机制多为免疫异常,因此糖皮质激素、免疫抑制剂治疗可取得一定的疗效。继发性血管炎需同步针对原发疾病进行治疗。治疗方案基于具体诊断及疾病的严重程度和预后。总的来说,血管炎的治疗包括诱导缓解期和维持缓解期两个阶段,目的是控制病情和防止复发,维持重要脏器功能,减少药物不良事件。

1. 药物治疗

(1) 糖皮质激素:有系统损害或疾病显著活动者在诱导缓解期常使用中至高剂量的糖皮质激素,通常用泼尼松 1mg/(kg·d)。对于有严重脏器损害的危重病例(如 ANCA 相关性血管炎和 Goodpasture 综合征的患者出现弥漫性肺泡出血和肾功能减退,巨细胞动脉炎患者出现视力丧失等)可用糖皮质激素冲击[最多可用(500～1000)mg/d×3 天]治疗,然后减量至 1～1.5mg/(kg·d),维持 4～6 周后病情缓解后逐渐减量,直至小剂量维持。

(2) 免疫抑制剂:当糖皮质激素治疗效果不佳、用药有禁忌、减药后复发、难治性患者,需要联合免疫抑制剂治疗。

1) 环磷酰胺(CTX):在 ANCA 相关性血管炎、结节性多动脉炎和大动脉炎等血管炎中常用,剂量为每天口服 CTX 1.5～2mg/kg,也可静脉滴注 0.8～1.0g,每月 1 次。待病情缓解后,替换为硫唑嘌呤(AZA)、甲氨蝶呤(MTX)、吗替麦考酚酯等。用药期间需注意骨髓抑制、肝功能损害、感染及性腺抑制等不良反应。

2) 硫唑嘌呤(AZA):为嘌呤类似药。可用于诱导期治疗或 CTX 治疗缓解后的维持期治疗,一般用量为 1～2mg/(kg·d)。

3）甲氨蝶呤（MTX）：一般用量为 10 ~ 25mg，1 周1 次，口服、肌注或静注疗效相同。Meta 分析证实，MTX 能减少巨细胞动脉炎的复发。另外，MTX 可用于大动脉炎和 ANCA 相关性血管炎 CTX 治疗缓解后的维持期治疗。

4）其他免疫抑制剂：其他药物如环孢素（CsA）、吗替麦考酚酯等，在以上药物治疗效果不佳或不能耐受时可选用。白塞病患者皮肤和黏膜病变首选秋水仙碱（0.6 ~ 1.8mg/d 口服）或沙利度胺（50 ~ 150mg/d，口服）治疗。

5）对症治疗：包括扩血管、降压及抗血小板（如阿司匹林、双嘧达莫）等治疗，主要用于改善脏器缺血、预防血管内栓塞事件。

（3）静脉注射丙种球蛋白（IVIG）：丙种球蛋白可抑制 T 淋巴细胞增殖及减少自然杀伤细胞的活性，还具有广谱抗病毒、细菌及其他病原体作用。一般与激素及其他免疫抑制剂合用，用于难治性或重症血管炎如 ANCA 相关性血管炎、结节性多动脉炎和Goodpasture 综合征等，剂量为 300 ~ 400mg/（kg·d），连用 5 ~ 7 天。

（4）生物制剂：近年来有较多病例报道显示，白介素-6 单抗对大血管炎可能有效。此外，CD20 单抗能诱导 ANCA 相关性血管炎患者疾病缓解并预防复发，特别对于复发和难治患者疗效甚至优于 CTX。白塞病患者也有使用 TNF-α 拮抗剂成功的案例。

2. 血浆置换 对于难治性、活动期或危重血管炎，如急性肾损伤患者、严重的肺出血、HBV 相关结节性多动脉炎患者可用血浆置换治疗联合激素及其他免疫抑制剂治疗。

3. 外科治疗 主要用于大动脉炎、巨细胞动脉炎及白塞病引起的动脉狭窄、动脉闭塞、动脉瘤、主动脉根部扩张伴主动脉瓣关闭不全的治疗。

（1）大动脉炎的外科治疗：大动脉炎患者多为青年，肢体及内脏血管的阻塞可建立较丰富的侧支循环；当出现重要脏器缺血症状时，需考虑手术治疗。本病手术治疗的主要目的：改善脑部供血不足及肢体缺血症状；治疗引起高血压的主动脉和肾动脉狭窄；动脉瘤形成是手术适应证之一。需要强调，在大多数情况下，需要经内科积极治疗控制血管炎症后，可以提高手术成功率和减少并发症。

手术方法可分以下几类：

1）颈动脉重建术：手术适应证为：①颈部血管阻塞并出现明显的脑缺血症状，如头晕、晕厥、黑蒙等影响生活、工作者；②因颈部血管阻塞既往发生过脑梗死；③因锁骨下动脉窃血而出现肢体活动后脑部出现明显缺血症状者。具体包括：锁骨下动脉-颈动脉旁路术、颈总动脉-颈内动脉旁路术、颈动脉-锁骨下动脉旁路术、腋动脉-腋动脉旁路术等。

2）主动脉旁路术：主动脉狭窄后，形成狭窄近段的高血压及远段供血不足，肾脏供血不足更加重高血压，药物治疗往往效果不佳；主动脉旁路术可取得良好疗效。具体包括：降主动脉旁路术、降主动脉-腹主动脉旁路术、升主动脉-腹主动脉旁路术等。

3）肾动脉重建术：适应证为：①有明确的肾动脉狭窄或肾动脉水平腹主动脉狭窄；②肾功能尚存；③测定两侧肾静脉肾素、血管紧张素水平，患肾较健肾高 1.4 ~ 1.5 倍以上者，手术指征强，术后效果佳。具体包括：肾动脉旁路术、脾肾动脉吻合术、自体肾移植、肾动脉体外成形术。

4）介入手术治疗：包括血管腔内球囊扩张术、人工支架置入术。对发生动脉瘤的患者，可放置腔内支架隔绝动脉瘤。腔内血管介入治疗远期效果不佳可能与 TA 所致的病变段炎症未控制、血管纤维化等有关。

5）动脉瘤切除术：大动脉炎动脉瘤好发于锁骨下动脉、降主动脉、腹主动脉等，常与狭窄合并存在。动脉瘤最有效的治疗手段为手术治疗，多需要行人工血管移植。累及重要内脏动脉者还需要同时行内脏动脉重建。

6）其他手术：出现主动脉瓣关闭不全者可行主动脉瓣膜置换，累及冠状动脉者可行冠状动脉旁路术。

（2）巨细胞动脉炎的外科治疗：在巨细胞动脉炎的治疗中，很少需要进行至四肢的动脉血运重建术，因为会形成丰富的侧支循环。通过糖皮质激素治疗后，GCA 导致的上肢间歇性运动障碍常可缓解或消失。仅在一些特殊情况下（如发生锁骨下动脉窃血综合征、严重的上肢间歇性运动障碍且糖皮质激素治疗无效）才应考虑进行血运重建。

（3）结节性多动脉炎的外科治疗：对于出现脏器缺血、梗死（如肾脏、睾丸）等并发症时，需考虑手术治疗。

（4）白塞病的外科治疗：白塞病患者动脉瘤的修复治疗应考虑动脉瘤的大小、生长速度及症状。手术治疗可能会出现手术部位动脉或动脉旁路吻合口部位的动脉瘤复发，由于吻合口动脉瘤和血栓形成常需再次手术。应用腔内修复技术治疗动脉瘤可减少手术创伤导致的并发症。糖皮质激素、免疫抑制剂以及抗凝药物治疗，可有效减少术后复发和移植血管闭塞。

（5）ANCA 相关性血管炎的外科治疗：对于出现声门下狭窄、支气管狭窄等患者可考虑内镜治疗或外科治疗。

（纪宗斐　姜林娣）

第五十一章

淋巴水肿

淋巴水肿是由于先天性淋巴管发育不良或继发性淋巴液回流障碍引起肢体浅层软组织内淋巴液积聚引起的组织水肿。可以继发脂肪增生硬化,纤维结缔组织增生,筋膜增厚乃至整个肢体明显增粗。严重水肿患者,皮肤增厚,表皮过度角化,皮下组织增生,大量纤维化造成肢体病变组织坚硬如象皮,称为象皮肿。

【淋巴循环的解剖与生理】

淋巴系统是一个独立的回流系统,主要回收组织间隙的大分子体液进入静脉,和静脉系统一起,共同完成体液平衡,物质交换和回流功能。此外,淋巴结还有过滤、防御、免疫功能。最近研究表明淋巴系统有分泌细胞生长因子的功能。

1. 淋巴液的生成

(1) 淋巴液的成分:组织液进入淋巴管即成为淋巴液。因此,淋巴液的成分与该组织的组织液成分非常接近。淋巴液的主要成分有水、无机盐类、蛋白质和脂质成分,除蛋白质外与血浆非常相似。淋巴液中的蛋白成分以小分子居多,蛋白质的浓度依据产生淋巴液的不同器官而异。蛋白质通过毛细淋巴管的内皮细胞间隙或吞饮作用进入淋巴管。淋巴液中含有纤维蛋白原,因此淋巴液在体外可以凝固。

(2) 淋巴液的生成量:健康成人在安静时,从淋巴管回流到血液循环的淋巴液约 120ml/h,其中经胸导管引流的淋巴液每小时约 100ml,经右淋巴导管引流的淋巴液量每小时约 20ml。平均每日生成的淋巴液约 2~4L,大致相当于人体的血浆总量。其中流入组织间隙的蛋白成分主要经淋巴系统回流到血液循环,因此淋巴液回流对保存血浆蛋白有着重要意义。

(3) 影响淋巴液生成的因素:淋巴液生成的影响因素包括淋巴液的成分和生成量两个方面。决定淋巴液成分的重要因素是毛细血管的通透性和淋巴液的潴留时间。不同组织器官中,淋巴液所含的蛋白质量不同,与该组织毛细血管壁的通透性有关。血浆蛋白透过毛细血管进入组织间隙,与组织液中的蛋白质混合,随同水和无机盐类等从毛细淋巴管经淋巴系统回流到静脉。毛细血管中脂质成分进入组织间隙或回到毛细淋巴管时,均需要与蛋白质结合后才能通过。静息状态下从某一组织间隙进入淋巴系统的蛋白质量是一定的,如淋巴回流量增加或回流速度加快,则淋巴液中的蛋白质浓度降低。

淋巴液的生成速度缓慢而不均匀,静息状态下生成较慢,而体力运动、按摩等血流加快、血流量增多或静脉压升高则会增加淋巴液的生成量。

2. 淋巴液回流

(1) 淋巴管的组织学特点与通透性:毛细淋巴管为一端封闭的管道,管壁由单层扁平内皮细胞构成,细胞之间呈瓦片状或鱼鳞状互相叠盖,即一个内皮细胞的边缘重叠在邻近内皮细胞的边缘上。这种排列方式具有活瓣样作用,允许组织液及高分子蛋白质、红细胞、细菌等微粒通过内皮细胞间隙流入毛细淋巴管内,但不能倒流。此外,毛细淋巴管壁没有基底膜,通透性极高。毛细淋巴管的内皮细胞也有吞饮作用。所有这些特点均有利于组织液中的高分子蛋白质及其他微粒进入淋巴管内。

毛细淋巴管汇合而成集合淋巴管,集合淋巴管的管壁中有平滑肌,平滑肌收缩成为淋巴液回流的动力之一。淋巴管内部有许多瓣膜,与静脉瓣膜一样防止淋巴液倒流,使淋巴液从外周到向心方向流动。淋巴管壁的平滑肌收缩活动与瓣膜一齐构成淋巴管泵。

(2) 影响淋巴液回流的因素:毛细淋巴管的通透性和淋巴管泵是淋巴液回流的主要动力。此外,淋巴管的内皮细胞通过胶原纤维与组织中的胶原纤维束相连,当组织液潴留时组织间隙增大,通过胶原纤丝将淋巴管内皮细胞牵拉,扩大细胞间隙,促进组织液流入淋巴管内。较大淋巴管壁的平滑肌有交感神经支配,可以进行主动收缩。淋巴管壁薄,压力低,任何来自外部的压力均能促进淋巴液回流,如骨骼肌的节律性收缩、邻近动脉的搏动、弹性包扎对身体的压迫、按摩等均有助于淋巴液回流。

3. 淋巴循环的生理意义　淋巴循环的重要功能是回收组织间液的高分子蛋白质。由毛细血管滤出的血浆蛋白，不能逆蛋白质浓度差从组织间隙重新吸收到毛细血管，却很容易通过毛细淋巴管壁进入淋巴系统，从而保持组织间液中蛋白质处于较低的浓度。每天经淋巴循环回到血管中蛋白质约占血浆蛋白总量的50%。如果主要淋巴管被阻塞，则组织间液中的蛋白质浓度增加，胶体渗透压升高，引起严重的组织水肿。

【病因与分类】

淋巴水肿分为原发性和继发性两大类。原发性根据淋巴管发育程度分为三种类型：①淋巴管发育不全；②淋巴管发育不良；③淋巴管扩张扭曲。根据发病时间原发性淋巴水肿分为：

（1）先天性淋巴水肿：患儿出生时即发病，如果有家族遗传史则称为米罗病（Nonne-Milroy disease）。此类患者多由于淋巴管先天性发育不全所致，表现为严重的恶性水肿，有时伴有其他先天性畸形。

（2）获得性淋巴水肿：获得性早发性淋巴水肿（lymphedema praecox）和获得性迟发性淋巴水肿（lymphedema tarda）占原发性淋巴水肿的80%，表现为淋巴管发育不良或淋巴管扩张扭曲。在青春发育、妊娠、外伤等诱因下，超出机体淋巴回流能力时发病。早发性淋巴水肿女性多见，发病年龄在30岁之前。迟发性淋巴水肿在35岁后发病。两者除发病时间的早晚外，临床表现无明显差异。水肿发生的时间代表了淋巴管异常的发展过程，临床症状出现的越早，说明淋巴管异常改变越严重。也有人认为青春期激素水平的变化是早发性淋巴水肿的发病原因之一。

继发性淋巴水肿常见于乳腺癌术后上肢淋巴水肿或由丝虫病感染、外伤、肿瘤切除、放疗等引起。新中国成立前我国丝虫病患者高达3000万以上，20世纪50年代全国范围内开展了大规模地群防群治运动，目前我国已基本上消灭了丝虫病，但在某些地区仍有晚期丝虫病并发肢体淋巴水肿的患者。继发性淋巴水肿根据病因可以分为：①感染性：丝虫（班氏丝虫、马来丝虫）、细菌、真菌等；②损伤性：手术、放疗、灼伤等；③恶性肿瘤性：原发性肿瘤、继发性肿瘤；④其他：全身性疾病、妊娠等。

【发病机制与临床表现】

淋巴水肿的发病原因虽然很多，但病理变化大致相同。其基本因素是由于各种原因造成的淋巴回流通道阻断，引起的淋巴液滞留。淋巴液回流障碍可以发生在各级淋巴管道，如初始淋巴管、集合淋巴管、淋巴结、乳糜池、胸导管和右淋巴干等。

造成淋巴管闭塞的确切机制尚不清楚。淋巴管及周围组织炎症、盆腔或腋窝淋巴结清扫，以及放射治疗等均可导致集合淋巴管部分或全部闭塞，但是同一术者进行同一手术方式，术后也只有少数患者发病。有人认为存留在肢体远端皮肤淋巴中的细菌和细菌繁殖，可能是引起淋巴管闭塞的原因。也有人认为发生淋巴水肿的患者术前就存在淋巴系统发育不良。手术切除淋巴管或淋巴结后可以引起急性淋巴水肿，此时组织中的淋巴管扩张，大量的毛细淋巴管形成，相互沟通，平时关闭的淋巴管与静脉之间的交通支开放，淋巴管侧支循环形成。通过以上代偿机制，急性水肿大多自行消退。如果淋巴循环不能有效重新建立，在急性水肿消退后数月或数年，水肿复又出现，逐步演变成缓慢、不可逆的慢性淋巴水肿。

慢性淋巴水肿的病理过程分为三个阶段：水肿期、脂肪增生期和纤维增生期。发病初期，淋巴液回流受阻，淋巴管内压力增高，导致淋巴管扩张、扭曲。瓣膜功能逐渐丧失，淋巴液逆流，影响到毛细淋巴管吸收组织间液和大分子物质的能力，致使体液和蛋白质在组织间隙中积聚。下肢淋巴水肿肿胀首先从踝部开始，由下而上逐渐扩张，肢体呈均匀性增粗，以踝部和小腿下1/3为甚。此时皮肤尚光滑柔软，指压时有凹陷性水肿，抬高患肢和卧床休息后，肿胀可以明显消退，该阶段属于淋巴水肿期。水肿持续存在，在脂质成分的刺激下，巨噬细胞和脂肪细胞吞噬淋巴液内的脂质成分，皮下脂肪组织增生，肢体韧性增加，皮肤角化尚不明显，水肿过渡为非凹陷性，淋巴水肿进入脂肪增生期，此阶段的组织肿胀主要包括淤滞的淋巴液和增生的脂肪组织。在高蛋白成分的长期刺激下，皮肤和皮下组织产生大量纤维组织，淋巴管壁也逐渐增厚、纤维化，这样组织液更难进入淋巴管内，高蛋白水肿进一步加重。高蛋白水肿液是细菌等微生物的良好培养基，局部容易诱发感染，丹毒反复发作。感染又增加局部组织纤维化，加重淋巴管阻塞，形成恶性循环，称为纤维增生期。临床上表现为皮肤逐渐加厚，表面过度角化粗糙，坚硬如象皮，甚至出现疣状增生、淋巴瘘或溃疡等，肢体极度增粗，形成典型的象皮肿。

淋巴水肿是发生于深筋膜表面的水肿，临床上仅局限于皮下组织。尽管这一事实很早就被人们发现，其发生机制至今尚不清楚。有人藉此推测淋巴液仅产生于皮下浅筋膜软组织内，但至今尚未得到证实。然而这一客观事实成为真皮瓣深筋膜内埋植、皮下引流物置放，以及抽吸术治疗淋巴水肿等治疗方法的基础。

3

【诊断方法】

淋巴水肿后期,具有典型的临床表现,诊断并不困难。但在早期,皮肤的结构及形态还没有显著变化时,有时需要与其他原因引起的水肿进行鉴别,如神经血管性水肿、静脉性水肿、心源性水肿、肾源性水肿、营养不良水肿、局限性肢体肥大症和脂肪瘤等。必要时通过全身性检查和实验室检查进行鉴别。

1. 诊断性穿刺　诊断性穿刺检查有助于与深部血管瘤、静脉性水肿鉴别。检查只需要注射器和穿刺针头,方法简便,但不能了解淋巴管的病变部位与功能情况。淋巴水肿液蛋白质含量通常很高,一般在 $1.0 \sim 5.5g/dl$,而静脉淤滞、心源性水肿和低蛋白血症的水肿组织液蛋白含量在 $0.1 \sim 0.9g/dl$。

2. 淋巴管造影　淋巴管造影是将造影剂直接或间接注入淋巴管内,使之显影摄片,观察淋巴管形态与回流功能的一种检查方法,分为直接淋巴管造影和间接淋巴管造影。淋巴管造影由于造影剂存留于淋巴管内,加之淋巴回流障碍,造影剂对淋巴管造成继发性损伤,因此,现在多数人已不主张进行淋巴管造影。

（1）直接淋巴管造影:首先用活性染料如4%亚甲蓝、$2.5\% \sim 11\%$ 的酸性湖蓝、$0.5\% \sim 3\%$ 的伊文思蓝注射到指(趾)蹼皮下,然后在引导注射点近侧5cm处局麻下切开皮肤,找到真皮下蓝染的淋巴管,在手术显微镜或放大镜下用直径 $0.3 \sim 0.35mm$ 的穿刺针刺入淋巴管内,结扎固定缓慢注入碘剂,摄片。造影剂外溢或淋巴管受刺激易引起炎症反应,术后常规应用抗生素,并抬高患肢,注意休息。

（2）间接淋巴管造影:是造影剂注入体内之后被淋巴管吸收而显影的一种造影方法。早期研制的造影药物刺激性强,药物吸收不稳定,显影不规则,并与血管影像相混淆,未能在临床上推广应用。1988年新一代造影剂碘曲仑注射液(伊索显)的问世,使间接淋巴管造影得以临床应用。

造影方法是将造影剂注射到趾蹼间隙皮下,$2 \sim 3$ 分钟后淋巴管充盈,造影剂向心扩散,淋巴管逐渐显影,一般注射后10分钟左右,腹股沟淋巴结已显影,摄片观察。

正常淋巴管造影可以见到 $0.5 \sim 1mm$ 的小管道,口径一致,行经呈波纹状,每间隔1cm显示纺锤状,为淋巴管瓣膜位置。病变患者,不管原发性或继发性淋巴水肿,均可呈现以下表现:①淋巴管显影数量减少或不显影,或仅见到远端的毛细淋巴管。可能是先天性淋巴管发育不良,也可为淋巴管继发性闭塞致不能显影;②淋巴管增生、扭曲、扩张,瓣膜失效,真皮内反流,或淋巴管中断等。主要为继发性淋巴水肿,近端

淋巴管阻断所致,也见于少数原发性淋巴水肿患者。

3. 放射性核素淋巴造影　大分子的放射性示踪剂注入组织间隙后,进入淋巴管,几乎全部经淋巴系统回流而被清除。应用显像设备可以显示淋巴回流的途径与分布,以及淋巴回流的动力学变化。先后有多种核素被临床使用,目前最常应用的是 ^{99m}Tc-Dextran。在趾(指)蹼间注入核素后,分别在1/2、1、2和3小时做静态图像扫描。

放射性核素淋巴造影能清楚的显示肢体的淋巴干和淋巴结,并能表现淋巴回流情况。但一旦放射性核素进入血液循环,迅速被肝、脾、肺等脏器摄取,影响到上腹部纵隔淋巴干的显示。放射性核素淋巴造影方法安全、简便易行、重复性好、患者无痛苦,可用于治疗前后的比较,是目前对于肢体淋巴水肿最有价值的诊断方法。

4. 吲哚菁绿淋巴管显影吲哚菁绿(ICG)　是一种常用于眼科检查的造影剂。将其皮下注射时首先经过淋巴管途径进行吸收回流,并且其最大吸收波长及最大荧光波长都在近红外区域,所以应用监测该段波长的探头可以检测与血液中蛋白结合后的吲哚菁绿在淋巴管中的行径,近年来被较多学者用来作为术中探查淋巴管以及前哨淋巴结的一种显影剂。

【治疗】

淋巴水肿的治疗尚缺乏有效的方法,分为保守治疗和手术治疗两大类。保守治疗对预防淋巴水肿的形成和治疗轻度淋巴水肿有一定疗效,对已形成的严重淋巴水肿则需要手术治疗。

1. 保守治疗　保守治疗有卧床休息、肢体按摩、患肢抬高、压迫疗法,以及烘绑、微波照射、苯吡喃酮类药物治疗等方法。保守治疗是目前治疗淋巴水肿的基础,除预防淋巴水肿的形成和治疗轻度淋巴水肿外,也是手术前后的重要辅助治疗措施。

（1）间歇气压疗法(intermittent air compression therapy):首先应用外加压装置间歇加压,挤压肿胀的肢体,促使水肿消退。然后选择合适的弹力袜袖或弹力绷带包扎肢体,保持挤压后达到水肿消退的疗效。操作时避免压力过高,以免引起组织损伤。此方法目前在欧美等国家较为常用,进口加压装置在国内有售。

（2）复合理疗法(compound physical therapy,CPT):该方法由德国Foldi首先应用。治疗分为两个阶段,第一阶段包括:①皮肤护理;②手法按摩;③治疗性康复锻炼;④多层弹力绷带加压包扎。第一阶段结束后进入第二阶段,即用低弹力绷带包扎肢体的维持阶段。按摩的手法首先从肢体的近端非水肿部位开始,先近后远以离心方式按摩,逐渐过渡到肢端。治疗过程由医师、护士和理疗师联合完成。由于疗程

长、费用高等因素,目前仅在个别国家使用,未能得到推广。

（3）烘绑疗法（heating and bandage treatment）：1964年张涤生根据祖国传统医学原理首先应用。其使用方便,易于操作,能够使患肢周径缩小,对于控制丹毒发作非常有效。停止使用后和其他非手术方法一样易于复发。

治疗时将患肢伸入烘疗机的烘箱内,用远红外线或微波加热烘烤,烘箱内温度平均为80℃,每天1小时,连续20次为一个疗程,治疗后用弹力绷带包扎,夜间松开绷带,抬高患肢。

（4）药物治疗：

1）苯吡喃酮类药物：代表药物是苯吡喃酮,用于治疗高蛋白水肿。此类药物首先由澳大利亚 Casley-Smith 研制并使用,是迄今为止治疗淋巴水肿唯一有效的药物,国内药品克炎肿属于此类药物,治疗效果与之相似。苯吡喃酮类药物具有加强巨噬细胞活性,促进蛋白质降解,使蛋白质分解后被吸收入血液循环,降低组织间胶体渗透压,从而有利于组织内水分的吸收,减轻组织水肿。单独应用起效缓慢,效果并不十分理想,临床上作为治疗淋巴水肿的辅助药物使用。

2）抗生素类药物：肢体淋巴水肿丹毒发作时,使用抗生素治疗。脚癣等真菌感染是肢体淋巴水肿的常见并发症,应采用相应的抗真菌药物治疗。Olszewski认为细菌感染是丝虫性淋巴水肿发病的重要因素,而不是原来认为的丝虫性淋巴水肿是由于丝虫在患肢中增生繁殖和血液循环中的微丝蚴所致。因此,除活动期选择应用抗微丝蚴药物外,丝虫性淋巴水肿患者应定期使用微碱性或清水清洗患肢,配合应用抗生素以及抗真菌霜剂。

3）利尿剂：以组织水肿为主要表现的严重肢体淋巴水肿,应用利尿剂治疗短期效果明显,但应避免长期使用,防止引起水、电解质紊乱。可以间歇使用。现在多数学者认为此法弊大于利,非特殊情况一般不使用利尿剂。

4）其他：动脉内注射自体淋巴细胞加强免疫功能,以及应用透明质酸酶降解细胞外间质增生的纤维成分等,其疗效尚不肯定,有待进一步研究。

2. 手术治疗 淋巴水肿的治疗经历长期发展,目前仍缺乏理想的根治性方法。因此,采用手术治疗前应首先进行保守治疗,经过保守治疗无效或继续进展的患者才考虑进一步手术治疗。保守治疗也是手术治疗后必不可少的重要环节。

淋巴水肿的手术方法有三大类：①促进淋巴回流；②重建淋巴回流通道；③切除病变组织。前两者

手术被称为生理性手术,目的是加速或恢复淋巴回流。

（1）促进淋巴回流：人们很早认识到淋巴水肿临床表现仅为皮下软组织内的淋巴液蓄积,脂肪和纤维组织增生,不涉及深筋膜以及深筋膜下组织。直接淋巴管造影技术也显示淋巴水肿的病变主要为浅淋巴系统,而深淋巴系统往往不受波及。因而尝试在皮下埋植引流物,以及沟通浅深筋膜,试图将浅筋膜内的淋巴液引流到深筋膜,经深筋膜内回流,创建功能性淋巴引流（functional lymphatic communication）。应用的方法有丝线、橡胶管、塑料、硅胶管埋植；切除部分深筋膜；以及真皮组织瓣深筋膜下埋入等,由于效果不确实,临床上未能推广应用,基本上已不再采用。目前被采用的促进淋巴回流的方法有以下几种。

1）带蒂皮瓣移植术：一般认为组织损伤后,淋巴系统再生能力很强。Slarin（1997）通过核素摄像观察到组织游离移植后3天即有明显的淋巴管再生,术后7～10天大部分皮瓣淋巴管与受区淋巴组织已存在沟通。常用的为背阔肌肌皮瓣转移治疗乳腺癌术后上肢淋巴水肿,以及对侧腹直肌肌皮瓣转移治疗下肢淋巴水肿等。

背阔肌肌皮瓣转移术：Chitale（1989）认为背阔肌肌皮瓣是通过肌皮瓣丰富的毛细血管将溢到术区的淋巴液吸收回流入体循环和少量的淋巴液通过肌皮瓣的淋巴回流达到效果,而非淋巴管新生所致。Chitale（1989）、Sandor（1993）、肖能坎（2000）等先后报道应用背阔肌肌皮瓣转移治疗乳癌术后上肢淋巴水肿,认为是一种效果较好的生理性引流手术。肖能坎（2000）报道12例乳癌术后上肢淋巴水肿,术后47天消肿率达64%,术后1年达67%。我们于1989～1991年应用相同手术方法,最长随访10年,效果不及肖能坎的报道。目前我们多与抽吸法一起联合使用。

在硬膜外麻醉或全麻下,松解切除腋窝部瘢痕,有溃疡灶时一并切除。由于腋窝淋巴结清扫后瘢痕粘连牵拉,腋部血管神经的正常解剖关系发生改变,切除腋窝部瘢痕时,应防止损伤腋部血管。切除的组织应送病理检查,以判断是否局部有癌肿复发。

切取同侧背阔肌肌皮瓣,带蒂转移至腋部,供区拉拢缝合。值得注意的是,背阔肌肌皮瓣不宜形成的过大,否则腋窝部组织臃肿,似有一拳头夹挤在腋下,引起尺神经麻木,患者不适。

我们认为治疗的关键与术区是否经过放疗有密切关系,大剂量放疗后局部淋巴管再生能力受到影响,治疗效果较差。因此,术前放疗的患者,切除腋窝瘢痕范围要大,尽可能到相对正常组织。移植的皮瓣应取自正常组织,包括轴形淋巴管,移植后与受区淋巴回流方向一致。

2）大隐静脉移植治疗下肢淋巴水肿：将健侧大隐静脉包括部分周围组织，分离足够长度，经耻骨上皮下隧道移植到患侧大腿内侧，置入皮下，将健侧大隐静脉周围的淋巴管移植到患肢，促进淋巴回流。但该方法有可能出现健侧肢体淋巴水肿。

3）大网膜移植术：大网膜的淋巴循环丰富，有1~2条集合淋巴管与胃网膜血管伴行。先后有文献报道大网膜带蒂移植治疗生殖器以及上、下肢淋巴水肿。但由于手术创伤大，有腹壁疝、胃肠功能紊乱等并发症，未能推广使用。Egorov(1994)对手术方法作了改进，避免腹部并发症的发生。他将大网膜以游离移植的方式移植到患肢，大网膜血管与股血管或腋血管分支吻合，据报道效果良好。我们将大网膜带蒂移植治疗乳腺癌术后的上肢淋巴水肿和下肢阻塞性淋巴水肿均取得了良好的治疗效果。

4）淋巴结或淋巴结皮瓣游离移植术：O'Brien报道了应用显微外科方法将腹股沟淋巴结移植到腋窝区域，取得了积极的效果。中国台湾学者Ming-Huei Cheng报道了应用携带淋巴结组织的游离皮瓣移植于淋巴水肿的肢体，重建淋巴回流的功能。这种术式采用携带腹股沟浅淋巴结以旋髂浅动脉为蒂的游离淋巴结皮瓣移植于患肢的腕部、肘部或者腋下，重建局部的淋巴回流泵功能。此外也有应用锁骨上带淋巴结皮瓣游离移植进行淋巴水肿治疗的报道。笔者在此基础上进行了联合淋巴结皮瓣游离移植以及腋窝瘢痕松解皮瓣转移修复的手术方式进一步提高了对乳癌术后上肢重度淋巴水肿的治疗效果。

（2）重建淋巴回流通道：包括淋巴静脉系统吻合和原有淋巴系统桥接两部分。

1）淋巴静脉系统吻合：1962年Denese首先应用手术显微镜进行淋巴管吻合手术。1977年O'Brien等报道应用淋巴管静脉吻合治疗四肢淋巴水肿，之后众多作者先后报道了自己的经验。鉴于淋巴管管径细小，手术操作难度大，人们先后开展了淋巴管静脉吻合、淋巴结静脉吻合、集合淋巴结吻合以及集束淋巴管吻合等。目前淋巴静脉系统吻合术开展较多的是淋巴管静脉吻合和集束淋巴管静脉吻合术，其近期疗效肯定，已得到大多数学者的赞同，对其远期疗效尚有不同意见。林伟龙、李连生(1998)等报道了32例集束淋巴管静脉吻合技术后随访9~15年的结果，19例(9.4%)肢体周径缩小，丹毒发作完全控制，明显改善，28.1%的患者部分改善，仅4例(12.5%)术后无效。

近年来淋巴静脉吻合术的研究进展主要集中在两个方面：①部分学者积极探寻理想的吻合方法，提高吻合技术，改善吻合质量，保证吻合口通畅。李连生(1987)设计了集束淋巴管套结吻合法，Yamamoto(1997)报道了类同的集束淋巴管静脉套结吻合法。和一般的淋巴管静脉吻合比较，术后1年手术效果明显改善。②提出远期疗效和所吻合淋巴管的组织学结构有关，宜选择较为正常的淋巴管进行吻合，提高手术成功率。淋巴水肿的病理改变为内皮细胞和平滑肌肥厚增生，轻者伴有管腔扩张，严重者管腔反而狭窄，甚至闭锁。Koslima(1996)通过光镜观察和电镜观察肢体淋巴水肿患者不同部位淋巴管的超微结构改变，发现淋巴管的病理改变首先自肢体近端开始，逐渐向远端扩展，病变的程度与水肿持续的时间无明显关系。因此淋巴静脉吻合应在同一肢体的近、中、远端的不同平面，多部位吻合，而不是仅仅局限在肢体的近端进行吻合。同时在肢体的中远端进行淋巴静脉吻合，可以充分利用静脉瓣膜的功能，防止静脉血倒流以及血栓形成阻塞吻合口。

目前关于淋巴静脉系统吻合比较一致的观点是：淋巴静脉吻合后，淋巴系统内压力高于静脉系统，淋巴液向静脉回流。肢体消肿过程中静脉淋巴管之间的压力梯度发生改变，当静脉压等于淋巴管压时发生逆流，易发生吻合口阻塞而失败。近来有学者研究表明，人肢体集合淋巴管有着节律的自主收缩活动，并产生相当高的压力，推动淋巴液回流，从而保证患者具有良好的远期疗效。

A. 集束淋巴管-静脉吻合：以上肢为例，术前阻断健侧上肢浅静脉，观察浅静脉的大致走行，上肢浅静脉除知名静脉外，大部分位于上肢内侧中间部位。患者取仰卧位，患肢外展，于手背、前臂中下1/3、中上1/3交界处和上臂中下1/3交界处，做3~4处吻合口。靠皮肤浅静脉处切开皮肤，寻找皮下浅静脉备用，然后在其周围见到有乳糜液流出，仔细观察可以见到1~数根扩张的淋巴管。在前臂将束状淋巴管套接吻合，用9~11-0的无损伤缝线缝合2~4针。在上臂近中段可以见到扩张明显的淋巴管，如淋巴管径较粗，可以行淋巴管静脉吻合，如果淋巴管径较细，可以与静脉套接吻合。术后患肢抬高，用弹力袖套加压包扎。术后5~7天开始患肢质地变软，观察到肿胀开始消退，10天左右患者出院时，一般吻合口质量良好的情况下，患者自我感觉到开始好转，1~3个月后效果最明显。

B. 淋巴结-静脉吻合：首先分离出吻合的静脉，断端用肝素生理盐水冲洗，移位至拟吻合的淋巴结附近。解剖淋巴结时注意不要损伤输入淋巴管和淋巴结包膜，保护淋巴结滋养血管。淋巴结断面的出血不宜用电凝止血，防止淋巴窦损伤。在手术显微镜下，用9-0无损伤缝线将静脉壁和淋巴结包膜间断缝合。

去除血管夹后,在肢体远端按摩,加速淋巴液通过吻合口。患肢用弹性绷带包扎,清醒后患肢功能锻炼,加速淋巴回流和防止静脉淤滞。

2)淋巴系统桥接:对继发性淋巴水肿,采用淋巴系统桥接,修复淋巴通道,恢复淋巴引流,理论上是最符合生理状况的手术方法。它避免了静脉-淋巴系统吻合两种管腔的压力差,以及可能导致的吻合口闭塞。但此类手术临床上开展的并不广泛,有待进一步的观察与研究。

A. 自体淋巴管移植:自体淋巴管移植需要切取健侧肢体的淋巴管,一般取自健侧下肢内侧大隐静脉周围的浅表淋巴管。但淋巴水肿的患者,淋巴系统隐伏有发育缺陷,切取健侧淋巴管有可能诱发肢体淋巴水肿。术前应做核素淋巴造影,了解健侧淋巴管的形态与功能。

将切取的淋巴管,经皮下隧道跨越淋巴管缺损,分别与近远端淋巴管吻合。吻合口应避免张力过大。术后患肢用弹力绷带包扎,早期功能锻炼,促进淋巴回流。

手术成功的关键是术前对淋巴管缺损状况的估计,供区淋巴管的了解和熟练的显微外科技巧。缺点是淋巴管的来源有限,切取健侧淋巴管有可能诱发肢体淋巴水肿。但 Baumeister 报道近 200 例患者随访 10 年以上,无一例健侧肢体发生继发性淋巴水肿。

B. 自体静脉移植:静脉和淋巴管无论在解剖学或功能方面有许多相似之处,如瓣膜结构、回流方向、引流功能等。由于自体淋巴管的来源有限,而浅表静脉来源广泛,取材方便,供区不会遗留静脉回流障碍。因此,自体静脉移植是桥接淋巴管的最好代用品。

术前作淋巴管核素造影,了解淋巴管缺损情况。移植静脉可以取自上肢或下肢,经皮下隧道跨越淋巴管缺损,分别与近远端淋巴管吻合。如两者口径相似,可做端-端吻合,如静脉较粗,则用套入式吻合。

3)切除病变组织:手术切除治疗淋巴水肿历史悠久,有部分切除、皮下剥离、肢体自体皮回植、游离植皮等。手术切除创伤大,可能发生淋巴漏、瘢痕增生,皮肤破溃等并发症,而且病损组织难以完全切除,需多次手术。其中自体皮回植、游离植皮等方法由于容易形成淋巴漏等并发症,远期效果差,已基本上不再使用。

A. 分次切除法:Miller 等应用分次大范围切除的方法,彻底切除自踝部到腹股沟部的皮下组织,平均随访 14 年,取得满意的效果。其治疗效果取决于手术的彻底性和切除范围的大小。

B. 抽吸法:抽吸法治疗淋巴水肿属于手术切除方法的一种。我们的临床实践证明此法切口小、创伤轻微,近期效果显著,对严重复发的患者可以多次重复抽吸。抽吸法治疗淋巴水肿的客观基础是淋巴水肿仅局限于皮下组织内。应用抽吸法可以清除淤积于皮下组织内的淋巴液和增生的脂肪组织,有效地减轻肢体肿胀,改善外形。由于清除了淤积在皮下的淋巴液,去除了细菌繁殖的滋生地,手术后可以控制丹毒的发作。鉴于淋巴水肿局限于皮下浅筋膜内,最近Miller 等认为产生淋巴液的主要成分位于浅筋膜内,肌肉等深筋膜下组织不产生淋巴液。因此,有人认为负压吸引在清除淋巴液和增生的脂肪组织的同时,也去除了大部分淋巴液的生成组织。

手术治疗前不需要进行卧床休息、患肢抬高等严格的保守治疗。手术在全麻下进行,抽吸前不注射任何局麻药,生理盐水和肾上腺素。患肢抬高,上止血带,不进行驱血。自肢体远端开始,由远及近,作多个小切口,每个切口长约 0.5~1cm,切开皮肤时可见透明的淋巴液流出。插入抽吸管,开动负压吸引器,在负 0.8~0.9 个大气压下,将皮下脂肪以及蓄积的淋巴液一并吸出。在止血带下,吸出的成分为黄色脂肪颗粒和无色淋巴液体,放开止血带后抽出物成血性。一般单侧上肢需要作 10~15 个小切口,单侧下肢 15~20 个小切口。抽吸管的直径为 2mm,2.5mm 和 3mm,尖端有 1 个或 2 个侧开口。细的抽吸管用于手指手背和足趾足背,粗的抽吸管用于前臂上臂和腿部。切口不缝合,以利引流。术后用棉垫和弹性绷带自肢体末端开始加压包扎后,释放止血带。术后患肢抬高,围术期应用抗生素防止感染。抽吸量超过 2500ml 者根据患者的情况决定是否需输血。

术后第 1 天渗出较多,在原敷料外添加新的敷料。术后第 3 天更换敷料,检查伤口,渗出已明显减少,肢体继续加压包扎。此时,肢体已显著变细,看到效果后,患者的治疗信心加强,易于配合进一步治疗。术后第 5 天停用抗生素,将弹性绷带更换为弹性袖套,10 天左右伤口基本愈合后出院,门诊随访。应用弹性绷带期间,有时上下肢活动导致绷带积压在关节处,阻碍静脉回流,使肢体远端肿胀,可在松解绷带后缓解。

压迫疗法在治疗过程中占有举足轻重的地位,手术后应长期佩带弹力套袖和套袜,尽可能根据肢体的尺寸定制,保持一定的压力。手术中可以观察到抽吸后,皮肤与深筋膜广泛剥离,皮肤相对过剩,皱纹出现。如果不采用加压包扎,皮下间隙很快被组织液充填。术后自肢体远段开始均匀加压包扎,2 周内肢体进一步缩小,可以达到和健侧相同大小周径。

Frick 应用尸体研究探讨了下肢负压抽吸方法与淋巴组织损伤的关系,指出抽吸方向与下肢纵轴平行,可以保留大部分淋巴管组织,减少淋巴组织的损伤。抽吸方向与下肢纵轴垂直对淋巴组织的损伤最大，故建议肢体负压抽吸时应与肢体的轴径保持一致。

负压抽吸方法适用于淋巴水肿的脂质肿胀阶段，对纤维化明显的淋巴水肿肢体缩小近期效果不理想。是否通过抽吸，清除淤滞的淋巴液，改善丹毒发作，控制甚至缓解肢体纤维化，尚有待进一步观察。抽吸法治疗淋巴水肿，在去除淋巴液和脂肪组织的同时，也不可避免地破坏了原有的淋巴管，其对淋巴回流的远期影响尚不清楚，有待进一步的研究。

（亓发芝）

3

第 四 篇

神经外科

第五十二章

颅脑和脊髓的解剖生理学和病理生理学

第一节 颅脑和脊髓的解剖和生理

一、颅脑的解剖和生理

颅脑位于颅腔内,由大脑、间脑、小脑和脑干(中脑、脑桥、延髓)组成。

(一)大脑

包括左、右大脑半球,是中枢神经系统的最高级部分。人类大脑除分析、综合各种感觉和调节躯体运动外,还是思维、意识的器官。

大脑半球的分叶:左、右两大脑半球由胼胝体相连。与语言、文字有密切关系的一侧大脑半球称为优势半球。一般右利手者(习惯用右手)优势半球在左侧;反之,则未尽然。半球中的腔隙称为侧脑室,由室间孔与第三脑室相通。每个半球有外侧面、内侧面和底面。大脑半球表面凹凸不平,布满深浅不等的沟和裂,沟裂之间的隆起称脑回。半球外侧的重要沟裂有:外侧裂和中央沟。半球内侧面的重要沟裂有:扣带沟、顶枕沟、距状沟。半球底面的重要沟裂有:嗅束沟、眶沟、枕颞沟、侧副沟、海马沟等。这些沟裂将半球分为5个叶(图52-1):中央沟以前,外侧裂以上称额叶;外侧裂以下,颞枕切迹以前为颞叶;外侧裂上方,中央沟与顶枕沟之间为顶叶;顶枕沟后方为枕叶;外侧裂深面为岛叶(脑岛)。大脑的各叶功能各有分工,但也相互关联、重叠、协同,使机体维持平衡。

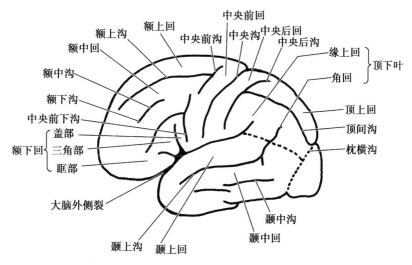

图52-1 大脑半球外侧面

1. 额叶位于中央沟之前,外侧裂之上,在中央沟的前方为中央前回,其前方自上而下为额上回、额中回和额下回。中央前回为运动区皮质。左半球的额下回后部又叫 Broca 区,为运动性言语皮质。额叶前端为额极,是精神活动皮质。在额极及中央前回之间为运动前区。额叶底面以嗅束沟为界分为直回和眶回,嗅束沟容纳嗅束和嗅球。嗅束向后分成内侧和外侧嗅纹,两者之间的三角形区域称为嗅三角,其后是前穿质,许多穿支血管由此入脑。在额叶的内侧面,中央前、后回延续的部分,称为旁中央小叶(图52-2)。

4

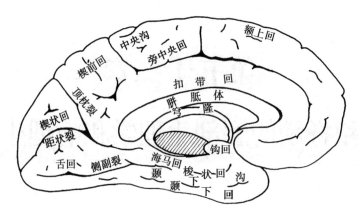

图 52-2　大脑内侧面

2. 顶叶位于中央沟之后,外侧裂之上,顶枕沟与枕前切迹连线之前。中央沟与中央后沟之间为中央后回,是大脑感觉区皮质。顶间沟以上为顶上小叶,以下为顶下小叶。顶下小叶包括大脑外侧裂末端的缘上回及颞上沟后端的角回。中央后回与顶上回病变产生皮质性感觉障碍。顶下回病变产生失用征和失认征。在内侧面,扣带回缘上支后、顶枕沟前、顶下沟上方为楔前叶,是重要的神经功能节点。

3. 枕叶位于顶枕沟和枕前切迹连线之后。在内侧面,顶枕沟与距状沟之间为楔状回,与侧副裂后部之间为舌回。枕叶的血液供应来自大脑后动脉。枕叶病变产生视觉障碍。

4. 颞叶位于外侧裂的下面,由其背外侧面的颞上沟和颞下沟将其分为颞上、中、下回。颞上回的后端为颞横回,是听觉的皮质中枢。在颞叶底面,位于颞下回与侧副沟之间为梭状回。侧副沟与海马沟之间为海马回,海马回前端的钩状部分为海马沟回。颞叶外侧面的血液供应来自大脑中动脉,内侧面由大脑后动脉供应。颞叶病变产生与时间-记忆改变有关的精神障碍,以颞叶癫痫最为多见。

5. 岛叶位于外侧裂的深部,被额、顶、颞叶岛盖覆盖。岛叶可能与内脏感觉有关。

6. 大脑深部结构包括基底核、间脑和内囊(间脑在后面的章节单独叙述)。

(1) 基底核(图 52-3):为大脑半球内的灰质核团,包括尾状核、豆状核、屏状核和杏仁核。尾状核与豆状核合称为纹状体,豆状核由苍白球和壳核组成。根据种系发生又把尾状核和壳核称为新纹状体,苍白球称为旧纹状体。①尾状核:分头、体、尾三部。头部膨大,突入侧脑室前角,外侧借内囊将其上部与豆状核分开,下部与壳核相连;体部较细,位于侧脑室底部的外侧,借终纹与丘脑为界;尾部末端与杏仁核相连。②豆状核:内界为内囊,外界为外囊,下界为侧脑室下脚顶部。豆状核被内、外髓板所分隔,外髓板将苍白球与壳核分隔,内髓板又将苍白球分隔成为内、外两部分。③屏状核:又称带状核,位于豆状核与岛叶之间,它与豆状核之间以外囊为界。④杏仁核:位于侧脑室下角的前端,与豆状核的尾部相连。

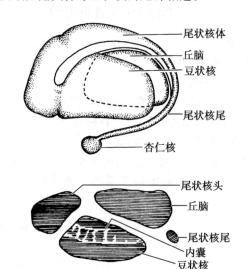

图 52-3　基底核的组成

纹状体:锥体外系重要结构之一,是运动整合中枢的一部分。它主要接受大脑皮质、丘脑、丘脑底核和黑质的传入冲动,并与红核、网状结构等形成广泛的联系,以维持肌张力和肌肉活动的协调。

(2) 内囊:位于豆状核、尾状核与丘脑之间,是大脑皮质与下级中枢之间联系重要神经束的必经之路(图 52-4)。内囊分为前肢、后肢和膝部。前肢位于豆状核与尾状核之间,主要由额桥束和额叶丘脑纤维通过;膝部为前肢与后肢的汇合区,主要有皮质脑干束通过;后肢位于豆状核与丘脑之间,通过的纤维由前向后依次为皮质脊髓束、枕颞桥束、丘脑皮质束、听辐射和视放射。由于内囊各种传导纤维密集排列,内囊区的损伤常引起上、下行传导束的损伤,引起对侧肢体偏瘫、偏身感觉障碍和对侧同向性偏盲,即"三偏"综合征。

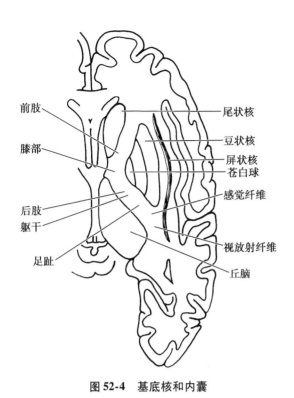

前肢
膝部
后肢
躯干
足趾

尾状核
豆状核
屏状核
苍白球
感觉纤维
视放射纤维
丘脑

图 52-4　基底核和内囊

7. 大脑皮质功能分区根据细胞的排列和类型以及伴随纤维的结构不同,可把大脑皮质划分成若干个区域(Brodmann 分区)。

(1) 运动区皮质:位于中央前回(4 区),包括中央沟前壁和中央旁小叶的前部,是支配对侧肢体随意运动的中枢。它主要接收来自对侧骨骼肌、肌腱和关节的本体感觉冲动,以感受身体的位置、姿势和运动感觉,并发出锥体束控制对侧骨骼肌的随意运动。中央旁小叶的前部支配膀胱和肛门括约肌的运动和对侧小腿以下骨骼肌的运动。一侧中央前回损伤,可造成对侧肢体瘫痪、肌张力增高、腱反射亢进,并出现病理反射。

(2) 运动前区皮质:位于皮质运动区的前方(6 区),是锥体外系皮质区。它发出纤维至丘脑、基底神经节、红核、黑质等。与联合运动和姿势动作协调有关,也具有自主神经皮质中枢的部分功能。该区损伤可引起性格改变和精神症状。

(3) 头眼协同运动区皮质:位于额中回后部,相当于 8、9 区下部,是头和眼球同向协同运动中枢。刺激该区可出现头和双眼转向对侧,若破坏该区,头和双眼则转向患侧。

(4) 额叶联合区皮质:位于额叶前部的第 9、10、11 区,与智力和精神活动有密切关系。此区受损后,出现额叶精神症状,表现为情感、智力、记忆和人格等方面的改变。

(5) 躯体感觉区皮质:位于中央后回和中央旁小

叶的后部(1、2、3 区),接受并形成对侧躯体的痛、温、触觉和本体感觉。在此区损伤后的初期,对侧躯体的各种感觉都消失,而痛觉在以后可以恢复,精细触觉难以恢复。中央旁小叶后部接受对侧足、趾的感觉。

(6) 躯体感觉联络区皮质:位于顶上小叶和楔前回(5、7 区),是躯体一般感觉整合的中枢。它接收来自躯体感觉区的纤维,并与丘脑外侧核群的背侧核联系,实现一般感觉的整合。

(7) 视觉皮质:位于枕叶距状裂的上、下唇及其与楔叶、舌回的相邻区(17 区),每一侧的视觉皮质都接收来自两眼对侧视野的视觉冲动,并形成视觉。若一侧视觉皮质被损伤时,出现两眼对侧同向或象限视野偏盲。

(8) 听觉皮质区:位于颞横回的中部(41、42 区),又称 Heschl 回。每侧皮质均接收来自双耳的听觉冲动,形成听觉。若一侧听觉皮质被损伤,只出现听力减退。

(9) 嗅觉皮质区:位于嗅区、钩回和海马回的前部(25、28、34 和 35 区的大部分)。每侧皮质均接收双侧嗅神经的传入冲动,并形成嗅觉。若一侧皮质被损伤时,不产生嗅觉障碍。

(10) 味觉皮质区:位于外侧裂的背侧壁内(43 区)。每侧皮质均接收来自双侧味觉纤维的传入冲动,并形成味觉。当一侧皮质被损伤时,不产生味觉障碍。

(11) 内脏皮质区:位于扣带回前部、颞叶前部、眶回后部、岛叶、海马及海马沟回等区域。若损伤该区皮质时,出现血压波动、心律失常、胃肠和呼吸功能的紊乱。

(12) 语言中枢皮质:使用语言是人类特有的技能,语言中枢皮质集中在优势半球,涉及额叶、颞叶和枕叶。其中,额叶与运动性语言有关,颞叶和枕叶与感觉性语言有关。它们分别是:①运动语言中枢:位于额下回的后部(44、45 区),又称 Broca 区。该区损伤后,患者虽然能发声,但不能组成语言,称为运动性失语。②听觉语言中枢:位于颞上回(42、22 区),该区具有能够听到声音并将声音理解成语言的一系列过程的功能。此中枢损伤后,只能听到声音,却不能理解,不能正确地与别人对话,称为语义性失语或感觉性失语。③视觉语言中枢:位于角回(39 区)。该区具有理解看到的字符合文字意义的功能。此区损伤后,患者虽然有视觉,但不能理解所视对象的意义,称为失读症。④运用中枢:位于缘上回(40 区)。此区主管精细的协调功能,受损后患者丧失使用工具的能力,称为失用症。⑤书写中枢:位于额中回后部(6、8 区)。此区损伤后,虽然手的一般动作无障碍,然而患者不能进行书写、绘画等精细动作，称为失写症。

（二）间脑

位于两大脑半球之间，两侧与尾状核和内囊相邻。分为丘脑、丘脑上部、下丘脑、丘脑底部和丘脑后部五个部分。两侧丘脑和下丘脑相接，中间为第三脑室。

1. 丘脑　间脑的最大灰质块，呈卵圆形，位于第三脑室的两侧，两侧丘脑借中间块相连。丘脑前端尖圆隆突称为丘脑前结节，后端钝圆宽厚称为丘脑枕，其后下方为丘脑后部，容纳内外侧膝状体。丘脑被Y形的白质板（内髓板）分隔成前、内侧和外侧三大核群。在内髓板中有板内核群，中线核位于丘脑内侧核的内侧。网状核位于丘脑外侧核群的外侧，两者之间为外髓板。

2. 丘脑上部　位于第三脑室顶部周围，与嗅觉内脏反射有关。它包括左、右缰三角、缰连合及后方的松果体。来自嗅觉中枢的丘脑髓纹止于缰三角的灰质，发出纤维到脑干的内脏运动核。

3. 丘脑后部　位于丘脑后外侧的下方，包括内、外侧膝状体及丘脑枕。内侧膝状体接受外侧丘系的听觉纤维，发出纤维（听辐射）到颞叶听觉皮质。外侧膝状体接受视束的纤维，发出纤维（视辐射）到枕叶视觉皮质。丘脑枕的深方有枕核，它接受内、外侧膝状体发出的纤维，并发出纤维至顶下小叶、枕叶和颞叶后部的皮质。

4. 下丘脑　位于下丘脑沟的下方，内侧面是第三脑室侧壁的下部。它包括视交叉、终板、灰结节、漏斗、垂体和乳头体，有视前核、视上核、室旁核、腹内侧核、背内侧核、乳头体核等。下丘脑的体积很小，但却控制着机体多种重要的功能活动，是内脏活动、内分泌与精神行为之间维持平衡的中枢。下丘脑神经细胞不多，但却与脑干、丘脑及边缘系统间存在密切的交互联系。有些神经元不仅接受神经冲动，也接受血液和脑脊液中的各种理化信息。它还含有内分泌神经元，具有合成激素的功能，其轴突传导神经冲动的同时又输送和释放激素，经血液循环送到靶器官。因此下丘脑既是神经中枢又是内分泌器官，是神经系统控制内分泌系统的枢纽。借此神经体液调节机制，它调节着体温、体重、代谢、内分泌、饮食、生殖、睡眠-觉醒等一系列重要的生理功能及生命活动，对维持机体内、外环境稳定和决定情绪、行为等方面都起着重要的作用。

5. 丘脑底部　中脑被盖与背侧丘脑的过渡区，内含丘脑底核和Forel区。它接受苍白球和皮质运动区的纤维，发出纤维到红核、黑质及中脑的被盖。损伤时出现对侧肢体不自主运动。

间脑病损的临床表现如下。

1. 丘脑随损害部位、范围的不同可出现各种感觉症状。最轻的脑血管损害可能仅有对侧面部或局部肢体的麻木和感觉不适，无客观感觉不适或仅有触觉、针刺觉和振动觉的轻度减退。损伤严重时可出现对侧偏身感觉障碍、不自主运动、共济失调和震颤等。丘脑损害还可发生对侧面肌情感性动作的瘫痪，随意运动时面肌收缩正常。

2. 下丘脑　①睡眠-觉醒异常：下丘脑前部与睡眠有关，损害后引起失眠。下丘脑后部与觉醒有关，损害后引起睡眠增多。损害累及中脑首端网状结构时可引起昏迷。②体温调节障碍：一般认为体温调节中枢位于视前区、下丘脑前部和后部。下丘脑前部和视前区有对温热和寒冷敏感的神经元，损伤后常引起机体散热困难，产生高热。下丘脑后部调节产热和散热过程，损害后引起机体产热和保热的功能降低，导致体温过低。③饮水障碍与尿崩症：是下丘脑损害的常见症状。一般认为口渴中枢位于室旁核外侧后方，损伤后引起饮水障碍。视上核和室旁核的神经元能够合成抗利尿激素，该激素经神经垂体进入血液后，促进肾脏对水的潴留。视上核和室旁核或下丘脑-垂体束受损均可引起抗利尿激素分泌不足，导致中枢性尿崩，表现为多尿、烦渴和多饮。④性功能障碍：下丘脑乳头体和灰结节附近病变，可致促性腺激素的释放，引起性早熟。弥漫性下丘脑损害常导致泌乳素分泌过多和促性腺激素释放不足，引起性功能减退。⑤肥胖与消瘦：目前认为"摄食中枢"位于下丘脑外侧，损害后引起畏食而消瘦。"饱足中枢"位于腹内侧核，损害后引起食量增加，致下丘脑性肥胖。⑥瞳孔改变：下丘脑后方病变或刺激时，双瞳孔扩大；前方病变或刺激时，双瞳孔缩小；弥漫性下丘脑病变时两侧瞳孔大小不等。⑦下丘脑病变还可引起呼吸变浅而慢，视觉障碍，毛发增生与色素改变，消化道溃疡与出血，昏迷及自主神经功能紊乱等。

（三）脑干

脑干包括中脑、脑桥和延髓，延髓与脊髓相接，中脑头端与间脑相接，脑干背侧与小脑相连。脑干内有与第Ⅲ～Ⅻ对脑神经相连的脑神经核及随之产生的多途径联系的网状结构。脑干腹侧面：前正中裂位于延髓的腹侧正中，两侧的纵形隆起称为锥体，由皮质脊髓束（又称锥体束锥体束）构成。锥体下方左右交叉的纤维称锥体交叉，为延髓与脊髓的分界。锥体外侧的卵圆形隆突称为橄榄，二者之间有前外侧沟，舌下神经根由此出脑。在橄榄的背侧，自上而下依次有舌咽神经、迷走神经和副神经的根丝出入延髓。脑桥形体较延髓更为膨大，下端以桥延沟与延髓分界，上端与中脑的大脑脚相接。腹侧面宽阔膨隆,称为基底部,正中的纵形浅沟是基底动脉压迹,横行的纤维束向两侧聚集形成小脑中脚(又称脑桥臂)。在脑桥基底向脑桥臂的移行处,有三叉神经根丝出脑。桥延沟内自正中向外侧依次有展神经、面神经和前庭窝神经出脑。中脑腹侧有锥体束组成的一对大脑脚,其内侧面有动眼神经沟,动眼神经由此出脑。两大脑脚之间为脚间窝,窝底为后穿质,许多穿动脉由此入脑。

脑干的背、腹面(图 52-5):延髓背侧分为上、下两段,下段称为闭合部,上段称为敞开部。闭合部的管腔为脊髓中央管的延续,后正中沟的两侧有薄束结节和楔

束结节,其中分别隐有薄束核与楔束核。在敞开部,脊髓中央管扩展成为第四脑室底的下半部,脑桥的背面构成第四脑室底的上半部,第四脑室底部的横行髓纹是延髓与脑桥的分界。中脑的背部称为顶盖,由上丘和下丘各一对组成,即四叠体。上丘是皮质下视觉反射中枢,通过上丘臂与外侧膝状体连接;下丘是听觉传导中枢,通过下丘臂与内侧膝状体连接。左右小丘间的纵沟上端容纳松果体。在下丘的下方,滑车神经从中脑穿出,继在前髓帆内左右交叉,再绕行大脑脚侧面至腹面。中脑顶盖的深方为被盖部,其内的中脑导水管向上、向下分别与第三脑室、第四脑室相通。

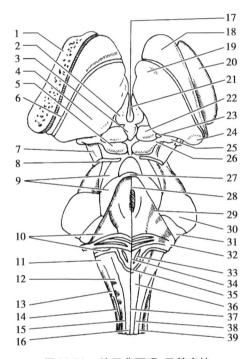

图 52-5A　脑干背面观:示基底核

1. 内囊　2. 缰三角　3. 松果体　4. 丘脑枕　5. 下丘
6. 终纹　7. 大脑脚　8. 滑车神经　9. 结合臂
10. 前庭区　11. 绳状体　12. 楔结节　13. 灰小结
14. 外侧索　15. 楔束　16. 薄束　17. 第三脑室
18. 尾状核　19. 丘脑前结节　20. 豆状核　21. 丘脑
髓纹　22. 上丘　23. 上丘臂　24. 外侧膝状体
25. 内侧膝状体　26. 下丘臂　27. 前髓帆　28. 正中
沟　29. 兰斑　30. 脑桥臂　31. 绳状体　32. 听结节
33. 灰翼　34. 舌下三角　35. 闩　36. 棒状体
37. 后正中沟　38. 后中间沟　39. 后外侧沟

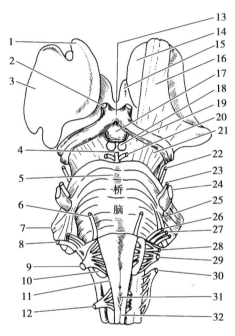

图 52-5B　脑干腹面观

1. 尾状核　2. 视神经　3. 豆状核　4. 脚间窝　5. 基
底沟　6. 展神经　7. 脑桥臂　8. 听神经　9. 舌下神
经　10. 下橄榄体　11. 前外侧沟　12. 第一颈神经
13. 视交叉　14. 尾状核　15. 丘脑　16. 内囊
17. 灰结节　18. 乳头体　19. 视束　20. 动眼神经
21. 大脑脚　22. 滑车神经　23. 三叉神经运动支
24. 三叉神经感觉支　25. 顶盖脊髓束　26. 面神经
27. 中间神经　28. 舌咽神经　29. 迷走神经　30. 副
神经　31. 锥体交叉　32. 前正中裂

脑干内部结构:脑干内部结构包括散在分布的灰质核团与分布其间的白质纤维。灰质核团包括脑神经运动核和脑神经感觉核。自运动核发出运动神经纤维,而感觉核接受脑神经感觉纤维。灰质核团中尚有一些中继核团,如薄束核、楔束核、黑质、红核等,参与脊髓、小脑、间脑、纹状体等有关的纤维联系。脑干的白质多位于脑干中缝两侧及其周边,其中中继的传

导束先交叉至对侧再上行。

脑干网状结构:分布在脑干中轴,此经典传导通路为神经核之间以神经纤维交织成如网的灰质结构,其间有许多散在或成团的神经元。它与大脑皮质、丘脑、下丘脑、边缘系统、小脑、脑干神经核和脊髓等有密切的联系,几乎参与神经系统的所有重要功能:调节呼吸、循环、消化等内脏活动,控制运动和感觉功能

以及清醒和睡眠的节律交替等。

脑干损害的定位表现:分为单侧损害与双侧弥漫性损害两种。单侧损害多见,出现病灶同侧脑神经麻痹,病灶对侧上、下肢中枢性瘫痪,此为脑干病变的一个重要特征。双侧弥漫性损害时,由于损伤了脑干网状结构即脑干上行网状激动系统,可出现意识、情感、记忆、智能和人格等方面的变化。如高位脑干肿瘤的患者可出现嗜睡甚至昏迷;中脑和下位脑桥被盖损伤的患者可出现中枢性神经性过度换气;中段脑桥被盖外侧部损害时可出现长吸式呼吸;延髓受损可出现共济失调性呼吸。根据所损害的脑神经,可进一步确定病变的部位:出现第Ⅲ、Ⅳ脑神经麻痹的交叉性瘫痪,病变在中脑;出现第Ⅴ、Ⅵ、Ⅶ、Ⅷ脑神经麻痹的交叉性瘫痪,病变在脑桥;出现第Ⅸ、Ⅹ、部分Ⅺ、Ⅻ脑神经麻痹的交叉性瘫痪,病变在延髓。在此介绍几种常见的综合征。

中脑:①中脑腹侧部综合征(Weber综合征):病变位于大脑脚底,累及锥体束与动眼神经,出现病灶侧动眼神经麻痹和对侧中枢性偏瘫。多见于天幕疝。②中脑被盖综合征:病变位于中脑被盖接近大脑导水管处,累及红核及动眼神经纤维,发生病灶侧动眼神经麻痹及对侧肢体共济失调(Claude综合征)。如损害黑质及动眼神经纤维,则表现为病灶侧动眼神经麻痹及对侧肢体锥体外系症状(Benedikt综合征)。③中脑顶盖综合征(Parinaud综合征):因两侧中脑顶盖受累,引起双眼垂直运动麻痹,以仰视不能较常见,多见于松果体瘤。

脑桥:①Millard-Gubler综合征:病变位于脑桥的腹外侧部。损害展神经、面神经及锥体束,表现为病灶侧眼球不能外展及周围性面瘫,以及对侧躯体偏瘫。若内侧丘系受损,出现对侧偏身的深感觉障碍。②Foville综合征:病变位于脑桥一侧近中线处。损害展神经核及其核间通路(内侧纵束)、面神经与锥体束,出现两侧眼球向病灶侧水平凝视不能,患侧周围性面瘫及对侧躯体偏瘫。③小脑上动脉综合征:因小脑上动脉阻塞引起脑桥首段外侧部缺血性损害。出现眩晕、恶心、呕吐、眼球震颤(前庭核损害);双眼向患侧水平凝视不能(脑桥侧视中枢损害);向患侧倾倒和同侧肢体共济失调(脑桥臂、结合臂、小脑上面和齿状核损害);同侧Horner综合征(下行交感纤维损害);对侧偏身痛觉、温度觉障碍(脊髓丘脑束损害)。④闭锁综合征(locked-in syndrome):见于双侧脑桥基底部局限性损害。双侧皮质脊髓束

和支配三叉神经以下的皮质脑干束受损而出现两侧中枢性瘫痪,患者除了眼球能够运动外,丧失运动、表达的能力。但脑干网状结构和体感觉传导通路未受损,患者的感觉和意识基本正常,只能以眨眼或眼球运动示意。

延髓:①延髓外侧综合征(Wallenberg综合征):多见于延髓外侧的缺血性损害。表现为眩晕、恶心、呕吐、眼球震颤(前庭核损害);患侧软腭、咽喉肌及声带瘫痪及同侧咽反射消失,出现吞咽与构音障碍(舌咽神经与迷走神经损害);同侧头面部疼痛及痛觉、温度觉障碍(三叉神经脊束核损害);向患侧倾倒和患侧肢体共济失调(绳状体、小脑半球、脊髓小脑束损害);患侧Horner综合征(下行交感纤维损害);对侧偏身痛觉、温度觉障碍(脊髓丘脑束损害)。②延髓内侧综合征:延髓锥体受损时出现对侧上、下肢的中枢性偏瘫,内侧丘系和舌下神经受损时发生对侧偏身深感觉障碍和患侧舌肌的瘫痪与萎缩。

(四)小脑

小脑位于颅后窝,上面较平坦,借小脑幕与枕叶相隔。下面中间部凹陷,容纳延髓,其与脑干菱形窝之间为第四脑室。小脑借上、中、下三对脚与脑干相连,上脚(结合臂)与中脑被盖相连,中脚(脑桥臂)与脑桥的基底部相连,下脚(绳状体)与延髓相连。小脑可分为蚓部(中间部)和半球部(两侧部)。蚓部的下面凹陷,前缘的凹陷称小脑前切迹,与脑干相适应,后缘的凹陷称小脑后切迹,容纳小脑镰。蚓部从前向后分为蚓小结、蚓垂和蚓锥。蚓部的两侧为小脑半球,每侧的小脑半球包括中间部(旁蚓部)和外侧部。绒球位于半球的下面,其后方为小脑扁桃体。扁桃体邻近枕骨大孔,当颅内压增高时,它可被推移入枕骨大孔,造成小脑扁桃体疝,又称枕大孔疝。

根据小脑的发生、功能和纤维联系,可将小脑分为绒球小结叶、前叶和后叶。根据后外侧裂,小脑可分为绒球小结叶和小脑体两部分,小脑体又以原裂分为前叶和后叶。按发生的先后,可将小脑分为古小脑、旧小脑和新小脑三部分。古小脑即绒球小结叶,接受前庭来的纤维,又称前庭小脑。旧小脑包括前叶的蚓部、后叶的蚓锥体和蚓垂及旁绒球,主要接收来自脊髓的纤维,又称脊髓小脑。新小脑占据其余小脑的大部分,主要接受大脑皮质的投射,称为脑桥小脑。前庭小脑、脊髓小脑和脑桥小脑的传出纤维分别直接或间接的作用于前庭核、脊髓和大脑皮质(图52-6)。

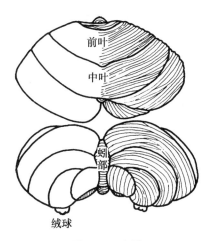

前叶

中叶

蚓部

绒球

图 52-6　小脑

小脑的功能:小脑接受与运动有关的大量感觉信息和大脑皮质的有关运动中枢的信息,其传出纤维直接或间接的影响脊髓、脑干及大脑皮质的功能,因此小脑在中枢神经系统中是调节运动的重要中枢。它的主要功能表现为三方面:维持身体平衡、调节肌肉的张力、维持肌肉间运动的协调。小脑的不同部位与相应的功能有关。绒球小结叶及顶核是小脑最古老的部分,又称原始小脑,它接受前庭器官来的纤维,与身体的平衡密切相关,损伤后表现为躯干和下肢远端的共济失调。小脑前叶及后叶的蚓锥、蚓垂是发育史上次古老的部分,又称旧小脑,它接受来自脊髓的本体感觉,维持身体的姿势及调节肌肉的张力。小脑后叶(蚓锥、蚓垂除外)是小脑最大的部分,称为新小脑,它接受皮质脑桥小脑束的传入信息,对随意精细动作的发动、矫正、协调起着重要的作用。

小脑病变最主要的症状为共济失调,可表现为同侧肢体的共济失调、Romberg 征阳性(站立不稳,摇晃欲倒)、醉汉步态(睁眼时不能改善)、吟诗状言语、联合屈曲现象、辨距不良、动作过度等。同侧肢体肌力减退、腱反射低下、运动性震颤、粗大的水平眼震,有时还伴有眼球分离性斜视。若损伤累及小脑核,运动障碍则严重且持久,但若只损伤小脑皮质,只要损伤范围不大,则可能无症状。但应指出,小脑的传入及传出纤维以及身体各部在小脑中的定位是比较复杂的,因此小脑各部位的功能及损伤后的症状不应孤立地看待。

(五)嗅脑与边缘系统

1. 嗅脑　嗅脑是与嗅觉有直接联系的脑部,包括嗅球、嗅束、嗅结节、嗅前核、前穿质、梨区皮质和部分杏仁体。梨状皮质分为外侧嗅回(前梨状区)和内嗅区(海马回钩和海马回前部),前者为一级嗅皮质,与嗅觉感知有关;后者为二级嗅皮质,与嗅冲动和其他

冲动的整合功能有关。

2. 边缘系统　边缘系统由皮质结构和皮质下结构两部分组成。皮质结构包括海马结构(海马和齿状回)、边缘叶(扣带回、海马回、海马沟回)、脑岛和额叶眶回后部等。皮质下结构包括杏仁核、隔核、视前区、丘脑上部、下丘脑、丘脑前核即背内侧核、中脑被盖等。边缘系统不是一个独立的解剖学和功能性实体,它是管理着学习经验、整合新近及既往经验。同时,为启动和调节行为和情感发生的复杂神经环路中的一部分。

边缘系统中有复杂的纤维联系,包括皮质间联系、皮质下联系和皮质与皮质下联系(环路)三种。尤其是通过内、外环路在穹隆、额叶眶回、脑岛、梨状区与杏仁核之间形成了复杂的纤维联系,这是其复杂功能的结构基础。

边缘系统的功能是多方面的,它对内脏功能活动、躯体活动、内分泌功能、情绪活动、学习及记忆等多种功能都有调节功能,但其具体的作用机制目前尚不十分明确。

(六)脑室系统

包括侧脑室、第三脑室和第四脑室。脑室是位于大脑、间脑和脑干内的腔隙,室管膜衬于室壁四周,室内充满脑脊液。各脑室内均有脉络丛,分泌脑脊液,侧脑室脉络丛位于中央部和下角内,两侧的脉络丛均经室间孔后缘与第三脑室脉络丛相连。

侧脑室:位于大脑半球的白质内。按侧脑室各部所处的位置,可将侧脑室分为 4 个部分,即额叶内的前角(或额角)、顶叶内的体部、枕叶内的后角(或枕角)和颞叶内的下角(或颞角)。左、右侧脑室分别经室间孔与第三脑室相通。

第三脑室:位于两侧间脑之间,向上借室间孔与侧脑室相通,向下经中脑导水管与第四脑室相通。

第四脑室:位于延髓、脑桥和小脑之间,上通中脑导水管,下接脊髓中央管,并借一个正中孔及两个外侧孔与蛛网膜下腔相通。

(七)脑的血液循环

1. 脑的动脉　供应脑的动脉包括颈内动脉和椎-基底动脉,前者分布于大脑半球前 2/3 和部分间脑,后者分布于大脑半球后 1/3 和部分间脑、脑干及小脑。供应大脑半球的动脉可分为皮质支和中央支,皮质支在软膜下吻合成网,主要分布于大脑皮质,部分皮质支也可分布于皮质下髓质;中央支起自动脉主干的近侧端,主要分布于脑内灰质核团和白质。

(1)颈内动脉:颈内动脉自颈总动脉发出后,在颈部上升,行经岩骨颈内动脉管、破裂孔区、海绵窦、前床突区进入硬脑膜腔内,入颅后发出 5 个主要分支:

4

眼动脉、后交通动脉、脉络膜前动脉、大脑前动脉和大脑中动脉。临床上常将颈内动脉颅内段分为6个部分：①C₆段（岩骨段）：包括垂直段和水平段，显露C₆水平段颈内动脉可用于术中暂时阻断颈内动脉；②C₅段：指颈内动脉穿出岩骨到进入海绵窦之前的一段，因此段颈内动脉缺乏骨质保护，在进行岩尖区和后海绵窦区手术时要避免损伤此段动脉；③C₄（海绵窦段）：位于海绵窦内，被海绵窦内膜包绕；④C₃段（虹吸段、床突段）：颈内动脉出海绵窦后呈"C"形走向床突上方；⑤C₂段（床突上段）：位于前、后床突的稍上方；⑥C₁段（终末段）：是颈内动脉的终末段，由此发出大脑前动脉和大脑中动脉参与组成脑底动脉环。

眼动脉：自颈内动脉虹吸段发出后，沿视神经下方穿过视神经管入眶，分出视网膜中央动脉，供应视网膜及眼球的血液。

后交通动脉：在视交叉外侧，自颈内动脉C₂段发出，沿乳头体外侧向后走行，与大脑后动脉相吻合，是颈内动脉系与椎-基底动脉系相交通的动脉。

脉络膜前动脉：在后交通动脉起点稍上方，自颈内动脉发出，向后走行于颞叶钩回和大脑脚之间，主干行经海马裂进入侧脑室下脚，分布于侧脑室脉络丛组织，沿途还发出许多小分支分布于颞叶皮质、视束、大脑脚、纹状体及内囊等区域。

大脑前动脉：在视交叉外侧的嗅三角处，由颈内动脉发出。自后外向前内越过视神经上方到视交叉上方，在此发出前交通动脉与对侧大脑前动脉交通。其主干继续向前向上沿胼胝体膝部、体部走行达胼胝体压部，沿途发出皮质支和中央支对大脑进行供血。主要皮质支有：眶动脉：自大脑前动脉上升段发出，供应额叶眶回内侧份及直回；额极动脉：在胼胝体附近自大脑前动脉发出，供应额叶前部及额极；胼周动脉：位于胼胝体沟内，是大脑前动脉的主干，向周围发出分支供应胼胝体、扣带回、额上回内面、中央旁小叶、中央前回和中央后回的上1/4、额上回和额中回的上半部分；楔前动脉：为胼周动脉在胼胝体压部的直接延续，供应扣带回后份、楔状回前2/3、顶上小叶、顶下小叶上缘。中央支来自大脑前动脉的起始段和前交通动脉。其中，自大脑前动脉起始部发出3~4支中央动脉，在视交叉外侧经前穿质进入脑实质，供应尾状核头部；自前交通动脉发出2~3支中央动脉，在视交叉的前方经前穿质进入脑实质，供应下丘脑视前区、视上区和穹隆柱等；纹状体动脉（Heubner回返动脉）从大脑前动脉A1段或A2段发出，经前穿质进入脑实质，供应尾状核头的腹侧部和邻近的壳核前部及内囊前肢前端的下份。

大脑中动脉：大脑中动脉是颈内动脉的直接延续，向外越过前穿质进入大脑外侧沟，在岛叶与颞叶之间行向后上以角回动脉终止。沿途发出皮质支和在前穿质附近发出中央支，广泛分布于大脑半球背外侧面，包括额中回以下、中央前回和中央后回的下3/4、顶下小叶、颞上、中回、颞下回上缘、颞极内外侧面及岛叶皮质、枕外侧沟以前的枕叶皮质。主要皮质支包括：①眶额动脉：自大脑中动脉主干发出后走向前外侧，供应额叶眶回外侧半，Broca区及额中回前部；②中央前沟动脉：自总干发出后，在外侧沟深面浅出走行于中央前沟内，供应额中回后部、岛盖后部、中央前回前部的下3/4皮质；③中央沟动脉：走行在中央沟内，供应中央沟两侧中央前、后回的下3/4皮质；④中央后沟动脉：自总干发出后，走行在中央后沟内，供应中央后回下3/4和顶内沟前部上、下缘的皮质；⑤顶下动脉：为终末支，沿外侧沟后支上升，越过缘上回，深入顶内沟，供应缘上回及顶上小叶下缘皮质；⑥颞极动脉：自总干发出后走向颞极，供应颞极内外侧面；⑦颞前动脉：自总干发出后走向后外，供应颞上中回前部和颞下回上缘；⑧颞中动脉：自总干发出后，在颞叶中部越过颞上回进入颞上沟，供应颞上回、颞中回中部及颞下回上部；⑨颞后动脉：自总干发出后，于外侧沟后端浅出，供应颞上回、颞中回后部及颞下回后部的上缘；⑩角回动脉：为终末支，于外侧沟浅出，沿颞上沟、顶内沟走行，供应角回和顶上小叶后部的下缘皮质。中央支以豆纹动脉最为重要，于前穿质附近自大脑中动脉垂直发出，穿行前穿质，供应部分尾状核头部、尾状核体、壳核中部、苍白球外侧份、内囊前肢后上份、内囊膝部的背外侧、内囊后肢背侧份、外囊和屏状核。

（2）椎-基底动脉：椎-基底动脉系由左右椎动脉、基底动脉及其诸多分支组成。

椎动脉自锁骨下动脉第一段发出后，向上穿行第6至第1颈椎横突孔，向后绕过寰椎侧块，经枕骨大孔入颅，于桥延沟处两侧椎动脉会合成基底动脉，沿脑桥腹侧上行，至脑桥上端分为左、右大脑后动脉。椎动脉颅内段有3个主要分支：①脊髓后动脉：自椎动脉入颅后的起始段发出，绕过延髓外侧沿后外侧沟下行，供应延髓背外侧部和脊髓的后索与后角；②小脑后下动脉：其起始端较脊髓后动脉稍高，为椎动脉的最大分支，发出后于延髓与小脑扁桃体之间行向后外，供应延髓背外侧面、小脑后下面、小脑扁桃体、齿状核及第四脑室脉络丛；③脊髓前动脉：在橄榄水平自椎动脉发出，斜向中线行走并合成一条主干，沿脊髓前正中裂下降，供应延髓腹侧中线两旁的结构及脊髓的大部分区域。

基底动脉自下而上发出5组主要分支：①小脑前

下动脉:自基底动脉起始段发出,左右各一,行经各自侧的展神经、面神经、前庭蜗神经的腹侧面至小脑下面,供应小脑下面的前部和前缘;②迷路动脉:左右各一,自基底动脉干发出后,行向外侧与面神经、听神经一起进入内听道,供应内耳前庭、耳蜗及半规管;③脑桥动脉:有数条至十余条不等,供应脑桥;④小脑上动脉:左右各一,自基底动脉末段发出,沿小脑幕腹侧走向后外,供应小脑的上面、小脑髓质深部和齿状核等中央核团;⑤大脑后动脉:为基底动脉的终末分支,左右各一,环绕大脑脚转向背面,跨过小脑幕切迹,向上后进入距状沟,分为顶枕动脉和距状沟动脉。供应枕颞内侧面、舌回、扣带回峡、楔状回、楔状前回后1/3和顶上小叶后部。此外,自大脑后动脉还发出中央支供应下丘脑乳头区和丘脑底区(丘脑穿动脉)。自后交通动脉发出中央支供应垂体、漏斗、下丘脑灰结节及丘脑内侧核(丘脑结节动脉)。

(3)脑底动脉环(Willis环):脑底动脉环为颈内动脉与椎-基底动脉在脑底部的吻合,又称Willis动脉环,它由左、右大脑后动脉、后交通动脉、颈内动脉、大脑前动脉及一条前交通动脉组成。脑底动脉环位于脚间池内,环绕视交叉、漏斗、灰结节、乳头体和后穿质,形成脑底主要动脉环状的结构。但在正常情况下,脑底动脉环两侧的血液是不相混合的,它只作为一种潜在的代偿结构。若动脉环某处发育不良,局部血液循环发生障碍时,代偿作用就会受到限制,且易引起动脉瘤。因此,动脉环解剖结构正常是发挥代偿作用的前提。

2. 脑的静脉　脑的静脉分为浅、深两组,大多不与动脉伴行。脑静脉及硬脑膜静脉窦内都缺乏防止血液倒流的静脉瓣,且静脉管壁薄、无弹性,但深、浅两组静脉之间均存在吻合。浅静脉收集大脑半球皮质及皮质下髓质的静脉血,注入颅顶部的上矢状窦和颅底部的海绵窦、横窦、岩上窦和岩下窦等。深静脉收集半球深部髓质、基底核、内囊、间脑和脑室脉络丛的静脉血,汇合成大脑大静脉,注入直窦。

(1)大脑浅静脉:以大脑外侧沟为界,可将大脑浅静脉分为大脑上静脉、大脑中静脉和大脑下静脉3组。①大脑上静脉:位于外侧沟以上,收集半球背外侧面和内侧面上份的静脉血,注入上矢状窦。大脑上静脉有10~15支,以额部最多,顶部次之,枕部最少。它们都走行在蛛网膜下腔中,在上矢状窦附近穿过蛛网膜,称为桥静脉。桥静脉一般长1cm,在进入上矢状窦之前,它先紧贴上矢状窦壁走行一段距离,此处称为贴段。贴段和桥静脉损伤可引起半球皮质缺血,导致手术并发症。因此,手术时应尽可能避免损伤功能区的桥静脉。②大脑中静脉:位于外侧沟周围,收集外侧沟附近的额叶、颞叶、顶叶的静脉血,向下注入海绵窦。它常借大交通静脉(trolard vein)及枕交通静脉(labbe vein)与大脑上静脉及横窦交通。③大脑下静脉:位于外侧沟以下,收集颞叶外侧面、颞叶与枕叶底面的血液,注入横窦。半球底面的血液也可通过分散的小静脉注入岩上窦或海绵窦。除此之外,大脑中深静脉、额叶浅静脉、大脑前静脉和枕内静脉也参与收集脑部静脉血。主要涉及外侧沟底部、岛叶、岛盖深部、额叶眶部、大脑半球内侧面额上回及扣带回前部等区域。

(2)大脑深静脉:是位于大脑深部的静脉,主要包括大脑内静脉、基底静脉、枕内静脉及小脑上内静脉。①大脑大静脉:由两侧的大脑内静脉在松果体后缘汇合而成,在向后方回流入直窦的过程中,接受基底静脉、枕内静脉、小脑前中央静脉的静脉血。大脑内静脉位于第三脑室顶中缝的两侧,由透明隔静脉、脉络膜静脉和丘脑纹状体上静脉在室间孔后上缘汇合而成。它沿第三脑室脉络丛走向后方,途中接受侧脑室静脉,至松果体后方与对侧大脑内静脉合成大脑大静脉。透明隔静脉位于透明隔两侧,自侧脑室前角由前向后行走。丘脑纹状体上静脉由前、后终静脉汇合而成,绕过丘脑前端向后走向室间孔。脉络膜静脉起自侧脑室下角,沿侧脑室脉络丛的外侧缘向上、内后方向行走。②基底静脉:由大脑前静脉和大脑中深静脉汇合而成,起始于前穿质附近,沿中脑脚底迂曲向后走行,经膝状体和丘脑枕的下面绕至背侧,在松果体的侧方汇入大脑大静脉。它收集侧脑室下角、颞叶底面、下丘脑、丘脑腹侧份、膝状体、大脑脚和四叠体等处的静脉血。因此基底静脉是大脑半球、间脑及部分中脑静脉血回流的主要途径之一。

(3)小脑的静脉:小脑的静脉包括上、下内侧组和上、下外侧组。其中内侧静脉接受蚓部、小脑半球内侧部和中央核的静脉血,上内侧静脉汇入大脑大静脉和天幕窦,下内侧静脉汇入窦汇及横窦;外侧静脉收集小脑半球外侧面的血液,前部静脉回流入岩上窦,后部静脉回流至横窦,小脑下面的血液汇入岩下窦。

二、脊髓的解剖和生理

(一)脊髓的表面结构

脊髓位于椎管内,重30~35g,呈前后稍扁的圆柱形。脊髓由齿状韧带、神经根及终丝固定于椎管内,其上端平齐枕骨大孔与延髓相连,下端尖细,达第1腰椎下缘,称为脊髓圆锥。向下延为终丝,为蛛网膜与脊髓软膜组成,固定于骶2椎体。

脊髓表面有六条纵行的沟裂:①前正中裂,位于

4

脊髓前面正中,裂内有脊髓前动脉通过;②后正中沟,位于脊髓后面的中央;③前外侧沟,位于前正中裂的两旁,脊神经前根由此穿出;④后外侧沟,位于后正中沟的两旁,脊神经后根由此进入脊髓。

脊髓的全长粗细不等,有两个膨大:①颈膨大:由 $C_5 \sim T_2$ 组成,发出支配上肢的神经;②腰膨大:由 $L_1 \sim S_2$ 组成,发出支配下肢和盆腔器官的神经。圆锥以下的腰骶神经根称为马尾,马尾由 L_2 以下共10对神经根组成。

在发育过程中脊髓的生长速度较脊柱慢,因此成人的脊髓较脊柱短。成人脊髓全长 42～45cm,相当于椎管全长的2/3,因此脊髓节段的位置较相应的脊柱高。颈髓节段较颈椎高1个椎骨,上、中胸椎节段较胸椎高2个椎骨,下胸髓节段较胸椎高3个椎骨,腰髓相当于 $T_{10} \sim T_{12}$,骶髓相当于 T_{12} 和 L_1,脊髓下端相当于 L_1 下缘或 $L_{1\sim2}$ 交界处(图52-7)。

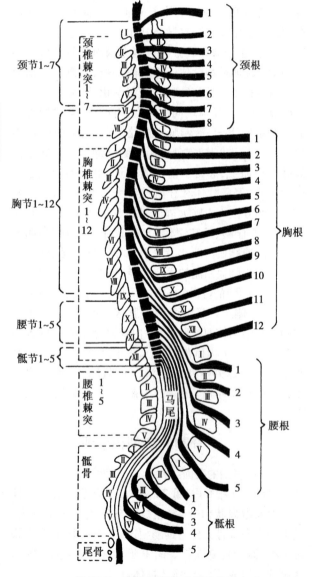

图 52-7　脊柱与脊髓节段的关系

脊髓表面由三层被膜包围,从外向内依次为硬脊膜、蛛网膜和软脊膜。硬膜与脊椎骨之间的间隙称为硬膜外腔,内含静脉丛和脂肪组织。蛛网膜与软脊膜之间为蛛网膜下腔,腔内充满脑脊液。软脊膜紧贴于脊髓的表面,并在脊髓两侧形成多个三角形的突起,其尖端穿过蛛网膜附着于硬脊膜的内面,称为齿状韧带,脊髓共有19～20对齿状韧带,它有固定脊髓的作用。

从脊髓发出31对运动前根,并有31对感觉后根进入脊髓。前根和后根在椎管内逐渐接近,在通过位于椎间孔的脊神经节后合成为一束,称为脊神经。脊神经从椎间孔出来后分成后支和前支,前支较粗,分布于躯干腹侧面和四肢的肌肉和皮肤;后支分布于后颈部肌肉、背脊肌肉、颈后和背后的皮肤。胸部节段的前支形成肋间神经。

(二)脊髓的内部结构

脊髓由灰质和白质两部分组成。灰质集中在内部,在横断面上呈蝴蝶形,主要包括神经元的胞体和树突。白质分布在灰质的外层,主要为神经纤维。在灰质的中央有一细窄腔隙,称为中央管,中央管前、后方为灰质的前、后连合。

1. 脊髓的灰质　自颈髓至骶髓,脊髓灰质呈一连续的蝶形细胞柱,其前、后、侧方的突出部分,分别称为前柱、后柱和侧柱。在脊髓横断面上,上述的突出部分则称为前角、后角和侧角。前角含有运动神经元,它们的轴突组成前根,支配躯干及四肢的横纹肌。根据前角细胞的体积和功能,又分为 α 神经元和 γ 神经元,前者的轴突支配肌梭以外的肌纤维,它的兴奋引起横纹肌的收缩;后者的轴突分布至肌梭内肌纤维,它兴奋时只引起梭内肌收缩,从而调节肌梭的放电,对肌肉的收缩进行反馈性调节,这对维持姿势、肌张力及平衡等有着重要的作用。在正常情况下,前角细胞的活动受脑,特别是大脑皮质的控制。当大脑皮质对脊髓的抑制作用解除,前角运动神经元的功能出现亢进,将出现病理反射。灰质的后角内含有中间神经元(固有核),它们接受从脊髓后根传来的感觉性冲动(即躯干、四肢的痛觉、温觉、触觉及非意识性的本体感觉冲动),发出轴突进入白质组成上行传导束或与前角细胞联络。后角和前角之间的灰质称为中间带,可能与内脏的感觉和运动有关,中间带外侧部的细胞组成灰质的侧角,它起自 C_8,向下延伸至 $L_{2\sim3}$,此节段内的侧角细胞属交感神经节前神经元。在 $S_{2\sim4}$ 的前角基部的外侧,分散存在的细胞被称为骶副交感神经核,发出的纤维至盆腔的副交感神经节。

2. 脊髓的白质　在脊髓的表面有纵长的沟、裂,按沟、裂与脊髓前、后根的位置关系,将白质分为3个

图中标注(从上到下):
颈椎棘突 1~7
颈节 1~7　颈根 1~8
胸椎棘突 1~12
胸节 1~12　胸根 1~12
腰节 1~5
骶节 1~5
腰椎棘突 1~5
马尾　腰根 1~5
骶骨　骶根 1~5
尾骨

索。后正中沟与后根之间为后索,前、后根之间为侧索,前根与前正中裂之间为前索。各索内含有许多长短不同的传导束。短的传导束位于灰质的周边,介导脊髓节段间的反射活动。长的传导束分布在固有束的外围,占据白质的大部分,负责脑和脊髓、中枢和周缘之间的相互联系(图52-8)。

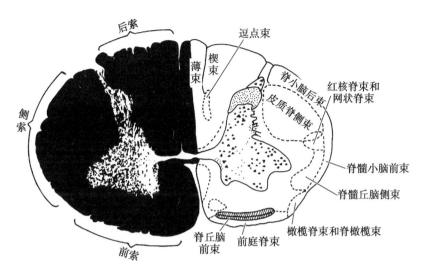

图52-8　脊髓横断面,示内部结构

在脊髓的白质中,组成和功能相同的纤维组合成传导束。按传导方向的不同可将其分为上行传导束和下行传导束。上行传导束包括薄束、楔束和脊髓丘脑束。薄束和楔束传导意识性本体感觉(深感觉)和精细触觉。在脊髓后索中,薄束位于内侧,传导来自下胸节、腰节和骶节后根传来的冲动;楔束位于薄束的外侧,传导来自上胸节、颈节后根传来的冲动。第一级神经元是脊神经节细胞,经薄束和楔束上升后分别止于延髓的薄束核与楔束核。第二级神经元是薄束核和楔束核,发出纤维经内侧丘系终止于丘脑腹后外侧核。第三级神经元是丘脑腹后外侧核,发出纤维上行到中央后回的躯体感觉区。脊髓丘脑束传导躯干和四肢的浅感觉(痛温觉和触压觉)。第一级神经元为脊神经节细胞,中枢突进入脊髓后,上行1~2节后止于第二级神经元即后角细胞,二级纤维经白质前连合交叉到对侧,组成脊髓丘脑束上行到丘脑腹后外侧核,然后发出三级纤维经内囊后支的后1/3至中央后回的四肢、躯干一般感觉区。皮质脊髓束是下行传导束,是支配骨骼肌随意运动的神经传导通路。皮质脊髓束由两级神经元组成,第一级神经元位于大脑皮质运动区,下行纤维经内囊后支、中脑的大脑脚、脑桥基底部和延髓锥体交叉,在脊髓前索和侧索中下行,直接或间接止于第二级神经元即脊髓的前角运动神经元,然后发出二级纤维终止于骨骼肌(图52-8)。

（三）脊髓的功能

脊髓是肌肉、腺体和内脏反射的初级中枢,对肌肉、腺体和内脏传来的刺激进行简单的分析,通过联络神经元完成节段间与高级中枢的联系功能以及实施肌肉腺体活动的执行功能。脊髓功能活动的基本方式是反射活动。组成脊髓反射的5个部分是:①感受器:位于皮肤、黏膜、运动器和内脏的感觉神经末梢;②感觉神经元:脊神经节细胞;③反射中枢:脊髓节段内的中间神经元;④运动神经元:前角运动细胞、中间外侧核及骶髓副交感核;⑤效应器:运动神经末梢所支配的肌肉、腺体等。

重要的脊髓反射:①伸反射(牵张反射):当牵张骨骼肌时刺激了肌肉感受器,而引起的肌肉收缩;②屈反射:当肢体受到损害性刺激时,屈肌发生快速的收缩,以逃避这种刺激,这是一种防御反射或缩回反射;③脊髓休克:当脊髓被完全切断时,由于失去了高级神经中枢对脊髓的正常调节,断面以下的脊髓反射活动完全消失,要经过若干时间后才能恢复,这个不发生反射活动的现象,称为脊髓休克。另外脊髓内还存在血管张力反射、发汗反射、排尿反射和排便反射等内脏反射中枢。

（四）脊髓的血液循环

脊髓的血液供应来自椎动脉、前根和后根动脉。椎动脉发出一支脊髓前动脉和一对脊髓后动脉,脊髓前动脉和脊髓后动脉分别沿前正中裂和后外侧沟下降,并在沿脊髓全长下行过程中得到根动脉的补充。根动脉来自椎动脉、颈深动脉、后肋间动脉、腰及骶诸动脉的分支。根动脉穿入椎间孔后分为前根动脉和后根动脉,沿前根和后根走行途中分别与脊髓前动脉和脊髓后动脉吻合,构成脊髓的冠状动脉环,因此脊髓的血液供应十分丰富,脊髓的缺血现象远较脑部少见。

4

脊髓前动脉供应脊髓的绝大部分,仅脊髓灰质后角和后索由脊髓后动脉供应。脊髓静脉与脊髓动脉伴行,脊髓实质内的静脉血由沟静脉和一些小静脉引流至脊髓表面,再经软膜静脉丛引流至脊髓前、后静脉,然后经根静脉回流至硬膜外静脉丛,并与延髓静脉丛、椎静脉、后肋间静脉、腰及骶诸静脉交通。

三、脑神经和脊神经

(一)脑神经

脑神经有 12 对,经颅底的孔或裂离开颅腔,分布于头面部和颈部,唯迷走神经行程冗长,远达腹腔的脏器。脑神经含有一般躯体传入和传出纤维、一般内脏传入和传出纤维及特殊躯体传入纤维、特殊内脏传入和传出纤维 7 种成分。以神经含有的纤维成分不同,可将脑神经分为感觉神经(嗅神经、视神经和前庭蜗神经)、运动神经(动眼神经、滑车神经、展神经、副神经和舌下神经)及混合神经(三叉神经、面神经、舌咽神经和迷走神经)三种。

1. 嗅神经　嗅神经是纯粹的感觉神经,初级神经元是位于鼻腔上部黏膜中的双极神经元,其上行轴突组成嗅丝(嗅神经),穿过筛板与硬脑膜,在嗅球内与第 2 级神经元形成突触,后者的轴突形成嗅束后行,在前穿质附近分为内侧与外侧嗅纹。内侧嗅纹进入额叶内侧面皮质,外侧嗅纹进入颞叶的钩回,并与杏仁核、海马体、灰结节、乳头体、缰核、丘脑前核、扣带回和脑干网状结构等发生广泛联系,两侧嗅脑也通过前连合互相连接。嗅神经障碍可表现为一侧或双侧的嗅觉减退或缺失,偶可嗅觉过敏或嗅觉倒错。

2. 视神经　视神经是由视网膜神经节细胞的轴突形成,经视神经管进入颅腔,在蝶鞍上方形成视交叉,向后经视束、外侧膝状体、视放射至枕叶皮质。在视交叉中,来自两眼视网膜内(鼻)侧半部的纤维(外侧或颞侧视野)发生交叉,而来自两眼视网膜外(颞)侧半部的纤维(内侧或鼻侧视野)并不交叉。另外,视交叉中纤维的排列很不规则。来自一侧视网膜内下象限的纤维,在视交叉的前部交叉后,一部分先绕到对侧视神经的底侧,然后才进入对侧视束。同样,来自内上象限的纤维,一部分在交叉前先绕到同侧视束的前端。来自视网膜上部的纤维在顶叶和枕叶的深部经过,自外侧绕过侧脑室后角,终止于距状裂上缘的楔状回。来自视网膜下部的纤维在颞叶深部经过,自外侧绕过侧脑室下角,终止于距状裂下缘的舌状回。来自视网膜黄斑区的纤维(传递中心视野)终止于枕叶后端。

视路的病变可引起视野的缩小,其中以象限盲和偏盲较为多见。单眼的象限盲或偏盲见于视交叉前的病变。同向性双眼偏盲见于视交叉后的病变。异向性双眼偏盲见于视交叉的病变。同向性象限盲见于不完全的视放射或皮质病变,上象限的缺损见于对侧颞叶到舌状回的病变,下象限的缺损见于对侧顶叶到楔状回的病变。

3. 动眼神经　动眼神经核发出纤维组成动眼神经,经大脑脚内侧的动眼神经沟发出,穿过大脑后动脉和小脑上动脉之间,与后交通动脉平行向前至海绵窦外侧壁,然后分为两支经眶上裂进入眼眶,上支支配提上睑肌和上直肌,下支支配内直肌、下斜肌、下直肌、瞳孔括约肌及睫状肌。瞳孔括约肌及睫状肌是由动眼神经核群中的艾-魏(Edinger-Westphal)核和内侧(Perlia)核发出的副交感神经纤维支配。

光反射的反射弧由 6 个神经元组成:视网膜的视杆和视锥细胞,视网膜的双级细胞,顶盖前区的神经元,艾-魏核,睫状神经节细胞。

4. 滑车神经　滑车神经核发出纤维环绕导水管并行向背侧,在前髓帆处交叉到对侧,绕过小脑上脚及大脑脚离开脑干,然后在小脑幕中走行(此段长 0.8~1.2cm)并向前进入海绵窦,行经海绵窦外侧壁,最后沿动眼神经的下方经眶上裂进入眼眶,支配上斜肌。

5. 三叉神经　三叉神经是混合神经,其感觉纤维来自半月神经节内的感觉神经元,运动纤维起源于三叉神经运动核。三叉神经感觉根在颅中窝底分为三支,即眼支、上颌支和下颌支。眼支穿经海绵窦外侧壁,经眶上裂进入眼眶,最后分为泪腺支、额支和鼻睫支,感受前额、颅顶盖前部、上睑和鼻前外侧的皮肤,鼻腔上部、额窦、部分蝶窦和筛窦的黏膜,以及眼球、角膜、结膜上部、虹膜、泪腺和睫状节的感觉。上颌支穿过圆孔到翼腭窝,并发出分支经眶下裂、眼眶、眶下孔成为眶下神经,感受下眼睑、面颊、鼻外侧和上唇的皮肤,结膜下部、鼻腔下部、上颌窦、部分蝶窦和筛窦、上唇、口腔顶部、软腭和鼻咽部的黏膜,以及上牙槽和上齿。下颌支穿过卵圆孔进入颞下窝,感受颞部、面颊外侧、耳廓前面、外耳道和部分鼓膜、下唇和颏部的皮肤,下唇、口腔底部和舌部的黏膜、下牙槽、下齿和下颌关节的感觉。

三叉神经根进入脑干后分为三束。传递触觉的纤维进入脑桥背外侧的三叉神经感觉主核,更换神经元后发出纤维组成三叉丘系,上行到丘脑的弓状核,后者的投射纤维到顶叶皮质。传递痛觉、温觉和部分触觉的纤维下降到脑桥下部、延髓和颈髓的上部,进入三叉神经的延髓脊髓核。传递深感觉的纤维,进入中脑导水管外下方的三叉神经中脑核。

三叉神经运动核位于脑桥背外侧,其运动纤维在脑桥侧面穿出脑干,经半月节下面,与下颌支并行穿过卵圆孔出颅腔。三叉神经运动核接受双侧额叶皮质运动区的锥体束的支配,并与三叉神经感觉核,动眼神经核、滑车神经核、展神经核、面神经核、听神经核、迷走神经核、舌下神经核等有广泛的联系。

6. 展神经　展神经核位于脑桥被盖,其纤维向腹侧经桥延沟伸出脑干,穿过后床突和岩尖之间蝶岩韧带下方的 Dorello 孔,行经海绵窦腔的外侧部分,与其他的海绵窦脑神经不同,不是行走于海绵窦的外侧壁,而是真正行走于海绵窦腔内的脑神经,经眶上裂入眼眶,支配外直肌。

7. 面神经　面神经是混合神经,由运动纤维、感觉纤维和副交感纤维组成。

运动纤维由位于脑桥下部腹外侧的运动核发出,在脑桥尾端-侧面穿出脑干,走向外前方,在听神经的上面进入内听道,然后经鼓室内侧的面神经管、茎乳孔出颅腔,再穿过腮腺分出若干周围支到面部肌肉。在面神经管段还发出分支到镫骨肌。在茎乳孔与腮腺之间发出分支供应枕肌、耳后肌群、茎舌骨肌和二腹肌后腹。面神经核的上部受到双侧皮质延髓束的支配,下部仅受到对侧皮质延髓束的支配。

感觉纤维来自面神经管中的膝状神经节,周围支与运动纤维伴行走向后外侧,在接近茎乳孔处离开面神经管,称为鼓索神经,向前穿过鼓室,附于下颌神经的舌神经,支配舌前 2/3 的味觉。中枢支进入延髓的孤束核。更换神经元后发出纤维经对侧内侧丘系到丘脑,然后投射到中央后回下缘、外侧裂上方的味觉中枢。

副交感神经纤维主要起源于脑桥下部的上涎核,经过中间神经、膝状神经节、鼓索,终止于颌下神经节,支配颌下腺、舌下腺及口腔和舌部的黏液腺。另外部分来自第四脑室底部核群的副交感纤维,经过中间神经、膝状神经节、岩浅大神经,终止于蝶腭神经节,节后支通过三叉神经的上颌支和眼支,支配泪腺。

8. 前庭窝神经　前庭窝神经是一种特殊的感觉神经,包括耳蜗神经和前庭神经。耳蜗神经传导听觉,前庭神经传导位置觉。耳蜗神经的初级神经元为耳蜗螺旋神经节的双极细胞,它接受螺旋毛细胞的冲动,中枢支进入延髓的背侧耳蜗核和腹侧耳蜗核。背侧核发出纤维到下丘和内侧膝状体,内侧膝状体纤维形成听放射,经内囊后肢,终止于颞叶的颞横回皮质,下丘是听觉的反射中枢,它和上丘、盖脊束及内侧纵束联系。腹侧核发出纤维到同侧和对侧的上橄榄体。

前庭窝神经的病变可引起听觉和平衡功能的障碍。听觉障碍包括传导性耳聋(因外耳和中耳病变)及感受性耳聋(因内耳以上病变)。感受性耳聋又分为因内耳疾病引起的耳蜗性耳聋和继发于耳蜗神经或其中枢传导通路病变的神经性耳聋。

前庭神经的初级神经元为内听道内前庭神经节的双极细胞,其周围支供应半规管壶腹、椭圆囊与球状囊的斑状感受器,中枢支经内听道进入第四脑室底部的前庭核,部分纤维还进入小脑的小结和绒球部。前庭核的纤维通过前庭脊髓束和前庭网状束与脊髓、小脑、动眼神经核、副神经核、迷走核、舌咽核及脑干网状结构发生广泛的联系。前庭神经的功能涉及躯体平衡、眼球动作、肌张力、体位、脊髓反射及自主神经系统等方面。

9. 舌咽神经　舌咽神经是混合神经,包含运动纤维、感觉纤维和副交感神经纤维。其运动纤维起源于延髓疑核上部,穿出颈静脉孔,支配茎突咽肌。感觉神经元位于颈静脉孔附近的岩神经节和上神经节,接收来自外耳道和鼓膜后侧的痛、温觉,咽壁、软腭、腭垂、扁桃体、鼓室、耳咽管、乳突气房、舌后部、颈动脉窦和颈动脉体的内脏感觉,舌后 1/3 的味觉。副交感纤维起源于延髓的下涎核,节前支经过耳神经和岩浅小神经到耳神经节,节后支循三叉神经的耳颞神经支配腮腺。

10. 迷走神经　迷走神经也是混合神经。其运动纤维起自疑核,和舌咽神经并行,经颈静脉孔出颅腔,支配除软腭张肌和茎咽肌以外的所有咽、喉、软腭的肌肉。感觉神经元在颈静脉孔附近的颈神经节和结神经节。颈神经节传导一部分外耳道、鼓膜和耳廓的一般感觉,中枢支进入三叉神经脑干脊髓核。结神经节传导咽、喉、气管、食管和内脏的感觉,以及咽、软腭、硬腭、会厌等部分的感觉,中枢支进入孤束核。副交感纤维起自第四脑室底部的迷走神经背核,分布于内脏器官。

迷走神经受损时,主要造成软腭和咽喉肌的麻痹,表现为吞咽困难、声音嘶哑、言语不清等现象,有时还伴有心动过速。

11. 副神经　副神经是运动神经,由延髓根和脊髓根组成。延髓根起源于延髓的迷走神经背核和疑核,组成迷走神经尾端的几个根须,脊髓根起源于 C_{1-5} 前角的副神经核,自枕大孔进入颅腔,与延髓根组成副神经,经颈静脉孔穿出颅腔。来自迷走神经背核的纤维加入迷走神经,组成副交感节前纤维分布到内脏。来自疑核的纤维也与迷走神经一起分布到喉的横纹肌,支配其运动。来自脊髓根的纤维出颅后行向后外侧越过寰椎横突,走向颈部支配胸锁乳突肌和斜方肌。副神经受损后,胸锁乳突肌和斜方肌麻痹,表现为不能旋转头颈和耸肩。

12. 舌下神经　舌下神经是运动神经,其纤维起

4

源于第四脑室底部的舌下核,向前外方伸出延髓,经舌下神经管穿出颅腔,支配所有牵引舌部的舌内外肌肉。舌下核接受双侧皮质延髓束的支配,而颏舌肌的运动核仅接受对侧皮质的支配。

(二) 脊神经

脊神经是与脊髓相连的神经,共31对,其中颈脊神经8对,胸脊神经12对,腰脊神经5对,骶脊神经5对,尾脊神经1对。每一根脊神经都由前根和后根与脊髓相连,在椎间孔处相互会合,构成脊神经。后根为感觉根,接受各种特异性感受器的感觉。前根为运动根,内含脊髓前角细胞发出的躯体运动纤维,支配横纹肌。在 $T_1 \sim L_3$ 的脊神经前根内还有来自脊髓侧角神经元发出的内脏运动的交感纤维,在 $S_{2\sim4}$ 脊神经前根内有内脏运动的副交感纤维。

脊神经是混合神经,包含4种纤维成分:①躯体运动纤维,支配骨骼肌;②躯体感觉纤维,分布于皮肤、横纹肌、肌腱和关节等;③内脏运动纤维,支配平滑肌、心肌和腺体;④内脏感觉纤维,分布于内脏、心血管和腺体。

脊神经穿出椎间孔后分成前支和后支。前支粗大,上、下相互吻合形成神经丛,然后再发出分支分布于躯干前部、四肢和会阴部的皮肤、关节、韧带和肌肉。常见的神经丛有颈丛、臂丛、腰丛和骶丛。后支细短,按节段分布于背部的皮肤、筋膜、韧带和肌肉。

脊神经的节段性分布是指每一对脊神经支配一定的皮肤区域。头枕部和后颈部由 $C_{2\sim3}$,上肢由 $C_4 \sim T_1$,胸、腹由 $T_2 \sim L_1$,下肢由 $L_2 \sim S_3$,臀周由 $S_{4\sim5}$ 神经分布。在胸部每个皮节沿肋间隙呈环形分布,在腹部这种环形分布逐渐向下内斜行,在四肢这种特征则不明显。

脊神经以节段性分布为主要特征,但在脊神经的行程中,常有分支发出或重新组合。每一皮节的感觉是由相邻的三条脊神经重叠分布。因此一根脊神经前根损伤不一定引起整块肌肉完全麻痹,但是可以累及数条肌肉,除非受损部位很接近其所支配的肌肉。同样若切断一条脊神经后根,并不造成相应皮节的感觉丧失,而只有感觉减退。此外神经干受压,先影响粗纤维,因此肌无力常是神经受压后最早出现的症状。

1. 颈丛　颈丛由 $C_{1\sim4}$ 颈神经的前支组成。其皮支在胸锁乳突肌后缘中点稍上方浅出,分成颈横神经、锁骨上神经、耳大神经和枕小神经,分布到颈前外侧部、肩部和头后外侧部的皮肤,其中耳大神经最粗,朝耳垂上行。颈丛的肌支支配颈部深层肌肉、舌骨肌群及横膈。膈神经是颈丛的主要肌支,支配膈肌,它也常自臂丛的锁骨下肌神经接受一吻合支,称为副膈神经,它在不同高度加入膈神经,因此在膈神经高位

阻断时,膈肌可不全瘫痪。

2. 臂丛　臂丛由 $C_{5\sim8}$ 颈神经和 T1 胸神经的前支组成,支配上肢。组成臂丛的5条前支形成3个干: $C_{5\sim6}$ 合成上干,C_7 为中干,C_8 和 T_1 合成下干。各干均再分为前、后两股,3个干的后股合成后束,位于腋动脉的后方,上、中干的前股组成外侧束,下干前股延续为内侧束。支配运动肩部肌肉的神经直接发自根、干、股或束。臂丛的外侧束分成肌皮神经和正中神经外侧根,内侧束分成正中神经内侧根、尺神经、臂内侧皮神经和前臂内侧皮神经,后束分成桡神经和腋神经两个终支。

(1) 肌皮神经($C_{5\sim7}$):支配喙肱肌、肱二头肌和肱肌,继而延续为前臂外侧皮神经,分布于前臂桡侧半的皮肤。

(2) 正中神经($C_6 \sim T_1$):肌支支配前臂掌侧肌群(除外尺侧腕屈肌和指深屈肌的尺侧半),在手部,它支配桡侧第1、2蚓状肌及鱼际肌群(拇指收肌和拇短屈肌的深头除外)。感觉支分布到手部皮肤,包括拇指、示指、中指的掌面,环指的掌面桡侧半及手掌的相应部分,也分布到示指、中指的中节和末节的背面,环指的中、末指节背面桡侧半。

(3) 尺神经(C_8,T_1):肌支支配前臂的尺侧腕屈肌,指深屈肌的尺侧半,拇收肌、拇短屈肌深头,骨间肌,尺侧二蚓状肌及小鱼际肌。皮支分为3支:掌皮支支配腕掌面的尺侧半;手背支分布于手背尺侧半,整个小指及环指尺侧半的背面;掌浅支分布于整个小指及环指尺侧半的掌面,以及手掌尺侧半的相应区域。

(4) 臂内侧皮神经(T_1):分布于腋区和臂内侧面,与邻近的皮神经有广泛的重叠,故损伤后无明显症状。

(5) 前臂内侧皮神经(C_8,T_1):分布于前臂内侧半的前、后面皮肤,此神经受损伤后,感觉的丧失在掌面常到臂中部,在背面则分布区稍小。

(6) 桡神经($C_5 \sim T_1$):支配上肢全部伸肌和肱桡肌,旋后肌和拇长展肌。皮支分布到上肢背面及手和指背面的桡侧半,直到远侧指间关节。

(7) 腋神经($C_{5\sim6}$):支配三角肌和小圆肌,并发出臂外侧皮神经到臂部的上外侧面皮肤。

3. 胸神经的前支　胸神经前支共有12对,上11对均行于肋间,称为肋间神经,第12对行于第12肋的下方,称为肋下神经。除第1胸神经前支参加臂丛,第12胸神经参加腰丛的组成外,其余的均不成丛,各自沿体壁向前下方行走,发出到胸、腹壁的肌支和外侧皮支,末梢在躯干前正中线两侧穿至皮下,成为前皮支。上6对胸神经的前支分布于胸部,下6对兼分布于胸、腹部。其中,第4对肋间神经的前皮支分布于乳

头平面的皮肤,第 7 对肋间神经分布于剑突附近,第 10 对肋间神经分布于脐部皮肤。

4. 腰骶丛　腰骶丛分为腰丛($L_{1~4}$)和骶丛($L_{4~5}$,$S_{1~3}$)。腰丛的前股发出髂腹下神经的前支、髂腹股沟神经、生殖股神经和闭孔神经,后股发出髂腹下神经后支、髂腰肌神经、股神经和股外侧皮神经。骶丛的前股发出胫神经和到半腱肌、半膜肌、股二头肌长头、股方肌、闭孔内肌的神经,后股发出腓总神经和臀上、下神经。

(1) 髂腹下神经(L_1)和髂腹股沟神经(L_1):肌支支配腹内斜肌和腹横肌。该神经受损后,可引起神经痛及腹股沟管区的肌肉薄弱,易导致腹股沟疝。

(2) 生殖股神经($L_{1~2}$):肌支分布于股三角的皮肤,生殖支支配睾提肌和阴囊(唇)皮肤。

(3) 闭孔神经($L_{2~4}$):支配内收肌群。该神经受损后出现大腿内收障碍。

(4) 股神经($L_{2~4}$):肌支支配股四头肌、髂腰肌、缝匠肌、耻骨肌。皮支分布到大腿前面、前内侧面及小腿、足内侧面。该神经受损后,引起伸小腿不能及大腿屈曲障碍,大腿前面及小腿内侧出现感觉障碍。

(5) 股外侧皮神经($L_{2~3}$):分布于大腿外侧面,该神经受损后,引起大腿外侧面相当大的区域感觉障碍。

(6) 坐骨神经($L_4 \sim S_3$):为人体中最大的神经,是骶丛全部神经根的延续,由胫神经和腓总神经组成,其分布范围见胫神经和腓总神经部分。

(7) 胫神经($L_4 \sim S_3$):皮支分布于小腿后面及足底皮肤,肌支支配小腿后面诸肌及维持足弓的足底诸肌。该神经受损后,足内翻不能,足底肌肉萎缩,小腿后面感觉减退,足底感觉完全丧失。

(8) 腓总神经($L_4 \sim S_2$):支配小腿前、外侧肌群及足背肌肉。该神经受损后,不能背向屈足、屈趾和外翻足心。

(9) 股后皮神经($S_{1~3}$):分布于大腿后面的皮肤,并与相邻的神经广泛重叠。该神经受损后,可使大腿后面自臀部至膝部相当宽的皮肤区域的感觉丧失。

(陈亮　钟平)

第二节　神经外科的显微解剖学基础

显微神经外科手术的开展是 20 世纪 80 年代以来神经外科的重大进展之一,要求手术者应掌握颅内局部显微解剖知识。因此本节重点介绍鞍区、海绵窦、小脑幕裂孔区、小脑脑桥角区、颈静脉孔区、枕大孔区

及脑底动脉环(Willis 环)的显微外科解剖。

一、蝶鞍区

(一)蝶窦

蝶窦(sphenoid sinus)是位于蝶骨体内的气化腔隙,蝶窦内纵横斜型分隔较多,变异较大,通常有一个纵行分隔将其分为两室,斜型分隔的附着处常指向鞍旁段颈内动脉。根据气化情况,可分为甲介型、鞍前型和鞍型,以鞍型最为常见。蝶窦的前壁中线处有 1 个骨嵴,参与鼻中隔的组成;前壁上外侧常有 2 个蝶窦开口,使窦腔与鼻腔相通。上壁为蝶骨平板、后上壁是蝶鞍底、后下壁为斜坡凹陷、下壁为斜坡。蝶窦的两侧壁受邻近结构压迫形成多个隆起,上外侧部为视神经管隆起、蝶鞍侧方为鞍旁段颈内动脉隆起、斜坡凹陷外侧为斜坡旁段颈内动脉隆起。此外,蝶窦外侧隐窝侧方还有三叉神经的上颌支隆起和蝶窦底外侧的翼神经管形成的突起。这些隆起有时骨质缺如,经蝶窦手术时应该避免使用单极电凝和锐器等,以免造成颈内动脉和视神经等重要结构的损伤。

(二)蝶鞍

蝶鞍(sella turcica)是蝶骨体的上面即颅中窝中央部的底,呈马鞍形。中部下凹,容纳脑垂体,亦称垂体窝。蝶鞍的底壁较薄,其厚度70% ~80% 小于 1mm,近半数小于 0.5mm。蝶鞍的深度(指鞍底窝到鞍结节与鞍背连线的最大垂直距离),一般成人为 5 ~12mm,平均 9mm;鞍长(即垂体窝的最大矢径),成人为 4 ~17mm,平均 10mm;鞍宽(即鞍底水平面上的宽度),为 10 ~16mm,平均 14mm。

(三)鞍前区

鞍前区(presella region)包括蝶骨平板、蝶骨缘凸、前床突、鞍结节、视交叉沟和视神经管。蝶骨平板形成蝶窦的顶。视神经管为鞍前区的外侧边界。

(四)鞍膈

鞍膈(diaphragma sellae)是蝶鞍上方硬脑膜所形成的隔膜,附着在前床突、鞍结节到鞍背和后床突之间,中间有 1 个圆形或卵圆形的鞍膈孔,垂体柄通过鞍膈孔与鞍内垂体相连。鞍膈呈长方形,宽 6 ~15mm,平均 11mm;长 5 ~13mm,平均 8mm;大多略凹或平坦,少数向上略凸。在环绕垂体柄处较薄,外周稍厚,鞍膈孔大小变异较大,50% 左右成人的鞍膈孔直径可达 5mm。少数有鞍膈缺失者。

(五)视神经和视交叉

视神经和视交叉(optic chiasma)位于鞍上区。视交叉有 3 种基本位置:①前置型:视交叉位于鞍结节之上,占9% ~10%,鞍结节在视交叉前缘下向后突出 2mm 左右;②正常型:视交叉位于鞍膈之上,占75% ~

80%，鞍结节和视交叉前缘有 2~6mm，平均 4mm 的空隙，其中 14% 此距离为 2mm 或小于 2mm；③后置型：视交叉位于鞍背之上，占 10%~11%，鞍结节与视交叉前缘间的距离 5~9mm，平均 7mm。视神经在视神经孔附近呈扁平状，横径 3.5~6mm，平均 5mm，厚度 2~5mm，平均 3mm。从视交叉到视神经孔的视神经长度为 8~19mm，平均 12mm。两侧视神经的长度不等，可以相差 2mm 左右。两侧视神经在视神经孔的距离为 9~24mm，平均 14mm。双侧视神经内侧缘的延长线在视交叉后形成 50°~80° 夹角。视神经进入视神经管时被返折的硬脑膜——镰状韧带所覆盖，覆盖范围 3~4mm，最多亦不超过 1cm。此处可能有骨质缺失，做电凝烧灼硬脑膜时可能导致视神经损伤（图 52-9）。

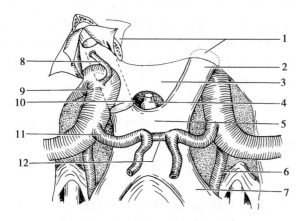

图 52-9 蝶鞍区上观图：左侧视神经管已打开，左视神经切除
1. 镰状韧带 2. 视神经 3. 鞍膈 4. 脑下垂体
5. 视交叉 6. 后交通动脉 7. 视束 8. 眼动脉
9. 颈内动脉床突上段 10. 鞍膈孔 11. 大脑前动脉 12. 前交通动脉

（六）脑垂体

脑垂体位于垂体窝内，呈扁椭圆体，其大小为长 1.2cm、宽 0.8cm、高 0.6cm。分前叶、后叶及结节部，由垂体柄将垂体与下丘脑相连。如果鞍膈孔较大，有向上突出的趋势。垂体的两侧为海绵窦，与垂体相隔距离平均 2.3cm。

（七）鞍区的主要动脉

1. 眼动脉 从颈内动脉发出，约有 80% 以上起于颈内动脉刚出海绵窦进入硬脑膜腔之处，8% 起于颈内动脉的窦内段，约 3% 眼动脉缺如。眼动脉由颈内动脉床突上段上方发出（78% 上内侧 1/3 发出，22% 上方中间 1/3 发出）眼动脉，在视神经下方向前进入视神经管。从海绵窦内发出的该动脉常经过一骨孔进入视神经管的底部。14% 的眼动脉发出后立即进入视神经管，其余 86% 从起始部到视神经管的长度，

最长 7mm，平均 3mm。眼动脉起始部的直径 0.5~3.0mm，平均 2.0mm。

2. 颈内动脉 颈内动脉通过岩骨内的颈动脉管后，在破裂孔处向上进入颅腔，行于三叉神经半月节的内侧。然后穿过硬脑膜进入海绵窦，与蝶鞍和蝶窦的外侧壁相毗邻，称为窦内段。向前在海绵窦的前段穿过硬脑膜进入蛛网膜下腔，称为床突上段；自此向后上方至后床突上方分为大脑中与大脑前动脉，称为分叉部。床突上段先后分出后交通动脉、垂体上动脉（一侧可有 1~5 支，平均 2 支垂体上动脉）、脉络膜前动脉。在鞍区两侧颈内动脉偏向中线，相互靠近，两者之间最短距离为 4~18mm，平均 12mm。其中于床突上区最靠近者占 82%，蝶鞍区占 14%，蝶窦区占 4%。个别在蝶鞍区两侧相隔仅有 4mm，因此在经蝶窦做垂体瘤手术前，需做颈内动脉造影。

3. 大脑前动脉（anterior cerebral artery） 自颈内动脉发出后，向前向内跨过视交叉的上方进入大脑纵裂，经前交通动脉与对侧同名动脉吻合。在大脑前动脉发出前交通动脉的相应水平外侧有一群较小的穿支动脉，其中较大的一支称为回返动脉，又名 Heubner 动脉，是供应丘脑与纹状体的重要动脉，手术时必须注意保护，避免受损。然后，大脑前动脉沿大脑纵裂向前向上直到胼胝体膝部的下方。如大脑前动脉从颈内动脉发出过早，此动脉即短而直，横架在视交叉上。此时，如鞍内有肿瘤向鞍上生长，将视交叉抬起，可使视交叉受到大脑前动脉的严重压迫。如起始部较远，大脑前动脉较长。有的大脑前动脉长而迂曲，甚至形成一个环覆盖在视交叉和鞍上区。

二、海绵窦

海绵窦（cavernous sinus）位于蝶鞍两旁，属于硬膜间结构。其内侧紧邻蝶骨体，外侧靠近颞叶，前方与眶上裂相接，后方邻近颞骨岩部。海绵窦内富含静脉丛，前方接受眶上裂的静脉回流，向后与岩静脉和基底静脉丛相交通，双侧海绵窦通过海绵间窦交通。熟悉海绵窦的显微解剖是开展海绵窦显微外科的重要基础。

（一）骨性结构

与海绵窦有关的骨性结构包括蝶骨体、蝶骨大翼、蝶骨小翼、前床突、后床突、床突间骨桥、颈内动脉床突孔，有时还包括中床突。构成海绵窦内壁的蝶骨体分为蝶窦前部和蝶窦基底部，其外侧壁从眶上裂到岩骨尖长约 2cm，蝶骨体向外与蝶骨大翼和翼突内侧板相接。在骨质相接处的上表面有颈内动脉沟，其后端靠近破裂孔处最深，岩突位于沟的内侧，沟外侧有一个突向破裂孔的小舌，两者包裹了颈内动脉的大部

分,越靠近前床突颈内动脉沟越浅。前床突是蝶骨小翼向内后方的延伸,呈三角形,位于视神经孔的外上方。前床突长 3 ~ 18mm(均 7mm),宽 2 ~ 4mm(均 3mm)。前床突的内下方借视神经嵴与蝶骨体相邻,视神经嵴为视神经孔的外下边界。前床突外围是一层很薄的皮质骨,内部为松质骨,前床突腔多与蝶窦腔相通。后床突是鞍背的延伸,也多与蝶窦腔相通,连接后床突与岩尖的颅后窝硬膜形成了海绵窦的后壁。中床突是蝶骨体向外上方的延伸,它可大可小,多与前床突相融合。

前床突若与中床突完全融合,就形成颈内动脉-床突孔。若中床突缺如,或其与前床突没有融合,则有硬膜在床突与颈内动脉之间形成颈内动脉-床突韧带。颈内动脉上硬膜环就位于颈内动脉-床突孔的上方,颈内动脉穿过颈内动脉-床突孔和上硬膜环后进入硬膜内。床突间骨桥约在 6% 的人体中存在,它是位于前后床突之间的骨性突起,与之相伴随有两个孔形成:颈内动脉-床突孔和中-后床突间孔。若床突间骨桥缺如,则有硬膜形成前后床突间韧带。

(二)硬膜关系

海绵窦为船型硬膜间结构,有顶、内、外和后四个壁,顶壁的硬膜来自小脑幕向前方的延伸和鞍膈向侧方的延伸,小脑幕在前床突、后床突及前、后床突之间形成三个硬膜返折,海绵窦顶壁的前 1/3 被前床突覆盖,只有磨除前床突后才能显露。前床突处的硬膜返折分为两层包绕前床突,上层在前床突上缘并向内侧延伸环绕颈内动脉形成颈内动脉远环(上环),下层在床突下缘并向内侧延伸环绕颈内动脉形成近环(下环),而且还向外延伸至动眼神经形成颈内动脉-动眼神经膜。海绵窦外侧壁由两层组成,外层为颞极硬膜向前方的延伸,内固有层由动眼、滑车及眼神经与神

经之间的纤维组织组成。

(三)神经关系

第Ⅲ ~ Ⅵ对脑神经与海绵窦关系密切。动眼神经于后床突的外下方,越过岩床韧带进入海绵窦外侧壁的硬膜夹层内,沿海绵窦外侧壁上缘,经前床突外下方前行至眶尖,在总腱环内穿经外直肌两头之间,并分为上、下两支进入眶上裂。滑车神经于后床突的外下方,穿经小脑幕游离缘进入海绵窦外侧壁夹层内,沿动眼神经外下方前行。在眶尖,经动眼神经上方及总腱环表面进入眶上裂,然后经提上睑肌与骨膜之间,进入眼眶分布于上斜肌。三叉神经眼支在海绵窦外侧壁内位于滑车神经的外下方,沿滑车神经的外侧进入眶上裂,并分成 3 支:额神经、泪腺神经和鼻睫神经。额神经与泪腺神经均位于总腱环的外侧,额神经位于内侧沿滑车神经走行,泪腺神经位于最外侧,鼻睫神经位于中间,它经外直肌的两头之间穿经总腱环进入眶上裂。展神经自脑干发出后行向前上,先穿过斜坡硬脑膜,而后于蝶岩韧带的下方穿经 Dorello 管进入海绵窦,可分为 2 支或 3 支。展神经是唯一走行在海绵窦内的脑神经,它经颈内动脉外表面前行进入眶上裂。颈内动脉交感神经丛发出分支沿展神经分布。所有海绵窦内的脑神经均由颈内动脉的海绵窦段供血,它可发出上支供应动眼神经和滑车神经,内前支供应动眼神经、滑车神经、展神经和眼神经,外侧支供应上颌神经,后支供应下颌神经。

(四)解剖三角

海绵窦及其周围区域,被经过的神经、血管、硬膜返折和某些骨性结构分为多个三角形区域。掌握这些解剖三角的组成与相互关系,是开展海绵窦显微外科的重要基础(图 52-10)(表 52-1 为海绵窦三角海绵窦三角的组成)。

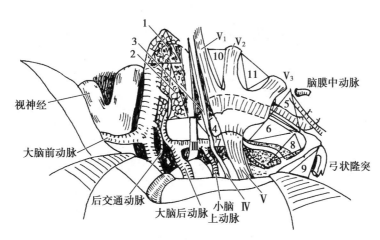

图 52-10　海绵窦的三角

1. 前内侧三角　2. 内侧三角　3. 上三角　4. 外侧三角　5. 后外侧三角　6. 后内侧三角　7. 后下三角　8. 内听道三角　9. 内听道后三角　10. 前外侧三角　11. 最外侧三角

4

表 52-1　海绵窦三角的组成

三角名称	内 侧 壁	外 侧 壁	底 壁
前内侧三角	硬膜外视神经	眶上裂硬膜	颈内动脉硬膜环
内侧三角	颈内动脉	动眼神经	后床突
上三角	动眼神经	滑车神经	小脑幕缘
外侧三角	滑车神经	三叉神经眼支	小脑幕缘
前外侧三角	三叉神经眼支	上颌支	圆孔与眼支入眶上裂连线
远外侧三角	上颌支	下颌支	圆孔与卵圆孔连线
后外侧三角	岩浅大神经	棘孔和弓状隆突连线	下颌支背侧缘
后内侧三角	三叉神经根	耳蜗	后外侧三角内侧壁
内听道前三角	内耳门内侧壁	颈动脉漆部	膝状神经节
内听道后三角	内耳门外侧壁	弓状隆突	膝状神经节
后下三角	Ⅵ神经在天幕与 Dorello 管连线	岩静脉入岩窦与 Dorello 管连线	岩尖

（五）血管关系

颈内动脉自颈总动脉分出后,在颈部向上进入颈静脉孔前方的颈内动脉管(C_7)。在颞骨岩部内垂直向上,于膝状神经节后外侧(后曲)转为水平向前内侧走行(C_6)。经三叉神经与半月节下方向内侧穿过破裂孔,然后转向前上(外曲)进入海绵窦,沿水平方向穿越海绵窦(C_4段、内曲)。出海绵窦后于硬膜外腔,前床突与视神经的外下方(前曲)向前、上及内侧走行(C_3),在前床突外上穿过硬膜进入蛛网膜下腔(C_1、C_2)。海绵窦内的颈内动脉发出 3 个主要分支:脑膜垂体干、外下干和 McConnel 动脉。脑膜垂体干在后海绵窦腔自颈内动脉内上壁上发出,分为 3 个终末支:垂体下动脉、小脑幕动脉和脑膜背动脉。外下干自颈内动脉外下壁上发出,分为上支、内前支、外侧支和后支供应所有经过海绵窦的神经。在脑膜垂体干起点附近,还发出一根三叉神经动脉,它向后经 Dorello 管外侧进入颅后窝,供应三叉神经。

海绵窦有多根引流静脉与周围的结构相交通。前方有眼上静脉自眶上裂向后进入海绵窦;蝶顶窦沿蝶骨小翼下方进入海绵窦;侧裂和颞叶的桥静脉向内侧进入海绵窦;岩上窦在后上方将海绵窦与乙状窦和横窦相连;岩下窦在后下方将海绵窦与颈静脉球相连;基底静脉丛在后方将海绵窦与硬膜外的椎静脉丛相连;前下方有多根导血管将海绵窦与翼丛相连;左、右海绵窦通过前、后海绵间窦及鞍背后方的静脉丛相交通。

三、小脑幕切迹区

小脑幕切迹区小脑幕围绕脑干形成三角形的小脑幕切迹(tentorial incisura)。三角形的底边是鞍背,宽度为 26～35mm,平均 29.6mm;顶角在中脑背侧、松果体后方,矢径 46～75mm,平均 52.0mm。

脑干和小脑幕切迹游离缘之间的空隙可分为 3 个部分,即位于脑干前方的切迹前区、脑干两侧的切迹中区和脑干后方的切迹后区(图 52-11)。

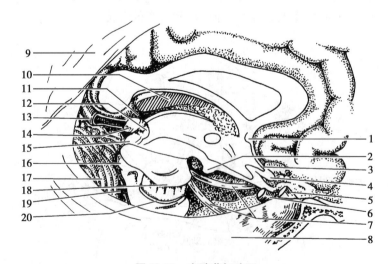

图 52-11　小脑幕切迹区
1. 前连合　2. 乳头体　3. 终板　4. 视交叉　5. 视神经　6. 颈内动脉
7. 动眼神经　8. 小脑幕　9. 大脑镰　10. 大脑中间帆　11. 缰连合
12. 后连合　13. 大脑大静脉　14. 松果体　15. 四叠体上丘　16. 下丘
17. 小脑　18. 大脑脚　19. 滑车神经　20. 桥中脑沟

（一）切迹前区

切迹前区（anterior incisural space）位于中脑和脑桥前方，向下至脑干和斜坡间隙，前上方围绕视交叉和胼胝体喙部，外侧通向外侧裂的内侧部分，向后在海马回钩和脑干间延续到切迹中区。切迹前区在视交叉以下部分，以海马回钩球状隆起的前1/3为后外侧壁，大脑脚和脑桥为其后壁。海马回钩悬于切迹游离缘的前上方，下面有动眼神经通过。垂体柄经切迹前区进入鞍膈孔。视交叉以上部分，以胼胝体喙部为上界，终板为后界，两侧以喙部以下的额叶内侧面为外界。切迹前区向外侧开口到前穿质以下的外侧裂。前穿质是一层扁平的胶样结构，前有嗅纹，内是视束，后是颞叶，外侧为脑岛，上方是内囊前肢、尾状核头和杏仁核前部。

脑池：脚间池位于切迹前区的后部，大脑脚和鞍背之间；向外与前穿质下方的侧裂池，向前与视交叉下方的交叉池相通，交叉池环绕视交叉周围，与终板前的终板池相连。第三脑室前部突入切迹前区，被视交叉分成上、下两部分。

脑神经：嗅束后段在前穿质上方形成内、外侧嗅纹，循前穿质的前上缘行走。视神经从视神经管进入颅内后，向后内走行，通常在鞍膈上方形成视交叉，然后组成视束向后外绕大脑脚进入切迹中区。动眼神经从中脑的大脑脚内侧面发出，在大脑后动脉和小脑上动脉之间向前行，于海马回沟的下方进入海绵窦。展神经从桥延沟发出，在脑桥前池内上行，穿过斜坡的硬脑膜于岩骨床突韧带下方进入海绵窦。

动脉：颈内动脉在前床突的内侧进入切迹前区，向后上外方走行至前穿质下方分成大脑前及大脑中动脉。后交通动脉从颈内动脉的后内侧发出，在动眼神经内上方走向大脑后动脉。脉络膜前动脉在颈内动脉后壁发出，距后交通动脉的起始部0.1～3.0mm，在视束下方走行，于海马回沟与大脑脚之间进入切迹中区。大脑前动脉在前穿质下方发出，经切迹前区至视交叉上方，发出前交通动脉与对侧同名动脉吻合。然后在终板前转向上，到胼胝体之前发出额眶动脉。大脑中动脉在前穿质下方向外走行，在切迹前区外侧发出额极动脉、额前动脉、颞前动脉和颞极动脉。基底动脉，在切迹前区的后部，后穿质和斜坡之间上行，并分出大脑后动脉和小脑上动脉。基底动脉分叉部的位置可从桥延沟以下1.3mm到乳头体之间变异。大脑后动脉在动眼神经上方向外侧绕过大脑脚，于大脑脚和海马回之间进入切迹中区。小脑上动脉在大脑后动脉下方起始于基底动脉，于动眼神经下面向外走行，在切迹前区和中区交界外走向小脑上表面。

切迹前区周围的结构接受来自脑底动脉环穿入支的供血。前穿质有颈内动脉、大脑前动脉、后交通动脉、脉络膜前动脉和回返动脉发出的穿入动脉供血。第三脑室底接受基底动脉、大脑后动脉、颈内动脉、后交通动脉和脉络膜前动脉发出的穿入支供血，包括垂体上动脉。后穿质接受基底动脉、后交通动脉、大脑后动脉和脉络膜前动脉的分支，包括来自后交通动脉的丘脑前穿入动脉和来自基底动脉和大脑后动脉的丘脑后穿入动脉的供血。大脑脚由基底动脉、大脑后动脉、后交通动脉、小脑上动脉、脉络膜前动脉的穿入支供血。脑桥前上表面由基底动脉和小脑上动脉发出的穿入支供血。前交通动脉和大脑前动脉的小分支还供应视神经和视交叉的上表面、终板、第三脑室前部、终板旁回、嗅旁回以及第三脑室壁上的穹隆。

静脉：基底静脉起始于前穿质下方，由嗅静脉、额眶静脉、大脑中深静脉、海马回钩静脉、大脑前静脉、终旁静脉和胼周前静脉汇合而成。经视束下方，海马回沟内侧面，向后外绕过大脑脚进入切迹中区。脑干表面的静脉可分为横向群和纵向群。横向静脉有大脑脚静脉、基底静脉、桥延沟静脉、桥横静脉。纵向静脉有桥延沟前内静脉，桥延沟前外静脉，沟通上、下横向静脉。

（二）切迹中区

切迹中区（middle incisural space）位于脑干外侧，上至颞叶和中脑间隙，下至小脑和上脑干。内侧壁为中脑和上脑桥的外表面，两者由位于切迹游离缘水平的桥中脑沟分界。中脑部分前是大脑脚，后是顶盖，由纵行的中脑外沟分界。此沟上至脑桥枕，下至桥中脑裂。大脑脚上缘有视束环绕，顶盖有丘系三角，下丘臂切迹中区的顶分前后两部分。前部狭窄，为大脑脚和海马回沟之间的视束后段，后部较宽，为丘脑枕的下表面。外侧膝状体在此突向大脑脚的后缘。内侧膝状体在外侧膝状体的后内侧突向切迹中区。

切迹中区外侧壁的上部分是颞叶内侧面的海马结构。海马回沟和海马回形成环状的边缘。海马回沟是海马回前端的球状膨出，由前海马沟分界。海马回沟的内侧深面，侧脑室颞角尖的前方是杏仁核。海马回沟后方颞叶表面有三条带状结构，自上而下依次为海马伞、齿状回和海马旁回。切迹中区顶和外侧壁交界处，海马伞和丘脑枕之间有脉络膜裂系侧脑室颞角内脉络膜附着处。

脑池：切迹中区的幕上部分是脚周池和环池。脚周池位于大脑脚和海马结构之间。环池为脚周池向后的延续，后连四叠体池，下至小脑中脑裂。

脑神经：滑车神经从中脑的下丘下方发出，向前穿过大脑后动脉和小脑上动脉之间，进入切迹中区，围绕中脑走行,于动眼三角后部进入海绵窦外侧壁。三叉神经自岩骨尖上方在小脑幕下通过切迹中区,进入脑桥的前外侧。

动脉:脉络膜前动脉在视束下方进入切迹中区,经脉络膜裂供应侧脑室颞角的脉络膜。大脑后动脉于大脑脚和海马回沟之间进入切迹中区,在顶盖和海马旁回间向后行走,其分支有海马动脉、颞下前动脉、颞下中动脉、颞下后动脉,分布到颞枕叶的下表面。脉络膜后外动脉经脉络膜裂到颞角的脉络膜。脉络膜后内动脉从切迹前区的大脑后动脉近段发出,进入切迹中、后区。丘脑膝状体动脉于丘脑枕下方发出,向上经膝状体到丘脑和内囊。小脑上动脉在切迹中区的前部跨越三叉神经上方,进入小脑中脑沟,主要分支有小脑蚓部动脉和小脑半球动脉,包括小脑半球外动脉、中动脉、内动脉。

切迹中区外侧的幕上结构由脉络膜前动脉和大脑后动脉的穿入支供血。幕下部分由小脑上动脉供血。内侧壁的脑干结构接受来自大脑后动脉和小脑上动脉发出的穿入支和回旋支。

静脉:在切迹中区有来自内侧壁的静脉,自前向后为桥中脑裂外静脉、桥中脑裂静脉和中脑外静脉;来自外侧壁的静脉有海马前静脉、海马回沟静脉、海马沟前纵静脉、侧脑室下静脉及海马沟后纵静脉。此外还有数支来自颞叶内侧面的皮层浅静脉。上述静脉均汇入通过切迹中区的基底静脉。

(三)切迹后区

切迹后区(posterior incisural space)位于中脑后方,相当于松果体区。其前壁是四叠体、松果体、缰三角和缰连合。其顶是胼胝体压部的下表面、穹隆脚末端和海马连合。其底是小脑蚓部的山顶和小脑半球的方叶。切迹后区向下延伸到小脑中脑裂。此裂的前壁是蚓部小舌和小脑上脚,后壁中央是小脑蚓部的山顶和中央小叶,两侧是中央小叶的翼部。切迹后区两侧壁是丘脑枕、穹隆脚和大脑半球内侧面的部分结构,包括海马旁回、齿状回后端、束状回等。

脑池:四叠体池位于四叠体后方,大脑大静脉通过此处,故又称为大脑大静脉池。四叠体池向上与胼胝体压部周围的胼周后池相通;向下延续到小脑中脑池,又称小脑前中央池;向外下方和位于中脑和海马旁回之间的环池后部交通;向外通向丘脑枕后缘及穹隆脚的丘脑后池。四叠体池向前经胼胝体压部和松果体之间的间隙即大脑中间帆通向第三脑室。大脑中间帆通常是一个闭合的狭窄间隙,上、下壁均为第三脑室脉络膜组织,其顶正好在Monro孔后方。大脑内静脉从此穿入中间帆,向后至松果体上方进入切迹后区。

动脉:大脑后动脉在此区外侧走行,发出皮质支有胼周后动脉、颞下后动脉、距状动脉和顶枕动脉。大脑后动脉发出的中央支有脉络膜后内动脉,在松果体旁转向前,经缰三角上方到大脑中间帆,供应第三脑室顶和侧脑室体部的脉络膜。脉络膜后外动脉在丘脑枕的后内侧面进入脉络膜裂,供应侧脑室三角区的脉络膜,并发生分支到丘脑。小脑上动脉走行在小脑中脑裂时有小分支到蚓部和小脑半球的邻近部分,并发出小脑前动脉进入小脑上脚,走向齿状核。其终支向上离开小脑中脑裂走向小脑半球上表面。

切迹后区前壁结构,上丘下界水平以上由大脑后动脉的回旋支和穿入支供应;下丘上界以下由小脑上动脉供血,两者之间有广泛侧支吻合。松果体和缰结构由脉络膜后内侧动脉分支供应。

静脉:来自大脑中间帆的大脑内静脉和环池的基底静脉在切迹后区汇成大脑大静脉,于胼胝体压部下方进入小脑幕顶的直窦。其他汇入大脑大静脉的静脉有胼周后静脉、侧脑室三角区内侧静脉和外侧静脉、海马回沟后纵静脉、枕内静脉、小脑中脑裂静脉、蚓部上静脉、小脑半球上静脉、丘脑静脉、丘脑上静脉和顶盖静脉等。

小脑幕动脉:有来源于颈内动脉海绵窦段脑膜垂体动脉的分支小脑幕基底动脉和脑膜背动脉。边缘部分,来源于小脑上动脉的脑膜支和大脑后动脉近侧端发出的脑膜动脉。

四、小脑脑桥角区

(一)小脑脑桥角区

小脑脑桥角是位于颅后窝小脑、脑桥与颞骨岩部后面/内侧1/3之间的三角形间隙,左右各一,对称。其上界为三叉神经的感觉根,下方以舌咽神经根自颈静脉孔走向并进入延髓为界(图52-12)。

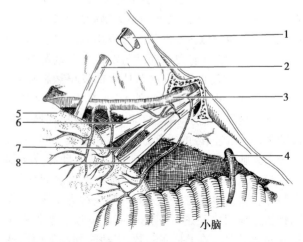

图52-12 小脑脑桥角:内耳孔上缘已切除
1.三叉神经 2.展神经 3.小脑前下动脉 4.岩静脉
5.脑桥 6.面神经 7.中间神经 8.位听神经

神经:三叉神经、展神经、面神经及前庭窝神经通过此区。

三叉神经的运动根和感觉根均在脑桥臂出入脑干,感觉根粗大,起源于颅中窝的半月神经节,然后向上向后越过岩骨尖进入颅后窝,在脑桥外侧入脑。运动根比感觉根小得多,位于感觉根的前内侧面,在颅中窝位于感觉根及半月神经节的腹侧,经颅中窝底的卵圆孔出颅。

展神经从脑干桥延沟中部出脑,向前向上走行在小脑脑桥角的内侧边缘到颞骨岩部的上缘,再前行到岩骨尖端,通过 Dorello 管后穿入海绵窦。

面神经,包括运动根和中间神经,自脑干桥延沟外侧部出脑干,横过小脑脑桥角经内耳孔入颞骨岩部的面神经管内。

前庭窝神经由耳蜗神经和前庭神经两部组成,出内耳孔后大部分与面神经伴行,在脑干桥延沟外端入脑。

动脉:从区内的主要动脉如下。

小脑前下动脉:起自基底动脉尾侧 1/3 处,经展神经、面神经和前庭窝神经的腹侧到达小脑半球前下面,供应小脑半球下面的前部,同时发出分支供应脑桥被盖尾侧部。

迷路动脉:又名内听动脉,起于基底动脉或小脑前下动脉,在展神经的前方越过,向外走行,与面神经、前庭窝神经伴行进入内耳道,分布于内耳前庭和 3 个半规管及耳蜗。进入内耳道的动脉可有回返分支供应脑干。

(二) 内耳道

颞骨岩部后侧面有开向后内的骨孔,称为内耳孔。自内耳孔向前外走向的骨性通道是内耳道(internal acoustic meatus)。内耳道内有五根神经组成的复合体通过,即前庭上神经、前庭下神经、面神经、中间神经和耳蜗神经。内耳道外侧端常被一水平的横嵴分成上、下两部分。前庭上神经和面神经行于横嵴上方,而面神经位于前庭上神经的前侧,两者之间又有一垂直的嵴突相隔。前庭下神经和耳蜗神经行于横嵴下方,耳蜗神经位于前侧。中间神经在内耳道外侧部位于面神经和前庭上神经之间,并与面神经紧密结合。向内近内耳孔处,中间神经从面神经运动根中分离出来,行于面神经和耳蜗神经之间。在内耳道,迷路动脉及其分支行于神经下方(图 52-13)。

面神经、中间神经和前庭窝神经:面神经位于内耳道横嵴上部的前面。至内耳道底,面神经穿入面神经管,先向前外方走行,经膝神经节又急转向后,通过鼓室内壁前庭窗的上方、外侧半规管的后下方,到达

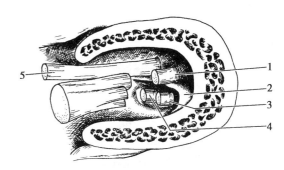

图 52-13　内耳道内神经解剖
1. 前庭上神经　2. 横嵴　3. 前庭下神经
4. 耳蜗神经　5. 面神经

鼓室后壁,此段称为面神经水平部,长约 10mm。然后在鼓室后壁,面神经又转折向下,降入茎乳管,经茎乳孔出颅,此段呈垂直位下降,称为面神经垂直部,长约 16mm。镫骨神经和鼓索神经依次从面神经垂直发出。面神经在出茎乳孔附近发出一分支达外耳后部,感受此处一般躯体感觉。而后,面神经穿过腮腺支配面部表情肌。

中间神经在面神经外侧从桥延沟出脑。在小脑桥角,与面神经伴行进入内耳道。起初走行在面神经和耳蜗神经之间,紧贴面神经的后面,以后与面神经紧密地结合位于内耳道横嵴上方,面神经和前庭上神经之间。

耳蜗神经在内耳道内逐渐移到前庭神经的前方,行于横嵴下部,通过骨孔到螺旋神经节,其节前纤维分布于螺旋器的毛细胞。前庭神经在内耳道内分为上、下两支,分别位于横嵴上、下部的后方。穿过骨孔到前庭神经节,前庭上神经的神经纤维分布于球囊、椭圆囊、外半规管和前半规管。前庭下神经支配球囊和后半规管。

五、颈静脉孔区

颈静脉孔区颈静脉孔(jugular foramen)的前外侧壁为颞骨的颈静脉切迹,后内侧壁是枕骨的颈静脉切迹。颞骨和枕骨的颈静脉切迹上各有一个骨性突起。连接这两个突起的韧带又将颈静脉孔分为两个部分,即前内侧的神经部,较小,有舌咽神经和岩下窦通过;后外侧称为静脉部,较大,内有迷走神经、副神经、颈静脉球和脑膜后动脉。神经和静脉部的分隔约 1/4 是骨性的。右侧的颈静脉孔大于左侧者占 68% 左右。覆盖在颈静脉孔上方的硬脑膜有两个相应的孔道,称为舌咽神经孔。分别有舌咽神经和迷走神经、副神经及颈静脉球等通过。两孔道之间的硬脑膜宽度为 0.5~4.9mm。舌咽神经孔呈漏斗状,内大外小。迷走神经孔较浅,较大,约为舌咽神经孔的 2 倍,位于静脉

部的前内侧上方,呈椭圆形和圆形,甚至长方形(图52-14)。

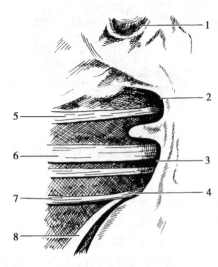

图52-14　颈静脉孔区
1. 内耳孔　2. 舌咽神经孔　3. 迷走神经孔　4. 副神经　5. 舌咽神经　6. 迷走神经　7. 副神经延髓根　8. 副神经脊髓根

神经:此区的主要神经有舌咽神经、迷走神经与副神经,为竖琴样分布。舌咽迷走两神经同起源于脑干内的疑核,在脑干内两者的纤维很接近,几乎不能区分。在延髓表面下橄榄背侧浅沟内,纤维组织成细束根丝发出。其中舌咽神经根正巧在耳蜗神经根丝的尾侧,斜坡背侧2~4mm,常由数支小根丝在橄榄体上部合成一主干。可分为背根和腹根两部分,背根为感觉成分,复根较细为运动成分。舌咽神经直径为0.4~1.1mm,走行在第四脑室侧孔、前庭窝神经的腹侧,到颈静脉孔处出颅。颅内长度为15.0~21.0mm,平均17.6mm。在颈静脉孔处,舌咽神经形成岩神经节,其30%左右位于颅内,70%左右位于颈静脉孔内或颅外。有少数成人,舌咽神经不通过颈静脉孔,而是在该孔前面的小骨孔出颅。

迷走神经紧邻在舌咽神经之后,在脑干的同一浅沟内发出,离舌咽神经仅2.0~5.5mm,在颈静脉孔区由硬脑膜将两者分隔。最上端的迷走神经根常起于舌咽神经起始部的附近,直径为0.1~1.5mm。集合成迷走神经主干后,通过第四脑室外侧孔、前庭窝神经和小脑绒球等结构的腹侧,到颈静脉孔的静脉部出颅,进入结状神经节。颅内长度为15.0~22.9mm,平均为17.1mm。

副神经可分为延髓部分和脊髓部分。延髓部分由直径为0.1~1mm的4~5支神经根合成一主干,紧靠迷走神经从延髓发出,经颈静脉孔出颅,约84%成人合并至迷走神经。脊髓部分发自颈部$_{1-3}$延髓前角

细胞柱,神经根丝穿过脊神经前根和后根之间的侧索离开脊髓,集合成一总干,直径为0.8~1.5mm,平均为1.2mm;在齿状韧带的背侧上升,经枕骨大孔入颅,与延髓部分合并后经颈静脉孔出颅。约有12%在延髓部分和脊髓部分主干之间有硬脑膜间隔。

动脉:本区动脉有小脑后下动脉和脑膜后动脉。

小脑后下动脉自椎动脉发出可先上行于9~11对脑神经起始段的腹侧,然后从任何两支神经根丝间穿过,向后外侧走行在延髓与小脑扁桃体之间。其中半数以上穿过迷走神经根丝间走向背侧。

脑膜后动脉可发自枕动脉、椎动脉或咽升动脉,也有发自小脑前下动脉,走向颈静脉孔。

静脉和静脉窦:主要有乙状窦和岩下窦。乙状窦是横窦的延续,进入颈静脉孔的静脉部,形成颈静脉球状膨大,在其壁上常集结有一堆化学感受细胞,称为颈静脉球。岩下窦起自海绵窦后部,沿岩下沟行向后下方,围绕着舌咽神经、迷走神经和副神经,或通过神经部,或在颈静脉球前通过静脉部,汇入颈内静脉。

六、枕大孔区

(一)骨性结构

枕大孔区的骨性结构包括枕骨、寰椎及枢椎。枕骨分为后方的枕鳞部、前方的基底部及侧方的髁部。枕鳞部的内侧面有一个横行的骨嵴,小脑幕附着其上。基底部向前上方倾斜,与枕大孔成45°角,两侧借岩斜裂与颞骨岩部相邻。枕骨髁位于髁部的内下方,在其前内侧常有一个翼状突起,它与齿状突之间有韧带相连。舌下神经管位于枕骨髁的外上方,内有舌下神经通过。髁窝是一个骨性凹陷,它位于颅外面枕骨髁的后方,在多数情况下,髁窝底部的骨质常穿破形成骨管,内有髁窝导静脉通过。寰椎与一般颈椎不同,呈环形且缺乏棘突和椎体,它由前、后弓及成对的横突和外侧块组成。在后弓的表面常有一个骨性浅沟或骨管,椎动脉从中经过。外侧块的上、下表面分别与枕骨髁及枢椎的上关节面相接。外侧块的内侧常有一个骨性突起,它与横突之间有韧带相连。横突孔位于外侧块与横突之间,内有椎动脉经过。枢椎最大的特点是具有齿状突,齿状突向上占据寰椎椎体的位置,并与寰椎前弓的后面形成关节。在齿状突基底部的两侧有两个朝向外上方的关节面,并与寰椎的下关节面形成关节。同样,枢椎的横突孔也朝向外上方,致使椎动脉经过枢椎横突孔后需向内上方走行一段距离,才能进入寰椎横突孔。

(二)关节与韧带

熟悉枕骨、寰椎及枢椎之间相互联系的关节和韧带在手术入路的设计中非常重要。寰椎与枢椎之间存在4

个骨性连接,在两侧由上、下关节突构成关节,在内侧由齿状突前、后面分别与寰椎前弓及横韧带构成关节,每个关节都有独立的关节囊和关节腔。寰椎与枢椎之间是靠齿状突后方的十字形韧带、前纵韧带和后纵韧带及上下关节突周围的关节囊联系在一起,其中横行韧带位于寰椎侧块内侧的骨性突起之间,纵性韧带向上止于斜坡上表面,向下止于枢椎体的后表面。在前方寰椎与枢椎之间是靠前纵韧带相联系,它位于寰椎前弓与枢椎椎体之间。在后方寰椎与枢椎之间是靠位于寰椎后弓与枢椎椎板之间的一层膜状结构相联系,后纵韧带垂直向上与横韧带交叉后止于斜坡。枕骨与寰椎之间是靠寰枕关节周围的关节囊及前、后寰枕筋膜相联系,前寰枕筋膜位于枕骨大孔前缘与寰椎前弓之间,后寰枕筋膜位于枕骨大孔后缘与寰椎后弓之间,两侧包绕椎动脉及C_1神经根。枕骨与寰椎之间由4个纤维结构联系:后纵韧带向上的延续部分;齿状突尖部与枕骨大孔前缘之间的连接韧带;成对的翼状韧带,它位于枕骨髁与齿状突侧面之间。

(三) 神经结构

位于枕大孔区的神经结构包括脑干的下端、脊髓的上端、小脑、第四脑室、后组脑神经及上颈段的脊神经。脊髓向上与延髓相接,一般认为两者的分界在第一脊神经根起点的上端,也就是说位于枕大孔之间的是延髓。齿状韧带将脊髓固定于硬脊膜上,其外侧端常呈三角形,在枕大孔附近的齿状韧带常将椎动脉及脊髓后动脉包绕,并一起固定于硬脊膜上。因此,在枕大孔区域手术时,椎动脉与脊髓后动脉常不易分离。与枕大孔区关系密切的脑神经主要有舌咽神经、迷走神经、副神经及舌下神经,它们均从延髓及上段脊髓的侧方发出,舌下神经进入舌下神经管,并被管口的水平骨嵴分为两部分出颅腔,其余三对神经都从颈静脉孔出颅腔,舌咽神经与迷走神经在穿过颈静脉孔中间腔的硬膜时,位置固定且容易分离,是术中定位、分离和保护舌咽神经与迷走神经的解剖标志。副神经是唯一通过枕大孔的脑神经,它由脑神经部和脊神经部组成,脑神经部起源于延髓,神经纤维向外侧走行并和迷走神经一起进入颈静脉孔;脊神经部起源于延髓下部及脊髓上部,它与脊神经的后根之间存在许多纤维联系,并向上经过枕骨大孔进入颅腔。高位的颈神经也与枕大孔区手术关系密切,尤其是第1颈神经,它在进入椎间孔之前常与椎动脉关系密切,在手术中应锐性分离以保护椎动脉及颈神经。

(四) 动脉关系

枕骨大孔区的主要血管有椎动脉、小脑后下动脉和由椎动脉及颈动脉发出的脑膜支。椎动脉经颈$_6$到颈$_1$的横突孔上行,出横突孔后沿寰椎后弓上面的椎动

脉沟(有时为椎动脉管)走行,并于枕骨髁后方穿过硬脑膜进入枕骨大孔,经后组脑神经的腹侧向前内侧走行,在桥延沟附近两侧的椎动脉汇合成基底动脉。在椎动脉穿过硬脑膜时,硬脑膜常围绕椎动脉形成一个硬脑膜椎动脉管,它长4~6mm。椎动脉在枕大孔区的主要分支有脊髓后动脉、脊髓前动脉、小脑后下动脉及前、后脑膜支。脊髓后动脉大多起源于硬脑膜外的椎动脉,但也可以来自硬膜内的椎动脉或小脑后下动脉,它在进入脊髓后外侧沟之前常发出一个分支上行到延髓。小脑后下动脉大多起源于硬脑膜内的椎动脉,但也可以来自硬膜外的椎动脉,它绕过延髓的前外侧并穿过或行经后组脑神经的中间、上方与下方走向延髓的背外侧,在第四脑室顶部或小脑扁桃体附近分为内侧支与外侧支,内侧支供应小脑蚓部及其周围结构,外侧支供应小脑半球及扁桃体。脊髓前动脉由一对来自椎动脉的脊髓前中央动脉汇合而成,它沿延髓腹侧及脊髓前正中裂下行。枕骨大孔区的硬脑膜由诸多动脉的脑膜支参与供血,包括咽升动脉、枕动脉、椎动脉、小脑后下动脉、脊髓后动脉及来自颈内动脉脑膜垂体干的脑膜背动脉。

(五) 静脉关系

枕大孔区的静脉可分为三组:硬脑膜外静脉、硬脑膜内静脉及硬脑膜静脉窦,相互间有桥静脉或穿通静脉相交通。硬脑膜外静脉回流到脊髓周围和椎动脉周围静脉丛,后者是由颈深部肌肉及椎动脉周围区域的小静脉汇合而成。枕大孔区的交通静脉包括边缘窦、枕窦及基底静脉丛。边缘窦位于枕大孔四周的边缘,它和周围的静脉窦均有交通。枕窦沿小脑镰分布,其下端分为左、右两支,向侧方走行进入乙状窦或颈静脉球。基底静脉丛位于鞍背到枕骨大孔的两层硬膜之间,它与前上方的海绵窦、侧方的岩下窦及下方的硬膜外静脉丛均有交通。硬脑膜内静脉引流下位小脑及脑干、上部脊髓及小脑延髓裂的静脉血。延髓背侧的主要静脉是延髓后内侧静脉,它沿延髓背侧上行,在闩部附近移行为小脑下脚静脉,并沿小脑下脚走向外侧,最后回流到延髓侧方的静脉。延髓前部及侧方的静脉向上通过岩静脉回流到岩上窦。

七、脑底动脉环

脑底动脉环(arterial circle of willis)是颈内动脉系与椎-基底动脉系在脑底的吻合。环的前部由左、右大脑前动脉,以前交通动脉相连组成,环的后部左右各以后交通动脉连接颈内动脉根部与大脑后动脉而成,形成一个封闭的七边形动脉环,位于脚间池内,环绕视交叉、漏斗、灰结节、乳头体和后穿质(图52-15)。

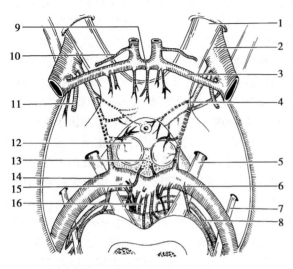

图 52-15　脑底动脉环

1. 视神经　2. 颈内动脉　3. 大脑前动脉　4. 后交通动脉　5. 动眼神经　6. 脉络膜后动脉　7. 滑车神经　8. 小脑上动脉　9. 前交通动脉　10. 回返动脉　11. 脉络膜前动脉　12. 乳头体　13. 后穿质　14. 大脑后动脉　15. 丘脑穿入动脉　16. 基底动脉

（一）大脑前动脉和前交通动脉

大脑前动脉从颈内动脉发出至前交通动脉之间的一段称为 A_1 段，此段的直径为 0.9 ~ 4mm，平均 2.6mm。前交通动脉的长度为 0.3 ~ 7mm，多数介于 2 ~ 3mm 之间，直径为 0.3 ~ 3.4mm，平均 1.5mm。此动脉远侧的大脑前动脉为 A_2 段，不组成脑底动脉环。动脉环前半部的异常有：A_1 段发育不良，A_1 段双干畸形，前交通动脉过细或有多支，前交通动脉发出第三支大脑前动脉等。上述异常是该处动脉瘤好发的解剖基础。

（二）大脑前动脉的回返动脉

大脑前动脉的回返动脉又称 Heubner 动脉，多数起于 A_1 段的远侧或 A_2 段的近侧，直径 0.2 ~ 2.9mm，平均 1mm。大部分在 A_1 段的前方，部分在 A_1 段的上方走行 A_1 段和前穿质之间，或终止于前穿质或止于外侧裂的外侧区，参与尾状核前部、壳核前 1/3、苍白球外上部和内囊前肢的供血。回返动脉损伤可导致半身不遂，以面瘫、上肢瘫为主，优势侧还可出现失语症。

（三）脑底动脉环前部的穿入动脉

从 A_1 段和前交通动脉发出，分布于前穿质、额叶底面、视交叉上区、视交叉背面、下丘脑和大脑外侧裂等处。起于 A_1 段的穿入支为 2 ~ 15 根，平均 8 根，多半于 A_1 段的近端发出。主要起始于 A_1 段上表面（54%）和后表面（32%），下表面和前表面较少（各为 9% 与 5%），供应前穿质、视交叉背面、下丘脑的视交叉上面、视束、视神经背面、大脑外侧裂、大脑半部内

侧面及额叶底面等。A_1 段穿入动脉受损，可出现精神症状，如焦虑、恐怖感、激动不安、人格改变、智力下降以及眩晕等；无偏瘫和意识，觉醒状态的永久性改变。从前交通动脉发出的穿入支为 0 ~ 4 根，平均 1.6 根。多数起始于前交通动脉上表面和后表面（各为 54% 和 36%），前表面（7%）和下表面（3%）较少。终止于视交叉背面、前穿质、额叶及穹隆、胼胝体、膈区、前扣带回等。

（四）基底动脉

基底动脉由左、右椎动脉于脑桥下缘汇合而成，经脑桥腹侧到脑桥上缘，分叉成左、右大脑后动脉。基底动脉分叉部，大脑后动脉和后交通动脉组成脑底动脉环的后部。基底动脉分叉部一般在脑桥中脑交界处下方 1.3mm 处和乳头体之间；大部分在脚间窝，距乳头体 0 ~ 14mm，平均 8.1mm。基底动脉上段的后侧面和外侧面发出穿入动脉 3 ~ 18 支，平均 8 支；直径为 0.1 ~ 0.5mm，多数起始于后侧面。前侧面没有穿入动脉发出。

（五）大脑后动脉

P_1 段为介于基底动脉分叉和后交通动脉之间的大脑后动脉段。发出 1 ~ 13 支后穿入动脉，平均 4 支。主要起始于 P_1 段上表面和后表面，向后上方走行，终止于中脑后部、脚间窝、大脑脚、后穿质和乳头体等。P_1 段前表面也可有 1 ~ 2 支穿入动脉发出，到后穿质和乳头体。

P_1 段的主要分支有：丘脑穿入动脉，通过后穿质入丘脑；脉络膜后动脉，供应丘脑、第三脑室及侧脑室的脉络丛；四叠体动脉及大脑脚和中脑被盖的分支。

丘脑穿入动脉常是 P_1 段后表面或上表面。多数从 P_1 段中央部发出，亦有少数起始于后交通动脉。终止于脚间窝、后穿质、乳头体后区、下丘脑后部、中脑上部的内侧区及丘脑。此动脉损伤可引起对侧肢体舞蹈症和手足徐动症，不伴有明显的皮肤感觉障碍。

（六）后交通动脉

组成脑底动脉环的两侧，起始于颈内动脉的后内侧面，在第 3 对脑神经上方向后内侧走行，最后与大脑后动脉合并。从后交通动脉的上表面和外表面发出 4 ~ 12 支（平均 7 支）穿入动脉，直径 0.1 ~ 0.6mm 不等，终止于灰结节、后穿质、视束、大脑脚、乳头体、视交叉、脚间窝，参与下丘脑后部、丘脑前部、内囊后肢和丘脑底部等区域的供血。损伤此血管可引起对侧的偏舞动症。后交通动脉的最大分支为乳头体前动脉，多半起始于后交通动脉中段或前段，终止于乳头体和视束之间的乳头体前区，供应丘脑及下丘脑的外侧部和前部。

（七）颈内动脉

床突上段通常发出脑垂体上动脉、眼动脉、后交通动脉和脉络膜前动脉。此外,颈内动脉在交通动脉起始部的远侧端还发出 2～3 支穿入动脉,终止于视束、视交叉和视神经、下丘脑前部、前穿质和颞叶内侧面。

（八）脉络膜前动脉

起于颈内动脉床突上段、距分叉处的近侧数毫米范围内、后交通动脉起始部远侧端 1～5mm,平均 2.7mm 处,少数可从大脑中动脉和后交通动脉发出,少数成人可有两支脉络膜前动脉。此动脉的供应范围包括颞叶钩回、梨状皮质和杏仁核;部分外侧膝状体和视放线;内囊及基底核区,包括苍白球内侧、尾状核尾和膝部以及内、外囊的后部;间脑的一部分,如丘脑的外侧核团和丘脑底部;大脑脚中 1/3 和黑质。脉络膜前动脉损伤的主要表现是对侧的"三偏症",即偏瘫、偏身感觉障碍和偏盲。

（陈亮　钟平）

第三节　颅内压和颅内压增高

颅内压(intracranial pressure,ICP)增高是多种神经系统疾病所共有的一种综合征,是神经外科多种疾病引起死亡的主要原因。该综合征由颅内容物(脑、脑脊液、脑血容量)的体积增加,或颅内占位性病变等引起。主要临床表现有头痛、呕吐及视神经盘水肿等,严重者可导致脑疝而危及患者生命。本节讨论颅内压的生理、颅内压增高的病理生理及诊断、处理。

一、颅内压的生理

（一）正常颅内压

颅内压以人的侧脑室内液体的压力为代表。在椎管蛛网膜下腔通畅的情况下,该压力与侧卧位时做腰椎穿刺所测得的压力大体相等。成年人的正常颅内压为 0.7～2.0kPa(5.0～13.5mmHg 或 70～180mmH$_2$O),平均为 1kPa(100mmH$_2$O),女性稍低。儿童为 0.5～1.0kPa(4.0～7.5mmHg,或 50～100mmH$_2$O),平均为 0.67kPa(70mmH$_2$O)。该压力是被测者平卧时经颅骨钻孔穿刺侧脑室,或侧卧时做腰椎穿刺,然后用内径为 1mm 的开放玻璃测压管测得的。由于这种测压破坏了颅脊腔的封闭性,以及部分脑脊液流失,都会影响测压的准确性。所测得的压力只反映测压瞬间颅内压的相对值。

把压力换能器放置于颅内,将压力转换为电动势,可进行颅内压的连续监测与记录,称为颅内压监护。临床上颅内压用平均压(mICP)来表达,它的计算

是舒张期的颅内压加 1/3 的波幅压。各种闭合测压法的意义和结果不同。在脑室内压(intraventricular pressure,IVP)与脑脊液压(cerebral spinal fluid pressure,CSFP)中传感器接触的是脑脊液,因此两者的数据大致相等。硬脑膜下压(subdural pressure,SDP)中传感器接触的是顺应性不同的脑皮质,压力有轻微的偏低或偏高。硬脑膜外压(epidural pressure,EDP)中传感器接触的是弹性较大的硬脑膜,因此所测得的压力常较 IVP 高。脑组织压(brain tissue pressure,BTP)中传感器接触脑组织,测得的压力较其他几种压力有较大的区别,常用以反映脑水肿的程度。颅内不同部位也有不同的压力。当颅内有病变时,各部位的压差将更明显。

（二）压力曲线和压力波形

颅内压是一种脉冲波,连续记录时即构成颅内压曲线(图 52-16)。

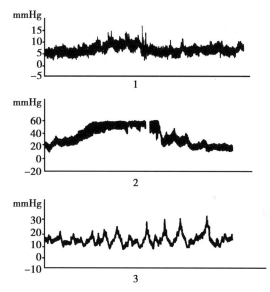

图 52-16　ICP 压力曲线及压力波
(1mmHg=0.1333kPa)
1. 一般波形;2. A 波;3. B 波

ICP 是一种脉冲波,其轨迹即是 ICP 曲线。正常 ICP 曲线的形态取决于记录的速度,表现为时相的搏动,由呼吸波和脑脊液搏动波构成。ICP 曲线上可以区分出下列几种特殊波形。

1. **平波**　在长达 12～24 小时的监护过程中颅内压曲线呈一平线,压力水平保持低水平,提示脑部有萎缩性病变。

2. **A 波**　A 波又称平顶波、高原波,见于颅内压增高的患者中。由突发性的颅内压急速升高引起。波幅可高达 60～100mmHg,持续时间长达 5～20 分钟。颅内压越高,出现 A 波的频率越多。在睡眠的快速眼动期出现 A 波的机会最多。发生 A 波时,患者有

头痛加剧、呕吐、面色潮红、呼吸短促、脉速、意识障碍，甚至抽搐及强直性发作。对颅内压增高患者施加任何增高颅内压的因素如做气脑造影、鞘内注射药物等，均可诱发 A 波。及时释放脑脊液减压、采用降颅内压药物、过度换气等可阻止或中断 A 波。A 波的出现是颅内压代偿功能即将衰竭的信号。

3. B 波　B 波又称颅内压的节律性波动。见于颅内压正常的病例中。B 波历时 0.5～2 分钟，波幅 5～10mmHg，是血压波动的反应，没有特殊临床意义。

（三）颅内压的组成

颅内压由多种压力因素维持，包括大气压、液静压、血压和充填压。

1. 大气压　指大气传给脑的压力，但是由于颅腔是个几乎完全封闭的体腔，大气压对颅内压的直接影响很小，一般不考虑。

2. 液静压　是颅内的内容物（主要是脑脊液）在引力的作用下产生的压力，它是构成颅内压的主要成分。坐位时腰椎穿刺所示的脑脊液压比胸段的高，而胸段的比颈段的高，说明不同高度液静压的参与。但坐位时从腰椎穿刺所测到的颅内压比侧脑室的最高点为低，说明颅内压不是单纯的脑脊液液静压，还有其他压力因素的参与。

3. 血压　它通过颅内动静脉及毛细血管将部分压力传递到脑组织及脑脊液。测压时脑脊液柱随脉搏而跳动，就是由心脏搏出使颅内血管扩张以及脑室内脉络丛的搏动造成的。呼吸运动也造成脑脊液压力的周期性波动，这是呼吸改变胸腔内压力和颅内静脉压所造成的。由于静脉管壁较动脉薄，弹性较动脉差，稍受压迫即出现被动扩张，影响血管床的总体积，故对颅内压的影响较动脉大。压迫颈静脉或挤压胸腔引起颅内静脉窦及上、下腔静脉的压力增高，可使颅内压随着上升。正常颅内压与颅内大静脉窦压力非常接近，可相互代表。

4. 充填压　为颅脊内容的体积及其与颅内压的关系所产生的压力，其大小视内容物的总体积和总的弹回性而定。充填压反映由硬膜构成的容器内的压力，其内容除占位病变外，主要是脑、脑脊液和血液。

（四）Monroe-Kellie 学说

该学说认为颅腔是由坚硬颅骨构成，体积固定的体腔。内有脑组织、脑血容量与脑脊液，三者的体积都不能被压缩，保持恒定的总体积。如果其中一项体积增加，需有另两项体积的缩减来代偿，称为颅腔空间的代偿功能。这是一种灵敏的生理功能，由精细的调节机制来保证。这一学说成为指导我们认识颅内压生理的一个基本原则。以下分别讨论这 3 个因素。

1. 脑脊液　脑脊液是颅内容物中最易变动的成分，在颅腔空间代偿功能中发挥较大的作用。脑脊液的分泌主要取决于平均动脉压与颅内压之间的压力差，其吸收取决于颅内压与上矢状窦内静脉压之间的压力差。正常时，脑脊液的分泌与吸收处于相对的平衡状态。当颅内压低于 5mmHg 时，吸收基本停止，分泌压增大，脑脊液增多，阻止了颅内压的继续下降；当颅内压高于 5mmHg 时，分泌压减小，吸收压增大，脑脊液量减少，延缓了颅内压的增高。当颅内有占位病变时，部分脑脊液经枕大孔被挤入脊髓蛛网膜下腔，并被吸收，缓解了颅内压的增高。由于脑脊液在正常情况下只占颅腔总体积的 10%，因此这种空间代偿能力也只有 10% 左右。

2. 脑血容量（CBV）　指脑内所含的血液总量，相当于开放的脑血管床的总体积。脑血管阻力（CVR）指每毫升血流能在 1 分钟内流过 100g 脑组织时所需的压力，单位为 kPa(mmHg)/(100g·min)。正常的 CVR 为 1.3～1.6mmHg/(100g·min)。脑阻力血管包括脑动脉及微动脉，两者管壁均有平滑肌装置，有调节脑血流量（CBF）的功能。其余的脑静脉、静脉窦及毛细血管的管壁上缺乏肌肉组织，其口径可随血液外流时的阻力而被动地扩张。流经上述这些血管的总血流量称为脑血流量（CBF），是保证脑的正常生理功能和代谢活动所必需的。CBF 的大小取决于脑的灌注压（CPP）和 CVR，其关系可用如下公式来表达。

$$CBF = CPP/CVR = (mABP - mICP)/CVR$$

式中 mABP 为平均动脉压，mICP 为平均颅内压，CVR 为血管阻力。这种关系由两种精密的脑自动调节功能来维持：①压力自动调节；②脑代谢自动调节。

（1）压力自动调节：CPP 下降，阻力血管壁上的平滑肌受到的压力减小，血管舒张，管腔扩大，CVR 减小，血流量增加，CBF 增加。脑血管的压力自动调节对全脑血流量的稳态具有保证作用。

（2）脑代谢自动调节：脑代谢增高，脑组织内氧量被利用，CO_2、乳酸等代谢产物堆积，使腺苷增多而引起脑血管舒张，CVR 减小而血流量增加，以利于尽快带走代谢产物。脑代谢自动调节则对脑血流量的分布起着合理分配的作用。

脑血管自动调节功能是有限度的，上限相当于 CPP 120～130mmHg。继续提高 CPP，CBF 将随 CPP 的增加而线性递增，产生脑过度灌注，脑的非阻力血管被动扩张、充血，血管的渗透性增加，血液成分甚至血细胞渗出，导致脑肿胀、颅内压增高。自动调节的下限相当于 CPP 50～60mmHg。低于该水平时 CBF 随 CPP 的下降而线性减少，产生脑缺血，甚至脑梗死。脑损伤、脑肿瘤、长期的脑缺血、$PaCO_2$ 或 PaO_2 的异常均可不同程度地影响脑自动调节的正常发挥，此时如突然发生 CPP 增高，亦会出现脑过度灌注现象。

综上所述，CBF 影响颅内压是通过脑内血管床的容量增减使脑血容量随之增减而实现的。

3. 脑实质　在成年人中半固体的脑实质体积恒定,颅内压增高时,不能通过迅速减缩体积来适应。但是在缓慢发展的脑积水病例中能看到脑实质的可逆性减缩。在颅内有脑缺氧、中毒、代谢紊乱、损伤、肿瘤、脑血管意外、炎症等病变时,都可发生脑组织内异常积液而导致脑体积快速增大、脑水肿,引起颅内压增高。

4. 血气含量　脑动脉血内的氧分压(PaO_2)与二氧化碳分压($PaCO_2$)与颅内压有极密切的关系。PaO_2的正常限阈为 $60 \sim 140mmHg$,在这范围内 CBF 保持稳定不变。如 PaO_2 低于 $60mmHg$,脑血管开始扩张,脑血管床扩大,同时血管的通透性增加,水分渗入脑组织内(脑水肿),使颅内压增高。PaO_2 超过 $140mmHg$时,脑血管开始收缩,脑血管容积减少,CBF 相应缩减,颅内压可因而下降、PaO_2 的增高可通过过度通气或高压氧疗法来达到。临床上可用此法来降低颅内压。

$PaCO_2$ 调节脑血管的效果比 PaO_2 更强。从 $PaCO_2$ $40mmHg$ 正常值开始,每升高 $1mmHg$ 可使脑血管容积增加 3%,因此可较显著地使颅内压升高。$PaCO_2$ 超过 $70mmHg$ 时脑血管的自动调节功能即丧失。

上述影响颅内压的各因素在效果上小儿或老人与一般成人不同,有无血管硬化及神经系统病理改变,亦有不同。另外,调节功能的效果常与病变的性质、部位、大小、扩张的速度、伴同的脑继发性病变及有无脑脊液的阻塞关系更大。

二、颅内压增高的病因

颅内压的生理调节失控是产生颅内压增高的关键。临床上常见的病因有以下几种。

1. 颅脑损伤　引起脑组织水肿、肿胀,脑体积增加以及血肿。

2. 颅内占位病变　如各种脑肿瘤、颅内血肿、脓肿、囊肿等。

3. 脑血管病变　如高血压脑出血、脑梗死及颅内动静脉畸形等。

4. 脑积水　包括婴儿先天性脑积水、后天性脑积水等。

5. 全身性或系统性疾病引起的颅内压改变　如高血压脑病、低氧血症、慢性支气管扩张。肺气肿、内分泌失调等长期应用激素治疗者;维生素 A 缺乏或中毒,真性红细胞增多症等;中毒及代谢障碍如见于砷、铅、锡、汞等重金属中毒、尿毒症及酮血症及其他系统性疾病所引起脑代谢营养障碍。主要病理变化为脑血管的淤血扩张,毛细血管型出血及坏死,脑组织水肿。

三、颅内压增高的病理生理

(一)压力容积关系

颅内压和颅内容积的关系是非线性的,在健康成人为双曲线。图 52-17 中的曲线起始平坦部分,容积增加对 ICP 影响很小,因为颅内代偿机制有效地发挥作用,维持 ICP 在正常范围,此期称空间代偿。当容积继续增加,每单位容积引起的 ICP 变化明显增加,脑顺应性下降,曲线上升变陡,此期称空间失代偿。当 ICP≥50mmHg 接近平均动脉压时,曲线又趋于平坦。因此实际上曲线并非双曲而是乙状形。另一种分析方法可用 ICP 与容积的对数图,两者呈直线关系(图 52-18)。直线的斜率是压力容积指数(PVI),即引起 ICP 增高的毫升容积。正常人 PVI 为 $25 \sim 30ml$。当病变引起脑顺应性下降,PVI 也下降,此时很小量的容积改变即可引发 ICP 明显变化。当 PVI<13ml 时,为显著异常。PVI 与年龄有关,婴儿<10ml,14 岁后达25ml。临床上可通过从 CSF 腔内注入或抽出 CSF 同时测量 ICP 的变化来测量 PVI,但常低估脑顺应性。

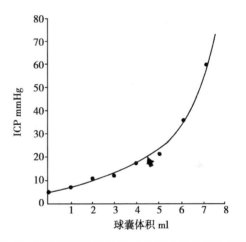

图 52-17 压力容积关系曲线,在体积 4、5 之间为转折点
($1mmHg = 0.1333kPa$)

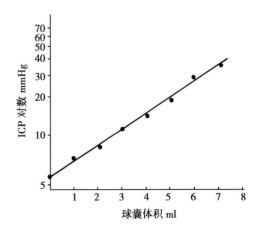

图 52-18 压力体积指数关系曲线
将球囊体积与压力的对数值作标绘,曲线呈直线,表示两者之间呈指数关系($1mmHg = 0.1333kPa$)

4

从该压力体积关系中可得出与颅内压增高有密切关系的下列指标。

1. 压力容积指数(PVI) 为能使颅内压基础值增加10倍时需要的体积,单位为ml。

2. 脑脊液的弹性(Ecsf) 为每增加1ml脑脊液时引起颅内压增加的最大值,又称体积压力反应(VPR)。

3. 脑组织的顺应性(C) 使颅内压每增高1mmHg时所需的脑脊液体积增量。与E或VPR成倒数关系。

4. 脑脊液外流阻力(Ro) 脑脊液在颅内压增高时能缩减体积的速度,单位是kPa(mmHg)/(ml·min)。

5. 脑脊液生成的速度(Fcsf) 以ml/min表示。

6. 脑脊液吸收的速度(Acsf) 以ml/min表示。

颅内代偿机制丧失,导致ICP增高,引起的后果是严重的。首先,引起脑灌注压下降。这是由于CPP=MAP-ICP。当脑血管自动调节功能良好时,脑血流下降不明显;当超过脑血管自动调节下限(50～70mmHg)时,CBF明显下降,脑血管反应张力也下降,此时脑动脉搏动波传递至脑实质增大。同样,由于ICP增高,脑顺应性下降也增加颅内压波。临床已证实CPP下降导致血压波和颅内压波的增大与预后不良有关。由于血压和ICP的关系取决于脑血管自动调节功能,Czosyka M(1997)把血压和ICP的动态变化关系命名为压力反应指数(PRx),以测量脑血管自动调节功能。当PRx从低值增大接近1.0时,提示预后不良;当ICP从平顶波很快下降到PRx基线时,提示预后良好。临床实践证实PRx是一个切实可行评估脑血管自动调节功能的方法,可阐明ICP增高中脑血管的调节机制。

(二) 两种颅内压增高

根据颅内压增高的发病原理不同可以分成两种不同的类型。

1. 弥漫性颅内压增高 见于脑炎、弥漫性脑膜炎、弥漫性脑水肿、蛛网膜下腔出血、良性颅内压增高(假脑瘤综合征)等。其特点是颅内各分腔间没有明显的压力差异,脑组织在颅内没有明显的移位。颅内压可以增高很多而不致发生脑疝。患者耐受的颅内压增高程度较高,对释放脑脊液减压的反应较好。压力解除以后神经功能的恢复较快。

2. 局灶性颅内压增高 常见于颅内有占位性病变时。压力先在病灶处增高,向邻近部位传递。颅内各分腔间存在压力差,引起脑组织自压力高的部位向压力低的部位移位,最终引起脑疝。患者耐受颅高压的程度较差,出现的神经功能障碍较早亦较严重。释

放CSF减压反应不良,甚至可加重病情。解除压力以后神经功能障碍的恢复比较缓慢,有时可出现反应性水肿、出血及颅内压反跳性增高等脑过度灌注综合征。

区别上述两类颅内压增高对临床估计预后,决定治疗,具有重要的意义。

(三) 脑疝

脑疝时当颅腔某一分腔有占位病变时,该分腔的压力比邻近分腔的压力要高,于是压力高部位的脑组织向压力低部位挤压、移位,所以脑组织的移位方向与程度,取决于颅内各分腔之间的压力差、病变的位置及小脑幕裂孔的大小。在脑疝形成时,脑组织的移位有两种。①偏性移位,脑组织由一侧移向对侧,脑干也跟着向对侧偏移;②轴性移位,脑组织通过小脑幕裂孔由上向下或由下向上移位,脑干也跟着做同样的轴性移位。两种移位中尤以轴性移位更具危害性,许多脑疝引起的严重症状与此因素有关。

临床上常见的脑疝有:①小脑幕裂孔下疝,又称颞叶疝、海马疝、钩回疝;②枕骨大孔疝,又称小脑扁桃体疝。它们的共同特点是都有脑干的被挤压和移位。同时脑脊液的外流受到阻碍,造成颅内压增高更明显。

1. 小脑幕裂孔下疝 常见于一侧大脑半球特别是额顶叶的占位病变,使颞叶内侧的海马及沟回等结构疝入小脑幕裂孔,紧邻裂孔或通过裂孔的结构如动眼神经、大脑后动脉、中脑及其供应血管都受到挤压和移位,造成直接的机械损伤或因血液供应受阻而损害。患者表现意识障碍,患侧瞳孔扩大、光反应消失,对侧肢体上运动神经元性瘫痪,随着移位的加重,中脑内动眼神经核和网状结构压迫加重而致双侧瞳孔散大,昏迷加深。当脑干发生轴性移位时,供应脑干的穿通动脉受到牵引,部分小支断裂,部分则闭塞,引起脑干实质内的出血及小块梗死。由于中脑与下丘脑之间的联系中断,出现一系列自主神经功能紊乱的表现。由于导水管及环池的被堵塞,可因脑积水而致幕上颅内压进一步增高,加速脑干的轴性移位。严重的裂孔疝可使疝入组织发生嵌顿而坏死。大脑后动脉可在裂孔边缘处被压而闭塞,导致患侧的枕叶梗死。

2. 枕骨大孔疝 颅内压增高引起两侧小脑扁桃体及邻近的小脑组织,经枕骨大孔向下疝入椎管。下移的脑组织被压于枕骨大孔坚硬的骨缘上形成一清楚的环形压痕,称为Kernohan压迹。严重时可引起血供障碍,导致患者猝死。因延髓轴性下移,颈神经根受到牵拉,可引起颈后部疼痛及颈项强直。延髓内各脑神经核的功能紊乱可引起心动过缓、血压上升、呼吸变慢、反复呕吐、吞咽困难、面部麻木异样感、眼球震颤及平衡障碍。但患者常保持清醒,瞳孔常无改

变,此时如有使颅内压突然增高的诱因,如咳嗽、呕吐等,则可使脑疝突然加剧而导致呼吸骤停、昏迷,继以循环衰竭而死亡。枕骨大孔疝常发生于颅后窝占位病变,也可与小脑幕裂孔下疝合并发生。

脑疝是颅内压增高引起的严重后果,必须紧急处理。先查明病变部位及性质,做急症手术去除病因。在未查明病因前可先设法降低颅内压,争取病情短期缓解,以便做好各项术前准备。

（四）脑水肿

脑水肿指脑组织内液体的异常增多,颅内各种病变都可引起脑水肿。脑水肿使脑体积增加而致颅内压增高,后者使脑代谢和血供改变而加重脑水肿。两者常相互助长,互为因果,使病情趋于恶化。

1. 当脑内液体积聚在细胞外间隙时,称为血管源性脑水肿。脑损伤、脑肿瘤、脑血管意外等病变中的脑水肿开始时多数属此类型。它是血-脑屏障局部被破坏引起血管通透性增加的结果。在实验室中它相当于脑冰冻所引起的脑水肿。其特点是水肿区位于脑白质内。CT 扫描下见脑白质区扩大,密度明显降低,并呈指状伸向周围。

2. 当脑内液体积聚在细胞内时,称为细胞中毒性脑水肿。它是由于损害直接作用于脑实质细胞使之肿胀的结果。脑缺氧、缺血所致的脑水肿多数属于此种。其特点是细胞摄取的水分增加,胞体增大,但血管的通透性在开始时并无变化。

脑水肿的部位和它形成的速度与患者的预后关系密切。脑的重要功能区的水肿常比颅内压增高更为严重与突出。

（五）Cushing 反射

Cushing 反射是将生理盐水灌入动物的脑蛛网膜下腔或脑室中,使颅内压逐渐增高,动物的血压升高,脉搏变慢,脉压增大,呼吸逐渐减慢。随着颅内压继续增高,血压进一步升高,一直到颅内压升到接近动脉的舒张压时,血压即骤然下降,脉搏增快,最后呼吸停止。这一现象称为 Cushing 反射。它常见于急性颅脑损伤而有颅内压增高的患者,可能与脑血管的自动调节属于同一类反应,以有利于保持 CBF 稳定。

（六）心律失常

颅内压增高的患者常有心律失常,轻度颅内压增高以窦性心律失常如窦性心律不齐、窦房内游走节律、窦性静止及窦性停搏为主。中度颅内压增高时除窦性心律失常明显增多外,并可有交界处逸搏,偶有室性期前收缩。重度颅内压增高,使颅内压超过 60mmHg 时,心律失常以各种室性心律失常为主。室性期前收缩可以频繁而多源性,最后因心室颤动而致死。在急性颅内压增高时这些紊乱更易发生。这与脑内自主神经中枢不平衡有关。

（七）肺水肿

颅内压增高患者有时可出现肺水肿,其原因尚不清楚。有人称它为神经源性肺水肿,多见于青年颅内压增高病例。常在一次癫痫发作后迅速发生,被称之为神经源性肺水肿。患者过去大多无肺部病变,颅内压常较高,超过 30mmHg。目前多数学者认为其发病原因是下丘脑、延髓、上颈髓等处因颅内压增高引起一系列功能紊乱的结果。去甲肾上腺素能神经递质的大量释放促使肺微循环充血、渗出及肺泡内分泌物的堆积,最终导致肺水肿。但亦有人认为颅内高压引起肺循环的血压升高,肺泡内分泌物增多,吸收减少而最终导致肺水肿。也可能是由于左心衰竭所引起,但更可能是由于中枢神经内血管运动中枢的功能发生故障的缘故。

（八）胃肠道功能失常

颅内压增高的患者中有一小部分可首先表现为胃肠道症状,主要为胃及十二指肠的应激性溃疡、胃穿孔、胃肠道出血等。动物实验中见到颅内压增高时,胃内压增高,胃蠕动减慢,胃液中游离酸增加。这些改变均可使胃壁发生血液淤积、凝血,可能是形成应激性溃疡的机制。

（九）颅内压增高引起的继发性病变

持续的颅内压增高可引起下列不良后果:①脑疝:由于颅内压力的梯度使脑组织发生移位,最终造成脑干的压迫,产生脑疝综合征,危及患者的生命。②脑干损害:脑干的继发性损害或脑干出血大多发生于中脑盖部的中线两旁,出血呈淤点状、片状或条索状,偶呈球状。或顺脑干内的纤维束渗延到内囊附近。造成此损害的主要机制是脑干的轴性移位及变形,使它实质内的穿透动脉受牵拉导致断裂或阻塞。③枕叶坏死:由于大脑后动脉被压于小脑幕裂孔的边缘,使血流受阻的结果。

四、颅内压增高的临床表现

（一）主要表现是头痛、呕吐、视盘水肿

1. 头痛　主要是颅内由痛觉的结构受到牵拉压迫引起的。头痛出现的时间与颅内压增高的程度不成比例,而与病变的部位关系较密切。颅内有痛觉的结构有颅底部的硬脑膜、硬脑膜中动脉及其分支、脑的主要供血动脉、三叉神经节及根、脑膜静脉窦及其导入静脉、小脑幕等。头痛的部位多数位于颈后、两颞及前额。常出现于早晨醒来时,可持续数十分钟至数小时不等。头痛剧烈时可伴有呕吐,吐后头痛略有缓解;咳嗽、用力等活动时可使头痛加剧。儿童及老人的头痛要比成年人少。

2. 呕吐 ICP增高引起的呕吐常为突发性的,可伴有恶心。发生机制尚不清楚,可因直接压迫迷走神经核或第四脑室底部而引起,也可能是由于脑组织移位引起。

3. 视盘水肿 视盘水肿是颅内压增高的客观体征,但并非每例颅内压增高者都有。多数出现于双侧,但程度可不相等。视盘水肿的早期不影响视力,但可出现视野周围部向心缩小及生理盲点扩大。当视盘水肿持续存在,则可导致继发性视神经萎缩而使视力进行性减退,甚至失明。此时眼底所见为视盘苍白,视网膜血管变细。

在儿童病例,因颅骨较软、颅缝未闭,在颅内容物的体积增长时,颅内压可依靠扩大颅腔来代偿。这时颅内压增高的主要表现为头颅增大、骨缝分离等。在儿童中局灶性颅内压增高可使局部颅骨变薄、膨出、呈明显的不对称。

(二) 局灶征

如疼痛、失语、肢体瘫痪、视野缺损等。因局部病灶压迫邻近脑,产生脑水肿,严重者可发生脑疝。病情多呈进展性,其中最早出现的症状与体征常具有定位意义。

(三) 急性ICP增高者可出现Cushing反应。

(四) 慢性颅内压增高患者如有智力障碍、精神症状等,应考虑有脑实质的萎缩与退变,因此可能有较明显的脑积水或脑的弥漫性病变。

(五) 头颅CT摄片颅内压增高的主要表现为脑沟脑回消失,脑池脑室变小或消失,中线向一侧移位等。

五、诊 断

诊断颅内压增高主要需要解决4个问题:①定性诊断(确定有无颅内压增高);②增高程度;③增高原因;④增高范围部位,局部或弥漫性。解答这些问题应先从病史及体检入手。

(一) 定性诊断

患者常有头痛、呕吐,应考虑有颅内压增高的可能。应区别头痛是由神经系统功能障碍引起还是由颅内压增高所致。颅内高压引起的头痛特点如下。

1. 头痛好发于清晨睡醒时。

2. 头痛部位多半在额部及两颞。

3. 疼痛常牵涉后枕及颈后,颈稍强直,屈颈时头痛加重。

4. 疼痛常呈搏动性,体位改变、用力时可加重。

5. 疼痛程度逐渐加重,并有智能及意识障碍,甚至有去大脑强直发作。

为明确诊断,除尽可能排除诸如紧张性或血管性头痛等其他原因引起的头痛外,还可试用高渗脱水药物,如果头痛缓解,则颅内压增高即可确定。眼底检查见视盘水肿则诊断较明确。但没有视盘水肿并不能除外颅内压增高。有时患者已出现脑疝征象,但还没有视盘水肿。如病情允许,可做腰椎穿刺。脑脊液压力>13.5mmHg或180mmH$_2$O,颅内压增高即可确诊。头颅CT摄片在早期可发现挫裂伤、血肿和蛛网膜下腔出血等病因,还可显示脑沟、脑回、脑池、脑室缩小等间接颅内压增高的表现,是早期最重要的无创性辅助诊断方法(图52-19)。

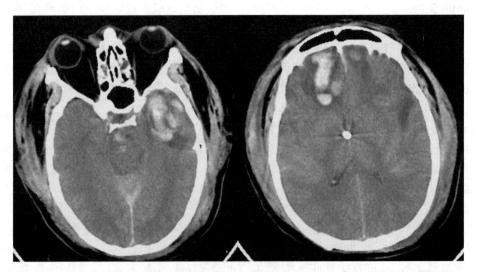

图52-19 一例颅脑外伤后颅内高压患者CT表现,显示双额及左颞脑挫伤伴出血,脑干出血,环池消失,脑室严重缩小,脑沟脑回消失。行脑室内颅压监测提示颅压40mmHg

(二) 颅内压增高的程度

如果有颅内压监护,结合临床情况较易作出判断。根据颅内压的增高程度可分为3级:压力为15~20mmHg者为轻度增高;21~40mmHg者为中度增高;

超过 40mmHg 者为严重增高。但决定颅内压增高的危害性,不在于它的绝对压力数,而是压力增长速度、病变部位及性质等多方面因素决定的。在颅内压监护期间如果发现:①有频繁的 A 波出现;②PV 关系测定发现 E 值不断增加;③PV 关系曲线左移;④脑脊液外流阻力增大等,都表示情况已较严重。

临床上,如果颅内压增高已引起脑干功能的变化,或脑血流量明显缩减,或出现脑疝的前驱症状时都应认为是颅内压增高已达严重程度。根据以上原则,如有下列情况时就认为颅内压增高已到达较严重地步。

(1) 头痛发作频繁而剧烈,伴有反复呕吐;在 1 天数次的眼底检查中发现视盘水肿进行性加重。

(2) 血压上升、脉搏减慢、呼吸不规则,表示脑干功能已受到影响。

(3) 意识逐渐迟钝、呆滞、嗜睡,甚至昏迷,表示脑血供及脑干功能均已有障碍。

(4) 出现颞叶疝或枕大孔疝的前驱症状,如瞳孔不等、轻偏瘫、颈项强直、枕下压痛等。

(5) 脑血管造影时发现颅内动脉远端充盈困难,说明脑灌注压已下降很多。

(6) CT 显示环池消失。

(三) 原因鉴别

颅内压增高的各种原因是诊断的核心问题。首先需要区别颅内压增高是由于颅内原因造成的,还是仅仅属全身病症的一部分。可从病史及体检中找到解答。可将颅内压增高的发展经过分为下列类型:

1. 急性型　发病突然,症状及体征迅速出现,常于 1~3 天时达高峰,伴有明显的生命体征改变,但视盘水肿常未形成。属这类型的常见病因有:①颅脑损伤;②脑血管意外;③急性颅内炎症;④中毒性脑病;⑤脑缺血、缺氧等。

2. 慢性型　发病缓慢,症状及体征常相对稳定,有或无视盘水肿,没有生命体征的改变。属这一类型的病因有:①除急性颅内血肿以外的各种颅内占位病变;②慢性蛛网膜炎;③各种先天性颅脑畸形;④假脑瘤综合征,又名良性颅内压增高。

3. 亚急性型　介于上述两型之间,发病后迅速加重,常于数天至十余天内症状到达高峰,视盘水肿常较明显并可伴有视网膜出血。常见的原因有:①颅内转移癌;②化脓性脑炎;③病毒性或真菌性颅内感染;④部分颅脑损伤等。

4. 慢性加重型　呈急性加重初起时病程进展缓慢,突然于短期内迅速加重,很快出现脑疝前驱征象。常见病因有:①各种颅内占位性病变的晚期,颅内空间代偿功能濒于衰竭时;②颅内肿瘤发生坏死、出血、

囊变;③颅内慢性病变有系统性并发症,引起脑的缺血、缺氧或其他毒性症状。

通过以上步骤,可将病因范围逐步缩小至数种,然后通过各种特殊的辅助检查如头颅 CT、MRI、脑血管造影等来确定病因。

六、处理原则

(一) 一般处理

颅内压增高患者应留院卧床休息,头抬高 30°,密切观察患者的意识、瞳孔、血压、脉搏、呼吸、体温等方面的变化。有条件者应做颅内压监护。颅内压监护的主要指征如下。

1. 颅脑创伤　GCS 3~8 分伴 CT 表现异常的患者。

2. 有明确的颅内压增高表现。

3. 意识障碍或昏迷。

4. 神经系统体征恶化明显。

5. 暂时尚未能查清病因,或病因一时未能去除。

在颅内压的监护下对患者的生命体征紊乱进行纠正,如保持呼吸道畅通,必要时做气管切开,控制高热,维持正常血压。频吐者暂禁食,以防吸入性肺炎。注意疏通大便,但不宜做高压灌肠,以防颅内压急速增高。

(二) 对因治疗

抓紧时机查明病因并做对因治疗是最基本的办法。有脑疝表现者应紧急采用降颅内压药物,如 20% 甘露醇等静脉快速滴注,以暂时缓解颅内高压。争取在缓解期内做诊断性检查,如头颅 CT 扫描、MRI、数字减影脑血管造影(DSA)等,以明确病因及部位,并积极去除病因。

对于外伤、炎症、脑缺血、缺氧等原因引起的脑水肿应根据颅内压检测变化及患者综合评估情况采用手术或非手术治疗。非手术治疗包括输氧、抗生素应用、给予高渗降颅内压药物。由于占位性病变所引起者应采用手术切除病变。由于 CSF 通路受阻而形成脑积水者,可做 CSF 分流手术等。

(三) 对症治疗

如一时无法查明原因或情况紧急时,则可用下列方法来缓解增高的颅内压:①缩减颅内容物的体积(包括缩减脑的体积、脑脊液的体积和脑血容量);②扩大颅腔。

1. 缩减脑的体积

(1) 高渗脱水剂的应用:采用高渗液的原理是使血液与脑组织液之间产生渗透压梯度,使脑组织液内的水分引向血液,提高脑的顺应性(PVI)从而使颅内压下降。常用的高渗液有 20% 甘露醇、呋塞米和高渗

盐水等。以上药物均可做静脉注射。另外,50%甘油盐水溶液,可口服。高渗胶体溶液如浓缩两倍的血浆,20%人体清蛋白也可用来作为降颅内压的药物。其他利尿剂如呋塞米、依他尼酸亦均可用。

(2)激素(如地塞米松、泼尼松龙、ACTH等):除应用于脑肿瘤合并脑水肿者,一般不主张用于脑外伤、脑血管意外等患者。

(3)亚低温疗法:可降低脑代谢,保护脑组织不受缺氧及缺血的损害,同时由于脑血供的缩减及脑水肿的消退可使颅内压下降。低温要求使体温下降至32～34℃,在这一体温状况下颅内压可下降约10%左右。维持时间以4～5天为宜。在降温期中仍可应用高渗液治疗,但其剂量可减半。目前循证医学Ⅱ级证据证实亚低温并不降低患者死亡率。

(4)巴比妥疗法:当所有其他药物或手术治疗失败时,用大剂量巴比妥酸盐治疗可以进行颅内压控制,尽管它在改善预后方面并没有显示出益处。这种治疗方法潜在的并发症使它限用于ICU患者。巴比妥治疗在脑外科患者的麻醉过程中发现硫喷妥钠或戊巴比妥钠静脉注射,有较迅速的降颅内压作用。采用的制剂可为硫喷妥钠或戊巴比妥钠。剂量要大,必须达到麻醉的程度,故又称巴比妥昏迷治疗。给予大剂量苯巴比妥或戊巴比妥使患者进入麻醉状态,维持3～4天或更长时期,有利于降低脑代谢,缩小脑体积,减轻颅内压增高程度,并可保护脑组织免受缺氧性损害。目前尚无证据证明预防性给药能有效预防颅内压升高。

2. 缩减脑脊液的体积

(1)对有阻塞性或交通性脑积水患者,可做脑脊液分流手术。对紧急患者可做脑室引流术,暂时缓解颅高压。CSF引流,可与颅内压监护结合使用。先做脑室插管并连接于颅内压监护器上。另通过一旁路做CSF释放用,这样一方面可监护颅内压,以指导各种治疗的进行;一方面又可做CSF引流,以便必要时放液降压。梗阻性脑积水可以进行急诊三脑室底造瘘术快速缓解颅内压。

(2)选用地高辛(digoxin)、乙酰唑胺(diamox)、氨苯蝶啶(triamterene)、氢氯噻嗪(esidrex)等药物以减少脑脊液的分泌量。

3. 缩减脑的血容量

(1)高压氧治疗:与过度通气治疗的原理相似,在高压(2～3个大气压)下吸氧不但血红蛋白的携氧量增加并可使血浆内氧浓度增高。在没有高压氧的情况下采用面罩纯氧吸入,也可以使颅内压下降,只是下降的程度较少。充分给氧或高压下给氧,以增加PaO_2,使脑血管床的总体积减小。

(2)间断辅助过度通气:目的是使血液内CO_2张力下降。据估计$PaCO_2$每下降1mmHg,可使CBF缩减2%。辅助过度通气的要求是将$PaCO_2$维持于25～30mmHg。因此在做这一治疗时除应随时监护颅内压外,还应有快速测血气的装备。$PaCO_2$不能降得过低,以免引起脑缺血。目前,推荐过度通气作为临时控制颅内压升高的措施是Ⅲ级证据。但是在外伤后最初24小时一般脑血流明显下降,应该避免过度通气。

(3)改善呼吸道阻力:从而加快脑血液的回流,减少脑静脉的引流阻力。

4. 扩大颅腔　在有颅内占位性病变时,手术切除病变是最合理及最有效的减压方法。在没有可以切除的病变时,可做脑脊液分流术。在后者也做不到的情况下,可以做颅骨大骨瓣减压术以降低颅压,称外减压术,只有在上述各种方法都失效时才考虑。

(杨伯捷　胡锦)

第五十三章

颅脑和脊髓疾病的诊断方法

第一节　定位与定性诊断

神经系统疾病的诊断包括定位诊断和定性诊断两部分。定位诊断是明确病变的部位。神经系统的功能与解剖有密切的对应关系，不同部位的病变出现相对恒定的功能变化。通过其功能损害产生的症状和体征来推断病变的部位是定位诊断的主要内容。定性诊断是指明确病变的性质。定位和定性诊断是神经系统疾病诊疗工作的一个相当重要的步骤。只有作出正确的定位和定性诊断，才能制订治疗方案，确定外科手术的方法和入路。

定位诊断在明确病变部位、范围及与周围结构关系等的同时，常能对明确疾病性质提供有益的线索。

定位诊断通过病史收集，了解病变的最初症状、起病方式、症状与体征出现的先后顺序，初步判断疾病的部位和扩展情况。仔细的神经系统检查，结合病史对体征进行综合分析在定位诊断中更为重要。最基本的神经系统检查如下。

1. 一般检查　即意识、精神状态、言语功能等。意识状态可分嗜睡、昏睡、浅昏迷、昏迷四级，亦可根据呼唤后的睁眼反应、语言反应及肢体运动反应做Glasgow昏迷评分（表53-1），评定昏迷程度。精神状态检查包括智力、情感反应、定向力、记忆力、思维活动、认知能力等。言语功能检查包括有无失语、失读、失写、失用、失认等症。

2. 神经系统检查　先依次检查12对脑神经，然后检查颈及肢体的运动功能（肌力和肌张力）、反射活动（深浅反射、病理反射）、感觉测试（深浅感觉及本体感觉）、共济运动（轮替动作、快幅动作、平衡试验等）及眼底检查等。

应用现代医学影像学和电生理等辅助检查，可为临床诊断提供极有价值的资料。但片面依赖影像学检查，而忽视病史采集和体格检查，忽视临床综合思维，会出现误诊，是不可取的。

表 53-1　Glasgow 昏迷评分表（GCS）

测试项目	评分
睁眼反应	
自动睁眼	4
呼唤睁眼	3
刺痛睁眼	2
无反应	1
言语反应	
回答正确	5
回答错误	4
答非所问	3
唯有发声	2
无反应	1
运动反应	
遵嘱运动	6
刺痛定位	5
刺痛躲避	4
刺痛屈曲	3
刺痛伸直	2
无反应	1

本节概要介绍中枢神经系统较常见的综合征，是神经系统疾病定位诊断的重要依据。

一、额叶病变综合征

1. 前额叶表现　①精神症状，尤其是双侧额叶损害时，症状更明显。患者有记忆力减退，注意力不能集中，性格和情感改变，或欣快或淡漠，同时，智力和定向力都可有障碍。②尿便障碍，常为尿便失禁，或尿便行为异常，随地大小便。③额叶性共济失调，因额-桥-小脑束受累,对侧下肢出现共济失调。④转头性癫痫,凝视中枢受病变刺激,出现眼球向对侧注视和头颈向对侧转动的抽搐。⑤有时出现紧张症,患者一动不动地保持着一定的姿势,似乎没有疲劳的征象。

2. 额叶运动前区表现　①强握反射;②左侧额下回后方损害时,右利手者出现运动性失语。

3. 额叶运动区表现　病变早期表现为刺激症状,引起 Jackson 癫痫,如对侧口角或手指的局限性阵挛性抽搐,病变后期引起破坏症状,出现对侧肢体(上肢或下肢)的单瘫。

二、顶叶病变综合征

1. 中央后回及顶上回损害,表现为实体感丧失,即病灶对侧手触摸某物时,虽能感觉到它的形态、大小、重量、硬度、温度,但不能构成综合感觉形象。该部顶叶完全损害时,则对被触摸物体的上述各个特性也不能确定,立体感丧失。

2. 缘上回损害时,出现失用症,即患者没有肢体瘫痪,没有共济失调,但不能完成复杂而有目的的动作,例如不能自己穿衣服,扣纽扣,不会运用某种工具或物品。

3. 角回损害时(右利手患者,左侧角回受损),出现失读症,丧失阅读能力,同时有书写能力障碍。

4. 顶叶后下部综合征(Gerstmann 综合征)　见于主侧角回、缘上回及顶叶向枕叶移行部位损害,出现两侧性身体失认、手指失认、左右失认、失写、失算。

三、颞叶病变综合征

颞叶皮质是听觉、嗅觉中枢,亦是语言、声音和记忆的储存中枢。颞叶损害时出现:①听觉异常,由于听觉纤维到达双侧颞叶皮质,往往是一时性听力减退。双侧听觉皮质高度损害时,才发生永久性耳聋。②视野缺损,因视放射纤维在颞叶深部通过,病变时引起对侧同向偏盲。③感觉性失语,左颞上回后部是感觉性言语中枢,受损后引起右利手者的感觉性失语。颞叶后部和顶叶下部受损,能出现命名性失语。④幻嗅幻味,海马沟有刺激性病灶时,出现幻嗅幻味,患者嗅到怪味,有时伴有咂嘴,咀嚼等动作,如伴有意识障碍和躯体运动方面症状,称之为"沟回发作"。

四、枕叶病变综合征

枕叶病变时,主要发生视觉障碍,刺激性病变,产生幻视,破坏性病变时,产生对侧同向偏盲。如楔回受损,表现为对侧下 1/4 的象限性偏盲。如舌回受损,表现为对侧上 1/4 象限性偏盲。两侧枕叶广泛性损害时,出现视觉性失认,患者虽有视觉,但丧失了根据形态认识物品的能力。

五、内囊病变综合征

内囊病变时出现"三偏征",即对侧肢体偏瘫、偏身感觉缺损及同向偏盲,同时有瘫痪肢体的自主神经功能异常,如多汗、水肿、皮肤温度低下、皮肤发绀、指甲脆弱、肌肉萎缩等。

六、丘脑病变综合征

丘脑损害时,临床症状有:①病灶对侧半身感觉障碍,包括位置觉、运动觉、深感觉、立体感觉均有障碍;②偏侧共济失调,感觉缺失的肢体,出现感觉性半身共济失调;③中枢痛,因外侧核群受损,产生对侧半身自发性疼痛;④对侧一时性偏瘫;⑤对侧舞蹈病或手足徐动;⑥精神症状;⑦自主神经功能异常。

七、下丘脑病变综合征

下丘脑病变或邻近部位(如鞍区)病变影响下丘脑,产生下列症状:①肥胖,下丘脑腹内侧核为脂肪代谢中枢,该部受损时,产生异常肥胖。②性生殖器萎缩,灰结节漏斗核主管性腺发育,该区受损,发生性功能障碍,生殖器萎缩。③尿崩症,视上核及室旁核细胞分泌抗利尿激素,视上核或视上核-室旁核-神经垂体通路受损,则引起尿崩。④糖代谢异常,室旁核可能是碳水化合物代谢中枢,受损时可产生血糖升高及糖尿。⑤意识障碍,下丘脑后下方的脑干网状激活系统受损,产生嗜睡和意识障碍。⑥体温调节障碍,视前核、隔核与体温发散有关,受损时体温升高;下丘脑的外侧和后侧,与产热保温有关,受损时体温下降。⑦性早熟,约 15% 性早熟患者,是下丘脑以及从间脑向中脑移行的部位受损所致。⑧胃肠道出血,下丘脑损伤常发生急性消化道溃疡和出血。⑨丘脑或下丘脑癫痫,表现为多种自主神经功能失调状态,患者烦躁不安,后出现颜面潮红、流泪、流涎、出汗、血压上升、脉频、呼吸缓慢,有时意识丧失。

八、鞍　　区

鞍区病变可有以下表现:①内分泌症状,女性以停经、不孕、泌乳、肥胖为明显,男性以性欲减退、毛发脱落、肥胖、乳房增大为明显;②视觉症状,以视野缺损、视力减退为明显;③下丘脑症状,表现为多饮、多食、多尿、尿崩、嗜睡等;④颅内压增高表现。

九、脑桥小脑角

该区病变可表现为脑桥小脑角综合征:①患侧持续性耳鸣,并逐渐发生同侧的神经性耳聋,可同时出现眩晕、眼球震颤和平衡功能障碍等;②患侧三叉神经分布区疼痛、感觉减退,同侧角膜反射消失或减退;③患侧面肌抽搐、周围性面瘫;④偶有展神经麻痹,出现眼球内斜伴复视;⑤晚期有吞咽困难、饮食呛咳等后组脑神经症状,同侧小脑体征,脑干受压出现偏瘫和偏身感觉障碍;⑥有时出现颅内压增高症,如头痛、呕吐和视乳头水肿等。

十、胼　胝　体

无定位体征,胼胝体主要连接运动中枢、运动性语言中枢、双侧相应视听中枢及参与共济运动,是综合和汇集双侧大脑半球认知功能的联系通道。人类的情感及各种认知活动,大都需要双侧大脑半球的整合,因此胼胝体受损会出现大脑半球失连接症状。胼胝体前 1/3 损害出现失用症,多为左手观念运动性失用,一般不伴有认知功能障碍,少数可出现拮抗性失用,多为一过性,偶可出现胼胝体型异己手综合征;步态异常,表现为步幅小,无上肢摆动,始动性差;可有肌力减退、智能障碍、言语障碍及精神障碍等;中 1/3 损害出现共济失调、假性延髓麻痹症状;后 1/3 损害出现偏盲及听觉障碍。

十一、脑　室

第三脑室肿瘤症状常不明显,主要表现为间歇性的颅内压增高症状,可能与肿瘤造成间歇性脑脊液循环梗阻有关。如肿瘤压迫或侵犯第三脑室前部(下丘脑)可引起嗜睡、尿崩、肥胖、生殖功能低下或性早熟等;第三脑室后部肿瘤出现上丘及中脑盖部症状(Parinaud 综合征),类似松果体肿瘤。第四脑室肿瘤早期症状常不明显,呕吐可为唯一较早出现的症状。肿瘤长大后可压迫脑干、小脑而出现脑干和小脑的症状,也可阻塞第四脑室出口引起脑积水及颅内压增高。主要特征是强迫头位,在头位改变引起肿瘤阻塞脑脊液循环通路时,出现头痛、呕吐、眩晕(Bruns 征)。侧脑室肿瘤常无特殊症状,有的可有精神症状或同向性偏盲,晚期表现为颅内压增高。

十二、松　果　体　区

由于肿瘤位于中脑导水管开口附近,易引起脑脊液循环梗阻,故颅内压增高出现较早,常为首发症状。松果体区肿瘤的局部症状系肿瘤向周围扩张压迫四叠体、小脑、中脑结构所致。上丘受累出现双眼上视不能(Parinaud 综合征),有时下视也不能,常伴有瞳孔散大、对光反射消失,也可有两眼向下内聚(朝鼻子

看);还可能出现滑车神经不全麻痹、上睑下垂等。下丘受损引起双耳听力障碍,可伴性早熟等。肿瘤压迫小脑上蚓部或中脑的皮质脑桥束,表现为持物不稳、步态蹒跚及水平眼球震颤等;压迫脑干基底部皮质脊髓束时可以出现肢体不全麻痹、两侧锥体束征;中脑网状结构受侵犯时还能影响到患者的意识状态。

十三、小脑病变综合征

小脑参与的众多运动和认知任务是通过与不同大脑皮质合作来完成的,小脑和大脑皮质共同参与了短时空间记忆的认知过程。身体躯干部分由小脑蚓部支配,蚓部的前端支配头部肌肉,后部支配颈部和躯干的肌肉。肢体肌群则由同侧小脑半球支配,前肢在上面,后肢在下面。

小脑半球病变的定位症状有:①同侧肢体肌张力低下,腱反射减弱。②同侧肢体共济运动失调,辨距不良,轮替运动障碍等。③眼球震颤,主要是小脑半球病变时出现,常见为水平性眼震。蚓部病变时亦可见眼球震颤。④构音困难,因发声肌的协同运动障碍,言语缓慢,吐字不清,语调失常,或出现暴发性言语。

十四、脑干病变综合征

脑干包括延髓、脑桥和中脑。在延髓有后组脑神经(即舌咽神经、迷走神经、副神经、舌下神经),脑桥有 5～8(即三叉神经、展神经、面神经、听神经)脑神经,中脑有 3、4(即动眼神经、滑车神经)脑神经。脑干的上层(盖部)主要含各脑神经核,中层主要含感觉传导束,下层(基底)主要含运动传导束。因此,一侧中脑病变表现为同侧动眼神经、滑车神经损伤,对侧半身有感觉障碍和(或)锥体束征。脑桥病变则发生同侧三叉神经、展神经、面神经、前庭窝神经损伤,对侧半身运动和(或)感觉障碍。延髓病变为同侧后组脑神经损伤,对侧半身运动和(或)感觉障碍。病变如起始于盖部,应先出现脑神经核损伤,病变如自基底部起始,则先出现对侧肢体的运动障碍。脑干内的小病灶,视其影响的范围,出现各种综合征,如延髓背外侧盖部称 Wallenberg 综合征,脑桥基底部内侧称 Foville 综合征,中脑基底部称 Weber 综合征,中脑红核前、锥体束后部称 Benedikt 综合征。这些脑干病变综合征不固定,往往随着病灶的大小和发展,发生不同变异。临床上更重要的是需鉴别脑干病变主体位于脑干内还是脑干外。一般情况下,病变主体在脑干外的病变适应外科手术。

十五、脊髓病变综合征

1. **脊髓横断综合征**　①急性期表现为"脊髓休克",病变节段以下,呈完全性弛缓性瘫痪,深浅反射全部消失,小便失禁或潴留,大便秘结不通,肛门括约肌松弛。②3～6周后脊髓休克期终止,瘫痪肢体肌张力增高,腱反射亢进,出现阵挛,锥体束征阳性。③根据感觉缺失平面和瘫痪范围,可推测病变部位。颈段病变有四肢瘫,感觉缺损平面在锁骨水平,同时前臂、上臂及手呈现根性感觉缺损区。胸段病变表现为截瘫,根据感觉缺失平面来确定病变位置。乳线水平为胸$_4$,剑突水平为胸$_6$,肋缘水平为胸$_8$,脐孔水平为胸$_{10}$,腹股沟部为胸$_{12}$。腰段病变亦表现为截瘫,感觉缺失位于下肢,呈根性分布。骶段病变的运动障碍限于足部,多为下运动神经元性瘫痪,常伴有小便失禁或潴留、便秘、阳痿。感觉障碍表现为会阴部感觉缺失。马尾部病变的症状与骶段病变相似,运动障碍亦为下运动神经元性瘫痪,感觉障碍位于小腿及足部,为根性分布。常有足部肌肉萎缩,足趾活动受限,有时有性功能障碍。

2. **脊髓半切综合征**(Brown-Sequard 综合征)　常为髓外病变,特别是脊髓肿瘤压迫所致。病变的同侧出现:①病变节段以下痉挛性瘫痪;②病变水平以下深感觉减退;③血管舒缩运动障碍,早期皮肤潮红、温度上升,以后皮肤发绀、温度下降。病变对侧出现损害平面以下的痛温觉消失或减退,但触觉仍保持良好。这是因为由对侧交叉到患侧的脊髓丘脑束受损,但一部分不交叉的触觉纤维仍在健侧后索中上升。

颅脑和脊髓病变的定性诊断:神经系统病变的位置确定以后,需对病变性质进行判断,称为定性诊断。发病诱因、起病缓急、病程特征及病变好发部位,都可为定性诊断提供参考。加上常规化验如血、尿、粪的检验,各种血清学化验及免疫指标的测定,可对病变的性质作出初步推测。神经系统病变一般可分为:①先天性畸形,如脑积水、脊柱裂等;②损伤,如脑挫裂伤、颅内血肿、脊髓损伤等;③炎症,如脑膜炎、脑脓肿等;④肿瘤,如胶质瘤、脑膜瘤、转移瘤等;⑤血管性病变,如动脉瘤、脑血管畸形、脑出血、脑栓塞等;⑥退行性病变,如局限性脑萎缩、早老性痴呆等;⑦代谢中毒性病变,如各种重金属、药物及化学物质中毒;⑧脱髓鞘病变,如多发性硬化、接种后或感染后急性播散性脑脊髓炎等;⑨寄生虫病变,如脑血吸虫病,脑囊虫病等。其中外伤、中毒、先天畸形、寄生虫病常可在病史中找到诊断线索,临床上最常见的需鉴别的则为炎症、肿瘤、变性、血管性疾病四大类。起病方式,血管性疾病发病最急,次为炎症、肿瘤、变性。病程进展的方式,炎症呈时好时坏波动型,肿瘤为慢性进行性恶化型,变性呈慢性发展加重型,血管性病变呈发作型。病变部位亦可作为定性诊断的参考,如内囊血肿常为高血压性脑出血,桥小脑角占位病变常为听神经瘤。即使同一部位的肿瘤,其病理性质亦有一定规律。如大脑半球肿瘤,其好发肿瘤依次为胶质瘤、脑膜瘤、转移瘤;桥小脑角肿瘤,其好发肿瘤依次听神经瘤、脑膜瘤、胆脂瘤。通过鉴别诊断的方法,排除一些几率较小或不很符合的情况,即可将病变性缩小到最低限度,由此可以取得临床诊断。这是一种初步的、比较粗糙的诊断,但它可作为进一步核实性诊断的选择依据。神经系统疾病的检查项目很多,不可能每个患者做全套检查,只能根据需要,选择最简便、有效、安全的检查。原则是先做无创性的检查,不能达到要求时再做有创可能的检查,最后考虑创伤较大的检查项目。只有取得结论性的证据以后才算得到了确诊。但这还不是工作的结束,还应接受治疗的考验,在实际治疗中还可对诊断进行各种各样的修改和补充,直到最后诊疗结束。

(徐宏治　秦智勇)

第二节　脑脊液检查与脑脊液动力学

成人脑脊液总量为 110～200ml(平均 130ml),平均日生成量 500ml,约为总量的 3 倍。脑脊液分布为两侧-侧脑室各约 15ml,第三脑室及第四脑室约 5ml,颅内蛛网膜下腔约 25ml,脊髓蛛网膜下腔约 70ml,和血液、淋巴液一样不断地产生和吸收。脑脊液由侧脑室脉络丛产生后,经由室间孔至第三脑室,和第三脑室脉络丛产生的脑脊液一起经中脑水管至第四脑室,再和第四脑室脉络丛产生的脑脊液一起经第四脑室正中孔和两外侧孔流入蛛网膜下腔,然后脑脊液再沿蛛网膜下腔流向大脑背面,经蛛网膜颗粒渗入到硬脑膜窦(主要是上矢状窦)内,再回流入血液中,亦称第三循环(图 53-1)。

脑脊液的比重为 1.005～1.009,对脑和脊髓起保护支持作用。脑脊液对中枢神经的化学环境、脑组织之间的物质输送及颅内压的调节均起重要作用。中枢神经系统内无淋巴组织,脑部炎症、出血有关的细菌、蛋白、红细胞等都依靠脑脊液连续不断地循环,而得以冲洗和清除。由于脑毛细血管与脑脊液间存在血-脑屏障,对维护内环境稳定和脑组织代谢起保护作用。

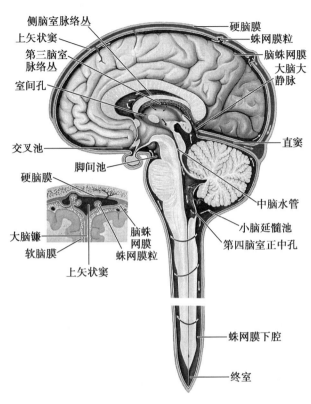

侧脑室脉络丛
上矢状窦
第三脑室脉络丛
室间孔
交叉池
脚间池
硬脑膜
大脑镰
软脑膜
上矢状窦

硬脑膜
蛛网膜粒
脑蛛网膜
大脑大静脉
直窦
中脑水管
小脑延髓池
第四脑室正中孔

脑蛛网膜
蛛网膜粒

蛛网膜下腔
终室

图 53-1　脑脊液循环模式图

正常脑脊液为水样透明液体,蛋白含量在蛛网膜下腔为 150~400mg/L,糖为 2.8~4.5mmol/L,为血糖值的 1/2~2/3。pH 为 7.32,较动脉血 pH 7.4 低 0.1 左右。$PaCO_2$ 为 6.4kPa(48mmHg),较动脉血 $PaCO_2$ 高 0.93~1.2kPa(7~9mmHg)。正常脑脊液白细胞不超过 $10 \times 10^6/L(10/mm^3)$,主要为淋巴细胞,其中 T 细胞占大部分,较少 B 细胞。一般无多核白细胞或其他细胞。脑脊液 Na^+、Cl^-、Mg^{2+} 较血浆稍高,Ca^{2+}、K^+ 较血浆稍低。

穿刺后测得的脑脊液压力,侧卧位成人为 0.78~1.76kPa(80~180mmH_2O),儿童为 0.39~0.98kPa(40~100mmH_2O),新生儿为 0.098~0.14kPa(10~14mmH_2O)。随呼吸产生 0.098~0.197kPa(10~20mmH_2O)的液面搏动,随脉搏产生 0.02~0.039kPa(2~4mmH_2O)的液面搏动。

颅内和脊髓病变时,脑脊液的成分、压力可发生相应改变,因此,脑脊液的化学检查和动力学试验,对临床诊断有重要意义。

有色或不透明的脑脊液均属异常。红色或红黄色脑脊液表示蛛网膜下腔有出血,见于颅脑外伤、脑血管畸形、脑动脉瘤破裂,亦见于脑部手术后及少数肿瘤或炎症合并出血。血性脑脊液在 3~5 天后由红转橙黄、浅黄,约 3 周后红细胞完全消失,最后至无色透明。脑脊液呈黄色时,见于陈旧性蛛网膜下腔出血

及蛋白含量明显增高。如椎管阻塞后,阻塞下段脑脊液蛋白显著增高,放置片刻后有自凝现象,称为 Froin 综合征。脑脊液白细胞计数达 $(10~50) \times 10^6/L$ 为轻度增加,$(50~100) \times 10^6/L$ 属中度增加,$200 \times 10^6/L$ 以上为显著增高。若脑脊液放置数小时后,液面有纤维网或薄膜形成,说明纤维蛋白含量增多,见于结核性脑膜炎。

脑脊液蛋白质来源于血浆和自身合成,正常含量约为血浆浓度的 0.5%,且随不同部位而有差异,脑室 0.05~0.15g/L,小脑延髓池 0.1~0.25g/L,腰池 0.15~0.4g/L;随年龄不同也有所差别,正常儿童脑脊液蛋白含量 0.1~0.2g/L,50 岁以上者为 0.3~0.4g/L。一般而言,脑脊液总蛋白不超过 0.4g/L 为正常范围。脑脊液蛋白质升高较有意义,可见于:化脓菌、结核菌、真菌性脑膜炎;椎管阻塞;癌肿侵犯转移;出血性脑血管病;免疫性疾病如 Guillan-Barre 综合征。脑脊液蛋白含量增多,见于脑脊髓肿瘤、炎症及脑脊液循环梗阻时。蛋白量增加又与病变性质有关,神经鞘瘤、脑室肿瘤及接近脑表面的恶性肿瘤,蛋白增加较显著。蛋白含量增加明显,而细胞数正常或仅轻度增加,称为蛋白细胞分离现象,见于脑脊髓肿瘤及多发性神经根炎。仅细胞增加而蛋白不增加,称细胞蛋白分离现象,见于脊髓灰质炎、早期白质脑炎。脑脊液蛋白质降低多见于低蛋白血症。

脑脊液中的葡萄糖来源于血液,正常值为 2.5~4.4mmol/L(50~75mg/dl),其含量为血糖的 1/2~2/3。儿童与新生儿脑脊液中葡萄糖含量较成人略高,可达 3.3~5.0mmol/L(60~90mg/dl),但无明显临床意义,若脑脊液中糖含量低于 2.25mmol/L(45mg/dl)则为异常。糖含量减少对早期诊断脑膜炎是有重要意义。糖显著减少见于结核性、隐球菌性、急性化脓性脑膜炎。恶性肿瘤,特别是有脑膜广泛转移者,糖含量亦降低。病毒性脑膜炎时,糖含量一般正常。

脑脊液氯化物来自血液,但高于血液浓度,含量与血浆浓度密切相关(应同时查血氯水平)。若按氯离子计算,脑脊液中氯离子浓度为血清的 1.2~1.3(平均 1.25)倍。正常值为 120~130mmol/L(700~750mg/dl),儿童略低。脑脊液氯化物降低较有意义,往往与糖降低同步发生,化脓菌、结核菌、真菌性脑膜炎时,致病菌将葡萄糖分解成乳酸与丙酮酸,使脑脊液 pH 降低,酸碱平衡调节所致。各种原因引起的酸中毒时,使脑脊液 pH 下降可造成氯化物降低。病毒性脑炎、脑肿瘤时氯化物正常。

目前已在脑脊液中发现了许多酶,这些酶在正常人脑脊液中含量很低,而在某些疾病时升高。还有许多酶在某些疾病中有特异意义。如酸性蛋白酶,在多

发性硬化时可高达 3 倍,慢性期亦增高 1 倍。磷酸酯酶在脑膜炎时增高最为明显。脑脊液酶活性升高的机制较复杂,大致可归纳为:血-脑屏障破坏,通透性改变时,脑组织神经细胞内酶的渗出;脑脊液中各种细胞的解体;肿瘤代谢有关酶的释出;未破坏的脑细胞酶流出量增多,而脑脊液酶清除率下降;颅内压升高时酶随脑脊液量的增加而相应增多等。临床上,各种细菌性脑膜炎、脑外伤、脑血管病、中毒性脑病、痴呆、脑神经变性病、中枢神经系统肿瘤、癌性神经肌病、继发性癫痫、多发性硬化等,脑脊液中均可见谷草转氨酶和谷丙转氨酶增高。细菌性脑膜炎、脑积水、癫痫、阿尔茨海默病、脑肿瘤、肌萎缩侧索硬化、Huntington 病、Nieman-Pick 病等变性病,其脑脊液乳酸脱氢酶可增高。细菌性脑膜炎、多发性硬化、中枢神经系统肿瘤的脑脊液可见溶酶体酶增高。测定脑脊液中各种抗体,对诊断有一定价值,如亚急性硬化性全脑炎患者的脑脊液麻疹病毒抗体效价升高。测定脑脊液中各种递质,可了解中枢神经系统的活动与代谢情况,观察药物和手术疗效,如脑脊液儿茶酚胺定量测定,可作为帕金森病患者药物治疗或脑移植手术效果的评定指标。

侧卧位腰穿时,脑脊液压超过 1.96kPa(200mmH$_2$O)为颅压增高,见于各种颅内占位病变,压力低于 0.6kPa(60mmH$_2$O)为颅内压降低,见于脑脊液漏、脑脊液分泌障碍、脱水、休克及严重枕大孔疝致枕大孔阻塞时。

为观察蛛网膜下腔有无梗阻,需做脑脊液动力学检查。最常用者为压颈试验,又称 Queckensted 试验,压迫颈静脉可用手或血压表气袋。具体方法为:腰穿测定脑脊液初压后,由助手用手压迫患者双侧颈静脉,先一侧,后两侧。正常人在两侧颈静脉受压 10 秒后,脑脊液压力较初压上升 0.98 ~ 2.90kPa(100 ~ 300mmH$_2$O),手松开后 10 秒内降至初压水平。其后再行压腹试验,以手用力压迫患者腹部,脑脊液压力即迅速上升,去压后,压力迅速下降至初压水平,说明穿刺针位置正确。如压颈试验时不见压力上升,提示蛛网膜下腔完全梗阻,若上升及下降缓慢,提示有不完全梗阻。用血压表气袋做压颈试验,患者侧卧,颈部用血压表气袋缠绕,松紧适度,由一人进行颈部加压,另一人做记录。术者做腰穿后,测初压,然后助手以手紧压患者腹部 15 秒,观察脑脊液压力是否顺利上升或下降,借以检验腰穿针位置是否正确。证明穿刺针位置正确后,由助手将气袋压力升至 2.67kPa(20mmHg),并维持之。术者从加压起,每 5 秒报脑脊液压力一次,由另一助手记录之。共报 30 秒或直至脑脊液压力不再上升,然后由助手放松气袋,仍每 5 秒报压力读数一次,并记录,到脑脊液压力不再下降为止。

再依同法将血压表分别充气 5.3kPa(40mmHg)及 8kPa(60mmHg)进行测量,共记录三组压力变化曲线。蛛网膜下腔无梗阻时,每次压颈后,脑脊液压力迅速上升,解除颈部压迫后,脑脊液压力迅速下降至原来水平。一般压颈至 8kPa(60mmHg)时,脑脊液压力达 3.9kPa(400mmH$_2$O)以上。蛛网膜下腔完全梗阻时,压颈后,脑脊液压力不上升,但压腹后脑脊液压力仍然上升,且上升幅度较无阻塞者稍高。蛛网膜下腔部分阻塞时,压颈后脑脊液压力上升缓慢,放压后,脑脊液压力下降缓慢。按其上升及下降的程度和速度,可区别出轻度或严重的部分梗阻。临床上,压颈试验一般只用于脊髓疾病的检查,观察椎管蛛网膜下腔有无梗阻。对颅内压增高及脑出血患者,禁忌或避免做此项检查。

压腹试验也是脑脊液动力学检查,用手紧压患者腹部,使腹壁贴近脊柱,15 秒后腰池内压上升约 0.98kPa(100mmH$_2$O),上升甚少或不上升,多见于椎管内低位梗阻。压腹试验正常,压颈试验腰池内压力不上升,多见于高位梗阻。

Ayala 指数:蛛网膜下腔梗阻越严重,取出数毫升脑脊液后,终压明显低于初压。明显梗阻者常低于初压一半。Ayala 指数可作蛛网膜下腔是否梗阻的参考。

$$Ayala \text{ 指数} = \frac{\text{脑脊液终压} \times \text{放液量}}{\text{脑脊液初压}}$$

Ayala 指数正常值为 5.5 ~ 6.5,指数值<5,表明蛛网膜下腔容积变小,提示有椎管梗阻或颅内占位的可能;指数值>7,表明蛛网膜下腔容积扩大,提示有交通性脑积水、脑萎缩和浆液性脑膜炎的可能。

(徐宏治 秦智勇)

第三节 神经影像学检查

神经影像学检查不仅可以明确疾病的解剖位置和范围,而且能判别某些病变的性质。神经影像学检查包括 X 线片、计算机体层扫描(CT)及磁共振检查(MRI)、数字减影血管造影、多普勒超声(TCD)、单光子发射计算机断层扫描(SPECT)、正电子发射计算机断层显像(PET)等。这些方法各有优缺点,宜先简后繁,先易后难,合理应用,相互补充,以提高诊断的准确性。

一、头颅 X 线片

头颅 X 线片主要观察颅骨的厚度、密度及各部位结构,颅底的裂和孔,蝶鞍及颅内钙化斑等。最常用的是侧位和后前位片。侧位片可见到蝶鞍和前、中、颅后窝,还可看到颅腔内有无钙化斑和形态异常。后前位片从正面观察头颅形态,可见到眼眶、岩锥和两侧对称的内听道。在特殊情况下,可进行特殊位置的摄片。如额枕位即汤氏位,观察颅后窝的内听道、岩锥、枕骨和枕大孔;颏顶位即颅底片,观察颅底骨结构,尤其是颅中窝的卵圆孔、棘孔和破裂孔;眼眶位即柯氏位,显示眼眶、蝶骨大小翼、眶上裂和蝶鞍的正面影像;45°斜位即斯氏位,显示内听道、岩锥和内耳结构;颅骨切线位,适宜观察颅骨外隆或内陷的病变。此外还可摄取视神经孔位、颈静脉孔位和舌下神经孔位,专门观察这些特殊孔道,也可通过不同技巧摄取立体片、分层片、放大片等,提供更多的有诊断价值的信息。头颅平片虽不能显示颅内主要结构脑的图像,但大体上可提供下列异常或病理改变。

1. 颅骨局部增生、破坏局限性骨质变化往往提示局部或附近有肿瘤存在。一般认为局限性颅板增生,是肿瘤刺激所致。生长于颅底或脑表面的肿瘤,长期缓慢压迫或刺激颅骨,可引起颅骨的吸收、萎缩、变薄、膨隆、侵蚀、破坏、缺损和增生等改变。增生和破坏同时存在多见于脑膜瘤,其他肿瘤则以骨质侵蚀、破坏为多。

2. 蝶鞍改变可有蝶鞍的扩大、增深,鞍底及前后床突的吸收、破坏等。垂体瘤引起蝶鞍增深扩大;颅咽管瘤可能引起蝶鞍扩大及鞍上常见钙化影,鞍结节脑膜瘤引起前床突变形,鞍结节增生;一般颅内压增高可引起蝶鞍扩大,鞍背吸收。

3. 颅骨内板压迹增深,蛛网膜粒扩大加深 2～12 岁的儿童有脑回压迹是正常的,在成人,脑回压迹很少,如果脑回压迹多而深,是颅内压增高的征象。

4. 钙化松果体移位松果体钙化在欧美人中约占 50%,亚洲人占 12%～39%。在正位片上,松果体应位于中线,如向一侧偏移,说明有占位病变存在。侧位片上可按偏移方向推测占位病变的大致位置。

5. 颅内钙化的生理病理状态除松果体钙化外,大脑镰钙化发生率为 10%,蝶鞍前后床突间韧带钙化发生率为 3.8%,脉络丛的钙化发生率为 0.37%。病理性钙化,颅内肿瘤有 10%～15% 伴有钙化,常见有少突胶质细胞瘤(54%～80%)、松果体瘤(40.0%～63.2%)、颅咽管瘤(40%～60%)等。非肿瘤性病理钙化,见于结节性硬化、脑寄生虫病、血管性疾病及炎症等。

6. 颅底骨孔扩大如视神经胶质瘤引起视神经孔扩大,听神经瘤引起内听道扩大,三叉神经半月节肿瘤引起卵圆孔扩大,脑膜瘤引起一侧棘孔扩大等。

7. 颅骨解剖标志异常如扁平颅底或颅底凹陷中所见的各种标志线及标志角度的改变。

8. 颅脑损伤　颅脑损伤时,线样骨折表现边缘清楚的线样透光影。凹陷骨折表现为颅骨局部全层或仅内板向颅内凹入。由于婴幼儿颅骨弹性好,呈现乒乓球状凹陷而看不到骨折的情况;颅底骨折在 X 线片上不易看清骨折线,但可见到鼻窦,特别是蝶窦混浊和液平面、鼻咽腔顶部软组织肿胀和颅内积气等颅底骨折的间接征象。

9. 颅内压增高在小儿主要表现为头围增大、颅骨分离、颅骨变薄,亦可有脑回压迹增多,后床突及鞍背骨质疏松萎缩,进而导致蝶鞍扩大。

10. 其他如蝶骨小翼缺失、血管壁钙化、血管沟扩大、鼻窦病变等。

二、脊椎 X 线片

脊髓和椎骨的病变,有时能反映在脊椎 X 线片上,常规摄片有前后位和侧位片,非常规位有斜位片和体层摄影。脊椎 X 线片可观察脊柱姿势和曲度,椎弓根的间距代表椎管横径,自颈$_2$ 向下逐渐增宽,在颈$_5$～颈$_6$ 处最宽,为颈膨大。颈$_7$ 以下逐渐缩小,以胸$_4$～胸$_8$ 最狭,胸$_{11}$ 以下椎管横径又逐渐加大,延续至骶$_1$,为腰膨大和马尾所在。侧位片上椎管前后径,反映在椎体后缘至椎板前缘间距,以颈$_4$～颈$_6$ 前后径最小,其余部分变化不多。在脊髓平片中,可以看到下列病理改变。

1. 椎弓根间距增宽表示有椎管内占位病变。

2. 椎管前后径狭窄椎体边缘唇样增生,表示脊髓有肥大性改变。

3. 椎间孔扩大表示该处有哑铃状肿瘤通过扩大的椎间孔伸至椎管外。

4. 椎体后缘内陷提示椎管内有慢性占位性病变。

5. 椎体楔形变为压缩性骨折的象征。

6. 椎间隙变狭窄表示有椎间盘病变。

7. 椎体对位不齐表示有脱位或滑脱。

三、CT 扫描

CT 扫描具有迅速、安全、无创伤和较高分辨力等优点,是神经外科诊断中最常用的技术。CT 机是 Housfield 1968 年设计,1972 年应用于临床。为了计算组织对 X 线的吸收系数,以水的吸收系数为 0,空气为-1000,骨骼为+1000,称 Housfield 单位。由于颅内组织的 CT 值不同,表现出不同的密度,故能显示脑室、脑池、脑沟、灰质、脑干、小脑、松果体及脉络丛钙化影。颅内各种病变,亦由于其 CT 值不同,表现出各种图像特征,钙化、出血等 CT 值高于脑实质,CT 片上呈高密度影;坏死、水肿、囊肿、脓肿的 CT 值低于脑实质,CT 片上呈低密度阴影。有些病变如慢性硬膜下血肿,X 线吸收系数与脑实质相近,称等密度病变,只能从正常结构的推移变形,推测有病变的存在。故在分析 CT 图像时,首先要观察正常结构的变异,如脑室、脑沟、脑池、脑部中线结构及松果体钙化影有否移位、挤压、变形、扩大或消失,左右结构是否对称。再要观察病变组织的特征,如病变的部位、密度、密度均匀性、病变的边界和边缘以及病变周围有无水肿反应等。当正常组织和病变组织的 X 线吸收差不明显时,可造影剂增强扫描,提高两种组织的 X 线吸收差,使病变显得更清楚。不同病变对造影剂增强的反应不同,可根据造影剂增强反应的特征推测病变性质,对病变的定位和定性诊断大有帮助。

CT 对脑卒中的诊断具有独特的优点,出血呈高密度影,缺血呈低密度影。脑出血时可确定颅内出血的部位、形态、大小和扩散方向,通过 CT 随访,可观察脑出血的动态变化。脑梗死在 CT 上表现为阻塞血管分布区呈低密度影,并在病变的不同阶段出现脑水肿和不同的强化反应。

CT 能够快速准确地显示外伤所致的颅骨、脑实质和脑血管的损伤,因此,目前为神经系统急症的首选影像学检查方法。对诊断外伤性颅内血肿很容易,硬膜外血肿呈凸透镜状高密度影,多数和骨折部位一致;膜下血肿呈凹透镜或新月形,范围较广,多覆盖一侧大脑半球的大部分,新月形凹面与大脑半球表面弧度一致;脑内血肿好发于额极或颞尖,呈团块状高密度影,周围伴低密度水肿带;大部分慢性硬膜下血肿 CT 呈等密度改变。

CT 为颅内肿瘤诊断的常用方法,确定颅内肿瘤的有无、数目和大小,有时还能作出定性诊断。根据大组病例统计,99% 的胶质瘤、98% 的脑膜瘤、97% 的垂体瘤、86% 的颅咽管瘤、96% 的转移瘤均能被 CT 显示。

脑部炎症在 CT 上表现为界限不清的低密度影,当炎症局限化时,变成界限清楚的脓肿,并在造影剂强化时出现环状高密度影。由于 CT 能提供颅内炎症变化发展的明确信息,使脑脓肿获得早期诊断和处理,治疗效果显著提高。

脊柱外伤时,CT 能显示透亮的骨折线,椎体及其附件的排列异常,当伴有脊髓损伤时,脊髓水肿显示为边界不清、均匀的低密度区。脊髓血肿呈边缘模糊的高密度区。脊髓挫伤呈低密度区,其内混杂有点状等密度影,边缘较血肿更为模糊。脊髓肿瘤在 CT 上呈不同密度,胶质瘤和血管网状细胞瘤呈等密度影,脂肪瘤呈低密度影,神经鞘瘤及脊膜瘤密度稍高,瘤体较小时不侵及脊髓,长大明显时可见脊髓及硬膜囊移位,脊髓造影 CT 扫描显示尤为清晰。CT 对诊断椎间盘突出、椎管狭窄症及脊髓空洞症亦十分有用。椎间盘突出可见椎间盘后缘突向椎管内,硬膜外脂肪后移或侧移,有时鞘膜囊也移位。CT 可清楚显示椎管的骨性和关节部分,估计和测量椎管大小,并可发现或证实脊椎的退行性病变,如韧带肥厚、韧带钙化、骨刺及变性的椎间盘,因此能有效地诊断椎管狭窄症,且能发现其原因,如脊柱后纵韧带骨化很容易被 CT 确诊。CT 对脊髓空洞症诊断有效,常见的 CT 表现是脊髓膨胀、增粗、呈圆形、中央可见圆形低密度空腔,占据脊髓的 1/3 或 1/2。脊髓空洞症同时伴 Arnold-Chiari 畸形,CT 呈现上颈段脊髓后面或侧面肿块影,为扁桃体下疝所致。

CT 血管造影(computed tomography angiography,CTA)指静脉注射含碘造影剂后,利用螺旋 CT 或电子束 CT,在造影剂充盈受检血管的高峰期进行连续薄层体积扫描,然后经计算机对图像进行处理后,重建血管的立体影像。CTA 可清楚地显示 Willis 动脉环,以及大脑前、中、后动脉及其主要分支,具有能同时显示血管的管腔、管壁及其病变,以及血管周围结构和骨骼等优点。除显示管腔的狭窄或闭塞外,还能评价血管壁斑块的形态、位置和成分。CT 灌注成像(CT perfusion imaging,CTP)可观察神经系统血流动力学改变以及病理生理改变,能在脑缺血性梗死发病 30 分钟后观察到病灶区域的血流灌注异常。CTP 检查可提高脑肿瘤的诊断准确度,并用于放射性坏死与肿瘤复发的鉴别。

四、磁共振成像

磁共振成像(MRI)是 20 世纪 70 年代末期发展起来的一种新的影像技术,基本原理是利用人体内 H 质子在主磁场和射频场中被激发产生的共振信号经计算机放大、图像处理和重建后得到磁共振成像。MRI 检查时,患者被置于磁场中,接受一系列的脉冲后,打乱组织内的质子运动。脉冲停止后,质子的能级和相位恢复到激发前的状态,这个过程称为弛豫。弛豫分为纵向弛豫(简称 T_1)和横向弛豫(简称 T_2)。在常规自旋回波序列 T_1 加权像中,脂肪信号最强,其次为白质、灰质、脑脊液;T_2 加权像,信号强度由高到低依次为脑脊液、脂肪、灰质、白质。由于大血管内血流极快,使发出脉冲至接收信号时,被激发的血液已从原部位流走,信号不复存在,因此,空腔及大血管在 T_1 和 T_2 加权图像上均呈黑色,此现象称流空效应。MRI 比 CT 扫描更少损伤性,对不同神经组织和结构的细微分辨能力远胜于 CT,用顺磁性药物静脉注射后做增强成像,对比度更好,且可取得水平、冠状、矢状及斜位不同切面,使病变的空间定位更为正确,尤其适用于中枢神经系统疾病的检查。通过波谱分析还可提供病变组织的代谢功能及生化方面的信息。磁共振血管成像（magnetic resonance angiography，MRA）能较清楚地显示成像范围内的所有血管，也可显示侧支血管。

颅内肿瘤的基本征象包括：①肿瘤异常信号，与正常脑组织比较可分为高信号、低信号、等信号和混杂信号。良性肿瘤信号均匀，边界清楚，形态规则。生长较快的恶性肿瘤，中心常出现囊变、坏死而表现为混杂信号，边缘多不规则。②正常结构的移位：肿瘤或肿瘤周围脑组织水肿可引起邻近组织移位。③脑水肿：T_1加权像为略低或等信号，T_2加权像为高信号，围绕在肿瘤周围，有时需强化扫描才能与肿瘤实质区别。④阻塞性脑积水：表现为梗阻部位以上脑室扩大。⑤肿瘤周围组织改变：肿瘤累及颅骨可引起局部骨质增生或破坏，脑膜瘤累及静脉窦常使之闭塞，流空效应消失。

MRI 对某些脑血管病常能作出正确的定性诊断。脑动静脉畸形在 MRI 上显示为典型的团块状互相扭结的血管流空影。动脉瘤表现为与动脉相连的、边缘清楚的低信号影，如动脉瘤内形成血栓，还可判断血栓的范围、瘤腔的大小及是否并发出血；瘤腔多位于动脉瘤的中央，为低信号，血栓在 T_1 加权像、T_2 加权像上均表现为高信号。如静脉窦栓塞，则静脉窦的流空现象消失，经该窦引流的静脉增粗，可伴有脑水肿。烟雾病可见双侧大脑中动脉流空影变细或消失，鞍上池内和两侧基底核区可见大量细小的血管流空影，为增粗的穿支动脉，颈内动脉供血分布区出现多发脑梗死灶。海绵状血管瘤，T_1 加权像呈等或稍高信号，T_2 加权像为不规则不均匀高信号，周围有典型的低信号包绕。MRI 诊断脑梗死比 CT 更敏感，梗死后 1 小时，MRI 即可显示局部脑水肿，脑沟变窄、消失，灰白质分界不清，T_1 加权像呈稍低信号，T_2 加权像稍高信号。MRA 可显示血管的中断或该血管分布区分支减少。腔隙性脑梗死表现为点状的 T_1 低信号、T_2 高信号，多累及脑深部结构。脑出血的 MRI 信号较复杂，出血时间不同其 MRI 信号也不一样，出血 24 小时内，T_1、T_2 加权像都为等信号；1～3 天，T_1 加权像血肿为等信号，T2 加权像为低信号；3～7 天，T_1 加权像血肿周边为高信号，T_2 加权像仍为稍低信号；7～14 天，T_1、T_2 加权像均呈高信号；2～3 周，T_1 加权像血肿中心为高信号，周围等信号，T_2 加权像血肿中心呈高信号，周围亦是等信号；3 周后 T_1 加权像呈低信号，T_2 加权像为高信号，但周围有低信号包绕，形成一个囊腔。

脑部炎症，T_1 加权像白质内见不规则略低信号区，T_2 加权像为明显的高信号，可伴有占位效应，呈不规

则弥漫强化，脑脓肿 T_1 加权像为边界清楚的低信号区，T_2 加权像呈高信号区，周围脑水肿明显，脓肿壁环形强化，边界清楚。脑积水和脑萎缩在 MRI 上显示十分清楚，脑积水可见脑室扩大，脑萎缩表现为脑沟、池增宽，脑室扩大等表现。MRI 诊断先天畸形优于任何检查方法，可直接观察到大脑结构的畸形。

MRI 能充分显示脊柱、脊髓的正常解剖、病变及周围组织的关系，诊断脊髓病变明显优于 CT 扫描。髓内肿瘤表现为髓内有肿瘤异常信号，脊髓增粗，蛛网膜下腔变窄，可累及多个平面，增强扫描见多数肿瘤实质强化，可引起继发性空洞，常见的有室管膜瘤、星形胶质瘤等。髓外硬膜下肿瘤表现为局部脊髓受压变扁并移位，局部蛛网膜下腔被撑开而增宽，多为神经鞘瘤和脊膜瘤。硬膜外椎管内肿瘤表现为脊髓受压移位，病变上下蛛网膜下腔变窄，常见转移瘤、脂肪瘤、胆脂瘤、皮样囊肿、淋巴瘤。脊髓空洞症，MRI 矢状扫描可显示空洞全貌，T_1 加权像脊髓中央出现条状等脑脊液信号的低信号影，T_2 加权像为高信号，其信号特点与脑脊液相似，横断面脊髓实质变薄呈圆环状，内部为空洞，常伴小脑扁桃体下疝。脊髓血管畸形，T_1、T_2 加权像脊髓内呈混杂信号，有迂曲的管状血管流空影，脊髓背部常见粗大的引流静脉。脊柱外伤时，MRI 能清楚地显示椎体错位成角、脊髓受压、脊髓出血、椎间盘脱出等表现。硬脊膜外或硬脊膜下脓肿，T_1 加权呈低信号，但较脑脊液信号稍高；T_2 加权像呈高信号，但较脑脊液信号低。脓肿常压迫脊髓，在脓肿和硬膜囊之间常可见细线状低信号影为脓肿壁。增强扫描可强化。MRI 诊断脊柱、脊髓先天畸形更具优势，可见脊柱裂、脊膜膨出、脊髓脊膜膨出、脂肪脊髓脊膜膨出等。

磁共振波谱（magneticresonance spectroscopy，MRS）检查能对特定原子核及其化合物进行定量分析，显示组织代谢的改变。可直接进行多体素甚至三维数据的采集，在脑肿瘤、癫痫、脑白质病变、感染和脑组织缺血等病变的检出，并作出定性、定量诊断方面发挥作用。

基于血氧水平依赖（blood oxygenation level-dependant，BOLD）原理的功能磁共振成像（functional magnetic resonance imaging，fMRI），BOLD 主要通过脑小静脉内脱氧血红蛋白的含量变化，在无创伤条件下直接观察脑皮质功能区的激活及其变化。基于 BOLD 的 fMRI 检测主要用于运动、听觉、视觉、语言、记忆和儿童脑发育评价等方面的研究。临床主要应用 fMRI 进行重要脑功能区的术前定位，使手术能有效切除病灶而避免损伤功能中枢。此外，fMRI 在难治性癫痫的定位、定侧诊断，判断阿尔茨海默病患者的认知功能障碍程度，观察卒中后脑功能的康复情况，进行针灸

4

穴位治疗机制和药物成瘾方面的研究也得到较广泛应用。弥散张量成像（DTI）通过测量水分子的弥散过程来评价生物组织结构和生理状态，能客观定量描述水分子各向异性扩散的空间特性和状态，可获得脑白质纤维束的三维结构图。在脑肿瘤、脑梗死、脑白质发育、脑外伤等多种疾病的诊断与鉴别诊断，显示脑白质纤维束的连接与走行方面，有广阔的临床应用。

五、脑血管造影

是将造影剂注入颈动脉或椎动脉，使脑血管系统显影，了解血管形态、病变与血管关系、病变性质等，目前多采用数字减影血管造影（digital subtraction angi-ography，DSA），应用电子计算机程序将组织图像转变成数字信号输入并储存，然后经动脉或静脉注入造影剂，将所获得的第二次图像也输入计算机，然后进行减影处理，使充盈造影剂的血管图像保留下来，而骨骼、脑组织等影像均被减影除去，保留下的血管图像经过再处理后转送到监视器上，得到清晰的血管影像。优点为简便快捷，血管影像清晰，并可作选择性拍片。通过血管造影可以具体了解血管的形态学变化，如走行、分布、移位、粗细及循环时间的变化等。最终确定病灶是血管本身，还是颅内其他部位病变引起血管变化，为临床诊断治疗提供依据。正常人的脑血管形态、分布及其位置见图53-2。

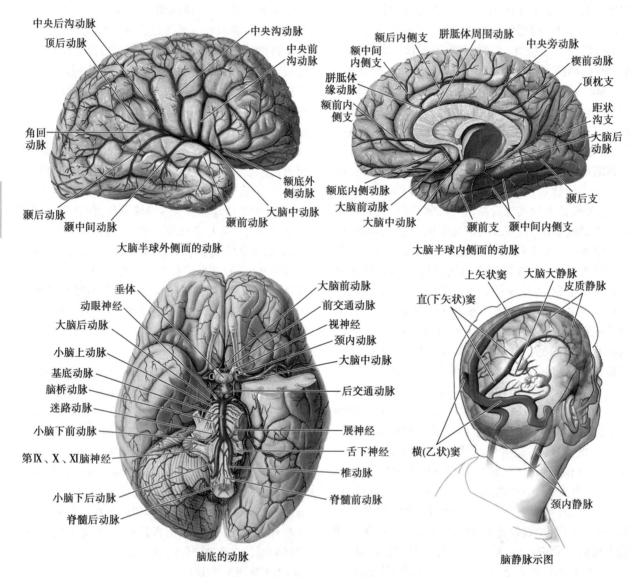

大脑半球外侧面的动脉

大脑半球内侧面的动脉

脑底的动脉

脑静脉示图

图53-2 正常脑血管形态图

脑血管造影是确诊血管性病变最主要的检查方法。脑动脉瘤在血管造影上常为边缘清楚的圆形或椭圆形，好发于脑底动脉环血管分叉处，造影可显示动脉瘤的大小、部位、形状，如动脉瘤内血栓形成，有时可不显影或仅部分瘤腔显影。梭形动脉瘤造影可见动脉管腔梭形扩张。脑动静脉畸形（AVM）造影可见畸形血管及供血动脉、引流静脉明显增粗迂曲，可出现动静脉短路，引流静脉或静脉窦提前显影。海绵窦动静脉瘘见造影剂在动脉早期就由颈内动脉进入海绵窦，使海绵窦、眼静脉、岩上窦等提前显影，而瘘口远端的动脉则显示不佳。烟雾病（Moyamoya 病）表现为单侧或双侧颈内动脉末端及大脑前、中动脉狭窄或闭塞，颅底出现纤细的异常血管，排列杂乱无章，呈烟雾状或网状。

颅内占位病变时，可显示脑血管受压变形、移位、抬高、牵拉和无血管区等征象，根据脑血管的移位变形，推断占位病变的部位，当出现新生异常血管和血液循环变化时，可辅助判断脑肿瘤性质。颈动脉造影主要用于幕上肿瘤的定位诊断：①额叶肿瘤：大脑前动脉呈弧形移向对侧，大脑中动脉起始部及颈内动脉鞍上段向后下移位，额顶升支呈弧形向后移位；②顶叶肿瘤：胼周动脉水平段向对侧移位，侧裂动脉后段压低，额顶升支呈弧形向前移位；③颞叶肿瘤：大脑前动脉垂直部移向对侧，大脑中动脉呈弧形由内向上移位，侧位像上还可见脉络膜前动脉拉直；④枕叶肿瘤：大脑前动脉可无移位，大脑中动脉末梢抬高并被向前压缩；⑤鞍区肿瘤：颈内动脉鞍上段向外向上移位，虹吸弯可张开，大脑前动脉脑底段呈弧形抬高。椎动脉造影的定位诊断主要用于幕下肿瘤：①斜坡肿瘤：压迫基底动脉使之与斜坡的距离增宽，甚至向后呈弧形；②脑桥小脑角肿瘤：压迫小脑前下动脉使之呈弧形，小脑上动脉及大脑后动脉近端向上向内移位，基底动脉亦可移向对侧。脑血管造影的定性诊断主要根据肿瘤的新生血管。如脑膜瘤血液循环丰富，肿瘤中心由颈外或脑膜动脉供血，静脉期肿瘤"着色"比动脉期更明显，呈雪团状密度增高阴影，引流静脉通常包绕在肿瘤表面；胶质瘤的病理血液循环随肿瘤恶性程度增加而愈趋丰富，无明显供血动脉，无颈外动脉供血，肿瘤的新生血管不规则，可为斑点状或窦状间隙，恶性胶质瘤常有早期静脉引流。转移瘤可为单发或多发，肿瘤血液循环类似胶质瘤，多数有清晰的肿瘤轮廓，如肿瘤侵犯硬脑膜时亦可有颈外动脉供血。由于脑 CT 和 MRI 在肿瘤定位和定性诊断上的优越性，脑血管造影用于肿瘤的术前诊断较少。

选择性脊髓动脉造影，经股动脉插管，根据脊髓病变位置，选择椎动脉、甲状颈干、肋间动脉和腰动脉做造影，主要用于脊髓血管性疾病的诊断及血管内治疗。

六、单光子发射计算机断层扫描

单光子发射计算机断层扫描（SPECT）是应用将能够放出单光子的放射性核素，如 99mTc、133Xe 注入或吸入人体，通过探测器探测从体内发出的单光子信号，并经计算机图像处理，从而获得放射性示踪剂在体内组织分布的闪烁断层成像技术。把各个方向上放射性强度记录下来，按 CT 原理重建出放射性核素在脑内的立体浓度分布图，可测定局部脑血流量（rCBF），对诊断颅内占位病变、脑血管病变、判别癫痫病灶等有帮助。

SPECT 脑血流显像对急性脑梗死可作出早期诊断。脑梗死早期，由于受累组织尚未完成细胞水肿、变性、坏死等病理演变过程，与周围组织间的密度差异不明显，CT 常难以发现，因此 SPECT 对脑梗死的早期诊断率高于 CT，且发现缺血面积大于 CT。SPECT 检查技术可对急性脑梗死的药物治疗效果进行动态观察。

SPECT 脑血流显像可用于癫痫灶的定位。癫痫发作间期癫痫灶局部脑血流量（rCBF）降低．局部脑葡萄糖利用率降低，而发作期癫痫灶 rCBF、局部脑葡萄糖利用率明显增高。因此，对于准备行癫痫灶切除术的患者，SPECT 脑血流显像有帮助，其定位应与手术中电极定位一致。

SPECT 脑血流显像对于脑血管畸形的分类、治疗也有一定价值。不同类型的血管畸形，其脑血流动力学变化及代偿能力也不同，脑血流显像可发现血管畸形周围脑组织血流的增多或减少，对选择治疗方法有益。

SPECT 脑扫描可用于脑肿瘤的定性及预后判断。生长活跃的肿瘤 rCBF 增加，肿瘤相邻水肿区 rCBF 减低，而肿瘤坏死区无 rCBF。用氯化亚铊（201Tl）为示踪剂作 SPECT 显像可鉴别放射性坏死与脑肿瘤复发，区分肿瘤是脑膜瘤，纤维瘤还是恶性脑瘤。恶性程度高的胶质瘤，其201Tl 摄取较高，而恶性程度低者，其摄取较低。胶质瘤术后放射治疗或化学治疗中，行201Tl 显像可初步判断预后；如201Tl 摄取增加，提示预后不佳，反之则预后良好。

七、正电子发射计算机断层扫描

正电子发射计算机断层扫描（PET）是利用正电子在物质中淹没辐射时产生的光子为成像变数，用半衰期短的核素11C、13N、15O、18F 等标记脑代谢相关的有机物，进行脑代谢动态生化测定，包括脑葡萄糖代谢、蛋白质代谢、氧代谢及神经受体测定，可在分子水平上反映细胞代谢、细胞受体活性、核酸合成与细胞基因改变，从而达到早期诊断疾病的目的。

目前，PET 应用最多的显像剂为18氟（18F）标记的氟代脱氧葡萄糖（18F-fluorodeoxyglucose，18F-FDG），FDG 属于葡萄糖类似物，临床上可用标准化摄取值（standard uptake vale，SUV）半定量分析脑肿瘤良、恶性及进行疗效评价。PET 对于寻找恶性肿瘤原发灶具有较大优势,一次检查可获得全身的断层图像,可准确寻找原发灶及判断是否发生远处转移。临床上,恶性肿瘤多表现为局部 FDG 摄取增高,同时 SUV 增高,但是部分良性肿瘤、炎症、生理性摄取均可表现为局部放射性增高,此时便需结合 CT 精确的解剖学定位对病灶进行诊断,但仍有部分病灶存在漏诊或误诊的可能。近年来,直接测量组织葡萄糖代谢率的绝对定量分析法得到了越来越多的关注,绝对定量分析可以直接定量分析组织的葡萄糖代谢率,可克服半定量分析法的缺点,提高肿瘤性疾病的诊断准确率。肿瘤复发时 PET 显示高代谢,放疗、化疗坏死区显示无代谢,可以对肿瘤治疗以后的情况如放射性坏死、肿瘤残存组织复发等情况进行检查和分析。

PET/CT 对癫痫病灶的诊断具有重大的意义,PET显像能发现复杂部分性癫痫(CPS)患者的发作灶,为手术切除病灶定位。癫痫灶 PET 图像的典型表现是在发作间歇期为低代谢区,发作期癫痫灶和传播区显示为葡萄糖的高代谢区。低代谢区的范围大于病理异常区,原来发作间歇期的低代谢区在发作期可转变为高代谢区,提示低代谢区是有功能的。约 70% 的CPS 外科手术患者,其 PET-FDG 显示的低代谢灶与发作间歇期、发作期的头皮和深部脑电图异常一致,发作灶的 PET-FDG 定位优于 CT、MRI 定位。PET 癫痫受体显像初步研究表明,部分单侧颞叶发作灶受体分布增多。PET 与 CT、MRI 图像融合,将功能、解剖信息结合,为外科切除原发性癫痫灶提供更准确信息。

PET 的 FDG、^{15}O 显像常用来研究脑缺血和脑梗死时的局部脑血流(rCBF)、局部脑氧代谢率(rCMRO$_2$)、局部氧摄取率(rOEF)、局部脑血流容积(rCBV)。短暂性脑缺血(TIA)出现脑灌注压下降时,机体代偿性血管扩张以维持正常的 rCBF,当这种自我调节机制饱和时,则逐渐增加 rOEF 以维持 rCMRO$_2$,一旦 rOEF 增加到最大限度,rCBF 继续下降,导致功能和代谢减退。急性缺血性卒中时,先是 rCBF 增加,rCMRO$_2$ 正常,之后 rOEF 减少,最后 rOEF 代偿性增加,rCBF 减少。PET 研究表明,缺血的神经元释放大量谷氨酸,激活谷氨酸受体,特别是 NMDA(N-methyl-D-aspartate)受体,损害缺血的细胞和缺血周围的细胞。NMDA 受体能被许多拮抗剂阻断,可用 PET 进行药物阻断效应的研究。

(徐宏治　秦智勇)

第四节　电生理学检查

一、脑　电　图

脑电图(EEG)是通过在人头部按一定部位放置适量电极。经脑电图仪记录下来的脑细胞群的自发性、节律性的电活动图形。正常情况下,EEG 有一定的规律性,当脑部尤其是皮质有病变时,规律性受到破坏,波形即发生变化,对其波形进行分析,可辅助临床对其脑部疾病进行诊断。临床上将电极放置在头皮上记录的脑电图为头皮表面脑电图;手术时将电极直接放置在硬膜外或脑皮层上记录的脑电波称脑皮层脑电图;将电极埋在皮层或埋入脑深部结构(深部电极)如杏仁核、丘脑核团等记录的脑深部电活动为脑深部电图。以上记录方法各有不同的用途及指征。脑电图的最大意义是诊断癫痫,在癫痫发作间期或发作时,脑电图上可见突发的高幅放电,据此可确定癫痫的存在,寻找癫痫病灶,估计药物或手术治疗的效果。但正常的脑电图并不能排除癫痫,约有 30% 的癫痫患者脑电图可无异常,需反复多次检查,并用过度换气、声光刺激、药物诱发等,激发其异常放电。脑电图检查还用于颅内占位病变(如肿瘤、脓肿、血肿)的定位诊断、昏迷及脑死亡评定等。

二、诱　发　电　位

给人体感官、感觉神经或运动皮质、运动神经以刺激,兴奋沿相应的神经通路向中枢或外周传导,在传导过程中,产生的不断组合传递的电位变化即为诱发电位(EP),对其加以分析,可得出不同部位的神经功能状态。依感觉刺激的种类有:视觉诱发电位(VEP)、听觉诱发电位(AEP)、体感诱发电位(SEP)、嗅觉诱发电位(OEP)、味觉诱发电位(GEP),临床上主要应用视觉、听觉及体感诱发电位。

VEP 是指给予视网膜视觉刺激时在枕叶和颞叶后部记录到的由视觉通路传导并产生的诱发反应电位。一侧视网膜受刺激时,冲动向两侧枕叶皮层投射,产生两侧对称性的 VEP。最常用的刺激方法是用不成形的闪光和成形的图像刺激。正常人的 VEP 由若干波组成,其中最显要的是主波 P100,即刺激后 100毫秒左右出现向下的大幅正波。分析此波的潜伏期和波幅,可了解视觉传导径路功能状态和诊断视觉系统疾病。视觉诱发电位在临床上主要用于:①早期诊断视神经炎和球后视神经炎,约 90% 的病例 VEP 异常;②视神经受压如垂体瘤、颅咽管瘤、前颅凹底肿瘤等压迫视神经时,棋盘格翻转刺激的 VEP(PRVEP)异常,波形的明显畸变及波幅降低,由于视野缺损还可出现 VEP 在头皮上分布的交叉性不对称;③视乳头水肿和良性颅压高患者在视力丧失前数天可见 P100 潜伏期异常;④枕区的肿瘤和脑梗死,部分视野刺激,显示变异性不对称。

听觉诱发电位是人脑对一组短声刺激产生的诱

发电反应,按反应波出现的时间分为早、中、晚3个成分。早成分指刺激后10毫秒以内的波群,起源于脑干,故称脑干听觉诱发电位(BAEP);中成分的反应波出现在10~50毫秒;晚成分反应波出现在50~500毫秒。临床上主要分析各反应波出现的时间与正常值对比,时间延长说明神经传导障碍,尤其是早成分对疾病的定位有价值,在临床得到重视和广泛应用。早成分的反应波有7个,分别来源于:Ⅰ波:听神经,Ⅱ波:耳蜗核,Ⅲ波:橄榄核(脑桥),Ⅳ波:外侧丘系(脑桥),Ⅴ波:下丘(中脑),Ⅵ波:内侧膝状体,Ⅶ波:听放射(视丘-皮层)。早成分受注意程度及意识水平影响小,重复检查不疲劳,被广泛应用于临床:①听觉损伤的评定,听力下降者BAEPⅠ~Ⅴ波各参量可发生变化;②脑干听觉传导通路各种疾病的诊断,如听神经瘤、小脑肿瘤、脑干肿瘤、脑干挫伤等,可用于手术时监护听神经及脑干功能避免手术时损伤;③术中监护听觉和脑干功能,评估昏迷患者的预后。

体感诱发电位是用短暂脉冲电刺激感觉神经而在脊柱表面或头皮上记录的诱发电位。上肢主要以刺激正中神经为标准,下肢以刺激胫神经或腓神经为标准。根据诱发电位峰期可测定中枢感觉传导时间,了解脊髓和脑的传导功能。SEP在临床上主要应用于:①周围神经病损评定及神经再生和再生速率的判断;②脊髓损伤的评定;③早期诊断多发性硬化,可以协助检出亚临床病灶;④术中监护外周神经及皮层功能。体感诱发电位是相当客观的一种电诊断方法,通常是由较大的髓梢纤维产生,仅代表部分感觉神经通路,因此检查结果正常并不能排除所有感觉异常,在临床分析检查结果时应引起注意。

三、神经传导速度测定

用脉冲电刺激神经干,用同心针电极或皮肤电极记录动作电位,根据刺激点与记录电极间的距离计算出神经传导速度,分运动传导速度与感觉传导速度两种,较粗的运动神经的传导速度在上肢为60m/s,下肢为50m/s。感觉传导速度的正常值,以30岁年龄为标准:

正中神经(自第1指~腕)(55.0±4.6)m/s。

尺神经(自第5指~腕)(57.8±5.5)m/s。

桡神经(自第1指~腕)(55.7±4.8)m/s。

肌皮神经(肘+腕)(66.5±3.1)m/s。

腓神经(足背~外踝)(50.0±4.6)m/s。

浅腓神经(第1趾~腓骨头)(42.8±4.2)m/s。

胫神经(第1趾~内踝)(45.1±3.4)m/s。

在周围神经疾病中,如神经损伤、神经炎等;脊髓运动神经元疾病,如脱髓鞘病及椎间盘或脊柱增生性病变等引起的神经性疾病中,传导速度都可有较明显的下降,此项测定可提供有用的诊断信息。

四、肌 电 图

肌电图(EMG)是记录神经肌肉的生物电活动,判定横纹肌纤维受神经支配的状况以及神经、肌纤维本身的状态。正常肌内纤维受神经支配,如神经或肌肉疾病使神经支配受到不同程度的损害,则表现为部分或完全失神经支配而出现各种异常EMG。目前,EMG被公认为是神经系统疾病定位诊断的延伸。是诊断和鉴别诊断神经肌肉病及神经肌肉接头病变的客观检测手段,EMG检查可根据神经肌肉的电生理改变确定病变位置,有助于诊断和鉴别诊断。主要用于下列疾病的检查:①脊髓前角细胞疾病,如运动神经元疾病(进行性脊髓性肌萎缩症等)、脊髓肿瘤等;②神经根、神经丛及周围神经疾病,如多发性神经病、乙醇中毒性及糖尿病性神经病、神经外伤、腕管综合征等;③周围神经病,如急性感染性多发性神经炎等;④肌原性疾病,如进行性肌营养不良症、多发性肌炎等;⑤神经-肌肉接头疾病,如重症肌无力病。

五、脑 磁 图

脑磁图(MEG)是测定神经元兴奋时产生电流所伴随的磁场变化的一种无侵袭性测定脑电活动的方法。由于它不是直接测定细胞内电流,而是测场变化后再确定电流位置,因此能在数毫米的误差内准确定出容积电流的位置和深浅,且不受脑组织和颅骨等阻抗的影响,故有较高的临床应用价值。脑磁图在临床上的应用:①脑内癫痫灶的定位:目前,大多数学者均主张采用多导脑磁图结合EEG对脑内癫痫灶进行定位。因为单纯EEG检查时,由于诸如颅骨、软组织等高阻抗的存在,头部电极位置偏斜等因素影响,常导致目测分析EEG结果时定位癫痫灶发生困难和偏差。另外,发作间期EEG常常不易判断出癫痫灶。而脑磁图则是采用多导帽状电极先测定出并记录和颅骨垂直的脑磁波,然后用计算机根据相差求得等位磁力线,再定出容积电流的位置。当癫痫波(如棘波)出现时,脑磁图及EEG即可分别测得电流和磁场极性翻转的相应变化,因此定位极为准确。据报道,脑磁图定位误差仅在数毫米之内。有报道对癫痫患者注射苯巴比妥钠100mg后,采用多导脑磁图和EEG结合的方法测定癫痫灶,结果与皮层电图相一致。有学者通过实验得出结论,颅外的MEG对脑内癫痫灶定位有较可靠的价值。②检测诱发电位:刺激末梢神经,诱发产生沿神经向中枢传导的电流变化,检测这种诱发电流产生的磁场变化,则可以反映出相应的感觉神经传导

4

途径有无病损。例如刺激正中神经或尺神经时,在其近心端神经传导途径的各个部位可检测出诱发电流经过时复极和除极的两相性变化,同时也可检测出该诱发电流产生磁场的相应的两相性变化,在对侧头顶中央沟周围也能测得电磁波的变化,磁场在中央沟内上下的极性发生倒转。近年的动物实验证实,皮质主要体感投射区的诱发磁场和皮质表面的诱发电位,定位的准确性十分可靠,且头颅外脑磁图不受颅骨的影响,有明显的优越性。近年来,国外已开展了用 MEG 测定听觉和视觉诱发电位。③高精度地揭示控制机体各部位功能活动中枢在大脑皮质上的分布,脑磁图能十分准确地确定控制机体各部位功能活动中枢在大脑皮质上的分布。有学者利用脑磁图和 MRI 进行体感诱发电位研究,发现脑磁图对大脑皮质的体感功能定位十分精确,有着显著的优越性。

六、经颅多普勒超声

多普勒超声诊断仪可测定颈总动脉、颈内动脉及主要分支、颈外动脉、椎动脉等的血管流量、流速及血管粗细,对研究脑血流动力学改变、脑血管痉挛、脑缺血等具有较大价值。通常用 2MHz 探头探测颅内血管,用 4MHz 探头探测颈部血管,在颅骨较薄的颞部(颞窗)、枕大孔(枕窗)、眼眶(眶窗)等部位测量,测量指标有血流速度、脉冲指数、多普勒超声频谱形态图及监听血流杂音等。临床上主要应用于:①脑血管闭塞或狭窄的诊断,脑血管闭塞段血流信号消失,其近心端流速降低,闭塞动脉的主要分支血流加速可出现湍流杂音,参与侧支循环的动脉血可代偿性加速。动脉狭窄段血流加快,狭窄两端流速降低,经颅多普勒超声(TCD)对某些特殊血管病如烟雾病、大动脉炎、动静脉畸形能提供部分提示性诊断。②动静脉畸形的诊断,对 AVM 诊断的阳性率达90%,AVM 供血动脉的各期血流速度均异常增高,频谱图像呈不规则状态,波峰加宽。脉动指数降低。供血动脉可听到轰鸣样的血管杂音。③脑血管痉挛的监测,主要表现为 ICA、MCA 流速明显增快,平均流速>120cm/s。④微栓子监测,临床上凡有潜在栓子来源的任何疾病均可行 TCD 微栓子监测,现一般选取大动脉狭窄侧的 MCA,心源性或主动脉弓的栓子监测选择双侧 MCA,短暂出现在血流频谱中单方向的高强度信号为其主要表现。⑤血管内介入治疗术中监测和脑血管手术后评价。⑥椎-基底动脉系统供血的评价及脑血管功能、侧支循环能力的评估。⑦用 TCD 判断脑血流停止,帮助脑死亡的判定。

(徐宏治　秦智勇)

第五十四章

先天性颅脑和脊髓畸形

第一节　先天性脑积水

由先天性因素引起的脑脊液分泌过多、循环受阻或吸收障碍而导致脑脊液在脑室和（或）蛛网膜下腔积聚，使脑室不断扩大、脑实质相应减少者，称为先天性脑积水。

【类型与发病原因】

先天性脑积水习惯上主要分两大类：即交通性脑积水与阻塞性脑积水（也称非交通性脑积水）。另外还有脑外脑积水及多房性脑积水等比较特殊的脑积水。

（一）交通性脑积水

交通性脑积水的特点是脑室系统普遍扩大，且与蛛网膜下腔相交通，主要原因如下：

1. 脑脊液分泌过多　如脑室脉络丛乳头状瘤等，使脑脊液分泌过多。

2. 脑脊液吸收障碍　先天性肿瘤或炎症等使得脑脊液中蛋白浓度升高，影响脑脊液的吸收；蛛网膜颗粒发育不良和静脉窦闭塞；蛛网膜下腔出血、炎症等引起蛛网膜颗粒及其表浅的血管间隙发生闭塞，脑脊液吸收受阻。有学者把这类脑积水也归类为阻塞性脑积水，只是阻塞部位在蛛网膜颗粒而已。

（二）阻塞性脑积水

阻塞性脑积水指脑室系统通道上发生的完全或部分的阻塞，使脑脊液全部或部分不能流至脑池和蛛网膜下腔，出现梗阻部位以上的脑室系统扩大。阻塞性脑积水的原因如下。

1. 先天性畸形　导水管狭窄、室间孔闭锁、第四脑室出口闭锁、Dandy-Walker 畸形、Arnold-Chiari 畸形和颅底凹陷等。

2. 炎症或出血　发生于第四脑室出口等处时，可引起粘连而使脑脊液循环受阻。

3. 颅内占位　胎儿在宫内发生的先天性肿瘤，在脑室系统或颅后窝可引起梗阻性脑积水。

【临床表现】

脑积水的主要表现为颅内压增高，具体表现视颅缝闭合与否而各不一样。

1. 婴儿脑积水　主要表现为出生后数周或数月内出现头颅快速增大，少数出生时头颅就明显大于正常；前囟扩大，并隆起、张力较高，严重时枕囟甚至侧囟均扩大；颅缝分开、头形变圆、颅骨变薄变软甚至透明；头发稀疏。头部叩诊呈"破罐音"、重症者叩诊时有振动感；额部头皮静脉怒张；脑颅很大而面颅显得较小，严重时，因眶顶受压，眼球下移，巩膜外露，形成所谓的"落日征"。神经系统体征可发现眼球震颤、共济失调、四肢肌张力增强或轻瘫等；虽然头颅增大，但视神经盘水肿及视网膜出血少见。当极度扩大的侧脑室枕角损伤枕叶皮质，或扩大的第三脑室搏动性压迫视交叉时，可引起视力减退，甚至失明，眼底可见视神经萎缩；若扩大的脑室压迫中脑顶盖时，可引起分离性斜视及上视障碍；当双侧皮质延髓束断裂时，可引起下脑干功能障碍，表现为吮吸和进食困难，有时可出现特征性的高音调啼哭；如展神经受牵拉时，可引起眼内斜；迷走神经受牵拉时，常出现喉鸣音。当病情进展迅速时，患者可出现精神不振、迟钝、易激惹、抬头困难、痉挛性瘫痪、智力发育障碍，甚至出现抽搐发作或嗜睡、惊厥。如病情继续进展时，可因发生脑疝而死亡；也可因营养不良、全身衰竭、呼吸道感染等并发症而死亡；长期颅内高压可致的脑功能障碍以及脑室壁突然破裂，或因大量的脑脊液由嗅丝脑膜裂口经鼻腔流失而引起的颅内低压或出血等，也可引起死亡。

2. 儿童脑积水　见于幼儿及较大的儿童，一般为2~10岁。其脑积水可能自婴儿期开始发病，但很轻微，且进展缓慢，因仅存在隐性进行性脑室扩大而不被发觉；随着年龄增大，逐渐失代偿，出现症状。其临床表现与婴儿脑积水不同，因为儿童期骨缝常已闭合,故头颅增大不明显,而表现为脑室明显扩大,眼底动脉搏动消失,甚至明显视神经盘水肿,严重者出现眼底视网膜出血和颅内压增高症状。如头部叩诊时出现"破罐声",则表示颅骨缝又被分开。神经系统检查可发现眼外肌麻痹,四肢运动功能减退等体征。晚期可出现智力减退和因脑室扩大所致的小脑或脑干受累征象。另外,先天性脑积水儿童病例可出现额骨孔(frontal calvarial foramina),行脑室腹腔分流术后,额骨孔会逐渐闭合,故叩诊及X线片发现额骨孔,有助于先天性脑积水诊断。

3. 静止性脑积水 一些患儿因脑脊液的分泌与吸收重新平衡,脑室不再进行性扩大,临床症状也不再进展,称之为静止性脑积水。其原因可能为:①长期颅高压而使脉络丛萎缩,分泌减少;②脑室系统极度扩张,使粘连膜或中脑导水管的瓣膜被撑开而通畅;③脑脊液通过退行的室管膜渗进脑组织,形成组织液,再由通透性增加的脑组织毛细血管吸收入血;④血块或炎性组织液自行吸收,使脑脊液循环阻塞解除;⑤脑室溃破,脑室与蛛网膜下腔之间另外建立交通。

【诊断】

根据上述典型表现,不难作出婴儿脑积水的诊断。但对于轻度的婴儿脑积水及早期的儿童脑积水则早期诊断有困难,需做下述检查。

1. 头围的动态观察一般认为,出生后头6个月内,每月头围增加1.2~1.3cm,1岁以后,第2年增加2cm,第3~4年增加2cm,第5~10年共增加1.5cm。而脑积水患儿,会超出这范围,有时头围增大可达正常增大值的2~3倍。

2. 颅骨X线片在婴儿可见头颅增大、颅骨变薄、颅缝分离、囟门扩大及颅面骨的比例失调等。在儿童则可见蝶鞍扩大、后床突吸收等颅高压表现。部分患儿可见额骨孔。

3. CT及MRI CT及MRI已被公认为诊断脑积水的可靠方法,能较清楚地显示脑积水的程度、病因,有助于区别其他原因所致的脑室扩大。MRI或CT可测量脑室的大小,常用的标准为脑室径与双顶间径比例(ventricular/biparietal ratio, V/BP)的测定,这不仅可评估脑室大小,还可判断预后。具体方法为:在显示侧脑室最大径的CT层面中,测量侧脑室中间部分的脑室径(V)与双顶间径(BP)的比值(V/BP)。通常认为,脑室正常大小时,V/BP值<0.26;脑积水时,按V/BP值分成四型:V/BP值在0.26~0.40为轻型;0.41~0.60为中型;0.61~0.90为重型;0.91~1.0为极重型。轻型脑积水能自动好转和稳定;其余各型脑积水需行脑室分流术,中型和重型脑积水分流术后预

后良好者占87%,极重型患者在分流术后预后良好者仅占31%。

各型脑积水的CT和MRI表现如下。

1. 交通性脑积水

(1) CT片上见:脑室系统普遍扩大,伴脑沟正常或消失。早期仅表现为侧脑室颞角扩大和钝圆,扩大明显时呈球状。稍后可出现额角扩大,其外上角变钝,两内侧壁之间夹角变锐,外侧壁的尾状核头部压迹变平,严重时额角扩大也呈球状。随着交通性脑积水的加重,可出现第三脑室扩大及侧脑室体部扩大。第三脑室扩大时,首先殃及视隐窝及漏斗隐窝,常先出现隐窝的夹角变钝,然后呈球形,最后隐窝消失,第三脑室前下部也变圆钝。第四脑室扩大出现较晚,一旦出现,则更有利于作出交通性脑积水的诊断。

脑沟的变化为变浅、变平,而灰、白质界面仍很清楚,是典型特征;有时则表现为脑沟、脑池扩大,特别是侧裂池、基底池和小脑脑桥池。扩大的侧脑室旁脑白质内常可见到间质性水肿,表现为不规则的低密度区,其发生率为40%。但长期存在的交通性脑积水,由于室管膜形成瘢痕,阻止脑脊液渗出,故白质内间质性水肿可不出现。

(2) MRI表现:MRI上脑室、脑沟、脑池的改变,与CT上所见相仿;而侧脑室旁白质内的间质性水肿往往比CT上更为明显,T₁加权图像上表现为低或等信号,T₂加权图像上为高信号。

2. 阻塞性脑积水

(1) CT表现:阻塞近端脑室扩大,远端脑室正常或缩小。脑室旁间质水肿多较明显,且范围广。另外,可根据阻塞部位以及相应部位脑室内和邻近组织的情况来判断阻塞原因。

(2) MRI表现:脑室系统改变与CT相仿,但较CT能更清楚地显示脑室旁白质间质性水肿和阻塞的原因,如室间孔及第四脑室附近的病变。

阻塞性脑积水严重时,可形成脑室疝,CT及MRI上常见有:①第三脑室前疝:第三脑室前壁菲薄,前下端的视隐窝明显扩大,疝入基底池,甚至疝入垂体窝,引起蝶鞍扩大;②第三脑室后疝:第三脑室后部膨隆、疝入四叠体池,甚至天幕下方;③侧脑室疝:侧脑室三角区向内下疝至天幕下;④第四脑室疝:第四脑室下部阻塞可使第四脑室后上壁向天幕上局限性隆起。

另外,特殊的MRI检查也已经被运用于脑积水的诊断。MRI脑脊液电影可以动态了解脑脊液的动力学改变;MRI的3D-FIESTA序列可以明确脑室内的细微结构,如中脑导水管梗阻、第三脑室和侧脑室囊肿菲薄的囊壁,更好地明确诊断。

【鉴别诊断】

可与脑积水发生混淆的疾病主要如下。

1. 婴儿硬脑膜下血肿或积液 慢性者,也可头颅增大,颅骨变薄。前囟穿刺可资鉴别,从硬脑膜下腔可抽得陈旧血性或淡黄色液体。

2. 佝偻病 由于颅骨不规则增厚,致使额骨和枕骨突出,呈方形颅,貌似头颅增大。但本病无颅内压增高症状,而有佝偻病的其他表现。

3. 脑发育不全 虽然脑室也扩大,但无头围异常增大。突出表现为神经功能及智力发育障碍而无颅内压增高症状。

4. 积水性无脑畸形 CT片上在枕区外无脑皮质,并可见突出的基底核。

5. 巨脑畸形 虽然头颅较大,但无颅内压增高症状,CT扫描显示脑室大小正常。

【治疗】

可分为药物治疗及手术治疗。药物治疗主要为减少脑脊液分泌和增加机体水分排出的药物,一般仅用于轻型患者及作为术前的临时用药。手术治疗是脑积水的主要治疗手段,又分为病因治疗、减少脑脊液生成及脑脊液分流术三种。普遍认为,早期手术效果较好,晚期大脑皮质已经萎缩及出现严重神经功能障碍者,手术效果较差。也有作者提出对胎儿脑积水施行宫内手术治疗,目前主要是理论与临床试验阶段。

(一)病因治疗

对于阻塞性脑积水,解除阻塞的原因是最理想的方法,如导水管成形术或扩张术、第四脑室正中孔切开术、颅后窝及上颈椎椎板减压术以及颅内肿瘤切除术等。

(二)减少脑脊液产生的手术

主要有侧脑室脉络丛电灼术或切除术。

(三)脑脊液分流术

脑脊液分流术是将脑室内脑脊液分流至脑池,或将脑室或腰部椎管腔内脑脊液分流至其他体腔。方法很多,包括:①沟通脑室和脑池,如侧脑室至枕大池分流术(Torkildsen手术)、第三脑室造瘘术。这些手术主要用于脑室系统阻塞、且大脑表面蛛网膜颗粒吸收正常的脑积水患者。②将脑脊液引至体腔,如侧脑室或腰池腹腔分流术。③将脑脊液引入心血管系统,如脑室心房分流术,脑室颈内静脉分流术等。目前临床上应用最多的还是脑室腹腔分流术。

(四)分流术常见并发症及其处理

1. 分流管阻塞 机械性阻塞为脑脊液分流术最常见的并发症。分流管近端(脑室端)阻塞常为脉络丛或凝血块所致;远端(腹腔端或心房端)阻塞常为凝血块、大网膜或纤维素块以及脑脊液中高浓度蛋白凝集所致。主要表现为脑积水症状、体征复发,CT检查显示脑室再度扩大。处理时,应先判断管道阻塞的部位,再酌情做矫正或更换分流装置。判断方法如下:当穿刺贮液囊抽不出CSF或当压瘪阀门后不能再充盈时,表明脑室端不通;若难于压瘪阀门,表明阀门本身或腹腔或心房端梗阻。

2. 感染 发生率为4.1%~15.5%。其主要表现为脑室炎或腹膜炎,有时会产生分流装置功能障碍。一旦感染明确,应立即将分流装置去除,改做脑室外引流,或经腰穿引流,并根据细菌培养和药敏结果,选用合适的抗生素做脑室内、鞘内或静脉内用药。另外,还应做真菌培养,因真菌感染者占所有感染的17%,若明确真菌感染时,还应给予抗真菌治疗。待感染控制后,重新放置一套新的分流装置。

3. 腹腔内假性囊肿 脑脊液在腹腔内形成假性囊肿是一个非常少见、但是很重要的并发症,其发生率为1.7%~4.5%。易感因素为多次置换引流管及感染。临床表现为颅内压增高及腹痛,另外可发现分流装置的皮下通道积液。应用超声波可作出诊断。确诊后,应拔去引流管,切除假性囊肿,在腹腔的其他象限处重置引流管,或改做脑室心房分流,若假性囊肿为感染所致者(占30%),应控制感染后再行分流矫正术。

4. 腹腔端的分流管移位 并不少见,多移位至胸腹壁皮下,也可移位至颈部皮下,或头皮帽状腱膜下。有时,腹腔端分流管可以穿破横膈,移到胸腔、心包,引起胸腔积液,甚至刺破心脏,造成心脏功能障碍。一般认为,腹腔管向上移位需几个条件:①有足够的空间,如帽状腱膜下、皮下间隙等。②分流管有向上移动的动力。临床上发现,所有腹腔管向上移动的儿童都有摇头的习惯,故头部活动可能为分流管向上移动的动力。另外,再次手术中常发现,在分流管周围有白色的炎性肉芽组织,很多作者认为,此肉芽组织是作为引流管向上移动之绞盘的支撑点。分流管移到皮下及帽状腱膜下时,引起分流管堵塞,诊断明确后,需行分流矫正术或更换分流管;若胸部X线片上发现分流管移到胸腔或心脏时,需立即手术取管。预防分流管向上移动的方法是在易活动处将分流管固定。

5. 脏器穿孔 为一少见而严重的并发症,以结肠穿孔为多见,可引起脑膜炎或脑脓肿;也可刺破胃、阴道、膀胱等,甚至再穿至体外,患者可以不产生腹膜刺激征,而仅表现为分流管堵塞,或由于脑脊液流失而引起水、电解质失衡。如发现脏器穿孔,应立即手术拔除分流管,并更换分流方式。

6. 脑室端分流管的误插及移动 脑室端分流管

误插入视神经管或视神经通路旁时,可引起单眼失明、同向偏盲或双颞侧偏盲等。另有脑室端分流管移到视交叉背部和脑干等处的报道。

7. 硬脑膜下血肿　发生率为0.4%,见于手术后早期,患者出现病情进一步恶化,CT检查显示皮质塌陷和硬脑膜下血肿。发病原因多为应用低阻抗分流管所致,故应用较大阻抗的分流装置或用调压装置,可防止本并发症。一旦发生,酌情保守或手术治疗。

8. 硬膜外血肿或积液还有一些较少见并发症,如引流管腹腔端缠绕并引起肠梗阻、脑脊液肚脐漏等,均需密切观察,以便早期发现、及时处理。

（五）神经内镜的应用

神经内镜具有创伤小、视野清晰等独特优势,特别是软性电子内镜的出现,使得神经内镜成为先天性脑积水重要的治疗手段之一,主要应用有调整引流管和第三脑室底造瘘术,其中后者应用最广泛。但应注意的是,神经内镜第三脑室底造瘘术(endoscopic third ventriculostomy,ETV)需要把握严格的指征:①患者脑脊液分泌、吸收循环正常,蛛网膜下腔无粘连,脑脊液循环通畅;②对于导水管狭窄、室间孔闭锁等非占位性病变引起的梗阻性脑积水,是首选的治疗方案;③对于第三脑室后半部至第四脑室出口处之间,肿瘤、囊肿等占位导致的梗阻性脑积水,是首选方案;④交通性脑积水,如果第三脑室明显增大,可以应用;⑤因感染、堵管等因素导致侧脑室-腹腔分流术失败的病例,不适合再次置管的,可以尝试应用。

（六）合并畸形治疗

许多先天性脑积水病例可能伴有其他先天性畸形,在治疗脑积水时可予一并处理,如:伴有和脑室不相通的蛛网膜囊肿时,可同时做脑室与腹腔和囊肿与腹腔的分流术,或脑室和囊肿通过Y接头一起与腹腔管相通。伴有Dandy-Walker畸形时,可同时做脑室和Dandy-Walker畸形的囊肿脑室交通术。

【特殊类型脑积水】

1. 脑外脑积水　婴幼儿中常见,多为特发的,常与脑外伤、感染或是静脉高压等有关,临床上表现为头颅过大,CT和MR上可见脑脊液积聚脑外。患婴在6个月内发病,在2岁时常自动消退;但少数婴儿,在2岁后发展形成交通性脑积水,并逐渐产生症状。从脑外积水转成脑内积水的机制不明,一般认为是由于感染或出血所致的脑脊液吸收障碍引起。

2. 多腔型脑积水　脑室内隔膜可将脑积水分隔为多腔型,较少见,常由于胎儿脑膜炎或胎儿在子宫内脑出血所致。其治疗比单腔型复杂,包括:囊腔腹腔分流、多孔管与腹腔分流、立体定向吸除囊液加分流、开颅清除脑室内分隔及内镜囊腔开窗术等,一般

认为后三种方法最常用。开颅显微外科要经胼胝体有一定的危险;立体定向相对安全,但厚的或可移动的囊壁开窗术很困难,且易复发;内镜能提供可控制的、直观的治疗,还有待于进一步积累经验。

（孙兵　车晓明）

第二节　颅　裂

颅裂为先天性颅骨闭合不全畸形,分为隐性及显性两大类。隐性颅裂少见,仅表现为颅骨缺损,而无软组织膨出;显性颅裂常同时存在脑膨出,包括脑膜膨出、脑膜脑膨出和积水性脑膜脑膨出。

脑膨出好发于颅骨的中线部位,少数可偏于一侧,颅穹隆部、颅底部均可发生。发生于颅穹隆部者,可自枕、后囟、顶骨间、前囟、额骨间或颞部膨出;发生于颅底部者,可自鼻根部、鼻腔、鼻咽腔或眼眶等部膨出。以枕部和鼻根部脑膨出最为多见。下面重点介绍这两型脑膨出。

一、枕部脑膨出

【病理】

颅骨缺损位于枕外粗隆下方中线部,小如针孔,大达数厘米。严重的枕颈型脑膨出畸形表现为自枕外粗隆至枕大孔的正中裂,同时伴有上位脊柱的脊柱裂。其中静脉窦如矢状窦、窦汇和枕窦,均可分叉并围绕骨缺损缘。在枕颈型脑膨出,直窦在前方进入膨出囊。在单纯脑膜膨出时,囊内仅有CSF;在脑膜脑膨出时,囊内最常见的为小脑蚓部,有时还含有大脑枕叶,偶尔有侧脑室,形成脑积水性脑膜脑膨出。严重病例,脑干在中线部位裂开,并移向囊内,或有发育不良的中脑被盖疝入囊内。这些脑组织或发育不正常,或因囊颈压迫而呈缺血性改变。合并畸形有脑积水、视路结构异常和四叠体缺如等,小脑的核和纤维也常受累。另外尚可有多趾(指)畸形、小颌、裂腭、室间隔缺损等。

【临床表现】

枕部中线处有囊性肿物,大小不一,或广基,或呈蒂状,大的膨出囊比患儿头颅还大,颅骨裂直径可达数厘米,囊腔与颅腔相通,囊表面由正常或退变的皮肤覆盖,局部可多毛,偶尔皮肤缺如、脑组织外露。囊肿透光试验阳性者,为单纯脑膜膨出;若为阴性,为脑膜脑膨出。有时于枕下中线或在发际内可发现藏毛窦,此时颅裂小,无膨出囊,故不易被人们所注意,仔细检查可发现窦口,局部皮肤呈脐样凹陷,常有皮脂样分泌物溢出,其周围有异常色素沉着和毛细血管痣等,窦道与硬膜相连,可反复发生脑膜炎。

大多数轻度脑膜膨出或脑膜脑膨出婴儿,出生时无明显神经系统症状;也可表现为智能发育迟缓、抽搐、不同程度的瘫痪等脑损害症状。较大的膨出囊内含有枕叶和小脑时,可出现相应的皮质性视觉障碍与小脑症状。严重的枕颈型脑膨出婴儿,出生时即有神经系统异常,表现为哭声弱、吮乳困难、回吐、误吸和体温调节不良。

【放射学检查】

头颅 X 线片可见枕外粗隆与枕大孔间的中线部有一圆形骨缺损,边缘硬化、外翻;头颅 CT 和 MRI 能显示囊内容物、脑积水和伴发的脑畸形;脑室造影可了解膨出囊与脑脊液循环通路是否交通;脑血管造影能进一步了解囊内容物的血供,从而可判断膨出脑组织的解剖区域,以及显示静脉窦的解剖,对指导手术有意义。

【治疗】

手术治疗目的在于切除膨出囊,保存神经功能,故对于伴有神经系统症状的小头畸形,以及 CT、MRI、脑血管造影显示囊内含有大脑、小脑与脑干者不宜手术;伴有脑积水者,宜先做脑脊液分流术,以防止术中、术后发生脑室突然塌陷和脑脊液漏。手术最好在出生后 6～12 个月进行;如囊壁菲薄有破裂危险时,手术需提前施行。

手术时,取俯卧位,围绕囊颈做一横梭形切口,若需同时探查小脑幕上、下,需做直切口,剥离囊壁,直达颅骨缺损处,显露囊颈,于囊顶切开囊壁,注意不要损伤静脉窦。对于颅骨缺损小,囊内仅含 CSF 者,只需缝扎囊颈,重叠缝合囊壁;若囊内含有脑组织者,应将其回纳至颅腔内,回纳困难者,应扩大颅骨缺损孔。只有当确认膨出脑组织无功能时,方可切除。回纳或切除囊内容物后,重叠严密缝合硬脑膜。一般不做颅骨修补,如果患者已成年,且颅骨缺损大者,可做颅骨修补。术后发生急性脑积水或脑脊液漏者,应做脑室外引流或脑脊液分流术。

对于枕下藏毛窦反复并发脑膜炎者,可行手术切除并修补硬脑膜。

【预后】

单纯脑膜膨出的手术治疗结果明显优于脑膜脑膨出,手术死亡率前者为 14%,后者高达 52%;而术后病儿发育正常者,前者为 53%,后者仅 18%～24%。

二、鼻根部脑膨出

【分类】

鼻根部脑膨出分鼻额型、鼻筛型和鼻眶型三类。有共同的颅骨缺损内口,位于鸡冠前的额、筛骨间,或在中线部,或一侧,或两侧。但从面部看,膨出囊位置是各不相同的:鼻额型位于眉间或鼻根部;鼻筛型较鼻额型低,并伸向双眦,形成双叶状;鼻眶型在单侧或双侧眼眶的前下方,使眼球移向外上方。膨出的脑组织常涉及额叶和嗅觉结构,严重者囊内含有双侧额叶和大脑镰。伴有脑积水者占 10%～20%,也可伴有胼胝体发育不良,小脑回等脑畸形。

【临床表现】

在眉间、鼻根部和眶部有一个或两个(两侧)包块,通常有皮肤覆盖。膨出包块逐渐增大,可引起面部畸形,如鼻根扁宽、眶距增宽,有时眼睑呈三角形,双眼挤向外侧,严重时,双眼闭合不全。如膨出囊自眼眶后方膨出时,可使患侧眼眶扩大、眼球突出。压迫鼻腔时,可引起呼吸困难和泪囊炎。有时膨出囊突入鼻腔,可形如鼻息肉。

一般无神经系统症状。有时有嗅觉丧失,若膨出囊突入眶内者,可引起 Ⅱ、Ⅲ、Ⅳ、Ⅵ 和 Ⅴ 第一支等脑神经损害的症状。

【放射学检查】

脑部正侧位,鼻窦及眼眶平片和分层片可发现界限清楚、边缘光滑、无硬化缘的骨缺损。核素脑池造影能显示包块与 CSF 循环是否交通。头颅 CT 扫描特别是冠状位扫描,以及 MRI 检查可显示囊内组织,有否脑积水和合并脑畸形。

【治疗】

手术宜早,以减轻面部畸形,减少双眼视力和脑组织的损害。手术时,取冠状切口,双额骨瓣,于额底横行,剪开硬膜,自硬膜内探查膨出囊,不应在硬脑膜外使硬脑膜与前颅底骨缺损周缘的骨结构分离,否则会撕破硬脑膜,增加术后脑脊液漏的危险。如果囊颈宽,疝出的脑组织有功能的话,应将其纳回颅内。多数情况下,骨缺损小,膨出囊内脑组织无功能,此时宜在囊颈内割断之,用颞肌筋膜或大脑镰瓣严密修补缝合硬脑膜缺损,并用纤维蛋白胶粘封。膨出囊的颅外部分,一般不需处理,日后会皱缩至不需再次手术切除;如果颅外膨出包块大,且引起呼吸梗阻的话,需分块切除囊内容物,但应细心,不能弄破颅外膨出囊,以免引起术后脑脊液漏。对于小的颅骨缺损,用纤维组织充填即可;对于大的缺损,需用颞区自体颅骨或用钛网修复、固定,以支持修复的硬脑膜,防止脑膨出复发。面部畸形明显的,以后做颅面整形术。

(孙兵　车晓明)

第三节　脊　柱　裂

脊柱裂(spinal bifida)是一种常见的先天性神经管发育畸形,患儿表现为椎管闭合不全,如棘突、椎板的缺失,椎管内容物凸出于管腔外,好发于腰背部,胸背部和颈部罕见。研究表明,脊柱裂的发病机制与遗传因素密切相关,第一胎患脊柱裂或父母一方患病者,生育新生儿患病儿率为4%;孕期叶酸补充不足是重要的原因之一;抗癫痫药物、肥胖、血糖控制不良也是高危因素。

【分类】

(一) 隐形脊柱裂

通常仅有椎管的缺损而无椎管内容物的膨出,体表皮肤多无异常,或有皮肤凹陷、胎记。在人群中的自然发生率约为10%,大多无临床症状,多在体检时发现。系统性研究发现隐形脊柱裂和腰背部疼痛无相关性。尽管大多数学者认为该疾病对人体无害,少数腰背痛患者症状会因为脊柱裂疼痛程度加重,部分女性患者会与痛经症状混淆。

(二) 显性脊柱裂

1. 脊膜膨出型(meningocele)　硬脊膜向后突出或硬脊膜囊肿突出椎管腔外,单纯脊膜膨出型发病率低。部分患者椎骨可发育正常,硬脊膜或囊肿可凸入椎间隙。导致脊膜膨出的原因除椎管骨质和硬脊膜发育异常之外,还包括畸胎瘤和来源于骶尾部和骶前间隙的肿瘤以及Currarino综合征。有些患者可伴有脊髓栓系,但由于神经系统无破坏,通常无明显的神经系统体征。

2. 脊髓脊膜膨出型(myelomeningocele)　是并发症严重的类型。椎管后方骨缺损范围较大,膨出内容物除硬脊膜外,脊髓突出至囊内,形成囊状突出体表的团块。其中,脊髓裂是最严重的亚型,神经和相应组织的外露,极易导致致命性的脑膜炎。相应节段的脊髓和神经通常被破坏或发育异常,引起神经运动和感觉功能障碍。

【临床表现】

(一) 常见临床症状

隐性脊柱裂通常无症状,显性脊柱裂的常见症状如下。

1. 婴儿脊柱后方体表有一囊状膨出物,膨出物有完整的包膜,膜可以是正常皮肤,皮肤表面可见毛发、局部凹陷,少数情况脊柱缺损处直接可见暴露在外的神经组织。

2. 下肢乏力或瘫痪。

3. 骨骼发育异常,如畸形足、髋关节脱位、脊柱侧弯等。

4. 大小便控制不良,排便不尽、尿路感染、肾功能不全等。

5. 压疮、皮肤过敏等。

6. 眼球运动异常。

7. 乳胶过敏68%的患儿对乳胶有不同程度的过敏,该症状容易忽略。表现为水眼、气喘、荨麻疹,甚至致命的过敏反应。因此,对于此类患儿,应避免戴乳胶手套进行医学检查和治疗,禁止应用含乳胶成分的引流管等。在家中和社区避免使用乳胶制品,如婴儿奶瓶嘴和气球等。

(二) 伴随神经系统发育异常

1. 可伴有Arnold Chiari畸形Ⅱ型,由于下疝部分压迫,阻碍了正常的脑脊液循环,90%的患者出现脑积水,并出现脑发育不良。

2. 胼胝体发育不良　脊髓脊膜膨出型患者发病率70%～90%,造成左右大脑半球信息传递不畅,同时伴有白质传导束分布紊乱,大脑前后、双额叶之间联系异常。

3. 大脑皮质发育异常　部分患者额叶皮层增厚,顶叶、枕叶皮层变薄,皮质折叠是增厚的主要原因,并造成皮层内神经元数量减少。

(三) 上述伴随的神经系统发育异常会产生相应的学习、认知能力的改变。

【治疗】

1. 隐形脊柱裂　大多不需要临床治疗,症状轻微者,建议腰腹肌力量锻炼。

2. 显性脊柱裂　建议出生后早期手术。单纯脊膜膨出,尽早行硬膜塑形修补术。脊髓脊膜膨出型,手术目的是松解神经的粘连,将脊髓或神经根重新还纳入椎管,硬膜塑形后,严密缝合,并将两旁的筋膜翻转重叠覆盖修补,防止再次疝出,可同时行椎板修补。伴有脊髓栓系综合征的患者,应松解粘连及切断终丝。伴有脂肪瘤,不强求切除或全切,以减压和保护神经根为主。

【预防】

1. 注意妊娠妇女的健康及营养。

2. 服用叶酸　叶酸缺乏及在早孕期使用抗叶酸药物能引起一系列的胎儿发育异常,包括死胎。另外叶酸缺乏还会引起遗传因子的潜在致畸形作用。已有实验表明,使用叶酸对于预防围生期神经系统畸形有很大的作用。

(孙兵　车晓明)

第四节　狭　颅　畸　形

狭颅畸形又称颅缝早期闭合症或颅缝骨化症。在新生儿中的发病率为0.3%～0.5%。最早在1851年由Virchow描述。

【病因】

狭颅畸形的产生与胚胎期中胚层发育缺陷有关,

有学者认为是某些基质缺乏或内分泌障碍所致,也有报道与佝偻病、产伤等有关。

Mathijssen 等的研究结果显示:狭颅畸形与骨缝膜性组织中有异位骨化中心有关。

另外,有大量资料证明,狭颅畸形与基因的异常有关。至少有 3 个基因组在不同的狭颅畸形中起着重要的作用。实验室已经制成了近亲交配克隆的先天性冠状缝早闭的兔模型,在遗传上是常染色体显性遗传。

【病理】

颅缝是骨与骨之间形成的结实的纤维联合。正常新生儿出生时,仅额缝可闭合,其他颅缝均在 1 岁以后才逐渐开始关闭,形成相互交叉的锯齿状缝隙。颅缝骨化,在 6 岁儿童的 X 线片上始可发现,骨化到 30 岁以后才结束。正常婴儿头颅,是沿颅缝垂直方向不断生长新骨而逐渐扩大。当某条颅缝早闭时,引起一定方向的颅骨生长停止,继而在该方向限制了颅脑的发育。当脑组织继续发育长大时,颅骨只能在颅缝未闭合的其他方向或薄弱处代偿性地生长增大,以致形成各种类型的头颅畸形。由于大脑在出生后第一年增大很快,其重量约增长 3 倍,故患儿颅骨增长的速度不能适应其脑的快速生长发育,从而产生颅高压、颅骨变薄、脑组织及脑神经受压。此外,颅缝早闭患儿,颈静脉孔也可能狭窄,导致颅内静脉压增高,继而引起颅内压增高,甚至将小脑扁桃体疝入椎管。多数患儿还伴有其他先天性发育异常,如腭裂、唇裂、骈指(趾)、外生殖器异常、脊柱裂以及关节挛缩、耳畸形、脊柱侧弯等。

【临床表现】

(一)头颅畸形

头颅的形状取决于受累颅缝的数目、部位与长度。

矢状缝早闭是最常见的一种单条颅缝早闭,占颅缝早闭症的 50% ~60%。此时,由于头颅侧向生长停止,而代偿性地向前后方向生长,故头颅狭而长,呈长头畸形,又称舟状头。由于多数患儿矢状缝闭合自后部向前发展,故沿矢状缝自前向后扣诊,可触及骨嵴。另可发现前囟常已闭合。

额缝早闭占颅缝早闭病例的 5% ~10%。额缝早闭会引起前额似三角形,故称三角头。从鼻到前额的上部,可摸到凸起的骨嵴,这个颅缝早闭会产生明显的中线处凸起以及可发现眼眶侧面陷入和双眼距离缩短。

单侧冠状缝早闭占颅缝早闭症的 10% ~20%,产生前额、眼眶、鼻的严重畸形。受累一侧,前额变平眉弓凹陷,对侧前额代偿性隆起,这种不对称的畸形称斜头畸形。

双侧冠状缝早闭占到颅缝早闭症的 10% ~20%,其也可作为某些综合征如 Apert 综合征或 Crouzon 综合征的一部分。它可以引起前额平坦、头颅前后径缩短、横径代偿性增大、颅顶高耸、眉弓陷入等,即形成短头畸形,一般是对称的。

人字缝很少早闭,占颅缝早闭症的 3% ~20%。也有单侧及双侧早闭者,前者表现为受累侧的后颅扁平,后者为整个后颅扁平,而颅顶生长增加。

全部颅缝早闭时,头颅的增长仅能向上方发展,形成尖头畸形,又称塔状头(图 54-1)。

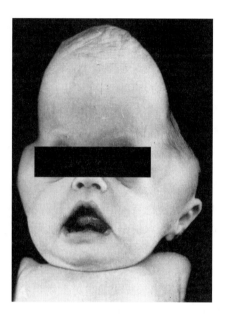

图 54-1　尖头畸形

(二)眼部症状

由于眶顶部在发育过程中受畸形发育影响,眼眶变浅、狭窄而引起眼球突出,并使眼球移向外侧,成为分离性斜眼。全部颅缝早闭时,也可因眶板受压下陷,使眼眶变浅,眼球明显突出。另外,患者常因合并颅内压增高而引起视神经盘水肿、视神经萎缩,从而视力减退、视野缺损甚至失明。

(三)脑发育不全及颅内压增高征象

由于颅腔狭小,妨碍脑的发育,患儿表现为反应迟钝、智力低下或精神异常,有时可致癫痫发作及其他神经症状。在所有颅缝早闭时,可出现明显的颅内压增高症状,患婴易躁动不安,年龄较大者,常有头痛、呕吐和视神经盘水肿。

(四)其他症状

狭颅畸形常伴有身体其他部位的先天性畸形,如裂腭、裂唇、脊柱裂、面骨畸形和先天性心脏病等,并出现相应症状。此外,狭颅畸形常合并其他畸形而形成综合征,本节介绍最常见的 Crouzon 综合征及 Apert 综合征。有作者在分析骨缝膜性组织时,发现 Apert

综合征患者存在异位骨化中心,而 Crouzon 综合征患者则无,故有人推测这两个综合征可能有不同的病因。

1. Apert 综合征 也叫尖头骈指(趾)畸形综合征,十分少见。1906 年由 Apert 首次描述并以他的名字命名。此类患者异常的头颅外形是由于颅缝早闭所致,通常为短头畸形,也可以是尖头畸形,或阔头畸形。前额通常后移,眼眶十分浅,引起眼球突出,眼眶通常向下及侧方旋转,增加双侧眼睛的距离及眼肌活动的不平衡。面中部内凹,发育不良严重,鼻子变厚成钩形。上颌表现为颧弓狭窄、咬合不良及牙齿挤压不整齐。上颌比下颌凹陷,下颌的牙齿突出到上齿的前面。其他临床表现还有听力下降、语言障碍、痤疮及智力降低,大约 70% 患者智商低于 80。所有 Apert 综合征有独特的四肢畸形即多个骈指(趾),双侧手及脚均可累及,可作为与其他综合征相鉴别的特性依据。

2. Crouzon 综合征 最初于 1912 年由法国神经外科医师所提出,有 4 个基本特征:眼眶前突、上颌后移、上颌向下及缩颌。它为常染色体显性遗传,近年来的研究表明,本病由纤维组织生长因子受体 2 基因变异引起;也有学者认为,本病是由 DNA C342Y 杂合子变异所致。此类患者颅面骨的外形与 Apert 综合征十分相似。双侧冠状缝早闭最为常见,可见短头畸形或尖头畸形,双侧前额及眉弓后移,中面骨发育不全,眼眶变浅,双眼球突出。双侧眼距增大较 Apert 综合征少见,但眼球突出要更明显。鼻上颌后移在一定程度上会引起鼻气道的阻塞而用嘴呼吸。上颌的牙齿比下颌的牙齿要后退,并伴有Ⅲ类错𬌗。其他异常包括传导性听力下降,上腭 V 形倒转及暴露性角膜炎。

【诊断】

根据其特殊的临床表现较易诊断。在查体时,触摸头的异常部位常可在颅缝融合区域扪及凸起的嵴。一旦怀疑颅缝早闭,应行头颅 X 线片、CT 确诊。

1. 头颅 X 线片 主要显示受累颅缝处密度增高、钙质沉着,颅缝纹路消失;另可显示颅骨变薄及脑回压迹增深等颅高压征。

2. 头颅 CT、MRI 更能了解颅内的发育情况及有无脑积水。特别是头颅三维 CT 可以通过颅外观及颅内观来显示每个颅缝及囟门的变化,对于临床检查头颅畸形不明显的患者,更有价值;还能帮助制订手术计划。

3. 核素检查 ⁹⁹Tc 扫描显示颅缝处放射性核素浓聚减少,甚至消失。

【鉴别诊断】

狭颅畸形需与小头畸形相鉴别:小头畸形系由胚胎病毒感染等引起脑发育不良、脑组织变小所致,其智能障碍与脑功能障碍更加明显,但一般不伴有颅内压增高。

还需与颅骨炎性病变引起的斜头畸形、脑积水分流减压术后因颅骨重叠而出现的继发性头颅狭小畸形相鉴别。

另外,此病易与胎儿在出生时或出生后颅骨受伤所致的颅骨畸形,以及婴儿因睡眠体位不良引起的枕部扁平等颅骨畸形相混淆,做相关头颅影像学检查可鉴别。

【治疗】

(一)指征

1. 影响脑的生长发育。

2. 出现颅高压症状。

3. 外貌明显异常。

(二)目的

1. 重建新的骨缝,使颅腔能随着脑发育而扩大,以保证脑正常发育。

2. 纠正或改善颅面畸形,减少患者的心理障碍。手术目标是建立一个正常的眉弓、前额及颅骨,使骨缝能随着脑的生长发育而以正常方式扩张。

(三)手术时机

一般认为,婴儿期 4~8 个月内手术最佳。这个时段有以下优势:①骨十分柔顺,容易重新塑形;②这时期脑的发育很快,骨塑形有助于脑发育;③骨缺损愈合快。早期手术矫正还能防止未被松解已融合的颅缝引起的进一步变形。但如果多条颅缝早闭并已经伴有明显颅高压征象,则应提前手术,否则将会影响患者的脑发育,产生后遗症。如 1 岁以后有颅高压症状和视力下降者,仍应手术治疗。但若 2 周岁后再手术,则效果将不显著。总之,只要患儿情况允许,应该早期诊断、尽早手术。

(四)手术方法

1. 矢状缝早闭

(1)矢状缝再造术:显露颅骨,于中线两旁各切除 2~3cm 骨膜(前囟部骨膜也应切除),再行颅骨钻孔,咬除闭合的矢状缝 1cm 宽,前、后两端需分别超过冠状缝和人字缝顶各 1cm。切除颅骨后骨缘需用聚乙烯膜包裹。对于已开始行走的病儿,应做双侧矢旁颅骨切除,保留一条保护矢状窦的骨桥,以免儿童行走摔倒时损伤矢状窦。但双侧矢旁切骨术较费时,出血较多。

(2)整个头颅骨重新塑形:手术中,颅骨前方、后方及两个侧方都予取下,按照正常的轮廓塑形,前额处向后方略倾斜,枕骨则向前倾斜,将头颅前后径缩短。重塑的颅骨用钢丝或微钛板固定,在骨与骨之间留有一定的空隙,以避免生长受到限制。在侧方颅骨近颅底部位处,做成弧形以便有更多的颅骨向侧方凸出,增加头颅的横径。这种方法可靠并能立即改善头的形状。

2. 额缝早闭　切除三角形或弧形凸起的前额,塑成合适的形状,或去除此骨,从颅骨的其他部位取骨取代之。整块的眶上骨条被切下,抬高眶上外侧塑成正常的眉弓形状。用微钛板固定以维持纠正后的外形。

3. 冠状缝早闭

(1)冠状缝再造术:做发际后冠状切口,沿冠状缝切除4~6cm宽骨膜,并切除已闭合的冠状缝1cm宽。骨质切除不能太偏前,否则找不到其外侧端的鳞状缝。在冠状缝切除的外侧端(即蝶骨大翼的外侧部)向前做0.5cm宽的颅骨切除,至眶外侧缘上面,继而沿眶上缘向中线做0.5cm宽的颅骨切除,直至过中线,两侧均如此处理后,额骨即可向前扩张,纠正畸形。双侧外侧的额角咬钝,防止突于皮下。对有突眼的病例,眶上颅骨切除可改为经眶顶做颅骨切除,这样可使额骨和眶顶向前,以利眶窝扩大,增加整容效果。

(2)额骨重塑术:双侧冠状缝早闭时,取扩大的双侧冠状切口开颅,眶上骨条完全切下、塑形拉直,向前额处抬高;双侧额骨重塑;将重建的前额及眉弓用微钛板牢固地固定在鼻及眶侧壁。假如顶骨太高,则需行颅顶骨整形。对于单侧冠状缝早闭,也以扩大的双侧额叶冠状切口开颅,及双侧额骨重塑为宜,比单侧入路可以获得更对称的前额及眉弓。

4. 人字缝早闭　较轻微的病例,畸形能被头发覆盖,一般不需要手术。

当颅骨扁平或不对称十分明显时,可行人字缝再造术:自矢状缝后端至鳞状缝后端(双侧),各切除4~6cm宽骨膜,咬除闭合的人字缝1cm宽,在鳞状缝处,需注意乳突导静脉的处理,防止大出血。

5. 多颅缝早闭　①冠状缝和矢状缝早闭:取冠状切口和矢状切口,分二期手术。②矢状缝和人字缝早闭:取矢状切口和后顶部耳至耳切口,分二期手术。③其他组合型多数颅缝早闭:酌情选用上述切口,也分期手术。另有行整个颅盖切除的报道,认为硬脑膜有成骨作用,故术后能迅速形成结构更为正常的颅骨,但此种手术失血较多,需及时补足血容量。④全颅缝早闭:取冠状缝切口和后顶部耳至耳切口,分二期手术。冠状缝切口时,处理冠状缝,以及矢状缝和鳞状缝的前半部,后顶部耳至耳切口时,处理人字缝以及矢状缝和鳞状缝的后半部。两切口间距离应较宽,防止皮肤坏死。

6. Apert综合征　手术需要分步进行。第一步为治疗狭颅症,将整个颅顶骨整形,一般在4~6个月时进行此项手术。额眶部提高以增加颅内空间以及调整双眶之间的距离,头颅骨整形有助于矫正塔形头。如有脑积水可做脑室-腹腔分流术,于头颅整形之前进行。第二步为面中部的重建、整形,手术年龄为4~6岁,如有必要,可做整个面部及前额移前术,以矫正轻度的双眼距增大或眼眶的侧方旋转,以及增宽上颌;对轻微畸形病例可以做颅外LeFort Ⅲ移前术。重建的最后一个步骤是采用上颌骨/下颌骨的骨切开术来彻底矫正牙齿的异常,这些手术通常在出齐恒牙后及面部完全发育后进行。额外的手术,如鼻整形术、生殖器整形术及眼睑手术,也在此期进行。手指的分离手术通常在出生后第一年开始,3~4岁时完成。

7. Crouzon综合征　第一步治疗颅缝早闭和第二步行中面部的移前术与Apert综合征相似;最后处理Ⅲ度牙齿的咬合不全,LeFort Ⅰ型骨切开术通常用于矫正牙齿排列不齐,并结合畸齿矫正术,这些手术通常在面部完全发育以后进行,可结合做颏形成术(下巴缩小及移前)。另外如鼻整形术等,如需要也在此时进行。

(五)术中、术后注意事项

1. 为防止术后骨沟迅速愈合,颅骨切除需达1cm宽,同时需于骨沟两侧各切除2~3cm骨膜。另外,在颅骨的切缘,还需涂一层聚乙烯薄膜。

2. 少数患儿,特别是多颅缝早闭患儿,在行颅缝再造术后,可因内、外骨膜的成骨作用,致使骨沟重新愈合。若引起颅内压增高时,需再次手术。

【预后】

本手术死亡率低。手术并发症有败血症、血肿、皮下积液和颅骨缺损等。术中如能仔细止血,仔细修补硬脑膜和术区反复冲洗,大多数并发症是可以避免的。

手术治疗对脑功能的影响不能估计,一般认为,1岁以前手术,智力恢复良好。就整容效果而言,在出生后1周内即手术者,效果最好;各型颅缝早闭中,矢状缝早闭的手术效果最好。

(寿佳俊　王知秋)

第五节　颅颈交界区畸形

颅颈交界区由环绕枕骨大孔的枕骨、寰椎、枢椎及其附着的韧带围成的管状结构。颅颈交界区畸形是该区域颅骨、颈椎、脊髓、小脑及周围软组织发育异常形成的一组先天性疾病,主要包括颅底凹陷、扁平颅底和寰椎枕化、寰枢椎脱位、小脑扁桃体下疝和脊髓积水,严重患者常合并上述两种或多种畸形。

一、颅底凹陷

颅底凹陷是由于以枕骨大孔为中心的颅底及寰椎、枢椎的发育畸形造成颅底和寰椎向颅腔内陷入,齿状突高出正常水平,甚至突入枕骨大孔腹侧,使枕骨大孔前后径缩短,颅后窝腔缩小,导致延-颈髓受压及神经根牵张而产生症状,是最常见的枕骨大孔区先天畸形。此病大多数为先天性,偶见家族史报道;发病年龄多为 20~30 岁,少数在中年后发病,男、女比例为 3:2。另外,颅底凹陷常合并其他类型的畸形,25%~30% 患者伴有神经管发育不全。

【临床表现】

该病的特征是临床表现与影像学上的畸形程度不一致,约 30% 的患者有骨性畸形而无症状。偶然的头部外伤或感染科诱发或加重症状。

1. 颅底凹陷的头颈部表现 颈项短粗,枕外粗隆至 C_7 棘突 ≤10.5cm,后发际低(后发际至 C_7 棘突 ≤4.5cm),头颈偏斜,94.6% 的患者有上述头颈部表现;常合并头颈活动受限、面颊不对称及脊柱侧弯等。

2. 神经受损症状

(1) 颈神经刺激症状:枕颈部疼痛、活动受限及强迫头位,浅感觉减退,一侧或双侧上肢麻木酸痛、肌肉萎缩及腱反射减退等。

(2) 脑神经受损表现:后组脑神经(Ⅸ~Ⅻ)受累时出现声音嘶哑、吞咽困难、进食呛咳、舌肌萎缩及语言不清等;严重者累及第 Ⅴ、Ⅶ、Ⅷ脑神经,出现面部感觉减退、眩晕、听力下降等症状。

(3) 延-颈髓受压症状:常出现四肢肌力下降、感觉减退、呼吸和(或)吞咽困难、尿潴留等。

(4) 小脑症状:眩晕、共济失调、眼球震颤、步态不稳;Romberg 征、指鼻试验和跟膝试验阳性等。

(5) 椎动脉供血障碍:发作性眩晕、视力下降、呕吐或假性延髓麻痹症状等。

3. 晚期表现 晚期患者常出现颅内压增高症状:头痛、呕吐及双侧视乳头水肿,甚至出现枕骨大孔疝致突发呼吸停止而死亡。

【影像学表现】

1. 颅颈交界区 X 线片 该区域 X 线片上测量齿状突上移程度是诊断颅底陷入的主要依据,方便而省时,测量方法有以下几种。

(1) Chamberlain(钱伯伦)线:又称腭-枕线,从硬腭后缘至枕大孔后唇之间的连线(图 54-2),正常情况下齿状突顶点应低于此线,如超出此线 3mm,则可诊断。

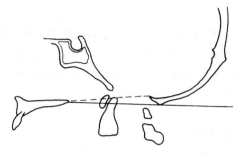

图 54-2 Chamberlain 线和 McGregor 线
虚线:Chamberlain 线 实线:McGregor 线

(2) McGregor(马格芮格)线:又称基底线,从硬腭后缘到枕骨最低点的连线(图 54-2),正常情况下齿状突顶点不超出此线 5mm,齿状突顶点超出此线 7mm,即可诊断。

(3) McRae(马克锐)线:又称枕大孔线,为连接枕大孔前后缘的线(图 54-3),正常情况下,齿状突顶端不超过此线;如超过此线 6.6mm 可诊断为颅底陷入。临床上,可因枕大孔枕内嵴增厚、斜坡与枕大孔后唇内陷,以及寰枕融合等均造成枕大孔的狭窄,而齿状突的相对位置可无明显变化,故测量枕大孔的前后径比齿状突的相对位置更有临床意义:当枕大孔前后的矢状径 <20mm 时,会出现神经系统症状。

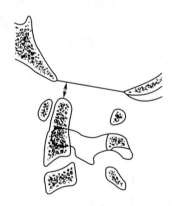

图 54-3 McRae 线示意图

(4) Klau(克劳斯)高度指数:指齿状突顶端到鞍结节与枕内隆突连线的垂直距离(图 54-4)。正常情况下,齿状突顶端至此线的垂直距离为 41±4mm,若小于 30mm 为颅底陷入。

(5) Fischgold 双乳突线 Fischgold 双乳突线:为双乳突尖之间的连线(图 54-5),正常情况下齿状突顶点在此线上 2mm 以内,如超过 2mm 为颅底陷入。

(6) Fischgold 二腹肌沟线:颅底两侧二腹肌沟之间的连线(图 54-8),正常情况下齿状突顶点在此线下 10mm,颅底陷入症的齿状突顶点接近或超过此线。

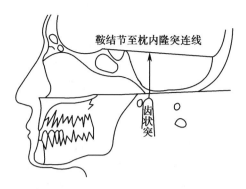

图 54-4　Klau 高度指数示意图

图中标注：鞍结节至枕内隆突连线；齿状突

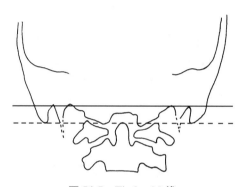

图 54-5　Fischgold 线
虚线：双乳突尖连线　　实线：双二腹肌沟连线

2. 颅颈交界区的 CT、CT 三维重建和 CT 椎管造影　明显优于 X 线片，可以从不同角度观察寰枕区骨结构，判断齿状突位置及枕骨大孔内陷和狭窄的程度，还有助于了解脑室系统和脑干受压情况。

3. 磁共振　可以判断神经结构畸形和受压情况，如有无小脑扁桃体下疝等。

【治疗】

1. 对于无神经症状和体征的颅底陷入患者，不需要治疗，定期随访，防止颈部强制性旋转活动，以免出现延髓受压、呼吸衰竭等。

2. 对于仅有轻度神经症状而无明显进展者，对症处理，密切随访，预防颈部外伤。

3. 出现延颈髓受压和颈神经受损表现者，颅内压增高或者存在颅颈交界处力学不稳定者，均需手术治疗。手术的目的是解除病变组织结构对小脑及延颈髓等结构的压迫，重建颅颈交界处的力学稳定性，恢复正常脑脊液循环。单纯颅底凹陷可取后路减压手术，切除陷入的寰椎后弓、枕骨大孔后缘、部分枕鳞及硬膜外增厚的纤维束带。伴有寰枢椎脱位的患者，可经口前路磨除齿状突以减压或经口前路切除增厚的寰枕前方韧带加后路枕颈钛板固定。内镜经鼻入路切除齿状突加后路减压固定术，以及单纯后路复位固定术是目前更加微创的手术方式。

二、扁 平 颅 底

扁平颅底(platybasia)是指颅前、颅中、颅后窝不呈阶梯状，尤其是颅中窝和颅后窝几乎在同一条直线上。其诊断主要靠头颅 X 线侧位片上颅底角的测量。常用的 Boogard 角是指蝶鞍和斜坡所形成的角度，即从鼻根向蝶鞍中心之连线与蝶鞍中心向枕大孔前缘之连线所形成的角度。成人正常值为 118°~147°，平均为 132°，如超过 145°为扁平颅底(图 54-6)。

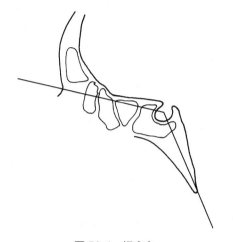

图 54-6　颅底角
实线：Boogard 角

单纯的扁平颅底一般无症状，不需要治疗，但扁平颅底常常合并其他先天性畸形，需酌情处理。

三、寰 椎 枕 化

寰椎枕化(atlanto-occipital assimilation)也称寰枕融合，指寰椎和枕骨之间形成骨连接而合二为一，此为在胚胎期第四枕骨节与第一脊椎生骨节之间的未分化畸形。该畸形的发生率为 0.25%，成人多见，缓慢进展。它可以是双侧、单侧、部分或局灶性的。寰椎枕化常伴有其他颅颈交界区畸形，并形成寰枢椎不稳定，其在儿童常为可复位的不稳定，其齿状突周围被丰富的、软而富有血管的肉芽组织包绕；但随着年龄的增大渐渐变为不可复位，此时肉芽组织韧而富有纤维。

单纯寰椎枕化一般无症状，只是在 X 线、CT 和 MRI 上发现寰椎后弓与枕大孔后缘融合成一体，在前两者上呈高密度，在 MRI 片上呈低信号。但当出现寰椎倾斜或旋转、颈椎位置上升并随之枢椎齿状突上升，使齿状突与寰椎后弓间距离≤19mm 时，可出现延髓或颈髓的压迫症状。当寰枢椎脱位、齿状突后移出现延髓颈髓受压症状，表现有枕部疼痛、吞咽困难、四肢瘫或双上肢瘫、交叉性上下肢瘫和感觉障碍等。

4

对于仅有寰椎枕化影像学征象但无明显的神经系统症状和体征者,不需要特殊治疗,但应随访,并要防止颈部外伤。对于伴发畸形引起症状者,酌情处理。

四、寰枢椎脱位

寰枢椎是脊柱活动度最大的地方,也是最不稳定的部位。寰枢椎脱位(atlanto-axialdislocation)时,可使延髓及高颈位脊髓在颈椎伸屈活动时受压、神经受牵拉,也会因椎-基底动脉供血不足而引起神经功能障碍。头颈部过伸、过屈活动或轻微的外伤常会使脱位加重。病变附近还可能出现软组织粘连,加重神经组织的功能障碍。

【病因】

寰枢椎脱位的主要原因为齿状突发育不良或齿状突分离。齿状突底部有两个化骨中心,出生时融合,构成基底部;顶部还有一个化骨中心,2 岁时化骨。约 12 岁时底部与顶部化骨中心融合,形成一个完整的齿状突。齿状突与椎体之间有软骨板,两者成年时期融合。故任何一个时期发育异常,均可导致齿状突发育不良,部分或完全缺失,或不融合;有时,齿状突本身发育虽然正常,但齿状突与枢椎椎体之间无骨性融合,代之以软骨或纤维结合而造成齿状突分离。当存在寰椎横韧带不健全或枢椎齿状突发育不全或齿状突分离时,致使寰椎在枢椎上不稳定,使寰椎向前,枢椎向后脱位,形成该处椎管变窄。头颈部过伸、过屈活动、轻微外伤时,常使脱位加重。病变附近还可能发生软组织粘连,加重神经组织的功能障碍。

【临床表现】

初始症状常可由轻微外伤引起,或缓慢发生。脱位后,患者常出现颈枕部僵硬、头部活动受限、头部歪斜,旋转受限,颈部肌肉痉挛、疼痛。之后出现颈枕部疼痛(有时放射至肩部)及其他神经系统症状。前脱位时,寰椎前弓突向咽后壁,影响吞咽。单侧前脱位时,头部姿势异常,头颈偏向脱位侧,下颌转向对侧。当脱位使椎管前后径狭窄至压迫延髓、颈髓使之受损时,会出现四肢不同程度的瘫痪、呼吸困难。影响到椎动脉血运时会出现椎-基底动脉供血不足的脑部症状。

【影像学检查】

1. X 线片　在正位张口 X 线片上,寰枢椎脱位常表现为齿状突与寰椎两侧块间的距离不对称,两侧块与枢椎体关节不对称或一侧关节间隙消失。在侧位 X 线片上,可显示寰椎前弓至齿状突的距离超过正常,成人超过 2.5mm,儿童超过 4.5mm。有时还能见到游离的齿状突。

2. CT　可显示寰椎前弓至齿状突的距离超过正常,诊断标准同 X 线摄片;有时还能见到游离的齿状突。

根据影像学测定,可判断脊髓受压程度:寰椎前弓至齿状突的正常距离为 2 ~ 3mm,4 ~ 6mm 表示脊髓受压,超过 10mm 表示严重受压;椎管前后径为 14 ~ 17mm 时,脊髓可能受压,14mm 以下肯定受压。

【治疗】

1. 治疗选择　对于无临床症状及 X 线上显示畸形十分轻微的患者不需要手术。对于临床症状明显,椎管间隙<13mm,枕大孔水平前后径<20mm,或齿状突不稳定、活动度>10mm 者,应进行手术治疗。

2. 手术治疗的目的　解除脊髓压迫,加固并稳定关节活动。

3. 手术方法　通常认为,经口入路切除齿状突、再经后入路行融合固定术是较为合理的手术方案。近来,一些学者采用经髁入路一期做齿状突切除减压和行枕颈融合固定术,或先取经口入路切开复位、再经后入路行融合固定术,或应用后入路行牵开复位和融合固定术。

五、小脑扁桃体下疝畸形和脊髓积水

小脑扁桃体下疝畸形即 Arnod-Chiari 畸形(Arnod-Chiari Malformation),以小脑扁桃体向下疝入椎管为病理特征。根据下疝程度和病因分为 4 型:Ⅰ型小脑扁桃体呈舌型疝入椎管,常伴有脊髓积水(或空洞);Ⅱ型,儿童多见,小脑蚓部、第四脑室、脉络膜、延髓与小脑扁桃体一起疝入枕骨大孔以下椎管,该型均出现脊髓脊膜膨出和脑积水,很多患者并发脊髓积水;Ⅲ型,最少见,Ⅱ型伴有颈椎裂及脊膜膨出,生存率最低;Ⅳ型,小脑发育不全,小脑扁桃体向下疝不明显。

【临床表现】

发病隐匿,进展缓慢,临床表现与下疝程度、是否合并其他骨性畸形、是否合并脊髓积水关系密切。

Ⅰ型 Chiari 畸形:枕颈部疼痛是常见症状,咳嗽或活动后加重,后期可影响工作,常伴有耳鸣;延颈髓明显受压时,出现不同程度的运动和感觉障碍;有时出现眼球震颤和共济失调。合并脊髓积水时导致脊髓功能改变,包括:感觉障碍,以一侧为主的双侧上肢感觉减退,痛温觉减退尤为明显;运动障碍,手部肌肉早期受累,常出现掌间肌和大小鱼际肌萎缩呈爪形手,后期出现上臂及肩带肌萎缩等。常出现皮粗糙、角化过度以及出汗异常。

Ⅱ型 Chiari 畸形:儿童出生时就伴有脊索脊膜膨出,大多数脊索脊膜膨出患儿在磁共振上可见 Chiari 畸形;几乎全部都有脑积水,新生儿常出现呼吸异常和四肢瘫,较大儿童主要症状为眼球震颤、肢体无力或痉挛,共济失调及吞咽困难。

【影像检查】

磁共振成像(MRI)是目前诊断 Chiari 畸形和脊髓积水最佳影像学检查,Ⅰ型 Chiari 畸形在 MRI 上颅后窝容积和枕骨大孔前后径缩小,枕骨大孔区脑脊液间隙和桥前池变窄,小脑扁桃体下疝。脊髓积水时可见脊髓中央管明显扩张,可至下颈髓甚至胸髓。

【治疗】

Ⅰ型 Chiari 畸形:无症状者,可不手术,随访。有临床症状无脊髓积水者,枕骨大孔及 C_1 后弓减压术。伴有脊髓积水者,切除枕骨大孔后部及 C_1 后弓,或行脊髓积水分流术,或切开硬膜探查第四脑室出口有无薄帆或蛛网膜粘连并予以处理,同时行硬膜减张,提供宽松的硬膜囊。

Ⅱ型 Chiari 畸形:是不可逆的先天畸形,手术效果不佳,但仍建议尽早手术处理相关畸形,如脊髓脊膜膨出修补术、脑积水脑室-腹腔分流术。

(张明广　车晓明)

第六节　椎管狭窄症

椎管狭窄症是指各种形式的椎管、神经根管以及椎间孔的狭窄,包括软组织(如黄韧带肥厚、后韧带钙化等)引起的椎管容积改变及对硬膜囊的压迫。由于椎管狭窄造成对脊髓、神经及血管的卡压和刺激,继发缺血及水肿改变,从而引起相应症状。

椎管狭窄症一般分两大类:先天发育性(原发性)和后天继发性椎管狭窄;按解剖部位分为中央型(主椎管)狭窄、侧隐窝狭窄和神经根孔狭窄。按狭窄部位可分为:颈椎管狭窄症、腰椎管狭窄症和胸椎管狭窄症,其中临床最常见的为腰椎管狭窄症和颈椎管狭窄症,胸椎管狭窄症较少见。本节重点讨论颈椎管及腰椎管狭窄症。

一、颈椎管狭窄症

在正常状态下,颈椎椎管内径(前后矢状径及左右横径)均有一定大小,以容纳椎管内的脊髓神经等组织。但如其内径小于正常尤其是矢状径绝对值<12mm 时,即构成椎管相对狭窄,而<10mm 时则属绝对狭窄。如以椎体与椎管两者矢状径比值来计算>1:0.75 属正常椎管;<1:0.75 时则为椎管狭窄,并可由此而引起一系列症状。

【病因】

1. 先天发育性因素　由于椎管发育性原因使椎管内容积缩小,椎管内的脊髓组织处于临界饱和状态。该类患者在后天稍遇某些继发性因素包括外伤性水肿、髓核突出(或脱出)和骨赘形成时,均易激惹压迫椎管内的脊髓组织,引起神经症状。

2. 后天继发性因素　继发性椎管狭窄最常见为退变性椎管狭窄,即由于颈椎间盘退变骨质增生、韧带肥厚和骨化等使椎管容积减少,导致脊髓和神经根受压;其他如陈旧性颈椎损伤、结核、颈椎手术后护理不当等亦可导致颈椎管狭窄。

【临床表现】

临床上本病常与颈椎病相混淆,因为颈椎病的发病机制绝大多数是建立在椎管狭窄这一病理解剖基础上的;而椎间盘突出或脱出及骨赘形成又是椎管狭窄症的诱发因素。一般而言颈椎管狭窄症具有以下特点。

1. 感觉障碍　绝大多数甚至超过95%的病例均具有此组症状。主要表现为四肢麻木、皮肤过敏或感觉分离等现象,此主要是由于脊髓丘脑束及其他感觉神经纤维束受累所致,其特点是:90%以上的感觉障碍从上肢开始、以刺痛为多见,症状可持续较长时间,经非手术疗法治疗后可出现缓解期。

2. 运动障碍　多在感觉障碍症状出现后数周或数月出现。主要表现为锥体束征,患者多从步态沉重、下肢僵硬无力、抬步困难等症状开始,并随着病程的发展症状日益加重,以致完全瘫痪。

3. 肌肉萎缩　单纯性颈椎椎管狭窄患者的肌肉萎缩症状一般较单纯脊髓型颈椎病患者出现晚,但合并脊髓型颈椎病时,此组症状不仅出现早,且程度也多为明显,范围亦较广泛。

4. 其他　包括大小便障碍、自主神经症状等。

【体格检查】

可检出相应感觉障碍、锥体束征、自主神经功能紊乱征象以及深浅反射的改变,部分患者可有颈部防卫征:即常使颈部保持自然功能位,可前屈,怕仰伸。

【诊断】

1. X 线片检查　所有患者建议行常规 X 线正侧位、双斜位以及动力位摄片,可显示颈椎排列及曲度、颈椎稳定性、椎间孔有无狭窄、椎体后缘有无骨赘。侧位片上可清晰地显示颈椎椎管矢状径,凡 X 线片上矢状径<12mm 时,即具有诊断价值;12～14mm 时有诊断参考意义;而在 10mm 以下时可完全确诊。

2. CT 扫描　可清晰地显示椎管矢状径的大小、形态及其与脊髓受压的关系。CT 检查主要显示骨组织的信号,建议 CT 薄层扫描同时行三维重建,可更清晰地显示颈椎管狭窄的程度、椎体后缘骨赘、后纵韧带骨化、椎间孔形态及小关节的排列位置等。

3. MRI 扫描　MRI 检查则对脊髓软组织显像较为清晰,可显示脊髓受压的部位及程度,与 CT 结合最为理想,不仅有利于诊断,更有利于对治疗方案的选择。

【治疗】

本病早期以非手术治疗为主,由于本病的病理解剖基础是器质性椎管狭窄,因此保守治疗常难以解决根本问题,除非在症状较轻或发病时间较晚的老年患者,尤其是全身实质性脏器有病变的患者,对半数以上的严重病例仍应选择手术治疗。

1. 非手术治疗

(1) 牵引理疗:牵引治疗适用于伴有颈椎间盘突出及颈椎节段性不稳的病例。热疗及传统中药热敷已有一定的效果。推拿对此种病例应视为禁忌证。

(2) 药物疗法:口服活血化瘀药物有助于本病的症状改善,此外在病情发作时可予以解热镇痛药,并可适当应用神经营养药物。

2. 手术治疗　适用于症状严重、非手术治疗无效或效果不显著者,患者通常有中到重度的神经系统症状体征。需要指出的是,有时影像学上椎管狭窄严重、脊髓受压明显,但患者症状非常轻微,此时需谨慎,需结合患者实际判断手术与否。

3. 手术方法　可根据患者病情、脊柱稳定性、脊髓受压情况选择前路或后路手术。前路手术一般包括前路椎间盘切除+植骨融合术(ACDF)、前路椎体次全切除+植骨融合术(ACCF);后路手术包括颈椎管扩大成形术(单开门或双开门)、全椎板切除+颈椎侧块螺钉内固定术、半椎板入路双侧椎板减压术;有神经根症状者可同时行前路或后路神经根孔减压术;如病情需要尚可前后路联合手术。

二、腰椎管狭窄症

腰椎管狭窄症是椎管狭窄症中最多见的类型,是指腰椎管狭窄而引起马尾神经或神经根受压迫或刺激,出现一系列临床表现的综合征。

【病因】

1. 发育性因素　腰椎管先天性发育异常,椎管(孔)径及容积过小。

2. 退变性因素　腰椎发生退行性病变,继发骨赘形成,韧带松弛或肥厚致椎管及神经根有效容积缩小。

3. 脊柱滑脱　致腰椎管狭窄由于腰椎峡部不连或退变而发生脊椎滑脱时,因上下椎管前后移位,使椎管进一步变窄,同时脊椎滑脱,可促进退行性变,更加重椎管狭窄。

4. 外伤性椎管狭窄　腰椎外伤时,特别是外伤较重引起腰椎骨折或脱位时常引起椎管狭窄。

5. 医源性椎管狭窄　多由于脊柱融合术后引起棘间韧带和黄韧带肥厚或植骨部椎板增厚,尤其是后路椎板减压后再于局部行植骨融合术,其结果使腰椎管变窄压迫马尾或神经根,引起腰椎管狭窄症。

6. 腰椎部的各种炎症或畸形　包括特异性或非特异性炎症,椎管内或管壁上的新生物等均可引起椎管狭窄。各种畸形如老年性驼背、脊柱侧弯、强直性脊柱炎、氟骨症、Paget 病等亦可引起。

7. 侧隐窝狭窄症　侧隐窝指椎管向侧方延伸的狭窄间隙,主要发生在三叶形椎管,以下位两个腰椎处($L_{4~5}$)最为典型,也是腰椎管狭窄中的特殊类型。一般认为侧隐窝前后径<3mm 以下者为狭窄,5mm 以上者为正常,在此之间者为相对狭窄。先天因素可造成侧隐窝狭窄,三叶形椎管侧隐窝深,前后径小。另一个促成狭窄的重要因素是退变。椎间盘退变纤维环膨出钙化,椎体后上缘增生,从前方向后突入侧隐窝;退变导致的椎间高度丢失,使得下位椎骨的上关节突上移,峡部增生,黄韧带皱褶肥厚钙化,自后方突入侧隐窝;退变的椎体前或后滑脱,均可促成侧隐窝狭窄。侧隐窝狭窄可压迫经侧隐窝的神经根而引起相应症状,但影像学检查上可无明确的椎间盘突出或骨赘,临床上应引起重视。

【临床表现】

1. 间歇性跛行　患者直立或行走时,下肢发生逐渐加重的疼痛麻木、沉重感、乏力等不同的感觉,导致不得不改变姿势或停止行走,蹲下或休息片刻后症状可减轻或消失,继续站立或行走一段时间后,症状再次出现而被迫再次休息。因反复行走与休息,其行走的距离则逐渐缩短。在爬山、骑自行车时,可不出现间歇性跛行。

2. 下腰痛　大多数腰椎管狭窄症患者都有下腰痛的病史。疼痛一般比较轻微,卧床休息则减轻或消失,腰前屈不受限制,后伸活动往往受限。

3. 神经根压迫症状与体征　腰神经根管狭窄引起相应的神经根受压迫或受刺激症状及体征。为持续性放射性神经根症状,与受压神经有关,多表现为相应的神经根性分布区浅感觉减退、痛觉异常、肌肉力量减弱及腱反射异常。

4. 马尾神经压迫症　腰椎管狭窄症可导致马尾神经受压,出现马鞍区的症状与体征,严重时可出现大小便及性功能障碍。

【诊断】

腰椎正侧位、斜位 X 线片,常可在 $L_{4~5}$,$L_5 \sim S_1$ 之间见椎间隙狭窄、骨质增生、椎体滑脱、腰骶角增大、小关节突肥大等改变。CT、MRI 检查,可进一步明确诊断及观察神经受压的情况。

【治疗】

1. 非手术治疗　对症状较轻的患者可采取保守

治疗,包括药物、针灸按摩、牵引理疗、医疗体育等方法。

2. 手术治疗

(1) 适应证:活动后腰及腿痛严重影响工作生活,经保守治疗不愈者;间歇性跛行加重或站立时间渐缩短者;神经功能出现明显缺损者;无相关手术禁忌者。

(2) 手术方法:手术的目的是解除神经组织和血管在椎管内、神经根管内或椎间孔内所受的压迫。常用的手术方式为椎板切除减压术(或合并内固定融合术);椎间盘切除术;椎间孔(侧隐窝)切开(或合并内固定术);合并有脊柱滑脱或不稳致狭窄者,还可行前路或后路腰椎融合术(ALIF 或 PLIF 术)、经椎间孔腰椎融合术(TLIF 术)。

近年来,随着微创神经脊柱外科的发展,微创通道下进行腰椎间盘切除或 TLIF(MIS-TLIF),或者经皮脊柱内镜下行腰椎间盘切除等微创手术得以广泛开展,取得了较好的疗效。值得指出的是,微创手术及开放手术均有相应的指征及优缺点,需结合患者临床实际情况而加以选择。

(谢嵘　车晓明)

4

第五十五章

颅脑损伤和脊髓损伤

第一节　颅脑损伤概述

颅脑损伤导致高致残率和死亡率,为此消耗巨大的人力和物力,对社会和家庭造成巨大损失。现代交通的发展,安全意识相对滞后,造成颅脑损伤的发生率显著增加。颅脑损伤患者成为神经外科最大的病人群体,是40岁以下人群最主要的致残和死亡原因。目前,颅脑损伤救治理念和技术虽然不断地进步,但如何提高颅脑损伤的救治成功率,最大限度地保护脑功能,降低致残率和死亡率仍然面临巨大的挑战。

【流行病学】

根据北京市神经外科研究所等7所院校在1983年期间对中国6个城市居民的抽样调查,共计调查了65 195人,发现颅脑损伤的现患率、年发病率及年死亡率分别为783.7/10万、56.4/10万及63/10万。据上海医科大学神经病学研究所及北京神经外科研究所在1984~1985年期间对全国22个省市的农村及少数民族地区共246 812人的抽样调查,发现颅脑损伤的现患率、年发病率及年死亡率分别为442.4/10万、64/10万及9.2/10万。据美国疾病预防和控制中心统计在美国每年发生颅脑外伤约140万,其中入院23.5万,死亡5万人,占创伤死亡患者的一半;每年因严重颅脑损伤导致长时间昏迷的患者估计有56~170人/100万,有10 000~15 000人处于植物状态;美国因为颅脑创伤在2000年的损失就高达604亿美元。非常遗憾,目前我国仍然缺乏全国性甚至局部地区非常严谨的颅脑损伤流行病学数据。准确的颅脑损伤流行病学数据极为重要,可以为颅脑创伤的预防、救治提供大数据,作为提出科学高效的防治措施的基础。

1. 年龄及性别　由于不同的年龄与性别在日常生活方式及社交活动等方面的不同,遭受损伤的机会并不均等,因此各年龄组及男女的发病率有较大的差异。美国的流行病学调查发颅脑损伤发病有3个高峰

年龄段,为幼年、青年早期和75岁以上老年。男女的发病率比为(1.7:1)~(2.5:1),但如以死亡率来比较则男女之比为(2.0:1)~(4.5:1),说明男性不但损伤的机会较大,而且损伤程度亦趋向更严重。目前随着经济生活条件的改善,老龄化在我国尤其在一线城市更为突出,上海2015年60岁以上的老人已经超过总人口的1/4。而老年人因为使用镇静剂、抗抑郁药物、下肢肌力下降、平衡能力的损害,摔倒导致的颅脑损伤大幅度增加。

2. 损伤原因　世界各地的流行病学调查发现,交通事故伤通常是颅脑损伤的最主要原因,其次是坠落伤;局部地区,火器和暴力伤可以是常见的颅脑损伤原因;对于老年患者来说,摔倒是最常见的颅脑损伤原因;其他原因有异物贯通伤、自然灾害和工伤事故导致的颅脑损伤等。神经系统损伤占交通事故伤的70%,这类创伤致死的患者占所有创伤总数的50%。

【颅脑损伤的类型】

颅脑损伤根据受伤原因可以分为钝器伤和锐器贯通伤;根据受伤机制可以分为加速伤和减速伤;根据受伤部位可以由颅伤与脑伤两部分组成。在大多数病例中这两种损伤同时存在,或先后出现。但少数病例只有颅伤,没有脑伤,或只有脑伤没有颅伤,可以分为以下几种类型。

1. 传统分类

(1) 单纯颅伤:包括头皮损伤、颅骨骨折及头皮颅骨的联合损伤。

(2) 单纯脑伤:指颅腔内结构的损伤,包括脑膜、脑实质、脑血管、脑神经等的损伤。脑实质伤一般又分为脑白质损伤、脑挫裂伤、颅内血肿等。

(3) 颅脑损伤:指上述两类的合并损伤。根据损伤部位与外界是否相通又可分为闭合性与开放性两类。闭合伤是指虽有颅脑的合并损伤,但颅腔与外界是不相通的。和平时期大多数颅脑损伤都属于这类。开放性颅脑损伤是指颅腔与外界相通

的,有脑脊液甚至脑组织碎块从伤道或其他通道流出。刀戳伤、火器伤属于此类。此外,涉及鼻窦及中耳的颅底骨折,常有脑脊液鼻漏、耳漏或颅内积气等,亦属此类型。

2. 新的分类法　Langfitt 及 Gennarelli(1982)根据伤后6小时神经系统的体征,CT的诊断及昏迷的程度三大可变因素对颅脑损伤进行了新的分类。这在CT较普及的时代具有较实用的意义。对于另外的一些可变因素如颅内压(ICP)增高的程度、脑血流(CBF)的情况及脑代谢(CMRO$_2$)的状况,虽目前都可以测定,但这些指标只对严重病例有意义,目前尚未能列为分类的依据。这一分类的内容如下。

(1) 局限病变

1) 以硬脑膜外血肿为主要病变。

2) 以硬脑膜下血肿为主要病变。

3) 其他:包括脑内血肿、有占位效应的脑挫裂伤。

(2) 弥漫病变

1) 昏迷在6~24小时者,又分为有脑肿胀者与无脑肿胀者两类。

2) 昏迷超过24小时,没有去大脑征象。亦分为有大脑肿胀者与无大脑肿胀者两类。

3) 昏迷超过24小时,并有去大脑征象。也分为有脑肿胀与无脑肿胀两类。

在本分类中脑肿胀的判断是根据CT有侧脑室的狭小或消失,一侧有肿胀引起脑室缩小、移位、变形亦可。每一类型再根据格拉斯哥昏迷量表(GCS)计分,分为:①3~5分;②6~8分;③>8分。

这一分类简便易记,兼有病情轻重的级别概念,但尚不够全面。

【颅脑损伤的分级】

急性颅脑损伤的病变类别虽有不同,但其临床表现大多类同。为了便于估计患者的预后,制订治疗措施,评估治疗效果,进行统计分析,应对颅脑损伤的轻重有统一的标准。我国神经外科医师于1960年制订了一个轻、中、重三级的方案,后于1978年又修订为轻、中、重、严重四级的方案。其标准如下。

Ⅰ级,轻型:相当于单纯的脑震荡,无颅骨骨折。昏迷时间不超过半小时,有轻度头痛、头晕等自觉症状。神经系统检查和脑脊液检查均正常。

Ⅱ级,中型:相当于轻度脑挫裂伤,有或无颅骨骨折,蛛网膜下腔出血,无脑受压征象。昏迷时间不超过12小时,有轻度神经系统病理体征,体温、脉搏、呼吸及血压有轻度改变。

Ⅲ级,重型:相当于广泛的脑挫裂伤,脑干损伤或急性颅内血肿。深昏迷或昏迷在12小时以上,或出现再次昏迷。有明显神经系统病理体征,如瘫痪、脑疝综合征,去大脑强直征等。有明显的体温、脉搏、呼吸和血压的变化。

Ⅳ级,严重型:病理情况与Ⅲ级相似,但病情的发展极快,伤后立即出现深昏迷,去大脑强直征,或伴有其他脏器损伤、休克等。迅速出现脑疝,双瞳散大,生命体征严重紊乱甚至呼吸停止。

这一分级标准可迎合临床所需,但其主要缺点是标准的界限不够分明,同一级损伤仍有较大差别,对病组之间的对比易导致较明显的偏差。自1974年英国 Glasgow 神经科学研究所南方医院神经外科 Teasdale 和 Jennett 制订了 Glasgow 昏迷评分表,用以测定患者昏迷的深度,其主要指标为:①睁眼活动;②运动功能;③语言活动(表55-1)。

表55-1　Glasgow 昏迷评分表(GCS)

睁眼运动	(分)	运动功能	(分)	言语反应	(分)
自动睁眼	4	遵嘱动作	6	回答正确	5
呼唤后睁眼	3	刺痛能定位	5	回答错误	4
痛刺激后睁眼	2	刺痛能躲避	4	胡言乱语	3
从不睁眼	1	刺痛肢体屈曲	3	唯有声叹	2
		刺痛肢体过伸	2	不能言语	1
		刺痛无反应	1		

此表最高的得分为15分,表示正常状态;低于15分即表示有意识障碍存在。分数越低意识障碍亦越重。这一昏迷计分法(GCS)现已被各国用以估计颅脑

损伤的程度,可以弥补上述分级法的不足。较一致的认为如颅脑损伤在伤后6小时的 GCS 计分低于8分者属重型病例,计分在9~12分者为中型病例,计分在

13分以上者为轻型病例。由于颅脑损伤的病情不断变化,评分应反复测定并记录,以病程中的最高级别作为最后定级的依据。GCS虽很简单又便于使用,具有一定的正确性,并已为各国广大神经外科医师所接受,但它有一定的局限性。首先它包括的指标不够全面,忽视了许多重要的神经系统体征;第二在有颌面部及眼受损的病例中睁眼活动常不易取得;在有肢体骨折及肢体受伤时,运动功能也不易观察到;对儿童有时不适用;对于气管插管、气管切开和语言功能区局部受损的患者,其言语反应不能反映意识水平;并且镇静剂、毒品和酒精中毒以及本身存在神经功能损害状态下,GCS评分来评定颅脑损伤程度具有一定的局限性。

随着CT扫描的普及,根据CT征象来作颅脑外伤轻重分级最常用的是Marshall分级法,具体分级如下。

弥漫性损伤Ⅰ级:头颅CT没有肉眼可见的损伤。

弥漫性损伤Ⅱ级:弥漫性颅脑损伤,环池存在,脑中线移位小于5mm,和(或)颅内高密度或混杂密度损伤病灶不超过25ml。

弥漫性损伤Ⅲ级:弥漫性脑肿胀,环池受压或消失,脑中线移位0~5mm,和(或)颅内高密度或混杂密度损伤病灶不超过25ml。

弥漫性损伤Ⅳ级:弥漫性脑损伤,中线移位>5mm,其余征象同Ⅲ级。

需手术占位:所有需手术清除的病变。

不需手术占位:高密度或混合密度病灶>25ml,不需手术清除。

CT脑扫描Ⅲ级、Ⅳ级常反映伤情严重。

颅脑损伤最终结局的评定(GOS):这是由Glasgow神经科学研究所的Bond及Jennett所制定,称为Glasgow结局评定法,简称GOS。评定应在伤后至少满3个月进行,结局分5等:1恢复良好,2中度残疾,3严重残疾,4植物生存,5死亡。为了提高GOS评分的敏感性,Jennett等在GOS评分基础上建立了扩展格拉斯哥结局评分(extended Glasgow outcome scale,EGOS),将严重残疾、中度残疾和恢复良好分别分为2级,即将GOS评分的总分变成为8分,分别为:1死亡,2植物生存,3极重度残疾,4重度残疾,5重中度残疾,6中度残疾,7恢复较好和8恢复良好。

对于严重颅脑损伤康复过程中意识改变的观察评估,Giacino JT等的改良意识康复评分CRS-R(the coma recovery scale-revised)量表,是目前比较理想的评分量表,其分别从患者的听觉、视觉、运动、言语反应、交流和唤醒度共6个项目来评分,0~23分,适合用来区分微意识状态和植物状态。

【临床表现】

按颅脑损伤的部位及程度不同而异。将较常见的临床表现分别说明于下。

1. 一般症状 指多数人普遍有的症状,没有定位意义。

(1)意识障碍和认知功能障碍:意识障碍有即发与迟发两类。即发的意识障碍是原发脑损伤所引起的脑功能影响的结果。迟发的意识障碍则多为颅内血肿、脑水肿或颅内压增高的继发性脑损伤结果。当患者从即发的昏迷过渡至迟发的昏迷时,可以有一段清醒期,称为中间清醒期。这时期可长可短,可仅表现为意识的短暂好转;也可两次昏迷完全连续起来,表现昏迷越发加深,有这些情况时,都必须考虑有颅内血肿的可能。患者在急性期昏迷经治疗稳定后,可以逐渐恢复意识清醒,但严重的颅脑损伤患者,部分患者进入微意识状态,甚至进入植物状态和永久植物状态,随着病情的变化意识状态将出现改变,意识水平是脑损伤严重程度的最重要指标之一,康复期可以根据Rancho Los Amigos认知功能量表和R-CRS量表来评定。对于脑损伤未昏迷的患者,根据脑损伤的不同部位和程度及全身功能状态,可出现不同的认知功能改变,包括注意、工作记忆、记忆提取、执行功能、社会感知、情感等,简易智能量表(minimum mental state examination,MMSE)可用作脑外伤后脑功能状态的评定。

(2)头痛:可局限于某一部位或弥散及全头。其原因可能是颅内压增高所引起,也可能因脑膜血管的被牵伸或压迫。有蛛网膜下腔出血时,头痛可较剧烈。如果头痛与体位有关,特别抬头时有头痛,应想到有颅内低压的可能。

(3)恶心呕吐:可见于早期中枢受刺激,但更多见于急性颅内压增高时。颅后窝或迷路受震时呕吐可较频繁。儿童由于表达受限,呕吐可以是其颅脑损伤的唯一客观症状。

(4)抽搐:大多由于大脑皮质受刺激或由于脑缺氧或脑水肿所致。如抽搐反复发作并为局限者,提示有局限性硬脑膜下血肿可能。

(5)括约肌障碍:损伤当时患者常有大小便失控情况,但当意识清醒以后再出现括约肌障碍者并不多见。在较重的脑损伤中有时可出现尿潴留现象,使患者躁动不安。如给予导尿可使患者趋于安静。

(6)鼻孔、耳道和眼结膜下出血:大多由于颅底骨折所引起。在小儿中这种出血有时足以导致休克。

大量鼻出血时,血液被吞咽,使呕吐物呈咖啡样而误认为消化道出血。反复发生的大量鼻出血提示有颈内动脉破损可能;包括出现熊猫眼征时,尤其需排除海绵窦动静脉瘘的可能。

(7)瞳孔:瞳孔是最重要的脑损害程度观察指标之一。单侧的瞳孔散大、光反应消失,提示同侧天幕裂孔疝的可能,随着脑疝的加重,进而出现双瞳散大固定。两瞳孔的缩小,光反应消失,伴有两眼的同向偏斜,或瞳孔时大时小提示存在脑干损伤,预后不良。

(8)生命体征的变化:生命体征包括体温、脉搏、呼吸和血压,是急性颅脑损伤中重要的观察指标。大多数病例均有体温的升高,轻、中型病例一般体温不超过38℃,重型病例则体温常达39℃。如下丘脑受损时体温可高达41℃以上,称为中枢性高热,是一种严重的症状。在损伤当时脉搏微弱而快速,血压下降,但不久可恢复正常。大多数轻型病例中脉搏、血压可保持正常,只有在颅内压增高时才出现脉搏减慢,脉洪大而血压上升。这是颅内压增高的代偿机制。随着颅内压的不断增高,代偿功能终于丧失,于是出现脉搏的细弱快速,节律不齐,血压下降。在急性颅脑损伤中,血压下降和脉搏细速可以一开始出现,这时应考虑到有复合伤或严重内出血的可能。在损伤当时呼吸可以有短暂的停顿,但不久即自行恢复。轻、中型颅脑损伤常没有呼吸的改变。严重型病例呼吸可不规则或呈喘息状,提示呼吸中枢功能障碍。随着病变发展可出现潮式呼吸,最终呼吸抑制,只有心脏的搏动,这是呼吸中枢功能衰竭的表示,如持续6小时以上不恢复自主呼吸是脑死亡的标志之一。

(9)精神心理症状:包括创伤后应激障碍(posttraumatic stress disorder,PTSD),常见于颅脑损伤后恢复意识的患者,甚至是没有过出现意识障碍的脑外伤患者,患者可以出现长期的头痛、睡眠障碍、记忆力显著下降、焦虑、易激惹、性格脾气改变、言语减少、不容易交流沟通甚至暴力倾向等,此种情况必须让精神心理科医生早期介入,合理的治疗可以有意想不到的疗效,而目前未引起重视,神经外科医生需要加强对此病理生理现象的认识。

2.局灶性症状 指局部损伤后所表现的症状,临床上有定位意义。

(1)肢体的瘫痪:清醒患者可通过肌力检查察觉,昏迷患者则表现为肢体的自主活动减少或消失。瘫痪可呈单瘫、偏瘫、截瘫、两侧瘫等类型。单瘫和偏瘫表示病变在对侧大脑半球的中央前区或内囊。截瘫则表示病变在脊髓,两侧瘫表示病变在矢状窦两旁或多发性。内囊损伤时,伴对侧肢体的瘫痪还可有偏身感觉障碍和同向性偏盲等征。在急性期因患者不能合作,这种体征常不易取得,但偏瘫肢体的腱反射增高,并且锥体束征阳性是不难发现的。

(2)失语症:主要分为运动性失语症和感觉性失语症。运动性失语症是由于言语发生障碍,患者不能表达自己的意图,是优势侧大脑半球额下回后部 Broca 区的损伤所造成。感觉性失语有失听症,能流利的说话,但不能理解他人的语言而答非所问;失读症,不能阅读书报;失写症,不能写字绘图等;病变在优势大脑半球的顶叶缘上回及颞上回的后部即所谓的感觉性语言 Wernick 区。

(3)遗忘症或记忆障碍:有当时、近期和远期的记忆障碍三种。近期的记忆障碍提示颞叶海马和间脑区的病变;远期记忆障碍则多半与大脑皮质损伤有关。对伤前数小时或数天内的事情不能回忆,而更远以前的事却记得很清楚,这种遗忘称为逆行性遗忘。对受伤事件后发生的事很快遗忘,表示脑部不能贮存记忆,称为顺行性遗忘。颅脑损伤中发生的伤后遗忘症(PTA)实际上指的是顺行性遗忘,曾被用来估计脑伤的程度。PTA 在 0~1 小时以内者为轻型,1~24 小时以内者为中型,超过1天但在1周之内者为重型,超过1周以上者为严重型。

(4)下丘脑损害的症状:有尿崩症、嗜睡、中枢性高热、血糖增高和上消化道出血等。

(5)脑干损伤的症状:除深昏迷、呼吸和循环功能障碍外,还可有瞳孔改变、两眼球固定、吞咽动作消失、咳嗽反射减弱或消失、四肢肌张力消失或呈去大脑强直表现。

(6)脑神经损伤的症状:国外资料统计以嗅神经损伤者为最多,其次为面神经,视神经又次之,眼球运动神经居第四位,北京宣武医院的统计稍有不同,以眼球运动神经受损最多,其次为面神经及听神经,视神经为第三位,嗅神经为第四位,三叉神经为第五位,其他各脑神经的损害极少见。这可能是将脑疝所引起的动眼神经麻痹亦包括在内之故。

(7)脑膜刺激征:可因蛛网膜下腔出血或颅内继发感染引起。表现有剧烈头痛、呕吐、畏光、颈项强直、颈背酸痛、克氏征阳性等。少数病例可兼有下肢痛,系血性液体刺激腰骶部神经根的缘故。

(8)脑脊液的变化:轻型颅脑损伤病例脑脊液的压力,镜检及生化测定均为正常。较重的病例可有脑脊液压力增高和血细胞数增加。在有颅内血肿时,除了脑脊液压力和血细胞数增加外,并有蛋白质超比例的增加。脑脊液中的炎性介质如白介素-6浓度改变可能与脑外伤的预后相关。有关脑外伤后脑脊液和血液中的生物标志物的研究逐渐引起重视,但目前仍然没有非常理想的反映脑损伤严重程度和预后的标志物。

【诊断】

详尽的病史,包括了解受伤的机制极为重要,在病史中必须尽可能明确事故发生的经过、时间、事故性质、暴力作用的情况、是加速伤还是减速伤、是否有旋转加速的机制、是否有原发昏迷或中间清醒期、昏迷时间、是否有恶心呕吐,甚至误吸、呼吸是否规律、是否有呼吸暂停、急救现场是否有抢救气管插管、是否有大出血和可能的休克、是否有抽搐;对于老年人,尤其需要详细掌握过去史等基础疾病、是否服用阿司匹林、华法林等抗凝药物,这些都是诊断和确定治疗方案非常重要的依据。

体检中,除了密切关注患者的呼吸、脉搏、血压和体温等基本生命体征;准确判断意识水平、简要迅速地神经科体检外,尤其需要仔细检查患者的头皮着力点和伤口、瞳孔大小及对光反射、眼球运动和视力、口、鼻、耳道、眼结膜下出血情况,面部感觉,角膜反射,肢体活动情况,吞咽活动,颈部活动时阻力,四肢反射及病理反射等。并且,不能忽视胸腹部、四肢关节、脊柱等全身的体检,以避免多发伤的漏诊,尤其有生命危险的合并伤的漏诊误诊。详细的体格检查在每次观察病情、每天的评估病情中都是必不可少的,以便准确掌握病情的动态变化,并及时调整治疗方案。

头颅X线片能明确是否有颅骨骨折,骨折的部位及类型,气颅,有无颅内异物存留及有无钙化松果体的移位等,尤其对于金属贯通伤,能有助于确定金属异物在颅内的位置和初步解剖定位。

头颅CT是最常用的颅脑损伤诊断工具,其对颅内血肿、脑挫裂伤以及骨折都可以非常清晰地显示。根据头颅CT可以明确颅内血肿和脑挫裂伤的部位、量、特点;骨折的部位、是否有气颅,提示是否有颅底骨折等开放性颅脑损伤的存在;可以明确中线移位程度、环池是否清晰或受压消失;由此,可以通过头颅CT Marshall评分来评定颅脑损伤的严重程度,并根据头颅CT变化来动态观察病情的进展。CT血管造影对于颅脑创伤后可能的脑血管疾病可以作为简便的粗筛工具。

创伤性的脑血管病变也不少见,如外伤性颈内动脉海绵窦瘘、外伤性动脉瘤或者外伤合并动脉瘤的患者,全脑血管造影有利明确诊断,以便完善治疗方案至关重要。

磁共振成像技术由于需占用较长时间,且在鉴别出血与水肿及脑肿胀等方面不及CT,颅脑损伤急性期不作常规诊断手段,但磁共振对于脑白质、弥漫性轴索损伤的早期诊断具有明显优势,SWI用于发现微出血更加敏感;磁共振的脑脊液动态电影检查有利于区别外伤性脑积水是否为阻塞性脑积水;在病情稳定的情况下,磁共振对于脑损伤的严重程度和预后判断比CT更具有价值,尤其是磁共振静息态技术、弥散张量成像技术、任务态功能磁共振技术等对于外伤后脑功能及预后的判断具有广阔的应用前景。磁共振对于慢性硬膜下血肿的诊断比CT更加敏感。

头颅超声探查对指示脑中线结构的移位是有帮助的,但只能确定移位的方向,不能决定血肿的部位。术中超声对于血肿和侧脑室的定位具有一定价值。B型超声能透过儿童颅骨较薄处,对儿童的颅脑损伤具有实用价值。经颅多普勒超声对于脑血流的测定,对于继发性脑缺血、颅脑损伤病情的判断评估和治疗方案的制订具有一定的价值,很有应用前景。

脑诱发电位,多适用于颅脑损伤的康复期。临床上比较有实用价值的诱发电位有:①视觉诱发电位,采用闪光刺激;②听觉诱发电位,采用短声刺激;③体感诱发电位,采用周围神经去极性刺激。脑部神经元在接受来自周围的各种刺激后,发出电反应,经一定潜伏期后可以在相应的头皮部位记录到。评价诱发电位的参数有潜伏期、波幅(电动势)、波宽(时间)、波形等。但用得最多的是潜伏期,即刺激至出现各波峰的间隔时间。一般以毫秒来表示。诱发电位仪可将各波的潜伏期及波峰打印于记录图上。波形的异常可以分为四级(图55-1)。Ⅰ~Ⅱ级诱发电位为轻、中度异常波形。Ⅲ级及Ⅳ级诱发电位属严重不正常波形,甚至波形完全消失。诱发电位的好转或恢复提示脑相应功能的好转,具有预后意义。视觉诱发电位对于视神经损伤、面神经诱发电位对于面神经损伤的诊断和疗效评估具有重要价值。脑电图在颅脑损伤性癫痫的诊断和治疗中越来越重要,特别对于非抽搐性癫痫的诊断和治疗评估更显得重要;有条件的神经外科监护室,对于急性颅脑损伤存在外伤性癫痫高危因素,尤其是在不容易控制颅内压的重型颅脑损伤急性期,连续动态脑电图对于癫痫的检测和治疗是十分重要的工具。

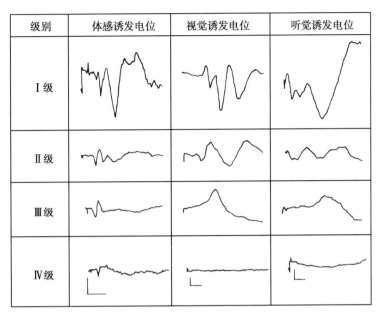

级别	体感诱发电位	视觉诱发电位	听觉诱发电位
I 级			
II 级			
III 级			
IV 级			

图 55-1　脑诱发电位在颅脑损伤中的变化

近红外光谱技术(near-infrared spectroscopy,NIRS)利用血液中的主要成分对 600~900nm 近红外光良好的散射性,而近红外光对氧合血红蛋白和脱氧血红蛋白的敏感性不同,从而可以应用于颅脑损伤后脑认知等高级功能和心理异常活动的研究,临床的应用目前尚未成熟。

PET 可以用来观察脑损伤后局部和全脑的氧代谢,可用于继发性脑缺血的评估,但是由于费用昂贵,临床上性价比不高,不合适推广;但 PET 在脑损伤的脑功能研究上,除了脑代谢的改变,对于脑神经递质改变的研究上具有比功能磁共振更加稳定的优势。

其他实验室监测:神经影像是颅脑损伤最为重要的诊断工具,但在全身整体的病情评估诊治中,其他实验室监测同样重要。常规的血液指标监测,如凝血功能包括血常规、DIC 全套、血栓弹力图;渗透性治疗需要监测血电解质、血浆渗透压甚至肝肾功能;感染指标需要监测血白细胞和中性粒细胞比、C 反应蛋白、降钙素原前体、血乳酸、痰和脑脊液等病原菌学涂片及培养药敏;全身重要脏器的损害和功能监测如心脏的心肌标志物、心肌酶谱和血利钠肽水平,反映肾功能的尿量、血肌酐、尿素氮和血尿 β_2 微球蛋白;反映全身有效血容量的中心静脉压、利钠肽前体、心脏超声和 PICCO 的心排出量以及肺水含量和肺顺应性指标。

【处理原则】

急性颅脑损伤的治疗原则是尽可能控制或减少继发性脑损害,预防并发症,兼顾合并伤。在最大限度理解颅脑损伤的病理生理改变的基础上,利用最小的干预、带来最少的损伤和副作用下控制病情,建立生理平衡;尤其是老年患者,必须在有效治疗的同时,

以尽可能少的输液量、合理的输液速度,保守心肺功能;尽可能地提高机体免疫力,降低感染的发生率是治疗成功的关键。

1. 急救首先保障呼吸道通畅、保证氧供避免休克 对于重型颅脑损伤,尤其是昏迷、有呕吐的患者,保持气道通畅至关重要,必要时给予及时气管插管,控制气道,保证氧供,避免脑损伤后缺氧更加加重脑损害。气管插管指征:GCS8 分以下、颌面部以及前颅底严重骨折影响呼吸道通畅、IX 和 X 脑神经损伤而不能保护气道、高位颈椎损伤导致通气不足、合并严重血气胸等各种原因导致分流而影响氧合者都需考虑气管插管辅助通气。血气分析提示 $PO_2 < 50mmHg$,$PCO_2 > 50mmHg$,$SPO_2 < 90\%$;呼吸频率>25 次/分具有呼吸机支持的指征,以保证 $PO_2 > 60mmHg$。同时,避免低血压,对于创伤性休克或合并有失血性休克的患者,必须给予两路以上快速通路输血输液,必要时给予去甲肾上腺素等血管活性药物,尽快纠正休克,避免重型脑外伤在高颅压下的低脑血流灌注。

2. 颅内压监测为主的多模态监测　精准治疗是目前的颅脑损伤救治追求的目标,对于存在颅内压增高高危因素的脑外伤患者来说,颅内压监测(ICP)是现代颅脑创伤诊治最重要也是最基础的要求。所有具有颅内压增高而危及生命的患者都需要颅内压监护,包括美国颅脑创伤指南建议的 ICP 监测指征:复苏后 GCS 评分 3~8 分并有头颅 CT 扫描异常的患者;重型颅脑外伤患者 CT 正常但在入院时有以下 3 个条件中的 2 个及以上也应行颅内压监测:①年龄>40 岁;②单侧或双侧的去脑或去皮质状态;③收缩压<

90mmHg。对于双额脑挫裂伤,GCS≤12 分的都有 ICP 监测必要,甚至部分 GCS 13 ~ 14 分的双额脑挫裂伤患者,如果烦躁激动、血压升高不易控制,仍可出现病情突然急剧恶化的脑疝,ICP 监测下的镇痛镇静将会更加安全;对于颅内多发血肿、多发脑挫裂伤的患者,存在颅内血肿扩大可能,脑水肿加重而颅内压增高高危的患者,ICP 是合理的选择。有 ICP 指导下的治疗、包括手术策略的选择可以更加合理、准确和高效。ICP 如果能结合临床病史体检和实验室指标、颅脑影像学检查、脑氧饱和度、脑温、多普勒脑血流、微透析监测和动态脑电图多模态的监测,则能更深入、详尽和准确了解颅脑创伤后的病理生理改变,从而做到精准的个体化治疗。颅内压在 20mmHg 以下,维持脑灌注压 50 ~ 70mmHg 是损伤后脑保护的必要条件。继发缺血性损害常见于重型颅脑损伤后,除 ICP 外,如能经颅多普勒监测脑血流、颈静脉血氧饱和度、植入性脑氧饱和度监测、微透析探测细胞外体液中化学物质,包括神经递质如谷氨酰胺、葡萄糖和乳酸、丙酮酸和其他物质,则治疗将更加合理精准。

3. **渗透性治疗**　单纯的硬膜外血肿而没有脑疝等继发性脑损害的患者,不需要渗透性治疗。美国的颅脑创伤指南建议的渗透性治疗目标是 300 ~ 320mmol/L,目标渗透压要求应根据颅内压、脑水肿的程度、肾功能、年龄的不同而应作合理调整。甘露醇、高渗盐水、白蛋白、血浆、羟乙基淀粉等胶体都可以提高血浆渗透压。精准的渗透性治疗必须有颅内压和血浆渗透压的监测,同时必须结合年龄、全身血容量、心功能状态、肾功能、血钠浓度、血流动力学状态、情况是否紧急等综合因素来制定。

4. **凝血功能**　凝血的功能状态包括内外源性凝血通路、血小板的数量和功能、纤溶功能,血栓弹力图能比较全面地反映凝血功能状态。正常的凝血功能状态是减少颅脑损伤后颅内血肿扩大和手术成功的重要因素之一,所以必须重视,及时纠正。急性期的创伤性凝血病,主要是补充相应的凝血底物;对于服用阿司匹林的老年人,术前首选输注血小板,在没有血小板的情况下,0.3U/kg 的精氨酸加压素和合理剂量的凝血Ⅶ因子是术前紧急改善凝血功能可以选择的替代方案。服用华法林首选凝血酶原复合物加维生素 K_1,能高效而迅速纠正凝血功能。

5. **手术**　手术治疗是颅脑创伤最重要的治疗措施之一。手术目的是清除颅内血肿和脑挫裂伤,必要时去骨瓣减压、脑室内颅内压监测有利于引流脑脊液,从而控制颅内压不高于 20mmHg、保障脑灌注、

保障脑血流灌注和脑氧供。在达到上述要求目的前提下,手术力求简小。是否开颅手术取决于患者的 GCS 评分、脑挫裂伤和血肿大小、瞳孔的状况、合并伤、头颅 CT 表现、年龄、基础疾病以及颅内压水平等综合因素。随着时间进展的神经功能恶化是决定是否手术的重要因素。对于开放性颅脑损伤需要尽早清创重建,将开放伤变为闭合性颅脑伤,预防控制颅内感染。对于老年人为主的慢性硬膜下血肿,钻孔引流是最常用的手术,术中尽量冲洗和避免术后气颅是手术关键。

去骨瓣减压:虽然目前已发表的临床多中心研究并不认为重型颅脑损伤的去骨瓣减压能改善患者的预后,但不可否认的是去骨瓣减压仍然是临床不可放弃的一种选择,能显著降低颅内压。目前临床上对于去骨瓣减压的规范、策略和理念仍然有待提高,现代颅脑损伤去骨瓣减压必须是在颅内压指导下或结合颅内压监测下进行,而且必须结合其他降颅压综合措施,这就意味着在脑室型 ICP 脑脊液外引流、建立目标渗透压梯度、控制体温、抬高体位、合理通气血二氧化碳分压等情况下,去骨瓣减压的骨窗为达到控制颅内压的目的前提下,要兼顾相应的并发症和脑功能的保护。去骨瓣减压是脑积水的独立影响因子,双侧额颞去骨瓣减压的脑积水发生率远高于单侧去骨瓣减压,而且去骨瓣减压可能造成全脑压力的失平衡和微移动,双侧去骨瓣者尤其显著,对于双额去骨瓣减压并且去骨桥者,是否对脑功能造成影响,值得进一步研究去探讨。所以,额颞去骨瓣减压中强调脑干侧方的充分减压,而没有必要过度追求矢状方向的过度扩大骨窗;能一侧去骨瓣控制颅内压的绝不做双侧的去骨瓣减压。对于去骨瓣减压后的颅骨修补,目前通常认为伤后 3 ~ 6 个月比较合适,但在脑水肿控制,颅内情况充分稳定的超早期,伤后 1 ~ 2 个月即行修补,是否能减少脑积水的发生率和改善预后,是个非常有意义的课题,值得临床随机对照研究来探讨。

6. **感染的监测和防治**　对于开放性颅脑损伤、开颅和有脑脊液持续外引流及腰大池持续引流、昏迷咳嗽反射减弱的患者、深静脉导管留置、老年体弱、糖尿病患者等感染高危的患者,非常重要。感染的预防是第一位的,早期彻底的清创、严格的无菌操作、皮下隧道持续外引流、保持敷料的干净干燥、减少和杜绝交叉感染至为重要。痰、脑脊液和创口分泌物的病原学监测宜早期动态反复监测,尽可能早期做到目标性的抗感染治疗,同时需要保持痰液和感染分泌物的通畅引流及积极改善患者的营养和免疫支持治疗,增强抵

抗力。对于严重感染患者,要早期预判感染性休克的发生,血乳酸增高是感染性休克的敏感的早期指标,血乳酸水平>4mmol/L 应立即开始复苏,早期复苏可以极大地提高感染性休克的救治成功率;快速有效的液体复苏、尽早的强有力抗感染治疗、良好的多脏器功能保护,以及必要时合理的血管活性药物使用是感染性休克救治成功的关键。

7. 水、电解质紊乱处理和液体管理　颅脑损伤后,脑性盐耗综合征、抗利尿激素异常分泌综合征、尿崩症并不少见,有时甚至同时存在,非常复杂,难以鉴别和纠正;再加上脑水肿需要脱水渗透性治疗,更增加水盐电解质紊乱的发生率。根据需要监测血电解质、血利钠肽水平、血和尿渗透压、尿比重、24 小时尿钠排泄和出入液量、内分泌水平、中心静脉压来明确诊断,脑性盐耗综合征需要补钠补液、抗利尿激素异常分泌综合征需要限水,而尿崩症需使用垂体后叶素。而保持合理的全身有效血容量和适度的血浆渗透压是控制颅内压、保障有效脑血流灌注的关键。同时,老年人心功能储备弱,免疫力低,心肺的并发症易发,如何在最少的输液量、合理的输液速度和液体构成的情况下,既保障有效血容量又建立合理的目标渗透压梯度,非常不易,需要严密监测,精细管理。

8. 营养和药物　早期肠内营养,在血流动力学稳定,不需要血管活性药物,血乳酸正常即应早期开始,甚至可以从 20~30ml/h 重力滴注鼻胃管或鼻空肠管开始逐渐增加,对于需要长期肠内营养的患者,首选经皮空肠或胃造瘘给予营养;在早期肠内营养尚不足够营养量时,肠外营养为主,根据胃肠道的功能状态和耐受程度,逐渐向肠内营养过度。一般重型颅脑损伤患者男性需要热卡 30kcal/(kg·d),女性 25kcal/(kg·d);蛋白质 1.2~1.5g/(kg·d)。目前临床的多中心随机对照研究,没有证明有单一药物对颅脑损伤具有特效,但不代表这些药物完全无效,所有能帮助控制颅内压、改善脑灌注、脑血流和脑氧供、提供机体能量代谢平衡需要、提供免疫力、保护脏器功能、减少并发症的药物都可能有疗效,如尼莫地平等扩血管药物可能改善脑损伤后的微循环等,关键是如何在每个患者特定的病理生理状态下,在最少的干预状态下,建立最佳的趋向恢复生理平衡状态的途径。

9. 癫痫　在颅脑损伤急性期需要控制颅内压阶段,预防和控制癫痫至关重要,否则癫痫导致颅内压控制更加困难,加重颅内压升高,甚至恶性循环、病情急剧恶化而危及生命;所以存在急性颅脑损伤癫痫高危的患者,都应早期给予预防癫痫治疗。使用抗癫痫药物的同时,合理适度的镇痛镇静有利癫痫的预防。

癫痫药物的选择和用法,应该根据药物的疗效、患者个体的代谢特性、副作用、经济条件以及药物浓度的监测等因素来确定。

10. 全身脏器功能的监测和保护　颅脑损伤后,在应激状态和治疗过程,其他脏器功能状态会有改变,必须给予严密监测和保护。在全身有效血容量不足,高钠、高渗透性以及严重的感染情况下,很容易造成急性肾功能损害,所有重型颅脑损伤的救治中,有效血容量、血浆渗透压和感染指标监测非常重要。老年人心功能储备差,脱水渗透性治疗中,液体量大进大出不容易耐受,所以在监测心功能指标的同时,可以合理给予高渗盐水建立渗透压梯度,但需避免过高的血钠浓度造成内环境紊乱。肺部感染和功能不全在重型颅脑损伤中最常见,感染的防治水平很大程度上决定重型颅脑损伤的疗效,应积极应对。

11. 神经精神心理治疗　颅脑损伤后神经心理改变非常多见,患者表现为性格人格改变、淡漠抑郁、激惹易怒、头痛失眠、记忆力显著下降等症状,神经外科医生需要足够重视、能够早期鉴别,早期精神心理科医生参与治疗,可以取得意想不到的疗效,提高患者的生活质量和预后。

12. 康复治疗　颅脑损伤后脑功能的康复是颅脑损伤诊治的重要组成部分,患者病情稳定脱离生命危险后,尽早考虑康复治疗,包括肢体的康复、认知功能和心理康复治疗,目前我国的颅脑损伤康复治疗水平仍有待提高。

（吴雪海）

第二节　颅脑损伤的发病原理与病理生理

【颅脑损伤的发病原理】

颅脑损伤是因暴力作用于头部所造成。作用的方式有直接的与间接的。直接作用是指暴力直接打击于头部,例如棍棒打击于头部或头部撞击于硬物上等。间接作用指外力先接触于身体的其他部位,经传导使力到达头部,例如人从高处坠下时,臀部或足部着地,力经脊柱传递至颅底等。外力作用的危险度决定于着力点的集中度、撞击的速度和头的运动学参数。头部反应最相关的生物力学参数是有效加速度(a_{eff})和头部撞击持续时间(T),其效应以 $a_{eff}^{2.5}T$ 表示。不论是直接作用还是间接作用,暴力所持续的时间与致伤关系密切。如暴力作用时间超过 200 毫秒,这是接近于静态的力作用,相当于压、拉、挤的作用,虽然在作用点可有不同程度损伤,但没有冲撞的成分,没有速度的变动,故一般不引起或只引起较轻的脑部损害。如力的作用不到 200 毫秒,则在一定限度内作用时间越短,表示撞击的速度越快,越容易引起颅内结构的惯性荷载,致伤性亦越明显。早在 1943 年 Holbourn 曾指出冲击力的生物作用主要是使组织分子发生移位,如力的作用时间很短,来不及使组织分子发生移位,就不会发生损害。Ommaya(1968)曾就冲击力的主要时间进行研究,发现如果主要时间不到 1 毫秒,不产生脑损伤。用角加速度冲击头部,如速度为 106r/s,时间持续 3 毫秒,不产生脑震荡;相反如角加速度为 105r/s,只需 5 毫秒即可产生脑震荡。但实际上头部撞击的生物力学机制要比有效加速度 a_{eff} 和撞击时间 T 复杂得多,可能涉及头部三轴或三维的平移(Ax、Ay 和 Az)和旋转(αx、αy 和 αz)的加速度。Gadd 提出严重指数(Severity Index,SI)来表示头部对外力加速伤的耐受力。

$$SI = {}^T\!\!\int a(t)^{2.5} dt$$

a(t)是指头部由此产生的平动加速度,以克(g)表示,加速度持续时间 T 以秒计算。

1. 直接作用有三种情况。

(1) 头部相对静止,被一移动的物体撞击,使头部顺着冲撞力的方向做加速度运动,由此所引起的颅脑损伤称为加速性损伤(图 55-2)。运动中球类击中头部属于加速性损伤,导致脑的位移和局部组织的变形,应变和应变率是其脑损伤重要的生物力学参数。与运动有关的头部加速度数据提示,职业足球运动员脑震荡的加速度阈值约为 70g。

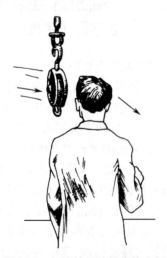

图 55-2 加速性颅脑损伤的实例

(2) 头部在运行,突然被一静止的物件所阻而停止下来,由此所产生的颅脑损伤称为减速性损伤。例

如人从高处坠下,头部着地(图 55-3),或在高速行驶的车中,突然刹车,人向前冲,头部撞于前面的挡风玻璃上。

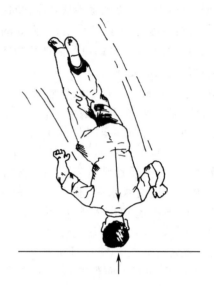

图 55-3 减速性颅脑损伤的实例

上述两种情况可以先后发生于同一病例。例如在车祸中,先是头部被撞,这是加速性损伤;撞后跌倒,头部着地,这是减速性损伤。两者的综合称为加速减速性损伤。

(3) 头部受到两个以上不同作用力的作用,常常是两个方向相反的力同时作用于头部,例如头部被挤压于车轮与地面之间(图 55-4)。在这种情况下头部处于相对静止状态,外力挤压使头颅变形而引起局部损害。又称为挤压性损伤。胎儿在分娩过程中头部挤于狭窄的产道内也属这种损伤类型。

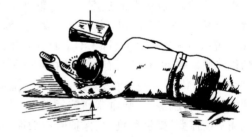

图 55-4 挤压性颅脑损伤的实例

2. 间接作用亦有三种情况。

(1) 力作用于足部或臀部,经脊柱传递到颅底,引起颅底骨折和脑的损害。

(2) 力作用于胸部,引起胸腔内压力的突然增高,冲击上腔静脉,引起颅内各小血管发生广泛点状出血,见于拥挤人群中被践踏所引起的颅内损伤,又称外伤性窒息。塌屋或矿井塌方,大量重物压于伤者胸部;邻近的强烈爆炸,高压冲击波使胸腔内压力突然膨胀,都可产生相应的颅脑损害。

（3）力作用于躯体,引起躯体的加速运动,使颅颈交界处发生强烈的过伸过曲运动,可致颅颈交界处的韧带、关节囊、寰枢椎、高位脊髓及颅内的损伤(图55-5)。因头颈部的运动很像挥鞭中鞭索的运动,故这类损伤又称鞭索样损伤。

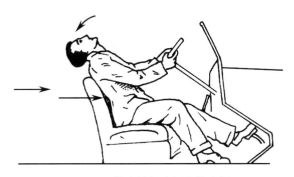

图 55-5　鞭索性颅脑损伤的实例

在车祸伤中,头部损伤往往同时存在多种机制。侧方撞击的车祸脑外伤发生率最高,占40%;车翻滚的脑外伤占32%;后方撞击的脑外伤发生率最低,只有3%。没有安全带保护者最易头部受伤,安全带在所有的车祸伤都有保护作用,车子后方撞击伤的安全带保护者发生脑外伤的几率只有0.28%(www. nhtsa. gov)。

【头皮受力的分型】

在实际情况中直接损伤与间接损伤常合并存在,直接损伤因有着力点损伤,较易识别。为便于分析,有学者将头部受力的情况分为6型(图55-6):1型,打击点在枕部,可有枕部骨折、前脑对冲伤及枕部撞击点伤。2型,打击点在前部,见于车祸、局部有头皮伤及撞击点伤,眶板及筛骨骨折,但对冲点伤很少见。2型又分为a和b两个亚型。2a型打击点低,在颏下部,可引起面骨的骨折变形。2b型打击点高,在前额,易造成额极和颞极的损伤。3型打击点在左侧头部。4型的打击点在右侧头部,除了有打击点骨折外,可有对侧脑半球凸面的脑皮质损伤。5型的打击点在颅顶,多为坠落物致伤,头部加速度小,极少有对冲点损伤,如力量大可有颅骨凹陷。6型为由下而上的力量撞击,经脊柱将力传至颅底。由于力被脊柱吸收多,引起的加速度小,脑皮质受损亦较小。

【各类损伤的机制】

为便于说明各类受损的机制,现将头皮、颅骨、脑膜、脑实质、脑血管及脑神经的损伤分别说明之。

1. 头皮损伤的机制　有擦伤、挫裂伤、血肿及撕脱伤等类型,取决于头皮本身的情况,致伤物的性质及暴力的大小、方向和速度等。每个人的头皮厚薄不等,其坚韧度亦有不同,可影响损伤的情况,但这是一

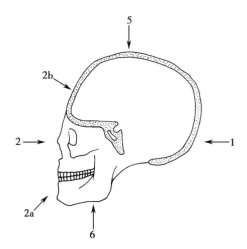

图 55-6　头部受力的 6 种类型,3 型及 4 型为头的侧面受冲击,此图中不能表达

个较小的可变因素。致伤物的性质有硬软、锐钝、大小之分。小的物体如速度低,只能引起头皮的擦伤或挫伤;如速度高可引起穿入伤,穿入口常很小,且不规则,并伴有周围皮肤的擦伤。大的打击物可引起头皮挫伤或血肿。如打击力量大,速度快亦可造成头皮裂伤,裂口不规则,呈星状,伴有较明显的周围皮肤挫伤及淤血,并可伴有颅骨的损伤。切线方向的暴力可致头皮呈瓣状掀起。如果速度较快,可导致头皮小范围撕脱,大面积的头皮撕脱多由于暴力的牵引头皮或长发被卷入旋转机械的结果。锐器的打击导致头皮裂伤,伤口整齐,没有边缘皮肤的挫伤。

2. 颅骨损伤的机制　主要表现为骨折,有线形骨折、凹陷骨折和穿入性骨折之分。这不仅取决于颅骨本身的外形结构、机械强度和受伤时头部的动态,还与致伤物的物理性能、能量的大小、作用部位、方向、速度和作用持续时间等因素有关。根据我们与上海交通大学联合应用光弹方法对颅骨受力后的应力分布测定,发现当颅骨额枕方向受力时,颅骨内壁应力值普遍大于外壁(图55-7),受力区内壁纬向的应力为较高的拉应力,其他径向的应力大多呈压应力。受力区外壁出现较高的压应力,向四周传布并逐渐衰减。距离受力点越远,衰减亦越明显。双颞侧受力时其应力分布也一样,内壁的应力普遍大于外壁(图55-8)。与受力方向相垂直的平面内的应力都较与受力方向成斜角内的应力为小。从应力迹线图来看,以受力点为中心,应力呈散射状分布,且以斜行的节点应力值最大。根据上述实验发现可以理解当头部前后(相当于2型及2b型打击)或两侧(相当于3型及4型打击)受力时,首先出现内壁骨折的可能比外壁大。如为线形骨折,骨折线往往起始于受力点。前后向受力时骨

折线以纵行最可能,其次为斜行,横向的骨折可能不大。侧向受力时,如产生骨折以斜行的可能最大,其次为横行,纵行的可能很小。在前后部同时受力时,更容易发生枕骨骨折。

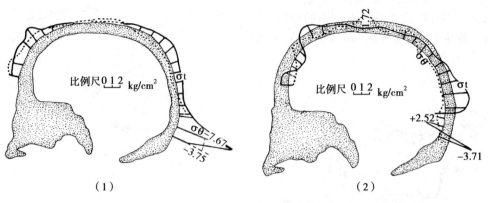

图 55-7　额枕受力时颅骨中剖面应力分布图
(1)外壁;(2)内壁

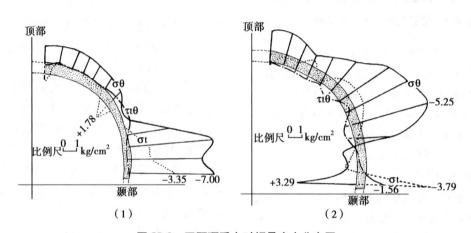

图 55-8　双颞顶受力时颅骨应力分布图
(1)外壁;(2)内壁

另外采用激光全息干涉方法来研究颅骨受力时的变形情况。在成人头颅标本上分别在:①额骨正中;②一侧额骨;③一侧颞骨鳞部,使之受力并摄取各受力点局部颅骨变形图像,按所示的位移条纹多少来判断受力时颅骨的离面位移。发现这三个受力点上所引起的颅骨变形的范围差异很大。以颞骨鳞部的变形最大,颅骨正中变形最小。根据位移梯度可以大致推测,在受力时沿着力点发生凹陷骨折最为可能。如果同时发生线形骨折,额骨以纵行及斜行比横行的骨折可能大。颞骨以斜行及横行比纵行骨折的机会大。这些结果刚好和光弹法实验的结果相符。通过临床190例有颅骨骨折病例的观察亦大体相符。这提示颅骨骨折线的走向对判断头部着力的部位有参考价值。临床上遇到头部着力点不明确的病例时,根据骨折线的走向可能提供一些线索。此外,上述实验结果还可解释下列一些临床现象。①外力造成颅骨骨折时,颅骨的内板常先断裂,然后外板的周边部断裂。若外力继续增加则内板周边部和受力点外板也都相继断裂,形成凹陷性骨折(图 55-9);②外力作用于颅

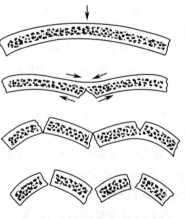

图 55-9　颅骨骨折机制示意图

盖部,应力可循颅骨的内、外面分散到颅底。颅底的骨质普遍较颅盖骨为薄弱,因此有时颅盖受力点尚未骨折而颅底却已有骨折形成。例如额部或顶部受击时可致两侧眶板骨折;③低速、高能量、截面积小的物

体打击头部由于形成的局部位移大,变形面积小,易造成小范围的凹陷骨折。低速、高能、截面积大的物体打击头部则易造成散射的线状骨折。高速而小的物件打击头部可造成穿入性骨折或粉碎骨折;高速而大的物件打击头部大多产生范围较广的凹陷骨折或粉碎骨折。

3. 硬脑膜损伤的机制　成人穹隆部脑膜与颅骨内板黏着不紧,当颅盖部受力引起颅骨变形时,硬脑膜可与颅骨内板脱离,硬脑膜上的小血管可因此断裂,出血积贮于硬脑膜外间隙形成硬膜外血肿。这类血肿有时症状较轻,可没有原发昏迷或仅有轻度意识障碍。经数小时或数天后才出现脑受压症状。如能早期确诊并清除血肿,预后多数良好。硬脑膜的撕裂或缺损多见于头部穿入性损伤。部分硬脑膜被穿入颅内的异物带至脑创伤的深部。穿入的创口可以很小,但硬脑的破损常比破口为大。颅底硬脑膜与颅底黏着较紧,颅底骨折时常伴有硬脑膜撕裂。如发生在筛板、岩锥等处可引起脑脊液鼻漏或耳漏,有时伴发气颅。

4. 脑损伤的机制　头部受力时脑组织的损伤主要是由于力的直接接触与惯性作用两种因素所造成。力的直接接触是指打击时的应力包括振动波、颅骨的凹陷变形、骨折,甚至骨片的塌陷等直接造成的脑局部原发性损害。损害的程度取决于力的大小、打击的角度及着力点的部位,但常常是较轻的。在外力作用终止时,颅骨因具有固有的弹性,立即弹起以恢复其原来的形状,此时可引起局部的负压吸引应力,使脑组织内产生"空穴"性损害。这种损害常较局部原发性损害为严重(图55-10)。这些位于打击点部位的损害统称为冲击点损害。

惯性作用是指头部受力后发生运动(加速或减速),由于颅脑之间存在惯性的差异,使脑与颅不能同步,引起脑在颅内的移动,包括两种主要成分,即平移(或称直线)运动及旋转运动。平移运动又可分为前后方向的运动,相当于图54-6中的2型打击;后前方向的运动,相当于1型打击及侧向的运动;侧向运动,相当于3或4型打击。

前后向运动时脑由前向后平移,除冲击点额叶可产生挫裂伤外,额叶的底面在高低不平的眶板上移动,可因摩擦而致伤,产生额叶眶面的挫裂伤,额部硬脑膜下血肿或额叶脑内血肿,偶亦可能发生额部硬膜外血肿。大脑枕叶在光滑的小脑幕上移动,一般不致有严重的损伤。因此在2型打击时脑的损伤大多为冲击点损害。后向前运动时见于1型打击,脑组织由后向前平移。额叶眶面可因与眶板摩擦而致伤。额叶前极撞于坚硬的额骨内面而致伤,两侧颞极撞于突出

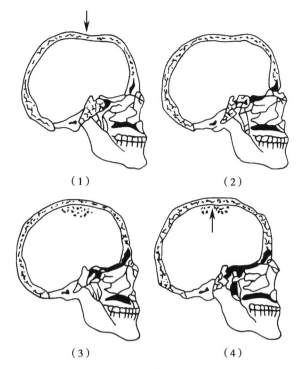

图 55-10　颅脑损伤中的"空穴性损害"机制

的蝶骨小翼缘上而致伤。此外,凡颅底部较固定的结构,如垂体柄,嗅神经、视神经等亦都可于脑在后前向的平移运动中而损伤。这些位于打击点对侧的脑损伤称为对冲性损伤(contrecoup injury)。在打击点处可因力的接触现象而有不同程度的枕叶皮质挫裂伤,枕叶内血肿或枕部的硬脑膜外、硬脑膜下出血等。

脑的侧向运动多见于3型或4型打击,脑组织从一侧向另一侧做平移运动,接着又反过来做逆向运动,如此来回振荡多次,逐渐停止下来。在运动中对侧大脑半球的外侧面可撞于颅骨的内板上而致伤。撞击侧的大脑半球内侧面可撞于大脑镰上引起损伤。中脑的一侧可撞于小脑幕游离缘而损伤。另外,两颞叶前端因受蝶骨小翼的限制比较固定,垂体柄、中脑、视神经及嗅神经等亦都比较固定,在向两侧来回移动时,这些较固定的结构产生剪应力而受到损伤。

旋转运动:当撞击的方向偏离头颅的正中轴线时都可产生旋转运动。旋转可环绕纵轴、横轴及垂直轴进行。由于脑组织的物理性能接近黏弹性物质,在旋转运动时必然有先启动的部分及落后的部分,于是就发生剪应力,引起脑部多处的损害。除了表面脑皮质的挫裂伤外,脑内深部白质可有广泛的轴突损伤。其结果常是功能障碍比CT影像学显示的结构上损害更为突出。

在实际见到的病例中平移运动与旋转运动两种成分都有,只是各占有的比例不同。平移运动只引起

4

局灶性脑损害,且都发生于颅内骨质不平或有硬膜隔膜分隔的部位。旋转运动是导致脑广泛损害的更为重要的因素。综合以上分析可以用图 55-11 予以概括。

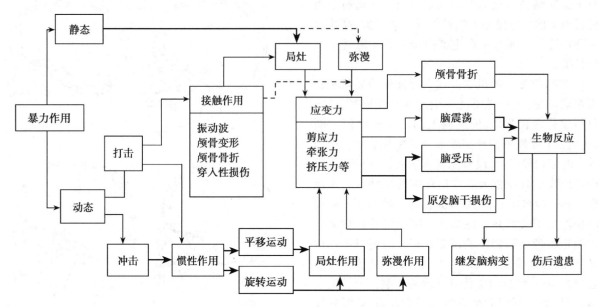

图 55-11　颅脑损伤的力学分析图
粗线为主要作用的部分,细线为作用肯定但较为次要的部分,虚线为作用尚待研究阐明的部分

（1）脑损伤的发病机制

颅脑损伤分原发性脑损伤和继发性脑损伤。原发性脑损伤包括外力直接导致的弥漫性轴索损伤、血管撕裂、局部皮层挫裂伤、颅内血肿等,其中包括脑震荡。继发性脑损伤包括脑损伤后脑缺血、脑水肿、坏死、凋亡、炎症、癫痫发作、脑膜炎等。

脑震荡是头部外伤中最常见的现象,属于轻度颅脑损伤。伤者都有短暂的意识障碍,很快就恢复清醒,但有不同程度的伤后遗忘症及顺行遗忘症。患者的症状因不同个体有显著的不同,包括头痛、头晕、光过度敏感、视物模糊、癫痫以及认知和情感异常,其症状持续时间也是不同患者相差极大,随着损伤的程度不同有的很快恢复,有的持续数天至数月,也有的终身留有遗患。脑震荡的机制是因为脑组织受到快速的加速度力包括加速和减速或挤压冲力导致,这些外力引起脑线性、旋转或有角度的运动,或者几种运动一起发生。中脑和间脑是最容易受到旋转力影响的部位。创伤外力破坏网状激动系统细胞正常的活动,导致意识的丧失。脑干上方的胼胝体、额叶、颞叶、穹隆同样也可被影响。角度加速度达到 4600、5900 或 7900 弧度/秒^2,分别有 25%、50% 或 80% 的风险发生轻度颅脑损伤。

旋转力的程度被认为是脑震荡最主要的机制,与脑震荡严重性相关。在猕猴的实验性脑损伤中采用限制头部运动的定量性冲击,实验结果表明如果只有单纯的脑的平移运动,即使头部的加速度增至 1200g,所有实验动物都没有脑震荡表现产生。反之,如果头部运动为旋转运动,所有实验动物均有脑震荡表现,头部加速度只需达到 300g 以上即可发生,且脑震荡都为 3 级以上。由此可见,外力作用于头部时所造成的脑旋转运动是脑震荡产生的必要因素。24 小时后处死动物,做脑部病理检查,发现在平移运动的脑标本中,只有局限的小片蛛网膜下腔及硬脑膜下出血灶。仅有两只动物在枕叶的不对称部位有极轻微的脑出血。在旋转运动的脑标本中可见两大脑半球突面的硬脑膜下及蛛网膜下腔有广泛的出血,在脑切面上有广泛分布,比较对称的淤点状出血,都集中于脑表浅部位的灰白质交界处。但在脑干内很少见到有类似的病变。只有在严重的冲击情况下,才可见脑干内有出血灶,但同时都伴有更广泛的脑表面出血。这些发现都有力地支持了脑震荡是一种轻重程度极为不同的临床综合征,其主要病理基础是广泛的脑部病变,随着程度的加剧,有向中心发展的倾向,同时伴有脑的功能障碍,而不是单独脑干的损伤。

Oppenheimer（1968）曾报道 1 例已经康复的脑震荡病例的脑部病理变化,发现在显微镜下可见两侧大脑半球内有分布广泛的星状结构,称之为微胶质"星",并认为这是脑震荡后所遗留的陈旧性病变。在脑干内却不见这种病变,也支持了这种学说。

另外,为实验性脑损伤动物做体感诱发电位（somatosensory evoked potential,SEP）能测知受伤后中枢神经对感觉传导功能损害的情况。在做头部平移运动冲击的动物中,动物不发生脑震荡,SEP除有短暂的波幅减低外,没有其他波形及潜伏期的改变,说明脑部感觉传导功能保持良好。反之,在做头部旋转运动冲击的动物中,都立即出现意识的改变,即脑震荡现象。其SEP都显示有波形的消失。数分钟后动物恢复清醒,SEP波形亦逐渐好转,但迟至6小时以后仍未能恢复到冲击前的波形。说明脑部确有感觉传导功能的障碍。来自深部的特殊性感觉传导通路的诱发电位波形恢复较来自浅部的非特殊性感觉传导通路的诱发电位恢复为早。说明深部病变的程度较浅部的为轻,也支持了这一脑震荡的新的学说。

在脑震荡的临床表现中最突出的有两点:①意识障碍;②伤后遗忘症(post trauma amnesia,PTA),认为这是大脑广泛损伤所引起的。由于冲击力的大小不同,这两种症状的程度、持续时间及可逆性具有极大的不同。由轻到重可将脑震荡分为6级。

1级:意识错乱→意识正常,没有PTA。

2级:意识错乱→错乱+PTA→意识正常,有PTA。

3级:意识错乱+遗忘症→意识正常+PTA+逆行遗忘症。

4级:昏迷(麻痹性)→意识错乱+遗忘症→恢复意识+PTA及逆行遗忘。

5级:昏迷→持续植物生存→死亡。

6级:当场死亡。

(2)脑损伤的病理生理

弥漫性轴索损伤(diffusion axon injury,DAI)是最经典的原发伤,患者受伤后当即昏迷,轴索微损伤可以涉及全脑而没有皮质的损伤,弥散张量成像(diffusion tensor imaging,DTI)可以清晰地显示白质损伤的部位,弥漫性轴索损伤的区域包括脑干、胼胝体、基底核和大脑半球。创伤后轴突的郎飞结附近钙离子的过度内流导致轴突膜中断。

轴突细胞骨架成分有三种主要蛋白:微管、微丝、神经微丝。创伤后,钙蛋白酶系统激活导致细胞骨架结构的蛋白水解,并且钙蛋白酶介导的收缩蛋白水解在延迟神经元退行性变中发挥不可或缺的作用。在轴突的变形损伤中,几分钟内,细胞骨架成分的排列不良和变形导致特别是在郎飞结,微管的丢失、微丝空间的增加。这些机制引起随后的轴浆流失败、轴突内容物的积聚形成收缩球,轴突和远端的失连接。这种失连接发生在创伤后24~72小时,被称作迟发或继发轴突切断。

在分子水平,创伤导致钙内流,启动激活钙蛋白酶和线粒体损伤/肿胀、细胞色素C释放和半胱氨酸蛋白酶激活。这样加重轴突损伤,也可能经过细胞凋亡引起神经元死亡。最近的研究表明,整合素(是偶联细胞骨架和细胞内间隙的跨膜蛋白)的机械紊乱是DAI病理生理机制之一。整合素的机械性紊乱直接影响神经元的功能。轴突流停止进而发展致近端和远端沃勒变性、轴突退化,数周到数月内碎片消失,因此,导致受影响神经元区域传入神经阻滞。这功能影响的机制可能包括因为缺乏抑制作用的兴奋性电位爆发,可塑性、认知和智力的下降,行为异常,最差的是持续性植物状态。当这过程很广时,沃勒变性破坏大量神经元,整个脑萎缩而脑室扩大。

剪切力、压迫和张力引起血管壁损伤和出血而出现白质点状出血。出血量取决于系统性因素,如血压、体温、低氧、凝血因素、年龄、酒精中毒、药物作用、和可卡因等毒品。

局部脑挫裂伤在受伤后数小时至数天,出血、血管源性水肿和缺血坏死相互作用进展。在伤后最初的24小时,挫裂伤的脑组织活检提示炎症反应,主要在血管内和血管周边多核白细胞聚齐。血管外多核白细胞在脑受伤后几分钟就出现;在3~5天,脑实质中的炎症由反应性小胶质单核细胞/巨噬细胞、多核细胞、分化群(CD8)和CD4 T细胞组成,与进一步的神经元肿胀相关。炎症细胞也会产生自由基和细胞因子,如血-脑屏障损伤的媒介肿瘤坏死因子α(TNF-α)和白介素-1β(IL-1β),这导致脑肿胀和引起少突胶质细胞和神经元的DNA断裂。此外,局部损伤与周围组织的代谢活动增加相关。离子泵增加和过量谷胺酰胺的释放产生无氧糖酵解,一系列的反应在细胞外耗尽葡萄糖。在局灶性损伤中(硬膜下血肿、脑梗死或脑挫伤),缺血中心周围的半影区在很长的时间内葡萄糖消耗增加。在临床研究中,这一过程将持续5~7天。基础和临床研究提示,葡萄糖代谢消耗在受伤后数天到数周逐渐降低。PET临床研究也提示葡萄糖利用的增加在损伤脑组织的半影区和有血肿的半球最大。这些PET研究明确了葡萄糖和氧代谢在伤后1~4周下降。

凋亡、坏死和自噬是三种不同的机制导致继发性组织破坏。颅脑损伤后,可以看到在凋亡机制中内部通路的抗凋亡B细胞淋巴瘤2(Bcl-2)表达增加。Bcl-2可能参与控制死亡和存活调节线粒体细胞色素C的释放,这参与半胱氨酸蛋白酶激活,如半胱氨酸蛋白酶3,其切割底物相关DNA损伤和修复,包括DNA片段(DFF45/40)、多腺苷二磷酸(ADP)、聚合酶(PARP)和细胞骨架蛋白。

缺血性脑损伤,脑挫伤的特征是坏死中心区域和周围的半缺血区。脑血流局部地形图测量清晰地显示,34%的严重脑损伤患者中,脑损伤后脑血流<18ml/(100g·min),足够产生缺血性坏死。此外,任

4

何在坏死阈值下的损伤可以进展为凋亡;而且,凋亡的细胞数和缺血时间具有明显相关性。

(3) 缺血/低氧神经元损害

在正常调节的人脑中,皮质血流将至 20ml/(100g·min)可以耐受而没有功能缺失,虽然脑电图已经开始变慢,人开始出现焦躁、昏睡。脑血流迅速降至20ml/(100g·min),脑则失去了产生神经递质的能力,意识丧失而昏迷。当脑血流降到18ml/(100g·min)以下时,离子稳态将受到损害,因为能量依赖的 Na^+-K^+-ATP 酶(腺苷三磷酸)泵系统,其维持细胞壁两侧的离子梯度失去功能。在这水平时,神经元将转向无氧代谢,乳酸开始大量产生。当脑血流进一步降至10ml/(100g·min)左右,细胞膜失去了完整性,大量的钙开始内流,神经元破坏的生化级联反应开始变得不可逆;这一过程的标志是线粒体肿胀,周围神经元星型细胞突触出现空泡,接着高尔基复合体肿胀,细胞内出现细胞质空泡。损伤后数分钟到数小时离子稳态的消失,造成缺血性的损害。

一些研究表明,严重颅脑损伤后数分钟到数小时,人脑血流会显著下降。在脑挫裂伤局部区域和脑内血肿下面,脑血流可以下降至接近或在脑缺血性损害阈值以下。糖代谢增加同时存在,对于依赖持续性氧供的细胞内结构来说,如线粒体和各种酶系统,脑组织处于损害的更加危险之中。其中,能清除自由基的酶系统的损害,导致了在接下来的数小时迟发性的损害,特别是在再灌注阶段。

因此,尽管糖代谢最大限度的增加,最大限度的剪切力仍导致了严重组织损害使离子失稳态。在代谢需求最大限度增加的时候,脑组织血流减少,组织葡萄糖和氧水平下降至阈值水平以下;组织水肿将加重,缺血性坏死将发生。不同脑区对缺血的易损性不同,这一过程也不是一致的。在低血压、高颅内压或颅内血肿引起脑变形和星形细胞肿胀的过程中,组织水平脑血流也进一步下降。这些损害可以累积,在严重脑损伤中程度可有变化。这可以部分解释用巴比妥和亚低温或升压药增加脑灌注和脑血流能取得相对成功的疗效。利尿剂和血流动力学改变剂,如甘露醇,在关键的早期能改善脑组织灌注。电压依赖和通道拮抗的离子通道阻滞剂是未来的治疗方向,血红蛋白替代物能增强线粒体对损伤组织的氧携带能力。

(4) 缺血/再灌注损伤

缺血/再灌注导致细胞损伤的过程复杂和多因素。缺血再灌注损伤分为两个不同的机制。第一,细胞功能异常后的细胞死亡,兴奋毒性、酸中毒、离子失平衡。此过程在缺血的早期阶段可见。第二种缺血再灌注损伤类型来源于自由基的产生,这在再灌注损伤中特别糟糕。总之,这些机制产生复杂的损伤图。

在早期缺血阶段,脑缺氧启动了级联破坏性和不可逆的过程损伤脑细胞核组织。细胞内转变为无氧代谢。在缺氧的代谢过程中,缺少三磷腺苷(ATP)导致 Na^+-K^+-ATP 酶(腺苷三磷酸)泵系统失灵,这导致细胞膜去极化激活电压-门控钙离子通道和细胞内钙内流;而且,无氧代谢导致细胞内和细胞外酸中毒,引起钙内流。细胞快速的钙增加引起大量的兴奋性神经递质谷氨酰胺的释放,这进一步刺激突触后细胞钙内流。进而钙又激活了磷脂酶、一氧化氮合成酶、蛋白酶、内核切酶、氧化酶。这些激活的酶很容易损伤其他细胞蛋白、脂质膜而引起坏死。这些过程在损伤后数分钟到数小时发生,可能在 4~6 小时达到高峰。最近的研究证明 N-甲基-D-天冬氨酸(NMDA)受体介导的烟酰胺腺嘌呤二核苷酸磷酸氧化酶(NADPH)激活产生超氧自由基。这些事件放大了活化氧自由基的种类、线粒体功能的丧失、凋亡前蛋白的产生。细胞内钙的积聚本身也激发线粒体功能的丧失和裂解,导致凋亡前蛋白的激活,如半胱氨酸蛋白酶。

缺血脑组织的再灌注导致短时间大量的氧自由基产生。实验测定证明氧和碳自由基产生在再灌注后 5 分钟达到顶峰,羟自由基产生在 15 分钟到达顶峰。这种氧化应激能损伤蛋白、脂质和 DNA,可能导致坏死和凋亡。氧化物也能调节神经炎症,导致附近神经元凋亡水平的上升。

5. 颅内血管损伤　在闭合性损伤中颅内血管可以发生两种不同的变化:①血管破裂出血;②血栓形成。

血管破裂可因颅骨骨折线跨越硬脑膜中动脉沟或静脉窦而引起,也可是硬膜与颅骨内面分离时的结果。血管破裂引起出血,造成颅内血肿。颅底骨折有时可引起颈内动脉的撕裂,出现危险的严重鼻出血。海绵窦内颈内动脉的损伤是引起海绵窦颈动脉窦瘘的主要原因。

颅内静脉窦的血栓形成是由于静脉窦壁受到损伤的结果,也可能是由于头皮上的小静脉先有血栓形成,以后向颅内扩展而延及静脉窦。此外,在外伤的影响下,血液的凝固性增加,由于失血或失水而引起的血液浓缩以及血液循环不畅等,都可能与静脉窦血栓形成有关。动脉系统的血栓形成大多是由于动脉管壁的直接或间接受损伤的结果。在鞭索性损伤机制下颈动脉、椎动脉都有机会受到过度牵拉而导致内膜损伤或管壁上硬化斑块的破碎脱落。动脉直接撞击于颈椎的横突上,引起局部内膜损伤及血栓形成亦偶有发生。

6. 脑神经损伤　在各脑神经的行程中常可受到外力的影响而伤害,常见的情况有:①骨折线经过脑

4

神经出入颅的骨孔,引起该神经的挤压、牵拉或折断;②被局部的脑水肿或移位脑组织挤压于脑与颅骨之间;③外伤阻断了供应神经的血管,使神经缺血而发生功能障碍;④脑神经在脑的移动过程中被牵拉或折断,或与脑组织同时与颅骨内面发生摩擦而挫伤。

(吴雪海　胡锦　史玉泉)

第三节　头皮与颅骨损伤

一、头 皮 损 伤

头皮损伤是原发性颅脑损伤中最常见的一种,它的范围可由轻微擦伤到整个头皮的撕脱伤。明确头皮损伤的诊断有助于判断颅脑损伤的部位及轻重。头皮损伤往往都合并有不同程度的颅骨及脑组织损伤,可作为颅内感染的入侵门户,引起颅内的继发性病变,所以头皮损伤后的重建已越来越受到重视。相比于其他部位的重建手术,头皮重建的必要性在于它可对其下覆盖的颅脑组织提供完整严密的保护以及满足对美观的要求。

【头皮的解剖】

头皮是覆盖在头颅穹隆部的软组织,头皮可分为6层:表皮层、真皮层、皮下脂肪层、帽状腱膜层、帽状腱膜下层及颅骨骨膜层。皮下脂肪层为众多致密结缔组织分隔的小叶,其间充以脂肪、血管和神经,位于皮下和帽状腱膜之间,可缓和外力的冲击,但也使头皮缺乏收缩能力。帽状腱膜为白色坚韧的膜状结构,它前连额肌,后连枕肌,侧方与颞浅筋膜融合,可认为是颅顶肌的一部分,该层与皮肤由纤维束紧密连接,与骨膜连接疏松。腱膜下层为薄层疏松结缔组织,其间有许多导血管与颅内静脉窦相通,是静脉窦栓塞和颅内感染的途径之一。骨膜贴附于颅骨表面,在颅缝处贴附紧密,其余部位贴附疏松,故骨膜下血肿可被局限。头皮血供丰富,它由对称的血管组成互相连接的血管网,所以头皮伤后的愈合及抗感染能力较强。但伤时出血凶猛,加上头皮收缩能力差,出血部位不易自行停止,儿童易发生失血性休克,应注意。

【头皮损伤的分类】

头皮损伤有外伤性和非外伤性。神经外科手术的切口也是头皮损伤的原因之一,一般不在头皮外伤的讨论范围之内。外伤性损伤可分为头皮擦伤、头皮挫伤、头皮裂伤、头皮血肿、头皮撕脱伤。非外伤性损伤包括感染脑膜膨出磨损、破裂压疮、放射性损伤、肿瘤侵袭、烫伤、化学灼伤等。根据有头皮损伤时间及被细菌污染程度,伤口分为清洁、污染、感染和溃疡伤口4类。

1. 清洁伤指未受细菌感染,一般可达Ⅰ期愈合。

2. 污染伤指沾染了异物或细菌而未发生感染的伤口,早期处理得当,一般可达Ⅰ期愈合。

3. 感染伤包括继发性感染的手术切口,损伤后时间较长已发生感染化脓的伤口,需外科手术,如充分引流伤口分泌物,去除坏死组织,加强换药处理,减轻感染,促进伤口肉芽生长后愈合,属于Ⅱ期愈合。

4. 慢性溃疡创面无明显感染,但经久不愈,积极换药或经手术处理后愈合。

头皮缺损是比较特殊的头皮损伤凡能引起头皮损伤的外伤和非外伤性原因,治疗不及时都可以引起头皮缺损。

【临床表现和治疗】

1. 头皮裂伤头皮属特化的皮肤,含有大量的毛囊、汗腺和皮脂腺,容易隐污纳垢,招致细菌感染。然而头皮血液循环十分丰富,虽然头皮发生裂伤,只要能够及时施行彻底的清创,感染并不多见。在头皮各层中,帽状腱膜是一层坚韧的腱膜,它不仅是维持头皮张力的重要结构,也是防御浅表感染侵入颅内的屏障。当头皮裂伤较浅,未伤及帽状腱膜时,裂口不易张开,血管断端难以退缩止血,出血反而较多。若帽状腱膜断裂,则伤口明显裂开,损伤的血管断端随伤口退缩、自凝,故而较少出血。

(1) 头皮单纯裂伤常因锐器的刺伤或切割伤,裂口较平直,创缘整齐无缺损,伤口的深浅多随致伤因素而异,除少数锐器直接穿戳或劈砍进入颅内,造成开放性颅脑损伤者外,大多数单纯裂伤仅限于头皮,有时可深达骨膜,但颅骨常完整无损,也不伴有脑损伤。

(2) 头皮复杂裂伤常为钝器损伤或因头部碰撞在外物上所致,裂口多不规则,创缘有挫伤痕迹,创内裂口间尚有纤维相连,没有完全断离,即无"组织挫灭"现象,在法医鉴定中,头皮挫裂伤创口若出现"组织挫灭",常暗示系金属类或有棱角的凶器所致。伤口的形态常能反映致伤物的大小和形状。这类创伤往往伴有颅骨骨折或脑损伤,严重时亦可引起粉碎性凹陷骨折或孔洞性骨折穿入颅内,故常有毛发、布屑或泥沙等异物嵌入,易致感染。检查伤口时慎勿移除嵌入颅内的异物,以免引起突发出血。

(3) 头皮撕裂伤大多为斜向或切线方向的暴力作用在头皮上所致,撕裂的头皮往往是舌状或瓣状,常有一蒂部与头部相连。头皮撕裂伤一般不伴有颅骨和脑损伤,但并不尽然,偶尔亦有颅骨骨折或颅内出血。这类患者失血较多,但较少达到休克的程度。

2. 头皮血肿可分为:头皮下血肿、帽状腱膜下血肿、骨膜下血肿。混合性血肿指以上三种情况同时发

4

生或者混杂存在。

（1）头皮下血肿:头皮表层和帽状腱膜间连接紧密,出血多受到限制。一般出血不容易在此产生血肿。所以头皮下血肿体积小而局限。触诊时血肿中间可以有凹陷感,波动感。

（2）帽状腱膜下血肿:血肿局限于帽状腱膜下,骨膜之外。由于此间隙结缔组织连接松散。所以易于蔓延,甚至达整个头皮,出血量可多达数百毫升,此时患者头围扩大,发生于新生儿者,称为产瘤。产瘤和脑膜膨出的鉴别是无透光性,即透光试验阴性。这时候要注意新生儿的血容量问题。帽状腱膜下血肿质地软、波动性明显是其特征。

（3）骨膜下血肿:位于颅骨骨膜和颅骨之间。因张力大,患者疼痛感多强烈,血肿波动感弱。血肿可以沿骨膜下蔓延,但不超过相应颅骨骨缝。诊断骨膜下血肿,要考虑颅骨骨折的诊断。尤其是钝伤和复杂外伤情况下。骨膜下血肿吸收时间比帽状腱膜下血肿缓慢(小儿2~6周),而且可以发生骨化。应该注意及时处理。特别注意的是骨膜下血肿发生在小儿的不宜加压包扎,以免积血经由颅缝进入颅内。所有的加压包扎都应该除外颅骨骨折等情况。因而这类患者必须行头颅CT检查。

单纯头皮血肿多不需要特殊处理。腱膜下血肿和骨膜下血肿明确没有合并凹陷性骨折时候可以加压包扎。1周后没有吸收的头皮血肿可以无菌条件下穿刺后放血,然后加压包扎。此时可以考虑使用抗生素预防感染。多次穿刺仍然存在的头皮血肿,要考虑全身出凝血功能情况,排除血液疾病,可以切开止血,或使用皮管引流等。小儿的巨大头皮血肿,可以引起贫血,有的还可以造成血容量不足,应该考虑适量输血治疗。

3.头皮撕脱伤头皮撕脱伤是一种严重的头皮损伤,几乎都是因为留有发辫的妇女不慎将头发卷入转动的机轮而致。由于表皮层、皮下组织层与帽状腱膜3层紧密相接在一起,故在强力的牵扯下,往往将头皮自帽状腱膜下间隙全层撕脱,有时连同部分骨膜也被撕脱,使颅骨裸露。头皮撕脱的范围与受到牵扯的发根面积有关,严重时可达整个帽状腱膜的覆盖区,前至上眼睑和鼻根,后至发际,两侧累及耳廓甚至面颊部。患者大量失血,可致休克,但较少合并颅骨骨折或脑损伤。头皮撕脱伤特点是失血多,易感染。治疗不及时可危及生命或致颅骨感染坏死。

临床表现:①头皮自帽状腱膜下撕脱,有时整个头皮甚至额肌、颞肌、骨膜一起撕脱,颅骨外露;②出血量大,常伴有休克;③颅骨外露日久可并发颅骨感染或坏死。

诊断依据:头发被机器卷入等外伤史;头皮从帽状腱膜下或骨膜下撕脱,范围常较大,出血多,有时可合并休克,少数情况下可由皮下层小片撕脱;头皮整层缺损,颅骨外露,日久可并发颅骨感染或坏死。

辅助检查:若患者一般情况好,无颈部损伤,只需行基本检查。若并发颈椎骨折,需摄颈椎X线、CT及颈部磁共振成像以了解颈髓段损伤情况。

治疗

1.现场急救

（1）止血用无菌敷料包扎止血,同时保留撕脱的头皮备用保护和加压包扎创面,防止失血休克。

（2）注意除外颈椎脱位等其他外科损伤。

（3）镇痛治疗。

（4）注射破伤风抗毒素。

（5）无菌、无水、密封和低温下保存撕脱头皮。

2.外科治疗

（1）撕脱头皮未离体,血运良好,清创后将撕脱头皮复位缝合。血管可以吻合的尽量吻合。

（2）头皮完全撕脱或与机体连接较少,血运较差,但组织和血管挫伤较轻,伤后时间较短,组织保护较好下,可试行自体头皮回植术,寻找、吻合动静脉。

（3）因撕脱组织挫伤严重等致无法进行血管吻合术,可将撕脱而未遭严重碾锉的头皮切削成皮片植于创面,不足部分需另取皮片补充移植。或对头皮创面污染严重者,小范围头皮撕脱可以利用正常头皮做旋转皮瓣覆盖创面,皮瓣下置引流;而供皮区做一期植皮。

（4）有大面积颅骨暴露者,有主张用带蒂大网膜覆盖创面,同时做一期植皮。亦可以一期大腿内侧取皮行一期邮票植皮,这种情况头皮创面条件要好。

（5）可切除暴露区颅骨外板或每间隔1cm左右钻孔至板障,待肉芽生长后植皮。头皮创面条件差,有感染迹象,应换药等处理。待条件允许做二期植皮。

用药原则:①伤后立即使用精制破伤风抗毒素,选择有效的抗生素,如青霉素、头孢类抗生素,联合用药预防感染以静脉用药为主;②发生感染后,应取炎性分泌物或脓液做细菌培养和药物敏感试验,选择有效抗生素;③注意支持疗法,如输血、补充人血清蛋白。

疗效评价:①治愈:头皮修复,暴露的颅骨有皮肤覆盖,创面愈合;②好转:头部创面大部分愈合;③未愈:伤口感染不愈,颅骨感染或坏死。

【头皮外伤在判断颅脑损伤中的意义】

绝大部分颅脑损伤都有头皮损伤的踪迹。神经外科临床常根据头皮外伤的情况,判断颅脑损伤和全身情况。

1.头皮损伤部位和程度对颅脑受伤机制,脑损伤和出血定位伤情严重程度都有重要判断价值。最典型的是枕部钝伤引起的双侧额叶颞极的对冲性脑挫裂伤和继发的颅内出血。

2. 头皮血运丰富，伤口出血不容易自行停止，如果不及时处理，可以导致失血性休克，在儿童伤者更应该特别注意。

3. 头皮静脉和颅内静脉相交通，头皮的伤口感染可以延及颅内。

4. 头皮缺损颅骨外露，可以引起颅骨坏死和颅内感染等。

二、颅 骨 骨 折

颅骨骨折在颅脑创伤中较常见，往往是由于钝性暴力或穿透性损伤造成，大多不需要特殊处理，故骨折本身并不重要。但颅骨骨折的发生与暴力作用的方向、大小、减速距离等密切相关，由于颅骨骨折常并发脑、脑膜、颅内血管和神经的损伤，可引起颅内血肿、脑脊液漏、颅内感染等并发症。颅骨骨折分类较多，按照骨折的部位不同，可分为颅盖和颅底骨折；根据骨折的形态不同，可分为线形、凹陷、粉碎和洞形骨折等；此外，视骨折局部与外界是否相通，又可分为闭合性骨折和开放性骨折。

【发病原因及机制】

颅骨骨折的发生是因为暴力作用于头颅所产生的反作用力的结果。颅骨具有一定的弹性，当暴力作用于其上时，总是在承受牵张力的部分先破裂。如果打击的强度大、面积小，多以颅骨的局部变形为主，常致凹陷性骨折，伴发的脑损伤也较局限；若着力的面积大而强度较小时则易引起颅骨的整体变形，而发生多发线形骨折或粉碎性骨折，伴发的脑损伤亦较广泛。

颅盖与颅底均有一些骨质增厚的部分，作为颅腔的拱柱和梁架，能在一定程度上对抗外力的压缩或牵张，起到防护颅脑的作用。颅盖的增强部分有：鼻根、额部颧突、乳突及枕外粗隆4个支柱；其间又有眶上缘、颞嵴、上项线及矢状线4个位居前方、侧方、后方及顶部中央的骨弓，形成坚强的拱柱。颅底的增强部分有：中份的枕骨斜坡、两侧有的蝶骨嵴和岩锥，形成梁架，有力地支撑颅底、承托颅脑，并与周围的颅盖部支柱相接，结合为有相当韧性和弹性强度的颅腔，完美地保护着神经中枢。当头颅遭受打击时，暴力除了引起局部颅骨凹曲变形之外，同时也将造成不同程度的整体颅骨变形，若暴力的能量在局部全部被吸收，消耗殆尽，则仅引起凹陷性骨折或着力部的损伤；如果暴力的能量并未耗竭，继续作用在头颅上，则由于颅骨的整体变形，骨折线将通过着力点沿颅骨的薄弱部分延伸，也就是在增厚的拱架间区发生折裂。这种规律不仅见于颅盖骨折，尤其多见于颅底骨折，由于颅底厚薄不一，含有许多孔、裂，因而骨折线常经骨质薄弱的部分穿过。暴力作用在颅盖的任何部位，只要引起了较大的颅骨整体变形，即易发生颅底骨折；头顶部受力，骨折线常垂直向下，直接延伸到邻近的颅底，暴力由脊柱上传时，可致枕骨骨折；颅骨遭受挤压时往往造成颅底骨折。颏部受击时可引起下颌关节凹骨折，但头部因可沿作用力的方向移动而缓冲外力对颅颈交界区的冲撞；上颌骨受击时不仅易致颌骨骨折，尚可通过内侧，角突将暴力上传至筛板而发生骨折，鼻根部受击可致额窦及前窝骨折。

【颅骨骨折的分类和临床表现】

1. 颅盖骨折 颅盖骨折有多种形式，除开放性及某些凹陷形颅盖骨折，在临床上可能显示骨折的直接征象外，闭合性骨折往往只显示骨折的间接征象，其确诊常有赖于X线或CT检查。

（1）闭合性颅盖骨折：骨折处头皮肿胀，自觉疼痛，并有压痛。线形骨折的表面，常出现头皮挫伤和头皮血肿。颞肌范围的明显肿胀，张力增高和压痛，常是颞骨线形骨折合并颞肌下淤血的征象。外伤性颅缝裂开在小儿比较常见，早期可出现沿颅缝走行的条状头皮血肿。骨膜下血肿或迅速形成巨大的帽状腱膜下血肿常暗示深面有颅盖骨折。凹陷骨折多发生于额部及顶部，受伤部位多伴有头皮挫伤和血肿。触诊时常可摸及骨质下陷，可出现骨片浮动感或骨擦音。但切忌反复，粗暴操作，不应期望获得此项体征作为诊断的依据，而增加硬脑膜和脑组织损伤甚至出血的危险。在单纯头皮血肿触诊时，常有中央凹入感，易误诊为凹陷骨折，此时需拍颅骨切线位片加以鉴别。有人认为颅骨凹陷深度小于1cm时多无硬脑膜裂伤，而凹入的碎骨片深度超过2cm时，应高度怀疑有硬脑膜裂伤之存在。

凹陷骨折在皮质功能区可出现相应的刺激或损害症状。凹陷骨折在静脉窦上可引起致命性大出血，或压迫静脉窦引起颅内压增高。广泛的凹陷骨折由于减少了颅腔的容积亦可引起颅内压增高。

（2）开放性颅盖骨折：多发生于锐器直接损伤，少数为火器伤。受伤局部之头皮呈全层裂开，其下可有各种类型的颅骨骨折。伤口内可有各种异物如头发、碎骨片、泥土及布屑等。此种骨折硬脑膜如完整称为"开放性颅骨骨折"；当硬脑膜也有破裂时则称为"开放性颅脑损伤"。累及大静脉窦的粉碎骨折，可引起致命性大出血。

2. 颅底骨折 颅底骨折以线形骨折为主，因骨折线常通向鼻旁窦或岩骨乳突气房，由此分别与鼻腔或外耳道连通，亦称为内开放性骨折。其临床表现虽然都是骨折的间接征象,却是临床确诊的重要依据。

颅底骨折依其发生部位不同,分为颅前窝骨折、颅中窝骨折和颅后窝骨折,临床表现各有特征,分述如下。

(1) 颅前窝骨折的临床征象:前额部皮肤有挫伤和肿胀,伤后常有不同程度的口鼻出血。有时因血液吞入胃中,而呕吐出黑红色或咖啡色液体。如颅前窝底部骨折撕裂颅底部脑膜及鼻腔黏膜时,即出现脑脊液鼻漏,脑脊液常与血液相混,而呈淡红色,滴在吸水纸上有浸渍圈。脑脊液漏可因呛咳、挣扎等因素而加剧。偶尔气体由鼻旁窦经骨折线进入颅腔内,气体分布于蛛网膜下腔、脑内或脑室内,称为"外伤性气颅"。脑脊液鼻漏一般于伤后数天常能自停。

伤后逐渐出现眼睑的迟发性皮下瘀斑,俗称"熊猫眼"征。出血因受眶筋膜限制,而较少扩展至眶缘以外,且常为双侧性,应与眼眶部直接软组织挫伤鉴别。眶顶或眶内侧骨折后,眶内出血,还可使眼球突出,如出血在球结膜之下由后向前延伸,血斑常呈扇形分布,其基底位于内外眦,后界不明,而尖端指向角膜及瞳孔,亦常为双侧性,检查时,瘀血斑不随之移动。这一特征可与直接眼部挫伤所致球结膜触动球结膜内片状出血相区别。骨折线累及筛板,撕裂嗅神经导致嗅觉丧失,当骨折线经过视神经孔时,可因损伤或压迫视神经而导致视力减退或丧失。颅前窝骨折也常伴有额极及额叶底面的脑挫裂伤以及各种类型颅内血肿。

(2) 颅中窝骨折的临床征象:临床上常见到颞部软组织肿胀,伤后缓慢出现乳突区皮下淤血,表现为乳突部位皮肤青紫,称为 Battle 征。这是由于颅底骨折,出血积聚在筋膜下所致。骨折线多限于一侧颅中窝底,亦有时经蝶骨体达到对侧颅中窝底。当骨折线累及颞骨岩部时,往往损伤面神经和听神经,出现周围性面瘫,听力丧失,眩晕或平衡障碍等。如骨折线经过中耳和伴有鼓膜破裂时,多产生耳出血和脑脊液耳漏,偶尔骨折线宽大,外耳道可见有液化脑组织溢出。临床上应仔细检查,以除外外耳道壁裂伤出血或因面颌部出血流入外耳道所造成的假象。如岩部骨折鼓膜尚保持完整时,耳部检查可发现鼓膜呈蓝紫色,血液或脑脊液可经耳咽管流向鼻腔或口腔,需注意与筛窦或蝶窦骨折伴发的脑脊液漏相鉴别。

骨折线经过蝶骨,可损伤颈内动脉产生颈内动脉-海绵窦瘘,表现为头部或眶部连续性杂音、搏动性眼球突出、眼球运动受限和视力进行性减退等,颈内动脉损伤亦可形成海绵窦段颈内动脉瘤,动脉瘤破裂后又形成颈内动脉-海绵窦瘘。有时颈内动脉损伤或外伤性颈内动脉瘤突然破裂,大量出血经骨折缝隙和蝶窦涌向鼻腔,发生致死性鼻腔大出血。

当眶上裂骨折时,可损伤眼神经、滑车神经、展神经以及三叉神经第1支,出现眼球运动障碍和前额部感觉障碍,即为眶上裂综合征。

(3) 颅后窝骨折的临床征象:常有枕部直接承受暴力的外伤史,除着力点的头皮伤外,数小时后可在枕下或乳突部出现皮下淤血,骨折线经过枕骨鳞部和基底部,亦可经过颞骨岩部向前达颅中窝。骨折线累及斜坡时,可于咽后壁见到黏膜下淤血,如骨折经过颈内静脉孔或舌下神经孔,可分别出现下咽困难、声音嘶哑或舌肌瘫痪。骨折累及枕骨大孔,可出现延髓损伤的症状,严重时,伤后立即出现深昏迷,四肢弛缓,呼吸困难,甚至死亡。

【辅助检查】

1. 颅骨 X线检查可以确定有无骨折和其类型,亦可根据骨折线的走行判断颅内结构的损伤情况。颅骨摄片时,一般应摄常规的前后位和侧位片,有凹陷骨折时,为了解其凹陷的深度应摄以骨折部位为中心的切线位。当怀疑枕骨骨折和人字缝分离时,需摄额枕半轴位或汤氏位;如前额部着力,伤后一侧视力障碍时,应摄视神经孔位;眼眶部骨折摄柯氏位,疑诊颅底骨折时,如病情许可,应摄颏顶位。

颅骨 X线阅片时应注意骨折线的部位和分支不规则,边缘比较锐利,借此可与颅骨的血管沟纹鉴别。当骨折线经过脑膜中动脉主干及其分支、横窦沟或矢状中线时,应警惕合并硬膜外血肿。线形骨折也要与颅缝区别,颅缝有特定部位,呈锯齿状,内板缝的投影亦不如骨折线清晰锐利。颅缝分离较骨折少见,常见于儿童及青少年,多发生于人字缝、矢状窦和冠状缝,表现为颅缝明显增宽,或有颅缝错位或重叠,两侧颅缝宽度相差1mm以上或宽度超过1.5mm即可诊断颅缝分离。颅盖部凹陷骨折可为全层或仅为内板向颅内凹陷,呈环形或星形,借切线位片了解其深度,结合临床症状分析伴发的脑损伤。颅底骨折经X线检查确诊率仅为50%左右。诊断时必须结合临床表现。即使颅骨平片未发现骨折线,如临床表现符合,亦应确定为颅底骨折。另外要注意颅底骨折的间接征象,如颅底骨折脑脊液漏可出现鼻旁窦和(或)乳突积液表现,窦腔混浊,密度增高。鼻旁窦或乳突损伤,可于颅骨周围或颅内出现气体。颅内积气如果不是穿入骨折,则属内开放骨折。

2. 颅脑颅CT扫描 CT扫描采用观察软组织和骨质的两种窗位,有利于颅骨平片所不能发现的骨折,尤其是颅底骨折。CT扫描可显示骨折缝隙的大小、走行方向,同时可显示与骨折有关的血肿,受累肿胀的肌肉。粉碎性骨折进入脑内的骨片也可通过CT

扫描三维定位而利于手术治疗。

【治疗】

1. 闭合性颅盖部单纯线形骨折,如无颅内血肿等情况,不需手术治疗。但应观察注意颅内迟发性血肿的发生。开放性线形骨折,如骨折线宽且有异物者可钻孔后清除污物咬除污染的颅骨以防术后感染,如有颅内血肿按血肿处理。

2. 凹陷骨折的手术指征　①骨折片下陷压迫脑中央区附近或其他重要功能区,或有相应的神经功能障碍者;②骨折片下陷超过1cm(小儿0.5cm)或因大块骨片下陷引起颅内压增高者;③骨折片尖锐刺入脑内或有颅内血肿者;④开放性凹陷粉碎骨折,不论是否伴有硬脑膜与脑的损伤均应早期手术。位于静脉窦区凹陷骨折应视为手术禁忌证,以防复位手术引起大量出血。

闭合性凹陷性骨折可根据骨折的部位、大小、颅内有无血肿选用不同的方法,对范围较少的凹陷骨折且远离静脉窦,选用直切口或弧形切口,显露骨折区域,在骨折凹陷裂纹旁钻一孔,用骨撬将陷入的骨片掀起,对凹陷范围较大骨折片尚未游离整复困难者或伴颅内血肿,可采用取形成骨瓣的方法,用加压或锤击法整复。

开放性凹陷骨折必须彻底清创,用生理盐水反复冲洗伤口,清除血块与异物,切除无生活能力的头皮、骨片、脑膜与脑组织等,必要时可延长切口,用牵开器拉开以显露骨折处,在摘除碎骨片时,手法应轻柔,对难以取出的骨片,切不可暴力扭转拉出,与骨膜相连的骨片应尽量保留。骨折片陷入超过2cm者,多有硬脑膜破裂。此时可根据颅内有无血肿及脑组织挫裂伤的程度决定是否扩大骨窗,清除血肿与破碎的脑组织,最后缝合修补硬脑膜。硬脑膜未破裂者,除有硬膜下出血外,一般不可轻易切开,以免导致颅内感染。

3. 颅底骨折原则上采用非手术对症治疗,颅骨折本身无特殊处理,为防治感染,需应用抗生素。伴有脑脊液耳鼻漏者,应保持局部清洁,头高位卧床休息,禁止堵塞鼻孔、外耳道,禁行腰穿及用力擤鼻,并应用大剂量抗生素预防感染,1个月以上不愈者,采用内镜经鼻入路修补缺损治疗脑脊液漏。伴有脑神经损伤者,可注射维生素B_1、B_6及B_{12}和激素、血管扩张药,也可行理疗针灸。眶内侧壁和视神经管骨折出现眼球突出和视力下降者,可以采用内镜经鼻入路眼眶和视神经管减压术。对伤后出现致命性大量鼻出血患者,需立即气管插管,排除呼吸道内积血,使呼吸通畅,随即填塞鼻腔,压迫伤侧颈总动脉并迅速输液、输血必要时手术以抢救患者生命,颅后窝骨折伴延髓有受压损伤患者,应尽早气管切开,呼吸机辅助呼吸,颅

骨牵引,必要时进行枕肌下减压术。

(孙一睿)

第四节　原发性脑损伤

原发性脑损伤是指脑组织在外界暴力直接作用下引起的一系列病理生理变化,造成的损伤。原发性脑损伤包括局限性脑损伤和弥漫性脑损伤。局限性脑损伤主要指脑挫裂伤和脑干损伤。弥漫性脑损伤指脑震荡和弥漫性轴突伤。又可按受伤后脑组织与外界的关系分为闭合性脑损伤和开放性脑损伤。

一、闭合性脑损伤

(一)脑震荡

脑震荡通常定义为"中枢神经系统的暂时性功能障碍",一般是在头部受到轻度暴力的打击后,产生的短暂意识丧失,随即清醒,可有近事遗忘,神经系统病理解剖无明显变化,无器质性损害,它所表现出的一过性神经功能改变,可能与脑组织受暴力打击后引起的病理生理变化有关。表现为遭受暴力部位的神经元线粒体的肿胀、神经轴突的损伤。尤其是有反复、长期脑震荡的病例,其脑组织的轴突变性和代谢紊乱尤为显著,可引起严重的后遗症。国外最新的描述强调脑震荡是外伤引起的精神状态的改变,它可以包括或不包括意识丧失。

【症状与体征】

1. 意识障碍受伤后即刻发生,时间短暂,一般不超过30分钟。神志转清后患者可有头痛、头晕、恶心、呕吐和乏力等症状。

2. 近事遗忘清醒后不能叙述受伤经过,有明显的近事遗忘,但往事仍能回忆。

3. 脑震荡后遗症恢复期患者常有头晕、头痛、耳鸣、失眠等症状,一般在受伤后数周或数月逐渐消失。但有一些患者长期存在上述症状,有的还有记忆力下降和注意力不集中,若逾时3～6个月不愈,除考虑有精神因素外,还应做进一步检查以排除其他继发性损伤的可能。

【诊断和鉴别诊断】

脑震荡的诊断主要以头部损伤后有短暂的意识丧失和近事遗忘,神经系统体检和脑脊液检查正常作为依据。临床上与轻度脑挫伤很难鉴别,可依靠头颅CT或脑电图检查来鉴别,但由于两者的治疗原则基本一致,亦无严格区分的必要。

【治疗】

脑震荡一般不需要特殊治疗。适当卧床休息,给予一定的精神安慰及对症治疗。头痛者,可予罗通定、布洛芬等镇痛类药物,应避免使用有中枢抑制作

用的吗啡类药物。恶心、呕吐者给予镇吐药;焦虑失眠者可给予镇静药。所有患者均应常规留院观察2~3天,以排除颅内其他病变的可能。

(二) 脑挫裂伤

脑挫裂伤是指暴力作用于头部,造成脑组织的器质性损伤。包括挫伤和裂伤两种病理类型。它是最常见的一种损伤,通常为多发并伴有其他类型的颅脑损伤。脑挫裂伤可发生于受暴力直接作用的相应部位或附近,产生冲击伤;但是通常发生严重和常见的是脑挫裂伤出现在远离打击点的部位,在暴力作用点的对应点,产生严重的对冲伤。

对冲性脑挫裂伤的发生部位,与外力的作用点、作用方向和颅内的解剖特点密切相关。以枕顶部受力时,产生对侧额极、额底和颞极的广泛性损伤最为常见。而枕叶的对冲性损伤却很少有(图55-12)。

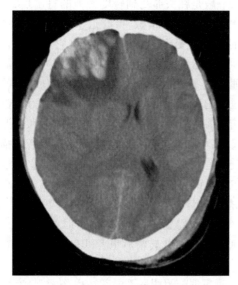

图55-12 1例右额叶脑挫伤的CT表现,提示外力作用点在左枕顶叶,右额脑挫裂伤为对冲伤所致

这是由于前颅底和蝶骨嵴表面粗糙不平,外力作用使对侧额极和颞极撞击其上,产生相对摩擦而造成损伤。而当额部遭受打击后,脑组织向后移动由于枕叶撞击于光滑、平坦的小脑幕及枕骨内面上,外力得以缓冲,很少造成损伤。脑实质内的挫裂伤,则因为脑组织的变形和剪切力所造成,见于脑白质和灰质之间,以挫伤和点状出血为主。

脑挫裂伤的病理改变,轻者可见脑表面淤血、水肿,有片状出血灶,脑脊液血性;重者脑实质挫碎、破裂,局部出血,甚至形成血肿。受损组织缺血坏死。显微镜下可见神经元胞质空泡形成,尼氏体消失,胞核碎裂、溶解,神经轴突肿胀。

【临床表现】

脑挫裂伤的临床表现因受伤部位的范围和性质,

以及合并损伤不同而存在很大的差异。轻者无原发性意识障碍,有时很难与脑震荡区别;重者可致原发昏迷,神经功能严重损害,直至死亡。

意识障碍的程度是衡量脑挫裂伤轻重的客观指标。严重脑挫裂伤的患者伤后立即昏迷,昏迷时间可由半小时至数天,甚至数月,最严重者持续昏迷直至死亡。

局灶性症状:根据损伤部位和程度的不同而有不同表现。损伤发生于皮质或皮质下功能区,则可出现偏瘫、失语、感觉障碍或癫痫发作。临床体检可有病理反射等阳性体征。损伤发生于非重要功能区时,则无明显神经系统阳性表现。若在观察过程中有新的神经系统体征时,应及时进行检查,以排除新的损伤出现。

清醒后常有剧烈头痛,呕吐频繁,常持续较长时间。

脑挫裂伤的患者多有蛛网膜下腔出血,脑脊液血性,并出现脑膜刺激征。

生命体征的改变:损伤当时,可有脉搏细速、血压下降和呼吸缓慢的表现,多数迅速恢复,如血压持续降低,则提示脑干损伤严重或有其他合并损伤。当血压、心率恢复正常后,患者出现血压升高,脉搏慢而有力,呼吸深而缓慢,则表示颅内压力增高,脑缺氧引起的代偿性反应。如脑损害严重,颅内压持续增高,最终导致中枢衰竭。

【诊断和鉴别诊断】

根据外伤史,伤后有较长时间的昏迷,存在神经系统阳性体征和脑脊液血性,诊断基本成立。但对于一些受伤程度轻或受伤很重、持续昏迷的患者,神经系统的阳性体征很难被确定,故仍需依靠CT、MRI等辅助诊断手段与脑震荡或脑内血肿鉴别。

与脑震荡的鉴别:脑挫裂伤的昏迷时间较长,神经系统具有阳性体征,脑脊液呈血性;而脑震荡昏迷时间短,无神经系统阳性发现。急诊CT扫描可以明确。

与颅内血肿的鉴别:脑挫裂伤在发生后即刻昏迷,如不伴有其他损伤,症状和体征在伤后可逐渐好转,趋于稳定;而颅内血肿发生后患者症状体征可再度加重,甚至昏迷。两次昏迷之间的清醒期称为"中间清醒期",症状体征进行性恶化。CT或MRI可对两者作出明确的判断。但颅内血肿往往在严重脑挫裂伤的基础上出现,症状体征互相重叠,临床鉴别较为困难。

【治疗原则】

脑挫裂伤的治疗以非手术治疗为主,目标为减少脑损伤后的病理生理改变,维持机体的生理平衡,防止颅内血肿及各种并发症的发生。具体措施如下。

卧床休息,所有患者均应留院观察,以防发生继发性颅内血肿及其他并发症。

注意生命征的改变:血压下降者及时抗休克治疗,排除有无其他部位的合并损伤;昏迷者维持呼吸道的通畅,给氧充足,必要时可予气管插管辅助通气。

发热患者应用物理降温,以保护脑组织。重症患者可使用冰帽等降温措施。维持水、电解质及血糖的平衡。有凝血功能不全者应适当应用止血药物防止继发性颅内血肿的发生。

对有发生颅内压增高风险者,可给予颅内压监测,如出现颅内压增高>20~25mmHg,尽早应用高渗治疗,以控制脑水肿的进一步发展,亦可进行脑室外引流控制颅内高压,如CT扫描示有占位效应,非手术治疗效果欠佳或颅内压持续高于25mmHg,应及时实施开颅脑挫裂伤清除术和(或)去骨瓣减压术,亦有主张用亚低温治疗者。

(三)脑干损伤

脑干损伤是指中脑、脑桥和延髓的损伤,是一种严重的颅脑损伤,常分为两种。原发性脑干损伤,外界暴力直接作用下造成的脑干损伤;继发性脑干损伤,继发于颅内压增高,脑缺血缺氧及因脑疝或脑水肿引起的脑干损伤。

【受伤机制】

外力作用于头部时,脑干除了可直接撞击于坚硬的斜坡骨质外,还可受到大脑和小脑的牵拉、扭转、挤压等致伤,其中以鞭索样、扭转样和枕后暴力对脑干的损伤最大。脑干损伤的病理改变通常为挫伤、局部出血、水肿(图55-13)。也有因剪应力而造成神经轴索损伤,是弥漫性轴突伤的一部分。

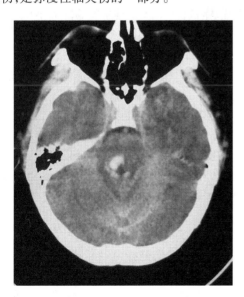

图55-13　1例脑干挫伤伴出血患者的 CT 表现

【临床表现】

脑干不仅含有大部分的脑神经核(除了嗅神经和视神经),全身感觉、运动传导束皆通过脑干;呼吸循环中枢亦位于此,而脑干网状结构则是维持意识清醒的重要结构。所以脑干损伤后,除了有局部脑神经受损的表现外,意识障碍,运动感觉障碍的表现往往较重;而且还可有呼吸循环功能的衰竭,危及生命。

1. 意识障碍伤后即刻出现严重意识障碍。昏迷持续时间长,恢复慢,甚至持续昏迷不醒。

2. 呼吸循环功能紊乱严重原发性脑干伤,可产生急性呼吸功能衰竭,伤后自主呼吸立即停止,或呼吸先深而快,后渐减慢,且不规则,直至完全停止,同时,循环功能亦出现衰竭表现,但比呼吸衰竭程度轻。继发性脑干损伤的患者,多有一逐渐演变的过程,早期可有中枢代偿,表现为血压升高、脉搏缓而有力、呼吸深快;随着损害进一步加重,表现为血压下降、脉搏细速、呼吸慢而不规则的失代偿表现,直至呼吸心跳停止。

3. 去大脑强直是中脑损伤的重要表现之一。因为中脑水平以下的前庭核存在促进伸肌收缩的中枢,而中脑红核及其周围网状结构是抑制伸肌收缩的中枢所在。两者之间切断时,便出现去大脑强直。表现为伸肌张力增高,两上肢过伸并内旋,下肢亦过度伸直,头部后仰呈角弓反张状(图55-14)。损伤较轻者可为阵发性,重者则持续发作。

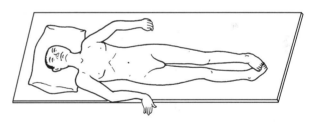

图55-14　去大脑强直

4. 眼球活动和瞳孔变化脑干损伤时可有相应变化,临床上有定位意义。脑干损伤严重者,眼球固定,双侧瞳孔散大,光反射消失。中脑损伤时,可出现两侧瞳孔大小不等、大小变化不定。脑桥损伤时,瞳孔极度缩小,光反射消失。

5. 锥体束征包括肢体瘫痪、肌张力增高,腱反射亢进及病理反射阳性。脑干损伤后多立即出现双侧病理反射。但严重损伤处于急性休克期时,全部反射可消失。

【诊断】

原发性脑干损伤与其他的颅脑损伤往往同时存在,临床症状重叠,鉴别诊断较为困难。对于伤后立即昏迷并进行性加重,瞳孔大小多变,早期发生呼吸

4

循环功能衰竭,出现去大脑强直及双侧病理征阳性的患者,原发性脑干损伤的诊断基本成立。

原发性脑干损伤与继发性脑干损伤的区别在于症状体征出现的早晚。继发性脑干损伤的症状体征皆在伤后逐渐产生,颅内压持续监护亦可鉴别:原发性颅内压不高,而继发性则明显升高。

【治疗】

脑干损伤的病情重,目前的治疗效果尚不满意。对于轻度脑干损伤的患者,可按脑挫裂伤治疗,可使部分患者获得良好疗效。而对于重者,其死亡率很高。所以救治工作应仔细认真,有长期的打算,护理工作显得尤为重要。

1. 维持适当的脑灌注压及脑血流,有颅内高压者积极控制颅内压。适当镇静,避免高热以降低脑代谢。

2. 昏迷患者维持气道通畅,充分氧合,全身支持疗法,维持营养,预防和纠正水、电解质紊乱。

3. 积极预防和处理并发症,最常见的是肺部感染、尿路感染和压疮。加强护理,严密观察,早期发现,及时治疗。对于意识障碍严重、呼吸功能紊乱的患者,早期实施气管切开尤为必要。但气管切开后应加强护理,减少感染机会。

4. 对于继发性脑干损伤应尽早明确诊断,及时去除病因。若拖延过久,则疗效不佳。

（四）弥漫性轴突损伤

颅脑外伤后脑组织的病理改变除了脑挫裂伤和脑内血肿外,脑白质的病理改变已被人们所重视。1956年Strich提出了大脑白质弥漫性变性,其特点是在伤后数小时或数日内出现轴突肿胀断裂,在显微镜下可见轴突回缩球形成。以后的研究发现大脑白质的变性与病情有关。20世纪80年代国际上公认并命名为弥漫性轴突伤(DAI)。

【病因】

引起DAI的原因,以前认为是头部旋转性外力所产生的脑部剪应力和牵张力撕裂神经元轴突,使形成退缩球。最近有人发现,直线加速损伤亦能造成DAI。有不少学者认为轴突退缩球并非是外力直接作用所致,而是轴突变性所形成。当脑外伤时,轴突发生肿胀、变性,远端轴突与神经元有逐步分离过程,神经元细胞质部分流到轴突受损外,并反流加剧轴突肿胀形成退缩球。

【病理改变】

弥漫性轴突伤的主要部位在脑的中央,如大脑半球的白质、胼胝体、脑干和小脑上下脚等处,出现多发性损伤、出血和肿胀。镜下检查,可在伤后24小时(最早6小时)后出现轴突肿胀和轴突退缩球。在外伤后3天,轴突退缩球更多且典型,轴突周围水肿加

重。伤后数周或数月,轴突出现变性,脑白质萎缩,脑室扩大积水。

DAI的病理分级如下:第一级为大脑半球、胼胝体、脑干和小脑的弥漫性轴突伤。第二级为第一级病理改变外还有胼胝体的局灶性出血和坏死。第三级为上述病理改变以外加有脑干出血坏死。

【临床表现】

1. 有明确的外力作用,可以是旋转力、直线加速力等。

2. 伤后立即昏迷,无中间清醒期,昏迷程度按GCS评分为4～10分,昏迷时间长。伴有脑血肿者,及时血肿清除后,意识也不易恢复。

3. 神经系统检查无明确的定位体征。

4. 头颅CT显示大脑半球实质内、胼胝体、脑干及小脑等处有多发性小出血灶或伴有脑组织弥漫性肿胀、脑室缩小、环池消失,但中线无明显移位。

5. 治疗效果较差,部分患者出现严重的神经功能障碍和长期植物状态。

【治疗】

1. 保持呼吸道通畅和充分给氧必要时做气管切开,有呼吸功能衰竭者使用呼吸机。氧饱和度维持在100%左右,有肺部感染者应积极应用合适抗生素。

2. 监测和控制颅内压对于CT提示有脑肿胀或颅高压征象,或是深昏迷者(GCS3～8分)可给予颅内压监测,维持适当的脑灌注压。如颅内压高于20mmHg,应立即给予抬高头位、镇静、高渗治疗、脑室外引流等控制颅内压的方法,以减少伤后的继发性损害。目前的多中心RCT研究结果已不建议大剂量激素治疗。

3. 头部降温发热患者应用物理降温,以保护脑组织。重症患者可使用冰帽或冰毯等降温措施,对于有顽固性颅内高压者亦有主张用亚低温治疗者。

4. 维持水、电解质平衡及血糖正常。

5. 手术治疗主要是解决颅内压顽固性增高,可行去骨瓣减压术,脑脊液外引流术等。

6. 神经功能保护剂需要大样本研究进一步验证其有效性。

7. 并发症的防治积极防治肺部、尿路、颅内及全身感染的发生,以及全身其他脏器功能不全及深静脉血栓的发生。

二、开放性颅脑损伤

开放性颅脑损伤是指由锐器或严重钝器打击或由火器穿透造成头皮、颅骨、硬膜和脑组织直接或间接与外界相通的创伤,并使颅腔与外界直接沟通(图55-15)。

4

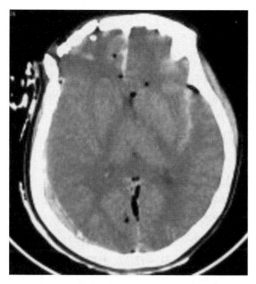

图 55-15　1 例开放性颅脑损伤 CT 表现,提示前额粉碎性骨折,颅内积气

它的主要特点为:①创口或伤道内有脑组织碎块或脑脊液流出;②颅内有异物留存,包括帽片、头发、皮肤、颅骨碎片、枪弹或弹片,其他致伤凶器等。按致伤物的不同分为:非火器伤与火器伤。两者均易造成颅内感染和出血、急性脑水肿、颅内压增高及癫痫等。虽然它们的损伤机制、病理改变均有不同,但治疗原则都为尽早做清创手术,关闭颅腔,变开放伤为闭合伤。

（一）非火器性颅脑开放伤

非火器性颅脑开放伤是指由锐器或钝器严重打击造成的开放性颅脑损伤。常见的锐器为刀、斧、锥、剪、钉或匕首。锐器造成的损伤往往与致伤物与颅脑的接触面有关,具有阔刃的利器造成头皮裂伤,创缘整齐,颅骨骨折多在受力处形成槽状,伴有相应部位的颅内血肿。有尖端的锐器常引起穿刺伤,伤口形态与致伤物的横截面相似。与火器伤不同的是它没有因能量的发散而造成的中心凝固性坏死区域。它也不会产生受力部位的对冲伤,颅脑损伤往往局限于受力点附近。颅脑损伤的严重程度取决于受伤部位和深度。一般来说,额部的损伤可引起个性的改变,但预后较好。颞部的损伤由于颞部与脑干和主要血管比较接近,可致海绵窦、3～6 对脑神经或颈内动脉的损伤(前部)以及基底动脉或脑干的损伤(后部),故损害较大。颅后窝的损伤则会致命。

【诊断】

非火器开放伤的诊断比较容易,根据受伤情况,体检可做出判断。但对于颅骨骨折、脑组织损伤、颅内异物的诊断还需依靠 X 线和 CT 检查。CTA 或是 DSA 检查可以明确开放伤导致颅内血管损伤的情况,

或是异物与血管的位置关系。

治疗原则:尽早、彻底清创,切除糜烂、坏死的脑组织,清除颅内异物或血肿,修复缺损硬膜和头皮创口,变开放性损伤为闭合性。清创应争取在 48～72 小时内进行,如患者有休克,则先纠正休克。手术前后应用大量抗生素以预防和控制感染。伤后 3～6 天者,伤口只做部分缝合或完全开放。伤后 7 天以上或创口已严重感染者,不宜行清创缝合手术,应使创面引流通畅,待感染控制后再做进一步缝合处理。开放伤者癫痫发生率较高,应伤后早期(7 天内)给予预防性抗癫痫治疗。

（二）火器性颅脑开放伤

火器造成的颅脑损伤在战时多见,和平时期较少。它造成的颅脑损伤较重,死亡率高。损伤后的脑组织功能障碍,颅内血肿,合并伤及继发的颅内感染是死亡的主要原因。

【损伤机制】

研究火器伤的损伤机制对诊断及治疗很有帮助,进入脑组织的能量多少决定了损伤的类型。根据物理学的基本原理:物体的动能是速度的平方。所以,火器伤的速度是主要的决定因素。除了速度之外,致伤物的体积、直径、致伤时角度、运动类型及颅内组织的结构都能影响火器伤的范围和程度。由于火器高速度的通过脑组织,造成在弹道周围的脑组织被破坏,破损的脑组织或被排除在弹道的出入口之外或被挤压形成弹道壁。这就形成了一个持久的、直径是火器的 3～4 倍的损伤通道。同时颅内可形成"暂时性空腔",产生超压现象,冲击波向四周脑组织传递,使脑组织顿时承受高压和相继的负压作用而引起脑挫裂伤。"暂时性空腔"的范围可以达到火器直径的 30 倍以上,它引起的损伤范围远远大于肉眼所见的弹道范围。

切线伤则是高速(>330m/s)的火器以切线方向冲击头部,但是并不进入颅内而造成的脑损伤。它除了造成接触点的头皮挫裂伤之外,还可使颅骨骨折、脑挫裂伤甚至更远部位的损伤。这是由于接触部位瞬时的压迫和减压形成的"震波"所致。波速为 15～20m/s,波幅在 70～80kg/cm² 时的"震波"在颅内可产生巨大的压力变化,引起损伤。所以,火器伤的致伤机制主要为:①挤压和撕裂;②空腔形成;③震波效应。低速度的损伤机制为直接的挤压和撕裂;而高速的损伤机制主要是空腔形成和震波效应。动物实验发现火器伤后还可造成系统血压的升高和心排出量的减少;继发形成颅内压升高,脑灌注压的下降;另外,血液凝固系统的改变对伤后脑组织水肿和出血也有一定作用。

【分类】

按损伤情况的不同,可分为三类:①穿透伤:投射物贯穿颅腔,有入口也有出口,出口一般较入口宽大。入口及出口附近均有头皮损伤,颅骨骨折及脑组织挫裂伤。颅脑损伤广泛,出口较入口更为严重。②盲管伤:投射物穿入颅内,停留在盲管伤道的远端,仅有入口而无出口。伤道内有异物和碎骨片存在。③切线伤:投射物以切线方向冲击头部,造成头皮、颅骨和脑组织沟槽状损伤,脑组织中可有碎骨片存留。此外,可以根据损伤部位分为额部伤、顶部伤、颞部伤、枕部伤、颅后窝伤。按投射物速度分为高速伤和低速伤等。

【临床诊断及治疗】

火器性颅脑开放伤的症状体征与损伤发生的部位、大小、类型有关,与闭合性颅脑损伤相似,但具以下特点。

1. 火器性颅脑开放伤由于同外界相通,颅内又有异物留存,易致颅内感染,不仅发生在伤后早期,晚期也易发生脑脓肿,产生严重后果。所以伤后及时、彻底的清创、大量抗生素的应用是减少感染的关键。

2. 此类损伤者创口及弹道出血较多,而且往往合并有其他部位的复合伤,易引起出血性休克。颅内血肿及脑挫裂伤较严重。故早期有休克者先纠正休克,稳定生命体征,及早行 CT 检查,明确颅内病变,以做相应处理。怀疑有颅内大血管损伤者可行 CTA 或是 DSA 检查以明确开放伤导致颅内血管损伤的情况或是异物与血管的位置关系。

火器性颅脑开放伤的患者在晚期易形成脑膜-脑瘢痕,癫痫发生率较高。故损伤后的癫痫预防给药是必需的。

(胡　锦)

第五节　颅内血肿

颅内血肿是颅脑创伤最常见的一种继发性病变,它是指当脑损伤后颅内出血在颅腔的某部位聚集,达到一定体积时形成局部占位效应,造成颅内压增高,脑组织受压而引起相应的临床症状。创伤性颅内血肿在闭合性颅脑创伤中约占10%,在重型颅脑创伤中占40%～50%,颅内血肿是重型颅脑创伤的主要死因之一。病程往往进行性发展,若不及时处理,可引起脑移位、脑水肿、脑缺血、持续的颅内压增高和脑疝,而致严重后果。

按血肿症状出现的时间分为3型:72小时以内者为急性血肿,3日以后到3周以内为亚急性血肿,超过3周为慢性血肿。颅内血肿按来源和部位可分为:①硬脑膜外血肿:血肿位于颅骨内板与硬脑膜之间;

②硬脑膜下血肿:血肿于硬脑膜与蛛网膜之间的硬膜下腔内;③脑内血肿:血肿位于脑实质内。此外,还有些特殊类型的血肿,形成两个以不同部位或同一部位不同类型的血肿,称为多发性血肿;创伤后首次头颅CT扫描未发现血肿,当病情变化时再次CT检查发现血肿,称为迟发性颅内血肿;如果在CT扫描中发现原有的血肿扩大,为进展性颅内血肿。

一、硬膜下血肿

(一) 急性硬膜下血肿

急性硬膜下血肿是指创伤24～72小时内血液积聚在大脑硬膜下形成的血肿。是颅脑创伤常见的继发性损害,发生率约为11%,占颅内血肿的50%～60%。平均年龄为31～47岁,大部分为男性患者。急性硬膜下血肿致伤机制在年龄组别上有差异。大多数的硬膜下血肿由机动车事故、跌落和袭击引起。在一项研究中,年轻组(18～40岁)急性硬膜下血肿患者有56%由机动车事故引起,只有12%由跌落引起。而老年组(>65岁)硬膜下血肿,这两种致伤机制分别为22%和56%。在两组针对年龄大于75岁和80岁患者的研究中,跌落已经被确定为外伤性硬膜下血肿的主要原因。

【病理生理机制】

外伤性急性硬膜下血肿的两个主要原因。

1. 出血在脑实质裂伤周围聚集,为脑挫裂伤所致的皮质动脉或静脉破裂,也可由脑内血肿穿破皮质流到硬脑膜下腔。此类血肿大多由对冲性脑挫裂伤所致,好发于额极、颞极及其底面。血肿下通常有严重的原发性脑损伤。患者一般无中间清醒期,局灶体征常出现较晚,不及硬膜外血肿明显。

2. 大脑加速-减速暴力运动时脑表面血管或桥静脉撕裂,如大脑上静脉注入上矢状窦血管,大脑中静脉和额极静脉注入蝶顶窦血管,颞叶后部的下吻合静脉注入横窦的血管损伤等。这一类型原发性脑损伤可能比较轻,有时出现中间清醒期,然后病情恶化。此类血肿可不伴有脑挫裂伤,血肿较广泛地覆盖于大脑半球表面。

血肿的发生部位与头部着力点和着力方式密切相关,头部侧方受击的加速伤,硬膜下血肿多见于同侧;头部侧方触撞物体的减速伤,同侧多为复合性硬膜下血肿,而对侧多为单纯性硬膜下血肿,有时在着力侧也产生硬膜外血肿或脑内血肿。一侧枕部着力的减速伤,硬膜下血肿多发于对侧额底、额极、颞底和颞极部位。一侧前额部着力的减速伤,硬膜下血肿多发生于同侧额底、额极、颞底和颞极等部位,但对冲的枕极和颅后窝则几乎不发生血肿。

急性硬膜下血肿也可见于应用抗凝治疗的患者，一般有外伤史（比较轻微）。接受抗凝治疗使男性急性硬膜下血肿的风险增高7倍，女性增高26倍。

【临床表现】

急性硬膜下血肿临床表现特点为：①意识障碍变化特点为有中间清醒或好转期者少见，多为原发性昏迷和继发性昏迷相重叠，或昏迷程度逐渐加深。37%～80%的急性硬脑膜下血肿患者GCS初始评分为8分或低于8分。②颅内压增高症状中，以呕吐和躁动多见，生命体征变化明显。③脑疝症状出现快，住院时或手术前观察到有30%～50%的患者瞳孔异常。④桥静脉出血引起的单纯性硬膜下血肿患者，由于原发性脑挫裂伤较轻，出血速度稍缓且多为静脉性出血，故伤后能较快从昏迷中清醒，主诉头痛并出现恶心、呕吐症状。临床症状逐渐加重，可出现躁动、偏瘫、失语等表现。⑤接受手术的硬脑膜下血肿中只有30%～40%损伤是单一的。在大部分病例中，硬脑膜下血肿并发颅内或颅外其他创伤。脑挫裂伤和脑内血肿是最常见的颅内并发损伤。有18%～51%的患者存在明显的颅外创伤，其中大多数病例包括面骨骨折、四肢骨折、胸部以及腹部创伤。

颅后窝急性硬膜下血肿比较少见，发生率为2.3%～3.0%。桥静脉撕裂、小脑幕撕裂、小脑挫裂伤或静脉窦损伤可导致颅后窝急性硬膜下血肿。这类患者可能会出现小脑体征、颈项强直、疼痛感或颅内高压症状。

【影像学表现】

CT扫描发现，急性硬膜下血肿在脑表面与硬脑膜内层间形成新月形高密度影，在大脑表面形成占位效应（图55-16）。该新月形高密度影跨越骨缝线，但不跨越大脑镰或小脑幕。与此相比，硬膜外血肿呈双凸面，很少跨越骨缝线，但有可能跨越大脑镰或小脑幕。脑组织与硬脑膜粘连或血肿增厚有时会导致急性硬膜下血肿呈双凸面。新月形硬膜下血肿的准确厚度应通过CT采用宽窗位将高密度的血块和颅骨区分。

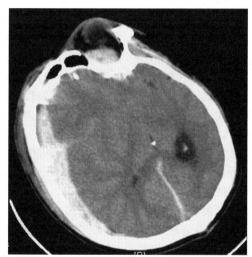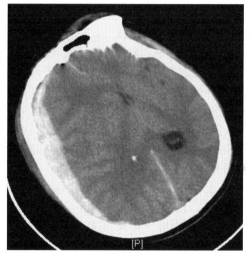

图55-16 CT示急性硬膜下血肿

磁共振（MR）扫描是诊断急性硬膜下血肿的敏感检测方法，小面积急性硬膜下血肿也可以在MR上被识别。但磁共振扫描成像时间较CT扫描要长，头部受伤的烦躁不安患者可能会导致一些伪影出现。因此，与CT扫描相比磁共振不是头部受伤患者临床检查的最佳选择。在超急性期（数分钟到数小时），由于血红蛋白的结合，血肿在T_1加权成像上呈低信号，在T_2加权成像上呈高信号。在急性期（1～12小时），由于脱氧血红蛋白的出现，导致血肿在T_1加权成像中呈等信号、在T_2加权成像上呈低信号。亚急性期（3～7天），可再被分为早期和晚期，在亚急性早期，高铁血红蛋白在T_1加权成像上呈高信号，在T_2加权成像上呈低信号。在亚急性晚期，高铁血红蛋白在T_1和T_2加权成像上均呈高信号。随着硬膜下血肿进入慢性期，这些信号在T_1和T_2加权成像上均呈低信号。急性硬膜下血肿将引起中线偏移，出血量较大时可导致前角消失、脑沟和脑回模糊及第三脑室受压。MR在发现与急性硬膜下血肿相关的小挫伤、对侧损伤或脑干损伤上较CT扫描更敏感。

【治疗】

急性硬脑膜下血肿病情发展快，伤情重，一经诊断，应刻不容缓，争分夺秒地尽早手术治疗，以便迅速缓解颅内高压，减轻脑缺氧，解除脑干受压，提高手术治愈率和患者生存质量。手术目的是为了清除血肿及任何潜在的相关损伤、减轻占位效应、改善神经功能缺损。急性硬膜下血肿手术治疗的指征为：①不管急性硬脑膜下血肿患者的GCS评分多少，只要CT扫描显示血肿厚度超过10mm或中线移位超过5mm，应该手术清除血肿;②对于具有 ICP 监测技术的医院,所有处于昏迷状态(GCS 评分<9 分)的急性硬脑膜下血肿患者,应该进行颅内压监测;③昏迷的(GCS 评分<9分)、血肿厚度小于 10mm 的或中线移位小于 5mm 的急性硬脑膜下血肿患者,如果入院时比受伤时的 GCS 评分下降 2 分或更低,和(或)瞳孔不对称或固定散大和(或)ICP 超过 20mmHg,应该手术清除血肿。

手术治疗方式:①骨瓣开颅血肿清除术:适用于血肿定位明确,可经钻孔抽吸后的危重症患者,或钻孔探查血肿呈凝块状难以冲洗抽出血肿者。手术中清除血肿,妥善止血,清除挫碎及糜烂的脑组织,并探查排除和(或)清除脑内血肿,必要时行脑室外引流术。如果骨瓣开颅血肿清除术后,发现脑肿胀,颅内压增高,可能存在多发性血肿,或原有的小血肿扩大,应进一步探查,必要时再行头颅 CT 检查,以免遗漏血肿。②去骨瓣减压术及内减压术:去骨瓣减压骨窗的大小和部位应达到减压的要求,去骨瓣减压术应减张缝合硬脑膜。

对于临床最常见的额颞顶急性硬膜下血肿,特别是合并脑挫裂伤颅高压的患者,提倡采用标准外伤大骨瓣开颅术(10~12)cm×(12~15)cm,进行血肿清除,根据术中颅内压情况决定保留或去骨瓣减压,硬膜减张缝合。标准外伤大骨瓣开颅术能达到下列由于手术要求:①清除额颞顶硬脑膜外、硬脑膜下以及脑内血肿;②清除额叶、颞前以及眶回等挫裂伤区坏死脑组织;③控制矢状窦桥静脉、横窦以及岩窦撕裂出血;④控制颅前窝、颅中窝颅底出血;⑤修补撕裂硬脑膜,防止脑脊液漏等。标准外伤大骨瓣开颅术能清除约 95% 单侧幕上颅内血肿,另外 5% 幕上顶后叶、枕叶和颅后窝血肿则需行其他相应部位骨瓣开颅术。例如,顶后和枕部颅内血肿应该采用顶枕瓣,颅后窝血肿则需要行颅后窝直切口或倒钩切口,双额部颅内血肿应该采用冠状切口等。

对于伴有严重脑挫裂伤和(或)脑水肿,在清除血肿后颅内压降幅不满意者;开颅清除血肿后颅内压高,脑肿胀明显;术前患者已存在瞳孔散大,并有脑疝形成、去脑强直,应行骨瓣减压术。但应严格掌握去骨瓣减压术的适应证,不可随意弃去骨瓣,因为大骨瓣减压术后,由于脑膨出而造成脑移位、变形及脑实质水分大幅流向紊乱等不良后果,早期可引起颅内迟发性血肿及局部水肿加重、脑结构变形、扭曲,增加神经功能缺损;后期尚可导致脑软化、脑萎缩、皮瓣下积液、脑穿通畸形、脑积水和癫痫等并发症。去骨瓣减压术可使部分危急患者度过术后脑肿胀、高颅压危险期,从而挽救生命。内减压术适用于经血肿清除及去骨瓣减压术后仍不能有效缓解脑肿胀及颅内压增高,或术中因脑肿胀严重,缝合头皮有困难,而又无其他残留血肿的患者。内减压术是将额极和(或)颞极切除,以减少颅腔内容而降低颅内压。

非手术治疗虽有个别急性硬脑膜下血肿可以自动消散,但为数甚少,不可存侥幸心理,事实上仅有少数亚急性硬脑膜下血肿患者,如果原发脑损伤较轻,病情发展迟缓,始可采用非手术治疗。Mathew 提出硬膜下血肿患者进行保守治疗的指征:①GCS 评分≥13 的损伤;②CT 扫描显示无其他的颅内血肿或水肿;③中线偏移小于 10mm;④未出现基底池消失。

【预后】

急性硬膜下血肿患者的死亡率差异很大(42%~90%),影响预后的因素包括:①GCS 评分:是决定预后的最重要因素。GCS 3~5 的患者死亡率为 76%,14% 预后良好;GCS 6~8 的患者死亡率为 36%,40% 预后良好。②瞳孔:瞳孔不对称与预后较差有关。双侧瞳孔异常的患者,死亡率超过 80%;单侧瞳孔扩大但有反应的患者,死亡率约为 50%;单侧瞳孔扩大且没有反应的患者,死亡率约为 58%。③神经体征:去大脑强直、肌张力低患者(死亡率 77%~95%)比轻偏瘫和偏瘫患者(死亡率 35%~48%)的预后更差。④年龄:由于年轻患者系统疾病较少,其预后较老年患者要好。⑤CT 表现:CT 表现如凝血块厚度、体积、中线偏移和基底池受压与预后相关,但特定阈值还有待确定。⑥手术时机:损伤 4 小时后接受手术治疗的昏迷患者死亡率显著高于 4 小时内采取手术治疗的患者。⑦颅内压:术后颅内压持续升高(>20mmHg)与预后较差有关。⑧相关损伤:Jamieson 和 Yelland 根据患者的相关损伤将急性硬膜下血肿分为无脑损伤的单纯性急性硬膜下血肿(死亡率 22%);伴有脑挫伤的急性硬膜下血肿(死亡率 30%)及复杂的急性硬膜下血肿(伴有颅内血肿,死亡率 53%)。⑨系统疾病:肺部感染、败血症、脑膜炎、休克、心律失常、上消化道出血都有可能影响预后。

(二) 慢性硬膜下血肿

慢性硬膜下血肿为创伤后 3 周以后出现的症状,血肿位于硬膜与蛛网膜之间,是具有包膜的血肿。慢性硬膜下血肿临床并不少见,好发于中老年人,平均年龄约 63 岁。在硬膜下血肿中约占 25%,占颅内血肿的 10%。其中双侧血肿发生率高达 14.8%。本病可因轻微颅脑创伤引起,甚至不能记忆有创伤史,起病隐匿,临床表现无明显特征,容易误诊。从受伤到发病时间,一般为 1~3 个月。

【病理生理机制】

能够询问出头部外伤史者不足 50%,有时外伤非常轻微。其他危险因素:酗酒、癫痫、脑脊液分流、凝血功能障碍(包括抗凝药物治疗)以及患者易于跌倒(如既往脑血管病)。老年患者由于脑组织体积减小,硬膜下间隙增大,因此血肿厚度常更大。典型的慢性硬膜下血肿为"酱油色"陈旧不凝血。关于出血原因，可能与老年性脑萎缩的颅内空间相对增大有关，遇到轻微惯性力作用时，脑与颅骨产生相对运动，使进入上矢状窦的桥静脉撕裂出血。血液积聚于硬脑膜下腔，引起硬脑膜内层炎性反应形成包膜，新生包膜产生组织活化剂进入血肿腔，使局部纤维蛋白溶解过多，纤维蛋白降解产物升高，后者的抗血凝作用，使血肿腔内失去凝血功能，导致包膜新生的毛细血管不断出血及血浆渗出，从而使血肿再扩大。慢性压迫使脑供血不全和脑萎缩更加显著，造成此类患者的颅内压增高程度与血肿大小不成比例；早期包膜较薄，如及时做血肿引流，受压脑叶易于复位而痊愈；久后包膜可增厚、钙化或骨化。

【临床表现】

有轻微颅脑创伤史或创伤史已不能记忆。伤后长时间内无症状，或仅有头痛、头昏等症状。常于伤后2～3个月逐渐出现恶心、呕吐、复视、视物模糊、一侧肢体无力、精神失常等临床症状及体征。临床表现可归纳为以下几种类型：①慢性颅内压增高症状：如头痛、恶心、呕吐和视乳头水肿等；②血肿压迫所致的局灶症状和体征：如轻偏瘫、失语和局限性癫痫等；③脑萎缩、脑供血不全症状：如智力障碍、精神失常和记忆力减退等。

慢性硬膜下血肿头部损伤往往较轻，不引起重视，伤后长时间无症状，特别是老年人颅腔容积代偿间隙较大，当血肿增大引起脑受压症状及颅内压升高症状时，患者早已忘记创伤病史，因此容易误诊。

【影像学表现】

近年来头颅CT扫描及MRI检查的广泛应用，提高了慢性硬膜血肿的早期诊断水平，不仅能从血肿形态上估计其形成时间，而且可从密度上推测血肿的期龄。一般从新月形血肿演变为双凸形血肿需3～8周，头颅CT显示高密度血肿的期龄平均为3.7周，低密度血肿平均为6.3周，等密度平均为8.2周。MRI检查对头颅CT扫描呈等度时的血肿或积液，图像显示良好，可资鉴别（图55-17）。

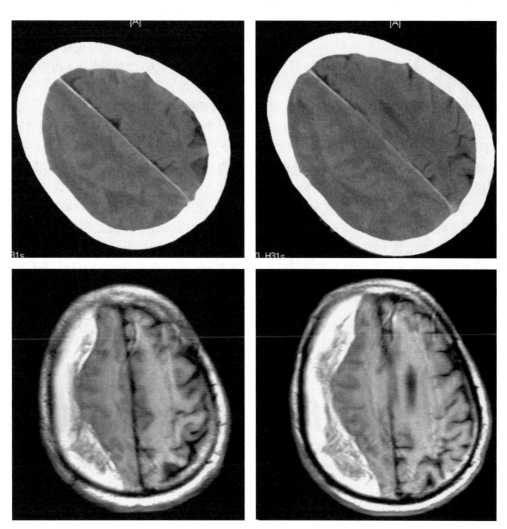

图55-17 慢性硬膜下血肿的CT及MRI表现

【诊断及鉴别诊断】

慢性硬膜下血肿需与以下几种疾病相鉴别:①创伤性硬膜下积液:亦可称创伤性硬膜下水瘤。为创伤造成的蛛网膜撕裂,脑脊液经蛛网膜瓣状裂口进入硬膜下腔而不能反流,以致形成张力性水囊肿。临床表现与硬膜下血肿相似,慢性积液多为无色透明的液体,蛋白质含量稍高于正常脑脊液,但低于慢性硬膜下血肿。头颅 CT 扫描与慢性硬膜下血肿亦很难鉴别。MRI 检查对于颅内血肿很敏感,具有较好的鉴别价值。②脑蛛网膜囊肿:致病原因不明,可能为先天性脑叶发育不全,病变多位于颅中窝和外侧裂表面,临床表现与慢性硬膜下血肿相似,常被误诊。CT 扫描为低密度,且形状呈方形或不规则,这与慢性血肿呈规则的新月形不同。③颅内肿瘤:脑脓肿及肉芽肿等占位病变易与慢性硬膜下血肿混淆,区别是无头部创伤史,借助头颅 CT 扫描及 MRI 检查可以明确诊断。④正常颅压脑积水、脑萎缩、神经症等:可表现为记忆力减退、理解差、智力下降、精神障碍等,易误诊。区别是无颅内压增高症状,影像学检查可确诊。

【治疗】

手术指征:①临床出现颅内高压症状和体征,伴有或不伴有意识改变和大脑半球受压体征;②CT 或 MR 扫描显示单侧或双侧硬膜下血肿厚度>10mm、单侧血肿导致中线移位>10mm;③无临床症状和体征、CT 或 MR 扫描显示单侧或双侧硬膜下血肿厚度<10mm、中线移位<10mm 的患者可采取动态临床观察。

治疗慢性硬膜下血肿常见的手术方案如下:①钻1 个或 2 个骨孔,用温生理盐水持续灌洗直至流出的灌洗液清亮。然后,留置引流管引流 24 ~ 48 小时。②开颅硬膜下包膜切除术适合上述方法处理后反复复发的病例。可能是由于从包膜渗出导致复发,这时开颅手术不失为一安全有效的手段。不要试图切除深部粘连于脑组织表面的脏层包膜。

清除血肿后,患者保持平卧或头低脚高位,术后轻度增高水负荷,24 ~ 48 小时拔除引流管,有助于使脑组织膨胀,排出残存的硬膜下液体,减少液体的存留和防止血肿复发。

虽然上述方法一般治疗结果良好,但也可能出现严重的并发症:①癫痫:包括难以控制的癫痫持续状态。60% 的 75 岁以上患者脑组织迅速减压后立即出现血肿下脑皮质充血,可能是与脑内出血和癫痫并发症有关,75 岁以下患者无这一现象发生。所有并发症更容易发生于老龄和体弱患者。②脑内出血发生率0.7% ~ 5.0%,严重影响预后,1/3 患者死亡,另外 1/3 重残。③脑组织膨胀不良和(或)硬膜下积血/积液复发。④张力性气颅。⑤硬膜下积脓:也可见于未手术治疗的硬膜下积液/血肿。

【预后】

积液/血肿液排出约 20% 以后,硬膜下的压力降低接近 0,这时临床症状将出现好转。硬膜下压力高的患者比压力低者脑组织膨胀和临床症状的缓解更快。治疗后 CT 检查常见有硬膜下液体残留,但临床症状的好转并不一定有 CT 上积液的完全消失。术后第 10 天 CT 可见液体残留者占 78%,40 天以后占 15%,完全吸收有可能需要长达 6 个月。建议不要处理术后的积液残留,尤其是在 20 天以内,除非 CT 所见病变扩大和患者症状不恢复或恶化。

二、硬膜外血肿

硬膜外血肿是指外伤后出血积聚于颅骨内板和硬脑膜间的潜在空间。由于硬脑膜的骨膜层和颅骨膜在骨缝线处的连接组织非常紧密,因此血肿通常被骨缝线所限制。硬膜外血肿发生率在闭合性颅脑创伤中占 2% ~ 3%;颅内血肿中占 25% ~ 30%,仅次于硬膜下血肿。通常发生于青壮年,平均年龄在 20 ~ 30 岁,很少出现在 2 岁以下的儿童(由于不成熟颅骨的可塑性)或大于 60 岁的老年人(因为硬脑膜已经和颅骨内板粘连)。

【病理生理机制】

交通事故、跌落和袭击分别占到硬膜外血肿总数的 53%、30% 和 8%。多因头部受到外力直接打击,着力点处的颅骨变形或骨折,伤及血管所致,血肿一般发生在受力点及其附近,出血积聚于硬膜与颅骨内板之间,并随着血肿的增大而使硬膜进一步分离,因此可根据骨折线通过脑膜血管和静脉窦的位置来判断血肿部位。由于骨折损伤脑膜中动脉导致硬膜外血肿占 3/4,其次是损伤脑膜中静脉、板障静脉或静脉窦而导致血肿。

硬膜外血肿以颞部和顶颞部最多,这与颞部含有脑膜中动脉和静脉,易为骨折所撕破有关。急性硬脑膜外血肿在枕部较少,因该处硬膜与枕骨贴附较紧,且常属静脉性出血。但有时,由于骨折线穿越上矢状窦或横窦,亦可引起骑跨于窦上的巨大硬膜外血肿,这类血肿的不断扩张,多为硬脑膜与骨内板剥离后,因新的再出血所致,而非仅由静脉压造成继续出血。

血肿的大小与病情的轻重关系密切,愈大愈重。出血速度与临床表现也有紧密关系。发展急速的硬脑膜外血肿,其出血来源多属动脉损伤所致,血肿迅速增大,可在数小时内引起脑疝,威胁患者生命。若出血源于静脉,如硬脑膜静脉、板障静脉或静脉窦,则病情发展稍缓。为时较久的硬膜外血肿,一般于 6 ~ 9 天即有机化现象,由硬膜长入纤维细胞并有薄层肉芽包裹且与硬膜及颅骨粘连。小血肿可以完全机化,大血肿则囊性变内贮褐色血性液体。

【临床表现】

1. 外伤史颅盖部特别是颞部的直接暴力伤,局部有伤痕或头皮血肿,颅骨 X 线片发现骨折线跨过脑膜中动脉沟;或后枕部受伤,有软组织肿胀、皮下淤血,颅骨 X 线片发现骨折线跨过横窦;皆应高度重视有硬脑膜外血肿可能。

2. 意识障碍由于原发性脑损伤程度不一,这类患者的意识变化,有三种不同情况:①原发性脑损伤较轻,有12%～42%的患者在伤后到手术期间均保持清醒。②原发性脑损伤较重,伤后昏迷,随后即完全清醒或有意识好转,但不久又再次陷入昏迷状态,这类患者即具有"中间清醒期"的典型病例,容易诊断,这类患者约占47%。因此,中间清醒期不是硬膜外血肿的诊断性特征,其他创伤后损伤也可以出现类似的临床表现。③原发性脑损伤严重,伤后持续昏迷,且有进行性加深表现,颅内血肿的征象常被原发性脑挫裂伤或脑干损伤所掩盖,较易误诊。

3. 颅内压增高随着颅内压增高,患者常有头疼、呕吐加剧、躁动不安的典型变化,伴有血压升高、脉压增大、体温上升、心率及呼吸缓慢等代偿性反应,即 Cushing 反应,等到衰竭时,则血压下降、脉搏细弱及呼吸抑制。

4. 神经系统体征单纯的硬膜外血肿,早期较少出现神经受损体征,仅在血肿压迫脑功能区时,才有相应的阳性体征。当血肿不断增大引起颞叶钩回疝时,患者则不仅有意识障碍加深,生命体征紊乱,同时将出现患侧瞳孔散大,对侧肢体偏瘫等典型征象。

【影像学表现】

硬脑膜外血肿绝大多数(85%)都有典型的 CT 特点:在颅骨内板下方有双凸形或梭形边缘清楚的高密度影,CT 值 40～100HU。有的血肿内可见小的圆形或不规则形的低密度区,认为是外伤时间短仍有新鲜出血(较凝血块的密度低),并与血块退缩时溢出的血清混合所致。少数血肿可呈半月形或新月形;个别血肿可通过分离的骨折缝隙渗到颅外软组织下。骨窗位常可显示骨折。此外,血肿可见占位效应,中线结构移位,病变侧脑室受压、变形和移位(图 55-18)。

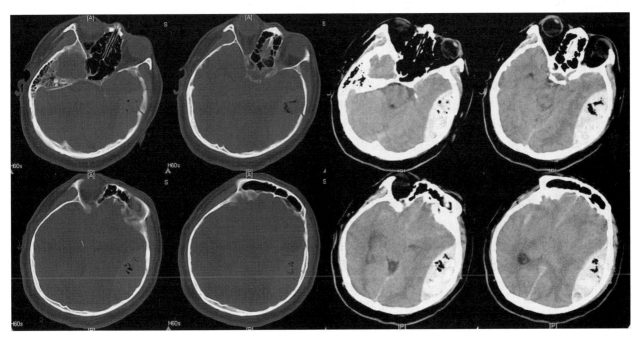

图 55-18　CT 显示急性硬膜外血肿,骨窗位可见骨折线

硬膜外血肿的形态在 MRI 上和 CT 相仿。血肿呈双凸形或梭形,边界锐利,位于颅骨内板和脑表面之间。血肿的信号强度改变与血肿的期龄有关。急性期,在 T_1 加权像,血肿信号与脑实质相仿。在 T_2 加权像血肿呈现为低信号。在亚急性和慢性期,在 T_1 和 T_2 加权像均呈高信号。此外,由于血肿占位效应,患侧脑皮质受压扭曲,即脑回移位征。尽管 MRI 能清楚地显示外伤性血肿的存在,但是由于急性出血时 MRI 不如 CT 清楚,以及操作时间较 CT 长,利用 MRI 对严重颅脑损伤的最初评价是不实用的。

【诊断及鉴别诊断】

幕上急性硬膜外血肿的早期诊断,应判定在颞叶钩回疝征象之前,而不是昏迷加深、瞳孔散大之后,故临床观察非常重要。着力部位除头皮挫伤外,常见头皮局部肿胀,出血经骨折线到骨膜下,或经破裂的骨膜至帽状筋膜下形成帽状筋膜下血肿时,应考虑到颅内血肿的存在。当患者头痛呕吐加剧、躁动不安、血压升高、脉压加大和(或)出现新的体征时,即应高度怀疑颅内血肿,及时给予必要的影像学检查,包括 X线颅骨平片和 CT 扫描等。

需要和以下疾病鉴别:①硬膜下血肿:硬膜下血肿与硬膜外血肿的病因类似,但多是桥静脉或者脑皮层血管破裂引起,部位则位于脑表面与硬脑膜之间的间隙,CT 表现为范围较宽的新月形高密度影,可以跨颅缝;②大脑半球占位病变:如脑内血肿、脑肿瘤、脑脓肿及肉芽肿等占位病变,均易与慢性硬膜外血肿发生混淆。区别主要在于无头部外伤史及较为明显的局限性神经功能缺损体征,确诊亦需借助于 CT和 MRI。

【治疗】

急性硬膜外血肿,原则上一经诊断即应施行手术,清除血肿以缓解颅内高压,术后根据病情给予适当的非手术治疗。手术指征包括:①不管患者的 GCS评分多少,只要急性硬膜外血肿体积幕上超过 30ml,幕下超过 10ml,应该行血肿清除术;②血肿厚度>15mm,中线移位>5mm 的急性硬膜外血肿,应行血肿清除术;③儿童硬膜外血肿幕上>20ml,幕下>10ml 可考虑手术。

骨瓣开颅血肿清除术临床应用广泛。其优点是便于彻底清除血肿、立即止血和便于硬膜下探查。具体操作方法:①依据血肿部位、大小设计好皮瓣,常规开颅,骨瓣大小以能暴露血肿范围为宜。②翻开骨瓣后可见血肿,多为暗红色凝血块,附着在硬膜上,此时用剥离子或脑压板由血肿周边向中心轻轻剥离,也可吸引器吸除。血肿清除后,如遇到活动性出血,应仔细寻找出血来源,其出血点可用电凝或丝线结扎止血。若为骨管段内的脑膜中动脉出血,可用骨蜡止血;若为静脉窦或蛛网膜颗粒的出血则用吸收性明胶海绵压迫止血;若为硬膜表面的小血管出血,应电凝止血。③悬吊硬脑膜于骨瓣边缘,如仍有渗血,应在硬膜与颅骨之间置入吸收性明胶海绵再悬吊,确认无出血后放回骨瓣,逐层缝合头颅。术中注意事项:①清除血肿后硬膜张力仍高,硬膜下方发蓝,应切开硬膜探查。如有血肿应予以清除;如未见硬膜下血肿,则提示骨瓣邻近或远隔部位血肿,应予复查 CT 或钻孔探查,以免遗漏血肿。②在清除血肿过程中,与硬膜粘连紧密的皮层凝血块不要勉强剥离,以免诱发新的出血。③对手术前已发生脑疝的患者,主张血肿清除后去除骨瓣,以免术后发生脑梗死、水肿,再次发生脑疝。

手术禁忌证包括:除手术常规禁忌外,濒死和 GCS为 3 分的极度虚弱的,无反应的,瞳孔已散大的,没有自主呼吸或血压不升的患者;国外观点:大于 75 岁的GCS5 分或以下的患者,也应该非手术治疗,因为无论是否手术,预后都很差。

对于部分病情稳定的小血肿,也可采取非手术治疗。其适应证为:大脑凸面血肿量<30ml,颅后窝血肿<10ml,无明显占位效应(中线结构移位<5mm,血肿厚度<15mm),同时 GCS 高于 8 分,没有局灶性功能缺失,可在 CT 系列扫描和神经外科中心严密观察下,接受非手术治疗。

【预后】

年龄、瞳孔异常、并发的颅内损伤、伤后手术时间,以及颅内压已被确定为决定硬脑膜外血肿疗效的重要因素。

1. 年龄和 GCS　年龄对疗效的影响在硬脑膜外血肿患者中并不像在整个颅脑创伤患者中那样明显。多因素回归分析发现在接受血肿清除术治疗的硬脑膜外血肿患者中,入院时 GCS 评分或术前 GCS 评分是最重要的单一疗效预测因素。GCS 3~5 分的硬脑膜外血肿患者死亡率为 36%,而 GCS 6~8 分的硬脑膜外血肿患者死亡率仅为 9%。

2. 瞳孔　20%~30% 接受手术的硬脑膜外血肿患者出现瞳孔异常,如瞳孔不等大或散大固定,62% 的患者在入院时出现昏迷。一项研究表明同侧瞳孔散大与疗效差无关并且在瞳孔散大 70 分钟内手术可以回缩。然而,双侧瞳孔散大与死亡率增高有关。van den Brinker 等在多因素分析相关预后因素模式中,发现在所有年龄段和 GCS 评分患者中,瞳孔异常与疗效差有显著相关性。30% 的瞳孔反射正常患者,35% 的单侧瞳孔固定患者,50% 的双侧瞳孔固定的患者疗效差。

3. 并发损伤成年接受清除术的硬脑膜外血肿患者有 30%~50% 并发颅内损伤。大多数的脑挫裂伤和脑内血肿并发硬脑膜下血肿以及弥漫性脑肿胀。硬脑膜下血肿和(或)脑实质内损伤并发硬脑膜外血肿疗效良好的机会少。在 315 例患者接受硬脑膜外血肿清除术的两组研究中,并发颅内损伤的发生率为33%,硬脑膜外血肿并发其他损伤与疗效差之间显著性相关。没有资料表明急性硬脑膜外血肿患者的疗效与并发的低血压有关。

4. ICP　Lobato 等监测了 64 例硬脑膜外血肿清除术后昏迷患者中的 54 例 ICP,有 67% 的病例出现 ICP增高,ICP 大于 35mmHg 的病例与死亡率增高有明显的相关性。

三、外伤性脑内血肿

脑内血肿是指脑实质内的出血,以直径在 3.0cm 以上,血肿量不少于 20ml 为标准。在颅脑损伤中占 8.2%,在重型颅脑创伤中达 13% ~ 35%。可发生在脑组织的任何部位,好发于额叶及颞叶前端,占总数的 80%,其次是顶叶和枕叶约占 10%,其余则分别位于脑深部、脑基底核、脑干及小脑内等处。位于额、颞前部和底部的浅层脑内血肿,往往与脑挫裂伤及硬脑膜下血肿相伴发,临床表现急促。深部血肿,多于脑白质内,系因脑受力变形或剪力作用致使深部血管撕裂出血而致,出血较少、血肿较小时,临床表现亦较缓。血肿较大时,位于脑基底核、丘脑或脑室壁附近的血肿,可向脑室溃破造成脑室内出血,病情往往重笃,预后不良。

【病理生理】

脑内血肿多发生于脑挫裂伤较严重的部位,为脑深部小血管损伤破裂出血,形成血肿。常见引起脑内血肿的创伤如下:①颅骨凹陷骨折:骨折挫伤或骨折片刺伤脑组织,损伤脑组织内血管,因此凹陷骨折处的脑内血肿较多见,血肿部位就在凹陷骨折处。②颅脑创伤:脑移动与眶顶骨嵴或蝶骨嵴摩擦和冲撞,造成额叶底部和颞极部脑挫裂,损伤局部血管出血形成血肿,血肿部位多发生于额叶底部和颞极。

脑内血肿与着力部位的关系为:头部侧方着力,着力同侧的脑内血肿较对冲部位多见;枕部着力脑内血肿多见于对冲部位,额叶底面或颞叶前面,或在着力点部位;额前部着力伤,脑内血肿多见于着力点部位,而小脑和枕叶少见。

脑内血肿多与硬膜下血肿伴发,有时也与硬膜外血肿伴发,脑内血肿约有 10% 可破入脑室。外伤性脑内血肿好发于额叶及颞叶,约占全数的 80%,常为对冲性脑挫裂伤所致,其次是顶叶及枕叶,约占 10%,系因直接打击的冲击伤或凹陷性骨折所引起,其余则为脑深部、脑干及小脑等处的脑内血肿,为数较少。血肿形成的初期仅为一凝血块,浅部者四周常与挫碎的脑组织相混杂,深部者四周亦有受压坏死、水肿的组织环绕。4 ~ 5 天之后血肿开始液化,变为棕褐色陈旧血液,四周有胶质细胞增生,此时,手术切除血肿可见周界清楚,几不出血,较为轻易。至 2 ~ 3 周时,血肿表面有包膜形成,内贮黄色液体,并逐渐成为囊性病变,相邻脑组织可见含铁血黄素沉着,局部脑回变平、加宽、变软,有波动感,但临床上已无颅内压增高表现。脑实质深部血肿约 2 个月可完全吸收。

【临床表现】

急性外伤性脑内血肿的临床表现,与血肿的部位及合并损伤的程度相关。额叶、颞叶血肿多因合并严重脑挫伤或硬膜下血肿,多表现颅内压增高症状及意识障碍,而缺少定位症状与体征。脑叶血肿及挫伤累及主要功能区或基底核区血肿可表现偏瘫、偏身感觉障碍、失语等,小脑血肿表现同侧肢体共济及平衡功能障碍,脑干血肿表现严重意识障碍及中枢性瘫痪。顶枕及颞后着力的对冲性颅脑损伤所致脑内血肿患者,伤后意识障碍较重且进行性加重,部分有中间意识好转期或清醒期,病情恶化迅速,易形成小脑幕切迹疝。颅骨凹陷骨折及冲击伤所致脑内血肿,脑挫伤相对局限,意识障碍少见且多较轻,除表现局部脑功能损害症状外,常有头疼、呕吐、眼底水肿等颅内压增高的征象,尤其是老年患者因血管脆性增加,较易发生脑内血肿。

急性脑内血肿与脑挫裂伤硬脑膜下血肿相似,患者于颅脑损伤后,随即出现进行性颅内压增高及脑受压征象时,即应进行 CT 扫描,以明确诊断。由于这类血肿多属复合性血肿,且常为多发性,故而根据受伤机制分析判断血肿的部位及影像学的检查,十分重要,否则,于术中容易遗漏血肿,应予注意。急性期 90% 以上的脑内血肿均可在 CT 平扫上显示高密度团块,周围有低密度水肿带,但 2 ~ 4 周时血肿变为等密度,易于漏诊,至 4 周以上时则呈低密度,又复可见。此外,迟发性脑内血肿是迟发性血肿较多见者,应提高警惕,必要时应做 CT 复查。

【诊断与鉴别诊断】

脑内血肿与脑挫裂伤、硬膜下血肿相似,患者伤后出现进行性颅内压增高及脑受压症状,头颅 CT 扫描及 MRI 检查可明确诊断。急性期的头颅 CT 扫描显示高密度团块,周围有低密度水肿带,2 ~ 3 周血肿呈等密度,4 周以上可显示低密度影。脑内血肿常为复合性血肿,且有多发性血肿,而迟发性脑内血肿是迟发性血肿中较多见的类型,为避免遗漏血肿,观察病情变化,随时或定期复查头颅 CT 是必要的(图 55-19)。

【颅内血肿大小的测量】

Kothari 等基于测量椭圆体体积的概念,提出的 ABC 法测量脑内血肿的大小。圆体的体积公式:$V = 4/3\pi(A/2)(B/2)(C/2)$,此处的 A、B、和 C 是 3 个直径。因为 $\pi \approx 3$,所以公式可变为:$V = ABC/2$。按下列步骤可以近似计算脑出血的体积:确定出血区域最大的 CT 层面(层面1)。A:测量层面 1 最大直径,为 A。B:测量垂直于 A 的最大直径,为 B。C:计数厚度为 10mm 的层面数。将每一个层面与层面 1 进行比较。若层面的出血量超过层面 1 的 75%,则将此层面记作 1。若层面的出血量在层面 1 的 25% ~ 75%,则将此层面记作 0.5。若层面的出血量小于层面 1 的 25%,则不计算此层面。将所有层面累加起来为 C。

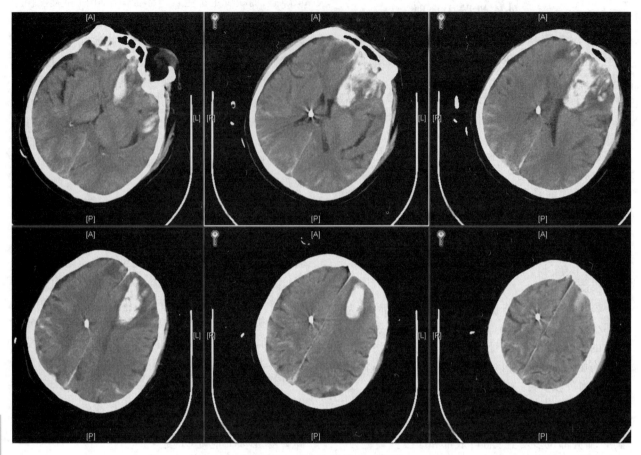

图 55-19　颅内血肿的 CT 表现

【治疗】

急性脑内血肿的治疗与急性硬脑膜下血肿相同，两者还时常相伴发。手术指征为：①对于急性脑实质损伤（脑内血肿、脑挫裂伤）的患者，如果出现进行性意识障碍和神经功能损害，药物无法控制高颅压，CT 出现明显占位效应，应该立刻行外科手术治疗；②评分在 6~8 分以及额叶、颞叶挫裂伤体积>20ml 且中线移位>5cm 和（或）CT 扫描上有脑池受压表现的患者，应该立刻行外科手术治疗；③任何损伤体积>50ml 的患者均应该接受手术治疗；④急性脑实质损伤（脑内血肿、脑挫裂伤）患者无意识改变和神经损害表现，药物能有效控制高颅压，CT 未显示明显占位，可在严密观察意识和瞳孔等病情变化下，继续药物保守治疗。

手术方法：①对于额颞顶广泛脑挫裂伤合并脑内血肿、CT 出现明显占位效应的患者，应该提倡采用标准外伤大骨瓣开颅清除脑内血肿和失活脑挫裂伤组织、彻底止血，常规行去骨瓣减压，硬膜减张缝合技术；②对于无脑内血肿、额颞顶广泛脑挫裂伤脑肿胀合并难以控制高颅压、出现小脑幕切迹疝征象的患者，应常规行标准外伤大骨瓣开颅，硬膜减张缝合技术，去骨瓣减压；③对于单纯脑内血肿、无明显脑挫裂

伤、CT 出现明显占位效应的患者，按照血肿部位，采用相应部位较大骨瓣开颅清除血肿、彻底止血，根据术中颅内压情况决定保留或去骨瓣减压，硬膜原位缝合或减张缝合；④对于后枕部着地减速性损伤、对冲伤导致的双侧大脑半球脑实质损伤（脑内血肿、脑挫裂伤）导致的脑内多发血肿，应该首先对损伤严重侧病灶进行开颅手术，必要时行双侧开颅大骨瓣减压手术。

【预后】

脑内血肿的疗效与已知的"颅脑创伤"预后变量相关。这些因素包括年龄、入院时或复苏后的 GCS、颅骨骨折的出现、瞳孔反射脑干反射的存在、呼吸功能不全、ICP 以及在 CT 扫描上基底池或第三脑室的形态。而且，还有其他变量与疗效明显像关联。这些（变量）包括损伤部位、脑内血肿的血肿量、随访 CT 时 GCS、最低的 GCS 计分、周围水肿的严重程度、手术时机、术前神经功能恶化、急性半球脑肿胀或伴发的硬脑膜下血肿。尽管这些研究包括非外伤性损伤，但 Andrews 等指出患者颞部或颞顶部 30ml 或更大的脑内血肿，极有可能发展成脑干受压或小脑幕切迹疝，提示这些患者应该早期接受清除术以清除即将惹祸的占位损伤。然而，这些预后变量不能单独用来确定

4

何种患者需要接受手术治疗。

四、颅后窝血肿

颅后窝创伤少见,在大多数报道中,占头部创伤的3%以下。这些报道绝大多只涉及颅后窝硬脑膜外血肿(EDH),占整个EDH的1.2%～12.9%。少数观察性研究强调颅后窝硬脑膜下和脑内血肿,它们分别占整个硬脑膜下和脑内血肿的0.5%～2.5%和1.7%。多数缺乏或只有轻微的小脑体征。临床上,可能迅速恶化,伴有呼吸抑制,不伴有任何瞳孔改变或运动刺激征。头痛、恶心、呕吐、颈强直是最常见的症状体征。总体死亡率约为25%,伴随其他颅脑损伤死亡率增高。

由于占位损伤增大而颅后窝空间有限,导致神经功能迅速恶化,甚至危及生命。所以,颅后窝血肿患者应该降低手术指征,积极采取手术治疗。手术指征:①颅后窝血肿>10ml、CT扫描有占位效应(第四脑室的变形、移位或闭塞;基底池受压或消失;梗阻性脑积水),应该立刻进行外科手术治疗;②颅后窝血肿<10ml、无神经功能异常、CT扫描显示不伴有占位征象或有轻微占位征象的患者,可以进行严密的观察治疗,同时进行不定期的CT复查(图55-20)。手术的原则和目的主要是清除血肿降低颅内压、彻底止血、行硬脑膜减张缝合和硬脑膜悬吊。鉴于可能出现梗死性脑积水,同时应该行右额脑室外引流术。骨窗范围向下包括枕骨大孔下缘和向上超过横窦边缘,目的是找出和控制静脉窦出血。

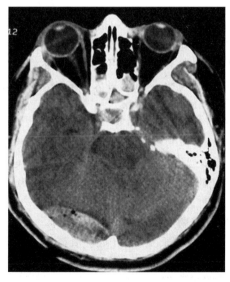

图55-20　CT显示后颅凹急性硬膜外血肿

五、多发性颅内血肿

多发性颅内血肿是指颅脑创伤后,同时形成两个

以上不同部位或类型的血肿。常伴发严重脑挫裂伤,发生率为颅内血肿的14.4%～21.4%,同一部位多发血肿约占40%,不同部位多发血肿占60%。

1. 多发性颅内血肿的类型　①不同部位同一类型血肿,以多发性硬膜下血肿占绝大多数,见于枕部和前额部减速伤,血肿多发生于额底、额极、颞底和颞极部位。头部侧方着力的减速伤,硬膜下血肿可同时发生于着力侧和对冲部位。但多发性硬膜外或脑内血肿少见。②同一部位不同类型血肿,多见于头部侧方着力,以硬膜外血肿和硬膜下血肿较多,其次为硬膜下和脑内血肿,以硬膜外和脑内血肿少见。亦多见于额颞对冲性脑挫裂伤、急性硬膜下血肿伴脑内血肿。③不同部位不同类型的血肿见于头一侧着力的减速伤,以同侧硬膜外血肿和对冲部位硬膜下血肿较多。枕部着力的减速伤可产生同侧颅后窝硬膜外血肿和对冲部位额底、额极、颞底和颞极硬膜下血。其他不同部位不同类型血肿亦少见。

2. 多发性颅内血肿的诊断　多发性颅内血肿一般较单发性颅内血肿症状严重,伤后持续性昏迷或昏迷程度逐渐加深者多,症状进展迅速,脑疝出现早,伤后患者常于短时间内即处于濒死状态。对可疑有多发性颅内血肿者,应及早行头颅CT扫描和MRI检查,早期明确诊断。在紧急抢救时,术前未明确为多发血肿的手术患者,应注意清除血肿后的颅内压改变,若颅内压无明显缓解,或一度好转随即又复增高,或血压正常而脑组织搏动欠佳,甚至仍有脑膨出时,应考虑有多发性颅内血肿的可能。对可能发生多发血肿的部位,应该进行认真仔细地探查,以免遗漏血肿(图55-21)。

3. 治疗与预后　在伤情紧急、检查条件受限的条件下,对可疑为颅内血肿的患者进行手术探查时,必须结合着力部位和着力方式考虑存在多发性颅内血肿的可能性,按次序进行钻颅探查,以防遗漏血肿。

同一部位不同类型血肿的清除:最常见的是额颞部对冲性脑挫裂伤,急性硬膜下血肿伴脑内血肿,此类血肿可在同一手术野内一并清除。对硬膜外血肿伴硬膜下血肿或局部脑内血肿,清除硬膜外血肿后,可疑时必须切开硬脑膜探查硬脑膜下,或行脑穿刺探查,以免遗漏血肿。

不同部位同一类型血肿的清除:多见双侧硬膜下血肿,双侧硬膜外血肿少见。手术时应根据血肿大小、脑受压的症状,如患者有脑疝,应先于脑疝的一侧或血肿较大的一侧开颅清除血肿。

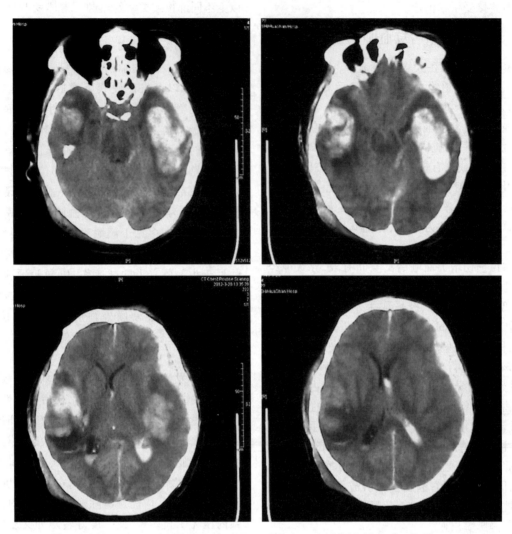

图 55-21　CT 示颅内多血肿,双侧颞叶脑内血肿,左侧急性硬膜下血肿

总之,多发性颅内血肿的诊断和处理比较复杂,病情进展快,病死率高,应尽可能一次清除颅内血肿。术后应行颅内压监测及影像学检查,严密观察病情变化,以降低病死率,提高生存质量。

(吴　惺)

第六节　颅脑损伤的并发症和后遗症

一、外伤后感染

由于头皮、颅骨和脑膜的保护以及血-脑屏障的存在,正常脑组织发生颅内感染的机会较低。一旦这些保护机制受损,致病菌侵入脑组织后容易发生颅内感染,而治疗却相当困难。颅内感染不但增加费用、延长住院时间,甚至可危及患者生命。颅脑创伤后颅内感染的发病率为 2.6% ~ 30.0%,病死率为 3.8% ~ 30.0%。常见的高危因素包括:脑脊液鼻漏、耳漏及切口漏;术后切口外引流;手术放置异物(如分流管、颅骨修补材料、人工脑膜、电极板等);手术切口污染;手术持续时间长(>4 小时);再次手术;伴有其他部位感染(呼吸道、泌尿道等感染)等。

(一)帽状腱膜下脓肿

较少见,但常继发于挫伤导致的帽状腱膜下血肿。为头皮裂伤或贯通伤时微生物直接污染,病因倾向于多种细菌感染。合适的处理方式包括切开引流,必要时清创。

(二)骨髓炎

大多由手术干预造成(如去骨瓣减压、颅骨钻孔和颅骨固定的操作,皮肤或肌肉瓣的移植),也可以由颅脑创伤本身造成。

根据症状持续的时间分为急性(<10 天)、亚急性(10 天 ~ 3 个月)和慢性(>3 个月)。若经久不愈可慢性迁延症状而难以治疗。

临床表现常为轻微症状,症状可不典型。实验室检查可见白细胞计数和血沉（ESR）正常或轻度升高。CT 检查是骨髓炎诊断主要方法。MRI 可呈假阳性。

病原微生物包括正常皮肤定植的细菌以及其他环境微生物，也可出现院内感染。治疗应强调伤后早期彻底清创和抗生素治疗。

（三）硬膜下或硬膜外积脓

硬膜外积脓较少见，可能与早期清创不充分有关。主要表现为慢性病程，临床表现轻微，大多数预后良好。

硬膜下积脓占颅内感染的 15% ~ 20%。发病时间为伤后平均 19 日。常见的症状包括头痛、发热、颈项强直等。重症者表现为高热、颅高压症状、偏瘫、癫痫以及快速进展的意识障碍。死亡率可高达 10% ~ 14%，需要急诊治疗。即使感染控制，10% ~ 44% 的患者还可遗留有永久性神经系统损伤。如未经治疗，积脓可导致癫痫、骨髓炎、脑积水、颅高压甚至死亡。

头颅 CT 增强和 MRI-DWI 以及增强可诊断和鉴别两种积脓，并评估严重程度。适当的治疗包括早期诊断、迅速而彻底的清创、引流脓液，以及积极抗生素治疗。常见的病原微生物包括需氧链球菌、厌氧菌和一系列革兰阴性菌。在明确细菌培养结果前，抗生素经验治疗应覆盖革兰阴性菌、革兰阳性菌（包括 MRSA）和厌氧菌，可选用万古霉素联合第三代头孢菌素以及甲硝唑的联合方案治疗。

（四）脑脓肿

脑脓肿是颅脑创伤较少的并发症，发生率为 2% ~ 3%。可由血源感染播散、邻近感染灶播散（如耳源性感染、鼻窦炎），或直接种植（如外伤、手术后）导致。

症状包括头痛、神志改变、局灶性神经功能缺失和发热。

诊断依靠外伤病史、临床症状以及影像学检查。CT 或 MRI 可显示脓肿。MR 显示更佳，并有助于鉴别诊断。脑脓肿扩大破入脑室是致命性的并发症，死亡率高达 80%。早期诊断和干预是良好预后的关键。

治疗手段包括脓肿切除、脓肿反复穿刺引流以及合理的抗生素治疗。脓肿直径>2.5cm 时，有手术指征。抗生素应选择具有良好的血-脑屏障通过性的药物。

（五）创伤后脑膜炎

创伤性细菌性脑膜炎主要继发于脑脊液漏。颅底骨折后脑膜炎的发生率为 9% ~ 18%。闭合性颅脑创伤后脑膜炎少见。持续性脑脊液漏超过 7 日，发生脑膜炎的风险显著上升。其他任何增加病原微生物进入 CSF 的因素都可导致发病。

早期症状可被颅脑创伤的症状遮盖。从受伤到出现脑膜炎症状的平均间隔为 2 ~ 4 周。创伤后脑膜炎的症状和体征包括发热、头痛、神志异常。

CSF 鉴定是重要的诊疗手段。病原菌常与社区获得性细菌性脑膜炎一致。对于临床高度怀疑感染的患者，应尽快行经验性抗生素的治疗。但可明显降低 CSF 培养和革兰染色的阳性率。高度怀疑 CSF 漏相关脑膜炎时，应手术修补瘘口。但不主张对颅底骨折或 CSF 漏的患者进行预防性抗生素治疗。

（六）脑室炎以及引流管相关的颅内感染

随着脑室外引流（EVD）和 ICP 监测相关的感染发生率为 0% ~ 22%。导管长时间留置（>5 天）可显著增加感染率。常规更换导管和预防性抗生素使用不能降低感染率。脑室炎的临床表现常见头痛、恶心、疲倦或精神状态的改变。发热可以不明显，脑膜刺激征也不常见。病原菌以院内感染菌为主。诊断依靠 CSF 细菌鉴定。

一旦发生感染，首先应拔除引起感染的 EVD 或 ICP 监测，积极抗生素治疗，并行持续的 CSF 引流。必要时可鞘内注射。

（七）颅内感染的抗生素使用原则

颅脑创伤后颅内感染是严重感染，一旦临床诊断，应在迅速采集脑脊液和血标本后，立即开始抗菌药物经验治疗，再根据革兰染色涂片及病原学和药敏结果，结合实际临床情况，制定有针对性的抗生素治疗方案。

抗生素通过血-脑屏障的能力是临床药物选择的重要依据。常用抗菌药物根据脑膜通透性可分为 3 类：①高通透性药物，如：氯霉素、磺胺嘧啶、复方磺胺异噁唑、甲硝唑和利奈唑胺等。②大剂量或炎症时能通过的部分通透性药物，如：青霉素类、头孢菌素类、氨曲南、美罗培南、万古霉素、磷霉素、喹诺酮类等。但应注意喹诺酮类可导致癫痫等严重的中枢神经系统并发症。③不通透的药物，如：氨基糖苷类、多黏菌素、大环内酯类等。

细菌流行病学分析显示，颅脑创伤后颅内感染主要致病菌中，革兰阳性菌以葡萄球菌属为主，革兰阴性菌以不动杆菌、铜绿假单胞菌、肺炎克雷白菌等为主。耐药性革兰阳性菌对万古霉素、替考拉宁和利奈唑胺高度敏感；革兰阴性菌对三代、四代头孢菌素，头孢哌酮/舒巴坦、哌拉西林/他唑巴坦敏感率高；肠杆菌科对碳青霉烯类高度敏感。经验治疗应联合使用覆盖革兰阳性菌和阴性菌的药物。一旦病原学检查明确，应该根据不同病原菌及药敏选择抗菌药物。

二、创伤性脑脊液漏

创伤性脑脊液漏（cerebrospinal fluid leakage）主要包括鼻漏（rhinorrhoea）和耳漏（otorrhoea）。闭合性颅

脑创伤中脑脊液鼻漏发生率为 2% ～ 3%，耳漏为 3.6%。

临床表现主要为伤后脑脊液从鼻腔或外耳道流出，急性期多为血性，慢性期为清亮液体。可以单侧或双侧。致病菌以肺炎双球菌为常见。

定性诊断包括脑脊液性状，如清亮、咸味液体；以及实验室检查如 $β_2$-转铁蛋白、葡萄糖定量检测。定位包括薄层头颅 CT 重建、CT\\MRI 脑池造影等。

部分脑脊液漏可通过保守治疗痊愈，大部分耳漏多能自愈。包括：严格卧床、头位抬高 30°；避免诱发高颅压；血压控制；口服醋甲唑胺；间断或留置持续腰穿引流等。

手术指征包括：①持续性或高流量 CSF 漏；②保守治疗无效；③贯通伤；④反复脑膜炎；⑤严重气颅；⑤多发粉碎性骨折、大面积颅底骨折、严重的凹陷性骨折。鼻漏可通过双额冠状切口开颅，硬膜外联合硬膜下探查修补；或采用经鼻内镜入路进行修补。少数不能自愈的耳漏可经乳突切开修补硬膜撕裂，必要时可封闭乳突腔、中耳裂以及咽鼓管。

三、外伤性颈动脉海绵窦瘘

外伤性颈动脉海绵窦瘘（traumatic carotid cavernous fistular，TCCF）多指由外伤造成颈内动脉海绵窦段与海绵窦之间异常的动-静脉交通。

临床表现包括头痛、搏动性突眼、颅内杂音、球结膜水肿、眼球运动障碍、神经功能障碍、蛛网膜下腔出血（SAH）以及视力下降。

CT 和 MRI 检查可见扩张的眼静脉、增粗的皮质引流静脉及伴随的脑水肿以及颅脑外伤性改变如颅骨及颅底骨折、脑损伤和颅内血肿等。脑血管造影 DSA 是诊断金标准。

除少数瘘口小、症状轻的创伤性颈动脉-海绵窦瘘可自愈外，大多数需要手术治疗。目的在于封堵瘘口，消除症状、保护视力、减少颅内出血和缺血并发症。手术主要采取血管内栓塞，使用球囊、弹簧、Onyx 以及覆膜支架等材料闭塞瘘口。多次治疗失败者可考虑永久闭塞颈内动脉。

四、创伤性脑神经损伤

（一）创伤性嗅神经损伤

额部冲击伤和枕部损伤导致的额部对冲伤是最常见的致伤类型。颅底与额叶损伤是嗅神经损伤的高危因素。前颅底骨折患者也可合并脑脊液鼻漏。嗅神经损伤的测试包括简单嗅觉鉴定试验以及化学诱发电位。MRI 等影像检查可发现创伤相关病灶。

治疗以保守治疗为主。约 1/3 患者可有显著恢复。严重嗅觉异常者可手术切除嗅球和嗅束。

（二）创伤性视神经损伤

创伤性视神经损伤（traumatic opticneuropathy，TON）占颅脑损伤的 2% ～5%。直接损伤多由贯通伤致伤物体进入眶内直接损伤视神经。间接损伤为冲击能量经颅骨传递至视神经。

典型的患者表现为直接对光反射消失和视野缺失。视神经萎缩多在伤后 3～4 周出现。

意识清醒者可用视觉诱发电位（VEP）检测双侧视神经损伤。闪烁视觉诱发电位（FVEP）适用于镇静和面部多发伤等不能配合检查的患者，能判断视觉损伤的程度。使用患侧/健侧 FVEP 比值有助于判断损伤程度。高分辨率 CT 有助于显示视神经管骨折。

视神经直接断裂者几乎不能恢复。间接和继发损伤通过治疗有可能恢复。治疗措施包括观察、激素治疗和视神经管减压或视神经鞘开窗术。单纯保守治疗者 40% ～60% 可出现视力恢复。手术指征包括影像学显著的视神经压迫以及激素治疗下仍出现进行性视力减退者。最佳手术时机仍有争议。

（三）动眼神经、滑车神经和展神经损伤

创伤暴力以及创伤后颈内动脉-海绵窦瘘（TCCF），可致动眼神经、滑车神经和展神经损伤。

损伤有时难以诊断，尤其是合并眼眶水肿和挫裂伤的患者。必须首先排除眶外因素，常需要等待水肿消退，根据神经解剖特点作出损伤定位诊断。

动眼神经损伤预后较差，多数不能完全恢复。恢复也需要较长的时间，通常可达数年。

典型的单侧滑车神经麻痹表现为患侧眼球过度偏斜、看向对侧时过度偏斜以及头偏向患侧时过度偏斜。早期可使用眼罩或棱镜对症。若 1 年症状无改善，可行眼肌手术或棱镜校正。

展神经损伤经保守治疗多可自愈。

（四）三叉神经损伤

颌面部外伤伴面部骨折可导致三叉神经并伤，产生神经感觉障碍和面部疼痛，咀嚼障碍和口腔黏膜感觉异常。评估依靠神经功能检查。骨折所致的三叉神经损伤有手术指征。手术去除神经周围骨质，扩大骨孔有助于减轻伤后继发性压迫、神经水肿以及骨化。神经修复手术可改善 86% 的神经功能，伤后 6～9 个月后手术仍有良好的效果。

（五）面神经损伤

钝性或穿通性累及颞骨岩部可导致面神经损伤。颅脑创伤患者中 5% 可合并颞骨骨折。面神经瘫痪可

为部分性或完全性,可早期或迟发出现。迟发性面瘫多由于出血、水肿或肉芽形成。急性期通常难以诊断。Battle征、脑脊液耳漏、乳突气房异常气体或液体进入或颞骨骨折均可提示面神经损伤,后者几乎都伴有面神经损伤。House-Brackmann评分可用于面瘫严重程度评估。高分辨率CT行1mm薄层横断位和冠状位扫描有助于损伤定位。MRI梯度回波序列也有助于面神经损伤评估。神经电图(electroneuronography,ENOG)和肌电图可通过记录异常电活动判断神经变性并判断预后。

面瘫患者可予以观察随访,部分患者可使用激素治疗。手术指征包括CT检查和电生理检查发现异常者。术式包括面神经全程减压或移植。

五、外伤后脑积水

外伤后脑积水是颅脑创伤最常见的并发症之一,多因凝血块堵塞脑脊液循环通路(阻塞性)或蛛网膜粒遭破坏或堵塞妨碍脑脊液吸收(交通性)所致。目前比较公认的诊断标准包括以下3点:①脑积水发生于颅脑创伤后12个月以内;②头颅CT提示脑室增大(排除脑萎缩);③临床上表现为神经功能的进行性退化或者无显著临床进展。按发生的时间可分为急性型和慢性型。急性脑积水通常发生在脑创伤后2周之内,最快在伤后3天即可出现。慢性脑积水则多在创伤后3~6周内形成,亦有迟至数月或半年才发生者。其临床表现有两种不同类型:第一类伤后持续昏迷数月,即使开颅血肿清除后亦无好转;第二类伤后曾有明显的临床症状缓解,但随即出现以智力障碍、步态不稳、尿失禁等三联征为主的综合征,表现为正常颅压脑积水。颅脑创伤的损伤程度及去大骨瓣减压术均与伤后脑积水的发生密切相关。鉴别诊断应与脑外伤后引起的继发性脑室扩大或脑萎缩相区别。颅头颅CT或MRI检查示脑室系统均匀性扩大伴脑室尤其是额角周围有明显的间质水肿带可作为辅助诊断。另外MRI脑脊液动力学分析也可有助于外伤后脑积水的诊断及治疗效果预判。一旦诊断明确,应及早进行分流术。

六、脂肪栓塞

脑外伤后脂肪栓塞多发生于颅脑损伤合并全身多发性损伤、长骨骨折、严重脂肪组织挫伤或脂肪肝挤压伤患者,以肺部脂肪栓塞最常见。如果小直径的脂滴栓子通过肺泡壁毛细血管经肺静脉至左心达体循环的分支,引起全身多器官的栓塞,最常阻塞脑的血管,形成脑脂肪栓塞。脑外伤后合并脑脂肪栓塞是一种少见的并发症,进入脑血管的脂肪栓子使脑内多处小血管堵塞,在大脑白质和小脑半球造成广泛的出血性梗死灶,形成严重的脑水肿。而且,肺部病变加重了脑缺血缺氧,可引起严重后果。

脑脂肪栓塞的临床表现有意识障碍、抽搐发作、去大脑强直和局灶性脑症状。症状通常在外伤后1~2天发生,进行性加重。并伴有胸闷、气促、咳嗽、咯血和发绀等肺栓塞症状,痰中和尿中可见大量脂肪颗粒。轻者有一过性意识变化伴头痛、嗜睡。重者伤后数小时内即可昏迷,呼吸窘迫、血压下降,如不及时治疗,短期可死亡。

脑脂肪栓塞的临床诊断较为困难,对于脑外伤后除了有脑部症状体征外还伴有肺部症状,痰液、尿液内发现脂肪颗粒等现象者,应高度怀疑本病。头颅CT除脑水肿外常无特殊改变,MRI可见脑白质中高信号影。

治疗主要针对肺部和脑部症状,保持呼吸道通畅,改善呼吸功能,纠正低氧血症,必要时气管切开,呼吸机辅助呼吸。应用血管扩张剂扩张血管,适当扩充血容量,改善脑血供。大剂量激素保护毛细血管壁,减少渗出,控制肺水肿和脑水肿。另外,长骨骨折处需局部固定,防止脂肪再进入血液循环。根据脑水肿表现,给予脱水、利尿、抗癫痫等对症治疗措施。

七、颅内积气

颅内积气(pneumocephalus)又称气颅,是指颅腔的任何一个部位出现空气或气体,包括硬膜外、硬膜下、蛛网膜下腔、脑内或脑室内。临床上常根据积气的压力将气颅分为单纯性气颅和张力性气颅。Thomas于1866年报道了第一例颅内积气。颅内积气的常见病因大致可以分为以下几类:颅骨缺损(颅脑手术、外伤、先天性骨质缺损、肿瘤等)、颅内产气细菌感染、侵袭性操作(腰椎穿刺、蛛网膜下腔麻醉、脑室穿刺等)和气压伤。

开颅颅脑手术术后常规CT平扫显示,在约66%的患者中发现5%~10%的颅内积气量,并且在几乎所有患者中均能发现或多或少的颅内积气。外伤后气颅约占颅脑损伤的9.7%,多由于颅底骨折累及鼻窦或乳突气房所致,因此常合并有脑脊液漏。最常见的部位是前组筛窦骨折造成额部硬膜下积气或局部脑内气囊肿,其次是因后组筛窦或蝶窦骨折而致。

空气入颅的机制与受损窦腔内气体压力骤然升高有关,如擤鼻、咳嗽或打喷嚏时,均可使空气压进颅内。但有时亦可因颅内压过低,源于液体动力学的影响在患者变换体位时,可将空气吸入颅内。另外,在开放性颅脑外伤或火器性脑穿透伤时也可以将空气直接带入颅内,形成硬膜下、脑内及脑室内积气。

【临床表现】

通常颅内少量积气,临床上多无颅内压增高征象,主要表现仅有恶心、呕吐、头痛和出汗等刺激症状,如同时伴有脑脊液漏和颅内感染则可出现脑膜炎症状。有时引起气颅的裂孔具有单向活瓣的特点,使颅内积气量不断增加而引起张力性气颅,临床上有颅内压增高及脑受压的表现,可出现局灶性神经系统症状与体征,严重时可引起脑疝。

【诊断和鉴别诊断】

气颅早期较易遗误,诊断主要靠 X 线片或 CT 扫描检查,可见颅内积气。少量气体多分散在额颞部蛛网膜下腔;大量积气常在额颞顶部,尤其是在额部为著,严重时双额部大量积气,在 CT 扫描上表现为山崎状的"富士山征"。也有部分患者 CT 扫描上表现为脑池内多发小气泡样的"气泡征"。这两个征象均提示张力性气颅可能。

【治疗原则】

目前对于气颅的治疗并没有统一的标准,具体依伤情而定。对于少量散在颅内积气,除给予抗菌治疗预防感染外,不需要特殊处理,气体常能自行吸收。也有部分学者提出提高吸氧浓度有助于颅内积气的吸收。对于大量颅内积气,特别是有张力气颅表现时,应及时钻孔排气,患者可因为打喷嚏而使颅内压急骤升高,从而引起脑疝甚至死亡。对伴有脑脊液漏的复发性气颅,应按脑脊液漏的修补原则,及时施行手术。对于颅脑损伤需手术时,尤其是伴有气颅者,应排空积气、缝合硬膜。手术腔放置引流管者,缝皮前需用生理盐水冲灌以排出气体。对于开放性颅脑损伤或火器性脑穿透伤伴有颅内积气时,应一次彻底清创,排空气体,妥善修复硬膜。

八、低颅压综合征

外伤后低颅压综合征多因外伤后脑膜或脊膜撕裂,脑脊液漏出所致,亦可继发于休克、严重脱水、低钠血症及伤后脑血管痉挛使脉络丛分泌脑脊液减少。头痛为主要症状,发生率几乎 100%,多发生在伤后 1~2 小时或 2~3 天后,直立性头痛为特征性表现,采取平卧位或头低位时头痛即减轻或消失。其次是眩晕、呕吐和精神症状,严重者可有意识障碍。绝大多数患者其脑脊液压力降低,低于 70mmH_2O,有少数患者脑脊液压力正常。脑 MRI 可有下列表现:①脑膜强化:增强后为对称性广泛性均匀强化,发生机制为颅内压降低,导致硬膜静脉、硬膜窦扩张,可伴有硬膜增厚;②硬膜下积液:呈新月形,无占位效应,常为双侧对称性;③脑结构移位。脊髓 MRI 可有下列表现:脊髓硬脊膜增厚,脑脊液漏口周围及以下节段硬膜外积液。放射性核素显像可证实脑脊液漏出及查找漏出部位。治疗原则为:平卧休息,必要时头低脚高位;增加液体摄入,促进脑脊液分泌;经脑室内或腰穿注入生理盐水或自体血 10~15ml,不仅能直接填充蛛网膜下腔容积,更有刺激脑脊液分泌的作用。同时对继发性低颅压的患者,应及时处理病因。

九、外伤后后遗症

(一)颅骨缺损

颅骨缺损的主要原因有:①开放性颅脑损伤或火器性穿透伤;②不能复位的粉碎或凹陷性骨折行扩创术后;③严重颅脑外伤患者行去骨瓣减压术后;④小儿颅骨骨折,可随头颅的生长而裂口增大形成颅骨缺损。颅骨缺损<3cm^2 者多无临床症状;直径>3cm 者,可产生头痛、头晕、易怒、缺损区局部搏动感等症状。体位改变时,缺损区可发生膨隆或塌陷,造成患者对缺损区存在恐惧心理,特别是缺损位于额部时,更有碍美观。颅骨缺损的治疗是行颅骨修补术。>3cm^2 的颅骨缺损应做修补。手术目的为保护脑组织,缓解临床症状,恢复美观。目前可供修补的材料有自体和人造材料两种。前者使用患者自身的肋骨、髂骨作为修补材料,较少采用。常用的为后者,采用高分子聚合材料或钛金属等植入材料。高分子聚合材料主要有加网增强的硅橡胶颅骨板、多种高分子材料混合制成的可塑性自凝材料以及羟基磷灰石或陶瓷材料所制成的新型颅骨成形片。此类修补材料具有强度适宜、组织相容性好、不易降解、不影响影像学检查的优点。金属材料主要有钛板或钛合金制成的颅骨修补片。具有较强抗压性能、组织相容性亦好,而且易塑形。具体采取何种修补材料,应根据缺损部位、大小和患者自身条件来决定。颅骨修补的时间,在无感染的情况下,手术可在伤后 3 个月到半年施行;若为感染性伤口,则手术时间应延迟至伤口愈合 1 年以上。

(二)外伤性癫痫

外伤性癫痫是颅脑损伤后较常见的并发症之一,各型颅脑损伤均可引起,但以开放性损伤合并癫痫的几率高。外伤性癫痫分早期和晚期两类。早期癫痫是指伤后 1 周内发生,其中又将伤后 24 小时内发生的癫痫称为即刻发作,将伤后 2~7 天发作者称为近期发作。晚期癫痫则指伤后 1 周后发生。早期癫痫发生率为 4%~25%,晚期发生率占 9%~42%。由于脑水肿、手术及代谢因素等影响,大多数外伤后癫痫发生在 TBI 后 1 个月内。绝大多数(约 80%)晚期癫痫发生在外伤后 1 年内,约 90% 的患者发生在外伤后 18 个月内。约 2/3 的外伤性癫痫患者为全面性发作或部分性发作,包括继发全面性发作,两种发作类型常常并存。意识丧失的持续时间、脑出血、弥漫性脑挫伤、术后硬膜下血肿、早期发作以及合并颅骨凹陷骨折等均是导致外伤后癫痫的危险因素。脑挫伤及硬膜下血肿是晚期发作的最大的危险因素。年龄也是早期癫痫发作的影响因素。小于 5 岁儿童脑外伤后早期癫痫的发生率较高,而且儿童在伤后 1 小时或 24 小时内的发生率远远高于成人。

早期癫痫的发生往往预示着晚期癫痫的发生,大约有 25% 的患者可延续为晚期癫痫。所以无早期癫痫发作的轻度脑外伤患者,其晚期癫痫的发生率很低。而且晚期癫痫的发生与早期癫痫的发生类型及次数无关。晚期癫痫的发生与脑外伤的严重程度密切相关。颅内血肿的晚期癫痫发生率很高:大约 1/5 的硬膜外血肿患者和 1/2 的硬膜下血肿及脑内血肿的患者可发生晚期癫痫。凹陷性骨折患者的晚期癫痫发生率受其合并损伤的影响。而开放性颅脑损伤,特别是火器伤,由于硬膜挫伤、脑实质损伤及早期癫痫的发生率较高,故晚期癫痫的发生可达 1/3。

外伤性癫痫发病机制复杂,涉及多种病理生理机制,目前仍无法完全阐明。目前认为可能的发生机制有:①脑组织生化、电生理和结构的改变;②异常致痫神经元的生成;③脑内抑制通路的下降;④脑内乙酰胆碱、谷氨酸和钾的减少;⑤兴奋性突触的失调;⑥酸碱平衡紊乱;⑦出血后盐离子的沉积;⑧脂质代谢紊乱;⑨基因突变。

根据病史和典型的临床表现,外伤性癫痫的诊断即可明确。对于有高危因素的颅脑创伤患者,应给予 1 周的预防性抗癫痫治疗。预防性抗癫痫治疗对晚期癫痫无效,因此 1 周后不推荐进行预防性抗癫痫治疗。癫痫的治疗以应用抗癫痫药物为主。如有明确的局限性病灶存在,如脑膜-脑瘢痕、异物、骨折片等存在则应行手术,去除病因。

(三) 脑外伤后综合征

脑外伤后综合征是常见的头部外伤后表现,通常指急性颅脑损伤恢复后,仍有许多自觉症状不能消除,但神经系统检查却无客观体征发现,甚至通过 CT、MRI 等检查亦无异常发现。这类患者多是轻度或中度脑损伤,伤后一般情况恢复好,但是有头痛、头晕等不适,迁延不愈,称之为脑外伤后综合征。

脑外伤后综合征的发病原因仍未完全明了。目前认为可能是在脑轻微器质性损伤的基础上,再加上患者的身心因素与社会因素而造成。脑损伤后综合征的临床表现复杂多样,但以头痛、头晕和自主神经功能紊乱三方面为主。头痛最常见,约占 78%,多为胀痛或跳痛,部位常在额颞部或枕后部,有时可累及整个头部。常因失眠、疲劳、噪声或心情不佳而加剧。其次为头晕,约占 50%,可有步态不稳或共济失调,给予对症处理后可缓解。除了上述症状外,还可有情绪不稳、注意力涣散、记忆力减退、易激动。伴有自主神经功能紊乱时,可有耳鸣、心悸、血压波动、多汗、性功能下降等表现。神经系统体检一般无阳性体征。辅助检查多为阴性。

脑外伤后综合征的诊断必须慎重,首先应在认真排除器质性病变之后始能考虑,另外还需排除全身的其他慢性病变。只有在排除了以上两类情况,经系统治疗半年或 1 年以上,仍有上述症状者,才可以诊断为脑外伤后综合征。

治疗采取综合性治疗手段。耐心细致的解释工作和心理咨询,消除顾虑。对症治疗。鼓励患者适当地参加体育锻炼,恢复日常生活和工作。配合理疗等综合治疗均有助于好转和恢复。适当给予镇静、安神、镇痛类药物。

(四) 智能损害

在脑外伤患者的预后及康复过程中,智力的评估正越来越受到重视。在一些重度颅脑外伤的患者中往往存在严重的智力、智能的下降,有的甚至生活不能自理。目前虽然有少数的研究指出闭合性脑外伤后都可存在不同程度的智力损害,但缺乏统一的测试方法和明确的定性。研究者利用 IQ 评分对颅脑创伤患者的智力进行评价发现有部分患者存在严重的智力损害,其语言和行为 IQ 分别为 66 分和 60 分。研究还发现颅脑外伤患者的长期记忆损害在 10% 的恢复良好患者中存在,而有 33% 的中度损害和全部重度损害的患者中存在。颅脑外伤后的言语缺陷只局限于中重度损害的患者,写作缺陷则局限于重度损害的患者。

GCS 评分在 9~12 分的中度颅脑创伤患者有 93% 的患者有头痛;90% 有记忆损害、42% 有精神的缺陷。虽然在行为 IQ 上改变不大,但受伤后只有 69% 的患者受到雇佣。

颅脑外伤后智力损害的严重程度主要取决于受伤时的程度、伤后的康复情况和康复时间。轻度损伤的患者至少需要 11 周的康复，随着受伤的严重程度升级，康复时间也延长，有的可达数年。所以颅脑外伤后的智力损害评估和治疗是一个长期的系统的工作，对颅脑外伤患者的预后有重要意义。

（杜倬婴 虞剑 顾文韬 胡锦）

第七节 脊髓损伤

脊髓损伤无论在平时或战时都不少见，它给国家、社会、家庭、个人所造成的损失巨大。本病的总发病率依据住院病例资料介于每年 11.5~23.0/100 万人口，60% 的患者年龄是 16~30 岁，大约 85% 的患者是男性，15% 是女性。病死率为 4.4%~16.7%。

【病因及损伤机制】

所有致伤病因中 40% 是交通意外事故所引起，25% 是暴力引起，21% 是坠落引起，10% 与潜水有关，另外 4% 为工作及运动相关的损伤。

脊髓损伤最常见的受损水平是中低颈髓（图 55-22），其次是胸腰交界处。受损节段的分布与损伤的具体情况和患者的年龄有关系（图 55-23）。在婴儿及年幼儿童，由于其生物力学、骨与软组织的成分、脊椎关节面方向及头颅与躯干比例不对称等，其枕颈交界

及颈胸交界处是最易受损的部分。而在老年人由于退行性改变及缺乏柔韧性，很容易使受伤邻近的脊髓受损。

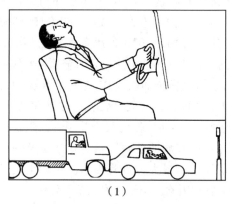

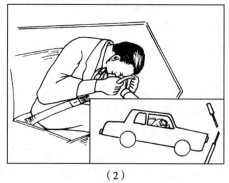

图 55-22 车祸引起的颈椎损伤
（1）颈椎过伸性损伤；（2）颈椎过屈性损伤

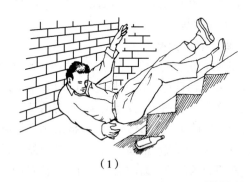 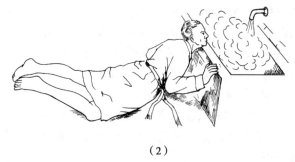

图 55-23 坠跌引起脊髓损伤
（1）颈及胸腰椎压缩性骨折；（2）颈脊髓中央损伤时的坠跌姿势

【分类】

按照与外界的沟通情况，脊髓损伤可分为开放性与闭合性。前者指有蛛网膜下腔与外界相通；后者则无。

按照着力点与损伤的关系，分为直接性与间接性。前者指外力直接作用于脊髓，损伤部位与外力作用部位一致；后者指外力作用使脊柱发生过伸、过屈及扭转等再影响到脊髓，损伤点一般在外力作用的远端。与脊髓血供有关的损伤也属于间接性损伤。

按照作用力的形式，分为：①外力作用于头顶或与脊柱纵轴平行的方向，引起脊柱过屈动作，各椎体相互挤压而致压缩性骨折，后纵韧带和棘上韧带可断裂，上一椎体向前移位，脊髓被压于上一椎板与下一椎体后缘之间而损伤（图 55-24）。或使脊柱呈"折刀样"向前屈曲，导致椎体的压缩性骨折，碎骨片突入椎管，压迫脊髓（图 55-25）。②外力作用方向使脊柱过伸，使增厚的黄韧带皱褶突入椎管，脊髓被挤于黄韧带与增生的椎体后缘之间（图 55-26）。③外力作用与

脊髓垂直,引起椎板骨折塌陷,关节突骨折,前后纵韧带撕裂。脊髓可因椎板的塌陷而致伤,亦可被压于上下两脱位的椎体之间而致伤。④外力牵拉脊髓,如臀位生产时的产伤,牵拉时易使脊髓受损。

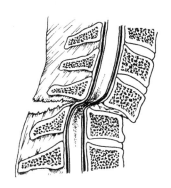

图 55-24　脊椎前脱位
脊髓被压于上一椎板与下一椎体后缘之间

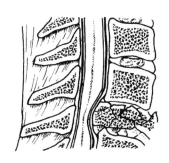

图 55-25　脊椎压缩性骨折
碎骨片及椎间盘向后突入椎管,引起脊髓压迫情况

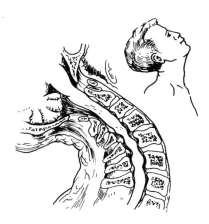

图 55-26　颈髓过伸性损伤
脊髓被压于向后突入椎管的黄韧带与
增生的椎体后缘之间

按照损伤程度,一般可以分为:完全性及不完全性。区分这两种损伤的主要目的在于不完全性损伤有着更好的预后。美国脊髓损伤协会(American Spinal Injury Association,ASIA)的损伤评分:A:完全性损伤,无运动及感觉功能存留;B:不完全性损伤,感觉

功能保存,无运动功能;C:不完全性损伤,损伤水平以下的运动功能保存,但其主要肌力小于 3 度;D:不完全性损伤,损伤水平以下的运动功能保存,其主要肌力大于或等于 3 度;E:正常,运动及感觉功能正常。

【病理】

根据病理变化的不同,脊髓损伤可分为以下类型。

1. 脊髓震荡　组织学上没有明显的病理变化可见,是一种可逆性的生理功能紊乱。

2. 脊髓挫伤　从脊髓的轻微挫伤到脊髓广泛的软化断裂都属之。病理变化随时间的迁移而发展。

3. 椎管内出血　可引起脊髓压迫,出血可位于硬脊膜外、硬脊膜下或蛛网膜下腔。

4. 脊髓血肿　为脊髓实质内的出血。与脊髓挫伤后所引起的中央出血性坏死是不同的。

上述各种损伤类型可以单独存在,也可合并发生,并随着时间的变化而发展。

【临床表现】

脊髓休克　脊髓受损后损伤平面之下完全性迟缓性瘫痪,各种反射、感觉及括约肌功能消失,数小时内开始恢复,2~4 周完全恢复。在较严重的脊髓损伤也有脊髓休克过程,一般在 3~6 周后才逐渐出现受损水平以下的脊髓功能活动。在脊髓休克期很难判断脊髓受损是功能性的还是器质性的。但受伤当时或数小时内即有完全性的感觉丧失,特别是肢体瘫痪伴有振动觉的丧失,提示有器质性损伤。脊髓休克时间越长,说明脊髓损伤越严重。

1. 感觉障碍　脊髓完全性损伤者受损平面以下各种感觉均丧失;部分损伤者则视受损程度不同而保留部分感觉。

2. 运动功能　在脊髓休克期过后,受损平面以下的运动功能仍完全消失,但肌张力高,反射亢进;部分损伤者则在休克期过后逐步出现部分肌肉的自主活动。脊髓损伤后出现受损节段支配肌肉的松弛、萎缩及腱反射消失等下运动神经元损伤的体征时,有定位诊断的意义。

3. 反射活动　休克期过后,受损平面以下肢体反射由消失逐渐转为亢进,张力由迟缓性转为痉挛。脊髓完全性损伤为屈性截瘫,部分性损伤呈现出伸性截瘫。有时刺激下肢可引起不可抑制的屈曲与排尿,称总体反射。

4. 膀胱功能　脊髓休克期为无张力性神经源性膀胱;脊髓休克逐渐恢复后表现为反射性神经源性膀胱和间歇性尿失禁;脊髓恢复到反射出现时,刺激皮肤会出现不自主的反射性排尿,晚期表现为挛缩性神经源性膀胱。

5. 自主神经功能紊乱　常可出现阴茎异常勃起,

4

Horner 综合征、麻痹性肠梗阻、受损平面以下皮肤不出汗及高热等。

6. 有部分患者脊髓损伤后有特定的表现或综合征对于诊断有帮助。1985 年，人们提出 Brown-Sequard 综合征，典型的这种损伤是由贯穿伤或刺入伤引起解剖上一侧脊髓的切断，虽然纯这种形式的损伤临床并不多见，但常有患者出现类似的症状，功能上脊髓半切。以下是另外几个较常见的综合征。

（1）脊髓中央损伤综合征：主要见于中老年男性，损伤通常是过伸性的。除了一些脊椎肥大等原发改变外，在 X 线上多无或很少有异常表现。临床表现为四肢瘫，但上肢的瘫痪要重过下肢，上肢为迟缓性瘫，下肢为痉挛性瘫。开始时即有排便及性功能障碍。大多数患者能恢复，并逐渐进步使神经功能达到一个稳定水平。恢复过程中，下肢先恢复，膀胱功能次之，上肢较慢尤其是手指。

（2）前脊髓损伤综合征：由于过屈或脊椎轴性负荷机制所引起。常伴有脊椎骨折和（或）脱位及椎间盘脱出。CT、脊髓造影或磁共振常可显示椎管前部及脊髓受压。临床表现为受伤水平以下总的运动功能丧失，而后束功能（本体感觉及位置觉等）不受影响。其预后要比脊髓中央损伤综合征差。

（3）圆锥综合征：圆锥综合征常伴有胸腰段脊髓损伤。其特点是脊髓与神经根合并受累（如圆锥与马尾受损），同时存在上运动神经元及下运动神经元的损伤。圆锥成分的损伤与较上水平的脊髓损伤的预后相似，即完全性损伤预后差，不完全性损伤预后较好。马尾神经根损伤的预后较好。

（4）马尾综合征：圆锥综合征的受伤是从 T_{11} 至 L_1 水平，而马尾综合征见于 L_1 到骶水平损伤，这些患者表现为单纯的下运动神经元损伤，不但下肢反射降低而且肠及膀胱反射也降低。临床上常呈现出不完全性及不对称性，并有好的预后。

（5）急性 DeJerine 洋葱皮样综合征：这类损伤位于高颈位，由于三叉神经脊髓束受损所致。面部及额部麻木，感觉减退及感觉缺失环绕于口鼻部呈环状。躯体的感觉减退水平仍在锁骨下，四肢有不同程度的瘫痪（图 55-27）。

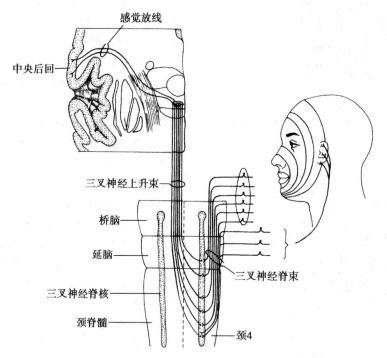

图 55-27　DeJerine 洋葱皮样综合征的神经学原理

（6）Bell 交叉麻痹综合征：损伤延髓脊髓交界处的锥体束交叉。由于上肢的运动纤维居内侧交叉在先，在相当于延髓下端水平已交叉完毕，而下肢的运动纤维居外侧在颈 1～2 段交界处才交叉完毕。在寰椎枕部或寰枢椎间有损伤时可引起本综合征。其特点为四肢有不同程度的选择性瘫痪，上肢瘫痪较重，但一侧重于另一侧；两下肢的瘫痪较轻，但与上肢相

反，另一侧重于这一侧（图 55-28）。

【急救处理与治疗】

1. 送院前处理　医务人员在事故现场建立了足够气道、通气及输液后，应仔细搬运受伤的患者，即搬运时将患者放置于正中平卧位，并固定在一个合适的脊髓平面，头两侧放置沙袋，前额用绷带固定，使气道保持通畅。有作者提出做至少颈伸 15° 的 Trendelenburg 体位

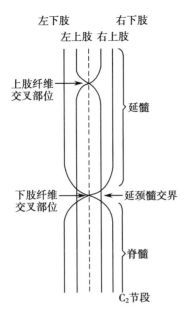

图 55-28 Bell 交叉麻痹征群的神经学原理

（即头低足高仰卧位），以减少误吸与休克。怀疑有颈椎损伤患者可以用颈托。对于可疑或意识不清的患者，采用多人搬运及木板运送方法，并用固定带固定头颈部及伤部（图 55-29）。

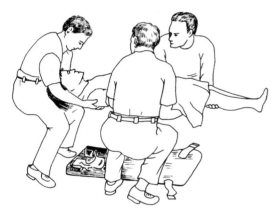

图 55-29 三人搬运法

2. 医院内初步处理 外伤患者生命抢救的步骤：①基础生命的抢救（气道、呼吸及心跳，简称 ABC）；②复苏；③其他抢救；④妥善的护理。

有学者扩大了基础生命抢救的 ABC 至 ABCDE，这新的 D 为：disability（神经功能的评价），E 为：exposure（除去被检查者所有衣裤）。在检查脊髓损伤患者时应注意常有多系统的损伤出现。如患者不能吐出或吞下分泌物、呼吸不规则，应及时气管插管，插管应在喉镜介导下经鼻或口腔做气管插管而不能活动头及颈。在脊髓损伤急性期，患者膀胱及胃肠道张力低下，以及损伤水平以下对于伤害性刺激的反应消失，应予以留置导尿管或胃管。

3. 牵引疗法 X 线检查后，最先考虑的是用颈牵引来达到重建头及颈的正常排列。在有颈髓神经功能损害而在 X 线上无明显异常或仅有软组织损伤的患者，可给予 5kg 的牵引力，但是有明显脱位或骨折的患者，牵引力应适当增加，但一般不宜超过 10kg。

4. 影像学检查 做整个脊椎的前后位片及侧位 X 线片，有时需做颈椎张口位片。CT 可以较好地显示骨，磁共振显示软组织的解剖及病理改变。X 线片、CT 及磁共振对于脊髓损伤不仅是诊断需要，而且还有监护及判断预后的作用。

5. 手术治疗及相关处理 在手术前应预防使用抗生素及皮质类固醇。手术治疗的目的为：①矫正及固定脊柱的骨折移位；②解除脊髓压迫，阻止脊髓中央出血性坏死的进展，促进神经功能障碍的早日恢复。

（1）手术适应证

1）开放性脊髓损伤患者，应尽早做清创术。目的在于去除压迫脊髓的碎骨片、枪弹、弹片、异物、血块及突出的椎间盘等，促使伤口一期愈合，变开放伤为闭合伤。

2）闭合性脊髓损伤患者的神经体征进行性加重，应尽早做椎板切除术，椎管探查及减压。

3）腰椎穿刺示蛛网膜下腔阻塞，经短期治疗无效者。

4）脊柱 X 线片示椎管内有碎骨片陷入者。

5）脊髓过屈性损伤并有颈椎间盘突出者，椎体压缩性骨折或骨折脱位引起前脊髓损伤综合征，经非手术治疗无效者。

6）对不能肯定的脊髓完全性损伤，可考虑做手术探查。

（2）不适合手术者

1）完全性的神经功能丧失而蛛网膜下腔通畅的患者。

2）急性颈脊髓中央损伤综合征。

3）悬吊性骨折。

4）有损伤性休克者。

5）医院条件不完善者。

（3）临床分类及处理：患者经过基本评价，包括病史、体格检查、神经功能检查及放射学检查，脊髓外伤患者应分为以下几类。

1）无脊髓外来压迫、无脊椎骨折或不稳定的患者：这类患者进行非手术治疗及观察。

2）无脊髓外来压迫，但有脊椎不稳定的患者：这类患者固定于治疗床上开始非手术治疗及观察，当症状稳定后做脊柱融合手术。

3）有脊髓外来压迫，而不能做牵引（胸或腰段）或牵引失败（颈段）的患者：这些患者应在 24 小时内进行手术,重建患者椎管通畅及脊柱的复位。

4）有颈部、胸部或腹部的贯通伤,且威胁生命的脏器损害要重于神经功能障碍的患者:这些患者应先由普通外科医生做初步治疗,然后本科医生在适当时候再做手术,或与普通外科手术同时进行。

5）患者有脊柱及周围软组织贯通伤,但没有威胁生命的重要脏器损害,不需做手术探查。

6）有脊髓中央出血性坏死的患者,应予以手术。通过脊髓背面正中部切开,清除出血及排除儿茶酚胺类物质,并同时用低温盐水反复冲洗。

6. 非手术治疗

（1）脱水治疗:常用的有20%甘露醇、高渗盐水、利尿剂等。

（2）低温治疗。

（3）激素治疗:常用的有甲泼尼松。

（4）其他:神经营养药如神经节苷脂等,抗纤溶制剂、抗5-羟色胺制剂、抗去甲肾上腺素制剂,高压氧等。

7. 并发症及治疗　急性脊髓损伤最常见的并发症仍是累及呼吸系统,由于肋间肌的瘫痪引起肺功能的改变,在多发外伤患者中可以出现肋骨及肺实质的直接外伤。对于高位四肢瘫患者常给予预防性气管插管,在动脉血氧不够或呼吸窘迫时应给予氧气,做气管插管应尽量经鼻气管插入,避免气管切开。在C_{1-4}损伤的四肢瘫痪患者如无自主呼吸应及早做气管切开,并做好慢性气道支持。

急性脊髓损伤患者并发消化道出血时常可致命,故应静脉给予质子泵抑制剂,放置胃管,维持胃分泌物低压引流,每4小时测试pH。颈椎水平的急性脊髓损伤患者常有神经源性休克,这类伤员常表现为交感神经切除样综合征,如胃酸分泌增加,胃肠道相对缺血及无力,很易引起应激性溃疡。

急性脊髓损伤患者的另一主要死亡原因是泌尿道感染伴败血症。密切的尿量输出监测,注意有无大体及显微镜下血尿,有导尿管的患者每4天应做一次细菌培养。另外,在ICU还有许多侵入性插管,如静脉插管、动脉插管甚至心脏导管和颅骨牵引钳等,都有高并发脓毒血症的危险,因此各种诊疗措施均应严格无菌操作,并执行有关的护理常规。

患者通常出现分解代谢状态,故所有急性脊髓损伤患者入院后24小时,应给予中央静脉高营养支持,直到肠鸣音恢复后给予口服或鼻饲流质,以后逐渐改变,直至尽可能快地达到正常饮食。

四肢瘫的患者,失去皮肤感觉及主动翻身能力,久卧后凡骨突出的部位容易引起压疮,故应予以气垫床或胶垫,每2小时翻身一次,骨突部位皮肤保持清洁干燥。

【康复】

康复的前提是必须确保患者的神经功能状态、骨骼及生理学的足够稳定,大多数无并发症的患者最好的目标是伤后1~2周起转入康复。康复的总目标是使每个患者能重返社会,并有最大的独立性及可动性,一般四肢瘫痪患者的住院时间是2~3个月,截瘫患者1~2个月。大多数患者恢复的出现是在伤后第1年,伤后的第2年达到最大的功能进步。

（刘晓东　车晓明）

第五十六章

颅内和椎管内感染

随着医学诊疗水平的不断提高，人类的许多感染性疾病得到了有效控制。然而颅内和椎管内感染仍然是神经外科面临的一个严重问题，有不少患者未能及时得到诊断和治疗，最终发生了不可逆的神经系统损害，甚至死亡。因此，早期发现和迅速而有效的治疗不仅可以挽救患者的生命，而且能最大限度地恢复患者的神经功能。近年来，由于免疫抑制剂和细胞毒性抗肿瘤药物的应用、大剂量放射线照射治疗恶性肿瘤等，使一些人体正常菌或条件致病菌也可引起抵抗力低下患者的感染。颅内和椎管内感染通常为血源性，少数系由邻近感染灶直接蔓延或继发于外伤和外科手术。因此，对感染性疾病进行积极治疗是防止其向颅内和椎管内播散的关键。

第一节　颅骨的感染

一、颅骨化脓性骨髓炎

颅骨化脓性骨髓炎大多数来自直接感染，如开放性颅骨骨折后感染、开颅或颅骨钻孔、颅骨牵引等术后感染，以及放疗、皮肤移植失败等使颅骨裸露而遭受的感染。少数来自邻近感染灶（如鼻窦炎、中耳炎、头皮脓肿等）和血源性感染（如败血症等）。

【病理】

根据病理形态，颅骨骨髓炎分为破坏性和增殖性两种。增殖性骨髓炎以局部骨质增生为主，因慢性炎症刺激骨膜所致。在感染的急性期，病变区有渗出性改变，骨髓腔内有渗出液和炎性细胞浸润。进入慢性期后，渗出性改变渐由修复性改变所替代，病变区出现成纤维细胞和成骨细胞，形成肉芽肿和致密的新骨。颅骨骨髓炎的蔓延途径有两条：一是沿板障血管，通过血栓性静脉炎向四周扩大；二是先引起邻近硬脑膜的血栓性静脉炎或头皮感染，然后再经导静脉蔓延到邻近的颅骨。前一种蔓延灶与原发病灶连接，

后一种蔓延灶可与原发灶相隔离，形成多灶性的颅骨骨髓炎。儿童由于骨缝未愈合，颅缝内没有血管，能阻止感染蔓延到邻近颅骨，故病变多局限于一块颅骨。开颅骨瓣形成术后，骨髓炎也只影响骨瓣，骨窗邻近颅骨多不受累。由于板障内积聚的脓液侵蚀，颅骨板可被穿破，其中内板较外板易受侵蚀。外板穿破后可形成骨膜下脓肿，内板破坏则可并发硬脑膜外脓肿，甚至脑脓肿。由于骨膜在病变早期即被破坏，故颅骨化脓性骨髓炎的骨膜下新骨形成较少。此外，不像在长骨那样容易产生死骨，即使形成死骨也往往较小，这与颅骨及其附着的头皮具有充沛的血液供应等因素有关。

金黄色葡萄球菌和厌氧链球菌是最常见的致病菌，其次为表皮葡萄球菌、黏质沙雷菌等。

【临床表现】

急性期患者有头痛、发热。大多数颅顶部骨髓炎患者有病灶局部的头皮红、肿、热和痛等炎症反应，并可形成头皮下脓肿。额骨受累时可出现眼睑水肿。慢性期有两种类型：①头皮下脓肿或自行穿破，或经切开排脓形成慢性瘘管，有时有死骨排出。发作可反复，长期迁延，经久不愈。②头皮未穿破，有局部颅骨增厚。颅底部骨髓炎可引起较少见的 Gradenigo 综合征，此乃经颞骨岩尖的三叉神经和外展神经受累的表现：三叉神经第 1~2 支痛、眼球外展不能，少数伴三叉神经运动支麻痹。开颅术后出现下列情况应怀疑有骨髓炎：原因不明的头皮切口裂开伴颅骨裸露、颅骨失去正常光泽而呈象牙色。

【诊断】

主要依靠上述临床表现。辅助诊断有头颅 X 线片、CT 和 MRI。骨髓炎的 X 线片表现与临床表现常不平行。感染早期 X 线片常无阳性发现，一般需发病 2 周后，化脓坏死发展至一定范围时，方显示出骨质疏松和细小的透亮灶，随后逐渐扩大成轮廓毛糙、不规则的蜂窝状透亮区，周围的骨质常有硬化增生，病灶

4

与正常骨质的分界不清。骨质破坏主要在板障,可波及内、外板,破坏区内可见米粒般细小的致密死骨。慢性病例的颅骨呈大片骨质增生,如牙质状硬化,以内板增厚为著。在骨质增生区内常见大小不等的圆形透亮区,为慢性脓肿所在,其中可见到死骨。头颅CT不仅可了解颅骨骨髓炎的范围,而且可发现颅内结构受累情况。在 MRI 的 T_1 加权图像上,正常骨髓组织的高信号变成与脑组织相同的等信号。

【鉴别诊断】

若化脓性骨髓炎的骨质破坏范围较大,而骨质增生不多时,应与下列病变鉴别:①黄色瘤:其骨质破坏形态多呈地图样,边缘锐利,没有较宽阔的骨质硬化带。②神经母细胞瘤颅骨转移:常有广泛颅骨侵蚀破坏,多沿颅缝分布,也没有附近骨质增生硬化,局部皮肤没有炎性征象。③硬化型纤维异常增殖症。④脑膜瘤骨增生。若化脓性骨髓炎增生较显著时,需与③和④鉴别。一般骨髓炎的骨增生范围更广泛,若找到死骨和脓腔则可作为鉴别诊断的有力证据。全身和头皮局部感染症有助于诊断的确定。⑤颅骨结核:其鉴别有时甚为困难,但骨结核的骨质破坏灶轮廓较锐利,周围硬化增生较少、死骨也较少见。

【治疗】

急性期先用抗生素控制感染(抗生素选用参阅脑脓肿),待病变局限或局部蜂窝织炎消退后再采用外科手术治疗。如有头皮下积脓,应及时切开排脓。病变转入慢性期,应及时进行彻底的手术治疗。手术方法是彻底切除病变颅骨。虽可借助 CT 或头颅 X 线摄片来确定应切除的病灶范围,但更可靠的是手术时的判断。对有脓性分泌物,软而不出血的颅骨及死骨均应切除,直至见到出血的健康颅骨边缘为止。要注意不要遗漏与原发病灶不相连的继发病灶。如无硬脑膜下脓肿则严禁切开硬脑膜。手术切口内引流物置放与否视感染的急性程度而定。脓液应做革兰染色涂片、需氧和厌氧培养等。术后抗生素选用应根据革兰染色结果和(或)细菌药敏试验决定。在急性感染征象消退后,至少还要应用 4~6 周,以减少骨髓炎不愈或复发的可能。小的颅骨缺损可不必处理,大的颅骨缺损(直径>3cm)如需修补,应在骨髓炎治愈 1 年以后。开颅术后骨瓣感染,可先局部应用抗生素灌洗,较长期的感染则要对局部失去活力的组织反复修剪,如上述处理无效或脓液分泌增多,应及时去除骨瓣。

二、颅 骨 结 核

较少见,好发于儿童。常继发于身体其他部位的结核病灶,经血行扩散至颅骨,额和顶骨为好发区,可单发或多发。病变从板障开始,有干酪样坏死和肉芽组织形成,可向内侵及内板和硬脑膜,向外破坏外板而至软组织。有时有死骨形成。

【临床表现】

起病较缓慢,无急性过程。开始头部形成包块,轻度疼痛,以后形成冷脓肿,不红不痛,穿刺可得稀薄的脓液,溃破后瘘管经久不愈。局部可有压痛,患者有时有头痛等症状。

X 线表现:好发于颅缝附近的颅骨穹隆部,少数也见于颅底。按骨质形态改变可分下列两种类型:①局限型:早期仅显示小片状骨质吸收、脱钙,脱钙区逐步扩大并发生骨质破坏,呈单个或多个圆形或卵圆形或带有波浪状的骨质缺损,边缘及其周围的骨质密度可不规则增生,病程长者密度增生愈显著。缺损处若有死骨,多较细小,偶在单发病灶中可见含一个纽扣样死骨;②广泛浸润型:骨质破坏呈葡萄状向四周浸润蔓延,范围广泛而不规则,往往伴有骨质增生。病变在颅缝附近更为严重。在儿童,骨质破坏并不受颅缝限制,此点与化脓性颅骨骨髓炎不同。软组织切线位摄片可见局部头皮肿起或因瘘管形成而高低不平。

【治疗】

感染局限者应在全身抗结核治疗配合下做病灶清除术。

三、颅骨真菌性肉芽肿

颅骨真菌性肉芽肿多为酵母菌,少数为球孢子菌所引起。发生于全身抵抗力减弱者,真菌由呼吸道或身体某些寄生部位经血液循环侵入颅骨。

病程进展缓慢,常形成慢性肉芽肿。肉芽肿软化溃破后形成多个瘘管,流出的脓液中可找到真菌,如见到"硫黄"颗粒,则可能为放线菌感染。

颅骨 X 线片可见骨质破坏与反应性骨质增生,死骨形成,但无骨膜反应。应注意与颅骨结核区别,脓液检查常可确诊,必要时做活组织检查和脓液真菌培养。

治疗包括手术、抗生素和碘化钾等综合性治疗。

(于 佶)

第二节 颅内感染性疾病

一、硬脑膜外脓肿

由邻近感染灶,如鼻窦炎、中耳炎、颅骨骨髓炎直接蔓延到硬脑膜外间隙而成,也可继发于开放性颅脑损伤、开颅术和先天性皮毛窦等感染之后。大约20%硬脑膜下脓肿患者合并硬脑膜外脓肿。

【临床表现】

早期患者常有头痛、发热等,当脓肿增大达一定体积,引起颅内压增高时,产生相应临床表现,并可有意识障碍、癫痫、局灶神经体征。炎症可经硬脑膜导静脉扩散至硬脑膜下和脑内,产生化脓性脑膜脑炎、硬脑膜下脓肿、脑脓肿或化脓性血栓性静脉窦炎等。常见致病菌为金黄色葡萄球菌和肠道杆菌。

临床病史,头颅、鼻窦和乳突 X 线摄片有助于本病的诊断。增强头颅 CT 和 MRI 可显示脓肿部位。在区别脓肿是硬膜外还是硬膜下以及发现颅内有无其他并发症方面,MRI 比 CT 更加敏感。

【治疗】

以开颅清除脓肿为主,由于炎症使硬脑膜坏死而变得脆弱,因此手术清除脓液和肉芽组织时要轻柔和小心,以免撕破硬脑膜,术后伤口放置引流物数天。同时要处理原发病灶。清除的脓液应立即做革兰染色涂片、需氧菌和厌氧菌培养。抗生素应在术前就开始应用,直到术后感染完全控制。开始宜用广谱抗生素,细菌培养和药敏结果出来后,再酌情选用敏感抗生素。

二、硬脑膜下脓肿

与硬脑膜外脓肿相同,常继发于鼻窦炎或中耳乳突炎。较少来源于开放性颅脑损伤、开颅手术后感染、颅骨骨髓炎、硬脑膜下血肿感染或血源性感染(如化脓性脑膜炎,常见婴儿)、胸腔化脓感染、面部感染、咽喉感染或帽状腱膜下感染等,也可继发于脑脓肿破裂。硬膜下腔的积脓常只有薄薄一层,但范围较广,甚至可波及对侧以及后颅和椎管内,伴严重脑水肿。此病变容易并发脑栓塞性静脉炎或静脉窦炎,更加重脑水肿,因此病情发展凶险、死亡率较高。另外,由于硬脑膜下积脓可因败血症的脓性栓子引起,这些栓子也可引起脑脓肿。据统计,约 1/4 患者合并脑脓肿,约 9% 患脑脓肿的儿童同时有硬脑膜下积脓。

常见致病菌为链球菌、葡萄球菌、流感嗜酸杆菌、肠道杆菌,有时为厌氧菌。

【临床表现】

早期患者出现头痛、发热和颈项强直,常有偏瘫、失语和局灶性癫痫发作。多数患者在数小时至数天内病情迅速恶化,偏瘫可在 24 小时内变得完全,少数患者由于抗病力强或细菌毒力低而使病情呈亚急性发展。

本病的诊断主要依靠放射学检查,尤其是 CT 和 MRI。CT 典型表现为:大脑凸面有新月形或椭圆形低密度病灶,其靠近脑实质一面包膜可增强,少数慢性病例的包膜可发生钙化。CT 同时可显示脑水肿、脑脓肿和脑受压情况等。对急性硬膜下积脓 MRI 可以看得更清楚,尤其是在冠状位和矢状位片上很容易地发现颅底和凸面的积脓,而在这些部位 CT 经常会错漏。

【治疗】

要求紧急开颅清除脓肿,手术可以是多孔引流或大骨瓣切除后引流。由于脓液易积聚在脑沟或脑裂内以及炎症引起硬脑膜下腔内粘连,因此单纯多孔引流难以彻底清除脓肿,特别是多房脓肿、大脑镰旁和颅后窝脓肿。手术宜以脓肿最厚处为中心做骨瓣开颅并摒弃骨瓣,尽可能多地清除脓液和坏死组织以及近硬脑膜的一层包膜,与脑皮质粘连的包膜不要勉强切除。硬脑膜敞开,术后脓腔内放导管或引流物,便于术后引流和抗生素液冲洗,一般在术后 7 天内拔除。抗生素应用同脑脓肿,同时对原发感染灶也给予相应的治疗。有癫痫的患者,需早期应用抗癫痫药。

三、脑脓肿

【病因】

脑脓肿大多继发于颅外感染,少数因开放性颅脑损伤或开颅术后感染所致。根据感染来源可分为以下几类。

(一)直接来自邻近化脓性病灶的脑脓肿

其中以慢性化脓性中耳炎或乳突炎并发胆脂瘤引起者最常见,称耳源性脑脓肿。约 2/3 发生于同侧颞叶,1/3 在同侧小脑半球,大多为单发脓肿,但也可以是多房性的。额窦或筛窦炎可引起同侧额叶凸面或底面的脓肿,称鼻源性脑脓肿。蝶窦炎可引起鞍内或颞叶、脑干等脓肿。头皮疖痈、颅骨骨髓炎等也可直接蔓延至颅内形成脑脓肿。

(二)血源性脑脓肿

多因脓毒血症或远处感染灶经血行播散到脑内而形成。如原发感染灶为胸部化脓性疾患(如脓胸、肺脓肿、支气管扩张症等)称为肺源性脑脓肿,因心脏疾患(细菌性心内膜炎、先天性心脏病等)引起者称为心源性脑脓肿。此外,皮肤疖痈、骨髓炎、牙周脓肿、膈下脓肿、胆道感染、盆腔感染等均可成为感染源。在小儿,有些发绀型先天性心脏病如动脉导管未闭、肺动静脉瘘、心房或心室间隔缺损、先天性发绀四联症等均易并发脑脓肿。此类脓肿常为多发,分布于大脑中动脉供应区,以额叶、顶叶多见,少数可发生于丘脑、垂体、脑干等部位。

(三)创伤性脑脓肿

在开放性颅脑损伤中,因异物或碎骨片进入颅内带入细菌,细菌也可从骨折裂缝侵入。非金属异物所致的脑脓肿多发生在伤后早期,金属异物所致者,则多在晚期,有长达 38 年后发病的报道。脓肿部位多位于伤道或异物所在处。

（四）医源性脑脓肿

因颅脑手术感染所引起,如发生于开颅术、经蝶(或筛)窦手术、立体定向术后的感染。

（五）隐源性脑脓肿

感染源不明。可能因原发病灶很轻微,已于短期内自愈或经抗生素等药物治愈,但细菌经血行已潜伏于脑内,一旦人体抵抗力减弱,潜伏的细菌就繁殖而致脑脓肿。另一种可能是原发病灶深在隐蔽,常不引起人们注意,如慢性咽部感染、压疮感染等。

【病理】

（一）致病菌

随感染来源而异,耳源性脓肿多属以链球菌或变形杆菌为主的混合感染,鼻源性脑脓肿以链球菌和肺炎球菌为多见,血源性脑脓肿取决于其原发病灶的致病菌,胸部感染多属混合性感染,创伤性脑脓肿多为金黄色葡萄球菌。厌氧菌脑脓肿的发生率日益增多,其中以链球菌居多,其次为杆菌和其他球菌。除开放性颅脑损伤引起的脑脓肿外,大多数厌氧菌脑脓肿继发于慢性化脓性病灶,如中耳炎和胸腔化脓性病变等。结核分枝杆菌、真菌(如放线菌、隐球菌等)、阿米巴原虫及肺吸虫等也偶可引起脑脓肿。新生儿和婴儿脑脓肿的致病菌多见变形杆菌和枸橼酸菌属,占该年龄组脑脓肿致病菌的77%~90%。这显然与新生儿体内缺乏免疫球蛋白和补体有关。

（二）细菌侵入颅内的途径

随病因而异。耳源性脑脓肿的细菌主要入侵途径是经邻近的骨结构直接蔓延至硬脑膜、蛛网膜、血管、血管周围间隙,从而进入颞叶脑实质,先引起局限性化脓性脑膜脑炎,以后中央坏死而形成脓肿(图56-1)。这种途径占耳源性脑脓肿的90%以上。感染经鼓室盖或鼓室入颅者,脓肿位于颞叶中后部;如经乳突内侧硬膜入颅者则脓肿常位于小脑的侧叶前上部。

儿童由于乳突骨质菲薄,感染很容易经Trautman三角(为位于迷路周围的间隙,上方为岩上窦、下方为面神经管、后方为乙状窦)直接蔓延至小脑半球。在少数病例,感染经导静脉或血栓性静脉炎或动脉感染栓子传入颅内,引起远隔部耳源性脑脓肿,如额叶、顶叶、小脑蚓部及大脑白质深部脓肿等。鼻源性脑脓肿的感染是细菌经额或筛窦壁,侵犯硬脑膜形成硬脑膜外(或下)脓肿,进而炎症扩散入脑实质和血管(特别是静脉),形成脑脓肿。额窦、筛窦的炎症所产生的脑脓肿多位于额叶底部或额极,蝶窦炎则可引起少见的垂体脓肿、脑干脓肿及颞叶脓肿。血源性脑脓肿的形成是远隔部位感染经动脉栓子传入的,亦可以是经静脉逆行而抵达颅内的。脓肿常呈多发性、多房性、痈性,但单发者也不少见。它可散布于脑的任何部位,但以大脑中动脉分布区最为多见。枕叶、基底核、小脑、脑干、下丘脑相对少见,非来源于脓肿破入脑室的原发性脑室脓肿很罕见。损伤性脑脓肿因硬膜破损,异物侵入颅内将细菌带入。

（三）病变的演变过程

病菌侵入脑内形成脑脓肿是一个连续的过程,不能硬性地分割为"期",但为了便于说明,Britt等根据动物脑脓肿模型的研究,把脑脓肿形成分为下列4个阶段。

1. 脑炎早期(1~3天) 病变中心为坏死伴血管外膜四周炎症反应,一般在发病3天达高峰,伴明显脑水肿。病变与周围脑组织无明确分界。

2. 脑炎后期(4~9天) 由于脓液形成使中心坏死区扩大,周边炎症反应带有炎症细胞和吞噬细胞,成纤维细胞形成纤维网—胶原包膜的前身。脑水肿在此期达高峰。

3. 包膜形成早期(10~13天) 脓肿周边逐渐形成包膜,这是机体重要的防御反应,以防止炎症扩大和脑组织进一步受损。由于深部白质血供较皮质差,

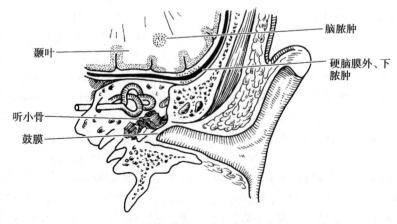

图56-1 耳源性脑脓肿细菌入侵途径

脓肿包膜近脑室或中线处形成较慢和较不完善。

4. 包膜形成后期(≥14天)　此期具有下列5个明显的组织带:①中央坏死、脓液聚集带;②周边炎症细胞和成纤维细胞侵袭带;③外围为致密胶原细胞包膜;④紧邻脑脓肿包膜为一层新生血管和残存脑炎组织;⑤最外围为神经胶质增生和水肿带。实验研究和临床观察证实脑脓肿形成至少需2周时间,经4~8周包膜趋完善。但少数患者因其抵抗力差或病菌的毒力强大,脑部化脓性病灶长期不能局限,感染范围不断扩大,脑水肿严重,除形成多灶性少量积脓外,无包膜形成,称为暴发性脑脓肿,这是一种特殊类型的脑脓肿,预后多数不良。另外,脑脓肿可大小不一,可单房或多房,单发或多发。在脑脓肿周围常有局部的浆液性脑膜炎或蛛网膜炎,有时合并化脓性脑膜炎、硬脑膜外(或下)脓肿,增加鉴别诊断的困难。

【临床表现】
取决于机体对炎症的防卫能力与病菌毒力,以及脓肿大小、所在部位和邻近解剖结构受影响的情况。多数患者具有下列典型表现。

1. 全身症状　起病初期一般都有全身感染的表现或慢性中耳炎急性发作史,患者有发热、头痛、全身乏力、肌肉酸痛、脉搏频数、食欲缺乏、嗜睡倦怠等表现,周围血象呈现白细胞增多、中性粒细胞比例增高、血沉加快等。此时神经系统并无定位体征。广谱抗生素的应用常使这一阶段的症状很快消失,一般均不超过1~2周。隐源性脑脓肿可无上述症状,脑脓肿趋向于局限化时即进入潜伏期,时间长短不一,可从数天到数年不等。患者仅略有头痛或稍有全身不适。

2. 颅内压增高症状　颅内压增高虽然在急性脑膜炎期可出现,但大多数患者在脓肿形成后才逐渐表现出来。有程度不一的头痛,可以是持续性、阵发性加重,剧烈时伴呕吐、脉缓、血压升高、呼吸变慢等。半数患者有视乳头水肿,严重患者可有意识障碍。上述诸症可与脑膜炎期的表现相互交错,也可于后者症状缓解后再出现。不论幕上或幕下脓肿,都可引起脑疝而危及生命。脑脓肿所引起的脑疝较脑瘤者发展更加迅速,有时以脑疝为首发症状而掩盖其他定位征象。

3. 脑定位症状　脑脓肿的局灶症状和神经系统体征与脓肿所在部位有关。颞叶脓肿可出现欣快、健忘等精神症状,对侧同向偏盲、轻偏瘫、感觉性失语或命名性失语(优势半球)等,也可无任何定位征。小脑脓肿的头痛多在枕部并向颈部或前额放射,眼底视乳头水肿多见,向患侧注视时出现粗大的眼球震颤,还常有一侧肢体共济失调、肌张力降低、腱反射降低、强迫性头位和脑膜刺激征等,晚期可出现后组颅神经麻痹。额叶脓肿常有表情淡漠、记忆力减退、个性改变等精神症状,亦可伴有对侧肢体局灶性癫痫或全身大发作,偏瘫和运动性失语(优势半球)等。顶叶脓肿以感觉障碍为主,如浅感觉障碍、皮质感觉丧失、空间定向障碍,优势半球受损可出现自体不认症、失读、失写、计算不能等。丘脑脓肿可表现偏瘫、偏身感觉障碍和偏盲,少数有命名性失语,也可无任何定位体征。

脑脓肿也可溃破引起急性化脓性脑膜脑炎、脑室管膜炎。患者突然出现寒战、体温骤升、颈项强直等严重感染体征,同时脑脊液内白细胞明显增多,甚至可呈脓性。这种情况如不迅速救治,常会造成患者死亡。

除上述典型表现外,部分患者呈不典型表现,大致可归纳为下列五种类型。

(1) 急性暴发型:起病突然,呈发展迅速的化脓性脑炎症状。患者头痛剧烈,全身中毒症状明显,伴寒战、脉搏频数、心音低。早期出现昏迷,可迅速导致死亡。

(2) 脑膜炎型:以化脓性脑膜炎表现为主。脑膜刺激症状明显,脑脊液内白细胞和蛋白含量显著增高。这是由于脓肿位置表浅,邻近蛛网膜下腔炎性反应严重,掩盖了脓肿本身症状。

(3) 潜伏型:患者无明显的颅内压增高及神经系统体征,仅可有轻度头痛、精神和行为的改变、记忆力减退、嗜睡等。诊断困难,脑脓肿常被忽略。

(4) 脑瘤型:脓肿包膜形成较好,周围水肿均已消退。病情发展缓慢,临床表现很像脑瘤,甚至在手术时仍认不出为脓肿。

(5) 混合型:临床表现不一,不能简单地归入上述任何一类。患者可以出现从化脓性脑炎到脓肿形成过程中的各种症状,或以一类症状为主同时并发脑膜炎,静脉血栓形成或硬膜外或硬膜下脓肿,使症状复杂化。

【诊断与鉴别诊断】
脑脓肿的临床诊断依据有:①患者有化脓性感染病灶,并有近期的急性或亚急性发作史;②颅内占位病变表现;③在病程中曾有全身感染的表现。对这些患者应进行下列各项辅助检查,以助诊断和辅助诊断。

(一) 实验室检查
1. 血常规　患者外周血白细胞计数多正常或略增高,若白细胞计数>20×10⁹/L,多提示合并脑膜炎或全身系统感染。

2. 腰椎穿刺和脑脊液检查　在脑膜脑炎期颅内压多为正常或稍增高,脑脊液中白细胞增多,以中性粒细胞为主,蛋白量也相应增高,糖降低。脓肿形成后,颅内压即显著增高,脑脊液中的白细胞可正常或略增高(多在100/μl左右),糖正常或略低。但若化脓性脑膜炎与脑脓肿并存,则脑脊液的变化对诊断意义不大,且腰椎穿刺如操作不当会诱发脑疝,因此当临床上怀疑到脑脓肿时,腰椎穿刺要慎重。操作时切勿放脑脊液,只能取少量脑脊液做检查。

(二)影像学检查

1. 头颅CT　是目前诊断脑脓肿的主要方法,适用于各种部位的脑脓肿。由于头颅CT检查方便、有效,可准确显示脓肿的大小、部位和数目,故已成为诊断脑脓肿的重要方法。脑脓肿的典型CT表现为(图56-2):边界清楚或不清楚的低密度灶(0~15Hu),静脉注射造影剂后,脓肿周边呈均匀环状高密度增强(30~70Hu),脓肿中央密度始终不变。脓肿附近脑组织可有低密度水肿带,脑室系统可受压、推移等。如脓肿接近脑室,可引起脑室管膜增强征。少数脑脓肿的增强环不均匀,或有结节状。但是头颅CT显示的"环征"并非脑脓肿所特有,也可见于神经胶质母细胞瘤、转移癌、囊性胶质细胞瘤、脑梗死和脑内血肿等,因此应结合病史注意鉴别。

一般脑脓肿有感染史,CT显示的环较均匀,伴有室管膜增强,还是容易识别。在脑炎晚期CT也可显示"环征",此乃脑炎引起血-脑屏障改变,血管周围炎性细胞浸润和新生血管形成等所致,因此脑炎的"环征"与脓肿包膜的"环征"在本质上有所不同。两者的区分,除结合发病时间外可采用延迟CT检查法,即在静脉注射造影剂30分钟后扫描,脑炎原来低密度中央区也变成高密度,但脓肿中央区密度不变。由于类固醇激素有抑制炎症反应和成纤维增生、新生血管形成的作用,从而影响脓肿包膜形成,因此对可疑患者应停用激素后重复CT检查。

(1)左额叶脑脓肿,示增强前左额叶低密度灶;

(2)左额叶脑脓肿,示增强后出现"环征";

(3)左顶枕叶多发脑脓肿(增强图像);

(4)右小脑脓肿增强图像。

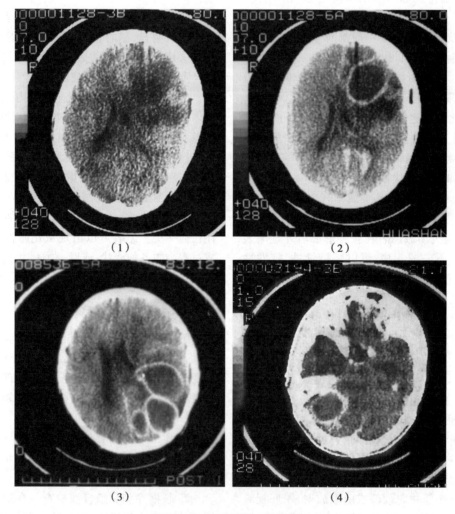

(1)　　　　　　　　　　(2)

(3)　　　　　　　　　　(4)

图56-2　脑脓肿的CT图像
(1)左额叶脑脓肿,示增强前左额叶低密度灶;(2)左额叶脑脓肿,示增强后出现"环征";(3)左顶枕叶多发脑脓肿(增强图像);(4)右小脑脓肿增强图像

2. 磁共振成像（MRI）　在脑炎期病灶在 T_1 加权成像，呈边缘不清的低信号，T_2 加权成像则为高信号改变。周边脑水肿在 T_1 为低信号，T_2 则为高信号，脑灰白质对比度消失。脑炎晚期病灶中央区低信号（T_1 加权）或高信号（T_2 加权）区扩大。包膜形成期病灶的中央区在 T_1 加权成像为明显低信号，其周边为略低信号水肿区，两者之间为等信号或略高信号的环状包膜。在 T_2 加权成像中水肿区信号明显提高，病灶中央区脓液为等信号或略高信号改变，包膜则为低信号环。T_1 加权成像增强时，包膜信号呈均匀、显著增高，病灶中央区和周围水肿区的信号不改变，邻近脑灰白质对比度恢复正常，在

DWI 成像脓液为高信号，包膜为低信号环（图 56-3）。因此 MRI 显示早期脑坏死和水肿比 CT 敏感，区分脓液与水肿能力比 CT 强，但在确定包膜形成、区分炎症与水肿不及 CT 敏感。另外，约 1/3 脑脓肿特别是术后脓肿 DWI 不呈高信号。近年来，质子磁共振波谱（1H-MRS）也用于细菌性脑脓肿的诊断以及与颅内囊性坏死性肿瘤的鉴别诊断。细菌性脑脓肿患者的特征 MRS 能显示在脓腔内出现多种氨基酸（AA）共振峰，丙氨酸（Ala）共振峰，醋酸（Ac）共振峰和琥珀酸（Suc）共振峰，双 L 波（乳酸和类脂），但 Cho/NAA 却无明显变化，有别于囊性坏死性恶性胶质瘤患者。

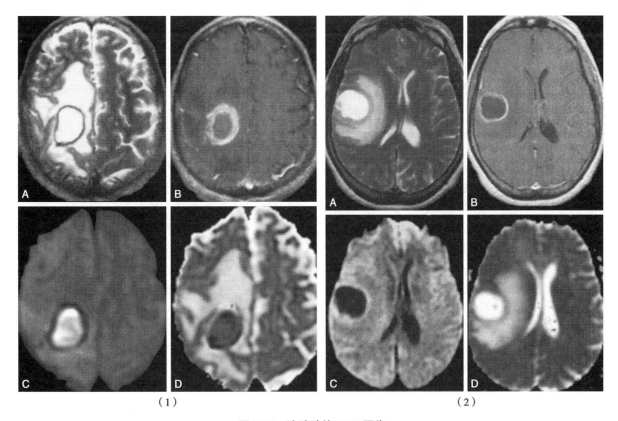

图 56-3　脑脓肿的 MRI 图像

（1）脑脓肿 MRI 表现（左侧图）：A. T_2WI 显示右额叶脓肿，低信号薄壁伴周围水肿　B. T_1WI 增强示脓肿壁　C. DW 示脓肿腔内高信号脓液　D. ADC 示脓液为低信号；（2）囊性肿瘤（右侧图）　A. T_2WI 显示右额高信号占位，无低信号壁伴周围水肿　B. T_1WI 增强示增强包膜　C. DWI 示低信号腔内高　D. ADC 示高信号内容，伴周围水肿

3. 钻孔穿刺　具有诊断和治疗的双重意义，适用于采取上述各检查方法后还不能确诊而又怀疑脑脓肿的病例。在无上述检查设备的单位，临床上高度怀疑脑脓肿者，可在脓肿好发部位钻孔穿刺。

脑脓肿应与下列疾病鉴别。

（1）化脓性脑膜炎：一般化脓性脑膜炎体温较高，中毒症状和脑膜刺激征较明显，多无定位体征，脑脊液呈化脓性炎症改变等，不难与脑脓肿鉴别。但若脑脓肿与化脓性脑膜炎相伴随，则临床上两者难以严

格区别，可采用头颅 CT 或 MRI 加以鉴别。

（2）耳源性脑积水：多因中耳感染、乳突炎和横窦血栓形成所致。其特点为颅内压增高而缺少定位体征，病程较长。可采用头颅 CT 或 MRI 以及 MRV（磁共振静脉成像）检查来与小脑脓肿区分。或小心行腰椎穿刺，压病灶侧颈静脉，如不引起脑脊液压力增高，则提示该侧横窦阻塞（Tobey-Ayer 试验）。本病经药物抗感染，脱水多能缓解。

（3）化脓性迷路炎：为中耳炎并发症，可出现眼

颤、共济失调和强迫头位,颇似小脑脓肿。但本病眩晕较头痛严重,眼底水肿,无病理征,经药物治疗数周多好转。

(4)脑瘤:一般根据病史、CT、MRI可鉴别,有时需手术才能确诊。

【治疗】

在化脓性脑膜脑炎时选用有效的抗生素和脱水剂治疗,常可避免脓肿形成。脓肿形成后,抗生素仍是重要的治疗措施。由于血-脑屏障存在,抗生素在脑组织和脑脊液中的浓度比血中要低。因此应用抗生素要注意:①用药要及时,剂量要足。一旦诊断为化脓性脑膜脑炎或脑脓肿,即应全身给药。为提高抗生素有效浓度,必要时可鞘内或脑室内给药。②开始用药时要考虑到混合性细菌感染可能,选用抗菌谱广的药物,通常用青霉素和氯霉素,以后根据细菌培养和药敏结果,改用敏感的抗生素。③持续用药时间要够长,必须体温正常、脑脊液和血常规正常后方可停药。在脑脓肿手术后应用抗生素,不应少于2周。青霉素钠盐或钾盐1000万~2000万U/d,分2~4次静脉点滴;增效磺胺甲噁唑4支(相当SMZ 1600mg,TMP 320mg),分2次静脉点滴;苯甲异噁唑青霉素12~18g/d,分2次静脉给药;氨苄西林每天150~200mg/kg,分2~4次静脉点滴;阿米卡星每天200~400mg,分2次肌内或静脉给药;妥布霉素每天5~7mg/kg,分2~3次静脉点滴给药;第三代头孢菌素,如头孢曲松钠每天1~2g,分1~2次静脉点滴;羧苄西林每天300~500mg/kg,分2~4次静脉给药;万古霉素每天1~2g,分2次静脉点滴;利福平每天1200mg,分2次口服;甲硝唑每天15~20mg/kg,分2~4次静脉给药。鞘内注射抗生素:庆大霉素每次10 000~20 000U,每天1~2次;阿米卡星每次5~10mg(最大剂量每次40mg),每天1次;头孢噻吩每次15~100mg,每天1次;头孢噻啶每次12.5~50.0mg,每天1次;多黏菌素每次10 000~50 000U,每日1次;万古霉素每次20mg,每天1次;两性霉素B首剂0.05mg,以后逐渐增至<1mg;咪康唑每次10~20mg。可选用1~2种抗生素做鞘内注射,用生理盐水把药稀释。注射时要缓慢,使药液逐渐在脑脊液中弥散,并根据患者反应调整针尖位置和注射速度,以减少药液对神经组织的毒性反应。当伴有脑室炎时,鞘内给药脑室内药浓度很低,仅为椎管内浓度的1/40~1/10,因此应装置头皮下贮液囊,做脑室内给药。脑室内给药同鞘内,但药物剂量减半。当急性化脓性脑炎发展迅速,出现高颅压,危及患者生命,经脱水剂治疗无效时,可开颅切除炎性坏死脑组织,并在残腔内放置导管,以便术后做引流和注入抗生素。

一旦脑脓肿形成,就不能单独用药治疗,还必须采用手术。对包膜尚未完善形成的早期脓肿、多发性小脓肿、基底核等深部脓肿,或患者年老体弱不能耐受手术,可先采用内科治疗,但必须密切随访,定期做神经系统检查和头颅CT复查。抗生素应用时间,根据患者临床状况和CT表现而定。当脓肿体积显著缩小,抗生素静脉给药至少3周,以后改口服,直到CT证实脓肿完全消失为止。对结核性、真菌或阿米巴原虫性脑脓肿,应给予相应的药物治疗(可参阅有关章节)。

关于手术时机,有两种意见,一种主张一旦确诊为脑脓肿即应手术,另一种主张用抗生素治疗1~2周,待包膜形成完善后手术。多数人偏向后一种意见,但当病情恶化时,应立即手术。手术方法有以下几种。

1. **穿刺抽脓术** 简便安全,既可诊断又可治疗,适用于各种部位的脓肿,特别对位于脑功能区或深部脓肿(如丘脑、基底核)或老年体弱、婴儿、先天性心脏病及病情危重不能耐受开颅术者适用。穿刺法失败后,仍可改用其他方法。对深部脑脓肿(如丘脑脓肿),采用立体定向技术或头颅CT简易定位法,可提高穿刺的准确性。但是缺点是疗程较长,对厚壁脓肿、脓腔内有异物者不适用。

穿刺抽脓时,应根据脓肿部位,选最近脓肿而又不在脑功能区或大血管部位钻孔。穿刺入脓腔后,应保持针尖在脓腔中央,把脓液尽量抽吸出来,并反复小心地用生理盐水做脓腔冲洗,防止脓液污染术野。最后向脓腔内注入抗生素。临床症状、体征的消失,CT显示脓肿缩小(直径<1.5cm)、皱缩,则说明脓腔已闭合,可停止穿刺。但临床还应定期随访半年至1年。

2. **脓肿切除术** 经穿刺抽脓失败者、多房性脓肿、小脓肿或脓腔内有异物者均应行脓肿切除术,对脓肿溃破者也应紧急开颅切除脓肿,并清洗脑室内积脓。术时应注意防止脓液污染伤口。本法治疗彻底,颅内减压满意,但需要有一定的医疗技术和条件。上述两法各有利弊,应根据患者情况合理选用。一般而论,手术方法与术后癫痫发生率、脓肿复发率及神经系统并发症之间并无显著关系。不论采用什么方法,最重要的是及时的诊断和治疗,在脑干尚未发生不可逆的继发性损伤以前清除病变、解除脑受压,并配合应用适当的抗生素和脱水治疗,注意营养和水、电解质平衡。

其他治疗应包括术前、术后利尿剂、脱水剂(如20%甘露醇等)的应用和抗癫痫等对症治疗。由于术后约半数患者发生癫痫,以术后4~5年为高峰,因此术后抗癫痫治疗不应短于5年。

【预后与预防】

新型抗菌药物的广泛应用、诊断技术的不断改进及神经外科的技术发展已使脑脓肿的治愈率有了显著进步。自CT广泛应用以来,脑脓肿的诊治更为及时,平均手术病死率已锐减至低于10%;神经系统后遗症的发生率也已显著降低。在各类脑脓肿中,血源性脓肿的预后较其他为差,其中尤以胸源性与心源性为显著。小儿的预后比成人差,抗药菌株引起的脓肿较其他细菌引起者为差。另外,原发灶的彻底清除可杜绝脑脓肿的再发,也是关系预后的一个因素。

各种疗法都可能有不同程度的后遗症,因此脑脓肿的处理应防重于治。防止和减少耳、鼻部慢性炎症性疾病,尽早彻底治疗耳、鼻部化脓性炎症,胸腔及其他部位的感染病灶,对开放性颅脑损伤及时彻底清创、去除异物,是减少颅内脓肿的有效措施。

四、脑结核瘤

本病多继发于身体其他部位的结核病灶,由血源性播散入颅内。可单发或多发,颅内任何部位都可发生,但以小脑幕下较幕上者多见,约为2∶1,儿童尤其如此。

【病理】

小脑幕下好发于小脑半球,幕上以额叶、顶叶多见,其次为颞叶,少数可见硬脑膜、硬脑膜下腔、眶上裂、四叠体、胼胝体、脑干、脑桥小脑角、小脑扁桃体、枕大池、脉络膜丛、垂体等。结核瘤大小不一,可从直径数毫米到8~9cm,甚至可占据整个小脑半球或大半个大脑半球。外观为边界清楚,黄白色结节状或不规则、少血管肿块,多位于脑皮质下,少数表浅者可与硬脑膜粘连。病灶周围脑组织水肿或萎缩。瘤剖面中心为淡黄色干酪样坏死或肉芽组织,显微镜检见类上皮细胞、朗汉斯巨细胞、淋巴细胞、浆细胞和中性粒细胞等。苯酚品红染色能找到抗酸杆菌。病灶周围脑组织有退化的神经元、神经纤维、栓塞的血管,格子细胞和肿胀的星形胶质细胞和少突胶质细胞。少数结核瘤中央的干酪样坏死而呈囊性变或合并化脓性细菌感染或形成结核性脑脓肿。

过去本病的发生率很高,占颅内肿瘤30%~50%,随着抗结核药的广泛应用,本病的发生率已显著降低,一般为0.9%~2.5%,可是在某些国家和地区其发生率仍达8%~12%。

【临床表现】

多见青少年和儿童,约1/3患者有其他部位原发结核病病灶,1/3曾有结核病或结核病接触史,其余则无结核病史。绝大多数患者有头痛、呕吐、视乳头水肿等高颅压征,婴幼儿可见头颅增大、头皮静脉怒张。

局灶体征依病灶部位而定,小脑幕上者以各种形式的癫痫为突出表现,其他依次为运动、感觉障碍、失语等。小脑幕下者则以小脑共济障碍常见(参阅脑脓肿)。约半数患者有低热、盗汗、体重下降、营养不良、血沉增快等全身慢性感染病征。

头颅X线片有时有病理性钙斑,50%患者胸片有肺结核,仅半数患者腰穿有白细胞稍增高、蛋白轻度增高,但颅内压增高却见于大多数患者,因此应尽量避免腰穿以防诱发脑疝。脑血管造影和脑室造影可显示颅内占位征象。头颅CT是本病最理想的诊断方法,其典型表现为:均匀或不均匀的低密度病灶,其间有高密度钙化灶,增强后其包膜呈环状密度增高。邻近脑组织可有低密度水肿区。小结核瘤(直径<1cm)可表现等密度或高密度病灶。脑结核瘤在MRI上为低信号(T_1加权成像)或高信号(T_2加权成像),可伴有水肿,这些表现易与胶质瘤混淆。

对颅内占位病变者有下列情况应怀疑脑结核瘤:①青少年患者;②身体其他部位有结核病灶或有结核病史;③有头痛、低热、抽搐、盗汗、乏力、体重下降和血沉增快者。

【治疗】

主要是药物治疗,在药物治疗无效或有不能控制的高颅压以及术前不能定性者才考虑手术治疗。除位于重要功能区的病灶外,应争取全切除,术中谨防结核瘤破裂污染术野,手术结束时用0.05%链霉素溶液彻底冲洗术野。术后应进行长期的抗结核药物治疗。药物治疗一般采用链霉素(1g/d)、异烟肼(400~600mg/d)和对氨基水杨酸(8~12g/d)三者联合应用;或利福平(600~1200mg/d)、异烟肼(400~600mg/d)和乙胺丁醇15mg/(kg·d)三者合并应用。总疗程为18~28个月,同时可给予维生素B_6 50~100mg/d,以防抗结核药引起的神经毒性反应。如术时脑室开放、术野受干酪样物质污染或术后合并粟粒性结核或脑膜炎者,可加用肾上腺皮质激素,以减轻脑水肿。

过去本病手术死亡率高达50%~70%,自应用抗结核药物、脱水剂和激素后,手术死亡率已降为10%~20%。如早期诊治,80%患者可治愈,但常留有后遗症。同时术后应强制性进行密切的临床和影像学随访。

五、脑梅毒瘤

少见,发生率占颅内肿瘤的0.1%~0.6%,为一种慢性肉芽肿性晚期神经梅毒。大多累及脑皮质下区和经血管、脑膜扩散至邻近脑实质。好发于大脑半球,偶见于小脑和脑干、第四脑室、垂体、下丘脑等。单发为主,呈不规则圆形或卵圆形,直径大小不一,质

4

地如橡皮,切面呈灰红色。镜检可分3个区域:中心区为广泛坏死,含大量嗜银纤维(为本病的特点);其外围为细胞结构,有浆细胞、淋巴细胞、单核细胞、成纤维细胞、类上皮细胞和巨细胞等,伴有血管炎或血管周围炎;最外围为胶原纤维组成的包膜。

【临床表现】

近似颅内肿瘤,有高颅压征和局灶神经征。颅骨X线片可有慢性高颅压表现、松果体钙化移位等。如病灶与脑膜广泛粘连,可侵犯颅骨而使局部颅骨板变薄和破坏。头颅CT检查显示占位征象,表现为低密度,注射造影剂后可增强。在脑MRI上则显示为中央低信号,周边高信号环(T1加权图像),增强后信号明显提高。在T2加权图像则为低信号伴梅毒瘤周边高信号水肿区。如发现阿-罗瞳孔,血和脑脊液梅毒反应阳性,对本病诊断很有价值。

【治疗】

包括应用铋剂、碘剂和青霉素等驱梅毒剂,药物治疗无效或有高颅压征或严重局灶征时,应手术治疗切除梅毒瘤,术后仍需驱梅毒治疗。

六、脑真菌性肉芽肿和脓肿

属深部真菌感染,因此凡能引起深部组织感染的真菌,均可以是本病的致病菌,如隐球菌、曲霉菌、球孢子菌、类球孢子菌、诺卡菌、放线菌、荚膜组织胞浆菌、芽生菌、分子孢子菌、念珠菌、波伊德霉样真菌、藻菌等,但以隐球菌和曲霉菌、放线菌多见。近年来,由于抗生素、激素和免疫抑制剂在临床上广泛应用,器官组织移植手术推广,以及医务人员对真菌病认识的提高,真菌感染的发生率有增加趋势。在自然界中真菌分布很广泛,很多真菌是条件致病菌,寄生在人体中,当人体抵抗力降低时它们乘虚而入,可侵犯肺、脑膜和脑、脊髓、皮肤、淋巴结、肠、肝、脾、肾上腺等脏器等。真菌入侵脑的方式,常先从呼吸道吸入,形成肺部病灶,再由肺经血行播散到全身器官和入颅。少数真菌(如曲霉菌、放线菌和芽生菌)可经头面部的口腔、鼻腔、鼻窦、眼眶、脊椎骨等处的病灶直接侵入中枢神经系统,个别病例可经腰穿、手术植入而发生脑部真菌感染。患有单核-吞噬细胞系统恶性肿瘤、糖尿病等患者较易发生本病。

【病理】

感染使脑膜局限性或广泛性形成不规则的肉芽肿,淋巴细胞、浆细胞或多核巨细胞浸润。脑呈不同程度的水肿,真菌沿血管周围和软脑膜下聚集,形成多数小囊样病灶,呈急性或慢性化脓性炎症反应,甚至形成脑脓肿或肉芽肿,多位于脑实质内,偶见脑室内。在脓肿和肉芽肿中可见大量真菌体或菌丝。不同种类的真菌感染,引起的病理变化也不相同:白色念珠球菌常引起小灶性化脓和肉芽肿;隐球菌早期形成胶冻样病变,无纤维包裹,晚期则形成肉芽肿;放线菌主要形成多发性脓肿和肉芽肿,脓肿壁呈黄色,脓液含"硫黄颗粒"。

【临床表现及诊断】

病程多为亚急性、慢性或隐匿性发展,甚可迁延或反复发作达数十年之久,未经治疗者多死亡。临床表现颇似颅内肿瘤,有高颅压征和局灶神经征。椎管内感染表现为进行性脊髓横贯性损害。可有发热,但常不明显。常伴因脑底蛛网膜粘连引起的交通性脑积水。脑脊液常规及生化检查可发现压力、蛋白和细胞计数增高,但非特异性。头颅X线摄片、核素脑扫描、脑血管造影等仅显示颅内占位迹象,不能确定占位的性质。头颅CT表现与化脓性脑脓肿相同,包膜可有或无增强,肉芽肿则呈等密度或略高密度病灶,中等增强,可有或无钙化。周围脑水肿常不明显。因此单纯根据临床表现和上述检查难以诊断本病,诊断的重要依据是:脑脊液涂片染色、培养和接种或脑组织和肉芽组织标本的病理检查,以发现病原菌。真菌皮肤试验阳性反应、其他器官组织发现真菌感染有辅助诊断价值,如皮肤窦道分泌物有黄色、奶油黄、棕色和有时为黑色的"硫黄颗粒"(可把分泌物稀释于生理盐水中,取沉积物过滤后寻找),则很可能为放线菌感染。

【治疗】

以手术切除肉芽肿或脓肿为主,术后辅以药物治疗。

1. 两性霉素B　对隐球菌、球孢子菌、念珠菌等效果较好。剂量从0.25mg/kg开始,溶于5%葡萄糖溶液中静脉点滴,逐渐增至1mg/kg,使3个月内总剂量达2~4g。滴注速度应缓慢、避光。由于本药不易透过血-脑屏障,故常同时鞘内给药。方法:取两性霉素B 0.25mg溶于等渗盐水1ml内,然后用5~10ml脑脊液再稀释后缓慢、分次注入鞘内。一般鞘内给药1次最大剂量为1mg,每周注射2次。应用本药前给予地塞米松和异丙嗪等,可减轻药物反应。

2. 制霉菌素　对隐球菌、念珠菌等效果较好。剂量:成人200万~400万U/d,儿童每次12.5万~25万U,分2~4次口服。

3. 克霉唑　对念珠菌、球孢子菌等有效。剂量:成人每天50~60mg/kg,儿童每天20~60mg/kg,分3次口服。

4. 曲古霉素　对隐球菌、芽生菌、念珠菌有效。剂量:20万~40万U/d,分3~4次口服。

5. 5-氟胞苷作用同两性霉素B,但它能通过血-脑屏障,对肝、肾均有损害。剂量:每天100~200mg/kg,

一般应用6~8周。

6. 抗生素 大剂量青霉素、林可霉素、氯霉素对放线菌感染有效。

7. 酮康唑(ketoconazole) 对球孢子菌、组织胞质菌有效。剂量：200~1200mg/d。

上述药物应用的期限视病情而定，并应根据脑脊液常规、生化、涂片检查和培养结果决定是否停药。用药期间要注意药物的不良反应，并调整全身情况，增强机体抵抗力，消除引起真菌感染的原因，这样才易于提高治疗效果。

（于 佶）

第三节 颅内寄生虫病

中枢神经系统寄生虫病是寄生虫侵犯中枢神经系统，形成占位性病变或颅内压增高而导致的一类疾病。它是全身性寄生虫病的一部分。在发展中国家此类疾病并不少见，但大多数经内科治疗即可痊愈。本节仅就我国常见的几种与神经外科有关的中枢神经系统寄生虫病作一介绍。

一、中枢神经系统阿米巴病

阿米巴原虫在某些情况下可侵犯中枢神经系统，其发病率虽低，但病死率却相当高，应引起注意。引起中枢神经系统疾病的阿米巴原虫有两类：溶组织阿米巴是寄生于人体最常见的一种，一般导致阿米巴肠病或阿米巴肝脓肿、肺脓肿，极少情况下它也可侵入中枢神经系统引起中枢神经系统阿米巴病(amebiasis of central nervous system)；自由生活阿米巴一般不致病，但在少数情况下可直接侵犯中枢神经系统引起原发性阿米巴脑膜脑炎(primary amebic meningoencephalitis，PAM)并可导致眼部损害。这两种感染表现各异，已引起很多学者的关注。

（一）自由生活阿米巴脑部感染

本病由Fowler等人在1965年首先报道，病原包括福氏耐格勒阿米巴(Naegleeria flowleri)、格氏耐格勒阿米巴(N. gruberi)以及棘阿米巴属原虫。前两者主要引起原发性阿米巴脑膜脑炎，后者引起人亚急性或慢性肉芽肿性脑炎(human subacute or chronic granulomatous amebic encephalitis，GAE)和角膜炎(granulomatous amebic keratitis，GAK)。

【病原学】

耐格勒阿米巴属的滋养体呈长椭圆形，大小约22μm×7μm，染色后可见明显的细胞核，核内有大而圆的核仁，核仁与核膜之间有一透明圆圈，呈典型的泡状核。随着外界环境的变化，滋养体可转化为鞭毛虫或包囊形态。棘阿米巴仅有滋养体和包囊两种形态，无鞭毛虫形态。滋养体直径为14~40μm，活动时呈缓慢滑行，最主要的特征是虫体表面有个棘突，核与耐格勒属相似。少数情况下小哈门属阿米巴也可致病，其滋养体较耐格勒稍大，结构相似，亦无鞭毛体。

自由生活阿米巴具有相似的简单的生活史，它可自由生活，多见于污水、泥土或其他腐败有机物中，棘阿米巴在健康人的咽部也曾分离到。其滋养体主要以细菌为食物，进行简单的二分裂增殖，条件适当时每4~14小时分裂一代。

【流行病学】

世界各地均有本病报道，五大洲的14个国家发现了本病，但总数不超过200例，近30年来我国也先后报道了多个病例。本病主要通过在淡水湖或池塘中游泳时接触感染。原发性阿米巴脑膜脑炎好发于健康的儿童与青年，肉芽肿性阿米巴脑炎多发于免疫缺陷或低下的人群：如AIDS患者、接受化疗或肾上腺皮质激素治疗的患者，有皮肤溃疡和严重基础疾病者也是本病的好发人群。

【发病机制和病理】

致病的自由生活阿米巴通过鼻腔经筛状板沿嗅神经束上行，侵入脑部后可通过其吞噬作用和分泌多种溶细胞酶而破坏脑组织，形成明显的"脱髓鞘病变"。现已发现可能与致病有关的酶有：氨基酸多肽酶、酯酶、水解酶、酸性或碱性磷酸酶、脱氢酶等，棘阿米巴分泌的胶原酶尚可能与角膜损害有关。此外，人体的免疫状况对发病也有重要影响。

原发性阿米巴脑膜脑炎在病理上可见大脑水肿、脑膜弥漫性充血伴脓性分泌物、皮质多发的浅表出血点、嗅球明显出血、坏死和脓性分泌物。镜检在蛛网膜下腔和血管周围间隙可发现许多虫体，病灶处脑组织伴有脱髓鞘改变。

【临床表现】

1. 原发性阿米巴性脑膜脑炎多见于青少年，起病急骤，病情发展迅猛，以头痛、发热、呕吐等症状开始，迅速出现谵妄、瘫痪和昏迷，不经治疗一般在2~4天内死亡。患者脑脊液细菌培养阴性，但可发现耐格勒阿米巴。

2. 肉芽肿性脑炎由棘阿米巴引起，起病相对缓慢，病程可达1~2个月，以脑瘤压迫样症状较明显。临床上表现为长期发热、共济失调、癫痫发作、偏瘫、失语、复视等，晚期逐渐进展到昏迷直至死亡。此外，棘阿米巴还可引起角膜炎、视网膜炎等眼部损害，常伴有剧烈疼痛。有时眼部的阿米巴也可侵入颅内致病。

【诊断】

患者多有接触池水史,继之出现原发性阿米巴脑膜脑炎或肉芽肿性脑炎的临床症状。原发性阿米巴性脑膜脑炎患者的脑脊液呈脓性或血性,可找到耐格勒阿米巴;肉芽肿性脑炎患者的脑脊液清或轻度混浊,无阿米巴。免疫学方法多用于科研,临床上尚未开展。

【治疗】

本病尚无理想的治疗药物,曾试用过多种抗生素、磺胺类及抗疟药等,均无效,迄今只有 5 名患者抢救成功。这 5 名患者均采用了两性霉素 B 联合其他抗生素治疗。国外学者建议对原发性阿米巴性脑膜脑炎的患者应予最大耐受剂量的两性霉素 B 联合利福平、四环素等药物治疗,有一定效果。对肉芽肿性阿米巴脑炎可试用双脒类衍生物如丙烷脒、喷他脒等治疗,但疗效仍不肯定。

【预防】

对人群比较集中的游泳池应严格消毒制度,使水中氯浓度保持在 0.5 ~ 1.0mg/L 的水平。在农村地区,应避免在污染的水池中游泳,但是在炎热地区很难制止儿童在水中嬉戏,此时应教育儿童尽量避免可使水大量进入鼻腔的动作如跳水、深潜等。

(二) 溶组织阿米巴脑病

溶组织阿米巴是人体常见的寄生虫,主要引起阿米巴肠病、阿米巴肝脓肿和肺脓肿,少数情况下虫体可侵入脑中形成阿米巴脓肿。

溶组织阿米巴有滋养体和包囊两种形态,前者为寄生型以细菌和组织碎片为食,以二分法繁殖。当其随粪便排出体外时,滋养体转化为包被囊壁的包囊,包囊对外界有较强的抵抗力,人因吞食包囊而致病。

全世界每年有近 5 亿人感染该虫,约有 8% 发病,4 万人死亡。在墨西哥、南美洲西部、南亚、非洲西部和东南部等地,流行尤为严重。中枢神经系统的阿米巴脓肿仅发生于患有阿米巴肠病的患者中,多伴发肝脓肿。患者多为 20 ~ 40 岁的年轻人,男女比例为 10 : 1 ~ 20 : 1。

溶组织阿米巴从肠道侵入中枢神经系统的机制目前尚不清楚,但在脑内形成的多发脓肿常位于灰质和白质的交界处,提示了虫体可能是通过血行进入中枢神经系统的。在中枢神经系统的虫体可通过吞噬和释放毒素而造成局部损害,病灶多位于大脑半球,小脑和脑干非常少见。在病理上可见脑实质水肿,严重的甚至有脑疝形成。脑的浅表有多发不规则病灶,中央部为坏死组织,直径在 2 ~ 60mm,数目由 1 至 20 不等。需要指出的是这些阿米巴脓肿并非通常意义上的脓肿,它的囊壁是由炎症细胞、成纤维细胞浸润所构成,中央为灰色或出血性的坏死组织。

本病的临床表现多样,主要包括头痛、呕吐、脑膜刺激征、嗜睡、癫痫直至死亡。此外,本病一般均伴有阿米巴肠病、肝脓肿和肺脓肿的表现。

阿米巴肠病或肝脓肿、肺脓肿的患者如出现中枢神经系统定位体征应怀疑本病。脑脊液检查可呈正常或非特异性改变。脑、肝、肺的影像学检查对明确诊断具有重要意义。

到目前为止大多数报告的阿米巴脑病的病例均死亡,但亦有采用甲硝唑辅以外科脓肿抽吸抢救成功的报道。因甲硝唑对溶组织阿米巴疗效很好且脑脊液中浓度很高,故被推荐为本病的首选药。但如同其他脑脓肿一样,穿刺抽吸仍十分重要。本病的预防主要是防止摄入阿米巴包囊,并积极治疗阿米巴肠病患者。

二、脑囊虫病

脑囊虫病(cerebral cysticercosis)是由猪带绦虫的幼虫囊尾蚴(cysticerus cellulosae)寄生于中枢神经系统引起的疾病,是我国中枢神经系统寄生虫病中最常见的一种。本病临床症状多样,常引起严重病变,甚至危及生命。

【病原学】

猪带绦虫的幼虫囊尾蚴是人囊虫病的唯一病原体。猪带绦虫虫卵进入人的胃和小肠后,在消化液的作用下,六钩蚴脱囊而出,穿过肠壁随血液循环散布于全身,经 2 个月左右发育为囊虫。囊虫呈圆形或椭圆形乳白色透明囊泡,内含黄色的液体和头节。头节多偏于一侧,由头、颈、体三部分组成,囊液富含蛋白,有很强的抗原性。囊尾蚴在体内可存活 3 ~ 5 年,甚至长达 10 ~ 20 年,死亡后形成钙化灶。在中枢神经系统囊尾蚴可固定于脑实质、椎管及脑室中,其大小在不同部位有所不同。在脑室中由于不受周围组织限制,囊虫体积常生长较大,直径可达 5 ~ 8mm,易引起阻塞性脑积水。

【流行病学】

1. 地理分布　本病流行较广,在我国以东北、西北、华北及河南、内蒙古等地的发病率较高。东欧、西欧、南美、非洲及东南亚的一些国家也有流行。

2. 传染源　患者是唯一的传染源。患者排出的虫卵对自身及周围人群具有传染性。

3. 传染途径　食猪带绦虫的虫卵或猪带绦虫患者小肠中的绦虫妊娠节片反流入胃或十二指肠均可感染。

4. 人群易感性　人对囊虫病普遍易感,与年龄、性别无明显相关性,与卫生情况密切相关。

【发病机制和病理】

脑囊虫的发病率颇高,占囊虫病的 60% ~ 80%。六钩蚴随血流进入脑部后可分布于不同的部位,引起各种病理变化。寄生在脑实质的囊虫一般为黄豆大小,多位于灰质与白质交界处,寄生在灰质的较白质的为多。当虫体存活时周围脑组织仅见少量成纤维细胞与神经胶质细胞,炎症反应较轻。虫体死亡后则周围的炎症反应较剧烈,有明显的神经细胞、粒细胞、淋巴细胞与浆细胞浸润,继之有不同程度的纤维增生。当病变接近运动中枢时可引起癫痫大发作或失神、幻视、局限性癫痫,弥漫性脑实质受累则可导致颅内压增高或器质性精神病,严重的可导致脑实质广泛破坏和皮质萎缩形成痴呆。寄生于脑室系统的囊虫大小不一,在第四脑室最多见,病灶可单发或多发,可游离于脑室亦可黏附于脑室壁上。此类囊虫易形成活瓣或引起脑膜粘连增厚而阻塞脑室孔,产生梗阻性脑积水,脑室扩大,晚期可导致脑萎缩、颅内高压、脑疝等严重后果。

寄生于蛛网膜下腔、脑底池的囊虫常多发成串,囊内多无头节,由于周围有空隙,阻力小,故体积较大,最大的类似葡萄,称葡萄状囊虫,极易破裂。此类囊虫可引起蛛网膜炎,形成脑膜的增厚、粘连,严重者可导致脑脊液吸收障碍,产生交通性脑积水。脊髓中的囊虫可引起压迫症状导致感觉、运动障碍。

【临床表现】

本病进展缓慢,病程多在 5 年以内,个别可长达 20 余年。其临床症状极为多样,一般可分为以下几型。

1. 癫痫型　以反复发作的各种癫痫为特征,发生率为 80%,其中半数左右表现为单纯大发作。此外尚有失神、发作性幻视、视物变形、幻嗅、神经运动性兴奋及各种局限性抽搐和感觉异常等发作形式。癫痫大发作的发生频率较低,大多数在 3 个月以上,部分患者甚至若干年才发作一次。约有 10% 患者的癫痫有自行缓解的倾向。

2. 脑膜炎型　以急性或亚急性脑膜刺激征为特点,长期持续或反复发作。起病时有发热,体温一般在 38℃ 左右,持续 3 ~ 5 天,脑脊液可呈炎症改变,压力增高,细胞数（10 ~ 100）× 10^6/L,以淋巴细胞为主,蛋白质增高,糖定量大多正常,个别患者可 <400mg/L,易被误诊为结核性脑膜炎或病毒性脑膜炎。

3. 颅内压增高型　以急性起病或进行性加重的颅内压增高为特征。头痛症状突出,常伴呕吐、复视、视乳头水肿或继发性视盘萎缩、视力及听力减退。颅内压增高多由于包囊在颅底引起炎症粘连所致。包囊在第四脑室阻塞正中孔造成脑脊液循环障碍,可表现为间歇性剧烈头痛、呕吐、眩晕发作,常因体位改变而诱发,称为活瓣综合征,即布伦斯综合征（Brunssyndrome）。

4. 痴呆型　此型患者有进行性加剧的精神异常和痴呆,脑实质内有密集的囊虫包囊。此组症状可能与广泛的脑组织破坏和皮质萎缩有关,而不一定有颅压增高。个别患者因幻觉、迫害妄想而自杀。

5. 脊髓型　由于囊虫侵入脊髓产生的脊髓受压症状,临床表现为截瘫、感觉障碍、大小便失禁等。

以上各型可同时存在,相互转化。此外绝大多数脑囊虫患者伴有脑外表现,其中最常见的为皮下组织和肌肉囊虫病,约有 90% 的脑囊虫患者存在皮下囊尾蚴结节。结节可在脑部症状发生前或后出现,个别患者在皮下结节出现 22 年后方出现癫痫发作。结节数目可自数枚至数千枚不等,多发于头部和躯干,与皮肤组织不粘连,不痛、不痒亦无炎症反应和色素沉着。另有少数患者还可伴发眼囊虫病,囊虫可发生于眼的任何部位,以玻璃体最为常见。虫体可在眼内存活 1 ~ 1.5 年,虫存活时患者尚能耐受,死亡后则可成为强烈刺激,引起葡萄膜炎、视网膜炎甚或化脓性全眼炎。

【诊断】

脑囊虫病的诊断比较复杂,需综合考虑流行病学、临床表现及实验室检查等多种因素。在我国东北、西北、华北等地区的农村,凡具癫痫发作、颅内压增高、精神障碍等三大症状者应首先考虑本病。具有本病临床表现如伴有皮下结节或有肠绦虫病史,则是诊断的有力证据。在实验室检查中则以影像学检查和免疫学检查最具价值。头颅平片可发现已钙化的囊虫结节,阳性率为 10% 左右。CT 的阳性率则可高达 90% 以上。不同病期的脑囊虫在 CT 上的表现差异很大,当囊虫寄生于脑实质时,典型的有以下 4 种表现:①小的钙化灶或肉芽肿,反映了死亡的囊虫;②圆形的低密度灶,造影后不被增强,反映了活的虫体;③低密度或等密度的病灶,造影后有环状强化,反映了囊虫导致的脑部炎症;④大脑弥漫性水肿,伴有脑室缩小及多发的造影后可增强的小结节（造影前不能发现）。当虫体寄生于蛛网膜下腔时,CT 上主要表现为脑脊液通路受阻引起的脑水肿,蛛网膜炎引起的大脑幕和脑底池异常增强以及多发性的脑梗死和脑桥池、交叉池、大脑侧裂等处的低密度灶。

MRI 图像早期囊尾蚴存活时在 T_1 加权上呈低信号区,在 T_2 加权上呈高信号区。脑室内囊虫在 MRI 图像上囊虫包囊呈低信号区,囊尾蚴的头节则表现为高信号的斑点状结节。一般来说,MRI 较 CT 对蛛网膜下腔、脑干、小脑及脑室内的囊虫病诊断敏感率更高,

4

且能分辨头节的死活,具有考核疗效的作用。

采用补体结合(CF)、间接血凝(IHA)及酶联免疫吸附试验等免疫学方法检测患者血清及脑脊液中的特异性抗体,对诊断本病亦有一定的价值。

【预后】

大多数经及时治疗的患者可痊愈,但弥漫性脑囊虫病伴痴呆的患者预后不良。若合并流行性乙型脑炎则死亡率极高。

【治疗】

1. 病原治疗　由于囊尾蚴死亡会引起较剧烈的炎症反应,导致患者症状加剧,出现频繁的癫痫发作、颅内压增高,甚至出现脑疝危及生命。因此驱虫治疗必须在严密的监护下住院,治疗前需除外眼囊虫病(虫体引起的眼部炎症可导致剧烈疼痛直至失明),治疗过程中建议常规使用皮质激素、甘露醇脱水治疗。目前国内运用最广的驱虫药物为吡喹酮和阿苯达唑。

(1)吡喹酮是治疗囊虫病的重要药物,作用强而迅速,经数年来的临床实践证明,吡喹酮不但对皮肤囊虫病疗效确切,对脑囊虫病也有很好的作用。其总剂量为180mg/kg,分3~4天给药,一般需治疗2~3个疗程,疗程间隔3~4个月。吡喹酮治疗易诱发精神异常,因此有精神障碍与痴呆表现的患者,不宜采用。

(2)阿苯达唑为广谱抗寄生虫药,已被证明为治疗囊虫病的有效药物,对脑囊虫病的显效率达85%左右,治愈率为50%左右。治疗剂量为每天18mg/kg,10天1个疗程,视病情可重复2~3个疗程。亦有人建议每天15mg/kg,连续给药1个月,常可提高疗效。本药治疗的不良反应较吡喹酮轻,但也可出现头痛、发热、皮疹、肌痛、癫痫、视物障碍等不良反应。

2. 手术治疗　脑实质囊虫患者如存在严重组织反应,出现广泛的脑水肿,CT显示脑室变小时,可根据颅内压增高的程度行一侧或双侧颞肌下减压术。若患者经正规的吡喹酮、阿苯达唑、激素及甘露醇治疗仍出现迅速进展的神经损害,或病灶增大造成脑疝等紧急情况时,也可开颅行囊虫摘除术。国外报道开展了立体定位下包囊穿刺抽吸亦取得了满意的疗效,但由于对囊液渗出是否会导致严重的炎症反应尚有争论,国内目前很少采用。

脑室内囊虫由于常形成活瓣堵塞脑室孔,故应积极进行手术治疗摘除囊虫。侧脑室和第三脑室的手术最好在脑室镜下进行;第四脑室的囊虫则可采用枕骨下入路在直视下手术。蛛网膜下腔及脑底池内的囊虫由于包囊内多无头节,故药物治疗效果欠佳,应考虑手术摘除。但手术前应先行药物治疗,囊虫摘除后若脑积水无缓解,则可做脑室-腹腔引流术。

脊髓型囊虫患者,如压迫症状明显,药物治疗无效,也可行手术摘除。

【预防】

加强饮食卫生,不吃未煮熟的蔬菜,对绦虫病的患者进行早期和彻底的治疗。

三、脑肺吸虫病

肺吸虫病又称肺并殖吸虫病(paragonimiasis),是由卫氏并殖吸虫(Paragonimus westermani)、斯氏并殖吸虫(Paragonimus skrjabini)等寄生于人体而引起的人兽共患病。脑型肺吸虫病系因肺吸虫侵入人脑所致的疾病,一般多见于严重的肺吸虫感染者。

【病原学】

并殖吸虫因其成虫雌雄生殖器官并列而命名,已知有50多种,多数对人无致病性。我国以卫氏并殖吸虫和斯氏并殖吸虫分布最广,感染人数亦多,是主要致病虫种。其成虫、童虫、虫卵都能寄生于脑、脊髓等组织造成病变,以卫氏并殖吸虫更为多见。成虫雌雄同体,有口、腹吸盘各一,可寄生多种动物体内。人是卫氏并殖吸虫合适的终宿主,虫体可在人体内发育为成虫,其主要寄生部位为肺,宿主的痰及粪便中可找到虫卵。斯氏并殖吸虫则不适合寄生于人体,虫体多寄生在结缔组织或肌肉内,生长速度缓慢,不能成熟产卵。虫卵随终宿主的痰或粪便排出体外。虫卵入水后,在适宜条件下经3~6周后发育成熟,并孵出毛蚴。毛蚴侵入第一中间宿主淡水螺,在螺体内经胞蚴、母雷蚴、子雷蚴的发育和增殖阶段(2~3个月),最终形成微尾蚴,从螺体逸出后侵入第二中间宿主溪蟹和蝲蛄体内,形成囊蚴。人食生或半生含囊蚴的溪蟹或蝲蛄而感染。

【流行病学】

肺吸虫病主要流行于日本、中国、朝鲜半岛及菲律宾,非洲和美洲的一些地方也有病例报道。我国已查明有23个省、市、自治区有肺吸虫病,其中东北三省和山东、江浙地区以卫氏并殖吸虫为主,山西、陕西、四川、贵州、湖南、湖北、河南、江西则以斯氏并殖吸虫为主。流行区脑型肺吸虫患者可多达2%~5%,以儿童和青少年多见。

肺吸虫病的传染源为患者、病畜,但人若感染斯氏并殖吸虫,由于虫体不能成熟产卵,故虽可发病却不成为传染源。本病一般经食生或半生溪蟹、蝲蛄而传播,生食含囊蚴的溪水也可感染。人群对本病普遍易感。

【发病机制与病理】

本病的中枢神经系统损害主要有成虫或童虫移行所致,虫卵所致病变意义不大。严重感染者虫体可循纵隔而上,由颈动脉上升,经破裂孔进入颅内,虫体多自颞叶或枕叶底部侵入大脑,以后也可侵犯白质,累及内囊、基底核、侧脑室,偶尔侵犯小脑。病变多见于右侧半球,但也可经脑室或胼胝体向对侧移行。本病的病理过程分为三期:①浸润期或组织破坏期,虫体脑内移行造成机械破坏及出血,尚可因毒素刺激产生脑膜炎、脑炎,有时还可形成边界不清的肉芽肿;②囊肿或脓肿期,被虫体破坏的脑组织逐渐产生反应,在肉芽肿周围形成包膜,其中心坏死液化形成青灰色或特殊棕灰色的黏稠液体,内可有虫体和虫卵;③纤维瘢痕期,此期虫体已死亡或移行至他处,囊液被吸收,肉芽组织纤维化或钙化,受累的皮质或皮质下结构萎缩,脑沟和脑室扩大。由于虫体可在脑组织内穿行造成多次损伤,故上述各期病理变化可同时存在。在少数情况下,虫体也可经腹腔侵入腰大肌和深层脊肌,通过附近椎间孔进入脊髓腔形成囊肿压迫脊髓,造成运动、感觉障碍,严重者引起横截性脊髓炎,甚至发生截瘫。

【临床表现】

本病可先出现咳嗽、咳铁锈色痰等肺部症状,神经系统表现出现较晚,可分为脑型和脊髓型两种。

1. 脑型　流行区的脑型患者可多达2%～5%,尤其以儿童及青少年多见,常为一次或连续多次吞入大量囊蚴者。在脑中寄居的虫体破坏脑组织形成囊肿,虫体还可游走窜行,造成多处损害,形成多发性囊肿。如侵及基底神经节、内囊或丘脑等部位则后果更为严重。由于病变范围多变,症状常视其侵犯脑组织的部位和病理改变的程度而定,以头痛、癫痫及运动神经障碍较为常见,其临床表现有以下几方面。

(1) 颅内压增高症状如头痛、呕吐、反应迟钝,单纯头痛可为唯一表现。另有视力减退、视神经盘水肿等,多见于早期。

(2) 脑组织破坏的症状如瘫痪、感觉缺失、失语、偏盲等,常见于后期。

(3) 刺激性症状如癫痫、肢体感觉异常等,此因病变接近皮质所致。

(4) 炎症性症状如畏寒、发热、头痛、脑膜刺激征等,大多见于早期。

(5) 蛛网膜下腔出血,斯氏型多见,卫氏型偶见。表现为剧烈头痛、呕吐、严重者可出现昏迷。脑膜刺激征阳性。脑脊液呈血性、嗜酸性粒细胞明显升高。

(6) 脑钙化型患者在痊愈过程中脑内病变可形成钙化灶,脑钙化灶的发现,结合临床及CT等的检查结果,有助于定位诊断。脑内钙化病灶的X线表现有3种:①边缘不规则、密度不均匀的类圆形钙化阴影;②边缘锐利的椭圆形囊样钙化阴影;③局限性多发性

砂粒样钙化点状阴影。这些患者难以从痰、粪及胃液中找到虫卵,但免疫学检查仍呈阳性反应。

2. 脊髓型　较少见,主要由于虫体进入椎管侵犯硬膜形成硬膜外或硬膜内囊肿样病变所致。病变多在第10胸椎上下,临床上主要表现为脊髓受压部位以下的感觉运动障碍,如下肢无力、行动困难、感觉缺损(如下肢麻木感或马鞍区麻木感),也有腰痛、坐骨神经痛和大小便失禁或困难等横截性脊髓炎症状,且多逐渐加重,最后发生截瘫。斯氏型引起脑脊髓型病变者较卫氏型少。

【诊断】

在流行区有食生或半生溪蟹、蝲蛄,饮用过溪水者,病史中曾有咳嗽、咳铁锈色痰,继之出现不明原因的头痛、呕吐、癫痫发作及瘫痪均应考虑本病可能。实验室检查白细胞及嗜酸性粒细胞常增加,在急性期白细胞可达$40×10^9/L$(40 000/μl),嗜酸性粒细胞可高达80%。痰、粪以及任何体液和组织活检标本中发现肺吸虫的成虫、童虫或虫卵均是诊断的有力证据。脑脊液中可发现嗜酸性粒细胞增多,蛋白含量增高,偶可检出虫卵。在组织破坏期尚可出现血性脑脊液,在囊肿形成期脑脊液压力升高,蛋白增多,而其他可正常,这种脑脊液的多变性是本病的特点之一。免疫学检查目前常用的有皮内试验、酶联免疫吸附试验(ELISA)、斑点法酶联免疫吸附试验、补体结合试验等,其阳性率均可达98%左右,亦有相当的特异性,对血吸虫病、华支睾吸虫病、姜片虫等其他寄生虫病有不同程度的交叉反应。脑脊液的补体结合试验对本病有较特异的诊断价值。头颅摄片、CT、脑血管及脊髓造影可发现病变和阻塞部位。CT平扫图像在急性期表现为脑水肿,脑实质可见大小不一、程度不等的低密度水肿区,脑室狭小,造影后不增强;在囊肿期则出现高密度的占位病变表现,但边界不清,增强扫描病灶有强化;纤维瘢痕期则表现为钙化灶。在MRI影像中T_1加权表现为中央高信号或等信号、外周低信号的病灶,T_2加权则表现为中央高信号周边低信号的病灶。国外有人报道MRI较CT更易发现大脑半球沟回处的病灶。

【治疗】

1. 病原治疗　吡喹酮对国内两个虫种均有良好的作用,剂量为25mg/kg,每天3次,连用2～3天,1周后重复1个疗程。不良反应轻微,以头晕、恶心、呕吐、胸闷多见,一般不影响治疗。患者治疗后癫痫消失或减少,偏瘫和脑膜炎可完全恢复。近年来使用阿苯达唑治疗肺虫病疗效确切,剂量为400mg/d,分2次服,连服7日,对斯氏肺吸虫效果更为明显。

2. 手术治疗　有明显压迫症状,且病变不属于萎缩型者可采用手术治疗。手术可采用减压术,当病灶

4

局限、形成脓肿或囊肿时也可切除病灶,术中应尽量去除成虫,阻止更多的神经组织受损。若病灶与脊髓有粘连时以不损伤脊髓为原则。

【预防】

积极治疗患者,在流行区加强卫生宣教,不饮溪水,不食生的或半生的溪蟹和蝲蛄。

四、颅内血吸虫病

血吸虫病是由血吸虫寄生于人体静脉系统所引起的疾病,全世界约有 2 亿人遭受感染,是世界卫生组织重点防治的疾病之一。当血吸虫虫卵逸出门脉系统沉积于脑、脊髓等处,则引起中枢神经系统血吸虫病。本病的主要病变为虫卵肉芽肿,临床表现多样,随虫种、病期及虫卵沉积部位不同而异。据国外有关资料显示,第二次世界大战时美军在菲律宾感染日本血吸虫病的 1200 例患者中,脑血吸虫病的发病率为 2%,寄生人体的血吸虫有日本血吸虫(Schistosoma japnicum)、曼氏血吸虫(S. mansoni)、埃及血吸虫(S. Haemato-bium)、湄公血吸虫(S. Mekongi)和间插血吸虫(S. Intercalatum)5 种,以前两者重要。我国流行的是日本血吸虫病,累及中枢神经系统时以脑型病变多见,在我国援外人员中偶有感染曼氏血吸虫者,则以脊髓病变为主。

【病原学】

血吸虫生活史经成虫、虫卵、毛蚴、胞蚴、尾蚴、童虫 6 个阶段。虫卵随粪便入水后,在适宜的温度下孵出毛蚴侵入中间宿主淡水螺(日本血吸虫为钉螺),在螺内经胞蚴发育为尾蚴释放入水,当血吸虫的终宿主人或其他哺乳动物接触疫水后,尾蚴可从皮肤或黏膜侵入宿主体内成为童虫,童虫随血流经肺、心等脏器进入门脉系统发育为成虫,开始合抱而交配产卵。其中日本血吸虫每天可产卵 1000 ~ 3000 枚,是曼氏血吸虫和埃及血吸虫的 10 倍。

【流行病学】

血吸虫病主要分布于亚洲、非洲、南美和中东的 76 个国家,我国流行的是日本血吸虫病,主要发病于长江中下游、长江三角洲平原及以四川、云南两省为主的高原山区。传染源为患者和保虫宿主,人因接触含尾蚴的疫水而感染,皮肤和黏膜是主要的入侵途径。饮用生水,尾蚴可从口腔黏膜侵入,清晨河岸草上的露水中也可有尾蚴,故赤足行走也可感染。人对血吸虫普遍易感,患者以农民、渔民为多,男性多于女性。感染后仅有部分免疫力,重复感染经常发生。

【发病机制和病理】

虫卵肉芽肿是本病的基本病理变化。曼氏血吸虫虫卵肉芽肿的形成现认为是一种细胞介导的免疫反应(迟发型变态反应),由成熟虫卵中的毛蚴所释放的可溶性虫卵抗原(SEA)致敏 T 细胞,T 细胞及其释放的多种细胞因子在虫卵肉芽肿形成过程中起重要作用,参与作用的细胞因子有 CD$^+$T 细胞亚型 Th,细胞释放的 IL-2 和 IFN-r,Th2 细胞释放的 IL-4、IL-5 和 IL-10,巨噬细胞释放的 TNF-2 和 IL-1 以及其他细胞因子。日本血吸虫虫卵肉芽肿在某些方面与曼氏血吸虫相似,但有许多独特之处:日本血吸虫虫卵量为曼氏血吸虫的 10 倍,虫卵多成簇地聚集在宿主组织内,而曼氏血吸虫虫卵则多单个沉着:急性期肉芽肿易液化呈脓肿样损害,浸润细胞多以多形核白细胞为主,在肉芽肿中可见较多的浆细胞。由于大量虫卵在组织内成堆沉积,故所形成的肉芽肿较大,其周围细胞浸润亦多。急性血吸虫病患者血液中循环免疫复合物与嗜异抗体的检出率甚高,故急性血吸虫病是体液免疫与细胞免疫反应的混合表现,而慢性与晚期血吸虫病的免疫反应则属于迟发性变态反应。

脑部血吸虫虫卵肉芽肿实变多见于顶叶与颞叶,主要分布在大脑灰白质交界处,周围组织可伴有胶质增生和轻度脑水肿。迄今为止,尸检与手术在脑静脉中未发现成虫,曼氏血吸虫中枢神经系统损害很少见,以压迫脊髓多见,而日本血吸虫则以脑型多见。

【临床表现】

脑血吸虫病临床上可分为急性和慢性两型,均多见于年轻人。急性型多在感染后 6 个月左右发病,表现为脑膜脑炎症状:发热、意识障碍、瘫痪、抽搐及腱反射亢进、脑膜刺激征、锥体束征等。脑脊液检查正常或蛋白与白细胞轻度增高。随着患者体温下降,症状可以有所缓解;慢性型多见于慢性早期血吸虫病患者,主要症状为癫痫发作,以局限性癫痫多见,也有患者以颅内压增高伴定位体征为主要表现。此外,当虫卵引起脑部动脉栓塞等病变时尚可出现突然的偏瘫和失语。此型患者多无发热。头颅 CT 扫描显示病灶常位于顶叶,亦可见于枕叶,为单侧多发性高密度结节影,其周围有脑水肿,甚至压迫侧脑室,使之变形。脑血吸虫病患者的内脏病变一般不明显,粪便检查可找到虫卵,血清免疫学检查有阳性发现,如能及早诊断和治疗预后较好,大多康复,不需要手术。

脊髓血吸虫病主要见于曼氏血吸虫病,引起横截性脊髓炎。脑脊液检查可见淋巴细胞与蛋白增多,对成虫或虫卵抗体的免疫学试验可呈阳性反应。脊髓型患者如能及早诊断与治疗可逐渐恢复,但长期受压迫引起缺血性脊髓损害,则不易恢复。

【诊断】

1. 流行病史　患者的籍贯、职业与生活经历等,特别是有疫水接触史有重要的诊断价值。

2. 临床表现　流行区居留史的癫痫患者均应考虑本病可能。

3. 实验室诊断

（1）病原学检查：粪便涂片检查虽然简单易行，但除重度感染有腹泻患者外，虫卵检出率不高。粪便中虫卵计数可采用厚涂片透明法（Kato虫卵计数法），该法可计数每克粪便中的虫卵数。随着我国血吸虫病防治工作的深入，许多地区已消灭或基本消灭血吸虫病，人群血吸虫病感染率与感染度均明显下降，单纯采用病原学诊断方法已不能适应查治的需要。

（2）免疫学检查：方法很多，包括皮内试验以及检测成虫、童虫、尾蚴与虫卵抗体的血清免疫学试验，如环卵沉淀试验（COPT）、间接荧光抗体试验、尾蚴膜试验、酶联免疫吸附试验（ELISA）等。上述方法均有高度敏感性，亦有一定的特异性，但与其他吸虫病存在一定的交叉反应，且易受多种因素影响，故仅具辅助诊断价值，一般不能单独作为确诊依据。

（3）影像学检查：CT平扫在急性期主要表现为脑水肿，于脑实质内可见大小不一、程度不等的低密度水肿区，边界模糊，造影后病灶有强化。总之，中枢神经系统血吸虫病在影像学上无特征性表现，需综合多因素诊断。

【治疗】

1. 病原治疗　我国曾先后采用锑剂、呋喃丙胺、六氯对二甲苯与硝硫氰胺等药物治疗血吸虫病，但自1977年国内合成吡喹酮后，上述药物均已被吡喹酮替代。本药不但可以杀死成虫，尚可杀灭虫卵并抑制虫卵肉芽肿生长。吡喹酮剂量和疗程如下：①慢性血吸虫病：住院患者总剂量60mg/kg，体重以60kg为限，分2日4~6次餐间服。儿童体重<30kg者，总剂量70mg/kg。现场大规模治疗：轻、中度流行区用总剂量40mg/kg，一剂疗法；重流行区可用50mg/kg，1日等分2次，口服。②急性血吸虫病：成人总剂量为120mg/kg（儿童为140mg/kg），4~6日疗法，每日剂量分2~3次服，一般病例可给10mg/kg，每日3次，连服4日。③晚期血吸虫病：晚期病例多数伴有各种夹杂症。药代动力学研究表明，慢性与晚期患者口服吡喹酮后，药物吸收慢、首关消除明显、排泄慢、生物半衰期延长，且药物可由门静脉经侧支循环直接进入体循环，故血药浓度明显增高。因而药物剂量宜适当减少。一般可按总剂量40mg/kg，1次或分2次服，1日服完。

本药的不良反应一般均轻微和短暂，不需要特殊处理，但有个别患者发生昏厥、精神失常、癫痫发作，因此对精神病及反复癫痫发作者，治疗应慎重并做好相应措施。

2. 手术治疗　手术指征：大的占位性肉芽肿，有明显临床症状者可施行开颅手术切除；对脑部炎症水肿形成急性颅内压增高，有脑脊液循环阻塞或脑疝形成而脱水剂疗效不能持续或无效时，根据患者情况一侧或双侧颞肌减压术或脑室-腹腔引流术。术后一般仍需内科驱虫治疗。

3. 对症治疗　应注意休息、加强支持治疗，有脑水肿、颅内高压表现者应以甘露醇脱水治疗，有癫痫发作者应用抗癫痫治疗以控制发作。

【预防】

1. 控制传染源　对流行区的患者进行普查，彻底治疗患者及病畜。

2. 切断传播途径　应加强粪便管理、保护水源，在我国消灭日本血吸虫的中间宿主钉螺是控制血吸虫病的重要措施。

3. 保护易感人群，加强卫生宣教，避免接触疫水。

五、脑棘球蚴病（脑包虫病）

棘球蚴病又称包虫病是由棘球绦虫的幼虫引起的一种慢性人畜共患寄生虫病。本病以累及肝脏和肺为主，仅有1%~2%的患者累及中枢神经系统。该病的流行有较强的地域性，多在少数民族和一些宗教部落地区流行。

【病原学】

我国以细粒棘球绦虫（echinococcusgranulosus）最为多见。细粒棘球绦虫长仅1.5~6mm，由1个头节和3个体节组成，其终宿主为狗、狼、狐等犬科动物，中间宿主主要为羊。当细粒棘球绦虫的虫卵被羊吞食后，即可在十二指肠内孵出六钩蚴钻入肠壁，经肠系膜静脉随血流进入肝脏、肺脏发育为包虫囊（棘球蚴）。包囊内充满透明的或乳白色的囊液，囊液不凝固，有很强的抗原性。此外包囊内还含有数量不等的原头蚴，并可产生子囊、孙囊。当受感染的羊的新鲜内脏被狗等犬科动物吞食后，包囊内的原头蚴即可在其小肠内发育为成虫，成熟产卵。人亦为包虫的中间宿主。

【流行病学】

本病呈全球性分布，主要流行于畜牧地区，在我国主要分布在新疆、西藏、内蒙古、青海四大牧区，甘肃、宁夏、四川、河北、黑龙江等地区也有散发病例。犬是本病最重要的传染源，主要通过消化道、呼吸道摄入虫卵而感染。人群对本病普遍易感，患者中以儿童多见，约为成人的7倍，男性的发病率较女性为高。

【发病机制和病理】

通常由细粒棘球蚴所致称为囊型棘球蚴病，又称单房型棘球蚴病；而由多房棘球蚴所致的称为泡型棘球蚴病,又称多房型棘球蚴病,简称泡球蚴病(alveococcosis)。包虫增殖方式呈浸润性,酷似恶性肿瘤。肝泡球蚴尚可通过淋巴或血液转移,继发肺、脑泡型棘球蚴病,故有恶性棘球蚴病之称。

中枢神经系统棘球蚴病有原发性和继发性两种,原发性系指蚴虫经肝、肺、颈内动脉进入颅内发育为棘球蚴。病灶多为单发,在大脑中动脉区尤其是顶叶、额叶多见,小脑、脑室少见。继发性系指心脏中的棘球蚴溃破至心房或左心室,原头蚴随血流进入中枢神经系统再次形成包囊,此型病灶一般为多发。蚴虫进入中枢神经系统后约第3周末即发育为棘球蚴,到第5个月可长至1cm大小。多数幼虫在5年左右死亡,但部分则可继续生长形成巨大囊肿。囊壁分为内外两层,内囊即包虫囊,外囊为脑组织形成的一层纤维包膜,两者间含有血管,供给营养。由于两层包膜间很少粘连,故手术时极易剥离。内囊壁由角质层和生发层组成,前者具有弹性,状如粉皮,起保护和营养作用;生发层系寄生虫本体,可形成育囊、子囊、原头蚴(统称棘球蚴砂)。当包囊破裂,原头蚴可再次形成新囊肿。棘球蚴在颅内形成占位效应,可压迫脑室系统,导致颅内压增高,并可引起脑实质损害造成癫痫发作及偏瘫、偏盲、偏侧感觉障碍、失语等局灶性症状。巨大的包囊尚可压迫破坏颅骨。椎管内棘球蚴病以占位压迫为主要病理改变,若侵犯神经根则可引起剧烈疼痛。

【临床表现】

中枢神经系统棘球蚴病临床上无特征性表现,常见的表现为癫痫和颅内高压症状。此外,根据包囊所在的部位尚可产生偏瘫、偏盲、偏侧感觉障碍、失语、持续进展的痴呆等症状。但也有一些病例颅内可有很大的包囊而无神经系统症状。若包囊压迫、侵犯颅骨则可出现颅骨隆突。椎管内棘球蚴病根据包囊部位不同可引起相应平面以下的运动、感觉、括约肌功能障碍,并可伴有神经根疼痛。

【诊断】

在畜牧区的儿童与年轻人若出现进行性加剧的颅内压增高症状或不明原因的癫痫,持续时间超过1个月,均应怀疑本病的可能,需行进一步实验室和影像学检查以确定诊断。实验室检查中有30%～70%的患者血嗜酸性粒细胞计数增高;皮内试验可检测特异性抗体,阳性率可达80%～95%,但特异性较差;血清学检查中的免疫电泳、酶联免疫吸附试验亦可通过检测患者血清中的特异性抗体帮助诊断。但本病与血吸虫病、囊虫病之间存在交叉反应,且免疫学检查易受各种因素的干扰,故而限制了其在临床上的诊断价值。影像学检查在诊断上有重要意义。头颅 X 线

摄片可发现颅骨破坏及其形成的颅骨内外的软组织肿块,有时平片上显示弧线状、环形或蛋壳状及团块状钙化,如发现这种征象,则可以定性。头颅 CT 扫描可见脑内圆形或类圆形囊肿,无囊周水肿、占位征象,囊内容物密度与水相同;MRI 扫描形态同 CT,囊内液信号同脑脊液,T_1 为低信号(黑),T_2 为高信号(白),头节在 T1 高信号,具有特征性。

【治疗】

对中枢神经系统棘球蚴病而言,手术仍为根治的唯一疗法。手术的目标为完整摘除包囊,严防囊液外溢引起复发。术前应根据 CT、MRI 或血管造影精确定位,手术创口和骨窗要足够大,分离时应十分小心,必要时可用漂浮法切除,即将患者头放低,用洗疮器轻轻插入分离囊壁四周,灌注大量生理盐水,将包囊漂浮起来完整切除。国外有报道对包囊冷冻后再切除以防渗漏,空腔再以 0.5% 硝酸银处理。近年来,尚有人采用 10% 甲醛或过氧化氢注入包囊杀死原头蚴,可防止术后复发,但此类方案不良反应较大,国外采用西曲溴铵(cetrimide)替代甲醛等杀死原头蚴后取得了满意的疗效且不良反应轻微。万一手术囊液污染伤口,则应用过氧化氢冲洗术野。手术残腔过大时,腔内可留置硅胶管。在关闭硬脑膜前,注满生理盐水,防止术后脑移位及颅内积气引起感染。苯并咪唑类化合物是近年来重点研究的抗包虫药物,试用临床已取得了一定的疗效。对广泛播散难以手术的患者采用药物治疗可缓解症状,延长存活期;作为手术前后的辅助治疗,采用药物治疗亦可减少复发率,提高疗效。按 WHO 建议,阿苯达唑、甲苯达唑均列为抗包虫的首选药物。阿苯达唑口服吸收良好,疗效显著,有取代甲苯达唑的趋势,剂量为每天 10～40mg/kg,分 2 次服,30 天为 1 个疗程,可视病情连续治疗数个疗程。亦有人建议长期大剂量阿苯达唑治疗,每天剂量为 20mg/kg,疗程可从 17～66 个月(平均 36 个月)不等,经长期随访有效率可达 91.7%。一般患者对长期治疗均能耐受,未见严重的毒副作用,但治疗中应随访肝、肾功能与骨髓,妊娠妇女忌用。甲苯达唑国外采用的剂量与疗程不一,剂量每天 20～200mg/kg 不等,通常以每天 40～50mg/kg 为宜,分 3 次口服,疗程 1 个月,一般需治疗 3 个疗程,其间间隔半个月。也有人延长治疗至 3～5 年者,疗效报道不一。本药吸收差,空腹口服仅吸收,配合脂肪餐吸收率可提高至 5%～20%。

【预防】

主要应加强流行区的处理和管制,严格肉食卫生检疫,大力开展卫生宣教。

(陈 澍)

第四节　脊髓和椎管内感染

脊髓和椎管内感染远较颅内感染少见,在诊断上亦较困难,常因误诊而发生不可逆的脊髓功能损害,如截瘫、四肢瘫,甚至危及患者生命。一般而言,术后神经功能的恢复直接与术前神经受损的程度有关。因此,早期发现和及时医治是处理本病的关键。

一、硬脊膜外脓肿

硬脊膜外脓肿是一种少见的疾病,常因误诊而造成对患者的损害。近年来,由于硬脊膜外麻醉、血管内介入治疗、手术植入物及椎管内穿刺性操作的增加,硬脊膜外脓肿的发病率有所增高;人口的老龄化及静脉内药物的滥用亦是此病增多的原因。容易产生硬脊膜外脓肿的因素包括:糖尿病、慢性肾病、免疫缺陷、酗酒、恶性肿瘤、静脉内药物滥用、脊柱手术和外伤等。以前认为此病男女发病比例为1:1,最近的研究资料显示男性更容易受累。硬脊膜外脓肿少发生于儿童,虽然有报道从7~87岁的患者都曾发病,但好发的发病平均年龄还是60岁。硬脊膜外脓肿由邻近感染灶,如椎旁、纵隔、后腹膜间隙,或远处的感染灶,经血行进到硬脊膜外脂肪引起,其次为脊椎化脓性骨髓炎,尾骶瘘管等附近组织的感染灶直接或沿淋巴管蔓延入硬脊膜外间隙而来。脊髓手术、外伤或腰椎穿刺虽可为病因,但少见。

硬脊膜外间隙内充满脂肪组织和静脉丛。此间隙主要存在于脊髓背侧,在腹侧则硬脊膜与骨膜紧密相连,故硬脊膜外脓肿多位于脊髓背侧。在第7颈椎以下,硬脊膜外间隙逐渐变宽,至4~8胸椎处硬脊膜外间隙达0.5~0.7cm。自第9胸椎至第2腰椎,间隙又渐狭小,因此硬脊膜外脓肿好发于下颈椎至上、中胸椎段。

病菌侵入硬脊膜外间隙后,在富于脂肪和静脉丛组织的间隙内形成蜂窝织炎,有组织充血、渗出和大量白细胞浸润,进一步发展为脂肪组织坏死、硬脊膜充血,水肿、脓液逐渐增多而扩散,形成脓肿。脓肿主要位于硬脊膜囊的背侧和两侧,很少侵及脊膜囊腹侧,上下蔓延的范围可达数个节段,在个别情况下可累及椎管全长,甚至向颅内扩散。脓肿多为单发,少数病例有多数散在小脓腔与一个主要脓腔相沟通。脓肿的形式和动态学改变与致病菌、机体和局部组织的免疫反应、硬脊膜外腔的解剖特点、血管和淋巴系统结构等因素有关。呼吸运动和血管搏动可使椎管内负压差增大,这对炎症通过血管或淋巴系统向硬脊膜外腔扩散具有"吸引"作用。而头和躯干的伸屈活动所引起脊髓和硬脊膜的移动性,则为脓肿上下扩散创造有利条件。后期由于脓液逐渐吸收,结缔组织增生而最终形成肉芽组织。脓肿除直接机械性压迫脊髓外,还可引起血管的炎性血栓形成,使脊髓的血供发生障碍,最后引起脊髓软化,造成不可逆性损害。根据炎症的病理形态,硬脊膜外脓肿可分为:①急性型:全部为脓液;②亚急性型:脓液与肉芽组织并存;③慢性型:以炎性肉芽组织为主。临床上以亚急性型和慢性型多见,急性型少见。

常见的病菌为金黄色葡萄球菌、白色葡萄球菌、链球菌、铜绿假单胞菌、伤寒杆菌等,也偶为放线菌、芽生菌等。

【临床表现】

大多数患者首先表现为全身感染征象,如发热(38~39.5℃)、全身倦怠、精神萎靡、头痛、畏寒、周围血内白细胞增多,血沉加快;少数患者或病程发展较缓慢者,全身感染征象不明显。多数伴有局限性腰背痛、棘突压痛或叩击痛,程度剧烈,呈针刺或电击样,与局限性脊髓蛛网膜炎的疼痛在程度上有显著差异,具有定位价值。脊柱运动受限制。局部皮肤可有轻度水肿,棘突旁组织有压痛和叩击痛。由于病变部位的神经根受炎症刺激而出现神经根痛,因病变部位不同而向胸部、腹部或下肢放射。早期出现尿潴留。上述表现持续数天至十数天不等,接着就出现脊髓压迫征。初期表现为痉挛性瘫痪,如肢体麻木、运动或感觉障碍、腱反射亢进、病理反射阳性和大小便障碍等。经数小时或数天即发展为弛缓性瘫痪,表现为运动、感觉、腱反射和病理反射全部消失。

病变早期 CSF 的蛋白含量正常或稍增高,椎管常通畅,以后发展至椎管梗阻,蛋白增高(平均可达400mg/dl,白细胞正常或数百个)。35%~65%患者的X线片上显示椎体及其附件异常变化。脊髓 CT 或 MRI 检查表现硬脊膜外占位征象,可明确病变节段和范围。对病变位于胸腰段者,做腰穿时必须慎重,以免感染扩散入鞘内。此时可经枕大池或颈1~2侧方穿刺检查。硬脊膜外脓肿应与下列疾病鉴别:①急性脊髓炎:常无原发化脓感染史,体检无局限性棘突叩击痛或压痛,腰背痛也不明显。一般在发病后3天内病变以下肢体即发生完全瘫痪,脊髓蛛网膜下腔没有阻塞。②脊柱转移癌:常可找到原发癌肿,如肺、乳腺、前列腺或消化道等癌肿;X线片可见到"手风琴"样椎体压缩和破裂。③蛛网膜炎:一般起病缓慢,症状时轻时重,感觉障碍分布常不规则,且不能以单节段损害来解释其全部症状;椎管造影时碘油流动缓慢、分散,呈不规则的点滴状、条状或片状阴影,碘油受阻端的边缘不整齐。④椎管内肿瘤:常无感染史,必要时可做 MRI、CT 检查以及手术探查来区别。⑤脊柱结核:有肺结核或身体其他部位结核病史,腰背痛和低热症状历时较长,脊柱可有后突畸形,CT、MR 可见骨质破坏和椎旁冷脓肿阴影等有助鉴别。⑥急腹症和其他疾患(如肋间神经痛等),仔细询问病史和检查,不难加以鉴别。不少情况下误诊原因是没有考虑到本病的可能性,以致延误诊治。

【治疗】

硬脊膜外脓肿应作为神经外科急诊进行治疗,在脊髓发生不可逆损伤以前即应紧急手术减压和排脓。临床实践表明瘫痪时间在 2 小时内者,手术效果满意,>36 小时则效果差,而完全瘫痪 48 小时后再手术仅可能挽救患者生命。因此缩短瘫痪至手术的时间是提高本病疗效的关键。椎板切除要足够和充分,清除脓液和肉芽组织,尤其是炎性肉芽组织常在硬脊膜外环形包绕压迫脊髓,应尽量清除干净,使硬脊膜恢复正常搏动,以达到彻底减压和防止感染扩散的目的。Safavi-Abbasi S 等(2013)报道采用微侵袭管状牵开器显微外科治疗多节段脊髓硬膜外脓肿也取得了很好的疗效。Lyn RK 等(2002)也报道了 1 例采用计算机引导下经皮穿刺抽脓的病例,抽脓后辅以 6 周的抗生素治疗取得了满意的疗效。他们认为经皮穿刺抽脓对不能耐受外科手术减压的患者来说是一种合理的替代办法。脓液做细菌涂片、厌氧菌和需氧菌培养。手术切口的处理有 3 种:①切口不缝合,填以纱条;②部分缝合切口留置引流物;③全部缝合切口,以望达到一期愈合。除皮肤缝线用丝线外,皮内缝线宜用肠线。对手术切口干净、未受严重污染者,可用含庆大霉素生理盐水反复冲洗后,一期将全部切口缝合以缩短病程;如切口肌层内已有脓液或术时脓液污染伤口,即不应缝合切口或部分缝合。一些人主张硬脊膜外放置导管,术后进行冲洗和注入抗生素,导管保留 5~7 天。上述各种情况下,均应术前、术后全身应用强有力的广谱抗生素,待细菌培养和药敏结果出来后,再酌情更改抗生素(参阅脑脓肿)。术后全身应用抗生素不应短于 2 周。同时应注意纠正水电解质紊乱,加强营养,防止压疮和并发症,可适当应用神经营养药物,以促进神经功能恢复。近来有人提出高压氧治疗,并取得满意效果,其理论依据:①对厌氧菌增殖产生不利环境;②有利于中毒症状的改善。

本病预后取决于:①诊疗及时与否,如不施行手术,大部分患者最终并发肺炎、压疮、尿路感染等而致死;②脊髓受压程度越重,术后恢复的可能性也越小;③痉挛性截瘫的疗效较弛缓性者要好。

二、硬脊膜下脓肿

硬脊膜下脓肿很少见。大多数由远处的感染灶(如疖病)经血行散播到硬脊膜下间隙,少数继发于腰背部中线的先天性皮肤窦道(或藏毛窦)感染以及脊柱手术或麻醉、腰穿等操作后感染。糖尿病和静脉药物滥用则是诱发危险因素。最常见的致病菌是金黄色葡萄球菌。

临床表现似硬脊膜外脓肿,硬脊膜下脓肿的发展可分为三个阶段:第一阶段:发热伴或不伴有腰背痛或神经根痛;第二阶段:出现运动、感觉和括约肌功能障碍;第三阶段:包括受损节段以下的肢体瘫痪和完全性感觉消失。症状持续时间从 1 天到长达 1 年,但大多数病例的发展是在 2~8 周。局部脓肿形成后对脊髓的压迫可造成继发的脊髓水肿和严重的、不可逆的神经功能缺失。硬脊膜下脓肿最多见于腰段,其次是胸段,再次是颈段。

血象检查可见白细胞计数增加伴有核左移现象,血沉通常加快。CSF 检查可见淋巴细胞增多,蛋白增多,糖降低。但 CSF 中经常找不到细菌。脊髓造影诊断硬脊膜下脓肿的准确率相当高,可是,如无梗阻则难以定位。此时碘葡酰胺椎管内造影辅以 CT 扫描能显示病变的大小和范围。MRI 通过在 T_1 加权图像上看到椎体和脊髓之间的等信号或增强信号可以显示出病灶的部位和范围。然而,即使利用 MRI,明确区分硬脊膜外和硬脊膜下脓肿也是非常困难的。若伴有椎体骨髓炎或椎间盘间隙的感染则提示是硬脊膜外脓肿。鉴别诊断包括硬脊膜外脓肿、急性横贯性脊髓炎、椎体骨髓炎、硬脊膜外血肿以及椎管内肿瘤。临床上,区别硬脊膜外和硬脊膜下脓肿几乎是不可能的。

一旦明确诊断应立即手术切除椎板,清除脓肿。椎板切除范围应包括病变全长,硬脊膜切开减压。切开硬脊膜时应小心用棉片保护好硬脊膜四周术野和蛛网膜下腔,小心清除脓肿,不使其污染蛛网膜下腔。术野用含抗生素生理盐水反复冲洗干净,并放置外引流物数天,缝合肌层和皮肤。全身应用抗生素同脑脓肿。

三、脊髓内脓肿

脊髓内脓肿很少见。文献报道不足百例。Courville 在 40 000 例尸检中只发现 1 例,这可能与本病发病较隐蔽,以及尸检很少常规检查脊髓有关。本病可见于任何年龄,但以儿童和青少年多见,男性较女性多见。感染原因和途径有:①血源性感染:约占总报道病例的 50%,可经动脉或静脉进入脊髓。临床上常见继发于肺部、心脏(亚急性心内膜炎)、泌尿生殖系统、人工流产并发感染以及体表化脓性感染等。脓肿可发生于脊髓任何节段,但以胸髓背侧好发。②邻近感染的蔓延:在解剖上脊髓的蛛网膜下腔经脊神经与纵隔、腹腔、腹膜后间隙的淋巴管相通,因此感染可经淋巴管进入脊髓,伴或不伴脑膜炎。半数患者来源于腰骶部感染和尾部藏毛窦感染。脓肿大多发生在原发感染灶相邻近的脊髓节段。③创伤后感染:见于开放性脊髓外伤,高位椎管麻醉等直接把感染带入髓内。④隐源性感染:指感染来源不明,约见于1/5患者。⑤其他来源,有报道至少有2例脊髓内脓肿是由于患者感染了HIV。

【病理】

脊髓内脓肿的病理变化因脓肿大小、病程长短而异。小脓肿常多发,需借助显微镜才能看到,大者多单发,可累及数个脊髓节段,偶尔波及大部脊髓。急性期的粟粒状脓肿由单核、淋巴细胞和多形核粒细胞和上皮细胞组成的小结节,沿小血管蔓延。小结节内和小血管内可找到细菌,小结节附近常伴出血。病变可融合成较大脓腔或引起化脓性脊髓炎伴脊髓中央软化和坏死。慢性期的脓肿包膜,内层由网状胶原纤维和多核细胞,中层由新生毛细血管、成纤维细胞、组织细胞和浆细胞,外层由结缔组织构成。脊髓内脓肿多位于脊髓实质的中心部分。沿脊髓长轴扩展,把纵行的传导纤维分离后占据其中空隙,呈圆柱状,并不破坏传导纤维束,也不同于硬脊膜外脓肿,少发生广泛性静脉梗死。因此本病早期诊治效果较好。致病菌多为金黄色葡萄球菌,少数为链球菌、肺炎球菌、大肠埃希菌、真菌。曾发现绦虫裂头蚴导致脊髓内脓肿者。1/5~1/3的病例找不到致病菌。

【临床表现】

依脓肿部位、大小、单发或多发以及病程长短而异。虽然一些患者主诉背痛、颈痛或手痛,但大多数仅表现出脊髓功能障碍的进行性加重,如长束征、尿潴留、受累脊髓平面以下的肌力减退和不同类型的感觉缺失。根据疾病进展的快慢,腱反射可以减弱或增高,Babinski征可以存在或不存在。许多患者即使是急性发病者也可能从不发热。

【诊断和鉴别诊断】

本病诊断比较困难,起病可急剧,似横贯性脊髓

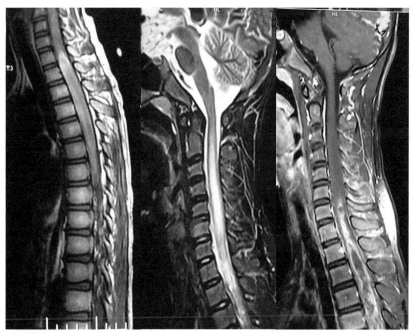

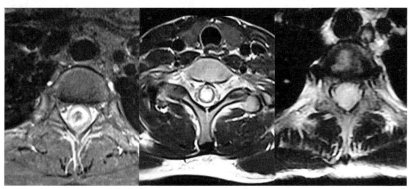

图 56-4　脊髓内脓肿

炎,也可发展缓慢而似脊髓髓内肿瘤或脊髓蛛网膜炎等,CSF 变化又缺少特异性,因此临床上应与这些病鉴别,关键在于要考虑到本病可能。对于直接外伤引起者尚容易想到本病。脊髓中线上有皮肤异常,尤其是皮毛窦者,可能为发生脊髓内脓肿或椎管内先天性肿瘤继发感染的线索,应引起重视。近来,MRI 已取代脊髓造影而作为首选的检查。MRI 显示脊髓增粗伴水肿,T_2 加权图像为髓内高信号,T_1 加权图像为髓内呈等信号或低信号的病灶。T_1 加权增强后可见髓内病灶有强化(图 56-4)。

【治疗】

对于髓内脓肿来说,能挽救生命及保证神经功能恢复的最佳治疗方案是及时的手术引流加上适当抗生素的使用。一旦疑及本病,即应紧急手术切除椎板,切开硬脊膜,用细针穿刺脊髓抽出脓液,并酌情沿脊髓背侧切开脊髓,以求达到充分引流和减压。反复用含抗生素的生理盐水冲洗术野。硬脊膜缝合或不缝合,分层缝合肌层和皮肤。脊髓内脓肿可多房性或可能复发,因而多达 25% 患者需要再次引流。术后抗生素应用同脑脓肿,并应用糖皮质激素、甘露醇等减轻脊髓水肿。

四、椎管内结核性肉芽肿

是脊柱结核的一种并发症,1/10 ~ 1/5 脊柱结核可伴硬脊膜外结核性肉芽肿,单纯椎管内结核性肉芽肿少见。以青年好发,多见于胸椎,约占 60%,其余依次为颈胸椎交界、胸腰椎交界和腰椎。

结核菌经血行或淋巴侵入脊柱,引起脊柱破坏和硬脊膜外冷脓肿结核性肉芽肿。肉芽肿以硬脊膜外比硬脊膜下多见,外观为紫红色或灰白色肉芽肿,少数含有少量脓液。显微镜检可见典型结核性改变。脓肿可直接从椎体或间接由椎旁经椎间孔进入椎管腔,压迫脊髓。少数由于病灶愈合过程中新骨压迫脊髓和神经根。结核性肉芽肿和干酪样病变也可侵入硬脊膜本身,引起结核性硬脊膜炎,增厚的硬脊膜又加剧对脊髓的压迫。胸椎上段的结核性脓肿较腰椎者易引起脊髓压迫症,因前者椎管较狭窄,脓肿多局限于病灶附近,而后者的脓肿常沿腰大肌向下方流动。脊髓受压初期,除脊髓本身神经组织受压外,还因血供障碍,加重脊髓缺血和水肿,最后导致脊髓不可逆性损害。

临床表现常有病灶双侧根性痛,如枕部痛、颈痛、肩痛和上肢痛(颈椎);肋间神经痛或束带样感觉(胸椎);下肢神经痛(腰椎),并出现相应的脊髓压迫征和棘突压痛或叩击痛,椎旁肌肉痉挛等。全身可有慢性感染症状,如低热、消瘦、盗汗、血沉加快等。此外还有下述特点:身体其他部位常有活动性结核病灶;病程一般较短,多在 3 个月以内。因此,根据病史、临床表现和 X 线片(脊柱结核变化)不难作出诊断。必要时做脊髓 MRI 检查。

最好的治疗方法是行椎板切除术及清除结核性肉芽肿,以解除对脊髓的压迫。还需做全身抗结核治疗,增强营养和防治因脊髓受压产生截瘫后的各种并发症。

(于 佶)

第五十七章

颅内肿瘤

第一节 概　述

颅脑与脊髓肿瘤既可以来源于颅脑和椎管内的结构,也可以来源于它们之外的结构,前者称为原发性,后者为继发性。原发性脑脊髓肿瘤的年发病率颅内肿瘤为(4~10)/10万,脊髓肿瘤为(0.9~2.5)/10万。近年来,随着诊断技术的提高和人均寿命延长,脑脊髓肿瘤的发病率有上升趋势。

【分类】

早期脑、脊髓肿瘤的分类较混乱,Virshow(1821~1902)提出了胶质瘤的概念。Cohnheim 与 Ribbert 提出脑肿瘤与胚胎残留有关,Bailey 与 Cushing(1926)和 Kernohan(1949)分别对中枢神经系统肿瘤和神经外胚叶肿瘤进行了分类。1978 年以来,WHO 在多国专家合作基础上,先后发表了多个版本的中枢神经系统肿瘤分类。以下为 2007 年 WHO 对中枢神经系统肿瘤的分类(表 57-1)。

表 57-1　2007 年 WHO 对神经系统肿瘤的分类与分级

名　称	ICD-O 编码	WHO 分级
神经上皮组织肿瘤 tumours of neuroepithelial tissue		
星形细胞肿瘤 astrocytic tumours		
毛细胞型星形细胞瘤 pilocytic astrocytoma	9421/1	I
毛细胞黏液样型星形细胞瘤 pilomyxoid astrocytoma	9425/3	II
室管膜下巨细胞型星形细胞瘤 subependymal giant cell astrocytoma	9384/1	I
多形性黄色星形细胞瘤 pleomorphic xanthoastrocytoma	9424/3	II、III
弥漫性星形细胞瘤 diffuse astrocytoma	9400/3	II
纤维型 fibrillary	9420/3	II
肥胖细胞型 gemistocytic	9411/3	II
原浆型 protoplasmic	9401/3	II
间变性星形细胞瘤 anaplastic astrocytoma	9410/3	III
胶质母细胞瘤 gliosarcoma	9440/3	IV
巨细胞胶质母细胞瘤 giant cell glioblastoma	9441/3	IV
胶质肉瘤 gliosarcoma	9442/3	IV
脑胶质瘤病 gliomatosis cerbri	9381/3	
少突胶质肿瘤 oligedendroglial tumours		
少突胶质瘤 oligodendroglioma	9450/3	II
间变性少突胶质瘤 anaplastic oligodendroglioma	9451/3	III

4

续表

名　　称	ICD-O 编码	WHO 分级
少突星形细胞肿瘤 oligoastrocytic tumours		
少突星形细胞瘤 oligoastrocytoma	9382/3	II
间变性少突星形细胞瘤 anaplastic oligoastrocytoma	9382/3	III
室管膜肿瘤 ependymal tumours		
室管膜下室管膜瘤 subepedymoma	9383/1	I
黏液乳突型室管膜瘤 mgxopapillary ependymoma	9394/1	I
室管膜瘤 ependymoma	9391/3	II
细胞型 cellulapapillaryr	9391/3	II
乳突型 papillary	9393/3	II
透明细胞型 clear cell	9391/3	II
伸展细胞型 tanycytic	9391/3	II
间变性室管膜瘤 anaplastic ependymoma	9392/3	III
脉络丛肿瘤 choroid plexus trmours		
脉络丛乳突状瘤 choroid plexus papilloma	9390/0	I
不典型脉络丛乳突状瘤 atypical choroid plexus papilloma	9390/1	II
脉络丛癌 choroid plexus carcinoma	9390/3	III
其他神经上皮肿瘤 other neuroepithelial tumours		
星形母细胞瘤 astroblastoma	9430/3	III
第三脑室脊索样胶质瘤 chordoid glioma of the third ventricle	9444/1	II
血管中心性胶质瘤 angiocentric glioma	9431/1	I
神经元和混合性神经元胶质肿瘤 neuronal and mixed neuronal-glial tumours		
小脑发育不良性神经节细胞瘤（Lhermitte-Duclos）Dysplastic gangliocytoma of cerebellum (Lhermitte-Duclos)	9493/0	
婴儿促纤维增生型星形细胞瘤/节细胞胶质瘤 desmoplastic infantile astrocytoma/ganglioglioma	9412/1	I
胚胎发育不良性神经上皮瘤 desmoplastic infantile astrocytoma/ganglioglioma	9413/0	I
神经节细胞瘤 gangliocytoma	9492/0	I
节细胞胶质瘤 ganglioglioma	9505/1	I
间变性节细胞胶质瘤 anaplastic ganglioglioma	9505/3	III
中枢神经细胞瘤 central neurocytoma	9506/1	II
脑室外神经细胞瘤 extraventricular neurocytoma	9506/1	II
小脑脂肪神经细胞瘤 cerebellar liponeurocytoma	9506/1	II
乳头状胶质神经元肿瘤 papillary glioneuronal tumour	9509/1	I
第四脑室菊形团形成的胶质神经元肿瘤 rosette-forming glioneuronal tumour of the fourth ventricle	9509/1	I
副神经节瘤 paraganglioma	8680/1	I

续表

名　　称	ICD-O 编码	WHO 分级
松果体区肿瘤 tumours of the pineal region		
松果体细胞肿瘤 pineocytoma	9361/1	I
中分化松果体实质肿瘤 pineal parenchymal tumour of intermediate differentiation	9362/3	II, III
松果体母细胞瘤 pineoblastoma	9395/3	IV
松果体区乳头状肿瘤 papillary tumour of the pineal region	9395/3	III
胚胎性肿瘤 embryonal tumours		
髓母细胞瘤 medulloblastoma	9470/3	IV
促纤维增生型髓母细胞瘤 desmoplastic/nodular medulloblastcma	9471/3	
伴广泛结节的髓母细胞瘤 medulloblastoma with extensive nodularity	9471/3	
间变性髓母细胞瘤 anaplastic medulloblastoma	9474/3	
大细胞性髓母细胞瘤 large cell medulloblastoma	9474/3	
中枢神经系统原始神经外胚层瘤 CNS primitive neuroectodermal tumour	9473/3	IV
中枢神经系统神经母细胞瘤 CNS neuroblastoma	9500/3	IV
中枢神经系统节细胞神经母细胞瘤 CNS ganglioneuroblastoma	9490/3	IV
髓上皮瘤 medulloepithelioma	9501/3	IV
室管膜母细胞瘤 ependymoblastoma	9392/3	IV
不典型畸胎样/横纹肌样瘤 atypical teratoid/rhabdoid tumour	9508/3	IV
脑神经和脊神经肿瘤 tumours of cranlal and parasplnal nerves		
施万瘤(神经鞘膜瘤,神经膜瘤)Schwannoma(neurilemoma,neurinoma)	9560/0	I
细胞型 cellular	9560/0	I
丛状型 plexiform	9560/0	I
黑色素型 melanotic	9560/0	I
神经纤维瘤 neurofibroma	9540/0	I
丛状型 plexiform		
神经束膜瘤 Perineurioma	9571/0	I
恶性神经束膜瘤 malignant perineurioma	9571/3	II、III
恶性周围神经鞘膜瘤 malignant peripheral nerve sheath tumour(MPNST)		III
上皮样型 epithelioid MPNST	9540/3	
伴有间叶分化型 MPNST with mesenchymal differentiation	9540/3	
黑色素型 melanotic MPNST	9540/3	
伴腺性分化的 MPNNST MPNST with glandular differentiafion	9540/3	
脑膜肿瘤 tumours of the meninges		
脑膜上皮细胞的肿瘤 tumours of meningothelial cells	9530/0	
脑膜瘤 meningioma	9531/0	I
脑膜上皮型 meningothelial	9532/0	

4

名　称	ICD-O 编码	WHO 分级
纤维（成纤维细胞）型 fibrous（fibroblastic）	9537/0	
过渡（混合）型 transitional（mixed）	9533/0	
砂粒体型 psammomatous	9534/0	
血管瘤型 angiomatous	9530/0	
微囊型 microcystic	9530/0	
分泌型 secretory	9530/0	
富于淋巴浆细胞型 lymphoplasmacyte-rich	9530/0	
化生型 metaplastic	9538/1	
脊索样型脑膜瘤 chordoid	9538/1	II
透明细胞型脑膜瘤 clear cell	9539/1	II
不典型脑膜瘤 atypical	9538/3	II
乳头型脑膜瘤 papillary	9538/3	III
横纹肌样型脑膜瘤 rhabdoid	9530/3	III
间变型（恶性）脑膜瘤 anaplastic（malignant）	9530/3	III
间叶性肿瘤 mesenchymal tumours		
脂肪瘤 lipoma	8850/0	I
血管脂肪瘤 angiolipoma	8861/0	I
冬眠瘤 hibernoma	8880/0	I
脂肪肉瘤 liposarcoma	8850/3	IV
孤立性纤维性肿瘤 solitary fibrous tumour	8815/0	I
纤维肉瘤 fibrosatcoma	8810/3	IV
恶性纤维组织细胞瘤 malignant fibrous histiocytoma	8830/3	IV
平滑肌瘤 leiomyoma	8890/0	I
平滑肌肉瘤 leiomyosarcoma	8890/3	IV
横纹肌瘤 rhabdomyoma	8900/0	I
横纹肌肉瘤 rhabdomyosarcoma	8900/3	IV
软骨瘤 chondroma	9220/0	I
软骨肉瘤 chondrosarcoma	9220/3	IV
骨瘤 steoma	9180/0	I
骨肉瘤 osteosarcoma	9180/3	IV
骨软骨瘤 osteochondroma	9210/0	I
血管瘤 haemangioma	9120/0	I
上皮样血管内皮瘤 epithelioid haemangioendothelioma	9133/1	II
血管外皮瘤 haemangiopericytoma	9150/1	II
间变性血管外皮瘤 anaplastic haemangiopericytoma	9150/3	III

续表

名　　称	ICD-O 编码	WHO 分级
血管肉瘤 angiosrcoma	9120/3	Ⅳ
Kaposi 肉瘤 Kaposi sarcoma	9140/3	Ⅳ
Ewing 肉瘤/PNET ewing sarcoma/PNET	9164/3	Ⅳ
原发性黑色素细胞性病变 primary melanocytic lesions		
弥漫性黑色素细胞增生 diffuse melanocytosis	8728/0	Ⅰ
黑色素细胞瘤 melanocytoma	8728/1	Ⅰ
恶性黑色素瘤 malignant melanoma	8720/3	Ⅲ
脑膜黑色素瘤病 meningeal melanomatosis	8728/3	Ⅲ
其他脑膜肿瘤 other neoplasms related to the meninges		
血管网状细胞瘤 haemangioblastoma	8161/1	Ⅰ
淋巴和造血组织肿瘤 lymphomas and haematopoietic neoplasms		
恶性淋巴瘤 malignant lymphoma	9590/3	Ⅳ
浆细胞瘤 plasmacytoma	9731/3	Ⅳ
粒细胞肉瘤 granulocytic sarcoma	9930/3	Ⅳ
胚生殖细胞肿瘤 GERM CELL TUMOURS		
生殖细胞瘤 germinoma	9064/3	Ⅳ
胚胎癌 embryonal carcinoma	9070/3	Ⅳ
卵黄囊瘤 yolk sac tumour	9071/3	Ⅳ
绒癌 choriocarcinoma	9100/3	Ⅳ
畸胎瘤 teratoma	9080/1	Ⅰ
成熟型 mature	9080/0	Ⅳ
未成熟型 immature	9080/3	Ⅲ
伴有恶变的畸胎瘤 teratoma with malignant transformation	9084/3	Ⅲ
混合性生殖细胞肿瘤 mixed germcell fuwors	9085/3	Ⅳ
鞍区肿瘤 tumours of the sellar region		
颅咽管瘤 craniopharyngioma	9350/1	Ⅰ
成釉细胞瘤型 adamatinomatous	9351/1	Ⅰ
乳突型 papillary	9352/1	Ⅰ
颗粒细胞瘤 granular cell tumour	9582/0	Ⅰ
神经垂体细胞瘤 pituicytoma	9432/1	Ⅰ
腺垂体梭形细胞嗜酸细胞瘤 spindle cell the adenohypophysis	8291/0	Ⅰ
转移性肿瘤 metastatic tumours		

1. ICD-O 为国际疾病(肿瘤)分类(International Classification of Diseases for Oncology)的简称。分子代表肿瘤编号,分母/0 代表良性肿瘤,/1 代表低度或不肯定恶性或临界恶性,/2 为原位恶性肿瘤,/3 为恶性肿瘤。

2. WHO(世界卫生组织) Ⅰ 级代表良性,Ⅱ 级代表低度或临界恶性,Ⅲ 级代表恶性,Ⅳ 级代表高度恶性。

3. 在 1993 年 WHO 神经系统分类中有垂体瘤,但在 2000 年分类中却删去。

【病因】

至今脑脊髓肿瘤发病原因未完全明确,有下列几种可能病因。

(一) 遗传因素

虽然绝大多数脑瘤散发发病,但是大量研究显示,1%~5%的脑瘤有多种遗传性因素并具有家族性,如斑痣性错构瘤(phakomatosis)。常见的有:①神经纤维瘤病(NF):Ⅰ型为多发性神经纤维瘤病,又称 von Recklinghausen 病;Ⅱ型为具有双侧听神经瘤和(或)其他神经系肿瘤。两型均可有先天畸形(如大头畸形、脊柱侧弯畸形、蝶骨小翼和眶板缺失等),或中枢神经系统其他肿瘤,如脑膜瘤、毛细胞型星形细胞瘤等。②胶质瘤:多数没有遗传性,少数有。如神经纤维瘤病Ⅱ型、结节性硬化、Gardner 综合征、Turcot 综合征及 Li-Fraumeni 综合征。③血管网状细胞瘤:约 1/5 血管网状细胞瘤伴有全身其他脏器的血管性肿瘤,如视网膜血管网状细胞瘤、肾脏或胰腺的血管瘤等。此类血管网状细胞瘤又称为 von Hippel-Lindau 病(VHL),具有家族史。

(二) 生物因素——病毒

已发现腺病毒、乳多泡病毒、猴空泡病毒、肉毒病毒、Oncorna 病毒等可诱发脑瘤,但主要见于动物。目前尚未获得病毒引起人脑肿瘤的直接证据。

(三) 物理因素

1. 放射线 1974 年 Modan 随访了 11 000 名因头癣接受放射治疗的儿童,脑膜瘤的发病率较对照组自然情况下增加 4 倍,且多数伴有放疗后头皮改变及脱发。此后有作者指出放疗后脑膜瘤的发生时间与放射剂量相关,放射剂量越高,发生时间越短。放疗也可引起胶质瘤、海绵状血管瘤等。

2. 外伤 文献报道在头颅外伤的局部骨折或瘢痕处出现脑膜瘤的生长,甚至在脑膜瘤中找出铁丝,认为局部异物或瘢痕对正常脑膜或脑组织长期刺激可导致肿瘤的生长。流行病学调查头颅外伤患者中,脑瘤的发生率并未明显提高。因此,损伤对中枢神经系统的致瘤性有待进一步明确。

(四) 化学因素

多种化学物品可诱发动物脑瘤,如甲基胆蒽、多环烃类(PCH)与烷化剂等,氯代乙烯是目前认为最可能引起人脑肿瘤的化学制剂。从 8 个流行病学研究调查来看,从事氯代乙烯生产的工人脑瘤发病率要稍高。

(五) 先天因素

在胚胎发育过程中有些细胞或组织可停止发育分化而遗留于神经系统内。这些残留的组织尚有分化的潜能,并可发展成为肿瘤。常见的先天性肿瘤有颅咽管瘤、脊索瘤、上皮样及皮样囊肿、畸胎瘤等。

【病理生理】

颅内肿瘤可生长于脑外、脑内、脑室内或在蛛网膜下腔等。肿瘤本身和瘤周水肿等常推移、压迫或破坏脑组织。因此,肿瘤所产生的临床症状取决于肿瘤的部位、肿瘤的生长方式及肿瘤的生长速度。由于脑组织、脑血管及脑脊液在一定时间内可通过代偿机制维持正常的颅内压,因此相同体积的肿瘤生长迅速快的较生长缓慢的更易出现颅高压症状。一般肿瘤生长速度受到下列因素影响:①出血,见血供丰富的肿瘤;②坏死,因瘤细胞生长过快,血供不应求所致;③囊变,常继发于坏死、出血;④间变,由低级别肿瘤向高级别演变。良性肿瘤多有包膜,呈膨胀性生长;恶性者呈浸润型生长,无包膜。脑瘤复发大多数在原位,也可发生颅内转移。

【免疫生物学】

过去认为脑组织是免疫特免器官,现经研究证明大部分脑有免疫功能。脑内不仅有功能类似巨噬细胞的小胶质细胞,而且有 T 淋巴细胞,特别是病变时,后者可经血-脑屏障入脑。这不仅解释中枢神经系统自身免疫病(如多发硬化),而且为脑瘤的免疫治疗提供了科学依据。但是,迄今脑胶质瘤的免疫治疗不理想,其中重要原因之一是脑肿瘤细胞的免疫逃逸机制:①肿瘤微环境诱导 T 细胞功能障碍,这与 B7 家族负性共刺激分子有关;②瘤细胞分泌细胞因子如 TGF-β、IL-10 等,抑制机体的免疫反应;③瘤细胞下调其表面组织相容性复合体(MHC)等分子的表达,从而削弱其免疫原性。因此,寻找脑瘤的特异性抗原,攻克肿瘤的免疫逃逸是脑瘤免疫治疗的方向。

【脑肿瘤的分子生物学特性】

原发脑瘤的发生发展是一个多步骤过程,涉及抑癌基因的失活和原癌基因的激活和过度表达,也有细胞周期调节的变化、信号通路的异常等。目前,根据肿瘤基因表达的情况将原发性多形性胶母细胞瘤(GBM)分为四个亚型:①经典型(classical):具有高增殖活性的特征,此型对放疗反应好;②间叶型(mesenchymal):与间叶组织及血管生成有关,此型对强放化疗有效,并可能对抑制 Ras、P13κ 或者抗血管生成的药物反应好;③神经型(neural):基因表达与正常神经组织的特征性基因表达很相似,肿瘤对周围组织侵袭性较低;④前神经型(proneural):基因激活似神经元的分化过程,该型患者年纪轻,以血小板源性生长因子受体 α(PDGFR-α)和 IDH1/IDH2 突变为特征,与继发 GBM 有类似的基因表达,提示继发 GBM 可能属此亚型。该型对 HIF、P13κ 或 PDGFR-α 等抑制剂药物有很好的反应。虽然对强放化疗几乎无反应,但预后好于其他三型(图 57-1)。

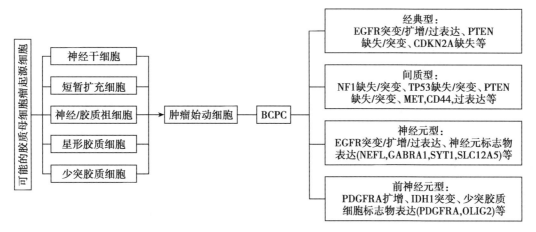

图 57-1　胶母细胞瘤的亚型分类

目前,对原发性与继发性的多形性胶母细胞瘤在分子水平改变的区别已取得了较为一致的看法。原发性多形性胶母细胞瘤分子生物学改变以 EGFR 的扩增与过量表达为主,而继发性胶母细胞瘤则以 P53 的突变为主要表现。原发性胶母细胞瘤中 P16 的突变发生率是继发性的 2 倍。在较少见的巨细胞胶母细胞瘤中 75% 以上有 P53 的突变,而 EGFR、CDK4 的扩增及 P16 的丢失或突变极少发生,因此有作者认为此类胶质瘤在发生上与继发性胶母细胞瘤相似。

除了星形细胞胶质瘤之外,在其他中枢神经系统肿瘤中亦有基因异常改变的发现。研究发现在少突胶质瘤中有 1p 和 19q 等位基因的丢失,而在儿童室管膜瘤中有位于 6q 上的基因片段的丢失。以往研究表明,在约 50% 的髓母细胞瘤中存在 17p13 的丢失。然而最近认为,p53 并非髓母细胞瘤的特异性基因改变,目前已更为精确的定位于 17p13.2-13.3,这一区域并不包括 p53 基因,而在这一区域中的 HIC-1 与 OVCA1 基因的丢失可能与髓母细胞瘤的发生有着密切的关系。

【肿瘤干细胞】

近来发现在胶质母细胞瘤和髓母细胞瘤中,存在很少量具有自我更新和多向分化能力的细胞,它们有神经干细胞一样的标志物,且对目前各种治疗方法如放疗、化疗、免疫治疗等均不敏感或具有抵抗或逃逸能力。这种细胞的发现无疑为脑瘤的发生发展、治疗和复发防治提供了新方向。

【临床表现】

颅内肿瘤的临床表现可归纳为颅内压增高症状与局灶症状两大类,两者可先后或同时出现,或仅其一。

(一)颅内压增高症状

颅内压增高主要表现为头痛、呕吐与视乳头水肿三主征,Cushing 反应和其他表现。

(二)局灶症状

脑肿瘤所引起的神经系统局部症状因部位而异。

1. 额叶肿瘤　额叶功能主要有随意运动、语言表达及精神活动等三方面障碍。刺激性病变产生癫痫,破坏性则引起肢体瘫痪、失语和精神症状。

2. 顶叶肿瘤　主要引起中枢性感觉障碍。

3. 颞叶肿瘤　可产生颞叶癫痫、视幻觉、视野缺损,主侧半球者出现感觉性失语。

4. 枕叶肿瘤　主要表现为视觉障碍。刺激性病灶引起视幻觉,表现为颜色或精神性视觉障碍。破坏性病变产生对侧同向偏盲,象限性偏盲。

5. 岛叶肿瘤　主要表现为内脏方面的神经系统症状,似颞叶肿瘤表现。

6. 基底核肿瘤　主要表现为运动减少,表情僵硬。

7. 丘脑肿瘤　局灶症状少,累及内囊可引起"三偏"综合征。

8. 松果体区肿瘤　主要有四叠体上丘综合征(Parinaud 综合征),双眼上视不能,可伴有双眼下视不能,下丘受压出现听觉障碍。

9. 脑干肿瘤　表现为交叉性麻痹,即患侧的脑神经麻痹和对侧的肢体偏瘫。如中脑肿瘤位于底部者出现 Weber 综合征。

10. 小脑肿瘤　小脑半球肿瘤主要表现为患侧肢体共济失调。小脑蚓部肿瘤表现为躯干性共济失调,早期出现脑积水。

11. 脑桥小脑角肿瘤　主要表现为眩晕,患侧耳鸣,进行性听力减退,患侧三叉神经、面神经部分麻痹,眼球震颤及患侧小脑体征。

12. 鞍区肿瘤　典型表现为内分泌失调伴视力视野改变。

13. 鞍旁(海绵窦)肿瘤　主要影响第Ⅲ、Ⅳ、Ⅴ、Ⅵ脑神经功能障碍。

【诊断与鉴别诊断】

中枢神经系统肿瘤的诊断应包括定位与定性两部分。患者的临床病史、症状与体征是定位与定性的基础,结合有关辅助检查,可做出诊断。

以下几种疾病易与颅内肿瘤相混淆。

1. 特发性癫痫　癫痫为脑肿瘤的常见症状之一,但特发性癫痫起病早,无明显局灶性体征,也没有颅内压增高症状,病程长而保持稳定等都可以与脑肿瘤相区别,必要时 CT、MRI 等有助诊断。

2. 脑血管病　脑血管意外在临床上常有偏瘫、失语等神经系统症状。但部分患者有高血压、糖尿病等病史。老年脑肿瘤患者因颅内空间大,症状呈波动性,有的类似短暂性脑缺血发作,常需行神经影像学检查加以鉴别。

3. 慢性硬膜下血肿　有颅内压增高症状,可引起偏瘫及意识障碍,多见于老年患者,发病前数周常有头部外伤史,CT 可助鉴别。

4. 视神经盘炎　常误认为视乳头水肿而作为颅高压的证据。视神经盘炎的充血要比视神经盘水肿明显,乳头隆起在 2 个屈光度以内,早期有视力减退。而视乳头水肿一般隆起较多,早期视力无影响。

5. 脑寄生虫病　可见于多种寄生虫病,患者有颅高压症状与癫痫发作,一般均有与感染源接触史,影像学上有时可见病灶为多发,血清及脑脊液的特殊补体结合试验,皮肤反应试验在囊虫与肺吸虫病中可为阳性,若有皮下结节可做活检亦可明确诊断。

6. 良性颅内压增高　又称假脑瘤,患者只有颅内压增高而无其他局灶症状,CSF 检查往往正常,病程发展缓慢,放 CSF 后常明显好转,可在半年至 1 年后自愈,但可复发。本病可见于静脉窦血栓形成,炎症或外伤后蛛网膜粘连,药物反应及某些内源或外源性毒素影响,有时需行 CT 或 MRI 来加以确诊。

【治疗】

绝大多数中枢神经系统肿瘤的治疗以手术为主,曾经认为手术是唯一的治疗方法。随着肿瘤综合性研究取得了重大的进展,放射、化学、免疫等疗法不断取得成效。目前,对大部分中枢神经系统肿瘤,综合治疗是较为合适的治疗方案。

(一) 手术治疗

手术切除是脑脊髓肿瘤最基本的治疗方法,手术治疗的目的为切除肿瘤、降低颅内压并明确诊断。凡生长于可以通过手术摘除部位的肿瘤,均应首先考虑手术治疗。对出现意识障碍、脑疝症状的病例,手术应作为紧急措施。手术应在保留功能的前提下全切除肿瘤。肿瘤全切除者预后明显优于部分或次全切除肿瘤者。不能全切者可采用肿瘤活检、部分切除加减压术,如去骨瓣减压术、脑脊液引流术或分流术,以达到缓解颅内压,并为放射治疗、化学治疗等创造条件。

(二) 放射治疗和放射外科治疗

放射治疗适用于低度或高度恶性胶质瘤、垂体瘤、生殖细胞瘤、脊索瘤、原始神经外胚层肿瘤及转移瘤等。目前常用直线加速器及^{60}Co 治疗机,加用适形、调强技术,可减少射线对正常组织的损害,增加靶灶的疗效。放射外科请见第三十四章第四节。放射性核素内放射治疗适用于囊性颅咽管瘤,侵袭性垂体瘤等颅内肿瘤,常用的放射性核素为^{32}P、^{198}Au 与^{90}Y 等。

(三) 化学治疗

脑肿瘤的化学治疗一般建立在对脑肿瘤手术切除的基础上。术后残余肿瘤越少,化疗效果越显著,因此化疗是恶性脑肿瘤手术治疗的必要补充。近来,发现一些基因标志可预测或判断肿瘤细胞对化疗的耐药或敏感,有助于指导临床工作,如少突胶质瘤染色体 1p 和 19q 缺失,星形细胞肿瘤染色体 9p 和 10q 缺失,以及胶母星形细胞瘤或间变型星形细胞瘤 MGMT(甲基鸟嘌呤 DNA 甲基转移酶)表达阴性者,对化疗敏感。

常用的化疗药物有以下几种。

1. 替莫唑胺(Temozolomide)　属于烷化剂类广谱的抗肿瘤药物。经国际多中心前瞻性随机对照研究(Ⅰ级证据)证实外科手术后替莫唑胺与放疗同步;再继以 6 个疗程单药较单独放疗可显著延长 GBM 患者的生存期,2 年生存率由 10.9% 提高到 26.5%,3 年生存率由 4.4% 提高到 16%,4 年生存率由 3% 提高到 12.1%,5 年生存率由 1.9% 提高到 9.8%。现在标准用法为,与放疗同步时口服 TMZ 75mg/m^2。放疗后 4 周,TMZ 以 150mg/m^2 连续用药 5 天,28 天为一疗程,共 6 个疗程。无条件用 TMZ 者可用其他烷化剂。

2. 亚硝基脲类　烷化剂,较易通过血-脑屏障,包括卡莫司汀(BCNU)、洛莫司汀(CCNU)、司莫司汀(MeCCNU)、尼莫司汀(ACNU)、PCNU、streptozotocin、chlorozotocin 与 clomesome 等,对许多中枢神经系统肿瘤有一定杀伤作用。

3. 其他　丙卡巴肼(PCB)、顺铂、羟基脲(HU)、长春新碱(VCR)、依托泊苷(VP16)、替尼泊苷(VM26)、环磷酰胺(CTX)等可酌情选用。

(四) 免疫治疗

过去认为脑是免疫豁免器官,现已证实脑的小胶质细胞具有巨噬细胞功能,能递呈抗原,表达 HLA Ⅱ类分子和免疫共刺激分子等;脑外 T 淋巴细胞可经血-脑屏障入脑。动物研究发现,标记的树突细胞可从脑内迁移至颈淋巴结。由于脑瘤具免疫逃逸特性,加之脑组织低下的免疫应答功能,促使脑瘤在脑内肆无忌惮地发展。因此,寻找脑瘤(如胶质瘤)的特异性抗原,阐明其经抗原呈递细胞(APC)呈递,特异性激活肿瘤特异性 CD4⁺和 CD8⁺ T 淋巴细胞以及 B 细胞的机制,从根本上激活患者免疫功能,去除肿瘤发生导致免疫抑制状态,同时结合手术、放化疗手段,可能是免疫治疗的方向。过去曾用过、已证实无效的免疫方法有:卡介苗、淋巴因子、干扰素、免疫核糖核酸等。近来国内外开展 DC(树突状细胞)疫苗,用不同抗原致敏,在动物实验取得较好疗效。目前复旦大学附属华山医院开展了人脑胶质瘤干细胞样抗原致敏 DC 疫苗的 I 期临床试验,初步结果表明该疫苗安全可行,联合化疗能延长患者的生存期。

(五)光动力治疗

荧光素、伊红、四环素、吖啶橙和卟啉化合物(porphyrin compound)等光敏物质可被恶性肿瘤细胞吸收并积贮于胞质的线粒体内。光照射下,含有光敏物质的瘤细胞因发生光物理或光化学反应而失去活力或死亡,从而达到治疗目的,称为光动力治疗(photodynamic therapy,PDT)。但多数光敏物质不能透过血-脑屏障,妨碍了 PDT 在脑瘤治疗中的应用。近发现醋酸及硫酸处理过的血卟啉衍生物(HPD),可通过血-脑屏障,进入瘤细胞内,但它的分子量较大,易与蛋白质结合,仍容易被排斥在血-脑屏障之外,使其疗效受到影响。另一种光敏物质碱性蕊香红(rhodamine123)是一种嗜脂性带阳电荷的染料,最易被活的瘤细胞所摄取。由于嗜脂性使它易过血浆中的疏水屏障(hydrophobic barrier)及细胞线粒体膜,实验发现它可留在胶质瘤细胞内达 24 小时以上,在人的成纤维细胞内只留不到 4 小时。因此,注射后 4~12 小时内用氩激光照射可取得较好疗效,但仍待大样本前瞻随机对照研究验证。

(六)热能治疗

热能对胶质瘤有杀伤作用,可增强胶质瘤对放射线的敏感性,并使得有抗射线能力的 S 期细胞对放射线敏感。同样,热能可增强化疗药物对胶质瘤的杀伤作用。在热能的作用下,化疗药物的杀伤肿瘤细胞的剂量最大可降低到 50%。Popovic 发现当肿瘤与周围正常组织间存在一定时间的热梯度后,肿瘤可出现明显退缩现象。热能治疗的方法有局部加温与系统加温,采用微波、超声波、热传导或射频电流等新加温技术,肿瘤局部温度加至 45~50℃,而周围脑组织温度较低,达到杀伤肿瘤的目的。系统加温的方法有融蜡浸泡、电热毯、电炉、热水浴或采用充热气的宇航服等,将体温有效控制在 42℃。由于胶质瘤细胞内无氧代谢增加,瘤内乳酸积聚较多,pH 低,从而导致胶质瘤细胞与正常脑组织对热能的敏感性不同。由于热能治疗后可产生较严重的脑水肿,因此热能治疗前必须

行充分的瘤区减压,热能治疗时建议行颅内压监护。目前,越来越多的学者相信热能治疗作为一种重要的辅助手段,与放疗、化疗及免疫治疗合用,达到增强治疗效果的作用,但热能治疗在中枢神经系统肿瘤中的应用有待于进一步探索。

(七)对症治疗

颅内肿瘤的对症治疗包括在对肿瘤综合治疗前后的降低颅内压、控制癫痫发作等治疗。目前常用的脱水剂有 20% 甘露醇、20% 甘油果糖、呋塞米、20%(或 25%)的人血白蛋白等。对肿瘤患者,在 20% 甘露醇或甘油果糖中加入激素如地塞米松可使降压作用加强。一般每 8 小时脱水一次,对严重高颅压及脑水肿患者,每日脱水次数可增加至 5~6 次,可选用甘露醇或甘油果糖与呋塞米和清蛋白交替使用。甘露醇应快速静脉给药,因此常需建立通畅的静脉通道,如深静脉留置管。甘露醇有肾毒性,老年患者不宜应用时间过长。此外,各种利尿药如噻嗪类、乙酰唑胺等亦可适当选用。在应用脱水剂时应注意体液内水、电解质的改变,及时调整。对于有癫痫发作的患者应采用抗癫痫药物,定期做抗癫痫药物的血浓度测定,并留意其副作用。对鞍区肿瘤有激素水平低下的患者应采用激素替代疗法,可选用泼尼松、甲基泼尼松龙、地塞米松、氢化可的松、醋酸可的松等。术后怀疑可能有血管痉挛的患者,宜及早使用扩血管药物,如尼莫地平等。

(张荣　毛颖)

第二节　神经上皮组织来源的肿瘤

神经上皮组织来源的肿瘤主要系指神经胶质细胞和神经元细胞(节细胞)在不同分化期中所发生的肿瘤,统称为胶质瘤和节细胞瘤。本章参照《中国中枢神经系统胶质瘤诊断与治疗指南(2015 版)》更新内容,着重讨论胶质瘤的发病、病理及临床特点、治疗原则与预后情况。

胶质瘤是一组具有胶质细胞表型特征的神经上皮肿瘤的总称,是颅内最常见原发性肿瘤。以 Bailey 和 Cushing 的胚胎学说和 Kernohan 的间变学说为框架,1979 年世界卫生组织(World Health Organization,WHO)首次发布了《中枢神经系统肿瘤的组织学分型》,历经 1993 年、2000 年和 2006 年多次修订,于 2007 年颁布了第 4 版《WHO 中枢神经系统肿瘤分类》蓝皮书。目前,该蓝皮书是世界各国对中枢神经系统肿瘤进行诊断和分类的重要依据,也是本章撰写的结构基础。胶质瘤的分类详见表 57-2。WHO 中枢神经系统肿瘤分类将胶质瘤分为 WHO I~IV级,其中 I、II级为低级别胶质瘤,III、IV级为高级别胶质瘤,分级详见表 57-3。

表 57-2　胶质瘤的分类和分级（2007）

肿瘤名称	WHO 分级	ICD-O1
星形细胞来源的肿瘤		
毛细胞型星形细胞瘤	I	9421/1
毛黏液样型星形细胞瘤	II	9425/3 *
室管膜下巨细胞星形细胞瘤	I	9384/1
多形性黄色星形细胞瘤●	II	9424/3
弥漫性星形细胞瘤（纤维型、肥胖型、原浆型）	II	9400/3
间变性星形细胞瘤	III	9401/3
胶质母细胞瘤	IV	9440/3
巨细胞型胶质母细胞瘤	IV	9441/3
胶质肉瘤	IV	9442/3
大脑胶质瘤病 *	III	9381/3
少突胶质细胞来源的肿瘤		
少突胶质细胞瘤	II	9450/3
间变性少突胶质细胞瘤	III	9451/3
少突星形细胞来源的肿瘤		
少突星形细胞瘤	II	9382/3
间变性少突星形细胞瘤	III	9382/3
室管膜上皮来源的肿瘤		
室管膜下瘤	I	9383/1
黏液乳头型室管膜瘤	I	9394/1
室管膜瘤（细胞型、乳头型、透明细胞型、伸长细胞型）	II	9391/3
间变性室管膜瘤	III	9392/3
脉络丛上皮来源肿瘤		
脉络丛乳头状瘤	I	9390/0
非典型脉络丛乳头状瘤	II	9390/1 *
脉络丛癌	III	9390/3
其他神经上皮性肿瘤		
星形母细胞瘤	△	9430/3
第三脑室脊索样胶质瘤	II	9444/1
血管中心性胶质瘤	I	9431/1#

注：

肿瘤学国际疾病分类的形态学编码（ICD-O）和系统化医学术语详见（http://snomed.org）；生物学行为按以下标准编码；/0 为良性肿瘤；/3 为恶性肿瘤；/1 为交界性肿瘤或生物学行为不明确的肿瘤。

#编号为第 4 版 ICD-O 建议的临时编号。它们将被收入到下一版 ICD-O 中，目前将保留被修改的可能。

●当核分裂≥5 个/10HPF 和（或）有小灶性坏死时诊断为"有间变特征的多形性黄色星形细胞瘤"，不再使用"间变性多形性黄色星形细胞瘤 WHO III 级"一词；尽管这种病例预后稍差，但仍为 WHO II 级。

△因其生物学行为是多变的，由于缺乏足够的临床和病理资料，本次 WHO 分类未对其作出明确分级，但以往认为该肿瘤可为 WHO II ～ IV 级。

* 大脑胶质瘤病是一种广泛累及中枢神经系统的弥漫浸润性生长的胶质瘤（通常为星形细胞肿瘤），至少累及个脑叶，常累及双侧大脑半球和（或）深部灰质，常延续至脑干和小脑，甚至脊髓。大脑胶质瘤病多为星形细胞肿瘤，少突细胞肿瘤和混合性少突星形细胞肿瘤也可见，WHO III 级。

表 57-3　胶质瘤分级

WHO	基本病理特征	备注
I	边界清楚的几种胶质瘤,包括毛细胞型星形细胞瘤,血管中心性胶质瘤,室管膜下巨细胞型星形细胞瘤,黏液乳头型室管膜瘤	1. 少突胶质细胞瘤和室管膜瘤最高级别为Ⅲ级,在前述Ⅲ级的基础上可以出现微血管增生和(或)坏死,MIB-1 增殖指数>10%
II	细胞核的非典型性,一般不出现核分裂象,MIB-1 增殖指数小于5%	2. 脉络丛肿瘤另有独立的分级标准
III	细胞密度增高,具有明显的细胞核异型性和分裂象,MIB-1 增殖指数 5% ~ 10%	
IV	细胞密度增高,明显细胞核异型性,分裂象,微血管增生和(或)坏死,MIB-1 增殖指数>10%	

近 30 年来,原发性恶性脑肿瘤发生率逐年递增,年增长率为 1% ~ 2%,在老年人群尤为明显。根据美国脑肿瘤注册中心(CBTRUS)统计,胶质瘤约占所有中枢神经系统肿瘤的 27%,约占恶性肿瘤的 80%;在原发性恶性中枢神经系统肿瘤中,胶质母细胞瘤(glioblastoma,GBM,WHO Ⅳ 级)的发病率最高,占了46.1%,约为 3.20/10 万,且男性多于女性;其次是弥漫性星形细胞瘤,发病率为 0.53/10 万。GBM 的发病率随着年龄的增长而增加,最高发的年龄是 75 ~ 84岁,新诊断的中位年龄是 64 岁。

胶质瘤发病机制尚不明了,目前确定的两个危险因素是:暴露于高剂量电离辐射和与罕见综合征相关的高外显率基因遗传突变。近年来,高级别胶质瘤发病机制研究的热点包括:等位基因的杂合性缺失及基因的遗传性变异研究、DNA 错配修复、细胞信号通路紊乱(如 EGFR 及 PDGF 通路)、PI3K/Akt/PTEN、Ras和 P53/RB1 通路基因突变和肿瘤干细胞研究等。

胶质瘤临床表现主要包括颅内压增高及神经功能缺失。目前,诊断主要依靠 CT 及 MRI 检查等影像学诊断。一些新的 MRI 序列,如磁共振弥散加权成像(DWI)和弥散张量成像(DTI)、磁共振灌注成像(PWI)、磁共振波谱成像(MRS)和功能磁共振成像(fMRI)开始应用于临床,对提高诊断水平及判断预后有重要意义。正电子发射计算机断层显像(PET)和单光子发射计算机断层成像术(SPECT)对于鉴别肿瘤复发与放射性坏死有一定帮助。但最终诊断还需要通过肿瘤切除术或活检术获取标本,进行病理学诊断加以明确。

组织学检查仍是病理诊断的基础,一些分子生物学标记物对确定分子亚型和进行个体化治疗及判断临床预后具有重要意义,如 O6-甲基鸟嘌呤-DNA 甲基转移酶(O 6-methylguanine DNA methyl-transferase,MGMT)启动子甲基化、染色体 1p/19q 杂合性缺失(1p/19q LOH)、异枸橼酸脱氢酶 1(isocitrate dehydrogenase 1,IDH1)基因突变和 α-地中海贫血/智力缺陷综合征 X 染色体连锁基因(α-thalassemia/mental retardation syndrome X-linked,ATRX)表达;其他常用分子标记物:胶质纤维酸性蛋白(glial fibrillary acidic protein,GFAP)、Ki67 抗原和 p53 蛋白等。

胶质瘤治疗以手术切除肿瘤为主,结合放疗、化疗等综合治疗方法。手术可以缓解临床症状,延长生存期,并获得足够标本用以明确病理学诊断和进行分子生物学研究。脑胶质瘤是否实施手术需要考虑下述因素:患者年龄、身体状态、肿瘤数目和部位、新发还是复发肿瘤、复发距离前次手术时间、是否存在其他非肿瘤疾患、手术与非手术的利弊以及预计生存期等。

弥漫性胶质瘤通常呈浸润性生长,但局部易受脑沟、脑回的限制,多沿白质纤维束走向扩展,手术切除的总原则是最大范围地安全切除肿瘤,即以最小程度的组织和神经功能损伤获得最大限度的肿瘤切除。基于胶质瘤浸润的生长方式及血供特点,推荐采用显微神经外科技术及术中导航技术,以脑沟、脑回为边界,沿肿瘤的可识别边界做解剖性切除,如果可行则力争以皮质及皮质下重要功能结构为临界做超范围切除。

胶质瘤手术活检的推荐适应证:①老年患者或患有严重合并疾病;②术前神经功能状况较差(KPS<70);③优势半球浸润性生长广泛或侵及双侧半球;④位于功能区皮质、白质深部或脑干部位,临床无法满意切除的病灶;⑤脑胶质瘤病。活检主要包括导航下(或立体定向)活检和开颅手术活检。导航下(或立体定向)活检适用于位置更加深在的病灶,而开颅活检适用于位置浅表或接近功能区皮质的病灶。开颅活检比导航下(或立体定向)活检可以获得更多的肿瘤组织,满足精确诊断需要。

4

手术切除辅助新技术有助于实现最大范围地安全切除脑胶质瘤。推荐:常规神经影像导航、功能神经影像导航、术中神经电生理监测技术(如皮质功能定位和皮质下神经传导束定位)和术中 MRI 实时影像神经导航。可推荐:荧光引导的显微手术和术中 B 超影像实时定位;术前及术中 DTI 技术以明确肿瘤与周围神经束的空间解剖关系和 BOLD-fMRI 做皮质功能定位。

脑胶质瘤手术是否全切及切除程度的判断:强烈推荐高级别胶质瘤术后<72 小时复查增强 MRI,低级别胶质瘤以 T2/FLAIR 的容积定量分析为标准,并以此影像作为判断后续治疗疗效或肿瘤进展的基线。

放疗可杀灭或抑制残余肿瘤细胞,延长患者生存期,分割外放射治疗已经成为高级别胶质瘤的标准疗法。胶质瘤具有原位复发特点,且 90% 发生在距原发灶 2cm 的范围之内,故优化局部放疗方案是治疗的焦点。胶质瘤的化疗一直采用单药和多种药物联合应用的方案。欧洲癌症研究治疗组织(EORTC)和加拿大国立癌症研究院(NCIC)的大规模Ⅲ期临床试验证实,替莫唑胺(temozolomide,TMZ)联合同步放疗,继以 6 周期 TMZ 辅助化疗可延长患者生存期,2 年生存率由 10.4% 提高到 26.5%。手术后,TMZ 同步放疗联合辅助化疗已成为新诊断 GBM 的标准治疗方案。如何预知高级别胶质瘤对化疗药物的反应性,降低化疗抗性是目前关于化疗的讨论焦点。内源性 MGMT 启动子甲基化水平、1p/19q 共缺失和 IDH1 是否突变可分别预测 GBM、少突胶质细胞瘤和低级别胶质瘤的预后。分子靶向药物治疗、免疫治疗、基因治疗等新疗法开始在胶质瘤治疗中得到尝试,但疗效尚需大样本、随机和对照研究加以验证。

目前胶质瘤治疗效果欠佳,间变性胶质瘤及 GBM 的中位生存时间分别为 2~3 年和 1 年。GBM 明确的预后相关因素包括:肿瘤的组织病理学特点、患者年龄和一般身体状况等。

胶质瘤治疗需要神经外科、放射治疗科、神经肿瘤科、病理科和神经康复科等多学科合作,遵照循证医学原则,采取个体化综合治疗,优化和规范治疗方案,以期达到最大治疗效益,尽可能延长患者无进展生存期(PFS)和总生存期(OS),提高生存质量。为使患者获得最优化综合治疗,医生需要对患者进行密切随访观察,定期影像学复查,兼顾考虑患者的日常生活、社会和家庭活动、营养支持、疼痛控制、康复治疗和心理调控等诸多问题。

一、星形细胞来源的肿瘤

星形细胞来源的肿瘤指以星形胶质细胞所组成

的肿瘤,约占神经上皮源性肿瘤的 75%。按肿瘤的生物学特性星形细胞肿瘤可分两大类,一类边界清楚,较少向周围脑组织浸润,包括毛细胞性星形细胞瘤、室管膜下巨细胞性星形细胞瘤与多形性黄色星形细胞瘤,其临床表现与病情发展均有各自典型特征,预后较好。另一类星形细胞肿瘤则无明显边界,向周围脑组织广泛浸润,肿瘤细胞呈间变特性,包括弥漫性星形细胞瘤、间变性星形细胞瘤及胶质母细胞瘤等,此类肿瘤病程为进展性,以手术为主的综合治疗效果均较差。

(一)弥漫性星形细胞瘤

弥漫性星形细胞瘤(diffuse astrocytoma)(WHO Ⅱ级)为浸润性生长肿瘤,多数肿瘤切除后有复发可能,且复发后肿瘤可演变成间变性星形细胞瘤及胶质母细胞瘤。

【发病率】

星形细胞瘤占脑肿瘤的 10%~15%,多见于 25~45 岁的成人,平均年龄约 37.5 岁。无明显性别差异。肿瘤主要位于大脑半球,以额叶多见(46%),其次为颞叶(31%)、顶叶(15%),位于间脑与枕叶者较少见。

【病理】

弥漫性星形细胞瘤有 4 种病理形态,即原浆型、纤维型、肥胖细胞型及混合型。纤维型中又分为弥漫型和局灶型两类:

1. 原浆型星形细胞瘤 为最少见的一种类型,主要见于大脑,多位于颞叶。部位表浅,主要侵犯大脑皮质,使受累脑回增宽、柔软、变平为其特点。肿瘤呈灰红色,切面呈半透明均匀胶冻样。深部侵入白质,边界不清,常有变性,形成囊肿,囊肿的大小、数目不定,周围为瘤组织。光镜下肿瘤细胞形态具有原浆型星形细胞特征,形态和分布一致,间质嗜伊红染色,状如蛛网,无胶质纤维。

2. 纤维型星形细胞瘤 常见,见于中枢神经的任何部位,及各年龄组患者。在成人中多见于大脑半球,在儿童和青少年中较多见于小脑、脑干与丘脑。肿瘤质地坚韧,有时如橡皮。弥漫型肿瘤切面呈白色,与四周脑组织不易区别,邻近皮质可被肿瘤浸润,色泽深灰,与白质分界模糊,肿瘤中心可有囊肿形成,大小数目不定。局灶型肿瘤边界光整,主要见于小脑,常有巨大囊肿形成,使肿瘤偏于一侧。光镜下纤维型星形细胞瘤突出的特点为肿瘤内富含神经胶质纤维,肿瘤细胞类似白质内的纤维型星形细胞,细胞小,数量丰富,呈卵圆形,肿瘤细胞分化好,核质比接近正常,无核分裂与异形,瘤内出血罕见。

3. 肥胖细胞型星形细胞瘤 好发于成人大脑半球,占成人大脑半球神经上皮源性肿瘤的 5%~10%,

4

占星形细胞瘤的 25%。这类肿瘤生长较快,呈灰红色,质地软,结节状。光镜下见典型的肥胖细胞,体积肥大,呈球状或多角形,胞质均匀透明,突起短而粗,瘤细胞核小,偏于一侧,瘤细胞分布致密,有时排列于血管周围形成假菊花样,神经胶质纤维局限于细胞体周围。

4. 混合型星形细胞瘤　此型亦较常见,为上述多种类型瘤细胞的混合体。

与弥漫性星形细胞瘤的诊断、预后以及治疗预测相关的重要分子生物学标记包括以下六种。

胶质纤维酸性蛋白(glial fibrillary acidic protein, GFAP) GFAP 为胶质细胞特有的一种中间丝蛋白,广泛分布于星形胶质细胞质和突起内。具有向星形胶质细胞分化特征的胶质瘤及 60%~70% 少突胶质细胞瘤对 GFAP 呈阳性表达。

异柠檬酸脱氢酶 1(isocitrate dehydrogenase 1, IDH1)基因第 132 位点的杂合突变出现于 80% 以上的低级别胶质瘤,包括星形细胞瘤、少突胶质细胞瘤和少突星形细胞瘤以及继发性胶质母细胞瘤,进一步研究显示 IDH1 突变型的预后明显好于野生型。因此,对于 IDH1 基因突变的确定是病理诊断和预后评估的重要参考指标。同时,可通过免疫组织化学方法检测 IDH1 基因突变的表达产物 mIDH1R132H 的特异性抗体,有利于胶质瘤标记和鉴别诊断。

α-地中海贫血/智力缺陷综合征 X 染色体连锁基因(α-thalassemia/mental retardation syndrome X-linked, ATRX)在大部分星形细胞胶质和混合型少突星形胶质瘤中表达缺失,而在毛细胞型星形细胞瘤中未见表达缺失,对鉴别毛细胞型和弥漫性星形细胞瘤具有重要的参考价值,尤其是在小活检样本时。ATRX 突变、联合 IDH 突变及 1p/19q 状态,有助于高级别胶质瘤患者的预后评估。

p53 蛋白(p53 protein)对星形细胞肿瘤进行免疫组织化学标记。TP53 是一种抑癌基因,分为野生和突变二种亚型,其基因的表达产物 p53 蛋白存在于多种肿瘤组织中。TP53 基因突变或缺失是导致肿瘤发生的原因之一。同时,p53 蛋白也是细胞凋亡的调控因子。在星形细胞起源的胶质瘤或继发性胶质母细胞瘤中,TP53 基因突变率达 65% 以上。p53 免疫组织化学显示 10% 以上弥漫性星形细胞肿瘤瘤细胞呈强阳性表达,高度提示 TP53 基因突变。

细胞增殖活性标记物 Ki67 抗原(MIB-1) Ki67 抗原为一种细胞增殖的核抗原,主要用于判断肿瘤细胞的增殖活性。研究表明 Ki67 增殖指数与肿瘤的分化程度、浸润或转移及预后有密切关系,是判断肿瘤预后的重要参考指标之一。

神经元特异核蛋白(NeuN)特异性地与趋于成熟的神经元细胞核的抗原结合,该抗体可以与中枢神经系统多种类型的神经细胞反应,包括来自小脑、大脑皮质、海马锥体神经元、丘脑和脊髓的神经细胞。采用免疫组织化学技术,抗原性主要定位于神经细胞的细胞核,特异性强,对判断肿瘤中的神经元成分具有重要意义,主要用于胶质神经元肿瘤及神经细胞瘤的诊断及鉴别诊断。

【临床表现】

星形细胞瘤生长缓慢,病程常长达数年,平均 3.5 年,多数患者呈缓慢进行性发展。癫痫常为首发症状,50% 患者以癫痫起病。75% 患者有头痛,50% 有精神运动性肌无力,出现呕吐与明显意识障碍分别为 33% 与 20%。神经系统检查多数患者有视乳头水肿与脑神经障碍,均占 60%。近半数患者出现肢体肌无力,而出现言语困难、感觉障碍、视野改变者也分别为 20%。

【影像学表现】

弥漫性星形细胞瘤在 CT 上最常见的表现为一低密度的脑内病灶,较均匀一致,占位效应不明显,瘤内无出血灶或坏死灶,瘤周无明显水肿影。部分肿瘤 CT 上呈等密度,从而使肿瘤在 CT 上难以发现,此时 MRI 可明确显示肿瘤影。MRI 至少应包括 T_1W、T_2W 和 FLAIR 序列,增强后行 T_1W 扫描。弥漫性星形细胞瘤在 MRI 上 T_1W 呈低信号,T_2W 或 FLAIR 呈高信号。MRI 可清楚显示肿瘤浸润脑组织的程度。增强后星形细胞瘤一般不强化,少数肿瘤有周边斑点状轻度强化影。另有少数星形细胞瘤可表现为囊性或瘤内出血。星形细胞瘤与脑梗死急性期和脱髓鞘性疾病的急性期难以鉴别,只有加强随访才能进行区别。急性脑梗死和脱髓鞘疾病分别在 5~10 天及 3~6 周后,头颅 CT 与 MRI 影像会出现病变的典型变化,而星形细胞瘤短期内在影像学上不会发生变化。

一些较新的 MRI 成像序列对于弥漫性星形细胞瘤的影像学诊断有补充价值,例如:DWI 高信号区提示肿瘤细胞密度高,可用于指导活检和判断肿瘤残留或复发;磁共振波谱成像(MRS),对照对侧正常脑组织,可见胆碱(Cho)峰增高(提示细胞增殖),N-乙酰天门冬氨酸(NAA)峰降低(提示正常神经元坏死),并可出现 Cr 和 LIP 峰等;PWI 包括灌注和渗透性成像两法,可分别测量肿瘤的血容量情况和血管渗透性情况;BOLD 可用于胶质瘤重要皮质功能区显示;DTI 可用于胶质瘤重要皮质下纤维束显示;PET-CT 或 PET-MR 可能对鉴别肿瘤和放射性坏死、肿瘤分级有帮助,或提示活检最佳靶点。示踪剂有 FDG、MET 和 FET,前者是含糖,后两者是氨基酸,建议有条件者选用后两者。

【治疗】

弥漫性星形细胞瘤是低级别胶质瘤的代表性病种。关于低级别胶质瘤的治疗策略和治疗时机存在不同意见,尤其是偶然发现的无症状低级别胶质瘤,或患者仅有癫痫症状又可被药物良好控制,或肿瘤较小时。由于功能区手术可能致残,在影像学稳定的状态下,有观点认为允许"观察-等待"。但是,这类肿瘤无可避免要持续生长并伴发恶性转化,逐步进展为高级别肿瘤。因此,对于弥漫性星形细胞瘤,仍推荐最大限度地切除肿瘤而尽可能地保护神经功能。手术目标:明确组织病理学和分子病理学诊断;降低肿瘤细胞负荷,为辅助放化疗创造有利条件;降低颅内压;缓解神经功能障碍;维持生活质量;延长患者生存期。

新的手术辅助技术,尤其是脑功能定位,可以增加患者影像学全切和次全切的比例,减少术后永久性神经功能缺陷的可能。唤醒手术技术扩大了在功能区实施手术的指征。针对非功能区或邻近功能区的低级别弥漫性星形细胞瘤,脑功能定位技术可以实现低级别胶质瘤最大限度地安全切除,包括影像学全切甚至超范围切除。低级别胶质瘤手术后 12 周内应进行影像学复查。肿瘤切除程度的判定主要依据病变区 MRI T2WI 或 FLAIR 高信号影像,所以需要在 MRI 影像上比较术前和术后的肿瘤影像。

放疗是治疗低级别胶质瘤的重要手段,但对术后放疗的最佳时机、远期放射性神经毒性的风险一直存在争议;通常根据患者预后风险高低来制订治疗策略。低级别胶质瘤患者的不良预后因素包括:组织学含星形细胞成分、年龄 ≥40 岁、KPS<70、最大径≥6cm、肿瘤跨中线、术前存在轻度以上的神经功能缺陷、1p 和 19q 仅有 1 个或无缺失、IDH1 或 IDH2 野生型。具有 3 个或 3 个以上不良预后因素,即判定为高风险。EORTC 22845 的前瞻性随机对照研究显示:术后高风险低级别胶质瘤早期放疗可明显延长患者的 PFS,但对 OS 并无明显改善。2015 版 NCCN 指南简化了风险判定的条件,对年龄较大(>40 岁)或术后有残留(未全切除的)满足其中之一就为高风险。

低级别胶质瘤患者术后放疗前应常规行 MRI 复查以确定是否残留,并以此确定放疗靶区。同时强调参考术前 MRI 以排除由手术创伤所致的异常信号干扰。低级别胶质瘤放疗的总剂量为 45~54Gy,分次剂量一般推荐为 1.8~2.0Gy。低级别胶质瘤患者放疗后有生存获益,随之而来的是远期神经毒性反应,主要表现为认知能力减退和脑组织局灶性坏死。在制订治疗计划时,还应充分考虑这种由放疗引起的远期风险。

化疗在低级别胶质瘤治疗中的作用逐渐得到重视和肯定,RTOG9802 临床试验证实了高风险低级别胶质瘤患者术后辅助治疗方案:放疗联合 PCV 方案化疗,或放疗联合替莫唑胺化疗,或放疗联合替莫唑胺同步和辅助化疗。但对 1p/19q 联合缺失、IDH1 突变的患者也可以选择单纯化疗。

复发患者的治疗首选再手术,术后或不能手术时可以进行化疗,尤其是对于曾行放疗者,当原化疗无效时可依次如下处理:①更换化疗方案;②可考虑再放疗;③支持对症处理。一般放疗 1 年以后复发的患者,再放疗也是一个选择,主要针对以下情况:①新病灶在原靶区范围之外;②复发病灶较小;③复发病灶的几何位置更有优势。对于之前未做过放疗的复发患者,首选再手术,术后或无法手术者可考虑进行放化疗。再手术后组织病理有改变者,应重新评估,进行新的治疗方案制定。复发患者的挽救化疗根据患者的情况实施个体化的化疗,包括:替莫唑胺、亚硝基脲类、PCV 方案、铂类为基础的方案。

【预后】

以弥漫性星形细胞瘤为代表的低级别胶质瘤生存期较长。除手术切除因素以外,患者生存期还受其他因素影响,有关手术切除程度对预后的作用仍缺乏循证医学 I 级证据。目前认为,如果技术上可行,全切肿瘤而又不明显致残应该作为低级别胶质瘤的手术目标,患者具有生存获益。最大范围安全切除肿瘤有助于延长低级别胶质瘤的复发间期。低级别胶质瘤部分切除与全切相比,病变复发风险为 1.4 倍,死亡风险为 4.9 倍。弥漫性星形细胞瘤可以发生恶性转化,进展为间变性星形细胞瘤及胶质母细胞瘤。手术减少肿瘤细胞负荷,可以降低恶性变的风险。

弥漫性星形细胞瘤经手术和(或)放疗后,预后尚佳。目前认为肿瘤的病理类型、手术切除程度、发病年龄、病程、临床表现均可影响患者的预后。肥胖细胞型星形细胞瘤患者预后较差。而病程长、年龄轻、肿瘤位于小脑、以癫痫为主要表现、无头痛及性格改变、肿瘤全切除者,一般预后较佳。肿瘤全切者 5 年生存率可达 80%,而部分切除肿瘤或行肿瘤活检者 5 年生存率仅为 45%~50%。对 40 岁以上肿瘤次全切除的患者,辅助放疗可延长肿瘤无进展生存时间。

约半数弥漫性星形细胞瘤复发后恶变,进展为间变性星形细胞瘤及胶质母细胞瘤。复发后肿瘤的快速生长常为死亡原因。

(二)间变性星形细胞瘤

间变性星形细胞瘤(anaplastic astrocytoma)(WHO Ⅲ级)的恶性程度在弥漫性星形细胞瘤(WHO Ⅱ级)与胶质母细胞瘤(WHO Ⅳ级)之间。

【发病率】

间变性星形细胞瘤好发于中年，35～60岁多见，以男性稍多见，男女比为1.22∶1。病灶多发生于大脑半球，额叶居多（40%），其次为颞叶（35%）和顶叶（17%）。少数肿瘤可见于间脑、视神经、脑干、小脑及脊髓。位于小脑、间脑及视神经者均少见，发生于小脑者约占小脑星形细胞肿瘤的14.4%，占颅内神经上皮源性肿瘤的0.7%～1.2%，间脑者不到颅内胶质瘤的0.5%，视神经间变性星形细胞瘤罕见。

【病理】

间变性星形细胞瘤质地较软，与周围脑组织有一定的边界。光镜下间变性星形细胞瘤同弥漫性星形细胞瘤与胶质母细胞瘤不同，但有时较难区分。与弥漫性星形细胞瘤不同，肿瘤细胞丰富，形态多样，细胞核呈多形性，核分裂象较多见，核质比增大。肿瘤细胞可向皮质浸润生长，形成围绕神经元周的"卫星现象"。神经胶质纤维较星形细胞瘤少见，9%肿瘤内可见少量钙化。有时瘤内可见增生明显的纤维结缔组织，形成所谓的"间变性胶质纤维瘤（anaplastic gliofibroma）"。肿瘤无坏死或血管增生现象，此可与胶质母细胞瘤相鉴别。间变性星形细胞瘤组织学诊断有时需对整个肿瘤标本进行观察，仅对部分肿瘤，尤其是活检组织进行观察时，诊断可能因为肿瘤组织的空间异质性导致病理诊断误差。

间变性星形细胞瘤的分子生物学标记见"弥漫性星形细胞瘤"与"胶质母细胞瘤"。

【临床表现】

间变性星形细胞瘤的病程较弥漫性星形细胞瘤短，平均12～24个月。大脑半球病灶主要临床症状为头痛（71%）、精神症状（51%）、肢体无力（40%）、呕吐（29%）、言语困难（26%）、视力改变（23%）及嗜睡（22%），癫痫发作少见。神经系统检查可发现偏瘫（59%）、视乳头水肿（47%）、脑神经损害表现（46%）、偏盲（32%）、偏身感觉缺失（32%）。发病呈进行性加重，部分可出现突然恶化。间脑肿瘤早期即可有颅内压增高表现、偏瘫、神经性无力、记忆力减退、意识混乱、及癫痫与内分泌紊乱症状。前视路肿瘤病情发展迅速，自单侧视力下降到双侧失明多不超过2个月。常伴有头痛、发热与尿崩。晚期可见眼底视盘肿胀及动静脉阻塞表现。

【影像学表现】

间变性星形细胞瘤CT上呈低密度或不均一低密度与高密度混杂病灶。90%肿瘤占位效应明显，伴有瘤周水肿，20%有囊变，10%可见钙化。在MRI上，肿瘤T_1W低信号、T_2W高信号，较胶质母细胞瘤影像稍均匀，无坏死或出血灶。增强后，80%～90%肿瘤有强化。肿瘤强化表现不一，可为环形、结节形、不规则形等，另有部分肿瘤强化均匀一致。一般认为MRI有强化提示胶质瘤WHO Ⅲ级或以上，同时伴有坏死，提示胶质母细胞瘤。

【治疗】

间变性星形细胞瘤属于高级别胶质瘤（WHO Ⅲ级），治疗策略上与胶质母细胞瘤（WHO Ⅳ级）相似，以手术治疗为首选，辅以放疗、化疗及其他综合治疗。手术遵循高级别胶质瘤手术原则最大限度地安全切除。由于高级别胶质瘤的浸润特性，全切常较困难，实际操作中应尽可能多地切除肿瘤，降低肿瘤细胞负荷。多模态神经导航联合神经电生理监测及术中皮质及皮质下脑功能定位技术，可以进一步提高手术安全性，保护神经功能，促进最大限度地安全切除。功能神经导航可提高运动区恶性脑胶质瘤全切率，降低术后致残率，改善患者远期生活质量，并降低患者术后死亡风险。术中MRI实时影像导航可以提高脑胶质瘤手术全切除率，改善临床预后。对脑积水未能解除者应行脑脊液分流术。前视路型肿瘤一般只能做活检或部分切除，即使肉眼下全切肿瘤，镜下仍见瘤对瘤周脑组织的浸润，因此对所有高级别胶质瘤患者均应术后行放疗与化疗。

间变性星形细胞瘤应根据患者具体情况，包括一般状态、分子生物学标记和治疗需求等采用个体化治疗策略，治疗选择包括术后单纯放疗、放疗结合替莫唑胺化疗方案或PCV方案。由于间变性星形细胞瘤的生物学行为与胶质母细胞瘤相似，辅助治疗策略上也可采用Stupp方案（见"胶质母细胞瘤"）。存在MGMT基因启动子甲基化和1p/19q杂合子联合缺失的患者对化疗和放疗更敏感，IDH1的突变也影响间变性星形细胞瘤的预后。放疗靶区范围的设定与胶质母细胞瘤相同，剂量与分割方式具体如下：55.8～59.4Gy，每次1.8Gy，共31～33次，或者57Gy，每次1.9Gy，共30次。

间变性星形细胞瘤辅助化疗的药物目前仍推荐以替莫唑胺为主，文献荟萃分析发现替莫唑胺用于恶性胶质瘤患者主要有以下益处：①延长生存时间；②延长肿瘤无进展期；③对生活质量没有明显的负面影响；④较低的早期不良事件发生率。替莫唑胺的副作用小，偶有恶心、呕吐、脱发、皮疹、疲劳、便秘，白细胞、红细胞、血小板减少等，相对其他化疗药物疗效和副作用都有优势。

【预后】

间变性星形细胞瘤预后较差，手术加放疗后患者的5年生存率基本不超过50%，肿瘤位于间脑或前视路者预后更差，生存期不超过2年，年轻患者预后相对

4

稍好。手术切除肿瘤的程度直接影响患者生存情况，部分切除者即使放疗后 5 年生存率仅 16% ~ 25%。放疗对术后患者重要，单行手术治疗者生存期仅 2.2 年，5 年生存率仅 21%，73% 患者手术加放疗后神经系统症状有好转，经完整的放疗后 40% 患者 3 年内可控制肿瘤复发。

肿瘤复发常为患者的死亡原因。复发后肿瘤生长迅速，常恶变，间变程度加重。其中 50% 演化为胶质母细胞瘤。复发后多需尝试包括手术、放疗、化疗、免疫治疗、基因治疗等综合治疗。复发后的治疗策略与复发胶质母细胞瘤治疗相同。

（三）胶质母细胞瘤

胶质母细胞瘤（glioblastoma），又称多形性胶母细胞瘤（GBM），是星形细胞肿瘤中恶性程度最高的胶质瘤，属 WHO Ⅳ 级。GBM 可为原发性（primary GBM），亦可呈继发性（secondary GBM）。继发性 GBM 多数由间变性星形细胞瘤进一步恶变而来，少部分可由混合性胶质瘤恶变而成。目前有研究发现原发性 GBM 与继发性 GMB 的分子发生机制不同。原发性 GBM 的分子改变以 EGFR 的突变与过表达为主，而继发性 GBM 则以 IDH 基因突变为主要表现。

【发病率】

GBM 是神经系统最常见的高度恶性胶质瘤，占神经外胚叶来源肿瘤的 50% ~ 55%，占成人颅内肿瘤的 25%。成人中以 45 ~ 65 岁最为多发，30 岁以下年轻患者少见。男女性发病比例为 3：2，在老年患者中男性患者多见。GBM 可发生于中枢神经系统任何部位，但以额部、颞部多见，这可能与额颞叶间有大量神经纤维联系有关。颅后窝 GBM 少见，位于小脑者仅占 GBM 的 0.24%。

【病理】

GBM 外观成半球形分叶状，肿瘤实质部分细胞丰富呈现肉红色。瘤内常有囊变、坏死及出血，钙化少见。囊变区可为一内含黄色液体的大囊，或是散在于肿瘤实质区内的多个小囊。半数肿瘤内有乳黄色坏死区和（或）暗红色的凝血块。肿瘤生长既成浸润性，又成膨胀性。皮质表面的 GBM 可浸润软脑膜，而深部 GBM 可突破室管膜侵入脑室内。由于肿瘤生长速度快，有时肿瘤可表现为具有清楚的边界，但实际上瘤周脑组织水肿带里仍有肿瘤细胞浸润。由于肿瘤浸润性扩张，GBM 常表现为多中心生长。但研究表明，真正多中心生长的 GBM 只占 2% ~ 5%。肿瘤多沿神经纤维传导束生长，可沿胼胝体侵犯对侧脑组织，形成蝶形生长。同样通过沿丘脑间连合生长，可出现双侧丘脑 GBM。

光镜下典型的 GBM 肿瘤细胞表现为高度增殖、瘤细胞多形性、核多形性、并有较多分裂象，瘤内有凝固性坏死及毛细血管内皮增生，为与间变性星形细胞瘤的主要鉴别点。GBM 中增殖的肿瘤细胞常以小而深染的圆细胞为主，伴以间变的未分化的纤维性、原浆性与肥胖性星形细胞，另有大而怪的来源不明的瘤细胞。镜下 GBM 坏死区有特征性，表现为“假栅栏”样，肿瘤坏死区被成堆狭长的肿瘤细胞层层环绕，在肿瘤细胞增殖旺盛的区域内，可出现血管内皮细胞的异常增殖，形成围绕的血管球，与肾小球相似，构成 GBM 镜下的另一个特征。增生血管内皮细胞肥大且有较多核分裂象，内皮细胞间隙扩大，从而容易破裂引起肿瘤出血。

少数肿瘤可沿蛛网膜下腔和室管膜播散，10% ~ 20% GBM 患者脑脊液中可发现肿瘤细胞。有柔脑膜种植者约 10%，尸解中达 30%。目前已经有研究发现外周血中存在 GBM 的循环肿瘤细胞（circulating tumour cell，CTC），因此 GBM 颅外播散临床偶有发现，例如沿脑室腹腔分流管播散至腹腔。

与 GBM 的诊断、预后以及治疗预测相关的重要分子生物学标记如下。

1. 胶质纤维酸性蛋白（glial fibrillary acidic protein，GFAP）见弥漫性星形性细胞瘤。

2. 异枸橼酸脱氢酶 1（Iisocitrate dehydrogenase 1，IDH1）　IDH1 基因突变提示继发性胶质母细胞瘤。见弥漫性星形性细胞瘤。

3. p53 蛋白（p53 protein）见弥漫性星形性细胞瘤。

4. 表皮生长因子受体（epidermal growth factor receptor，EGFR）及其表皮生长因子受体 vⅢ（EGFRvⅢ）EGFR 过表达和突变体均与肿瘤发生发展有密切关系，基于此优点成为目前肿瘤治疗的新靶点。EGFR 突变体广泛存在于肿瘤细胞而正常组织不表达。目前发现三种 EGFR 胞外缺失突变体以 EGFRvⅢ 最常见。由于 EGFRvⅢ 仅表达于肿瘤组织，采用特异性 EGFRvⅢ 单抗检测高级别胶质瘤，作为靶向治疗的突破口，已应用于临床。

5. O6-甲基鸟嘌呤-DNA 甲基转移酶（O6-methyl-guanine DNA methyl-transferase，MGMT）　MGMT 为一种 DNA 修复酶。细胞内 MGMT 的水平直接反映了它能耐受的 DNA 损伤程度。一般认为，没有或低水平表达 MGMT 的肿瘤细胞对烷化剂类药物有效；反之意味着耐药。利用免疫组织化学检测胶质瘤细胞 MGMT 活性操作简单易行，但缺乏特异性，因为 MGMT 在正常神经元、胶质细胞、淋巴细胞和血管内皮细胞广泛表达，需要有经验的神经病理医生进行观察和计数。因此，对有条件单位提倡检测 MGMT 启动子甲基化与免疫组织化学相结合,结果更可靠,对临床进行疗效观察和预后判断有一定帮助。然而,对于低级别胶质瘤,检测 MGMT 酶的水平与术后辅助治疗及临床预后无关。

6. 端粒酶反转录酶(TERT) 启动子区突变在多种肿瘤中都有特征性的端粒延长,这跟端粒酶的作用密不可分。大量研究发现在胶质瘤中存在 TERT 基因启动子区的特征性突变,C228T 和 C250T,总体频率约55%,主要集中于原发性胶质母细胞瘤(55% ~ 83%)和少突胶质细胞瘤(74% ~ 78%)中。发生突变的肿瘤中 TERT 的表达量是野生型样本的 6.1 倍。

2008 年公布了人类脑胶质瘤的癌基因图谱,并确定了在成瘤过程中 RTK/RAS/PI-3K、P53 及 RB 是 3 条关键的分子信号通路。根据基因表达谱的差异性,研究发现原发性胶质母细胞瘤包含前神经元型(proneural)、神经元型(neural)、经典型(classical)和间叶型(mesenchymal)4 种分子亚型。2013 年进一步结合 mRNA 及甲基化芯片结果,将神经元前体型分为全基因组高甲基化前神经元型(G-CIMP+proneural)和全基因组低甲基化前神经元型(G-CIMP-proneural)。

【临床表现】

GBM 生长速度快,病程短,约半数患者病程在 3 ~ 6 个月,病程超过 1 年者仅 10%,病程较长者可能由恶性程度低的星形细胞瘤演变而来。患者主要表现为颅高压症状与局灶性神经症状,有头痛(73%)、精神改变(57%)、肢体无力(51%)、呕吐(39%)、意识障碍(33%)与言语障碍(32%)。神经系统检查可发现偏瘫(70%)、脑神经损害(68%)、视乳头水肿(60%)、偏身感觉障碍(44%)与偏盲(39%)。

【影像学表现】

头颅 CT 与 MRI 均可显示明确肿瘤影与受压的脑组织。在 CT 上,GBM 表现为低密度、等混合密度影,可有高密度的出血区,周围脑组织呈大片低密度水肿,肿瘤与脑组织无明显边界。增强后 95% 的肿瘤呈不均匀强化,常表现为中央低密度的坏死或囊变区,周边增生血管区不规则的环形、岛形或螺旋形强化影。MRI 上,GBM 在 T_1W 像上呈低信号,T_2W 像为高信号的边界不清的肿瘤影。但在肿瘤细胞增殖旺盛处,T_1W 为高信号,T_2W 为低信号。增强后强化表现同 CT。MRI 增强后 T_1W 强化仅代表血-脑屏障破坏的边界,不代表胶质瘤浸润的真实边界。脑血管造影可显示肿瘤染色与肿瘤供血动脉,并有正常脑血管的移位。示踪剂为 FDG 的 PET-CT 显示肿瘤最大标准摄取值(SUVmax)明显增高。

【治疗】

GBM 以手术、放疗、化疗及其他综合治疗为主。

尽可能地首选手术治疗,以最大限度地安全切除为基本原则。手术的目的是获得精确的病理诊断,缓解由颅压高和压迫引起的症状,降低肿瘤细胞负荷,为辅助放化疗创造条件,降低类固醇药物的使用,维持较好的生存状态,延长生存期。但由于高级别胶质瘤的浸润特性,完全切除肿瘤常较困难。新手术辅助技术有助于高级别胶质瘤的最大范围地安全切除。在高级别胶质瘤的手术切除中,除了影像引导的肿瘤切除有助于确定切除范围以外,荧光引导显微手术也有助于最大范围地切除肿瘤。对高级别胶质瘤,可推荐基于肿瘤最大限度地切除基础上的局部附加治疗,如在手术残腔留置 BCNU 缓释膜片。

推荐术后 72 小时内进行影像学复查,可用于判断肿瘤的手术切除程度。但术后 MRI 对比增强的程度和分布还取决于血-脑屏障完整性,而不单纯是肿瘤体积的改变。因此,手术和其他可以导致血-脑屏障功能不完善的因素,可以出现类似肿瘤残留的对比增强。

恶性胶质瘤术后放疗可以取得生存获益。推荐术后尽早开始放化疗,建议采用三维适形放疗(3D-CRT)或调强放疗(IMRT)技术进行图像引导下的肿瘤局部放疗,推荐放射治疗照射总剂量为 54 ~ 60Gy,以 1.8 ~ 2Gy/次,分割为 30 ~ 33 次。新一代烷化剂替莫唑胺(TMZ)在治疗恶性胶质瘤中的疗效得到肯定,TMZ 同步放化疗加辅助化疗联合治疗已经成为新诊断 GBM 的标准治疗。该方案又简称 Stupp 方案,具体为:同步化疗期间 TMZ 75mg/(m^2·d),连服 42 天;辅助化疗期间 TMZ150 ~ 200mg/(m^2·d),1 ~ 5 天,每 28 天重复,共 6 个周期,对于 TMZ 治疗中有持续改善且毒性可耐受的患者,可考虑延长辅助化疗至 12 个周期。最近,中国一项多中心临床试验对新诊断的 GBM 患者,在 Stupp 方案基础上增加手术后 2 周开始 TMZ 早期治疗 14 天[75mg/(m^2·d)]。如果没有特别禁忌证,同步放化疗一般在手术后 2 ~ 6 周开始。对于后续放疗不能及时进行的患者,可以先给予 TMZ 化疗。在放疗中和放疗后应用 TMZ,显著延长了患者生存,这一协同作用在 MGMT 基因启动子甲基化的患者中最明显。

【复发 GBM 治疗】

复发高级别胶质瘤的治疗较为复杂,需要多学科参与,建议采用 MDT 诊疗模式。

在做出胶质瘤复发的诊断之前,一定要进行假性进展的鉴别诊断。假性进展是指胶质瘤患者在接受放射治疗后较快出现原有影像学增强病灶范围增大现象,假性进展可以在进一步观察过程中逐步变小乃至消失。接受 TMZ 同步放化疗加辅助化疗后,假性进展在胶质母细胞瘤中的发生率为 20% ~ 30%,肿瘤存在 MGMT 启动子甲基化时,假性进展发生率增高。一般认为,假性进展预示着良好的预后。对于假性进展的诊断,组织病理学仍然是金标准。

1. 再次手术是否能使患者受益,目前缺乏高级别循证医学证据。一般认为如肿瘤出现明显占位效应且一般状态良好的患者,经病例选择后可考虑外科手术治疗。手术切除可以进一步明确复发后肿瘤病理及分子病理诊断,缓解占位效应,利于后续化疗和(或)再次放疗的进行,减少糖皮质激素的应用,延长患者的生存期。一般情况下,下列条件可以作为复发高级别胶质瘤选择手术治疗的参考:①KPS 评分>70;②肿瘤位于非功能区的患者;③肿瘤体积适中;④复发距初次手术间隔时间不宜过短(复发时间过早说明肿瘤的恶性表型较强,对于现有各种治疗反应差)。再手术时应在保障神经功能状态前提下,尽量做到复发肿瘤最大限度切除以获得较好的 PFS 及 OS。对于再次手术的患者,术后进行后续化疗较单纯手术在总生存时间上更为获益(Ⅳ级证据)。

2. 复发 GBM 的再放疗尚缺乏有力证据。基于回顾性的一系列病例报告,再次放疗应使用高、精、准的放疗技术,进行分次立体定向放疗。作为姑息治疗的手段,应选择 KPS 评分较高、复发病灶较小的患者有生存获益。

3. 复发 GBM 尚没有公认的有效化疗方案。可推荐的方案包括:①TMZ 剂量密度方案;②联合治疗方案(如 PCV 方案,铂类为基础的方案,TMZ 为基础的方案等);③抗血管生成治疗。推荐 VEGF 为靶标的分子靶向药物贝伐珠单抗(bevacizumab)。贝伐珠单抗单药治疗(2 周 10mg/kg 或 3 周 15mg/kg)的研究结果显示,患者 6 个月无进展,生存率为 29% ~ 64%。除了单一用药外,多数学者推荐贝伐珠单抗与其他化疗药物(TMZ、CCNU、BCUN、卡铂等)联合应用。在评估抗血管生成药物效果时,除了 MRI T_1WI 增强外,需要 FLAIR 相及 DWI 相进行综合评定,以鉴别是否为药物的假性反应。常见的不良反应包括乏力、疼痛、高血压、胃肠道不适、蛋白尿等。严重者出现胃肠穿孔/伤口并发症、出血、高血压危象、肾病综合征、充血性心力衰竭、癫痫、血栓形成等。

4. 近年来神经肿瘤学者进行了针对胶质瘤的多种免疫疗法临床试验,目前有多个复发胶母细胞瘤免疫治疗的临床试验正在进行中,未来有望获得突破。

【预后】

GBM 患者预后差,95% 未经治疗的患者生存期不超过 3 个月。患者的预后与多因素有关,患者年龄在 45 岁以下、术前症状超过 6 个月、症状以癫痫为主而非精神障碍、肿瘤位于额叶及术前状况较好者生存期稍长。

肿瘤切除程度是高级别胶质瘤的独立预后因素之一,肿瘤全切除与手术后复发间期和生存时间密切相关。GBM 切除≥98% 肿瘤体积,患者中位生存期为 13 个月,而低于 98% 则仅 8.8 个月,生存获益显著。进一步研究显示,只有切除 78% 以上的肿瘤,才可以显示生存获益,并且随着切除体积增加而获益增加。针对 21783 个病例的分析结果,全切加放疗与次全切加放疗比较,中位生存期相应为 11 个月和 9 个月。

患者的术后预后相关因素还包括:①肿瘤级别;②年龄(≤65 岁 vs. >65 岁);③术前神经功能状况(KPS≥70vs. <70);④病灶部位(额叶胶质瘤的预后优于颞叶和顶叶,脑叶胶质瘤的预后优于深部);⑤初发还是复发。

虽然对 GBM 的综合治疗可暂时缓解病情进展,但不能治愈肿瘤,GBM 患者经肿瘤全切、放疗、化疗等综合治疗后 5 年生存率<10%。

(四) 巨细胞胶质母细胞瘤

巨细胞胶质母细胞瘤(giant cell glioblastoma)既往又称为怪细胞星形细胞瘤,怪细胞肉瘤,为多形性胶母细胞瘤的变异型,较罕见。肿瘤细胞以形态怪异的多核巨细胞为主,胞质内含有胶质纤维丝。光镜下的其他表现、肿瘤大体特征及临床表现与多形性胶母细胞瘤相似,但其患者生存期较多形性胶母细胞瘤患者稍长。治疗同多形性胶母细胞瘤。

(五) 胶质肉瘤

胶质肉瘤(gliosarcoma)除具有多形性胶母细胞瘤的特征外,尚具肉瘤的特征。多形性胶母细胞瘤的基本特征之一为肿瘤血管高度增生,内皮细胞与外膜细胞增生,形成球样结构。目前研究表明,多形性胶母细胞瘤内的肉瘤样恶性特性,可能由其高度增殖的血管内皮细胞与血管周围间质细胞恶性演变而来。免疫组织化学研究发现,多形性胶母细胞瘤内增生的血管细胞与胶质肉瘤中肉瘤样细胞内平滑肌细胞特异性 α 肌动蛋白的表达均呈阳性。

【发病率】

胶质肉瘤是原发中枢神经系统的恶性肿瘤,WHO 组织将其归属于脑胶质母细胞瘤的变异型,占脑胶质母细胞瘤的 8%。

【病理】

胶质肉瘤较其他胶质母细胞瘤质地硬,中央可有坏死,边界稍清晰,常生长于脑表面,较易侵犯硬膜、颅骨及软组织,甚至发生颅外转移。在颅外转移灶中可见含有胶质瘤成分和(或)肉瘤成分的肿瘤组织。光镜下可见肿瘤内胶质瘤细胞成分与间质瘤细胞成分大部分相对独立,相互交织,其内均可见大量细胞不典型及核分裂象。在胶质肉瘤中肉瘤细胞呈梭形，内含网硬蛋白。免疫组织化学染色可区分胶质瘤成分与胶质肉瘤成分，胶质瘤成分中 GFAP 阳性，而网硬蛋白与胶原缺如，肉瘤成分中富含网硬蛋白及胶原，但 GFAP 为阴性。

【临床表现】

胶质肉瘤与多形性胶母细胞瘤、间变性星形细胞瘤的病程经过及临床症状均相似。其临床特征为：好发于中年患者，男性稍多见，肿瘤多位于颞叶，肿瘤质硬韧，常侵犯颅骨、硬膜、软组织，约 50% 标本因有边界和包膜而能全切或次全切，颅外转移率高，文献报道有 15% 的颅外转移（胶母细胞瘤无此特点）。部分患者有肝、肺等远处转移灶。肿瘤破坏性大且生长速度快，多数病程较短，部分胶质肉瘤由多形性胶母细胞瘤术后复发演变而来。

【影像学表现】

CT 与 MRI 表现为增强明显的实质性占位影，水肿明显。由于肿瘤多位于脑表面，且血供丰富，常有丰富地颈外动脉供血，血管造影常见较深肿瘤染色，与脑膜瘤类似而不易区分。

【治疗】

以手术、放疗、化疗等综合治疗为主，但疗效均较差。根据有关报道，胶质肉瘤术后辅助放疗平均生存期达 10.6 个月，高于单纯手术的 6.2 个月。手术是以最大限度地安全切除肿瘤为基本原则。术后 2~4 周，患者身体允许，尽早行术后放疗，治疗采用 SRS（立体定向放射外科）或 IMRT（调强），以头颅 CT 和 MRI 增强、T_2/Flair 像为勾画靶区的基础，每次 2~2.5GY，总治疗剂量 60GY。目前缺乏有效的化疗药物，TMZ 作为 GBM 治疗有效药也可用于胶质肉瘤的辅助化疗，TMZ 参与的同步放化疗加辅助治疗在胶质肉瘤治疗中的疗效有待进一步研究。

【预后】

胶质肉瘤预后差，术后平均生存期仅 4~8 个月。

（六）毛细胞型星形细胞瘤

毛细胞型星形细胞瘤（pilocytic astrocytoma）由平行排列的伸长的双极细胞构成，瘤细胞内含成束的胶质纤维。肿瘤好发于儿童，主要可见于脑室周围、下丘脑、视交叉与视神经、小脑和脑干。过去认为此型肿瘤组织学属良性，近来发现少数肿瘤可恶性变（称间变性毛细胞型星形细胞瘤）。WHO（1999）分类把其归在 I 级内。分子生物学研究发现，毛细胞型星形细胞瘤 17 号染色体长臂（17q）上有等位基因杂合子的丢失，其中包括神经纤维瘤病 I 型（NF1）基因的丢失。流行病学调查表明，神经纤维瘤病 I 型患者有伴发毛细胞型星形细胞瘤的倾向。

【发病率】

毛细胞型星形细胞瘤占脑神经外胚叶来源肿瘤的 2%，分前视路型、下丘脑型、小脑型、脑干型与大脑型，以位于第三脑室附近的前视路型与下丘脑型为最多见。前视路型肿瘤累及视神经和（或）视交叉，90% 发生于 20 岁以下的青少年，占颅内胶质瘤的 1.7%，其中位于眶内的前视路型肿瘤占所有眼眶肿瘤的 4%。30%~40% 的神经纤维瘤病 I 型患者伴发前视路型肿瘤。小脑型肿瘤约占小脑胶质瘤的 80%，儿童多见。而大脑型肿瘤仅占大脑半球星形细胞瘤的 3%，占毛细胞型星形细胞瘤 10% 左右。大脑型肿瘤好发于中青年，平均年龄在 22~26 岁，以颞叶、顶叶多见。

【病理】

毛细胞型星形细胞瘤生长缓慢。前视路型、下丘脑型与脑干型肿瘤边界欠清，多呈实质性，血供丰富。而小脑型与大脑型肿瘤边界清，90% 有囊性变，囊壁常有一硬实的灰红色结节。与囊性星形细胞瘤不同，其远离结节的囊壁上无肿瘤细胞。少数毛细胞型星形细胞瘤可沿神经轴播散。

镜下毛细胞型星形细胞瘤由平行紧密排列的分化良好的纤毛样细胞与含有微囊及颗粒体的黏液构成。瘤细胞有毛发样极性突起，无核分裂象，内含成束的神经纤维与粗而长的 Rosenthal 纤维。黏液中散在少量的星形细胞与少突胶质细胞。前视路型肿瘤与星形细胞增生相似，为膨胀性生长，破坏视神经内部结构，使视神经发生脱髓鞘变，轴突丢失。肿瘤内含有较多的黏多糖酸。下丘脑型肿瘤细胞无严格的平行排列与典型的向两极伸长的特点，微囊亦较少，并易发生恶变。

毛细胞型星形细胞瘤的 KIAA1549-BRAF 融合基因是分子生物学的特征性改变。BRAF 是位于 7q34 的原癌基因。迄今发现有 60%~80% 的毛细胞型星形细胞瘤患者伴有该基因突变。通过 FISH 或 RT-PCR 等方法对 KIAA1549-BRAF 融合基因进行检测，在低级别胶质瘤的鉴别诊断中能发挥一定作用。此外，BRAFV600E 错义突变常发生于小脑外的毛细胞型星形细胞瘤、多形性黄色星形细胞瘤和节细胞胶质瘤。目前认为，BRAFV600E 被认为是一个潜在的分子治疗靶点。

【临床表现】

毛细胞型星形细胞瘤一般病程较长。前视路型肿瘤位于眶内者主要表现为视力受损伴有无痛性突眼，可有不同类型的偏盲、斜视及视神经萎缩。肿瘤位于视交叉者则多以双侧视力受影响，视乳头水肿、斜视、视神经萎缩及头痛。下丘脑型肿瘤多有内分泌

4

紊乱,间脑综合征与性早熟。直径 2cm 以上的肿瘤可引起脑积水。脑干型肿瘤以肿瘤平面交叉性瘫痪为主要表现。大脑型肿瘤可出现癫痫、颅内压增高症状及局灶症状,而小脑型肿瘤为走路不稳等共济失调表现。

【影像学表现】

头颅 CT 与 MRI 均可清晰显示肿瘤影。肿瘤在 CT 上呈等密度,部分肿瘤增强不明显,但部分可显著强化。前视路型、下丘脑型与脑干型肿瘤边界欠清楚。在 CT 骨窗位上可见视交叉肿瘤对蝶鞍前壁的破坏,形成“J”形蝶鞍。MRI 可清楚显示增粗的视神经与增大的视交叉。下丘脑型由于肿瘤信号均匀,可增强明显,常不易与实质性颅咽管瘤或鞍上生殖细胞瘤等鉴别。大脑型与小脑型肿瘤常边界清楚,多呈囊性,肿瘤壁结节有时强化。

【治疗】

毛细胞型星形细胞瘤和室管膜下巨细胞型星形细胞瘤等均属于局限性胶质瘤。这类局限性胶质瘤边界清楚,生长速度极慢,很少恶性转化,患者生存期长,治疗以手术为主,部分肿瘤单独手术可以治愈。对前视路型肿瘤,由于手术可直接影响视力,甚至导致失明,因此曾提出放疗作为替代治疗方案,如单纯放疗;病灶活检后行放疗;病灶活检后仅对视交叉后方生长的肿瘤行放疗;病灶活检后对单侧视神经肿瘤行切除;对单侧视神经肿瘤行切除,其余病灶放疗。有学者强调对于静止期肿瘤可长期随访,而不需做任何辅助治疗,因此放疗需慎重。若患者短期内出现进行性视力下降或影像学发现肿瘤增大,则应考虑手术活检或切除。对双侧视神经受累而肿瘤未能切除者,应同时行视神经管减压。对短期内复发的肿瘤,再次手术后可尝试放疗。下丘脑型肿瘤由于手术易产生脑血管痉挛及下丘脑损害等严重的并发症,全切肿瘤死亡率较高,因此仅可行部分切除或活检,术后定期随访或辅助放疗。小脑型或大脑型肿瘤应争取肿瘤全切除,包括切除肿瘤囊壁结节并排空囊液。对未含瘤细胞的囊壁不应一并切除,以免影响神经功能。肿瘤全切后可不行放疗。

【预后】

部分毛细胞型星形细胞可长期静止,有的甚至可自然退缩。大脑型与小脑型毛细胞型星形细胞瘤手术全切后预后均佳,可获得长期生存,并可改善症状。约 60% 患者癫痫可控制,但次全切除肿瘤者复发率高达 67%。前视路型仅累及单侧视神经的肿瘤切除后预后良好,80% ~ 90% 患者可治愈,5% 可见肿瘤于视交叉处复发。下丘脑型与视交叉肿瘤部分切除达减压目的后,辅助放疗对于延长患者生存时间的意义不明确,故仍存争议。

（七）室管膜下巨细胞型星形细胞瘤

室管膜下巨细胞型星形细胞瘤(subependymal giant cell astrocytomas, SEGAs)是生长缓慢的良性神经胶质肿瘤,见于结节性硬化症患者。SEGAs 通常起于脑室旁区域。虽然这些肿瘤已被归类为星形细胞瘤,但是它们由胶质神经元系混合而成,更准确的称谓为室管膜下巨细胞肿瘤(subependymal giant cell tumor, SGCT)。西罗莫司靶蛋白(mammalian target of rapamycin, mTOR)抑制剂西罗莫司和依维莫司对这些肿瘤可能有效。

【发病率】

结节性硬化症患者约 15% 合并室管膜下巨细胞型星形细胞瘤,常在成年前发病,约 20% 出现于成年患者。文献报道在结节性硬化患者的兄弟姐妹中,虽无结节性硬化,但仍可患室管膜下巨细胞型肿瘤,提示本病可能有家族遗传性。

【病理】

室管膜下巨细胞型星形细胞瘤边界清,肿瘤表面覆盖一层完整的室管膜。肿瘤血管丰富,瘤内常有小片出血,局部有钙化。镜下可见大量巨大的星形细胞,此为大型锥形细胞,有时可见其排列于血管周围,细胞形态如变大的肥大型星形细胞,细胞突起短小,胞质丰富均匀,嗜伊红,内含较多胶质纤维丝,空泡性核内有较大的核仁,核分裂象及间变少见。

【临床表现】

室管膜下巨细胞型星形细胞瘤可急性起病,表现为由梗阻性脑积水引起的颅高压症状。在结节性硬化患者中,患者有智力发育落后及较为频繁的癫痫发作。华山医院回顾性分析 20 例室管膜下巨细胞型星形细胞瘤,其中 13 例伴发结节性硬化症在神经系统以外的临床表现,包括面部血管纤维瘤、腰背部鲨鱼皮斑和脱色斑等,4 例有家族史。

【影像学表现】

病灶大多位于透明隔或孟氏孔附近的侧脑室内。肿瘤在 CT 上呈等高密度影,内有不规则钙化影,从终沟处突向脑室。室管膜下巨细胞型星形细胞瘤自脑室底长出首先将脑室内脑脊液移位,而室管膜瘤常占据整个脑室,借此可对两者进行鉴别。在 MRI 上,肿瘤表现为一斑状的占位影,T_1WI 呈等信号、低信号或高信号,T_2WI 均为高信号,肿瘤内有低信号的钙化影。增强后肿瘤影强化明显。华山医院回顾性分析 20 例室管膜下巨细胞型星形细胞瘤,MRI 增强后 11 例有明显强化,3 例因肿瘤囊变强化不明显;显示脑积水征象 13 例;9 例伴发侧脑室壁多发性可强化结节;2 例伴皮质和皮质下多发结节。

【治疗】

手术是治疗的关键措施,手术目的为尽可能全切肿瘤,解除脑积水。依据术者偏好,分别采用经额皮质造瘘或经胼胝体入路进入侧脑室,显微外科手术切除肿瘤。术中见肿瘤多挤占室间孔区,表面光滑(室管膜包被),部分呈分叶状,肿瘤基底常位于侧脑室外侧壁室管膜下,与脑室外侧的尾状核头部、穹窿柱以及丘脑等结构的组织边界镜下可分辨,血供丰富,含钙化砂粒。部分病例可见深静脉邻近或盘绕于肿瘤表面,对未能全切肿瘤,脑积水持续存在者应同期行透明隔造瘘术、第三脑室造瘘术或脑脊液分流术。放疗不敏感,但对复发肿瘤不能再次手术者,或肿瘤有恶性变者,可行放疗,瘤区放射剂量为54Gy。

【预后】

室管膜下巨细胞型星形细胞瘤是结节性硬化症在中枢神经系统的特征病变,良性局限性脑肿瘤,预后良好,全切肿瘤可治愈,次全切除肿瘤亦可获得较长时间的无症状生存。

(八) 多形性黄色星形细胞瘤

多形性黄色星形细胞瘤(pleomorphic xanthoastrocytoma,PXA)是1993年WHO对中枢神经系统分类中新分出的一类神经上皮源性肿瘤。PXA好发于青年,多位于大脑半球表面,具有多种形态细胞的胶质瘤。1979年,Kepes首先对其作过描述,既往曾将PXA归于巨细胞胶母细胞瘤,或是纤维黄色瘤、黄色肉瘤及怪细胞肉瘤等。新分类中将PXA列为星形细胞肿瘤的一种。

【发病率】

PXA少见,不到星形细胞肿瘤的1%。15~25岁的青年患者多见,平均约22岁,男女比为1.1:1。98% PXA位于幕上,颞叶最多见,占50%左右,其次为顶叶、额叶、枕叶。

【病理】

PXA属WHO Ⅱ级,多位于大脑半球浅表部,部分侵入软脑膜。肿瘤不同程度地浸润周围脑实质,并有向血管周围间隙生长的倾向。半数以上的PXA有囊变。部分肿瘤内有坏死。镜下可见肿瘤细胞核与细胞质形状多样,为其特征。肿瘤内具有多核巨细胞、梭形细胞、小细胞与空泡(黄色)细胞等多形性细胞,还可观察到嗜伊红的颗粒体、Rosenthal纤维、网状结缔组织、钙化及少量的淋巴细胞与浆细胞。免疫组织化学染色可发现肿瘤细胞胞浆内GFAP阳性,部分瘤细胞有较多核分裂象。

【临床表现】

PXA病程较长,平均6.2~7.6年。主要临床症状为癫痫,约占70%,其次可有大脑半球局灶症状与颅高压症状。

【影像学表现】

头颅CT与MRI均可见位于大脑半球浅表,不规则的占位影,瘤周水肿明显。肿瘤在CT与MRI上密度或信号都不均一,有时可呈囊性变。增强后可见肿瘤实质部分强化。

【治疗】

手术切除为主要治疗手段,应争取做到全切除。部分未能全切肿瘤的患者可行放疗、化疗等辅助治疗,但效果不明确。肿瘤全切除的病例术后可定期随访,发现复发可及时再次手术,仍可有良好效果。

【预后】

PXA患者预后尚佳,PXA患者的临床病程发展好于同样为WHO Ⅱ级的弥漫性星形细胞瘤患者。全切肿瘤可明显提高生存率并减少肿瘤的复发,肿瘤全切除患者的10年生存率可达近85%。肿瘤的恶性程度与肿瘤细胞核分裂指数(MI)相关,MI高者预后差,5年生存率在50%以下,10年生存率几乎为0。此外,肿瘤内存在坏死者预后亦较差。

(九) 脑胶质瘤病

脑胶质瘤病(gliomatosis cerebri,GC)是一种少见的原发脑恶性肿瘤。2007年版WHO神经系统肿瘤分类中将GC归类于神经上皮组织肿瘤中的星形细胞肿瘤,其生物学行为相当于WHO Ⅲ级。GC的诊断标准为:弥漫浸润性的星形细胞瘤,累及2个以上的脑叶,主要累及脑白质,常侵犯双侧大脑半球可累及脑干、小脑甚至延伸至脊髓。Tailliber对296例GC患者进行了综合分析,发现几乎所有患者均有颅高压症状,在治疗方案的执行中对颅高压的正确处理非常重要。

【发病率】

GC约为浸润性星形细胞瘤的1%。据华山医院统计,GC占同期神经上皮组织来源肿瘤的0.66%。本病可见于所有年龄段,但好发于青年与中年,男女发病率基本相同。

【病理】

目前GC的病理学诊断标准为广泛播散于中枢神经系统内的胶质瘤,与周围正常脑组织边界不清,但肿瘤间保存有相对正常的组织结构。镜下病变组织与一般弥漫性生长的胶质瘤一样,但瘤细胞可有多种类型,以间变性星形细胞为主。以少突胶质瘤细胞为主的病变少见。肿瘤细胞常围绕血管与神经元及聚集于软脑膜下生长,核分裂象常见。

【临床表现】

GC病程短者数周,长者少数可达10~20年。在临床上无特异性,首发症状以头痛和癫痫为常见。此外,行为异常、人格改变等可以是本病的早期表现。

以后颅高压症状与多部位的局灶症状常进行性发展，出现偏瘫、共济失调、偏身感觉障碍、言语障碍、复视、视物模糊等。

【影像学表现】

在 CT 影像上，病变为多发的低密度或等密度占位影，瘤周水肿明显，增强后几乎均不强化。在 MRI 上病变呈脑内弥漫性或多发性异常信号，累及 2 个脑叶或以上，受累处灰白质界限模糊增厚。T_1W 图像中呈低信号、等信号。T_2W 图像中为弥漫性的高信号，具有诊断价值。常见 T_2W 图像中软脑膜下高信号、胼胝体受累及脑肿胀。MRI 多数无强化，有强化区域提示病理Ⅲ级或以上。

根据 GC 的影像学和组织病理学特征，可将 GC 分为两种类型：Ⅰ型即经典型，肿瘤细胞呈弥漫浸润性分布，累及脑组织肿胀体积增大，但未见局灶性肿块形成，此类型多包含低级别胶质瘤成分。Ⅱ型即肿块型，患者初诊时在 2 个以上脑叶受侵的弥漫性病变中有局灶性肿块形成，增强 MRI 上有强化，此类型多包含高级别胶质瘤成分，肿瘤恶性度高，一般认为由Ⅰ型演变发展而来。临床上依据 GC 的两个不同类型的病理和影像特征，预判患者的预后，选择不同的治疗策略，为患者制订个体化的治疗方案。

【治疗】

GC 的标准治疗并未确定，外科手术可获取病理诊断和缓解颅高压。放射治疗是 GC 的主要治疗方法，可以局部或全脑放疗。由于发病率较低，目前缺乏来自大宗病例数的验证辅助化疗在 GC 中治疗价值的前瞻性随机对照研究结果。但多个文献报道 PCV 方案和替莫唑胺方案对 GC 治疗有效。手术或活检证实有高级别胶质瘤成分的 GC 推荐参考高级别胶质瘤的治疗，建议 TMZ 同步放化疗加辅助化疗。

【预后】

GC 预后差，平均生存期不超过 1 年。

二、少突胶质细胞来源的肿瘤

少突胶质细胞来源的肿瘤（oligodendroglial tumours）为肿瘤细胞形态以少突胶质细胞为主的浸润性胶质瘤。分为少突胶质细胞瘤与间变性少突胶质细胞瘤两类。分子生物学研究表明，少突胶质细胞瘤的发生与 19 号染色体长臂（19q）的杂合子丢失有关。与星形细胞肿瘤相比，少突胶质细胞来源的肿瘤患者预后稍佳。

（一）少突胶质细胞瘤

【发病率】

少突胶质细胞瘤（oligodendroglioma）约占颅内胶质瘤的 4%，成人多见，好发于中年，平均发病年龄为 38~45 岁，男性稍多。80% 以上的少突胶质细胞瘤位于大脑半球白质内，以额叶最多见，约占半数，其次为顶叶、颞叶，侧脑室及颅后窝内少见。

【病理】

少突胶质细胞瘤呈淡红至灰色，质地中等，40% 肿瘤内有钙化团，20% 有囊性变。少突胶质细胞瘤有向深部中线结构浸润性生长的倾向，如侵犯侧脑室壁、透明隔和丘脑间连合。肿瘤亦可向皮质生长，形成"蘑菇样"瘤体。肿瘤内常见纤维束及散在的神经元细胞。1/2~2/3 的肿瘤内钙化球或血管壁内有矿化改变。部分肿瘤内可见成堆的微囊变、黏液性变性与坏死。肿瘤边缘可见胶质增生。免疫组织化学染色发现，由于少突胶质瘤细胞内含有微管，而非胶质纤维，因此少突胶质瘤细胞 GFAP 染色为阴性，其间可有少量 GFAP 阳性的反应性星形细胞。

与少突胶质细胞瘤的诊断、预后以及治疗预测相关的重要分子生物学标记如下。

1. 胶质纤维酸性蛋白（glial fibrillary acidic protein，GFAP）　见"弥漫性星形性细胞瘤"。

2. 异构橼酸脱氢酶 1（isocitrate dehydrogenase 1，IDH1）　IDH1 基因突变提示继发性胶质母细胞瘤。见"弥漫性星形性细胞瘤"。

3. 染色体 1p/19q 杂合性缺失（1p/19q LOH）　对少突胶质细胞瘤进行 1p/19q LOH 检测。1p/19q 杂合性缺失的患者对烷化剂类抗肿瘤药物敏感，无瘤生存期延长。目前，检测 1p/19q 杂合性缺失的方法有 PCR、FISH 和 CGH 等。

4. 少突胶质细胞特异性核转录因子（oligodendrocyte lineage-specific basic helix-loop-helix transcription factors，Olig2）　对少突胶质细胞瘤进行标记，但不具有特异性。Olig2 主要表达在少突胶质细胞核，对鉴别少突细胞及星形细胞来源的胶质瘤具有一定参考价值，其表达缺失有助于中央神经细胞瘤或室管膜瘤诊断。

5. 端粒酶反转录酶（TERT）　启动子区突变主要集中于原发性胶质母细胞瘤（55%~83%）和少突胶质细胞瘤（74%~78%）中。TERT 启动子突变与 1p/19q 杂合性缺失重合性极高（98%）。结合 TERT 启动子突变和 IDH1/2 突变等其他分子遗传学事件可用于少突胶质细胞瘤的分子分型及预后判断。见"弥漫性星形细胞瘤"。

6. 细胞增殖活性标记物 Ki67 抗原（MIB-1）见"弥漫性星形细胞瘤"。

【临床表现】

少突胶质细胞瘤患者病程较长，平均 4 年。也有学者认为隐匿病程可长达十余年。癫痫为首发症状，见于 50% 患者，85% 的患者有癫痫发作，以癫痫起病的患者一般病程均较长。据统计,在可引起癫痫的颅内肿瘤中,10%为少突胶质细胞瘤。除癫痫外,患者尚有头痛(80%)、精神障碍(50%)、肢体无力(45%)等表现。主要的神经系统体征为偏瘫(50%)与视乳头水肿(50%)。病程多为渐进性发展,可突然加重。

【影像学表现】

少突胶质细胞瘤最显著的特点是钙化。在 CT 上,90%的肿瘤内有高密度钙化区,时常在肿瘤周边部。非钙化部分表现为等、低密度影,增强后有时有强化。头颅 MRI 可示肿瘤区 T_1W 为低信号,T_2W 为高信号,钙化区有信号缺失现象,瘤周水肿不明显。

【治疗】

手术行肿瘤全切是治疗的首选方案。然而由于肿瘤侵犯中线结构或侧脑室壁,常影响手术切除范围,肿瘤肉眼全切率约30%。对于少突胶质瘤术后放疗、化疗目前尚无统一认识。但对于生长迅速或复发的少突胶质瘤患者,建议行术后放疗与化疗,术后放疗方案与低级别胶质瘤相同(见"弥漫性星形细胞瘤"节)。近年研究认为少突胶质细胞瘤为化疗敏感性肿瘤,对丙卡巴肼、洛莫司汀与长春新碱系列治疗(简称PCV)反应良好。在 TMZ 应用于临床之前 PCV 方案曾是低级别胶质瘤特别是伴有 1p/19q 联合缺失的少突胶质瘤化疗的首选。在低级别少突胶质细胞瘤患者中,1p/19q 缺失者对 PCV 化疗有相当高的反应率,且70%的少突胶质细胞瘤和50%少突星形细胞瘤可检测到 1p/19q 的联合缺失。1p/19q 缺失的患者 TMZ 疗效也明显好于无 1p/19q 缺失的患者,包括无进展生存期和总生存期。

【预后】

少突胶质细胞瘤患者预后较星形细胞瘤患者佳。手术全切即使未行放疗、化疗亦可能获得长期生存。对于肿瘤次全切除并行术后放疗的患者,5 年生存率可达85%,10 年生存率为 55%,平均生存期 8.0 年。手术可明显缓解头痛等症状,但不能有效控制癫痫,术后仍有80%患者有癫痫发作。然而,尽管行手术、放疗、化疗等综合性治疗措施,几乎每一例均有复发可能,复发肿瘤可发生恶性变,50%~70%复发少突胶质细胞瘤将恶化为间变性少突胶质细胞瘤,复发肿瘤的预后常较差。

(二) 间变性少突胶质细胞瘤

【临床特征】

间变性少突胶质细胞瘤(anaplastic oligodendroglioma)又称多形性少突胶质细胞瘤,恶性程度高者肿瘤组织学形态与胶质母细胞瘤相似。其在少突胶质肿瘤中所占的比例在不同病理中心的统计中差异较大。上海华山医院 1976~1990 年共 144 例少突胶质细胞瘤

中间变性少突胶质细胞瘤占 16.2%。

【影像学表现】

间变性少突胶质细胞瘤同样有明显的钙化,与少突胶质细胞瘤的根本区别为肿瘤细胞极丰富,形态多样,核质比例增大,核分裂象多见。肿瘤血管内皮增生明显,并有肿瘤坏死。多数患者病程较短,颅高压症状及神经系统局灶症状明显。在影像学上,间变性少突胶质细胞瘤除钙化外,瘤周水肿明显,部分恶性程度高者 CT 与 MRI 表现可与胶母细胞瘤相似。

【治疗】

治疗仍以手术切除肿瘤为主,手术遵循恶性胶质瘤的切除原则:尽可能保护功能的前提下,最大限度地安全切除肿瘤。间变性少突胶质细胞瘤和间变性少突星形细胞瘤有染色体 1p/19q 联合缺失者,不但对化疗敏感,而且生存期更长。

术后尽早开始放化疗,建议采用 3D-CRT 或 IMRT 技术进行图像引导下的肿瘤局部放疗,以总剂量 ≤60Gy,常规剂量分割的方式每次 1.8~2Gy 进行放疗。

化疗对间变性少突胶质瘤有效,目前化疗多采用 PCV 方案,但 TMZ 因为副作用少也备受重视,有关 TMZ 在Ⅲ级胶质瘤的随机对照研究目前仍在进行中,且尚没有 PCV 和 TMZ 之间比较的研究结果。

【预后】

Li 等研究表明,IDH1 的突变也影响间变性少突胶质细胞瘤的预后。目前研究 TMZ、放疗、1p/19q 三者关系的两项大型临床随机试验正在进行中。间变性少突胶质细胞瘤应根据患者具体情况,包括一般状态、分子生物学标记、治疗需求等采用个体化治疗策略,治疗选择包括术后单纯放疗,放疗结合 TMZ 同步和(或)辅助化疗等间变性少突胶质瘤预后欠佳,5 年生存率为 43%,平均生存期 3.75~4.5 年,肿瘤位于额叶者生存期较长。恶性程度高者平均生存期仅 1.4 年。

(三) 少突星形细胞来源的肿瘤

既往称为"混合性胶质瘤"(mixed glioma)。很多胶质瘤中都含有并不单一的肿瘤细胞。1935 年,Cooper 发现其中部分胶质瘤中星形细胞成分与少突细胞成分均占有很大比例。1965 年,Zulch 提出对此部分肿瘤应单独划分为一类,称为少突星形细胞瘤。此建议在 1974 年得到了认同。1993 年,在 WHO 对神经上皮源性肿瘤的新分类中,将其归为混合性胶质瘤。混合性胶质瘤以少突星形细胞瘤为主,病理、临床及影像学表现与预后均介于少突胶质瘤与星形细胞瘤之间。少数在少突星形细胞瘤内可发现室管膜与毛细胞等成分。

【发病率】

混合性少突星形细胞瘤占幕上低级别胶质瘤的10%~19%,其中间变性占1/7左右。平均发病年龄在45岁左右,男性较多见。病灶以额叶、颞叶为多见,两者占50%以上。

【病理】

混合性少突星形细胞瘤按恶性程度分为间变性与非间变性,按肿瘤内各瘤细胞的比例又可分为星形细胞为主型、少突细胞为主型与星形少突匀和型。光镜下见肿瘤内具有星形细胞瘤及少突胶质瘤的双重特征。

【临床表现】

患者平均病程在1.5~2.0年,近90%有癫痫病史,其余可有头痛、肢体无力等症状。

【影像学表现】

少突星形细胞瘤在CT与MRI上的影像具有星形细胞瘤与少突胶质瘤的特点,约半数肿瘤增强后强化,10%~20%肿瘤有钙化。

【治疗】

少突星形细胞瘤以手术治疗为主,手术以切除肿瘤为主,争取全切。未能切除肿瘤者部分可行脑叶切除。术后应行放疗(同间变性少突星形细胞瘤),放疗剂量在50Gy~60Gy/25~30次。还应以化疗作为辅助治疗(同间变性少突星形细胞瘤),化疗药物以硝基脲类为主,也可用TMZ或PCV方案化疗治疗。

【预后】

少突星形细胞瘤患者预后介于星形细胞瘤与少突胶质瘤之间,平均生存期为5.8~6.3年,5年生存率为55%~58%,10年生存率为32%。间变性少突星形细胞瘤预后较差,平均生存期仅2.8年,5年与10年生存率分别为36%与9%。患者的生存期与发病年龄、手术切除程度、术后放化疗有密切关系,PCV联合化疗可有效控制肿瘤生长1.3年以上。有报道37岁以下的患者预后稍好,肿瘤全切可明显提高生存率,5年与10年生存率分别可达80%与48%,而次全切除者仅为51%与26%。非间变性少突星形细胞瘤患者术后放疗是手术治疗的有效补充,未放疗者平均生存期明显缩短,仅3.8年。

三、室管膜上皮来源的肿瘤

室管膜上皮来源的肿瘤(ependymal tumours)是来源于脑室与脊髓中央管的室管膜细胞或脑内白质室管膜细胞巢的中枢神经系统肿瘤,由Virshow于1863年首先发现。Kernohan曾将室管膜细胞肿瘤的恶性程度类似于星形细胞瘤一样分为4级,但由于在临床上这种分类与患者的预后关系欠密切,因此未广泛应用。室管膜细胞肿瘤分为室管膜瘤、间变性(恶性)室管膜瘤、黏液乳头型室管膜瘤与室管膜下瘤四类。室管膜瘤为低度恶性,相当于Kernohan的Ⅰ级与Ⅱ级,而间变性室管膜瘤相当于Kernohan Ⅲ级与Ⅳ级。颅内室管膜细胞肿瘤占全部颅内肿瘤的2%~9%,好发于儿童,占儿童原发性脑肿瘤的6%~10%。儿童患者中70%颅内室管膜细胞肿瘤位于幕下,男性稍多见。颅后窝室管膜细胞肿瘤好发于1~5岁的儿童及30~40岁的成人。黏液乳头型室管膜瘤绝大多数见于脊髓马尾,少部分肿瘤可位于小脑脑桥角,约占3.8%。

(一)室管膜瘤

研究发现在室管膜瘤(Ependymoma)中,50%以上有22号染色体片段的丢失,但尚未能明确所丢失片段上的基因序列。另有研究表明猴空泡病毒(SV40)与室管膜瘤的关系较为密切。

【发病率】

室管膜瘤的年发病率为(0.2~0.8)/10万,约占室管膜细胞肿瘤的3/4,占颅内肿瘤的1.2%~7.8%。室管膜瘤多见于儿童,发病高峰年龄为5~15岁。男性稍多见,男女性别比为(1.2~1.5):1。室管膜瘤以幕下好发,幕上室管膜瘤以成人多见。

【病理】

室管膜瘤多位于脑室内,少部分可位于脑实质内及小脑脑桥角。肿瘤呈红色,分叶状,质地脆,血供一般较为丰富,边界清。幕上脑室内肿瘤基底较宽呈灰红色,有时有囊变。光镜下室管膜瘤形态不全一致,细胞中度增殖,核大,圆或椭圆形,核分裂象少见,可有钙化或坏死。低倍镜下肿瘤切面如"豹皮"样,为室管膜瘤诊断性标志之一。免疫组织化学染色可见GFAP、vimentin及fibronectin等呈阳性,上皮膜抗原(epithelial membrane antigen,EMA)在室管膜瘤细胞核旁呈特征性的点状阳性表达。

【临床表现】

幕下室管膜瘤患者病程较长,平均10~14个月。幕下室管膜瘤主要表现为发作性恶心、呕吐(60%~80%)与头痛(60%~70%),以后可出现走路不稳(30%~60%)、眩晕(13%)与言语障碍(10%)。体征主要为小脑性共济失调(70%)、视乳头水肿(72%)、脑神经障碍(20%~36%)与腱反射异常(23%)。第四脑室室管膜瘤最常见的症状为步态异常,幕上室管膜瘤以头痛、呕吐、嗜睡、畏食及复视等颅高压症状为主(67%~100%),并可有癫痫发作(25%~40%)。位于小脑脑桥角的室管膜瘤可有耳鸣、耳聋及后组脑神经症状。2岁以下的儿童症状特殊,主要为激惹、嗜睡、食欲缺乏、头围增大、前囟饱满、颈项硬、发育迟缓及体重不增。

【影像学表现】

头颅 CT 与 MRI 对室管膜瘤有诊断价值。肿瘤在 CT 平扫上呈边界清楚的稍高密度影,其中夹杂有低密度。瘤内常有高密度钙化表现,幕上肿瘤钙化与囊变较幕下肿瘤多见。部分幕上肿瘤位于脑实质内,周围脑组织呈轻度至中度水肿带。在 MRI 影像上,T_1W 为低信号、等信号影,质子加权与 T_2W 呈高信号。注射增强剂后肿瘤呈中度至明显的强化影,部分为不规则强化。

【治疗】

手术是室管膜瘤的首选治疗,脑室内室管膜瘤术前可先置脑室外引流以降颅内压。

对于未能行肿瘤全切除的患者,术后应行放射治疗。无中枢神经系统播散的室管膜瘤,术后只针对瘤床行局部放疗;而对于经 MRI 或 CSF 检查证实有脊髓转移的患者,应行全脑全脊髓放疗。局部照射野设定是:远离室管膜腔的原发于颅内的室管膜瘤根据术前和术后的影像(通常用 MRI 的增强 T_1W 和 FLAIR/T_2W)来限定颅内肿瘤的靶区范围,给予每次 $1.8 \sim 2Gy$,照射总剂量 $54 \sim 59.4Gy$。虽然缺乏临床随机研究的证据,但许多回顾性研究显示辅助放疗能够显著提高肿瘤控制率和生存率,5 年生存率为 $33\% \sim 88\%$。对于间变性室管膜瘤,术后辅助放疗成为标准治疗。Rodríguez 等对 SEER 数据库共 2408 例室管膜瘤病例做了分析,放射治疗之后的十年生存率达 50% 以上,显示未全切的室管膜瘤放射治疗有生存获益。

由于绝大多数为瘤床原位复发,成人患者术后化疗无显著效果,但对复发或幼儿不宜行放疗的患者,化疗仍不失为一重要的辅助治疗手段。常用的化疗药物有卡莫司汀、洛莫司汀、依托泊苷、环磷酰胺与顺铂。5 岁以下婴幼儿化疗可在术后 $2 \sim 4$ 周开始,休息 4 周后开始下一疗程,可延长患者生存期,从而使患者可在 5 岁以后接受放疗。

【预后】

室管膜瘤患者预后与肿瘤切除的程度、术后放疗剂量、肿瘤生长部位及患者发病年龄有关。$50\% \sim 60\%$ 的肿瘤全切除患者 5 年内未见肿瘤复发,而次全切除者仅 21%。幕上肿瘤与幕下肿瘤的 5 年生存率分别为 35% 与 59%。幕下室管膜瘤患者年龄大者预后稍佳,10 岁以下患者平均生存期为 2 年,而 15 岁以上患者平均生存期达 $4.3 \sim 6.0$ 年。复发后肿瘤可出现恶性变,预后较差。

(二) 间变性室管膜瘤

【发病率】

间变性室管膜瘤(anaplastic ependymoma)发生占

室管膜瘤(幕上)的 $45\% \sim 47\%$ 与(幕下)$15\% \sim 17\%$,又称恶性室管膜瘤。

【临床表现】

由于肿瘤生长较为迅速,患者病程较短,颅高压症状明显,间变性室管膜瘤易出现肿瘤细胞脑脊液播散并种植,其发生率为 8.4%,幕下肿瘤更高达 13% $\sim 15.7\%$。

【病理】

镜下可见肿瘤细胞增殖明显,形态多样,细胞核不典型,核内染色质丰富,分裂象多见。肿瘤丧失室管膜上皮细胞的排列结构,肿瘤内间质排列紊乱,血管增殖明显,可出现坏死。

【影像学表现】

在 CT 与 MRI 上强化明显,肿瘤 MRI 表现为 T_1W 低信号,T_2W 与质子加权像上为高信号,肿瘤内信号不均一,可有坏死囊变。

【治疗】

手术是间变室管膜肿瘤的首选治疗方法,手术的切除程度与预后呈正相关,完全切除的预后明显优于次全切除和其他治疗方式。

放疗是间变室管膜瘤术后辅助治疗的重要手段,放疗宜早,通常采用局部放射治疗或全脑全脊髓照射。间变性室管膜瘤(WHO Ⅲ级)的放疗范围:局部照射或者全脑全脊髓照射。对患者常规做脊髓增强 MRI,必要时做脑脊液找脱落细胞检查,对脊髓 MRI 或 CSF 检查为阴性的患者行肿瘤局部照射;对于上述检查阳性的病例,必须行全脑全脊髓照射。全脑全脊髓照射:全脑包括硬脑膜以内的区域,全脊髓上起第一颈髓、下至尾椎硬膜囊,全脑全脊髓照射总剂量 36Gy,每次 $1.8 \sim 2Gy$,后续颅内病灶区缩野局部追加剂量至 $54 \sim 59.4Gy$,脊髓病灶区追加剂量至 45Gy。

间变室管膜瘤放射治疗后还需要巩固性化疗,化疗方案主要包括以铂类为基础的方案,或依托泊苷和亚硝基脲类等。而对治疗后短期内复发或年幼不宜行放疗的患者,可选择化疗作为辅助治疗,但是否能延长生存期和无进展生存期还有待进一步研究。

【预后】

间变性室管膜瘤预后较差,复发率高,约 68%,并易沿脑脊液播散。5 年生存率较室管膜瘤低,为 $25\% \sim 40\%$。

(三) 室管膜下瘤

室管膜下瘤(Subependymoma)为少见的生长缓慢的良性肿瘤。1945 年由 Scheinker 首先发现并描述。以后,陆续有作者对其有报道,并发现部分室管膜下瘤病例有家族史,认为其发病可能有遗传因素。另有作者认为室管膜下瘤为室管膜局部发育异常所致的一类错构瘤,可能由长期慢性室管膜炎引起的室管膜或室管膜下胶质细胞增生所致。对室管膜下室管膜瘤超微结构观察表明瘤细胞可能来源于具有向室管膜细胞或星形细胞双重分化能力的室管膜下细胞。

【发病率】

室管膜下瘤占颅内肿瘤的 0.2% ~ 0.7%,尸解中为 0.4%。40 岁左右发病,男性较多见。约 1/3 肿瘤位于幕上,2% 位于颈胸段脊髓,其余近 2/3 位于幕下。

【病理】

室管膜下瘤多位于脑室系统内,边界清楚,除位于脑室内者,尚可生长于透明隔、导水管及脊髓中央管内。肿瘤常有一血管蒂与脑干或脑室壁相连。光镜下表现为肿瘤细胞水肿,内含致密的纤维基质与胶质纤维。瘤细胞核为椭圆形,染色质点状分布,核分裂象极少。部分瘤内可有钙化或囊变。室管膜下瘤内未见有星形细胞存在,可与室管膜下巨细胞性星形胶质瘤(结节病)鉴别。

【临床表现】

约 40% 室管膜下瘤患者出现症状,肿瘤位于透明隔、Monro 孔、导水管、第四脑室及脊髓者常引起症状。患者主要表现为头痛、视物模糊、走路不稳、记忆力减退、脑神经症状、眼球震颤、眩晕及恶心呕吐。88% 患者合并脑积水。

【影像学表现】

室管膜下瘤在 CT 上表现为位于脑室内的等密度或低密度边界清楚的肿瘤影。在 MRI 上肿瘤表现为 T_1WI 低信号,T_2WI 与质子加权高信号影。约半数肿瘤信号不均一,由钙化或囊变引起。注射增强剂后部分肿瘤可有不均匀强化。

【治疗】

黏液乳头状室管膜瘤与室管膜下瘤,侵袭性低,多数可以通过单纯手术治愈。随着显微神经外科技术的应用,手术死亡率已几乎为 0。由于室管膜下瘤呈膨胀性生长,边界清晰,多数可做到肿瘤全切除。对于肿瘤生长部位深在,难以做到肿瘤全切者,次全切除亦可获得良好的治疗效果。

放疗一般不常规应用。但对于肿瘤细胞核呈多形性改变的,或为混合性室管膜瘤-室管膜下瘤的患者,建议放疗,一般不需要化疗。

【预后】

术后患者一般预后良好,极少见复发或脑脊液播散。

四、脉络丛上皮来源肿瘤

脉络丛上皮来源肿瘤(choroid plexus tumours)是一种较少见的,发生于脑室内脉络丛上的中枢神经系统肿瘤,分为良性的脉络丛乳头状瘤(choroid plexus papilloma,WHO Ⅰ级),约占 80%,与恶性的脉络丛癌(choroid plexus carcinoma,WHO Ⅳ级)。2007 年,WHO 分类纳入了一种中间型肿瘤,称之为非典型脉络丛乳头状瘤,WHO Ⅱ级。

（一）脉络丛乳头状瘤

脉络丛组织由特异性的脑室神经上皮分化而来,也有认为是脑室壁的室管膜细胞衍化形成,其主要功能为分泌脑脊液。脉络丛乳头状瘤可发生于脉络丛上皮或脑室壁胶质细胞,一般生长缓慢,极少发生恶变。

【发病率】

脉络丛乳头状瘤较少见,仅占脑肿瘤的 0.5% ~ 1%,无明显性别差异。虽然肿瘤可见于各年龄组,但好发于儿童,占儿童颅内肿瘤的 1.8% ~ 3%。约 45% 的脉络丛乳头状瘤患者在 1 岁内发病,74% 在 10 岁以内发病。1 岁以内脑瘤患儿中脉络丛乳头状瘤占 10% ~ 20%。

发生于脉络丛的肿瘤分布与该组织密度成比例,50% 发生于侧脑室,40% 发生于第四脑室,5% 发生于第三脑室,而 5% 是多灶性的。脉络丛乳头状瘤极少原发于脑室外,可能由残留的胚胎组织所致。

【病理】

脉络丛乳头状瘤多沿脑室内生长,肉眼观形如菜花,暗红色,表面呈不规则的乳头样突起。有时瘤内有陈旧性出血。脉络丛乳头状瘤在组织学上类似于正常脉络丛,很可能表示局部错构瘤过度生长。大多数细胞存在顶端微绒毛和分散的纤毛,纤毛具有神经上皮细胞特征性的微管结构。免疫组织化学染色发现脉络丛乳头状瘤中 GFAP、S100、细胞角质素(cytokeratin)及 transthyretin 呈阳性反应。其中 transthyretin 被认为与脉络丛乳头状瘤具有相对特异性。脉络丛乳头状瘤包含一致的细胞群,而没有显著的细胞异型性,MIB-1 小于 2%。非典型脉络丛乳头状瘤的区别主要是有丝分裂率更高。

在少数尸解病例中,可发现有脉络丛乳头状瘤在软脑脊膜上种植,但此类病例往往无相关的显性临床症状。

脉络丛肥大(villous hypertrophy):1924 年由 Davis 提出,主要表现为双侧-侧脑室内脉络丛增大,伴有先天性脑积水。与双侧-侧脑室脉络丛乳头状瘤不同,虽然脉络丛组织过度分泌脑脊液,但组织学未见肿瘤性改变。

【临床表现】

脉络丛乳头状瘤患者临床主要表现为脑积水而产生的颅高压症状。这主要由于肿瘤过多的分泌脑脊液,阻塞脑脊液循环,或是由于肿瘤出血引起蛛网膜下腔粘连所致。有报道脉络丛乳头状瘤患者术前脑脊液分泌量达 1.05ml/min,术后下降为 0.2ml/min。2 岁以内患儿病程约 2 个月,2 岁以上可达 6 个月。除头痛、恶心、呕吐等症状外,患者早期可有癫痫发作(18%),以后可表现为易激惹(33%)、精神不适(33%)及视物模糊(18%)等,但局灶症状常不明显。25% 的患者可有淡漠,甚至意识改变,出现急性颅内压增高表现。幼儿患者中常有头围增大,半数以上患者有视乳头水肿。2/3 患者脑脊液中蛋白含量增高,呈黄色,偶有血性。

【影像学表现】

头颅 CT 示脑室明显增大,内有稍高密度影,增强后病灶均匀强化,肿瘤将正常脉络丛吞噬,呈叶状外观,内有点状钙化。有时可见蛛网膜下腔出血。MRI上 T_1W 像肿瘤呈等或低信号,T_2W 像为高信号,内可见局灶出血、钙化与血管流空影。MRA 或脑血管造影示较深的肿瘤染色,并可显示来自正常脉络丛的脉络膜动脉扩张,位于三角区内的侧脑室肿瘤常为外侧脉络膜后动脉,第四脑室内肿瘤常为小脑后下动脉的分支,而第三脑室脉络丛乳头状瘤为内侧脉络膜后动脉。

【治疗】

手术全切肿瘤是治愈脉络丛乳头状瘤的唯一疗法。全切除后肿瘤很少复发。即使次全切除的脉络丛乳头状瘤通常也具有良性病程,不过已有报道恶变为脉络丛癌的病例。全切除后不需要辅助放化疗,对不能手术的残余肿瘤或复发肿瘤,放疗是否有效仍存争议。肿瘤有可能出现手术后软脑膜播散。

开颅前可先行脑脊液外引流,以降低颅内压和减少对脑组织的牵拉损伤。手术时应尽量避免分块切除肿瘤,宜先循肿瘤附着的脉络丛找到肿瘤血管蒂,电凝后离断,然后再切除肿瘤。术后应留置脑室外引流。对未能全切除、脑积水不能缓解者,应行脑脊液分流术或第三脑室造瘘术。

【预后】

肿瘤全切除者可治愈。一项纳入 353 例脉络丛乳头状瘤患者的荟萃分析阐明了治疗的结果:肉眼下全切除者 10 年生存率为 85%,次全切除者 10 年生存率为 56%。非典型脉络丛乳头状瘤复发率更高,在一项纳入 92 例患者的系列观察中,脉络丛乳头状瘤患者的 5 年无进展生存率为 92%,而非典型脉络丛乳头状瘤患者的 5 年无进展生存率为 83%。手术并发症发生率为 8%~9.5%。术后最常见的并发症为脑室穿通引起的硬膜下积液,术后脑脊液分流术可增加硬膜下积液的发生率。

（二）脉络丛癌

脉络丛癌(choroid plexus carcinoma)是侵袭性肿瘤,以密集的细胞密度、核分裂、核多形性、点状坏死、缺少乳头状结构,并侵袭神经组织为特征,有可能扩展进入脑室外的脑实质。

【发病率】

脉络丛癌占脉络丛肿瘤的 20%,亦多见于儿童。

【病理】

脉络丛癌诊断依赖于病理学检查。主要不同于脉络丛乳头状瘤的组织学表现为:肿瘤突破室管膜侵犯脑实质,肿瘤细胞核不典型,核分裂多,核质比例增大。此外,脉络丛癌无正常脉络丛乳头样结构,并瘤内出现坏死。免疫组织化学染色见肿瘤细胞 transthyretin 与 S100 免疫阳性反应均较脉络丛乳头状瘤弱,而 CEA 为阳性。肿瘤细胞沿脑脊液播散较多见。脉络丛癌可以是 Li-Fraumeni 综合征(Li-Fraumeni syndrome)的一个临床表现,由 p53 抑癌基因突变导致。Li-Fraumeni 综合征引起家族性各种不同癌症的发生,这些不同的癌症包括乳腺癌、脑瘤、恶性肉瘤、骨癌等,很多都是在年轻时发生的,是一种罕见的常染色体显性遗传疾病。

【临床表现】

基本与脉络丛乳头状瘤相似,但患者一般临床情况较差。

【影像学表现】

影像学上,脉络丛癌比乳头状瘤更具异质性,这由坏死和侵犯脑实质所致。头颅 CT 可发现肿瘤充满脑室,病灶有坏死、囊变或钙化,为不均一稍高密度,周围脑组织水肿,注射造影剂后可见肿瘤强化异常明显但不一致。在 MRI 上肿瘤表现为 T1W 低信号,T2W 高信号。周围的白质可能出现 T2W 信号异常,这提示血管源性脑水肿。由于脉络丛癌缺乏正常脉络丛结构,脑脊液分泌量少,脑室扩大不如脉络丛乳头状瘤。头颅与脊髓 MRI 发现肿瘤在蛛网膜下腔播散对诊断有价值。脑血管造影可发现病灶处有动静脉分流与肿瘤新生血管。

【治疗】

脉络丛癌的治疗基本与脉络丛乳头状瘤相同,以手术为主。但由于肿瘤血管特别丰富,且肿瘤与脑组织边界不清,质地异常脆,肿瘤全切较困难。因此,有作者提出首次手术后应行化疗(ifosfamide,依托泊苷),化疗可缩小肿瘤体积并减少肿瘤血供,有利于再次手术。一项荟萃分析纳入文献中报道的 347 例脉络丛癌患者,在不完全切除后接受化疗的患者 5 年生存率显著改善(55% vs. 24%)。全脑全脊髓放疗(craniospinal irradiation)与局部放疗相比,能提高生存率。鉴于脉络丛癌和 TP53 基因突变(Li-Fraumeni 综合征)的相关性,在权衡全脑全脊髓放疗的益处时,需要考虑辐射诱发第二恶性肿瘤的潜在风险,同时还需要考量放疗对年幼儿童的神经认知发展的负面影响。

【预后】

脉络丛癌预后较差,5 年生存率为 30% ~ 50%。肿瘤全切除疗效较好,肿瘤次全切除者 80% 以上将复发。Li-Fraumeni 综合征患者,肿瘤具有 p53 基因功能失调,预后更差,5 年生存率为 0。

五、其他神经上皮性肿瘤

2007 年,世界卫生组织(World Health Organization,WHO)将"不确定起源的肿瘤"分类重新命名为"其他神经上皮肿瘤"。该分类包括罕见的星形母细胞瘤、第三脑室脊索样胶质瘤和血管中心性胶质瘤。

(一) 星形母细胞瘤

【发病率】

星形母细胞瘤(astroblastoma)通常见于儿童,不过也有 50 岁患者的报道。星形母细胞瘤以大脑半球深部多见,也可见于胼胝体、视神经、脑干及小脑等部位。

【病理】

病理学上,星形母细胞瘤介于星形细胞瘤和室管膜瘤之间,特征性的表现是弥散性的血管周围星形母细胞性假菊形团。存在低级别和高级别变异型,且分级似乎与预后相关。

【临床表现】

星形母细胞瘤生长速度较快,平均病程在 1 ~ 20 个月,较间变性星形细胞瘤短。主要症状为颅内压增高与局灶性神经功能障碍,婴幼儿患者可表现为易激惹、食欲缺乏、头围增大。病灶位于小脑者主要表现为脑积水,发病更快。

【影像学表现】

在 MRI 上,为分散的小叶状、幕上病灶,包含实性和囊性成分。实性成分已被描述为在 T_2W 上具有特征性"多泡"外观,常常记录到 T_2W 低信号,对比强化和钙化情况多变。

【治疗】

低级别病灶肉眼下全切通常带来长时间的无进展期。高级别病灶的治疗方法包括手术、放疗和化疗,不过辅助治疗的效果存在争议。

【预后】

星形母细胞瘤的自然病程未明确。Bonnin 与 Rubinstein 提出星形母细胞瘤在病理上可分为两类,即分化好者与间变程度高者。良好的星形母细胞瘤治疗后平均生存期可达 3 ~ 20 年,而间变程度高者生存期多在 2.5 年内。

(二) 第三脑室脊索样胶质瘤

第三脑室脊索样胶质瘤(chordoid glioma of the third ventricle)为一类位于第三脑室罕见的生长缓慢的胶质瘤。

【发病率】

第三脑室脊索样胶质瘤见于成人,平均年龄 46 岁,男女比例为 1:2。

【病理】

第三脑室脊索样胶质瘤成实质性,在组织学上有典型的表现,镜下可见成簇的与成索的上皮性肿瘤细胞,肿瘤基质为黏蛋白,内有浆细胞浸润,并常见有 Russell 体。肿瘤细胞成椭圆形或多角形,可见粗大的纤维突起,胶质分化明显,但并不多见。肿瘤细胞核呈中等大小,基本形态一致,核分裂象少见,免疫组织化学染色主要表现为 GFAP 强阳性。

【临床表现】

因其位于第三脑室,患者常出现脑积水的体征和症状,此外尚可有视物障碍、下丘脑症状及精神与记忆障碍。

【影像学表现】

在 MRI 上,肿瘤增强明显且均匀一致、边界清楚,与脑实质界限分明,但可能侵犯下丘脑。病灶在 T_1W 上等信号,且通常为致密均匀的增强表现。

【治疗】

肉眼下全切为有效治疗,由于肿瘤与下丘脑等重要结构粘连,全切肿瘤困难。分割放疗或立体定向放射外科对于不完全切除的病灶可能具有一定作用。

【预后】

肿瘤对放疗等辅助治疗不敏感,部分切除肿瘤后易复发而导致死亡。

(三) 血管中心性胶质瘤

血管中心性胶质瘤主要见于儿童和年轻成人,诊断时平均年龄为 17 岁。大多数病例因难治性癫痫发作而就诊,肿瘤位于大脑半球表面,分子发病机制未知。

在 MRI 上,其为分散的非强化病灶,在 T_2WI 上高信号。在一些病例中观察到独特的 MRI 特征,包括 T_1WI 上皮质脑回边缘的固有高信号和从肿瘤延伸到脑室壁的 T_2W 高信号带。双极的肿瘤细胞在胶质抗原和室管膜抗原染色中表达程度各异,并显示出血管中心性生长模式。手术通常有效。

六、神经元肿瘤与神经元-神经胶质混合性肿瘤

以神经元分化程度不同为特征的罕见神经上皮组织来源肿瘤包括:节细胞胶质瘤(ganglioglioma)和节细胞瘤(gangliocytoma)、小脑发育不良性节细胞瘤(dysplastic gangliocytoma of cerebellum,Lhermitte

Duclos 病）、婴幼儿促纤维增生性星形细胞瘤/节细胞胶质瘤（desmoplastic infantile astrocytoma/ganglioglioma）、胚胎期发育不良性神经上皮肿瘤（dysembryoplastic neuroepithelial tumour，DNT）、小脑脂肪神经细胞瘤（cerebellar liponeurocytomas）、中央神经细胞瘤（central neurocytoma）和脑室外中央神经细胞瘤（extraventricular neurocytoma）、乳头状胶质神经元肿瘤（papillary glioneuronal tumour）、第四脑室形成菊形团结构的胶质神经元肿瘤（rosette-forming glioneuronal tumour of the fourth ventricle）和副神经节瘤（paraganglioma）。

（一）节细胞胶质瘤和节细胞瘤

节细胞胶质瘤（ganglioglioma）和节细胞瘤（gangliocytoma）包括一系列以肿瘤性神经元群为特征的低级别肿瘤。在节细胞胶质瘤中，肿瘤性神经元细胞伴随着肿瘤性胶质细胞，而在节细胞瘤中，分化良好的大神经元是唯一的肿瘤性成分。

【发病率】

节细胞胶质瘤和节细胞瘤通常出现在儿童和年轻成人中，大部分患者的平均年龄约为 20 岁。节细胞胶质瘤和节细胞瘤可能出现在神经轴的任何地方，节细胞胶质瘤多位于幕上颞叶，节细胞多位于第三脑室或白质半卵圆区。

【病理】

高达 60% 的节细胞胶质瘤存在 BRAF V600E 突变。在组织学上确定为节细胞胶质瘤的少数肿瘤中发现异枸橼酸脱氢酶（isocitrate dehydrogenase，IDH）突变时，患者往往诊断时年龄较大、复发风险较高，且预后不良。

节细胞瘤内只含有神经元成分，可伴有少量正常的或是反应性的星形细胞。神经节细胞瘤生长非常缓慢，有时与错构瘤难以鉴别，事实上某些节细胞瘤源自异位的神经元巢。

【临床表现】

节细胞胶质瘤一般病程较长，平均 1.5~4.8 年。癫痫多见，发作类型与肿瘤所在部位有关。随着病程发展，癫痫发作加重且变频繁，正规抗癫痫药物治疗常不能控制。即使肿瘤位于大脑半球功能区，其局灶症状仍不多见，节细胞瘤临床上与节细胞胶质瘤难区分。位于下丘脑的节细胞瘤多见于儿童，除了癫痫，还可出现脑积水与下丘脑损害表现，如垂体功能低下、早熟、饮食亢进、嗜睡、肢端肥大及糖尿病等，而位于脑干的肿瘤则可出现长束征。

【影像学表现】

节细胞胶质瘤在 CT 上的表现呈多样性，大多数为低密度或等密度，少数为高密度。肿瘤边界清，钙化或囊变各约 1/3，50% 增强后可见强化影。肿瘤对脑组织占位效应不明显，水肿少见，但位于大脑皮质表面的肿瘤可使颅骨内板受压而局部变薄。肿瘤在 MRI 上的表现为 T_1W 低信号，T_2W 高信号，边界清晰的占位影，囊变约见于一半的病例。正电子发射计算机断层扫描（positron emission tomography，PET）常常显示代谢减退，而 PET-MRI 融合技术可能会显示不均匀的代谢活性以及代谢活性比大脑白质增强的区域。

节细胞瘤影像学上与节细胞胶质瘤难区分。

【治疗】

手术切除为治疗的主要措施。虽然有囊变，肿瘤仍以实质性为主，瘤内血供一般，常有钙化团。大部分可做到肿瘤全切。但部分肿瘤虽然表面边界清，其深部界限常不确切，盲目追求全切易损伤深部结构，因此可行次全切除。即使是次全切，预后也比较好，但可出现晚期复发。一项回顾性研究阐明了这一点，该研究纳入 62 例低级别节细胞胶质瘤成人患者，其中肿瘤全切后和次全切后患者的 5 年无进展生存率分别是 78% 和 62%。肿瘤出现进展的时间为 2 个月~20 年，对于诊断时年龄超过 40 岁的患者，复发时间显著缩短（14 年 *vs.* 3 年）。BRAF V600E 突变对治疗的意义是研究的一个热点。肿瘤对放疗及化疗均不敏感，即使肿瘤次全切除，亦不常规行放疗等辅助治疗。对于无法切除的复发性节细胞胶质瘤和具有间变成分的次全切节细胞胶质瘤，可以尝试放疗和化疗。

【预后】

全切肿瘤预后佳，且能较好地控制癫痫发作，大脑半球节细胞胶质瘤全切术后 5 年无进展率高达 95%。但位于脑干的节细胞胶质瘤术后 3 年 47% 可见复发，复发后一般肿瘤生长缓慢，生长迅速者有恶变可能。10% 的节细胞胶质瘤会变发生间变，需要进行积极的放疗和化疗，间变性节细胞胶质瘤通常是致命的。节细胞瘤手术切除后不需要放疗与化疗，预后佳。

（二）小脑发育不良性神经节细胞瘤

小脑发育不良性节细胞瘤（dysplastic gangliocytoma of cerebellum，Lhermitte-Duclos disease）又称 Lhermitte-Duclos 病，病因尚未完全明确，Yachnis 认为是小脑发育不良所引起。近来发现部分患者有家族史，不少患者合并有 Cowden 综合征（全身黏膜、皮肤多发性错构瘤与肿瘤，包括肠息肉病、甲状腺肿、乳腺纤维囊性病、乳腺癌及甲状腺癌等）。为此已有人提出本病实际上为癥痣性错构瘤病（phakomatosis）的一种类型。

【发病率】

小脑发育不良性节细胞瘤可呈家族性或散发性

4

方式发病,目前文献报道的 71 例中有 11 例伴发 Cowden 综合征。在华山医院近 25 年的 14 803 例中枢神经系统肿瘤手术标本中病理证实的小脑发育不良性节细胞瘤只有 1 例。

【病理】

小脑发育不良性节细胞瘤多以正常小脑皮质结构丧失和脑叶局部增厚为特征,被认为是小脑皮质的一种错构瘤。病变出现在小脑半球,常见于左侧,罕见情况下延伸进入小脑蚓部。肿瘤边界欠清,表面呈黄白色,质地硬,血供不丰富。镜下见小脑半球白质减少,颗粒层异常增生的神经节细胞构成,颗粒细胞与浦肯耶细胞明显减少,分子层内含较多的有髓神经纤维。异常肥大的神经节细胞的轴突朝着皮质方向平行排列,少数细胞有核分裂。

针对小脑发育不良性节神经胶质瘤患者的分子研究提示,PTEN/AKT 通路(细胞生长的主要调节器)出现异常的频率较高。同样的,该肿瘤与 Cowden 综合征这种常染色体显性遗传病有关,Cowden 综合征的特征是多发性错构生长病灶,乳腺癌、子宫癌和甲状腺癌的发病率增高以及 PTEN(磷酸酶及张力蛋白同源物)基因生殖系突变的发生率升高。

【临床表现】

小脑发育不良性节细胞瘤常见于成人,诊断时平均年龄为 34 岁,小脑症状可能在确诊前已存在多年,并且常有脑积水。该病伴随发育异常(包括大头畸形和精神发育迟滞)的情况并不罕见,后期可有小脑症状与脑神经受损表现。伴有 Cowden 综合征者另可伴发全身皮肤黏膜上的错构瘤及其他部位的肿瘤或肿瘤样病变。

【影像学表现】

在 CT 上,小脑发育不良性节细胞瘤表现为等密度或低密度,且可能出现钙化。在 MRI 上,它通常为非增强,T_1W 为低信号,T_2W 以高信号与低信号的层状交替为特征。肿块局限,与周围组织界限分明。在极少数病例中,病灶可增强,这可能表示小脑皮质的外层有静脉增生和显著的引流静脉。

【治疗与预后】

治疗方法为外科切除。少数病例在看似肉眼下全切后仍复发。由于与 Cowden 综合征关系密切,临床医生应排除同时存在其他恶性肿瘤(特别是乳腺癌和卵巢癌)的可能。

(三) 婴幼儿促纤维增生性星形细胞瘤/节细胞胶质瘤

婴幼儿促纤维增生性星形细胞瘤/节细胞胶质瘤(desmoplastic infantile astrocytoma/ganglioglioma)是极少数良性的婴儿颅内肿瘤,由 VandenBerg 于 1987 年首先描述,以后曾有作者将其命名为"婴儿大脑成结缔组织性星形细胞瘤"与"婴儿幕上成结缔组织性神经上皮肿瘤"。常被误诊为间变性星形细胞瘤、恶性脑膜瘤、软脑膜纤维肉瘤及胶质肉瘤等。

【发病率】

婴幼儿促纤维增生性星形细胞瘤/节细胞胶质瘤最初被认为只发生于 2 周岁以内,但有报道 19 岁的患者中也会发生。病灶以额叶和(或)顶叶多见,有时病灶可位于颞叶或枕叶。

【病理】

该病的典型特征包括:星形细胞与神经节双重分化、显著的促纤维增生基质。肿瘤生长较快,典型的婴幼儿促纤维增生性星形细胞瘤/节细胞胶质瘤呈一大囊,位于大脑半球浅表,有时可与硬膜相连。实质部分肿瘤质地时常不均一,部分较软,而部分较坚硬。肿瘤表面常有丰富的血管网。镜下肿瘤表现可多样,但均可见致密的过度生长的结缔组织,其间有星形细胞及神经元瘤细胞。在部分肿瘤中,可发现有核分裂象的小细胞成分。免疫组织化学染色突触素阳性,多数肿瘤内含有 GFAP 阳性的星形细胞。

【临床表现】

患儿病程较短,最短者 3 天,最长不超过 3 个月。最常见的症状为快速的头围增大、前囟饱满、双眼呈"落日"现象,部分患儿有癫痫发作与局灶性运动障碍。

【影像学表现】

在头颅 CT 上,肿瘤最显著的特点为一巨大的囊,直径平均在 7cm,最大可达 12cm,有的甚至可从前囟突出。周边实质部分呈稍高密度,增强后瘤结节异常强化。当肿瘤与硬膜相连时可与典型的神经节胶质瘤相鉴别。有 1 例肿瘤沿脑脊液播散。在 MRI 上,肿瘤囊性部分 T_1WI 为低信号,T_2WI 为明显高信号。

【治疗】

婴幼儿促纤维增生性星形细胞瘤/节细胞胶质瘤治疗以手术切除为主,手术能全切者一般可获得根治效果。但由于肿瘤巨大,患儿年龄小,手术死亡率与术后并发症均较大。婴儿患者一般不放疗,有复发及恶变倾向者可化疗。

【预后】

预后良好。全切后最长可在 14 年内不复发。

(四) 小脑脂肪神经细胞瘤

小脑脂肪神经细胞瘤是罕见的颅后窝肿瘤。在 1999 年 WHO 对脑肿瘤新分类以前,对其命名不统一,有神经脂肪细胞瘤(neurolipocytoma)、髓细胞瘤(medullocytoma)、脂肪瘤样胶质神经细胞瘤(lipomatous glioneurocytoma)及脂化成熟神经外胚叶肿瘤(lipidized mature neuroectodermal tumour)等。

【发病率】

患者在诊断时的平均年龄约为 50 岁。

【病理】

肿瘤包含成熟脂肪组织和多种其他细胞类型,包括一定程度的神经元,脂肪酸结合蛋白 4(FAB4)的过表达可助区分这些肿瘤与髓母细胞瘤。

【临床表现】

临床上患者表现为颅后窝占位症状。

【影像学表现】

CT 表现为界限清楚的病灶(低或等密度影),并且有中度不均匀强化。在 MRI 上表现较为特殊,在 T_1WI 高信号、T_2WI 不均匀高信号,强化不均匀。

【治疗】

手术切除为主要治疗手段。

【预后】

已报道的病例大约只有 20 例,因此最佳治疗和总体预后难以确定。小脑脂肪神经细胞瘤的自然病程似乎较长。手术治疗后,如果肿瘤复发,可再次行手术或放疗。然而,在一些病例中观察到更具侵袭性的自然病程。

(五) 中枢神经细胞瘤和脑室外中枢神经细胞瘤

中枢神经细胞瘤(central neurocytoma)是生长于侧脑室和第三脑室的小细胞神经元肿瘤。1982 年由 Hassoun 等首先发现其超微结构的特殊性,认为是神经细胞起源,但光镜下有别于节细胞瘤和神经母细胞瘤而另外命名。脑室内神经元细胞可能来自透明隔或穹隆小灰质核团的颗粒神经元。

【发病率】

中枢神经细胞瘤是分化良好的肿瘤,约占成人所有脑室内肿瘤的一半。在大脑实质或脊髓中偶尔可发现类似的肿瘤,在这种情况下被称为脑室外中枢神经细胞瘤。虽然其通常位于脑室内,但是极少侵袭软脑膜。中枢神经细胞瘤在各个年龄层均可发病,好发于青壮年,平均发病年龄在 20 ~ 30 岁,男女比例为 1.13:1。

【病理】

中枢神经细胞瘤被认为是神经外胚叶肿瘤,有显著的神经元分化。中枢神经细胞瘤好发于脑室内,以 Monro 孔附近多见,成球形,边界清楚。肿瘤质地软,灰红色,有钙化。光镜下肿瘤细胞形态与少突胶质瘤非常相似,不易区分。由单一的小细胞组成,质少,核圆,染色质呈斑点状,常有核周空晕现象。瘤内局部有钙化灶,部分肿瘤内含有类似室管膜瘤的血管周假玫瑰花形结构。在绝大多数中央神经细胞瘤中突触素(synaptophysin)呈强阳性,而胶质纤维酸性蛋白

(GFAP)为阴性,此外部分肿瘤神经元特异性烯醇化酶(NSE)染色阳性。

对 20 个典型的中枢神经细胞瘤进行基因学分析,识别出 MYCN、PTEN 和 OR5BF1 的过表达以及 BIN1、SNRPN 和 HRAS 的表达不足。这些结果提示,MCYN 的过表达和肿瘤抑制基因 BIN1 的表达减少可能促使肿瘤发生。一项纳入 7 例脑室外中枢神经细胞瘤的研究发现,不存在 IDH 突变和 MGMT 启动子甲基化。

【临床表现】

中枢神经细胞瘤患者的平均诊断年龄是 29 岁,平均病程为 3 ~ 7 个月。由于肿瘤位于 Monro 孔附近,临床上主要表现为梗阻性脑积水引起的颅高压症状。部分有反应迟钝、摸索动作和癫痫发作。局灶性神经功能障碍并不常见,最常见的体征为视乳头水肿,此外可有轻偏瘫,偏身感觉障碍。少数患者出现脑室内出血。

【影像学表现】

大多数中枢神经细胞瘤为多囊性且有钙化,以宽基底附着在脑室上外侧壁上。它们通常位于侧脑室或第三脑室,附着于室间孔附近的透明隔或脑室壁上。CT 扫描肿瘤呈脑室内边界清楚的圆形等密度或略高而不均匀密度影,半数以上肿瘤有钙化影。幕上中枢神经细胞瘤增强后,肿瘤有中度至明显强化。MRI 上肿瘤实质部分 T_1WI 为等或稍高信号,T_2WI 为高信号,瘤内可见血管流空影,提示肿瘤血供丰富,部分肿瘤伴有出血。

【治疗】

手术切除为最佳治疗方法,目的为争取全切肿瘤和解除梗阻性脑积水。但往往因肿瘤体积巨大、血供丰富而只能做部分切除。由于这些肿瘤通常再生长缓慢,即使是次全切除也能延长生存期。脑积水未解除者应行脑脊液分流术。对肿瘤部分切除患者或复发患者宜行放射治疗,辅助放疗或立体定向放射外科对不完全切除的患者或具有非典型组织学改变的患者可能有用。

【预后】

中枢神经细胞瘤大多具有良性生物学行为,多数预后良好。5 年生存率为 81%,全切者 5 年生存率可达 90%。放疗对次全切除者有效,可延缓肿瘤复发时间,但对总生存获益价值不明确。

(六) 胚胎发育不良性神经上皮肿瘤

胚胎发育不良性神经上皮肿瘤(dysembryo-plastic neuroepithelial tumour, DNT)是良性的幕上肿瘤,由 Daumas-Duport 于 1988 年对其进行了详细描述,通常发生在儿童和年轻成人中,伴有长期的难治性局灶性癫痫史。除癫痫发作,DNT 患者通常没有或只有轻微

4

的神经系统表现,患者智力通常正常。由于肿瘤由多种神经细胞组成并伴有皮质发育不良,因此认为 DNT 为一种胚胎期发育不良而形成的肿瘤,另有作者提出 DNT 事实上是由排列异位、紊乱的正常神经元与神经胶质细胞构成的错构瘤。

【发病率】

DNT 多见于儿童,但也有青年患者,男女性无明显差异。DNT 好发于幕上,62% ~ 78% 位于颞叶,其余几乎均位于额叶。

【病理】

DNT 的关键病理学特征包括病灶位于幕上皮质,存在神经元、发育不良的皮质结构病灶,成分类似于星形细胞瘤、少突神经胶质瘤或少突星形细胞瘤的多结节结构以及与皮质表面垂直的柱状结构。必须将 DNT 与低级别胶质瘤相鉴别,大多数 DNT 肿瘤表达 CD34、钙结合蛋白和巢蛋白,少数肿瘤表达 IDH1 突变、1p/19q 联合缺失、19q 丢失或 PTEN 丢失。

【临床表现】

DNT 病程较长,常在幼年或年轻时发病。患者主要表现为复杂性的局灶性癫痫发作,癫痫常为顽固性而不易控制,脑电图常有病灶部位的癫痫波存在。

【影像学表现】

DNT 影像学上占位效应罕见。CT 通常显示低密度病灶,极少或无强化。MRI 上 DNT 表现为 T_1W 低信号和 T_2W 高信号。病灶局限在皮质,并局部扩张皮质,有时会延伸入白质。增强表现各异,发生于不到 1/2 的病例为分布不均的多灶性增强,而非弥漫性增强。因肿瘤生长缓慢,邻近病灶的颅骨有时变形。

【治疗】

手术是有效的治疗措施。手术目的是切除病灶、控制癫痫发作,可做病灶全切除,非优势半球也可做病灶以及对发育不良的皮质或颞叶内侧结构一并切除。

【预后】

DNT 预后良好。大多数患者至少在手术后初期无癫痫发作。然而,随着随访持续时间延长,癫痫发作的发生率似乎会增加。一项纳入 26 例儿童病例的研究显示,其中 62% 的儿童经过 4.3 年的中位随访期仍无癫痫发作,癫痫复发的主要危险因素为年龄>10 岁和术前癫痫史较长(>2 年)。罕见肿瘤复发甚至恶变。

(七) 乳头状胶质神经元肿瘤

乳头状胶质神经元肿瘤是罕见的良性肿瘤,主要发生于年轻成人,中位年龄为 28 岁。这些肿瘤的特征性表现包括:位于大脑半球、包含星形细胞和神经元分化以及独特的义乳头状结构模式。MRI 特征与其他胶质神经元肿瘤类似,大多数病变有囊性成分和可强化的实性成分,T_2W 表现为等信号至高信号,也可能有钙化。在大多数病例中,乳头状胶质神经元肿瘤可通过外科切除治愈。

(八) 第四脑室形成菊形团结构的胶质神经元肿瘤

第四脑室形成菊形团结构的胶质神经元肿瘤是罕见的良性肿瘤,主要见于年轻成人,平均年龄 32 岁。这种罕见肿瘤最初被描述为小脑 DNT 的一种变异型,但现在被归类为一种独特的肿瘤。最典型的组织病理学特征是由排列成假菊形团的神经细胞和毛细胞型星形胶质细胞的混合群。

(九) 副神经节瘤(血管球瘤)

颈静脉鼓室副神经节瘤(以前称为颈静脉球瘤或鼓室球瘤)富含血管,源于副神经节组织(多为副交感神经起源),通常为良性肿瘤。大约有 1/3 的病例出现在遗传综合征中,可以进行相应的基因检测。头颈部的副神经节瘤(包括颈静脉球瘤和颈动脉体瘤)将单独讨论。

七、胚胎性神经上皮肿瘤

胚胎性神经上皮肿瘤(embryonal tumours)常见于婴儿和年幼儿童,其中最常见的肿瘤是髓母细胞瘤(medulloblastoma),其他类型包括:幕上原始神经外胚叶肿瘤(primitive neuroectodermal tumor, PNET)、神经母细胞瘤(neuroblastoma)、室管膜母细胞瘤(ependymoblastoma)、髓上皮瘤(medulloepithelioma),以及非典型畸胎瘤样/横纹肌样瘤(atypical teratoid/rhabdoid tumours, ATRTs)等。

(一) 髓母细胞瘤

髓母细胞瘤(medulloblastoma)由 Bailey 与 Cushing 于 1925 年首先报道,是婴幼儿和儿童最常见的颅内恶性肿瘤。以往认为起源于原始胚胎细胞的残余,多发生于小脑蚓部或后髓帆。近来研究认为髓母细胞瘤由原始神经干细胞(stem cell)演化而成,此类细胞有向神经元及神经胶质细胞等多种细胞分化的潜能,属原始神经外胚叶肿瘤(PNET),为一种神经母细胞瘤,其位于颅后窝者又专称为髓母细胞瘤。颅后窝中线处的髓母细胞瘤来源于后髓帆向外颗粒层分化的胚胎细胞,而偏于一侧生长的髓母细胞瘤则发生于小脑皮质的胚胎颗粒层,此层细胞在正常情况下于出生后 1 年内消失,这可能是髓母细胞瘤多见于儿童的原因之一。

【发病率】

髓母细胞瘤约占颅内肿瘤的 1.5%,儿童多见,为儿童颅内肿瘤的 20% ~ 35%。在髓母细胞瘤患者中儿童约占 80%，其中 6～15 岁儿童占所有患者的 56%。15 岁以下儿童患者中平均发病年龄为 7.3～9.1 岁，成人患者(>15 岁)中以 26～30 岁多见，占成人患者的 43%。男性多见，男女比为(1.5～2):1。儿童髓母细胞瘤多见于小脑蚓部和第四脑室，成人髓母细胞瘤多起源于小脑皮质的胚胎颗粒层，故多位于小脑半球。

【病理】

髓母细胞瘤多为实质性，呈灰紫色，质地较脆软，多数有假包膜。肿瘤大都与后髓帆或前髓帆粘连，多沿中线伸展，向上可长入导水管，向下可伸入枕骨大孔。在成人患者中，髓母细胞瘤可生长于一侧小脑半球内。光镜下肿瘤细胞丰富，细胞间有神经纤维。瘤细胞呈圆形或卵圆形，边界不明显，胞质稀少。核圆或卵圆，染色质丰富，部分可见核分裂。肿瘤内不同程度地形成 Homer Wright 假玫瑰花结节。形成假玫瑰花结节的瘤细胞呈长形，结节中无血管或真正的管腔，周围为环行嗜伊红的纤维突触，为神经母细胞分化的标志。肿瘤血管基质由管壁很薄的血管组成，有时可有内皮细胞增生。

2007 年第 4 版"WHO 中枢神经系统肿瘤分类"将髓母细胞瘤分为经典型和四种变异型:促纤维增生/结节型髓母细胞瘤(desmoplastic/nodular medulloblastoma)、髓母细胞瘤具有广泛性结节形成形(medulloblastoma with extensive nodularity)、间变性髓母细胞瘤(anaplastic medulloblastoma)和大细胞型髓母细胞瘤(large cell medulloblastoma)。

近年随着对髓母细胞瘤组织发生学及分子遗传学的深入研究，发现在肿瘤发生和发展过程中，某些信号通路的活化与患者的预后和治疗密切相关。目前根据信号通路相关的分子标记物，可将髓母细胞瘤分为若干分子亚型。①WnT 形:约占髓母细胞瘤的 15%，发病年龄 6～13 岁(平均 10 岁)，病理组织学类型几乎均属于经典型，总体预后良好。分子遗传学特征是 6 号染色体缺失，CTNNB1 基因突变(编码 β-Catenin)，可通过免疫组织化学法观察 β-Catenin 在细胞核内的聚集情况来进行筛选。②Shh 型:约占髓母细胞瘤的 25%，Shh 信号通路激活。发病年龄大多在 3 岁以下婴幼儿或成年人。组织学类型以促纤维增生/结节型最常见，其次是伴有广泛结节形成形和大细胞/间变型，预后取决于年龄及病理组织学类型。Shh 型的分子遗传学特征是 9 号染色体缺失，PTCH、SMOH 和 SUFU 基因突变。目前通过免疫组织化学法检测 GLI1、GAB1、Filamin A 及 YAP1 表达情况，可以

筛选 Shh 型。③非 Wnt/Shh 型:约占髓母细胞瘤的 60%，好发于儿童，平均发病年龄是 8 岁。病理组织学类型大多属经典型及部分属大细胞/间变型，易发生播散或转移，预后差。非 Wnt/Shh 型的分子遗传学特征是 17、18 号染色体异常及女性患者 X 染色体缺失，c-myc、MYCN 基因扩增。目前可采用 NPR3、KCNA1 的免疫组织化学检查来进行筛选。

在髓母细胞瘤的临床诊断和治疗中，应综合考虑临床、组织病理学特征和分子分型。婴幼儿大部分属于 Shh 型，组织病理分型中的促纤维增生/结节型或伴有广泛结节形成形的患儿为低危组;经典型无播散和远处转移为中危组;经典型伴有播散或远处转移为高危组。3 岁以上患者，分子分型的临床意义较明确:在不含高风险因素(肿瘤残留直径超过 1.5cm、播散或远处转移)时，WnT 形为低危组、Shh 型为中危组、非 Wnt/Shh 型为高危组;当存在高风险因素时，三种分子亚型均为高危组。

【临床表现】

病程多较短，近一半患者病程在 1 个月内，少数可达数年，平均约 8 个月。由于髓母细胞瘤生长隐蔽，早期症状缺乏特征，常被忽略。首发症状为头痛(68.75%)、呕吐(53.75%)、走路不稳(36.25%)。以后可出现复视、共济失调、视力减退。查体多有视神经盘水肿、眼球震颤、闭目难立、外展麻痹等。儿童与成人患者症状、体征基本一致，仅呕吐、病理征及腱反射改变多见于儿童患者，而视物模糊与四肢无力多见于成人。

【影像学表现】

在头颅 CT 上 87% 为均匀一致的高密度影，10% 为等密度病灶，另为混杂密度，少数有钙化，偶可呈低密度囊变。病灶边界均较清晰，多位于小脑蚓部，成人患者可多见于小脑半球。在 MRI T_1W 像上，肿瘤均为低信号，T_2W 像中 67% 肿瘤呈高信号，另 33% 例呈等信号，97% 瘤周有明显水肿，增强后肿瘤有均匀强化，在 MRI 矢状位图像上 74% 可见肿瘤与第四脑室底间有一极细长的低信号分隔带。与室管膜瘤不同，髓母细胞瘤较少向第四脑室侧隐窝及桥小脑角伸展。少数患者 MRI 可见肿瘤沿蛛网膜下腔转移，呈结节状的脑外增强。97.5% 伴有中至重度脑积水。

【治疗】

手术应作为常规首选治疗，以明确诊断，减轻症状以及尽量提高肿瘤局部控制。在切除肿瘤时尽可能沿肿瘤表面蛛网膜界面分离肿瘤，操作轻柔。在分离肿瘤下极时往往可发现双侧小脑后下动脉位于肿

瘤后外侧。因其常有供应脑干的分支,术中应严格保护,避免损伤。在处理肿瘤的供血动脉前应先排除所处理的血管并非小脑后下动脉或小脑上动脉进入脑干的返动脉,以免误伤后引起脑干缺血和功能衰竭。在处理肿瘤上极时,关键要打通中脑导水管出口,但一般此步操作宜放在其他部位肿瘤已切除干净之后进行,以免术野血液逆流堵塞导水管和第三脑室。若肿瘤与脑干粘连严重,应避免勉强分离,以免损伤脑干。若肿瘤为大部切除,导水管未能打通,应术中留置脑室外引流待日后做脑室腹腔分流术或术中做托氏分流术(Torkildson operation)以解除幕上脑积水。Karoly曾报道脑脊液分流术易使髓母细胞瘤患者出现脊髓或全身转移,从而降低生存率,但此观点尚有争论。

手术后应该根据影像学和临床资料,按修正的Chang系统进行分期,依据肿瘤复发的危险度分层,选择辅助治疗。包括一般风险组和高风险组。一般风险组:①年龄>3岁;②术后肿瘤残留直径<1.5cm,肿瘤局限在颅后窝,无远处转移;③蛛网膜下腔无播散,无中枢外血源性转移(M0);三者同时具备为一般风险。高风险组:①年龄≤3岁;②术后肿瘤残留直径≥1.5cm;③任何肿瘤远处播散和转移的证据;三者有一即为高风险。

髓母细胞瘤放疗敏感,脱落肿瘤细胞易随脑脊液播散转移,故全脑全脊髓+颅后窝增强照射是标准的治疗方式,强烈推荐术后常规辅助放疗。根据患者复发的危险度分层选择辅助治疗,一般风险组:有两种治疗方式,全脑全脊髓放疗(剂量30~36Gy)+颅后窝加量(至55.8Gy);或全脑全脊髓放疗(剂量23.4Gy)+颅后窝加量(至55.8Gy)。高风险组:全脑全脊髓放疗(剂量36Gy/20fx)+颅后窝加量(至55.8Gy)。全脑全脊髓放疗所导致的后遗症主要有生长迟缓及内分泌障碍,但引起上述不良反应的具体剂量尚不清楚。因此,3岁以下的婴幼儿术后应先行化疗,待4岁后再行全脑全脊髓放疗。

对一般风险组儿童目前常用的化疗药物主要有CCNU(洛莫司汀)、长春新碱、丙卡巴肼、顺铂、卡铂和VP16。化疗在放疗后4~6周给予,标准化疗为6个疗程。高风险组髓母细胞瘤的治疗至今仍是难题,多种化疗方案均没有获得理想的治疗结果,泼尼松+CCNU+长春新碱,卡铂/VP16等化疗方案可用于高风险儿童的髓母细胞瘤患者。成人髓母细胞瘤的术后化疗能显著提高患者的生存率,术后放化疗的患者治疗效果明显优于术后单纯放疗者,常用化疗方案为

CCNU、长春新碱及泼尼松或CCNU+长春新碱+丙卡巴肼。全身系统性大剂量化疗对提高髓母细胞瘤的生存率方面疗效肯定,特别是与放疗结合治疗时,能明显降低肿瘤复发率,改善患者预后。

【预后】

髓母细胞瘤预后欠佳。但近年来随着手术技巧的提高,肿瘤全切或次全切除的比例增高,术后全脑全脊髓放疗的实施,这些使得患者的生存率有明显提高。目前髓母细胞瘤的5年生存率为50%~60%,10年生存率为28%~33%。某些报道中,5年生存率甚至达到80%~100%。患者的发病年龄、肿瘤的临床分期、治疗措施与患者预后有关。年龄越小,预后越差。一般风险组儿童五年存活率为54%~89.8%,多数>70%。高风险组儿童髓母细胞瘤患者治疗困难,五年存活率<50%。成人髓母细胞瘤的预后优于儿童,5年生存率79%。婴幼儿(年龄<3岁)髓母细胞瘤患者预后最差。肿瘤的手术切除程度直接影响患者预后。肿瘤的全切除与次全切除对患者的5年生存率无显著性差异为82%~100%,而大部切除则明显降低生存率,仅42%。髓母细胞瘤对放疗较为敏感,华山医院资料表明全脑全脊髓放疗与全脑放疗患者的5年生存率分别为64.29%和46.61%(P<0.05),10年生存率为41.84%和27.01%。全脊髓放疗对提高生存率有意义,但全脊髓放疗可引起脊髓放射性损伤,出现新的神经系统症状。

髓母细胞瘤的复发多见于术后第2~4年。对于复发髓母细胞瘤手术及放疗效果均不如首发肿瘤,复发后除个别患者可生存5年以上外,一般不超过2年。

早在1955年,Collins在儿童Wilms瘤患者中发现患者的生存年限在患儿的年龄加上9个月之内,并提出该原则可适用于所有胚胎源性肿瘤患者中,后被称为Collins定律。Brown等作者在随访大量(2233例)儿童髓母细胞瘤患者后发现,90%符合此定律,并认为患者年龄加上9个月为患者复发或死亡的危险期。若生存期超过此危险期,少数患者可获得长期生存,即可视为"治愈",占8%~10%(华山医院统计组为7.69%)。从儿童与成人患者的生存率分析结果来看,即5年生存率成人高于儿童,10年生存率较接近,符合Collins定律普遍意义的反映。但另有作者提出对生存期超过此危险期的患者仍需长期随访。综合各文献报道,迄今发现39例属例外(占1.70%~3.95%),即在超过此危险期之后复发死亡的,其中1例2岁患儿于术后23年后复发,认为存活期超过危险期的患者仍有20%可复发。

（二）幕上原始神经外胚叶肿瘤

幕上原始神经外胚叶肿瘤（primitive neuroectodermal tumor,PNET）为1973年Hart与Erle首先提出,用来描述一种原始未分化的儿童幕上肿瘤。肿瘤内的少量原始神经外胚叶细胞可分化成神经胶质或神经母细胞。以后有作者认为幕下的髓母细胞瘤在组织学上与原始神经外胚叶肿瘤相同。由于两者在起源及临床上不同,均有各自特点,因此将髓母细胞瘤专指幕下原始神经外胚叶肿瘤。另有作者提出大脑的神经外胚叶肿瘤中部分可源自不全分化的原始神经细胞,诸如神经母细胞等。

【发病率】

在胚胎性神经上皮肿瘤中,PNET的比例不到5%。大多数肿瘤出现在儿童,80%的患者在10岁前确诊,并且25%在2周岁以内发病。一项纳入12例发生于成人的PNET分析结果表明,这些肿瘤在分子学上与更常见的儿童期PNET不同。

【病理】

PNET为分化差（WHO Ⅳ级）、生长迅速的神经上皮肿瘤,起源于原始神经管的胚胎生发基质,它们具有沿多种不同细胞系分化的潜能。单纯神经元分化的肿瘤被归类为神经母细胞瘤。根据特殊的组织起源可将一些PNET进行分类,例如视网膜母细胞瘤或松果体母细胞瘤。但是大多数其他肿瘤起源于大脑半球或蝶鞍上区域,以前被称为幕上PNET。

【临床表现】

年龄较大的PNET儿童通常具有颅内压增高的表现（如头痛、恶心和呕吐）,而婴儿表现为嗜睡、易激惹、厌食和（或）头围增大。其他主诉症状包括癫痫发作或与肿瘤部位有关的局灶性神经功能障碍。患者也可出现软脑膜播散,表现为脑神经麻痹或脊髓症状。

【影像学表现】

CT通常显示为界限清楚的半球肿块,肿块通常包含钙化和坏死区,可能出现瘤内出血。MRI表现为不均匀增强,伴有与含铁血黄素或钙化相关的低信号区域,T$_1$WI高信号区域与出血对应,而T$_2$WI高信号区反应囊性成分,瘤周水肿少见。

【治疗】

治疗包括积极的手术切除以及术后立即对神经轴（全脑全脊髓）进行放疗。一项关于两项前瞻性试验（纳入63例PNET儿童）的联合报告阐明了该治疗方法的结果。对神经轴使用的总剂量为35.2Gy,随后对肿瘤原发部位使用20Gy的剂量,完成计划疗程的儿童中3年无进展生存率为49%,而与放疗计划方案

偏差较大患者的生存率为7%。

辅助化疗可能进一步改善生存,但最佳的化疗方法还未确定,PNET化疗方案使用了类似于髓母细胞瘤化疗方案的化疗药物。

如果婴儿和年龄≤3岁儿童的初始治疗包括全脑全脊髓放射,那么患者有出现严重神经功能缺损的高风险,处理这些患者时尤其具有挑战性。长期使用多药诱导化疗的小型研究结果令人失望,5年总生存率为15%~30%。高剂量化疗方案似乎更有希望,有一项研究报道43例中枢性PNET或松果体母细胞瘤患者的5年无进展生存率和总生存率分别为39%和49%。

基于在年龄较大儿童中采用的方法,成人PNET的治疗联合手术、全脑全脊髓照射和辅助化疗。

【预后】

尽管接受了积极的综合治疗,复发还是相当常见,复发通常出现在治疗后阶段的早期,有报道3年生存率为57%~73%。小于3岁的儿童和松果体PNET患者预后更差。

（三）神经母细胞瘤

神经母细胞瘤（neuroblastoma）是由未分化的神经元母细胞组成,神经节母细胞瘤是神经母细胞瘤的变异型,在神经节母细胞瘤中含有相对成熟的大神经元。

【发病率】

颅内原发性神经母细胞瘤非常少见,以儿童为主,成人患者占15%。在成人患者中,平均发病年龄为28岁,男性居多,为女性患者的5倍。肿瘤几乎均位于幕上,各脑叶均有分布。

【病理】

肿瘤通常体积较大,边界清,可为实质性,部分呈囊性,囊壁可有结节。大部分肿瘤有钙化团,有时瘤内可见出血或坏死,瘤内血管中度增生,瘤周为反应性胶质增生。肿瘤在组织学上可分为三型:第一型瘤内细胞小而圆,胞质稀少,核深染,分裂象多见,可见有Homer Wright玫瑰花结构与稍成熟的神经节细胞,此型占50%左右;第二型瘤细胞大,形态不规则,胞核成泡状,瘤内结缔组织增生,Homer Wright玫瑰花结构与分化成熟的神经元少见,此型约占25%;第三型肿瘤组织学形态介于上述两型之间,肿瘤中成熟的与未成熟的神经元比例近乎相等,此型肿瘤又称为神经节神经母细胞瘤。

【临床表现】

肿瘤生长迅速,病程短,以癫痫、神经系统局灶症状及颅高压症状为主要表现。中枢神经系统内转移

灶多见,可见于38%患者。即使未手术的患者亦可发生中枢神经系统以外的转移。部分患者的脑脊液中可发现肿瘤细胞及肿瘤分泌的儿茶酚胺。

【影像学表现】

肿瘤在CT上可为低密度、等密度或高密度,瘤周水肿与瘤内钙化常见。在MRI上,肿瘤在T_1WI为低信号、T_2WI为高信号。增强后肿瘤强化明显,部分肿瘤可有囊变。MRI可发现肿瘤在颅内及脊髓的转移。

【治疗】

手术加放疗是主要的治疗措施,手术应尽可能全切肿瘤。对部分无条件手术或手术未能切除的肿瘤者,放疗或化疗也能在一定程度上控制肿瘤生长。术后放疗范围及放疗剂量均应较大,剂量应大于54Gy。

【预后】

神经母细胞瘤预后差,肿瘤囊性者预后稍好。成人患者肿瘤恶性程度较低,少数存活可超过5年。肿瘤复发后死亡率高,几乎为100%。

(四) 多层菊形团胚胎性肿瘤

多层菊形团胚胎性肿瘤(ETMR)是一类高度恶性的儿科肿瘤,有3种组织学变异型:室管膜母细胞瘤、富有神经毡和真性菊形团的胚胎性肿瘤(mbryonal tumour with abundant neuropil and true rosettes,ETANTR)和髓上皮瘤。尽管它们的组织学表现上不同,但统一的分子特征表明,它们共同组成了一种疾病类型,其特征是LIN28A阳性、19q13.42处的C19MCmiRNA簇扩增,并常出现2号染色体三体。

1. 室管膜母细胞瘤(ependymoblastoma)

【发病率】

室管膜母细胞瘤是一种非常罕见的高度恶性肿瘤,该肿瘤最初被认为是室管膜瘤的一种变异型,通常见于小于5岁的儿童。

【病理】

肿瘤细胞核致密浓染,胞质少,密集成团形成具有复层细胞和近腔处活跃核分裂特征的菊形团。免疫组织化学结果显示肿瘤细胞vimentin阳性,GFAP少数阳性。

【临床表现】

室管膜母细胞瘤常表现为迅速扩大的幕上占位病灶。临床表现包括呕吐、视乳头水肿和头围增大。

【影像学表现】

在MRI上,室管膜母细胞瘤是边界清晰的半球肿块,不伴有显著的周围水肿。它们在T_1加权上是低信号、T_2加权不均匀高信号,轻度强化,有时分布不均。

【治疗】

治疗通常包括手术、全脑全脊髓放疗和化疗。

【预后】

患者预后差,常在1年内死亡,不过采用包括最大手术切除加化疗和(或)放疗的联合治疗时,有可能延长一些病例的生存期。

2. 髓上皮瘤(meduloepithelioma) 中枢神经系统髓上皮瘤由Bailey和Cushing于1926年首先描述,瘤内结构形如原始神经管,并认为是最原始的多能神经上皮肿瘤。髓上皮瘤通常起源于脑室周围区域,最常见于颞叶和顶叶。有报道了起于眼部的髓上皮瘤,眼髓上皮瘤有相似的组织学外观,但起于睫状体且具有相对良性的表现。

【发病率】

髓上皮瘤罕见,有完整报道的病例仅30例左右,但也有作者报道髓上皮瘤占同期儿童原发性脑瘤的1%。髓上皮瘤见于婴儿与儿童,尤以6个月~5岁患儿多见,仅有1例报道为青少年。颅内肿瘤好发于大脑半球内脑室周围,以颞叶稍多,其次为顶叶、枕叶、额叶、小脑与脑干,此外可见于眼部。

【病理】

髓上皮瘤在光镜下肿瘤细胞呈乳头状、管状或结节状排列,似胚胎神经管。基质由小毛细血管与结缔组织纤维形成,呈小梁状,并卷绕成结节。肿瘤在组织学上另一个显著的特点为瘤细胞形态原始、核分裂象多、胞质稀少、无纤毛或生毛体,且瘤内有多种分化的细胞,包括神经元、神经胶质甚至间质成分。免疫组织化学染色可发现在原始瘤细胞区内某些呈GFAP阳性,而另一些呈突触素阳性。

【临床表现】

髓上皮瘤病程短,仅4~6个月。由于肿块快速扩展,患者通常表现为颅内压增高、癫痫发作和局灶性功能障碍。部分患者可出现意识障碍。肿瘤脑脊液播散与颅外转移灶常见。

【影像学表现】

髓上皮瘤在CT与MRI上具有特殊性。与原始神经外胚叶肿瘤不同,肿瘤在CT上为等密度或略低密度,边界清楚,增强后几乎不强化。在MRI影像上,肿瘤T_1W呈低信号,T_2W呈高信号,瘤内有灶性不均一信号。

【治疗】

髓上皮瘤最合适的治疗方案仍未明确。有作者建议以手术为主,术后辅以放疗。

【预后】

髓上皮瘤预后差,对放射敏感性较其他胚胎性神经上皮肿瘤低。生存期一般不超过 1 年,但也有报道肿瘤全切后生存 10 年以上的。眶内髓上皮瘤预后较好,行眶内清扫包括眼球摘除后可获长期生存。

(五)非典型性畸胎性/横纹样肿瘤

非典型性畸胎性/横纹样肿瘤(atypical teratoid/rhabdoid tumour,AT/RT)是中枢神经系统一类少见的神经上皮来源的恶性肿瘤。1985 年报道了第一例,由于肿瘤组织学特征类似于婴儿肾脏的恶性横纹样肿瘤,当时即命名其为"横纹样肿瘤"。Rorke 等认为该肿瘤内含有不同的组织成分如横纹样细胞、原始神经上皮、上皮及间叶成分等,故命名为非典型性畸胎性/横纹样肿瘤。

【发病率】

AT/RT 少见,主要发生在小于 3 岁的年幼儿童。大约 2/3 的 AT/RTs 发生在小脑,通常在桥小脑角,伴有对周围结构的侵袭。大约 1/4 位于幕上,8% 为多灶性。

【病理】

组织学上,AT/RTs 以横纹肌样细胞为特征,类似于其他小圆蓝细胞肿瘤;高达 70% 的病灶也含有典型的 PNET/髓母细胞瘤区域。坏死和核分裂常见。生殖细胞标志物为阴性,超过 90% 的肿瘤显示 INI1 核染色缺失,提示 22 号染色体上 SMARCB1 双等位基因的失活,约 1/3 的患者有 SMARCB1 突变。

【临床表现】

通常婴儿表现为嗜睡和呕吐,年长儿童可能出现由第Ⅳ、Ⅵ或Ⅶ对脑神经受累导致的症状,如歪头、复视或面部肌无力,也可能出现偏瘫和(或)头痛。由于来诊时 1/3 患者的肿瘤已发生脑脊液播散,因此患者病程短。

【影像学表现】

影像学检查通常显示囊肿或出血。在 T1W MRI 上,肿瘤为低信号,而在 T2W 表现为等信号至低信号病灶。为不均匀强化,软脑膜病变在影像上表现为沿脑膜的结节状、块状增强,顺着脊髓进入马尾。影像学有时很难与 AT/RTs 与 PNET 或髓母细胞瘤鉴别。

【治疗】

AT/RT 以手术治疗为主,术后辅以放疗。

【预后】

AT/RT 预后差,绝大多数在 1 年内死亡。一项研究纳入 35 年间监测流行病学调查,并最终确定的 144 例 AT/RT 患者,结果发现中位生存期为 10 个月,约 3/4 的患者最终复发。与那些散发肿瘤患者相比,具有 SMARCB1 家族性突变的患者往往起病更年轻,且生存情况更差。积极的化疗和放疗可能有一定的疗效。

(张荣　吴劲松　姚瑜　盛晓芳　毛颖)

第三节　脑膜肿瘤

根据世界卫生组织(WHO)2007 年(第 4 版)中枢神经系统肿瘤的分类,脑膜肿瘤作为一个独立条目列出,其中包括四大类肿瘤:①脑膜上皮肿瘤(包括脑膜瘤的 15 个亚型);②脑膜间叶肿瘤(包括脂肪瘤、血管脂肪瘤、棕色脂肪瘤、脂肪肉瘤、孤立性纤维瘤、纤维肉瘤、恶性纤维组织细胞瘤、平滑肌瘤、平滑肌肉瘤、横纹肌瘤、横纹肌肉瘤、软骨瘤、软骨肉瘤、骨瘤、骨肉瘤、骨软骨瘤、血管瘤、上皮样血管内皮细胞瘤、血管外皮瘤、间变型血管外皮瘤、血管肉瘤、卡波西肉瘤、尤因肉瘤/原始神经外胚层肿瘤 PNET);③原发黑色素细胞病变(包括弥漫性黑色素细胞病变、黑色素细胞瘤、恶性黑色素细胞瘤、脑膜黑色素瘤病);④其他脑膜相关肿瘤(包括血管网状细胞瘤,见第八节)。因此在本节内容的编写安排上,结合 WHO 2007 年(第 4 版)中枢神经系统肿瘤的分类,同时考虑到肿瘤的临床发病率,本节将着重书写脑膜瘤和血管外皮瘤这两大类比较具有代表性的脑膜肿瘤。

一、脑　膜　瘤

脑膜瘤有颅内脑膜瘤和异位脑膜瘤之分。前者由颅内蛛网膜细胞形成,后者指无脑膜覆盖的组织器官发生的脑膜瘤,主要由胚胎期残留的蛛网膜组织演变而成。好发部位有头皮、颅骨、眼眶、鼻窦、腮腺、颈部、三叉神经半月节、硬脑膜外层等。一般为单发,少数为多发。这里主要讨论颅内脑膜瘤。

【发病率】

由影像学和尸解研究得到的女性亚临床型脑膜瘤的发生率为 2.8%(Krampla,2004;Vernooij,2007)。儿童患病率为 0.3/10 万,成人为 8.4/10 万。其中女性脑膜瘤发病率为 8.36/10 万人,男性为 3.61/10 万人,女性发病率约为男性的 2 倍。在生育高峰年龄,这一比例可达到最高的 3.15∶1(Claus,2005)。然而,青春期以前,男性的脑膜瘤发病率却高于女性。随着年龄增加,脑膜瘤的发病率也逐渐增加。

脑膜瘤约占原发于颅内肿瘤的 30%,是仅次于胶质瘤的颅内第二大发病率的肿瘤。上海华山医院神经外科 1999 年的统计资料显示,在收治的 15 379 例脑肿瘤中,脑膜瘤为 2999 例(19.5%)。2001～2010 年 10 年间,经手术和病理证实的脑膜瘤病例共 7084 例(表56-4),其中男性 2123 例,女性 4961 例,男女病例数之比为 1∶2.34。50～60 岁年龄段为肿瘤最好发年龄。不同病理类型的脑膜瘤病例数有很大差异,WHO Ⅰ 级(6507 例,约 91.9%)WHO Ⅱ 级(369 例,约5.2%)WHO Ⅲ 级(208 例,约 2.9%),而以 WHO Ⅰ 级

的纤维型(3556 例,约占总体的 50.2%)和脑膜上皮型(2061 例,约占总体的 29.1%)最多。

【部位】

脑膜瘤可见于颅内任何部位,但幕上较幕下多见,约为 8∶1,好发部位依次为大脑凸面、矢状窦旁、大脑镰旁和颅底(包括蝶骨嵴、嗅沟、桥小脑角等)(表57-4)。

表 57-4　颅内脑膜瘤的分布

部位	华山医院 2010 (7084 例)	华山医院 1999 (2999 例)	Cushing 1938 (295 例)	Chan 1984 (257 例)	Jaaskelainen 1986 (657 例)	Kallie 1992 (9367 例)
大脑凸面	38.3	24.9	18	21	25	22
矢状窦旁	5.0	14.7	22	31	21	27
大脑镰旁	5.8	8.7	2	*	10	*
蝶骨嵴	7.3	12.6	18	14	12	23
颅中窝	2.4	2.4	3	2	3	*
嗅沟	5.0	6.4	10	8	8	18
鞍结节	8.4	7.8	10	5	10	*
鞍膈眶颅	1.2	1.6	–	1	–	–
小脑幕	5.8	6.9	5.1	–	–	–
脑桥小脑角	5.6	7.1	2.3	–	–	–
枕大孔	1.1	0.7	<1	16	3	10
斜坡	4.5	1.7	<2	–	–	–
小脑凸面	1.4	1.5	–	–	–	–
侧脑室	2.9	2.9	–	–	–	–
第四脑室	0.2	0.1	–	–	–	–

＊:发生率已包括在其上面部位的数字内。

【病因】

脑膜瘤的病因迄今不完全清楚。实验性各种致癌因素,只能造成恶性脑膜瘤。胚胎发生阶段形成三层脑膜:软脑膜、蛛网膜和硬脑膜。现在较一致的意见认为脑膜瘤来源于蛛网膜颗粒细胞。其证据为:①蛛网膜细胞是一种单核-吞噬细胞系统的细胞,能演变为其他细胞,如受刺激,它能演变成具有阿米巴运动的吞噬细胞;在组织修复过程中它又可演变为成纤维细胞。此特征与脑膜瘤的多种细胞形态类型相似。②蛛网膜向硬脑膜里伸进许多突起,称蛛网绒毛,后者扩大而成形成蛛网膜颗粒,它主要分布与大静脉窦的壁(如上矢状窦、窦汇、横窦)和静脉窦的静脉分支附近,以及颅底的嗅沟、鞍区、斜坡上部、Ⅲ～Ⅺ脑神经出颅腔的骨孔附近(特别是卵圆孔、内听道、颈静脉)。而脑膜瘤也是好发于上述部位。蛛网膜绒毛细胞巢在显微镜下呈漩涡状排列,有钙化的砂粒小体,这些改变与脑膜瘤的结构相似。少数脑膜瘤发生于

不附着脑膜的部位。如脑实质内、脑室内、松果体内等。可能这些脑膜瘤起源于异位蛛网膜细胞或脉络丛细胞。由于蛛网膜颗粒细胞很少分裂,因此脑膜瘤的发生必须有外因,如病毒感染、放射照射、外伤、遗传因素或者内源性如激素、生长因子等。

【病理】

1. 大体病理　肿瘤形状依其所在部位一般有 3 种形态:球状、扁平状、哑铃状。肿瘤光滑或呈结节状,表面多有一层包膜,常有血管盘曲。瘤质地可坚韧,伴钙化、骨化,少数有囊变。肿瘤多为灰白色,剖面有旋螺纹,少数由于出血或坏死,瘤质变软,色暗红,可呈鱼肉状。脑膜瘤与脑组织之间的界面可光滑、分叶状、指状突起或呈浸润生长脑膜瘤可侵入静脉窦、颅骨、肌肉和头皮。颅骨可因破坏或反应性骨增生而形成外生或内生骨疣。邻近脑组织可有程度不同的水肿,产生脑水肿的原因复杂,与肿瘤所在部位、组织学特性、瘤细胞分泌功能、脑皮质的完整性、

脑组织静脉回流和水肿液回流到脑室的通道有关。

2. 组织学分型　WHO 2007 版分类中脑膜瘤共分 15 个亚型：①Ⅰ级 9 个亚型，脑膜上皮型、纤维型、过渡型、砂粒型、血管瘤型、微囊型、分泌型、淋巴浆细胞丰富型、化生型（见文末彩图 57-2、表 57-5）；②Ⅱ级 3 个亚型，脊索样型、透明细胞型、不典型（见文末彩图 57-3）；③Ⅲ级 3 个亚型，间变型、横纹肌型、乳头型（见文末彩图57-4）。不同WHO分级的

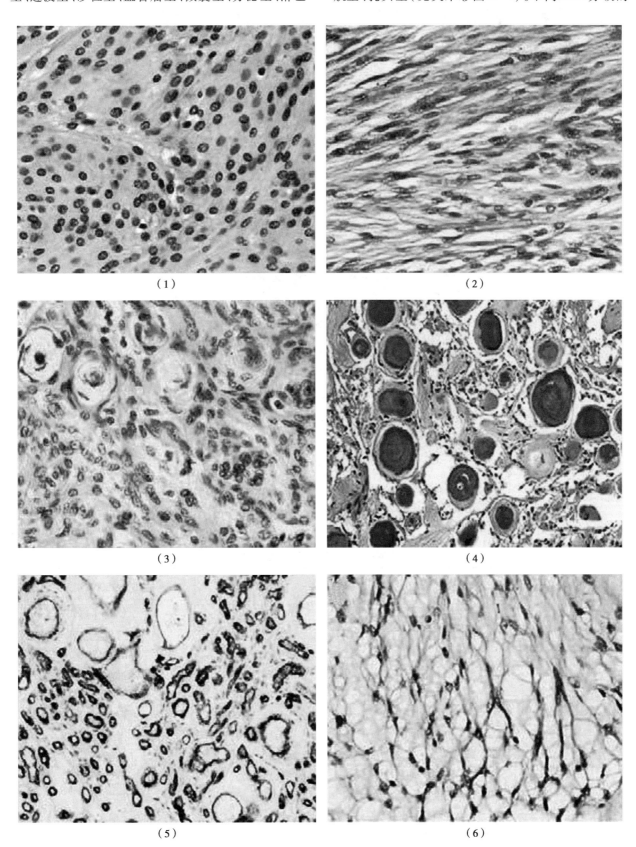

（1）

（2）

（3）

（4）

（5）

（6）

4

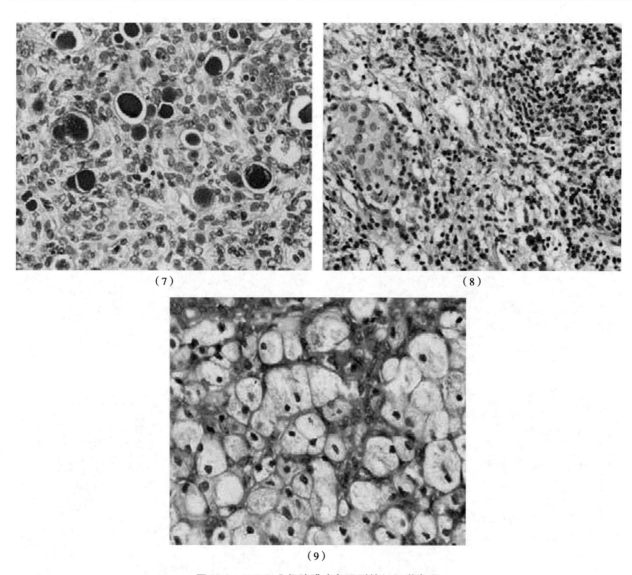

（7）　　　　　　　　　　　　　　（8）

（9）

图 57-2　WHO Ⅰ级脑膜瘤各亚型的组织学表现
（1）脑膜上皮型;（2）纤维型;（3）过渡型;（4）砂粒型;（5）血管瘤型;（6）微囊型;
（7）分泌型;（8）淋巴浆细胞丰富型;（9）化生型

表 57-5　WHO 脑膜瘤分型演变

1979 年	1993 年	2000 年	2007 年
典型	典型（GⅠ）	WHOⅠ级	WHOⅠ级
脑膜内皮细胞型	脑膜内皮细胞型	脑膜上皮型	脑膜上皮型
纤维型	纤维型	纤维型	纤维型
过渡型	过渡型	过渡型	过渡型
砂粒型	砂粒型	砂粒型	砂粒型
血管瘤型	血管瘤型	血管瘤型	血管瘤型
－	微囊型	微囊型	微囊型
－	分泌型	分泌型	分泌型
－	淋巴浆细胞丰富型	淋巴浆细胞丰富型	淋巴浆细胞丰富型
－	化生型	化生型	化生型
－	透明细胞型	－	－
－	脊索样型	－	－

续表

1979 年	1993 年	2000 年	2007 年
血管母细胞型	–	–	–
血管周围细胞型	–	–	–
	非典型（G Ⅱ）	WHO Ⅱ级	WHO Ⅱ级
乳头状型	乳头状型	不典型	不典型
–	–	透明细胞型	透明细胞型
–	–	脊索瘤样型	脊索瘤样型
间变型	间变型（G Ⅲ）	WHO Ⅲ级	WHO Ⅲ级
恶性脑膜瘤	恶性脑膜瘤	间变型	间变型
脑膜肉瘤	脑膜肉瘤	横纹肌型	横纹肌型
–	–	乳头型	乳头型

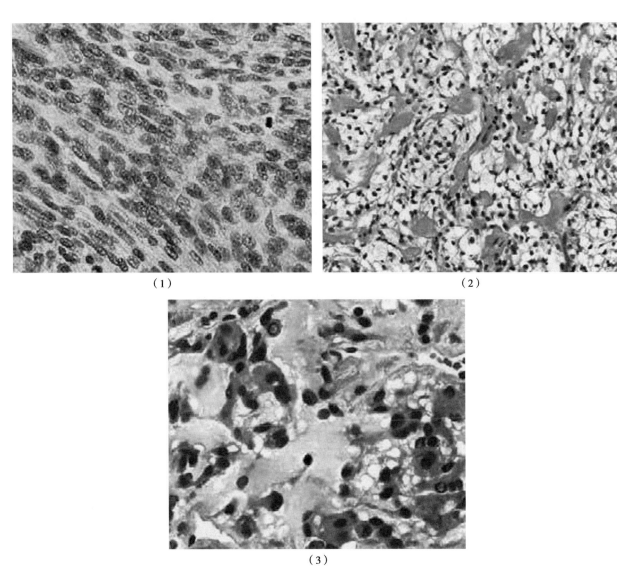

（1）

（2）

（3）

图 57-3　WHO Ⅱ级脑膜瘤各亚型的组织学表现
（1）脊索样型；（2）透明细胞型；（3）不典型

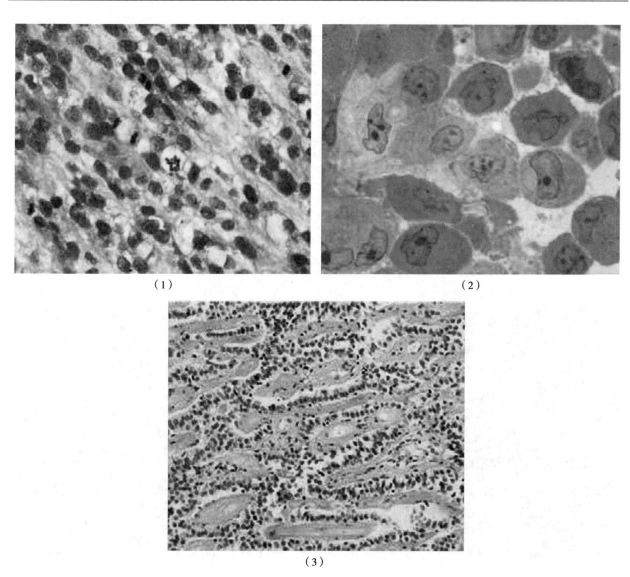

图 57-4 WHO Ⅲ级脑膜瘤各亚型的组织学表现

（1）间变型；（2）横纹肌型；（3）乳头型

脑膜瘤预后不同，WHO Ⅰ级脑膜瘤的 5 年复发率约 5%，而 WHO Ⅲ级脑膜瘤高达 80%，其 5 年生存率仅 35%～61%。表 56-5 比较了从 1979～2007 年脑膜瘤分型的演进。表 57-6 汇总了上海华山医院 2001～2010 年按照不同病理类型分类，患者的性别和年龄分布。

脑膜瘤的病理诊断应包括病理分类、肿瘤分级、肿瘤增殖活性测定和手术切除的 Simpson 分级。

表 57-6 华山医院（2001～2010 年）按照病理类型分类，患者的性别和年龄分布

脑膜瘤亚型		数量	性别			年龄	
			女性	男性	比例	平均	95% 可信区间
WHO Ⅰ级	脑膜上皮型	2061	1361	700	1.94	50.75	(50.24,51.27)
	纤维型	3556	2732	824	3.32	52.22	(51.83,52.62)
	过渡型	323	219	104	2.11	50.54	(49.25,51.82)
	砂粒型	156	128	28	4.57	53.38	(51.44,55.32)
	血管瘤型	211	112	99	1.13	53.09	(51.62,54.57)
	微囊型	84	57	27	2.11	50.56	(47.97,53.15)

续表

脑膜瘤亚型		数量	性别			年龄	
			女性	男性	比例	平均	95%可信区间
WHO Ⅱ级	分泌型	78	58	20	2.90	52.90	(50.82,54.98)
	淋巴浆细胞丰富型	23	12	11	1.09	45.04	(37.22,52.87)
	化生型	15	5	10	0.50	50.67	(42.19,59.14)
	脊索瘤样型	21	11	10	1.10	49.57	(43.50,55.64)
	透明细胞型	23	11	12	0.92	34.17	(26.90,41.45)
WHO Ⅲ级	不典型	325	165	160	1.03	50.33	(48.81,51.85)
	乳头型	23	8	15	0.53	37.35	(31.62,43.07)
	横纹肌型	19	6	13	0.46	39.63	(32.22,47.05)
	间变型	166	76	90	0.84	50.42	(48.14,52.69)
	总计	7084	4961	2123	2.34	51.45	(51.17,51.74)

其他有一些具有特殊表现的脑膜瘤,如下。

【几种特殊脑膜瘤】

1. 多发性脑膜瘤　指颅内有多个互不相连的脑膜瘤,且不伴神经纤维瘤病。如伴神经纤维瘤病,则称脑膜瘤病。发生率:尸检为 8.2% ~ 16% ,临床大组病例为 0.9% ~ 8.9% (Parent 1991,Russell 1989)。随着 CT 和 MR 的广泛应用,发生率将增高。多发性脑膜瘤可同时出现,也可间隔数年出现,最长达 20 年。瘤数从数个至数十个,可局限一处或分散颅内不同区域或伴椎管内脊膜瘤。分子生物学研究发现,多发脑膜瘤的 NF2 基因突变率较一般脑膜瘤高,可达 83%。发生多发脑膜瘤的途径可能为:①肿瘤沿蛛网膜下腔播散;②多中心或不同肿瘤来源。有家族史,后天因素为放射照射也可引起。在病理组织学上与单发者无显著差异,但多发脑膜瘤多为砂粒型,脑膜瘤病则多为纤维型。多发脑膜瘤大多见于女性,平均年龄 50 岁,以小脑幕上大脑凸面和矢旁多见。

2. 囊性脑膜瘤　少见。多发生在小脑幕上、大脑凸面。根据囊肿与周围脑组织的关系,可分下列4 种类型:①瘤内型:囊肿完全位于肿瘤内;②瘤边型:囊肿位于肿瘤的边缘,但仍完全在瘤内;③瘤周型:囊肿位于肿瘤周围,但实际位于邻近的脑组织内;④瘤旁型:囊肿位于肿瘤与脑组织的分界面中间,既不在肿瘤内,也不在脑组织内。囊肿可大可小,囊液黄色,含高浓度蛋白质(可达 3.5mg/dl)。囊壁和壁上瘤结节可找到脑膜瘤细胞。囊肿形成原因:有多种假设,如瘤细胞分泌或肿瘤内坏死、出血和变性(见于瘤内型),瘤周脑组织水肿、缺血、脱髓鞘或积液(见于瘤周或瘤旁型)。临床上应注意与胶质瘤鉴别:①位于矢旁囊变肿瘤应想到脑膜瘤;②术中活检;③脑血管造影见肿瘤有颈外动脉供血者多为脑膜瘤。

3. 复发脑膜瘤　有两种含义,一指肉眼全切除肿瘤后,在原手术部位又出现肿瘤;另一种指切除肿瘤不全,经一时期临床改善后,症状复出。后一种实为肿瘤继续生长。在组织学上脑膜瘤大多属良性,但常有恶性肿瘤的生物学特性,如局部浸润、复发、近或远处转移等。因此脑膜瘤有时不易彻底切除。Simpson(1957)分级 Ⅰ 和 Ⅱ 级切除者(详见后),复发率为9% ~ 32% (May 1989, Nockels 1991)。不全切除者复发率更高,为18.4% ~ 50%。另外良性脑膜瘤术后复发率为3% ~ 38%,恶性(指非典型和间变型脑膜瘤)为60% ~ 78% (Saloman 1991)。因此如果能预测脑膜瘤复发或其恶性生物学特性,在术前、术中和术后采取相应措施,减少或防止或延长其复发,从而可提高治疗效果。

【临床表现】

除具有脑瘤共同表现外,脑膜瘤还具有下列特点。

1. 通常生长缓慢、病程长,一般为 2 ~ 4 年。但少数生长迅速,病程短,术后易复发和间变,特别见于儿童。脑膜瘤的复发与肿瘤的组织学特点有密切关系。组织学上良性脑膜瘤术后 5 年时复发率为 3%,25 年时为 21%;不典型脑膜瘤术后 5 年复发率为 38%;而间变型脑膜瘤术后 5 年复发率为 78%。

2. 肿瘤可以长得相当大,症状却很轻微,如眼底视乳头水肿,但头痛却剧烈。当神经系统失代偿,才出现病情迅速恶化。这与胶质瘤相反,后者生长迅速,很快出现昏迷或脑疝,而眼底却正常。

4

3. 多先有刺激症状,如癫痫等,继以麻痹症状,如偏瘫、视野缺失、失语或其他局灶症状。提示肿瘤向外生长。

4. 可见于颅内任何部位,但有好发部位及相应症状。

【辅助诊断】

随着影像诊断水平的提高,脑膜瘤的发病率和检出率有增高的趋势。而影像学技术的进一步发展对于及早及精确、个体化地制订治疗方案有着至关重要的作用。以下介绍目前脑膜瘤影像学诊断方面的相关进展。

1. X 线片　不再用于脑膜瘤的诊断,但以下影像学改变可用于脑膜瘤的辅助诊断:①颅内钙化,见于砂粒型。钙化较密集,可显示整个肿瘤块影。②局部颅骨增生或破坏。③板障静脉增粗增多,脑膜动脉沟增粗。棘孔可扩大。对于再次手术患者,平片可用来判断前次手术颅骨瓣形状,便于术前作开颅设计。

2. CT　虽然 MR 在诊断脑膜瘤方面有取代 CT 之势,但 CT 仍是诊断本病的主要方法,特别可显示脑膜瘤与邻近骨性结构的关系、钙化等。脑膜瘤在 CT 的典型表现有:①瘤呈圆形或分叶状或扁平状,边界清晰。②密度均匀呈等或偏高密度(图 57-5),少数可不均匀和呈低密度,为瘤内囊变或坏死,约见于 15% 的病例中。也可见钙化。CT 在观察钙化情况时比 MRI 优越。③增强后密度均匀增高。④瘤内钙化多均匀,但可不规则。⑤局部颅骨可增生或破坏。⑥半数患者在肿瘤附近有不增强的低密度带,提示水肿、囊变。脑膜瘤周水肿有两种形式:a. 局灶水肿。多因肿瘤机械性压迫,导致脑缺血损伤所致,

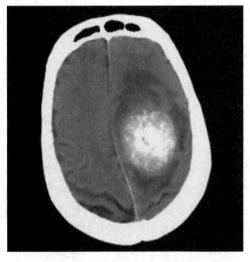

图 57-5　脑膜瘤的 CT 表现
1 例左侧顶叶矢旁脑膜瘤,CT 平扫显示等高密度圆形病灶,伴钙化

因此本质上不是真正水肿;b. 广泛水肿。瘤周低密度边缘不清楚,常有指状突起。瘤周脑组织含水量增多,且伴相应症状。产生瘤周水肿的原因:肿瘤体积、部位、组织类型、血供类型、静脉回流和脑膜瘤和邻近脑组织分界面破坏。除分泌型脑膜瘤外,上述原因多非单一起作用,而为多种因素的综合作用。一般单纯颈外动脉供血,不产生脑水肿;颈内动脉供血者常伴脑水肿。CT 血管造影:CT 血管造影(computed tomographic angiography,CTA)可良好显示肿瘤与周围血管、骨质、神经组织等解剖结构的毗邻关系,可为手术方案的制订提供依据。该方法通过静脉注射造影剂后进行头颅连续扫描,并在图形工作站重建立体图像。CTA 可清晰显示直径大于 0.5mm 的血管、Willis 动脉环及各分支。

3. 磁共振扫描(MRI)

(1) MR 平扫及增强:尽管 CT 在判断颅骨侵犯或骨质增生程度时有着自身的优越性,特别是岩斜部肿瘤手术中,判断肿瘤与骨性标志间关系,但 CT 图像在决定肿瘤的位置、瘤实体的质地等方面,不如 MRI 清楚,特别是海绵窦、眶部和后颅伪影,影像质量影响临床判断。因此,MR 成为目前本病的主要诊断方法,可三维成像、多种成像系列,不受骨伪迹影响等是其优点。特别有利显示颅底、颅后窝和眶内的肿瘤。T1 加权增强配合抑制脂肪技术,能准确显示肿瘤生长的范围,与大动脉和静脉窦的关系。脑膜瘤 MR 的特点(图 57-6):①以硬脑膜为其基底,此处也是肿瘤最大直接。②在 T1 加权上约 60% 脑膜瘤为高信号,30% 为低信号。在 T2 加权上,肿瘤呈低至高信号,且与瘤病理类型有关,如纤维型多为低信号,内皮型为高信号。③在 T1 和 T2 加权上常可见肿瘤与脑组织之间一低信号界面,代表受压的蛛网膜或静脉丛。低信号也可能是瘤内钙化(砂粒型)。如此低信号界面消失,特别在 T2 加权上可见邻近脑内高信号,常提示蛛网膜界面被破坏。④T2 加权可清晰显示瘤周水肿,常有瘤周水肿见于额叶、蝶骨嵴脑膜瘤、脑膜内皮型、过渡型、接受软脑膜动脉供血脑膜瘤(Inamura,1992)。⑤对比增强后,脑膜瘤大都呈现明显的边缘较清晰的均匀强化,部分内部坏死囊变的则呈现不均匀明显强化。⑥脑膜尾征:肿瘤附着的硬膜和邻近硬膜可增强(在 CT 也可有),反映该处硬脑膜的通透性增大,并不是肿瘤浸润。

(2) MRV/MRA:磁共振静脉成像(magnetic resonance venography,MRV)、磁共振血管造影术(magnetic resonance angiography,MRA)可通过无创或相对无创的方法观察脑膜瘤的供血动脉、引流静脉、邻近静脉窦

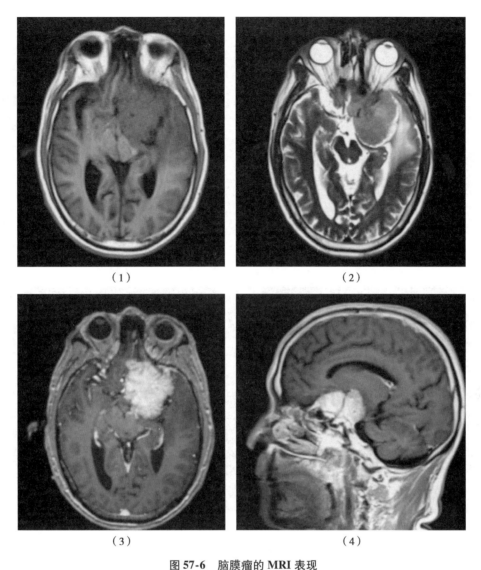

（1）　　　　　　　　　　（2）

（3）　　　　　　　　　　（4）

图 57-6　脑膜瘤的 MRI 表现
（1）T$_1$WI 显示左侧蝶骨嵴低信号病灶；（2）T$_2$WI 为较高信号；（3）增强 MRI 水平位显示
病灶均匀强化，外形不规则，呈分叶状；（4）增强 MRI 矢状位，可见"脑膜尾征"

等情况（图 57-7），为术中更好地血管操作提供有力依据。

4. 血管造影　非每例患者均需做血管造影，但它可显示肿瘤血供，利于设计手术方案、术前瘤供血动脉栓塞等，以及静脉窦受累情况等。血管造影脑膜瘤的特点：①瘤血管成熟，动脉期有增粗的小动脉，毛细血管肿瘤染色，静脉期有粗大静脉包绕肿瘤。②颈外动脉（如颞浅动脉、枕动脉、咽升动脉、脑膜中动脉、脑膜垂体干、小脑幕动脉等）增粗、血流速度加快（正常时颈内动脉循环时快过颈外动脉）。血管造影不再作为诊断的常规方法，特别是判断静脉窦的受累情况，采用磁共振静脉造影（MRV）结合肿瘤增强扫描能清楚显示肿瘤对静脉窦的侵犯情况。仅在需要术前栓塞肿瘤供应动脉时才选择常规血管造影。

5. 虚拟现实技术　虚拟现实（virtual reality，VR）

手术计划系统是近年出现的一种先进的医学成像系统，它可以利用 CT 或 MRI 等数据创造出一种具有立体效果的虚拟现实环境。医生可通过对虚拟医学图像进行交互式的模拟操作而实现制订手术计划的目的。虚拟现实技术运用多影像融合技术综合 CT、MRI 等影像信息，提供直观现实的图像，实现医学影像数据信息量的最大化和最优化，VR 技术实现了人与计算机之间的互动与对复杂数据的可视化操作。由新加坡 VI 公司研发的 Dextroscope 术前计划系统（见文末彩图 57-8）实现了将 VR 技术与实时空间测量和立体三维透视的相结合，已被运用于颅内肿瘤、脑血管病、颅底病变等手术的虚拟现实术前计划中，取得满意的效果。

【治疗】

虽然大多数脑膜瘤属良性肿瘤，手术切除可治

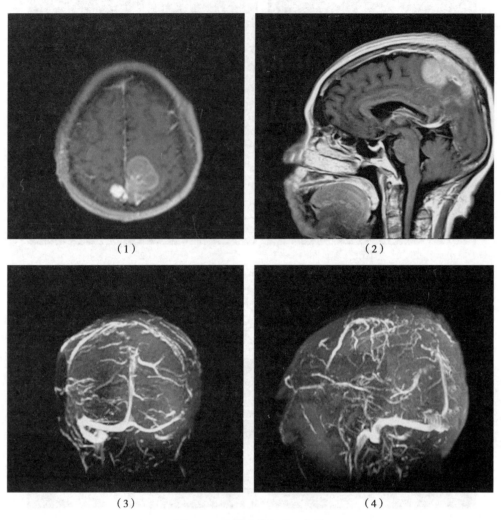

图 57-7　脑膜瘤的 MRV 表现
(1)(2)MRI 增强显示顶叶镰旁矢旁脑膜瘤;(3)(4)头颅 MRV 正侧位显示上矢状
窦后部部分中断,被小的分支沟通静脉替代

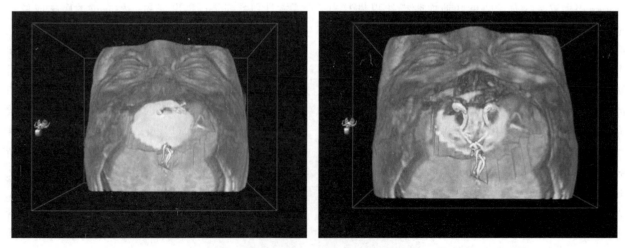

图 57-8　Dextroscope 术前计划模拟肿瘤切除

愈。但由于手术存在一定的死亡率和病残率,所以应谨慎选择手术指征。不同的文献报道指出脑膜瘤的手术死亡率为7%~14%。根据肿瘤的部位和患者的状态,手术的目的可有不同。对于凸面、嗅沟、矢状窦前1/3和一些天幕、颅后窝脑膜瘤,力争全切肿瘤是手术的目的,而对于蝶骨嵴内侧、矢状窦后1/3脑膜瘤以及斜坡脑膜瘤,有时为减小创伤不行肿瘤全切除,甚至目前仍有一些脑膜瘤,如视神经鞘脑膜瘤,只进行活检或开颅探查。加之影像学进步,无症状脑膜瘤发现增多,因此,在决定脑膜瘤处理时应考虑下列因素:①对无症状脑膜瘤应观察3~12个月,再决定治疗方案;②伴瘤周水肿者应手术;③有占位效应、伴智力下降者应手术;④幕上大脑凸面、矢旁、镰旁脑膜应早期手术;⑤颅底脑膜瘤如蝶骨嵴、鞍结节、嗅沟、桥小脑角应手术;⑥扁平脑膜瘤、海绵窦内脑膜瘤、斜坡脑膜瘤如无症状,暂可不必手术。

1. 外科手术为本病首选方法。能做到全切除者应争取做根治性手术,以减少复发。Simpson(1957)的脑膜瘤切除术的分类法已公认:①彻底切除(G1):脑膜瘤及其附着的硬膜、受侵的颅骨均切除;②全切除(G2):瘤体完全切除,但与其附着的硬脑膜没有切除,仅做电灼;③肉眼全切除(G3):瘤体切除,但与之粘连的硬脑膜及颅骨未做处理;④次全或部分切除(G4):有相当一部分瘤体未切除;⑤开颅减压(G5):肿瘤仅活检。上述G1~G4术后复发率分别为:9%、19%、29%和40%。

2. 立体定向放射外科包括γ刀、X刀和粒子刀。适用于术后肿瘤残留或复发、颅底和海绵窦内肿瘤。以肿瘤最大直径≤3cm为宜。γ刀治疗后4年肿瘤控制率为89%。本法安全、无手术的风险是其优点,但是长期疗效还有待观察。

3. 栓塞疗法包括物理性栓塞和化学性栓塞两种,前者阻塞肿瘤供血动脉和促使血栓形成,后者则作用于血管壁内皮细胞,诱发血栓形成,从而达到减少脑膜瘤血供的目的。两法均作为术前的辅助疗法,且只限于颈外动脉供血为主的脑膜瘤。物理栓子包括各种不同材料制作成的栓子,以硅橡胶钡剂小球(直径1mm)最理想。化学性栓塞有应用雌激素(如马雌激素),按每天1.5~2.0mg/kg给药,连续6~12天。根治性手术一般在栓塞1周后进行。

4. 放射治疗　可作为血供丰富脑膜瘤术前的辅助治疗,适用于:①肿瘤的供血动脉分支不呈放射状,而是在瘤内有许多小螺旋状或粗糙的不规则的分支形成;②肿瘤以脑实质动脉供血为主;③肿瘤局部骨质破坏而无骨质增生,术前放射剂量一般40GY一个疗程,手术在照射对头皮的影响消退后即可施行;④恶性脑膜瘤和非典型脑膜瘤术后的辅助治疗,可延

缓复发。

5. 药物治疗　用于复发、不能手术的脑膜瘤。文献报道的药物有溴隐亭、枸橼酸他莫昔芬(Tamoxifen citrate)、米非司酮(Mifepristone)、曲匹地尔(Trapidil)羟基脲和干扰素α-2b等。溴隐亭可抑制培养脑膜瘤细胞生长。Tamoxifen为雌激素拮抗剂,20mg/d,分1~2次服用。Mifepristone为黄体酮拮抗剂,每次25~50mg,2~4次/日。Trapidil有抑制血栓素A2形成,抑制血小板衍生生长因子的致有丝分裂,促进前列环素生长,又有升高血中高密度脂蛋白,降低低密度脂蛋白和扩张血管等作用。口服,每次1~2片,3次/日。羟基脲有抑制核苷酸还原酶,选择性阻止DNA合成。口服20mg/(kg·d),连服3个月,复查CT或MRI,如瘤增大,停服;否则继续服用。干扰素α-2β有抗血管生成,抑制细胞胸腺嘧啶核苷合成。皮下注射,4mµ/(m²·d),共5天,休息2天,如此持续6~14个月。

【预后】

根据世界卫生组织(WHO)2000年及2007年的标准,WHO I 级的脑膜瘤,其5年复发率为5%,但有报道(Jaaskelainen,1985;Marosi,2008)发现看似手术全切除的患者在20年的复发率竟高达20%;WHO II 级的,5年复发率为40%;WHO III级的,复发率达50%~80%,平均生存期小于2年。脑膜瘤的复发及再次手术极大地降低了患者的生存质量及生存时间。

【各部位脑膜瘤的简介】

1. 嗅沟脑膜瘤和前颅底脑膜瘤(见文末彩图57-9)　占脑膜瘤的8%~18%,可见任何类型,但以砂粒型最常见。嗅沟脑膜瘤位于颅前窝底中线,自筛板至鞍结节之间的脑膜长出,常呈双侧生长,少数偏侧生长。因此,嗅神经被向外侧推移,视交叉向后移位,大脑前动脉的A2段向上推移,额极动脉、眶额动脉则向两侧移位,如肿瘤大时,它们还参与供血。但肿瘤供血主要来自筛前或筛后动脉(眼动脉的分支)。前颅底脑膜瘤从筛板外侧的眶顶部脑膜长出。

临床表现:肿瘤早期常无症状,一旦出现下列表现,肿瘤多长得相当大。①精神症状:缓慢进展的额叶精神症状;②慢性高颅压征:头痛、恶心和呕吐等;③失嗅,可单或双侧,具有诊断意义,但是此征仅见于10%~20%患者;④视力障碍,一侧视神经乳头原发性萎缩,对侧视神经盘水肿,即Foster-Kennedy综合征。

治疗:外科手术切除。

2. 鞍结节和鞍膈脑膜瘤(图57-10)　占手术脑膜瘤的4%~10%。鞍结节脑膜瘤附着于鞍结节,鞍膈脑膜瘤则附着于鞍膈。临床表现:鞍结节脑膜瘤依其发展可分为4个时期:①初期和症状前期,由于瘤体小,无症状表现。②当肿瘤体积增大压迫视神经和视

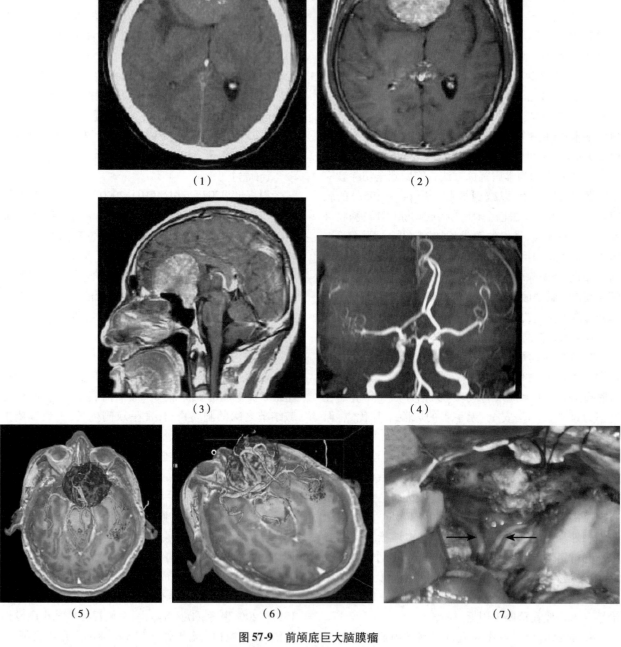

图 57-9　前颅底巨大脑膜瘤

（1）～（3）术前头颅 CT 和 MRI 示"前颅底巨大脑膜瘤"；（4）头颅 MRA 显示双侧大脑前动脉被肿瘤推移；（5）（6）利用虚拟现实技术可三维显示肿瘤与其周围动脉的空间关系，可从不同角度清晰观察到双侧大脑前动脉穿透、包绕肿瘤的情况；（7）手术时双侧大脑前动脉保护完好（图中箭头所示）

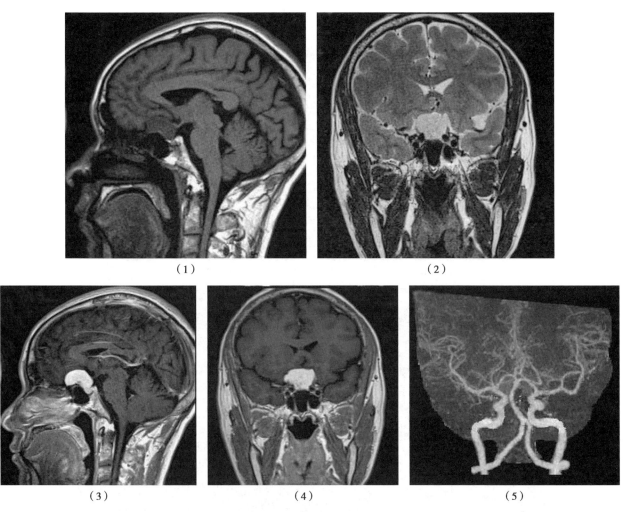

（1）　　　　　　　　　　　　　　　　（2）

（3）　　　　　　　　　　（4）　　　　　　　　　　（5）

图 57-10　鞍结节脑膜瘤

（1）鞍结节脑膜瘤在 T_1 加权 MRI 上呈等、低信号（矢状位）；（2）T_2 加权 MRI 上呈高信号（冠状位）；（3）增强 MRI 示肿瘤均匀强化，并有脑膜尾征（矢状位）；（4）增强 MRI 示肿瘤均匀强化（冠状位）；（5）头颅 CTA 有助于判断血管受肿瘤影响情况

交叉时可有视力减退，视野缺损等。由于肿瘤偏侧生长，视觉症状常不像垂体瘤的双颞侧偏盲那样典型。由于视觉通路先受压，故垂体功能不足，症状较视觉症状出现晚。③肿瘤继续增大压迫其他结构时，可出现尿崩、嗜睡（下视丘）、眼肌麻痹（海绵窦或眶上裂）、钩回发作（颞叶前内部）、不全瘫痪（颞叶深部的内囊或大脑脚）、脑积水和颅内压增高（第三脑室受压）等。④最后视觉通路受压严重，视力完全丧失，颅内压增高明显，甚至引起脑干症状。隔鞍脑膜瘤较容易压迫下视丘和垂体，因此症状似垂体瘤，尿崩也出现较早。

治疗：手术切除。手术效果取决于能否在病程早期进行。

3. 蝶骨嵴脑膜瘤（见文末彩图 57-11）　发病率仅次于矢状窦脑膜瘤和大脑凸面脑膜瘤，占颅内脑膜瘤的 12%。根据肿瘤与脑膜的黏着部分可分为三种：①蝶骨嵴内部（内 1/3），称床突型；②蝶骨嵴中部（中 1/3），称小翼型；③蝶骨嵴外部（外 1/3），称大翼型。

其发生频率以内、中、外依次增高。蝶骨嵴脑膜瘤有球状和毡状两种。球状占绝大多数。肿瘤压迫眶上裂引起眶上裂综合征，压迫视神经可引起单侧性视力丧失和原发性视神经萎缩，早期表现为单侧鼻侧偏盲，若此时已有颅内压增高。将同时出现对侧视神经盘水肿，构成所谓 FosterKennedy 综合征。压迫海绵窦引起同侧突眼及眼睑肿胀等。瘤体常骑跨在蝶骨嵴上。向后嵌在外侧裂中。向前上方长于颅前窝，向后下方长于颅中窝。床突型肿瘤深埋在大脑外侧裂的内侧部分。与颈内动脉和大脑中动脉黏着（有时包裹着动脉）。常有较大分支进入肿瘤中。小翼型肿瘤部分暴露于大脑外表面，与大脑中动脉主干和主要分支黏着大翼型肿瘤大部暴露于脑表面仅与大脑中动脉分支黏着。床突型蝶骨嵴脑膜瘤的症状。由于蝶骨嵴内端有许多重要结构。包括同侧视神经、眶上裂和海绵窦内脑神经，颞叶内侧的嗅脑、大脑脚、垂体等，当它们受损或受刺激时就产生相应的症状。比较突

4

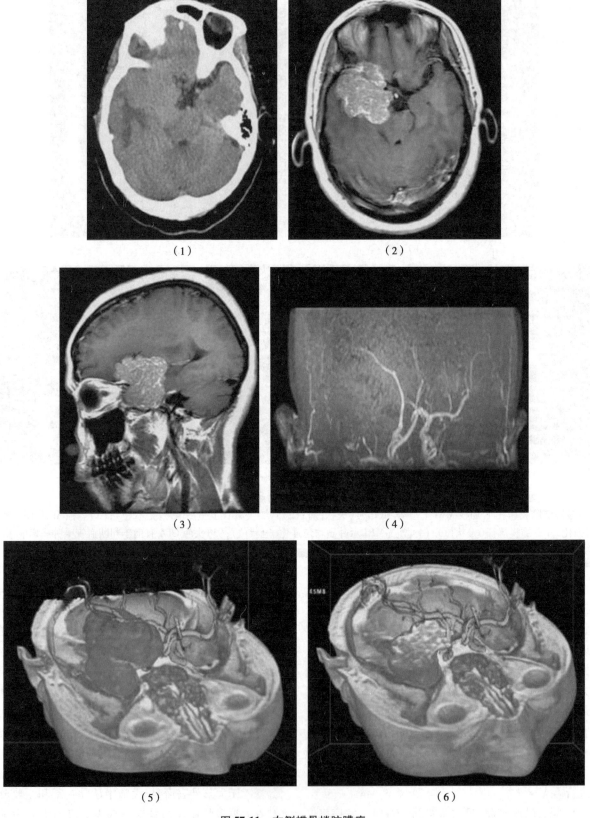

图 57-11　右侧蝶骨嵴脑膜瘤

(1)~(3)术前头颅 CT 和 MRI 显示"右侧蝶骨嵴脑膜瘤";(4)头颅 MRA 显示右侧大脑中动脉被肿瘤推移,部分穿入肿瘤;(5)(6)利用虚拟现实技术可三维显示肿瘤与其周围动脉的空间关系,可从不同角度清晰观察到右侧颈内动脉、大脑中动脉及其分支包绕肿瘤的情况

出的可有单侧突眼。此种突眼不感疼痛也无搏动,发生率较高。这里因肿瘤导致蝶骨翼或蝶骨嵴的骨质增生,造成眶壁增厚,眶内容积变小,眼部静脉回流受阻所引起的。可有同侧嗅觉丧失,出现幻嗅、幻味或钩回发作。患侧视力减退,垂体功能低下。对侧肢体偏瘫等。颅内压增高征较少见。小翼型肿瘤所致局灶症状较少。颅内压增高症状较常见,累及额叶,可出现精神症状和智能减退,不全偏瘫和运动性失语,累及额叶可有钩回发作,单侧核上性面瘫等。大翼型症状和小翼型类同,常发现颞前部颅骨向下隆起,单侧突眼,可出现颞叶性癫痫发作,肿瘤向后生长时,可造成对侧同侧偏盲。蝶骨嵴毡状脑膜瘤较少见,多为女性,颅压增高症状少见且出现较迟。有患侧颞部骨质显著增生、硬化和隆起。缓慢进行性单侧突眼和眼睑肿胀肥厚、复视、眼球运动障碍,但视力晚期受累。同时还伴发癫痫、嗅觉消失、智能减退等症状。

CT 检查可见蝶骨嵴处有均匀强化块影,有骨质破坏或增生硬化征象,在毡状脑膜瘤中,骨质的改变更为明显。MR 检查 T_1 加权及其增强可显示肿瘤与邻近神经血管结构的关系。

治疗:球状脑膜瘤都需要手术切除,特别是中、外 1/3 者应争取做全切。床突型脑膜瘤如颈内动脉或大脑中动脉与其粘连紧密或长入瘤体内。全切除会损伤这些动脉造成手术危险和术后严重病残,因此术中可保留与血管关系密切的那一部分肿瘤、术后辅助放射疗法或放射外科。有报道经这样治疗的患者随访多年,少见复发。毡状脑膜瘤因生长缓慢,病程长达几十年的病例仍可无颅内压增高症,反之,手术切除时会累及脑神经和重大血管而致病残。因此必须待颅内压明显时才有手术指标。

4. 颅中窝和鞍旁脑膜瘤　位于颅中窝的脑膜瘤约占颅内脑膜瘤的6%。按肿瘤与脑膜的黏着部位分为四种:①鞍旁脑膜瘤位于颅中窝的内侧部,影响海绵窦内结构,与床突型蝶骨嵴脑膜瘤的症状相似。②眶上裂脑膜瘤,在颅中窝内侧,影响眶上裂结构,与小翼型蝶骨嵴脑膜瘤的症状相似。③岩尖脑膜瘤,位于颅中窝后内部,在三叉神经半月节窝附近。肿瘤来自半月节包膜,也称半月节脑膜瘤。④颅中窝外侧脑膜瘤。前三种合称鞍旁脑膜瘤,而把后一种单独称为颅中窝脑膜瘤,这几种脑膜瘤多为球状,但与硬脑膜粘连的面积较大,且常与颅中窝内侧的结构黏着,手术切除常较困难。岩尖脑膜瘤患者多属中年,起病时常有患侧三叉神经分布区的感觉异常、疼痛和感觉减退。随着病情的发展,出现三叉神经运动功能减退。随后可有咬肌群萎缩。当肿瘤压迫海绵窦时,可有眼肌麻痹、上睑下垂和单侧突眼。当侵入岩骨压迫耳咽

管时,有耳鸣、听力障碍、内耳胀满感等。当侵入颅后窝时,引起桥小脑角、小脑和脑干症状。早期多无颅内压增高,乃由于导水管或环池受压较晚之故。颅中窝脑膜瘤较少有局灶症状,可手术全切除。鞍旁脑膜瘤的手术难度较大,全切除机会较少。

5. 矢状窦旁和大脑镰旁脑膜瘤(见文末彩图57-12)为最常见的颅内脑膜瘤,约占总数的1/4以上。矢状窦旁脑膜瘤多为球状肿瘤,大小不等,其表面有光滑完整的包膜覆盖或大脑镰黏着。肿瘤嵌入脑内,但仍有一部分露于表面,肿瘤可仅向一侧生长,也可向两侧生长,部分大脑镰旁脑膜瘤有时埋藏较深,在脑表面不易发现,有时一部分肿瘤可嵌入上矢状窦,引起矢状窦的部分或完全阻塞。矢状窦旁脑膜瘤的发病频数是大脑镰旁脑膜瘤的4倍,前者以合体型较多见,后者以纤维型较多见,大脑镰旁脑膜瘤有时呈哑铃状,手术中应尽量将附着的大脑镰切除以预防肿瘤复发。巨大的矢旁脑膜瘤可阻塞蛛网膜粒以使脑脊液循环发生障碍。矢状窦旁和大脑镰旁脑膜瘤的血供与硬脑膜和脑内血管有关,主要是两侧大脑前动脉,而且也与上矢状窦有关,因此血供较丰富。特别是上矢状窦部分或完全阻塞时侧支循环更发达。按肿瘤与矢状窦或大脑镰相黏着的部位分为前1/3、中1/3、后1/3等三种,它们的临床症状不同。当肿瘤位于矢状窦前1/3时,可有长时间的头痛、视力减退、颅内压增高等症状,可有强握反射及摸索动作,并有精神症状(如记忆力减退、懒散、易疲劳、诙谐等)和癫痫发作。部分患者可出现对侧中枢性面瘫或肢体运动障碍。位于中1/3者,可出现对侧下肢、上肢的瘫痪,对侧上肢或下肢的局限性瘫痪,也可出现对侧肢体的感觉障碍,早期有时往往先引起对侧的下肢无力。特别是踝关节活动障碍,此时由于患者并无脑症状。临床上常易误诊为腓神经损伤。颅内压增高症状出现较晚,影响旁中央小叶时可出现排尿障碍。位于后1/3者除颅内压增高症状外,局限体征可不明显,有时可有对侧下肢的感觉异常,如针刺感、发热感,这种感觉可呈发作性。扩展至邻近区域,随之出现意识丧失,构成癫痫发作前兆,也可引起对侧视野缺损。脑血管造影可见胼胝体周围动脉和胼胝体边缘动脉的局部变形移位。特别典型的是矢状窦中1/3肿瘤使这两动脉互相分开成蟹钳状。CT 和 MR 片显示肿瘤的前后位置,是否向两侧生长以及形态、大小、血供状态。矢状窦旁和大脑镰旁脑膜瘤都能手术切除,因大脑皮质的静脉大多汇入矢状窦,损伤中1/3的矢状窦及其汇入静脉,皆能引起严重的神经功能障碍,所以术前必须明确肿瘤的位置在矢状窦的一侧还是两侧,上矢状窦有无阻塞,阻塞是否完全,侧支循环与肿瘤的血供

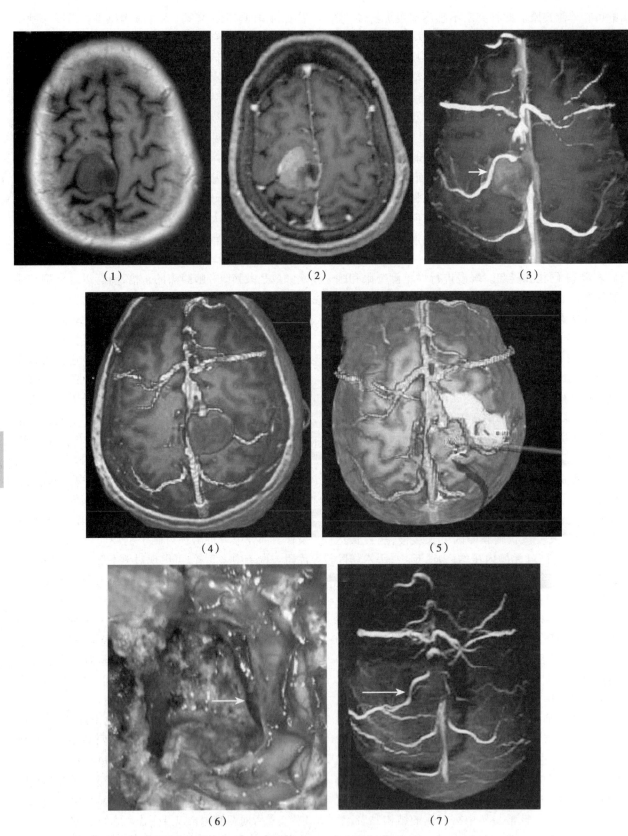

（1）　　　　　　　　　　（2）　　　　　　　　　　（3）

（4）　　　　　　　　　　（5）

（6）　　　　　　　　　　（7）

图 57-12　右额顶、矢旁、镰旁脑膜瘤
（1）T_1 加权 MRI 平扫（横断面）；（2）增强 MRI 扫描（横断面）；（3）头颅 MRV 示肿瘤和静脉的关系，矢状窦被肿瘤侵犯，引流静脉（图中箭头所示）被推移至肿瘤前方（横断面）；（4）术前 VR 计划显示肿瘤和矢状窦、引流静脉的位置关系，引流静脉包绕肿瘤，部分穿入肿瘤（俯视位）；（5）模拟肿瘤部分切除后引流静脉的显露情况（俯视位）；（6）手术中肿瘤切除后引流静脉（箭头所示）保护完整，其位置形态和术前 VR 计划一致（俯视位）；（7）术后 1 个月复查头颅 MRV 示引流静脉（图中箭头所示）完好（横断面）

来源。可借脑血管造影和 MRV 检查判明上述情况。除肿瘤位于矢状窦前 1/3 外,若肿瘤已长入窦内,而窦尚未完全阻塞,宁可保留部分瘤组织,不做全切除,待以后复发,矢状窦完全阻塞,侧支循环建立时再彻底切除。

6. 大脑凸面脑膜瘤(图 57-13)　起源于大脑凸面的脑膜瘤其发生率仅次于矢状窦旁脑膜瘤,约占颅内脑膜瘤的 25%。在大脑前半部的发病率比后半部高,大脑凸面脑膜瘤可有三种类型:第一种类型是脑膜瘤主要侵蚀颅骨向外生长,骨膜也受累,而对大脑半球表面的压迫和粘连较轻微。第二种类型是脑膜瘤主要长入颅腔内,肿瘤与脑膜紧密粘连,血供主要来源于硬脑膜。脑皮质被压凹陷,形成深入的肿瘤窝。肿瘤与肿瘤窝粘连很紧。自脑实质也可有动脉供应之。相应的颅骨部分则有刺激性增生变化(内生性骨疣)。第三种类型是脑膜瘤长入脑实质内,在硬脑膜上的根部很小,而在脑内的肿瘤结节则较大,血供主要来自脑内,这种类型的脑

膜瘤手术时切记不能过多地损伤脑组织。

脑凸面脑膜瘤的症状没有矢旁脑膜瘤那样典型,其症状主要取决于肿瘤的部位。从精神症状到运动障碍、感觉障碍、视野缺损均可出现。癫痫的发生率较高并常为首发症状。头痛、呕吐等颅内压增高症状见于绝大多数患者,相当多的病例视神经盘水肿后继发萎缩导致视力减退。

脑血管造影,额颞及中央区可见局部血供的特征性移位,枕区肿瘤血管表现不很明显,椎动脉造影可见大脑后动脉增粗,此外可见异常血管和肿瘤影。CT片可见肿瘤所在部位的有密度均匀、增强明显的团影块,边缘完整,肿瘤周缘常可见脑组织水肿带。MR 水平和冠状位摄片能清晰显示肿瘤与邻近结构的关系。

治疗:手术切除,应包括被肿瘤累及的硬膜、颅骨等一并切除,以减少术后复发。

7. 侧脑室脑膜瘤(图 57-14)　其发生率占颅内脑

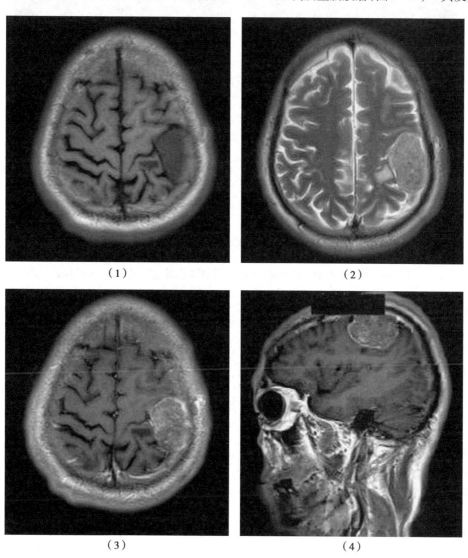

（1）

（2）

（3）

（4）

图 57-13　右顶凸面脑膜瘤
（1）T$_1$加权相;（2）T$_2$加权相;（3）轴位增强相;（4）矢状位增强相

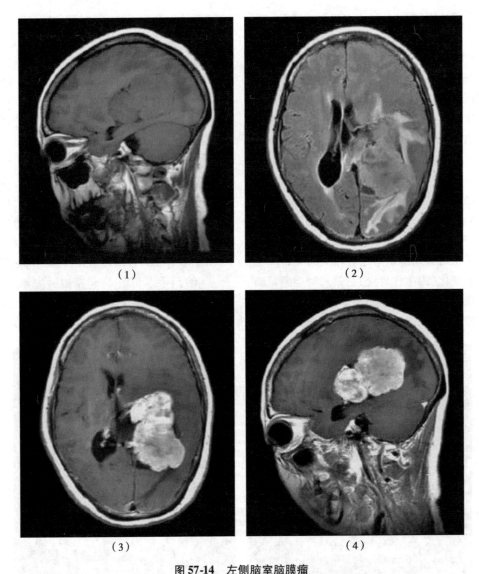

图 57-14　左侧脑室脑膜瘤
(1) T1WI 上肿瘤呈等信号(矢状位);(2)Flair 显示肿瘤引起周围脑组织水肿;(3)增强
MRI 示肿瘤明显强化(水平位);(4)增强 MRI 示肿瘤明显强化(矢状位)

膜瘤的 4% ~5%,绝大多数为纤维型。文献记载位于左侧者居多数,女性发病率较高。症状以颅内压增高为主,局灶症状很少。晚期可见对侧肢体的感觉和运动障碍,对侧视野同向偏盲。主侧半球肿瘤可引起言语和阅读困难,脑血管造影示患侧脉络丛前动脉增粗,可见肿瘤的异常血管染色。CT 可见侧脑室内均匀可见增强的肿块,并可见后角扩大。治疗方法是手术切除肿瘤,肿瘤直径小于 3cm 者,可做 γ 刀治疗。

8. 颅后窝脑膜瘤　颅后窝脑膜瘤占颅内脑膜瘤的 14%,占各种颅后窝脑膜瘤的 7%,女性较多见,肿瘤绝大多数为球状,临床症状取决于病变部位,按肿瘤与脑膜黏着的部位可分为 6 组。

(1) 小脑凸面脑膜瘤:附着于小脑表面的硬膜,占颅后窝脑膜瘤的 10%。肿瘤常起源于横窦和乙状窦附近,或两静脉窦的交接处,可侵入静脉窦内,有时侵犯颅骨。临床上主要表现为颅内压增高症状和小脑征,多以头痛起病伴呕吐和视乳头水肿。小脑征有眼球震颤、闭目难立、小脑步态和肢体共济失调等。脑神经症状仅见于晚期,且程度较轻,CT、MRI 检查小脑处有均匀可增强的块影,治疗手术切除,效果较好。

(2) 小脑幕脑膜瘤(图 57-15):包括幕上型、幕下型和穿透型。幕上型比较少见。当肿瘤较大压迫视觉皮质可有视觉症状。本节所述的小脑幕下表面脑膜瘤包括幕下型和穿透型两种,各占颅后窝脑膜瘤的 15%,肿瘤黏着点常在小脑幕的后半部接近横窦和窦汇,肿瘤可侵入静脉窦中,症状以颅内压增高为主,大部分患者可见小脑征。脑神经症状出现较晚,如肿瘤有幕上结节可引起偏盲。大脑镰小脑幕汇合点的脑膜瘤直接压迫脑干,引起局灶症状,CT、MRI 检查可见天幕区有均匀可增强的肿块。

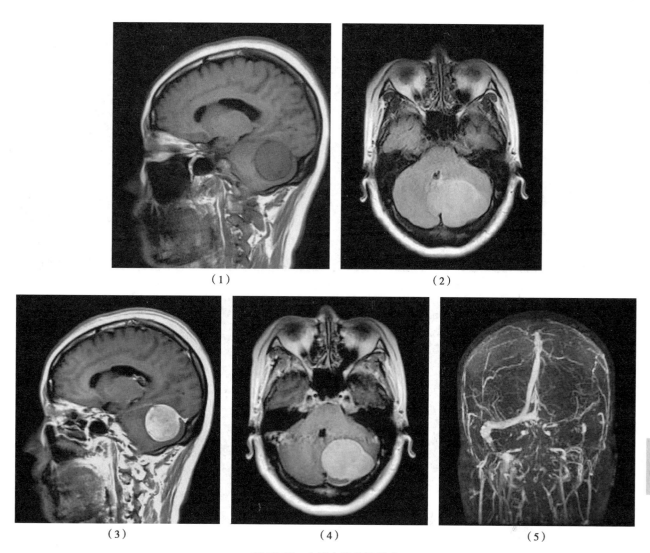

图 57-15　右侧小脑幕脑膜瘤
(1)T_1WI 上左侧天幕脑膜瘤呈低信号(矢状位);(2)Flair 上肿瘤呈高信号(水平位);(3)增强后肿瘤均匀强化,并有
脑膜尾征(矢状位);(4)增强后肿瘤均匀强化(水平位);(5)头颅 MRV 显示横窦、乙状窦和肿瘤的关系

(3) 桥小脑角(CPA)脑膜瘤(图 57-16):是颅后窝脑膜瘤中最常见者,约占 40%,肿瘤的附着点多在内耳道内侧,接近上岩窦,颅骨改变很少见,肿瘤多为球状。肿瘤和小脑、脑干以及脑神经的关系与听神经瘤相似,可出现患侧听力障碍,但前庭功能早期多正常,周围性面神经瘫痪、面部感障碍、吞咽发声困难、共济失调,对侧锥体束征等桥小脑综合征。脑膜瘤不一定先侵犯第Ⅷ脑神经,其症状发展过程不如听神经瘤规律。CT、MRI 检查示桥小脑角有均匀一致的可增强的影块,边界光滑,锐利,肿瘤可手术切除。

(4) 斜坡脑膜瘤(图 57-17):约占颅后窝脑膜瘤的 11%,肿瘤附着于斜坡,可偏于一侧,大多是球状。肿瘤压迫桥小脑,将之推向背侧和对侧,瘤组织可嵌入脑桥中,脑神经被推移牵张或包裹在瘤内。基底动脉常被推向对侧,同侧椎动脉和基底动脉常有分支进入瘤中。毡状肿瘤占极少数,对脑干推移压迫较少,

常将脑神经和颅底动脉包埋入瘤中。症状以脑神经障碍为主,三叉神经和听神经最常受累。颅内压增高症状,眼球震颤和共济失调都很常见。长束征并不多。头颅平片多无颅骨改变,椎动脉造影见基底动脉向背侧移位,或被推向对侧。CT、MRI 示斜坡处有均匀的能增强的块影。手术比较困难且危险较大,难以做到肿瘤全切除,当颅内压增高时才有手术指征。

(5) 枕大孔脑膜瘤:占颅后窝脑膜瘤的 1.4%,肿瘤的脑膜附着点常在延髓前方(54%),瘤向左侧或右侧生长,常呈球状,体积多较小,延髓和上颈髓常被肿瘤推移,脑桥不受影响。后组脑神经经常受累,而较少影响上颈脊神经,患者表现颅颈交界部位病变的症状:枕下疼痛、上颈髓压迫、后组脑神经障碍、小脑症状、颅内压增高等。CT、MRI 可见枕大孔区域有均匀一致可增强块影。肿瘤可手术切除,但因其位于延髓前方,手术比较困难。

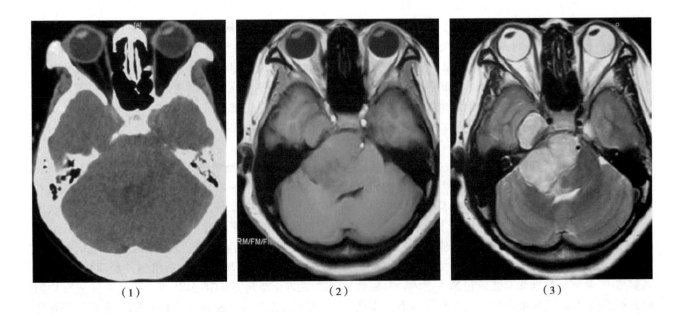

图 57-16　右侧 CPA 脑膜瘤

（A）右侧 CPA 脑膜瘤 CT 上呈等密度；（2）T_1WI 上呈低信号；（3）T_2WI 上呈高信号；（4）～（6）增强后肿瘤均匀强化

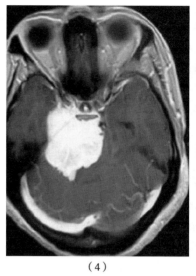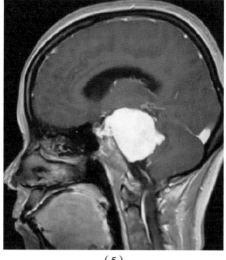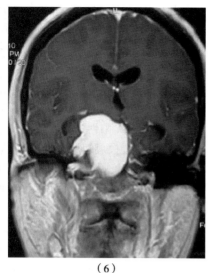

（4）　　　　　　　　　　（5）　　　　　　　　　　（6）

图 57-17　右侧岩斜脑膜瘤

（1）右侧岩斜脑膜瘤 CT 上呈等密度；（2）T₁WI 上呈等信号（水平位）；（3）T₂WI 上呈高信号，瘤周伴有脑组织水肿（水平位）；（4）增强后肿瘤均匀强化（水平位）；（5）增强后肿瘤均匀强化（矢状位）；（6）增强后肿瘤均匀强化（冠状位）

（6）第四脑室内脑膜瘤：甚少见。肿瘤从脉络丛长出，并与之黏着。主要表现为颅内压增高和脑积水，并见第四脑室症状如眼球震颤、呕吐、眩晕等，脑室造影有助于作出定位诊断。CT、MRI 检查可见第四脑室内有均匀一致可增强块影，治疗用手术切除肿瘤，肿瘤与脑组织黏着不多，全切除可能性较大。

9. 其他较少见脑膜瘤

（1）视神经鞘脑膜瘤：完全局限于眶内的脑膜很少见，占全部脑膜瘤 <2%，占眶内肿瘤 10%。常见女性，占 67%~80%。肿瘤从视神经鞘长出，沿神经生长，常呈扁平状。病理常见内皮型和过渡型。临床表现：无痛性突眼，逐渐视力下降，眼球活动在病早期不受影响。双侧视神经鞘瘤者常伴 NF Ⅰ 型。CT：增强 CT 可见"电车轨"征，在冠状位上呈"油炸圈"征。MRI：除常规 T₁ 和 T₂ 成像外，应加脂肪抑制技术 T₁W 增强，方能清晰显示肿瘤。治疗：有视力者，只能做肿瘤活检或肿瘤部分切除，术后辅以放射治疗。

（2）儿童脑膜瘤：少见，占儿童脑瘤 1%~4%，发生率为 0.3/10 万。具有下列特点：①无性别差异，在婴儿则男性多见女性；②颅后窝和脑室系统脑膜瘤多发；③临床表现隐匿，常因头大、脑积水或原因不明呕吐做 CT 或 MRI 而发现。因此肿瘤体积多巨大；④常合并神经纤维瘤病；⑤好发恶性脑膜瘤或脑膜肉瘤；⑥术后易复发。

（3）静止脑膜瘤：称钙化或不生长脑膜瘤。具有下列特点：①多见中老年人；②肿瘤常钙化或骨化；③多无临床表现，常无意中发现；④CT 和（或）MRI 检查肿瘤表面光滑，常不增强和不伴瘤周水肿。治疗：定期（如每年）复查 CT 和（或）MRI，测量肿瘤体积，测

算其生长率。由于肿瘤生长极其缓慢或不生长，可不必手术。

（谢清　宫晔）

二、血管外皮瘤

血管外皮细胞瘤（hemangiopericytoma, HPC）是一种少见的间叶来源肿瘤，可见于身体各部位软组织，在中枢神经系统通常发生于大脑凸面、小脑幕、硬膜静脉窦及颅底。随着检测手段的提高，现已证实中枢神经系统 HPC 为具有特定组织学、超微结构、免疫组织化学特征和生物学特性的一类肿瘤。虽然 HPC 与孤立性纤维瘤（solitary fibrous tumors, SFT）在组织表型及生物学行为方面十分相似，曾被命名为血管外皮细胞瘤/孤立性纤维瘤（HPC-SFT），但 2013 年 WHO 骨及软组织肿瘤分类中已不再将两者进行区分，而一律归为 SFT，并将其归于成纤维细胞/肌纤维母细胞肿瘤大类。而在中枢神经系统，2007 年 WHO 分类则仍保留着 HPC 和 SFT 两种分类。

【病理学】

1. 巨检　血管外皮细胞瘤多附于或邻近于硬脑膜，大体形态上类似脑膜瘤，质地较硬，常有薄包膜或假包膜，可呈分叶状。但与脑膜瘤不同的是，它起源于毛细血管上的 Zimmerman 细胞，缺乏脑膜瘤的组织学特征（螺旋状和砂粒体）。

2. 镜检　梭形或短梭形瘤细胞围绕血管密集排布，胞核多为圆形或卵圆形，核质比高，可见核分裂象，缺乏脑膜瘤细胞特有的假包涵体。肿瘤细胞与血管形成弥漫的网状结构，围绕鹿角状的薄壁血管呈放射状排列，少见坏死，无钙化及砂粒体。电镜下，HPC

的细胞异于脑膜瘤细胞,少合体细胞或细胞间的连接,缺乏细胞器,细胞有许多延长的胞质突起。有数量不等的微丝,细胞间虽有平滑肌样特征,但不表达a平滑肌肌动蛋白,有别于颈静脉球瘤。

3. 免疫组织化学 肿瘤细胞大多都对波形蛋白(vimentin)、ⅩⅢa因子、Leu-7呈阳性反应,瘤细胞间富有CD34和SMA阳性的血管及裂隙,而对细胞角蛋白(CK)、S-100蛋白、胶质纤维酸性蛋白(GFAP)、孕激素受体(PR)多呈阴性反应。与脑膜瘤不同,HPC细胞对上皮膜抗原(EMA)呈阴性反应,偶见局部弱阳性反应。

【临床特点】

1. 发生率 颅内HPC约占原发中枢神经系统肿瘤的0.5%,其发病率约为脑膜瘤的1/50。可发生于任何年龄,好发于40~50岁,男性发病率高于女性。2002~2012年华山医院共收治183例,男女比例1.08:1。

2. 好发部位 基本与脑膜瘤类似,大多位于脑外,肿瘤与脑膜关系密切,略好发于枕叶,绝大多数位于幕上,脊髓和幕下少见。

3. 临床表现 病程长短不一,从数月至数年,与良性脑膜瘤比,病情发展较快;患者常无特殊的症状

和体征,临床症状根据病灶部位而表现不同,一般以颅内压增加和局部肿瘤压迫、浸润引起的相应神经功能受损为主。常见表现为头痛、肢体无力、癫痫等。肿瘤卒中有时也是HPC的首发症状。

【影像学检查】

HPC的CT、MRI和DSA表现类似于脑膜瘤,如宽基底、明显强化、瘤周水肿和骨质破坏等。但与脑膜瘤不同,HPC极少钙化,瘤内有钙化者可排除HPC。MRI T_1相上多呈等低混杂信号,T_2相上呈等信号或等高混杂信号,其中可见血管流空影,肿瘤均有明显强化,瘤周可有"蘑菇化"的小结节。DSA肿瘤染色较浓密,有Corkscrew样血管结构(图57-18)。肿瘤血供来源于颈内或颈外动脉系统,或颈内、颈外动脉同时供血,部分来自椎动脉系统供血,甚至有双侧甲状颈干的供血。另有研究提出,HPC的磁共振波谱分析(MRS)结果中,丙氨酸(Ala)峰缺如,仅出现胆碱(Cho)峰的升高和出现极小的脂质(Lip)峰。与脑膜瘤相比,HPC的肌醇(MI)、谷胱甘肽(GSH)、糖较谷氨酸的比值偏高,而肌酸(Cr)、丙氨酸(Ala)、甘氨酸(Gly)较谷氨酸的比值则偏低。Liu等报道可通过DWI相上的ADC值鉴别HPC和脑膜瘤。

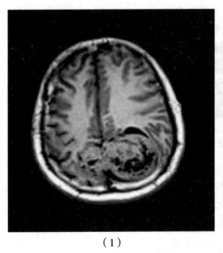
(1)

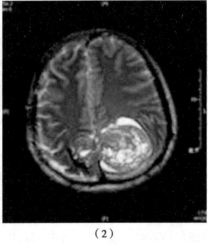
(2)

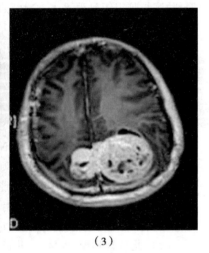
(3)

图57-18 血管外皮瘤的影像学表现
(1)T_1相上多呈等低混杂信号;(2)T_2相上呈等信号或等高混杂信号,其中可见血管流空影;(3)肿瘤均有明显强化,瘤周可有"蘑菇化"的小结节

【诊断】

由于HPC的临床和影像学表现与脑膜瘤相似,术前常易误诊。如Ebersold(1996)报道417例术前诊断脑膜瘤的患者,其中12例为血管外皮细胞瘤。1993~1999年华山医院26例血管外皮细胞瘤中,24例术前诊断为脑膜瘤,2例诊断为神经鞘瘤。因此,对中年男性,拟诊脑膜瘤者,如病程较短,CT、MRI显示病灶血

供丰富,DSA异常供血,应考虑血管外皮细胞瘤可能。但是确诊需要病理学。术后病理虽然能较好地鉴别HPC和脑膜瘤,但其与SFT的鉴别较为困难,近来研究发现无论是颅内或外周的HPC和SFT都几乎100%存在NAB2和STAT6基因点位的融合,通过邻位连接技术及免疫组织化学检测发现HPC和SFT均表达NAB2-STAT6融合蛋白,而脑膜瘤则无表达。

4

【治疗】

外科手术、常规放疗和立体定向放疗是本病的主要治疗方法。虽然血管外皮瘤生长较缓慢，但即使手术彻底切除后是否辅助放疗，肿瘤仍容易复发或转移。因此，尽可能的全切或扩大切除病灶应是本病治疗的目的。必要时术前可行DSA判断肿瘤血供和供血动脉，可行部分供血动脉栓塞，对于减少术中出血、更安全地切除肿瘤有所帮助。

此类肿瘤血供丰富，可来自于颈内、外动脉系统，尚有来自软脑膜的血管分布，术中应准备充足的血源或采用自体血回输，手术时应先采取如铲除肿瘤基底等手段切断肿瘤颈外动脉系统来源的血供，然后沿肿瘤边界分离，边电凝肿瘤包膜边显露颈内动脉来源的血供并离断，不断深入分离。对于窦旁的血管外皮细胞瘤，术前可以行头颅磁共振静脉血管造影（MRV）以了解静脉窦有无栓塞，栓塞完全还是不完全。前1/3段的上矢状窦及其汇入静脉或静脉窦完全栓塞时可以结扎切除，栓塞不完全时，也尽可能切除受累及的静脉窦侧壁并缝合修补之，以做到Ⅰ类切除肿瘤。虽然术中常可发现肿瘤附着于硬膜，不侵犯皮质和白质，但在显微镜下常见肿瘤有外生性小结节浸润脑组织内，因此应在显微镜下对瘤-脑界面做活检冷冻切片。少见颅骨浸润，但是颅骨过度骨化则提示肿瘤侵犯。1993～1999年14例半球病灶中9例颅骨有增厚或破坏。因此应争取全切肿瘤和受累的硬膜、颅骨。

单纯手术常难以治愈HPC，Guthrie等报道颅内HPC的5、10、15年复发率分别为65%、76%和87%，平均首次术后复发时间为47个月。术后放疗的必要性已达成共识，来自Guthrie、Schiariti、Someya和Dufour等的报道均指出术后接受放疗的患者无病生存期和生存时间均明显延长。手术全切除仅可延长患者复发时间，因此无论病灶是否全切，术后均应放疗。患者复发间隔时间和生存时间随复发次数的增加而递减。因颅内HPC边界较为清楚，所以立体定向放射外科亦适用于本病的治疗。Galanis等报道应用SR治疗20个复发病灶，有效率为17/20，未行手术而单纯采用γ刀治疗患者亦取得不错疗效，尤其对于那些较小的病灶，效果更佳；Sheehan也报道了相似的效果，其有效率为11/14。SR对于多发病灶较手术有更大优势。对于那些复发且无法手术切除的患者，放疗仍是可选择的治疗方案。

HPC是少数可远处转移至中枢神经系统外的原发性颅内肿瘤之一，其转移率为20%～30%，在Soyuer报道的29例病例中转移率甚至高达55%。按转移发生频率，依次为骨、肺、肝、腹膜后等，但亦可见于其他脏器。Guthrie报道首次远处转移时间为99个月。随时间延长远处转移率也增加，有报道5、10、15年远处转移分别为13%、33%和64%，生存率分别为65%、45%和15%。HPC伴颅外转移时，患者可出现严重低血糖症状，其原理为肿瘤细胞分泌异常大分子胰岛素样生长因子Ⅱ（IGF-Ⅱ，致使IGF-Ⅱ复合体半衰期延长，进而导致低血糖；此现象亦可见于其他非小细胞肿瘤患者，且与肿瘤体积相关。故术后患者如出现相应临床症状，应考虑HPC转移可能，可行CT或全身PET-CT检查。HCP恶性进展的机制尚不清楚。在许多肿瘤中发现p53基因突变是恶性进展的重要因素。化疗方面，起初有学者使用多柔比星治疗复发且难以手术患者，但效果不佳，后由Park等报道使用替膜唑胺联合贝伐单抗化疗有效率可达79%，另有Kerl等报道使用新辅助化疗方案（长春新碱+多柔比星+环磷酰胺）也可使肿瘤体积缩小。

【预后】

影响预后的因素：①单一治疗还是综合治疗；②肿瘤切除程度；③常规放疗剂量，推荐剂量54～57Gy（Ebersold，1996）；④组织病理学特性：有争议，但大组报道预后与病灶性质有关，高级别和间变性肿瘤（伴有坏死、每一高倍视野超过5个分裂象，以及伴有下列2个以上特点：出血、中至重度不典型细胞、中至重度细胞构成）；⑤复发或残留。

（谢清 宫晔）

第四节 神经鞘瘤与神经纤维瘤

来源于神经鞘膜细胞（施万细胞）的神经鞘瘤与神经纤维瘤均属中枢神经系统良性肿瘤，虽然两者在含义和组织形态方面有所不同，但在临床上一般不将其严格区分，将其统称为神经瘤。颅内神经鞘瘤占颅内肿瘤的8%～12%，在颅内其最多见于第Ⅷ脑神经（听神经）的前庭支，故近年来又称之为前庭神经瘤，也见于三叉神经，偶见于面神经、舌咽神经、副神经、动眼神经及其他脑神经上；分布的范围多位于桥小脑角，也可位于颅中窝、鞍旁、颅后窝、枕大孔区及前颅底眶内等，甚至脊髓髓内和脑实质内。

颅内神经鞘瘤多为单发，一般均为严格意义上的神经鞘瘤（neurilemmoma或schwannoma），其有完整包膜，肿瘤的包膜不侵犯载瘤神经的纤维束，而与载瘤神经的外膜黏着；多发性的颅内神经鞘瘤主要为神经纤维瘤（neurofibroma），多伴有颅内其他肿瘤如脑膜瘤、胶质瘤等和其他多种先天畸形，组成神经纤维瘤病。载瘤神经梭形扩大，肿瘤组织长于神经鞘膜内，将神经纤维分隔，这是在遗传因子的影响下神经鞘膜细胞广泛瘤变的结果，属常染色体显性遗传。

颅内神经鞘瘤绝大多数位于颅底,近来多将其归于颅底肿瘤,随着显微外科技术和神经电生理监护的广泛应用和颅底外科的迅速发展,其手术切除率和载瘤神经及周围脑神经的保护率均有显著提高,死亡率明显下降。

一、前庭神经瘤(听神经瘤)

前庭神经瘤主要起源于前庭神经的鞘膜,来源于前庭神经纤维本身的神经纤维瘤型则相当罕见。前庭神经瘤是颅内神经鞘瘤中最多见者,占颅内神经鞘瘤的90%以上,占颅内肿瘤的8%~11%,占脑桥小脑角肿瘤的75%~95%。流行病学估计发生率为1/10万或1.3/10万。随着影像学(特别是MRI)检查的普及,无症状的前庭神经瘤可能会增加。成年人多见,平均发病年龄为37.2岁,发病年龄高峰为30~49岁,占总数60%;15岁以下和65岁以上罕见,女性略多于男性。华山医院近10年资料为:平均年龄47.6±12.2岁,发病高峰年龄为40~60岁,占总数57.2%;20岁以下及80岁以上占1.1%,男女比例为0.8:1,女性略多发。前庭神经瘤大多数位于一侧,基本平均分布于左、右两侧,少数为双侧。绝大多数前庭神经瘤发生于听神经的前庭神经支,故近来也称之为前庭神经鞘瘤(vestibular schwannoma),而少数不到10%的发生于耳蜗神经支的神经瘤则命名为耳蜗神经瘤。

第一例听神经瘤(前庭神经瘤)是Sandiforte(1777)在尸体解剖中发现。以后有先描述了其临床表现,后在患者死亡解剖证实的案例(Lasource,1810;Bell,1830)。多数认为Annandalet(1895)成功完成世界上第一例前庭神经瘤手术,患者为一名年轻的妊娠妇女,右侧听力丧失,术后存活并成功分娩。在随后的几十年中,前庭神经瘤的手术死亡率达80%以上。20世纪初期Cushing通过改良外科手术技术,将听神经瘤的术后死亡率由50%降低到11%;Dandy进一步努力,不仅降低手术死亡率,而且提高肿瘤全切率,以减少肿瘤复发。到20世纪60年代,随着手术显微镜的使用和显微外科技术的发展,死亡率显著降低,House(1964)报道手术死亡率已降为5.4%;同时神经外科医师们开始致力于手术入路的改进,面神经、听神经在解剖和功能上的保留,以及手术并发症的减少。目前前庭神经瘤平均手术死亡率为0%~1%,总体面神经功能保留率在50%~70%;瘤体直径在2cm以下的小型前庭神经瘤的面神经功能保留率在80%~90%,听力保留率达30%左右。部分小型前庭神经瘤(直径小于2cm)和大型前庭神经瘤术后残留者已可使用γ刀和射波刀治疗,在肿瘤控制和神经功能保留等方面获得满意疗效。

从解剖角度看,听神经包括前庭神经和耳蜗神经,与面神经共同走行于内听道中。听神经颅内部分长17~19mm,从脑干到内听道口无神经鞘膜,仅为神经胶质细胞和软脑膜被复,至内听道口穿过软脑膜后,由神经膜细胞被覆,故其多发生在内听道内的前庭神经鞘膜,并逐渐向颅内扩展(图57-19)。绝大多数前庭神经瘤发生于听神经的前庭神经支,最新研究表明,肿瘤最常见起源于下前庭神经,然后是上前庭神经。而少数不到10%的发生于耳蜗神经支的神经瘤则命名为耳蜗神经瘤。

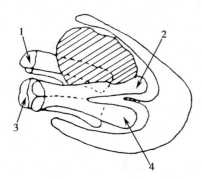

图57-19　内听道口发生的前庭神经鞘瘤
1. 面神经　2. 上前庭神经　3. 耳蜗神经　4. 下前庭神经

【病理】

在组织学上前庭神经瘤可以为神经鞘瘤,也可以是神经纤维瘤,以前者为主。其组织学形态在镜下可分4种:①Antoni A型细胞为主;②Antoni B型细胞为主;③上述两种细胞混合的肿瘤;④神经纤维瘤型。大多数听神经瘤以Antoni A型为主,囊性肿瘤以Antoni B型为主,MRI上不均匀一致的大肿瘤多为Antoni A和Antoni B混合型或Antoni B型。可见大量的泡沫细胞,与肿瘤呈浅黄色有关;肿瘤内偶见砂粒体,极少数可有钙化。前听神经瘤绝大多数为良性,WHO(2007年)肿瘤分类中归为Ⅰ类,迄今未见恶性变的报道。虽然周围神经的神经纤维瘤可以恶变,但在中枢神经系统的神经纤维瘤基本保持良性。

多发性的颅内神经鞘瘤主要为神经纤维瘤(neurofibroma),多伴有颅内其他肿瘤如脑膜瘤、胶质瘤等和其他多种先天畸形,组成神经纤维瘤病。载瘤神经梭形扩大,肿瘤组织长于神经鞘膜内,将神经纤维分隔,这是在遗传因子的影响下神经鞘膜细胞广泛瘤变的结果,属常染色体显性遗传。在组织学上由不规则排列的双极细胞组成,附有尖细的突起,其间质主要由排列成波浪状的胶原纤维组成,常伴有玻璃样变和黏液样变。而常见的如双侧听神经瘤则属神经纤维瘤,为神经纤维瘤病Ⅱ型,是一种常染色体显性遗传的系统性疾病。

从巨体标本来看,前庭神经瘤是一具有完整包膜的良性肿瘤,表面光滑,有时可呈结节状。肿瘤大多从内听道内开始生长,逐渐突入颅腔,将脑桥池的蛛网膜推向内侧,故肿瘤表面均覆盖有一层增厚的蛛网膜,并包含有脑脊液,外观像一个蛛网膜囊肿;肿瘤小者局限在内听道内,直径仅数毫米,可仅有内听道扩大,随着肿瘤的不断增大,大者可占据整个一侧颅后窝,可向上经小脑幕长入幕上,下方可达枕骨大孔,内侧可越过脑桥的腹侧达对侧。相邻的脑神经、小脑和脑干等结构可遭受不同程度的推移,面神经、三叉神经可被压向前方或前上方,向下延伸至颈静脉孔可累及舌咽神经、迷走神经及副神经,向内可压迫脑干、小脑和第四脑室。肿瘤的实质部分外观色灰黄至灰红色,质地大多较脆,有时也可因瘤组织的退行性变或脂肪性变而偏软、偏韧、呈淡黄色;瘤内常有大小不等、多房性的囊变,内含淡黄色囊液,部分肿瘤可几乎全部囊变。肿瘤一般与脑干、小脑有明显的蛛网膜边界,但肿瘤较大时与小脑半球相邻面黏着较紧,一般不侵犯小脑实质,脑干面多光滑。面神经位置多在肿瘤的前下方,紧贴在肿瘤的包膜外伴同进入内听道内,粘连较紧,肉眼分离困难,仅在肿瘤较小和囊变时易分离,但内听道口脑膜与肿瘤黏着较紧,该处仍是保留面神经的难点。

肿瘤的血供主要来自小脑前下动脉,该动脉从基底动脉的下 1/3 处的侧面发出,分支进入肿瘤包膜,从基底动脉发出的脑桥动脉、小脑上动脉、小脑后下动脉、内听动脉及小脑表面的动脉等也可有分支供应肿瘤,肿瘤血供可从中等至丰富。其静脉回流主要通过岩静脉汇入岩上窦。

【临床表现】

前庭神经瘤的病程进展缓慢,从发病到住院治疗平均时间为 3.6～4.9 年。其首发症状主要是前庭耳蜗神经的症状,包括头晕、眩晕、单侧耳鸣和耳聋等,占 70% 以上,其他的首发症状有颅内压增高症状、三叉神经症状、小脑功能障碍、肢体乏力和精神异常。头晕、眩晕一般不剧烈,不伴恶心呕吐,多在早期出现,不久后即可因前庭神经被完全破坏而消失;耳鸣多为连续性高调音,类似蝉鸣或汽笛声,可伴听力减退,大多并不严重,一般不影响患者的生活及工作,故易被患者及主管医师忽视;耳聋则比较突出,几乎发生于所有病例中,而耳鸣仅发生于 60% 的病例,但单侧耳聋如不伴明显耳鸣多不为患者所察觉,不少患者是在听电话时才发现一侧耳聋,或伴有其他症状时才发现。

前庭神经瘤主要引起桥小脑角综合征,包括听神经及邻近各脑神经的刺激或麻痹症状、小脑症状、脑干症状和颅内压增高等症状。其症状的演变取决于肿瘤的生长部位和速度以及是否囊变、出血等;肿瘤较大时,前极影响三叉神经可引起患侧面部疼痛、麻木、角膜反射迟钝或消失及咬肌和颞肌的萎缩等,侵及展神经,可出现复视,该侧眼球内收。肿瘤累及幕上,可有同侧动眼神经麻痹的症状。肿瘤压迫面神经可引起该侧面肌抽搐、周围性面瘫。肿瘤向内侧扩张可压迫脑干,出现对侧肢体的轻瘫和锥体束症,小脑脚受压可引起同侧的小脑性共济失调。肿瘤向下可压迫舌咽神经、迷走神经及副神经而产生吞咽困难、进食呛咳、呃逆、声音嘶哑等,舌下神经影响较少。肿瘤压迫第四脑室或中脑导水管可导致慢性脑积水,长期慢性的颅内压增高可使视盘继发性萎缩而引起视力减退甚至失明。

Cushing 对前庭神经瘤的症状作了较详尽的描述,认为其症状发展的规律如下:①前庭及耳蜗神经的症状,如头晕、眩晕、耳鸣和耳聋等;②枕额部头痛及患侧枕大孔区的不适;③邻近脑神经受损症状,如患侧面部疼痛和感觉减退、面肌抽搐、周围性轻面瘫等;④小脑性共济失调;⑤颅内压增高症状,如视神经盘水肿、呕吐、头痛及复视等;⑥晚期症状如吞咽困难、进食呛咳等。上述观点得到当时多数学者的认同,并曾被用为前庭神经瘤临床诊断的重要依据。但现在看来,其仅适用于约 70% 典型的前庭神经瘤病例。同时,由于前庭神经瘤的具体临床表现的演变与肿瘤的大小发展有关,故常将肿瘤的表现分为四期。

第一期:肿瘤直径<1cm,仅有听神经受损的表现,除耳鸣、听力减退、头晕、眩晕和眼球震颤外,无其他症状,故常被患者忽视或求医于耳科,临床上与听神经炎不易鉴别。

第二期:肿瘤直径<2cm,除听神经症状外出现邻近脑神经症状,如三叉神经和面神经症状,小脑半球症状,一般无颅内压增高,内听道可扩大。

第三期:肿瘤直径在 2～4cm,除上述症状外可有后组脑神经(Ⅸ、Ⅹ、Ⅺ脑神经等)及脑干功能的影响,可有明显的小脑症状,并有不同程度的颅内压增高,脑脊液蛋白质含量增高,内听道扩大并有骨质吸收。临床诊断已无困难。

第四期:肿瘤直径>4cm,病情已到晚期,上述症状更趋严重,语言及吞咽明显障碍,可有对侧脑神经症状,有严重的梗阻性脑积水,小脑症状更为明显,有的可出现意识障碍,甚至昏迷,并可有角弓反张等发作,直至呼吸骤停。

其他常用的分级还有 koos 和 samii 的分级。华山医院统计了近 10 年 1009 例听神经瘤患者的临床症状分布(均为 T3 和 T4),结果显示:以一侧听力下降

4

（85.8%）、面部感觉异常（48.9%）、共济失调（44.6%）和耳鸣（40.1%）最为多见。

上述分期可作为前庭神经瘤的诊断、预后估计、手术方案的制订及临床治疗效果的比较等方面的参考，考虑到个体差异的因素，肿瘤部位、生长速度的不同，临床症状与肿瘤的大小并不如上述分期典型，应灵活应用。

【诊断】

按照上述典型的临床表现及病程发展，结合各种听力测试、前庭和面神经功能试验及影像学检查，前庭神经瘤的诊断并不困难。但此时肿瘤多已偏大，神经功能的保留较困难，手术危险性也较大。近年来国内外多致力于前庭神经瘤的早期诊断，即肿瘤仅在第一、第二期时就能明确诊断并进行治疗。随着 CT、MRI 等的普及，只要临床医师有高度的警惕性和责任感，对成年人不明原因的耳鸣，进行性的听力下降及时进行各种检查，尤其是 CT 及 MRI 等检查，前庭神经瘤的早期诊断应成为现实，而且必将极大地提高本病的治疗效果。

主要的检查项目如下。

实验室检查：

1. 听力试验　主要用于区分传导性或感音（神经）性耳聋。从耳科角度看，传导性耳聋为中耳病变，感音性耳聋为耳蜗或第Ⅷ脑神经病变，而前庭神经瘤则被认为是耳蜗后的病变，在肿瘤局限于内听道内时，该类检查具有早期诊断价值。

最简单的听力试验是音叉试验，传导性耳聋为气导<骨导，即气导骨导比较试验（Rinne）为阴性，而感音性耳聋为气导>骨导，即 Rinne 试验为阳性；两侧骨导比较试验（Weber），传导性耳聋音偏向患侧，感音性耳聋偏向健侧。音叉试验只是大致了解耳聋的情况，在两耳听力相差太大时，骨导可传至健侧而产生假象，可用电测听机进行严格的检查。

（1）纯音听力检查：前庭神经瘤主要表现为高频纯音听力丧失的感音性耳聋。但不能鉴别耳蜗病变及耳蜗后病变。

（2）语言辨别率测定：测定语音辨别率对判断听力障碍的性质具有较大参考价值，传导性耳聋的辨别率不变，曲线在横坐标上右移，感音性耳聋有语音辨别率的下降，曲线形态有明显不同。前庭神经瘤均有语音辨别率的下降，甚至可低达 0% ~ 30%。

（3）复聪试验：也称为双耳交替音响平衡试验（ABLB）。指在感音性耳聋中，如耳蜗病变，增加纯音的强度时，患耳响度的增加速度大于正常，因此测定双耳对某一音频判断为等响度时所需增加的分贝数，患耳必定少于健耳，为复聪阳性。复聪试验可用于鉴

别耳蜗器官疾病和耳蜗后病变，耳蜗病变如 Meniere 病、耳蜗型耳硬化、迷路炎等均为复聪阳性，而前庭神经瘤或听神经损伤均为复聪阴性。

（4）强度辨别阈试验（DL）：有复聪现象的患耳对声强的微小变化敏感，故可用该试验进一步明确有无复聪现象。

短增量敏感指数试验（SISI）：同样可明确有无复聪现象，辨别耳蜗病变或耳蜗后病变，前庭神经瘤其指数常在 20% 以下。

（5）阈音衰减试验（MTDT）：正常耳及传导性耳聋没有阈音衰减，耳蜗病变衰减程度较轻，而耳蜗后病变阈音衰减明显，其对前庭神经瘤的诊断率据报道为 70% ~ 80%。

（6）Békésy 听力计试验：是一种特殊的能自动记录的听力计，可发生 100 ~ 10 000Hz 缓慢增频的连续音和各种频率的间断音，根据两者之间的关系分为四型，3、4 型多见于耳蜗后病变，在前庭神经瘤中常见。

（7）镫骨肌声反射试验：可用来区别耳蜗病变和耳蜗后病变。镫骨肌反射弧见，耳蜗病变其反射仍在正常范围，而耳蜗后病变则反射减弱或消失。其在纯音检查较正常的患者中诊断率可高达 90%。

2. 前庭功能试验

（1）冷热水（变温）试验：可发现患侧的前庭功能消失或减退，是诊断前庭神经瘤的常用方法。但由于前庭核发出的纤维经脑桥交叉至对侧时位于浅部，易受较大桥小脑肿瘤压迫，故可有 10% 健侧的前庭功能受损。

（2）前庭神经直流电刺激试验：该试验可鉴别迷路病变与前庭神经病变，用于早期诊断鉴别前庭神经瘤和耳蜗病变。直流电刺激前庭系统时可引起平衡失调及眼球震颤，眼球震颤的快相总是指向阴极一侧，迷路病变该反应存在，而前庭神经病变则完全消失。

3. 脑干听觉诱发电位（BAEP）　用短声反复刺激双耳，从头皮电极可记录到一组由连续的 7 个波形组成的电位活动。在前庭神经瘤中最具特征性的 BAEP 表现是患侧 Ⅰ ~ Ⅴ波的波间潜伏期延长和两耳 Ⅴ波的潜伏期差异的扩大，据此可明确区别耳蜗病变和耳蜗后病变，并可发现直径小于 1cm、普通 CT 难以显示的小型前庭神经瘤。同时，BAEP 也可用于术中听力保护的监护手段。

4. 面神经功能试验　由于面神经、听神经同位于内听道内，较小的前庭神经瘤即可影响面神经的功能，故测试面神经功能有助于前庭神经瘤的早期诊断。

（1）味觉定量试验和流泪试验：患侧的味觉减弱和流泪减少均有助于前庭神经瘤的早期诊断。

（2）眼轮匝肌反射试验：用单次电脉冲刺激三叉

神经的眶上支或面神经的颧颞支可引起同侧眼轮匝肌的收缩反应,分别称为三叉神经面肌反射和面神经面肌反射。早反应限于刺激侧的眼轮匝肌,迟反应见于双侧眼轮匝肌,早反应潜伏期延长或消失,迟反应潜伏期明显不对称、延长或消失等现象,均可见于前庭神经瘤,但只有肿瘤影响三叉神经及面神经时才出现,故对听神经瘤的早期诊断价值不大。

5. 听觉脑干反应(auditory brainstem response, ABR)　测定是较灵敏的听觉检查,对于听神经瘤的诊断尤为重要。ABR 可以详细记录听觉刺激引起的耳蜗神经和听路的神经活动,灵敏度 71%~98%,特异度 74%~90%。在微小听神经瘤患者,ABR 的灵敏度明显降低。ABR 可用于听神经瘤的早期诊断。也可用于术前评估听力保留可能性。

6. 影像学检查　随着影像技术的不断提高,尤其是 CT 及 MRI 的普及应用,对出现类似临床症状的患者,如能考虑前庭神经瘤的可能而早期检查,则早期诊断亦不困难且简便易行。下列各项影像学方法是较常用的。

(1) X 线片:31.6%~81.5%的病例可见内听道

的扩大和岩骨嵴的破坏,可用标准前后位、30°前后位(towne 位)、45°前后位(stenvor 位)及颏顶位(颅底位)来显示内听道。两侧内听道宽度可有 1~2mm 的差异,超出则有诊断意义。岩锥薄分层摄片:可获得内听道全长的图像,并可对双侧内听道宽度进行对比,相差超过 2mm 以上时具有诊断价值,同时可了解内听道前后壁的骨质破坏情况。

(2) CT 扫描:前庭神经瘤在 CT 普通扫描常表现为均匀的等密度或低密度占位病灶,少数为略高密度,肿瘤内钙化极罕见,不仔细分辨常易遗漏,但在中等以上的听神经瘤可依据第四脑室移位、环池翼增宽等间接征象来判断桥小脑角的占位情况,再行增强 CT 或 MRI 明确病灶(图 57-20)。静脉注射造影剂增强后,肿瘤表现为桥小脑角的高密度区,呈均匀或不均匀强化,中间可有不规则的低密度区,代表肿瘤的囊变和脂肪变。约有 80%的病例可出现瘤周的水肿带。在 CT 的骨窗位可显示双侧内听道宽度,并了解有无骨质破坏,51%~85%的病例可见内听道扩大,呈漏斗状(图 57-21)。高分辨率 CT 做岩骨的连续断层,可显示内听道内的微小肿瘤。大型前庭神经瘤可伴有脑室系统的扩大。

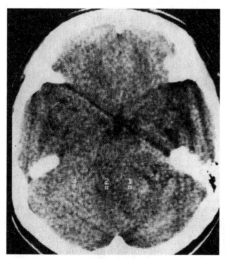
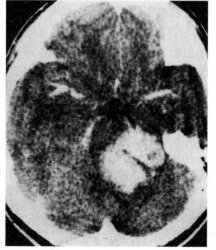

图 57-20　前庭神经鞘瘤
CT 平扫示第四脑室受压向右移位;CT 增强示病灶均匀强化,边界清楚,伴轻度脑水肿

(3) MRI 成像:由于 MRI 的高对比度、可三维成像和无颅骨伪影影响的特性,已成为诊断前庭神经瘤最为敏感和可靠的方法之一。前庭神经瘤在 T_1 加权图像上为略低信号或等信号,呈边界清楚的占位病灶;T_2 加权则为明显高信号,肿瘤边界可与水肿带混淆。肿瘤信号可呈均匀一致,也可以有囊变,其囊变区在 T_1 加权显示为明显低信号。少数肿瘤可伴发出血,在血肿与囊变交界处可形成液平。在静脉注射造影剂后,其实质部分明显出现增强,信号上升,但囊变部分无强化。

MRI 可清楚显示听神经瘤的大小,形态及与相邻结构的关系(图 56-22)。当肿瘤较小(10~15mm 或更小)时,表现为内听道内软组织块影,尤其在 T_1 加权图像上由于脑脊液为较低信号,与肿瘤信号对比明显,对了解肿瘤的大小、形态极为有利。当肿瘤较大时,表现为扩展至岩尖和桥小脑池的圆形或分叶状、边缘清晰的肿块。在 T_2 加权图像上由于肿瘤和脑脊液均为高信号,与低信号的内听道骨壁对比明显,可清楚显示内听道。当肿瘤增大,常伴周围薄层脑组织水肿带,在 T_1 为低信号,T_2 为高信号。在较大的听神经瘤

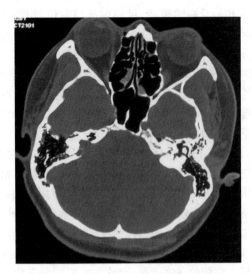

**图 57-21　右侧前庭神经瘤,CT 骨
窗位显示右侧内听道扩大**

可出现明显的脑外占位征象,与 CT 表现相似,但因 MRI 无颅骨伪影,显示尤为清楚。

(4) DSA 检查:已少用,仅用于了解不典型前庭神经瘤的血供及相邻的血管情况或用于鉴别诊断。可酌情选用 CTA 或 MRA 或 DSA。

综上所述,由于目前前庭神经瘤诊断手段的多样化,前庭神经瘤的诊断多不困难,凡单侧耳鸣伴听力进行性下降者,详细的听力检查证明为神经性耳聋且无复聪现象,伴前庭功能减退或消失,则 BAEP、内听道摄片及 MRI 均具有早期诊断价值,且 MRI 可明确病灶大小、部位及与邻近结构的关系,有利于治疗方法的选择。

【鉴别诊断】

1. 与其他原因所致的前庭神经和耳蜗神经损害的鉴别　早期前庭神经瘤应与内耳性眩晕病、前庭神经元炎、迷路炎及各种药物性前庭神经损害鉴别,并与耳硬化症、药物性耳聋鉴别,要点为前庭神经瘤有进行性耳聋、无复聪现象、多同时有邻近的脑神经如三叉神经、面神经的症状及体征,伴内听道扩大,脑脊液蛋白质增高,CT 及 MRI 均有相应表现。

2. 与桥小脑角其他肿瘤鉴别

(1) 脑膜瘤:多以颅内压增高为主要表现,可伴有患侧面部感觉减退和听力下降,常不以前庭神经损害为首发症状,CT 和 MRI 可见肿瘤边界清,肿瘤多呈均匀强化,沿岩骨嵴的肿瘤基底较宽,可有邻近硬膜强化的“尾症”,可见岩骨嵴及岩尖骨质吸收。

(2) 上皮样囊肿:病程较长,多以三叉神经刺激症状为首发症状,且多为累及第三支,面神经、听神经的损害多不明显,多无骨质变化,CT 呈无明显强化的低密度影,MRI 可见 T_1 为低或高信号,T_2 为高信号,与前庭神经瘤有显著不同。

(3) 胶质瘤:与前庭神经瘤不易鉴别的胶质瘤多来源于脑干或小脑,长向桥小脑角,一般以颅内压增高及脑干和小脑症状为首发,病变发展快,骨质无变化,内听道不扩大,CT 和 MRI 可见肿瘤内侧面与脑干和小脑多无明显边界。

3. 与桥小脑角内的其他病变鉴别　桥小脑角内的血管畸形、动脉瘤、蛛网膜囊肿、粘连性蛛网膜炎、脑脓肿等均较罕见,其病史、临床表现各有其特殊性,且与前庭神经瘤有明显不同,CT、MRI 及 DSA 均有其特征性的影像表现,应能鉴别。

【治疗】

前庭听神经瘤是良性肿瘤,治疗原则首选手术治疗,尽可能安全、彻底地切除肿瘤,避免周围组织的损

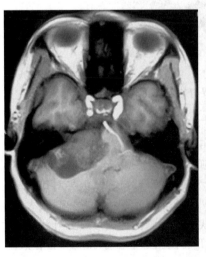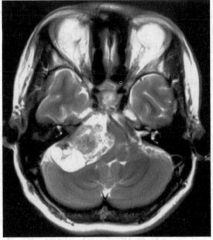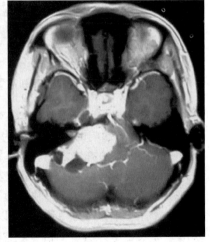

图 57-22　右前庭神经鞘瘤
MRI 平扫:在 T_1 加权图像上为略低信号或等信号,呈边界清楚的占位病灶,脑干受压;T_2 加权则为明显高信号,
肿瘤边界可与水肿带混淆;MRI 增强,实质部分明显强化,呈边界清楚的高信号病灶

伤。多数学者认为在达到肿瘤全切除后,可获得根治。其次随着 γ 刀、射波刀等立体定向放射外科技术的临床应用和普及,部分小型前庭神经瘤(直径 < 2.5cm)和大型前庭神经瘤术后残留者均使用 γ 刀或射波刀治疗,在肿瘤控制和神经功能保留等方面获得满意疗效。因此如患者高龄、有系统性严重疾患或肿瘤巨大、与脑干粘连紧密等情况下,不应强求肿瘤的全切除而可做次全切除或囊内切除,残余肿瘤用 γ 刀照射。随着显微解剖和显微外科手术技术和方法的不断发展,包括面神经术中监护及术中脑干诱发电位监测等技术的使用,前庭神经瘤的手术全切除率和面神经、听神经的保留率均显著提高,因此在手术切除和 γ 刀治疗、肿瘤全切和神经保留等问题上可以综合考虑,谨慎选择,制订个体化的治疗方案。

值得强调的是,前庭神经瘤属脑外病变,其与周围的脑神经、脑干和血管之间均有蛛网膜间隙,因此在大多数情况下,术中镜下较易分离,可有效避免神经、血管的损伤。故在前庭神经瘤手术中,应重视蛛网膜间隙的辨认和保护。

(一) 手术入路和方法

1. 枕下-内听道入路 Dandy(1941)开创用颅后窝枕下入路治疗前庭神经瘤,并为神经外科医师所普遍应用,成为前庭神经瘤手术的经典入路,但面神经、听神经常在肿瘤的前下方,故保留面神经较困难。Rand 和 Kurze(1965)改良该入路,在显露内听道口后即磨开内听道后唇,形成枕下-内听道入路,从而获得较高的面神经保留率。

手术体位有侧卧、仰卧和半坐位,切口可有各种变化,可以根据实际情况,调整切口大小和骨窗的范围,但是需暴露横窦、乙状窦边缘及其交角。有高颅压者可先于侧脑室枕角穿刺,留置引流管,缓慢放出脑脊液。骨窗一般位于一侧枕下,外缘应暴露乙状窦,上缘暴露横窦,枕大孔后缘和寰椎后弓不必显露。剪开硬膜后,放出小脑延髓池脑脊液,小脑大多能满意塌陷。小肿瘤(直径≤2cm)应先磨除内听道上壁,自内听道内向颅内分离,切除肿瘤。大肿瘤(直径>2cm,图 57-23)则应先分离肿瘤周围的蛛网膜间隙,囊内分块切除肿瘤,达大部切除后,游离囊壁,妥善处理

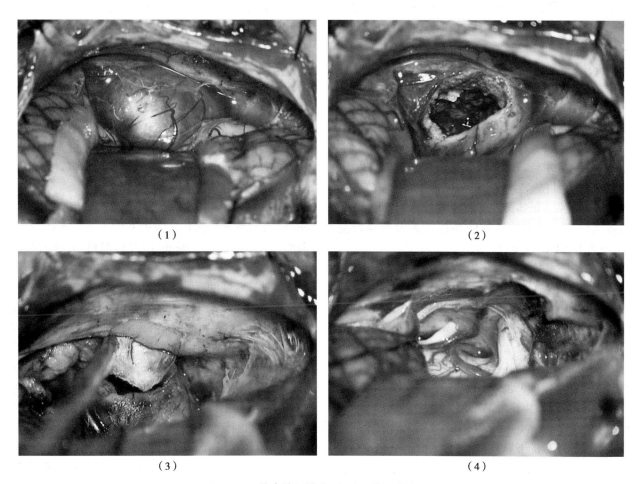

(1)

(2)

(3)

(4)

图 57-23 前庭神经鞘瘤:大型听神经瘤的处理

(1)先切开硬膜约 2cm,放枕大池脑脊液,脑压下降后向内侧牵开小脑半球,暴露肿瘤;(2)分离肿瘤表面的蛛网膜,囊内切除肿瘤;(3)磨开内听道;(4)肿瘤全部切除后

肿瘤周围的神经血管及脑干面,然后处理内听道(同小型前庭神经瘤),在保留面神经的同时,应争取保留听力,因为约10%的大型前庭神经瘤(直径>3cm)患者可有残余听力,术后听力保留率可达3%~22%。

2. 经颅中窝入路 体位为仰卧位,耳前颧弓上"S"形切口,骨窗2/3位于外耳道前方,1/3在外耳道后方,靠近颅中窝底。磨除内听道上区的骨质,达内听道硬脑膜,向内显露颅后窝硬膜,向内可暴露面神经管口,手术在肿瘤的前面进行,有利于分离保护面神经。但应注意保护小脑前下动脉襻。

3. 经迷路入路 仅限于小型前庭神经瘤。耳后切口,将岩骨磨除达内听道口,切除内听道内的肿瘤,整个手术可清楚看到面神经、耳蜗神经等与肿瘤的关系,面神经的保留率提高,患者反应轻,恢复快。但因迷路破坏,故听力在术后将完全丧失,且脑脊液耳漏机会多,在较大肿瘤易致颅内出血。

术前应准备神经电生理监测或面神经监护仪,以确保最大限度地保留面神经功能。电极插入到同侧的眼轮匝肌和口轮匝肌。铺巾前确认监护仪器工作正常。当试图保留听力时,术中的ABR监测是必要的。在前庭神经瘤的手术中,术中的面神经功能保护是最重要的,其次是肿瘤的全切和听力的保留。患者如果术前就出现严重的面瘫,术中面神经的解剖保留意义有限。许多研究表明,肿瘤的大小与术后面神经的功能密切相关,肿瘤越大,面神经越容易损伤。有报道在肿瘤>4cm时,有62.5%的患者术后即刻H-B分级为3级或以上;而肿瘤<2.5cm,仅有35.3%的患者术后即刻H-B分级为3级或以上;然而,约75%的患者在术后6个月后,面神经功能可恢复正常或接近正常。证实即便肿瘤较大,仍然有机会保留面神经功能。常用的面神经功能评价分级系统是House & Brackmann分级。

(二)手术并发症

进入20世纪90年代后,虽然手术技术和疗效不断提高,但前庭神经瘤的手术并发症仍无法完全避免,常见的有脑脊液漏:2%~10%,颅内血肿:2%左右,术后脑积水:2%,颅内感染:1.2%~10%。

我们对华山医院神经外科1999~2013年1167例大型前庭神经瘤(T3和T4)的术后并发症进行了统计分析,脑脊液漏发生率为2%;颅内血肿为1.5%;术后脑积水为1.2%;术后感染为9.8%(近3年的术后感染率已经有明显的下降)。但最常见的仍是神经功能的损伤,包括术后面瘫、共济失调、听力丧失和后组脑神经损伤。

术后面瘫仍是大型前庭神经瘤最常见的并发症,如颅内面神经断端可以确认,应及时进行缝合,如两端连接不起来,应行神经移植,一期修复;如面神经断端无法辨认,可于术后2~4周内行颅外的面-副神经、面-舌下神经或面-膈神经吻合,于术后3~6个月可见到面肌的自主活动。术后由于面瘫,眼睑闭合不能,尤其三叉神经也受影响,则极易形成角膜溃疡导致眼内感染而失明,应及时做眼睑缝合,等神经功能恢复后拆开。对于术后共济失调和后组脑神经的损伤,及早进行术后正规的康复训练,大多数患者症状均会好转和恢复。

(三)药物治疗

近来,由于分子生物学的深入研究,发现merline在神经鞘瘤发生发展的重要作用以及可干扰的靶点,为神经鞘瘤患者,特别是双侧前庭鞘瘤者,提供药物治疗手段。可是,目前的研究报告多属临床Ⅰ~Ⅱ型,尚缺乏Ⅲ型和长期随访高级别的研究资料。

1. 贝伐单抗(bevacizumab/avastin) 是一种人单克隆IgG1的抗体,抑制VEGF,已用于治疗包括胶质母细胞瘤等。MautnerVF(2010)报告静脉滴注avastin 5mg/kg,初始90′,渐减至30′,每2周一次,治疗2例双侧前庭神经瘤,一例治疗6个月后肿瘤缩小40%,听力改善,另例MR示脑干受压明显减轻,空洞变小,但听力不改善,此例因有高血压,同时服用血管紧张素受体阻滞剂。Plotkin SR(2009)等报告治疗10例进展型双侧前庭神经瘤患者,瘤缩小和听力中度改善9例。

2. PTC299 是VEGF合成上游的抑制剂,通过阻断转录后处理。目前在进行临床二期研究。虽然上述药物有一定效果,但仅部分患者有效。这是由于血管生成仅是肿瘤增生一个方面,还需寻找其他作用靶点和进行大样本验证。

3. 曲妥珠单抗(trastuzumab) 是ERBB2(鸟类v-erb-b2成红细胞白血病病毒癌基因同源2或神经/同源胶质母细胞瘤衍生癌基因)受体抑制剂,体外研究证实可抑制前庭脑细胞增生。它与erlotimb(也是ERBB抑制剂)可抑制裸鼠种植前庭施万细胞生长。

4. 厄洛替尼(erlotinib) 是一种口服EGFR酪氨酸激酶抑制剂。目前用于治疗非小细胞肺癌和胰腺癌。它能促使前庭神经膜细胞死亡,但临床治疗11例双侧前庭神经瘤患者,MR未见肿瘤缩小,听力未改善。由于它作用于EGFR各体以外肿瘤增生的分子通路,值得进行临床二期验证。另一优点是没有细胞毒性化疗剂的副作用,可长期服用。

5. 拉帕替尼(lapatinib) 是一种同时抑制EGFR和HER2[百同源E6-AP(UBE3A)羧端域和染色体浓缩调控因子(CHCI)样域(RLD)2]制剂,也能抑制ERBB2磷酸化。2007年美国FDA批准治疗乳腺癌脑转移,效果令人鼓舞。目前正在临床前期研究。

【双侧听神经瘤】

双侧听神经瘤约占听神经瘤总数的1%～2%。多为多发性神经纤维瘤病的一种或部分表现,也将其归入Ⅱ型神经纤维瘤病,为常染色体显性遗传,发病年龄较轻。患者除有双侧听神经瘤外,可伴有皮肤、皮下组织、周围神经和脊髓的多发性神经纤维瘤,有时还伴有颅内其他肿瘤如脑膜瘤、胶质瘤等,或伴各种先天性畸形,皮肤上可有棕褐色斑,称为"牛奶咖啡斑"。

双侧听神经瘤的手术效果很差,术后听力损害和面瘫的发生率较高,手术的关键在于如何保留面神经功能和听力,因双侧永久性面瘫和失聪将是正常生活的重大障碍。因此如双侧听神经瘤导致明显的颅内高压,威胁患者的生命时,可手术切除一侧较大的肿瘤,保留较小的肿瘤,用γ刀控制其生长。如双侧肿瘤均较大,也可双侧同时手术或分期手术,但至少要保留一侧的面神经,如一侧不能保留面神经,则对侧只能做包膜下切除,残余肿瘤进行γ刀治疗,绝不可强求双侧肿瘤的全切除。如双侧肿瘤均在2.5cm以内,可同时手术切除,但应努力保留双侧面神经和听力,也可同时行γ刀治疗。

【预后】

由于手术入路的不断改进和显微外科技术的普遍应用,进入21世纪以来,前庭神经瘤的手术效果显著提高,至90年代,前庭神经瘤的手术全切除率已达90%以上,死亡率已降至0～2%,直径2cm以下的前庭神经瘤面神经功能保留率达86%～100%,2cm以上的肿瘤面神经保留率也在70%以上;听力保留率在直径1cm以下肿瘤为36%～59%,2～4cm肿瘤为1%～29%。

华山医院近5年来进行前庭神经瘤的规范化治疗的研究,所有病例均为T3以上大型前庭神经瘤(>3cm);围术期面神经评估、电测听及术中面神经监护比例达到100%。采用枕下乳突后入路,常规磨开内听道,术中行多组脑神经监测;三叉及后组脑神经的功能保留率达100%,肿瘤全切率100%,死亡率0%,面神经解剖保留98%,术中功能保留率85.7%(面神经电刺激良好者)。术后患者KPS评分大于90分者达100%,术后2周内面神经良好组(House-Brackmann Ⅰ+Ⅱ级)63.1%,中等组(House-Brackmann Ⅲ级)13.2%,不良组(House-Brackmann Ⅳ+Ⅴ级)23.7%,无House-Brackmann Ⅵ级患者。

γ刀作为一种基本无损伤,反应轻的治疗方法,适用于直径2.5cm以下的前庭神经瘤。据统计,γ刀治疗后,80%肿瘤得到控制,约50%瘤体可见缩小,面神经功能保留率达98%(剩余2%为永久性的不完全性面瘫),原有听力保留率达45%左右,术后脑积水的发生率为2%～5%。大型前庭神经瘤不主张γ刀治疗。术后残留者γ刀也能有效控制肿瘤生长。

随着对前庭神经瘤生物学特性的研究不断加深和显微外科技术的发展,前庭神经瘤的治疗已经从全力保留面神经功能发展到努力保留听力的阶段。对于小型前庭神经瘤(<2cm),如患者术前存在有效听力,应积极行能保留听力的手术治疗(如枕下内听道入路),而对于没有听力的小型前庭神经瘤,则可随访观察。但是对于大型前庭神经瘤,因其为良性肿瘤,预后取决于肿瘤的切除程度,在全切除的病例中,极少复发,可获得根治,故首先应争取肿瘤全切,在未能全切的病例中,应争取γ刀治疗,以尽量控制肿瘤生长。

二、三叉神经鞘瘤

三叉神经鞘瘤是颅内另一种常见的神经鞘瘤,肿瘤来源于三叉神经鞘膜,占颅内肿瘤的0.2%～1%,占颅内神经鞘瘤的0.8%～8%。年龄分布为14～65岁,男、女发病率无明显差别,大致平均分布于左、右侧,病程大多较长,可从几个月至十几年。按肿瘤的发生部位和生长方向,三叉神经瘤可分为颅中窝型(来源于三叉神经半月节)、颅后窝型(来源于三叉神经根鞘膜)、哑铃型(即骑跨中、颅后窝,来源于三叉神经半月节或三叉神经根鞘膜)、周围型(源于三叉神经节前周围支)以及混合型(上述各型的联合)。综合文献和华山医院近20年资料共624例,其中37.6%为颅中窝型、18.7%颅后窝型、33.6%哑铃型、10%周围型。早期三叉神经鞘瘤的全切除率较低,约为58%,随着神经影像诊断、显微神经外科及颅底外科技术的发展,三叉神经鞘瘤的发现率和临床手术效果有了很大提高,至90年代以后手术全切率达90%以上,病残率明显降低,死亡率为0%～1%,神经功能损害明显减少。

三叉神经鞘瘤大多为良性肿瘤,恶性者少见。

【临床表现】

三叉神经瘤常以一侧三叉神经感觉支的刺激症状和麻痹为首发症状,表现为一侧面部阵发性疼痛和麻木,可伴有角膜反射减退或消失,并可出现咬肌的无力和萎缩。按肿瘤生长部位不同,可有其他不同的临床表现,肿瘤主要位于颅中窝者,逐渐可出现一侧视力障碍、动眼神经麻痹、同侧眼球的突出等,有时可伴有颞叶癫痫症状;肿瘤主要位于颅后窝者,可出现面神经、听神经及舌咽神经的症状,复视、周围性面瘫和听力减退等,并可伴小脑症状。无论肿瘤位于颅中窝、颅后窝,后期均可出现颅高压症状和脑积水等。

必须指出,上述临床表现均非三叉神经鞘瘤特有,而且约10%肿瘤长的相当大,却不引起明显临床表现。

【诊断与鉴别诊断】

三叉神经鞘瘤的诊断主要依据三叉神经损害的症状和影像学的改变。典型病例首发症状多为三叉神经痛及三叉神经分布区内的感觉和运动障碍,由于肿瘤起源的部位、发展方向和大小的不同,临床表现可有较大的差异,诊断应注意首发症状,常见的依次为三叉神经感觉支功能障碍(67%)、三叉神经运动支麻痹(43%)和面痛(41%)。根据临床症状及影像学

表现,尤其是 MRI 的应用,三叉神经鞘瘤的诊断应不困难。

常见的影像学检查方法如下。

1. MRI 检查　是本病的主要检查方法。肿瘤呈边界清楚的类圆形占位病灶,位于颅中窝底和(或)颅后窝,T_1加权为等信号或略低信号,T_2加权为高信号,注射造影剂后肿瘤呈均匀或不均匀强化,也可见肿瘤呈哑铃状骑跨于颅中窝、颅后窝,囊变的肿瘤不少见,其在 T_1 加权为低信号,T_2 加权为高信号,造影后呈环状增强(图 57-24)。

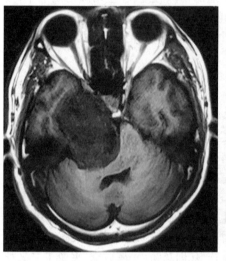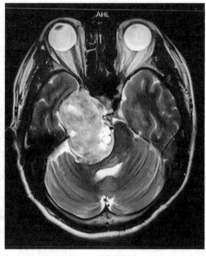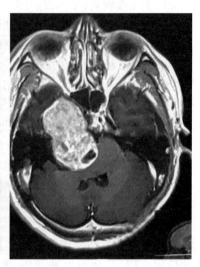

图 57-24　右侧哑铃型三叉神经鞘瘤的磁共振表现

2. CT 检查　CT 平扫肿瘤为均匀的等密度或略低密度,少数为低密度或略高密度,也可为混合密度,增强后大多数肿瘤均表现为均匀或不均匀强化,肿瘤完全囊变时,可见肿瘤周边环状强化。较大肿瘤可见中线结构的移位和梗阻性脑积水。骨窗位可见颅中窝或岩骨骨质的破坏吸收,圆孔、卵圆孔扩大或破坏

(图 57-25、图 57-26)。

3. X 线片　已较少应用。可见典型的岩尖骨质的破坏和吸收,边缘可较清晰,圆孔和卵圆孔扩大,肿瘤较大时,可有患侧鞍底下陷,眶上裂扩大等。

4. 脑血管造影检查　已较少用。当 MRI 提示血管受影响时,可选用 CTA、MRA,少用 DSA。

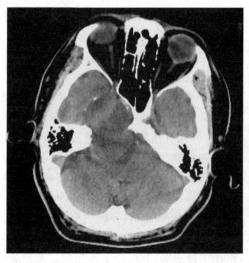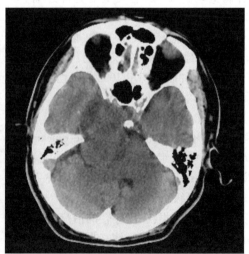

图 57-25　右侧哑铃型三叉神经鞘瘤的 CT 表现

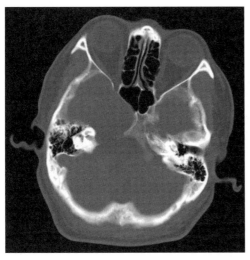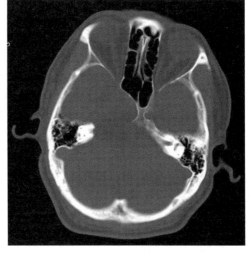

图 57-26　右侧哑铃型三叉神经鞘瘤的 CT 骨窗位表现,右侧岩尖骨质破坏和吸收

三叉神经鞘瘤主要应与颅中窝和桥小脑角的其他肿瘤鉴别。在颅中窝应与颅中窝底的脑膜瘤、海绵状血管瘤、胆脂瘤等鉴别,根据临床表现和 CT 及 MRI 等影像学特点较易区别;在颅后窝与伴有三叉神经功能障碍的听神经瘤鉴别有一定困难,因颅后窝的三叉神经鞘瘤早期可伴有听力减退(28%),应根据典型的三叉神经感觉和运动障碍,X 线片和 CT 岩尖骨质的破坏,而内听道正常,及 MRI 表现加以鉴别。与桥小脑角的其他肿瘤较易区别。

【治疗】

三叉神经鞘瘤为良性肿瘤,其治疗主要为手术切除,手术入路应根据肿瘤部位而定,应力争全切除肿瘤,防止肿瘤复发。而术后残留肿瘤及较小复发肿瘤也可使用 γ 刀或射波刀治疗。

（一）手术入路和方法

三叉神经及其肿瘤的解剖特点决定手术入路的选择,颅中窝型、周围型、混合型及哑铃型三叉神经鞘瘤多可采用扩大中颅底硬膜外入路,哑铃型者可同时去除颧弓、眶外侧壁,瘤长入眼眶可去除眶壁,瘤长入翼腭窝者则去除颧弓。肿瘤局限于颅后窝者可采用枕下乳突后入路。

1. 扩大中颅底硬膜外入路　肿瘤局限于中颅底者可用改良翼点入路或颧弓-翼点入路,肿瘤累及中颅后窝者,可采用眶-颧弓入路。体位为仰卧位,头转向对侧 45°~60°,头架固定。骨窗大小和硬膜游离范围取决于颅中窝肿瘤的大小。如肿瘤累及整个海绵窦,需经硬膜外暴露全部海绵窦;如肿瘤仅累及 V3 和半月节,则仅暴露海绵窦后半部的 V3 和半月节。因此,应根据术前 MRI 显示肿瘤大小和范围决定硬膜游离和颅底骨切除。由于哑铃状三叉神经瘤多扩大三叉神经孔,从中颅底切除颅后窝肿瘤,可经此扩大的三

叉神经孔进行,多不必磨除岩骨尖。骨窗形成后,在圆孔上颌神经表面切开进入硬膜夹层,向后、内游离,沿三叉神经第一支向前剥离硬膜夹层达眶上裂,向后翻开海绵窦外侧壁硬膜,直至天幕游离缘,可充分显露海绵窦内及中颅底肿瘤。如肿瘤长入颅后窝,在充分磨除岩尖骨质后(大部分哑铃型三叉神经鞘瘤岩尖骨质已破坏),可显露颅后窝侧壁硬膜,切开三叉神经根孔并向前后扩大,即可完全暴露幕下肿瘤,分块切除。肿瘤全切除后,翻起的硬膜应复位并严密缝合。

2. 枕下乳突后入路　同听神经瘤,肿瘤完全位于幕下者可采用。

3. 幕上下联合入路　仅肿瘤巨大,一种入路难以全切除时可采用。

（二）手术并发症

常见的手术并发症主要为神经功能障碍,包括动眼神经麻痹、面瘫、听力下降和三叉神经及展神经损害等,大多数神经功能障碍均可恢复,但仍可遗留不同程度的三叉神经感觉障碍(37% 左右)和咬肌萎缩(20%)。

其他的并发症有脑脊液漏,颅内感染、颅内血肿和脑积水等。故手术时应严密缝合硬膜,填补修复颅底,防止脑脊液漏。

（三）放射治疗

γ 刀或射波刀适用于不全肿瘤切除、复发或小肿瘤(≤3cm)或患者不能耐受手术者。应注意,少数肿瘤 γ 刀治疗后会暂时肿瘤体积增大,但随访中会缩小,提示肿瘤 γ 刀后一过性水肿。

由于显微外科技术的应用和手术入路的不断改进,三叉神经鞘瘤的手术全切除率有了显著提高,大组病例报道已达 90% 以上,神经功能损害为 9%,死亡率为 0%~1%,长期随访肿瘤复发率为 0%~3%。故

4

手术全切除仍是提高治疗效果的关键。

三、颅内其他神经鞘瘤

神经鞘瘤多发生于感觉神经,颅内仅视神经和嗅神经无鞘膜细胞覆盖,故不发生神经鞘瘤,其他脑神经均可累及,其中听神经瘤和三叉神经瘤是最常见的颅内神经鞘瘤,而单个发生于其他脑神经的神经鞘瘤则非常少见,大多仅限于个例报道或小组病例报道,随着影像学技术的发展,CT 和 MRI 的临床应用,对这些肿瘤的诊断日益明确,也推动了治疗效果的提高。

(一) 眼球运动神经瘤

主要指单个发生于动眼神经、滑车神经和展神经等的神经鞘瘤,迄今共报道了 40 例,其中动眼神经鞘瘤为 24 例(占 60%),滑车神经鞘瘤为 11 例(占 28%),展神经鞘瘤为 5 例(占 12%)。年龄分布为 10～54 岁,平均发病年龄为 44 岁,女性似乎多见(约占 60%)。病程较长,2～5 年。

临床表现根据肿瘤的位置和大小而不同,在已报道的这些肿瘤中,绝大多数位于鞍旁至上斜坡、天幕下,部分可长入海绵窦及鞍内,一例位于眶内;囊性较少见,多为实质性;绝大多数为单发,一例为恶性,且与其他肿瘤合并发生。首发症状多为眼球运动障碍,但也有约 1/3 的患者并不出现眼球运动障碍,主要症状可能与累及的神经有关,即动眼神经鞘瘤多以动眼神经麻痹为首发症状,而滑车神经鞘瘤表现为滑车神经功能影响,展神经鞘瘤的首发症状为单侧外展不能。同时可伴有周围其他神经功能障碍,如累及第Ⅱ、第Ⅴ等脑神经,并可有脑干功能的影响。

在 MRI 应用以前,确诊相当困难,多误为蝶骨嵴脑膜瘤、动脉瘤、三叉神经鞘瘤等,甚至误诊为脑干肿瘤。直至 MRI 普遍应用后,至 20 世纪 90 年代,其诊断渐趋明确,但因其罕见,故仍有误诊。因此对位于该部位的肿瘤,首发症状为眼球运动不能的,应做系统的辅助检查,包括 CT、MRI、DSA 等,结合病史,作详细的鉴别诊断,其影像学表现同神经鞘瘤。在除外脑膜瘤、动脉瘤等其他肿瘤时,要高度考虑眼球运动神经瘤的可能(图 57-27)。

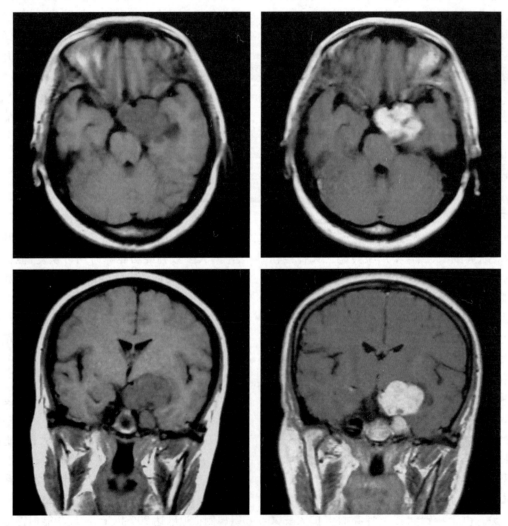

图 57-27 左侧动眼神经鞘瘤的 MRI 表现

手术切除仍是主要的治疗方法,但因其位置深在,周围有重要的神经血管,故手术入路的选择至关重要,应根据肿瘤部位选择手术入路。多选用改良翼点入路,结合眶颧入路、翼点-颧弓入路、岩骨前入路或联合入路等,争取全切除,可获得根治。随着显微手术技术的提高,Schultheiss-R(1993)报道第一例动眼神经鞘瘤全切且没有遗留神经功能障碍,其他病例多伴有载瘤神经功能缺失、第Ⅴ对脑神经的功能障碍。因此,对该类肿瘤在争取肿瘤全切的同时应注意保护邻近的脑神经,并保留或修复载瘤神经,最大可能减少眼球运动障碍。

(二) 面神经瘤和中间神经瘤

面神经瘤仅次于听神经瘤和三叉神经瘤,目前共报道面神经鞘瘤81例,列颅内神经鞘瘤的第三位。肿瘤主要起源于面神经的感觉支,可发生于面神经的任何部位。颅外的面神经瘤已由耳鼻喉科医师大量报道,而颅内的面神经瘤仅见小组病例报道。McMonagle(2008)回顾性分析了53例面神经瘤,男女比例30例/23例(1:0.77)。平均年龄49岁(5~84岁)。左右侧比例25例/28例(1:1.12)。听力下降或丧失是往往是最早出现的症状,约占58%(31例/53例),随后出现面肌无力,约占51%(27例/53例)。约有74%(39例/53例)的患者肿瘤累及面神经的多个节段。20例患者(38%)采取保守治疗,临床观察。33例患者(62%)采取手术治疗,大多数病例采用经迷路入路(47.22%)。手术全切21例,约占63.6%,其余为次全切除或姑息性引流或减压术。有58.3%的患者进行了面神经重建,50%的患者进行了面神经修复术。

颅内的面神经瘤主要位于颅中窝、颅后窝,其主要的临床表现是听力丧失、较早出现的面瘫、面部疼痛、面肌抽搐等。CT及MRI等影像学表现与听神经瘤难以区别,可依据临床症状进行鉴别。

中间神经为面神经一非运动支,出脑干后它介于面神经和前庭耳蜗支之间,常粘在面神经上,术中难以区分。它含交感神经和面神经的躯体神经纤维。在膝状神经节处它分为岩浅大和鼓室支,前者支配泪腺、鼻和腭腺,后者支配外耳道感觉和味觉。Kudo A(1996)首先报告1例中间神经鞘瘤,迄今文献仅见个案报道。临床表现有听力下降、头晕,多无面瘫。MRI可见CPA肿瘤长入膝状神经节,CT见面神经管扩大,术中电生理可与面神经瘤鉴别。

治疗方法主要是手术切除,手术入路同听神经瘤,关键问题是如何保留和修复面神经和中间神经,并且保留听力。因手术时面神经大多难以保留,有作者认为当面神经功能为HBⅢ级以下时,可以保守观察治疗,如果面神经功能下降到HBⅣ级,即有明确的

手术指征;同时肿瘤的瘤内切除减压是面神经瘤的有效治疗方法,可以更好地保护面神经功能;如面神经解剖形态不佳应术中即行神经修补或重建吻合。全切除后复发罕见。

(三) 颈静脉孔区神经鞘瘤和舌下神经鞘瘤

主要为起源于Ⅸ、Ⅹ、Ⅺ脑神经的神经鞘瘤一般归入颈静脉孔区神经鞘瘤,舌下神经虽然并不通过颈静脉孔出颅,但其行径与颈静脉孔区相距较近,故常将其一起描述。单发于Ⅸ、Ⅹ、Ⅺ和Ⅻ脑神经的神经鞘瘤非常罕见,有报道的为37例,其中8例为舌咽神经鞘瘤(占21%),5例为迷走神经鞘瘤(占13%),7例为副神经鞘瘤(占20%),17例为舌下神经鞘瘤(占46%)。

该类神经鞘瘤的主要临床表现,在早期以受累及的神经功能损害为主,如舌咽神经鞘瘤表现为同侧咽反射减弱或消失等,可伴有听力减退;迷走神经鞘瘤则表现为颈静脉孔综合征;副神经鞘瘤表现为斜方肌痛、胸锁乳突肌萎缩,感觉迟钝;而舌下神经鞘瘤主要为舌肌萎缩,也可伴有其他相邻的神经功能损害的症状。在肿瘤较大时,多伴有脑干受压症状。颈静脉孔区神经鞘瘤常表现为同侧颈静脉孔的扩大,正常情况下约95%双侧颈静脉孔相差在12mm以下,两侧相差大于20mm,则有诊断意义。而舌下神经鞘瘤则可表现为岩锥、舌下神经管及颈静脉孔区的骨质破坏。CT及MRI检查具有诊断价值,CT骨扫描可了解颅底骨质破坏情况,而MRI可三维成像,其平扫和增强图像可清楚显示肿瘤的部位及与相邻结构的关系,较大肿瘤可向颅内、颅外生长,颅底骨质破坏明显,该部位神经鞘瘤影像学表现同一般的神经鞘瘤。依据临床表现及影像学改变,临床诊断并不困难,但需与颈静脉球瘤等鉴别,必要时可行DSA检查以明确诊断(图57-28)。

治疗仍以手术治疗为主,入路可选择后外侧枕下入路或外侧入路(Fisch颞下窝入路)(详见颈静脉球瘤),应争取手术全切除。在全切除的病例,大多伴有相应神经功能障碍,包括吞咽困难、呛咳、声音嘶哑、舌肌萎缩等。故考虑到该部位手术的危险性和神经功能损害的问题,对较小的肿瘤可采用γ刀治疗,肿瘤较大时,仍应手术治疗,对颅内外沟通瘤,则可分期手术或残余肿瘤用γ刀治疗控制。

(四) 其他罕见部位的神经鞘瘤

1. 脑干神经瘤　国内外均有报道。在已报道的病例中,多发生于脑桥,以神经纤维瘤多见,确诊有赖于MRI检查,显微手术切除后可获得较好疗效,较小肿瘤或残余肿瘤可用γ刀治疗。

2. 鞍区神经瘤　主要指起源于视神经或视交叉

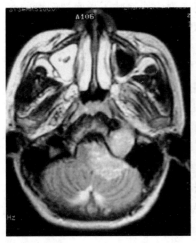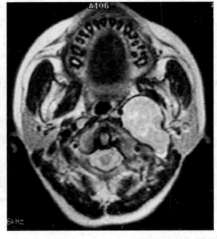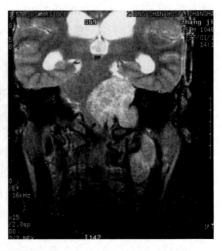

图 57-28　左颈静脉孔区神经鞘瘤,呈颅内外哑铃型生长

的神经瘤,非常少见。

3. 大脑实质内的神经瘤罕见,其起源不清楚,可手术切除。

（徐健　钟平）

第五节　脑垂体肿瘤

一、脑垂体腺瘤

垂体腺瘤约占颅内肿瘤的 10%,但在尸检中可有 20%~30% 的亚临床垂体微腺瘤。患者以 20~50 岁多见,男女发病率大体相等。近 20 多年来,临床病例增加甚多,上海华山医院统计该瘤约占颅内肿瘤的 19.8%,这可能与内分泌检查技术的发展、神经放射检查设备的进步使诊断技术提高以及显微手术的开展等有关。

【垂体的解剖及生理】

垂体由外胚叶原始口腔顶部的颅颊囊与第三脑室底部的漏斗小泡结合发育而成,它藏于蝶鞍内,顶部由鞍膈与颅腔隔开,经垂体柄通过鞍膈孔与下丘脑相连。垂体分前叶(占 70%)和后叶。前叶由起源于颈内动脉的垂体上动脉供应,该动脉在垂体柄处发出分支进入正中隆起及漏斗柄上部,形成初级毛细血管丛,接受下丘脑激素后汇合成门脉系统沿垂体柄进入前叶。由颈内动脉分出的垂体下动脉供应后叶,并形成毛细血管丛,接受下丘脑-垂体束神经末梢中激素。垂体上下动脉间有分支吻合,回流静脉入海绵窦(图 57-29,图 57-30)。

垂体功能调节来自高级神经活动(如紧张、焦虑、手术、创伤等应激性刺激,光、声、味等感觉)及神经递质,可通过影响下丘脑核群所合成及释放的促垂体释放或抑制激素(因子),并由这些激素直

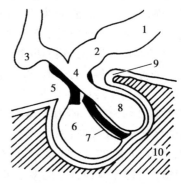

图 57-29　下丘脑垂体解剖示意图
1. 乳头体　2. 灰结节　3. 视交叉　4. 正中隆起　5. 结节部　6. 前部　7. 中间部　8. 神经部　9. 鞍膈　10. 蝶骨

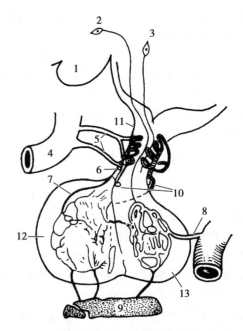

图 57-30　下丘脑垂体血供图
1. 视交叉　2. 视上核　3. 室旁核　4. 大脑动脉环
5. 垂体上动脉　6. 垂体门脉系第一微血管丛
7. 垂体门静脉　8. 输出静脉　9. 海绵窦　10. 长门静脉　11. 垂体柄　12. 前部　13. 后部

接调节腺垂体5种细胞6种促激素的释放或抑制（表57-7，表57-8），后者如 FSH、LH、TSH、ACTH 又对周围靶腺如性腺、甲状腺及肾上腺皮质进行调节；而 GH 及 PRL 则通过全身多种组织起体内的代谢及生理调节。同时，垂体激素通过逆向血流对下

丘脑进行反馈调节（短反馈），靶腺激素也通过负反馈或正反馈作用于下丘脑及垂体进行调节（长反馈）。这样在高级中枢神经-下丘脑-垂体-靶腺-体内物质代谢之间就形成了一个相互依存、相互制约的整体。

表 57-7　中枢神经递质对下丘脑及垂体激素的调节

	DA	NE	5-HT	EOS	ACh	GABA	SP	HA	PG
GHRH	+	+	+	+	+				
GHIH					−				
CRH	−	−	+	+	−				
PIF	+	−	−						
PRF	+	+	+						
GnRH	+	+	−	−	+	−	+		
TRH	−	+	−						
LH	−	+	−	+	±	+	+		
FSH	−	+	−	±	+	+			
TSH	−	+	+	−	−				
PRL	−	+	+	+	+	+	+	+	+
GH	+	+	+	+	+	±	+		
ACTH	+	−	+	−	−	+			
ADH	+								

注：①+释放；−抑制；±双重作用
②DA：多巴胺；NE：去甲肾上腺素；5-HT：5-羟色胺；EOS：内源性鸦片类物质；ACh：乙酰胆碱；GABA：γ-氨基丁酸；SP：P物质；HA：组胺；PG：前列腺素
③GHRH：生长激素释放激素；GHIH：生长抑素；CRH：促皮质激素释放激素；PIF：泌乳素释放抑制因子；PRF：泌乳素释放因子；GnRH：促性腺激素释放激素；TRH：促甲状腺激素释放激素；LH：黄体生成素；FSH：卵泡刺激素；TSH：促甲状腺素；PRL：泌乳素；GH：生长激素；ACTH：促肾上腺皮质激素；ADH：抗利尿激素

表 57-8　下丘脑促垂体激素对垂体促激素的调节

下丘脑促垂体激素	简称	垂体促激素
促甲状腺激素释放激素	TRH	TSH↑ PRL↑
生长激素释放激素	GRH	GH↑
促皮质激素释放激素	CRH	ACTH↑
生长抑素	GIH	GH↓ TSH↓ ACTH↓ PRL↓
促性腺激素释放激素	GnRH	LH↑ FSH↑
泌乳素释放因子	PRF	PRL↑
泌乳素释放抑制因子	PIF	PRL↓
黑色素细胞刺激释放因子	MRF?	MSH↑
黑色素细胞刺激释放抑制因子	MIF?	MSH↓

注：↑释放；↓抑制；? 是否存在有争议（动物垂体中叶发现有β-MSH，但人体无垂体中叶）

4

神经垂体贮存的 ADH 除受应激性刺激（精神刺激、创伤等）及中枢神经递质的影响外，尚受血浆渗透压、血容量、血压及甲状腺素、糖皮质激素、胰岛素等的影响及调节。

【分类】

垂体瘤以往按光镜下形态学分类因无实用价值，现已渐弃用。Mosa 及 Baroni 于 1963 年首先提出根据细胞分泌功能分类，随着电镜、放免激素测定、免疫组织化学染色在病理上的应用，该分类法现已被广泛采用，至今仍在不断完善。共分两大类。

1. 有分泌功能腺瘤约占垂体瘤总数的 65% ~ 85%，包括以下类型。

（1）PRL 腺瘤：占分泌性腺瘤中 40% ~ 60%。

（2）GH 腺瘤：占 20% ~ 30%。

（3）ACTH 腺瘤：有 Cushing 病及 Nelson 征，占 5% ~ 15%。

（4）TSH 腺瘤：不足 1%。

（5）GnH 腺瘤（FSH/LH 腺瘤）：约占 3.5%。

（6）混合性腺瘤：为上述两种或两种以上的激素腺瘤，又称多激素腺瘤。常见有 GH-PRL 腺瘤、GH-TSH 腺瘤、PRL-TSH 腺瘤、GH-PRL-TSH 腺瘤，其他还有 GH-ACTH 腺瘤、GH-ACTH-TSH 腺瘤等。

（7）嗜酸干细胞腺瘤：少见。

（8）泌乳生长素细胞腺瘤：少见。

2. 无分泌功能腺瘤占垂体瘤总数的 20% ~ 35%，又分为：①未分化细胞瘤，又称裸细胞瘤；②瘤样细胞腺瘤。

腺垂体中有少数（约 1%）产生垂体恶性腺瘤及垂体腺癌，神经垂体产生肿瘤极罕见，多为胶质细胞瘤。

【放射学诊断】

主要包括头颅 CT 扫描和磁共振成像（MRI）。头颅 X 线片现已很少用于诊断，但可辅助用于经蝶入路手术中的路径定位。有时做脑血管造影以排除脑部动脉瘤或了解肿瘤供血及血管受压移位的情况。对疑有脑脊液鼻漏者可选用碘水 CT 脑池造影检查或者磁共振重 T_2 序列冠状位扫描。

1. CT 扫描　常做冠状位平扫，主要是为了解蝶窦气化情况。如显示鞍底局部骨质受压下陷变薄，则有助于垂体瘤的诊断。

2. MRI　是目前诊断垂体瘤的首要方式，可提供三维观察。由于脑脊液在长 T_1 弛豫时间有特征性，这样可明显勾画出脑脊液-垂体分界面，区分出垂体的确切高度和轮廓。T_1 加权顺磁造影剂（GD-DTPA）增强前后证实微腺瘤的准确率可达 90%，但肿瘤直径小于 5mm 者发现率为 50% ~ 60%。肿瘤呈低信号灶，垂体上缘膨隆，垂体柄向健侧移位。瘤内出血可呈高信号灶。大腺瘤者可显示肿瘤与视神经，视交叉及与周围其他结构如颈内动脉、海绵窦、脑实质等的关系。对选择手术入路有指导价值。

3. 其他部位放射学检查　如 X 线片在 GH 瘤患者可见全身其他骨骼的增生表现，ACTH 瘤患者可见骨质疏松等。CT、MRI 可发现脏器的增生表现或除外异位的分泌性肿瘤。

Hardy 等许多作者根据垂体瘤的临床症状、蝶鞍改变、CT 及 MRI 所见提出垂体瘤的分型分级标准，现列于表 57-9。

表 57-9　垂体瘤的分型分级标准

分型	分级	诊断标准
局限型（enclosed type）	Ⅰ级（微腺瘤）	
	Ⅰa 级	肿瘤直径 4 ~ 5mm，蝶鞍大小正常（正常前后径 7 ~ 16mm，深径 7 ~ 14mm，横径 8 ~ 23mm），蝶鞍面积（正常 < 208mm^2）及蝶鞍体积（正常 147 ~ 1176mm^3）均在正常范围，鞍结节角 110°。CT 难以发现异常；MR 亦较难显示
	Ⅰb 级	肿瘤直径 <10mm，蝶鞍大小正常，鞍结节角减少（<110°），鞍底有局限性轻微骨质变薄、凸出，双鞍底，患侧鞍底倾斜。CT 和 MRI 可以发现肿瘤
	此型肿瘤临床仅有内分泌障碍表现	
	Ⅱ级（鞍内型）	肿瘤直径 >10mm，位于鞍内或轻度向鞍上生长。蝶鞍扩大，不对称，鞍结节角呈锐角（<90°），鞍底有局限性改变（与Ⅰb型相似，但较明显）。CT 和 MRI 可见鞍内有肿瘤阴影或长到鞍上池前部。临床有内分泌功能障碍，多无视力及视野改变

续表

分型	分级	诊断标准
侵蚀型（invasive type）	Ⅲ级（局部侵蚀型）	肿瘤直径>2cm,可向鞍上生长,蝶鞍扩大较显著,蝶底有局限性侵蚀、破坏,鞍结节<90°。CT和MRI示肿瘤长向视交叉池,第三脑室前下方可有轻度抬高。临床除内分泌功能障碍外,有或无明显的视物、视野障碍
	Ⅳ级（弥漫侵蚀型）	肿瘤直径达4cm,向鞍上生长,或向蝶窦内生长;有时突入鼻腔。蝶鞍显著扩大,鞍壁广泛破坏,呈幻影蝶鞍形态,鞍结节<90°。CT和MRI示第三脑室前下部明显变形抬高。有明显视物、视野改变及内分泌功能障碍,或伴有下丘脑症状
	Ⅴ型（巨型腺瘤）	肿瘤直径>4cm,肿瘤可向鞍上、鞍旁(颅前、颅中、颅后凹)、蝶窦内生长,或沿硬膜外长入海绵窦等处,造成第三脑室室间孔阻塞、有脑积水。临床除有视神经受压症状及内分泌症状外,还可有相应鞍外症状及颅内压增高征

【治疗】

治疗垂体瘤有手术、放射及药物等方法。一般来说,手术适于各种类型较大体积的垂体瘤,微腺瘤中的 ACTH 型、GH 型以及药物治疗不能耐受或治疗不敏感的 PRL 瘤;药物治疗适用于 PRL 腺瘤、GH 和 TSH 腺瘤的术前辅助用药、垂体瘤术后的替代治疗等;放射治疗适应于术后肿瘤残留或不愿意手术的 ACTH 或 GH 微腺瘤患者;对高龄、身体情况差者可选择药物治疗或放射治疗。由于一些大型和巨大型侵袭性垂体瘤手术难以全切,复发率高,单一治疗常不能奏效。因此,需按个体化要求采用手术为主,辅以药物和放疗等相结合的综合治疗。

1. 手术治疗 手术切除肿瘤是目前治疗垂体瘤的主要手段。目的是解除肿瘤对视路和其他神经组织的压迫,恢复激素水平,保护正常垂体功能。许多肿瘤通过手术能被有效治愈。手术方式包括经颅和经蝶入路手术。随着微创技术的不断提高和普及,经蝶手术的指征有日渐扩大的趋势,目前约 90% 的垂体瘤可通过经蝶手术获得满意疗效。

（1）经颅手术:有经额下、经额颞(翼点)和经双额纵裂入路,以两种入路最为常用。近年来,随着微侵袭颅底外科的进展,创伤较大的扩大的额下硬膜外入路(Derome 入路的改良)和经硬膜外海绵窦入路(Dolenc,1997 年)等已经逐渐弃用。经颅手术指征有:①肿瘤向鞍上生长呈哑铃状,主体位于鞍上;②肿瘤长入第三脑室,伴有脑积水及颅高压者;③肿瘤向鞍外生长至颅前、颅中或颅后窝者;④有鼻或鼻窦炎症及蝶窦气化不良且无微型电钻设备,不适合经蝶手术者;⑤肿瘤出血伴颅内血肿或蛛网膜下腔出血者。经颅手术的死亡率为 2%～5%,术后并发症可有下丘脑损伤、垂体危象、癫痫、尿崩症、电解质紊乱、脑积水、精神症状及脑神经麻痹等。

（2）经蝶手术:为 Schloffer(1907 年)首先在人体手术成功,后经 Cushing、Guiot 尤其 Hardy 的经蝶显微手术等加以改进,成为目前最为广泛应用的垂体瘤手术方法。最常用的术式是经鼻-蝶窦入路,其优点是手术安全度高,采用显微或者内镜技术,对微腺瘤可做选择性全切除,保留正常垂体组织,恢复内分泌功能。经蝶手术指征有:①垂体微腺瘤;②垂体瘤向鞍上生长,但不呈哑铃形,影像学提示肿瘤质地松软者;③垂体瘤向蝶窦内生长者;④垂体瘤伴有脑脊液鼻漏者;⑤垂体瘤卒中不伴有颅内血肿或蛛网膜下腔出血者;⑥病员年老体弱,不能耐受开颅手术者。近 10 余年来,内镜技术用于经蝶入路切除垂体瘤的报道增多,已经从作为显微镜的辅助工具,逐渐替代为直接内镜下经鼻腔蝶窦入路手术,用以增加手术视野和肿瘤的暴露,提高手术效果。经蝶手术的死亡率为 ≤1%,手术并发症可有颈内动脉损伤,下丘脑、垂体柄、垂体损伤,视神经、视交叉及周围血管的损伤,肿瘤出血,蛛网膜下腔出血,脑脊液鼻漏,脑膜炎,尿崩症等。

2. 放射治疗 超高压照射(^{60}钴、直线加速器):目前已取代常规 X 线治疗,常用照射量为 45～55Gy。

（1）无分泌功能腺瘤:对放疗中度敏感,疗效较有分泌功能腺瘤为好。放疗后可使肿瘤大部瘤组织破坏,体积缩小,残剩瘤组织增殖力明显减退,复发延缓。放疗适应证为:①手术未全切除者;②术后肿瘤复发且肿瘤不大者;③年老体弱,或有重要器官疾病等不能耐受手术者。单纯放疗肿瘤控制率约 70%,手术后放疗的控制率可达 75%～94%。放疗后约半数患者的视物、视野障碍可望有些恢复,但亦有在放疗过程中或治疗后发生肿瘤出血或囊变而使症状反而加重,应改做手术治疗。

（2）分泌性垂体腺瘤:疗效以内分泌亢进症状较轻及激素升高水平较低者为好。对 PRL 瘤放疗效果欠满意;对 GH 瘤放疗比较敏感,放疗后血 GH 值<10μg/L 者可达 60%~80%,治疗的最大效应在 3~5 年;ACTH 瘤的放疗效果在 20%~50%,儿童患者疗效较好,可达 80%。由于开展经蝶手术后疗效有了明显提高,现多主张治疗分泌性肿瘤(TSH 及 PRL 微腺瘤除外)应首选手术治疗,对未能全切肿瘤的病例,术后辅以放疗,可减少肿瘤复发率。对肉眼全切除肿瘤病例,目前认为手术后达到治愈标准者不需放疗,可定期随访。对术中有脑脊液漏者应延期放疗,以待修补处充分机化。放疗后的主要并发症为垂体功能低下和放射性脑坏死,故放疗宜选择低照射剂量。

(3) γ刀(X 刀)治疗:它是应用立体定向外科三维定位方法,将高能射线准确汇聚于颅内靶灶上,一次性或分次毁损靶灶组织。目的是控制肿瘤生长和激素的过度分泌。由于视器邻近垂体(瘤)组织,所耐受的射线量较肿瘤所需的剂量为小,故该治疗的先决条件是视器相对远离垂体瘤边缘,仅适应于无分泌功能腺瘤术后有部分残留者和高分泌功能微小腺瘤不愿手术及药物治疗无效或不能耐受者。其主要的并发症为视路损害和垂体功能低下。

3. 药物治疗　药物治疗的目的是减少分泌性肿瘤过高的激素水平,改善临床症状及缩小肿瘤体积。虽然当今尚无一种药物能治愈该类垂体瘤,但有些药物在临床实践中确实取得了较好的疗效。对无分泌性腺瘤,主要是针对垂体功能低下的症状选用肾上腺皮质激素,甲状腺激素及性腺激素予以替代治疗。

(1) PRL 腺瘤:治疗 PRL 瘤的药物效果最为突出,其中主要有溴隐亭和卡麦角林。

1) 溴隐亭:该药是一种半合成的麦角生物碱溴化物,为多巴胺促效剂,可兴奋下丘脑分泌 PIF,阻止 PRL 释放,或刺激多巴胺受体有效抑制 PRL 分泌,并能部分抑制 GH 浓度。对女性患者,服药后 2 周溢乳可改善,服药约 2 个月后月经可恢复,并且 90% 停经前妇女可恢复排卵及受孕。在男性患者,服药后数周性功能恢复,3 个月后血睾酮浓度增加,1 年内恢复正常,精子数亦可恢复。而对大腺瘤者,常可降低 PRL 水平,并且可使 60% 的肿瘤缩小,使患者头痛减轻,视野改善。但溴隐亭的缺点为停药后肿瘤又复增大,PRL 再度升高,症状复发。另外,该药有每日需服 2~3 次,有恶心、呕吐、乏力、体位性低血压等不良反应。溴隐亭适应于:①PRL 微腺瘤者;②PRL 大腺瘤患者不愿手术或不适于手术者;③手术和(或)放疗后无效者;④巨大侵袭性型 PRL 瘤;⑤妊娠期肿瘤长大者;⑥GH 瘤和混合性肿瘤(GH-PRL,TSH-PRL),但仅部分患者有效。

2) 卡麦角林(cabergoline)与多巴胺受体有很强

的亲和力,具有明显降低泌乳素的作用,与其他多巴胺激动剂治疗相比,缩小肿瘤体积的比例较高,副作用的发生率较低,在国外 PRL 腺瘤治疗指南中,一般均推荐为首选用药;另有长效溴隐亭,每 4 周注射一次,均有抑制 PRL 分泌,缩小大腺瘤体积,改善视野等作用。

(2) GH 腺瘤:主要应用生长抑素受体配体(SRLs)、生长激素受体拮抗剂(GHRA)和多巴胺(DA)受体激动剂进行治疗。

1) SRLs:生长抑素受体配体通过激动生长抑素受体配体 2 和 5 抑制垂体瘤生长激素的分泌,代表药物为兰瑞肽(商品名:索马杜林)和奥曲肽(商品名:善龙)。60%~70% 患者在应用 SRLs 治疗后可以达到激素水平的显著降低和肿瘤体积的缩小。SRLs 是无法通过手术治愈患者(如侵犯鞍外大腺瘤,没有中枢压迫症状的患者)、术后没有完全控制激素水平患者或微腺瘤患者的一线治疗。术前应用 SRLs 对于控制严重并发症,降低手术并发症发生率有一定益处,但尚未得到进一步的验证。在接受放疗的患者,由于放疗可能在数年后缓慢逐渐达到病情的完全控制,在放疗后的一段时间内可以应用 SRLs 控制病情。

SRLs 主要用于:①一线治疗适用于恐惧手术、不愿意接受手术以及不适合接受手术的患者,包括全身情况较差、难以承受手术的风险,因气道问题麻醉风险较高的患者,有严重的并发症(包括心肌病、重度高血压和未能控制的糖尿病等)的患者;②手术前治疗:对有严重并发症、基本情况较差的患者,术前药物治疗可降低血清 GH、IGF-1 水平,结合相关内科治疗可以改善心肺功能以降低麻醉和手术风险,同时可缩小肿瘤体积,已有研究表明术前使用 SRLs 可以提高大腺瘤患者术后缓解率;③肿瘤切除后残余肿瘤的辅助治疗:研究表明,如果以糖负荷后 GH 谷值<1.0ng/ml 为治愈目标,大约 10% 的微腺瘤和 55% 大腺瘤患者手术后需要接受辅助治疗;④放疗后过渡治疗:由于放疗后血清 GH 和 IGF-1 水平下降缓慢,所以在放疗充分发挥作用之前的等待期,可以用 SRLs 进行过渡期治疗;⑤并发症治疗:SRLs 可改善高血压、心功能不全、呼吸功能障碍等相关并发症。

SRLs 的不良反应主要为注射部位反应和胃肠道症状,一般为轻至中度,且通常是一过性的。SRLs 可以抑制胰岛素分泌,同时抑制 GH 分泌并能改善胰岛素抵抗,因此对糖代谢的影响差异较大,使用 SRLs 治疗的患者需要监测血糖变化。长期使用 SRLs 可以使胆汁淤积或胆石症的发病率增加,通常没有症状,一般不需要手术干预,但需要定期行超声检测。少见的不良反应还包括脱发、心动过缓和便秘。

2）GHRA：生长激素受体拮抗剂针对 GH 受体，通过阻止 GH 受体二聚化进而抑制 GH 在靶组织发挥作用，有助有控制患者的症状。代表药物为培维索孟（pegvisomant），国内未上市。临床研究表明，采用 GHRA 治疗 12 个月，97% 患者的 IGF-1 可控制在正常范围，而 GHRA 是否会促进肿瘤增长，还有待长期的临床研究来证实。GHRA 的不良反应包括头痛、感冒样症状、转氨酶升高和注射部位的脂肪萎缩。此外阻碍这一药物应用的重要原因是其价格昂贵。因此，推荐应用于已接受最大剂量 SRLs 治疗，IGF-1 水平持续偏高患者，可单药或与 SRLs 联合治疗。

3）DA 受体激动剂：DA 受体激动剂（卡麦角林和溴隐亭）通过与 D_2 受体结合，抑制垂体瘤分泌 GH。其最大优点是可以口服，并且相对便宜。这类药物在 GH 水平轻、中度升高的患者中，有 10% ~ 20% 的患者 GH 和 IGF-1 降至满意水平，其剂量是治疗 PRL 瘤的 2 ~ 4 倍。DA 受体激动剂的不良反应包括：胃肠道不适、体位性低血压、头痛、鼻塞和便秘等。目前国内仅有溴隐亭。该药适合用于 GH 水平轻度升高而由于其他原因未能使用 SRLs 的患者。

（3）ACTH 腺瘤：治疗库欣病的药物，包括 5-羟色胺拮抗剂赛庚啶、利他赛宁、多巴胺受体激动剂溴隐亭和肾上腺功能抑制剂或毒性剂如酮康唑、密妥坦、美替拉酮、氨鲁米特等。

1）赛庚啶：可抑制血清素刺激 CRH 释放，使 ACTH 水平降低。每日剂量 24mg，分 3 ~ 4 次给予，疗程 3 ~ 6 个月，缓解率可达 40% ~ 60%，对 Nelson 综合征也有效，但停药后症状复发。适用于重患者的术前准备及术后皮质醇仍增高者。

2）利他赛宁（ritanserin）：新型长效 5-羟色胺拮抗剂，每日 10 ~ 15mg，连服 1 个月左右，效果较好且无明显不良反应，但停药后症状往往复发。

3）酮康唑：作为临床应用的抗真菌药，能通过抑制肾上腺细胞色素 P450 所依赖的线粒体酶而阻滞类固醇合成，并能减弱皮质醇对 ACTH 的反应。每日剂量 400 ~ 800mg，分 3 次服用，疗程数周到半年，较严重的不良反应是肝脏损害。

二、泌乳素腺瘤

泌乳素腺瘤（PRL 腺瘤）由 Herlant 等（1965 年）最先手术治疗。Hwang 等（1971 年）首先采用放免法（RIA）成功定量测定人泌乳素，此后该方法被广泛应用于临床诊断。本病多见于 20 ~ 30 岁，女性显著多于男性，男性约占 15%。

【临床表现】

典型症状为闭经-溢乳-不孕三联征（Forbis-Albright 综合征），系肿瘤释放过高的 PRL 抑制下丘脑 GnRH 的分泌，致雌激素降低，亦有认为高 PRL 血症影响孕激素的合成。PRL 增高至 60μg/L 时可出现月经紊乱（如月经过少、延期或有月经但不排卵）、黄体酮不足、黄体期不显著等。随着 PRL 进一步增高，可出现闭经。闭经病例多同时伴有溢乳，但大多仅在挤压乳房时流出少量乳汁，也有部分病例不伴有溢乳。其他症状有性欲减退、流产、肥胖、面部阵发潮红等。青春期患者有发育延迟、原发闭经。因雌激素可促进 PRL 细胞增生，故临床可见妊娠后发生 PRL 瘤。

男性高 PRL 血症可致睾酮生成及代谢障碍，血睾酮降低；精子生成障碍，数量减少，活力降低，形态异常。临床有阳痿、性功能减退、不育、睾丸缩小，少数可有毛发稀少、肥胖、乳房发育及溢乳等。

女性病例多可早期确诊，有 2/3 为微腺瘤，很少有神经症状。男性病例常不注意早期性欲减退症状，故在确诊时肿瘤多已向鞍上生长，常有头痛、视物及视野障碍等症状。

【内分泌检测】

由于血清 PRL 水平受其脉冲式分泌及昼夜醒睡的影响，采血应在一日最低谷的时相，即上午 9 ~ 11 时为宜。精神紧张、体格应激状态导致 PRL 水平升高可达 2 ~ 3 倍，但持续不超过 1 小时。急剧的运动也属于此，因而采血前应嘱被检查者安静 1 小时。对怀疑对象，至少测定两次较为可靠。正常 PRL 血值为 25 ~ 30μg/L（或 <750MIU/dl），若 PRL 高于 200μg/L，对 PRL 瘤的诊断极有价值；高于 100μg/L 者约 60%（华山医院资料 79.5%）为 PRL 瘤。但也有数值低于 150μg/L 或在 30 ~ 100μg/L 之间，可来自于某些其他情况（表 57-10）。对可疑病例，尚可做动态试验如 TRH、甲氧氯普胺、L-多巴兴奋试验及溴隐亭抑制试验等，目的是弥补单项测定值的不足，以提高诊断率。

表 57-10 引起高泌乳素血症的原因

原因分类	具体原因
生理性	妊娠，哺乳，乳头部受刺激，性交，运动，睡眠，低血糖，新生儿，精神创伤，各种刺激（如静脉穿刺等）
药理性	服用避孕药，雌激素，抗抑郁药，吩噻嗪类，丁酰苯类，甲基多巴，利血平，甲氧氯普胺，西咪替丁，阿片，脑啡肽，血清素，TRH
病理性	PRL 分泌腺瘤，下丘脑疾病，鞍区病变，垂体柄受损，空蝶鞍，正常脑压脑积水，良性颅高压，头部外伤，多囊卵巢综合征，原发性甲低，慢性肾衰，严重肝病，胸壁病变
特发性	原因不明性高泌乳素血症

另外还有两种情况需要注意:①巨泌乳素血症:血清中的泌乳素明显增高,但没有临床症状,这种大分子泌乳素与其 IgG 型抗体形成免疫复合物,因其分子量大不能通过毛细血管壁,不能与靶细胞受体结合,故在体内没有生物学效应,但因其半衰期长,易于在循环中累积,造成 PRL 增多。聚乙二醇沉淀法可作为巨泌乳素血症的筛查试验。②"钩子"效应(hook effect):有时极高的 PRL 水平反而可能导致血清 PRL 测定试验阴性。这主要是由于血清内大量的 PRL 分子抑制了 PRL 抗体标志复合物的形成。所以对于临床诊断高度怀疑为 PRL 腺瘤的病例,如果血清 PRL 测定试验呈现阴性结果时,必须将血清样本多次稀释后重复测定,以避免假阴性结果。

【诊断】

PRL 腺瘤的诊断主要基于临床表现,排除高 PRL 血症的已知原因(尤其是药物性),血 PRL 水平在肿瘤可能性大的范围内(常高于 200μg/L)和放射学检查的支持。

三、生长激素腺瘤

本病为 Marie 于 1886 年首先描述,发生在儿童骨骺闭合前表现为巨人症,发生在成人则表现为肢端肥大症。病程发展缓慢,常达 6~9 年方才确诊。

【临床表现】

肿瘤细胞分泌过多的 GH,主要通过肝脏产生的生长介素(SM)作用于含有 GH 受体的各种细胞达到促进组织生长的作用。发生于 15 岁以前的儿童患者,身高异常,甚至可达 2m 以上,体重远超过同龄者。外生殖器发育似成人,但无性欲,毛发增多,力气极大,成年后约 40% 可出现肢端肥大改变。晚期可有全身无力、智力减退、毛发脱落、皮肤干燥皱缩、嗜睡、头痛、尿崩症等。患者多早年夭折。

成人患者表现为手足、头颅、胸廓及肢体进行性增大,手、足掌肥厚,手指增粗,远端呈球形,前额隆起,眶嵴、颧骨及下颌明显突出,形成所谓"颌突畸形"。牙缝增宽,下颌牙前突较远,口唇变厚,鼻梁宽而扁平,耳廓变大,帽子、鞋袜、手套经常更换大号。皮肤粗糙,色素沉着,毛发增多,头皮松垂,多油脂,多汗。女性患者因之外貌似男性。有的患者因脊柱过度生长而后凸,锁骨、胸骨过度增长而前凸,亦可因胸腔增大而呈桶状胸。由于舌、咽、软腭、腭垂及鼻窦均肥大,说话时声音嘶哑,睡眠时易打鼾。呼吸道管壁肥厚可致管腔狭窄,肺功能受影响。心脏肥大,少数可发展到心力衰竭。血管壁增厚,血压高,有时可发生卒中。其他如胃肠、肝脾、甲状腺、胸腺等均可肥大。因组织增生可引起多处疼痛,除头痛外患者早期常可因全身疼痛而误诊为风湿性关节炎。因腕横韧带增厚可压迫正中神经产生腕管综合征。脊柱增生使椎间孔隙狭小而压迫脊神经根,引起背痛或感觉异常。因骨骼、关节、软骨增生可引起肢体痛、关节痛、活动受限等。因椎管增生性狭窄,可产生脊髓压迫症。少数女性有月经紊乱,闭经(伴溢乳者可能为 GH-PRL 混合性腺瘤)。男性早期性欲亢进,晚期则减退,以致无欲、阳痿,有时生殖器萎缩,两性均可不育。约 20% 患者可有黏液性水肿或甲状腺功能亢进症状,如多汗、汗臭及突眼性甲状腺肿。约 35% 患者并发糖尿病,患者在早期因多食而体重增加,晚期体重减轻。尚有多尿、多饮、外阴瘙痒、足部坏疽、糖尿病性视网膜炎,甚至可发生糖尿病昏迷。血糖增加,半数患者尿糖阳性,糖耐量减低。血脂升高,血磷增高,少数血钙、血碱性磷酸酶亦可增高。患者早期多精力充沛,易激动;晚期则疲惫无力,注意力不集中,对外界缺乏兴趣,记忆力差。GH 腺瘤如不治疗,常因代谢并发症、糖尿病、继发感染、心脑血管疾病及呼吸道疾病而死亡。

有少数 GH 腺瘤患者,其肿瘤大小、GH 值高低及临床表现不尽相符,如肿瘤较大或 GH 显著升高其临床表现却轻微,或血 GH 值升高不显著者反而症状明显等。其原因有以下几种推测:①与病程长短有关,约 20% 病例 GH 值<10μg/L,但临床症状明显,反之亦有。可能 GH 虽显著增高,但持续时间不长,其症状不如 GH 轻度升高而持续久者明显。②GH 具有免疫活性(大 GH)及生物活性(小 GH)两种,GH 腺瘤大多分泌具有高度生物活性的 GH,少数分泌具有免疫活性的 GH,临床症状以有生物活性的 GH 较明显。③因 GH 在体内促进生长作用需通过 SM 来实现,雌激素可降低血浆中 SM 的活性及浓度,从而降低 GH 的全身效应,当 GH 瘤患者雌激素降低(如更年期患者或肿瘤影响垂体促性腺激素的释放等所致雌激素降低),则临床症状显著。④GH 瘤内发生卒中,引起退变坏死或囊性变者,可使症状自行缓解,即使肿瘤体积较大,其 GH 值可升高不著,症状亦可保持较长时间的稳定。

【内分泌检测】

约 90% 活动性肢端肥大症患者在禁食、休息状态下 GH 基值高于 10μg/L,有时甚至可达 1000μg/L 以上,GH 基值在 5~10μg/L 可发生于肢端肥大者,也可见于正常人。这类患者可做:①GH-葡萄糖抑制试验:正常人 GH 被抑制在 1μg/L 以下,但肢端肥大者不被抑制;②胰岛素样生长因子(IGF-1)浓度测定:可反映GH瘤的活动性;③生长介素-C检测:GH对周围组织的作用通过生长介素介导,故生长介素与GH过多的症状有良好的关联,正常值为75～200μg/L。

【诊断与鉴别诊断】

诊断GH腺瘤主要依据典型临床表现,血GH基值有增高且不被高糖抑制,CT或MRI可发现垂体肿瘤。但GH瘤所引起的肢端肥大症应与异位生长激素释放因子综合征相鉴别,后者可异位分泌GHRF,使GH细胞增生,分泌过多GH。该情况罕见于:①下丘脑神经节细胞瘤,多见于40～60岁,除有肢端肥大改变外,尚有头痛、视物视野障碍、糖尿病、闭经、溢乳、性腺及肾上腺皮质功能低下等症状;②肺、胸腺、胰、胃肠等异位肿瘤,亦可有肢端肥大改变。测定血GH,生长介素-C及免疫反应性生长激素释放因子(IR-GRF)均有增高,GH不被葡萄糖所抑制。但临床可有相应部位的其他症状,如咳嗽、咯血、反复性肺炎、低血糖、便血、腹泻等,全身CT或MRI有时可查出异位肿瘤。

四、促肾上腺皮质激素腺瘤

促肾上腺皮质激素腺瘤(ACTH腺瘤)有Cushing病及Nelson征两型。前者多见于青壮年,大多瘤体较小,不产生神经症状,甚至不易被影像学检查发现。特点为瘤细胞分泌过多的ACTH及有关多肽,导致肾上腺皮质增生,产生高皮质醇血症,这由Cushing于1932年首先描述12例皮质醇过多症群的患者而得名。Nelson征为患Cushing征者做双侧肾上腺切除后,约10%～30%在术后多年发现有垂体肿瘤。

【临床表现】

Cushing病因高皮质醇血症,引起体内多种物质代谢紊乱,可呈典型Cushing综合征表现。①脂肪代谢紊乱:可产生典型的"向心性肥胖",患者头、面、颈及躯干处脂肪增多,脸呈圆形(称满月脸),脊椎向后突,颈背交界处有肥厚的脂肪层,形成"水牛背"样,但四肢相对瘦小,晚期有动脉粥样硬化改变。②蛋白质代谢紊乱:可导致全身皮肤、骨骼、肌肉等处蛋白质消耗过度,皮肤、真皮处成胶原纤维断裂,皮下血管得以暴露而出现"紫纹"(见于下肢、股、臀及上臂等处)及面部多血症。脊柱及颅骨骨质疏松,故约50%患者有腰背酸痛、佝偻病、软骨病及病理性压缩性骨折,儿童患者可影响骨骼生长。因血管脆性增加而易产生皮肤瘀斑,伤口不易愈合,容易感染等。③糖代谢紊乱:可引起类固醇性糖尿病(20%～25%)。表现为多饮、多尿,空腹血糖增

高,糖耐量降低,一般多属轻型且为可逆性。④电解质代谢紊乱:晚期见于少数患者,血钾及血氯降低,血钠增高,引起低钾、低氯性碱中毒。⑤性腺功能障碍:高皮质醇血症可抑制垂体促性腺激素分泌。女性患者血睾酮明显升高,70%～80%产生闭经、不孕及不同程度的男性化,如乳房萎缩、毛发增多、痤疮、喉结增大及声沉等。男性则血睾酮降低而引起性欲减退、阳痿、睾丸萎缩等。儿童患者则生长发育障碍。⑥约85%病例有高血压,长期血压增高可并发左心室肥大、心力衰竭、心律失常、脑卒中及肾衰竭。⑦约2/3患者有精神症状。轻者失眠,情绪不稳定,易受刺激,记忆力减退;重者精神变态。⑧抵抗力减退:皮质醇增多可降低抗体免疫功能,使溶酶体膜保持稳定,不利于消灭抗原,致使抗感染功能明显减退,如皮肤易患真菌感染、细菌感染不易控制,且往往经久不愈。

Nelson征发病原因大多认为原先的皮质醇增多症即为ACTH微腺瘤引起,但因肿瘤甚小被忽略。双侧肾上腺切除后,由于缺少皮质醇对下丘脑中CRH的负反馈作用,导致CRH得以长期刺激垂体而引起腺瘤,或使原有的ACTH微腺瘤迅速长大,分泌大量的ACTH及MSH而产生全身皮肤、黏膜处明显色素沉着,临床称为Nelson征。本征易发生于年轻(30岁以下)女性,在切除肾上腺后妊娠者更易发生。有10%～25%肿瘤呈侵蚀性,易长入鞍底硬膜、骨质及海绵窦等处,产生脑神经麻痹,且可向脑其他部位及颅外转移。少数可有PRL增高及溢乳,下丘脑功能紊乱或垂体瘤压迫下丘脑,致使PIF抑制作用减弱而引起PRL分泌增加。

【内分泌检测】

ACTH腺瘤分泌过量ACTH导致高皮质醇血症,后者通过负反馈抑制ACTH分泌。因此Cushing病时测定ACTH基值可正常或稍偏高(正常值20～200ng/L),ACTH及皮质醇均失去正常昼夜节律,血浆皮质醇、尿游离皮质醇都增高。做动态试验有CRH、LVP(赖氨酸后叶加压素)兴奋试验,地塞米松抑制试验等。Nelson征则ACTH及β-LPH值均增高。

【鉴别诊断】

引起高皮质醇血症的原因中,有60%～80%为ACTH及其有关多肽腺瘤,15%～25%为肾上腺肿瘤(包括肾上腺皮质腺瘤及癌肿),5%～15%为异位ACTH腺瘤(多见于肺癌,其他有胸腺、胃、肾、胰、甲状腺、卵巢等处癌肿)。临床有少数单纯性肥胖病患者亦可有类似皮质醇增多的症状,如高血压、月经紊乱或闭经、紫纹、痤疮、多毛等。鉴别方法见表57-11。

表 57-11　高皮质醇血症鉴别诊断

	皮质醇		血浆 ACTH	小剂量 DXM 抑制试验	大剂量 DXM 抑制试验	CRH 或 LVP 刺激试验
	血/尿	节律				
肥胖病	正常	消失	正常	85% 抑制	抑制	ACTH 及皮质醇升高
ACTH 腺瘤	增高	消失	正常或中增高（20～200ng/L）	不抑制	80%～98% 抑制	ACTH 升高升幅≥50% 皮质醇升高升幅≥20%
肾上腺肿瘤	增高	消失	降低（<20ng/L）	不抑制	不抑制	无反应
异位 ACTH 腺瘤	增高	消失	明显增高（>200ng/L）	不抑制	85%～90% 不抑制	无反应

五、促性腺激素腺瘤

GnH 腺瘤由 Woolf 等（1974）用放射免疫测定首次证实一例 FSH 腺瘤。主要表现为性功能减退，多见于中年以上男性。男女患者早期多无性欲亢进症状，晚期多有头痛、视觉障碍，常误诊为无分泌功能腺瘤。

【临床表现】

本症起病缓慢，因缺少特异性症状，早期诊断较困难。可分为三型。

1. FSH 腺瘤　血 FSH 及亚基浓度明显升高。病程早期 LH 及血睾酮（T）浓度正常，男性第二性征正常，大多性欲及性功能亦正常，少数可性欲减退、勃起功能差。晚期病例 LH 及 T 浓度相继下降，虽 FSH 升高可维持曲精管中足细胞（sertoli 细胞）正常数量，但 T 浓度下降可导致精子发育不良及成熟障碍，产生阳痿、睾丸缩小、不育等。女性病例有月经紊乱或闭经。

2. LH 腺瘤　血 LH 及 T 浓度明显升高，FSH 浓度下降，睾丸及第二性征正常，性功能正常，睾丸活检有间质细胞明显增生，精母细胞成熟受阻，精子缺如，无生育能力。FSH 下降原因可能为肿瘤损伤垂体影响分泌 FSH 功能，或因 T 及雌二醇升高，反馈抑制垂体分泌 FSH 所致。

3. FSH/LH 腺瘤　血 FSH、LH 及 T 均升高。病程早期常无性功能障碍，肿瘤增大后破坏垂体产生继发性肾上腺皮质功能减退等症状，此时 T 浓度仍正常或增高，但可出现阳痿等性功能减退症状。

FSH 正常值：20～80μg/L（女），70～80μg/L（男）；LH：30μg/L（女），34～58μg/L（男）。进一步测试有 LHRH 兴奋试验。

六、促甲状腺激素腺瘤

单纯促甲状腺激素腺瘤（TSH 腺瘤）甚为罕见，多呈侵蚀性。分为原发性垂体 TSH 瘤（又称中枢性"甲亢症"）和继发性 TSH 瘤，后者可继发于甲状腺功能减退症，可能原因为长期"甲减"后 TSH 细胞代偿性肥大，部分致腺瘤样变，最后形成肿瘤。

【临床表现】

甲状腺肿大并可扪及震颤，闻及杂音，有时有突眼及其他甲亢症状，如性情急躁、易激动、手颤、多汗、心动过速、胃纳亢进及消瘦等。由"甲减"引起者可有身材矮小、黏液性水肿等症。肿瘤可向鞍上生长，产生视物、视野改变。

原发性垂体 TSH 瘤患者血 TSH、T3、T4 浓度均增高，且 TSH 分泌呈自主性，即 TSH 既不受增高的游离甲状腺素的控制，也不受 TRH 的刺激，T3 抑制试验时抑制率<50%。继发性 TSH 瘤患者血 T3、T4 浓度下降，而 TSH 升高，同时常伴高 PRL 血症，若作 TRH 兴奋试验，TSH 可有显著升高。TSH 正常值为 1～5μg/L。

TSH 腺瘤的选择治疗需慎重，当肿瘤较小或是继发于原发性"甲减症"的通常不需要手术处理，应用药物甲状腺素替代治疗多能奏效，患者 TSH 恢复正常，肿瘤亦可缩小。

七、混合性腺瘤

在电镜下可见瘤细胞由两种或两种以上的分泌细胞组成，但各肿瘤细胞数量不一，如 GH-PRL 混合腺瘤中，分泌 GH 及 PRL 两种细胞各自成巢，有的病例以 GH 细胞为主，有的以 PRL 细胞占多数。临床表现亦依各种分泌细胞数量及其分泌过多激素而产生相应症状。

八、嗜酸干细胞腺瘤

罕见，瘤细胞具有 GH 及 PRL 瘤细胞特点，可见分泌颗粒错位胞溢，颗粒较大及球形纤维体等特点。与 GH-PRL 混合腺瘤不同。PRL 可中度增高，GH 可正常或增高。临床有高 PRL 血症的症状，如月经紊乱、闭经、溢乳、不孕等，男性有性欲减退，少数患者有轻微肢端肥大。肿瘤常向鞍上生长，出现头痛、视觉障碍症状。

九、泌乳生长素细胞腺瘤

瘤细胞形态单一，体积小，分化良好，核多不规则，有错位胞溢，似 GH 腺瘤颗粒密集型。免疫组织化学测定胞质中含有 GH 及 PRL，以 GH 染色较强。临床因 GH 升高，有肢端肥大症状，PRL 可轻度增高，部分患者有溢乳、闭经等症状。此型肿瘤生长缓慢。

十、无分泌功能腺瘤

以往称嫌色细胞瘤，多见于 30～50 岁，男性略多于女性。据统计在以往所谓嫌色性腺瘤中，约 40% 为 PRL 腺瘤，约 35% 为 FSH 及 LH 腺瘤，约 10% 为单纯 α-亚单位分泌腺瘤。尚有发现嫌色细胞瘤有 TSH、FSH(LH)、PRL、GH 激素。在电镜下可观察到分泌颗粒，细胞培养测定亦可证实分泌激素。肿瘤不产生内分泌亢进症状的原因可能是细胞在大量排出分泌颗粒后代谢呈休止状态，剩余的分泌颗粒被细胞溶酶体所吞噬；细胞退行性变而丧失分泌激素能力或产生的激素量甚微或为无生物活性的激素。有谓嫌色细胞可能是胚胎发育过程中未分化的干细胞。足见嫌色细胞瘤中无分泌颗粒及无分泌激素功能者仅为少数，如瘤样细胞腺瘤及未分化细胞瘤。

【临床表现】

1. 内分泌功能障碍　肿瘤生长较缓慢，无内分泌亢进症状，因此确诊时往往肿瘤已较大，压迫及侵犯垂体已较严重，造成垂体促激素的减少，产生垂体功能减退症状。一般促性腺激素最先受影响，其次为促甲状腺激素，最后影响促肾上腺皮质激素，临床可产生一个或多个靶腺的不同程度功能低下症状。①促性腺激素不足：男性表现性欲减退，阳痿，外生殖器缩小，睾丸及前列腺萎缩，精子量少或缺如，第二性征不著，皮肤细腻，阴毛呈女性分布。女性表现月经紊乱或闭经，乳房、子宫及其附件萎缩，性欲减退，阴毛及腋毛稀少，肥胖等。儿童则发育障碍，身材矮小，智力减退。②促甲状腺激素不足：表现畏寒，少汗，疲劳乏力，精神萎靡，食欲减退，嗜睡等。③促肾上腺皮质激素不足：可引起氢化可的松分泌减少而易产生低血糖，低钠血症，患者虚弱无力，畏寒，恶心，抗病力差，易感染，体重减轻，血压偏低，心音弱而心率快等。④生长激素减少：儿童有骨骼发育障碍，体格矮小，形成侏儒症。少数肿瘤压迫后叶或下丘脑产生尿崩症。

因肾上腺皮质激素及甲状腺激素缺乏，可引起各种代谢紊乱，机体应激能力减弱，易产生垂体危象，临床有以下几种：①糖代谢障碍：在空腹、饥饿、胃肠道疾病、食物吸收不良或用胰岛素时均可产生低血糖症反应，出冷汗、烦躁、精神失常，有时可有强直性发作，出现病理反射及低血糖症状。②盐代谢障碍：可产生血钠过低，患者倦怠嗜睡，食欲缺乏，重者休克，昏迷甚至死亡。用大量甲状腺素后使机体代谢率增加，可加重肾上腺皮质功能减退。③液体平衡失调：患者对水负荷的利尿反应减退，如饮水过多，做水试验或应用垂体后叶素可诱发水中毒，患者嗜睡，恶心呕吐，精神错乱，抽搐，甚至昏迷。④应激功能减退：机体抵抗力差，易感染，高热时易陷于意识不清，昏迷。⑤体温调节障碍：体温低，皮肤冷，面色苍白，脉搏细弱，逐渐昏迷。⑥低血压：体位性低血压可引起脑缺氧而昏倒。

2. 神经功能障碍　肿瘤引起的神经症状直接与肿瘤大小及其生长方向有关。一般无分泌功能腺瘤在确诊时往往肿瘤体积已较大，多向鞍上及鞍外生长，故临床神经症状多较明显。

（1）肿瘤向鞍上生长：①头痛：早期因肿瘤牵拉三叉神经第一支支配的鞍膈，约 2/3 的患者可有头痛，但不严重，多在双颞、前额部间歇性发作。肿瘤穿破鞍膈后头痛可减轻或消失。晚期头痛可由肿瘤累及颅底硬膜、动脉环或因颅内压增高所引起。肿瘤内出血可产生急性剧烈头痛。GH 腺瘤引起的多为全头痛，除上述原因外，主要为颅骨及硬脑膜增生，牵拉刺激感觉神经所致。②视神经受压症状：可产生视力减退，甚至失明，为视神经原发萎缩所致。视野改变可与视神经交叉类型及肿瘤是否压迫视交叉有关。如视交叉位于垂体前或垂体后者，肿瘤早期不致压迫视交叉，亦无视野缺损；视交叉位于垂体之上者则早期即可出现典型的双颞侧偏盲；肿瘤于视交叉后方，则先累及视交叉后部的黄斑纤维，出现中心视野暗点（暗点型视野缺损）。少数肿瘤向一侧生长可压迫视束，产生同向偏盲。

（2）肿瘤向鞍旁生长：压迫或侵入海绵窦，可产生第Ⅲ、Ⅳ、Ⅵ脑神经及三叉神经第一支的障碍，其中以动眼神经最常受累，引起一侧上睑下垂，眼球运动障碍。肿瘤沿颈内动脉周围生长，可渐使该动脉管腔变狭或闭塞，而产生偏瘫，失语等。肿瘤长入三叉神经半月节囊中，可产生继发性三叉神经痛。长到颅中窝影响颞叶，可有钩回发作，出现幻嗅、幻味、轻偏瘫、失语等症状。

（3）肿瘤向前方发展：可压迫额叶而产生精神症状，如神志淡漠、欣快、智力锐减、健忘、尿便不能自理、癫痫、单侧或双侧嗅觉障碍等。

（4）肿瘤向后方发展：可长入脚间窝，压迫大脑脚及动眼神经,引起一侧动眼神经麻痹,对侧轻偏瘫(Weber 综合征)等表现。甚至可向后压迫导水管而引起阻塞性脑积水。

（5）肿瘤向上方生长:影响第三脑室,可产生下丘脑症状,如多饮、多尿、嗜睡、精神症状如近事遗忘、虚构、幻觉、定向力差、迟钝以及视乳头水肿,昏迷等。

（6）肿瘤向下方生长:可破坏鞍底长入蝶窦、鼻咽部,产生反复少量鼻出血、鼻塞及脑脊液鼻漏等。

（7）肿瘤向外上生长:可长入内囊、基底核等处,产生偏瘫、感觉障碍等。

【内分泌检测】

因肿瘤较大,可引起垂体-性腺轴、甲状腺轴、肾上腺轴的功能减退,故应测定这些靶腺轴的激素储备(表 57-12)。其中测定 PRL,可了解肿瘤对下丘脑或垂体柄的压迫情况。

表 57-12　垂体激素储备评估表

激素组筛选	进一步测试
肾上腺晨皮质醇、促皮质素刺激	胰岛素耐受试验(ITT)、CRH 刺激
甲状腺甲状腺素(总的或游离的)	TRH 刺激
性腺	LH、FSH、T、E₂ GnRH 刺激
PRL	PRL 基值
GH	成人不推荐 ITT,精氨酸,葡萄糖,GHRH
ADH	尿量,血清电解质水剥夺试验,高渗盐水注射

【诊断与鉴别诊断】

根据上述神经功能障碍和内分泌功能减退症状,结合内分泌检测指标和影像学检查,诊断多可成立。但无分泌功能腺瘤应与鞍区其他疾病相鉴别。

1. 颅咽管瘤　多见于儿童及青少年,肿瘤常发生于鞍上,可向第三脑室、鞍旁、鞍后等处发展。临床表现为下丘脑、垂体功能损害症状如尿崩症、发育迟缓等,视野改变多不规则,常有颅压增高。蝶鞍改变为鞍背缩短,鞍底平坦,70% 可见钙化斑。CT 为鞍上囊性低密度区,囊壁呈蛋壳样钙化,实体肿瘤为高密度区,可有强化。MRI 示鞍区囊性占位的信号,鞍内底部往往可见正常垂体。成人颅咽管瘤常见于鞍内,多为实质性,有时鉴别较难,需手术后才能确诊。

2. 脑膜瘤　常有头痛,视力减退及视野改变,但内分泌症状多不明显。蝶鞍一般正常大小,但鞍结节附近可见骨质增生。CT 为均匀高密度病灶,增强明显。MRI 示 T1WI 为等信号,T2WI 为高信号,增强后有时可见脑膜"尾征"。鞍内亦可见正常垂体。

3. 异位松果体瘤　多见于儿童及青春期者,尿崩常为首发症状,有的可出现性早熟,发育停滞及视路受损症状。蝶鞍多正常,CT 为类圆形高密度灶,其内见有钙化点,有明显均匀增强;MR 扫描示垂体柄处实体性肿块。

4. 视神经和下丘脑胶质瘤　前者多发生于儿童,为患侧失明及突眼,X 线片可见患侧视神经孔扩大,蝶鞍正常。后者有下丘脑受损症状和视野变化,MRI 可确定肿瘤范围。

5. 脊索瘤　常位于颅底斜坡,可向鞍区侵犯,出现头痛、多发脑神经麻痹及视力视野改变,内分泌症状不明显。X 线片及 CT 均可显示斜坡区骨质破损和钙化,肿瘤密度不均匀。

6. 皮样及上皮样囊肿　可有视力减退及视野改变,但双颞偏盲少见,其他脑神经损害症状轻微,垂体功能常无影响。X 线偶见颅底骨质吸收,CT 为低密度或混合密度病灶。

7. 动脉瘤　可有视力减退,视野及蝶鞍改变,但病史中常有蛛网膜下腔出血史,症状多突然发生,有头痛,动眼神经麻痹等。脑血管造影可明确诊断。

8. 视交叉蛛网膜炎或囊肿　起病缓慢,视野变化不典型,蝶鞍无典型改变。无垂体功能减退症状。CT 及 MRI 检查可予鉴别。

十一、垂体腺癌

来自腺垂体细胞的原发癌很少见,发病率不足垂体腺瘤的 1%,常发生于成年人。肿瘤可向邻近组织侵犯,如局部脑膜、海绵窦、脑组织、血管、颅骨等处,或沿蛛网膜下腔播散至颅中、颅后窝及脊髓等处,少部分可经血行或淋巴转移至肝、脾、骨、脊髓、马尾等处。垂体腺癌目前很难用组织学方法加以诊断,因为恶性程度的标准不同。但一般认为肿瘤明显侵犯脑组织和(或)远处转移,不论瘤细胞的形态异形如何,都是恶性表征,可以作出癌的诊断。病理上肿瘤细胞排列不规则,分化不良,细胞核的形态、大小和染色均不一致,有活跃的核分裂。垂体腺癌可以分泌激素(多为 ACTH),也可不分泌激素。临床表现可有:①垂体功能低下,视神经受压及邻近组织受压症状,与无功能腺瘤难以区别;②颅内压增高,癫痫发作,嗜睡,记忆力减退,智能障碍及精神错乱等;③脑膜刺激征;④脑神经及脊神经损害症状,脑神经以第Ⅲ、Ⅷ脑神经最常受影响,转移至脊髓时有放射性根痛,肌力减退,反射减弱或消失,感觉障碍,括约肌功能障碍等;⑤部分病例合并有库欣综合征。CT 扫描或 MRI 发现垂体肿瘤巨大,侵犯硬膜、海绵窦和相邻脑组织,以及侵入邻近骨骼明显者,应考虑垂体腺癌的诊断。若发现颅底脑池中高密度影渐增多或体内还存在第二个肿瘤时,可考虑腺癌的转移,但上述情况应与病理所见一致。垂体腺癌治疗多不理想,如怀疑本病,应尽可能手术时切除肿瘤,术后尽早辅以全方位放疗及化疗,以延缓肿瘤复发。

（寿雪飞 赵曜）

第六节 颅内先天性肿瘤

一、颅咽管瘤

颅咽管瘤起源于原始口腔外胚层所形成的颅颊管残余上皮细胞。发病率占颅内肿瘤总数的5%～6%,占先天性颅内肿瘤的60%,占鞍区肿瘤的30%。本病可见于任何年龄,但好发于5～15岁的儿童,占儿童颅内肿瘤的9%～13%。男性较女性为多。

【病理】

肿瘤大体上呈球形、不规则形,或结节状扩张生长,界限清楚,大小差异明显,多数为囊性,可呈多房状或囊性、囊实性,少数为实质性。囊性部分多位于鞍上,囊壁表面光滑,厚薄不等,上有多处灰白色或黄褐色钙化点或钙化斑,并可骨化呈蛋壳样。囊内容物多为液化的上皮细胞碎屑,囊液呈机油状或黄绿色液体,含闪烁漂浮的胆固醇结晶,一般10～30ml,多者可达100ml以上。实质部分常位于后下方,呈结节状,内含钙化灶,常与垂体柄、视路、第三脑室前部及周围血管等粘连较紧。肿瘤亦可引起脑组织的胶质反应,常形成假包膜与周围组织粘连,有时呈乳头状突入下丘脑。实质性肿瘤多位于鞍内或第三脑室内,常见于成年人。

肿瘤组织形态一般分为牙釉质型和鳞形乳头型两种。前者多见,几乎见于所有儿童患者和2/3的成年患者。此型最外层为柱状表皮细胞,向中心移行为鳞状上皮细胞,内层为排列疏松的星状细胞。瘤组织常有退行性变,角化及小囊肿,囊内脱落细胞吸收钙后形成散在钙化灶,有时可见上皮细胞小岛伸入邻近脑组织内。后者由分化良好的鳞形上皮细胞组成,其中隔有丰富的纤维血管基质,细胞被膜或自然裂开或因病变裂开形成突出的假乳头状,一般无牙釉质型的角化珠、钙化、炎性反应及胆固醇沉积,此型多为实质性肿瘤。

【分型】

肿瘤大多起源于鞍上垂体与垂体柄连接处上端原始口腔的残余上皮细胞(鞍上型),少数起源于鞍内垂体前、后叶之间的残余颅颊裂(鞍内型),偶发生在鼻腔、蝶窦及蝶骨内的残余颅颊管组织。亦有认为肿瘤的根部主要在垂体柄和腺垂体。一般按肿瘤生长部位及形态分为四型。

1. 鞍上型肿瘤 约占本病的80%。位于漏斗部前面者与垂体柄及灰结节关系密切,可向视交叉前方生长(视交叉前型)。位于漏斗部后方则可向视交叉后生长(视交叉后型)。少数肿瘤可长向第三脑室(脑室型)。以上三型有时可混合存在。

2. 鞍内型肿瘤 少见,主要见于成年人。多局限于鞍内,亦可向鞍上生长至视交叉前、视交叉后及第三脑室内,向下长入蝶窦、筛窦内。

3. 巨大型肿瘤 多见于儿童,多呈结节形。向前生长可至额叶底部,向侧方可长入海绵窦、颞叶等处,向上长至第三脑室、基底核等处,向后生长可压迫脑底动脉环、脚间窝、脑干及导水管等处。

4. 非典型部位肿瘤 少数可长在蝶窦、斜坡、咽后、颅后窝及松果体等处。

亦有根据肿瘤与鞍膈、脑室等关系(Yasargil,1990)分为鞍内(鞍膈下)、鞍内-鞍上(鞍膈上下)、鞍膈上(视交叉旁-脑室外)、脑室内外、脑室旁、脑室内6型。有根据肿瘤与蛛网膜、软脑膜的关系(Laws,1987)分为蛛网膜外、蛛网膜内-软脑膜外、软脑膜内3型。

【临床表现】

主要有以下5个方面。

1. 腺垂体功能减退症状 儿童患者表现为发育迟缓,身体矮小,易怠倦,活动性少,皮肤白、面色发黄,有皱纹,貌似老年;牙齿及骨骼停止发育,性器官呈婴儿型,无第二性征。少数可有畏寒,轻度黏液水肿,血压偏低,甚至恶病质者。成人女性月经失调或停经,不孕和早衰;男性性欲减退,毛发脱落,新陈代谢低下等。

2. 尿崩症 每日尿量可达数千毫升甚至10 000ml以上,因而患者烦渴并大量饮水,儿童夜间易溺床。原因为肿瘤损伤视上核、室旁核、下丘脑-垂体束或神经垂体引起ADH分泌减少或缺乏。但多尿与ACTH的正常分泌有关,如腺垂体同时受损,则可不产生尿崩症。与下丘脑损害致尿崩症不同,下丘脑损害时渴感中枢同时破坏,患者可产生尿崩症同时伴渴感减退,患者血浆高渗透状态,尿渗透压减低,血容量减少,高钠血症。严重尿崩症可有头痛、心动过速、烦躁、神志模糊、谵妄甚至昏迷等,有时有发作性低血压。

3. 视神经功能障碍 有视力减退、视野改变及眼底变化等。鞍上型肿瘤因其生长方向无一定规律致压迫部位不同使视野缺损变异很大,可为象限盲、偏盲、暗点等,如见双颞侧下象限盲,提示压迫由上向下。鞍内型肿瘤由下向上压迫视交叉,产生视野缺损与垂体瘤相同,视力减退与视神经萎缩(原发或继发)

有关。有时可因视交叉处出血梗死,血液循环障碍而致突然失明。儿童对早期视野缺损多不引起注意,直到视力严重障碍时才被发觉。

4. 下丘脑症状 ①肥胖性生殖无能(Frohlich)综合征:下丘脑的结节核通过腺垂体的促性腺素管理性功能及生殖活动,漏斗部及灰结节一带又与脂肪代谢有关。上述部位受损可产生肥胖,儿童性器官不发育,成人性欲消失,妇女停经,第二性征消失等。②体温调节失常:下丘脑后部受损可致体温较低,前部受影响可致中枢性高热。③嗜睡:见于晚期病例。④精神症状:如健忘、注意力不集中、虚构等,与下丘脑-边缘系统或额叶联系损伤有关,成人较多见。⑤贪食或拒食症:下丘脑腹内侧核饱食中枢破坏可有贪食症(患者肥胖),腹外侧核嗜食中枢破坏可有畏食或拒食症(患者消瘦),临床少见。⑥高 PRL 血症:少数肿瘤影响下丘脑或垂体柄,致 PIF 分泌减少,腺垂体 PRL 细胞分泌增加,可产生溢乳-闭经综合征。⑦促垂体激素分泌减少:表现为影响生长及甲状腺、肾上腺皮质功能障碍。

5. 颅内压增高 儿童多见,有头痛、呕吐、视神经盘水肿等。儿童骨缝未闭前可见骨缝分开,头围增大,叩击呈"破罐声",头皮静脉怒张等。引起颅高压多为一较大囊肿或囊实性肿瘤,长入第三脑室阻塞室间孔、长入脚间池或压迫中脑导水管之故。由于囊肿内压力可自行改变,有时使颅高压症状自动缓解。有时囊液渗入蛛网膜下腔可引起无菌性炎症反应。晚期颅高压加重可致脑疝等严重情况。

6. 邻近症状 肿瘤向鞍旁生长者可产生海绵窦综合征;向蝶窦、筛窦生长者可致鼻出血,脑脊液鼻漏等;向颅前窝生长者可产生精神症状如记忆力和定向力差,两便不能自理,癫痫及嗅觉障碍;向颅中窝生长者可致颞叶癫痫和幻嗅、幻味等症;少数肿瘤向后生长产生脑干症状,甚至长到颅后窝引起小脑症状等。

【辅助检查】

1. X 线头颅摄片 目前已较少应用。鞍上型者可见蝶鞍后床突及鞍背低下形成短鞍背,鞍底较平,蝶鞍前后径相对增大,形如碟状。鞍内型者蝶鞍呈球形扩大,前床突吸收,鞍底吸收或破坏。70% ~80% 有钙化斑块,儿童较成人多见,位于鞍内或鞍上,囊壁钙化呈弧线或蛋壳状。儿童患者常有颅高压症:颅缝分离,脑回压迹增多等变化。

2. CT 扫描 头颅水平位及冠状位扫描可示肿瘤囊变区呈低密度影,钙化灶呈高密度影(85% 的儿童及近 40% 的成人患者可见钙化灶),肿瘤实质部呈均一密度增高区。注射碘剂后可见实质部均一增强,囊性肿瘤仅有环形薄壁增强。肿瘤长到视交叉后可见

第三脑室推向上后方,脚间池及桥前池被挤压。CT 扫描可清晰显示出肿瘤生长方向及范围,囊肿大小及有无阻塞性脑积水等。

3. MRI 扫描 首选检查。典型颅咽管瘤因肿瘤有囊性部及实质部,瘤内成分不同,成像可呈多种信号灶,T_1 加权图像上表现为高信号、等信号或较低信号,T_2 加权像表现为高信号,信号强度均匀或不均匀。钙化部分常不能显示。MR 三维空间成像能更清晰显示肿瘤向各方生长的范围,与周围神经血管的关系等,有利于选择手术入路。

4. 内分泌检查 见垂体瘤内分泌检查一节。颅咽管瘤血清 GH、LH、FSH、ACTH、TSH 及 T3、T4、皮质醇等均可低下,有时 PRL 增高。对术前检测有肾上腺皮质功能减退和甲状腺功能低下者,除非手术急症进行,一般应手术前予以药物纠正。

【诊断及鉴别诊断】

根据颅咽管瘤的好发年龄及临床症状,CT 及 MRI 等检查所见,结合内分泌检查,多数患者可以确诊。少数不典型病例应与以下疾病相鉴别。

1. 临床 仅有颅高压的儿童病例应与颅后窝中线肿瘤、第三脑室前部胶质瘤等相鉴别,后者一般无内分泌症状,而鞍区的钙化灶是重要的鉴别点。

2. 仅有内分泌症状及视力减退、视野改变者应与垂体瘤鉴别,后者发病年龄较大,儿童及青春期垂体瘤少见。极少引起颅高压及下丘脑损害症状,有典型视野改变。MRI 上颅咽管瘤可见鞍底正常垂体是一鉴别要点,但成人鞍内型无钙化者与垂体瘤鉴别有时较难。

3. 儿童病例 仅有视神经压迫症状者应与视神经胶质瘤鉴别,后者视力减退多先发生于一侧,视力丧失较快,有时可见单侧突眼,X 线显示视神经孔扩大。另与鞍上型生殖细胞瘤鉴别,该瘤除可产生视力减退、视野改变外,尚可有性早熟,而蝶鞍多正常,CT 扫描极少囊变及钙化。而胎盘碱性磷酸酶、促绒毛膜性腺激素、甲胎蛋白增高有助于该病的诊断。

4. 成人颅咽管瘤 应与鞍结节脑膜瘤、颈内动脉虹吸部动脉瘤、脊索瘤、鞍上蛛网膜囊肿、上皮样及皮样囊肿等相鉴别。鞍结节脑膜瘤多无内分泌改变,有时可见鞍结节部有骨质增生或破坏。颈内动脉虹吸部动脉瘤多见于中老年,可借脑血管造影或 MRA 鉴别之。脊索瘤临床有多数脑神经障碍,X 线片可显示蝶鞍及斜坡破坏,有时亦可有钙化。鞍上蛛网膜囊肿有先天性及获得性两种,后者可因外伤后蛛网膜下腔出血或感染所引起的蛛网膜下腔粘连造成,CT 无蝶鞍改变及钙化,无内分泌症状。上皮样及皮样囊肿患者的内分泌症状亦不明显,前者无钙化,后者常有钙化,

CT扫描检查或手术探查可以确诊。

【治疗】

有手术治疗、放疗及药物治疗等,以手术治疗为首选。

1. 手术治疗 手术治疗的目的是通过切除肿瘤达到解除对视交叉及其他神经组织的压迫,解除颅高压,但对下丘脑-垂体功能障碍则较难恢复。由于颅咽管瘤属良性,因此原则上应争取手术全切除(尤其对儿童患者),以防复发。但因为该肿瘤位置较深,和周围重要结构粘连,为手术切除带来困难,同时也很大程度上限制了做肿瘤全切除的可能性。手术最常见到的并发症为下丘脑损害,因鞍上型肿瘤的基底依附于下丘脑,或与该处粘连紧,对该部位的过度操作都会导致损伤,是手术后患者死亡和病残的主要原因,尤其是勉强行全切者。一般认为,当肿瘤位于鞍内或从鞍内向鞍上生长者,肿瘤体积不很大,但对视交叉压迫明显者;或无明显下丘脑损害及颅内高压者,应争取做肿瘤全切除。当肿瘤向鞍上生长者,且已突入第三脑室,或者已有下丘脑损害症状,同时伴有脑积水者,主要是缓解脑积水及解除肿瘤对视路的压迫,宜行肿瘤大部切除。当有明显颅内高压,且双目已完全失明,这类患者即使解除视神经压迫对恢复视力也已无希望,只能主要做缓解脑积水的手术,可行V-P分流术。对有明显下丘脑损害,或患者情况较差及发病较急者,可先行囊肿穿刺,待情况好转后再酌情手术。近年来随着显微手术的逐步推广和提高,肿瘤全切除的报道逐渐增多,但多数报道并发症及死亡率仍偏高。肿瘤全切除在56%~90%,手术死亡在2%~9%,肿瘤全切率低则死亡者少,致残率和并发症低。根据肿瘤生长部位、大小、形状、钙化及囊变情况,以及与周围组织的关系等因素,手术需选择不同入路,常用有经额底、经翼点、经终板、经蝶窦、经胼胝体透明隔穹隆间或侧脑室入路等。近年来经鼻内镜下颅咽管瘤切除病例数也逐渐增多,在选择好适应证的前提下,内镜下手术无疑具有创伤小、全切率高、并发症少的优点。手术应注意区分和保护蛛网膜的层次及界面,有利于安全全切除肿瘤。对不能全切者,要求打通脑脊液循环,难以畅通者应行分流术。

手术能否做到全切与下列因素有关:①年龄:儿童患者的肿瘤与周围粘连较少,较易全切,并发症亦少。成人病例因肿瘤多与周围组织粘连甚紧,常深埋于灰结节部,使全切后并发症多,死亡率高。②复发肿瘤较初次手术者更难全切。③囊性肿瘤较实质性者容易全切。④肿瘤位置:鞍内型及视交叉前型较易做全切,视交叉后型及脑室型则应根据囊壁与灰结节、下丘脑等处粘连情况选做全切或部分切除。

近来有文献认为,过去强调的一次性全切除肿瘤来替代再次手术和放疗,除手术死亡率较高外,还可导致患者严重神经功能障碍,如长期尿崩症、视力减退、精神行为异常、病态性肥胖、智商改变及工作学习能力下降。并且长期随访资料显示,即使全切除后,肿瘤复发仍有10%~20%,甚至更高。故目前主张因人而异,实施个体化治疗,其原则应为争取最大限度切除肿瘤而不遗留严重并发症。

手术后并发症主要有:①尿崩症:在肿瘤全切除的患者几乎不可避免地都有发生,一般持续数天至2周可恢复,但亦有少数为永久性者,易产生水及电解质紊乱。应每天记出入液量,定期测体重、测酸碱度及电解质、渗透压等,根据出入液量补充液体,电解质丢失按正常补充。尿崩症轻者给氢氯噻嗪、卡马西平口服,重者可用短效后叶加压素或醋酸去氨加压素。②下丘脑损伤:可产生急性消化道出血、中枢性高热,应予对症处理。③急性肾上腺皮质功能衰竭:见于手术前有明显垂体功能减退者,可给大剂量皮质激素,数天后逐渐减量。④晚期可有垂体功能及其他靶腺功能的减退症状(儿童病例70%以上有GH缺失,成人70%~80%有性激素水平低下)。

2. 放射治疗 手术未能全切除者均可试用放疗。有认为放疗可杀死有分泌能力和形成囊肿的细胞,减少肿瘤血供,抑制肿瘤生长。虽然放疗不能防止肿瘤复发,但可延长肿瘤复发时间,提高生存期。目前大多采用颅外放疗,如^{60}Co、直线加速器,近年有采用立体定向放射外科(γ刀、射波刀)治疗并取得一定疗效。内放疗是采用定向穿刺技术或置入贮液囊方法将放射性核素注入肿瘤内,同时可抽取囊液。它适用于囊内含较多液体的颅咽管瘤,而不主张用于实质性和囊壁钙化或囊壁菲薄(核素可透入周围组织中)的肿瘤,多囊性肿瘤效果亦差。常用的核素有^{32}P、^{90}Y、^{198}Au。

3. 药物治疗 目前尚无特殊有效药物。曾有应用博来霉素(bleomycin)注入肿瘤囊内的报道,可使囊液分泌减少、肿瘤细胞退化的作用。临床使用对囊性肿瘤效好,但对混合型及实质性肿瘤效差。最近有报道经开颅瘤腔内置管应用α-干扰素治疗9例儿童囊性颅咽管瘤,随访1.0~3.5年,肿瘤消失3例,其余均有70%~90%缩小,认为药物的抗瘤作用是抑制肿瘤血管生成和调节细胞周期的作用。

二、颅内表皮样囊肿及皮样囊肿

颅内表皮样囊肿和皮样囊肿具有相同的组织起源,均起源于异位于神经组织的上皮细胞。该类型肿瘤主要病因为发育性起源,即外胚层组织在妊娠的

3~5周卷曲形成神经管时被带入并残留在神经组织内的外胚层细胞,其他来源还包括听囊发育、垂体发育时被携带至桥小脑角及鞍区的上皮细胞残余,这也解释了此类疾病好发于中线部位的原因。少数病因缘于外伤或医源性创伤移位进入中枢神经系统的上皮细胞,如经腰椎穿刺带入。

皮样囊肿与表皮样囊肿的区别在于前者囊壁含有皮肤附属器官,如毛囊及皮脂腺,内容物则含有毛发和皮脂,这可能与原始外胚层上皮细胞异位发生的时间相关,发生越早的细胞的多向分化潜能更大,稍晚发生异位的外胚层残余则形成表皮样囊肿。

(一) 颅内表皮样囊肿

又称胆脂瘤、珍珠瘤,这些名称缘于其珠光白的大体病理外观。该病变起源于移位至中枢神经系统的外胚层残余细胞或上皮细胞。如果异位组织发生在胚胎早期(即神经沟封闭时),则囊肿多位于中线部;如发生在晚期(第二脑泡形成期),则囊肿多位于侧方。少数表皮样囊肿可为外伤造成,如头部外伤或腰椎穿刺。

虽然名称相似,但需要注意该病与中耳胆脂瘤的差异,后者也称为中耳胆固醇肉芽肿,常见于慢性中耳感染,病变主要由包绕着胆固醇晶体的慢性炎性细胞所组成。颅内表皮样囊肿为硬膜下病变,而中耳胆脂瘤为硬膜外病变。

本病占颅内肿瘤的 1%(0.5%~1.8%),占桥小脑角肿瘤的 7%,可见于任何年龄,以 20~50 岁多见,发病高峰为 40 岁,男女比例相仿。复旦大学附属华山医院资料显示该病高峰年龄在 30~40 岁,占颅内肿瘤的 1.32%,日本的统计资料则显示可高达 2.2%。

该囊肿大多单发,亦可多发,偶与皮样囊肿同时存在并伴有先天性畸形或异常,如耳后藏毛窦、脊柱裂等。颅内上皮样囊肿可位于硬脑膜外、硬脑膜下、蛛网膜下腔、脑实质及脑室内等处,按起源部位好发于桥小脑角、鞍区、大脑半球、脑室内、四叠体区、小脑等处,约 25% 的囊肿可发生在颅骨板障或脊柱内。表皮样囊肿可沿组织间隙弥漫性生长,呈指状突出伸入邻近的脑池、沟裂,甚至可穿入脑实质而沿着神经纤维束生长。

【病理】

表皮样囊肿的大体形态为色泽洁白带有珍珠光泽的块状肿物,瘤壁薄而透明,血供稀少,囊壁与邻近组织边界清楚,但与血管神经等常有粘连,少数囊肿与颅外组织可有瘘管或纤维束带相连。囊肿沿正常裂隙生长并包绕正常结构,少数病变可出现骨质破坏,鳞状细胞癌变可见于多次复发及手术治疗的病例。囊肿壁外层为纤维结缔组织,内层为复层鳞状上皮,与正常皮肤相似,表皮囊肿以线性速度生长,囊肿内容物呈白色微黄的干酪样或豆渣状物,由角蛋白(脱落的上皮)、细胞碎片和胆固醇结晶组成,角化细胞不断脱落致使不断增长。囊肿内容物偶尔因继发感染而呈黄绿色或棕褐色黏稠物体,有脓臭味。囊肿内容物溢出可引起周围组织及脑膜的炎症反应,与囊肿相邻接的蛛网膜组织常呈纤维增生与玻璃样变,有时可见有异物巨细胞、淋巴细胞及组织细胞的浸润,与囊肿紧邻的脑组织可有胶质增生。

【临床表现】

本病起病隐匿,病程缓慢,临床表现无特异性,与发生部位的任何占位性病变的临床表现相同,临床症状的定性诊断较困难,CT 及 MRI 等影像学检查提高了该病的诊断率。依据该病的发病部位分述如下。

1. 桥小脑角　最为常见,占桥小脑角占位病变的 4.7%,常发生于中青年,常见的临床症状为三叉神经痛。临床表现可分两型:①单纯三叉神经痛型:约占 70%,主要表现为三叉神经痛(第三支或第二、三支痛)。可有触发点,与原发性三叉神经痛极相似。疼痛持续时间较长,查体有同侧三叉神经区痛觉减退,角膜反射迟钝等。②桥小脑角肿瘤型:约占 30%,首发症状多为患侧面肌抽搐,可有耳鸣、听力减退、步态不稳及头痛等,也可出现饮水呛咳等后组脑神经症状。

2. 鞍区　约占本症的 7.3%,常位于鞍上,可累及第三脑室、颅前窝,约半数向鞍旁颅中窝生长,少数可跨越岩尖伸入桥小脑角处。主要表现为双颞侧偏盲及视神经萎缩,也可出现垂体内分泌症状,如多饮多尿、月经紊乱等,少数有脑积水。

3. 大脑半球　多位于外侧裂部,其他在额叶凸面、镰旁、颞叶、顶叶、大脑纵裂及胼胝体等处。外侧裂表皮样囊肿可有癫痫(局限性)、偏瘫、锥体束征阳性、精神症状。晚期可有颅内压增高症。

4. 脑室系统　好发于第四脑室,也可发生于侧脑室及第三脑室,早期可无症状,随着囊肿长大可引起颅内压增高,压迫邻近组织产生轻偏瘫、偏侧感觉障碍、同向偏盲等。如有继发感染或瘤内容物溢出可产生脑室炎及脑膜炎,并可反复发作。

5. 其他部位　可发生于头皮及颅骨,发生于颅骨板障内者以额顶部为多,可向硬膜外扩展。硬脑膜间表皮样囊肿少见,常位于颅后窝,可伴有皮肤藏毛窦,手术容易感染。椎管内表皮样囊肿多发生于胸段及上腰段脊柱,低位腰椎的表皮样囊肿可继发于腰椎穿刺。

6. 无菌性脑膜炎　表皮样囊肿内容物破裂,可表现为反复发作的无菌性炎症,临床表现为发热及脑膜刺激征,脑脊液检查提示细胞增多、糖含量降低、蛋白含量增高和细菌培养阴性,可有胆固醇结晶。Mollaret脑膜炎为无菌性脑膜炎,其特点为脑脊液内有类似内皮细胞的大细胞,可发生于表皮样囊肿。

【诊断】

本病临床表现无特异性,中青年三叉神经痛患者及反复脑膜炎发作的患者需考虑本病。影像学检查对本病的诊断非常重要。

1. 头颅 X 线片　已极少用于本病的诊断,可显示颅内压增高改变及骨质破坏的间接征象。鞍旁、中颅凹及桥小脑角者可示中颅凹及岩尖骨质吸收甚至骨质缺损;板障内者表现为溶骨性病变,并见锐利硬化缘。

2. CT　囊肿呈类圆形或不规则的均匀低密度区,CT 值略高于脑脊液,有时因囊肿内胆固醇和脂质含量较高,CT 值可低于-10Hu,少数呈均匀等或高密度,可能为囊肿壁及角化脱屑物的钙化、囊肿内自发性出血、囊肿内蛋白质含量增高等。通常无强化,少数病例可有囊壁片状增强。

3. MRI　首选。典型表现为 T1 加权像呈低信号,也可稍高于脑脊液,T2 加权像呈与脑脊液相似的高信号,注射造影剂后无增强。弥散加权成像(DWI)是鉴别表皮样囊肿和脑脊液的最好方法,在表皮样囊肿水分子的运动受到抑制,所以在 DWI 相上呈高信号。

在鉴别诊断方面本病应与慢性蛛网膜炎、神经症、颅底脑膜结核以及良性颅内压增高(假脑瘤)等鉴别。对于桥小脑角的表皮样囊肿应与原发性三叉神经痛和桥小脑角的其他肿瘤如听神经瘤、脑膜瘤、三叉神经鞘瘤、血管瘤等鉴别。鞍区表皮样囊肿应与垂体腺瘤、颅咽管瘤、鞍结节脑膜瘤及鞍区的脊索瘤等区别。

【治疗】

本病治疗以手术切除为首选,手术除吸除囊肿内容物以减压外,应力求尽可能切除囊壁,对囊肿与血管及其他重要结构粘连较紧者,则难以全切肿瘤。该肿瘤为良性,通常不进行放射治疗。手术中清除囊肿内容物应避免溢出,同时保护好周围脑组织,以防止和减少术后脑膜炎的发生,并可以减小术后交通性脑积水风险。术中使用氢化可的松冲洗及术中大量生理盐水冲洗和静脉给予糖皮质激素均有助于减小脑膜炎风险。

(二)颅内皮样囊肿

本囊肿占颅内肿瘤的 0.1% ~0.3%,较表皮样囊肿更为少见,两者比例约为 1:10。生长较表皮样囊肿迅速,发病年龄较轻,多见于儿童或青春早期,男女发病率相同。皮样囊肿好发于胚胎时期中线闭合处,如第四脑室(占 1/3)、小脑蚓部、垂体、脑桥等,约 2/3 位于颅后窝,本病多伴有先天发育异常。

皮样囊肿与表皮样囊肿的病理区别在于其囊壁内含有真皮层组织,含有皮肤的附件如汗腺、皮脂腺及毛囊等,瘤内容物含有较多的水分和油脂,常杂有毛发。

皮样囊肿临床表现与上皮样囊肿相似,因好发于中线结构处,常以颅内压增高为主要症状;另外部分患者有反复发作的脑膜炎史,故症状及神经功能障碍加重较表皮样囊肿快。发生于颅后窝、四叠体区者,在病变表面的头皮上可见有皮肤窦道,呈条索状,可通过颅骨上的小孔与颅内的皮样囊肿相连。皮肤窦道感染者,可引起颅内感染、脑膜炎及脑脓肿。

CT 表现与表皮样囊肿相似,部分病变可有钙化,并可检出体检未被发现的窦道。在 MRI 上,T1、T2 加权图像上均为高信号,或 T1 加权像呈低、高混合信号,T2 加权像呈高、低混合信号。

治疗以手术切除为原则,有皮肤窦道者,应同时一并切除。

三、颅内畸胎瘤

畸胎瘤来源于原始胚胎生殖细胞,属于生殖细胞肿瘤中的一个亚类(占18%),因含有外、中、内三个胚层各种组织,又称三胚层肿瘤。本病少见,占颅内肿瘤的 0.3% ~0.8%。可见于任何年龄,约70% 为儿童,男性多于女性。肿瘤多位于中线,约半数位于松果体区,鞍上次之,其他可见于脑室系统、颅后窝、额叶、颞叶及脑干等处。大多为单发性,有时可合并其他先天性畸形,如脊柱裂等。除成熟畸胎瘤外,均为恶性。

【病理】

肿瘤可呈圆形、结节状或分叶状,表面光滑,包膜完整,界限清楚,易与脑组织分离,少数粘连较紧。实质性(多恶性成分)或囊泡状(多为良性成分)不一。切面很不一致,表现出三个胚层组织的特色,可见含有淡黄色液体或豆渣样物质、脂肪组织、毛发、软骨、骨骼、牙齿等结构。镜下亦可见三种胚层组织,外胚层组织有鳞状上皮、毛发、皮脂腺、神经组织、脉络丛组织等;中胚层组织有骨、软骨、平滑肌、横纹肌等;内胚层组织有柱状上皮或黏液柱状上皮构成的腺器官,如肠腺、支气管等。成熟的畸胎瘤组织分化良好,接近正常组织。若瘤细胞间变异形,呈恶性表现者则为未成熟(恶性)畸胎瘤,瘤中心区出血和坏死比成熟畸胎瘤多见,还可含有生殖细胞肿瘤的其他亚类如绒癌、胚胎癌或内胚窦瘤等恶性成分,瘤细胞可沿脑脊液扩散种植。此外,有些畸胎瘤的大多数成分是成熟的,只有某个或少数成分发生间变和恶变的形态,则称为伴有恶性变的畸胎瘤。

【临床表现】

良性病例病程缓慢,因肿瘤所在部位不同可产生不同表现。松果体区者可产生 Parinaud 综合征、性早熟及颅内压增高症状等。鞍上区者有尿崩症,视神经交叉受压所引起的视野缺损及垂体功能不足等症状。脑室内者除可产生阻塞性脑积水引起颅内压增高外,并有邻近组织受压损害症状。瘤内液体溢入脑室或蛛网膜下腔者,可引起脑室炎及脑膜炎症状。还可出现远处播散的症状。

【诊断】

头颅 X 线摄片可见肿瘤内有钙化斑、牙齿或小块骨组织。CT 平扫肿瘤为边界清楚、不均匀的低密度区,有不规则钙化斑及骨结构,为本病特征。注对比剂后可见非均匀强化。MRI 上肿瘤多为混合信号。肿瘤免疫组织化学标记物测定对畸胎瘤无特异性,除非恶性畸胎瘤中含有其他亚类的恶性成分。本病应与松果体瘤、颅咽管瘤、上皮样及皮样囊肿等鉴别。

【治疗】

首选手术全切或次全切除。成熟畸胎瘤界限清楚易于完整切除,可获得根除。部分切除而颅内压增高及脑积水未解除者,应行脑脊液分流术。不成熟或恶变畸胎瘤不论手术全切除与否,术后都应辅以放疗及化疗等以延长复发期及生存期,由于肿瘤可随脑脊液播散,必要时应行全脑或全脊髓放疗。

四、颅内脊索瘤

脊索瘤是起源于残留脊索组织的低度恶性肿瘤,呈侵袭性生长,手术无法全切,易于复发。脊索组织位于原始神经管的腹侧,发育为脑和脊髓腹侧的支持结构,即颅底的蝶骨、枕骨和脊柱,脊索退化消失,在成年人仅在椎间盘内发展成髓核组织。脊索瘤可发生于神经轴上任何具有脊索残留的部位,但多数发生于原始脊索的两端。颅内脊索瘤多发生在斜坡的蝶枕软骨结合处,占整个脊索瘤总数的 35% ~ 44%,占颅内肿瘤的 0.13% ~ 0.6%;53% 的脊索瘤发生于脊柱的骶尾部。

颅内脊索瘤的好发年龄为 30 ~ 40 岁,男性多于女性。肿瘤位于硬脑膜外,可向颅内外各方向膨胀性生长,如鞍上、鞍旁、前颅凹、眶上裂、蝶骨大翼、岩骨、颅后窝、枕骨大孔、桥小脑角等处,但不侵入脑组织,可压迫脑干及导水管产生脑积水。

【病理】

肿瘤多无包膜,边界不清,质地软,浸润破坏颅底骨质及邻近神经组织。切面可见肿瘤由纤维组织分隔成小叶状,呈灰白色半透明胶冻状或黏液状,局部可有出血、坏死、钙化。肿瘤质软、含黏液较多者倾向于良性,质硬、含钙化多者较恶性。镜下可见肿瘤为上皮细胞所组成,呈多角形、梭形,界限清楚,排列成片状或不规则条索状,胞质内含有黏液、蛋白,呈粉红或淡若空泡黏液状为其特征,称为空泡细胞。骶尾部肿瘤易发生转移,常见的转移部位为肺、肝、骨。少数肿瘤可转化为纤维肉瘤或恶性纤维组织细胞瘤。

【临床表现】

肿瘤生长缓慢,病程较长,最常见症状为渐进性头痛和脑神经麻痹。根据肿瘤生长及扩展部位分述如下。

1. 上斜坡型　肿瘤主要向斜坡上部侵袭性生长,根据与鞍区的关系可分为:①鞍区型肿瘤:主要向鞍内及鞍上生长,临床有视神经压迫及下丘脑-垂体功能障碍,如视力减退、视野缺损、肥胖、嗜睡、女性闭经、男性阳痿等;②鞍旁型肿瘤:多向一侧鞍旁生长,影响海绵窦、眶后壁、三叉神经等。临床可产生第 Ⅲ ~ Ⅵ 脑神经症状(其中以展神经麻痹最多见),有复视、海绵窦综合征等。

2. 下斜坡型　位于斜坡部,常偏于一侧,主要表现第 Ⅵ ~ Ⅻ 脑神经损害症状,如面肌瘫痪、构音障碍及吞咽困难。累及脑干者可出现轻偏瘫、四肢无力、一侧或双侧锥体束征等。颅颈交界区脊索瘤常破坏枕髁关节、寰枢关节、寰椎前弓或齿状突而导致寰枕失稳。另外肿瘤可向咽后壁膨胀性生长引起相应症状。

【诊断】

成年患者有长期头痛病史,出现一侧展神经麻痹症状,应想到脊索瘤可能,但确定诊断需进一步检查。颅内脊索瘤最显著的影像学特征是溶骨性骨质破坏,常伴有钙化。骨破坏范围可涉及斜坡、鞍背、前后床突、中颅凹底、岩骨尖、眼眶、蝶窦等。头颅 X 线片和 CT 扫描均可显示骨缺损的范围、伴有的软组织占位和病变内的钙化,CT 增强扫描肿瘤有均匀或不均匀强化。MRI 检查中肿瘤信号高低不一致,通常 T_1 加权像上为低信号,T_2 加权像上呈高信号,瘤体内可有钙化或囊变。

脊索瘤常需与同区域的脑膜瘤作鉴别,后者钙化较少,脑膜瘤多伴有颅骨增生性改变,较少引起溶骨性破坏。发生于鞍区的脊索瘤应与颅咽管瘤、垂体瘤鉴别。此两种肿瘤多以视神经损伤及内分泌障碍为主,很少产生多根脑神经障碍,尤其是展神经麻痹。影像学检查两者均不引起颅底骨质破坏,且病变主要局限于鞍区,很少向鞍后及天幕下生长。位于斜坡下部的脊索瘤应与软骨性肿瘤(软骨瘤及软骨肉瘤)及听神经瘤鉴别。软骨瘤在 X 线片上有蜂窝状溶骨性改变为其特征。听神经瘤影像学检查可示内听道扩大,无斜坡改变。脊索瘤长入蝶窦及鼻咽部者需与鼻咽癌颅底转移者鉴别。后者很少有钙化及碎骨,破坏区常以一侧鼻咽顶为中心,很少累及鞍背及后床突,应做详细的后鼻孔检查及多次鼻咽部活检来加以区别。

【治疗】

手术仍为首选治疗方案,但肿瘤广泛侵蚀颅底,与附近重要结构(如脑干、脑底动脉、脑神经等)常粘连甚紧,全切率低,但应争取做大部或次全切除以缓解症状及延长生存期。根据肿瘤主要所在部位,可选择不同的手术入路,如经扩大额下硬脑膜外入路、颞下入路、经蝶窦入路、经口腔或经后外侧(经髁)入路等,近年来经鼻内镜下切除斜坡脊索瘤也获得了较为满意的疗效。

放疗的治疗作用存在争议,对于残留或复发的肿瘤,可考虑行常规放疗,但脊索瘤对小剂量放射线不敏感(<50Gy),增加放射剂量可增加周围脑组织的放射性损害,另外放疗可能诱发肿瘤恶变。所以对于放疗不推荐普通放疗,可尝试立体定向放射外科如 γ 刀、射波刀、质子放疗和重粒子放疗。其中重粒子放疗包括质子束和带电离子束,可给予病灶更大剂量的照射,但周边组织剂量低,有效减少周围组织的损伤,适用于生长较缓慢的脊索瘤。重粒子放疗的优势不仅仅是物理特性,更多的是生物学效应。但目前重粒子放疗设备昂贵,临床应用还较为局限。

脊索瘤对常规化疗不敏感,近年来分子靶向药物治疗取得一定的进展。其中酪氨酸激酶抑制剂伊马替尼可靶向作用于血小板衍生生长因子受体 PDGFRB 及酪氨酸激酶受体,对脊索瘤具有一定的抑制作用,可促进肿瘤细胞的凋亡,另一种酪氨酸激酶抑制剂舒尼替尼亦表现了一定的临床疗效。表皮生长因子 EGFR 也是潜在的分子治疗靶点之一,其抑制剂埃罗替尼可应用于对伊马替尼无效的患者。mTOR 通路抑制剂是近年来另一个热门的靶点,其抑制剂西罗莫司在体外实验中可降低肿瘤细胞活性并诱导凋亡。

该病在病理学上多为良性病变,但具有明显的恶性行为,资料显示其平均生存期为 6.3 年。

(谢嵘　王镛斐)

第七节　松果体区肿瘤

松果体区位于颅腔中心,前为第三脑室后部、后为小脑幕切迹游离缘和镰幕结合处、上为胼胝体压部、下为中脑导水管和四叠体等结构。松果体区肿瘤是指原发于松果体区的肿瘤,其来源组织众多,主要可分为生殖细胞源性肿瘤、松果体实质细胞肿瘤、神经上皮肿瘤及其他来源肿瘤四大类(松果体区常见肿瘤的病理分类见表 57-13)。这些的肿瘤形态学和生物学特征千差万别,病理种类复杂多变,甚至同一病变中可包含多种病理成分;加之松果体区部位深在,肿瘤暴露困难且血管神经毗邻复杂,手术治疗极具挑战,因而松果体区肿瘤一直是颅脑肿瘤治疗中的难点。

表 57-13　松果体区常见肿瘤的病理分类

生殖细胞源性肿瘤	生殖细胞瘤
非生殖细胞瘤性生殖细胞肿瘤	畸胎瘤(成熟和不成熟)
	恶性畸胎瘤
	胚胎癌
	内胚窦瘤
	绒毛膜癌
混合型生殖细胞肿瘤	
松果体实质细胞肿瘤	松果体细胞瘤
	中分化松果体实质瘤
	松果体母细胞瘤
神经上皮肿瘤	星形细胞瘤
	室管膜瘤
	少突胶质细胞瘤
	髓上皮瘤
	副神经节瘤
	黑色素瘤
杂类	脂肪瘤
	血管瘤
	脑膜瘤
	血管外皮细胞瘤
	颅咽管瘤
	转移瘤
	松果体囊肿
	蛛网膜囊肿
	表皮样囊肿
	皮样囊肿

【流行病学】

(一)　发病率

松果体区肿瘤较少见,东西方的发病率略有差异。西方的报道是占颅内肿瘤的 0.4%～1%;东亚地区的发病率要高得多,占颅内肿瘤的 1.6%～2.1%。

在松果体区肿瘤的构成上,同样存在地域差异。日韩的大型流行病学调查提示,生殖细胞源性肿瘤最高发,占松果体区肿瘤的 70.3%～80.3%,显著高于西方;松果体实质细胞肿瘤的发生率为第二位,为 12%～13.6%;神经上皮源性肿瘤的发生占第三,为 3.4%～6.7%;其他为 3.2%～10.3%。西方报道生殖细胞源性肿瘤占松果体区肿瘤的 31%～37%,松体实质细胞肿瘤为 23%～27%，神经上皮性肿瘤为 27%～28%，其他为 12%～15%。

生殖细胞肿瘤的亚型中，生殖细胞瘤的发病率最高，日本报道占所有生殖细胞源性肿瘤的 68.1%，与西方报道相仿；畸胎瘤（包括恶性畸胎瘤）发病率为第二位，占所有生殖细胞瘤的 14.7%；其余类型的生殖细胞源性肿瘤如胚胎癌、内胚窦瘤、绒毛膜癌等的发生率较低，占所有生殖细胞肿瘤的 3%～6.2%。

（二）性别和年龄

松果体区肿瘤显著好发于男性，有文献报道男性占总性别的 84%。在各病理亚型中，松果体细胞瘤和胶质瘤在男性的发生略多于女性，而生殖细胞瘤、松果体母细胞瘤、表皮样囊肿的发生都显示出男性占绝大多数的规律。

松果体区肿瘤可见于各年龄段，总的来说好发于青少年及儿童，但在低于 5 岁的儿童中发病率也较低。随各病理亚型的不同，发病高峰的规律有所不同：生殖细胞瘤、胚胎癌和恶性畸胎瘤的发病高峰是 10～14 岁；松果体细胞瘤的发病年龄分布广泛，从青少年到老年人均可见，发病高峰年龄是 10～14 岁和 65～69 岁；松果体母细胞瘤在 0～4 岁的孩子中发病率较高，然后随年龄发病率递减，但在 65～69 年龄组仍有发病；和其他生殖细胞源性肿瘤相比，畸胎瘤、恶性畸胎瘤和绒毛膜癌在 5 岁以下的孩子中更常见；神经上皮肿瘤和其他类肿瘤则无明显年龄发病高峰。

【病理】

（一）生殖细胞源性肿瘤

中枢神经系统的生殖细胞源性和其他性腺外的生殖细胞源性肿瘤相似，好发于中线部位，松果体区是最常见部位，其次是鞍上。生殖细胞源性肿瘤包括生殖细胞瘤和非生殖细胞瘤性生殖细胞肿瘤，后者又包括畸胎瘤、胚胎癌、内胚窦瘤、绒毛膜癌。颅内的生殖细胞源性肿瘤的组织成分常常混合存在，也有单一存在，最常见单一细胞成分的肿瘤是生殖细胞瘤和畸胎瘤。

1. 生殖细胞瘤　为最常见生殖细胞源性肿瘤，是由未分化的类似于原始生殖细胞的大细胞构成。可以是纯的生殖细胞瘤，也可混有其他生殖细胞肿瘤成分。常为实性肿物，内可有小的囊变。切面上呈浅棕褐色，质地软脆，如见明显坏死和出血等表现则提示可能存在较恶性的肿瘤成分。镜下肿瘤细胞呈片状、小叶状或小梁状排列，主要有两种细胞构成，一种体积较大的肿瘤细胞核位于胞质中央或稍偏位，核分裂象常见但坏死少见。另一种细胞体积小，胞质很少，为 T 淋巴细胞，常分布在纤维血管间隔中。在涂片中，只要确定大的生殖细胞瘤细胞和成熟的淋巴细胞

双相成分就可以明确生殖细胞瘤的细胞学诊断。在免疫组织化学方面，生殖细胞瘤最为恒定的特征是肿瘤细胞膜呈 c-kit 标记强阳性以及细胞核 OCT4 标记阳性；含有合体滋养层巨细胞成分的生殖细胞瘤其胞质中 β-HCG 表达可呈明显阳性。

2. 非生殖细胞瘤性生殖细胞肿瘤

（1）畸胎瘤：由三胚层（外胚层、内胚层和中胚层）分化形成的肿瘤，切面上呈杂色，包含有黏液性囊腔、脂肪、软骨结节或骨和毛发。畸胎瘤又分为成熟和未成熟两个亚型。成熟畸胎瘤镜下分化良好，核分裂象少见，可见来自三个胚层的各种成分结合。外胚层常见皮肤、脑组织和脉络丛，中胚层可见骨、软骨、脂肪和肌肉组织，衬有呼吸道上皮和肠上皮的囊腔是常见的内胚层结构，有时还可含有胰腺或肝组织。未成熟畸胎瘤含胚胎样未完全分化的组织，表现为原始神经外胚层成分和胚胎样间叶组织排列成似发育中的神经管样结构；未成熟畸胎瘤肿瘤细胞密度高、核分裂活跃。畸胎瘤恶变指的是在实性成分中包含有另外的普通体细胞恶性成分如横纹肌肉瘤或未分化肉瘤成分的畸胎性肿瘤。畸胎瘤在免疫组织化学方面，应该根据其所含成分的不同而表达出其相应成分对应的抗原。

（2）胚胎癌：来源于最原始的胚胎干细胞。其瘤细胞呈多角形、柱状或立方形，胞体较大，紧密相连呈巢状或不规则腺样排列，核仁大而胞质丰富，核分裂象多，伴有凝固性坏死。免疫组织化学方面，胚胎癌有较特征性的细胞角蛋白（cytokemtin，CK）在瘤细胞胞质内的弥漫性强阳性表达，显示其上皮细胞的分化，可以据此与大部分生殖细胞肿瘤相鉴别。

（3）内胚窦瘤：由似卵黄囊内胚层的原始上皮细胞构成，大体标本上可见似果冻样黏液样物质聚集。镜下常见原始上皮呈不规则疏松网状腔隙样结构或立方上皮被覆的窦状腔隙样，有黏液样基质。肿瘤细胞核分裂可多可少，少见坏死。内胚窦瘤一个特征性但不恒定出现的特点是在上皮细胞胞质内或细胞外间质中见到嗜伊红、PAS 染色阳性、AFP 阳性、抗胰蛋白酶的透明小体。免疫组织化学上，内胚窦瘤上皮胞质内 AFP 阳性是特征性表现，c-kit 和 OCT4 阴性。

（4）绒毛膜癌：以向胚外滋养层细胞分化为特点，大体上可见广泛的出血性坏死。其主要由两种成分构成：合体滋养层细胞和细胞滋养层细胞，前者可占很大比例，这些细胞特征性地包含多个深染细胞核集聚成绳结状，其间常见不规则血窦，伴破裂出血坏死。免疫组织化学上合体滋养层巨细胞胞质呈特征性 β-HCG 和 HPL 阳性。

（二）松果体实质细胞肿瘤

1. 松果体细胞瘤　是由松果体主质细胞来源分

化而成,2007 年中枢神经系统肿瘤分类定为 WHO Ⅰ级。大体上肿瘤界限较好,切面均匀、灰褐色、少有坏死,有时有小灶性出血和囊变。镜下见肿瘤细胞分化好,罕见核分裂象,形态类似正常成熟的松果体细胞。肿瘤的细胞结构特征包括细胞排列成片状,有纤维物质分隔,可见松果体细胞瘤性菊形团。免疫组织化学上松果体细胞瘤突触素和 NSE、NF 常呈强阳性反应。

2. 中分化松果体实质瘤　是中度恶性的松果体主质细胞瘤,2007 年中枢神经系统肿瘤分类定为 WHO Ⅱ级或Ⅲ级。大体上类似松果体细胞瘤。镜下瘤细胞呈分叶状分布,轻到中度核异型、核分裂活性低到中度。免疫组织化学上突触素和 NSE 呈阳性反应。

3. 松果体母细胞瘤　为高度恶性肿瘤,源于儿童原始胚胎性松果体主质细胞,2007 年中枢神经系统肿瘤分类定为 WHO Ⅳ级。大体上通常肿瘤边界不清、软脆,可见瘤内出血或坏死。常侵犯软脑膜等周围结构,容易通过脑脊液播散。镜下肿瘤切片可见密集的瘤细胞,细胞小,核分裂象多见,坏死常见,无松果体细胞瘤菊形团形成。免疫组织化学上松果体母细胞瘤免疫表达类似于松果体细胞瘤,神经突触素、NSE、NFP 等可呈阳性反应。

（三）神经上皮肿瘤

松果体区的神经上皮肿瘤包括各种星形细胞瘤、室管膜瘤、少突胶质细胞瘤以及黑色素瘤等。这些肿瘤的病理特点和其他部位的相同肿瘤相似。

（四）其他

松果体区的脑膜瘤的生长起源有多种可能,可起源于幕镰交界处,也有一部分脑膜瘤可能来源于第三脑室顶的中间帆或是松果体包含有蛛网膜细胞网的软脑膜。各种脑膜瘤的亚型均可出现在松果体区,其病理特点与其他部位脑膜瘤相似。松果体囊肿组织学上显示是非肿瘤性囊肿,其有三层独特的壁:①最外层为致密的纤维层;②中间层含有松果体细胞成分;③内层为菲薄的胶质细胞层。松果体区其他肿瘤还有表皮样囊肿、脂肪瘤、转移瘤等。

【临床表现】

松果体区肿瘤的病程长短不一,自 1 个月 ~ 11 年不等。松果体区肿瘤的临床表现与肿瘤大小、肿瘤发生及累及的部位、肿瘤的病理类型均有关。常见的症状有颅内压增高症、邻近结构受压症、内分泌紊乱症状以及远处转移症状。

（一）颅内压增高症

由于松果体区肿瘤易突入第三脑室后部堵塞中脑导水管上口,或向前下压迫侵犯中脑导水管,因而大多数松果体区肿瘤患者就诊时都会存在梗阻性脑

积水,出现颅内压增高的表现。成人可出现头痛、呕吐、视乳头水肿;儿童患者可表现为头围改变以及前囟张力增高等,颅内压增高严重时还可伴有意识改变甚至威胁生命。

（二）邻近结构受压症状

松果体区解剖复杂,毗邻结构众多,如肿瘤压迫或浸润邻近结构,常可引起相应的神经症状和体征。

1. 四叠体上丘综合征（Parinaud 综合征）和 Sylvian 导水管综合征　松果体区肿瘤压迫中脑四叠体上丘而引起的眼部症状和体征是松果体区肿瘤最常见的临床表现之一,约 2/3 的患者可以发生。Parinaud 综合征表现为两眼上视麻痹,此系皮质顶盖束受肿瘤压迫或破坏所致;如肿瘤侵犯上丘后半部时,则表现为两眼下视麻痹;Sylvian 导水管综合征除了存在眼延髓麻痹外,还伴有瞳孔光反应的改变以及眼球调节功能的障碍、眼球震颤,这些症状常提示导水管周围受损。

2. 四叠体下丘　损害表现一部分松果体区肿瘤的患者由于四叠体下丘及脑干听觉通路受损而出现耳鸣伴听力下降的表现。

3. 小脑体征　松果体区肿瘤向后下发展压迫小脑时,可产生共济失调、眼球震颤等小脑体征。

4. 意识障碍　松果体区肿瘤发展到一定的阶段,严重的颅内压增高或肿瘤直接压迫脑干均可导致患者出现意识障碍。

（三）内分泌紊乱症状

1. 性发育异常　部分患有松果体区生殖细胞源性肿瘤的青春期前男童可出现性早熟,也有少数患者会发生发育迟缓。

2. 下丘脑受损　表现松果体区肿瘤直接侵犯第三脑室底或肿瘤沿脑脊液播散而损害下丘脑视上核时,可出现尿崩症。少数患者会伴发垂体功能减退,并出现相应临床表现。

（四）转移症状

松果体区肿瘤如生殖细胞瘤、松果体母细胞瘤等可脱落并沿脑脊液转移至脊髓的蛛网膜下腔,引起相应的症状,如出现神经根痛和脊髓感觉运动障碍等表现。此外,对于行脑室腹腔分流的患者,肿瘤有沿分流管向远处转移的可能并出现相应的症状。

【辅助检查】

（一）实验室检查

1. 肿瘤标记物　检测对于怀疑松果体区肿瘤的患者,需应用免疫组织化学技术,检测血清及脑脊液中的 β-促绒毛膜性腺激素（β-HCG）和甲胎蛋白（AFP）水平,β-HCG 和 AFP 含量的高低能对明确松果体区肿瘤的性质提供有价值的线索。β-HCG 的升高

以绒毛膜癌最为明显,在混有绒癌成分的混合型生殖细胞肿瘤或混有合体滋养层细胞的生殖细胞瘤中,β-HCG 亦会升高,但升高程度不如前者,前者常大于2000mIU/ml。AFP 升高是内胚窦瘤或混有内胚窦肿瘤成分的生殖细胞肿瘤的特征。在松果体实质细胞肿瘤如松果体细胞瘤、松果体母细胞瘤以及一些其他的肿瘤如胶质瘤中,这些肿瘤标记物的测定为阴性。肿瘤标记物含量异常升高的患者,在手术和其他治疗后可恢复正常,而在肿瘤复发或播散时再度升高。因而除帮助诊断外,β-HCG 和 AFP 的定期测定还可以作为评判疗效和监测肿瘤复发的手段。需要指出的是,并非所有的生殖细胞肿瘤都有两者的升高,因此血清及脑脊液肿瘤标记物检查阴性不能完全否定生殖细胞肿瘤的诊断。另外肿瘤标记物检查不能取代病理诊断,其无法得到明确的亚型分类,而且还要注意除外其他会导致 β-HCG 和 AFP 升高的颅外疾病如肺癌、肝癌等并存的可能。

2. 脑脊液检查 由于生殖细胞瘤、松果体母细胞瘤等松果体区肿瘤易脱落并沿脑脊液通路播散,对患者的脑脊液做细胞学检查,寻找脱落的肿瘤细胞,对明确病变的性质、选择合适的治疗方案以及判断预后有重要参考意义。

3. 内分泌检查 对于存在尿崩症的患者,常提示肿瘤已累及第三脑室前部区域,此时需评估患者的腺垂体功能,包括针对肾上腺轴和甲状腺轴的内分泌激素检查。对于性成熟异常的患者,应了解血清和脑脊液中黄体生成素、卵泡刺激素、睾酮、泌乳素、生长激素以及褪黑激素水平。

(二)影像学检查

影像学征象是肿瘤病理形态、生物学行为的间接体现,松果体区肿瘤病理复杂多变,除表现在组织学类型众多外,还表现在含有多种组织细胞成分的混杂性肿瘤比例较高,因而现阶段依然无法仅仅依靠影像学检查对肿瘤的病理亚型确诊。

1. 头颅 CT 和 MRI 检查 头颅 CT 平扫加增强检查是诊断松果体区肿瘤的有效手段之一,可显示肿瘤的大小和范围。松果体区肿瘤的钙化发生率较高,畸胎瘤中又常含有脂肪、牙齿和骨骼等物,CT 检查对钙化和骨骼的显示优于 MRI 检查。头颅 MRI 检查对于松果体区肿瘤的价值在于:①在诊断方面,MRI 较头颅 CT 能更好地显示肿瘤的大小、部位及可能的起源。②MRI 能更好地显示肿瘤与周围重要结构的解剖关系,如肿瘤与脑干、与 Galen 静脉及其属支的关系、与直窦及与天幕的上下关系等,并可显示脑脊液循环通路的通畅情况和脑积水的严重程度;随着影像学技术的发展,一些特殊序列磁共振成像,如 3D-FIESTA 序列等以及一些功能 MRI 成像能更好地显示肿瘤与周围结构关系的细节,这些信息对制定手术入路和方案大有裨益。③由于松果体区有脑内最复杂和重要的静脉系统,决定手术入路时又常需考虑横窦、直窦等重要静脉窦功能,头颅 MRV 对于了解静脉及静脉窦有无闭塞颇具价值。④由于松果体区肿瘤如生殖细胞瘤、松果体母细胞瘤等可沿脑脊液播种种植,脊髓增强 MRI 已作为判断有无脊髓等远处转移的重要手段。

(1)生殖细胞源性肿瘤:松果体区的生殖细胞瘤在 CT 上多表现为均一的等密度或稍高密度病灶,增强扫描上多呈现均一一致的强化,其内可见松果体钙化,少数肿瘤有小的囊状改变。肿瘤多为圆形或类圆形,边界一般清楚规则。而肿瘤较大时可呈分叶状,边缘不清楚,提示肿瘤可能存在周围脑组织的浸润。生殖细胞瘤在 MRI T_1WI 上为等信号或略低信号,T_2WI 上呈略高信号,注射造影剂后,肿瘤呈现显著的增强(图 57-31)。一部分肿瘤可沿第三脑室侧壁生长,形成影像学上具有特殊诊断意义的"蝴蝶"形征象。随着 MRI 机器分辨率不断提高,生殖细胞肿瘤中的囊性成分更容易显示出来。有报道有 90% 的生殖细胞肿瘤有囊性成分,其中生殖细胞瘤有囊性成分的比例占 50%。

松果体区的畸胎瘤在 CT 上多表现为低、等、高混合密度灶。等密度为肿瘤的软组织成分,高密度常为钙化,而低密度代表脂类物质,部分还可见囊变。如见到肿瘤内有骨或牙齿,极具意义,可与其他肿瘤鉴别。增强后,实质部分增强明显,囊变部分不增强。畸胎瘤在 MRI 上的信号为非常明显的混合性信号,与其他的生殖细胞肿瘤相比,其内常可见钙化信号、脂肪信号;畸胎瘤中囊性成分更为常见,呈现多囊状,且各囊间信号可不同;由于多囊性的特点,其形状有时类似蜂窝(图 57-32)。非成熟畸胎瘤增强效应比成熟畸胎瘤强,边界没有成熟畸胎瘤清晰。畸胎瘤恶变以实质性成分为主。

胚胎性癌的影像学表现特异性不强;绒毛膜癌常有瘤内小片状或条索状出血表现,这在其他松果体区肿瘤中少见,对鉴别诊断有一定的帮助。

(2)松果体实质细胞肿瘤:松果体实质细胞肿瘤依靠影像学检查作出定性诊断较为困难。松果体细胞瘤 CT 上为均匀的等密度或稍高密度的圆形和类圆形病灶,边界清楚,钙化、囊变及坏死少见,可有轻到中度的强化;松果体细胞瘤在 T1WI 上为略低信号,T2WI 上高信号,增强强化均匀(图 57-33)。松果体母细胞瘤在 T1WI 上为等信号或低信号,T2WI 上高信号,可不均匀增强并可有明显的周边水肿或侵犯周围脑实质的表现。另外,病灶较大者、有坏死囊变者也多为松果体母细胞瘤。

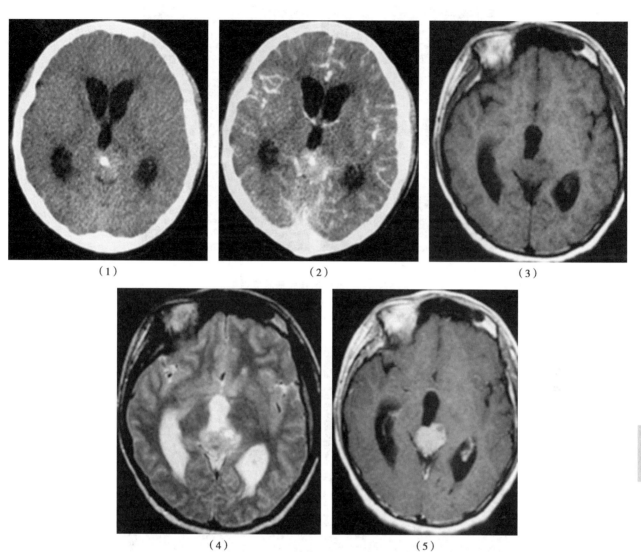

图 57-31　松果体区生殖细胞瘤图像
(1)CT 平扫上示均一稍高密度影,瘤内可见钙化;(2)CT 增加后呈均匀增强;(3)MRI T_1WI 上为等信号;
(4)T_2WI 上呈略高信号;(5)注射造影剂后,肿瘤呈现显著的增强

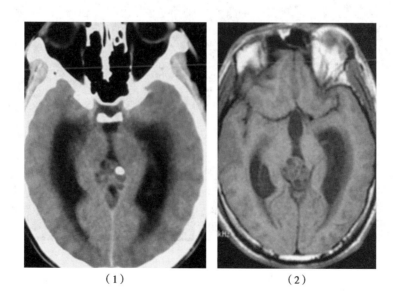

（1）　　　　　　　　　　　　　　　　（2）

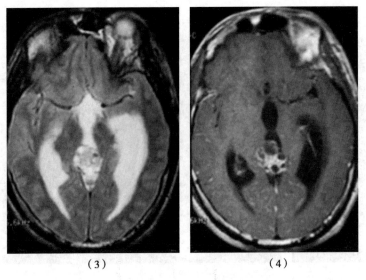

（3）　　　　　　　　（4）

图 57-32　松果体区良性畸胎瘤图像
（1）CT 上见低、等、高混合密度灶,高密度的为钙化;（2）（3）MRI T_1WI,
T_2WI 上为混合性信号;（4）增强后增强不均一,呈现多囊的特性

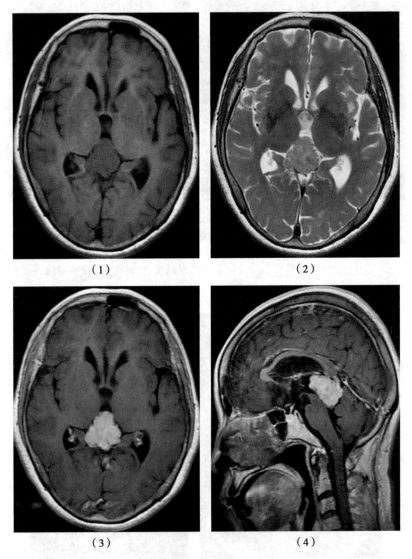

（1）　　　　　　　　（2）

（3）　　　　　　　　（4）

图 57-33　松果体区松果体细胞瘤（WHO Ⅰ级）图像
（1）T_1WI 上为略低信号;（2）T_2WI 上略高信号;（3）（4）增强后强化均匀

（3）神经上皮肿瘤：松果体区的神经上皮肿瘤（图57-34）多源于松果体外的周边脑组织，如胼胝体、脑干、丘脑、第三脑室壁等，少数来源于松果体腺本身。和颅内其他区域的神经上皮肿瘤类似，这个区域神经上皮肿瘤的影像学表现根据肿瘤的分化程度不同可以表现出很大的差异：如源于顶盖区域的神经上皮肿瘤一般分化较好、恶性程度较低，影像学上常表现为CT上呈低密度，MRI T_1WI上呈低信号，T_2WI和Flair上呈高信号，增强上多无强化，同时因中脑导水管堵塞或狭窄存在梗阻性脑积水的影像学表现；当肿瘤分化较差、恶性程度高时，在CT和MRI常表现为密度或信号不一致，强化不均匀，瘤内可见囊变、坏死甚至出血的影像学表现。对于松果体区神经上皮肿瘤的诊断应着重通过肿瘤与周围脑组织的关系、水肿表现等推断出肿瘤的可能起源部位，从而作出准确的判断。

（4）其他类型肿瘤：松果体区最常见的囊肿是松果体囊肿，出现在中线松果体位置，CT上表现为低密度，MRI上多为圆形或椭圆形，内容物信号均匀，增强后无强化。当囊肿不大时，一般表现较典型，容易诊断；当囊肿较大时，应与其他囊性病变相鉴别。松果体区表皮样囊肿发病率不高，影像学表现与颅内其他部位表皮样囊肿类似，CT平扫呈类圆形囊性低密度肿块，MRI所示肿块的信号取决于囊内胆固醇和角质蛋白的含量，多数呈长T_1、长T_2信号，增强后无强化，且肿瘤有沿间隙生长的特性（图57-35）。

松果体区脑膜瘤常起源于镰幕交界的硬脑膜，故在MRI中可见有相对特征性的脑膜尾征和邻近硬脑膜的增厚。但也有一部分脑膜瘤可能来源于第三脑室顶的中间帆或是松果体包含有蛛网膜细胞网的软脑膜，因而与小脑幕和大脑镰关系不密切，或仅以很小的蒂附着在小脑幕或大脑镰上，因此脑膜尾征可不

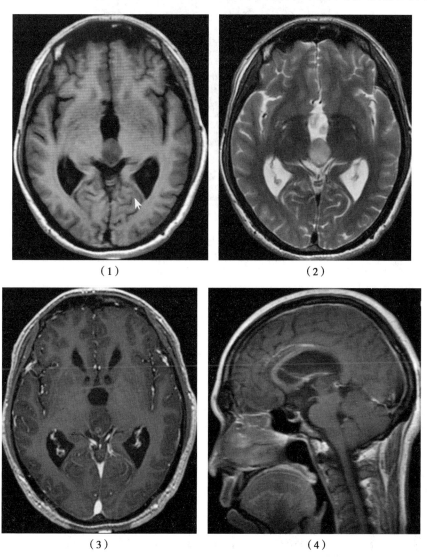

（1）　　　　　　　　　　　（2）

（3）　　　　　　　　　　　（4）

图57-34　松果体区毛细胞星形细胞瘤图像
（1）MRI T_1WI上呈低信号；（2）T_2WI上呈略高信号；（3）（4）增强上强化不明显

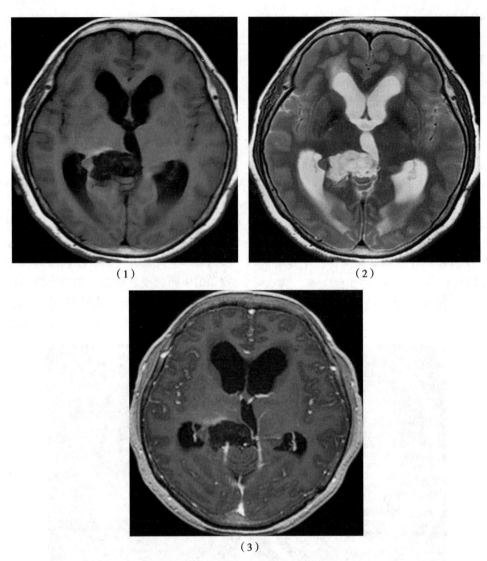

（1）　　　　　　　　　　　　　　　　（2）

（3）

图 57-35　松果体区表皮样囊肿图像
（1）MRI T1WI 上呈低信号；（2）T2WI 上呈高信号；（3）增强上无强化

明显。当松果体区脑膜瘤较大时,常表现出脑膜瘤的典型影像学特征,如 T_1WI 等低信号、T_2WI 高信号、增强后呈明显均一强化(图 57-36),一般诊断并不困难。

2. 脑血管造影随着影像学检查手段的丰富和进步,目前脑血管造影对于松果体区肿瘤的价值主要在于排除或发现血管性疾病,如伴发的脑血管畸形以及大脑后动脉的动脉瘤;脑血管造影的另一价值是手术前了解肿瘤的血供和周围的血管结构,以及 Galen 静脉、基底静脉、大脑内静脉、直窦等的回流情况,有利于手术入路的选择。

【诊断与鉴别诊断】

松果体区肿瘤的诊断主要依据临床表现、影像学检查和实验室检查。对于临床上出现 Parinaud 综合征、性发育异常等内分泌功能障碍以及梗阻性脑积水症状的患者,要考虑该部位病变的可能。结合头颅 CT 和 MRI 检查,可以明确松果体区肿瘤的诊断。然后可进一步行脑脊液、血清的肿瘤标记物如 β-HCG 和 AFP 检测以及脑脊液脱落细胞检查,再结合患者的临床特点、影像学检查的特点,可对肿瘤的病理性质作出初步的判断。松果体区肿瘤的诊断中,要特别注意患者的年龄和性别(详见本节流行病学)特点,以及脑脊液和血清中肿瘤标记物的高低(详见本节实验室检查),这对判断肿瘤性质有非常重要的参考价值。另外,肿瘤在影像学上的生长方式也对判断肿瘤性质有帮助,如畸胎瘤与脑膜瘤界面清楚、生殖细胞瘤容易向第三脑室内生长、多发性的生殖细胞源性肿瘤可同时累及松果体区和鞍上等。

【治疗】

（一）治疗策略选择

松果体区肿瘤的来源广泛,病理分类复杂,而单靠现代影像学诊断及实验室检查又常常无法作出准确的定性诊断;同时松果体区位置深在,重要的神经

4

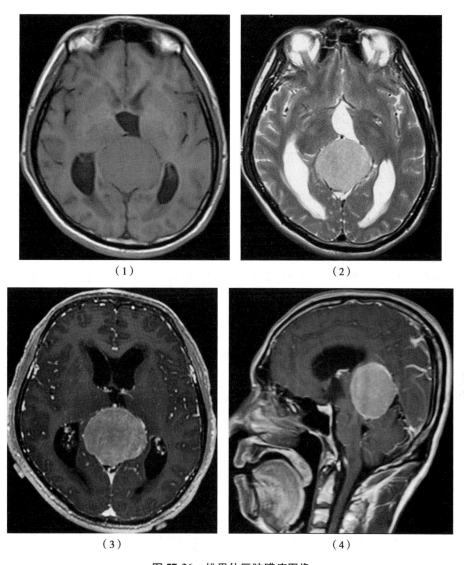

图 57-36　松果体区脑膜瘤图像
(1)T_1WI 呈等信号;(2)T_2WI 呈高信号;(3)(4)增强后呈明显均一强化,脑膜尾征不明显

血管结构众多,手术易发生各种并发症,因而对这个区域的最佳治疗策略长期以来存在争议。近年来,随着 γ 刀、神经内镜等一些新技术的不断涌现成熟,为治疗提供了更多的选择,使最佳治疗策略的选择更为引人注目。目前松果体区肿瘤常用的治疗策略如下。

1. 开颅手术　松果体区部位深在,手术径路长,且该区域解剖复杂,在 20 世纪 70 年代以前这个区域的围术期的死亡率达 20% ~70%。但近年来,随着神经影像、神经导航、神经电生理等辅助新技术的不断涌现发展,神经麻醉和术后监护的改善,显微技术的提高和神经内镜技术的逐步成熟,松果体区肿瘤手术的结果已大为改善,手术的微创性和安全性大大提高。目前诸多病例报告的围术期死亡率已降至 0% ~2%,严重的致残率也在 3% 以下。因而开颅显微手术切除肿瘤,然后根据病理结果制定个性化治疗方案的策略,被越来越多的作者接受,成为治疗策略的首选。

开颅手术切除肿瘤的价值在于:①可取得足够多的标本来获得准确的病理诊断,为进一步治疗明确方向。虽然立体定向或内镜下活检也能取得组织,但获取的组织标本量十分有限,尤其是对含有多种病理成分的肿瘤,难以保证病理诊断的准确性,而松果体区混合型生殖细胞源性肿瘤十分常见,这样往往会导致最佳治疗方法选择的错误。②约有 1/3 的松果体区肿瘤是良性肿瘤如脑膜瘤、成熟的畸胎瘤、表皮样囊肿等,手术全切除肿瘤是治愈这些肿瘤的最佳方案。③对于恶性肿瘤而言,切除越多肿瘤使肿瘤细胞大幅度减少能增强随后的放疗、化疗的效果,提高生存率。④松果体区肿瘤梗阻性脑积水发生率高,手术能打通脑脊液循环,缓解脑积水,使部分患者避免了分流手术。⑤对于放化疗后残余肿瘤的再次手术,已经有文献证实是有效和安全的。

开颅手术的缺点在于有一定的手术并发症,常见的手术并发症有:①颅内出血:颅内出血是手术后最严重的并发症,特别在血供丰富又未能完全切除的恶性肿瘤中较易发生,甚至在术后数天都可以发生;另外一个容易发生颅内出血的情况是脑积水突然缓解致压力骤减、皮层塌方所致的硬膜下或硬膜外出血。②神经后遗症:包括眼外肌的麻痹、瞳孔的改变、上视不能以及共济失调,这些和手术对脑干和小脑的操作有关。③认知功能的损害:一般和气颅及在第三脑室内的操作有关。④入路相关并发症:如枕下经天幕入路因牵拉枕叶可致偏盲;⑤手术体位相关并发症:如坐位时可能发生静脉空气栓塞、气颅。

2. 神经内镜下或立体定向活检对于松果体区肿瘤来说,确定病理组织学诊断是治疗的第一步。除了血清和脑脊液肿瘤标记物(AFP、β-HCG)显著增高的患者有非常大可能为非生殖细胞瘤性生殖细胞肿瘤外,肿瘤标记物正常或仅β-HCG轻度增高的患者,往往不能明确为何种肿瘤,这时立体定向技术给我们提供了一种简便有效地获得病理组织的方法。这种策略的优势在于立体定向活检的创伤较小,安全性较好,文献报道其围术期的死亡率在0%~2%,严重永久的致残率在0%~1.2%,暂时的轻微的后遗症发生率为7%~8.4%。立体定向活检的缺点在于:①活检的取材量较少,而松果体区肿瘤变异大,许多肿瘤成分为混合性,单靠活检获得的病理组织有时即使富有经验的神经病理学家也难以作出准确的诊断,结果反而可能误导临床医生。②松果体区肿瘤血供常常丰富,周围重要的静脉众多,这个部位活检穿刺引起的出血的发生率高于颅内其他部位,文献报道的发生率在7.5%~21%。但大多数出血并不严重,引发的临床症状轻或不明显。立体定向活检的这些缺点使越来越多的医生不认可其作为首选的治疗策略,但对于多发占位、存在手术或全麻禁忌证患者是可取的。

神经内镜应用于临床后,随着内镜设备和器械的改善、神经导航的运用以及内镜技术的提高,运用神经内镜先行内镜下第三脑室底造瘘术(ETV),同时对肿瘤活检,然后依据病理结果确定下一步的诊治方案也成了一部分学者的首选策略。这种策略的优势在于:①创伤较小,相对安全;②90%的松果体区肿瘤存在梗阻性脑积水。ETV是治疗梗阻性脑积水的首选,通过ETV解决了脑脊液循环梗阻问题,从而能迅速缓解患者颅高压症状,并为进一步可能需要的手术创造了条件,还同时避免了因脑室-腹腔分流术而产生的诸多分流手术的并发症;③在内镜直视下对松果体区肿瘤多部位、多点取病理,可提高活检的阳性率(图57-37)。其缺点在于:①仍存在所获取组织部位局限,获取组织量较少的问题,因而对于混合型生殖细胞肿瘤

有可能无法获得准确的病理诊断;②镜下活检对出血的控制较差,不能完全避免出血的并发症;③增加肿瘤细胞脱落种植转移的机会;④对于非生殖细胞瘤,不管这些肿瘤良恶性程度如何,成分是否单一,手术切除肿瘤是最主要的治疗方法,即使活检得到了阳性结果,仍需第二次手术,先行活检反而增加了发生各种并发症的风险。但是对于临床上高度怀疑生殖细胞瘤的患者仍可考虑神经内镜下活检,如年龄在25岁以下的男性、影像上具备以下特征:肿瘤边界清晰,具有均匀的信号或密度,无坏死,增强后强化较明显,无瘤周水肿表现,可有瘤内单一钙化,少数还具备特征性的"蝴蝶"形征象。此类患者活检后组织学证实几率高,一旦组织学证实生殖细胞瘤后,因生殖细胞瘤对放疗高度敏感,不需要进一步开颅手术。需要指出的是,神经内镜活检开展得尚不普遍,随着更多病例的积累以及技术的成熟,其未来仍有可能成为松果体区肿瘤治疗的首选合理策略之一。

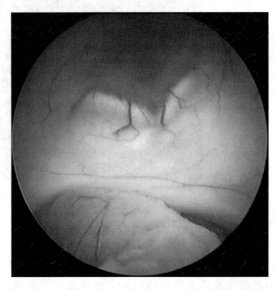

图 57-37　神经内镜下第三脑室底和松果体区肿瘤图像
神经内镜进入第三脑室后见前方菲薄的三脑室底和后方突入第三脑室的松果体区肿瘤

3. 放射治疗　20世纪70年代以前松果体区肿瘤的围术期死亡率达20%~70%,而在70年代,单纯的全脑放疗加上脑积水分流术治疗松果体区肿瘤方法在生殖细胞瘤高发的东亚地区五年生存率达到了58%~70%,使这种治疗策略被广泛接受成为首选。但是全脑放射带来的副作用如智力及精神后遗症、腺垂体及下丘脑功能障碍等逐渐被人认识,并且对于放疗不敏感的肿瘤如良性和低级别的肿瘤,由于放疗后带来的粘连、伤口愈合不良以及脑组织顺应性变差等问题给这些肿瘤患者的再次手术带来了困难,从而使这部分患者失去了痊愈的机会。

20世纪90年代,日本及韩国医生开始行诊断性的放疗作为松果体区肿瘤的首选治疗策略,即通过开始数天的放疗,根据肿瘤减小的程度判断是否为放疗敏感的生殖细胞瘤,如是则接着放疗,反之则再行手术。这种治疗方案的优点是不需要手术纯生殖细胞瘤患者就能取得良好疗效,但缺点是随着手术病例的积累,部分生殖细胞源性肿瘤病理上混合性的特点逐渐被人认识,这些肿瘤可能部分对放疗敏感,部分不敏感。对放疗敏感的部分放疗后缩小,这样易造成放疗有效的假象,从而有可能延误治疗时机致肿瘤发生远处转移。另外,松果体区仍有一部分良性肿瘤存在,这部分肿瘤不但放疗后无效,而且放疗对后续手术还具有明显的副作用。基于这些原因,诊断性放疗这一治疗策略的结果并不被广泛接受,特别在生殖细胞瘤发生率较低的欧美地区。随着手术显微镜及微创技术的成熟,以及对松果体区解剖和手术入路的研究,这个区域的手术越来越安全;立体定向活检、神经内镜下活检等技术的使用也为获得病理诊断提供了新的途径。先取肿瘤组织获得病理诊断结果,再进一步制定个性化治疗方案已成治疗松果体区肿瘤的共识,无病理诊断而先行放疗的策略逐渐遭人摒弃。

纯生殖细胞瘤放疗高度敏感,一旦确诊后首选放疗,放疗后10年生存率达90%以上。对于是否行预防性脊髓放疗仍有争议,过去推荐所有生殖细胞瘤患者均行全脑加全脊髓放疗,现在此观念已有改变,认为除非是有脊髓转移的证据或脑脊液中肿瘤标记物升高才行全脊髓的放疗。

非生殖细胞瘤性恶性生殖细胞源性肿瘤术后需加放疗,并辅以化疗。恶性的松果体实质细胞瘤术后需行肿瘤局部放疗加脊髓放疗,因其易发生肿瘤的脊髓播散,中高度恶性松果体实质细胞肿瘤还可结合化疗。神经上皮性肿瘤的放疗原则与颅内其余部位无异。

除全脑放疗外,立体定向放射外科也开始运用于松果体区肿瘤的治疗,特别是γ刀,已经有较多的报道。立体定向放射外科利用计算机辅助剂量设计和调节矩阵大小可使病灶内的放射剂量分布更加均匀,在使肿瘤坏死的同时可减轻病灶周围正常脑组织的放射性损伤,进一步提高疗效。目前γ刀主要用于术后残余肿瘤小于3cm且没有转移的病例。已有的文献报道提示γ刀对生殖细胞瘤的治疗(结合化疗)是安全和有效的,可以避免全脑放疗带来的副作用;立体定向放疗对于良性肿瘤和低级别神经上皮肿瘤的控制也有一定作用。但对非生殖细胞瘤性恶性生殖细胞源性肿瘤、恶性松果体实质细胞肿瘤,由于其易转移播散,单独的γ刀治疗效果不佳。

4. 化疗　化疗作为恶性松果体区肿瘤的一种综合治疗手段颇具价值,常用于术后,多与放疗协同使用,也是复发转移患者的一种主要挽救治疗手段。但松果体区肿瘤的病理类型复杂,化疗指征、化疗时机、化疗方案应根据不同的病理类型而定。生殖细胞瘤是一种放疗高度敏感的肿瘤,单纯放疗后的长期无复发生存率可高达90%,但由于生殖细胞瘤大多为少儿患者,放疗可能导致远期神经毒性,部分前瞻性研究显示放疗基础上联合化疗可以有助于减少放疗的剂量、缩小放射野,并获得与单纯常规放疗相似的生存率,但最佳的联合治疗模式仍需进一步探索。非生殖细胞瘤性生殖细胞肿瘤是一组异质性较强的肿瘤,既包括高度侵袭性的绒毛膜癌、内胚窦瘤、胚胎癌,也包括中等度恶性的未成熟畸胎瘤、含合体滋养层巨细胞生殖细胞瘤、主要成分为生殖细胞瘤和畸胎瘤的混合型生殖细胞肿瘤,这类肿瘤无论是单纯化疗还是单纯放疗的有效率都较低,单纯放疗的长期生存率为10%~50%,联合治疗有助于改善患者的预后。松果体母细胞瘤是一种高度恶性的松果体实质细胞肿瘤,预后差,即使联合放疗、化疗后患者仍有远期复发的风险,复发难治患者可在干细胞支持的基础上联合大剂量化疗。松果体区的胶质瘤化疗原则与化疗方案与颅内其他部位的胶质瘤一致。

目前对于生殖细胞瘤或恶性程度中等的非生殖细胞瘤性生殖细胞肿瘤常用的化疗方案一般以铂类(卡铂或顺铂)联合依托泊苷、博来霉素;对高度恶性生殖细胞肿瘤可联合异环磷酰胺如ICE方案(异环磷酰胺+顺铂+依托泊苷);其他有效药物还包括长春新碱、大剂量环磷酰胺等。复发、难治患者也可尝试大剂量挽救化疗联合干细胞移植。松果体母细胞瘤目前缺乏标准的化疗方案,可以参照外周原始神经外胚层肿瘤的化疗方案,也有顺铂联合依托泊苷和长春新碱化疗的报道,甚至有学者认为短期诱导化疗后在造血干细胞支持下的大剂量化疗优于常规化疗。

虽然化疗在松果体区肿瘤治疗上的使用越来越普遍,但目前尚不能替代手术及放疗在治疗中的地位,未来期待更多的病例积累和更多有效的新药。

(二)松果体区手术入路的选择

松果体区位置深,解剖复杂,聚集着颅内最复杂的静脉系统以及脑干、第三脑室等重要结构。手术入路的选择需根据肿瘤的性质、位置以及累及重要结构的范围来决定。另外,术者对手术入路及相应解剖的熟悉程度也是选择时必须考虑的重要因素。

常用的手术入路有幕下小脑上入路、经枕经天幕入路,相对少用的入路是经胼胝体后部入路、经脑室入路及幕上下联合入路,各种入路都有其相应的优缺点（图57-38）。

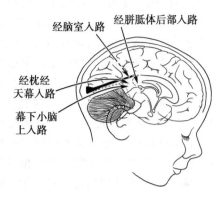

图57-38　松果体区常用手术入路示意图

1. 幕下小脑上入路是最常用的手术入路之一，其适用于小到中等大小、中线向背侧生长、位于Galen静脉以下的肿瘤；不适用于向小脑中脑裂侧方生长过多或向幕上侧方生长过多的肿瘤。幕下小脑上入路常用体位为坐位和侧俯卧位。

优势：①能从中线和Galen静脉的下方接近肿瘤，一旦将Galen静脉从肿瘤上分离下来，就没有什么重要结构阻碍视野。②正中切口，容易定位。另外，从中线部位进入，解剖符合正常习惯，不容易迷失方向。③可直接进入第三脑室后部。④对各种神经结构影响最小，避免了对枕叶的牵拉而带来的偏盲等问题。

缺点：①由于天幕和深静脉系统的存在以及不能直视中脑，此入路暴露的范围较狭窄且较深，对于较大的肿瘤和向侧方、上方生长的肿瘤操作较困难。②结扎桥静脉，特别是结扎小脑中央前静脉后对小脑静脉回流以中线部位回流为主的类型而言有引起术后小脑肿胀而致梗阻性脑积水和脑疝的危险。近来有术者采用了旁正中幕下小脑上入路进行松果体区手术，可以避免结扎通路上的小脑中央前静脉。③此入路患者颈部需极度屈曲，尤其是对于小脑幕陡的患者更需如此。④由于距离远，术者的手臂必须保持持续伸展状态，在长时间的手术中，容易导致术者的手臂疲劳，从而影响操作精确性。近年来，随着神经内镜设备和器械的改进以及技术的成熟，逐渐有术者在此入路中运用神经内镜辅助显微镜手术，并且已有术者更进一步在纯内镜下行幕下小脑上入路松果体区肿瘤切除术，取得了很好的效果。神经内镜因其近距离观察广视角的成像原理，已经显示出较传统显微外科手术所不具备的无观察死角、术者操作舒适等优势，很好地弥补了此入路原有的暴露范围狭窄、术者易疲劳等缺点。但是，神经内镜下的手术开展还不普遍，操作技巧的掌握及习惯的形成也非一日之功，未来需要更多的病例来验证其优势。

2. 经枕经天幕入路也是常用的手术入路，其适用于幕上生长较多且主体偏向一侧的肿瘤，也适用于小脑上蚓部和胼胝体压部的肿瘤。常用的体位有3/4患侧朝下的侧俯卧位、Concorde位等。

优势：①手术视野宽：切开天幕后暴露的范围较广，可以不用牵拉就暴露四叠体池，深静脉系统显露清楚；对第三脑室的暴露较好；对天幕上方以及向侧方延伸的肿瘤也暴露较好。②对于控制肿瘤出血较有利，如切开天幕可以减少脑膜瘤天幕来源的血供；对大脑后动脉、小脑上动脉、脉络膜后内、外侧动脉等主要供血动脉此入路也能在早期暴露控制。③枕极的内侧面鲜有回流静脉。

缺点：①需牵拉枕叶，术后一过性偏盲的发生率较高；②Galen静脉有时会阻挡，从而影响对肿瘤的操作；③对于向对侧生长较多的肿瘤视野较差。

3. 经胼胝体后部入路适用于向第三脑室生长较多或在胼胝体压部前面的肿瘤。常用体位是右侧卧位或3/4俯卧位。

优势：①可以忽视脑室大小；②对第三脑室暴露好。

缺点：①对大脑半球的牵拉较重，有时会影响中央静脉的回流而产生偏瘫等症状；②在两侧大脑内静脉间切除肿瘤时，暴露的肿瘤范围有限；③需切开胼胝体而产生相应症状。近年来此入路已较少应用。

4. 幕上下联合入路优势在于暴露范围广泛，结合了幕下入路和幕上入路的优点。但对此入路的使用尚有争议，主要在对横窦结扎后并发症认识上有分歧，并且此入路创伤大，在提倡微创手术的今天，此入路应用并不广泛。

5. 经脑室入路只适用于脑室明显扩大且向一侧生长较多的肿瘤。常用体位为俯卧位。其主要缺点在于对皮层的损伤太大，并且有可能损伤穹隆；对于深静脉系统、松果体区和四叠体区暴露都较差。此入路在松果体区手术中已很少采用。

（三）脑积水的处理

对于松果体区肿瘤伴发脑积水，首选的治疗方案是神经内镜第三脑室底造瘘术，这已被认为是安全有效的治疗手段。对于需开颅手术且伴有颅内高压危象的松果体区肿瘤患者，笔者单位一般先行内镜下第三脑室底造瘘术，1周左右后再行开颅手术。这样做的优点有：①造瘘术操作相对简单，手术立竿见影，可以马上缓解颅内高压，挽救生命。②可以为二次手术创造条件。高颅压缓解后，改善了脑的顺应性，有利于第二次术中更好地牵拉脑组织；同时，也为患者争取到了改善围术期全身状况的时间，有利于耐受第二次手术。③不同于脑室外引流术，在造瘘术后脑室短时间内仍可保持一定的扩张状态,有利于二次手术操作和对第三脑室壁的保护。④对于肿瘤切除术后不能重建脑脊液循环的患者,避免了术后脑积水带来的风险。

对于准备开颅手术的患者,不建议术前做脑室腹腔分流手术,原因在于:①部分患者的脑积水可以通过开颅手术肿瘤切除后脑脊液循环恢复而缓解。②脑室腹腔分流术后,可能使脑室明显回缩变小,反而不利于二次手术时的操作和对脑室壁的保护。已有作者统计发现,松果体区肿瘤的切除程度与脑室的大小相关,术前已行分流术的患者肿瘤全切率远不如术前未行分流术的患者。③脑室-腹腔分流术还存在产生包括易感染、分流管堵塞、过度分流等并发症的风险;另外,对于生殖细胞瘤等易发生远处转移的肿瘤,分流术有导致肿瘤沿分流管转移的危险,但也有报道认为其发生的几率很低。

对于术前存在颅内高压危象的脑积水病例,也有术者选择术前临时安放脑室外引流、并在术前6小时夹闭引流管的方法。这样做的理由是:①脑室外引流可提供一个大小可控的脑室,既能快速释放脑脊液、降低颅压,又可保持一定的脑室容积,有利于肿瘤的切除;②在部分病例中,肿瘤切除后脑积水即可得到永久缓解,不需要二次手术处理脑积水。

对于放疗敏感的生殖细胞瘤以及不适合开颅手术的患者同时又无法行内镜下第三脑室底造瘘术的,可行脑室腹腔分流等分流术来治疗脑积水,挽救生命,为进一步放化疗创造条件。

【预后】

生殖细胞源性肿瘤中生殖细胞瘤、畸胎瘤(包括不成熟或畸胎瘤恶变)、胚胎性癌、内胚窦瘤和绒癌的恶性行为依次增高。根据其预后,通常可以分成3个亚组:①良好预后组包括纯生殖细胞瘤和成熟的畸胎瘤。根据文献报道,经过正规治疗的生殖细胞瘤其5年和10年生存率可分别达到86%~96%和82%~93%;即使是复发的生殖细胞瘤,经过积极的放射治疗,其5年生存率仍能达到71%;良性畸胎瘤的5年和10年生存率也都在90%以上。②中等预后组包括未成熟畸胎瘤、含合体滋养层巨细胞成分的生殖细胞瘤、畸胎瘤恶变以及主要成分为生殖细胞瘤和畸胎瘤的混合型生殖细胞肿瘤。其中未成熟畸胎瘤10年生存率为44.9%~86%;畸胎瘤恶变的3年生存率为50%;对于只有脑脊液β-HCG增高的含合体滋养层巨细胞成分生殖细胞瘤其10年生存率接近纯生殖细胞瘤,血液和脑脊液中β-HCG同时增高的则复发率较高,10年生存率要低于纯生殖细胞瘤。③差预后组包括绒毛膜癌、内胚窦瘤、胚胎性癌以及混有以上三种

成分的混合型生殖细胞肿瘤,其中绒毛膜癌多在1年内死亡,内胚窦瘤的3年生存率30%左右。混合型生殖细胞肿瘤的预后取决于其中混合的成分,特别是恶性成分。混合有生殖细胞瘤和畸胎瘤成分肿瘤3年生存率为94.1%;混合有主要为生殖细胞瘤或畸胎瘤同时有其他纯恶性成分的肿瘤3年生存率为70%,而主要为纯恶性成分组成的混合型肿瘤3年生存率只有9.3%。

经过正规治疗后,在松果体实质细胞肿瘤中,松果体细胞瘤全切除后5年生存率达86%~91%,鲜见复发。在中分化松果体实质瘤(WHO Ⅲ和WHO Ⅱ)中,5年生存率为39%~74%,其中分化更好的WHO Ⅱ级的复发率约为26%,而分化较差的WHO Ⅲ级复发率为56%;脑脊液播散率在两者分别是7%和26%。松果体母细胞瘤为高度恶性肿瘤,预后差,在一项全面总结现有文献报道的共299例松果体母细胞瘤的研究中,平均随访31个月后的生存率是54%,进一步比较发现肿瘤的切除程度以及年龄是影响生存率的重要因素。肿瘤切除得越彻底以及年龄大于5岁的患者预后较好。

神经上皮肿瘤、其他类的肿瘤如脑膜瘤、囊肿等的预后与颅内其他部位类似,不再赘述。

(胡凡 张晓彪)

第八节 血管网状细胞瘤

血管网状细胞瘤(hemangioblastomas,HBs)是指发生于神经轴索内缓慢生长的高度血管化的良性肿瘤。1928年,Cushing和Bailey首先用HBs描述这些肿瘤,强调病变的肿瘤性质,优于其他同义词:毛细血管瘤(capillary hemangioma)、血管内皮瘤(hemangioendotheliama)、Lindau瘤(Lindau's tumour)和血管网状细胞瘤(angioreticuloma),从而区分于其他神经系统较常见的血管瘤。HBs反映了细胞成分的原始性质,现已渐渐被广泛接受,并在文献中得以公认。

尽管2007年WHO分类将其归于与脑膜相关的其他赘生物,但仍属于起源未明的Ⅰ级的良性肿瘤。肿瘤可分为散发性和家族遗传性两种,两者之比约为3∶1,尽管两者在组织病理学上无差别,但后者又称Von Hippel-Lindau(VHL)病,呈家族性发病,是一种常染色体显性遗传性良、恶性肿瘤综合征,可累及多个器官,临床表现为全身多脏器的肿瘤或囊肿,具有家族性、多发性、多器官特征。

【流行病学及自然史】

迄今缺乏大型流行病学调查统计。据美国脑肿瘤登记中心2012年3月公布的数据(2004~2008

年):HBs 约占中枢神经系统肿瘤的 0.93%,自然人口年发病率为 0.16/10 万,男女比约为 1.45:1。目前的数据主要来自一些大的神经外科中心,其中散发性 HBs 约占 75%,VHL-HBs 约 25%;据 Hussein 文献统计:HBs 约占颅内肿瘤 1.5% ~ 2.5% 和颅后窝肿瘤 7% ~ 12%,以及脊髓肿瘤 2% ~ 3%。它们通常发生于第四脑室周围的小脑(76%)、小脑半球(9%)、脊髓(7%)以及脑干(5%)。近年来有报道发生于幕上及神经根处,总数<1%。国内黄文清统计 HB 占颅内肿瘤的 0.9% ~ 3.5%,平均 2.2%,占小脑肿瘤的第三位,仅次于髓母细胞瘤和星形细胞瘤。2005 ~ 2014 年华山医院神经外科收治病理证实 HBs 共 464 例,占同期收治脑脊髓肿瘤手术病例的 1.44%。其中男性 297 例,女性 177 例;年龄 7 ~ 77 岁,平均 28.6 岁,其中 30 ~ 50 岁最多见。

在 VHL 病患者中,中枢性 HBs 是最常见的。大组病例报道 VHL 病中 60% ~ 80% 患者发生中枢性 HBs。VHL 综合征为一种常染色体显性遗传病,可发生于全世界每一个种族。其发病率为 1/50 000 ~ 1/30 000(平均 1/36 000),患者子女有 50% 发病率,在性别上无明显差异。其中 80% 患者 VHL 基因缺陷是遗传于父母,而有 20% 患者则可能是无家族史的新的基因突变。VHL 基因缺陷被认为是 VHL 病发生的根本原因,VHL 基因缺陷者在 65 岁前发病的比例约 90%,而 VHL 基因缺陷者终身不发病的比例仅占 4%。

HBs 通常呈现生长和静止两个状态交替进行。一般 HBs 生长极其缓慢,特别是实质性 HBs 可数年处于静止状态因而无症状。Ammerman 等用 MRI 随访 VHL-HBs 患者至少 10 年,发现 19 例患者(10 名男性和 9 名女性,平均年龄 32.6±11.6 岁)共 143 个病灶,其中 134 个病灶(94%)呈现一个有暂停式的增长模式,4 个病灶(6%)则呈现一个渐进的增长模式。在 138 个病灶(97%)进行体积测定,只有 58 病灶(41%)最终出现症状需要临床干预。肿瘤的生长时间平均为 13±15 个月,静止时间平均 25±19 个月。由于病例数太少,现在还不能根据肿瘤大小或生长速度来决定是否早期治疗,因此对无症状 VHL-HBs 应观察,到出现症状再处理。

【病因学】

确切的病因并不十分清楚,目前研究比较多的是 VHL 基因。VHL 基因是一种肿瘤抑制基因,定位于染色体 3p25-26。按照 Knudson 二次突变假说,VHL 病发生是两次突变的结果。在家族连续传递时,已携带了一个生殖细胞系 VHL 基因突变;此后若体细胞内再发生一次 VHL 等位基因突变,即产生肿瘤,这种事件较易发生,所以发病年龄较早。大量分子生物学研究已证实了这种由统计学分析提出的"两次打击"学说,对 VHL 患者的理解有一定的指导意义。然而家族性 HBs 中仍有 5% ~ 10% 患者没有 VHL 基因突变,最近华山医院鉴定了家族性 HBs 一种新的分子亚型:这种基因印记亚型属于非孟德尔遗传现象,预示着新的诊断及分型,新的治疗方法和可能较好的预后。而散发性肿瘤先需要有一个体细胞内发生突变产生杂合体(heterozygous),继而再次突变而产生的,发生率较低或不易发生,所以发病年龄一般较晚。但二次突变假说并不能很好地解释散发性 HBs,因为占大多数的散发性 HBs 患者中,VHL 基因检查结果常是阴性的,文献报道散发性 HBs 体细胞的 VHL 基因突变不到 25%;也缺乏该类肿瘤 VHL 基因甲基化报道。综合上述,VHL 基因缺陷在这些相关肿瘤的形成过程中可能仅仅起协同或催化作用。

另一个困扰着学术界的是有关 HBs 细胞学起源。HBs 细胞学起源的研究,对理解 HBs 形成,肿瘤分类和治疗有重要意义。按照细胞学观点,任何个体组织(包括肿瘤组织)的发育都是细胞发育的结果。近来研究表明 HBs 中的"基质细胞"纯粹是一个描述性词语,Vortmeyer 等根据杂合性缺失分析确定 HBs 中的"基质细胞"不同于中枢神经系统发育过程中任何细胞或其他部位的成熟细胞,认为基质细胞是 HBs 的肿瘤细胞。系列研究发现 HBs 中表达了许多胚胎性标记物如 SCL、Brachyury、Flk1、SSEA1、CD41 等,结合于我们研究已将 HBs 细胞学起源定位于三胚层形成前的细胞水平,建议它可能起源神经外胚层细胞脱离轨道的分化,且可能与它的微环境有关。此外,近年的研究发现 HBs 的血管形成是一种类似于胚胎的血管发生(vasculogenesis)。HBs 血管发生假说将为 HBs 抗血管生成治疗提供一种新思路以及开拓新的治疗方法。

【病理】

实质性 HBs 大体上呈明亮的红色或肉红色,边界清楚,有完整包膜,质软,血供极为丰富,可见怒张的引流静脉;囊性 HBs,其内含草黄色或淡黄色透明液体,可见一个或多个瘤结节,偶尔囊壁是由压缩的脑组织和增生胶质细胞组成。组织学上,由两种成分组成,一是丰富的成熟的毛细血管网;二是在毛细血管网之间呈巢状或片状排列的大量含脂质空泡的基质细胞,其细胞核通常大而呈多形性,大的囊泡和不显眼核的基质细胞,有模糊的细胞质边界和细胞质含有脂质空泡。在免疫组织化学方面:内皮细胞通常表达Ⅷ因子(100% 的胞质强阳性),von Willebrand 因子(vWF),血小板内皮细胞黏附分子(PECAM/CD31)和 Weibel-Palade 小体的存在(电子显微镜)。基质细胞通常染 S-100β（80% 细胞质和细胞核强阳性），抑制素-α（二聚体蛋白，抑制或激活垂体 FSH 的分泌），神经元特异性烯醇化酶，巢蛋白和一些神经肽（突触、羟色胺、P 物质、血管活性肠肽、神经肽 Y、神经降压素和亮氨酸脑啡肽）。迄今 HBs 诊断仍依赖于组织病理诊断，由于 HBs 与转移性透明细胞肾细胞癌在形态学上有惊人的相似之处，组织学上极难区别，但是预后和治疗的意义则完全不同。有文献报道 8% VHL-HBs 手术标本中发现了转移性肾细胞癌或胰腺内分泌肿瘤。在两者鉴别上，免疫组织化学明显优于病史、放射学发现和传统组织学检查。据 Weinbreck 等研究表明 inhibin-α 和 aquaporin 1（AQP1）可能作为标记物加以区分，并报告这些标记物有足够高的灵敏性和特异性（灵敏性 88%，特异性 79% 和灵敏性 97%，特异性 83%）。最新研究表明 MiRNA-9 和 MiRNA-200a 结合可以鉴别上述两类肿瘤。另外，我们研究表明 SSEA1 表达于中枢神经系统 HBs，因为 SSEA1 并不表达于中胚层起源的所有良性和恶性肿瘤，建议用 SSEA1 来区别 HBs 和其他血管性肿瘤。

【临床表现】

中枢神经系统 HBs 临床表现取决于肿瘤所在的确切部位和生长方式。通常来说，伴随有不同小脑或脑干神经功能缺损的颅内压增高的症状和体征是其主要临床特点。头痛是患者最常见的症状，约占 95%。疼痛部位主要位于颈枕部，往往清晨更为明显，晚期演变成持续性疼痛。肿瘤位于小脑蚓部和扁桃体的患者，随着肿瘤缓慢延伸到枕骨大孔可能导致连续枕部疼痛，颈部僵硬，间歇性休克样感觉且向枕部放射，突发性意识障碍等。另一个常见症状是呕吐，可能是由于小脑蚓部病变导致的阻塞性脑积水或病灶位于的迷走神经核直接的刺激，在后者的情况下，呕吐可能先于其他的神经症状之前出现，常常会被误诊为上消化道紊乱。肿瘤位于脑干及小脑下脚的中部影响前庭核，眩晕则是突出的症状。步态异常和平衡障碍，通常是小脑和脑干 HBs 的表现。20%～30% 患者会出现视乳头水肿。复视是由于颅内压增高导致的第六神经麻痹。在小脑半球病变可观察共济失调，辨距不良和意向性震颤，而小脑蚓部病变可有宽基步态和躯干共济失调。眼球震颤，尤其垂直型或旋转型，意味着脑干受累。在老年患者，痴呆可能是唯一或主要临床表现。脊柱疼痛是脊髓 HBs 最常见的症状，也是肿瘤的可靠指标。其次是痉挛性四肢瘫痪，感觉改变，排尿异常和神经根疼痛。急性截瘫或四肢瘫痪则罕见。

9%～20% 颅内 HBs 病例伴有红细胞增多症（脊髓 HBs 并无此现象），主要表现为红细胞计数及血红蛋白增高。肿瘤切除或放疗后红细胞计数可恢复正常；但肿瘤复发，又出现红细胞增多。颅内和椎管内 HBs 患者自发性蛛网膜下腔出血罕见，肿瘤<1.5cm 的几乎没有自发性出血的风险。尽管没有确切证据表明雌激素与 HBs 之间的关系，但有报道妇女在妊娠时可促使 HBs 生长，使无症状 HBs 变成有症状。

小脑和视网膜肿瘤通常是 VHL 综合征患者最早出现的临床表现，HBs 是 VHL 病中最常见的表现和导致该患者死亡的第二因素。在几个大病例数据文献报道中，家族性病例平均就诊年龄为 25 岁（3～83 岁）。有两个发病年龄高峰，第一个发高峰为 20～30 岁，第二个高峰为 40～50 岁，10 岁以下儿童则罕见。散发性 HBs 一般较晚，平均就诊年龄是 42 岁。症状持续时间 3 周至 7 年不等，平均时间为 13 个月。VHL 病可伴有或累及病变有肾囊肿或肾细胞癌、嗜铬细胞瘤、胰腺囊肿和肿瘤、内淋巴囊肿瘤等，HBs 这些临床特点有助于对 HBs 诊断和临床干预的决策。

【影像学检查】

HBs 影像学上呈现囊性或实质性两种。囊性 HBs 典型表现大囊小结节，在 CT 平扫呈略高于脑脊液密度，附壁结节呈等或略高密度、并位于病灶的边缘，增强后明显强化。实质性 HBs 典型表现 CT 平扫呈等密度，内可有小的囊变区而呈低等混杂密度，增强后实质部分明显强化。

磁共振成像（MRI）是诊断 HBs 的主要方法。典型囊性 HBs 在 MRI 平扫囊性部分 T_1WI 呈低信号、T_2WI 和水抑制反转回波（FLAIR）成像呈高信号，壁结节 T_1WI 呈略低信号，增强后明显强化，瘤周无或轻度水肿。实质性 HBs MRI-T_1WI 呈略低信号、T_2WI 高信号，有时可见血管流空影（T_1WI 和 T_2WI 相应区均呈低信号），增强后实质部分明显强化。血管造影表现（如 CTA、DSA）为瘤结节或实质部分的致密染色，可见实质病灶的供血动脉和回流静脉，对血供丰富的巨大实质 HBs 术前行栓塞或部分栓塞，有助于减少术中出血，有利于手术切除。

【诊断】

根据好发年龄和好发部位，结合典型的影像学特征，一般可作出临床初步诊断。对散发性、无家族史的患者诊断基本成立。对于 VHL 病，现仍采用 Glasker 等提出的诊断标准（1999 年修正）：患者存在中枢神经系统 HBs，以及视网膜血管瘤、肾细胞癌、嗜铬细胞瘤或附睾囊腺瘤；或任何一级亲属表现 VHL 病的损害；或基因检查结果阳性。随着神经影像技术的发展，HBs 的术前确诊率不断提高，但早期或术前明确诊断仍存在问题，华山医院神经外科报道近期术前诊断率约 90%。

4

VHL病是一种单基因遗传性疾病,中枢神经系统HBs是该疾病常见较早期表现。早期精准诊断、密切随访监控和适时治疗是当前提高该类患者预期寿命唯一方法。基因水平上的精确诊断不仅方法可靠、方便,早期也能确诊。美国临床肿瘤协会推荐分子基因诊断;华山医院自2014年始开展VHL基因诊断并首次鉴定了一种新VHL基因印记亚型,建议对少数高度疑是VHL-HBs如发现VHL基因无突变时,建议做基因表观学检查。另外,基因分子诊断对该疾病风险评估意义重大,特别是对无家族史的新发病患者以及VHL家族高危人群症状前筛选:VHL基因缺陷携带者及时纳入严密随访监控体系;而无VHL基因缺陷遗传者可免除了繁琐且昂贵的年度检查。

【治疗】

近年来基础和临床进展给HBs治疗带来一些理念的改变。HBs是良性肿瘤且不具有侵袭性,有望通过手术切除达到治愈。因此,手术切除被认为是首选的现代标准治疗模式,除非潜在的手术风险大于患者最终获益。由于绝大多数HBs呈现一个暂停式生长模式,对无症状HBs过早治疗无疑增加患者手术风险;特别对VHL-HBs,因为这些肿瘤可能在相当时间内并不产生临床症状。另一方面HBs常位于脑干、脊髓等神经系统的重要部位,特别是巨大实质性的手术困难,常伴随较高的病残率和死亡率。长期以来在手术指征、手术时机以及如何最大限度地减少神经功能损伤等诸多问题上存在争论。华山医院总结近年来脑干HBs手术疗效发现较大肿瘤和症状持续时间长与术后并发症呈正相关;Harati等对20例脊髓无症状性HBs(体积>55mm³)进行手术治疗,疗效则明显优于那些巨大的症状性HBs。因此对这些特殊部位HBs倾向于早期手术。

治疗适应证:所有症状HBs应尽早手术;对无症状HBs应进行随访,如随访发现肿瘤生长,则建议手术;对于脑干或脊髓等特别部位HBs,倾向于早期手术;VHL-HBs具有复发性,则严格按照VHL病的规定管理。

1. 外科手术　显微外科手术为本病首选治疗,肿瘤全切者可达根治。囊性病变手术常无困难,术中吸除囊液后,应仔细寻找瘤结节予以切除。典型的瘤结节粉红色,突出于囊壁,不难寻找;但瘤结节较小或多个时,结合术前MR片和术中B超定位有助于寻找,避免遗漏瘤结节而致肿瘤复发。囊壁常是被压缩的胶质组织,不必要切除。实质性HBs常位于脑干、脊髓等重要功能区,且血供丰富,手术较囊性困难,术中应严格遵循AVM切除原则,HBs完全失去血供可完整摘除。任何分块切除或活检等瘤内操作均是危险的。

实质性HB血运极为丰富,位置重要,手术困难;特别是脑干背侧巨大型HB(肿瘤直径>4cm)周围供血动脉极度增多,增粗而迂曲,对肿瘤的供血大幅度增加,对周围组织的供血则减少,使之长期处于低灌注压状态;一旦肿瘤被切除,周围脑组织恢复正常灌注压,则易出现水肿,甚至出血,而产生正常灌注压突破综合征(NPPB)。

以下几项措施有助于巨大实质性HBs的手术切除。

(1)术前栓塞:巨大实质性HBs血供极为丰富,供血动脉常来自肿瘤深面和两侧,粗大的回流静脉又常位于肿瘤表面,因此手术操作较为困难,术前应用超选的微导管做肿瘤栓塞治疗,可减少术时出血,有利于肿瘤切除和术后患者恢复,但术前栓塞不应追求全部彻底堵塞所有供血动脉,只栓塞手术不易控制的肿瘤腹侧供血支。手术应在栓塞后1周内进行。

(2)整个手术应保持清晰"无血"手术视野,对巨大实质性HBs,术中进行控制性降压(全身平均血压降至8~9Kpa),则有利于术中瘤体破裂止血或避免难以控制的出血。

(3)血管阻断:确定供血动脉后,应尽量靠近肿瘤,用滴水双极电凝反复电凝血管,再剪断。可先尝试部分切断血管,如仍出血可在原位追加电凝止血,我们称之"血管一半一半切断术",这样可避免未完全止血好的血管残断回缩瘤体内,这样止血会变得更为困难或棘手。对影响手术操作的较小的引流静脉可电凝后切断;对大的引流静脉必须最后处理。但实质性HBs血供极为丰富,瘤内可有异常血管短路,其引流静脉常呈鲜红色,可搏动,对一时难以鉴别的血管,可用暂时阻断夹阻断血管,观察瘤体张力。一旦发生瘤膨胀,表示引流静脉受阻应立即松夹。供血动脉完全切断后,瘤体张力变小、体积缩小、引流静脉由鲜红色变为暗红色,再切断引流静脉。

(4)手术操作:沿肿瘤表面限定于肿瘤与周围胶质增生带之间分离,由表及里进行,特别对脑干或脊髓部位HBs,周围有许多重要神经结构,应注意周围神经功能的保护,用"水下电凝"即带滴水双极止血过程中辅以冰盐水冲洗,避免邻近神经功能的热损伤;延髓部位存在呼吸中枢和心血管中枢,术中注意心率的观察;由于术中无法观察呼吸情况,尤其注意延髓"闩"及其周围呼吸中枢的保护。对体积较大实质性HBs,分离肿瘤时可轻轻摇晃或回撤肿瘤,以获得手术操作空间,避免过度牵拉邻近的正常神经组织引起术后神经功能缺损。

(5)术后管理:第四脑室底部和脑干HBs常有呼吸中枢暂时性失去对CO_2的反应,易发生呼吸抑制。

应特别注意术后保持呼吸道通畅和正常氧交换,必要时可用呼吸机辅助呼吸,另外,误吸和肺炎也是较常见的并发症,应加强防治。

2. 放射治疗 立体定向放射(SRS)治疗 HBs 目前存在争议。绝大多数回顾性研究认为 SRS 是一种治疗中小型实质性 HBs 有效的方法;然而先前忽视 HBs 疾病自然史,用总体生存率、短期肿瘤控制率等可能并不足以得出这样的结论。近年来前瞻性研究开始对放射治疗 HBs 的疗效提出了质疑,尽管表现出较好的短期控制率,但长期控制率并不理想。考虑 HBs 暂停式生长模式,这种短期结果可能由于肿瘤处于静歇期而不是实际的治疗效果。重要的是,许多肿瘤的初步影像并不能预示症状产生,这就预示该治疗方式使用的局限性。此外,放射治疗也可能导致暂时性增加瘤周水肿和加剧肿瘤相关症状的产生,因此建议放射治疗不应当预防性治疗无症状 HBs,仅仅作为一种难以外科切除患者的辅助治疗手段。对于那些不愿或不能耐受手术的症状性 HBs 患者,目前 VHL 联盟规定下列情况仍为放疗的禁忌证:①实质性 HBs 直径>1.7cm;②HBs 中有囊性成分存在。

3. 药物治疗 至今尚无治疗该病的特效药物。尽管抗血管生成(anti-angiogenesis)药物治疗曾一度被认为临床研究的热点,并有文献个案报道对 HBs 有效;最近 VHL 联盟宣布临床试验结果:抗-VEGF 抗血管生成药物阿瓦斯汀(avastin)、索坦(sutent)以及舒替尼(sutinib)对中枢性神经系统 HBs(包括视网膜 HBs)无效。

【预后及随访】

大多数 HBs 可完全切除获得根治。近年来神经影像学的进展,在显微外科技术的提高,及术前栓塞的应用已经显著降低 HBs 手术的死亡率和致残率,特别最近几年一些大神经外科中心报道脑干 HBs 手术死亡率在 0% ~ 6.5%;致残率 8% ~ 22%。HBs 出现蛛网膜下腔播散是极其罕见的。原发性 HBs 全切除后局部复发率为 16% ~ 31%,无症状间隔时间平均为 5 年。复发的相关因素有:患者年龄较轻(<30 岁),VHL 综合征,多发性肿瘤。实质性 HBs 和病理组织类型有关,细胞亚型局部复发率为 20% ~ 25%,而网状亚型局部复发率为 5% ~ 10%。最近 Lee 等报道了一组数据:散发性和 VHL-HBs 局部复发率分别为 10.3% 和 28.6%,由于家族性和散发性 HBs 存在局部复发的不确定性,建议对 VHL-HBs 或特殊部位的散发性 HBs(如脑干和脊髓)应加强长期随访,以便及早发现和避免并发症的发生。

VHL 病对一个家族打击可能是灾难性的,管理这类患者是一项困难而艰巨的任务,而且需要多学科协作。由于 VHL 病呈现多样性临床表现且伴有恶性肿瘤形成倾向,对生命造成潜在威胁,至今没有任何有效的临床措施来预防和治疗 VHL 病,需要终身随访和监控,尤其对中枢神经系统、眼睛和肾脏检查是必要的。大多数 VHL 病相关肿瘤可以通过有效的医学随访或复查,以便及时发现其早期临床表现和避免并发症的发生。VHL 家族高危人群也必须密切监控,强烈建议 VHL 病家族中的高危人群在适当时间间隔进行相关复查或随访。

由于 VHL 病呈常染色体显性遗传,VHL 病患者子女有 50% 遗传该病的风险。兄弟姐妹、父母及远方亲戚都是 VHL 病的高危人群。对于那些 VHL 病最初确诊患者,对其家庭成员及亲戚进行基因筛选是有益的。明确 VHL 病的高危人群必须严密随访和监控;没有遗传 VHL 突变基因的人可免除繁琐和昂贵的年度检查。华山医院自 2014 年始已开展这个项目。

一般建议患有 VHL-HBs 者或高危人群应从青春期开始,每 12 ~ 36 个月,进行脑脊髓 MRI 扫描;建议眼科检查应从婴儿期或幼儿期开始,每 12 个月进行一次;建议从 16 岁开始,每年进行一次的腹部 CT 或 MRI 扫描。从历史上看,VHL 患者的平均预期寿命是 49 岁。未经治疗的 VHL 病可能会导致失明和(或)永久性的脑损伤。患者死亡的最常见原因是由中枢性 HBs 或肾细胞癌引起的并发症。最近数据表明,这些措施有助于延长 VHL 病患者的预期寿命超过 17 年。

(杜固宏 毛颖)

第九节 颅内转移瘤

颅内转移瘤是指身体其他部位的恶性肿瘤转移到颅内者。据统计,死于全身癌肿患者中,1/4 有颅内转移,这一数字比死于原发性中枢神经系统的恶性肿瘤者高 9 倍以上。近年来由于诊断技术的提高,对恶性肿瘤采用综合治疗,使颅腔外其他脏器原发性肿瘤的治愈率和缓解率显著提高,可是颅内转移瘤发生率和致死率仍较高。因此,提高对本病的认识,及时而有效地诊治患者具有重要的意义。

【发生率】

颅内转移瘤的发生率因不同时期、不同人群、不同检查方法而差别颇大,随着诊断方法改进和人类寿命的延长,癌症患者的生存率得到增加,颅内转移瘤的发生率也相应增加。现在一般估计颅内转移瘤的发生率为 20% ~ 40%。在神经外科,脑转移瘤占脑瘤手术总数的比例也在增加,从 5% ~ 11%(20 世纪 40 年代)增至 12% ~ 21%(20 世纪 60 年代)。在各种肿瘤中,肺癌、胃肠道癌、乳腺癌致死数和发生颅内、脑内转移数最多，但是以每种肿瘤发生颅内和脑内转移的频率看，则依次为黑色素瘤、乳腺癌和肺癌最常见。与全身癌肿一样，颅内转移瘤好发于40~60岁，约占2/3。儿童的颅内转移瘤异于成人，其实体性肿瘤的颅内转移率仅为成人的1/4~1/2，好发颅内转移的原发肿瘤依次为白血病、淋巴瘤、骨源性肿瘤、横纹肌或平滑肌肉瘤、类癌瘤、肾肉瘤、卵巢癌等。男性多见于女性，性别之比为2.1∶1。

《2012中国肿瘤登记年报》中上海市区前五位主要恶性肿瘤：男性为肺癌、大肠癌（包括结肠癌和直肠癌）、胃癌、肝癌和前列腺癌，女性为乳腺癌、大肠癌（包括结肠癌和直肠癌）、肺癌、胃癌和甲状腺癌。以全身恶性肿瘤颅内转移为25%计，2009年上海市区恶性肿瘤的发病数25 366例，则颅内转移6341例，为同期脑部恶性肿瘤发病数713例的8.9倍。

【转移途径】

癌肿转移是一个复杂的过程，迄今未完全了解。一般讲它包括以下重要步骤：癌细胞从原发癌肿上脱落，经血或淋巴等途径播散，在靶器官内生长和增大。这三个步骤相互衔接和交错，并受许多因素影响。血行播散和直接浸润是两条主要的颅内转移途径，淋巴转移和脑脊液转移较少见。

1. 直接浸润　头颅外围和邻近器官、组织，如眼、耳、鼻咽、鼻窦、头面、颈部软组织等均为原发和继发肿瘤的好发部位，常见有中耳癌、鼻咽癌、视网膜母细胞瘤、颈静脉球瘤，他们可直接浸润破坏颅骨、硬脑膜，或经颅底的孔隙达脑外表面的实质。颅底孔隙中的神经和血管周围结构疏松，易于肿瘤细胞侵入，有的孔隙不仅其骨膜与硬脑膜相续，而且与蛛网膜下腔相通，如眼和眼眶。肿瘤细胞侵入颅内后，或在蛛网膜下腔随脑脊液广泛播散，或深入脑内的大血管周围间隙侵入脑实质。

2. 血液转移　大多数肿瘤细胞向脑内转移是通过血液途径，其中最多是通过动脉系统，少数肿瘤可通过椎静脉系统（batson plexus）向颅内转移。原发肿瘤生长到一定体积后，新生血管长入，肿瘤细胞浸润小血管，多为静脉，随血流回流至心脏，再经颈动脉和椎动脉系统向颅内播散。常见经血液转移的原发肿瘤为肺癌（12.66%）、乳腺癌（16.96%）、绒毛膜上皮癌（8%）、黑色素瘤（7.98%）、消化道癌（7.68%）、肾癌（7.66%）、其他（12%）和不明者（12.06%）。在淋巴造血系统肿瘤中，以白血病较多见，其颅内转移率与肺癌相近。

3. 脑脊液转移和淋巴转移　一些脑和脊髓肿瘤尤其是室管膜瘤和分化较差的胶质瘤，可沿蛛网膜下腔播散而种植，常发生在肿瘤切除术后或活检术后。头颅外围和邻近部位的恶性肿瘤可借颅腔周围的淋巴间隙进入脑脊液或椎静脉丛，进一步发生颅内转移。

【病理】

1. 分布及部位　转移灶在脑内的分布与脑血管的解剖特征有关。由于脑血管在脑灰白质交界处突然变细，阻止癌细胞栓子进一步向前移动，因此转移灶多位于灰白质交界处，并且常位于脑内大血管分布的交界区，即所谓的分水岭区（watershed area）。另外，转移灶的分布部位与中枢神经系统各分区的体积和血液供应有关，许多研究发现80%~85%的转移灶分布在大脑半球，10%~15%分布在小脑半球，约5%位于脑干。此外，转移灶还可以分布在脑神经、脑内大血管、硬脑膜、静脉窦及颅骨内板等处。

2. 转移灶数目　按转移瘤的数目和分布可分单发性、多发性和弥漫性三种，大部分脑转移瘤是多发的，单个转移灶较少见，弥漫性更少见。过去的研究发现约50%脑转移瘤是多发的，近期研究发现，由于使用了高分辨率CT、MR等先进检查手段，70%~80%脑转移瘤病例被发现为多发的。单个转移灶常见于结肠癌、乳腺癌、肾癌，多发转移灶最常见于肺癌和恶性黑色素瘤。弥漫性转移瘤又分脑膜转移和弥漫脑浸润两型。

3. 大体表现　可分皮质结节、脑膜皮质、脑粟粒癌病和脑神经转移四型，前两型适合手术治疗。

（1）皮质结节型：最常见。呈圆形、结节状，有时呈楔形，尖端指向脑室，底与脑平面平行，大小不一，但边界多清楚。小者则需借助显微镜才看清，大者直径达数厘米，重达60g以上。瘤质地可坚实或坏死、出血、囊变，切面呈灰白色或灰红色。绒毛膜上皮癌则为特有的紫红色，瘤中央常软化或坏死。囊液可似脓液或呈半透明草黄色液体或黏液状，量达70ml，遇空气易凝固。肿瘤附近脑水肿或肿胀严重，水肿程度与肿瘤大小不成比例为其特点。

（2）脑膜皮质型：又称假脑膜瘤型，肿瘤位于脑表面，与脑膜粘连，可是肿瘤与脑皮质和脑膜易分离，颅骨多不受累，这有别于颅骨转移伴硬脑膜粘连。肿瘤表面凹凸不平，切面呈猪油状或坏死。少数呈扁平状，位两大脑凸面。

（3）脑粟粒癌病型：常伴脑膜转移，特别见于黑色素瘤脑转移，脑膜黑染，颇具特征。

（4）脑神经转移型：单独出现很少，多伴脑膜转移。

4. 镜下表现　脑转移瘤的组织学形态同原发癌，即最多见为腺癌，其次是绒毛膜上皮癌、鳞状上皮癌，再次为乳头状癌、黑色素瘤、淋巴上皮癌、肾上腺癌、淋巴细胞肉瘤、纤维肉瘤等。镜下观察脑转移瘤的边界不像肉眼所见那样清晰,相反可见瘤细胞呈条索状或团块状侵入周围脑组织内,或沿血管周围间隙伸到远方,转移瘤四周脑组织反应明显,血管扩张、充血,星形细胞和小胶质细胞增生。肿瘤出血时,血管周围可有淋巴细胞聚集。有时转移瘤较原发瘤分化更好或更差,因此单纯依靠组织学检查来统计原发灶不是十分可靠,而且约有1/3病例肿瘤的组织学形态不能归类。

【转移瘤的潜伏期】

许多患者的原发瘤不表现症状或症状隐蔽,常因神经症状就诊于神经外科而误诊为原发脑瘤。80%病例在原发瘤已经治疗或切除后才出现脑转移瘤症状,间隔时间可从数月到15年,平均12个月,为异时性转移瘤。有些脑转移瘤也可与原发瘤同时被发现,为同时性转移瘤。一般肺癌脑转移的潜伏期最短,乳腺癌最长。还有些患者经目前检查方法仍不能找到原发肿瘤。

【临床表现】

1. 起病方式和病程　急性进展型约占46.6%,常在1~2天内迅速昏迷和偏瘫,病情进展恶化,病程一般不超过2周;中间缓解型约占21.4%,即急性起病后经过一段时间的缓解期,颅内占位症状复出并进行性加重;进行性加重型约占32%,急性或慢性起病,呈进行性加重,历时3~4个月。

2. 症状和体征　脑转移瘤的症状往往迟于原发肿瘤,但有的患者在发现原发肿瘤的同时即可出现脑转移瘤的症状,也有部分患者只见到脑转移瘤的局灶症状而原发瘤的症状缺如或不明显。

(1) 颅内压升高症状:头痛为最常见的症状,也是多数患者的早期症状,开始为局限性头痛,多位于病变侧,以后发展为弥漫性头痛。由于脑转移瘤引起的颅内压增高发展迅速,头痛和伴随的智力改变、脑膜刺激征明显,而视神经盘水肿、颅骨的颅高压变化不明显。

(2) 常见神经系统体征:根据脑转移瘤所在的部位和病灶的多少,可出现不同的体征。体征与症状的出现并不同步,往往前者晚于后者,定位体征多数在头痛等颅高压症状出现后的数天至数周始出现。

(3) 精神症状:见于1/5~2/3患者,特别见于额叶和脑膜弥漫转移者,可为首发症状。

(4) 脑膜刺激征:多见于弥漫性脑转移瘤的患者,尤其是脑膜转移和室管膜转移者。有时因转移灶出血或合并炎症反应也可出现脑膜刺激征。

(5) 癫痫:各种发作形式均可出现,以全面性强直阵挛发作和局灶性癫痫多见,见于约40%的患者,多发脑转移瘤易于发作。早期出现的局灶性癫痫具

有定位意义。局灶性癫痫可连续发作,随病情发展,部分患者可表现全面性强直阵挛发作。

(6) 其他:全身虚弱及癌性发热为晚期表现,见于1/4患者,并很快伴随意识障碍。

【诊断】

1. 诊断依据　脑转移瘤的临床表现很像脑原发肿瘤,但如有以下情况应怀疑脑转移瘤:①年龄>40岁,有嗜烟史;②病程中有缓解期;③有系统肿瘤史;④症状性癫痫伴消瘦或出现发展迅速的肢体无力。

单发还是多发性脑转移瘤决定治疗措施的选择。出现以下情况多提示多发脑转移瘤:①起病快,病程短;②全身情况差,有恶病质;③临床表现广泛而复杂,不能用单一病灶解释;④头痛与颅高压的其他表现不一致;⑤精神症状明显,且出现早。一般讲,若系统癌肿患者发现脑多发病灶,则脑转移瘤诊断多能成立,而对单发性脑转移瘤的诊断必须仔细,需要进行必要的鉴别诊断和辅助检查。

需与脑转移瘤鉴别的疾病有:脑原发性肿瘤、脑脓肿、脑梗死或脑出血、脑囊虫病。

一旦诊断明确或高度怀疑脑转移瘤时应积极寻找原发癌肿。由于大多数转移灶是经血液转移至脑的,因此肺是一个产生脑转移灶的重要器官,肺内病灶可原发于肺部或从肺外转移至肺部,其中男性患者以肺癌为主,女性患者以乳腺癌为主。研究发现约60%脑转移瘤患者行胸部影像学检查可发现病灶,因此仔细行胸部体检和必要的影像学检查(胸片或胸部CT检查)对发现原发癌肿是十分重要的,对女性患者尚需注意对乳腺的检查。对肺部检查阴性的患者,应积极寻找肺外的原发灶,可行腹部CT、B超和全身PET等检查,多数患者可发现原发灶。但仍有一部分患者经反复系统地检查,始终不能发现原发灶。

另外,在诊断脑转移瘤的同时还应注意转移灶的分布部位、神经功能状况、脑外其他部位的转移情况等,这有助于选择治疗和判断预后。

2. 辅助检查

(1) 头部磁共振(MRI)检查:首选。常规MRI检查应包括T_1加权成像(T_1W)、T_2加权成像(T_2W)和水抑制成像(FLAIR),脑转移瘤在T_1W像为低或等信号,T_2W像和FLAIR像为高信号。由于转移瘤周围脑水肿明显,因此小转移灶在T_1W像难以显示,但在T_2W像和FLAIR像则显示清晰。静脉注射顺磁性造影剂(Gd-DTPA)后可提高本病发现率。若基底池、侧裂池、皮质沟回和小脑幕上有强化结节,常提示脑膜转移瘤。双倍或三倍增强结合延迟扫描能发现直径1~2mm微瘤,从而使脑转移瘤的早期诊断成为可能。对脑脊液找到癌细胞的脑膜转移瘤,MRI检查约38%的

患者可见脊髓或脊神经根播散。特殊的 MRI 检查主要用于脑转移瘤的鉴别诊断(如灌注 MRI,pMRI;磁谱图,MRS)以及指导外科手术(如功能 MRI,fMRI;弥散张量成像,DTI)。弥散加权成像(DWI)可鉴别术后急性脑梗死引起的细胞毒性脑水肿与肿瘤引起的血管性脑水肿。

(2)计算机断层扫描(CT)检查:目前常在无 MRI 设备或患者禁忌行 MRI 检查(体内有心脏起搏器或其他带磁植入物)以及急诊患者时,才考虑做 CT 检查。癌肿患者伴有慢性硬膜下血肿应排除硬脑膜转移。全身 CT 可发现原发肿瘤和颅外其他转移灶。

(3)X 线检查:对怀疑脑转移瘤的患者应常规做胸部 X 线检查,但胸部 X 线检查阴性者仍不能排除本病。同样,对有些患者应选择性地进行胃肠道、泌尿道和骨骼系统的 X 线检查。

(4)脑脊液检查:是诊断脑膜转移瘤的一种主要方法,对有颅内压升高的患者应在静脉给予脱水剂后小心操作。其应用价值为:①寻找肿瘤细胞是诊断脑膜转移瘤的黄金标准,但假阴性率高达 25%,故需反复多次检查,以提高阳性率(一般阳性率为 80%);②脑脊液常规、生化和酶学检查多无特异性变化,以下指标可增高,如:β-葡糖醛酸酶、癌胚抗原、组织多肽抗原、碱性磷酸酶、绒毛膜促性腺激素等。最近,有人报道联合使用基质辅助激光解吸电离飞行时间(MALDI-TOF)、基质辅助红外激光解吸离子化/傅里叶变换离子回旋共振(MALDI-FTICR)和纳米级液相色谱/傅里叶变换离子回旋共振质谱(nanoLC-FTICR MS)的方法来检测癌症患者脑脊液中的脑膜转移瘤相关蛋白。

(5)立体定向穿刺活检:对经以上各种检查仍不能明确诊断者,可行立体定向活检术。对怀疑脑膜转移者,可经枕下小切口暴露枕大孔,取枕大池蛛网膜检查。

(6)核素检查:核素成像在转移瘤部位可见放射性核素浓集区,但鉴别诊断的意义不大。核素骨扫描可发现有无骨转移。正电子发射断层显像(PET/CT)有助于鉴别高度和低度恶性肿瘤,也可区分肿瘤复发与放射坏死或术后反应,以及发现脑外转移灶或原发灶。

【治疗】

包括类固醇激素、手术、放疗、立体定向放射外科、化疗和靶向药物治疗、肿瘤内治疗等。基本原则是:①采用综合治疗,重视一般治疗。综合治疗优于单一种治疗,有助于提高疗效,延长生命。重视一般治疗,为手术和放疗等为主的综合治疗提供条件;②根据病程和病情确定先治疗脑转移瘤还是原发肿瘤;③根据患者的具体情况选择治疗方案,即个体化治疗,充分利用现有医疗资源在治疗疾病和治疗患者过程中的最大优化;④定期随访原发癌肿的器官及其他器官,观察原发癌肿和转移灶的治疗情况,并监测新转移灶,若出现新脑转移灶,应根据具体情况进一步选择合适的治疗方案。

1. 手术 具有以下条件的脑转移瘤患者可考虑手术:①单发脑转移瘤位于可手术部位;②位于可手术部位的多发脑转移瘤,尤其当它们对放疗或化疗不敏感(如黑色素瘤、肾癌),或病灶太大不适于行立体定向放射外科治疗(直径>3.5cm);③对放疗敏感的多发脑转移瘤中,有危及生命的较大肿瘤,可先切除较大肿瘤,再做放疗;④与颅内其他病变(如脑膜瘤、脓肿、血肿等)鉴别诊断困难;⑤伴有危及生命的颅内出血;⑥有恶痛症状需放置 Ommaya 储液囊,做鞘内或脑室内注射化疗药物或阿片制剂;⑦伴脑积水需做分流手术。

2. 放射治疗 常规放疗或适形调强放疗适应于多数脑转移瘤,是仅次于外科治疗的另一种常用手段。适应证有:①脑转移瘤术后;②对放疗敏感的肿瘤,如小细胞肺癌、淋巴瘤、乳腺癌;③对放疗较不敏感的肿瘤,如非小细胞肺癌、肾上腺肿瘤、恶性黑色素瘤;④预防性头部放疗适用于极易发生脑转移的小细胞肺癌和非小细胞肺癌,已成为肺癌标准治疗的重要部分,研究发现可显著降低脑转移的发生率和死亡率。

一般主张行分次放疗,总剂量不大于 50Gy,每天小于 2Gy,于 1 个月内完成。近年来,全脑放疗导致的认知功能障碍备受关注,应用避开海马的全脑放疗技术(hippocampal avoidance WBRT)和服用改善记忆功能的药物 memantine(美金刚),效果显著。

3. 立体定向放射外科 包括 γ 刀、直线加速器放射外科(X 刀和射波刀)、粒子束刀(质子刀和重粒子治疗),其中以 γ 刀应用较多。γ 刀在治疗脑转移瘤上有较广的适应证,近年来有增加趋势,1 类证据支持立体定向放射外科联合全脑放疗治疗可以手术切除的单发转移灶,2B 类证据支持单独使用立体定向放射外科治疗数量有限的脑转移瘤。资料显示 γ 刀治疗脑转移瘤的局部控制率为 80%~90%,平均生存时间为 8~11 个月,对单个脑转移瘤,其治疗效果与手术+全脑放疗相似。同手术一样,γ 刀并不能预防颅内出现新的转移灶,因此有人主张于 γ 刀术后辅以 20~30Gy 的全脑放疗。射波刀(cyber knife)是一种新型放射外科设备,因其可以采用分次治疗的方法,常用来治疗某些较大肿瘤,且肿瘤内的剂量分布差异较小,对某些重要部位如脑干内肿瘤可提高照射剂量,且术后不良反应轻。

4. 类固醇激素 主要作用为减轻肿瘤引起的脑

白质水肿,减少脑血管通透性,少数病灶可缩小。对晚期患者或其他姑息疗法无效时,类固醇激素不仅可使患者对这些疗法(如放疗)变得敏感,而且可使头痛减轻,从而延长患者的生命和减轻其痛苦。可单独使用,也可与其他疗法合用,一般提倡早期使用。

5. 化疗　生殖细胞瘤、小细胞肺癌、某些乳腺癌、淋巴瘤和恶性黑色素瘤等脑转移瘤适于化疗,常用的药物有 VM26、双氯已基亚硝基脲(BCNU)、顺铂、多柔比星等,但多与手术或放疗联合应用。最近,有报道应用新型烷化剂-咪唑四嗪类衍生物 temozolomide(TMZ)治疗脑转移瘤,尤其与福莫司汀联用或联合全脑放疗被认为是治疗黑色素瘤脑转移的最有效方案。

6. 靶向药物治疗　随着对恶性肿瘤转移和复发机制的深入研究,分子靶向药物(targeted molecular therapy)在治疗颅内转移瘤的作用日益受到重视。一批作用于不同分子水平的药物被不断研发并用于临床,如:表皮生长因子受体(EGFR)抑制剂(gefitinib 和 erlotinib),血管内皮生长因子(VEGF)抑制剂贝伐单抗(bevacizumab)、血管内皮生长因子融合蛋白、索拉非尼(sorafenib)和舒尼替尼(sunitinib,小分子多靶点酪氨酸激酶抑制剂),enzastaurin(蛋白激酶 C 抑制剂),表皮生长因子受体和 HER-2 酪氨酸激酶双重抑制剂拉帕替尼(lapatinib)等靶向制剂。分子靶向药物需与经典药物联合使用。虽然疗效仍有争议,但普遍认为治疗前景广阔。

7. 组织间近距离治疗　在病灶无法切除或已接受最大剂量的放疗后可考虑使用组织间近距离治疗。通过立体定向的方法或术中直接将放射性物质、化学药物如 BCNU 缓释剂(wafer)等植入转移灶内,或经导管对流强化给药(convection-enhanced delivery,CED),使肿瘤内部得到较高的治疗浓度,而瘤周的正常组织很少受到影响。

8. 复发性脑转移瘤的治疗　出现脑转移瘤复发往往是病情恶化的标志,治疗棘手,一般预后较差。尽管如此,许多学者仍主张积极治疗,并认为凡开始用过的治疗手段,均可再用,只是需要根据患者的具体情况作相应地、合理地选择和调整,如手术、放射外科、常规放疗等。

【预后】

脑转移瘤预后较差。有资料显示不治者平均生存期为 4 周,患者多死于颅高压引起的脑疝和脑干受压。影响脑转移瘤患者生存的因素较多,主要有:①全身状况;②有否颅外其他部位转移;③脑转移的潜伏期;④病灶全切较部分切除或活检者好;⑤联合治疗较单纯一种治疗好;⑥原发肿瘤的治疗情况;⑦肿瘤的病理性质,非肺癌(乳腺癌、甲状腺癌、卵巢

癌、肾癌、黑色素瘤)脑转移的生存期较肺癌脑转移者长,肺癌中又以未分化癌和腺癌较鳞癌差;⑧原发肿瘤的不同分子亚型,如 HER-2 阳性乳腺癌和 EGFR 阳性的非小细胞肺癌脑转移的患者预后较差。目前普遍认为:患者年龄<65 岁、KPS≥70、原发癌肿已控制、无颅外其他部位转移以及颅内转移灶完全切除者预后最好。

(刘正言)

第十节　原发中枢神经系统淋巴瘤

一、原发中枢神经系统淋巴瘤

【流行病学】

原发中枢神经系统淋巴瘤(primary CNS lymphoma,PCNSL)是一种结外非霍奇金淋巴瘤,绝大多数(90%)非 HIV 相关的 PCNSL 病理类型为弥漫大 B 细胞淋巴瘤,其余 10% 为低度恶性淋巴瘤、Burkitt 淋巴瘤或 T 细胞淋巴瘤。病变局限于脑、眼睛、软脑膜或脊髓,无全身其他部位受累。PCNSL 约占所有淋巴瘤的 1%,占结外淋巴瘤的 4%~6%,约占中枢神经系统肿瘤的 3%。流行病研究显示,老年人 PCNSL 的发病率持续上升。免疫正常的 PCNSL 中位发病年龄为 60 岁。

近 20 多年来,由于治疗措施的改进,疗效较前明显改善。该病对于放疗、化疗均具有高度敏感性,但疾病缓解的时间较短,PCNSL 的预后较差,治疗还充满挑战。原因之一是许多化疗药物难以透过血-脑屏障限制而进入病灶,此外,老年患者易于出现治疗相关的毒性反应等,给疾病的治疗带来一定的困难。

【临床表现】

病变部位不同,临床表现也不相同,半数患者出现颅高压症状,表现为头痛、呕吐,当脑神经受累时,则表现为相应的脑神经损伤表现;当视神经或眼内受累及,患者出现视物模糊等视觉障碍;部分患者可出现癫痫。这些临床表现与颅内其他类型肿瘤相似。与系统性非霍奇金淋巴瘤相比,PCNSL 患者很少出现 B 组症状(原因不明的发热、盗汗、体重减轻)。

【诊断】

影像学检查对于疾病诊断具有重要提示价值,目前最常采用的检查是头颅磁共振(MRI)增强,如果患者不适于 MRI 检查,则可以选择头颅 CT 增强检查。PET/CT 对于评估病变部位与范围,进行鉴别诊断具有一定价值,但是特异度尚不理想,不能仅依据 PET/CT 而确定诊断。

中枢淋巴瘤的确诊依赖于病变组织活检病理学检查,优先选择立体定向或导航下的穿刺活检。需要

注意的是,如果病情允许,在活检手术前避免应用糖皮质激素,因激素治疗可使病灶明显缩小,活检标本的病理学检查可能提示非特异性炎症,从而延误诊断;一旦出现这种情况,需要患者密切随访,当MRI检查提示肿瘤再次增大时,再行活检。

病变组织在显微镜下显示肿瘤细胞围绕血管生长,有时伴有T淋巴细胞浸润,需要与炎症反应相鉴别;免疫病理学显示病变组织表达全B细胞标记(CD19、CD20、PAX5)、BCL6、MUM/IRF4和CD10等。

患者确诊后,进行全身评估,包括细致的体格检查、骨髓活检、睾丸超声检查,并进行胸、腹和盆腔CT增强检查,了解肿瘤病变范围。全身PET/CT检查是替代B超与CT检查的较好方法。如果患者没有禁忌证,应该做腰穿脑脊液检查(包括脑脊液常规、生化、细胞学、流式细胞术和IgH基因重排);眼科检查包括裂隙灯检查及必要时的玻璃体活检等。

【治疗】

中枢淋巴瘤的诊断依赖于病灶活检病理学检查,在病理学诊断之前,不建议进行放疗、化疗。下面将就手术、化疗和放疗等治疗方法进行阐述。

1. 手术　现行主流的观点认为手术的唯一作用是获取病变组织做病理学检查,对于改善疾病的预后没有作用。单纯手术切除病灶与支持治疗相比,预后相同,而术后进行化疗、放疗则可改善预后,延长患者的生存时间。由于PCNSL对于化疗、放疗的高度敏感性、围手术的病死风险等因素均不支持手术完全切除病灶。手术疗效欠佳可能缘于以下几种原因:病灶多发、存在许多微小病灶肉眼难以看到、病变具有高度侵袭性等,决定了手术很难切除干净。但以上这些建议均非基于随机对照临床研究而得出的结论。德国的一项3期临床试验显示,手术部分或完全切除病灶的PCNSL患者的无进展生存(PFS)和总生存(OS)均优于仅接受活检的患者。但该项研究可能存在的偏倚是病灶位置较浅者,易被手术切除,而病灶位置较深者,则往往采用活检,在调整这些因素重新分析数据,发现手术切除病灶的患者PFS延长,但总OS两组相同。所以目前主流意见仍是主张手术的作用仅仅局限于活检取材,做进一步的病理学检查。

2. 化疗　CHOP方案(环磷酰胺、多柔比星、长春新碱、泼尼松)是治疗系统性弥漫大B细胞淋巴瘤的基础方案,虽然PCNSL在病理学上也是弥漫大B细胞淋巴瘤,但两者的治疗方案存在较大差异。CHOP方案治疗PCNSL不能改善患者的预后,因为方案中多柔比星、环磷酰胺的代谢产物磷酰胺芥均不能透过血-脑屏障,因此不能清除微小病灶。

大剂量甲氨蝶呤(MTX)是目前用于治疗PCNSL最重要、有效的药物。MTX是一种抗叶酸和抗代谢药物,它进入病灶的量取决于静脉应用MTX的剂量与输注速度。目前MTX最佳应用剂量尚不清楚,估计静脉应用MTX $1 \sim 8g/m^2$ 可以透过血-脑屏障,尚无明确证据显示剂量、疗效的相关性,推荐3小时静脉输注MTX $3g/m^2$ 以上,化疗间隔10天~3周。如果不用放疗等联合以巩固化疗疗效,则至少应用大剂量MTX $4 \sim 6$ 个疗程,如果 $4 \sim 5$ 个疗程的化疗,仅达部分缓解,增加疗程数可提高完全缓解率。应用大剂量MTX前、后需要大量水化、碱化尿液、亚叶酸钙解救及MTX血药浓度监测。老年患者如果体能状态和肾功能均较好,一般可以耐受大剂量MTX化疗。

大剂量MTX联合大剂量阿糖胞苷(Ara-C)及全颅放疗与单用大剂量MTX相比,提高了完全缓解率、无进展生存率等,但总生存时间无明显改善。尽管国际上有一些回顾性、前瞻性临床试验比较了不同治疗方案的疗效,但目前只有大剂量MTX化疗是标准治疗方案,在此基础上联合其他可以透过血-脑屏障的化疗药物的疗效优于单纯应用MTX。

有研究应用甘露醇输注,破坏血-脑屏障,随后给予动脉应用大剂量MTX,显示了较好的安全性和耐受性,但患者的预后与接受静脉应用MTX化疗预后相当,长期随访显示,复发、死亡依然继续,只有少数患者可以治愈。

总之,目前推荐大剂量MTX为基础的化疗方案用于原发中枢神经系统淋巴瘤的一线治疗,如果患者不能耐受,则选择用于复发、难治性PCNSL的化疗方案。

3. 鞘注化疗　目前鞘注化疗药物对接受大剂量MTX为基础的化疗患者,临床是否获益存在争议,尚缺乏前瞻性临床研究,一些回顾性研究显示接受大剂量MTX化疗者,再给予鞘注MTX和Ara-C,患者不能获益;另外两项单臂研究则显示全身给药的基础上,鞘注化疗药物能够使患者额外受益。总体而言,目前不主张鞘注化疗药物作为预防措施。如果患者有明确脑膜受累,且大剂量MTX为基础的化疗的疗效不尽理想时,建议鞘注化疗药物。

4. 利妥昔单抗　抗CD20单抗——利妥昔单抗由于分子量较大,血-脑屏障的通透性较差。在治疗的初期,由于肿瘤破坏了血-脑屏障,利妥昔单抗的治疗可能有效。有回顾性研究显示,初发PCNSL患者应用利妥昔单抗联合大剂量MTX为基础的化疗,改善了患者的完全缓解率和总生存率。一项Ⅰ期临床试验显示腰穿给药或心室内给药治疗复发或难治的PCNSL有效,且耐受性好。虽然有较多研究发现利妥昔单抗联合化疗药物治疗 PCNSL 有效,但论证的强度不高,它在该病治疗中的价值究竟如何? 两项正在进行中的前瞻性临床试验将为回答这个问题提供依据。

5. 放疗 由于 PCNSL 的病变弥漫、病灶多部位,放疗部位一般选择全颅和眼睛,单纯放疗的有效率达 50%,但中位生存时间为 10 ~ 18 个月,5 年生存率仅为 5%。一项 Ⅱ 期临床试验将放疗作为一线方案,40Gy 的全颅放疗,额外 20Gy 病变强化区域照射,中位生存时间为 11.6 个月。此外,接受全颅放疗患者中有较高比例出现认知功能减退,这也限制了放疗作为一线选择。目前放疗仅适于化疗有禁忌证的患者,传统认为体能较差的患者可以先选择放疗,对此也有不同意见,因为体能较差的患者应用化疗后,可以较快恢复。对于未接受过放疗的 PCNSL 患者,疾病复发时,全颅放疗是一个较好的选择。

巩固性放疗——PCNSL 患者在接受大剂量化疗后,联合全颅放疗的疗效优于单纯化疗,但不同的研究得出的结论存在分歧。总之,在大剂量 MTX 为基础的化疗达到完全缓解后,巩固性全颅放疗的作用、最佳放疗剂量等仍存在争议。

6. 造血干细胞移植 对于复发、难治的 PCNSL 患者,采用以噻替哌为基础(噻替哌、白消安、环磷酰胺)的大剂量化疗后自体造血干细胞移植(HD-ASCT)可延长患者的生存时间,中位生存时间 18 个月,移植相关的毒性反应所致的病死率为 7%。但由于移植相关的毒性反应较大,因此 HD-ASCT 仅适于年龄较轻(<65 岁)、体能状态较好的患者;而老年患者的挽救性治疗多选择二线化疗联合全颅放疗。在自体造血干细胞移植的预处理方案选择中,目前倾向于选择以噻替哌为基础的预处理方案,而不是 BEAM(卡莫司汀、依托泊苷、阿糖胞苷和马法仑)为基础的方案。目前尚未能证实 HD-ASCT 作为一线方案用于治疗 PCNSL 的比标准的联合化疗更具优势,二者进行疗效比较的临床试验正在进行中。

7. 老年患者 在目前的文献中对于老年的定义没有统一标准,许多关于 PCNSL 预后研究中预后不良与年龄较大(>50 岁或>60 岁)有关。大多数研究将大于 60 岁定义为老年人群,对于这群患者,单纯给予高剂量的全颅放疗中位生存时间只有 7.8 个月。给予大剂量甲氨蝶呤(MTX,至少 1.0g/m²)治疗,患者中位无进展生存时间在 6 ~ 16 个月,中位生存时间为 14 ~ 37 个月。大多数前瞻性研究显示中位生存时间少于 2 年。在化疗方案的选择上,有研究比较了 MPV-A(甲氨蝶呤、丙卡巴肼、长春新碱、阿糖胞苷)与 MTX 联合替莫唑胺方案,二者的毒副作用相同,前者疗效略优于后者。

关于 MTX 化疗的耐受性问题,3.5g/m² 剂量可以很好耐受,治疗相关的病死率为 2% ~ 7%,3 ~ 4 级的肾脏毒性发生率少于 10%。有 7% ~ 10% 患者由于化疗相关毒性反应而治疗无法继续。因此,对于肾功能减退的患者,MTX 的应用应该减量。一般如果肾功能良好,密切监测的情况下,老年患者可以耐受大剂量 MTX 治疗。

老年患者在接受放化疗后出现迟发性脑白质病的风险很高,而仅接受大剂量 MTX 化疗的患者,治疗相关的认知功能障碍发生率很低。因此对于年龄大于 70 岁的患者,如果体能状态良好,应该选择大剂量 MTX 治疗,避免全颅放疗。体能状态不佳、年龄在 80 岁以上者,预后较差。

8. 挽救性治疗 尽管给予患者强烈的放化疗,大多数患者终将复发、进展。约 1/3 PCNSL 患者对一线化疗方案耐药,半数接受一线化疗的患者将复发。进展或难治的 PCNSL 患者,预后不良。对于这类患者最佳的治疗方案究竟是什么,尚不清楚。挽救性治疗方案的选择取决于患者的年龄、体能状态、病变部位、既往治疗方案及上次治疗后疗效持续的时间。如果在以大剂量 MTX 化疗后未接受过其他方案巩固治疗的患者,可以选择全颅放疗或 HD-ASCT。这类患者接受全颅放疗后的中位生存时间为 11 ~ 16 个月。不适于全颅放疗和 HD-ASCT 治疗的患者,以传统化疗作为二线选择,目前只有少量前瞻性的 Ⅱ 期临床试验对这些化疗方案进行了研究。传统化疗方案的用药包括替莫唑胺、拓扑替康、培美曲塞、苯达莫司汀、异环磷酰胺和依托泊苷、顺铂+阿糖胞苷等为基础的化疗方案,单独或联合利妥昔单抗治疗,有一定疗效。对于既往曾应用大剂量 MTX 治疗的患者,复发后再次单独或联合上述化疗药物可能再次有效。

约 7% 疾病出现颅外复发,一些研究发现颅外复发患者的预后优于中枢神经系统复发。目前复发后最佳挽救性治疗方案尚不清楚。

【预后】

目前较多的研究均显示年龄和体能状态是不依赖于治疗的、独立预后因素。年龄大于 65 岁的患者预后较差。国际结外淋巴瘤研究组(IELSG)提出五项指标作为判断 PCNSL 预后的指标:>60 岁、ECOG 体能评分>1、增高 LDH、增高的脑脊液蛋白浓度、颅内深部病变等作为独立不良预后因素,伴有 0 ~ 1 因素、2 ~ 3 因素及 4 ~ 5 个因素的患者 2 年的生存率分别为 80%、48% 和 15%。另有研究根据年龄<50 岁、>50 岁伴 KPS>70 及>50 岁伴 KPS<70 将 PCNSL 分为不同的群体,也可以对患者预后进行准确判断。

4

二、继发性中枢神经系统淋巴瘤

系统性淋巴瘤累及中枢的风险取决于淋巴瘤的病理类型和病变部位,30%～40% Burkitt 淋巴瘤和淋巴母细胞性淋巴瘤可发生中枢侵犯,其他类型淋巴瘤中枢累及的发生率在 5% 左右。弥漫大 B 细胞淋巴瘤(DLBCL)患者继发中枢神经系统淋巴瘤的危险因素包括:>60 岁、高度进展期、血清乳酸脱氢酶(LDH)增高、结外累及 1 个部位以上和存在 B 症状,当患者存在 4～5 个危险因素时,中枢受累的风险可达 25%。睾丸非霍奇金淋巴瘤中枢复发的风险约为 15%。其他部位的病变如乳腺、骨骼、肾上腺、肺和皮肤受累,可能增加中枢复发的风险。硬膜外和鼻窦等部位的淋巴瘤也会导致中枢淋巴瘤的发生风险增加。

淋巴瘤中枢复发的部位主要位于软脑膜(55%)、脑实质(30%)和二者均受累(15%)。睾丸淋巴瘤中枢复发的部位多为脑实质(64%)。系统性淋巴瘤中枢复发一般发生于诊断后 5～12 个月,约 50% 患者病变仅局限于中枢。淋巴瘤中枢复发的中位生存时间为 2～6 个月。有研究显示应用化疗联合利妥昔单抗可减少 DLBCL 中枢复发风险。

【诊断】

病变累及的部位不同,出现相应的症状和体征。诊断基于腰穿脑脊液检查,对脑脊液进行细胞学检查、流式细胞术和 IgH 重排等检查。

【治疗】

可选择治疗 PCNSL 的方案,包括化疗和放疗。静脉化疗所选择的药物主要为阿糖胞苷和甲氨蝶呤;腰穿鞘注化疗药物包括甲氨蝶呤、阿糖胞苷和脂质体阿糖胞苷。全颅放疗或针对颅内大肿块进行局部放疗主要用于减轻症状。大剂量化疗后自体造血干细胞移植是否使患者获益,目前资料有限。

接受放化疗或全颅放疗的患者常常出现迟发性神经毒性,最常发生于 60 岁以上患者,可表现为皮质下痴呆、步态共济失调、大小便失禁等。

对于某些类型淋巴瘤如 Burkitt 淋巴瘤、淋巴母细胞淋巴瘤和睾丸淋巴瘤患者,大多主张在化疗同时,预防性鞘注化疗药物。DLBCL 伴有多种危险因素(>60 岁、1 个以上结外病变、LDH 增高、B 症状)的患者,接受预防性鞘注可能获益,但未经临床试验证实。主要选择甲氨蝶呤、阿糖胞苷等进行预防性鞘注,这两种药物静脉大剂量应用可能更为有效,虽然尚无临床试验证实。不推荐预防性头颅放疗。

【预后】

预后较差,复发累及脑实质的患者,中位生存时

间 1.6 年,23% 患者生存时间在 3 年以上。

(陈波斌)

第十一节　颅内囊肿

一、蛛网膜囊肿

蛛网膜囊肿是脑脊液样的囊液被包围在蛛网膜形成的囊性结构内而形成的。最常见于中颅底、桥小脑角、鞍上和颅后窝等。通常是偶尔发现的。在影像学检查中,往往可以看到蛛网膜囊肿周围的骨质有变化,CT 和 MRI 提示囊肿内部是信号类似脑脊液的液体。

蛛网膜囊肿是先天性颅内疾病,常常又称为软脑膜囊肿(leptomingeal cyst)。与继发性软脑膜囊肿不同,继发性囊肿常由颅内炎症或创伤、手术引起。创伤后软脑膜囊肿和感染后炎症渗出和损伤出血后的广泛粘连,脑脊液聚集形成,蛛网膜破裂造成活瓣使脑脊液进多出少形成囊肿。

蛛网膜囊肿是先天性形成的,发生于蛛网膜层的内部膜裂开。囊液通常与脑脊液相同。与脑室系统和蛛网膜下腔不沟通。有的是不封闭的,有的是孤立的。囊腔内部由脑膜上皮细胞形成,上皮膜抗原阳性(epithelial membrane antigen,EMA),而癌胚抗原阴性(carcinoembryonie antigen,CEA)。蛛网膜囊肿也可以发生在脊髓腔。"颞叶发育不全"过去被用于颅中窝的蛛网膜囊肿,这名词现在基本不用了。其实脑容量左右是基本相同的,而颅骨扩大,脑实质的移位,脑功能的变化表现为脑实质部分被蛛网膜囊肿替代了。

【组织学改变】

1. 单纯型蛛网膜囊肿　囊腔内层覆盖的上皮细胞能分泌脑脊液,中颅底蛛网膜囊肿也常常是这类。

2. 复合型蛛网膜囊肿　囊腔内层由膜上皮细胞、神经胶质细胞、室管膜细胞等多种细胞成分。

【发生机制】

蛛网膜囊肿增大的机制很多,主要有:①分泌学说:蛛网膜囊肿形成时,存在的脉络丛残余或囊肿本身的内皮细胞具有分泌功能,是囊腔逐渐扩大;②渗透压学说:囊液中的蛋白质含量稍高,渗透压高于蛛网膜下腔,不断吸收脑脊液;③单向活瓣学说:蛛网膜囊肿与蛛网膜下腔之间存在小孔,形成单向活瓣,脑脊液在脑搏动的推动下,在囊腔内进多出少,囊肿逐渐扩大。

蛛网膜囊肿约占颅内占位疾病的 1%,尸检报告中约占 5%。随着影像检查技术的广泛应用,阳性检出率越来越高。男女比例约为 4:1。左侧比右侧多

见,双侧蛛网膜囊肿可见于 Hurler 综合征(一种黏多糖疾病),见表 57-14。

表 57-14 蛛网膜囊肿的分布

部位	%
侧裂区	49
桥小脑区	11
四叠体区	10
小脑蚓部	9
鞍区或鞍上	9
半球间	5
大脑凸面	4
斜坡区	3

蛛网膜囊肿几乎都与蛛网膜池相关,除了鞍区等特殊部位。在桥小脑区的表皮样囊肿很像蛛网膜囊肿,但在 MRI 的检查中 DWI 呈高信号。

【病理改变】

蛛网膜囊肿的病理变化包括囊肿本身的病理结构,大体为局部蛛网膜增厚形成囊腔,呈圆形或不规则形。囊液多为脑脊液样,偶见混浊液体。囊壁为薄层纤维组织,内腔面覆盖蛛网膜上皮细胞,为单层扁平上皮、立方上皮或多层移行上皮。有的囊壁仅为增厚的纤维组织,可无或仅有少量蛛网膜细胞,部分伴有神经胶质纤维。蛛网膜囊肿的病理还包括囊肿周围变化,如局部的颅骨骨质会变薄隆起。局部脑组织会出现受压萎缩的表现。

【临床表现】

大多数的蛛网膜囊肿是无症状的,而有症状的蛛网膜囊肿往往在儿童时期出现。部位不同症状不同,且往往是比较轻微的,见表 57-15。

表 57-15 蛛网膜囊肿的主要临床表现

蛛网膜囊肿类型	主要临床表现
颅中窝的囊肿	抽搐;头痛;轻偏瘫
鞍上囊肿伴脑积水	颅内压增高症状;颅腔扩大;生长迟缓;视物障碍;性早熟;木偶眼综合征
弥漫天幕上下囊肿伴脑积水	颅内压增高症状;颅腔扩大;生长迟缓

1. 颅内压增高症状头痛,恶心呕吐,视乳头水肿。
2. 抽搐发作。
3. 症状突然变化 ①由于出血(出血进入囊腔或者硬膜下腔):颅中窝的蛛网膜囊肿由于桥静脉撕裂出血,症状突然恶化。某些剧烈运动会造成如此情况。②囊肿本身的破裂可会造成症状突然加重。
4. 颅骨局部隆起。
5. 囊肿空间占位引起局部症状。
6. 囊肿本身引起的症状没引起的注意,因其他问题做相应检查时偶然发现的。
7. 鞍上囊肿的特殊症状 ①脑积水:可能由三脑室受压造成;②内分泌症状:可以高达60%的病例中存在,如性早熟等;③木偶眼综合征:大概只有不到10%的病例出现;④视物障碍表现。

脊髓蛛网膜囊肿:通常位于脊髓背侧,在胸段最常见。在脊髓腹侧的囊肿,往往是硬膜外的,一般认为是脊柱后凸畸形或者脊柱裂导致的蛛网膜息室。硬膜下的蛛网膜囊肿一般就是先天性的,可以有外伤和感染造成。通常是没有症状的。一般不需处理。

【影像学检查】

定期 CT 或 MRI 检查可以用来评价蛛网膜囊肿的变化。脑脊液的流动性检查如脑池造影和脑室造影仅用在鞍上囊肿或者后颅囊肿的手术前鉴别诊断。

1. CT 表现蛛网膜囊肿表现为边缘光滑的、脑实质外的、非钙化的囊性病灶,囊肿内部的液体密度与 CSF 相似,无强化影。囊肿周围可见颅骨受压膨胀隆起,说明囊肿的慢性过程。往往可以伴随脑室扩大(占幕上病例64%,占幕下病例80%)。凸面的或中颅底的囊肿对周围脑组织有占位效应,可以压迫同侧侧脑室,中线移位。鞍上、第四脑室和颅后窝中线的囊肿可以压迫第三脑室和第四脑室,堵塞室间孔或中脑导水管引起脑积水。

2. MRI 表现可以确定囊肿内脑脊液成分,鉴别肿瘤性囊肿,比 CT 更有优势。甚至可以看到囊肿壁。MR 检测脑脊液波动性,可以了解囊液与脑脊液波动是否相关,来推测囊肿是否与蛛网膜下腔是否相通,见图 57-39。

3. CT 脑池造影或脑室造影用碘剂或放射物质,可以看到在囊肿内的充盈。但由于充盈速度变化较大,囊肿的多样性导致脑室造影对手术的帮助有限(表 57-16)。

【治疗】

目前,对于没有占位效应和症状的蛛网膜囊肿,不管囊肿部位和大小怎样,大多数医生都认为不需治疗。对于偶尔发现的成人蛛网膜囊肿,每 6~8 个月的定期影像学检查是有必要的,可以判断囊肿是否增大。儿童期发现的蛛网膜囊肿需定期检查到成年。

4

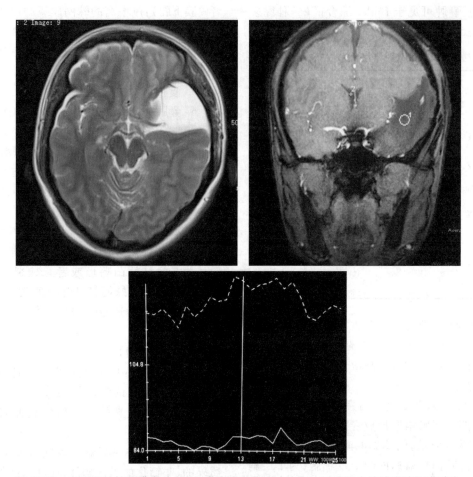

图 57-39　左侧颞叶蛛网膜囊肿 MRI，囊液脑脊液波动检查。对脑室内的脑脊液和囊肿内囊液，在不同的时相下液体波动同步性曲线。该 MR 提示囊肿与蛛网膜下腔部分相通

表 57-16　侧裂区蛛网膜囊肿的 CT 分型

分型	特征	形状	位置	CT 脑池造影表现
Ⅰ 型	小型	囊肿双面凸	前颞叶顶端	CT 脑池造影可以发现与蛛网膜下腔相通
Ⅱ 型	中型	正方形	占据侧裂的外部和中间，岛叶完全暴露	CT 脑池造影发现与蛛网膜下腔部分相通
Ⅲ 型	大型	不规则	占据整个侧裂区，中线移位，骨质隆起（蝶骨小翼抬升，颞骨鳞部隆起）	CT 脑池造影发现与蛛网膜几乎不通。外科手术后脑叶不能完全恢复

蛛网膜囊肿引起囊肿内或硬膜下出血，可以是急性或者亚急性的血肿，都需要积极处理，手术中除了清除血肿，同时切除囊肿壁。或形成急性颅内压增高，应急诊手术。如果出现局限性神经功能障碍如运动或视力障碍、癫痫反复发作，也应积极手术。

1. 蛛网膜囊肿的穿刺术手术方法简单、快速。但术后囊肿复发率高，症状不能缓解。

2. 开颅或者内镜下囊肿壁切除术，囊肿开窗，与基底池打通缓慢抽出部分囊液，再在显微镜下分离和尽可能多地切除囊壁。大血管周围的内层囊壁和囊肿周围的脑池应充分打开，建立囊肿与脑池间的交通，以防止囊肿复发。囊腔需冲洗干净，保护好囊腔外侧壁的桥静脉。由于术后脑体积恢复较慢，手术遗留的空隙易致局部积血，故手术止血要彻底，以避免发生延迟性颅内血肿。术中可直接看到囊肿内部，有

利于囊肿的鉴别。对个别的孤立性囊肿有效。在一部分病例中可以避免永久分流手术。缺点是囊肿壁开窗处在术后往往被瘢痕堵塞，囊肿重新包裹，囊液集聚。或者由于开窗不够，囊肿内囊液对脑池的流量不够，术后还要加分流手术。开颅手术有一定的手术风险。

3. 囊肿分流术用分流管将囊液引流至腹腔或者血管内。可能是目前最好的治疗方法。Anderson 提出：儿童蛛网膜囊肿应首选囊壁次全切除术，以控制颅内压，防止囊内出血和恢复脑组织及功能发育；幼儿仅在开颅效果不佳时才考虑分流手术；成人，尤其是老年人，应首选囊肿分流术；如果发现脑室进行性扩大，应做脑室腹腔分流术。手术中可以结合脑室分流，行囊腔脑室一同分流。该治疗的效果明确，手术风险低，复发率低。但也有感染风险和异物排斥反应。

4. 对于鞍上的囊肿可以用脑室镜行囊肿切除术。术中将囊肿与脑室打通，并与基底池打通。该方法对手术器械有一定的要求。同样存在囊肿复发的可能。

【预后】

成功的囊液引流手术不能保证囊肿腔的消失，因为局部颅骨的扩大和脑实质慢性移位很难恢复。有些病例还可能出现脑积水，原来的症状如内分泌改变等会持续存在。

二、室管膜囊肿

少见，起源于胚胎时期异位的室管膜，多见于额叶、颞叶和近中线旁大脑皮质中，少数位于蛛网膜下腔。囊肿大而光滑，囊壁薄。由典型的室管膜细胞组成，内含清亮或乳白色的液体，蛋白质含量高。囊肿和脑室不沟通，正常动静脉可以穿过囊壁。临床表现可以产生癫痫、轻偏瘫、颅内压增高等表现。影像学表现中 CT 或 MRI 可以确诊。治疗方法有手术切除囊肿、囊肿脑室造瘘或者囊肿腹腔分流手术等。

（王　晨）

第十二节　颅骨肿瘤及肿瘤样病变

颅骨肿瘤（tumour of the skull）的发病率低，占全身骨骼肿瘤的 1%～2%。肿瘤有良性和恶性之分。也可分为原发性、继发性肿瘤和肿瘤样病变，继发性肿瘤常为其他远处肿瘤经血运侵及颅骨或邻近部位肿瘤直接生长到颅骨。

一、颅骨骨瘤

颅骨骨瘤（osteoma）是最常见的颅骨肿瘤，占 20%～30%，良性，女性稍多于男性，多见于颅面部，如额顶部（图 57-40）。

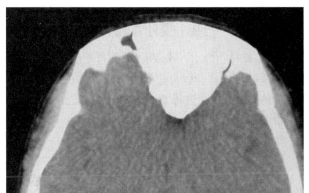
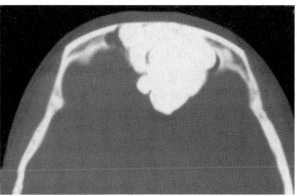

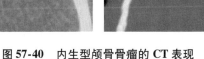

图 57-40　内生型颅骨骨瘤的 CT 表现

【诊断】

1. 病史要点　颅骨骨瘤为无痛性骨性肿块，生长缓慢。

2. 检查要点　可在头皮下扪及，其质硬、表面光滑、无压痛、不活动。

3. 特殊检查　头颅 X 线片和头颅 CT 检查可见颅骨局部均匀的高密度块影，可向颅外或颅内生长，向颅内生长者，可见局部脑组织受压，但无局部水肿。

【治疗】

外生型的骨瘤，除非影响美观，可不用手术治疗。内生型的骨瘤应予手术切除，手术切除后，一期行颅骨修补术。

二、胚胎样颅骨肿瘤

胚胎样颅骨肿瘤（embryonal tumor）甚为少见，包括表皮样囊肿、皮样囊肿和畸胎瘤，是良性的先天性肿瘤,是神经管闭合过程中细胞异常分化所造成的,常生长于中线的颅骨板障内。少数的表皮样囊肿和皮样囊肿可以是获得性(继发性)的,其原因是外伤、感染或医源性操作不当等,使表皮或真皮组织带入颅骨板障内而发展形成肿瘤。

【诊断】

1. 病史要点　颅骨表皮样囊肿和皮样囊肿好发于中青年,畸胎瘤则多发于新生儿和婴幼儿。颅骨表皮样囊肿的生长部位多为颅盖部,皮样囊肿多生长在前囟周围和前颅底中线部,畸胎瘤最常见于鞍旁和眼眶处的颅骨。肿瘤发生于板障内,呈慢性膨胀性生长,造成内外板不同程度的分离、骨质变薄或破坏,肿瘤很少侵入颅内,因此少有神经系统的定位症状。患者的临床症状主要取决于肿瘤的生长部位,生长于颅盖部者可见局部的实质性的膨出,伴有皮下水肿。生长于眼眶部位者常有无痛性突眼和眼外肌麻痹。有时伴有头痛。

2. 检查要点　局部扪及头皮下包块,质地韧或稍软,表面不甚光滑,偶有压痛。神经系统定位体征少见。眼眶部位的肿瘤常表现为眼球突出和眼外肌功能障碍。

3. 特殊检查　颅骨表皮样囊肿和皮样囊肿的X线片表现为肿瘤部位颅骨骨质呈类圆形或不规则形、边界不清的低密度区;头颅CT检查见局部颅骨板障内密度不均匀的不规则块影,呈膨胀性改变,有钙化影,内外板分离变形、骨质变薄或消失。头颅MRI检查可见病灶 T_1、T_2 加权均呈以高信号为主的混杂信号影,DWI呈高信号,增强检查可见病灶内部或边缘增强影。颅骨畸胎瘤的头颅X线片和头颅CT检查表现为类圆形或不规则形密度不均匀病灶,内有钙化,包膜清晰,CT增强扫描可见瘤内不均匀强化,头颅MRI检查 T_1 加权为高低混杂信号影,增强后瘤内有部分强化,T_2 加权也为高低混杂信号影。

【治疗】

手术切除是根治胚胎样颅骨肿瘤的唯一方法。在全切肿瘤后,用75%酒精或0.3%苯酚涂抹瘤床,再用生理盐水彻底冲洗,以减少肿瘤复发。如肿瘤与硬脑膜粘连紧密,可将硬脑膜一并切除。肿瘤复发的主要原因是术中肿瘤残留。对于术中有残留者,术后应补充放疗。

三、颅骨血管性肿瘤

颅骨血管性肿瘤(vascular tumor)比较常见,约占颅盖部良性肿瘤的10%,好发于中青年,男女比例基本相等。颅骨血管性肿瘤根据血管成分的不同,可分为海绵状血管瘤和毛细血管瘤。海绵状血管瘤是最常见的类型,主要成分是扩张的血窦,窦内壁衬以发育良好的内皮细胞。毛细血管瘤成分主要为内皮细胞构成的极度扩张的毛细血管以及围绕血管周围的纤维细胞和纤维组织。

【诊断】

1. 病史要点　好发于颅盖骨。头皮下出现缓慢生长的无痛性包块。

2. 检查要点　扪及皮下肿块,边界清晰,可有触痛,低头时肿块稍有增大,偶有搏动感,少有血管杂音。

3. 特殊检查　颅骨血管瘤的典型X线表现为边界清晰之圆形、类圆形骨质缺损,无明显硬化边,底部呈蜂窝状或肥皂泡样,并可见骨针放射,且与颅骨表面垂直。切线位见颅板膨胀变薄,骨膜被掀起但完整而无破损。CT和MRI表现:均表现为颅骨膨胀性骨质破坏,破坏区边缘锐利。CT表现:为高、低混杂密度病灶,偶见低密度者,内可有密集的点样、线样高密度骨纹影,表浅者骨针与颅骨表面垂直,深部者骨针呈蜂窝状,膨胀性颅骨破坏区边缘锐利,外板大部缺失,内板变薄。MRI表现为 T_1 加权呈高信号、低混杂信号;T_2 加权表现为高信号,增强后无骨针区域病灶明显均匀强化。

【治疗】

手术完整彻底切除肿瘤是治疗颅骨血管瘤的最有效方法,少有复发。对于巨大的颅骨血管瘤,可在手术前做介入治疗,栓塞主要的供血动脉,以减少术中出血。对于不能手术全切或不能手术者,术后放疗可控制肿瘤的生长。

四、颅骨骨软骨瘤

颅骨骨软骨瘤(osteochondroma)很少见,仅占颅内肿瘤的0.5%。骨软骨瘤起源于软骨细胞或形成软骨的结缔组织,属于边缘性良性肿瘤,肿瘤生长缓慢,病程为数月到数年。

【诊断】

1. 病史要点　本瘤多发生在青壮年,男女之比为1:2。肿瘤多位于颅底,常累及中颅底和桥小脑角,产生相应的临床症状,生长缓慢。

2. 检查要点　根据肿瘤生长的相应部位可有不同的脑神经损害的体征,肿瘤生长巨大可有颅内压增高的表现。

3. 特殊检查　神经放射学检查有特征性表现:①颅骨X线片可见颅底有骨质破坏,部分患者可见钙化灶;②CT表现为低密度占位性病变,增强后有轻度不规则强化;③MRI检查在 T_1 加权像为低信号区,边界清楚而光滑;T_2 加权像为高信号区。

【治疗】

首选手术治疗。由于颅骨骨软骨瘤多发生在颅底,影响手术全切率,手术应尽量多地切除肿瘤,解除其对脑干和脑神经的压迫。肿瘤对放疗不敏感。术后易复发。

除。术后可辅助放射治疗,包括普通放疗、γ刀、射波刀治疗,可延缓肿瘤复发。但本病对放射治疗并不敏感,总体预后差。

五、颅骨骨软骨肉瘤

颅骨软骨肉瘤(osteochondroscarcoma)为软骨细胞生长的恶性肿瘤。很罕见。多见于中青年,男性稍多于女性。好发于颅底,尤其是鞍区和鞍旁区。

【诊断】

1. 病史要点　临床症状为头痛和脑神经损害的表现,肿瘤所在的部位、大小的不同,可产生不同的神经损害症状。

2. 检查要点　根据肿瘤的不同生长部位出现相应的脑神经症状(视力减退、眼球活动障碍、面部感觉减退等)。

3. 特殊检查　溶骨性破坏和钙化是软骨肉瘤的重要影像学表现。头颅X线平可见病灶部位骨质的大片破坏。头颅CT上病灶为等或略低密度影。头颅MRI:T_1加权像为等信号或高信号,有些部位的信号非常高,T_2加权像为高信号,其内可见钙化灶;增强扫描后有周边强化,病灶内可见不均匀环状、弓状或隔膜状强化。

【治疗】

手术治疗。手术全切肿瘤是治疗软骨肉瘤的最好治疗方法。由于肿瘤生长在颅底,很难做到彻底切

六、颅骨骨巨细胞瘤

骨巨细胞瘤(giant-cell tumor)起源于中胚叶组织的破骨细胞,是一种具有局部侵袭性的良性肿瘤。发生于颅骨的骨巨细胞瘤非常罕见。

【诊断】

1. 病史要点　颅骨骨巨细胞瘤多位于颅中窝,蝶骨为最好发部位、其次为岩骨乳突部。20~40岁发病。表现为头痛,颞部局部皮下肿块,视力减退、复视、面部感觉障碍、内分泌紊乱、面瘫、耳鸣、听力减退等症状。

2. 检查要点　可扪及局部皮下肿块,有压痛,不移动。脑神经损害则与肿瘤生长部位有关。蝶骨肿瘤可累及第Ⅱ、Ⅲ、Ⅳ、Ⅴ、Ⅵ脑神经,岩骨乳突部肿瘤可有第Ⅴ、Ⅶ、Ⅷ神经的损害。

3. 特殊检查　头颅CT表现为不规则混杂密度软组织肿块,有不同程度的骨质破坏和钙化,大部分肿瘤边界清晰,外周多有骨性包壳存在(图57-41)。头颅MRI检查可见T_1加权像呈低信号,T_2加权像呈不均匀信号。T_1加权像低信号区在T_2加权像上随回波时间延长信号仍呈低信号,提示钙化(图57-42)。头颅CT、MRI增强扫描表现为不均匀强化。

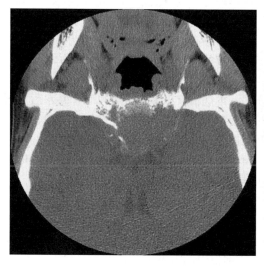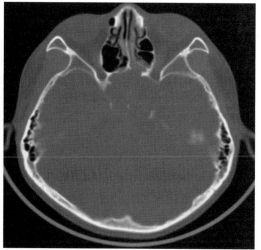

图57-41　颅底骨巨细胞瘤的CT表现

【治疗】

手术切除与术后放疗相结合是治疗颅骨骨巨细胞瘤较好的方法。术前放疗可减少术中出血。术中肿瘤切除的范围和程度与术后复发及预后密切相关。

七、动脉瘤样骨囊肿

动脉瘤样骨囊肿(aneurysmal bone cyst)是一种良性骨肿瘤,发生在颅骨很少见,青少年多见,无明显性别差异。外伤为其主要的诱因。动脉瘤样骨囊肿并

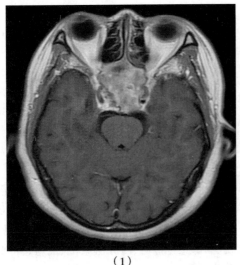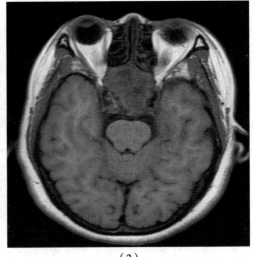

（1）　　　　　　　　　　　　　　（2）

图 57-42　颅底骨巨细胞瘤 MRI 的 T_1 加权（1）和增强（2）表现

非真正意义上的肿瘤或"动脉瘤"或"囊肿"，可能是由于损伤导致局部血流动力学紊乱，静脉压增高，静脉床膨胀充血造成局部骨损伤，最后形成动脉瘤样骨囊肿。

【诊断】

1. 病史要点　多有颅骨外伤史。主要累及颅盖部。病灶局部肿胀和疼痛。病灶可呈对称的膨胀性生长破坏颅骨内外板，偶尔可见局灶的神经功能障碍和颅内压增高的症状。

2. 检查要点　病灶局部肿块，有触痛，与颅骨固定，有囊性波动感。偶有肢体偏瘫失语及颅内压增高的体征。

3. 特殊检查　病灶在 X 线片呈现爆发样离心性生长，内部有"肥皂泡"或"蜂窝样"改变。CT 检查病灶为高低混杂密度，增强后原来高密度处很快增强，而原来低密度处则不增强。MRI 表现为多囊性病灶，T_1 加权像呈低信号，T_2 加权像呈高信号。

【治疗】

手术彻底切除病灶是唯一可以治愈的方法。切除范围应包括病灶边缘正常颅骨及与硬脑膜相连的骨碎片。术中有大出血的危险，术前放疗可降低术中大出血的风险。

八、骨成骨肉瘤

骨成骨肉瘤（osteosarcoma）是最常见的原发性恶性骨肿瘤，来源于骨母细胞，但很少发生于颅骨，主要位于上颌骨。

【诊断】

1. 病史要点　多见于青年男性。成骨肉瘤生长迅速，病程短。肿瘤早期向外生长，头部有局灶性隆起，以后向颅内扩展。半数患者诉局部疼痛。发病年龄大于 40 岁的患者常伴发 Pager 病、骨纤维结构不良、骨巨细胞瘤、慢性骨髓炎或有放疗史。肿瘤易早期向肺部转移。

2. 检查要点　头颅局部骨性隆起，有压痛，局部皮温升高，可有搏动和血管性杂音。

3. 特殊检查　头颅 X 线片为大小不等和形状不一的骨质破坏区，边缘不清；瘤内有成骨现象，由新生骨组成的粗大的骨针呈"光芒状"侵入肿瘤周围的软组织中，局部有不规则的骨皮质增厚区和散在钙化灶。头颅 CT 检查可见不规则的颅骨破坏区，内有密度不均匀的软组织影，呈膨胀性生长。MRI 检查可见膨胀性生长的边界不清的病灶，很少侵入硬膜下，T_1 加权像为等高混杂信号，T_2 加权像为高信号影，甚至超过脑脊液的信号。增强后常常是不均匀强化。

【治疗】

本病治疗以手术切除肿瘤合并术后放、化疗的综合治疗为主。由于颅骨肿瘤的特殊性，使肿瘤切除的范围受到限制，术中肿瘤残留影响预后。术后需对残留的肿瘤进行放、化疗。本病远期（3 ~ 10 年）的生存率低。

九、纤维肉瘤

纤维肉瘤（fibrosarcoma）是起源于骨髓结缔组织的恶性肿瘤，好发于青壮年。

【诊断】

1. 病史要点　肿瘤可位于颅盖或颅底部。多数患者有 Pager 病、骨纤维结构不良、骨巨细胞瘤、骨折、慢性骨髓炎或放疗等病史。早期表现为疼痛性肿块，生长迅速，肿瘤侵入颅内可产生相应的神经系统症状和颅内压增高症状。远处转移发生较晚。

2. 检查要点　局部骨性肿块，有压痛，并有相应的肢体瘫痪、失语、脑神经麻痹及颅内压增高等体征。

3. 特殊检查　头颅 CT 检查表现为无特征性的颅骨破坏病灶,边缘不清,病灶内呈均匀、囊性扩张的软组织影,增强不明显。

【治疗】

手术切除肿瘤结合术后化疗。由于手术范围的限制,手术全切肿瘤是困难的,术后需化疗。本病对放疗不敏感。肿瘤可远处转移。

十、颅骨转移瘤

颅骨转移瘤(metastatic tumor)多数经血运转移,全身各个部位的恶性肿瘤均可转移至颅骨,最常见的为乳腺癌和肺癌转移。绝大部分患者同时伴有其他部位的骨转移,1/3 以上合并脑转移。

【诊断】

1. 病史要点　有原发恶性肿瘤病史。颅骨转移瘤好发于顶骨,可多发,病灶局部常有疼痛。

2. 检查要点　病灶局部可扪及皮下肿块,质地较硬,不活动,肿瘤较大并向颅内生长时,可有相应的神经系统损害征象。

3. 特殊检查　X 线片可见类圆形的颅骨破坏区,边缘整齐或不规则,间或有新骨形成。CT 检查见颅骨局部片状高密度影,内外板增生,向周围膨隆,有硬化带形成。MRI 检查,敏感度比 CT 高,MRI 还可显示脑膜受累的情况。放射性核素扫描对骨骼(包括颅骨)转移瘤的检测很敏感。

【治疗】

颅骨转移瘤的治疗应根据患者的具体情况而定。如若患者一般情况尚好,颅骨转移瘤症状明显,可手术切除转移瘤,术后积极治疗原发病灶;若患者全身情况差,不能耐受手术,可行放、化疗。

十一、多发性骨髓瘤

多发性骨髓瘤(multiple myeloma),是骨髓浆细胞单克隆性增生的恶性肿瘤,好发于老年人,其异常浆细胞浸润骨骼和软组织,产生球蛋白异常,可引起广泛的溶骨性病变、贫血、肾功能损害和免疫功能异常等。

【诊断】

1. 病史要点　好发于中老年,约 2/3 为多发性。患者表现为间隙性发热,头部出现局部肿块,多发或单发,肿瘤生长快,有间歇性或持续性疼痛,疼痛是最常见的症状。肿瘤侵及颅底可导致多组脑神经麻痹等症状。

2. 检查要点　可扪及一个或多个头皮下肿块,质地软,有明显压痛。肿瘤侵及颅底时,可有眼球突出、眼球活动障碍、视力减退等脑神经损害征象。有多发性骨髓瘤的全身表现,包括发热、恶性贫血、肾衰竭、高钙血症、高尿酸症、高球蛋白血症、尿中可查出 Bence-Jounes 蛋白,骨髓增生活跃等征象。

3. 特殊检查　头颅 X 线、CT 和 MRI 等影像学表现为骨质疏松,骨质破坏,有软组织块影,边界清晰呈凿状骨硬化边缘。CT 和 MRI 对早期病变和小的骨质破坏及软组织肿块敏感性高,可作为 X 线片的补充。同时应检查尿本-周蛋白、免疫球蛋白及免疫电泳测定及多部位骨髓穿刺。

【治疗】

颅骨多发性骨髓瘤不宜手术。主张早期行放疗和化疗,待取得明显疗效后,再行骨髓移植,可获得较好疗效。单发的浆细胞瘤可手术切除,术后局部放疗。

十二、颅骨淋巴瘤

颅骨淋巴瘤(lymphoma)的发生率极低。

【诊断】

1. 病史要点　头痛,头皮下疼痛性包块,生长在颅底的肿瘤沿硬脑膜表面侵犯蝶骨平板、海绵窦、天幕和岩骨等产生相应的脑神经损害的症状。

2. 检查要点　可扪及头皮下肿块,质地韧或稍软,有压痛。侵及颅底硬脑膜时可有相应的脑神经损害的征象或颅内压增高的体征。

3. 特殊检查　头颅 CT 检查表现为局限性颅骨内外呈等密度的软组织肿块,增强后有明显强化;T 骨窗位上呈虫蚀样改变,但颅骨外形尚完整。MRI 检查可见 T_1 加权像上呈等低信号,T_2 加权像呈等信号,增强后有明显的均匀强化,偶有不均匀强化,相邻的脑实质中可见中度水肿带。

【治疗】

颅骨淋巴瘤在明确诊断后,常采用局部放疗加全身放疗。单纯的颅骨淋巴瘤 5 年生存率在 60% 以上;但如果肿瘤侵入颅内或有软脑膜种植,则预后不良。

十三、颅骨脑膜瘤

颅骨脑膜瘤(meningioma)是最常见的累及颅骨内板的肿瘤。一般起源于蛛网膜细胞,因此常常是继发性地累及颅骨的内板,但原发性颅骨脑膜瘤可直接起源于颅骨板障。原发性和继发性的颅骨脑膜瘤均可导致局部颅骨的破坏和增生。

【诊断】

1. 病史要点　多见于成年人,为缓慢生长的无痛性皮下肿块,可有偏瘫、失语等症状。

2. 检查要点　可扪及局部头皮下质地韧或硬的肿块,无压痛,无活动。

4

3. 特殊检查　头颅 CT 检查：原发性颅骨脑膜瘤表现为密度均匀、有部分钙化的病灶，增强后强化明显，同时可见局部内板有骨质吸收或增厚；原发性颅骨脑膜瘤可见病灶局部颅骨向颅内和颅外膨隆，板障内有密度均匀的软组织影，增强后明显强化，颅骨内外板骨质可变薄或消失（图 57-43）。MRI 显示颅内外软组织肿块，增强后病灶明显均匀强化（图 57-44）。

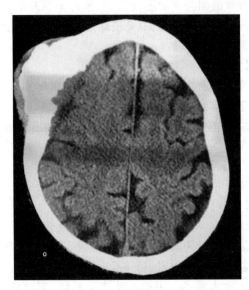

图 57-43　颅骨脑膜瘤的 CT 表现

【治疗】

手术治疗是唯一的方法。手术应将受累的颅骨和硬脑膜一并彻底切除，可预防肿瘤复发。术中应修复硬脑膜，并可同时做颅骨成形术。

十四、畸形性骨炎

畸形性骨炎（deformans osteitis）又称 Pager 病，是局限性骨重建异常的疾病，原因不明，可能与病毒感染和遗传因素有关。

【诊断】

1. 病史要点　病变可累及髋骨、颅骨和其他骨骼组织。畸形性骨炎可导致颅骨增厚，内外板和板障同时增生，刺激骨膜和硬膜，产生不成熟的新骨，新骨不断地被再破坏和再形成，最终出现广泛的颅骨增生，进而产生局部压迫症状；在病变的颅骨、骨膜和硬膜上血供特别丰富，严重的患者可出现高排出量充血性心力衰竭。

2. 检查要点　弥漫性的颅骨骨性隆起，表面不光滑，质地不均匀，可有压痛。

3. 特殊检查　头颅 X 线和 CT 检查。头颅 X 线可见不均匀的高低混杂密度的病灶，骨小梁粗糙、病灶内不规则的骨质增粗增大。头颅 CT 检查显示病灶处颅骨广泛异常增厚，颅骨骨质结构消失，骨板内有散在多发的、大小不一、形态不规则的破坏灶。血清钙在病变的不同时期可有不同程度的增高。

【治疗】

由于畸形性骨炎的血供极为丰富，手术治疗是困难的。主要是药物治疗，包括降钙素和二磷酸盐，目前广泛采用的新一代二磷酸盐制剂，能显著缓解症状，控制病情发展。

十五、颅骨纤维结构不良症

颅骨纤维结构不良症（fibrous dysplasia）是由于成骨细胞分化缺陷，使颅骨成熟障碍，异常增殖的纤维结缔组织逐渐替代正常骨组织，导致颅骨增厚、变形。本病并非肿瘤，原因不明。

【诊断】

1. 病史要点　主要发生于青少年，女性稍多于男性。好发于额骨、蝶骨及颅底。症状主要是因为颅骨增厚引起的。表现为头部骨质畸形、突眼、视力下降、

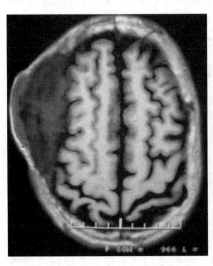
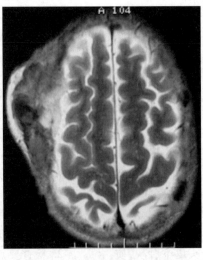
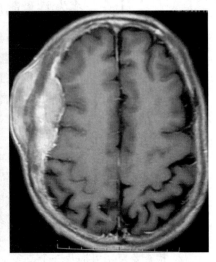

图 57-44　颅骨脑膜瘤的 MRI 表现

头痛及其他脑神经症状,80% 为单发,没有全身骨质疏松和钙磷代谢异常。少数可同时累及多处骨骼,如脊椎骨、骨盆和股骨等。女性患者伴有内分泌紊乱,如性早熟、甲亢、肢端肥大、Cushing 病等,称为 Albright 综合征。

2. 检查要点　颅骨弥漫性增厚,造成头颅畸形,病变在颅底时,可见眼球突出,眼球活动障碍,视力减

退或失明等征象。

3. 特殊检查　头颅 X 线和头颅 CT 检查主要表现为病灶局部骨密度增高,有占位效应。病灶位于颅骨一侧皮质者,边界清楚,可有硬化;而病灶在骨髓腔内者,则多边界不清。CT 增强扫描可见病灶有明显的不均匀强化。常有血清碱性磷酸酶增高(图 57-45)。

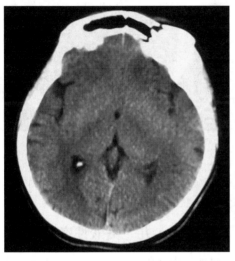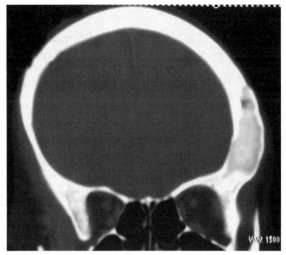

图 57-45　颅骨骨纤维结构不良症的 CT 表现

【治疗】

颅骨纤维结构不良症是自限性疾病,患者无特殊神经功能障碍,可不做手术治疗。若累及颅面部造成畸形者,可将隆起的骨性部分切除,同时行颅骨成形术;病灶位于颅底出现视力减退、眼球突出等症状,应尽早手术,切除增厚的眶壁,打开视神经管,做充分的视神经减压,以期减轻或消除症状,改善预后。此病对放、化疗不敏感。

十六、颅骨膜窦

颅骨膜窦(sinus pericraii)是一种少见的血管畸形,是由颅骨表面的静脉血管瘤通过板障静脉与颅内静脉窦相通而形成的。分为先天性和获得性两种,获得性颅骨膜窦常与外伤有关。好发于婴幼儿和青少年。

【诊断】

1. 病史要点　病灶位于中线或中线旁,头皮下无痛性柔软肿块,平卧时肿块明显增大,坐位或站立时肿块缩小或消失。

2. 检查要点　皮下质地柔软的肿块,偶有搏动感,无压痛,可随体位变化而出现大小变化,能被压缩。

3. 特殊检查　头颅 X 线可见颅骨内外沟通的小骨孔,边缘整齐。头颅 CT 检查可见颅外增强的软组织块影,颅骨有缺损。DSA 检查可见颅骨外的血管团

通过许多粗细不等的板障静脉、导血管与颅内大静脉窦相沟通,主要为上矢状窦。

【治疗】

小的、不影响美观的颅骨膜窦,一般不需要手术。手术有大出血、空气栓塞和重要引流静脉损伤引起神经功能障碍的风险。如果颅骨膜窦与颅内重要引流静脉关系密切,则不宜手术。手术应切除骨膜窦并彻底切断颅内外沟通血管,完全封闭颅骨骨孔。

十七、黏液囊肿

黏液囊肿(mucous cyst)是鼻窦最常见的良性病变,最多见于额窦、筛窦,蝶窦黏液囊肿最少见。各种原因引起的窦口阻塞,鼻窦引流受阻均可产生黏液囊肿。其中以蝶窦黏液囊肿并发的颅内和脑神经损伤症状最重。

【诊断】

1. 病史要点　头痛,面部或前额部肿胀,鼻溢液或鼻塞,眼球突出,眼眶疼痛,复视,视力下降或泪溢。

2. 检查要点　面额部有压痛,眼球向颞侧突出,视力障碍,视野缩小,动眼神经麻痹等征象。

3. 特殊检查　本病早期诊断主要依赖于影像学检查。头颅 CT 检查可见扩张的鼻窦腔,周围邻近的骨质变薄甚至消失,颅底、视神经管等骨质破坏。囊腔内呈均匀的中等密度影,增强不明显。MRI 检查:

T1 加权像为高信号影,T2 加权像则信号多变,增强比较明显。

【治疗】

囊肿较大,产生颅内压迫症状时应尽早手术治疗。手术入路的选择应根据囊肿的位置而定,术中应尽量扩大窦腔开口,充分引流窦内黏液,消除对周围结构的压迫。术后症状迅速消退,预后良好。

十八、黄 色 瘤

黄色瘤(xanthoma)又称汉-许-克病(Hand-Schuller-Christian),是遗传性脂质沉淀病,不是肿瘤。多见于 10 岁以下儿童,最常见于 3~5 岁的男性儿童,偶发于成年人,发病原因未明。颅骨为好发部位,主要累及顶骨、颞骨和颅底,其他部位骨骼发病很少。

【诊断】

1. 病史要点　典型病例临床表现为地图样颅骨缺损、眼球突出和尿崩症,并可有发育障碍、肥胖、低热、贫血、肌肉和关节酸痛等表现。

2. 检查要点　在颅骨缺损处可扪及皮下肿块,质地软。常有突眼、视力减退和眼球运动障碍。

3. 特殊检查　头颅 X 线片可见典型的单发或多发的地图样颅骨缺损,病变大小不等,边缘锐利,周围有少量硬化带。头颅 CT 和 MRI 检查可见颅骨缺损区内软组织块影,常穿透外板或内板生长至帽状腱膜下或硬膜外,形状如香槟瓶塞或纽扣状(图 57-46)。

【治疗】

治疗方法为手术切除加术后放疗。手术切除病灶,术后辅以小剂量或中等剂量的放疗。放疗可以防止和缓解病变的复发。约 30% 的患者术后复发,复发常在原位,儿童比成人更容易复发。对于全身症状可采用对症治疗,如用垂体后叶素控制尿

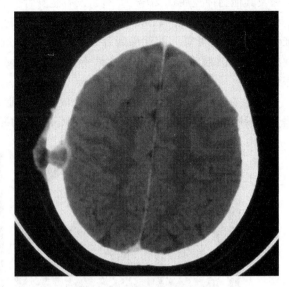

图 57-46　黄色瘤的 CT 表现

崩症,激素及促肾上腺皮质激素改善内分泌和骨骼发育的症状。

十九、嗜酸性肉芽肿

嗜酸性肉芽肿(eosinophil granuloma)是一种原因不明的全身性疾病,不是肿瘤。发病原因可能是网状内皮细胞增多症,或是由于感染引起的全身免疫变态反应。多见于扁平骨,颅骨为好发部位。

【诊断】

1. 病史要点　多发于儿童和青年,偶见于老年人,男性多于女性。病变可单发或多发。多位于额骨、顶骨或颞骨。表现为逐渐增大的头部疼痛性肿块,伴有乏力、低热和体重减轻。

2. 检查要点　头皮下扪及质地较韧的肿块,有压痛。

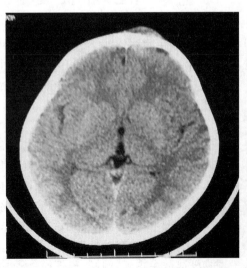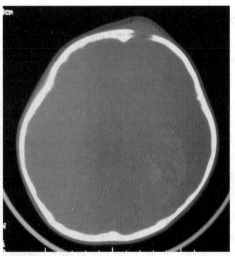

图 57-47　颅骨嗜酸性肉芽肿的 CT 表现

3. 特殊检查　头颅 X 线、CT 和 MRI 检查。头颅 X 线片可见有不规则的骨质破坏区,区内有纽扣样死骨。头颅 CT 检查可见颅骨内外板及板障均被破坏,呈圆形或椭圆形,边界清楚,病灶内可见残留的小骨片以及大小不等的软组织肿块,密度不均匀(图 57-47)。头颅 MRI 表现为 T_1 加权像等信号或低信号,T_2 加权像高信号。CT 和 MRI 增强扫描病灶明显强化。实验室检查血象可见嗜酸性细胞增多,白细胞总数增高,血沉加快,血钙、磷、碱性磷酸酶激酶正常。

【治疗】

手术切除病灶是首选的治疗方法。单发的局限性病灶,术中切除彻底,术后可不辅助放、化疗。嗜酸性肉芽肿对放射治疗敏感。

（孙　安）

第五十八章

脊髓肿瘤

脊髓肿瘤也称为椎管内肿瘤,指发生于椎管内各种组织如脊髓、神经根、脊膜和椎管壁组织等的原发性和继发性肿瘤。按生长部位分为颈段(占13%~26%)、胸段(占42%~67%)、腰骶尾段(占12%~28%);按解剖层次分为脊髓髓内、硬脊膜内髓外、硬脊膜外;按起源分为原发性与转移性。脊髓肿瘤的年发病率为(0.9~2.5)/10万,占中枢神经系统肿瘤的10%~20%。发病率男性和女性比例约1.65:1;可发生于任何年龄,多见于20~50岁。本章将脊髓肿瘤分为髓内肿瘤、髓外肿瘤及转移性肿瘤,介绍如下。

第一节　脊髓髓内肿瘤

脊髓髓内肿瘤占椎管内肿瘤的15%~25%,为中枢神经系统常见肿瘤。

【病程】

脊髓髓内肿瘤的病程相差很大,年龄小的患者平均在1年以内,而40岁以上者可长达多年,平均病程28~38个月。一般说来,圆锥和马尾部肿瘤的病程比颈胸段者为长。肿瘤发生出血、囊变时,可呈现急性起病或者原有病情突然加重。

【临床表现】

主要表现为感觉障碍、肌力减弱、括约肌功能障碍和反射改变等。早期可有痛触觉分离障碍、肌肉震颤,感觉和运动障碍自上而下发展,且病灶侧较重。可有自主神经功能障碍,如两侧出汗不对称。理论上脊髓髓内肿瘤引起上神经元瘫痪不会产生典型的肌萎缩,但事实上有较明显肌萎缩者约占1/3,这可能是由于瘫痪后的失用引起。

肿瘤本身或继发的空洞,可压迫甚至破坏邻近脊髓的结构如延髓、小脑脊髓束,从而引起呕吐、呛咳、呼吸困难、共济障碍等。

【辅助检查】

1. 脊柱X线片　可显示肿瘤压迫引起的椎管扩大、椎弓根间距离加宽或局部骨质腐蚀破坏,多个椎体内呈弧形吸收。此外可显示脊柱侧弯、脊柱前突、脊柱裂等伴随征象。

2. 椎管造影　表现为脊髓增粗、蛛网膜下腔对称性变窄、椎管呈梭形充盈缺损等间接征象,不能直接显示肿瘤。该检查临床上已经很少用。

3. CT　大部分情况只能显示脊髓增粗、蛛网膜下腔变窄等间接征象,部分血供丰富的肿瘤在增强CT上可有显示。

4. MRI　是髓内肿瘤最有价值的诊断手段,不仅能显示脊髓增粗、水肿、出血、蛛网膜下腔狭窄、囊变、脊髓空洞等间接征象,还能直接显示肿瘤的部分和节段范围。T_1加权像上显示一段脊髓增粗,增粗段内的病灶信号多为等低混杂信号,可伴有囊变或空洞形成;增强后,肿瘤信号的改变视不同病理类型而各异,详见后述。

5. 全脊髓DSA　不作为常规检查手段,用于高血运肿瘤术前判断肿瘤的供血动脉、引流静脉和肿瘤染色等情况。

【治疗】

(一) 显微手术治疗

早在1911年,就有成功切除脊髓髓内肿瘤的报道,但直至20世纪50年代,对脊髓髓内肿瘤仍主张仅做姑息性椎板切除减压术。近20年来,由于MRI的应用普及和显微手术的飞速发展,使脊髓髓内肿瘤的定位、定性诊断更准确,手术疗效明显提高。目前多数作者认为,对脊髓髓内肿瘤应采取积极手术治疗。华山医院曾统计近500例髓内肿瘤的手术治疗结果,肿瘤全切除率达77.1%(其中室管膜瘤占95%),术后好转率达80%,可见脊髓髓内肿瘤,即使是高颈段髓内肿瘤,亦宜积极手术治疗。

1. 手术策略　对于低级别室管膜瘤、血管网状细胞瘤、神经鞘瘤等良性髓内肿瘤,应力争做全切除;对于脂肪瘤、低级别胶质瘤,宜做次全或大部分切除;对于高度恶性胶质瘤、转移瘤、淋巴瘤等,手术以减轻脊髓受压和改善脊髓功能为主,严格限于"囊内"切除肿瘤。手术要以充分保护脊髓功能为前提,不应片面刻意追求肿瘤切除的彻底性。

2. 手术入路和脊柱稳定性的措施　多可取脊柱后正中入路,根据术前的定位诊断,咬除相应节段的棘突和椎板。椎板咬除宽度不应过宽,不要损伤两侧的关节突关节。对于恶性肿瘤或者未能获得全切的肿瘤,术后酌情慎重行内固定术。对于全切除的良性肿瘤,如果椎板咬除大于三个节段,术后或择期行螺钉植入、固定融合,并应定期随访。

3. 手术操作技术和注意事项　脊髓髓内肿瘤切除技术操作最重要的原则是在离断肿瘤的主要血供后,必须严格和准确地沿正确的界面分离,切除肿瘤。具体手术方法根据不同的病理类型而异,见后详述。此外还需注意以下事项。

(1) 脊髓后正中静脉妨碍手术时,可将其电凝后再切开脊髓。

(2) 如最初探查部位的肿瘤边界不甚清楚时,应扩大脊髓切口及探查的范围,探明肿瘤分界清楚的区域,再向分界不甚清楚的区域分离,以增加肿瘤全切除的可能。

(3) 少数胶质瘤呈多中心生长,肿瘤团块间可能存在有功能的脊髓组织,应注意保护。

(4) 偏一侧生长的髓内胶质瘤,可造成脊髓旋转移位,脊髓后正中沟偏离中线,此时需参考双侧脊神经后根及脊髓后正中静脉等结构,仔细辨认脊髓后正中沟位置,然后在此部位作正中部切开。

(5) 髓内肿瘤长至髓外或肿瘤位于圆锥、马尾时,脊神经可受压变扁,紧贴于肿瘤表面,酷似肿瘤包膜,少数马尾神经甚至可穿越肿瘤,故需加以仔细辨认,防止误伤。

(6) 对于侵犯延髓的颈髓髓内肿瘤,应先切除颈髓髓内肿瘤,再牵开小脑半球,必要时切开小脑下蚓部,沿肿瘤界面向头端分离,切开延髓后正中沟,分开两侧的棒状体,再显露并切除肿瘤的延髓内部分。

(7) 切除伴发低位脊髓的圆锥内肿瘤时,应同时离断终丝,以松解对脊髓的牵拉。

(8) 肿瘤发生囊变时,含有肿瘤的囊壁,也应切除;沿肿瘤界面,低功率电凝皱缩肿瘤囊壁,使其与软脊膜和变薄的脊髓组织分离,便能切除整个肿瘤。

(9) 分离切除长至腹侧软脊膜下的髓内肿瘤时,应避免损伤脊髓前动脉。

(10) 髓内肿瘤继发的脊髓空洞和延髓空洞,在肿瘤全切除后会自行缩小或消失,不必另行空洞分流术。

(11) 术中应用脊髓感觉和运动电生理监护,有助于避免损伤有功能的脊髓组织。

(12) 如果肿瘤全切除后脊髓仍然明显膨胀,需将脊髓轻轻牵向一侧,检查并切开腹侧蛛网膜下腔,保持脑脊液流动通畅。

4. 术中判断肿瘤全切除的标志　肿瘤切除程度是影响预后的重要因素之一,故术中判断是否已将肿瘤全切除是重要的,下列征象或方法有助于帮助术者判断:①膨隆的脊髓下陷;②脊髓的搏动恢复,蛛网膜下腔可清楚显示,并不断有 CSF 样液体流出,若流出黄褐色液体,说明空腔不是继发的脊髓空洞腔,而是囊变肿瘤的囊腔,还需切除肿瘤囊壁;③瘤床表面光滑,呈白色或浅黄色,若瘤床呈黄绿色或黑褐色,切除肿瘤的体积与 MRI 上显示的不相符合时,表明还有肿瘤囊壁残留;④术中超声波检查有助于辨明腹侧有无肿瘤残留。

(二) 放射治疗

对于高度恶性肿瘤或未全切除的低度恶性肿瘤,建议术后放疗,时间为 4~5 周,放射总剂量为 40~50Gy。对于全切除的低级别室管膜瘤,不推荐术后放疗。

(三) 化学治疗

近十年来,口服替莫唑胺在胶质瘤治疗上获得广泛应用,目前已经成为髓内胶质瘤化疗的参照用药。

【预后】

脊髓髓内肿瘤的预后取决于:①肿瘤的性质与部位;②术前神经系统的功能状态;③治疗是否彻底;④患者的一般情况;⑤术后护理与康复措施等。

一、室管膜瘤

室管膜瘤(ependymomas)为最常见的脊髓髓内肿瘤,约占髓内肿瘤的 40%~60%,好发于颈胸段脊髓和圆锥终丝部,肿瘤起源于中央管或终丝室管膜。室管膜瘤主要有室管膜细胞瘤(WHO Ⅱ级)、间变性室管膜细胞瘤(WHO Ⅲ级)、黏液乳头状室管膜细胞瘤(WHO Ⅰ级)和室管膜下室管膜细胞瘤(WHO Ⅰ级)。

起自终丝的室管膜瘤位于腰段蛛网膜下腔,起自中央管的室管膜瘤则完全位于脊髓内,呈同心圆生长,多位于脊髓中央,或稍偏向背侧,约 1/3 肿瘤长至腹侧软脊膜下。室管膜瘤一般有假包膜,与脊髓组织的分界比较清楚。肿瘤呈灰褐色,质地中等,血供一般,肿瘤邻近的脊髓多有继发空洞形成,少数肿瘤本身可发生出血、囊变。另有少数室管膜瘤为间变性,其肿瘤边界欠清,血供比较丰富,可沿蛛网膜下腔转移。大多数室管膜瘤,在磁共振 T_1 加权像上呈等信号或略高信号,在 T_2 加权像上为高信号。病灶条索状,

4

多居脊髓中央,边界清楚。增强扫描后,肿瘤呈轻、中度均匀强化。70%左右的室管膜瘤,在瘤体的头、尾端脊髓内可见继发性空洞。肿瘤发生出血、囊变时,含血红蛋白分解产物和囊液内容物不同而出现高、等、低异常信号和各种混合信号。间变性室管膜瘤在MRI上呈现不均匀强化,伴脊髓水肿。手术时,沿脊髓后正中沟切开软脊膜,显露瘤体,向两侧稍做分离后,用无损伤缝线悬吊软脊膜,牵开两侧后索,先在肿瘤囊内切除,在瘤与空洞腔交界处,先游离出肿瘤的一极,再自上而下或自下而上地分离腹侧肿瘤,直至肿瘤全切除。若肿瘤无继发空洞形成,或因两端肿瘤较细,较深在,且空洞腔壁较厚,难于分清瘤髓界面时,则在肿瘤中部边分离、边切除,至发现理想的肿瘤腹侧界面后,再分别向上或向下端分离,直至肿瘤全切除。

二、星形细胞瘤

星形细胞瘤(astrocytomas)是仅次于室管膜瘤的常见髓内肿瘤,约占髓内肿瘤40%~50%,主要有星形细胞瘤(WHO Ⅱ级)、间变性星形细胞瘤(WHO Ⅲ级)、胶质母细胞瘤(WHO Ⅳ级)、毛细胞型星形细胞瘤(WHO Ⅰ级)、多形性黄色星形细胞瘤(WHO Ⅱ级)和室管膜下巨细胞型星形细胞瘤(WHO Ⅰ级)。一般来讲,脊髓内星形细胞瘤比脑内星形细胞瘤恶性程度低,且低度恶性比例较高。

肿瘤起源于脊髓白质的星形胶质细胞,多数呈偏中心生长,肿瘤长大时,也可长至腹侧软脊膜下,肿瘤大多为灰红色,质地中等,血供一般,与脊髓白质分界不清,形状不规则。肿瘤为高度恶性时,血供可非常丰富,可发生囊变和出血。星形细胞瘤在MRI图像上,T_1加权像为低信号或等信号,T_2加权像信号为等或略高信号,性状不规则,与脊髓边界不清,增强扫描可轻度强化,肿瘤为高度恶性时,可呈混杂信号,可见出血,增强扫描可明显强化。肿瘤呈偏侧生长,没有明显的继发空洞形成者,多考虑为星形细胞瘤。手术操作的基本步骤和室管膜瘤类同,只是大多数星形细胞瘤和脊髓的分界不清楚,宜瘤内分块切除,不应强行分离边界和强行全切除肿瘤,以免损伤脊髓组织功能。

三、血管网状细胞瘤

髓内血管网状细胞瘤(hemangioblastoma)为良性肿瘤,约占髓内肿瘤的10%。其好发于颈胸段脊髓,通常位于脊髓背外侧。2/3的脊髓血管网状细胞瘤是单发的,1/3是多发的。多发者与Von Hippel-Lindau病相关,常合并颅内及视网膜血管网状细胞瘤。

绝大多数肿瘤为实体性,有完整包膜,瘤体呈橘黄色或鲜红色,类球状或蚕豆状,肿瘤血供丰富,常有数根动脉供血,引流静脉明显扭曲怒张,邻近脊髓有继发空洞形成。少数肿瘤呈囊性,类似于小脑血管网状细胞瘤,红色的附壁结节可小如米粒。血管网状细胞瘤在MRI的T_1加权像上呈等信号或略高信号,在T_2加权像上为高信号,呈边界清晰、信号均匀的圆形或椭圆形影,或为较大而不甚规则的、信号不均的长椭圆形影。在T_1和T_2加权像上,于瘤体内、肿瘤边缘和肿瘤邻近区域可见不规则的点状或线状低信号或无信号影,这是由迂曲的肿瘤血管呈现血管流空现象所致,为血管网状细胞瘤的特征之一。在增强MRI上,肿瘤明显强化。脊髓血管造影,能显示肿瘤染色、供血动脉和引流静脉,对判明供血动脉数目、来源与走向有指导意义。手术切瘤时需先电凝切断背外侧的供血动脉,在肿瘤的上极或下极(远离主要引流静脉那一极)剪开软脊膜,进入空洞腔,电凝、皱缩肿瘤包膜,渐渐暴露,电凝切断更靠腹内侧的肿瘤供血动脉,游离出肿瘤的一极,然后自上而下或自下而上地分离肿瘤腹侧。如此交替进行电凝、皱缩肿瘤包膜和离断余下的腹内侧供血动脉,直至肿瘤自脊髓上完全游离下来,最后离断主要的引流静脉,整块全切除肿瘤。切忌在未离断全部供血动脉前电凝引流静脉,导致肿瘤快速充血、膨胀、"爆炸"出血;切忌在未完全离断供血动脉前分块切除肿瘤,从而引起难以控制的出血。对于术前判断血供很丰富的肿瘤,可以先行术前栓塞肿瘤供应动脉,以降低肿瘤张力,减少术中出血,减轻脊髓损伤,提高肿瘤全切除率和手术治疗效果。

四、脂肪瘤

髓内脂肪瘤(lipoma)占原发性髓内肿瘤2%~5%,多见于11~30岁,无性别差异。临床上分为两种类型:①软脊膜下脂肪瘤:好发于胸段和颈胸段脊髓,可不伴有脊髓、脊柱发育异常,常以病变节段相应区域的疼痛为首发症状;②骶尾部脂肪瘤:常与硬膜外、皮下的脂肪组织相连,常伴有低位脊髓、椎管闭合不全和皮下脂肪垫等,临床主要表现为单腿或双腿肌无力、踝、趾关节畸形和括约肌功能障碍。脊髓X线片可显示受累节段椎管直径增大和伴发的脊柱裂。脊髓CT片中,脂肪瘤表现为低密度,CT值在-100Hu左右。MRI中,在T_1加权像和质子加权像上呈高信号,在T_2加权像上也呈高信号。脂肪抑制序列可以帮助确诊。肿瘤界限清楚,无囊变,无继发脊髓空洞,圆锥部脂肪瘤的MRI还可显示伴发的低位脊髓、脊柱裂和皮下脂肪垫。脂肪瘤多位于软脊膜下,与硬膜外的皮下脂肪相连,质地较韧,边界不清,与脊髓组织错构生长,很难完全分离,手术切除十分困难。切除软脊膜下脂肪瘤时,应先严格在肿瘤中央部分分块切除肿瘤,只有肿瘤体积缩小后,有机会分离出瘤髓边界时,才考虑尝试全切除。一般情况下仅能做到肿瘤部分切除或大部切除。切除骶尾部脂肪瘤时,应同时处理合并存在的先天畸形,切断增粗的终丝,完全松解游离低位的脊髓;如终丝被肿瘤浸润,则一并切除。另外术中要重建硬膜腔,术后注意防止脑脊液漏和切口感染。

五、神经鞘瘤

由于中枢神经系统的神经纤维不含髓鞘,即无神经鞘膜细胞(神经膜细胞),故髓内神经鞘瘤(neurinoma)实属罕见。髓内神经鞘瘤或完全位于髓内,或部分长至髓外,发生病变的神经鞘膜细胞的来源有几种假说:①胚胎发育中异位至脊髓的神经鞘膜细胞;②脊髓动脉壁上神经纤维的神经鞘膜细胞;③髓内异位神经纤维的神经鞘膜细胞;④软脊膜下脊神经后根上的神经鞘膜细胞;⑤神经外胚层起源的软脊膜细胞转变成神经鞘膜细胞。髓内神经鞘瘤属良性肿瘤,男性多见,平均发病年龄为40岁,肿瘤好发于颈胸段脊髓,多位于脊髓后方,且偏向一侧,有完整包膜,呈圆形或椭圆形,边界清晰,质地中等偏韧,血供一般。髓内神经鞘瘤的 MRI 表现,在 T_1 加权像上呈等信号或略高信号,T_2 加权像上呈高信号,增强后肿瘤呈中等度均匀强化,边界清楚而局限。由于肿瘤常位于脊髓的背外侧,可完全位于脊髓内,或部分位于髓内、部分位于髓外,因此在切瘤时,可于肿瘤最表浅处切开脊髓、显露肿瘤,或自肿瘤的髓外部分向髓内部分分离。在离断来自根动脉的供应血管后,先切肿瘤的中心部分,再分离切除肿瘤的周边部分,直至完全切除肿瘤。

六、海绵状血管瘤

髓内海绵状血管瘤(cavernous angioma)是隐匿性脊髓血管畸形的一种,多认为是起自毛细血管水平的血管畸形,各段脊髓的发病率大致相仿。因治疗方法与髓内肿瘤相仿,故在本节中一并说明。临床上神经系统状况呈间隙性进行性恶化,为本病的典型表现,这是病灶反复出血所致。出血时,引起神经系统症状恶化,随后血块吸收、机化修复,临床症状逐渐缓解,及至再出血时,复又恶化。如此反复,最终造成严重的脊髓功能障碍。肿瘤呈暗红色,形状不规则,表面多结节,似桑葚状,血供不丰富,质地中等,有包膜,瘤周常有明显的胶质瘢痕,肿瘤与瘢痕间分界清楚,而瘢痕与邻近脊髓组织间分界往往欠清。海绵状血管瘤的 MRI 表现,T_1 加权像上呈低信号或稍高信号,T_2

加权像上呈高低混合信号,T_1 和 T_2 加权像上,在病灶周围均可见环形低信号带。伴出血时,随出血时间不同,信号各异。增强后扫描,肿瘤无强化或仅病灶中心强化。肿瘤邻近的脊髓,通常无继发空洞形成。对于偶尔发现的无症状小海绵状血管瘤,特别是位于脊髓中央或偏腹侧的,可以观察。发生出血、有临床症状的病灶应该手术切除。手术时需分开含铁血黄素沉积的胶质增生带,显露紫褐色肿瘤后,再电凝皱缩包膜,多可顺利游离并全切除病灶。瘤周的胶质增生带与邻近脊髓组织间分界不甚清楚,故不能在其间分离,以免损伤脊髓组织。另外,病灶常可有结节状突起,或因出血而使小部分病灶与主体分离,需避免微小瘤结节残留。

七、表皮样囊肿和皮样囊肿

表皮样囊肿和皮样囊肿(epidermoid cyst and dermoid cyst)不多见,属先天性良性肿瘤,于胚胎神经管闭合期由异位生长的胚胎残余细胞发展而成,两者都起源于外胚层,但滞留的成分不同:表皮样囊肿含有表皮与脱屑、液态脂肪、固体角化蛋白、胆固醇和纤维组织等;皮样囊肿除含有前述成分外,还含有真皮及附件,如汗腺、毛囊、皮脂腺等。囊肿有完整包膜,好发于脊髓圆锥,常伴发低位脊髓等其他畸形。临床表现以单腿或双腿痉挛性无力、踝趾关节畸形和括约肌功能障碍为常见。CT 平扫表皮样囊肿表现为低密度灶,CT 值在-16~-80Hu 之间,若囊肿内角化物含量较高时,呈略低密度或等密度;增强 CT 上通常不强化。若 CT 上呈等或略高密度,且增强 CT 上出现均匀强化,提示瘤灶为表皮样癌。皮样囊肿时,CT 平扫表现为均匀或不均匀的低密度灶,偶尔病灶内可见边缘毛糙的毛发团,囊壁较厚,呈等密度或略高密度影,有时可见不完全的强化环,增强时囊肿不强化。MRI 检查,表皮样囊肿在 T_1 加权像上呈低信号,在 T_2 加权像上呈高信号,增强时病灶无强化;皮样囊肿在 T_1 和 T_2 加权像上均表现为高信号,有时在 T_1 加权像上呈低高混合信号,而在 T_2 加权像上呈高低混合信号,在增强 MRI 上,病灶也无强化。切除此类囊肿时候,在肿瘤最表浅处切开软脊膜和肿瘤包膜,通常即能顺利吸除肿瘤内容物,由于囊肿壁与脊髓组织粘连较紧,全切除囊肿壁非常困难。对于合并脊髓栓系者,同样应该松解游离终丝。

第二节　脊髓髓外肿瘤

脊髓髓外肿瘤包括硬脊膜下肿瘤和硬脊膜外肿瘤,还有硬膜内外沟通的肿瘤。病理类型有神经鞘瘤、脊膜瘤、转移性肿瘤、先天及胚胎残余组织发展形成的肿瘤、组织异位形成的错构瘤等。

一、神经鞘瘤

神经鞘瘤(neurinoma)在脊髓肿瘤中发病率占首位,多为良性,少有恶变。病理类型可分为细胞型、丛状型和黑色素型三种。髓外神经鞘瘤,从和硬脊膜的关系来看,可以完全位于硬膜外(或硬膜夹层中),也可以完全位于硬膜下腔,也可以是硬膜内外皆有。骑跨椎间孔内外的神经鞘瘤又称椎管内外哑铃型神经鞘瘤。

【临床表现】

1. 病程 多为慢性起病,病程较长;偶见肿瘤发生囊变或出血而呈急性发病或者病情突然加剧。

2. 首发症状 最常见者为神经根痛,其次为感觉异常和运动障碍。上颈段肿瘤的疼痛主要在颈项部,偶向肩部及上臂放射;颈胸段的肿瘤疼痛多位于颈后或上背部,并向一侧或双侧肩部、上肢及胸部放射;上胸段的肿瘤常表现为背痛,放射到肩或胸部;胸腰段肿瘤的疼痛位于腰部,可放射至腹股沟、臀部、大腿及小腿部。腰骶段肿瘤的疼痛位于腰骶部、臀部、会阴部和下肢。以感觉异常为首发症状者占20%,其可分感觉过敏和减退两类,前者表现为蚁行感,发麻、发冷、酸胀感、灼热,后者大多为痛觉、温觉和触觉的联合减退。运动障碍为首发症状者占第三位,因肿瘤的部位不同,可产生神经根性或束性损害所致运动障碍,随着症状的进展可出现锥体束损害所致功能障碍。

3. 症状和体征 主要为疼痛、感觉异常、运动障碍和括约肌功能紊乱。感觉障碍一般从远端开始,逐渐向上发展,患者早期主观感觉异常,而检查无特殊发现,继之出现感觉减退,最后所有感觉伴同运动功能一起丧失。圆锥马尾部的感觉异常呈周围神经型分布,典型的是肛门和会阴部皮肤呈现麻木。多数患者来院时已有不同程度的行动困难,有半数患者已有肢体瘫痪,运动障碍发生的时间因肿瘤部位而异,圆锥或马尾部的肿瘤在晚期时才会出现明显的运动障碍,胸段肿瘤较早出现症状。括约肌功能紊乱往往是晚期症状,表明脊髓部分或完全受压。颈部病变累及交感神经通路可出现 Horner 征,表现为患侧瞳孔缩小、眼裂变小、眼球内陷、面部无汗等。

【诊断】

有明显的神经根性疼痛,运动、感觉障碍自下而上发展,肿瘤节段水平有一段皮肤过敏区,特别是有脊髓半切综合征时,即表现为病变节段以下,同侧上运动神经元性运动麻痹伴有触觉、深感觉的减退,对侧的痛温觉丧失,脑脊液动力学改变常引起疼痛加

剧时,均提示脊髓髓外神经鞘瘤的可能,需做必要辅助性检查加以确诊。

1. 脊柱 X 线片 直接征象是神经鞘瘤钙化斑阴影,较少见,间接征象是指肿瘤压迫椎管及其邻近骨质结构而产生的相应改变,包括椎弓变薄,椎弓根间距离增宽,甚至椎弓根破坏消失,椎体凹陷或椎间孔扩大等。

2. 脊髓造影 蛛网膜下腔完全梗阻率约占95%以上,典型的造影剂在梗阻平面呈杯口状充盈缺损。

3. CT 及三维重建 肿瘤对应的层面内可以看到髓外有异常占位,大部分神经鞘瘤增强扫描后明显强化。CT 骨窗位能观察到肿瘤所在椎间孔骨质破坏的情况。三维重建的图像能够帮助术者进一步了解肿瘤、椎体以及动脉血管三者间的解剖关系。

4. MRI 肿瘤在 T_1 加权像上呈髓外低信号病灶,在 T_2 加权像上呈高信号病灶,肿瘤为类圆或椭圆形,边界清晰。增强扫描,实体性肿瘤呈均匀强化,囊性肿瘤呈环形强化,少数肿瘤呈不均匀强化,局部有相应的脊髓移位。肿瘤平面的上、下段蛛网膜下腔增宽。

5. 其他脏器的辅助检查 有些巨大的椎管内外沟通的神经鞘瘤,可能会侵犯胸腔、腹膜后、盆腔等部位,所以还要做相应部位的脏器辅助检查。

【治疗】

一旦临床诊断为神经鞘瘤,应该实施手术。手术原则是:在保护脊髓功能的基础上,尽可能全切除肿瘤。

手术大多采用背正中入路。常规切开皮肤、肌肉,打开相应节段的椎板,偏一侧的肿瘤可以采用半椎板切除,有些位于椎间孔内的肿瘤可以不咬除椎板,仅切除局部骨质即可暴露肿瘤。对于位于腹侧和腹外侧的肿瘤,可以扩大椎管的咬除范围,从而扩大椎管侧方的暴露。但外侧小关节的咬除不宜超过1/3。

硬膜外(或硬膜夹层内)的神经鞘瘤,可以直接顺着肿瘤外的包膜分离切除肿瘤。硬膜下的肿瘤,切开硬膜后,需要处理好肿瘤与脊髓表面蛛网膜界面;当肿瘤体积较大、分离困难时,可以先瘤内分块减压,再游离肿瘤。肿瘤游离后可以找到载瘤神经,如为单个感觉根,可以将其离断、连同肿瘤一并切除,如果载瘤神经构成臂丛或骶丛的腹侧运动根,应尽量将其从肿瘤表面游离后保留。手术中采用神经电生理监护,可以有助于保护神经根和脊髓功能。

椎管内外哑铃型肿瘤可分椎管内部分和椎管外部分,椎间孔狭窄段为瘤的峡部。手术先切断峡部肿瘤,然后切除硬膜下的肿瘤,最后处理硬膜外的肿瘤部分。哑铃型神经鞘瘤巨大、全切除困难者,可根据

情况加做胸部、腹部切口或选择二期手术。切除不同部位椎管内外神经鞘瘤时应分别注意各部位的解剖特点:切除颈段肿瘤硬膜外部分时应避免损伤其前方的椎动脉、臂丛神经、胸膜顶;胸段肿瘤的椎管外部分常突入胸腔,应避免损伤胸膜,如剥破胸膜应立即予以修补,硬脊膜的破损也应修补,以免脑脊液流入胸腔形成"水胸";腰段肿瘤常突入腹膜后,需防止误伤输尿管及周围结构;骶管内外肿瘤切除时,需避免损伤直肠、膀胱等盆腔脏器。

【脊柱稳定性的保护】

髓外神经鞘瘤生长方式多样决定了手术中的处理方式多样,无论采取何种入路和术式,维护脊柱的稳定性需引起术者高度关注。一般应该遵循以下原则:①术前确切定位,避免节段错误;②术前做好详细手术规划,尽可能保留不需要咬除的骨质,尤其咬除关节突的时候要非常慎重;③偏一侧的肿瘤尽量采用"半椎板"切除,保留棘突、棘上韧带、棘间韧带,从而最大限度保留后柱结构;④超过一个节段的椎板切除同时伴有关节突切除的、切除椎板大于3个节段或切除的椎板位于颈胸交界或胸腰交界部位时,应考虑行内固定手术。

二、脊膜瘤

脊膜瘤(meningioma)占椎管内肿瘤的10%~25%,起源于蛛网膜细胞,也可起源于蛛网膜和硬脊膜的间质成分。80%以上发生在胸段,颈段次之,腰段极少。绝大多数肿瘤长于髓外硬膜下,少数可长于硬膜外,通常发生在靠近神经根穿过后突起处,大多数呈圆形或卵圆形,以单发为多,呈实质性;少数呈片状如"地毯"样分布。质地较硬,包膜上覆盖有较丰富的小血管网,肿瘤基底较宽,与硬脊膜粘连较紧,很少附着于蛛网膜,极少浸润到脊髓内。肿瘤压迫脊髓使之变形、移位,在受压部位远端脊髓由于血供障碍,可出现水肿、软化甚至囊变。组织学上,脊膜瘤可分为上皮型、过渡型、纤维型、砂粒体型等,以上皮型最常见。切片中大部分可见到钙化,年龄越大,钙化率越高。少数脊膜瘤可发生恶变。

【临床表现】

脊膜瘤多为慢性起病,临床表现和髓外神经鞘瘤非常类似,首发症状也常常为根痛,但疼痛程度较神经鞘瘤为轻且较少随体位而改变。后期压迫严重的患者可出现较典型的脊髓半切综合征。括约肌功能障碍出现较晚。

【CT和MRI表现】

CT显示脊膜瘤最常见于胸段蛛网膜下腔后方,邻近骨质可有增生性改变,肿瘤多为实质性,椭圆形或圆形,有完整包膜,呈等密度或略高密度,有时在瘤体内可见到不规则钙化。增强后扫描肿瘤中度强化。MRI可清晰显示蛛网膜下腔阻塞和脊髓受压,肿瘤在T_1加权像上呈等信号或低信号。少数恶性脊膜瘤可突破脊膜长入硬膜外。在T_2加权像上呈高信号。当肿瘤出现囊变时,常在其内见到高信号的囊变区域。增强后扫描,肿瘤呈较均匀强化,有时可见硬膜尾征,可以帮助确诊。

【诊断和鉴别诊断】

脊膜瘤常发生于胸椎,女性多见,具有髓外硬膜下肿瘤的共同表现,与神经鞘瘤容易混淆,本病钙化出现率高,是鉴别这种肿瘤的主要征象之一,另外,本瘤很少引起椎间孔扩大,哑铃形生长明显少于神经鞘瘤。

【治疗】

切开硬脊膜即可显露肿瘤,它与神经鞘瘤的最显著不同是肿瘤位于蛛网膜外,而神经鞘瘤则多位于蛛网膜下。如肿瘤位于脊髓的背侧或外侧则切除较易,先铲除肿瘤附着在硬膜上的基底,离断肿瘤的血供。可以在距离肿瘤边缘2mm处切开硬膜的内层,在硬膜内外两层之间将肿瘤附着的硬膜内层与外层分离,切除该处的硬膜内层也就切除了肿瘤的基底。也可以围绕基底部将硬膜用剪刀剪开,将肿瘤与脊髓完全分离连同基底部脊膜一并切除。后者需要用腰背筋膜或者人工硬膜修补硬膜的缺损。位于脊髓前方的脊膜瘤,可以用无损伤缝线悬吊脊髓齿状韧带,使脊髓旋转移位,从而增加腹侧的暴露,便于手术切除。

三、髓外先天性肿瘤

(一) 表皮样囊肿、皮样囊肿和畸胎瘤

1. 发生率 此类肿瘤占全部椎管内肿瘤的10%~20%,男性稍多于女性,发病多在20岁之前,少数则在老年。

2. 病因 这类肿瘤均由胚胎发育期残存的细胞异位发展而成。表皮样囊肿仅含表皮和表皮脱落细胞;皮样囊肿除表皮及其脱落细胞外,尚有真皮组织及皮肤附件如汗腺、皮脂腺、毛囊等;畸胎瘤则含有3个以上胚层结构。

3. 临床表现特点

(1) 发病年龄较轻,病程长,可有缓解期。

(2) 腰腿疼痛者多见,多较剧烈,另有椎旁肌痉挛,腰椎可呈过度前凸,屈曲,下肢伸直时可引起疼痛加重。

(3) 大小便障碍者多见,有时以此作为首发症状。

(4) 运动系统损害不典型。

（5）一般容易合并颅内感染,约有10%以上的患者有脑膜炎病史,多见于并发潜毛窦者,感染源经潜毛窦进入蛛网膜下腔。

（6）可合并其他先天性畸形,如脊柱裂和内脏畸形等。

4. 辅助检查

（1）脊柱X线片:有较大范围或明显的脊椎腔增宽,病变部位的椎弓根偏窄,椎弓根间距离加宽,椎体后缘内凹,部分病例可见脊柱裂。

（2）CT:表皮样囊肿在平扫上呈低密度灶,皮样囊肿囊壁呈低密度,内容物为低密度灶,畸胎瘤则为高低混合密度。

（3）MRI:表皮样囊肿常表现为瘤区 T_1 加权像的低信号及 T_2 加权像的高强度信号影,信号较均匀;皮样囊肿为 T_1 加权像等信号,信号较均匀;畸胎瘤则存在不均匀强化。此类肿瘤多伴有脊柱裂、脊柱椎体异常等。

5. 诊断　有以下情况者,需考虑本病:①有脑膜炎病史,同时有反复发作的腰背部潜毛窦感染,同时出现神经系统症状者;②病史较长,逐渐发生脊髓或神经根受压症状,伴有脊柱裂或内脏畸形者;③腰痛或腰正中部皮肤异常或有脊髓隐性畸形,并逐渐出现脊髓受压症状。

6. 治疗　手术治疗是唯一有效的治疗,手术时应清除囊肿内容物,尽可能地切除囊肿壁,但对与脊髓或神经根粘连过紧的部分囊壁不宜勉强全切除,以免损伤神经组织。大多数病例预后良好,表皮样囊肿和皮样囊肿全切除后,很少复发,囊肿部分切除的病例也可得到症状的长期缓解。畸胎瘤有恶性变时则预后较差。

（二）脊索瘤

起源于胚胎脊索残余,好发于骶尾部和颅底斜坡颅颈交界处。发生于骶骨中的脊索瘤将骶骨破坏后,向前长入盆腔,向后侵入椎管。发病年龄多在中年以上,多数以骶尾部疼痛为首发症状,随着病程进展,可发生便秘,压迫骶神经时,可发生下肢及臀部的相应部位麻木或疼痛。体检可见骶部饱满,肛指检查可触及圆形、光滑肿块,有弹性。X线片表现:骶骨局部膨胀,破坏透亮,部分可见钙化斑。肿瘤在MRI的 T_1 加权像上呈不均匀低信号, T_2 加权像上呈高信号,增强后扫描呈不均匀强化。还有椎体骨质和椎间盘的破坏表现。CT可见骶骨骨质破坏、内有钙化是此瘤诊断的重要依据。治疗首选手术切除。肿瘤的骶骨内部分常呈浸润性生长,边界不清,大多行次全切除。将肿瘤的纤维包膜切开,用息肉钳或吸引器清除肿瘤组织。第三骶骨以下肿瘤切除时要保留 S_3 神经,以保护

排尿及射精功能。术后是否进行放疗,目前存在争议。

第三节　转移性肿瘤

椎管内转移性肿瘤已引起明显的脊髓功能障碍时,原发病灶往往不易发现。转移瘤可发生于髓内或髓外,本节重点讲述髓外转移瘤。

【病因】

椎管内转移瘤多来自肺癌、肾癌、乳腺癌、甲状腺癌、结肠癌和前列腺癌。淋巴系统肿瘤包括淋巴肉瘤、网状细胞肉瘤和淋巴网状细胞瘤等亦可侵犯脊髓,椎管内转移比颅内多2~3倍,椎管淋巴结的肿瘤经过椎间孔可侵入硬脊膜外,肿瘤破坏椎骨也可压迫硬脊膜。急性白血病,尤其是急性淋巴细胞性白血病可以浸润到硬脊膜,形成硬脊膜外脊髓受压,亦可浸润脊髓血管壁,引起血栓、栓塞或出血,导致脊髓软化。转移瘤可发生在椎管内的任何节段,但以胸段最多见,其次是腰段,颈段和骶段发生较少,绝大多数发生在硬脊膜外(95%),一部分还同时侵犯脊椎骨质,瘤细胞可通过神经根或蛛网膜下腔扩展入脊髓髓内,但很罕见。转移至椎管内的途径有:①经动脉转移;②经椎静脉系统转移;③经蛛网膜下腔转移;④经淋巴系统转移;⑤邻近的病灶直接侵入椎管。

【临床表现】

1. 病程　病程短,自出现脊髓症状到医院就诊,1/2的病例在1~3个月以内,3/4在半年内。

2. 症状和体征　由于脊髓转移瘤绝大多数在硬脊膜外呈浸润性生长,可早期侵犯脊髓神经根,故疼痛是最常见的首发症状,而疼痛的程度都比其他类型的椎管内肿瘤剧烈。神经根性疼痛主要在截瘫水平的上缘,从后背开始放射,常因咳嗽、打喷嚏、深呼吸等加剧。但当截瘫出现后,部分患者疼痛程度可自觉减轻。以运动或感觉障碍作为首发症状者较少见。超过半数患者有大小便困难等括约肌症状。主要的体征为截瘫、锥体束征和感觉障碍。

【诊断】

有恶性肿瘤病史,出现进行性脊髓受压症状,应考虑椎管内转移瘤的可能。脊柱X线片可见椎管骨质不同程度破坏,最多见的是在椎板和椎弓根,其次是椎体。大多数患者有不同程度的椎管梗阻,脑脊液蛋白含量常增高。脊髓造影时,绝大多数显示病变水平有完全梗阻,梗阻面呈梳齿状。CT表现为脊髓硬膜外软组织低密度影,向内压迫脊髓,向外累及椎管壁;邻近椎体多数呈溶骨性破坏,少数呈成骨性破坏;椎间孔可有狭窄。MRI能更清晰地显示硬脊膜外转移性肿瘤的部位、范围及脊髓受累情况,具体表现为硬

脊膜外软组织肿块伴椎体信号异常,在 T_1 加权图像上肿瘤信号常与椎旁软组织信号相仿,多位于硬膜外腔的侧后方,信号多较均匀,大多累及 2~3 个脊髓节段,外形不规则。邻近椎体大多受累,信号减低,相应硬膜囊受压,脊髓可有水肿,甚至软化。在 T_2 加权图像上,硬脊膜外肿瘤组织信号增高,与邻近肌肉组织的分界明显,邻近受累骨质在 T_2 加权图像上可有多种信号改变,囊样破坏的骨组织信号往往增高,而成骨性破坏者,仍呈低信号影。增强后肿瘤均可强化,以此区别肿瘤实质部分与周围水肿。

【治疗】

对于单发转移所致脊髓压迫症状明显或者疼痛剧烈且经各种非手术治疗无效的患者,可以采用手术治疗。手术以减压为主,目的在于减轻脊髓受压程度,病理诊断明确后可为术后采用放疗、化疗提供可靠的依据。同时积极寻找原发灶,进行相应处理。

(顾士欣　车晓明)

4

第五十九章

颅内血管性疾病

第一节　自发性蛛网膜下腔出血

蛛网膜下腔出血（subarachnoid hemorrhage,SAH）是一种特殊类型的脑出血,形成机制为颅内血管破裂致血液流入蛛网膜下腔,因此该病引起的脑损伤较为广泛,致死及致残率极高,具有极大危害性。SAH形成的原因较多,但根据其损伤机制大致可分为创伤性（traumatic subarachnoid hemorrhage, tSAH）和自发性（spontaneous subarachnoid hemorrhage）两类。tSAH主要源自于急性颅脑外伤造成的局部着力点或其对冲部位的血管破裂,通常伴有脑挫裂伤、脑内血肿或其他脑损伤表现。大多数tSAH出血量较少,主要分布在脑表面。而自发性SAH形成的原因较多,但多为各类原发性脑血管病导致血管壁局部脆弱继而破裂所致。自发性SAH通常起病急骤,出血量较大,造成的损害也更为严重。

【发病率】

气候、环境、生活习惯等对脑血管病的发病率有显著影响,因此世界各地自发性SAH的发病率也大相径庭。在地区分布上,中国、印度和中东地区的发病率最低,为每年1/100 000~2/100 000。日本和芬兰发病率较高,为每年26.4/100 000~96.1/00000。北美每年约有2.8万人罹患自发性SAH,其中导致死亡或伤残者1.8万人。最近的系统回顾数据则显示全球自发性SAH的年发病率为(2~16)/100 000。由于自发性SAH起病急骤,可迅速致死,大量患者在进入医疗机构前已死亡,因此统计后的发病率可能较实际略低。随着脑血管疾病先期诊断技术的提高,使得大量隐匿性的脑血管病患者在出血前得到医治,所以自发性SAH的发病率呈现降低趋势。年龄是影响自发性SAH发病的又一重要因素。自发性SAH的平均发病年龄大于50岁。儿童发病率极低,但随着年龄的增长,呈逐渐上升趋势,直至60岁左右达到高峰,此后反

而随年龄增长而逐渐下降。另外,性别与自发性SAH出血风险也存在一定的相关性,大量研究表明女性发病率高于男性。人种可能也对自发性SAH发病率有影响,但此方面研究尚无明确结论。

【病因】

自发性SAH的病因很多,国内外均有许多总结报道。其中最主要的出血原因是颅内动脉破裂,占75%~85%。其他出血原因包括脑动静脉畸形、烟雾病、高血压动脉硬化以及血液病、过敏性疾病、感染、中毒、肿瘤等。另有10%~20%的患者原因不明。其中部分患者的出血集中于中脑周围,又称为中脑周围SAH（perimesencephalic subarachoid hemorrhage,PNSAH）,是一种特殊类型的非动脉瘤性自发性SAH,其病程较为良性。

自发性SAH发病的相关危险因素很多,目前较为确定的危险因子包括吸烟、高血压、可卡因及酗酒。在一级亲属中存在罹患自发性SAH者也可被视为高风险因素。药物也可能影响自发性SAH的发病风险,例如拟交感类药物使用者易患自发性SAH,口服避孕药也可能与大龄女性自发性SAH的发病率有一定相关性,特别是同时患有高血压病的吸烟女性。此外饮食习惯或与自发性SAH发病存在相关性,一项芬兰的流行病学研究提示过多服用酸酪乳可能会增加自发性SAH的危险,而食用蔬菜则具有保护作用。

【病理】

1. 脑膜和脑反应　血液流入蛛网膜下腔后逐步在脑表面的蛛网膜下腔、脑池及脑沟内淤积。随着时间推移,红细胞逐渐溶解,释放的含铁血黄素引起脑皮质黄染的同时与血液中游离的一氧化氮紧密结合,造成一氧化氮失活,影响其舒张血管的功能。部分红细胞随脑脊液进入蛛网膜颗粒,使后者堵塞,产生脑积水。多核细胞、淋巴细胞在出血后数小时即可出现在蛛网膜下腔,3天后巨噬细胞也参与反应,10天后蛛网膜下腔出血纤维化。严重自发性SAH者,可伴有下

视丘出血或缺血。

2. 动脉管壁变化　自发性 SAH 造成血管壁痉挛收缩,具体病理过程包括典型的血管收缩变化(管壁增厚、内弹力层折叠、内皮细胞空泡变、平滑肌细胞缩短折叠)以及内皮细胞消失、血小板黏附、平滑肌细胞坏死、空泡变性、纤维化。

3. 其他　还可伴有心肌梗死或心内膜出血、肺水肿、胃肠道出血、眼底出血等。

【病理生理】

1. 颅高压　由动脉瘤破裂引起的 SAH 在早期即可引起颅内压急骤性升高。出血量较多时,颅压可迅速升至舒张压水平,引起颅内血流短暂中断。这一过程可导致意识障碍。若出血量极大,诱发的长时间脑缺血可引起永久性昏迷。高颅压对 SAH 的影响有利又有弊:一方面可阻止进一步出血;另一方面则引起严重的全脑暂时性缺血和脑代谢障碍。

2. 脑血流、脑代谢及脑血流调节功能　已有大量研究表明,自发性 SAH 的患者受到血管痉挛、颅内压升高及脑水肿的影响,脑血流(cerebral blood flow,CBF)呈下降趋势。其下降的幅度与自发性 SAH 的临床分级以及是否存在脑血管痉挛呈正相关。世界神经外科联盟分级 Ⅰ ~ Ⅱ级、无脑血管痉挛患者的 CBF 为每分钟 42ml/100g(正常为每分钟 54ml/100g),如有血管痉挛则下降至每分钟 36ml/100g。世界神经外科联盟分级 Ⅲ ~ Ⅳ级、无脑血管痉挛患者的 CBF 为每分钟 35ml/100g,有脑血管痉挛者则为每分钟 33ml/100g。脑氧代谢率(cerebral metabolic rate of oxygen,$CMRO_2$)同样随着临床级别和临床痉挛的严重程度增高而下降。而局部的脑血容量(regional cerebral blood volume,rCBV)因远端脑内小动脉代偿性扩张而增加。这一现象在一些有严重神经功能障碍和血管痉挛的患者中尤为显著。

3. 脑内生化改变　脑内生化改变包括:乳酸性酸中毒、氧自由基生成、激活细胞凋亡路径、胶质细胞功能改变、离子平衡失调、细胞内能量产生和转运障碍等,这些都与 SAH 后脑缺血和能量代谢障碍有关。由于卧床、禁食、呕吐和应用脱水剂,以及下视丘功能紊乱、患者血中抗利尿激素增加等,还可引起全身电解质和糖代谢异常,其中低钠血症及高血糖最为常见。

4. 脑血管痉挛(cerebral vasospasm,CVS)　脑血管痉挛的确切病理机制尚未明确。目前认为血红蛋白的降解物氧化血红蛋白(oxyhemoglobin,oxyHb)在血管痉挛中起主要作用。除了能直接引起脑血管收缩,还能刺激血管收缩物质如内皮素-1(ET-1)和类花生酸类物质的产生,并抑制内源性血管扩张剂如一氧化氮的生成。进一步的降解产物如超氧阴离子残基、过

氧化氢等氧自由基可引起脂质过氧化反应、刺激平滑肌收缩、诱发炎症反应(前列腺素、白三烯等)、激活免疫反应(免疫球蛋白、补体系统)和细胞因子作用(白介素-1)从而加重脑血管痉挛。

5. 早期脑损伤(early brain injury,EBI)　近些年 EBI 逐渐成为 SAH 病理生理研究的热点,其定义为 SAH 发病后 72 小时内整个脑组织发生直接损伤的病理生理过程,包括颅内压升高、全脑血流量减少、血-脑屏障破坏、脑水肿、脑积水、微循环功能障碍及神经元死亡等。关于 EBI 的发病机制还未完全阐明,目前研究提示可能与急性脑缺血、脑水肿、细胞死亡及血-脑屏障破坏等因素相关。

【临床表现】

SAH 是卒中引起猝死的最常见原因,许多患者死于就医途中,入院前死亡率在 3% ~ 26%。即使送至医院,部分患者在明确诊断并得到专科治疗前死亡。1985 年的文献报道,动脉瘤破裂后只有 35% 的患者在出现 SAH 症状和体征后 48 小时内得到神经外科相应治疗。

1. 诱发因素　约有 1/3 的动脉瘤破裂发生于剧烈运动中,如:举重、情绪激动、咳嗽、屏便、房事等。如前所述,吸烟、饮酒也是 SAH 的危险因素。

2. 先兆表现　单侧眼眶或球后痛伴动眼神经麻痹是常见的先兆;头痛频率、持续时间或强度改变往往也是动脉瘤破裂先兆,见于 20% 患者,有时伴恶心呕吐和头晕症状,但脑膜刺激征和畏光症少见。通常由少量蛛网膜下腔渗血引起,也可因血液破入动脉瘤夹层,瘤壁急性扩张或缺血,发生于真正 SAH 前 2 小时至 8 周内。

3. 临床症状

(1) 剧烈头痛:最为常见的症状,占所有 SAH 患者中的 97%,表现为骤发劈裂般剧痛。患者多表述为"此生最剧烈的头痛"。遍及全头或前额、枕部,再延及颈、肩腰背和下肢等。Willis 环前部动脉瘤破裂引起的头痛可局限在同侧额部和眼眶。屈颈、活动头部和 Valsalva 试验以及声响和光线等均可加重疼痛,安静卧床可减轻疼痛。在此之前 60% ~ 70% 的患者还诉有可忍受的中重度头痛,此时称为"前哨痛"或"预警痛",提示动脉瘤局部渗血或增大。头痛发作前常有诱因,如剧烈运动、屏气动作或性生活,约占发病人数的 20%。

(2) 恶心呕吐、面色苍白、出冷汗:约 3/4 的患者在发病后出现头痛、恶心和呕吐。

(3) 意识障碍:见于半数以上患者,可短暂意识模糊至深度昏迷。17% 的患者在就诊时已处于昏迷状态。少数患者无意识改变,但有畏光、淡漠、怕响声和

振动等。

（4）精神症状：可表现谵妄、木僵、定向障碍、虚构和痴呆等。

（5）癫痫：见于20%患者，多为大发作。

4. 典型体征　为动脉瘤破裂出血引起 SAH 的症状和体征

（1）脑膜刺激征：约1/4的患者可有颈痛和颈项强直。在发病数小时至6天出现，但以1~2天最为多见。Kernig 征较颈项强直多见。

（2）单侧或双侧锥体束征。

（3）眼底出血，可为视网膜、玻璃体膜下或玻璃体内出血（Terson 综合征），多见于前交通动脉瘤破裂。因颅内压增高和血块压迫视神经鞘，引起视网膜中央静脉出血。此征有特殊意义，因为即使脑脊液恢复正常仍存在此征，是诊断蛛网膜下腔出血的重要依据之一，也是患者致盲的重要原因。

（4）局灶体征：通常缺少。可有一侧动眼神经麻痹、单瘫或偏瘫、失语、感觉障碍、视野缺损等。它们或提示原发病变和部位，或由于血肿、脑血管痉挛所致。

5. 非典型表现

（1）少数患者起病时无头痛，表现恶心呕吐、发热和全身不适或疼痛，另一些人表现胸背痛、腿痛、视力和听觉突然丧失等。

（2）老年人 SAH 特点：①头痛少（<50%）且不明显；②意识障碍多（>70%）且重；③颈硬较 Kernig 征多见。

（3）儿童 SAH 特点：①头痛少，但一旦出现应引起重视；②常伴系统性病变，如主动脉弓狭窄、多囊肾等。

6. 临床分级　在入院时对患者的神经系统状况进行评估、并在此后进行定期观察对指导自发性 SAH 的治疗及预后分析是非常重要的。最近发布的 SAH 指南着重强调了这一点：应用简单有效的量表快速确定 SAH 患者的基线临床严重程度是预测其转归最为有效的因素。

Botterell 最早对 SAH 患者进行分级，旨在了解不同级别的手术风险有无差异。目前临床分级作用不仅限于此，而且对各种治疗的效果评价、相互比较都有重要作用，应用也更加广泛。现有多种分级方法，大多根据头痛、脑膜刺激症状、意识状态和神经功能损害等来分级。其中应用广泛的是 HuntHess 分级，对 SAH 患者的预后判断较为准确。一般 Hunt-Hess 分级Ⅰ~Ⅱ级 SAH 患者预后较好，而Ⅳ~Ⅴ级患者预后不佳。以哥拉斯格昏迷评分（Glasgow Coma Score, GCS）为基础的世界神经外科联盟分级也越来越受到人们重视，有利于各地区资料相互比较。三种主要分级方法见表59-1。

表59-1　SAH 临床分级表

级别	Botterell 分级（1956）	HuntHess 分级（1968,1974）	世界神外联盟分级（1988）	
			GCS	运动功能障碍
Ⅰ	清醒，有或无 SAH 症状	无症状或轻度头痛、颈项强直	15	无
Ⅱ	嗜睡，无明显神经功能缺失	脑神经麻痹（如Ⅲ、Ⅳ）中重度头痛，颈硬	13~14	无
Ⅲ	嗜睡，神经功能丧失，可能存在颅内血肿	轻度局灶神经功能缺失，嗜睡或错乱	13~14	存在
Ⅳ	因血肿出现严重神经功能缺失，老年患者可能症状较轻，但合并其他脑血管疾病	昏迷，中重度偏瘫，去大脑强直早期	7~12	存在或无
Ⅴ	濒死，去大脑强直	深昏迷，去大脑强直，濒死	3~6	存在或无

*：如有严重全身系统疾病如：高血压、糖尿病、严重动脉硬化、慢性肺部疾病或血管造影显示血管痉挛，评级增加一级。

但是，Gotoh（1996）等前瞻性研究765例脑动脉瘤患者应用世界神经外科联盟分级表与预后的关系，发现患者术后预后与术前 GCS 有关（$P<0.001$），即术前 GCS 高分者，预后较好，特别是 GCS15 分与14分之间有显著差别（$P<0.001$）。但是 GCS13 分与12分、7分与6分之间差别不明显，影响Ⅲ级与Ⅳ级、Ⅳ级与Ⅴ级患者预后的评估的准确性。可见，任何一种分级方法不可能十全十美，有待临床验证和不断修改和完善。Chiang（2000）指出必须以治疗前的分级和评分为准，各种分级和评分才对预后评估有价值。

【辅助检查】

1. 计算机辅助断层扫描（CT）（图59-1）　头颅 CT 平扫是目前诊断 SAH 的首选方法，在出血48小时内敏感度高达95%。表现为脑室及脑池内的高密度灶。CT 平扫具有以下作用：①明确有否 SAH 及严重程度：SAH 的部位及严重程度是预测脑血管痉挛重要因素之一；②判断脑室大小：动脉瘤破裂后约21%的患者出现急性脑积水；③观察是否存在血肿：大量颅

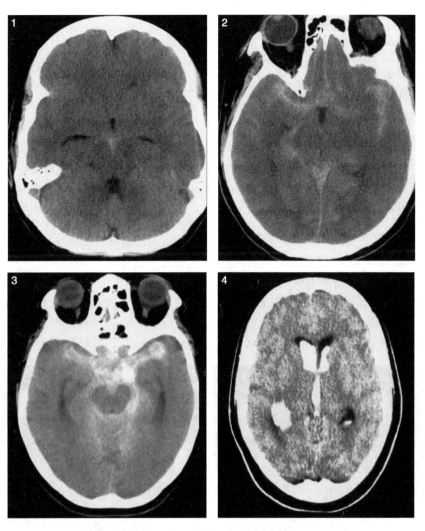

图 59-1　Fisher 分级的 CT 影像学特征

内血肿或硬膜下血肿引起的占位效应需要立即手术清除;④观察是否存在脑梗:但发病后 24 小时内不敏感;⑤预测动脉瘤部位:78% 的大脑中动脉或前交通动脉瘤可通过 CT 推测。例如前纵裂出血或直回血肿提示前交通动脉瘤;侧裂出血提示大脑中动脉瘤或后交通动脉瘤;脚间池或脑桥前方出血提示基底动脉顶端或小脑上动脉瘤;第四脑室出血提示颅后窝来源的小脑后下动脉瘤或椎动脉夹层动脉瘤;第三脑室出血提示基底动脉顶端动脉瘤。CT 片上 SAH 的量和部位与血管痉挛的发生有很好相关性。临床分级越差,CT 上出血程度越严重,预后越差。表 59-2 为根据 CT 上积血程度的 SAH Fisher 分级表。值得注意的是 CT 发现与 SAH 的关系也受时间的影响。如果在发病后 ≥4 天做 CT,CT 所见与所发生的 SAH 并无关系,也即 CT 无评估 SAH 的价值。因此,SAH 后应尽早做 CT。为了更准确识别和分类 SAH 后脑血管痉挛,Zervas 等(1997)提出改良 Fisher 分级(表 59-3,图 59-2),经临床验证更为准确、可靠。

表 59-2　SAH Fisher 分级表

级别	CT 表现	血管痉挛危险性
1	CT 上未见出血	低
2	CT 上发现弥散出血,尚未形成血块	低
3	较厚积血,垂直面上厚度>1mm(大脑纵裂、岛池、环池)或者水平面上(侧裂池,脚间池)长×宽>5×3mm	高
4	脑内血肿或脑室内积血,但基底池内无或少量弥散出血	低

2. 脑脊液检查　是诊断本病最敏感的方法,特别是头颅 CT 检查阴性者。但应掌握腰穿时机。SAH 后数小时腰穿所得脑脊液仍可能清亮,所以应在 SAH 后大于 2 小时行腰穿检查。操作损伤与 SAH 区别主要在于:①连续放液,各试管内红细胞计数逐渐减少;②如

表 59-3　改良 Fisher 分级表

Fisher 分级	CT 表现	发生血管痉挛危险性(%)
0	未见出血或仅脑室内出血或脑实质内出血	3
1	仅基底池出血	14
2	仅周边脑池或侧裂池出血	38
3	广泛蛛网膜下腔出血伴脑实质内血肿	57
4	基底池和周边脑池、侧裂池较厚积血	57

红细胞>250 000/ml,将出现凝血;③无脑脊液黄变;④RBC/WBC 正常,并且符合每增加 1000 个红细胞,蛋白含量增加 1.5mg/100ml;⑤不出现吞噬红细胞或含铁血黄素的巨噬细胞。脑脊液黄变是 CSF 中蛋白含量高或含有红细胞降解产物,通常在 SAH 12 小时

阳性率高达100%,出血3周后阳性率仍可达70%,1个月后达40%。这一指标使用分光度计检测较肉眼更为敏感,但特异度不高。黄疸或脑脊液高蛋白均可造成假阳性。特别需要强调的是,SAH 造成的高颅压是防止动脉瘤再破裂的保护机制,腰穿引起的颅内压波动可能诱发动脉瘤再出血。

3. 头颅磁共振平扫(MRI)(图 59-3)　在出血后48 小时内的急性期 MRI 并不敏感,尤其出血量较少时由于含铁血黄素含量较少,MRI 无法准确检测。但在出血 4~7 天后,其敏感性显著上升,10~20 天则变得非常敏感。这与出血后红细胞逐渐裂解,血红蛋白降解并释放铁的过程有关。FLAIR 像对检测蛛网膜下腔内积血非常敏感。同时体积较大的动脉瘤也可直接从 MRI 上获得相关诊断信息。

4. 灌注 CT(perfusion CT,pCT)　pCT 是反映脑组织缺血最直接、最敏感的方法。国外文献认为脑血流量(cerebral blood flow,CBF)和平均通过时间(mean transit time,MTT)能够反映 SAH 后的 CVS 严重程度和

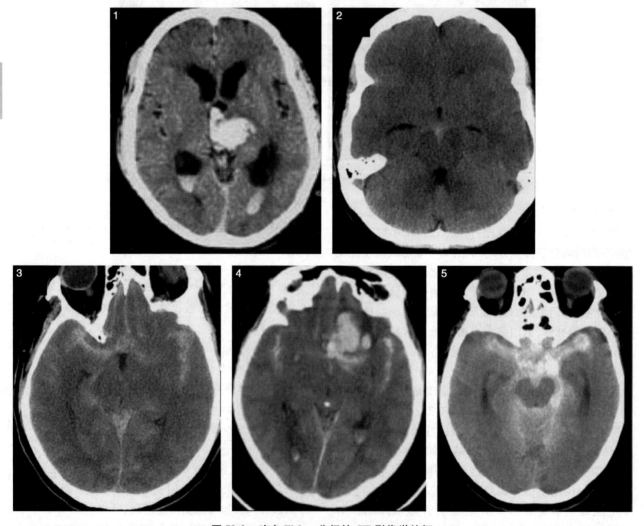

图 59-2　改良 Fisher 分级的 CT 影像学特征
(1)改良 Fisher 0 级;(2)改良 Fisher 1 级;(3)改良 Fisher 2 级;(4)改良 Fisher 3 级;(5)改良 Fisher 4 级

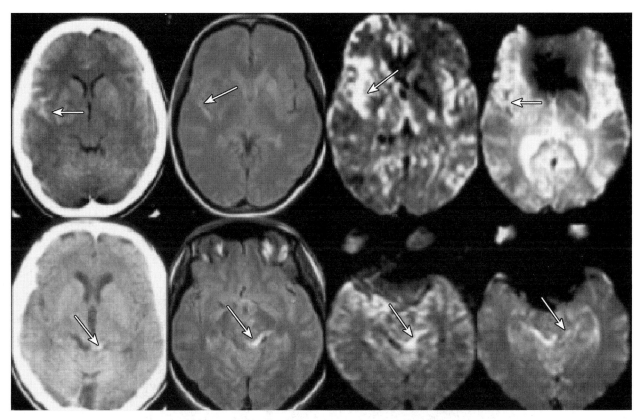

图 59-3　MR FLAIR 可见 CT 出血对应区高信号

脑组织灌注异常。因此,通过 pCT 对 SAH 后的脑组织血流变化进行评估,对制订治疗方案及判断预后具有重要意义。由于 SAH 是全脑性病变,尽管出血源可能位于某个脑池或脑裂,但出血往往遍及全脑蛛网膜下腔。因此任何部位都存在发生 CVS 的风险。如今高排全脑 pCT 已逐渐普及。较之以往的常规 pCT 覆盖范围更广,有助于提高对 SAH 患者继发脑梗死的预测能力,对改善预后有重要意义。

5. 头颅磁共振血管造影(MRA)　MRA 对脑动脉瘤的检出率可达到 87%,特异度达 92%。这一数据接近于 DSA。但对于 3mm 以下的微小动脉瘤,其特异度及敏感度均不尽如人意。目前它只作为脑血管造影前一种无创性预检方法,作为社区调查或高危患者筛查的主要手段。

6. CT 血管造影(CTA)(见文末彩图 59-4(1))近几年,国内外大量研究报道了高排数 CTA 诊断颅内动脉瘤的优势与缺点。总体而言,其敏感度及特异度均已达到比较理想的程度。尤其是 256 排以上 CTA 的应用更使得这一无创检查设备的准确度可媲美 DSA。但一些研究也认为,针对<3mm 的微小动脉瘤,CTA 的准确率仍然显著低于 DSA。CTA 具有其本身的优势,可通过三维图像重建清晰地分辨动脉瘤与载瘤血管、穿支血管及颅底结构的关系,对指导开颅手术具有重要意义。2012 年美国蛛网膜下腔出血指南中指出,如果部分地区不具备 DSA 条件,CTA 可作为独立的诊断方法并对进一步治疗提供指导。这也从另一方面肯定了 CTA 技术在脑动脉瘤疾病中的发展前景。目前针对 CTA 应用价值的研究还在不断深入,国外学者已提出 CTA 在诊断 SAH 后的血管痉挛方面有着广泛的前景,但其诊断效率还有待进一步研究。

7. 脑血管造影(见文末彩图 59-4(2)~(3))　脑血管造影仍是诊断本病的金标准。血管数字减影技术(DSA)目前是最常用的技术,已能查出大多数出血原因。目前该技术能够在 80%~85% 的 SAH 患者中检出各种出血原因,同时还可显示是否存在脑血管痉挛。一旦复杂动脉瘤治疗需牺牲载瘤血管,则还可通过 DSA 判断侧支循环是否充分。但血管造影需要遵循几个重要原则:①首先选取高度怀疑存在病变的血管进行造影;②坚持至少四血管造影以排除可能存在的多发动脉瘤可能,同时全面评估侧支循环;③一旦发现病变则需在多个工作角度进行造影或三维旋转以求多角度了解病变起源并评估瘤颈;④如果未发现动脉瘤,切不可武断地给予造影阴性的诊断。必须反复评估以下部位:a. 双侧 PICA 起始部:1%~2% 的动脉瘤起源于 PICA 起始部。由于单侧椎动脉造影大多可通过椎基底交界处反流使对侧椎动脉及 PICA 显影,因此造成部分临床

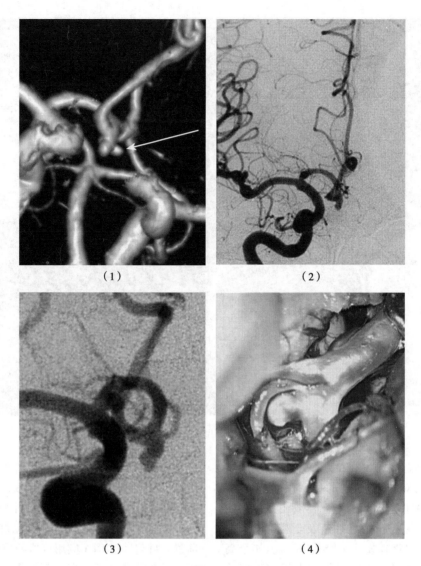

图 59-4

(1)CTA 提示分叶状前交通动脉瘤;(2)(3)DSA 证实为前
交通分叶状动脉瘤;(4)术中证实诊断

医师简化了造影流程,仅行单侧椎动脉造影,造成漏诊。b. 前交通动脉:如果双侧大脑前动脉 A1 段均较为发达,此时前交通动脉可因双侧血流压力差小造成造影剂充盈不佳,进而导致漏诊。因此必要时行诊断性对侧压颈试验或者增加高压注射器的注射速度。c. 当 SAH 患者行 DSA 后仅发现动脉圆锥样改变,则建议行开颅探查。d. 首次 DSA 阴性者,应在 2 周(血管痉挛消退后)或 6~8 周(血栓吸收后)复查 DSA。

8. 经颅多普勒超声(TCD)　作为一种无创的、床旁的、可直接反映血管管腔内血流变化状况的检查手段,具有简便易行、可重复性强、费用适中、无创伤性等特点。由于血流速度与血管腔横切面成反比,即与血管腔半径平方成反比,采用 TCD 可以无创测得脑底大血管血流速度。测定大脑中动脉近端的流速,对临床诊断 SAH 后血管痉挛有重大价值。Gonzalez 等认为,SAH 患者以 TCD 通过颞窗测量大脑中动脉血流流速,以 120cm/s 作为血管痉挛的分界值,在有临床症状的血管痉挛患者中其检出率为 81.1%,而在血管造影证实的血管痉挛患者中其检出率也达到 77.2%,TCD 可在临床症状出现前对脑血管痉挛作出诊断,并对早期临床干预作出指导。但同时有文献认为,TCD 如果作为预测血管痉挛的指标,其阳性预测值仍然偏低。

9. 认知功能量表　近年来,神经心理学在脑血管方面的应用成为新的热点,这体现了"生物-心理-社会"医学模式在现代医学中所扮演的重要角色。研究证明,20% 的 SAH 患者出现认知损害、行为改变、社会再适应能力减退并对远期生活质量产生影响。由此可见,认知功能障碍已成为影响 SAH 患者预后的重要组成部分。认知损害和功能减退常合并情感障碍(焦虑、抑郁)、疲劳和睡眠障碍。因此,建议使用成套认知功能量表将特别有助于对 SAH 患者进行整体评估(表 59-4)。

表 59-4　成套认知功能评估量表

认知域	量　　表
总体认知功能	简易精神状态量表 记忆与执行筛查量表
记忆力	听觉词语学习测验 Rey-Osterrieth 复杂图形测验-延迟回忆 符号数字模式测验-偶然记忆
注意力	连线测验-A 部分 符号数字模式测验
执行功能	连线测验-B 部分 Stroop 色词测验-卡片 C 语义相似性测验 词语流畅性测验-范畴交替
定向力	简易精神状态量表单个项目
语言	Boston 命名测验 词语流畅性测验
视空间功能	画钟测验 Rey-Osterrieth 复杂图形测验-临摹
抑郁	流行病调查用抑郁自评量表

【诊断和鉴别诊断】

首先应明确有无 SAH。突然发作头痛、意识障碍和脑膜刺激征及相应神经功能损害症状者,应高度怀疑 SAH。突发剧烈头痛的鉴别诊断如表 59-5 所示。及时进行头颅 CT 检查,必要时腰穿,以明确出血。

对 SAH 前的先兆性头痛等症状应引起注意,并与偏头痛、高血压脑病和其他系统性疾病进行鉴别。

从临床表现鉴别 SAH 和颅内出血或缺血性卒中有时较为困难。一般有脑膜刺激症状、缺少局灶性神经系统症状和年龄较轻(小于 60 岁),SAH 的可能性较大。突发头痛和呕吐并不是 SAH 的特有症状,常不能以此作为与颅内出血或缺血性脑卒中鉴别诊断的依据。SAH 患者的癫痫发生率与颅内出血患者相似,但缺血性脑卒中患者较少发生癫痫。

临床怀疑自发性 SAH 后的诊断程序见图 59-5。

确诊自发性 SAH 后,应作 SAH 病因诊断。主要以脑血管造影或 3D-CTA 进行筛选。

但第一次脑血管造影可有 15% ~ 20% 的患者不能发现阳性结果,称为血管造影阴性 SAH。其中又有 21% ~ 68% 的患者在 CT 平扫时只表现为脑干前方积血,称为中脑周围 SAH(perimesencephalic SAH),这是一种较为特殊预后良好的自发性 SAH,在自发性 SAH 中占 10% 左右。与血管造影阳性的患者相比,年龄偏轻,男性较多,临床分级较好。CT 上出血仅位于脑干

表 59-5　突发剧烈头痛的鉴别诊断

1. 颅内
  A. 血管性
    (1) SAH
    (2) 垂体卒中
    (3) 静脉窦栓塞
    (4) 脑内出血
    (5) 脑栓塞
  B. 感染
    (1) 脑膜炎
    (2) 脑炎
  C. 由新生物、颅内出血或脑脓肿引起的颅内压增高
2. 良性头痛
  (1) 偏头痛
  (2) 紧张
  (3) 感染性头痛
  (4) 良性疲劳性头痛
  (5) 与兴奋有关的头痛
3. 来自脑神经的头痛
  (1) 由于肿瘤、动脉瘤、Tolosa-Hunt 征、Raeder 三叉神经痛、Gradenigo 征引起脑神经受压或炎症
  (2) 神经痛:①三叉神经;②舌咽神经
4. 颅内牵涉痛
  (1) 眼球:①球后神经炎;②青光眼
  (2) 鼻窦炎
  (3) 牙周脓肿、颞下颌关节炎
5. 系统疾病
  恶性高血压
  病毒性疾病
  颈段脊髓 AVF 可引起 SAH。对 DSA 颅内检查者(–),应做脊髓血管造影

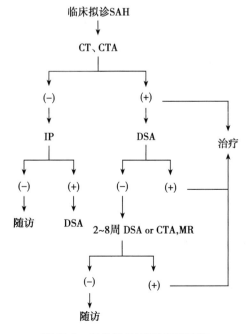

图 59-5　自发性 SAH 诊断程序图

前方,不累及脑沟和脑室。再出血和出血后血管痉挛发生少,预后良好。目前原因不明,可能由静脉出血引起。但椎-基底动脉系统动脉瘤破裂出血也可有相似的头颅CT表现,故不能轻易诊断为中脑周围SAH。

对脑血管造影阴性的SAH应在2周左右重复脑血管造影,文献报道病因的检出率为2%~22%。

当确诊SAH的原因为多发动脉瘤破裂出血,应进一步识别破裂瘤体,以下几点可供参考。

1. 除外硬膜外动脉瘤。

2. CT片显示局部SAH。

3. 在血管造影上破裂动脉瘤附近有血管痉挛或占位效应。

4. 动脉瘤呈分叶状或有子瘤形成。

5. 大而不规则动脉瘤较小而规则者易破裂。

6. 定位体征有助诊断。

7. 重复血管造影,见动脉瘤增大和局部血管形态学改变。

8. 选择最可能破裂的动脉瘤,如前交通动脉瘤。

9. 最大、最近端的动脉瘤破裂可能性最大。

【自发性SAH的常见并发症】

1. 神经系统并发症

(1) 迟发性脑缺血(delayed cerebral ischemia, DCI):DCI及其继发的脑梗死是SAH后最为严重的并发症。66%的SAH患者可在影像学上找到血管痉挛证据,但DCI的发生率为42%~46%。症状性CVS是DCI最为常见的原因。CVS并伴有脑血管侧支循环不良情况下,rCBF<20ml/(100g·min)时,可引起DCI。但并非所有的DCI均由CVS造成,一些非CVS因素正逐步受到重视。其中因微血管血栓形成及延长皮层传导障碍(prolonged cortical spreading depression, PCSD)等因素已被多项研究证明与DCI相关。Stein SC(2006)等通过对发生DCI及未发生DCI的SAH死亡患者进行尸检后发现,DCI组患者毛细血管内存在更多的微小凝血块。提示微血栓形成可能在DCI的发生发展中起重要作用。研究者们同时还发现,在发病前长期服用阿司匹林的患者发生DCI的风险显著降低。DCI另一个可能的机制是PCSD。Dreier JP(2006)等使用皮层电描记法对18例经开颅动脉瘤手术的SAH患者进行术后皮层传导去极化检测后发现,72%的患者发生反复皮层去极化,该现象与继发DCI密切相关,其阳性及阴性预测值范围达到86%和100%。DCI临床表现:①前驱症状:SAH的症状经治疗或休息而好转后又出现或进行性加重,血白细胞持续增高,持续发热。②意识由清醒至嗜睡或昏迷。③局灶体征,取决于脑缺血部位。如颈内动脉和大脑中动脉分布区,可出现偏瘫伴或不伴感觉减退或偏

盲。大脑前动脉受累可出现识别和判断能力降低、下肢瘫、不同程度意识障碍、无动性缄默等。椎-基底动脉者则引起锥体束征、脑神经征、小脑征、自主神经功能障碍、偏盲或皮质盲等。上述症状多发展缓慢,经数小时或数天才达高峰,持续1~2周后逐渐缓解,少数发展迅速,预后差。DCI的诊断:一旦出现上述临床表现,即应做头颅CT,排除再出血、血肿、脑积水等,并做TCD和脑血管造影进行诊断。CT显示脑梗死有助于诊断。此外,也应排除水电解质紊乱、肝肾功能障碍、肺炎和糖尿病等全身系统疾病,可行相应检查。

(2) 癫痫:SAH后癫痫的发生率为21%~26%,是提示预后不良的独立预测因子。癫痫的风险因素包括高级别SAH、较厚的脑池内积血、动脉瘤再破裂等。一旦出现癫痫,应及时复查CT明确是否有再出血情况,同时行内环境检查排除代谢性原因。癫痫发作时由于脑血容量增加,可引起脑肿胀。由于SAH后本身有严重的脑水肿,颅内顺应性减小,癫痫引起的颅内压升高将进一步加重脑缺血,并可能进展为不可逆的脑梗死。同时因癫痫造成的抽搐本身可引起低氧血症、高碳酸学者、酸中毒、误吸和肺炎。

(3) 再出血:是SAH患者致死致残的主要原因,死亡率可高达70%~90%。首次出血后24小时为再出血高峰,有4%的患者出现再出血,之后再出血率降至每天1.5%,2周内累计再出血危险性达到19%。既往研究显示SAH后1周内再出血的风险最高,尤以出血后1小时为甚。而39%的患者在2小时内发生再出血。高血压、动脉瘤体积较大、高龄、女性及临床分级较高等均为再出血的高危因素。

(4) 脑积水:出血急性期脑积水发生率为15%~87%。其高危因素包括于高龄、高血压史、脑室内出血、弥漫性SAH、局部较厚积血、后循环动脉瘤、使用抗纤维蛋白溶解药物、低钠血症及临床分级较差等。此时发生急性脑室扩张可能是由于凝血块堵塞脑脊液循环系统。另一方面,8.9%~48%的患者出现分流依赖性慢性脑积水,此时发生的脑积水往往是多因素综合作用的结果,与脑室系统内或蛛网膜下腔的脑脊液循环受阻或蛛网膜颗粒处脑脊液流出阻力增加有关。荟萃分析显示开颅手术的脑积水发生风险低于血管内治疗。

2. 全身系统并发症　严重的全身并发症是23%SAH患者死亡的原因,好发于危重患者和高级别患者。因此防治SAH后全身系统并发症的重要性与防治DCI和再出血一样重要,应引起重视。

(1) 水电解质紊乱:常见低钠血症,见于35%患者,好发于出血第2~10天,平均为7天左右。可加重意识障碍、癫痫、脑水肿。引起低钠血症原因:脑性盐

丧失综合征和促利尿激素分泌异常综合征(SIADH)。应注意鉴别上述两综合征,因为两者处理原则完全不同。脑性盐丧失综合征,是因尿钠排出过多导致低血容量和低钠血症,治疗包括输入生理盐水和胶体溶液,不能限制水分,否则可加重血管痉挛和脑缺氧。SIADH 则因 ADH 不适当分泌增多,引起稀释性低钠血症和水负荷增加,治疗除补钠外,还包括限水和应用抑制 ADH 药如苯妥英钠针剂。

低血容量也为 SAH 后常见并发症,见于 50% 以上的患者中,在 SAH 后最初 6 天内血容量可减少 10% 以上。血容量降低,可增加红细胞的黏滞度,影响脑微循环,增加血管痉挛的易感性。扩容升高血压可防止因血管痉挛而引起 DCI。

高血糖:SAH 可引起血糖增高,特别是见于隐性糖尿病的老年患者。应用类固醇激素可加重高血糖症。严重高血糖症则可引起意识障碍、癫痫,可恶化脑血管痉挛和脑缺血。

(2) 高血压:多数 SAH 患者有代偿性血压升高(Cushing 反应),以应答出血后的脑灌注压降低,但过高的血压(收缩压持续维持在 180mmHg 以上)可诱发再出血,特别是不适当地降低颅内压,同时未控制血压。兴奋、烦躁不安、疼痛和缺氧等可促发血压升高。

(3) 全身其他脏器并发症

心脏:心律失常见于 91% 的患者,高龄、低钾血症、心电图有 QT 间期延长者易发生心律失常。常见有室性、室上性心动过速,游走心律、束支传导阻滞等,多为良性过程,但少数患者因室性心动过速、室颤、室扑等而危及生命。以往认为心律失常的临床意义不大,但目前认为上述心律失常提示 SAH 诱发的心肌损害。约有 50% 的患者可有心电异常,如 T 波倒置、ST 段压低、QT 间期延长、U 波出现。

深静脉血栓形成:约见于 2% SAH 患者,其中约半数患者可发生肺栓塞。

胃肠道出血:约 4% SAH 患者有胃肠道出血。因前交通动脉瘤出血致死的患者中,83% 有胃肠道出血和胃十二指肠溃疡(Cushing 溃疡)。

肺:最常见的肺部并发症为肺炎和肺水肿。神经性肺水肿表现为呼吸不规则,呼吸道内粉红色泡沫样分泌物,蛋白含量高(>4.5g/dL),见于约 2% 的 SAH 患者,最常见于 SAH 后第 1 周内,确切原因不清,与 SAH 后肺部毛细血管收缩,血管内皮受损,通透性增加有关。

胃肠道:SAH 急性期患者交感神经兴奋,可能引起耗氧量及二氧化碳产量增加,同时代谢消耗也将增加。除此之外,患者还可产生负氮平衡,即使补充外源性氮也很难达到正常的氮平衡。这一系列反应可

能导致体重下降,同时增加了感染及伤口愈合不良的风险。此外 24% 的患者出现肝酶升高,4% 出现严重肝功能异常。具体病因目前暂不明确,可能与肝被动充血、全身感染或使用外源性药物有关。

【自发性 SAH 的治疗】

1. 非手术治疗

(1) 神经监护及相关物理治疗:患者在病因得到彻底治疗前需要进入 NICU 进行严密监护。相关医务人员需要有评估患者吞咽功能并预防吸入性肺炎的经验。在发病后至少 7 天内需要进行心电监护并检测血压,同时进行 GCS、局部神经功能、体温、瞳孔等项目的持续评估。如为高 Hunt-Hess 分级患者,持续评估时间也需相应延长。所有患者均需留置导尿以便在发病首周内每隔 6 小时进行出入量计算。在监护病房内,患者需绝对卧床,头抬高 30°,保持呼吸道通畅。避免各种形式的用力,用轻缓泻剂保持大便通畅。低渣饮食有助于减少大便的次数和大便量。同时进行对症治疗并准备完善血管造影准备,等待手术。已行病因治疗的患者待神经功能状况良好方可考虑转出监护室。

(2) 对症治疗:头痛是患者最为常见的主诉,适量给予对乙酰氨基酚有利于改善症状,同时缓解患者因发病产生的紧张情绪。水杨酸类解热镇痛药因抗凝作用,应避免在可能需行开颅手术或脑室引流术的患者中使用。如患者头痛症状严重,可使用可待因或阿片类药物加以控制,但需注意药物剂量,避免成瘾。如有严重呕吐症状,可加用中枢性镇吐药物。

(3) 血糖监测:临床上约有 1/3 的患者出现高血糖。由于高血糖是预后不良的独立预测因子之一,因此需予以纠正。但进行此类血糖控制是否能改善预后目前仍有待进一步研究证实。一项小样本回顾性研究显示较之常规的分次胰岛素注射,使用持续胰岛素输注法对血糖进行控制能够降低 SAH 患者转归不良的风险。但由于该研究样本量较小,不具有说服力。但目前认为对于血糖 10mmol/L 以上的患者进行血糖控制是有必要的。

(4) 体温监测:即便使用了对乙酰氨基酚,仍有半数以上患者有发热症状,这一临床表现在高临床分级的患者以及出血破入脑室的患者中尤为显著。同时,发热也是造成预后不良的独立危险因素。在 SAH 患者中,除了因感染引起的发热外,主要是由于蛛网膜下腔内积血引起的炎性反应所致。对于发热的患者可进行相应物理降温或药物降温。但目前尚无证据证实进行此类治疗可改善预后。

(5) 血压控制:SAH 急性期患者往往出现高血压。但是否需要控制血压始终存在争议。一些观察性研究

4

报告显示,积极地降压治疗可以减少再出血的风险,同时也增加了再发脑卒中的可能。目前已形成的共识是控制 SAH 后早期高血压直至彻底完成病因治疗。但关于血压控制的具体水平尚无定论。所谓的血压高限由于个体差异难以达成一致。目前最新的欧洲 SAH 指南提出,在病因治疗前推荐将收缩压控制于 180mmHg 以下。通常,使用镇痛药物及尼莫地平即可达到这种效果。如果使用这两类药物后血压仍高,则使用其他降压药包括尼卡地平、拉贝洛尔、硝普钠等。与后两者相比,尼卡地平能更加平稳地控制血压,但尚无临床证据证实其对改善患者预后方面存在优势。

（6）抗纤溶药物的使用:目前对止血剂在 SAH 治疗的作用仍有争论。一般认为,抗纤溶药物能减少50% 以上的再出血,可是由于抗纤溶促进脑血栓形成,延缓蛛网膜下腔中血块的吸收,从而易诱发缺血性神经并发症、脑积水等,同时还增加了发生深静脉血栓、肺栓塞的风险,抵消了其治疗作用。一项包含 9 个随机化研究的系统分析结果显示,抗纤溶药物可以减少再出血的风险,但对死亡率及预后几乎无任何影响。直至目前,氨基己酸和氨甲环酸均未被美国食品药品管理局批准作为 SAH 患者再出血的预防用药。Ⅶa 因子复合物可能对预防再出血有益,但其临床使用的安全性尚有待进一步研究。一些小规模的临床研究显示,无论动脉或是静脉,都可能因为使用Ⅶa 因子复合物导致血栓形成。

（7）控制颅内压:颅内压波动可诱发再出血。Wardlaw(1998)用彩色 TCD 监测,发现当颅内压降低时,脑动脉瘤可变大,搏动减弱;当颅内压增高时,动脉瘤可变小,搏动增强。提示颅内压变化可诱发动脉瘤破裂。临床也常见腰穿或脑室引流不当可引起出血。颅内压低可诱发再出血;颅内压接近舒张血压时,出血可停止,但脑灌注压也明显降低,易发生脑梗死。SAH 的临床分级通常与颅内压有一定相关性(表 59-6)。因此,SAH 急性期,如颅内压不超过3.99kPa(30mmHg),此时患者多属Ⅰ～Ⅱ级,一般不需降低颅内压。当颅内压升高或Ⅲ级以上者,则应适当地降低颅内压。一般应用 20% 的甘露醇1gm/kg。

表 59-6　临床分级与颅内压变化间关系

临床分级	颅内压变化
Ⅰ～Ⅱ级	MICP<1.59kpa(12mmHg)
Ⅲ级	MICP=1.99～5.32kpa(15～40mmHg)
Ⅳ级	MICP=3.99～9.97kpa(30～75mmHg)
Ⅴ级	MICP>9.97kpa(75mmHg)

2. 手术治疗

（1）手术时机的选择:动脉瘤性蛛网膜下腔出血患者中有 15% 在初次发病后数小时内发生再出血。即使发病后首日存活者仍有累计高达 35%～40% 的再出血率及 40% 的死亡率。而在发病 1 个月后再出血率降至 3%。手术的目的是去除病因,考虑到再出血率较高且对预后有较大影响,应尽快在排除手术禁忌的情况下进行病因治疗。Meta 分析显示针对低级别 SAH 患者进行早期病因治疗较之非早期治疗可获得更好的预后。在高级别患者中,虽无明显统计学差异,但仍可见这一趋势。目前认为对于中低级别患者(WFNS1-4;Hunt&Hess Ⅰ～Ⅳ),应尽早在急性期进行病因治疗(发病后 72 小时内)。如患者罹患多发动脉瘤,则首先应对责任病变进行处理,而后根据患者预后、年龄条件、病变大小、部位、特征等决定下一步治疗计划。其他病因的 SAH 患者由于再出血风险低于脑动脉瘤,可选择在血管造影明确诊断后现行保守治疗,待出血吸收后择期进行病因治疗。

（2）手术方法:根据 SAH 病因进行相应治疗。脑动脉瘤可行动脉瘤夹闭或血管内栓塞术;脑动静脉畸形可行血管内栓塞术;烟雾病可在急性期后行颅内外血管重建术。具体手术方法及其利弊可参看相关疾病章节。

3. 相关并发症的治疗

（1）CVS 与 DCI 的防治见第二节。

（2）脑积水的治疗:对于 SAH 相关的急性脑积水患者,通常应进行脑室外引流术(external ventricular drainage,EVD)或腰穿引流进行治疗。一系列随机对照研究、荟萃分析和非随机病例对照研究均提示 EVD能够改善发生急性脑积水患者的远期神经功能。如何选择 EVD 手术时机仍然是一个颇具争议的议题。部分研究结果认为,EVD 可增加动脉瘤再出血的风险,理应在动脉瘤处理完毕后再行 EVD。但也有研究认为 EVD 不会增加此类风险。腰穿引流治疗在一些回顾性研究中被认为是有效的治疗急性脑积水的方法。同时,通过引流蛛网膜下腔内的积血有助于降低CVS 的风险。但对于合并实质性脑内血肿的患者,由于存在严重颅高压,腰穿可能诱发脑移位并引起脑疝。目前认为,如果患者存在三四脑室铸形,可行脑室外引流术,一方面可调节颅内压,同时可引流部分积血。如患者未使用镇静药物且三四脑室并未铸形,可考虑行腰穿引流术,但需加强监护以免脑疝。对于慢性脑积水,通常需要行脑室腹腔分流术。以往认为终板造瘘术可降低分流依赖性脑积水的发生率,但现有文献资料汇总推翻了这一观点。因此不推荐常规施行。

（3）抗癫痫治疗：大约7%的SAH患者以癫痫起病，但其对预后的影响仍不明确。另有10%的患者在发病后数周出现癫痫。另外，过往的随机对照研究证实，接受血管内治疗的患者发生癫痫的几率显著低于开颅手术。虽然癫痫发作与患者神经功能转归之间的联系尚不明确，但已有的大样本回顾性研究表明，非惊厥性癫痫持续状态是SAH患者转归不良的强烈预测因素。虽然缺少高质量的证据支持针对SAH患者常规使用预防性抗癫痫治疗，但在危重患者中，由于癫痫发作可能导致额外脑损伤或动脉瘤再次破裂出血，因此可考虑预防性用药。目前针对临床明确有癫痫的患者进行抗癫痫治疗的益处是明确的。

（4）其他并发症的治疗

1）深静脉血栓的预防：由于预防性使用低分子肝素可能诱发脑出血，因此针对SAH患者推荐使用弹力袜或充气装置。研究证明，两者配合使用可以显著减少深静脉血栓形成的风险。如果存在使用低分子肝素的指征，则可在开颅手术24小时后或介入治疗完毕后使用。

2）内科相关并发症的治疗：心电图异常者应给予α或β肾上腺受体阻断剂，如普萘洛尔。水电解质紊乱常见低钠血症，引起原因有脑性盐耗综合征和抗利尿激素（ADH）分泌异常综合征（SIADH）。前者是尿钠排出过多导致低血容量和低钠血症，治疗应包括输入生理盐水和胶体溶液，不限制水分。SIADH则因ADH异常分泌增多，引起稀释性低钠血症和水负荷增加，治疗除补钠外，还包括限水和应用抑制ADH分泌药物如苯妥英钠针剂等。

【预后】

影响SAH预后的因素很多，病因、血管痉挛和治疗方法是主要因素。病因不同，差异较大。脑动静脉畸形引起的SAH预后最佳，而血液系统疾病引起的SAH效果最差。动脉瘤破裂的死亡率在55%左右。动脉瘤破裂未经手术夹闭，可再次发生出血。最常发生于第一次SAH后4~10天，每天发生率为1%~4%。前交通动脉瘤再出血的几率最大。第二次出血的死亡率为30%~60%，第三次出血者几乎100%。但在第一次SAH后3~6个月再出血的危险性显著降低，以后出血的死亡率可能不会超过第一次出血的死亡率。患者的年龄、性别和职业以及第一次发病的严重程度，对复发的可能性似无关联，但高血压可能增加其危险性。

血管痉挛也是SAH患者致死致残的主要原因，约有13.5%的动脉瘤破裂引起的SAH患者因血管痉挛而死亡或残疾。在致残患者中约39%因血管痉挛引起。

对SAH患者首次血管造影未发现病因者，预后与头颅CT上积血分布情况有关。属于中脑周围SAH的患者预后较好，再出血的几率也小于其他患者。这些患者的死亡率仅6%，而找到动脉瘤的患者的死亡率约为40%。除此之外，其他血管造影阴性的SAH患者也比动脉瘤破裂引起的SAH预后佳，文献报道约80%血管造影阴性的SAH患者能恢复正常工作，而只有50%的动脉瘤破裂引起的SAH患者能恢复健康。

（倪伟　毛颖）

第二节　脑血管痉挛

脑血管痉挛（cerebral vasospasm，CVS）是指自发性蛛网膜下腔出血（SAH）后出现超长时间的血管收缩，随着时间的推移脑动脉逐渐出现病理学及组织学上的改变，是SAH后常见的高危险性并发症，发生率高达20%~40%。常发生于动脉瘤出血后的邻近动脉主干上，也可扩展到较大的脑动脉。CVS可引起严重的局部脑组织缺血或迟发性缺血性脑损害，甚至导致脑梗死，是SAH致残和致死的主要原因。同时因脑的广泛缺血缺氧所引起的脑水肿可使颅内压增高。CVS通常发生于SAH后4~14天，高峰期为6~10天。但是，一旦狭窄的血管内腔能耐受痉挛极期的缺血，则在3~4周后可重新恢复原状。CVS也可继发于脑外伤。本节主要讨论SAH后的CVS。

【分型、分级与分期】

Saito等（1977）将Pool & Pott对CVS的分类法加以改良分为三型：1型：广泛而弥漫的脑血管变细，范围涉及颈内动脉、大脑中动脉与大脑前动脉的近段，血管呈线状纤细；2型：广泛性或多支脑动脉细狭，呈节段性的狭窄；3型：动脉细狭只限于动脉瘤邻近的动脉分支。Auer（1984）将CVS分为三级：1级：局部血管痉挛范围不到50%；2级：局部血管痉挛，范围超过50%；3级：弥漫而广泛的痉挛。

CVS分为两期，SAH后1~3天为急性期，随后是慢性痉挛期，可持续10~14天后才逐渐消退。脑血管急性痉挛期死亡率高，以颅内压增高、脑血流量降低和脑灌注压降低为特征。SAH后早期发生的脑血管收缩在动物模型上十分明显，在人类较少发生。但是颅内压增高、脑血流量降低和脑灌注压降低提示微循环已受影响。一些研究者认为该期对药物治疗较为敏感。而慢性CVS是造成神经功能损害和致死的主要原因，并且对药物治疗反应较差。现在还不清楚急性CVS是否加速或加重迟发的CVS。病理学研究表明，发生痉挛的血管内皮细胞肿胀，部分脱落，内膜增生，中层平滑肌细胞变性、坏死，外膜有大量的粒细胞

4

和巨噬细胞浸润等炎性改变是慢性 CVS 的主要特点。

【发病机制】

目前对 CVS 发生的确切机制尚不完全明确,总体认为在多因素共同作用的结果。红细胞在蛛网膜下腔内降解过程与临床血管痉挛的发生时限一致,提示红细胞的降解产物是致痉挛物质。目前认为血红蛋白的降解物氧化血红蛋白(oxyhemoglobin,oxyHb)在血管痉挛中起主要作用,由此引起的一系列炎性反应以及由此引发的动脉壁细胞损伤是加重 CVS 的重要病理生理过程。除去血管平滑肌收缩的因素外,血管壁结构破坏导致的血管腔狭窄也是引起 CVS 的重要原因。虽然大量文献证实炎性介质的释放是造成脑血管痉挛的重要原因,但其具体的作用机制目前仍不知晓。另外,血管紧张素、组胺、血清素、前列腺素、儿茶酚胺、血栓素 A2 等因素可能也与 CVS 相关。

目前,CVS 机制的研究主要集中在以下几个方面。

1. 脑血管的自动调节机制　血管张力的调节涉及血管平滑肌和内皮细胞的多个代谢通路。首先,脑内血管最重要的松弛因子是一氧化氮(NO),动物实验发现 SAH 发生后 10 分钟内脑内 NO 水平显著下降。另外,血管平滑肌细胞与内皮细胞调节血管的机制受到多种因子(包括代谢、激素、神经)的调控。影响平滑肌张力的代谢因素包括细胞外 pH、乳酸、腺苷、ATP、氧和二氧化碳等。

2. 内皮细胞调节机制　内皮细胞调节机制被认为在 SAH 引起的血管痉挛中起着主要作用。内皮细胞可产生内皮细胞源性松弛因子(EDRFs)和内皮细胞源性收缩因子(EDCFs)。其中内皮素-1(endothelin-1,ET-1)是在炎性介质中首先被广泛接受的缩血管物质。SAH 后引起的 ET-1 大量释放,作用于 ET-1 受体可直接诱发细胞外钙内流并介导血管收缩。但针对 ET-1 的受体阻断剂 Clazosentan 经历了两次临床试验后仍被证实无法改善发生血管痉挛患者的预后。

3. 平滑肌细胞机制　调节血管平滑肌收缩性的核心因子是细胞质内钙的活性。钙可激活钙调蛋白,后者激活肌球蛋白轻链酶(MLCK),引起肌球蛋白轻链的磷酸化,与肌动蛋白丝作用而产生收缩。SAH 后血管平滑肌呈去极化状态,这可能是能量代谢中断后离子泵功能受损的结果。另一个解释是 SAH 抑制了钾通道,引起细胞膜去极化和血管收缩。活化钾通道的物质可减轻 SAH 引起的血管痉挛。激活其他的离子通道如钙通道,可引起平滑肌收缩而加剧血管痉挛。

4. 微循环机制　SAH 引起局部的血管痉挛、血管内阻力增高并影响血管的自动调节功能,使脑组织对脑灌注压的暂时性降低更为敏感,并可使痉挛血管远端的脑皮质血管扩张功能受损,影响大脑的微循环。

5. 炎性反应的调节机制白介素-6(interleukin-6,IL-6)　是另一类被认为与血管痉挛具有相关性的炎性介质。已有研究发现,在发生 CVS 的患者中,其血清及脑脊液中的 IL-6 含量较未发生 CVS 患者明显升高,而使用 IL-6 的单克隆抗体阻断 IL-6 可以缓解血管痉挛。在自发性 SAH 后,IL-6 作为急性反应的产物被大量释放,在促凝血的同时增加了血管紧张度,加重了 CVS 的发生。

6. 基因活化　SAH 可使应激相关基因活化并诱导应激蛋白如热休克蛋白的表达。SAH 后,局部存在的血红素可诱导血红素氧合酶-1(HO-1)基因的表达。该基因的表达被认为是一种加速血红素清除的保护机制。

【诊断】

1. 症状性 CVS 的诊断标准

(1) 在急性 SAH 后症状经治疗或休息后好转,但却再次出现或进行性加重,外周白细胞持续升高并有持续性发热症状。

(2) 意识清醒转为嗜睡、烦躁或昏迷。

(3) 出现局灶性神经系统症状。表现为皮质、脑干缺血部位所投射的肢体或脑神经的运动及感觉障碍;因大脑前动脉供血区受累出现精神或意识障碍。上述症状多发展缓慢,经数小时或数天后可达到高峰,持续 1～2 周后缓解。

(4) CT 可见新发低密度影。

2. CVS 的 TCD 诊断的标准

(1) 颞窗位取样深度 54mm 时 MCA 平均流速:120～140cm/s 为轻度脑血管痉挛;140～200cm/s 为中度脑血管痉挛;>200cm/s 为重度脑血管痉挛。

(2) 24 小时内平均血流速度上升 50% 并伴有相应临床症状(排除脑积水、感染、代谢异常等)。

(3) 24 小时内平均血流速度上升 50% 且经选择性血管造影术确认有血管痉挛。

(4) 脑血流频谱紊乱或回声频谱伴杂音。

(5) MCA 平均增幅>15cm/s 且 LI(MCA 平均流速/颅外段 ICA 平均流速)>3 为轻度脑血管痉挛;LI>6 为重度脑血管痉挛。

3. CVS 的脑血管造影诊断　CVS 的诊断的金标准为脑血管造影。根据血管造影观察,蛛网膜下腔出血后 3～5 天就可有动脉痉挛,高峰期在 5～14 天,一般延续 2～4 周后血管痉挛逐渐消失。事实上,约 70% 的 SAH 患者出血后 3 天可在血管造影上可见血管痉挛,但其中多数患者无临床症状,有 32%～36% 的患者出现神经损害症状。其临床症状与血管痉挛的部位、程度和侧支循环建立情况等因素有关。

【CVS 的防治】

目前对 CVS 尚无特效疗法。以前临床中最常用的治疗方法是高血压(hypertensive)、高血容量(hypervolemic)和血液稀释(hemodilution)的 3H 疗法。但 3H 疗法对重度 CVS 的患者常无效,而部分患者则可能无法耐受该疗法。很多学者针对 CVS 的发病机制中不同的环节,提出了很多新的防治方法及途径。可用的药物有钙离子通道拮抗剂、内皮素受体拮抗剂及其合成抑制剂、促进一氧化氮(NO)合成的药物、罂粟碱、(diphenyleniodonium, DPI)、血管紧张素转化酶抑制剂、钾离子通道活化剂、氧自由基清除剂及过氧化抑制剂、血小板活化因子(PAF)受体拮抗剂等。有些已被临床应用,有些则已被动物实验证明有效,但尚未进入临床应用阶段。以下简要介绍一些在临床应用中已有一定经验的疗法。

1. **3N 取代 3H 疗法**　3H 疗法,也称为高血动力学疗法。其目的在于提高脑灌注压,提高收缩压,增加心排出量和增加血管内容量并降低血黏度,以使血管痉挛引起的脑缺血损害减至最低程度。但近年来,3H 疗法受到极大质疑,目前循证医学 I 级证据证实 3H 不仅效果不肯定且有害,如引发肺水肿、心功能不全等,因此目前更加主张在 SAH 后使用 3N 疗法取代 3H 疗法,即维持中心静脉压在 1.06 ~ 1.33kPa(8 ~ 10mmHg)或肺动脉楔压在 1.6 ~ 1.86kPa(12 ~ 14mmHg),维持正常血压,维持血细胞比容在 30% 左右。另外,SAH 患者的血钠水平也应注意,对低钠的患者,可输注 3% 的盐水,使血钠高于 140mmol/L,减轻脑水肿。

2. **钙拮抗剂**　1982 年,Auer 首先报道临床应用尼莫地平可减轻 CVS。现在应用钙拮抗剂治疗 SAH 后的 CVS 已成为在临床中应用最广泛的防治方法。平滑肌细胞内 Ca^{2+} 浓度升高是 CVS 发生的主要原因,钙拮抗剂可阻止 Ca^{2+} 内流,避免细胞内 Ca^{2+} 浓度过高。尼莫地平(nimodipine)是二氢吡啶类药物,目前临床运用较多的钙离子拮抗剂,是目前国内外指南推荐、具有 I 级循证医学证据的药物。一般应在 SAH 后 3 天内尽早使用,按 0.5 ~ 1mg/(kg·h)静脉缓慢点滴,2 ~ 3 小时内如血压未降低,可增至 1 ~ 2mg/(kg·h)。采用微泵控制静脉输液速度使点滴维持 24 小时,通常本药 50ml(10mg)经三通阀与 5% ~ 10% 葡萄糖溶液 250 ~ 500ml 同时输注。由于尼莫地平易被聚氯乙烯(PVC)吸收,因此应采用聚乙烯(PE)输液管。静脉用药 7 ~ 14 天,病情平稳,改口服(剂量 60mg,3 次/日)7 天。尽管钙拮抗剂现已被广泛应用于临床,并取得了较显著的疗效,但仍有 25% ~ 40% 的病例无效。

3. **蛋白磷酸化酶抑制剂**　可抑制平滑肌收缩最终阶段的肌球蛋白磷酸化,从而扩张血管。盐酸法舒地尔(fasudil)属异喹啉磺胺衍生物,具有缓解痉挛血管的作用,1995 年起已在日本正式进入临床应用并取得了较好的效果。一般以盐酸法舒地尔 30mg 稀释于 100ml 生理盐水,1 日 3 次(每 8 小时),用 30 分钟静脉滴注,连续用 2 周。但目前,该药物缺乏高级别循证医学证据支持。

4. **他汀类药物**　他汀类药物在治疗 SAH 后迟发型脑血管痉挛中的应用成为了一项研究热点,Singha 等进行的一项回顾性分析显示他汀类药物使用者容易出现脑血管痉挛,而这种血管痉挛的发生与 SAH 后突然停用他汀类药物相关,间接提示他汀类药物能预防脑血管痉挛。Tseng 等报道给予 SAH 患者每日口服普伐他汀 40mg 可以显著缩短受损的自体调节过程,而且两侧大脑中动脉有强烈的充血反应比值(hyperemic response ratios, THRRs),提示他汀类药物可能通过增强自体调节能力预防脑血管痉挛并保护神经元。多项临床试验及 Meta 分析均提示使用他汀类药物可以有效预防脑血管痉挛,但其具体机制仍有待进一步研究。

5. **纤溶药物的应用**　动物实验表明,在 SAH 后 48 小时内清除蛛网膜下腔的血块可防止血管痉挛的发生。因此,有不少研究者采用纤溶药物试图快速溶解蛛网膜下腔或脑内及脑室内的血块,以防止血管痉挛的发生。常用的纤溶药物有尿激酶(UK)和组织型纤溶酶原激活物(tPA),其中似乎以 tPA 效果更好(无大规模临床试验比较)。给药途径可采用鞘内注射或将导管埋入蛛网膜下腔进行持续灌注,必要时行脑室穿刺。在动脉瘤破裂后行急诊手术夹闭的患者可选用此方法防治血管痉挛。在术中动脉瘤夹闭后,将一根导管置于基底池或桥前池作灌注用,另一根导管置于侧裂池周围或脑表面作引流用。将 60 000IU 的尿激酶溶解于 500ml 林格液,以 21ml/h 的速度作持续灌注,连续灌注 5 ~ 7 天。tPA 在术后 24 小时后,通过腰穿留置蛛网膜下腔的导管,先放出 10ml 脑脊液,再注入 10ml tPA 溶液(含 tPA 50 000 ~ 200 000IU),夹管 3 ~ 4 小时后再做持续脑脊液引流,每天 3 ~ 4 次,持续 3 ~ 7 天。也有用 0mmaya 储液囊内注射 tPA 者。研究表明,鞘内注射小剂量的 tPA(0.25 ~ 1.0mg 即 15 万 ~ 60 万 IU/d,分 3 ~ 4 次)可安全而有效的清除蛛网膜下腔的积血,能显著减少 CVS 的发生率。由于是在动脉瘤夹闭后应用,所以不增加动脉瘤再次出血的几率。但目前剂量尚无统一标准,而且,作为纤溶药物,理论上具有潜在的危险性,还缺乏大样本临床资料证实其安全性,因此尚未在临床推广。

6. **血管内治疗**　对其他方法治疗不能取得满意

疗效的病例,应用血管内治疗可取得较好疗效。

（1）罂粟碱:有直接的扩血管作用,较早用于临床CVS的治疗。通过非特异性Ca^{2+}外移而抑制磷酸二酯酶活性,增加cAMP含量而缓解血管痉挛。对弥漫性或有明显成角的血管痉挛,应用罂粟碱进行局部脑动脉内灌注可能取得较满意疗效。局部脑动脉内应用罂粟碱是通过超选择微导管进行的。一般以300mg罂粟碱溶于100ml生理盐水中,持续灌注30～60分钟,具体的滴注速度应根据颅内压、脑灌注压、血压和心率的变化加以调整。如果前循环动脉发生痉挛,导管远端一般放置在眼动脉起始点以上,即在颈内动脉床突上段。如果后循环动脉发生痉挛,导管远端应尽可能在小脑后下动脉起点以上,同时要注意观察在灌注过程中是否出现脑干功能抑制引起的临床症状,如呼吸暂停等。应用罂粟碱需注意:①本药作用程度和持续时间很难预测,个体差异大;②并非所有的SAH后痉挛血管均对罂粟碱敏感,随着发病时间的延迟和病情严重性增加,血管的顺应性和对罂粟碱的敏感性均降低,因此本药应用越早越好。

（2）经皮血管内成形术(PTA):治疗大的、近段脑动脉痉挛,可采用经皮血管内成形术,以机械性地扩张狭窄动脉。PTA只能用于动脉瘤夹闭后发生的血管痉挛。PTA的指征是:神经系统症状加重,经内科或药物治疗无效或血管造影显示有血管痉挛,经CT或MRI检查未见脑梗死,或当采用神经介入治疗时发生CVS。经PTA治疗数小时后,有60%～70%的患者可获显著改善,经血管造影证实管腔恢复正常,脑血流量增加,临床症状改善,无血管痉挛再发现象。但目前对PTA的疗效各家报道不一,可能与球囊大小、作用时间长短、球囊内压力大小的选择不同有关。本疗法尚需进一步积累经验。

7. 脑脊液置换　采用生理盐水置换脑脊液也是近年临床防治SAH后CVS常用的方法之一。在放出血性脑脊液后,可减少蛛网膜下腔的积血,减少氧合血红蛋白对脑动脉的刺激,因此可较好地防治CVS。经临床观察证实,该方法对SAH后CVS确有较好疗效。该方法比鞘内应用扩血管药物或纤溶药物更为安全。

8. 其他研究性治疗　由于CVS机制复杂,现已很难想象只用一种药物就能治愈血管痉挛。采用扩血管药物(如脑室内注射硝普钠可使内皮细胞合成NO增加)、抗氧化剂、抗炎剂、血栓素A2(TXA2)合成酶抑制剂等治疗CVS正在进行临床试验性研究。

（倪伟　毛颖）

第三节　脑动脉瘤

脑内动脉瘤是由于脑内动脉内腔的局限性异常扩张所致动脉壁的一肿瘤状突起,为临床常见血管性疾病,是自发性蛛网膜下腔出血(SAH)最常见的原因。脑动脉瘤破裂引起蛛网膜下腔出血的年发生率为(6～35.6)/10万人,其中芬兰和日本发病率较高,而在非洲、印度、中东和中国等发病率较低。在脑血管意外中,仅次于脑栓塞和高血压脑出血,位居第三。引起地区发生率差异的原因不清楚,可能与环境、饮食、种族(遗传)或医疗卫生条件等有关。大组尸体解剖发现,成人中未破裂脑动脉瘤发现率为1%～6%,其中大多数为小于4mm的动脉瘤。成人脑血管造影中脑动脉瘤(无症状)发现率为0.5%～1%。脑动脉瘤可见于任何年龄,但以50～69岁年龄组好发,约占总发生率的2/3。女性较男性稍多发,前者约占56%。但是在50岁以前,男性多见女性,50岁以后则女性多见。在出血的患者中,约1/3在就诊前死亡,另1/3死在医院,仅1/3经治疗得以存活。可见脑动脉瘤仍是当今人类致死致残常见的脑血管病。

【脑动脉瘤的分类和病因】

脑动脉瘤可按动脉瘤的大小、部位、病因和病理等进行分类(表59-7、表59-8)。一般认为直径<7mm的动脉瘤不易出血。过去认为巨大型动脉瘤很少破裂出血,现在发现约1/3巨大型动脉瘤以出血为首发症状,同时容易伴发神经功能障碍。

表59-7　脑动脉瘤的分类

1. 大小
   （1）小型　≤1.5cm
   （2）中型　0.5～1.5cm
   （3）大型　1.5～2.5cm
   （4）巨型　≥2.5cm
2. 部位
   （1）颈动脉系统
   　　①颈内动脉:岩骨段、海绵窦段、床突段、眼动脉
   　　段、后交通、脉络膜前、颈内动脉分叉
   　　②大脑前动脉:A_1、前交通动脉、$A_{2～3}$、胼周、胼缘
   　　③大脑中动脉:M_1、$M_{2～3}$、$M_{3～4}$
   （2）椎-基底动脉系统
   　　①椎动脉
   　　②小脑后下动脉(中央型、周边型)
   　　③基底动脉干
   　　④小脑前下动脉(中央型、周边型)
   　　⑤小脑上动脉(中央型、周边型)
   　　⑥基底动脉分叉
   　　⑦大脑后动脉(中央型、周边型)
3. 病理
   （1）囊状动脉瘤
   （2）层间(夹层)动脉瘤
   （3）梭状动脉瘤

表 58-8 脑动脉瘤的发病因素

1. 囊状动脉瘤
   （1）血流动力学
      ①血流量增加：AVM、因对侧动脉阻塞、发育不良、颈动脉与基底动脉存在交通支
      ②血压增加：主动脉狭窄、多囊肾、肾动脉纤维肌肉发育不良
   （2）血管壁结构
      ①后天性：内弹力层变性、镰状细胞贫血、炎症、外伤、肿瘤
      ②先天性：家族性、遗传性、Ⅱ型胶原缺失等
   （3）其他
      ①烟雾病
      ②巨细胞动脉炎
2. 梭形动脉瘤
   （1）动脉硬化
   （2）遗传性
   （3）血管结构性
   （4）感染性
   （5）放射性
   （6）其他：主动脉弓狭窄、巨细胞动脉炎
3. 层间动脉瘤
   （1）外伤
   （2）动脉硬化

在脑动脉瘤中最常见为囊状动脉瘤，它具有以下特点而异于其他类型动脉瘤：①起源于动脉分叉处，通常位于某一分支（如后交通动脉）的起始端；②瘤体的方向与载瘤动脉的血流方向一致；③位于载瘤动脉弯曲的外侧缘；④瘤体附近常伴有穿通小动脉；⑤有瘤颈，常可用特制的夹夹闭。由于颅内脑动脉的管壁的中层发育不良，缺少外弹力层，因此颅内脑动脉较颅外动脉易发生动脉瘤。显微镜检可见囊状动脉瘤的瘤壁中层很薄或缺如，内弹力层缺少或仅残存碎片，瘤壁仅由内层和外膜组成，其间有数量不等的纤维变或玻璃样变性组织。大体检查动脉瘤，特别是破裂者呈不规则状，壁厚薄不一，可有 1 或多个子瘤。破裂点常在瘤顶部。

夹层动脉瘤（dissecting aneurysm）和梭形动脉瘤（fusiform aneurysm）在过去认为较少见于颅内，近来由于神经影像学的发展，其检出率逐渐增多。如在椎动脉瘤中，囊状动脉瘤占 50% ~ 60%，夹层动脉瘤占 20% ~28%，梭形动脉瘤占 10% ~26%。颈和椎-基底动脉系统均可发生夹层动脉瘤和梭形动脉瘤，但以椎-基底动脉好发。夹层动脉瘤和梭形动脉瘤大多沿血管长轴异常扩大，少数在 CT 和 MRI 上可呈椭圆或近圆形，但血管造影上可显示异常扩张和弯曲的管腔，易与囊状动脉瘤鉴别。夹层动脉瘤可位于内膜与肌层或肌层与外膜之间，由于动脉壁剥离，引起实际管腔狭窄，血管造影出现"线征"（string sign）。如动脉瘤真腔、假腔均畅通，造影剂在其内滞留。有时难以从血管造影区分层间和梭形动脉瘤，需借助 MRI。夹层动脉瘤有下列 MRI 特点：①血管腔内有内膜瓣；②瘤内有双腔；③假腔内有亚急性血栓。

【动脉瘤的发病机制】

近年来，逐渐有学者认为动脉瘤是一种炎症相关疾病，巨噬细胞浸润及平滑肌细胞（SMCs）迁徙、凋亡普遍存在于动脉瘤壁组织中。多个研究表明动脉瘤壁组织内有不同程度的巨噬细胞浸润，其不仅释放促炎因子，而且分泌基质金属蛋白酶家族（MMPs），破坏血管壁细胞外基质、加剧炎症反应。平滑肌细胞在动脉瘤发生学中亦起重要的作用，早期动脉瘤壁的标本即可发现 SMCs 向内膜移位增殖，这是内皮层受损的一种代偿机制。MMPs 是动脉瘤致病过程中一种重要的介质，其可以导致平滑肌细胞的凋亡，影响血管壁的正常结构。另外，血管壁压力、血流速度、壁面切应力（WSS）、壁面切应力梯度（WSSG）、切应力振荡指数（OSI）、血流冲击力等各种血流动力学因素，在颅内动脉瘤的形成、生长和破裂过程中起着重要的作用。

【自然史】

了解和正确掌握一个疾病的自然病程是很重要的，它不仅是评价和衡量各种治疗方法的疗效和优劣，而且是阐明各种疗法、预后的重要指标。特别是随着神经影像学技术的发展，无症状或仅有轻微症状的动脉瘤发现增多，对这些患者应该怎样处理才是正确？另外研究发现许多因素可以影响脑动脉瘤的自然病程，如遗传性、全身情况、伴随各系统病变、动脉瘤的解剖部位及与其有关的病理生理异常等。因此，通过对这些因素的研究和正确处理，也关系到疗效的提高。

对于脑动脉瘤，任何一种治疗的预后是否比其自然病程为好，是评价该治疗的重要指标。由于动脉瘤破裂与否，其自然病程截然不同，因此下面分别讨论之。

（一）未破裂脑动脉瘤

未破裂脑动脉瘤有引起症状和无症状之分。大组尸检和血管造影研究发现无症状脑动脉瘤在成人发生率为 2%。无症状未破裂脑动脉瘤自然病程的了解主要来自对多发性脑动脉瘤患者的研究，其中破裂动脉瘤已被处理，未破裂者经临床和影像学检查随访，发现经血管造影证实无症状脑动脉瘤的年破裂出血率为 1% ~2%，它们在破裂前可出现症状，从出现症状到出血的间隔时间从数日至 10 年以上，破裂出血可发生在任何时间。有症状的未破裂脑动脉瘤的年

4

破裂出血率为6%。一般未破裂脑动脉瘤中有症状者预后差，因为其症状常来自动脉瘤对神经血管的压迫、瘤内血栓脱落造成脑栓塞和少量蛛网膜下腔出血等。巨型脑动脉瘤采取保守治疗者，数年内的病残率和病死率为80%。

目前具有共识的脑动脉瘤破裂因素包括：①大小（>7mm）；②形态（不规则）；③多发动脉瘤且其他动脉瘤破裂史；④吸烟史；⑤动脉瘤性SAH家族史等。很多项临床研究试图用简单的指标预测动脉瘤破裂风险，比如动脉瘤高宽比（aspect ratio）>1.6，破裂风险较大，但迄今为止，仍缺乏公认的预测动脉瘤破裂的良好指标。

（二）破裂脑动脉瘤

破裂脑动脉瘤的自然病程明显差于未破裂者。综合文献大组病例报道，首次破裂脑动脉瘤患者的病死率，在入院前为15%～30%，入院第1天为32%，第1周为41%，第1个月为56%，第6个月为60%。再出血率，48小时内为高峰，约为6%，继以每天递增1.5%，2周累计为21%。以后出血率趋于下降，年出血率为3.5%。再出血的病死率明显增高，第2次出血和第3次出血的病死率分别为65%和85%。

（三）影响自然病程的因素（表59-9）

表59-9 前驱症状对动脉瘤自然病程的影响

	A组（小量出血继大出血）	B组（仅小量出血）	C组（仅大量出血）
患者数	25	9	53
血管痉挛（%）	48	67	32
>Ⅲ级（%）	60	11	25
病死率（%）	52	0	23

1. 动脉瘤的级别 动脉瘤级别越高，病死率和病残率越高。这是因为高级别者（如Ⅲ级、Ⅳ级和Ⅴ级）再出血率、脑血管痉挛发生率均较高（患者分级详见后述）。

2. 脑血管痉挛 脑血管痉挛直接影响患者的病残率和病死率。有症状的脑血管痉挛的发生率为30%，其中1/3患者经治疗可康复，1/3患者病残，1/3患者死亡。

3. 动脉瘤破裂的诱发因素 举重物、情绪激动、咳嗽、屏气、用力大小便、房事等是常见的诱发因素，他们通过对血压、血流动力学和颅内压的影响而促发动脉瘤破裂出血。

4. 动脉瘤破裂的前驱症状和体征 在患有脑动脉瘤的患者中，一些症状、体征可以认为是"警告体征"，半数大出血发生于前驱症状发生1周内，90%大出血在出现前驱症状后6周内发生。这些前驱症状、体征包括：如头痛、眩晕、感觉或运动障碍等（详见临床表现）。前驱症状发生与动脉瘤扩大、少量出血等有关，经2～3周后常发生大出血。有前驱症状未及时诊治者预后较无前驱症状者差，相反如及时诊治，预后大可改观。

5. 蛛网膜下腔出血分级（Fisher分级请详见第一节） FisherⅢ级者易发生脑血管痉挛，预后显然较其他级别差。

6. 动脉瘤大小（表59-10） 脑动脉瘤要多大才破裂出血？文献上各家的报道不一，有直径4mm、7mm、7.5mm、≤10mm等。动脉瘤并不像肿瘤以线性方式生长。反而，它们可能是爆发式生长，绝大多数动脉瘤表现为突然生长，然后又静止不变，因此动脉瘤很难通过定期随访评估瘤体大小来预测破裂风险。迄今最具权威的前瞻性研究——2003年进行的ISUIA研究显示，体积越大的动脉瘤和体积增大的动脉瘤较易破裂。在1500名的研究人群中，<7mm的动脉瘤无一例破裂。因此现在推荐对于>7mm的动脉瘤进行密切随访并考虑进行治疗。

表59-10 破裂动脉瘤的直径（136例患者191个动脉瘤尸检资料）

直径（mm）	动脉瘤数	破裂动脉瘤数
21～50	11	11（100%）
16～20	6	5（83%）
11～15	16	14（87%）
6～10	54	22（41%）
3.2～5	75	2（3%）
2～5	29	0（0%）

7. 年龄 一般认为50岁以后的患者预后较年轻者差，可能与年老患者常合并系统性疾病有关。

8. 性别 女性较男性好发脑动脉瘤，特别在50岁以后，可能部分与女性寿命较男性长有关。George（1989）在214例破裂脑动脉瘤中发现女性有较高的脑血管痉挛发生率，预后也较差。同时女性患者患有颈动脉纤维肌肉发育不良的比例较高，达23%。

9. 多发性脑动脉瘤 大组临床病例和尸检发现，多发性脑动脉瘤的发生率分别为14.1%（7.7%～29.8%）和23.5%（18.9%～50%），以2～3个动脉瘤多见。文献报道最多动脉瘤在一个患者为13个。Mount等（1983）在随访116例多发性脑动脉瘤患者，发现再出血率较只有单发脑动脉瘤的患者高，为31%，预后显然也差。Qureshi等（1998）分析419例脑动脉瘤患者，127（30%）例有多发脑动脉瘤。在单因素分析中,女性、吸烟好发多发性动脉瘤,在多因素分析中,前述两因素仍与好发多发性动脉瘤有关。

10. 高血压　有高血压的脑动脉瘤患者预后较没有者差。

11. 眼底出血　包括视网膜出血、玻璃体膜下出血或玻璃体内出血,后两者又称 Terson 综合征。在动脉瘤出血引起蛛网膜下腔出血中,Terson 综合征发生率为 16.7% ~ 27.2%,患者的病死率为 50% ~ 90%,远高于无此征者。

12. 遗传因素　7% ~ 20% 脑动脉瘤者有家族史(Norrgard 1987,de Braekeleer 1996),他们患病的年龄常较轻,好发多发性和对称性(或称镜照性)动脉瘤,预后较无家族史者差。其他遗传性结缔组织病也常合并脑动脉瘤,系统性疾病如纤维肌肉发育不良、主动脉弓狭窄、多囊肾、Marfan 综合征、神经纤维瘤病 I 型、Ehlers-Danlos 综合征等。患纤维肌肉发育不良症者脑动脉瘤发生率高达 20% ~ 40%,而且易发生严重脑血管痉挛。

13. 系统和环境因素　妊娠、生产前后均易并发脑动脉瘤破裂出血,除与颅内压变化有关外,激素也起一定作用。研究发现停经前女性脑动脉瘤蛛网膜下腔出血发生率较低,停经后则明显增高,如补充雌激素可使发生率降低。吸烟、嗜酒和滥用可卡因者的脑动脉瘤破裂出血为正常人的 3 ~ 10 倍。Solomon(1998)认为吸烟诱发 α 抗胰蛋白酶的蛋氨酸活化部氧化,使其数量减少,弹性硬蛋白酶却明显增高。血清中蛋白酶与抗蛋白酶失衡可使各种结缔组织包括动脉壁降解,促使脑动脉瘤形成。另外吸烟可加重出血后脑血管痉挛。

14. 脑血管发育异常和血流动力学异常　颈动脉-基底动脉吻合支续存在者易发生脑动脉瘤,如在 232 例有三叉动脉残留者 14% 发生脑动脉瘤,而且大多数动脉瘤位于三叉动脉及其附近。脑底动脉环先天(如一侧颈动脉或大脑前动脉)或后天(如结扎一侧颈动脉)异常者,其健侧动脉易发生动脉瘤。另外供血丰富的 AVM 常合并动脉瘤,其中 59% 动脉瘤位于 AVM 主要供血动脉上,不治者病死率高达 60%。相反如切除 AVM,有时动脉瘤可自行消失。

15. 免疫因素　Ostergard(1987)在 18 例破裂脑动脉瘤患者血中,发现 13 例有较高的环状免疫复合物,21 例对照组中仅见 3 例。而且发现这些复合物与脑血管痉挛关系密切。Ryba 等(1992)发现简单的免疫试验可预测脑动脉瘤患者的预后,即术前抗体滴定度高者,术后易发生严重神经并发症。而且在 59 例死亡患者中发现较高发生率的无型 DR 点伴有 DR7 显型。由于这方面的研究例数较少,免疫因素对脑动脉瘤自然病程的作用还有待深入研究。

【脑动脉瘤的分布】
90% 以上脑动脉瘤分布在脑底动脉环附近,其中大多数位于颈动脉系统。

【脑动脉瘤的诊断】
(一) 临床表现
1. 前驱症状和体征　发生率为 15% ~ 60%,包括头痛、单侧眼眶或球后痛伴动眼神经麻痹、恶心呕吐、头晕等。按病理生理可分为三类:①微量出血或渗漏;②动脉瘤扩大;③脑缺血。半数前驱症状和体征在大出血发生 1 周内发生,90% 在 6 周内发生。Jakahsson(1996)等回顾性分析 422 例破裂脑动脉瘤患者,以具有下列特征性头痛为前驱症状:①头痛发生在大出血前,并缓解;②突发、剧烈、前所未有的头痛。发现 84 例患者(19.9%)有此头痛,其中 34 例(40.5%)被医师忽略。75% 患者发生在大出血前 2 周内。经外科治疗预后良好者,有前驱头痛组为 53.6%,无前驱头痛组为 63.3%。如前驱头痛发生在大出血前 3 天内,预后良好率仅为 36.4%。因此,如能正确发现前驱症状和体征,及时诊治,可获得较高疗效和较好的预后。

2. 典型表现　为动脉瘤破裂出血引起蛛网膜下腔出血的症状和体征,详见本章第一节。

3. 非典型表现　①老年患者、儿童和少数成人无头痛,仅表现全身不适或疼痛、发热或胸背痛、腿痛、视力和听力突然丧失等。意识障碍在老年人多见且重。②部分未破裂动脉瘤(包括巨大型动脉瘤)引起颅内占位病变表现。

(二) 破裂动脉瘤患者的临床分级
详见本章第一节

(三) 辅助诊断
详见本章第一节

【未破裂脑动脉瘤的药物治疗】
由于动脉瘤的进展与炎症反应密切相关,逐渐有学者进行了药物抗炎治疗动脉瘤的治疗策略。从目前已发表的结果来看,阿司匹林以及他汀类药物对稳定动脉瘤壁,抑制炎症反应,降低动脉瘤破裂风险具有一定的作用,但距离真正应用仍有大量的临床试验需要进行。

【动脉瘤的治疗现状】
随着高分辨率 DSA、各种栓塞材料的进步和血管导流装置的出现,血管内治疗因其创伤小,术后恢复快等优点,其治疗比例已从 2000 年的 20% 增长到接近 65%,逐渐成为颅内动脉瘤的主要治疗方法。一项涉及 2143 个颅内动脉瘤患者的欧洲多中心随机对照研究(ISAT)表明,在术后的 7 年随访中,动脉瘤血管内组的并发症率和死亡率均低于开颅夹闭组,但再出血率和复发率要高于开颅夹闭组。虽然此项研究存在不少争议,血管内治疗在动脉瘤治疗中逐渐扮演更加重要的作用。而在另一项临床大型研究(BRAT)中,术后3年两个治疗组预后不良比例没有显著性差异,动脉瘤的治愈率仍是手术夹闭组更高。在中动脉动脉瘤、宽颈动脉瘤、血泡样动脉瘤、复发动脉瘤的治疗中,显微手术仍是不可或缺的治疗手段之一。在实际工作中,需要两者互相补充,为患者提供个体化精确治疗。

【介入治疗】

随着更高分辨率的三维重建DSA的出现和修饰弹簧圈、辅助球囊、颅内动脉瘤治疗专用支架以及血流导向装置等新材料和技术的不断涌现,血管内治疗已成为颅内动脉瘤的首选治疗方法。对于高龄或者高级别破裂动脉瘤(Ⅳ~Ⅴ)而言,介入栓塞更是首选治疗。

重建性治疗技术主要包括单纯弹簧圈栓塞、球囊辅助栓塞、支架辅助栓塞和血流导向装置等方法,其中单纯弹簧圈栓塞是颅内窄颈动脉瘤的首选治疗方法。颅内宽颈动脉瘤早期被认为不适于采用介入治疗,多采用开颅夹闭治疗。但随着神经介入医师经验的积累以及新型介入材料的出现,颅内宽颈动脉瘤的介入治疗可以通过采用微导管(丝)辅助技术、多微导管技术、球囊辅助技术和支架辅助技术等实现。对于颅内破裂动脉瘤,虽然应用支架辅助栓塞可以改善影像学结果,但由于涉及急性期抗凝、抗血小板等问题,其使用受到一定限制。但对于那些无法牺牲载瘤动脉的破裂动脉瘤,应用支架可能会带来更多的益处。最新出现的血流导向装置为复杂动脉瘤的治疗带来福音。不仅并发症发生率较低,且可达到满意的栓塞效果,明显改善患者预后,因此血流导向装置对有望成为Hunt-Hess分级较好、传统方法难以治愈动脉瘤患者安全而有效的选择。

【手术治疗】

近年来,开颅手术主要着眼于微创手术,处理复杂动脉瘤以及介入后复发动脉瘤。通过入路改良,目前前循环动脉瘤主要使用迷你翼点、外侧眶上、眶翼点等入路,部分神经外科中心已经开始使用经鼻蝶内镜作为动脉瘤夹闭的入路。常规囊性动脉瘤采用开颅瘤颈夹闭。对于宽颈动脉瘤或者复杂动脉瘤,可使用串联、重叠、开窗等夹闭技术进行瘤颈重塑夹闭(reconstructive clipping)。良好的暴露、合适的动脉瘤夹、巧妙的夹闭设计和准确的夹闭角度是处理复杂动脉瘤的关键。

另外,虽然介入治疗短期的风险较低,但同样存在复发率较高的问题。如何治疗介入后复发动脉瘤可能是神经外科医师即将面对的主要问题。栓塞后的动脉瘤内存在血栓和栓塞材料,情况更加复杂,往往需要使用双重夹闭技术或者切开动脉瘤取栓后才能完成夹闭,部分支架植入患者则需要血管阻断+颅内外血管吻合治疗。

【不同部位动脉瘤的手术策略】

1. 大脑前动脉及前交通动脉瘤 前交通动脉瘤术前DSA需明确双侧大脑前动脉发育情况,少数患者仅有一侧前动脉发育,前交通动脉瘤的指向在较大程度上影响手术入路和瘤夹的选择,翼点入路为最常使用入路,可以有效地暴露前交通动脉复合体、双侧大脑前动脉A1、A2等结构,如瘤体指向前或前下,动脉瘤体一般与额底无明显粘连,但与视神经、视交叉及视束关系密切,可选择直夹从前方夹闭,当动脉瘤指向上方(位于纵裂内,两侧大脑前动脉A2段之间)或后方(指向大脑脚间窝),此时动脉瘤体与额底粘连甚至埋藏于额叶直回或纵裂内,侧方视野中动脉瘤被同侧A1阻挡,这种情况下也有学者采用经纵裂入路手术,其优点在于避免过度牵拉额叶造成术中动脉瘤破裂,同时前交通动脉、两侧A1、A2段均可同时满意显露;某些瘤颈位于前交通动脉后方,则可能需要选择窗式瘤夹跨越一侧大脑前动脉夹闭。某些极端的情况下,对侧A2直接从动脉瘤发出,塑形夹闭后应使用多普勒超声或荧光造影等方法验证前交通、对侧A2血流情况。

2. 中动脉动脉瘤 大脑中动脉为终末血管,有重要的穿支如豆纹动脉,根据动脉瘤的位置可分为M1及M1-M2分叉处、M2及M2-M3分叉处、M3三个亚型,其中M1-M2分叉处动脉瘤最为常见,根据动脉瘤的位置及术者的习惯,分离侧裂的方向不尽相同,笔者认为应当优先暴露载瘤动脉及控制近端血流,再处理瘤颈。夹闭时需仔细分辨瘤颈与深穿支的关系,避开重要穿支,术中电生理监测特别是MEP敏感性较高,可指导术者调整瘤夹避免术后梗死。

3. 后交通动脉瘤 后交通动脉瘤分为颈内动脉型、分叉型、后交通动脉型3种类型,翼点入路经外侧裂暴露动脉瘤是后交通动脉瘤夹闭手术的经典方式,开放颈内动脉池,释放脑脊液有利于动脉瘤的暴露,在第二和第三间隙仔细探查动脉瘤颈,当动脉瘤指向内下方时,瘤体被颈内动脉阻挡,无法充分暴露瘤颈,这种情况下,需要充分游离牵拉颈内动脉,通过旋转颈内动脉分辨两侧的瘤颈和脉络膜前动脉,避免夹闭不全或误夹其他分支。术中荧光造影对辨认分支可能有帮助。

4. 后循环动脉瘤 后循环动脉瘤占颅内动脉瘤

的 5%～15%,后循环动脉瘤的症状略有不同,椎动脉/PICA 动脉瘤破裂产生的血肿常破入第四脑室,AI-CA/PICA 远端动脉瘤破裂血肿可破入第三脑室(较少见),动脉瘤体可引起脑干压迫症状。

目前来说后循环动脉瘤首选介入栓塞治疗。当患者存在动脉瘤伴发 AVM,存在脑干、脑神经压迫症状或不适合介入治疗才考虑手术治疗。

对于无法夹闭/栓塞的特殊动脉瘤(梭形、巨大、夹层动脉瘤)可以选择椎动脉结扎/球囊栓塞(PICA 起始部远端)或者基底动脉栓塞+Bypass 等手术方式。

5. 颈内动脉眼段动脉瘤　ICA 动脉瘤常见于眼动脉段及床突上段,一般选择改良翼点入路。为充分暴露动脉瘤颈,经常需要磨除部分前床突。术者应保持磨钻稳定性,或选择振动较小的超声骨刀避免误伤动脉瘤体,有时还需要松解颈内动脉上环。如动脉瘤体积较大,可通过颈内动脉逆向抽吸或 RVP 等技术降低动脉瘤张力帮助塑形夹闭,夹闭时应避免误夹后交通、脉络膜前动脉。部分海绵窦段动脉瘤可通过剥离海绵窦外侧壁暴露,但术中出血可能较多,易损伤海绵窦内神经,造成永久性眼球活动障碍,故目前已很少采用。

【手术时机】

脑动脉瘤的最佳手术时机一直是神经外科争论的问题。为了防止再出血,神经外科医师曾尝试早期手术,可是由于出血早期脑肿胀和神经功能不稳定常增加手术的困难,围术期的病死率和病残率较高。相反,手术延期在出血 1 周后进行,上述困难少,疗效也较好。因此,在 20 世纪 50、60 年代多主张出血 2～3 周后手术。晚期手术虽取得很好的手术效果,但由于手术延期,相当部分患者因再出血和脑血管痉挛而死亡或病残。因此,70 年代末期以日本为首的一些神经外科医师重新提出早期手术的必要性,并开展临床研究,取得较满意的结果,如术后良好率早期手术组为 75%,晚期手术组为 45%。但是由于过去的研究报道或多或少有下列缺陷,影响结论的科学性:①多为回顾性分析,缺少前瞻性、随机对照研究;②大多研究资料来自外科手术患者,未包括因病情恶化而未手术患者,易产生研究样本的选择偏差;③大多研究未考虑从出血到住院手术的时间。在此时间内,相当部分患者因原发出血、再出血和脑血管痉挛而死亡或严重病残,得以存活和入选晚期手术者的情况多较好,手术疗效当然也较好。为了探讨脑动脉瘤理想的手术时间,1980 年 12 月以美国为首的世界 14 个国家 68 个神经外科中心开展为期 2～5 年合作研究,采用前瞻性、对照临床研究方法。从 5358 例患者中挑选符合研究条件的患者 3521 例,分成非手术组、于出血 3 天内、

4～6 天、7～10 天、11～14 天和 15～32 天手术组。结果显示,如果不考虑患者术前神经功能状况,在 ≤10 天手术者,其疗效明显差于>10 天手术者,即病死率高($P<0.001$),病残率也高($P=0.0013$)。在出血 3 天内、4～6 天、7～10 天手术的 3 组患者之间没有差别。如术前患者清醒,3 天内或 10 天后手术预后最好,但病死率低仅见于 10 天后手术组。如术前患者嗜睡,10 天后手术组疗效最好。由于昏迷的患者数量不够,不能作统计学比较。

随着介入和显微手术技术的不断发展以及对于脑血管痉挛的进一步认识及其防治水平的提高,近年来对于破裂动脉瘤提倡早期治疗的共识基本已经形成,即使是出血后 3～10 天的患者,除非具有严重的脑血管痉挛和其他手术禁忌证,一般都主张尽早治疗,其目的是最大限度地解除再出血的危险,降低死亡率。

【术中血管阻断技术】

1. 暂时脑动脉阻断

(1) 暂时脑动脉阻断与全身降压:脑动脉瘤破裂出血可发生在任何时期,发生在麻醉时,常是灾难性,紧急开颅手术常难挽救患者生命。术时动脉瘤破裂发生率为 15%～53%,由此引起的病残率为 22%,病死率 16%～70%,为未破裂者的 3 倍以上。因此防止动脉瘤过早破裂是提高动脉瘤手术疗效、减少病残率和病死率的重要因素。直接压迫出血点、吸引器持续吸引、颈部压迫颈动脉等控制出血,不仅不可靠,而且因操作匆忙,易误伤重要结构,现已少单独应用。全身降压虽能减少动脉瘤破裂,但是全身血压降低,不仅影响全脑血供,加重因蛛网膜下腔出血已致的脑自动调节障碍,而且因减少其他重要脏器供血,给原有器质性病变者带来危害。另外,一旦需要暂时阻断动脉,全身降压将加重脑缺血。相反,常压下暂时阻断脑动脉,仅降低局部脑动脉压,比全身降压更有效地减少动脉瘤壁的张力和破裂,更有利动脉瘤的游离和夹闭。由于脑其他部位和全身血压不受影响,不仅保证它们的供血,而且通过侧支循环使手术部位的脑血液循环在某种程度下得到维持,从而提高脑对缺血的耐受力。分离动脉瘤颈时可以使用钙离子拮抗剂、呋塞米、甘露醇等保持手术野清晰,控制性降压和过度通气应特别小心,血压不宜过低。临时阻断后应立即控制性升压至 150/95mmHg 以上,以开放侧支循环增加夹闭区的供血,有条件的医院可以使用亚低温技术延长临时阻断时间,保护脑组织。因此,随着显微外科技术的普及、各种术时脑血流监测方法的应用,暂时脑动脉阻断在脑动脉瘤手术中的作用越来越得到重视,应用日趋广泛。

(2) 暂时脑动脉阻断的指征:①防止游离动脉瘤

4

时引起动脉瘤破裂;②由于动脉瘤体积较大,瘤内压力高,以缩小瘤体积和降低瘤张力,利于安放动脉夹;③需切开动脉瘤取其内血栓机化物或近瘤颈的钙化斑者;④广基瘤需重建载瘤动脉;⑤术时动脉瘤破裂;⑥采用"Dallas"法(逆行抽血减压)时。

(3) 腺苷 静脉快速推注 10ml 浓度为 0.4mg/kg 的腺苷可以诱发大约 10 秒的心脏停搏,一般 1 分钟后腺苷对心血管的影响会消失。腺苷主要的缺点是用药后患者反应不一,因此可控性较差。使用腺苷之前应预备心脏除颤和临时起搏设备以防严重的心脏停搏和心律失常。

(4) 快速心室起搏(rapid ventricular pacing, RVP):术前由麻醉师放置右心漂浮导管,既往常用于心脏外科瓣膜置换术中,主要应用于减低动脉瘤的张力或者动脉瘤术中破裂的紧急处理,其优点是良好的可控性,一般术中可以进行 2~3 次 40 秒左右的 RVP,术后患者心肌酶谱可能会有轻度的增高,但绝大多数会在 5~7 天恢复。

(5) 脑保护方法

1) 增加残余 CBF

升血压:正常情况下,当用药物改变血压时,脑自动调节功能可限制 CBF 变化,即维持较恒定的 CBF。但是,暂时阻断脑动脉时,阻断远端的穿通血管处于极度扩张状态,它们可被动地随全身血压改变而变化。因此,轻度升高平均动脉压(较术前提高 10%~30%),通过侧支循环可安全地增加阻断血管区域的 CBF。

血液稀释:虽然在正常情况下,血黏度变化对脑灌注几乎无影响,但是在缺血时轻微血黏度降低即可显著地改善脑血供。当血细胞比容减低达 30%~32%,虽然红细胞携带氧减少,但由于 CBF 增加,对氧输送的能力反而增加,但血细胞比容过低,红细胞携氧能力降低带来的不利将超过血黏度降低而增加 CBF 所带来的好处。在应用本法时应避免脱水剂。

2) 增加缺血耐受性:通过生理或药物方法以降低脑代谢、预防自由基等损伤,从而达到增加神经组织对缺血的耐受能力。

生理方法:高温可增加缺血神经细胞损伤,降温则有保护作用。降温的脑保护机制:降低脑代谢率、减少神经介质的释放、减少钙离子异常内流、减少白三烯的产生等。在脑血流恢复早期,降温还可以减轻再灌流损伤。由于深低温和超深低温并发症多,现已少用,目前多用亚低温(32~34℃),在麻醉后降温,脑血流恢复 1 小时后逐渐复温。

药物方法:①甘露醇:甘露醇除了能减轻脑水肿,还有降低血黏度、增加血容量、改善局灶脑血供和清除自由基作用。铃木(1984)首先应用"仙台鸡尾酒"(20% 甘露醇 500ml+地塞米松 50mg+维生素 E300mg)静滴于暂时脑动脉阻断时。近来 Ogilvy 等发现亚低温+升血压+甘露醇的联合应用的作用较各单独应用的作用强。一般在阻断动脉前 1 小时静脉点滴甘露醇(2g/kg)。②巴比妥类和依托咪酯(etomidate,宜妥利):巴比妥类可引起可逆性、与剂量有关的抑制脑代谢率和 CBF 作用。当它引起 EEG 显示等电位时,提示达到巴比妥类药物最大作用浓度,在此时 CMRO$_2$ 和 CBF 大约减低 50%。此外,巴比妥类还有清除自由基、减少游离脂肪酸形成和改善局灶脑血供、减轻脑水肿的作用。后两种作用在于巴比妥类可引起正常脑血管收缩,由于缺血区脑血管麻痹,血流多流向缺血区(所谓"反盗血")。由于全脑 CBF 降低 CBV 也降低,引起颅内压降低,从而更改善脑血供和缓解脑水肿。依托咪酯是一种短效麻醉药,其作用似巴比妥类,但无巴比妥类对心血管抑制的不良反应。上述两药物应在脑动脉阻断前使用,最迟不能晚于阻断后 30 分钟。因为缺血发生后 4 小时用药反加重病情。使用时应注意 EEG 和心血管、肺功能等监测。③苯妥英钠:增加糖原贮存、减少 ATP 消耗和减少缺血对神经元损伤。可与"仙台鸡尾酒"联合应用。剂量 6~8mg/kg。

(6) 注意事项

1) 暂时阻断夹:暂时阻断脑动脉对血管并非无损伤,如使用不当可造成血管内膜损伤,引起血栓形成、管腔狭窄和堵塞。研究证明,动脉壁的损伤与所用的夹力和接触面积、被阻断血管口径、弹性、血压和阻断时间等有关。小于 80g 夹力的动脉夹,在一定时间内几乎不引起血管壁组织学变化。

2) 脑动脉阻断的时限:虽然报道可安全地阻断颈内动脉 3~30 分钟(平均 14 分钟),大脑中动脉近端 11~45 分钟(平均 21 分钟),双侧大脑前动脉近端或主侧大脑前动脉近端 7~50 分钟(平均 20 分钟),但经验告诉我们:脑动脉阻断时限与个体侧支循环、脑深部的穿通血管的功能有关。因此应根据患者年龄、临床分级、侧支循环功能、动脉瘤部位、阻断动脉的部位等决定阻断时限。大多数建议尽可能阻断不要超过 15 分钟。如果穿通支(如 Heubner 动脉、豆纹动脉)和大脑后动脉第一段被阻断,不应超过 5 分钟。

3) 术前脑侧支功能的检查:包括脑血管造影压颈试验(了解前交通动脉和后交通动脉的功能)、颈动脉球囊阻塞试验(BOT)+SPECT 试验、TCD(经颅多普勒超声检查)和 TCD 阻断试验等。这些方法有预测侧支功能作用,但是仍有不准确情况发生。

4) 术时监测:有 EEG、诱发电位、脑皮质血流图、术中荧光造影、激光多普勒血流图（LDF）等监测，可作为暂时阻断动脉的客观指标。可是这些方法都有其局限性，如 EEG 易受电凝器和苯巴比妥药物干扰，诱发电位正常工作依赖特定的感觉通路的健全，不能监测其他感觉区和运动区。皮质血流只反映大脑中动脉浅表血流，不反映深部脑血流。LDF 只能测相对血流及其变化。我们在临床中发现，阻断后 30 分钟以上的 MEP 和 SSEP 能较好地反映阻断后的缺血情况。因此，临床应用时还应全面考虑，正确分析和评价。

2. 脑血管重建　近来由于显微神经外科技术的普及，脑动脉瘤直接手术的数量在增加。但是由于对一些不能夹闭的动脉瘤、海绵窦内巨大动脉瘤、巨型或梭形动脉瘤，以 Hunterian 原则处理，即载瘤动脉阻断为更合适。因为该方法简便有效，使动脉瘤内血流和压力减低，减少其破裂的机会，可致使瘤内血栓形成。根据动脉瘤的位置可选择中流量（STA）和高流量（IC/EC）搭桥。载瘤动脉结扎的主要并发症是脑缺血和脑梗死，可发生在术后近期，术后数月甚至数年，最长有术后 13 年的报道。目前临床所用的各种预测脑缺血的方法，虽然有一定的敏感性和准确性，但是没有一种方法绝对可靠。所以，颈动脉结扎的缺血并发症，早期为 19%～32%，后期为 5%～10%。脑动脉结扎者其后脑卒中发生率为常人的 25 倍。因此当计划牺牲一重要脑动脉时，应建立有效的侧支循环。

虽然颅内外动脉（IC/EC）吻合术治疗脑卒中有争论（详见"缺血性脑病的外科治疗"），可是在恢复或增加脑血流上，IC/EC 吻合术与脑动脉重建术仍起重要作用，仍为常见而有效的外科手术。由于它们的配合，外科医师对动脉瘤的治疗更有回旋余地。

【复杂动脉瘤的治疗】

对于巨大型动脉瘤、宽瘤颈动脉瘤，单独采用外科手术或血管内介入都难以成功，两者联合起来，可提高治疗成功率。外科治疗失败的脑动脉瘤可用血管内介入来弥补，反之亦然。Hacein-Bey Lotfi 等（1998）应用联合技术的治疗 12 例难治脑动脉瘤，取得较好疗效，并提出下列治疗方案。

1. 外科手术前先选择插管血管造影，弥补常规 DSA 造影有时看不清复杂脑动脉瘤的颈部、穿通动脉等缺点。

2. 出血急性期部分堵塞复杂性脑动脉瘤或容易再出血的脑动脉瘤，既可防止再出血，又可等待患者全身情况改善后再开颅手术。此法适用于：①年老者；②严重出血者；③症状性脑血管痉挛；④脑室内出血；⑤合并系统疾病。

3. 外科手术中用球囊暂时阻断载瘤动脉，协助夹闭动脉瘤。此法适用于巨大型颈眼动脉瘤、巨型大脑

脑动脉瘤、椎-基底动脉瘤等。

4. 载瘤动脉近端球囊堵塞，协助动脉瘤切开减压术。球囊阻断近瘤颈载瘤动脉，可避免远离瘤颈用外科手术方法阻断（即 Hunterian 法），其更有效、安全，发生残端栓子脱落等并发症较少。适用于不能外科手术夹闭动脉瘤。

5. 开颅术后介入治疗　①由于 DSA 不能提供外科医师需要了解的信息如穿通动脉、钙化斑、瘤壁菲薄处等，相反，手术探查发现不能夹闭动脉瘤，并用特别 Muslin 纱布包囊动脉瘤易破溃处，利于术后介入治疗；②部分夹闭瘤颈，把宽颈变为窄颈，利于术后介入治疗。

6. 载瘤动脉球囊阻断+颅内外动脉吻合术　Hunterian 法阻断载瘤动脉近端虽有效，但残端载瘤动脉易发生血栓形成，后者栓子脱落可引起脑栓塞并发症，也可因对侧供血使治疗失败。椎-基底动脉瘤则需开颅手术，且因缺乏术前了解侧支血供功能的方法，易发生脑栓塞或治疗失败。球囊阻断载瘤动脉不需开颅，可更准确进行术前、术中侧支功能监测，阻断部位靠近动脉瘤颈处，疗效好、并发症少。对侧支循环功能良好者，可直接阻断载瘤动脉；否则应辅以颅内外动脉吻合术。

随着近年来 Hybrid 复合手术室及其技术的逐渐普及，针对复杂动脉瘤的治疗水平得到显著提升，同时手术和介入技术越来越成为紧密互补的治疗手段。

【术后随访】

动脉瘤介入治疗后的随访应遵循规范化和个体化，推荐在治疗后 6～12 个月行 DSA 影像学随访，并建议患者长期随访。CE-MRA 或高场强的 TOF-MRA（≥3.0T）可以取得与 DSA 类似的影像学结果，建议作为动脉瘤介入治疗后的无创随访手段。

总之，显微外科治疗和血管内介入治疗这两种方法不是谁替代谁，而是相辅相成。相信经过临床工作者不懈的努力，最终将找到它们在治疗脑动脉瘤中的最佳地位、最佳结合点，使脑动脉瘤的治疗水平提高到更高的水平，造福于患者。

（仝凯　朱巍　毛颖）

第四节　颅内血管畸形

包括脑动静脉畸形、海绵状血管瘤、硬脑膜动静脉瘘、毛细血管扩张症、静脉血管畸形等以及上述两种以上的混合血管畸形。它们在流行病学、临床症状和影像学等方面各具特征，且治疗原则和方法也不尽相同。其中脑动静脉畸形最为常见，本节重点介绍。

一、脑动静脉畸形

脑动静脉畸形(arteriovenous malformation,AVM)通常认为是一种胚胎第4~8周局部脑内血管异常分化所致的先天性脑血管性疾病。在病变部位,脑动脉和静脉之间缺乏毛细血管,致使动脉与静脉直接相通,形成动静脉之间的短路(瘘),从而导致一系列脑血流动力学改变并产生一系列临床症状。

大宗尸检报道AVM的发生率为1.4%~4.3%,但发病率可能不到其中1/10。男性略多于女性,青壮年发病居多,常见于20~40岁。90%以上位于幕上,多数位于顶叶、额叶、颞叶、枕叶,少数位于内囊丘脑区、胼胝体、侧脑室旁等深部区域。10%以下位于幕下,分布在小脑半球、小脑蚓部、小脑脑桥角和脑干等部位。

【病理】

AVM由供血动脉、畸形血管团(nidus)和引流静脉三部分组成。血管团的大小不等。体积微小者的在DSA中不一定显影,但病理学上如同典型的AVM;而体积巨大者可涉及整个大脑半球。血管团常呈锥体形,基底部位于皮质,尖端深入白质(常达脑室壁)。

供血动脉数目不一,管径明显粗于该区域的正常动脉。畸形团内的血管壁厚薄不匀,弹力纤维、平滑肌均较正常血管减少或缺损,管壁可呈玻璃样变、粥样硬化或钙化,局部管腔内还可有血栓形成。引流静脉亦数目不一,呈扩张、扭曲走行,常在汇入静脉窦前呈瘤状膨大,静脉内流动的是鲜红的动脉血,可有涡流。畸形团内及其周缘常有变性的神经组织。

随着患者年龄增长,AVM有增生扩大的趋势,常见原因有:不正常的畸形血管,长期在高流量的血液冲击下,管壁损伤、管腔扩大,AVM体积随之增大;局部血栓形成,导致周围血管的血管腔扩大以承受高速度的血流;盗血致使周围脑血管长期扩张;畸形团附近脑组织释放血管内皮生长因子等。上述因素均可促成血管增生而加入畸形血管团。

【发病机制】

由于AVM的动静脉相通,动脉血直接经过瘘道直入静脉,导致局部动脉压降低,静脉压增高,而造成血流动力学的紊乱,以及血管壁结构的损伤,进而产生一系列病理生理过程和临床表现。

1. 颅内出血 AVM出血率为每年2%~4%。最近一项关于未破裂出血的AVM多中心随机对照研究(ARUBA)提示AVM的出血率为每年2.2%(Lancet,2014)。出血患者的死亡率为10%~30%。出血原因如下。

(1)伴发的动脉瘤破裂出血:2.7%~22.7%的AVM同时伴有颅内动脉瘤,多数是与AVM有关的血流动力相关性动脉瘤。在出血的AVM,常可发现瘤样扩张的畸形血管(史氏Ⅲ型,见文末彩插58-6,)。上述是AVM主要的出血因素。

(2)结构异常的动脉或静脉管壁在长期大流量的血液冲击下进一步损伤,一旦不能承受血流压力时局部破裂出血。单一的引流静脉(超负荷)更易引起破裂出血,引流静脉的狭窄或扭曲也增加了出血的风险。

(3)AVM周围区域长期处于缺血状态,使周围小动脉处于扩张状态,管壁结构随之发生改变,当脑灌注压骤然升高时,扩张血管破裂出血。

研究表明(如Spetzler,1992),小型AVM的供血动脉压力比大型的压力更高,据此认为,小型AVM的出血率反而比大型更高。深部病灶的出血倾向更大。

2. 脑盗血 大量动脉血液通过瘘道快速流入静脉,局部脑动脉压降低,致使病灶周围的脑组织得不到应有的血液灌注,即"脑盗血"现象。其盗血的范围比畸形血管团大,由此产生较广泛的症状和体征,如癫痫、TIA或进行性神经功能缺失等。

盗血的程度与AVM大小有关:血管团越大,盗血量越多,脑缺血越重,症状亦越明显。小型AVM盗血量小,脑缺血较轻,甚至不引起缺血症状。

3. 脑过度灌注 通常在中大型,尤其是巨大型AVM(直径>6cm)切除术中或术后,表现为急速发生脑肿胀、脑水肿和手术创面弥漫性小血管破裂出血。Spetzler(1978)将此现象称为"正常灌注压突破现象(NPPB)"。文献报道:中大型AVM的NPPB发生率为1%~3%,巨大型的NPPB发生率12%~21%,其致残率和死亡率高达54%;NPPB在介入治疗中亦可发生。

发病机制:大量的脑盗血使邻近的血管扩张,以获取较多的血流供应,动脉壁长期扩张而变薄,血管自动调节功能下降,阈值上限降低,甚至处于瘫痪状态。一旦脑灌注压升高,超过脑血管自动调节功能阈值的上限时,动脉不仅不收缩反而急性扩张,脑血流量随灌注压呈线性递增,即产生NPPB。

4. 颅内压增高 多数AVM本身没有占位效应,但如果伴有高流量的动静脉瘘(AVF)或引流静脉呈瘤状扩张以及出血等,均可造成占位效应。此外,以下因素可引起颅内压增高:局部静脉压增高造成静脉回流障碍,造成脑水肿;静脉高压又可影响脑脊液的分泌和吸收,深部引流静脉的球状扩大引起阻塞性脑积水;血肿和其周围脑水肿,及出血导致蛛网膜下腔闭塞和蛛网膜颗粒堵塞,堵塞脑脊液循环通路引起脑积水。

【临床分类和分级】

目前没有统一的分类标准,有根据大小(Drake,

1979)和 DSA 形态(Parkinson,1980)分类的,1982 年华山医院的史玉泉教授根据 AVM 的立体形态将其分为四型。

1. 曲张型　增粗和扩张的动脉和静脉绕成一团,如一团杂乱的绒线球,占 65%。

2. 帚型　动脉如树枝状,其分支直接与静脉吻合,呈松散结合,10% 左右。

3. 动静脉瘤型　动静脉扩张呈球囊状,整团畸形

如生姜块茎,10% 左右。

4. 混合型　上述三种类型的混合者,10% 左右。

临床分级对于制定治疗对象、方法的选择以及疗效和风险的评估具有重要的意义。目前常用史玉泉(1984)的 4 级分级法(简称史氏分级法)和 Spetzler 和 Martin(1984)的 5 级分级法。史氏分级法是根据脑血管造影所示,将 AVM 的大小、部位、供血动脉和引流静脉 4 项要素各分为 4 个等级,给予评分(表 59-11)。

表 59-11　史玉泉 AVM 临床分级(1984)

项目	Ⅰ级	Ⅱ级	Ⅲ级	Ⅳ级
大小	小型,直径<2.5cm	中型,2.5~5cm	大型,5.0~7.5cm	巨大型,>7.5cm
部位和深度	表浅,非功能区	表浅,在功能区	深部,包括大脑半球内侧面,基底节等	涉及脑深部重要结构如脑干,间脑等
供应动脉	单根大脑前或大脑中动脉的表浅支	多根大脑前或大脑中动脉的表浅支或其单根深支	大脑后动脉或大脑中和大脑前动脉深支,椎动脉分支	大脑前、中、后动脉都参与供血
引流静脉	单根,表浅,增粗不明显	多根,表浅,有静脉瘤样扩大	深静脉或深、浅静脉都参与	深静脉,增粗曲张呈静脉瘤

经过华山医院神经外科多年的实践证明,史氏分级法简便、实用,对治疗有指导意义。Ⅰ、Ⅱ 级患者术后无死亡率,较少有轻残;Ⅱ 级半以上,手术切除难度增加,有病残率;Ⅲ、Ⅳ 级出现死亡率。Ⅳ 级者全切除可能性很小,风险极大。

Spetzler-Martin 分级法(简称 S-M 分级,表 59-12)将 AVM 的最大径、部位和引流静脉等作为主要因素,分别评为 0~3 分,再综合分为 5 个等级。其中,功能区是指感觉或运动皮质、语言中枢、视觉中枢、丘脑、内囊、小脑脚、小脑深部等及上述部位邻近区域;如涉及脑干和下丘脑者归入第Ⅵ级。

表 59-12　Spetzler-Martin 临床分级(1984)

项　目	记分
AVM 大小(血管团最大直径)	
小(<3cm)	1
中(3~6cm)	2
大(>6cm)	3
AVM 部位	
非重要功能区	0
重要功能区	1
引流静脉	
浅静脉	0
深静脉或深浅静脉都参与	1

Ⅰ、Ⅱ 级的切除难度较小,致残率和死亡率较低。随着级别越高,致残率和死亡率也越高。

Spetzler-Martin 分级与史氏分级法异曲同工,可相互对应:Spetzler-Martin 分级Ⅰ级和史氏分级的Ⅰ级半相当,Ⅱ级与后者的Ⅱ级,Ⅲ级与后者的Ⅱ级半,Ⅳ、Ⅴ级与后者的Ⅲ级、Ⅲ级半、Ⅳ级相当。

1991 年 Pertiliset 等提出:除了要评估 AVM 的位置、供血动脉的直径外,还应评估 AVM 的血流动力学因素,包括畸形血管巢的流量和循环速度,是否有盗血等。

2012 年美国一项研究建议在 Spetzler-Martin 分级的基础上,把患者年龄、是否有过出血、畸形血管团的边界是否弥散这三项指标加入到分级当中,提出了 Lawton-Young 分级,作为 Spetzler-Martin 分级的补充,进行联合应用(表 59-13)。之后研究也表明这样的分级更全面,特别是在评估治疗风险方面,并建议推广使用。

【临床表现】

1. 出血　多见于儿童和青年人。30%~50% AVM 的最初表现为颅内出血。常在体力活动或情绪激动时发病,头痛剧烈,常伴恶心呕吐,可有不同程度的意识障碍,甚至昏迷;有脑膜刺激征、颅内压增高征或神经功能损害表现。多数表现为局部的血肿,如果是表浅血管的少量出血,可表现为 SAH;邻近脑室的 AVM 破裂,常表现为脑室出血。

表59-13　Spetzler-Martin 分级（左）和补充分级
（Lawton-Young 分级,右）(2012)

性质	得分	性质	得分
大小(cm)		年龄(岁)	
<3	1	<20	1
3~6	2	20~40	2
>6	3	>40	3
位置		未破裂	0
非功能区	0	破裂	1
功能区	1	无弥散边界	0
引流静脉类型		边界弥散	1
位置表浅	0		
位于深部	1		

出血后 1 年之内的再出血率为 6%~8%。如果 1 年之内未再出血,之后的年出血率降至 2%~4%。妊娠并不增加 AVM 的出血风险,但如有出血史,再出血率则高达 26%。高龄是出血的独立危险因素,>60 岁老年人 9 年累计出血风险超过 90%。

2. 癫痫　18%~40% AVM 以癫痫为首发症状,以额叶、顶叶、颞叶部位 AVM 常见。最新文献认为癫痫与 AVM 大小无关。

3. 头痛　半数以上患者有长期头痛史,类似偏头痛,可局限于一侧和自行缓解。在大型和颅底区域的 AVM 常见。

4. 进行性神经功能障碍　常发生于较大的 AVM,多为脑盗血之故,如 TIA 发作,随病程发展而出现轻偏瘫或偏身感觉障碍并进行性加重,还可导致周围脑组织萎缩。

5. 其他　认知功能障碍,可由长期脑缺血和癫痫造成。涉及颅外或硬脑膜时,患者自觉有颅内杂音。海绵窦区的 AVM 有可能引起患侧突眼。

6. 幕下的 AVM,除非出血,较少有其他症状,不易发现。

【辅助检查】

1. CT　平扫时表现为边界不规则的低、等或高密度混杂团块状病灶,一般无明显周围脑水肿。增强可见不均匀强化。

2. MRI　由"流空"血管团组成的病灶是其特征性表现。T1 和 T2 加权像上均呈低信号或无信号的圆点和条管状血管组成的团块形病灶,其边界不规则;增强后可见强化的血管影。MRI 可显示 AVM 与周围脑重要结构的毗邻关系,以弥补脑血管造影的不足,为设计手术入路和评估预后提供依据,因此,MRI 是

AVM 诊治过程中非常重要的检查手段。

3. 三维 CT 扫描血管造影(3D-CTA)和磁共振血管成像技术(MRA)　均为无创伤性简便检查,可用于 AVM 筛查,特别适用于出血急性期不能耐受或来不及行 DSA 检查的患者。

4. 全脑 DSA　是诊断的最可靠、最重要的手段。可见异常增粗的供血动脉、畸形血管团和早显的引流静脉。DSA 可反映畸形血管团的部位、大小、供血动脉的来源、走向和数目,引流静脉的数目、分布、扩张程度及汇入方向,以及血流动力学的状况。幕上、幕下的病灶都可接受颅内、外动脉系统的分支供血,因此,需要做全脑"六血管"造影(双侧颈内动脉、颈外动脉和椎动脉)。在出血急性期,受脑内血肿和水肿影响,较小的 AVM 在 DSA 上可以不显影,因此需待血肿清除或吸收后再做 DSA 予以明确。

【诊断和鉴别诊断】

通过流行病学、相对典型的症状、体征,再结合 CT、MR 和 DSA,诊断不难。需与其他颅血管病鉴别。

1. 动脉瘤多发生于中老年人,出血以 SAH 为主,病情重,意识障碍较深,运动感觉障碍少见,癫痫起病更少见;DSA 可确诊。

2. 高血压脑出血发生于 50 岁以上的有高血压病史患者,出血多在基底核区域,常出现"三瘫"症状(偏瘫、偏身感觉障碍和同向偏盲);可 CTA 和 MRA 筛查,DSA 确诊。

3. 海绵状血管瘤常为年轻人,多为体检发现或以癫痫和少量出血起病;MRI 有特征性表现,DSA 常为阴性。

4. 烟雾病多以缺血为首发症状,可 CTA 和 MRA 筛查,DSA 确诊。

值得注意的是,上述脑血管疾病可同时伴有 AVM,DSA 可确诊。此外,还需与出血的脑肿瘤鉴别,如恶性胶质瘤、实体型血管网状细胞瘤、血管内皮瘤和脑转移瘤等。一般来说,脑肿瘤有相对应病程、症状和体征,再结合 CT 与 MRI 肿瘤表现加以鉴别。

【治疗】

破裂出血的脑 AVM 需要积极治疗防止再次出血。但由于脑 AVM 的自然史仍不清楚,因此是否应对未破裂 AVM 进行积极干预治疗的证据并不充分。最近的 ARUBA 研究(2014)显示:对于未破裂的 AVM,在防止发生脑卒中或死亡方面,单纯的保守观察或仅药物对症治疗,可能要优于外科侵入性治疗(包括手术切除、介入栓塞、放疗或联合治疗)。但由于该研究样本选择性的问题,结论仍存在不小的争议。

治疗除了考虑 AVM 本身因素外,还应充分考虑患者的因素,如年龄、健康状况、职业、生活方式和临

床症状等。对于未出血的 AVM,需要权衡患者的平均寿命与剩余生存时间内可能破裂出血的累积风险。如:未成年、年轻患者预期生存时间长,累积出血的风险高,对治疗造成的神经功能缺损耐受性更强,所以干预治疗可能更加有益。

对于 AVM 治疗方法的选择,目前没有统一的指南和临床路径。为此,Spetzler 和 Ponce L(2011)在 S-M 分级基础上提出了新的分类(表 59-14):把Ⅰ、Ⅱ级的 AVM 归为 A 类,Ⅳ、Ⅴ级归为 C 类,而Ⅲ级的 AVM 定为 B 类。此分类的好处就是简化了原有的分级,但对各级的 AVM 治疗模式没有影响。提出:A 类应积极行外科手术,B 类应该采取个体化治疗,而 C 类采取保守观察为主。

表 59-14　Spetzler 新分类(2011)

分类	Spetzler-Martin 分级	处理模式
A	Ⅰ、Ⅱ	手术切除
B	Ⅲ	个体化综合治疗
C	Ⅳ、Ⅴ	保守治疗为主

治疗以杜绝病灶出血,减少癫痫发作,纠正盗血,缓解神经功能障碍,提高生活质量等为目的。

目前治疗 AVM 的主要方法有:病灶切除术、血管内介入栓塞、立体定向放射外科治疗。后两种方法在近 20 年中迅速发展,由于创伤小和相对安全,常为患者所选,但远期效果仍需进一步随访验证。华山医院神经外科在此方面有大量的积累和总结,也取得了良好的临床结果。

1. 手术切除术　可获满意的疗效。但是选择其适应证甚为重要:①有出血史,史氏分级Ⅰ～Ⅲ级半的 AVM,除涉及下丘脑及其附近、小脑脚、脑干和小脑脑桥角等区域的病灶以外,均可考虑手术切除;②无出血史,病灶位于表浅的非功能区,直径在 5cm 以下的 AVM;③无出血史,但有药物无法控制的顽固性癫痫,或严重的进行性神经功能缺损等,切除病灶可能有助于症状改善者;④巨大型、高流量的 AVM,经过介入栓塞了大部分病灶后,1～2 周可行手术切除。

手术要点:术前需有完整影像资料(必须有 DSA 和 MRI),术者对病灶应有立体的图像感。切除的步骤:首先要识别和寻找主要供血动脉,在其进入畸形血管团附近阻断或切断;然后靠血管团边缘分离畸形血管团,但又要避免进入血管而出血不止;最后结扎和切断主要引流静脉,将 AVM 完整切除。如过早地堵截血液回路,会导致 AVM 急性充血膨胀和多处破裂出血,造成难以收拾的局面。

NPPB 现象可发生在大或巨大型、高流量 AVM 切除术的最后阶段或术后 1～2 天,表现为手术残腔壁渗血或出血,脑组织逐渐膨出,脑创面广泛、多发出血或渗血。为防止此现象发生,术中应采用降压措施,将平均动脉压降到 70～80mmHg(9.3～10.7kPa),并进行间歇性过度换气;采用双极电凝烧灼止血为主,结合吸收性明胶海绵等材料直至彻底止血。术后麻醉应平稳过渡到清醒,同时控制收缩压不超过 90mmHg(12.1kPa),维持 48 小时。如术后出现意识状况恶化或神经功能损伤加重,应即行 CT 检查,如发现手术残腔内渗血伴严重脑水肿,或仅有严重脑水肿,但占位效应明显,应取弃骨瓣减压术及加强脱水;渗血量较大时要清除血肿。脱水剂应用 2 周后再逐渐减量到停用。经过上述处理,多数可度过危险期。

良好的麻醉配合,术中影像技术(功能 MRI、B 超)和监护,熟练的显微神经外科操作技巧,良好的实时应变能力,以及围术期的管理等,是手术成功的基础。

在 AVM 出血急性期,术前不应强求做 DSA 检查,可行 CTA 或 MRA 快速检查。幕上出血量大于 30ml、幕下大于 15ml,脑室、脑池明显受压,意识障碍进行性加深者应急诊手术。以清除血肿、减低颅内压和挽救生命为主要目的,畸形血管团做二期处理为妥。在已有 DSA 等影像学资料的前提下,可酌情处理畸形血管团。

大多数出血的 AVM,其出血量不大,经过正确的保守治疗多数可以度过急性期(近期再出血的发生率较低)。待出血后 2～3 个月,神经功能稳定,血肿以及周围脑水肿消退后,再行 DSA 检查和处理。

脑室积血者多为脑室旁 AVM 破裂出血所致,脑室外引流对于此类患者仍然是减低颅内压的急救措施。必须提醒的是:不宜向脑室内注入纤溶药物及相关药物,待病情平稳后尽早行 DSA 检查和处理 AVM。

2. 血管内介入栓塞术　1960 年首次报道了用硅胶栓塞 AVM,至 80 年代,使用的栓塞剂均是固体材料,疗效不佳。至 90 年代,液体胶(α-氰基丙烯酸正丁酯,NBCA)的使用提高了其疗效,2000 年,一种新型非黏附性液体栓塞剂 Onyx 的使用(2004 年进入中国使用)极大提高了安全性和栓塞率,使介入栓塞逐渐转变为 AVM 治疗的主要方式。

一般来讲,有合适栓塞的血管构筑的 AVM 均是栓塞治疗的适应证,尤其是对于脑深部、重要功能区、高血流量或大型 AVM,栓塞术是首先考虑的治疗方法。其优点:①部分 AVM 能通过栓塞而达到治愈,避免了手术风险;②即使不能完全栓塞,由于闭塞了畸形血管团和主要供血动脉,使 AVM 范围缩小、血流减少、缓慢、盗血现象减轻,有利于手术切除或放射治疗,使一部分传统认为不能治疗的病例变为能够治疗;③不受部位限制,可同时栓塞不同区域的 AVM;④并发症和危险性较手术小。

10% ~ 15% AVM 能栓塞治愈:主要是有 1 ~ 2 支供血动脉的小、中型 AVM。一般认为畸形团完全消失或缩小 95% 以上,就可能治愈;栓塞范围在 50% ~ 70% 可防止出血;栓塞范围大于 70% 的 AVM 有逐渐闭合的趋势;小于 70% 者,残存的畸形血管团随时间延长几无继续缩小的趋势,甚至扩大。扩大的原因包括大的供血动脉栓塞后,小的、潜在的血管扩张形成新的供血动脉和畸形血管团,故应在病灶缩小,血流减少后及时行手术或放射治疗。

近年,随着栓塞技术(压力锅 PCT 技术、双导管、动静脉联合入路、分次栓塞等)和材料(漂浮微导管和导丝、球囊导管等)的进步和发展,其安全性和治愈率已均明显提高。

目前常用的栓塞材料有 Onyx 和 NBCA 液体胶、弹簧圈、球囊等。

3. 立体定向放射外科(SRS)治疗 20 世纪 70 年代初已开始应用于 AVM 的治疗。近十年,随着设备和放射技术的发展,其安全性和治愈率均逐步提高,已是 AVM 治疗的重要组成部分。目前常用的 SRS 方法有 γ 刀和射波刀(Cyberknife)。有无创伤、相对安全、住院时间短等优点,特别适用于低流量、直径小于 3cm、位于重要功能区或脑深部的病灶,全身状况不能耐受开颅手术者、手术切除或血管内介入栓塞后的残留病灶也是此治疗的适应证。上述适应证患者,SRS 治疗后的闭塞率 6 个月为 30%,1 年为 60%,第 2 年可达 70% ~ 90%。一般情况下,SRS 治疗后畸形血管团闭塞的整个过程需 6 个月 ~ 3 年,平均 2 年。而对于大型 AVM(S-M Ⅳ级或 Ⅴ级),多采用分阶段 SRS,治疗后 3、4、5 和 10 年的闭塞率分别为 7%、20%、28% 和 36%。需要注意的是,未完全闭塞的 AVM 仍有出血的可能,出血率每年在 4% 左右,故需要定期复查。

SRS 并发症主要是放射性脑损伤。早期反应有恶心呕吐、癫痫发作等,对症治疗可以控制。晚期有脑白质的放射性水肿、放射性坏死及正常脑血管闭塞。

4. 综合治疗 手术切除、介入栓塞、SRS 治疗均有各自的适应证和优缺点,相互之间难以取代。二者或三者的联合使用,可以扬长避短,对复杂 AVM 的处理更应如此。近年来,杂交手术(hybrid Operation,又称"复合手术")就是其中的代表,它是将 DSA 系统直接安装在手术室中,除可常规手术,还能够直接进行血管造影和介入治疗,极大地提高了治疗的安全性和治愈率,目前已应用于脑脊髓血管疾病的外科治疗。

所以,综合或联合治疗已是 AVM 治疗的趋势,从而不断提高脑 AVM 的疗效,减少并发症。

脑 AVM 的治疗仍然存在许多挑战,例如其自然史不明确、如何正确、规范化的选择治疗方案等。但随着影像技术(导航、fMRI、影像融合技术、术中超声和荧光素血管造影术)、术中电生理监测和上述三种治疗技术的发展,以及对自然史、循证医学、多中心、多学科的深入研究,相信一定可以实现对脑 AVM 的精准治疗。

二、海绵状血管瘤

海绵状血管瘤(cavernous angioma,CA,又称 cavernous malformation,CM),是由不规则、大小不同的血管窦紧密地集结而成的紫红色桑葚样病灶,血管壁有内皮细胞,病灶内有不均匀分布的纤维增生、玻璃样变和钙化,血管间只有少量的结缔组织而无脑组织是其特点;周围常由厚薄不匀、黄染的增生结缔组织(有含铁血黄素)与脑组织相隔,故病灶边界清楚。属于隐匿性血管畸形,病因不明。多发性 CA 常有家族史,为常染色体显性遗传,与染色体 CCM1 ~ 4 的突变有关。

【临床表现】
青壮年好发,以 20 ~ 50 岁为主。常见症状是癫痫和出血(但出血量较少),可出现局灶性神经功能障碍(如在脑干和功能区)。可发生在脑和脊髓任何部位,以幕上多见。

【辅助检查】
CT 表现为类圆形混杂密度病灶,可部分强化。MRI 更有优势,典型表现为:T1、FLAIR 和 T2 加权像表现为中央呈网状混杂信号的核心(不同时期出血及其产物),周围为低信号环(含铁血黄素沉着),病灶呈"爆米花"状,具有特征性;SWI 序列则更为敏感。多数 CA 在 DSA 并不显影,少部分可在静脉或窦期部分染色。因 CA 周边常伴有静脉畸形,故可见静脉畸形的 DSA 表现。

【治疗】
治疗方法仍有争论。对有症状、反复出血或者有较大血肿、药物控制效果不佳的癫痫且位于非功能区的 CA,手术切除是首选。对位于脑深部、重要结构、脑干的 CA,可借助功能 MRI 和神经导航技术实施手术。无症状的、脑实质深部而体积很小、手术损伤大的 CA 可随访。放射治疗的效果仍有争议,有待进一步研究。

三、毛细血管扩张症

颅内毛细血管扩张症(intracranialcapillarytelangiectasia,ICT),又称毛细血管畸形、毛细血管瘤。是一团位于脑实质内的扩张、扭曲的微血管畸形。其血管的管壁与毛细血管相似,只有一层内皮细胞。多位于大脑皮质软脑膜下,少数可见于脑桥、第四脑室顶、内囊及基底核等中线结构。

发病率极低。病灶体积小,病灶内血流量小且流速慢,常位于"静区",因此很少有症状,偶有出血发生。CT与MRI难以发现病灶,DSA不显影。因此,属于隐匿性血管畸形。多数不需要处理,但发生较大血肿时,酌情清除血肿和取标本病理确诊。

四、脑面血管瘤病

脑面血管瘤病(encephalo-facial angiomatosis),又称为Sturge-Weber综合征,表现为面部血管痣或血管瘤样病灶,同时伴有大脑皮质或软脑膜的毛细血管畸形或脑动静脉畸形为其特征,有时伴有大脑半球的萎缩和脑室扩大。

发病率极低,不规则显性遗传,与RASA1基因突变的关系密切。

临床上主要表现为三大特征:面部血管畸形或瘤、癫痫和青光眼,常伴智力发育不良、偏瘫、偏盲,以及脊柱裂、隐睾等先天畸形,可伴发SAH。可分典型型,不全型和非典型三型。

X线或CT上多数可见钙化的血管影,如脑回样分布,CT可见局部或周围异常强化的血管;MRI表现为患侧大脑半球沿脑回、脑沟走行的流空低信号改变,及同侧脑室扩大和脉络膜丛增大等。

目前尚无根治方法,主要是以控制症状为主:①继发青光眼:药物或手术降压(如房角切开术、小梁切除术、睫状体冷冻术等);②皮肤血管瘤:可采用激光或冷冻疗法,也可局部注射硬化剂;③神经系统症状一般以对症治疗为主;④反复出血或有难治性癫痫者,可行局部的血管畸形切除。

五、静脉血管畸形

静脉血管畸形(venous malformation,VM),又称发育性静脉异常,是常见的颅内血管畸形。多数是先天性。由多支结构正常的小静脉如扇状汇集到一支或数支扩张的大静脉,中间夹杂形态正常的脑实质,引流静脉参与局部脑组织的血液回流。

CT增强可见异常强化的血管影(静脉干),MRI(包括MRV)是检查的首选,除了可显示病变本身,还可发现伴发的其他异常(如海绵状血管瘤)。确诊仍需DSA:在静脉期可见数支异常走向的小静脉汇聚到一支或多支粗大的静脉,形成"海蛇头"或"水母头"征。

由于其血流动力学上为低排低阻型,故自然病程良好,多数无症状,少数可有头痛、出血、癫痫。一般不需要手术。如反复出血、出血量大可造成神经功能障碍,可清除局部血肿,原则上静脉畸形本身不做处理。

六、大脑大静脉畸形

大脑大静脉畸形(vein of Galen malformation,VGM),亦称为Galen静脉瘤、Galen动脉瘤样畸形(VGAMs),是少见的先天性血管畸形。发病机制为动静脉短路,静脉高压造成Galen静脉瘤样扩张,压迫中脑导水管致脑积水,与静脉高压结合造成颅高压症状,同时,"盗血"使周围脑组织缺血和梗死。可分三型:原发性(真性)是指粗大供应动脉直接注入大脑大静脉,静脉膨胀呈球状瘤;继发性(假性)为邻近动静脉畸形的静脉引流汇入Galen静脉所致;混合型为二者的混合。

【临床表现】

1. 新生儿"盗血"使心脏负荷及排出量增大,心脏排出量为正常的3～4倍,造成充血性心力衰竭。典型表现为呼吸困难、发绀、心动过速、肝脾大、肺水肿。多死于心力衰竭。

2. 婴儿期表现为头围显著增大和脑积水,也可发生癫痫,颅内杂音可闻及。

3. 儿童多以头围增大发病,听诊可闻及较强颅内杂音。

4. 年长儿童及青年多表现为颅内高压、脑积水和(或)SAH。

【辅助检查】

CT表现为在四叠体区类圆形高密度影,边界清楚,增强时均一强化,常伴有阻塞性脑积水。MRI T1与T2加权时,在四叠体区出现有流空信号类圆形病灶。在CT和MRI均可表现"棒槌形"病变,具有特征性。确诊仍需DSA。

【治疗】

治疗关键是闭塞动静脉之间的瘘口,且避免损伤引流静脉。首选血管内治疗,可经动脉、静脉或联合栓塞。近年来,随着介入材料和技术发展,再结合放射治疗,其疗效已有提高。

七、硬脑膜动静脉瘘

硬脑膜动静脉瘘(dural arteriovenous fistula,DAVF)是硬脑膜的动脉或颅内动脉的硬脑膜支,与硬脑膜上的静脉窦、静脉甚至是皮层静脉沟通形成的病理性动静脉瘘。占颅内血管畸形的10%～15%,好发于横窦、乙状窦和海绵窦区。

多见于成人,病因多为获得性,如颅内静脉窦血栓形成、头颅外伤和手术等。

【临床症状】

与病变的部位、通过病变的血流量大小及有无软脑膜或皮层静脉参与引流有关。多数患者仅有头痛和颅内杂音。海绵窦区的病变可出现突眼。通过软脑膜或皮层静脉回流者可发生颅内出血。多瘘口或高流量瘘口时，大量动脉血直接进入静脉窦可引起静脉窦压力增高，致颅内高压及盗血症状，也可出现癫痫、进行性神经功能障碍等症状。

【辅助检查】

CT 和 MRI 检查可以初步评估 DAVF。CTA、MRA 和 MRV 可以进一步了解异常的供血动脉、引流静脉和扩张或闭塞的静脉窦。确诊仍需要 DSA，多数是根据引流静脉的走向进行分型，如 1978 年 Djindjan 和 1995 年 Borden 分型，较常用的在 Borden 分型基础上发展的 Cognard 分型（表 59-15）。

表 59-15　DAVF 的 Cognard 分型（1995 年）

分型示意图

稳定型

Ⅰ 型，DAVF 位于静脉窦内，血流顺行

Ⅱa 型，DAVF 位于静脉窦内，血流逆行入窦

进展型

Ⅱb 型，DAVF 位于静脉窦内，逆行入皮质静脉

Ⅱa+b 型

Ⅲ 型，直接由皮质静脉引流，不伴有静脉扩张

Ⅳ 型，直接由皮质静脉引流，伴有静脉扩张

Ⅴ 型，由脊髓静脉引流

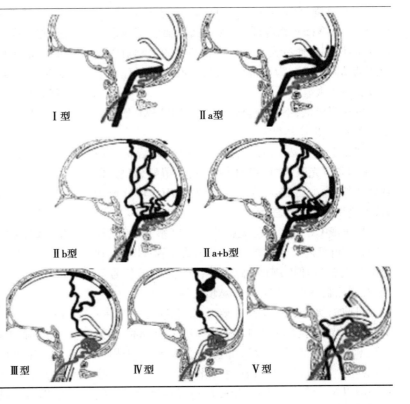

Ⅰ型　　Ⅱa型

Ⅱb型　　Ⅱa+b型

Ⅲ型　　Ⅳ型　　Ⅴ型

【治疗】

其自然史仍不清楚，少数低流量的病变可长期稳定或自闭，但多数表现为进展性。治疗方法有介入栓塞、手术切除和放射治疗。近年来栓塞已成为首选方法，可经动脉、静脉和联合入路进行栓塞。手术切除适用于前颅底或表浅、范围小、单瘘口的 DAVF。放射治疗适用于低流量、症状轻的患者，或是介入和手术方法的补充。三种治疗的组合可提高治疗的安全性和疗效。

（陈功　毛颖）

第五节　颈动脉海绵窦瘘

颈动脉海绵窦瘘（carotid cavernous fistula，CCF）是颈内动脉、颈外动脉或其分支与海绵窦之间发生动静脉交通，造成颅内血流紊乱而引起一系列病理变化的一类疾病。Cushing 于 1907 年提出颈动脉海绵窦瘘的概念，1974 年 Serbinenko 首次报道用球囊导管治疗 CCF。随着神经影像学和神经介入技术的进展，CCF 的诊断和治疗发生了革命性的变化。

【海绵窦解剖】

海绵窦是蝶鞍两旁的一对静脉腔隙，前至眶上裂。后达岩骨尖，约 2cm 长，颈内动脉及其脑膜支，第Ⅲ、Ⅳ、Ⅴ、Ⅵ脑神经以及眼交感神经丛穿行其间，详细的显微解剖结构，见第五十一章第二节中介绍。

【分类和分型】

1985 年 Barrow 根据脑血管造影所见颈内动脉与海绵窦之间瘘道的情况将其分为四型。A 型：颈内动脉主干与海绵窦直接相通；B 型：颈内动脉通过其脑膜分支与海绵窦相通；C 型：颈外动脉的脑膜支与海绵窦

相通;D 型:颈内动脉与颈外动脉通过各自的脑膜支与海绵窦相通。

按静脉引流方式的不同,Wolff 和 Schmidt 将 CCF 分为四型。Ⅰ型:动脉血由海绵窦经眼上静脉及内眦静脉流入面静脉;Ⅱ型:动脉血由海绵窦经外侧裂静脉,再经 Trolard 吻合静脉引入上矢状窦;Ⅲ型:动脉血由海绵窦经岩上窦或岩下窦及基底静脉丛,再经横窦、乙状窦引流入颈内静脉;Ⅳ型:动脉血由海绵窦经吻合静脉流入基底静脉,并与大脑大静脉汇合引流入直窦。马廉亭等将以上四种引流方式的任何两种或两种以上同时存在者称为混合型,此型在临床上更多见。

CCF 的临床表现、治疗和预后主要取决于血流动力学变化的程度,因此将颈动脉海绵窦瘘分为直接型和间接型两类更有实用意义。直接型,又称高流量瘘,大多是颈内动脉海绵窦段直接破损所致,相当于 Barrow 分型的 A 型,临床上所谓的外伤性 CCF 常指这一型;间接型,又称低流量型,是由颈内动脉、颈外动脉甚至椎动脉的脑膜支参与供血,为 Barrow 分型的 B、C、D 三型,临床上多为自发性。本节按直接型和间接型的分类对颈动脉海绵窦瘘的病理生理、临床表现、诊断和治疗进行介绍。

【病理生理】

1. 直接型 CCF 最常见的原因是创伤,头面部损伤尤其是颅底骨折,引起颈内动脉窦内段及其分支的破裂或断裂;医源性创伤如血管内治疗、经皮针刺治疗三叉神经痛、经蝶窦的手术等操作误伤颈内动脉窦内段。少数为颈内动脉海绵窦段的动脉瘤破裂所致,属自发性,但在血管造影片上与外伤性无甚区别。颈内动脉主干或分支的破损,形成颈内动脉与海绵窦间的高压、高流量瘘道,产生特征性的病理生理改变。

(1)盗血:颈内动脉的大量血液流入海绵窦引起颈内动脉远端出现供血不足,如侧支循环不足以代偿则可能产生脑缺血症状,如侧支循环代偿良好,则缺血症状较轻或不明显。

(2)引流静脉扩张淤血、出血:CCF 发生后海绵窦的属静脉出现逆向引流,而且这些属静脉被迫扩张以适应突增的血流,正是这些静脉引流方向的异常转变导致了 CCF 的系列症状和体征。症状和体征取决于静脉的引流方向及其扩张程度。最常见的是动脉血经眼上下静脉向前方流入眼眶,引起搏动性突眼、眶周静脉怒张、眼底静脉淤血、视乳头水肿、结膜充血水肿、眼外肌麻痹等一系列眼部症状;血流向后经岩下窦、横窦及乙状窦引流时,眼部症状轻微而颅内杂音可很明显。血流向上经蝶顶窦流入侧裂静脉、皮质静脉及上矢状窦,可出现皮质静脉扩张和颅内压升高,扩张的静脉破裂致蛛网膜下腔出血或脑内出血,危及生命。血流向下经颅底至翼窝,则可引起鼻咽部静脉扩张,导致鼻出血,出血汹涌时可致休克。血流向内通过海绵间窦到对侧海绵窦可引起对侧相应的症状。

2. 间接型 CCF 大多是自发性的,可能与以下因素有关:①此病好发于女性,尤其多见于 50～60 岁绝经期以后或妊娠妇女。可能是体内雌激素下降,导致血管壁变薄,弹性降低,脆性增加,在血流的冲击下破裂形成瘘;②正常情况下,部分硬脑膜动脉和静脉在海绵窦壁附近发出许多极细小的分支分布于窦壁硬脑膜,并与海绵窦有着丰富的网状交通,当蝶窦或海绵窦发生炎症继而引起栓塞时,静脉回流受阻,窦内压力增高,可促使这些网状交通开放而形成硬脑膜动静脉瘘;③先天性血管肌纤维发育不良,血管弹性差,易破裂形成瘘。④颅脑外伤和颅脑手术所引起。

【临床表现】

1. 搏动性突眼 为最常见的症状,患侧眼球向前突出,并有与脉搏一致的跳动。触摸眼球可感到搏动及血液流过时的颤动感。

2. 球结膜充血与水肿 患侧眼眶内、眼内眦、眼结膜、视网膜等部位静脉怒张充血、水肿,严重时眼结膜翻出眼睑之外。眼睑闭合困难可并发暴露性角膜炎。

3. 眼球运动障碍 患侧眼球各向运动受限,伴有复视。

4. 视力损害 患侧视力下降,甚至失明。可因继发性青光眼、暴露性角膜病变、视网膜和视神经缺血等原因引起。

5. 颅内杂音 杂音为轰鸣样持续不断,与脉搏一致。听诊检查时在患侧眼眶、额部、外耳乳突部、颞部甚至整个头部听到与心率一致的杂音,压迫患侧颈总动脉,杂音减轻或消失,而压迫对侧颈总动脉则杂音更响。

6. 鼻出血 有时出血量较大,可引起出血性休克,需急诊处理。

7. 神经功能损害 CCF 引起的脑动脉供血不足、脑皮质静脉回流障碍和颅内出血,可导致不同程度的神经系统功能障碍,表现为精神症状、癫痫、偏瘫甚至昏迷。

一般而言,直接型 CCF 血流量大,症状严重;而间接型 CCF 瘘口小,血流量小,病程发展缓慢,症状也比较轻。

【辅助检查】

1. 超声检查 眼部症状明显者眼部超声检查见球后高密度脂肪内弯曲的无回声管状暗区,多普勒超

1271

声见扩张的眼上静脉内充满红蓝血流,以红色为主,提示血流逆向流动,且有涡流现象。

2. CT 和 MRI　头颅 CT 可见海绵窦膨大,呈稍高密度影,外伤性者可能见到颅底骨折;MRI 上见膨大的海绵窦存在流空影。CT 或 MRI 增强扫描上可见到明显扩张的眼静脉,眼球突出或扩张的皮质引流静脉。CTA 和 MRA 能比较清晰显示颈内动脉、海绵窦和瘘口情况,是重要的初查和随访手段,但不能区分直接型与间接型瘘。

3. 脑血管造影　DSA 是诊断 CCF 最重要、最可靠的方法。通过 DSA 可以明确:①瘘口位置、大小、单瘘口或多瘘口;②供血和载瘘动脉;③静脉引流情况;④脑底动脉环侧支循环状况。造影时应包括:①全脑六血管造影(双侧颈内动脉、颈外动脉,双侧椎动脉);②暂时闭塞或压迫患侧颈内动脉后经对侧颈内动脉造影,了解健侧颈内动脉经前交通动脉向患侧供血情况;③暂时闭塞患侧颈内动脉后经椎动脉造影,了解椎动脉经后交通动脉向患侧颈内动脉供血情况。

【诊断和鉴别诊断】

头部外伤后出现搏动性突眼、颅内杂音、眼结膜充血水肿、鼻出血等症状,应高度怀疑直接型 CCF。头颅 CT、MRI 和超声检查见眼球突出、眶内眼静脉或颅内引流静脉增粗等表现,均有助于诊断。中老年及妊娠妇女,自发起病,缓慢发展,有头痛、突眼、颅内杂音、视力减退等症状,再结合 CT、MRI 和超声的特征性所见,应考虑间接型颈动脉海绵窦瘘。疑似 CCF 均需做 DSA 以确诊。

CCF 需与下列疾病鉴别:①突眼性甲状腺功能亢进、眶内及球后肿瘤或假性肿瘤等均有突眼表现,但无搏动和血管杂音;②眶内海绵状血管瘤、动脉瘤、动静脉畸形等,鉴别比较困难,尤其与流量较小的 CCF 难以鉴别,需依靠 DSA 检查;③海绵窦血栓性静脉炎或血栓形成,症状与颈动脉海绵窦瘘十分相似,但没有眼球搏动和血管杂音;④眶顶缺损,脑组织向缺损处膨出,引起突眼,并可因脑搏动传至眼球,而出现眼球搏动,但无血管杂音。

【治疗】

CCF 治疗的主要目的是保护视力,消除杂音,防止脑缺血、脑出血和鼻出血。治疗原则是尽可能关闭瘘口,同时保持颈内动脉的通畅。治疗方法取决于瘘口的大小、流量、动脉供血及静脉引流途径。少数症状轻微、发展缓慢的患者可考虑保守疗法和颈动脉压迫疗法,绝大多数颈动脉海绵窦瘘很少有自愈的机会。大量鼻出血、急性视力下降或失明、颅内血肿或蛛网膜下腔出血及严重脑缺血者,应做急诊治疗;DSA 发现皮质引流静脉迂曲的,即使没有合并颅内出血,

也提倡尽早治疗。颈动脉海绵窦瘘首选的治疗方法是血管内介入治疗;若介入治疗困难再考虑直接手术。

（一）血管内介入治疗

1. 栓塞材料　①可脱性球囊:CCF 介入治疗最常用和首选的栓塞材料是可脱性球囊用以堵塞瘘口或海绵窦,优点是简便、经济,缺点是可控性较差、治愈率较低、复发率较高;②弹簧圈:如瘘口较小、球囊无法通过时可选用微弹簧圈,通过机械栓塞作用和诱发血栓形成达到治疗目的,但价格较高;③Onyx 胶:有较好的黏滞性和弥散性,但反流或弥散至动脉内有引起脑梗死的风险;④覆膜支架:可直接覆盖瘘口同时保持颈内动脉通畅,正在广泛尝试,但瘘口附近的穿动脉可能一同闭塞,术后患者需长期抗血小板聚集治疗。

2. 栓塞方法

（1）经动脉入路:对于大多数 A 型 CCF,经动脉入路是最常用的介入治疗途径,方法简单,成功率高。手术方式有:①球囊栓塞:在透视下将球囊导管送入瘘口内,用等渗造影剂充盈球囊,调整球囊位置和充盈球囊大小,再经导引导管造影,如显示瘘口闭塞,颈内动脉通畅,则可解脱球囊;如一个球囊不能将瘘口堵塞,也可放入数个球囊,但是球囊可能会提前解脱造成正常血管闭塞,对瘘口大流量异常高者球囊可能会随血流逃逸至腔静脉-右心房,球囊早泄往往会导致瘘口再通而复发;②弹簧圈栓塞:对于瘘口较局限,结构较清楚者可以采用弹簧圈填塞瘘口,但是弹簧圈支撑力较弱、在高流量瘘口内容易移位。载瘘动脉内球囊辅助有益于弹簧圈栓塞,可以使瘘口填塞更致密、更完全;③弹簧圈结合液态胶栓塞:先填塞弹簧圈,使血流量明显降低,再使用液态胶进一步闭塞瘘口。优点是较单纯弹簧圈填塞经济、疗效更好,缺点是液态胶可能反流至颈内动脉引起梗死;④带膜支架:用带膜支架覆盖瘘口,将其与正常血流隔绝,效果佳、经济、复发率低,但是支架顺应性较差,血管迂曲者成功率较低及有可能覆盖穿支血管造成缺血;⑤颈内动脉闭塞术:对于瘘口闭塞失败的患者或者完全盗血的患者,可以闭塞颈内动脉,但事先必须做降压后(平均动脉压降至 70～80mmHg)颈内动脉球囊闭塞试验(balloon occlusion test,BOT),了解侧支循环和患者的耐受情况。因为该方法不但牺牲了颈动脉这一治疗通路,而且可能造成严重的脑缺血,采用时必须非常慎重。

（2）经静脉入路:对于 B、C、D 型间接型 CCF,静脉入路是首选途径。对大多数 A 型 CCF 而言,动脉入路都能栓塞成功,但以下情况无法经动脉栓塞时应选择经静脉入路。①动脉入路治疗失败或 CCF 复发,微导管难以经动脉入路进入海绵窦瘘;②CCF 瘘口过小

或局部解剖因素使微导管难以经动脉进入海绵窦；③瘘口难以闭塞，但患者不耐受颈内动脉闭塞术。常用的静脉入路包括：①经同侧颈静脉-岩下窦-海绵窦为最常用静脉入路；②经对侧颈静脉-对侧岩下窦-海绵间窦-同侧海绵窦，可以在同侧岩下窦闭塞时采用；③经同侧颈静脉-面静脉-眼上静脉-海绵窦可在岩下窦显影不清时采用。常用材料为弹簧圈和（或）Onyx胶。治疗中应警惕人为改变静脉引流方向可能招致灾难性后果，如术中闭塞岩下窦可使眼静脉或蝶顶窦压力和流量骤增，可使眼睛症状加重或导致颅内出血，因此，在瘘口和其他静脉闭塞之前，不要闭塞入路静脉。如果术中出现皮层静脉引流，则先要闭塞静脉开口处或直接用弹簧圈将蝶顶窦闭塞。

（二）手术治疗

1. 经海绵窦颈内动脉修补术　Parkinson手术，通过Parkinson三角进入海绵窦，在窦内找到颈内动脉瘘口，夹闭或缝合。Doleng手术，采用翼点切口，打开岩骨颈动脉管，临时阻断颈内动脉，暴露颈内动脉海绵窦段，进行修补或结扎。白马手术，通过海绵窦内侧三角区修补瘘口。以上几种手术，风险大，成功率不高，脑神经损伤常常发生，目前已很少应用。

2. 海绵窦电凝固术　根据血细胞表面和金属丝表面所带电荷相反的原理，将铜丝插入海绵窦内，可使血液内的有形成分凝集于铜丝周围形成凝血块而封闭瘘口，达到治疗目的。铜丝可经眼上静脉，也可开颅后经蝶顶窦、大脑中静脉或从海绵窦壁插入。铜丝插入后再通以0.2～0.8mA直流电，可加速血栓形成。一旦杂音消失，表示瘘已近闭塞，即可结束手术。此方法操作简单，但比较盲目，瘘口可能闭塞不全，脑神经损伤难以避免，已很少应用。

3. 孤立术　将颈内动脉颅外段和床突上段联合结扎并加动脉内肌肉填塞，使瘘口完全闭塞。该方法操作简单，也能达到消除杂音，改善眼部症状的目的，但对脑侧支循环不良的患者会发生脑缺血，甚至病残。

（三）CCF非手术治疗

1. 保守疗法和颈动脉压迫法　25%～30%的间接型CCF可自行血栓形成而痊愈，因此对于发病早期，进展缓慢，症状轻，瘘口小，没有皮质引流静脉，也没有急剧视力下降的患者可先观察一段时间，以期自愈。也可采用颈动脉压迫法，或在压迫颈总动脉的同时，压迫颈内静脉，增加静脉压，降低海绵窦瘘口处的动静脉压力梯度，促进海绵窦内血栓形成。方法是用手指或Matas架将颈总动脉压向颈椎横突，直到颞浅动脉搏动消失为止，如果压迫部位准确，患者会自觉杂音减轻或消失。最初每次压迫10秒钟，每小时数次，以后压迫持续时间逐步延长至每次20分钟，每天

4～6次，一般治疗4～6周后可治愈。压迫时注意有无脑缺血症状出现，一旦出现无力、麻木、失明等，需立即终止。建议患者自己用健侧手指压迫，若出现脑缺血则健侧手指会因无力而自然终止压迫。静脉压迫法是压迫内眦外上方眼上静脉和头皮静脉交界处，但有皮质静脉引流的患者可能导致颅内压升高而引起脑出血，不适合进行静脉压迫治疗。

2. 放射外科治疗　通过放射效应促使血管内皮过度增生，达到瘘口闭塞的目的，可作为其他治疗方法的辅助手段。

（田彦龙　冷冰）

第六节　脑血管狭窄闭塞性疾病

脑血管狭窄闭塞性疾病，是由脑血管狭窄或闭塞所引起脑血供不足，使相应的脑组织轻则缺血，重则梗死而导致神经系统症状的一组疾病，包括短暂性脑缺血发作（transient ischemic attacks，TIA）、脑动脉血栓形成（cerebral thrombosis）和脑栓塞（cerebral embolism）。脑血管狭窄闭塞性疾病占脑卒中的75%～85%。脑梗死30天病死率为15%～33%，生存者有程度不同病残。虽然在许多国家大力开展对脑血管危险因素的防治，曾一度使脑血管病的发生率和死亡率在20世纪70年代有所降低，但在80年代初它们又有所回升，因此脑血管病的治疗仍是我们面临的重大挑战。

【病因】

在各种可引起脑血管狭窄或闭塞的疾病中，以动脉粥样硬化最多见（表59-16）。在常见病因的基础上，一些情况将引起脑血流量骤然下降，导致脑缺血发作。这些情况包括：①主动脉-脑动脉粥样硬化斑块脱落，导致反复出现的微栓塞；②广泛性脑动脉痉挛；③心脏功能障碍或其他原因导致的严重低血压和周围循环衰竭；④脑侧支循环受阻或闭塞；⑤各种原因引起的血液成分改变；⑥头部血流的改变或盗血现象。脑动脉的狭窄或闭塞可以发生于颅外的头臂动脉起始部、颈总动脉的起始部、椎动脉起始部、颈总动脉的分叉处、颈内动脉的起始部，甚至整个颈总动脉、

表59-16　脑血管狭窄或闭塞的常见原因

1. 先天性发育性脑动脉病变
2. 脑动脉炎：结核，钩端螺旋体动脉炎等
3. 物理因素引起的动脉病变：损伤性动脉内膜炎、放射线引起的动脉病变，夹层动脉瘤等
4. 营养性脑动脉病变：高脂血症、糖尿病性动脉病变等
5. 肿瘤引起的动脉压迫
6. 动脉粥样硬化

椎动脉和颈内动脉全长；也可发生于颅内颈内动脉虹吸部、大脑中动脉或大脑前动脉起始部以及颅内外动脉同时受累等。脑动脉狭窄或闭塞可限于一侧，也可双侧，可只发生于颈内动脉系统或椎动脉系统，也可两系统都有不同程度的病变。在欧美，好发颅外血管病变，在亚洲则好发颅内颈动脉系统病变。

【发病机制】

人脑是一个高耗氧性器官，而本身缺乏能量储备，因此对缺血缺氧十分敏感。一般身材青年正常脑血流量为 50～55ml/(100g·min)，若脑局部血流量骤然下降，而侧支循环未能及时有效地进行代偿，则必然发生不同程度的缺血性脑损害。在清醒猴脑卒中研究模型中，可见下列 3 种脑缺血阈值：①神经功能缺血阈值：脑血流(CBF)由正常的 55～56ml/(100g·min)，降到23ml/(100g·min)以下时，出现肢体偏瘫；②神经元电活动缺血阈值：CBF<20ml/(100g·min)，脑电活动减弱，CBF 至 10～15ml/(100g·min)，电活动处于静息状态；③膜泵功能缺血阈值：CBF≤10ml/(100g·min)时，ATP 耗尽的神经元释放 K+浓度升高，并伴有神经元内钙超载和胶质细胞内 Na+、Cl-和水的异常增加。局灶性脑缺血中央区(又称暗带)的神经元多处于膜泵功能衰竭，即使在短时间内恢复脑血流，仍不能存活。但是缺血的周边区(半暗带)的神经元处于电活动或功能缺血阈之间，尚能耐受较长时间缺血而不发生死亡。近来研究发现，在暗带和半暗带之间存在细胞凋亡现象。现代外科治疗脑缺血就是利用半暗带神经元耐受缺血的时间(治疗窗)，采用各种方法恢复脑血流，挽救濒死的神经细胞，防止细胞凋亡的发生和发展。治疗窗的长短取决于缺血时间和有效侧支循环的建立，一般认为人类的脑缺血治疗窗为缺血发生后 3～6 小时，如侧支循环好，大脑中动脉阻断 8 小时恢复血流，预后仍好。临床观察和病理检查发现缺血性脑卒中病例的症状和脑梗死范围并不与脑动脉狭窄或闭塞的程度成正比，这是因为颅内存在自发的侧支循环代偿。若侧支循环代偿良好，即使脑动脉狭窄严重甚至闭塞，也可以没有脑梗死，反之亦然。这解释了部分烟雾病(moyamoya disease)及无脉病(Takayasu disease)患者虽然有严重的脑动脉狭窄或闭塞，但在相当长的时间内没有脑缺血症状发生。另一种情况是锁骨下动脉盗血综合征(subclavian artery cerebral steal syndrome)，由于该动脉的起始部狭窄，患侧上肢的血供有赖于椎动脉血的倒流。当该侧上肢活动增加，需要更多的血液来维持，即可导致整个椎动脉系统供血不足而诱发脑缺血。类似的情况见于其他有明显脑盗血的疾病如颈动脉海绵窦瘘、颅内较大的 AVM 等。

【临床表现】

临床常见的脑缺血发作有：①短暂性脑缺血发作(TIA)；②脑梗死(cerebral infarction,CI)。

1. TIA　本病好发于中老年人群，特点为起病突然，历时短暂，反复发作，多在 60 分钟内恢复而无神经系统阳性体征残留，无急性脑梗死证据。大多数患者无意识障碍，常表现为局灶性神经功能症状，且症状常按一定的血管支配区而反复刻板出现，如颈动脉系统 TIA 可表现发作性轻瘫、偏身感觉障碍、短暂性黑蒙和失语等；椎动脉系统 TIA 表现为眩晕、复视、共济失调、构音障碍、吞咽困难、交叉性瘫痪和感觉异常等。发作次数多则一日多次，少则数周或数月一次。

2. CI　亦好发于中老年人群，症状虽与 TIA 基本相同，但持续存在或不断加重，且有与其相符合的特征性影像学异常。患者常表现为意识障碍，和(或)伴有失语、偏瘫、偏盲或感觉障碍等，多有 TIA 作为前驱症状。

【诊断】

中年以上有高血压、动脉粥样硬化等血管危险因素的患者，若出现上述 TIA 或 CI 等表现，应考虑为脑缺血性卒中。为了更深入了解病情、明确诊断和决定治疗策略，应进行下列诊断步骤。

1. 详尽病史采集和神经系统及全身体格检查　着重于发病情况、病程经过、是否有吸烟、糖尿病、高血压及高脂血症等病史。

2. B超和多普勒超声检查　两者结合应用可提高准确性和敏感性，可了解颈动脉壁厚度、硬化斑的范围和形态、管腔狭窄程度等。可作为脑血管造影前的筛选检查。

3. 经颅多普勒超声检查(TCD)　了解颅内主要血管的流速、管腔狭窄与否、侧支循环功能和脑自动调节功能等。还可监测术时 MCA 流速和术后 CBF 动力学改变。

4. 脑血流检查　①正电子发射断层扫描(PET)：可动态定量测定脑血流和脑代谢。但价格昂贵，需用放射性核素，临床应用受限。②氙CT：能在发病数分钟内显示脑血流的变化，定量测定脑血流，对预后判断有意义。但氙气有镇静作用，对已有定向障碍的患者，可能引起检查时不合作，导致活动伪迹，影响检查质量。③单光子断层扫描(SPECT)：本法应用方便，可显示大的梗死灶，但难以发现小、深部的缺血灶，且测量方法主要为半定量。④CT 灌注成像：可评价脑血容积、血液通过时间和脑血流量，对 6 小时内急性缺血性脑卒中患者，其诊断敏感性和特异性分别达 90% 和 100%。因该检查成像时间短、影响因素少、脑血流测量不需要图像融合技术、重复性佳、检查费用低等优点,可对患者脑血流进行动态评估。⑤MRI灌注成像(见第6点)。

5. 头CT和常规MRI CT和常规MRI(T1和T2加权成像)是目前诊断缺血性脑卒中常用的方法,同时也作为诊断和鉴别诊断脑水肿、出血性梗死和脑瘤等主要手段。但一般CT只能显示缺血后24小时脑实质的变化。增强CT也不能早期诊断脑缺血。脑梗死周边增强多出现在发病后36～48小时,5～10天最明显,6周后消失。常规MRI诊断脑缺血较CT敏感,但是仍难以早期(5～6小时)显示缺血,通常需18～24小时才能发现异常。

6. MRI新技术 能在发病后短时间内发现和对缺血性脑卒中进行评估。①弥散加权成像(diffusion weighted imaging,DWI):可在缺血后2小时发现直径4mm的病灶,并能了解缺血进展时向哪些血管分支的部位扩展,区分新旧脑卒中灶。②灌注成像(perfusion weighted imaging,PWI):可评价脑血容积、血液通过时间和脑血流量。③多层回波平面成像(EPI)和动态对比剂增强T2加权成像可发现发病2小时内的灌注缺损灶和CBF降低程度。④多模式MRI成像:可用于确定脑组织可逆及不可逆损害区,评估缺血半暗带存在范围和持续时间,为超急性期溶栓提供证据。如通过PWI/DWI不匹配来确定缺血半暗带,或用液体衰减反转恢复序列(FLAIR)/DWI不匹配来判断是否在溶栓"时间窗"内,以筛选适合溶栓对象。

7. 脑血管造影 ①磁共振血管造影(MRA):为非损伤性检查,仅在常规MR检查上增加10～15分钟就可完成本检查,显示血管壁的轮廓。敏感性90%。但它不能显示动脉管腔狭窄的程度,而且严重管腔狭窄时常显示为闭塞。②CT血管造影(CTA):随着计算机断层技术越来越完善,CTA对脑血管病的检出率越来越接近DSA,且能很清晰地显示病灶与毗邻结构的解剖关系,因其操作的非侵袭性,应用价值日趋受到重视。不足之处是不能进行治疗性操作,也不能动态显示动脉充盈情况。③数字减影血管造影(DSA):脑血管病诊断的金标准,可动态显示颅内外血管狭窄、阻塞、颅内侧支循环的改变等。但本法有创伤性,有1%病残率。

【治疗】

脑梗死一旦发生,目前内外科治疗多不能逆转病情,仅能缓解病情进一步恶化。因此,本病的处理应当防重于治,晚治不如早治。积极开展脑卒中流行病学研究和危险因素干预,普及脑卒中卫生知识,建立脑卒中防治网和急救绿色通道,已在一些国家和地区显示出其重要性和优越性。下面介绍闭塞性脑血管病常用的手术方法。

1. 颈动脉内膜剥脱术(carotid endarterectomy,CEA) 适应证:①近期发生TIA或6个月内发生缺血性卒中,颈动脉狭窄≥50%,预计围术期并发症率和死亡率风险<6%;如双侧动脉均有狭窄,狭窄重侧优先;如双侧狭窄相似,前交通充盈侧优先;如颈动脉近端、远端均有病灶,近端优先;②近期发生TIA,虽颈动脉狭窄<50%,但有溃疡斑块者;③无症状颈动脉狭窄者应根据狭窄程度、侧支循环、溃疡斑部位、CT或MRI脑梗死灶等决定手术与否,但狭窄<50%不推荐;④综合考虑年龄、性别和并存疾病。如无早期再通禁忌证,建议在2周内进行手术。对急性颈动脉阻塞,如血管造影显示侧支循环血流可到达岩骨段ICA者,应急诊手术。手术目的在于清除动脉管腔内的凝血块,剥除管壁上的粥样硬化斑,使狭窄的管腔扩大,术中根据需要可行管壁扩大缝合(用人造血管片或自体静脉片)。

2. 颅内外血管重建手术(extracranial-intracranial arterial bypass,EIAB) 指用外科手术方法建立脑的侧支循环通路。20世纪60年代起,该术式的发明及临床应用曾在世界范围内掀起过颅内外血管重建手术治疗缺血性脑血管病的高潮。但1985年一项前瞻性多中心随机对照研究却发现,EIAB没有减少脑卒中的发生,这对EIAB的热潮起到了极大的降温作用。此后很多学者提出,对闭塞性脑血管患者中血流动力学损害的亚群行EIAB后,能够逆转"贫乏灌注"(misery perfusion),提高rCBF,改善脑代谢,这使得EIAB在90年代中期有所回暖。但2011年JAMA杂志发表的北美颈动脉闭塞外科研究(Carotid Occlusion Surgery Study,COSS)有对EIAB疗效提出异议,该研究将脑血流动力学受损的患者作为纳入标准,用来比较单纯药物治疗组与药物治疗加EIAB两者的疗效,结果认为EIAB不能减少颈内动脉闭塞的脑低灌注患者再发生脑卒中风险。COSS研究也引起广泛争议,如入选标准、手术者水平等。目前,尽管围绕这方面的临床应用仍然存在广泛争议,但颅内血管重建的应用在近年来又有增加趋势。

颅内外血管重建术式层出不穷,归结较常用的手术方法如下:①颅内外血管直接吻合术,如颞浅动脉-大脑中动脉吻合术(STA-MCA)、枕动脉-小脑后下动脉吻合术(OA-PICA)等;②颅内外自体血管移植搭桥术(EC-IC grafting operation),用以搭桥的血管多为静脉,有时也用人造血管或动脉;③大网膜颅内移植术,常分为带蒂和带血管两种;④其他,如头皮-硬脑膜动脉-颞肌-脑皮质粘连术,常用于治疗Moyamoya病。

手术适应证:①TIA或脑梗死患者经规则药物治疗半年后疗效不佳者(有再发作);②颅内血管重度狭

窄或闭塞伴侧支循环代偿不充分、颈内动脉重度狭窄或闭塞不适合 CEA 或 CAS;③一侧颈内动脉狭窄,对侧颈内动脉闭塞,欲做狭窄侧 CEA 者,应先作闭塞侧血流重建;④区域性脑血流测定有局部或偏侧脑低灌注;⑤颅内动脉瘤(特别是巨大型动脉瘤)及颅底肿瘤手术时,常需阻断脑底大动脉,为防止脑缺血,常需做血流重建术。

手术禁忌证:①有严重全身性疾病如肺、心、肝、肾及严重糖尿病者;②脑卒中急性期;③PET 提示相关缺血区域脑细胞代谢缺损;④梗死面积大,已有严重的神经功能后遗症。

3. 血管扩张成形术(percutaneous transluminal angioplasty,PTA) 系指经皮肤穿刺动脉,送入特制的球囊导管,扩张狭窄的动脉,以恢复或改善动脉供血。一般认为 PTA 有下列作用:①挤压动脉内血栓或软的硬化斑,犹如把雪踩实,可以扩大血管腔;②压榨坚实的硬化斑,使硬化斑中间造成裂隙通道;③通道扩大,改善脑血供,减少脑梗死发生。适应证:①经内科治疗无效的有症状的颅内动脉狭窄,狭窄≥70%;②造成动脉狭窄的病变应是血栓形成、粥样硬化斑、纤维肌肉营养不良、血管炎、血管内膜剥脱,钙化的粥样硬化斑引起者不宜用 PTA;③蛛网膜下腔出血引起的脑血管痉挛;④急性脑栓塞时配合溶栓治疗;⑤患者不适合外科手术。血管扩张成形和支架植入往往配合使用。

4. 血管内支架成形术(endovascular stenting) 即血管内置入特制支架以保持管腔通畅的一种治疗方法。①颈动脉颅外段狭窄支架成形术(CAS):具有相对于 CEA 微创、便捷以及较少局部损伤等优势,是 CEA 的有效替代方案,尤其适用于高位颈动脉狭窄、外伤性或医源性颈动脉狭窄伴有颈动脉夹层动脉瘤、颈动脉内膜纤维组织形成不良、肿瘤压迫性颈动脉狭窄、一般情况差不能耐受手术以及 CEA 后再狭窄者。②颅内血管内支架成形术:近年来随着对脑血管病研究的深入、血管内介入治疗技术的成熟和完善以及高性能支架的问世,颅内血管内支架成形术逐渐投入使用,并取得了一定疗效。目前支架主要分为球囊扩张支架、药物洗脱支架以及自膨式支架。SAMMPRIS 试验是目前唯一正规的颅内自膨式支架 RCT 研究,以比较积极药物治疗与积极药物治疗并行 PTAS(Wingspan 支架系统治疗)2 组的疗效差异,但无论是 2011 年的前期结果还是 2014 年的随访数据,均显示药物治疗较支架置入有显著优势。2015 年发表的另一项关于颅内球囊扩张支架 RCT 研究——VISSIT 试验的结果支架的效果也不尽如人意。由此,目前对于颅内支架成形术持保留态度,仅建议对于内科治疗无效且脑血流动力学障碍的颅内动脉狭窄患者选择支架成形术,并

建议此作进一步研究。

5. 急性闭塞性脑血管病溶栓疗法 为采用溶栓剂溶解血栓,使血管再通,从而达到恢复脑血流的一种治疗手段,常用溶栓剂有尿激酶(UK)、重组组织纤溶酶原激活剂(rt-PA)以及一些新型药物。适应证:①年龄 18~80 岁;②发病 4.5 小时以内(rtRA)或 6 小时内(尿激酶);③脑功能损害的体征持续存在超过 1 小时,且比较严重;④CT 已排除颅内出血,且无早期大面积脑梗死影像学改变;⑤患者或家属签署知情同意书。

溶栓途径分为经静脉内和经动脉内。静脉内溶栓操作简便、省时,但受药物剂量的限制和药物浓度被动稀释的影响,以至于难以在血栓部位形成有效的药物浓度,从而影响治疗效果。动脉溶栓可将纤溶药直接注入血栓内部,因此所需剂量较小,理论上可降低脑和全身出血并发症发生风险,但操作复杂且费时。1999~2007 年间连续发表的 EMS、IMS-Ⅰ以及 IMS-Ⅱ研究均认为,单纯静脉溶栓治疗很少能够实现闭塞的大血管再通,而动静脉联合溶栓的安全性和血管再通率虽均优于单纯静脉溶栓,但并未带来相应的临床转归改善。另外,在发病 6 小时内行动脉溶栓的疗效也不确切,未得到指南推荐。

自 2014 年底起,以 MR CLEAN 为代表的四项研究陆续发表,一致认为对于前循环有大血管闭塞的急性缺血性卒中,血管内介入治疗特别是机械取栓,相对于内科治疗,能够显著提高血管再通率及临床疗效。而最新发表于 JAMA 杂志(2015)的荟萃分析也认同上述观点,但也指出两者在症状性颅内出血以及 90 天内所有死亡率方面未见显著性差异。

结合 2015 版美国 AHA/ASA 急性缺血性卒中早期管理指南以及欧洲多学会联合声明,目前认为:①重视影像学检测,筛查大血管闭塞;重视半暗带的评估,避免无效甚至有害的开通。②满足下列条件应予以机械取栓:发病前 mRS 为 0~1 分;发病 4.5 小时内接受了 rt-PA 溶栓;梗死由颈内动脉或大脑中动脉 M1 段闭塞所致;年龄≥18 岁,NIHSS≥6 分,ASPECTS ≥6 分;可在 6 小时内穿刺。③尽量缩短发病到治疗的时间,再灌注时间每延误 30 分钟,获得良好预后(mRS 0~2)的几率就降低 10%,建议影像学检查在入院 45 分钟内完成,入院 60 分钟内药物溶栓,发病 6 小时内穿刺,尽早达到再灌注 TICI 2b/3 级。④新一代取栓装置(支架取栓装置)更为安全有效。⑤推荐使用评分量表而非观察患者临床反应以判断预后。⑥围术期规范管理以及抗凝、抗血小板药物的合理应用。

6. 大面积脑梗死去骨瓣减压术 对大脑或小脑大面积脑梗死的患者,经积极内科治疗后,病情仍进行性加重,在符合下列适应证时可采用去骨瓣减压

术:①患者经积极内科治疗无效处于脑疝早期或前期;②CT见大面积脑梗死和水肿,中线结构侧移≥5mm,基底池受压;③颅内压(ICP)≥30mmHg(4kPa);④年龄≤70岁;⑤排除严重的系统疾病。对病变在幕上者可行额颞顶部去骨瓣减压术,要求骨瓣范围要大,骨窗下缘平中颅底。病变在小脑者可行枕下减压术和(或)脑室外引流术。目前,许多临床资料显示在符合手术适应证的条件下,及时行去骨瓣减压术不仅可挽救部分患者的生命,而且可减少脑梗死面积,改善神经功能,其中小脑梗死者效果更好。

（顾宇翔 雷宇 冷冰）

第七节 自发性脑出血及高血压脑出血

【概述】

自发性脑出血(spontaneous intracerebral hemorrhage,sICH)是指非外伤引起的脑动脉、静脉和毛细血管自发性破裂所致脑实质内出血,是神经内外科最常见的难治性疾病之一,也是世界范围内致死、致残的重要原因。根据病因将其分为原发性和继发性脑出血,其中原发性脑出血占80%~85%,主要包括高血压脑出血(占50%~70%)、淀粉样血管病脑出血(占20%~30%)和原因不明脑出血(约占10%)。继发性脑出血常指病因明确的脑出血,主要包括动静脉畸形、动脉瘤、海绵状血管瘤、动静脉瘘、烟雾病、血液病或凝血功能障碍、使用抗凝药物或溶栓治疗、脑肿瘤、血管炎及静脉窦血栓等(表59-17)。原发性脑出血常合并高血压。在我国虽无大规模流行病学数据,但文献资料显示高达70%~80%原发性脑出血患者合并高血压,因此我国一直沿用"高血压脑出血"命名。在国外文献中,多统称为自发性脑出血。本节将以其中最常见的高血压脑出血重点进行介绍。

表59-17 引起自发性脑出血的各种病因

原发性脑出血	继发性脑出血
高血压脑出血	动静脉畸形、动静脉瘘
淀粉样血管病	动脉瘤
原因不明脑出血	海绵状血管瘤
	烟雾病
	血液病或凝血功能障碍
	使用抗凝药物或溶栓治疗
	脑肿瘤
	血管炎
	静脉窦血栓

【发病机制】

高血压脑出血大多发生在脑内一级大动脉直接分出来的第二级分支,如大脑中动脉的豆纹动脉、基底动脉的脑桥支等。这些动脉较细小,管壁结构较薄弱,但却承受较大的血流压力。在长期高血压的影响下,脑小动脉管壁的结缔组织发生玻璃样变或纤维样坏死,管壁内的弹力纤维大多断裂,使动脉管壁内膜弹性减弱;同时又因动脉粥样硬化使管腔狭窄扭曲,血流阻力增大。血管舒缩功能减退,在小动脉的某些特别薄弱处出现微小粟粒状囊状动脉瘤,或小动脉内膜破裂形成微小夹层动脉瘤。另外,波动性高血压诱发小血管反复痉挛也加重了血管壁的病理变化,致使小血管周围的脑组织缺血软化,从而降低了血管周围组织对血管壁的支持保护作用。在此基础上,当患者在体力活动、情绪波动或其他原因血压骤然升高时,可引起病变动脉破裂出血,形成血肿。此外,也可能在脑小动脉粥样硬化狭窄和痉挛基础上发生局灶脑梗死,继而出血。

【病理】

高血压脑出血在大脑半球深部的内囊-基底节区最常发生,约占50%,其次分别为大脑皮质10%~20%,脑桥10%~15%,丘脑15%,小脑10%,脑干1%~6%。基底节区出血以壳核出血较多见,以其为中心又分为内侧型和外侧型。内侧型为壳核内侧的苍白球,内囊纹状体和丘脑出血;外侧型为壳核、外囊或带状核出血。出血的部位不同决定着血肿的大小和临床症状的严重程度。大脑皮质下出血,常可达60ml甚至更多,但却没有明显的阳性体征。壳核出血若是血肿不大,症状可较轻,丘脑、脑桥及小脑出血则早期即可引起极严重的神经功能障碍,故一般就诊时血肿都不会太大。脑出血早期病理损害主要由血肿压迫产生,出血后局部形成凝血块,推移、压迫邻近组织,撕裂或闭塞邻近的小血管,引起局部脑水肿及小的脑梗死或新的出血。出血发生后小动脉痉挛,血流阻力增大,管壁破裂口处血栓形成。同时因血肿形成,局部高压,血管管壁及破裂处受到压迫,出血多自行停止。当出血量较大,局部压力较高时,血肿沿白质纤维向薄弱处弥散,可破入脑室或侵入脑叶皮质下、脑干,亦可向脑表面渗透入蛛网膜下腔和硬脑膜下腔。高血压脑出血发病后,血肿体积变化大多发生在起病后3~6小时以内。血肿形成后,局部颅内压增高引起周围脑组织受压移位、缺血水肿、软化坏死,严重时可导致小脑幕裂孔疝以及脑干的继发性损伤或出血。出血24~36小时后,血肿腔周围脑软化带形成,出现胶质细胞增生,尤其是小胶质细胞及部分来自血管外膜的细胞形成格子细胞。此时血红蛋白开始逐渐分解,格子细胞吞噬含铁血黄素。出血亚急性期内血肿崩解产物,例如凝血酶原等物质对周围脑组织产生细胞毒性作用,可以进一步加剧周围脑水肿反应。出血侧大脑半球水肿、肿胀进一步加剧,继发性脑损害恶化。之后,凝血块开始收缩、机化,呈褐色。7~10天后,血肿腔内凝血块溶解、吸收,血肿腔逐渐缩小,周围脑组织的淤点状出血及水肿也逐渐消退。1~2个月后,凝血块完全分解吸收,形成狭窄的囊腔。腔壁因坏死组织的吸收,星形胶质细胞增生、产生胶质纤维瘢痕而变为平整。胶质纤维瘢痕中有含铁血黄素沉积而染成棕黄色,可保持数月或数年。

【临床表现】

骤然起病,常无先兆。大多出现于患者血压超过26.6/13.3kPa时,部分患者发病时血压可以正常。常见的诱因有:明显的情绪波动、酒后、体力劳动、气候变化、性生活等,但也可无诱因者。患者突感患侧额颞部剧烈疼痛,伴恶心、呕吐,迅速出现意识障碍及神经功能缺损,并呈进行性加重。出血部位很大程度决定着神经功能症状。

1. 内囊-基底核出血　患者突然感到头痛或头昏,伴呕吐。起病很快出现肢体运动和感觉功能障碍,表现为程度不同的"三偏征",即对侧偏瘫、偏身感觉障碍和同向偏盲。出血对侧的肢体瘫痪,早期肌张力降低,腱反射消失,之后肌张力增高,腱反射亢进,病理反射阳性。对侧偏身的感觉减退,针刺肢体、面部时无反应或反应较另一侧迟钝。双眼球向出血侧凝视。如有抽搐大多为局灶性。当出血发生于优势半球时可出现失语,颈项强直,Kerning征阳性。当出血量较小时,患者多神志清楚,病情稳定。伴随出血量的逐渐增多及继发性脑损害的不断加剧,患者意识障碍逐渐加重,并出现颅内压增高症状,甚至小脑幕裂孔疝的表现。最终出现去大脑强直,呼吸、循环衰竭而死亡。

2. 大脑皮质下出血　头痛明显,局限于患侧。症状与血肿大小和部位有关,一般无意识障碍,可出现头痛、呕吐、畏光和烦躁不安等症状,多有局灶性神经功能障碍表现。如出血发生于大脑中央叶,可出现偏瘫和偏身感觉障碍,特别是辨别觉的丧失。大脑枕叶出血,可有同向性偏盲。同时,可出现癫痫发作,一般为局灶性并局限于偏瘫侧。优势半球的出血除上述症状外还有失语、失读、记忆减退、肢体活动障碍等。当血肿进行性增大时,可引起患者意识障碍进行性加重,并出现颅内压增高症状。

3. 丘脑出血　意识、运动及感觉障碍与内囊出血相似,但可出现双眼垂直方向的活动障碍和两眼同向上或向下凝视,瞳孔缩小。患者长期处于呆滞状态。

如血肿阻塞第三脑室,可有脑积水和颅内压增高表现。

4. 脑桥出血　起病迅猛,突发头痛,并可在数分钟内进入深度昏迷状态。四肢瘫痪,大多数呈弛缓性,少数为痉挛性或呈去脑强直,双侧病理反射阳性。两侧瞳孔极度缩小呈"针尖样"。眼球自主活动消失。部分患者可出现中枢性高热,达40℃以上,出汗停止。有时可见有患侧展神经及面神经瘫痪及对侧偏瘫,即所谓交叉性瘫痪。呼吸不规则。病情恶化迅速,可于短时间内呼吸停止而死亡。

5. 小脑出血　出血多发生于小脑半球深部的齿状核区,限于一侧,或逐步向对侧扩展。轻型者起病缓慢,神志清楚,常诉枕部剧烈疼痛伴眩晕、呕吐,体检可见颈项强直,病变侧肢体共济失调、构音不良、粗大水平性眼球震颤以及复视等体征。当血肿增大压迫或破入第四脑室时,可引起急性脑积水,严重时出现枕骨大孔疝,患者表现为突然昏迷,呼吸不规则甚至停止,最终因呼吸、循环衰竭而死亡。

除上述出血部位不同所造成的各种不同表现以外,还有病情的轻重程度不同。格拉斯哥昏迷量表评分对于制定临床治疗方案,判断预后及疗效评价有重要价值。

【辅助检查】

1. 神经影像　神经影像检查是诊断ICH的重要方法,主要包括:颅头颅CT、MRI和脑血管检查等。

(1) CT扫描:使用广泛,对于急性出血十分敏感,是诊断脑卒中首选的影像学检查方法,同时也被认为是ICH诊断的"金指标"。根据多田公式可粗略计算血肿体积:血肿量(ml)= $ABC\pi/6$(ABC为血肿三维层面中的最大径),也可利用软件精确计算血肿体积。

(2) 多模式CT扫描:包括增强CT、CT血管成像(CTA)和CT脑灌注成像(CTP)。CTA及增强CT扫描发现造影剂外溢或在血肿内发现高密度对比剂(又称"点状征")提示血肿扩大的风险较高,且高密度"点"越多,血肿扩大的风险也越高。CTP能够反映ICH发生后血肿周边脑组织灌注情况。

(3) MRI扫描:根据血肿的时间长短,ICH在MRI上的表现各异。超急性期(0~2小时):血肿为T_1低信号、T_2高信号,与脑梗死不易区分;急性期(2~72小时):T_1等信号、T_2低信号;亚急性期(3天~3周):T_1、T_2高信号;慢性期(>3周):T_1低信号、T_2高信号。MR梯度回波序列及T_2加权成像对于急性出血的诊断与CT敏感性相当,但在陈旧出血及发现脑血管畸形方面优于CT。

(4) 多模式MRI扫描:主要包括弥散加权成像(DWI)、灌注加权成像(PWI)、水抑制成像(FLAIR)、梯度回波序列(GRE)、磁敏感加权成像(SWI)及 MR 血管成像(MRA)等,它们能够为 ICH 提供更多的信息,如 SWI 对微出血较敏感等。

2. 脑血管检查 脑血管检查有助于了解 ICH 病因,尤其是早期发现血管异常能够指导制定正确的治疗方案并改善患者的预后。常用的检查方法包括:MRA、MR 静脉成像(MRV)、CTA、CT 静脉成像(CTV)、脑血管造影(DSA)。

(1) CTA、CTV、MRA、MRV:用于评价颅内外动脉、静脉及静脉窦的非侵入性影像学检查方法,有助于发现一些出血原因,如:脑动静脉畸形、动脉瘤、动静脉瘘、烟雾病、脑静脉系统血栓等,然而阴性结果并不能完全排除继发性病因的存在。

(2) DSA:脑血管病诊断的金标准,可以清晰显示病变的位置、大小、形态及分布,当高度怀疑或无创性检查提示存在潜在的血管病变时,应对患者进行 DSA 检查。但是,当脑血管造影阴性,特别是在脑内血肿较大时,也应考虑破裂的动脉瘤或血管畸形因暂时受压不显影(隐匿性)的可能。

【诊断】

有高血压病史的中老年者,突发剧烈头痛、呕吐、意识障碍及出现失语、偏瘫等神经功能障碍,均应考虑到高血压脑出血,结合 CT 等影像学检查,一般不难诊断。然而,高血压脑出血目前并无诊断金标准,因此必须排除各种继发性脑出血病因,避免误诊或漏诊,作出最后诊断需达到以下全部标准。

(1) 有明确的高血压史。

(2) 出血部位典型,如基底核区、丘脑、脑室、小脑、脑干。

(3) CTA/CTV/MRA/MRV/DSA 检查排除继发性脑血管病因。

(4) 排除各种凝血功能障碍和血液性疾病。

(5) 超早期(72 小时内)或晚期(血肿消失 3 周后)增强 MRI 检查排除脑肿瘤或海绵状血管瘤(CM)等疾病。

【院前与急诊的处置】

ICH 是神经科常见的临床急重症之一,发病后数小时内可发生病情恶化。文献资料报道约20%的 ICH 患者在急救医疗服务(emergency medical services, EMS)初步评估至医院急诊室的过程中,格拉斯哥昏迷量表评分(glascow coma scal, GCS)下降>2 分,15% ~ 23%的患者入院后的前几个小时内病情继续恶化。因此,早期的迅速诊断和积极处理十分重要。

1. 院前处置 ICH 的院前处置推荐意见与缺血性卒中相似。EMS 最主要任务是气道管理、循环支持及迅速建立静脉通道,并将患者就近转运至有条件处

理急性卒中的医疗机构。其次是采集简要病史,向医院急诊预警以便迅速启动绿色通道并通知相应医疗机构人员。已有研究证明,院前预警可显著缩短急诊入院至 CT 检查时间。

2. 急诊处置 到达急诊科,立即进行初诊。需再次确认患者生命体征,保持生命体征平稳。同时,应高度强调气道管理的重要性,始终保持呼吸道通畅。对于呼吸困难或大气道阻塞的患者,必须尽早行气管插管,插管有困难的可紧急气管切开。ICH 评估应当包括标准化严重程度评估以利于连续的评估及医务人员之间的交流。美国国立卫生研究院卒中量表(NIHSS)常用于缺血性卒中,在 ICH 患者中也可能有用,但对于意识障碍的患者其评估的准确性受限。ICH 评分量表是目前应用最广,有效性最高的评分方法(表59-18)。在生命体征平稳的前提下,快速行头颅 CT 扫描,判断是否脑出血以及血肿部位、大小、中线结构移位、环池受压等情况,以便后续诊治。一旦确诊 ICH,应当立即安排患者入卒中单元或神经重症监护室,并在此过程中进行早期处理。

表 59-18 ICH 评分量表

评价指标	评分
GCS 评分	
3 ~ 4	2
5 ~ 12	1
13 ~ 15	0
血肿量	
≥30ml	1
<30ml	0
血肿是否破入脑室	
是	1
否	0
血肿来自幕下	
是	1
否	0
患者年龄	
≥80 岁	1
<80 岁	0

【治疗】

治疗前首先要针对引起自发性脑出血的疾病进行仔细鉴别,然后根据病因进行积极治疗。高血压脑出血应采取内科保守治疗还是外科手术治疗一直存在争议。

1. 非手术治疗 ICH 患者在发病初期病情往往不稳定,应常规持续生命体征监测和及时的神经系统评估,定时复查头颅 CT 扫描,尤其是发病 3 小时内行首次 CT 患者,应于发病后 8 小时、最迟 24 小时内再次复查 CT,密切观察病情及血肿变化。

ICH 治疗的首要原则是保持安静、稳定血压、保持气道通畅及防止继续出血。目前非手术治疗主要包括止血、降低颅内压、防治脑水肿、血压管理、癫痫防治、维持内环境平衡、体温管理、营养支持、神经保护及并发症防治等。

（1）血压管理:对于收缩压在 150 ~ 220mmHg、无急性降压治疗禁忌证的 ICH 患者,将收缩压紧急降至 140mmHg 是安全的,并且可能改善患者的功能预后。当发病时收缩压>220mmHg 时,在持续血压监测下积极予以持续静脉降压可能是合理的。

（2）颅内压监测及治疗:脑室外引流治疗脑积水是合理的,尤其当患者意识水平下降时。当患者 GCS ≤8 分,伴小脑天幕疝、脑室内出血或脑积水时,可考虑给予颅内压监测及相应的治疗。结合患者脑血管自动调节能力,将脑灌注压控制在 50 ~ 70mmHg 可能是合理的。不应将皮质醇用于 ICH 患者颅高压的治疗。

（3）凝血功能异常的处理:对于凝血因子严重缺乏或严重血小板减少症患者,应当予以相应的凝血因子替代治疗或输注血小板。因使用维生素 K 拮抗剂（VKA）导致 INR 升高的 ICH 患者,应停止使用 VKA,接受维生素 K 依赖因子替代治疗并静脉使用维生素 K 调整 INR。由于凝血酶原复合物（prothrombin complex concentrates,PCCs）相对新鲜冰冻血浆（fresh frozen plasma,FPP）并发症少,并能快速纠正 INR,可优先考虑使用 PCC。重组活化第七因子（recombinant activated factor Ⅶa,rF Ⅶa）也能降低 INR,但不能取代所有凝血因子并可能无法在体内恢复凝血过程,因此不推荐用于 VKA 相关的 ICH。对于服用达比加群、利伐沙班或阿哌沙班的患者,可个体化使用活化的 PCC 第八因子旁路活性抑制剂（factor Ⅷ inhibitor bypassing activity,FEIBA）,以及可以考虑其他如 PCC 或 rF Ⅶa。若 2 小时前服用以上药物并发生出血时可使用药用炭;服用达比加群的患者可考虑血液透析治疗。硫酸鱼精蛋白可用于急性 ICH 后中和肝素。给使用抗血小板聚集药物治疗后的 ICH 患者输注血小板的作用尚不明确。rF Ⅶa 可限制非凝血异常患者血肿进一步扩大,但也增加了血栓栓塞性并发症的风险,而对于 ICH 患者非选择性应用 rF Ⅶa 并未改善结局,因此不推荐使用 rF Ⅶa。

（4）预防下肢深静脉血栓形成:ICH 患者自入院开始即应给予间歇充气加压治疗以预防 DVT,逐级加压式弹力袜并不能降低 DVT 发生率或改善临床预后。对于活动受限的患者,在确定出血停止后,可在发病后 1 ~ 4 天开始予以皮下低剂量低分子肝素或普通肝素以预防深静脉血栓栓塞性并发症。

（5）癫痫防治:在临床上癫痫发作应给予抗癫痫药物治疗。出现精神状态改变、脑电图提示痫性异常放电应给予抗癫痫药物治疗。出现与脑损伤程度不符的意识障碍加深的 ICH 患者可能需要进行持续脑电监测。不推荐预防性使用抗癫痫药物治疗。

（6）血糖及体温管理:ICH 患者入院时高血糖与预后不良相关且病死率升高,与是否合并糖尿病无关;但是近期更多的研究结果表明低血糖可导致脑缺血损伤及脑水肿,也需要及时纠正。因此,临床上有必要监测血糖水平,避免患者高血糖或低血糖。由于初步的动物及人体试验表明,降温可减少血肿周围血肿,故对 ICH 患者发热予以降温治疗可能是合理的。

（7）营养支持:营养状况与患者的临床预后密切相关。临床上可采用营养风险筛查 2002（nutrition risk screen,NRS 2002）等工具全面评估患者的营养风险程度。对于存在营养风险的患者尽早给予营养支持,可在起病后 24 ~ 48 小时内开始,原则上首选肠内营养,当肠内营养无法满足需求时可考虑肠外营养与肠内营养交替或同时使用。

（8）神经保护:在脑出血研究领域,有文献报道神经保护剂有助于神经保护,促进疾病恢复,但是目前神经保护剂在脑出血治疗中的疗效仍不确切。

（9）并发症防治:ICH 患者常出现肺部感染、心脏疾患、消化道出血和水电解质紊乱等多种并发症,应高度关注并发症的防治。肺部感染是脑出血最常见的并发症之一,保持呼吸道通畅,及时清除呼吸道分泌物有助于降低肺部感染的风险。脑卒中并发心脏疾患并不少见,急性心肌梗死、心力衰竭、严重心律失常可直接导致心源性死亡。因此,ICH 后进行心电图及心肌酶谱检查以筛查心肌缺血及梗死是合理的。高血压脑出血患者易发生消化道出血,防治方法主要包括:应用组胺 H_2 受体或质子泵抑制剂,避免或少用糖皮质激素,尽早进食或鼻饲营养。一旦发生消化道大出血,应及时使用止血药、输血、输液以纠正休克,必要时采用胃镜下或手术止血。

2. 手术治疗 手术治疗 ICH 在国际上尚无公认的结论,我国目前手术治疗的主要目的在于及时清除血肿、解除脑压迫、缓解严重颅内高压及脑疝、挽救患者的生命,并尽可能降低血肿压迫导致的继发性脑损伤。

（1）手术适应证:高血压脑出血常发生在高血压病的晚期,患者的心血管、脑及肾脏等重要脏器已有不同程度的损伤。麻醉和手术创伤可对机体功能进一步扰乱,影响疗效,因此把握手术适应证是十分必要的。目前具有共识性并由指南推荐得手术指征包括:①幕上血肿超过 30ml、深度位于皮层下 1cm 内、并局限于单个脑叶;②小脑血肿大于 10ml,或引起枕骨大孔疝的风险;③脑室内出血导致第四脑室积血,引起梗阻性脑积水。

有下列表现之一者,可考虑紧急手术。

1）颞叶钩回疝。

2）CT、MRI 等影像学检查提示明显颅内压增高(中线结构移位超过 5mm、同侧-侧脑室受压闭塞超过 1/2、脑沟模糊或消失)。

3）实际测量颅内压(ICP)>25mmHg。

（2）手术方法:骨瓣开颅脑内血肿清除是传统的手术方法。目前微侵袭手术技术逐步发展,有取代传统的骨瓣开颅手术的趋势。后者包括:小骨窗开颅血肿清除术、CT 立体定向血肿穿刺抽吸术、B 超引导下血肿穿刺抽吸术和神经内镜辅助血肿清除术等。在微侵袭手术的基础上还可结合纤溶药物溶化残余血肿引流术。

1）骨瓣开颅血肿清除术:骨瓣开颅虽然创伤大,但可在直视下彻底清除血肿,止血可靠,可迅速解除血肿对周围脑组织的压迫,降低颅内压,当颅内压下降不明显时还可以去除大骨瓣减压,故仍然是一种有效的手术方法。可用于部位较浅,如皮质下、壳核等的出血,出血量大及意识状况逐渐恶化的脑疝早期患者。小脑出血亦以颅后窝骨窗开颅清除血肿为主。

2）小骨窗开颅血肿清除术:小骨窗开颅术(即锁孔手术),选 CT 所示血肿最大层面的中心在颅骨上的投影为钻孔点。以壳核血肿为例,在耳廓上方做沿颞肌纤维投射方向的斜切口,颅骨钻孔后扩大至直径 2.5cm 的小骨窗。十字形切开硬脑膜,在颞上沟切开皮质约 1cm,可至岛叶表面,继续深入达基底核区血肿腔。此皮质切口即可避开优势半球感觉性语言中枢,又比经外侧裂入路容易避开侧裂血管,效果佳。小骨窗开颅术损伤小,手术步骤简便,可在局麻下迅速入颅,能清除大部分血肿,减压效果多理想。虽然术野较小,但随着凝血块的清除,血肿腔内操作空间较大,仍能直视下满意止血。并可在血肿腔内置一根硅胶引流管,引流残余血肿。对多数内囊-基底核出血、皮质下出血均适用,老年或有较严重疾患者首选。

3）CT 立体定向或 B 超引导下血肿穿刺抽吸术:采用基于 CT 影像的有框架立体定向技术或神经导航技术可进行脑内血肿穿刺,结合纤溶药物或机械破碎血肿后将血肿抽吸或置管引流。血肿穿刺抽吸过程也可在 B 超实时引导下进行,对血肿排出量做定量监测,并能判断有无术野再出血而采取相应措施。该项技术对脑内深部血肿亦适用。

4）血肿纤溶引流术:使用较广的药物包括尿激酶、基因重组组织纤溶酶原激活剂(rt-PA)和基因重组链激酶(r-SK)等。均有较显著的溶化血肿的效果,且对脑组织无毒性反应。采用小骨窗开颅结合纤溶药物溶化血肿引流术,血肿在 2 周内均完全消失,无再出血发生,亦无过敏反应。高血压脑出血死亡率降至 15% 左右,疗效较好。

5）脑室内出血的手术治疗:原发性脑室内出血少见,多为邻近脑内血肿破入脑室所致。临床上除原发出血灶的表现外,还有脑室扩大,对周围重要组织结构如下丘脑或脑干压迫和刺激所产生的影响,以及出血堵塞脑脊液循环通路引起颅内压迅速增高的一系列表现,病情多较严重。非手术治疗效果极差,生存率低。单纯脑室引流,引流管易被凝血块堵塞,致治疗效果不佳,死亡率 60% ～90%。脑室穿刺术结合 r-SK 等药物脑室内注入溶化血肿引流,有明显疗效,一般 1～2 周脑室内积血完全消失。虽然目前证据提示脑室内注射 rt-PA 治疗脑室内出血的并发症率较低,但其安全性及有效性仍不明确。同时,内镜治疗脑室内出血的效果也尚不明确。

6）神经内镜在脑内血肿清除术中的应用:一般认为适应于发病 6～24 小时内,血肿量小于 50ml,无脑疝的患者。神经内镜可以避免开颅进行直视下操作,借助激光、微型活检钳等器械分离较韧的凝血块,彻底清除血肿,有效地制止活动性出血。对于一般情况差及老年病例提供了新的手术方法。如能与基于 CT 影像的神经导航技术结合,更能大大扩展手术定位的准确性,疗效更佳。

各类手术的方法的优劣尚需继续总结经验再作结论。不论采用何种手术,术中都要避免或尽量减少手术对脑组织造成的新损伤,术后仍应继续采用积极的内科治疗。

（3）不同出血部位手术指征及要点

1）基底核区出血:可行骨瓣开颅血肿清除术、小骨窗开颅血肿清除术、神经内镜血肿清除术、立体定向骨孔血肿抽吸术(详见手术方法),手术要点是尽量显微镜下精细操作、保护脑组织、侧裂静脉、大脑中动脉及其分支及未破裂出血的豆纹动脉、脑皮质切开一般不超过 2cm,保存无牵拉或轻牵拉操作、轻吸引、弱电流,保持在血肿腔内操作,避免损失血肿周围的脑组织和血管等。

2）丘脑出血:手术方法包括各种血肿清除术及

4

脑室钻孔外引流术,后者适用于丘脑出血破入脑室、丘脑实质血肿较小但发生梗阻性脑积水合并继发颅高压,一般行侧脑室额角钻孔外引流术。手术要点参照基底核区脑出血。

3)脑叶出血:参照基底核区脑出血。

4)脑室出血:①外科手术指征:少量、中量出血,患者意识清楚,GCS>8分,无梗阻性脑积水,可保守治疗或行腰大池持续外引流;出血量较大,超过侧脑室50%,GCS<8分,合并梗阻性脑积水应行脑室钻孔外引流;出血量大,超过脑室容积75%甚至脑室铸型,GCS<8分,显著颅高压,建议开颅手术直接清楚脑室内血肿。②手术要点:参照基底核区脑出血

5)小脑出血:①外科手术指征:血肿超过10ml,第四脑室受压或完全闭塞,有明显占位效应及颅高压;脑疝;合并明显梗阻性脑积水;实际测量颅内压(ICP)>25mmHg;②手术方法:幕下正中或旁正中入路,骨瓣开颅血肿清除术;③手术要点:参照基底核区脑出血。

6)脑干出血:严重脑干出血保守治疗死亡率及残疾率很高,国内有手术治疗的相关报道,有助于降低死亡率。但手术指征、方法及疗效等目前尚不清楚,有待后续研究与探索。

(4)影响手术疗效的因素:目前公认的因素有:①意识状况:术前患者GCS评分越低,疗效越差。②出血部位:深部(如丘脑)出血手术疗效较差,脑干出血的死亡率更高,而皮质下出血、壳核出血手术效果较好。③血肿量:血肿量越大,预后越差。但还需要与出血部位结合起来分析。④年龄不作为一个影响预后的独立因素,必须结合既往健康状况作具体分析。一般认为大于70岁患者较难耐受手术。⑤术前血压:血压≥26.6/16kPa并难以控制的患者,手术效果差。⑥手术时机:在高血压脑出血发病后7~24小时以内,其手术疗效较好,术后颅内再出血风险以及全身其他系统并发症发生率较低,是最佳手术治疗时间窗。⑦术后系统并发症:主要指呼吸与心血管系统并发症。

近年来,对高血压脑出血的多器官障碍综合征(MOF)更为重视。目前高血压脑出血手术治疗总体死亡率20%左右,术后并发症中MOF发病率为26.8%,是主要致死原因之一。其中发生率最高为胃肠道(64%),其余依次为神经系统、肾脏和肺脏。呼吸与心血管系统衰竭者死亡率最高,其次为肾脏、中枢神经系统及胃肠道衰竭。每增加一个器官衰竭,死亡率增加30%,4个器官衰竭,死亡率达100%。因此

积极及时控制各个器官的并发症,防治多器官功能衰竭,是提高高血压脑出血疗效的关键之一。

(5)预防复发

1)对所有ICH患者进行血压控制。ICH发病后立即开始控制血压治疗,收缩压控制在<130mmHg,舒张压控制<80mmHg作为长期目标血压。

2)考虑下列复发的危险因素:初次出血部位位于脑叶、高龄、GRE显示微出血及数量较多、使用抗凝药物、携带载脂蛋白E 2或4等位基因。

3)改变生活方式,包括减少酒精摄入、戒烟及治疗阻塞性睡眠呼吸暂停综合征。

4)对于非瓣膜性房颤患者,考虑到较高的复发风险,可能需要避免长期使用华法林进行抗凝治疗。

5)非脑叶ICH后的抗凝治疗和任何类型ICH后单一抗血小板聚集药物治疗是可以考虑的,尤其这些药物具有较强的使用指征。

6)达比加群、利伐沙班和阿哌沙班对房颤患者及ICH后降低复发风险的有效性仍不明确。

(6)康复和疾病恢复:考虑到潜在的严重不良预后、进展性残疾的复杂模式及康复治疗有效性,所有ICH患者应该接受综合康复治疗。如果存在可能,应尽早进行康复并在社区内持续进行,这种有组织有序的"无缝"康复计划可以使患者缩短住院时间,提前回归家庭、社会,从而获得更好的康复效果。一般来说,患者生命体征平稳后即可开始康复治疗,发病后3个月是康复黄金期,6个月是有效康复期。主要康复治疗方法包括:基础护理、保持抗痉挛体位、体位变换、肢体被动运动、床上翻身运动、桥式运动、坐位训练、站位训练、步行训练、日常生活功能训练、语言功能的康复训练及心理康复治疗等。

(7)临终关怀:为终末期患者提供治疗为辅、护理为主的临床关怀服务,是脑出血治疗的最后环节。2015年美国心脏病协会/美国卒中协会(AHA/ASA)发表的有关姑息治疗卒中患者的声明强调,对于所有严重或致命卒中患者及家庭,基本的姑息治疗应贯穿于整个疾病的治疗始末,并应为其"量身定制"姑息疗法。我国关于脑出血的临终关怀才刚起步,尚缺乏科学、规范的姑息治疗体系以及相关的专业医护人员。

(8)展望:关于自发性ICH急性期合理的血压控制、微侵袭手术治疗ICH的疗效及神经保护剂的疗效等一系列研究将成为今后的热点,为进一步规范ICH的诊治提供理论依据。

(顾宇翔　江汉强　冷冰)

第六十章

脑神经疾病

第一节　三叉神经痛和舌咽神经痛

三叉神经痛是指三叉神经分布区的发作性剧烈疼痛,是一种临床常见的脑神经疾病。其人群患病率为 182/10 万,年发病率为(3~5 人)/10 万,多发生于成年及老年人,70%~80% 病例发生在 40 岁以上,高峰年龄在 48~59 岁。女性略多于男性。三叉神经痛可分为原发性和继发性两种。继发性三叉神经痛指有明确病因(如肿瘤、血管病变、多发性硬化或颅底畸形等)压迫或刺激三叉神经而引起面痛。舌咽神经痛是指局限于舌咽神经或者迷走神经的耳咽支分布区的发作性剧烈疼痛。舌咽神经痛少见,与三叉神经痛之比为 1:100。

【病因】

原发性三叉神经痛和舌咽神经痛的病因和发病机制至今尚不明确,可能有下列两种机制。

(一)压迫学说

该学说认为大多数三叉神经痛是由于微血管压迫三叉神经感觉神经根入脑干(REZ)段造成的。该学说最早由 Dandy(1934)提出,并得到很多学者尤其是外科学家和影像学家的支持,是目前被广泛接受的导致三叉神经痛的原因。Gardner 和 Miklos(1959)首先行血管减压手术正是基于这一理论。Jannetta 和 Zorub(1967)进一步研究发现,三叉神经根进入脑干段的中枢与周围鞘膜间存在 5~10mm 长的移行带,由于鞘膜形成常不完整,造成对机械性刺激的敏感性增加,并认为所谓原发性三叉神经痛大多是由于血管压迫三叉神经入脑干段所致。老年人因脑动脉粥样硬化,使血管变长或扭曲,容易引发三叉神经痛。Jannetta(1996)报道 1204 例三叉神经痛中,小脑上动脉是最主要的压迫因素。在青少年患者,则以静脉或静脉与动脉联合压迫为主。

但是,为什么无三叉神经痛的个体中也可发现三叉神经根入脑干段有血管压迫现象?真正原因不清楚。Kerr(1967)显微解剖研究发现三叉神经根的鞘膜可局灶增生或呈脱髓鞘变,后者可造成轴突间出现短路(cross talk),在神经纤维间形成"假性突触"。一些相邻的上行或下行非痛性刺激通过"假性突触"传递形成疼痛感觉。舌咽神经痛的病因尚不完全明确,微血管压迫舌咽神经可能是主要原因,以小脑后下动脉等小血管压迫最为常见。

(二)其他病因

有学者提出三叉神经根可能受到压迫等刺激,会造成节段性兴奋性增高,导致三叉神经中枢核团的过度兴奋,出现三叉神经痛。临床应用卡马西平或苯妥英钠等药物,可增加节段性抑制,提高痛阈,缓解三叉神经痛的现象支持该学说。

另外,有研究表明多发性硬化可能是引起三叉神经痛的原因之一。多发性硬化的脱髓鞘斑块,可以包绕三叉神经的 REZ 段造成三叉神经痛,但是研究发现,只有 1.7%~15% 的三叉神经痛患者合并多发性硬化。此外,还有学者发现糖尿病患者三叉神经痛的发病率较高,也可能是导致三叉神经痛的发病因素之一。舌咽神经痛与多发性硬化无明确关系。

【临床表现】

三叉神经痛和舌咽神经痛有较为典型的临床表现,根据其疼痛的特点及伴随症状罗列如下。

1. 典型三叉神经痛的临床表现

(1)三叉神经分布区域内的反复发作的短暂性剧烈疼痛,呈电击样、刀割样和撕裂样剧痛,突发突止。发作严重时可伴有同侧面肌抽搐、面部潮红、流泪和流涎,又称痛性抽搐。

(2)每次疼痛持续数秒至数十秒,间歇期完全正常。睡眠时发作较少,但严重者可通宵发作,不能入眠或痛醒。可周期性发作,每次发作期可持续数周至数月,缓解期可由数天至数年不定。

(3)疼痛多为单侧性,疼痛剧烈时可向颞部放射,但绝不扩散过中线。双侧疼痛仅为5%,多为单侧起病,另一侧起病较晚,一般为两侧各自发作。双侧发作往往合并多发性硬化。疼痛最常见于下颌支和上颌支。

(4)患侧三叉神经分布区常有触发点,这些敏感区(如上、下唇、鼻翼、口角、门齿、齿根、舌等)称为"扳机点",稍加触动即可引起疼痛发作,饮水、刷牙、洗脸和剃须等也可诱发,严重者影响正常生活,患者常不敢进食、大声说话甚至洗脸。

(5)患者因不敢洗脸、剃须、刷牙、进食,面部和口腔卫生常很差,营养不良,精神抑郁,情绪低落。

(6)神经系统检查正常,因局部皮肤粗糙,面部触痛觉可轻度减退。

2. 舌咽神经痛的临床表现

(1)男性较女性多见,起病年龄多在35岁以后。

(2)疼痛局限于舌咽神经及迷走神经耳支、咽支支配区,即咽后壁、扁桃体窝、舌根和外耳道深部等。

(3)一般为单侧性,双侧仅占2%。疼痛如刀割、针刺、触电样,骤发,程度剧烈,历时数秒至1分钟不等,每日发作从几次至几十次。在大多数病例有明显的发作期和静止期,有时静止期长达1年以上。但不会自愈。

(4)通常由吞咽诱发,其他诱因有咳嗽、咀嚼、喷嚏等。

(5)约10%的病例可发展为迷走舌咽性晕厥,即发作时出现心动过缓、心律失常、低血压、晕厥、抽搐甚至心脏停搏。

(6)约10%的舌咽神经痛合并三叉神经痛。

【诊断】

典型的病史和症状是诊断三叉神经痛和舌咽神经痛的主要依据。医师要耐心、详细地询问病史,可请患者用手指点出疼痛发生的部位,扩散范围,描述疼痛的性质,持续时间,疼痛的诱发原因、触发点、缓解过程以及相关症状等。由于单纯依靠临床表现难以区分原发性与继发性的疼痛,为排除后者常需作MRI和CT检查。3D-TOF-MRA(MRTA)可以显示三叉神经根周围的血管及其与三叉神经后根之间的解剖关系,有助于术前计划,但并不能确定是否是责任血管。

用10%丁卡因溶液喷涂咽部疼痛触发区可缓解疼痛,是舌咽神经痛的诊断性检查。

【鉴别诊断】

由于引起颜面部疼痛的疾病很多,因此在诊治时,应注意与下列主要疾病鉴别。

1. 颅外疾病

(1)牙痛:多为炎症所致,如急性牙髓炎、牙周炎、龋齿等。主要表现为牙龈及颜面部持续性胀痛、隐痛,检查可发现牙龈肿胀、局部叩痛、张口受限,明确诊断经治疗后疼痛消失。

(2)颞下颌关节痛:多因颞下颌关节功能紊乱、颞下颌关节炎等所致。疼痛多限于颞下颌关节区域,一般为自发性、持续性,与下颌骨运动有关。颞下颌关节部位可肿胀,左右不对称,有压痛,下颌运动受限,张口有弹响。X线摄片可见颞下颌关节间隙模糊、狭窄及骨质疏松等。

(3)偏头痛:为血管舒缩失衡所造成的单侧头痛。多见于青中年女性,常有头痛史或明确家族史。发作前多有视觉先兆,如视物模糊,眼前出现黑点等。疼痛位置深在,范围可越出三叉神经分布区域。多为搏动性跳痛或钝痛。持续时间长,一般持续数小时,有的长达1天才能缓解,发作时往往伴有恶心、呕吐及颜面部运动紊乱等。服用麦角胺类药物可预防疼痛发作。某些剧烈疼痛在眼部及颞部,常夜间痛醒,伴患侧流泪,结膜充血,瞳孔缩小及鼻塞等,呈系列或丛集发生,称之为丛集性头痛。某些偏头痛发作后,可出现同侧眼肌麻痹,称之为眼肌麻痹性偏头痛。

2. 脑神经痛

(1)蝶腭神经节痛:又称Sluder病,病因不详,可能与鼻窦感染有关。疼痛位于颜面深部,可由牙部发出,放射至鼻根、颧、上颌、眼眶、乳突、耳、枕、肩及手部等处,眼眶可有压痛。疼痛呈烧灼样,阵发性或持续性,无一定规律。发作时患侧鼻黏膜充血、阻塞,流泪等。行蝶腭神经节封闭可减轻疼痛。

(2)不典型面部神经痛:可能与血管运动障碍有关,也可能与交感神经系统障碍有关。多见于青壮年,疼痛分布不沿神经分布,往往超出三叉神经的分布范围。疼痛多由颜面开始,向额、顶、枕部甚至颈肩部放射。较弥散、深在,不易定位,无"扳机点",持续时间较长。发作时常常有同侧的自主神经系统症状如流泪、潮红、鼻黏膜充血。用普鲁卡因阻断神经传导不能抑制疼痛发作。而用血管收缩药或镇痛药常有效,组胺脱敏疗法也有一定疗效。

(3)膝状神经节痛:病因不清楚,可能与病毒感染有关。为发作性耳部疼痛,咀嚼、讲话和吞咽时不疼痛,但叩击面神经可诱发疼痛。

(4)三叉神经炎:可由流感、上颌窦炎、额窦炎、下颌骨骨髓炎、伤寒、疟疾、糖尿病、痛风、酒精中毒、铅中毒、食物中毒等引起。疼痛呈持续性,压迫神经分支疼痛加剧。三叉神经区感觉减退或过敏,可伴有运动支功能障碍。

3. 颅内及鼻咽部肿瘤所致的颜面部疼痛

(1)脑桥小脑角肿瘤:以胆脂瘤最多见,其他有听神经瘤、脑膜瘤、血管瘤等。发病年龄较轻,持续时间较长。有面部痛觉减退或其他脑神经受累症状,如耳鸣、眩晕、听力降低、面瘫,当肿瘤刺激或浸润迷走或舌咽神经时伴有后组脑神经损害的体征。头颅 CT 和 MRI 检查是诊断的重要依据。

(2) 颅底恶性肿瘤(如鼻咽癌,其他转移癌等):因肿瘤侵犯颅底,骨质破坏或肿瘤浸润引起。多为持续性剧痛,可伴有颈部淋巴结肿大。若癌肿经破裂孔向颅内蔓延,可侵犯多组脑神经,除颜面部疼痛外,还可出现面部麻木、复视、视物模糊、面瘫、眼肌麻痹,甚至眼球固定或失明等。颅底摄片或 CT 检查有骨质破坏,鼻咽部检查可发现原发性癌肿。

(3) 三叉神经半月节或神经根部肿瘤:常为发作性剧痛。颅底摄片或 CT 骨窗位可见岩尖部骨质吸收或破坏、圆孔和卵圆孔扩大等。CT 和 MRI 检查有助诊断。

4. 其他　需鉴别的疾病有蛛网膜炎、茎突过长、茎突韧带钙化、椎动脉粥样硬化等。

【治疗】

原发性三叉神经痛和舌咽神经痛的治疗原则:明确诊断后,首选药物治疗,药物治疗无效方选用非药物治疗。继发性三叉神经痛药物治疗疗效不确切,主要是根治病因。

1. 药物治疗　三叉神经痛和舌咽神经痛的药物治疗相同。药物治疗无效或仅部分有效时,必须考虑诊断是否正确。

(1) 卡马西平:治疗三叉神经痛的疗效确切,目前仍是首选药物。其机制是降低神经元对刺激的反应。初服 100mg/次,1 ~ 3 次/天,症状不能控制,每天增加 100mg,直至疼痛缓解或出现不良反应。最大剂量为 800 ~ 1200mg/d。不良反应约见于 30% 的病例,其中剂量依赖性的有头晕、嗜睡、眼球震颤等。非剂量依赖性的有药物性肝炎、骨髓抑制、低钠血症、充血性心力衰竭、皮疹等。妊娠妇女忌用。周期性监测血象非常必要。血药浓度测定没有帮助。

(2) 奥卡西平:奥卡西平是卡马西平的衍化物,此药能够迅速分解为一种有药理活性的,半衰期为 14 ~ 26 小时的成分。奥卡西平的使用剂量类似于卡马西平,但是因为其副作用有所减轻,通常较大剂量的奥卡西平也可以耐受,起始剂量每次 150mg,2 次/天,最大剂量为 1800mg/d。

(3) 巴氯芬:作为卡马西平过敏患者的替代药物。为 γ-氨基丁酸(GABA)的衍生物,作用机制可能是在 GABA 受体突触前与之结合,抑制兴奋性氨基酸的释放以及单突触反射和多突触反射,缓解痉挛状态。一次 5mg,每日 3 次,逐渐增加剂量。常见的不良

反应有恶心、皮疹、头昏、嗜睡、肝功能影响、诱发癫痫等。

(4) 苯妥英钠:其机制也可能是降低神经元对刺激的反应。目前仅用于复发或不能耐受卡马西平的病例。每日 200 ~ 500mg。与抗癫痫治疗不同,血药浓度与疼痛控制的效果不相关。不良反应有皮疹,肝脏损害,骨髓抑制等。

(5) 七叶莲:为木通科野木瓜属又名假荔枝的一种草药。镇痛疗效达 60% 左右。口服每次 0.4g,每日 4 次。无严重不良反应,少数可有口干、中上腹不适、食欲减退、轻微头昏等,停药后可恢复。与苯妥英钠、卡马西平合用可提高疗效。

(6) 加巴喷丁、拉莫三嗪、普瑞巴林可以考虑用于辅助治疗原发性三叉神经痛和舌咽神经痛。

2. 外科治疗　当药物治疗的疗效减退或者出现患者无法耐受的药物副作用而导致药物治疗失败时,可以尽早考虑外科手术治疗。三叉神经痛的外科手术方式有多种,包括经皮三叉神经半月神经节射频毁损术、Meckel 囊球囊压迫术、Meckel 囊甘油注射、γ 刀治疗及微血管减压手术(MVD)。

(1) 三叉神经痛的经皮穿刺射频毁损术:1932 年 Kirschner 报道经皮穿刺射频毁损三叉神经节治疗三叉神经痛,后 White 和 Sweet 等(1969 年)规范了此治疗方法,并加以改进。治疗机制主要根据 Letcher Goldring 的研究发现,即与传导触觉的 Aalpha 和 Adelta 类纤维不同,传导痛觉的 Adelta 和 C 类纤维的动作电位可被较低的温度所阻断。射频治疗应用合适的温度,选择性地毁损三叉神经 Adelta 和 C 类纤维,达到治疗疼痛并保存面部触觉的目的。

1) 适应证:①药物治疗无效或不能耐受药物不良反应者;②高龄或一般情况差,不能耐受开颅手术者;③合并多发性硬化者。

2) 手术方法术前准备:患者可门诊手术或短期住院治疗。如术前患者全身情况较差,应先纠正。抗凝治疗者应暂停用抗凝剂。术前 6 小时禁食,常规术前用药。体位和穿刺部位标记:仰卧位。疼痛不论是左侧,还是右侧,右利手的手术者总站在患者的右侧。在患者面部标记 3 个解剖标志点:外耳道前 3cm,瞳孔内侧下方,口角外侧 2.5cm。前两点是卵圆孔的位置,第三点是针穿刺下颌皮肤的位置。

进针:消毒后,局麻下,口角外 2.5cm 处进针(21 号腰穿针),手术者的示指放在翼突外侧的下方,防止刺破口腔黏膜,并将针导入卵圆孔的中部。在患者口内放置通气道,防止咬伤。在左右方向上,对准同侧瞳孔的内侧;在前后方向上,对准外耳道前 3cm。在侧位 X 线透视下,在鞍底下方 5 ~ 10mm,对准岩骨和斜

坡的交角。进入卵圆孔时,患者突然感到疼痛,咬肌收缩。针芯拔除后三叉神经池的脑脊液会流出。进针必须在侧位 X 线透视监测下。避免进入其他骨孔,如眶上裂、颈静脉孔、颈内动脉管等。穿刺深度不得超过斜坡边缘后方 8mm,否则可能损伤 Dorello 管内的展神经或刺入颞叶。若针尖偏向前靠近海绵窦,可能损伤滑车神经和动眼神经。避免损伤颈内动脉,穿到动脉时,针管会有搏动或发现监测节律性温度变化。

有 3 个点易损伤动脉:①破裂孔处,穿刺针偏内后方,会刺破动脉表面的软骨,刺到动脉;②下颌支腹侧的 Meckel 囊处,此处动脉无骨质保护,穿刺时偏后外方,并进入岩骨易入此处;③海绵窦处,穿刺偏前内侧,会损伤动脉。一旦穿到动脉,必须立即拔出针,用手压迫颈部颈内动脉片刻。观察 1 ~ 2 天。

射频治疗:电极直径 1mm,表面绝缘,尖端裸露。在透视下,电极经导管放入,头端外露 5mm。电极尖的位置再用电刺激进一步确定。刺激参数是:方波、50Hz、0.2 ~ 0.3V、间隔 1 毫秒。刺激引起疼痛或感觉异常,表示电极位置正确。射频毁损初始温度 60 ~ 70℃/60s。患者面部出现与毁损神经分布一致区域的泛红,提示定位准确。重复检查患者面部感觉,当疼痛消失,触觉开始减退时,应停止治疗。如效果不明显时,温度可增加 5℃,增加 20 ~ 30 秒,增加毁损点。当获得预期治疗效果后,暂停毁损,15 分钟后,检查毁损灶是否固定不变。治疗结束后应观察患者 4 小时。术后注意保护角膜,经常用眼药水,注意口腔卫生。术后 1 周软食,避免咬硬物,逐渐活动锻炼下颌。

3)疗效和并发症:总结文献大组病例共 6205 例,平均随访 6 年(2 个月至 33 年),疼痛缓解率为 98%(术后即刻),复发率为 23%,并发症发生率 0.2%,主要为面部麻木、角膜溃疡和咀嚼困难等。其他少见的并发症为颅内出血、脑梗死、脑膜炎、复视、颈内动脉海绵窦瘘、颞叶脓肿、癫痫。死亡率 0.03%。

(2)舌咽神经痛的经皮穿刺射频毁损术

1)适应证:年龄较大不适宜开颅手术的患者。

2)解剖基础:颈静脉孔在颅底形成直角三角形,顶点指向前内侧。自底面观察颅底发现颈静脉孔位于卵圆孔的正后方,其前外侧壁是颞骨,后内侧壁是枕骨。一条纤维或骨性带将颈静脉孔分成两部分。前内侧部较小,是神经部位,含舌咽神经。后外侧部较大,是静脉部位,含颈静脉球、迷走、副神经,偶有脑膜后动脉。这两部分通常是完全分开的。尸体解剖发现 6% 的舌咽神经行于骨管中,Andersch 最上神经节,在 2/3 病例中位于颈静脉孔或颅外,在 1/3 病例中位于颅内。

3)手术方法:手术准备同三叉神经痛的经皮穿

刺射频治疗。徒手穿刺针方向与穿刺卵圆孔的方向位于同一水平位,但向后夹角为 14°。在透视下颈静脉孔位于颞下颌关节后方,枕骨髁前方,距离鞍底 27 ~ 33mm。先选用 1 毫秒、10 ~ 75Hz、100 ~ 300mV 的电流或者 40℃ 低温刺激,会引起患者耳和喉部疼痛,说明电极位置正确。应用 60℃ 射频毁损 90 秒,以后增加 5℃ 重复毁损,直到咽部疼痛消失。术中必须密切监护,如果刺激或损伤迷走神经,会发生严重的并发症,如高血压、低血压、心动过缓、晕厥甚至心脏停搏。

4)疗效和并发症:90% 以上病例疼痛缓解。常见的并发症有声音嘶哑、一侧声带麻痹和言语困难等。精确的定位、毁损时严密的观察和检查、选用较小的毁损电极可减少并发症,近来已经有报道应用立体定向方法,定位精确,以提高疗效,减少并发症。

(3)γ 刀(放射外科)治疗:1970 年 Leksell 等应用 γ 刀毁损三叉神经感觉神经根,以三叉神经节为靶点,治疗三叉神经痛。1993 年 Hakanson 和 Lindquist 等报道选择三叉神经接近脑桥的神经根的位置作为靶点,取得较好的疗效。近来 Lunsford 和 Kondziolka 报道了应用高磁场的 MRI 定位,治疗 80 例三叉神经痛的经验。对舌咽神经痛尚无应用 γ 刀治疗的报道。

1)适应证:①药物治疗无效或不能耐受药物不良反应者;②其他治疗无效或复发者;③合并多发性硬化者;④身体情况差或年迈不能耐受手术或不能因手术而停用某些药物(如抗凝剂)治疗者。

2)定位和靶点:CT 不能显示病灶,必须选用 MRI 定位。采用水平位和冠状位的增强的 T1 加权,层厚 1mm 扫描,一般在脑桥中段的 3 ~ 6 张图像上,可以显示从脑桥至 Meckel 囊的三叉神经根。靶点是三叉神经的中点,一般在神经与脑干交点前方 2 ~ 4mm。

3)剂量:在 GammaPlan 工作站上进行剂量设计,用 4mm 的准直器,50% 的等剂量线覆盖约 4mm 的三叉神经。最大剂量为 70 ~ 80Gy,剂量率要高。

4)疗效和并发症:治疗后可当天出院,一般在 1 ~ 2 个月内 80% ~ 90% 的病例疼痛缓解,其中 70% 的病例疼痛消失,其余明显缓解。治疗无效约 10%。并发症发生率小于 6%,主要为面部麻木。无死亡病例,无脑干和血管受损表现。

(4)三叉神经痛的微血管减压手术

1)适应证:①药物治疗效果不满意或患者不能耐受药物副作用的原发性三叉神经痛;②射频热凝、球囊压迫、γ 刀治疗无效的原发性三叉神经痛;③微血管减压术后复发的典型原发性三叉神经痛;④患者一般状况较好,无严重器质性病变,能耐受手术,排除了多发性硬化或桥小脑角肿瘤等病变。

2）手术方法

患者体位:全身麻醉,侧卧位或 3/4 侧俯卧位,患侧朝上,后背尽量靠近手术床边缘,头略下垂前屈,下颌离胸骨 2 横指,患侧肩用布带向下牵拉,使颈肩夹角大于 100°。

切口:二腹肌沟延长线与枕外粗隆至外耳道连线的交点为横窦与乙状窦的交角。取耳后紧贴发际内缘长 5~7cm 皮肤直切口。切口在交角上 1/3,交角下 2/3。

骨窗形成和硬膜切开:分层切开皮肤、肌层,暴露枕骨鳞部外侧部和乳突后部。形成骨窗约 2cm×2.5cm,外上缘必须暴露横窦和乙状窦夹角,这是获得良好暴露三叉神经根的重要标志。可"V"或 T 形剪开硬脑膜,以乙状窦后缘为底边,上端起自横窦乙状窦夹角,充分暴露横窦乙状窦夹角与面听神经主干之间的区域。

暴露三叉神经和微血管减压:采用经小脑裂入路。自小脑背外侧向腹内侧解剖。切开硬脑膜后,充分剪开蛛网膜和缓慢释放脑脊液、打开小脑裂、自外向内解剖,可直达三叉神经 REZ 区。通常不需要使用甘露醇或行腰穿释放脑脊液,也无需使用脑压板牵拉、避免持续压迫对脑组织带来的损害。过度牵拉还可能将岩静脉从其进入岩上窦处撕裂,这会引起灾难性后果。岩静脉可能会不同程度影响暴露,但应尽量设法保留。有时蛛网膜增厚,需打开蛛网膜才能看清楚三叉神经的全长与周围结构的关系。锐性剪开三叉神经表面的蛛网膜。通常可发现邻近脑桥 1cm 以内的三叉神经根受血管压迫,神经上常可见压痕,并被推移或扭曲。最常见的是小脑上动脉。由于侧卧位可引起小脑诸动脉移位,因此凡距三叉神经根 1~2mm 内的血管可视为与神经有接触。需要注意的是除了三叉神经 REZ 段,由于三叉神经颅内段的无髓鞘部分较长,其抵御周围血管压迫能力差,其神经根的任何部位都有可能发生神经血管压迫,因此,行三叉神经根减压术时要暴露探查该神经根的颅内段全长。任何与三叉神经后根存在解剖接触的血管都可能是责任血管。要注意发现多发血管的压迫,特别是位于三叉神经根前部和远端的血管易被忽略。根据血管与神经的关系,可以采用 Teflon 棉固定、悬吊、胶水黏附等方法移位责任血管,确保血管不再压迫和接触三叉神经根。Teflon 棉的作用仅是为了防止血管弹回造成对神经再次压迫,因此,垫片的位置和数量应该适当,尽可能避开神经受压迫的部位。如果是静脉压迫分离困难,也可用双极电凝器凝固后切断。当未找到肯定的压迫病因时,可以考虑做选择性三叉神经感觉根切断术。手术方法:用 45° 微神经钩或剪,从下后侧开始割断脑桥旁三叉神经感觉根。如为第 3 支痛,割断感觉根 50%;第 2~3 支痛,割断 80%,三支全痛,割断全部感觉根。

关颅和术后处理:仔细止血后,严密缝合硬脑膜,分层缝合肌层、皮下组织和皮肤。术后予以常规补液,床头抬高 30° 卧床,2~3 天后可活动。围术期预防性使用抗生素。

3）疗效和并发症:1204 例三叉神经痛微血管减压术后,5 年随访率 91%,10 年随访率 87%。术后 1 周,疼痛完全缓解 82%,部分缓解 16%,2% 没有效果。术后 1 年,疼痛完全缓解 75%,部分缓解 9%。10 年后,疼痛完全缓解 64%,部分缓解 4%。术后 5 年内疼痛的复发率为 2%,10 年内为 1%。常见的并发症有:脑脊液漏、听力障碍、面部麻木和脑膜刺激征等。死亡 2 例,分别死于小脑梗死和脑干梗死,术中脑干诱发电位监测有助于发现该并发症。

(5) 舌咽神经痛的微血管减压术

1）适应证:药物治疗无效的病例;排除继发于肿瘤的舌咽神经痛者;症状严重,影响患者日常生活;患者及家属有强烈手术意愿。

2）手术方法

麻醉和体位:同三叉神经痛微血管减压术。切口和骨窗同面肌痉挛微血管减压术,但皮肤切口和骨窗均偏下,接近颅后窝底。

舌咽神经的暴露:剪开硬脑膜后,用脑压板抬起小脑外下部,打开小脑延髓池侧角,从下向上依次辨认副神经、迷走神经和舌咽神经。颈静脉孔处舌咽神经位最上面(近内耳孔),其外形较细,为 2 条或几条小的神经纤维组成,其下为迷走神经,两者间有一狭窄的间隙或硬脑膜间隔。迷走神经比舌咽神经更细小,由多支纤维组成。再下方为副神经。在延髓下端,面神经根下方,橄榄核背侧 2~4mm 处,舌咽神经进入脑干。舌咽神经的感觉根较粗大,位于运动根的背侧。

舌咽神经减压:压迫神经的血管多为小脑后下动脉及其分支、椎动脉等。可用 Teflon 棉将舌咽神经入脑干段与周围血管隔离。舌咽神经和迷走神经第一支切断:用于找不到压迫血管或微血管减压无效者。用剥离子把颈静脉孔处的舌咽和迷走神经头端 1~2 根分支分别挑起,微剪切断。单纯切断舌咽神经镇痛效果不佳。切断舌咽神经时少数患者可有血压增高,切断迷走神经分支可引起心脏期外收缩和血压下降。

关颅和术后处理:同三叉神经微血管减压。

3）疗效和并发症:手术后早期疗效,79% 病例疼痛完全消失,10% 部分消失,10% 无效。经 6~170 个月随访,76%的病例疼痛完全消失,15%部分有效,8%疼痛仍然存在。绝大多数患者术后疼痛立即消失。少数有复发。术后常见的并发症主要是舌咽神经和迷走神经受损,约20%出现吞咽困难和呛咳,其中大部分为暂时性的,少数有永久的声嘶或饮水呛咳等,其他并发症如伤口感染、脑脊液漏等少见。死亡率低。

（6）其他手术:三叉神经痛的手术治疗方法除上述外,还有一些经皮穿刺的方法,如经皮穿刺三叉神经球囊压迫治疗(近期疼痛缓解率93%,复发率21%,并发症1.7%)、经皮穿刺神经节甘油注射治疗(近期疼痛缓解率91%,复发率54%,并发症1%)等。而以往一些破坏性手术,如神经节减压手术、部分神经切断术和神经节切除术等,由于疗效差、复发率高、损伤大,现已较少采用。

3.复发三叉神经痛的处理　虽然微血管减压可使95%~98%的三叉神经痛得到缓解,但是仍有一些患者术后无效或复发,经再次手术探查,常可见下列原因:①微血管减压不完全;②衬垫物移位;③衬垫物压迫或形成瘢痕压迫;④新的血管压迫,如动脉(特别是粥样硬化者)或静脉再通或侧支形成;⑤无明确原因。一般讲,术后早期复发或新开展这项手术缺乏经验者,以第一种原因多见。如在术后1年以上复发,则其他几种原因均有可能。

对复发三叉神经痛的处理,有积极主张再手术探查,有主张改用药物、伽马刀或射频毁损治疗等不同意见,我们认为应根据不同原因、复发发生的时间、患者的年龄和全身状态等综合考虑。下列情况,应再次手术探查:①术后近期内(3个月)发生;②不能排除手术技术因素;③患者全身情况良好,能耐受手术。再次手术探查时,除根据不同原因给予相应处理外,对无明确原因者,可作选择性三叉神经感觉根切断术。

（胡杰　潘力）

第二节　面神经麻痹和面肌痉挛

面神经麻痹引起面部肌肉运动功能丧失称为面神经瘫痪,又称面瘫。分为中枢性面瘫和周围性面瘫两类。中枢性面瘫是指面神经核以上至其大脑皮质中枢(中央前回下1/3)间的病损所引起的面肌瘫痪,又称核上性面瘫。周围性面瘫是指面神经核及面神经本身病损所引起的面瘫,又称核下性面瘫。

面肌痉挛又称面肌抽搐或半侧颜面痉挛,是指一侧面部肌肉阵发性、节律性抽搐、痉挛或强直性发作。从眼轮匝肌开始,逐步向下扩大,波及口轮匝肌和面部表情肌,严重者引起面部疼痛,影响视觉、言语和睡眠,有数天至数月的发作间期。神经系统检查除轻度面瘫外,无其他异常。

【病因】

各种肿瘤、炎症、外伤、血管性病变等侵及面神经皮质中枢、皮质脑干束、面神经核及其通路时均可使面神经麻痹。引起周围性面瘫常见的病因有面神经炎(Bell麻痹)、中后颅底骨折、手术创伤、桥小脑角肿瘤、脑干肿瘤及炎症等。引起中枢性面瘫常见的病因为脑肿瘤、脑卒中、脑外伤和其他炎症等。

面肌痉挛病因不明。面肌痉挛的异常神经冲动可能是面神经上某些部位受到病理性刺激的结果。这些刺激可来自椎-基底动脉系统的动脉硬化性扩张或动脉瘤的压迫。1967年Jannett提出面神经根部受到微血管压迫是面肌痉挛的主要原因,若将微血管牵开,可使面肌痉挛解除。小脑后下动脉或其分支的压迫占60%,小脑前下动脉及椎动脉分支的压迫各约占20%及30%。其他原因不到1%,如桥小脑角肿瘤压迫、炎症、面神经炎后脱髓鞘变性、静脉压迫等引起。

【临床表现】

1.面神经麻痹

（1）患侧面部表情肌完全瘫痪者,前额皱纹消失,眼裂扩大,鼻唇沟变浅,口角下垂,歪向健侧,患侧不能做皱额、提眉、闭目、吹气和噘嘴等动作。闭目时,眼球转向上、外方露出角膜下缘的巩膜,称为贝尔现象。鼓颊和吹口哨时漏气。进食时食物残渣常滞留于患侧的齿颊间隙内,并常有口水自该侧流涎,流泪。患侧的眼轮匝肌反射减弱或消失。

（2）根据面神经在面神经管中的累及部位不同而出现一些其他症状:面神经受损在茎乳突孔以上而影响鼓索神经时,有患侧舌前2/3味觉障碍。在发出镫骨肌分支以上处遭受损害,有味觉损害和听觉过敏。膝状神经节被累及时,除有面神经麻痹、听觉过敏和舌前2/3的味觉障碍外,有患侧乳突部疼痛,以及耳廓部和外耳道感觉迟钝,外耳道或鼓膜出现疱疹,构成Hunt综合征。膝状神经节以上损害时岩浅大神经受侵,出现Hunt综合征,此时无耳道内或鼓膜上的疱疹,有患侧的泪液分泌减少,患侧面部出汗障碍。

（3）面神经麻痹的后遗症表现:主要有面肌挛缩和联带运动等。面肌挛缩表现为患侧鼻唇沟加深、眼裂缩小,易将健侧误为患侧,若让患者作主动运动,如露齿时,即可发现挛缩侧的面肌并不收缩,而健侧面肌收缩正常。联带运动是当患者瞬目时即发生病例上唇轻微颤动,露齿时患侧眼睛就不自主闭合,或试图闭目时,患侧额肌收缩,更有在进食咀嚼时(尤其是浓味食物),即有患侧眼泪流下(鳄泪征),或出现颞部皮肤潮红、局部发热、汗液分泌等现象(耳颞综合征)。这些情况大约是由于病损后神经轴索再生,长入邻近属于其他功能的神经雪旺氏细胞膜管道中所致。

（4）面神经麻痹的分级：采用面神经分级系统可以量化面瘫程度，以利于不同治疗方法疗效的比较。目前有多种面神经分级系统，常用的为 House 和 Brackmann 分级系统。

2. 面肌痉挛　多数在中年以后起病，女性多见，好发左侧。起病时多为眼轮匝肌间歇性抽搐，逐渐缓慢地扩散至一侧面部的其他面肌，少数患者痉挛从下部面肌开始，并逐渐向上发展最后累及眼睑及额肌。口角肌肉的抽搐最易为人注意，严重者甚至可累及同侧的颈阔肌。抽搐的程度轻重不等，可因疲倦、精神紧张、自主运动而加剧，但不能自行模仿或控制。入睡后抽搐停止。两侧面肌均有抽搐者甚少见，往往是一侧先受累。少数患者于抽搐时伴有面部轻度疼痛，个别病例可伴有头痛，患侧耳鸣。

神经系统检查除面部肌肉阵发性的抽搐外，无其他阳性体征发现。少数病例于晚期可伴有患侧面肌轻度瘫痪。本病为缓慢进展的疾患，一般均不会自然好转。

【诊断与鉴别诊断】

1. 面神经麻痹　诊断时需区分中枢性面瘫和周围性面瘫，明确造成面瘫的原因。CT 用于诊断颅底骨性结构的改变有重要价值。MRI 对于脑肿瘤，特别是后颅的肿瘤、脑缺血性卒中和炎症改变等有诊断价值。

中枢性面瘫的特点为：①病损对侧眼眶以下的面肌瘫痪；②常伴有面瘫同侧的肢体偏瘫；③无味觉和涎液分泌障碍。周围性面瘫的特点为：①病变同侧所有的面肌均瘫痪；②如有肢体瘫痪常为面瘫对侧的肢体受累，例如脑干病变而引起的交叉性瘫痪；③可以有患侧舌前 2/3 的味觉减退及唾液分泌障碍。

Bell 麻痹是一种最常见的周围性面神经麻痹。病因可能是局部营养神经的血管，受风寒刺激而发生痉挛，导致面神经缺血、水肿而引起。也可能与局部感染有关。通常呈急性起病，20～40 岁最为多见，男性较多于女性。绝大多数为单侧，一侧面部表情肌突然瘫痪，几小时内达到顶峰。Bell 麻痹最常见，但必须排除外伤、感染和新生物等病因。

颅脑外伤造成颅底骨折而面瘫者，通常有明确的外伤史，常有外耳道流血，乳突部淤血，CT 颅底薄层扫描可有颅底骨折等表现。

中耳感染侵及面神经管产生的面神经麻痹，除面肌瘫痪外，由于鼓索纤维受累，常有患侧舌前 2/3 的味觉丧失，伴中耳炎史及耳部的阳性体征。

颅后窝病变例如桥小脑角肿瘤、颅底脑膜炎及鼻咽癌颅内转移等原因所致的面神经麻痹，多伴有听觉障碍、三叉神经功能障碍及各种原发病的特殊表现。

脑桥病变如肿瘤、炎症、出血等所致面神经麻痹常伴面神经核邻近的脑神经核或长束受损，例如患侧三叉神经、展神经麻痹和对侧肢体的偏瘫等体征。

大脑半球病变例如肿瘤、脑血管意外等出现的中枢性面瘫仅仅限于病变对侧下面部表情肌的运动障碍，而上面部表情肌运动如闭眼、皱额则仍正常，且常伴躯体偏瘫。

2. 面肌痉挛　根据本病的临床特点，单侧阵发性面肌抽搐而无其他神经系统阳性体征，诊断并不困难。肌电图上显示肌纤维震颤和肌束震颤波。脑电图检查显示正常。异常肌反应（abnormal muscle response, AMR）是面肌痉挛特有的电生理表现，对于面肌痉挛的鉴别诊断至关重要，当监测到典型的 AMR 波时，面肌痉挛诊断即可确立。

需与下列疾病鉴别。

（1）双侧眼睑痉挛：表现为双侧眼睑反复发作的不自主闭眼，往往双侧眼睑同时起病，患者常表现睁眼困难和眼泪减少，随着病程延长，症状始终局限于双侧眼睑。

（2）梅杰（Meige）综合征：患者常常以双侧眼睑反复发作的不自主闭眼起病，但随着病程延长，会逐渐出现眼裂以下面肌的不自主抽动，表现为双侧面部不自主的异常动作，而且随着病情加重，肌肉痉挛的范围会逐渐向下扩大，甚至累及颈部、四肢和躯干的肌肉。

（3）咬肌痉挛：为单侧或双侧咬肌的痉挛，患者可出现不同程度的上下颌咬合障碍、磨牙和张口困难，三叉神经运动支病变是可能的原因之一。

（4）继发性面肌抽搐：桥小脑角肿瘤或炎症、脑桥肿瘤、脑干脑炎、延髓空洞症、运动神经元性疾病、等均可出现面肌抽搐，但往往伴有其他脑神经或锥体束受损的表现，如同侧的面痛及面部感觉减退、听力障碍、对侧或四肢肌力减退等，而面肌抽搐仅仅是症状之一，所以不难鉴别。

（5）癫痫：面肌局限性抽搐亦可能是部分性运动性癫痫，但其抽搐幅度较大，并往往累及颈、上肢甚或偏侧肢体，或出现典型的按大脑皮质运动区顺序扩散的 Jackson 发作。脑电图上可见有癫痫波发放。仅仅局限于面部肌肉抽搐的癫痫罕见。

（6）习惯性面肌抽搐：常见于儿童及青壮年，为短暂的强迫性面肌运动，常为两侧性。癔症性眼睑痉挛与习惯性面肌抽搐的肌电图与脑电图均属正常，在抽搐时肌电图上出现的肌收缩波与主动运动时所产生的一样。

【治疗】

1. 面神经麻痹　根据不同的病因，采用不同治疗措施。主要采取改善局部血液循环,促使水肿、炎症的消退,促进面神经功能的恢复,保护患侧暴露的角膜等。

(1) 药物治疗:①激素治疗:使用类固醇激素治疗贝尔面瘫。因为缺乏足够强的 I 类研究,仍不能明确肯定激素治疗对贝尔面瘫有益。早期阿昔洛韦与泼尼松联合用药,可能有效改善面肌功能(C 级水平);②维生素 B$_1$、维生素 B$_{12}$、地巴唑等;③神经营养药物,一些营养神经的生物制剂可能有效。

(2) 针灸、理疗和推拿按摩:针刺疗法以祛风、通经络、调气血为原则。理疗和推拿按摩有利于改善局部血液循环,消除水肿,减轻局部疼痛症状。

(3) 高压氧治疗:可能有效。

(4) 保护角膜:用眼罩、滴眼药水、涂眼药膏等。长期不能恢复者可行眼睑缝合术。

(5) 手术治疗

1) 面副神经或面膈神经吻合术。将面神经的远端与副神经或膈神经的近端吻合,使副神经或膈神经的纤维长入面神经远端及其支配的肌肉,以恢复面肌功能。手术需牺牲副神经、膈神经的功能。

2) 面神经管减压术:可用于颅底骨折后,面神经管破坏,面神经受压的病例。对 Bell 面瘫的疗效不肯定。

3) 游离神经移植:采用耳大神经、腓肠神经,或颈丛皮神经,行游离神经纤维吻合移植,效果一般均较差。

4) 带血管神经肌肉瓣移植术:效果不肯定。

2. 面肌痉挛 常用的治疗方法有:药物治疗、肉毒素注射及微血管减压手术等。

(1) 药物治疗:面肌痉挛药物治疗常用于发病初期、无法耐受手术或者拒绝手术者以及作为术后症状不能缓解者的辅助治疗。甲钴胺和 B 族维生素口服;卡马西平、奥卡西平、苯妥英钠、巴氯芬、氟哌啶醇、苯巴比妥等,对少数患者可减轻症状。与三叉神经痛不同,这些药物对面肌痉挛的疗效不佳。部分患者发病3 个月内,早期使用甲钴胺和 B 族维生素口服可以治愈,服药时间至少 3 个月;考虑到此种治疗简便经济、无明显副作用,可以尝试使用。

(2) 肉毒素注射:注射用 A 型肉毒毒素主要应用于不能耐受手术、拒绝手术、手术失败或术后复发、药物治疗无效或药物过敏的成年患者。大多数疗效维持 3~4 个月后复发,可重复注射,但疗效逐渐减退。对本品过敏者禁用。常见的并发症有:面瘫、眼球干涩、复视、吞咽困难等,这些并发症于单次注射发生率较低,但累积到 3 年后,发生率达60% ~75%。

(3) 微血管减压术

1) 适应证:①原发性面肌痉挛诊断明确,排除了继发性病变;②面肌痉挛症状严重、影响日常生活和工作,患者手术意愿强烈;③应用药物或肉毒素治疗的患者,如果出现疗效差、药物过敏或毒副作用时应积极手术;④MVD 术后复发的患者可以再次手术;⑤MVD术后无效或效差的患者,如认为首次手术减压不够充分,而且术后 AMR 检测阳性者,可考虑早期再次手术。

3D-TOF-MRA(MRTA)能够显示与面神经存在解剖关系的所有血管,有助于术前计划,但所显示的血管并不一定是真正的责任血管,同时 MRTA 检查阴性也不是 MVD 手术的绝对禁忌证。

2) 手术方法:麻醉和体位同三叉神经微血管减压术。

切口与骨窗:基本同三叉神经微血管减压术,但骨窗略偏下。除乙状窦始外,略微更接近颅后窝底。

面神经显露:应从小脑外下侧入路暴露面神经根部,不应用小脑外上侧入路(即三叉神经微血管减压入路),因为后者仅暴露面听神经桥小脑角段,而且易牵拉损伤听神经。把小脑外下部轻轻抬起。打开小脑延髓池侧角,释放脑脊液,探查桥小脑角有无异常。然后辨认副神经、迷走神经和舌咽神经,进一步抬起小脑,将小脑与后组脑神经之间的蛛网膜束切断。显露第四脑室侧隐窝脉络丛,抬起小脑绒球,即见脑干和面听神经。术中必须对蛛网膜进行充分松解,避免牵拉脑神经。目前运用内镜联合显微镜手术或完全内镜手术,利用内镜的近距离广视野的优势,可以在尽可能保留蛛网膜的情况下,明确相应的解剖关系,以避免不必要的损伤。

面神经减压:通常面神经位于前内侧,听神经为后外侧。几乎所有动脉压迫发生在面神经出脑干5mm 之内,大多为小脑后下动脉、椎动脉、小脑前下动脉或其分支,少数为静脉。多为单根血管压迫,少数为多根血管压迫。由于侧卧位可使脑干和血管的关系发生分开变化,因此距离神经根 1~2mm 的血管均视为对神经有压迫。典型面肌痉挛者常为面神经的前下面受压,非典型者则为后或上面受压。对所有与面神经接触的血管进行分离、移位,并选择合适的方法进行减压(Teflon 棉、胶水黏附或悬吊等)。有条件的医院术中应实时进行 AMR、肌电反应波形(ZLR)及BAEP 监测。一般认为 AMR 波幅消失程度与术后疗效呈正相关,但存在假阳性率和假阴性率。建议术者确认减压彻底且 AMR 消失则可终止减压操作,AMR未消失时需再次彻底探查,确认未遗漏责任血管后即便 AMR 仍然存在也应结束减压操作。如静脉压迫难以分离,可用双极电凝镊电凝后切断。应小心不要损伤进入脑干的血管穿通支。

术后处理:同三叉神经微血管减压术。

疗效和并发症:648 例面肌痉挛的患者 5 年随访率 92%,10 年随访率 88%。术后 1 个月内的早期疗效完全缓解 86%,部分缓解 5%,无效 9%。10 年后的效果,完全缓解 79%,部分缓解 5%,无效 16%。对于早期无效的病例尽早再次手术,同样可获得长期的完全缓解。常见的并发症有:面肌瘫痪、听力减退和脑脊液漏等,死亡率小于 1%。

(胡杰　潘力)

第三节　痉挛性斜颈

痉挛性斜颈(spasmodic torticollis,ST)是局灶型肌张力障碍中最常见的一种,多数学者认为其是一种锥体外系疾病。好发于成年人,平均发病年龄 40 岁左右。1792 年 Wepter 最先报道了此病。据国外有关流行病学调查,其患病率为(5.7~8.9)/10 万,发病率约为 1.2/10 万。临床表现为颈肌受到中枢神经异常冲动造成不可控制的痉挛或阵挛,从而使头颈部不自主的痉挛性倾斜扭转,致使出现多动症状和姿势异常,可伴有相应肌肉的痉挛性疼痛。本病可伴有其他形式的运动障碍性疾病,如变形性肌张力障碍、舞蹈病和帕金森病等。

【病因】

本病确切病因尚不明确。有大量证据证明,其发病原因与锥体外系功能异常密切相关。纹状体功能障碍是本病的重要原因之一,中脑损害也可能和本病有关。精神因素也是对本病的症状发作影响很大的原因之一,"两次打击学说"认为其在本病的发病过程中起到了诱发作用。前庭功能异常也可能是导致本病的原因之一。最近,人们注意到遗传因素和本病也可能有关,目前发现 DYT6、DYT7 等 20 余种基因与肌张力障碍的发病相关,相当一部分病例有阳性家族史。责任血管压迫神经也可能是本病的原因之一,根据著名的 Jenneta 理论,至少在水平型痉挛性斜颈中,副神经的长期受血管压使局部产生脱髓鞘病变,使离心神经纤维之间发生短路。压迫血管大多为小脑后下动脉、椎动脉及其分支等。

【临床表现】

多数起病缓慢,发病起始往往症状轻微,一般均会进行性加重,以前 3~5 年病情加重最为明显。少数急性起病。极少自愈。10%~20% 的患者未经治疗即可短期内自发性部分或完全缓解,但往往会复发。

临床主要表现为颈部肌肉的不能控制的异常活动,双侧颈部深浅肌肉都可以累及,但多以一侧为重。影响最为明显的肌肉依次为胸锁乳突肌、斜方肌和头夹肌等。受累肌肉的强制性收缩使头部不断转向某一方向,头部向一侧转动者为对侧胸锁乳突肌的收缩,头向前屈为双侧的胸锁乳突肌收缩,头向后过伸则为双侧颈夹肌和斜方肌同时收缩。

根据临床表现可将 ST 分为 4 型:①旋转型:即头绕身体纵轴不自主向一侧做痉挛性或阵挛性旋转。根据头与纵轴有无倾斜又可以分为水平旋转、后仰旋转和前屈旋转 3 种亚型。旋转型是本病最常见的一种类型。②后仰型:即头部不自主痉挛性或阵挛性后仰,面部朝天。③前屈型:即头部不自主向胸前痉挛或阵挛性屈曲。④侧倾型:即头部偏离纵轴不自主向左或右痉挛或阵挛性倾斜。严重者耳、颞部与肩膀靠近,常伴同侧肩膀上抬现象。实际上,ST 临床症状多种多样,大多数表现为多种类型异常姿势的组合。临床上相似的异常姿势可以是不同肌肉与其拮抗肌不同程度收缩组合的结果。

通常用力、行走、情绪波动、疲劳或感觉刺激可使症状加重,安静时症状减轻,入睡后症状消失。受累肌肉肥厚,而对侧肌肉逐步失用性萎缩。发作频繁时肌肉疼痛。

【诊断与鉴别诊断】

根据患者的发作情况,诊断一般不难。有时需和继发于上颈椎肿瘤、颈椎损伤、颈椎间盘突出和枕下神经炎等疾病引起的头部异常姿势相鉴别。主要区别点为上述病变仅引起强制性斜颈,不会有痉挛性发作,10 岁以下的儿童出现斜颈,应首先考虑眼性斜颈、颅后窝肿瘤和胸锁乳突肌挛缩等引起的强迫头位和斜颈。上述斜颈也不会引起痉挛发作。还应与癔症性斜颈相鉴别,后者患者往往有明确的精神因素,发作突然,消失突然,头部和颈部的异常运动变化多端,无规律性,情绪稳定后症状很快消失。

【治疗】

1. 药物治疗和肉毒素局部注射治疗　由于病因不明,药物治疗仅能在早期起到减轻发作程度的作用,中后期则效果不明显。抗胆碱药物、多巴胺受体激动剂、γ-氨基丁酸激动剂、苯二氮䓬类等可用于 ST 的治疗。常用药物有颠茄酊、东莨菪碱、苯海索和巴氯芬等。

肉毒杆菌毒素局部注射可以在短期内有效缓解大多数患者的症状,显著改善患者的生活质量。个别患者在单次治疗后可获数年,甚至 10 余年的症状缓解。A 型肉毒毒素治疗斜颈的有效率达 90%~95%,注射后 1 周左右起效,疗效维持 3~6 个月,症状复发可重复注射。

2. 手术治疗

(1) 手术适应证:①药物等保守治疗(至少半年以上)无效,病情继续发展者;②严重影响生活或工作者。

（2）手术方法：外科术式主要有脊柱刺激、选择性神经切断术、（改良）Forster-Dandy 手术、微血管减压术、立体定向脑运动核毁损术或刺激术。这些术式都被国内外医生所采用，但是缺乏一种特效的、能够治愈所有 ST 类型的术式。因此，本病的治疗往往需要联合多种术式，这也是该病治疗方式的发展趋势之一。

1）脊柱刺激：为微创方法。先经皮肤在 $C_{1\sim2}$ 水平插入刺激电极，置入蛛网膜下腔，其单极电线从 $C_{4\sim5}$ 穿出，试验性电刺激 7~9 天（1100~1500Hz），症状和体征明显改善者，可以放置永久性脊柱刺激器。

2）选择性神经切断术：在 ST 的外科治疗中应用较多，方法为选择性切断支配痉挛肌肉的神经，使该肌肉去除神经支配，从而缓解肌肉紧张。在手术前，常规做肌电图检查，以了解哪些肌肉的活动过度，哪些肌肉的活动受抑制。由于受累肌肉的异常活动随着患者头部和身体姿势而不同，应当同时记录 4 块肌肉的肌电图。为确保针电极位置正确，要求患者重复做每块肌肉的生理活动，随后记录患者做头部旋转、倾斜、屈曲和伸展时的肌电活动。在颈后部暴露一侧或双侧神经根，用电极刺激确定支配肌肉或由先前的肌电图来确定需要切断的神经。

胸锁乳突肌的去神经术：做一类似于做面副神经吻合术切口，在茎乳孔处找出副神经，向远端解剖并用电极刺激神经分支，引起该肌肉收缩的给予切断，周围端拉出，进入该肌肉的一般有 5~6 个分支。主干及进入斜方肌的分支给予保留。

疗效：大约 70% 患者效果显著，30% 患者手术后有暂时性的颈部稳定性差，残余疼痛和吞咽困难。

3）Fostor-Dandy 术：即硬膜内切断双侧 C_1~C_4 前根及双侧副神经脊根。但由于此术式生理毁损大，牺牲了很多正常肌肉的神经支配，术后并发症较多，且存在去神经不足等缺点，已较少使用。

4）微血管减压术：双侧副神经和 C_2 以上神经根显微血管减压。此术可与 Fostor-Dandy 手术结合应用，即对未发现明确血管压迫者，可进行神经根切断术。尽管有一些文献支持副神经根微血管减压术，但由于 ST 累及的肌肉通常较多，且参与痉挛的肌肉大多数受 C_1~C_6 神经支配，微血管减压术认为 ST 的病因是在周围而非中枢，这与当前对肌张力障碍的病因理解完全不同，因而微血管减压术治疗 ST 受到不少学者的质疑。

5）立体定向毁损术和脑深部电刺激术：当上述方法疗效不好，或患者同时伴有扭转痉挛等运动障碍性疾病，可行毁损术，选用 voi 作为丘脑靶点，以阻断小脑-红核-丘脑-皮质通路，手术效果各家报道不一。脑深部电刺激术（deep brain stimulation，DBS）治疗的靶点包括丘脑底核（subthalamic nucleus，STN）或苍白球内侧部（globus pallidus intemus，GPi），与立体定向毁损术相比较，DBS 具有可调控性、并发症少、安全性高等优点，有取代前者的趋势。

（胡杰 潘力）

第六十一章

脑立体定向手术

脑部立体定向手术是借助 X 线、CT、PET-CT 或 MRI 图像取得病灶的三维坐标数据,利用立体定向仪将操作器械如脑针、微电极、脑组织切割刀、吸引管等通过颅骨钻孔,放到脑深部某些结构中,进行颅内血肿、脓肿或肿瘤囊液的抽吸,脑组织活检、异物取出、内放疗、癫痫灶去除、电极刺激核团或核团毁损等治疗或放置微电极进行电生理研究。这种手术包括两个步骤:首先是定出目标结构(靶点)在空间的坐标位置,称定位术。第二步是按此坐标将操作器械放到靶点进行操作,称导向术。定位术有两大类:一类是利用 X 线摄片方法,如脑室造影、气脑造影、脑血管造影定位,统称为普通定位术。由于整个过程复杂、费时而且误差较大,目前已经被淘汰。另一类是利用现代神经影像技术(如 CT、MRI、PET-CT 和 DSA)、计算机及其相应软件技术进行定位,它具有简单易操作、精度高等特点,得到广泛应用。下面以 CT、MR 定位术作代表予以介绍。

第一节　脑立体定向术的原理

脑立体定向术的原理是:①假定脑内的结构(靶点)在位置上的变动有限;②通过颅外的框架建立一个三维坐标系,这个三维坐标系通过水平面(X 轴)、冠状面(Y 轴)和矢状面(Z 轴)的 X、Y、Z 轴相互交叉于一点,颅内任何一点都可以用 X、Y、Z 坐标来确立;③将脑内病变(或称为靶点)的三维坐标转换成脑立体定向仪的三维坐标后,即可进行立体定向手术。现代立体定向仪结合 CT 或 MRI 的定位扫描,将定位扫描的薄层 CT 或 MRI 图像直接传输到计算机中,应用手术计划系统软件(surgiplan system,iplan stereotaxy,等)不仅可以进行图像三维重建,直观显示靶点的解剖结构和靶点的三维坐标,同时可以在计算机上设计手术穿刺路径,减轻手术路径对脑重要功能区的影响。这些软件系统可以将多种影像资料(包括功能磁共振、PET-CT)融合,更加清晰显示脑内核团位置,并自动计算出脑内靶点三维坐标,此坐标值就是立体定向仪的坐标值,其精度在 0.5mm 以下。

第二节　脑立体定向仪的结构

目前临床上应用最多的脑立体定向仪有 Leksell-G 型脑立体定向仪(或称为:脑立体定向系统)、BRW/CRW 脑立体定向仪和我国自己生产的安科 ASA 脑立体定向仪。这里重点介绍 Leksell-G 型和简介 BRW/CRW 脑立体定向仪。国产安科 ASA 脑立体定向仪和 Leksell-G 型脑立体定向仪类似,所以不再赘述。

一、Leksell-G 型立体定向仪的设计原理

Leksell-G 型脑立体定向仪是目前使用最广泛的定向仪,它能与 X 线、CT、MRI、PET-CT、DSA 相结合定位,具有定位精确、操作简便的优点。Leksell-G 型立体定向仪由定位头架、定位盒(或称为定位框)、导向器(半圆弧形弓架)、穿刺操作器械和辅助设备组成(图 61-1)。定位头架由特殊合金材料制成,兼容 CT 和 MRI,不产生严重的金属伪影。定位盒(定位框)有 3 种,分别是 CT 定位盒(图 61-2)、MRI 定位盒(图 61-3)和 DSA 定位盒(图 61-4),分别用于 CT、MRI 和 DSA 定位。定位头架由八边形的基环、立柱和用于固定立柱和头架的螺钉组成,基环的前部可以为直横板或弧形横板(图 61-3),弧形横板方便麻醉插管。头架的前后方向为 Y 轴,左右方向为 X 轴,上下方向为 Z 轴。Lekesll 立体定向仪将头架基环上方定位盒(框)中心点(也就是定向仪的中心点)的坐标规定为 X=100,Y=100,Z=100,这样的坐标体系将脑内靶点的三维坐标均计算为正数,而坐标系的原点(X=0,Y=0,Z=0)位于头架右后上方(图 61-5 所示),X 轴的坐标值从右向左逐渐增大,Y 轴坐标值从后向前逐渐增大,Z 轴坐

4

标值从上向下逐渐增大。定位头架的 4 根立柱可根据需要来调节其上下高度,矩形基环的前后横板以及左右纵板上均有坐标刻度,用作 X 和 Y 坐标尺,Z 坐标尺是两个独立坐标尺,顶端为一固定圆环。Z 坐标尺通过游标可固定在 Y 坐标尺或 X 坐标尺上,其顶部的固定环能够和导向仪的圆环连接,两个圆环能紧密套在一起,因此半圆弧形弓架可以向前或向后旋转(图 61-1)。X 坐标值是显示在半圆弧形弓架的 X 坐标尺上,弧形弓架可沿着 X 坐标尺左右滑动。Leksell 立体定向仪是将直角坐标系统与球心坐标系统相结合在一起的立体定向系统。它采用"球心穿刺"原理,即穿刺靶点总是位于导向弧形弓架的半径点上,穿刺针从球面的任何一点入路进行穿刺,均能达到靶点(圆球中心点),从半圆弧形弓架到靶点的距离为 190mm。

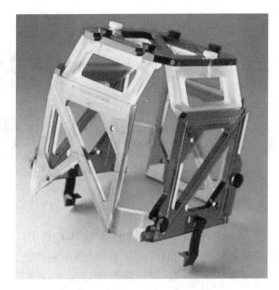

图 61-3　Leksell 定向仪的磁共振
定位盒(定位框)

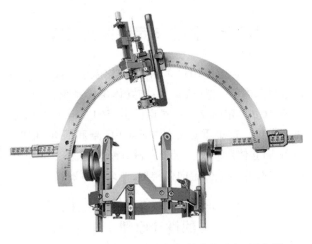

图 61-1　Leksell-G 立体定向仪的定位头架、导向器
(半圆弧形弓架)、操作器和穿刺针

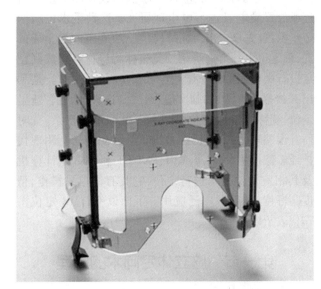

图 61-4　Leksell 定向仪的 DSA 定位盒

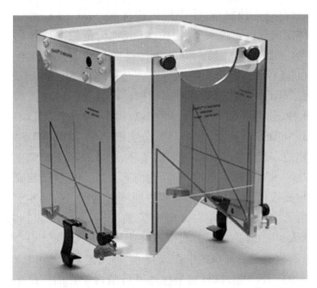

图 61-2　Leksell-G 型立体定向仪的 CT
定位盒(定位框)

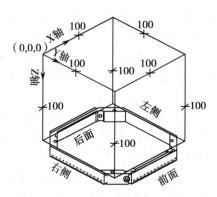

图 61-5　Leksell-G 型立体定向仪头架
坐标示意图

二、CT 和 MRI 定位

Leksell 立体定向仪采用球心穿刺原理,在安装定位头架时首先尽可能将穿刺的病灶置于定位头架的中心。人脑标准切面图谱是以前连合(AC)与后连合(PC)的连线(AC-PC 线)的水平平面作为参照基准面,并以大脑的原点(AC-PC 连线的中点)作为描述脑内其他核团相对位置的参考点,因此,在治疗某些功能性疾病时,应将定位头架的基环尽量平行于 AC-PC 连线。我们采用耳屏中点与眼眶下缘连线作为 AC-PC 线的颅外参照线,也可用外眦与外耳门中点连线向上成 10°角的线作为参考线。CT 定位时,先将 CT 定位盒通过卡扣固定在定位头架上。CT 定位盒(图 61-2)主要是有机玻璃板组成的盒子,在定位盒左面、右面和前面的有机玻璃板内镶嵌有 N 形金属丝。当给患者做 CT 定位时,首先在 CT 床上安装 CT 定位适配器,适配器是用于固定定位头架,并能调整定位头架的水平和垂直方位,使 CT 扫描面与定位头架基环平面平行,确保 CT 扫描符合定位的要求。CT 定位扫描时,在每层 CT 图像的左侧、右侧和前面,分别形成 3 个定位标志点(如图 61-6 所示),通过计算 3 个标志点的数值,可以得到每一个 CT 层面的 Z 轴坐标值。目前计算机软件能自动计算 CT 片上脑内组织靶点的三维坐标,所得的三维坐标值就是立体定向手术时的坐标值。

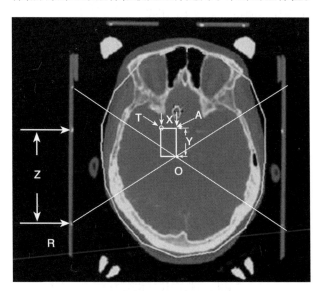

图 61-6　CT 定位图像以及手工计算靶点坐标值的方法。在图像的左侧、右侧和前侧,均显示有 N 形金属线形成的定位标志点。图像上的 R 表示右侧,T 代表肿瘤(靶点),O 是 Leksell 立体定向仪水平面(轴位图像)的中心点,此点 X 坐标值为 100,Y 坐标值为 100(X=100,Y=100)。Z 代表 Z 轴坐标值,可以通过测量图示中两点之间的距离直接得到 Z 值。病灶(靶点)在中线的右侧,X 坐标值为 100-AT(连线长度)。Y 坐标值为 100+OA(连线长度)

CT 定位能满足常规的立体定向手术,但是对功能神经外科疾病来说,有诸多不足之处。首先 CT 的分辨率没有 MRI 高;其次,CT 定位时,固定头架的金属螺钉产生一定的伪影;第三,CT 只有水平位(轴位)图像,没有冠状位和矢状位图像。MRI 定位技术的诞生,为功能神经外科疾病的靶点显示带来革命性进步。MRI 定位技术不仅能精确显示颅内靶点的坐标,还能直接显示脑内核团和靶点周围重要结构。MRI 定位盒如图 61-3 所示,由前、后、左、右和顶部有机玻璃板组成的盒子,在前、后、左、右和顶部的有机玻璃板内有 N 形槽管,槽管内灌有硫酸铜溶液或顺磁性增强剂。在 MRI 定位时,将 MRI 定位盒固定于定位头架上,头架被固定在 MRI 适配器上,确保定位扫描符合要求。MRI 扫描层厚为 1～3mm,在每一幅 MRI 图像上均有定位标志点,如图 61-7 所示。和 CT 定位一样,可以手工计算靶点的三维坐标。目前多数情况下是将定位 MRI 图像传输到计算机内,用相应软件可直接计算出脑内任意点的三维坐标。

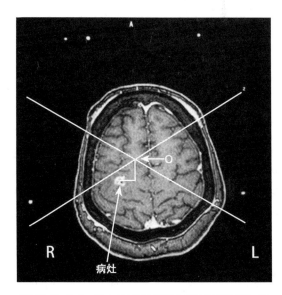

图 61-7　Leksell 立体定向仪的 MRI 扫描图像,在图像的左侧、右侧和前面均有三个定位标志点,两条斜线的交叉点为 O(X=100,Y=100)。右侧顶叶病灶(穿刺靶点),可以手工测量病灶的 X、Y 和 Z 坐标值

三、BRW/CRW 立体定向系统

BRW/CRW 立体定向系统是由 Brown、Roberts 和 Wells 共同研制的立体定向系统,故称为 BRW 立体定向系统。它是最早设计出来的用于 CT 定位的立体定向仪之一。其特点是立体定向系统由几个模块组成,它们是:定位头环、固定头环的碳纤维支撑立柱、CT 定位框、弧形导向臂、验证基座、小型计算器(计算机)、穿刺针等组成(图 61-8)。随着 MRI 定位技术的出现,

Cosman 和 Wells 对 BRW 进行改进,设计出与 MRI 相兼容的头架和定位框,称为 CRW 立体定向仪。BRW/CRW 立体定向头架坚固耐用,稳定性好,提供了更大的无障碍手术空间。目前临床上主要使用 CRW 立体定向架,BRW 主要用于 X 刀治疗定位。CRW 也是根据球心导向法原理而设计,穿刺靶点就是定向仪圆弧的中心点。

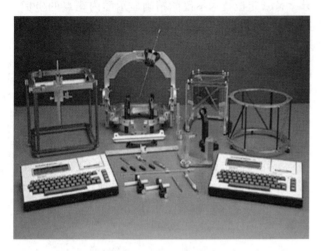

图 61-8　BRW/CRW 立体定向仪及附件

第三节　功能性疾病不可见靶点的磁共振定位方法

磁共振成像(MRI)的出现,为功能性疾病靶点的无创性定位带来了创新性进展。MRI 不仅能直接显示出颅内用于靶点定位的参考标志结构和脑内大的核团,还能直接显示靶点邻近的重要结构,功能 MRI 也能够清晰显示神经纤维传导束的走向和语言功能区,这对于准确定位、避免重要结构的损伤均有重要的临床意义。磁共振定位的方法有很多,现就目前常用的方法作一介绍。

一、术前模拟定出 AC-PC 线在头颅表面的投影位置

目前选用于治疗功能性疾病的靶点,大多数需要借助颅内其他可见的标志结构进行推算。由于人脑标准切面图谱均是以 AC-PC 线平面作为参照基准面,并以大脑原点作为描述颅内其他核团相对位置的参照点。因此,当 MRI 定位时,若能使扫描平面与定位架基准面以及 AC-PC 线平面均平行的话,那么只要参照核团在标准图谱中的相对位置,即可顺利将该核团标注在定位 MRI 图像中。为达到此目的,需要在头架安装前模拟定出 AC-PC 线平面在头颅表面的投影位置。方法有以下 3 种。

1. 带有定位标记的磁共振矢状位扫描方法　此方法是在患者头部前后正中矢状线上预先放置可显影的串珠状胶囊。行正中矢状位 MRI 扫描后,先定出前后连合间线的位置,并将其两端延长,势必与头颅前后正中线上的串珠状胶囊的影像相交。计数该线与前、后相交胶囊的顺序数,并将该两相交点的位置标注在头颅正中矢状线上。环状连接此两相交点,即模拟出 AC-PC 线平面的颅表投影。

2. 利用 Twening 线间接模拟　Ohye 等发现,在所有描述和测量颅内相关结构的径线中,仅 Twening 线与 AC-PC 线最为接近水平,两线平均相差约 7°。利用这一特点,可以在前后正中矢状线头颅表面放置串珠状显影胶囊的情况下,从侧位 X 线摄片上模拟出 Twening 线的位置,再进一步矫正,即可间接模拟出 AC-PC 线的颅表投影。

3. 利用颅表标志近似模拟　由于大多数人枕内粗隆与枕外粗隆较为接近,Twening 线经鞍结节向前方延伸又多交于鼻根部,故可用枕外粗隆与鼻根部连线近似模拟 AC-PC 线。同样,眼眶下缘与耳屏之间的连线也与 AC-PC 线基本平行,可用作参考。

二、定位头架的安装

定位头架安装时,应尽可能使头架基环与事先在头颅表面标出的 AC-PC 线平面平行,且左右高度对称。头架正中线应与头颅正中矢状线重合,前后方向上则使头颅位于头架中心位置。

三、磁共振定位扫描

由于大多数接受治疗的功能性疾病患者存在肌张力异常或运动障碍。为保证在定位扫描过程中头部不产生晃动或移位,需使用并固定适配器,以获得可靠的定位图像。扫描时,先过正中矢状位行 T1 加权扫描,初步确定 AC-PC 线位置,并将该线上下 20mm 范围作为轴位定位扫描范围。冠状位扫描范围则是以 AC-PC 线中点(原点)为中心,前后 20mm 所涵盖的区域。确定扫描范围后,通常行 T1 加权和质子密度轴位及冠状位扫描,层厚 1~3mm。必要时还可加行特殊序列的扫描,直至确认获得正确而清晰的定位图像。

四、靶点的标注方法

磁共振扫描机有自身的三维坐标系统,用以描述任一扫描面中任意一点的坐标位置。当根据颅内参考标志结构标注出靶点位置后,该点在定向仪坐标系统中的位置也就确定下来。因此,用 MRI 定位的原理,概括地说就是将靶点在磁共振成像系统中的三维空间位置转换到定向仪坐标系统中去。坐标转换可在 MRI 扫描机或其他图像工作站上通过下列步骤得以实现。

1. 确定大脑原点的三维空间位置　在 MRI 定位扫描图像中,可以清楚辨认并确定前连合和后连合的位置,通过简单测量或运算,即可获得大脑原点在 MRI 扫描机系统内以及在定位头架系统内的坐标位置,运算公式如下:

$$X_{原点} = (X_{前连合} + X_{后连合})/2$$
$$Y_{原点} = (Y_{前连合} + Y_{后连合})/2$$
$$Z_{原点} = (Z_{前连合} + Z_{后连合})/2$$

2. 若前后连合位于同一轴位扫描面上,AC-PC 线又与定位架正中矢状线平行,且左右高度对称的话,根据大脑原点的坐标以及所选靶点与大脑原点之间的相对位置关系,经简单的三维平行加减运算,即可将靶点标注在定位图像上,并求出它的定位架坐标。需要指出,出现这种情况的机遇是极少的,而大多数需经矫正后才能正确完成靶点标注。

3. 在通常情况下,前、后连合不一定能显示在同一轴位图像上,AC-PC 线与定位架正中矢状线也不一定能平行。因此,需要进行矫正后才能标注出靶点位置。其中,X、Y 坐标可在轴位图像上标注。图 61-9 是在轴位图像上确定靶点位置的示意图。其中前、后连合 AC、PC、大脑原点 O 以及 AC-PC 线已在图中标出。现以 Vim 核团为例,设该核团离正中矢状线 12.5mm,大脑原点后方 4mm。标注这一核团在 X、Y 方向上位置的方法是:于 AC-PC 线上,大脑原点后方 4mm 处引一条垂直于 AC-PC 线的直线并向靶点侧延伸,长度为 12.5mm,该线末端-端点 T 即为该核团 X、Y 方向上的位置。读出该点在 MRI 机内的坐标(像素)并予以记录。由于该点同时位于定位框架内,因此很容易读出它在定位架中的 X 和 Y 坐标值。用同样的原理,可以在重建的正中矢状位图像上标出靶点的 Y、Z 坐标。现仍以 Vim 核团为例,设该核团位于 AC-PC 线上方 3mm。图 61-10 是利用矢状位图像标注 Y、Z 坐标的示意图。首先根据 AC、PC 原点的坐标(像素),将这些结构标注在矢状位图像上,连接这些点即代表 AC-PC 线位置。于该线上原点后方 4mm 处向上引一垂线,长度为 3mm,该垂线末端-端点 T 的位置即为 Vim 核团投影。读出该点在 MRI 机内 Y、Z 方向的坐标和在定位架中的坐标,即可求出核团 Vim 的 Y、Z 坐标。

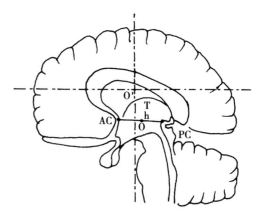

图 61-10　矢状位确定靶点示意图
图中 O′代表定位架坐标系

五、靶点位置的个体化矫正

采用前述靶点的标注方法,已经获得根据标准图谱导出的靶点位置。然而这一预选位置实际上只能代表根据平均值推算出来的靶点位置,并未去除个体差异的影响。为使靶点定位更加准确,需要对预选靶点位置进行个体化矫正。

1. 利用标准和实测的 AC-PC 线长度及丘脑高度的比例进行矫正　由于个体差异的存在,每一个体的实际 AC-PC 线长度和丘脑高度与平均值相比可有一定范围的变异,这就使得靶点与大脑原点之间的位置关系相应出现变化。进行个体化矫正时,只需将平均 AC-PC 线长度与实测 AC-PC 线长度之比和拟选靶点的平均 X 方向离中线距离与实际靶点的 X 方向距离之比进行比例运算,即可算出应选靶点 X 方向距中线的长度。如平均 AC-PC 线长度为 24mm,实测 AC-PC 线长度为 25mm,拟选靶点 Vim 核的平均 X 方向离中线距离为 12.5mm,经下式运算,可以得出实际 Vim 核团 X 方向离中线的距离。即:

实际 Vim 核离中线距离 = (平均 Vim 核离中线距离×实测 AC-PC 线长度)/平均 AC-PC 线长度

用同样的原理,可以算出拟选靶点在 Y 方向上与原点平面之间的距离以及在 Z 方向上与 AC-PC 线平面之间的距离。

2. 利用脑内其他标志性参考结构进行矫正　颅内某些核团或白质束,如丘脑、苍白球、壳核以及内

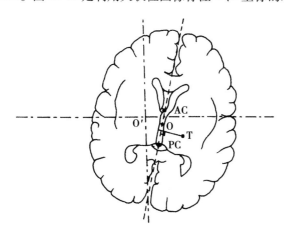

图 61-9　轴位确定靶点示意图
图中 O′代表定位架坐标系

4

囊、外囊等结构,在磁共振质子密度图像上可清楚辨认。利用这一特点,根据这些参考结构与靶点的相对位置关系,可以核对拟选靶点位置是否正确。如苍白球内侧核在冠状位上位于视束上方、乳头体后缘平面。若核对时拟选靶点不在此位置,则需重复进行验证。

3. 确定靶点是否累及重要结构 由于个体差异以及脑萎缩等因素的存在,即使按上述方法进行了个体化模拟,拟选靶点的位置仍然可能不正确,甚至可能累及重要结构。作者曾在一例行 Vim 核团损毁病例的定位中发现,该患者实测 AC-PC 线长度接近平均值,根据个体化矫正计算,靶点的 X 坐标值应为中线旁开 12.5mm。但由于该患者存在明显的脑萎缩,按此长度设置的损毁灶正好重叠于同侧内囊后肢上。若不加以验证,势必造成严重后果。

4. 利用专用软件和脑电子图谱进行矫正 目前已经有专用的计算机软件和电子图谱供临床使用。定位完成后,只需将脑电子图谱按参考标记点重叠于定位图像上,计算机将自动进行矫正,并将脑部所选结构(核团)的轮廓显示在定位图像上。一旦确定靶点的位置,计算机即可自动算出靶点的定位架坐标。

第四节 Leksell 脑立体定向手术的基本方法

立体定向手术主要分为以下 5 个步骤。

1. 术前准备 与常规开颅手术的一样,但是立体定向手术多数情况下是在局部麻醉下开展。

2. 安装固定头架 通常情况下,在局麻下用螺钉将立体定向头架固定在颅骨外板上,4 个螺钉均匀用力,保证头架均匀受力而不发生形变。安装固定头架完毕,用手轻轻地向上托起头架,以了解定位头架与颅骨是否固定为一体。如果感觉头架固定的不够牢固,需再旋紧螺钉。儿童患者安装定位头架时要特别小心,避免颅骨被刺穿。如果是穿刺活检手术,尽量将病灶放置于立体定向头架的中心。如果是治疗功能性疾病,头架的基环还应尽可能平行于 AC-PC 连线,以获得平行于人脑立体定向图谱 X 平面的定位扫描轴位图像。

3. CT 和(或)MRI 定位扫描及穿刺靶点设计 按照穿刺手术的要求,进行 CT 和(或 MRI)定位扫描,扫描层厚 1～3mm。将 CT 和 MRI 图像传输到计算机内(网络直接传输、光盘或 U 盘读入),利用相应软件计算出靶点坐标,并在计算机上设计穿刺路径,避开大血管和重要功能区。

4. 安装导向仪 按照测得的三维坐标值,安装 Leksell 导向仪(半圆弧形弓架),通常情况下安装在左右方向上。如果穿刺靶点过于偏侧方,可将导向仪安装在前后方向上。首先将两个 Z 坐标轴(耳轴)安装固定在两侧 Y 轴上(Y 坐标值)。第二,调整固定 Z 坐标值。第三,调整固定导向仪的 X 坐标值。第四,将半圆弧形弓架连同脑操作器(脑针或其他器械)通过两个圆环与耳轴的圆环固定。

5. 导向手术 在手术前仔细核对靶点坐标,当靶点坐标和穿刺角度确定后,将各个固定旋钮旋紧,以免弧形弓架移位。入颅点颅骨钻孔,在导向仪的引导下,将穿刺针等器械导向靶点。根据靶点的性质进行不同的手术处理,如病变活检、制作毁损灶、植入电极、抽出囊液或排除血肿等。手术完毕拔出穿刺针等器械,观察穿刺针道和穿刺点皮层有无出血,确认无特殊异常后,缝合头皮,卸除弧形弓架和头架,伤口包扎。

(王恩敏　潘力)

第六十二章

癫痫的外科治疗

癫痫（epilepsy）是由于神经元异常放电引起反复发作、短暂大脑功能失调的慢性疾病。根据异常放电神经元所涉及的部位不同，可表现为短暂的运动、感觉、意识或自主神经系统等的不同障碍。

癫痫是中枢神经系统常见病。根据世界卫生组织统计，癫痫的患病率约为 0.5%，发病率约为每年 40/10 万。据统计，我国活动性癫痫的患病率约为 0.46%，发病率约为每年 30/10 万。据此估算，我国活动性癫痫患者约达 600 万，同时每年约有 40 万新发患者。近年来尽管出现了一些新的抗癫痫药物，并推广了根据血药浓度监测调整用药，使抗癫痫药物治疗有了较大的进步，但仍有超过 20% 的病例不能获得满意控制。在这些顽固性癫痫患者中，有 25%～50% 是可以通过外科手术获益的。Rossi 按癫痫患病率 0.5% 推算，在法国、意大利及英国，可选作外科手术的癫痫患者为 1.3 万～2.6 万。在我国顽固性癫痫患者约 120 万中，可获益于外科治疗的将达 30 万～60 万人。

用外科方法治疗癫痫可以追溯到史前时期，但近代癫痫的外科治疗则是建立在 Hughling Jackson 的临床研究基础上的。Jackson 早在 1890 年即指出，癫痫起源于脑灰质的局部放电，这也是癫痫外科治疗的现代理论基础。Sir Victor Horsley 在 1886 年首次进行局灶性癫痫外科手术并取得成功。Foerster 于 1925 年强调了在局麻下行皮质致痫灶切除过程中用电刺激诱发癫痫发作或先兆的必要性。1929 年 Foerster 和 Altenburger 采用皮层脑电图以帮助癫痫灶的定位。Penfield 和 Jasper 于 1930～1955 年对皮质切除术作了进一步规范，证明切除致痫区确实有效。随着神经解剖学、神经生理学等基础学科的深入研究及神经外科设备和技术的不断更新，近几十年来癫痫的外科治疗也取得了不断发展，成为癫痫综合治疗中相当重要的一个部分。

癫痫外科治疗目的在于抑制或破坏已经形成的癫痫体系及增强脑部抗癫痫的能力，使发作停止或减少。所谓癫痫体系包括产生病理电波的癫痫灶，传导这种电活动的神经通路和产生发作能量并使其易于扩散的加强性结构。采用外科手术干预这些结构的功能，可以起到补充和提高药物治疗的作用。

第一节　癫痫手术治疗的患者选择

癫痫外科手术的基本目的是消除或减少癫痫的发作，提高生活质量。癫痫患者经系统抗癫痫药物治疗无效，或出现严重的药物毒副作用即应考虑手术治疗。手术适应证包括：①频发癫痫影响患者正常生活和工作，经正规和充分药物治疗无效或不能耐受药物毒副作用者。正规和充分用药指在医生指导下、监测药物血浓度、经 2～3 年用药和观察。对于癫痫发作的频率并无明确界定，一般认为多于 1 次/月。患者对药物毒副作用的耐受性不同，当药物浓度已给患者带来严重的毒副作用时，也应考虑手术治疗。②经辅助检查证实脑部有局限性致痫灶，且部位恒定、位于可手术部位。③无恒定致痫灶的顽固性癫痫，毁损癫痫的传播途径或者神经调控治疗可使发作减轻、减少。

另外应结合考虑以下情况。

1. 癫痫是否造成功能障碍　目前普遍认为，只有当癫痫影响患者的日常生活时才考虑手术治疗。若癫痫仅在夜间发作，则不会对患者日常生活产生大的影响。"功能障碍"这一概念不适用于婴幼儿。

2. 是否会对婴幼儿智能发育造成影响　由于新生儿和幼儿处于脑可塑的关键阶段，长期反复癫痫发作易对正常的脑发育产生负性作用，导致严重的婴幼儿智能发育迟滞。癫痫病灶外的正常脑组织的发育依赖感觉传导通路和邻近脑皮质的生理信号的刺激，而来源于癫痫病灶的异常放电则形成异常的电化学环境，造成皮质在突触/细胞膜水平上的永久性异常发育。因此，对于癫痫发作频繁的婴儿和儿童，应考虑早期手术以阻止癫痫对脑发育的影响。当前仍有许多神经内科医师习惯采用多种抗癫痫药物联合使用，或增大药物剂量甚至大大超过有效血药浓度，而忽视了药物对智能发育的抑制作用，降低了患者的生存质量。这种由于使用药物不当对患者生活质量的影响在儿童往往被归咎于癫痫对脑的损害而更容易被忽视。

3. 是否形成继发性致痫灶 癫痫病的进行性加重表示病变区致痫力增强、新的癫痫环路形成或强化或有继发性癫痫灶产生，使得癫痫发作程度加重，药物和手术治疗效果降低。在动物模型中已观察到随着癫痫病程的延续有继发性癫痫灶的产生或更多的神经元参与放电。但是，在临床上由于原有癫痫灶反复放电后所引发的继发性独立放电癫痫灶的病例却十分罕见。另外，长期的癫痫放电将造成中枢神经系统神经元间抑制性机制加强，阻断癫痫异常放电的传播。然而，这种抑制作用同时也影响正常神经元之间的联系，造成患者行为、智力异常。

手术禁忌：慢性精神病和智商低于70被认为是手术的禁忌证。精神发育迟缓提示弥漫性脑损害或多个癫痫灶，手术效果不佳。由于在切除癫痫灶后可使原有被抑制的脑功能得以恢复，因此低智商对新生儿和婴幼儿并不是手术禁忌。主要累及语言、运动或感觉区的癫痫灶以往被认为不适合手术，但对婴幼儿及术前已偏瘫、失语的病例仍可考虑。婴幼儿脑组织具有极强的重塑和代偿能力，虽然癫痫对脑功能发育造成破坏，但大脑功能受影响的部分往往在大脑其他部位得以代偿，因而大大降低了切除术后脑功能障碍的发生率。

第二节 癫痫的术前定位

癫痫外科手术成功的关键在于对致痫区的准确定位，当前常用的术前定位方法包括癫痫发作的症状学、脑电图及影像学。

一、癫痫发作症状学

癫痫发作往往表现为许多不同的症状，而这些不同的症状正是对癫痫放电起源及传播状况的反映。由于传播存在一些特定的通路，使得癫痫发作有一定的规律可循，我们也就可以通过症状发作过程来推论致痫区位置。因此，详尽的癫痫症状学描述对定位致痫区有重要作用。但是，由于大脑皮质存在许多功能"哑区"，这些部位的皮质异常放电往往不产生症状。当患者出现症状时，往往是放电扩散到相应的功能区所致。所以，通过临床症状学定位致痫区又有着很大

的难度，需要仔细甄别。

二、脑 电 图

以往对致痫区的定位主要依靠脑电图（EEG）检查，包括普通脑电图、睡眠脑电图、24 小时动态脑电图、颅内电极脑电图等。当前 EEG 仍是诊断癫痫所必须和最重要的方法。EEG 不仅对癫痫手术适应证的选择有价值，而且能对致痫区进行初步定位，尤其是对没有明显影像学改变的原发性癫痫价值更大。随着长程视频脑电监护技术的应用，我们能够同步分析患者的发作症状及发作脑电，对于癫痫的定位诊断起到非常重要的作用。近半个多世纪来逐渐兴起颅内电极脑电图，特别是立体定向脑电图，因没有头皮、颅骨等的阻隔，可以更清楚地探究颅内异常放电灶，是目前定位致痫区最精确的检查方法。

三、影像学技术

（一）CT 和 MR 技术

CT、MR 的应用对癫痫的诊断提供了很大的帮助，使得不少因微小肿瘤或海绵状血管瘤等病灶引起的继发性癫痫得到诊治。而 MR 对海马硬化的诊断及功能性 MR 技术的出现为颞叶癫痫的定侧及语言优势半球的无创定位提供了有力手段。

近年来，有关 MR 对海马硬化诊断的研究给原发性颞叶癫痫定侧诊断提供了极大的帮助。从组织学的角度看，海马硬化的主要改变是海马神经元丧失和胶质增生，并累及颞叶内侧的边缘系统。海马组织学改变如萎缩和组织内游离水含量增加而引起 MR 图像信号改变。目前的研究证实利用 MR 图像测量海马体积所发现海马萎缩与实际组织学所发现的神经元丧失的结果相符合，因此 MR 不仅用于海马病理改变的诊断，还被用于海马硬化程度的判断。MR 对海马萎缩诊断的可靠性已得到认可，据 Jackson 一组病例回顾性分析发现 MR 对于有病变的海马的定侧准确率达 89%。

诊断海马硬化的影像学标准包括以下 4 条：①前颞叶萎缩；②颞角扩大；③海马萎缩；④海马信号增强。其中①、②两条需要比较两侧颞叶相应参数确定；而海马萎缩需要在冠状位上比较两侧海马体积大小及形状或测量海马体积与正常海马体积值比较来确定。正常的海马在 MR 冠状位上应为卵圆形，而萎缩的海马则多表现为瘦小和扁平。第 4 条则是萎缩的海马在 T2 回波上可表现出高信号。我们的病例中海马萎缩为最主要的特征，而颞叶萎缩的表现并不明显，同时在 FLAIR 扫描上可见萎缩海马的信号高于对侧正常海马。

（二）核医学检查

1. 单光子发射断层扫描成像（SPECT） SPECT用于癫痫灶的定位诊断，是通过测定癫痫发作期或发作间期脑血流代谢的改变来判断致痫区域。在癫痫发作间期局部血流量减少，可见局部血流灌注减少；而在癫痫发作时由于局部血流量的增加而表现为局部血流灌注增加。

2. 正电子发射断层扫描（PET） PET用于脑的功能解剖研究，其数学模型可测量脑局部的糖代谢、血流、血容量、氧的吸收与代谢、受体的分布和功能、药物分布以及其他一些功能。在癫痫诊断中，可用于测量大脑局部糖代谢率，氧代谢和氧摄取，中枢苯巴比妥类受体的分布，阿片类受体的分布及苯妥英钠和丙戊酸钠等药物分布情况。

在癫痫发作期，病灶区大量神经元快速、反复去极化，使得局部能量消耗增加，脑灌注及代谢上升。核医学检查可显示发作期代谢变化，间接提示致痫区。有研究表明，发作期PET/SPECT检查对致痫区定位的准确率可达90%以上。但由于成像材料合成相对复杂、储存条件特殊、发作期难以预判等因素，难以抓到发作期PET/SPECT。发作间期，因为突触活性减低、神经元减少或皮质萎缩导致的血流或代谢减低，癫痫病灶多表现为低代谢。低代谢区域常常大于致痫区，低代谢区域大小会随着癫痫的控制状况而有所改变，而且病灶性质不同，癫痫灶代谢的改变程度也不同，如皮层异位的代谢可与正常组织差别不大，因此发作间期PET/SPECT检查的致痫区定位精确性还有待验证。

3. 脑磁图 脑磁图是根据颅内神经元电活动电流的电磁感应原理，通过记录微弱的磁场变化来间接记录颅内电活动的变化。因磁场不受皮肤、软组织、颅骨等影响，故空间分辨率高，可以较为精确地反映颅内电活动的改变。此外，通过与结构相MRI的融合，可以达到对异常放电区域精确定位的目的。可是MEG不适合长程记录，也很难记录到发作期的脑磁信号，发作间期所检测的棘波所代表的易激动区对术前致痫区定位价值仍有争议。

目前，由于计算机技术的发展，MRI的体素分析和多模态影像融合技术在癫痫外科的术前定位中起到重要作用，有助于寻找和判断常规影像学检查阴性的致痫区，对改善癫痫手术效果起到重要作用。

第三节　手术时间选择及手术方法

一、手术时间选择

1. 对于损伤性癫痫，由于致痫灶的成熟速度各不相同，手术不宜立即考虑，一般应仔细观察患者的发作进展情况。如确认癫痫已经定型且已成为经常性的症状，才可考虑手术治疗。这段时间一般需2~3年。发作特别严重并不断恶化者例外。约有半数损伤性癫痫随着时间的延迟，发作逐渐减少甚至消失，对这种病例不需手术。

2. 慢性脑炎所致的癫痫 发作常表现为部分性癫痫持续状态，伴有进行性神经功能障碍。如发作十分频繁，亦可以考虑手术，但术后癫痫停发的可能不大。在较晚期当癫痫发作已经定型时再手术则减少发作的把握较大。

3. 婴儿脑性瘫痪中的癫痫 手术能使癫痫发作减少而不加重偏瘫。由于手术消除了来自患侧脑的抑制性影响，使相对健康侧的大脑半球得到解放，同时由于癫痫发作减少，抗痫药的应用也相应减少，患儿的智力发育及反应情况都可获得进步。故遇有这种情况手术宜早做。一般均在学龄前即可考虑手术。

4. 其他 如结节硬化症中的癫痫，发作常呈局灶性。尽管本症脑部病变常为弥漫性，但如癫痫发作为局灶性的话，也有手术的指征。另一种常有癫痫伴发的病变为面-脑血管病（Sturge-Weber综合征），90%有癫痫发作，由于脑血供不正常，抽搐时更容易引起脑组织缺血性损害，早期手术可阻止脑损害加重。对软脑膜上的血管瘤样病变，不一定需全切除。

二、围术期的准备

1. 手术开始前一般不用抗癫痫药物，并尽可能避免使用苯巴比妥及苯二氮草类等可能影响术中脑电监测的药物，手术中应避免使用对脑电图影响较大的麻醉剂。

2. 手术后当日需要使用抗癫痫药物。优先选择注射用抗癫痫药物，迅速达到血药浓度；可以进食后即逐步过渡到口服抗癫痫药物。

3. 手术后1周内，由于同时应用多种其他药物，如脱水药、激素、抗生素、神经营养药物等，药物间的相互作用比较复杂，制定用药方案时尽可能选择相互作用少的药物，特别要注意抗癫痫药物的不良反应，必要时监测血药浓度。部分患者术后当日可能出现发作频率增加和（或）发作形式改变，此时一般暂不改变抗癫痫药物治疗方案，但应分析原因，予以相应处理。

4. 手术后抗癫痫药物尽可能单药治疗。可根据癫痫发作类型选择药物，如对部分性发作可首先选择卡马西平或奥卡西平等。根据患者术后的具体情况和可测定的药物血清浓度调整抗癫痫药物的剂量。

5. 如手术后2~4周仍有与术前同样形式的发作

4

或出现新的发作类型,可根据发作类型、药物血清浓度、脑电图情况等因素调整药物治疗方案。

三、手术治疗癫痫的类型

癫痫外科的手术方式分为切除性手术、姑息性手术以及其他手术。

1. 切除性手术　切除性手术是目前开展最多的癫痫外科手术方式,应用于通过一系列术前评估后致痫区明确的病例。若致痫区定位准确,该类手术疗效确切,80%以上患者可以临床发作消失或明显缓解。常见的切除性手术包括颞叶癫痫的切除性手术、颞叶以外癫痫病灶切除性手术、大脑半球切除术等。颞叶癫痫切除术的常用术式包括前颞叶切除术和选择性海马杏仁核切除术。颞叶以外癫痫病灶种类较多,选择的手术方式也不尽一致,但手术疗效与产痫灶切除是否完全关系密切,在确保不损伤功能区的前提下,切除病变越彻底,预后越理想。

(1) 前颞叶切除术:是一种治疗颞叶癫痫的经典术式,最早由加拿大的 Penfield 和 Jasper 报道,在我国则由赵雅度教授和史玉泉教授最早开展。其适用于单侧颞叶癫痫患者药物治疗无效,且症状学及影像资料均考虑颞叶癫痫起源可能的病例。对于双侧颞叶影像学异常且术前评估考虑双侧独立放电病例,禁做双侧颞叶切除手术。

手术步骤:采用改良翼点切口,避免损伤面神经额支并且尽量保护颞浅动脉。骨瓣大小以能够充分暴露颞叶为宜。预计切除的后界,一般优势侧距颞叶前端 4.5cm 以内,非优势侧距颞叶前端 5.5cm 以内。先将大脑外侧裂的蛛网膜切开,顺外侧裂将大脑额叶与颞叶分开。将进入颞叶前部的小动脉及静脉分支——电凝切断。寻找并保护好大脑中动脉。在 Labbe 静脉的前方切开颞叶外侧面上的软脑膜,用细吸引器官将颞叶皮质作冠状切开,逐渐深入,直至达到侧脑室的下角。此切口需切经颞叶的上、中、下三回,并须将此三回均切断。优势侧颞上回后部需保留。可以在切除颞叶新皮层后再切除海马、杏仁核等内侧结构,也可在辨认和离断颞叶干后将前颞叶内外侧结构一并切除,但均需注意保护颞叶内侧蛛网膜及深部的大脑后动脉、脉络膜前动脉及基底静脉及大脑脚的外侧部。

手术疗效:对癫痫发作的控制取决于致痫灶的切除是否完全。切除完全的病例术后约有 80% 癫痫停发或明显减少,但仍有 20% 左右手术无效。对患者的社交及经济问题的改善情况由于患者术前伴有精神或人格的失常,术后约 30% 保持不变,33% 症状消失,另 37% 仍有症状但改变形式。另外术前没有精神症状或人格改变的病例,约有 23% 可出现这类症状。由此可见术后有精神障碍的总人数将没有大的改变。

(2) 选择性海马杏仁核切除术:由于前颞叶切除术的效果与颞叶内侧部结构的切除是否完全有很大关系,且在颞前叶切除的标本中发现病变多数限于颞叶内侧面,而颞叶外侧面的脑皮质大多都属正常并具有一定的功能,使人们提出能否单纯只作颞叶内侧部结构即杏仁核海马的切除而保留颞叶外侧的皮质。显微神经外科的发展使这种设想成为可能。Wieser 及 Yasargil(1982)首先报道了这种手术,定名为选择性杏仁核海马切除术,但是其手术的适应证要求较高,只有在诊断明确的局限于颞叶内侧来源的癫痫患者才可适用。

手术步骤:目前选择性海马杏仁核切除术的手术入路较多,如经颞极、经侧裂、经颞叶皮层、经颞下等。以经皮层为例,颞中回造瘘 2～3cm,皮层切开深度 3～4cm 可达侧脑室,确定脉络丛、海马、脉络丛沟及海马供应血管等结构,暴露并切除海马前端 3cm 结构,软膜下吸除杏仁核以及海马旁回、沟回等结构。以经侧裂为例,分开侧裂后在颞上回的内侧面相当于颞极动脉与颞前动脉之间做一长 1.5～2.0cm 的切口,导航下切入侧脑室下角并扩大 2cm。海马头结构确认后用超声吸引分离前方杏仁核,用剥离子分离底部,后方在接近外侧膝状体平面处将海马回横断,最后将内侧来自颞后动脉的供应海马及海马旁回的血供——电凝切断,整块取出部分杏仁核和海马头结构,快速送检。分离时注意保护视束。颞叶复位后外表面看不到颞叶内侧面的手术痕迹。在 CT 图像上,相当于颞叶内侧面可见有一条状低密度区。

术后并发症及并发症:本手术较安全,手术总死亡率小于 1%,多数患者术后恢复顺利,但亦有少数出现并发症。以短暂语言障碍、轻偏瘫、同向性偏盲或象限盲、记忆减退及精神症状等较常见,多数可自行逐渐恢复。

手术疗效:对于前颞叶切除术和选择性海马杏仁核切除术孰优孰劣,目前仍有争论。有报道指出前颞叶切除术的癫痫控制率高于选择性海马杏仁核切除术,但是前颞叶切除更容易造成新的神经系统症状。因此,两种手术方式的选择需要根据具体病例的实际情况分析。明确的单纯颞叶内侧病变引起的癫痫,可优先选择海马杏仁核切除术,但如果无法排除颞叶外侧皮层来源,为了保证术后癫痫控制效果,建议选择前颞叶切除术。

(3) 大脑半球切除术及大脑半球次全切除术:大脑半球切除术是 Krynauw(1950)所提出的用以治疗婴儿脑性偏瘫症的一种方法。由于它的初期疗效尚好,

Falconer(1960)将此手术指征扩大,用以治疗病变弥漫的面-脑血管瘤综合征及成人的大脑半球萎缩症。对于脑部有多发的癫痫灶或癫痫灶活动广泛,累及整个半球的病例亦可用此法治疗。

手术方法:手术在全麻下进行,采用大骨瓣切口。经外侧裂找到大脑中动脉,阻断其分叉近侧,保留纹丘动脉。牵开纵裂,阻断并切断大脑前动脉,切开胼胝体。在天幕裂孔处找到大脑后动脉,予以夹闭切断。分离进入横窦及乙状窦各静脉分支。在切断的胼胝体下面进入侧脑室,切开侧脑室外侧沟,绕过尾状核,切经内囊,整块取出大脑半球,保留基底核和丘脑。

术后并发症及疗效:大脑半球切除术的迟发性并发症主要是颅腔内的慢性出血及脑积水。近年来有的作者报道若行大脑半球次全切除,即保留部分大脑半球皮质,如小块枕叶或额叶皮质,可以防止发生这种并发症。故目前多数学者已不做完全性大脑半球切除,而趋向于次全切除。另外,由于可以取得与大脑半球切除术相似的疗效且术后并发症较少,近年来大脑半球离断术应用逐渐增多。

White 总结文献中 150 名行半球切除术病例,发现除癫痫发作减少外,93%的患者行为也得到改善,智能改善者70%。令人惊奇的是33%的患者偏瘫减轻,仅6%的病例偏瘫加重。另有文献报道,在完全性大脑半球切除 116 例中,93 例癫痫停发或显著减少,5 例术后早期死亡,另有 5 例术后 1 年内因进行性脑功能障碍加重而死亡,手术死亡率4.3%。在大脑半球次全切除的48 例中,28 例癫痫停发或显著好转,另 12 例癫痫发作次数减少约50%,1 例术后早期死亡,手术死亡率2.1%。

2. 姑息性手术　姑息性手术是指减少患者发作次数或者减轻发作程度的手术,其并不能够达到完全控制癫痫的目的。姑息性手术的前提是患者有全面性癫痫发作,致痫区定位困难或者多灶性,或者致痫区位于重要的功能区无法手术切除。常用的姑息性手术的术式有胼胝体切开术、多处软脑膜下横纤维切断术、脑皮层电凝热灼术、迷走神经刺激术、反应性神经刺激器等。

(1) 胼胝体切开术:胼胝体是最大的连合纤维(commissure fibers),其横行纤维在半球间形成宽而厚的致密板,大约有两亿神经纤维组成。它连接着两半球的对应区,额叶和扣带回经胼胝体前半连接,颞叶经胼胝体后半及其下的海马连合相连,顶叶经胼胝体压部的前部、枕叶经胼胝体压部的后部相连。实验证实胼胝体是癫痫放电从一侧半球扩散至另一侧半球的主要通路。故切断胼胝体可以阻止癫痫放电扩散,显著减轻癫痫。

适应证:胼胝体切开术的手术适应证至今仍未能获得统一的意见,但一致认为它是一个保守的手术,下列情况可作为当前胼胝体切开术的适应证。

1) 药物难治性癫痫,病程至少 3～4 年。

2) 临床和影像学等检查没有显示出可切除的致痫病灶。

3) 全面性癫痫发作,尤其是失张力性发作(跌倒发作),强直性发作或强直阵挛性发作者。或部分性癫痫引起继发性全身性癫痫而易引起跌倒者。适应于行胼胝体切开术的病种或综合征有:①先天性和婴儿偏瘫伴顽固性癫痫;②Rasmussen 综合征;③Lennox-Gastaut 综合征;④Sturge-Weber 综合征;⑤单侧半巨脑症(unilateral hemimegalencephaly);⑥脑皮质发育不全(cortical dysgenesis)。

禁忌证:胼胝体切开术的主要禁忌证如下。

1) 严重的精神发育迟缓,IQ<50 者。

2) 有急速进展的脑弥漫性退变存在者。

3) 家庭成员缺乏热情支持态度者。

手术方法:采取全麻,行胼胝体前部切开采用仰卧位,该手术切口设计较多但最终要求是骨窗能够暴露到冠状缝前 4cm 到冠状缝后 2cm,内侧达中线,外侧一般离矢状窦 2～3cm 即可;行胼胝体后部切开时,用仰卧或俯卧位。剪开硬膜后,牵开右额叶,暴露胼胝体及胼周动脉。行前部切开时切开胼胝体前部 2/3,行后部切开时切开后部 2/3 及海马联合。

手术疗效:Williamson(1985)综合 5 组胼胝体切开术共 65 例,其中最长随访期已有 11 年。整个结果是优良者 27 例,良好者 26 例,尚可者 10 例,无效或恶化者 2 例(其中 1 例死亡)。Purves(1991)曾复习了自 1977 年以来胼胝体切开术的效果,共 11 组,总计 185 例患者,行部分切开(或前部切开)者 110 例,全部胼胝体切开者 75 例。对全身性强直-阵挛性癫痫发作或跌倒发作(drop attack)患者的疗效优良者占53%。良好占82%。Engel(1993)曾统计了胼胝体切开术的结果,在 1985 年以前的 16 个医疗单位共计 197 例手术,在胼胝体切开后癫痫发作消失者 10 例(5.0%),改善者 140 例(71.0%),无改善者 47 例(23.9%);而在 1986～1990 年间共手术 563 例,结果癫痫完全消失者 43 例(7.6%),改善 343 例(60.9%),无改善者 177 例(31.4%)。

主要并发症

1) 急性失连接综合征(acute disconnection syndrome):表现为缄默,左侧失用(常误认为偏瘫),左半视野忽视(常误认为偏盲),左侧肢体乏力,局灶性运动性癫痫发作,双侧巴宾斯基征阳性,双侧腹壁反射

4

消失,有强握反射、近端牵引反射(用力拉开患者屈曲的肘和内收的肩关节时,患者不能松开他紧握的手)。左上肢肌张力减退,并有失命名现象,以及尿失禁、眩晕等。可持续数天至数月后自行恢复。常并发于全部胼胝体切开后,并且症状突然和持久。

2)后部失连接综合征:常在胼胝体后部切开后发生,为感觉性失连接综合征,由于感觉输入为双侧性,故无重要意义。

3)裂脑综合征(split-brain syndrome):两半球的感觉联系及运动功能丧失连接,患者日常生活能力(如穿衣、吃饭、购物等)几乎完全丧失,随着时间推移而逐步好转,极少数患者遗留永久残疾,但大多数不遗留或不出现此并发症。

(2)多处软脑膜下横纤维切断术:当前认为脑皮质的功能依赖于柱形单位的垂直纤维连接的完整性,称为皮质柱,亦称垂直柱。作为大脑皮质的主要信息传导结构,所有丘脑的传入冲动是经此结构垂直投射到大脑皮质的,皮质内的各种功能细胞及其他多数中间神经元,联络神经元间的信息交换都是垂直串联终止到锥体细胞的树突尖上。同时,每个柱内的神经元连接使传入冲动能在柱内进行放大、调制和整合。动物实验中发现垂直皮质插入云母片并不会对皮质的功能产生影响。这些实验提示脑皮质内的主要功能信息传导是排列在垂直柱内的,如果只切断皮质内的水平连接纤维而不损伤垂直柱状结构,则不会产生任何严重的功能障碍。

癫痫灶细胞的放电与扩散:正常脑皮质神经元有其自身的节律放电活动,其变化恒定,与细胞膜的周期性去极化相一致。在病理情况下,脑电波由大量异常兴奋冲动传入时,形成超同步化节律,产生癫痫发作。

癫痫患者的脑电活动有两个特点:①脑组织中存在异常放电病灶;②脑组织中存在对电刺激有过敏现象的区域,异常放电灶就是癫痫发作的来源。癫痫灶放电通过三种形式传播:①皮质局部区域内的突触环内传播;②通过皮质第一、第三层细胞水平走行的树突纤维或皮质下 U 形纤维传播;③神经元膜电位呈过度去极化或反跳式过度极化状态。在局部癫痫动物模型中神经细胞电生理学研究发现,癫痫发作时细胞处于去极化状态,此时伴有 Na^+、Ca^{2+} 进入膜内,使细胞内外电位差减少,细胞膜发生去极化现象,产生兴奋性突触后电位,使兴奋易于发放,促使癫痫同步放电的扩散。癫痫同步化的放电就是经皮质细胞间互相连接的细胞水平树突传导。若将其切断,即可阻断神经元间的同步化放电,控制癫痫放电的扩散。

切断的深度和范围:大脑皮质的厚度大体相同,约为 4mm,在中央前回运动区的皮质最厚,约 5mm;在中央后回感觉区皮质最薄,约 1.5mm。脑皮质内主要的横向走行纤维位于分子层(第一层)内,其树突水平走行,接受与传导半球内各皮质区锥体细胞、梭形细胞的冲动,而在外颗粒层、外锥体层和内颗粒层内只有少量树突相连。第五、第六层内在近髓质处有部分平行纤维,形成 Bailarger 内线,进入髓质,在髓质内构成双向走行的巨大、复杂的传导体,组成投射、联络及联合左右两大脑半球的各叶、区的传导通路。在手术离断时,只要切断大脑皮质浅层内细胞树突水平纤维连接,就能阻断细胞放电的同步化,至少可阻止癫痫灶放电的扩散。皮质横纤维切断的深度不应超过 4mm,中央后回不超过 2mm。应按脑回走行的方向横断,从脑回的一侧缘至另一侧缘,决不可跨过脑沟或硬性深入沟底。这样,既可尽量切断分子层及外颗粒层的细胞水平走行的树突纤维,又能较好地保护皮质细胞垂直走行的轴突纤维免遭损伤,以达到阻断癫痫灶细胞放电的同步化扩散,同时又保护了大脑皮质主要信息传导单位垂直柱的目的。实验发现,若两个实验灶距离为 4mm,发作就产生同步化倾向;若两个实验灶距离为 6~7mm,则两灶的棘波活动各保持独立性。因此,在脑回两个横切道之间的间距以 5mm 为适宜。

手术适应证:药物难治性局灶性癫痫,癫痫灶位于主要皮质功能区、不能作皮质癫痫灶切除术时,如位于中央前回、中央后回、Broca 区、Wernick 区、角回和缘上回等的病灶。

手术方法:手术多在全麻下进行,以原发癫痫灶或 CT、MRI 所显示的病变区为中心作比癫痫灶略大的切口,切开硬膜后进行皮质 EEG 检查,将癫痫灶所处的位置用符号标出,划出皮质癫痫灶所处的位置实施手术。

手术时,将横切刀从脑回一侧引入,到对侧软脑膜下,保持刀与脑回进入方向呈垂直位,深度不超过 4mm,以防止刀进入过深而损伤皮质深部纤维,再顺原入口方向把刀垂直拉回,使刀球体保持在软脑膜下返回,即可将皮质浅层的横纤维完全切断,再行下一横切道,两道平行切割的间距为 5mm,每个脑回视情况可切割 4~5 道,切割时需严格按脑回走行方向垂直横切,反复依次在脑回上行切割手术操作,应包括用皮层电极探查所发现棘波灶的整个功能区或半球的异常棘波区。手术时需注意:①横切道与脑回保持垂直位,间距 5mm、深度不超过 4mm;②保护皮质血管,软脑膜上的任何小血管均需避免损伤;③预防软脑膜、脑瘢痕的形成。为防止成纤维细胞对脑组织的入侵,软脑膜表面上的任何破口都要减少到最低程度。

手术疗效:

对脑功能的影响,据 Fisher 对多组病例的统计如下:语言区手术的病例:Broca 区 5 例,无缄默或语言功能障碍,术后患者对读、写及语言理解能力正常,与同龄正常人相比,语言的流畅程度有所下降。Wernicke 区及角回和缘上回 20 例,所有病例术后语言和理解复杂命令能力正常,均能阅读、书写、命名、重复语句和理解复杂的语句,无明显失语。值得一提的是,无论在前语言区、后语言区,术后患者的语言功能不会差于术前状态,虽然语言的流畅程度有所下降,但这是与正常人群相比较而言,许多患者认为自己的语言能力及其他精细活动好于术前。中央后回 19 例,患者未出现触觉丧失,多数患者保持两点辨别觉、空间立体感、触觉、分辨觉。在多数患者中,出现对侧手指轻度运动感觉差。

对癫痫的控制情况,国内谭启富报道 50 例,结果:优(Ⅰ级):术后不再服用抗癫痫药物,癫痫发作完全消失 28 例(56%);良(Ⅱ级):术后仍服用维持量抗癫痫药,早期有过 1~2 次发作,随访期发作消失 9 例(18%);可(Ⅲ级):术后癫痫发作减少 50% 以上 7 例(14%);差(Ⅳ级):术后癫痫发作减少不到 50% 4 例(8%);无效(Ⅴ级):术后癫痫发作同术前 2 例(4%),总有效率为 88%。无手术死亡及严重并发症。刘宗惠报道手术总有效率达 88%,认为是治疗脑主要功能区癫痫的有效手段。并指出本手术方法只适用于可显露的大脑半球凸面部分的软脑膜下横切,而对脑深部的癫痫灶则无法使用。此外,由于脑沟的限制只能作脑回上的横切,对脑沟深处的癫痫灶就难以处理。

(3)脑皮层电凝热灼术:对于涉及功能区的癫痫,因存在功能保留与癫痫控制的矛盾,一直是癫痫外科较为棘手的问题。脑皮层电凝热灼术是一种热损伤性手术,目的是损毁癫痫灶,减轻与癫痫皮质相关的癫痫发作,其机制与多处软脑膜下横纤维切断术治疗癫痫基本相同,可以达到减轻癫痫发作的目的,同时又不至于引起重要的功能障碍。

适应证:脑皮层电凝热灼术是一种姑息性手术,在癫痫外科中对于不适合切除的致痫灶,尤其是功能区的致痫灶,可考虑此项技术。具体的适应证如下。

1)致痫灶完全位于功能区或者部分涉及功能区者。

2)较大致痫灶切除后,皮层脑电图监测周围皮质仍有癫痫放电。

3)皮层广泛区域均为致痫区,不适合做切除性手术。

4)与胼胝体切开术联合应用。

5)Rasmussen 脑炎的早期手术治疗。

手术方法:脑皮层电凝热灼术操作时垂直于脑回长轴进行,热灼时双极电凝镊尖斜行 45° 角于脑表面,间隔 3~5mm 左右热灼一道。输出功率和热灼时间确定后,其热损伤可达到相应的皮层深度,产生类似于多处软脑膜下横纤维切断术的损伤效果。由于多处软脑膜下横纤维切断术是在软膜下操作,脑皮层电凝热灼术是在蛛网膜外操作,后者较前者明显简单。

疗效:若致痫灶定位准确,单纯热灼功能区致痫灶效果确切,短期疗效肯定,长期疗效待术后随访总结。

(4)迷走神经电刺激术(VNS):治疗顽固性癫痫的迷走神经电刺激术是近年来被用于治疗难治性复杂部分性癫痫、继发性全身性癫痫的一种新的治疗方法。迷走神经刺激术最早可追溯到 1880 年 Corning 等常使用经皮迷走神经刺激治疗癫痫,随后的动物实验表明迷走神经刺激可以引起脑电改变。1985 年 Zebarra 提出迷走神经刺激能够减少或者终止癫痫发作的假说。1988 年迷走神经刺激术开始进入临床试验,1990 年报道的 4 例迷走神经刺激治疗癫痫的结果,2 例完全控制,1 例减少 40%,1 例无效。自此,迷走神经刺激术广泛开展,现在已经成为一种重要的治疗癫痫的辅助手段。

迷走神经的解剖:迷走神经是一混合神经,其神经纤维包括躯体一般、特殊内脏的传出和传入纤维。传入纤维源于睫状神经节,纤维投射至孤束核,再至下丘脑、杏仁核、背缝核、疑核、迷走神经背核和丘脑,传导与内脏功能活动有关的反射。迷走神经传入纤维直接通过孤束核和上升网状系统所形成的广泛分布是 VNS 治疗基础。

1)VNS 的抗癫痫作用:VNS 的抗癫痫作用可能与以下因素有关:刺激迷走神经 A 纤维改变脑干网状中枢活动及发作的易感性,影响孤束核活动的周围通道,对皮质兴奋性的影响似由孤束核及投射调节,孤束核直接或通过脑干网状结构的中间接替与下丘脑、边缘系统、大脑皮质、小脑和丘脑等发生广泛联系,这是迷走神经刺激在脑部许多区域增加抑制性作用而防止癫痫活动和传播的解剖和生理生化基础。

感觉通常是癫痫发作的一部分或为其先兆,投射到这些皮质的迷走神经传入纤维刺激可以消除这些形式的发作,间歇性 VNS 还可能改变突触环路降低发生发作的敏感性,这在部分性,特别是在复杂部分性发作中比较明显。

中枢神经系统内兴奋性与抑制性递质的增减可导致癫痫发作,迷走神经刺激引起大脑皮质释放大量 GABA 和对羟基甘氨酸。GABA 通路阻止强直-阵挛癫痫活动的传播,苯甘氨酸参与脑细胞平均兴奋性水平的调节,从而明显地抑制阵挛性和强直性癫痫。VNS 的抗癫痫作用是通过迷走神经直接传入或经孤束核

4

投射到网状激活系统而发挥作用。网状结构的主要递质是 5-羟色胺,迷走神经抗癫痫作用是通过 5-HT 来实现的。

2) 适应证:用于顽固性癫痫,特别是对那些无法确定病灶或有双侧病灶,药物治疗无效的复杂部分性癫痫和不能行开颅的神经外科手术治疗的癫痫患者。

3) 操作方法:全麻,取仰卧位,头转向右侧(一般取左侧迷走神经行刺激治疗,右侧迷走神经会发生重度的心动过缓),于锁骨上一横指半处做一横切口,向上下潜行分离皮下,牵开皮肤,切开颈阔肌,分离出胸锁乳突肌、颈动脉鞘,并用牵开器暴露颈动脉鞘,打开颈动脉鞘,在颈内静脉和颈动脉之间暴露出迷走神经,游离 3cm 长。于左锁骨下区胸壁上做一横切口,长约 6cm。从胸筋膜上钝性分离锁骨下区的皮下组织,做成一囊袋,以能容纳刺激器为度,然后用吸引器,从胸部切口做皮下隧道将电极导线引至颈部切口中。然后,将螺旋状电极缠绕在暴露的迷走神经上。

将短导线在下方向衔接,长导线向上衔接,导线与刺激器相连接好,切口按层缝合。

4) 疗效:来自多中心的临床研究结果表明,迷走神经刺激术可以使 70% 左右癫痫患者的发作减少 50% 以上,有约 10% 的患者可以达到癫痫无发作,而且其远期效果满意。

另外,目前还存在许多新兴的神经调控的治疗方式,比如反应性神经刺激器、丘脑前核电刺激术、海马电刺激术等,其作用机制、最佳治疗方式还有待后续总结分析。

3. 其他手术方式　脑立体定向射频毁损术与立体定向放射治疗。

当致痫区位于脑深部或者是重要结构周围,开颅手术风险较大,可尝试行该类手术。近年来开展的立体定向颅内电极埋置术后,如果明确致痫灶,且范围较小,在开颅手术前可考虑先行射频毁损术,若毁损效果良好甚至可以避免开颅手术治疗。

（陈亮　胡杰　潘力）

第六十三章

神经介入放射治疗的发展和应用

神经介入放射治疗是指在 X 线的监护下,通过经动脉或静脉的途径,对中枢神经系统的某些疾病进行直接的治疗。如利用导管经血管向病变部位注入栓塞物质的栓塞治疗(包括颅内动脉瘤、脑脊髓血管畸形、脑肿瘤的术前栓塞等);利用导管直接到达病变血管内进行的溶栓治疗;利用球囊技术、药物注射和支架技术对狭窄或痉挛血管进行扩张再通的血管成形术;以及动脉内局部化疗等,其目的是治愈或改善由脑或脊髓病变所引起的症状和体征。

由于神经介入治疗具有创伤小、患者恢复快、治疗范围广、疗效明显提高等优点,所以是当今脑、脊髓血管疾病治疗的重要生力军,业已成为神经外科的一个重要分支学科,即血管内神经外科学(endovascular neurosurgery)。由于这一技术早期多为神经放射影像学医师采用,故传统上称之为介入神经放射学(interventional neuroradiology)或治疗性神经放射学(therapeutic neuroradiology)。

第一节 神经介入放射治疗的发展

神经介入放射治疗的发展实际上是指血管内栓塞治疗的相关设备(如 DSA)、技术(如动脉插管技术)和材料(如导管、栓塞物质)不断发展的过程,同时也是治疗者对神经系统血管解剖、血管性病变的病理生理不断认识的过程。

1904 年 Dawbarn 用石蜡和凡士林混合物注入颈外动脉行脑胶质瘤的术前栓塞,开始了神经介入治疗的临床应用。1930 年 Brook 报道应用带线肌肉片通过"放风筝"的方法填塞颈内动脉治疗颈内动脉海绵窦瘘。这些技术并不成熟,但却是最初的尝试。20 世纪 50 年代,Seldinger 首创了一种切实可靠的穿刺动脉后插入导丝导管技术,称为 Seldinger 技术,为血管内治疗技术的发展奠定了基础,目前仍是介入医师进行血管内治疗必须掌握的基本技术。到了 70 年代初,法国

的 Djindjan 教授开始应用颈外动脉和脊髓动脉的超选择性插管技术,扩大了神经介入治疗的范围,并随之在欧洲兴起了对脊髓血管畸形和脑动静脉畸形的栓塞治疗,由此而初步形成了一个专门的学科。

20 世纪 80 年代以来介入治疗相关设备和材料的飞速发展,极大地推动了血管内治疗的开展。数字减影 X 线机结合电子计算机技术运用于脑血管造影(DSA),具有对比分辨率高、透视增强、实时显影和示踪图(roadmap)等优点,减少了神经介入治疗中的盲目性和随意性;以美国的 Tracker 微导管、法国的 Magic 微导管为代表的一批更细、更柔软的微导管相继问世,使得血管内栓塞可以进入一些外科手术无法达到的禁区;NBCA、Onyx、Scepter 球囊的发明,使部分疾病(如脑 AVM)栓塞治疗的疗效有了明显提高;1991 年 Guglielmi 设计的电解可脱性微弹簧圈(GDC)、1992 年 Moret 设计的机械解脱性微弹簧圈(MDS),由于其操作方便、可控性良好,更是将颅内动脉瘤的栓塞治疗推到了一个新的高度;后来推出的三维微弹簧圈(3D-GDC)、表面修饰弹簧圈等材料,球囊和支架辅助技术使动脉瘤栓塞治疗更安全、彻底。血流导向装置(flow diverter, FD)作为颅内动脉瘤血管内治疗的重大突破,将治疗理念从瘤内填塞转变为载瘤血管重建,为复杂性颅内动脉瘤的治疗带来全新的方法。

尽管目前神经介入治疗的范围越来越广,疗效明显提高,我们还是应该清楚地认识到,血管内治疗的技术对于大多数疾病的治疗效果还未达到完全令人满意的程度,因此不能完全取代传统的开颅手术。每次治疗都必须建立在对疾病自然病程的透彻理解和治疗利弊反复权衡的基础上,尽可能使每个患者以最小的创伤得到最大的疗效。但是,我们也完全有理由相信,在 21 世纪高科技发展的大趋势下,神经介入血管内治疗技术有望不断完善,发展前景

4

广阔。

第二节 神经介入放射治疗的应用

一、常用介入材料

【血管造影基本材料】

穿刺针:由聚乙烯外套管和不锈钢斜面针的内套管组成。

导管鞘:由内(血管扩张器)、外套管(血管留置鞘)及导引导丝组成。外套管侧壁带有连接管,用于连接加压滴注容器,预防导管鞘内血栓形成。

高流量造影管:4~6F 为宜,主要用于血管造影,有时也可用做导引导管。

普通导丝:与造影导管配合使用,便于进入迂曲血管,用于选择性血管造影。

辅助材料:三通、加压袋和 Y 形止血阀等。

血管封合器:用于手术结束后动脉穿刺点的止血,可替代人工压迫止血。

【超选择导管导丝】

导引导导管:主要用于选择性导入微导管,临床常用的有 5~8F 多种类型,根据治疗用途而选用不同型号的导引导管(Envoy,Cordis Corp;FasGUIDE,Target Therapeutics;Lumax,Cook Inc 等)。其中 Envoy 导管腔大壁薄,支撑力较好,神经介入中最为常用。Neuro 新型导引导导管较普通常用导管柔软,跨越弯曲能力强,可根据不同动脉瘤的位置和血管条件选择不同长度。

交换导丝:与造影导管相交换,用于血管迂曲时导引导管的选择性到位。

微导管:主要分为两种:①血流导向微导管:这种导管的驱动力是血液的流动,特点是微导管的头端柔软而极具漂浮性,如 Magic 系列导管(Balt 公司),Marathon 和 Ultraflow 微导管(EV3 公司),主要用于治疗高血流的病变如脑动静脉畸形等,后两种微导管还具备较好的导丝导向性,最为常用。头端可解脱漂浮微导管如 Sonic、Applo 等可以避免拔管时血管损伤,增加脑动静脉畸形的治愈率。②导丝导向微导管:这种导管的驱动力是机械力,利用导丝进行导引,精确到达病变部位如动脉瘤腔内。头端多由可以塑性的材料制成,如 Excelsior 导管(Boston 公司)、Prowler 系列导管(Cordis 公司)、Echelon、Rebar 系列导管(EV3 公司)等。

微导丝:与微导管配合使用,引导微导管精确到达需要治疗的病变部位,如 Trensend(Boston 公司)、Essence(Cordis 公司)、X-pedion、Mirage(EV3 公司)等。

【介入治疗材料】

栓塞微粒:包括干燥硬脑膜、聚乙烯泡沫醇微粒(PVA)、吸收性明胶海绵、真丝线段等临时栓塞物质;Embosphere 被认为是相对永久性栓塞微粒。这些微粒主要用于姑息性栓塞(如颈外动脉供血的栓塞)或术前(如肿瘤)栓塞。

液体栓塞剂:①N-丁基-氰基丙烯酸酯(n-butyl 2-cyanoacrylate,NBCA),使用时必须配以碘苯酯,用于稀释和透视下显影;如果必须用纯的 NBCA,则需要混合钽粉,才能在透视下显影。注射前必须用纯的糖水来冲洗微导管。②Onyx 是美国 MTI 公司(Micro Therapeutics,Inc.)研发生产的一种全新的液态栓塞剂,它是次乙烯醇异分子聚合物(ethylene vinyl alcohol copolymer,EVOH)溶解于二甲亚砜(dimethyl sulfoxide,DMSO)形成的简单混合体,其中加入了微粒化钽粉,使之在 X 线下可视。它不是胶水,没有粘连特性。当它和血液或任何水溶剂接触时,溶剂 DMSO 迅速挥发,EVOH 聚合物就结晶析出,像熔岩一样自内及外逐渐固化突变,最终成为一团包含有钽粉的海绵状固体物。在彻底固化完成之前,其液态中心仍可继续流动。高黏度配方(Onyx HD-500)具有很高的黏滞度,适用于动脉瘤的栓塞,低黏度配方(Onyx HD-18 或 34)黏滞度小,可用于脑动静脉畸形和硬脑膜动静脉瘘的栓塞。

微弹簧圈:①按弹簧圈解脱方式分为:游离弹簧圈(如 Boston 公司的 liquid coil、EV3 公司的 Topaz)、电解可脱式弹簧圈(Boston 公司的 GDC、EV3 公司的 Sapphire)、水压式解脱弹簧圈(Cordis 公司的 Orbit,Microvention 公司的 MicroPlex)等。②按弹簧圈物理性状分为:标准型、2D 型、3D 型、复杂型(后几种用于不规则动脉瘤和宽颈动脉瘤的成篮);柔软型(用于动脉瘤腔的填充)、抗解旋型(用于动脉瘤颈的封闭)。③按弹簧圈生物性能分为:裸弹簧圈(GDC、Sapphire、Orbit)、生物活性物质涂层弹簧圈(Boston 公司的 Matrix、Microvention 公司的 HydroCoil、Micrus 公司的 Cerecyte 等)、带纤毛弹簧圈(EV3 公司的带纤毛 Sapphire)等。

支架:按使用原理分为自膨式支架(柔软,顺应性好,但支撑力弱)和球囊扩张式支架(支撑力好,但偏硬,顺应性差);按使用部位分为颅外血管支架和颅内血管支架;按生物学性能分为药物涂层支架、普通裸支架和带膜支架等。①颈动脉支架:为自膨式支架,常用的有 Precise(Cordis 公司)、protege(EV3 公司)和 Wallstent(Boston 公司)。在治疗颈动脉狭窄时,为防止术中的脑栓塞,还可使用远端保护装置,如 Cordis 公司的 Angioguard、EV3 公司的 Spider。②颅内支架:自膨式支架有 Boston 公司的 Neuroform,用于宽颈动脉瘤的治疗(封堵瘤颈口);Wingspan 则用于脑动脉狭窄的治疗;球囊扩张式支架有 Cordis 公司的 BX 支架,上海微创公司的 firebird、Apollo 等,主要用于颅内动脉狭窄的治疗,有时也可用于颅内夹层动脉瘤的治疗。密网眼支架如 Silk,Pipeline,Surpass 等主要用于颅内复杂动脉瘤的治疗。③带膜支架:如 Jomed 公司的 Jostent GraftMaster,上海微创公司正在研制的 Willis,可用于宽颈动脉瘤和外伤性颈动脉海绵窦瘘的治疗。④药物涂层支架,如 Cordis 公司的 Cypher,可能有助于预防血管的再狭窄。

　　血流阻断装置(flow disruption device):新近发明的颅内动脉瘤血管内治疗技术,如 WEB 装置(WEB,Sequent Medical,Aliso Viejo,California),将其置入动脉瘤囊内能够改变动脉瘤瘤颈部的血流,并诱发瘤腔内血栓的形成。

　　球囊:根据用途分为三种。①堵塞球囊:分为不可脱式球囊和可脱式球囊,前者用于行血管暂时阻断试验(BOT),后者用于堵塞外伤性颈动脉海绵窦瘘、脑动静脉瘘和永久性闭塞动脉和静脉血管。Magic 可脱式球囊的安装需要特制的球囊镊。Scepter 封堵球囊导管是 MicroVention 公司最新推出的双腔球囊导管,Onyx 胶可通过独立的工作管腔注入。②塑形球囊:用于栓塞宽颈动脉瘤时保护载瘤动脉及其分支,防止弹簧圈突入载瘤动脉,也用于液态栓塞剂栓塞动脉瘤时封闭瘤颈。目前最好的是 EV3 公司的 Hyperglide 和 Hyperform,后者为高顺应性球囊,可用于血管分叉处的动脉瘤栓塞。③压力扩张球囊:为非顺应性球囊,在一定压力下,扩张狭窄或痉挛的血管。多用于血管内支架成形术中。

二、脑血管造影技术

【一般禁忌证】

1. 有严重出血倾向者。
2. 严重的动脉硬化及严重高血压患者。
3. 有严重肝、肾、心、肺功能障碍者。
4. 穿刺部位有感染者。
5. 对造影剂和麻醉药过敏者。
6. 患者一般情况极差、生命体征不稳定、休克或濒死状态。

【术前准备常规】

1. 血常规、凝血功能(PT,KPTT)、EKG、胸片。
2. 双侧腹股沟区备皮,检查股动脉搏动情况。
3. 家属谈话、签字。
4. 术前禁食 6 小时。
5. 术前 30 分钟用药苯巴比妥 0.1g,肌注。

【操作步骤】

1. 应按无菌手术操作,包括手术者戴帽子和口罩,刷手消毒后穿无菌手术衣。
2. Seldinger 动脉插管技术常规消毒、铺巾后,局麻下行股动脉穿刺(穿刺点在腹股沟韧带下方 1.5～2cm 股动脉搏动最明显处),拔出针芯后见血喷出,轻柔地将穿刺针沿动脉腔推入 1～2cm,引入导丝后退出穿刺针,通过导丝送入导管鞘(内含扩张管),导管鞘固定后将导丝和扩张管一起拔出。
3. 经导管鞘插入造影导管(导管内肝素盐水充盈)在透视下将导管分别送入左、右颈内、外动脉和椎动脉(亦可根据具体要求选择插入动脉),注入少量造影剂证实导管头端所在位置。
4. 将导管连接到高压注射器,进行造影和摄片。

【注意事项】

1. 整个造影导管系统必须密闭(注意排空气泡),并连接生理盐水加压冲洗装置行持续冲洗,以防导管内外壁附壁血栓形成。
2. 每隔 10～15 分钟,用 1:25 的肝素液冲洗导管腔。对于动脉硬化严重、操作时间较长和使用同轴导管系统的患者,应进行全身肝素化并维持,以防血栓形成。必要时每隔 1 小时检测凝血功能,以调整肝素的用量。新生儿、手术后患者不用全身肝素化。
3. 选择性造影时,操作导管手法应轻柔、快慢有度,遇有阻力或不明情况时,应在透视下注射少量造影剂来明确判断,对动脉硬化严重或先天、后天异常者,应做主动脉弓造影,了解颈动脉、椎动脉开口及可能存在的异常情况,切忌盲目强行用力,造成血管内膜撕裂、粥样斑块脱落等并发症。

【检查要求】

1. 注射造影剂后,常规摄正、侧位片,必要时可加左、右斜位等特殊角度摄片。
2. 蛛网膜下腔出血患者,需行四血管造影(双侧颈内动脉、双侧椎动脉),如阴性,应加做双侧颈外动脉造影(六血管),如高度怀疑脊髓血管病变,应加作脊髓血管造影。
3. 压颈试验压迫患侧颈动脉,行对侧颈内动脉和椎动脉造影,以了解前、后交通动脉的功能。用于评估术中暂时性闭塞患侧颈内动脉患者的脑侧支循环情况。

【术后处理】

1. 手术结束后穿刺部位充分压迫止血(通常 10～15 分钟),肝素化的患者按鱼精蛋白与肝素 1mg:100U 的比例中和,血止后局部加压包扎 12 小时;或应用血管封合器止血。
2. 穿刺侧下肢制动 4～12 小时。

3. 监测血压、下肢足背动脉搏动和腹股沟穿刺部位情况。

4. 酌情使用地塞米松、抗生素、低分子右旋糖酐等药物。

5. 术后仍需肝素化的患者，应定时监测出凝血功能，通常将 ACT 或 KPTT 值控制在基础值的 2 ~ 3 倍。

【并发症与处理】

1. 穿刺和插管所致的并发症

（1）穿刺部位血肿：因反复穿刺、压迫止血不当或凝血功能障碍等所致。小的血肿可自行吸收。大的血肿 24 小时内应冷敷，以后湿热敷，若引起血液循环障碍，如肢体远端静脉回流受阻或动脉搏动消失时，应立即行血肿清除和止血手术。

（2）穿刺部位动脉和静脉痉挛：见于多次穿刺和插管时间过长，特别是儿童患者。表现为局部疼痛、水肿，不及时处理可导致血栓形成。轻者可局部热敷、用普鲁卡因局部封闭，重者可用盐酸罂粟碱 30 ~ 60mg 静脉注射，每 4 ~ 6 小时 1 次，也可用 15mg 溶于 30ml 生理盐水中，缓慢动脉内推注。无效者应在 1 小时内给予肝素化，可连续用药 1 周。

（3）颅内血管痉挛：以椎动脉痉挛最危险，可完全阻塞椎动脉血运，引起椎基底动脉急性供血不足，患者意识不清，甚至突发死亡。重在预防，如颈内动脉造影导管头不应超过 C$_2$ 水平，椎动脉造影导管头不应超过 C$_6$ 水平，且尽量缩短导管在椎动脉内的停留时间。一旦发生，应迅速拔管，动脉内注射罂粟碱，静脉持续滴注尼莫地平，同时进行全身肝素化，以防继发血栓形成。

（4）假性动脉瘤和动静脉瘘：前者表现为穿刺部位有局限性搏动性肿块，后者除可扪及搏动性肿块外，还可闻及血管杂音。应及早手术切除假性动脉瘤，动静脉瘘者应修补缝合动、静脉壁。

（5）导管折断于动脉内、动脉粥样硬化斑脱落栓塞、血栓形成等。若引起循环障碍，应及时处理，如动脉内溶栓或行手术切开取出异物、血栓等。

2. 造影剂所致的并发症

（1）造影剂过敏：轻者不需要处理，重者出现休克、惊厥、喉头水肿、支气管痉挛、肺水肿等。应着重于预防，对有过敏史者，应更换造影剂或不做造影。对无此病史却发生过敏反应者，应立即终止检查，静脉注射地塞米松 5 ~ 10mg，并配备抢救器械和药品，以备急救。

（2）造影剂过量或浓度过高可导致癫痫发作、脑水肿和急性肾衰竭等。因此，每次造影剂总量不超过 3.5ml/kg，即便是非离子型水溶性造影剂，也应小于 5.0ml/kg。一旦发生，应立即抢救，如生理盐水血管内冲洗，静脉注射地塞米松和呋塞米，有颅内高压者降低颅内压，吸氧及抗癫痫治疗等。

3. 神经系统并发症

（1）癫痫：常为大发作，应立即停止造影，给予抗癫痫治疗。对于术前有癫痫者或高危患者，术前和术中应用抗癫痫药物有助于预防发作。

（2）暂时性运动、感觉障碍，角弓反张，意识不清，一侧动眼神经麻痹和对侧偏瘫，一过性黑蒙和视野缺损等。多数为一过性脑缺血发作，一旦出现上述症状，应立即拔管，给予吸氧、脱水、静脉滴注低分子右旋糖酐和丹参溶液等。如有脑梗死发生，应由神经内外科作相应处理。

（3）颅内动脉瘤或血管畸形破裂出血，应立即行气管插管，吸氧、止血剂和降颅压处理，有条件者行血管内止血，必要时行急诊开颅手术。术后头颅 CT 有助于早期发现和排除颅内出血，可以视为常规。

三、常见疾病治疗

（一）外伤性颈动脉海绵窦瘘（TCCF）的介入治疗

外伤性颈动脉海绵窦瘘（TCCF）是指由外伤导致的颈动脉，包括颈内动脉主干或其分支和（或）颈外动脉分支破裂与海绵窦直接交通形成异常动静脉瘘，从而产生颅内杂音、搏动性突眼、球结膜充血水肿，以及因盗血导致的神经功能障碍等。根据破裂血管的供血情况，可以分为三型。Ⅰ型，仅有颈内动脉系统供血，而无颈外动脉系统供血；Ⅱ型，除上述的颈内动脉及其分支有供血外，还有同侧或对侧颈外动脉的分支供血，如脑膜中动脉、脑膜副动脉、圆孔动脉、咽升动脉等；Ⅲ型，为双侧独立的 TCCF。

1. 适应证　血管内介入治疗是本病的主要治疗方法。

下列情况应做急诊治疗：大量鼻出血、急性视力下降或失明、颅内血肿或蛛网膜下腔出血及严重脑缺血者、蝶窦内有假性动脉瘤。

2. 术前准备

（1）脑血管造影常规准备。

（2）详细的脑血管造影（六血管）：双侧颈内动脉、颈外动脉和椎动脉造影为确诊的根据。通过血管造影可以明确：①瘘口位置、大小，单瘘口或多瘘口；②颈内外动脉供血情况；③盗血现象：瘘口远端颈内动脉分支是否正常显影；④引流静脉的走向、扩张情况；⑤压颈试验，了解 Willis 环侧支循环状况。

（3）拟行带膜支架治疗的，术前 3 ~ 5 天应口服阿司匹林 300mg/d，氯吡格雷 75mg/d。

3. 治疗要求　闭塞瘘口或海绵窦，尽可能保持颈内动脉的通畅。

4. 麻醉　局麻或神经安定麻醉。使用带膜支架时,宜采用全麻。

5. 介入治疗方法

(1) Ⅰ型患者瘘口多数在颈内动脉海绵窦内的主干上,流量较高;少数瘘口在颈内动脉海绵窦段的分支上,如脑膜垂体干、海绵窦下动脉、垂体被膜动脉等,流量稍低。可分别采用下述方法进行治疗。

1) 可脱性球囊闭塞瘘口:适用于颈内动脉主干破裂,瘘口中到大者。本方法操作简单,且费用不高。其技术要点是:认清瘘口位置和大小,选择型号合适的球囊;待球囊进入瘘口后,耐心调整球囊位置和充盈球囊大小,以完全闭塞瘘口而保证颈内动脉通畅。只要瘘口适中,球囊充盈位置和形态良好,通常一枚球囊就可以完全封闭瘘口。对于瘘口较大者,可用2枚或更多枚球囊封闭,此时应事先估计好瘘口处所留空间的大小,以保证最后一枚球囊的顺利放置和解脱。万一所剩空间过小导致最后一枚球囊无法放置,可加用微弹簧圈闭塞瘘口或等待1~3周球囊泄漏后再次治疗,而不轻易将患侧颈内动脉闭塞。

2) 微弹簧圈瘘口闭塞术:适用于颈内动脉分支破裂,瘘口很小时(最小型号球囊也无法进入)。通常选用2~4枚微弹簧圈即可将瘘口完全封闭。如果微弹簧圈易突向颈内动脉,导致栓塞困难时,可采用球囊保护技术(remodeling技术)很好地解决这一问题。此技术较之支架辅助技术,方法简便,容易成功,并发症少。

3) 经动静脉入路海绵窦填塞术:适用于颈内动脉主干破裂、瘘口较小球囊无法通过时。首先应试行经颈内动脉入路,当瘘口不明确等原因致使微导管无法进入瘘口时,可试行经静脉入路。填塞海绵窦的要点为:填塞之前应先行微导管造影,证实微导管所在的部位确实是最靠近瘘口的静脉丛,否则栓塞无效;动脉入路时应尽量靠近瘘口填塞,可较快封闭瘘口,节约微弹簧圈的用量;静脉入路时应根据引流静脉的情况分别予以栓塞,并不需要填塞整个海绵窦;选用栓塞材料应兼顾安全和价廉。有时在放置数枚微弹簧圈明显减慢海绵窦瘘血流之后,使用Onyx海绵窦内注射,彻底封闭海绵窦,可取得较好疗效。

4) 带膜支架植入术:如果瘘口处的颈内动脉比较直,可以尝试使用带膜支架治疗。将微导丝送入大脑中动脉,顺导丝送入合适大小的带膜支架,在瘘口处造影确认位置合适,扩张球囊释放支架;复查造影如果支架贴壁不够,可以再次扩张,直至满意为止。

(2) Ⅱ型患者由于有颈外动脉的供血,因此不能采用颈内动脉闭塞术,否则不仅不能治愈本病,反而牺牲了患者的一侧颈内动脉。应首选经岩静脉入路

海绵窦填塞术,成功率较高,其次为经面静脉入路,最后才考虑经眼静脉入路,后者不仅难度较大,而且一旦失败,容易造成眼静脉高压导致急性视力丧失。对于颈外动脉供血为主、颈内动脉瘘口细小且流量很低的特殊TCCF,微导管可以经颈外动脉插入海绵窦瘘口内,直接注射45%的NBCA治愈本病,关键在于仔细分析微导管造影,掌握特殊的血流动力学和血管构筑学,控制好NBCA的弥散,绝不能进入引流静脉。对于瘘口流量不高的TCCF,采用压颈治疗,有时也可使症状好转,说明对于本型患者,如无危险因素(如严重的颅内静脉引流)存在,保守治疗也是可取的。

(3) Ⅲ型患者均为颈内动脉主干的较大瘘口,均采用球囊瘘口栓塞术获得成功。对于此型患者,应注意采取正确的治疗步骤,一般不考虑首先行一侧颈内动脉闭塞术,以免成另一侧治疗上的被动。

6. 注意事项

(1) 导管进出海绵窦时应小心操作,防止球囊意外脱落到颈内动脉及颅内血管导致脑栓塞。

(2) 行颈内动脉球囊闭塞术时,应选用解脱力小的可脱性球囊导管。

(3) 当无法一次将瘘口完全闭塞时,可选择再次治疗,不要急于闭塞颈内动脉。此时,应注意首先堵住向皮质静脉的引流,以防诱发颅内出血的可能。

(4) 部分患者因球囊破裂、移位、早泄等原因,术后1~3周瘘口重新开放,TCCF复发,需再次治疗。

7. 术后处理

(1) 行颈内动脉闭塞术的患者,应酌情抗凝、扩容治疗,以防脑缺血。

(2) 海绵窦血栓形成后,部分患者头痛剧烈,可服用肠溶阿司匹林和镇痛片。

(3) 使用带膜支架者,术后口服阿司匹林300mg/d,共6个月;氯吡格雷75mg/d,共6周。

8. 常见并发症及处理

(1) 经动脉栓塞的并发症

1) 脑神经麻痹:因海绵窦内血栓形成或球囊机械压迫窦壁中的脑神经,尤其是展神经常受累。通常术后1~3个月可好转。

2) 假性动脉瘤:在海绵窦内血栓基本形成后,球囊内造影剂过早泄漏,则在海绵窦内形成一个与球囊大小相同、与颈内动脉相通的空腔,即假性动脉瘤。无症状者不需要处理,一般不会增大或再次形成瘘道,而且大多可自行闭合;有症状者可用弹簧圈栓塞。

3) 脑梗死:球囊过早脱落或导管上血栓的脱落或栓塞剂的漂移均可造成局部甚至大脑半球脑梗死,出现瘫痪、失语、肢体麻痹等神经功能障碍,严重者可致死。一旦发生,应行溶栓治疗或抗凝扩容治疗;也

4

可行急诊开颅手术取出血管内易位栓塞物;对急性大面积脑梗死患者,可考虑行去骨瓣减压术,以挽救患者生命。

4)脑过度灌注:长期严重盗血的患者一旦瘘口关闭而颈内动脉保持通畅,患侧半球血流骤然增加,可出现头痛、眼胀等不适,严重时还可发生脑肿胀和颅内出血。应降颅压、止血等治疗,必要时手术清除颅内血肿。

(2)经静脉栓塞的并发症:部分患者 TCCF 栓塞后一段时间内可能出现一过性视力下降,多数可在短期内自愈。避免单纯眼上静脉急性阻塞,此时有发生血液转流至皮质静脉可能,可通过经岩下窦到海绵窦进行栓塞,闭塞到皮层静脉的瘘口。其他并发症有操作所致静脉破裂出血、脑神经麻痹以及栓塞剂逆流到颈内动脉系统引起脑和视网膜梗死。

(二)硬脑膜动静脉瘘的介入治疗

硬脑膜动静脉瘘(DAVF)是指硬脑膜动静脉直接交通在硬脑膜及其附属物如:大脑镰、小脑幕、静脉窦等的一类血管性病变。可发生于硬脑膜的任何部位,占颅内动静脉畸形的 10% ~15%。Borden 和 Djindjian 根据 DAVF 静脉引流方式的不同分五型:Ⅰ型:引流到硬脑膜静脉窦或硬脑膜静脉;Ⅱ型:引流到硬脑膜静脉窦,逆行充盈皮层静脉;Ⅲ型:直接引流到皮层静脉,不伴静脉扩张;Ⅳ型:直接引流到皮层静脉伴有静脉扩张;Ⅴ型:引流到脊髓静脉。

1. 适应证

(1)Ⅱ型以上或Ⅰ型如有明显症状者的 DAVF 都需要治疗。

(2)有脑出血、神经功能损害、颅内压增高和局部压迫症状者必要时急诊治疗,如有皮层静脉引流伴出血;伴有多发静脉和静脉窦血栓形成或明显扩张;有视力急剧下降者;颅内压明显增高药物无法控制者。

2. 禁忌证 DAVF 的供血动脉与颅内动脉存在危险吻合,微导管超选择不能避开,或颈内动脉、椎动脉供血微导管超选择不能避开其正常供血动脉,不宜血管内治疗。

3. 术前准备

(1)头颅 CT 和 MRI,明确颅内出血、脑水肿、脑积水等情况。

(2)全脑六血管造影,明确供血动脉、瘘口、引流静脉、静脉窦闭塞等详细情况。

(3)复杂病例应会同外科手术医师共同讨论治疗方案。

4. 介入治疗方法

(1)经动脉入路

1)在 Onyx 使用之前,主要适于瘘口较简单的

患者。

操作步骤:导引导导管插入颈外动脉、颈内动脉或椎动脉;微导管经导引导导管进入供血动脉,进入瘘口,采用 NBCA、弹簧圈栓塞;如果无法进入瘘口,可采用颗粒栓塞,但这种栓塞复发率较高。

2)目前多数采用 Onyx 栓塞,以治疗瘘口较为复杂的患者,治愈率明显提高。

操作步骤:通常选择颈外动脉的分支进行栓塞。首先将微导管(Marathon 或 Rebar10,ev3)通过颈外动脉分支超选到瘘口或接近瘘口,通过微导管缓慢向瘘口处注射 Onyx-18 或 34,发生反流时停止注射 1~2 分钟,再重新开始。直至瘘口完全被栓塞或无法进一步栓塞,再拔除微导管。

注意事项:通过另一根放置在同侧颈内动脉内(或椎动脉)的导管进行造影,观察来自颈内动脉(或椎动脉)的血供被栓塞的情况。可以在颈内动脉(或椎动脉)的"路径(roadmap)"下注射 Onyx,动态观察到 Onyx 的流动,有效防止误栓颈内动脉主干(或椎动脉)。

(2)经静脉入路:用于动脉入路插管困难或单纯动脉入路治疗效果差的病例。如要闭塞静脉窦,必须是已经无正常引流功能的静脉窦。

操作步骤:同侧股动脉和股静脉穿刺,分别置导管鞘;将造影导管留置在供血动脉内以备栓塞时做"路途"或造影复查;导引导导管放置在静脉内,微导管经引流静脉进入瘘口或需要闭塞的静脉窦内;通过微导管采用弹簧圈或液体栓塞剂闭塞引流静脉或静脉窦。

进入海绵窦的途径:①微导管经颈内静脉-岩下窦进入海绵窦;②面静脉切开或眼静脉切开,微导管通过眼上静脉进入海绵窦。

上矢状窦和横窦除了通过颈内静脉途径外,还可以采用局部直接钻孔穿刺技术。

5. 注意事项 颅内、外"危险"吻合是动脉入路治疗 DAVF 必须重点注意的方面。双侧股动脉插管,术中多血管同时造影观察,可以及时发现和避免误栓。

静脉入路时,由于静脉迂曲,导管到位比较困难,需做血管造影作全面的评估以选择较好的插管路径。静脉窦闭塞前必须要判断是否安全。

(三)脑动静脉畸形(AVM)的介入治疗

脑动静脉畸形是一团发育异常的先天性血管畸形,内含不成熟的动脉和静脉,动静脉之间存在不同程度的直接交通,没有毛细血管。这些不成熟的动静脉短路可以引起颅内出血、癫痫、头痛和其他一系列神经系统症状与体征。在自然病程中,畸形团的解剖和血流动力学都在不断变化。当出现临床症状或体

征时,意味着机体的耐受能力达到极限,因此,应尽可能给予早期积极治疗。

1. 介入治疗目的

(1) 对于大型颅内 AVM,缩小其体积,降低其血流,为进一步手术治疗或立体定向放射外科治疗创造条件。

(2) 去除伴发动脉瘤、高流量动静脉瘘等出血危险因素。

(3) 治愈性栓塞:针对小型 AVM,单一终末动脉供血、单团块畸形团的 AVM;大型 AVM 仅针对部分血管构筑适于栓塞的病灶,如终末型供血的致密型畸形团,微导管容易到达畸形团内且允许反流 2cm。

2. 适应证

(1) 颅内 AVM 有蛛网膜下腔出血或脑内血肿、癫痫、神经功能障碍等。

(2) 脑深部 AVM(位于基底核区、内囊、间脑、脑干等处);功能区 AVM(语言区、运动区等)。

(3) 直径大于 3cm 者;高血流量的 AVM;AVM 伴发动脉瘤易致出血者;准备立体定向放射外科和(或)显微外科手术。

(4) 患者一般条件较差,不能耐受开颅手术者。

(5) 不愿接受手术者。

3. 禁忌证

(1) 脑出血后脑内血肿未吸收者。

(2) 严重心、肺、肝、肾功能不全者。

(3) 出凝血功能障碍者。

(4) 供血动脉太细,微导管不能到达者。

(5) 弥散性脑 AVM,无明确的畸形团结构者。

4. 术前准备

(1) 详细的神经系统检查;CT、MRI、DSA 等影像学资料。

(2) 血常规,出、凝血功能,肝、肾功能,胸片,心电图。

(3) 术前 6 ~ 8 小时禁食。

(4) 术前 30 分钟肌注苯巴比妥钠 0.1g、阿托品 0.5mg。

(5) 术前谈话,包括病情、治疗的重要性和必要性、治疗方式的种类(手术、放射外科、介入治疗、保守治疗等)、栓塞治疗的过程及可能发生的并发症和危险性。

5. 特殊材料准备

(1) 导引导导管。

(2) 微导管:常用血流导向的漂浮导管如 Magic-1.5F、Magic-1.8F、Magic-1.2F(注射 NBCA);兼有血流导向和导丝导向的 Ultraflow 微导管(可注射 NBCA 和 Onyx)。也有使用 Rebar 等导丝导向的微导管(可放置

微弹簧圈、注射 NBCA 和 Onyx)。

(3) NBCA 胶、碘苯酯、Onyx 胶。

(4) 微弹簧圈。

(5) 术中降血压药物:佩尔地平、硝普钠等。

6. 麻醉　多主张采用全麻,便于术中控制。少数采用局麻或神经安定麻醉,便于术中观察。

7. NBCA 栓塞方法

(1) 常规全脑 DSA:详细了解血管畸形的位置、大小、供血动脉、引流静脉情况及血管团构筑情况。

(2) 将导引导导管进入颈内动脉或椎动脉。

(3) 超选择微导管插入动静脉畸形团内,如微导管无法到达畸形团,可以借助微导丝引导;超选择性造影,显示供血和引流情况,并确认微导管达畸形团内;调整球管位置使导管头正对畸形团。

(4) 根据超选择性造影结果、A-V 循环时间、所使用的导管等参数调制一定浓度的 NBCA,同时微导管内用 5% 的葡萄糖溶液反复冲洗。

(5) 在 Roadmap 下缓慢注射 NBCA,直至畸形团内形成良好铸形;当有少量 NBCA 反流入供血动脉内时,快速拔除微导管。

(6) 根据造影复查情况,继续或停止治疗。

8. Onyx 栓塞技术

(1) 操作步骤

1) 手术前准备、导引导导管的插入和微导管的超选择同 NBCA 栓塞。

2) 0.3ml DMSO 缓慢冲洗(大于 90 秒)微导管后,即可以注射 ONYX-18(MTI Corp., U.S.A)。应缓慢注射(0.10 ~ 0.15ml/min),使 Onyx 充分弥散入畸形团中。如有反流,应停止注射,等待 30 ~ 2 分钟后,再次注射。

3) 如果畸形团注射完毕或反流超过 1.5cm 时,应该拔管。首先将微导管拉直,然后将微导管缓慢拉出。

4) 一次注射完成后,可选择另外的供血动脉再次栓塞畸形团。

(2) 注意事项和并发症

1) 如果有高流量动静脉瘘存在,可先用高浓度 NBCA 栓塞消除瘘,然后才能用 Onyx 栓塞剩余的畸形团,或改用 Onyx-34 来栓塞瘘,但操作者需要更多的经验。

2) 一次注射可以栓塞较多的畸形团,甚至达完全栓塞。但应强调微导管头必须进入畸形团内方可取得好的效果。

3) 允许有少量的反流,此时可以等待 30 ~ 2 分钟,待导管头端完全封堵"block"血流后,再继续注射,Onyx 可以继续在畸形团内弥散。

4）反流不能多于 1.5cm,否则微导管被 Onyx 包埋过多,当血管较为迂曲时,拔除会有困难。如果长时间注射,反流又较多,可以留置微导管,不必强行拔除。强行拔除微导管会引起严重的颅内出血,导致严重后遗症或危及患者生命。如有可脱微导管则可以避免反流所致的留管问题。

5）由于 Onyx 栓塞体积大,对于大型高流量的脑 AVM,应注意控制一次治疗栓塞的体积和术后的降压处理,否则有导致正常脑灌注压突破(normal perfusion pressure breakthrough,NPPB)的危险。

9. 术后处理

（1）一般处理原则同脑血管造影常规;术后通常不需肝素化和抗血小板治疗。

（2）禁食 12 ~ 24 小时。

（3）密切观察生命体征 24 ~ 48 小时。

（4）高流量 AVM 栓塞术后,控制性低血压持续 1 ~ 2 天以预防脑肿胀和脑出血。

（5）如患者术后出现异常情况,立即行 CT 检查,根据情况及时处理。

10. 术后随访

（1）分次栓塞患者,出院后 2 ~ 3 个月再行第二次栓塞。

（2）治疗已达到控制血流、缩小畸形团的目的者,可进一步手术切除或放射外科治疗。

（3）随访时间以 3 个月、6 个月、12 个月、24 个月和 36 个月为时限;随访方法行 MRI、DSA 检查。

11. 注意事项

（1）首先应栓塞 AVM 中的动脉瘤和高流量动静脉瘘,消除出血因素;然后再栓塞畸形团。

（2）仔细分析微导管超选择造影,判断有否"过路型"供血,必要时清醒患者可行供血动脉脑功能预试验(如异戊巴比妥试验:根据血流量,配制成 50mg/ml 左右的浓度,微导管内一次注射 25 ~ 75mg),观察患者有无失语、肢体感觉或运动异常等血管供血区脑组织缺血表现。应避免误栓正常动脉。

（3）术中降压:高流量的 AVM 患者,将血压降低基础血压的 20% ~ 30%,有利于防止正常脑灌注压突破(NPPB)。

（4）大型 AVM,应分次栓塞,以免发生 NPPB。

（四）颅内动脉瘤介入治疗

颅内动脉瘤最理想的治疗是阻断流入动脉瘤的血液而保持载瘤动脉的通畅。随着介入导管和栓塞材料的发展,尤其是控制性可脱微弹簧圈的使用,栓塞治疗基本上可以达到上述要求,越来越为更多学者接受。但是,目前的栓塞方法仍然无法达动脉瘤颈的彻底闭合,因此,疗效有待进一步提高。

1. 适应证　血管内治疗最初应用于不可手术的或手术难以处理的病例(主要为后循环动脉瘤)。但目前随着新材料的不断出现及经验的积累,已经大大地拓宽了适应证,使血管内治疗成为外科手术的补充,甚至替代治疗。颅内动脉瘤治疗的目的是达到永久闭塞动脉瘤囊,因此血管内栓塞主要考虑的因素是动脉瘤的大小、动脉瘤体与颈的比例(ratio-sac-neck,RSN),而对动脉瘤的位置则要求不高,这也是血管内治疗的优越性之一。在小型囊性动脉瘤和具有恰当 RSN(≥ 1.5)的较大动脉瘤均有望用微弹簧圈致密填塞。而当中等程度的 RSN(>1.2 或 <1.5)或不理想的 RSN(≤ 1.2),则较难获得紧密的填塞和稳定弹簧圈形态。动脉瘤颈再塑形技术及血管内支架的应用,在一定程度上解决上述 RSN 不理想者。大型动脉瘤传统支架辅助弹簧圈栓塞复发率高,新型血流转向装置的出现很好地解决了这一问题,但同时可能带来更高的手术并发症(出血/缺血)。对破裂出血的动脉瘤应早期治疗,以减少再出血的危险,并通过术后引流蛛网膜下腔或脑室内的血性脑脊液及药物的使用来防治血管痉挛,减少由于缺血造成的不良后果。但对于临床情况较差的患者(Hunt-Hess 分级 IV ~ V 级),因预后较差,应酌情考虑。

2. 禁忌证　理论上讲,唯一影响颅内动脉瘤血管内治疗的因素是动脉瘤的大小及动脉瘤的瘤颈-瘤体直径的比,而血管内栓塞治疗的真正禁忌证为不可纠正的出血性疾病或出血倾向。但由于导管技术等原因,很多因素能影响血管内治疗的成功与否。根据文献及经验,下列原因均可引起插管困难而使治疗失败。

（1）血管迂曲及动脉硬化。

（2）各种原因造成的动脉管腔过分狭窄。

（3）动脉瘤太小,导管无法进入。

（4）动脉瘤颈过宽,再塑形技术也不能使微弹簧圈停留在动脉瘤腔内,而血管内支架置入又存在一定的困难。

（5）动脉瘤位于大脑前动脉或中动脉的远侧段,导管进入有困难,而此类动脉瘤外科手术夹闭较容易。

（6）巨大动脉瘤微弹簧圈栓塞无法使动脉瘤腔完全闭塞,或致密栓塞后可能导致占位效应或使原有占位效应加重者。

3. 常用栓塞方法

（1）动脉瘤腔栓塞术:目前主要采用微弹簧圈进行栓塞。一般来讲,动脉瘤直径在 3 ~ 10mm、瘤颈<4mm 或颈/体在 1/3 ~ 1/2 者,均适合单纯弹簧圈栓塞。对于宽颈动脉瘤,应用 3D-成篮圈或再塑形技术(remodeling),也可达到满意的栓塞。应尽可能做到动脉瘤腔的致密栓塞,可减少复发。对于未能致密栓塞

者,有学者认为也可起到改变血流动力学、减少动脉瘤破裂出血机会的作用,但均需严密脑血管造影随访。

（2）瘤颈球囊辅助(remodeling)技术:球囊保护技术或再塑形技术是 J. Moret 教授第一次提出的,用来克服宽颈动脉瘤(RSN 不理想)血管内治疗的困难与限制。宽颈动脉瘤(RSN 不理想)要形成稳定的弹簧圈网,保持弹簧圈在瘤囊内,并得到致密的弹簧圈填塞而不牺牲载瘤动脉有时是有困难的。球囊保护技术的有利之处在于它提供了瘤囊获得稳定的弹簧圈成形及致密的弹簧圈填塞的可能,并同时保留载瘤动脉。

（3）瘤颈支架辅助(stent)技术:血管内支架以其微创治疗、相对更广的适应证、良好的疗效,为颅内动脉瘤的治疗又提供了一种可供选择的方法,尤其对于手术夹闭治疗困难和不适于弹簧圈直接栓塞的动脉瘤,提供了治疗的可行性。将微导管经支架网眼超选择插入宽颈或梭形动脉瘤内行弹簧圈填塞,支架作为腔内隔绝物,防止弹簧圈疝入载瘤血管。对于宽颈、梭形或夹层动脉瘤,支架与微弹簧圈合用可以提高弹簧圈填塞密度,促进瘤内血栓形成。由于瘤内血流动力学的改变,可以有效地预防或减少弹簧圈紧缩。近来,该技术已在颈内动脉、大脑中动脉和前动脉的动脉瘤及颅内椎动脉、基底动脉瘤的治疗中应用。

（4）载瘤动脉闭塞术:对于一些巨大的动脉瘤或梭形动脉瘤,可试行载瘤动脉闭塞术。事先必须行暂时性阻断试验(BOT),证实患者有良好的侧支循环及临床耐受后,才能用球囊或弹簧圈行永久阻断。

（5）血流转向装置:应用传统弹簧圈栓塞或支架及球囊辅助弹簧圈栓塞术,对于梭形、宽颈、夹层、大型或巨大动脉瘤等复杂动脉瘤的治疗效果总无法令人满意,治疗后的高复发率是其疗效不佳的主要原因。近年来出现的血流转向装置对于这一难题的解决提供了新的思路。血流转向装置(flow diverters, FDS)是基于载瘤动脉的血管重建及动脉瘤内血流改变理念的新技术。FDS 治疗动脉瘤基于两个原理:①改变动脉瘤内血液内流与外流的模式,降低血流速度、湍流及壁面切应力,减缓动脉瘤囊内血流直至停滞状态,提高血液的黏稠度,进一步改变瘤内血流,数周内形成血栓,逐渐完全栓塞瘤体;②金属覆盖网格慢性刺激血管壁,诱导新生内膜增生,最终将血流导向装置包裹入病变血管壁,修复病变的载瘤动脉,并保持侧支或穿通支血流通畅。与传统的支架相比,FDS 具有操作简单、动脉瘤不易复发等优势,并提高了治疗的安全性。由于其应用时间短,其安全性和有效性有待临床进一步检验。FDS 围术期的药物治疗无统一的方案,尤其是术后抗凝药物的剂量及服药时间并

无指南性的标准,需要更多数据支持。

（6）覆膜支架:覆膜支架治疗行为在载瘤动脉,对动脉瘤口段予以重塑,使动脉瘤与体循环隔绝,达到封堵、闭塞动脉瘤的目的。由于颅内血管的特点,覆膜架置放的血管局限在颅段颈内动脉和椎动脉。对于颅底部动脉(包括椎动脉、颈内动脉)夹层动脉瘤,覆膜支架在能避开正常分支动脉的前提下,可一次性予以载瘤动脉重建,达到治愈目的,弥补和解决其他治疗技术的无奈和不足。当然由于自身结构特点,覆膜支架临床应用中存在诸多不足,如输送困难、穿支闭塞、血管破裂、支架下血栓形成、支架贴壁不良等,应用受到限制。

4. 难治性动脉瘤的栓塞

（1）梭形动脉瘤:多见于椎-基底动脉、颈内动脉床突上段、大脑中动脉主干和大脑后动脉 P1、P2 段。SAH 少见,造成血管阻塞和占位是其主要问题。部分病例可行 BOT,阴性者可行动脉瘤近端动脉的闭塞;否则必须先行动脉搭桥术,成功后再行动脉瘤的闭塞。血流转向装置是未来治疗此类动脉瘤的希望所在。

（2）巨大型动脉瘤:指直径>25mm 的动脉瘤。1/4 ~ 1/3 患者表现为 SAH,其余以占位导致神经功能障碍为主要临床表现,头痛常见,女性发病是男性的 2 倍,常见于以下部位:

1）颈内动脉岩骨段动脉瘤:因为岩骨覆盖,手术夹闭或搭桥均很困难,治疗以栓塞为主,常用颈内动脉近端球囊栓塞法。

2）颈内动海绵窦动脉瘤:该型动脉瘤的治疗仍有争议,部分学者认为不需要特殊处理,另有主张直接手术的。有明确临床症状者,可行 BOT 试验,若阴性考虑瘤颈近端颈内动脉直接闭塞,阳性者需行颅内外高流量血管搭桥+颈内动脉慢性阻断。近些年,覆膜支架或密网支架治疗此类动脉瘤则较为安全、且效果良好。

3）床突旁和眼动脉动脉瘤:该类动脉瘤部分可经手术夹闭。手术困难者,可行介入治疗。不过,手术难以夹闭的原因,如动脉瘤过大,瘤颈过宽或部分血栓钙化等,也是不利于栓塞治疗的因素。因此,有时仍采用颈内动脉闭塞术。由于邻近眼动脉的反流,单纯颈内动脉近端栓塞效果不如海绵窦段动脉瘤好,应行血管内动脉瘤孤立术,即将第一个球囊放置在眼动脉起始部,眼动脉的血供可以由颈外动脉来代偿。

4）床突上段动脉瘤:包括后交通动脉瘤和脉络膜前动脉瘤。手术夹闭与支架辅助弹簧圈栓塞都可以取得良好的治疗效果。

5）颈内动脉分叉处、大脑前动脉、中动脉动脉

瘤:这些部位巨大型动脉瘤仍以手术治疗为主,若夹闭困难,可行手术孤立加搭桥术。

6) 椎动脉/椎-基底动脉动脉瘤:该部位巨大动脉瘤多为梭形动脉瘤,无法手术夹闭,即使是少见的囊性动脉瘤,因脑干和后组脑神经的影响,手术十分困难。利用重叠支架技术或血流转向装置进行载瘤段血管重建,必要时辅助弹簧圈瘤内填塞,可取得良好的效果,特别是对于夹层动脉瘤。直接闭塞载瘤动脉的方式近些年来临床应用越来越少,需严谨评估手术指征。

7) 基底动脉顶端囊性动脉瘤:该型动脉瘤是颅后窝最常见的动脉瘤,占后循环系统动脉瘤的50%左右,可以SAH起病,也可表现为占位症状,起病3年自然病程内死亡率为60%~70%。手术难度大,血管内介入治疗为首选。

近些年来,复合手术室在复杂难治动脉瘤治疗中的作用逐步得到认可。该方法将开颅手术夹闭和血管内治疗两种方法有机结合,相辅相成,对于动脉瘤出血的控制、处理结果的判断、重要分支的保留等有明显优势,大大提高了复杂动脉瘤治疗的安全性和有效性。对于部分需行载瘤动脉闭塞+颅内外血管重建的病例,复合手术室也明显降低术者的处理难度。

5. 并发症及处理

(1) 血栓栓塞:血栓栓塞是血管内治疗动脉瘤最常见的并发症,大多数血栓栓塞发生在前循环的动脉瘤(常见在大脑中动脉及分支)。当发生血栓栓塞并发症时,必须重新行双侧血管造影,目的是为了评估血流量,以了解侧支的血液供应。对于曾破裂过的动脉瘤,在弹簧圈致密栓塞成功前,禁忌溶栓治疗。如果血栓形成仅仅是减少了血流量,而无任何加重的趋势,暂时不行溶栓治疗。如果仅仅是阻塞了末梢小血管,没有重要神经功能受损,侧支循环良好,也不需溶栓治疗。然而,如果出现一个大的血栓或持续性血栓阻塞血管,特别是重要的功能区时,在动脉瘤栓塞后,可立即进行溶栓治疗。

(2) 动脉瘤破裂:在动脉瘤治疗过程中,破裂是常见并发症,与之相关的因素除与动脉瘤本身有自发破裂的倾向外,还可能与微导管自身的不稳定性,弹簧圈使用不当,或使用球囊技术的反作用力等。在用微弹簧圈栓塞颅内动脉瘤的过程中,密切监测患者的血压是察觉破裂的最好方法,任何明显的血压升高,都应该提高警惕。一旦发现有出血,应立即中和肝素,给予止血药物,降低血压以减少出血。如果在导管进入动脉瘤腔后发现破裂,不可将导管拔除,应尽快利用微弹簧圈填塞动脉瘤腔以止血。术后常规CT扫描,必要时开颅手术治疗。

(3) 弹簧圈异位栓塞:可导致血栓形成或直接堵塞动脉末端而脑缺血,应尽量避免。一旦发生,应进行抗凝治疗,多数患者可无不良反应。必要时可试行用捕捞设备将弹簧圈取出或开颅手术取出。

(4) 动脉瘤复发:未完全闭塞的动脉瘤,特别在近瘤颈处,容易发生动脉瘤的复发;有血栓的动脉瘤,术后弹簧圈被压扁,也可造成动脉瘤残腔。应定期随访,如有复发,可再次栓塞治疗或手术夹闭。

(五) 脊髓血管畸形介入治疗

脊髓血管畸形是一种少见的先天性疾病,仅为脑血管畸形的1/10左右。但它的危害性较大,肢体瘫痪、大小便失禁等临床症状严重,致残率高。随着脊髓血管超选择造影的不断深入,对它的病理变化也有了较为清晰的认识,早期诊断和治疗已成为可能。多数学者认为,血管内栓塞是脊髓血管畸形治疗的首选方法。

1. 分类　脊髓血管畸形的分类,目前尚无统一标准。根据病变部位、影像学表现,从治疗的角度出发可分为以下几类。

(1) 硬脊膜动静脉瘘(SDAVF):是一种获得性疾病,多见于50岁左右的男性。本病的真正病灶位于脊髓后根硬脊膜袖口上,由一根或数根椎体动脉或硬脊膜动脉的分支穿过硬脊膜,直接与脊髓冠状静脉丛相通,后者汇入粗大扭曲的脊髓后静脉而形成。供血动脉不是脊髓根动脉或脊髓动脉,且瘘口位于硬脊膜上。静脉压增高、扭曲扩张的静脉对正常脊髓组织压迫,是渐进性脊髓功能障碍的主要原因。出血起病罕见,位于颈段或上胸段的病例少见报道。

(2) 髓周动静脉瘘(AVF):约占脊髓血管畸形的20%。由一支或数支来源于脊髓前或后动脉的分支与脊髓前或后静脉直接交通而成,两者之间无毛细血管网。瘘口位于脊髓表面。根据供血动脉和引流静脉的管径、长度、数量及血流动力学改变,又分为三个亚型。

Ⅰ型:又称小型瘘,由一支供血动脉和一支引流静脉组成,供血动脉细长,引流静脉轻度扩张扭曲,血液循环时间缓慢。

Ⅱ型:即中型瘘,由一支或两支动脉参与供血,动脉扭曲扩张明显,瘘口处有静脉湖,引流静脉明显扩张,血流速度加快。

Ⅲ型:大型瘘,由多支管径粗大的动脉供血,引流静脉显著扩张,呈假性发育不良状,循环时间明显加快。

(3) 髓内动静脉畸形(AVM):约占脊髓血管畸形的76%,病理特征同脑AVM,在供血动脉和引流静脉间有异常血管网。可位于脊髓表面,累及髓内。供血动脉来自前根动脉和后根动脉。位于颈部的髓内AVM,供血动脉多来源于双侧椎动脉和(或)双侧甲状颈干或肋颈干的分支。发病以20～30岁年轻人多见,神经根痛为首发症状者占15%～20%,也可以蛛网膜下腔出血,或急慢性脊髓缺血损伤起病。

(4) 微动静脉畸形(mAVM):由微小的畸形血管团或几乎为正常的供血动脉、引流静脉所形成的AVF构成。MRI检查为阴性,脊髓血管造影是唯一的诊断方法,临床上以出血所致脊髓功能障碍为主要表现。

(5) 复合型动静脉畸形:较mAVM多见,可合并有脑AVM、血管斑痣性错构瘤病(phakomatosis)、骨AVM、多节性血管瘤病(Cobb syndrome)等,脊髓和邻近骨质均可受累。

2. 栓塞治疗原则　目前彻底治愈脊髓血管畸形相当困难。治疗目的主要是改善脊髓的血流动力学,防止再出血,稳定和改善脊髓功能。除了硬脊膜动静脉瘘以手术治疗为主外,髓周动静脉瘘和髓内AVM应首选栓塞治疗,后两者手术治疗所致脊髓功能不可逆损伤的发生率是栓塞治疗的3～5倍。

栓塞治疗原则与脑AVM相同,要点为:超选择性插管,微导管头端需插入病灶或供血动脉接近瘘口处。若微导管到位良好,可首选NBCA或Onyx液体栓塞剂,但注射时应特别小心。若微导管到位困难,远离病灶和AVF瘘口,则只能用颗粒栓塞剂进行栓塞。脊髓血管畸形栓塞中应特别强调保留正常的脊髓前、后动脉。一旦在原先未出现的脊髓前、后动脉出现时,即应停止栓塞。髓内AVM栓塞必须在脊髓前动脉扩张、供血动脉和畸形血管团间距离较短、有多个交通支参与供血、病灶上下节段脊髓前动脉正常的情况下进行。髓周AVF的Ⅱ型和Ⅲ型,因液体栓塞剂有通过瘘口、闭塞引流静脉的危险,有人主张用可脱球囊或微弹簧圈栓塞。而Ⅰ型瘘因供血动脉细长,微导管到位困难,只能用微粒栓塞。但不管是球囊还是微粒,都是不完全或暂时性栓塞,再通率高。

栓塞治疗完全闭塞脊髓血管畸形非常困难,但部分栓塞亦有助于稳定或改善症状,或为手术治疗提供方便。

3. 预后　脊髓血管畸形自然病程预后不良,自发病起3年内,仅9%的病例无严重脊髓功能障碍,50%以上有严重残疾。治疗预后取决于治疗时患者神经功能损伤程度及栓塞的效果。早期诊断、合理治疗及术中脊髓功能的监测是降低并发症、提高疗效的关键。

(六) 颅内、颅底肿瘤的术前栓塞
术前选择性闭塞肿瘤供血动脉可减少颅内、颅底肿瘤的血供,有助于肿瘤的暴露和全切除。

1. 术前栓塞指征　血供丰富、估计术中止血困难的颅内、颅底肿瘤,均有术前栓塞的指征。

(1) 颅内肿瘤:颅骨源性肿瘤,包括成骨细胞瘤、骨肉瘤、骨软骨瘤、骨血管瘤、浆细胞瘤、转移瘤;硬脑膜源性肿瘤,如脑膜瘤、血管外皮细胞瘤;以及纤维肉瘤、淋巴瘤、实质性血管网状细胞瘤、多形性胶母细胞瘤等。

(2) 颅底肿瘤:脑膜瘤、神经鞘瘤、脊索瘤、颈静脉球瘤等。

2. 栓塞治疗原则
(1) 首先必须行全脑血管造影检查,详细了解肿瘤供血动脉的来源、数量和类型;侧支循环情况;血流特征;静脉引流情况,是引流入硬脑膜静脉窦,还是引流入颅内静脉丛,或直接流入皮质静脉。

(2) 有效的颅内、颅底肿瘤术前栓塞是闭塞瘤内血管床,而不是单纯栓塞瘤周供血动脉,因为后者不但不能减少肿瘤血供,还会刺激幼稚侧支循环的增生,增加手术切除的难度。通常应在栓塞后1周左右进行手术,以防血管再通。

(3) 成功的栓塞必须达到以下要求:①选择性插管应到达肿瘤供血动脉终末支;②选择大小合适的栓塞材料,通常用颗粒栓塞,易操作、安全且有大小不同的型号供选择;③无血管痉挛出现;④应避开颅内外动脉的危险吻合。

3. 并发症
(1) 脑缺血:多由栓塞材料经ECA反流入ICA或由ICA的分支经危险吻合流入ICA主干所致。

(2) 失明:因栓塞材料经上颌动脉吻合支栓塞眼动脉所致。

(3) 脑神经麻痹:一些营养脑神经颅外段的分支被误栓所致。如咽升动脉的分支误栓,可导致后组脑神经的麻痹,产生呛咳、声音嘶哑等症状。

(4) 皮肤坏死:颈外动脉皮支主干被堵塞。

(七) 蛛网膜下腔出血后血管痉挛扩张术
蛛网膜下腔出血(SAH)后,70%以上的患者有不同程度的脑血管痉挛,严重者可产生症状,甚至导致患者死亡。应采取措施积极治疗,多应用"3N"方法,即维持正常血容量、维持正常血压和使用钙离子拮抗剂扩张血管。自1984年Zubkov首次报道血管内扩张成形术治疗SAH后脑血管痉挛以来,此项研究在许多国家的神经外科界相继开展。

1. 适应证
(1) SAH后出现非脑积水或颅内占位所致的神经功能障碍。

(2) 神经功能障碍经积极治疗后无效。

(3) CT扫描未见梗死灶。

(4) 脑血管造影所显示的血管痉挛部位与神经

功能障碍相吻合。

2. 治疗原则

（1）一旦出现脑血管痉挛的症状，应尽快行血管扩张成形术。一般在6～12小时内治疗效果最好。症状出现时间越长，脑梗死发生率越高，神经功能恢复可能性越小。但48小时后，仍有恢复可能，不可轻易放弃。

（2）扩张术前必须行头颅CT扫描，以明确有无脑梗死灶发生。一旦出现，血管扩张后恢复的血流可导致梗死区出血和再灌注损伤，应慎重考虑。

（3）扩张术前，必须妥善处理引起SAH的动脉瘤，或栓塞、或手术夹闭之，否则扩张后脑血流显著增加，易导致动脉瘤的再出血。

（4）扩张术选用球囊导管，球囊以硅胶球囊为好。乳胶球囊要求较高的充盈压，而且易过度扩张而损伤血管内壁，趋于淘汰。聚乙烯球囊多用于血管硬化或硅胶球囊扩张效果不佳者。

（5）腔内血管药物成形术：经微导管超选择到达痉挛血管近端，缓慢注射尼莫地平0.5mg＋尿激酶600～1200U＋0.2%罂粟碱1ml，可以缓解血管痉挛。

3. 并发症

（1）血管破裂是最严重的并发症，多因扩张球囊的横径过大所致。因此，选择横径<3mm的球囊为宜，扩张部位尽量不要超出ACA、MCA、PCA的近端。

（2）球囊破裂、脱落，可产生永久性神经功能障碍，操作谨慎多可避免。

4. 疗效　Eskridge等报道的30例患者中，6例死亡，其中2例死于未处理的动脉瘤再出血，1例死于术中原因不明的颅内出血，3例因病情过重而死亡；1例患者出现脑梗死，1周后缓解；另有66%的患者症状明显改善。Rosenwasser的一组患者，51例患者在症状出现后的2小时内行扩张术，即刻血管造影显示有效率达90%，70%有明显的持续效果；而33例患者在2小时后行血管扩张术，仅40%持续有效，因此SAH血管痉挛应在短期内行血管扩张术。

（八）闭塞性脑血管病的介入治疗

神经介入治疗的闭塞性脑血管病主要包括急性脑梗死、脑血管狭窄两类，前者以溶栓治疗为主，后者目前以血管内支架治疗为主。

1. 急性缺血性卒中动脉内溶栓治疗

（1）适应证

1）年龄<75岁。

2）CT已排除脑出血，也未见与症状一致的明显脑梗死灶。

3）脑血管造影显示的血管闭塞区域与临床症状相符合。

4）颈内动脉系统梗死在发病后6小时内；但颈内动脉T形梗死者（无任何侧支循环）或MCA梗死累及豆纹动脉者，应争取在3小时之内。

5）对于基底动脉血栓形成患者，由于预后极差，即使发病时间较长（72小时之内），排除深度昏迷，也可尝试。

6）视网膜中央动脉闭塞，应积极治疗。

（2）禁忌证

1）症状较轻或已明显改善。

2）有活动性内出血，包括脑出血。

3）存在凝血功能障碍。

4）有颅内动脉瘤、动静脉畸形、肿瘤或SAH表现。

5）近6个月有大面积脑梗死史，近1个月内有较大手术史、外伤史、颅内出血史，近日曾行动脉或静脉穿刺术。

6）明显脑水肿或颅内压增高表现。

7）治疗前血压很高（收缩压>200mmHg或舒张压>120mmHg）。

8）心、肺、肝、肾等重要器官功能严重衰竭。

（3）操作方法

1）全脑血管造影。

2）确定血栓形成部位和动脉闭塞程度，将微导管送到栓塞部位，缓慢持续注射溶栓剂进行局部溶栓。

3）通常给药时间为30分钟～2小时，如发现血管已再通，即可停止。

4）血管再通后发现有明显的狭窄时，应同时行支架成形术，可预防术后再次血栓形成导致血管再闭塞。

5）对于药物溶栓效果不明显的病例，可以考虑采用机械性的方法如碎栓术、抽吸术等以再通血管。机械取栓理论上具有时间窗较长、迅速去除栓子、血管再通率高和术后出血并发症较少等优点。2015年，新英格兰杂志上接连发布了5项临床研究结果，均显示出血管内取栓治疗的优势，改变了人们对血管内治疗的认识。血管内治疗联合标准静脉溶栓治疗有助于改善急性缺血性卒中患者的临床治疗效果。静脉溶栓仍然是缺血性卒中的标准治疗手段，在此基础上，对于临床表现高度提示可能存在大血管闭塞的急性缺血性卒中患者，通过多模式CT或MRI等影像学检查，一旦明确存在大血管闭塞及缺血半暗带，应积极争取开展动脉溶栓、取栓等血管内治疗。

2. 颈动脉狭窄支架植入术

（1）适应证：目前尚无统一的标准。

1）症状性狭窄超过70%，或无症状但狭窄严重者（超过80%）。

2）对于有明显颈动脉夹层或严重活动性溃疡斑的患者,上述指征可适当放宽。

3）病变侧脑血流检查明显低于健侧者。

4）不适合行颈动脉内膜剥脱术者:高位颈动脉狭窄、患者一般情况差不能耐受手术、外伤性或医源性颈动脉狭窄、伴有颈动脉夹层动脉瘤、颈动脉内膜纤维组织形成不良、肿瘤压迫性颈动脉狭窄。

5）颈动脉内膜切除术后再狭窄者。

（2）禁忌证

1）除严重心、肺功能衰竭的患者外,支架治疗无绝对禁忌证。

2）颈内动脉已完全闭塞者。

3）颈动脉狭窄钙化斑明显成半圆形者,应慎重。

4）不适于行脑血管造影者。

（3）术前准备

1）患者手术前诊断和手术前评价

A. 颈动脉超声波检查:无创伤,对动脉狭窄的程度及血流的测定有较高的准确性,可作为 DSA 术前筛选。

B. CTA 和 MRA 也经常作为 DSA 术前的筛选。

C. 全脑血管造影:明确颈动脉狭窄的部位、程度和血管迂曲情况,判断是否适于作支架血管成形术;评估其他脑供血动脉的血流及其相互代偿情况。

D. 脑血流评价:SPECT、CT 灌注成像、MRI 灌注成像等。

E. 患者心、肺和其他重要系统、器官功能评价,确定患者无介入治疗的禁忌证。

2）术前用药

A. 术前 3 天口服阿司匹林 0.3g q. d. ;噻氯匹定 0.25g b. i. d. 或氯吡格雷 75mg q. d. 。

B. 术前 1 天静脉持续滴注尼莫地平。

C. 术前应用低分子右旋糖酐扩容。

D. 术前肌注阿托品 0.5mg,预防术中血管迷走神经反射。

E. 脑血管造影术前准备常规,如需全身麻醉,行全麻手术前准备。

（4）操作方法

1）股动脉穿刺置鞘后,将 7～9F 导引导管（或 7F 长鞘）送至颈总动脉。对于动脉迂曲患者,应采用交换导丝导引的方法。行血管造影确定病灶的确切部位及导管头的位置。

2）在颈内动脉狭窄近端/远端放置保护装置。远端保护装置在颈动脉支架植入术中不能完全避免脑栓塞,原因可能有:①在没任何保护情况下的跨越病变的操作;②保护伞与颈动脉壁贴壁不完全;③栓子小于保护伞的孔径;④已捕获的泥沙样斑块在撤出

保护伞过程中丢失。近端保护系统在进行跨越病变的操作前实现阻断,颈内动脉血流停滞甚至逆流,阻止了潜在斑块碎片向颅内流动,操作结束后通过回抽血液将潜在的斑块碎片尽可能全部抽出,大大降低了脑栓塞的风险。对于一些高栓塞风险的病变如:重度狭窄(>90% 狭窄)、新鲜血栓病变、软性溃疡斑块、颈内动脉长段病变、不稳定及易碎的斑块等近端保护系统应成为治疗首选。对于解剖形态较为复杂者,如颈内动脉迂曲或颈内动脉与颈总动脉角度过大,颈内动脉无法为远端保护装置提供适当的附着时,近端保护系统也有其明显优势。

3）预扩张:对于狭窄严重（血管腔直径小于 2mm）,支架直接通过有困难者,可选用直径为 3.5～4.5mm 的球囊进行预扩张。

4）支架的选择:测定狭窄两端正常颈动脉的直径,决定需采用的支架型号和大小。通常选择比拟成形血管最宽处直径大 1～2mm 的支架;或以病灶近端血管内径为标准,支架径与管径的比值为（1.0～1.1）:1;一般 ICA 在 5～6mm,CCA 在 8～10mm。支架的长度以能将病灶完全覆盖为宜。对于颈动脉狭窄治疗通常采用自膨式支架。

5）放置支架

A. 沿保护装置的微导丝输送支架,到达狭窄血管段适当位置。

B. 释放自膨式支架。

C. 行血管造影,检查支架放置的位置、解除狭窄的程度以及血管狭窄段和远侧段的血流情况。

D. 后扩张:如未行预扩张,支架放置后狭窄血管扩张程度低于60%,可用球囊再次扩张狭窄部位。

E. 造影证实支架放置满意后,撤出扩张球囊、收回保护装置。

F. 导引导导管造影,观察颅内脑血供情况,排除脑栓塞事件。

（5）并发症及其处理

1）支架移位:在展开支架前要反复观察,直到支架处于最理想位置后展开;要选择适当大小和型号的支架。

2）脑动脉远端栓塞:在置入支架时,脱落的碎屑造成动脉远端栓塞。MRI 显示发生率接近 30% ,卒中发生率为 3% 。过去曾采用置入支架时远端球囊暂时闭塞颈动脉以减少脱落碎屑引起脑梗死的方法,现多采用伞状滤过装置保护,是较为理想的预防措施。万一发生血栓形成,可行血管内溶栓治疗。

3）血管破裂:选择适当直径的支架,一般不超过狭窄段近端的 1.5 倍。一旦出现破裂,立即采用球囊将破裂处动脉闭塞,有条件的做外科治疗。

4）心动过缓和低血压：由于操作时对颈动脉窦（球）刺激或损伤所致。在手术前应用阿托品。在手术中或手术后出现，可应用升压和加快心率等对症治疗。

5）脑再灌注出血：一侧颈动脉严重狭窄且脑侧支循环不佳的患者，在颈动脉支架成形术后，有可能发生再灌注出血。术中、术后控制血压为主要的预防措施。

6）血管再狭窄：抗凝治疗防止血栓形成、局部放射抑制内膜增生、尽可能减轻对血管的损伤等。药物涂层支架是值得研究的方向。

（6）术后处理和随访

1）术后肝素化24小时，但目前无证据显示其有益或者有害。

2）术后应用阿司匹林（长期）和噻氯匹定（或氯吡格雷4~12周）。

3）术后继续应用尼莫地平，防止血管痉挛。

4）手术后1~2个月行颈动脉超声检查，6个月时复查DSA。以后定期随访。

（7）注意事项

1）预扩张时一步到位，避免支架放置后再扩张。

2）在球囊扩张之前，给予阿托品0.5~1.0mg肌注，以防止发生副交感神经过度兴奋所致心动过缓。

3）操作中切忌反复扩张球囊，减少碎屑脱落造成远端血管栓塞。

4）整个放置支架的操作过程中，需严密监测患者的神经功能状况及心率、血压，必要时给予升压药或者硝酸甘油以保持血压的平稳。

5）支架的准确释放是手术成功的关键。

3. 症状性颅内动脉狭窄　对于症状性颅内动脉狭窄首选正规药物治疗，若无效也可考虑行支架血管内成形术，目标是重建狭窄血管，用支架血管内成形技术在狭窄血管没有完全闭塞之前恢复正常血流。

（1）适应证：经正规内科药物治疗无效，有明显症状的患者。

1）TCD/超声/MRA发现狭窄超过50%。

2）TCD显示远段低波动性（PI指数小于0.4）。

3）无大面积梗死灶。

4）由SPECT/PWMRI/PET其中之一证实局部相关脑组织缺血。

5）侧支循环不良或不充分。

6）某些动脉夹层或不明原因的动脉狭窄。

（2）禁忌证

1）狭窄小于50%，无症状或轻微症状，药物控制有效。

2）脑梗死急性期，严重神经功能障碍。

3）远端狭窄（A2、M2、P2以远），狭窄血管过长（后循环大于20mm、前循环大于15mm）。

4）血管已完全闭塞者。

5）狭窄段血管成角明显，不适于支架成形。

6）某些非动脉粥样硬化性狭窄（动脉炎早期、烟雾病）。

7）严重全身性疾病（心、肺、肝、肾等功能衰竭）。

（3）术前准备

1）患者手术前诊断和手术前评价

A. TCD技术、CTA和MRA评价脑血流动力学，作为DSA术前的筛选。

B. 全脑血管造影：明确动脉狭窄的部位、程度和血管迂曲情况，判断是否适于作支架血管成形术；评估其他脑供血动脉的血流及其相互代偿情况。

C. 评价脑血流灌注：SPECT、CT灌注成像、MRI灌注成像、PET等。

D. 患者心、肺和其他重要系统、器官功能评价，确定患者无介入治疗的禁忌证。

2）术前准备和用药

A. 术前3天口服阿司匹林0.3g q. d. ；噻氯匹定0.25g b. i. d. 或氯吡格雷75mg q. d. 。

B. 术前1天静脉持续滴注尼莫地平，血压控制于110~120/70~80mmHg。

C. 脑血管造影术前准备常规，行全麻手术前准备。

（4）操作方法

1）股动脉穿刺置鞘后，置入6F鞘。

2）使用6F ENVOY导引导导管颈内动脉或椎动脉颈段。

3）多个角度放大造影，计算最大狭窄率。

4）塑形0.014微导丝头端，导丝通过M3/M4或P3段，必要时可利用微导管或微导丝交换技术。

5）行双向DSA检查，证实导丝位于血管真腔内，沿导丝直接将球扩式支架跨狭窄段放置和释放。如果使用自膨式支架治疗，应先用低压球囊对狭窄处进行预扩，然后植入支架。

6）即刻DSA检查了解成形是否满意，留置导丝10~30分钟并行TCD检查。

7）一切良好后撤出导丝，留置动脉鞘。

（5）并发症及其处理

1）血管破裂：为最严重的并发症。应选择适当直径的支架，扩张球囊遵循小量、多次、缓慢的原则，动脉发育不良的血管狭窄不适于作支架成形术。

2）血栓再形成：多由于血小板在支架上和被损伤的内膜上沉积所致，可予抗凝与抗血小板药物预防。万一发生血栓形成，可行血管内溶栓治疗。

3）穿支动脉闭塞：可能与支架置入后覆盖穿支动脉有关，术前需充分评价。

4）心动过缓和低血压：由于操作时对颈动脉窦（球）刺激或损伤所致。在手术前应用阿托品。在手术中或手术后出现，可应用升压和加快心率等对症治疗。

5）脑过度灌注出血：术中、术后控制血压为主要的预防措施，并可适当予脑保护剂。

6）血管再狭窄：抗凝治疗防止血栓形成，尽可能减轻对血管的损伤等。药物涂层支架是值得研究的方向。

（6）注意事项

1）支架置入过程使用全麻。

2）术中肝素化，ACT 维持在 250～300 之间。

3）操作中扩张球囊应小量（从 3～5 个大气压增加到 7～8 个）、多次（2～3）、缓慢。

4）术中 TCD 和 EEG 监测。

5）前循环支架术后肝素自然中和，后循环肝素维持 48 小时（APTT 在 60～90 之间），术后继续服用抗血小板药物。

6）术中、术后需严密监测患者血压，保持血压的较低水平。

（高超 徐锋 冷冰）

第六十四章

神经外科新技术和新进展

第一节　精准神经外科

一、精准医学概念的提出

21世纪，医学进入了精准医学时代。对于某一患者个体而言，无论其疾病还是机体都有其独特性，循证医学结果对于个体而言可能是有效，也可能无效，这种博弈式诊疗的弊端在新技术革新（如人类基因组计划、分子影像技术等）的浪潮中显得越发突出。在这样一个时代的大背景下，以治疗对象为目标的"精准医学"理念应运而生。

2015年初奥巴马提出了"精准医学计划"（precision medicine initiative），Francis Collins在新英格兰医学杂志上发表了相关述评，介绍了应用测序技术对癌症患者展开个体化治疗的纲领。精准医学中蕴含的哲学思想谙合我国传统医学中"因人而治、辨证施治"之道，国内已经有许多医生、学者在临床或研究中开始了"精准"治疗，例如神经外科疾病的分子分型、导航技术的应用以及精确的功能定位等。目前国内的精准医学同样开始了一个崭新的时代，借助于先进的测序技术、完善的数据库、强大的大数据处理和分析能力，各类恶性肿瘤，包括胶质瘤都开展了基于生物标志物特征图谱为基础的精准诊疗，形成一个多学科融合、高效、系统的临床应用解决方案。

二、精准神经外科发展

早在20世纪初期，神经外科泰斗Cushing教授就曾提出"神经外科手术操作必须精细、准确，手法细腻，尽力保护脑组织"，随着一代又一代神经外科理念的更迭，手术诊疗器械和手术操作方法也得到了不断的完善和进步。

微创神经外科学的理念不仅加速了显微镜和内镜技术的应用，推动了导航、机器人辅助等新技术的研发和应用，同时也促进了手术技巧的改良及手术方法的改进，如Yasargil建立并发展完善了显微神经外科技术，由经典翼点入路演变为改良翼点入路，再进展到锁孔入路等。这些演进使得手术操作更加微创和精确，同时也带来了神经外科诊治理念的更新。此后借助于影像导航、术中磁共振、术中超声以及多模态影像等技术，术者识别、处理病变和预警不良事件的能力也有了极大的提升。借助术中磁共振，胶质瘤的全切除率提升70%左右，颅底肿瘤的全切除率可以提升30%左右，海绵状血管瘤全切除率亦提高了11.5%；借助于术中荧光造影，可直观地观察脑血管畸形的供血动脉，早期阻断供血，易化后续操作流程；通过术中电生理检测，即使出现病变导致的脑功能区偏移或术中脑漂移，术者仍然可以从容应对；通过术中光学分子影像（如5-ALA），对瘤-脑交界面的识别更加灵敏和特异。这些技术的出现使得神经外科医生在术中如虎添翼，在微创的帮助下更加精准。如今的精准神经外科，不仅包括了宏观层面的精准，还涵盖了以基因组学研究为基础的微观精准，宏观和微观相互映衬，实现真正的精准诊治。

1. 精准脑肿瘤诊治　长期以来，临床医生们多聚焦于宏观的肿瘤本身，专注于精准神经外科手术技术的提高，以完美切除肿瘤作为好医生的金标准，而往往容易忽略手术室以外的新技术和肿瘤宏观背后深层次的微观变化，最终导致肿瘤全切但预后仍不佳的窘境。许多神经系统恶性肿瘤一直以来疗效进展不大，急需拓宽诊治新思路，正因为如此，恶性脑肿瘤成为精准医学最初的切入点之一。

（1）胶质瘤：胶质母细胞瘤（glioblastoma multiforme，GBM）以异质性著称，GBM是首批入选美国TCGA项目的三大恶性肿瘤之一。TCGA项目依据大样本的基因表达谱将GBM分为4个亚型：前神经元型、神经元型、间质型和经典型。前神经元型好发于继发性GBM，常伴高甲基化特征（G-CIMP阳性）；间质型恶性程度高,富含血管;经典型以7号染色体扩增和10号染色体缺失(约93%),EGFR扩增(约95%)和EGFR vⅢ变异(约23%)为主要特点,同时,在这一亚型中MGMT甲基化在预测替膜唑胺化疗敏感性的作用方面较其他亚型更明显。但是该分型也面临着一些挑战,其他研究有提出不同的分型方法,有些与TCGA分型吻合,有些则不能重叠。除了肿瘤之间的异质性,瘤内异质性也是精准医学要面对的另一个挑战。Sottoriva Simon教授等对GBM不同位点进行采样并测序,结果发现同一肿瘤内不同部位存在不同的TCGA分子亚型。这些研究成果提示未来对于GBM的基因解码任重而道远。

较低级别胶质瘤的生物遗传学特征较为单一,分子分型更为清晰,可能成为最早被攻克的胶质瘤类型。2015年TCGA协作组、德国胶质瘤协作组、日本胶质瘤协作组先后发表了各自关于较低级别胶质瘤基因组学的研究成果,结果基本一致,均强调了IDH1突变、TERT启动子区突变和1p19q共缺失这三个基因事件在较低级别胶质瘤基因分型中的地位。较低级别胶质瘤依据上述三项指标分为:"三阳性"(IDH1突变/TERT突变/1p19q共缺失)、"三阴性"(与上述结果完全相反)、IDH1单突变型、TERT单突变型、和IDH1/TERT双突变型五类。"三阳性"多见于少突胶质细胞瘤,预后好;"三阴性"和TERT突变型常伴有7、19号染色体扩增、CDNK2A/B缺失和PTEN缺失,多见于低级别胶质瘤向胶质母细胞瘤方向转变,预后最差;IDH1突变型多伴有ATRX、TP53基因突变,多见于星形细胞胶质瘤。这些分型不仅仅使我们更精细地了解肿瘤本身,更为临床治疗决策提供了重要参考。而更为重要的是,这些突变将成为未来诊断和治疗的靶点。

(2)胚胎源性肿瘤:髓母细胞瘤基于组织病理分型在临床上仍有很大的困惑,髓母研究合作网络的大样本、高通量基因测序和转录表达谱研究发现,髓母细胞瘤在分子水平上可分为WNT、SHH、Group3和Group4四种亚型,每一种分子亚型都有独特的基因、人口学和临床特征,为未来更为精确的危险分层和分子靶向治疗提供了确切依据。其他如原始神经外胚层肿瘤(PNET)在新版WHO分类中,依据分子分型被分为完全不同的类型。

(3)其他神经系统肿瘤:室管膜瘤患者对于治疗反应差异较大。2012年成立了"室管膜瘤研究合作网络(CERN)",起初通过对56例幕下室管膜瘤进行了转录组检测,结果发现了10个差异表达基因,并利用这10个基因可以将幕下室管膜瘤分为两个分子亚型,Ⅰ型患者病理多为WHOⅢ级,年龄更轻,Ⅱ型患者男性多见。至2015年CERN共汇总了500例室管膜瘤标本,通过甲基化和转录组检测,将不同部位(脊髓、幕上和幕下)的室管膜瘤细化为三种分子亚型,每一种分子亚型都有独特的分子学特征和临床特点。其中特别需要关注的是幕下EPN-A型和幕上的EPN-RELA型,这两种类型临床预后较差,可能需要加强型治疗,如手术联合放化疗等。

分子分型弥补了以往对预后和临床特点判断不佳的缺陷,且对临床具有更强的指导意义。但是,更为重要的是,如何利用这些结果为患者提供更加精准的治疗。与目前如火如荼的精准诊断相比,精准治疗略显单薄无力,但相信在不久的将来靶向治疗将会很快突破。以现代分子生物学技术为基础的多维"组学"(如转录组学、表观组学、蛋白组学、免疫组学、代谢组学等)与解剖、功能定位的完美结合构成了真正的精准神经外科。

2. 精准医学在其他神经系统疾病中的应用

(1)基因组学在神经系统疾病中的应用:在脑血管病、脑外伤、脑功能性疾病等其他神经系统疾病中,虽然不及神经肿瘤起步那么早,应用那么广泛,但精准医学理念仍然渗透进了各个领域。Bendjilali等通过对371例脑血管畸形测序发现,NBPF1与血管结构的异常发生相关,国内有学者基于临床试验开展了高通量转录组测序在颅内动脉瘤早期防治中的应用研究。这些临床、基础研究开创了精准医学在脑血管病中的应用先河,通过筛查可能的致病基因,可以做到未病先治,未治先防,强化脑血管病的三级预防体系。癫痫的基因组学测序发现KCNA2、KCNH1、KCNC1、HCN1、DEPDC5等突变导致基因功能增强或缺失,从而影响癫痫的发生发展,这些基因突变可能是癫痫潜在的分子学因素,同时这些基因组学研究为个体化药物治疗和开发提供了方向。其他神经系统疾病的基因组学研究也处于发轫阶段,在此不赘述,但同样都有可能为未来的临床带来革命性改变。

(2)脑功能定位:无论是哪种神经系统疾病,全面了解脑功能必不可少,在手术中精确功能定位显得尤为重要。随着组学概念的推进和延伸以及更精准磁共振序列的开发和应用,脑功能区的定义和范围也发生着翻天覆地的变化,如Duffau等人利用皮层和皮层下电刺激发现语言功能分布大大不同于以往的认知,这一发现极大地挑战了经典的Broca-Wernicke语言模型。2009年美国NIH提出了人类脑连接组项目,将神经影像数据从功能连接组学和结构连接组学两方面进行分析,期望通过脑网络的形式来解读脑疾病的发生、发展机制,为疾病的早期诊断和功能评价提

4

供新方法。2013 年奥巴马公布了脑计划,针对脑功能的解析。而最近的脑分子组学和影像组学又可以将分子生物学包括基因组学等和脑功能等融合,利用大数据平台和技术,制订出个体化的诊治方案。华山医院神经外科研究团队通过对颅脑外伤患者的静息态功能磁共振数据进行脑功能连接分析发现,后扣带回皮质、楔前叶等区域的功能连接增强与患者外伤后意识清醒程度及意识恢复密切相关,这些数据为影像组学的临床转化提供了重要参考。

随着精准医学的不断发展,精准神经外科已经从手术室内拓展至手术室外,从技术层面拓展至理念层面,从单一角度外延至多角度。Francis Collins 在他的述评中提到,精准医学分两步走,首先从恶性肿瘤开始,进而扩展至其他疾病,他的预言在精准神经外科中正一步步实现,这一过程中,我们将面临着诸多挑战,除了自身发展的科技创新外,还有标准化数据采集、患者招募、准入和监管模式的创新等困难,这使得神经疾病的诊疗进入了多亚专科协作时代。

(毛　颖)

第二节　神经内镜技术

一、神经内镜技术的历史沿革

经过一个世纪的发展,目前神经内镜技术已经被广泛运用于神经外科的诸多领域,成为神经外科的最重要微创技术之一。1910 年美国芝加哥泌尿外科医师 Lespinasse 首先应用膀胱镜进行脉络丛烧灼术治疗儿童先天性脑积水,一例术后死亡,一例治愈并存活 5 年,从此开创了内镜在神经外科领域运用的先河;1923 年 Mixter 运用小尿道镜插入侧脑室,通过室间孔直视下运用可曲性探针穿通第三脑室底部,成功将第三脑室与基底池打通,首次采用内镜下三脑室造瘘治疗脑积水。20 世纪 60 年代光导纤维和 Hopkins 柱状内镜的发明,优良的光学效果,使得内镜可以很好运用于外科手术。1992 年 Jankowski 首先报道内镜垂体腺瘤手术,通过中鼻甲切除入路进行了 3 例垂体腺瘤切除。1996 年 Jho 和 Carrau 报道了完全内镜下经鼻蝶窦前壁切除入路垂体腺瘤切除术,是不使用鼻窥器或鼻撑开器的全新手术方法,真正开始了神经外科领域的内镜颅底外科新纪元。

近年来,随着神经影像技术、高清晰内镜摄录像设备、内镜相关器械、术中导航和多普勒运用、解剖研究和颅底重建技术等的快速发展,内镜在神经外科领域的运用越来越广泛。目前内镜神经外科手术运用较为成熟的方面包括:脑积水和各型囊肿造瘘

术、经鼻颅底肿瘤切除术和脑脊液漏修补术、颅内血肿清除术、脑神经疾病微血管减压术和椎间盘突出减压术等。一些学者已经开始尝试使用内镜进行脑实质肿瘤、松果体区肿瘤和脑室内肿瘤的切除,以及颅内动脉瘤夹闭等手术,但是比较传统显微镜下手术,尚未取得明显的优势,仍需要积极探索技术和积累经验。

二、神经内镜的应用范围

(一) 内镜颅底外科

颅底病变因其位置深在,解剖重要和复杂,涉及多学科领域,是神经外科手术中最富有挑战性的领域之一。内镜颅底外科目前最为主要的领域是经鼻内镜入路,近十年发展最为迅猛。内镜经鼻颅底外科运用鼻腔这一天然手术通道、在不牵拉脑组织的情况下,以其视野广阔、成像清晰为特点,具有微创和病变处理彻底等优点,已经广泛应用于起源或侵及颅底的各种病变的治疗。目前以经鼻入路和经颅锁孔入路内镜颅底外科处理的疾病较多,列表介绍如下(表64-1)。

表 64-1　颅底内镜技术处理的常见病变

病变种类	病变名称
颅底肿瘤	垂体腺瘤、脑膜瘤、颅咽管瘤、Rathke 囊肿、脊索瘤、表皮样囊肿、小型听神经瘤等
脑神经疾病	三叉神经痛、面肌痉挛、舌咽神经痛
颅脑外伤	眼眶和视神经管骨折、外伤性脑脊液漏
血管病变	动脉瘤等
先天异常及其他	颅颈交界区畸形、脑膜脑膨出、骨纤维结构不良、自发性脑脊液漏、垂体瘤脓肿等

(二) 内镜脑室外科

1. 脑积水内镜下第三脑室底造瘘术(endoscopic third ventriculostomy, ETV)　是梗阻性脑积水的首选治疗手段,具有快速治愈、并发症少和费用低的明显优势;对于肿瘤导致的梗阻性脑积水,如松果体区肿瘤合并梗阻性脑积水,可以采用 ETV 治疗脑积水,快速安全缓解颅内高压,改善病情;同时还可行经内镜下行肿瘤活检术,为进一步治疗提供病理依据和赢得时间。某些中脑导水管狭窄的患者,可在内镜下植入支架行导水管成形术。对于非对称性脑积水,可在内镜下行透明隔造瘘术。对于 Chiari 畸形存在脊髓空洞

同时合并脑积水的患者,采用 ETV 不仅可缓解脑积水,有时甚至还可治疗脊髓空洞症,避免后颅减压手术。此外,在内镜下还可调整脑室-腹腔分流管的脑室端位置。而对于传统意义上的交通性脑积水是否适合造瘘术仍存在争议,国内外均有开展临床研究的报道,并在很多病例取得了良好的效果,尚需要进一步临床对照研究。

2. 脑室肿瘤　传统的脑室镜手术因为手术通道狭窄、出血影响手术视野,主要用于第三脑室胶样囊肿切除术,不利于大块切除实体肿瘤。采用透明导管鞘,在观察镜下进行切除实体肿瘤的尝试已经取得成功,但仅仅运用于较小肿瘤,仍需要进一步探索。

(三) 内镜脊柱外科

内镜脊柱外科是目前脊柱微创手术的最重要方面,其中显微内镜下腰椎间盘摘除术(microendoscopic discectomy,MED)、经皮内镜下腰椎间盘摘除术(percutaneous endoscopic lumber discectomy,PELD)等技术日益完善,能够治疗腰椎间盘突出、腰椎管狭窄等疾病。MED 及 PELD 改变了传统的脊柱手术模式,避免了术后需要固定融合的缺点,具有微创和经济的优势。

(四) 内镜经颅手术

内镜经颅手术早期局限于一些简单的手术,如高血压脑出血,内镜手术比传统开颅手术创伤更小;对于脑室出血,内镜下吸除更加有效;对于慢性硬膜下血肿,内镜直视下可打通血肿内分隔,更能达到充分引流、保护脑组织免受伤害的目的。近年来,由于内镜系统及器械、导航等技术的革新,少数学者已经开始尝试纯内镜下各种需复杂操作的经颅手术,如内镜下眶上外侧入路动脉瘤夹闭术、鞍结节和嗅沟脑膜瘤切除术、幕下小脑上入路松果体区肿瘤、大脑镰旁脑膜瘤切除术等,取得了很好的效果。对于像松果体区这样位置深、暴露困难、手术径路长的区域,内镜较显微镜下手术具有广视角近距离观察优势,可以利于正常结构的保护和避免肿瘤和血块的残留,同时因为观察视频的方式,使得术者术中不易疲劳。

(五) 内镜联合显微镜手术

内镜的近距离广视角优势,可以观察到显微镜下手术中的盲区。如颅内动脉瘤夹闭术中,利用内镜可以观察到颈内动脉腹侧的动脉瘤,也可以观察瘤颈与周围重要结构关系、有无重要穿支被误夹闭、瘤颈夹闭是否完全等(图 64-1);在微血管减压手术中,在不牵拉小脑和脑神经的情况下,确认责任血管和脑神经的关系。根据手术不同阶段的需要,联合使用显微镜及内镜,将两种照明工具的优势结合起来,能够取得最佳暴露和手术效果。

三、内镜技术手术设备和器械

(一) 基本设备

1. 神经内镜系统　目前内镜手术常规使用高清晰摄像系统和硬质镜头。直径 4mm、长度 18cm 的 0°、30° 和 45° 观察镜是最常用的颅底内镜。脑室镜常用是 0° 或 6° 镜,镜鞘外径为 6.5mm,镜鞘长度 13cm,镜体具有工作、冲洗和吸引通道。3D 内镜正在研发和试验中。

2. 内镜器械　颅底内镜和脑室镜手术都配备了专用的器械,如:各型咬切钳、取瘤钳、造瘘钳、剥离仔、微型剪刀、吸引管、刮瘤圈、微型磨钻、单双极电凝镊和微型扩张球囊等。这类工具与传统的显微器械不同,设计更加精巧,适合在更加狭窄的手术通道中使用。

(二) 辅助设备

1. 神经导航系统　内镜手术的病变位于深部,操作空间狭窄。为了保障手术的安全实施,常需要神经导航系统引导手术精确定位。以往神经导航系统被国外产品垄断,价格高昂;复旦大学研发和生产的神经导航系统,具有价格合理和使用可靠的特点,有力促进了我国神经导航系统的普及运用。

2. 动力系统　内镜下使用微型磨钻目前种类较多,其中带自动冲水功能的磨钻不仅能降温,而且高速的持续冲水可以清晰视野,避免损伤重要结构。刨削刀可以快速清理薄骨片、黏膜等软组织。具备磨钻和刨削功能的一体机更加适合内镜经鼻颅底手术。在使用磨钻的过程中需要选择适合的切割或金刚钻头,以安全高效磨除不同部位的骨质。同时,避免磨钻损伤内镜镜头也是非常关键的基本操作原则。

3. 内镜支撑臂　在经鼻入路手术中可以由术者或助手握持内镜,具有灵活变换的优点,有利于观察复杂多变的视野。在经颅手术中为了避免手术通道周围重要结构的损伤和稳定的手术操作,通常需要支撑臂固定内镜。常用的支撑臂有机械臂和气动臂。气动臂既灵活、又稳定可靠,但价格昂贵。机械臂灵活性、稳定性较差,但价格相对便宜。

4. mini 多普勒血流探测仪　内镜经鼻颅底手术中,颈内动脉是重要结构,为了避免损伤颈内动脉,术中使用 mini 多普勒血流探测仪定位颈内动脉,可以避免损伤这一重要结构,保障手术的安全实施。

5. 超声吸引器　内镜经鼻入路颅底外科专用的细长的超声吸引器对于脑膜瘤等实质性肿瘤具有一定作用。

6. 神经电生理监测设备　神经电生理监测可实时评估神经功能,监测与评价神经结构和功能的完整性,指导手术医师操作。监测手段包括诱发电位、肌电图及脑电图等。

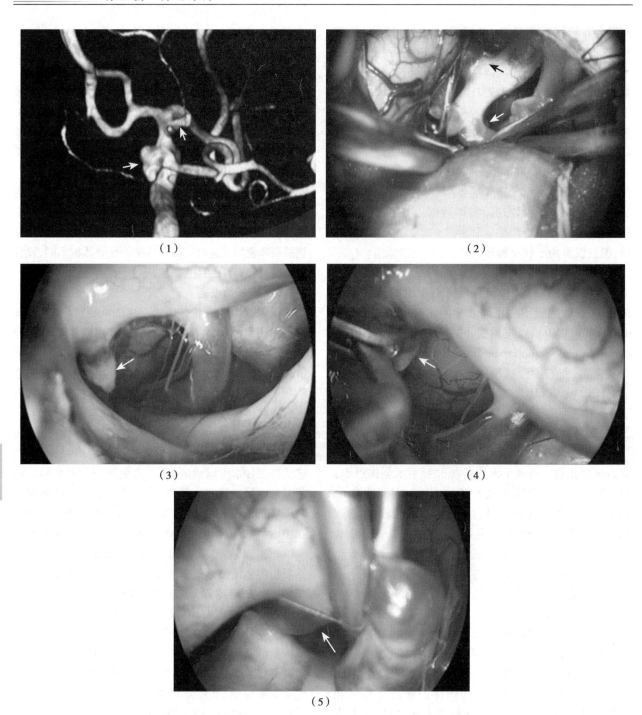

（1）

（2）

（3）

（4）

（5）

图 64-1　左侧眶上外侧入路显微镜联合内镜夹闭左侧颈内动脉后交通
动脉瘤和颈内动脉远端下壁动脉瘤

患者女性,57 岁,头痛。(1)3D-DSA 显示后交通动脉瘤(白色箭头)和下壁动脉瘤(红色箭头);(2)显微镜下观察到后交通动脉瘤瘤颈(蓝色箭头),仅观察到颈内动脉远端下壁动脉瘤顶部(红色箭头);(3)内镜可以明确观察到下壁动脉瘤全貌(红色箭头);(4)内镜下夹闭下壁动脉瘤(红色箭头);(5)内镜下夹闭后交通动脉瘤,明确完全夹闭动脉瘤,后交通动脉保留(红色箭头)和下方的后床突

四、内镜常用手术方式

（一）内镜经鼻颅底手术

1. 手术入路　内镜经鼻入路可分为标准内镜经鼻入路(standard endoscopic endonasal approach,SEEA)和扩大内镜经鼻入路(expanded endoscopic endonasal approach,EEEA)。

（1）标准内镜经鼻入路(SEEA):SEEA 采用双鼻孔入路、外移两侧的中鼻甲、广泛切除蝶窦前壁和覆盖于蝶窦前上方的部分后组筛窦、适度切除鼻中隔后部、以达到毫无遮挡地充分暴露鞍底;鞍底骨质切除范围达到暴露两侧海绵窦边缘和上下海绵间窦,即所谓的四个蓝色静脉窦暴露,简称4B(four blue)暴露。处理的病变主要包括垂体腺瘤、Rathke囊肿、鞍内型颅咽管瘤等。SEEA较之前的显微经鼻入路创伤更小、暴露范围更广、肿瘤切除更彻底。

(2)扩大内镜经鼻入路(EEEA):随着对内镜下解剖结构的进一步了解、止血技术的成熟、内镜器械的改进、颅底重建材料和技术的发展,又出现了各种类型的EEEA。根据暴露区域的不同EEEA可分为:目前主要有经筛、经鞍结节蝶骨平台、经海绵窦、经斜坡、经眼眶、经颅颈交界区、经上颌窦翼突和经上颌窦颞下窝入路等。处理病变的区域可以包括:前颅底、鞍上区、斜坡、海绵窦、眼眶内侧、颅颈交界区、颈静脉孔区、Meckel囊、翼腭窝和颞下窝等颅底广泛区域的病变。熟悉内镜下上述区域的解剖重要基础。由于扩大入路造成较大的颅底缺损和高流量脑脊液漏,可靠的颅底重建和脑脊液漏修补技术是关键的保障(图64-2)。

2. 止血技术　根据经鼻入路过程中出血来源,分为黏膜出血、骨质出血、海绵间窦和海绵窦出血、蝶腭动脉及其分支出血、颈内动脉出血;不同类型的出血采用的止血方法不同。耐心和细致的鼻腔黏膜收缩和操作,是减少黏膜出血的重要保障,通常黏膜的出血不需要止血,温盐水冲洗即可自行停止。来自骨质的出血用骨蜡或金刚头磨钻止血。海绵间窦的出血使用双极电凝、胶原粉剂或流体止血剂止血,海绵窦出血使用吸收性明胶海绵止血效果良好。蝶腭动脉及其分支出血,使用普通的双极电凝止血。颈内动脉出血是最危险的出血,通常根据解剖标志定位、术前影像预判、神经导航和术中多普勒血流探测仪探查可以明确颈内动脉位置,避免误操作引起损伤。

3. 颅底重建和脑脊液漏修补技术　内镜经鼻入路手术造成颅底缺损和脑脊液漏是常见的并发症。可靠的颅底缺损重建和脑脊液漏修补是内镜经鼻入路手术成功的重要保障。颅底缺损的大小目前尚无

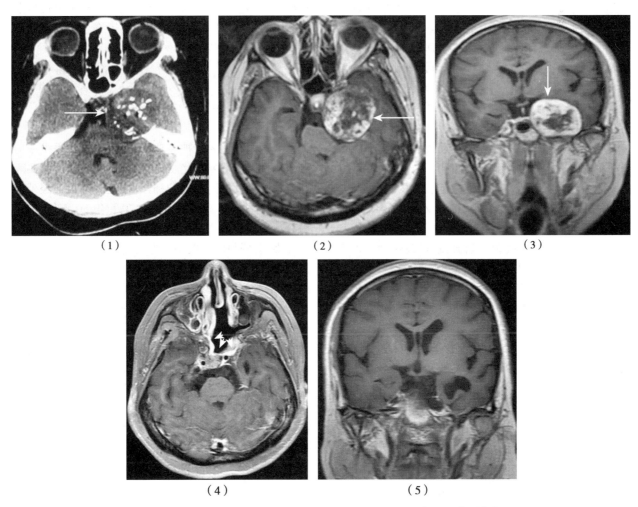

(1)　　(2)　　(3)
(4)　　(5)

图64-2　内镜经鼻经上颌窦翼突入路切除左侧Meckel囊三叉神经鞘瘤
患者,女性,43岁,术前左侧面部麻木。(1)~(3)分别是术前CT平扫、MRI TW₁轴位和冠状位增强片,显示为左侧Meckel囊区具有钙化和不均匀增强的肿瘤(白色箭头),(4)(5)为术后20个月随访MRI片,显示肿瘤完全消失,重建的带蒂鼻中隔黏膜瓣生长良好(小箭头)

标准分类。脑脊液漏根据严重程度分为:潜在或隐性的脑脊液漏、低流量和高流量的脑脊液漏,高流量脑脊液漏是指广泛蛛网膜下腔或第三脑室开放的脑脊液漏。通常的经蝶手术颅底缺损不大,若无脑脊液漏,仅需要脂肪、筋膜和可吸收人工脑膜等软组织材料的简单修补。对于低流量脑脊液漏,采用脂肪、阔筋膜、可吸收人工脑膜等进行多层修补。高流量脑脊液漏采用上述多层重建结合带血管蒂鼻中隔黏膜瓣修补技术已经成为共识。为了巩固脑脊液漏治疗,需要卧床休息和避免颅内压增高的因素。上述措施实施后,仍然有脑脊液漏,可以腰大池引流脑脊液,引流期间使用抗生素预防颅内感染。术后一周脑脊液漏仍未停止,需要及时手术探查修补,以免出现颅内感染,危及生命。

(二)　第三脑室底造瘘术

内镜第三脑室底造瘘术(endoscopic third ventriculostomy,ETV)治疗脑积水,特别是梗阻性脑积水已经被作为首选的治疗方式。对于传统意义上的交通性脑积水是否适合造瘘术仍存在争议。近年来,关于脑脊液循环的理论有了新的发展,如 Dan Greitz 等提出的脑脊液循环血流动力学模式和动脉搏动限制性脑积水的新理论,修正了既往关于脑积水分类和理论认识上的缺陷,为脑积水的内镜治疗,特别是传统意义上认为不能行 ETV 的交通性脑积水的内镜治疗提供了理论依据。根据脑脊液血流动力模式理论,Dan Greitz 认为交通性脑积水是血管性疾病,限制性动脉搏动阻碍了脑脊液吸收是交通性脑积水的主要原因。而 ETV 打开了第三脑室与鞍上池的交通,开放了蛛网膜下腔,减低了脑室内压,最终恢复了颅内脑组织和血管的顺应性,从而改善了脑血流,最终达到了治疗脑积水的目的。虽然用 ETV 治疗交通性脑积水国内外均有开展临床研究的报道,并在很多病例取得了良好的效果,但仍无定论,有必要进行进一步的临床对照研究。

ETV 手术虽然技术并不复杂,但是仍然需要细致和规范的操作,以免造成手术失败和不必要的危险。手术的注意事项如下。

1. ETV 手术　在脑室镜下的水环境中进行,术中必须避免出血,保持术野的清晰;术前应调试好各项设备器械和准备好手术用材料,手术操作过程应该一气呵成,避免因手术流程受到干扰而造成出血和内镜滑脱或不正常移位等,进而影响手术的顺利进行。

2. 钻孔　位置为冠状缝前 1cm 和中线旁 3cm,穿刺方向对准两侧外耳道连线和眉间水平。术前清晰标出中线、切口和穿刺标志线。术中使用硅胶软管预穿刺,便于释放和收集脑脊液。穿刺深度一般不超过

5cm,穿刺时常有突破感。内镜导入后应保持术野清晰,术中温盐水或林格液持续灌注,保持术野清晰。小血管出血,使用温盐水或林格液冲洗会自行停止,可以封闭灌注盐水的引流出口,适当增加颅内压,加速止血;耐心等待,直到出血停止才能进一步操作。一旦出现不可控制的大出血,因立即扩大开颅显微镜下止血。

五、展　　望

神经内镜正在神经外科的各亚领域、特别在经鼻颅底外科上显示出较传统显微手术的独特优势,可谓"洞虽小,乾坤乃大"。但是在充分了解和认识到它的优势之外,也必须清醒地认识到它存在的不足之处,扬长避短,结合医院设备和医生的经验,循序渐进开展这一技术。相信未来随着更多更新适合神经内镜手术特点的器械不断研制和开发,神经内镜与神经导航、超声、神经监测、激光、人工智能融合技术的不断成熟,会有越来越多的神经外科医师投身于内镜事业中去,内镜神经外科技术和运用范围将会得到不断发展,造福更多的患者。

(张晓彪　胡凡)

第三节　神经导航技术

人脑遍布重要的神经功能结构,如何在手术中对脑内的病灶和重要神经功能结构进行定位,从而实现精确切除病灶的同时保护神经功能,一直是神经外科医生面临的最大挑战之一。到 20 世纪 80 年代,神经外科虽已拥有先进的 MRI 和 CT 诊断手段、手术显微镜和微创外科技术,但手术方案的设计(如手术入路、皮肤切口)和手术结果的判断主要依靠外科医生主观经验,缺少实时、客观的检测指标和依据。20 世纪 80 年代后,由于神经导航外科(neurosurgical navigation)又称神经影像导向外科(image-guided surgery,IGS)的出现把现代神经影像技术、计算机三维图像处理技术、脑立体定向技术与显微神经外科技术有机地结合起来,为病灶的定位、手术方案的选择和手术进程的引导提供了客观依据,大大提高了神经外科手术的精确性和安全性,成为现代神经外科发展史上的一个重要的里程碑。

1. 神经导航技术的起源和发展历程

(1)有框架导航外科:有框架导航外科又称立体定向外科,它是用一个能固定在头颅上的金属支架,附有刻度,通过 X 线摄片、CT 或 MRI 扫描可定出颅内靶点的位置,并用坐标数表达。1906 年英国 Horsley 和 Clarke 研制出立体定向仪,用于动物实验研究。

1947 年美国 Spiegel 和 Wycis 发明了人类的立体定向仪，并利用脑室造影术定位，毁损脑深部结构以治疗精神病。以后，相继出现了 Leksell、Reichert 等定向仪。在国内，蒋大介于 1960 年研制出中国自己的定向仪，并成功应用于患者（图 64-3）。

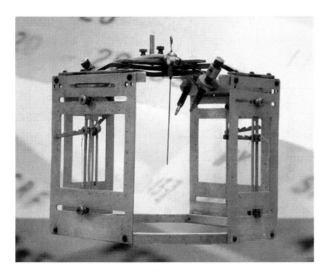

图 64-3　蒋氏立体定向仪

由于早期有框架导航外科应用脑室或气脑造影和 X 线摄片技术，不仅定位欠准确，而且具有相当的创伤性，20 世纪 60～70 年代后，由于 CT 和 MRI 技术的广泛应用，大大提高了有框架导航外科的准确性和安全性，使有框架导航外科重新焕发青春。但是，有框架导航外科装置具有以下难以克服的缺点，限制它的应用：①定位和导向装置笨重，缺少灵活性；②框架装置引起患者不舒服；③定位和导向非实时、非直观且计算方法繁琐复杂；④不适用于儿童或颅骨较薄者；⑤由于定位架影响气管插管，对需全麻者须先行气管插管，再戴定位架，这样将增加麻醉和手术时间，而且不能做功能 MRI 检查。基于本身的局限，目前有框架导航外科主要用于脑深部病灶的活检、核团的损毁，深部电极的植入等。

（2）无框架导航外科：由于有框架立体定向技术具有上述缺点，许多有识之士致力于寻找新的解决方法。1985 年 Kwoh 等应用工业用机器人 PUMA 在 CT 定位下进行脑病手术，但因机器人太笨重，使用有限。1986 年美国 Roberts 发明了首台安装在手术显微镜上，运用超声定位的无框架立体定位系统；几乎在同时，德国的 Schlondorff 和日本的 Watanabe 发明了关节臂定位系统，并由后者首次将其命名为"神经导航系统"（neuroNavigator）。经历 20 余年的发展，导航系统由关节臂定位系统发展为主动或被动红外线定位装置；手术显微镜导航由单纯定位发展到动态定位和导航。我国上海、北京、广州和天津先后在 1997 年引进神经导航设备，开展临床应用和研究。近几年，拥有自主知识产权的国产神经导航设备已在深圳和上海问世（图 64-4）。通过改进扫描和注册技术，无框架导航系统的定位误差已经可与有框架系统媲美（≤2mm）。在神经导航系统引入国内后的十多年时间里，神经导航的技术和理念在国内得到广泛地推广，目前国内多数大的神经外科中心都配备有导航系统，导航手术在神经外科手术中的比例逐渐升高。以复旦大学附属华山医院神经外科为例，从 1997～2015 年累计导航手术已逾万例（图 64-5）。

神经导航系统把患者术前的影像资料与术中患者手术部位的实际位置通过高性能计算机紧密地联系起来，能准确地显示神经系统解剖结构及病灶的三维空间位置与毗邻。因此，相比有框架的立体定向神

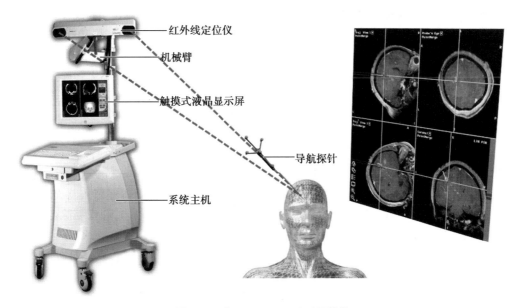

图 64-4　复旦 Excelim 系列导航仪

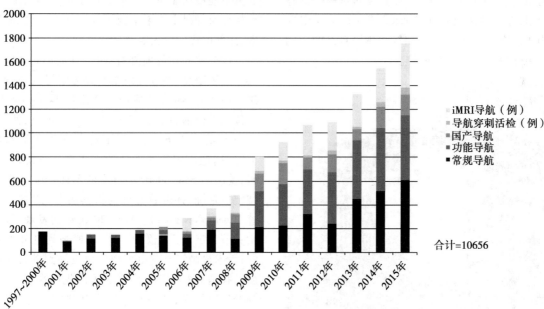

华山医院各类神经导航外科年手术量统计图

iMRI导航（例）
导航穿刺活检（例）
国产导航
功能导航
常规导航

合计=10656

图 64-5　复旦大学附属华山医院神经外科 1997～2015 年导航手术统计

经外科,神经导航系统不但可应用于包括活检在内的所有手术,而且还具有以下优点:①术前设计手术方案;②确定手术实时所到达的位置及术野的周围结构;③显示目前手术位置与靶灶的空间关系并实时调整手术方向;④提示手术入路可能遇到的结构,特别是需要保护的结构;⑤显示病灶已切除的范围。

2. 神经导航技术在各类神经外科手术中的应用
无框架导航技术的出现克服了前述的有框架导航技术的缺点,从而大大扩大了手术适用的范围,现在它已被应用于各类神经外科疾患的手术治疗中,如脑肿瘤、囊肿和脓肿、颅内血肿、血管畸形、硬脑膜动静脉瘘、颅底肿瘤、癫痫,先天或后天畸形,鼻窦和鼻窦、脊柱和脊髓病变等。

（1）脑胶质瘤:外科手术切除是脑胶质瘤个体化、综合治疗策略中最为关键的第一步。近十年以来,越来越多的循证医学研究结果证实:虽然影响脑胶质瘤患者生存期是多因素,但肿瘤切除程度是主要原因之一。争取达到脑胶质瘤病灶的影像学全切除,不仅可利于其他综合治疗,如放疗、化疗或免疫治疗,而且可有效延长肿瘤复发时间和患者的生存期,并有助于改善患者术后生存质量。2015 年美国中枢神经系统肿瘤治疗指南推荐,无论是对于低级别胶质瘤还是高级别胶质瘤,治疗的首要步骤是采取手术实现基于影像学的最大范围安全切除肿瘤（maximal safe resection）。由于脑胶质瘤位于脑实质内,且呈弥漫浸润性生长,缺乏肉眼可分辨的组织学边界,因此神经外科医师在手术过程中对于脑胶质瘤切除程度的判断

仅依靠经验和视觉观察（肉眼全切除）往往是不准确的,一般不超过肿瘤的影像学边界。所以,尽管显微手术技术在不断进步,但术后早期（<72hr）MRI 复查证实仅 60% 左右的脑胶质瘤可以达到影像学全切除。

这一现状随着神经导航外科的出现发生根本的改变。由于导航外科把现代神经影像诊断技术、立体定向外科和显微外科技术,通过高性能计算机结合起来,能准确、动态和近实时地显示神经系统解剖结构和病灶的 3D 空间位置及其毗邻关系。因此不仅能用于术前切除计划的制订,更有助于术中手术野周围重要结构,并判断病灶切除程度,从而指导手术进程。

目前除了常规的结构相导航外,脑胶质瘤外科的影像导向技术的发展热点包括:功能影像神经导航（functional neuronavigation）、术中影像（intraoperative imaging）神经导航、神经导航联合术中神经电生理监测技术以及基于脑组织代谢影像（如磁共振波普分析、PET-CT）等的多模态神经导航技术。

（2）经蝶垂体瘤手术:手术治疗是目前治疗垂体腺瘤的主要方法。随着神经外科微侵袭显微技术（minimally invasive neurosurgery,MINS）的发展和普及,绝大部分肿瘤都能通过经蝶入路手术获得有效治疗。但是由于手术视野局限,肿瘤切除范围只能由术者主观判断决定,特别是巨大侵袭性垂体瘤侵犯后组筛窦、两侧海绵窦和斜坡的者,因此肿瘤切除率因术者的操作经验而异。此外,蝶窦气化不良、肿瘤体积微小、二次（或多次）手术时原有正常解剖结构或解剖标志已遭前次手术破坏的病例,它们共同的特点是手术

入路过程中用以参考的解剖标志不明显甚至缺如,难以确定肿瘤方位。通常手术者会较大范围地切开蝶窦前壁和鞍底的骨质、硬膜来寻找肿瘤,而此举最大的危险性在于盲目切开硬膜后就有可能误入前颅底、斜坡,甚至误伤海绵窦、正常垂体或颈内动脉等正常结构,造成脑脊液漏、大出血等严重并发症。有时因存在方向性错误,即使大范围切除骨质切开硬膜后仍有可能找不到肿瘤,造成手术失败。因此,手术路径、鞍底硬膜和肿瘤方位的术中实时引导显得尤其重要。

随着神经导航技术的问世,国内外学者开始应用神经导航辅助施行经蝶垂体瘤(特别是甲介型垂体腺瘤、复发型垂体腺瘤和垂体微腺瘤)切除手术,使得更多的垂体瘤患者得以采用微创、安全的经蝶入路手术治疗,取得良好疗效。神经导航有助于手术进程的实时引导,能使术者随时了解手术方向、深度、肿瘤方位、肿瘤范围、与邻近的重要神经血管结构的关系等信息。对于蝶窦气化不良的病例,神经导航的主要目的是引导手术者精确磨除蝶窦骨质,显露鞍底硬膜;对于垂体微腺瘤而言,由于肿瘤大都位于鞍内且体积微小,神经导航有助于缩小鞍底硬膜切开范围,精确定位肿瘤,保存正常垂体组织。对于复发或侵袭性垂体瘤,导航有助于实时判断肿瘤的切除程度,并对颈内动脉等重要结构进行定位和保护,从而提高手术的安全性。

(3)颅底外科手术:颅底外科手术需要颅底解剖知识,术中如何避免损伤重要神经和血管等是手术成功的关键。因此各种颅底入路都以足够的颅底的解剖结构作为手术入路和切除病变的重要标志。术者常常为寻找这些解剖标志(特别是初学者),要花费较多的时间和精力。而神经导航技术的加入不但有助于术者找到关键的解剖标志,还可以清楚地显示病灶及其与周边重要解剖、功能结构的关系,避免损伤这些重要结构,从而使得手术更加安全准确。目前神经导航技术已被广泛地应用于垂体瘤(如前述)、脑膜瘤、神经鞘瘤、脊索瘤等各种颅底肿瘤的手术中。

(4)颅内病灶穿刺活检手术:立体定向脑活检技术为临床医生诊断脑部病变(特备是位于深部的病灶)提供了一种有效手段。多年以来,基于立体定向头架的定向活检术已成为诊断脑内病变的一种常用方法,为临床医生所认可并得到了广泛的应用。近年来,无框架神经导航技术的发展,为定向活检提供了新的定位手段。最初导航被用于脑部病变活检时,依靠术者徒手穿刺,操作的稳定性曾一度成为影响其应用的瓶颈。可调节式固定臂和其他固定穿刺针方法的出现,对导航活检的发展起到很大地推动作用,使手术的稳定性得以保障。此外,近年来,术中影像技

术被用于神经导航下的活检穿刺手术,使得术中可以对穿刺靶点准确性及有无穿刺引起的出血进行及时客观地评估,从而指导手术的进程。

(5)脑血管病手术:神经导航技术在脑血管病中的运用,开始于20世纪90年代末,目前在脑海绵状血管瘤的手术中已成为首选的技术,神经导航应用深部及邻近功能区的海绵状血管瘤的手术,可大大提高手术的精确性,减少手术的创伤,改善患者的术后生活质量。

对于脑动静脉畸形的手术,神经导航系统可通过DSA、MRA或者CTA扫描采集脑血管影像,并与CT和MRI影像融合,三维重建后获得脑畸形血管的位置、形态、结构以及与周围组织的毗邻关系。运用术中实时导航定位,合理设计手术入路,确保首先定位供应动脉位置,可增加手术切除的安全性。

在脑动脉瘤手术中,目前神经导航技术应用有限。但对于伴发于脑血管畸形的末梢动脉瘤或烟雾病的动脉瘤或单纯动脉远端的动脉瘤,如来自大脑前动脉或大脑中动脉远端的孤立动脉瘤,因位置深在,形体较小,寻找常有困难。借助神经导航系统,术前融合血管造影、CTA或MRA影像,确定动脉瘤位置,使手术过程变得简单方便。

(6)功能神经外科手术:有框架立体定向技术很早就被应用于癫痫、帕金森病、扭转痉挛、三叉神经痛等功能神经外科手术。近年来,随着无框架神经导航技术的兴起和发展,该技术越来越多地被应用于癫痫病灶的定位与切除、脑深部核团的刺激与损毁手术中。(详见第六十章)

(7)脊柱外科手术:脊柱脊髓疾病如椎间盘突出(颈椎、胸椎或腰椎)、脊柱肿瘤、脊柱骨折脱位、椎管狭窄、腰椎弓根崩裂滑脱、退变性脊柱不稳、脊柱结核、脊柱畸形和椎管内肿瘤等,可造成脊柱及其附件破坏,或因手术切除病变组织、解除神经和脊髓受压、矫正脊柱畸形,引起脊柱的稳定性受到影响,此时常常需做脊柱的稳定手术,以防止脊柱不稳定导致神经血管结构等的损害。20世纪80年代以来,以椎弓根螺钉技术为代表的脊柱内固定手术已成为最常用的方法。但是传统的螺钉内固定术,主要依靠经验和术中X线片或C形臂机X线机透视来判断螺钉的位置、方向及深度等,由于脊柱解剖的复杂性和X线透视或摄片的二维图像的局限性,准确植入螺钉有时困难,导致螺钉穿透骨皮质误伤血管、内脏及神经。据文献报道,应用这种传统的技术约有10%～40%的椎弓根螺钉的植入轨迹不正,而椎弓根螺钉的植入位置准确与否又往往决定手术的成败。因此,脊柱外科医生希望寻找一种既准确又安全的脊柱内固定技术。神经

导航技术的引入为内固定手术的术前计划、术中植入物的位置判断等提供了客观的依据和指导,已被越来越多的大夫应用于脊柱外科手术中。

3. 神经导航技术与其他新技术的结合

(1) 多模态技术(multimodality):在功能导航技术出现之前脑功能区或邻近功能区病变(如肿瘤、脑动静脉畸形、海绵状血管瘤等)常因损伤功能皮层,和(或)皮层下传导束,术后发生肢体瘫痪、失语、失读、视野缺损等并发症。因此,如何最大限度地切除病灶,最大限度地保留正常脑结构和功能,一直是神经外科医生面临的难题。鉴于对生存质量的日益重视,当前国际上对于脑部手术的理念正由"最大限度切除(maximal resection)"优先,转变为"最大限度安全(maximal safe)"优先。为实现这一目标,就需要依赖多模态(multi-modal)技术对脑的功能结构(包括功能皮层及皮层下传导束)进行术中实时精确定位。狭义的多模态导航技术主要是基于脑结构影像(T_1W、T_2W或Flair)和脑功能影像技术(BOLD及DTI)对病灶及周围功能结构进行定位并引导手术。广义的多模态定位技术还整合了脑代谢影像(MRS、PET/CT),术中电生理监测技术(intraoperative neurophysiological motoring,IONM)及与脑地形图结合的功能磁共振成像技术(EEG-fMRI)等。这些技术的融合,大大提高了手术的精度和病灶的全切率,同时又最大限度地保护功能结构,降低了手术的致残率。2006年,华山医院在国际上率先完成功能导航手术治疗运动区脑胶质瘤的大规模前瞻性随机对照临床试验研究(n=238)。结果以Ⅰ级循证医学证据证实:①运用多模态功能影像导航技术可以使功能区脑胶质瘤的手术全切率由51.7%提高至72.0%(接近非功能区导航手术全切率);②术后近期致残率由32.8%降低至15.3%;③患者远期神经功能评分由74升至86;④该临床研究还证实功能神经导航新技术具有明显的独立生存优势。即相对于常规导航手术而言,新技术可以使功能区恶性脑胶质瘤(WHOⅢ~Ⅳ级)患者的术后死亡风险降低43.0%。

(2) 术中实时影像神经导航手术:神经导航技术是应用术前采集的影像数据来指导手术,其有一个固有的缺点是不能实时发现和纠正术中脑移位。据实验和临床研究报道,在开颅手术中脑皮质可发生4.4~20.0mm的移位。脑移位的发生可严重影响神经导航的精度,导致肿瘤的残留并增加神经功能障碍的发生。

目前为止,解决神经导航术中脑移位的方法主要有以下几种:①微导管技术:硬脑膜剪开前,在神经导航指引下,把微硅胶管(直径1~2mm)放置在病灶周边。当硬脑膜剪开后,在脑脊液流失或病灶切除过程中,脑移位虽然发生,但微导管也随之移动,外科医生可在微导管的指引下,进一步完成手术操作。②模型校正技术:有物理和数学两种模型,其通过软件技术弥补和纠正脑移位。③术中成像技术:是目前最成熟的解决术中脑移位的方案,包括超声、CT和MRI等成像技术。最早应用于术中成像的技术是CT和超声,它们分别由Shalit(1979)和Rubin(1980)首先报告。术中超声操作简易、快速有效,近来发展很快,可2D和3D成像,但其分辨能力仍不如CT或MRI,而且超声的穿透能力与分辨力成反比,即分辨力提高,穿透力则下降。CT具有较好的分辨能力,特别对骨质,但是其对软组织的分办仍不如MRI。由于CT具有放射线,长期在此环境下工作,对人体有一定伤害。因此,术中CT和术中超声的应用受到限制,得不到广泛的推广应用,目前应用较多的是术中磁共振成像技术(intraoperativemagnetic resonance imaging,iMRI)。

最早报道应用iMRI的是美国哈佛大学Black课题组(1996)。经十余年的发展,iMRI导航的设备和技术有了很大的改进和提高。目前iMRI按场强可分为低场强系统(≤0.5T)、中场强系统(0.5~1.0T)、高场强系统(1.0~2.0T)。高场强iMRI以其高效实时,时空分辨力以及脑功能与代谢成像等技术优势,为神经导航外科的发展开辟了一片崭新天地(图64-6)。华山医院在国际上率先注册3T iMRI在胶质瘤手术治疗中的临床有效性RCT(NCT01479686),中期结果证实高场强iMRI的应用可以有效提高脑胶质瘤切除率,并改善功能区高级别胶质瘤的预后(iMRI组肿瘤的全切率为86%明显高于对照组的45%,$P<0.0001$;功能区高级别胶质瘤的无进展生存期(PFS)及总生存期(OS),iMRI组均明显长于对照组,P值分别为0.012和0.003)。

(3) 神经导航辅助内镜手术:神经内镜手术的主要并发症是手术出血和神经损伤,手术风险主要源自于术中定位和手术轨迹的偏差。即便是经验丰富的术者,面对这些问题同样感到棘手。近年来,神经内镜与神经导航技术结合出现了神经导航辅助神经内镜技术(neuronavigation assisted neuroendoscopy)通过术中实时、人机交互式操作模式,为术者提供精确而且丰富的3D影像学解剖定位信息,不但获得理想的手术效果,缩短了手术时间,而且使更多、更复杂的脑室等深部内镜手术的开展成为可能。近年来神经内镜技术在垂体瘤、颅咽管瘤、颅底脑膜瘤等手术中的应用日趋广泛。神经导航与神经内镜的配合使用在这类颅底手术中是一种良好的组合方案,可综合利用两者的优势,为术者同时提供实时的手术方向指引和自由的器械操作范围,有助于术中精确定位、提高手

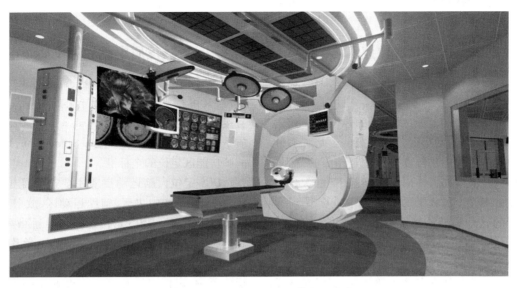

图 64-6 3.0T iMRI 数字一体化手术中心

术切除率、减少严重并发症。

（庄冬晓　吴劲松）

第四节　脑功能成像和定位

在累及功能区的神经外科手术中，最大程度安全切除病灶是当前外科治疗的首要原则。如何在术前、术中对重要脑功能结构进行精确的定位和监测是实现安全切除，进而提高病灶切除率，降低致残率的保证。目前在临床上常用的脑功能定位（brain mapping）方法主要包括神经电生理技术和功能影像技术。随着影像学技术尤其是功能磁共振的发展，越来越多的成像技术应用于脑功能的定位和保护。相比神经电生理方法，影像学方法具有简单、无创的优势，因此在临床上应用比较广泛。一般神经外科临床实践中所指的脑功能定位包括皮质和皮质下通路的定位。大脑功能皮质包括运动、感觉、语言、视觉、听觉皮质等。皮质下传导通路包括运动传导通路（皮质脊髓束）、语言传导通路（弓状束、上纵束、下纵束、钩束等）、视觉传导通路等。

一、功能磁共振成像

脑组织血氧水平依赖法（blood-oxygen-level-dependent，BOLD）是功能磁共振成像（functional MRI，fMRI）的理论基础，最早是由贝尔实验室的小川诚二等于 1990 年提出。利用各种指令性行为活动或感官刺激，如肢体运动、语言活动、声音、闪光甚至疼痛等，激发相应的脑皮质功能区，此时功能区的局部动脉血液供应就会相应增加。随着组织微循环内血流量增加的程度超过耗氧量，组织内含氧血红蛋白增

加，脱氧血红蛋白的相对浓度降低。在最终输出的 BOLD 影像中，受激发的脑皮质功能区域表现为局部高信号的激活区。把有无功能活动的脑组织信号与之进行比较，就可以得到脑功能图像。为了显示激活区的解剖学定位，还需要在 BOLD 扫描的同时，选择适当的 MRI 序列扫描进行解剖学结构成像。将 BOLD 影像覆盖在解剖影像上，就可以显示激活区的解剖学定位。

脑皮质运动区肿瘤可以造成邻近皮质沟回的形态结构出现变形、移位或者功能重塑，依靠传统的体表解剖学标志难以精确的判定运动区的实际位置。应用 BOLD 技术可以准确定位运动中枢。在明确结构与功能的毗邻关系后，就可以在最大限度的切除肿瘤的同时，确保特定的运动功能得到有效保护。目前，fMRI 应用于运动中枢的定位已被证实其可靠性，在临床上已经得到了广泛的应用。

语言是人类区别于其他动物所特有的高级神经功能。语言的处理过程极其复杂，但其基本中枢定位还是位于优势半球大脑皮质。经典语言皮质中枢包括：运动性语言中枢（Broca 区）和感觉性语言中枢（Wernicke 区）。Wernicke 区被 Geschwind 区（角回和缘上回）包围。目前在神经外科的临床应用中，语言功能的定位还停留在基本的语言功能上，即目前传统意义上的运动性语言区和感觉性语言区的定位。任务态的 BOLD 即通过执行不同的语言任务寻找脑皮质的功能激活区，其作为无创的术前定位手段目前已在临床上得到了广泛应用，常用的语言任务包括：默读、朗读、动词产生、图片命名、文字阅读等（Broca 区的定位）和语义判断、词汇理解、段落理解等（Wernicke 区的定位），不同的语言任务会产生不同的激活区，任务

刺激的方式可分为视觉性输入和听觉性输入,采用组块设计的任务模式。

二、弥散张量成像技术

弥散张量成像(diffusion tensor imaging,DTI)观察的是微观环境中的水分子弥散现象。在均质的水中如不限定水分子活动的范围,水分子的弥散是一种完全随机的布朗运动,运动幅度是微米级的。此时水分子向各个方向的弥散运动幅度总体上是相等的,称为弥散的各向同性。但在人体内组织细胞中,由于存在各种各样的屏障物,水分子的自由弥散就会受到影响。水分子的这种强烈依赖于弥散方向活动的特性称为各向异性。在脑白质纤维束中的水分子的弥散运动存在典型的各向异性。

纤维束示踪成像是在DTI成像基础上,依据神经解剖学描述,用种子法标记初始感兴趣区域,然后由种子区域始发,循各体素的有效弥散张量方向连续追踪的一种成像方法。以皮质脊髓束为例,在DTI的彩色编码FA图上,选择内囊后肢所在区域为种子区。从选定的种子区域内各体素开始,计算出各体素的弥散张量,沿该弥散张量方向连续追踪至毗邻的上下两个体素。重复此过程,双向追踪,即可形成连贯的示踪轨迹。直至各条示踪轨迹中最后一个体素的弥散张量小于阈值为止。此时生成的一系列成束状排列的示踪轨迹图,即为皮质脊髓束。纤维示踪成像可以逼真地显示皮质脊髓束的三维形态、空间结构和投射方向。

纤维束示踪成像除了构建运动通路以外,也可用于语言通路的重建。语言通路主要由背侧与腹侧两个不同的白质通路构成。背侧通路的联络纤维为上纵束/弓状束(superior longitudinal fasciculus/arcuate fasciculus,SLF/AF),主要参与语言的重复与表达过程。腹侧通路的联络纤维包括钩束(uncinate fasciculus,UF),下纵束(inferior longitudinal fasciculus,ILF),下额枕束(inferiorfronto-occipital fasciculus,IFOF),主要参与语言的语义及语法处理过程。在现有方法下,SLF和AF水平部分难以区分,常命名为SLF/AF。SLF/AF分为三部分,除了经典的直接通路"颞-额"段外,还包括另外一条间接通路。间接通路分为前后两段,前段连接Broca区与顶下小叶Geschwind区,后段连接Geschwind区与Wernicke区。UF位于大脑侧裂的底部,路径较短,连接额下回前部和颞叶前部。前端位于额叶眶部和外侧部,后端位于颞上回前部和颞极。UF的存在和走行相对没有争议,主要与语义处理和听觉记忆/声音识别有关。ILF和IFOF是脑内最长的两条长联合纤维通路,分别连接枕叶和颞叶前部、额叶前部。IFOF走

行在ILF的内侧。两条纤维通路与物体识别,加工和视觉语义记忆有关。

三、直接皮质电刺激和皮质下电刺激

运用术中直接电刺激技术,既可行术中皮质功能定位,又可行皮质下神经传导束的功能监护与追踪。直接皮质电刺激(direct cortical stimulation,DCS)和皮质下电刺激(direct subcortical stimulation,DsCS)是目前脑功能区定位的金标准。

DCS定位大脑运动皮质主要适应证是位于功能区内或附近(如中央区、辅助运动区、放射冠和内囊)的半球胶质瘤。DsCS定位运动传导通路常用于术中确定病变切除后的边缘、白质区域、内囊及皮质放射,明确肿瘤与运动传导通路——皮质脊髓束的关系和切除范围,定位皮质脊髓束的边界,用于脑深部肿瘤如胶质瘤等手术的监测。

1989年Ojemann等首次报道大宗病例(n=117)运用术中直接皮质电刺激定位语言区,采用命名任务发现语言的中心主要集中在几个$1\sim2cm^2$的马赛克区内,这些区域要明显小于传统的Broca和Wernicke区,并且个体差异非常明显,这种差异与性别和言语智商有关。此后Duffau等通过回顾性研究对比两组大样本(一组采用直接皮质电刺激,另一组无任何功能定位)语言区低级别胶质瘤的切除率和致残率,认为直接皮质电刺激可显著提高全切除率(25.4% vs. 6.0%,$P<0.001$),降低致残率(6.5% vs. 17.0%,$P<0.019$)。2008年Sanai等对250例胶质瘤患者监测3281个刺激位点(阳性位点187个),将所有位点进行归类汇总,构建语言皮质分布图,通过该分布图发现优势半球的语言定位差异极大,因此已有语言模型并不足以阐述实际语言功能和网络构成。Duffau等于2002年首先报道了DsCS定位语言的白质纤维通路,他们在皮质/皮质下监测下对30例语言区低级别胶质瘤进行手术,并随访术后MRI,得到以下结论:①皮质下电刺激在语言传导束的定位方面精确、可靠;②经DsCS反复确定的语言通路一般认为都是语言形成所必需的,应予以保护避免术后言语障碍。2008年该团队再次报道大宗病例(n=115)的DsCS定位皮质下语言通路的结果,他们成功采用该技术鉴定了弓状束、下额枕束、胼胝体下束、额顶语音环路和来源于腹侧运动前区的纤维,这为进一步研究语言网络提供了可靠的功能解剖依据。此外,Bello等也提出DsCS可能会影响到低级别胶质瘤的全切率,增加了术后一过性言语障碍的发病率(69.3%),但是永久性言语障碍的发生率却较低(2.3%)。

(路俊锋　吴劲松)

第五节　神经影像技术

自从 CT、MR 和 DSA 应用于神经系统疾病诊断以来,传统 X 线技术如头颅平片、血管造影、气脑造影等已经很少应用于临床。神经影像目前主要是功能 MR 的发展和临床应用。CT 的作用在血管病方面尚可进行 CTA 或 CT 灌注进行评估,在神经系统其他疾病,尤其肿瘤性病变的诊断和鉴别诊断中,仅 CT 平扫价值较大。尤其颅底区域肿瘤必须加扫 CT 观察骨质改变。DSA 用于诊断逐渐有被 CTA 和(或)MRA 取代的趋势,尤其在血管病治疗后的随访中,但其用于治疗尚存在不可替代的作用。本章节重点介绍 CT 和 MR 新技术,尤其是后者在神经外科临床应用的发展。

一、CT 在神经外科中的主要应用

(一) CT 血管成像

1. 动脉瘤　在 20 世纪 90 年代螺旋 CT 技术出现后,CT 血管成像(computed tomography angiography,CTA)已用于颅内动脉瘤的诊断。近年来,随着多层螺旋 CT 特别是后 64 层螺旋 CT 的应用,其极高的时间、空间分辨率及其强大的图像后处理功能大大提高了颅内动脉瘤的诊断水平,使靠近颅底的动脉瘤以及小于 3mm 的微小动脉瘤的无创检出成为可能。CTA 最大的不足是不能或难以清楚显示颅底邻近颅骨及床突下颈内动脉,导致漏检或对动脉瘤显示不满意。

传统上,DSA 是诊断颅内动脉瘤的金标准,但在蛛网膜下腔出血发生 6h 内行 DSA 检查有诱发再出血的危险,同时,DSA 在诊断颅内动脉瘤时有一定的假阴性,造成假阴性的原因可能与检查不全面、造影的时机、有否行交叉压迫及各种投照位置的选择等多种因素有关。

CTA 能清楚显示载瘤动脉的空间轮廓、动脉瘤的大小、瘤颈部情况及与周围的血管关系,有助于手术入路选择以及确定血管内栓塞治疗的最佳角度。与常规 CTA 比较,DSCTA(数字减影 CTA)展现出更大的优势。虽然二者在图像质量及后处理时间方面无明显差异,但 DSCTA 由于去除骨结构可清晰显示 Willis 动脉环以下动脉瘤及其与载瘤动脉的关系,能检出全部床突下的动脉瘤,包括微小动脉瘤(<3mm),敏感性和特异性均达 100%,相对于常规 CTA 其敏感性明显提高。

CTA 还可用于动脉瘤夹闭术后评估,观察术后载瘤血管是否通畅,邻近血管有无狭窄、闭塞以及术后发生动脉瘤的检出。CTA 可以较好地评价术后瘤体的闭塞程度,有无血管痉挛及瘤夹的放置等,去骨减影技术可以有效地去除血管周围的骨和金属瘤夹等,清晰显示颅内血管树结构,显示动脉瘤夹附近载瘤动脉是否通畅,有无瘤颈残留及颅内其他动脉走行,从而提高诊断准确性。

2. 颅内动脉粥样硬化性狭窄或闭塞性病变　CTA 不仅可以完整地显示颅内供血动脉整体情况,还可直接显示病变区域的供血血管,测量血管狭窄程度、显示狭窄的原因和斑块的性质,评价脑梗死所处的时期,并可以了解颅内外侧支循环情况。后 64 层螺旋 CT 因其 0.6mm 超薄层厚的图像能清晰地显示出血管腔及血管壁的细微病变,根据血管腔面积的改变可评价血管狭窄程度并根据 CT 值评价斑块性质,在这方面 CT 较 DSA 更具优势,诊断更为准确。

3. 脑血管畸形　CTA 对脑动静脉畸形的供血动脉、畸形血管巢、引流静脉及周围结构的三维空间关系显示具有重要的价值,为治疗方案的制订及术后随访提供依据。对于不典型的动静脉畸形,CTA 也需要结合 DSA、磁共振血管成像协助诊断。

4. 颈动脉海绵窦瘘　CTA 能够清晰的显示大脑 Willis 环开放和代偿情况,有利于选择 DSA 介入治疗时机;血管内栓塞治疗后判断疗效及随访时 CTA 亦为首选检查方法。

5. 烟雾病　CTA 可以显示颅内大动脉闭塞性改变,并见脑底部烟雾状异常毛细血管网、侧支循环代偿动脉及并发的动脉瘤,显示脑实质继发改变。

6. 颅内肿瘤累及血管　CTA 不是颅内肿瘤诊断的首选检查方法,但 CTA 能够直观、清楚、准确地显示颅内肿瘤的大小、形态、部位、供血动脉、引流静脉及其与周围大血管的三维空间关系,同时也能够显示邻近静脉窦及颅骨改变,为临床医师制订手术方案提供重要依据。

(二) CT 灌注成像

低剂量 CT 灌注成像(CT perfusion imaging,CTPI)能够克服常规 CT 灌注的辐射剂量高及可重复性差的问题。在肿瘤成像中有广阔的应用前景,其作用为:①鉴别肿瘤性质。恶性肿瘤表现为高 BF、高 BV、高 PS、短 MTT 或 TTP。②预后评估和疗效预测。肿瘤血供决定了肿瘤转移的能力,在不同种类的肿瘤中富血供被证实与不良预后有关。在对肿瘤 CT 灌注的疗效评价时,参数基线值可预测患者对化疗和放疗是否敏感。③疗效评估。CTPI 可定性监测各种抗肿瘤药物及放疗疗效。肿瘤血管生成能力为抗肿瘤治疗的疗效提供了充分的依据。④CTPI 也可用于评价肿瘤复发和肿瘤耐药以及肿瘤临床药物的开发。

MSCT 灌注成像拥有较高的时间和空间分辨力,可将组织学功能与解剖学结构良好地结合在一起。

二、PET/CT 的临床应用

PET/CT 利用多巴胺受体显像或多巴胺转运体显像可用于帕金森病的早期诊断与病情监测,研究与应用最多的放射性显像剂是 18F-DOPA,帕金森病在病程早期即可观察到基底神经节摄取 18F-DOPA 明显低于正常组织,这将有利于帕金森病的早期诊断与治疗。

18F-FDG PET/CT 在诊断阿尔茨海默病方面有较好的效果,该病早期患者 PET/CT 检查常可见顶叶、后颞区及扣带回双侧放射性减低,随着病情的进展,放射性减低将更加显著,同时额叶开始出现放射性减低。此外,18F-FDG PET/CT 在癫痫病灶定位诊断方面,也有较高的准确性和特异性,癫痫病灶在发作期代谢会增高,发作间期则代谢降低。这可能与癫痫病灶是因为癫痫发作期消耗能量增加,而发作间期由于病灶神经元数量减少而能量消耗相对正常脑组织减少有关。PET/CT 定位指导下切除癫痫病灶,93% 的患者术后病情可获得控制。

三、MRI 在神经外科中的主要应用

MR 临床用于诊断仍然以常规序列平扫加增强为主,但磁共振新技术的发展为神经外科提供了更好的临床指导,越来越受到神经外科医生的重视。本章节重点描述功能 MR 的发展和临床应用。

功能性磁共振成像(fMRI)狭义而言,所指为血氧水平依赖磁共振成像(BOLD);广义而言,除 BOLD 之外,还包括灌注加权成像(PWI)、弥散加权成像(DWI)和弥散张量成像(DTI),以及磁共振波谱分析(MRS)和磁共振波谱分析成像(MRSI)。功能磁共振是近年来在神经影像和指导神经外科发展最快的技术,迅速推动神经科学的发展。

(一) 弥散加权成像(DWI)

弥散加权成像表观弥散系数(ADC)值可定量反应水分子的扩散能力。肿瘤细胞增生越快,其恶性程度越高,ADC 值也越低,因此检测 ADC 值有利于判断肿瘤的良、恶性。ADC 参数图还可以对胶质母细胞瘤真性和假性进展的鉴别:ADC 增加与细胞减少及治疗反应有关,故 rADC 的引入有利于真性和假性进展的鉴别。高级别胶质瘤的 ADC 值与 Ki-67 比例和 MGMT 启动子甲基化状态呈正相关,ADC 值可以进一步发展为非侵入性的生物标志物,在预测替莫唑胺治疗的灵敏度和新出现的耐药方面有潜在帮助。

体素内不相干运动(intravoxel incoherent motion, IVIM)磁共振扩散加权成像可用于检测水分子扩散运动成分和血流灌注成分,有助于鉴别高级别胶质瘤复发和放射性坏死。IVIM 模型中,参数 D、D* 及 f 值可

作为术前脑胶质瘤分级的预测评估。双指数模型中良性脑膜瘤的纯扩散系数 D 值较正常脑白质升高,灌注分数的 f 值亦增高。IVIM 的参数测量能反映转移瘤的灌注特性。可将非获得性免疫缺陷综合征相关的原发性中枢神经系统淋巴瘤(PCNSL)和脑胶质瘤鉴别开来。IVIM 还可用来评价表皮样囊肿、囊性听神经鞘瘤及蛛网膜囊肿。

DWI 对非出血水肿性弥漫性轴索损伤病灶的检出率明显高于其他序列,对出血性病灶的检出低于磁敏感加权成像(SWI)序列,但亦明显高于常规 T1WI、T2WI、T2 FLAIR 序列。当临床疑诊弥漫性轴索损伤且病情允许的情况下,应将 DWI 和 SWI 作为重要的影像学检查手段。

扩散张量成像(diffusion tensor imaging, DTI)在中枢神经系统尤其对白质和灰质的区别以及白质纤维的走行有良好的成像效果,可了解病变造成的白质纤维束受压移位、浸润与破坏,为病变的诊断与鉴别诊断提供更多信息、为手术方法的制定、术后随访提供依据。对于有发育畸形的癫痫患者,DTI 不仅可以检测局部脑区 RA、MD 等参数的变化,还可以观察病变与全脑的结构连接情况,从而对研究癫痫的发病机制有很大的帮助。

MR 扩散峰度成像(diffusion kurtosis imaging, DKI)是新近出现的扩散成像技术,是 DTI 在技术上的延伸,用于探查水分子的非高斯扩散特性。与传统 DTI 相比,DKI 可以提供更多关于组织微观结构的信息。MK 是应用最为广泛的 DKI 参数,为采用多个 b 值,且方向相同的梯度方向上的平均值。其大小与兴趣区内组织结构的复杂程度成正比。如肿瘤组织内细胞异型性、细胞核的多形性越明显,间质中血管增生越丰富,则 MK 值越大。DKI 可以描述不同级别胶质瘤组织细微结构的改变,有助于肿瘤分级。DTI 的主要优势在于诊断白质病变,对灰质改变的诊断价值有限,而 DKI 则可以在这方面提供更多的信息。DKI 作为一种敏感的成像技术还可用来探测丘脑神经元细微结构的损伤,了解丘脑损伤与轻微脑损伤后认知障碍的关系。

传统 DTI 对复杂白质纤维交叉区域进行显示及示踪较为困难,而 MRI 高角度扩散成像(HARDI)可以很好显示交叉的神经纤维,与传统 DTI 纤维束示踪相比,HARDI 可以描述更大范围的运动纤维,从而可以为神经外科手术计划的制订提供重要的建议,在减少术后并发症和保护神经功能方面具有重要的意义。

(二) 磁共振波谱(MRS)

MRS 临床主要指 ¹H MRS。MRS 成像可从正常脑组织中的代谢产物浓度区分原发或肿瘤浸润病灶,同

MRI 联合应用可更准确的确定胶质瘤的界限,弥补其不足,完善术前临床资料,便于制定更好的治疗方案和手术区域的选择。MRS 借助肿瘤区代谢物质浓度的变化来评估肿瘤的侵袭性。因此可以提高分级的准确和敏感特性。MRS 能够进一步明确胶质瘤的边界和范围。分析胶质瘤瘤周水肿区的代谢物有助于肿瘤的分级:Cho/NAA 升高则预示周围及水肿区内有肿瘤细胞浸润,无升高则为单纯水肿区;Cho/Cr 和 Cho/NAA 的升高则提示胶质瘤进展。高、低级别胶质瘤周围水肿区的 Cho/NAA、Cho/Cr 值自近瘤周区向远瘤周区有逐渐降低的趋势而 NAA/Cr 则有升高趋势,符合胶质瘤沿白质纤维自近向远侵袭性生长的特点。

放射性损伤同原发、复发肿瘤难于鉴别。MRS 可以可用于鉴别诊断,而且对比传统的解剖成像具有显著优势。胶质瘤进展随访可以持续应用 MRS。Cho 升高大于正常45%提示肿瘤进展,小于35%时肿瘤多处于稳定期。肿瘤位于放疗区域的复发也可应用 MRS 检查,磁共振增强扫描强化比 MRS 异常波谱表现要晚1~2个月。

MRS 和 MR 灌注在高级别胶质瘤复发的诊断中有互补性,能更有效的提高临床诊断的准确度和特异度。

MRS 对于鉴别脑低级别胶质瘤与病毒性脑炎也有重要临床运用价值,其中以 Cho/Cr 最有参考价值。MRI 结合 MRS 对急性重型颅脑损伤中弥漫性轴索损伤病灶的检出率高于 CT,检出损伤的部位与预后密切相关,而且合适靶点的 MRS 检查结果还能够较好地预测患者的预后情况。

(三) 磁共振灌注成像(PWI)

磁共振灌注成像常用序列包括:T_2^* 加权磁敏感动态增强(dynamic susceptibility contrast, DSC)磁共振成像、T_1 加权动态增强(dynamic contrast enhancement, DCE)磁共振成像和动脉自旋标记(arterial spin labeling, ASL)磁共振成像。PWI 检查能够在术前了解患者的脑血流灌注异常程度,以及显示灌注异常的范围,从而为手术提供客观的影像学依据。外科和介入方法可以改善脑灌注损伤状况,预防病情恶化,术后复查 PWI 可以评价治疗效果。

在脑胶质瘤的 DSC 研究中以 rCBV 研究最多也最有意义。各级别胶质瘤间 rCBV 存在显著差异。高度侵袭性胶质瘤的水肿区常有肿瘤细胞浸润和新生血管形成,所以 rCBV 一般升高明显,与单纯的周边脑水肿有明显的区别。在这一点上其作用与 MRS 相同,对肿瘤范围的界定是有帮助的。

单纯的放射性脑损伤表现为 MR 灌注扫描的低灌注状态,rCBV 较低。一般低于对侧对称区域的脑白质状态。运用偏度和峰度的 CBV 直方图模式的半定量分析,可以鉴别肿瘤假性进展与早期肿瘤复发。随着后处理技术的进一步优化和发展,此半定量分析方法可指导胶质母细胞瘤患者治疗计划的制订和临床预后的评估。

DCE 灌注中 Ktrans 最常用,取决于血流量和通透性,被广泛应用于神经胶质瘤的检测。Ktrans 在鉴别低高级脑胶质瘤中有辅助作用,并有建立一个无差错和可重复性的 MRI 脑胶质瘤分级方法的潜在可能。另一项研究表明,胶质瘤的 Ktrans 值与患者生存时间呈负相关,可以应用 Ktrans 来预测脑胶质瘤患者的预后。

动脉自旋标记法(ASL)可以检测到肿瘤灌注最高的区域,此区域与脑肿瘤代谢水平最高(即恶性度最高)的区域有很高的相关性。在临床上,对于血肌酐值较高,或先前有过敏史而限制对比剂使用的患者来说,这一种方法将是一个优势。对于有出血、钙化或位于颅底的病变,ASL 测量数据稳定,明显优于 DSC。

3D ASL 双侧脑血流量差异结合颈动脉 MRA 能为颈动脉狭窄引起的临床症状提供客观的影像学依据,为双侧相对 CBF 差异较大的单侧颈动脉狭窄患者提供预警信号,从而可早期干预,避免严重后果发生。

另外,临床上可通过非侵入性的标准式和脉冲式 ASL 评价 MMD 患者的脑血管反应性(cerebral vascular reactivity,CVR)。ASL 可作为一种非侵入性的方法评估癫痫发作患者的致痫灶。ASL 作为一种非侵袭性脑功能研究技术,可以通过神经血管联接来评价脑组织功能活动。ASL 对磁敏感效应不敏感,更适用于脑功能活动灌注改变长时间实时追踪研究。

DSC、DCE 和 ASL 三种 PWI 各有特点,可反映不同生理信息。这些灌注参数对脑肿瘤的分级和患者的预后评价极其重要,还可对临床治疗提供指导,评价卒中和肿瘤患者的治疗反应。

(四) 血氧水平依赖性功能磁共振成像(BOLD)

BOLD 在临床神经外科领域里显示出越来越重要的作用。脑肿瘤因其有占位效应,导致大脑皮质移位而失去正常解剖关系,因而常规 MRI 对皮质功能区的定位是不可靠的。fMRI 可以明确提示大脑皮层重要功能区是位于肿瘤内,还是邻近肿瘤浸润的边缘组织。在影像上可以显示肿瘤与邻近功能区的关系。因此,可精确地设计手术入路,最大限度地切除胶质瘤组织,同时尽量避开残存的重要功能区组织,这样就大大降低了手术致残率。

对于累及多个脑功能区的肿瘤,静息态 BOLD fMRI 较任务态 BOLD fMRI 显示出了更多的优越性,为临床肿瘤治疗提供了更多的信息。静息态 BOLD fMRI 在辅助脑肿瘤手术或其他治疗计划制定中具有很好的应用前景,这一无创方法所反映出的脑肿瘤患者大脑神经网络改变的情况,对临床制定手术方案、评估手术风险及预测患者术后功能恢复情况可能是重要的参考依据。

利用 BOLD fMRI 通过执行语言、记忆等任务可以预测颞叶切除术后记忆力下降的风险。癫痫灶侧任务相关的激活较少或者非癫痫灶侧激活较多时,提示认知功能较强或是术后认知功能下降的可能性较小,反之亦然。近年来,人们对癫痫的研究已经逐步向"癫痫网络"的方向发展,此外,fMRI 与其他新技术的联合应用也成为当今研究的热点,如脑电联合同步功能 MRI(EEG-fMRI)定位癫痫灶、与 DTI、PET、SPECT 联合从结构、功能、代谢等各角度阐述发病机制等。

(五)特殊成像序列的临床应用

T1 对比增强各向同性快速自旋回波采集(volume isotropic turbo spin echo acquisition,VISTA)序列有助于小的转移瘤的检出。对怀疑中脑导水管狭窄的脑积水患者行三维稳态结构干扰(CISS)序列。轴、矢状位电影相位对比(Cine PC)、矢状面三维可变翻转角快速自旋回波(SPACE)序列以及 TSE T2 序列扫描。在 3D T2 SPACE 和 TSE T2 序列上对导水管开放和流空的可见度进行评分。磁共振三维时间飞越法序列(MR 3DTOF)及三维稳态构成干扰序列(3D CISS)序列在显示面神经及周围血管方面各有优缺点,具有互补性,观察同一层面的这两种影像资料有助于提高责任血管的发现。

磁敏感加权成像(SWI)对于出血灶十分敏感,可显示磁共振常规序列所不能显示或遗漏的微小出血灶。临床应用已显示在血管畸形、外伤、肿瘤、血管性疾病、神经变性疾病以及与铁沉积有关的疾病中的应用潜力。

酰胺质子转移成像(amide proton transfer,APT)在预测胶质瘤复发中有一定应用价值,对比增强显示的扩大的病灶实体部分的 APT 信号可将新近诊断为胶质母细胞瘤的患者中肿瘤复发与治疗相关效应鉴别开来。酰胺质子转移成像还是一种新的可以非侵入性检测组织 pH 的方法,可用于检测肿瘤内部各部分的不同酸碱环境,从而判断肿瘤内部恶性程度不同部分的分布情况。

(姚振威)

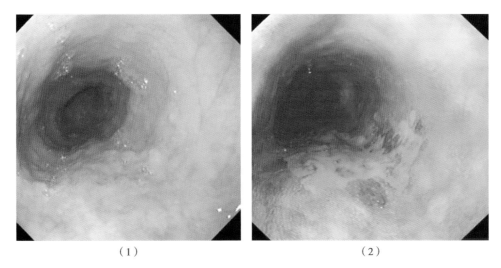

（1）　　　　　　　　　　　　（2）

图 16-1　早期食管癌 Logul 液染色
（1）白光可见食管黏膜粗糙区;（2）碘染色后可见不规则不染区,部分区域粉红色

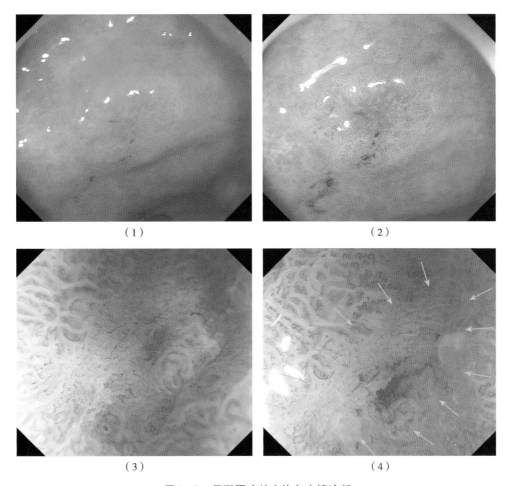

（1）　　　　　　　　　　　　（2）

（3）　　　　　　　　　　　　（4）

图 16-2　早期胃癌放大染色内镜诊断
（1）白光下可见一平坦隆起型病灶;（2）NBI 可见病灶界限清晰;（3）（4）NBI+放大染色,
可见清晰的分界线,病灶区域腺管结构紊乱

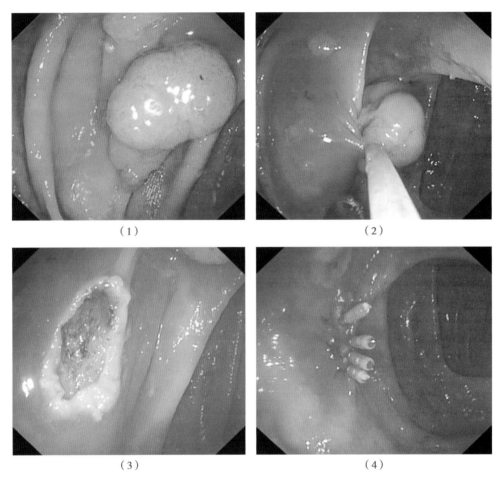

（1）　　　　　　　　　　　（2）

（3）　　　　　　　　　　　（4）

图 16-3　EMR 治疗结肠息肉
（1）结肠息肉；（2）黏膜下注射后，圈套电切；（3）切除后创面；（4）金属夹夹闭创面

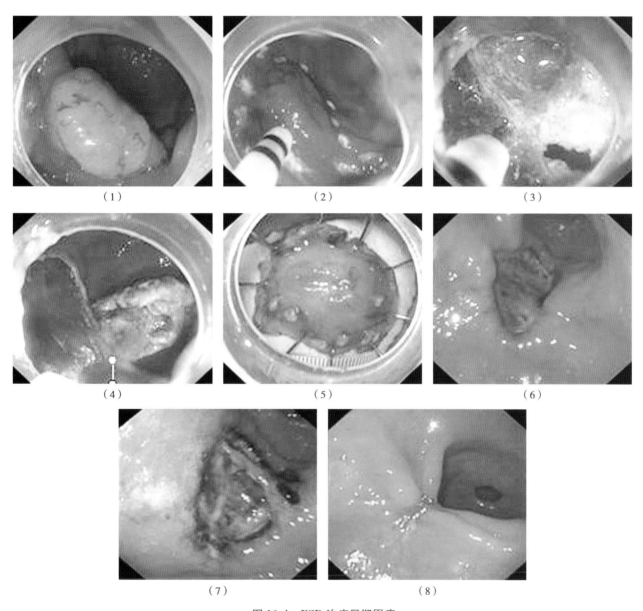

（1） （2） （3）

（4） （5） （6）

（7） （8）

图 16-4　ESD 治疗早期胃癌
（1）早期胃癌病灶；（2）标记；（3）（4）边缘切开后逐步剥离；（5）标本；（6）～（8）创面愈合过程

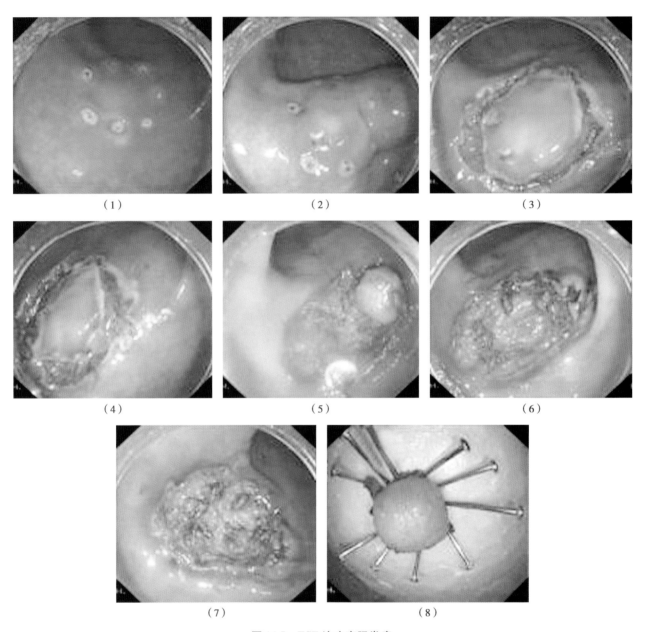

图 16-5　ESE 治疗直肠类癌
(1)病灶周围标记;(2)黏膜下注射;(3)(4)边缘切开;(5)逐步剥离;(6)(7)剥离后创面;(8)标本

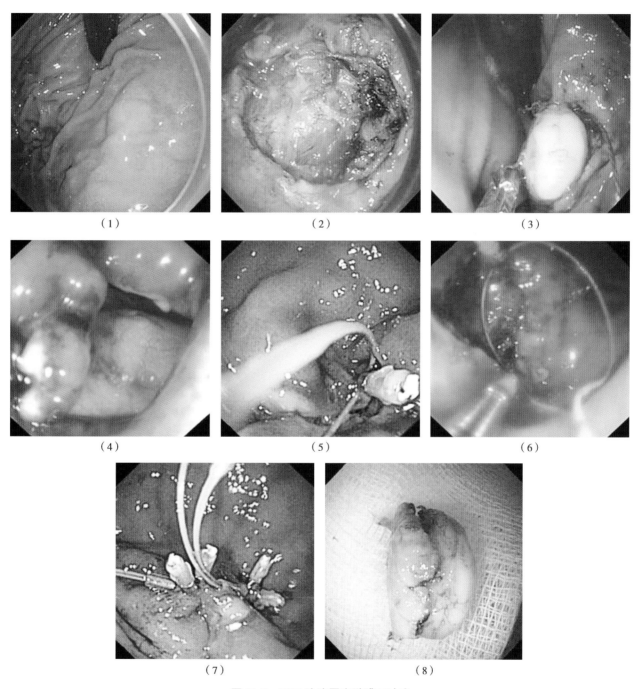

图 16-6　EFR 治疗胃底黏膜下肿瘤
（1）病灶；（2）剥离黏膜后显露肿瘤；（3）全层切除剥离肿瘤；（4）切除肿瘤后胃壁缺损；
（5）~（7）金属夹联合尼龙绳缝合创面；（8）标本

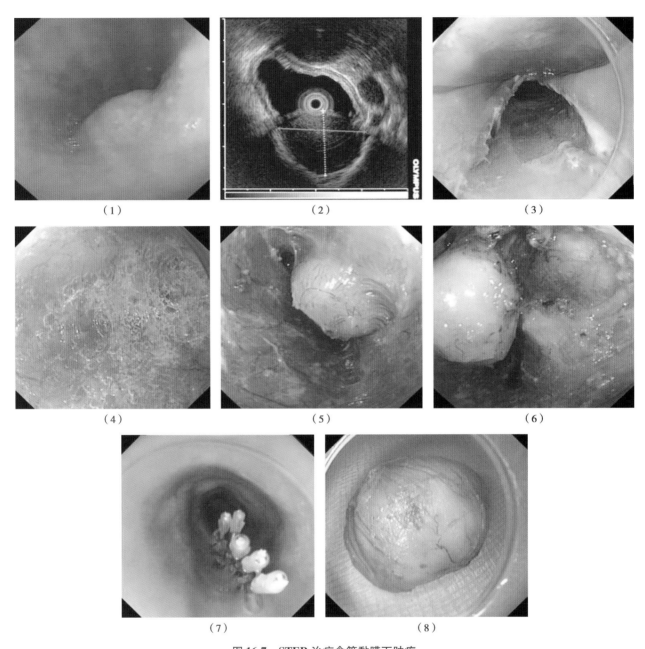

图 16-7 STER 治疗食管黏膜下肿瘤
(1)食管黏膜下隆起;(2)内镜超声所见;(3)开窗;(4)建立黏膜下隧道;(5)显露肿瘤;
(6)剥离肿瘤;(7)金属夹夹闭开窗;(8)标本

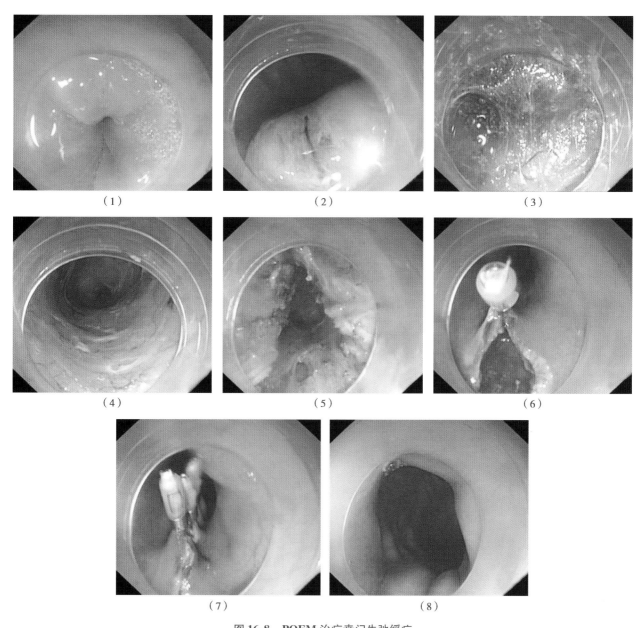

图 16-8　POEM 治疗贲门失弛缓症
(1)术前贲门口紧缩;(2)开窗;(3)(4)建立黏膜下隧道;(5)隧道内固有肌层切开;
(6)(7)金属夹夹闭开窗处;(8)术后贲门口明显松弛

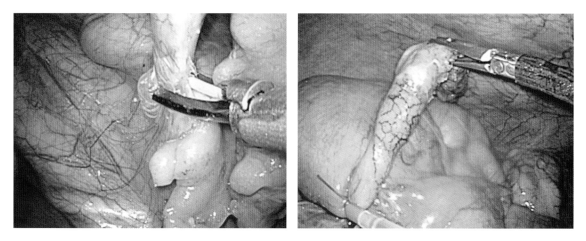

图 27-2 左:ham-lock 离断阑尾血管;右:圈套器套扎阑尾根部

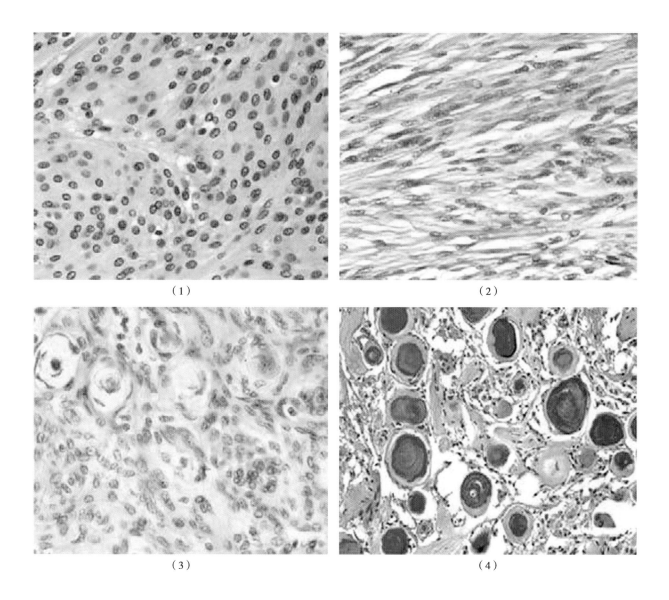

（1）

（2）

（3）

（4）

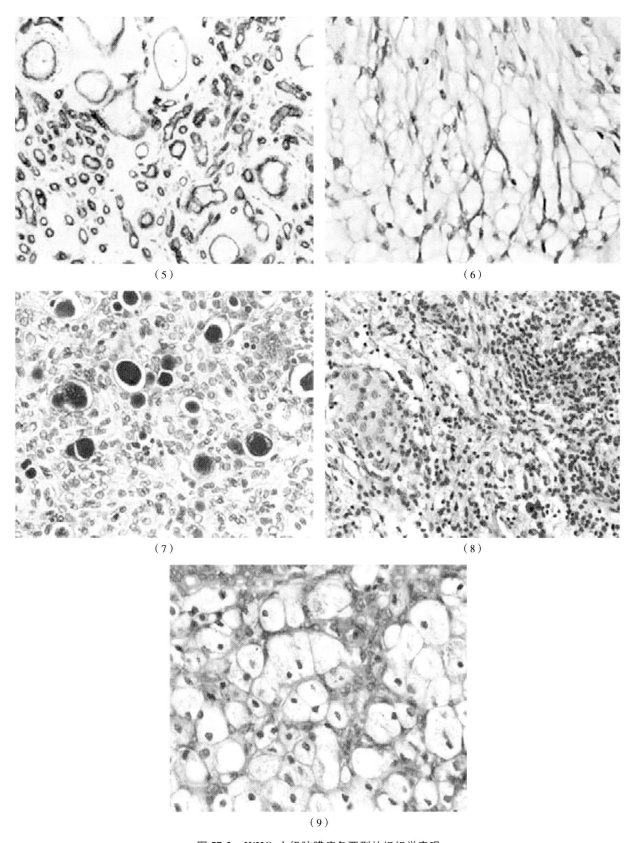

图 57-2 WHO Ⅰ级脑膜瘤各亚型的组织学表现
（1）脑膜上皮型；（2）纤维型；（3）过渡型；（4）沙粒型；（5）血管瘤型；（6）微囊型；
（7）分泌型；（8）淋巴浆细胞丰富型；（9）化生型

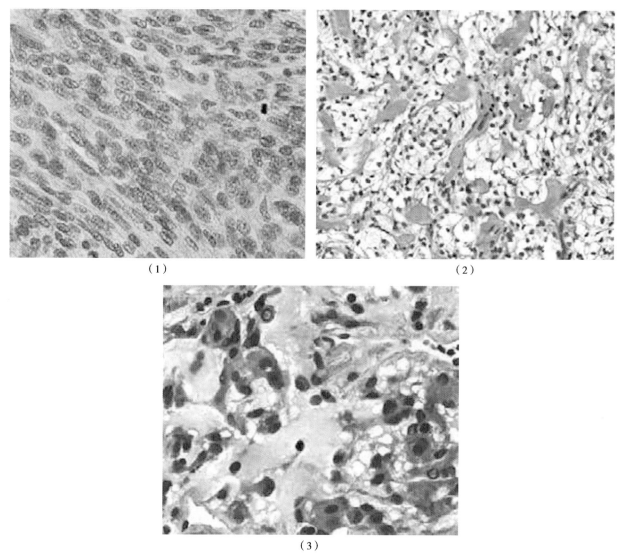

（1）

（2）

（3）

图 57-3　WHO Ⅱ 级脑膜瘤各亚型的组织学表现
（1）脊索样型；（2）透明细胞型；（3）不典型

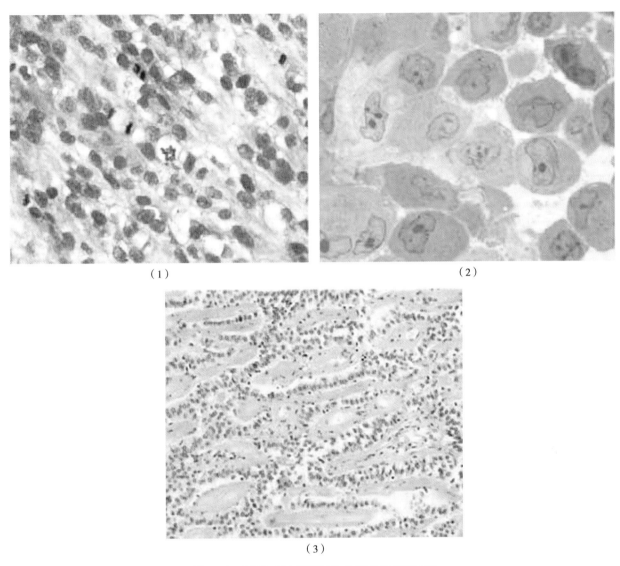

（1）　　　　　　　　　　　　　　　　　　（2）

（3）

图 57-4　WHO Ⅲ级脑膜瘤各亚型的组织学表现
（1）间变型；（2）横纹肌型；（3）乳头型

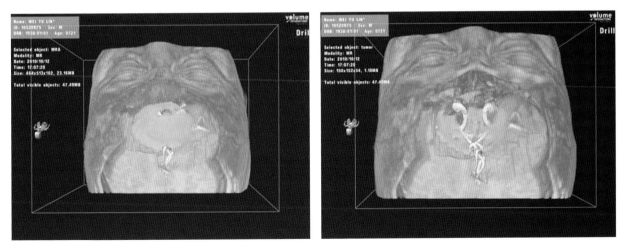

图 57-8　Dextroscope 术前计划模拟肿瘤切除

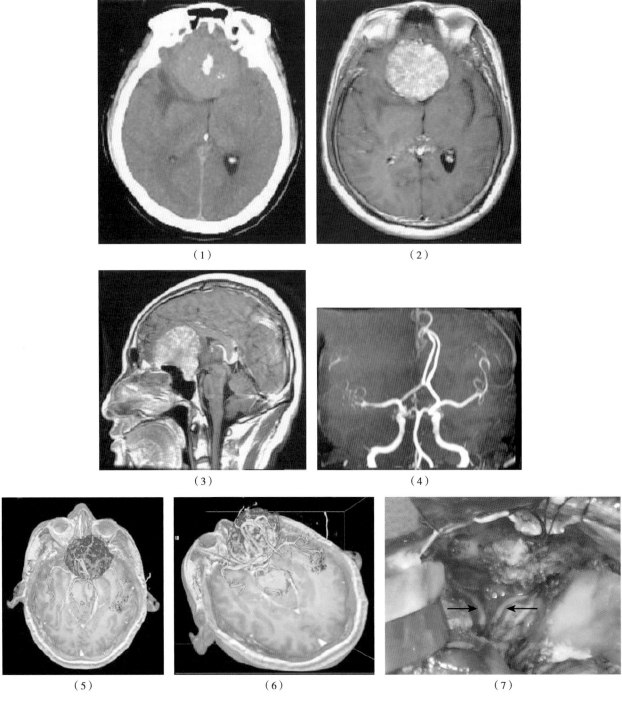

（1）
（2）
（3）
（4）
（5）
（6）
（7）

图 57-9　前颅底巨大脑膜瘤

（1）～（3）术前头颅 CT 和 MRI 示"前颅底巨大脑膜瘤"；（4）头颅 MRA 显示双侧大脑前动脉被肿瘤推移；（5）（6）利用虚拟现实技术可三维显示肿瘤与其周围动脉的空间关系，可从不同角度清晰观察到双侧大脑前动脉穿透、包绕肿瘤的情况；（7）手术时双侧大脑前动脉保护完好（图中箭头所示）

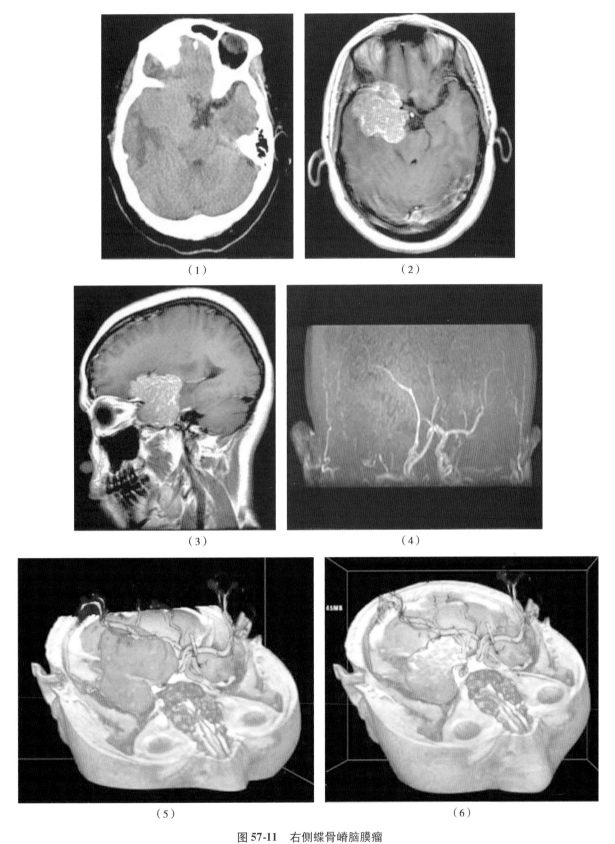

（1）　　　　　　　　　　　　　　（2）

（3）　　　　　　　　　　　　　　（4）

（5）　　　　　　　　　　　　　　（6）

图 57-11　右侧蝶骨嵴脑膜瘤

（1）～（3）术前头颅 CT 和 MRI 显示"右侧蝶骨嵴脑膜瘤"；（4）头颅 MRA 显示右侧大脑中动脉被肿瘤推移，部分穿入肿瘤；（5）（6）利用虚拟现实技术可三维显示肿瘤与其周围动脉的空间关系，可从不同角度清晰观察到右侧颈内动脉、大脑中动脉及其分支包绕肿瘤的情况

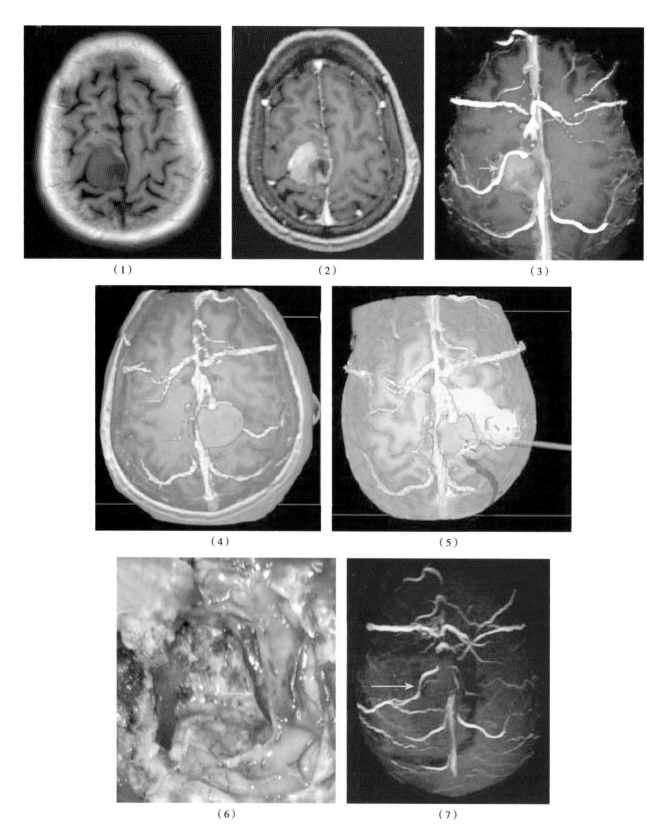

（1）　　　　　　　　　　（2）　　　　　　　　　　（3）

（4）　　　　　　　　　　　　　（5）

（6）　　　　　　　　　　（7）

图 57-12　右额顶,矢旁、镰旁脑膜瘤
（1）T₁加权 MRI 平扫（横断面）;（2）增强 MRI 扫描（横断面）;（3）头颅 MRV 示肿瘤和静脉的关系,矢状窦被肿瘤侵犯,引流静脉（图中箭头所示）被推移至肿瘤前方（横断面）;（4）术前 VR 计划显示肿瘤和矢状窦、引流静脉的位置关系,引流静脉包绕肿瘤,部分穿入肿瘤（俯视位）;（5）模拟肿瘤部分切除后引流静脉的显露情况（俯视位）;（6）手术中肿瘤切除后引流静脉（箭头所示）保护完整,其位置形态和术前VR 计划一致（俯视位）;（7）术后 1 个月复查头颅 MRV 示引流静脉（图中箭头所示）完好（横断面）

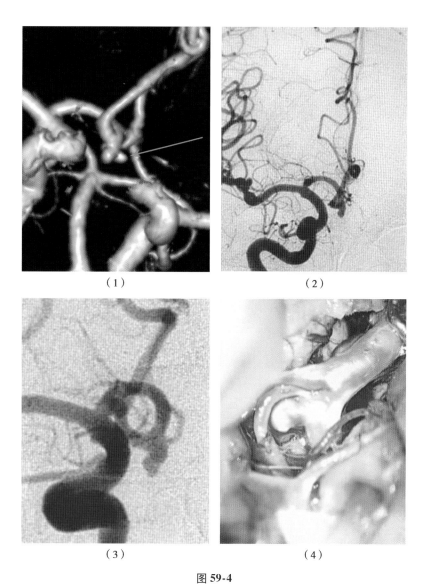

（1）　　　　　　　　　　（2）

（3）　　　　　　　　　　（4）

图 59-4
（1）CTA 提示分叶状前交通动脉瘤;（2）（3）DSA 证实为前交通分叶状动脉瘤;（4）术中证实诊断

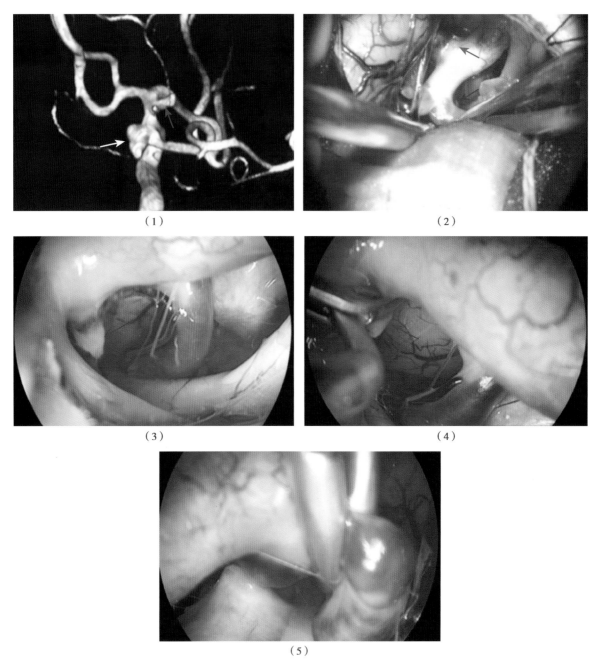

图 64-1 左侧眶上外侧入路显微镜联合内镜夹闭左侧颈内动脉后交通动脉瘤和颈内动脉远端下壁动脉瘤
患者女性,57 岁,头痛。(1)3D-DSA 显示后交通动脉瘤(白色箭头)和分叉处动脉瘤(红色箭头);(2)显微镜下观察到后交通动脉瘤瘤颈(蓝色箭头),仅观察到颈内动脉远端下壁动脉瘤顶部(红色箭头);(3)内镜可以明确观察到非常处动脉瘤全貌(红色箭头);(4)内镜下夹闭下壁动脉瘤(红色箭头);(5)内镜下夹闭后交通动脉瘤,明确完全夹闭动脉瘤,后交通动脉保留(红色箭头)和下方的后床突